放射治疗物理学

——理论与实践（第 2 版）

Handbooks of Radiotherapy Physics：Theory and Practice

·第 1 卷·

主　编　[英] 菲利普·梅勒斯（Philip Mayles）

[英] 艾伦·纳厄姆（Alan Nahum）

[法] 让–克劳德·罗森瓦尔德（Jean-Claude Rosenwald）

主　审　于金明

主　译　尹　勇　徐志勇　翟福山　巩贯忠

辽宁科学技术出版社
LIAONING SCIENCE AND TECHNOLOGY PUBLISHING HOUSE

拂石医典
FU SHI MEDBOOK

图书在版编目（CIP）数据

放射治疗物理学：理论与实践 /（英）菲利普·梅勒斯,（英）艾伦·纳厄姆,（法）让-克劳德·罗森瓦尔德主编；尹勇等主译. —2版. — 沈阳：辽宁科学技术出版社, 2023.11

ISBN 978-7-5591-3189-8

Ⅰ.①放… Ⅱ.①菲… ②艾… ③让… ④尹… Ⅲ.①放射医学—物理学 Ⅳ.①R811.1

中国国家版本馆CIP数据核字（2023）第157826号

Handbook of Radiotherapy Physics: Theory and Practice, 2nd Edition/ edited by Philip Mayles, Alan E. Nahum, J.-C. Rosenwald / ISBN 9780367192075

出版发行：辽宁科学技术出版社
北京拂石医典图书有限公司
地　　址：北京海淀区车公庄西路华通大厦B座15层
联系电话：010-57262361/024-23284376
E-mail：fushimedbook@163.com
印 刷 者：汇昌印刷（天津）有限公司
经 销 者：各地新华书店

幅面尺寸：210mm×285mm
字　　数：2505千字　　印　　张：92.25
出版时间：2023年11月第1版　　印刷时间：2023年11月第1次印刷

责任编辑：杨双燕　陈　颖　　责任校对：梁晓洁
封面设计：潇　潇　　封面制作：潇　潇
版式设计：天地鹏博　　责任印制：丁　艾

如有质量问题，请速与印务部联系　联系电话：010-57262361

定　　价：698.00元

主译简介

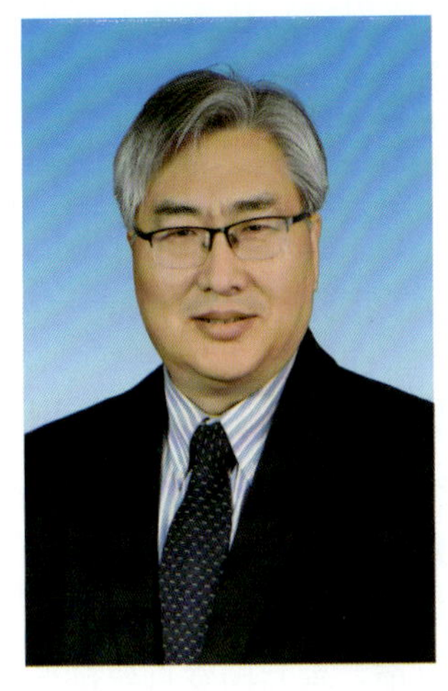

尹　勇　教授、二级研究员、博士生导师、泰山学者特聘专家，山东省肿瘤医院放射物理技术科主任，山东第一医科大学医学物理系主任，中华医学会放疗专委会常委，中国抗癌协会放疗专委会常委，中国医师协会放射肿瘤治疗医师分会副会长，中国抗癌协会肿瘤粒子治疗专委会副主任委员，中国抗癌协会放射医学专委会副主任委员，中国医学装备协会离子放射治疗分会副会长，中国辐射防护学会放疗专委会副主任委员，中国老年肿瘤放疗专委会副主任委员，山东省抗癌协会医学物理专委会主任委员，山东省医学会放疗专委会副主任委员，山东省医师协会放疗专委会副主任委员，《中华放射肿瘤学杂志》《中华放射防护杂志》编委。

主要从事肿瘤精准放疗新技术的研发及临床应用推广，主持并承担国家自然科学基金面上项目 5 项，国家重点研发计划子项目 1 项，山东省重点研发计划项目 2 项，山东省自然科学基金联合基金项目 1 项。

主编国家卫生健康委员会“十三五”规划教材《放射治疗计划学》1 部。以第一或通讯作者在 *Radiotherapy and Oncology*，*Medical Physics*，*Physics in Medicine & Biology*，*Radiation Oncology*等期刊发表 SCI 论文80余篇；获国家发明专利 9 项，作为主要参与人荣获国家科技进步二等奖 2 项；获山东省科技进步二等奖 2 项，中国抗癌协会科技进步二等奖 1 项。

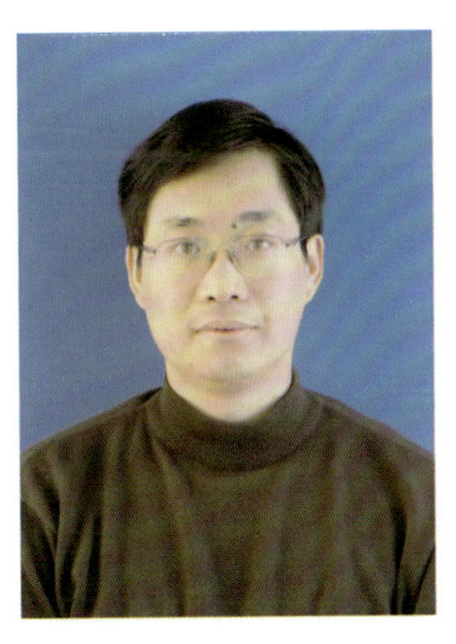

徐志勇　博士，教授，国家注册核安全工程师。国家卫生健康标准委员会专业委员会委员，中国医师协会肿瘤放射治疗医师分会1、2、3届委员，中国临床肿瘤学会肿瘤放疗专家分会1、2届委员，中华医学会放射医学与防护分会6、7、8届委员，中国生物医学工程学会医学物理分会委员，中国医学装备协会放射治疗装备技术分会常委，中国人体健康促进会质子重离子放射治疗专业委员会委员，中国医师协会肿瘤放射治疗医师分会肿瘤放疗人工智能与大数据学组副组长，中国医师协会肿瘤放射治疗医师分会肿瘤离子放疗学组委员，上海市公共卫生监督技术服务质控中心专家，上海市医师协会肿瘤放射治疗分会委员，上海市生物医学工程学会理事，上海市放射治疗质量控制中心第三届委员兼秘书，上海市医学会肿瘤放射治疗专业委员会第五、第六届委员兼秘书。《中华放射医学与防护杂志》《中华放射肿瘤学杂志》《中国医学物理杂志》《中国辐射卫生杂志》《国际放射防护核医学杂志》编委。

主持并参与985、211、国自然、卫生部和上海市重点课题11项，作为第一作者发表论文23篇，通讯作者40余篇，合作发表50余篇。参与编写专著9部。获得上海市科技进步二等奖1项，中华科学技术三等奖1项。

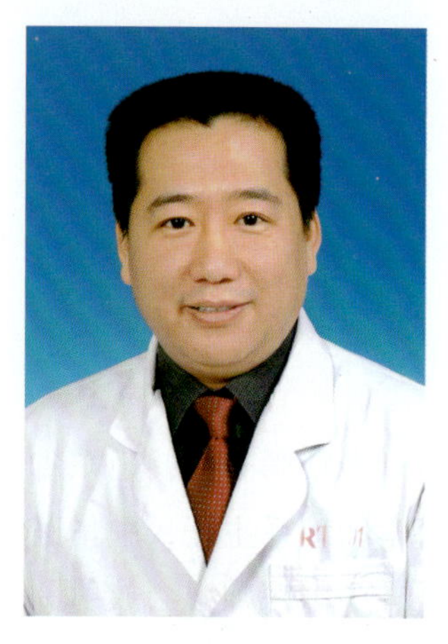

翟福山　河北医科大学第三医院肿瘤科副主任，河北医科大学医学影像学院肿瘤放疗技术教研室主任，中华医学会放射肿瘤学分会放射物理专业学组委员，中国医学装备协会放射治疗装备技术分会副会长，中国生物医学工程学会医学物理分会京津冀+放射物理专业组副主任委员，河北省医学会放射肿瘤学分会副主任委员，河北省抗癌协会近距离放射治疗专业委员会副主任委员，《中华放射肿瘤学杂志》编委。

主译《肺癌图像引导放射治疗》，主编、参编《放射治疗技术学》《放射治疗剂量学》《放射治疗设备及放射治疗技术学》等著作。

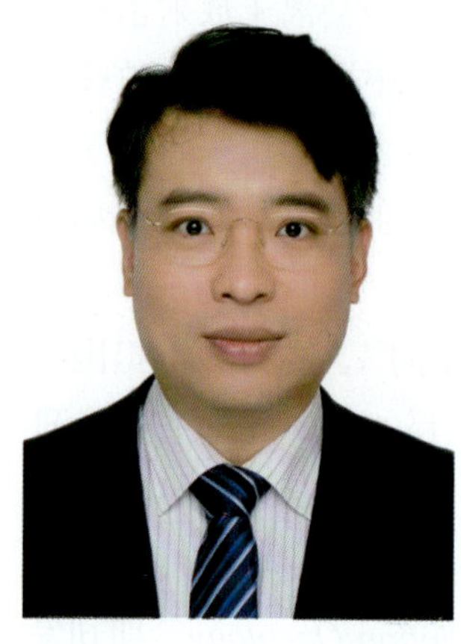

巩贯忠　副主任技师，山东省肿瘤医院放射物理师，放射物理技术科副主任。澳大利亚悉尼大学访问学者，山东第一医科大学医学物理系副主任，中国生物医学工程学会医学物理分会第二届青年委员会副主任委员，主要从事医学图像处理引导肿瘤精确放疗的基础研究及临床应用工作。主持完成国家自然科学基金青年基金项目1项；山东省科技发展计划项目1项；参与国家自然科学基金项目5项，山东省重点研发工程项目2项。以第一作者或通讯作者发表SCI论文19篇，参编（译）论著3部，获科研奖励5项。

荣获山东省科技进步二等奖2项，中国抗癌协会科技进步二等奖1项。

主编简介

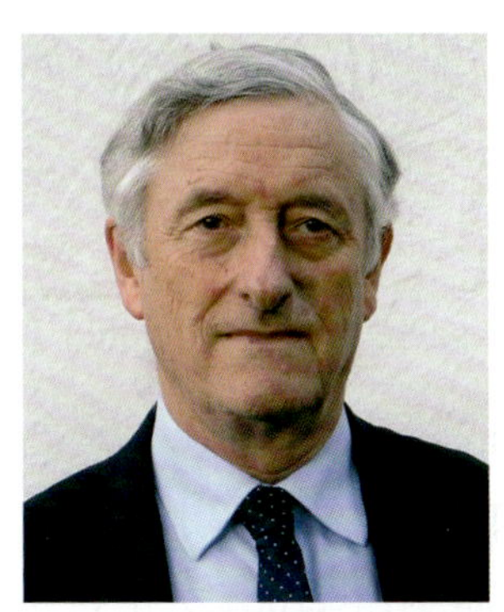
Philip Mayles

Philip Mayles生于1947年，1968年毕业于Cambridge大学Gonville and Caius学院，获得自然科学学士学位；在St Bartholomew医学院获得放射物理学硕士学位，之后加入伦敦Guy医院，在那里工作到1986年。在此期间，他在London大学医学院获得了博士学位。1986年，被任命为Royal Marsden医院分部的临床放疗物理部主任，并跟随Bill Swindell教授学习。

1994年，他就职于Liverpool附近的Clatterbridge肿瘤中心（现在的名称是Clatterbridge Cancer Centre NHS Foundation Trust），担任物理系主任。在那里，他主导了放射治疗部门从只有5个普遍准直器到9台全部配备多叶准直器和图像引导直线加速器的发展，并在Liverpool北部建造了一个卫星医院。该部门使用现代化影像技术，并对较高比例的肿瘤患者实施高精度的三维适形放射治疗，成为英国调强放射治疗技术和图像引导放疗技术的先驱机构之一。

1992年，他和Alan Nahum设立了Royal Marsden Course放射物理课程，并一直延续至今，现在由Margaret Bidmead主导，该课程为本书的第一版撰写提供了灵感。

2011年，英国建立了一个新的医学物理学家培训体系。他与Liverpool大学物理系和Liverpool大学皇家医院的同事共同努力，为新培训课程定制了一套新的硕士学位项目。他被聘为该大学物理系客座教授，参与制定了医学物理博士研究生的培养方案。

2014年，他从Clatterbridge大学系主任一职退休，继续在Liverpool大学任教，并向医院提供辐射防护建议。

作为物理与医学工程研究会放射治疗专业小组的主席，他主导编写了TG 75号《放射治疗设施设计》和81号《放射治疗的质量保证》报告，并参与了这两个报告的最新版修改。Philip Mayles对临床研究兴趣浓厚，特别是在提升放射治疗的物理基础方面。他和妻子（医学物理学家Helen）在Guy医院相识，并育有两个女儿。

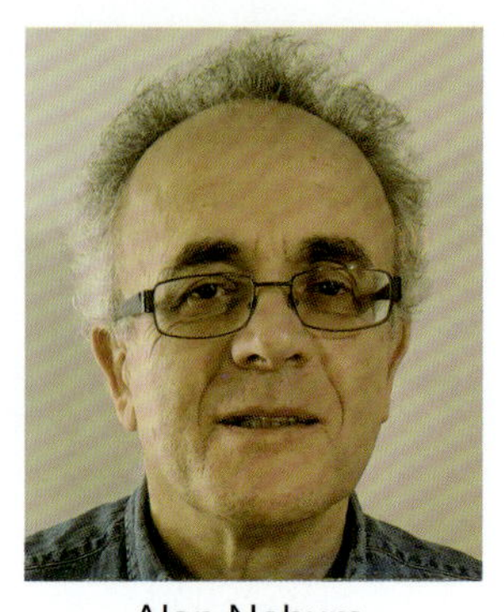
Alan Nahum

Alan Nahum 1949年出生于Manchester；1968-1971年在牛津大学（Worcester学院）就读物理学专业，1976年在John Greening指导下获得了博士学位，研究基于蒙特卡罗算法的辐射剂量测量。

随后，他在搬到瑞典Arvika之前完成了物理学教师培训，并在一所中学任教两年。1979年，他在Umeå大学放射学研究所重新从事医学物理工作，为大四本科生讲授放射物理学，并为放射治疗专业人员组织放射剂量学培训课程。他与Hans Svensson教授合作，研究了电离室响应理论和NACP的“实践规范”（外照射参考剂量学）。1983年春天，他在加拿大渥太华国家研究委员会进行学术休假，与Dave Rogers和Alex Bielajew一起用蒙特卡罗算法模拟了电离室反应。在离开Umeå大学之前，他出版了《The Computation of Dose Distributions in Electron Beam Radiotherapy》。他的女儿雷贝卡和玛丽出生在Umeå。

1985年，Alan Nahum加入了位于英国Sutton的癌症研究所和Royal Marsden Hospital医院的联合物理系。最初，他从事适形放射治疗研究，然后转到放射生物学模型研究，并延续了基于蒙特卡罗算法的剂量学研究。1987年，他与Ralph Nelson和DaveRogers在埃里斯（西西里岛）共同创建了“电子和光子放射治疗剂量传输的蒙特卡罗模拟”的课程，共同主编Plenum出版社的论文集。他和Diana Tait，Steve Webb，Beatriz Sanchez-Nieto一起建立了一个肿瘤控制概率的准机制模型（“马斯登TCP模型”）。1992年，他和Philip Mayles开办了为期1周的放射治疗物理课程，直到本书成稿前，这个课程一直在开办中。在ICR期间，他指导了Charlie Ma，Mike Lee，Richard Knight，Paul Mobit，John Fenwick，Francesca Buffa，Mark Atthey，Margarida Fragoso的博士论文。他的博士后科学家团队包括Beatriz Sanchez-Nieto，Frank Verhaegen，Cephas Mubata，Stefano Gianolini，Joao Seco等，他们主要从事外照射治疗计划和kV级X线治疗机的蒙特卡罗模拟，包括包含放射生物模型生物计划优化免费软件，并建立了用于临床试验分析的数据库。1997—2004年，他担任*Medical physics*杂志副主编。1998—2005年，他在荷兰阿姆斯特丹ESTRO的“IMRT和其他适形技术”课程任教。

2002年他离开ICR/Marsden，在Philadelphia、Reggio Emilia，Copenhagen短暂担任“访问研究学者”，2004年加入Clatterbridge癌症中心担任物理研究室主任，2005年成为Liverpool大学物理系的“客座教授”。本书第一版于2007年出版，他与Colin Baker，Julien Uzan，Philip Mayles共同指导了博士研究生Eddie Chow，Eva Onjukka，Jothybasu Selvaraj，Mekala Chandrasekaran，Mauro Iori，Sudhir Kumar，Dhvanil Karia。

2006年，他开设了为期4天的关于放射治疗的“放射生物学和放射生物学建模”课程，并一直持续到2015年，有来自英国、欧洲和更远地区的放射物理学家和放射肿瘤学家参加。他和博士后研究人员Julien Uzan开发并公布了放射生物建模软件“Biosuite”。他和John Fenwick，Vanessa Panettieri为非小细胞肺癌个体化放疗的二期临床试验提供了IDEAL-CRT 和 I-START 的“等毒性”剂量学方法。放射肿瘤学家Isabel Syndikus主导的基于生物模型的中期和晚期前列腺肿瘤“剂量绘制”方案，都是基于Clatterbridge放射生物学建模团队的工作成果。Andreo，Burns，Nahum，Seuntjens，Attix于2017年共同出版了《Fundanmentals of Ioninzing Radiation Therapy》。Alan Nahum于2015年10月退休。2017年，他获得了欧洲放射肿瘤学学会（ESTRO）颁发的“终身成就奖”。他的休闲时间主要在学习外语、古典音乐、板球、爬山和烹饪。

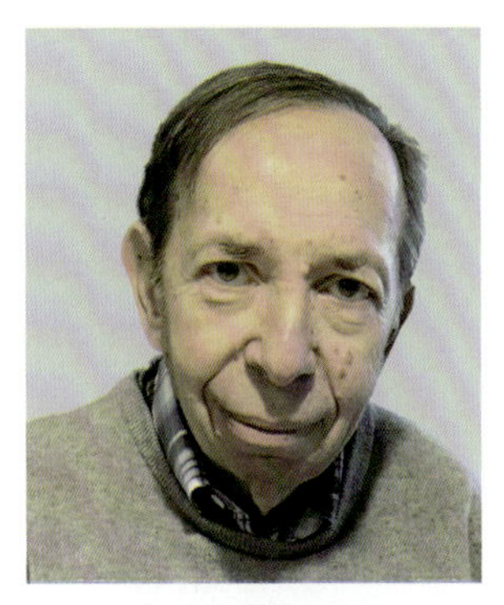

Jean-Claude Rosenwald

Jean-Claude Rosenwald 1945年出生于靠近巴黎的Neuilly。1967年在Nancy获得电子、核物理和计算科学工程学位。他作为一名计算机科学家在法国犹太城的IGustave Roussy研究所开发了近距离放射治疗的剂量计算项目。在Andrée Dutreix指导下，他于1976年在Nancy大学获得博士学位。1971—1975年，他被任命为Gustave Roussy研究所医学物理学家，1976年进入巴黎居里研究所担任物理系主任。1996年，他在图卢兹的Paul Sabattier大学获得领导能力认证证书，以表彰他在协调项目研究中的能力。有 16名博士和60多名硕士在他的指导下开展研究项目。

Jean-Claude Rosenwald为居里研究所放射治疗系的发展做出了卓越贡献。他对计算机在放疗中的应用特别感兴趣，多次参加国际学术会议，是《关于计算机在放射治疗中应用领域若干规范》的合作者，参与了外照射和近距离放射治疗计划系统商业解决方案的开发。他还促进了质子束在放射治疗中的应用，并在Orsay质子治疗中心的早期发展中发挥了重要作用，该中心现为居里研究所的一部分。

Jean-Claude Rosenwald于1979-1982年担任法国医学物理学会（现SFPM）主席，于1990-1993年担任欧洲医学物理联合会（EFOMP）科学委员会主席，于1997年在Nice举行的生物工程和医学物理国际会议上担任医学物理科学委员会主席。他担任几家放射治疗或医学物理学国际科学期刊的编辑。2007年底他从居里研究所退休，被提名为医学物理系 “名誉院长”。自此，他主持了一个工作组于2012年出版了《医学物理学实践指南》（法语版），并参与了法国无国界医学物理学家组织（PMSF）。他获得了包括2012年ESTRO颁发的 “终身成就奖”在内的多个奖项。

翻译委员会名单

主　审　于金明

主　译　尹　勇　徐志勇　翟福山　巩贯忠

副主译　秦颂兵　杨瑞杰　邢晓汾　迟子锋

王　伟　吴湘阳　杨永净　朱建国

译　者　（按姓氏笔画排序）

卜明伟　吉林省肿瘤医院

马长升　山东省肿瘤医院

王　伟　天津医科大学肿瘤医院

王　惠　青岛市中心医院

王俪臻　山东省肿瘤医院

王清鑫　天津医科大学肿瘤医院

仇清涛　山东省肿瘤医院

包超恩　河北医科大学第三医院

尹笑颜　山东第一医科大学

尹　勇　山东省肿瘤医院

冯爱慧　上海交通大学附属胸科医院

邢晓汾　山西省肿瘤医院

巩贯忠　山东省肿瘤医院

朱　健　山东省肿瘤医院

朱建国　山东省医学科学院放射医学研究所

刘　培　山东省肿瘤医院

刘同海　山东省肿瘤医院

刘亦闻　山东省肿瘤医院

刘希军　山东省肿瘤医院

刘胤良　河北医科大学第三医院

关玉敏　烟台毓璜顶医院

孙　华　山东省肿瘤医院

孙　涛　山东省肿瘤医院

孙武军　天津医科大学肿瘤医院

孙晓蓉　山东省肿瘤医院

苏　亚　山东省肿瘤医院
李振江　山东省肿瘤医院
李　需　山东省肿瘤医院
李　强　深圳市医诺智能科技发展有限公司
李舒畅　吉林省肿瘤医院
杨双燕　上海市肺科医院
杨永净　吉林省肿瘤医院
杨成文　天津医科大学肿瘤医院
杨瑞杰　北京大学第三医院
吴湘阳　陕西省肿瘤医院
迟子锋　河北医科大学第四医院
张　伟　烟台毓璜顶医院
张学良　山东省肿瘤医院
张桂芳　山东省肿瘤医院
张新强　山东省肿瘤医院
陈进琥　山东省肿瘤医院
邵　琰　上海交通大学附属胸科医院
林秀桐　山东省肿瘤医院
赵　强　陕西省肿瘤医院
赵现哲　河北医科大学第四医院
尚东平　山东省肿瘤医院
侯立霞　山东第一医科大学
郭京京　河北医科大学第四医院
段敬豪　山东省肿瘤医院
秦颂兵　苏州大学附属第一医院
贾文廷　深圳市医诺智能科技发展有限公司
徐志勇　上海交通大学附属胸科医院
常晓斌　陕西省肿瘤医院
曹一鹏　天津医科大学肿瘤医院
彭金鑫　山西省肿瘤医院
葛暄初　山东省肿瘤医院
韩廷芒　山东省肿瘤医院
韩柱君　烟台毓璜顶医院
韩彦彦　河北省中医院
焦胜修　山东省肿瘤医院
翟福山　河北医科大学第三医院
戴天缘　山东省肿瘤医院

第二版原著前言

放射治疗是一种不断发展的肿瘤治疗方式，在肿瘤治疗中发挥了重要作用。安全有效的放射治疗需要放射肿瘤学家、放射技术人员和医学物理学家的密切合作，所有人都应该了解其他学科的知识。本书是2007年出版的《放射治疗物理学》的更新版；它涵盖了医学物理师所需掌握的理论和实践知识，包括放射生物学。本书适合作为从事放射治疗临床和研究的放射物理工作者的培训教材，对从事放射治疗的其他专业人员，如硕士和博士研究生、大学教师、研究人员、放射肿瘤学家、放射技术人员也具有参考价值。

本书分为11个部分，每个部分都是一个独立的专业领域，另外本书提供了物理常数表，以及电子、质子和光子相互作用数据。每部分从概述开始，细分为单独或多个章节。为了涵盖放射治疗物理学和生物学的方方面面，本书编委会邀请了具有高水平专业知识的来自欧洲、北美及其他地方的作者共同参与，主编们根据自己对行业发展的贡献进行了分工。

自2007年本书第一版出版以来，放射治疗技术的理论和实践有了长足的发展，促进了患者放射治疗疗效的不断提升，同时副作用也在大幅减少。尽管教科书永远不可能对每一个最新发展进行详细介绍，但本书所提供的学科背景知识，是促进读者理解最新进展的重要基础。

第一版的部分作者因各种原因不想或不能参与新版的撰写，因此我们邀请了一些新的作者进行修改和整理，编者们仔细地审查和修改了本书中许多章节的原始文本。当前版本与2007年第一版几乎没有相似之处。我们非常感谢原作者授权修改他们的内容。

第一版中有一个单独章节为“特殊放射治疗技术”，它涵盖了诸如调强放射治疗（IMRT）、质子和立体定向放射治疗等当时认为比较先进的技术。时至今日，在许多国家，大多数根治性放射治疗都涉及IMRT，因此不适合再将其视为一种“特殊放射治疗技术”。此外，质子治疗正在慢慢普及，肿瘤治疗可以从这些“先进”技术中获益，已经成为常规放疗的一部分。

A到C部分分别阐述了基本原理、放射生物学和设备的基础知识。D到H部分阐述了外照射放疗所需的知识：剂量测量、临床射束特性、患者剂量计算、治疗计划和质量保证。I和J部分阐述了使用密封源和非密封源的放射性核素治疗。辐射防护的工作流程在K部分进行了详述，其中包括一个介绍英国立法监管框架的附录。每部分都有大量参考文献，其中许多可以从互联网上获得全文链接。

作为主编，我们一直致力于保证教材的前后一致性，然而对于这样一本篇幅长、作者多的教材，不可避免地会存在风格和细节的处理差异，也会有部分内容重复；而我们认为这恰恰是本教材的优势所在。我们感谢所有作者提供的高质量书稿，尤其是对本教材出版的耐心等待。

为了保证本教材内容的国际化，作者们考虑了世界上不同地区临床工作中相关专业人员的具体专业名称的差异，例如，“放射肿瘤专家”和“放射技术专家”分别是指开具肿瘤放射治疗处方和操作放疗设备治疗患者的医务人员，而执行放射治疗计划设计的医务人员则被称为“剂量学专家”。

最后，要感谢家人和朋友们，他们为作者们长时间在电脑前进行写作提供了支持。特别感谢Marienne Rosenwald，她在三位主编相聚协调编辑过程时提供了食物和愉快的鼓励，以及Helen Mayles除了投稿之外，还在很多方面提供了帮助。

希望读者能从本教材中学到和2007年版本一样多的知识，并能够受到启发，进而继续发展放射治疗的基础科学和技术，为广大肿瘤患者服务。

Philip Mayles

Alan Nahum

Jean-Claude Rosenwald

主审序言

放射治疗在肿瘤综合治疗中的作用日趋重要。作为放射治疗支柱学科之一，放射物理学在近三十年里有了突飞猛进的发展。如今的放射治疗技术已经与40年前我刚参加工作时的普通放疗不可同日而语。放射治疗学科的飞速发展很大程度上得益于放射物理的进步。由Philip Mayles，Alan Nahum和Jean–Claude Rosenwald三位教授主编的《Handbook of Radiotherapy Physics Theory and Practice》第2版教材，是当前放射物理专业最全面的经典教材之一。

我本人对放射物理这门学科特别感兴趣，也非常支持放射物理工作的开展。记得30年前，我在美国留学时就提出了让质子治疗设备转起来的想法，没想到今天会在广大放射物理工作者的努力下成为了现实。在我们医院，配备了三个旋转治疗室、一个固定治疗室的质子治疗系统即将投入临床应用。质子治疗作为一种新型的现代化粒子放射治疗技术，其物理学优势非常明显。但是在系统设计、设备安装、调试测量及剂量验证方面涉及了大量放射物理基础知识。全面、系统掌握放射物理知识，对肿瘤放疗新技术的引进、研发及临床应用具有非常重要的作用。

我院尹勇研究员组织翻译了这本经典教材，这对广大放射治疗从业人员全面掌握放射物理知识，开发和应用新的放疗技术具有非常重要的参考意义。

最后，衷心地希望通过本书的出版，能让广大放射治疗从业人员学有所获、学有所长、学有所用，齐心协力推动我国肿瘤放射治疗事业更上一层楼。

中国工程院院士

于金明

2023年1月

主译序言

放射治疗是肿瘤最主要的治疗方式之一，全球约有70%肿瘤患者在治疗的各个阶段需要接受放射治疗。放射治疗作为当前工程设计最复杂、跨学科最多的医疗技术之一，在过去的三十多年中有了飞速发展。如何通过全面、系统的学习保证广大从业人员掌握好、应用好新的放射治疗技术是当前要解决的关键问题。

记得十五年前，我第一次阅读Philip Mayles，Alan Nahum和Jean-Claude Rosenwald三位教授联合主编的经典教材《Handbooks of Radiotherapy Physics：Theory and Practice》时，就被其内容的全面性、系统性和新颖性所吸引。而国内如此全面的教材少之又少，然而令人可惜的是本教材一直没有中文版。

2021年，我们得知三位教授编写的《Handbooks of Radiotherapy Physics: Theory and Practice》第2版即将出版的消息后，就积极主动联系国外出版社，将其翻译为中文版，旨在为我国肿瘤放射物理学科引进一部最新的系统化教材。我们的想法得到了三位原著主编的大力支持，并授权我们团队将该教材在国内翻译出版发行。为了保证翻译质量，我们联合了国内几个大型的肿瘤放疗中心对本教材进行了统一的翻译和审校。

本教材的引进、翻译及审校得到了中国工程院院士于金明教授的大力支持与帮助，并亲自为本教材题写序言。

希望本教材的出版能为从事肿瘤放射治疗工作的物理师、医师、技师、研究生、进修生提供参考，推动我国肿瘤放射治疗事业的进步。

因为水平有限，教材翻译中难免有不当之处，敬请广大同行批评指正。

山东省肿瘤医院

尹　勇

2023年2月

原著编委会名单

Edwin Aird
Formerly at
Medical Physics Department
Mount Vernon Hospital
Northwood, United Kingdom

Francesca Albertini
Centre for Proton Therapy
Paul Scherrer Institute
Villigen, Switzerland

Gudrun Alm Carlsson
Department of Radiation Physics
IMV Linköping University
Linköping, Sweden

Andrew W. Beavis
Medical Physics Department
Castle Hill Hospital
and
Department of Bio-Medical Science
University of Hull
Hull, United Kingdom

Margaret Bidmead
Joint Department of Physics
Institute of Cancer Research
and
Royal Marsden NHS Foundation Trust
London, United Kingdom

Alessandra Bolsi
Centre for Proton Therapy
Paul Scherrer Institute
Villigen, Switzerland

Peter Bownes
Radiotherapy Physics Department
Leeds Teaching Hospital NHS Trust
Leeds, United Kingdom

John N. H. Brunt
Formerly at
Physics Department
The Clatterbridge Cancer Centre NHS Foundation Trust
Liverpool, United Kingdom

Jean Chavaudra †
Formerly at
Service de Physique Médicale
Institut Gustave Roussy
Villejuif, France

Peter Childs
Formerly at
Joint Department of Physics
Institute of Cancer Research
and
Royal Marsden NHS Foundation Trust
London, United Kingdom

Vivian Cosgrove
Radiotherapy Physics Department
Leeds Teaching Hospital NHS Trust
Leeds, United Kingdom

Juliane Daartz
Department of Radiology
Physics Division
Massachusetts General Hospital
Boston, Massachusetts, USA

Roger Dale
Department of Surgery and Cancer
Faculty of Medicine
Imperial College
London, United Kingdom

David Dance
Medical Physics Department
Royal Surrey County Hospital
Guildford, United Kingdom

Ludovic de Marzi
Centre de Protonthérapie
Institut Curie
Orsay, France

David Eaton
Department of Medical Physics
Guy's and St Thomas's NHS Foundation Trust
London, United Kingdom

John Fenwick
Physics Department
The Clatterbridge Cancer Centre NHS Foundation Trust
and
Department of Medicine
University of Liverpool
Liverpool, United Kingdom

Glenn Flux
Joint Department of Physics
Royal Marsden Hospital
and
Institute of Cancer Research
Sutton, United Kingdom

Nathalie Fournier-Bidoz
Department of Medical Physics
Gustave Roussy
Villejuif, France
(Formerly at
Institut Curie, Paris, France)

Devon Godfrey
Department of Radiation Oncology
Duke University Medical Center
Durham, North Carolina, USA

Tony Greener
Department of Medical Physics
Guy's and St Thomas's NHS Foundation Trust
London, United Kingdom

Vibeke Nordmark Hansen
Laboratory of Radiation Physics
Odense University Hospital
Odense, Denmark

Peter Hoskin
Mount Vernon Cancer Centre
Northwood, United Kingdom
and
University of Manchester
Manchester, United Kingdom

Katharine Hunt
National Centre for Stereotactic Radiosurgery
Sheffield, United Kingdom

Dorothy Ingham
Medical Physics Department
Royal Devon and Exeter NHS Foundation Trust
Exeter, United Kingdom

Titiana Juang
Radiation Medicine & Applied Sciences
UC San Diego
La Jolia, California, USA
(Formerly at
Department of Radiation Oncology
Stanford University
Stanford, California, USA)

Colin Jones †
Formerly at
Joint Department of Physics
Institute of Cancer Research
and
Royal Marsden NHS Foundation Trust
London, United Kingdom

Vincent Khoo
Department of Clinical Oncology
Royal Marsden NHS Foundation Trust
and
Institute of Cancer Research
London, United Kingdom

Thomas Lacornerie
Medical Physics Department
Centre Oscar Lambret
Lille, France

Chris D. Lee
Physics Department
The Clatterbridge Cancer Centre NHS Foundation Trust
Liverpool, United Kingdom

Albert Lisbona
Medical Physics Department
Institut de Cancérologie de l'Ouest René Gauducheau
Saint-Herblain, France

Christine Lord
Formerly at
Radiotherapy Physics Department
The Royal Berkshire NHS Foundation Trust
Reading, United Kingdom

Ginette Marinello
Formerly at
Unité de Radiophysique et Radioprotection,
Hôpital Henri Mondor
Créteil, France

Helen Mayles
Physics Department
The Clatterbridge Cancer Centre NHS Foundation Trust
Liverpool, United Kingdom

Philip Mayles
Formerly at
Physics Department
The Clatterbridge Cancer Centre NHS Foundation Trust
and
University of Liverpool
Liverpool, United Kingdom

Alejandro Mazal
Centro de Protonterapia Quironsalud
Madrid, Spain
(Formerly at
Institut Curie, Paris, France)

Alan McKenzie
Formerly at
Radiotherapy Physics Unit
Bristol Oncology Centre
United Bristol Healthcare NHS Trust
Bristol, United Kingdom

Cephas Mubata
Radiation Oncology Department
Dixie Regional Medical Center
St George, Utah, USA

Bryan Muir
Metrology Research Centre
National Research Council Canada
Ottawa, Canada

Alan Nahum
Formerly at
Physics Department
The Clatterbridge Cancer Centre NHS Foundation Trust
Liverpool, United Kingdom

Anthony Neal
Radiotherapy Department
St Luke's Cancer Centre
Guildford, United Kingdom

Mark Oldham
Department of Radiation Oncology
Duke University Medical Center
Durham, North Carolina, USA

Eva Onjukka
Karolinska University Hospital
Stockholm, Sweden

Annalisa Patriarca
Centre de Protonthérapie
Institut Curie
Orsay, France

Yolande Petegnief
CHRU Jean Minjoz
Besançon, France

Hamish Porter
Royal (Dick) School of Veterinary Studies
College of Medicine and Veterinary Medicine
University of Edinburgh
(Formerly at
Edinburgh Cancer Centre, NHS Lothian)
Edinburgh, United Kingdom

Ivan Rosenberg
Formerly at
Department of Radiotherapy Physics
University College London Hospitals
London, United Kingdom

Mike Rosenbloom
Formerly at
Joint Department of Physics
Institute of Cancer Research
and
Royal Marsden NHS Foundation Trust
Sutton, United Kingdom

Jean-Claude Rosenwald
Formerly at
Medical Physics Department
Institut Curie
Paris, France

John Sage
Mirada Medical Ltd
Oxford, United Kingdom

John Saunders
Formerly at
Medical Physics Department
Guy's and St Thomas's NHS Foundation Trust
London, United Kingdom

Uwe Schneider
Department of Physics
University of Zürich
and
Radiotherapy
Klinik Hirslanden
Zürich, Switzerland

Glyn Shentall
Radiotherapy Department
Rosemere Cancer Centre
Royal Preston Hospital
Fullwood, United Kingdom

Gordon Steel
Formerly at
Academic Department of Radiotherapy
Institute of Cancer Research
and
Royal Marsden NHS Foundation Trust
Sutton, United Kingdom

Caroline Stokke
Department of Diagnostic Physics
Oslo University Hospital
Oslo, Norway

Andrew Thomas
Department of Radiation Oncology
Walter Reed National Military Medical Center
Bethesda, Maryland, USA

David Thwaites
Medical Physics
University of Leeds
Leeds, United Kingdom
and
Institute of Medical Physics
School of Physics
University of Sydney
Sydney, Australia

Lee Walton
National Centre for Stereotactic Radiosurgery
Sheffield, United Kingdom

Jim Warrington
Formerly at
Joint Department of Physics
Institute of Cancer Research
and
Royal Marsden NHS Foundation Trust
Sutton, United Kingdom

Steve Webb
Formerly at
Joint Department of Physics
Institute of Cancer Research
and
Royal Marsden NHS Foundation Trust
Sutton, United Kingdom

Catharine West
The University of Manchester
and
Christie Hospital NHS Foundation Trust
Manchester, United Kingdom

Peter Williams
Formerly at
North Western Medical Physics Department
Christie Hospital NHS Foundation Trust
Manchester, United Kingdom

阅读提示

1. 本教材网站可以访问的日期尚未公布。除非另有说明，所有超级链接都在2021年1月或2月被核查过。

2. 参考文献都已经在每个部分的末尾列出。这些参考文献，如果仅有一位作者，按第一作者的顺序；有两个或两个以上作者的，按日期顺序列出。为了区分同一年份出版与同一第一作者的多个参考文献，在列表中使用了后缀 a、b等。如果有两个作者未使用后缀。

3. “Doi”信息会在可用的地方给出。如果没有提供Doi，则提供了网页链接。

4. 对于美国医学物理学家协会（AAPM）报告和其他类似的出版物，引用时会以缩写引用的形式给出，例如AAPM 2020a，并附带指向第一作者（例如，Thomson等）的链接，在这种情况下，参考Thomson等人的2020年的文章，就能找到完整的引用（通常情况下，会有多篇AAPM在同一年份发表的文章，但作者可能只有一篇）。对于IAEA、ICRU和ICRP等国际机构的报告，一般不给出作者列表。尽管已经试图在可能时保持前后一致的后缀（a、b等），但AAPM 2020有时会指代书中不同部分的不同报告。

5. 本书分为1和2两卷，页码编号是连续的，并提供了其他章节的链接。在第2卷的末尾附录了完整的综合索引。

6. 正如任何多位作者撰写的图书一样，不同的内容是在不同的时间撰写的。尽管编者们试图保证所有内容都尽可能是最新的，但仍然无法避免一些最新的进展没有纳入到教材。我们向那些想在本教材出版时要更新内容的作者致歉。

目 录

A 部分：基本原理

概述

本部分介绍放射治疗物理学所需的基本概念。从物质的结构和放射性开始（第1章和第2章），然后描述带电粒子（第3章）和不带电粒子（第4章）与物质的相互作用，第5章定义了关键的剂量学度量，并讨论了它们之间的相互关系；这对于理解D部分中介绍的剂量测量方法和F部分中介绍的患者剂量计算方法是必不可少的。本部分特别关注了小野（MV级光子）的剂量响应。请注意，在L部分中给出了许多常用量的数值。对于与医学应用相关的放射物理学更详细的基础知识，请参考Goodwin 和 Rao（1977），Halliday 等（2014），Bushberg等（2012），Cherry 等（2012）和 Andreo 等（2017）的相关文献。

第1章　物质结构

Jean Chavudra[1]

目录

[1]　本书主编肯定了 Jean Chavodra 的重要贡献，他于 2020 年不幸去世。

1.1 原子的概念

早在几个世纪前，希腊哲学家Demokritos就提出了物质是由充满空间的不可分割的小粒子组成的概念。然而，Aristotele关于连续物质的观念盛行了几个世纪，直到1800年左右，现代定量化学才由包括A.L. de Lavoisier, J. Dalton, J.L. Gay–Lussac, A. Avogadro和L.J. Proust在内的科学家发展起来。他们的工作发展了化合物是由化学元素按一定比例组成的这一理论，J. Perrin在1905年前后通过实验确定了原子的质量和大小。

然而，物质结构最令人信服的证据与放射性的发现有关（见第2章），它揭示了原子结构的最有价值的信息。

1.2 原子结构

1.2.1 模型建立

1897年，J.J.Thomson发现了电子及其电荷与质量的比值，这不仅解释了电流性质，而且为Thomson的理论提供了依据。Thomson在1904年提出的第一个假设是：原子是由负电荷和正电荷组成，整体呈电中性，就像葡萄干布丁一样，由分散在均匀正电荷“云”中的负电荷“微粒”组成。

这一假设通过E. Rutherford, H. Giger和E. Marsden利用金箔中α粒子散射所做的实验得到了证实。结果表明原子由一个带正电荷的重原子核组成，周围环绕着被静电引力束缚的电子，并带同样的负电荷。

这个模型并不令人满意，因为它不能解释电子是如何避免失去辐射能，而遵循经典物理规则，最终被原子核捕获的。

目前公认的原子模型是1913年的玻尔模型。这个模型增加了两个与经典物理学原理相矛盾的假设，这一模型因量子波动力学先驱们的贡献而得到进一步加强，特别是普朗克、索末菲尔德、泡利、狄拉克、波恩、海森堡、薛定谔和德布罗意等人的贡献。

经典力学和电学原理无法解释原子的稳定性，也无法解释早期原子发光和吸收实验中观察到的不连续现象。解释这些现象需要采用普朗克的量子力学原理：

- 电子只能在一定半径的轨道上围绕原子核旋转，满足$M=nh/2\pi$的关系，其中M是电子角动量，h是普朗克常数，n是一个整数[2]。这意味着角动量必须是$nh/2\pi$的倍数，只有固定的轨道才有可能满足电子旋转的条件。
- 当电子保持在给定轨道上旋转时，不会获得或失去能量。它们只有从一个轨道跃迁到另一个轨道时才会发生能量交换。

1.2.2 原子结构示意图

1.2.2.1 原子核

原子的大部分质量集中在原子核中，原子核密度非常高，直径只有几个飞米（即10^{-15}m或约为原子直径乘以10^{-4}）。

原子核可以被看作是由质子Z和中子N（$Z+N$核子）组成。

原子核的质子带正电荷。电荷数与电子电荷数的绝对值相同，$e\approx1.602\times10^{-19}$C，其静止质量为$m_p\approx1.673\times10^{-27}$kg（见本书最后的表L1）[3]。

为了补偿原子核的Z个电荷，原子中应该存在Z个电子；Z被称为原子的原子序数。通常认为自然存在的原子的原子序数从1（氢）～92（铀）。

中子不带电荷，其静止质量非常接近质子。原子核中的中子数接近质子数。在原子核外，中子是不稳定的，会分裂成质子、电子和反中微子。

原子核质量略小于Z质子与N中子质量之和，因为存在原子核的结合能，根据爱因斯坦的说法，这一小部分核质量差称为质量缺失（见第1.3.2.1节）。

1.2.2.2 核外电子/电子壳层

电子带有$e\approx1.602\times10^{-19}$C的负电荷，静止质量$m_e\approx9.109\times10^{-31}$kg。

外围的Z电子在固定轨道上围绕原子核旋转，

[2] 电子质量 × 沿轨道速度 × 半径。

[3] 本章所给出的数值均为近似值。想获得更精确的数值，请访问 CODATA 数据库（www.nist.gov/pml/fundamental-physical-constants）。最近的参考值也列到表 L1 中。

根据能级不同，从原子核到原子的外周称为电子的K、L、M、N……壳层。当原子结合形成分子时，电子发挥着重要的作用（见第1.3.3节），这是化学和生物学的主要关注点。

根据原子模型原理，给定壳层中存在的电子数量是有限的。最内层称为K层，其等级为1。任何层级为n的壳层最大电子数为$2n^2$。氢是最简单的原子，由一个质子和在K壳层围绕其旋转的电子组成（图1.1）。第二简单的原子是氦，有两个电子，在K壳饱和并向相反方向旋转。下一个原子锂有三个电子，另外一个电子单独在L壳层上。从碳原子到氖原子也有同样的演化，后者呈现出饱和的L壳层。最外围的电子（价电子）与原子和分子的化学性质直接相关，因此确定了门捷列夫元素周期表中报告的化学元素或核素。氦原子和氖原子呈现出饱和的外壳，化学性质非常稳定。

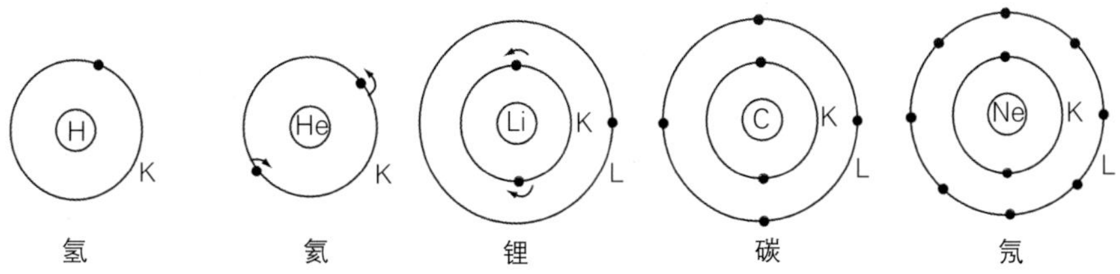

图 1.1　氢、氦、锂、碳、氖的电子结构示意图（引自：Johns, H. E. and Cunningham, J. R., The *Physics of Radiology*, Charles C. Thomas, 4th Ed., Springfield, IL, 1983）

1.2.2.3　*原子概况*

- 质量数：质量数A定义为原子中核子的总数，其范围从1（氢）～200多（最重原子核）。
- 原子质量单位的统一：如前所述，一个给定的原子质量接近于核子和电子质量之和。请记住，电子质量比核子的质量小1840倍。如果用kg表示一个原子的实际质量，即标准国际质量单位，是非常小的，且没有实际用途。因此，另一种通常使用的方法是定义一个特殊的原子质量单位（符号u）[4]。原子质量单位被定义为近似于一个核子的质量，允许一个原子的原子质量用接近质量数的数字表示。统一原子质量单位的官方定义为具有6个质子和6个中子的碳原子质量的1/12，即1u≈1.661×10^{-27}kg。一个碳原子的质量正好是12u，用这个单位表示，所以其等于质量数。然而，有些原子序数与质量数略有不同，例如，一个氧16原子的质量为15.9991u。

这个质量单位之所以说是“统一的”，是因为其与目前用于化学的原子量有相同的参考值。严格地说，给定原子X的原子质量应被称为相对原子质量，并用A_r（X）表示，其中A_r（^{12}C）=12（BIPM 2019）。另一个在化学中的有用量是“物质的量”，其定义为与样品中存在的基本单元（如原子、分子）的数量成正比。它的单位是摩尔（符号“mol”），定义为“物质中所含有的基本物质组成与0.012kg碳-12中的原子数相等的物质量”[5]（BIPM 2019）。给定样本中物质X的实际数N（X）与摩尔中的表达式n（X）之间的关系为n（X）=N（X）/N_A，其中N_A是阿伏伽德罗常数（≈6.022×10^{23}/mol）。碳12原子的摩尔质量M（^{12}C）正好是12g/mol。

1.2.3　根据波动力学模型进行原子结构的解释

经典基本定律$F=ma$[6]中，质量为m的粒子的加速度a是通过对粒子施加力F得到的，在波动力学模型中，经典基本定律被薛定谔方程所取代，粒子与在给定时间出现在给定地点的概率有关，从而扩展了电子轨道或电子壳层的含义。此外，除了限定粒子特性的经典参数（质量，三维坐标和速度分

[4]　在国际单位中，另一可接受的质量单位为道尔顿（Da）。

[5]　在使用摩尔时，必须指定基本实体，可以是原子、分子、离子、电子其他粒子或这些粒子的组合。

[6]　本书中，粗体罗马符号代表向量，向量F和a的（标量）值分别用F和a表示。

量），还添加了一个固有角动量，即自旋。自旋为½h/2π的奇数倍的粒子被称为费米子，特别是包括物质的经典组成部分（电子和核子），也被称为轻子。自旋为h/2π倍数的粒子被称为玻色子，其中包括光子。

1.2.3.1 核外电子

根据波动力学模型，原子的外围电子各有四个量子数：

- 主量子数n，定义了电子所在的壳层。如前所述，n的值1、2、3…对应M、K、L…层。
- 方位角量子数l，描述了电子角动量，并提供了关于轨道椭圆特征的信息。l为0到$n-1$之间的整数。
- 磁性量子数m_l，表示电子在磁场中磁矩的方向，并提供了相对于给定参考轨道方向的信息。对于一个给定轨道l，这个量子数的值是$-l \leqslant m_l \leqslant l$这个范围内的整数值。
- 自旋量子数m_s，定义了电子在给定参考轴上的自旋方向，可以有两个值，+1/2和−1/2。

1.2.3.2 电子状态

玻利不相容原理表明，一组给定的量子数只能表征一个电子。这使得我们能够推导出一个给定壳层中的最大电子数。例如：

在K壳中，n=1，

因此l=0，m_l=0。

m_s 可以是+1/2或−1/2。

只有两个电子可以停留在K壳层中。

同样的规则，L壳层有8种可能性，M壳层有18种可能性，等等。

1.2.3.3 原子核

目前科学家已经提出了两种主要的原子核模型。液滴模型假设原子核是由持续运动的紧密排列的核子组成。该模型可以解释重粒子及原子核的相互作用，但不能解释与轻粒子相互作用中所揭示的离散核能态。因此，人们提出了原子核的壳层模型，类似于外周电子的壳层模型。在这个模型中，每个核子各由四个量子数表征，其意义相同，只是用核子取代了电子：

- 主量子数n，与每个核子壳（质子或中子）有关。
- 轨道量子数l，表征原子核内核子的轨道运动（从0到n−1）。
- 磁性量子数，m_l（从−l到l）。
- 自旋量子数，ms，等于 ± 1/2。

为更好地符合最新的实验数据，更详细的模型已经被提出，在这里就不赘述了。

1.2.4 命名法则

为了描述一个给定的核素，我们将使用以下符号：$^{A}_{Z}X$，其中X是元素核素符号，Z是原子序数，A是质量数。

- 同中子体是指具有相同数量中子的原子（A−Z），如$^{51}_{23}$V, $^{52}_{24}$Cr, $^{54}_{26}$Fe。
- 同位素是指具有相同质子（Z）数而中子数不同的原子。因此，它们是同一元素的不同状态。许多元素是由几种同位素的混合物组成的，其组成相当稳定。可以计算这些元素的有效质量数A，并且不一定是整数。
- 同重素是指具有相同数量的核子（值为A），但属于不同的元素，因为它们具有不同的Z值（$^{40}_{18}$A, $^{40}_{19}$K, $^{40}_{20}$Ca）。

对于所谓的天然核素，A的范围从1（$^{1}_{1}$H）到238（$^{238}_{92}$U）。

1.3 原子和分子的结合能

1.3.1 能量和物质

能量有多种形式：机械能、动能和电能。物理学基本定律证明，无论其如何变化，在一个给定系统中，其总能量是守恒的。在国际单位系统中，能量单位是焦耳（J），但由于这个量在应用于粒子能量时太大了，所以常用电子伏特（eV）来代替。

这个单位，代表一个电子通过1V电压加速获得的能量：

$1eV \approx 1.6 \times 10^{-19}J$
$1keV \approx 1.6 \times 10^{-16}J$
$1MeV \approx 1.6 \times 10^{-13}J$

在相距1m、电压为1V的两个电极形成的电场中，通过给一个电子（$e \approx 1.6 \times 10^{-19}C$）加速，这种等效性就可以很容易地建立起来。在这个电场中（1V/m），电子被$1.6 \times 10^{-19}N$的恒定力加速。从负极开始，在从距离与力的乘积中获得能量后到达正极，即$1.6 \times 10^{-19}Nm = 1.6 \times 10^{-19}J$。这个值与两个电极之间的距离无关。

1.3.1.1 具有质量的粒子的能量

在前述章节，电子、质子、中子等粒子的质量是在假设其未移动的情况下被定义的，因此，也称为静止质量。然而，根据相对论原理，当粒子速度v变化时，这个质量并非是恒定的。它由下式给出：

$$m = \frac{m_0}{\sqrt{1 - \frac{v^2}{c^2}}}$$

其中：

m_0是静止质量（$v=0$）；
c是真空中的光速[7]。

粒子动量的矢量形式为：

$$m\mathbf{v} = m_0\mathbf{v} / \sqrt{1-(v^2/c^2)}$$

另外，根据爱因斯坦方程，静止质量m_0被认为是能量的一种特定形式：

$$E_{\text{rest}} = m_0 c^2$$

例如，对应1u（即一个核子的静止质量）的能量为931MeV，对应电子的静止质量的能量为511keV。

当粒子运动时，总能量是其静止质量对应的能量与平移动能之和。所以，粒子的总能量变成了$E_{tot}=mc^2$，根据爱因斯坦理论，$mc^2=m_0c^2+E$，其中E是平移动能，即由于粒子运动而引发的额外能量。E也等于$m_0c^2((1/\sqrt{1-v^2/c^2})-1)$。当粒子速度变得很小时，该方程就会接近$E=\frac{1}{2}mv^2$的经典值。

这一理论表明，在医学放射物理学中所考虑的电子的能量范围内，电子的静止质量非常小，却可以获得接近真空中光速的速度带来的巨大能量（见表1.1）。

表 1.1 电子的动能、相对质量与相对速度的关系

动能（MeV）	m/m_0	相对速度（v/c）
0	1	0
0.051	1.1	0.416
0.511	2	0.866
1.022	3	0.942
5.11	11	0.996
51.1	101	0.99995

资料引自Dutreix, J. et al., Biophysique des Radiations et Imagerie Médicale, 3rd Ed., Masson, Paris, France, 1993.

1.3.1.2 光子能量

光子没有静止质量。可以考虑根据与给定光子相关的电磁波的频率v（表现为放射治疗能量范围内的粒子，即在几十keV以上），根据爱因斯坦方程，得出光子携带的能量E：

$$E = hv \quad \text{或} \quad E = \frac{hc}{\lambda}$$

其中：

E，单位为eV；
h为布朗克常数（$\approx 4.136 \times 10^{-15}eV \cdot s$）；
v为频率，单位为Hz；
c为真空中光速[8]（=299 792 458m/s）；
λ为波长，单位为m。

简化后，E的数值可以表示为：

$$E \approx \frac{1240}{\lambda}$$

E单位为eV，λ单位为nm。

从公式可以看出，光子能量随波长减小而增

[7] 符号β通常代替表示粒子相对速度 v/c 的比值。

[8] 自 2019 年 5 月 20 日起，真空中的光速（或速度）成为国际标准系统的一个基本常数。

加。而且虽然光子没有静止质量，但其动量等于$h\nu/c$和虚拟的动态质量$m=h/\lambda c$。

1.3.2 原子的结合能

物质是由大量粒子组成的，这些粒子由高强度的力产生的键能聚合在一起。这些力的性质还在研究中。有四种基本作用力可以解释这种微观的相互作用，以及基本粒子之间的量子能量交换：引力、电磁相互作用、弱相互作用和强相互作用。例如，在原子核中，强相互作用被认为存在于被称为夸克的基本粒子之间；核子被认为是由三个夸克组成。

在这些相互作用中交换的量子被称为胶子，其没有质量。

粒子亚群之间存在的键能强度取决于这些力是在原子核内、原子内部、原子之间还是分子之间。本章的剩余部分将讨论原子和分子结构。第2章将讨论原子核结构。

与不同物质结构相关的键能可以用结合能量化，即分离一个给定结构或子结构所需的能量，通常用W表示，表1.2提供了各种结构对应的结合能示例。

表 1.2 各种结合能的大小排序示例

事件	所需能量（eV）
从酒精溶液中蒸馏获得一个酒精分子	13
电离水分子中的一个H–O键	5
提取一个电子	
从氢原子中	13
从生物材料分子中	15
从钨原子的M壳层中	2500
从钨原子的K壳层中	70 000
将氦原子分解成4个独立的核子	7 000 000

资料引自Dutreix, J. et al., Biophysique des Radiations et Imagerie Médicale, 3rd Ed, Masson, Paris, France, 1993.

1.3.2.1 质量亏损

在系统中形成键能所需能量将在系统中丢失，并导致质量减少。因此，原子系统总质量小于其各个分量的质量之和，被称为质量亏损，在氦原子中每个核子质量亏损约为7MeV。

1.3.2.2 电子结合能和原子壳层的能级

根据前面介绍的模型，原子内壳层电子被原子核吸引，其静电力大于原子核对外壳电子的力。根据近似的Moseley规则，从原子中提取给定电子所需的结合能取决于其所在壳层和原子核电荷Z：

$$W = 13.6\frac{(Z-b)^2}{n^2}$$

其中：

W是电子结合能（单位：eV）；

Z是原子序数；

n是电子壳层数；

b是一个常数，用于校正原子核和电子之间的静电屏蔽效应。

显然，由于b的增加，外围壳层对原子数的依赖性较小。因此，无论Z值如何，外围壳层对应的结合能在1eV到16eV不等。这对应于原子第一个电离能。值得注意的是，n值与给定壳层的主能级有关（通常n=1表示K壳层，n=2表示L壳层等）。次级能级的结合能接近于主能级的结合能，但不能用经验的Moseley公式计算。

此外，当所有电子都在相应壳层，所有电子结合能都达到最大值时，称该原子处于基态。这种状态对应的内能最小。

1.3.3 分子结合能

在分子中，原子之间的联系依赖于共享的外层电子。因此，这些电子的结合能就发生了相应改变。变化大小取决于分子和所属的化学种类。内层电子的结合能受到的影响较小，也可能保持不变。

在晶体中，情况有所不同，因为共享电子数量通常很大，取决于晶体结构和原子。因此，电子可在许多不同的能级上被发现，其能量范围相当于一个能带，称为价带。

如果在基态下，晶体吸收了外部能量，则电子可达到更高能级（激发态），并表现出电导体一样的行为。相应的能带为导带。

当导带与价带重叠时，晶体是一种电导体。如果导带与价带不重叠，在两个带之间存在几个eV的禁带，则晶体表现为绝缘体的特性[9]。

1.4 结合能的扰动

1.4.1 激发

如果一个给定的原子吸收了小于任何电子结合能的外部能量，那么电子可能会从一个壳层跃迁到另一层，远离原子核。这意味着原子获得了更高的内能，称原子被激发了。

可以假设，如果电子从L壳层跃迁到M壳层，这样的运动是因为原子吸收了能量ΔW，ΔW的公式如下：

$$\Delta W = W_M - W_L$$

W_M 和W_L 分别是M层和L层的结合能。

如果将增加的原子内能定义为正，则应将结合能视为负。以钨为例：

W_L= –11280eV，W_M= –2810eV

故：ΔW= –2810+11280=8470eV

由于在基态下，所有壳层内电子位置都被占据，电子跃迁最常发生在外周壳层之间，包括外周电子，这是原子的化学特征。外围电子具有较弱的结合能，而低能光子（紫外线或可见光）可以产生激发态。相反，与内部壳层的相关激发需要更高能量的光子。

1.4.2 电离

如果一个给定的原子吸收等于或高于电子结合能的外部能量，电子就变得自由，因为它与原子的结合被打破了，导致原子电平衡无法维持，原子变成一个正离子。为了从原子中移除一个电子，传递的能量必须高于这个电子结合能。原则上，多余的能量作为动能被分配在游离的原子和电子之间。由于质量差异很大，根据粒子动量守恒，大部分动能都给了电子。

1.4.3 平衡恢复：荧光效应

在接收到一定的能量后，导致激发或电离，原子具有过剩的内能，变得不稳定，并倾向于返回到基态。这种基态恢复与能量再释放有关。在荧光过程中，能量的再释放是通过一个或几个光子的迅速发射来进行的（在10^{-6}秒之后）。

这一过程的机理如下：在激发或电离后，电子壳层中出现空位，并由远离原子核壳层对应的能级的电子迅速填充。当空位被填补时，能量通过光子发射等形式释放出去，原子的内能减少。

- 如果初始事件是单次电离，并且从原子中移除的电子的位置被外部自由电子重新占据，则发射单个光子。光子能量等于电离（W）后电子的结合能（见图1.2a）。
- 如果通过不同电子的连续跃迁回到基态，从原子内部到外围壳层，就会发射几个光子，在外围壳层中，可以捕获一个自由外部电子。通过光子发射的整体能量仍等于W，即最初被电离去除的电子的结合能（见图1.2b）。
- 如果原始事件是一个激发，其可用能量是与电子跃迁所涉及的壳层对应的结合能之差。

发射的荧光光子能量与其产生机理密切相关。这种能量跟参与产生过程的原子和分子的能量结构特征有关，发射的光子被称为特征X射线。荧光光谱由可识别的特征辐射能谱组成，并与特定原子有关。荧光发射通常根据电子所在壳层来描述，例如，K特征辐射或K荧光。

K壳层是一个具有相近能量水平的亚壳族的总称，即K特征辐射是由许多能量相近的线组成，根据电子的初始能级，亚族称为K_α，K_β……（图1.3中给出了钨的一个例子）。根据原子中的能级，荧光光子可以属于电磁波谱中的红外线、可见光、紫外光或X射线部分。

1.4.4 平衡恢复：俄歇效应

偶然情况下，能量恢复过程可以被用来发射第

[9] 这些特性用于多数固态辐射探测器（见第 17 章）。

二个电子而非光子。这个发射出的电子称为俄歇电子。与荧光光子一样，俄歇电子发射也具有特定的能量，这取决于能量是否被有效地转移到更多外部电子上，或者俄歇电子的发射是由一个自由电子填补了初始空位（见图1.2c和图1.2d）。

低Z原子的俄歇电子概率高于荧光概率，Z＜10概率接近1，Z＞80概率约为0.1。

经过俄歇效应的转变后，原子仍处于电离状态，可能产生荧光或产生新的俄歇电子。

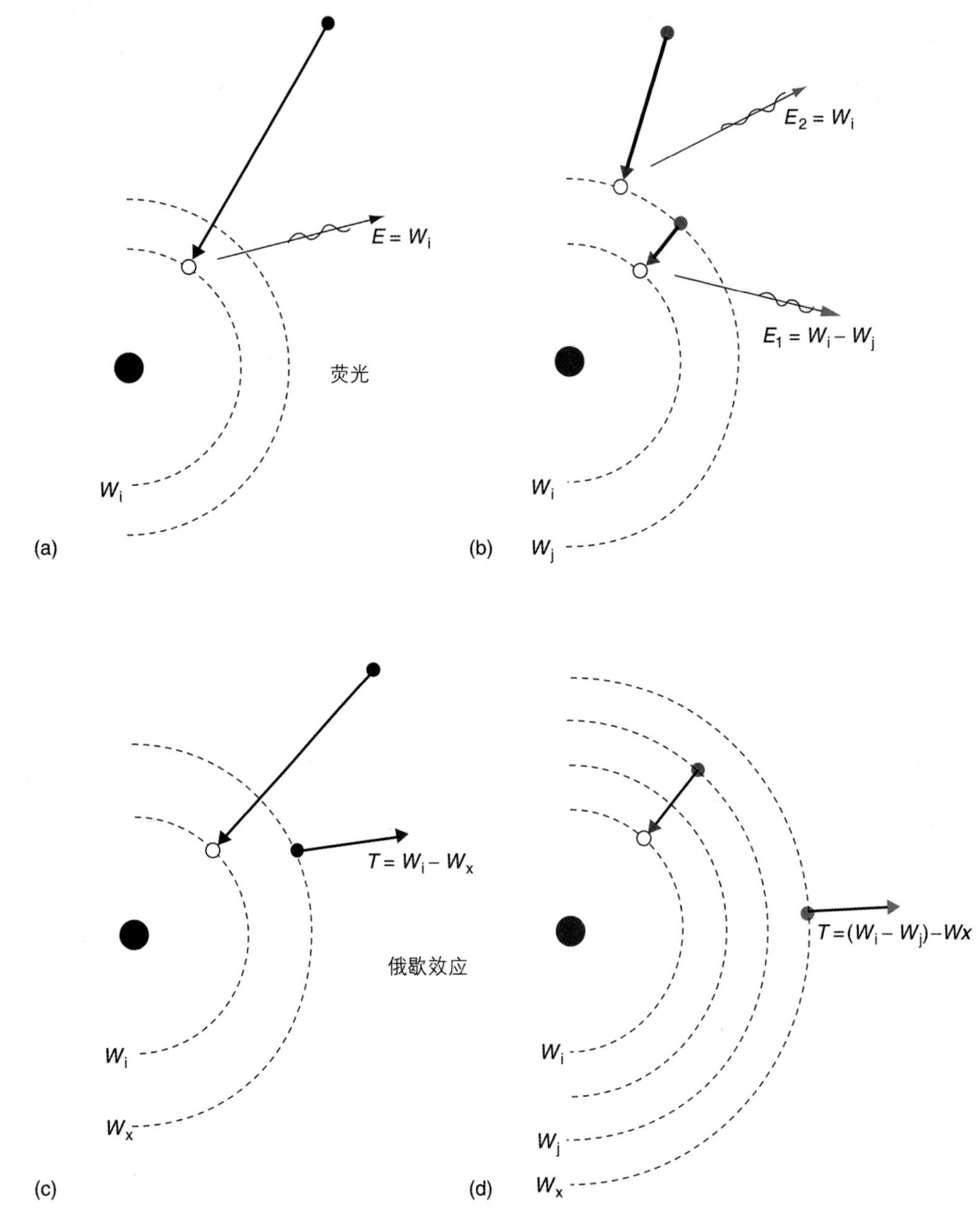

图1.2　荧光和俄歇效应机制的概述。(a)i壳空位被外部自由电子填充，(b)i壳空位通过涉及j壳的两个连续跃迁填充，(c)i壳空位被外部电子填充后，x壳的电子作为俄歇电子发射出来，(d)类似于c，但空位填充是由于j和i壳之间的跃迁引起的(引自：Dutreix, J. et al., Biophysique des Radiations et Imagerie Médicale, 3rd Ed., Masson, Paris, France, 1993.)

1.5　放射物理中感兴趣原子和分子的示例

表1.3给出了放射影像学和放射治疗中一些材料的结合能数据。

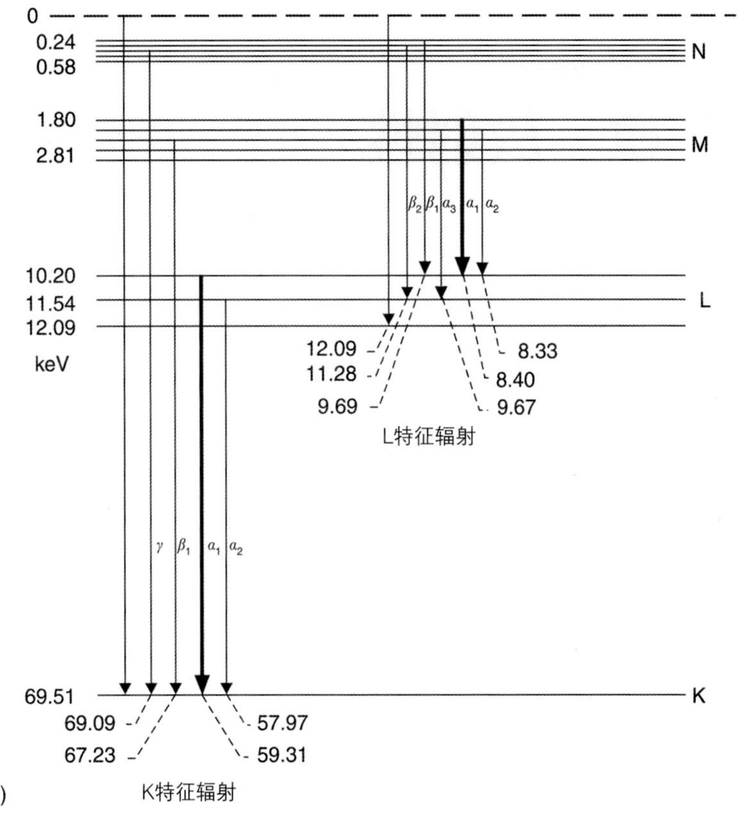

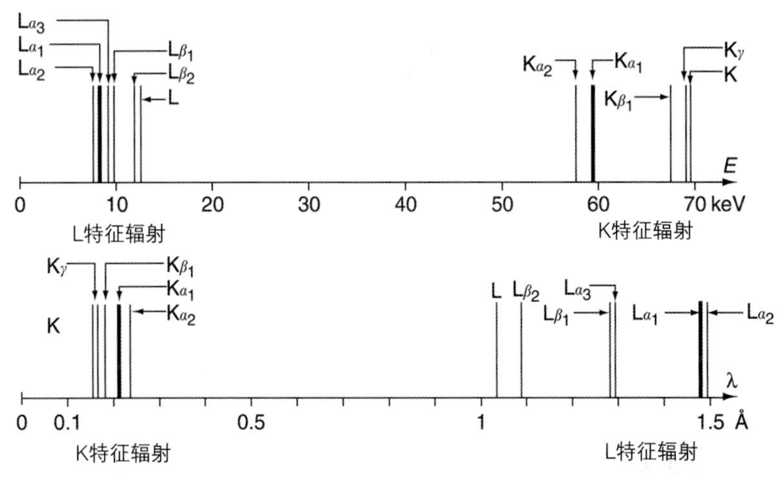

图 1.3 钨丝溶液中的荧光含量。（a）钨原子中电子能级的示意图：粗线对应于最高的发射概率。M 荧光的能量为几个 keV，在 X 射线管的光谱中通常不可见。（b）钨原子荧光线的光谱分布，根据（a）所示的数据：线簇可以作为能量的函数（上图）或波长的函数（下图，其中单位为 1Å=0.1nm）（引自：Dutreix, J. et al., Biophysique des Radiations et Imagerie Médicale, 3rd Ed., Masson, Paris, France, 1993.）

表 1.3　放射影像学和放射治疗中一些材料的结合能数据

材料	原子	电子结合能（keV）	
		K壳层	外壳层
生物组织	$_{1}$H	0.0136	0.0136
	$_{6}$C	0.283	0.0113
	$_{8}$O	0.532	0.0136
	$_{15}$P	2.142	0.011
	$_{20}$Ca	4.038	0.0061
X射线管阳极[a]	$_{74}$W	69.51	0.008
卤化银胶片[b]	$_{35}$Br	13.48	
	$_{47}$Ag	25.53	

来源：Dutreix, J. et al., Biophysique des Radiations et Imagerie Médicale, 3rd Ed., Masson, Paris, France, 1993.

[a] 见第10.3.1节。

[b] 见第18.2节。

第2章　放射性

Jean Chavaudra[1]

目录

[1]　编辑感谢 Jean Chavaudra 的重要贡献，他于 2020 年不幸去世。

2.1　稳定原子核：核能结构

2.1.1　核能级

根据原子核壳层模型，核子之间存在的力决定了由离散强结合能支持的结构，如图2.1所示。

这似乎是自相矛盾的，因为原子核是由质子和中子组成的，尽管质子之间存在相互排斥的静电力。事实上，核能结构可以通过核子之间的以下主要作用力来解释：

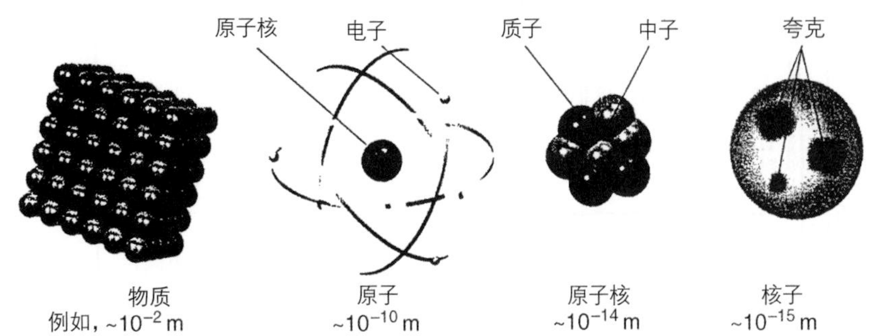

图 2.1　物质结构的组成（引自：Gambini, D. J. and Granier, R., Manuel Pratique de Radioprotection, Technique & Documentation collection, Lavoisier Editions, Cachan, France, 1997.）

- 这种假定的确保原子核内核子之间内聚的吸引力被称为核力或强相互作用力。当原子核之间的距离小于核的直径时，它是有效的，并且它与构成原子核的夸克之间的胶子交换有关。
- 当质子之间的距离大于原子核直径时，质子之间的静电斥力是有效的。其强度远小于核力的强度（10^{-2}～10^{-6}），这与光子的交换有关。
- 弱相互作用力是一个非常弱的力，大约是核力的10^{-10}倍，它可以解释β衰变。弱相互作用力还涉及到电子和中微子（见第2.2.4节）。它与玻色子的交换有关（即所谓的W和Z粒子，它们的质量很大，但不能被直接观察到）。
- 引力是宇宙的一个普遍组成部分，当物质质量非常小时，引力也非常小。质子和中子之间的引力，大约是核力的10^{-40}倍。

核子的结合能与核子和外围电子结合能的原理相似。两者之间的主要区别在于结合能的大小，每个核子的结合能的量级，是外围电子的 10^6 倍。这种结合能显然与原子核数量有关，并且它是前述不同的作用力综合作用的结果。图 2.2 显示了每个核子的平均核结合能随核子数A 的变化。

每个核子的最大结合能（约9MeV/核子）出现在核子数A为 60～70（Fe、Ni、Co、Ca等）时，且对应着非常稳定的原子核。当核子数A变大时，由于核子之间的距离变大，库仑力的影响增加，结合能降低。这时可以观察到许多原子的不连续性，其中核壳的饱和（根据原子核的壳模型）与原子稳定性有关（例如，${}^{4}_{2}He$, ${}^{12}_{6}C$ 和 ${}^{16}_{8}O$）。

可以预测，两个轻的原子核聚变形成一个更重的原子核，或一个非常重的原子核裂变成更轻的原子核，将使每个核子的平均结合能增加，形成更稳定的原子。这与能量释放和更大的整体质量亏损有关。这种能量释放可以非常高。例如，${}^{235}U$ 裂变产生近 10^{11}J/g能量，而核聚变产生3×10^{11}J/g能量。

2.1.2　稳定原子核的丰度与质子、中子数量的关系

对于给定的一组核子，使原子稳定的原子核构型数量只占所有原子核构型的一小部分。地球上天然存在大约300种不同的稳定原子，但近年来进行的许多实验中，已经观察到2000多种其他原子。

图2.3显示了中子数量，$N=A-Z$，与质子数Z的函数关系。对于轻的原子，中子数量大约等于质子数量。对于质量数大约在40以上的原子，中子数量多于质子的数量，这样才能保证这些现有元素在很长一段时间内保持稳定。如果一个给定的原子核

的中子或质子含量与最佳结构不同，则可以预期，在与核子轨道相关的不断转变中，将出现不稳定的构型。大多数原子序数大于 80的原子核是不稳定的，但也存在原子序数较小的不稳定原子核。

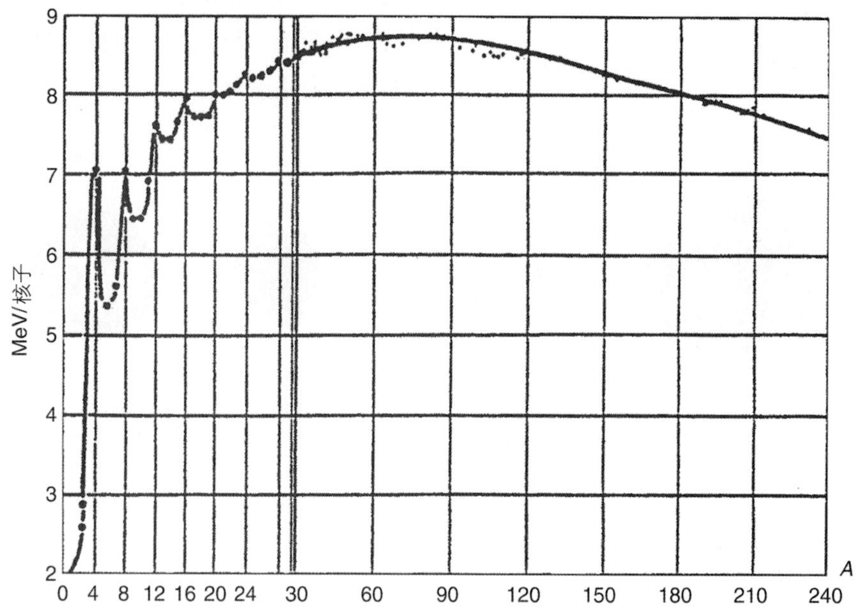

图 2.2　核子的平均核结合能与质量数（也是核子数 *A*）的函数（引自：Gambini, D. J. and Granier, R., Manuel Pratique de Radioprotection, Technique & Documentation collection, Lavoisier Editions, Cachan, France, 1997.）

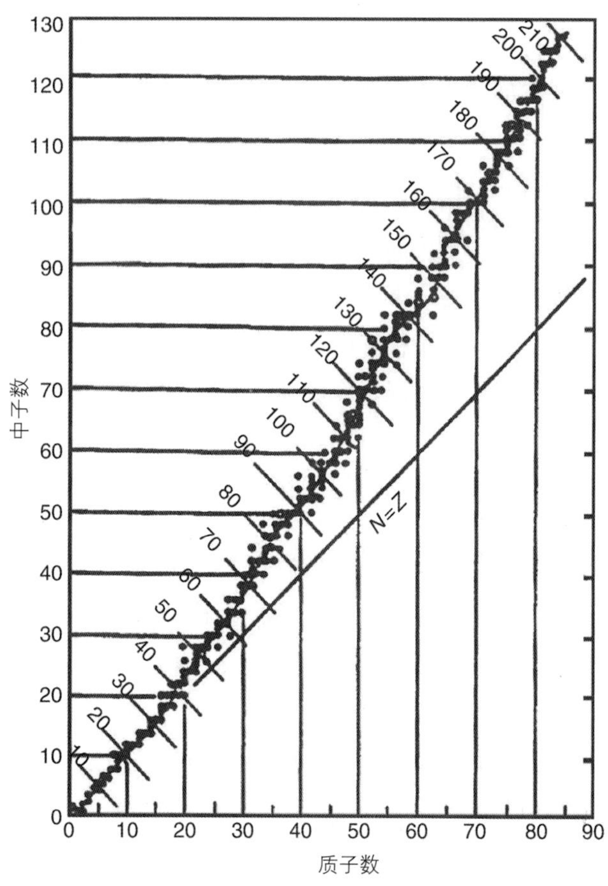

图2.3　质量数*A*在0～210范围内，中子数与质子数的关系（引自：Dutreix, J., Desgrez, A., Bok, B., and Vinot, J. H., Biophysique des Radiations et Imagerie Médicale, 3rd Ed., Masson, Paris, France, 1993.）

2.1.3　*N*/*Z*对原子稳定性的影响

除了聚变或裂变之类的突变外，通过改变给定原子核的核子数量或性质，可以获得更稳定的结构。例如，有过多中子的原子核可以释放负电荷，将中子变为质子（即β^-衰变），而具有过多质子的原子核可以释放正电荷，将质子转变为中子（即β^+衰变），见第 2.2.4 节。含有过多质子和中子的非常重的原子核可以通过发射两个质子和两个中子（即一个氦核），形成最稳定的结构之一（即α衰变）。

2.2　原子核的不稳定性：放射性

2.2.1　放射性的定义

Henri Becquerel在1896年通过铀元素发射的射线发现了放射性。放射性通常被描述为一个给定的原子核通过衰变自发地放出射线的特性，并可能导致其物理和化学性质转变。1898年，Mrs Pierre和Marie Curie宣布，他们发现了两种迄今为止未知的元素：钋和镭，这两种元素的放射性比铀要强得多，且在铀矿中只占很小的一部分。

放射性过程中涉及的原理至少需要10年才得到

正确解释，最初的工作是由Honri Becquerel Pierret Marie Curied在20世纪初完成的。另一项主要工作是Irene和jolio Curie在1934年发现了人工放射性，人类开始了放射性核素的生产和核能的大规模应用。天然和人工放射性核素产生放射性现象的过程是相同的。

基于目前对原子核能量结构的理解（如Blanc和Portal，1999），不同原子核自发放射性衰变的规律可以根据它们是否与强相互作用、静电相互作用或弱相互作用有关进行分类。具体分类在第2.2.2节至第2.2.4节中有介绍。

2.2.2　与强相互作用相关的放射性衰变

2.2.2.1　α衰变

如前所述，原子核约束最强的结构之一是氦原子核^4_2He。它是由具有高原子序数（>80）的原子核衰变产生的。这个现象是由Henri Becquerel首次观察到，1900年左右由Rutherford首次提出的。

α衰变可以描述如下：

$$^A_ZX \rightarrow ^{A-4}_{Z-2}Y + ^4_2He$$

其中核素X变成了另一个核素Y。子核素常处于激发态，恢复到基态会产生γ光子。

可以观察到，子核素和α粒子的质量数和原子序数之和等于母核素的质量数和原子序数之和。离散的跃迁能量通常在粒子动能和γ光子之间共享。因此，α粒子以离散能量被发射出来。

一个经典的α衰变是$^{226}_{88}Ra$的衰变：

$$^{226}_{88}Ra \rightarrow ^{222}_{86}Rn + ^4_2He$$

相应的放射性衰变示意图如图2.4所示。

2.2.2.2　自发裂变

在自发裂变中，原子核分裂成两个或多个不同的原子核，同时释放快中子。这种现象发生在最重的原子核上，这可能是原子序数上限约为110的原因。

放射治疗中使用此类放射源的一个示例是$^{252}_{98}Cf$，它产生α和γ粒子，以及平均能量为2.35MeV的中子。

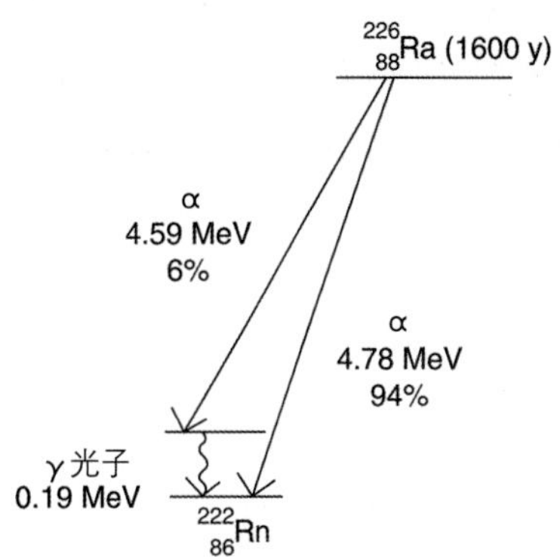

图2.4　^{226}Ra的α衰变示意图（引自：Hendee, W. R., Medical Radiation Physics, Yearbook Medical Publishers, 2nd Ed., Chicago, IL, 1979.）

2.2.3　与静电力相关的放射性衰变

2.2.3.1　同核异构性（γ衰变）

所谓纯γ衰变[2]实际上是同核异构体。处于激发态的原子核放出γ射线并向较低激发态或基态跃迁，这叫γ跃迁，也叫γ衰变。这可以表示为：

$$^{Am}_ZX \rightarrow ^A_ZX + \gamma$$

这种衰变在医学领域的一个经典例子是：

$$^{99m}_{43}Tc \rightarrow ^{99}_{43}Tc + \gamma$$

其中，产生能量为140keV的γ光子。

2.2.3.2　γ衰变和内部转换

γ光子放射通常可在放射性衰变过程中被观察到，因为子核在激发态与亚稳态下形成。γ光子由Villard在1900年首次观察到，γ光子的产生直接源于子核恢复到基态。因此，大量具有不同衰变方式的放射性核素产生的发射光谱中包括γ衰变。当可用的跃迁能量足够高时，返回基态能级可能需要几个步骤发射γ射线和电子级联反应。

有时，能量释放由内部转换产生，相当于一个电子从靠近原子核的壳层中发射出来。这个电子接

[2]　从原子核发出的光子称为γ光子，而在原子核外产生的光子称为X射线。

收的动能等于释放的能量减去电子的结合能。这一过程可以表现为γ光子与电子壳层的相互作用。电子壳层中产生一个空位会导致轨道电子的一系列电子跃迁，发射特征X射线和轨道电子来填补空位。

内部转换的概率随着原子序数和原子核亚稳态的寿命而迅速增加。

2.2.4 与弱相互作用相关的放射性衰变

2.2.4.1 β⁻ 衰变

β⁻衰变[3]可以在原子核中中子过量时观察到。放射过程通过弱相互作用发生，中子通过释放一个负电子（电子）和一个电子反中微子而变成质子（没有电荷且静止质量＜15eV/c²）：

$${}^{1}_{0}n \rightarrow {}^{1}_{1}p + {}^{0}_{-1}e + \bar{\nu}_e$$

根据图 2.5 中 ${}^{32}_{15}P$ 连续能谱所示，电子（β⁻粒子）和中微子平均共享跃迁能量，尽管跃迁能量是离散的。传递给原子核的能量可以忽略不计。

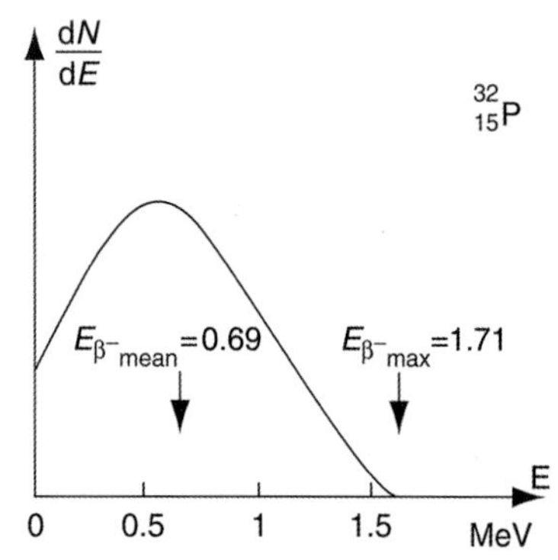

图2.5 ³²P的β⁻光谱（引自：Gambini, D. J. and Granier, R., Manuel Pratique de Radioprotection, Technique & Documentation collection, Lavoisier Editions, Cachan, France, 1997.）

该原子的计算公式如下：

$${}^{A}_{Z}X \rightarrow {}^{A}_{Z+1}Y + \beta^- + \bar{\nu}_e$$

由于原子序数A未改变，转变前后的原子核被称为同量异位素。

无论原子质量如何，β⁻ 衰变都是可能的，β⁺衰变也是如此。

2.2.4.2 β⁺衰变

当原子核中质子过多时，可以观察到 β⁺衰变。与上一小节中显示的相同类型的过程是通过以下方式产生的：

$${}^{1}_{1}p \rightarrow {}^{1}_{0}n + {}^{0}_{+1}e + \nu_e$$

其中：

${}^{0}_{+1}e$ 是一种反电子，被称为正电子（β⁺粒子）；

ν_e是电子–中微子。

同样，跃迁能量在β⁺粒子和中微子之间共享，并可以观察到β⁺粒子的连续能谱。

β⁺粒子并非永久存在，其最初在与物质的相互作用方面表现与β⁻ 粒子相似。最终，当它们几乎达到静止能量时，正电子和负电子就会发生湮灭（见第3.8节）。

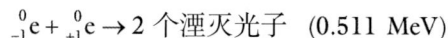

$${}^{0}_{-1}e + {}^{0}_{+1}e \rightarrow 2\ \text{个湮灭光子}\ \ (0.511\ \text{MeV})$$

这意味着只有当母核比子核的静止质量大出1.02MeV时，才会发生正电子衰变。

公式为：

$${}^{A}_{Z}X \rightarrow {}^{A}_{Z-1}Y + \beta^+ + \nu_e$$

这种转变前后的原子核也是同量异位素。

2.2.4.3 β衰变的一般性质

很多放射性核素能发生β 衰变。β放射性的能谱显示 β 粒子的平均能量约为最大能量的1/3，从一个原子核到另一个原子核，以及β⁻ 和 β⁺ 之间存在差异。许多放射性核素可能同时发生β⁻ 衰变和β⁺ 衰变，并且两种衰变概率具有固定的比率。

2.2.4.4 轨道电子俘获（EC）

这个过程是给定原子增加其N/Z比的另一种方式，特别是当跃迁能量不足以发生β⁺衰变时。可以被描述为原子核对所属壳层轨道电子的俘获，导致：

$${}^{1}_{1}p + {}^{0}_{-1}e \rightarrow {}^{1}_{0}n + \nu_e$$

[3] 从原子核发射的电子称为β粒子，而从电子壳层产生的电子不是β粒子（例如，它们可以是俄歇电子）。

原子的结果是：

$$ {}_{Z}^{A}X + {}_{-1}^{0}e \rightarrow {}_{Z-1}^{A}Y + \nu_e $$

在这种情况下，产生的中微子是单能的。在这样的俘获之后，通常K壳层电子会产生一个空位。然后由一个从远离原子核的能级的电子填充并发射特征X射线。这种X射线的能谱可由定义明确的射线组成。

^{125}I是一种典型的用于近距离放射治疗的放射性核素，它通过轨道电子俘获而发生衰变，光子发射对应碘原子的特征X射线。

2.2.5 人工转变

不稳定原子核会发生放射性衰变，可以通过中子、高能核子、氘核、α 粒子或γ 射线轰击稳定的核来获得。在粒子与原子核发生碰撞的过程中，粒子可以被吸收，或者从原子核中发射出一个核子。其结果是通过放射性转变产生一种新核素。目前广泛使用的高能粒子加速器可以产生大量人造放射性同位素[4]，医学中使用的大多数放射性核素都是人造的（图2.6）。

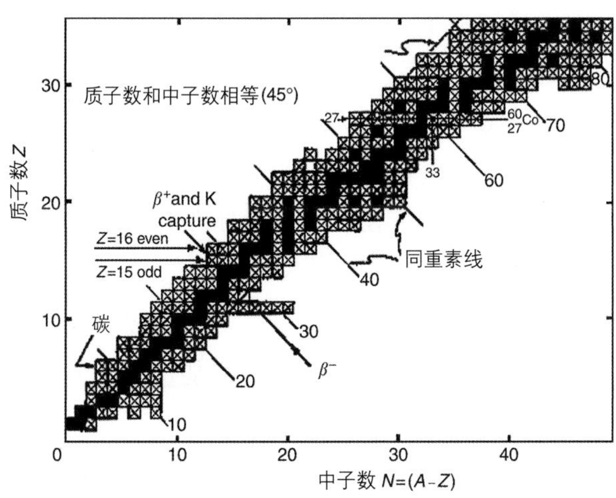

图2.6 原子核中质子和中子的比例示意图。稳定的核用实心正方形表示；放射性核用叉号（×）方框表示。中子和质子数量相等的核沿N=Z线排列。同位素沿水平线出现，同重素线沿45° 出现（引自：Johns, H. E. and Cunningham, J. R., The Physics of Radiology, Charles C. Thomas, 4th Ed., Springfeld, IL, 1983.）

[4] 术语同位素经常被不适当地用于特定放射性核素（即放射性核素）。

一个经典的例子是Frédérick和Irene Jolio–Curie通过人工电离发现了这个过程。他们用^{210}Po源产生的α粒子（5.3MeV）轰击铝箔，铝产生的正电子呈指数衰减，表明这是一个放射性衰变过程。事实上，还涉及以下过程：

$$ {}_{13}^{27}Al + {}_{2}^{4}He \rightarrow {}_{15}^{30}P + {}_{0}^{1}n $$

$$ {}_{15}^{30}P \rightarrow {}_{14}^{30}Si + \beta^{+} + \nu_e $$

通过化学分析，他们确认已经产生了磷元素。许多放射性核素通过裂变过程产生，这些裂变产物对应的是稳定条件之外的原子核。在第2.3节中介绍了对放射性衰变的数学描述，在第2.4节中阐述了放射性核素的人工生产。

2.3 放射性度量

2.3.1 活度：度量和单位

根据ICRU 85a报告（ICRU 2011），在给定时间内，特定能量的放射性核素活度A是$-\mathrm{d}N$与$\mathrm{d}t$的比值，其中$\mathrm{d}N$为平均变化。从此定义可知，活度A是：在单位时间$\mathrm{d}t$中由自发核衰变而产生的处于该能量状态的核数：

$$ A = -\frac{\mathrm{d}N}{\mathrm{d}t} $$

活度的单位为s^{-1}。活度单位的专用名称是贝克勒尔（Bq）：

$$ 1\ \mathrm{Bq} = 1\ \mathrm{s}^{-1} $$

此单位取代了居里（Ci），例如[5]：

$$ 1\ \mathrm{Ci} = 3.7 \times 10^{10}\ \mathrm{Bq} $$

2.3.2 放射性衰变

本节讨论了放射性衰变的原理。放射治疗中感兴趣的放射性核素的衰减特征示例将在本书最后的

[5] 使用十进制倍数和约数会很方便，例如 1mCi=37MBq。

表L5中找到。

2.3.2.1 放射性衰变定律

放射性衰变定律是由Rutherford和Soddy在1902年根据实验结果提出的。根据该定律，在无限小的时间间隔dt内，给定数量的放射性物质中发生的自发衰变数dN与下列因素相关：

- 在给定时间内特定数量的材料中的放射性原子数N。
- 时间间隔dt。
- 一个常数λ，称为衰变常数。它表示，对于一个给定放射性核素，在特定的能量状态下：

"−dN/N与dt的比值，其中dN/N是在单位时间间隔dt内自发核转换产生的核数的平均分数变化率"（ICRU 2011）。

这个常数是核素的一个特殊特征，不受其物理化学状态的影响。

所以：

$$\mathrm{d}N = -\lambda N \mathrm{d}t \quad (2.1)$$

从放射性原子的初始核数N_0开始，在t时刻存在的核数N_t为：

$$N_t = N_0 \exp(-\lambda t) = N_0 \mathrm{e}^{-\lambda t} \quad (2.2)$$

从此定义可知，活度A：

$$A = \frac{\mathrm{d}N}{\mathrm{d}t} = \lambda N \quad (2.3)$$

并将N_t通过类似推导可得：

$$A_t = A_0 \exp(-\lambda t) = A_0 \mathrm{e}^{-\lambda t} \quad (2.4)$$

2.3.2.2 放射性核素的半衰期

指数衰减的原理是在一个给定时间间隔内，特定比例的放射性原子会发生衰变。

为了说明一个给定放射性核素的衰变速率，我们选择一半现有放射性原子衰变所需的时间作为参考，称为半衰期T[6]。半衰期可以引入上一节的公式如下：

$$0.5 = \frac{N}{N_0} = \exp(-\lambda T) = \mathrm{e}^{-\lambda T}$$

因此：

$$T = \frac{\ln 2}{\lambda} \approx \frac{0.693}{\lambda} \quad (2.5)$$

$$A_t = A_0 \exp\left(-\frac{\ln 2 \times t}{T}\right) \quad (2.6)$$

计算给定时间段内的平均活度可能是有用的，例如，放射源被植入给定时间的情况。如果 A_0 是初始活度且总时间间隔为t_{tot}，则平均活度 $\bar{A}(t_{\mathrm{tot}})$ 由下式给出：

$$\bar{A}(t_{\mathrm{tot}}) = \frac{1}{t_{\mathrm{tot}}} \int_0^{t_{\mathrm{tot}}} A_0 \mathrm{e}^{-\lambda t} \mathrm{d}t$$

$$\bar{A}(t_{\mathrm{tot}}) = \frac{A_0}{\lambda t_{\mathrm{tot}}} \left[1 - \mathrm{e}^{-\lambda t_{\mathrm{tot}}}\right] \quad (2.7)$$

例如，乘积 $\bar{A}(t_{\mathrm{tot}}) t_{\mathrm{tot}}$ 可用于计算在时间间隔t_{tot}中传递的剂量，而不是将衰变活度作为时间函数进行完全积分。当考虑永久性植入物时，即永久性植入患者体内的放射源（见第 53.5 节），与 T 相比，可以认为t_{tot}是无限的，我们可得 $\bar{A}(t_{\mathrm{tot}}) t_{\mathrm{tot}} = A_0 / \lambda = A_0 \tau$，其中$\tau$称为平均寿命。

平均寿命与半衰期的关系为：

$$\tau = \frac{1}{\lambda} = \frac{T}{\ln 2} \approx 1.44T \quad (2.8)$$

2.3.2.3 比活度

当在给定数量的材料中存在相同元素的稳定原子和放射性原子时，该放射性核素的比活度由下式给出：

$$A_{\mathrm{spec}} = \frac{N_{\mathrm{ra}}}{N_{\mathrm{st}} + N_{\mathrm{ra}}} \quad (2.9)$$

[6] 半衰期的符号有时也写为 $T_{1/2}$ 或 $t_{1/2}$。

其中，N_{ra}是放射性原子的数量，N_{st}是稳定原子的数量。

它代表该放射性核素每单位质量的活度。当放射性核素与其他物质混合时，组合物质的单位质量活度称为质量比活度。

2.3.2.4　与衰变子产物的平衡

当放射性过程产生的子核素也具有放射性时，原始核素/子核素混合物中子核素的衰变可能与子核素单独存在时的预期衰变不同。

根据前面的方程，对于母核素，通用公式为：

$$\mathrm{d}N_1 = -\lambda_1 N_1(t)\mathrm{d}t$$

因此：

$$N_1(t) = N_1(0)\mathrm{e}^{-\lambda_1 t} \quad (2.10)$$

其中，N_1（0）是时间为0时的原子数。

对于子放射性核素，可表示为：

$$\mathrm{d}N_2 = \left[\lambda_1 N_1(t) - \lambda_2 N_2(t)\right]\mathrm{d}t \quad (2.11)$$

在dN_2公式中替换N_1可得：

$$\mathrm{d}N_2 = \left[\lambda_1 N_1(0)\mathrm{e}^{-\lambda_1 t} - \lambda_2 N_2(t)\right]\mathrm{d}t$$

可以证明：

$$N_2(t) = N_1(0)\frac{\lambda_1}{\lambda_2 - \lambda_1}\left[\mathrm{e}^{-\lambda_1 t} - \mathrm{e}^{-\lambda_2 t}\right] + N_2(0)\mathrm{e}^{-\lambda_2 t} \quad (2.12)$$

其中N_2（0）是时间为0时的子核素原子数。

如果我们将公式 2.11 和2.12 分别乘以 λ_1 和 λ_2，我们就可以得到母核素和子核素在时间 t 的活度：

$$A_1(t) = A_1(0)e^{-\lambda_1 t} \text{ 和}$$

$$A_2(t) = A_1(0)\frac{\lambda_2}{\lambda_2 - \lambda_1}\left[\mathrm{e}^{-\lambda_1 t} - \mathrm{e}^{-\lambda_2 t}\right]$$

其中，假设N_2（0）=0（即 t=0 时的纯母核素）。

我们可以推导出：

$$\frac{A_2(t)}{A_1(t)} = \frac{\lambda_2}{\lambda_2 - \lambda_1}\left[1 - e^{-(\lambda_2 - \lambda_1)t}\right] \quad (2.13)$$

母核素的衰变常数 λ_1 小于子核素产物的衰变常数 λ_2（即母核素半衰期 T_1 比子核素半衰期 T_2 长）的情况会用于放疗中。图 2.7a 说明了母核素放射性核素 ^{99}Mo（半衰期 65.95 小时）和子核素产物 ^{99m}Tc（半衰期 6.01 小时）的情况。母核素活度 A_1（t）呈指数衰减，而A_2（t）增加，变得大于A_1（t），然后在时间达到最大值 t_{max}后衰减：

$$t_{\max} = \frac{\ln\left(\lambda_2 / \lambda_1\right)}{\lambda_2 - \lambda_1} \quad (2.14)$$

在 t_{max}后不久，由于母核素和子核素活度相同，达到瞬时平衡[7]，然后，子核素活度降低，表现为半衰期等于母核素半衰期。子核素的产生比子核素本身的分解速度慢。此时，方程 2.13 中的指数项趋于零，母核素与子核素活度之比几乎保持不变：

$$\frac{A_2(t)}{A_1(t)} \approx \frac{\lambda_2}{\lambda_2 - \lambda_1} \quad (2.15)$$

这一原理被用于核医学中，^{99}Mo生成器可以储存几天，每天产生一到两次足够高活度^{99m}Tc，以供成像。

如果$T_1 \gg T_2$，得到了一个长期[8]的平衡，子核素和母核素的活度会变得相等（图2.7b）。

另一方面，如果$T_1 \ll T_2$，子核素的产生比子核素衰变快，子核素活度增加，经过长时间的延迟，母核素衰减活度可以忽略不计，因此可以单独观察到子核素衰变（图2.8）。

实际上，由于上述情况取决于母核素和子核素的半衰期，如果衰变涉及多个子核素，就会变得非常复杂。

[7]　一些作者使用瞬态平衡来描述活动比率恒定的时期。然而，这似乎并没有明显地将其与长期均衡区分开来（见图 2.8）。

[8]　长期意味着持续很长时间。

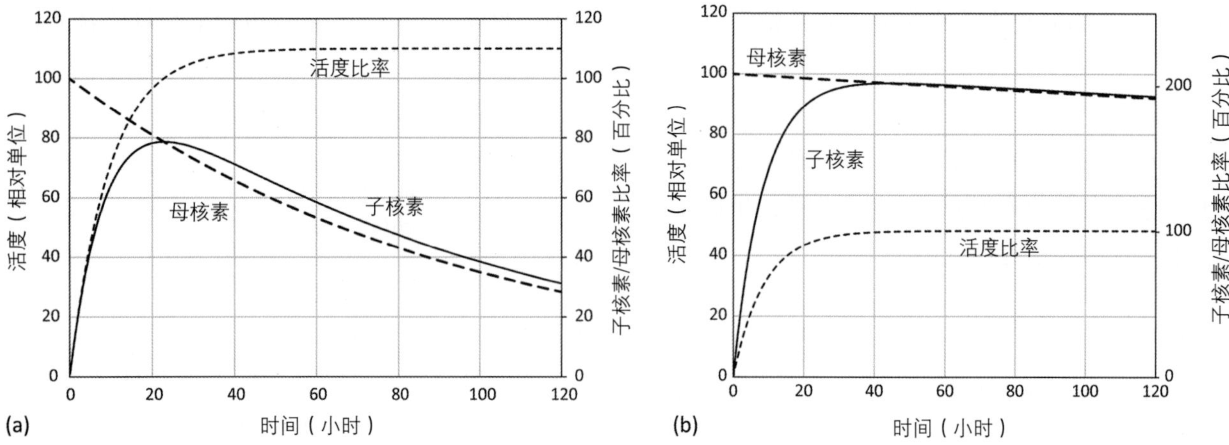

图 2.7 说明了母核素和子核素不同相对半衰期的影响（T1 ＞ T2）。（a）母核素半衰期 66 小时，子核素半衰期 6 小时（如 ^{99}Mo/^{99m}Tc）。暂时平衡被认为存在于母核素和子核素活度相等的点上。在此之后，子核素的活度以与母核素相同的速率衰减，因此活度比率是恒定的。（b）母核素半衰期 660 小时，子核素半衰期 6 小时。当母核素半衰期比子核素半衰期长得多时，例如在 ^{238}U 和 ^{234}U 时，子核素和母核素活度变得相同，处于长期平衡状态但也会随着母核素的活度衰减（此处说明的半衰期比率对于真正长期平衡而言并不够充分，但已被选择用来说明衰变持续发生的事实。）

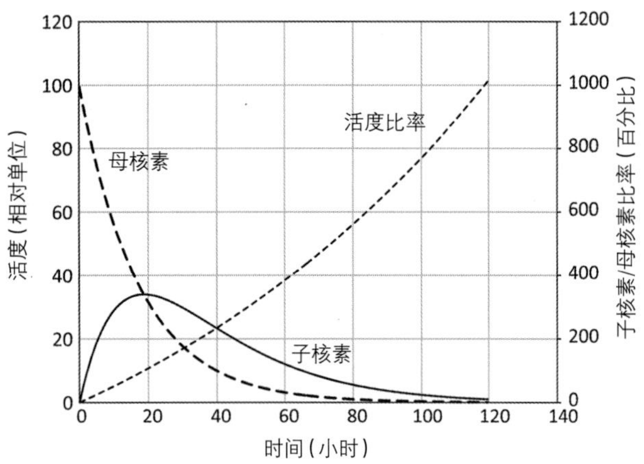

图2.8 说明了母核素和子核素不同相对半衰期的影响（T_1 ＜ T_2）。母核素半衰期 12 小时，子核素半衰期 14 小时。在这种情况下，子核素以自己的速度衰减

2.4 通过激活过程生产放射源

如前所述，人工衰变可以通过用各种粒子，以适当的能量，包括中子、质子、α 粒子或γ 射线，轰击稳定的原子核来诱导发生。

2.4.1 人工放射性核素的标准生产

人工放射性核素的产生发生在核反应堆中，作为核裂变副产物（例如^{137}Cs, ^{90}Sr和^{131}I），或通过中子轰击（n，γ）反应产生（例如^{60}Co, ^{198}Au和^{192}Ir）。回旋加速器也被用于生产核医学所需的放射性核素。

放射性原子产生的原理和数量可以概述为：

面积为1cm^{2}的薄靶体（厚度 dx）含有参与激活过程的原子数n。

放射性原子的产生是以下参数的函数：

- 轰击持续时间；
- 轰击下的原子数（该靶体的n dx）；
- 中子通量率$\dot{\Phi}$；
- 核反应截面σ。在此截面中可捕获靶物质的中子。反应截面取决于靶物质和中子能量。截面单位是cm^2/原子数。

所以，如果激活过程开始于t_0，靶物质中放射性原子的初始数量等于零，在dt 期间，可以观察到以下情况：

$$\frac{\mathrm{d}N}{\mathrm{d}t}=\sigma\,\dot{\Phi}\,n\,\mathrm{d}x-\lambda N \qquad (2.16)$$

其中，λ 是产生的放射性核素的衰变常数，在dt期间衰变。

因此，时间 t 时的放射性原子总数为：

$$N_t=\sigma\,\dot{\Phi}\,n\,\mathrm{d}x\frac{(1-\mathrm{e}^{-\lambda t})}{\lambda} \qquad (2.17)$$

轰击时间t后的放射性核素活度为：

$$A_t = \lambda N_t = \sigma\,\dot{\Phi}\,n\,dx(1-e^{-\lambda t}) \quad (2.18)$$

靶体中放射性活度与时间的函数关系如图2.9所示。

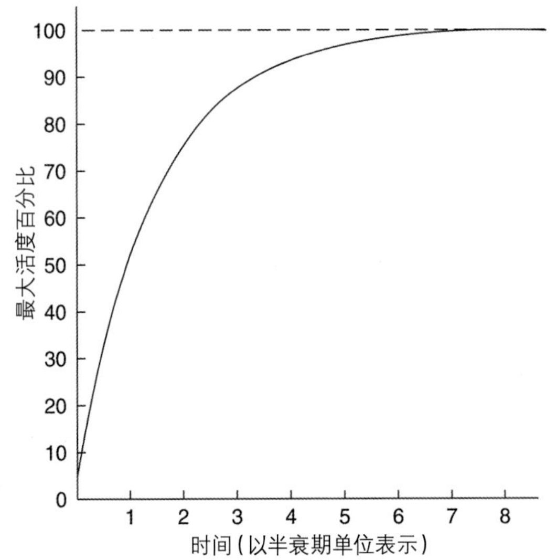

图 2.9　人造放射性核素的产生：靶体中的活度随时间的变化，以半衰期单位表示

对于给定的中子通量率，即使在无限轰击时间内，活度也会达到极限值。这被称为饱和活度，由下式给出：

$$A_s = \sigma\,\dot{\Phi}\,n\,dx \quad (2.19)$$

在这种情况下，原子的衰变速率等于产生速率。

因为如果需要更高的活度（例如放疗），必须增加靶物质质量或中子通量率。由于放射源的大小通常受到实际应用的限制，因此活度的增加只能通过增加中子通量率来实现。

用天然钴元素^{59}Co生产^{60}Co，（n，γ）反应将原子质量数为A的原子转化为原子质量数为A+1的同位素：

$$^{59}\mathrm{Co} + {}^{1}_{0}\mathrm{n} \rightarrow {}^{60}\mathrm{Co}$$

当然，可通过优化中子谱获得σ的最大可能值。

为了在给定反应堆的中子通量率下达到饱和活度的75%，必须等待两个半衰期的时间。在^{60}Co（T=5.271年）的实际生产中，这意味着需要超过10年，这几乎是不可能的。

2.4.2　无意激活

无意激活可能发生在高能加速器中，这种激活应该考虑辐射防护。对于电子加速器，该过程首先在靶体或装置各个部分产生光子（导致机器周围光子泄漏），然后通过光核相互作用产生中子。当光子能量与核子结合能具有相同数量级时，就会发生光核相互作用。当光子被原子核吸收时，额外的内能通过中子或质子发射［通常表现为（γ，n）或（γ，p）反应］而丢失。除轻原子外，最常见的反应是（γ，n）。

这种反应只出现在一个既定能量阈值以上，能量阈值与材料种类有关。诱导活度取决于材料（反应截面值）和辐照条件（能量、剂量率和辐照时间）。

表2.1给出了一些激活反应的例子。该表显示，当电子/光子能量高于大约10MeV时，加速器的一些部件（铜制）可以被激活。对于更高能量，一些激活发生在空气和患者中。因此，放射治疗中使用更高能量射线的全局辐射防护问题与辐射过程中中子的产生（壁和治疗室门上必须预留合适的吸收材料）和照射中甚至照射后一段时间内发出的光子（见第60.1.1.4节）有关。后者是由于激活引起的，在维护和维修中必须加以考虑。在放射治疗中使用质子、中子或重离子会面临更严重的辐射防护问题。

表2.1　通过（γ，n）反应可能在直线加速器中产生的放射性核素的示例

元素	反应	由此产生的放射性核素和半衰期	阈值（MeV）
^{12}C	（γ，n）	^{11}C–20min	18.6
^{14}N	（γ，n）	^{13}N–10min	10.5
^{16}O	（γ，n）	^{15}O–2min	15.6
^{63}Cu	（γ，n）	^{62}Cu–10min	10.9
^{65}Cu	（γ，n）	^{64}Cu–13h	9.8
^{54}Fe	（γ，n）	^{53}Fe–8.5min	13.6
^{204}Pb	（γ，n）	^{203}Pb–6.1s/52h	8.2

资料来源：引自Radiation protection design guidelines for 0.1–100MeV particle accelerator facilities, NCRP Report no. 51, Washington, 1977.

第 3 章　带电粒子与物质的相互作用

Alan Nahum[1]

目录

[1]　关于质子相互作用的材料 – 3.2.6，3.3，3.6.2，3.7 节是基于 Alejandro Mazal 撰写的第 46 章（本书第 1 版）。

3.1 引言

带电粒子是放射医学应用的基础，尤其是放射治疗。初级辐射粒子通常不带电（比如光子），次级辐射产生的带电粒子会产生杀伤细胞或者诱发癌症的生物效应。最常见和最重要的辐射测量设备——充气电离室是利用（次级）电子使气体电离，从而产生信号（见第16章）。事实上，带电粒子直到最近几年才被称为电离辐射，而光子（和中子）被称为非电离或间接电离辐射。此外，准确了解吸收剂量[2]的空间分布对于放射治疗计划设计和实施（以及在某些情况下，出于对辐射防护的考虑）至关重要，而这只有在准确预测带电粒子能量传输时才能获得（绝大多数是电子）。在许多情况下，由MV级 X射线束产生的康普顿电子（见第 4.3.2 节）是可观的（可达几厘米），必须准确计算。X射线的产生，即韧致辐射，是带电粒子相互作用的结果。此外，有时用初级辐射带电粒子束进行放射治疗，这些粒子可以是高能电子（见第 24 章），其中电子与物质的相互作用至关重要；现在越来越多地使用质子束，甚至是重离子，如碳离子（见第 25 章）。还可以使用非密封源疗法（J部分），例如使用发射β射线的放射性核素，这些电子（或正电子）的射程可达1cm。辐射剂量学主要包括（见第 5 章和D部分）非电离和直接电离（即带电）粒子相互作用的内容（例如Bragg-Gray腔原理）。在微剂量学水平上，辐射对细胞作用的基本理解只能通过研究与相关靶点（即细胞核中的DNA）的粒子轨迹的关系来实现，见第 6.5 节。同样，这也需要学习关于带电粒子相互作用的知识。

本章的重点是电子，由于近年来质子束成为一种越来越重要的治疗方式，相关章节也会专门讲解质子。

带电粒子与物质相互作用最重要的特征是能量损失（称为非弹性相互作用）。物质由带正电的原子核和带负电的电子组成（见第1章）。对于能量范围从几百电子伏（eV）到50兆电子伏（MeV）的电子，主要有三种重要的相互作用机制：第一，与核外束缚电子“碰撞”产生的电子损耗（Møller散射）；第二，韧致辐射或辐射损失；第三，弹性散射，主要是由于带正电的重原子核。对于重粒子而言，韧致辐射并不重要，但核相互作用会导致粒子数或平面通量的减少（见第3.7节和第5.3.5节）。在所有情况下，相互作用的效果包括两个方面：

1. 入射（直接或次级）带电粒子在能量损耗和方向上的变化。
2. 能量转移到辐照材料，从而导致能量沉积，即吸收剂量。

后者在第5章中被详细阐述。带正电荷电子（正电子）的特殊情况见第3.8节。

3.2 电子损失

3.2.1 理论

核外电子的库仑相互作用是带电粒子（电子、质子等）在材料中损失能量而且是放射治疗应用的主要能量作用方式。粒子沿其路径产生一系列电离和激发（参见第1.4节）。有时，转移到核外电子的能量足以产生所谓的 delta 射线（或 δ 射线），它是一种（次级）电子，其自身具有可观的射程。图3.1中进行了示意说明。Evans（1955） 和 Andreo（2017）等对高速带电粒子和原子电子之间的非弹性碰撞理论进行了全面解释。

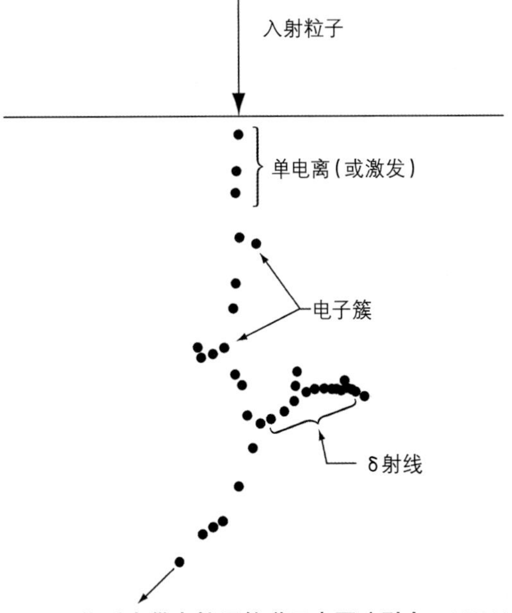

图3.1 物质中带电粒子轨道示意图（引自：ICRU, Linear Energy Transfer, Report 16，ICRU, Bethesda, MD, 1970.）

[2] 见第 5.3.1 节中关于吸收剂量的定义。

介质中高速带电粒子与束缚电子之间的库仑相互作用如图3.2所示。电子被视为是“自由的”，即假设其结合能与其接收的能量相比可以忽略不计。初级粒子在垂直于其路径的方向上向束缚电子传递一个净冲量。

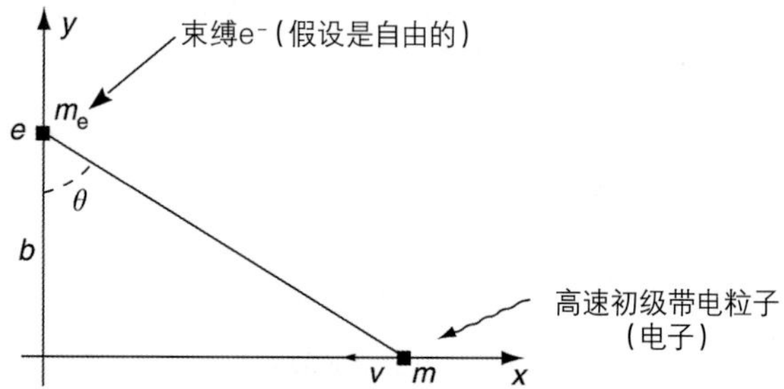

图3.2 一个高速初级带电粒子（这里是一个电子）与一个束缚电子之间的相互作用示意图。入射的电子以速度v向与x轴相反的方向移动（引自：Nahum, A.E., The Computation of Dose Distributions in Electron Beam Radiotherapy, Medical Physics Publishing, Madison, WI, 1985.）

Bohr结合牛顿第二定律［即动量的变化等于冲量（力的时间积分）］和带电粒子之间的库仑力定律，并利用经典（非相对论）碰撞理论证明，能量转移 Q 可由下式给出：

$$Q=\frac{2k^2z^2e^4}{m_eb^2v^2} \tag{3.1}$$

其中：

b 是最小路径距离，称为碰撞参数；

m_e 是束缚电子质量；

z 是初级粒子电荷（以电子电荷e为单位）；

v 是初级粒子速度；

k 是一个在后文定义的常数。

需要注意的是，初级粒子质量并没有出现在公式3.1中；这个表达式同样适用于电子、质子（两者都有z=1）和较重的带电粒子。公式3.1得到了每个电子的截面[3]的经典表达式，能量转移Q的微分：

$$\frac{d\sigma}{dQ}=\frac{2\pi z^2e^4k^2}{m_ev^2}\frac{1}{Q^2} \tag{3.2}$$

[3] 截面定义了粒子与物质相互作用的概率（参见第 4.2.1 节）。

根据Møller（1932年）的研究，对于电子作为入射粒子，自由电子之间库仑相互作用的全相对论量子力学截面是：

$$\frac{d\sigma}{d\varepsilon}=\frac{2\pi e^4k^2}{Em_ev^2}\left[\frac{1}{\varepsilon^2}+\frac{1}{(1-\varepsilon)^2}+\left(\frac{\tau}{\tau+1}\right)^2-\frac{2\tau+1}{(\tau+1)^2}\frac{1}{\varepsilon(1-\varepsilon)}\right] \tag{3.3}$$

其中：

E 是电子动能；

ε 是能量转移，表示为电子动能分数形式（$\varepsilon=Q/E$）；

τ 是入射电子动能，表示为电子静止质量能量的分数形式（$\tau=E/m_ec^2$）；

v 是电子速度；

k 是库仑力表达式中的一个常数（k=8.9875 × 10^9N m^2/C^2）。

方括号中的第一项$1/\varepsilon^2$占主导地位。将变量从ε改为能量转移Q，并忽略方括号中的其余项，会得到“经典”结果（公式 3.2）。公式 3.2 中的$1/Q^2$依赖性表明，较小损失占主导地位——低原子序数材料的平均能量损耗约为60eV（ICRU 1970）。如果入射电子能量远大于介质中原子的结合能，则Møller 表达式（公式3.3）有效。结合能还设定了能量转移幅度的下限（参见第 3.2.2 节）。

“软”和“硬”这两个术语通常被用来描述不同类型的碰撞。所谓软碰撞是指当高速粒子以相对较远的距离通过原子时，库仑力场影响整个原子，使其变形，并激发或电离价层（即外层）电子。只有少量能量被转移，数量级为 eV。这种类型的碰撞最常见。契伦科夫辐射[4]由软“碰撞”引起［参见 Andreo 等（2017）的第 2.2.2 节］；作为软“碰撞”中损失总能量的一小部分，它完全可以忽略不计。密度或极化效应与软过程或“远距离”碰撞有关（参见第 3.2.3 节）。

当高速粒子相对靠近原子（即原子尺寸级别的尺度）时，可以说是与单个束缚电子相互作用（图

[4] 契伦科夫辐射包括光的发射，当带电粒子穿过透明介电材料时，会在某些条件下发生。

3.2）。一个“硬”碰撞导致一个电子以相当大的动能被弹出，称为碰撞电子或 δ 射线。硬碰撞的频率远低于软碰撞，但硬碰撞和软碰撞对总电子能量损失的贡献在量级上相当。如果硬碰撞导致内层电子被抛出，那么原子将通过发射特征 X射线或俄歇电子（参见第 1.4 节）以与光电效应相同的方式返回基态（见第 4.3.1 节）。

3.2.2　电子阻止本领

带电粒子在物质中沿路径产生频繁、微小的能量损失（与光子传递能量的方式形成鲜明对比——见第 4 章），由此产生了阻止本领的概念，定义为沿粒子轨迹的单位距离 Δs的平均能量损失 ΔE。这被称为质量电子[5]的阻止本领，写作（$1/\rho$）（dE/ds）$_{el}$或s_{el}/ρ，计算公式如下：

$$\frac{1}{\rho}\left(\frac{\mathrm{d}E}{\mathrm{d}s}\right)_{\mathrm{el}}=N_{\mathrm{A}}\left\langle\frac{Z}{A}\right\rangle\int_{Q_{\min}}^{Q_{\max}}Q\frac{\mathrm{d}\sigma}{\mathrm{d}Q}\mathrm{d}Q \qquad (3.4)$$

其中：

N_A 是阿伏伽德罗常数；

ρ，Z和A分别是介质的质量密度，原子序数和质量数。

如果入射粒子是一个动能为E的电子，则最大能量转移Q_{max}等于$E/2$。在这种情况下，在“碰撞”相互作用后，所产生的两个电子无法区分；因此，不可能确定哪一个是入射（或初级）电子。按照惯例，碰撞后速度较快的电子被视为初级电子。因此，“次级”电子的能量永远不会超过$E/2$。对于质量为M 的较重入射粒子，从运动学可以看出$Q_{max}=E$［$1+$（$2Mc^2/E$）］/［$1+$（$M+m_e$）$^2c^2/2m_eE$］（例如，参见 Evans，1955）。

注意，严格地说（dE/ds）是一个负数，因为它表示随着距离s增加时的能量损失而不是能量增益。下面的内容省略负号。

最小能量转移Q_{min}的计算非常重要。阻止本领的积分（公式 3.4）也可以根据碰撞参数b进行计算，然后积分到$b=\infty$，由于远距离的大量软碰撞，产生无限的阻止本领。这个复杂问题的第一个近似解决方案是由 Niels Bohr（1913，1948）提出的。Bohr的第一次尝试是在1913年，当时他还没构思出原子电子的量子化能级。Bohr根据碰撞时间 t_{col}和原子电子固有频率来处理这个问题。这样，如果电子发生位移，就会以$1/v$周期围绕其平衡位置振荡。如果碰撞使得t_{col}（$\approx b/\nu$，即碰撞参数/速度）很短（即$t_{col} \ll 1/v$），那么介质中的电子将表现为自由的，并“接受冲量”（对应于近距离碰撞）。另一方面，如果碰撞时间相对较长，使得$t_{col} \gg 1/v$，那么电子应该像被束缚一样——它的轨迹因带电粒子的通过而扭曲或变形，但没有发生净能量转移，这有时被称为绝热行为。Bohr表明最大碰撞参数（以cm为单位）$b_{max}=1.123v/2\pi v$，因此，获得了单位路径的有限能量损失，其中表达式包括特定于不同原子特征的 Z 个单独原子频率的几何平均值$\bar{\nu}$：

$$\left(\frac{\mathrm{d}E}{\mathrm{d}s}\right)_{\text{classical}}^{\text{Bohr}}=\frac{4\pi z^2e^4}{m_e v^2}NZ\ln\frac{1.123m_e v^3M}{2\pi\bar{\nu}ze^2(M+m_e)}\ \text{ergs/cm}$$ [6]

其中：

M 是高速带电粒子的质量；

N 是单位体积中的原子数。

电子阻止本领的量子力学表达式（Berger和Seltzer，1964；ICRU 1984a，b）为：

$$\frac{1}{\rho}\left(\frac{\mathrm{d}E}{\mathrm{d}s}\right)_{\mathrm{el}}=\frac{2\pi r_e^2m_ec^2N_{\mathrm{A}}}{\beta^2}\left\langle\frac{Z}{A}\right\rangle\times\left\{\ln\left[\frac{\tau^2(\tau+2)}{2\left(I/m_ec^2\right)^2}\right]+F(\tau)-\delta\right\} \qquad (3.5)$$

其中：

$$F(\tau)=1-\beta^2+[\tau^2/8-(2\tau+1)\ln2]/(\tau+1)^2 \qquad (3.6)$$

其他尚未定义的参数有：

m_ec^2是电子的剩余静止能量；

β是速度与光速的比值（$\beta=v/c$）；

[5] 这种形式的阻止本领以前称为“碰撞”，用 S_{col} 表示；ICRU 报告 85a（ICRU 2011）推荐了更具体的术语为“电子”。

[6] 现在“ergs（尔格）”已被废弃，1 尔格 $=10^{-7}$J 或 6.2415×10^5MeV 能量单位。

r_e 是经典的电子半径[7]；

I 是平均激发能；

δ 是密度效应修正系数（见第3.2.3节）。

以MeV cm^2/g为单位表示（ICRU 1984a），公式3.5可写成：

$$\frac{1}{\rho}\left(\frac{dE}{ds}\right)_{el} = 0.1535 \frac{1}{\beta^2}\left\langle\frac{Z}{A}\right\rangle \times\left\{\ln\left[\frac{\tau^2(\tau+2)}{2\left(I/m_ec^2\right)^2}\right]+F(\tau)-\delta\right\} \text{MeV cm}^2/\text{g} \quad (3.7)$$

平均激发能量或势能 I 是跃迁能量 E_i 平均值，由它们的振荡强度 f_i 加权，即：

$$Z\ln I = \sum_i f_i \ln E_i \quad (3.8)$$

I实际上是吸收介质中所有原子的电离和激发能的几何平均值；它比前面讨论的Bohr平均特征频率更为精确。一般来说，I不能通过理论推导得到，除非在简单时，例如单原子气体。它必须从阻止本领或射程的实验数据中得出。I 的值在ICRU（1984b）中给出，并在表 3.1 中列出。当时，水的I最佳估计值是75.0eV；此后被修正到78.0eV（ICRU 2016；Andreo等，2017，第2章）。一般来说，I值随着Z增加而增加。

能量损失谱的经典力学处理和量子力学处理之间的对应关系如图3.3所示（Evans，1955）。纵坐标上的量σ（Q）/σ_0（Q）是有效截面与经典截面的比率。I_s 是第s个电子的最小有效激发电势。Q_v是当碰撞参数具有最大有效值时，传递给第s个电子的最小经典能量的绝热极限。在量子力学处理中，软过程中的能量损失对应于共振现象。快速入射粒子将能量传递给特定原子的概率是有限的。然而，转移的能量要么为零，要么等于原子的激发或电离能。因此，量子力学用少数原子的较大损失代替了经典力学处理过程中每个原子的大量较小损失。

表3.1 平均激发能，I，以及其他与评估所选人体组织和其他剂量学感兴趣材料的碰撞阻止本领相关的量

材料	I (eV)	$\langle Z/A \rangle$	密度 (g/cm^3)
脂肪组织（ICRP[a]）	63.2	0.558468	0.920
空气（干燥）	85.7	0.499190	1.205×10^{-3}
密质骨（ICRU）	91.9	0.530103	1.850
皮质骨（ICRP）	106.4	0.521299	1.850
硫酸亚铁剂量计溶液	76.3	0.553282	1.024
氟化锂	94.0	0.462617	2.635
肌肉、骨骼（ICRP）	75.3	0.549378	1.040
横纹肌（ICRU）	74.7	0.550051	1.040
感光乳剂	331.0	0.454532	3.815
PMMA（合成树脂、有机玻璃）	74.0	0.539369	1.190
聚苯乙烯	68.7	0.537680	1.060
水（液态）	78.0[b]	0.537680	1.000

引自：Nahum, A.E., The Computation of Dose Distributions in Electron Beam Radiotherapy, Medical Physics Publishing, Madison, WI, pp. 27–55，1985；data taken from ICRU（International Commission on Radiation Units and Measurements），Report 37，Stopping Powers for Electrons and Positrons, ICRU, Bethesda, MD, 1984b.

[a] ICRP：国际辐射防护委员会

[b] 以前为75.0eV.

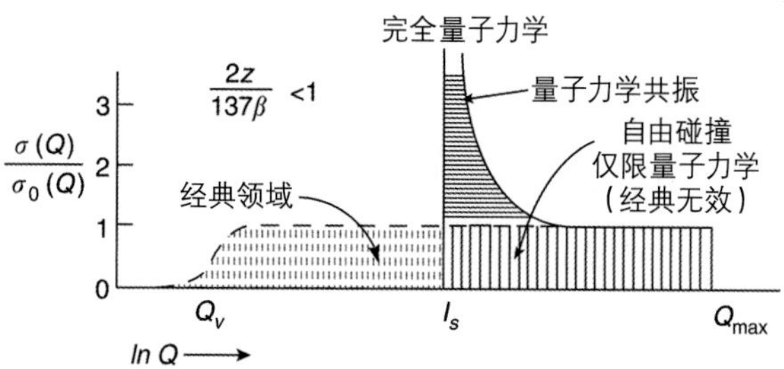

图3.3 高速带电粒子速度，有效截面σ（Q）与经典截面σ_0（Q）之比示意图。经典理论预测的能量损失太大，因为随着β增加，绝热极限Q_v远小于允许的最小能量损失I_s（经许可引自：R.D., The Atomic Nucleus, McGraw Hill, New York, 1955.）

电子质量阻止本领的基本特征保留在以下简化的表达式中：

[7] $r_e = \frac{1}{4\pi\varepsilon_0}\frac{e^2}{m_ec^2} \approx 2.8179\times10^{-15}$ m，其中 ε_0 是自由空间的介电常数。

$$\frac{S_{el}}{\rho} \propto \left\langle \frac{Z}{A} \right\rangle \frac{1}{v^2}\left[f(\tau)-2\ln I-\delta\right] \qquad (3.9)$$

其中，$f(\tau)$ 是指（归一化）动能τ的一般函数。

通过将该表达式与公式3.5或公式3.7进行比较，可以确定由于（$1/v_2$）因子的增加而导致亚相对论能量降低。这是因为慢电子比快电子花费更多时间穿过原子。因此，动量（见前文）越大，传递的能量越多。在相对论能量下，阻止本领会逐渐增加，称为相对论上升。图3.4说明了这两个特征。

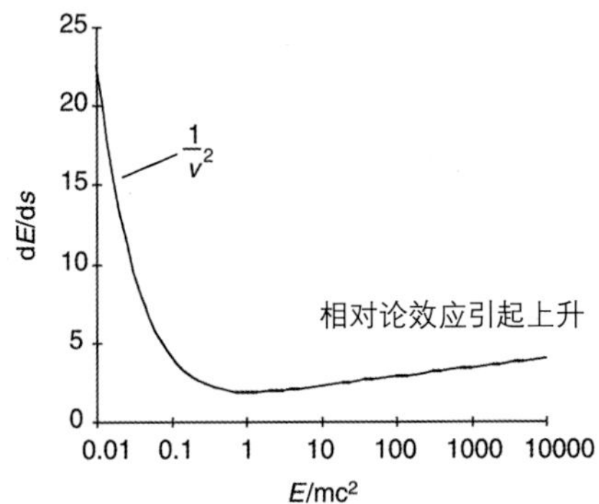

图3.4　电子能量损失与电子动能表示为电子静止质量能量的一部分的函数关系（log）（以电子静止质量能量的一个分数表示）（引自：Nahum, A.E., The Computation of Dose Distributions in Electron Beam Radiotherapy, Medical Physics Publishing, Madison, WI, 1985.）

对阻止本领相对论上升的简化解释如下：运动的初级粒子的电场在相对论能量下发生洛伦兹收缩。在向前和向后方向上，电场被压缩了γ倍，而在横向方向上，它则扩展了γ倍（见脚注）；场线构型由球形变为椭圆形。这种收缩意味着运动粒子的场作用于原子束缚电子的时间较短（即碰撞时间t_{col}减少）。根据Bohr推理，这会导致 b_{max} [8]增加。t_{col}减少、电场横向扩展和最大碰撞参数增加的最终结果是随着粒子速度接近c，阻止本领近似对数地随能量增加而增加，如图 3.4 所示。

3.2.3　密度或极化效应

密度或极化效应（Fermi, 1940；Sternheimer, 1961；ICRU 1984a）通过公式 3.5、3.7 和 3.9 中的δ项降低了介质中相对论能量下的S_{el}/ρ值。这种减少与低密度介质（即气体）中阻止本领的相对论上升有关。上一节讨论的碰撞参数最大值 b_{max} 的增加意味着高速带电粒子路径周围的圆柱体体积增加，在该路径内能量转移是可能的。然而，如果阻止介质密度较高（即介质不是气体），那么由于介质原子的极化，远离高速粒子轨迹的原子接触的电场会减小（如图3.5所示）。因此，这些远距离能量转移对阻止本领的贡献减少了。这种电子阻止本领的降低被称为密度或极化效应。Fermi（1940）给出了第一个理论解释。Sternheimer（1961）随后更详细地阐述了该理论，并给出了一系列不同材料的校正因子 δ 数值的计算方法。

密度效应在高能电子束和光子束的离子剂量学中尤为重要。图3.6显示了S_{el}/ρ随空气和水能量的变化，这两种物质具有相似原子组成和相似的I值；注意，能量比例尺是线性的，而不是如图3.4所示的对数。由于密度效应，凝聚态介质水中电子阻止本领的相对上升远不如气体、空气。因此，水与空气的质量电子阻止本领比，强烈依赖于大约0.5MeV以上的能量。在第 5.7.4.4 节和第 19.4.1 节中可以看到，正是这个比率决定了放置在水中的电离室（充满空气的）的响应（以对水的剂量为单位）随能量的变化。此外，对于放射治疗中使用的高能光子和电子束，最相关的能量区域是在0.5MeV以上。

3.2.4　医用材料中电子的阻止本领数据

方程3.5和3.9中的材料相关项〈Z/A〉为平均激发能I和密度效应校正δ。表3.1列出了ICRU（1984b）的各种人体组织和其他物质的剂量学相关参数。可以看出，除脂肪组织（高氢含量）和骨骼（高钙含量）外，I值均在73～78eV之间。事实上，I值近似地与平均原子序数成正比（铝和铅的值分别为166eV和823eV）。考虑到表中I值，〈Z/A〉和（质量）密度（后者包含密度效应校正δ）的相似性，S_{el}/ρ也必须非常相似。这非常方便，意味着可以通过乘以密度，根据水中的电子能量损失来估算体内给定距离的电子能量损失，假设辐射损失也类似，这通常在20MeV以下是成立的（见第3.4.2节）。

[8]　b_{max} 随因子$\gamma=1/\sqrt{1-v^2/c^2}$ 增加。

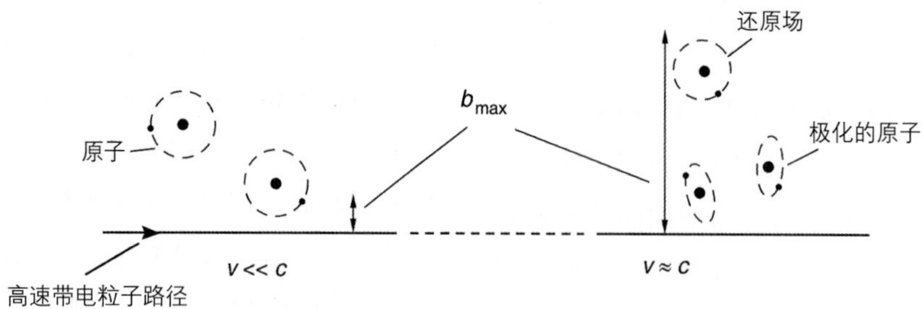

图 3.5 密度（或极化）效应的原理示意图（引自：Nahum, A.E., The Computation of Dose Distributions in Electron Beam Radiotherapy, Medical Physics Publishing, Madison, WI, 1985.）

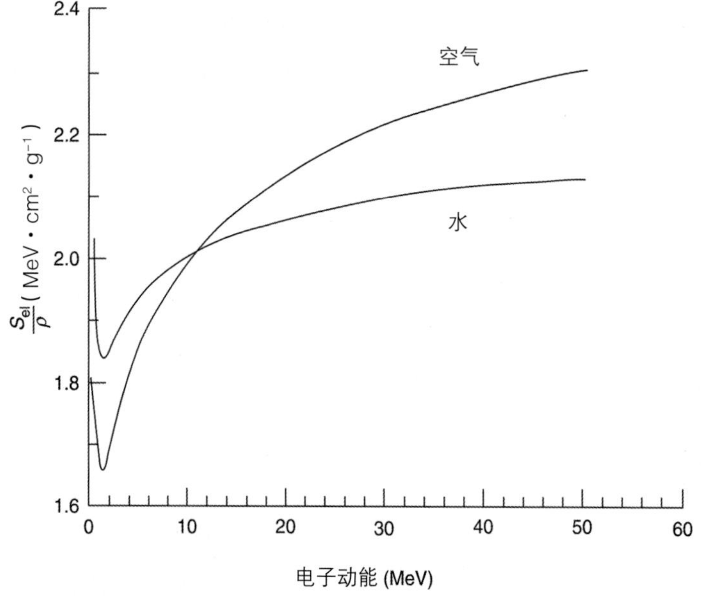

图 3.6 电子阻止本领，S_{el}/ρ 随空气和水电子动能的变化示意图（改编自：Nahum, A.E., Stopping Powers and Dosimetry, Annual Meeting of the Canadian Association of Physicists, Quebec, 1983.）

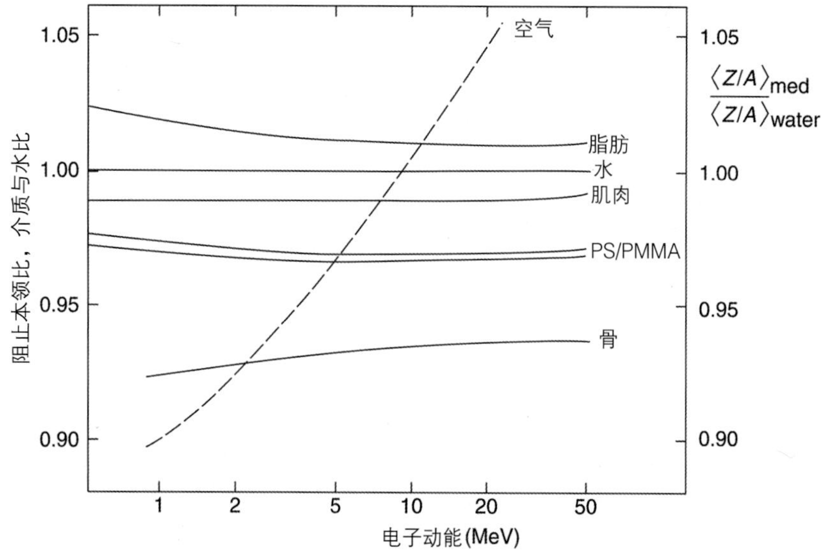

图 3.7 各种医学和剂量学物质的电子阻止本领（介质与水）的比值。PS 代表聚苯乙烯；PMMA 代表聚甲基丙烯酸甲酯（有机玻璃）。各种介质的比率 $\langle Z/A\rangle_{med}/\langle Z/A\rangle_{water}$ 在右轴上给出（引自：Nahum, A.E., The Computation of Dose Distributions in Electron Beam Radiotherapy, Medical Physics Publishing, Madison, WI, 1985.）

图3.7显示了医学剂量测量中各种感兴趣物质的电子阻止本领比值$S_{\text{med, water}}$与电子动能（在MV能量范围内）的函数关系。右轴的〈Z/A〉$_{\text{med}}$/〈Z/A〉$_{\text{water}}$已证明$S_{\text{el}}/\rho_{\text{med}} \propto$（$Z/A$）$_{\text{med}}$（见公式 3.9），但是骨骼除外，其原子序数和$I$明显更高，而在空气中密度效应起着主导作用（见第3.2.3节）。在能量低于1meV时，密度效应可以忽略不计，标记为“Air”的曲线也会遵循〈Z/A〉$_{\text{air}}$。需要注意的是，除介质对空气情况外，阻止本领比率与能量无关；这对剂量计响应评估非常方便。

3.2.5　受限阻止本领

受限（电子）阻止本领通常被用于：受限在能量Δ以下的能量传输；通过将公式3.4中的$Q_{\max}$设置为Δ来计算。完整的表达式由公式3.5给出，但将F（τ）项修改为：

$$F(\tau,\Delta)=-1-\beta^2+\ln\left[4\Delta(\tau-\Delta)\tau^{-2}\right]+\tau/(\tau-\Delta)$$
$$+\left[\Delta^2/2+(2\tau+1)\ln(1-\Delta/\tau)\right](\tau+1)^{-2}$$

（3.10）

需要强调的是，从公式3.5得到的受限阻止本领的表达式包括密度效应修正因子δ，即隐含地假设所有因密度效应而未出现的损失均低于能量Δ。理论上这非常合理，因为只有所谓的“远距离”（即软）碰撞才会受到密度效应的影响。

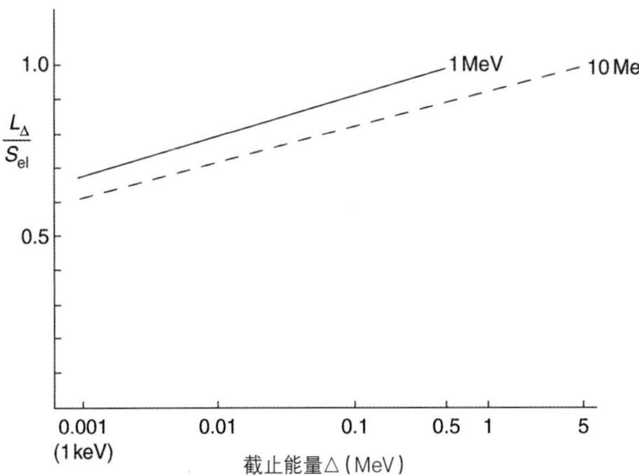

图3.8　水中1MeV和10MeV电子的受限电子阻止本领L_Δ与不受限制的电子阻止本领S_{el}比值（引自：Nahum, A.E., The Computation of Dose Distributions in Electron Beam Radiotherapy, Medical Physics Publishing, Madison, WI, 1985.）

受限阻止本领有时被称为线性能量转移或LET[9]；它经常被写成L_Δ。在评估Spenner–Attix（静止）阻止本领比时需要使用L_Δ（见第5.7.5和19.4.1节）。图3.8为水中 1MeV和10MeV电子与Δ的比率L_Δ/S_{el}；对于低Z物质，也可以得到非常相似的图。随着Δ逐渐减少，对数比例尺的下降缓慢，这主要是由主要能量转移很小造成的（见第3.2.1节）。

3.2.6　重带电粒子的电子阻止本领

对于比电子重、电荷等于z个电子电荷且质量为M_0的重带电粒子来说，电子阻止本领表达式为（Attix，1986；ICRU 1984b）：

$$\frac{1}{\rho}\left(\frac{\mathrm{d}E}{\mathrm{d}s}\right)_{\text{el}}=\frac{2\pi N_A r_e^2 m_e c^2 z^2}{\beta^2}\left\langle\frac{Z}{A}\right\rangle\left\{\left[\ln\left(\frac{2m_e c^2\beta^2 E'_{\max}}{I^2(1-\beta^2)}\right)\right]\right.$$
$$\left.-2\beta^2-2\sum_i\left(\frac{C_i}{Z}\right)-\delta\right\}$$

（3.11）

其中，$E'_{\max}$是在与动能$E<E_0c^2$（未结合的）束缚电子正面碰撞中可以转移的最大能量，$E'_{\max}\approx 2m_e c^2(\beta^2/1-\beta^2)$[10]。通过将这个表达式插入公式 3.11中的最大能量转移，并参考第3.2.2节，质量电子阻止本领可以改写为：

$$\frac{1}{\rho}\left(\frac{\mathrm{d}E}{\mathrm{d}s}\right)_{\text{el}}=0.3071\frac{z^2}{\beta^2}\left\langle\frac{Z}{A}\right\rangle\left\{13.8373+\ln\left(\frac{\beta^2}{1-\beta^2}\right)-\beta^2\right.$$
$$\left.-\ln I-\sum_i\left(\frac{C_i}{Z}\right)-\frac{\delta}{2}\right\}\text{MeV cm}^2/\text{g}$$

（3.12）

尽管电子会损失大部分（动能）能量，并且会偏转大角度，但在非弹性相互作用中，质子（或重粒子）在相互作用中损失的能量总是很小，最大值约为 $4m_e/M_0$，其中 m_e 是电子的静止质量，M_0是重

[9]　这个量经常用于放射生物学和微剂量测定领域（见第 6.11.5节）——LET 用于不受限制的损失，LET_{100}用于受限为100eV 的损失。

[10]　对于10MeV质子，$E'_{\max}$=20keV；这可以与10MeV电子的最大delta射线能量5MeV形成对比。对于100MeV质子，$E'_{\max}$=0.2MeV。

带电粒子的静止质量。

与电子的电子阻止本领的相应表达式（方程 3.6 和 3.7）相比，方程 3.12 包含所谓的“壳层校正”项 $\sum_i (C_i/Z)$。这是必要的，因为当粒子速度接近阻止介质中被束缚电子的速度时，不再满足Born近似（$Z_z/137 \ll \beta$）。K 层电子将首先受到影响，因为它们的轨道速度最高，然后是 L 层，依此类推。壳层校正近似地解释了阻止本领公式中产生的误差。随着粒子速度接近各个壳层中电子速度，（dE/ds）会降低，因为这些电子不再参与能量转移过程。对于低能电子，壳层校正可高达 10%，但对于能量 >0.1MeV 的电子可忽略不计。对于所有具有相同速度的带电粒子，该校正是相同的。密度效应项δ可以忽略不计，因为放射治疗中使用的重粒子束能量（见第25章）是亚相对论的。

图3.9 比较了质子和电子在水中的电子阻止本领，可以看出，曲线基本“形状”相同，但质子曲线的能量发生了位移，使得质子速度与电子速度相同。因此，质子最小值出现在2000MeV左右，这比电子最小值大2000倍，也就是它们的静止质量比。

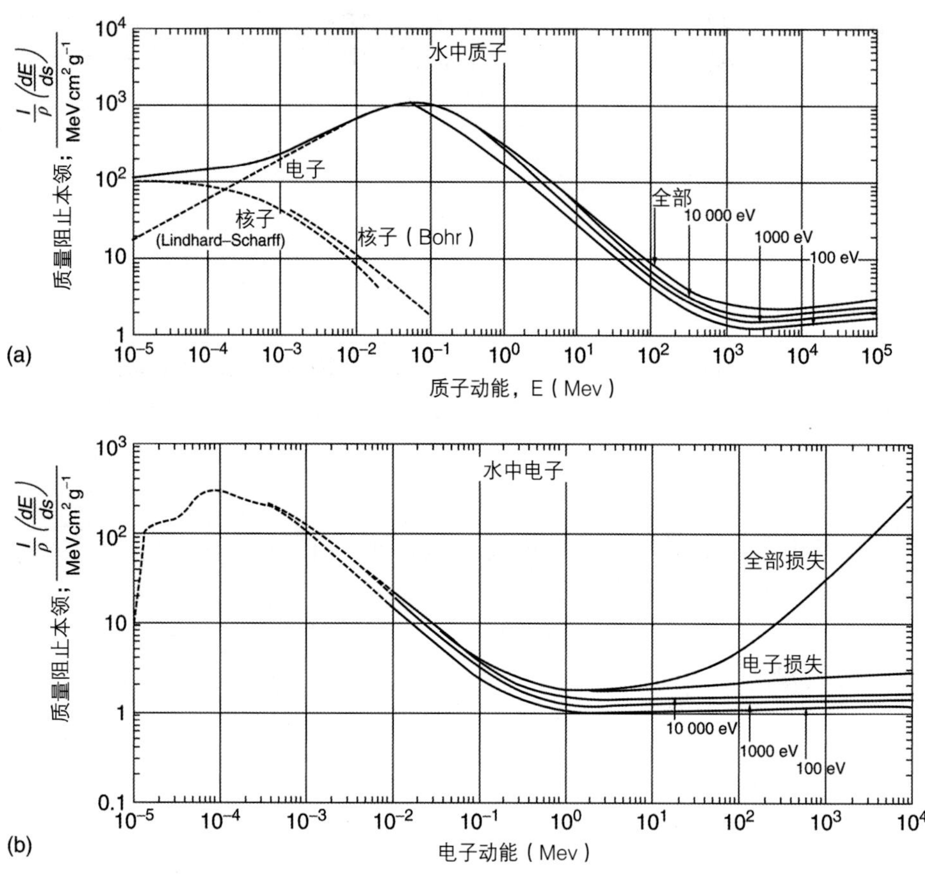

图 3.9 质子（a）和电子（b）在水中的阻止本领示意图。请注意电子阻止本领曲线形状的相似性，最小值接近粒子静止质量能量（分别为 938MeV 和 0.511MeV）。标称能量（以 eV 为单位）的曲线是指不同 Δ 的质量受限阻止本领（参见第 3.2.5 节）。还显示了总阻止本领的曲线（参见第 3.5.1 节）（改编自：ICRU, Linear Energy Transfer, Report 16，ICRU, Bethesda, MD, 1970.）

具有相对较高能量（100MeV或更高）的重带电粒子也可以通过与原子核相互作用而失去能量（参见第3.3节），产生中子和γ射线，但比例一般较小。例如，碳吸收剂中100MeV质子束大约有2.5%的能量在核相互作用中损失，而不会以激发或电离形式出现（Attix，1986）。核相互作用的影响通常不包括在重带电粒子的阻止本领（或范围）中（见第 3.3 节）。然而，在精确计算由质子束沉积的剂量时（例如在水中），可以使用蒙特卡罗模拟（见第30章）。核相互作用可以通过随着深度的增加而射束中的粒子数量减少来解释。

3.3　核相互作用

与原子核的非弹性相互作用是质子（和其他带电重粒子）的一种重要的能量损失机制，但对于治疗能量范围的电子（或正电子）来说，这种作用可以忽略不计。在诸如（p, n）和（p, d）的核反应中，不稳定核的产生和某些其他过程可导致入射质子消失，中子和反冲核的产生以及介质的激活和继发的γ射线发射。这些相互作用会对辐射防护造成特殊影响（见第 60.1.1.4 节）。核相互作用的比例可以通过吸收介质中质子平面通量随深度降低的情况来估计（见第 5.3.5 节），根据：

$$I(d) = I_0 \exp(-d/s) \tag{3.13}$$

其中：

I_0 是入射的平面通量；

$I(d)$ 为深度d处的平面通量；

s 是质子平均自由程，由下式给出：

$$s = \frac{A^{1/3}}{0.032}\ \mathrm{g/cm^2} \tag{3.14}$$

其中，A是吸收介质质量数。对于放射治疗中使用的高能质子束，由于水或组织中核相互作用，质子平面通量减少约为1%/cm。

3.4　辐射损失（韧致辐射）

3.4.1　理论

在原子核的强电场中，电子的减速导致韧致辐射的产生。电子轰击高 Z 靶物质（例如钨）会产生kV级 X射线，用于患者成像或治疗表浅病变（见第 10 章和第 22 章），MV级X射线则用于治疗深部病变（见第 11 章和第 23 章）。

电子加速度与受辐射材料核电荷数Z及运动粒子的质量m 的比值（$\propto Z/m$）成正比。因此，产生的辐射强度与（Z/m）^{2} 成正比。对能量低于10MeV的电子而言，这是低 Z 材料中相对不重要的能量损失机制。在临床应用的能量范围内，对于质量大约是电子 2000 倍的质子等带电重粒子而言，可以忽略不计。截面σ_{rad} 是一个复杂的表达式；近似表达为：

$$\frac{d\sigma_{rad}}{d(h\nu)} \propto \frac{1}{h\nu} \tag{3.15}$$

其中，$h\nu$是韧致辐射光子的能量（见第1.3.1.2节）。

一般来说，与通过电子损耗机制释放的 δ 射线相比，韧致辐射光子的能量分布向更高能量移动（参见公式 3.2：$d\sigma/dQ \propto 1/Q^2$）。这意味着辐射损失将引起相当大的能量损失分散（见第 3.5.2 节）。图 3.10 显示了在铅的情况下，微分截面（如公式 3.15 中所示）和光子能量（即能量通量中的能量微分）的乘积如何随光子能量（表示为电子动能的一部分）而变化。这些曲线对应于单能电子撞击薄靶时产生的韧致辐射（X射线）光谱，在发射光子的所有方向上进行积分；公式 3.15 可以预测平行于 x 轴的曲线。

3.4.2　辐射阻止本领

用电子损失类似的方式，可以定义辐射阻止本领（dE/ds）$_{rad}$ 或 S_{rad}，以及质量辐射阻止本领S_{rad}/ρ（参见第 3.2 节）。高能量的质量辐射阻止本领的一般形式（完全屏蔽：以电子静止质量为单位的动能 $\tau >> 1/[\alpha Z^{1/3}]$）表示为：

$$(S/\rho)_{rad} = \frac{4r_e^2\alpha}{\beta^2} N_A \frac{Z(Z+1)}{A} \times\left[(\tau+1)m_e c^2 \ln\left(183Z^{-1/3}+1/18\right)\right] \tag{3.16}$$

其中，α是精细结构常数（α≈1/137），其他所有量都已在第 3.2节中定义。

从公式 3.16 可以看出，在 MeV 区域，辐射阻止本领几乎随动能τ呈线性增加，而电子阻止本领的对数能量依赖性要弱得多（见第3.2节）。近似可以写成：

$$\frac{S_{rad}}{\rho} \propto \frac{Z^2}{A} EB \tag{3.17}$$

其中，B是E和Z的慢变函数。因子Z^2/A 意味着S_{rad}/ρ随

原子序数Z快速增加（与S_{el}/ρ随着Z增加而缓慢减少相反）。这些影响的综合效应可以从图3.11中看到。

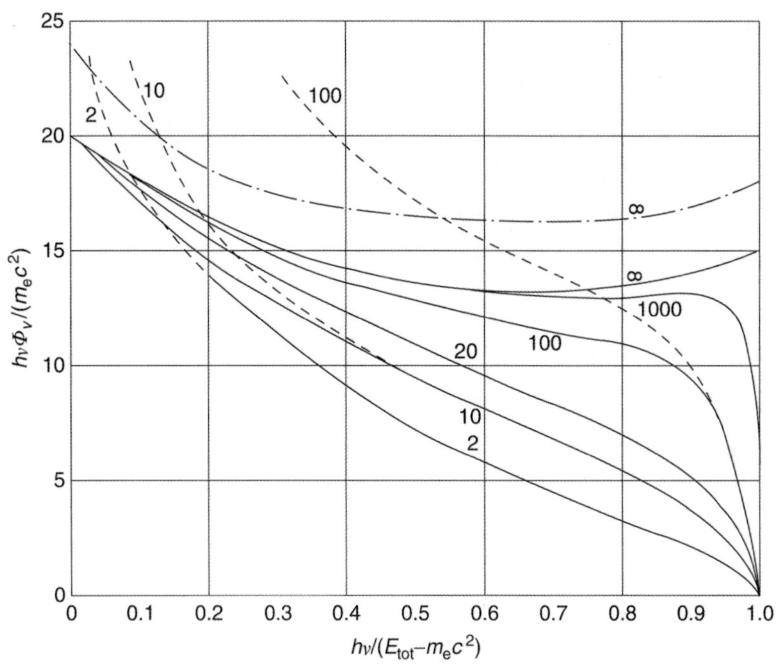

图 3.10 单能电子轰击薄靶所发射辐射的能量分布。纵坐标：每单位频率间隔光子通量；横坐标：发射量子的能量作为入射电子动能的一部分，$E_{tot}-m_ec^2$。曲线上的数字表示入射电子的能量，单位为 m_ec^2。实心曲线是针对铅的，包括屏蔽效应，虚线曲线没有屏蔽，适用于所有 Z 值（改编自：Evans, R.D., The Atomic Nucleus, McGraw Hill, New York, 1955.）

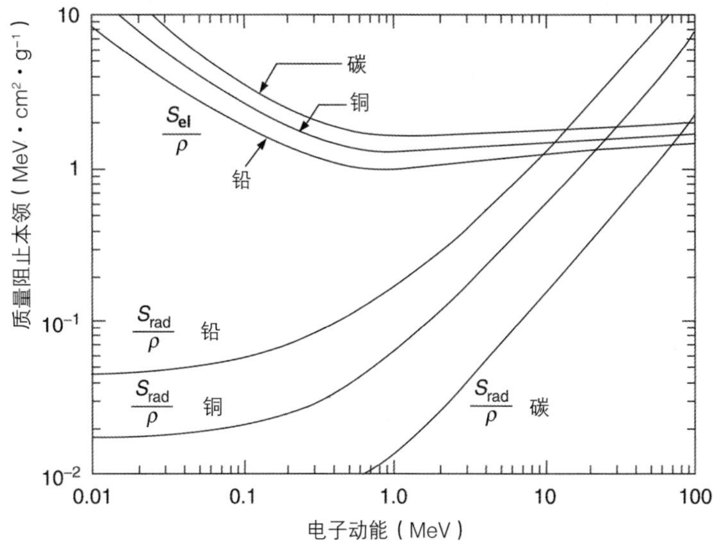

图 3.11 质量辐射和质量电子阻止本领比的比较，以碳、铜和铅作为电子动能函数（改编自：Attix, F.H., Introduction to Radiological Physics and Radiation Dosimetry, Wiley, New York, 1986.）

通过比较公式 3.9 和 3.17，并检查图 3.4和3.9，表明S_{el}/ρ仅在S_{rad}/ρ不可忽略的能量下缓慢变化，可以近似地推断出，$S_{rad}/S_{el} \propto Z \times E$。由此可得（Attix，1986）：

$$\frac{(S_{rad}/\rho)}{(S_{el}/\rho)} \cong \frac{ZE}{800} \qquad (3.18)$$

其中，能量E用MeV表示。

图 3.12 显示了S_{rad}/S_{el}如何随医学剂量测量中感兴趣介质以及铅电子动能 E 而变化；从脂肪组织到骨骼，随着平均原子序数增加，S_{rad}/S_{el}增加。低于5MeV时，S_{rad}/S_{el}比率低于 0.1，即使对铅也是如此。

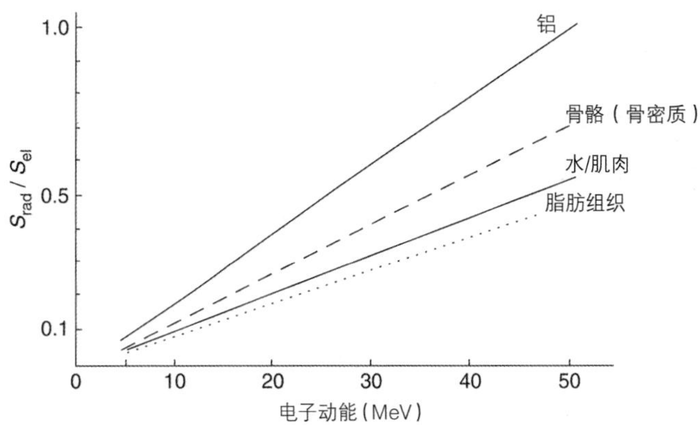

图 3.12 5MeV 以上的电子辐射与电子阻止本领比对能量和材料依赖性示意图（引自：Nahum, A.E., The Computation of Dose Distributions in Electron Beam Radiotherapy, Medical Physics Publishing, Madison, WI, 1985.）

3.4.3 辐射产额

初级电子（动能）能量 E_0 在减速到静止时转化为韧致辐射的部分称为辐射产额 $Y(E_0)$，公式如下：

$$Y(E_0)=\frac{1}{E_0}\int_0^{E_0}\frac{S_{rad}(E)}{S_{el}(E)+S_{rad}(E)}\mathrm{d}E \qquad (3.19)$$

$Y(E_0)$ 对E_0和Z 依赖性近似线性。辐射产额涉及计算剂量学，即（通过光子）以电子动能（例如以康普顿相互作用）的形式转移到介质的能量的比例（通过光子），这些能量随后作为韧致辐射形式辐射出去（见第 5.3.2 和 5.4.1）。

3.4.4 韧致辐射光子的角度分布

在相对论电子能量下，发射光子的角度分布呈现非常强的前向峰化，平均极偏转角$\bar{\theta}\approx mc^2/E_{tot}$（弧度），其中 E_{tot} 是电子总能量（即 $E+mc^2$）。这种前向峰化是直线加速器治疗机头中使用扁平滤波器的主要依据（参见第 11.3.2 节）。在kV级X射线机中涉及的电子能量低得多时，角分布更接近于各向同性；因此，X射线靶角度较陡（参见第10.3.1节）。

韧致辐射相互作用应该与原子核库仑场中另一个带电粒子相互作用过程区分开来：带电粒子更频繁的弹性散射，是导致几乎所有粒子方向变化的原因——见第3.6节。

韧致辐射相互作用过程详细内容可以参考Andreo等（2017）的第2章。

3.5 总能量损失

3.5.1 总阻止本领

直到最近，这个领域中容易混淆的惯例是，非弹性电子-（束缚）电子的库仑相互作用被称为碰撞，而韧致辐射“碰撞”一直被称为“辐射相互作用”。令人高兴的是，前者现在被称为“电子”相互作用（参见第 3.2.2 节；ICRU 2011）。电子和辐射阻止本领经常加起来以得出总阻止本领，写作 $(\mathrm{d}E/\mathrm{d}s)_{tot}$ 或 S_{tot}：

$$\left(\frac{\mathrm{d}E}{\mathrm{d}s}\right)_{tot}=\left(\frac{\mathrm{d}E}{\mathrm{d}s}\right)_{el}+\left(\frac{\mathrm{d}E}{\mathrm{d}s}\right)_{rad}$$

或

$$S_{tot}=S_{el}+S_{rad} \qquad (3.20)$$

图3.9b 显示了水的总阻止本领（亦称为“总损失”）、质子电子阻止本领和几个受限的质量电子阻止本领（Δ=10keV、1keV 和100eV）作为电子动能函数（10^{-5}MeV<E<10^4MeV）。可以看出，放射治疗中所用的能量范围E（4～25MeV）内总阻止本领$(S/\rho)_{tot}$变化不大（1.94～2.46MeV·cm^2·g^{-1}）。

应注意以下几个特点：

- 在水中，辐射损失只有在10MeV左右才变得重要。
- 由于凝聚状态下的密度效应，电子损失的相对论上升被抑制（见第3.2.3节，特别是图

3.6）。

- 与不受限制的S_{el}相比，局限于$\Delta<10$keV的损失只会导致电子阻止本领的适度降低——这是因为向核外电子进行的非常微小的能量转移占优势（见第3.2.1节）。
- 水中的总阻止本领MeV（高达～10MeV）
- 约为2MeV/cm；和在人体组织中非常相似。

图3.9a显示了质子的总质量阻止本领。这些曲线的形状与电子的曲线非常相似，量级相差约2000，为质子/电子质量比。与电子相比（图3.9b），在这个能量范围内，质子韧致辐射损失可以完全忽略不计；因此，标记为“总”的曲线对应于电子损失。

3.5.2 能量损失歧离

阻止本领是单位距离能量损失的平均值。在任何实际情况下都会出现围绕这个平均值的波动，称为能量损失歧离。图3.13为能量是E_0的单能电子入射到薄吸收体上时，从箔中产生的电子能量分布。能量损失ΔE_{tot}对应于吸收体厚度和总阻止本领S_{tot}乘积。

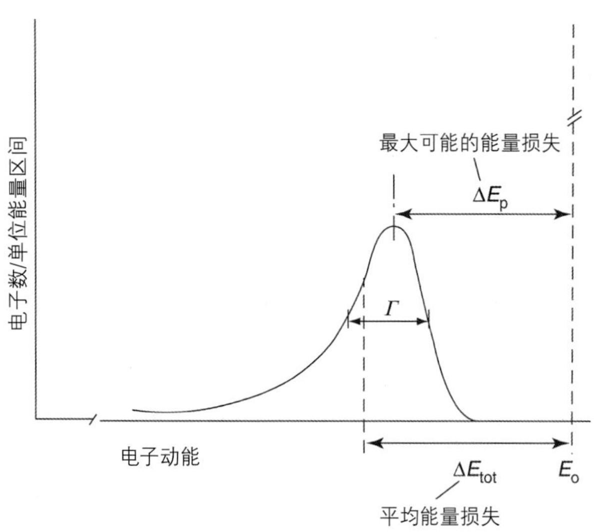

图3.13 单能电子束（能量E_0）通过薄吸收体后能量损失歧离而导致能量展宽（引自：Nahum, A.E., The Computation of Dose Distributions in Electron Beam Radiotherapy, Medical Physics Publishing, Madison, WI, 1985.）

宽度Γ与个体能量损失分布有关。如果所有的能量损失都远小于电子动能E，那么Γ就会变窄。这意味着大多数歧离是由罕见的大能量损失造成的（参见 Berger和Wang 1988年以及 Andreo 等 2017年的第 2.4.13 节，以了解更详细的解释）。

对于临床质子束，可以假设能量，尤其是射程具有准高斯分布[11]。临床质子束在水中的路径长度波动约为1%～1.3%（k=1）（Bichsel, 1968）。这远小于电子的波动，反映了以下事实：首先，质子所遭受的最大能量损失是其动能的一小部分；其次，韧致辐射没有较大损失；第三，由于质子质量大，原子核弹性散射（见第 3.6节）远不如电子重要。

3.5.3 连续减速近似（CSDA）射程

带电粒子沿着它们在物质中的轨迹以准连续的方式失去能量，最终静止。这意味着，与光子的指数衰减（参见第 4.5.1 节）不同，带电粒子具有有限、合理定义的射程。在数学上，我们定义的连续减速近似（CSDA）射程 r_0（或 r_{csda}）为：

$$r_{csda}=\int_0^{E_0}\frac{1}{S_{tot}(E)}\mathrm{d}E \tag{3.21}$$

这表明具有初始动能 E_0 的带电粒子在静止前行进的平均路径长度。就电子而言，与带电重粒子不同，r_{csda}远大于平均穿透深度，因为电子在减速时会经历相对较大的角偏转（参见第 3.6 节）。对于治疗能量范围内的电子，r_{csda}大约与r_0成正比，因为S_{tot}在该能量范围内变化相对缓慢（见图3.9b）。$r_0\times\rho$类似于质量阻止本领（S/ρ），并具有单位面积的质量单位（例如 g/cm^2）。其他定义的射程，在电子束和质子束放射治疗中特别有用，例如实际射程R_p和50% 深度R_{50}，将在其他章节讨论（见第24章和第25章）。

3.5.4 不同材料的阻止本领数据

ICRU 报告37（1984b）提供了非常广泛的材料总阻止本领、电子阻止本领、辐射阻止本领、CSDA射程、辐射产额和电子密度效应校正，包括许多放射治疗剂量测量感兴趣的材料。在本书末尾

[11] 能量损失的统计性质以及质子束初始能量的不可避免的光谱导致质子射程的可变性，即射程散乱。Bortfeld（1997）对此进行了详细解释。

表 L2 中可以找到一些电子和质子的阻止本领和射程数据。

3.6 弹性散射

3.6.1 概述

当带电粒子靠近原子核，距离远小于原子半径时，库仑相互作用将发生在高速粒子和核电荷之间，而不是与其中一个束缚电子之间（参见第3.2节）。对于电子而言，与质子相反，这种相互作用会导致方向明显变化，但能量几乎不发生任何变化（韧致辐射过程除外，参见第3.4节）。散射基本上是弹性的，能量损失可以忽略不计。图 3.14 给出了这个过程的重要提示，它解释了几乎所有电子方向的变化。

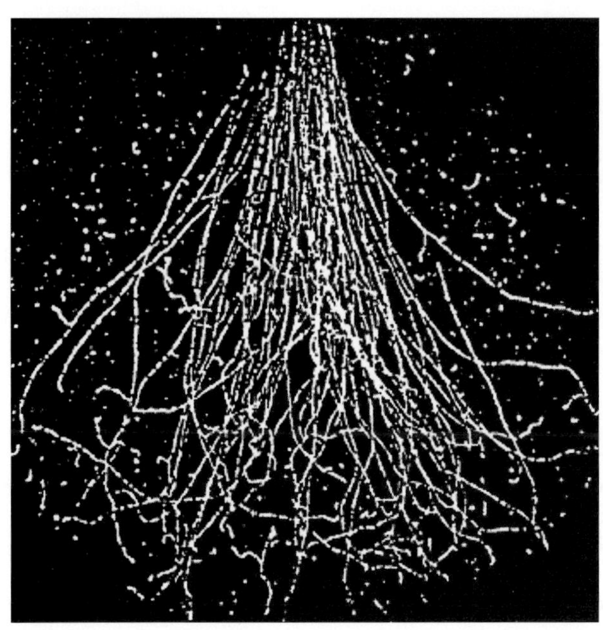

图3.14 丙烷中 9.3MeV 窄电子束的气泡室图片。由图可清楚地看到朝着电子范围末端增加多重散射（引自：Harder, D., Harigel, G. and Schultze, K., Strahlentherapie, 115，1–21，1961.）

这个相互作用过程本质上是具有微分截面的卢瑟福散射：

$$\frac{d\sigma}{d\theta}=\frac{\pi e^4 Z^2(1-\beta^2)}{2m^2v^4}\frac{\sin\theta}{\sin^4(\theta/2)} \quad (3.22)$$

原子轨道电子屏蔽的修正对于防止截面在所有角度积分时变得无限大是必不可少的。后来Mott推导出更准确的截面计算方法，考虑了电子自旋（参见Berger 和 Wang，1988）。

多重散射（即许多单个单次散射事件的组合效应）的分析理论主要是为了处理即便在相对较薄的吸收体中也会发生的大量（单次）散射事件（Rossi, 1952；Andreo, 1985；Berger和Wang, 1988；Fernández-Varea等，1993；Andreo等，2017，第2章）。高斯小角度理论（Rossi, 1952年）是最简单的多重散射理论，但其精度有限，它可以表示为：

$$P(\theta)d\theta=\frac{2}{\overline{\theta^2}}\theta\exp\left(-\frac{\theta^2}{\overline{\theta^2}}\right)d\theta \quad (3.23)$$

其中，$P(\theta)d\theta$是在穿过吸收体后方向在θ和$\theta+d\theta$之间发现电子的概率。均方散射角$\overline{\theta^2}$由吸收体厚度s和散射功率乘积给出，定义为$(d\overline{\theta^2}/ds)$，记作$T$，可以表示为：

$$\overline{\theta^2}=s\left(\frac{d\overline{\theta^2}}{ds}\right)=sT \quad (3.24)$$

散射本领类似于阻止本领。质量散射本领类似地写为T/ρ，随电子能量降低和原子序数增加而增加。Kase和Nelson（1978） 和 ICRU（1984）详细讨论了散射本领，并给出了与剂量测量相关材料和能量T/ρ表。

Rossi（1952）和Kase和Nelson（1978），从小而独立事件的叠加中，给出了质量散射本领，见下式（例如，以$rad^2\cdot cm^2/g$表示）：

$$\frac{1}{\rho}\frac{d\overline{\theta^2}}{ds}\equiv\frac{T}{\rho}=\frac{N_0}{A}\int_{\theta_1}^{\theta_2}\theta^2\frac{d\sigma}{d\omega}d\omega \quad (3.25)$$

质量散射本领的表达式变为（Rossi，1952；Li和Rogers，1995）：

$$\frac{T}{\rho}=\pi\left(\frac{2r_eZ}{(\tau+1)\beta^2}\right)\frac{N_A}{M_A}\left[\ln\left(1+\left(\frac{\theta_{max}}{\theta_{min}}\right)^2\right)-1+\left(1+\left(\frac{\theta_{max}}{\theta_{min}}\right)^2\right)^{-1}\right]rad^2\ cm^2/g \quad (3.26)$$

其中：

γ_e是经典电子半径；

τ是电子动能，表示为电子静止质量能量的一部分（$\tau=E/m_ec^2$）；

β是电子速度与光速之比（$\beta=v/c$）；

N_A是阿伏伽德罗常数；

M_A是该物质的摩尔质量（g/mol）[12]。；

θ_{min}等于比率 $\lambda/[2\pi r_a]$，其中r_a是原子半径，λ是电子波长，这简化为$\theta_{min}=\alpha Z^{1/3}/\beta(\kappa+1)$，其中 α是精细结构常数；

θ_{max}等于比率$\lambda/[2\pi r_n]$，其中r_n是核半径；对于放射治疗中感兴趣的能量，其值接近1rad（Li和Rogers，1995）[13]。

应注意，公式 3.26 给出的T/ρ值，如ICRU报告35所示，不包括电子–电子散射的影响，即束缚原子电子的散射。应参考Li和Rogers（1995）对这一问题以及物质中电子角散射所涉及的其他几个问题的深入讨论。公式3.26 说明了T/ρ对电子动能和 Z 的依赖性。

图3.15 给出了低原子序数材料中电子散射的大小及其与深度的依赖关系，其中高斯多重散射分布（公式 3.23）已在小角度 Fermi–Eyges 输运理论（见第 29 章）的框架下进行评估，适用于 11.8MeV 电子在水中的情况。

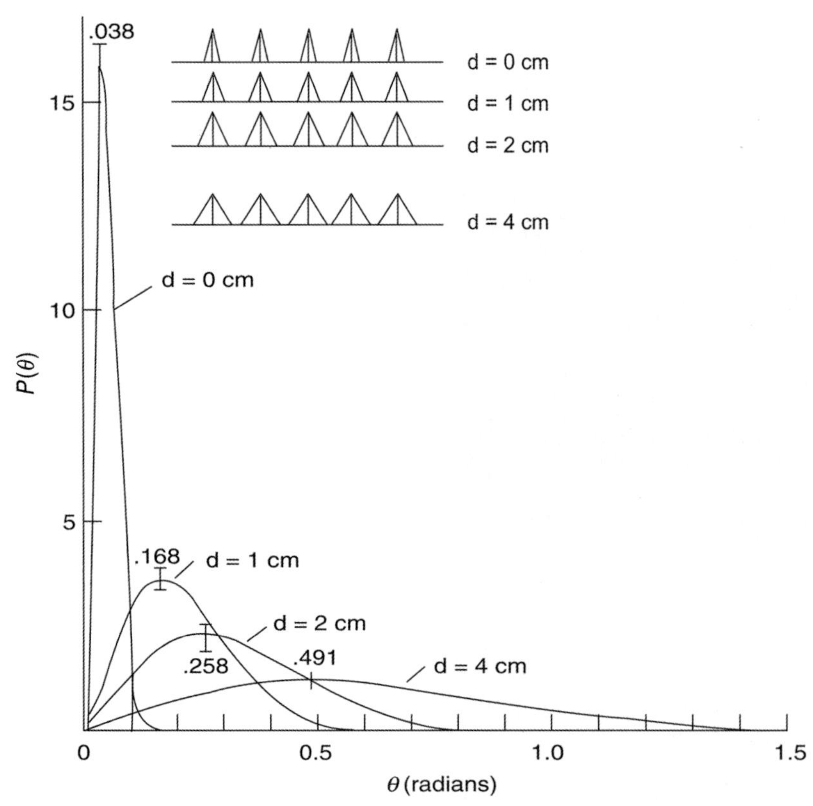

图3.15 电子的角向分布(E_0=11.8MeV)与深度d的关系曲线，基于Fermi–Eyges输运理论，使用简单的高斯多重散射；注意，假设在表面有一个小的角扩散。角扩散作为深度函数的增加在图顶部如图所示（引自：Hogstrom, K.R. and Almond, P.R., The Effect of Electron Multiple Scattering on Dose Measured in Non–Water Phantoms, AAPM Annual Meeting, 1982.）

3.6.2 质子弹性散射

高速质子的散射不同于电子（和正电子）的散射，主要是由于质子质量更大，导致偏转角要小得多。只有极少数质子经历单次、大角度的偏转。像电子一样，沿质子路径小角度偏差的多重性，被称为多重库仑散射。Moliere（1947）、Highland（1975）及其他学者已对比进行了评估。Gottschalk等（1993）对该主题进行了回顾，他们

[12] 请注意，化合物的 T/ρ 值是根据每种元素的重量分数相加计算得出的。

[13] θ_{min} 和 θ_{max} 的这些表达式取自 Rossi（1952）。在 ICRU 报告 35（1984a）中，由于采用了原子半径的 Thomas–Fermi 值，θ_{min} 的值高出 13%。

也考虑了厚吸收体中的散射。

粒子穿过薄箔后角分布可以用高斯函数一阶表示，多重散射平均角为：

$$\bar{\theta}_0 = 14.1 \frac{z}{pv}\left\{\sqrt{\frac{L}{L_R}}\left(1+\frac{1}{9}\log\left(\frac{L}{L_R}\right)\right)\right\} \quad (3.27)$$

其中：

z、p和v分别是入射质子的电荷数、动量和速度；

L 是散射体的厚度；

L_R是散射材料的辐射特征长度：

$$L_R \propto \frac{A}{N_A Z(Z+1)}\log(183Z^{-1/3})$$

其中：

N_A是阿伏伽德罗常数；

Z 是散射材料原子序数；

A 是散射材料原子质量数。

阻止本领和散射本领对Z的依赖性是选择质子束塑形材料的主要依据：在实践中，高Z材料用于产生强散射，能最大限度地减少能量损失（例如铅散射体以增加束流宽度），而低Z材料在最小化散射的同时降低了光束的能量［例如石墨、聚甲基丙烯酸甲酯（PMMA）以使射束射程适应给定目标］（参见第 25.3.4 节）。多重散射对质子（动能）能量的逆幂依赖性解释了质子（笔形）束在范围末端附近的展宽。

3.7 电子和质子剂量–深度曲线的应用

图3.16说明了放射治疗中使用的电子束相互作用的物理原理（参见Nahum和Brahme, 1985）。它显示了通过蒙特卡罗模拟获得的三种不同的深度–剂量曲线（见第30章），对应于30MeV宽、单能量、平行电子束在水中的电子输运物理特性的不同近似（电子剂量–深度曲线的详细介绍可见第24.2节）。

- 标有“CSDA 一直向前”的曲线对应于直线轨迹，并显示了一个布拉格峰，通常与重带电粒子相关。尽管完全不符合物理规律，但这种简单的近似清楚地说明了电子能量随着深度逐渐减小时总阻止本领 S_{tot} 的行为（有关吸收剂量、电子通量和质量阻止本领之间的关系，请参见第 5.6 节）。剂量随深度逐渐减少反映了总阻止本领随着电子能量的降低而减少（由于 S_{rad} 的强能量依赖性）。然而，在接近电子静止质量（0.511MeV）的能量下，电子阻止本领会达到最小值，然后迅速上升（主要是因为公式 3.5 中的 $1/\beta^2$ 项）。
- “CSDA多重散射”曲线反映了通过多重散射的方向变化（公式3.22至公式3.25），但不涉及任何二次粒子（即δ 射线）传输或任何能量损失歧离模拟（见第3.5.2节）。远离表面的剂量增加完全是由电子轨道的平均倾角随着深度增加而增加，及射束很宽两个因素造成的（存在横向散射平衡）；这种累积被称为散射累积。在z/r_0=0.7左右，随着电子开始停止，平面通量（见第5.3.5节）开始减少。最大值是由于散点累积和由于电子到达其末端而导致平面通量减少之间的竞争而发生的结果。
- “无击穿传输”曲线不包括击穿电子（或δ射线）的产生和传输，但包括辐射损失（即韧致辐射–见第3.4节）。而且人们可以在实际范围之外发现所谓的韧致辐射拖尾。还要注意到剂量下降的斜率大大减小；这主要是由于能量损失造成的（见第3.5.2节）。
- 最后，未标记的完整曲线对应于完整电子输运物理模拟（在这个能量区域最相关）。模拟δ 射线输运的效果可以在靠近表面的建成区中明显可见；这与兆电压光子束中更明显的建成区类似，因为（主要是康普顿）次级电子的射程明显大于电子束中主要的低能量δ 射线射程。

对于重带电粒子，深度–剂量曲线（对于宽的、近似平行的射束）具有完全不同的外观。著名的布拉格峰是最突出的特征；事实上，这就是质子束非常适合放射治疗的原因（见第25章和第39章）。与电子束形成鲜明对比的是，这种情况下的角偏转并不明显，因为这些粒子的质量至少是电子的 2000 倍。因此，所有重粒子轨迹几乎都是笔直的，除了在射程最末端；因此，深度–剂量（和通量）曲线的外观最类似于图 3.16 中标记为“CSDA 一直向前”的曲线。此外，韧致辐射可忽略不计，因此能量损失歧离少得多，并且随着（亚相对论）粒子动能的减少（即深度增加），阻止本领逐渐增加，剂量也逐渐增加。

临床质子束中韧致辐射的缺失意味着在质子射程末端之外的深度–剂量曲线中没有尾部（除了由于距离扩散引起的）。在粒子比质子重时，核相互作用的次级产物会产生超出峰值的拖尾现象，具有重要的潜在放射生物学效应，这在某些情况下会限制其临床应用。

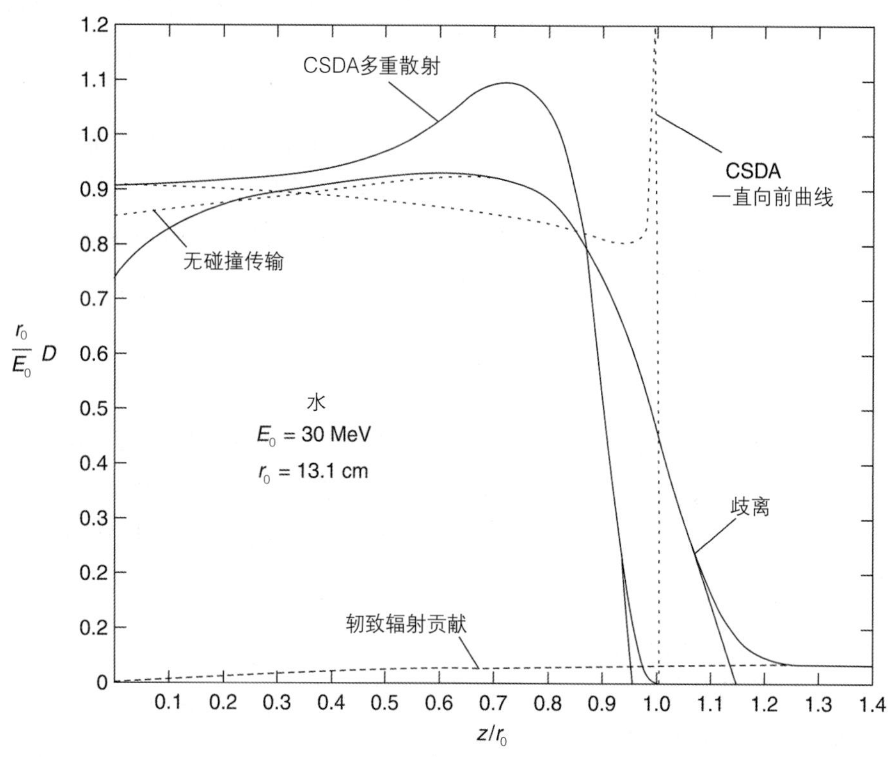

图 3.16　对水中 30MeV 宽的电子束不同的深度 – 剂量曲线的影响模拟（CSDA 范围 r_0=13.1cm），说明了本章所述的电子相互作用的物理学。深度剂量 D（纵坐标） 通过乘以 CSDA 射程除以入射电子能量进行归一化。深度 z（横坐标）已被归一化到 CSDA 射程（引自：Seltzer, S.M., Hubbel, J.H. and Berger, M.J., National and International Standardization of Radiation Dosimetry, Vol. 2，IAEA, Vienna, 1978.）

3.8　电子–正电子湮灭

到目前为止，我们只考虑了稳定带电粒子的相互作用：负电子、正质子或重离子。然而，带正电荷的电子（或正电子）也可存在于介质中。这可能是由于β^+衰变（见第2.2.4.2节），或光子相互作用过程中双重或三重态的产生（见第4.3.3节）。正电子本质上不稳定，并通过电子–正电子湮灭的过程与电子重新结合。

就像电子一样，正电子在介质中通过与束缚电子的库仑相互作用和辐射损失而损失（动能）能量。在射程结束或接近结束时，它们与介质中原子电子重新结合。这个过程，被称为正负电子对湮灭，主要发生在正电子结束或接近结束的射程时，即静止时——正电子对“消失”，总能量保持不变，净动量为零。能量和动量守恒是通过在相反方向发射两个光子来实现，每个光子的能量都是正电子和电子总静止能量的一半（见图 3.17）：

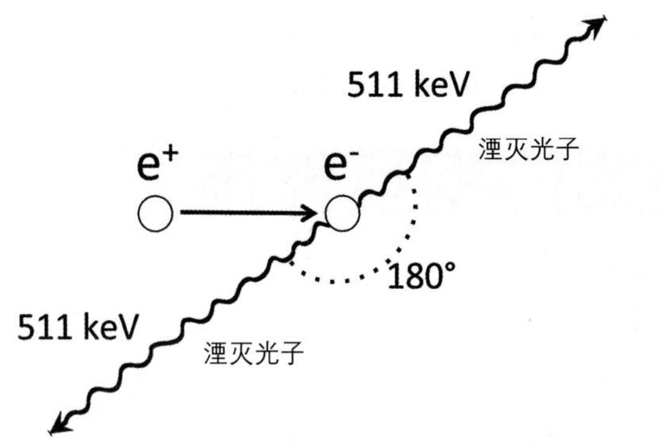

图3.17　正电子（e^+）和电子（e^-）之间的静止湮灭导致两个光子的湮灭并发射两个沿相反方向传播的共线511keV 光子

$$h\nu = \frac{1}{2}(m_{e^+}c^2 + m_{e^-}c^2) \cong 511 \text{ keV} \qquad (3.28)$$

其中，正电子和电子的静止质量m_{e^+}和m_{e^-}分别相等。

正电子发射成像（PET）中利用了正电子–电子湮灭成像（见第 9.5 节）。

在大约2%的情况下，湮灭发生在正电子静止之前，被称为飞行湮灭。在非常低的概率下，这种相互作用可以发生在一个内壳层电子上，其中动量由核的反冲力守恒；可以发射一个或三个光子（而不是两个），总光子能量等于正电子动能、正电子和电子静止质量的和。当与“自由” 电子发生相互作用时，两个光子在静止状态下被发射——就像湮灭一样，但它们之间的角度小于180° ，并且根据能量和动量守恒定律，能量分布不均匀（参见Andreo等，2017，第3.8节）。

第 4 章　不带电粒子与物质的相互作用

David R. Dance[1]，Jean-Claude Rosenwald[2]，and Gudrun Alm Carlsson[1]

目录

4.1　引言

电磁辐射是由互相垂直的电场与磁场在空间中以波的形式传播，其传播方向垂直于电场与磁场构成的平面。电磁波的特征是波长λ，在真空中速率固定，速度为光速c。因此，电磁波在单位时间内振荡次数，即频率v，$v=c/\lambda$。电磁辐射使原子和分子发生电离现象时，被归类为电离辐射。在这种情况下，将电磁波视为不带电粒子（即光子）能够恰当地描述电磁辐射与物质的相互作用。光子能量为

[1]　负责撰写光子相互作用部分。
[2]　负责撰写中子相互作用部分。

$h\nu$，其中h是普朗克常数（见表 L1.5 中的值）。

对于医疗应用，尤其是放射治疗，电气设备通过轫致辐射相互作用（见第10和11章）或由放射性源（见第12、51和56章）产生光子。迄今为止，光子是患者成像和治疗最常用的辐射类型。了解光子与物质相互作用，尤其是与生物组织的相互作用，是非常重要的。

光子与物质相互作用本质上是一种随机过程。与电子不同，光子在穿过物质时可能会发生一些相互作用、一种相互作用或没有相互作用。本章介绍了光子束穿过介质时的基本相互作用过程和每种相互作用发生的概率。在每次相互作用中，都会产生次级电离粒子，次级粒子可能是带电粒子（通常是电子）或不带电粒子（通常是光子）。带电粒子会将能量沉积在距离光子相互作用较近的位置，有助于“局部”能量沉积，而次级光子在发生相互作用之前可能会运动一段距离。能量向带电粒子的转移在剂量学中具有特别重要的意义（见第5章）；本章介绍了量化这种能量转移的相互作用系数（见第4.5节）。

次级光子很重要，因为当它们发生相互作用并产生次级电子时，对受照射物体内部和周围光子通量[3]及吸收剂量有贡献。次级光子的重要性取决于初级光子的能量。在MV级的外照射治疗中，患者体内吸收剂量主要来自初级光子。低能光子（＜40keV）也是这种情况，从放射性核素发射的光子，例如^{125}I用于近距离放射治疗时，光电效应是主要的相互作用过程。在50～200keV的光子能量范围内，吸收剂量很大一部分是由于散射光子造成的，且取决于在患者体内的深度。在60～100keV的光子能量范围内尤为明显，在与放射治疗相关的组织深度处，多重散射变得尤为重要。

中子是不带电粒子，很少被用作放射治疗的初级粒子，但出于辐射防护的目的，也要考虑中子的作用。与光子不同，中子有质量，略大于质子（参见第1.2.2.1节）。作为不带电粒子，中子与物质相互作用的概率非常低。大多数中子直接穿过物质，方向或能量没有任何变化。当中子与物质发生相互作用时，相互作用的类型在很大程度上取决于中子能量。

本章概述了光子和中子与物质的相互作用。更详细的资料，读者可以参考Evans（1955），Attix（1986），Hubbell（1999），Andreo等（2017）和其他被引用的参考文献。

4.2　光子相互作用截面

4.2.1　相互作用截面

光子与各种靶物质的相互作用，例如原子中的电子、原子核、原子或分子。中子与靶物质发生相互作用的概率通常用截面[4]σ表示。这可以解释为垂直于入射光子方向的靶截面面积，并可用于估算相互作用概率。考虑一个由单个光子组成的“光子束”，随机入射到垂直于射束入射方向且单位面积内只含一个靶核的靶子上。相互作用概率p由“靶”的单位面积σ决定，这是σ的定义。

光子相互作用可以表征为吸收或散射过程。在完全吸收时，入射光子会损失全部能量，这些能量会转移给靶，在相互作用中或之后发射次级粒子。全散射过程中，入射光子与靶发生相互作用，其运动方向、能量和动能可能会因相互作用而改变。发射低能量和/或方向发生改变的光子；能量和动能的变化由相对论运动学定律决定。主要的吸收过程有光电（pe）效应、电子对效应（pair）和三重（trip）电子效应。主要的散射过程有相干（coh）和非相干（incoh）散射。核光电效应（phn）是一种吸收过程，通常被忽略但在某些情况下需要考虑。总相互作用截面（参见第4.3.5节），与发生过程无关，是各个过程的截面之和：

$$\sigma = \sigma_{pe} + \sigma_{coh} + \sigma_{incoh} + \sigma_{pair} + \sigma_{trip} + \sigma_{phn} \quad (4.1)$$

如前所述，靶物质可以是原子中的电子、原子核、原子或分子。必须注意区分这些靶。在下文中，必要时通过对σ添加索引来标明相互作用的

[3]　有关吸收剂量和通量的定义，请参见第 5.3 节。

[4]　此处定义的是微观截面（通常会省略“微观”一词，微观通常是隐含的）。宏观截面的定义请参见 4.5.1 节。

4.3.2 康普顿效应和散射过程

在散射过程中，光子运动方向改变。如果能量减少，则称为非相干散射。散射也可以在没有能量损失时发生，称为相干散射。在这个过程中，光子被原子束缚的电子散射，而原子本身不会被电离或激发。术语弹性散射和Rayleigh散射也适用于后一过程。

对于能量远超原子内轨道电子结合能的光子，散射过程的动力学通常假设靶电子是“自由的”并且在碰撞时处于静止状态。在这种情况下，散射是非相干的，因为光子在被散射时会损失能量。在这样的能量下，特别是对于低原子序数材料，来自自由电子的非相干散射可以很好地近似为来自束缚电子的非相干散射。

在较低的光子能量下，原子内轨道电子的结合能不可以被忽视。然后，光子可以从原子发射的单个束缚电子（非相干散射）或从所有束缚电子一起散射，即相位散射（相干散射）。在后一种情况下，整个原子参与散射过程以保持动量守恒。

4.3.2.1 不相干（非弹性）散射

a）自由电子的康普顿散射：在非相干散射中，光子将部分能量传递给原子中的电子，原子中的电子从原子壳层中发射出来。这一过程在1923年首次由A.H.Compton提出，他假设电子是自由的，并且在碰撞时处于静止状态。在示意图中，这种相互作用的物质可以被看作是一个被清除了原子核的电子云。在该假设下，这个过程也被称为康普顿散射。康普顿散射的运动学如图4.4所示。

能量为$h\nu$的入射光子通过角度θ（散射角）散射。散射光子的能量$h\nu'$由康普顿方程给出：

$$h\nu' = \frac{h\nu}{1+\alpha\left(1-\cos\theta\right)} \qquad (4.8)$$

在这个公式中，$\alpha=h\upsilon/(m_ec^2)$

其中：

m_e是电子静止质量；

c是真空光速。

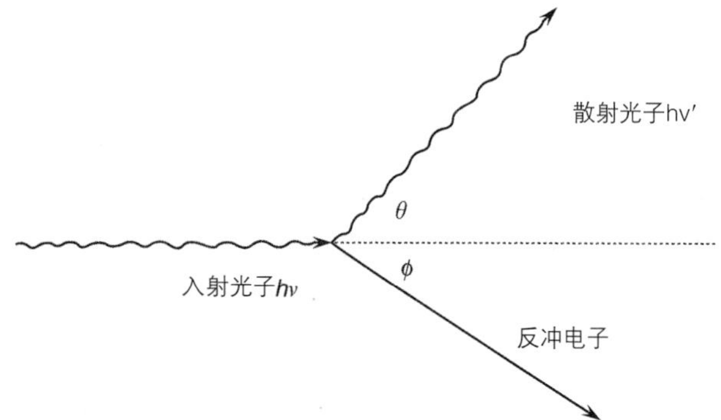

图4.4 康普顿散射的散射角和能量。一个能量为$h\nu$的入射光子与一个自由电子相互作用，散射产生一个能量为$h\nu'$的散射光子和一个反冲电子。与图4.2和图4.10不同，此图没有显示原子核

这个方程表明光子在前向散射时（θ=0°）没有发生能量损失。对于180°散射（逆向散射或背散射），光子损失的能量最大。该能量损失随着光子能量的增加而增加，并且逆向散射光子的能量在高光子能量下接近$m_ec^2/2$（≈256keV）极限值。对于90°散射，相应极限值为（m_ec^2≈511keV）。

动能$E_e=h\upsilon-h\upsilon'$转移给电子。当光子前向散射时，电子能量为零，当光子逆向散射时，电子能量最大，E_e=（$h\upsilon2\alpha$）/（$1+2\alpha$）。图4.5显示了康普顿电子的平均和最大动能，表示为占入射光子能量的比例。可以观察到，在低光子能量下，转移的能量比例很小，但随着光子能量的增加，电子能量明显升高。当高能量光子逆向散射时，光子能量几乎100%转移给电子。

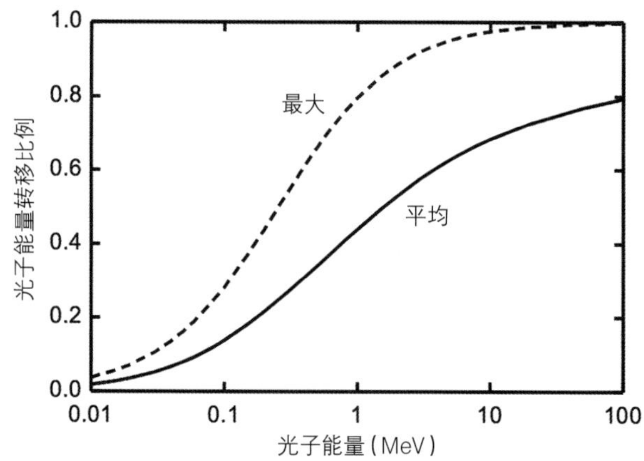

图4.5 康普顿碰撞的入射光子能量转移给反冲电子的平均和最大比例

光子入射和电子发射方向之间的角度ϕ由下式

给出：

$$\cot\phi = (1+\alpha)\tan\frac{\theta}{2} \qquad (4.9)$$

$\phi \leqslant \pi/2$，即反冲电子不会逆向发射。

康普顿散射的微分截面以Klein和Nishina的名字命名，他们第一个推导出微分截面的表达式。电子的Klein–Nishina截面为：

$$\frac{\mathrm{d}_e\sigma_{KN}(\theta)}{\mathrm{d}\Omega} = \frac{r_e^2}{2}\left(\frac{h\nu'}{h\nu}\right)^2\left[\frac{h\nu'}{h\nu} + \frac{h\nu}{h\nu'} - \sin^2\theta\right] \qquad (4.10)$$

在低能量（$h\nu \to 0$）时，这将减少到

$$\frac{\mathrm{d}_e\sigma_{Th}(\theta)}{\mathrm{d}\Omega} = \frac{r_e^2}{2}(1+\cos^2\theta) \qquad (4.11)$$

这个截面被称为“经典的”Thomson微分截面。在公式4.10和4.11中，经典电子半径r_e是：

$$r_e = \frac{1}{4\pi\varepsilon_0}\frac{e^2}{m_e c^2} \approx 2.8179\times10^{-15}\mathrm{m}$$

其中：

e是电子电荷；

ε_0是自由空间介电常数。

每个电子的总Klein–Nishina截面可以通过将公式4.10与立体角Ω进行积分得到$h\nu'$，代入公式4.8，得到：

$$_e\sigma_{KN} = 2\pi r_e^2\left(\frac{1+\alpha}{\alpha^2}\left[\frac{2(1+\alpha)}{1+2\alpha} - \frac{\ln(1+2\alpha)}{\alpha}\right] + \frac{\ln(1+2\alpha)}{2\alpha} - \frac{1+3\alpha}{(1+2\alpha)^2}\right) \qquad (4.12)$$

每个原子的总截面为$_a\sigma_{KN}=Z\sigma_{KN}$。

同样，总Thompson散射截面为：

$$_e\sigma_{Th} = \int_0^{\pi}\frac{r_e^2}{2}(1+\cos^2\theta)2\pi\sin\theta\mathrm{d}\theta = \frac{8}{3}\pi r_e^2 \approx 0.665\ \mathrm{barns} \qquad (4.13)$$

转移给康普顿电子（即被吸收）的能量随后将在相对靠近相互作用点（沿电子路径）的地方沉积，而次级（即散射）光子可能会传播得更远。将总截面分成吸收分量σ_a和散射分量σ_s是非常有帮助的：

$$\sigma = \sigma_a + \sigma_s \qquad (4.14)$$

其中：

$$\sigma_a = \frac{\langle E\rangle}{h\nu}\sigma$$

$$\sigma_s = \frac{\langle h\nu'\rangle}{h\nu}\sigma$$

其中，$\langle E\rangle$和$h\nu$分别是康普顿电子和散射光子能量的期望值。等式4.8和等式4.10结合起来可以得到以下$_e\sigma_s$表达式：

$$_e\sigma_s = \pi r_e^2\left[\frac{\ln(1+2\alpha)}{\alpha^3} + \frac{2(2\alpha^3-3\alpha-1)}{\alpha^2(1+2\alpha)^2} + \frac{8\alpha^2}{3(1+2\alpha)^3}\right] \qquad (4.15)$$

微分Klein–Nishina截面如图4.6a所示；总截面和分截面$_e\sigma_a$和$_e\sigma_s$如图4.6b所示。

在低光子能量下，康普顿散射角分布在$\cos\theta=0$几乎对称（图4.6a）。随着能量的增加，光子越来越多地向前散射，且越来越多的能量转移给康普顿电子（图4.6b）。在0.01MeV时，仅1.87%的光子能量转化为电子动能。在1.7MeV时该比例增加到50%，在100MeV时达到79.4%。能量转移比例如图4.5所示。

b）束缚电子的非相干散射：电子束缚对非相干散射截面的影响随着光子能量的增加而减小，且电子束缚对于放射治疗中大部分能量范围的光子，影响非常小。电子束缚通常由非相干散射函数$S(x, Z)$量化。每个原子非相干散射的微分散射截面由下式给出：

$$\frac{\mathrm{d}_a\sigma_{incoh}(\theta)}{\mathrm{d}\Omega} = \frac{\mathrm{d}_e\sigma_{KN}(\theta)}{\mathrm{d}\Omega}S(x,Z) \qquad (4.16)$$

非相干散射函数通常被认为是动量转移和原子序数Z的函数。根据动量传递相关量x将其制成表格，x由下式给出：

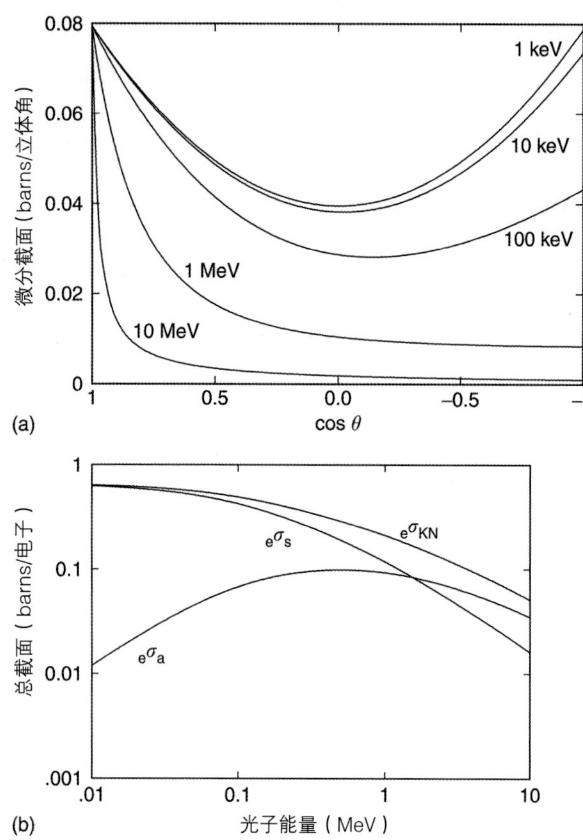

图4.6　自由电子康普顿散射截面：（a）微分截面随cos*θ*和入射光子能量的变化；（b）总"KN"（Klein–Nishina）截面、散射截面"s"和吸收截面"a"随入射光子能量的变化

$$x = \frac{\sin(\theta/2)}{\lambda} \quad (4.17)$$

其中，λ是初始光子的波长。

非相干散射函数与电子从原子壳层中发射的概率有关，这是传递动量x到原子的结果。它在θ=0取最低值，此时$S(x, Z)=0$。随着x的增加（光子能量和/或散射角的增加），$S(x, Z)$增加，并逼近Z，即原子中电子数目。因此，随着x的增加，截面减少到每个原子的Klein–Nishina截面。高能量光子下，截面接近全散射角。碳、铁、铂元素的非相干散射函数如图4.7所示。为便于比较，该函数已经进行了对原子数的归一化。可以看出，非相干散射函数接近其最大值所需的动量传递随原子序数的增加而升高。

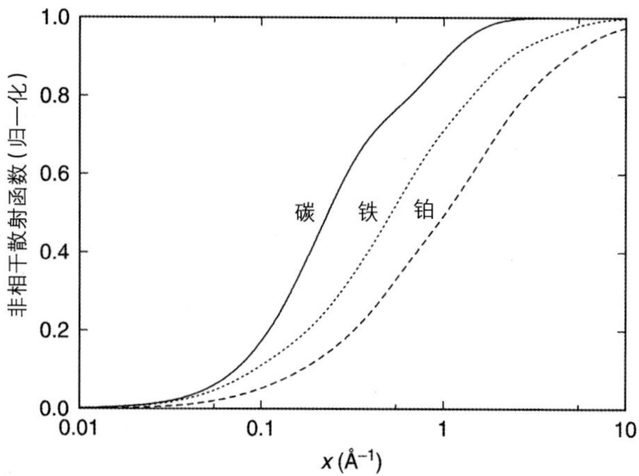

图4.7　非相干散射函数随x，即动量传递参数[6]的变化。显示了碳（C）、铁（Fe）和铂（Pt）的非相干散射函数。在每种情况下，非相干散射函数都对原子序数归一化［引自：Hubbell, J. H. et al., J. Phys. Chem. Ref. Data, 23(2), 339–364, 1994.］

4.3.2.2　相干（弹性）散射

在相干散射（或Rayleig散射）中，光子被原子的所有电子共同散射。本质上，光子在通过θ角散射时将动量x传递给原子，而没有损失能量。来自不同电子的散射是同相的，由此产生的角偏转是由原子序数的干涉模式特征决定的。相干散射的微分截面是Thomson微分散射截面和原子形状因子F平方的乘积：

$$\frac{\mathrm{d_e}\sigma_{\mathrm{coh}}(\theta)}{\mathrm{d}\Omega} = \frac{\mathrm{d_e}\sigma_{\mathrm{Th}}(\theta)}{\mathrm{d}\Omega} F^2(x,Z) \quad (4.18)$$

原子形状因子和非相干散射函数一样，是x的通用函数。图4.8显示了碳、铁和铂元素的原子形状因子。为便于比较，形状因子被归一化为原子序数。

形状因子在正向（θ=0）处取最大值，其中$F(0, Z)=Z$。随着x增加，F减少到零；随着动量传递x的增加，所有电子不吸收能量时，同相散射变得越来越困难。然而，对于给定的动量传递，归一化的形状因子F/Z随着原子序数的增加而增加。

[6]　动量传递以ångström的负一次方（$Å^{-1}$）为单位表示，来匹配引用的标准参考中的单位制（$1Å=10^{-10}$m）。

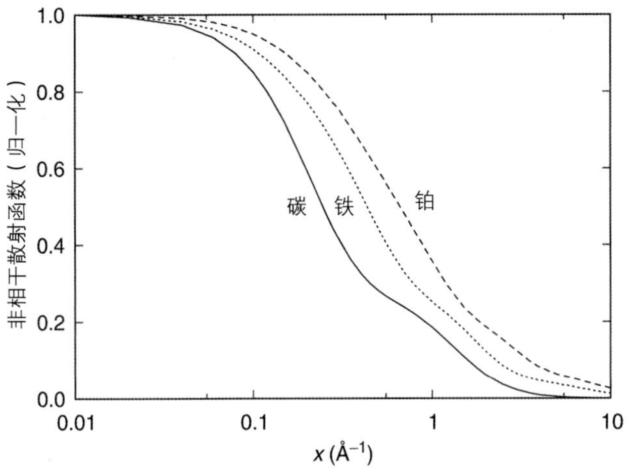

图4.8　相干散射的形状因子随动量传递参数x的变化，显示了碳（C）、铁（Fe）和铂（Pt）的结果，在每种情况下，形状因子都对原子序数归一化（引自：Hubbell, J. H. and Øverbø, I., J. Phys. Chem. Ref. Data, 9, 69, 1979.）

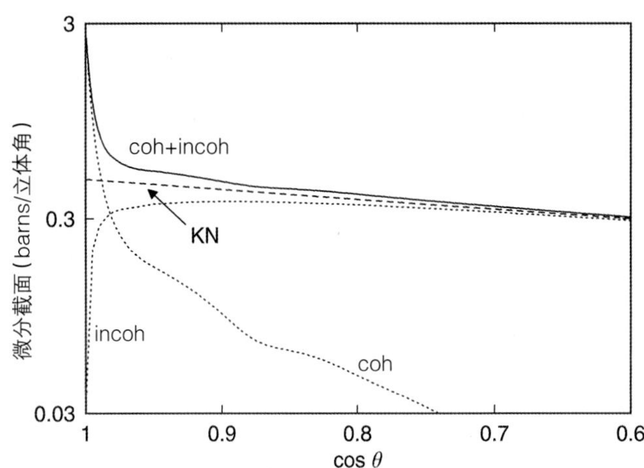

图4.9　cos θ 范围1.0～0.6，光子能量为50keV时，碳的相干散射（coh）、非相干散射（incoh）、总散射（coh+incoh）、自由电子散射（KN）微分截面［引自：Hubbell, J. H. and Øverbø, I., J. Phys. Chem. Ref. Data, 9, 69, 1979; Hubbell, J. H. et al., J. Phys. Chem. Ref. Data, 23(2), 339–364, 1994.］

如前所述，形状因子F随着x的减小而增加（图4.8）。与这种增加相对应的，是非相干散射函数S的减小（图4.7），并在一定程度上补偿了F的增加。在氢原子中，只有一个电子，补偿是准确的，因此对所有x值$S(x, 1)+F^2(x, 1)=1$。在较高原子序数的介质中，对于较小x值，相干散射对减少的非相干散射的补偿作用更大。这在图4.9中进行了说明，其中相干散射、非相干散射以及相干和非相干散射之和的微分截面，与光子能量为50keV的碳的自由电子微分散射截面（KN）进行了比较。图中的数据仅针对$\cos\theta$=1.0～0.6范围绘制，显示了前向相干和全微分散射截面的峰值。

低能量光子，x在所有散射角下都接近于零，相干散射总截面为：

$$_{a}\sigma_{coh} \cong e\sigma_{Th}Z^2 \qquad (4.19)$$

光子能量较高时，x变大，F在大部分能量范围内都很小。截面随能量增加而增加，近似为：

$$\sigma_{coh} \propto (h\nu)^{-2} \qquad (4.20)$$

4.3.3　电子对效应和三联体生成

电子对效应如图4.10所示。在电子对效应中，光子被原子核电场吸收。电子（负电子）–正电子对产生并发射，其动能总和E^-+E^+由能量守恒定律决定：

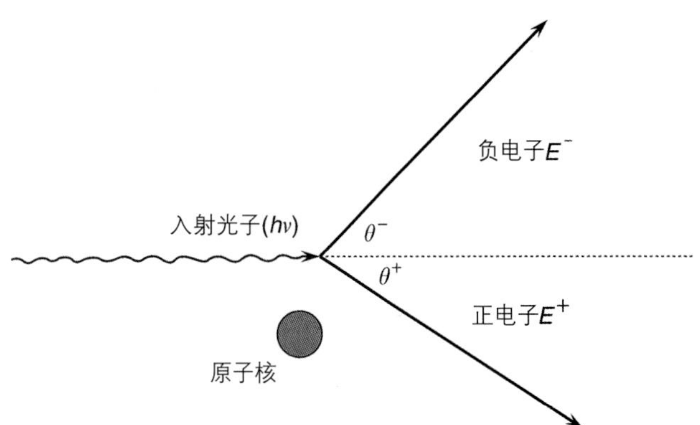

图4.10　电子对效应，一个能量为$h\nu$的入射光子被原子核的电场吸收，生成电子（负电子）–正电子对，动能分别为E^-和E^+

$$E^- + E^+ = h\nu - 2m_ec^2 \qquad (4.21)$$

其中，m_ec^2是电子静止质量m_e的能量当量。

与光电效应一样，原子核动量守恒。同样在这种情况下，与原子反冲相关的能量可以忽略不计。从公式4.21中可以清楚地看出，该过程的能量阈值为$2m_ec^2$（≈1.02MeV），这是产生两个电子所需的最小能量，每个粒子静止质量都等于电子静止质量。平均而言，正负电子对的动能大致相等；任何一个粒子吸收大部分能量的可能性都很小。

电子和正电子都倾向于前向发射[7]。在光子能量远高于能量阈值时，与光子入射方向的平均偏离角$\bar{\theta}$为：

$$\bar{\theta} \approx \frac{m_e c^2}{\bar{E}}; \bar{E} \approx \frac{1}{2}(hv - 1.02\,\text{MeV}) \qquad (4.22)$$

电子对效应也可以发生在原子电子库伦场中。原子中的电子会以足够的能量从原子壳层中弹出。三个电子是相互作用的结果，因此，这个过程被称为三联体生成。三联体生成的能量阈值为$4m_ec^2$（≈2.04MeV）。

电子对效应的截面在光子能量低于阈值时为0，它随着能量的增加而迅速增加，并且在能量远超阈值时，大约与核电荷数Z的平方成正比：

$$_{a}\sigma_{pair} \propto Z^2 \qquad (4.23)$$

在能量高于阈值时，三联体生成的截面与Z成正比：

$$_{a}\sigma_{trip} \propto Z \qquad (4.24)$$

在氢（Z=1）中，三联体生成与电子对效应一样重要，但随着原子序数的增加，三联体生成相对于电子对效应而言变得越来越不重要。在高原子序数介质中，靶原子的电场被周围的电子屏蔽，三联体生成和电子对效应对Z的依赖性变弱。

4.3.4 光核效应

当光子能量超过核子结合能时，光子可以在核反应中被吸收（见第2.1.1节）。由于发生该反应，一个或多个核子（中子和/或质子）被发射出来。光核效应的截面以一种复杂方式取决于原子序数Z和原子质量A，因此也取决于给定元素样品中的同位素丰度。由于这些不规则性，光核截面不易以表格形式给出。截面有一个能量阈值，其形状为一个巨大的共振峰。峰值在5～40MeV之间，这取决于元素，并且对总截面的贡献在2%（高Z元素）和6%（低Z元素）之间。

4.3.5 总原子截面

元素碳（Z=6）和铅（Z=82）的总原子截面及其部分截面如图4.11所示。在这两种元素中，光电效应是低光子能量下的主要相互作用（碳为＜50keV，铅为＜800keV），因此总原子截面随Z^4而变化（公式4.7）。随着光子能量的增加，下一个占主导地位的相互作用过程是非相干（或康普顿）散射，尽管非相干散射的绝对截面实际上随能量的增加而减小（见图4.11）。在碳等低原子序数的介质中，非相干散射仍然是在100keV～20MeV的宽能量范围内最重要的相互作用。因此，在这个区域，衰减与原子序数Z近似无关，仅取决于电子密度（即单位体积中的电子数，在人体组织中基本上与物理密度成正比[8]）。在高原子序数介质中，非相干散射优势被限制在一个更小的能量间隔内，例如铅中为800keV～5MeV。这是因为在能量超过1.02MeV时开始发生电子对效应，以及这一效应对原子序数的强依赖性（方程4.23）。电子对效应截面在碳和铅中约100MeV时接近恒定值。在低原子序数元素中，三体生成的相对贡献较大。光核效应在巨大共振峰周围的狭窄能量区间内对总截面有显著贡献。光核效应的能量阈值在碳中超过10MeV，但在铅中能量较低。相干散射从来都不是主要的相互作用，尽管在低能量下，它比非相干散射更重要。然而，在这些能量下，光电效应是最重要的过程。

[7] 当射出的正电子几乎达到其静止能量时，它会与物质的一个负电子再次结合（复合），从而发射出两个 511keV 的光子，以 180° 发射（见图 5.2b）。这个过程称为静止湮灭（见第 3.8 节）。

[8] 电子密度ρ_{el}（以电子 cm^{-3} 为单位）和质量密度ρ（以 g/cm^3 为单位）之间的关系为$\rho_{el}=\rho_{N_A}(Z/A)$，其中$N_A$是阿伏伽德罗常数，Z 和 A 分别为介质的原子数和质量数。对于几种原子成分的混合物，ρ_{el}是为每个成分计算的电子密度的总和。对于生物组织，Z/A 接近 0.5，骨骼除外。

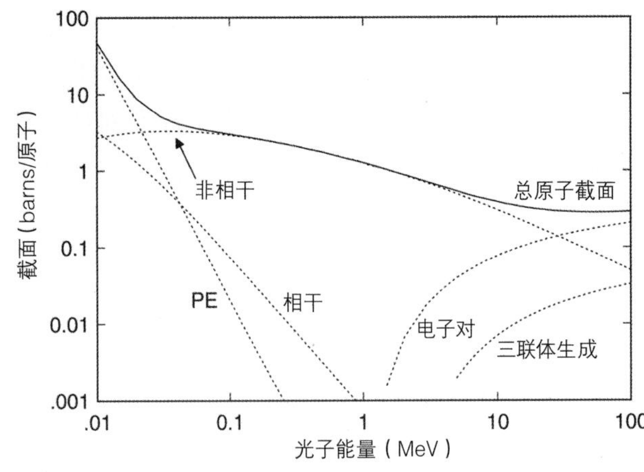

(a) 碳

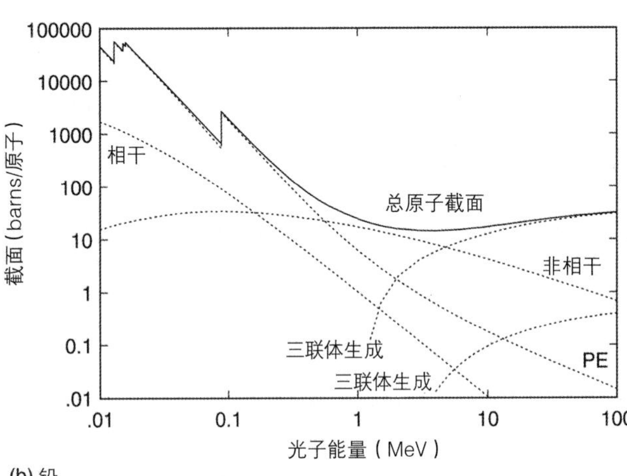

(b) 铅

图4.11　碳（a）和铅（b）的总截面和部分截面，光子能量范围从10keV～100MeV。注意纵轴坐标为对数（数据摘自：Berger, M. J. and Hubbell, J. H., XCOM：Photon Cross Sections on a Personal Computer, 87–3597，NBS, Washington, DC, 1987.）

4.4　中子相互作用

4.4.1　概述

与以光速运动的零质量光子不同，中子具有略大于质子的质量。实际上，中子的能量总是小于几十MeV，因此，中子的“速度”v（称为速度）可以使用非相对论方程[9]通过动能E计算出来：

$$E=\frac{1}{2}mv^2 \tag{4.25}$$

其中，m为中子质量；对于中子，动能表达式可以改写为：

$$v\approx 1.383\times 10^7 E^{1/2}$$

其中，v的单位为ms^{-1}，E的单位为MeV。

中子与物质相互作用主要与中子能量相关。通常从低能中子到高能中子分几个类别[10]。对于治疗的应用，中子平均初始能量通常在1～20MeV之间，这与快中子类别相对应。当它们穿透组织时，中子与介质的细胞核发生相互作用，逐渐失去能量，直到中子能量接近热运动能量（约0.025eV）。这些中子被称为热中子，其被介质吸收（捕获）的概率非常高。

4.4.2　弹性散射

中子的弹性散射是广泛能量范围内的主要过程（通常超过10keV）[11]；这个术语描述了质量为m能量为E的中子与质量M的原子核之间的碰撞，导致中子的一些能量转移给原子核（称为反冲核）和中子的角偏差（散射）。与带电粒子不同，中子不存在库仑相互作用；至于光子，这一过程由经典力学的能量和动量守恒定律驱动。

从中子转移到原子核的最大动能E_{max}可以写成：

$$E_{max}=E\frac{4mM}{(m+M)^2} \tag{4.26}$$

对于轻原子核，例如质子（即氢原子核），M非常接近m。因此，中子能量的很大一部分（可能是全部）可以转移给原子核（即$E_{max}=E$）。对于重原子核，发生能量转移的部分很小；对于$M\gg m$，公式4.26近似为$E_{max}=4E$（m/M）。

反冲核的动能E_{rec}可以取0到E_{max}之间的任何值。E_{rec}与原子核相对于中子初始方向的角度θ相

[9]　这种近似对中子有效，因为即使考虑100MeV中子，其动能也仅为其静止质量的十分之一左右。

[10]　这些类别不是唯一定义的。名称和相关范围可能会根据参考而改变。

[11]　对于高于几个 MeV 的中子能量，可以将足够的能量转移到目标核以将其转换为激发态。然后重新发射中子，当原子核恢复稳定状态时，通常会发射 γ 射线。这个过程被称为非弹性散射。在能量大于 20MeV 时，靶核中也可能发生一些核碎裂（fission）。

关，表达式如下：

$$E_{\text{rec}} = E\frac{4mM\cos^2\theta}{(m+M)^2} \quad (4.27)$$

对于大的能量转移（即中子能量损失较大的正面碰撞），反冲核的方向接近入射中子的方向[12]。对于小能量转移，反冲核的发射角介于0～90°之间。在所有情况下，从质心系看，中子散射方向与原子核的方向相反。

当$M=m$（氢核）时，能量转移最大。在这种情况下，考虑到各个方向散射的概率，碰撞后的中子平均动能为$E/2$。例如，在与氢核碰撞ln（$2.10^6/0.025$）/ln2≈27次后，一个2MeV的中子将被“热化”（即减速至0.025eV）。在中子与铀核碰撞时，需要2000多次碰撞才能达到相同的能量。

当中子减慢到低于20keV（即变成超热中子）时，尽管非弹性散射仍然占主导地位，但随着中子能量的降低，被原子核俘获的可能性逐渐增加。

4.4.3 中子俘获

由于中子没有电荷，它不会被核库仑势垒阻挡，可以被原子核吸收。结果，核子的数量增加了一个（$A \Rightarrow A+1$）。这表示能量过剩，跟着就是粒子的发射。

在低能量下，最常见的现象是辐射俘获，中子被吸收后发射光子（γ辐射）。这种相互作用通常写成（n，γ）。对于特定能量，由于中子与内部能级的共振，可以增强中子吸收。

在某些情况下，中子被捕获之后会发射质子（n, p）或α粒子（n，α）。这主要发生在快中子入射，因为被发射的粒子必须穿过原子核的势垒。然而，也可以在热中子撞击轻靶核中观察到；一个例子是^{10}B（n，α）^{7}Li相互作用，用于硼中子俘获疗法（BNCT）（Nedunchezhian等，2016）。俘获中子后产生的原子核通常具有放射性。因此，用中子轰击靶物质是制造“人工”放射性核素的常用方法（见第2.4.1节）。

中子俘获的概率随着中子能量的降低而增加，大约与$E^{-1/2}$（即v^{-1}）成线性。当E<100eV时中子俘获占主导地位，并且是热中子唯一重要的相互作用。这也取决于核的性质。中子俘获对硼和锂非常重要。在生物组织中，最常见的相互作用是$^1_1$H（n，γ）$^2_1$H发射2.2MeV的γ射线和^{14}N（n, p）^{14}C发射600keV的γ射线。

4.5 宏观表现

4.5.1 光子束衰减和衰减系数

入射在吸收器上的光子要么发生相互作用（产生次级电子和/或散射光子），要么不发生相互作用。对于单能光子束，穿过厚度t，给定元素和密度的吸收物质，穿透吸收物质的光子数量可以推导如下（见图4.12）。在深度为x的薄层dx中，发生相互作用的主光子数dΦ与层的厚度dx和入射在层上的光子数Φ（x）成正比；因此：

$$\mathrm{d}\Phi = -\mu\,\mathrm{d}x\,\Phi(x) \quad (4.28)$$

其中μ是线性衰减系数，是吸收物质和光子能量的函数。负号表示光子从光子束中移除。从x=0到x=t的积分产生Φ（t），即透射吸收体厚度t的（初级）光子的数量，也就是没有发生相互作用的光子数量。根据公式（4.29），这个数量随着厚度t的增加呈指数下降：

$$\Phi(t) = \Phi_0\,\mathrm{e}^{-\mu t} \quad (4.29)$$

其中Φ_0，即Φ（t=0），是入射在吸收体上的光子数目。

线性衰减系数是单位路径上光子与物质发生相互作用的概率，与总原子截面σ_{tot}相关，为：

$$\mu = N\sigma_{\text{tot}} \quad (4.30)$$

其中，N为单位体积的靶数目，后者为：

$$N = \frac{N_{\text{A}}}{A}\rho \quad (4.31)$$

其中：

N_{A}是阿伏伽德罗常数（$N_{\text{A}} \approx 6.022 \times 10^{23}$原子数/

[12] 公式 4.26 是公式 4.27 的简化形式，其中 θ=0。

mol）；

A是靶元素的相对原子质量（归一化为^{12}C原子质量）；

ρ是吸收物质的质量密度。

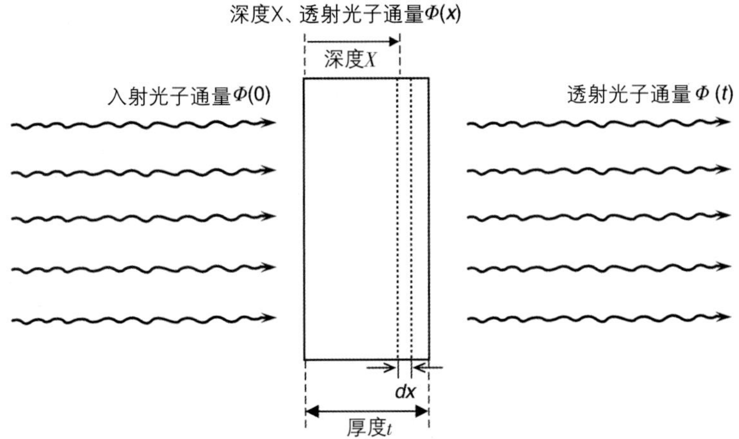

图 4.12　计算通过吸收物质的光子通量。初级光子的入射通量 Φ（0）被减少为平板中深度 x 处初级光子的出射通量 Φ（x）

质量衰减系数μ/ρ，由μ除以密度ρ获得，与吸收体的实际密度无关；μ/ρ由相互作用系数表给出（见本书末尾的表L3.1到L3.27）。

光子束在给定介质中的穿透能力通常用平均自由程表示。平均自由程被定义为光子在发生相互作用之前经过的平均距离x。对于单能光子，它由下式给出：

$$\bar{x}=\frac{\int_0^\infty x\,\mathrm{e}^{-\mu x}\,\mathrm{d}x}{\int_0^\infty \mathrm{e}^{-\mu x}\,\mathrm{d}x}=\frac{\mu^{-2}}{\mu^{-1}}=\frac{1}{\mu} \tag{4.32}$$

厚度等于平均自由程的吸收体会将光子数量减少到入射到吸收体上的光子数量的e^{-1}（或1/e）≈37%[13]。

混合物和化合物（例如水）的质量衰减系数可以计算为组成元素的光子质量衰减系数的加权和：

$$\frac{\mu}{\rho}=\sum w_i\left(\frac{\mu}{\rho}\right)_i \tag{4.33}$$

其中，w_i是化合物中元素i的质量分数，例如对于水：

$$\left(\frac{\mu}{\rho}\right)_{\mathrm{H_2O}}=\frac{2}{18}\left(\frac{\mu}{\rho}\right)_{\mathrm{H}}+\frac{16}{18}\left(\frac{\mu}{\rho}\right)_{\mathrm{O}} \tag{4.34}$$

4.5.2　中子束衰减

中子束的衰减类似于光子束的衰减。然而，对于中子，衰减系数的概念，例如μ或μ/ρ，通常不适用。相反，宏观截面Σ定义为：

$$\Sigma=N\sigma \tag{4.35}$$

其中，σ是第4.4节中描述的所有类型相互作用产生的总微观截面。这个微观截面与4.2.1节中光子定义的概念相同。N是原子密度，即单位体积的靶原子数。当N用$\mathrm{cm^{-3}}$表示以及σ用barns（$10^{-24}\mathrm{cm^2}$）表示时，Σ的单位为10^{-24}/cm。Σ类似于光子束的线性衰减系数（见公式4.30）。至于光子，通过给定厚度t的吸收层的中子数量随着t的函数呈指数减小，这种减少对于较大的宏观截面（通常是低能量中子）更为重要。

4.5.3　光子能量转移系数和能量吸收系数

光子与物质相互作用中转移给次级电子动能的能量在剂量学中特别有意义，因为电子将在释放点附近（在最大范围内）释放其能量。质量能量转移系数μ_{tr}/ρ已被定义用于计算这些能量（以及最终被吸收的剂量），并被定义为：

$$\frac{\mu_{\mathrm{tr}}}{\rho}=\frac{\mu}{\rho}\frac{\langle E\rangle}{h\nu} \tag{4.36}$$

其中，$\langle E\rangle$是在相互作用中转换为次级电子动能的能量期望值。分别考虑每种类型的相互作用i，右侧作为加权总和获得：

[13] 这里，“e”是Euler数（≈2.72）而不是电子的电荷“e”。

$$\frac{\mu_{tr}}{\rho}=\sum_i f_i\frac{\mu_i}{\rho} \quad (4.37)$$

不同过程（光电、非相干、相干、电子对生成）的加权因子f分别由下式给出：

$$f_{pe}=1-\frac{\delta}{h\nu} \quad (4.38a)$$

$$f_{incoh}=1-\frac{\langle h\nu'\rangle+\delta}{h\nu} \quad (4.38b)$$

$$f_{coh}=0 \quad (4.38c)$$

$$f_{pair}=1-\frac{2m_ec^2}{h\nu} \quad (4.38d)$$

其中：

δ是在电离（光电吸收或非相干散射）之后由于原子壳层空位重排而发射特征X射线的平均能量[14]；

$\langle h\nu'\rangle$是非相干散射光子的平均能量。

在减速过程中，（次级）电子可能会通过韧致辐射（见第3.4节）失去能量，从而产生“次级”光子。质量能量吸收系数μ_{en}/ρ与传递系数（见公式3.36）的区别在于其明确考虑了韧致辐射（和其他）损失：

$$\frac{\mu_{en}}{\rho}=\sum_i(1-g_i)f_i\frac{\mu_i}{\rho}=(1-g)\frac{\mu_{tr}}{\rho} \quad (4.39)$$

其中g是在与产生次级电子的相同介质中，次级电子完全减速期间损失的动能转移给光子的比例。在估计g时通常包括韧致辐射损失［参见国际辐射单位和测量委员会发表的报告33（ICRU，1980）］；然而，还应考虑飞行中的正电子湮灭（参见第3.8节）和特征X射线（Seltzer，1993；ICRU，2011）。

在图4.13中，比较了水和铜的μ/ρ及μ_{en}/ρ值。在低原子序数介质（如水）中，质量能量吸收系数非常接近低能量光子的质量衰减系数，其中光电吸收占优势（即100%的光子能量转移给次级电子，康普顿效应产生的光子为0%）且电子的辐射阻止本领可以忽略不计。特征X射线的荧光产额和能量很低，因此δ（作为荧光辐射发射的平均能量）是光子能量可忽略不计的一小部分。然而，在铜中，对于K吸收边界上方的光子能量，高荧光产额和特征X射线的能量导致能量吸收和衰减系数之间存在显著差异。在更高的光子能量下，δ将是光子能量中越来越小的一部分，并且质量能量吸收系数和质量衰减系数主要是由于非相干散射光子带走的能量。在更高能量下，韧致辐射和飞行中的湮灭对这两种系数之间的差异有贡献。

随着光子能量增加，次级电子的能量和射程也增加。特别是次级电子的最大射程R，以及光子平均自由程，$1/\mu$增大，需要仔细考虑质能吸收系数的适用性——换种方式解释，在光子照射介质的给定位置处，吸收剂量可以显著偏离碰撞比释动能[15]。

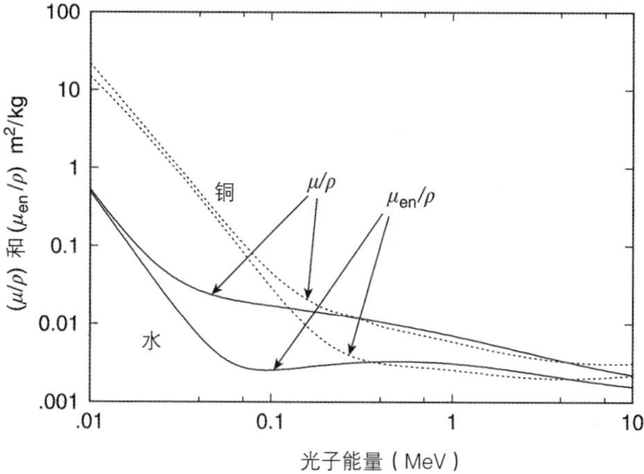

图4.13 水（实线）和铜（虚线）的质量衰减系数μ/ρ和质能吸收系数μ_{en}/ρ。对于每种材料，质量衰减系数高于质能吸收系数（数据摘自：Hubbell, J. H. and Seltzer, S. M. Tables of X-ray Mass Attenuation Coeffcients and Mass Energy-absorption Coeffcients 1keV to 20MeV for Elements Z=1to 92and 48Additional Substances of Dosimetric Interest. NISTIR 5632，US Department of Commerce, Gaithersburg, MD, 1995）.

[14] 用于该数量的符号 delta 不应与第 3.2.1 节中讨论的用于 delta 射线（电子）的符号或第 3.2.3 节中讨论的密度效应校正因子混淆。

[15] 第 5.3.2 节中定义的碰撞比释动能等于达到带电粒子平衡时的吸收剂量（参见第 5.5 节）。

4.5.4　中子能量转移

对于中子相互作用，实际上没有能量转移给电子。如第4.4节所示，能量被转移到靶原子核。大部分能量转化为氢原子核（即质子）的动能。对于暴露于快中子的生物组织，中子损失85%～95%的能量。与由光子激发的次级电子相似，这些反冲质子的平均能量约为入射中子能量的一半——会非常迅速地减速，并将能量转移到非常接近它们生成时的位置（见第3.2.6节）。换句话说，这些质子的线性能量转移（LET）非常高，这意味着中子束的相对生物效应（RBE）远高于通过光子束与物质相互作用或初级电子产生的电子（见第6.11.5节）。

热中子被原子核俘获，可能产生γ射线、质子或α粒子。次级带电粒子的减速会导致局部LET高，而γ射线会在距其发射一定距离的位置产生剂量沉积。这种γ射线的存在影响了中子辐射防护中屏蔽装置的设计。

中子向介质传递的总能量可以根据能量为E的中子的比释动能系数k（E）计算，它考虑了局部转移到带电粒子的能量比例[16]，定义为：

$$k(E) = E_{\text{tr}} \frac{\Sigma(E)}{\rho} \qquad (4.40)$$

其中：

E_{tr}是介质中某一点上所有带电粒子的总动能；

Σ（E）是宏观截面（见第4.5.2节）；

ρ是介质质量密度。

比释动能的定义（对于不带电粒子）及其单位在第5.3.2节中给出。

4.6　相互作用数据来源

对于光子辐射，物体内部和周围光子的整体通量由未发生相互作用的光子（初级光子）和不同代的次级光子组成。已知实际辐射几何结构，包括从源发射的光子能谱、相关材料的衰减系数和散射过程的微分截面，光子通量以及能量微分可使用解析方法或蒙特卡罗方法计算为位置的函数（见第30章）。对于高原子序数介质，还需要知道吸收边界的能量、特征X射线和荧光产额。

此类计算所需的截面数据可在已发布的表格中获得，且具有高度准确性。在医学应用中最有意义的5～50MeV光子能量范围，已知衰减系数在1%～2%内（一个标准偏差k=1；参见Hubbell 1999年的综述）。在5～30MeV的能量范围，忽略光电效应截面可能会导致质量衰减系数在巨大共振峰能量处的误差超过5%（Hubbell，1999）。质量衰减系数可以从Berger和Hubbell（1987）首次发布的XCOM程序中获得，并且可以在http://physics.nist.gov/PhysRefData/Xcom/Text/XCOM.html在线获得。本书末尾的表L3.1到L3.27中列出了放射治疗物理学中许多常见材料，能量范围从0.001～50MeV（例如用于辐射防护屏障的某些元素和化合物、生物组织、探测器组件和材料）。关于质量衰减、质能转移和能量吸收系数的信息可从美国国家标准与技术研究所机构间报告（NISTIR）汇编（Hubbell和Seltzer，1995）中获得。Hubbell等的汇编（1975）提供了有关非相干散射函数S（x, Z）的信息，该函数可用于导出非相干散射的微分散射截面。相干散射的微分截面来自Hubbell和Øverbø（1979）汇总的相对论形状因子F（x, Z），代替了Hubbell等1975年提出的原子形状因子。

Storm和Israel（1970）提供了不同材料的吸收边界和特征X射线能量。Hubbell等（1994）列出了荧光产额。

对于中子，可以在ICRU 63号报告（2000）中找到相互作用的数据（例如比释动能系数）。

---

[16]　常用的比释动系数（有时被错误地称为比释动因数）是Fluence-to-kerma 转换系数的简写。它也可以写成 k_{Φ}，等于单位中子通量的比释动能（参见 Andreo 等人，2017 年的第 3 章）。

第 5 章　辐射剂量测定中的原理与基本概念

Alan Nahum[1]

目录

[1]　非常感谢 John Fenwick 和 Sudhir Kumar 的贡献。

5.1 引言

如第3章所述，带电粒子（包括不带电粒子相互作用产生的粒子——见第4章）与物质发生相互作用时会损失能量。该能量转移到受辐照介质并被介质吸收。这种能量吸收是放射治疗生物效应的基础，最终可能根治肿瘤（见第6章）。吸收（带电粒子动能）能量用吸收剂量表示；本章专门讨论辐射剂量学，即确定（实验或理论）电离辐射下物质的吸收剂量。

放疗的成功取决于对接受治疗患者吸收剂量的准确了解。肿瘤控制和正常组织损伤（见B部分和第44章）对应的“剂量–反应曲线”比较陡峭，特别是对于特定肿瘤和正常组织。因此，虽然“靶区”剂量可能只相差几个百分点，但放疗结果差别很大：合适的剂量可使肿瘤根治（或“得到控制”），剂量不足会使肿瘤得不到有效控制，或是因为治疗计划中剂量过量造成正常组织严重损伤的。

测量患者体内吸收剂量的分布涉及几个不同的步骤。放射治疗医疗机构的第一步是用辐射束（或更一般的辐射野）下模体（通常是水，有时是类水塑料）内的探测器（也称为剂量计）进行测量。测量包括确定参考尺寸射野参考深度处的剂量（见第19章）、模体中多个位置的相对剂量以绘制完整的剂量分布（见第20章），以及治疗期间患者皮肤上所谓的在体剂量（见第48.3节）。

该探测器通过由电荷、光子数量、胶片变黑等推导出的校准系数计算探测器敏感材料的剂量 D_{det}。在没有探测器的情况下，需要的剂量为介质r（x, y, z）处的剂量D_{med}（r）。将D_{det}转换到D_{med}是辐射剂量测量理论的基本步骤。（异质性）患者体内剂量分布的计算也是如此（见F部分）。

本章涵盖了辐射剂量测定的基本思想和原理，与使用的特定探测器无关。放射治疗中使用的各种探测器或剂量计的特性，以及相关数值，主要在D部分介绍。辐射剂量学实验和理论的综合内容可以在Greening（1981），特别是Andreo（2017）的文章中看到。Whyte（1959）、Kase及Nelson（1978）、Johns及Cunningham（1983）、Rajan（1992）和Metcalfe（1997）等的文献也是有用的参考资料。

从本章后面给出的吸收剂量和比释动能等量的正式定义，人们可能会认为辐射剂量学是一门古老且完善的学科。事实上，辐射剂量学的历史相当曲折。继1895年伦琴发现X射线之后，第一个辐射单位伦琴是基于电离能力提出的。Christen（1914）在倡导剂量方面走在时代前沿，定义伦琴为“单位体积的辐射能量”。1928年，国际X射线单位委员会将伦琴定义为：

“当次级电子被充分利用并完全消除腔室壁效应时，在0℃和76cm汞压下，在饱和电流下，$1cm^3$大气中产生一个静电单位的电荷量所需的X射线辐射量。”

这个量后来被称为照射量（见5.3.2节）。

直到1950年，国际辐射单位和测量委员会（ICRU）才将剂量的定义正式确定为“在感兴趣的点上每单位质量（ergs/g）辐照材料吸收的能量”（ICRU 1951）。1954年，ICRU最终批准了吸收剂量这一术语，单位rad定义为“每克100ergs”。现代单位，1Gray（Gy）=100rad（1cGy=1rad）。后来吸收剂量的含义和定义进一步改进，现代定义（见5.3.1节）出现在ICRU 33号报告（ICRU 1980），60号报告（ICRU 1998）和85号报告中延续该定义，此后85a（ICRU 2011）报告修订了该定义。

5.2 能量沉积的随机性

吸收剂量是辐射沿着入射轨迹在物质中沉积能量的结果。正如第3章和第4章所指，这本质上是一个随机的过程。考虑这样一种情况，即在相同持续时间内，一系列辐照将能量（E）沉积在体积不断减小（因此质量下降）的均匀介质中的固定一点。对于每个单独辐照，绘制E与体积质量m之比的图。图5.1显示了预期结果。

对于大体积（即大的Log m），重复测量下E/m具有相同的值D，几乎与体积无关[2]。当质量m低于某个特定值时，波动开始出现，并随着m减小而增加。这是因为能量是沿着粒子轨迹发生有限数量的相互作用而沉积；如果体积足够小，将包含很少或没有轨迹，而其他体积可能包含很多轨迹。因此，对于给定粒子通量（见5.3.3节），若体积低于原始体积的某个数量级，能量沉积的随机性变得明显。

下面讨论的吸收剂量是非随机的；即假定吸收剂量是在一个足够大的，波动可以忽略不计的质量单元中确定。剂量波动的内容通常在微剂量学（ICRU 1983；Goodhead，1987）中介绍，不属于本章范围（见6.11.5节）。

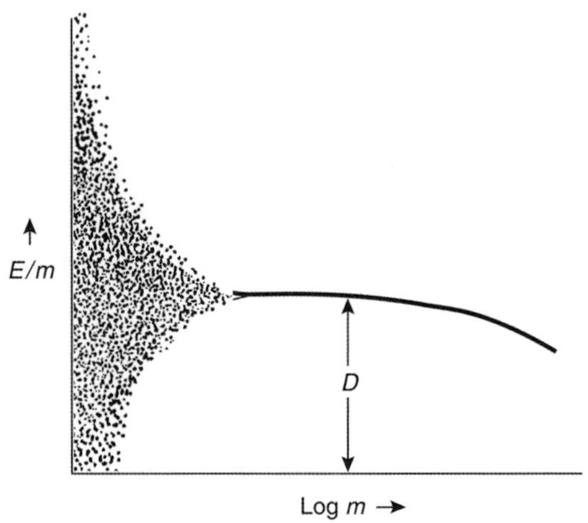

图5.1 单位质量沉积的能量与质量m的关系曲线。给定辐射通量情况下，随着体积逐渐减小而变小，阴影部分（点云）表明波动变得越来越重要（引自：Rossi, H. H., Radiation Dosimetry, Vol. 1，Academic Press, New York, 1968.）

5.3 剂量的定义

5.3.1 吸收剂量

吸收剂量由ICRU（2011）定义：

吸收剂量D是“$d\bar{\varepsilon}$与dm的商，其中$d\bar{\varepsilon}$是电离辐射传递给质量dm物质的平均能量”：

$$D=\frac{d\bar{\varepsilon}}{dm} \tag{5.1}$$

吸收剂量单位为gray（Gy），等于每千克1焦耳（J/kg）。ICRU（2011）将传递的能量ε定义为体积中所有能量沉积的总和（见下文）。

ICRU（2011）将电离辐射授予某一体积单元的平均能量$\bar{\varepsilon}$，定义为：

$$\bar{\varepsilon}=R_{in}-R_{out}+\Sigma Q \tag{5.2}$$

其中：

[2] 对于光子，当穿过体积的路径长度与粒子相互作用平均自由路径相当时，m或Log m值较大时的衰减对应于辐射衰减；这种考虑与这里内容无关。

R_{in}是所有进入该体积单元的带电和不带电粒子的平均能量（不包括静止能量）；

R_{out}是所有离开体积单元的带电和不带电粒子的平均能量（不包括静止能量）；

ΣQ是在体积中发生任何核反应，原子核和基本粒子的剩余质量能量的变化总和（减少：正号；增加：负号）；

R_{in}和R_{out}被称为辐射能。

图5.2显示了随机能量沉积的概念。图5.2a显示了体积V内发生康普顿效应（见4.3.2.1节），能量沉积 ε 为：

$$\varepsilon = h\nu_1 - \left(h\nu_2 + h\nu_3 + E'\right) \qquad (5.3)$$

其中，E'是初始动能E的带电粒子离开体积V时的动能。请注意，光子$h\nu_4$没有出现在公式5.3，因为该光子不是在体积V内产生，其发射过程也不涉及ΣQ。

图5.2b，体积V中涉及放射性原子核发射γ射线（$h\nu_1$），电子对效应（动能E_1和E_2），以及正电子变成静止状态时发生的湮灭辐射（见3.8节）。这种情况下能量沉积公式为：

$$\varepsilon = 0 - 1.022\,\text{MeV} + \Sigma Q \qquad (5.4)$$

其中：

$$\Sigma Q = h\nu_1 - 2m_ec^2 + 2m_ec^2 = h\nu_1 \qquad (5.5)$$

在公式5.4中，0对应R_{in}项；“1.022MeV”对应R_{out}项，由两个湮灭的γ射线组成。γ射线能量$h\nu_1$源自原子核减少的剩余质量；$-2m_ec^2$项是正负电子对提供的能量，即静止质量能量的增加。最后，$+2m_ec^2$是正负电子对的湮灭。在上述过程中，需要仔细考虑。

请注意，一个体积单元中（单次相互作用）能量沉积的总和 ε 是随机的；在公式5.2中，与吸收剂量的定义一致，使用其均值，该均值是非随机的。

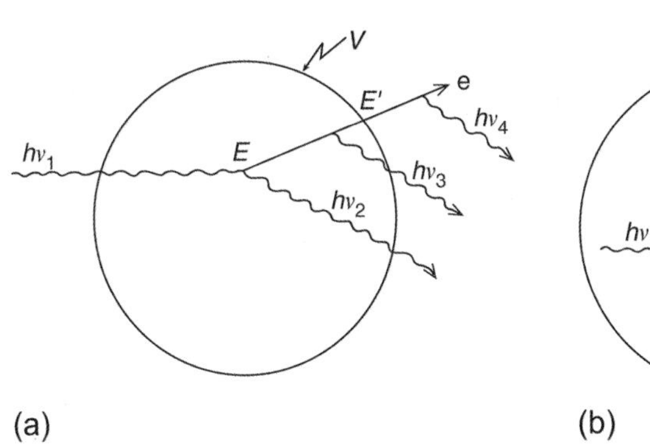

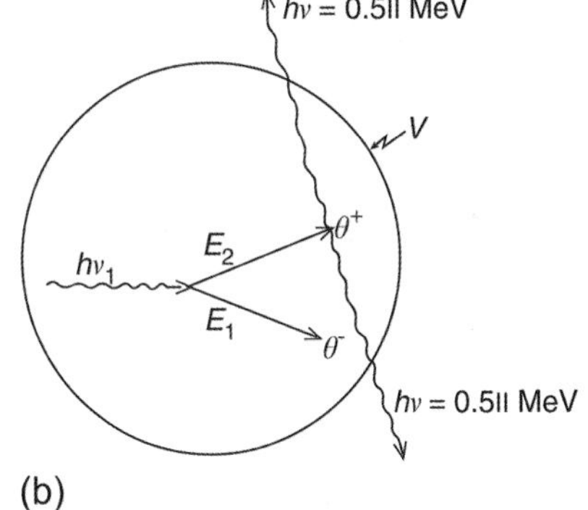

(a)　(b)

图 5.2　辐射赋予原始体积能量的示意图。（a）光子入射体积 V，发生康普顿效应。（b）放射性原子核发射 γ 射线，产生电子对（经许可引自：Attix, F. H., Introduction to Radiological Physics and Radiation Dosimetry, Wiley, New York, 1986.）

5.3.2　比释动能（以及照射量）

比释动能kerma[3]可被认为是吸收剂量的一个步骤。比释动能的概念非常接近照射量。照射量是第一个正式定义的辐射量（参考5.1节和Greening，1981）。直到2000年左右，从事外照射放射治疗的医学物理学家在国家标准实验室中使用比释动能（在^{60}Co γ射线束的空气中）进行电离室校准时，才开始让大家了解比释动能这一名词（参见19.3节）[4]。ICRU（2011）将比释动能定义为以下内容：

比释动能K，是$\mathrm{d}E_{tr}$与$\mathrm{d}m$的商，其中$\mathrm{d}E_{tr}$是非带电粒子入射质量$\mathrm{d}m$的物质后，在物质中释放的全部带电粒子初始动能之和的平均值：

$$K = \frac{\mathrm{d}E_{tr}}{\mathrm{d}m} \qquad (5.6)$$

比释动能与吸收剂量单位相同，J/kg或gray

[3]　“kerma”是“单位质量释放动能”的首字母缩写词。

[4]　官方仍沿用空气中的比释动能来指定近距离放射治疗中放射源的强度（参见第51.3节）

（Gy）。比释动能只适用于间接电离（或不带电）粒子，在我们常见场景中，这几乎总是指光子，尽管中子也属于间接电离粒子。

照射量与空气比释动能密切相关。照射量，通常用X表示，即dQ与dm之比，dQ是质量为dm的空气中由光子释放的全部电子（负电子和正电子）完全静止在空气时，产生的同一符号的离子总电荷的绝对值。直到20世纪70年代末，所有电离室都是以照射量为基准进行校准的；随后，照射量被空气比释动能取代。

Attix（1968）对照射量的描述如下：

在概念上照射量与比释动能和吸收剂量都不一样，但它具有两者的特征。与比释动能一样，照射量用于描述小体积内感兴趣点转移给电子的能量，但照射量始终将空气作为参考材料，无论空气是否实际存在。与比释动能率一样，照射量率也用于表征X和γ射线束，用于此目的时，照射量率较比释动能率更常用。在另一方面照射量与吸收剂量相似：次级电子产生轫致辐射时消耗的能量既不影响局部吸收剂量，也不影响照射量。

图5.3说明了比释动能（以及照射量）的概念。重要的是，比释动能仅涉及初始动能；带电粒子的最终命运（无论它们是否离开体积单元）对比释动能没有影响。在图中的体积中，标记为e_1的两个电子初始动能对比释动能产生贡献，因为这两个电子都是在该体积中产生的。其中一个电子以剩余动能E_1离开体积，这是无关紧要的。标记为e_2的动能为E_2的电子进入该体积，它对比释动能没有任何贡献，因为该电子是在体积外产生的。

注意，比释动能包括带电粒子以轫致辐射光子的形式辐射的能量（即辐射损失）。因此，比释动能可以划分为（Attix，1979；Andreo等，2017）：

$$K = K_{col} + K_{rad} \qquad (5.7)$$

其中：

col指与原子轨道电子的“碰撞”损失（如3.2节的电子碰撞损失）；

rad指与原子核相互作用的辐射损失（见3.4节）。

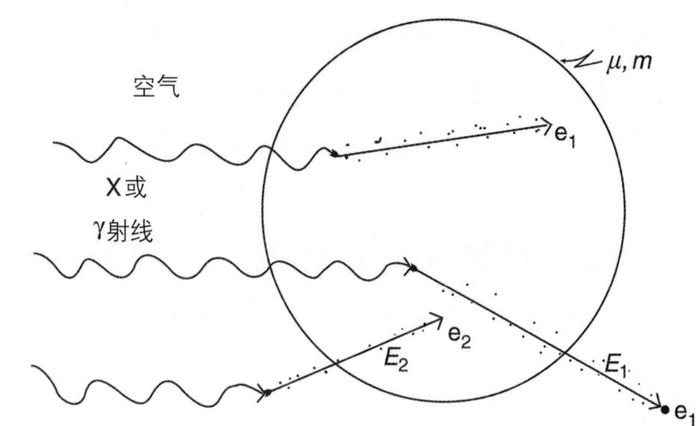

图5.3 比释动能（和照射量）的概念示意图。标记为e_1的两个电子对比释动能做出贡献；标记为e_2的电子对比释动能没有贡献（经许可改编自：Attix, F. H., Introduction to Radiological Physics and Radiation Dosimetry, Wiley, New York, 1986.）

碰撞比释动能[5]，K_{col}，与（总）比释动能的关系为：

$$K_{col} = K(1-g) \qquad (5.8)$$

其中，g 是电子初始动能转化为轫致辐射的比例（在感兴趣的特定介质）[6]。

照射量和空气比释动能可以相互转换。电荷dQ（参考之前照射量定义）和空气中产生一对离子所需平均能量W_{air}/e（见ICRU 2011和第16.1节）的乘积，等于电子碰撞损失转移的能量，即dE_{tr}（1−g），因此：

$$X(W_{air}/e) = K_{air}(1-g) \qquad (5.9)$$

或

$$X(W_{air}/e) = (K_{col})_{air} \qquad (5.10)$$

5.3.3 粒子通量

为计算吸收剂量，我们需要一些量来描述辐射场，称为辐射场量（Greening，1981）或辐射量（ICRU 2011）。粒子通量（ICRU 2011），即单位面积粒子数，是一个重要的辐射量。粒子通量概

[5] 这个量有时被称为电子（或电离）比释动能，它与电子碰撞阻止本领的变化一致——见3.2.2节。但是，ICRU 90号报告（2014）建议继续使用碰撞比释动能－参见Rogers和Townson（2019）的文献。

[6] 对于空气中^{60}Co γ 射线，g ≈ 0.003（IAEA 1997）。

念如图5.4所示。

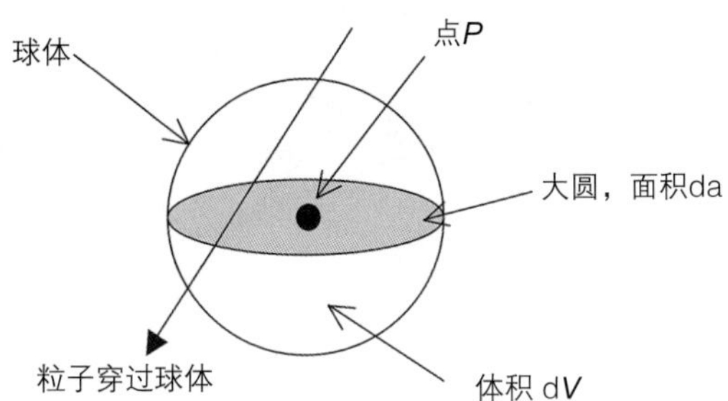

图5.4　P点处的辐射场由穿过以P点为中心的球体的辐射来表征（改编自：Attix, F. H., Introduction to Radiological Physics and Radiation Dosimetry, Wiley, New York, 1986.）

设N是撞击点P周围有限球体上的粒子数量（在一个有限时间间隔内）。如果将球体缩小到点P处具有横截面积为da的无穷小球体，则通量Φ为：

$$\Phi = \frac{\mathrm{d}N}{\mathrm{d}a} \qquad (5.11)$$

通量通常以m^{-2}或cm^{-2}为单位（ICRU 2011）。注意，通量是一个标量，即辐射方向没有被考虑在内。

我们将通量在粒子能量E中的微分定义为Φ_E：

$$\Phi_E = \frac{\mathrm{d}\Phi}{\mathrm{d}E} \qquad (5.12)$$

其中，dΦ 是能量为E和E+dE之间的粒子通量。

（总）通量可以从$\Phi = \int_0^{E_{max}} \Phi_E \mathrm{d}E$ 获得。
类似地，通量在立体角Ω中的微分定义为：

$$\Phi_\Omega = \frac{\mathrm{d}\Phi}{\mathrm{d}\Omega} \qquad (5.13)$$

其中，dΦ 是粒子围绕特定方向立体角 dΩ 内传播的通量[7]。

这两个微分量可以组合起来，生成$\Phi_{\Omega,E}$，即在立体角和能量上的通量微分。

通量也可以表示为穿过单位球体的粒子轨迹总长度与球体体积的商[8]（Chilton, 1978；Papiez和Battista, 1994）：

$$\Phi = \frac{\Sigma\Delta s}{\mathrm{d}V} \qquad (5.14)$$

当考虑到所谓空腔积分（见5.7节）时，该公式非常有用，通过对通量（能量）积分、能量（感兴趣的体积）微分，并乘以相关的相互作用系数，从而得到比释动能或吸收剂量。

5.3.4　能量通量

能量通量是粒子通量和能量的乘积。设R为图5.4中全部N个粒子所携带的总（辐射）能量值（辐射能）（不包括静止能量）。然后，能量通量Ψ（ICRU 2011）为：

$$\Psi = \frac{\mathrm{d}R}{\mathrm{d}a} \qquad (5.15)$$

如果只有单一能量E的粒子存在，则$R=EN$和$\Psi=E\Phi$。

与通量一样，能量通量可以用在能量、固体角或两者上的微分共同表示。

5.3.5　平面通量

平面通量是单位面积内以标量加法相加的任意方向穿过固定平面的粒子数量（见图5.5）。我们也可以定义一个与净流量对应的向量，但这在剂量学中用途有限[9]。平面通量在计算带电粒子束时是一个特别有用的概念。在某些情况下，例如在平行电子或质子束的浅表处，平面通量随着深度的增加保持不变；相反，通量通常由于带电粒子轨道方向变化而增加（见第3.7节）。平面通量和通量之间的差异如图5.5所示。

5.3.6　通量率

第5.3节中的所有量都可以按单位时间定义，例如通量率$\dot{\Phi} = \frac{\mathrm{d}\Phi}{\mathrm{d}t}$和能量通量率$\dot{\Psi} = \frac{\mathrm{d}\Psi}{\mathrm{d}t}$。

[7]　一个方向的确定需要两个变量；在具有极角θ和方位角φ的球坐标系中，$d\Omega=\sin\theta \mathrm{d}\theta \mathrm{d}\varphi$。

[8]　这可以通过体积V和外表面积S，平均弦长为$4V/S$（即半径为r的球体为$4r/3$）来证明。

[9]　在辐射剂量学中，如5.3.1节所述，无论产生它们的粒子轨迹方向如何，都会增加能量沉积的影响。

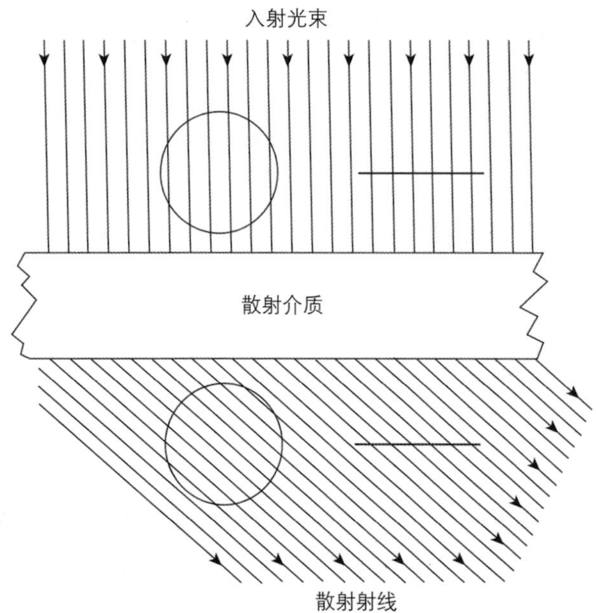

图5.5　平面通量概念的二维示意图。穿过两条平行线（等长）的粒子数相同。这表明原始光束方向的平面通量保持不变，而通量，即两个圆中的总轨道长度，明显在散射介质的下游更大（摘自：Whyte, G. N., Principles of Radiation Dosimetry, Wiley, New York, 1959.）

5.4　光子通量与剂量的关系

本节将把介质中的能量转移（即比释动能）或能量沉积（即吸收剂量）与表征辐射场的通量联系起来。首先介绍不带电粒子（光子）通量和比释动能的关系（5.4.1节），然后通过带电粒子平衡的重要概念（5.5节）讨论通量和吸收剂量的关系（5.4.2节）。随后，推导带电粒子通量-剂量关系（5.6节）。有了这些通量-吸收剂量关系后，我们将推导探测器或剂量计响应公式，通常称为腔室理论（5.7节）。

5.4.1　光子通量与比释动能的关系

一个小（或初级的）体积 ΔV 的材料“med”，质量为 Δm，密度为 $\rho=\rho_{med}$，被几个能量为 $h\nu$ 的光子穿过（见图5.6）。

为从粒子轨迹提取能量并将能量传递给介质，需要一个相互作用系数。从质能传递系数 $\mu_{tr}(h\nu)/\rho$ 的定义开始（参见4.5.3节和ICRU 2011）：

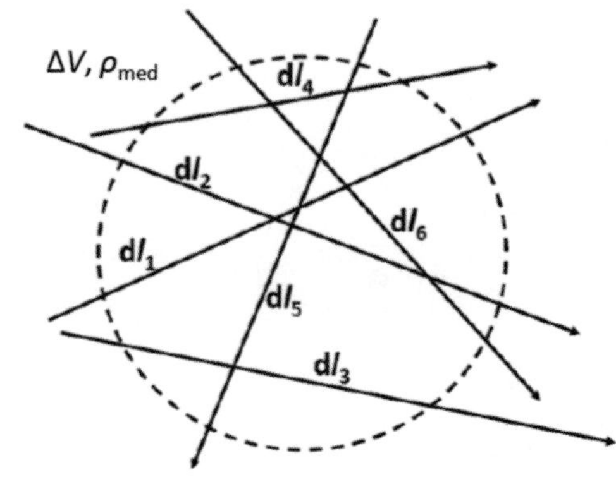

图5.6　光子轨迹示意图，光子能量为 $h\nu$，穿过体积 ΔV 密度 ρ_{med} 的介质“med”（摘自：Andreo, P., Burns, D. T., Nahum, A. E., Seuntjens, J. and Attix, F. H., Fundamentals of Ionizing Radiation Dosimetry, Wiley-VCH, Weinheim, 2017.）

$$\frac{\mu_{tr}(h\nu)}{\rho}=\frac{1}{\rho\,\mathrm{d}l}\frac{\mathrm{d}R_{tr}}{R} \qquad (5.16)$$

其中，$\mathrm{d}R_{tr}$ 是平均（辐射）能量，即辐射能为 R 的不带电粒子穿过距离 $\mathrm{d}l$ 时发生相互作用传递给带电粒子的动能（N 个光子穿过 ΔV，$R=Nh\nu$）。因此，第 i 个光子穿过轨迹 $\mathrm{d}l_i$ 后，转移给带电粒子的平均能量为：

$$\mathrm{d}E_{tr,i}=h\nu\,\mathrm{d}l_i\,\mu_{tr}(h\nu) \qquad (5.17)$$

因此，在体积中转移为带电粒子动能的总能量为：

$$\sum_i \mathrm{d}E_{tr,i}=h\nu\sum_i \mathrm{d}l_i\,\mu_{tr}(h\nu)$$

左右两侧除以对应介质体积的质量 Δm，$\Delta m=\rho\Delta V$，代入公式得到：

$$\frac{\sum_i \mathrm{d}E_{tr,i}}{\Delta m}=h\nu\frac{\sum_i \mathrm{d}l_i\,\mu_{tr}(h\nu)}{\rho\,\Delta V}=h\nu\frac{\sum_i \mathrm{d}l_i}{\Delta V}\left(\frac{\mu_{tr}(h\nu)}{\rho}\right)_{med}$$

公式左侧，转移能量总和除以介质质量等于比释动能 K_{med}（参考公式5.6），而轨迹长度总和除以体积等于通量 Φ（参考公式5.14），于是得出：

$$K_{med}=\left(\frac{\mu_{tr}(h\nu)}{\rho}\right)_{med}h\nu\,\Phi_{med} \qquad (5.18)$$

其中，介质“med”已知。或根据能量通量 Ψ：

$$K_{\text{med}} = \left(\frac{\mu_{\text{tr}}(h\nu)}{\rho}\right)_{\text{med}} \Psi_{\text{med}} \qquad (5.19)$$

截至目前，已假设穿过单位体积的光子具有相同能量$h\nu$。对于光子能谱，比释动能的等效表达式为：

$$K_{\text{med}} = \int_0^{h\nu_{\max}} h\nu \times (\Phi_{h\nu})_{\text{med}} \left(\frac{\mu_{\text{tr}}(h\nu)}{\rho}\right)_{\text{med}} \mathrm{d}h\nu \qquad (5.20)$$

其中，$\Phi_{h\nu}$是光子通量的能量微分（$\Phi_{h\nu} \equiv \mathrm{d}\Phi/\mathrm{d}h\nu$）；公式5.20是辐射剂量学的基本公式。

此外，我们还需要光子通量和碰撞比释动能系数K_{col}之间的关系（参见5.3.2节）。参考公式5.19和5.20，质能转移系数μ_{tr}/ρ被质能吸收系数μ_{en}/ρ代替，因为吸收能量不包括转换为韧致辐射光子能量的那部分带电粒子的初始动能（参见4.5.3节和ICRU 2011年）。对于单能光子：

$$(K_{\text{col}})_{\text{med}} = \left(\frac{\mu_{\text{en}}(h\nu)}{\rho}\right)_{\text{med}} h\nu\, \Phi_{\text{med}} \qquad (5.21)$$

对于光子能量的光谱：

$$(K_{\text{col}})_{\text{med}} = \int_0^{h\nu_{\max}} h\nu \times (\Phi_{h\nu})_{\text{med}} \left(\frac{\mu_{\text{en}}(h\nu)}{\rho}\right)_{\text{med}} \mathrm{d}h\nu \qquad (5.22)$$

两种类型比释动能的关系为：

$$(K_{\text{col}})_{\text{med}} = K_{\text{med}}(1-\overline{g_{\text{med}}}) \qquad (5.23)$$

其中，$\overline{g_{\text{med}}}$为带电粒子能量转化为韧致辐射能量的比例，是光子能谱的介质特定均值，可用公式5.20和5.22计算。

5.4.2　比释动能与吸收剂量的关系

上一节描述了比释动能和通量的关系，如果吸收剂量与比释动能相关，那么可以建立吸收剂量和光子通量的关系。介质中吸收剂量D_{med}由传递给单位体积（单位质量）的能量均值决定，而比释动能是转移给该体积（单位质量）的能量。然而，带电粒子可以离开单位体积，并带走剩余动能，如图5.7所示。注意图中E_{tr}^{n}表示传递给层内电子的净能量，不包括转化为韧致辐射光子的那部分初始动能；正如我们已经看到的，等于E_{tr}（1–g）。

参考图5.7，离开层的（净）动能是$E_{\text{out}}^{\text{n}}$，进入该层的带电粒子（净）动能是$E_{\text{in}}^{\text{n}}$。在层中沉积的能量$\varepsilon$为：

$$\varepsilon = E_{\text{in}}^{\text{n}} + E_{\text{tr}}^{\text{n}} - E_{\text{out}}^{\text{n}} \qquad (5.24)$$

其中，散射（康普顿）光子和韧致辐射光子被假定为不发生相互作用直接离开层。如果离开该层的电子轨迹能够被进入该层的电子相同轨迹补偿，即公式5.24中的$E_{\text{in}}^{\text{n}} = E_{\text{out}}^{\text{n}}$，则遵循：

$$\varepsilon = E_{\text{tr}}^{\text{n}} \qquad (5.25)$$

离开体积的带电粒子动能等于进入该体积的带电粒子动能称为带电粒子平衡（CPE）；公式5.25表达了这样一个事实，在CPE前提下，传递给体积的能量ε等于转移到该体积的净能量E_{tr}^{n}。

公式5.25两侧同时除以层的质量（或体积单元），从随机量变为均值，可推导出：

$$D_{\text{med}} \overset{\text{CPE}}{=} (K_{\text{col}})_{\text{med}} \qquad (5.26)$$

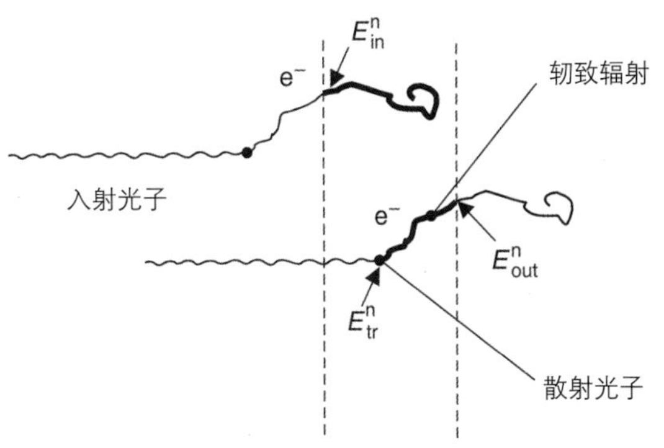

图5.7　当一些光子离开薄层而另一些光子入射该薄层时，光子释放的次级电子将动能E_{tr}^{n}转移给薄层的示意图。如果离开该层的能量$E_{\text{out}}^{\text{n}}$正好等于进入的能量$E_{\text{in}}^{\text{n}}$，则存在带电粒子平衡，吸收剂量等于碰撞比释动能。这种等式在图中显示为：从薄层外部进入的次级电子轨迹全长恰好等于层内生成电子的两部分轨迹（粗体）长度和。

公式5.26表达了重要结果：

在带电粒子平衡的特殊条件下，吸收剂量等于碰撞比释动能。

用公式5.21中的吸收剂量取代碰撞比释动能，对于单能光子，可写为：

$$D_{\text{med}} \overset{\text{CPE}}{=} \left(\frac{\mu_{\text{en}}(h\nu)}{\rho}\right)_{\text{med}} h\nu\, \Phi_{\text{med}} \tag{5.27}$$

对能谱光子，（$\Phi_{h\nu}$）$_{\text{med}}$改写为：

$$D_{\text{med}} \overset{\text{CPE}}{=} \int_0^{h\nu_{\max}} h\nu \times \left(\Phi_{h\nu}\right)_{\text{med}} \left(\frac{\mu_{\text{en}}(h\nu)}{\rho}\right)_{\text{med}} \mathrm{d}h\nu \tag{5.28}$$

公式5.27和公式5.28是辐射剂量学中的基本公式，将在5.7.3节中提及。

5.5节介绍了如何在某些条件下实现CPE。

5.5 带电粒子平衡（CPE）；部分CPE

在受辐射介质中，以下情况称为体积V中存在带电粒子平衡（CPE）或电子平衡[10]，即：

如果每个给定类型和能量的带电粒子离开体积V时被进入体积V的相同能量和类型的粒子所取代。

图5.8显示了如何在光子辐射的介质中实现CPE。当然，该图可能过于简化，因为实际上存在次级电子的能量谱和方向谱。然而，由于每个体素中只显示单个电子的直线运动（图中标记为A到G），此观点并没有本质上的改变。

每个体素中都会产生一个电子，假设光子衰减可忽略不计，则比释动能是恒定值。在体素A中只沉积了电子的小部分动能；离开体积的轨迹部分显然没有得到补偿，因此体素A的剂量相对较低。体素B中，一个新电子产生，除此之外还有一部分从上游体素A开始的电子轨迹。因此，体素B剂量高于A。在体素C中，剂量更高。在体素D中，体素A中生成的电子停止运动，离散的电子轨迹总和恰好等于完整的电子轨迹（对应于传递的能量，即比释动能）。因此，首先在体素D中达到CPE。随后的体素（E、F、G等）包含与D中相同的电子轨迹模式，因此这些体素中也存在CPE。体素D中吸收剂量等于比释动能（严格地说，是碰撞比释动能），并且在随后体素E、F、G中也是如此，前提是光子衰减可忽略不计。

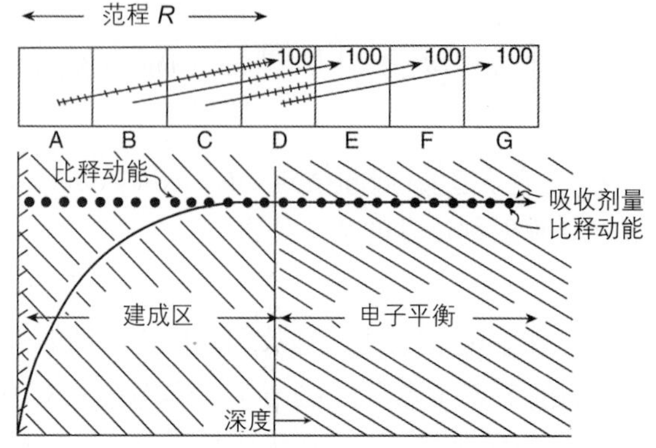

图5.8 该图显示了理想情况下带电粒子平衡的建立，即光子束没有衰减，且在标记为A到G的每个体素中均生成一条直线电子轨迹（经许可摘自：Johns, H. E. and Cunningham, J. R., The Physics of Radiology, 4th Ed., Charles, C., Ed., Thomas Publisher, Springfeld, IL, 1983.）

在真实的光子束中，不可能实现真正的CPE；光子衰减导致随深度变化的光子通量下降，因此不同深度产生的次级粒子（电子）数量将不是恒定的。

即使在许多情况下不可能存在严格CPE，但CPE可以被很好地近似，例如在能量低于约1MeV光子辐照的介质中，在超过最大剂量的深度处存在近似CPE。在较高能量下，公式5.26中等号可以用比例符号代替。这种情况被称为部分带电粒子平衡[11]或PCPE（见第4章2017年Andreo等的文章）：

$$D \overset{\text{PCPE}}{\propto} K_{\text{col}}$$

参见公式5.30。

表5.1为不同能量光子束在水中达到部分电子平衡所需的厚度及相应的光子衰减量。可看出，CPE失效程度随光子能量的增加而增加。

[10] CPE可能涉及其他带电粒子（例如正电子），但在放射治疗中使用的光子束，（次级）电子占主导地位。

[11] 部分带电粒子平衡以前通常被称为瞬态CPE（例如，Attix，1979，1986），但在第4章Andreo等（2017）讨论认为瞬态一说不合适，因为一般瞬态对应时间；因此部分CPE是首选术语。

图5.9显示了相对低能量的单能和多能光子束中，比释动能K和剂量D（在水中）的深度依赖性。在这些相对较低的光子能量下，生成的次级电子能量更低，因此在水中产生的（二次）轫致辐射剂量完全可以忽略不计。因此，g（公式5.8和5.23）非常接近零，并且（总）比释动能和碰撞比释动能不能区分开。即使是能量最高的次级电子的射程也极短。为了显示表面的剂量建成（≈0～0.017cm），图中的深度刻度仅延伸至0.08cm（相当于水的0.08g/cm^2），且在这个距离上光子衰减微乎其微。总而言之，图5.9中的光子束充分满足了图5.8的假设。

表5.1　建立部分带电粒子平衡所需的水的近似厚度

最大光子能量（MeV）	达到平衡的水厚度（mm）	光子近似衰减量（%）
0.3	0.1	0.03
0.6	0.4	0.1
1	0.8	0.3
2	2.5	0.8
3	8	2
6	15	4
8	25	6
10	30	7
15	50	9
20	60	11
30	80	13

对于不同最大能量的轫致辐射；最后一列给出了该厚度下光子衰减的近似百分比（经许可引自：Greening, J. R., Fundamentals of Radiation Dosimetry, Adam Hilger, Bristol, 1981.）

图5.10显示了较高能量光子束（25MeV）的吸收剂量、总比释动能及碰撞比释动能与水深度的关系。如果忽略辐射和散射光子，则可以给出（Greening, 1981）：

$$D \overset{\text{PCPE}}{\approx} K_{col} \times (1 + \mu \bar{x}) \qquad (5.29)$$

其中：

μ是D、K和K_{col}曲线的同一斜率；

$\bar{x}$是次级带电粒子沿射线入射方向携带能量到将其沉积为剂量时的平均距离（参考第4章2017年Andreo等的文章）。

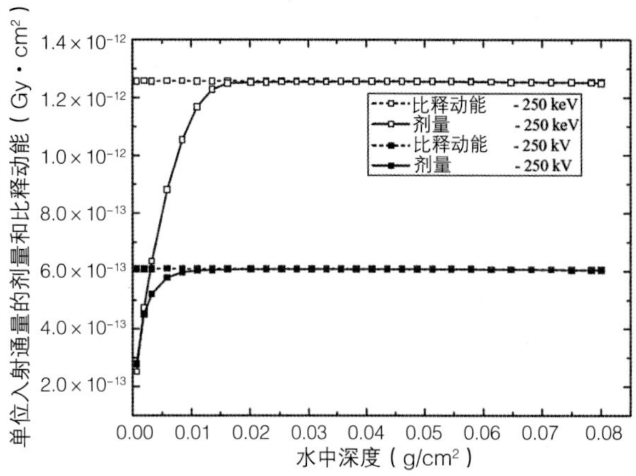

图5.9　能量250keV、质量250kV的宽平行光子束，蒙特卡罗模拟计算的吸收剂量及比释动能与光子通量（Gy・cm^2）的商和水深度的关系[12]［经许可改编自：Kumar, S., Deshpande, D. D. and Nahum, A. E., Phys. Med. Biol., 60（2），501–519，2015.］

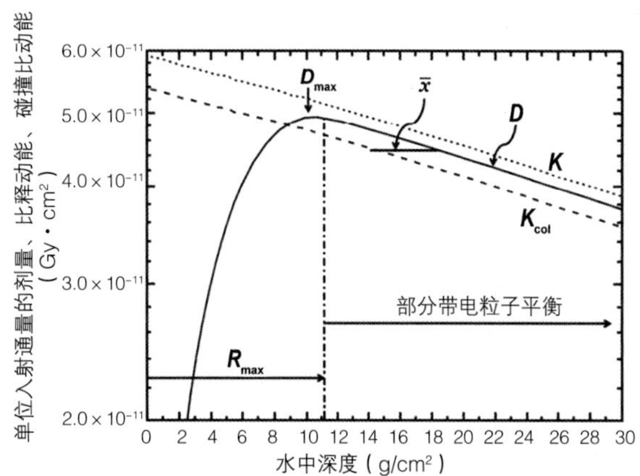

图5.10　入射水面的25MeV宽单能光子束，蒙特卡罗模拟计算中心轴的剂量D、比释动能K和碰撞比动能K_{col}随深度的变化。图中标明了超出最大次级电子射程深度R_{max}=11.2cm的部分CPE区域；碰撞比释动能和剂量曲线之间的位移$\bar{x}$也被指明。注意，纵坐标为对数，无法显示D≈0处的值。数据来自Kumar等（2015a）（经许可改编自：Chapter 4 in Andreo, P., Burns, D. T., Nahum, E. E., Seuntjens, J. and Attix, F. H., Fundamentals of Ionizing Radiation Dosimetry, Wiley-VCH, Weinheim, 2017.）

[12]　通常情况，轫致辐射相互作用获得多能光子束的“质量”（与穿透有关）是指产生这种光束的“电压”（例如kV或MV），即最大光子能量（见22.2和23.2.1节）；使用keV或MeV作单位表示光束是单能的。第30章介绍了辐射传输的蒙特卡罗模拟。

吸收剂量与碰撞比释动能的比例系数，通常用β表示：

$$D_{\mathrm{med}}=\beta_{\mathrm{med}}\times(K_{\mathrm{col}})_{\mathrm{med}} \qquad (5.30)$$

图5.10标明距离$\bar{x}$和PCPE区域，此时D、K和K_{col}曲线平行。在这种高能量下，g是显著的，比释动能和碰撞比释动能之间有明显的分离。

当积分到较大深度时，碰撞比释动能曲线下的面积非常接近于吸收剂量曲线下的面积。然而，从图5.10可以清楚看出，比释动能曲线下面积超过碰撞比释动能曲线下面积，违反了能量守恒。这个问题已经在Kumar和Nahum（2016）的文章中进行了深入探讨。

Kumar等（2015a）提出D/K的近似表达式：

$$\left(\frac{D}{K_{\mathrm{col}}}\right)_{\mathrm{med}}=\beta_{\mathrm{med}}\approx\left(1+\frac{\mu_{\mathrm{eff}}(\overline{hv})}{\rho}\left[0.5\times\left\{R_{\mathrm{csda}}(\overline{E_0})_{\overline{hv}}\right\}_{\mathrm{med}}\right]\right) \qquad (5.31)$$

其中：

- μ_{eff}是有效衰减系数，它考虑了散射光子引起的剂量建成，因此μ_{eff}小于窄束衰减系数μ（参考4.5.1节）；
- $\overline{hv}$是光子通量谱上比释动能加权的平均能量（方括号中的项对应公式5.29 $\bar{x}$）；
- $\overline{E_0}$是由这些光子运动产生（次级）电子的平均初始能量；
- R_{csda}是这些电子的连续减速近似射程（CSDA），表示为单位面积的质量（如g/cm^2）（参见3.5.3节）。

Greening（1981）对比释动能和剂量的深度依赖性进行了有指导意义的分析。假设介质表面能量通量为Ψ_0的平行高能光子束具有有效的线性衰减系数μ_p。次级电子能量通量沿束流方向减小，其有效线性衰减系数为μ_e，二次韧致辐射可忽略不计。Greening认为深度x_1处吸收剂量为：

$$D_{x_1}=\Psi_0\frac{\mu_{\mathrm{tr}}\mu_{\mathrm{e}}}{\rho}\int_0^{x_1}\exp(-\mu_{\mathrm{p}}x)\exp\left[-\mu_{\mathrm{e}}(x_1-x)\right]\mathrm{d}x \qquad (5.32)$$

计算并得到

$$D_{x_1}=\Psi_0\frac{\mu_{\mathrm{tr}}\mu_{\mathrm{e}}}{\rho(\mu_{\mathrm{e}}-\mu_{\mathrm{p}})}\left[\exp(-\mu_{\mathrm{p}}x_1)-\exp(-\mu_{\mathrm{e}}x_1)\right] \qquad (5.33)$$

深度x_1处比释动能为：

$$K_{x_1}=\Psi_0\frac{\mu_{\mathrm{tr}}}{\rho}\exp(-\mu_{\mathrm{p}}x_1) \qquad (5.34)$$

因此，比释动能和吸收剂量相等的对应深度x_1为：

$$x_1=\frac{\ln\left(\mu_{\mathrm{e}}/\mu_{\mathrm{p}}\right)}{\mu_{\mathrm{e}}-\mu_{\mathrm{p}}} \qquad (5.35)$$

Greening也表示，剂量最大值出现在深度x_1。

这些特征可以在图5.10中看到，尽管高能量的25MeV光子引起了明显的二次韧致辐射，在略小于$D_{\max}$的深度处，碰撞比释动能曲线会穿过剂量曲线。

对于截面非常小（“小野”，参见5.8节）的光子束，可能会存在明显的（部分）CPE偏差，从而导致所有深度的吸收剂量都与碰撞比释动能显著不同。图5.11显示了蒙特卡罗模拟（见第30章）计算的6MV、10MV和15MV光谱（点源），吸收剂量D与比释动能K的比值[13]；可以看出，小于～3cm×3cm尺寸的射野，D/K迅速降低。这种下降是（横向）电子不平衡的开始，因为射野宽度降到了高能次级电子横向偏移所需的宽度以下（参见5.8节；Scott等，2009；IPEM，2010）。

Dutreix等（1965）对带电粒子平衡概念进行了详尽讨论。

[13] 图5.11中显示的量是D/K而非D/K_{col}，因此，大尺寸场和高能量的比率略低于1，因为比释动能包括二次韧致辐射（参见图5.10）。

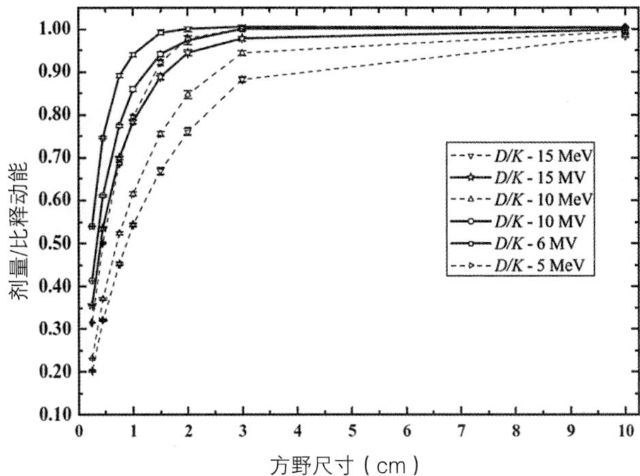

图5.11 MV射束，在100cm源模距下，蒙特卡罗计算的大圆柱形水模体中10cm深度处不同方野尺寸中心轴上吸收剂量与比释动能的商（D/K）；方野尺寸分别为0.25cm、0.5cm、0.75cm、1cm、1.5cm、2cm、3cm和10cm；误差棒为±2个标准差（k=2），对应于统计（A类）不确定性［经许可改编自：Kumar, S., Deshpande, D. D. and Nahum, A. E., Phys. Med. Biol., 60（2），501–519，2015.］

5.6 带电粒子通量与剂量的关系

5.6.1 阻止本领和CEMA

前两节介绍了不带电粒子，即光子[14]。在本节中，将推导带电粒子通量（此处假设为电子）与吸收剂量的等效关系。

图5.12显示穿过小体积ΔV，密度$\rho=\rho_{\text{med}}$，质量Δm的介质“med”的多条电子轨迹。与光子不同，对于带电粒子，相关指标是阻止本领，即单位长度损失的能量（近似连续）（参见3.2.2节）；我们用dE_l表示这种类型的局部能量损失，将之与光子的dE_{tr}区分开。我们主要对体积中局部沉积的能量感兴趣，因此合适的参数是电子阻止本领S_{el}，而非总阻止本领，因为后者包括了韧致辐射光子损失的能量，这些能量会逃逸到感兴趣体积中[15]（类似于碰撞比释动能和比释动能的差别）。

对于ΔV中的任何一个电子轨迹，可以写为：

$$dE_l = S_{\text{el}}\,dl \qquad (5.36)$$

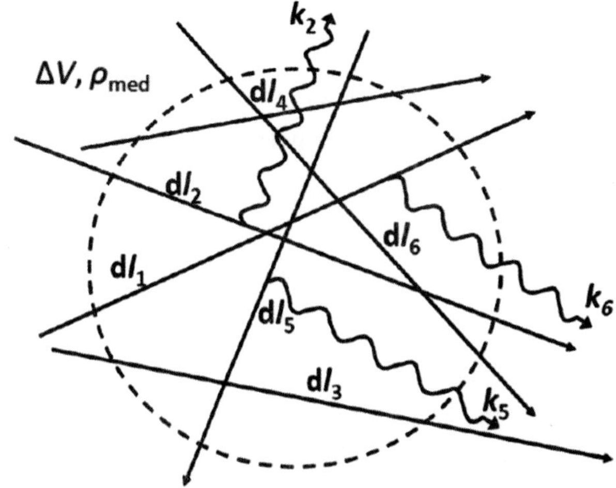

图5.12 电子轨迹穿过密度ρ材料“med”的单位体积ΔV的图示；假设整个体积的平均弦长远小于电子的射程（表示为直线）。韧致辐射光子（标记为k_i）从电子轨道2、5和6发射（摘自：Andreo, P., Burns, D. T., Nahum, E. E., Seuntjens, J. and Attix, F. H., Fundamentals of Ionizing Radiation Dosimetry, Wiley-VCH, Weinheim, 2017.）

因此，转移给单位体积dV的总局部能量为：

$$\sum_i dE_{l,i} = S_{\text{el}}\sum_i dl_i$$

两侧除以单位体积质量，等式右侧用ρdV代替dm：

$$\frac{\sum_i dE_{l,i}}{dm} = \frac{S_{\text{el}}\sum_i dl_i}{\rho dV} = \left(\frac{S_{\text{el}}}{\rho}\right)_{\text{med}}\left[\frac{\sum_i dl_i}{dV}\right] \qquad (5.37)$$

方括号中的项是单位体积的总轨道长度，即单位体积的平均电子通量[16]（公式5.14）Φ_{med}。因此：

$$\frac{\sum_i dE_{\ell,i}}{dm} = \left(\frac{S_{\text{el}}}{\rho}\right)_{\text{med}}\Phi_{\text{med}} \qquad (5.38a)$$

Kellerer等（1992）提出了带电粒子的比转换能[17]相当于不带电粒子的比释动能。ICRU（2011）将cema（比转换能）定义为：

[14] 第4章介绍中子相互作用。中子剂量学与光子剂量学有一些相似之处（例如都使用比释动能概念）。然而，中子对当前的放射治疗用处有限，因此不在本书中介绍（参见第19章2017年Andreo等的文章）

[15] 请注意，韧致辐射光子在单位体积内释放的次级电子被包含在总电子通量中；一些入射电子也可能来自介质中其他地方的韧致辐射。

[16] 如果光子光谱包括高于产生电子对的阈值（1.022MeV，参见第4.3.3节）的能量，则粒子通量将包括正电子和电子。

[17] “cema”这个词是“单位质量转换能量converted energy per unit mass”的首字母缩写。

“除了入射到dm上的次级电子，在质量dm的材料中电子发生相互作用损失的平均能量与dm的商。”

“次级电子”在这里指的是由初级入射电子产生的击穿电子（或delta射线）（见3.2节）——公式5.38a中使用不受限制的电子阻止本领[18]，“次级电子”的动能自动包含在dE_l中。比转换能由$\Sigma\, \mathrm{d}E_l/\mathrm{d}m$给出，因此等于电子通量和电子质量阻止本领的乘积：

$$C_{\text{med}} = \Phi_{\text{med}} \left(\frac{S_{\text{el}}}{\rho} \right)_{\text{med}} \quad (5.38\text{b})$$

比转换能不一定等于吸收剂量，因为一些delta射线可以离开ΔV，类似于光子作为主辐射时产生的次级电子。比转换能要等于吸收剂量，前提是离开单位体积的带电粒子动能被进入这个体积的完全相同的量所取代，并沉积或传递给体积（见图5.7）。这被称为delta射线（或击穿电子）平衡。如果存在这种平衡，那么吸收剂量可以等同于比转换能，对于介质“med”，

$$D_{\text{med}} \overset{\delta\text{-eqm}}{=} \Phi \left(\frac{S_{\text{el}}}{\rho} \right)_{\text{med}} \quad (5.39)$$

或者，在电子能谱中：

$$D_{\text{med}} \overset{\delta\text{-eqm}}{=} \int_0^{E_{\max}} \Phi_E \left(\frac{S_{\text{el}}(E)}{\rho} \right)_{\text{med}} \mathrm{d}E \quad (5.40)$$

其中，Φ_E是电子通量的能量微分（见5.3.3节）。

5.6.2 delta射线平衡

自然地，如果带电粒子平衡存在，则delta射线平衡必须始终成立。然而，如果初始辐射由带电粒子组成，除非在大介质β源均匀分布的特殊情况下，否则永远无法实现CPE。对于放射治疗中使用的高能电子束，初始电子能量随深度不断减小，因此永远不可能存在CPE。然而，大多数delta射线射程非常短（见3.2节），几乎所有能量都通过电子损失传递；也就是说，大部分比转换能沉积在局部。这可以通过L_Δ/S_{el}近似等于1来表述，即使对于非常小的临界能量Δ（见图3.8）[19]。因此，在电子辐射介质时，通常存在高度的射线平衡。

在下述情况下，delta射线平衡没有达到很好的近似：电子束照射介质，在介质非常靠近表面的区域。入射方向上能量最高的delta射线的显著射程，导致了一个小而可见的delta射线建成区（见图3.16）[20]。

5.7 腔室理论

5.7.1 简介

探测器测量时，探测器材料通常与探测器置入的介质不同。如5.1节所述，辐射探测器信号与探测器在敏感材料中吸收的能量成正比，因此探测器信号与材料吸收剂量D_{det}成正比。从探测器原始信号到参考辐射D_{det}的转换过程，通常被称为校准，将在第19章中介绍。

探测器可被认为是在辐照下引入（均匀或“不受干扰”）介质的腔；“空腔”这个名字源于这样一个事实，即气体电离室在该主题的早期发展中占据主导地位（Greening，1981；Whyte，1959），因此将D_{det}与D_{med}联系起来的理论被称为腔室理论。腔室理论的主要目的是确定f_Q因子：

$$f_Q = \left(\frac{D_{\text{med}}}{D_{\text{det}}} \right)_Q \quad (5.41)$$

任意探测器“det”，置入任意介质“med”，被质量Q的射线（这里是光子或电子）辐照。图5.13为该情况的示意图。

本节包含腔室理论在放射治疗剂量学中实际应用的关键思想和理论。我们广泛使用了在本章前几节获得的一些结果—特别是粒子通量的概念，还有粒子通量与吸收剂量的关系。第9章Andreo等（2017）给出了更详细的描述。Burlin（1968）的文章也值得参考。

[18] 术语“不受限制”表示传递给介质的能量，是通过delta射线动能或原子激发，这种能量没有限制（参见3.2.4、3.2.5和5.7.5节）。

[19] LΔ 的定义见3.2.5节。

[20] 图3.16和图5.5，电子轨道倾斜度增加，初级电子通量随深度的增加仍然是“宽”电子束剂量随深度增加的原因。

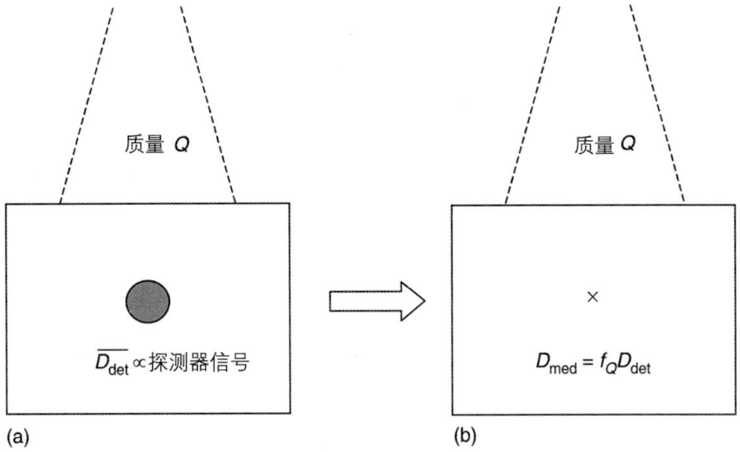

图 5.13　探测器置入介质的一般情形，（a）暴露于质量 Q 的辐射，探测器灵敏体积的平均剂量，$\overline{D_{det}}$，（b）在 × 处，无探测器时，乘以空腔理论因子 f_Q，转换为剂量 D_{med}

“Fano theorem”（“法诺定理”）是腔室理论中最基本的理论，我们先介绍法诺定理（见5.7.2节）。接下来是两种最重要，可以推导f_Q精确表达式的情形。第一种是光子照射介质中的“大型探测器”（见5.7.3节）；“大”是指探测器尺寸与次级粒子（即电子）射程相比。适用于“小型”探测器的Bragg–Gray腔室理论在5.7.4节中介绍，更为精确的Spencer–Attix腔室理论在5.7.5节介绍，电离室校正因子或Bragg–Gray剂量的扰动比率在5.7.6节中介绍。中型探测器的近似Burlin或“一般”腔室理论在5.7.7节中介绍。5.7.8节给出了一个基于蒙特卡罗“模拟”的探测器响应示例，涉及上述全部三种腔室理论。最后一个单独的5.8节专门讨论“小”、亚平衡MV电压光子束的剂量学。

5.7.2　法诺定理

法诺定理（1954）用一种规范的数学方法证明：

受注量均匀初级辐射（如X射线或中子）照射的给定组成的介质中，次级辐射的注量也是均匀的，且与介质密度以及点与点之间的密度变化无关。

图5.14显示了法诺定理适用的情形。一个大到足以建立CPE的介质被间接电离辐射照射，生成次级粒子轨迹（简化为直线）。中心区域具有更高密度，但原子组成与周围区域相同。中心区域的单位体积会生成更多的电子轨道，但由于更高的阻止本领，相应地每个轨道会更短。法诺定理预测，无论中心区域的大小或密度如何，中心区域电子通量（即单位体积的电子总轨迹长度）将与外部区域的电子通量完全相等。Greening（1981）和第9章Andreo等（2017）的文章中包含对法诺定理更详细的介绍。

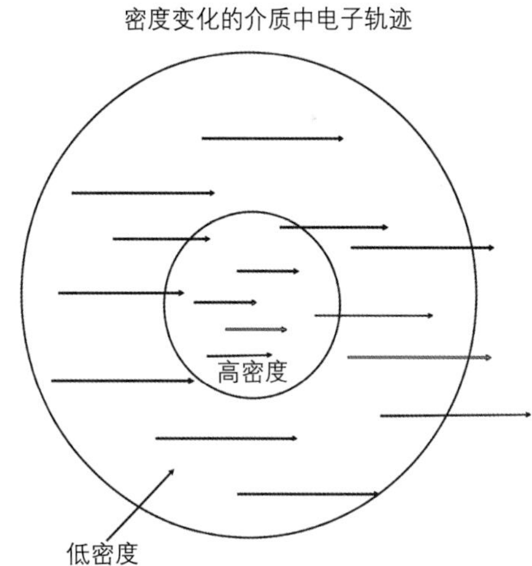

图5.14　法诺定理适用的情形示意图：尽管光子辐射的介质密度可能发生变化，但单位体积中次级电子的总轨迹长度，即电子通量保持不变。为简单起见，电子轨迹以直线表示

法诺定理适用的一个例子是低能X射线的剂量测定，在这种情况下不可能使气腔尺寸小到足以满足Bragg–Gray腔条件（5.7.4节，尤其是表5.2）。如果低密度（气体）腔与周围介质（包括腔壁）具有相同的原子条件，则对腔的尺寸没有限制（例如

在水模体中被水当量腔包围的水蒸气）。当然，在实践中，需要对射束衰减进行校正。可以参考5.7.4.3节中的法诺定理，特别是小野亚平衡MV电压光子场下离子室的“Bragg-Gray击穿”（参见5.8.3节；图5.35）。

法诺定理的隐含假设是介质的质量阻止本领与密度无关。在相对论能量下（即电子能量高于0.5MeV），由于密度（或极化）效应（参见3.2.3节），则假设不成立。然而，这种对法诺定理前提条件的“违反”可能没有实际意义。幸运的是，Bragg-Gray理论（5.7.4节）适用于MV电压光子束下低密度腔（如空气）的剂量响应。

5.7.3　“大”光子探测器的腔室理论

想象一个均匀介质被单能光子照射，深度z处能量通量为$\Psi_{\text{med},z}$。假设深度z足以建立部分CPE，通过结合公式5.21和5.30，均匀介质深度z处的剂量为：

$$D_{\text{med},z} \overset{\text{PCPE}}{=} \beta_{\text{med}} \Psi_{\text{med},z} \left(\frac{\mu_{\text{en}}}{\rho}\right)_{\text{med}} \qquad (5.42)$$

假设探测器中心在深度z处，探测器敏感材料“det”的体积足以使这个体积实现PCPE；也就是说，“det”的尺寸大于材料中生成的次级电子的最大射程。图5.15为该情况的示意图。

光子与探测器相互作用，产生次级电子的轨迹。在探测器边缘两侧的狭窄“外层”区域不可能存在（部分）CPE，因为该区域中的电子有一部分是在周围介质产生的，另一部分在探测器中产生。PCPE将存在于远离探测器边缘的区域。因此，探测器的吸收剂量，上标表示这是探测器的均值，为：

$$\overline{D_{\text{det}}} \overset{\text{PCPE}}{=} \beta_{\text{det}} \Psi_{\text{det}} \left(\frac{\mu_{\text{en}}}{\rho}\right)_{\text{det}} \qquad (5.43)$$

其中，能量通量是探测器材料的能量通量（严格来说是整个探测器体积的能量通量均值），质量-能量吸收系数适用于探测器材料“det”。当无CPE的“外层”区域体积仅占检测器敏感体积的一小部分时，“大探测器”条件基本上得到满足。

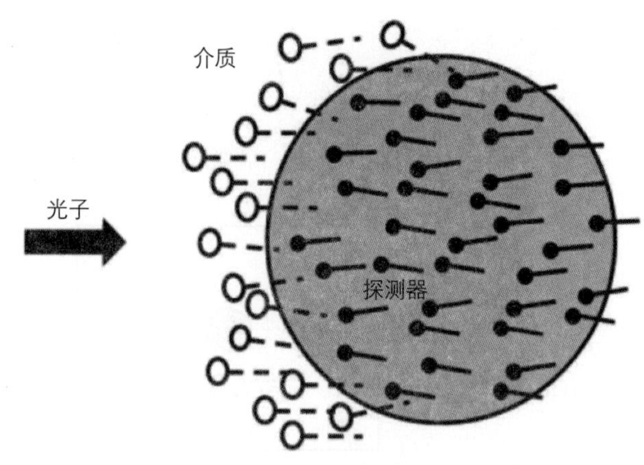

图5.15　与次级电子射程（简单起见，用直线表示）相比，（无壁）探测器中光子释放的次级电子的能量沉积“大”得多（经许可改编自：Andreo, P., Burns, D. T., Nahum, E. E., Seuntjens, J. and Attix, F. H., Fundamentals of Ionizing Radiation Dosimetry, Wiley-VCH, Weinheim, 2017.）

结合公式5.42和5.43得出：

$$\frac{D_{\text{med},z}}{\overline{D_{\text{det}}}} = \left(\frac{\beta_{\text{med}}}{\beta_{\text{det}}}\right) \frac{\Psi_{\text{med},z}(\mu_{\text{en}}/\rho)_{\text{med}}}{\Psi_{\text{det}}(\mu_{\text{en}}/\rho)_{\text{det}}} \qquad (5.44)$$

假设探测器的光子（能量）通量与未受干扰介质的光子（能量）通量的差异可忽略不计，那么可认为Ψ_{det}等于$\Psi_{\text{med},z}$；这适用于尺寸远小于光子平均路径$1/\mu_{\text{det}}$的探测器，或者在探测器和介质的密度及原子组成非常相似时也同样适用。此外，如果βs的比率与1的差距可忽略不计，则吸收剂量的比率或腔室理论因子f_Q可简化为：

$$f_Q = \frac{D_{\text{med},z}}{\overline{D_{\text{det}}}} = \frac{(\mu_{\text{en}}/\rho)_{\text{med}}}{(\mu_{\text{en}}/\rho)_{\text{det}}} \qquad (5.45)$$

在所有真实情况下，都会有连续光子能谱。即使对于单能光子源也是如此，因为较低能量的康普顿散射光子将始终存在于介质的某个深度。结合公式5.28和5.45，完整的公式为：

$$\frac{D_{\text{med},z}}{\overline{D_{\text{det}}}} = \left(\frac{\overline{\mu_{\text{en}}}}{\rho}\right)_{\text{det}}^{\text{med}} = \frac{\int_0^{h\nu_{\max}} h\nu \times (\Phi_{h\nu})_{\text{med},z} \left(\mu_{\text{en}}(h\nu)/\rho\right)_{\text{med}} \mathrm{d}h\nu}{\int_0^{h\nu_{\max}} h\nu \times (\Phi_{h\nu})_{\text{med},z} \left(\mu_{\text{en}}(h\nu)/\rho\right)_{\text{det}} \mathrm{d}h\nu} \qquad (5.46)$$

这个公式通常简化为$(\overline{\mu_{en}}/\rho)_{med,det}$，称为质量–能量吸收系数比。介质某个深度处的光子通量谱通常只能通过蒙特卡罗模拟获得（见第30章）。

正如已经指出的，探测器尺寸相对于光子衰减应该很小，即小于光子平均自由程$s=1/\mu$；否则，很难满足探测器能量通量相比于介质能量通量可以忽略不计的要求。可能需要添加扰动校正因子以校正探测器光子衰减与替代介质中光子衰减的差异。Mobit等（2000）使用蒙特卡罗模拟对这个问题进行了详细研究。

在kV光子射野中使用小型热释光剂量计（TLDs）（参见17.2节）是大型探测器情况的一个案例；在常见的TLD材料氟化锂中，kV X射线的次级电子最大射程约为0.5mm（小于剂量计厚度）。图5.16显示了三种不同热释光材料的质能吸收系数比（公式5.45或5.46）随光子能量的变化。低于100keV的快速变化是由于光电效应对原子序数的强依赖性（见4.3.1节）。曲线中几乎平坦部分对应着康普顿效应占主导地位的能量区域，此时的相互作用系数仅取决于电子密度（参见4.3.2节），吸收系数比与光子能量无关。

大腔室的结果可用于计算近表面的吸收剂量变化，例如被低能X射线照射的患者，其组织到骨骼的吸收剂量。图5.17为示意图；光子衰减的影响尽管在低能量下明显，也已被假定可忽略不计。组织和骨骼的平衡剂量分别与$(\overline{\mu_{en}}/\rho)_{tissue}$和$(\overline{\mu_{en}}/\rho)_{bone}$成正比（通过光子能量通量谱评估）。极近表面（即在最大能量的次级电子射程内），不存在PCPE；由于骨骼的有效原子序数更高（参见3.6节），增加的背散射电子会导致界面两侧复杂的剂量表现。图中还显示了根据定义不受电子传输影响的比释动能。读者在学习5.7.4节后会明白，界面两侧的剂量比将由（质量）电子阻止本领比给出，因为界面两侧的电子通量必须相等。Johns和Cunningham（1983）详细讨论了光子辐照介质的界面效应。

在MV能量范围，次级电子的显著射程使辐射探测器无法满足大光子探测器条件而变得不切实际大时满足大光子探测器的条件。我们将（μ_{en}/ρ）比率作为扰动因子（近似）公式的一个组成部分，校正电离室壁的非水当量性（19.4.2.3节），更重要的是，在标准流程中用于计算kV X射线的吸收剂量（19.8节）。

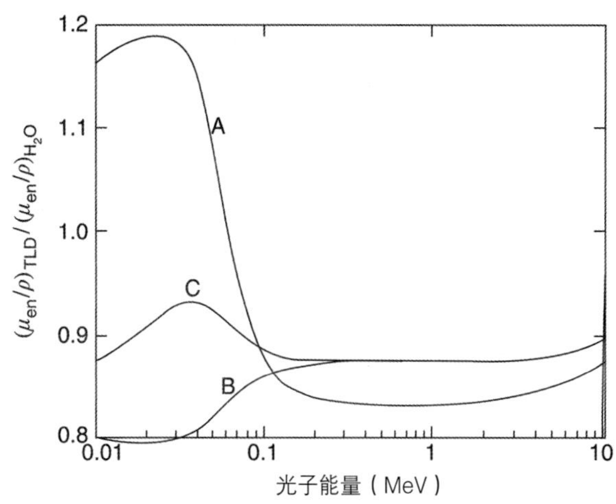

图5.16　不同热释光材料与水的质能吸收系数比，随着光子能量的变化。A：氟化锂，B：四硼酸锂$Li_2B_4O_7$，C：$Li_2B_4O_7$+0.3%Mn（经许可引自：Greening, J. R., Fundamentals of Radiation Dosimetry, Adam Hilger, Bristol, 1981.）

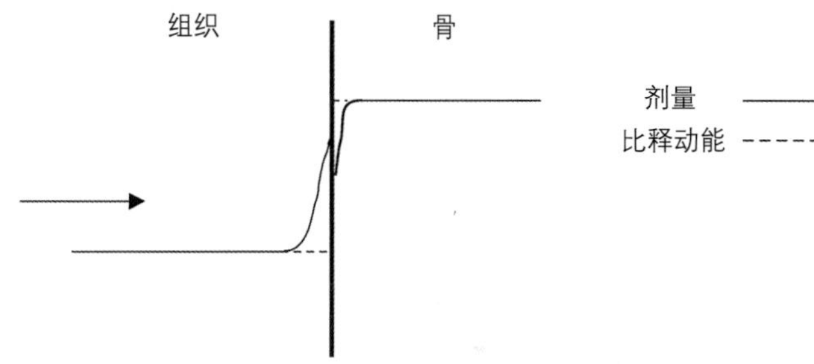

图5.17　假设光子衰减可忽略不计，kV光子照射下软组织和骨骼界面处吸收剂量的变化。两种介质都存在带电粒子平衡，除了非常靠近界面的地方，那里会发生电子散射效应。虚线表示比释动能与吸收剂量不相等的区域

5.7.4　Bragg–Gray腔室理论

5.7.4.1　简介

我们现在将关注另一类探测器，与电子[21]射程相比尺寸较小的探测器。图5.18a中，光子入射均匀介质；显示了次级电子的运动轨迹。图5.18b引入一个“小”探测器，即大多数电子在通过该探测器时仅损失很小的一部分能量。

在图中描绘时，探测器尺寸和组成使得在任何方向上，穿过探测器的电子路径相比于建立（部分）CPE所需的建成深度可完全忽略不计。因此，

[21]　初级辐射可以是电子或光子；在初级辐射为光子时，电子被称为次级电子。

这个小型探测器的吸收剂量绝对不是光子能量通量和（μ_{en}/ρ）$_{det}$的乘积。相反，探测器材料和介质的吸收剂量可以用它们的电子通量推导。

5.7.4.2 理论

从公式5.39可知，深度z处，介质与探测器的剂量比为

$$\frac{D_{med,z}}{D_{det}} = \frac{\Phi_{med,z} \times (S_{el}/\rho)_{med}}{\Phi_{det} \times (S_{el}/\rho)_{det}} \tag{5.47}$$

假设探测器（敏感体积）的电子通量等于“未受干扰”介质的电子通量，即

$$\Phi_{det} = \Phi_{med,z} \tag{5.48}$$

则公式5.47可以简化为

$$\frac{D_{med}}{D_{det}} = \frac{(S_{el}(E)/\rho)_{med}}{(S_{el}(E)/\rho)_{det}} \equiv s_{med,det} \tag{5.49}$$

这个公式被称为（质量）阻止本领比，通常写作$s_{med,\,det}$或$(S_{el}(\bar{E})/\rho)^{med}_{det}$。

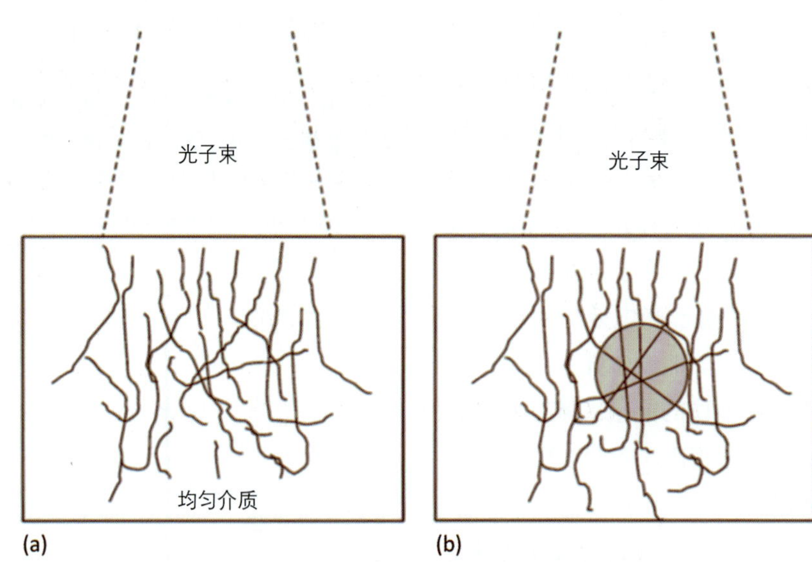

图5.18 （MV电压）光子入射均匀介质（a）中生成的次级电子轨迹示意图。（b）将低密度探测器置入介质，如果探测器的电子通量与相同位置未受干扰介质的电子通量（在能量分布和幅度上）的差异可以忽略不计，则可以说腔是“Bragg–Gray”腔室（经许可改编自：Andreo, P., Burns, D. T., Nahum, E. E., Seuntjens, J. and Attix, F. H., Fundamentals of Ionizing Radiation Dosimetry, Wiley-VCH, Weinheim, 2017.）

在实际情况中电子有能谱，因此阻止本领比的完整公式为：

$$\frac{D_{med}}{D_{det}} = \frac{\int_0^{E_{max}} (\Phi_E)^{pr}_{med,z} \times (S_{el}(E)/\rho)_{med}\, dE}{\int_0^{E_{max}} (\Phi_E)^{pr}_{med,z} \times (S_{el}(E)/\rho)_{det}\, dE} \equiv s^{BG}_{med,det} \tag{5.50}$$

其中，电子阻止本领的能量依赖性已明确，并且（Φ_E）$_{med,\,z}$对应着分子和分母都没有探测器的介质。需要强调的是，这只是初级电子的通量[22]——不涉及delta射线；因此添加上标“pr”。据5.7.5节说明的原因，公式5.50的阻止本领比通常用$s^{BG}_{med,det}$（Nahum，1978；ICRU 1984b；Andreo等，2017）表示。

在光子入射介质中以上述方式运行的探测器，即在有探测器的情况，但探测器不“干扰”受辐照介质中某个参考点的电子通量，在Bragg（1912）和Gray（1929，1936）的开创性工作之后，该探测器被称为Bragg–Gray空腔。正如本章的介绍，气体探测器早期的辐射测量技术占主导地位。Bragg提出了定性论点，Gray以更定量的方式推理，发现一个小充气腔对光子照射介质（当时没有电子束）时生成电子的数量、能量及方向的改变可以忽略不计。Gray表明，介质单位质量的能量损失与气

[22] 尽管光子与物质相互作用（例如康普顿散射）释放的电子一般通常被称为次级电子，但在上述情况下，将这些（例如康普顿）电子标记为初级电子，以将它们与初级电子降速时释放的delta射线（或碰撞电子）区分开来是有意义的。

体单位质量的能量损失之比等于电子质量阻止本领$s_{med, gas}$，然后假设各介质的吸收能量之比也等于$s_{med, gas}$。这等效于假设delta射线平衡（参见5.6.1和5.6.2节），并在5.7.5节中进一步讨论。

在放射治疗中还包括电子束和重带电粒子。在这些情况下，初级粒子是电子（或质子或碳离子），并且没有光子产生的次级电子（除了小的轫致辐射贡献）。Bragg–Gray理论也适用于这些带电粒子的探测器。

5.7.4.3　探测器何时以Bragg–Gray方式运行?

探测器作为Bragg–Gray（BG）腔应满足：

> 探测器（或空腔）敏感体积的带电粒子通量，在量级和能量分布上必须与均匀介质参考点的带电粒子通量相等。

我们现在探讨“腔”（即探测器）在带电粒子或光子射野中以Bragg–Gray方式表现的要求。

Ⅰ.与穿过腔的带电粒子射程相比，腔尺寸必须很小。

这相当于要求带电粒子穿过空腔的能量损失是带电粒子动能的很小一部分，即$\Delta E \ll E$。很难将其转换为具体数字，但我们假设$\Delta E \leqslant 0.01E$，即穿过探测器时带电粒子能量损失最大为1%。

对于1MeV电子，在水中（dE/ds）$_{tot}$=1.86MeV cm^2/g（参见书末表L2），相当于探测器厚度$<5.5\times10^{-3}g/cm^2$；对10MeV电子，探测器厚度变为$<4.7\times10^{-2}g/cm^2$，这对于单位密度等于1或更高的探测器敏感材料仍太薄（参见图5.20）。对于4MV X射线束，次级电子的平均能量约为0.5MeV，“Bragg–Gray”探测器必须更薄。

如果初级粒子是光子，则还有一个附加要求：

Ⅱ.腔内吸收剂量必须来自入射腔室的带电粒子。

这意味着腔中光子相互作用对剂量的贡献必须忽略不计。要求Ⅱ本质上是要求Ⅰ的必然结果。如果腔尺寸小到能够满足要求Ⅰ，那么腔体材料本身相互作用导致的剂量累积也将非常小。然而，如果这种剂量累积是显著的，那么腔中带电粒子通量将不等于未受干扰介质的带电粒子通量，从而违反Bragg–Gray原理（除非探测器材料和介质完全匹配——一个类似法诺定理的情况）。

在这点上，区分固体探测器——见第17章（例如金刚石、二极管、TLD、液体电离室）和气体探测器—见第16章（即气体电离室）非常有用。在前一种情况下，满足要求意味着此类探测器尺寸必须非常小，尤其是在射束入射方向上（例如单晶金刚石）——这样探测器或被探测器替换的介质体积内剂量变化才可以忽略不计。在光子束时，不需要（部分）CPE；即使在高能光子束的建成区，这种尺寸极小的固体探测器也会以Bragg–Gray方式运行。

现在考虑气体探测器（简单起见，具有中等壁），例如实际尺寸为几毫米的电离室（见表16.2和16.4）。被这种探测器“替代”的介质体积通常不是非常小，但由于气体（例如空气）密度极低，在MV电压下可以满足要求Ⅱ（见表5.2和图5.22）。然而，“被替换介质”的剂量变化可能是明显的（尤其是在任何射束的建成区域和尺寸非常小射野下的任何深度—见5.8.3节）。因此，在这种（极）低密度探测器的特殊情况下，需要CPE[23]使“被替代”介质的剂量变化变得可管理[24]（参见5.7.6和19.4.2节）。达到（部分）CPE必要性的另一种方法是调用法诺定理（见5.7.2节）。

综上所述，对于入射粒子是光子的气体探测器，有一个额外的要求：

Ⅲ.在介质内探测器位置处存在（部分）带电粒子平衡。

事实上，在实际的MV射野下，由于光子衰减的存在，平衡只能是“部分的”（见5.5节，特别是图5.10），这导致了与完美Bragg–Gray理论的微小偏离，可通过“扰动”校正因子进行校正—见5.7.6和19.4.2节。

如果初级辐射是带电粒子束，则永远不会实现CPE；由气体检测器“替换”的介质中带电粒子

[23] Greening（1981）强调Gray的初始理论需要CPE。

[24] 在真实的光子束中，由于光子衰减，只会有部分CPE——见5.5节。这种与“完美”CPE的微小偏差导致小气腔的响应偏离“完美”的Bragg–Gray表现；通常可通过位移扰动因子或有效测量点的偏移来校正（参见19.4.2.2节）。

通量的变化导致偏离Bragg–Gray理论。然而，这些“扰动”可以通过智能的电离室设计最小化——见5.7.6节。

值得注意的是，探测器腔室（产生信号的部分）的原子组成和/或密度被默认假定与介质不同。如果不是这样，那么很明显，在任何情况下两者的电子通量谱都没有差异；因此，一个（真实的或虚拟的）与介质完美等效的探测器将始终满足Bragg–Gray条件，如Bouchard等（2015）强调的。

放射治疗中使用的气体电离室（见第16章），在“标准”射野尺寸MV光子束辐射下，是Bragg–Gray腔的典型例子。图5.19在射野尺寸为3cm×3cm的 6MV X射线束照射下，比较了一个点状水体素的（次级）电子通量谱和相同位置处小气腔（PinPoint气腔）的（次级）电子通量谱；两条曲线重叠。

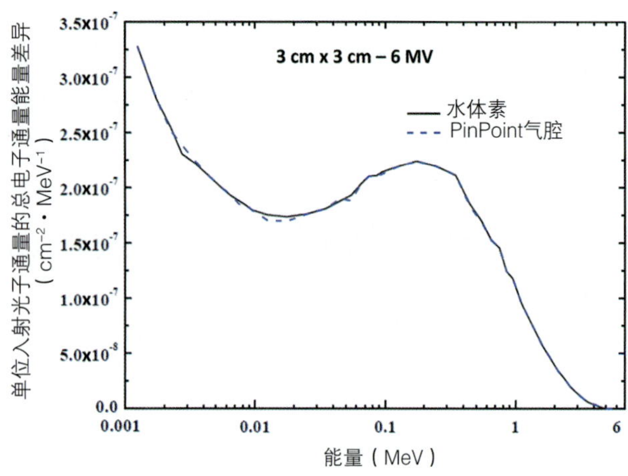

图5.19 Monte–Carlo计算的“点状”水“体素”（直径0.5mm，厚0.5mm）和“PinPoint”气腔（直径2.3mm，长2.6mm）的电子通量谱（所有次级电子）对比。两者位于在一个大型水模体光束中心轴5cm深度处，被射野尺寸为3cm×3cm 6MV光子照射［经许可改编自：Kumar, S., Fenwick, J. D., Underwood, T. S., Deshpande, D. D., Scott, A. J. and Nahum, A. E., Phys. Med. Biol., 60（20），8187–8212，2015.］

图5.20比较了6MV X射线束照射下，直径为2.20mm、高度/厚度为0.001mm的（人工）金刚石探测器（总）电子通量谱与水模体小体积水的电子通量谱。对于10cm×10cm照射野，光谱“完美”匹配，并且光谱积分的水与探测器电子通量比在0.2%以内。因此，这种极薄的“固体”探测器在这种射野尺寸和能量光束下也可作为近似完美的Bragg–Gray探测器[25]。

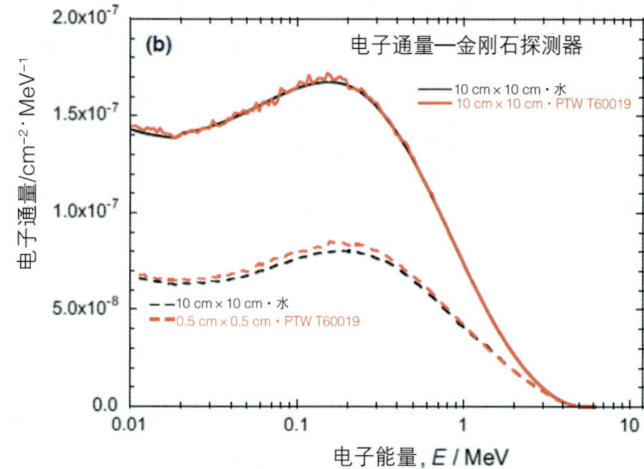

图5.20 10cm×10cm和0.5cm×0.5cm照射野6MV光束下水中10cm深度，Monte–Carlo计算的电子（全部次级电子）通量谱。红（波浪）线代表极薄金刚石探测器（见正文）的光谱，黑线代表小体积水相同深度处的光谱［经许可改编自：Benmakhlouf, H. and Andreo, P., Med. Phys., 44（2），713–724，2017.］

该图还显示了“小野”—0.5cm×0.5cm的数据——在这样的射野中，不存在PCPE（参见5.8.2节）。极薄的金刚石探测器的电子通量与未受干扰介质的电子通量的微小差异表明与Bragg–Gray的轻微偏离。这是一个非常小的（非气态）探测器如何在不存在CPE时表现出类似Bragg–Gray响应的例子，如前面所讨论的那样。

高能电子束的情况如何？（初级）电子很容易穿过典型电离室的小气腔，且探测器敏感体积内光子相互作用（包括韧致辐射引起的任何相互作用）显然也不是问题。然而，电子束照射的介质中永远不会存在CPE（见5.5节）。总结一个有点复杂的情况，Bragg–Gray实现的条件通过电离室的某些设计得到了很好的近似，特别是适当保护的“平板型”设计，在选择合适的有效测量点时（见5.7.6节）。对于Farmer圆柱形设计，电子角分布随深度的变化（内散射—参考19.4.2.4节）会引起介质–空气腔中电子通量的差异（或“扰动”），需要通过

[25] 这种金刚石探测器的近似Bragg–Gray响应是能够预期的，考虑到金刚石探测器在光束方向的厚度（3.51×10^{-4}g/cm^2）很容易满足先前要求的厚度，≤5.5×10^{-3}g/cm^2。

一个合适的因子进行校正（见5.7.6节）。

5.7.4.4　水与探测器的Bragg－Gray（无限制）阻止本领比

图5.21显示了水对介质无限制的电子质量阻止本领比$s_{w,ai}$与电子能量的关系函数，适用于各种介质（包括空气）。可以注意到几个特征。首先，对于铝和空气之外的所有材料，该比率随电子能量的变化很小，尤其是电子能量高于1MeV以上时。一个主要的例外是空气。从～0.5MeV开始，$s_{w,air}$随着电子能量的增加而急剧下降，这是由于相对论能量下凝聚介质（水与空气相比）的密度或极化效应，导致电子阻止本领的降低—见3.2.3节，尤其是图3.6。其他介质“med”的$s_{med,air}$值也会显示出类似的对电子能量的强依赖性。$s_{w,air}$对电子能量的显著依赖性转化为MV电子束照射水模体中，气体电离室响应（基本上是D_w/D_{air}）对深度的强依赖性（见图19.9）。相比之下，MV光子束$s_{w,air}$表现出完全可以忽略不计的深度依赖性（除了建成区域），因为部分CPE使得次级电子能量分布随深度基本不变（Andreo和Nahum，1985；Andreo，1988）。

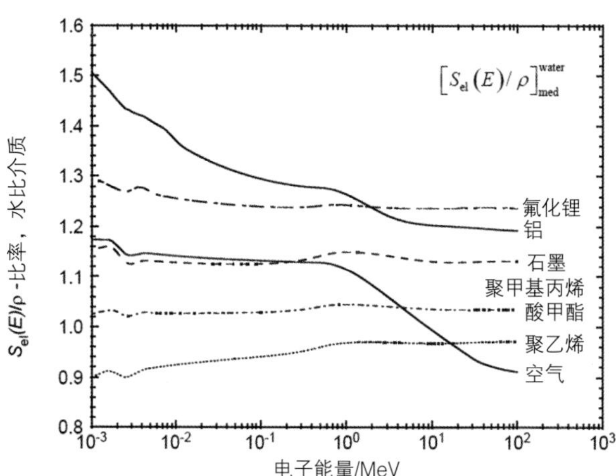

图5.21　公式5.49计算水与不同感兴趣材料不受限的电子质量阻止本领比，随电子能量的变化（经许可改编自： Andreo, P., Burns, D. T., Nahum, E. E., Seuntjens, J. and Attix, F. H., Fundamentals of Ionizing Radiation Dosimetry, Wiley-VCH, Weinheim, 2017.）

5.7.4.5　kV X射线辐照介质，低密度空腔是Bragg－Gray空腔吗？

我们是否能够期望气体电离室在kV X射线束照射的介质中充当Bragg–Gray腔？（另见19.8节和第22章）次级电子的能量将明显低于MV光子，并且建成深度（水中）只是MV光子束中的一小部分（见图5.9）。此时电离室的信号是否仍主要是从周围介质入射的次级电子，而不是光子与空气相互作用释放的电子？

表5.2给出了$(D_{air})^{cav}_{tot}$的值，即小气腔中剂量比，如表5.2标题中定义的那样，它是由于空气中的光子相互作用沉积的剂量与空气中全部剂量的比值，是通过蒙特卡罗模拟计算的（Ma和Nahum，1991）。

表5.2　不同能量光子束下空气腔的剂量比（D_{air}）$^{cav}_{tot}$

入射光束		（D_{air}）$^{cav}_{tot}$	（D_{air}）$^{cav}_{tot}$
管电压	HVL（mmAl）	（真空）	（5cm深的水）
50kV	1.62	0.26	0.18
150kV	5.01	0.27	0.29
240kV	7.30	0.27	0.27
240kV	17.4	0.18	0.23
^{60}Co		0.0037	0.0060
4MV		0.0014	0.0098

比率$(D_{air})^{cav}_{tot}$是光子与空腔相互作用产生的剂量与空腔总吸收剂量的商。气腔是一个直径6mm、高6mm的圆柱体，位于真空或水中5cm深位置。在Bragg-Gray腔中预计$(D_{air})^{cav}_{tot}$非常小（经许可引自：Ma, C-M. and Nahum, A. E., Phys. Med. Biol., 36，413–428，1991.）

在Bragg–Gray腔中，$(D_{air})^{cav}_{tot}$应该非常接近于0。从表中可看出，对于^{60}Co γ射线和4MV X射线，情况是如此，但对于任何kV X射线并非这样。这些结果表明，气体电离室在任何kV X射线下都不满足Bragg–Gray假设。图5.22显示了基本相同的剂量比，但在更宽的kV射束能量范围，特别是对于具有Farmer电离室尺寸的空气体积（另见第9章2017年Andreo等的文章）。吸收剂量比在0.3mm Al的半价层（HVL）达到0.6——此时气腔的响应接近“大型光子探测器”（见5.7.3节）。

解释一下图5.22的曲线形状。基本上，$(D_{air})^{cav}_{tot}$值严重依赖于次级电子的平均射程。如果电子射程很长，腔将趋向于Bragg–Gray行为，即$(D_{air})^{cav}_{tot} \ll 1$（参见表5.2）；如果电子射程（非常）短，则$(D_{air})^{cav}_{tot}$将接近1，并且腔将表现为“大光子探测器”。在高光子能量（即高kV）下，康普顿相互作用占主导地位，康普顿电子的平均初始能量远低于光子能量的平均初始能量（见图4.5和4.3.2节），相应的电子射程较短。随着光子能量的减少，光电效应开始起作用，生成的光电子动能基本上等于生成它们的光子动能（见4.3.1节）；矛盾的是，此时次级电子的初始动能增加。因此，图5.22显示，$(D_{air})_{tot}^{cav}$ 一开始随着光子能量的减少而增加，然后在最终增加之前出现下降，直到非常低的光子能量。

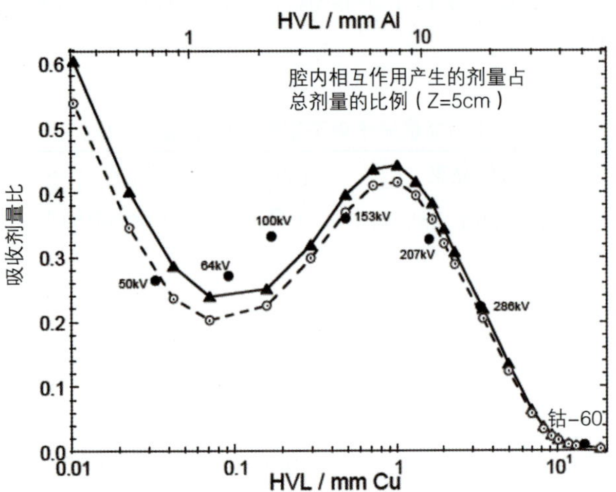

图5.22　低能光子下典型尺寸的气腔和Farmer电离室，光子相互作用的剂量与总剂量的比率，$(D_{air})_{cav}/(D_{air})_{tot}$（5cm深度的水中）。辐射质以铜（下轴）和铝（上轴）的半价层（HVL）表示。根据Ma和Nahum（1991）的Monte-Carlo（MC）计算，数据点适用于单能光子入射高度和直径为6mm的圆柱形气腔（……○……），以及图16.6所述的Farmer电离室（—▲—：单能光子；实心圆圈：kV光谱；MC工作由J.Wulff和P.Andreo完成）。（经许可改编自：Andreo, P., Burns, D. T., Nahum, E. E., Seuntjens, J. and Attix, F. H., Fundamentals of Ionizing Radiation Dosimetry, Wiley-VCH, Weinheim, 2017.）

5.7.5 Bragg-Gray腔室理论的Spencer-Attix修正

5.7.5.1　简介

在上一节，隐含地假设了delta射线平衡——这是公式5.49和5.50计算的阻止本领比严格有效的先决条件。Bragg和Gray实际上假设腔中电子损耗产生的delta射线其全部能量都沉积在腔中。换句话说，带电粒子通过连续减速损失全部能量，即发生大量极小的能量转移事件中。Greening（1981）强调这是Gray空腔理论（Gray，1929）的先决条件之一。

Attix等进行的实验（1958）采用一系列扁平的气体电离室，电离室壁由C、Al、Cu、Sn和Pb制成，即从低（C）到高（Cu–Pb）原子序数，清楚表明，在412keV γ射线场（来自^{198}Au），单位质量气体收集的电荷（或“质量电离”）取决于壁间距（从0.1～10mm不等）。然而，如果仪器严格按照Bragg-Gray腔的方式响应，则质量电离应该恒定。Attix等认为，delta射线的传输可以解释电离对壁间距的依赖。

5.7.5.2　理论

Spencer和Attix（1955年）提出了一种Bragg-Gray的扩展理论，以近似的方式考虑了delta射线射程有限的影响。在他们的腔理论中，所有高于截止能量Δ的电子，无论是“初级”电子还是delta射线，都被认为是入射到腔的（总）电子通量谱的一部分。假定所有在腔内（或在均匀介质中的相同体积中）释放的能量低于Δ的电子将在本地（即空腔内部）沉积其100%的（动能）能量；图5.23为示意图。

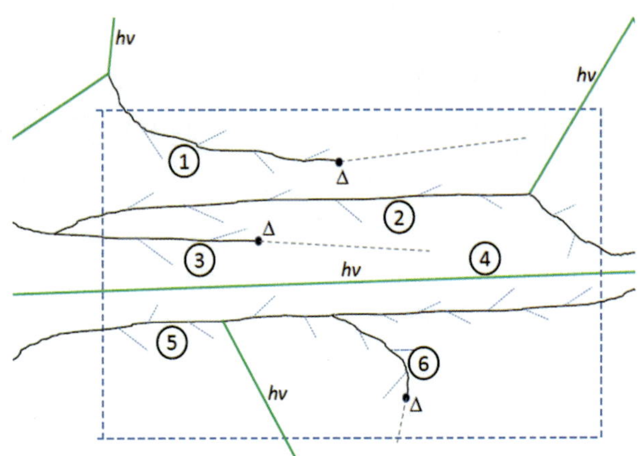

图5.23　根据Spencer-Attix理论，两组介质（“腔”）能量沉积的示意图。光子为绿色直线。所有能量低于Δ的电子都包含在通量Φ_{tot}中。根据限制的电子阻止本领L_{Δ}，电子“连续”在腔中沉积能量；这些能量传输在图中显示为非常短的蓝色虚线。标明了能量Δ的三个“轨迹末端”（----）。①康普顿电子能量低于Δ。②电子穿过空腔，释放一个离开空腔的韧致辐射光子。③能量低于Δ的电子减速。④光子穿过腔而不相互作用。⑤电子穿过空腔释放能量大于Δ的韧致辐射光子和delta射线。⑥Delta射线能量下降到Δ以下

Spencer和Attix建议将Δ设置为射程（在腔材料中）足以穿过腔的电子能量。因此，转移给空腔

的能量来自于能量损耗小于Δ的电子阻止本领，通常用L_Δ表示（详见第3.2.5节）。均匀介质中，“空腔”局部剂量为：

$$\int_{\Delta}^{E_{max}} \left(\Phi_E^{tot}\right)_{med} (L_\Delta(E)/\rho)_{med}\, dE$$

其中，$\left(\Phi_E^{tot}\right)_{med}$是对应（探测器）腔的介质体积产生的电子总微分能量通量。然而，该表达式不包括在相互作用后能量降至Δ以下的“初级”电子对剂量的贡献。为了包含这些贡献，Spencer和Attix将“腔积分”修改为：

$$D_{med} = \int_{2\Delta}^{E_{max}} \left(\Phi_E^{tot}\right)_{med} (L_\Delta(E)/\rho)_{med}\, dE + \int_{\Delta}^{2\Delta} \left(\Phi_E^{tot}\right)_{med} (S_{S\text{-}A}(E)/\rho)_{med}\, dE \qquad (5.51)$$

其中，$S_{S\text{-}A}$（E）在下一段介绍。

由于第一次的积分下限为2Δ，因此在（单次）电子发生相互作用后，没有电子能量低于Δ；然而，对于由第二个积分公式描述的损失是可能的。因此，电子阻止本领被修改为不仅包括delta射线能量（按惯例不能超过“初级”电子的一半——见3.2.2节），还包括“初级”电子能量，如果初级电子在发生相互作用后能量低于Δ——这种“特殊阻止本领”在公式5.51中用$S_{S\text{-}A}$（E）表示。公式5.51右侧的两个积分包括了电子发生相互作用转移给介质的全部能量[26]。

“特殊”阻止本领$S_{S\text{-}A}$（E）使得公式5.51以及阻止本领比的计算遇到问题。Nahum（1976，1978）表明，当电子能量低于Δ时，电子对介质剂量的贡献，Nahum称其为 “轨迹末端”导致的剂量，D_{med}^{TE}，近似等于：

$$D_{med}^{TE} = \left[\Phi_E^{tot}(\Delta)\right]_{med} \left[S_{el}(\Delta)/\rho\right]_{med} \Delta \qquad (5.52)$$

其中，$\Phi_E^{tot}(\Delta)$是能量Δ的电子通量（产生的全部电子）能量微分。

公式5.52前两项的乘积为单位质量下减速至Δ以下的电子数量，乘以Δ后等于这些轨迹末端的剂量（Nahum，1976，1978；第9章Andreo等，2017）[27]。因此，均匀介质腔的剂量积分为：

$$D_{med,\Delta}^{SA} = \int_{\Delta}^{E_{max}} \left(\Phi_E^{tot}\right)_{med} (L_\Delta(E)/\rho)_{med}\, dE + \left[\Phi_E^{tot}(\Delta)\right]_{med} \left[S_{el}(\Delta)/\rho\right]_{med} \Delta \qquad (5.53)$$

“轨迹末端”项占总剂量的5%～10%，具体多少取决于Δ。

图5.24显示公式5.53计算剂量与蒙特卡罗模拟的一致性极好（在0.5%水平或更好），其中蒙特卡罗模拟是对于较小Δ值，在大型水模体一定深度处受到一系列射线质照射的小体积水中进行模拟计算[28]。该一致性（在小Δ处）与公式5.52和5.53的有效性相符。

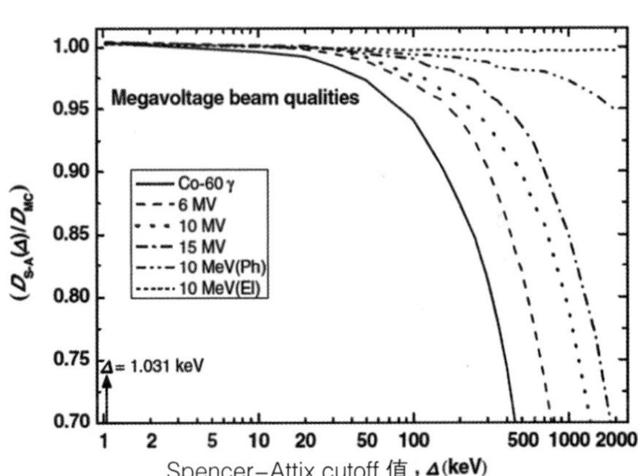

图5.24　Spencer–Attix剂量与蒙特卡罗剂量之比，随着Spencer–Attix Δ的变化，分别在 10MeV电子线2.5cm深度，Co^{60}γ射线5cm深度处，6MV、10MV、15MV以及单线X（10MeV）射线10cm深度处，圆柱形水模（直径30cm，厚度20cm）处沿中心轴的水体积（直径20mm，厚6mm）［经许可改编自：Kumar, S., Deshpande, D.D.and Nahum, A. E., Phys. Med. Biol., 61 (7), 2680–2704, 2016.］

尺寸对应电子能量Δ的探测器腔，剂量表达式

[26] 在探测器剂量的相应表达式中，方程 5.51 的两个阻止本领与材料相关。

[27] Bouchard（2012 年）以更严格和优雅的方式为轨迹末端剂量得出相同的表达式。他的论文包含 Boltzmann 传输方程开始的 Spencer–Attix 剂量比的推导（参见 30.4.1 节）。

[28] Δ 值较大时，$D_{S\text{-}A}$（Δ）/D_{MC} 下降的原因在 5.7.5.3 节中讨论。

为：

$$D_{\text{det},\Delta}^{\text{SA}}=\int_{\Delta}^{E_{\max}}\left(\Phi_E^{\text{tot}}\right)_{\text{med}}(L_\Delta(E)/\rho)_{\text{det}}\,\mathrm{d}E+\left[\Phi_E^{\text{tot}}(\Delta)\right]_{\text{med}}\left[S_{\text{el}}(\Delta)/\rho\right]_{\text{det}}\Delta \quad (5.54)$$

需要强调的是，公式5.54的隐含假设是探测器电子通量谱（低至能量Δ）与等效体积（未受干扰的）介质的电子谱相同，参见公式5.53；即探测器以Bragg-Gray方式工作。

因此，Spencer-Attix阻止本领比的完整表达式（ICRU 1984b；Nahum，2009；第9章Andreo等，2017）为：

$$s_{\text{med,det},\Delta}\equiv\left(\frac{\overline{L_\Delta}}{\rho}\right)_{\text{det}}^{\text{med}}=\frac{D_{\text{med},\Delta}^{\text{SA}}}{D_{\text{det},\Delta}^{\text{SA}}}=\frac{\int_{\Delta}^{E_{\max}}\left(\Phi_E^{\text{tot}}\right)_{\text{med}}(L_\Delta(E)/\rho)_{\text{med}}\,\mathrm{d}E+\left(\left[\Phi_E^{\text{tot}}(\Delta)\right]_{\text{med}}\left[S_{\text{el}}(\Delta)/\rho\right]_{\text{med}}\Delta\right)}{\int_{\Delta}^{E_{\max}}\left(\Phi_E^{\text{tot}}\right)_{\text{med}}(L_\Delta(E)/\rho)_{\text{det}}\,\mathrm{d}E+\left(\left[\Phi_E^{\text{tot}}(\Delta)\right]_{\text{med}}\left[S_{\text{el}}(\Delta)/\rho\right]_{\text{det}}\Delta\right)} \quad (5.55)$$

Spencer-Attix比，$s_{\text{med,det},\Delta}$，很好地预测了腔室响应随气压的变化，对高原子序数的腔室壁，能量足够高的γ射线能够满足Bragg-Gray条件（Greening，1957；Attix等，1958；Burlin，1962）。需要强调的是，更简单的无限制或“Bragg-Gray”阻止本领比$s_{\text{med,det}}^{\text{BG}}$的腔室响应与气压无关。

5.7.5.3 Spencer-Attix理论的现实意义

如果腔和介质的原子组成及有效原子序数Z非常相似（如空气和水），则$s_{\text{med,det},\Delta}$和$s_{\text{med,det}}^{\text{BG}}$的差异可能仅为0.5%～1.0%（Spencer和Attix, 1955；第9章Andreo等，2017）。例如，Nahum（1978）证实，对于MV级光子和电子束，Δ=10keV时，$s_{\text{water,air},\Delta=10\text{ keV}}$通常比$s_{\text{water,air}}^{\text{BG}}$高大约1%。SA-BG的差异主要取决于探测器和介质原子序数“不匹配”的程度，或者更具体地说，取决于各自I值的差异（参见3.2.2节以及Spencer和Attix 1955年，第9章Andreo等2017年的文章）。例如，图5.27表明，6MV光子照射（模拟）气态硅探测器的水硅比，Spencer-Attix和Bragg-Gray公式的差异约为2.5%。

由于电子进入探测器的方向近似各向同性，很难为任意形状的腔确定唯一Δ值。幸运的是，$s_{\text{water,air},\Delta}$变化缓慢，放射治疗使用的电离室通常将其设置为10keV。Buckley等（2003）发现Δ=16keV对应着Farmer尺寸（直径6.3mm，高度2cm）圆柱形电离室的平均弦长，并且Δ=16keV，而不是Δ=10keV，使得Spencer-Attix阻止本领比和Monte-Carlo推导的剂量比更一致。Borg等（2000）从Monte-Carlo研究中得出结论，对于300keV或更高能量的光子，Δ=10keV的Spencer-Attix腔理论在0.5%以内是可以接受的。

Spencer-Attix公式使用的固有假设为，仅在能量低至Δ时，腔和介质的电子通量谱才相同。这比最初的Bragg-Gray要求低，因为Bragg-Gray要求腔和介质电子通量相同，直至通量谱中存在的最低能量电子。当能量低于Δ时，腔的电子通量必须主要由腔体释放的（击穿或delta）电子组成，且这些电子的数量和能量分布将不可避免地成为探测器的特征。

我们应该期望$s_{\text{water,air},\Delta}$什么时候更趋向于$s_{\text{med,det}}^{\text{BG}}$呢，是随着腔体变大（即随着Δ增加）还是变小（随着Δ减小）？尽管最初看起来可能违反直觉，但与更简单不受限的Bragg-Gray比率最接近的是大空腔（Nahum，1976；第9章Andreo等，2017）。与大尺寸腔相比，多数delta射线的射程很小，这与隐含的Bragg-Gray假设，即delta射线射程可以忽略不计。相反，如果空腔非常小，介质产生的delta射线将对空腔剂量的比例贡献更大。

然而，如果腔尺寸过大，则可能违反Bragg-Gray条件，即腔内光子相互作用产生的剂量比例可忽略不计（参见5.7.4.3节，要求Ⅱ）。参考图5.24，对于所有光子品质，存在一个值Δ，超过该值，该比率开始显著小于1。这是因为在Spencer-Attix公式（方程5.53）中，电子通量谱上的积分仅向下延伸到Δ；即初始能量低于Δ的光子，它释放的电子造成的任何剂量贡献没有被考虑在内。该“缺失”剂量对应着Burlin腔理论（5.7.7节）剂量比的第二项。请注意，对于10MeV电子，$D_{\text{S-A}}$

$(\Delta)/D_{MC}$对于所有Δ基本保持为1，因为此时光子释放的电子的贡献可忽略不计。

参考放射治疗中MV级光子和电子束的剂量学的实施规范（见第19章）给出了公式5.55计算的$s_{w,air,\Delta=10\,keV}$；这是把电离室读数D_{air}转换为水的吸收剂量所必需的数据。

5.7.6　电离室偏离的“完美”Bragg-Gray理论

5.7.6.1　简介

如5.7.4节强调，要使探测器表现为“完美的”Bragg-Gray腔，探测器敏感介质的电子通量必须与均匀介质，即不存在探测器情况下感兴趣位置的电子通量完全相同（在幅度和能量分布上）。因此，一个完美的Bragg-Gray腔必须与介质完全等量（在组成和密度上）。某些条件下，气体电离室可以被比作一个小“气泡”，很好地近似于Bragg-Gray腔：对于宽束MV光子和电子，放射治疗常用的电离室设计充分满足基本Bragg-Gray腔的条件（见16.3.2节）；特别是，MV光子产生的绝大多数“次级”电子[29]在空气的射程远大于腔尺寸[30]（Ma和Nahum，1991；第9章Andreo等，2017）。

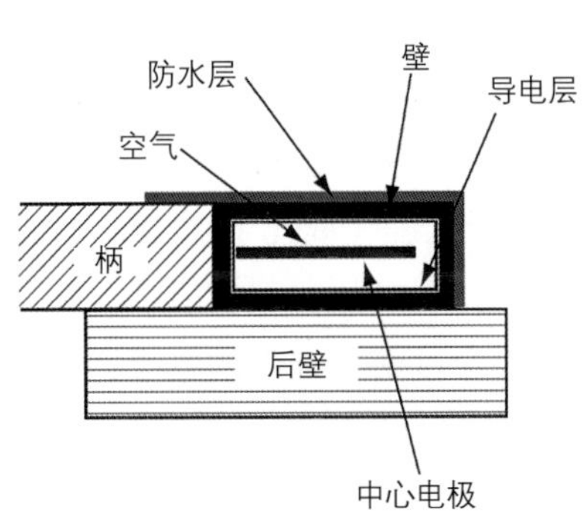

图5.25　一个“虚拟”电离室，阐明各种潜在扰动源（经许可引自：Nahum, A. E., Phys. Med. Biol., 41，1531–1580，1996.）

然而，如图5.25所示，真实的电离室不仅由一个“空腔”组成。图5.25显示了腔室结构各种成分的影响，一般通过在吸收剂量的表达式引入一个或多个扰动校正因子解决，如在公式5.56引入复合因子$(p_Q)_{ch}$。该因素纠正了电离室对完美Bragg-Gray的响应偏离，吸收剂量定义为：

$$D_{med,z} = \overline{D_{air,ch}}\, s_{med,air,\Delta}(p_Q)_{ch} \tag{5.56}$$

其中：

$\overline{D_{air,ch}}$是电离室（即仪器）测量的空气剂量。

需要强调的是，（Spencer-Attix）阻止本领比$s_{med,det,\Delta}$（公式5.55）是基于介质和空气腔电子（和正电子）通量谱相同的假设推导的，即Bragg-Gray条件。下标“ch”和“Q”强调了扰动因子取决于腔室设计的细节和辐射品质。

$(\Phi_E^{tot})_{med,z}$是介质深度z处（所有次级电子和正电子）的能量微分通量，$\left(\overline{\Phi_E^{tot}}\right)_{air,ch}$表示气腔内平均值，并结合Spencer-Attix表达式计算有限尺寸腔体的吸收剂量（公式5.53），但无需假设空气的电子通量谱与介质相同，可以写出：

$$\frac{D_{med,z}}{\overline{D_{air,ch}}} = \frac{\int_{\Delta}^{E_{max}} \left(\Phi_E^{tot}\right)_{med,z} (L_\Delta(E)/\rho)_{med}\,dE + \left(\left[\Phi_E^{tot}(\Delta)\right]_{med,z}\left[S_{el}(\Delta)/\rho\right]_{med}\Delta\right)}{\int_{\Delta}^{E_{max}} \left(\overline{\Phi_E^{tot}}\right)_{air,ch} (L_\Delta(E)/\rho)_{air}\,dE + \left(\left[\overline{\Phi_E^{tot}(\Delta)}\right]_{air,ch}\left[S_{el}(\Delta)/\rho\right]_{air}\Delta\right)} \tag{5.57}$$

由于Spencer-Attix空腔理论预测的空气吸收剂量$(\overline{D_{air}})_{SA}$乘以介质与空气的阻止本领比可以得到介质的吸收剂量，所以可以从公式5.56推导$(p_Q)_{ch}$：

$$(p_Q)_{ch} = \frac{(\overline{D_{air}})_{SA}}{(\overline{D_{air}})_{ch}} \tag{5.58}$$

在公式5.57中，将介质“med”作为“空气”，得到腔室扰动因子的表达式（Nahum，1996；Bouchard，2012）：

$$(p_Q)_{ch} = \frac{\int_{\Delta}^{E_{max}} \left(\Phi_E^{tot}\right)_{med,z} (L_\Delta(E)/\rho)_{air}\,dE + \left\{\left[\Phi_E^{tot}(\Delta)\right]_{med,z}\left[S_{el}(\Delta)/\rho\right]_{air}\Delta\right\}}{\int_{\Delta}^{E_{max}} \left(\overline{\Phi_E^{tot}}\right)_{air,ch} (L_\Delta(E)/\rho)_{air}\,dE + \left\{\left[\overline{\Phi_E^{tot}(\Delta)}\right]_{air,ch}\left[S_{el}(\Delta)/\rho\right]_{air}\Delta\right\}} \tag{5.59}$$

---

[29] 由光子（通过电子对、康普顿散射和光电效应）产生的电子（和正电子）通常被称为“次级”电子，但在这里我们希望将这些光子产生的电子与电子随后产生的delta射线区分开来。

[30] 亚平衡、小野光子束的情况（见第5.8节）表明空气中次级电子射程的条件是不充分的（另见Kumar等，2015b）；还需要CPE（参见5.5和5.7.4节）。

分子中的电子通量是感兴趣深度z处介质中的电子通量；分母是电离室气腔的平均电子通量。原则上，这两种光谱可以有不同的形状（见图5.35b）。

5.7.6.2 电离室扰动的各种来源

如图5.25所示（参见图16.6和16.7），电离室的实际设计不可避免地会产生许多不同的扰动来源，可用各种因子表示：

p_{dis}考虑腔体空气对介质体积的位移[31]；或者，可以通过将腔室信号分配给有效测量点p_{eff}来处理这种影响，该点对应腔体中心发生的位移。这种效应适用于高能光子和电子束。

p_{wall}解释了这样一个事实，即室壁的性质及成分与介质（通常是水）不同，室壁是对腔室信号有重要贡献的次级电子的重要来源。在电子束下，这种影响通常可被认为忽略不计（但请参阅Nahum 1996年的理论分析来思考该点）。Buckley和Rogers（2006a, 2006b）发现，在参考深度处平行板电离室的差异高达1.7%，而指型电离室的差异为0.6%（其他深度的差异更大）。

p_{cel}考虑圆柱形腔室中央电极空气当量的缺失。

p_{cav}考虑内散射引起的腔体电子通量的扰动；这种效应对电子束很重要，但对光子束可忽略不计，正如Harder（1974）参考法诺定理后证明的那样（见5.7.2节）。

整体或“全局”扰动校正因子p_Q近似由上述扰动因子的乘积给出：

$$(p_Q)_{\text{ch}} = p_{\text{dis}}\, p_{\text{wall}}\, p_{\text{cel}}\, p_{\text{cav}} \qquad (5.60)$$

由于对剂量学精度的高要求，放射治疗（气体）电离室的扰动校正因子受到了广泛关注；19.4.2节对此进行了更详细的讨论。

5.7.7 中等腔理论或“Burlin”空腔理论

到目前为止，已经涵盖两种“极端”情况：

1. 探测器尺寸与电子射程相比较小且不会干扰介质的电子通量（Bragg–Gray腔；5.7.4节）；
2. 与次级电子射程相比，探测器的尺寸较大，因此建立了部分CPE（“大型光子探测器”；5.7.3节）。

许多情况涉及到使用不属于上述两种类别的探测器来测量光子（或中子）辐射剂量（图5.26）。在这种情况下，剂量比$D_{\text{med}}/D_{\text{det}}$没有明确表达式，“中等腔”室理论是Burlin（1966）提出的；探测器与介质的剂量比近似等于阻止本领比和质能吸收系数比的加权平均值：

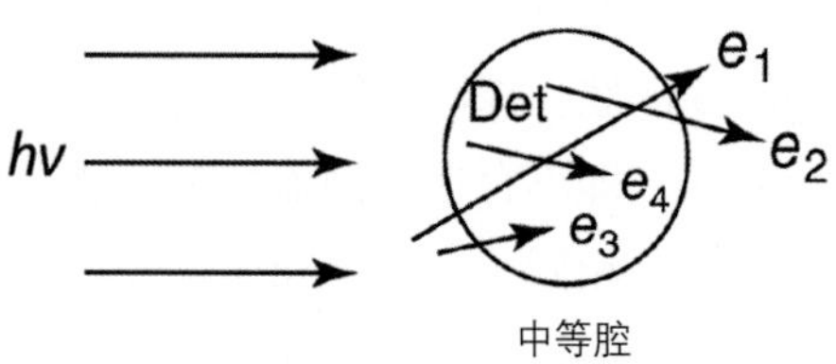

图5.26 光子辐射介质内“中等腔”或“Burlin”空腔的示意图；次级电子射程既不是远大于探测器尺寸（Bragg–Gray探测器），也不是远小于（大光子探测器）（摘自：Chapter 9in Andreo, P., Burns, D. T., Nahum, E. E., Seuntjens, J. and Attix, F. H., Fundamentals of Ionizing Radiation Dosimetry, Wiley-VCH, Weinheim, 2017.）

$$\frac{\overline{D_{\text{det}}}}{D_{\text{med}}} = (f_Q)_{\text{med}}^{\text{det}} = \omega_{\text{BG}}\, s_{\text{det,med},\Delta} + (1-\omega_{\text{BG}})\left(\frac{\overline{\mu_{\text{en}}}}{\rho}\right)_{\text{med}}^{\text{det}} \qquad (5.61)$$

其中，ω_{GB}是权重因子，对于小腔（或Bragg–Gray）为1，对于大腔（或光子探测器）为0。

Burlin使用穿过壁进入腔的电子通量的指数衰减来预测ω_{GB}，通过腔产生的电子通量的指数建成来平衡：

$$\omega_{\text{BG}} = \frac{\overline{\Phi_{\text{med}}}}{\Phi_{\text{med}}^{\text{eqm}}} = \frac{\int_0^{\bar{\ell}} \Phi_{\text{med}}^{\text{eqm}}\, e^{-\mu_e x}\, dx}{\int_0^{\bar{\ell}} \Phi_{\text{med}}^{\text{eqm}}\, dx} = \frac{1-e^{-\mu_e \bar{\ell}}}{\mu_e \bar{\ell}} \qquad (5.62)$$

其中：

$\Phi_{\text{med}}^{\text{eqm}}$是介质中存在的平衡电子通量；

μ_e是探测器材料中次级电子的衰减系数；

$\bar{\ell}$是探测器平均弦长。

当Burlin的理论应用于气腔，Burlin使用

[31] “位移”这个词有点模棱两可。它指的是用空气替换介质（即水）和根据空腔的形状和电离粒子的方向移动有效测量点（EPOM）。

Loevinger（1956）的表达式用于描述β放射性核素的电子衰减：

$$\mu_e = \frac{16\rho}{\left(E_{max} - 0.036\right)^{1.4}} \qquad (5.63)$$

其中：

ρ是（空气）密度；

E_{max}是β射线谱中电子的最大初始能量（单位为MeV）（见2.2.4节）。

Burlin和Chan（1969）提出 $e^{-\mu_e t_{max}} = 0.01$，这对$\mu_e$的预测更准确，其中$t_{max}$是电子穿透的最大厚度，只有1%的电子能穿过此厚度。Janssens等（1974）发现0.04而非0.01，与实验结果的一致性更好。

第9章中Andreo等（2017）对Burlin腔进行了更详细的介绍，包括对Horowitz和Dubi（1982年）、Janssens（1983）和Kearsley（1984）等更复杂但不一定更准确的理论的简要讨论。Andreo等的结论是，理论分析在准确性上永远无法与蒙特卡罗模拟竞争（Mobit等，1997）。然而，下一节图5.27表明，Burlin理论计算的剂量比（公式5.61）与Monte-Carlo导出的值非常吻合。

Burlin空腔理论最近被用来估计kV光子照射细胞（微米级）的剂量沉积（Oliver和Thomson，2017）。

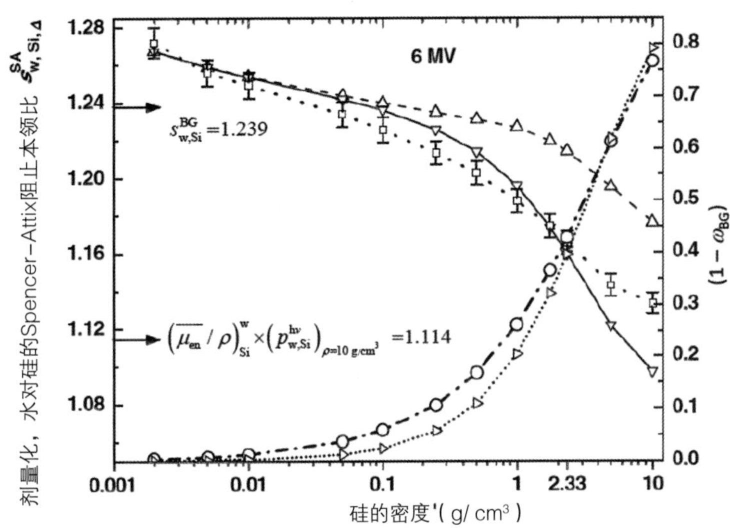

图 5.27　左轴：i）Monte-Carlo 剂量比的变化，（D_w/D_{Si}）$_{MC}$（…□…），ii）水对硅的 Spencer-Attix 阻止本领比，$s_{w,}$ $s_{i,\Delta}$（-- △ --），iii）Burlin 腔的吸收系数比（-- ▽ --），半径为 5.55cm 的 6MV 光子束照射大型水模体，伪密度硅腔（直径 0.23cm，高度 0.2cm）位于 5cm 深度处。右轴：直接光子相互作用对硅腔的剂量比重，（$1-\omega_{BG}$），i）蒙特卡罗（-.-o-.-）和 ii）Burlin-Janssens 公式（…△…）。箭头表示不受限的阻止本领比（与密度无关的），$s^{BG}_{w,Si}$。第二个箭头表示"大光子腔"的剂量比，校正了光子通量的扰动，（$\overline{\mu_{en}/\rho}$）$^{w}_{Si}$ ×（$p^{ph}_{w,Si}$）$_{p=10g/cm^3}$［摘自：Kumar, S., Deshpande, D. D. and Nahum, A. E., Phys. Med. Biol., 61（7），2680–2704，2016.］

5.7.8 从"Bragg-Gray"到"大光子"探测器的响应变化

图5.27显示了一个（虚拟）硅探测器的剂量响应D_{water}/D_{Si}，蒙特卡罗用户代码CAVnrc模拟了在6MV X射线辐射的水中，随着探测器的密度从气体（ρ=0.005g/cm^3）增加到超过了硅实际的物理密度（ρ_{Si}=2.33g/cm^3），再变成=10g/cm^3（Kumar等，2016）。硅探测器被建模为一个直径2.3mm、高度2mm（恒定）的圆柱体，探测器位于水模体深度5.0cm处。使用代码FLURZnrc计算Spencer–Attix、Bragg–Gray和Burlin剂量比需要的电子和光子通量谱。对于每一个密度的探测器，都估算了满足要求的Spencer–Attix Δ值：

$$\frac{\left[R_{csda}(\Delta)\right]_{Si}}{\left(R_{csda}/R_{50}\right)} = \bar{\ell}$$

其中：

$\bar{\ell}$是探测器平均弦长；

R_{csda}是探测器材料CSDA射程；

R_{50}是宽平行电子束入射探测器材料时，最大剂量50%的深度。

比率R_{csda}/R_{50}被用来校正电子减速时的大幅方向变化。数值在1.95左右，在1兆电子伏以下几乎与能量无关。

最低密度0.005g/cm^3，如气体探测器，Δ = 15keV，蒙特卡罗和Spencer–Attix剂量比非常一致，而Bragg–Gray比率$s_{w,Si}^{BG}$，约低2.5%。随着探测器密度的增加，硅中次级电子射程减小，探测器的响应移动到“中等腔”或Burlin空腔。在0.5g/cm^{3}密度下，Burlin理论因子（$1-\omega_{GB}$）—见公式5.62—上升到约0.1；因此约10%的探测器剂量来自探测器的光子相互作用。在（真实）硅密度为2.33g/cm^{3}时，增加到40%，且此时Burlin比率明显低于Spencer–Attix。

“大光子探测器”比率约为1.114，比典型气体密度下的Spencer–Attix剂量比约低12%。在最高虚拟密度10g/cm^{3}时，Monte–Carlo剂量比开始趋近1.114，此时Burlin理论加权因子（$1-\omega_{GB}$）已达到约0.8，这意味着探测器80%的剂量是由于探测器内的光子相互作用产生的。

5.8 特殊情况：小野、非平衡、大野光子束

5.8.1 简介

为了用相应的小尺寸野治疗小体积靶（见第40章），窄或“小”光束（通常称“小野”）被越来越多地使用，引起更多关注（如，Alfonso等，2008；Das等，2008；IPEM 2010；Bouchard等，2015；ICRU 2017；IAEA 2017）。在这样“小尺寸”MV光子野中，光束中心轴到野边缘的距离通常小于次级电子的最大横向偏移，因此在任何深度都无法建立CPE。违反CPE的野尺寸可作为“小野”的定义（参考19.5.2.3节，尤其是表19.3）。

这种电子平衡的缺失，加上由于有效X射线源的尺寸有限而导致“源闭塞”的“几何”现象，首先需要考虑吸收剂量在均匀介质如水中的分布（5.8.2节），其次，需要考虑确定吸收剂量的探测器响应（McKerracher和Thwaites，1999；Sanchez-Doblado等，2007；Francescon等，2011；Scott等，2012；Bouchard等，2015；Kumar等，2015b；Benmakhlouf和Andreo，2017）。

5.8.2 小野光子照射下均匀介质的吸收剂量

MV级光子束由直线加速器加速的电子组成，能达到几兆电子伏的能量，并“击中”厚钨靶（见11.2.12节）。光子束是韧致辐射作用的结果（见3.4节）。韧致辐射的有效源尺寸有限。图5.28说明了当准直器铅门开口非常狭窄时，如何部分阻挡或遮挡这个扩展源。

Scott等（2009）发现，对于15MV Varian 2100C直线加速器（linac），半宽高（FWHM）为0.7mm的电子“笔”形束，在0.5cm的野宽处与测量的输出因子最匹配。这转换为靶出口表面光子通量的2.5mm的“斑点宽度”；额外的展宽是由于高-Z钨靶强电子散射引起的（见3.6节）。

“遮挡源”的影响可通过水的比释动能随野尺寸的变化（“输出因子”OF）来表示，对应着图5.29的“完整直线加速器几何”（即扩展焦斑）—在≈0.7cm的野尺寸以下急剧下降。相比之下，“OF（比释动能）-点源”曲线随着野尺寸的减小而逐渐减小。注意，比释动能与光子（能量）通量直接有关——不涉及次级电子。

图5.30简要解释了如果野宽不足以容纳次级电子的横向位移，则射束轴上不存在（部分）CPE（见5.5节）。标记为“1”的电子离开窄束边界（虚线发散线）定义的体积，但不会被标记为“2”的电子所取代，由于这些虚拟电子源位于窄束边界外，因此这些电子轨迹从未被创建。图5.29标记为“OF（剂量）”的两条曲线清楚地证明了CPE[32]损失的影响。“完整直线加速器几何”曲线显示了CPE损失和源遮挡的联合效应。

[32] 这种 CPE 的损失有时被描述为横向电子不平衡，尽管严格来说 CPE 存在或不存在，即它不是一个“定向”概念。

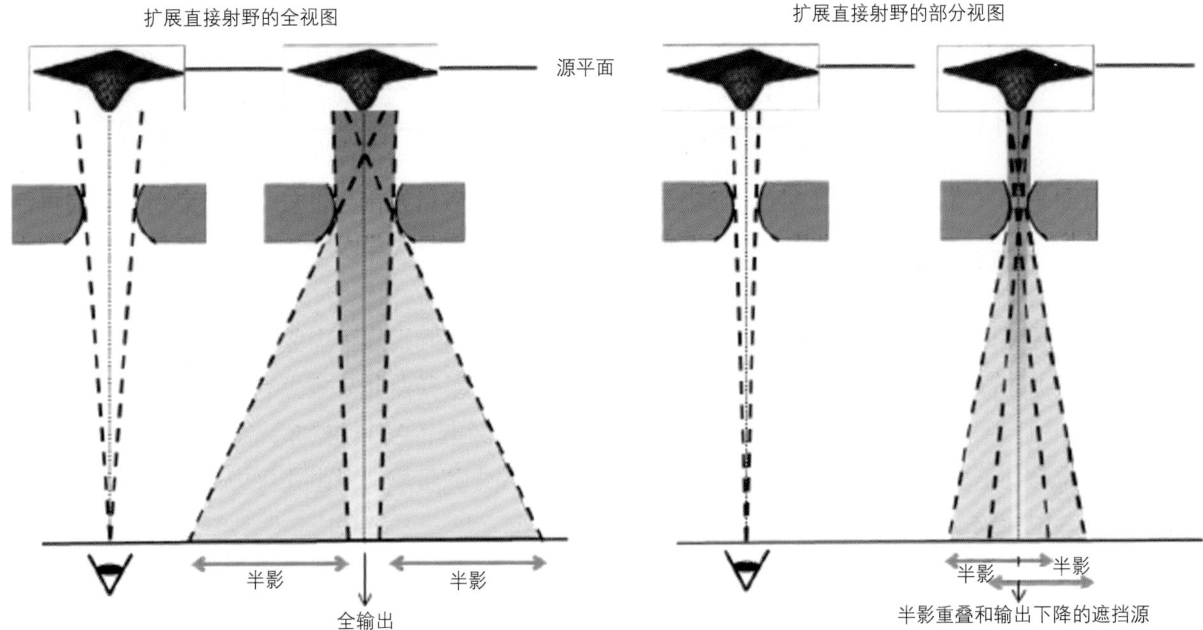

图 5.28 将野尺寸缩小至准直器遮挡扩展源（取三维高斯分布的 FWHM）“视野”的效果示意图（经许可改编自：Aspradakis, M. M., Byrne, J. P., Palmans, H., Duane, S., Conway, J., Warrington, A. P. et al. IPEM Report 103. York：IPEM, 2010.）

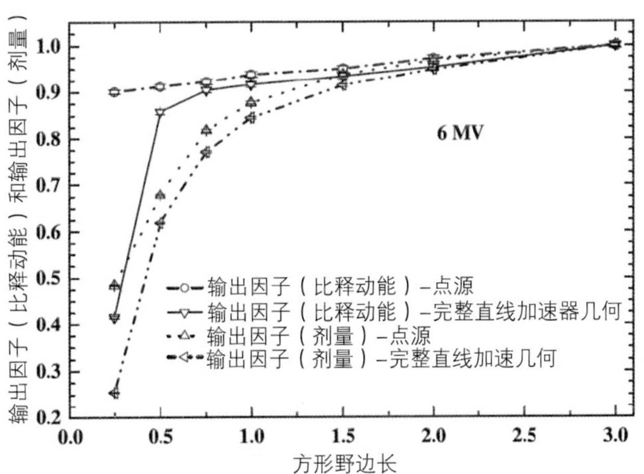

图5.29 6MV光子束，分别具有完整的直线加速器几何形状和点源几何形状，在圆柱形水模体中心轴10cm深度处，野尺寸定义在100cm源皮距，根据“输出因子（比释动能）”和“输出因子（吸收剂量）”，通过蒙特卡罗模拟计算的输出因子（OFs）。方形野边长分别为0.25cm、0.5cm、0.75cm、1cm、1.5cm、2cm和3cm。误差棒（被符号遮住）为±2个标准差（k=2），对应着统计（A类）不确定性［经许可改编自：Kumar, S., Fenwick, J. D., Underwood, T. S., Deshpande, D. D., Scott, A. J. and Nahum, A. E., Phys. Med. Biol., 60（20），8187–8212，2015.］

因此，源遮挡和不存在CPE的综合影响下，直线加速器产生的（极）窄MV级光子束，其中心轴的吸收剂量随野尺寸迅速下降，如图5.31蒙特卡罗曲线所示。挑战在于如何准确测定亚平衡射野尺寸下吸收剂量的强烈下降。

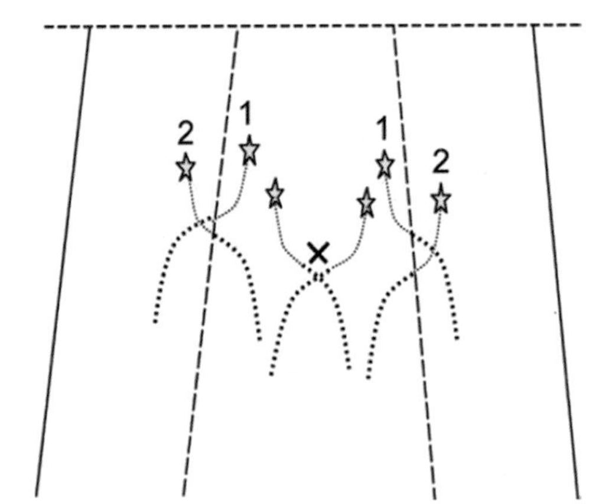

图5.30 窄野不存在带电粒子平衡的示意图。标记为“1”的电子离开窄束边缘（发散虚线），但不会被标记为“2”的电子取代，除非野尺寸更大一些（例如延伸到发散实线）（经许可改编自：Gagliardi, G., Nahum, A. E. and Muren, L., ESTRO Newsletter Physics Corner, 80，2011.）

5.8.3 小野光子束的探测器响应

5.8.3.1 简介

对于特定能量的非小野MV级光子束，其剂量计响应，D_{med}/D_{det}，对野尺寸的依赖性可忽略不计（Ding和Ding，2012；Taylor等，2012）。图5.31显示（未校正的）探测器响应随着野尺寸变“小”的变化。y轴是小“临床”野尺寸f_{clin}的探测器响应

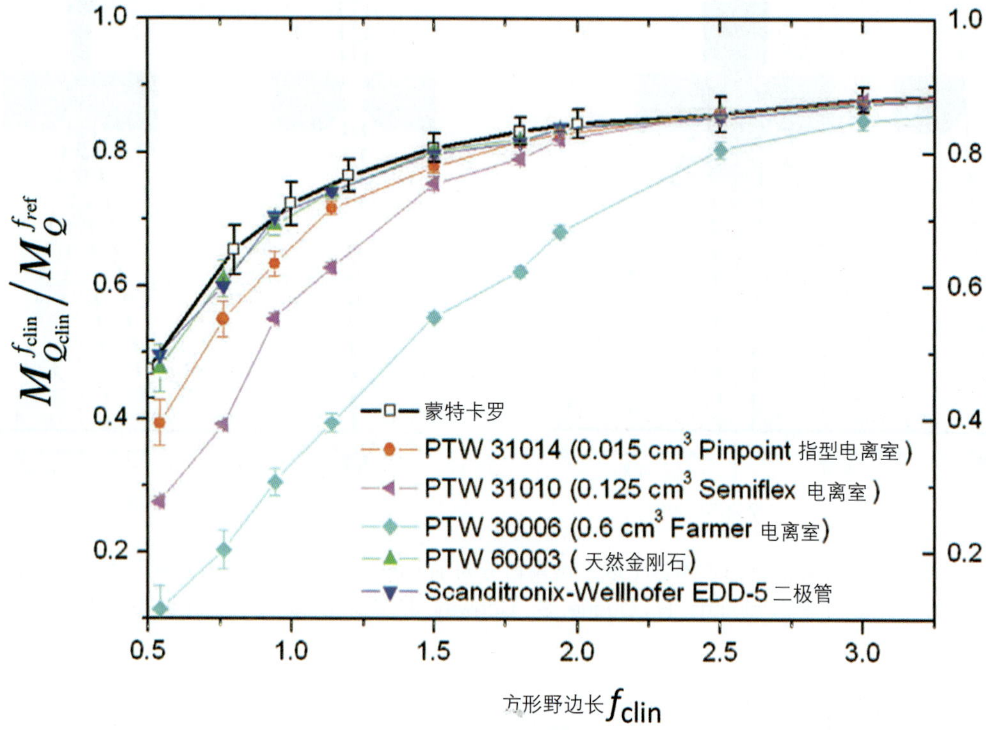

图 5.31　6MV 光束，野尺寸下测量的三种不同类型电离室，金刚石探测器和二极管的探测器响应，野尺寸归一化为参考野尺寸；假设蒙特卡罗曲线代表真实的剂量比（改编自：Sanchez-Doblado, F., Hartmann, G. H., Pena, J., Rosello, J. V., Russiello, G. and Gonzalez-Castano, D. M., Phys. Med., 23（2），58–66，2007. by S. Duane [*private communication*].）

$M^{f_{clin}}$，野尺寸从3.0cm × 3.0cm减少到0.5cm × 0.5cm，归一化到（宽）“参考”野f_{ref}（通常为10cm × 10cm）[33]。

该图显示所有电离室都“读数不足”；即它们对于宽野响应的下降速度比介质吸收剂量快（蒙特卡罗曲线），且“读数不足”的程度会随着野尺寸的减小而增加。特别注意，在最小的0.5cm野尺寸下，常用Farmer电离室的读数比蒙特卡罗曲线约低5倍。

在射线质为Q_{clin}野f_{clin}中，测量点在水中的剂量$D_{w\text{-}point}$为：

$$(D_{\text{w-point}})_{Q_{\text{clin}}}^{f_{\text{clin}}} = M_{Q_{\text{clin}}}^{f_{\text{clin}}}\, N_{Q_{\text{ref}}}^{f_{\text{ref}}} \frac{\left((D_{\text{w-point}})_{Q_{\text{clin}}}^{f_{\text{clin}}} / M_{Q_{\text{clin}}}^{f_{\text{clin}}}\right)}{\left((D_{\text{w-point}})_{Q_{\text{ref}}}^{f_{\text{ref}}} / M_{Q_{\text{ref}}}^{f_{\text{ref}}}\right)} \tag{5.64}$$

[33] 下标 Q_{clin} 指的是“临床”射线质，它可以不等于参考射线质 Q。

其中：

M是探测器读数，探测器灵敏体积的中心在测量点；

N是探测器在射线质为Q_{msr}机器特定参考野f_{msr}中吸收剂量对水的校准系数（见19.5.2节）。

最后一项是特定的野校正因子，通常写做k，考虑了临床和参考野的响应差异（见19.5.3节）

随着野尺寸减小，D/M的变化通常是通过蒙特卡罗模拟得到（如2011年Francescon等人-详见下文；另请参考19.5.4节）。

Bouchard等（2009）给出了水中某一点的剂量与探测器敏感体积平均剂量之比的公式：

$$\left\{D_{\text{w-point}} / \overline{D_{\text{det}}}\right\}_{Q_f}^{f} = \left\{P_Z P_\rho P_{\text{vol}} \left[\overline{L_\Delta} / \rho\right]_{\text{det}}^{\text{w}}\right\}_{Q_f}^{f} \tag{5.65}$$

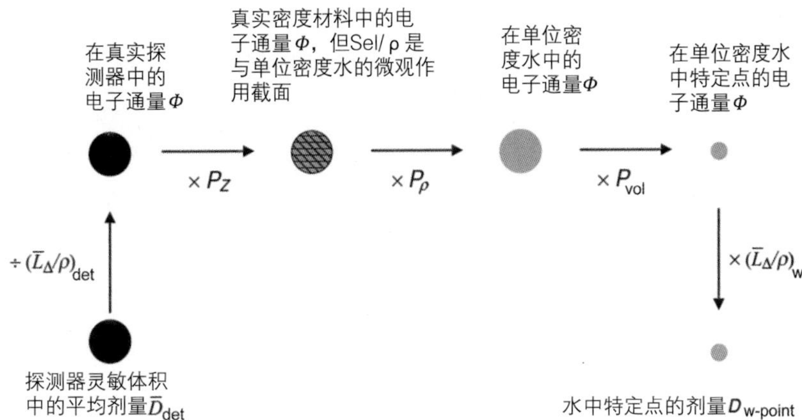

图 5.32　穿过敏感体积和介质的电子通量 Φ，探测器敏感的平均剂量 D_{det} 转换为水中某点剂量 $D_{w\text{-}point}$ 时依次经历的校正因子［经许可改编自：Fenwick, J. D., Georgiou, G., Rowbottom, C. G., Underwood, T. S. A., Kumar, S. and Nahum, A. E., Phys. Med. Biol., 63（12），125003，2018.］

这个公式，由公式5.56推导，包含以下扰动校正因子，这是必要的，因为探测器与水对应点的电子通量不同，偏离了完美的Bragg–Gray（Fenwick等，2013）：

P_Z考虑了探测器材料原子序数Z的影响［Bouchard等（2009）和Fenwick等（2013）的文章中写作P_{fl}］；

P_p考虑了探测器材料密度ρ的影响；

P_{vol}考虑了穿过探测器敏感体积的平均通量。

图5.32显示了小野中对探测器整体响应有贡献的不同扰动源[34]并定义了校正因子，以便它们按顺序发挥作用。

注意，野尺寸在4cm × 4cm和0.5cm × 0.5cm范围内，水与空气、硅及金刚石阻止本领比的变化在0.2%～0.6%之间（Ding和Ding，2012；Czarnecki和Zink，2013）。

公式5.65的阻止本领比意味着探测器的次级电子通量（光谱）与均匀介质相比可忽略不计；即探测器的表现近似Bragg–Gray腔。然而，原则上该比率可以计算，以便充分考虑介质（水）和探测器电子光谱的差异。

[34] 需要注意的是，图 5.32 是在 Bragg-Gray 电离室理论的框架下生成的。然而，非气体探测器通常不满足 Bragg-Gray 电离室条件（参见第 5.7.4.3 节），即使在大野中也是如此；在小野范围内，非气态和气态探测器同样也不能满足 Bragg-Gray 电离室条件。因此，小野扰动因子可以校正均匀介质中存在的电子注量（光谱）的相对较大的扰动。

5.8.3.2　响应作为探测器类型的函数

Francescon等（2011）使用Monte–Carloegs_chamber用户代码计算了一系列类型的探测器（“微型”电离室、二极管和液体电离室）剂量响应，作为野尺寸从3.0～0.5cm变化的函数。图5.33显示了用校正因子计算的结果，即D/M随野尺寸的变化（参见公式5.64）。从图中可以看出一些明显的趋势——二极管“读数过高”，因此需要的校正因子小于1，但电离室的“读取不足”明显更大；指型电离室在最小的野尺寸下需要≈1.13的校正因子。参考公式5.60，$(p_Q)_{ch}$必须接近1.13。与非小野MV光子束遇到的离子室扰动校正因子相比，这种程度的偏差要大得多（参考5.7.6和19.4.2节）。

Scott等（2012）在15MV Varian直线加速器光束中（按照2008年Scott等的建模）对电离室、金刚石以及二极管固态探测器的响应进行了蒙特卡罗计算，将剂量响应作为野尺寸的函数，野尺寸从10cm × 10cm（参考场）降至0.25cm × 0.25cm。他们的结果以水中5cm深度的$F_{detecor}=D_{water}/D_{detecor}$评估。图5.34来自Scott等（2012）的文章，证实了Francescon等（2011）发现的不同类型探测器的响应趋势：严重的读数不足——指型电离室，中度的读数过高——二极管和金刚石探测器，如图5.34中的浅灰色数据点以及图5.33中的曲线所示。

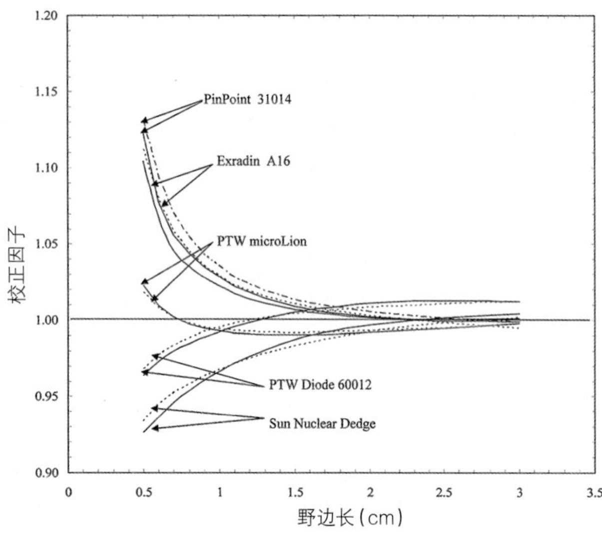

图5.33　该图显示Siemens（虚线）和Elekta（实线）直线加速器的6MV光束下，五种探测器校正因子 $\left((D_{\text{w-point}})_{Q_{\text{clin}}}^{f_{\text{clin}}} / M_{Q_{\text{clin}}}^{f_{\text{clin}}} \right) / \left((D_{\text{w-point}})_{Q_{10\times10}}^{f_{10\times10}} / M_{Q_{10\times10}}^{f_{10\times10}} \right)$ 随野尺寸的变化［经许可改编自：Francescon, P., Cora, S. and Satariano, N., Med. Phys., 38（12），6513–6527，2011.］

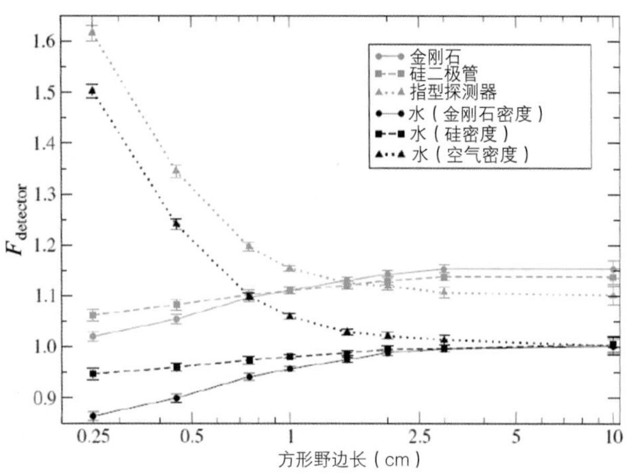

图5.34　采用蒙特卡罗模拟计算水中剂量与探测器剂量的比率，F_{detector}，这几种探测器包括金刚石、二极管和指型探测器体素（浅灰色数据点和曲线），以及密度等于探测器的水填充探测器体素（黑色数据点和曲线）。所有探测器都位于水模体5cm深度处的中心轴，结果显示为k=2个误差棒，反映了MC计算的统计学不确定性。野尺寸分别为0.25、0.5、0.75、1.0、1.5、2.0、3.0和10.0cm［经许可改编自：Scott, A. J., Kumar, S., Nahum, A. E. and Fenwick, J. D., Phys. Med. Biol., 57（14），4461–4476，2012.］

为了更好地阐明各种探测器特性（主要是原子序数和密度相对于水的特性）在整体响应中随野尺寸变化的作用，Scott等（2012）模拟了由“水”制成的探测器响应，此“水”分别具有空气、金刚石和硅的物理密度[35]。这些可变密度的水探测器响应结果显示为图5.34中的黑色曲线和数据点。应注意几个特点，正如预期的那样，在最大（参考）野尺寸下，“水探测器”曲线具有统一的F_{detecor}，都为1。相比之下，参考野尺寸、真实探测器（浅灰色）由控理论预测的剂量比$D_{\text{water}}/D_{\text{detecor}}$给定（5.7节）；PinPoint气体腔室，$S_{\text{w, air, }\Delta}$≈1.10（参考图5.21），对于金刚石和二极管探测器，值（≈1.15）对应着Burlin理论预测的$D_{\text{water}}/D_{\text{detecor}}$（参考5.7.7节），因为这两种探测器都不能100%满足Bragg–Gray条件。

仔细观察图5.34，可以看到对于每种探测器类型，水探测器（黑色）曲线与“真实探测器”（浅灰色）曲线垂直（即沿F_{detecor}轴）偏移了一个恒定值，几乎与野尺寸无关；即黑色/浅灰色曲线保持平行。换句话说，将每个探测器的真实原子组成替换成水，同时保持其物理密度等于真实值，几乎不会影响探测器响应随野尺寸的相对变化。

图5.34的结果有力地证实了，至少对于15MV X射线束，探测器材料的物理密度是剂量响应随野尺寸变化的主要驱动因素，而原子组成是一个很小的因素。然而，非小尺寸野剂量比的主要驱动因素和空腔理论一样，是由介质与探测器原子组成的差异躯动的（Andreo和Benmakhlouf，2017）。随后Fenwick等（2018）采用蒙特卡罗模拟分析PTW 60017二极管探测器在6MV和15MV的响应，证实探测器密度在小野剂量计响应中发挥的关键作用。他们的研究还表明，与密度相比，探测器敏感体积的电子通量受原子组成差异的干扰更大。然而，这种与Z相关的扰动和野尺寸无关，这一点和密度相关的扰动形成鲜明对比。

可在图19.18至19.23中找到各种商用探测器的特定野校正因子值；这些图的趋势基本和图5.33及5.34相同——固态探测器的校正因子低于1（气体），电离室高于1。

[35]　人工（水）的蒙特卡罗模拟（PEGS4）数据分别对应于硅、金刚石和空气的密度，但它们的质量阻止本领和质能吸收系数都设置为单位密度的水。

5.8.3.3　气体电离室的小野扰动因子

Kumar等（2015b）使用EGSnrc蒙特卡罗代码，深入了解极小野中气体电离室与Bragg–Gray的极大偏差。图5.35a和b分别显示了6MV和15MV光束在0.25cm × 0.25cm野尺寸下，指型气体电离室和小体素水中电子通量光谱的显著差异。正如5.7.4节讨论的，无论野尺寸如何，MV级光子束的小气腔都能以Bragg–Gray形式表现，因为气腔内光子相互作用对探测器信号的贡献可忽略不计，且光子释放电子的射程（空气中）远大于腔尺寸[36]。然而，图5.35清楚地表明了空气和水体积中电子通量光谱的巨大差距：其Bragg–Gray表现“被击穿”。

图5.35a显示，在3cm × 3cm的野中，点状水体素的电子通量光谱与气体腔室（相同尺寸）的“完美”B–G现象相当，如图5.19所示，即扰动可忽略不计。此外，图5.35b的15MV电子通量谱表明，空腔的电子通量谱形状与水中有显著差异；即这两个分布不能通过应用单一、与能量无关的扰动校正因子来进行整合。

Kumar等（2015b）采用蒙特卡罗模拟计算的扰动因子对6MV和15MV光束分别为1.323和2.139（$=\Phi_{water}/\Phi_{air}$，能量积分）。表5.3比较了Kumar等采用EGSnrc蒙特卡罗代码与Benmakhlouf等（2014）采用PENELOPE蒙特卡罗代码计算的小气腔（PinPoint腔）的结果（见第30章）。

5.8.3.4　小野“Bragg–Gray击穿”的物理学

光子野照射水中任意探测器（为简单起见）产生的信号可以根据探测器的电子通量进行分析，而不用在意通量来源。参考图5.36，左边的野用f_{qCPE}表示，表明这个野足够宽在“×”处可以出现近似CPE；右侧的次平衡射野用f_{small}表示。

从公式5.64推导，简化符号后可以写成：

$$k_{qCPE}^{small}=\frac{\left(D_{w\text{-}point}/\overline{D_{det}}\right)_{small}}{\left(D_{w\text{-}point}/D_{det}\right)_{qCPE}} \quad (5.66)$$

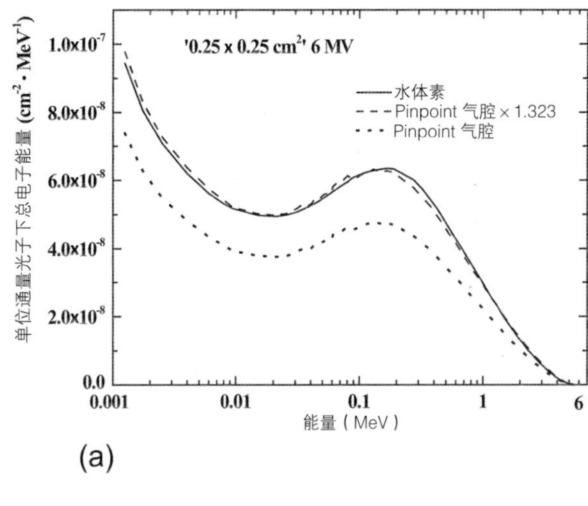

(a)

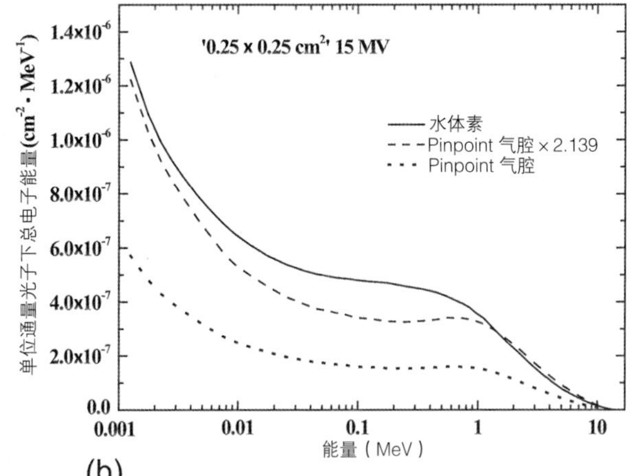

(b)

图5.35　0.25cm × 0.25cm野，5cm深度处，使用蒙特卡罗计算的“点状”水“体素”（0.5mm直径，0.5mm厚度）和“PinPoint”气腔（2.3mm直径，2.6mm长度）光子通量谱，两个探测器分别处在（a）6MV和（b）15MV光子束照射的大型水模体的光束中心轴上［经许可改编自：Kumar, S., Fenwick, J. D., Underwood, T. S., Deshpande, D. D., Scott, A. J. and Nahum, A. E., Phys. Med. Biol., 60（20），8187–8212，2015.］

介质或探测器的吸收剂量近似等于电子通量Φ^e（“×”处或探测器通量均值）和电子阻止本领$\overline{S_{el}}/\rho$（通量上取均值）的乘积（见Kumar等，2015b）：

$$\begin{aligned} D_{w\text{-}point} &\approx \left\{\left[\Phi^e(\times)\right]_w^{int}\times\left[\overline{S_{el}}/\rho\right]_w^{int}\right\} \\ &\quad+\left\{\left[\Phi^e(\times)\right]_w^{ext}\times\left[\overline{S_{el}}/\rho\right]_w^{ext}\right\} \quad (5.67) \\ &=\left[D(\times)\right]_w^{int}+\left[D(\times)\right]_w^{ext} \end{aligned}$$

[36] Spencer–Attix 阻止本领比隐含了最低能量 delta 射线的极短射程—见 5.7.5 节。

表 5.3　Benmakhlouf 等（2014）采用 Monte-Carlo 模拟推导出的水与空气剂量比，作为 PinPoint 3D 气腔野尺寸和 Monte-Carlo 计算的输出校正系数的$k_{Q_{clin},Q_{msr}}^{f_{clin},f_{msr}}$函数

射束参数	野尺寸（cm × cm）	$k_{Q_{clin},Q_{msr}}^{f_{clin},f_{msr}}$（Benmakhlouf 等，2014）	$\frac{[(D_w/\overline{D_{det}})_{MC}]_{Q_{clin}}}{[(D_w/\overline{D_{det}})_{MC}]_{Q_{msr}}}$（Kumar 等，2015b）
6MV，FLG	0.5 × 0.5	1.147	1.144 ± 0.006
	1 × 1	1.010	1.024 ± 0.007
	2 × 2	1.000	1.000 ± 0.005

不确定度为 ± 2σ（k=2）；
FLG：完整的直线加速器几何参数；
在100cm源皮距处定义野尺寸
［经许可摘自：Kumar, S，Fenwick, J. D., Underwood, T. S. A., Deshpande, D. D., Scott, J. S. and Nahum, A. E., Phys. Med. Biol., 60（20），8187–8212，2015.］

和：

$$\overline{D_{det}} \approx \left\{\left[\Phi^e(\text{cav})\right]_{det}^{int} \times \left[\overline{S_{el}}/\rho\right]_{det}^{int}\right\} + \left\{\left[\Phi^e(\text{cav})\right]_{det}^{ext} \times \left[\overline{S_{el}}/\rho\right]_{det}^{ext}\right\} = \left[D(\text{cav})\right]_{det}^{int} + \left[D(\text{cav})\right]_{det}^{ext} \quad (5.68)$$

其中：

“int”表示电子通量在内部产生，即光子与等效水体积（w）或探测器（det）发生相互作用产生的电子；

“ext”表示电子通量在外部产生，即光子与等效水体积（w）或探测器（det）外部发生相互作用产生的电子。

结合公式5.66至5.68得出：

$$k_{qCPE}^{small} = \frac{\left[D_w^{int} + D_w^{ext}\right]_{small} \Big/ \left[D_{det}^{int} + D_{det}^{ext}\right]_{small}}{\left[D_w^{int} + D_w^{ext}\right]_{qCPE} \Big/ \left[D_{det}^{int} + D_{det}^{ext}\right]_{qCPE}} \quad (5.69)$$

为简单起见，省略D_{det}的横杠，且将“w-point”替换为“w”。

● 案例 I——密度低于水的探测器，如空气电离室

对于这样的探测器，可假定$D_{det}^{int} \ll D_{det}^{ext}$—这通常足以满足Bragg–Gray；分母是非小野光束的剂量比，是传统的水与探测器阻止本领比。相应地：

$$\left(k_{qCPE}^{small}\right)_{low\text{-}density} \approx \frac{\left[D_w^{int} + D_w^{ext}\right]_{small} \Big/ \left[D_{det}^{ext}\right]_{small}}{\left[D_w^{tot}\right]_{qCPE} \Big/ \left[D_{det}^{tot}\right]_{qCPE}} \approx \frac{\left[D_w^{int} + D_w^{ext}\right]_{small} \Big/ \left[D_{det}^{ext}\right]_{small}}{\left[s_{w,det}\right]_{qCPE}} \quad (5.70)$$

很明显，这个值大于1，与图5.33和5.34一致。因此，未受干扰介质的电子通量与气腔的电子通量存在显著的不平衡——可以说Bragg–Gray条件已被击穿[37]。因此，（气体）电离室在一个小尺寸、亚平衡野中将“读数不足”，需要大于1的校正因子。

图5.36的右侧也明显可以看出小野中气腔的读数不足。首先，外部电子对气腔和水体积的电子通量产生的贡献基本相等。然而，由于水体积的光子发生相互作用产生“内部”电子通量，导致水中×处的剂量增加。在气体中，这个“内部”成分可忽略不计。

[37] 电子通量到吸收剂量的转换由探测器材料质量电子阻止本领的积分（例如公式5.65和5.66）决定，其中I值的自然对数（I随着Z增加）发挥关键作用。

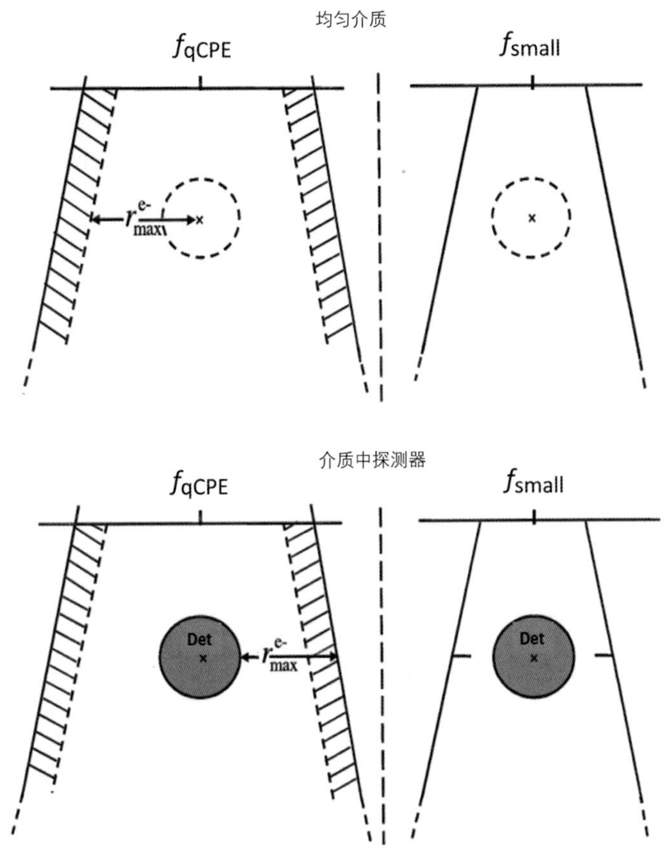

图 5.36　任意物理密度探测器在小尺寸亚平衡兆电压光子场的响应示意图；“×”标记的测量位置在大于 D_{max} 的深度，r_{max}^{e-} 是任何电子可移动的最大横向距离［摘自：Kumar, S., Fenwick, J. D., Underwood, T. S., Deshpande, D. D., Scott, A. J. and Nahum, A. E., Phys. Med. Biol., 60（20），8187–8212，2015.］

● 案例Ⅱ——密度高于水的探测器，如金刚石或二极管探测器

对于密度大于介质（水）密度的探测器，我们必须从完整的公式5.69推导，但可以用空腔理论比替换qCPE野的分母，我们将空腔的理论比写作 $f_{w,det}$，强调这不一定是Bragg–Gray探测器：

$$\left(k_{qCPE}^{small}\right)_{high\text{-}density}=\frac{\left[D_w^{int}+D_w^{ext}\right]_{small}/\left[D_{det}^{int}+D_{det}^{ext}\right]_{small}}{\left[f_{w,det}\right]_{qCPE}} \quad (5.71)$$

和案例Ⅰ一样，野尺寸对 D_{det}^{int} 和 D_w^{int} 的影响可忽略不计。因此，D^{ext}驱动了k随野尺寸的变化。鉴于探测器密度比它所取代的水高，D_{det}^{ext} 必须仅占总剂量的较小部分，小于 D_w^{ext}，即探测器比它替代的水更“接近Burlin”。随着野尺寸的下降，$D_w^{int}+D_w^{ext}$ 比 $D_{det}^{int}+D_{det}^{ext}$ 下降得更快，因此，k将降到1以下，如图5.33所示。所以小尺寸、亚平衡野中，密度大于水的探测器“读数过高”。

在100%光子探测器时（例如，小且密度非常高），根据定义，“ext”项将等于0（介质产生的电子对探测器信号的贡献可忽略不计—见5.7.3节），因此探测器信号（$\propto D_{det}$），首先，与野尺寸无关。因此，当野尺寸从“平衡”（或参考野）减小到“小”野时，k因子完全取决于进入等效介质（水）的“外部”电子通量。对于给定的探测器和（小）野尺寸，这对应着k的下限，正如空气电离室对应于同体积探测器的上限。需要指出的是，假设高密度探测器体积很小，建成区可忽略不计，因此，探测器替代的（单位密度）介质的建成也可以忽略不计，Bragg–Gray条件将被“恢复”，因为此时探测器和被置换介质的电子通量绝大多数是“外部”产生的次级电子。

此处小野探测器响应的描述是Bouchard等（2015）在小野理论综述中进行的补充。作者强调，仅仅缺乏CPE不会产生显著的探测器校正因子（即偏离“经典”腔理论）：无论CPE是否存在，完美的等效水探测器都不需要校正。相反，正是小野缺乏CPE以及探测器密度与介质密度的差异，这两者的组合导致了大的校正或扰动因子。Bouchard等（2015）还强调了体积平均效应在小野中的重要作用（参见5.8.3.1节的P_{vol}和19.6.2节的k_{vol}）。

5.8.4 提高小野探测器响应质量密度补偿

5.8.3.2节表明，相对于介质（水）而言，探测器敏感材料的物理密度在探测器响应中起主导作用，因为在均匀介质中野尺寸会降低到准CPE最小宽度以下。这一发现表明，用高密度材料（例如致密的离子室壁）包围低密度探测器，或者向高密度探测器引入低密度材料，可能会减少甚至消除探测器剂量响应（亚平衡）对野尺寸的依赖性（Underwood等，2012）。模拟计算的研究证实了质量密度补偿概念（Charles等，2013；Underwood等，2013），随后Charles等（2014）修改了两个无屏蔽的二极管探测器，并进行实验验证。

图5.37显示Underwood等（2015）提出的DiodeAir探测器设计。图5.38显示探测器响应随野尺寸变化的蒙特卡罗模拟以及实验验证结果；可看出，1mm气腔使得“DiodeAir”探测器的响应近似与野尺寸完全无关。

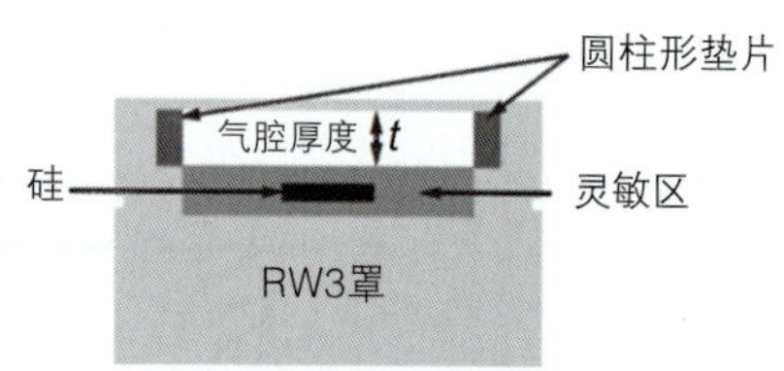

图5.37 DiodeAir探测器的设计示意图，气腔厚度为t。研究了t=0.5mm、1.0mm、1.2mm和1.55mm的模型［经许可改编自：Underwood, T. S., Thompson, J., Bird, L., Scott, A. J., Patmore, P., Winter, H. C. et al., Phys. Med. Biol., 60（7），2939–2953，2015.］

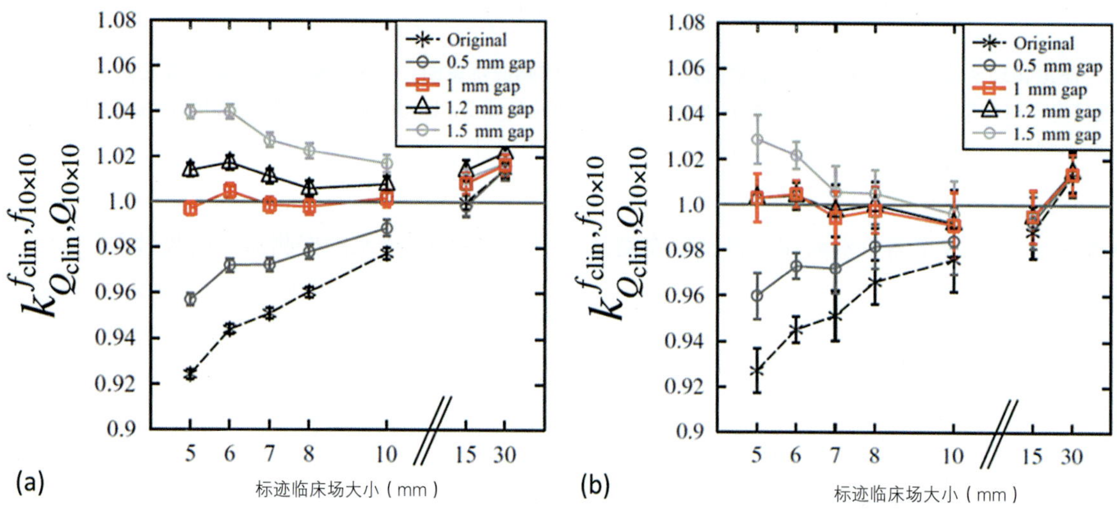

图 5.38 6MV 光子束：直线加速器铅门定义的方形野，二极管探测器的改进对修正系数$k^{f_{clin},f_{10\times10}}_{Q_{clin},Q_{10\times10}}$的影响。误差棒为 k=1的统计学不确定性。（a）蒙特卡罗模拟计算的数据，（b）EBT3 胶片剂量计的实验数据（见 18.3 节）［经许可改编自：Underwood, T. S., Thompson, J., Bird, L., Scott, A. J., Patmore, P., Winter, H. C. et al., Phys. Med. Biol., 60（7），2939–2953，2015.］

A 部分：参考文献

Alfonso, R., Andreo, P., Capote, R., Huq, M. S., Kilby, W., Kjäll, P. et al. A new formalism for reference dosimetry of small and nonstandard fields. *Med. Phys.* **35** (11):5179–5186, 2008. doi:10.1118/1.3005481

Andreo, P. The interaction of electrons with matter: II. Scattering. In *The Computation of Dose Distributions in Electron Beam Radiotherapy*, edited by A. E. Nahum, pp. 56–71. Madison, WI: Medical Physics Publishing, 1985.

Andreo, P. Stopping-power ratios for dosimetry. In *Monte-Carlo Transport of Electrons and Photons*, edited by T. M. Jenkins, W. R. Nelson, A. Rindi, A. E. Nahum and D. W. O. Rogers, pp. 485–501. New York: Plenum, 1988.

Andreo, P. and Nahum, A. E. Stopping-power ratio for a photon spectrum as a weighted sum of the values for monoenergetic photon beams. *Phys. Med. Biol.* **30** (10):1055–1065, 1985. doi:10.1088/1361-6560/aa562e

Andreo, P. and Benmakhlouf, H. Role of the density, density effect and mean excitation energy in solid-state detectors for small photon fields. *Phys. Med. Biol.* **62** (4):1518–1532, 2017. doi:10.1088/1361-6560/aa562e

Andreo, P., Burns, D. T., Nahum, E. E., Seuntjens, J. and Attix, F. H. *Fundamentals of Ionizing Radiation Dosimetry.* Weinheim: Wiley-VCH, 2017.

Aspradakis, M. M., Byrne, J. P., Palmans, H., Duane, S., Conway, J., Warrington, A. P. et al. IPEM Report 103. Small Field MV Photon Dosimetry. York: IPEM, 2010.

Attix, F. H. Basic gamma-ray dosimetry. *Health Phys.* **15** (1):49–56, 1968.

Attix, F. H. The partition of kerma to account for bremsstrahlung. *Health Phys.* **36** (3):347–354, 1979. www.ncbi.nlm.nih.gov/pubmed/489286

Attix, F. H. *Introduction to Radiological Physics and Radiation Dosimetry.* New York: Wiley, 1986.

Attix, F. H., De La Vergne, L. and Ritz, V. H. Cavity ionization as a function of wall material. *J. Res. Natl. Bur. Std.* **60** (3):235–243, 1958. doi:10.6028/jres.060.028

Benmakhlouf, H., Sempau, J. and Andreo, P. Output correction factors for nine small field detectors in 6 MV radiation therapy photon beams: A PENELOPE Monte Carlo study. *Med. Phys.* **41** (4):041711, 2014. doi:10.1118/1.4868695

Benmakhlouf, H. and Andreo, P. Spectral distribution of particle fluence in small field detectors and its implication on small field dosimetry. *Med. Phys.* **44** (2):713–724, 2017. doi:10.1002/mp.12042

Berger, M. J. and Seltzer, S. M. *Tables of Energy Losses and Ranges of Electrons and Positrons.* Washington, DC: National Aeronautics and Space Administration, 1964.

Berger, M. J. and Hubbell, J. H. *XCOM: Photon Cross Sections on a Personal Computer 87-3597.* Washington, DC: NBS, 1987.

Berger, M. J. and Wang, R. Multiple-scattering angular deflections and energy-loss straggling. In *Monte-Carlo Transport of Electrons and Photons*, edited by T. M. Jenkins, W. R. Nelson, A. Rindi, A. E. Nahum and D. W. O. Rogers, pp. 21–56. New York: Plenum, 1988.

Berger, M. J., Hubbell, J. H., Seltzer, S. M., Chang, J., Coursey, J. S., Sukumar, R. et al. XCOM: Photon Cross Sections Database. NIST Standard Reference Database 8 (XGAM) NIST, PML, Radiation Physics Division, Washington, DC, 2010.

Bichsel, H. Charged-particle interactions. In *Radiation Dosimetry.* Vol. I, edited by F. H. Attix and W. C. Roesch, pp. 157–228. New York: Academic Press, 1968.

BIPM (Bureau International des Poids et Mesures). *The International System of Units (SI).* 9th edition. Sèvres, France: Organisation Intergouvernementale de la Convention du Mètre, 2019.

Blanc, D. and Portal, G. *Précis de Physique Nucléaire.* 2nd edition. Paris: Dunod, 1999.

Bohr, N. On the theory of the decrease of velocity of moving electrified particles on passing through matter: Phil. Mag. 25 (1913). *Phil. Mag.* **25**:10–30, 1913. https://archive.org/details/londonedinburg6251913lond

Bohr, N. The penetration of atomic particles through matter, *Mathematisk-fysiske Meddelelser XVIII, 8*: Det Kgl. Danske Videnskabernes Selskab, 1948.

Borg, J., Kawrakow, I., Rogers, D. W. and Seuntjens, J. P. Monte Carlo study of correction factors for Spencer-Attix cavity theory at photon energies at or above 100 keV. *Med. Phys.* **27** (8):1804–1813, 2000. doi:10.1118/1.1287054

Bortfeld, T. An analytical approximation of the Bragg curve for therapeutic proton beams. *Med. Phys.* **24** (12):2024–2033, 1997. doi:10.1118/1.598116

Bouchard, H. A theoretical re-examination of Spencer-Attix cavity theory. *Phys. Med. Biol.* **57** (11):3333–3358, 2012. doi:10.1088/0031-9155/57/11/3333

Bouchard, H., Seuntjens, J., Carrier, J. F. and Kawrakow, I. Ionization chamber gradient effects in nonstandard beam configurations. *Med. Phys.* **36** (10):4654–4663, 2009. doi:10.1118/1.3213518

Bouchard, H., Seuntjens, J., Duane, S., Kamio, Y. and Palmans, H. Detector dose response in megavoltage small photon beams. I. Theoretical concepts. *Med. Phys.* **42** (10):6033–6047, 2015. doi:10.1118/1.4930053

Bragg, W. H. *Studies in Radioactivity.* New York: Macmillan, 1912.

Buckley, L. A., Kawrakow, I. and Rogers, D. W. An EGSnrc investigation of cavity theory for ion chambers measuring air kerma. *Med. Phys.* **30** (6):1211–1218, 2003. doi:10.1118/1.1573891

Buckley, L. A. and Rogers, D. W. Wall correction factors, P_{wall}, for thimble ionization chambers. *Med. Phys.* **33** (2):455–464, 2006a. doi:10.1118/1.2161403

Buckley, L. A. and Rogers, D. W. Wall correction factors, P_{wall}, for parallel-plate ionization chambers. *Med. Phys.* **33** (6):1788–1796, 2006b. doi:10.1118/1.2199988

Burlin, T. E. An experimental examination of theories relating the absorption of gamma-ray energy in a medium to the ionization produced in a cavity. *Phys. Med. Biol.* **6**:33–53, 1961. https://www.ncbi.nlm.nih.gov/pubmed/13689113

Burlin, T. E. The limits of validity of cavity ionization theory. *Br. J. Radiol.* **35**:343–348, 1962. doi:10.1259/0007-1285-35-413-343

Burlin, T. E. A general theory of cavity ionisation. *Br. J. Radiol.* **39** (466):727–734, 1966. doi:10.1259/0007-1285-39-466-727

Burlin, T. E. Cavity-chamber theory. In *Radiation Dosimetry.* Vol. I, edited by F. H. Attix and W. C. Roesch, pp: 331-392 New York: Academic Press, 1968.

Burlin, T. E. and Chan, F. K. The effect of the wall on the Fricke dosemeter. *Int. J. Appl. Radiat. Isot.* **20** (11):767–775, 1969. doi:10.1016/0020-708X(69)90040-4

Bushberg, J. T., Seibert, J. A., Leidholt, E. M., Jr. and Boone, J. M. *The Essential Physics of Medical Imaging.* 3rd edition. Baltimore: Lippincott, William and Wilkins, 2012.

Charles, P. H., Crowe, S. B., Kairn, T., Knight, R. T., Hill, B., Kenny, J. et al. Monte Carlo-based diode design for correction-less small field dosimetry. *Phys. Med. Biol.* **58** (13):4501–4512, 2013. doi:10.1088/0031-9155/58/13/4501

Charles, P. H., Cranmer-Sargison, G., Thwaites, D. I., Crowe, S. B., Kairn, T., Knight, R. T. et al. A practical and theoretical definition of very small field size for radiotherapy output factor measurements. *Med. Phys.* **41** (4):041707, 2014. doi:10.1118/1.4868461

Cherry, S. R., Sorenson, J. and Phelps, M. P. *Physics in Nuclear Medicine.* 4th edition. St Louis: W. B. Saunders-Elsevier, 2012.

Chilton, A. B. A note on the fluence concept. *Health Phys.* **34** (6):715–716, 1978. www.ncbi.nlm.nih.gov/pubmed/730526

Christen, T. Radiometry. *Arch. Roentgen Ray* **19**:201–219, 1914.

Czarnecki, D. and Zink, K. Monte Carlo calculated correction factors for diodes and ion chambers in small photon fields. *Phys. Med. Biol.* **58** (8):2431–2444, 2013. doi:10.1088/0031-9155/58/8/2431

Das, I. J., Ding, G. X. and Ahnesjö, A. Small fields: Nonequilibrium radiation dosimetry. *Med. Phys.* **35** (1):206–215, 2008. doi:10.1118/1.2815356

Ding, G. X. and Ding, F. Beam characteristics and stopping-power ratios of small radiosurgery photon beams. *Phys. Med. Biol.* **57** (17):5509–5521, 2012. doi:10.1088/0031-9155/57/17/5509

Dutreix, J., Dutreix, A. and Tubiana, M. Electronic equilibrium and transition stages. *Phys. Med. Biol.* **10**:177–190, 1965. doi:10.1088/0031-9155/10/2/302

Dutreix, J., Desgrez, A., Bok, B. and Vinot, J. H. *Biophysique des Radiations et Imagerie Médicale.* 3rd edition. Paris: Masson, 1993.

Evans, R. D. *The Atomic Nucleus.* New York: McGraw Hill, 1955.

Fano, U. Note on the Bragg-Gray cavity principle for measuring energy dissipation. *Radiat. Res.* **1** (3):237–240, 1954. doi:10.2307/3570368

Fenwick, J. D., Kumar, S., Scott, A. J. and Nahum, A. E. Using cavity theory to describe the dependence on detector density of dosimeter response in non-equilibrium small fields. *Phys. Med. Biol.* **58** (9):2901–2923, 2013. doi:10.1088/0031-9155/58/9/2901

Fenwick, J. D., Georgiou, G., Rowbottom, C. G., Underwood, T. S. A., Kumar, S. and Nahum, A. E. Origins of the changing detector response in small megavoltage photon radiation fields. *Phys. Med. Biol.* **63** (12):125003, 2018. doi:10.1088/1361-6560/aac478

Fermi, E. The ionization loss of energy in gases and in condensed materials. *Phys. Rev.* **57**:485–493, 1940. physics.princeton.edu/~mcdonald/examples/EP/fermi_pr_57_485_40.pdf

Fernández-Varea, J. M., Mayol, R., Salvat, F. and Baro, J. On the theory and simulation of multiple elastic scattering of electrons. *Nucl. Instrum. Methods Phys. Res., Sect. B* **73** (4):447–473, 1993. doi:10.1016/0168-583X(93)95827-R

Francescon, P., Cora, S. and Satariano, N. Calculation of $k_{Q_{clin},Q_{msr}}^{f_{clin},f_{msr}}$ for several small detectors and for two linear accelerators using Monte Carlo simulations. *Med. Phys.* **38** (12):6513–6527, 2011. doi:10.1118/1.3660770

Gambini, D. J. and Granier, R. *Manuel Pratique de Radioprotection, Technique et Documentation Collection.* Cachan, Paris: Lavoisier Editions, 1997.

Goodhead, D. T. Relationship of microdosimetric techniques to applications in biological systems. In *The Dosimetry of Ionising Radiation.* Vol. 2, edited by K. R. Kase, B. E. Bjarngard and F. H. Attix, pp. 1–89. Orlando, FL: Academic Press, 1987.

Goodwin, P. N. and Rao, D. V. *An Introduction to the Physics of Nuclear Medicine.* Springfield, IL: Charles C. Thomas, 1977.

Gottschalk, B., Koehler, A. M., Schneider, R. J., Sisterson, J. M. and Wagner, M. S. Multiple Coulomb scattering of 160 MeV protons. *Nucl. Instrum. Methods Phys. Res., Sect. B* **74**:467–490, 1993. doi:10.1016/0168-583X(93)95944-Z

Gray, L. H. The absorption of penetrating radiation. *Proc. R. Soc. A* **122**:647–668, 1929. doi:10.1098/rspa.1929.0050

Gray, L. H. An ionisation method for the absolute measurement of gamma-ray energy. *Proc. R. Soc. A* **156**:578–596, 1936. doi:10.1098/rspa.1936.0169

Greening, J. R. An experimental examination of theories of cavity ionization. *Br. J. Radiol.* **30** (353):254–262, 1957. doi:10.1259/0007-1285-30-353-254

Greening, J. R. *Fundamentals of Radiation Dosimetry.* Bristol: Adam Hilger, 1981.

Halliday, D., Resnick, R. and Walker, J. *Fundamental of Physics.* 10th edition. New York: Wiley, 2014.

Harder, D. Fano's theorem and the multiple scattering correction. In *Proc. 4th Symposium Microdosimetry, Verbania Pallanza, Italy, September 1973*, edited by H. G. E. J. Booz, R. Eickel and A. Walker, pp. 677–693. Luxembourg: Commission of the European Communities, 1974. core.ac.uk/download/pdf/12168944.pdf

Harder, D., Harigel, G. and Schultze, K. Tracks of fast electrons; pictures of electron and roentgen irradiation of a 35-MeV betatron with a propane-filled bubble chamber. *Strahlentherapie* **115**:1–21, 1961.

Hendee, W. R. *Medical Radiation Physics.* 2nd edition. Chicago, IL: Year Book Medical Publishers, 1979.

Highland, V. L. Some practical remarks on multiple scattering. *Nucl. Instrum. Methods* **129** (2):497–499, 1975. doi:10.1016/0029-554X(75)90743-0

Hogstrom, K. R. and Almond, P. R. The effect of multiple scattering on dose measured in non-water phantoms. *Med. Phys.* **9**:607, 1982. doi:10.1002/j.2473-4209.1982.tb36173.x

Horowitz, Y. S. and Dubi, A. A proposed modification of Burlin's general cavity theory for photons. *Phys. Med. Biol.* **27** (6):867–870, 1982. doi:10.1088/0031-9155/27/6/008

Hubbell, J. H. Review of photon interaction cross section data in the medical and biological context. *Phys. Med. Biol.* **44** (1):R1–R22, 1999. doi:10.1088/0031-9155/44/1/001

Hubbell, J. H., Veigele, W. J., Briggs, E. A., Brown, R. T., Cromer, D. T. and Howerton, R. J. Atomic form factors, incoherent scattering functions, and photon scattering cross sections. *J. Phys. Chem. Ref. Data* **4** (3):471–538, 1975. doi:10.1063/1.555523

Hubbell, J. H. and Øverbø, I. Relativistic atomic form factors and photon coherent scattering cross sections. *J. Phys. Chem. Ref. Data* **8** (1):69–105, 1979. doi:10.1063/1.555593

Hubbell, J. H., Trehan, P. N., Singh, N., Chand, B., Mehta, D., Garg, M. L. et al. A review, bibliography, and tabulation of K, L, and higher atomic shell X-ray fluorescence yields. *J. Phys. Chem. Ref. Data* **23** (2):339, 1994. doi:10.1063/1.555955

Hubbell, J. H. and Seltzer, S. M. Tables of X-ray Mass Attenuation Coefficients and Mass Energy-absorption Coefficients 1 keV to 20 MeV for Elements ZZ1 to 92 and 48 Additional Substances of Dosimetric Interest. US Department of Commerce, Gaithersburg, MD, 1995.

IAEA (International Atomic Energy Agency). Absorbed Dose Determination in Photon and Electron Beams: An International Code of Practice. Technical Report Series No. 277. Revised version. Vienna: IAEA, 1997.

IAEA. Dosimetry of Small Static Fields Used in External Beam Radiotherapy. Technical Report Series No. 483, Vienna: IAEA, 2017. www-pub.iaea.org/MTCD/Publications/PDF/D483_web.pdf

ICRU (International Commission on Radiation Units and Measurements). Recommendations of the International Commission on Radiological Units, 1950. In *Recommendations of the International Commission on Radiological Protection and of the International Commission on Radiological Units, 1950*, pp. 19–29. Washington: National Bureau of Standards, 1951. https://babel.hathitrust.org/cgi/pt?id=mdp.39015095063999;view=1up;seq=3

ICRU. Report 16. Linear Energy Transfer. Bethesda, MD: ICRU, 1970. doi:10.1093/jicru/os9.1.Report16

ICRU. Report 33. Radiation Quantities and Units. Bethesda, MD: ICRU, 1980. doi:10.1093/jicru/os17.2.Report33

ICRU. Report 36. Microdosimetry. Bethesda, MD: ICRU, 1983. doi:10.1093/jicru/os19.1.Report36

ICRU. Report 35. Radiation Dosimetry: Electron Beams with Energies between 1 and 50 MeV. Bethesda, MD: ICRU, 1984a. doi:10.1093/jicru/os18.2.Report35

ICRU. Report 37. Stopping Powers for Electrons and Positrons. Bethesda, MD: ICRU, 1984b. doi: 10.1093/jicru/os19.2.Report37

ICRU. Report 60. Fundamental Quantities and Units for Ionizing Radiation. Bethesda, MD: ICRU, 1998. doi:10.1093/jicru/os31.1.Report60

ICRU. Report 85a. Fundamental quantities and units for ionizing radiation (revised). *J. ICRU* **11** (1), 2011. doi:10.1093/jicru/ndr012

ICRU. Report 90. Key Data for Ionizing-Radiation Dosimetry: Measurement Standards and Applications. *J. ICRU* **14** (1), 2016. doi:10.1093/jicru/ndw043

ICRU. Report 91. Prescribing, recording, and reporting of stereotactic treatments with small photon beams. *J. ICRU* **14** (2), 2017. doi:10.1093/jicru/ndx017

IPEM (Institute of Physics and Engineering in Medicine). Report 103. Small Field MV photon dosimetry – see Aspradakis et al., 2010.

Janssens, A. A proposed modification of Burlin's general cavity theory for Photons. *Phys. Med. Biol.* **28** (6):745–747, 1983. doi:10.1088/0031-9155/28/6/015

Janssens, A., Eggermont, G., Jacobs, R. and Thielens, G. Spectrum perturbation and energy deposition models for stopping power ratio calculations in general cavity theory. *Phys. Med. Biol.* **19** (5):619–630, 1974. doi:10.1088/0031-9155/19/5/003

Johns, H. E. and Cunningham, J. R. *The Physics of Radiology*. 4th edition. Springfield, IL: Charles C. Thomas, 1983.

Kase, K. R. and Nelson, W. R. *Concepts of Radiation Dosimetry*. Oxford: Pergamon Press, 1978.

Kearsley, E. A new general cavity theory. *Phys. Med. Biol.* **29** (10):1179–1187, 1984. doi:10.1088/0031-9155/29/10/001

Kellerer, A. M., Hahn, K. and Rossi, H. H. Intermediate dosimetric quantities. *Radiat. Res.* **130** (1):15–25, 1992. doi:10.2307/3578474

Kumar, S., Deshpande, D. D. and Nahum, A. E. Monte-Carlo-derived insights into dose-kerma-collision kerma inter-relationships for 50 keV-25 MeV photon beams in water, aluminum and copper. *Phys. Med. Biol.* **60** (2):501–519, 2015a. doi:10.1088/0031-9155/60/2/501

Kumar, S., Fenwick, J. D., Underwood, T. S., Deshpande, D. D., Scott, A. J. and Nahum, A. E. Breakdown of Bragg-Gray behaviour for low-density detectors under electronic disequilibrium conditions in small megavoltage photon fields. *Phys. Med. Biol.* **60** (20):8187–8212, 2015b. doi:10.1088/0031-9155/60/20/8187

Kumar, S. and Nahum, A. E. Secondary bremsstrahlung and the energy-conservation aspects of kerma in photon-irradiated media. *Phys. Med. Biol.* **61** (3):1389–1402, 2016. doi:10.1088/0031-9155/61/3/1389

Kumar, S., Deshpande, D. D. and Nahum, A. E. Dosimetric response of variable-size cavities in photon-irradiated media and the behaviour of the Spencer-Attix cavity integral with increasing Delta. *Phys. Med. Biol.* **61** (7):2680–2704, 2016. doi:10.1088/0031-9155/61/7/2680

Li, X. A. and Rogers, D. W. Electron mass scattering powers: Monte Carlo and analytical calculations. *Med. Phys.* **22** (5):531–541, 1995. doi:10.1118/1.597582

Loevinger, R. The dosimetry of beta sources in tissue; the point-source function. *Radiology* **66** (1):55–62, 1956. doi:10.1148/66.1.55

Ma, C.-M. and Nahum, A. E. Bragg-Gray theory and ion chamber dosimetry for photon beams. *Phys. Med. Biol.* **36** (4):413–428, 1991. doi:10.1088/0031-9155/36/4/001

McKerracher, C. and Thwaites, D. I. Assessment of new small-field detectors against standard-field detectors for practical stereotactic beam data acquisition. *Phys. Med. Biol.* **44** (9):2143–2160, 1999. doi:10.1088/0031-9155/44/9/303

Metcalfe, P., Kron, T. and Hoban, P. *The Physics of Radiotherapy X-Rays from Linear Accelerators*. Madison, WI: Medical Physics Publishing, 1997.

Mobit, P. N., Nahum, A. E. and Mayles, P. An EGS4 Monte Carlo examination of general cavity theory. *Phys. Med. Biol.* **42** (7):1319–1334, 1997. doi:10.1088/0031-9155/42/7/007

Mobit, P. N., Sandison, G. A. and Nahum, A. E. Photon fluence perturbation correction factors for solid state detectors irradiated in kilovoltage photon beams. *Phys. Med. Biol.* **45** (2):267–277, 2000. doi:10.1088/0031-9155/45/2/302

Molière, G. Theorie der Streuung schneller geladener Teilchen I. Einzelstreuung am abgeschirmten Coulomb-Feld. *Zeitschrift für Naturforschung A* **2** (3):133–145, 1947. doi:10.1515/zna-1947-0302

Møller, C. Zur Theorie des Durchgangs schneller Elektronen durch Materie. *Annalen der Physik* **406** (5):531–585, 1932. doi:10.1002/andp.19324060506

Nahum, A. E. Calculations of Electron Flux Spectra in Water Irradiated with Megavoltage Electron and Photon Beams with Applications to Dosimetry. PhD, University of Edinburgh, 1976. www.era.lib.ed.ac.uk/handle/1842/17774

Nahum, A. E. Water/air mass stopping power ratios for megavoltage photon and electron beams. *Phys. Med. Biol.* **23** (1):24–38, 1978. doi:10.1088/0031-9155/23/1/002

Nahum, A. E. "Stopping Powers and Dosimetry." Annual meeting of the Canadian Association of Physicists, Quebec, 18-23 June 1983 (available as NRCC report no. PXNR-2653)

Nahum, A. E. The interactions of electrons with matter, Vol. I. Energy losses, stopping power and range. In *The Computation of Dose Distributions in Electron Beam Radiotherapy*, edited by A. E. Nahum, pp. 27–55. Madison, WI: Medical Physics Publishing, 1985.

Nahum, A. E. Perturbation effects in dosimetry: Part I. Kilovoltage x-rays and electrons. *Phys. Med. Biol.* **41** (9):1531–1580, 1996. doi:10.1088/0031-9155/41/9/001

Nahum, A. E. Cavity theory, stopping power ratios, correction factors. In *Clinical Dosimetry Measurements in Radiotherapy, AAPM Summer School*, edited by D.W.O. Rogers and J. Cygler pp. 91–136. Madison, WI: Medical Physics Publishing, 2009.

Nahum, A. E. and Brahme, A. Electron depth-dose distributions in uniform and nonuniform media. In *The Computation of Dose Distributions in Electron Beam Radiotherapy*, edited by A. E. Nahum, pp. 98–127. Madison, WI: Medical Physics Publishing, 1985.

NCRP (National Council on Radiation Protection and Measurements). Report 51. Radiation protection design guidelines for 0.1 to 100 MeV particle accelerator facilities. Washington, DC: NCRP, 1977.

Nedunchezhian, K., Aswath, N., Thiruppathy, M. and Thirugnanamurthy, S. Boron neutron capture therapy – a literature review. *J. Clin. Diagn. Res* **10** (12):ZE01–ZE04, 2016. doi:10.7860/JCDR/2016/19890.9024

Oliver, P. A. K. and Thomson, R. M. Cavity theory applications for kilovoltage cellular dosimetry. *Phys. Med. Biol.* **62** (11):4440–4459, 2017. doi:10.1088/1361-6560/aa6a42

Papiez, L. and Battista, J. J. Radiance and particle fluence. *Phys. Med. Biol.* **39** (6):1053–1062, 1994. doi:10.1088/0031-9155/39/6/011

Rajan, G. *Advanced Medical Radiation Dosimetry.* New Delhi: Prentice-Hall of India, 1992.

Rogers, D. W. O. and Townson, R. W. On calculating kerma, collision kerma and radiative yields. *Med. Phys.* **46** (11):5173–5184, 2019. doi:10.1002/mp.13744

Rossi, B. *High-Energy Particles.* Englewood Cliffs, NJ: Prentice-Hall, 1952.

Rossi, H. H. Microscopic energy distribution in irradiated matter. In *Radiation Dosimetry.* Vol. I, edited by F. H. Attix and W. C. Roesch, pp. 43–92. New York: Academic Press, 1968.

Sánchez-Doblado, F., Hartmann, G. H., Pena, J., Roselló, J. V., Russiello, G. and Gonzalez-Castaño, D. M. A new method for output factor determination in MLC shaped narrow beams. *Phys. Med.* **23** (2):58–66, 2007. doi:10.1016/j.ejmp.2007.03.002

Scott, A. J., Nahum, A. E. and Fenwick, J. D. Using a Monte Carlo model to predict dosimetric properties of small radiotherapy photon fields. *Med. Phys.* **35** (10):4671–4684, 2008. doi:10.1118/1.2975223

Scott, A. J., Nahum, A. E. and Fenwick, J. D. Monte Carlo modeling of small photon fields: Quantifying the impact of focal spot size on source occlusion and output factors, and exploring miniphantom design for small-field measurements. *Med. Phys.* **36** (7):3132–3144, 2009. doi:10.1118/1.3152866

Scott, A. J., Kumar, S., Nahum, A. E. and Fenwick, J. D. Characterizing the influence of detector density on dosimeter response in non-equilibrium small photon fields. *Phys. Med. Biol.* **57** (14):4461–4476, 2012. doi:10.1088/0031-9155/57/14/4461

Seltzer, S. M. Calculation of photon mass energy-transfer and mass energy-absorption coefficients. *Radiat. Res.* **136** (2):147–170, 1993. doi:10.2307/3578607

Seltzer, S. M., Hubbell, J. H. and Berger, M. J. Some theoretical aspects of electron and photon dosimetry. In *National and International Standardization of Radiation Dosimetry, Vol. 2. IAEA-SN-222/05*, pp. 3–43. Vienna: IAEA, 1978.

Spencer, L. V. and Attix, F. H. A theory of cavity ionization. *Radiat. Res.* **3** (3):239–254, 1955. doi:10.2307/3570326

Sternheimer, R. M. Interaction of radiation with matter. In *Methods of Experimental Physics.* Vol. 5A, edited by L. C. L. Yuan and C. S. Wu, pp. 1–89. New York: Academic Press, 1961.

Storm, E. and Israel, H. I. Photon Cross Sections from 1 keV to 100 MeV for Elements Z=1 to Z=100. Los Alamos Scientific Laboratory, New Mexico 1970. www.ge.infn.it/geant4/temp/saracco/cor/Storm_israel_photon_pub_1970.pdf

Taylor, M., Kairn, T., Kron, T., Dunn, L., Johnston, P. N. and Franich, R. D. The influence of field size on stopping-power ratios in- and out-of-field: Quantitative data for the BrainLAB m3 micro-multileaf collimator. *J. Appl. Clin. Med. Phys.* **13** (6):4019, 2012. doi:10.1120/jacmp.v13i6.4019

Underwood, T. S., Winter, H. C., Hill, M. A. and Fenwick, J. D. Modifying detector designs for small field dosimetry. *Radiother. Oncol.* **103** (Suppl 1 ESTRO 31 Barcelona):S206, 2012. doi:10.1016/S0167-8140(12)70851-4

Underwood, T. S., Winter, H. C., Hill, M. A. and Fenwick, J. D. Mass-density compensation can improve the performance of a range of different detectors under non-equilibrium conditions. *Phys. Med. Biol.* **58** (23):8295–8310, 2013. doi:10.1088/0031-9155/58/23/8295

Underwood, T. S., Thompson, J., Bird, L., Scott, A. J., Patmore, P., Winter, H. C. et al. Validation of a prototype DiodeAir for small field dosimetry. *Phys. Med. Biol.* **60** (7):2939–2953, 2015. doi:10.1088/0031-9155/60/7/2939

Whyte, G. N. Principles *of Radiation Dosimetry.* New York: Wiley, 1959.

B 部分：放射生物学

概述

目前放射治疗方式的优化越来越依赖放射生物学。放疗与任何形式的有效治疗癌症手段一样，其根本目的是一致的。即如何在不对正常组织造成严重损害时，最大限度地发挥对肿瘤的控制。就放射治疗而言，想要达到上述目的，不仅需要关注（物理）剂量分布，还要注意（放射）生物因素，放射生物学因素的影响不仅取决于剂量的空间分布，还取决于剂量的时间分布（尤其是剂量分割，也就是说，将总剂量分成若干份从而分布于一段较长的时间内）。所有这些方面都会在本部分进行阐述，本书第44章“外照射治疗”和第55章“近距离放射治疗”中也会有所补充。

放射生物学贯穿于所有形式的放射治疗——外照射、近距离放射治疗和核素治疗。本部分旨在为放射治疗物理师提供与电离辐射治疗肿瘤最相关的放射生物学理论知识的参考：电离辐射杀死细胞（第6.2和6.3节）、线性平方模型及其面临的挑战（第6.11和8.3节）、细胞氧合和乏氧（第6.8和6.9节）、剂量分割（第8.1至8.3节）、时间效应-分割剂量-剂量率、治疗总时长（第8.8节）、“体积效应”（第7.9节）、如何补偿计划外的治疗剂量（第8.7节），以及与杀伤细胞相关的辐射品质或LET（第6.11.5节），质子和碳离子束治疗时更为密切。

从20世纪80年代中期开始，外照射进入了快速发展时期，因为放疗能够通过适形，特别是调强放疗（见第37章）、立体定向放疗（第40章），以及重粒子治疗（第25 章和第39章）来实现剂量雕刻。随着这种“剂量雕刻”的应用，从中得到的剂量体积直方图和参数，比如接受最小给定剂量的器官体积（见第43章），构成了不可或缺的计划评估工具。此外，更明确的“放射生物学”参数如肿瘤控制概率（TCP）和正常组织并发症概率（NTCP）（在第44章中会给出更具体的定义）——在治疗计划中占据很高的地位；TCP和NTCP模型试图依据物理剂量分布（包括分割次数和总治疗时间）预测临床效应（作为患者群体的平均值）。

一系列临床试验，例如低剂量超敏现象（见第6.11.3节）以及剂量分割对前列腺和乳腺肿瘤的影响（见第8.3节）正在积极探索之中。比较不同的分割方案时，广泛使用的“Withers”公式可以得到正常组织真实的等效效应，但是Hoffmann和Nahum（2013） 强调，也必须考虑剂量分布问题。

物理师需要全面了解最新的放射生物学知识，以便能够在以下方面做出贡献，例如，肺和肝脏的少次大分割立体定向体部放疗（SBRT）（第8.3.3节，第40和44章；SBRT 2006）。Alite等（2016）对非小细胞肺癌的SBRT分析表明，与常规放疗相比，2天或以上的分次间隔显著提高了局部控制率，这表明我们对分次间隔再氧合的理解（比较第 6.9.2节）需要更新。物理师对放射生物学做出贡献的其他例子包括延迟放射治疗对临床结果的影响分析（Wyatt等，2003）以及手术和术后放疗之间的时间间隔对治疗结果的影响（Al-Dweri等，2004）。

放射生物学目前是一个应用广泛的领域，不仅可应用于放射治疗，还可应用于辐射防护（在K部分讨论，特别是第61章关于辐射诱发第二癌症）。总之，当前有许多现代放射治疗中的问题需要解答，以便让放射治疗实践变得更加安全（Glatstein, 2002；Tommasino等，2017）。

本部分所涵盖的许多主题涉及的更多疗方法可以在基础临床放射生物学（Joinner和vanderKogel, 2019）中找到，特别是最近热度非常高的分子方法。

第 6 章　肿瘤放射生物学

Gordon Steel, Catharine West, and Alan Nahum

目录

本章从辐射杀伤细胞的基本概念开始。这些概念既适用于肿瘤细胞，也适用于正常组织。

6.1　克隆源性细胞的概念

在身体组织的正常更新中，组织大小和组织功能的维持取决于少量原始干细胞的存在。这些细胞具有无限增殖能力，它们是构成身体正常上皮组织和造血组织细胞体系的基础。癌[1]就是来自于这样的分化组织，而之所以能在组织学切片中识别它，

[1]　癌指起源于上皮组织的恶性肿瘤，是恶性肿瘤中最常见的一类。

是因为肿瘤细胞经常保持着许多组织分化的特征。分化良好的肿瘤比未分化肿瘤[2]更具这种特征。由此可见，肿瘤中并非所有细胞都是肿瘤干细胞，有些已经开始不可逆性分化。此外，癌组织中还含有许多构成基质的正常宿主细胞（成纤维细胞、内皮细胞、巨噬细胞等）。因此构成肿瘤大体结构的大多数细胞可能并非恶性。如果这些非恶性细胞是在治疗结束时唯一保持完整的细胞，那么肿瘤就不会再生。肿瘤生长是由肿瘤干细胞驱动的，治疗中必须根除这些干细胞。

若肿瘤在有效治疗后复发，是因为一些干细胞没有被杀死。放射生物学家认为肿瘤复发的关键是确定肿瘤干细胞的残留数量。目前还无法实现原位肿瘤干细胞识别，但已经开发出离体肿瘤干细胞的检验方法。这些检测方法通常通过干细胞在特定生长环境中形成集落的能力来检测。这样的细胞被称为克隆源性细胞或集落形成细胞。

接受治疗剂量的电离辐射后的细胞不会立即死亡，它们可能产生一个适度的后代家族。这一点如图6.1所示。在显微镜下观察单个小鼠L细胞的生长情况，在四个细胞阶段，选择一个集落，用200伦琴（约2Gy）的X射线照射。密切记录随后的生长过程，图中每条竖线表示从母代有丝分裂到子代分裂的时间。图中左右两侧的两个辐照细胞不断分裂形成子代集落，其中一些子细胞的分裂间歇时间较长。另外两个辐照细胞表现不佳，它们经历了许多不规则的分裂，包括三极有丝分裂。在实验结束时，最初的四个细胞都有子代细胞，区别是两个产生了庞大的集落，而另外两个没有。图中左右两侧的两个辐照细胞是存活的克隆源性细胞，另外两个通常被描述为被辐射杀死的细胞。更准确地说，它们应该被描述为失去了集落形成能力，这也是照射肿瘤细胞想要达到的效果。

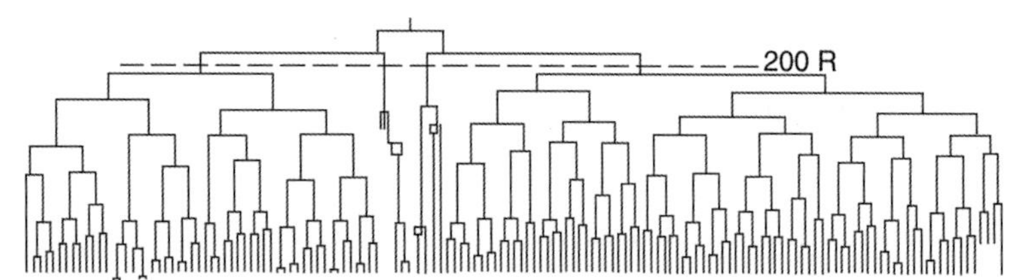

图6.1　一个小鼠L细胞克隆在四个细胞阶段暴露200伦琴（200R≈2Gy），说明了存活和非存活的克隆源性细胞的概念（经许可引自：Trott, K. R., Curr. Top. Radiat. Res., 7，336–337，1972.）

6.2　克隆源活性测定

来自细胞的克隆源性测定既可以研究肿瘤细胞，也适用于正常组织。其基本出发点是从肿瘤中分离出单个细胞，将它们置于一个特定的生长环境中，并测试它们产生一个确定后代群体的能力。目前已经有多种实验方法来分析，在此，将用一个简单的组织培养实验说明原理。

首先制备一种肿瘤细胞的单细胞悬液，并分为两部分。一个进行辐照，另一个未受辐照作为对照。然后在相同的条件下，将两种细胞悬液接种在不同的组织培养皿中，但考虑到辐照会杀死一些细胞，因此种植了更多的辐照细胞。比如，在这样的实验中，可以种上100个对照组细胞和400个辐照细胞。在经过一段适当的孵化期后细胞生长，对集落进行计数。要做这一步，首先必须确定构成一个有活力集落的细胞数量。通常的标准是50个细胞，相当于5～6代的细胞分裂。如果在对照培养皿中平均发现约20个集落，则克隆形成率（PE）为20/100=0.2。如果被辐照的细胞平均产生大约8个集落，那么它们的克隆形成率较低：8/400=0.02。那么存活分数就是以上克隆形成率的比值：

$$存活分数=\frac{PE_{实验组}}{PE_{对照组}}=\frac{0.02}{0.2}=0.1$$

这里假设$PE_{对照组}$能够代表克隆源性细胞的效

[2]　分化良好的肿瘤在显微镜下，大多数细胞看起来像正常细胞（从组织学上来说）。这类肿瘤比低分化或未分化的肿瘤生长得更慢，这些肿瘤主要由间变性肿瘤组成（也就是癌细胞或肿瘤细胞）。

率，且不受辐照影响。利用这个方程，辐照细胞形成的克隆数可以被这种检测效率所修正。存活分数通常是一个百分比（在本例中为10%）。

前面介绍的是离体肿瘤细胞的悬浮液。为了测量体内细胞的存活率，需先选两组实验性肿瘤（即小鼠或大鼠细胞）。一组辐照，另一组作为对照。在辐照后的一段时间，取出肿瘤制备细胞悬液，并如前述进行接种，区别在于细胞是在体接受辐射的。

辐照不仅可减少克隆形成的数量，还能产生非致死效应。如果将克隆大小的标准转变为更小值，这些细胞中的一些小集落可能代表最终灭绝的种群，其他的可能来自受到非致死损伤而群落增长速度降低的细胞。没有达到50个细胞的集落，则不被计数。

6.3　细胞存活曲线

细胞存活曲线是一条显示存活分数-剂量（辐射、细胞毒性药物或其他细胞杀伤剂）之间关系的绘制曲线。如图6.2a示，当存活分数以线性比例绘制时，组织培养中辐照细胞的曲线近似为S型，在曲线肩区后有一个逐渐趋向零存活率的曲线。为了表明细胞对辐射的敏感性，ED_{50}或ED_{90}的值可以从图中得出，代表了细胞的辐射敏感性（ED_{90}是杀死90%细胞所需的“有效剂量”）。这样做时，对曲线形状不作假设。

生存曲线通常被绘制在对数标尺上，有两个原因，如图6.2b所示。首先，如果细胞杀伤是随机单

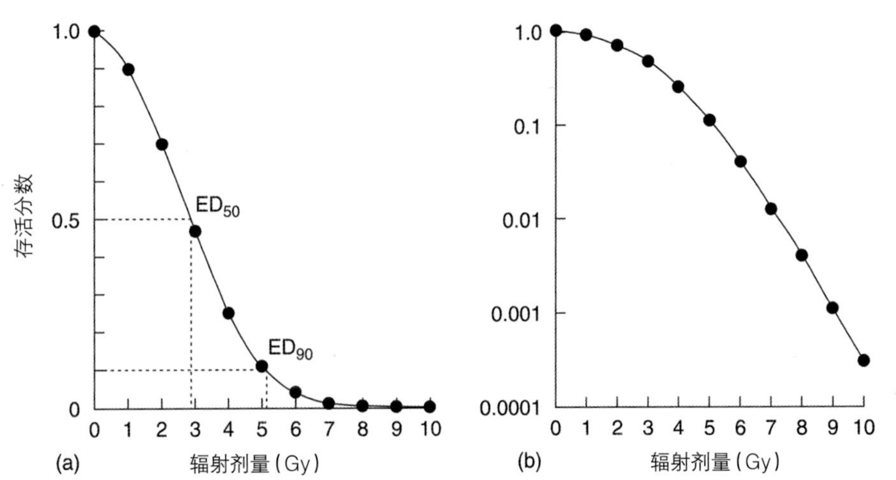

图6.2　组织培养辐照细胞的典型细胞存活曲线，（a）线性生存曲线；（b）相同数据的对数生存曲线

次打击辐射事件的结果，那么存活曲线将是剂量的指数函数。在半对数图上呈现为一条直线[3]。第二，对数生存曲线更容易显示和比较非常低的生存水平下的效果。因为如下一节所示，消除肿瘤需要极大的细胞杀伤能量。

6.4　细胞存活与肿瘤反应的关系

克隆形成实验研究旨在了解或预测肿瘤对治疗的反应，即肿瘤延迟生长时间（或在临床上表达为持续缓解时间）和局部肿瘤控制情况。

6.4.1　肿瘤延迟生长时间

对肿瘤的不完全治疗会导致肿瘤经过一个暂时的缓解消退阶段，随后肿瘤又复发（再生）了。这个模式如图6.3所示。肿瘤消退是由于以下细胞的死亡和消失，它们是被辐射杀伤的细胞，以及被杀死的干细胞产生的有限分化（也即成熟）的细胞。

不同肿瘤的消退率差别很大。有些肿瘤在放射治疗过程中会消退，而另一些肿瘤则消退得非常缓慢。这一过程极大地影响了患者和临床医生对治疗有效性的看法。然而，这里强调的是（如图6.3所示），治疗的有效性（根据肿瘤复发的时间判断）取决于肿瘤再生部分，而不是消退部分。图6.3中的再生部分来自于存活的克隆源性细胞的再群体

[3]　细胞杀伤的线性平方模型包括单次打击和双重打击机制，将在第6.11节中介绍。

化。不同肿瘤的再生速度差异很大，图中两条折线的上部表明了在肿瘤再生全面展开之前出现延迟期的可能性。也有证据表明，一旦肿瘤再生开始，它的速度可能类似于一个非常小的、未经治疗的肿瘤的生长率。这就是所谓的加速再群体化。

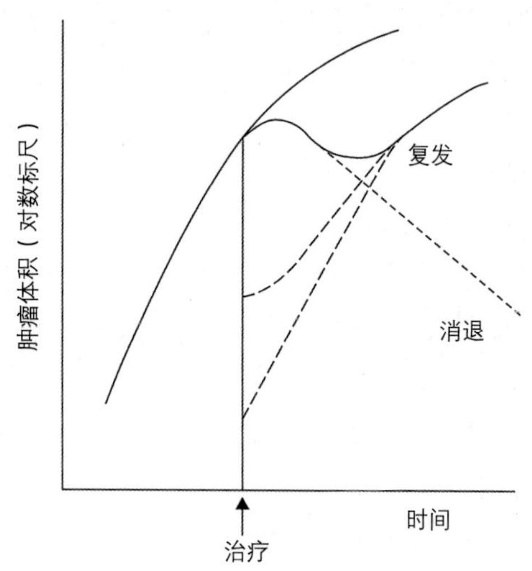

图6.3　一个不受控制的肿瘤的体积反应有两个结果：消退和复发。在消退期间，再群体化速率可能与未治疗肿瘤的生长速率不同

6.4.2　局部肿瘤控制

根除所有克隆源性肿瘤细胞就可以治愈肿瘤。然而，这是一个难以实现的目标。1g肿瘤组织可能含有10^9个细胞，其中1%甚至更少的细胞可能是克隆源性的，但它们具有相当大的肿瘤间异质性（Hendry等，1994；Kummermehr和Trott, 1997；Brunner等，2012；Chapman和Nahum, 2015）。一个肿瘤在临床发现时（也即当它能被检测到时）的质量将达到数十或数百克，因此，克隆细胞的总数可能超过10^9个。图6.4说明了一个最初包含10^{10}个克隆源性细胞的肿瘤在经过分割放疗后的反应。图中假设每次为2Gy的辐射吸收剂量可以导致存活分数为0.5，即可以使克隆源性细胞的数量大约减少一半。那么，细胞杀伤率随累积剂量的增加而呈指数增长。这个假设认为每次分割放疗的效果是相等的，也有一些实验证据证实了这一现象（Thames和Withers, 1980；Joiner等，1992）。在这个例子中，大约需要30个2Gy的分割剂量才能将克隆源性细胞由初始数量减少到10个存活细胞（$0.5^{30}\approx10^{-9}$）。当治疗将存活率降低到原始克隆细胞数量的1%时，在迅速缩小的肿瘤中，可能导致所有可见肿瘤完全消失。但是，通常需要4～5倍的剂量来根除最后存活的克隆源性肿瘤细胞。

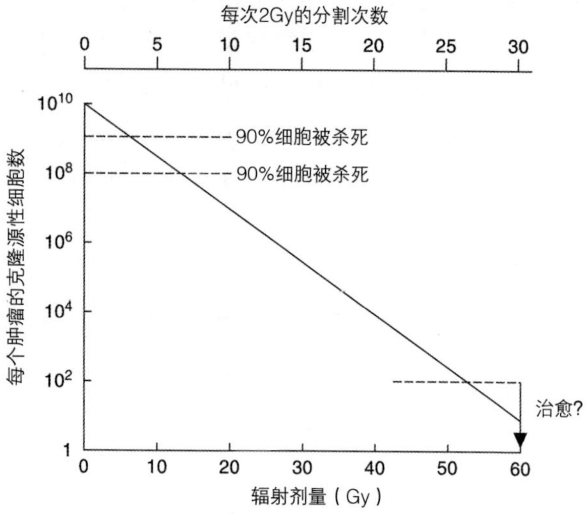

图6.4　说明最初包含10^{10}个克隆源性细胞的肿瘤对2Gy分割剂量的反应，每次分割大约将存活细胞数量减半

然而，并非一定要通过根除最后一个克隆源性肿瘤细胞来实现肿瘤局部控制[4]。辐射可以通过增强抗原呈递和肿瘤免疫原性，增加细胞因子的产生来激活免疫反应（Bernstein等，2016）。对肿瘤局部照射可引起远处部位的反应的现象被称为远隔效应（Golden等，2015）。在前期临床的研究中，需要了解辐射剂量和放疗日程是如何影响免疫反应机制的，并在临床中应用新知识，尽量改善患者预后。2011年，是"癌症免疫治疗发展成熟"的元年（Mellman等，2011），并将其与放射治疗相结合成为当前放射治疗研究的"热点"话题。

6.4.3　选择性是本质所在

控制肿瘤需要杀死相当多的对数生长的细胞数量，但同时一定不能超过肿瘤周围关键正常组织的耐受剂量。实现这个目标比较困难，因为如果干细胞比例减少到1%以下，像小肠这样的器官就会衰竭（比如黏膜溃疡）（见图7.4）。为了达到这个

[4]　然而，这种对最后一个克隆源性细胞的消除是在大多数肿瘤控制概率（TCP）模型中所做的假设，包括第44章中介绍的"Marsden"模型。

目标，放射治疗致力于精准靶向以减少正常组织的受量。如果做不到这一点，放射治疗几乎没有发展前景（见第7.9节）。另外癌细胞往往比正常细胞增殖得更快，但修复辐射损伤能力却更弱，因此，肿瘤治疗必须是选择性的针对肿瘤组织。癌症化疗也同样有损害健康组织的风险。化疗作为系统治疗时，重要的正常组织，如骨髓和肠道，也接受足剂量药物，只有当药物或药物复合剂选择性地在肿瘤中达到非常高水平时（这种情况很少发生）才有可能杀死肿瘤细胞（也可参见Weison等，2006）。

6.5 细胞受到辐射后的死亡原因

当生物组织暴露于电离辐射时，其组成的原子会立即发生激发和电离。根据定义，电离辐射有足够的能量来激发一个电子，从而产生一个高活性且短寿命的分子，它带有一个不成对的价电子——即所谓自由基。水是细胞中最普遍的分子，所以大多数自由基是由水分子的辐射分解产生的。自由基高度不稳定。它们与附近的其他分子发生反应，从而将化学损伤转移给它们；在生理条件下，这些自由基反应通常在1毫秒内完成。细胞所有成分如蛋白质、酶、膜成分等都能以这种方式被损害，不过，这些成分在细胞中大量存在，其一小部分损伤对细胞生存影响很小；且它们会迅速再生。但有一种细胞成分（细胞核中）几乎是独有的，那就是DNA。DNA是一种非常长的双螺旋分子结构，由重复的碱基序列组成，DNA分子被包装成称为染色体的线状结构，每条染色体大约有2亿个碱基。碱基对序列形成的一些基因是重复的，基因中包含了组成蛋白质的序列，囊括了细胞功能的所有方面。但即便如此，也存在一个严重风险，即辐射损伤可能导致某些基因的丢失（或修饰），从而导致特定功能的丧失（其中一些功能可能是生存所必需的）。这就是为什么DNA是细胞中最容易受到辐射损伤的部分。不过，大多数细胞已经进化到能够承受这种损伤；它们拥有庞大的修复酶库，它们不断地监测DNA完整性，识别并修复损伤。1Gy的剂量在1个细胞核中产生大约2×10^5次电离，导致大约1000个DNA单链断裂，可能还包括40个双链断裂。由于存在细胞修复，尽管受到损伤，大多数细胞还是存活了下来。

已经有实验室的直接证据表明，在大多数情况下，DNA损伤是细胞死亡的关键，这说明当短程放射性核素置入双螺旋DNA中，它们的毒性远比将相同类型和数量的放射线投放到细胞其他部分来的强。

当细胞受到致死性辐射损伤时，不会立即死亡；在细胞周期进程延迟后，通常会进入有丝分裂。受损细胞通常无法完成有丝分裂，或者它们可能先完成一个或多个细胞周期，随后在最终细胞分裂时受到重创（见图6.1）。然而，淋巴细胞和其他一些类型的细胞在达到有丝分裂之前就死亡了。这被称为分裂间期细胞死亡。它与所谓的程序性细胞死亡或凋亡（“自杀”）密切相关（Haimovitz-Friedman等，1996）。辐射诱导的自噬（“自我吞食”）也有助于杀死细胞。在自噬过程中，细胞循环利用蛋白质以帮助它们在应激条件下生存，并作为由辐射等因素造成损伤后的一种保护机制。自噬可以阻断凋亡，而凋亡可以抑制自噬。然而，自噬过程中释放的蛋白质却可诱导细胞凋亡或坏死，当自噬过度降解细胞质时，会导致细胞自噬死亡。自噬和凋亡途径之间的交叉作用影响死亡细胞的清除和死亡细胞抗原的免疫识别（Marino等，2014）。这意味着单个肿瘤细胞所经历的死亡类型可能会影响宿主免疫反应根除最后一个剩余的克隆源细胞的能力（见第6.4.2节）。因此，肿瘤对辐射的反应并非仅仅与克隆性细胞的存活有关。

6.6 细胞的辐射损伤修复

实验方法可以检测辐射暴露后细胞和组织的修复，这些修复过程与临床放射治疗直接相关。

1. **亚致死损伤修复** 分次剂量实验表明，如果将给定剂量的辐射分成两部分，间隔几个小时或更长时间，其损伤就会更小。几乎所有的细胞都符合这种规律。其潜在的机制可能是由于DNA双链断裂（DSBs）的修复作用。只有在单次或单独的辐射导致的染色体断裂发生在两条染色体时，两条断裂的染色体相互作用才能形成致死性损伤。如果辐射剂量被“分割”，第一次剂量产生的一些双链断裂将被修复，从而减少致死性损伤。分割放射治疗的正常组织保护效应主要是由于亚致死损伤修复。因为正常的细胞往往能更好地修复损伤，所以可将给予肿瘤的总剂量进行分割以减少对正常组织的损害（见第8章）。

2. **潜在致死性损伤修复** 延迟种植实验表明，如果细胞在非生长状态下被辐照，并在检测存活前放置一段时间，通常会观察到存活率增加。这种潜在致死性损伤修复的机制是，由于次优生长条件减少增殖效应，有丝分裂延迟；这让细胞有更多的时间进行DNA 损伤修复。
3. **剂量率效应** 在给定的累积剂量下，当剂量率降低到约1Gy/h时，辐射损伤减少，这主要是由于存在细胞修复。在低剂量率下，每个发生亚致死损伤事件的细胞在第二次损伤事件发生之前平均会经历相当长的延迟。在分次剂量情况下，第一个损伤事件在下一次辐射前会发生修复，从而减少整体损伤。

细胞恢复的速度已经可以在许多细胞和组织类型中被测量到。来自DNA修复研究的证据表明，修复是一个多指数过程，第一个过程的半数时间为几分钟，一个主要过程的半数时间大约可能是1小时，也可能是一个更长的时间。临床意义是，如果每天给予多个分次的治疗，那么有必要保证每个分次之间的完全修复。这可能需要至少6小时的分割间隙（见第8.6.4节）。辐射诱导的DNA损伤和修复的分子机制，促使人们针对修复损伤通路来研究放射治疗联合使用的新药物（Morgan和Lawrence, 2015）。

6.7 细胞周期中不同的细胞杀伤作用

各细胞周期的细胞放射敏感性不同。细胞周期通常分为四个阶段：即有丝分裂前期，第一个阶段（G1期），S期（DNA合成期），然后是第二个阶段（G2期；见图6.5）。虽然这还没有在大量的细胞系中进行研究，但似乎有一个总体趋势，那就是S期细胞，特别是S后期细胞最具抗辐射性，而G2期和有丝分裂期细胞是最敏感的。S期细胞具有抵抗性的原因可能与当时DNA的构象有关。G2期细胞敏感性较高可能是由于这些细胞分裂之前几乎没有时间来修复辐射损伤。各细胞周期敏感性不同导致在辐照下存活的细胞在一定程度上形成了同步。在X线照射后，所有的细胞在细胞周期中仍然处于照射前的同一点；有些会失去增殖完整性，而大多数活细胞往往处于S期。对于临床放疗的意义是，如果辐射剂量被连续分割，细胞周期的进程会影响细胞杀伤的结果。如果存活的细胞有时间从抵抗阶段进入更敏感的阶段，那么后一个分割的影响将会更大。如果在两次辐照之间留足时间，那么在每次辐照（或每个辐射分割）开始时，细胞群之间的相位分布将非常相似。这个过程被称为重新分配或再分布。

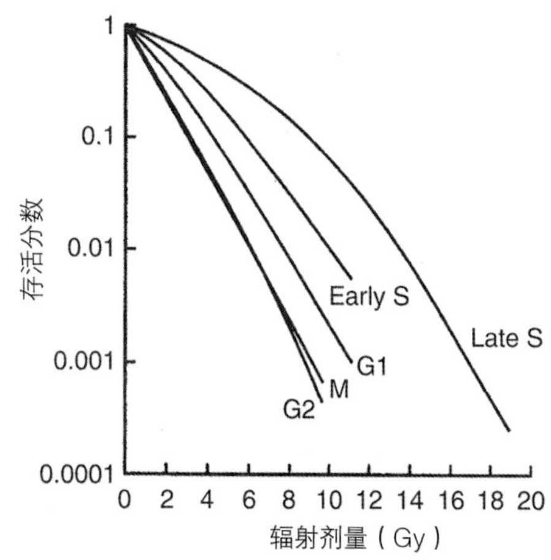

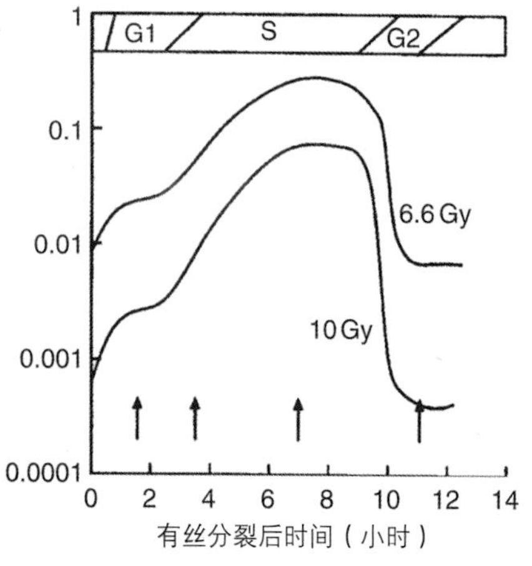

图 6.5 放射敏感性随细胞周期的变化；存活分数相差近 100 倍（引自：Sinclair, W. K. and Morton, R. A., Biophys. J., 5, 1–25，1965.）

6.8　氧的重要性

细胞对电离辐射的反应极大地依赖于氧，图6.6中以在培养基中接受辐照的哺乳动物细胞为例来说明氧的重要性。存活分数（SF）是关于在有氧或乏氧条件下给予的辐射剂量与细胞存活率之间的关系，乏氧通常是通过将氮气通入细胞悬液15～30分钟来实现的。氧增强比（OER）定义为乏氧和有氧条件下达到相同生物效应所需的辐射剂量的比值。对于大多数细胞来说，X线照射的OER约为3.0，其中有氧条件所需剂量约为10Gy。然而，某些研究表明，与线性二次（LQ）模型的双次打击机制相比，单次打击机制的OER更低（见第6.11.4节）；当剂量为3Gy或更少时，OER减少到接近2.0（Palcic和Skarsgard, 1984；Chapman, 2003；Nahum等，2003；Chapman和Nahum, 2015）。由于这是许多分次治疗的剂量分割范围，因而这个结论非常重要。

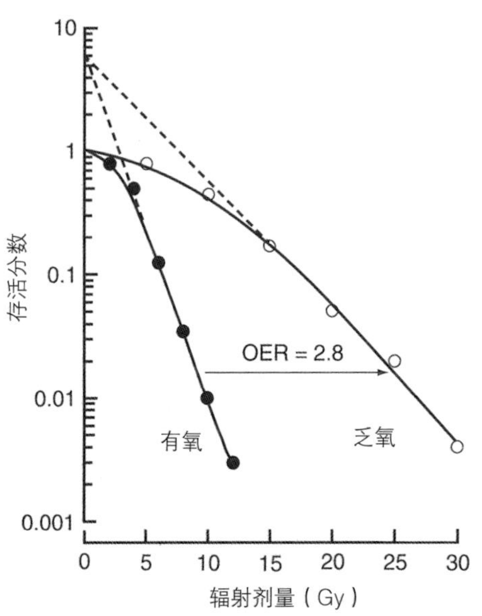

图6.6　在有氧或乏氧条件下，哺乳动物细胞的存活曲线。OER值等于2.8时，需要的剂量为10Gy（氧合SF≈0.015），远远超过临床的2Gy。当OER值降低时（≈2），也就是含氧水平下降时，所需的辐照剂量与临床所需剂量2Gy接近

大量研究表明，只有在辐照期间或此后几毫秒内存在氧时，才会发生氧合效应。这是因为氧的作用是引起自由基反应，从而引起更大的DNA损伤的固定，进而降低存活分数。OER依赖于氧分压（pO_2），如图6.7所示。根据定义，在乏氧（无氧）时，OER为1。当氧分压（pO_2）增加时，辐射敏感性相应增加，OER随之改变。从0mmHg到约20mmHg（2.7kPa）之间OER的变化最大；氧浓度进一步增加，甚至达到空气中的浓度［155mmHg（20.7kPa）］或100%的氧浓度［760mmHg（101.3kPa）］，此时辐射敏感性变化不大。图6.7显示了动脉和静脉血中常见的氧分压。因此，从放射生物学的角度来看，大多数正常组织可以视作充分氧合的。

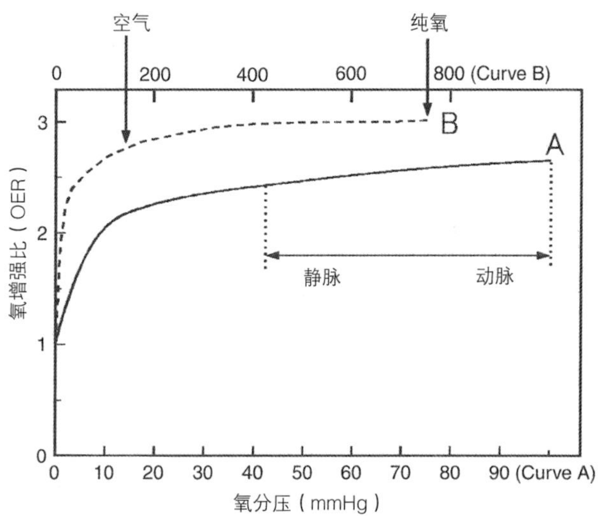

图6.7　氧增强比（OER）随氧分压的变化。虚线显示A曲线在扩大范围内的上限，列出了静脉到动脉血氧分压的范围［经许可引自：Denekamp, J., in The Biological Basis of Radiotherapy, 2nd ed., Steel, G. G., Adams, G. E., and Horwich, A., Eds., Elsevier Science, Amsterdam, Copyright（1989）.］

6.9　肿瘤乏氧

氧在肿瘤辐射反应中起着重要的作用。实体肿瘤的生长需要新血管形成，这一过程被称为血管生成。这种新的血液供应在本质上是比较原始的，它可能不足以满足生长中的肿瘤所需。经常出现缺乏营养和缺氧的区域，但这些区域中的乏氧细胞仍然可能存活。Thomlinson和Gray（1955）研究了肺肿瘤的组织学切片，首次真正发现了肿瘤中可能存在乏氧，观察到被血管间质包绕的肿瘤活性区域，肿瘤细胞从那里获得所需的养分和氧。随着肿瘤区

域扩大，其中心出现坏死区域。研究发现，活组织“外壳”厚度与计算出的呼吸组织中氧的弥散距离相似；有人认为，当氧从细胞间质扩散时，它会被细胞消耗。尽管那些超出氧弥散距离的中央细胞不能存活，但紧靠坏死区域的细胞仍可在乏氧条件下存活。

Tannock（1968）在小鼠乳腺肿瘤中也观察到类似的现象。这些肿瘤的坏死程度要大得多，每条血管都被一条有活力的肿瘤细胞“条带”包围，外面有坏死。“条带”边缘的细胞被视作是乏氧的，通常被称为慢性乏氧细胞。Tannock表示，由于“条带”中细胞群处于细胞不断更新的动态状态，这些细胞的寿命较短。肿瘤中也会发生短暂或急性乏氧。肿瘤中间歇性血流的机制包括白细胞、缗钱状红细胞[5]或循环肿瘤细胞堵塞血管，在肿瘤间质压力高的区域血管塌陷，宿主小动脉的自发血管运动等，从而影响下游毛细血管的血流。肿瘤血管比正常组织中的血管更脆弱；它们缺乏支持性周细胞，很容易发生塌陷。

由于乏氧细胞对辐射相对抵抗，其存在会影响肿瘤对单次大剂量放疗的反应。可以很容易从实验中证明在肿瘤中存在这种细胞，如图6.8所示。（从左到右）为EMT6小鼠乳腺肉瘤在以下情况受照后的生存反应：（a）作为有氧条件下单层培养的单个细胞；（b）对呼吸空气的小鼠进行肿瘤原位照射（有较高或较低的血红蛋白水平）；以及（c）对缺氧条件的小鼠（在氮窒息小鼠中）的肿瘤进行原位照射。照射后立即用体外实验评估细胞存活率。从图中可以看出，呼吸空气小鼠的生存曲线是双相的；剂量在5Gy以下时，曲线与有氧细胞的曲线一致，但在此剂量水平以上，曲线与乏氧细胞曲线平行。单次高剂量的辐射会杀死有氧细胞，存活的细胞几乎都是乏氧的。

6.9.1 乏氧分数

名词“乏氧分数”是指具有缺氧细胞特征的克隆源性肿瘤细胞的放射敏感性分数。图6.8显示了测量的标准方法。在呼吸空气的动物中，存活曲线将具有图6.8所示的双相特征，反映了有氧细胞和乏氧细胞的混合放射敏感性。在氮窒息小鼠中，只能看到乏氧部分。这两条存活曲线是平行的，证实了它们都具有乏氧细胞的特征。如果在这些平行线的任何点上画一条垂直线，那么（呼吸空气小鼠存活分数）/（死鼠的存活分数）的比率就是呼吸空气小鼠的肿瘤的乏氧分数。图6.8所示的例子还说明了一个治疗上的重要结论，在血红蛋白含量低患者中，肿瘤乏氧分数可能更大。吸烟可以降低血氧含量，吸烟患者尤其不适合接受放疗。

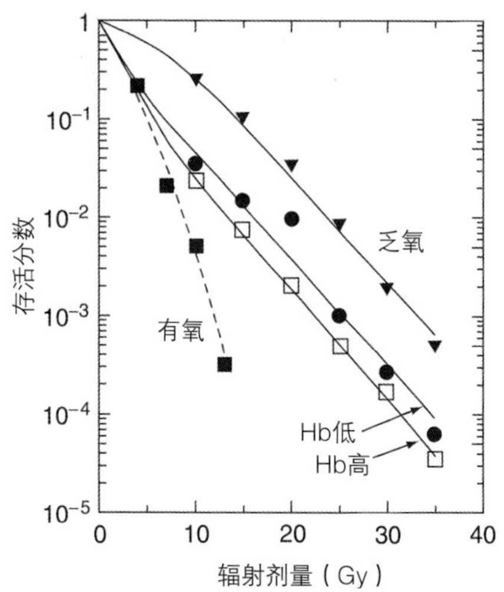

图6.8 EMT6小鼠肉瘤在有氧或乏氧条件下的存活情况。虚线显示了有氧细胞的体外存活情况（经许可引自：Hill, R. P., et al., Br. J. Radiol., 44，299–304，1971.）

6.9.2 再氧合

照射前后肿瘤乏氧分数随时间变化的过程如图6.9所示。直径小于约1mm的肿瘤结节已完全氧合。超过这个大小，乏氧分数逐渐增加，直到达到克隆源性细胞的10%～50%。肿瘤照射将不可避免地杀死更多有氧细胞，在单次大剂量照射后，乏氧分数可能接近100%。存活的乏氧细胞数量将会很低，但所有存活的克隆源性细胞比例将会很高。“再氧合”一词指的是给这些乏氧细胞更好地提供氧的过程。可以通过测量初次照射剂量后的不同时间点的乏氧分数对再氧合进行研究（如第6.9.1节所介绍）。因为研究要分析给肿瘤细胞一定辐射剂量后，细胞经过再氧合，然后再次给予一定辐射剂量后，细胞杀伤的增加情况，因此，这些实验都很难

[5] 是红细胞的聚集物，看起来像堆叠的盘子或硬币。

做。研究结果表明，一些肿瘤再氧合很快（乏氧分数在大约1天内从100%下降到10%），另一些再氧合缓慢（需要1周或更长时间）。

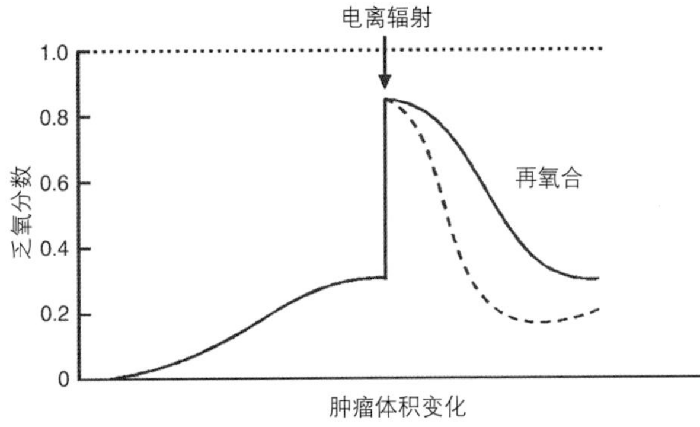

图6.9　肿瘤照射后乏氧分数随肿瘤体积变化的过程。当细胞受到辐射时，有氧细胞将被优先杀死，乏氧部分将暴露出来。从两条再氧合曲线可以看出，肿瘤的再氧合速度和程度因肿瘤而不同

在20世纪60年代和70年代，肿瘤乏氧被认为是放射治疗失败的主要原因之一，许多研究工作都旨在开发选择性杀死乏氧细胞的方法：高线性能量传递（LET）射线（见第6.11.5节）、高压氧、放射增敏剂等。尽管个别研究结果模棱两可，但meta分析显示，放射治疗乏氧修饰是有效的（Overgaard，1994，2011）。最近的随机临床试验证实，乏氧靶向治疗可改善头颈部（Overgaard等，1998；Janssens等，2012）及膀胱（Hoskin等，2010）肿瘤放疗疗效。还有大量证据表明，乏氧是一个不良预后因素。例如，使用Eppendorf pO_2微电极显示，在放疗开始前发现的缺氧与宫颈癌（Hockel等，1996）、头颈部癌（Nordsmark等，2005）、前列腺癌（Movsas等，2002；Milosevic等，2012）和肉瘤（Nordsmark等，2001）治疗失败有关。也有充分的证据表明，缺氧最严重的患者从添加乏氧修饰剂中获益最多（如Toustrup等，2012；Eustace等，2013）。

6.10　肿瘤剂量效应

决定临床放疗成功的主要因素是肿瘤吸收剂量。低剂量是无效的，但如果有可能给肿瘤所有克隆源性细胞一个非常大的总剂量，原则上，任何肿瘤都可以（局部）控制。在这两个极端之间是肿瘤控制概率，对于任何肿瘤，它随剂量呈S型关系变化（见图7.2和7.3以及第44.2节关于肿瘤控制概率的数学模型）。对于任何特定类型的癌症，这种剂量–反应曲线的特征（反过来又由肿瘤中克隆源性细胞数量和放射敏感性决定）对治疗成功至关重要（这一点在第7.6.1节中有所强调）。

该曲线在剂量尺度上的位置取决于本章之前讨论过的各种生物因素。其陡度在临床上也很重要[6]，并取决于：

1. 基于泊松分布的统计潜在变化（第7.6节）。
2. 同一类型肿瘤之间局部控制率的变化，源于体积（例如初始克隆源数）、细胞放射敏感性、再群体化、乏氧等方面的差异。
3. 对于给定处方剂量，同一患者肿瘤内剂量的分布变化（由于呼吸和/或位置的不确定性而导致的“几何偏差”造成的剂量“冷点”）。

所有形式的差异都会使剂量–效应曲线更加平坦。这些曲线陡度的定量问题见第7.6节和第44.2.7节。

6.11　人类肿瘤细胞的放射敏感性

6.11.1　放射敏感性和临床结果

在1980年之前，关于肿瘤放射敏感性的信息很少，不被认为是影响临床放疗治愈率的一个因素。1981年，Fertil和Malaise提出了内在放射敏感性作为放射治疗疗效决定因素的概念。他们调查了已发表的关于人类肿瘤细胞体外生存曲线的文献，并报道了2Gy（SF2）时存活分数与临床效应之间的相关性。Deacon等再一次报道了该调查研究（1984），他总结了51个细胞系的数据。这些数据涵盖了17种不同组织病理学肿瘤类型，它们根据肿瘤局部放疗治愈率被分为5类：

[6]　基于生物因素的剂量个体化将随着对个体肿瘤的放射敏感性的进一步认识而增强。Scott 等（2017 年）开发了一种基因组调整辐射剂量（GARD），形成了这种方法的基础。

A：淋巴瘤、骨髓瘤、神经母细胞瘤；

B：髓母细胞瘤，小细胞肺癌；

C：乳腺癌、膀胱癌、宫颈癌；

D：胰腺癌、结直肠癌、肺鳞癌；

E：黑色素瘤，骨肉瘤，胶质母细胞瘤，肾癌。

这些分类反映了肿瘤的临床放射敏感性。图6.10显示了细胞系的平均SF2值与其临床放射治愈率之间的关系。尽管放射可治愈肿瘤比难治性肿瘤的SF2值有明显降低趋势，但组间差异还是很大。一项关于宫颈癌的研究表明，原发性人类肿瘤的SF2是放疗的独立预后因素（West, 2007）。

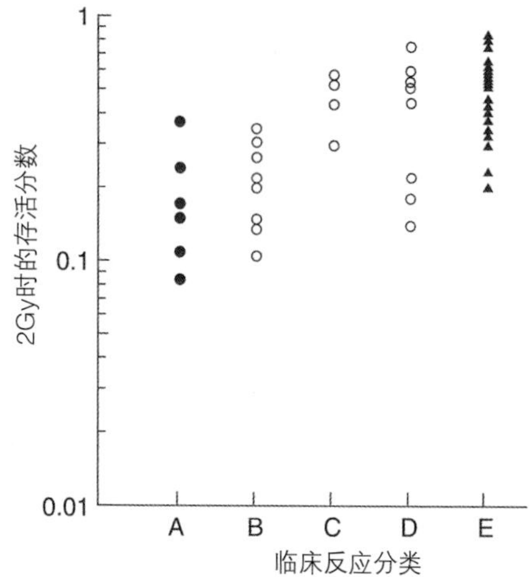

图6.10　51种肿瘤细胞系在2Gy时的存活分数，根据临床放射敏感性可分为5类

6.11.2　人类肿瘤细胞存活曲线

如图6.11所示，存活曲线说明了常见的人类肿瘤细胞系中放射敏感性的范围。对应于1%细胞存活率的剂量范围变化涉及3个因素。这些曲线的初始斜率陡度范围甚至更大。图6.11中的实线是使用线性二次（LQ）方程拟合数据的曲线，该方程为：

$$存活分数=\exp(-\alpha d-\beta d^2) \qquad (6.1)$$

其中，d指吸收剂量。

与其他数据集相似，图6.11所示的数据集，与公式6.1的拟合良好：初始斜率清晰，数据与连续弯曲曲线一致。这通常需要对辐射敏感性相同的细胞在低温下照射，才能实现使亚致死损伤修复的最小化（Chapman, 2003；Chapman和Nahum, 2015）。

由于LQ方程的各个项中可能存在一些不同的相对独立的分子基础，所以一些科学家分别研究了它们对细胞杀伤的相对贡献。因此，该方程被分解为：

线性或α部分$=\exp(-\alpha d)$

二次方或β部分$=\exp(-\beta d^2)$

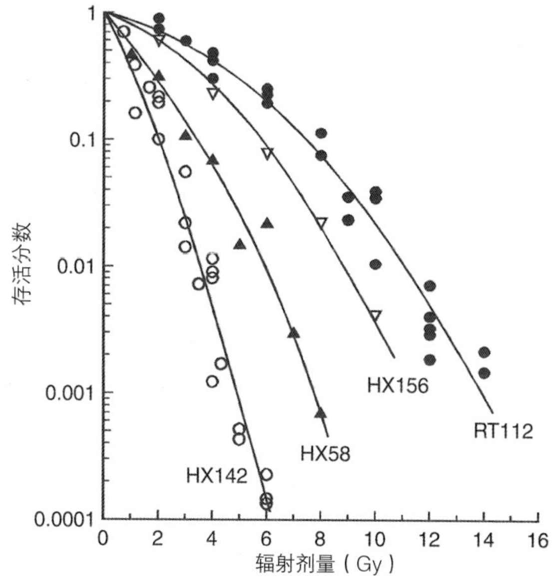

图6.11　四种具有代表性的人类肿瘤细胞系在高剂量率照射下的细胞存活曲线。HX142：神经母细胞瘤；HX58：胰腺癌；HX156：子宫颈癌；RT112：膀胱癌（经许可引自：Steel, G. G., Radiother. Oncol., 20，71–83，1991.）

线性部分与单次打击损伤机制有关，二次方部分与双次打击损伤机制有关，不过也有人提出了其他的解释。如图6.11所示，用LQ方程拟合数据后（式6.1），就得到了α（Gy^{-1}）和β（Gy^{-2}）的值，对于任何选定的剂量，这两个细胞杀伤部分都可以计算出来[7]。图6.12中已经完成了当辐射剂量为2Gy即临床放疗中每次标准分割剂量时，17种人类肿瘤细胞系各部分细胞杀伤的计算。可以看出，计算出的点分布于该图的右边界；在2Gy时这些细胞系之间的辐射敏感性的差异完全是由细胞杀伤线性成分造成的，也就是说，取决于α值。由β部分（由该点到右侧边界的距离表示）造成的少量细胞杀伤似乎与α部分敏感性无关。从大多数辐射细胞

[7]　请注意图6.11中使用的纵轴对数比例尺。α部分决定了曲线的初始斜率，而β部分决定了曲线的圆角部分（“肩”）的形状。α/β（Gy）表示这两个分量的相对重要性和曲线的整体形状（见第8.3.2节）。

杀伤模型中得出结论：临床每个分次实际剂量的细胞杀伤主要由细胞存活曲线的线性部分主导。Chapman（2003）总结了放射治疗中的细胞杀伤机制，并由Chapman和Nahum（2015）进行了更新。

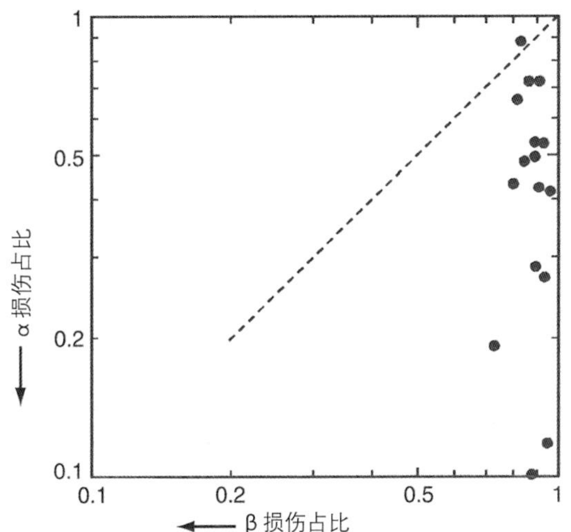

图6.12 17种人类肿瘤细胞系受到2Gy照射后α损伤和β损伤对细胞存活的影响。虚线表示这两个部分相等（经许可引自：Steel, G. G. and Peacock, J. H., Radiother. Oncol., 15，63–72，1989.）

6.11.3 1Gy以下剂量不符合LQ模型规律

现在有大量实验证据（例如 Marples和Joiner, 1993；Short 等，1999；Joiner等，2001；Bodgi和Foray, 2016）表明，对于许多哺乳动物细胞系，LQ方程（式6.1）不能很好地预测剂量在1.0Gy以下的存活分数。这种低剂量现象如图6.13所示，它显示了由Short等（1999）测量的非同步T98G人胶质瘤细胞在0～6.0Gy之间的存活率。如图所示，当剂量高达1.0Gy时，细胞表现出更高的放射敏感性；这种现象被称为低剂量放射敏感性（HRS）。

改良版LQ方程（Joiner, 2019）作为诱导修复（IndRep）模型被提出：

$$存活分数=\exp\{-\alpha_r d[1+(\alpha_s/\alpha_r-1)\times\exp(-d/d_c)]-\beta d^2\} \quad (6.2)$$

d_c（约0.2Gy）是根据LQ模型得出的敏感性开始从超敏性转变为抗辐射性的剂量（见图6.13）。α_s表示高辐射敏感性反应的斜率，α_r表示高剂量反应的斜率。对公式6.2的检验表明，对于$d \gg d_c$，$\exp(-d/d_c)\rightarrow 0$，$d$右侧部分简化为LQ方程（式6.1），参数为$\alpha_r$和β。当剂量非常低时，（$d \ll d_c$），$\exp(-d/d_c)\rightarrow 1$，该公式也简化为LQ模型，不过参数变为$\alpha_s$和β。

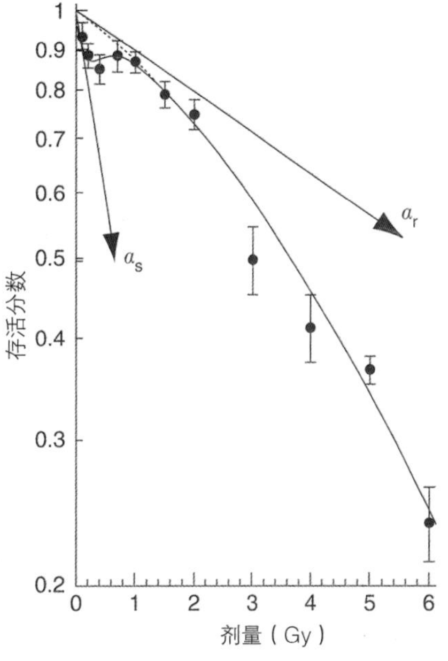

图6.13 当剂量低于1.0Gy时，人类神经胶质瘤细胞存活的实验数据显示出超敏反应，明显偏离了二次线性模式（虚线曲线）。所使用的辐射为240kV X射线。实线是诱导修复模型（IndRep）与数据的拟合（见式6.2）。IndRep模型的初始斜率参数用α_s表示，明显比LQ模型α_r大得多。介于0.2～1.1Gy的存活分数恒定在大约0.87，而LQ 模型预测应该在0.98～0.87之间（经许可引自：Short, S. C., et al., Int. J. Radiat. Biol., 75，847–855，1999.）

有证据表明，DNA修复和细胞周期检查点在细胞对低剂量电离辐射的反应中发挥了作用（Martin等，2014）。共济失调–毛细血管扩张症突变细胞（ATM细胞）是一种典型的低剂量超敏反应的细胞模型，即ATM突变细胞对电离辐射表现为超敏反应。ATM基因产物的主要形式是位于细胞质中的ATM蛋白同源二聚体，当电离辐射引起DNA双链断裂（DSB）时，位于细胞质中的ATM同源二聚体就解离为蛋白单体（Bodgi和Foray，2016），进入细胞核中促进（或参与）DSB的修复。Bodgi和Foray（2016）通过研究已识别不可修复（α机制）DSBs和可修复（β机制）DSBs的产出，对LQ模型进行了分子层面的解释。细胞对未修复的DSBs的耐受性被解释为并非所有的DSBs都是致命的。

是否有证据表明从体外实验中观察到的超敏反应也存在于体内？Joiner等（2001）表示这些证据确实存在；当分割剂量减小到1Gy以下时，对小鼠皮肤、肾脏和肺产生一定程度损伤所需的总剂量就会减少，他们称之为反向分割效应。Short等（2001）发现3小时的分割间隔足以使分割之间的低剂量放射敏感性（HRS）恢复。Joiner等（2001）讨论了如何在临床上利用HRS，例如通过给出大约0.5Gy的分割剂量（他们称之为超分割）。然而，为了达到治疗上的收益（见第7.5节），肿瘤的放射敏感性一定要比周围OARs大得多。尝试利用HRS现象作为化疗增强剂的试验正在开展（Prasanna等，2014）。

0.2～1.0Gy的分割剂量对应于治疗计划中的10%～50%的等剂量线（每分次处方剂量为2Gy），因此，某些OARs细胞中HRS的存在可能会影响并发症发生率。为了支持这一看法，Simonsson等（2008）观察到前列腺癌患者在照射30分钟后，皮肤对低剂量的超敏反应。因此通过分析危及器官的剂量分布和剂量体积直方图来预测并发症概率（正常组织并发症概率模型见第44.3节）的方法时，需要考虑到HRS。例如，如果采用某种适形或调强技术减少正常组织辐射体积约1Gy/fx，同时增加每次分割剂量约0.2Gy，并且涉及的细胞表现为HRS，那么这种技术就不再是通过减少细胞杀死来降低并发症发生率，而是会增加并发症风险（Honore，2002）。

6.11.4 LQ模型受到的质疑

近年来，一些研究者对大分割剂量时LQ模型的有效性提出了质疑（Wang等，2010；Carlone等，2005；Kirkpatrick等，2009；Sheu等，2013），而其他学者则为其辩解（Brenner等，2012；Chapman和 Gillespie, 2012；Brown等，2014；Chapman 和 Nahum, 2015）。反对LQ模型在所有剂量（无论多高）有效性理论的关键点，是两种细胞杀伤机制（见第6.11.2节和Chapman，2014），“单次打击”不可修复的α机制（因此是αd）和“双次打击”可修复的β机制［需要结合两个时间上独立的亚致死损伤（因此是βd^2–见公式6.1）］不可能相互独立。Wang等（2010）指出，在分割剂量后期发生的“亚致死损伤池”，必须通过随后的α机制杀伤来减少。这些作者认为，他们的广义LQ模型即gLQ能更好地拟合某些细胞存活数据，得到的α和β值与用LQ模型拟合相同数据得到的值不同，见图6.14。

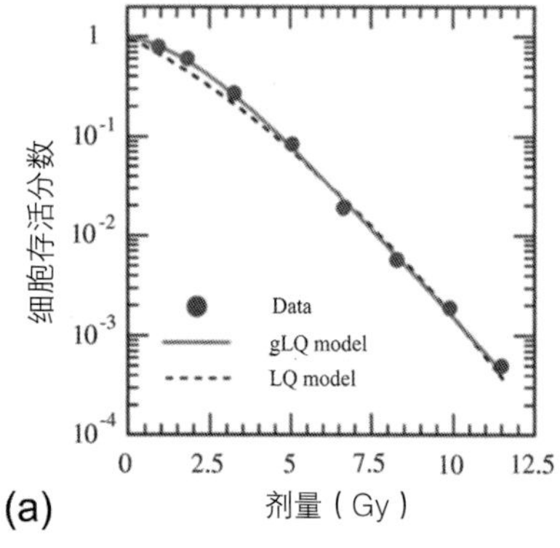

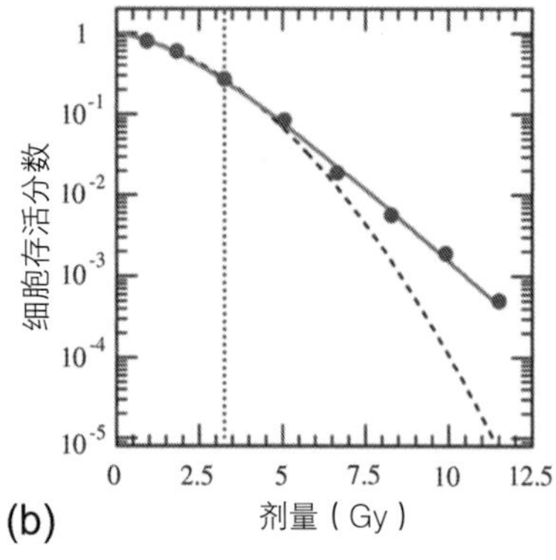

图6.14 中国仓鼠卵巢细胞的辐射剂量–响应曲线。采用传统的LQ（虚线曲线）模型和gLQ（实心曲线）模型进行拟合实验数据。（a）基于全剂量范围（0～11.5Gy）。（b）基于低剂量数据（≤3.25Gy，用垂直虚线表示）。（b）中的gLQ拟合比传统的LQ模型具有更好的一致性。两个部分实验数据相同（经许可引自：Wang, J. Z., et al., Sci. Transl. Med., 2，39e48，2010.）

然而，对于许多细胞系来说，LQ模型（式6.1）很好地拟合了实验存活分数与剂量曲线（Chapman和Nahum, 2015）。从实用角度来看，如果LQ模型在大多数剂量、分割剂量和治疗时间范围内能够很好描述临床肿瘤控制数据（Brown等，2014；Ruggieri和Nahum, 2006），那么就可以用来模拟和预测放疗效果，见第44章。

是否还有其他细胞杀伤机制可能参与其中

呢？如前所述，有学者认为LQ模型高估了大剂量分割的细胞杀伤（Wang等，2010；Carlone等，2005；Sheu等，2013），而其他人认为，来自极端超分割的临床结果（见第8.3.3节）验证了LQ模型（Brown等，2014；Mehta等，2012）。然而其他的学者，例如Song等（2013）认为LQ模型低估了达到观察到的肿瘤控制所必需的生殖细胞死亡水平（这只有在显著的持续乏氧时才有意义，即无法通过再氧合得到缓解）。Song等认为还涉及其他机制，特别是由于血管损伤导致的间接/坏死细胞死亡。

6.11.5 辐射品质——线性能量传递（LET）和相对生物效应（RBE）

到目前为止，很少提到所使用的辐射品质[8]对生物的影响，包括光子（X或γ射线）、电子（直线加速器产生的或β射线）、中子、质子、α粒子、碳离子等等，以及能量或能谱。这是一个复杂又重要的问题，但可以简化，因为现代放射治疗中辐射品质范围内的射线即来自直线加速器的MV级光子束，其放射生物学效应的变化微乎其微（在给定剂量率下以给定的分割剂量提供相同的总剂量）[9]。对于kV级X射线范围的高能量段（大约50kV及以上）也或多或少是如此，放射生物学效应的变化对于电子来说也可以忽略不计，对于高能质子束来说也相当温和，除了在布拉格峰区域（见第25章）[10]。所有这些辐射都被归类为“低LET”。形容词“低”指的是沿着次级带电粒子（绝大多数是电子）的轨道上相对较低的电离密度。LET代表线性能量传递，它是（电子）终末能量的另一个术语（见第3章）。这种在一定能量范围内产生近乎稳定生物效应的光子、电子和质子的，被称为轻离子。中子或比质子重的带电粒子被归为“高LET”（见第25章，第39.4.1节和Chapman和Nahum, 2015）。可以合理地将辐射品质运用于放射生物学的5Rs中（见第6.13节）。

低LET和高LET带电粒子轨迹之间的显著差异如图6.15所示。在相当于细胞核的体积中，1Gy的吸收剂量相当于来自大约1000个电子轨迹，这仅相当于约4个α粒子轨迹。高LET α 粒子轨迹沿单位距离传递的能量比沿电子轨迹要多很多。

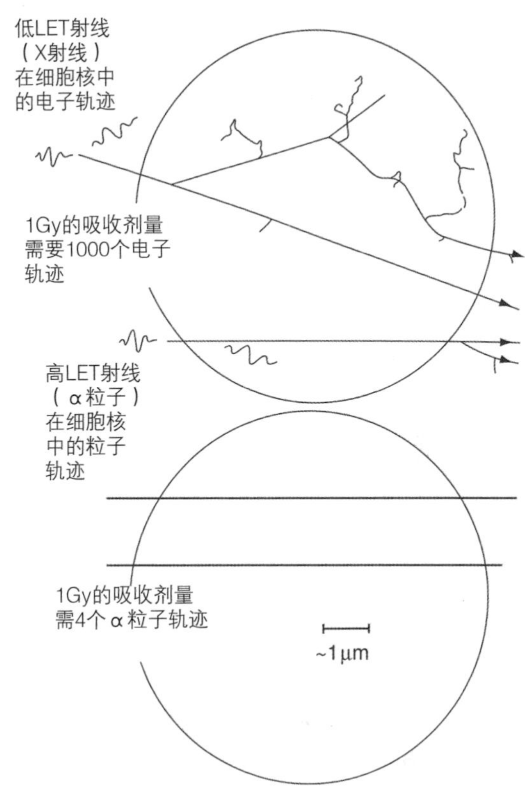

图6.15　低LET辐射（上图）和α粒子（下图）的粒子轨迹结构。这些圆圈代表了一个典型哺乳动物细胞细胞核的大小。（低LET）次级电子轨道的曲折性质与高LET粒子形成了鲜明对比，高LET粒子只需要大约4个粒子轨迹就可以在这个小体积中沉积1Gy的剂量（经许可引自：Goodhead, D. T., Health Phys., 55，231–240，1988.）

多年来，研究者对不同的辐射品质进行了大量的细胞辐照实验（如Barendsen 1968；Raju 1980；Fowler, 1981；Joiner等，2019；Loeffler和Durante, 2013；Chapman和Nahum, 2015）。从这些实验中可以得出一个清晰的结论：随着LET的增加，每单位剂量会导致更多的细胞杀伤。图6.16显示了当人肾癌细胞受到从250kV X射线（代表低LET辐射，LET=2keV/μm）到2.5MeV α粒子（代表高LET, LET=165keV/μm）的辐射后所得到的存活分数–剂

[8]　术语“辐射品质”在这里被用来描述局部能量的沉积，而它通常被用来描述射束的穿透情况（见第 19.4.4 节）。

[9]　^{60}Co γ 射线单位也是如此，它们仍在世界某些地区使用。

[10]　MV 光子的放射生物学效应与（MV 数）电子的放射生物学效应没有区别，因为它们的作用完全是通过光子发射的次级电子产生的。

量曲线[11]。通过图6.16可以得出以下结论：首先，曲线随着LET的增加而逐渐变陡，对应的放射敏感性也增加。其次，这些曲线也会变得越来越直（即肩峰逐渐消失），对应的α/β比值也增高。换句话说，细胞杀伤更多的是通过α机制或单次打击（不可修复）机制（见第6.11.2节；Chapman，2003；Chapman和Nahum，2015），而非通过β机制或可修复模式。这可以从图6.15所示的不同的轨道结构中理解；密集电离（高LET）轨迹击中细胞核中的DNA几乎总是会造成重大、不可弥补的损伤，而绝大多数低LET打击的破坏性要小得多，因为转移的能量要少得多。这些概念属于微剂量学的范围（如ICRU 1983；Goodhead, 1988；Chapman和Nahum, 2015）。

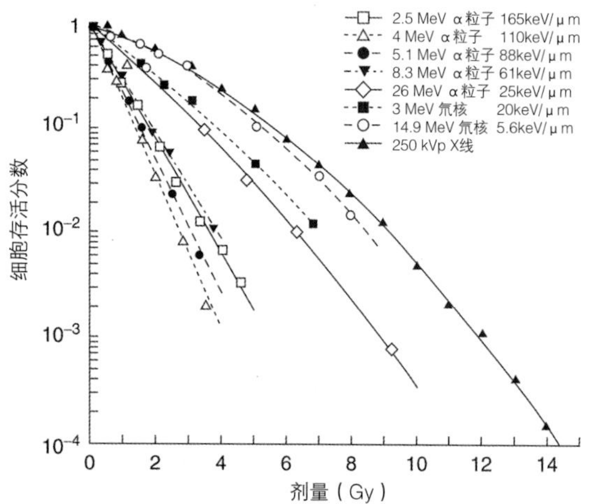

图6.16 不同LET射线照射的人肾癌细胞的体外存活曲线（经许可引自：Barendsen, G. W., Curr. Top. Radiat. Res. Q., 4，293–356，1968.）

高LET辐射的高α/β比值放射治疗的意义可以参考第8章；简单地说，对于给定的高LET总剂量，肿瘤控制概率或正常组织并发症概率对分割剂量的依赖性要小得多。这在中子辐射（一种高LET辐射）时，至少在小鼠和大鼠中可以观察到（Withers等，1982），因为次级带电粒子是低能质子，与治疗深层肿瘤所需的具有非常高的初始能量的质子相比，它们具有相对较高的LET（见第25章）。

不同辐射品质的不同生物效应通常可以通过定量RBE（相对生物效应）来表示。RBE的定义为某一射线产生相同的生物效应时参考射线所需剂量与该种射线所需剂量的比值：

$$\mathrm{RBE}=\frac{\text{参考射线产生某效应的剂量}}{\text{待比射线产生同一效应的剂量}} \qquad (6.3)$$

相同的生物效应在图6.17中是存活分数[12]。标准的参考射线通常是低LET射线，如250kV X射线。

图6.17显示了RBE与（平均）LET之间的关系。在低LET的范围内，0.3～5.0keV/μm之间，几乎没有什么变化。这种曲线的特征是最大值发生在LET值100keV/μm左右，对应于一种饱和或超杀伤效应。需要注意的是，在不同的细胞存活水平下测定RBE可以得到不同的值；Barendsen（1968）在构建图6.17时使用了SFs数值为0.01、0.1、0.8。

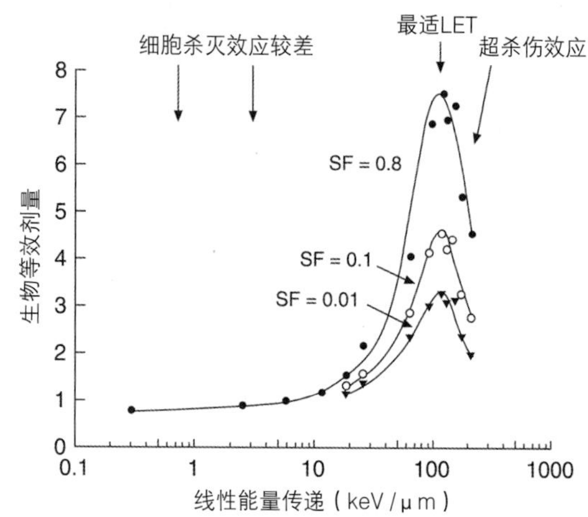

图6.17 细胞RBE与（平均）LET之间的关系以及特高LET的超杀伤效应。这三条曲线对应于不同细胞存活分数，表明RBE取决于LET的能量和细胞的内在敏感性。放射治疗中普遍使用的低LET对应于的平均值<1.0keV/μm，其中RBE 基本上是常数（经许可引自：Barendsen, G. W., Curr. Top. Radiat. Res. Q., 4，293–356，1968.）

[11] 用LET的单一值来表征辐射质量是一种严重的过度简化（ICRU，1970）。所有的辐射在辐射介质中都会产生广谱的带电粒子能量；对于MV光子或电子尤其如此，它们产生的电子能量从几兆电子伏到几十电子伏，用Sel在水中的值（见第3章）即在水中有LET，范围在2MeV/cm（0.2keV/μm）～250MeV/cm（25keV/μm）。Nahum（1976，1999）提出水中由MV级辐射产生的电子能量光谱（降至100eV和每单位吸收剂量）的一个例子。

[12] 另一个经常遇到的终点是辐射诱发第二癌症（见第61.5节，Sachs和Brenner，2005；Schneider，2009）。对于细胞杀伤和癌症诱导（或致癌）的不同终点的RBE值可能非常不同。

不同LET射线之间另一个重要的放射生物学差异是关于氧对细胞辐射敏感性的影响。在第6.8节中，氧增强比（OER）的概念常用于放疗中的低LET辐射。正如第6.8和 6.9节所指出的，低LET辐射的OER值高（大约2～3之间），以至于当肿瘤内存在乏氧细胞时，要杀灭乏氧细胞，所用辐射剂量要比同类富氧细胞高2～3倍，但在实际工作中，不可能用2～3倍的剂量进行治疗，所以辐射不能控制所有肿瘤。只有设法减少肿瘤组织中的乏氧细胞才能达到消除肿瘤的目的。对此已有临床证据证明（Movsas等，2002；Nordsmark等，2005；Milosevic等，2012）。在高LET辐射下，体外获得的细胞存活曲线表明，OER降低程度依赖于平均LET，如图6.18所示。

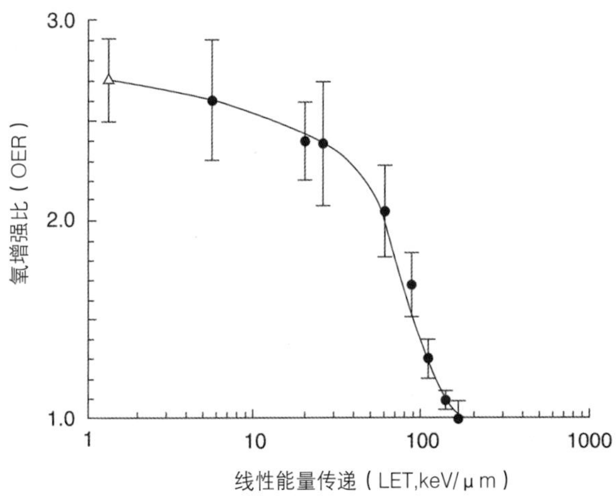

图6.18　OER和（平均）LET之间的关系。圆圈对应单能α粒子和氘核，三角形对应250kV X射线；确定OER的剂量水平没有说明。其中，用在治疗上的碳离子（大约50～80keV/μm）平均LET的 OER≈2（经许可引自：Barendsen, G. W., Curr. Top. Rad. Res. Q., 4，293–356，1968.）

如Dasu和Denekamp（1998），Nahum等（2003）和其他学者指出，2Gy分割剂量，通常用于MV级光子或电子（也就是低LET）放疗，有效OER更接近2而不是3。因此，在缺氧肿瘤中，高LET放疗相对于低LET放疗有“理论”优势［例如通过使用高能碳离子束，其平均LET在扩展布拉格峰区域约为80keV/μm（Oike等，2016）］，在临床上并不存在。然而，可以预期中子束会产生一个接近1的OER，细胞杀伤是由能量非常低的质子所致（见第19章Andreo等，2017）。

6.12　实验肿瘤系统

对肿瘤辐射反应的研究已经在多种肿瘤细胞中进行，包括以下方面：

离体培养的肿瘤细胞系。来自啮齿动物或人类肿瘤的细胞系，在组织培养基中被诱导生长。它们通常生长迅速，每隔几周就必须进行传代（将一小样本转移到新的培养基中）。它们可以在组织库中储存很长一段时间，并且适用于重现简单和重复性良好的模型实验。

多细胞球状体。细胞可以在培养条件下生长，它们靠在一起，并呈球形生长。随着球状体的生长，它们会形成一个乏氧的中心。它们已被用作实体肿瘤的体外模型。

在实验动物身上荷瘤。在一个高度近交的小鼠或大鼠品系中（同基因动物），肿瘤组织可以很容易地从一种动物移植到另一种动物身上。在这种动物体内产生的肿瘤可以被无限传代。对于任何一个实验，都可以产生大量相同的肿瘤，有助于实验设计。缺点是，这种肿瘤往往会偏离其原有的特征，生长得更快。肿瘤和小鼠品系都可能发生基因漂移，从而导致免疫排斥机制的发生和潜在的人为因素。

动物原发性肿瘤。肿瘤会自发地产生或由化学物质诱导。这是真正意义上的肿瘤，比上述系统少了许多人为因素，但很昂贵，通常数量很少，而且不如移植肿瘤易于使用。

人类肿瘤异种移植。异种移植是指跨越物种移植。这是随着几乎完全缺乏免疫反应的小鼠的产生而发展起来的。现在已经有先天免疫缺陷小鼠品系，如裸鼠或SCID小鼠，而在过去则是使用全身照射和免疫抑制药物使常规小鼠能够接受人类肿瘤细胞的皮下移植。异种移植物保持了源肿瘤的许多生物学特征，并在某些方面对肿瘤放射生物学研究非常有用。然而，人为异种移植的免疫情况可能导致人为影响。

原位肿瘤模型。大多数临床前放射生物学研究使用的是动物皮下植入实验性肿瘤。现在转向利用将肿瘤植入其起源的组织来进行临床前实验；这种被称为原位模型。

患者来源的异种移植瘤（PDX）模型。这些研究涉及到来自个体患者的肿瘤被异种移植到免疫缺陷动物体内，以研究个体患者肿瘤的生物学特性。该方法被认为比从已建立的细胞系异种移植模型能更好地反映人类肿瘤的生物学特性和治疗效果。

患者肿瘤。所有的人类肿瘤实验模型都有缺点，最理想的方法是直接在癌症患者身上进行研究。然而，这会受到现实和伦理的限制。当然，临床试验作为研究是很肯定的（见第45.8节）。试验是评价新方法和新组合的基础。有许多关于生物标志物的研究旨在预测放疗疗效，可以在患者中（如肿瘤影像学研究）或在肿瘤活检材料中进行。

这些实验性肿瘤研究系统是按照接近肿瘤在患者体内情况的程度顺序列出的。除了生物标志物研究，精确和复杂的实验范围会减少。

6.13 放射生物学中的5R

影响正常组织和肿瘤对分割放疗反应的生物学因素可总结为：

再修复。暴露后几小时细胞恢复。

再分布。细胞周期进程的影响。在上个分割照射中存活下来的细胞往往处于细胞周期的辐射抵抗阶段，在几个小时内，它们可能会再次进入一个对辐射敏感的阶段。

再群体化。在几周的放射治疗过程中，存活下来的细胞可能会增殖，从而重新生成组织。这对正常组织有益，但对肿瘤来说，它增加了必须被杀死的细胞的数量。

再氧合。在肿瘤中，耐辐射乏氧细胞在一定剂量后会选择性存活下来，但此后，当氧供应改善时，放射敏感性就会增加。

放射敏感性。对于一个给定的分割疗程（或单次剂量照射），即使允许有不同的反应时间，造血系统也比肾脏反应更大。类似地，由于克隆源性细胞的放射敏感性的差异，一些肿瘤比其他肿瘤对给定的分割照射更具放射敏感性（也就是由于α值和β值的不同）。

值得注意的是，其中两个过程（再修复和再群体化）往往会使肿瘤组织对后续剂量辐射更有抵抗力（但对正常组织是成立的）；另外两个过程（再分布和再氧合）往往使肿瘤更加敏感。前四个因素被Withers（1975）称为放射生物学的4Rs。放射生物学的第五个R（放射敏感性）是由Stel等（1989）提出的。由于越来越多的证据表明旁观者效应和远隔效应的存在，第六个R正逐渐获得认可（Marcu等，2015）。这些“远隔效应” 是由于受辐照细胞释放的分子信号在邻近（旁观者）或远处（远隔）细胞中产生的作用。

第 7 章　正常组织放射生物学

Gordon Steel，Catharine West

目录

7.1 正常组织对放射治疗的反应

放射治疗对人体各种正常组织造成的损伤在类型和严重程度上有很大的区别。许多患者的临床经验证实，不当的癌症治疗对患者来讲非常痛苦，而且治疗获益降低。有些组织，如肺、肠和骨髓，对人体至关重要；这些组织的严重辐射损伤可能导致死亡。皮肤、四肢或性腺等其他组织的损伤通常不会危及生命；然而，会显著影响患者生活质量。

7.2 哪些因素决定了正常组织损伤的严重程度?

正常组织损伤的严重程度涉及许多因素；这些因素分为可控因素和不可控因素。

7.2.1 可控因素

主要的可控因素是总辐射剂量和治疗体积。随着辐射剂量的增加，辐射反应往往更严重或发生几率更大。随着照射野面积的增加，辐射损伤发生率也增加，称为辐射体积效应（参见7.9节）。与此相关的是照射野中包含哪些正常结构的问题，因为照射野扩大可能把本来不会被照射的结构包含在内。许多其他可控因素同样影响辐射对正常组织的损伤。分次参数的选择很重要：损伤发生的风险随着分次剂量的增加而增加（对于给定总剂量而言），这在较短的总治疗时间中更普遍（见第8.3和8.5节）。如果分次治疗的间隔时间缩短到24小时以下（特别是6小时以下），辐射损伤的修复可能不完全，会导致损伤增加。联合治疗，特别是使用细胞毒性药物，会增加正常组织损伤的并发症。

7.2.2 不可控因素

不可控因素包括患者的年龄、临床一般情况、并发疾病、基因状态，以及某种程度上的生活方式。年龄较大或健康状况不佳的患者往往对放射治疗的耐受性较低。吸烟和过度饮酒等生活方式因素会增加辐射对正常组织的影响。基因组是目前高度热门的话题。一些接受放射治疗的患者比其他人更容易损伤，就像有些人对阳光的反应比其他人更强烈一样。对乳腺癌患者放射治疗引起的毛细血管扩张的研究表明，在考虑可控因素后，高达80%的毒性发生是由患者相关的不可控因素引起的（Safwat等，2002）。这一观察结果为开展正常组织放射敏感性的遗传或功能测定的研究提供了基础（见7.10.1节）。

7.3 组织的增殖

大多数组织由多种复杂的细胞类型组成。通常，有一种主要类型的功能细胞类型被称为组织的实质成分。此外，还有一种由成纤维细胞、血管、神经细胞和移动细胞例如巨噬细胞组成的结缔组织成分。覆盖身体表面的上皮组织（即表皮）和肠道内壁的上皮组织在结构上是最容易理解的。这里，实质成分是一层细胞，一个或多个细胞，位于支持性结缔组织结构上。当这类组织暴露在辐射下时，所有的细胞类型都会受损，而且这种损伤可能以不同的方式表现出来。一些上皮组织处于细胞快速更新状态，其结构如图7.1所示。有些干细胞具有自我更新和分化为成熟细胞的双重能力。分化意味着变成一种特殊类型的细胞，具有执行特定功能的能力。在小肠中，这个功能是从肠道中吸收营养；在皮肤上，这个功能是起到防水和物理屏障的作用。

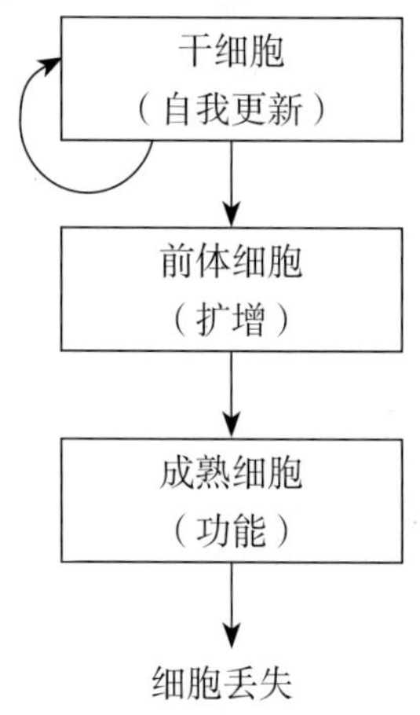

图7.1 组织（如皮肤）分化的结构示意图

当干细胞开始分化时，通常增殖很快，对依赖增殖的细胞毒性药物更敏感，也对辐射更敏感。辐射一般会阻止细胞增殖，如果剂量足够高，新细胞的产生可能赶不上旧细胞的损失。因此，实质细胞的数量会减少，组织最终会解体。在表皮组织中，可导致皮肤浅层的损失，湿性脱皮，甚至溃疡。以这种方式受损的皮肤可以愈合（如果剂量不是太高），但由于辐射损伤了表皮下的结缔组织，以后可能会出现问题。受损的血管会永久肿胀，肉眼可见表现为毛细血管扩张。皮肤可能会变得坚硬和缺乏弹性。在极端情况下，组织可能会形成“深”溃疡（即坏死）。在皮肤以外的组织中，由于存在多种细胞类型的损伤，也可能出现辐射损伤的多种表现形式。

7.4　早反应组织和晚反应组织

无论是在产生损伤所需的辐射剂量方面，还是在产生损伤所需的时间方面，电离辐射对人体各组织的影响差别很大。一般来说，组织可分为两类：早反应组织和晚反应组织。

7.4.1　早反应组织（Early-Responding Tissues）

早反应组织在受到辐射的几周内就显示出辐射损伤的影响。这类组织有皮肤、口腔黏膜、肠道、骨髓和睾丸。每一种组织都含有功能细胞（表皮中的上皮细胞，骨髓中的造血细胞）和结缔组织细胞。早反应的发生是由于这些实质功能细胞受到损伤的结果，这些实质细胞通常具有较短的功能寿命和快速的细胞更新的特点。

7.4.2　晚反应组织（Late-Responding Tissues）

晚反应组织对辐射损伤的反应会持续数月至数年。晚反应组织包括肺、肾和脊髓。这些组织损伤的往往是结缔组织，尤其是血管受损。此外，章节7.4.1提到的一些早反应组织随后可能会由于结缔组织细胞的直接损伤或实质细胞严重缺失而引起结缔组织损伤，进而出现的迟发反应（所谓的间接晚反应）。

早反应组织的损伤大多会愈合，而晚反应组织的损伤往往更持久。尽管患者有可能死于严重的早期反应，但这些反应通常是短暂的，可以通过适当的治疗和护理加以控制。放射肿瘤学家通常认为晚期不可逆反应可能是放射治疗的主要限制因素。因此，正是这些后期反应决定了所能给予的最大辐射剂量[1]。例如，脊髓损伤表现为麻痹。这是不可恢复的，严重妨碍健康，放射肿瘤学家会不惜一切代价避免这些不可逆损伤。

早期和晚期反应组织之间的时间-剂量关系不同，因此二者的区别在临床中就很大（见第8.3节）。

7.5　正常组织耐受性和治疗增益的概念

在放射治疗中，组织的辐射耐受性是一个重要概念。随着辐射剂量增加，肿瘤和正常组织的辐射效应也增加。肿瘤局部控制率（TCP）和正常组织并发症发生率（NTCP）随剂量的增加呈“S型曲线关系”（见图7.2和第44章TCP和NTCP的生物数学模型）。放疗计划在过去的几年里是依据经验制定的，即最大限度地控制肿瘤并最小化正常组织并发症发生率。总的来说，给予的辐射剂量应将严重晚期毒性的风险控制在5%以下。Emami等在这一领域发表了一篇重要论文（1991），这篇论文综述了各种正常组织的“耐受剂量”，报道了5年内5%的并发症风险与剂量和正常组织辐照体积之间的关系。“临床中正常组织效应的定量分析”（QUANTEC）综述了对正常组织剂量/体积耐受剂量的更新和改进（Marks等，2010a）；例如，对于发生放射性肺炎风险小于20%的患者，肺部实际接受20Gy的体积或更高[2]，通常表示为V_{20Gy}< 30%（30次分割或类似的分割）。

人群的耐受剂量因正常组织而异，正常组织的耐受剂量限制了患者肿瘤的潜在治疗剂量。随着更多数据获得和技术改进，这些耐受剂量将继续更新。

治疗指数是基于在一定水平的正常组织损伤的基础上反映肿瘤控制的一个指标，例如TCP=40%。当一种新的治疗方法被测试时，治疗获益意味着肿瘤控制增加而正常组织毒性没有增加，或者在正常组织毒性降低的情况下维持肿瘤控制。当药物与放射治疗联合时，这一概念尤为重

[1]　基于人群的研究，见章节44.4关于“等毒性”个体化处方剂量。

[2]　在计算V_{20Gy}时，将肿瘤靶区（GTV）从肺体积中剔除。一些作者还会剔除计划靶区（PTV），这就使V_{20Gy}的值较低，因此，在比较同类事物时必须小心（关于GTV和PTV的详细定义见第31章，关于V_{20Gy}等剂量指标的讨论见第43.4节）。

要。一种成功的联合治疗方法必须实现治疗获益时才能受益。任何毒性的增加必须与肿瘤控制的提高一起进行评估。否则，仅通过增加剂量就可能在局部控制方面难以取得重大进展。Grégoire等（2019）和Wilson等（2006）讨论了放疗和化疗联合的相关问题。

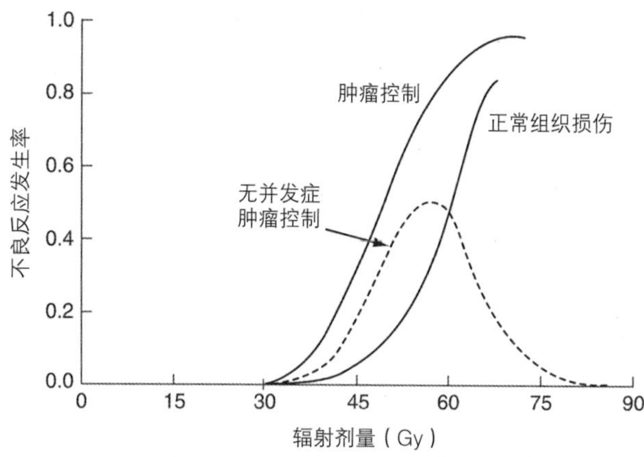

图7.2　肿瘤控制率（TCP）和正常组织并发症发生率（NTCP）呈S形曲线，与（处方）肿瘤剂量（给予一定的照射次数）呈函数关系。也可以显示无并发症肿瘤控制曲线——见本文关于这个概念的注释

7.6　剂量-效应曲线的陡度

如前所述，如果增加患者的总剂量，预计肿瘤局部控制和正常组织损伤都会增加。这样做是否有治疗优势取决于肿瘤和正常组织的剂量-效应曲线的陡度。因此，剂量-效应曲线是临床放射生物学的基础。

剂量-效应曲线通常呈S形（见图7.2）。低剂量时曲线较平坦，效应（即反应）随剂量缓慢增加。在高剂量下也是如此。曲线的陡度在50%时反应达到最大值。

分别从肿瘤控制率（TCP）和正常组织并发症发生率（NTCP）的剂量-效应曲线中，根据虚线所示的TCP和NTCP之间的差异，可以计算出无并发症肿瘤控制的概率。虽然这是一条与剂量相关的钟形曲线，但它并不能反映临床真实情况。假设正确的治疗策略是在虚线曲线峰值处确定肿瘤的辐射剂量，但这个剂量可能大大超过了正常组织损伤的可接受水平。此外，这种计算方式是假定肿瘤控制的治疗价值可以抵消并发症的不良影响。因此，这种假设在实际临床实践中是行不通的，放疗医生在工作中需要同时考虑肿瘤和正常组织的辐射反应和辐射损伤。

Brahme等（1988）和Bentzen（2019）除了研究讨论放射生物模型（第44章），还研究了剂量效应曲线的理论和意义。

7.6.1　剂量-效应曲线的基本特征

在理想模型中，即肿瘤或患者之间没有差异，并且宿主对残余癌细胞没有反应，肿瘤控制将在最后一个克隆细胞被杀死时实现。局部肿瘤控制率的计算基于泊松统计（参见公式44.5）。如果*m*是治疗结束时剩下的克隆源细胞平均数量，则TCP由泊松级数的零阶项给出：

$$\mathrm{TCP} = \exp\ (-m) \tag{7.1}$$

如果有细胞存活是精确到最低值，那么*m*就取决于辐射剂量（见第六章），TCP-剂量曲线就可以计算（参见44.2节，在考虑到患者群体的可变性后）。

这样的曲线是陡峭的，但不是无限陡峭。类似的论点也适用于正常组织损伤的剂量-效应曲线，其终点是干细胞数量（或更准确地说是组织修复单位），低于临界阈值。

表示剂量-效应曲线陡度的传统方法是，在曲线最陡峭的点，剂量增加1%时效应增加的百分比。这个无量纲的量称为γ值（Brahme 等，1988）。更准确地说，γ_{50}是50%效应水平的陡度，γ_{37}是37%效应水平的陡度，两者之间的适当选择取决于剂量-反应曲线的形式。在“理想”时，即当患者每个肿瘤具有相同的放射敏感性和相同的初始克隆原数量时，γ的值应该在7左右。

临床数据计算值如表7.1所示。头颈部肿瘤的γ_{37}值在0.4 ～4.8之间。对于不同类型正常组织并发症，γ_{50}值在0～4.8之间。当然，这些值存在实验误差，但从目前积累的大量数据中可以得出以下结论：

- 放射治疗并发症的剂量-效应曲线往往陡峭，γ值超过3。晚反应组织的γ值比早反应组织更高（因此曲线更陡）。
- 肿瘤控制曲线的陡度往往小于晚期并发症曲线的陡度。

表7.1　临床放射治疗研究中剂量-效应曲线的陡度

正常组织损伤		肿瘤控制	
损伤类型	γ_{50}	肿瘤类型	γ_{37}
冻结肩	4.8	头颈部	2.8
喉头水肿	4.3	喉部	1.7～2.8
直肠并发症	0.4	鼻咽	1.6～2.8
皮下纤维化	3.7	颈部淋巴结	1.4
毛细血管扩张	2.2～3.5	舌	0.5，0.9
		声门上区	0.6，0.8

陡度用γ值表示（见正文）。范围值表示许多临床研究和疾病不同阶段的平均值的范围。从Bentzen（1994）文献中可找到误差估计和原始参考文献。

7.6.2　什么因素决定了剂量-效应曲线的陡度?

在实践中，肿瘤控制曲线必须通过记录大量患者接受不同剂量放疗的成功或失败来获得。出于伦理原因，这样的临床研究几乎不可能按照计划以一种控制良好的方式获得这些数据；通常必须从临床研究期间不同剂量的试验中积累。因此，结果受到误差来源的影响，这种误差总是与非对照试验有关。

更重要的是，患者之间和治疗方法之间的差异往往会使剂量-效应曲线变平坦[3]。例如，如果有敏感肿瘤和耐药肿瘤的混合，那么敏感亚组的剂量反应曲线将位于耐药肿瘤亚组的左侧。因此，总的剂量-效应曲线将是剂量尺度上不同点的陡峭曲线的综合，它将比任何单一曲线都要平坦。不同的患者有不同的因素，这将有助于这种曲线平坦化，包括剂量传递的质量和各种生物因素的变化：细胞放射敏感性、肿瘤乏氧、再增殖速度等。人们越来越认识到，这些生物因素可能或多或少受遗传控制，通过基因检测，可识别敏感和耐药的患者亚群（见关于检测正常组织辐射敏感性的第7.10.1节）。如果能做到这一点，那么每一亚组的剂量-效应曲线将比整个患者组更陡峭，因此有改进治疗疗效的可能性。

无论是肿瘤还是正常组织，γ取决于分割次数或总剂量（Bentzen, 2019；Uzan和 Nahum, 2012）。如果分割次数确定，那么随着总剂量的增加，每个分次的剂量也会增加，而且由于生物有效性随着每个分次的剂量增加（见第8.3节），将使剂量-效应曲线更加陡峭，这是双刃剑的表现。

7.7　辐射病理学

人体的每个主要组织对辐射都表现出一系列特有的反应。它们可以分为随机效应和非随机效应（也称为确定性效应或简单的组织反应；见58.1.1节）。

7.7.1　随机效应

随机效应是指随着辐射剂量的增加，损伤的发生率而非严重程度增加的效应。一个主要的例子是辐射致癌，例如放射治疗后诱发第二原发肿瘤。关键的生物事件是肿瘤转化，可能性与辐射剂量有关，但肿瘤的最终发展是一个有或无的事件。长期以来，人们一直认为辐射致癌与剂量呈钟形曲线关系，因为转化概率和转化细胞的死亡均随辐射剂量的增加呈非线性增加。高剂量的辐射会产生更多的转化，但更多的转化细胞会被杀死，而且，随着剂量的增加，能够存活的转化细胞的实际出现频率最终会降低。然而，Sachs和Brenner（2005）提出了另一种假说，预测在高剂量下，随着剂量升高，诱发癌症的几率是缓慢增加的。Schneider提出了器官等效剂量（OED）的概念，用于评估放射治疗后诱发癌症的潜在风险（Schneider等，2005）；OED模型包含了分割和组织特异性修复/再生因子的影响。最优模型仍在争论中，几种不同模型正在使用中（Murray等，2016）。辐射致癌作用将在第61.5和61.6节中讨论。

7.7.2　非随机效应

非随机效应是更常见和更重要的临床效应，非随机效应损伤的严重程度随着辐射剂量的增加而增加。发病率是否也随剂量增加而增加，取决于数据如何呈现。通常是当计算的反应严重程度超过定义水平的病例数，发生率（例如3级效应）会随剂量增加。以下是三个选定组织中非随机效应的例子。

[3] Webb 和 Nahum（1993）在他们的 TCP 模型中引入了 σ_α 参数，以解释这种患者间放射敏感性的差异（章节 44.2.8）。

7.7.2.1　皮肤和黏膜

辐射引起的皮肤损伤比较常见。随着辐射剂量的增加，损害的第一个迹象是发红（红斑），紧接着是脱皮（干性脱屑），然后是湿性皮肤反应（湿性脱屑）。在高剂量辐射之后，皮肤可能最终会坏死。口腔黏膜和皮肤一样属于上皮组织，黏膜损伤是头颈部放疗的一个重要限制因素。在放射治疗的第二周结束时，皮肤损伤开始出现，对于常规分割放疗，在治疗开始后的4～8周达到峰值（见图7.3a）。皮肤是一个早反应组织，如7.4.1节所述，皮肤损伤最终会愈合，除非非常严重，但可能会伴随更持久的后期损伤——皮肤变得坚硬和僵硬（即纤维化），这是由于放疗对血管的长期损害，表现为毛细血管扩张和毁损。

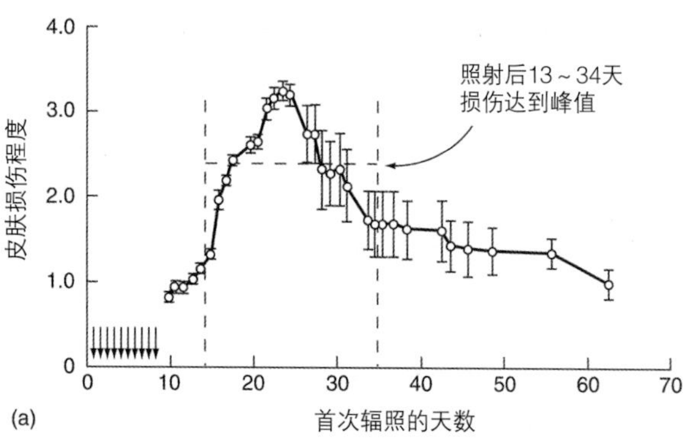

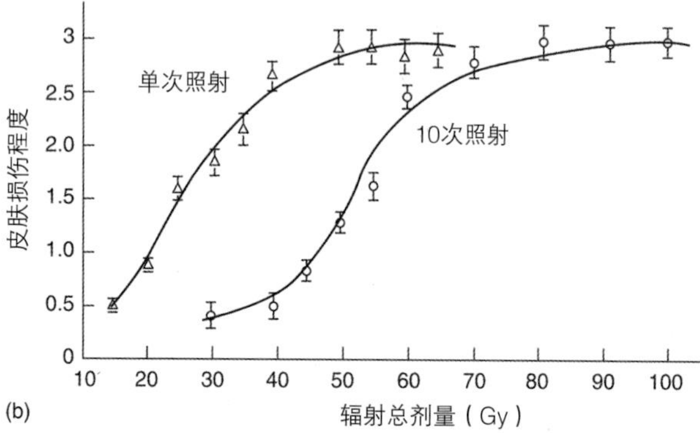

图7.3　（a）接受10次6Gy/次照射小鼠的辐射诱导皮肤损伤的时间过程。（b）根据图（a）中单次照射或10次照射的数据计算的剂量-反应曲线［图（a）引自：Brown, J. M. et al. J. Natl.Cancer Inst., 47，75-89，1971］

7.7.2.2　肺

肺是辐射最敏感的器官之一，对人体至关重要。损伤的第一个表现是肺炎，在照射后3～6个月出现。肺功能是以剂量依赖的方式受损，严重可导致死亡。在第一阶段存活下来的患者可能会在照射一年或更长时间后遭受第二阶段的损伤。表现为进行性和不可逆的肺纤维化，也可表现为呼吸方面的问题。

7.7.2.3　大脑和脊髓

这些组织的细胞更新率很低，损伤在照射后数月到数年才会显现。在较轻的病例中，可能会有神经系统的影响，最终会消失，但超过一个临界剂量阈值，损害进展为永久性脊髓放射病或坏死。永久性脊髓放射病会导致患者瘫痪，因此，放射肿瘤学家应将其发生的风险控制在1%以下。

7.8　正常组织损伤量化

放射生物学家开发了多种技术来量化辐射对正常组织的影响。这些方法包括视觉评分方法、组织功能分析和干细胞克隆技术；大多数都是在实验室对小鼠或大鼠进行研究开发的，但也有一些适用于人类。

7.8.1　视觉评分方法

皮肤等组织的每一种损伤表现，都可以通过观察，采用量表进行评分。例如，对于皮肤，我们可以将红斑设为1.0，将坏死设为4.0，其他类型的损伤设为中间值。图7.3a说明了用这种方法测量对小鼠皮肤的影响。纵坐标是一组小鼠给予60Gy/10次/10天的平均反应分数。反应开始于第7～10天（在人类中可能是第14～17天）；4周后达到峰值，然后在接下来的几个月里缓慢下降。在这一系列反应中，皮肤发生了变化：红斑是早期因素，坏死则发生较晚，需要很长时间才能痊愈。放射生物学家通过在规定的时间间隔内（本例中为13～34天）计算曲线下的面积来量化其对皮肤的影响。通过在不同剂量下进行实验，就可以建立剂量效应曲线。图7.3b显示了两条这样的曲线：单次照射和多次照射。这些曲线呈S形，清楚地显示了分次照射的累积效应。视觉评分可能看起来“技术含量低”，精度也令人怀疑，但实践证明它是一种有价值的方法，对正常组织的放射生物学做出了重要贡献。

7.8.2　组织功能检测

组织功能检测是放射生物学研究中的一种非常有价值的手段，能够对组织功能损伤进行评估。例如放射性肺炎过程中出现的肺功能下降，可以通过标准的临床肺功能试验检测。小鼠出现放射性肺炎后，呼吸频率比正常情况下的每分钟350次的速度更快，这可以在密闭室内通过麦克风检测到，在笔式记录仪上显示为呼吸频率，并通过电子手段量化。采用这种方式可以进行广泛的放射生物学研究。

肾脏是另一个很容易测量其生理功能的组织。用于研究肾功能的技术包括放射性标记示踪剂［如 ^{51}Cr标记的乙二胺四乙酸（EDTA）］的排泄速率和血液尿素氮水平的测量。

膀胱损伤可通过测量排尿频率来监测。大鼠被放置在一个有网格底座的笼子里，滚筒上的纸巾以恒定的速度在笼下自动传递，并对毛巾上的尿点进行计数或计算大小。

同样通过测量粪便大小、形状和组成，也可以监测结肠和直肠的损害程度。

7.8.3　干细胞克隆技术

在实验动物身上，可以更深入地研究受损组织的生物学特性。已开发出用于检测皮肤、肠道和其他一些组织干细胞集落形成的方法（见第7.3节）。许多早期的正常组织放射生物学研究都是利用这些方法进行的。对于某些组织，可以将受辐射的细胞移植到基因相同的受体动物体内，作为研究干细胞辐射敏感性的一种方法。最著名的应用是造血组织实验。在小鼠骨髓的经典研究中，Ontario癌症研究所的Till、McCulloch和同事们将实验中受辐射的动物骨髓细胞移植到内源性骨髓被全身辐射破坏的小鼠体内（Till和McCulloch, 1961）。移植的骨髓干细胞在脾脏中形成了可以计数的集落。克隆数目随受试细胞所受辐射剂量的增加呈指数下降，可以得出骨髓干细胞的平均灭活剂量约为1Gy。

图7.4显示了小鼠小肠克隆研究的一个例子。Hornsey（见Alper，1973）在各种条件下辐照小鼠，并观察辐射对整个动物的影响（即致命性）以及肠道干细胞的存活率。该图清楚地显示：对于每种辐照条件，造成50%左右致死率的辐射剂量，将使肠道干细胞的存活率降低到10^{-2}左右（即99%的干细胞死亡）。该实验不仅证明了辐射剂量与干细胞存活率的关系，而且也表明，肠道可以耐受不超过99%的干细胞损伤，肠道在被照射后可以快速修复损伤，然而更多的损伤将会导致肠道衰竭。

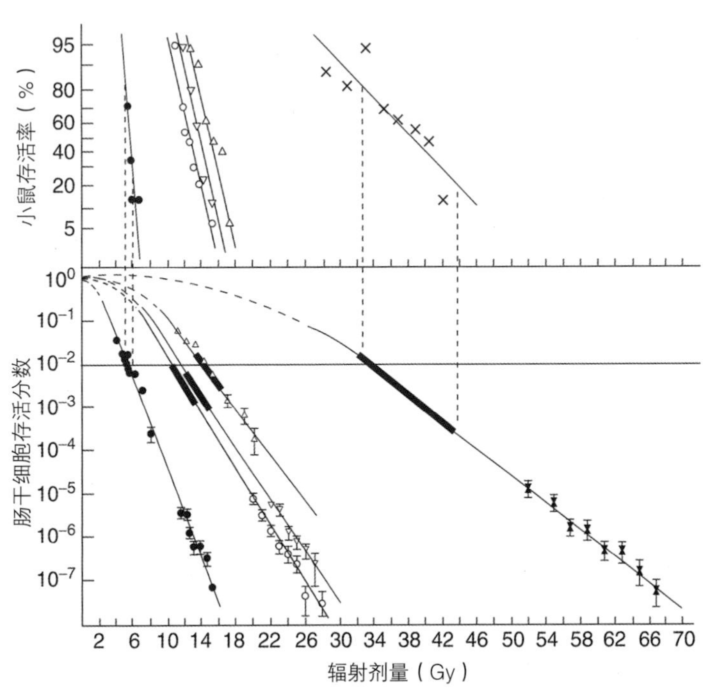

图 7.4　照射后 5 天小鼠的存活率（上图）与肠干细胞的存活率曲线的对应关系。从左到右依次是中子、电子（高剂量率和低剂量率）、X 射线和乏氧条件下的电子辐射（经许可改编 Alper, T., Br. Med. Bull., 29，3–6，1973.）

正如第6.4.3节所指出的，这种特征也是放射肿瘤学家所面临的一个困境：可能需要杀伤90%～100%的肿瘤细胞才能控制肿瘤（另见第44章），但同时又需要保证正常关键组织的损伤不超过20%，这样才能保证患者存活。

7.9 体积效应

7.9.1 简介

辐射引起的正常组织损伤的严重程度在很大程度上取决于受照体积。体积效应在身体各器官之间存在差异，这取决于它们的组织结构（见图7.5左侧）和存活干细胞的迁移特征。一些组织，尽管有固定的辐射敏感细胞，但可能有很大的体积效应，因此，能抵抗部分辐射。这方面的例子是肾和肺，这两个器官都是最敏感的器官，但当整个器官受到辐射时，这些器官的部分体积可以耐受很高的剂量照射。因为这些器官有相当大的储备能力，在正常生理条件下，维持生命只需要功能器官容量的四分之一到三分之一。相反，其他“管状”的组织，如脊髓有不同的体积效应：短节段的失活就会导致整个器官功能的丧失（即瘫痪）。这样的组织称为串行组织（肺和肾为并行组织）。

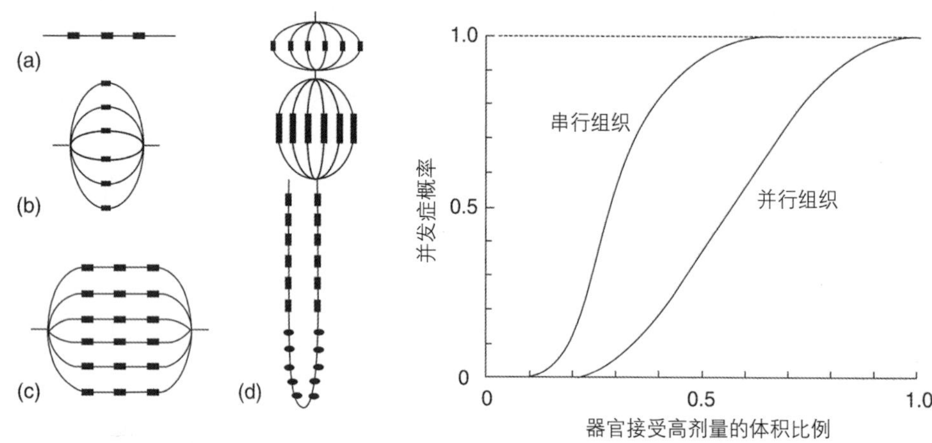

图 7.5 肿瘤临床获益取决于高剂量区危及器官的并发症和危及器官的组织结构。左图说明（a）串行组织，如脊髓；（b）并行组织，如肺；（c）串并行组织，如心脏；以及（d）并行和串行组合组织，例如肾脏。右图显示串行和并行组织的并发症概率与其接受高剂量体积的关系（引自ICRU, Prescribing, Recording and Reporting Photon Beam Therapy, Report 62，ICRU, Bethesda, MD, 1999.）

介于并行或串行组织类型之间的是由特定功能区组成的组织，每个功能区都执行特定的功能，比如大脑的某些部分。辐射损伤即使是该组织的一小部分，也会导致该特定功能的永久性缺陷，因为未受损的部分无法取代受损部分的功能。因此，这些组织的耐受剂量仅在很小的程度上受辐照组织体积的影响。然而，较大体积的照射，因为损伤了大量的功能区域，将导致严重的功能丧失。

体积效应的大小对适形调强放疗的发展和成功至关重要（一般见35.4节和G部分）。如果存在较大的体积效应，则需要将较高剂量区的正常组织的体积减少，通过增加靶区剂量来提供肿瘤疗效[4]。如果体积效应很小，那么在这种适形调强放疗方式中几乎没有什么益处。如果要可靠地预测任意剂量分布的并发症概率，正常组织并发症模型（见第44.3节）就必须准确地反映各种器官的体积效应。

7.9.2 体积效应的基础

尽管研究人员对此进行了大量研究，但体积效应的生物学基础在大多数组织中仍不清楚。一个主要的限制是，大多数实验室研究都是在小动物（大鼠和小鼠）上进行的，不能使用临床大小的辐射

[4] 在临床实践中，给特定类型肿瘤的剂量（即处方剂量）是根据当地临床经验预先确定的，很少因患者而异。

野，而且存在严重的尺寸差异问题。大鼠的身高大约是人的1/20；能否假设在大鼠体内将辐射野直径从5mm改变到10mm，相当于在临床中从10cm改变到20cm?这种缩放不太可能有效，因为体积效应的一个组成部分是通过细胞迁移来替换受损细胞，这在大鼠身上可能发生得更快，但不太可能快20倍。还有其他因素（如血管）也不随体型大小而变化。因此，受辐射器官的照射体积也很重要，但在体型比较大的情况下，照射体积无法进行精准测量。

图7.6显示了猪皮肤的体积效应的数据（Hopewell，1986）。之所以选择猪进行这些研究，是因为猪的皮肤结构与人类相似。将不同直径的锶-90光源（β-发射器）放置在猪皮肤上，产生的剂量-效应曲线如图所示。随着光源直径从40mm减小到2mm，产生湿性脱屑所需的皮肤剂量从26Gy左右增加到150Gy以上。这表明在小范围的辐射野中，皮肤有一个非常大的体积效应。这种效应很可能是因为未受损的上皮细胞能够从其外周迁移到受辐射的区域并重新繁殖，这种效应在毫米级距离上明显比厘米级距离更有效。在临床中，将射野大小从20cm改变到15cm可能会显示体积效应，但射野边缘的上皮细胞迁移生长可能只是一个很小的次要因素，因此在这些大的射野下是可以忽略不计的。更重要的是，与较小的辐射烧伤相比，较大的辐射烧伤会带来更多不适、疼痛和感染。在其他组织中，如脊髓，也可以在毫米级大小的小动物身上看到显著的体积效应（Hopewell等，1987）。

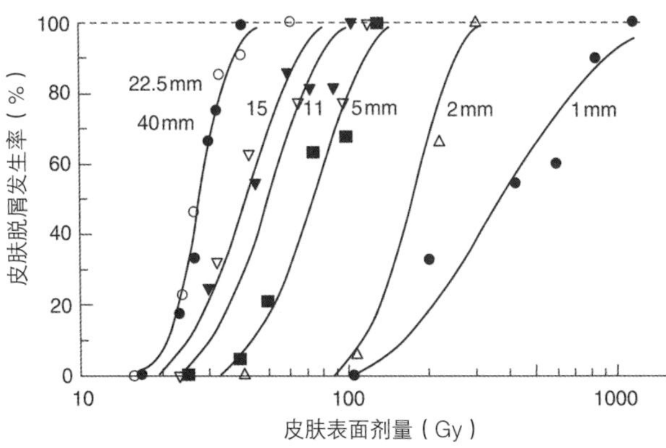

图7.6　猪皮肤中的体积效应。用直径为1～40mm的圆形^{90}Sr光源照射皮肤后，湿性脱屑皮肤反应的发生率［引自：Hopewell, J. W., Br. J. Radiol.（Suppl.19），39–51，1986.］

体积效应的基础可能因正常组织不同而不同，在一个身体区域（如骨盆）内，会涉及许多不同的器官。一个基本特征是发病率取决于被照射器官的比例（图7.5）。与并行组织（如肺）相比，串行组织（如脊髓）在这类图中曲线更陡，而对于并行组织（如肺），减少体积可能会有更大的益处。然而，使用的并发症发生率概念将不仅取决于可测量的生物因素，还有患者的主观感知。读者应参考关于正常组织并发症建模的第44.3节，其中介绍了剂量、（部分）体积和体积效应之间的数学关系，以及不同器官的并发症概率。

7.10　毒性风险预测

基础研究的目的是预测患者放疗后毒性风险，这些研究的基本原理已从基于人群的治疗转向基于个体风险的个性化治疗——参见第 44.4.4.1 节关于“等毒性”处方剂量。最新的研究是开展测量放射敏感性的功能试验，检测增加毒性风险的遗传变异。这项工作旨在能够在开始放疗之前发现超敏感的个体。

7.10.1　正常组织放射敏感性测量

过去，人们认为正常组织的放射敏感性没有差异，因为来自不同个体的成纤维细胞系的放射存活曲线的最终斜率几乎没有变化。Taylor等（1975）发现，共济失调毛细血管扩张症患者对辐射有极端反应，他们的皮肤成纤维细胞对辐射的敏感性是“正常”个体的细胞3倍左右。Malaise 等的研究（1987）表明，辐射存活曲线初始斜率可以衡量 147 种人成纤维细胞株的辐射敏感性差异。这些观察结果对于强调放射敏感性的个体差异以及研究开发测量方法的必要性非常重要。

7.10.2　正常组织放射敏感性的遗传基础

个体放射敏感性由遗传决定。随着确定共济失调毛细血管扩张症与放疗损伤风险增加有关后，许多其他遗传综合征也显示出与放疗损伤风险增加有关。这些综合征是由于对放疗的严重异常反应而被发现的。现在已经确定了与这些综合征相关的基因，例如共济失调毛细血管扩张症ATM 基因、Nijmegen断裂综合征NBS基因和连接酶Ⅳ综合征LIG4基因。患有这些综合征的患者不能耐受正常剂量的放射治疗，他们的细胞表现出更高的放射敏感性。

人类有 23 对染色体（从每个父母那里各继承一半），因此每个基因有两个拷贝。如果一个人的两个拷贝都发生突变，则称为纯合子。上段中列出的综合征与纯合子突变有关，而且很少见。我们更多人是杂合子，即携带一个特定基因的拷贝（只有一条染色体发生突变）。这些往往以隐性模式进行，即不表达综合征。放射敏感性基因的杂合子与纯合子（携带特定基因的两个相同拷贝）的敏感性不同，但它们可能显示出辐射损伤增加的趋势。当杂合子突变出现在大部分人群（>1%）中时，称为单核苷酸多态性（SNP）。SNP 是个体间最常见的遗传变异类型。SNP影响表型（例如眼睛颜色和身高）和疾病易感性。许多特征（例如眼睛颜色和身高）被称为多基因；即多个基因（数百个）中的SNP性状，每个基因的影响很小，但共同作用很大。目前的研究正试图确定影响辐射敏感性的遗传变异，并探索测量个体患者辐射敏感性的方法（Barnett 等，2012）。

遗传性研究为阐明正常组织放射敏感性遗传基础提供了进一步的证据。几项研究比较了取自个体及其近亲的细胞放射敏感性。例如，Surowy 等（2011）比较了 39 对同卵双胞胎和 10 对异卵双胞胎以及 38 对年龄和性别匹配的随机对照对人群的放射敏感性。研究表明，大约 70% 的放射敏感性是遗传的；即遗传因素起主要作用。

7.10.3 患者辐射敏感性测量

已经探索了许多检测方法来预测放射治疗的患者出现正常组织并发症的可能性，例如克隆实验、DNA 损伤、染色体损伤、细胞凋亡、血浆中蛋白质的表达和 RNA 表达谱。一部分研究显示了相关性，一部分研究则没有（West 和 Barnett, 2011）。一般而言，重复性较差就会限制其临床应用。不同测定方法的研究正在继续进行中；目前，预测放疗后毒性风险的最佳方法是测量离体辐射的血液样本中的细胞凋亡（一种细胞死亡方式）（Azria等，2015）。

还有一种方法是确定增加毒性风险的遗传变异。由于 SNP 是最常见的遗传变异类型（参见第 7.10.2 节），因此大多数研究都集中在寻找这些变异上。由于预计每个 SNP 都会产生较小的个体效应（Barnett 等，2012），因此需要进行大型合作研究才能达到所需的统计结果。通过建立一个国际放射基因组学联盟，研究鉴定已知与放射敏感性有关的基因中的 SNP（例如 Andreassen 等，2016），或者通过进行全基因组关联研究（GWAS）来鉴定以前未知基因中的 SNP（例如 Kerns 等，2016）。

7.10.4 毒性风险预测的临床模型

辐射敏感性的测试不能单独进行。有许多机构正在试图建立预测患者发生毒性可能的临床模型（参见第44.3节）。这些模型包括临床（例如年龄）和治疗（例如使用化学疗法、规定的放射剂量或器官风险）等因素。虽然已经开发了几种不同的模型，但没有足够的研究来验证它们。提高研究质量的一项重要举措是2015年公布的《个体预后或诊断的多变量预测模型透明报告》，即TRIPOD报告（Collins等，2015），它为规范化预测模型的报告过程及报告质量评价提供了指导。TRIPOD报告提供了一个 22 项的信息清单，是报告预测建模研究时应包括的信息。使报告标准化的举措可以促进验证研究，从而促进临床实施，可以使用各种方法导出模型。大型患者队列多变量logistic回归分析可以确定影响毒性风险的参数——见第 44.3.6 节。更高级的方法包括最小绝对收缩和选择算法（LASSO）逻辑回归和机器学习算法（例如神经网络、随机森林和支持向量机）。将遗传数据纳入模型可以提高其检测性能（Tucker等，2013）。

第 8 章　放射治疗中的剂量分割

Gordon Steel, Catharine West, and Alan Nahum

目录

8.1 为什么进行分割放疗

在过去的30年里，人们对放射治疗中的剂量分割原则的认识有了建设性的发展。线性二次（LQ）模型（见第6.11节）提供了关于分割放疗的依据以及如何进行优化的新见解；这种方法是放射治疗分割的标准计算方法，将在本章中详细介绍。早在LQ模型引入之前，法国、奥地利和其他国家的放射肿瘤学家已通过他们的技术、总结和智慧，建立了分割放疗的实践基础。在Thames和Hendry（1987），Joiner 和Bentzen（2019），Fowler（2006），Nahum（2015）以及Moulder 和Seymour（2018）的理论中可以找到有关这些方面的介绍。

分割放疗在临床放疗中常规使用的最直接的原因是依据临床经验确定的。早期的放射肿瘤学家一开始使用单次剂量治疗，但他们很快意识到，在数周内每天给肿瘤一部分剂量也可以很好地控制肿瘤，且副作用较轻（例如Coutard, 1929）。据此认为这是由于分次放疗中正常组织的修复能力强于大多数肿瘤组织所致。

虽然对分割放疗已经有了几十年的实验室和临床的深入研究。然而，仍旧是临床放射治疗的一个关键研究领域（如Nahum, 2015），因为时间–剂量关系的优化对于获得良好的临床疗效至关重要。

8.2 分割放疗研究方法的发展历程

8.2.1 Strandqvist和Ellis的方法

Strandqvist和Cohen等始于20世纪40年代的工作试图为剂量分割的变化提供定量研究的尝试。他们记录了通过放疗控制皮肤肿瘤的成功或失败的病例，并记录了皮肤坏死的发生率。他们发现，控制肿瘤所需的总剂量随着分割次数的增加而增加。当时，人们的习惯是，一天一次，每周治疗5次，而且不太可能将时间的影响与分割次数的影响区分开。对于个别皮肤癌患者，Strandqvist使用双对数坐标系绘制了总辐射剂量与总治疗时间的关系。他使用不同的图形符号记录了局部控制或皮肤坏死的结果。图中画出的直线大致区分了代表这两种类型（即局部控制和皮肤坏死）的符号：这些向上倾斜的线（总剂量随着总时间的增加而增加）通常被称为Strandqvist曲线（Strandqvist, 1944）。这是首次定量证明肿瘤和正常组织的修复。Strandqvist曲线是等效应曲线的早期例子，在考虑放射治疗优化方面具有重要的地位。Strandqvist曲线斜率存在一定的不确定性（即时间定量，T，以天表示，与剂量的关系）。Strandqvist认为它是0.22，但Cohen（1952）加入其他数据后发现其值是0.33，产生了所谓的立方根定律。如果放射肿瘤学家希望改变整体治疗时间，可以从 Cohen曲线中解读出一个新的总剂量，同样达到相同的治疗结果。

Ellis在牛津工作的时候（1969）提出了一种假设，即Strandqvist和Cohen使用的数据可以用一个简单的公式来总结。它们在对数坐标上的直线暗示了总剂量和总时间之间的幂律关系。虽然目前还没有关于分割次数（N）和总治疗时间（T）的相对作用的准确数据，但Ellis利用他的直觉得出了N和T的指数（以天为单位）如下：

$$D = NSD \times N^{0.24} \times T^{0.11} \qquad (8.1)$$

其中：

*D*是（等效）总剂量；

NSD（名义标准剂量）决定了治疗强度，并在任何特定的临床情况下不变。

Ellis将Cohen的0.33斜率分为两个指数，对于每天的治疗情况，它们给出了大致相同的结果。对此，他进行了以下调整，以适应每周五次的治疗。

多年来，NSD公式一直被用来作为调整总剂量以应对分割变化的标准方法，但其科学基础非常薄弱。其中Strandqvist曲线的斜率的数据最初显示出相当大的散点，并且如何在对数时间尺度上表示单剂量数据存在不确定性。最初的数据只涉及皮肤肿瘤的治疗，但后来在缺乏足够的替代数据时开始被更广泛地使用于其他肿瘤。人们逐渐清楚地看到，该公式只适用于某些定义良好的条件，并且在有限的分割范围内使用。治疗效果不佳的例子逐渐增多，特别是当选择＞30次或＜10次的分割时。在我们进行详细的动物研究的结果表明，幂律关系在表示数据时通常效果不佳，而且斜率有时与原来的

NSD公式有很大的不同。

因此，人们试图调整NSD公式。它的变体，被称为CRE（累积辐射效应）和TDF（时间、剂量分割），被引入并广泛使用，这些变体后的公式可能会更安全且便于使用。然而，在1980年左右，人们开始认识到，用基本的幂律关系来表示放疗中时间-剂量关系是不恰当的。此外，迫切需要根据个别临床情况调整这些公式。Joiner和Bentzen（2009）已经对Ellis公式进行批判并描述了这些发展的背景。

8.2.2　实验放射生物学的贡献

从伦理和逻辑性的角度出发，会不可避免地限制探索更多分割方案的临床试验，因此更多的是采用动物实验进行研究，并在临床剂量分割中卓有成效。当然，动物实验也有局限性，主要是因为啮齿类动物的肿瘤与正常组织效应的时间尺度通常比人类要短得多。

在动物实验中的一个重要观察结果是，Strandqvist曲线通常不是直线。图8.1显示了一些很好的例子。在小鼠皮肤中，可以进行从1～64次分割的实验，都在8天内完成。对每组放疗排程进行了剂量效应实验，这样可以计算出实验中任意分割方式的等效应剂量（显然这在临床不可行）。这些是图8.1a中所示的剂量。这些数据定义了一个向上凸出的等效应曲线。如图所示，小分割和大分割数据都低于NSD曲线。在这些条件下可以立即看出NSD公式（公式8.1）不可靠的原因：该公式预测的等效剂量高于实际需要的剂量，使用这些剂量治疗会导致正常组织损伤的增加。

图8.1b显示了在晚反应组织肾脏中进行的类似实验结果。在这里，对于每种分割方式再次进行了剂量效应实验，允许读出选定的等效应所需的总剂量。这些大型实验都产生了非常精确的数据。同样，等效应曲线也会明显地向上凸出。

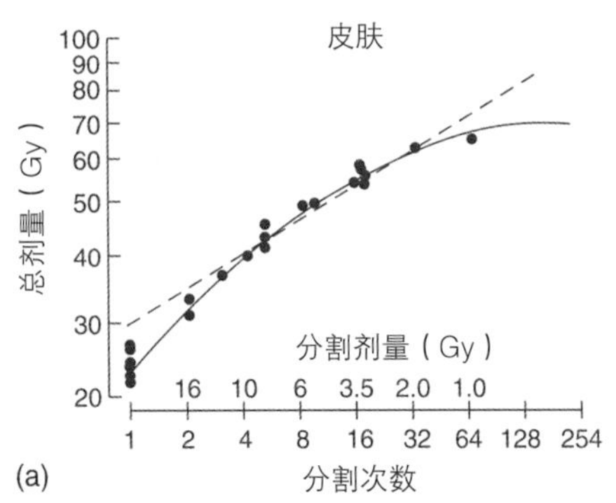

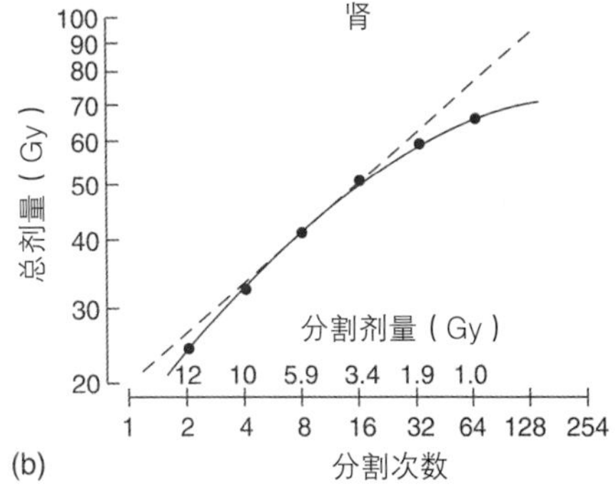

图 8.1 小鼠皮肤和肾脏的等效应曲线。（a）急性皮肤反应；（b）晚反应组织肾脏损伤。肾脏比皮肤有更陡峭的等效应曲线。虚线是拟合到每个数据集的中心部分的 NSD 公式。实线表示 LQ 模型，从中计算出每组分割剂量的指南［图（a）引自：Douglas, B. G. and Fowler, J. F., Radiat. Res., 66，401–426，1976；图（b）引自：Stewart et al., Radiat. Res., 98，407–420，1984］

8.3　早反应和晚反应组织的分割效应

研究放疗分割方式的主要贡献者是Thames等（1982），他们发现在小鼠的放疗分割研究中，早反应组织和晚反应组织之间存在系统性的差异（见第7.4节）。他们分析了已发表的小鼠正常组织的分割治疗的等效应曲线，并且只考虑了那些总时间短以及再生对数据的影响最小化的研究。它们的关键结果如图8.2所示。图中显示从右到左绘制的各种组织的每个分割剂量函数的等效剂量曲线的集合（分割次数沿着横坐标从左到右增加，就像Strandqvist曲线的情况一样）。这些线条大多显示了图8.1中的数据所显示的向上凸出。但作者最重要的观察结果是，晚反应组织比早反应组织具有更陡峭的等效应曲线（对晚反应组织的影响随着单次分割剂量大小的变化更为敏感）。这些等效应曲线在纵坐标中上涵盖了很大剂量范围，反映了两个主要因素：第一，对于任何给定的分割剂量，一些组织比其他组织更敏感；第二，对于所研究的每个组织而言，要产生相同的细胞杀伤效应，所需的剂量分割也是不同的。

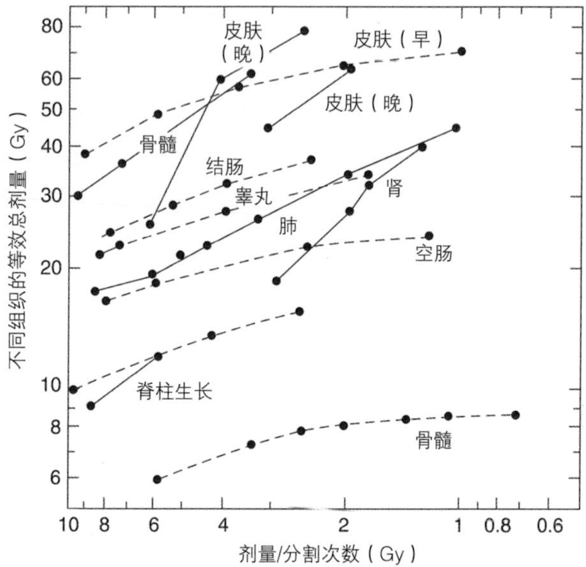

图8.2 不同分割方式对小鼠正常组织损伤的等效应曲线。沿横坐标的分割次数从左向右逐渐增加，分割剂量减少。实线表示晚反应组织；虚线表示早反应组织（引自：Thames, H. D., et al., Int. J. Radiat. Oncol. Biol. Phys., 8，219–226，1982.）

Thames等（1990）讨论了图8.2中所示的关于LQ细胞杀伤模型（见第6.11）的数据收集情况。他们表示，正常组织的等效应曲线的形式通常与该模型一致，而早反应和晚反应组织之间的等效应曲线的斜率差异可以用α/β这个单一的参数来描述。下面将对此进行具体介绍。

8.3.1 线性二次方程的方法

一般认为单一辐射剂量（d）的效应（E）是由以下公式得出的：

$$E = \alpha d + \beta d^2 \tag{8.2}$$

这是一个由以下细胞存活关系得出的线性二次方程：存活分数，S=exp（$-\alpha d-\beta d^2$），即与公式6.1相同，其中对数细胞杀伤被认为是辐照的结果。即E=−ln（S）。

对于n个剂量分割：

$$E = n\left(\alpha d + \beta d^2\right) = \alpha D + \beta d D$$

其中，总剂量D=nd。这可以重新表达为：

$$E/\alpha = D\left(1 + \frac{d}{\alpha/\beta}\right) \tag{8.3}$$

E/α以剂量为单位（E无量纲，α单位为Gy^{-1}）。注意，在极限情况下d⟶0，E/α⟶D。因此，E/α可以被描述为体外反应剂量（在给予许多小分割时会产生E效应的剂量）。

Fowler（1989）建议将E/α称为生物有效剂量（BED）。它是以剂量单位衡量给定生物组织（α和β为常量）的放射生物学效应（E）。BED表示特定剂量分割将造成的损害；可以写为：

$$BED = D \times RE \tag{8.4a}$$

其中：

*BED*是以无限的小分割剂量的总剂量，与实际分割为d和总剂量为D的分割方案具有相同的放射生物学效应。

*RE*是指其相对有效性：

$$\left(1 + \frac{d}{\alpha/\beta}\right)$$

因此，我们可以写为：

$$BED = D\left(1 + \frac{d}{\alpha/\beta}\right) \tag{8.4b}$$

现在假设我们要做一个等效应计算，想知道对于一个给定的组织和分割剂量的变化，总剂量应该调整多少。假设参考计划有总剂量D_{ref}和分割剂量d_{ref}，对于等效应，E（见公式8.3）根据定义是常数，对于给定的组织类型和给定的终点，α和β也是常数。因此，等同于BEDs：

$$D\left(1 + \frac{d}{\alpha/\beta}\right) = D_{\text{ref}}\left(1 + \frac{d_{\text{ref}}}{\alpha/\beta}\right) \tag{8.5a}$$

其中，D是新的总剂量对应于新的分割剂量d。这个等式可以重新排列，以展示等效应关系：

$$\frac{D}{D_{\text{ref}}} = \frac{d_{\text{ref}} + (\alpha/\beta)}{d + (\alpha/\beta)} \tag{8.5b}$$

公式8.5b首先由Withers等提出（1983），并被称为Withers等效应公式[1]。

[1] 值得强调的是，α和β值在这些分析中的应用已远离了最初的意图，α和β值是用来定义相同细胞群的细胞损伤模式（6.11节），也可以通过实验得到正常组织中“目标”细胞的有效α/β值。

图8.3显示了两种截然不同的分割方案3×11.1Gy和20×2.75Gy的细胞生存曲线。图8.3a是α/β=10Gy，代表了某些肿瘤组织：两种方分割方案完成最终分割后的存活分数（SF）是相同的（≈10^{-9}），可以通过计算公式8.5来验证。对于这两种方案，在图8.3b中，当α/β被设置为3Gy，代表晚反应组织。可以看出，大分割的3×11.1Gy方案的毒性明显大于（最终的SF值更低）20×2.75Gy方案——换句话说，这两种方案对（晚反应）正常组织效应不是等效的。为了实现正常组织的等效效应，即对于α/β=3Gy，根据公式8.5，分三次提供的剂量必须从11.1Gy减少到8.9Gy。自然，比起20×2.75Gy参考方案，这将使三分割方案在控制肿瘤方面的疗效降低。

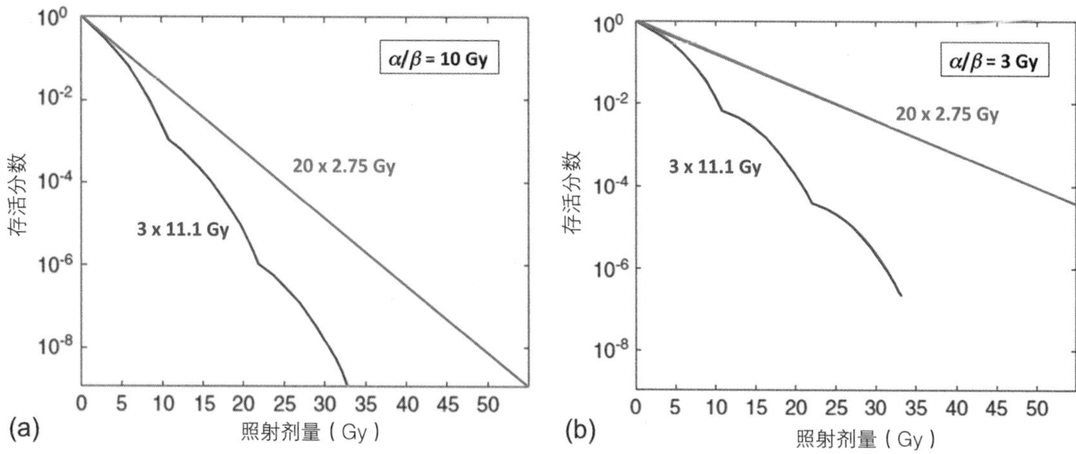

图 8.3　两种不同的分割方案 3×11.1Gy 和 20×2.75Gy 的细胞生存曲线。（a）（α/β）=10Gy 和（b）（α/β）=3Gy。在代表肿瘤的（a）中，当达到总剂量时，这些方案完全等效；在（b）中，作为晚期反应正常组织（NT）的代表，3×11.1Gy 方案 SF 比 20×2.75Gy 要低得多（即更多的并发症）（经许可引自 Springer Science+Business Media：Alternate Fractionation in Radiotherapy. Paradigm Change, The radiobiological aspects of altered fractionation, 2018，5–19，Nahum, A. E. and Hill, R. P., edited by M. Trombetta, J. P. Pignol, P. Montemaggi and L. W. Brady）

图8.4显示了从1～15Gy的α/β对应的一系列等效应曲线，其中参考方案的分割剂量为2Gy。对于高α/β值，当改变每次分割剂量时，总等效应剂量的变化相对较小。对于低α/β值，则相反。

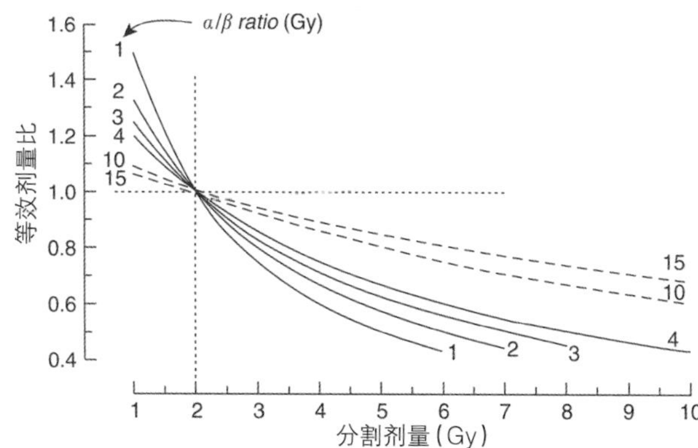

图8.4　与使用每次2Gy的参考治疗相比，该图中显示了当修改分割剂量时，必须改变总剂量来保持相同的生物效应。实线代表低α/β值（如晚反应组织），虚线代表高α/β值（早反应组织，按照传统观点还包括大多数肿瘤）

8.3.2　关于LQ模型的基本原理

LQ模型的基本原理如下。一般来说，正常组织和肿瘤组织对剂量分割变化的反应不同，这可能是由于再群体化的差异。但如果可以通过选择合适的总治疗时间加以排除，这种差异可能很大程度上来自于不同α值相关的内在放射敏感性。这些差异可以从图8.2中所示类型的数据中看到。从公式8.3可以看出，它们可以用一个参数来描述，即α/β值。与早反应组织相比，晚反应正常组织对每次分割剂量的变化表现出更大敏感性变化（它们具有较高的分割灵敏度），并且这与较低的α/β值（或较低的α系数）相一致。在早反应和晚反应的正常组织中，靶细胞的存活曲线可以设想为在形状上有系统性差异，如图8.5所示。α值决定了该曲线的初始斜率，而β决定了曲率的程度；较低的α/β值意味着更弯曲的曲线。

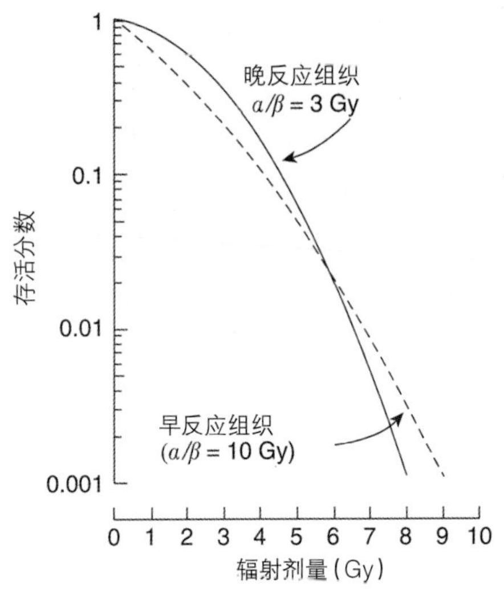

图8.5 早反应和晚反应组织的细胞存活曲线。一个较低的α/β值会在对数线性图上产生一条更容易弯曲的曲线

自Thames 等（1982）最初发表该理论以来，已经有令人信服的证据表明，LQ模型的剂量分割方法比NSD方法更可靠（见第8.2.1节）。NSD模型现在被认为只是具有历史意义而不应该被使用。在实验动物的许多组织中已经获得了α/β值，也获得了一些人组织的α/β值，人组织和肿瘤组织的α/β值见表8.1（Bentzen和Joiner, 2019）。最近的一项关于肿瘤α/β的分析可以见于van Leeuwen等（2018）的书中。这些数据证实了早反应组织中α/β值高而晚反应组织低的普遍趋势。

表 8.1 人类正常组织和肿瘤的放射敏感性

组织/器官	损伤表现	α/β（Gy）	95%CL（Gy）	来源
正常组织				
早反应组织				
皮肤	红斑	8.8	6.9；11.6	Turesson 和 Thames（1989）
	红斑	12.3	1.8；22.8	Bentzen 等（1988）
	干性脱屑	～8	N/A	Chougule 和 Supe（1993a）
	脱皮	11.2	8.5；17.6	Turesson 和 Thames（1989）
口腔黏膜	黏膜炎	9.3	5.8；17.9	Denham 等（1995）
	黏膜炎	15	−15；45	Rezvani 等（1991）
	黏膜炎	～8	N/A	Chougule 和 Supe（1993b）
晚反应组织				
皮肤/脉管系统	毛细血管扩张	2.8	1.7；3.8	Turesson 和 Thames（1989）
	毛细血管扩张	2.6	2.2；3.3	Bentzen 等（1990）
	毛细血管扩张	2.8	−0.1；8.1	Bentzen 和 Overgaard（1991）
	毛细血管扩张	3.8	1.8；5.7	Haviland 等（2013）
皮下组织	纤维化	1.7	0.6；2.6	Bentzen 和 Overgaard（1991）
乳房	外形变化	3.4	2.3；4.5	Bentzen 等（2008）
	变硬（纤维化）	4.0	2.3；5.6	Haviland 等（2013）
	水肿	4.7	2.4；7.0	Haviland 等（2013）
肌肉/脉管/软骨	肩关节运动受损	3.5	0.7；6.2	Bentzen 等（1989a）
神经	臂丛损伤	<3.5[a]	N/A	Olsen 等（1990）
	臂丛损伤	～2	N/A	Powell 等（1990）
	视神经损伤	1.6	−7；10	Jiang 等（1994）
脊髓	脊髓损伤	<3.3	N/A	Dische 等（1981）
眼	角膜损伤	2.9	−4；10	Jiang 等（1994）

续表

组织/器官	损伤表现	α/β（Gy）	95%CL（Gy）	来源
肠	狭窄/穿孔	3.9	2.5；5.3	Deore 等（1993）
	不同的晚反应	4.3	2.2；9.6	Dische 等（1999）
肺	肺炎	4.0	2.2；5.8	Bentzen 等（2000）
	肺纤维化（放射生物学）	3.1	−0.2；8.5	Dubray 等（1995）
头颈部	不同的晚反应	3.5	1.1；5.9	Rezvani 等（1991）
头颈部	不同的晚反应	4.0	3.3；5.0	Stuschke 和 Thames（1999）
声门上喉部	不同的晚反应	3.8	0.8；14	Maciejewski 等（1986）
口腔+口咽	不同的晚反应	0.8	−0.6；2.5	Maciejewski 等（1990）
肿瘤组织				
头颈部	各部位	10.5	6.5；29	Stuschke 和 Thames（1999）
	喉部	14.5[a]	4.9；24	Rezvani 等（1993）
	声带	～13	‘wide’	Robertson 等（1993）
	颊黏膜	6.6	2.9；[c]	Maciejewski 等（1989）
	扁桃体	7.2	3.6；[c]	Maciejewski 等（1989）
	鼻咽部	16	−11；43	Lee 等（1995）
早期非小细胞肺癌		8.2	7.0 ‘9.4	Stuschke 和 Pöttgen（2010）
皮肤		8.5[a]	4.5；11.3	Trott 等（1984）
前列腺[b]		2.7	1.6；3.8	Vogelius 和 Bentzen（2018）
乳房		3.5	1.2；5.7	Haviland 等（2013）
食管		4.9	1.5；17	Geh 等（2006）
黑色素瘤		0.6	−1.1；2.5	Bentzen 等（1989b）
脂肪肉瘤		0.4	−1.1；5.4	Thames 和 Suit（1986）

来源：Bentzen, S. M. and Joiner, M. C., Basic Clinical Radiobiology, edited by M. C. Joiner and A. J. van der Kogel, CRC Press, Taylor & Francis, Boca Raton, FL, 2019，with minor modifications.。

CL：可信区间；[a]：Bentzen对发表数据的重新分析；[b]：Meta分析；更多的估计可通过近距离放射治疗和外照射后结果的比较得到；[c]：没有上限

Fowler（1989a）认为，由于α/β的不确定性相当大，而且一些正常组织的值没有显示出与其他组织不同，因此可以假定晚反应组织和早反应组织的α/β值分别为3Gy和10Gy。处理这些不确定性的一个谨慎方法是计算α/β值的范围，来确定是何种因素影响处方剂量α/β中的不确定性。鉴于β损伤的变化远小于α损伤（如图6.12所示的2Gy分割剂量下肿瘤克隆源性细胞），因此，Chapman（1980，2003）指出，研究方向应为α损伤模式的背后机制。关于人类肿瘤的数据很少，但直到近期，人们普遍认为大多数肿瘤在分次敏感性上与早反应的正常组织相似，具有高的α/β值。然而，在过去的20年里，已经发现了几种例外的肿瘤类型，如黑色素瘤、肉瘤、前列腺肿瘤和乳腺肿瘤（Brenner和Hall, 1999；Fowler 等，2001；Brenner, 2003）。现在有强有力的证据表明，前列腺肿瘤α/β值在1.5Gy左右（Miralbel等，2012），乳腺肿瘤α/β值为3.5Gy（Haviland等，2013）。

8.3.3 大分割

大分割是指使用分次少或单次剂量更大的方式。Withers等效应公式（公式8.5b）如图8.4所示，如果每组分次剂量增加到参考值2Gy以上，则必须减少总剂量（对应于等效应），如其中相应的曲线所示。许多临床研究证实这样的总剂量减少是必要的。晚反应正常组织（NT）（低α/β值）的曲线比早反应或高α/β肿瘤的曲线更陡峭。例如，如果每次分割剂量增加到 5Gy，且晚反应组织的α/β为3Gy，则总剂量必须减少到大约为常规分割的0.625，其总剂量减少37.5%。如果一个肿瘤的α/β为10Gy，每次分割剂量为5Gy，只需要将总剂量70Gy（每次2Gy）减少20%，即减少到56Gy，就可以保持相同的肿瘤控制率（即TCP）。然而，为了保持相同的NT效果，减少37.5%，意味着肿瘤剂量有17.5%的不足，从而导致局部控制率降低。一般的规则是，大剂量分割在放射生物学上是次优的（假设对应晚期并发症的α/β值通常明显低于肿瘤细胞的α/β值）。大剂量分割广泛应用于姑息性放射治疗，其中成本和便利因素权重重于放射生物学原则。图8.6显示了肿瘤控制概率对肿瘤α/β的依赖关系，因为正常组织等效应的分割次数不同（这里表示为isoNTCP–见第44.3节）。关键是，如果肿瘤α/β低于正常组织的剂量限值（在图8.6中假设为3Gy），那么减少分割次数在治疗上是有利的。

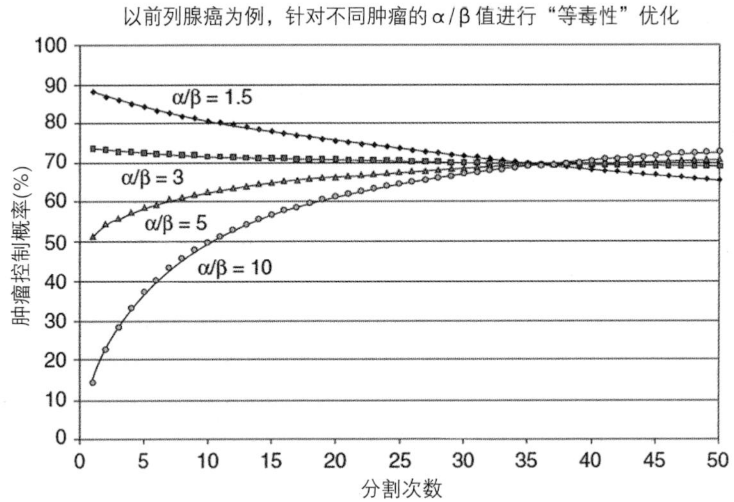

图 8.6　不同 α/β 值肿瘤控制概率（前列腺肿瘤）随总剂量分割次数而变化，在确保 NTCP 为 4.3% 时，即“等毒性”，毒性以直肠出血（α/β=3Gy）为指标，肿瘤的 α/β 值从 1.5 ～ 10.0Gy，应采用 37 次常规分割［摘自：J. and Nahum, A. E., Br. J. Radiol., 85（1017）：1279–1286，2012.］

事实上，大分割治疗的使用正在增加。以肺癌的立体定向放疗为代表（Blomgren等，1995；Shiu等，2003；Nahum, 2015；第40章），Fowler 等对此进行了综述（2004b），Grau等（2006），Lax等（2006） McLaren和Dahele对SBRT理论（2006）进行了更新（2015）。

Blomgren等（1995）开创了大分割治疗早期非小细胞肺癌（NSCL）的先河，目前这种大分割治疗已经司空见惯了（McLaren和 Dahele, 2015）。其中有多种分割方案可供使用：英国SABR联盟指南（SABR 2019） 建议治疗远离胸壁的肿瘤采用3 × 18Gy的方案，治疗靠近胸壁的肿瘤采用5 × 11Gy或5 × 12Gy的方案。该剂量通常用于80%等剂量曲线形成靶体积中心不均匀的峰值剂量分布，并使靶体积外的剂量下降更快，从而保护肿瘤周围（未受累）肺组织。人们非常关注“位置误差”的最小化，主要是由于呼吸运动造成（De Los Santos等，2013；Selvaraj等，2013）。这些大分割治疗被称为立体定向体放射治疗（SBRT）或立体定向消融放射治疗（SABR）[2]。第8.4节从放射生物学的角度给出了一个合理的解释，说明为什么受辐射的正常肺可以耐受如此大的分割剂量。

乳腺癌也有向大分割治疗转变的趋势，因为其α/β值较低，约为3.5Gy（Agrawal等，2011；Haviland 等，2013）。英国乳腺放射治疗标准化（START）试验显示，对于早期乳腺癌初次术后的女性，较低剂量的放射治疗总剂量与历史标准方案（50Gy, 25分次）一样安全有效（Haviland

[2] 见第 40 章。

等，2013）。START比较了以下几种治疗方案：5周内50Gy/25分次和5周内41.6Gy或39Gy/13分次（START-A涉及2236名女性），以及5周内50Gy/25分次和3周内40Gy/15分次（START-B涉及2215名女性）。40Gy/15分次方案已被广泛采用，并正在探索更多的大分割方案。FAST试验（Agrawal等，2011）对50Gy/25次和28.5或30Gy每周1次每次5.7或6.0Gy进行比较，在3年中位随访中，28.5Gy/5次与50Gy/25次疗效相当并具有优于30Gy/5次的耐受性（Agrawal等，2011）。

大分割治疗也适用于前列腺肿瘤，与其极低的α/β值约为1.5Gy相一致，（Miralbell等，2012；Dearnaley等，2016）。考虑到重要组织剂量限制并发症直肠出血的α/β值被认为是3Gy，明显高于1.5Gy，正常组织的低α/β值，肿瘤的高α/β值的“经典”情况被逆转，造成多次低分割在理论上有缺点。据此，Fowler等提出了前列腺大分割治疗建议（2003）：假设肿瘤组织α/β=1.5Gy，相比之下若等效于正常组织α/β=3Gy, 10次的4.69Gy/次应该产生 bNED[3]=89.6%，36次×2Gy只能产生69.2%×72Gy的剂量。Manchester的 Christie医院开展了一项基于低α/β的剂量递增研究，以16×3.13Gy达到50Gy的“标准”计划作为参考（Amer等，2003；Thomson等，2012）。前列腺癌的常规和大分割调强放疗比较（CHHiP）的临床试验结果表明，20次共60Gy相比于常规的37次共74Gy是有优势的（Dearnaley等，2016）。因此，20次共60Gy的中度大分割方案被推荐作为英国局部前列腺癌外照射治疗的新标准。

Shiu等人给出了有点类似的大分割放疗的方案（2003）；他们用30Gy/5次治疗椎旁转移瘤，在计算机断层扫描（CT）图像控制下，采用高度适形的剂量分布（7～9野调强照射），使脊髓总剂量保持在10Gy以下。

8.4　正常组织体积效应和“有效”α/β值

有一些研究已经探索了分割照射、正常组织的剂量分布和通过参数n表示的正常组织体积效应之间的联系（见NTCP模型，第 44.3节；Jin等，2010；Vogelius等，2010；Myerson, 2011）。当用“Withers”的LQ的等效应公式（见公式8.5b）来推导正常组织的对等效应时，是假设关键正常组织（NT）接受与肿瘤（T）相同的剂量（即处方剂量），正如Hoffmann和Nahum（2013）所强调的那样。因此，Withers等效公式假设为正常组织被均匀照射，但这是很少发生的情况，或者它反映的仅仅是接受的最大剂量（≈肿瘤剂量）的函数。后者只严格适用于100%的“串联”器官，如脊髓。换句话说，Withers公式的传统用法相当于高估了剂量对正常组织的负面影响。

Hoffmann和Nahum想保留处方剂量即对肿瘤的剂量，在改良Withers表达式中，通过考虑剂量异质性和关键正常组织的体积效应（见7.9节），将得到真正的NT等效分割方案。体积效应一般是通过参数n来表示组织在“串联-并联”轴上的位置（n=0表示“串联”器官；n=1表示“并联”器官）。结果是所谓的$(\alpha/\beta)_{\text{eff}}^{\text{NT}}$概念。因此，在轻易不变的Withers公式（公式8.5b）中用$(\alpha/\beta)_{\text{eff}}^{\text{NT}}$代替正常组织固有α/β值（3Gy）：

$$\frac{D_{\text{new}}^{\text{T}}}{D_{\text{ref}}^{\text{T}}}=\frac{(\alpha/\beta)_{\text{eff}}^{\text{NT}}+d_{\text{ref}}^{\text{T}}}{(\alpha/\beta)_{\text{eff}}^{\text{NT}}+d_{\text{new}}^{\text{T}}} \qquad (8.6)$$

对于正常组织接受100%均匀剂量d^{NT}而肿瘤接受（均匀的）剂量d^{T}的简单情况，Hoffman和Nahum（2013）表明：

$$(\alpha/\beta)_{\text{eff}}^{\text{NT}}=\frac{d^{\text{T}}}{d^{\text{NT}}}(\alpha/\beta)_{\text{intr}}^{\text{NT}} \qquad (8.7)$$

其中$(\alpha/\beta)_{\text{intr}}^{\text{NT}}$是固有正常组织（α/β）值（3Gy）。举一个例子说明，让我们假设肿瘤的分割剂量，d^{T}，为2.0Gy，（均匀的）正常组织剂量，d^{NT}，是0.5Gy。对于一个固有的 NT α/β为3.0Gy，从公式8.7，有效α/β值为（2/0.5）×3=12Gy。这高于普通肿瘤α/β的10Gy，因此，大分割将提高治疗比率；即选择一个大于2Gy的NT等效方案（如8×5.87Gy）将得到比参考方案30×2.0Gy更高的肿瘤控制概率。

对于具有n=1的并联正常组织中剂量分布不均的临床情况（例如肺），Hoffmann和Nahum得出的

[3]　bNED没有疾病的生物证据，是基于监测患者的PSA值得到；它经常被用作局部控制的替代指标。

公式如下：

$$(\alpha/\beta)^{NT}_{eff} = \frac{1}{1+\left(\sigma^{NT}_{d}/\bar{d}^{NT}\right)^2}\frac{d^T}{\bar{d}^{NT}}(\alpha/\beta)^{NT}_{intr} \quad (8.8)$$

其中：

$\bar{d}^{NT}$ 是正常组织中的平均剂量；

σ^{NT}_{d} 是正常组织中剂量分布的标准差。

正如预期的那样，对于$\sigma^{NT}_{d}=0$，即在正常组织中的剂量均匀，式8.8简化为等式8.7。对于任意n情况，$(\alpha/\beta)^{NT}_{eff}$表达式要复杂得多，参见Hoffmann和Nahum（2013）。

图8.7显示了$(\alpha/\beta)^{NT}_{eff}$的变化情况，其中三种不同的SABR计划，关键正常组织（假定为肺非受累）的体积效应参数为n。对于$n=0$（即100%串行的正常组织），“有效”和固有α/β值之间本质上没有区别，但随着NT变得更加“并行”（即当n接近1），$(\alpha/\beta)^{NT}_{eff}$增加。这种增加的速率取决于NT剂量-体积直方图的一致性程度。标记为$SABR_3$的曲线对应于适形度最好的计划，即保护正常肺组织最多的计划，$SABR_1$适形度最差。图中每个治疗方案的双曲线是$(\alpha/\beta)^{NT}_{eff}$值的边界，对于$n\neq0$或$n\neq1$，$(\alpha/\beta)^{NT}_{eff}$值的变化幅度很小。

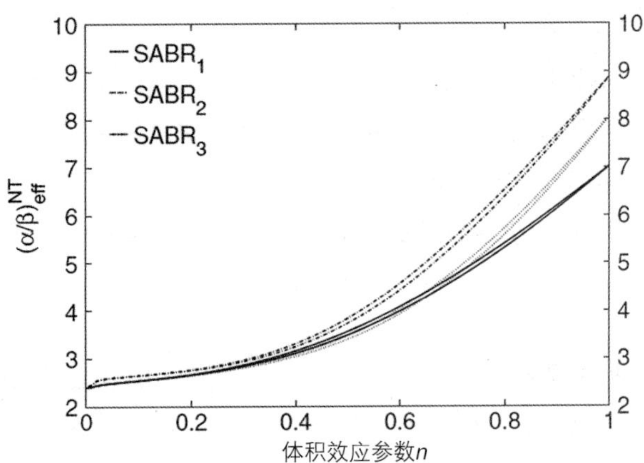

图8.7 假定一个固有的（α/β）^{NT}为3Gy，那么对于三个SABR计划，（α/β）$^{NT}_{eff}$值随体积效应参数n而变化，每个计划微弱分开的双曲线对应于分割次数的极值。$SABR_1$（较低的曲线）是指被照射肺体积保护最少的计划，$SBAR_3$（较高的曲线）为被照射肺体积保护最大的计划（引自：Hoffmann A.L. and Nahum A.E., Phys. Med. Biol., 58，6897–6914，2013. ©Institute of Physics and Engineering in Medicine. Reproduced by permission of IOP Publishing.）

对于关键正常组织的$(\alpha/\beta)^{NT}_{eff}$的值，可以解释为对治疗计划的大分割潜力的测量。对于“串联”器官（低n），$(\alpha/\beta)^{NT}_{eff}$将近似等于“固有”α/β值，取决于NT剂量分布的异质性程度，如图8.7所示。图8.7有效解释了为什么超大分割SABR可以安全使用——这是来自于以下部分的“双赢”：关键正常组织中的重要受照部分（由于小靶区特点，决定了使用小野/束孔）和“并联”组织主要并发症，如放射性肺炎，$n\approx1$（Marks 等，2010b）。对于SABR3计划，当$n=1$，$(\alpha/\beta)^{NT}_{eff}=8.9$Gy，这足够接近肿瘤α/β值10Gy, TCP实际上独立于等效（或“等毒”）正常组织的分割次数。

体积效应也是使用空间分割放疗（微束或基于网格技术）的基本原理。这些技术早在1909年就被提出了（Köhler, 1909），是利用传统的高能X射线束（Trapp等，2004；Ha等，2006；Buckey等，2010；Zhang等，2016年）、同步回旋加速器低能X射线束（Livingstone等，2018）以及质子束（DeMarzi等，2019）进行的放射生物学和临床前研究。因此，尚需进行Ⅰ期临床试验，以评估其对患者的可行性和安全性（Schultke等，2017），并分析可能结合超高剂量率的预期影响——见第8.8.3节（Eling等，2019）。

8.5 总治疗时间的影响

常规5～7周的总治疗时间足以使肿瘤和关键正常组织中发生很多次的细胞增殖。

早期反应。早反应正常组织（见第7.4.1节）通常有相对较高的细胞增殖率，其耐受辐射的部分原因是由于在几周内经历了广泛再群体化。如果整体治疗时间缩短，那么再群体化时间就会减少，早期反应也会变严重（Fenwick, 2006）。

晚期反应。晚反应组织细胞通常增殖缓慢。总时间的变化对晚反应组织的影响小于早反应组织。通常的建议是，就晚反应组织而言，当总治疗时间发生变化时，没有必要调整总辐射剂量。

肿瘤。肿瘤中再群体化速率差别很大。鉴于大多数人类肿瘤生长非常缓慢（肿瘤体积倍增的时间平均约为3个月），我们可以认为在5～7周内几乎没有增长。然而事实并非如此。当肿瘤受损并开始消退时，再生速率通常会大幅度增加，而再生的倍增时间估计通常少于7天。因此，总治疗时间对肿瘤的影响非常重要。延长1周（例如因为治疗有停顿间隙）就可能会显著降低肿瘤控制率。相反，即使不降低总剂量，缩短总治疗时间，也可以提高局部控制率。

肿瘤细胞再生的最有力证据来自于对总时间发生变化的临床数据的分析。一个经典的例子是Withers等关于头颈部癌症局部控制的数据（图8.8）的综述（1988）。随着总时间延长，总剂量必须增加，以取得相同的生物效应。图8.8整条线的斜率为每天0.6Gy。这是一个非常高的数值，它意味着每天2Gy的分割被细胞再群体化抵消0.6，有效剂量只有1.4Gy。González Ferreira等的综述（2015）表明头颈部肿瘤每天的剂量/时间因子为0.6～0.8Gy。

滞后期。无论是早反应组织还是肿瘤，再群体化都需要时间。滞后期各不相同，很少被准确知道，但有证据表明，在正常组织和肿瘤中，可能为2～3周。这是CHART方案[4]的基本原理之一（Dische等，1997；Saunders等，1997，1999），其中治疗时间超过12天。

人们对正常组织和肿瘤再生速度和时间过程知之甚少（但可参见Fenwick, 2006）。它们在不同组织之间和不同患者之间也会有所不同。通常情况下，单次剂量被认为是晚期反应组织的限制因素，整体治疗时间对其影响较小；纠正总治疗时间对其影响微小，在许多情况下，忽略它是最安全的。

Fowler（1989a, 2010）提出了对BED表达式（公式8.4b）的修正，以解释肿瘤克隆源性增殖，来减少辐射影响；可以改写为：

$$BED_{\mathrm{eff}} = D\left(1+\frac{d}{\alpha/\beta}\right)-\frac{\ln 2}{\alpha}\left(\frac{T-T_{\mathrm{del}}}{T_{\mathrm{p}}}\right) \quad (8.9a)$$

其中：

T是分割治疗的总持续时间；

T_{del}是第一个分次治疗开始后的时间（即“延迟”），也是假设克隆源性增殖开始的时间（图8.8中为第21天）；

T_p是细胞平均倍增时间（即增殖）（另请参见第8.7节和第44.2节对TCP模型的讲解）；

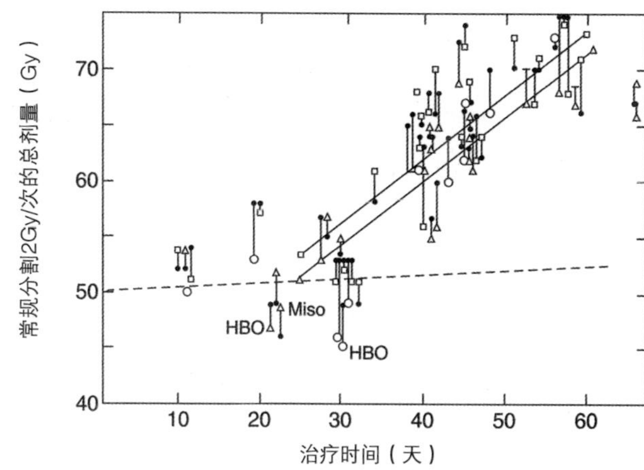

图8.8　不同治疗总时间对控制头颈部肿瘤所需剂量（TCD_{50}）的影响（经许可引自：Withers, H. R. et al., Acta Oncol., 27，131–146，1988.）

$(T-T_{del})/T_p$是倍增数量。

在分割治疗过程中，解决克隆源性增殖影响的一种更合乎逻辑的方法是将公式8.9a改写为：

$$BED_{\mathrm{total}} = BED_{\mathrm{orig}} + BED_{\mathrm{prolif}}$$
$$= D\left(1+\frac{d}{\alpha/\beta}\right)+\frac{\ln 2}{\alpha}\left(\frac{T-T_{\mathrm{del}}}{T_{\mathrm{p}}}\right) \quad (8.9b)$$

这表明，总BED必须通过BED_{prolif}增加以补偿克隆源性增殖；换句话说，为了使肿瘤达到与最初计划相同的效果（在实践中，相同的TCP）。第8.7节解释了如何修改放射治疗计划，以补偿分割治疗不可避免的剂量损失。

8.6　超分割和加速分割

超分割和加速分割是在20世纪80年代发展起来的概念。两者都涉及到每天多次分割照射，但它们的放射生物学原理截然不同。

8.6.1　超分割

超分割意味着将每次分割剂量减少到低于常规剂量2.0Gy，同时增加分割次数。为了在不延长总治疗时间时达到所需的总剂量，每天必须给予超过一次的照射（通常每天两次甚至三次），Valdagni等（2005）对前列腺的研究就是一个例子。

超分割的目的是利用晚期反应的正常组织比

[4]　连续加速超分割放疗

肿瘤具有更强的修复能力。这一点如LQ模型的图8.4所示。如第8.3节所述，对晚反应正常组织（低α/β）的等效总剂量随着分割剂量大小而迅速变化。将分割剂量增加到2Gy以上（中度大分割）可导致治疗指数下降；而根据同样论点，如果分割剂量减少到2Gy以下，应该会有治疗获益。这是因为随着分次剂量减少，代表正常组织的α/β=3Gy的等效总剂量比代表肿瘤的α/β=10Gy沿曲线增加的更快。这些曲线之间的剂量差代表了选定分割剂量的TCP潜在增益的大小。

一项纳入6515例头颈部癌meta的分析显示，改良的分割（超分割和/或加速）放疗提高了头颈部鳞癌患者的生存，因为超分割提供了最大获益（Baujat等，2010），常规分割组5年的总生存率为3.4%。超分割放疗组5年总生存率为8%，加速分割放疗5年总生存率为2%（8% *vs* 2%，P=0.02），且在年轻患者中获益更大。

8.6.2 加速分割

加速分割意味着在使用常规分割剂量的同时减少放射治疗总时间。目的是在治疗期间减少肿瘤细胞增殖的影响。与超分割一样，要在很短的总时间内（不增加分割剂量）达到总处方剂量，那么每天必须给予超过一次的照射。

8.6.3 交叉排程和临床举例

有证据表明，将两种新的分割放射治疗方法，即超分割和加速超分割混合应用在临床也有效。

Dische等（1997）在头颈部癌中获得了与以下方案类似的肿瘤局部控制率，CHART方案54Gy/ 36次分12天完成，66Gy/33次分6.5周完成。Overgaard等2003年报告对比了头颈部鳞癌中每周5次和每周6次传统分割剂量（2Gy）放疗；1476例患者被随机分配到具有相同总剂量和每周分割次数不同的两组，结果如图8.9所示。对694例声门癌患者的进一步分析显示，6次/周组的局部失败率为21.6%，5次/周组为29.3%。适度加速的好处在分化良好的肿瘤中尤为显著（Lyhne等，2015）。这是利用抑制肿瘤细胞增殖而采用加速分割治疗提高疗效的有力证据。

在非小细胞肺癌中，CHART试验比较了54Gy（1.5Gy/次×36次），每天3次，共12天的加速超分割方案和60Gy（30次×2Gy），连续6周的常规方案。加速超分割组2年生存率提高了9%，从20%提高到29%（P=0.008；Saunders等，1999）。一项Ⅲ期CHARTWEL 临床试验将406名患者随机分为60Gy/40次/2.5周和66Gy/33次/6.5周；尽管超分割组的剂量较低，但两种方案之间的生存结果没有显著差异。在晚期患者和接受新辅助化疗的患者中，改良分割方案的结果也有所改善。一项对2000名非小细胞肺癌患者的meta分析显示，与常规治疗方案相比，改良分割方案提高了总生存率（P=0.009；Mauguen等，2012）。

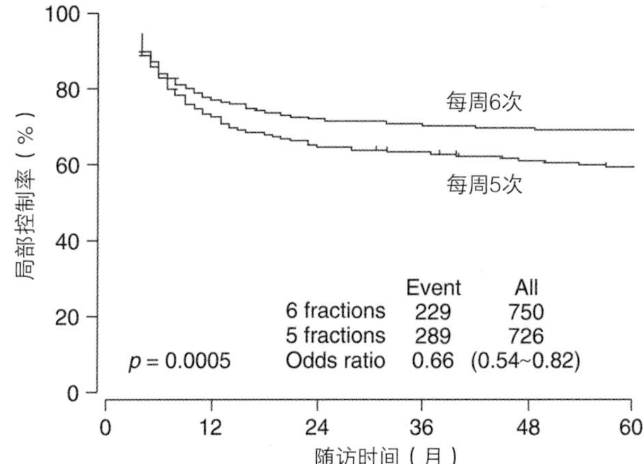

图8.9 头颈部鳞癌每周不同分割次数的局部肿瘤控制率，33次66Gy或34次68Gy，所有患者均接受乏氧辐射增敏剂——尼莫拉唑（经许可改编自：Overgaard, J., et al., Lancet, 362, 933–940, 2003.）

8.6.4 每天多次分割的时间间隔

加速和超分割都需要每天完成多次照射。重要的是要有足够的间隔时间来完成亚致死损伤修复；晚反应正常组织的修复速度往往比肿瘤细胞慢。如果两次分割照射间隔时间太短，就会造成正常组织损伤修复不完整。因此，通常建议两次分割照射至少间隔6小时，不过对于脊髓这一类晚期反应组织来说，这个分次间隔时间可能仍然太短。

8.7 如何应对治疗中的中断间隙[5]

8.7.1 简介

众所周知，当肿瘤细胞出现显著再生时，由

[5] 本节是由Charles Deehan撰写的，他希望感谢RG Dale，JA Sinclair，B Jones，TE Wheldon和AG Robertson对这个主题的贡献。

意外中断导致的治疗时间延长会影响局部控制（第6.4.1和8.5节）。由于治疗中心工作时间延长等问题造成的治疗机故障，以及由于缺乏同样可用的机器，都可能造成治疗中断。患者不舒服，不得不休息后再完成总治疗疗程，这也会造成治疗中断。对于中断间隙，需要考虑放射生物学中最重要的两个因素即修复和再生。

治疗中断间隙的生物效应可以得到补偿，但间隙越大，越容易造成治疗失败，补偿就越困难。英国皇家放射科医师学院（RCR 2019）建议，在发生治疗中断间隙时，应采取措施以尽量减少其对治疗结果的影响。

8.7.2 治疗中断间隙的补偿

应该如何调整疗程以应对中断间隙？为了保证规定的分割剂量和总治疗时间，有时可以通过周末治疗或每天给予多次治疗，来将遗漏的治疗次数添加到疗程的剩余部分。在这里，分次间隔是至关重要的，如果必须在一天中完成2或3次，那么时间间隔至少6个小时（见第8.6.4节）以保证正常组织的亚致死性损伤得到充分修复。虽然这种补偿方法被认为是最好的选择，但它在逻辑上可能难以实施，特别是这种中断间隙发生在疗程快要结束时。

当无法每天提供多次照射时，Hendry等（1996）和RCR（2019）已经给出了其他选择（见表8.2）。为了在表8.2中选择合适的分割模式，可以使用LQ模型（第8.3.1节）。BED 可以从公式8.4b中确定，它适用于不存在再群体化的正常组织和肿瘤。

表 8.2 治疗中断间隙的补偿办法以及优缺点

方法	优点	缺点
1a.通过周末治疗来保持总时间和剂量分割不变	治疗总时间，分割剂量大小，组间间隔和治疗指数保持不变	非工作时间和相关成本的增加。可能不合适中断间隙在治疗即将结束的患者
1b.通过每天治疗两次来保持总时间和分割剂量不变	总的时间和分割剂量大小不变	当一部分分割剂量必须在6～8小时的时间间隙内完成可能损失晚期正常组织耐受性，放疗疗程排程困难
2a.通过增加与间隔天数相同的剂量来保持总时间相同	接受已经减小了的次数总治疗时间不变。仍然是每个治疗日一次	不适合使用高剂量的计划。对治疗指数的不利影响：寻求对肿瘤的等效性会增加晚期反应，寻求对晚期反应等效性会导致肿瘤的剂量不足
2b.通过在中断之后使用少次大剂量分割来维持总治疗时间	总时间不变。仍然是每天一次	同前
3a.接受治疗延期是不可避免的，并提供额外次数，使用增加分次剂量并最小化延长时间	允许恢复至少部分规定的日程安排	治疗指数受到不利影响，可能同时降低肿瘤控制和增加晚反应损伤
3b.同3a，但每天两次照射和稍短的时间延长	同前	同前，但治疗指数恶化不是很明显

资料来源：Dale, R.G., Hendry, J.H., Jones, B., Robertson, A.G., Deehan, C and Sinclair, J.A., Clin.Oncol.（R. Coll. Radiol.），14（5），382–393，2002.

8.7.2.1 再群体化

正如我们所看到的那样（第8.5节），一些肿瘤和正常细胞在治疗过程中可以发生再群体化，所以如果要正确确定BED，必须考虑治疗计划中组织的再群体化。换句话说，我们在LQ关系中需要一个时间因素：

$$\left(BED_{\alpha/\beta}\right)_{\mathrm{Tum}} = nd\left\{1 + d / (\alpha/\beta)\right\} - K(t) \quad (8.10)$$

其中，$K(t)$ 是一个再群体化因子（比较公式8.9a），并解释了由于再群体化而“浪费”的辐射量，因为这可以补偿减少了的生物效应[6]。

[6] “浪费”辐射的概念与公式 8.9a 的概念（即 BED 由于再生而减少）相对应。

8.7.2.2　再群体化的过程

目前尚不清楚除头颈部肿瘤、非小细胞肺癌和移行细胞癌以外的肿瘤是否需要考虑再群体化因素。有证据表明，组织再群体化发生是不连续的或加速的，其特征是治疗开始不发生再群体化，而是发生在治疗过程中（Dale等，2000）（见图8.8和8.10）。

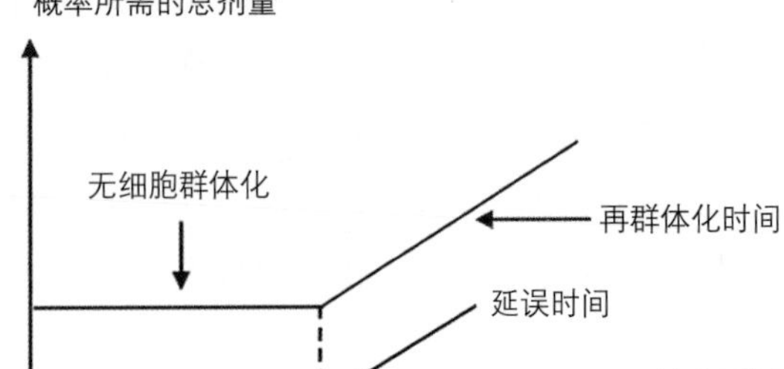

图8.10　补偿肿瘤克隆源性细胞再群体化所需增加总剂量的示意图［引自：Dale,. G., Hendry, J. H., Jones, B., Robertson, A. G., Deehan, C. and Sinclair, J. A., Clin. Oncol.（R. Coll. Radiol.），14（5），382–393，2002.］

8.7.2.3　治疗中断间隙的影响

图8.11说明了在增殖肿瘤的治疗过程中出现中断间隙的情况。

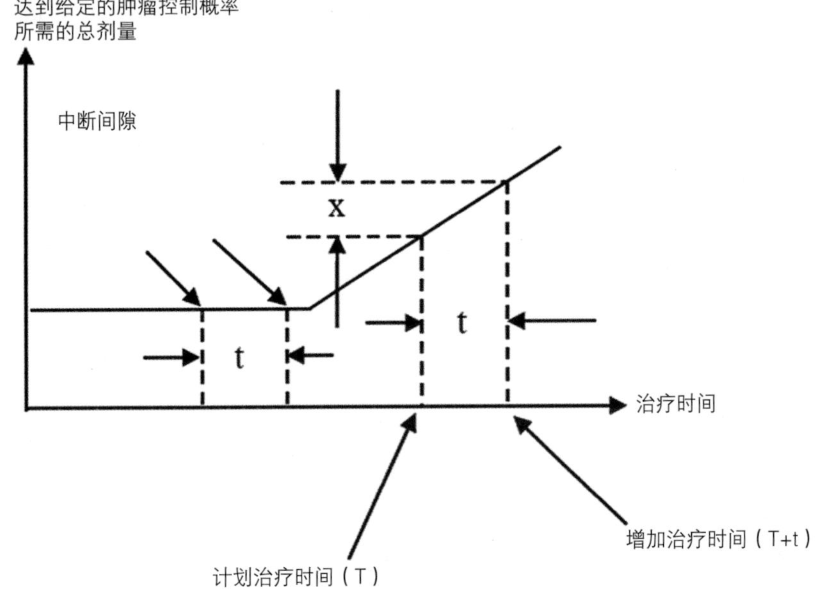

图 8.11　为补偿治疗计划中断所需的额外增加总剂量的示意图［引自：Dale, R. G., Hendry, J. H., Jones, B., Robertson, A. G., Deehan, C. and Sinclair, J. A., Clin. Oncol.（R. Coll. Radiol.），14（5），382–393，2002.］

这是一种发生中断间隙为t天的治疗过程。如果中断间隙没有被“校正”，治疗将持续到$T+t$天，而不是标准的T天计划治疗时间（见图8.11）。治疗延长处于再群体化阶段，因此将需要额外增加剂量XGy来补偿再群体化。然而，这样做会让正常组织照射更多的剂量。

为了最小化或避免这个问题，这个中断间隙可以通过下面方式来弥补，即通过每天使用超过一次的照射提供“缺失”剂量，或者利用周末，或者两者都用。这种策略是根据治疗中的中断间隙时间，利用放射生物学原理来增加分割剂量。

在治疗时，对于接近或处于治疗结束时的中断间隙，有时不能用这种方式来处理。在这种情况下，需要权衡通过增加剂量来部分补偿肿瘤再群体化和由此增高的正常组织损伤风险之间的利弊。这里需要进行计算BED：

$$\left(BED_{\alpha/\beta}\right)_{\text{Tum}} = nd\left\{1 + d/(\alpha/\beta)\right\} - K(T - T_{\text{del}}) \tag{8.11}$$

其中：

T是总时间（天）；

T_{del}是治疗开始后一直持续到再群体化的时间（天）；

K是每天进行对于肿瘤细胞的再群体化补偿所需的生物剂量（比较公式8.9），也是与BED相当的再群体化1天的剂量（Dale等，2000，2002；Jones等，2001）。

注意，与α/β比率一样，K和T_{del}属于组织特异性的参数，必须选择适当的值才能在公式8.11中使用。

8.7.2.4 模型参数的值

需要强调的是，LQ模型中使用的组织参数正在不断受到质疑，这里或其他地方给出的参数的任何值都必须定期与当前已发表的论文进行验证。表8.3是一些综述提供的头和颈部的参数（Dale等，2002；RCR 2019）。

8.7.3 治疗举例

这是为了说明一种可能的选择，即在分割治疗计划被意外中断的情况下，如何完成治疗。

表8.3 公式8.11的应用参数

	α/β（Gy）	K（Gy/d）	T_{del}（天）
肿瘤： $BED_{tum}=nd\left[1+d/(\alpha/\beta)\right]-K(T-T_{del})$			
头颈部肿瘤	10～20	0.5～0.74	26～29
		1.2	
		0.94～0.99	
有效值	10	0.9	28
正常组织： $BED_{NT}=nd\left[1+d/(\alpha/\beta)\right]$			
头颈部晚反应	一般3Gy		
	脊髓2Gy[a]		

[a]：或者1.5Gy，如果剂量＞2Gy

治疗计划的时间表为2Gy/次×35次，总剂量70Gy，计划用46天来完成（从第1天到第47天）。然而，计划在第5周结束时被中断了，只完成了25次，其中第6周和第7周完全中断了（见图8.12）。

决定使用第8周（仅限工作日）来完成治疗，同时增加分割剂量，以使BED保持在正常晚期反应组织（$BED_{\alpha/\beta=3Gy}$）水平，以等效于原来的不间断的计划时间表。

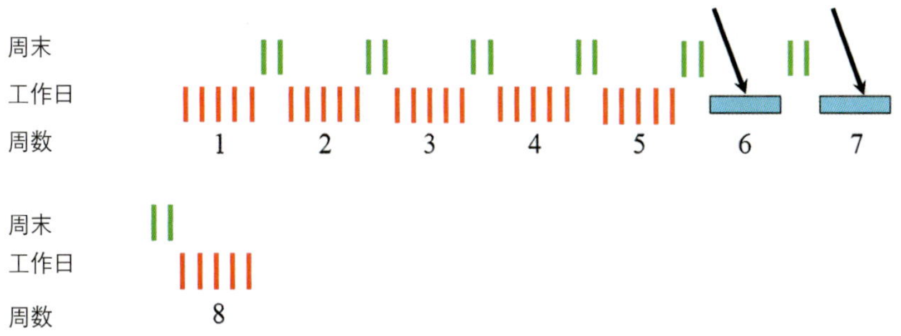

图 8.12 一个放疗过程中断的例子：在工作日进行的治疗用红色表示，在第 6 周和第 7 周错过了治疗，在第 8 周增加了分割治疗来补偿

使用了以下参数：

晚期反应组织α/β=3Gy；

肿瘤α/β=10Gy；

增殖BED K因子=0.9Gy/d；

加速增殖反应的延迟时间，T_{del}=28天。

新的分割剂量d，应在第8周每天给予，以达到与目标计划相同的BED_3（即α/β=3Gy的BED），可计算如下：

对于这个计划的目标$BED_3=35\times2\times[1+2/3]=116.7Gy_3$

因此：

BED_3（前间隙）+BED_3（后间隙）=需要BED_3=116.7Gy_3

$$BED_3 = 25\times2\times[1+2/3]+5\times \boldsymbol{d}\times[1+d/3]$$
$$=116.7\,Gy_3$$

得到：

$$\boldsymbol{d}=3.22\,Gy$$

现在将计算肿瘤$BED_{\alpha/\beta=10Gy}$在目标计划和实际计划之间的差异：

如果计划没有中断，肿瘤BED就会是：

$$BED_{10} = 35 \times 2 \times [1 + 2/10] - (46 - 28) \times 0.9 = 67.8\,Gy_{10}$$

随着分割变化，现在是：

$$BED_{10} = 25 \times 2 \times [1 + 2/10] + 5 \times 3.22 \times [1 + 3.22/10] - (53 - 28) \times 0.9 = 58.8\,Gy_{10}$$

总剂量减少了$9Gy_{10}$。

这个例子表明，为了避免增加受剂量限制的正常组织的BED，肿瘤的BED可能必须减少。实际上，我们正在尽最大可能地对肿瘤进行“安全”剂量的照射。

8.7.4 总结

临床证据已经证实了治疗中断间隙的潜在严重后果。治疗接近结束时的中断间隙特别难处理，所以在可能情况下，人们应该提前计划好可预测的中断间隙，这样的计算可能需要一些时间。繁忙的部门更能体会到计划外中断间隙的棘手性，所以在决定治疗所需的连续性时需要考虑到这一点。

如果可能的话，应通过周末和每天两次治疗保证总治疗时间不变来避免放射生物学计算。在需要计算的地方，有必要参考目前有关模型参数最佳值的文献。

8.8 剂量率的影响

8.8.1 低剂量率

低剂量照射可以看作是超分割放射治疗的极限情况：许多非常小的分割被频繁给出。近距离放射治疗（即使用放射源植入治疗），不仅过去是，现在仍然经常认为是一种低剂量率治疗，有明显的放射生物学优点和潜在缺点（见第55章）。

优点：

1. 在足够低剂量率下，这种超分割放射治疗的最终目的是最大限度保护晚反应正常组织。
2. 通常治疗总时间很短（通常是几天），可以使肿瘤细胞再群体化时间最短。
3. 由于几何剂量分布利用了正常组织损伤中的体积效应，与外照射治疗相比，接受高剂量的正常组织的体积通常要小得多。
4. 植入源对周围细胞的杀伤作用非常强烈，可使肿瘤退缩。

缺点：

1. 非常不均匀的剂量分布有可能导致一些肿瘤细胞的在空间上脱靶。
2. 较短的总治疗时间可能不足以使缺氧的肿瘤细胞充分再氧合。
3. 对于脉冲式高剂量率近距离治疗，当治疗过快时，将失去优点1。

单次低剂量率治疗的效果不同于高剂量率下相同剂量的效果，因为延长治疗时间会导致一些生物过程的发生——参考6.13中列出的放射治疗5R和第55章。这些生物过程将在什么剂量率范围内起作用？这取决于速度。一个超快的恢复过程将与辐射造成的损害相竞争，即使在高剂量率下也会产生这样效果。作为一个粗略指导，可以将该过程所花费的时间（例如，在短暂的辐射暴露之后）与低剂量率的暴露时间进行比较。在哺乳动物细胞中，修复是一个相对较快的过程，周期约为2小时。当剂量率为100cGy/min或更多（临床和放射治疗实验中常用的高剂量率），在2分钟内给予2Gy的剂量，辐射暴露期间几乎没有细胞修复。此时剂量率的影响可以忽略不计；将剂量率降低到10cGy/min，2Gy的暴露时间增加至20分钟，细胞就会发生一些修复；再减少10倍，到1cGy/min，使2Gy的辐射暴露时间超过3小时。在这个剂量率下，修复将几乎完成。

相比之下，细胞增殖要慢得多。人类细胞的细胞周期为2～4天，只有当暴露时间为一天或更长时，才会产生显著影响。图8.13中，以α/β值为3.7Gy的细胞群的等效应曲线就说明了这一点。实线显示了修复的保护效应（半衰期为0.85小时），这种效应主要在20cGy/min左右降至0.2cGy/min的剂量率范围内体现。虚线表示不同剂量率下的细胞增殖效应。这些结果表明，在非常低的剂量率下，组织增殖可能会导致大量的细胞存活。

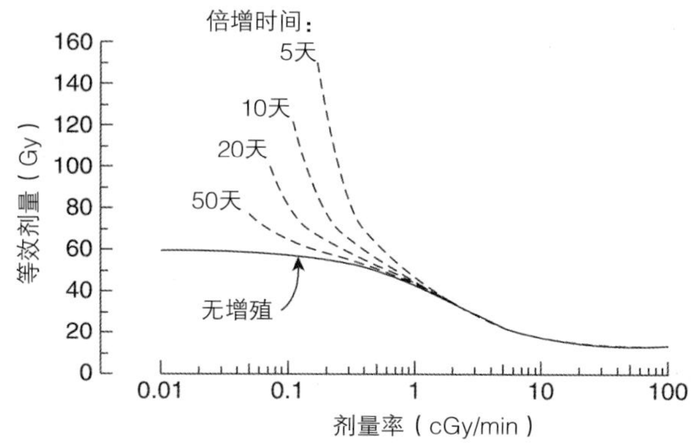

图8.13　理论等效应曲线，显示了在没有增殖或假设增殖时间在5～50天范围内倍增时，改变剂量率对单次照射的影响

8.8.2　变化的剂量率

改变剂量率对细胞存活的影响如图8.14所示。对于任何给定剂量（在图中画一条垂直线），细胞存活率随着剂量率的降低而增加[7]。这反映了辐照过程中剂量率对细胞修复的影响。细胞存活曲线在高剂量率下有一个“肩区”（见第6.3节），在大约1cGy/min的剂量率下几乎呈直线。这是因为在产生肩区（即细胞杀伤的β部分）的时间内存在完全修复。

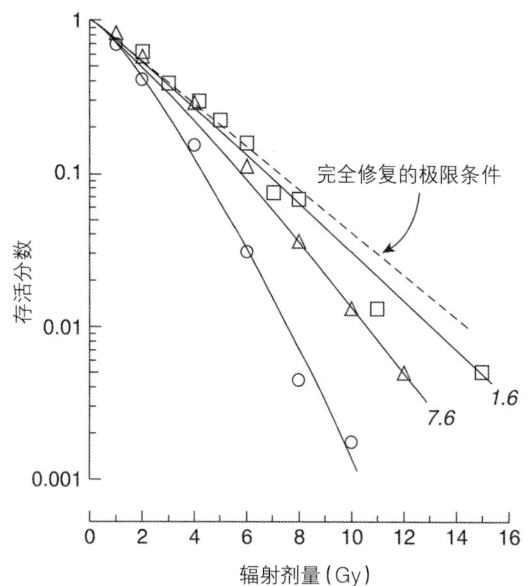

图8.14　以150、7.5或1.6cGy/min剂量率照射人黑色素瘤细胞株的细胞生存曲线，说明了剂量率对放射敏感性的影响

[7]　Wang 等（2003）和 Fowler 等人（2004a）讨论了在某些调强放疗技术照射时间相对较长的背景下的剂量率问题；Fowler 等的结论是，任何需要超过 30 分钟才能完成的技术都可能导致生物效应的降低，从而降低肿瘤控制概率。

不同的肿瘤细胞系对低剂量率照射的敏感性存在很大的差异。这是因为低剂量率敏感性在很大程度上由LQ方程中α部分的大小决定，这在不同细胞系之间差异很大（见图6.11和图6.12）。对实验动物的研究也发现，正常组织之间剂量率效应的大小不同。许多组织从辐射损伤中恢复良好，并表现出很强的剂量率效应。骨髓可能是一种极端的例子，其干细胞显示出很少的剂量率依赖性，因为α损伤占主导地位（见第6.11.2节；Chapman, 2003）。

在评估这些观察结果的治疗意义时，必须认识到临床使用低剂量率照射（在腔隙或腔内治疗）不是由于放射生物学原因，而是因为这些方法可以获得肿瘤内更好的剂量分布。此外，临床不是在高剂量率或低剂量率的单次暴露之间选择，而是在多次高剂量率治疗和单次（或少次）低剂量率治疗之间选择。

如前所述，这两种延长照射治疗时间的方法都利用了相同的生物过程（主要是修复和再生），从广义上说，被其中一种方法保护的组织也会被另一种保护[8]。Fowler（1989b）在LQ模型基础上计算了分次照射和低剂量率照射之间的等效关系。对于*a*/β比值为10Gy的肿瘤和*a*/β比值为3Gy的晚反应正常组织，持续暴露在大约50cGy/h的相对效应将相当于30次2Gy的高剂量率照射。连续照射的优点是只需5天就能完成。低剂量率放疗是在保证治疗时间尽可能短的同时，可以最大化修复正常组织的最有效方法。理论上认为肿瘤细胞再群体化的发生是快速的。有关近距离放射治疗中的剂量率效应详见van der Kogel和Joiner（2019）和第55章。

8.8.3　计算LQ表达式中的剂量率

辐射暴露期间，亚致死损伤修复的效果可以通过将β项（在LQ表达式中）乘以因子g来表示，该因子g是照射时间和修复半衰期时间$T_{1/2}$的函数。因此，（单次）剂量d的存活分数SF等于（Dale，1985；Joiner和Bentzen，2019）：

[8]　连续低剂量率和小分割（高剂量率）治疗之间的等价性在第 55 章中进行了扩展描述。

$$SF = \exp\left(-\alpha d - g\beta d^2\right) \qquad (8.12)$$

其中：

$$g = \frac{2\left[\mu t - 1 + \exp\left(-\mu t\right)\right]}{\left(\mu t\right)^2} \qquad (8.13)$$

对于照射时间t和：

$$\mu = \frac{\ln 2}{T_{1/2}}$$

其中，$T_{1/2}$是修复亚致死损伤的一半时间。

图8.15显示了延长辐照时间至2小时对细胞存活曲线的影响；μ=0.025/min的值（典型的肿瘤克隆源）已在公式8.13中使用，对应于$T_{1/2}$=28分钟。

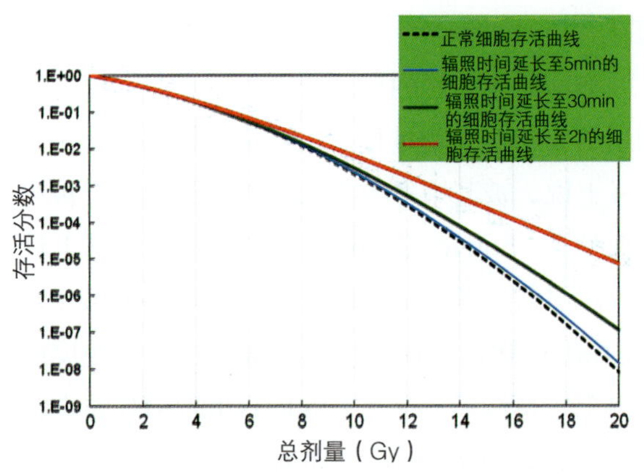

图8.15　延长照射时间对细胞存活曲线的影响，由公式8.12、8.13计算：α=0.31/Gy，β=0.031/Gy^2和μ=0.025/min（$T_{1/2}$=28分钟）。

8.8.4　超高剂量率或“Flash”放疗

动物实验模型研究表明，当放射治疗在非常短时间（约100ms）内以超高剂量率（高达100Gy/s）完成时，正常组织损伤低于正常剂量率治疗的损伤，而对于肿瘤来说，则不受高剂量率的影响（Favaudon等，2014；Vozenin等，2018）。在对小鼠肺部肿瘤进行研究之后，又在猪皮上进行了实验以测试正常的组织损伤，以及使用电子束照射猫的自发肿瘤。猪能够耐受在2.6cm直径范围单次照射34Gy的剂量，而在8cm直径范围内给予31Gy的单次照射时，猪皮肤损伤最小。据估计，其保护效果约在20%左右。一份已经发表（Bourhis等，2019）的临床研究报告了关于对直径为3.5cm肿瘤给予15Gy的照射的情况。目前，如此高的剂量率只能通过电子束传递到相对较小的范围内（Lempart等，2019），这可能会限制它们的应用。在不久的将来，高剂量率质子束可能成为一种选择（Favaudon, 2019）。目前需要进一步的工作来研究与肿瘤微环境有关的Flash效应的放射生物学机制（Harrington, 2019；Pratx和Kapp, 2019）。Flash效应也可能是使用微束的一个促成因素（见第8.4节）。

B 部分：参考文献

Agrawal, R. K., Alhasso, A., Barrett-Lee, P. J., Bliss, J. M., Bliss, P., Bloomfield, D., et al. First results of the randomised UK FAST Trial of radiotherapy hypofractionation for treatment of early breast cancer (CRUKE/04/015). *Radiother. Oncol.* **100** (1):93–100, 2011. doi:10.1016/j.radonc.2011.06.026

Al Dweri, F. M., Guirado, D., Lallena, A. M. and Pedraza, V. Effect on tumour control of time interval between surgery and postoperative radiotherapy: an empirical approach using Monte Carlo simulation. *Phys. Med. Biol.* **49** (13):2827–2839, 2004. doi:10.1088/0031-9155/49/13/005

Alite, F., Stang, K., Balasubramanian, N., Adams, W., Shaikh, M. P., Small, C., et al. Local control dependence on consecutive vs. nonconsecutive fractionation in lung stereotactic body radiation therapy. *Radiother Oncol.* **121** (1):9–14, 2016. doi:10.1016/j.radonc.2016.07.026

Alper, T. The relevance of experimental radiobiology to radiotherapy. Present limitations and future possibilities. *Br. Med. Bull.* **29** (1):3–6, 1973. doi:10.1093/oxfordjournals.bmb.a070952

Amer, A. M., Mott, J., Mackay, R. I., Williams, P. C., Livsey, J., Logue, J. P., et al. Prediction of the benefits from dose-escalated hypofractionated intensity-modulated radiotherapy for prostate cancer. *Int. J. Radiat. Oncol. Biol. Phys.* **56** (1):199–207, 2003. doi:10.1016/S0360-3016(03)00086-5

Andreassen, C. N., Rosenstein, B. S., Kerns, S. L., Ostrer, H., De Ruysscher, D., Cesaretti, J. A., et al. Individual patient data meta-analysis shows a significant association between the ATM rs1801516 SNP and toxicity after radiotherapy in 5456 breast and prostate cancer patients. *Radiother. Oncol.* **121** (3):431–439, 2016. doi:10.1016/j.radonc.2016.06.017

Andreo, P., Burns, D. T., Nahum, E. E., Seuntjens, J. and Attix, F. H. *Fundamentals of Ionizing Radiation Dosimetry.* Weinheim: Wiley-VCH. 2017.

Azria, D., Riou, O., Castan, F., Nguyen, T. D., Peignaux, K., Lemanski, C., et al. Radiation-induced CD8 T-lymphocyte apoptosis as a predictor of breast fibrosis after radiotherapy: results of the prospective multicenter French trial. *EBioMedicine* **2** (12):1965–1973, 2015. doi:10.1016/j.ebiom.2015.10.024

Barendsen, G. W. Responses of cultured cells, tumours, and normal tissues to radiations of different linear energy transfer. In *Current Topics in Radiation Research*, edited by M. Ebert and A. Howard, pp. 293–356. New York: John Wiley and Sons, 1968. www.osti.gov/servlets/purl/4500126

Barnett, G. C., Coles, C. E., Elliott, R. M., Baynes, C., Luccarini, C., Conroy, D., et al. Independent validation of genes and polymorphisms reported to be associated with radiation toxicity: a prospective analysis study. *Lancet Oncol.* **13** (1):65–77, 2012. doi:10.1016/S1470-2045(11)70302-3

Baujat, B., Bourhis, J., Blanchard, P., Overgaard, J., Ang, K. K., Saunders, M., et al. Hyperfractionated or accelerated radiotherapy for head and neck cancer. (CD002026). *Cochrane Database Syst. Rev.*, 2010. doi:10.1002/14651858.CD002026.pub2

Bentzen, S. M. Radiobiological considerations in the design of clinical trials. *Radiother. Oncol.* **32** (1):1–11, 1994. doi:10.1016/0167-8140(94)90443-x

Bentzen, S. M. Radiation dose-response relationships. In *Basic Clinical Radiobiology*, edited by M. C. Joiner and A. J. van der Kogel, pp: 44–53. Boca Raton, FL: CRC Press, Taylor & Francis, 2019.

Bentzen, S. M., Christensen, J. J., Overgaard, J. and Overgaard, M. Some methodological problems in estimating radiobiological parameters from clinical data. Alpha/beta ratios and electron RBE for cutaneous reactions in patients treated with postmastectomy radiotherapy. *Acta Oncol.* **27** (2):105–116, 1988. doi:10.3109/02841868809090330

Bentzen, S. M., Overgaard, M. and Thames, H. D. Fractionation sensitivity of a functional endpoint: impaired shoulder movement after post-mastectomy radiotherapy. *Int. J. Radiat. Oncol. Biol. Phys.* **17** (3):531–537, 1989a. doi:10.1016/0360-3016(89)90103-X

Bentzen, S. M., Overgaard, J., Thames, H. D., Overgaard, M., Vejby Hansen, P., von der Maase, H., et al. Clinical radiobiology of malignant melanoma. *Radiother Oncol.* **16** (3):169–182, 1989b. doi:10.1016/0167-8140(89)90017-0

Bentzen, S. M., Turesson, I. and Thames, H. D. Fractionation sensitivity and latency of telangiectasia after postmastectomy radiotherapy: a graded-response analysis. *Radiother. Oncol.* **18** (2):95–106, 1990. doi:10.1016/0167-8140(90)90135-J

Bentzen, S. M. and Overgaard, M. Relationship between early and late normal-tissue injury after postmastectomy radiotherapy. *Radiother. Oncol.* **20** (3):159–165, 1991. doi:10.1016/0167-8140(91)90092-U

Bentzen, S. M., Skoczylas, J. Z. and Bernier, J. Quantitative clinical radiobiology of early and late lung reactions. *Int. J. Radiat. Biol.* **76** (4):453–462, 2000. doi:10.1080/095530000138448

Bentzen, S. M. and Ritter, M. A. The alpha/beta ratio for prostate cancer: what is it, really? *Radiother. Oncol.* **76** (1):1–3, 2005. doi:10.1016/j.radonc.2005.06.009

Bentzen, S. M., Agrawal, R. K., Aird, E. G., Barrett, J. M., Barrett-Lee, P. J., Bliss, J. M., et al. The UK Standardisation of Breast Radiotherapy (START) Trial A of radiotherapy hypofractionation for treatment of early breast cancer: a randomised trial. *Lancet Oncol.* **9** (4):331–341, 2008. doi:10.1016/S1470-2045(08)70077-9

Bentzen, S. M. and Joiner, M. C. The linear quadratic model in clinical practice. In *Basic Clinical Radiobiology*, edited by M. C. Joiner and A. J. van der Kogel, pp: 112–124. Boca Raton, FL: CRC Press, Taylor & Francis, 2019.

Bernstein, M. B., Krishnan, S., Hodge, J. W. and Chang, J. Y. Immunotherapy and stereotactic ablative radiotherapy (ISABR): a curative approach? *Nat. Rev. Clin. Oncol.* **13** (8):516–524, 2016.

Blomgren, H., Lax, I., Näslund, I. and Svanström, R. Stereotactic high dose fraction radiation therapy of extracranial tumors using an accelerator. Clinical experience of the first thirty-one patients. *Acta Oncol.* **34** (6):861–870, 1995. doi:10.3109/02841869509127197

Bodgi, L. and Foray, N. The nucleo-shuttling of the ATM protein as a basis for a novel theory of radiation response: resolution of the linear-quadratic model. *Int. J. Radiat. Biol.* **92** (3):117–131, 2016. doi:10.3109/09553002.2016.1135260

Bourhis, J., Sozzi, W. J., Jorge, P. G., Gaide, O., Bailat, C., Duclos, F., et al. Treatment of a first patient with FLASH-radiotherapy. *Radiother. Oncol.* **139**:18–22, 2019. doi:10.1016/j.radonc.2019.06.019

Brahme, A., Chavaudra, J., Landberg, T., McCullough, E. C., Nüsslin, F., Rawlinson, J. A., et al. Accuracy requirements and quality assurance of external beam therapy with photons and electrons. *Acta Oncol. Suppl.1* Foundation Acta Radiologica, 1988. doi: 10.3109/02841868809105002

Brenner, D. J. Hypofractionation for prostate cancer radiotherapy–what are the issues? *Int. J. Radiat. Oncol. Biol. Phys.* **57** (4):912–914, 2003. doi:10.1016/S0360-3016(03)01456-1

Brenner, D. J. and Hall, E. J. Fractionation and protraction for radiotherapy of prostate carcinoma. *Int. J. Radiat. Oncol. Biol. Phys.* **43** (5):1095–1101, 1999. doi:10.1016/S0360-3016(98)00438-6

Brenner, D. J., Sachs, R. K., Peters, L. J., Withers, H. R. and Hall, E. J. We forget at our peril the lessons built into the α/β model. *Int. J. Radiat. Oncol. Biol. Phys.* **82** (4):1312–1314, 2012. doi:10.1016/j.ijrobp.2011.12.045

Brown, J. M., Goffinet, D. R., Cleaver, J. E. and Källman, R. F. Preferential radiosensitization of mouse sarcoma relative to normal skin by chronic intra-arterial infusion of halogenated pyrimidine analogs. *J. Natl. Cancer Inst.* **47** (1):75–89, 1971. doi:10.1093/jnci/47.1.75

Brown, J. M., Carlson, D. J. and Brenner, D. J. The tumor radiobiology of SRS and SBRT: are more than the 5 Rs involved? *Int. J. Radiat. Oncol. Biol. Phys.* **88** (2):254–262, 2014. doi:10.1016/j.ijrobp.2013.07.022

Brunner, T. B., Kunz-Schughart, L. A., Grosse-Gehling, P. and Baumann, M. Cancer stem cells as a predictive factor in radiotherapy. *Semin. Radiat. Oncol.* **22** (2):151–174, 2012. doi:10.1016/j.semradonc.2011.12.003

Buckey, C., Stathakis, S., Cashon, K., Gutierrez, A., Esquivel, C., Shi, C., et al. Evaluation of a commercially-available block for spatially fractionated radiation therapy. *J. Appl. Clin. Med. Phys.* **11** (3):3163, 2010. doi:10.1120/jacmp.v11i3.3163

Carlone, M., Wilkins, D. and Raaphorst, P. The modified linear-quadratic model of Guerrero and Li can be derived from a mechanistic basis and exhibits linear-quadratic-linear behaviour. *Phys. Med. Biol.* **50** (10):L9–L15, 2005. doi:10.1088/0031-9155/50/10/L01

Chapman, J. D. Biophysical models of mammalian cell inactivation by radiation. In *Radiation Biology in Cancer Research*, edited by R. E. Meyn and H. R. Withers. New York: Raven Press, 1980.

Chapman, J. D. Single-hit mechanism of tumour cell killing by radiation. *Int. J. Radiat. Biol.* **79** (2):71–81, 2003. doi:10.1080/0955300021000038653

Chapman, J. D. Can the two mechanisms of tumor cell killing by radiation be exploited for therapeutic gain? *J. Radiat. Res.* **55** (1):2–9, 2014. doi:10.1093/jrr/rrt111

Chapman, J. D. and Gillespie, C. J. The power of radiation biophysics – let's use it. *Int. J. Radiat. Oncol. Biol. Phys.* **84** (2):309–311, 2012. doi:10.1016/j.ijrobp.2012.04.020

Chapman, J. D. and Nahum, A. E. *Radiotherapy Treatment Planning: Linear Quadratic Radiobiology.* London: Taylor and Francis, 2015.

Chougule, A. and Supe, S. J. Early skin reactions in head and neck malignancy treated by twice-daily fractionated radiotherapy – estimation of alpha/beta of LQ model. *Phys. Med. Biol.* **38** (9):1335–1342, 1993a. doi:10.1088/0031-9155/38/9/012

Chougule, A. and Supe, S. J. Linear quadratic model – estimation of alpha/beta ratio for mucosal reaction. *Strahlenther. Onkol.* **169** (7):427–430, 1993b.

Cohen, L. Radiotherapy in breast cancer. I. The dose-time relationship theoretical considerations. *Br. J. Radiol.* **25** (300):636–642, 1952. doi:10.1259/0007-1285-25-300-636

Collins, G. S., Reitsma, J. B., Altman, D. G. and Moons, K. G. Transparent reporting of a multivariable prediction model for individual prognosis or diagnosis (TRIPOD): the TRIPOD statement. *Br. J. Cancer* **112** (2):251–259, 2015. doi:10.1038/bjc.2014.639

Coutard, H. Die Röntgenbehandlung der epithelialen Krebse der Tonsillengegend. *Strahlentherapie* **33** 249–252, 1929.

Dahele, M. and McLaren, D. B. Stereotactic body radiotherapy. *Clin. Oncol. (R. Coll. Radiol.)* **27** (5):249–323, 2015. doi:10.1016/j.clon.2015.02.002

Dale, R. G. The application of the linear-quadratic dose-effect equation to fractionated and protracted radiotherapy. *Br. J. Radiol.* **58** (690):515–528, 1985. doi:10.1259/0007-1285-58-690-515

Dale, R. G., Jones, B. and Sinclair, J. A. Dose equivalents of tumour repopulation during radiotherapy: the potential for confusion. *Br. J. Radiol.* **73** (872):892–894, 2000. doi:10.1259/bjr.73.872.11026867

Dale, R. G., Hendry, J. H., Jones, B., Robertson, A. G., Deehan, C. and Sinclair, J. A. Practical methods for compensating for missed treatment days in radiotherapy, with particular reference to head and neck schedules. *Clin. Oncol. (R. Coll. Radiol.)* **14** (5):382–393, 2002. doi:10.1053/clon.2002.0111

Dasu, A. and Denekamp, J. New insights into factors influencing the clinically relevant oxygen enhancement ratio. *Radiother. Oncol.* **46** (3):269–277, 1998. doi:10.1016/S0167-8140(97)00185-0

Deacon, J., Peckham, M. J. and Steel, G. G. The radioresponsiveness of human tumours and the initial slope of the cell survival curve. *Radiother. Oncol.* **2** (4):317–323, 1984. doi:10.1016/S0167-8140(84)80074-2

Dearnaley, D., Syndikus, I., Mossop, H., Khoo, V., Birtle, A., Bloomfield, D., et al. Conventional versus hypofractionated high-dose intensity-modulated radiotherapy for prostate cancer: 5-year outcomes of the randomised, non-inferiority, phase 3 CHHiP trial. *Lancet Oncol.* **17** (8):1047–1060, 2016. doi:10.1016/S1470-2045(16)30102-4

De Los Santos, J., Popple, R., Agazaryan, N., Bayouth, J. E., Bissonnette, J. P., Bucci, M. K., et al. Image guided radiation therapy (IGRT) technologies for radiation therapy localization and delivery. *Int. J. Radiat. Oncol. Biol. Phys.* **87** (1):33–45, 2013. doi:10.1016/j.ijrobp.2013.02.021

De Marzi, L., Nauraye, C., Lansonneur, P., Pouzoulet, F., Patriarca, A., Schneider, T., et al. Spatial fractionation of the dose in proton therapy: Proton minibeam radiation therapy. *Cancer Radiother.* **23** (6–7):677–681, 2019. doi:10.1016/j.canrad.2019.08.001

Denekamp, J. Physiological hypoxia and its influence on radiotherapy. In *The Biological Basis of Radiotherapy*, edited by G. G. Steel, G. E. Adams and A. Horwich, pp. 115–134. Amsterdam, The Netherlands: Elsevier Science, 1989.

Denham, J. W., Hamilton, C. S., Simpson, S. A., O'Brien, M. Y., Ostwald, P. M., Kron, T., et al. Acute reaction parameters for human oropharyngeal mucosa. *Radiother. Oncol.* **35** (2):129–137, 1995. doi:10.1016/0167-8140(95)01545-R

Deore, S. M., Shrivastava, S. K., Supe, S. J., Viswanathan, P. S. and Dinshaw, K. A. Alpha/beta value and importance of dose per fraction for the late rectal and recto-sigmoid complications. *Strahlenther. Onkol.* **169** (9):521–526, 1993.

Dische, S., Martin, W. M. and Anderson, P. Radiation myelopathy in patients treated for carcinoma of bronchus using a six fraction regime of radiotherapy. *Br. J. Radiol.* **54** (637):29–35, 1981. doi:10.1259/0007-1285-54=637-29

Dische, S., Saunders, M., Barrett, A., Harvey, A., Gibson, D. and Parmar, M. A randomised multicentre trial of CHART versus conventional radiotherapy in head and neck cancer. *Radiother. Oncol.* **44** (2):123–136, 1997. doi:10.1016/S0167-8140(97)00094-7

Dische, S., Saunders, M. I., Sealy, R., Werner, I. D., Verma, N., Foy, C., et al. Carcinoma of the cervix and the use of hyperbaric oxygen with radiotherapy: a report of a randomised controlled trial. *Radiother. Oncol.* **53** (2):93–98, 1999. doi:10.1016/S0167-8140(99)00124-3

Douglas, B. G. and Fowler, J. F. The effect of multiple small doses of X rays on skin reactions in the mouse and a basic interpretation. 1976. *Radiat. Res.* **178** (2):AV125–AV138, 2012. doi: 10.1667/RRAV10.1

Dubray, B., Henry-Amar, M., Meerwaldt, J. H., Noordijk, E. M., Dixon, D. O., Cosset, J. M., et al. Radiation-induced lung damage after thoracic irradiation for Hodgkin's disease: the role of fractionation. *Radiother. Oncol.* **36** (3):211–217, 1995. doi:10.1016/0167-8140(95)01606-H

Eling, L., Bouchet, A., Nemoz, C., Djonov, V., Balosso, J., Laissue, J., et al. Ultra high dose rate Synchrotron Microbeam Radiation Therapy. Preclinical evidence in view of a clinical transfer. *Radiother. Oncol.* **139**:56–61, 2019. doi:10.1016/j.radonc.2019.06.030

Elkind, M. M. and Sutton, H. X-ray damage and recovery in mammalian cells in culture. *Nature* **184**:1293–1295, 1959. doi:10.1038/1841293a0

Ellis, F. Dose, time and fractionation: a clinical hypothesis. *Clin. Radiol.* **20** (1):1–7, 1969. doi:10.1016/S0009-9260(69)80043-7

Emami, B., Lyman, J., Brown, A., Coia, L., Goitein, M., Munzenrider, J. E., et al. Tolerance of normal tissue to therapeutic irradiation. *Int. J. Radiat. Oncol. Biol. Phys.* **21** (1):109–122, 1991. doi:10.1016/0360-3016(91)90171-Y

Eustace, A., Mani, N., Span, P. N., Irlam, J. J., Taylor, J., Betts, G. N., et al. A 26-gene hypoxia signature predicts benefit from hypoxia-modifying therapy in laryngeal cancer but not bladder cancer. *Clin. Cancer Res.* **19** (17):4879–4888, 2013. doi:10.1158/1078-0432.CCR-13-0542

Favaudon, V., Caplier, L., Monceau, V., Pouzoulet, F., Sayarath, M., Fouillade, C., et al. Ultrahigh dose-rate FLASH irradiation increases the differential response between normal and tumor tissue in mice. *Sci.Transl.Med* **6** (245):245–293, 2014. doi:10.1126/scitranslmed.3008973

Favaudon, V. Radiothérapie flash à très haut débit de dose : point sur les avancées récentes. [Flash radiotherapy at very high dose-rate: A brief account of the current situation]. *Cancer Radiother.* **23** (6–7):674–676, 2019. doi:10.1016/j.canrad.2019.07.127

Fenwick, J. D. Delay differential equations and the dose-time dependence of early radiotherapy reactions. *Med. Phys.* **33** (9):3526–3540, 2006. doi:10.1118/1.2241995

Fertil, B. and Malaise, E. P. Inherent cellular radiosensitivity as a basic concept for human tumor radiotherapy. *Int. J. Radiat. Oncol. Biol. Phys.* **7** (5):621–629, 1981. doi:10.1016/0360-3016(81)90377-1

Fowler, J. F. *Nuclear Particles in Cancer Treatment.* Bristol: Adam Hilger, 1981.

Fowler, J. F. The linear-quadratic formula and progress in fractionated radiotherapy. *Br. J. Radiol.* **62** (740):679–694, 1989a. doi:10.1259/0007-1285-62-740-679

Fowler, J. F. Dose rate effects in normal tissues. In *Brachytherapy 2. Proceedings of the 5th International SELECTRON Users' Meeting*, edited by R. F. Mould, pp. 26–40. Eersum, The Netherlands: Nucletron International, 1989b.

Fowler, J. F. Development of radiobiology for oncology – a personal view. *Phys. Med. Biol.* **51** (13):R263–R286, 2006. doi:10.1088/0031-9155/51/13/R16

Fowler, J. F. 21 years of biologically effective dose. *Br. J. Radiol.* **83** (991):554–568, 2010. doi:10.1259/bjr/31372149

Fowler, J. F., Chappell, R. and Ritter, M. Is alpha/beta for prostate tumors really low? *Int. J. Radiat. Oncol. Biol. Phys.* **50** (4):1021–1031, 2001. doi:10.1016/S0360-3016(01)01607-8

Fowler, J. F., Ritter, M. A., Chappell, R. J. and Brenner, D. J. What hypofractionated protocols should be tested for prostate cancer? *Int. J. Radiat. Oncol. Biol. Phys.* **56** (4):1093–1104, 2003. doi:10.1016/S0360-3016(03)00132-9

Fowler, J. F., Welsh, J. S. and Howard, S. P. Loss of biological effect in prolonged fraction delivery. *Int. J. Radiat. Oncol. Biol. Phys.* **59** (1):242–249, 2004a. doi:10.1016/j.ijrobp.2004.01.004

Fowler, J. F., Tome, W. A., Fenwick, J. D. and Mehta, M. P. A challenge to traditional radiation oncology. *Int. J. Radiat. Oncol. Biol. Phys.* **60** (4):1241–1256, 2004b. doi:10.1016/j.ijrobp.2004.07.691

Geh, J. I., Bond, S. J., Bentzen, S. M. and Glynne-Jones, R. Systematic overview of preoperative (neoadjuvant) chemoradiotherapy trials in oesophageal cancer: evidence of a radiation and chemotherapy dose response. *Radiother. Oncol.* **78** (3):236–244, 2006. doi:10.1016/j.radonc.2006.01.009

Glatstein, E. Intensity-modulated radiation therapy: the inverse, the converse, and the perverse. *Semin. Radiat. Oncol.* **12** (3):272–281, 2002. doi:10.1053/srao.2002.32433

Golden, E. B., Chhabra, A., Chachoua, A., Adams, S., Donach, M., Fenton-Kerimian, M., et al. Local radiotherapy and granulocyte-macrophage colony-stimulating factor to generate abscopal responses in patients with metastatic solid tumours: a proof-of-principle trial. *Lancet Oncol.* **16** (7):795–803, 2015. doi:10.1016/S1470-2045(15)00054-6

González Ferreira, J. A., Olasolo, J. J., Azinovic, I. and Jeremic, B. Effect of radiotherapy delay in overall treatment time on local control and survival in head and neck cancer: review of the literature. *Rep. Pract. Oncol. Radiother.* **20** (5):328–339, 2015. doi:10.1016/j.rpor.2015.05.010

Goodhead, D. T. Spatial and temporal distribution of energy. *Health Phys.* **55** (2):231–240, 1988. https://journals.lww.com/health-physics/Abstract/1988/08000/Spatial_and_Temporal_Distribution_of_Energy.15.aspx

Grau, C., Høyer, M., Lindegaard, J. and Overgaard, J. The emerging evidence for Stereotactic Body Radiotherapy. *Acta Oncol.* **45** (7):771–774, 2006. doi:10.1080/02841860600943290

Grégoire, V., Machiels, J.-P. and Baumann, M. Combined radiotherapy and chemotherapy. In *Basic Clinical Radiobiology*, edited by M. C. Joiner and A. J. van der Kogel, pp: 217–229. Boca Raton, FL: CRC Press, Taylor & Francis, 2019.

Ha, J. K., Zhang, G., Naqvi, S. A., Regine, W. F. and Yu, C. X. Feasibility of delivering grid therapy using a multileaf collimator. *Med. Phys.* **33** (1):76–82, 2006. doi:10.1118/1.2140116

Haimovitz-Friedman, A., Kolesnick, R. N. and Fuks, Z. Modulation of the apoptotic response: potential for improving the outcome in clinical radiotherapy. *Semin. Radiat. Oncol.* **6** (4):273–283, 1996. doi:10.1053/SRAO00600273

Harrington, K. J. Ultrahigh dose-rate radiotherapy: Next steps for FLASH-RT. *Clin. Cancer Res.* **25** (1):3–5, 2019. doi:10.1158/1078-0432.CCR-18-1796

Haviland, J. S., Owen, J. R., Dewar, J. A., Agrawal, R. K., Barrett, J., Barrett-Lee, P. J., et al. The UK Standardisation of Breast Radiotherapy (START) trials of radiotherapy hypofractionation for treatment of early breast cancer: 10-year follow-up results of two randomised controlled trials. *Lancet Oncol.* **14** (11):1086–1094, 2013. doi:10.1016/S1470-2045(13)70386-3

Hendry, J. H., West, C. M., Moore, J. V. and Potten, C. S. Tumour stem cells: the relevance of predictive assays for tumour control after radiotherapy. *Radiother. Oncol.* **30** (1):11–16, 1994. doi:10.1016/0167-8140(94)90004-3

Hendry, J. H., Bentzen, S. M., Dale, R. G., Fowler, J. F., Wheldon, T. E., Jones, B., et al. A modelled comparison of the effects of using different ways to compensate for missed treatment days in radiotherapy. *Clin. Oncol. (R. Coll. Radiol.)* **8** (5):297–307, 1996. doi:10.1016/S0936-6555(05)80715-0

Hill, R. P., Bush, R. S. and Yeung, P. The effect of anaemia on the fraction of hypoxic cells in an experimental tumour. *Br. J. Radiol.* **44** (520):299–304, 1971. doi:10.1259/0007-1285-44-520-299

Höckel, M., Schlenger, K., Aral, B., Mitze, M., Schaffer, U. and Vaupel, P. Association between tumor hypoxia and malignant progression in advanced cancer of the uterine cervix. *Cancer Res.* **56** (19):4509–4515, 1996. cancerres.aacrjournals.org/content/56/19/4509.long

Hoffmann, A. L. and Nahum, A. E. Fractionation in normal tissues: the (alpha/beta)eff concept can account for dose heterogeneity and volume effects. *Phys. Med. Biol.* **58** (19):6897–6914, 2013. doi:10.1088/0031-9155/58/19/6897

Honoré, H. B. Models for Optimization of Modern Radiotherapy. PhD thesis, Århus University, Århus, Denmark, 2002.

Hopewell, J. W. Mechanisms of the action of radiation on skin and underlying tissues. *Br. J. Radiol. Suppl.* **19**:39–47, 1986.

Hopewell, J. W., Morris, A. D. and Dixon-Brown, A. The influence of field size on the late tolerance of the rat spinal cord to single doses of X rays. *Br. J. Radiol.* **60** (719):1099–1108, 1987. doi:10.1259/0007-1285-60-719-1099

Hoskin, P. J., Rojas, A. M., Bentzen, S. M. and Saunders, M. I. Radiotherapy with concurrent carbogen and nicotinamide in bladder carcinoma. *J. Clin. Oncol.* **28** (33):4912–4918, 2010. doi:10.1200/JCO.2010.28.4950

ICRU (International Commission on Radiation Units and Measurements). Report 16. Linear Energy Transfer. Bethesda, MD: ICRU, 1970. doi:10.1093/jicru/os9.1.Report16

ICRU. Report 36. Microdosimetry. Bethesda, MD: ICRU, 1983. doi: 10.1093/jicru/os19.1.Report36

ICRU. Report 62. Prescribing, Recording and Reporting Photon Beam Therapy. Bethesda, MD: ICRU, 1999. 10.1093/jicru/os32.1.Report62

Janssens, G. O., Rademakers, S. E., Terhaard, C. H., Doornaert, P. A., Bijl, H. P., van den Ende, P., et al. Accelerated radiotherapy with carbogen and nicotinamide for laryngeal cancer: results of a phase III randomized trial. *J. Clin. Oncol.* **30** (15):1777–1783, 2012. doi:10.1200/JCO.2011.35.9315

Jiang, G. L., Tucker, S. L., Guttenberger, R., Peters, L. J., Morrison, W. H., Garden, A. S., et al. Radiation-induced injury to the visual pathway. *Radiother. Oncol.* **30** (1):17–25, 1994. doi:10.1016/0167-8140(94)90005-1

Jin, J. Y., Kong, F. M., Chetty, I. J., Ajlouni, M., Ryu, S., Ten Haken, R., et al. Impact of fraction size on lung radiation toxicity: hypofractionation may be beneficial in dose escalation of radiotherapy for lung cancers. *Int. J. Radiat. Oncol. Biol. Phys.* **76** (3):782–788, 2010. doi:10.1016/j.ijrobp.2009.02.079

Joiner, M. C. Quantifying cell kill and cell survival. In *Basic Clinical Radiobiology*, edited by M. C. Joiner and A. J. van der Kogel, pp: 32–43. Boca Raton, FL: CRC Press, Taylor & Francis, 2019.

Joiner, M. C., Rojas, A. and Johns, H. A test of equal effect per fraction in the kidney of the mouse. *Radiat. Res.* **130** (2):227–235, 1992. doi:10.2307/3578280

Joiner, M. C., Marples, B., Lambin, P., Short, S. C. and Turesson, I. Low-dose hypersensitivity: current status and possible mechanisms. *Int. J. Radiat. Oncol. Biol. Phys.* **49** (2):379–389, 2001. doi:10.1016/S0360-3016(00)01471-1

Joiner, M. C. and Bentzen, S. M. Fractionation: the linear-quadratic approach. In *Basic Clinical Radiobiology*, edited by M. C. Joiner and A. J. van der Kogel, pp: 99–111. Boca Raton, FL: CRC Press, Taylor & Francis, 2019.

Joiner, M. C., Burmeister, J. W. and Dörr, W. Linear energy transfer and relative biological effectiveness. In *Basic Clinical Radiobiology*, edited by M. C. Joiner and A. J. van der Kogel, pp: 54–60. Boca Raton, FL: CRC Press, Taylor & Francis, 2019.

Joiner, M. C. and van der Kogel, A. J. *Basic Clinical Radiobiology. 5th Edition,* Basic Clinical Radiobiology. Boca Raton, FL: CRC Press, Taylor & Francis. 2019.

Jones, B., Dale, R. G., Deehan, C., Hopkins, K. I. and Morgan, D. A. The role of biologically effective dose (BED) in clinical oncology. *Clin. Oncol. (R. Coll. Radiol.)* **13** (2):71–81, 2001. doi:10.1053/clon.2001.9221

Kerns, S. L., Dorling, L., Fachal, L., Bentzen, S., Pharoah, P. D., Barnes, D. R., et al. Meta-analysis of genome wide association studies identifies genetic markers of late toxicity following radiotherapy for prostate cancer. *EBioMedicine* **10**:150–163, 2016. doi:10.1016/j.ebiom.2016.07.022

Kirkpatrick, J. P., Brenner, D. J. and Orton, C. G. Point/counterpoint. The linear-quadratic model is inappropriate to model high dose per fraction effects in radiosurgery. *Med. Phys.* **36** (8):3381–3384, 2009. doi:10.1118/1.3157095

Köhler, A. Theorie einer Methode, bisher unmöglich unanwendbar hohe Dosen Röntgenstrahlen in der Tiefe des Gewebes zur therapeutischen Wirksamkeit zubringen ohne schwere Schädigung des Patienten, zugleich eine Methode des Schutzes gegen Röntgenverbrennung überhaupt. *Fortschr. Geb. Roentgenstr.* **14**:27–29, 1909.

Kummermehr, J. and Trott, K. R. Tumour stem cells. In *Stem Cells,* edited by C. S. Potten, pp. 363–400. London: Academic Press, 1997.

Lax, I., Panettieri, V., Wennberg, B., Amor, D. M., Näslund, I., Baumann, P., et al. Dose distributions in SBRT of lung tumors: comparison between two different treatment planning algorithms and Monte-Carlo simulation including breathing motions. *Acta Oncol.* **45** (7):978–988, 2006. doi:10.1080/02841860600900050

Lee, A. W., Chan, D. K., Fowler, J. F., Poon, Y. F., Foo, W., Law, S. C., et al. Effect of time, dose and fractionation on local control of nasopharyngeal carcinoma. *Radiother. Oncol.* **36** (1):24–31, 1995. doi:10.1016/0167-8140(95)01579-6

Lempart, M., Blad, B., Adrian, G., Back, S., Knöös, T., Ceberg, C., et al. Modifying a clinical linear accelerator for delivery of ultra-high dose rate irradiation. *Radiother. Oncol.* **139**:40–45, 2019. doi:10.1016/j.radonc.2019.01.031

Livingstone, J., Stevenson, A. W., Hausermann, D. and Adam, J. F. Experimental optimisation of the X-ray energy in microbeam radiation therapy. *Phys. Med.* **45**:156–161, 2018. doi:10.1016/j.ejmp.2017.12.017

Loeffler, J. S. and Durante, M. Charged particle therapy – optimization, challenges and future directions. *Nat. Rev. Clin. Oncol.* **10** (7):411–424, 2013. doi:10.1038/nrclinonc.2013.79

Lyhne, N. M., Primdahl, H., Kristensen, C. A., Andersen, E., Johansen, J., Andersen, L. J., et al. The DAHANCA 6 randomized trial: effect of 6 vs 5 weekly fractions of radiotherapy in patients with glottic squamous cell carcinoma. *Radiother. Oncol.* **117** (1):91–98, 2015. doi:10.1016/j.radonc.2015.07.004

Maciejewski, B., Taylor, J. M. and Withers, H. R. Alpha/beta value and the importance of size of dose per fraction for late complications in the supraglottic larynx. *Radiother. Oncol.* **7** (4):323–326, 1986. doi:10.1016/S0167-8140(86)80061-5

Maciejewski, B., Withers, H. R., Taylor, J. M. and Hliniak, A. Dose fractionation and regeneration in radiotherapy for cancer of the oral cavity and oropharynx: tumor dose-response and repopulation. *Int. J. Radiat. Oncol. Biol. Phys.* **16** (3):831–843, 1989. doi:10.1016/0360-3016(89)90503-8

Maciejewski, B., Withers, H. R., Taylor, J. M. and Hliniak, A. Dose fractionation and regeneration in radiotherapy for cancer of the oral cavity and oropharynx. Part 2. Normal tissue responses: acute and late effects. *Int. J. Radiat. Oncol. Biol. Phys.* **18** (1):101–111, 1990. doi:10.1016/0360-3016(90)90273-M

Malaise, E. P., Fertil, B., Deschavanne, P. J., Chavaudra, N. and Brock, W. A. Initial slope of radiation survival curves is characteristic of the origin of primary and established cultures of human tumor cells and fibroblasts. *Radiat. Res.* **111** (2):319–333, 1987. doi:10.2307/3576988

Marcu, L. G., Toma Dasu, I. and Dasu, A. The six Rs of head and neck cancer radiotherapy. In *Contemporary Issues in Head and Neck Cancer Management*, edited by Loredana Marcu, pp. 35–58. IntechOpen, 2015. doi:10.5772/60015

Mariño, G., Niso-Santano, M., Baehrecke, E. H. and Kroemer, G. Self-consumption: the interplay of autophagy and apoptosis. *Nat. Rev. Mol. Cell Biol.* **15** (2):81–94, 2014. doi:10.1038/nrm3735

Marks, L. B., Yorke, E. D., Jackson, A., Ten Haken, R. K., Constine, L. S., Eisbruch, A., et al. Use of normal tissue complication probability models in the clinic. *Int. J. Radiat. Oncol. Biol. Phys.* **76** (3 Suppl):S10–S19, 2010a. doi:10.1016/j.ijrobp.2009.07.1754

Marks, L. B., Bentzen, S. M., Deasy, J. O., Kong, F. M., Bradley, J. D., Vogelius, I. S., et al. Radiation dose-volume effects in the lung. *Int. J. Radiat. Oncol. Biol. Phys.* **76** (3 Suppl):S70–S76, 2010b. doi:10.1016/j.ijrobp.2009.06.091

Marples, B. and Joiner, M. C. The response of Chinese hamster V79 cells to low radiation doses: evidence of enhanced sensitivity of the whole cell population. *Radiat. Res.* **133** (1):41–51, 1993. doi:10.2307/3578255

Martin, L. M., Marples, B., Lynch, T. H., Hollywood, D. and Marignol, L. Exposure to low dose ionising radiation: Molecular and clinical consequences. *Cancer Lett.* **349** (1):98–106, 2014. doi:10.1016/j.canlet.2013.12.015

Mauguen, A., Le Pechoux, C., Saunders, M. I., Schild, S. E., Turrisi, A. T., Baumann, M., et al. Hyperfractionated or accelerated radiotherapy in lung cancer: an individual patient data meta-analysis. *J. Clin. Oncol.* **30** (22):2788–2797, 2012. doi:10.1200/JCO.2012.41.6677

Mehta, N., King, C. R., Agazaryan, N., Steinberg, M., Hua, A. and Lee, P. Stereotactic body radiation therapy and 3-dimensional conformal radiotherapy for stage I non-small cell lung cancer: a pooled analysis of biological equivalent dose and local control. *Pract. Radiat. Oncol.* **2** (4):288–295, 2012. doi:10.1016/j.prro.2011.10.004

Mellman, I., Coukos, G. and Dranoff, G. Cancer immunotherapy comes of age. *Nature* **480** (7378):480–489, 2011. doi:10.1038/nature10673

Milosevic, M., Warde, P., Ménard, C., Chung, P., Toi, A., Ishkanian, A., et al. Tumor hypoxia predicts biochemical failure following radiotherapy for clinically localized prostate cancer. *Clin. Cancer Res.* **18** (7):2108–2114, 2012. doi:10.1158/1078-0432.CCR-11-2711

Miralbell, R., Roberts, S. A., Zubizarreta, E. and Hendry, J. H. Dose-fractionation sensitivity of prostate cancer deduced from radiotherapy outcomes of 5,969 patients in seven international institutional datasets: alpha/beta = 1.4 (0.9-2.2) Gy. *Int. J. Radiat. Oncol. Biol. Phys.* **82** (1):e17–e24, 2012. doi:10.1016/j.ijrobp.2010.10.075

Morgan, M. A. and Lawrence, T. S. Molecular pathways: overcoming radiation resistance by targeting DNA damage response pathways. *Clin. Cancer Res.* **21** (13):2898–2904, 2015. doi:10.1158/1078-0432.CCR-13-3229

Moulder, J. E. and Seymour, C. Radiation fractionation: the search for isoeffect relationships and mechanisms. *Int. J. Radiat. Biol.* **94** (8):743–751, 2018. doi:10.1080/09553002.2017.1376764

Movsas, B., Chapman, J. D., Hanlon, A. L., Horwitz, E. M., Greenberg, R. E., Stobbe, C., et al. Hypoxic prostate/muscle pO_2 ratio predicts for biochemical failure in patients with prostate cancer: preliminary findings. *Urology* **60** (4):634–639, 2002. doi:10.1016/S0090-4295(02)01858-7

Murray, L., Mason, J., Henry, A. M., Hoskin, P., Siebert, F. A., Venselaar, J., et al. Modelling second malignancy risks from low dose rate and high dose rate brachytherapy as monotherapy for localised prostate cancer. *Radiother. Oncol.* **120** (2):293–299, 2016. doi:10.1016/j.radonc.2016.05.026

Myerson, R. J. Normal tissue dose conformality measures to guide radiotherapy fractionation decisions. *Med. Phys.* **38** (4):1799–1805, 2011. doi:10.1118/1.3560417

Nahum, A. E. Calculations of Electron Flux Spectra in Water Irradiated with Megavoltage Electron and Photon Beams with Applications to Dosimetry. PhD thesis, University of Edinburgh, 1976. www.era.lib.ed.ac.uk/handle/1842/17774

Nahum, A. E. Condensed-history Monte-Carlo simulation for charged particles: what can it do for us? *Radiat Environ. Biophys.* **38** (3):163–173, 1999. doi:10.1007/s004110050152

Nahum, A. E. The radiobiology of hypofractionation. *Clin. Oncol. (R. Coll. Radiol.)* **27** (5):260–269, 2015. doi:10.1016/j.clon.2015.02.001

Nahum, A. E., Movsas, B., Horwitz, E. M., Stobbe, C. C. and Chapman, J. D. Incorporating clinical measurements of hypoxia into tumor local control modeling of prostate cancer: implications for the alpha/beta ratio. *Int. J. Radiat. Oncol. Biol. Phys.* **57** (2):391–401, 2003. doi:10.1016/S0360-3016(03)00534-0

Nahum, A. E. and Hill, R. P. The radiobiological aspects of altered fractionation. In *Alternate Fractionation in Radiotherapy. Paradigm Change*, edited by M. Trombetta, J. P. Pignol, P. Montemaggi and L. W. Brady, pp. 5–19. Springer International Publishing, 2018.

Nordsmark, M., Alsner, J., Keller, J., Nielsen, O. S., Jensen, O. M., Horsman, M. R., et al. Hypoxia in human soft tissue sarcomas: adverse impact on survival and no association with p53 mutations. *Br. J. Cancer* **84** (8):1070–1075, 2001. doi:10.1054/bjoc.2001.1728

Nordsmark, M., Bentzen, S. M., Rudat, V., Brizel, D., Lartigau, E., Stadler, P., et al. Prognostic value of tumor oxygenation in 397 head and neck tumors after primary radiation therapy. An international multi-center study. *Radiother. Oncol.* **77** (1):18–24, 2005. doi:10.1016/j.radonc.2005.06.038

Oike, T., Sato, H., Noda, S. E. and Nakano, T. Translational research to improve the efficacy of carbon ion radiotherapy: experience of Gunma University. *Front. Oncol.* **6**:139, 2016. doi:10.3389/fonc.2016.00139

Olsen, N. K., Pfeiffer, P., Mondrup, K. and Rose, C. Radiation-induced brachial plexus neuropathy in breast cancer patients. *Acta Oncol.* **29** (7):885–890, 1990. doi:10.3109/02841869009096384

Overgaard, J. Clinical evaluation of nitroimidazoles as modifiers of hypoxia in solid tumors. *Oncol. Res.* **6** (10–11):509–518, 1994.

Overgaard, J. Hypoxic modification of radiotherapy in squamous cell carcinoma of the head and neck – a systematic review and meta-analysis. *Radiother. Oncol.* **100** (1):22–32, 2011. doi:10.1016/j.radonc.2011.03.004

Overgaard, J., Hansen, H. S., Overgaard, M., Bastholt, L., Berthelsen, A., Specht, L., et al. A randomized double-blind phase III study of nimorazole as a hypoxic radiosensitizer of primary radiotherapy in supraglottic larynx and pharynx carcinoma. Results of the Danish Head and Neck Cancer Study (DAHANCA) Protocol 5-85. *Radiother. Oncol.* **46** (2):135–146, 1998. doi:10.1016/S0167-8140(97)00220-X

Overgaard, J., Hansen, H. S., Specht, L., Overgaard, M., Grau, C., Andersen, E., et al. Five compared with six fractions per week of conventional radiotherapy of squamous-cell carcinoma of head and neck: DAHANCA 6 and 7 randomised controlled trial. *Lancet* **362** (9388):933–940, 2003. doi:10.1016/S0140-6736(03)14361-9

Palcic, B. and Skarsgard, L. D. Reduced oxygen enhancement ratio at low doses of ionizing radiation. *Radiat. Res.* **100** (2):328–339, 1984. doi:10.2307/3576354

Powell, S., Cooke, J. and Parsons, C. Radiation-induced brachial plexus injury: follow-up of two different fractionation schedules. *Radiother. Oncol.* **18** (3):213–220, 1990. doi:10.1016/0167-8140(90)90057-4

Prasanna, A., Ahmed, M. M., Mohiuddin, M. and Coleman, C. N. Exploiting sensitization windows of opportunity in hyper and hypo-fractionated radiation therapy. *J. Thorac. Dis.* **6** (4):287–302, 2014. doi:10.3978/j.issn.2072-1439.2014.01.14

Pratx, G. and Kapp, D. S. Ultra-High-Dose-Rate FLASH Irradiation May Spare Hypoxic Stem Cell Niches in Normal Tissues. *Int. J. Radiat. Oncol. Biol. Phys.* **105** (1):190–192, 2019. doi:10.1016/j.ijrobp.2019.05.030

Raju, M. R. *Heavy Particle Radiotherapy.* Cambridge, MA: Academic Press, 1980.

RCR (Royal College of Radiologists). *The Timely Delivery of Radical Radiotherapy: Standards and Guidelines for the Management of Unscheduled Treatment Interruptions.* 4th Edition. London: The Royal College of Radiologists, 2019. www.rcr.ac.uk/publication/timely-delivery-radical-radiotherapy-guidelines-management-unscheduled-treatment

Rezvani, M., Alcock, C. J., Fowler, J. F., Haybittle, J. L., Hopewell, J. W. and Wiernik, G. Normal tissue reactions in the British Institute of Radiology Study of 3 fractions per week versus 5 fractions per week in the treatment of carcinoma of the laryngo-pharynx by radiotherapy. *Br. J. Radiol.* **64** (768):1122–1133, 1991. doi:10.1259/0007-1285-64-768-1122

Rezvani, M., Fowler, J. F., Hopewell, J. W. and Alcock, C. J. Sensitivity of human squamous cell carcinoma of the larynx to fractionated radiotherapy. *Br. J. Radiol.* **66** (783):245–255, 1993. doi:10.1259/0007-1285-66-783-245

Robertson, A. G., Robertson, C., Boyle, P., Symonds, R. P. and Wheldon, T. E. The effect of differing radiotherapeutic schedules on the response of glottic carcinoma of the larynx. *Eur. J. Cancer* **29A** (4):501–510, 1993. doi:10.1016/S0959-8049(05)80139-X

Ruggieri, R. and Nahum, A. E. The impact of hypofractionation on simultaneous dose-boosting to hypoxic tumor subvolumes. *Med. Phys.* **33** (11):4044–4055, 2006. doi:10.1118/1.2358205

SABR (UK SABR Consortium). Stereotactic Ablative Body Radiation Therapy (SABR): A resource. Endorsed by The Faculty of Clinical Oncology of The Royal College of Radiologists. UK SABR Consortium, 2019. https://www.sabr.org.uk/wp-content/uploads/2019/04/SABR consortium-guidelines-2019-v6.1.0.pdf

Sachs, R. K. and Brenner, D. J. Solid tumor risks after high doses of ionizing radiation. *Proc. Natl. Acad. Sci. U. S. A.* **102** (37):13040–13045, 2005. doi:10.1073/pnas.0506648102

Safwat, A., Bentzen, S. M., Turesson, I. and Hendry, J. H. Deterministic rather than stochastic factors explain most of the variation in the expression of skin telangiectasia after radiotherapy. *Int. J. Radiat. Oncol. Biol. Phys.* **52** (1):198–204, 2002. doi:10.1016/S0360-3016(01)02690-6

Saunders, M., Dische, S., Barrett, A., Harvey, A., Gibson, D. and Parmar, M. Continuous hyperfractionated accelerated radiotherapy (CHART) versus conventional radiotherapy in non-small-cell lung cancer: a randomised multicentre trial. CHART Steering Committee. *Lancet* **350** (9072):161–165, 1997. doi:10.1016/S0140-6736(97)06305-8

Saunders, M., Dische, S., Barrett, A., Harvey, A., Griffiths, G. and Palmar, M. Continuous, hyperfractionated, accelerated radiotherapy (CHART) versus conventional radiotherapy in non-small cell lung cancer: mature data from the randomised multicentre trial. CHART Steering committee. *Radiother. Oncol.* **52** (2):137–148, 1999. doi:10.1016/S0167-8140(99)00087-0

SBRT. Proceedings of the 3rd Acta Oncologica Symposium on Stereotactic Body Radiotherapy, June 15-17, 2006, Copenhagen, Denmark. *Acta Oncol.* **45** (7):771–994, 2006.

Schneider, U. Mechanistic model of radiation-induced cancer after fractionated radiotherapy using the linear-quadratic formula. *Med. Phys.* **36** (4):1138–1143, 2009. doi:10.1118/1.3089792

Schneider, U., Zwahlen, D., Ross, D. and Kaser-Hotz, B. Estimation of radiation-induced cancer from three-dimensional dose distributions: concept of organ equivalent dose. *Int. J. Radiat. Oncol. Biol. Phys.* **61** (5):1510–1515, 2005. doi:10.1016/j.ijrobp.2004.12.040

Schültke, E., Balosso, J., Breslin, T., Cavaletti, G., Djonov, V., Esteve, F., et al. Microbeam radiation therapy - grid therapy and beyond: a clinical perspective. *Br. J. Radiol.* **90** (1078):20170073, 2017. doi:10.1259/bjr.20170073

Scott, J. G., Berglund, A., Schell, M. J., Mihaylov, I., Fulp, W. J., Yue, B., et al. A genome-based model for adjusting radiotherapy dose (GARD): a retrospective, cohort-based study. *Lancet Oncol.* **18** (2):202–211, 2017. doi:10.1016/S1470-2045(16)30648-9

Selvaraj, J., Uzan, J., Baker, C. and Nahum, A. Loss of local control due to tumor displacement as a function of margin size, dose-response slope, and number of fractions. *Med. Phys.* **40** (4):041715, 2013. doi:10.1118/1.4795131

Sheu, T., Molkentine, J., Transtrum, M. K., Buchholz, T. A., Withers, H. R., Thames, H. D., et al. Use of the LQ model with large fraction sizes results in underestimation of isoeffect doses. *Radiother. Oncol.* **109** (1):21–25, 2013. doi:10.1016/j.radonc.2013.08.027

Shiu, A. S., Chang, E. L., Ye, J. S., Lii, M., Rhines, L. D., Mendel, E., et al. Near simultaneous computed tomography image-guided stereotactic spinal radiotherapy: an emerging paradigm for achieving true stereotaxy. *Int. J. Radiat. Oncol. Biol. Phys.* **57** (3):605–613, 2003. doi:10.1016/S0360-3016(03)00792-2

Short, S., Mayes, C., Woodcock, M., Johns, H. and Joiner, M. C. Low dose hypersensitivity in the T98G human glioblastoma cell line. *Int. J. Radiat. Biol.* **75** (7):847–855, 1999. doi:10.1080/095530099139908

Short, S. C., Kelly, J., Mayes, C. R., Woodcock, M. and Joiner, M. C. Low-dose hypersensitivity after fractionated low-dose irradiation in vitro. *Int. J. Radiat. Biol.* **77** (6):655–664, 2001. doi:10.1080/09553000110041326

Simonsson, M., Qvarnström, F., Nyman, J., Johansson, K. A., Garmo, H. and Turesson, I. Low-dose hypersensitive gammaH2AX response and infrequent apoptosis in epidermis from radiotherapy patients. *Radiother. Oncol.* **88** (3):388–397, 2008. doi:10.1016/j.radonc.2008.04.017

Sinclair, W. K. and Morton, R. A. X-ray and ultraviolet sensitivity of synchronized Chinese hamster cells at various stages of the cell cycle. *Biophys. J.* **5**:1–25, 1965. www.ncbi.nlm.nih.gov/pmc/articles/PMC1367705/pdf/biophysj00639-0009.pdf

Song, C. W., Cho, L. C., Yuan, J., Dusenbery, K. E., Griffin, R. J. and Levitt, S. H. Radiobiology of stereotactic body radiation therapy/stereotactic radiosurgery and the linear-quadratic model. *Int. J. Radiat. Oncol. Biol. Phys.* **87** (1):18–19, 2013. doi:10.1016/j.ijrobp.2013.03.013

Steel, G. G. The ESTRO Breur lecture. Cellular sensitivity to low dose-rate irradiation focuses the problem of tumour radioresistance. *Radiother. Oncol.* **20** (2):71–83, 1991. doi:10.1016/0167-8140(91)90140-C

Steel, G. G., McMillan, T. J. and Peacock, J. H. The 5Rs of radiobiology. *Int. J. Radiat. Biol.* **56** (6):1045–1048, 1989. doi:10.1080/09553008914552491

Steel, G. G. and Peacock, J. H. Why are some human tumours more radiosensitive than others? *Radiother. Oncol.* **15** (1):63–72, 1989. doi:10.1016/0167-8140(89)90119-9

Stewart, F. A., Soranson, J. A., Alpen, E. L., Williams, M. V. and Denekamp, J. Radiation-induced renal damage: the effects of hyperfractionation. *Radiat. Res.* **98** (2):407–420, 1984. doi:10.2307/3576248

Strandqvist, M. Studien über die kumulative Wirkung der Röntgenstrahlen bei Fraktionierung: Erfahrungen aus dem Radiumhemmet an 280 Haut- und Lippenkarzinomen. *Acta Radiol. Suppl.* 55:1–300, 1944.

Stuschke, M. and Thames, H. D. Fractionation sensitivities and dose-control relations of head and neck carcinomas: analysis of the randomized hyperfractionation trials. *Radiother. Oncol.* **51** (2):113–121, 1999. doi:10.1016/S0167-8140(99)00042-0

Stuschke, M. and Pöttgen, C. Altered fractionation schemes in radiotherapy. *Front Radiat Ther.Oncol* **42**:150–156, 2010. doi:10.1159/000262470

Surowy, H., Rinckleb, A., Luedeke, M., Stuber, M., Wecker, A., Varga, D., et al. Heritability of baseline and induced micronucleus frequencies. *Mutagenesis* **26** (1):111–117, 2011. doi:10.1093/mutage/geq059

Tannock, I. F. The relation between cell proliferation and the vascular system in a transplanted mouse mammary tumour. *Br. J. Cancer* **22** (2):258–273, 1968. www.ncbi.nlm.nih.gov/pmc/articles/PMC2008239/pdf/brjcancer00475-0105.pdf

Taylor, A. M., Harnden, D. G., Arlett, C. F., Harcourt, S. A., Lehmann, A. R., Stevens, S., et al. Ataxia telangiectasia: a human mutation with abnormal radiation sensitivity. *Nature* **258** (5534):427–429, 1975. doi:10.1038/258427a0

Thames, H. D., Jr. and Withers, H. R. Test of equal effect per fraction and estimation of initial clonogen number in microcolony assays of survival after fractionated irradiation. *Br. J. Radiol.* **53** (635):1071–1077, 1980. doi:10.1259/0007-1285-53-635-1071

Thames, H. D., Jr., Withers, H. R., Peters, L. J. and Fletcher, G. H. Changes in early and late radiation responses with altered dose fractionation: implications for dose-survival relationships. *Int. J. Radiat. Oncol. Biol. Phys.* **8** (2):219–226, 1982. doi:10.1016/0360-3016(82)90517-X

Thames, H. D. and Suit, H. D. Tumor radioresponsiveness versus fractionation sensitivity. *Int. J. Radiat. Oncol. Biol. Phys.* **12** (4):687–691, 1986. doi:10.1016/0360-3016(86)90081-7

Thames, H. D. and Hendry, J. H. *Fractionation in Radiotherapy*. London: Taylor & Francis, 1987.

Thames, H. D., Bentzen, S. M., Turesson, I., Overgaard, M. and Van den, B. W. Time-dose factors in radiotherapy: a review of the human data. *Radiother Oncol.* **19** (3):219–235, 1990. doi:10.1016/0167-8140(90)90149-Q

Thomlinson, R. H. and Gray, L. H. The histological structure of some human lung cancers and the possible implications for radiotherapy. *Br. J. Cancer* **9** (4):539–549, 1955. www.ncbi.nlm.nih.gov/pmc/articles/PMC2073776/pdf/brjcancer00385-0056.pdf

Thomson, D., Merrick, S., Swindell, R., Coote, J., Kelly, K., Stratford, J., et al. Dose-escalated hypofractionated intensity-modulated radiotherapy in high-risk carcinoma of the prostate: outcome and late toxicity. *Prostate Cancer* **2012**:450246, 2012. doi:10.1155/2012/450246

Till, J. E. and McCulloch, E. A. A direct measurement of the radiation sensitivity of normal mouse bone marrow cells. *Radiat. Res.* **14**:213–222, 1961. doi:10.2307/3570892

Tommasino, F., Nahum, A. and Cella, L. Increasing the power of tumour control and normal tissue complication probability modelling in radiotherapy: recent trends and current issues. *Transl. Cancer Res.* **6** (Suppl 5 (July)):S807–S821, 2017. doi:10.21037/tcr.2017.06.03

Toustrup, K., Sørensen, B. S., Lassen, P., Wiuf, C., Alsner, J. and Overgaard, J. Gene expression classifier predicts for hypoxic modification of radiotherapy with nimorazole in squamous cell carcinomas of the head and neck. *Radiother. Oncol.* **102** (1):122–129, 2012. doi:10.1016/j.radonc.2011.09.010

Trapp, J. V., Warrington, A. P., Partridge, M., Philps, A., Glees, J., Tait, D., et al. Measurement of the three-dimensional distribution of radiation dose in grid therapy. *Phys. Med. Biol.* **49** (19):N317–N323, 2004. doi:10.1088/0031-9155/49/19/n01

Trott, K. R. Relation between division delay and damage expressed in later generations. *Curr. Top. Radiat. Res. Q.* 7:336–337, 1972.

Trott, K. R., Maciejewski, B., Preuss-Bayer, G. and Skolyszewski, J. Dose-response curve and split-dose recovery in human skin cancer. *Radiother. Oncol.* **2** (2):123–129, 1984. doi:10.1016/S0167-8140(84)80048-1

Tucker, S. L., Li, M., Xu, T., Gomez, D., Yuan, X., Yu, J., et al. Incorporating single-nucleotide polymorphisms into the Lyman model to improve prediction of radiation pneumonitis. *Int. J. Radiat. Oncol. Biol. Phys.* **85** (1):251–257, 2013. doi:10.1016/j.ijrobp.2012.02.021

Turesson, I. and Thames, H. D. Repair capacity and kinetics of human skin during fractionated radiotherapy: erythema, desquamation, and telangiectasia after 3 and 5 year's follow-up. *Radiother. Oncol.* **15** (2):169–188, 1989. doi:10.1016/0167-8140(89)90131-X

Uzan, J. and Nahum, A. E. Radiobiologically guided optimisation of the prescription dose and fractionation scheme in radiotherapy using BioSuite. *Br. J. Radiol.* **85** (1017):1279–1286, 2012. doi:10.1259/bjr/20476567

Valdagni, R., Italia, C., Montanaro, P., Lanceni, A., Lattuada, P., Magnani, T., et al. Is the alpha-beta ratio of prostate cancer really low? A prospective, non-randomized trial comparing standard and hyperfractionated conformal radiation therapy. *Radiother. Oncol.* **75** (1):74–82, 2005. doi:10.1016/j.radonc.2004.12.019

van der Kogel, A. J. and Joiner, M. C. The dose rate effect. In *Basic Clinical Radiobiology*, edited by M. C. Joiner and Kogel van der, pp: 143-151. Boca Raton, FL: CRC Press, Taylor & Francis, 2019.

van Leeuwen, C. M., Oei, A. L., Crezee, J., Bel, A., Franken, N. A. P., Stalpers, L. J. A., et al. The alfa and beta of tumours: a review of parameters of the linear-quadratic model, derived from clinical radiotherapy studies. *Radiat. Oncol.* **13** (1):96, 2018. doi:10.1186/s13014-018-1040-z

Vogelius, I. S., Westerly, D. C., Cannon, G. M. and Bentzen, S. M. Hypofractionation does not increase radiation pneumonitis risk with modern conformal radiation delivery techniques. *Acta Oncol.* **49** (7):1052–1057, 2010. doi:10.3109/0284186X.2010.498835

Vogelius, I. R. and Bentzen, S. M. Dose Response and Fractionation Sensitivity of Prostate Cancer After External Beam Radiation Therapy: A Meta-analysis of Randomized Trials. *Int. J. Radiat. Oncol. Biol. Phys.* **100** (4):858–865, 2018. doi:10.1016/j.ijrobp.2017.12.011

Vozenin, M. C., De Fornel, P., Petersson, K., Favaudon, V., Jaccard, M., Germond, J.-F., et al. The advantage of FLASH radiotherapy confirmed in mini-pig and cat-cancer patients. *Clin. Cancer Res.* **25** (1):35, 2019. doi:10.1158/1078-0432.CCR-17-3375

Wang, J. Z., Li, X. A., D'Souza, W. D. and Stewart, R. D. Impact of prolonged fraction delivery times on tumor control: a note of caution for intensity-modulated radiation therapy (IMRT). *Int. J. Radiat. Oncol. Biol. Phys.* **57** (2):543–552, 2003. doi:10.1016/S0360-3016(03)00499-1

Wang, J. Z., Huang, Z., Lo, S. S., Mayr, N. A. and Yuh, W. T. C. A generalized linear-quadratic model for radiosurgery, stereotactic body radiation therapy, and high-dose rate brachytherapy. *Sci. Transl. Med.* **2** (39):39ra48, 2010. doi:10.1126/scitranslmed.3000864

Webb, S. and Nahum, A. E. A model for calculating tumour control probability in radiotherapy including the effects of inhomogeneous distributions of dose and clonogenic cell density. *Phys. Med. Biol.* **38** (6):653–666, 1993. doi:10.1088/0031-9155/38/6/001

West, C. M. Radiotherapy predictive assays. In *Radiobiological Modelling in Radiation Oncology*, edited by R. Dale and B. Jones. London: The British Institute of Radiology, 2007.

West, C. M. and Barnett, G. C. Genetics and genomics of radiotherapy toxicity: towards prediction. *Genome Med.* **3** (8):52, 2011. doi:10.1186/gm268

Wilson, G. D., Bentzen, S. M. and Harari, P. M. Biologic basis for combining drugs with radiation. *Semin. Radiat. Oncol.* **16** (1):2–9, 2006. doi:10.1016/j.semradonc.2005.08.001

Withers, H. R. The 4 R's of radiotherapy. In *Advances in Radiation Biology*. Vol. 5, edited by J. T. Lett and H. Alder, pp. 241–247. New York: Academic Press, 1975.

Withers, H. R., Thames, H. D., Jr. and Peters, L. J. Biological bases for high RBE values for late effects of neutron irradiation. *Int. J. Radiat. Oncol. Biol. Phys.* **8** (12):2071–2076, 1982. doi:10.1016/0360-3016(82)90547-8

Withers, H. R., Thames, H. D., Jr. and Peters, L. J. A new isoeffect curve for change in dose per fraction. *Radiother. Oncol.* **1** (2):187–191, 1983. doi:10.1016/S0167-8140(83)80021-8

Withers, H. R., Taylor, J. M. and Maciejewski, B. The hazard of accelerated tumor clonogen repopulation during radiotherapy. *Acta Oncol.* **27** (2):131–146, 1988. doi:10.3109/02841868809090333

Wyatt, R. M., Beddoe, A. H. and Dale, R. G. The effects of delays in radiotherapy treatment on tumour control. *Phys. Med. Biol.* **48** (2):139–155, 2003. doi:10.1088/0031-9155/48/2/301

Zhang, X., Penagaricano, J., Yan, Y., Liang, X., Morrill, S., Griffin, R. J., et al. Spatially fractionated radiotherapy (GRID) using helical tomotherapy. *J. Appl. Clin. Med. Phys.* **17** (1):396–407, 2016. doi:10.1120/jacmp.v17i1.5934

C 部分：设备

概述

本部分介绍了外照射放射治疗中使用的设备。G和H部分分别阐述了治疗前准备、准确与安全的治疗流程。第9章阐述了用于放疗前的模拟定位成像设备。

放射治疗模拟机在20世纪60年代被引入，可以产生治疗野内具有诊断质量的图像。在以后的50年里，随着数字成像设备的发展，逐渐可以提供更高质量的锥型束计算机断层扫描（CBCT）图像。这些模拟机有许多优点，例如：

- 能够在患者皮肤上标记照射野，用于辅助在放射治疗机上的实施照射；
- 在复杂的机架角和床角的相应位置获得图像；
- 使用可安装在直线加速器上的患者体位固定装置；
- 可在射野灯下选择查看治疗野；
- 可以模拟在治疗室的潜在碰撞情况。

然而，三维计划和IMRT技术的引入使得对3D图像质量的要求越来越高，同时使用传统X射线模拟机定位的需求在逐步减少。因此，在第9章中，只对这些设备进行了简要介绍，其余部分主要介绍了计算机断层成像（CT）、磁共振成像（MR）和正电子发射断层成像（PET/CT）扫描机，并简要介绍操作。

用于产生射线的治疗设备可以是kV级X射线机、MV级直线加速器、^{60}Co治疗机或质子和重离子加速器。在第10章中介绍了在历史上是最早被使用的kV级X射线机，1910—1950年之间，它们在放射治疗早期发展中发挥了重要作用，目前它们仍被用于治疗浅表病变，还有更多精细的设备被开发出来并用于术中或近距离治疗，大多数大型放射治疗部门至少有一台这样的设备。但大多数患者的治疗均采用MV级X射线束或电子直线加速器。在第11章中介绍了20世纪60年代末开始在临床上使用的传统加速器，还简要介绍了电子感应加速器和电子回旋加速器，它们是为放射治疗开发的其他类型的电子加速器。第12章中介绍了钴60治疗机，在20世纪50年代作为kV级X射线机的替代品被引入，它是第一个“高能”治疗设备（通常高于1MeV）。它们可以供从一个（或几个）放射源发射γ射线束。因为这些高活性源存在的安全性问题和辐射束的低适形度，其在主流放射治疗中的应用逐渐减少，特别是在发达国家。但由于钴60治疗机操作简单，在基础设施薄弱的国家还在应用，而多叶准直器这一组件的发展确保了它们不会被淘汰。此外，如γ刀这类专业设备及安装在MR机架内的多源钴装置（见第14.4.4.1节）也引发了发达国家众多学者的兴趣。

随着放射治疗越来越精确，在治疗室内验证成像的需求越来越大，这将在第13章中有所介绍。安装在C臂架上的传统直线加速器的精度和准确度有了长足发展，但也有一些特殊单元被开发出来，试图打破传统设计。第14章介绍了Cyberknife，一种安装在机械臂上的直线加速器；TomoTherapy，一种安装在CT机架上的直线加速器；还有MR直线加速器，将直线加速器与MR扫描机结合起来。这些设备都旨在改善与治疗相关影像的质量。这些专门设备需要一个特定的方法来进行治疗前准备和放疗。

质子束在放射治疗中具有独特特性，用于治疗深部肿瘤已经有很多年了。对于大多数国家来说，质子治疗相对于常规放疗来说太昂贵了[1]。最初，质子治疗中心是高能物理机构的分支。然而，在西欧和美国，质子治疗逐渐成为放射治疗的标准设备，尽管重离子治疗仍仅在少数专业治疗中心使用。紧凑的单室质子组件的发展在一定程度上使质子治疗更加普及。第15章专门介绍了加速质子或其他带电粒子治疗的方法。

本部分所述的设备正在持续开发和更新中。因此，一些信息将不可避免地被新的发展所取代，但基本原则不太容易改变。

[1] 治疗眼部肿瘤所需的能量较低，这就使更便宜的设备成为可能，并使眼部治疗质子设备比高能设备得到了更广泛的应用。

第 9 章　用于患者数据采集的设备

Jean-Claude Rosenwald

目录

9.1 引言

为了精确地将剂量作用于肿瘤上，必须获得准确的解剖结构。主要有以下几个目的：

- 提供有关治疗靶区肿瘤的形状、大小和位置的信息；
- 提供OARs的形状、大小和位置的信息，OARs接受的剂量不应大于给定的临床阈值；
- 提供关于身体形状和内部结构组成及密度信息，因为它们是剂量计算所必需的；
- 为放射治疗过程中精确、可重复的患者摆位和射线束位置提供适当的信息。

在过去几十年里，用于诊断或介入治疗的医学影像设备和技术有了快速发展，这有利于放射治疗患者的数据采集。X射线发现后的第一次“革命”是计算机断层扫描成像（CT），1971年首次用于临床（Hounsfiled, 1973）。磁共振成像（MRI）于1980年被商业化引入。核医学成像自20世纪60年代开始临床使用，直到2000年后正电子发射断层扫描（PET）结合CT扫描机（PET/CT）应用放疗领域。

在放射治疗早期，只有传统X光设备辅以机械设备用于患者数据采集。历史上曾用铅丝结合从一对正交X射线中获取的解剖数据来获取外部轮廓。在20世纪60年代末，模拟机概念被引入（Greene等，1964）。它由一个安装在机架上的X射线管组成，模拟治疗机的几何形状（见图9.1）。模拟机的主要优点是它能够真实模拟患者治疗定位，包括可视化射线束的位置和患者皮肤上的射野大小。对于简单的放射治疗技术，如第36章所述，它可用于实现临床射束设置。它也可用于近距离放射治疗中患者和放射源的数据采集（见第54.5.2节）。

使用三维（3D）成像设备结合虚拟模拟取代模拟机是总体趋势，其中最佳射束分布和治疗技术是由应用于患者三维模型的计算机模拟来实现（见第35.4节）。关于患者摆位验证，虽然治疗前验证可能是合适的，但现在可以直接在治疗机器上进行，一般加速器都配备有成像设备（见第13章）。越来越多的人将放疗前成像作为放射治疗过程的一部分，特别是在治疗室内，被称为图像引导放射治疗（IGRT）（见第48.2节）。

应该指出，专门为诊断或介入放射学开发的设备不适合用于放射治疗前成像或模拟定位。

放疗前成像设备主要具体要求包括：

- 包括一个床，类似于治疗床，以保证患者可重复的位置，包括用于患者固定的特定附件（面罩、固定板、手托等）。
- 即使有这样的配件，在患者周围还要有足够间隙，以允许图像采集。
- 有足够大的视野来获得身体完整轮廓图像。
- 为房间配备供患者定位的视觉辅助装置（固定或可移动的激光灯）。
- 为了提高准确性，还包括与呼吸相关的身体内部解剖结构或肿瘤运动的特定管理设备或方法（如，四维成像）。

由于肿瘤勾画对于现代适形放射治疗至关重要（见第31章），必须保证清晰的图像质量，因此不建议放射科淘汰的设备用于放射治疗模拟定位。就其性质而言，放射治疗的目的是给予患者局部高剂量，对患者的辐射防护并不像筛查或诊断时那么重要。然而，当使用基于X射线成像设备时，不应低估剂量对患者的影响，因为过度暴露健康组织会增加继发性癌症的发生风险（见第61.5节）。关于患者数据采集中的剂量问题和建议可以在文献（AAPM，2007）中查阅。

除了已经提到的成像方法外，超声成像也能对某些癌症定位发挥作用，在前列腺癌中的应用尤其重要。然而，它主要用于检查或指导治疗定位，有时也用于外照射时前列腺近距离放射治疗的永久性植入物（见第54.4节）。对于患者数据采集，其作用微不足道，本章将不再进一步讨论。其他非放射性设备有时也用于患者的准确定位或复位（见第48.2.2节）。它们可以基于放置在患者皮肤上的标记物（如红外线反射模块）或植入体内的射频发射器（见第9.6.4节）。

可用于患者图像采集的设备有很多，其中一些是专门为放射治疗而设计的。即使它们在放射治疗部门的应用不再是必需的，模拟机仍在使用中。2014年在26个欧洲国家进行的一项调查显示，每个部门有1.4个模拟机（中位数）（Grau等，2014）。因此，在讨论CT、MRI和PET/CT设备之前，我们将简要地介绍现代模拟机的特性，包括这些成像设备的原理和使用，它们在治疗计划中的具体用途将分别在第32、33和34章中处理。

9.2　普通X线模拟机

9.2.1　摄像和透视模拟机

目前还很少有制造商提供放射治疗普通X线模拟机。在欧洲和北美市场，主要是Varian Acuity模拟机（见图9.1）。2004年发布的Nucletron Simulix Evolution模拟机已不再可用。Acuity模拟机在机架上安装了一个X射线球管，它由位于模拟机支架上的一个高频发电机（40～150kVp）供电。该球管可用于射线摄像模式或脉冲荧光透视模式（每脉冲4～250ms）。

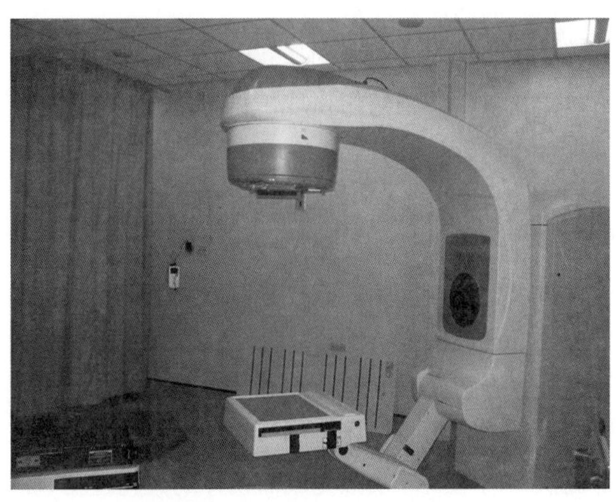

图9.1　Varian的Acuity模拟机

该机型模拟了一个标准的直线加速器的运动。Acuity模拟机有一个固定的源轴距离（SAD）为100cm，这与大多数加速器设备相匹配，可以改变SAD距离（例如：80cm），以适合大多数治疗机。可以通过移动灯丝来改变视野的范围，从0.5cm × 0.5cm到44cm × 44cm。并通过减少散射X线比例来提高图像质量，减少患者辐射剂量。

与上一代模拟机相比，探测器的设计是主要创新。图像增强器被一个平面非晶硅板取代，由2048 × 1536排列的薄膜晶体管（TFT）组成，采集范围为39.7cm × 29.8cm。图像以15帧/秒的速度刷新。在加速器上也安装了该成像设备（见第13.2.3节）。面板可以向各个方向移动：源到探测器的距离可从105cm调整到180cm；横向和纵向运动允许对准非对称野的成像仪，并允许在锥形束CT模式下放大视野（见第9.2.2节）。

除了瓦里Acuity模拟机外，中国和印度市场上也存在其他具有标准参数的设备型号，同样可以调整SAD参数。

9.2.2　锥形束CT模拟机

前几代模拟机提供了一种选项，采用移床到固定位置以获得有限层数的CT图像。在球管组件的射线出口增加一个准直器来提高图像质量，在图像增强器表面及输出屏幕增加额外的准直器和额外的探测器来补充。

直接使用数字平板消除了需要额外的探测器，如果平板面积足够大，则可以通过单个360° 旋转获得身体三维图像[2]。这种方法被称为锥形束计算机断层扫描（CBCT）。CBCT已开发并用于使用模拟机进行患者数据采集，同时在治疗室对肿瘤位置进行三维验证图像引导（IGRT）（Jafrer等，2002）。这将在第13.3.2节和第13.3.3节中进行讨论。

Acuity CBCT选项可以采集身体长轴约15cm长度的体积信息，最多可以合并三个同样的长度，以提供大约45cm长度的容积信息。默认的源–探测器距离为150cm，在全挡滤线器采集模式下，重建

[2]　患者周围旋转弧度为 200° 时也可以获得比较好的图像，这样的好处是减少了辐射剂量，但图像质量略差。

FOV直径为25cm。在半挡滤线器采集模式下，通过横向移动成像器并相应扩大FOV，形成45cm的重建视野，但图像质量略有下降。在125kV条件下患者所接受的辐射剂量指数（$CDTI_w$）[3]头部约为90mGy，体部约为40mGy，采集时间约为45秒。

系列图像重建的厚度为从0.5～10mm之间。重建矩阵最高可达512×512像素。三维图像的重建时间取决于图像层厚和硬件，通常在1～2分钟之间。

安装在模拟机上的CBCT的主要优点是患者保持在相同的位置进行模拟和数据采集。患者周围的间隙孔径约为95cm，比传统CT扫描机要大很多。在模拟机激光灯的辅助下，可以很容易地在患者皮肤做出标记。

与标准CT相比，其主要缺点是由于散射增加而导致图像质量下降。此外，测定组织的CT值（Hounsfield Units, HU）并不准确；上下偏差约±50HU左右（Poludniowski, 2012）。

9.3 CT模拟机

使用CT进行模拟定位的设想在20世纪80年代末被引入（Sherouse等，1987）。从那时起，技术在不断发展。最初的设备为用于诊断的单排CT机，但目前的设备多为专门为放射治疗而设计的多层螺旋CT机。这些特定的设备被命名为CT模拟机（AAPM 2003）。所谓“模拟”是在三维数据采集之后，在一个特定工作站上完成，其中射束定义与患者的三维解剖重建（体素矩阵）相关。由于在射束确定时患者已不在治疗床上了，它被称为虚拟模拟（见第35.4节）。虚拟模拟的假设是患者是静态的，没有任何内部或外部运动，患者的几何形状以一个共同的参考系（或坐标系）从成像设备转移至加速器治疗机。此参考系可以通过一组正交激光束进行显示（见第9.6.1节）。最新的进展考虑到了内部运动，更具体地说，主要是呼吸运动（见第9.6.3节）。

[3] 加权CT剂量指数是严格定义的剂量，它表示扫描视野内患者所接受的平均剂量。

CT模拟机的特征是患者在治疗体位下形成三维模型，具体内容如下。

9.3.1 X射线球管和发生器，探测器

放射治疗模拟定位时，身体大部分组织和器官通常使用层厚小于3mm的高质量数字重建X线片（DRR），在后期用于验证患者相对于治疗机的位置（见第35.4.4节），这意味着每个患者有超过100张图像。为了减少运动伪影，图像采集时间必须足够短，同时又要确保定位患者的吞吐数量，因此X射线球管承受的热负荷特别大。球管接受高负荷的容量以数百万个热单位（MHU）表示。建议球管的热容量至少为5MHU，冷却速率至少为0.5MHU/min（AAPM，2003）。用多层CT替换单层CT显著减少了采集时间和X射线管负荷（Godman，2008）。

CT模拟定位机管电压可在80～140kVp之间调节，电流可高达400mA。电机的功率通常在80～100kW左右。X线束在到达患者之前有准直器和滤波器对射线进行硬化和补偿。穿过患者后，X线到达固态探测器。在轴向平面上，可以有700或更多个的探测器，从而形成扇形排列。目前多使用的多层探测器，在纵向上2～3cm的距离上有16排或16排以上的探测器，由于射线是锥束状发出，这就需要一个特定的重建算法来校正它。必须意识到，在多层扫描中，层厚由探测器的纵向尺寸（通常在0.5～1mm）确定，薄层有利于三维重建，可以提供各向同性分辨率。

应用于放射治疗中的最新CT设备为双能CT，它可以更好地评估组织密度（见第32.4.1节），并减少金属伪影（见第32.4.2节）。

9.3.2 孔径

目前CT扫描机都有一个内部圆形孔径，通常直径为70cm。对于放射治疗来说，70cm孔径太小了，乳腺癌患者模拟定位时需要扩展手臂，以便对乳腺和腋窝区域适当治疗。因此，CT制造商现在都提供专门为放疗模拟完成而设计的大孔径 CT扫描机，孔径为80～90cm（CEP 2009）。

X射线源和探测器之间的距离增加会导致图像

质量的轻微下降（噪声增加）和辐射剂量轻度增加（Garcia-Ramirez等，2002）。然而，在大孔径CT的定位优势和图像质量下降之间的权衡时，大多数放射治疗部门会选择其定位优势。

9.3.3　扫描视野（FOV）

标准扫描视野（sFOV）是指可以重建图像的区域（原则上为圆形）。这取决于探测器阵列的轴向长度和探测器宽度（见图9.2）。在位于sFOV和扫描架孔径之间的环中，虽然不能接收所有投影信息，但仍然有可能利用现有数据重建出质量较差的图像。此区域被命名为扩展视野（eFOV）。通过eFOV，可以在图像中显示身体某些部分（手臂、肥胖患者、偏离中心的患者）或定位附属设备（包括扫描床），信息均应在计算放射治疗射线束的剂量分布充分考虑。然而，在使用eFOV重建数据时应该谨慎，因为在CT值校准中可能会发生几何形变，进而与真实情况存在差异（Beeksma等，2015）。

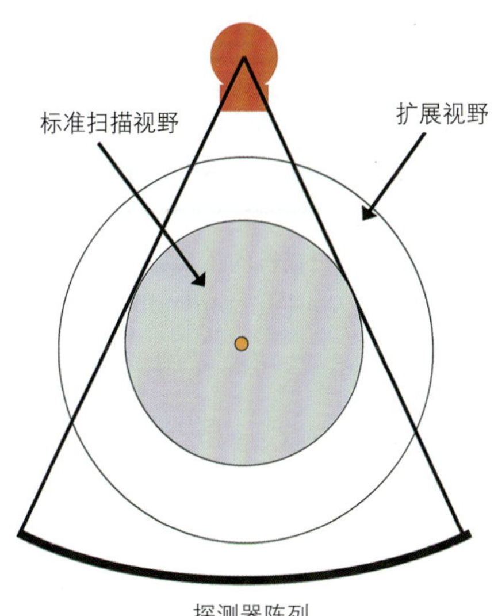

图9.2　扩展视野导致图像质量下降，可以通过包合在主旋转的有限扇区中的传输数据来计算扩展视野

典型的sFOV直径为50～60cm，而eFOV的直径在70～85cm之间。除非有必要，否则尽量不使用eFOV。

9.3.4　患者扫描床

在大多数诊断CT扫描机中，扫描床是弯曲的。在CT模拟机中，必须有一个平坦的扫描床面，尽可能接近加速器的治疗床。作为替代品，用诊断CT机作为模拟定位机时最好配备一个特定的专用床板，用于固定放疗附加设备。CT模拟机扫描床的运动有限。不能旋转床面，也不能横向移动。垂直升降的准确性很重要，单层和螺旋模式采集图像时，用于精确定义图像体素的纵向位置。扫描床的高度应严格沿着垂直方向进行调节。

从患者数据采集到放射治疗摆位参考坐标系均依赖于扫描床的几何精度。对于体重较大的肥胖患重，要保证扫描床不能因受压弯曲变形（最低耐受量为200kg）。

9.3.5　小结

CT模拟机主要特性的允许误差可以在美国医学物理学家协会TG-66出版物（AAPM 2003）中查询。

9.4　MRI设备

9.4.1　孔径设计及主磁场

MRI的基本原理见第33.2节。任何MRI设备主要部件都是为了产生主磁场B_0，以保证质子的旋转轴方向与主磁场平行。该设备主要有两种设计（见图9.3）：

- 开放式（或C形）设计，仅限于场强在0.2～0.7T之间的场强度
- 封闭式设计，用于场强在1T以上的MRI设备。

对于开放式设计，B_0是垂直的，而对于封闭式设计，B_0是水平的（平行于患者纵轴）。永久磁铁可用于高达0.5T（低和中场强）的磁场，它们可用于大多数开放式磁共振成像仪。对于高场强（1T～3T之间），B_0是由在液氦中的电磁线圈产生，以确保线圈的超导性。它通常由铌-钛制成，在温度低于9.4K时具有超导性，电流通常达到500～1000A左右。

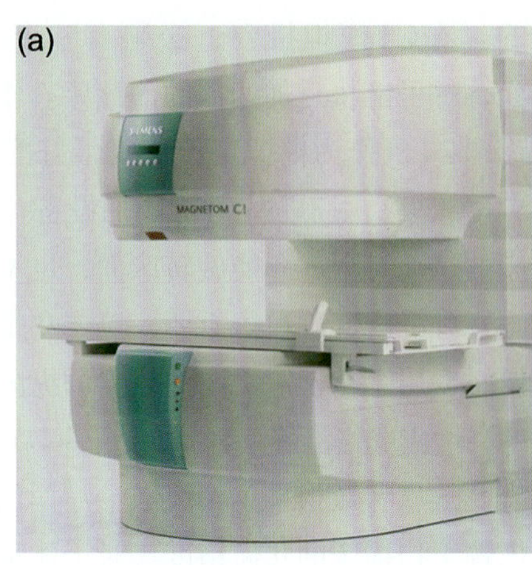

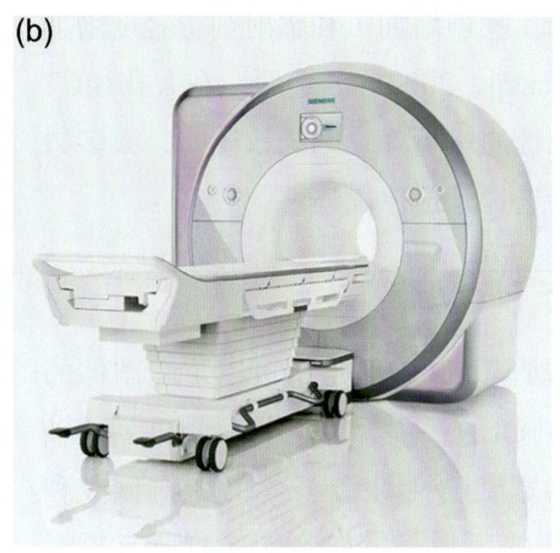

图9.3　西门子MRI的两种设计。（a）开放式Magnetom C. 0.35T（永磁体16吨）。（b）封闭式（直径70cm）Magnetom Skyra 3T（7.3吨）。

开放式设计更适合放射治疗，因为它更容易接触到患者，方便为患者使用体位固定装置。患者更容易接受，特别是有幽闭恐惧症的患者。然而，信噪比（SNR）与场强近似成正比，因此低场扫描机的图像质量略差，但可以通过增加成像时间来部分补偿。然而，过长的成像采集时间会增加运动相关的伪影（患者和内部运动），二者需要平衡选择。此外，低场强机器（永磁体或电阻电磁体）很难实现良好的均匀性。因此，大多数用于放射治疗的MRI机器都是封闭式超导扫描机，磁场强度通常为1.5T或3T。现代机器方便患者摆位，它们目前的孔径直径为70cm，而上一代的孔径小于60cm。

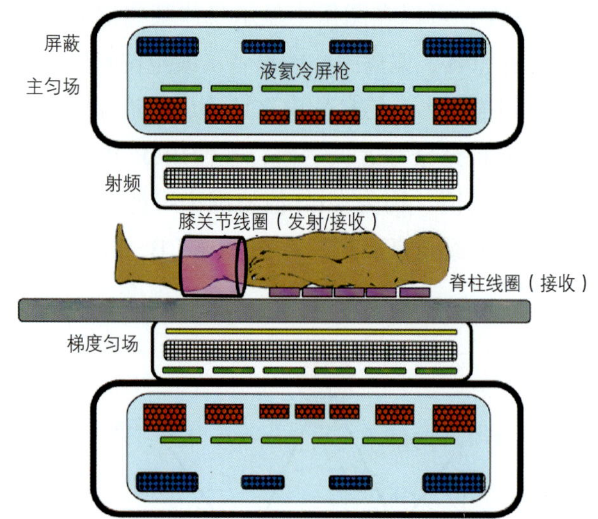

图9.4　封闭式超导MR扫描机的主要部件（见正文）（源自A.D. Elster, http：//mri-q.com/many-kinds-ofcoils.html）.

9.4.2　其他组件

图9.4显示了封闭式超导扫描机的主要部件。该设备主要以扫描孔为中心，外面包含多层线圈。在下面的内容中，我们将从外部简要地介绍。

- 屏蔽线圈的设计是为了防止主磁场超出扫描机太远；在主线圈和梯度线圈之间还有屏蔽线圈（见下文），以限制磁场快速切换产生的次生电流。
- 匀场线圈校正了主磁场固有的不均匀性，使该磁场在成像范围上尽可能均匀。这种均匀性目前表示为一定直径球形体积（DSV）的百万分之一（ppm）。典型值为在超过40cm时的DSV小于0.5ppm。
- 主线圈负责主磁场B_0。相应FOV通常在50cm×50cm×50cm左右。
- 梯度线圈用于对x、y和z方向上产生主磁场的线性修正控制和校准。这是编码过程的基础，它允许将共振信号映射到相应体素，从而得到3D图像。这些梯度线圈有一个有规律的“开关”，以根据体素位置改变共振频率或相位。最大梯度强度通常在30～45mT/m的范围。开关过程的特点是脉冲上升时间达到最大值，峰值梯度强度除以脉冲上升时间是所谓的旋转率，通常在120～200T/（m·s）的范围内。
- 射频（RF）脉冲线圈产生B_1磁场，用来与介质交换能量，必须垂直于B_0。实际上，B_1电磁波的磁性成分必须与核自旋的自然进动（Larmor频率）有相同的频率才能产生共振，这个频率与B_0成正比。在1.5T时为63.9MHz，在3T时为127.8MHz。它的最大振幅大约在10～50μT。这种波以几毫秒的脉冲形式发射。根据脉冲序列（角度、持续时间和重复频率），可以获得不同类型的共振。

RF发射后，相同的线圈可作为接收器（R）从激发态自旋系统中收集振荡的净磁通量，并推导出组织特征参数，如自旋强度和弛豫时间T1和T2。然而，在大多数现代扫描机中，接收线圈是与发射线圈分开的，除了一些特定的线圈，如头部或膝关节线圈。

- 患者线圈是射频线圈，没有嵌入扫描机，但具有特定的形状，可以放置在靠近身体成像部位的特定位置。也有内部线圈，如直肠内线圈。它们可能仅是接收器（R），或同时具有发射-接收（T/R）功能，对于膝关节，如图9.4所示。

核磁共振扫描机的其他主要部件是：

- 液氦低温制冷系统；
- 磁场失超（超导性丧失并突然变成气体）时得到保护的应急系统；
- 针对其他电气元件的附加冷却系统；
- 一种与适当电子设备相关联的射频发生器来传输和接收MR信号；
- 各种电子和计算机的设备，以控制扫描仪，处理和显示各种信息。

9.4.3 专门用于放射治疗模拟定位的MRI扫描机的特点

仅针对大孔径而言，使用MRI扫描机来获取放射治疗患者的数据并没有多少具体要求（Paulson等，2015；Schmidt和Payne, 2015；Sun等，2015）。以下放疗MR模拟定位扫描仪列出了主要的特征：

用于放射治疗的其他诊断成像设备（CT、PET），床面必须是刚性且平坦的，理想情况下是和安装在加速器治疗机器上的床面完全一致，并可以连接患者体位固定装置。如果MRI机器完全用于放射治疗，而不是使用额外的装置，最好有一个特殊的床面，可以直接嵌入射频线圈。

- 表面线圈目前被用作接收器，可提供感兴趣的小区域高灵敏度扫描，它们不太能适合放射治疗的要求。体部线圈是首选，但为提高信噪比，它们通常被放置在非常接近皮肤的地方。应注意避免对皮肤的挤压和由此导致的体表的变形（Paulson等，2015）。也可以用特殊设计的线圈，前提是不能降低图像质量（Nyholm等，2014）。
- 患者体位固定装置最初并不是配合MRI扫描机使用的。除了难以在直径为70cm的孔径内安装外，还存在不兼容性、小金属物体被磁场吸附的风险，以及由于固定装置的存在而导致图像失真的可能。如今，与MR兼容的患者定位装置已经有了解决方案，事实上，现在许多标准定位装置都兼容MR。一般而言，在决定安装和使用MR扫描机时，对重量、外部磁场和射频干扰保护（法拉第笼）有特定的约束和安全要求。因此，对放射治疗的任何特殊需求（例如安装额外的壁挂式激光灯系统）都应事先仔细充分考虑。

磁共振融合在加速器治疗机上，和一个直线加速器集成来执行IGRT，则需要特定的适应核磁共振扫描机，其中最重要的是需要将主磁场分成两部分以便为治疗束留出空间（Raaymakers等，2009）（见第14.4节）。

关于使用MRI图像制定放射治疗计划，还有另外两个重要的问题：1.需要图像失真校准，2.在没有CT数据时需要获取电子密度信息。这两个问题都将在第33章中讨论过。

9.5 PET/CT扫描机

9.5.1 从单光子发射成像到正电子发射断层扫描成像

核医学成像在20世纪60年代开始被广泛应用。

原理包括给患者服用一种具有代谢特性的放射性药物，导致身体某些部位放射性核素浓度更高（见第34章）。与治疗用途不同的是，所选放射性核素必须能够发射出γ射线，这样就可以通过使用γ摄像机采集身体各个部位的放射性核素浓度，这些设备最初产生平面成像。与提供解剖信息的传统X射线成像（衰减系数）不同，这种成像方式提供功能信息，有助于表征组织良恶性和肿瘤的范围。与X射线成像中的CT扫描机的引入类似，单光子发射断层扫描（SPECT）的出现是一个重要进步，其中γ探测器可以围绕患者旋转，重建三维图像。

虽然目前仍在不断发展，但SPECT检查成像在放疗计划中的应用仍然非常有限（见第34章）。图像分辨率较差，约为5mm。此外，在大多数临床病例中（肺部除外），增加的信息内容没有太大价值。人们对基于检测正电子复合产生的反向双光子的成像技术更感兴趣。

正电子发射断层成像（PET）利用了这样一个原理，即当氟-18（或β+）示踪剂被注入人体时，发射的正电子几乎已经达到它们的静止能量时，与组织电子复合，同时产生两个方向相反的511keV的γ光子（即在180° 方向）。患者周围360° 都存在小型探测器，当其中两个恰好在同一时间检测到511keV的γ光子时，发射点很有可能位于连接两个探测器的响应线（LOR）上的某个地方[4]（见图9.5）。

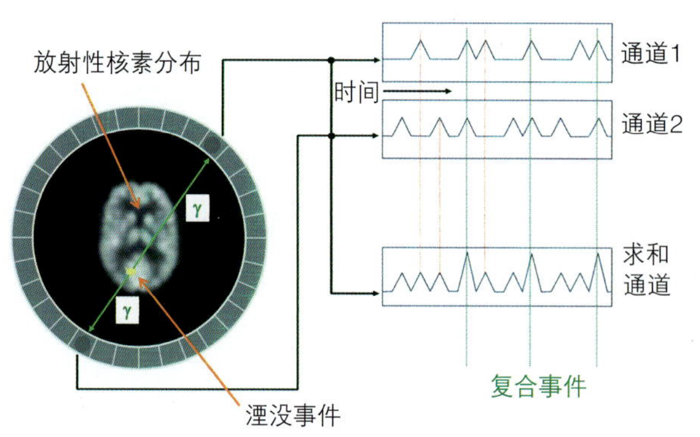

图9.5　PET扫描图像重建原理：当同时检测到两个511keV的光子时，被认为是在连接两个探测器的直线上的同一个点发射的（Stephen Bowen提供）

[4]　这有可能是偶然的巧合，或同时探测到初级光子和散射光子，分别称为随机重合或散布重合，但已经设计了避免发生的办法，只保留真实的重合，这是唯一对图像重建有意义的。

对数据采集过程中获得的所有LORs进一步处理可以重建一个二维（2D）图像，显示放射性药物摄取显著的区域。

最常用的放射性药物是^{18}F标记的脱氧葡萄糖（^{18}FDG），它是一种葡萄糖类似物，可以被肿瘤摄取，肿瘤里葡萄糖代谢通常升高。因此，^{18}FDG PET成像已被证明在肿瘤学中具有临床价值，有助于标记难以活检的组织特征，检测隐匿性癌症并确定癌症范围，其他放射性药物也可以使用（第34章）。

大多数正电子示踪剂的共性是快速衰减。^{18}F的半衰期＜2小时，这意味着必须保证从生产中心快速运至医院，或者必须在现场有一个专用的回旋加速器。在后一种情况下，人员配备需求和设备基础设施资源要求相当高。另一个困难是来自非密封源的污染和外部暴露于高能光子的风险，需要采取适应辐射防护安全措施。空间环境布局也有要求，因为患者必须在注射指示剂后开始检查前休息30～60分钟。

9.5.2　PET扫描机的主要特点

9.5.2.1　基本情况

PET扫描机的详细特征不在本章中讨论。本章侧重于对各种组件进行基本介绍。有关更多信息，读者可以参考专业文献（见Fahey，2002；Oehr等，2012；Saha，2016）。可以参考国家电气制造商协会（NEMA）标准（NEMA，2012），采用统一的方法来评估PET扫描机性能。

9.5.2.2　γ探测器

511keV光子的检测由闪烁体耦合光传感器完成。

闪烁材料必须对511keV光子具有高灵敏度（实际上指高密度和高原子序数材料），较短的闪烁衰减时间，对给定能量能够高光能输出，以及在511keV下狭窄的能量分辨率。根据制造商的不同，该材料有几种选择：锗酸铋（BGO）、氧正硅酸润滑油（LSO）、氧正硅酸钆（GSO）等。在不同特征之间折中选择，晶体厚度必须大到足以吸收大多数光子，约20～30mm之间。

单个探测器的大小对图像分辨率至关重要。它通常在4mm × 4mm到6mm × 6mm之间。在最新的设备中，目前有20 000～30 000个这样的闪烁体排列在相邻环上（通常大约有40个），可以快速获取3D图像（见第9.5.2.3节）。

传统光传感器是可将光转换为电流的光电倍增管（PMTs）。这些晶体被分成位于四个PMT前面的块状晶体（通常是8 × 8到13 × 13）。通过处理来自这四个PMT信号，能够识别出被γ射线击中的单个晶体。有用其他类型的光传感器取代PMT的趋势（Schneider等，2015；Schug等，2015），这样，来自单个探测器的信号就可以被分离出来，进而提高分辨率。

9.5.2.3　数据采集与图像重建

探测器是固定地分布在患者的周围。

第一步，每个探测器接收到的脉冲强度通常是能量在511keV左右的光子。对于最新的扫描机，能量分辨率窗口（FWHM）通常在15%左右。

为了避免巧合，单个探测器接收到的每个信号必须与来自探测器的相反区域（包含FOV的整个环的一部分）信号进行比较（见图9.5）。如果它们在同一瞬间的时间窗内被接收，则被认为一致，称为巧合窗，这通常是在4～12纳秒之间。

第一代PET扫描机基本上是二维的。这意味着位于轴向（或横向）平面上每一圈探测器几乎与其他探测器分开工作。相邻的二维图像连接提供了一个三维图像。为了限制随机或散射巧合的数量，将由1mm厚的铅或钨箔制成的环型隔板间隔放在两个探测器环之间，以消除来自相邻层面的大部分光子。然而，大多数最新的PET扫描机都被设计成在没有任何间隔的三维模式下工作，接受相对于轴向平面倾斜发射的相反光子是一致的，灵敏度显著提高，减少了采集时间。有些机器有伸缩的隔板可以在2D或3D模式下切换工作。

探测器的几何排列和数据处理选项会影响包含在三维重建中体积的范围。在横向方向上，轴向扫描FOV主要依赖于探测器环的大小。它的直径通常在55～60cm左右，但一些机器上可以达到70cm。在纵向上，轴向范围或FOV通常在15～22cm之间。要扫描身体较长的区域，必须连续几个扫描。

主要有两种图像重建算法。分别是滤波反向投影算法和迭代重建算法，第一种类似于CT成像中使用的方法。迭代重建方法从评估图像开始，将计算结果投影并迭代改变图像内容，直到计算的投影与测量的投影匹配。后者更受欢迎，伪影少且信噪比高，特别是在运动幅度较小的区域。

图像质量的另一个重要改进是通过分析到达探测器所需的极小的时间差异来识别沿着给定的LOR发射点的可能性。这种方法被称为飞行时间（TOF）法PET扫描。它现在已经在大多数商业扫描机上实现了。目前TOF分辨率小于500ps。确定γ射线发射的确切点是不可能的，但源发射的LOR区域可以被确定，区域大小取决于探测器的时间分辨率，进而提高了信噪比，特别是对于体型较高大的患者。

在重建算法中需要有几个修正。其中，衰减校正具有特别重要的意义，它解释了发射光子之间的衰减差异，取决于它们到达探测器之前穿过组织的厚度和密度。为了进行这类校正，必须获得511keV光子在每个体素的衰减系数信息。在一些早期设计的PET扫描机中，一个低活度外部光子源在患者周围旋转以获取传输数据。现在这种方法已经过时了，因为所有最新的PET扫描机都与CT扫描机相耦合。

9.5.3　PET/CT扫描机

9.5.3.1　基本原理

结合PET和CT扫描机的最初想法是在一次简化临床CT和PET扫描过程的会议上提出的（Townsend，2008）。第一台实验机器于1991年被临床使用。它由一个标准CT扫描机组成，在后面连接有两组BGO探测器。1998年之后开始了商业化发展（Beye等，2000），解决方案是在同一个支架上安装紧挨着的一个PET和一个CT扫描机（Townsend等，2003）（图9.6）。

虽然CT和PET图像使用软件配准（见章节35.2）可以实现（Pelizzari等，1989），但它既复杂又不准确。该复合机型有两个主要优点：简化和改进了衰减校正，其次是实现了解剖图像和功能图像的内在配准。

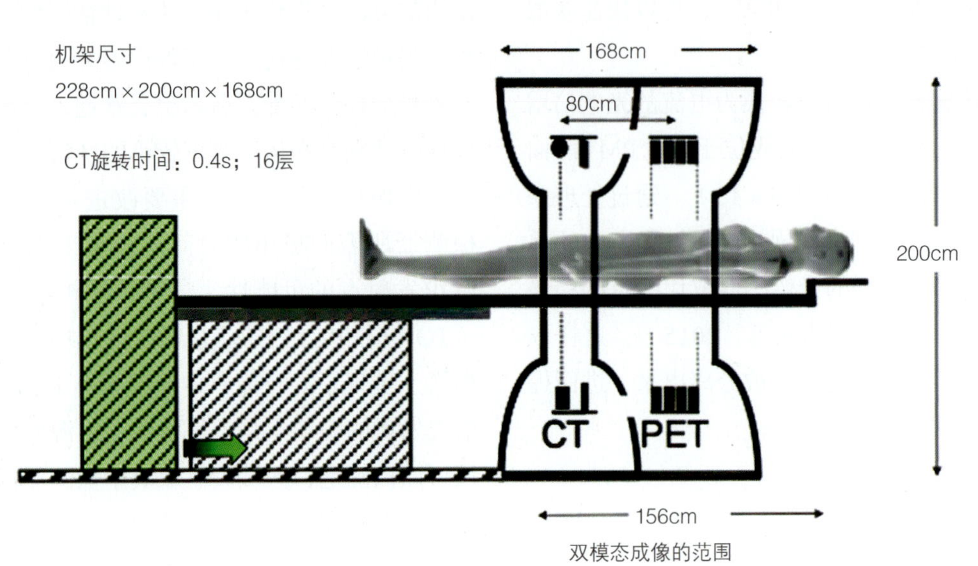

图 9.6 标准 PET/CT 扫描机的结构（源自：Townsend 2008 AAPM）

第9.5.2.3节讨论了进行衰减校正的必要性。融合到PET图像上的CT图像提供了衰减校正所需的所有信息，尽管应该由130kV的诊断X射线能量来确定衰减系数，以转换成511keV γ射线的衰减系数（见第34.3.2节）。

对于PET/CT扫描机，如果患者不移动，这两组图像之间就会有一个自然的几何配准。但PET扫描比CT扫描需要时间要长很多，所以必须考虑到患者在扫描间移动的可能性[5]。需严格配准，如果出现误差，应通过硬件和/或软件进行修正。对于体型较大的患者，患者配合在保证刚性空间融合方面起着重要的作用。CT和PET成像位置之间床下沉可以忽略不计。单独PET机器不再在发达国家销售。前后分离的PET/CT机器更具有优势，使它更容易维护和更新，但实际上新的PET/CT组合机器通常作为标准配置或选项，这些都是基于CT技术的最新进展。

9.5.3.2 PET/CT扫描机的实际设计与执行

图9.7显示了不同制造商的PET/CT扫描机的示例。总体外观类似于CT机，因为这两部分通常被封闭在同一个外壳中。然而，PET/CT扫描机比标准CT机器更大；房间尺寸必须足够大，满足扫描床的纵向完全平移。飞利浦Gemini机器的一个原始设计是将两个独立外壳安装在可以连接的轨道上，留下一个30cm开口，或为了更容易接触患者相隔88cm。

对于放射治疗，扫描机孔径是一个重要参数，标准孔径为70cm，但飞利浦和东芝有大孔径型号，PET和CT孔径分别为88cm和85cm。

从图9.7可以看，不同设计之间最显著的区别在于患者的支撑设备。西门子和东芝也选择了类似设计，将整个组件都在轨道上移动。GE的解决方案是基于一个地板和床板双系统平移方案。飞利浦只有床板移动，但有两个独立的机架外壳。

PET/CT成像对放射治疗的贡献在不断增加，详细信息在第34章讨论。在过去10年另一种进步是引入融合PET/MR系统，其中PET扫描机与MRI设备耦合提供了两种同步采集的可能性（Disselhorst等，2014；Umutl等，2019）。

[5] 这一点与4D扫描（显示呼吸运动）尤其相关，因为在一个较长时间内呼吸模式可能会不稳定。

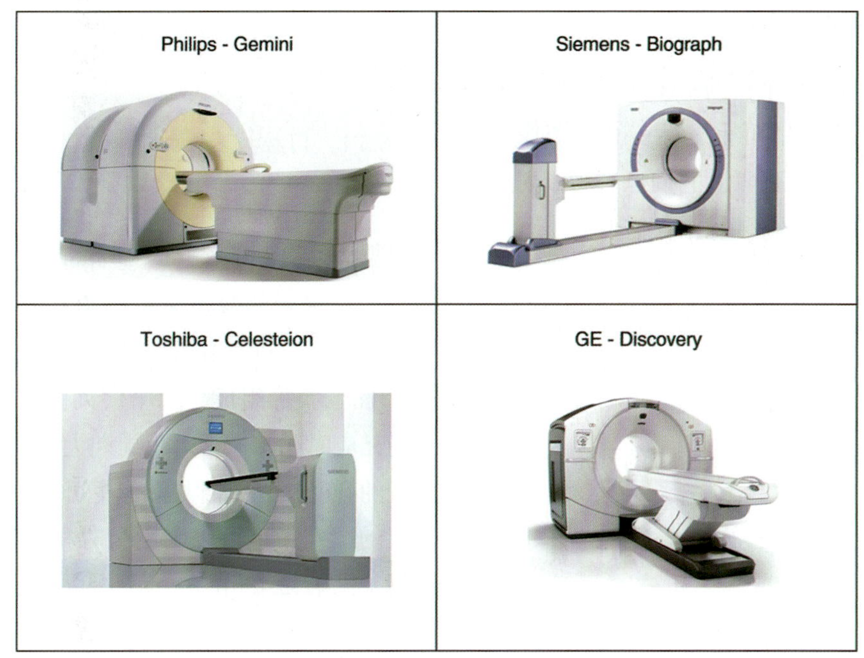

图 9.7　不同公司提供的 PET/CT 机

9.6　患者定位的附加设备

9.6.1　激光灯

激光灯是很重要的定位附加设备，是患者数据采集的必需设备。大多数诊断设备都提供了在机器等中心相交的嵌入式激光灯。嵌入式激光灯为患者摆位提供了帮助，但它们的准确性不适合放疗，因为放疗需要亚毫米的精度。因此，放疗中强烈推荐使用外置激光灯系统。

一个标准的放射治疗激光灯系统安装如图9.8所示。

至少有三组激光源：一组激光位于患者上方，投射一个矢状面，两个横向激光投射到患者皮肤上的一个交叉，由横断（垂直）平面与冠状（水平）平面的交叉组成。这三个平面必须与成像设备的轴完全对齐，并在等中心处相交。横断面在纵向方向上的偏移距离可测量，这种偏移量要确保横向激光灯完全可见，将床纵向平移的距离进行测量及评估。

激光灯系统可以安装在墙壁（和天花板）上，或安装在一个额外的框架上。它们可以固定或安装在轨道上，并实现远程控制其精确位置。可移动式激光灯的优点是可以在患者的皮肤上进行标记治疗等中心的位置（与成像设备的等中心通常不同）。在成像过程中，根据成像方式，特定标记可以通过激光投影放置在患者皮肤上并显示在图像上，以作为治疗期间患者摆位的参考。当然，加速器治疗室也配备同样的激光灯系统。

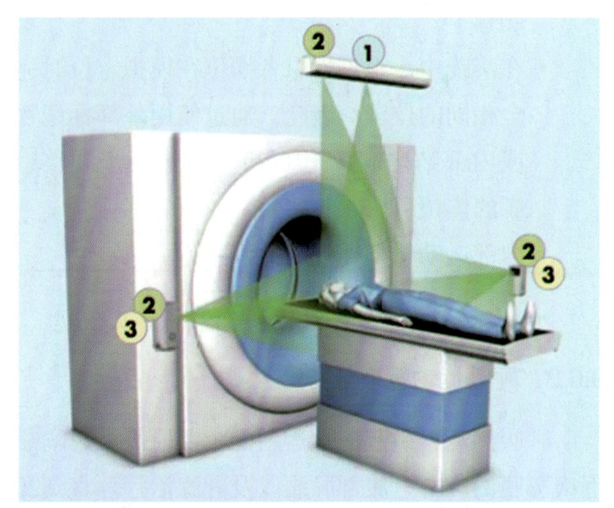

图9.8　标准激光灯系统组成：（1）一个矢状面；（2）一个横断面；（3）一个冠状面。为了完全可见，横断面和冠状面必须从患者两侧投射，在这个特殊的设计中，天花板上增加了一个横断面（2）（摘自LAP文档）

9.6.2 患者体位固定装置

许多辅助设备有两个目的：①确保在整个成像/治疗过程中患者摆位的可重复性；②在图像采集（和治疗）过程中固定患者。它们也有利于射线到达治疗部位，特别是进行乳腺治疗需伸展手臂和倾斜胸部。此类装置（乳腺托架除外）包括用于头颈部的面罩、头枕、口含器等；用于身体的其余部分的把手、压迫板、膝盖的楔形物、足部模块等。它们可以是标准的，也可以是定制的（单独成型的模具）。其中许多可以固定在床板上的预定位置。床板和患者在原则上可以被认为是一个固定组合，如果床板被重新放置在相同位置，它相对于患者（和肿瘤）应该是相同的。

此类设备使用存在几个问题：

- 模拟定位成像和放射治疗过程必须使用相同的体位固定装置。
- 如果定位床板使用引导系统，则所有过程必须相同。
- 定位附属装置需与患者成像及治疗设备兼容。有适合的孔径，而且它们不会干扰图像（有伪影、图像扭曲、阴影等）。也必须与治疗方法兼容（如考虑建成效应导致射束衰减或皮肤反应的可能性——AAPM 2014）。
- 在实践中，很难将患者摆位在模拟定位时完全相同的位置。因此，通过使用外部标记物或内部结构成像（IGRT）来进一步调整患者的体位。
- 内部运动（如呼吸）不可避免。

9.6.3 呼吸运动管理设备

呼吸运动是引起内部运动的主要原因。影响靠近横膈膜的胸部、腹部肿瘤以及乳腺治疗。直到20世纪末，人们一直在使用很大的外放边界以考虑肿瘤位移。从那时起，已经开发了一些技术方案来解决内部运动，更好地保护周围的健康组织。其中大多数都需要外部装置，可以分为门控、屏气和跟踪技术（AAPM 2006；Giraud和Houle，2013）。关于这些技术的实际使用的更多细节见第32.4.3节和第48.2.9.3节。

9.6.3.1 门控技术

通过门控技术，患者可以自由呼吸。然而，射束传输只发生在呼吸周期的特定部分（通常称为门）。患者的数据采集必须在同一个时间窗内进行。也可以进行4D CT协议下的患者数据采集，由3D图像叠加组成，每个序列图像分配到呼吸周期的相应时相（通常每个周期大约10个时相）。从患者的4D CT 10个时相图像中可能提取与所选时相对应的图像，也可以采用全时相图像制定4D放疗计划（见第32.4.3节）。

呼吸周期可以用肺活量计或胸部外围的绑带来监测，但外部标记物这一方法通常是首选。Varian实时位置管理（RPM）系统是最先采用的呼吸信号监测系统（Kubo等，2000；Mageras等，2001）。最初的设计是由一个简单放置在患者腹部（或胸部）上的小塑料模块组成，用红外摄像机监测模块上的反射点。理论上，摄像机所看到的反射点运动代表了患者的呼吸，被转换为呼吸信号，可以在预定义的时间窗触发图像采集，这被称为前瞻性门控。另一种称为回顾性门控，是同步相机信号与成像设备，以识别每个图像的采集作为时间函数；能够采集一个完整的4DCT图像，可以从中提取定义时间窗内的图像。回顾性门控可以生成患者的运动图像，由此可以确定肿瘤运动的范围。

对于这两种方法，RPM门控系统都可以跟踪放置在患者胸部的外部标记物。在加速器机房内，患者相对于摄像机保持静止，标记物的放大倍数是恒定的。然而，在CT扫描机中，扫描床会移动，所以放大倍数会发生变化。其解决方案是将相机安装在扫描床的末端，使相机和患者的相对位置保持不变。Varian现在引入了一个更复杂的标记块的新系统（见图9.9），它考虑到摄像机放大倍数的变化。

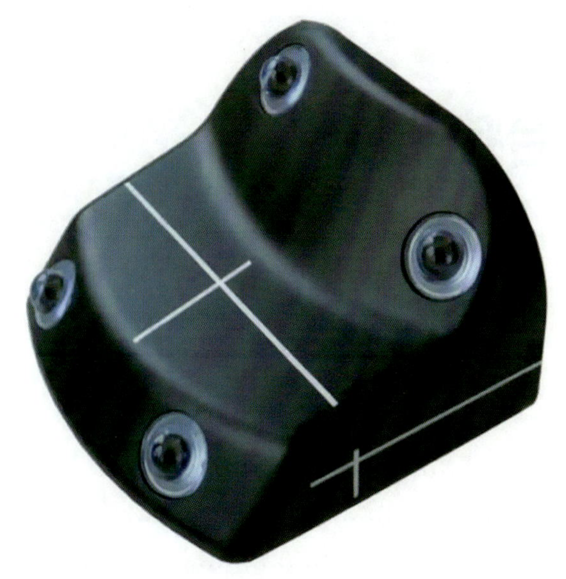

图9.9 Varian呼吸门控扫描仪（RGSC）系统的标记模块

9.6.3.2 屏气技术

在屏气技术中，患者的呼吸在呼吸周期的某个特定阶段被抑制（通常是深吸气），患者在屏气状态下进行放射治疗。当患者恢复自由呼吸时，射线束停止。然后重复整个过程，直到达到肿瘤的治疗剂量。显然，患者的数据采集与放射治疗必须在呼吸周期的同一阶段进行。

为了精确监测屏气情况，需要一个额外的设备。最常用的方法要求患者通过柔性管连接到肺活量计的口含器呼吸。由肺活量计测量肺量值，患者在屏幕上看到或在特殊视频眼镜上观察吸气量达到适当的水平时会停止呼吸（Mah等，2000；Garcia等， 2002），或达到该水平时，阀门自动关闭（Wong等，1999），后者由Elekta生产作为主动呼吸协调器（ABC）销售。

当使用自主屏气时，需要有一些方法在患者呼吸时停止射束。这可以通过Varian RPM系统来实现，通过设置一个狭窄的呼吸幅度窗口，这样当患者不在所需的屏气位置时，射线就会被关闭。

9.6.3.3 追踪技术

追踪技术更加复杂，是指治疗束跟随肿瘤运动。可以基于外部标记物，但更好的方法是追踪位于肿瘤附近的内部标记物。它们需要一个特定的患者数据获取和设计治疗计划的过程（Caillet，2017）。这是用Cyberknife治疗运动肿瘤的首选方法（见第14.2.2.2节）。

9.6.4 光学体表成像设备

光学体表成像可以为患者的再复位提供额外帮助。一个可见光网格被投射到患者的皮肤上。该图像是用固定的相机拍摄的，使其能够通过光学三角测量（成像测量）重建体表面的三维显示。Clayton和Thompson（1970年）就介绍了基于这一原理的设备，也有其他类似的建议。临床广泛应用始于2005年前后（Bert等，2006），还有其他一些系统现在已经上市（Hoisak和Pawlicki，2018）。

在加速器治疗室中，安装在天花板上的设备包括光投影仪和立体检测摄像机，并配备了电荷耦合设备（CCD）或互补金属氧化物半导体（CMOS）探测器。通常有三个投影仪-摄像机组件（一个矢状面和两个横向）指向加速器的等中心，以覆盖患者体表的相关部分，将重建的体表与从CT扫描中得到的参考体表进行比较。调整患者位置，直到这两个表面尽可能完全匹配。通过刚性或弹性配准算法（见第35.2节），给出关于如何移动患者的定量指示（原则上使用6个自由度：3个平移和3个旋转）。另外LED投影仪可以用来直接对患者皮肤位置提供视觉信息，而不是在显示器上显示数值（Carl.2018）。对于安装在封闭机架中的加速器（请参见第11.9.2.3节），摄像机投影系统的可见光采集难以应用。Delombaerde等（2019）设计了一种解决方案，使用安装在机架外壳后侧的微软Kinect深度摄像头[6]来实现。

这种系统不仅为初始摆位提供了帮助，而且还可以用于验证患者身份和在治疗期间监测患者的运动，在运动超出预先制定的允许误差时，自动限制射线出束。同时可以在使用门控或屏气技术时监测患者的呼吸。

[6] 它投射调幅光源并测量反射光的相位差，以提供基于飞行时间视野内的距离图。

第10章 kV级X射线治疗机

Tony Greener and David Eaton

目录

10.1 引言

kV级X射线应用于放射治疗最早是从外照射治疗开始的。多年来，由于高能直线加速器产生的高能光子和电子的广泛使用，kV级X射线的使用在逐渐减少。然而，kV级X射线仍然为许多机构的治疗范围提供了一个重要的选择，特别是对浅表病变。

在过去的十年中，近距离放射治疗已成为一种有吸引力的治疗方法，例如空腔近距离放射治疗、组织间插植近距离放疗[1]，以及皮肤病变和术中部分乳腺照射。一系列在低kV能量（<100kV）下工作的微型X射线源的新设备已经进入市场。屏蔽要求的减少和固有的便携性使这些设备能够在放射治疗部门的传统范围之外使用（Eaton，2015）。

原则上，kV级X射线是通过阻止在阴极和阳极之间电位差加速的电子来产生的。射束的能量或质量通常可以用其电位差大小来描述。然而，通过在射束中放置金属滤波器可以显著改变辐射能谱，在相同的加速电位可以产生不同质量的光束。因此，通常根据给定材料（通常是铝或铜）的厚度来定义射束质量，使射束强度降低到其初始值的一半的材料厚度被定义为半价层或HVL。这将在第22.2.2节中进行进一步讨论。

kV级X射线范围覆盖了10～400kV之间的X射线束，通常根据射束穿透率的增加分为不同的类别。这些反映了每个范围适合的治疗类型，以及其他物理考虑，如设备设计、光束特性和确定剂量率的方法（Klevehgan等，2000）。

1. 格伦茨射线（10～20kV, 0.02～0.15mmAl HVL）。位于最硬的紫外线和X射线之间，命名源自德语“Grenze”（意思是边界）。有时也被称为边界X射线。在这样的能量下，空气的吸收是很明显的。这个能量范围的射线很少用于现代放射治疗。
2. 近距离或接触性治疗X射线（10～60kV, 0.02～3.3mmAl HVL）。最初是为了重现表面辐镭治疗的条件而开发的。非常短的源–皮距（SSD）（通常为1.5～5.0cm）确保了深度剂量的快速下降，即使在广泛的质量范围内，提供了可达几mm的有效的治疗深度（BIR 1996）。近距离电子放射疗法的出现重新引起了人们对这一能量范围的兴趣。
3. 浅层治疗X射线（50～150kV, 1～8mmAl HVL）。这种能量范围受到高能直线加速器的影响最小，这些加速器为许多浅表病变提供了治疗选择，在许多情况下可作为电子的适当替代方案。射束特性使深度约为5mm病变被90%的表面剂量所包围。
4. 正电压或深部治疗X射线（150～400kV）。大多数临床应用产生的电位从160～300kVp，在此范围内的对应典型滤过器为0.5～4mm Cu HVL，治疗距离SSD为50cm, 90%的剂量位于入射皮肤表面下1～2cm。在该范围内，百分深度剂量随管电压而逐渐变化。管电压每变化50kV，局部剂量下降2%或更少，直到降至峰值剂量的50%（BIR, 1996年）。浅层治疗X射线和正电压范围的多种能量现在依然在许多单位使用（Palmer等，2016）。

10.2 X射线产生原理

10.2.1 X射线产生

如第3章所述，当高速电子撞击靶材料时，可能会发生三种主要的相互作用。

1. 电子受到靶材料的外周电子的影响发生偏转。这些能量损失导致原子激发并产生热量，这占了相互作用的大部分。
2. 入射的电子与内壳轨道电子相互作用，并有足够的能量激发它。由此产生的空位由一个来自外壳的电子填补，该电子发射的光子能量等于两个壳之间能量差。这被称为特征辐射，因为轨道壳层之间的能量差取决于靶材料原子序数。来自远离原子核更远壳层的电子将填补这个新空位。重复这个过程，导致发射一系列离散特征X

[1] 关于近距离放射治疗的详情参见第一部分。

射线。特征辐射只占产生X射线的一小部分。从钨中激发出一个K壳电子能量必须是69.5keV。钨主要发生K特征辐射，其能量为 59.3keV（范围为58～69.1keV）。

3. 韧致辐射（制动或刹车辐射）占X射线光子的大多数，当入射电子足够接近带正电荷的原子核时被其捕获，产生韧致辐射。由于这种制动效应而损失的能量以一个X线光子的形式发射出来。电子可以在与原子核的单次碰撞时失去它所有的入射能量。

10.2.2 X射线光谱

从靶上产生的韧致辐射能谱是叠加了离散能量的特征X射线的连续能量分布。在没有任何过滤时，较厚靶的能谱用以下方程计算（Johns和Cunningham，1983）：

$$I(E) = CZ\left(E_{\max} - E\right) \qquad (10.1)$$

其中：

$I(E)$ 为能量E下的韧致辐射强度；

C为一个常数，包括打靶电子的数量（与管电流成正比）；

Z为靶材料的原子数。

发射光子的最大能量（$E_{\max}$）等于轰击电子损失的最大能量，由施加的峰值kV（kVp）电压决定的。为了增加束流的强度，需要一种高原子序数的靶材料，并能够承受非常高的温度。钨满足这一标准（Z=74，熔点3380℃）。如图10.1所示，在E=0时，$CZE_{\max}$的最大强度在$E=E_{\max}$时线性降低到零。线下X射线面积给出的总发射X射线能量随$E_{\max}^2$和kVp^2增加而增加。对于经过过滤的射束，可以把kVp功率提高到更高，这正说明了稳定、可重复的kV控制对准确剂量传输的重要性。在实际应用中，通过固有和附加的均整器来衰减，优先吸收低能成分，产生滤波后光谱，如图10.1所示。均整器的厚度和类型决定了最小能量。如前所述，最大光子能量（keV）对应于所用的kVp。

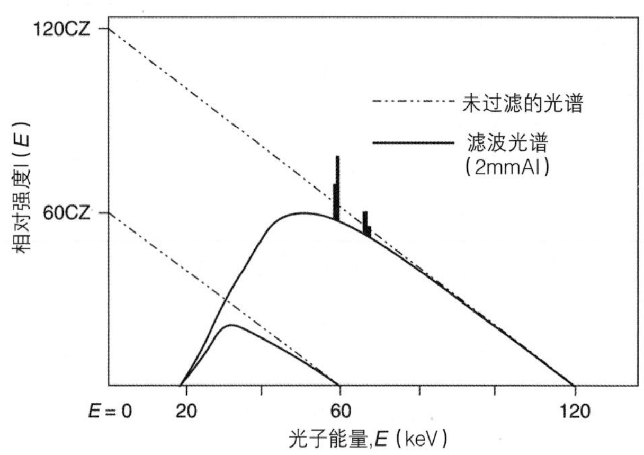

图10.1 从钨靶（Z=74）得到的峰值应用管电位为60kVp和120kVp的未过滤和过滤的韧致辐射光谱。K线特性发射叠加在滤波光谱上

10.3 实用的X射线生成器

10.3.1 X射线球管

近年来，与kV级X射线单元相关的设备有了许多进展，包括使用更有效和更坚固的金属陶瓷管取代玻璃来包绕X射线管，引入高频高压（HT）发生器，以及使用微处理器来监测和控制发生器参数。

传统的kV级X射线设备是围绕一个固定的阳极管设计的，根据设备的使用年限和类型，有多种可能的设计。标准的玻璃包绕固定阳极管已经被金属陶瓷管所取代（图10.2），相较于玻璃管金属，陶瓷管有许多优势。放射治疗X射线管是由一个真空管内的阴极和负极组件组成。阴极是一种钨丝，当通电加热时，通过热离子来发射电子。灯丝被安装在一个聚焦杯中，将电子聚焦到离焦点几厘米外目标的一个小区域上。阳极由嵌入在铜块内的钨靶组成。在阴极和阳极之间施加的高电压来加速从阴极向阳极发射的电子，高速电子能量沉积在靶中，如第10.2.1节所述。大部分能量用来产生热量，只有一小部分［从60kVp的0.5%到200kVp的1%（Meredith和Massey，1977）］被转换为X射线。

10.3.1.1 金属陶瓷管的设计

阳极接地焊接到一个坚固金属管外壳上，方便简单、冷却高效。阳极由一个完整的阳极罩保护，靶嵌在铜阳极内，以吸收不必要的X射线。阴极的HT电源由HT发生器插入陶瓷容器，减少了在绝缘表面放电的可能性。金属陶瓷管采用完整的铍窗（2～5mm厚），铍具有低原子序数（*Z*=4）和物理密度。对于相同的操作条件，与玻璃封装管相比，这种较低的固有过滤有利于输出的增加。因此，金属–陶瓷管可以在较低的管电流下运行，在给定的kVp下产生较低的射束质量。

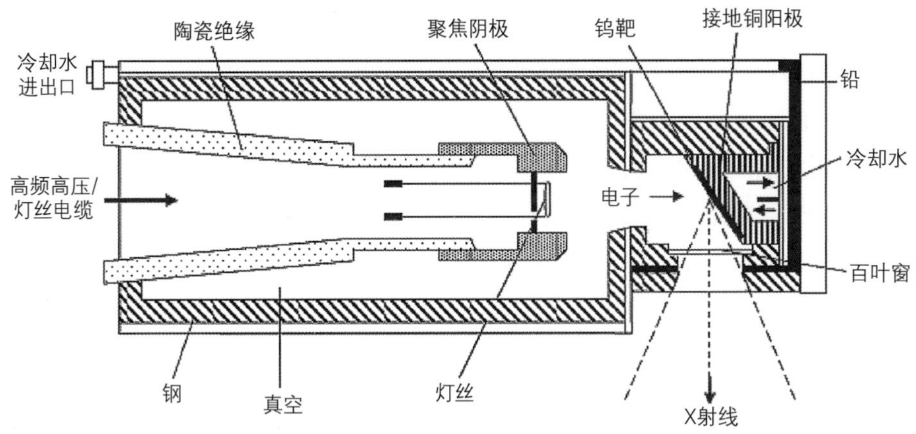

图 10.2　用于表面治疗的金属陶瓷 X 射线球管（Come tMXR161）的横截面示意图

10.3.1.2　接触治疗管

接触治疗管的设计要求靶尽可能接近治疗表面，使得球管的设计完全不同的，包括使用的输送靶（Chaoul单元）和反射靶（Philips单元）（Birch和Blowes, 1990）。最近，Papillon（Croce等，2012年）已研发了使用相邻的薄（0.8mm）铍窗的一个铜管和一个铼传输靶。

10.3.1.3　微型管

最近已经研发出了非常小的X射线管，它可以通过导管或细管引入体腔，在体内提供近似各向同性的剂量分布。Xoft Axxent （Rivard等，2006）使用一个微型X射线源，钨阳极集成了一个水冷却鞘，作为多腔导管（直径5mm）的一部分。INTRABEAE设备（Dinsmore等，1996；Eaton，2012）在加速线圈和转向线圈之间使用了漂移管（直径3mm），金靶位于半球形铍探针尖端内部。探针的外部涂有镍和氮化钛薄膜，以提高生物相容性。Safigoli等（2012）已经使用蒙特卡罗模拟方法研究了用这些设备产生X射线的理想排列方式（见第30.2节）。

10.3.1.4　空气中的靶角度和辐射分布

距离平方反比定律和射束路径中衰减材料的斜过滤量将控制射束的分布方向。垂直于阳极–阴极方向的射束轮廓应该是对称的。在阳极–阴极方向上不可能出现这种情况，即X射线会根据它们出现的角度在靶内被差异性吸收。与阴极侧相比，这种阳极足跟效应可以导致束轴阳极侧的束强度增加或降低（Klevehgan等，2000）。这种效应的大小取决于靶的角度和施加的kV电压数，而且它还受到在相对较短的源皮距上需要大型有用射束的限制。靶的角度定义为入射电子与靶之间的法线角，对于浅表X射线通常为40°，对于正电压设备通常为30°。对于多能量设备，选择较大的靶角度，使浅表能量处的有用野尺寸不会因阳极后足跟效应而显著减小。

10.3.2　X射线球管外壳

X射线球管外壳由一个密闭金属外壳组成，保护球管，屏蔽不必要的X射线。在距焦点1米处，设备在采用150kVp和300kVp时允许泄漏水平分别为1mGy/h 和10mGy/h（IEC 2010）。滤波器支架和涂抹器安装在射束出口孔的管外壳上。滤波器支架通常包含一个或多个微型开关，使系统控制单元能够识别编码的外部金属滤波器。对于源皮距大于40cm的正压设备，应提供辐射监测器以指示管输出速率（IEC 2010）。通常使用位于滤波器支架下游的输出电离室来监测（见第16.3.3节）。可以根据监测机器跳数（MU, Monitor Units）进行剂量校准，类似于直线加速器校准（Gerig等，1994）。

10.3.3　球管冷却系统

球管需要冷却是因为在kV能量范围内X射线产生效率低下，约99%的电子能量撞击靶以热的形式耗散。热量通过传导进入铜阳极块，通过对铜块直接进行水（或油）冷却来高效地去除热量。有些还可以使用包括远程热交换器进行泵浦冷却液的二次冷却。如果冷却液温度过高或其流量低于可接受水平，联锁就会启动，阻止束流运行。

10.3.4　高压变压器及整流

高压升压变压器、灯丝变压器和任何整流电路都位于一个单独的充满油的接地金属罐中。高压变压器具有固定的匝数比，其电压输出与输入值成正比。现代系统为升压变压器提供高频（25kHz）正弦波输入电压。然后，来自该变压器的高频高压输出被输入到一个由二极管和电容器网络组成的电压倍增器电路。该倍增器网络的输出电容器上的高压电压基本恒定（波动小于1%），并可通过外部控制电路以高精度（0.1%）进行动态监测和调节。从电压倍增器网络提供到X射线管的高频高压（HT）不需要进一步整流。低压变压器用于提供灯丝电流，因为灯丝相对于接地处于阴极电位，并且必须与初级输入电压隔离。

10.4　辅助设备

10.4.1　球管支架

一个良好的球管支架对于精准放疗是至关重要，它可以安装在地板上或天花板上。不能因为球管支架无法支撑球管到所需的位置而影响治疗。独立的可锁定运动应达到大多数射束方向。应能够精细调整球管的位置。因为涂抹器接触患者的皮肤是正常的，所以在驱动开关出现故障时中断电机驱动球管的运动是至关重要的。此外，在停电时，必须锁定所有的动作。

10.4.2　系统控制单元和用户界面

系统控制单元必须对重要的变压器参数和系统定时器具有完全和安全的控制，它通常包括一个启动、停止和紧急关闭开关。现代基于微处理器的控制系统与高压发生器衔接，并动态监测球管kV数和灯丝电流等参数。当曝光开始时，管电压在几秒钟内上升到所需的值。一些控制单元能够检测到不正常的上升周期，在完全施加管电位之前终止出束。在这个上升期间，来自X射线管的剂量率将从零增加到其稳态值。对于基于计时器的系统，治疗计时器将在按下启动按钮或在上升阶段的某个时间启动。由于通常使用稳态剂量率来计算治疗时间，上升区域可能导致剂量不足或过量，这取决于计时器启动的精度，这种校正被称为计时器误差，应该对kV和mA的组合进行剂量测定（Heales 等，见第46.8.4节）。这对基于监测电离室传输剂量的机器（就像大多数现代设备一样）是没有问题的，因为治疗是由控制单元根据传输剂量来定义和终止的（Gerig等，1994；Aukett等，1996）。控制单元还将连接到治疗单元和治疗室安全联锁中，只有在这些单元都成功完成后才允许治疗。在 IEC601-2-8（2010）中概述了用户界面的显示要求，这可能与控制单元集成或与控制单元独立通信。现代基于微处理的用户界面提供了更多的功能，包括球管自动准备程序和记录患者特定治疗参数。

10.4.3　机器联锁

与所有放射治疗设备一样，必须提供必要的联锁，以确保设备的正确、安全操作，并减少操作人员和患者暴露于任何不当的危险环境中（IEC, 2010年）。主要联锁和安全功能如下：紧急停机、启停开关，最后一人出治疗室/治疗门关闭，冷却器过温、冷却器流量、均整器到位；滤波器选择确认；高压发生器互锁（过电流、过电压、功率限制）；X射线警告、指示灯和声音报警。

10.5　束流过滤

从X射线管发射的辐射光谱包括相当多的低能量成分，这些低能光子在组织中迅速衰减，在更深的深度贡献很少的剂量，反而增加了浅表组织的剂量，对临床没有益处，因此必须大大减少低能成分，减少的程度取决于预期的治疗深度。为了实现对低能成分的优先吸收，需要在射束的路径上放置金属均整器。在某个能量范围内，根据近似的反比立方关系，光子发生光电相互作用的概率随着能量的增加而减小（见公式4.7）。低能光子比高能光子衰弱更大，因此光谱的平均能量会升高或硬化（图10.3）。滤波器衰弱了所有能量的光谱，但不应导致不可接受的整体降低。金属在要求的有用能量范围内应该没有光电吸收，因为这将导致该区域的高能光子的优先吸收。合成的均整器必须具有机械稳定性，易于处理，厚度均匀。在调试时验证所有滤波器的厚度和完整性很重要，因为整个滤波器厚度的不规则可能会对透射射束的均匀性产生不良影响。

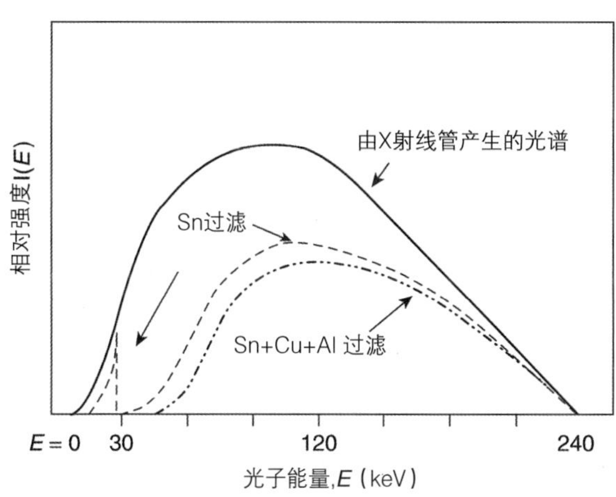

图10.3　单Sn（0.4mm）和复合Sn（0.4mm）+Cu（0.25mm）+Al（0.5mm）滤波器对240kVp X射线管产生的强度谱的射束硬化效应。曲线仅为了说明效果，更准确的曲线如图22.1所示

10.5.1　浅表能量

虽然高原子序数的金属往往会更有效地硬化射束，但由于滤波器往往很薄，不能保证其机械稳定，而且吸收边缘可能存在于所需的能量范围内。所以通常使用铝质滤波器（厚度高达2.5mm，具体取决于固有过滤量）。铜和铝复合均整器应用于更高的能量范围（120～150kVp）。

10.5.2　正压能量

足够厚度的高原子序数滤波器可用于正压能量。由于这些滤波器会产生特性辐射和不可完全去除部分的低能谱，因此使用了复合滤波器，即在第一个均整器下游放置低原子序数的附加金属均整器。这些滤波器优先去除残留的低能光子，对整个射束强度的影响最小。例如Cu+Al或Sn+Cu+Al（Thoraus）均整器（图10.3）。复合均整器的顺序是至关重要的，而且不能把均整器倒置。

10.5.3　均整器

大多数装置都有一个均整器存储箱，其中包含可互换的均整器，可以插入到射束出口孔下方，以产生不同质量的射束。均整器在盒子内及其支架的机械成型可以将每个均整器固定在箱中一个特定的位置。均整器有联锁功能，以便系统控制单元可以检测到任何均整器的拆卸，并在删除两个或多个均整器时指示错误信息。通常在球管启动或不使用时提供厚铅均整器。

10.6　射束准直和适配器

主准直器通常由一块含铅或其他重金属的锥形孔组成，放置在球管外壳和/或X射线管中。虽然也使用了具有光野的远距离准直系统，但次级准直器通常使用一组可互换的适配器来完成，覆盖整个治疗的尺寸范围（图10.4）。适配器的主准直器由一些大小和形状适合的挡块构成，它滑动到适配器支架下面，其厚度足以将不需要的射束减少到入射强度的1%以下。通过隔板的发散电子束的尺寸必须与适配器末端定义的射野尺寸完全匹配。有限小的焦点尺寸意味着在射束边缘会有一个半影区域，可以通过使发散电子束的边缘与适配器壁相互作用来进行修正。适配器的锥体部分通常由不锈钢制成的刚性结构组成。主辐射不应撞击适配器壁，任何散射辐射通常会以斜角入射到适配器壁上，如图

10.4所示。适配器壁比隔膜更薄，以降低其整体重量。IEC601-2-8（2010）给出了测量技术和允许通过适配器的辐射泄漏水平。对于一个10cm的圆形适配器，在射束轴的横向距离上距离限光筒远端2.5cm和4.5cm的空气中漏射率降至2%和 0.5%。适配器的最后几厘米通常是用透明塑料制成的，以方便适配器对可见表面病变的准确定位或标记。

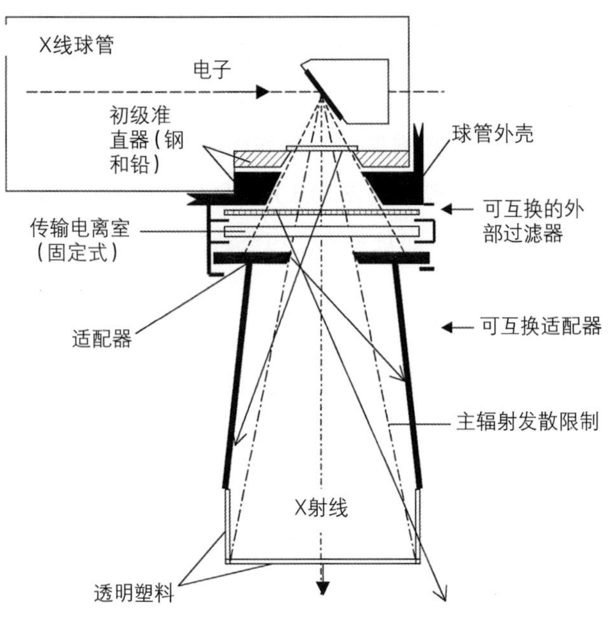

图10.4　正电压单元上的射束准直系统的横截面示意图。表面元件相似，但它们没有传输电离室或塑料涂抹器端板。用实线箭头表示散射辐射

10.6.1　表浅适配器

表浅适配器的典型源皮距范围从10～35cm，射束尺寸直径从1～20cm。适配器是开放式的，确保最大表面剂量率用于治疗浅表病变。

10.6.2　正压适配器

正压适配器的典型源皮距是50cm，矩形或圆形的野大小从4～20cm。在这个范围内的适配器通常有封闭末端，以紧贴患者的皮肤。这使得处理后的组织更接近适配器表面，从而增加了肿瘤的深度剂量占皮肤剂量的百分比。

适配器还准确地定义了治疗距离和剂量率。实际适配器源皮距应在调试时确定，因为小的源皮距差异可能导致空气剂量率随射束大小而发生巨大的变化。

10.6.3　接触治疗适配器

Papillon设备具有锥形适配器，源皮距为2.9～3.8cm，圆形野大小为2.2～3.0cm，使用固定的打开角度：45°（Croce等，2012）。

10.7　近距离电子放射治疗设备

10.7.1　临床系统

市场上用于近距离放射治疗的kV级设备除具有理想近距离放射治疗的一般特性，还有其他优点：

- X射线源到治疗表面的距离短，使治疗表面下的剂量随深度增加迅速下降；
- 使用低kV X射线，能量通常在50kVp左右。这最大限度地减少了对辐射屏蔽的要求，并简化了防护程序；
- 紧凑的源尺寸，允许引入体腔和管腔内；
- 当设备关闭时，无辐射污染风险；
- 没有源随时间衰减的问题；
- 可便携性，方便在放射治疗机构以外的场所使用。

为实现这些特性采用了很多新颖、多样的设计，最初通常使用球形适配器做乳腺癌术中放射治疗，但最近，表面适配器已经研发出来，用于治疗皮肤病变。因此在近距离放射治疗设备和专用的低能量（约50kVp）便携式设备之间存在一些重叠。一篇综述（Eaton等，2015）介绍了各种商业可用的设备，如表10.1。

除了这些X射线设备，还有一些直接使用的电子束设备，如直线加速器和Novac（Sordina IORT）和Mobetron。这些内容和X射线设备在Hensley（2017）的文章中有详细的介绍，请予以参考。

表 10.1 近距离电子放射治疗和紧凑型移动浅表放疗设备特性

设备（制造商）	加速能量（kVp）	管电流（mA）	基本几何特点	适配器（锥）尺寸（mm）	源皮距（mm）
Xoft Axxent（iCad Inc.）	50	0.3	点源（导管）	30～60 球 10～50 锥筒 20～35 圆筒	20～30（锥筒）
INTRABEAM（CarlZeiss Surgical）	50	0.04	点源（探针）	15～60 球 10～60 适配器 20～35 圆筒	10～26（适配器）
Papillon（Ariane Medical Systems Ltd）	50	2.7	准直源	22～30 锥筒	29～38
Esteya（ElektaAB-Nucletron）	70	0.5～1.6	准直源	10～30 适配器	60
Photoelectric therapy（XStrahl Ltd）	80	1.3	准直源	10～50 适配器	50

资料：引自Eaton 2015

10.7.2 术中适配器

在手术切除乳腺病变后，使用了由硬塑料（野内）制成的球形适配器（INTRABEAM）或充水气球（Xoft）（Eaton, 2015）立即对肿瘤术腔进行放射治疗。来自靶的kV级射线具有的各向同性分布的优势，使整个内部腔暴露。这两种系统都使用一定尺寸的适配器，在某些情况下使用额外小滤过器，以提供类似的有效的能谱。进一步的应用包括脊柱后凸成形术和其他部位，但临床试验结果仍有待观察。AAPM报告TG-182（2020）使用故障模式和效果分析对手术室使用这些设备治疗的相关风险进行了详细分析（见第45.6.3节）。

10.7.3 表面适配器

来自近距离放射治疗源的近各向同性发射可以进行修改，以模拟一种典型的表面治疗，例如，使用适当的准直器和锥形滤波器使射束变平（Eaton, 2015）。其他便携式低能准直设备已经被开发出来，能达到类似的效果（表10.1）。

第 11 章　传统医用直线加速器

Hamish Porter

目录

11.1　引言

kV级X射线束对于治疗皮肤病变和浅层肿瘤很有价值，但对于深部肿瘤，由于皮肤剂量高，限制了投射到肿瘤的剂量。MV级射束不仅更具有穿透性，而且它的主要优点是最大剂量点在皮肤表面以下（见第23.3.1节）。此外，由于射线与组织的相互作用主要是通过康普顿效应，局部吸收剂量不依赖于组织原子序数，对骨剂量也没有增强。

对于能量在300kV以上的设备，使用基于变压器的高压（HV）X射线发生器是不可行的，因此必须采用另外的电子加速方法，高能射束可以通过多种方式产生。将电子加速到高能的方法包括直线加速器、电子感应加速器和回旋加速器。电子感应加速器在欧洲广泛使用，可以产生非常高能的电子束（高达50MeV）。然而，它们体积庞大，束流有限，这些机器已经过时。回旋加速器能够在更高电流下产生高能电子束，可作为射线源为多个部门提供治疗束，现在少有回旋加速器系统在使用（详情见Masterson等，1995），发达国家主要用直线加速器产生MV级射线束。直线加速器产生的电子束可以通过打靶产生X射线（韧致辐射），靶的材料一般是高原子序数，电子线也可直接用于患者治疗。

本章旨在详细介绍直线加速器使用的技术。因此，它不仅涵盖了射束产生原理，而且还包括了这些机器临床使用所需的所有特性。在第13章中涵盖了大多数机器结合的相关的影像设备。本章中大部分材料也与第14章及第15章所述的专业设备的技术有关。为了进一步学习直线加速器的物理学，读者可以参考 Tsimring（2007）和McDermott（2016），它提供了关于微波加速、速调管、磁控管和电子枪的技术背景（2009），这是对驻波系统物理学的回顾。

11.2　电子直线加速器原理

11.2.1　MV能量的电子加速

电压加速产生的电子能量增益是基于以下关系：

$$\text{Kinetic energy}_{\text{electron}} = \frac{1}{2}m_e v_e^2 = -eU \qquad (11.1)$$

其中：

v_e 是电子速度；

e 是电子电荷（基本电荷）；

m_e 是电子质量，这里与其速度无关；

U 是用于产生电场的电压。

当电子速度在真空中接近光速时，该动能达到经典极限值（见第1.3.1.1节）。然而，根据狭义相对论的原理，MV级能量的电子是通过增加质量和速度来获得能量：

$$\frac{m}{m_e} = \frac{1}{\sqrt{(1-\beta^2)}} \text{ 其中，} \beta = \frac{v_e}{c} \qquad (11.2)$$

因而：

$$\text{Kinetic energy}_{\text{electron}} = m_e c^2\left(\frac{1}{\sqrt{1-\beta^2}} - 1\right) \qquad (11.3)$$

其中：

m_e是电子的静态质量；

c 是真空中的光速。

由于电压加速限制了电子的最终能量，因此需要另一种实际加速技术，即通过速度增加和质量增加来增加能量。当电子用来产生X射线和放射治疗时，电子迅速达到0.99c或更大，同时，其质量相对于静态质量增加了。这些比率的一些值见表 11.1。

由于产生非常高的静电电压是不切实际的，因此电子可以是通过电磁场而不是静电场加速。电磁场中的电子受到的加速力F由洛伦兹力方程给出：

$$\mathbf{F} = -e(\mathbf{E} + \mathbf{v}_e \wedge \mathbf{B}) \qquad (11.4)$$

其中：

V_e 是电子的（矢量）速度；

E和B 分别是电磁场的（矢量）电场和磁场强度。

如果电子速度与电场轴对齐，那么与电场相对的轴向力是标量积：

表11.1　电子加速器中电子质量与速度的关系

能量	m/m_e	$\beta=v_e/c$	速度（m/s）
1keV	1.00	0.0624	1.8710×10^{7}
10keV	1.02	0.194	5.8410×10^{7}
100keV	1.20	0.5476	1.6430×10^{8}
1MeV	2.95	0.9409	2.8230×10^{8}
5MeV	10.76	0.9957	2.9870×10^{8}
6MeV	12.70	0.9969	2.9907×10^{8}
9MeV	18.56	0.9985	2.9956×10^{8}
12MeV	24.42	0.9992	2.9975×10^{8}
15MeV	30.27	0.9995	2.9984×10^{8}
18MeV	36.13	0.9996	2.9989×10^{8}
20MeV	40.03	0.9997	2.9991×10^{8}
21MeV	41.98	0.9997	2.9991×10^{8}
23MeV	45.88	0.9998	2.9993×10^{8}
25MeV	49.79	0.9998	2.9994×10^{8}

$$F_{\text{axial}}=\mathbf{F}\cdot\mathbf{v}_e=\left[-e(\mathbf{E}+\mathbf{v}_e\wedge\mathbf{B})\right]\cdot\mathbf{v}_e$$
$$=-e\left(\mathbf{E}\cdot\mathbf{v}\right)\ \text{as}\left[\left(\mathbf{v}_e\wedge\mathbf{B}\right)\cdot\mathbf{v}_e\right]=0 \tag{11.5}$$

其中：

（i）所施加的磁场（B）不会加速在轴向上运动的电子；只能使它们偏转。

（ii）电子仅通过电场（E）加速。

在电磁场中，时间 t 时的轴向加速力为：

$$F_{\text{axial}}=e\left\{E_{\text{axial}}v_e\right\}=e\left\{E_{\max}\sin(\omega t)v_e\right\} \tag{11.6}$$

其中：

ω是电磁场的角频率；

$E_{\max}$是随时间正弦变化的加速场E_{axial}的最大振幅。

这是直线加速器的原理，它已被证明是一种对增加电子束能量或加速（改变动量）到“MV级能量”非常有效和实用的技术，并避开了在引言中提到的高压加速的限制。

值得注意的是，加速度或能量增益过程并不涉及微波光子和电子之间碰撞，光子的吸收会导致电子更具能量，因为这不能满足动量守恒。

相反，电子直线加速器中的能量增益发生在谐振腔中，在那里能量从电磁场转移到电子[1]。为了产生放射治疗所需的最终电子能量，需要一系列共振腔形成加速波导。对于目前的放射治疗加速器，所涉及的电磁辐射的共振频率在大约3GHz（波长为10cm）的微波范围内。

图11.1总结了电子直线加速器的组成部分。

脉冲电子束与适当频率的微波同相进入第一共振射频（RF）腔。然后，微波的轴向电场分量加速电子。从空腔中产生的电子束具有更高的能量，而微波光子则降低了能量，一系列共振腔构成了一个加速波导管。波导管在高真空下工作以尽可能减小电子与空气分子碰撞造成电子散射。

在放射治疗直线加速器中产生的高能电子束本质上是一种脉冲电子束。在静态和动态治疗中可以通过计数脉冲和脉冲重复频率来方便地控制剂量和剂量率。波导越长，能量增益就越大。实际上，这些波导长度从3～12个波长（约30～120cm）不等，以提供一系列脉冲电子束。产生脉冲电子束的能量从6～25MeV。该技术可以获得更高的电子束能量，但对更高能量临床需求很少。

11.2.2　早期带电粒子加速器

第一批带电粒子加速器之一——Widerøe粒子加速器[2]，开发于20世纪20年代早期（图11.2）。这个加速器使用交流电场，而不是微波辐射。随着质子速度的增加，管或空腔会变长，以确保在每个管中的传输时间相同——速度更高，管腔更长。为了正确运转，应把电流振荡频率和质子脉冲的速度进行匹配。

相位匹配原理是现代放射治疗加速器的基础。Widerøe将脉冲带电粒子束的速度（能量）与施加场的振荡相匹配，以确保束流脉冲只经历前向加速电场，这个原理被认为是当今直线加速器设计的基础。注意，在加速结构的每一个点上，带电粒子束都会经历加速场或零场，但不会经历减速场。然而，这种设计不能应用于脉冲电子束，因为它需要极长的管。

[1]　也可能有反向共振过程，此时电子反向将能量传到电磁波，这用来产生微波（见11.2.5）

[2]　Widerøe 使用钠离子和钾离子 www.library.desy.de/elbooks/wideroe/WiE-Ch03.htm

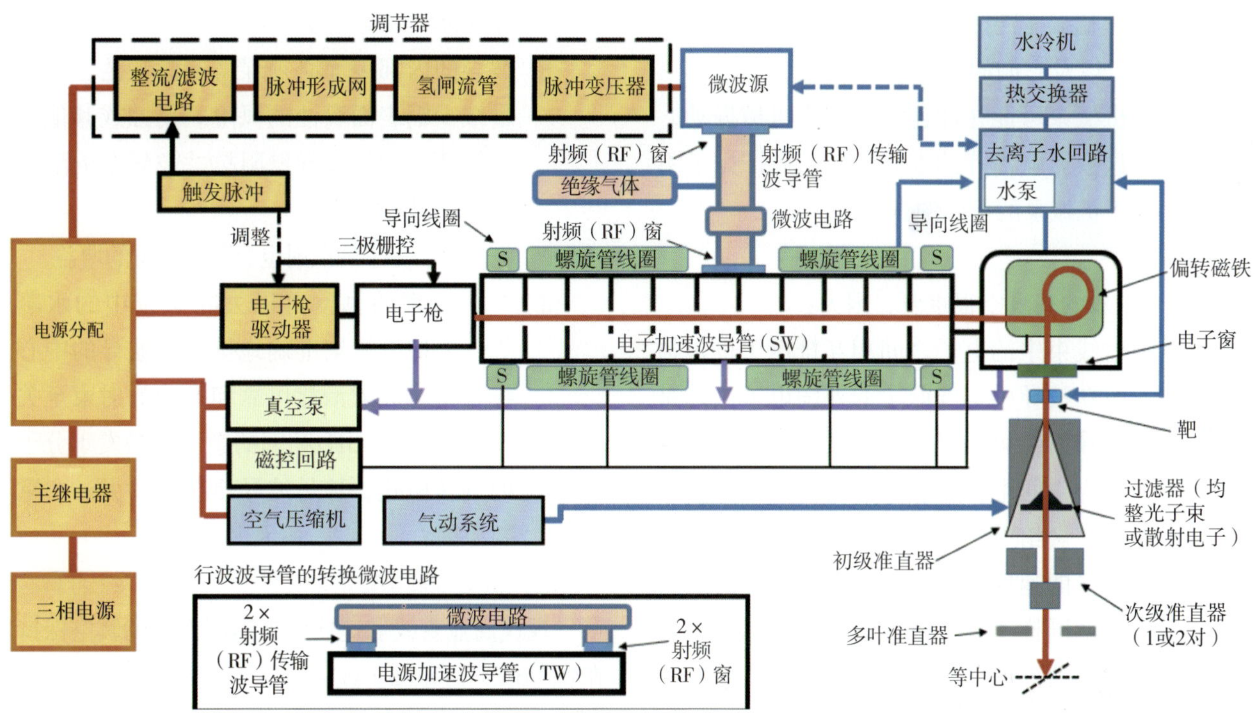

图 11.1　带有驻波（SW）微波电路的直线加速器系统的基本部件。对行波（TW）微波电路的必要修改显示在插图底部

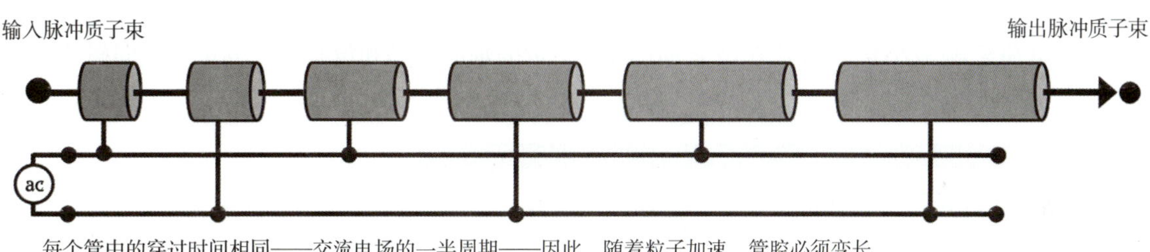

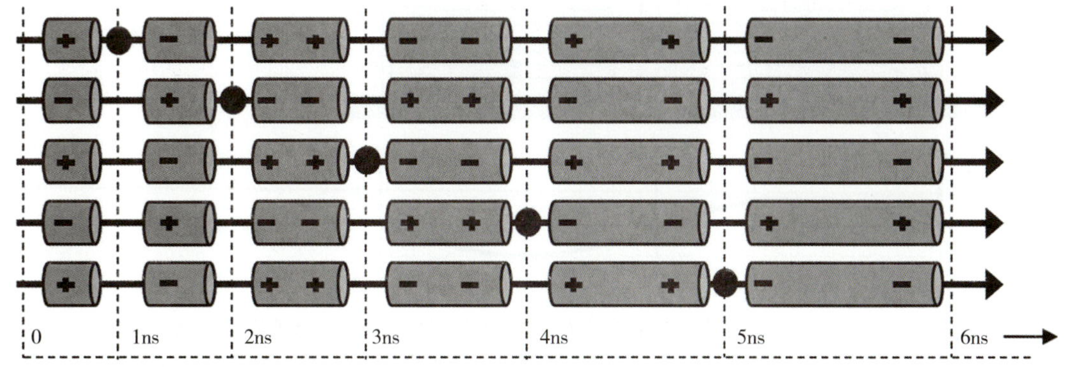

图 11.2　Widerøe 带电粒子加速器

11.2.3　现代加速器

现代电子加速器是在20世纪40年代早期发展起来的，具有以下优势：

a. 微波功率源使用二战期间为雷达导航开发的两种类型的微波源——英国的磁控管和美国的速调管，输出达到数千瓦，大小合适，可以安装在围绕患者移动的放射治疗加速器上。

b. 处理微波辐射的组件如波导管、传输线路，以及它们的组合已商业化。

c. 因机械泵可能在加速器中产生机械振动，而这会影响治疗的准确性，因此产生了不基于机械泵的可靠的真空泵。

一个可靠的高真空很重要，因为：

a. 窄射线束中的电子之间相互排斥（也包括残留在波导中空气原子的外围电子）总是会导致射线束偏离其中心轴——这种现象被称为空间电荷效应。这必须得到控制，因为它会给电子一个不平行于电磁场的轴向分量的速度分量，并会减少波导的能量增益。同样重要的是，这种发散的射束会击中铜波导的两侧和分隔空腔的虹膜，这将产生部件的局部加热（称为铜加热或I^2R加热），导致波导的热失真和局部脱气，增加了电子散射。高真空本身并不足以使空间电荷影响最小化，必须在波导周围施加外部螺线管磁场。

b. 波导的内部表面必须保持非常清洁，以尽量减少铜表面腐蚀的风险。腐蚀或其他化学损坏会增加波导壁阻抗，波导壁的阻抗应保持尽可能低。

c. 电子–气–分子的散射也会降低能量的增益。

d. 一个合理的真空可以去除系统中的水蒸气，并使电子束准确地排列到波导的中心线，这对放射治疗可靠和准确的射束至关重要。因为3GHz频率的微波将激发水分子的旋转模式，这是波导热扭曲的另一个重要原因。

现代商业直线加速器将加速部件中的真空保持在10^{-6}torr（130μPa）或更少。

在Widerøe原理的基础上，使用微波辐射和脉冲电子束，理想的电磁（EM）场分布如图11.3所示。这种特定场分布的边界理想条件—没有径向分量的轴向电场和没有轴向分量的径向磁场。

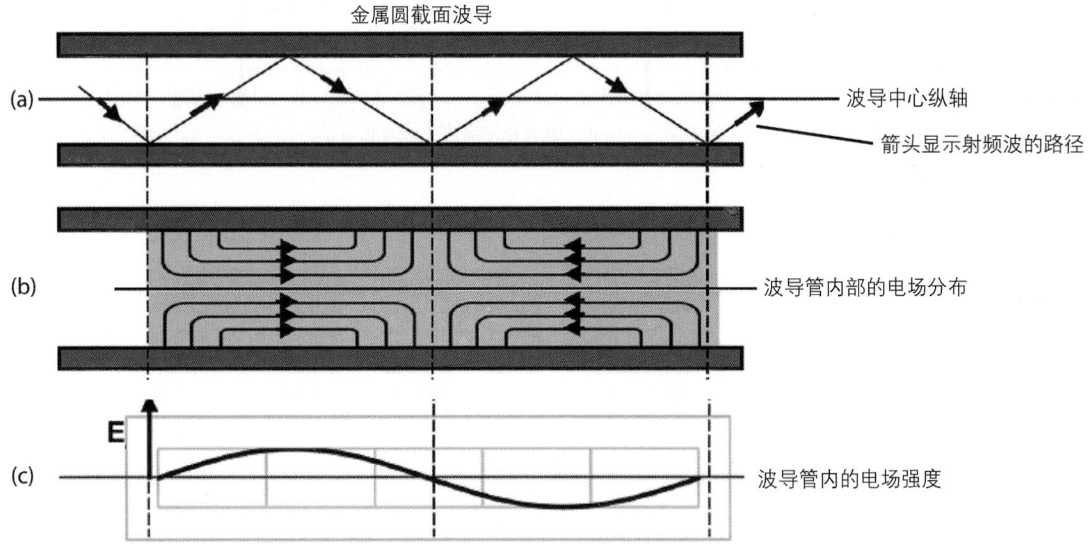

图 11.3 圆形波导内的磁场分布。（a）波通过波导的路径。反射作用将波导内的波速降低到低于真空中电磁波的速度。（b）电场分布。请注意，波导表面的边界条件为 E=0（允许波导处于接地电位）和（c）波导内部电场强度的最终分布。

如图11.4所示的圆柱形腔可能有几种TM（横向磁性）模式，这些模式如图11.5所示。其中一个$TM_{0,1}$圆柱形模式对电子加速波导尤其重要。这是在大多数放射治疗波导中使用的空腔结构。

该空腔共振的条件为：

a. $TM_{0,1}$模式共振条件基于腔长度和半径以及微波辐射频率。

b. 在共振时，轴向电场处于最大值（每厘米提供高能量增益），径向电场为零（与波导中心线的散度最小化）。

c. 磁场只有径向或方位角，没有轴向分量（也会使散度最小化）。

对于微波频率2856MHz（波长约10cm）的加速管设计，空腔直径约为8cm，每四分之一波长（约2.5cm）加直径约为2.5cm的圆盘虹膜，这有时也被称为碉堡腔，加上圆盘虹膜增加了波导阻抗。见图11.6。

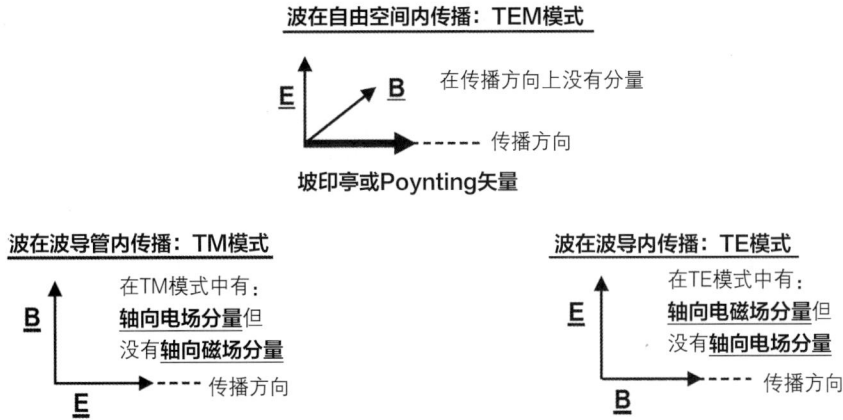

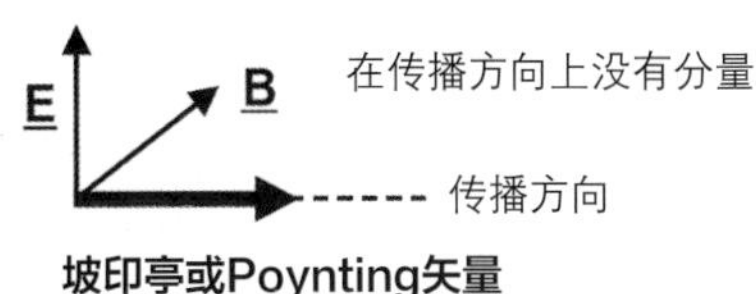

波在自由空间内传播：TEM模式

在传播方向上没有分量

坡印亭或Poynting矢量

波在波导管内传播：TM模式
B
在TM模式中有：
轴向电场分量但
没有轴向磁场分量
E
传播方向
波在波导内传播：TE模式
E
在TE模式中有：
轴向电磁场分量但
没有轴向电场分量
B
传播方向

图 11.4　电磁波传输模式的分类

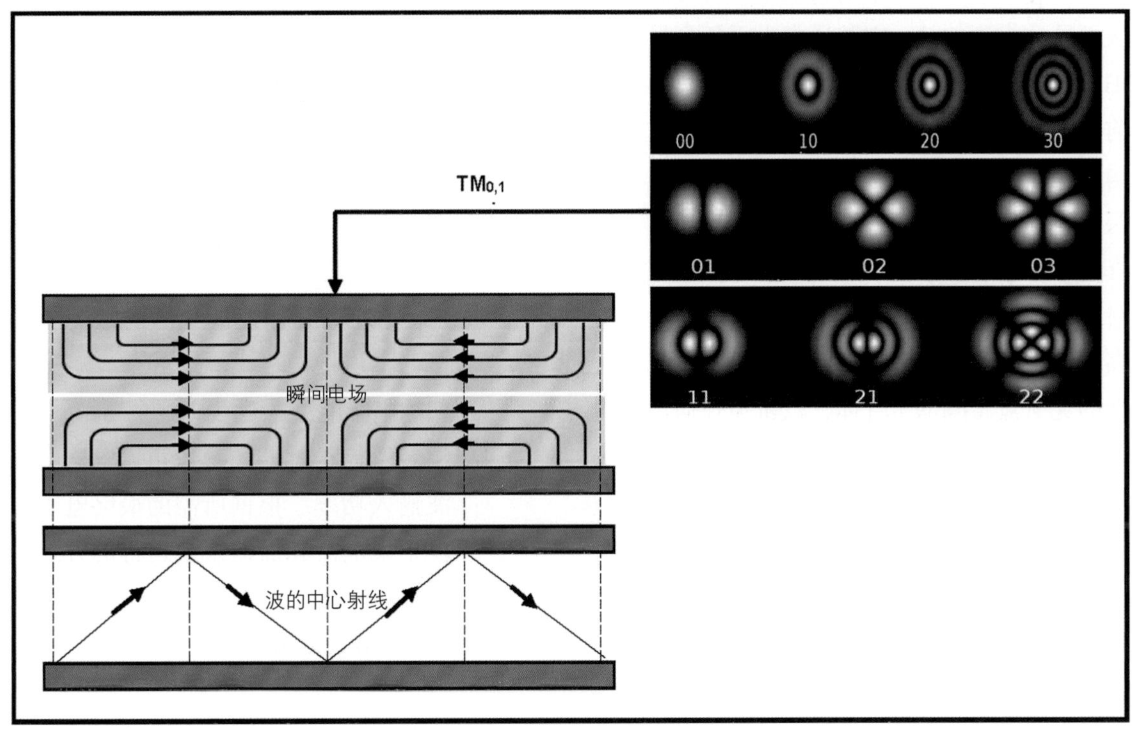

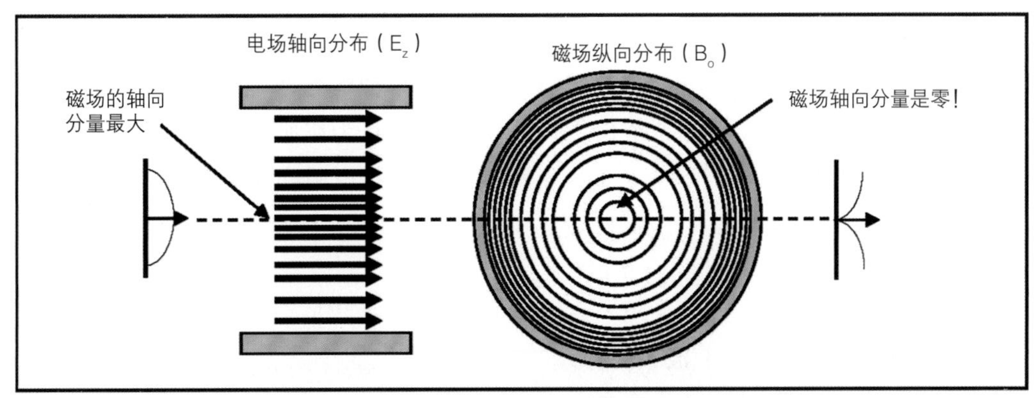

图 11.5　$TM_{0,1}$ 圆柱型模式示意图

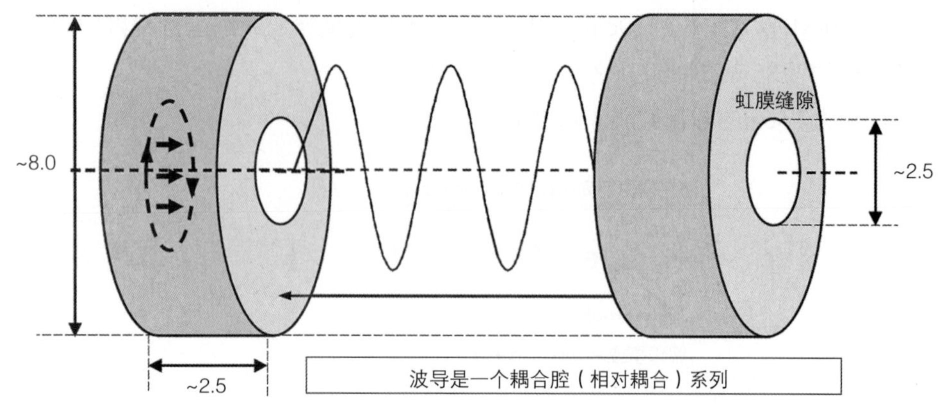

图 11.6　耦合谐振腔。波导是一系列相位耦合空腔（尺寸以厘米为单位）

虹膜孔允许电子束通过并到达下一个腔，同时将微波场相位耦合到下一个腔。空腔由非常低阻抗的铜构成，为最大限度减少加热的可能性，表面加工必须非常光滑，表面微小的尖锐畸形可能破坏共振，从而导致表面加热。空腔通常由无氧高导热率（OFHC）铜组成，将空腔焊接在一起和波导抽真空之前先进行化学清洗。将一组空腔组装成波导的机械构造是一个高技能的过程。

医用直线加速器从工厂运到临床现场通常波导处于真空下，以确保表面没有污染物，如果在其临床生命周期内中，由于服务或维修状态波导必须破坏其高真空到大气压状态，通常在波导管中充满缓慢流动的无氧氮（OFN）气体，以避免任何污染，特别是来自水蒸气污染。

波导管的设计频率或波长必须小于波导的截止波长或频率，这是该结构特征。在高于截止频率时，通过波导辐射能量效率开始因衰减或反射而降低。一般来说，当效率降低时，这将导致波导的额外加热。

加速器系统中电磁辐射的群速度（v_g）是能量沿波导传输的速率。根据定义，$v_g<c$，其中c是电磁辐射在真空中的速度。

在一个半径为r的无虹膜的波导（例如一个长腔）中$TM_{0,1}$模式相速度（v_p）是：

$$v_p = \frac{c}{\sqrt{1-(\lambda_D / 2.61r)^2}} \qquad (11.7)$$

相速度总是大于c。对于设计波长为λ_D=10cm，相速度接近c。影响波导性能的重要参数是群速度[3]。

电子脉冲频率与微波辐射群速度同步时，电子脉冲被注入到该波导结构中。因此，电子脉冲沿着波导的中心线经历一个加速的轴向电场，并与微波辐射保持一致，直到波导末端（图11.7a）。

随着微波辐射的轴向电场增加，电子的能量随着质量和速度的增加而增加，微波辐射能量降低。

一个3GHz的微波能量为2×10^{-24}J，如果我们想用这种射频将电子加速到20MeV（3×10^{-12}J），需要微波提供大约1.6×10^{12}J能量。

电子束脉冲离开加速波导时的最终能量取决于：

a. 初始电子能。
b. 波导管能量增益（eV/cm），这取决于微波输入功率。根据所需的最终电子能量、电子束电流和加速系统运行的方式，微波输入功率在2.5～7MW之间。电子束最终剂量率与电流成正比。

在直线加速器中电子在许多次小加速中获得的能量，与kV级X射线设备的单步能量增益相比较可以用一个简单钟摆类比（图11.7b）。

我们现在认为在加速波导中发生的两个特定过程，对放射治疗应用特别重要。

[3]　任何模式局部辐射速度（群速度）的降低都被称为波导的阻尼，而受虹膜孔的影响，进一步降低了辐射速度，被称为波导加载。

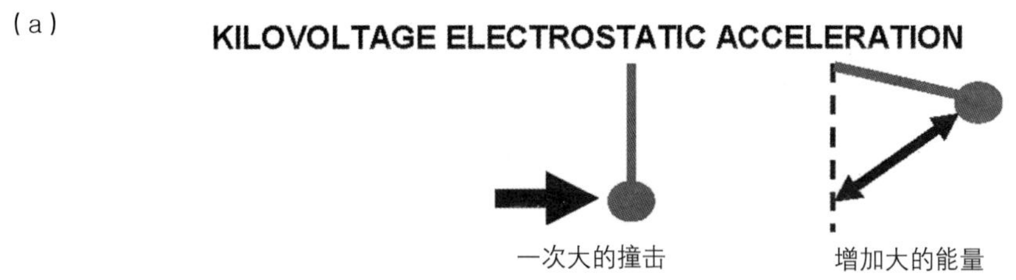

（a）

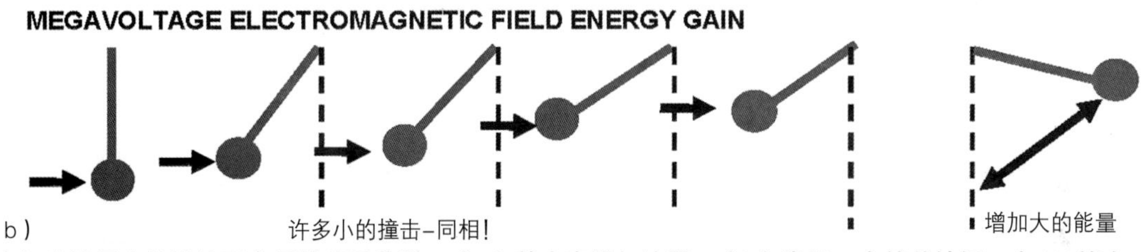

（b）

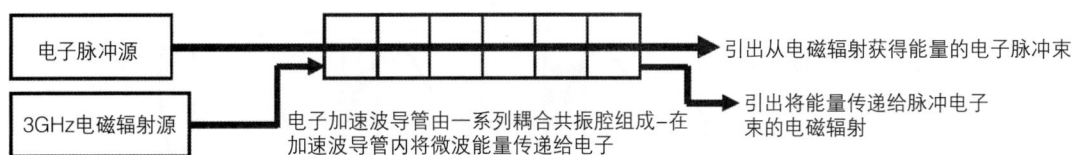

图 11.7 在加速波导中从微波到电子的能量传递。（a）基本直线加速器。（b）类似一个简单钟摆：在 kV 管中，连续电场相当于产生大电子能量增益单一冲击；在直线加速器中，当电子在波导管中行进时，微波在最佳时间（同相位）对电子产生小冲击（能量脉冲），直到电子达到所需能量

11.2.3.1 电子聚束

图11.8a说明了聚束的过程。电子束以一系列脉冲的方法以平行波束进入加速波导，其轴向速度沿波导中心轴（通常称为波导中心线）。

为简单起见，考虑一个包含三个电子的脉冲。在初始脉冲中，电子1的速度略小于电子2，而电子3的速度略大于电子2。

脉冲随着电场强度减小，电子1被加速大于电子2，电子3小于电子2。这将导致脉冲缩小或聚束。

脉冲通过前几个空腔后，脉冲中电子能量升高达到一个极限值，其中聚束效应被空间电荷扩散效应所平衡（图11.8b）。这在直线加速器中是一个重要过程，意味着加速波导的输出是一系列几乎相同的脉冲，每个脉冲包含相似数量的电荷和较窄的电子能量分布。

11.2.3.2 电子质量增加

在图11.8c中，我们可以看到，随着电子能量的增加，电子速度从最初的80keV增加到如表11.1所示因子v_e/c和电子的质量增加所对应的速度。对于最后6MeV能量的临床电子束，电子质量增加到静态质量的12倍左右。当最终能量为23MeV时，电子质量的增加约为静态质量的45倍。腔的长度可以以波导操作模式定义的方式变化。

11.2.3.3 电子束能量与电流的关系

我们定义：

输入电子束流∝（每个脉冲的电子数）×（每秒的脉冲数）=（每脉冲所带电荷）×（枪脉冲重复频率） （11.8）

和：

每电子平均能量增益（假设所有微波功率的损失都由电子获得）

$$=\frac{\text{微波失去的功率}}{\text{每个脉冲的电子数}\times\text{脉冲重复频率}}$$

$$=\frac{\text{微波失去的功率}}{\text{枪电流（每秒的电子数）}} \quad (11.9)$$

因此，如果通过增加每个脉冲电子数或prf来增加束电流，则可用功率必须在更多的电子之间共享，每个电子能量增益减少。因此，我们得出一个可能并不明显的结论：

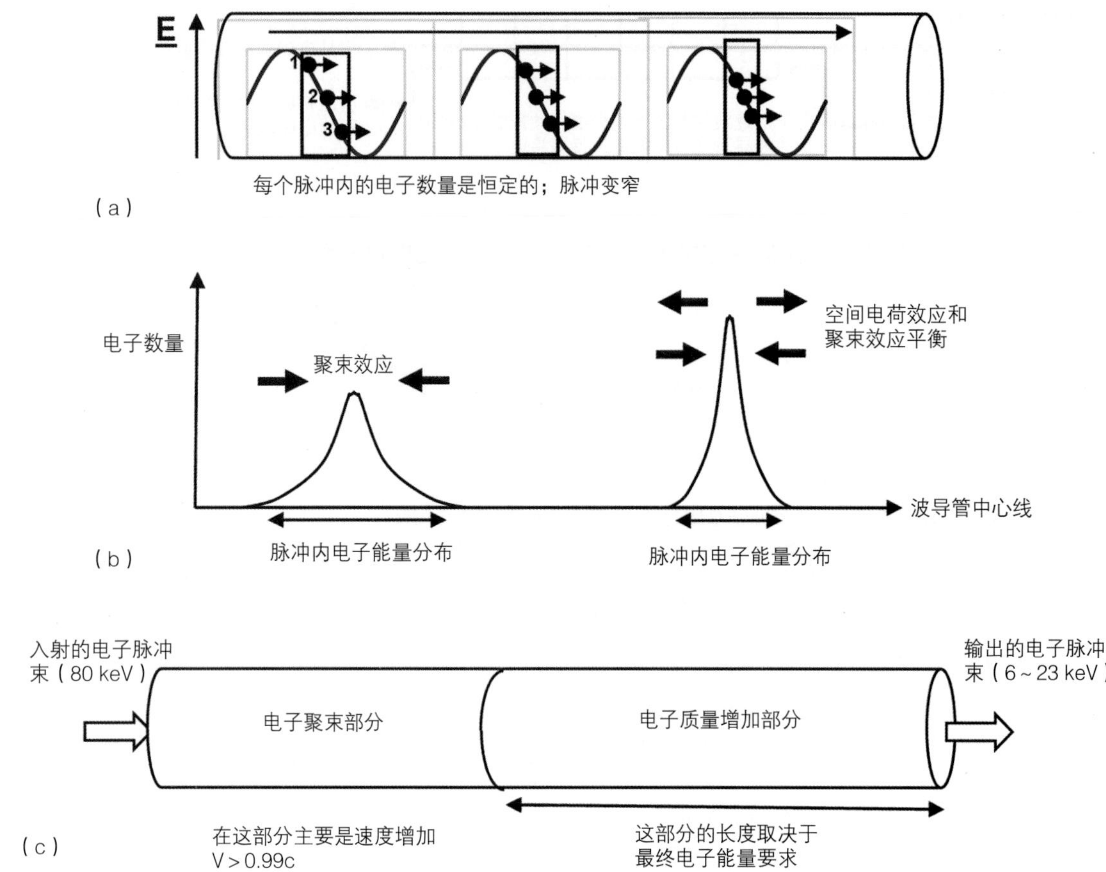

图 11.8 加速波导中的电子聚束和质量增益。（a）负载加速波导中的电子脉冲束。（b）电子脉冲聚束和空间电荷扩散的平衡。（c）加速波导中的聚束和质量增加部分

$$\text{输出的电子能量} \propto \frac{1}{\text{束电流}} \qquad (11.10)$$

11.2.3.4 电子加速波导管原理概述

a. 在波导一端输入一个能量约为80keV的电子脉冲束。波导是非常纯的铜，加工精细，非常干净并处于真空状态。这种电子束应该是尽可能接近平行中心轴，使电子速度几乎都在轴向分量中。

b. 频率为～3GHz和波长为～10cm的微波辐射也被输入到波导中，其脉冲与电子脉冲相位匹配。

c. 该波导由一组同轴谐振圆柱形腔组成，其尺寸被调整可以产生谐振模式，具有：
i.一个轴向电场分量，但没有轴向磁场分量
ii.一个径向或方位角磁场分量，但没有径向电场分量。

d. 腔由带有孔径的铜盘（虹膜）隔开，使电子束可以通过，耦合相邻腔中的共振条件。

e. 重要的是，不允许微波辐射在真空中以电磁辐射的速度沿着波导传播。如果发生这种情况，电子脉冲将永远不会赶上射频电场分量的加速部分。空腔尺寸的组合可以减慢电磁波速度，加载虹膜波导管，可以减小微波速度。

f. 在波导初始部分，电子速度增加到几乎是电磁辐射的速度，电子脉冲聚束产生一系列几乎相同的脉冲，这些脉冲分布均匀，能谱较窄。

g. 在波导最后一部分，电子质量增加。这部分波导的长度将取决于所需最终输出的能量大小。

h. 由于空间电荷扩散、散射和来自电磁辐射磁场分量的径向力的组合作用，电子束在通过波导时会有发散的趋势。

i. 当微波能量被转移到电子脉冲上时，微波辐射的初始功率（高达几兆瓦）将会减少。因此，微波辐射必须连续输入到波导中。

11.2.4　行波和驻波加速结构

微波和加速波导之间的关系有两种不同方式。如图11.9 所示，可以认为微波射频如同在电路中流动一样。

如果微波形成驻波模式，则这称为驻波加速波导，如图 11.9b所示。在这种结构中，波在两端完全反射，形成一个静态波模式。当功率从微波传输到电子脉冲时，波形功率水平（波幅）从微波发生器在脉冲之间叠加。对于驻波系统，微波可以在波导进出口之间的任何点进入波导。

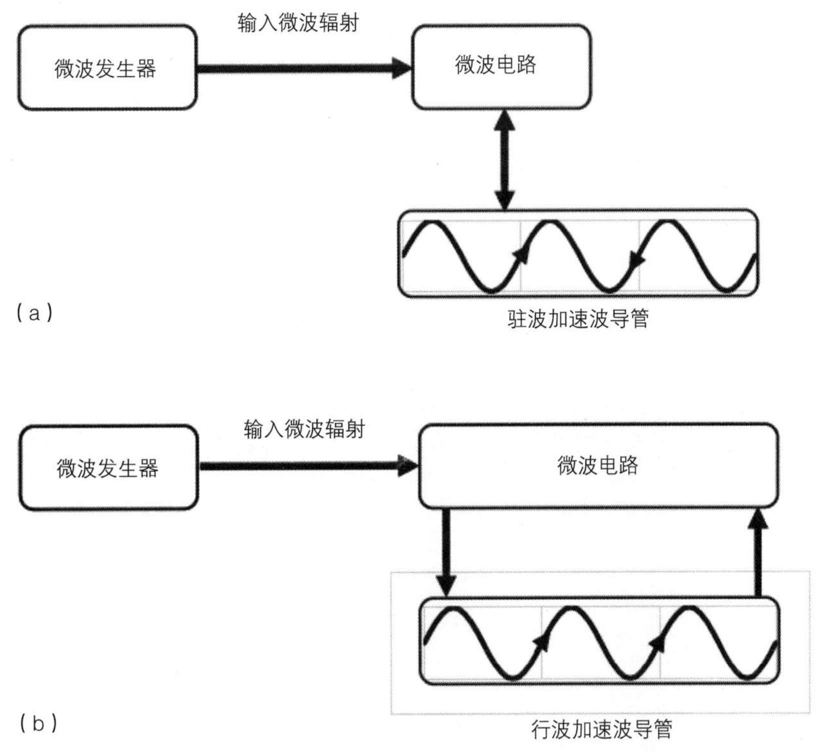

图 11.9　加速波导用的微波电路。（a）驻波加速波导。（b）行波加速波导

如果微波形成行波模式，则这称为行波加速波导，如图 11.9b所示。在这种情况下，波在波导的两端不反射，因此波自由地通过波导。当微波通过波导时，会向电子传递能量，所以出口振幅小于入口振幅。对于行波系统，微波必须进入平行于电子束的波导的入口平面。

第11.4.1节解释了控制能量和电子剂量率的机制。

11.2.5　微波的产生和传输

微波频率分为不同波段，特定波段被分配给微波辐射特定应用，如通信、雷达等。用于医疗应用的微波源主要使用S-波段频率（2～4GHz）。大多数医用直线加速器都使用接近3GHz的频率以与腔共振。然而，其他波段可以用于更紧凑、专门的直线加速器，如赛博刀，它使用一个在X波段的频率（8～12GHz）。

医用直线加速器有两种微波源，称为速调管或磁控管，这些是电子真空管。这两种器件都是基于与电子直线加速器类似的共振能量转移原理，但能量传递是反向的，加速器管中微波将能量传递给电子，速调管或磁控管是电子将能量传递给微波。在这种情况下，kV能量的电子束通过在一个或多个谐振腔中时发射微波辐射而失去能量。

11.2.5.1　速调管

速调管是高功率微波的第一个来源，1937年斯坦福大学的两名美国工程师Russel和Sigurd Varian在加州发明了速调管。Varian兄弟后来建立了生产医用直线加速器和速调管的公司[4]。

速调管实际上是一个微波放大器而不是一个

[4]　速调管得名于希腊语中，指撞击海岸的海浪。

微波源，因为它需要低功率的微波输入。基本流程（见图11.10）为：

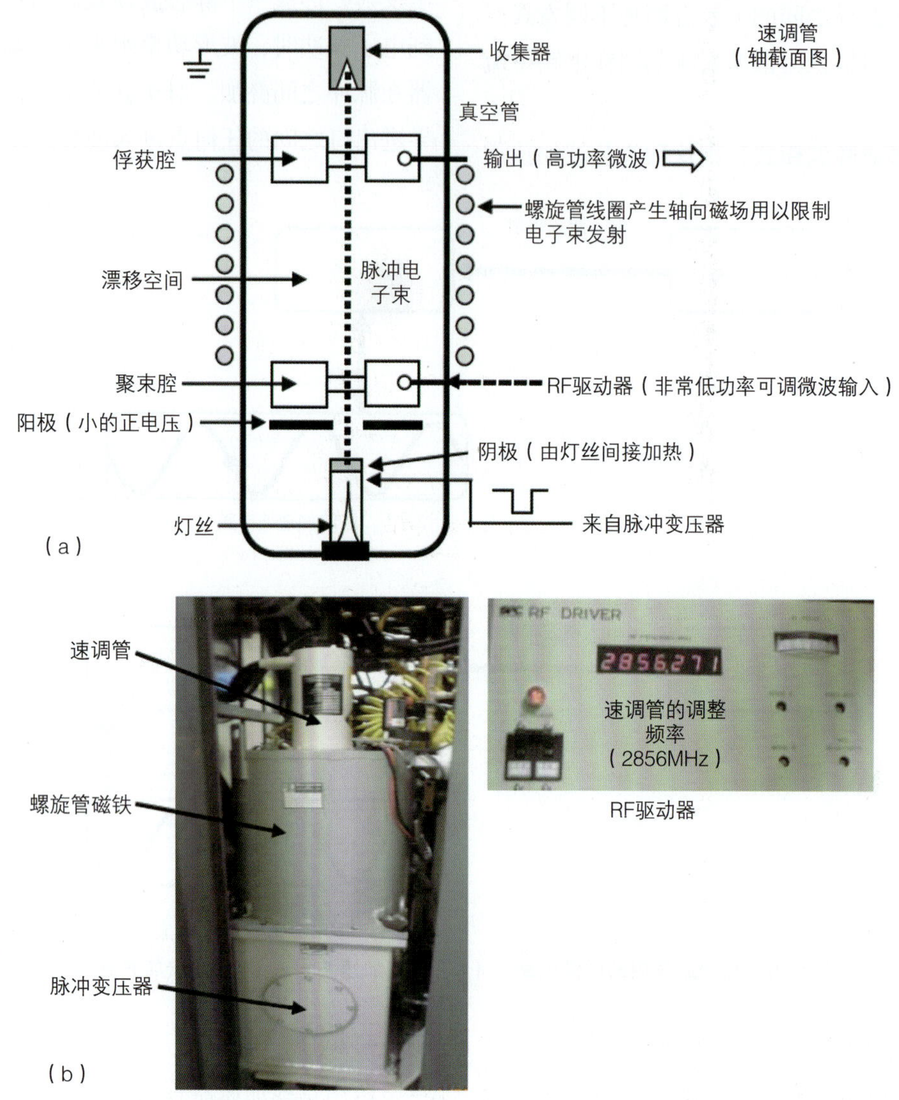

图 11.10　速调管。（a）基本工作流程。（b）速调管在加速器中与射频驱动器一起的位置

1. 间接加热的阴极产生电子束。由从高压变压器（油箱中）调制的负电压脉冲（60～80kV），正电压接阳极，负电压接阴极。
2. 速调管的外面套有螺线管，螺线管产生轴向磁场，强轴向磁场限制了电子脉冲的发散。速调管和螺线管需要水冷却。
3. 然后脉冲进入聚束共振腔。在该腔中，来自射频（RF）驱动电子模块中的固态振荡器的弱微波信号对脉冲进行速度调制，射频的频率是需要输出的频率。聚束的过程与前一节中讨论的过程相同。
4. 电子脉冲沿着管轴通过，将能量传递到微波。这与加速波导中的过程相反，在加速器波导中电子脉冲从微波场获得能量。
5. 金属线探头将高功率（3～7.5MW）微波提取出来并将其传输到加速波导上。

S波段速调管的功率可达7.5MW。它们通常有两个功率输出（2.5MW和7MW），被称为开关模式速调管。对于低功率输出用在低能量光子治疗束（＜10MV）和电子束的直线加速器设计。在一些针对高能量光子治疗束和高剂量率模式的设计中，需要更高的功率输出。

速调管很重（主要由于脉冲变压器）且相当大（大约1米高度），通常位于机架支架的底部（图11.10b）。它们不能安装在机架上。

11.2.5.2　*磁控管*

分裂阳极磁控管是20世纪30年代由德国的Erich Hollmall发明的，但并不特别稳定。20世纪40年代雷达的发展需要微波源足够稳定、足够小、足够轻、能安装在飞机上，这使得空腔磁控管得到发展。1940年，John Randall和Harry Boot在英国伯明翰大学发明了空腔磁控管，磁控管的结构如图11.11所示。磁控管这个术语来自于电子与磁场相互作用的概念。

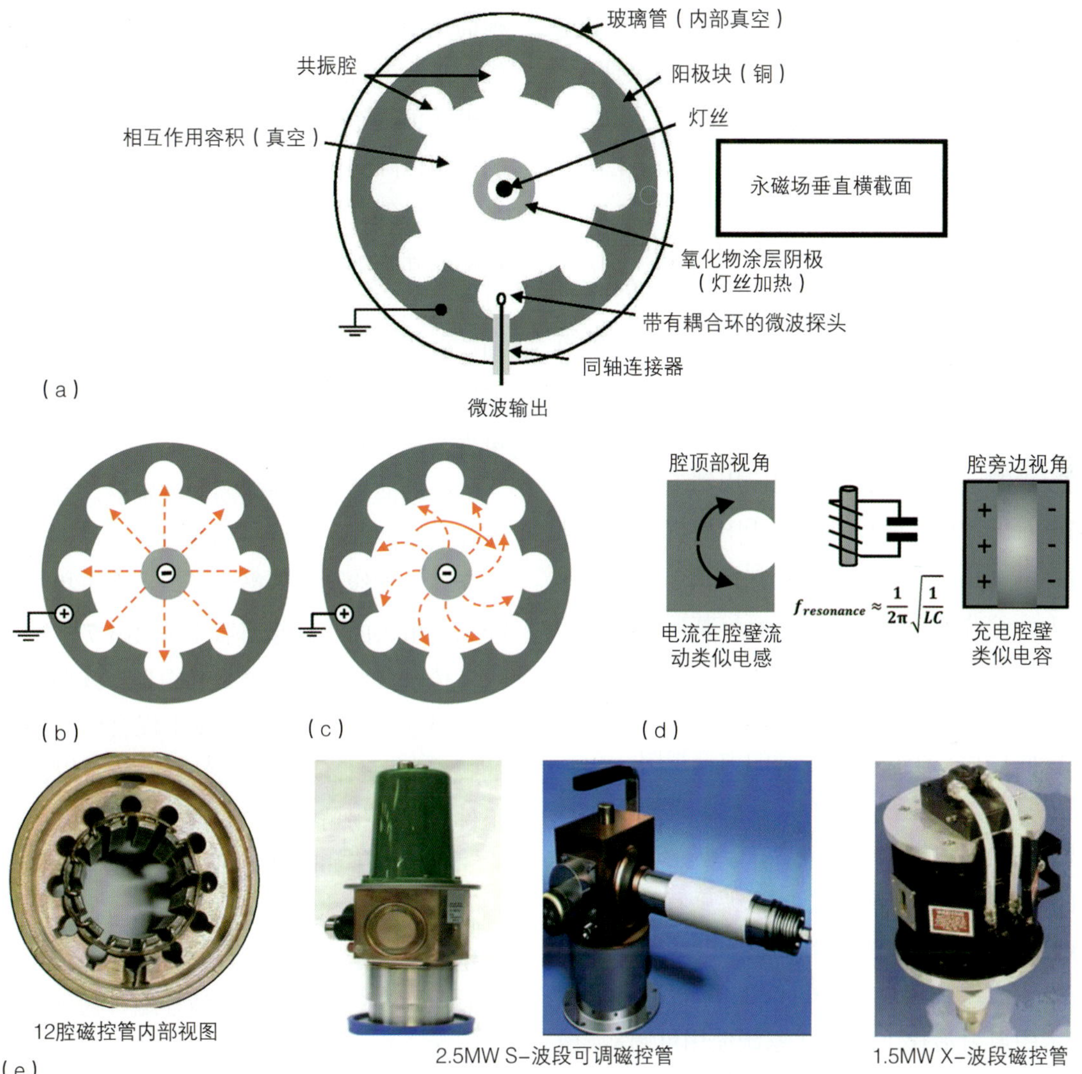

图 11.11　磁控管。(a)磁控管的结构。(b)在无磁场情况下的电子轨迹。(c)垂直于横截面的静态轴向磁场下的电子轨迹。(d)腔体共振条件。(e)磁控管的照片

磁控管基本工作原理包括：

1. 铜制阳极块处于接地电位，并对阴极施加负电压。中央阴极由灯丝加热并发射电子。阳极和阴极包含在一个真空封套内，通常由玻璃制成。如图11.11a中的横截面图所示。
2. 恒定磁场与圆形截面正交作用。如果没有磁场，电子将从阴极流向阳极，如图11.11b所示。因为这些正交的电场和磁场，磁控管通常被称为交叉场器件。
3. 当施加磁场时，电子轨迹弯曲，如图11.11c所示。电子围绕着中心相互作用区域在磁场作用下呈螺旋状运动，这种行为通常被称为电荷旋转空间轮，当电子围绕中心部分旋转时，它们泵入和泵出周围腔体时，在空腔内会建立共振条件，降低了电子能量，在共振频率下产生微波辐射。电子将能量转移到微波辐射的过程和速调管中电子束的速度调制类似。

4. 如图11.11a所示，在腔末端或在腔内使用耦合回路将微波从磁控管中引出。
5. 共振条件如图11.11d所示。腔体周围的电流作为电感（L），腔体边缘形成的电荷分离作为电容器（C）。L和C的值取决于腔体的尺寸。因此，该管中的微波频率是：

$$f_{\mathrm{resonance}} \approx \frac{1}{2\pi}\sqrt{\frac{1}{LC}} \qquad (11.11)$$

磁控管不需要低功率微波源来调制束流，因为复杂的电子轨迹快速变化会产生微波。因此，磁控管既是微波源又是放大器。磁控管的功率约为2～2.5MW。这对大多数医用直线加速器是足够的，除非需要高剂量率。

磁控管的一些设计已经专门应用到了放射治疗直线加速器。最初，磁控管在生产中被机械调谐到固定的频率，直线加速器的磁控管在其中一个腔体中配备了一个调谐柱，可以微调磁控管输出频率。另一个设计是电磁限制磁控管，用电磁铁取代了永磁铁。这些通常都需要水冷却。图 11.11e显示了各种磁控管照片和一个12腔磁控管的内部视图。

磁控管明显比速调管更小、更轻，这意味着它们可以安装于旋转机架中，或者在某些情况下，安装于机架支架上部。当磁控管随机架旋转时，有时需要修正机架旋转下受重力影响的治疗束剂量率。

特殊的直线加速器，如Cyberknife机器人系统或一些术中放射治疗（IORT）系统使用可调X波段磁控管，因为它们在物理上更小，更轻。这些磁控管的功率输出（1.5MW）比S波段磁控管的功率输出（2～2.5MW）低，但对使用较低能量和较低剂量率的应用足够了。

磁控管或速调管效率不都接近100%，考虑到阳极会产生非常大的热量，因此，这些组件通常需要水冷却。

11.2.6 传输波导

微波辐射必须从微波源转移到加速波导，并且不发生任何相位变化或功率损耗，这是由射频传输波导来完成的。这些波导中没有电子，所以它们不需要保持在真空中，但需要保持清洁并防水气。通过耦合和对波导相位匹配来实现微波的有效传输。

直线加速器中的传输波导通常充满略高于大气压的绝缘气体，如六氟化硫（SF_6）或氟利昂，一种商用氯氟烃（CFC）。因为SF_6有非常高的电离势，是一个特别好的电介质，因此介质的导热率和导电率可以忽略不计。这将波导内发生电弧或放电的可能性降到最低。波导的压力排除了水蒸气，有水气将导致波导的热机械失真，从而使相位失真。传输波导永远不会完全密封，会造成气体泄漏，所以直线加速器中的电介质气体必须定期检查，以达到厂家规定的压力。传输波导可以使用部分真空而不用电介质气体来操作，但医疗直线加速器制造商更喜欢选择使用加压气体。

传输波导也不能泄漏微波辐射。直线加速器内泄露的微波会干扰电子加速波导，并潜在地损坏电子元件。直线加速器微波外泄也会干扰一些放射治疗患者植入的心脏起搏器（见第61.7节）。

传输波导横截面通常为矩形，并调整为横向电场（TE）和横向磁场（TM）混合模式（这些模式的解释见图11.4）。传输波导系统可以由几个波导组件——由拐角、波纹柔性管和固体铜组件串联组成。这些例子如图11.12所示。

传输波导和加速波导之间的阻抗匹配对性能至关重要。这是通过连续测量电压驻波比（VSWR）来监测的，VSWR是传输波导端口的最大电场强度（电压）与加速波导端口的比值，在完美匹配的系统中VSWR是统一的。

传输波导与加速波导的高真空之间通过一个射频窗连接，由陶瓷构成，主要成分是高纯度的氧化铝（Al_2O_3），射频功率损耗低，在真空中气体最少。在许多系统中，波导窗的真空侧涂有一层薄薄的材料，如氮化钛（TiN），以尽量减少二次电子发射。

直线加速器中射频窗口的损坏可能是灾难性的。如果窗口出现裂纹，气体将进入波导，这将破坏真空，污染阴极和波导表面。窗口的最常见的风险是快速微波加热水蒸气造成的窗口热应力。

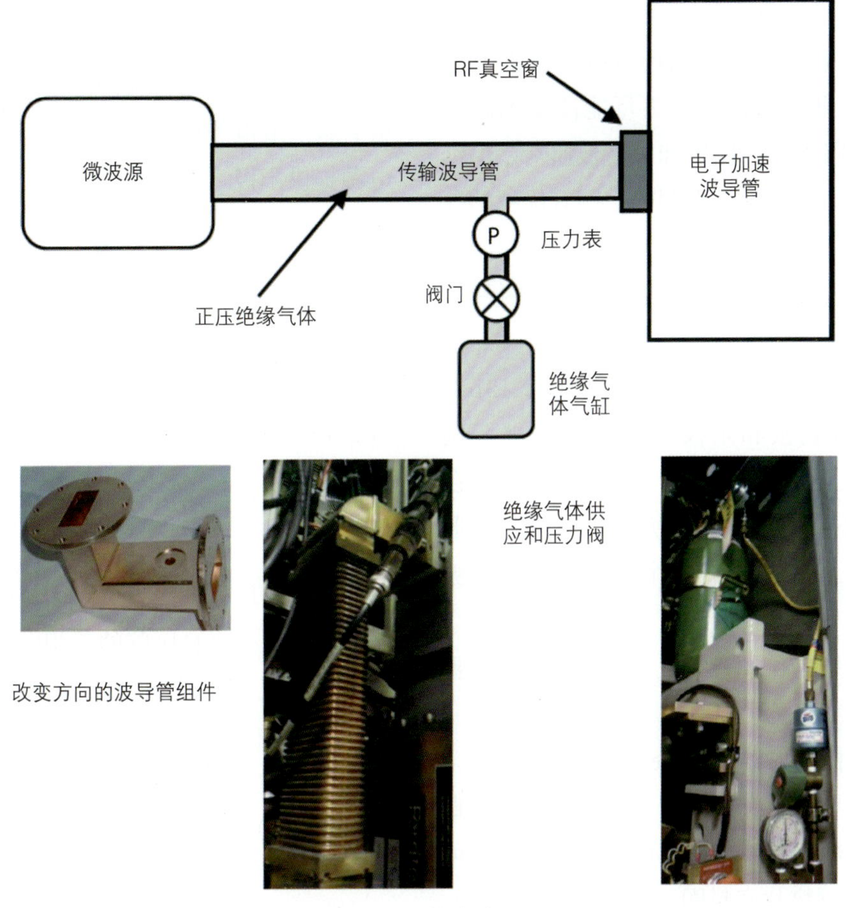

图 11.12　传输波导

11.2.7　电子源

电子枪在50～80keV的高电场中将平行电子束注入波导。高压发生器被称为调制器，提供高压脉冲，产生可以与脉冲微波辐射相位匹配的脉冲电子束。

电子加速波导必须保持在一个固定电位，否则电子束能量就会发生电漂浮并停止加速电子。加速波导（传输波导和相关组件，是通过电气连接）被固定接地，这样做的优点是，电子束离开加速波导后的所有金属成分也可以接地工作，这对患者和操作人员的安全很重要，因为这意味着在患者附近或由操作人员处理部件中没有高压。事实上，医用直线加速器中的最高电压是调制器和电子枪的高压电源，还有速调管电子枪。所有这些都可以位于安全接地容器内，远离直线加速器治疗端。

电子枪阴极将相对于电接地处于负电压，而阳极在近似接地电位，是加速波导第一个腔的入口。

11.2.7.1　电子枪

电子可以通过热金属丝（通常是钨）或间接加热的阴极产生。热发射的效率取决于发射器的沸点，这可以通过在钨基质中混合入低沸点物质如氧化钡（BaO）或氧化铝（Al_2O_3）来降低热发射器的沸点。当这种配方类型的阴极材料首先被加热时，钡和铝原子在材料内扩散到阴极表面，在那里它们形成一层低沸点层。发射器阴极在首次使用前需要在长时间加热期间仔细激活，激活通常在工厂里完成。与钨丝相比，这些阴极更容易受到波导中的化学杂质或水蒸气的化学侵蚀，但它们可以产生更强烈、更稳定、更持久的电子束。

灯丝或阴极被金属射束成形电极包围，以形成平行电子束。这种形状通常是基于皮尔斯二极管原理。这表明，如果阴极是锥，发射器在其顶点，锥壁与轴夹角为67.5°，阳极–阴极场将限制电子束的空间电荷扩散，以便离开阳极板中电子束将近似平行。一旦这种伪平行束流进入波导管，波导管周围的电磁线圈轴向磁场将有助于沿波导体的空间电荷扩散最小化。因为可能涉及到高温（1000～1200℃量级），阴极和阳极板通常是由钢建造的。如前所述，波导是铜制的，铜有优越的导电性和导热性。

在医用直线加速器中使用的电子枪有两种配置。

三极枪系统（由Varian[5]使用）（图11.13b）中，电子束通过阴极和阳极之间的栅格进行调制以形成脉冲。在这系统中阴极电位保持在60～80kV电压下，对栅极施加方波负电压脉冲形成电子脉冲。三极枪通常有一个间接加热的阴极发射器。

在二极枪系统中（图11.13a），没有栅极，阴极为脉冲负极。二极枪可以有一个灯丝发射器或一个间接加热的阴极发射器（由Elekta使用[6]）。

电子枪到波导必须有良好的真空密封。有的直线加速器的阴极焊接到波导上，而另一些的阴极可拆卸，使用退火铜垫片密封圈，如图11.13c所示。这张图还显示了阴极板皮尔斯角的角度，产生一个几乎平行的电子束。

在电子枪中，电子平均速度在阴极约为$1\times 10^{-6}c$到阳极时增加到$0.5c$。在离开加速波导时，速度在$0.998\sim0.999c$之间。

11.2.8 对加速波导的输入控制

通过前面几节讨论，可以总结出操作加速波导所需要的参数，以产生一系列满足临床需求的输出电子束，控制这些参数所需的电子电路和元件以及它们如何相互连接如图11.14所示，并在表11.2和表11.3中进行了总结。

电子枪电流与每个脉冲的电子数和每秒的脉冲数的乘积成正比。这些值在临床射束产生的整个时间内保持恒定，或在动态治疗中，其中一种或两种可能会发生实时变化。所涉及的电路在第11.2.8.1至11.2.8.3节中都有介绍。

[5] Varian医疗系统公司，帕洛阿尔托，加利福尼亚州。

[6] 英国Elekta有限公司是瑞典斯德哥尔摩Elekta AB（Publ）的子公司。

11.2.8.1 电子枪驱动器和高压电源

电子枪驱动器将脉冲重复频率应用于阴极（二极管枪）或电子枪的栅极（三极管枪），枪端高压电源提供阳极-阴极间电压。

11.2.8.2 电子枪灯丝电源

电子枪灯丝电源控制提供给枪灯丝的低电压和电流。

11.2.8.3 调制器

调制器由一组电子元件组成，形成高压脉冲。调制器可以在一个包含这些组件的独立机柜中或者是治疗室前后区域隔板后面区域内的一组组件。调制器的输入是来自医院的三相电源，电源通过二极管电路整流与电阻-电容器滤波，可以使用固态二极管或真空阀二极管，但这是功率整流，可能涉及较大的电流，电流进入电子开关（闸流管；见11.2.8.4节），闸流管由一系列触发脉冲控制，触发脉冲将高压接地，产生高压脉冲，在高压和接地之间产生非常快的转换，然后，这些脉冲通过一个电容器-电感器组成的脉冲形成网络来微调高压脉冲形状，然后脉冲序列通过感应脉冲变压器接到磁控管或速调管。这种变压器通常位于一个装满绝缘油的钢制容器中。耦合的脉冲变压器如图11.10b所示。

当速调管作微波源时，需要来自射频驱动器的低功率微波信号。速调管通常也有两个功率输出水平（如第11.2.5.1节所述），因此直线加速器控制系统必须指定临床射束所需的功率水平和脉冲重复频率。

调制器的功能是提供医用直线加速器要求的主要功率。输入几十千瓦的功率产生几兆瓦的微波功率输出。

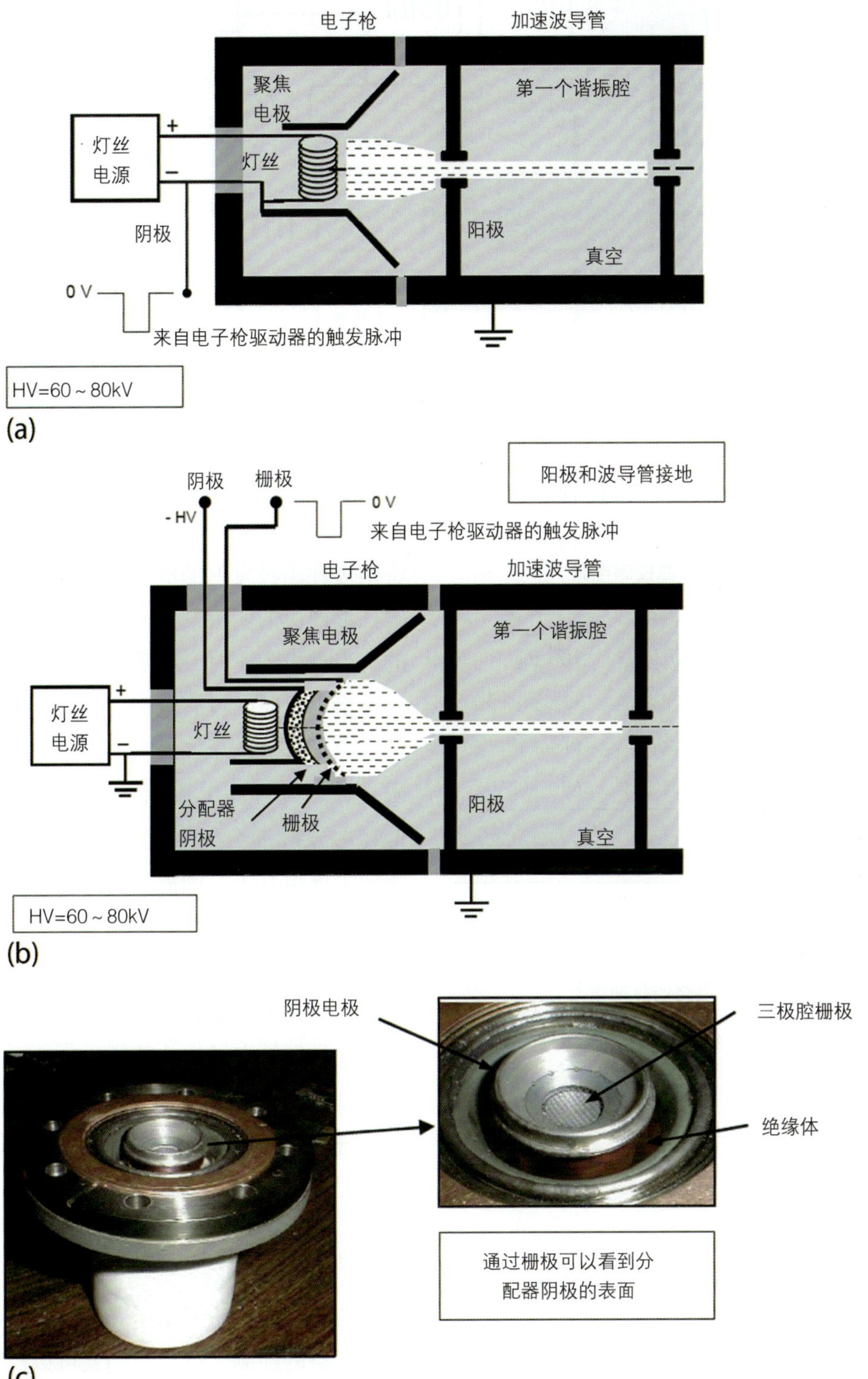

图 11.13 电子枪。（a）二极电子枪的结构。（b）三极电子枪结构。（c）三极电子枪中阴极的照片

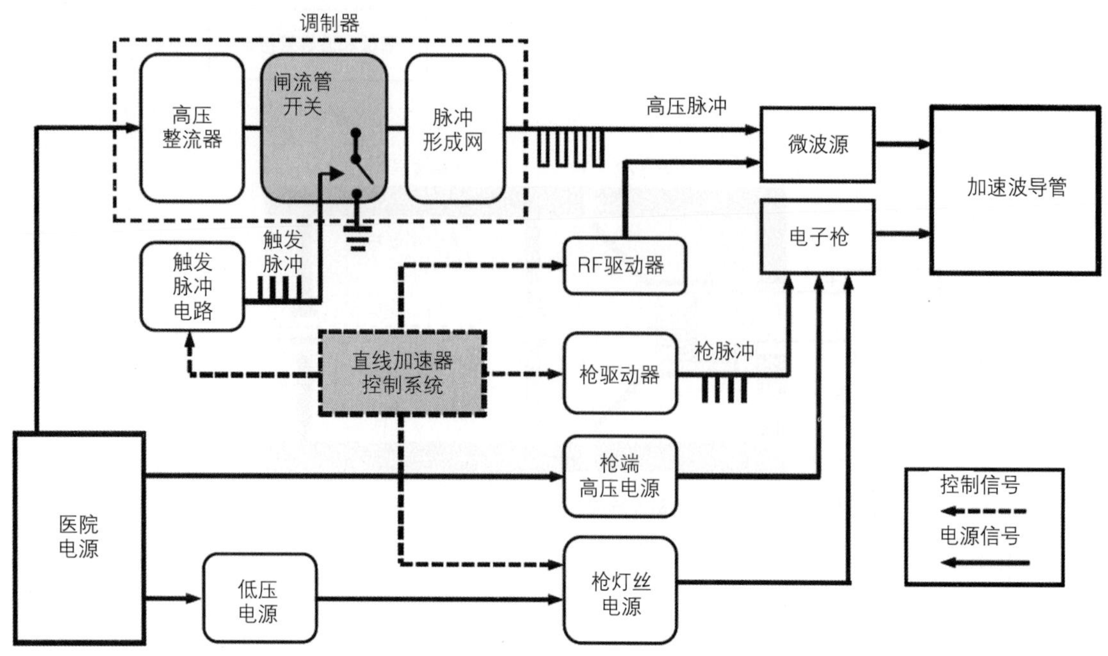

图 11.14　电子枪和微波源的电子控制

表11.2　电子枪和微波源控制电路

参数	控制电路	评论
电子枪电流	枪灯丝恒流电路	几个μA
电子枪脉冲	枪脉冲重复频率	每秒脉冲数
每脉冲电子数	枪灯丝电流	灯丝温度
枪电子束能量	枪阳极阴极电压	60～80kV

表11.3　微波源调控

微波参数	控制电路
微波输出调制	来自整流的kV级电压源的高压脉冲
	来自触发脉冲电路的脉冲重复频率
	来自RF驱动器（仅速调管）的低功率输入微波信号
微波频率微调	机械调谐

11.2.8.4　闸流管

用于调制微波源的高压脉冲必须在高压和接地之间快速升降，这通过使用闸流管[7]来实现。闸流管——一个充满氢的二极管阀，通常有玻璃包膜-是一个由触发脉冲控制的高速开关。

该阀门的原理图如图11.15所示。圆柱形栅极将阳极和阴极发射的电子屏蔽开，其中电子由带有圆柱形栅极的阴极发射。这个栅极由触发脉冲控制的，当栅极为正时，电流在阴极和阳极之间流动，当栅格为负时，没有电流，当电子通过氢气时，它会电离形成等离子体，闸流管成为一种极好的低电阻导体，允许高电流流动。因此，施加于栅极的低压触发脉冲会非常有效和非常快速地打开和关闭一个虚拟开关。闸流管高压脉冲在闸流管开放和关闭条件之间的过渡时间非常短。闸流管时序如图11.15所示。脉冲宽度为$t_2-t_1=t_4-t_3$。闸流管通常被封闭在机架或调制柜中，但在导通时，它呈现深蓝色，这是氢等离子体的特征。

高压硅控制整流器（SCRs）本质上是一种固态元件，已经被尝试作为闸流管替代品，但主要制造商仍然喜欢用闸流管。

11.2.9　加速波导

我们现在讨论了电子脉冲和波导中每个脉冲对能量增益的控制，这样我们就可以产生一系列临床束所需的特定电子束能量和剂量率。这涉及到加速波导运行的不同的电磁原理和技术：驻波或行波。

11.2.9.1　驻波加速波导

驻波是一个非常好的电子加速应用，在波导

[7]　“闸流管”一词源自希腊语中的一扇门（thura），在这种情况下，该门打开和关闭以允许电子脉冲通过。

两端存在完全的功率反射。驻波是一种固定的波型，与波导轴成直角振荡，但不沿轴线移动。它是一种驻波振荡（而不是静态或稳态波形）（图 11.16a）。

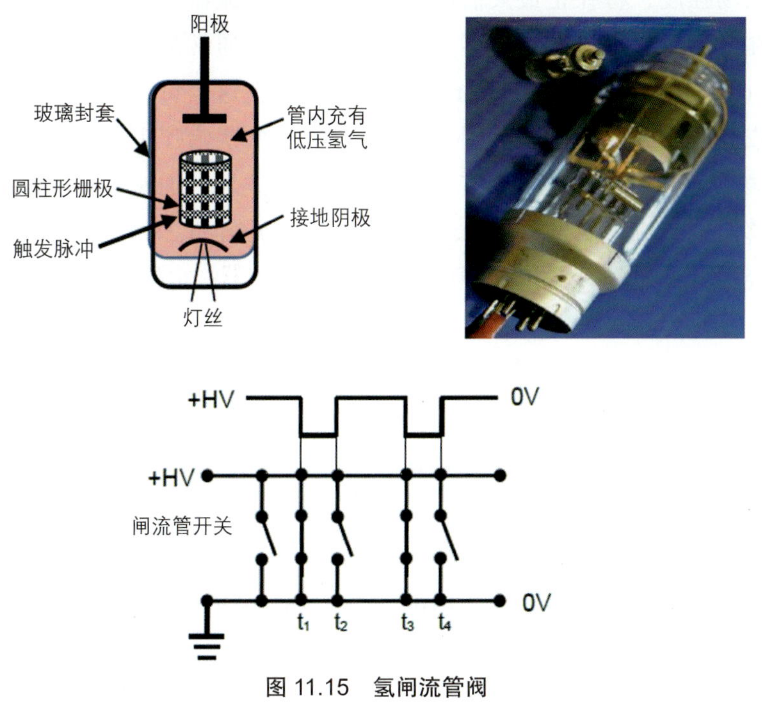

图 11.15　氢闸流管阀

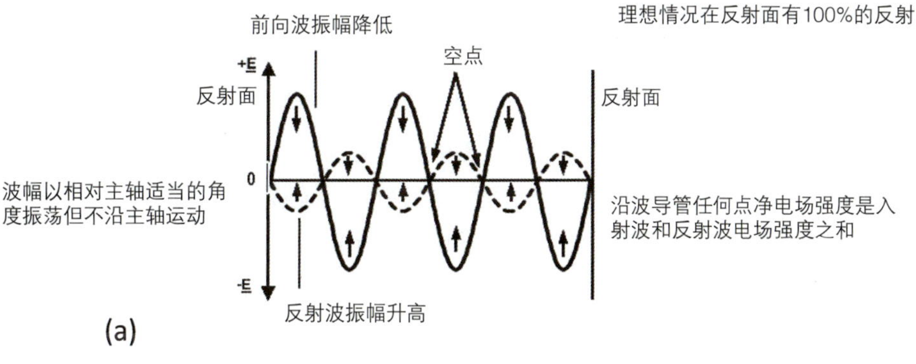

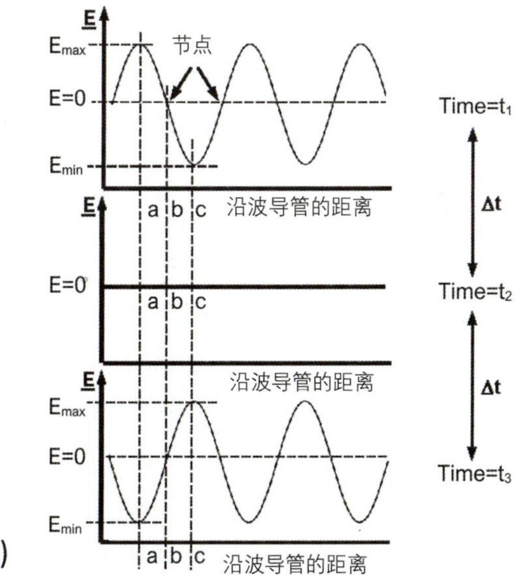

图 11.16　驻波电子加速波导：波的特性。（a）驻波的成分。（b）电场强度随时间的净变化

波导轴上任意一点的净电场是入射和反射波电场强度分量之和。在波导中的任何轴向点，波形的振幅，即轴向电场强度，将在正最大值和负最大值之间振荡，在过渡过程中通过一个零点。这如图11.16b所示。t_1和t_2之间的时间间隔和 t_2和t_3之间是相等的，在点a和点c，我们可以看到这个振荡，然而，b点总场强为零，因此是一个节点。驻波节点被用作漂移腔的基础，脉冲既没有经历加速电场，也没有经历减速电场，对于这种波导的操作非常重要。

11.2.9.2 微波功率控制

当电子脉冲从电场中获得能量时，微波振幅就会减小。因此，当一系列电子脉冲通过波导时，微波振幅在最大值和最小值之间变化。在脉冲之间，功率水平必须从这个最小值增加到最大值，以准备好下一个电子脉冲。有时会发生这种情况，一些微波被反射到传输波导上，如果这个与输入波不同相位的反射波到达微波源，则可能损坏微波源，或者反射波可能对传输波导中的输入波产生电弧或干扰，为了防止这些可能性，在微波源和波导之间装有一些专用射频组件组成的电路来控制微波（见图11.17a）。

因为驻波是波导中的固定波型，微波可以在沿波导任何点的单个端口进入波导[8]。电子脉冲与微波波形通过调整电子枪触发脉冲的相位和频率来控制相位关系。

该电路典型部件如图11.17b所示。图中箭头表示微波方向，该控制部件被称为环流器。图中显示了一个四端口环流器，一些驻波医疗直线加速器用三端口环流器。端口功能包括：

端口1：阻止任何反射的微波进入微波源。

端口2：将输入的微波从源传输到波导，并将反射的微波从波导传输到环流器。

端口3：将微波发送到功率负载或转储器，以安全地将其从系统中移除。

端口4：发送微波到第二个功率负载。

[8] 这与行波系统非常不同，在行波系统中，微波必须与电子枪的电子脉冲进入波导的同一端进入，并在波导的另一端退出。

在大多数四端口系统中，其中一个功率负载作为高功率负载，另一个作为低功耗负载。三端口射频环流器只有一个功率负载。微波功率负荷或转储器通常是一个装有水的金属容器。当微波被倾倒在这个负载中时，水会被微波加热，然后需要在两次治疗束之间冷却。将环流器连接到微波源的波导、加速波导和功率负载都是射频传输波导（见第 11.2.6节）。

环流器，也被称为定向耦合器，具有两个主要的控制功能：

a. 微调输入波导的功率大小：通过引导一些功率到微波功率负载或者通过改变反射微波的相位180°（微波指向加速器方向的相位），并将这些微波功率添加到入射波中微调输入波导的微波功率大小。

b. 保护微波源：通过改变反射波相位和方向，将其引导到其中一个微波功率负载或附加到波导的输入波。

环流器的一个子部件称为回转器，可使波的相位改变 180°，在某些系统中，两个串联的回转器可以使相位改变90°。有时在传输波导中使用射频三通分流器连接环流器到高功率负载，通过将波导中的一小部分微波发送回环流器来帮助控制功率大小。

微波电路组件，如环流器、回转器、耦合器和隔离器，通常由基于磁化铁氧体（铁和其他氧化物的混合物）的陶瓷材料构成。铁氧体陶瓷对微波辐射阻抗很低，但这种材料内部产生的局部磁场可以通过法拉第旋转电磁波的偏振来产生相位变化（相变），在环流器和耦合器中，这种相变可以改变波的方向，而在隔离器等部件中，180° 的相变可以将波反射到另一个方向。隔离器可以用来保护微波源免受反射辐射。

微波电路组元件确保微波源在所有加速波导工作模式下经历匹配的负载或阻抗，从而将微波功率输入锁定在必需的精确谐振频率，这些组件有时被称为微波反馈电路。

驻波系统中微波频率必须保持稳定在几个MHz以内。导致该系统中频率轻微漂移的主要因素是波导发热和冷却水的变化。图11.17显示了，由射频探针直接控制的自动射频控制（AFC）。

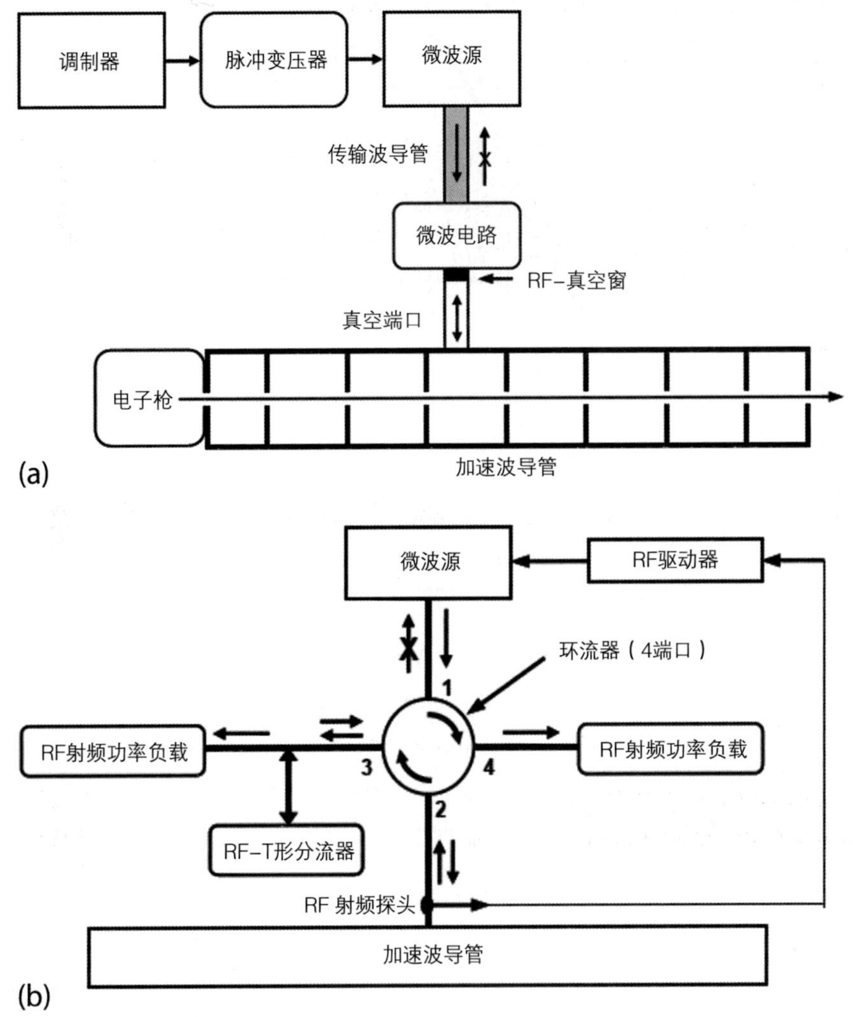

图 11.17　驻波加速电路：微波电路。（a）微波电源系统的方框图。（b）微波反馈电路。微波源的频率由射频探测器反馈到射频驱动器来自动控制。

图11.18显示了当驻波正向波和反射波的场强度相互叠加时，出现的电场强度最大正值或最大负值。在时间t_1时刻，腔1中的净电场是正的，当电子脉冲通过它时，这是一个加速腔。每个腔长度等于λ/4。在腔2中，净电场强度为零，这是一个漂移腔，对通过它的电子脉冲没有净影响。在腔3中，净场是负的，这是一个减速腔，腔4是另一个没有净电场的漂移腔。这四个空腔区域的长度为1λ。然后，该序列在波导上重复出现以适应后续的波长。

在时间t_2-波形周期的中点-所有腔没有净电场。在时间t_3，与t_1的情况是逆转的。

驻波中的轴向电场模式形成了一系列腔，随时间从加速腔到漂移腔，再到减速腔。

为了使波导作为加速波导而进行工作，电子脉冲必须有一个速度，以确保当它进入波导腔时，该腔必须是加速腔或漂移腔，而不是减速腔。

图11.19显示了如何能够实现准确地调整驻波振荡和电子脉冲速度之间的相位关系。在这张图中，我们将任何腔的可能状态表示为加速腔为A，漂移腔为零，减速腔为D。我们的电子脉冲在时间t_1时从腔1（一个加速腔）开始。当它到达腔2时，这个腔已经变成了一个加速腔，以此类推。电子脉冲的速度和相位是通过电子方式调谐的，以确保电子脉冲总是从一个加速腔传递到另一个加速腔。

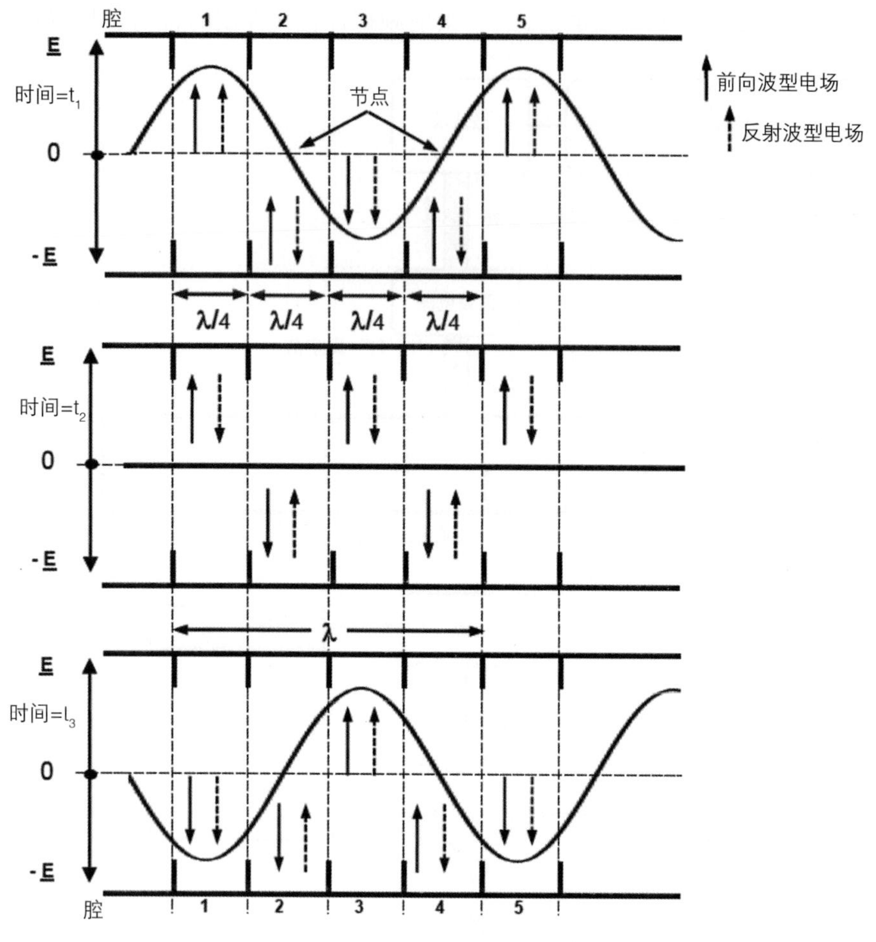

图 11.18　驻波加速波导：电场强度

微波驻波的功率通过波导时，随着它将能量传递给电子脉冲而减小。如果我们将下一个电子脉冲与微波脉冲同时注入到波导中，在一个很短的时间内，波导中的微波功率重新建立最大功率水平，从而产生最大轴向电场强度，在建立最大理想条件之前，这个短时间（通常为0.6～1μs）被称为填充时间——用微波填充波导到所需的最大功率水平的时间。因此，为了提高波导的最大效率，最好将电子脉冲与微波辐射脉冲注入稍微失相，如图11.20所示。在这种情况下，电子脉冲被注入到波导的最大功率水平中，以达到所需的最终电子能量。这就是为什么在考虑图11.18所示的电子加速条件时，要调整电子速度和相位关系。

11.2.9.3　驻波加速波导中的空腔耦合

在漂移腔中，电子脉冲不经历净电场。由于不会改变电子脉冲的能量，可以在不改变加速波导性能的情况下减少这些空腔的长度。如图11.21所示。

图11.21a显示了图11.20中开发的A-0-D-0腔体结构。图 11.21b显示如何通过减小漂移腔的长度来缩短波导的整体长度，这种情况被介绍为减少轴上耦合，在这种情况下，漂移腔有时被称为耦合腔。这种波导长度的减少可以在医疗直线加速器设计中有机械和操作上的好处。然而，我们注意到驻波必须有漂移腔将波从加速腔耦合到减速腔，而电子束不必通过这些耦合腔，那么这个概念可以得到扩展，耦合腔可以移离中心轴，以大大减少加速波导长度。这如图11.21c所示，描述的是一个侧耦合的驻波加速波导。这种减少轴上耦合，或离轴侧耦合的技术，只能用于驻波系统，其中波形节点在波导轴上是静止的。它不能应用于没有平稳节点行波系统。Varian600C Clinac中的（～30cm或3λ）波导非常短就是以此为基础设计的。

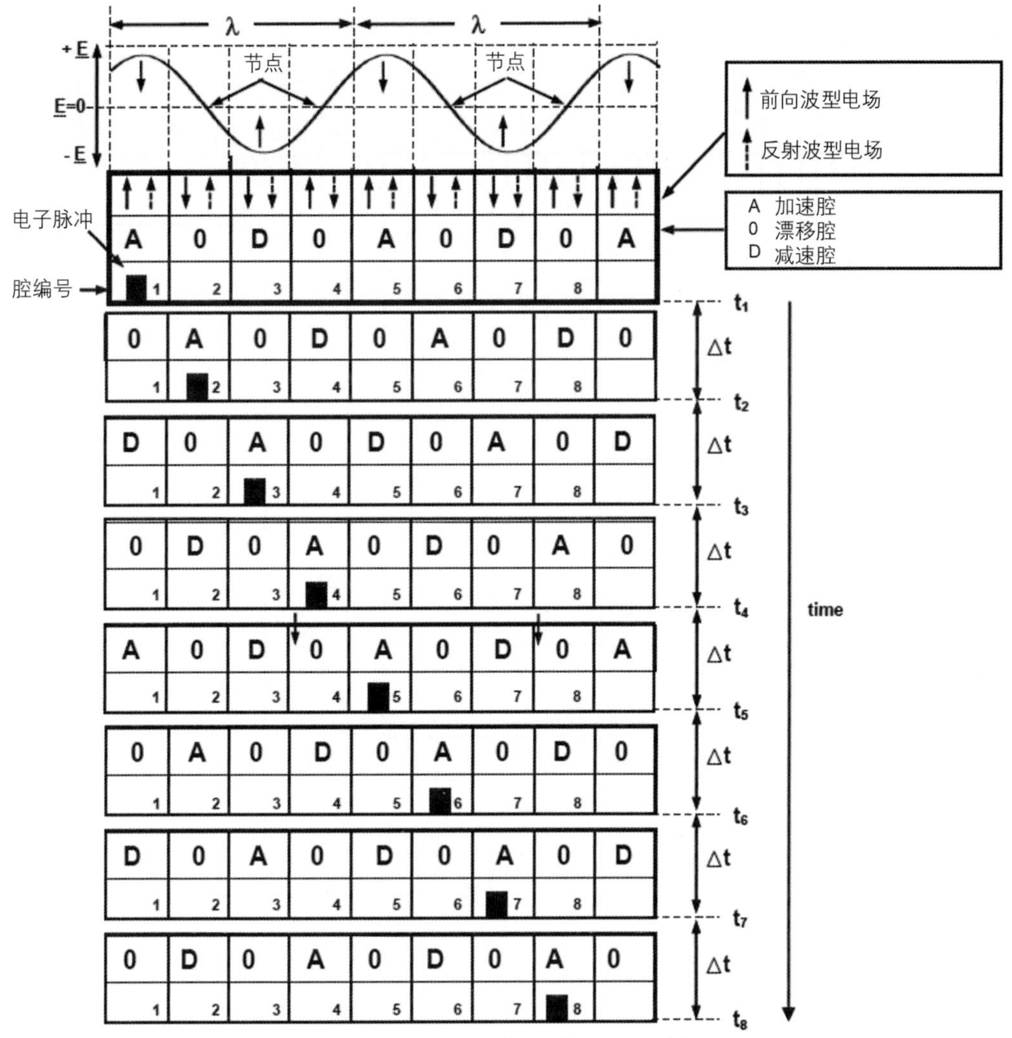

图 11.19　驻波加速波导：电子加速。

图11.22a，b显示了该波导中的空腔结构。11.22b中耦合腔通过移动到侧面而轴向长度减少到零；在这种情况下，由于工程原因，它们被移动到两侧。图11.22a中的空腔显示为交替加速和减速，但电子束被调谐，使其通过的每个空腔都是一个加速空腔。对单模式（在这种情况下，6MV X射线）直线加速器是一种非常有效的波导设计。在Clinac 600C中，允许波导与患者成直角定向，减少了直线加速器整体尺寸，并消除了对射束转向系统的要求。然而，在需要较短波导的系统中，侧耦合驻波波导可以用于多模高能直线加速器，但在这些系统中，需要一个射束转向系统。

这个波导的照片如图11.22c所示。传输波导和射频窗口也显示出来。

侧耦合驻波设计作为Varian的通用波导也被用于安装在True Beam机器。这个波导在工厂中配置为可以提供4～23MeV的加速能量。

11.2.9.4　驻波加速波导中电子能量的控制

在驻波加速波导中获得的最终电子能量可以通过改变微波功率和枪电流以及改变腔数来改变波导长度来控制。然而，在多模直线加速器中，需要其他方法提供不同能量的电子束。波导中的空腔数量（波导的长度）由所需的最高电子束能量决定。提供一个较低能量电子束的方法之一是使波导中的最终腔进入漂移腔，而不是加速腔。

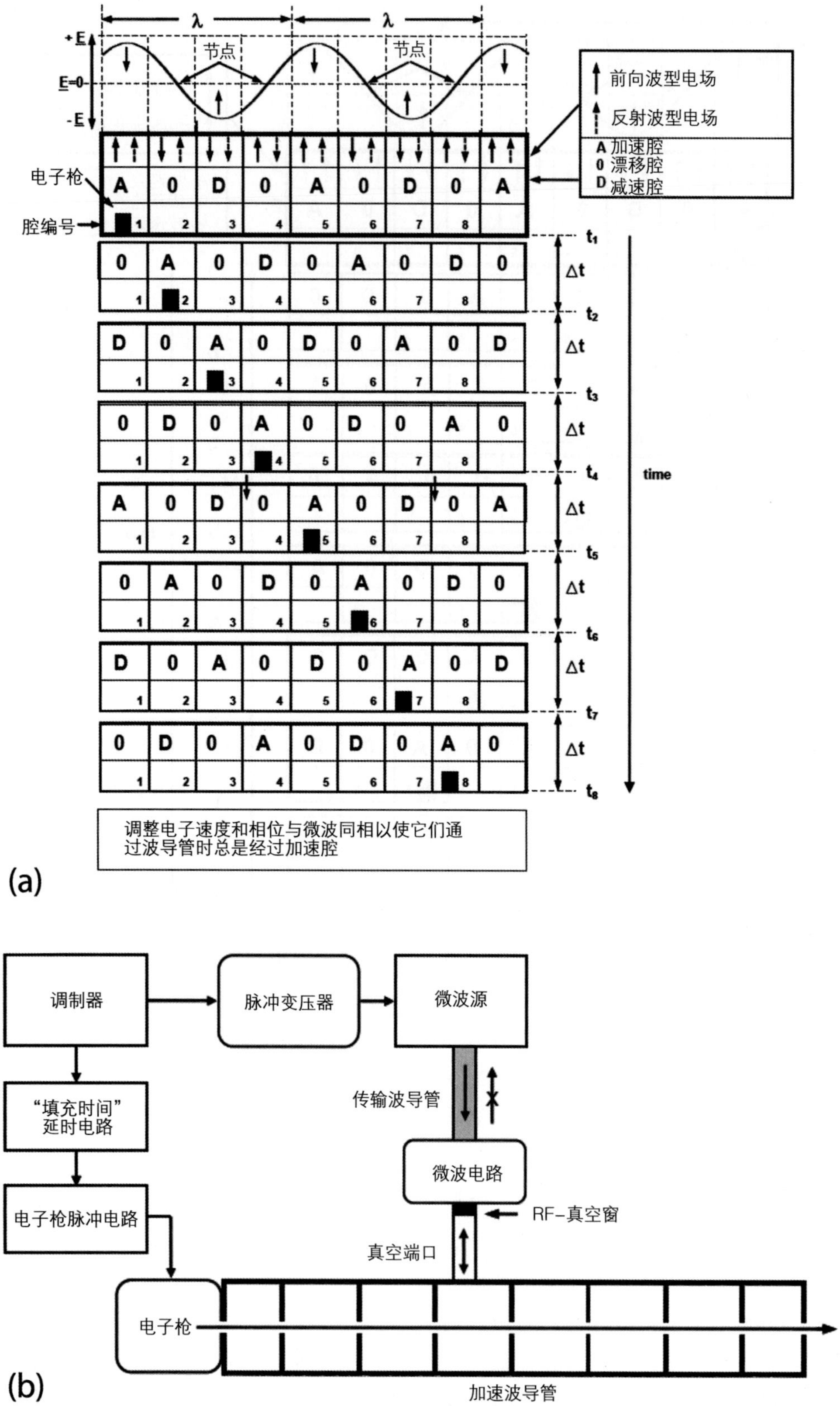

节点
前向波型电场
反射波型电场
A 加速腔
0 漂移腔
D 减速腔
电子枪
腔编号
time

调整电子速度和相位与微波同相以使它们通过波导管时总是经过加速腔

(a)

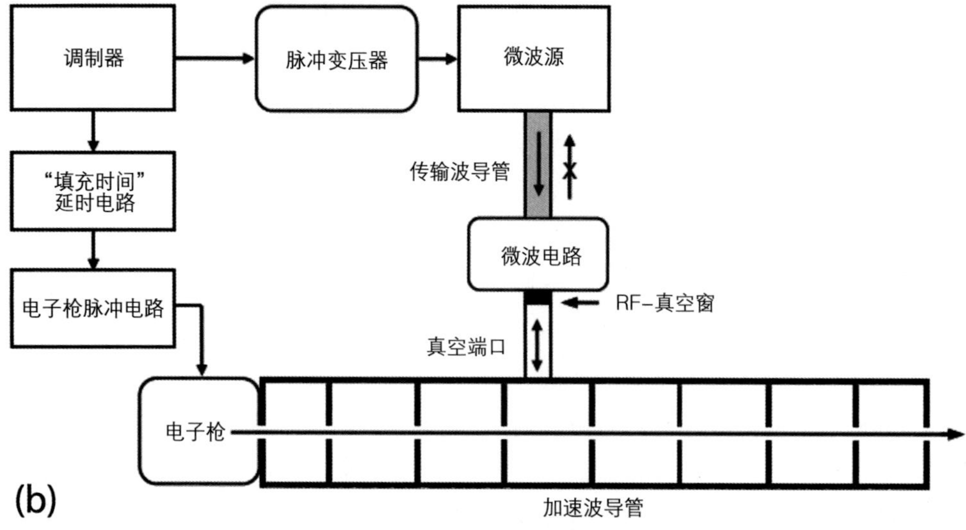

图 11.20　驻波加速波导：脉冲时序关系。（a）驻波填充因子。（b）微波 / 电子枪控制系统

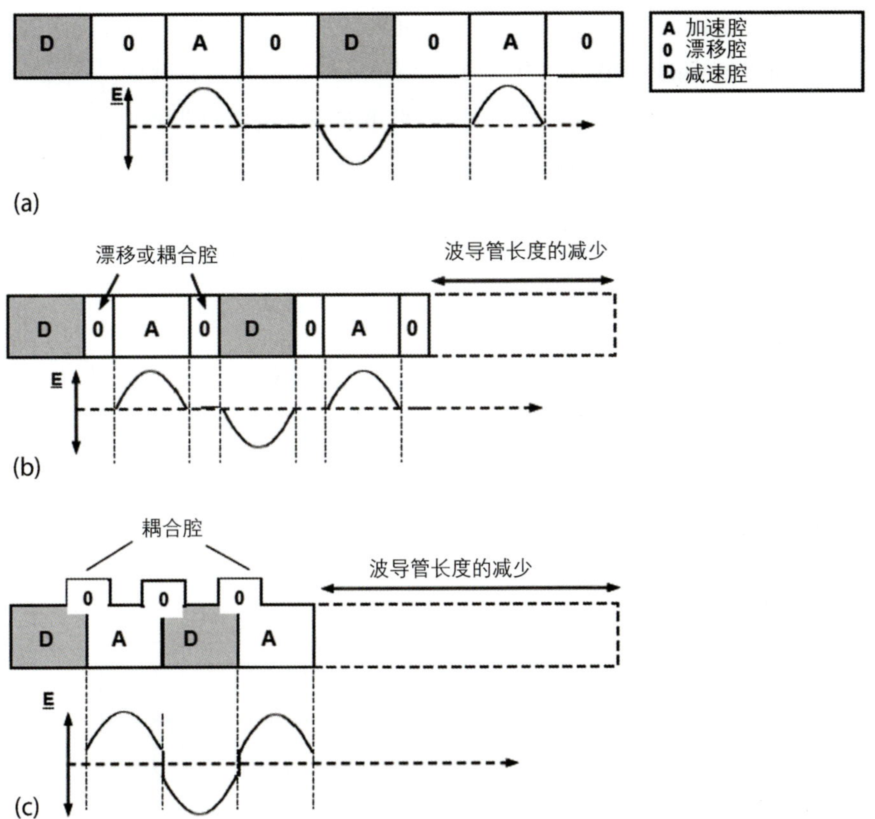

图 11.21　驻波加速波导：不同空腔耦合器。（a）带标准耦合器的驻波（轴上耦合）。（b）减少耦合腔的驻波（轴上耦合）。（c）带侧耦合器的驻波（离轴耦合）

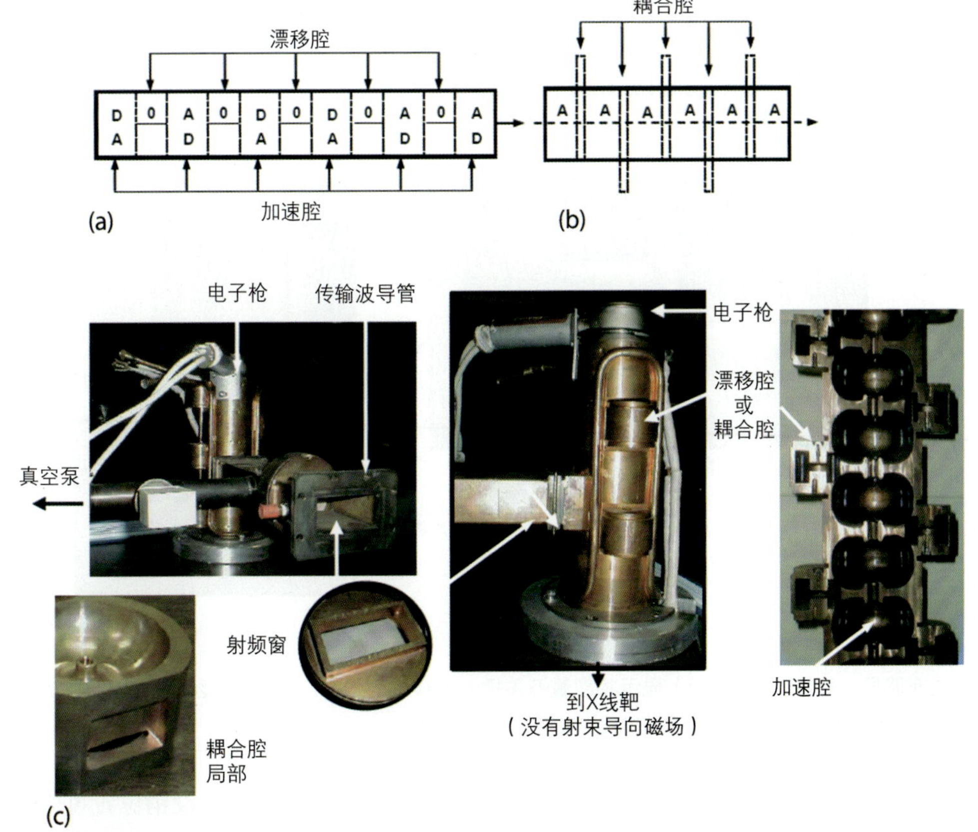

图 11.22　侧耦合驻波波导。（a、b）侧耦合驻波加速波导的腔体结构，显示漂移腔（a）和耦合腔（b）。（c）单模侧耦合波导的照片

在许多驻波加速器中使用的一种技术是能量开关。这基本上是一个接地的金属或导电销，可以插入波导漂移腔，以停止驻波。这使得波导中的所有后面的腔都成为轴向电场强度为零的漂移腔。能量开关由直线加速器控制系统控制。图11.23a显示了插入漂移腔的能量开关对波形的影响。所以，例如这个波导可以为6MV和10MV的X射线束提供两档电子能量，波导中的所有空腔用于10MeV光束，用于6MeV光束时空腔减少。该技术也可用于侧耦合驻波系统，如图11.23b所示。

图11.23c是一个能量开关的照片。在大多数系统中，导电销被气动驱动到其激活位置，当去除气动力时由机械弹簧撤回。在左侧的照片中，可以看到真空波纹管和铜销钉。

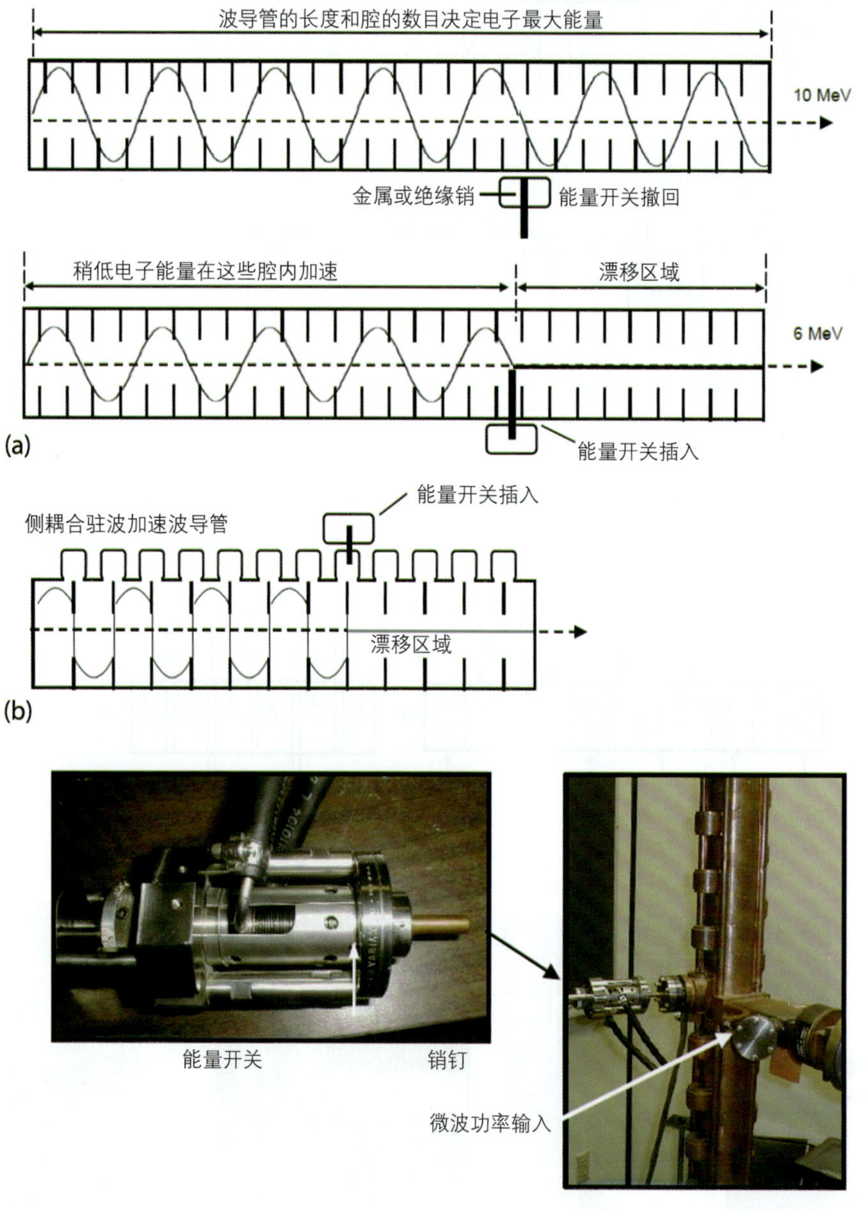

图 11.23 驻波加速波导：能量开关。（a）显示将能量开关插入漂移腔的效果。（b）显示在侧耦合加速波导中插入能量开关的效果。（c）气动能量开关的照片及其在波导中的位置

VarianTruebeam直线加速器上使用了一种新型的能量开关，其中接地导电销可以通过一个步进电机带动进出其中一个侧耦合射频腔，导电销位置可以小范围运动，每个预设销位置可修改能量开关以外波导部分中的射频增益（或损耗），使电子束的射频加速被调谐到所需能量，也允许在出射束期间

快速动态地改变波导加速。

能量开关通常用于控制用于产生X射线的两种电子束能量，但不控制作为治疗电子束的能量。由于金属靶中X射线产生过程的效率有限，X射线束所需射束电流明显高于电子束（见表11.6）。利用微波电路改变电子束的电子能量更为实用。

在驻波系统中，实际上有两种类型的漂移区域：

a. 驻波系统的加速度区域净电场为零的腔，如图11.18和图11.19所示。这些本质上是零点周围的一个对称区域。
b. 绝对电场为零的腔，与插入能量开关后的漂移区域一样，图11.20所示。

另一种改变电子能量的技术是通过微调微波反馈电路中的微波频率，而不是在微波源处进行微调。如果谐振Q因子（谐振电路的品质因子）变窄，电子能量将会增加，反映出腔加速效率的提高。在图11.24中，较窄的Q因子曲线产生的电子能（A）略高于较低的Q-因子曲线产生的电子能（B）。使用共振带宽这个术语，谐振峰（$\Delta\omega$）的带宽（在最大值一半处的全宽）作为微波电路谐振频率（ω_0）的一部分是

$$共振带宽=\frac{\Delta\omega}{\omega_0}=\frac{R}{\sqrt{L/C}}\quad 或$$

$$\text{Q-factor}=\frac{\sqrt{L/C}}{R} \tag{11.12}$$

这是基于RLC阻抗电路和波导之间的类比。阻抗平方根，即电感（L），与共振带宽的宽度成反比。因此，随着波导的阻抗（例如，腔盘负载）增加，共振曲线变窄，每单位长度能量增益增加，从而导致电子束能量增加。影响谐振电路电阻*R*的因素是铜腔体的焊接质量、铜表面的导电性以及波导轴或中心线的几何线性。这些阻抗因素都有助于减少Q因子或扩大共振带宽，并最终导致潜在的波导局部加热。

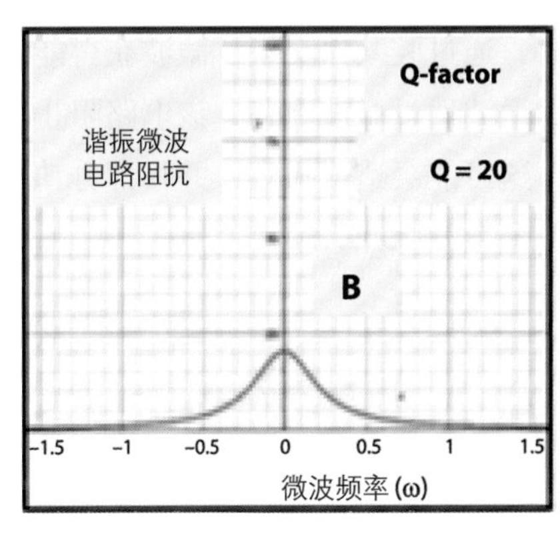

通过微调微波频率，可使谐振Q因子变窄，并因此增加电子能量

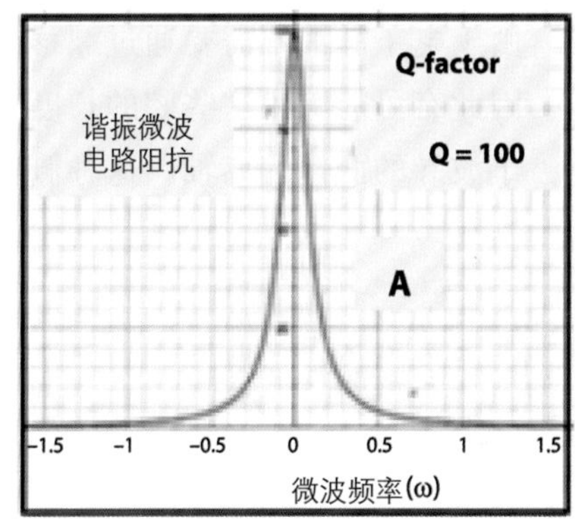

图 11.24　驻波加速波导：Q 因子曲线和共振。共振条件 A（更高的 Q 因子——更窄的共振）比条件 B 产生更高的电子能量（更低的 Q 因子——更宽的共振）

对于驻波加速波导，能量增益率（以MeV/cm为单位）如下：

a. X射线模式比电子模式更大（为了补偿X射线靶中的能量损失，电子束电流必须更高）；
b. 低能量X射线模式比高能量模式更大（因为低能量模式下能量增益涉及的腔体比高能量模式更少，高能量模式通常使用波导中的所有腔体）。

为使波导适应工作日一开始电子束产生的热（一般是早上运行前的质控过程），一般建议每天刚开始的出束顺序是：

a. 电子模式随束能量增加的顺序，然后
b. 高能量X射线模式
c. 低能量X射线模式。

11.2.9.5　驻波加速系统的特性总结

a. 电磁驻波是一种静态的横波运动，波导轴上的每个点都会经历电场强度在最大加速值和最大减速值之间振荡。唯一的例外是，沿着轴线每隔半个波长都有一些点的电场强度为零——节点或零点。
b. 任意一点电场强度都是正向波和反射波分

量的电场之和。

c. 加速波导中的驻波非常接近被完美地反射（在波导末端没有任何功率损耗）。

d. 驻波导可以用磁控管或速调管作为微波源来工作。

e. 当微波在加速管中检场完成后，电子脉冲才注入到波导中。微波从开始检场到最大值之间的时间差是检场时间。检场时间约为0.6～1.0μs。

f. 在驻波系统中，微波进入波导需要一个单一的端口，并且可以位于波导长度上的任何位置。该端口也可以作为一个真空端口。

g. 当电子束沿着波导从一个腔到另一个腔时，总会经历加速的电势。

h. 注入的电子脉冲在波导初始腔中经历脉冲聚束，在达到0.99～0.999*c*的速度后继续获得能量，电子质量显著增加。这些效应有助于产生均匀电荷及窄能谱的输出电子脉冲。

i. 由于电子脉冲不需要通过漂移或耦合腔，因此有可能减小这些腔的长度，或者放置于波导的两侧偏离轴。这种侧耦合可以减少波导长度。

j. 输出电子脉冲的能量由以下因素定义：
   - 在每个调制器脉冲上输入波导的微波功率；
   - 电子枪门控（定义电子枪的电流）；
   - 电子脉冲注入相对于微波脉冲的时间（填充时间因子）；
   - 对微波频率的微调，以改变共振Q因子；
   - 使用能量开关来减少加速腔体的数量。

11.2.9.6　行波加速波导

加速波导中驻波和行波系统之间的主要物理区别在于，在行波系统中，微波通过波导第一个腔的输入端口进入，并通过波导最后一个腔中的输出端口出。对于一个很好的一阶近似，加速波导中的行波在波导的两端不反射，所以当波通过波导时，除了能量传递到电子脉冲之外，能量损失很小。

图11.25显示了基本的操作原理。调制器将微波引入波导，同时电子枪注入电子脉冲。电子脉冲通过波导管时，通过腔共振交换从微波获得能量。功率减小后的微波通过微波电路，该电路阻止微波进入微波源，这可能会造成损害，并将部分功率相位转移到下一个微波脉冲。

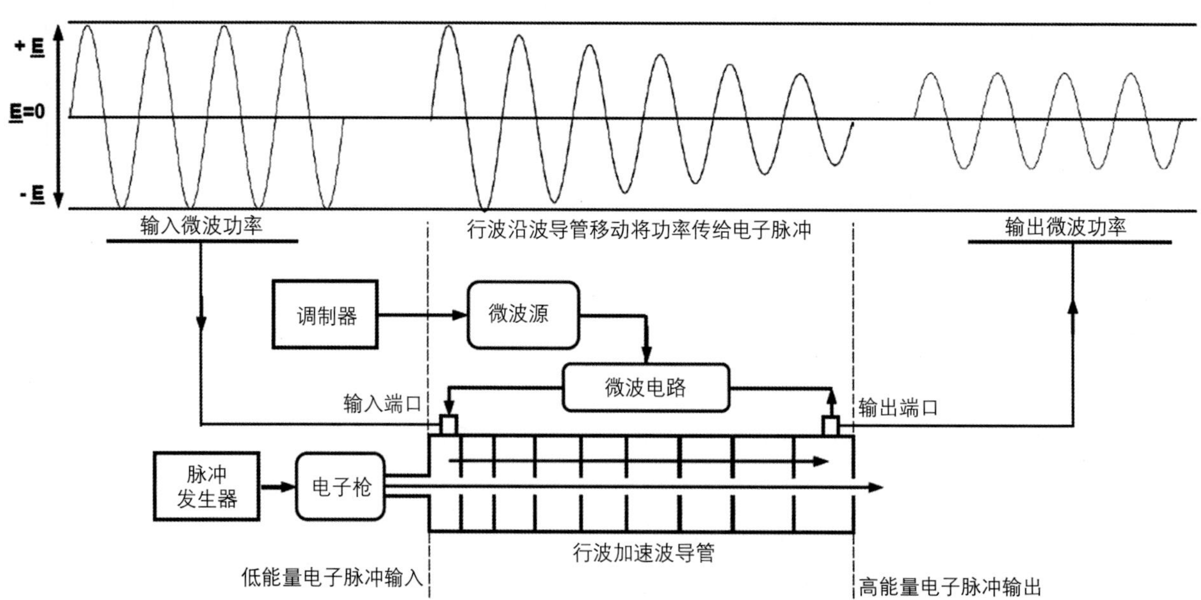

图 11.25　行波加速波导：能量传递。随着波导中电子脉冲能量的不断增加，行波的功率（振幅）减小

行波系统微波电路图如图11.26所示。微波源通常是行波系统的磁控管，所使用的微波功率比驻波系统低。磁控管由隔离器保护，该隔离器本质上是一个单向射频阀——正向波导的传输阻抗非常低，反向波导的阻抗高。当一些反射的微波被磁性铁氧体陶瓷吸收时，隔离器连接到磁控管的水冷回路。这使得隔离

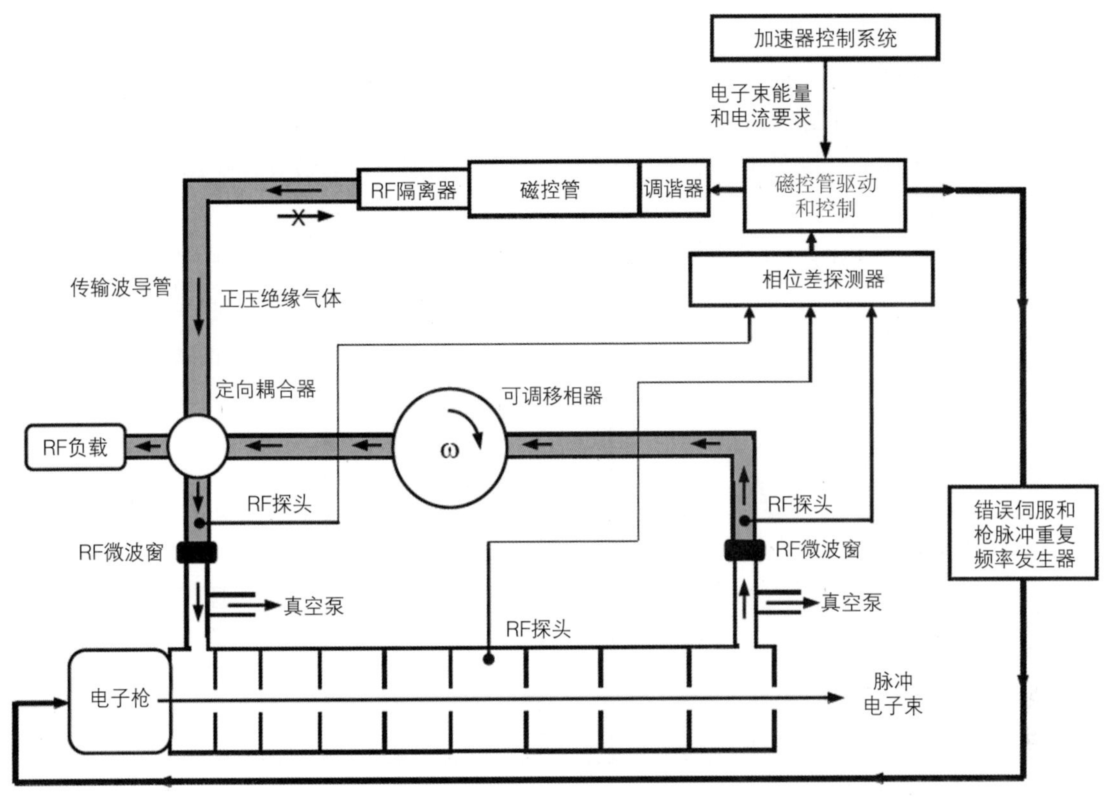

图 11.26 行波：微波电路

器成为耦合器、循环器或移相器的不同类型的射频电路组件，它们不会产生大量的热量，也不需要冷却。

来自磁控管的微波脉冲通过隔离器，沿着一个充满了正压电介质气体的传输波导（以最小化放电的风险并确保波导中没有水蒸气）到定向耦合器。该耦合器通过射频窗口为脉冲提供到波导输入端口的零阻抗路径。降低功率和可能略偏离相位的微波通过输出端口射频窗离开波导，沿着传输波导到达可调移相器，移相器将调谐微波以与下一个输入脉冲相位匹配。不同相位的反馈微波都将由定向耦合器引导到射频负载上。这通常是一个简单的水负载，不需要的微波功率加热负载中的水。这些水的温度在调制器脉冲期间升高，并在脉冲之间冷却，它不需要额外的外部冷却。在驻波或行波系统中，一个有效的微波电路将会重复使用微波功率或将其在水负荷中吸收（倾倒）。因此，微波功率几乎完全包含在射频组件和传输波导中。如果在医用直线加速器周围有大量微波功率泄漏，那么电子元件可能会被损坏，微波对操作人员和患者造成伤害的风险也会增加。隔离器在一个方向吸收大约100%的微波，在另一个方向吸收0%，而耦合器和环行器不吸收微波。其中一个或多个端口通常会连接有100%微波吸收的微波或射频负载。在一些系统中已经尝试过固态射频负载，但通常它们并不是特别有效。

电子束能量取决于行波微波电路中循环的微波频率和功率。这些参数由反馈系统监测和控制，反馈系统从加速波导和传输波导中的射频探针输入到相位差检测电路中。如果需要，此信号将修改磁控管输出。基于该系统的控制信号也被发送到电子枪控制电路，以改变枪脉冲重复频率（p.r.f.）。改变p.r.f.会改变每个枪脉冲的总电荷，从而改变输入到加速波导的电子枪电流。微波电路控制了直线电子束能量和束流的稳定性和精度。请注意，随着电子脉冲沿着波导前进时，微波功率可以增加或降低。

与驻波加速系统一样，行波系统中的微波频率必须保持稳定在几个MHz以内。导致该频率轻微漂移的因素是阳极加热、冷却水变化和机架角度变化。过去，安装在机架上的磁控管在地球磁场中的方向变化时，磁控管通常会受到小的频率变化的影响，但目前电磁磁控管在方向上要相对稳定得多。图11.26显示了相位比较器的反馈装置，它通过电磁阀控制的机械调谐柱塞提供自动频率控制

（AFC）。这比早期马达驱动的旋转柱塞提供了一个更快的响应反馈误差信号。

在行波加速波导中，电子脉冲通过与轴向电场相互作用来获得能量。如前一段所述，反馈电路对微波功率的调制可以微调行波波导的最终腔体中的电子束的能量。重要的关系式是：

$$脉冲能量=\sqrt{功率}=|E| \qquad (11.13)$$

波导中电子能量增益过程如图11.27所示。任意时刻下波导腔体内的平均电场强度如图11.27a所示。与前一样，可以将腔体定义为加速、减速或漂移腔。当微波沿着波导轴向移动时，这种电场强度的模式就会随波移动。

因此，在行波系统中，电子脉冲以与波相同的速度沿波导移动，从一个加速腔移动到另一个加速腔。因此，它经历了一个持续的加速场强（见图11.27b）。

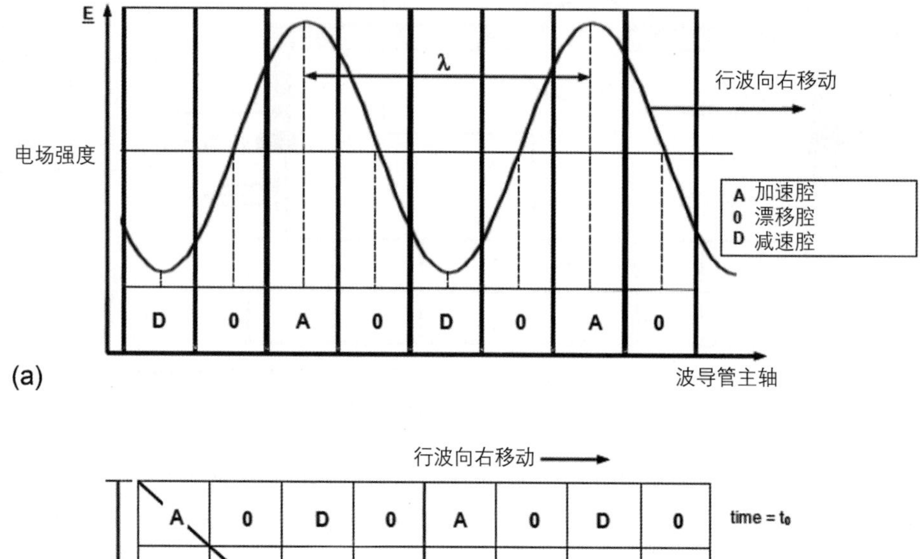

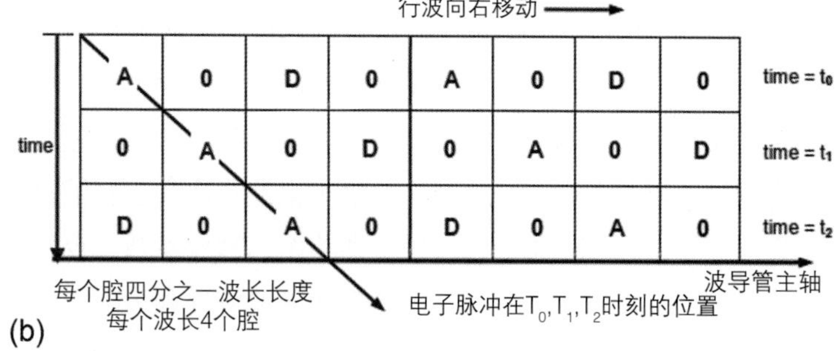

图 11.27 行波加速波导：电子能量增益。（a）一系列腔体中行波的平均电场强度。（b）在行波加速波导中加速的电子脉冲。电子脉冲速度和相位被调制到微波辐射的同相位，这样电子在通过波导时总是经历一个加速腔

11.2.9.7 行波加速系统的特性总结

a. 行波沿波导轴移动，轴上的所有点都经历加速和减速的轴向电场。

b. 理想情况下，行波进入波导、在波导内行进以及从波导中退出都没有反射，反射会使得在金属波导壁上有功率损失。

c. 行波波导可以使用磁控管或速调管作为微波源。然而在实践中，磁控管通常是功率源。上述微波电路描述了用磁控管时的操作，并且需要修改以用于速调管的操作。

d. 电子脉冲在与行波同相最大值时注入。（此时，波具有最大轴向加速电场）。这由微波电路控制。

e. 微波功率在电子枪端进入加速波导，并在波导末端退出。这两个端口可作为波导的真空端口。

f. 电子束沿着波导与波的最大振幅同相位移动，因此总是经历一个加速的电势。

g. 注入的电子脉冲在波导的初始腔中经历脉冲聚束，在达到0.99～0.999c的速度后继续获得能量，电子质量显著增加。这些效应有助于产生均匀电荷和窄能谱的输出电子脉冲。

h. 输出电子脉冲的能量取决于下列条件：

- 在每个调制器高压脉冲处输入到波导的微波功率
- 电子枪门控（定义电子枪电流）
- 对微波电路中的微波频率进行微调，以改变共振Q因子。

11.2.9.8 真空窗

为了保持波导和电子枪的真空状态，波导中任何允许微波辐射进出的端口都需要一个真空窗口（通常缩写为RF窗口）。这通常是基于一片薄薄的云母（硅酸铝）。云母是这些窗口的理想材料，因为它是一种化学惰性的电介质，可以切割成薄的薄片（<0.5mm），略具弹性，但足够承受加压射频波导和加速波导内真空之间的压力差。行波波导系统中有两个RF窗口，驻波波导系统中有一个RF窗口。

电子束离开波导系统或波导/波束传输系统的端口有一个电子真空窗口（或电子窗口），它通常是基于铍或类似材料的薄片。在这两种类型真空窗口中，设计目的是确保它尽可能少地干扰通过的射束，但又能提供压差为10^{-6}或10^{-7}极好的真空密封性。

11.2.9.9 电子束能量、束流与X射线剂量率的关系

加速波导发射的电子束能量和电子束电流通过下式相关联（图11.28a）：

$$电子束能量 \propto \frac{1}{电子束电流} \qquad (11.14)$$

对于一个固定微波功率，脉冲的电子数量越多（电子束电流），转移到每个电子上的能量就越少（整个电子束的能量）。这种关系被称为加速波导的加载线。如果微波功率水平升高，电子束能量增加：

$$电子束能量 \propto 微波功率水平 \qquad (11.15)$$

如图11.28b所示。

来自靶的X射线输出随着电流（即束流中的电子数量）的增加而增加，X射线能量随着电子能量的增加而增加：

$$电子束电流 \propto X射线剂量率 \qquad (11.16)$$

结合方程11.14和11.16（见图11.28c），我们可以看到X射线靶输出剂量率作为入射电子束电流的函数，X射线靶输出剂量率随入射电子束电流增加而上升到最大值，然后下降（图11.28d）。

11.2.9.10 在医用直线加速器中使用的电子加速技术的总结

医用直线加速器可以根据它们产生的临床电子束和X射线束进行分类。商业医用直线加速器可以为以下四类之一：

第1类：仅一档X射线束，通常具有6MV射束能量。例如Accuray[9]Cyberknife，Accuray Radixact（TomoTherapy），Varian600C和Halcyon。这些系统通常使用非常短的波导，并采用S波段或X波段磁控管作为微波源。

第2类：有两档或三档电子束，通常能量小于12MeV。目前还没有这类商用系统，但西门子[10]有一些仅出电子线的直线加速器仍在使用。其体积小，适合手术室，特别适合术中放疗。与具有X射线束选项的系统相比，它们需要更低的束流，也使用磁控管作为微波源。

第3类：有两档小于10MV X射线束和一组高达20MeV的电子能量。将X射线能量小于10MV的直线加速器归于单独的一类的原因是，这些光子能量不会产生大量中子，这是优点，降低了对治疗室的辐射防护要求，降低了建筑成本。这类医用直线加速器在欧洲比在美国更受欢迎。这类系统可以使用磁控管或速调管。基于速调管的系统通常对X射线和电子都有略高的剂量率。

第4类：一档能量小于10MV X射线束，1档或2档X射线能量在10～25MV范围内，一组5个或5个以上电子能量，最高可达25MeV。这类医用直线加速器有广泛的治疗束。目前没有提供能量超过25MV X射线或超过25MeV电子能量的商用放射治疗系统。这类也使用磁控管或速调管。基于速调管的系统通常对X射线和电子都有略高的剂量率。

[9] Accuray 公司，Sunnyvale, California

[10] 西门子医疗保健有限公司，位于德国埃尔兰根。

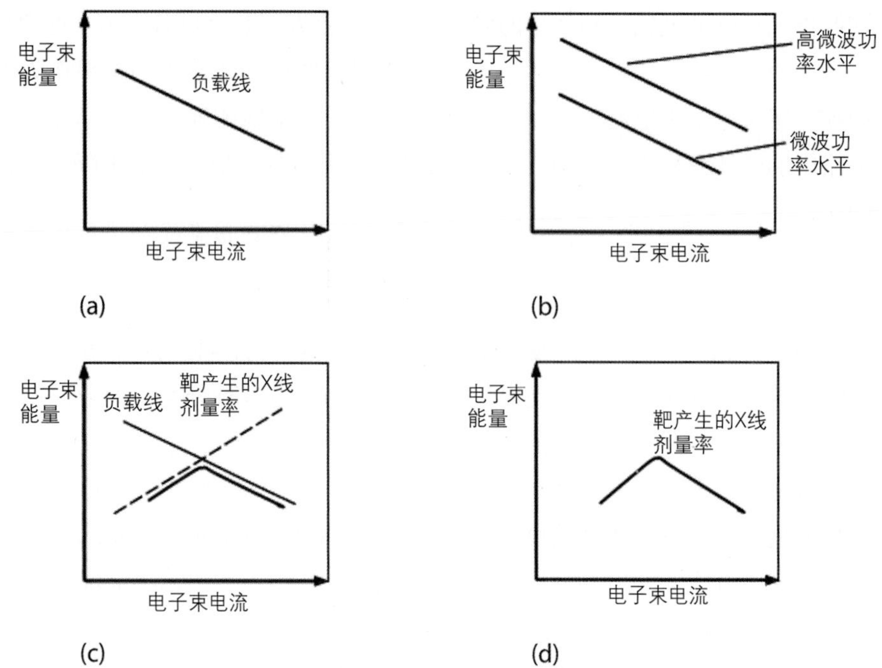

图 11.28 电子加速波导：电子能量与射束电流的关系。(a)电子束能量与发射的电子束电流之间的关系，称为负载线。(b)微波功率水平的增加表明电子束能量的增加。(c)和(d)X 射线靶输出剂量率随着入射电子束电流的上升而下降

国际原子能机构（IAEA）（IAEA，2008）建议6MV或10MV是光子能量的合适选择，15MV以上能量的使用并不合理。商业医用直线加速器不提供4～25MeV范围以外的电子能量。能量上限是由临床需求决定的，尽管直线加速器可以设计成高达35MeV；下限是在技术上设定的，最终电子束能量小于4MeV的加速波导将非常短，并具有较小的MeV/cm能量增益，且不稳定。

表11.4总结了驻波加速波导和行波加速波导运行之间的差异，但实践中，这两种波导系统的工作原理都非常令人满意。该系统之间唯一重要的区别是，高剂量率动态X射线和电子束通常是由使用开关的速调管微波源和驻波加速波导相结合的直线加速器提供。

表 11.4 加速波导技术的比较

参数	驻波	行波
波的操作	在波导末端全反射	完全通过波导管末端
波的节点	节点固定	节点随波移动
波导管长度	较短	较长
微波功率输入	在波导管任何地方输入/引出	在枪的一端输入，另一端引出
微波磁盘负载	较高	较低
真空要求	较高	较低
微波功率要求	较高	较低
频率变化对输出电子能量的影响	高	低
电场强度	较高	较低
能量增益模式	脉冲式	连续
能量增益/cm	较高	较低
输出束流	较高剂量率	较低剂量率

图11.29显示了第11.2.1至11.2.9节中介绍的加速波导系统中腔体的内部视图。波导都是由机械抛光的铜腔焊接在一起或将铜膜焊接到铜管。在其施工中需要非常高的机械精度。波导组装基本上仍然是由熟练的工程师手工完成的，而不是由机械控制系统完成。

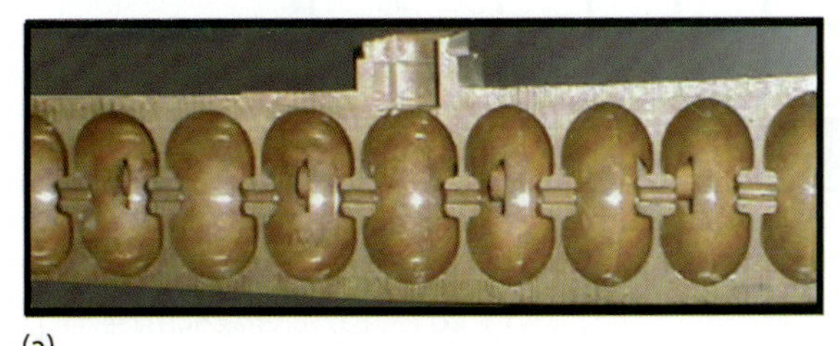
(a)

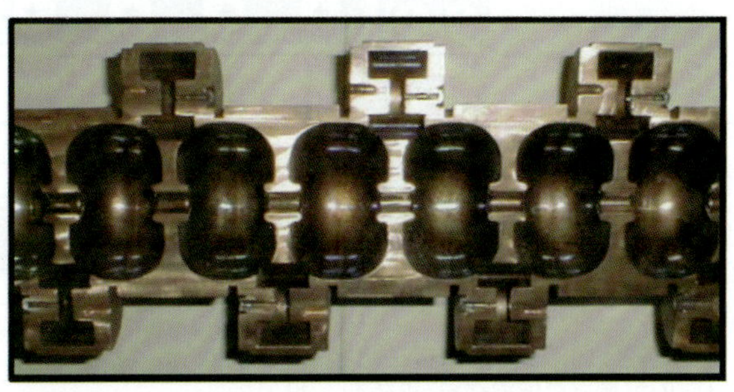
(b)

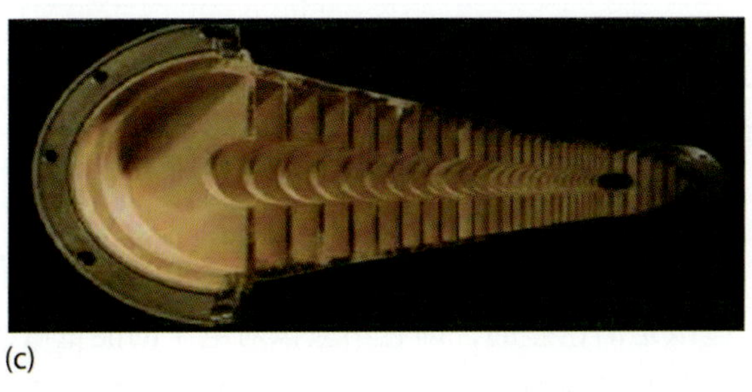
(c)

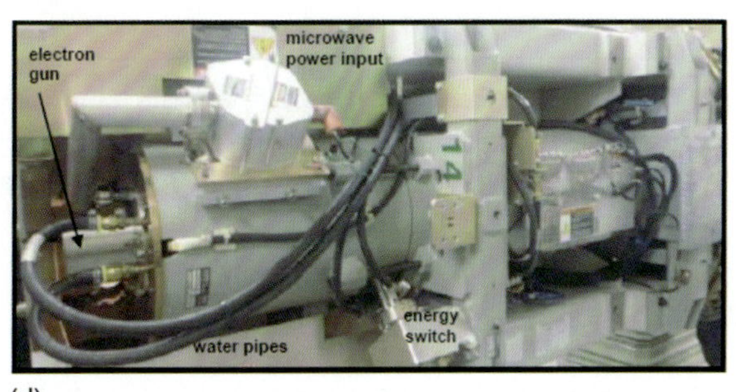

(d)

图 11.29　加速波导（纵截面）。（a）带有微波功率输入的驻波加速波导。（b）带有侧耦合漂移腔的驻波加速波导。（c）行波加速波导。（d）安装在带有水冷却和屏蔽的直线加速器中的驻波加速波导

11.2.10　射束输送

11.2.10.1　波导中的射束转向和对准

通过加速波导的电子束倾向于偏离波导，原因有三种：

a. 来自电子枪的脉冲射束并不是一个真正平行的射束。

b. 电子枪轴、波导轴、波束转向系统的轴之间存在轻微的错位。

c. 电荷的空间扩散发生在波导内。

如果效应a和b没有被修正，那么X射线或电子束最终的对称性和平坦度将超出容差。这些错位通过改变输入射束转向电磁线圈和输出射束转向电磁线圈的电流来纠正，如图 11.30中所示（参见第11.4.7节）。

空间电荷在波导内的扩散会导致电子束扩散以接触腔体端板，如果不加以控制，就会散射到波导的壁上，这将导致射束不稳定和不对称，并可能导致波导壁发热。虽然波导表面是非常好的导体，但它们并不是完美导体。脉冲内的电流很高，所以铜表面的小电阻可以产生所谓I^2R或铜表面加热。如果波导内有任何水蒸气，微波辐射会对波导表面产生有害的加热。这两种影响造成的局部加热会严重损害波导的机械对准。

轴向电子束的电荷空间扩散由一组环绕着波导轴向螺线管电磁线圈控制，如图11.30所示。这些线圈中的电流本身会产生热量，这可能会从外部损坏波导，因此线圈用铜管在波导的周围冷却，其中流动的是从直线加速器水冷却系统中流出的去离子水。

除了产生热量，kV或MV能量撞击铜表面还会产生X射线。螺线管线圈对电子束良好轴向限制和转向线圈的精确轴向对准将使任何X射线泄漏辐射保持到最小，但通常在任何直线加速器加速波导上都能检测到一个较低的X射线剂量率。

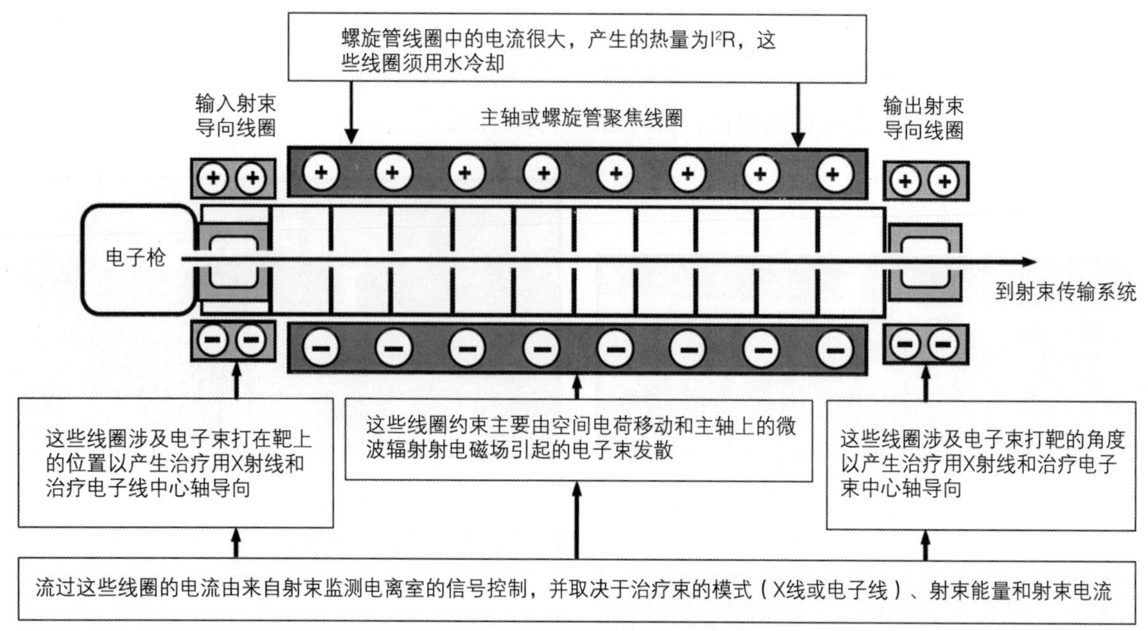

图 11.30　波导射束转向和射束约束系统

11.2.10.2　射束传输

除第1类加速器（如第11.2.9.10节的定义）外，加速结构的长度要求加速波导水平安装而不是垂直安装，以便临床射束可以围绕仰卧位患者的纵轴旋转。这意味着电子束须弯曲约90°，才能使最终的临床射束轴与患者表面正交，以围绕患者旋转。此配置如图11.31a所示。虽然整体效果是电子束90°弯曲，但这通常是通过第11.2.11节中介绍的一种更复杂的方法来实现的。

第1类加速器不需要束流传输系统–请参见图11.31b。

11.2.10.3　研究束选项

一些医用直线加速器也有一个研究束选项，允许电子束在进入束传输系统之前离开直线加速器治疗头（图 11.31c）。这永远不会被授权用于临床，但可以作为研究加速波导性能和辐照细胞等应用的一个有用性能。只有通过拆除直线加速器的覆盖物和治疗头上的一些铅屏蔽，才能进入研究端口。

11.2.11　射束弯曲系统

11.2.11.1　90°偏转磁铁

简单的90°偏转磁铁（图11.32b）类似质谱仪的能量选择系统。理想情况下，一个弯曲磁铁系统应该是消色差的，即它不应该对电子的能量敏感。在色差系统中，一束小直径（≤2mm）的射束进入系统，并作为一束更宽的射束，电子根据其能量分布在出口平面上，这有时被称为点到点平面映射。直线加速器的束流传输系统所需要的是一个消色差磁体系统，它将小直径入口射束映射到出口平面上几乎相同的射束，即点对点映射，如图11.32a所示。在90°偏转的设计中，通常用一个能量狭缝来约束不同能量的电子。

20世纪90年代的一些直线加速器模型确实使用了真正的单90°弯曲磁铁系统，但这在目前的医用直线加速器中并不常见。该系统如图11.32b所示。它的效率比更复杂的系统要低，有更多的电子散射和X射线的产生。

11.2.11.2　滑雪道式（112.5°）偏转磁铁

在Elekta使用的滑雪道式偏转系统中（Botman等，1985），总弯曲角为112.5°，其效率明显更高。该系统由两个45°磁铁和112.5°磁铁组成。虽然束流的传输角比90°大22.5°，但射束仍然是垂直离开系统，因为来自波导的入射束不是水平的。如图11.33所示。

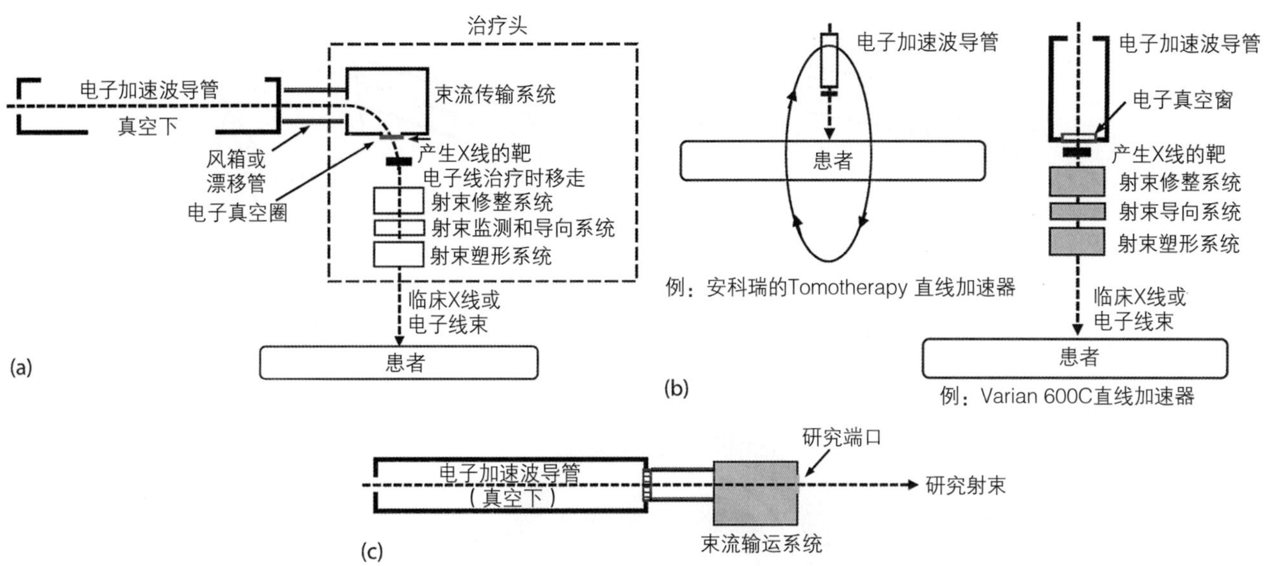

图 11.31　射束传输系统。（a）射束传输系统。（b）无射束传输系统的医用直线加速器。（c）研究射束

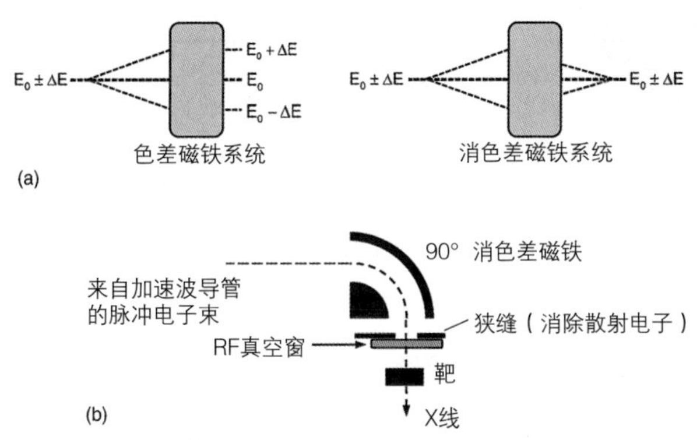

图11.32　弯曲磁铁系统：简单的90° 偏转。（a）具有色差和消色差的磁铁系统。（b）90° 扇区偏转磁铁。

11.2.11.3　Pretzel（270°）偏转磁铁

上后翻（270°）偏转磁铁系统（图11.34）设计用来解决简单的90° 偏转磁铁系统所遇到的问题，由三个磁铁组成。在这个系统中，每个90° 磁体执行的功能略有不同。射束在平面1处进入磁体M1并被偏转90° ，由于磁体的原因使射束略微色散，平面2处的狭缝或滤波器使能谱略微变窄。这个滤波器狭缝通常被称为能量狭缝。磁铁M2将M1输出的稍宽射束映射到平面3上，磁体M3以与M2相反的方式工作，将平面3处的射束映射到出口平面（平面4）处，此处需要1～2mm射束直径。这种组合有效地从射束中去除离轴电子，使产生的杂散X射线最小化，并缩小能量分布。因此，在通过这个系统时，束流略有减少（二维图不能显示上后翻磁体系统是一个三维系统，出口和入口射束实际上并没有相互交叉。这在图11.34b中的上后翻偏转系统的照片中更为明显）。所有的Varian多能量直线加速器都采用这种设计。VarianTrueBeam平台在270° 偏转磁铁中采用了轻微的设计更改，显著降低了治疗头高度，并采用了新设计的初级准直器，提供了更有效的射束路径。

所有电磁体组件都需要较大的电流，因此，这些系统必须有水冷却以及足够的铅屏蔽。

11.2.11.4　电子束弯曲的物理学研究

每个电子束的能量都需要对弯曲磁体中的磁场进行独特的电流设置。这些电流设置对90° 偏转磁体如何在不同的电子束能量下操作是有用的（图11.35）。所有偏转磁铁系统都以这种方式运行，但细节更加复杂。在垂直于所施加的磁场（B）方向运动的电子上的向心力F为

$$F=\frac{m_e v_e^2}{r}=e(\mathbf{v}_e\wedge\mathbf{B})=e\,v_e B \text{ as } \mathbf{v}_e\perp\mathbf{B}\quad(11.17)$$

其中：

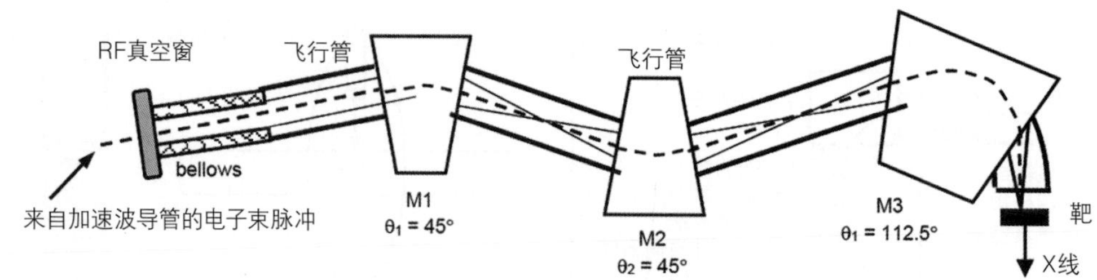

图 11.33　回转偏转磁铁系统

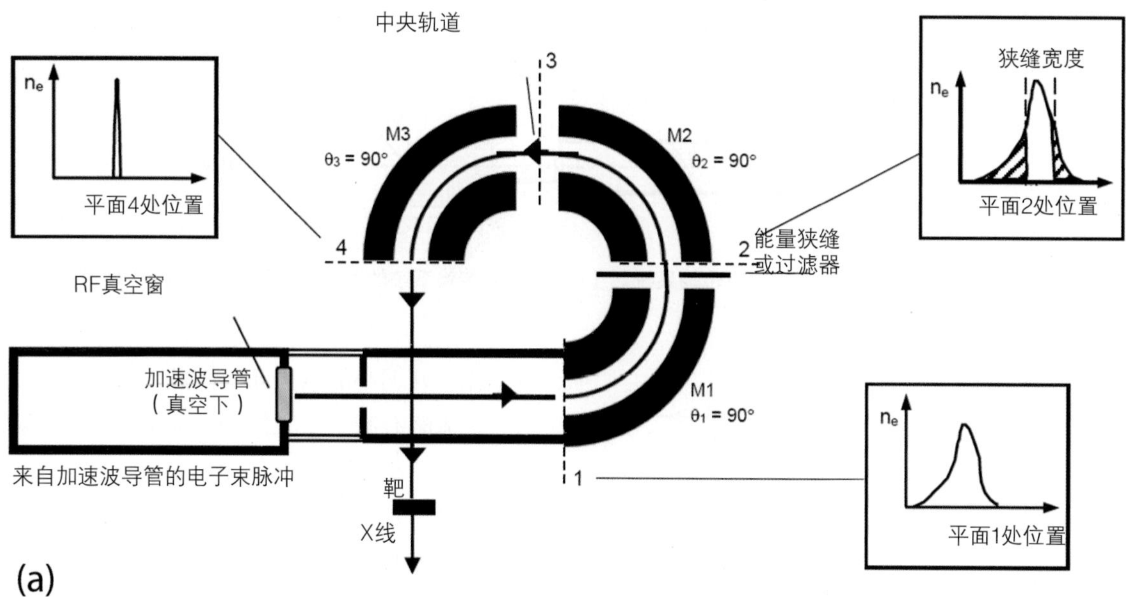

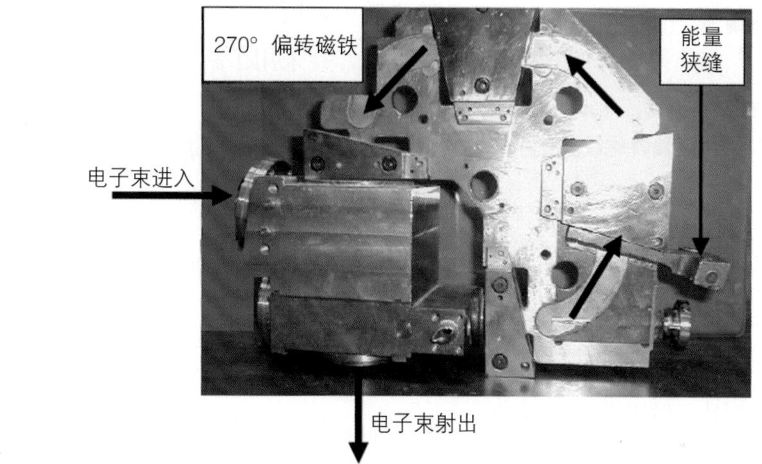

图 11.34　270° 偏转系统（Pretzel 磁铁）。（a）Pretzel 270° 偏转磁铁中的电子路径。（b）Pretzel 270° 偏转磁铁的照片

V_e是电子速度；

r 是曲率半径。

然而，在直线加速器中，进入射束偏转磁体的电子具有相对论能量（见第11.2.1节），因此：

$$\frac{m v_e^2}{r} = e v_e B \quad 其中 \quad m = \frac{m_e}{\sqrt{(1-\beta^2)}} \qquad (11.18)$$

因此：

$$曲率半径 \quad r = \frac{m v_e}{e B} \qquad (11.19)$$

图11.35显示了一个简单的90° 偏转磁铁系统（如图11.32b所示），其中5cm的曲率半径引导输出电子束正向撞击X线靶，例如，我们考虑了三个电子束能量，6MeV, 10MeV和25MeV，表11.5显示

了偏转磁场强度（0.7T或0.7Wb/m²）调整为曲率半径5cm的10MeV束的情况。在表格的右栏中，显示了为实现5cm曲率半径而针对6MeV和25MeV电子束进行的磁体设置。

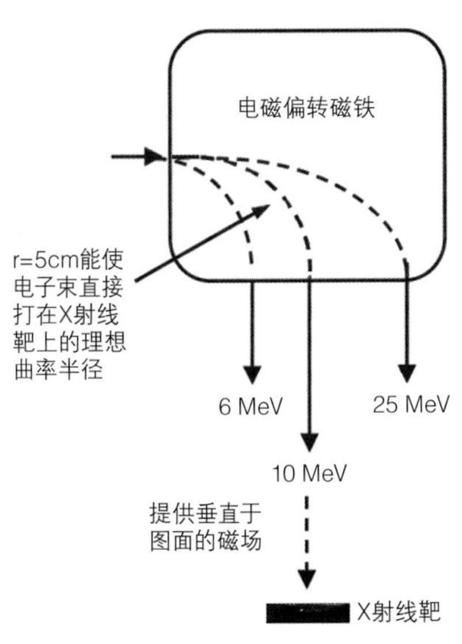

图11.35　在磁场中弯曲

磁场强度由电磁体中的电流控制。直线加速器控制系统有一套电子束能量所需电流的查找表。直线加速器系统通常还具有一个零模式设置，此时电流通常大于治疗模式的设置，该设置用于消除电磁体的磁滞记忆，以消除在射束传输系统中任何记忆效应引入误差的风险。例如，Varian直线加速器有一个联锁BMAG（偏转磁铁电流的缩写），这是用在（i）空模式时电磁铁电流设置和（ii）所选能量的电磁铁电流正确设置并达到稳定前防止电子脉冲进入波导，在直线加速器中通常是临床射束设置时最后一个需要清除的联锁。

11.2.11.5　射束传输系统中的能量监测

监测能量狭缝上的电流可以用作测量电子束能量的微小变化。能量狭缝的主要目的是去除由于能量略微变化而位于射束外围的电子，并非对射束能量的主要控制，但确实有助于射束能量的稳定性。

11.2.11.6　射束传输系统的屏蔽

即使射束传输系统按照设计工作，也会产生一些意想不到的X射线，因此，该系统实际上包绕在屏蔽系统中（通常为铅，但在工程上用一些钢或钨制作端口）。屏蔽组件被设计为互锁和重叠，以确保在射束传输系统中产生的X射线被迫在屏蔽块之间路径内经历几次90°或更多的康普顿散射，确保能量迅速降低到0.5MV以下，并最终被低能相互作用吸收到屏蔽层中。如果维修时拆除了这个屏蔽层，正确且安全牢固地重新组装非常重要。

11.2.12　X射线产生–传输靶

为了产生临床X射线束，从束流传输系统出来的电子束必须转换为X射线束。这通过撞击X射线靶来实现的（图11.36），靶的几何形状意味着入射电子束和出射X射线束具有相同的轴。

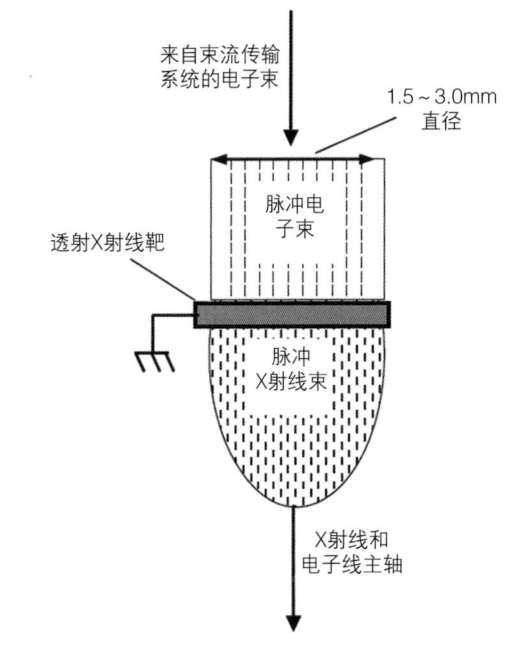

图11.36　X射线传输靶

表11.5　不同电子能量所需磁场强度

电子能量（MeV）	β	恒定场强（T）	曲率半径（在0.7T时）（cm）	5cm半径时的场强（T）
6	0.960	0.7	2.7	0.38
10	0.988	0.7	5.0	0.70
25	0.998	0.7	12.0	1.72

X射线是由靶中轫致辐射产生，入射电子迅速减速，失去其全部或部分动能以X射线光子的形式释放（见第3.4节），这是入射电子与靶物质中

原子核电场之间的库仑力相互作用。任何电子都可能在靶中有一个或多个韧致辐射相互作用，产生一个或多个光子，其能量在最大输入电子能量为几个MeV和几个eV之间，这就产生了连续的光子能谱，最大光子能量等于入射电子能量（图 11.37a），这个光谱遵循Duane-Hunt定律。注意，在这些能量下，特征X射线产生很少。发射的韧致辐射X射线的空间分布在正向方向上达到峰值（图11.37b）。

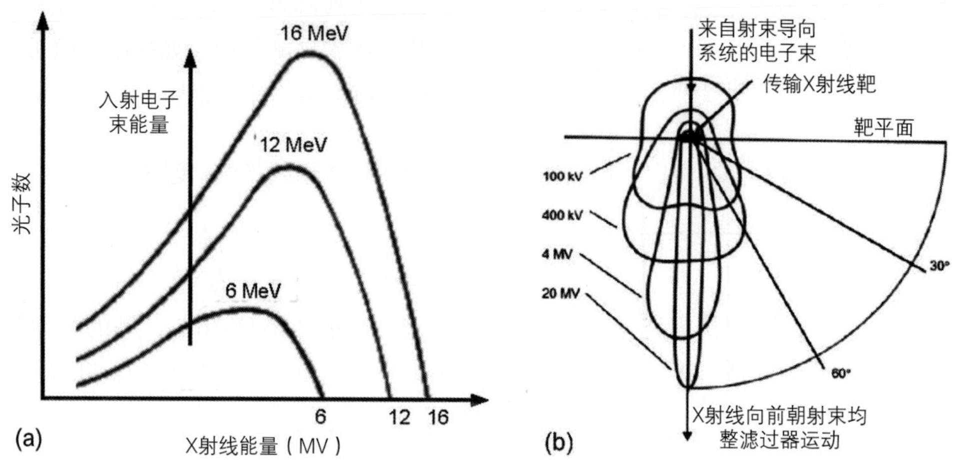

图 11.37　来自传输靶 X 射线的能量和方向。（a）来自传输靶的韧致辐射 X 射线光谱。（b）入射电子能量在 100keV～20MeV 之间的薄靶发射的 X 射线的方向分布

X射线产生的效率或产量可以写成：

$$产量或效率（\%）= \frac{X射线功率输出（J）}{电子功率输入（J）}$$

$$=0.035 \times Z_{靶} \times E_{(MeV)} \quad (11.20)$$

公式11.20表示X射线产率与靶材料原子序数之间的线性关系（见第3.4.3节）。

由该方程计算出的一些产率值见表11.6。在放射治疗所需能量下，产量可以达到10%～40%及以上，产量超过约40%后不会继续随着电子能量而线性增加，因为伴随的其他作用变得显著。在诊断设备中运行入射电子能量高达150keV，产率最多为1%～2%。这意味着在诊断能量下，大约99%的电子输入功率以热量形式耗散，而在MV设备中，产生热量显著减少。造成这种差异的主要原因是，在诊断能量下，韧致辐射产量非常低，而出于产热的原因必须使用的厚靶，靶内的X射线将由于光电吸收（有Z^3依赖性）导致进一步的加热和产量下降。

表 11.6　MeV 级能量的 X 射线靶材料的性能

靶材料	原子序数（Z）	入射电子能量产生X射线				熔点（℃）	导热系数（$W \cdot m^{-1} \cdot K^{-1}$）	导电系数（$S \cdot m^{-1} \times 10^{-7}$）
		6MeV	10MeV	15MeV	20MeV			
铝	13	2.7	4.5	6.8	9.1	660	205.0	3.5
铜	29	6.1	10.2	15.2	20.3	1084	0.99	5.9
钨	74	15.5	25.9	38.9	51.8	3400	173.0	1.8

考虑靶厚度的一个重要因素是电子束进入靶的有效范围，这通常是通过辐射长度来量化的——电子束能量减少到其入射值的1/e（37%）的距离。X射线束离开靶的散度φ（星形）通过靶的厚度T和电子束能量为E_e（MeV）的辐射长度T_0由Ross-Griesan公式给出：

$$\varphi = \left(\frac{15}{E_e}\right)\sqrt{\frac{T}{T_0}} \quad (11.21)$$

表11.7总结了三种最常见的靶材料发散角的值。

表 11.7 不同靶厚度的发散角（Steradians）

电子能量（MeV）	铝（T_0=8.87cm）			铜（T_0=1.43cm）			钨（T_0=8.87cm）		
	靶厚度（T）			靶厚度（T）			靶厚度（T）		
	0.5cm	1.0cm	1.5cm	0.5cm	1.0cm	1.5cm	0.5cm	1.0cm	1.5cm
6	0.14	0.28	0.42	0.87	1.75	2.62	3.57	7.14	10.71
10	0.08	0.17	0.25	0.52	1.05	1.57	2.14	4.29	6.43
15	0.06	0.11	0.17	0.35	0.70	1.05	1.43	2.86	4.29
20	0.04	0.08	0.13	0.26	0.52	0.79	1.07	2.14	3.21
25	0.03	0.07	0.10	0.21	0.42	0.63	0.86	1.71	2.57

一个完整的半球发散有6.28（2π）的发散角，所以这些值显示射束峰值非常尖。发散度随电子能量的增加而减小，但随着靶厚度和靶材料辐射长度的增加而增加。一个有效的靶设计将扩散X射线光束，一般来说，靶越薄，光子平均能量就越高。这是因为在一个更薄的靶中，经轫致辐射相互作用的电子的平均能量会更高，靶越薄，电子穿过靶的可能性越大，我们不希望电子穿过靶，这必须平衡靶的厚度和电子的能量。

综上所述，应注意到X射线的产量、能量和空间分布取决于：

a. 靶材料的原子序数（$Z_{靶}$）：产量随着$Z_{靶}$的增加而增加[11]。

b. 靶材料的辐射长度：该参数对X射线束发散角有很大的影响。

c. 入射电子能（E_0）：如果束流电流保持不变，X射线产量几乎与E_0呈线性增长。

d. 靶材料的物理性质，如熔点、热导率和电导率（这些属性列于表11.7中）。

e. 靶厚度：靶越厚，发散角越大。

如果入射能量保持不变，X射线束强度随入射束电流（I_0）呈线性增加。传输靶必须足够厚，以便在加热时保持机械稳定，并将任何可能污染X射线束的电子传输最小化，但必须足够薄，以将其他问题最小化。放射治疗中的电子束电流是脉冲式，没有许多现代诊断系统那么大。医用直线加速器的靶主要基于钨和铜，它们结合了良好的产额和对高能量加权的光谱，并具有高和低能量X射线模式的合理热性能。铜有时是低能量X射线物理靶的基础，如6MeV，而铝则用于高能量模式。然而，详细的靶材料组成在商业上较为保密，并取决于制造商。

为了获得稳定可重复的产量，必须安全地安装靶，确保与水冷块（通常是铜）有良好的热接触，如图11.38 中的照片所示，这显示了一个有两个靶的靶滑动系统，一个是高能量模式，另一个是低能量模式。并不是必须有两个靶，许多直线加速器只有一个靶，用于两种或三种X射线模式。多个靶的使用取决于所涉及的电子束剂量率，随着新技术发展，如无均整器模式（见第11.3.3节），可能需要额外的靶。

同样重要的是，靶要安全接地，以便杂散电子有一条有效接地的路径，并确保电子束基本上保持在接地电位（见第11.2.7节）。

过去同一型号的两个直线加速器通常具有不同的剂量学性能，主要原因就是靶的性能差异。这意味着每个直线加速器都必须为每个X射线治疗模式单独采集一个完整的剂量数据集输入到治疗计划系统中。然而，自本世纪初以来，靶的制造有了极大的改进，更加可靠并几乎相同，这一发展使各单位为两个或多个直线加速器使用同一数据集成为可能，使患者在不同直线加速器之间简单而直接地转移。在某些情况下，制造商可以提供一个基于工厂剂量学测量的可靠黄金数据集，在检验后，可用于产生与两个或多个直线加速器兼容的治疗计划。

[11] 公式 11.20 中对 Z 的线性依赖仅适用于 15～20MeV 的入射电子能量。

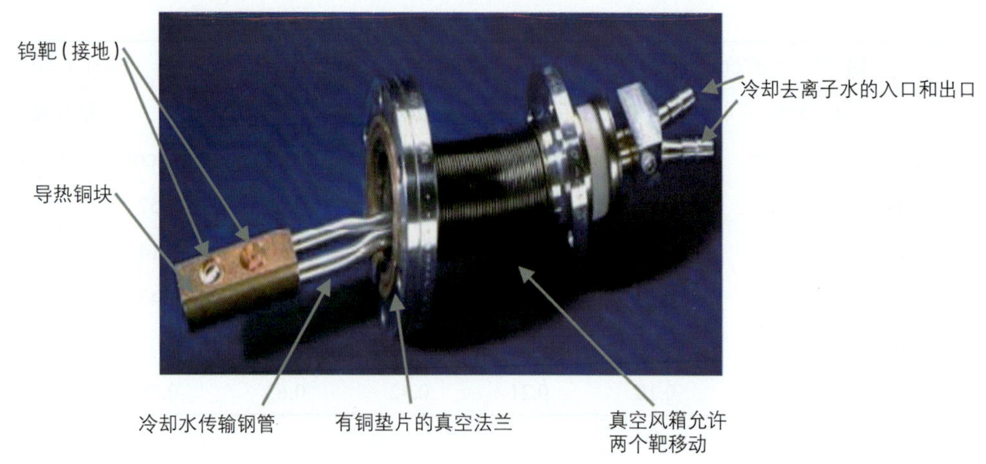

图 11.38　一个 X 射线靶组件的照片，显示了具有高能量和低能量滑动靶

11.3　射束轮廓分布的形成

从靶出来的X射线束必须包含在锥形空间内（第11.3.1 节）。为了使患者接受均匀辐射（第11.3.2节），可能需要改变射束的轮廓（例如射束强度变化）。现代治疗技术对均匀辐照依赖较少，也就是3F模式下的加速器使用变得越来越普遍（第11.3.3节），将在第11.5节准直器节中讨论如何用二级或三级准直器进一步塑造射束轮廓。机器的这些部分被称为治疗头，这些部分如图11.39所示。

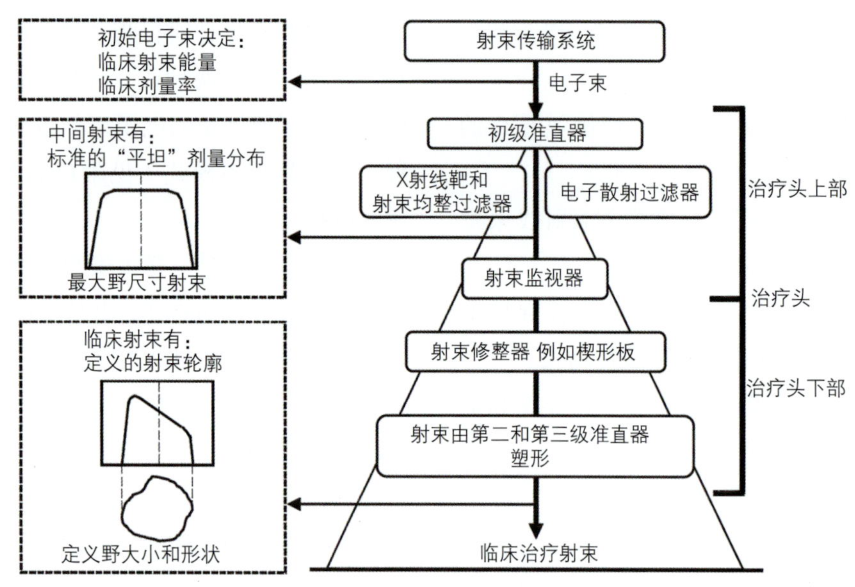

图 11.39　治疗头部的初始、中间和临床射束

11.3.1　初级准直器

初级准直器是一个圆锥形衰减器，它接收来自靶的X射线光束，并使射束（准直）形成一个前向的X射线锥，准直器的发散度限定了X射线束的最大射野尺寸。由于韧致辐射，靶产生的X射线束主要是前向的，由电子在靶中造成的X射线的能量或从靶中出来的侧向散射（康普顿散射）的X射线的能量都小于0.5MV，并将被初级准直器吸收。初级准直器是由钢等高原子序数材料制成的，被初级准直器吸收的X射线量很小，不会引起加热问题。该准直器的几何形状如图11.40所示。离开初

级准直器的X射线光束有一个圆形横截面。大多数医用直线加速器在等中心平面上的最大射野尺寸为 40cm × 40cm，但这个圆形野的直径约为50cm，张角为28° ，因此最大野拐角被修剪，最大方野为35cm × 35cm。

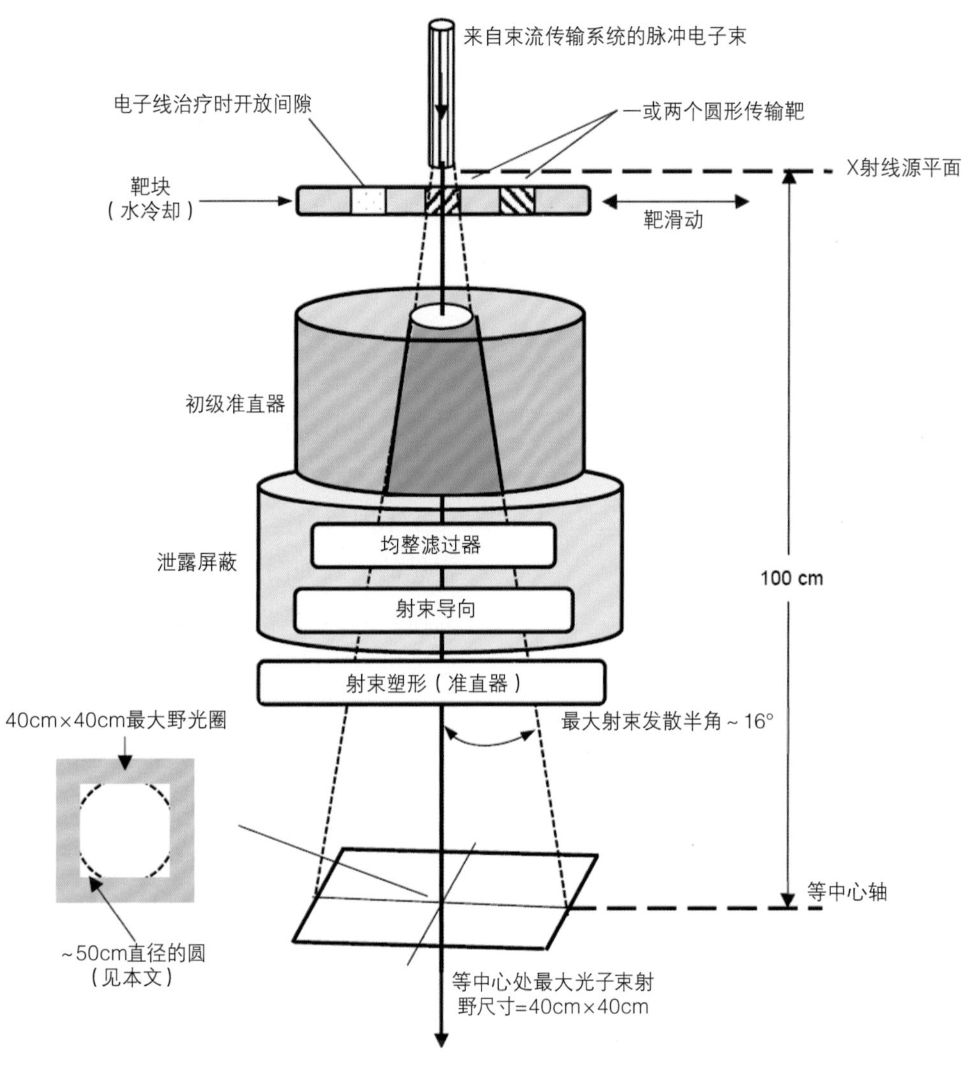

图 11.40　初级准直器和 X 射线束发散度

若X射线（和电子线）辐射的主射束能量不通过治疗端口逃离射线路径和离开直线加速器治疗头，这对患者是一个危险。离开治疗头射束路径的辐射称为泄漏辐射，初级准直器屏蔽泄露辐射。从治疗头逃逸的散射辐射在多次康普顿大角散射之后，能量通常要低得多。

11.3.2　均整滤过器

X射线束均整滤过器的功能是把来自靶前方的山峰状X射线束修整一个平整的、均匀强度的X射线束轮廓。均整滤过器位于靠近初级准直器的出口或在初级准直器内束轴上。

均整滤过器需要衰减射束中心部分的X射线，以产生一个近似平坦的射束，通常在轴上减少约70%。

当靶中产生的光子束通过靶、初级准直器、均整滤过器和随后的直线加速器部件时，将经历许多康普顿散射，由于康普顿散射过程的物理性质，大部分散射光子方向将接近它们原来的方向，因此射束发散度不会显著增加。Mohan等（1985）的研究表明，对于15MV射束，到达患者的光子中有3.5%分散在均整滤过器中。治疗头内的散射对射束中间的剂量分布影响不大，但增加了2mm的射束半影（第11.6.1节）宽。

均整滤过器的尺寸取决于X射线束的能量，因为高能量射束的前向峰值更大。图11.41中显示了6MV 和10MV射束的均整滤过器轮廓。图11.42显示了一个10MV均整滤过器的照片。均整滤过器通常由钢、铅或钨（高Z材料）组成，但其他金属，如铜和铝，也可包括在内。光子在均整滤过器中是康普顿散射，所以侧向散射远小于前向散射。康普顿过程中散射电子从光子束中获取能量，然后进行电子散射过程，多余的能量在滤过器中耗散。在MV级能量下，散射的X射线比吸收的多（如在光电过程中），所以均整滤过器没有加热问题。均整滤过器必须接地良好。

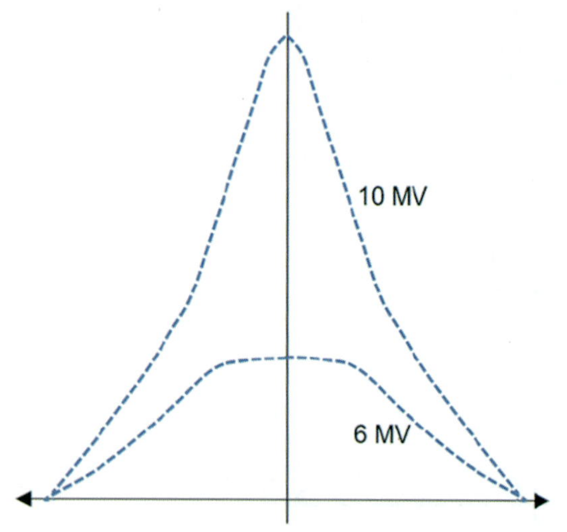

图11.41　6MV和10MV射束通过典型均整滤过器中心的外形轮廓。注意：10MV滤波器所需厚度更大

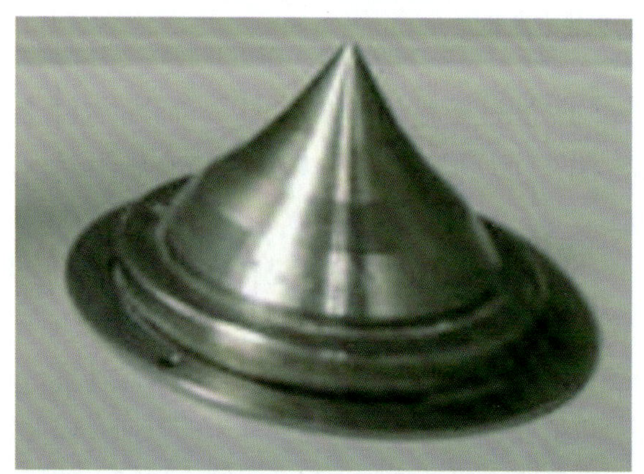

图11.42　一个直径约为8cm的10MV均整滤过器的照片

均整滤过器的主要影响是：

a. 减弱了从X射线靶产生的前峰韧致辐射X射线通量，导致在水中特定的参考深度剂量分布均匀（见第23.3.3.1节）。
b. 优先从韧致辐射中去除一些低能光子，可增加射束中心部分的平均能量。这会使中央部分的射线变硬。这种效果受到建造均整器的材料的影响（见第 23.2.1节）。
c. 降低了光子剂量率。
d. 它是治疗头散射光子的主要来源。这些散射光子是剂量率随次级准直器确定的野大小而变化的主要原因。

每个X射线能量都有一个单独的均整滤过器。请注意，由于X射线射束在通过初级准直器时已经发散，这个均整器直径是几厘米，而X射线靶的直径是几毫米。

不同的均整滤过器可以有不同的安装方式，但常见的方式如图11.43所示，这是转盘或旋转式滤过器，Varian医用直线加速器使用所示的转盘，它最多可以容纳10种不同的均整器（X射线束的均整滤过器和电子束的散射均整器–见第11.3.4节）。对于图中所示的旋转式滤过器位置，射束轴通过位置4的均整器。当选择不同能量和模式时，旋转转盘将适当均整滤过器带入射束，安全逻辑机制确保均整滤过器在射束的正确位置。在这个特定系统中，转盘边缘有机械符号，可以识别端口号码，并将转盘锁定在完全正确位置。转盘在空气压缩机的气动压力下旋转。一旦正确滤过器在治疗端口位置，如果正确的销钉在缺口中（本质上是识别滤过器的二进制代码），转盘将被机械锁定。照片显示了高能（18MV）和低能量（6MV）均整滤过器，可以与图11.42中的10MV均整滤过器进行比较。

在一些医用直线加速器（例如Elekta SL系列）中，在一个旋转壳体中使用了两个初级准直器。这些直线加速器对所有X射线能量使用相同的靶和相同的低能量均整滤过器。高能准直器包含一个额外的均整滤过器，它与低能均整器相结合，产生一个有效的高能均整器。该设计原理如图11.44所示。就像X射线靶的重复性大大提高一样，均整滤过器并非特定加速器所独有。

电子束、靶和均整滤过器的排列对于治疗束临床剂量分布至关重要。有两种类型的错位很重要：

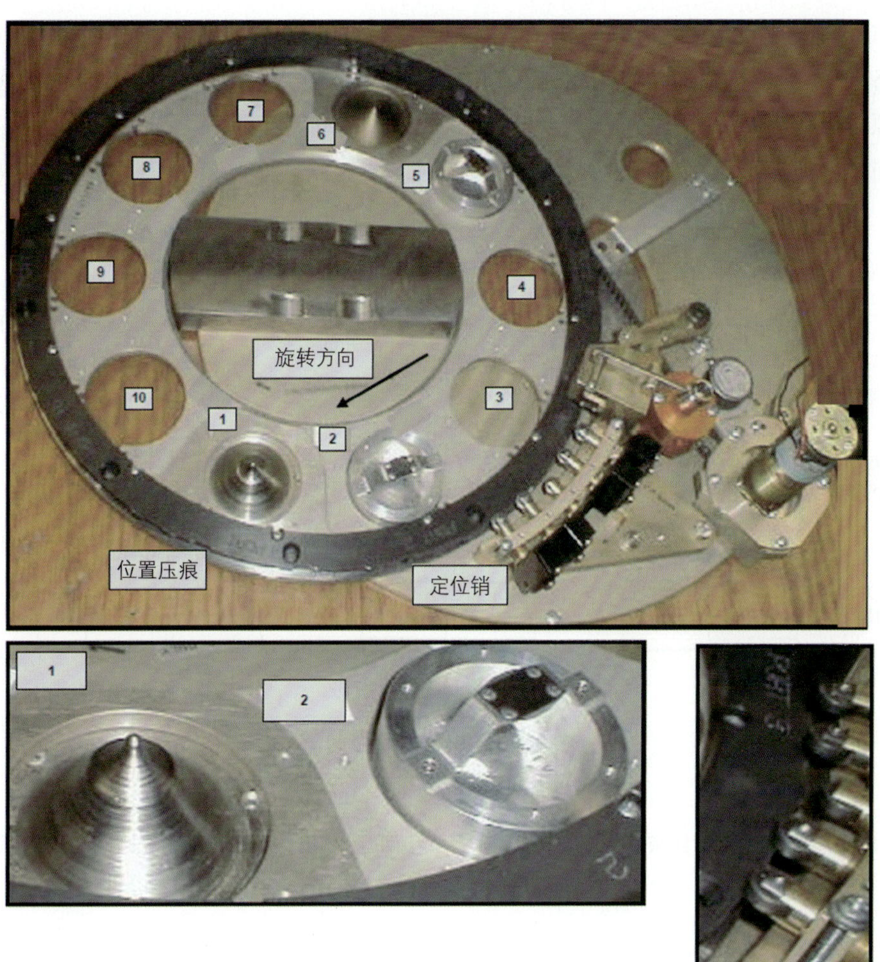

图 11.43　均整器转盘（或旋转木马）。1：高能 X 射线均整器（18MV）；2：电子散射箔（6 ～ 9MeV）；4：光束通过的位置——适当的均整器旋转到该位置；5：电子散射箔（12 ～ 15MeV）；6：低能 X 射线均整滤过器（6MV）。其他的数字是指可用于加速器的其他备用孔位。位置定位销（在右下角的图像中放大）用于确定选择了哪个均整器

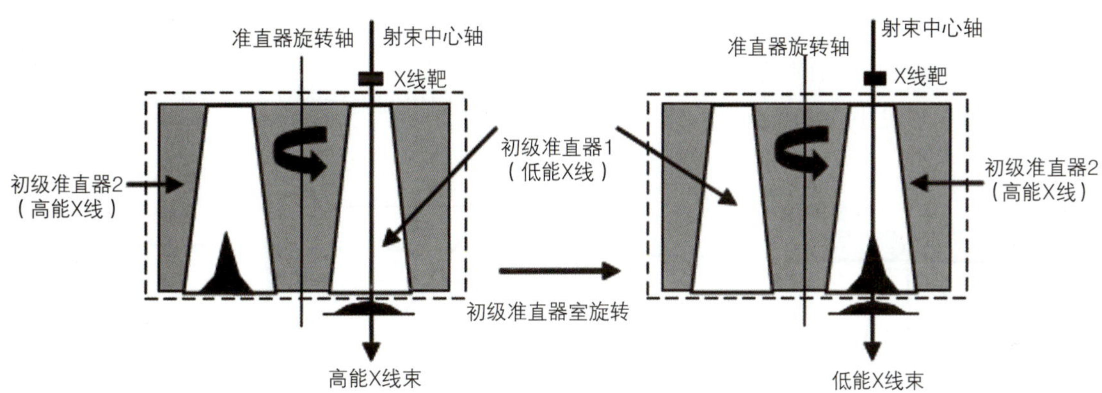

图 11.44　例如在 Elekta[TM] SL 直线加速器上使用的均整器和初级准直器组合

a. 电子束不是靶中心。电子束轴与靶轴不共线（图11.45a）。

b. 电子束不与靶正交，即电子束轴不平行于靶轴（图11.45c）。

这些情况都会产生有问题的射束轮廓。直线加速器被设计用来产生图11.45b所示的射束轮廓。

这些问题的出现可能是因为电子束轴错位或者靶错位。电子束轴在位置和角度上的误差为

±0.1mm或约0.05°，但靶位置允许误差更大，因为靶直径一般略大于电子束直径。电子束位置或角度的误差可能源于电子束传输系统或波导系统，其中，最常见的问题是波导系统中射束的轻微错位，这可以通过调整波导中的输入和输出射束转向线圈来纠正。电子束位置误差及矫正过程将在下一节中讨论。

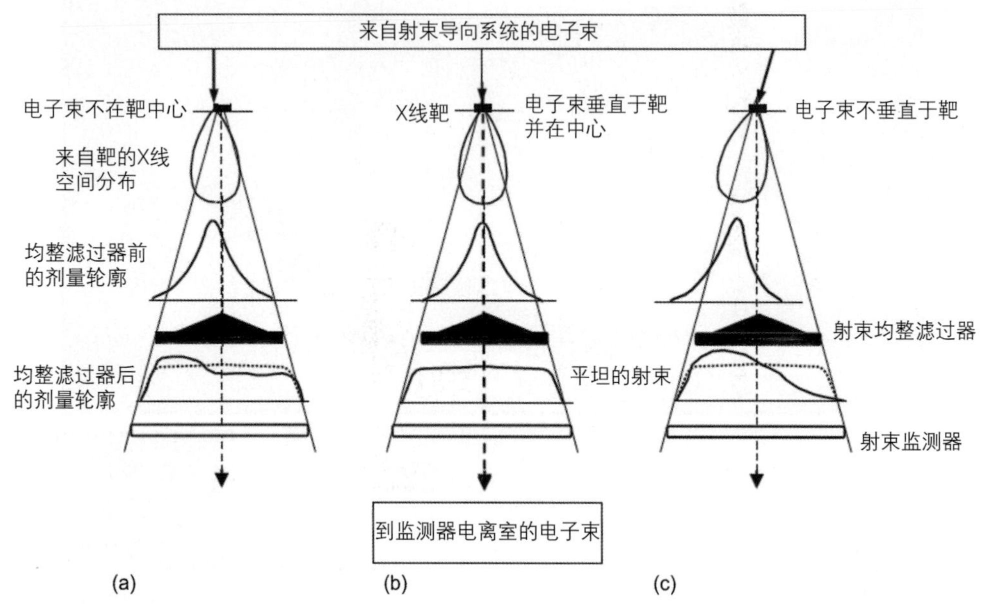

图 11.45 电子束位置对 X 射线束的影响。（a）光野位移问题。（b）轴对称理想光野。（c）光野倾斜问题

11.3.3 无均整滤过器射线束

随着IMRT和小野大剂量治疗的发展，均整滤过器显然不再是必要的，这种模式最初是TomoTherapy和CyberKnife独有，但现在大多数商用直线加速器中均可用，被称为无均整滤过（或FFF）模式——见图11.46。这种技术有两个技术要点，首先，可实现的射野尺寸更小（由于前峰轮廓），而且潜在的剂量率要高得多（不需要增加来自波导的波束电流），剂量率可高达24Gy/min，可以达到有均整滤过器模式的2~4倍。FFF模式在标准加速器上的可选项，均整滤过器用薄金属板取代，既为监测电离室提供空间（第11.4.2节），又防止在机器故障时未衰减的电子束到达患者的可能性。无均整滤过器射束的临床意义在23.7部分讨论。

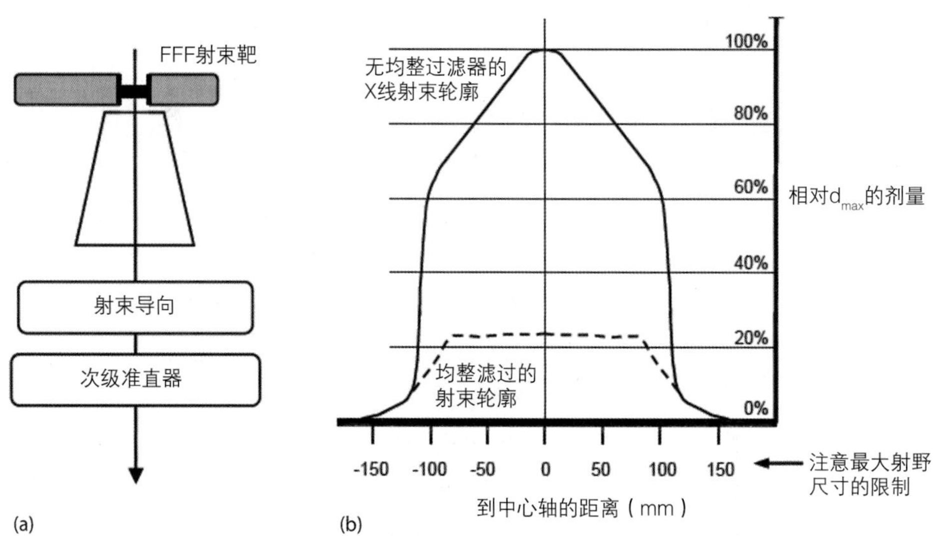

图 11.46 无均整滤过器（FFF）X 射线束。（a）FFF 射束治疗头中的布置示意图。（b）得到的 FFF 光束轮廓

11.3.4　电子束的修整和塑形

临床电子束的产生涉及到治疗头的许多组成部分，所有这些都有助于产生均匀电子束轮廓以治疗患者，这包括二次准直器（第11.5.1.1节）和几乎接触患者的电子限光筒。由于所有这些都是产生射束组件的一部分，因此在这里进行讨论它们。临床电子束的要求是：

- 平面电子束轮廓最大野宽高达25cm^2（比X射线束的最大野宽小）；
- 射束半影最小；
- 表面剂量低；
- X射线污染最小；
- 到达患者的泄漏辐射最小，可以忽略不计。

当临床选择电子线模式时，直线加速器控制系统会把靶组件和均整滤过器从射束路径中移开。电子束自射束传输系统通过电子真空窗口，进入初级准直器（图11.47）。在初级准直器中，射束有些点空间电荷扩散，但束流基本没有变化。在此阶段，电子束直径为～2mm，但临床要求电子束野尺寸必须高达25cm×25cm。因此，电子束需要扩散到直径约36cm（图11.47）。有两种扩散电子的方法：即用散射箔（或滤波器）和扫描电子束。在扫描电子束系统中，使用磁铁对电子束进行两个正交方向的光栅处理。然而，扫描射束系统已经好几年没有上市了，所以具有电子束模式的现代医用直线加速器都使用散射箔。散射可以通过一个或两个散射箔来实现。

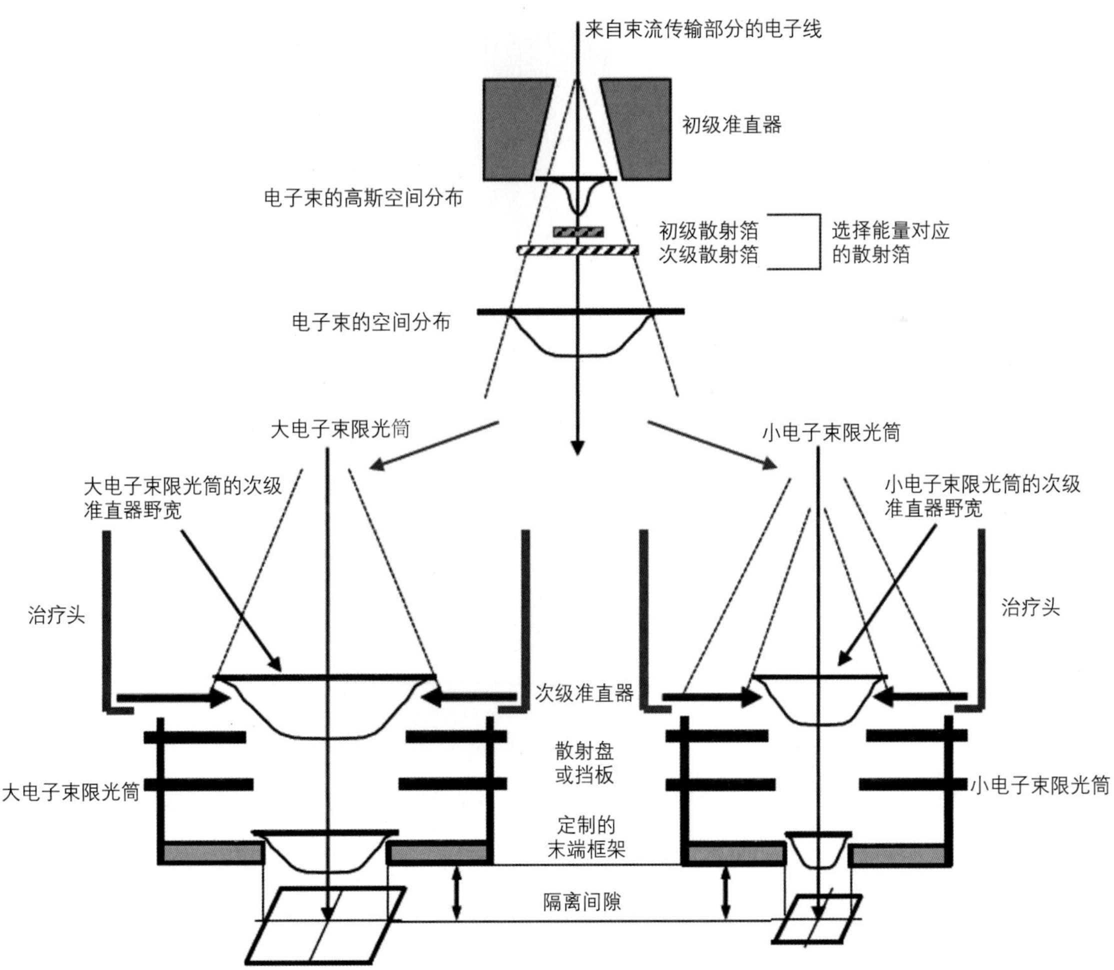

图 11.47　电子束散射。电子野分布由电子能量、次级准直器确定的射野大小和所选电子限光筒的几何形状决定

在双箔或双箔滤过器（图11.47和11.48）中，第一个箔（按钮）通常比第二个箔（箔）更小且稍厚。其目的是减少入射电子束的高斯分布的峰值并使其变平，它是由高原子序数材料组成的。第二个箔扩大射束的周围区域，并由低原子序数材料组成的薄箔组成，通常是铝复合材料。

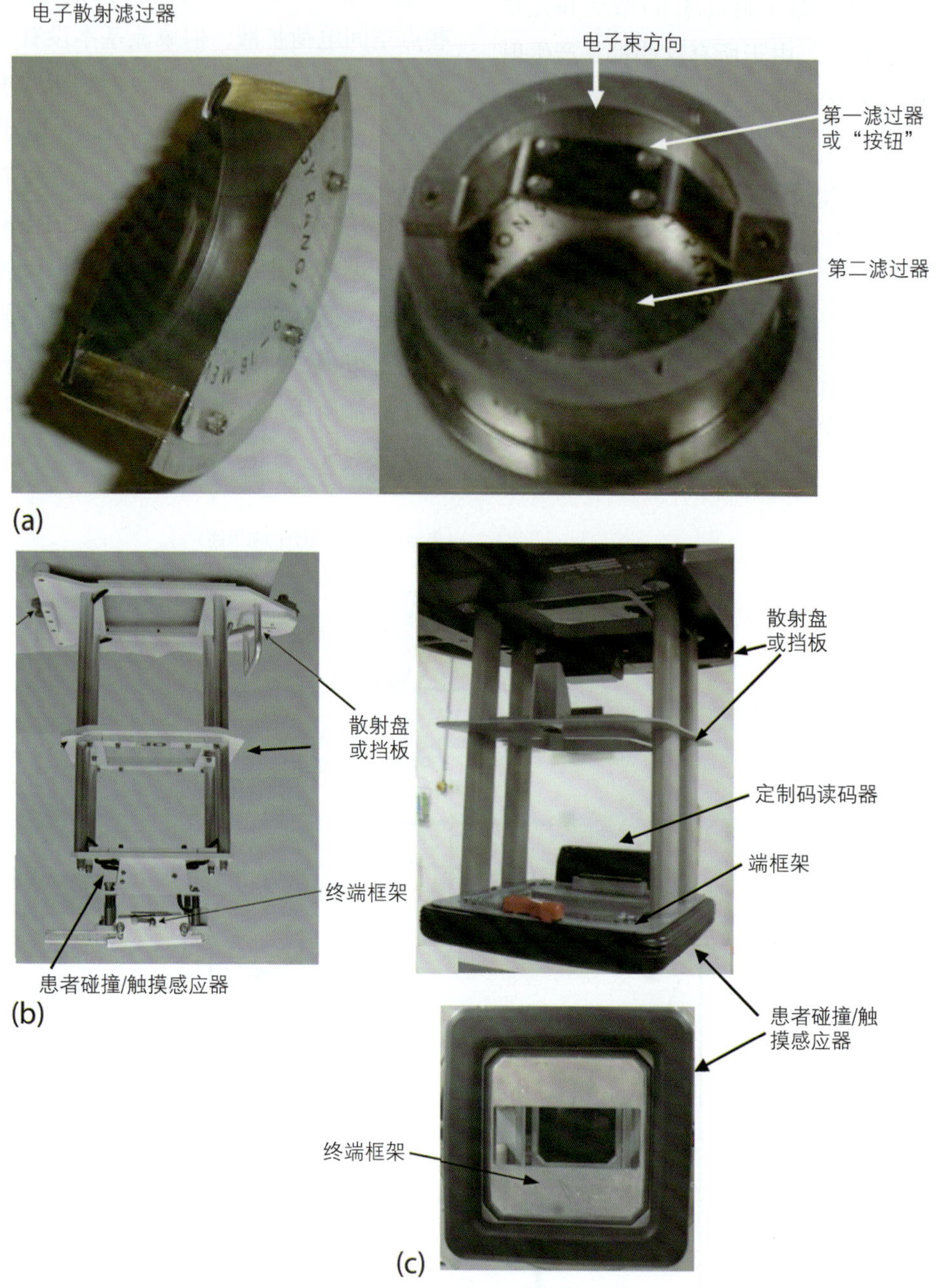

图 11.48 （a）一个电子散射均整器。（b）Elekta 电子限光筒。（c）Varian 电子限光筒。

单箔系统的中心通常比边缘略厚。

散射滤波器不会产生平坦的电子束轮廓，而是会产生明显拓宽的高斯分布，如图11.47所示。总体而言，散射均整器必须为：

- 厚到足以达到所需散射，例如，产生一个直径36cm的射束，将形成一个25cm × 25cm的矩形野；
- 薄到足以尽量减少轫致辐射X射线的产生和对电子的吸收。

散射滤波器可以设计成两个或三个电子能量共用。安装在转盘上的散射滤过器的例子如图11.43所示。因此，当选择一个电子束能量时，直线加速器控制系统必须从射束路径上移除靶和均整滤过器，并插入所选能量对应的散射滤过器。电子束经过散射，束的轮廓变得较平坦。

选择了电子束能量，操作员必须将一个电子束限光筒连接到治疗头的末端，这种情况如图11.48所示。对于任何带有电子线模式的直线加速器，通常有5或6个限光筒，野尺寸在6cm × 6cm到25cm × 25cm之间，在筒框装上适当孔径的合金插入件，可进一步减少矩形或其他形状的野。大多数医院都有一套圆形或矩形的标准孔，但对于大多数患者来说，需定制的孔来匹配治疗区域。Varian电子限光筒在末端和患者皮肤表面之间有一个几厘米的间隙，而Elekta 限光筒附着于皮肤表面。

有三个很重要的因素确保产生正确的射野分布。这些是：

- 所选能量对应的散射均整器必须在射束中。
- 直线加速器上必须安装正确的限光筒和插入物。
- 次级准直器野的大小，用来塑造X射线束，但在电子线模式中移至电子束外围，根据电子束能量和所选择的限光筒设置一个值，这个值在直线加速器控制系统的查找表中指定，或由限光筒发出的电信号指定。次级准直器野大小在标准Varian直线加速器中由两组横光栅（多叶准直器MLC叶片完全缩回）定义，在Elekta SL系列直线加速器中由MLC备用板和下光栅定义（见第11.5节）。

在图11.48所示的两种限光筒中，都有碰撞检测机制或防触板来防止电子限光筒对患者的表面施加压力，特别是在患者摆位过程中或旋转机架时。在Elekta直线加速器中，是基于机械压力式的，而在Varian直线加速器中，是一个包含压电探测器的橡胶条，如果被挤压，它会向控制系统发送电子信号。

11.4 射束监测和测量控制系统

11.4.1 射束监测原理

直线加速器控制系统能够选择治疗模式、射束能量和剂量率，所有这些都由射束监测器监控（见图11.39）：

治疗模式确保适当X射线靶和均整滤过器在X射线模式中插入射束路径中，并将适当的散射滤过器插入到电子模式的射束路径中。

射束能量由离开加速波导的电子束能量决定。

剂量率由离开加速波导的电子束电流来决定。

控制机制如图11.49所示。射束在经过均整滤过器或散射滤过箔后到最终射束成形之前称为中间射束，射束监视器测量中间射束的参数。

在射束传输过程中，通过监测中间射束参数的任何变化都必须将数据传输到直线加速器控制系统，该控制系统有将射束监测数据与期望值进行比较的算法，如果误差超出范围，控制系统将产生射束联锁来停止出束，电子束定位到X射线靶或电子散射滤过箔的小偏差可以通过在线电子束定位校正来修正。

三个射束定义参数与一组控制束的技术参数相关联，控制能量和剂量率的输入射束参数为：

- 电子束（枪）电流；
- 脉冲重复频率；
- 微波频率；
- 微波功率。

这些都与以下适当设置相关联：

- 波导电磁阀线圈和偏转磁体电流；
- 射束模式的靶状态；
- 射束模式和能量的滤过器状态。

这三个射束定义参数中的每一组都有一套独特的七个技术参数，这些映射以软件或固件查找表的形式存储在直线加速器控制系统中，并附带相关的容差值。图11.49总结了这种关系。大多数直线加速器控制系统都有一组额外的技术参数，被用以产生联锁以使加速器不产生临床射束，这通常称为零模式或空值集，此参数集用作射束之间的安全设置，以清除前一个射束的历史记录（请参见第11.2.11.4节）[12]。

[12] 零模式的另一个例子可以是当电子能量或电子限光筒从一个射束改变到另一个射束时，射束之间的零模式转变将确保建立次级准直器野大小、电子能量和电子限光筒大小之间的正确关系。

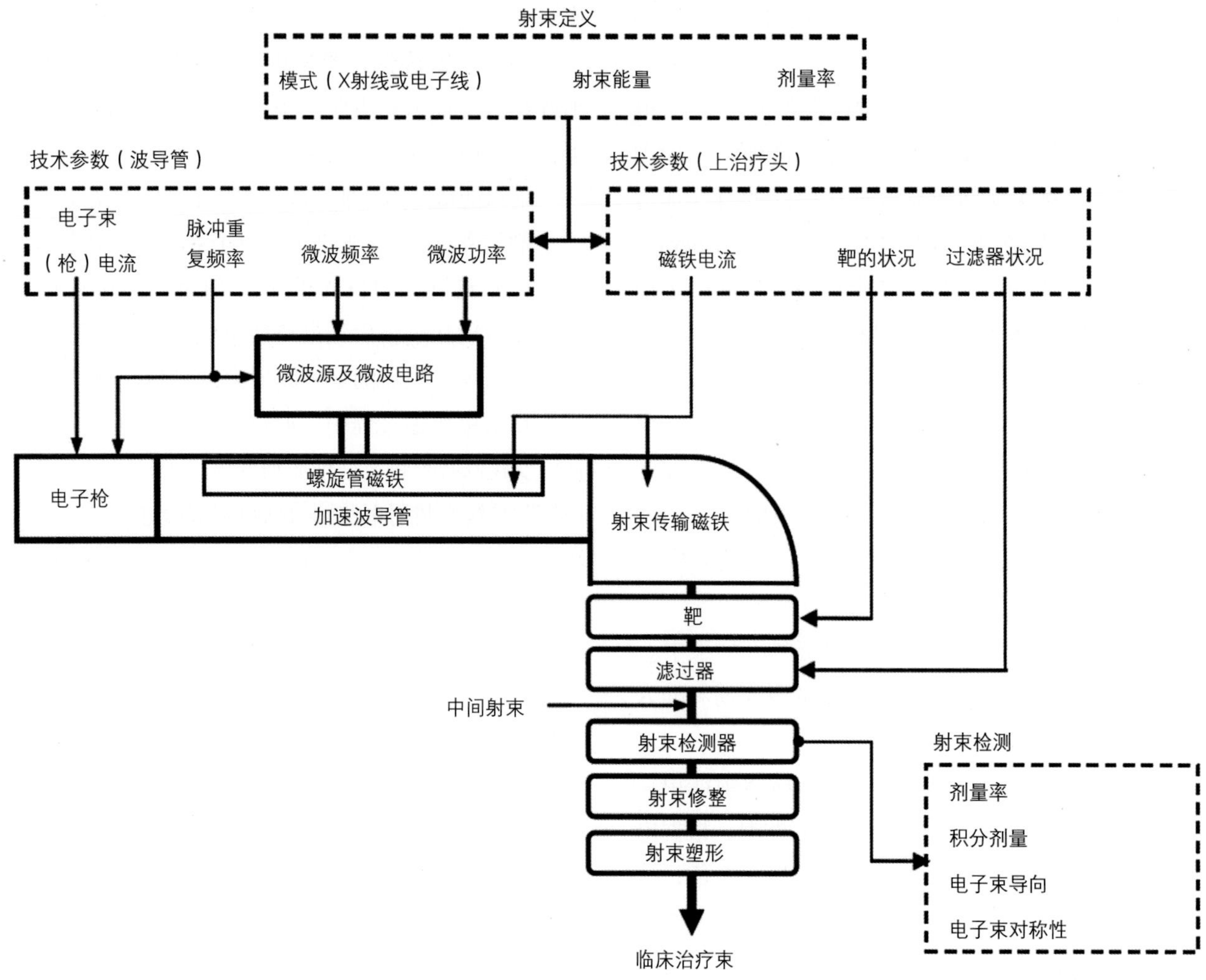

图 11.49　临床射束定义和射束监测

11.4.2　射束监视器

为了确保中间射束正确，射束监测器监控四个参数。监控参数为：

- 剂量率；
- 积分剂量；
- 电子束定位；
- 电子束对称性。

射束监测器是由两个或多个平行板电离室组成的透射电离室（见第16.3.3节）。图11.50显示了一个典型的射束监测电离室。Varian直线加速器的射束监测电离室在部分真空状态下作为一个密封系统进行。Elekta使用未密封的电离室，并对温度和压力的变化进行修正（见第16.4.5节）。必须注意防止水蒸气进入监测电离室。

图中所示的射束监视器是一个四象限布局，有些系统采用八象限设计和额外的集电极板，四象限系统有八个信号A～H，在射束监测电路中，通过加和减这些信号，提供剂量率和射束对称性所需的监测信息，如表11.8所示。由于射束能量与射束中心和外围剂量率的比率成正比，因此这种类型的电离室也可以显示射束能量的相对变化。例如，使用图11.50中表的命名法，可以监测复合信号（A、B、C、D）与信号（E、F、G、H）的比值，以提供关于中间射束特性任何变化的即时信息。在Elekta设计中（图11.51），有两个剂量测定板和一个单独射束转向板，这两个剂量测定板具有不同直径，因此监测中间射束的不同部分。这两个剂量通道之间差异表明射束能量的差异。

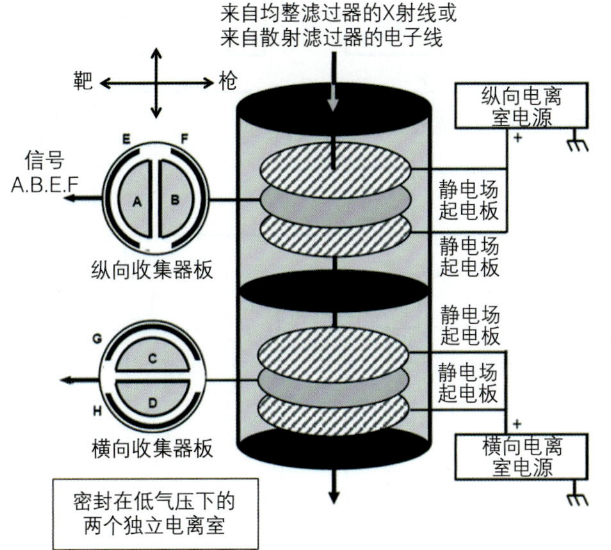

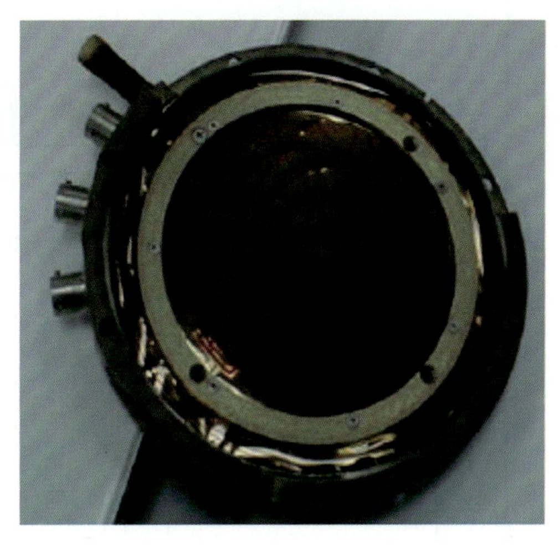

图 11.50 射束监测电离室 –Varian 设计

表 11.8 图 11.50 所示的射束监测电离室的信号，射束平坦度和能量可以从这些信号中得到

电离室电极	信号	参数	时间积分参数
径向	A+B	剂量率1	Dose 1
径向	A−B	径向平坦度	
径向	E−F	径向对称性	
横向	C+D	剂量率2	Dose 2
横向	C−D	横向平坦度	
横向	G−H	横向对称性	

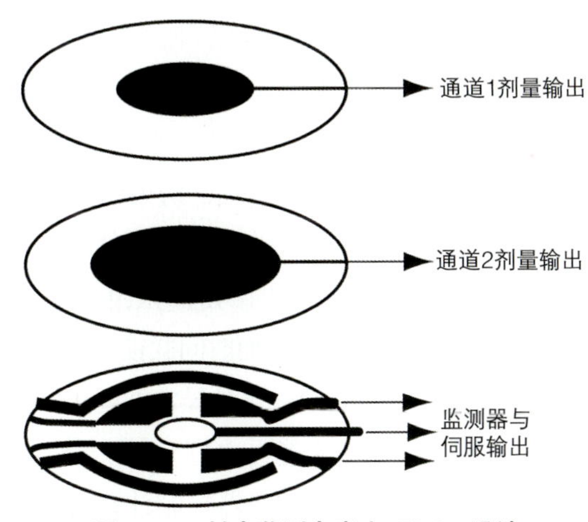

图11.51 射束监测电离室–Elekta设计

很显然，射束监测器是医用直线加速器患者安全保障的一个关键部件。国际电工委员会（IEC）和其他国际标准要求有两个独立密封电离室，具有完全独立的电离室电源和独立电表，来自两个电离室电源的电压由直线加速器控制系统监控，如果其中一个读数超出了误差，那么产生联锁终止辐射出束[13]。通过这种安排，如果第一个电离室在治疗过程中故障，那么第二个电离室将终止治疗。

来自电离室的信号由静电计处理，输出信号被发送到直线加速器剂量测定板（见图11.52），然后，将从这些射束监测信号中导出的一组参数发送到直线加速器控制系统。该参数集通常包括：

- 来自电离室1的时间积分剂量（射束剂量通道1）；
- 电离室2的时间积分剂量（射束剂量通道2）；
- 剂量率；
- 出束时间（1室检测到辐射时计时器开始）（一些现代的直线加速器有两个备份计时器）；
- 射束平整度（横向和径向）；
- 射束对称性（横向和径向）；
- 射束能量。

[13] 发生过与整个腔室极化电压损失有关的两起严重辐射事故，导致了剂量信号严重损失。双剂量测定的要求是由于1966年在哈默史密斯医院发生的一次事故（Thwaites 和 Tuohy，2006）。

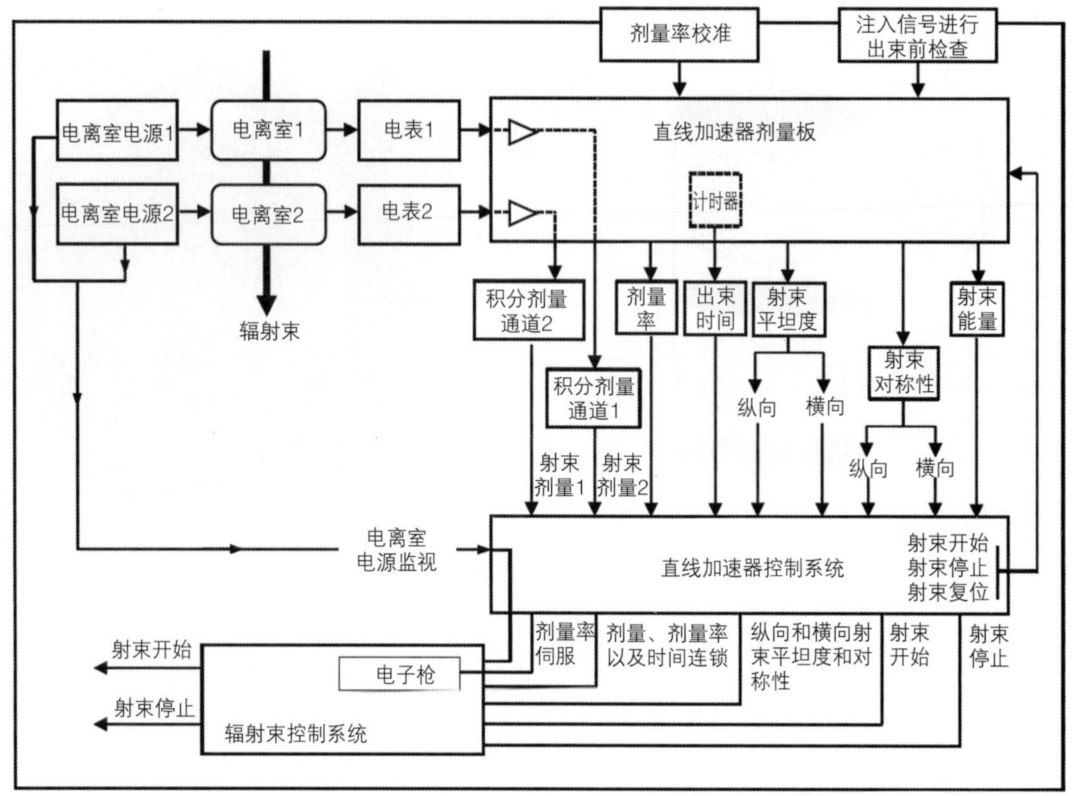

图 11.52 射束监测信号处理

11.4.3 射束监测器校准和直线加速器控制

当辐射启动时（通过电子枪加高压），直线加速器控制系统向射束监测器剂量测定电路发送射束启动信号，启动信号处理电路，并启动备份射束计时器，当射束结束时，发送一个射束终止信号，然后，在下一个射束之前或当患者治疗过程结束时，发送一个射束复位信号。

在直线加速器治疗射束中测量的剂量和剂量率以机器跳数（MU）进行量化，其中在指定测量条件下，1MU等于1cGy（关于机器跳数及其如何校准的说明见第21.2.2和46.8.3 节）。通常将通道1中记录的时间积分剂量标记为MU1，将通道2中记录的时间积分剂量标记为MU2。在直线加速器控制系统中，MU2被设置为：

$$MU2 = MU1 + \Delta(MU1)$$

其中 ΔMU1的加入使MU2＞MU1（当射束剂量为100MU时，通常增加约10MU）。

11.4.4 剂量和剂量率的控制

在射束传输过程中，直线加速器控制系统监控来自射束监测系统的所有信号，并基于一些内部算法（算法后面讨论），确保治疗剂量准确传输，通过伺服控制系统剂量率保持几乎恒定，系统将来自电子束监测器的误差信号输入到电子枪以调整电子束电流。

当射束总剂量=MU1时，剂量联锁1终止辐射，这是治疗射束的正常终止。然而，如果电离室1失效，那么当射束总剂量=MU2时，射束将终止，即剂量联锁2将终止辐射。如果在非常不可能时，两个电离室都失效，那么当出束时间达到出束估计时间（EBT）时，射束就会终止，而时间联锁就会终止辐射。剂量联锁2或时间联锁终止是异常的终止，必须查找原因并用手工控制才能再次打开射束[14]。出束估计时间的计算将由直线加速器控制计算机处理，更复杂的由治疗计划系统进行。它应设置为比以MU/min表示的预期平均剂量率计算出的预测治疗时间高10%~20%。

当达到射束剂量时，三个联锁仍不能阻止辐射，这种可能性是很小的。以这种方式定义这三个联锁条件的原因是为了在控制系统中停止“竞速”。如果三个联锁被设置为同时关闭射束，那

[14] 如果没有彻底的调查，就不应该这样做。

么，由于电离室性能的轻微自然变化，一些治疗束将因剂量联锁1终止，一些因剂量联锁2，有些因出束时间联锁，这将是令人非常不满意的，因为它不可能决定一个真正的异常终止。

国际标准要求在每次治疗出束之前需对射束剂量测定系统进行测试——这一过程有时被称为射束验证或校准和检查周期。这不是直接测试射束监测器，而是通过信号注入来测试静电计系统和剂量测定板电路的性能。这些测试随制造商的不同而略有不同，但通常包括以下内容：

- 测试MU1剂量监测电路以计数至设定值（通常为 100MU），并终止于设定的MU1值（MU1=射束剂量）。
- 测试MU2剂量测定电路以计数至设定值（通常为 100MU），并终止于设定的MU2值（如第11.4.3节中的定义）。
- 出束定时器电路在验证的出束时间终止。
- 剂量率的测试，剂量率可达设定剂量率的2.5倍。
- 测试射束的平整度和对称性，以确保超误差值会导致适当的射束联锁。

通常可以在操作控制台屏幕上观察到这些射束前测试。

在射束传输过程中，如果其他剂量学参数超出误差，将应用一系列其他剂量联锁。联锁术语取决于制造商，通常包括：

- 过剂量率或低剂量率；
- MU1和MU2通道的差异大于允许误差；
- 每个电表中的每脉冲充电量；
- 电离室电源。

11.4.5 在直线加速器中进行的脉冲剂量传输

来自直线电子加速器的辐射以脉冲的形式传输。脉冲振幅和频率由施加于电子枪和微波源的脉冲电压控制。例如，为了说明这些原理，可以将脉冲序列或一组约5μs宽度的脉冲打包为大约1500个几乎相同的微波脉冲，脉冲序列之间的间隙为5ms，如图11.53a所示。我们可以把这些脉冲序列看作是剂量脉冲，这意味着每秒大约有200个剂量脉冲。

例如，如果设置治疗剂量率为6Gy/min（0.1Gy/s），那么每个脉冲的剂量为

$$\text{每脉冲剂量}=\frac{\text{剂量率}}{\text{脉冲重复频率}}=\frac{\text{剂量/s}}{\text{脉冲/s}}$$

$$=\frac{0.1\text{Gy/s}}{200\text{/s}}=5\times10^{-4}\text{Gy}$$

如果我们考虑一个脉冲内的瞬时剂量率（IDRP），设定剂量率为6Gy/min：

$$\text{IDRP}=\frac{\text{每脉冲剂量}}{\text{脉冲持续时间}}=\frac{5\times10^{-4}\text{Gy}}{5\times10^{-6}\text{s}}$$

$$=100\text{Gy/s}=6000\text{Gy/min}$$

通过脉冲计数来测量剂量和剂量率。为了改变剂量率，可以抑制或降低脉冲。这些数据如图11.53b～d所示。图 11.53b显示了1000MU/min的剂量率，其中脉冲被分成10个脉冲序列。在本例中，假设剂量率为1000MU/min是该直线加速器模式的最大剂量率。如果需要的剂量率为600MU/min，那么每个序列有4个脉冲被丢弃或抑制。因此，剂量率从100～1000MU/min将以100MU/min递增，如果需要动态剂量率，那么可以通过降低脉冲来降低剂量率，恢复脉冲到最大剂量率，在这种情况下为600MU/min。注意图11.53c和d之间的区别。在图11.53c中，在最大剂量率为1000MU/min的模式下剂量率设置为600MU/min。在图11.53d中，最大剂量率为600MU/min。动态剂量率将在第11.7.4节中进行更详细的讨论，另一种方法是设置脉冲重复频率并接受所达到的剂量率，但这使得对准确的剂量率的控制程度较少[15]。

在VarianTruebeam设计中，脉冲宽度可以被调制，这对提供更合适的成像脉冲、允许射束能量减少到2.5MeV是必要的，成像需要辐射的门控脉冲足够长，以获得可靠的图像采集。在这些系统中，因为门控电子脉冲和微波脉冲不重叠，不会发生加速，所以对剂量率的控制包括通过抵消门控电子脉

[15] 如果我们想分析改变剂量率对剂量测量装置响应的影响（见D部分），就必须意识到在控制台设置一个不同的剂量率（MU/min）不会改变每个脉冲剂量，这是重要的参数。然而，它可以通过改变源－探测器距离或使用射束衰减器（这可能会引起其他影响，如能谱修改）来改变。

冲和微波脉冲来实现动态射束保持。一些脉冲下降时采用动态射束保持，大多数控制是通过脉冲宽度调制和射束保持的组合。这就引入了更多对速调管射频功率的动态控制。

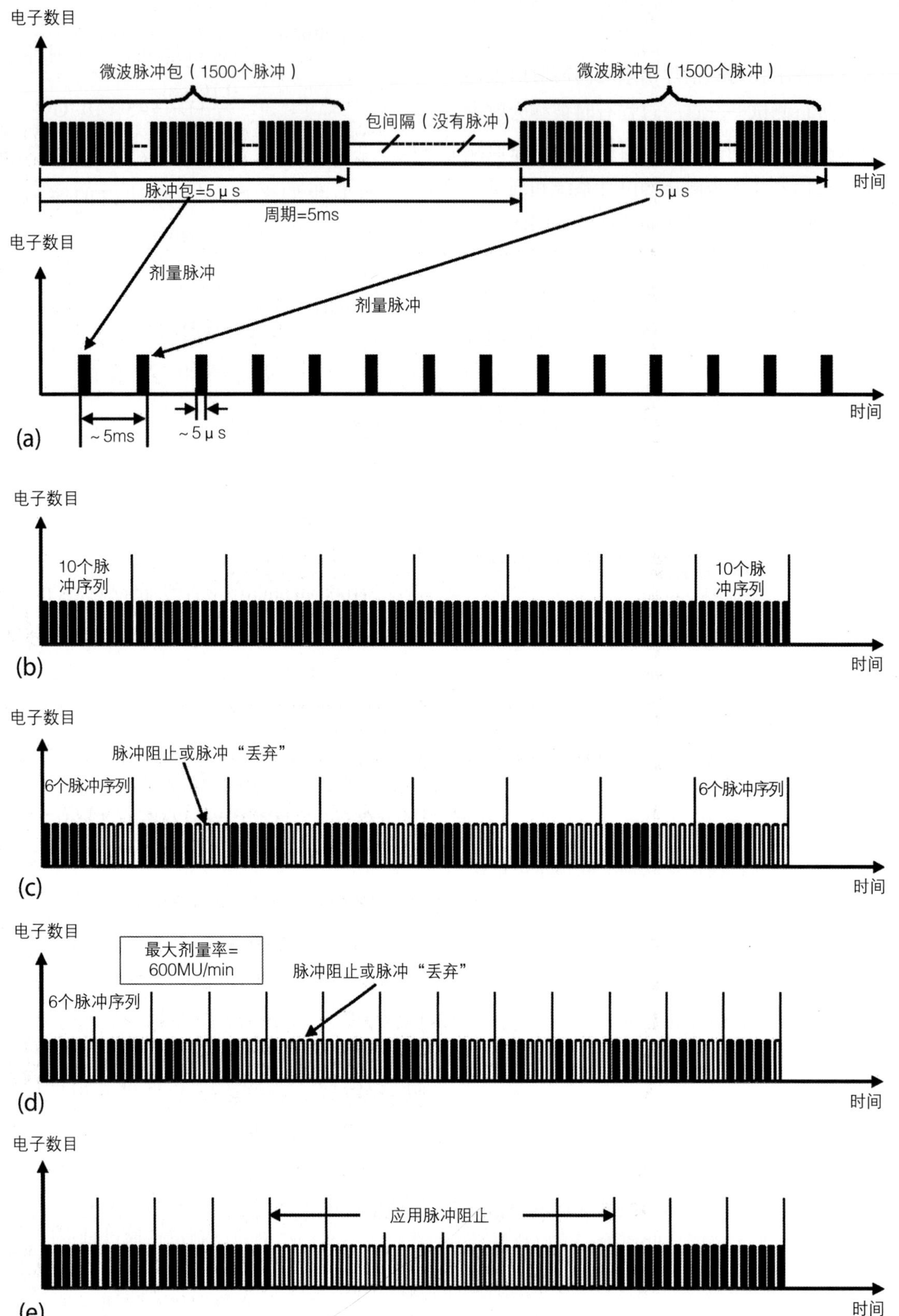

图 11.53　脉冲剂量输送。（a）典型的脉冲序列。（b）静态剂量率 1000MU/min。（c）静态剂量率 600MU/min。（d）动态剂量率。（e）呼吸门控

另一种有趣模式是呼吸门控。有几种不同的方法来实现门控治疗束，由于患者的呼吸运动会引起靶点移动并有移动到射野外的风险，需监测患者的呼吸以及靶区移动到射野外时就停止辐射（见第9.5.3.1节）。Varian和其他厂家采用的方法是通过抑制脉冲来锁定射束。当所有脉冲下降或抑制时，是通过控制电子枪的脉冲来完成的（见图11.53e）。

11.4.6　直线加速器中的电源考虑参数

对于10MV X射线，脉冲重复率通常为100Hz；因此，周期为10ms（$10^4\mu s$），典型脉冲宽度为$2\mu s$。因此占空比为2×10^{-4}。这是一个非常低的占空比，因此，医用直线加速器可以保持10Gy/min以上的剂量率，能耗仅为40～45kVA。

X射线靶上的电子束电流为$10\mu A$。因此：

$$\text{靶上的入射电子数}=\frac{\text{射频电流（A）}}{\text{电荷数（C）}}=\frac{5\times10^{-5}}{1.6\times10^{-19}}$$

$$=6.25\times10^{13}\text{电子数/秒}$$

靶入射电子能量（10MeV束）

=标称电压（V）× 电荷（C）

$=10^7\times1.6\times10^{-19}\text{J}=1.6\times10^{-12}\text{J}$

对于一个10MeV的入射电子束打靶：

在靶上的入射功率=电子数 × 电子的能量

$=6.25\times10^{13}\text{电子数/s}\times1.6\times10^{-12}\text{J}$

=100W

表11.6显示，30%的能量变成X射线，70%在靶中作为热量耗散。所以，靶的热量大约相当于一个60W的灯泡。

11.4.7　射束转向与射束监测信号

电子或X射线束对齐不准有两种情况：倾斜或偏轴，如图11.45所示。当然，实际上射束可能倾斜和移动，但可以通过校正来重新对齐射束，此情况如图 11.54和图11.45所示。该校正将电子束重新对准靶或进入主准直器入口（用于电子治疗束），射

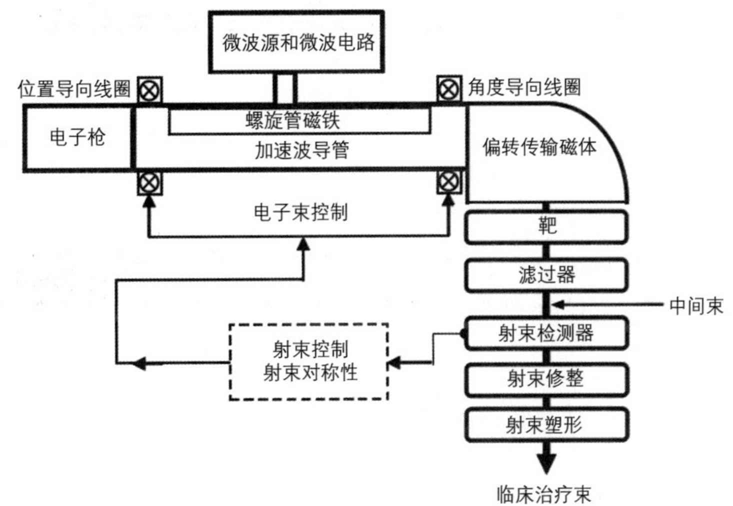

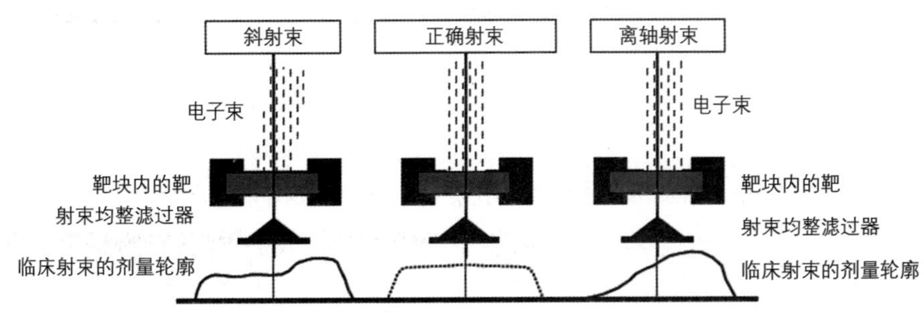

图 11.54　射束监测和对准的控制

束倾斜需要角度校正，射束位移需要位置校正，这些修正是通过改变位于波导入口的位置转向线圈和角度转向线圈中的电流来实现的。

这些线圈对电子束的作用如图11.55所示，这是一个伺服控制系统，射束监测电表中非常小的误差信号转换为校正信号，添加到转向线圈的电流中。

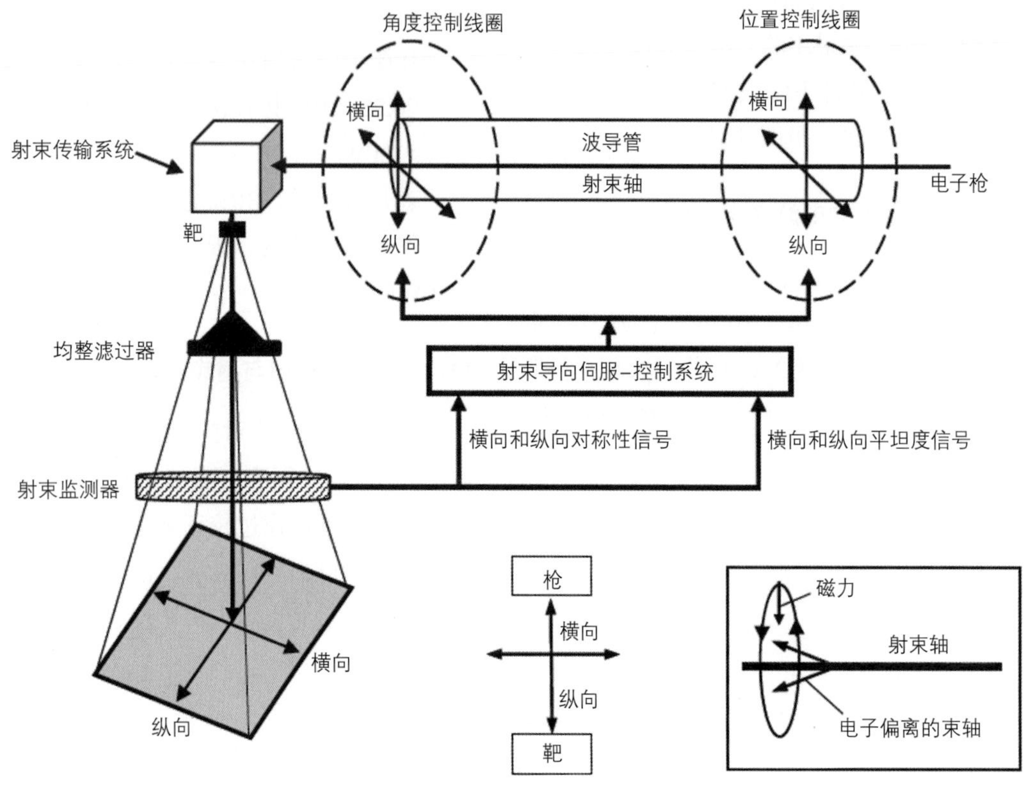

图 11.55　射束转向控制装置

这样，通过伺服控制系统将来自射束监测器的小误差信号输入到电子枪以调整电子束电流，剂量率在非动态治疗期间几乎保持恒定。在动态治疗中，电子枪伺服系统通常必须被禁用。

11.5　X射线束修整、塑形和射束的指示

为了使治疗束达到目标形状，需要一个次级准直系统，也有必要在患者身上有某种形式的射束位置的光学指示。

11.5.1　矩形野形状

有两种类型的次级准直器：挡块或JAW和多叶准直器。本质上，次级准直器将从初级准直器出来的圆形X射线束转化为具有均匀剂量轮廓的临床更为有用的矩形射束形状，这是通过准直器移动来定义所需射野形状并阻止X射线到这个野之外来完成的。

挡块[16]通常由高密度衰减的材料，如铅和钢制作，X射线可被铅、钢和钨的合金所减弱。在一个设计良好的直线加速器中，X射线通过挡块后不会泄漏，挡块是大约10cm厚的沉重的组件。

有两组横挡块，它们彼此正交，并在不同的轴向平面上移动，一组高于另一组，图11.56显示了一组这些横挡块的示意图。每个挡块都安装在一个具有精确电机控制的丝杆上，可以精确控制运动，在等中心处精度为1mm 或更高，这需要横挡块物理运动精度约为0.2mm。每个挡块在圆弧上独立移动，使准直器的射野边缘匹配射束的发散度，从而最大限度地提高野边缘锐利度。如果挡块边缘与射束边缘不匹配，由于穿透射束的变化会形成透射半影，如图11.57所示。最初，由准直器定义射

[16]　“挡块”一词在本章中被用来描述全射束宽度的运动准直器，并将其与其他形式的射束成形区分开来，尽管可能假设挡块是很薄的。

野是围绕射束中心轴是对称的。然而，定义相对于中心轴不对称的射束在临床上更有优势，所以在现代直线加速器中，横挡块是独立的，通常可以穿过机器的中心轴。调整准直器的边缘对准射束的中心轴有一个特别的优点，因为这将产生一个不发散的射野边缘——这是一种被称为半野照射技术（见第36.8.3节）。

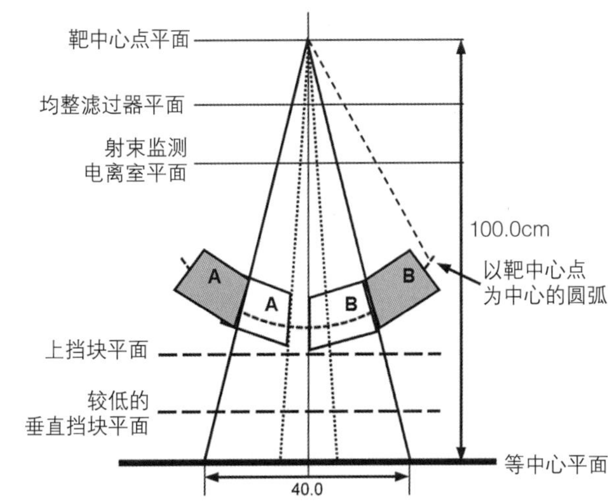

图11.56　次级准直器的几何图形。两个光栅（准直器）标记为A和B

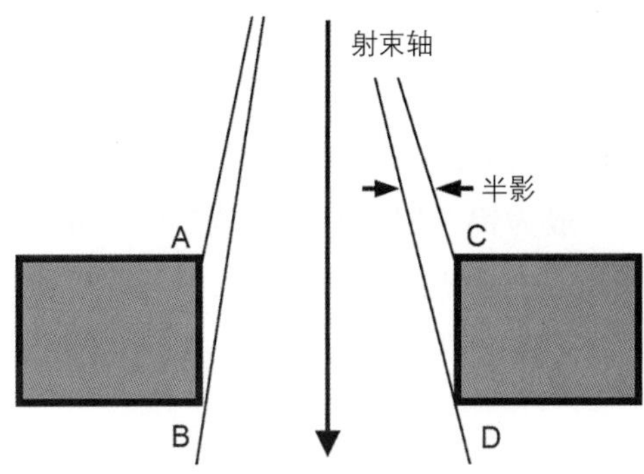

图11.57　匹配光栅边缘与射束发散度的说明。如果准直器的边缘不平行于射束边缘，射线撞击准直器A和B或（C和D）之间的射线会逐渐衰减，从而产生较宽的半影

这种准直器形成的野可能仅限于矩形，这很少符合目标靶区的形状。为了增加多功能性，需单独铸造个体化形状挡块并安装在准直器下面的托盘上，但这些挡块需要手动处理。

11.5.2　多叶准直器（MLC）

20世纪90年代中期，在射野成形领域出现了重大进展—— 多叶准直器（MLC）。这有助于射野形状更好地与肿瘤相适配，并改善对健康组织屏蔽。该原理如图11.58所示。

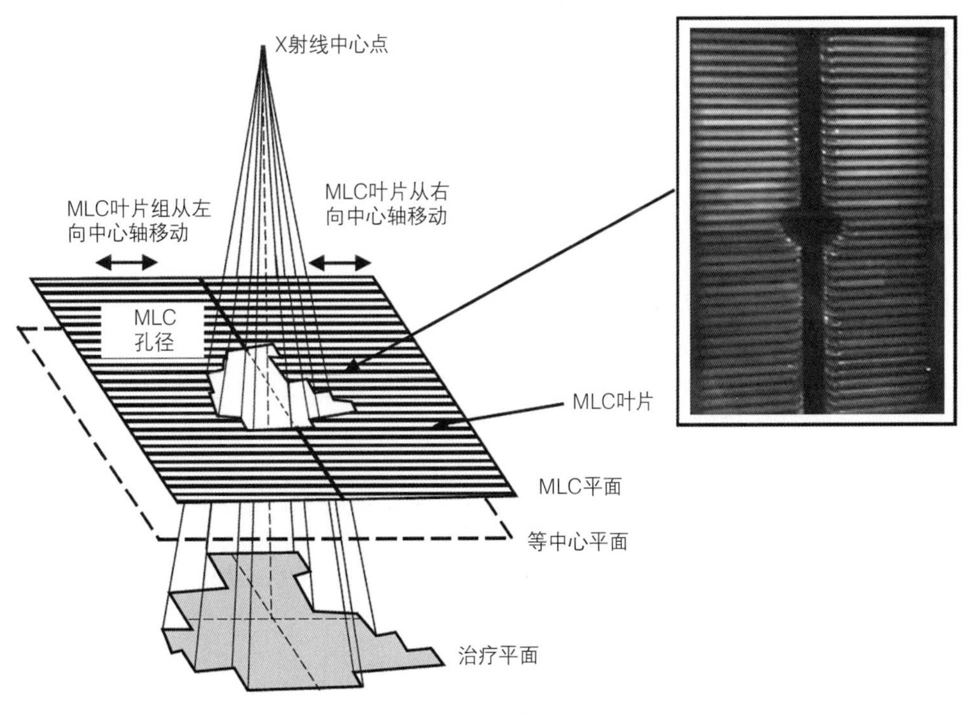

图 11.58　MLC 的工作原理

MLC是一组很薄的高衰减金属叶片，其中一半的叶片从左向中心束轴移动，另一半从右向中心束轴移动。MLC叶片由高原子序数薄金属材料制成，一般为钨，钨具有宽度为2.5～5mm和长度10～20cm的叶片所需机械强度，铅虽然更便宜，原子序数更高，但机械性能不合适。所有叶片均在同一平面上，与中心射束轴正交，可以移动这些叶片来组成一个形状，也可以在治疗计划系统中设计叶片形状。

MLC的实现方式在制造商之间是不同的，有四种类型的MLC实现方式，如第11.5.2.1到11.5.2.4节所述，Varian和Elekta的MLC的参数列于表11.9。

表 11.9 主要直线加速器制造商的商用多叶准直器

设备	Elekta				Varian		
	MLCi	MLCi2	Agility	Apex	Millennium	Millennium HD	Halcyon
MLC类型	B型	B型	B型	A型	A型	A型	D型
中央部分							
叶片宽度（mm）[a]	10	10	5	2.5	5	2.5	10[b]
叶片对数	40	40	80	56	40	32	（29+28）[c]
边缘							
叶片宽度（mm）[a]	同中心	同中心	同中心	同中心	10[d]	5[e]	同中心
叶片对数					20	28	
位置	上层	上层	上层	两对挡块下	两对挡块下	两对挡块下	替换了两对挡块
备用垂直挡块	有	有	没有	有-固定野	有-固定野	有-固定野	没有
备用平行挡块	有	有	有	有-固定野	有-固定野	有-固定野	没有
最大野尺寸（cm）[a]	40 × 40	40 × 40	40 × 40	12 × 14	40 × 40	40 × 22	28 × 28
叶片速度（cm/s）[a]	2	2	6.5[f]	1	2.5	2.5	5
位置指示	光学	光学	光学	线性编码器	线性编码器	线性编码器	线性编码器
交错排列	不可以	可以	可以	可以	可以	可以	可以
叶片间漏射[g]	3%	3%	0.2%		4%	3%	N/A
叶片透射					2%	2%	0.4%[h]
榫槽宽度（mm）[i]	1.75	1.75[j]	1[j]	叶片末端0.3	0.5	0.4	N/A
最小叶片间距（mm）[a]	5	5	3	5	1	1	
叶片行程（cm）[a]	12.5	12.5	15	2.9	15	15	14
叶片厚度（cm）	7.5	7.5	9	8	6.5	6.5	7.7
参考文献		Lafond等，2013	Beford等，2012	Godwin等，2012		Lim等，2019	Lim等，2019

[a]在等中心处投影。[b]从上下层之间的5mm偏移达到5mm宽度。c分别为上层和下层。[d]除了最外围叶片，其宽度为14mm。[e]除了最外围叶片，其宽度为7.8mm。[f]叶片速度为3cm/s，但与机架一起移动可达6.5cm/s。[g] 6MV的典型值。[h]单层漏射，对于双层<0.01%。[i]叶片超过标称宽度的额外宽度。这些数字近似，其值取决于计划系统建模。[j] MLCi2和Agility MLCs使用有角度的叶片，而不是舌槽，取得了同样的效果（Bedford等，2012）。

11.5.2.1 A型MLC

在A型设计中（见图11.59），MLC实际上是一个三级准直器系统，保留了上（近端）和下（远端）次级准直器光栅，MLC安装在这些准直器下面。

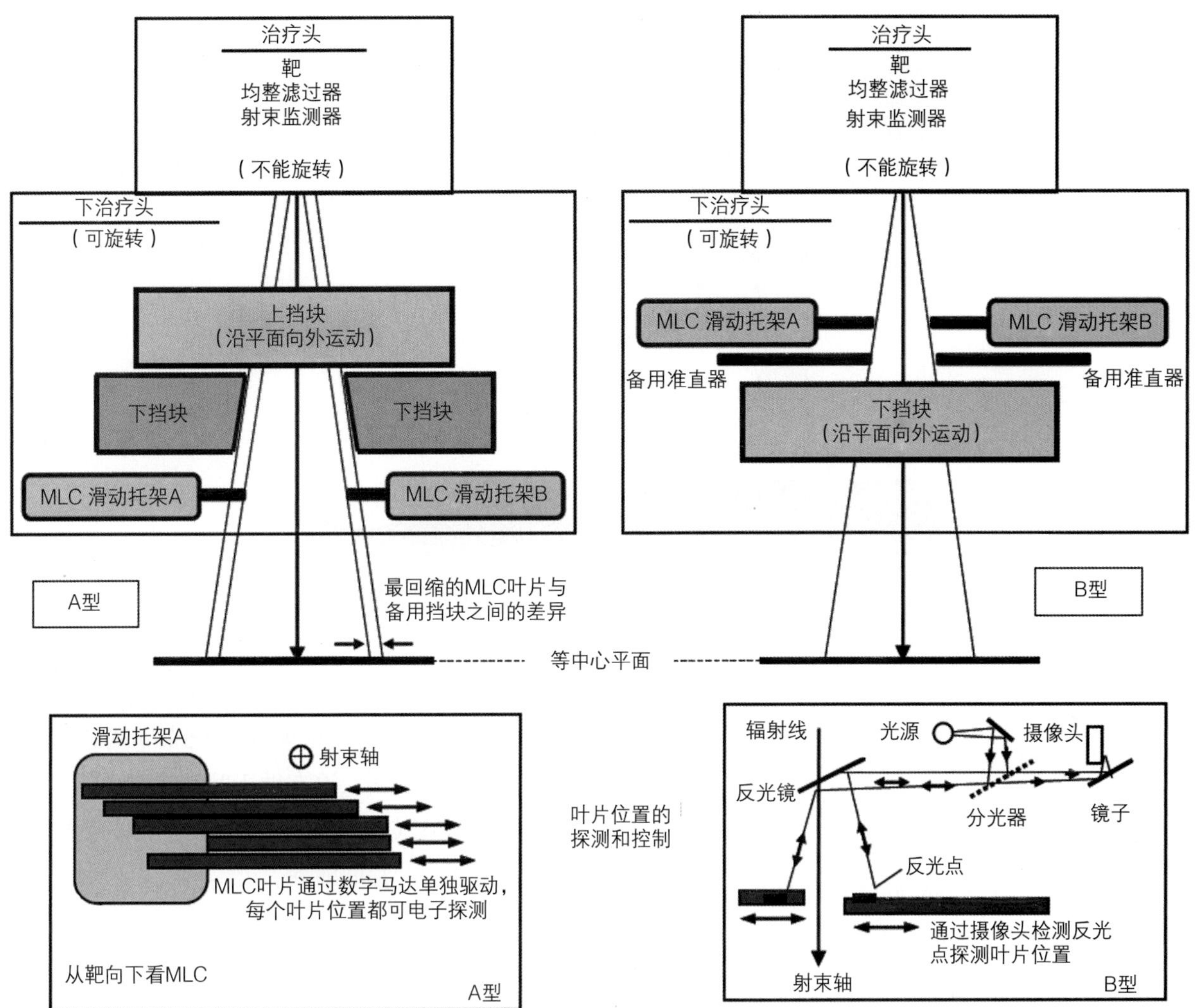

图 11.59 多叶准直器的替代布置：A 型和 B 型

叶片通过数字步进电机驱动，计算电机脉冲来设置叶片位置。叶片实际位置通过光学编码器技术确认，该技术在叶片移动时计算干涉图案边缘。叶片在MLC托架中进出，该MLC托架可以朝向或远离MLC平面的中心射束轴移动。这种设计使MLC叶片长度最小化。为了实现对叶片内和叶片间泄漏的限制，MLC必须具有备用衰减。这是由较低次级准直光栅提供的，它们与MLC叶片移动方向相同。下光栅被移动到一个矩形野大小，比两侧靠后的MLC叶片宽几毫米。计算此偏移的算法适用于治疗计划系统，因此当治疗处方中指定MLC野时，也须正确指定备用光栅位置（参见第35.4.3节）。

11.5.2.2 B型MLC

在B型设计中，MLC被纳入二级准直器系统，取代了上光栅，备用光栅安装在MLC下面，跟踪每一边缩回的MLC叶片，厚度是正常光栅厚度的一部分。像A型系统一样，叶片由各个叶片电机驱动到位，每个叶片的位置由安装在MLC上方的摄像机监控，摄像机记录从每个MLC叶片顶端的反射点反射出的光（见图11.60），还有四个固定的参考反射器，然后分析这张实时图像，并计算每个叶片位置。在最近的设计中，反射点被红宝石所取代。

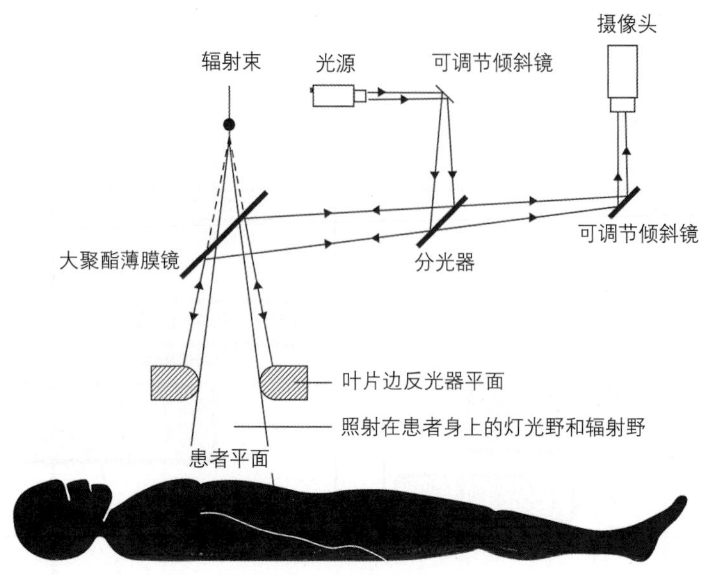

图 11.60 Elekta MLC 叶片位置测量的光学系统

11.5.2.3 C型MLC

C型MLC设计是由西门子和Scanditronix[17]开发的，但现在不再商业化。MLC取代了次级准直器的下光栅，但叶片以弧形移动的方式与标准光栅相似（图11.61）。这样做的好处是一直匹配X射线束的发散度，从而几乎不产生半影。在图11.61 中，射线A在任何大小野下都与叶片平行，射线B显示几乎没有叶内透射，不需要额外的备用光栅。虽然这种类型的MLC在静态治疗中表现非常有效，但更复杂的叶片运动导致系统在动态治疗中表现不如一维MLC。舌槽结构（见第11.5.2.6节）可以很好地减少叶片间的泄漏，这有助于叶片在射束方向上比其他类型的MLC更长。如图11.63c所示的舌槽布置可以尽量减少叶片间泄漏。

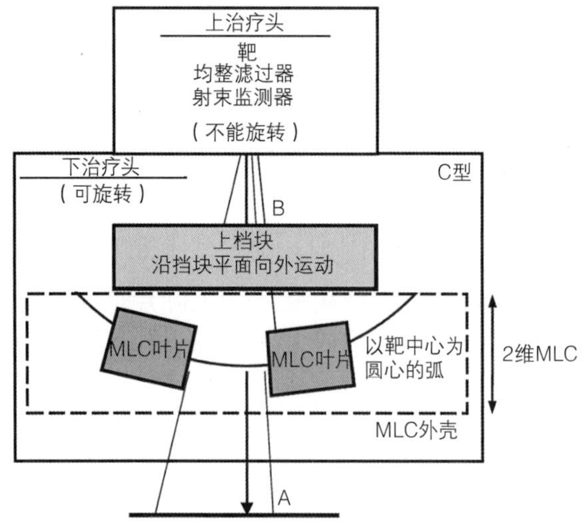

图11.61 MLC的替代排列：C型，其中叶片以弧形移动，使准直器的边缘始终与光束平行

[17] 现在 Scanditronix Wellhöfer 是德国 Schwarzenbruck, IBA 的剂量学的一部分。

11.5.2.4 D型MLC

MLC设计的最新进展是使用了两个完整的MLC，一个安装在另一个之上，被称为双层MLC。两个正交MLC层的概念于1998 年由西门子作为专利申请，并由Liu等人在2008年介绍。2011年，Varian申请了专利，两层平行的叶片宽度偏移半个叶片厚度，这样，在等中心宽度10mm的叶片可以产生5mm的有效叶片宽度。这种设计已被Varian的Halcyon直线加速器采用，其中双MLC取代了次级准直器（Lim等，2019）。缺少备用光栅的一个潜在缺点是野长度以5mm步长进行量化，这可以通过旋转准直器和使用调强放射治疗（IMRT）[18]来克服，叶片末端成形遵循A型和B型模式（第11.5.2.5节）。ViewRay在其磁共振成像（MRI）引导的治疗单元引入了类似概念，它们安装了两组C型排列的叶片，随着叶片在一个弧线中移动，叶片在源轴距90cm的等中心距离处为8.3mm，有效叶片宽度为4.15cm，最大野大小为在

[18] Elekta 光束调制器也有类似的缺乏备用光栅，但只有一组叶片。

等中心处为27.4cm × 24.1cm。

11.5.2.5 叶片末端形状

在A型和B型MLC中，叶片在一个方向上线性移动。如果叶片末端是直的，半影宽度会随着MLC叶片移动而变化（见图11.57）。为了避免这种情况，叶片末端的形状如图11.62所示，因此叶片末端衰减与位置无关（Jordan 和 Wilmmas，1994），因为这对于所有的弦都是适用，无论入射角如何，几何半影的减少与叶片的位置无关。通过这个简单的设计特征获得的半影宽度是7mm，它只比标准准直器（JAW）大1mm，因为射束边缘的位置是由叶片的不同部分定义的，这取决于它相对于中心轴的位置，所以射野大小不会随叶片的运动而线性变化。因此，有必要有一个查找表来纠正这一点。这样形状的叶片末端也意味着，当叶片完全关闭时，会有一个衰减降低的区域，称为叶间隙。

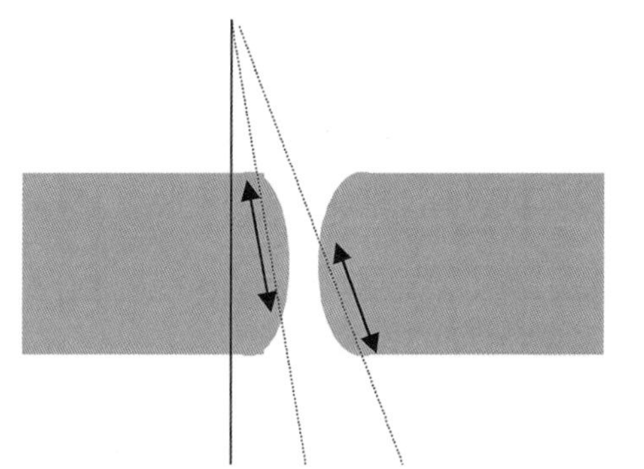

图11.62 叶片末端成形：通过弯曲叶片的透射与叶片位置无关

11.5.2.6 叶片间泄漏与舌槽效应

MLC叶片需要能够相对移动，这意味着在相邻叶片之间一定留有一个小的间隙，这个间隙导致叶间泄漏，如果没有叶片间联锁，这会大得多。不同类型准直器的联锁方法如图所示11.63。图11.64显示了泄漏效应的一个典型示例。由于叶片边缘的突出，当一个叶片自己突出到野中时，它的投影比叶片的间距要宽。这就产生了舌槽效应。许多计划计算机算法没有正确地模拟这种效应，因此，计算出的剂量高于实际传输的剂量（见第37.3.2.2节）。D型双层MLC克服了叶间渗漏的问题，因为一层叶片之间的间隙被另一层的叶片覆盖。因此没有舌槽效应。

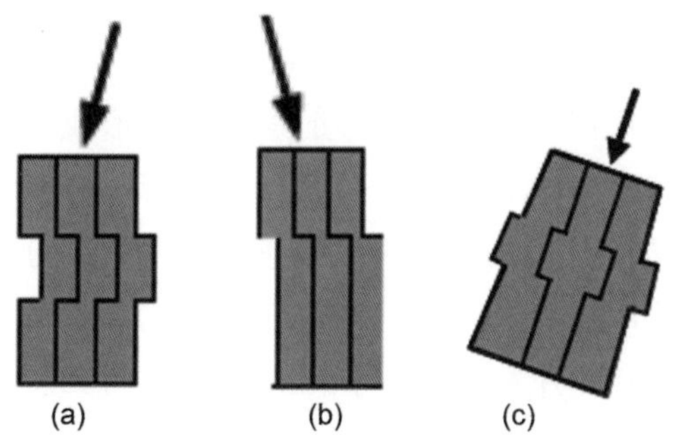

图11.63 （a）A型、（b）B型和（c）C型MLCs中采用的减少叶片间泄漏的舌槽结构。图中显示了垂直于叶片运动的三个相邻叶片的剖面图

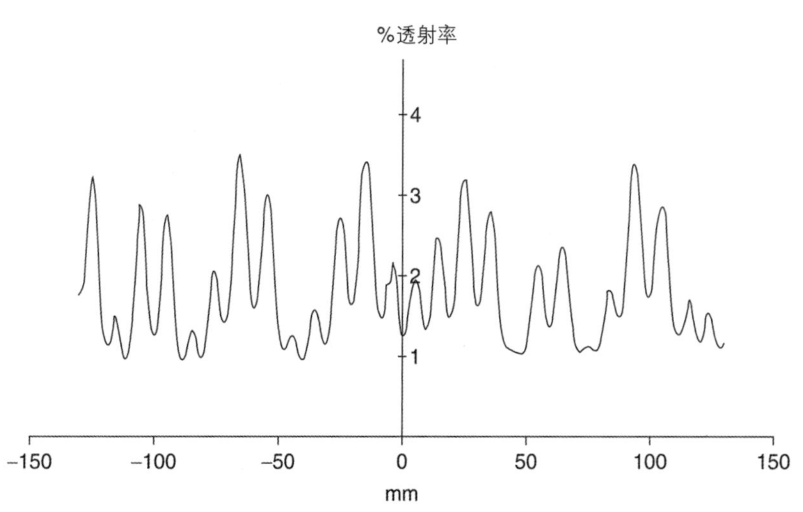

图 11.64 原 Elekta 多叶准直器（无备用挡块）叶片之间泄漏的示例

11.5.2.7　MLC技术比较

在世界范围内使用的大多数MLC都是A型或B型，这些对静态和动态治疗都很有效，如果备用设置正确，叶内泄漏和叶间泄漏是一样的，并且两者都能以静态和动态治疗。目前，A型系统还没有在动态治疗过程中移动的MLC槽托架。A型具有一些工程优势，因为MLC离靶更远，体积更大，机械误差要求较低。A型MLC的机械叶片宽度比B型MLC大30%。然而，为了平衡这一点，B型系统具有较小尺寸的MLC（因为它更接近靶），只有一组横光栅，有更小的治疗头，减少了患者和治疗头末端之间的空间碰撞几率。

临床治疗的重要参数是叶片宽度和每边的叶片数量，这决定了MLC野的最大和最小尺寸，以及产生区域小弯曲形状的能力。在这两种MLC中，叶片都可以跨过中心射束束轴，形成不对称野，甚至是中心轴不在照射野中的野。有些型号的MLC叶片宽度有两种，准直器的中心部分比边缘的叶片更薄。

所有叶片宽度均小于5mm的MLC可归类为迷你或微型 MLC。厂商设计了许多附加系统，连接在标准治疗头以下（如Elekta Apex），但由于需将它们连接到治疗头上增加了复杂性，这使以高分辨率准直器作为标准的机器上的使用性能大打折扣。

最新的D型MLCs特别适合动态治疗。

11.5.3　治疗头的旋转和非旋转部分

治疗头安装了次级准直器部分（包括MLC），其可以绕中心光束轴进行270° 或360° 旋转，这种操作通常被简单地称为准直器旋转，可以由操作人员在患者摆位后进行治疗时对其进行控制，也可以由直线加速器控制系统在从治疗计划系统下载治疗处方时进行控制。

11.5.3.1　灯光野和光距离指示器

对于摆位患者进行治疗的操作人员和进行质量控制测量的物理师来说，了解确定等中心平面上射野形状的次级准直器的精确位置至关重要，这是通过在照射野上精确地叠加一个光野来实现的，如图11.65所示[19]，在电离室和次级准直器光栅之间的射束轴上插入一张既能反射光又透射辐射的材料，通常是一片聚酯［聚对苯二甲酸乙二醇酯（PET）］，一种很好的反射可见光、辐射透明的塑料薄膜。光源通常是一个灯泡，有时，它是光导的末端，灯泡位于治疗头其他地方，以方便维修。45° 反光镜中心在射束轴上，如果这一点被认为是一个圆中心，靶和光源在其周长上，那么当移动准直器时，反射光束将与照射野一致。安装光源灯泡必须非常小心，以确保其焦点在这个周长上。塑料薄膜伸展穿过治疗头出口，治疗头出口上面有交叉线，表示束轴的位置。

对于操作者来说能看到从源到患者表面的距离很有用，这通常由光学距离指示尺提供，它显示从靶到患者的距离。光学刻度尺投影投射到患者表面，在表面上光学刻度尺和交叉十字线重合的点上，光学刻度尺表示距离。光学距离指示器具有自己的光源，独立于射野灯光源。通过微调光距灯和中心射束轴之间的安装角度以及光源组件和机器等中心之间的距离进行校准（图11.65）。

11.6　X射线野的性质

图11.66显示了用于治疗患者的理想照射野。这个野具有完美的平坦度和对称性，没有半影（非常尖锐的野边缘）。该图还显示了理想的虚拟X射线点源或焦点的概念。一个真正的直线加速器不能产生如图所示的照射野，因为：

- 真实X射线源是有限的圆（直径为1.5～2mm），而不是一个点，这会产生照射野的半影。
- 均整滤过器不会产生完全均匀（或扁平）的剖面，这导致照射野中的平坦度和对称性达不到理想程度。

[19]　使用基于激光的患者摆位方法和室内成像的位置控制（见第48.2节），光野不再是必要的。例如，Varian Halcyon机器中没有提供此功能。

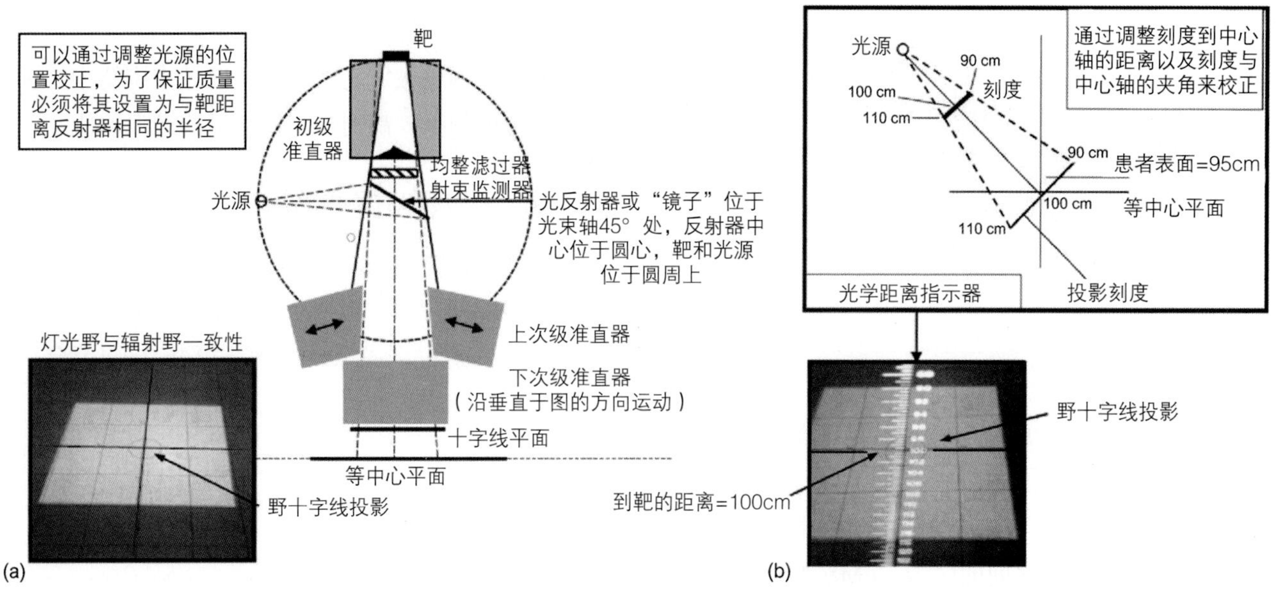

图 11.65　（a）光野和（b）光距离指示器

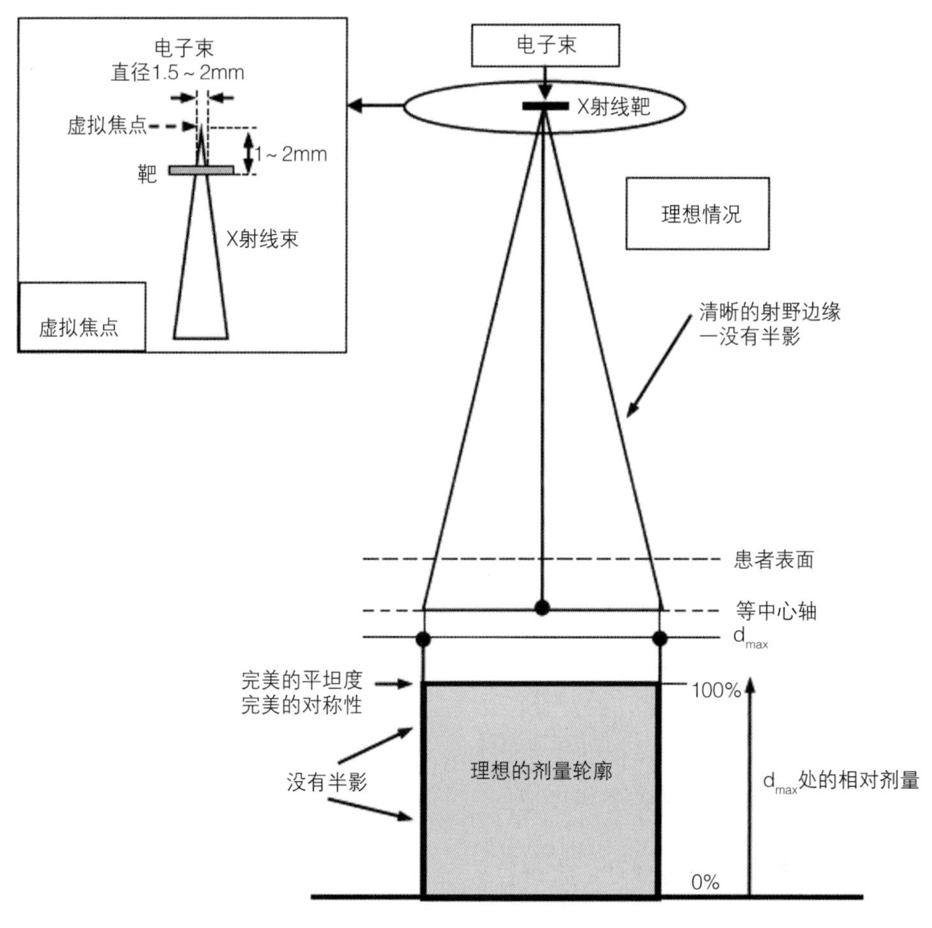

图 11.66　理想的照射野

- 初级准直器和次级准直器可能不会与理想的野边缘完美对齐，易产生射野半影。
- 从初级和次级准直器和均整滤过器中散射的X射线叠加到主X射线束中对照射野的平坦性和对称性的影响。
- 很小部分电子会出现在X射线束中。这被称为电子污染。

IEC定义了应如何测量X射线野的特性（IEC 2007[20]），并提出了适当的参考值（IEC 2008），欧盟也有医用放疗设备的可接受性标准（EC 2012）。下面几节将介绍IEC的定义。它们如图11.67所示。

11.6.1 半影

半影通常与靶的有限宽度和次级准直器的对齐有关。半影将取决于X射线光束能量。对于任何野边缘，它都被定义为该边缘处占射束中心轴上剂量的80%和20%位置之间的区域。6MV X射线射束的半影在6～7mm之间。由于靶尺寸大小而造成的半影不能被调整，但是，次级准直器或辐射束的半影可以通过适当的调整来减少。

11.6.2 射野尺寸

野尺寸被定义为在中心轴50%剂量时射野的轮廓宽度。这可以通过重新校准准直器电机来调整，通过更改查找表中的值来实现，该查找表定义了一个射野尺寸范围的精确准直器位置，然后控制系统对中间野大小使用线性插值。作为质量控制校准计划的一部分，应定期检查该校准。

11.6.3 射野平坦度

IEC定义了射束的平坦区域（IEC 2007）。对于5～30cm^{2}之间的方形野，平坦区域为射束宽度的中心80%和对角线的中心60%，对于最大尺寸为40cm^{2}的射野，它是射束宽度的中心34cm。平坦度定义为平坦区域的最大剂量与最小剂量的比值。IEC 2008建议，对于边长为30cm以下的平坦射束，在标准测量深度（10cm）测量的平坦度应好于6%，最大射野尺寸应好于10%。IEC（2016）的要求是，如果在治疗过程中剖面变形大于10%，则应中断照射。

[20] EN60976是一个“披露标准”，它定义了应该如何进行测量，但没有指定所需的值。另一方面，EN606012-1（IEC 2016）是一个需要满足的安全标准。

11.6.4 射野对称性

射野对称性被定义为在平坦区域内围绕中心轴任意对称的两点，高剂量与低剂量的最大比值。

11.6.5 平坦度和对称性的控制

第11.4.7节讨论了平坦度和对称性的控制方法。平坦度和对称性保持稳定很重要，以便治疗计划系统中的射束剖面保持准确。第46.2.3.4节介绍了射束不对准的几种可能方式。

11.6.6 楔形射束的剂量分布

如第36.3.3节所述，在组合射束时，楔形射束比平坦射束有用。通过将楔形板插入射束或通过加速器光栅的动态运动来实现，称为动态楔形（见第23.6.2节），后者是IMRT的前身。

11.6.6.1 外部物理楔形板

在直线加速器早期，每个直线加速器都有四个物理金属楔形板（15°、30°、45°和60°）——也称为固定楔形板——如图11.68a、c、e所示。楔形板衰减的影响是，整个射野剖面的射束强度下降（见第23.6.1节）。适当的楔形板被安装在托盘上，托盘被插到位于次级准直器下面的附件支架上。外部固定楔形板是由高原子序数衰减材料组成，通常是钢或铅包在钢外壳内。虽然这些楔形材料仍然在用，但它们使用起来很麻烦，不适合现代放射治疗技术。

11.6.6.2 内置物理楔形板

在Elekta直线加速器中，一个60°的楔形板安装在直线加速器头部的光栅上方，如图11.68b、d、f所示。这被称为机动楔形板。楔形板安装在螺杆驱动结构上，可以在需要时进出照射野。治疗野为两个子野的组合：一个楔形子野和一个开放子野。组合野的有效楔形角取决于两个野剂量的比值（见第23.6.1.1节）。像均整滤过器一样，楔形板衰减更多的低能量辐射，因此楔形野比开放野穿透力稍大。楔形板在射束中的位置正确与否至关重要，通过一组机械开关进行确认楔形板位置正确。

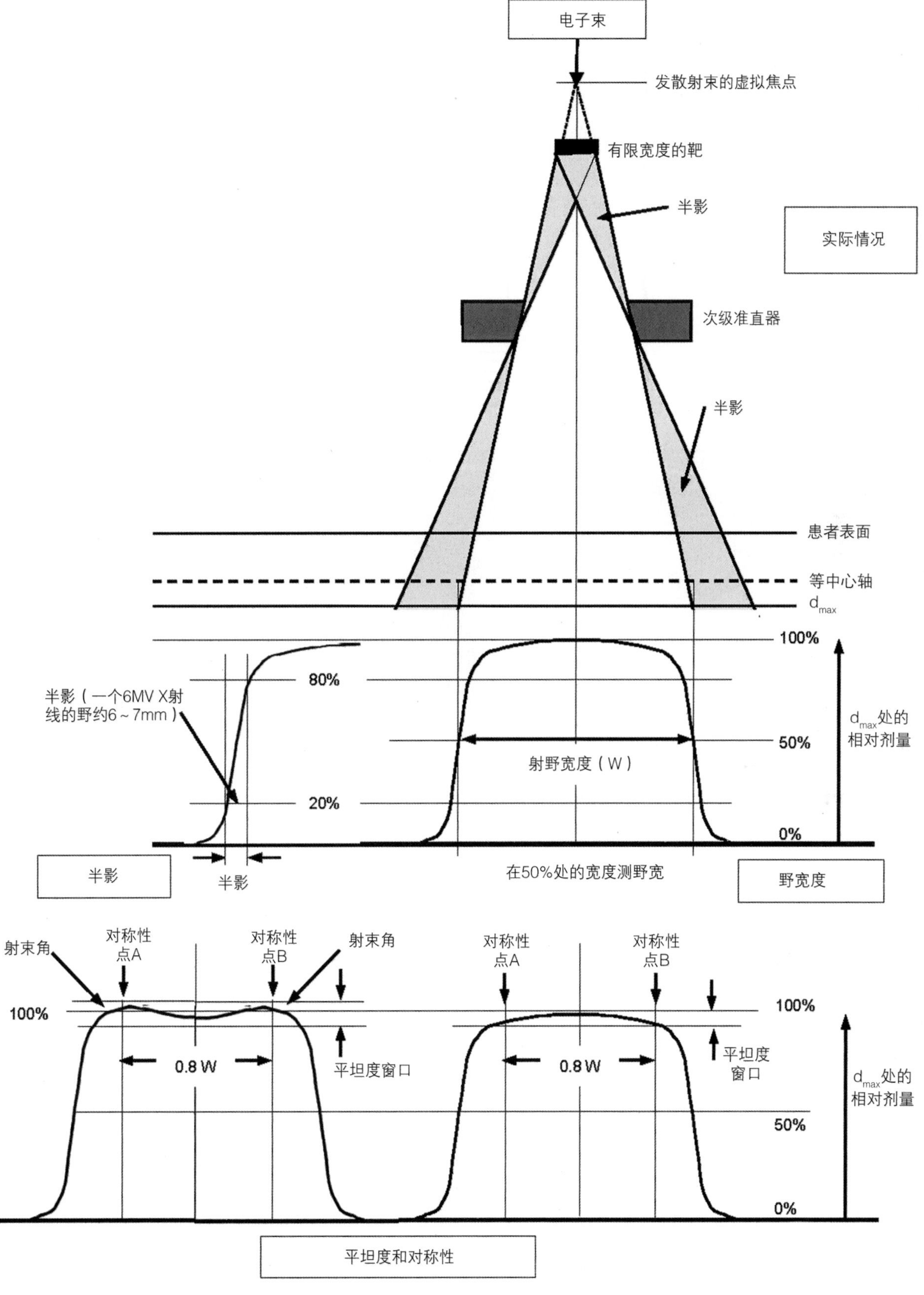

图 11.67　照射野特性的定义：平坦度、对称性、半影和野宽

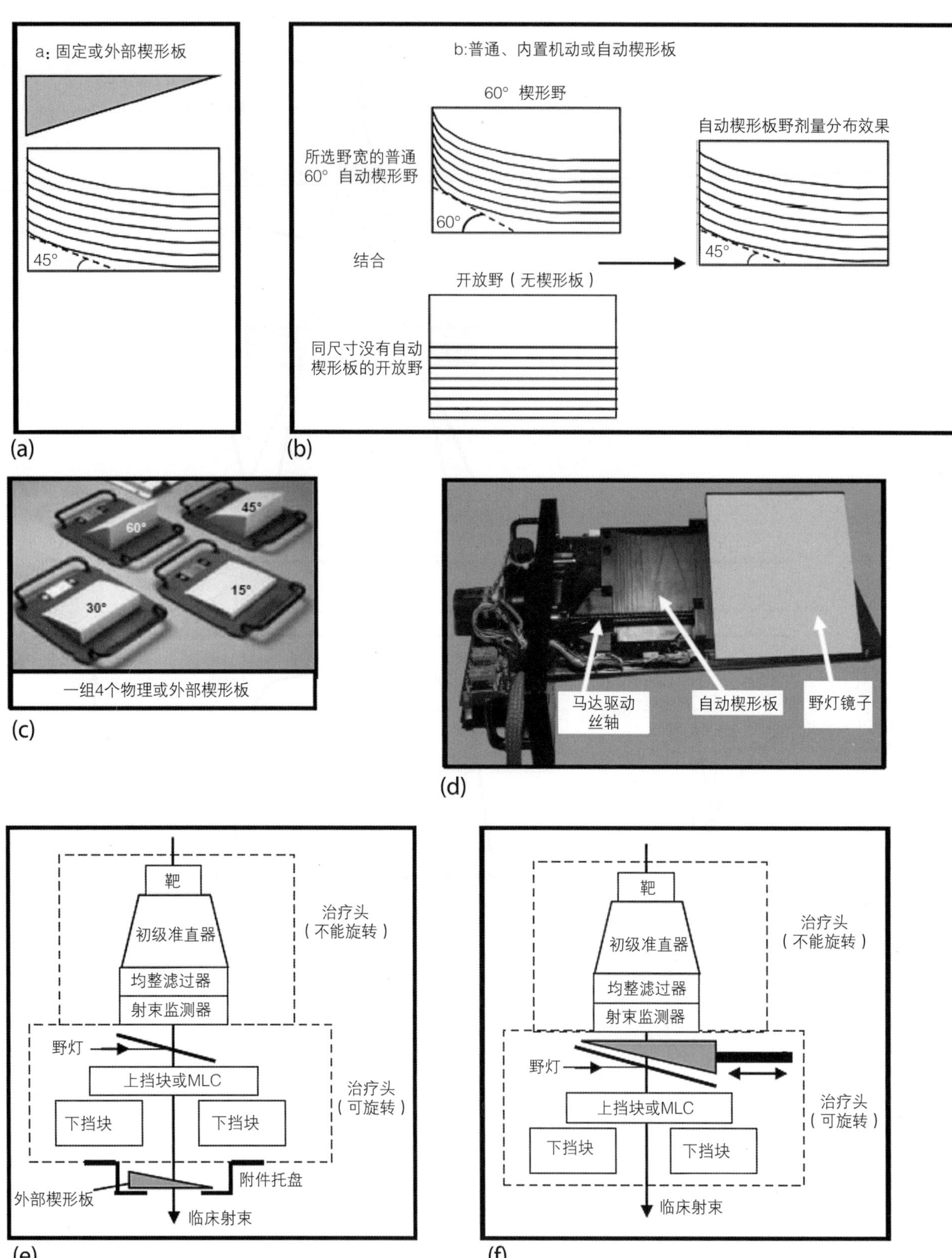

图 11.68 物理楔形板的 X 射线楔形轮廓。（a）显示固定或外部楔形板对等剂量曲线的影响。物理楔形板的角度小于它产生的等剂量线角度，并取决于楔形板材料衰减。（b）普通内置机动的或自动的楔形板组合等剂量曲线的显示，以产生楔形的等剂量分布。这两个连续野联合效应产生了楔形角 <60° 的楔形等剂量线。由此产生的楔形角度取决于与开放和楔形野的剂量比——在这种情况下为 45° 。（c） 一套 4 个外部物理楔形板。（d）Elekta 内部自动楔形板机械结构。（e）外部楔形板的位置。（f）内部楔形板的位置。

11.6.6.3　动态或飞行楔形板

1990年，引入第一个真正动态射束修饰技术。通过将一个次级准直器光栅穿过平坦射野，可以产生与物理金属楔形板相同的楔形野，该技术已在Varian和西门子直线加速器中实现，原理如图11.69所示。在Varian实施中，上光栅设置为所需的射野尺寸，然后，在出束过程中，一个光栅穿过射野移动到另一个（固定）光栅5mm范围内，造成这种间隙的原因是为了避免移动光栅与静止光栅碰撞的风险，在楔形野剂量分布的计算算法中允许存在这种间隙。

直线加速器控制系统和治疗计划系统中的算法计算一个检查点表（对于大野尺寸分为600个检查点），这被称为分段治疗表。每个段都有一个光栅位置和积分剂量的值，在每个段检查点，将实际值与表值进行比较，如果位置或剂量超出容差，则剂量率改变，也可以改变光栅的速度或加速度，以确保下一个检查点处于允许误差中。这一原理也可应用于拉弧治疗，拉弧治疗是动态IMRT和容积调强拉弧治疗（VMAT）的基础（第11.7.4节）。

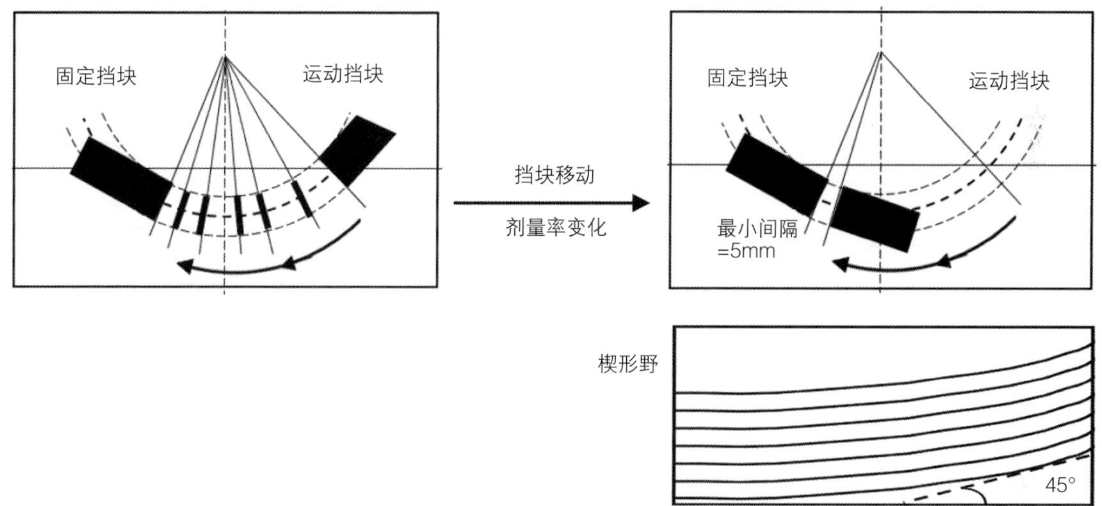

图 11.69　生成动态运动的 X 射线楔形轮廓。从选定野尺寸开始，其中一个光栅连续移动穿过野，停止在距离静止光栅 5mm 处。随着光栅的移动，剂量率会发生变化，以确保持续平稳的楔形等剂量分布。

最初，动态楔形板算法适用于四个主楔形角15°、30°、45°和60°，以提供物理楔形的替代品。这很快被扩展到10°、15°、20°、25°、30°、45°和60°，以提供一个全面范围的楔形剂量分布。注意，动态楔形板算法集是治疗计划系统的一部分，可以定制射束轮廓，同样的算法也包含在直线加速器控制系统中。这意味着当治疗处方从计划系统转移到直线加速器时楔形角和方向（上光栅运动）必须包括在治疗处方中。

只有上光栅可以用于这种类型的基于算法的楔形野。该算法必须假设光栅正在穿过一个标准平野。如果使用下光栅，那么对于由上光栅定义的射野尺寸都需要不同的算法。

11.6.6.4　射野大小和射野不对称性对楔形轮廓的影响

当射野尺寸或射野不对称性（相对于中心射束轴）发生改变时，这三种楔形板技术产生的射野轮廓略有不同。这种效果如图11.70所示。

图a、b和c说明了外部物理楔形板的效果。次级准直器首先将最大开野尺寸减小到选定的野尺寸；然后，固定楔形板衰减这个轮廓，形成临床楔形野。当射束通过楔形板的不同部分时，最终的轮廓略有不同。

图d、e和f说明了内置电动楔形板的效果。在这种情况下，最大开野首先被楔形板衰减，产生一个最大宽度的楔形野。然后通过下光栅或MLC减少该野尺寸和对称性，形成所需的临床楔形野。例如，与中心射束轴对称的10cm × 10cm的楔形野与中心轴偏移5cm的10cm × 10cm的楔形野轮廓略有不同。

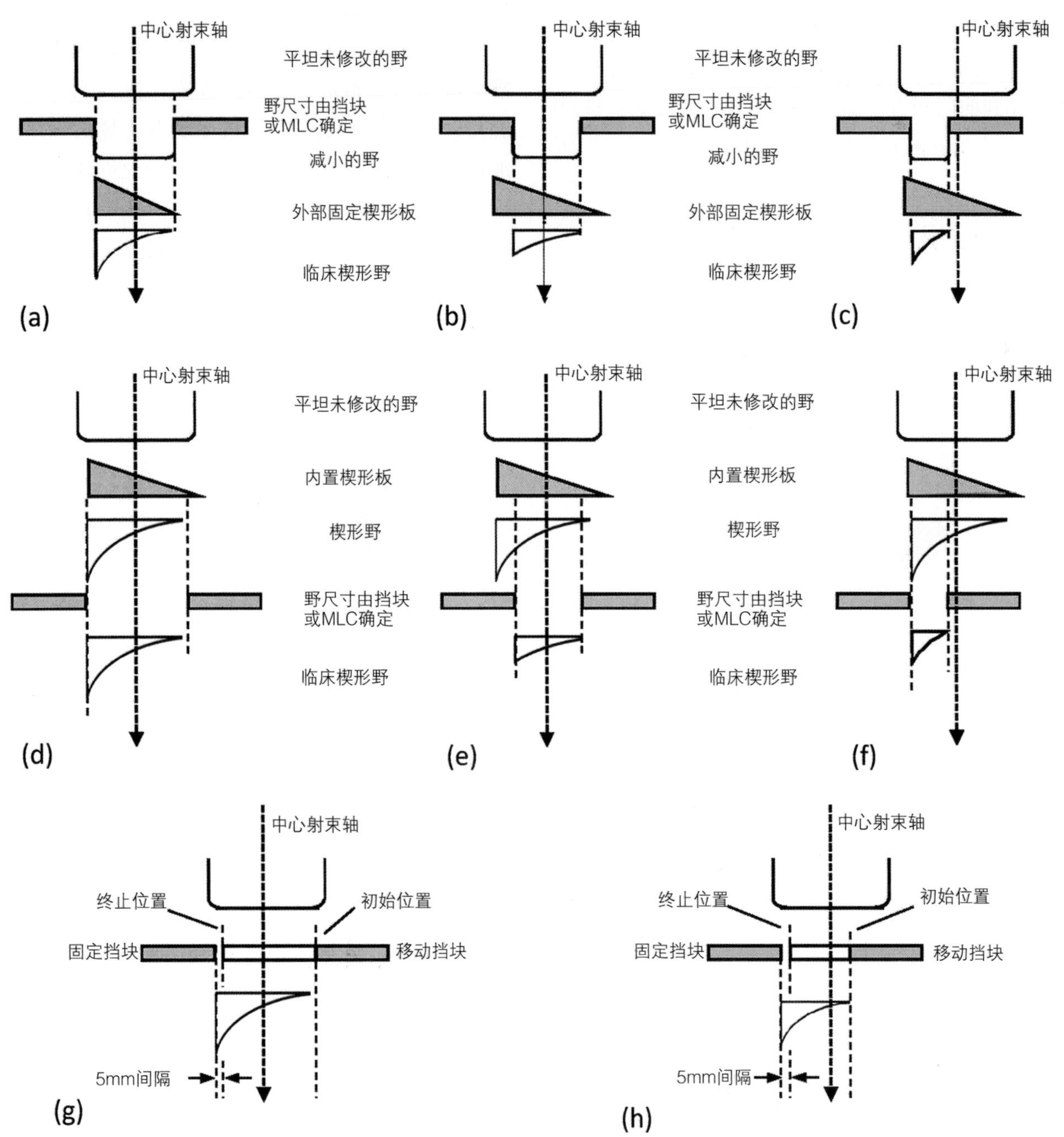

图 11.70　根据不同的楔形板方式改变野大小或野不对称性的效果。（a–c）外部固定楔形野轮廓：（a）最大楔形野尺寸，对称野；（b）减少楔形野尺寸，对称野；（c）减少楔形野尺寸，不对称野［射束中心轴（CBA）不在野内］。（d–f）内置自动楔形轮廓：（d）最大楔野尺寸，对称野；（e）缩小的楔形野尺寸，对称野；（f）缩小的楔野尺寸，不对称野（CBA 不在野内）。（g、h）动态楔形板：（g）最大楔形野尺寸，对称野；（h）缩小的楔野尺寸，不对称野。

最后，动态楔形板情况如图g和h所示。在这里，只是为了产生适合的所选野大小和不对称性的楔形野，10cm × 10cm对称野和任何不对称野之间没有区别。

11.7　直线加速器控制和联锁系统

直线加速器总是处于一个已定义好的小状态集之一，直线加速器的控制系统是基于此原理设计的。状态之间的转换由操作员（通过控制键盘授权和钥匙开关的方式）控制，在参数连续监控期间，应用联锁来抑制状态之间的转换。

11.7.1　直线加速器的操作状态

EN60601-2-1（IEC2016）定义了直线加速器的五种操作或控制状态。直线加速器控制系统工作原理是，任何直线加速器都始终处于这些明确定义的控制状态之一。这些状态是：已关闭、待机、准备、就绪和照射（或照射开启）。这些状态之间的关系如图11.71所示。

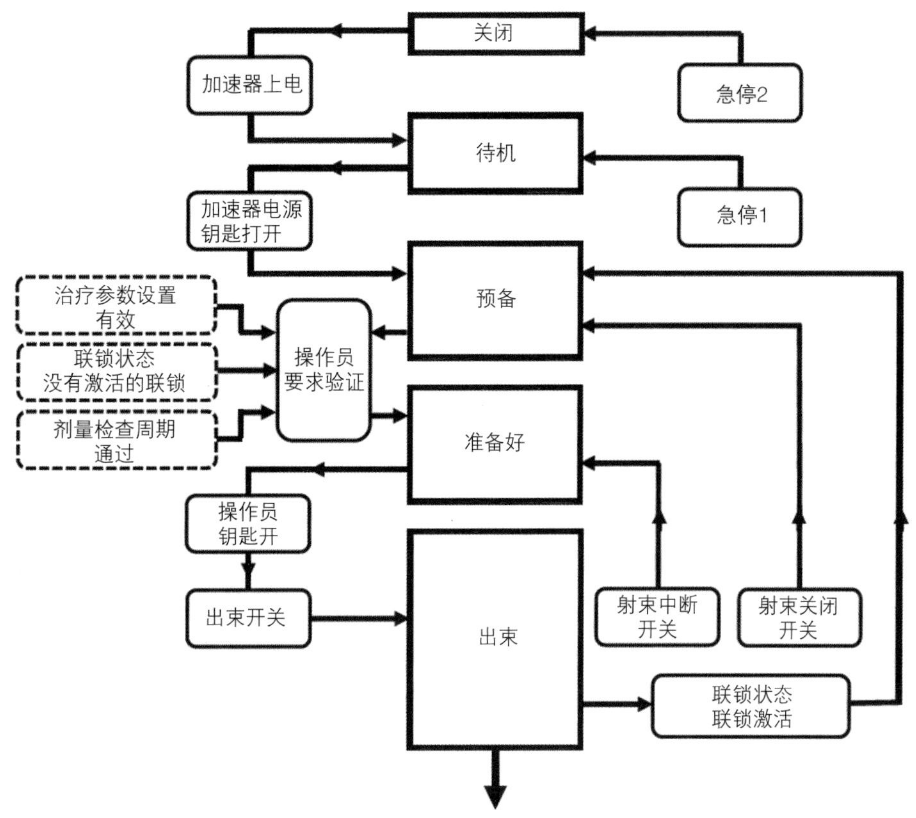

图 11.71　直线加速器的状态和状态转换

11.7.1.1　关闭状态

在关闭状态下，电源与直线加速器断开。医用直线加速器很少处于这种状态。要从关闭状态转到待机状态，必须打开直线加速器电源，电源通常是在加速器治疗室内的配电板上。

11.7.1.2　待机状态

在待机状态下，直线加速器接通电源，但功耗低，通常为3～5kVA。在这种状态下，直线加速器电子枪和微波源（速调管或磁控管）有一个小电流通过的灯丝，波导真空系统电池将进行涓流充电，这是直线加速器没有在临床使用时的常态，例如在晚上和周末。在这种状态下，直线加速器不能发射射束。

要将直线加速器状态从待机状态转变到预备状态，操作员必须通过使用按键开关——直线加速器电源键来授权此操作。这种转变通常会缓慢增加电子枪和微波源中的灯丝电流。通常需要一个时间延迟，缓慢升温以使这些部件达到运行时的状态，大概是13分钟左右。

11.7.1.3　准备状态

在准备状态下，直线加速器可以设置用于治疗的参数，但不能发出射线。治疗处方参数可以从治疗计划系统或记录和验证系统传输，或由操作员手动输入。但是，不会在此状态下对这些参数的值进行检查或验证。这是治疗当天患者治疗之间的直线加速器的通常状态，枪灯丝和微波源加热到准备好治疗，功耗更高（15～20kVA）。

要从准备状态转动到就绪状态，操作员必须在

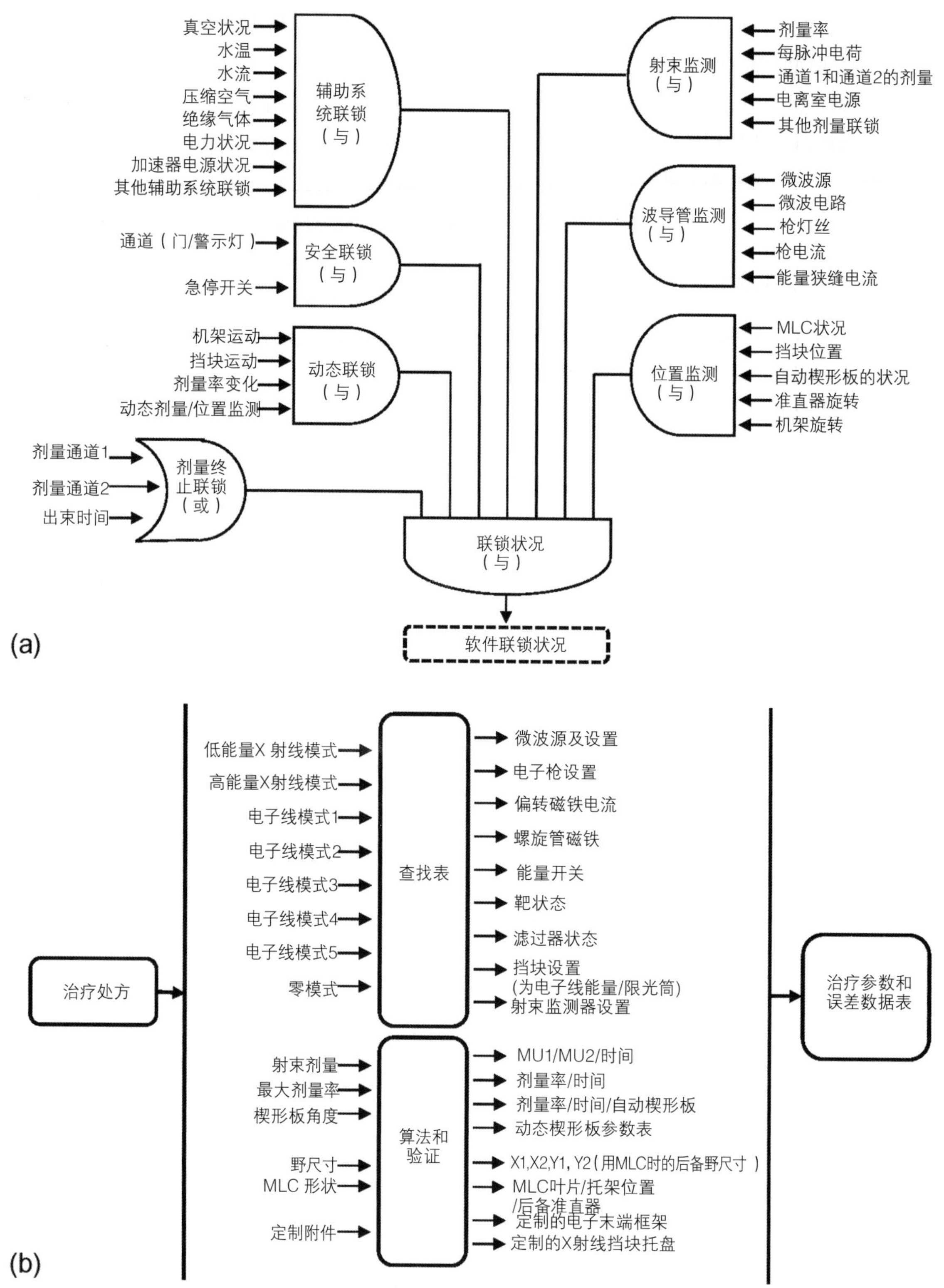

图 11.72　直线加速器控制系统：联锁与治疗参数的关系。（a）联锁结构。（b）治疗参数

作为控制系统操作的一个例子，设置了一个25° 的楔形角，野宽为10cm，射束剂量为118MU，在这种情况下，静态开放野输出64MU。然后光栅从10cm的开放野尺寸移动到0.5cm野尺寸的过程中，输出剩下的54MU剂量，以形成楔形轮廓[22]。图11.73显示了该楔形体的剂量-位置函数，该非线性函数由一种算法计算出来，该算法生成了曲线上点的一组值，如表11.10所示。

[22]　如第 11.6.6.3 节和 23.6.2 节所述，所有现代动态楔形在楔形方向上的最终野尺寸均为 0.5cm。

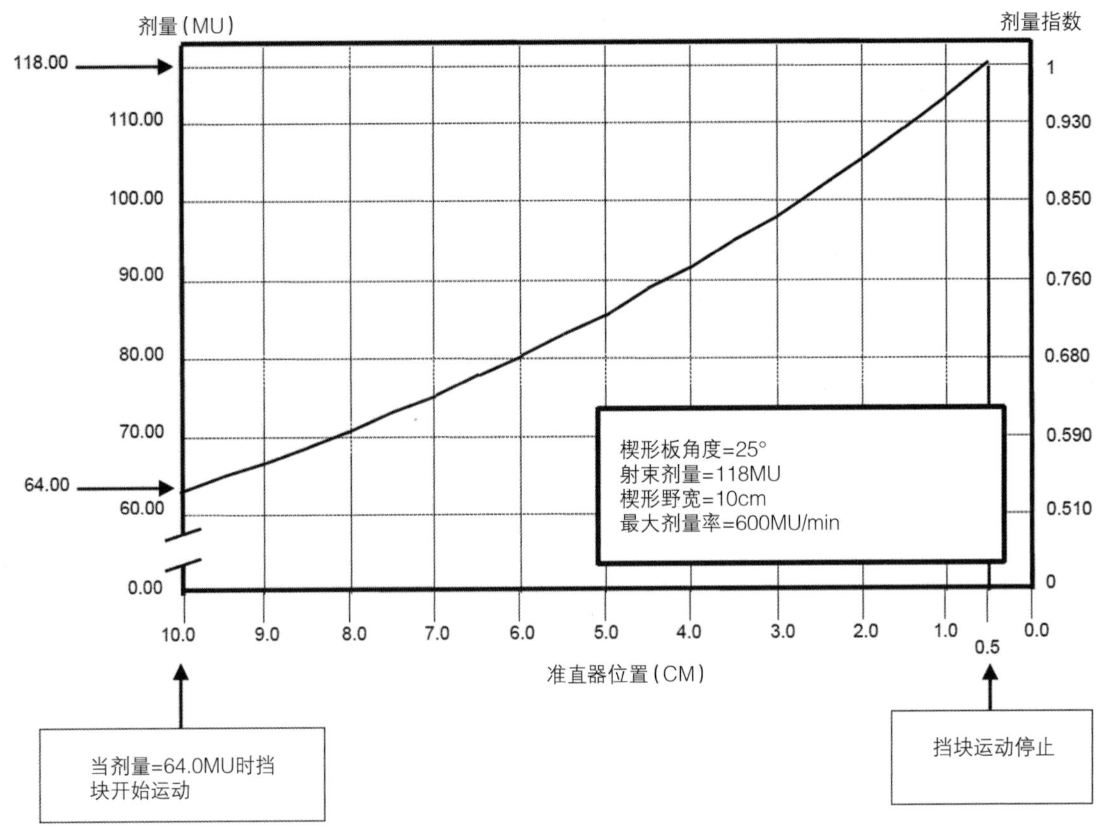

图 11.73 动态楔形的剂量与位置函数

表11.10 25° 楔形板的剂量与挡块位置对比

监测单位（剂量）	挡块位置（cm）
0.0	10.00
64.0	10.00
70.0	8.00
80.0	6.00
90.0	4.10
100.0	2.50
110.0	1.48
118.00（射束剂量）	0.50

表11.11 分段治疗表

监测单位（剂量）	剂量指数	挡块位置（cm）	段
0.0	0	10.00	1
64.0	0.540	10.00	2
70.0	0.590	8.00	.
80.0	0.680	6.00	.
90.0	0.760	4.10	.
100.0	0.850	2.50	.
110.0	0.930	1.48	.
118.00（射束剂量）	1	0.50	N

然而，如果能够缩小不同射束剂量的贡献差别，该算法更有用。为此，剂量变量被从0到1的剂量指数所取代。这如表11.11所示。

为了实现任何处方剂量，射束剂量（以MU为单位）乘以剂量指数。除了针对不同的射束剂量扩展算法外，这还允许通过改变射束静态部分的最大剂量率来改变射束时间。最大剂量率可以由独立于直线加速器控制下在治疗计划系统设置。

特定动态楔形板的数据表称为分段治疗表（STT），这可以从治疗计划系统中的楔形算法计算出来，以提供楔形剂量分布形状，并在直线加速器控制系统中为动态射束传递提供检查点——有时被称为动态射束传递代码。需要从治疗计划系统传输到直线加速器的唯一信息是楔形角、楔形方向野宽度、射束剂量和楔形方向（即上光栅正在进行楔入动作）。注意，动态变量是野大小、总射束剂量和剂量指数。

我们现在讨论直线加速器控制系统如何使用分段治疗表来提供动态治疗。直线加速器分段治疗表通常会有数百行，每行相当于在动态射束传输过程中的一个检查点。

图11.74显示了剂量-位置图（如图11.73所示），一组小的误差窗口叠加在治疗曲线上，这些误差窗口的每个都对应于分段治疗表中的一行，图中只显示了少数检查点，但如前面所述，通常涉及几百个分段检查点，分段检查点的数量与射野宽度和楔形角的值成正比。它们在标准时钟监测周期中被监测，即每个与联锁相关的参数每隔几微秒就被监测一次。第一个检查点将定义楔形板的起始条件，如示例表（表11.11）所示。第二个检查点将定义射束传输静态部分的末端，然后，其余检查点将应用于射束传递的动态部分。

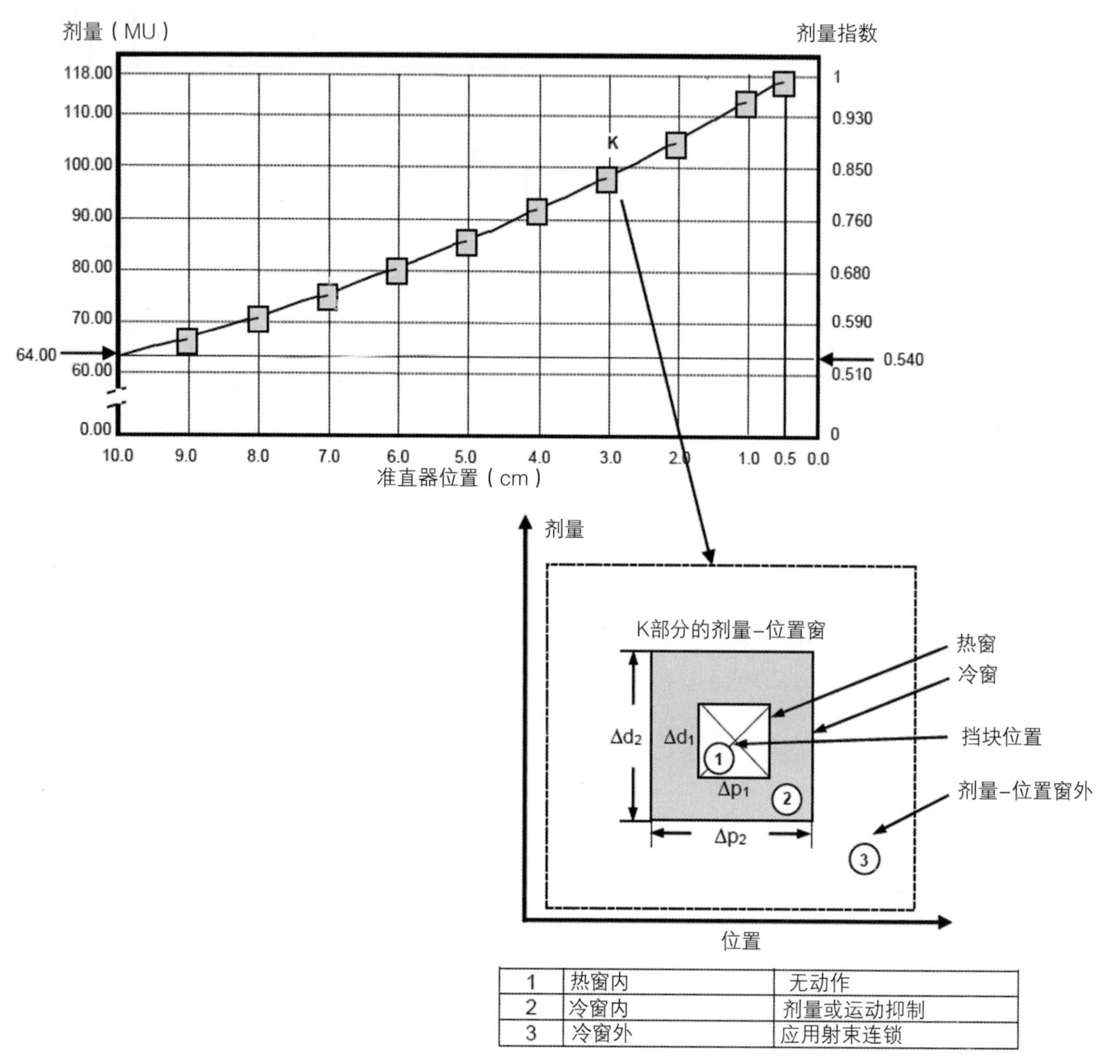

1	热窗内	无动作
2	冷窗内	剂量或运动抑制
3	冷窗外	应用射束连锁

图 11.74　动态楔形的控制

在每个分段检查点，将时间积分剂量和光栅位置的传递值与治疗位点或线上算法进行比较。治疗点是指楔形算法计算的剂量位置函数，监测点是位点上任意点的实际剂量位置参数值。监测治疗位点参数每隔几微秒监测校正，所以这几乎是一个实时校正过程。容差窗口可以看作是两个虚拟窗口，每个窗口由时间积分剂量（Δd）和光栅位置（Δp）的容差定义。如果监测轨迹值在热容差窗口内（Δd_1，Δp_1），则继续产生射束，如果被监测的轨迹在热窗口外，但在冷窗口内（Δd_2，Δp_2），则应用一个实时校正，将被监测的轨迹带回热窗口内。但是，如果被监测的轨迹在冷窗口之外，那么通过应用适当的联锁来停止射束传递，直线加速器控制系统返回到就绪状态，需要对错误条件进行调查、校正，然后再次验证。

在原理上，可以用各种方法实时修正变化，如增加或降低剂量率，增加或降低光栅速度。然而，在实践中，我们发现，在射束抑制或运动抑制控制下动态楔形板效果令人满意。在冷窗口下，综合射束剂量或光栅位置都高于其修正剂量指数值。因此，对该参数施加抑制，使其在另一个参数在容差范围内之前不会改变，这将提供一种控制机制。这个过程如图11.75所示。

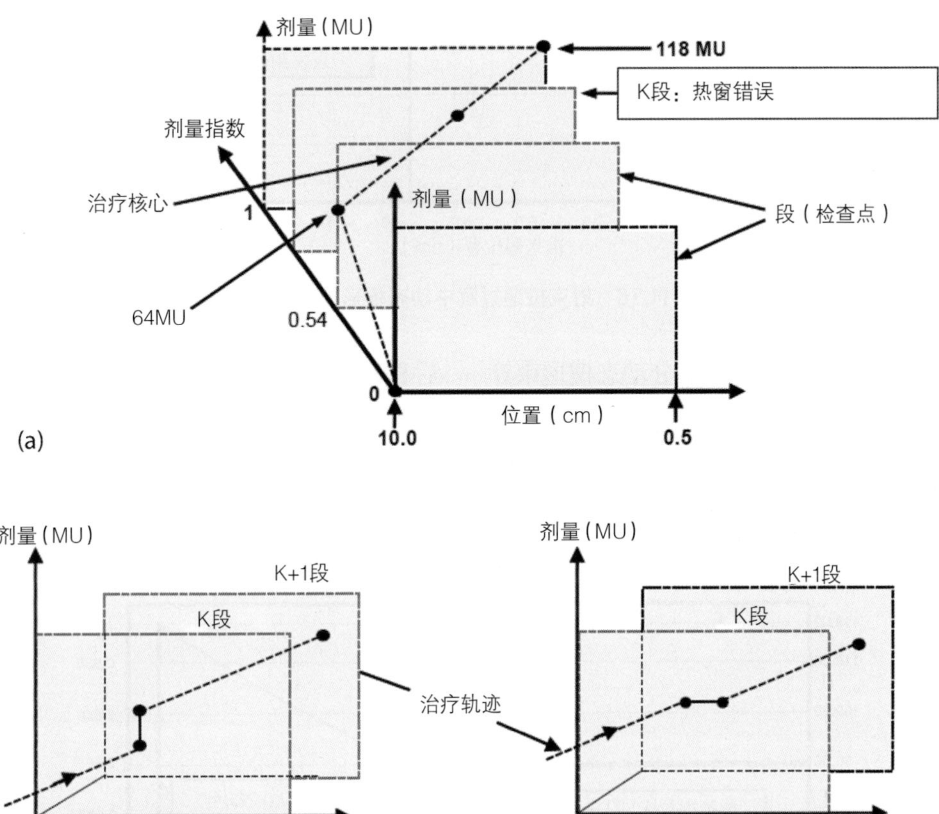

图 11.75　通过射束和位置抑制器进行动态楔形控制。（a）假设 K 段发生光束传输错误的动态楔形。（b）剂量冷误差运动抑制。（c）光栅位置发生冷误差后的抑制剂量

图11.75中的图a显示了一个动态楔形板，其在K段处的误差超出了热窗口允许误差（Δd_1，Δp_1），但在冷窗口误差范围内。图b显示了Δp_1所在的运动抑制器在误差范围，但Δd_1超出了误差，光栅运动被抑制，直到剂量误差被纠正；然后射束传输持续到段K+1。另一种可能性如图c所示，其中光栅位置超出误差Δp_1之外但在误差Δp_2之内，在这种情况下，射束传输被抑制，直到光栅位置在误差范围内。冷窗口到热窗口的转变如图11.75a所示。

如果这是唯一被应用的控制动作，那么当一个或另一个参数在热和冷误差窗口之间变换时，就有可能通过多个抑制器产生一个动态楔形板。控制系统通过监测每段检查点的两个参数的综合时间标准差来解决这个问题，为这些标准差设置了误差，以防止这种反弹情况发生。

物理楔形板和动态楔形板之间的区别，并不总是很明显，就是当动态楔形被中断时会发生什么。在我们讨论过的示例中，考虑这样一个情况（图11.76），即在提供118MU射束剂量的90MU后停止楔形，临床射束必须在随后的治疗过程中完成。编程一个28MU、10cm野宽的25°楔形射束是不正确的。这束射束会有不同的剂量位置剖面！实际发生的是，射束停止时该段剂量指数存储在射束记录中，在这种情况下，射束停止时的剂量指数将为0.760。

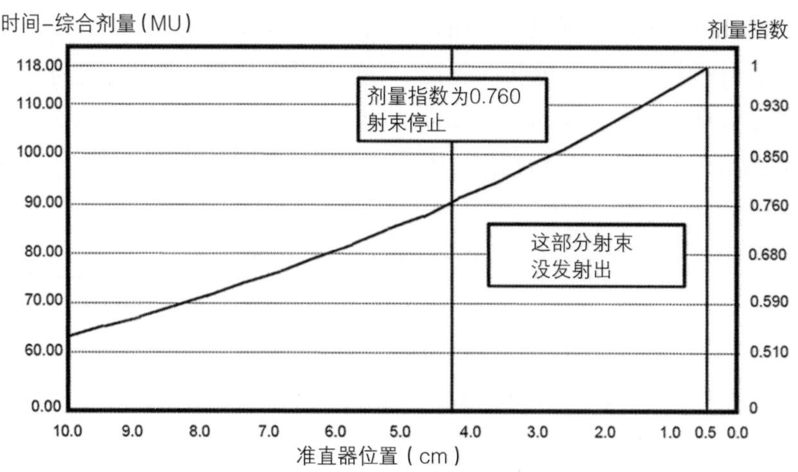

图 11.76　射束投递过程中动态楔形板部分停止

当临床射束要完成时，采用部分动态楔形束算法，该算法生成一个分段治疗表，首先将光栅移动到辐射停止发射的位置（图11.77）（这可能与光栅停止移动的位置不同，因为动量可能在辐射停止后移动1～2mm）。然后，该算法提供28MU的部分辐射剂量，从辐射停止点开始，检查点之间的剂量增量与原始射束相同。

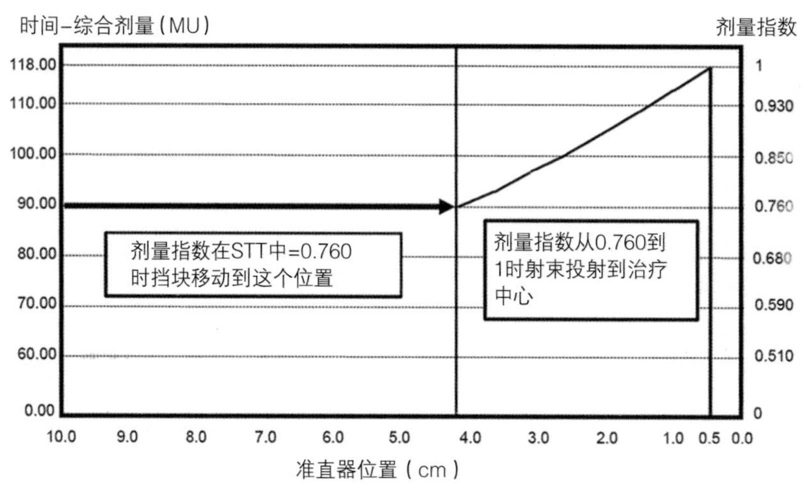

图 11.77　在楔形输送过程中中断后的修正

Varian和西门子的动态楔形实现的本质区别在于Varian算法从一个开放野开始，移动一个光栅以形成楔形轮廓，而西门子算法从一个封闭野开始，并将一个光栅移动到一个开放野以形成楔形轮廓。

11.7.4.2　静态治疗束和动态治疗束的区别

图11.78a显示了在600MU/min的静态剂量率下，120MU静态治疗束的剂量–时间函数，用时间轴代替剂量指数轴来显示它，如图11.78b所示，但这并不能使它成为一个动态治疗束，因为没有分段，也没有分段治疗表（STT）。然而，如第11.7.4.1节所述，射束采用冷误差窗口进行控制，但控制窗口测试是在标准时钟监测周期上监测时间积分剂量。对于静态治疗射束，剂量率也是一个监测参数。

可以考虑旋转拉弧治疗和动态拉弧治疗之间的区别。旋转拉弧治疗是通过伺服控制剂量率和机架转速，以在治疗期间保持恒定MU/角度。动态拉弧治疗以类似于动态楔形的方式交付，其STT表基于由射束和旋转运动控制在恒定MU/角度的传输剂量。

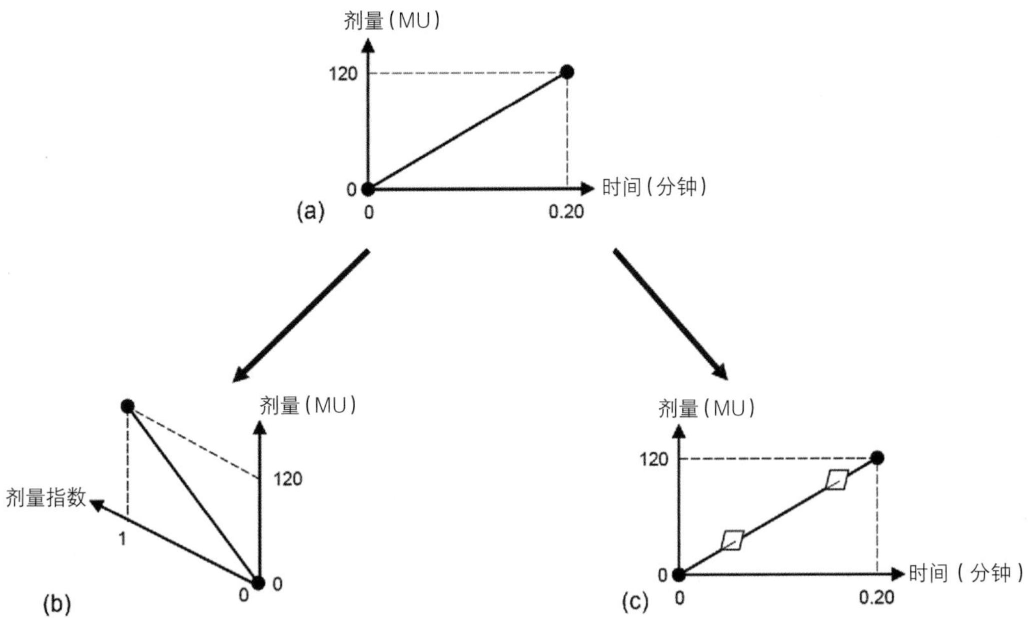

图 11.78 静态射束的特性与动态射束的区别。(a)120MU 的静态治疗束用 600MU/min 的剂量率传输。(b)图(a)中所描述的治疗同样可以通过绘制参照均匀变化的剂量指数产生(例如用一个可供选择的维度)的剂量来描述。但它仍然不是一个一维动态治疗,因为没有 STT。(c)说明通过时钟周期监测的容差窗口对静态治疗监测

11.7.4.3 *多参数治疗*

动态射束传输可以用*N*维配置空间来考虑,这是一种控制理论概念,用于将整个系统在任何时候的状态可视化为更高维空间中的单个点,对于一个动态系统,这单个点变成了一条线或一个轨迹。直线加速器控制系统可以看作是简单的多维配置空间轨迹。在这种表示中,具有*N*个动态参数的动态治疗用一行或一个轨迹表示,在这个轨迹上的任何点从头到尾,每个参数都有唯一值。为了控制这样的一个位点,控制机制允许参数在定义的允许误差范围内对测量或监测的位点和算法位点之间的任何差异进行实时反映是必不可少的。剂量由剂量率(一级时差)或剂量率的变化率(二级时差)来控制,机架角和准直器旋转角度也包含在内。

在这个术语中,动态楔形板以一个二维(2D)配置空间表示,以剂量和光栅位置作为动态参数,动态弧形治疗以剂量和机架旋转为参数的二维配置空间表示,具有固定剂量/角度比(固定MU/度)的均匀旋转动态弧的控制原理与动态楔形完全相同,但具有更简单的两排STT。然而,容差窗口的原理以完全相同的方式适用于直线轨迹。图11.79总结了这些配置空间的表示。

在基于计算机的控制系统中,将这一原理扩展到多参数动态系统是直接的。如果我们添加一个具有动态叶片运动的MLC(例如,一个160片叶片的MLC系统),那么配置空间将有162个维度:即剂量,机架旋转和162个叶片。必要时,治疗计划系统可以沿着剂量指数计算每个参数的几百个点的值。这些数据可以作为治疗处方的一部分转移到直线加速器控制系统,并将热和冷窗口误差校正以及适当的冷窗口联锁容差应用于动态射束传递代码。图11.80显示了两种表示N维配置空间的方法。图11.81显示了一个具有机架旋转和MLC叶片运动的动态剂量传输的例子,如使用VMAT、RapidArc或类似的动态治疗。就控制系统而言,MLC叶片连续运动和步进式运动之间没有技术上的区别——它们只是STTs略有不同。

随着Truebeam直线加速器的引入,Varian修改了对STT表的使用方式。Truebeam控制系统利用其对尚未到达控制点值的经验知识,来调制每10ms(控制采样频率)传输剂量和机械位置,称为“跳数”。为了获得最大精度,通常是使用接连两个“跳数”的预测剂量和位置值进行动态校正,包括脉冲宽度控制和射束保持。

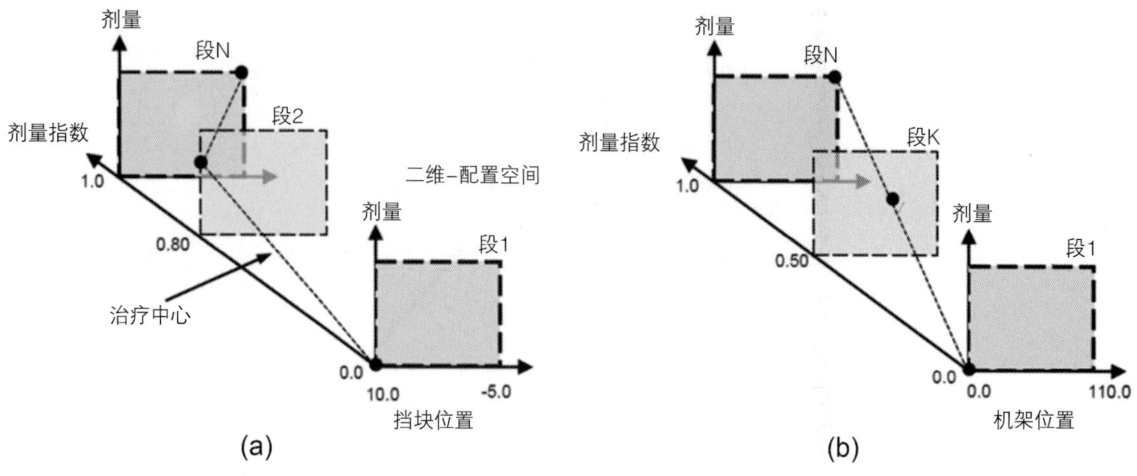

图 11.79 （a）动态楔形板和（b）动态拉弧的二维配置空间

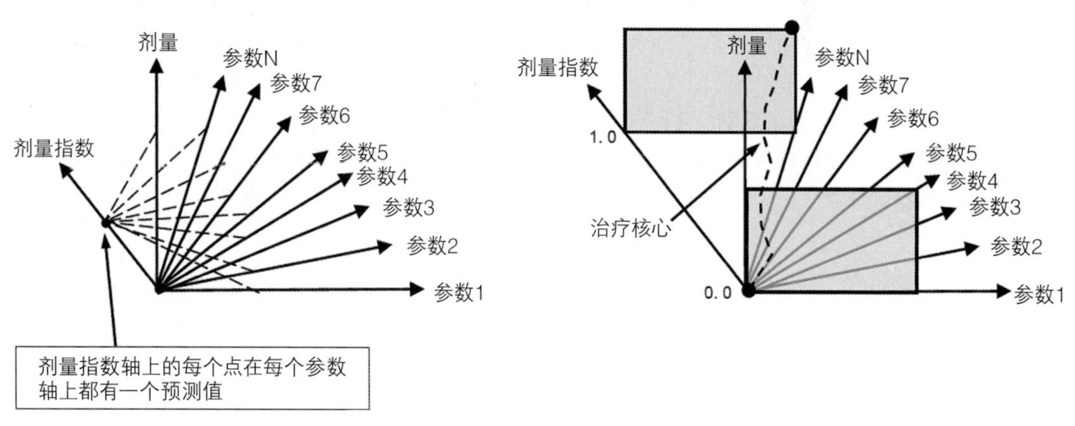

图 11.80 多参数动态治疗：N 维构型空间的两种可能表示

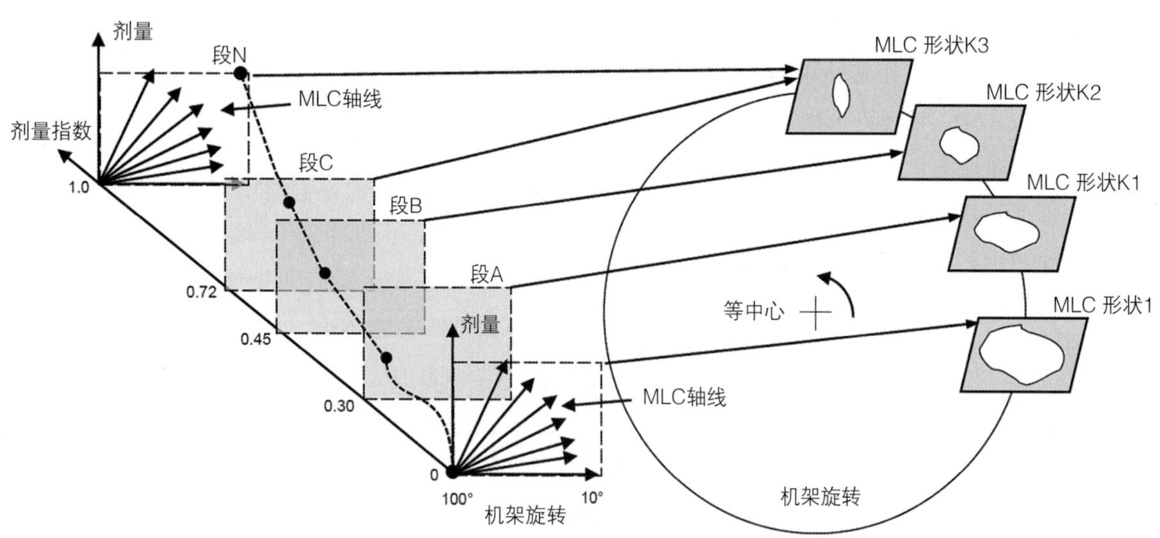

图 11.81 多参数动态治疗：机架旋转和 MLC 叶片运动动态剂量示例

11.7.5 特殊治疗方式的控制

大多数医用直线加速器将有一个临床技术范围。除了标准的治疗束外，还将有一些专门的技术，只偶尔使用。例如：

- 全身X射线束（更高的最大剂量，低剂量率，大固定野尺寸）；
- 全身电子束（更高的最大剂量，低剂量率，大固定野尺寸）；

• 高剂量率皮肤电子束治疗（非常高剂量率，大固定野尺寸）。

当选择这些模式时，可以重置最大剂量和默认剂量率的值，并将野大小设置为一个固定值。因此，当选择这些模式时，操作人员非常清楚，一些直线加速器使用许可附件来确认治疗的目的。许可附件是一种对治疗束没有任何影响的托盘，但有一个特殊技术的附件代码。当操作员在键盘上选择一个特殊技术时，控制系统将请求插入适当的许可附件。

11.8　直线加速器辅助系统

11.8.1　真空系统

直线加速器中的真空元件是电子枪、加速波导和电子束传输系统。这些组件通常在10^{-6}torr或10^{-7}torr[23]的真空下运行，原因在11.2.3节中给出。

在制造工厂，这些组件在组装前在真空烤箱中清洗，然后在洁净的室内条件下组装，最后抽真空到大约10^{-6}torr，通常使用一个单独的清洁泵系统，如涡轮分子泵系统。然后，直线加速器的内部真空泵在直线加速器的运行寿命内维持枪、加速波导管和射束传输系统的真空，在加速波导和射束传输系统，这些组件保持在真空状态，即使在运送到医院的过程中，须使用外部电池为泵供电。

直线加速器的内部泵通常是溅射离子泵，有时称为真空泵。直线加速器用的溅射离子泵有两种类型——二极泵和三极泵系统。三极离子泵系统的原理如图11.82所示。钢阳极单元和泵壁处于接地电位，钛阴极条相对于地为负值，三极结构的第三个电极是泵的内壁。来自阴极的电子被电场和磁场的结合捕获在圆形轨道上。这就建立了一个磁约束的冷阴极放电（阴极不被加热）。被泵送的气体被从阴极到阳极运动的电子电离，形成原子和分子离子，离子撞击钛阴极，并将钛原子从阴极表面溅射到泵壳体的内壁上，气体被永久地吸附或吸收在泵壁上的这些钛原子层上。复杂的气体分子分解成更简单的成分，然后分别地被吸收。

二极离子泵系统也有类似的原理，但这两个电极是阳极和阴极板，而不是阳极、多个阴极和泵的内壁。溅射离子泵是由罗伯特·杰普森在1950年发明的，与拉塞尔和西格德·Varian一起开发速调管的问题时，需要一种新型的不能振动的泵，不能将振动传递给其他部件。

离子泵的特性使得其适合在直线加速器上使用。因为分子的电离速率线性地依赖于气体分子的密度（压力），离子电流可以作为抽真空系统中可靠的压力监测器。

多模直线加速器通常用一个三极离子泵（容量可达20L/s）为波导抽真空，一个二极离子泵（在2～5L/s之间）用于电子枪，如果有必要，另一个二极离子泵用于速调管。这些泵非常适合保持已经建立起来的真空，它们并不是真正设计为直线加速器组件从大气压抽真空到10^{-6}torr而是从10^{-4}torr开始，如果在医院内不得不将电子枪和波导管置于大气压力下，那么在离子泵接管之前会使用外部大容量泵将压力降低到至少10^{-3}torr。一个维护良好的离子泵可以持续工作5万小时或更长时间。真空部件中的真空度通常由加速波导中的真空探头测量，该探头由直线加速器控制系统监测。

在许多系统中，真空离子泵电池都是缓充电的。缓充电是一种以充满电的速率与放电速率相当的电池充电技术，从而使电池持续保持充满电的状态。

医用直线加速器中的其他真空组件是速调管、磁控管和闸流管。这些玻璃系统在制造过程中密封，不需要在运送中进一步抽真空。

11.8.2　水冷却系统

医用直线加速器中的几个部件和子系统会产生热量。在大多数直线加速器中，这些部件是：

• X射线靶；
• 偏转磁铁和输出窗口；
• 电磁线圈；
• 波导管；
• 速调管或磁控管；
• 射频负载和循环器；

[23] 1torr=1mmHg ≈ 133.3Pa

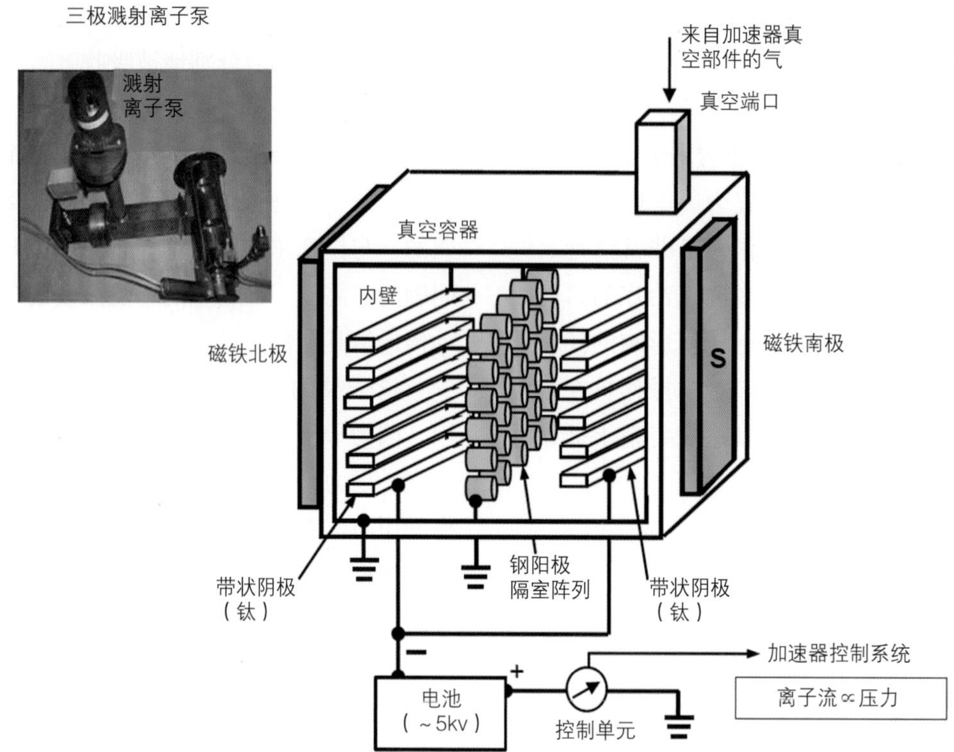

图 11.82　溅射离子泵的工作原理

• 脉冲变压器。

在加速器治疗室外有一个冷水机组，冷水机组的水箱由医院供水填充，并定期补充（图11.83），冷水机组通过封闭水回路将水用水泵泵至热交换器，维持水箱内的水温在14～18℃，该热交换器冷却去离子水回路，去离子水通过分流管冷却所列出的部件（图 11.84）。大多数直线加速器维持去离子水保持在大约40℃。随着直线加速器产生辐射，冷却水的温度就会上升和下降，通常变化幅度约为5℃。水回路有一个或多个泵，并且回路不同部分的温度和流量可以通过与某些部件串联阀门来设置，通过连接到直线加速器控制系统的传感器来监测关键部件，尤其是靶中的温度和流量。如果监测的温度或流量在允许误差之外，控制系统将应用适当的联锁，直线加速器回路中的水量会因蒸发而减少，这种损失将需要每周左右补充，去离子水应每年更换一次，因为随着时间的推移，会有铜离子溶解于水中。

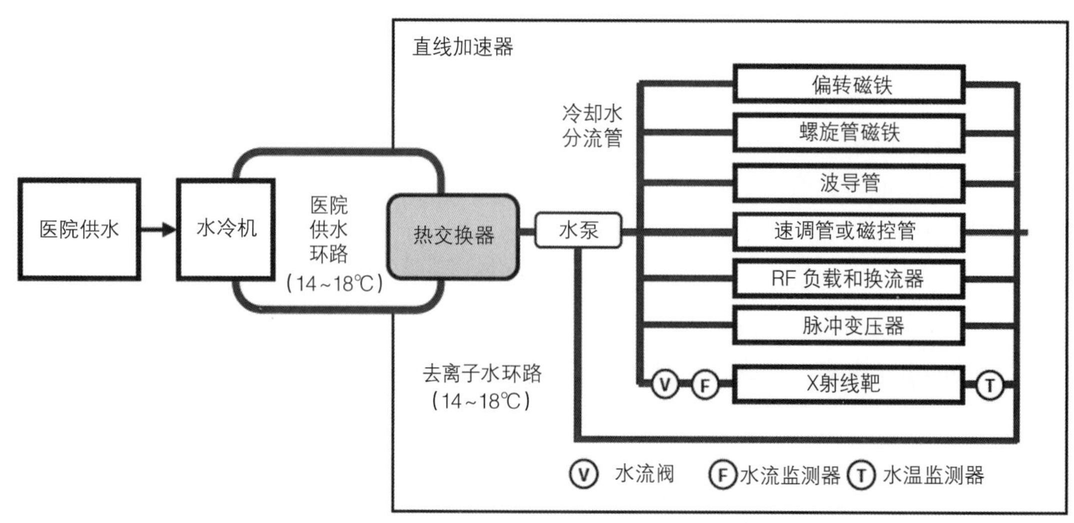

图 11.83　冷却水系统示意图

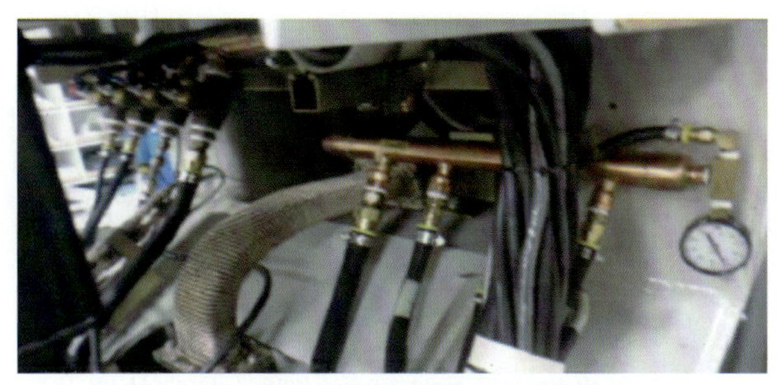

图11.84　直线加速器冷却水分流管的照片

在大多数情况下，冷水机还确保冷却水不会低于预设值，通常在5～10℃之间。过冷的水会影响直线加速器的性能，通常会导致低剂量率。如果由于技术原因（特别是在非常炎热或非常寒冷的当地天气条件下）必须绕过冷水机，则必须检查冷却水温度是否超出制造商推荐的温度范围。

内部封闭水路中的水是去离子水，这是蒸馏水经过特殊处理来去除金属或矿物离子。蒸馏水或RO水（其中RO代表反渗透，是几乎去除所有有机杂质的产生过程）仍然可以含有金属或矿物离子。去离子水具有非常高的电阻率（18MΩ・cm或更大），pH非常接近7。这样处理对于避免在冷却某些直线加速器组件发生电化学反应，特别是靶块中非常窄的铜管孔时产生腐蚀性至关重要。直线加速器制造商有时建议闭路冷却系统中使用去离子水也用抗藻类化学物质进行处理，以减少藻类沉积对冷却管道流动性破坏的风险。请注意，在靶中产生的X射线并不会显著地电离冷却水，因为光子能量对光电过程来说太高了。

水冷却回路中使用的柔性管道由重型增强合成橡胶复合材料组成。这种材料非常坚固和灵活，但随着时间推移，暴露于电离辐射下会破坏聚合物结构，管道变硬，有管道断裂和泄漏的可能性。水管应每隔几年定期检查和更换一次。

11.8.3　气体压力系统

微波辐射系统中的波导系统中充满了电解质气体。其中最常见的气体是六氟化硫（SF_6）。气体压力系统是密封的，但可以从永久安装在直线加速器中的高压液化气体钢瓶中加满。密封系统通常工作压力约25psi[24]，压力安全阀必须确保压力不超过～35psi，压力过高会损坏射频真空陶瓷窗。由于气体压力系统内部可能会有轻微泄漏，所以应每天检查压力，必要时从气缸加注。六氟化硫无毒，但是一种比空气更重的窒息剂，如果气缸泄漏，应采取预防及处置措施。

[24]　psi= 磅每平方英寸；1psi ≈ 6895Pa

11.8.4　空气驱动系统

一些型号的医用直线加速器需要压缩空气来移动靶或推动靶进出射束路径、转动均整滤过器转盘的位置和编码销（第11.3.2节），以及移动能量开关进出波导。这通常由位于邻近区域的小型空气压缩机提供。

11.8.5　电气供应

直线加速器需要一个专用、可靠和稳定的三相电源。电力要求详见11.7.1。良好的接地供应对于避免接地回路至关重要。医用直线加速器通常有一个连接到电源接地的中心接地点。金属供水管道不得用于接地电路中。

11.8.5.1　电气供应备份

如果治疗过程中直线加速器电源故障，离合器机械结构停止电机驱动部件的任何自由运动。然而，实践中可能需要移动机架并降低治疗床，以安全地将患者从治疗室撤离。在没有直线加速器的电力情况下，具有短时间提供显著电流能力的涓流充电电池开始激活，该电池为机架的缓慢旋转提供动力，这对于安全降低治疗床是必需的。为此厂商提供了一个专用的手动控制单元。应定期检查该系统，必要时应更换电池。

11.8.5.2　电气安全

有与医疗直线加速器相关的重大电气风险，但这些风险得到了很好的控制。三相供电电路被封闭在机架内或分割板后面的设备间内。电子枪、调制器和速调管的60～80kV高压被封闭在直线加速器外壳内[25]。电子束在接地电位下工作（第11.2.7节）。

[25]　在维修高压部件之前，通常要有一个“接地棒”来放电加速器部件。

11.8.6 通风和空调

医疗直线加速器治疗室应通风良好，为冷却治疗头的风扇提供足够的冷却空气。英国指南建议每小时更换14～16次空气。充分通风的第二个原因是为了分散由电子束与大气氧（O_2）相互作用形成臭氧（O_3）的积累（X射线与氧气的相互作用不会产生大量臭氧）。英国立法规定，工作场所对空气中臭氧暴露限制为0.2ppm。大多数人都能感觉到0.1ppm的浓度。臭氧会刺激呼吸道和肺部，在某些情况下，还会刺激眼睛。暴露在臭氧中对工作人员的影响比患者更明显。

11.9 直线加速器等中心、配置和射束修整选项

11.9.1 直线加速器等中心

为了从不同的方向对患者肿瘤靶区进行治疗，以最大限度地减少对OARs和健康组织的辐射剂量，医用直线加速器必须能够将X射线或电子束旋转到患者周围任何角度，这就要求治疗射束能够通过360° 全弧线旋转。

射束中心轴、机架旋转轴、准直器旋转轴和治疗床旋转轴截距的空间点称为系统的等中心。这也是在治疗计划系统和直线加速器之间用于映射治疗几何形状的各种治疗坐标系统的基础。图11.85显示了这些等中心轴叠加在一个典型的直线加速器上的照片。直线加速器治疗头和治疗床的所有运动都可能与这个等中心点及其组成轴相关联。等中心点在空间中是固定的。直线加速器和治疗床以及射束轴随着机架、准直器或治疗床的旋转而旋转。

为了辅助患者摆位，通常将三个或四个固定或静态摆位激光灯安装在直线加速器治疗室的墙壁和屋顶上（图 11.86）。最常见的布置是屋顶安装的架空投影激光十字线，左右墙安装的横向投影激光十字线和屋顶安装的投影矢状面激光线。有的治疗室的设计忽略了房顶的交叉激光线。激光线一般是红色、绿色，在一些特殊应用中，使用蓝色激光线。这些都是低功率（＜1mW）设备，是 1类激光器。使用1类激光，患者眼睛通常会受到自然眨眼反应的保护。如果这种反应被麻醉药或其他药物所抑制，必须采取预防措施。激光定位系统允许患者在直线加速器治疗头被移到初始治疗位置之前，通过激光相对于等中心及其垂直水平和纵向轴准确定位。

现在所有的医用直线加速器的源轴距都是100cm。直线加速器机架可重达6500kg，必须在半径为＜2mm的误差球体内围绕等中心旋转。在一些直线加速器中，误差球的半径为＜1mm，这个几何形状如图11.87所示，由治疗头重量引起的旋转扭矩与治疗头完全相反的配重相平衡。二级和三级准直器组件围绕中心射束轴旋转。准直器不需要旋转一个完整的360° ，最大旋转通常为180° 或270° ，如图11.88所示。

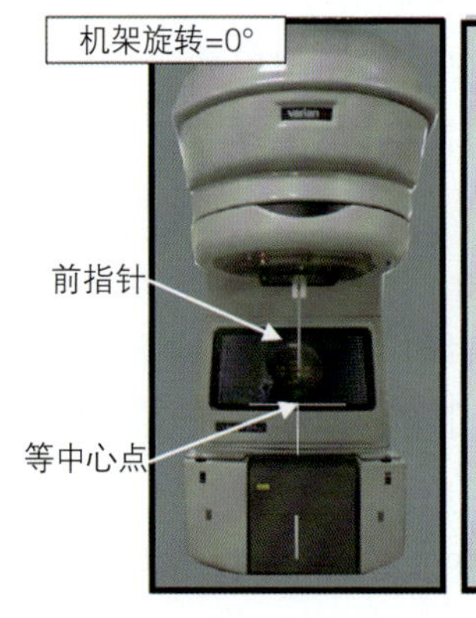

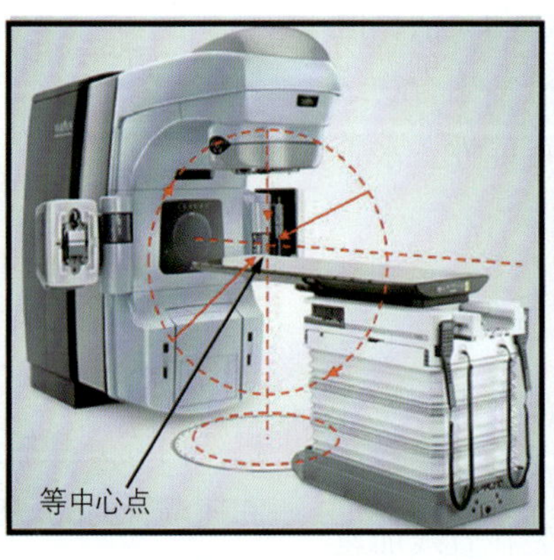

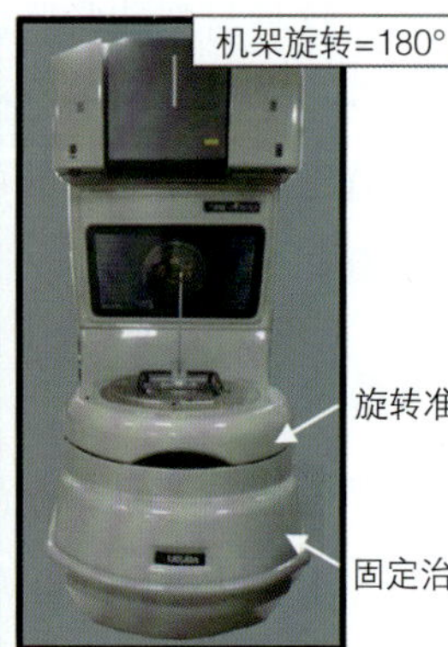

图 11.85 医用直线加速器的等中心

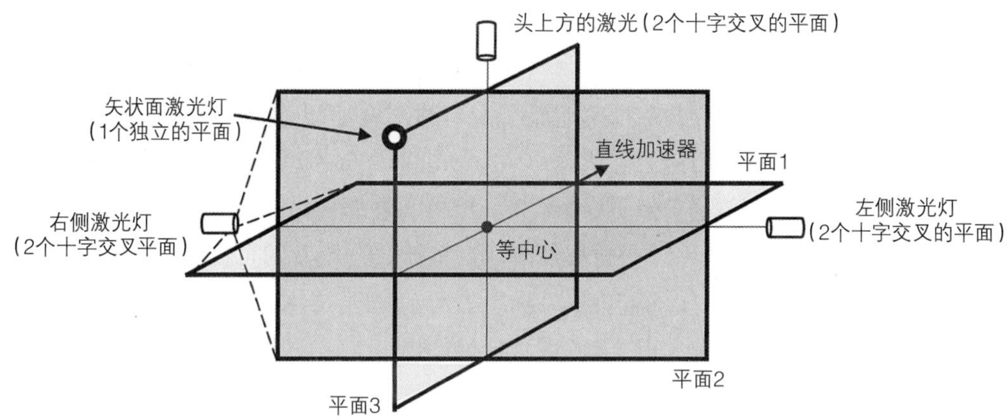

图 11.86　直线加速器等中心的激光定义。左右横向激光器投射穿过，这定义了平面 1 和平面 2。头顶激光器从上方投射一个十字，定义平面 2 和平面 3。矢状面激光沿着患者的纵轴投射一条线，定义了平面 1

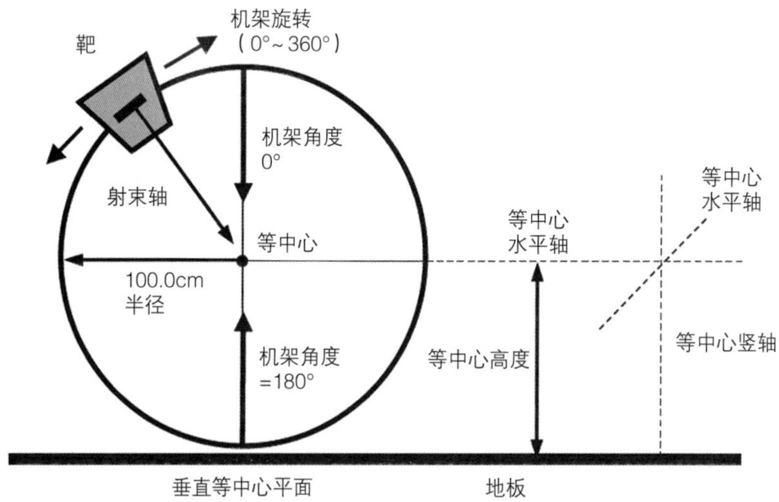

图 11.87　直线加速器等中心的几何图。旋转半径等于标准直线加速器上的靶轴距离（TAD），该靶轴距离为 100cm

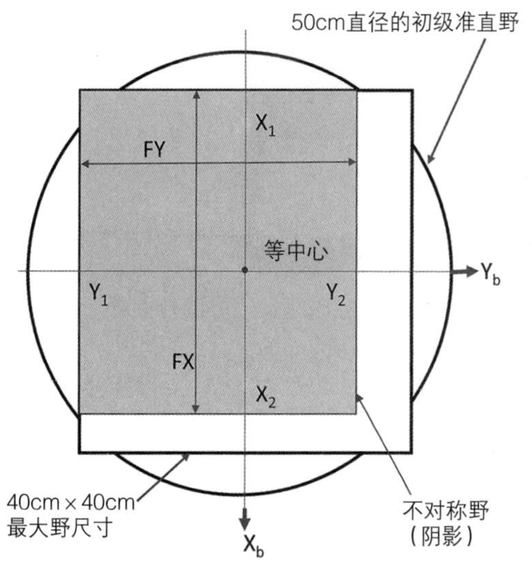

图 11.88　从辐射源角度看符合 IEC1217（2011）的不对称照射野坐标系。与准直器和机架在 0°　Y_b 指向机架和 X_b 指向机架的右侧（对着机架看）。从辐射源来看，逆时针旋转是正的。X_1 等表示从等中心到各自的野边缘的距离。F_X 是整个野的大小，所以 $F_X=X_1+X_2$。在等中心的平面上测量距离（请注意，最大方野的拐角被主准直器衰减，因此最大的真正方野约为 35cm × 35cm）

有几个坐标系用于直线加速器。最常见的是 IEC 1217（图 11.89）[26]。IEC标准规定，当射束指

[26] 另一种系统，IEC601，被用于一些直线加速器上，特别是在美国。

向治疗室的地板时，机架角为零，当射指向屋顶时，机架角为180° 。

等中心高度（图11.87）是等中心与治疗室地板之间的距离。等中心高度根据直线加速器制造商和型号，从～118cm到～136cm不等。这曾经是一个关键的参数，因为它影响了直线加速器操作人员必须举起挡块托盘和机械楔形板的高度，以将它们安装在治疗头附件插槽中。然而，自动楔形板、动态楔形板和多叶准直器的引入使人们对这一问题的关注减少了。等中心间隙是等中心和治疗头之间的最大间隙。

由于直线加速器等中心是空间中的一个点，有时需要确认该点的位置，以便与定位激光系统进行比较，检查等中心的照射野大小，并将其与光野进行比较。这可以使用前指针，一个金属管（直径约为1cm），有一个直径2mm的细点，可以连接到治疗头的末端，如图11.90a。这如图11.90b中的横向对准激光器以及图11.90c中的光学和机械距离指示器所示。图 11.90d显示了光野投影在等中心平面上的图形纸上。虽然现代医用直线加速器没有提供机械背指针，但一些系统有背指针激光系统，这包括安装在机架底部的两个线式激光器。这些激光束提供了平面扇形激光束，以与等中心纵轴重合的直线相交，如图11.91所示。

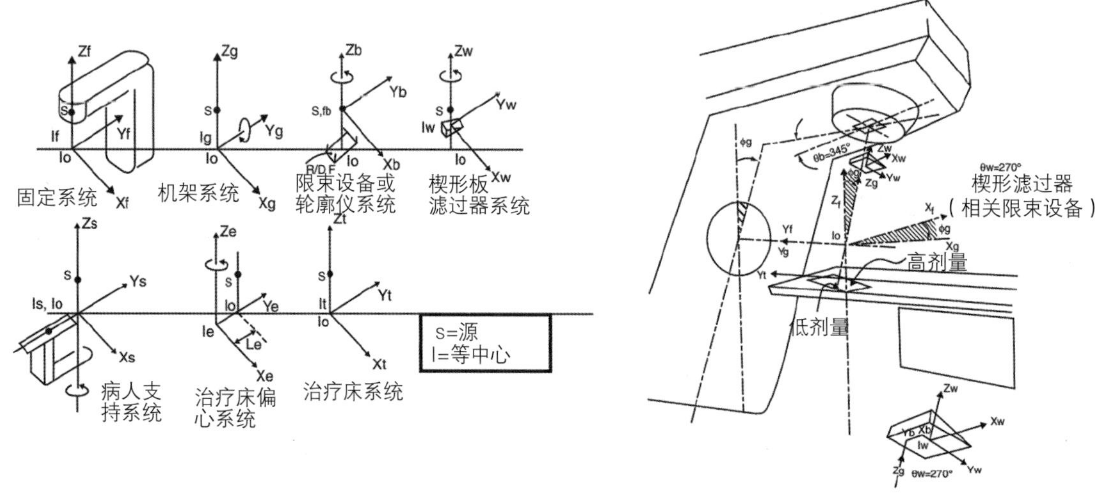

图 11.89 IEC 1217 坐标系（IEC 2011）。准直器旋转的 0° 是指当楔形的薄边指向机架（Y_g 轴）。

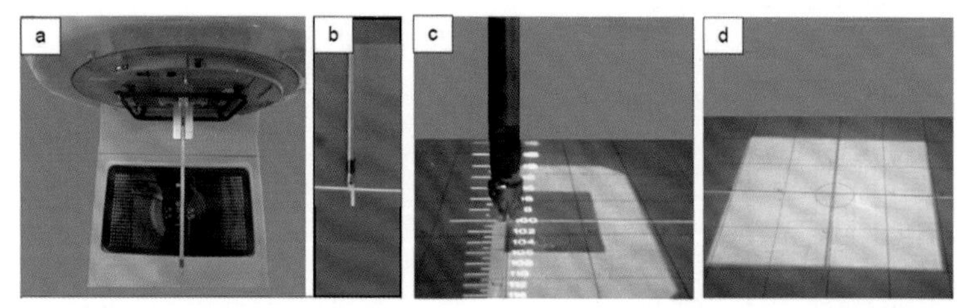

图 11.90 等中心和源皮距（SSD）的光学和机械指示器。（a）前指针。（b）与激光定位系统对齐的前指针。（c）等中心带有光野的 SSD 指示器，激光显示 SSD 为 100cm。（d）光野和与定位准激光器在等中心的交叉线

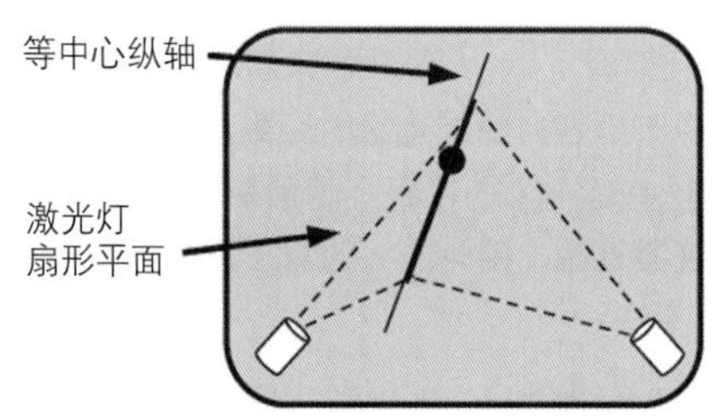

图11.91 激光反向指针系统。从安装在机架配重上的两个激光器中产生的平面相交在轴Y_f上（与Y_g相一致）

治疗床板、床体或患者支持系统也应与等中心对齐，如图11.92所示。当床板伸展到治疗野时，它必须保持平行于等中心前后纵轴，并且当它垂直运动时，它必须保持平行于等中心垂直纵轴。治疗床板还能够相对于等心前后纵轴通过 ± 90° 的弧线旋转。对于要求机架接近180° 旋转的治疗，该床板也可能必须被抬高到等中心上方，如图所示。当患者满负荷达160kg时，机械误差约为几毫米。在

实践中，所有的床板面在负载下都会轻微弯曲（床　　板或床下垂）。

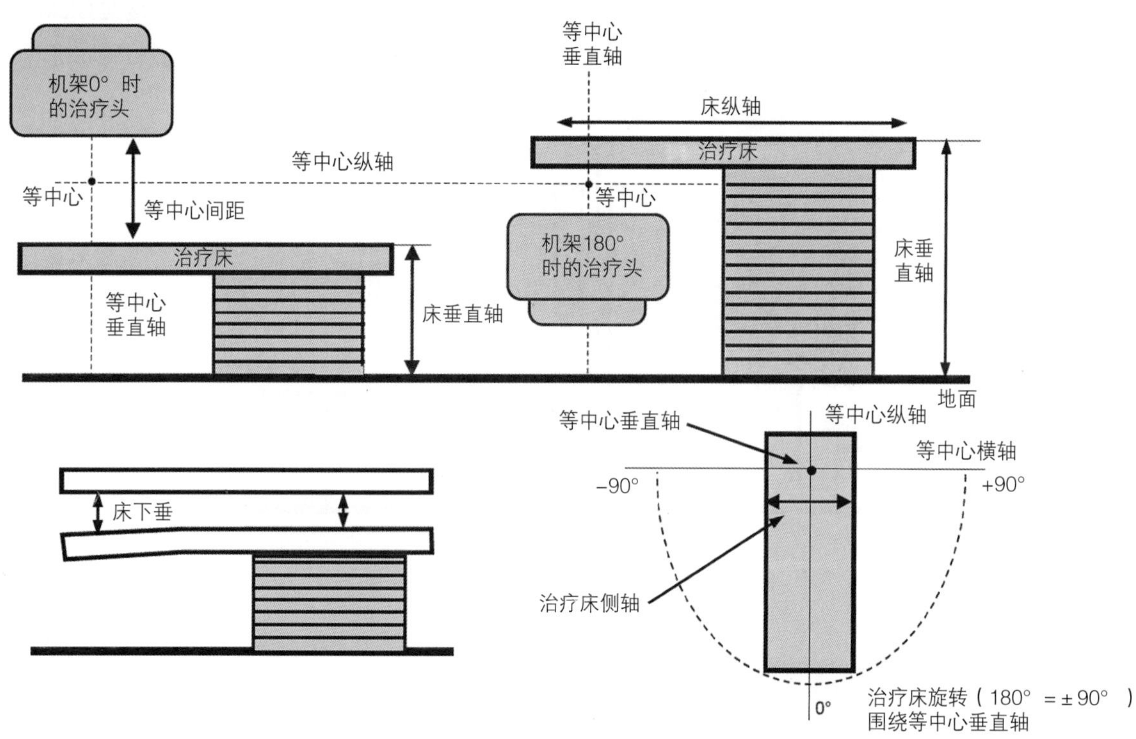

图 11.92　直线加速器患者支持系统

11.9.2　加速器安装

11.9.2.1　机架支架配置

在机架支架配置中，机架安装在治疗室地面的固定支架中的旋转接头上，这些配置在治疗室内没有辅助配件或设备区域。这种结构最常见的形式是基于速调管的直线加速器，其中速调管被螺栓固定在机架支架内部的地板上。调制器在一个安全柜内，通常位于治疗室，但有时在邻近的设备间。此配置如图 11.93所示。这是在Varian和西门子医用直线加速器中使用的配置。

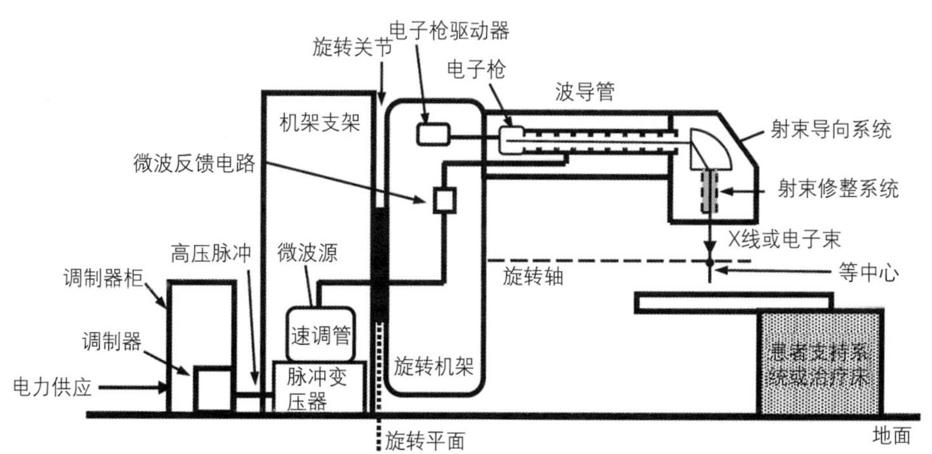

图 11.93　带有机架、支架和驻波波导的直线加速器配置

Varian600C直线加速器有一个侧耦合驻波波导，如前所述，垂直安装，并具有不方便使用的等中心高度。为了避免等中心过高这种情况，提供了当机架接近180° 时打开的下落地板。

11.9.2.2 滚筒式机架配置

在滚筒式机架配置中，机架安装在鼓式机架结构上。滚筒由马达驱动机械旋转，电机和滚筒都安装在治疗室的隔板或假墙的后方。这是Elekta使用的配置，如图11.94和图11.95所示。

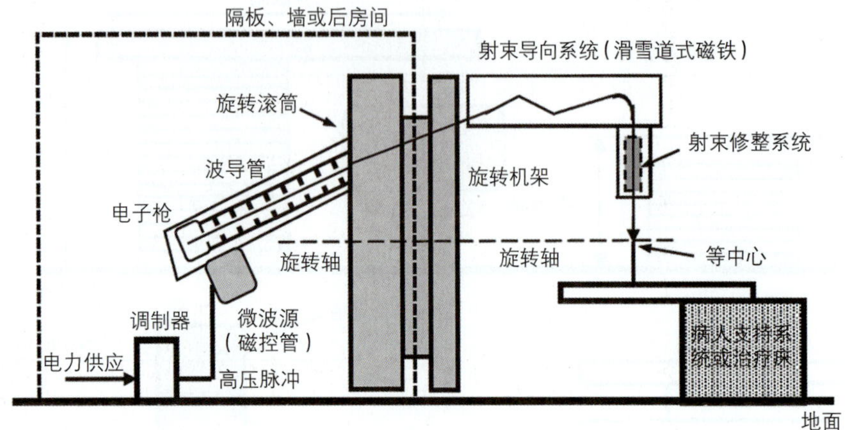

图 11.94 带隔板的滚筒式机架示意图

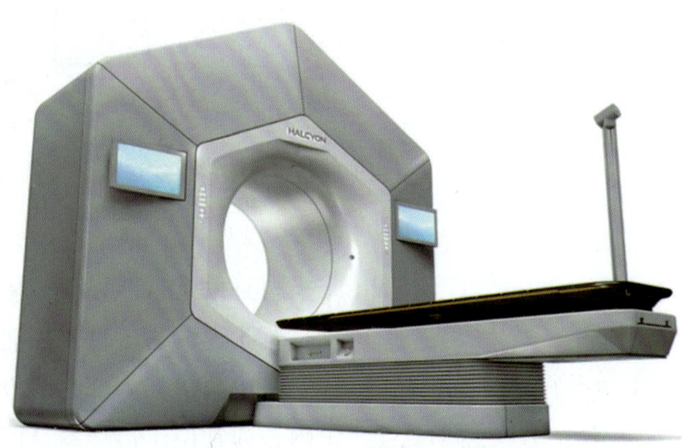

图 11.95 Cozzi 等人（2018）介绍的 Varian Halcyon 加速器

11.9.2.3 封闭式机架

如第11.9.2.1节和第11.9.2.2节所述，开放式机架问题之一是存在机架的转速安全性限制，一般不超过7° /s（IEC 2016），即旋转一圈大约需要1分钟。通过将整个加速器结构封装在机盖内，可以安全地超过这个极限。为此，有必要使用如图11.31b所示的驻波管加速器。TomoTherapy机（第14.3节）和Brainlab Vero机（不再使用）就采用这种形式。最近，Varian推出了一款近乎传统的加速器，名为Halcyon，是以这种方式安装的[27]。所有这些机器的X射线能量都限制为6MV，准直器最大开口也有所限制。

[27] 在这台机器上，机械孔直径为 1m，转速可达每分钟 4 圈。

第 12 章　配备放射性核素源的机器

John Saunders[1]，Lee Walton[2]，and Katharine Hunt[2]

目录

[1]　负责^{60}Co源部分的撰写。
[2]　负责γ刀部分的撰写。

12.1 引言

^{60}Co远距离治疗机于1951年在加拿大首次用于患者治疗（Green和Errington, 1952；Johns等，1952）。在此之前，尽管MV级 X射线装置已可用多年，但并未得到广泛应用，^{60}Co装置在接下来的 30 年左右成为全球外照射治疗的主要设备。

^{60}Co是通过在高通量中子核反应堆中辐照^{59}Co获得的。其适用于远距离治疗的主要原因是可以使用体积相对较小、比活度高的源来最大限度地减少射束半影；其相对较长的半衰期（5.27年）；和发射几乎单能的高能光子（相当于1.173MeV和1.333MeV光子）。

与现代直线加速器相比，由于存在较大的半影（见第 23.3.3 节）和较大的机械不准确性，^{60}Co治疗机在治疗中提供了较差的几何精度。再加上钴源射束的穿透性低于直线加速器的穿透性，并且钴装置在控制直线加速器提供的辐射输出方面缺乏灵活性，^{60}Co治疗机不能再为当代复杂的放射治疗提供服务。然而，商用^{60}Co治疗机对于许多非根治性治疗可能已经足够了，甚至在某些应用中，^{60}Co已被用于专门设计的设备，以提供可能优于传统直线加速器的性能；例如，使用 Elekta γ刀进行立体定向放射外科手术系统（参见第 12.2.2 节），使用定制设计的扩展源–皮距（SSD）装置进行全身照射（Leung 等，1981，参见第 41.4.1 节）以及最近的磁共振（MR）–^{60}Co治疗机（参见第 14.4.2 节）。

在缺乏直线加速器维护设施的国家，^{60}Co 治疗机可能是最合适的放射治疗选择（IAEA 2008）。外照射治疗物理学中的许多主要技术和进步都是在^{60}Co治疗机上开发的，包括弧型治疗（Jones 等，1956）；适形治疗（Davy等，1975）；透射剂量学（Fedoruk 和 Johns，1957）；组织空气比的发展和测量，以及随后的散射空气比（SAR）的推导（Gupta 和 Cunningham，1966）；和差分 SAR 以及基于主要和次要射线分开处理的治疗计划相关算法。最近，Poffenbarger 和 Podgorsak（1998）研究了使用等中心治疗机进行立体定向放射外科手术的可能性，Adams 和 Warrington（2008）以及 Fox 等（2008）研究表明，除了最深部的肿瘤外，适形治疗，甚至调强放射治疗（IMRT）都可以用^{60}Co治疗机实现。

本章详细介绍了γ刀，同时也考虑了更传统的远距离^{60}Co治疗装置。

12.2 机械结构

12.2.1 ^{60}Co远距离治疗机

^{60}Co治疗机的一个主要优点是其设计和构造简

单，这通常使其具有内在可靠性。然而，必须注意确保它们建造坚固并得到精心维护，以最大限度地减少来自于高活性放射源和相关重屏蔽的潜在危害。一个典型的^{60}Co治疗机的机头截面如图12.1所示。

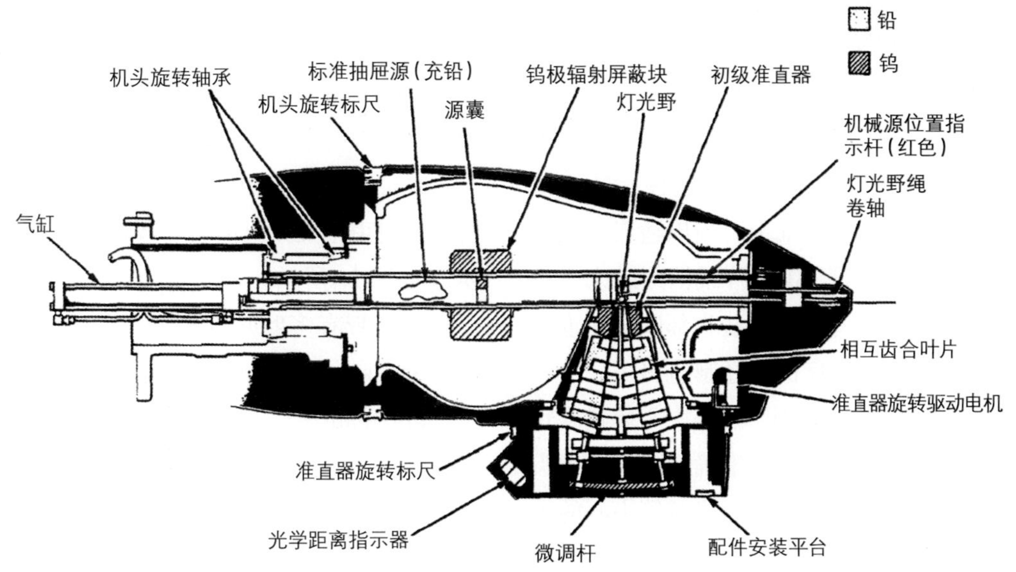

图 12.1　780 ^{60}Co 治疗装置的机头图，展示了抽屉源结构、准直器和屏蔽

12.2.1.1　^{60}Co源

^{60}Co通常由一系列毫米大小的圆柱体组成（Jafrger等，1991）或密封在不锈钢双层胶囊内的薄金属盘中，制造符合防止冲击、腐蚀和耐热标准（IEC 2013）。活性源的直径通常在15～20mm之间，这是在保证足够高的活性以获得合理的输出同时保持源足够小以减少射束半影之间的折中。源的长度可能比直径长，但这不是一个关键尺寸，因为来自源后方的光子对临床射束的贡献相对于来自前面的光子更少。在一个典型的源中，大约25%的初级光子由于自衰减而消失。胶囊中活性钴材料后面的空间必须与空白圆盘紧密排列，以消除放射源活动。来自源的低能β射线被高密度囊壁过滤掉。

12.2.1.2　机头

钴装置的机头有三个基本功能：屏蔽源，根据需要暴露源，获得合适的射束尺寸。屏蔽是通过用铅包围源和暴露机制来实现的，在许多设计中，用高密度金属的合金，如钨来减少体积。在一些早期设计中，采用的是贫铀合金（具有较高比例的^{238}U，密度约为$19.0 \times 10^3 kg/m^3$），但由于合金的稳定性问题，其中一些变成粉状，以及最终处置较为困难，已停止使用贫铀合金。

源曝光机制通常是两种类型之一：一种是源在安全位置和曝光位置之间移动（如图12.1所示），另一种是源保持静止，快速移动照射门来打开或关闭射束。后一种解决方案是在早期的机器上实现的，但现在已经过时了。在前一种解决方案中，源运动是平移（如图12.1所示）或旋转。各种射束准直器设计提供了可变的矩形野，其边缘长度通常从4～30cm［在源轴距离（SAD）为100cm的等中心治疗机上甚至高达40cm］。四个准直器叶片通常聚焦在源的近端边缘，以避免切断主射束，并尽量减少半影。对于SSD为80cm的机器，源到准直器远端边缘通常在40～50cm之间，但这个距离可能通过半影修剪器（见23.3.3.2节）增加，当机器用于SSD为100cm治疗时是可取的。

通过仔细设计准直系统和使用直径为15mm的源，对于面积小于400cm^{2}的射野尺寸，可以在5cm深处产生一个不超过10mm的半影[3]。

12.2.1.3　机架

最近的^{60}Co治疗机以标准的等中心旋转设计制

[3]　定义为在射束轴上相同深度的 20% ～ 80% 剂量之间的距离。

造，为了获得输出量、深度剂量和患者周围间隙之间的合理折衷，SAD=80cm最为常见。如果能提供高活性源，更大的百分深度剂量[4]，更大的射野尺寸，患者周围更大的空间以及几何上与直线加速器兼容，则SAD=100cm的治疗机将更为实用。为了增加它们的功能通用性，等中心装置通常被设计为通过源能够绕一个水平轴围绕头部旋转。这种旋转运动使射束轴保持在一个垂直平面上，当以适当的机架角度使用时，可能对扩展SSD治疗或治疗卧床或在椅子上无法移动的患者有用。一些头部固定在垂直支架上的非等中心^{60}Co治疗机已经制造出来，这些对提供单野姑息治疗特别有用。当等中心装置旋转时，必须小心确保在正常使用前准确复位，因为头部旋转的最小角度会造成射束轴与机械等中心的大偏差（见第46.2.1节）。一些等中心装置使用滑动环向机架提供所有的电源和控制信号，这允许机架连续旋转。再加上治疗机旋转时确保源的恒定输出，这种多功能和简单的旋转机制为需要这种技术时的弧形或全旋转治疗提供了一个理想的装置。

12.2.1.4 束流修正

虽然束流扁平化滤波器原则上可以成功地用于^{60}Co治疗机，但由于输出减少，它们很少在临床实践中被使用。在没有扁平滤波器时，特别是在较深的深度，由于组织中的散射以及在一定深度下源到射野边缘的距离比到中心的距离更大，所以在大面积的束流中，束流均匀性相对较差。用户在使用这些射野时，应该意识到这一点，即使是对于姑息性治疗，在射束内90%的衰减水平比在直线加速器上的类似射野要大得多。

固定的楔形滤波器可以插入到准直器末端下方的束流中，以给出楔形角度的范围，通常在15°～60°之间。这些楔形通常会包含一定数量的束流扁平化，在束流的中心部分形成一个比开放野更直的等剂量曲线。楔形滤波器不可避免地降低了射束中心的剂量率，这是^{60}Co治疗机比直线加速器更大的问题。通过将楔形的趾端连接到准直器，使楔形总是从野边缘开始，可以使输出的减少最小化。有了这个系统，楔形因子会因每个射野的大小而不同，所以现代治疗机通常在楔形中心和射野中心之间有固定的关系，在不同的射野大小范围内可能有不同的楔形。

其他束流修改器和附件，如束流指示灯、测距仪、附件托盘、激光定位系统、前后指针等，将与直线加速器上使用的非常相似。然而，在^{60}Co装置上，射束定义光可能会与源进行物理学的位置交换，如图12.1所示。

一个带有多叶片准直器的钴装置现在可用于Best Theratronics Equinox治疗机和印度Bhabhatron（Athiyaman等，2015），其设施相当于现代直线加速器。

12.2.2 γ刀

12.2.2.1 简介

γ刀是20世纪60年代由Lars Leksell 和 Borjë Larson开发的，用于改善传统神经外科无法触及的大脑深部病变的治疗。在开发第一个使用179个^{60}Co源治疗顽固性疼痛的γ刀之前（Leksell, 1968），他们已经研究了200kV级X射线（Leksell, 1951）和高能质子束（Larsson等）。20世纪80年代，阿根廷的Buenos Aires, Argentina和英国的Sheffield安装了基于类似设计的治疗装置（Walton等，1987）。γ刀已经成为许多能够精确并集中传输单一或少量分次的高剂量辐射的技术之一。可以将大剂量传递到靶区，同时最小化周围正常组织所受剂量，该技术采用了名为立体定向放射手术（SRS）和立体定向放射治疗（SRT）（见第40章）。

在早期γ刀模型中（Walton等，1987），多个独立源及其初级准直器以一个分布式和固定的模式安装在一个半球形源的核心中。每个源都产生了一个精细准直的射束，它被精确地指向半球的中心。安装在患者治疗床上的其他次级准直器确定了束流的最终尺寸（4mm、8mm、14mm和18mm）以及投照到患者的最终射野。在该治疗机上的患者摆位最初是一个手动的过程。

γ刀技术的发展引入了越来越多摆位治疗自动化过程，并于2006年引入了Perfexion™模型

[4] 随着SSD的增加，百分深度剂量增加（剂量下降）（见第23.3.2.3节）。

（Regis等，2009；Lindquist和Paddick，2007），以及最近的Icon™（2015）。在所有模型中都保留了大量交叉射线束流集中于中心点的基本原理。

Perfexion和Icon都有位于内部的192个独立的放射性^{60}Co源，以便与准直器系统匹配，产生一系列狭窄的束流，在辐射装置中心的一个点相交。两装置都有且置于内部的装置——准直器系统，是由钨制成的，预先打好3套192个孔，能将辐射束会聚点准直至 4mm、8mm或16mm束宽（见图12.2）。源被分组并安装在8个扇区（每个扇区24个源），它们滑过准直器系统，可以在准直仪控制下独立移动，以与选定的准直器孔径对齐。总之，每个部分都可以放置在以下五个位置之一：

- 扇区初始位置：一个完全屏蔽和锁定的位置；
- 扇区关闭：在4～8mm准直器通道之间的屏蔽位置；
- 射束开启：与三个可用的准直器通道中的一个对齐。

治疗床组件充当患者定位系统（PPS），并与准直仪系统精确对齐。一旦患者被固定在治疗床上，就可以移动它来精确地定位患者，并使用选定的准直器照射靶区。

12.2.2.2　γ刀治疗过程模型

Perfexion使用Leksell立体定向框架（G模型）来定位异常组织，并将患者的头部固定在治疗床上。图12.2显示了γ刀的Perfexion（a）和Icon（b）模型、源和准直器配置以及控制杆的图像，这些控制杆将源驱动到与选定束流通道对齐的位置。

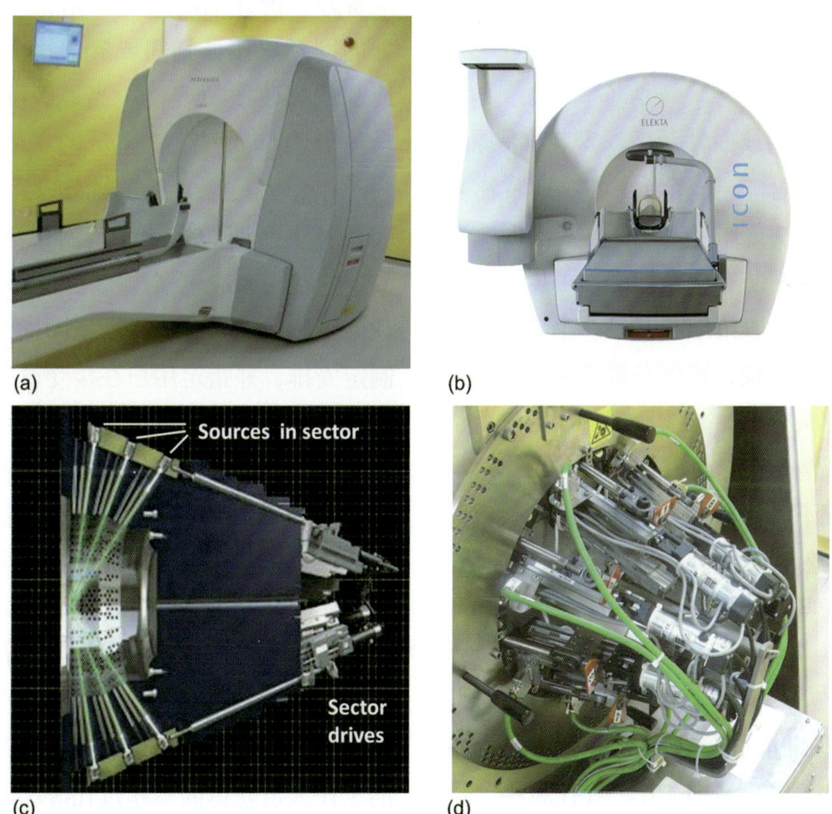

图 12.2　图显示（a）γ 刀 Perfexion 模型，（b）γ 刀 Icon 模型，（c）源、源扇区和扇区驱动器配置的示意图，以及（d）扇区驱动器结构

一旦患者准备好治疗，他们的照射几乎总是全自动的：

- 位于辐射装置前面的辐射屏蔽门打开。
- 通过将源移到扇区位置来准备放射源，患者被推进辐射腔，PPS移动来放置目标，其位置由立体定向坐标确定在束流交点。
- 一旦实现了正确的定位，源从扇区移动到束流的位置。

- 在需要的投照时间结束后，源返回到扇区关闭位置。
- 患者被重新定位，并依据下一步的治疗顺序送到新的位置。
- 一旦所有需要的束流都被投照完，患者和治疗装置将恢复到安全的初始状态。

Icon保留了使用立体定向框架对患者治疗的能力，但也包含了使用热塑性面罩固定患者的设施，并使用机载锥束计算机断层扫描（CBCT）成像确认患者的位置。该系统结合了患者的运动管理系统，并在治疗过程中实时地评估患者的运动。

12.3 ^{60}Co的安装

12.3.1 远距离治疗机器

由于涉及非常大的放射性活度，安装^{60}Co源是一个潜在的危险程序，需要相当小心。通常需要将带有新源的容器与头部组件密切接触，有时需要拆卸准直器。容器通常装有两个抽屉，可以从远程激活，一个空抽屉用来收集旧源，另一个抽屉包含新源。适当的机制和联锁，确保在源交换后，容器可以安全地与治疗头分离，并按照现行规定进行运输。在^{60}Co机上，整个头部组件被交换并用作运输容器。在任何情况下，该操作必须由供应商授权的源处理人员执行。然而，下列内容涵盖了场地工作人员必须核对的一些特殊问题。

12.3.1.1 源参数

用户在订购源之前必须决定源的两个主要特性是直径和在治疗距离上的输出。直径越小，即有更小的半影，但这也将限制可以获得的最大活度，并限制了输出。通常情况下，对于一个100cm^{2}的射野，直径为 15mm的放射源可在最大剂量深度处SSD为80cm下获得高达220cGy/min，在100cm SSD下高达 140cGy/min的剂量输出，并且将有大约300TBq的活度。对于直径为20mm的源，这些最大输出将分别增加到360cGy/min和230cGy/min，其活性为500TBq。在订购源之前，必须向供应商检查设备头部的设计是否能够适应正在准备的源类型，以及房间屏蔽是否足够。用户还应确保监管机构的必要授权[5]。这必须允许用户在医院拥有新旧源的总活度，即使这可能只有很短的时间。源的商业供应商通常可以给出给定源直径的近似活度，以实现特定的输出。建议将钴装置的输出以参考距离（Gy/h）的空气剂量率表示。买方还应注意源供应商所描述的输出测量条件是指无散射测量还是源在机器头部内的测量。对于大射野，准直器和体模增加的散射似乎可以增加 10%～20%。源应符合 ISO 2919 标准（ISO 2012）。

12.3.1.2 准备

放射治疗物理师必须在安装或更换源之前事先准备好一份详细的质量计划，并得到所有相关各方的同意。该计划需要涵盖运输安排，包括在当地卸载和装载源容器、当地医院安全预防措施、与放射治疗部门工作人员的联络以及对供应商和当地工作人员职责的明确定义。还需要明确在安装或源更换期间将治疗室的责任移交给供应商代表。这些限制应包括医院在此期间可能希望施加的任何限制。同样，最好事先同意将设备移交给医院制定安排，并指定用户在接受设备之前需要成功执行的测试。如果不直接参与，必须在规划程序的所有阶段咨询当地负责辐射防护的人。医院还应要求供应商对涉及事故来源的操作提供风险评估和相应的应急预案，以应对任何合理可预见的事故。同样，医院还应该制定一项应急计划，以应对可能的事故，如源卡住并照射房间中没有得到完全保护的区域。应注意的是，国际电工委员会（IEC）标准（IEC 2013）要求设备的设计方式，使进行源变更的工作人员获得的不超过1mSv[6]的剂量当量。

质量计划应包括让当地工作人员有机会在没有放射性存在时熟悉源照射机制。如果正在进行源更改，应安排对机构进行彻底的检查和服务，同时进行擦除试验（见第12.4.1.3节），因为如果需要将

[5] 英国环境署。

[6] 有关辐射防护问题的更多信息，请参见第 K 部分。等效剂量的定义见第 58.1.2 节。

源临时转移到单独的容器中，这部分装置的任何维护都将非常昂贵。

12.3.1.3　安装

必须指定一名经验丰富的放射治疗物理师来协调和监督所有的操作，除了那些被明确指定为供应商责任的操作。即使这样，物理师也必须在突发事件需要医院工作人员介入时随时待命。在源操作过程中，应在治疗室周围设置明确的警告标志和屏障，以限制进入，并表明谁在控制中。必须告知物理师实际源转移何时进行，以便可以监测附近的剂量率。出于同样的原因，物理师应该知晓何时用新源进行第一次照射。在接受新源之前，供应商应演示以下项目作为推荐的最低设置，以满足用户的要求，使其达到规定的性能。如果因差错发送了错误的源时，在旧源离开站点之前必须进行以下检查：

- 对指定射野尺寸在d_{max}时的剂量率（≅ 5mm深度）和治疗距离；
- 机头周围的辐射泄漏水平；
- 源/快门传输时间；
- 照射野尺寸与全范围内的指标；
- 指定野尺寸和深度的射束半影；
- 照射野与光野边缘的对应关系；
- 准直器轴周围照射野边缘的对称性测试；
- 辐射束轴的等中心精度；
- 无源污染；
- 光距指示器。

测量方法和每个项目的允许误差水平最好事先书面商定，并将其包括在质量计划保证中。如果正在安装新设备，则需要进行其他验收测试，这将与直线加速器的测试类似，但需要特别注意：

- 计时器——操作方法、精度和线性度；
- 照射控制系统的运行情况；
- 弧/旋转治疗控制系统；
- 机头旋转装置（如果安装）和零度位置的精度。

应在临床操作前建立新钴装置的质量控制程序（IPEM 2018）。

12.3.2　γ刀源加载

γ刀中的每个^{60}Co笔形源由大约20个圆柱形球（直径1mm，1mm高）组成，端到端堆叠，封装在三重不锈钢中。然后，将每个封装的源预装入铝胶囊中，铝胶囊用于在其扇区内将其置于中心位置并固定在原位（见图12.3）。

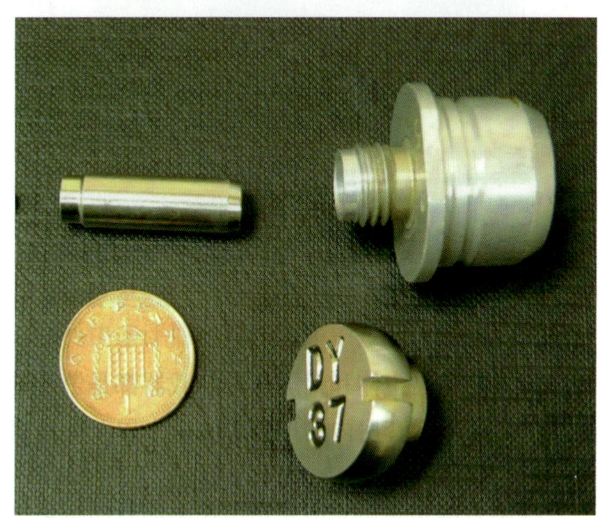

图12.3　一个封装的源（左上角）、源胶囊（右上角）和盖（右下角）。硬币（直径20mm）表示比例。

早期的γ刀被运送到一个核设施，在那里源被装载到一个高放射性物质屏蔽操作中心，已装载的单元随后被运送到医院。为了简化运输许可证的要求，开发了一种源装载机，允许在屏蔽掩体范围内的现场执行该程序。源在批准的B（U）容器内输送到现场[7]。

一旦进入现场，将拆除载源容器的外部盖，并将包含源的内部烧瓶移入治疗室。然后，这些源通过一个专门设计的装载机装载到辐射装置中，该装载机连接到辐射装置上。执行擦除测试以确认源的完整性。装载机配备了远距离操作器，这有助于从运输桶中移除一个源，并将其插入到治疗机内的一个扇区位置。交付的源在大约1.17TBq ± 5%的活度条件下进行匹配，并根据预定的加载计划进行加载，以确保活度源核心之间的平衡分布。

[7]　Croft Associates Ltd. SAFSHIELD Design No. 2773A, www.croftltd.com/product/safshield-2773a/.

能，应使用房间外部的控制器将准直器关闭到最低限度。这些程序必须定期进行演练，以便工作人员确切地知道在需要时该做什么。在这些情况下，通常不建议尝试手动使源恢复安全，因为这可能会导致进一步延迟，从而对患者造成额外的计划外剂量。此类操作只能由授权人员在患者离开房间后执行。

12.4.5 机械安全

还应在机头提供一个机械锁，以确保在机组没有得到适当监督时，源不能暴露出来。还要求，在无人看管时，房间应保持物理安全，以防止潜在的安全隐患（见附录K1.6）。

12.5 质量保证

12.5.1 确定性校准

无论何时安装新的源，都必须进行确定性校准（参见第 46.8.1.1 节）。一旦测量了输出，在尽可能地考虑到不可避免的测量条件差异后，应尝试将测量的输出与供应商提供的来源证书上的输出相一致。源证书绝不能直接用于推导临床使用的参考剂量率。

12.5.1.1 远距离治疗问题

通过确定性校准，可以得出日常治疗所需的输出数据。一些中心可能使用单一输出（例如，对于10cm × 10cm的射野，在水下 0.5cm的等中心），其他所有射野大小和深度的输出都是通过因子表得出的。这样做的好处是只需改变一个数字，以考虑到源的衰减。另外，其他用户可以每次在一个特定的参考深度下计算一系列野的输出。重新计算一个新的输出常规的时间间隔通常是1个月，并且需要几乎完全准确的1%修正。通常输出量的计算在一个月的中间时间是正确的。

作为确定性校准程序的一部分，必须确定定时器校正，以考虑源完全暴露的时间。实际上，如果使用一种校准方法，在装置的定时器上测量一段设定时间的吸收剂量，则有必要允许该定时器校正，以获得真正的吸收剂量率（见第46.8.4节）。

1 2.5.1.2 γ刀问题

由于源的排列和射野尺寸的原因，γ刀的校准过程存在一些挑战。标准剂量学实践规范中规定的参考辐照几何形状（IAEA 2006；Lillicrap 等，1990）不能用γ刀来实现。此外，由于缺乏侧向电子平衡，小野尺寸的参考剂量学也存在问题（IPEM 2010；IAEA 2017）。

γ刀的剂量率校准使用最大的准直器尺寸（Perfexion刀和Icon γ刀模型为16mm）进行。为了配合这个野的大小，需要仔细选择一个合适的小体积电离室。IPEM报告103（2010）总结了商业上可用的小体积测量室，其测量体积在0.01～0.13cm^{3}范围内。这些电离室是按照传统的MV级射线规范进行校准的，可能的话使用钴装置，但也可以使用6MV直线加速器X线射野。传统上，γ刀的校准是使用直径160mm的丙烯腈-丁二烯-苯乙烯（ABS）制成的球形模体进行的。随着Perfexion模体的推出，一种新的经认证的治疗级固体水（Gammex Middleton, Wisconsin）模体被使用。这两种模体在全球范围内仍在使用，如图12.5所示。电离室被安置在所有192个射束焦点处的模体内。常规输出测量应在确定性校准后每月进行一次，剂量率应可测量到预期值的1%以内，建议浮动水平为2%。

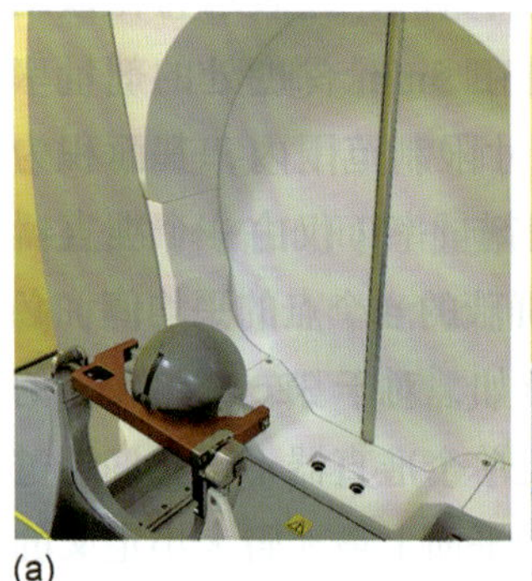
(a)

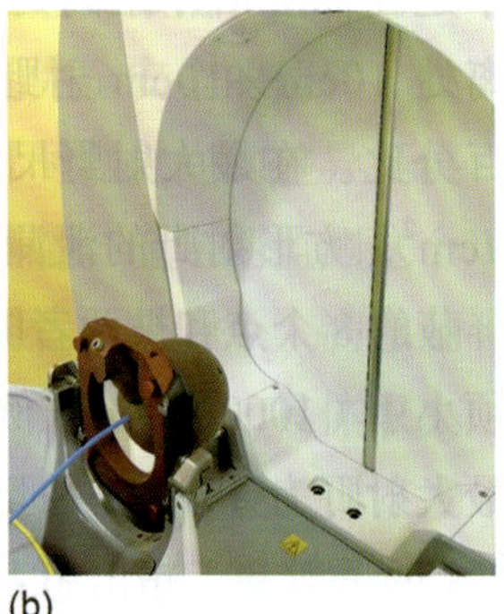
(b)

图12.5　使用（a）丙烯腈-丁二烯-苯乙烯（ABS）和（b）固体水模体校准模体摆位

12.5.2　γ刀质量保证

12.5.2.1　相对输出因子

应在验收时进行4mm和8mm准直器尺寸的相对输出因子测量作为质量保证计划的一部分，这种测量通常每年重复一次。对于 4mm 准直器，输出因子的测量尤其具有挑战性，由于体积平均效应，探测器体积是限制因素。

如前所述，对于所有192束焦点，输出（即剂量率）是针对不同准直器尺寸在丙烯腈-丁二烯-苯乙烯（ABS）或固体水模体内测量的。给定准直器大小的相对输出因子被定义为感兴趣的准直器射野的输出与最大准直器射野的输出的商。

GammaPlan™治疗计划系统有一个默认的通过蒙特卡罗计算和测量导出的相对输出因子集。建议各中心采用这些值，但这些值应通过测量进行验证。文献中介绍了不同的技术，包括使用针点空气填充电离室、液体电离室、二极管探测器、放射性变色薄膜、热释光（TLD）微立方体、微棒、丙氨酸球和宝石探测器（Mack等，2002；Novoty Jr.等，2009）。

对于8mm 和4mm 准直器，相对输出因子测量应分别在GammaPlan默认值的3%和5%内实现，根据测量技术可以实现更接近的一致性。

12.5.2.2　扇区均匀性

所有准直器的扇区均匀性测量应在验收和调试时进行，该测量通常每年重复一次，作为质量保证（QA）计划的一部分。扇区均匀性测量验证了八个扇区中的每个都向焦点提供相同的输出。

该测量技术与相对输出因子相同。应对每个准直器尺寸的每个单独扇区的输出进行测量。每个准直器的扇形均匀性是用单个扇形测量的最大和最小输出的百分比来计算的（Bhatnagar等，2012）。

扇区均匀性=

$$100\times[1-(\max-\min)/(\max+\min)] \quad (12.1)$$

对于16mm、8mm 和4mm 准直器，扇区均匀度应分别大于98.5%、97%和96.5%。

值得注意的是，如果使用ABS模体，扇区3和7会被模体支架部分减弱（Bhatnagar等，2009）。当使用固体水模体时，可消除此问题。

12.5.2.3　剂量轮廓和分布

由γ刀内的192束射束的单个等中心焦点所提供的剂量被描述为一次出射。专门的γ刀剂量计划系统，GammaPlan，可以为单次治疗或多次治疗制定计划（在这种情况下，使用不同的照射位置，对剂量进行汇总和重新归一，并产生一个剂量分布）。在调试时，GammaPlan产生的单次和多次剂量分布都应通过测量剂量曲线来验证。

放射性变色胶片通常用于剂量曲线的测量。放射性变色胶片需要仔细处理、扫描和分析以获得可靠的结果（AAPM 1998）。有各种类型的胶片可供选择，包括Gafchromic EBT3、MD-V3和EBT-XD[9]（另请参见第18.3节）。

图12.6和12.7分别显示了Perfexion γ刀的多次出射和单次出射的测量和计划等剂量分布。胶片在剂量测定模体内以不同的平面（轴向、矢状面和冠状面）进行照射，分析时需要一台具有透明模式的高分辨率彩色扫描仪。通过使用最大的准直器尺寸，将一些胶片暴露在一系列已知的剂量下，形成一个特征校准曲线。由于分析光的偏振作用，必须注意以相同的方向扫描所有的胶片。

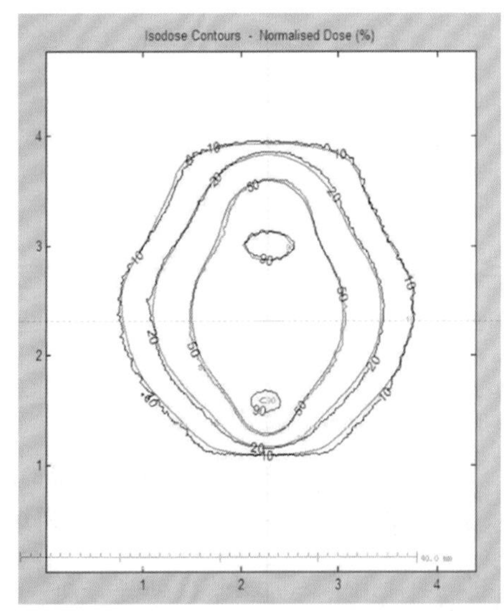

图12.6　多次出射的测量剂量分布（颜色-不规则线）与计算分布（黑色-平滑线）的比较

[9] Ashland: www.ashland.com/industries/medical/radiotherapy-films.

剂量分布或等剂量分布可以显示出来，并与GammaPlan产生的剂量分布叠加在一起进行比较。制造商规定，测量和计算的剖面数据全宽最大值（FWHM）应在1mm以内。

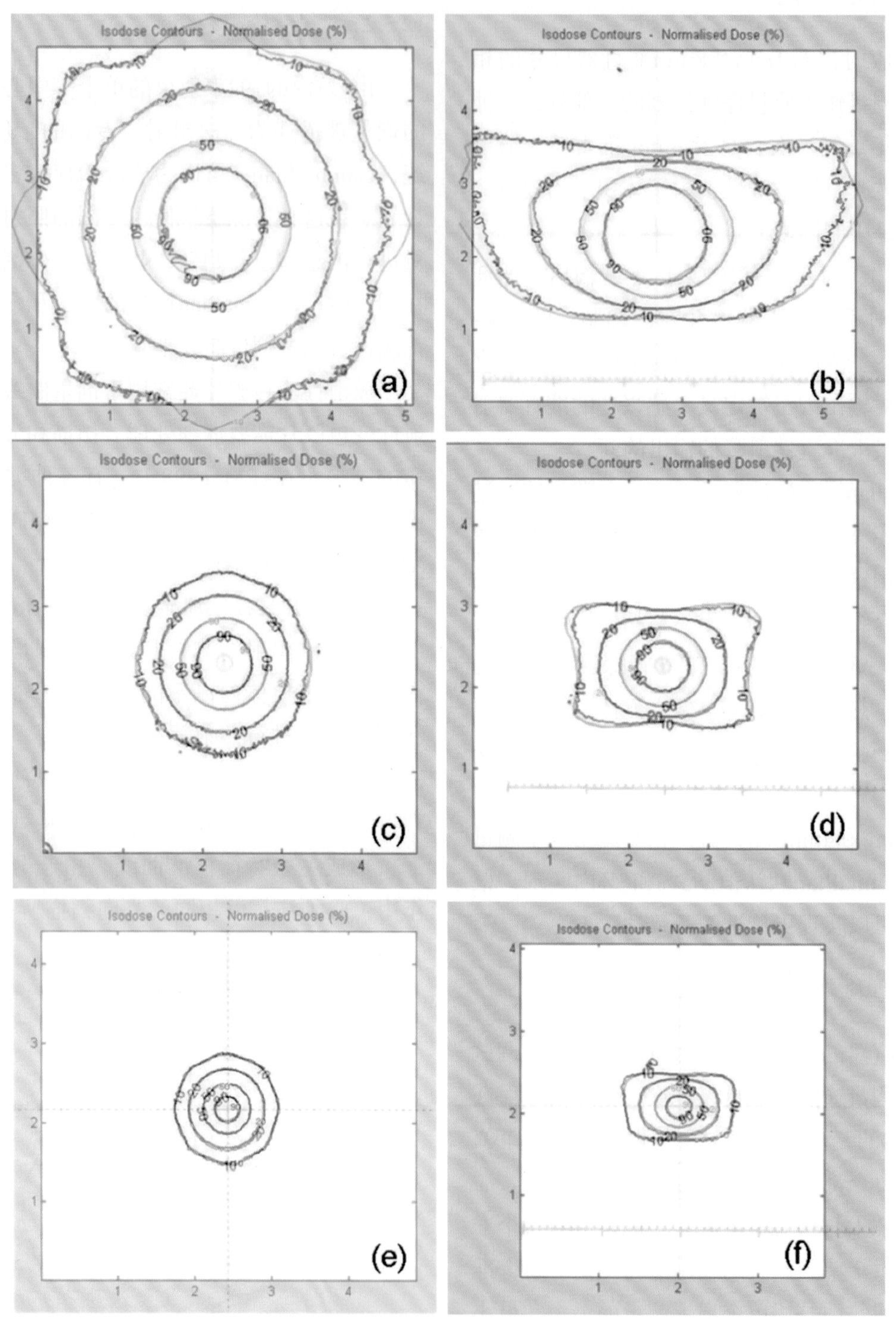

图 12.7　单次拍摄 16mm、8mm 和 4mm 准直器的测量剂量分布（颜色 – 不规则线）与计划分布（黑色 – 平滑线）的比较。轴向（x、y）平面中的分布位于 a、c 和 e 中，而 b、d 和 f 中的分布位于冠状面（x、z）中

12.5.2.4　定位精度

至关重要的是，在验收和调试时，作为质量保证计划的一部分，对射线和机械学焦点的重合性进行测试。

患者定位系统（PPS）由一个机械床组成，它可以在三个平面（x、y和z）上移动。一个适配器被连接到固定框架上，以便将其固定在PPS上。对PPS排列的详细分析是通过针刺放射性变色胶片分析进行的。放射性变色胶片被插入安装在PPS上的膜座（图12.8）。胶片架可以被设置为五个不同的x、y、z坐标之一，并且可以在冠状面或矢状面内定位。固定器中心的一个小针在胶片上扎了一个小针眼，以标记机械等中心。照射两张胶片，一张胶片支架放在冠状面，另一张放在矢状面，用于设定坐标。

使用相同的技术对薄膜进行扫描。在三个平面（X、Y和Z）的每个平面上通过针刺测量轮廓。计算针刺与剂量曲线在FWHM处的不对称性。PPS的定位精度规定为单个平面为0.3mm，综合均方根为0.4mm。

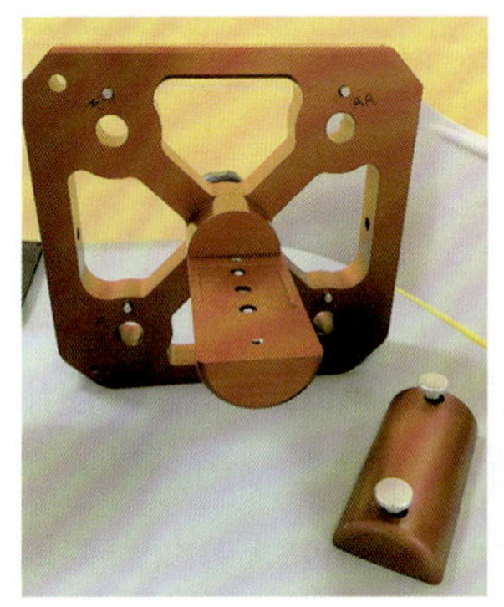
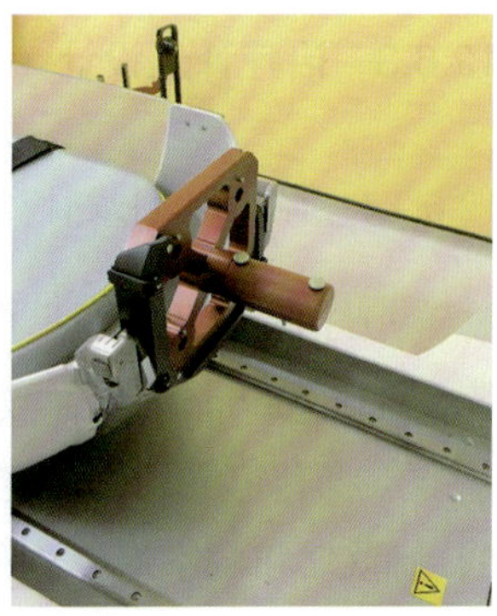

图12.8　Elekta针刺模体

可以使用Perfexion和Icon γ 刀设备提供的二极管测试工具进行快速的日常检查，以验证PPS的对准。该测试工具（如图12.9所示）有一个集中安装的二极管检测器。一旦它被安装到床上，就可以运行一个标准的质量保证程序。当二极管通过4mm准直器的中心轴在所有三个平面上移动时，它可以获得一系列的输出轮廓。在x、y、z坐标上应检测到峰值读数，这些坐标都等于100 ± 0.1mm[10]。该系统要求每月至少在系统上记录一次通过的结果。然而，该测试快速简单，因此，建议将其作为日常质量保证工作的一部分来进行。

[10]　坐标原点在左下角。

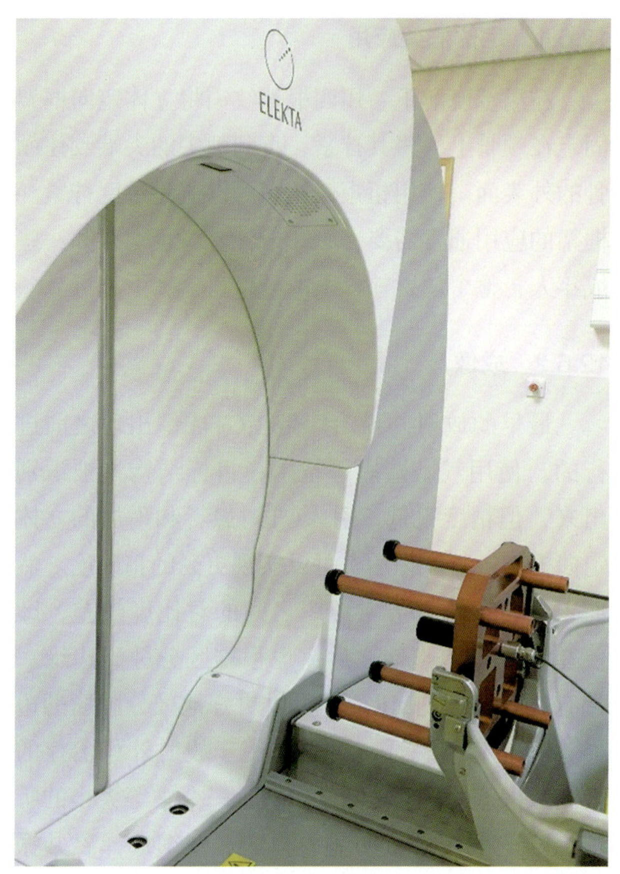

图12.9　带有中央位置的聚焦精度测试工具的二极管包埋在黑色的壳内

12.6　基于γ刀的放射外科手术

早期的γ刀治疗是针对功能性疾病，包括治疗疼痛、帕金森病和精神障碍。然而，随着影像学技术的改进，γ刀已被用于治疗占位性病变，包括肿瘤和血管畸形。

现代γ刀装置通常可用于治疗良性肿瘤，如听神经瘤和脑膜瘤，血管畸形如动静脉畸形（AVM）和海绵状血管瘤（CVM），以及功能性疾病如三叉神经痛和恶性肿瘤（主要是脑转移）。也可用于其他罕见病的治疗，尽管数量非常少。γ刀SRS主要用于治疗脑部疾病，但也有一些例外，例如眼部黑色素瘤不能用γ刀治疗。

到目前为止，大多数的治疗方法都是基于框架的。这些程序可分为四个阶段：立体定向框架的应用、成像、治疗计划和治疗实施。所有这些阶段都是在同一天完成的，而框架是在原位的。

12.6.1 定位框架应用

在局部麻醉下，用四根螺纹销将立体定向框架固定在颅骨上，将其拧紧，直到削尖的尖端咬住颅骨的外表面。使用扭矩螺丝刀可以避免过度拧紧。框架的应用通常需要15～20分钟。对于幼儿和一些成年人，整个放射外科手术可以在全麻下进行。

12.6.2 成像

最早的放射外科治疗是在CT成像出现之前进行的。使用气脑造影等技术，目标结构将被识别出来，但精度很低。引入CT对患者和附加的立体定向框架进行成像后，可以实现更高的精确度。然而，正常组织和异常组织之间的对比度较差，即使在使用碘造影剂之后，也很难区分肿瘤边缘。带有钆对比剂的MR成像可以更好地区分肿瘤的边界，除非有禁忌证，否则采用于放射外科治疗的大多数疾病。图12.10a显示的是一个中等大小的听神经瘤的图像，有明显的靶区。仔细选择磁共振成像（MRI）序列，以确保准确的立体定向定位，因为靶点的位置会受到图像失真的影响（见33.5.3节）。在对患者进行治疗之前，应在模型研究中测试序列的几何保真度，并应定期进行进一步检查（Walton等，1997）。通过在两个平面上成像和使用一个以上的MR序列成像，可以增加对立体定向定位的信心，并且每个序列都能独立确认和保证准确的定位。

动静脉畸形（AVM）是常见的放射外科手术靶区，使用导管血管造影和磁共振成像相结合的方式对大脑中的异常血管进行定位。脑血管造影图像是在造影剂注入大脑的供血动脉快速拍摄的一系列X射线成像。在存在AVM时，选定的图像将显示特殊的AVM动脉（异常的血管团），以及引流静脉。血管造影图像提供了最佳的识别和可视化的小异常血管，但从投影图中不容易得到完整的血管团的三维形状。MRI（T2加权和质子密度序列）与血管造影结合使用，可以增加对异常血管结构的空间理解。图12.10显示了一个AVM的MR图像（b）、血管造影的后前位投影（c）和血管造影的侧面投影（d），说明了典型的外观和立体定向定位的靶点。对于难以观察到的AVM，也可以通过CT血管造影获得额外的信息。

定位的准确性取决于所使用的成像方式。使用X射线图像（如用于血管造影）可以对小的分离物体进行高精度定位（±0.3mm）。

MR成像在保证所用序列图像质量的情况下，T1加权容积成像研究的平均不确定性为0.4mm，最大不确定性为1.2cm。CT定位精度甚至更好，平均0.2mm，最大0.5mm。治疗定位的总体准确性通常在0.3～0.8mm之间。组织的准确勾画需要对获得的图像进行熟练的解读，强烈建议神经放射学家参与这一过程。

12.6.3 治疗计划设计

12.6.3.1 治疗计划设计过程

γ刀治疗计划使用了一个专门的治疗计划系统，GammaPlan。图像被导入GammaPlan，并使用基准点将其定义到立体定向空间中。MRI是最常用的，但CT和数字减影血管造影（DSA）在需要时也可用于补充或替代MRI。最新版本的GammaPlan允许颅骨轮廓自动分割（早期版本需要使用颅骨缩放仪器进行物理测量）。

立体定向图像上标记靶区和OARs（OAR）。由于患者定位的准确性，通常不会对计划靶区外扩边缘。立体定向框架排除了患者的运动，而治疗的单分次性质意味着不需要考虑分次间的运动。历史上，γ刀治疗是针对良性肿瘤开发的，这意味着当初并没有考虑微小的扩散。γ刀现在被用来治疗良性和恶性的疾病，虽然对恶性肿瘤可以不外扩计划靶区，但与良性靶区相比，对这些靶区的治疗计划的覆盖和偏移性要求（见第12.6.3.3节）可能有所不同。

复杂的三维治疗可以通过使用多个不同大小和权重的射孔重叠来进行。组成一个单独射孔的八个区域可以独立操作，这意味着可以使用复合射孔。这些区域可能会阻塞某些扇区来保护OAR，或者可以为不同的扇区选择不同大小的准直器来修改剂量分布的形状。由于剂量的急剧下降，传统上治疗处方到50%等剂量，但在某些情况下处方到另一个等剂量水平可能是可取的（见第31.4.4节）。因此，γ刀治疗计划在靶区内剂量分布具有非均匀的特征。制定一个治疗方案时，应使50%处方剂量覆盖靶区轮廓。图12.11显示了一个8mm射孔和一个复合射孔，以及每个射孔在轴向的相应剂量分布。

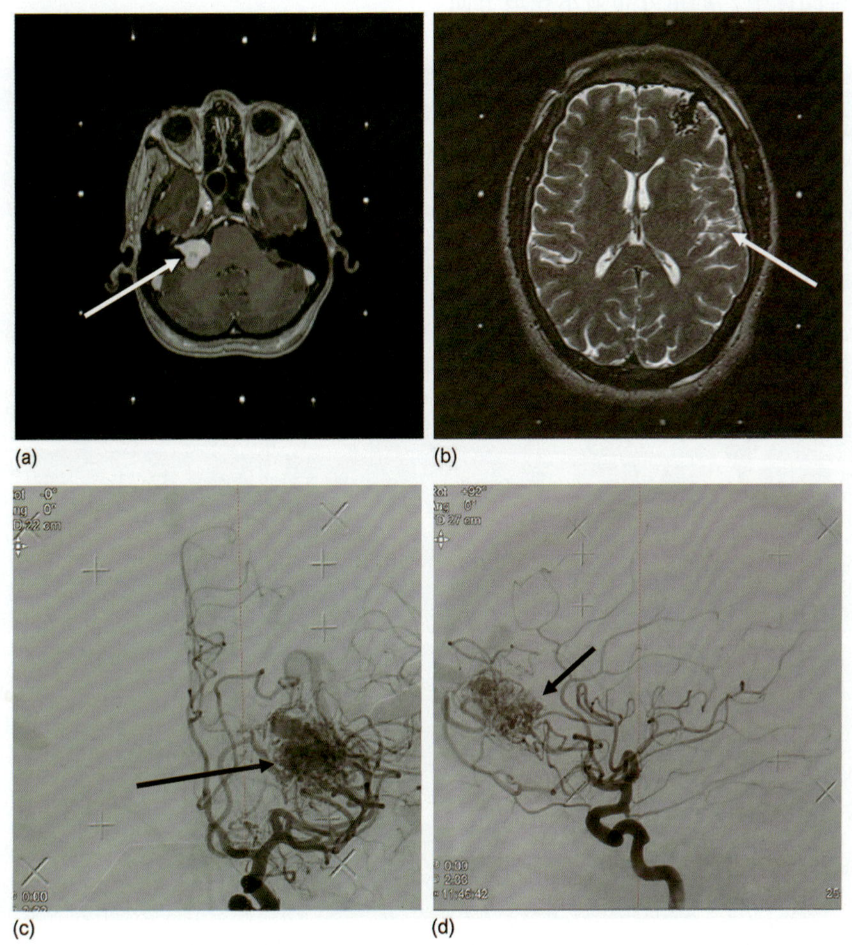

图 12.10　在 γ 刀治疗前获得的立体定向图像。（a）在 MR T1 加权图像获得的听神经瘤靶区范围，（b）动静脉畸形的 MR T2 加权图像，（c）与 b 中图像相同的 AVM 在后 – 前位血管造影投影的显示，（d）动静脉畸形的外侧血管造影投影。箭头表示病变的位置

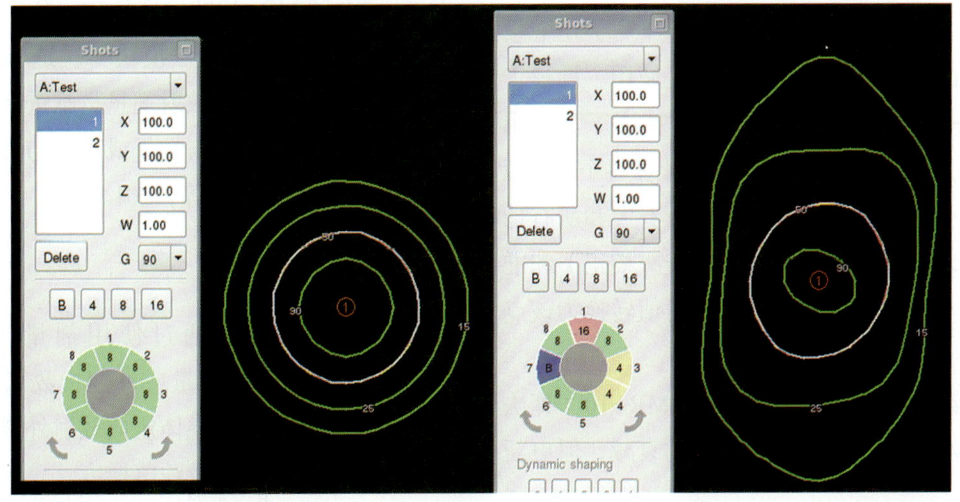

图 12.11　8mm 和 Z=100 处轴向平面上的复合射孔剂量分布与 X、Y、Z=100、100、100 处的射孔协作。等剂量显示为 15%、25% 和 90% 为绿色，处方等剂量（50%）显示为黄色

图12.12显示了海绵窦脑膜瘤的复杂适形治疗计划。最上面一排图像为靶区和OAR（视神经和视交叉）的横断面、冠状面和矢状面。射孔位置和尺寸显示在第二排图像中，剂量分布显示在最下面一排图像中，并显示了处方（16Gy）等剂量线和8Gy等剂量线。之所以设置这样的剂量分布形状，是为了保证晶状体最大剂量不超过8Gy。

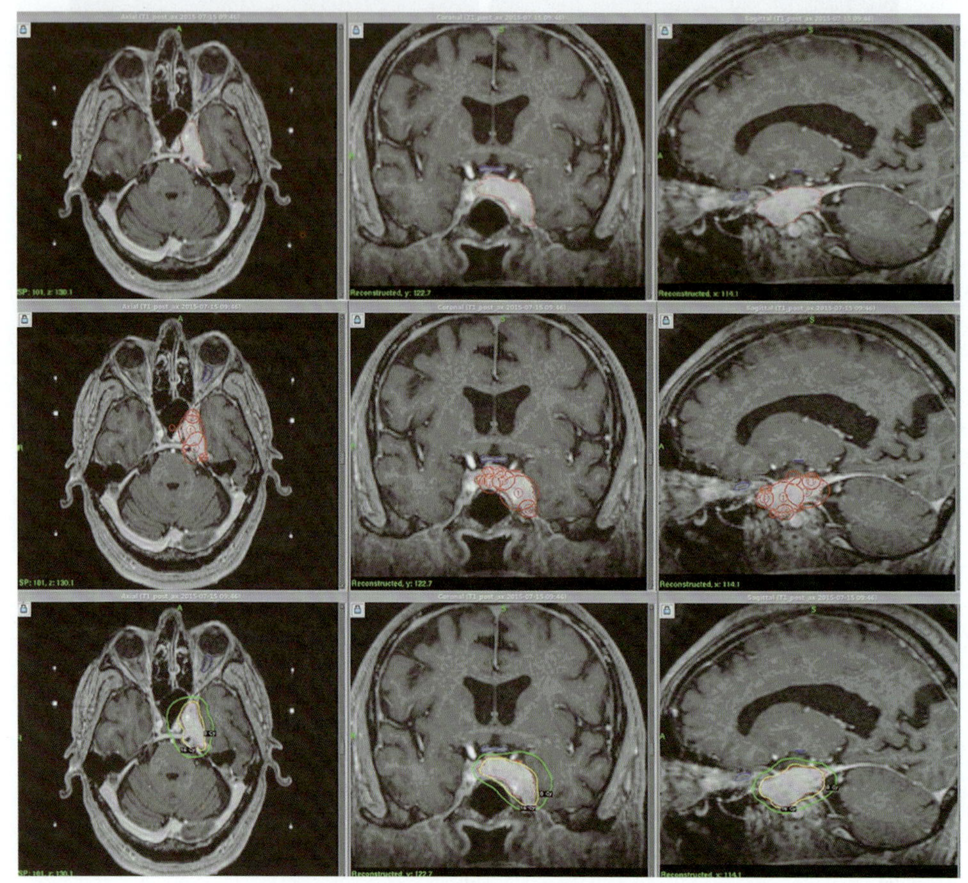

图 12.12　海绵窦脑膜瘤靶区和 OAR 轮廓、射孔位置和剂量分布

12.6.3.2　治疗计划算法

随着不同版本γ刀的发布，已经开发了几个版本的GammaPlan软件。该软件传统上使用一种校正算法，将头部近似为水（TMR经典算法）。利用颅骨形状信息和参考射束轮廓分布计算每个^{60}Co源对头部内一个点的剂量贡献，并对所有源和所有计划射野进行求和。使用参考输出（衰减校正）和准直器大小的相对输出因子，将该相对值转换为该点的剂量。

TMR-经典算法已经被更新的TMR-10[11]算法所取代。TMR-10 仍然是基于水中的衰减，但更新了射束轮廓参数，这是通过改进的蒙特卡罗模拟开发的。除了TMR-10的可选软件，GammaPlan还提供了基于CT的卷积算法模块[12]。这种算法考虑到组织的不均匀性，对散射剂量贡献进行了更精确的计算，这对靠近组织与空气或组织与骨头界面的病变来说尤其重要（Xu等，2014）。

12.6.3.3　计划评估

治疗计划可以通过使用剂量体积直方图（DVH）、点剂量测量或计划指数来直观地评估质量（见第43章）。立体定向放射外科常用的指标包括剂量一致性与剂量跌落梯度。

[11]　Elekta 白皮书文章第 1 号。1021357.00.“Leksell GammaPlan 中的一种新的 TMR 剂量算法”。

[12]　Elekta 白皮书文章第 1 号。018881.01.“Leksell GammaPlan10 中的卷积算法”。

由Shaw等（1993）最初提出的适形指数（CI），使用等处方剂量体积（PIV）和靶区体积（TV）计算，当两者相等时，得到的理想值为1：

$$CI=PIV/TV \quad (12.2)$$

Paddik（2000）提出了一个新的适形指数，该指数消除了公式12.2中定义的CI的一个缺陷，即使剂量与靶区不重叠也可以得到理想分数为1。Paddik适形指数（PCI）的计算方法为：

$$PCI={TV^2}_{PIV}/(TV \times PIV) \quad (12.3)$$

其中，TV_{PIV}表示TV和PIV的重叠体积。

PCI可以分为两个单独的指数：覆盖率（C）和偏移率（S）。这两个分开的指标在根据临床需求优化计划时更有帮助。覆盖率表示靶区被处方等剂量覆盖的体积比。理想覆盖率为1，覆盖率<1表示对靶区的剂量覆盖不足。偏移率表示正常组织接受的剂量大于处方等剂量的体积。理想的偏移率为1，偏移率<1代表正常组织受到过量照射。

$$PCI=C \times S=(TV_{PIV}/TV) \times (TV_{PIV}/PIV) \quad (12.4)$$

Paddik和Lippitz（2006）提出了一个梯度指数（GI），并给出了一个衡量较低的等剂量下降到周围正常组织的陡峭程度。GI的计算方法是：

$$GI=PIV_{50\%}/PIV \quad (12.5)$$

其中，$PIV_{50\%}$是处方等剂量线一半的体积。当剂量被规定为50%等剂量时，$PIV_{50\%}$是25%等剂量线的体积。GammaPlan会自动计算覆盖率、偏移率和梯度指数，并在展示窗口中显示它们，以帮助计划制定。

12.6.4　治疗实施

12.6.4.1　患者框架

一个连接到立体定向框架上的框架适配器可用于将患者和框架固定到γ刀治疗床上。然后按照第12.2.2.2节所述进行治疗。计划中的照射将按顺序进行，直到治疗完成。如果患者需要休息，治疗可能会中断。治疗后，去除立体定向框架。

12.6.4.2　使用热塑面罩的Icon治疗

应用Icon治疗时，不需要使用固定在患者头部的框架。将在患者的非立体定向图像上进行计划制定。使用热塑面罩将患者头部固定在治疗床上，并使用系统的机载锥束CT进行扫描。将CT扫描与计划前的图像共同配准，可以对计划进行评估，必要时进行修正，以应对头部方向的任何变化，并确定治疗实施时的治疗床位置信息。

使用集成的运动监测系统连续监测患者在热塑性面罩内的位置，如果运动超过预设的范围，则将暂停治疗。

使用Icon的无框架治疗有利于单分次和多分次治疗。

第 13 章　放射治疗室内的成像系统

Cephas Mubata

目录

13.1　引言

当肿瘤患者接受放疗时，正确的放疗剂量应该准确地传输到应该放疗的部位。随着三维适形放疗、逆向调强放疗（Intensity Modulated Radiation Therapy, IMRT）和大剂量消融式放疗技术的出现，对肿瘤放疗位置准确性的要求更加严格（见第48.2节）。在20世纪90年代，使用工业X线胶片来实现了患者摆位的质量保证（Quality Assurance, QA）。虽然这是一种空间分辨率较高的探测器，但由于胶片无法实时成像，成像后需要等待几分钟来冲洗和分析。因此，在大多数情况下，胶片仅用于回顾性分析。其次，胶片不能用于监测射束参数的动态变化，如弧形旋转放疗、动态楔形板或移动式多叶准直器叶片（Multi–Leaf Collimator, MLC），不能用于监测患者体内器官及肿瘤运动。为了对患者摆位误差进行即时校证，安装到直线加速器机架的电子平面成像设备（Electronic Portal Imaging Devices, EPID）被开发出来。EPID成像的主要障碍在于缺乏诊断级X线能量范围内组织的固有对比度，这主要由于高能射线与物质相互作用时，几乎无光电效应，而诊断级X线成像主要依靠光电效应获得高质量图像。因此，在应用EPID进行患者位置验证时，必须借助骨解剖标志物或基准标记物（如金标）等作为参考，而不用软组织。

三维适形放疗（Three–Dimensional Conformal, 3D–CRT）、IMRT和无定位框架的立体定向放射外科手术（Stereotactic Radiosurgery, SRS）的发展及应用，提升了计算机断层扫描成像（Computer Tomography, CT）引导放疗的价值。断层影像实现了人体内部解剖结构可视化，增强了临床上对大剂量低分次放疗技术应用的信心，如立体定向放疗（Stereotactic Body Radiation Therapy, SBRT）和SRS（见第40章），这些成像系统的优势有时需要光学表面监测系统来保证（见第40.6.2节）。本章将重点介绍监测放疗过程的不同成像系统。

13.2　EPID发展历程

EPID开发的目的是为了在短时间内获取和显示可以在线验证患者位置的平面图像。EPID可以获得每个照射野图像，通过实时分析在线验证，在不进入治疗室前提下，获得每个照射野的验证图像。与胶片相比，EPID另一个优势在于图像可直接以数字格式进行处理、存档。

基于不同理念开发了不同的EPID，主要分为三大类：基于视频或荧光屏的系统、基于矩阵的系统和扫描二极管的系统。Antonuk（2002）对这些系统进行了详细综述。基于矩阵系统开发的EPID主要有两种类型：分别是Herk和Meertens（1988）提出的液体填充电离室，Antonuk（1991）、Munro和 Bouius（1998）等提出的固态介质系统。视频和矩阵系统已成为了商业化产品，扫描模式的系统仍然在研究探索中。

13.2.1　早期EPID系统：基于荧光屏和扫描二极管的成像系统

Benner 等（1962年）、Baily等（1980年）、Leong（1986年）、Shalev 等（1989年）、Munro（1990年）、Visser（1990年）等多位学者研发了基于荧光屏EPID的成像系统。这些系统是由Siemens、Infimed、Eliav和Elekta等公司开发的。这些系统的探测器粘附在大型金属板厚荧光屏上。患者影像是由高能X线在金属板内经过康普顿散射形成。反冲电子射入荧光屏，每个屏幕产生大量光子（通常超过10 000个）。由此产生的光学图像通过折叠反光镜传送到摄像机。弯曲的光路可使成像相机远离放疗主射束，并允许将摄像机放置于旋转机架或附近更为方便的位置。

Taborsky 等（1982）、Lam（1986）、Morton和Swindell（1987）、Morton 等（1991）几个研究组开发了通过机械扫描成排探测器来产生图像的EPID系统。Johns Hopkins group 大学的Taborsky 等（1982）、Lam等（1986）分别在1.1mm厚的引导板上安装高压整流二极管，该系统以2mm步幅移动扫描阵列获得图像。Royal Marsden研究组Morton和 Swindell（1988）使用双排光电二极管和锌钨酸盐闪烁晶体设计了新型扫描成像系统。这些系统的更多细节在Boyer等人1992年的综述中进行了详细论述。

Fuji公司的Sonoda 等人发明了一种光驱动荧光板的方法，该方法由Wilenzick等（1987）进行了深入报道。图像接收器是一块覆有1mm厚氟卤化钡的柔性板，被称为计算机X线成像（Computed Radiography, CR）。荧光粉中包含电子能量陷阱，当荧光暴露在电离辐射时，这些陷阱被填充。荧光板的图像信息由读取器中识别，读取器用红色激光束扫描荧光板时，将存储能量以可见光的形式释放出来，然后通过光导纤维传输到光电倍增管。该系统可提供高质量图像，并以通用格式进行数字化存储和后处理。CR作为胶片替代品，具有无需化学处理，可以直接以数字形式获取图像的优势，在放射科中得到广泛应用。

基于视频的成像系统中镜头/镜像系统像CCD相机那样将荧光屏与光电探测器耦合是最常见的方法。光纤减速器的使用已被Wong等（1990）报道。减速器通常由恒定直径光纤融合形成一个光导管。光纤束一般为锥形，以实现光束信号放大。光束可以弯曲90°，因此可以将光电探测器放置在辐射束之外。

13.2.2　电离室矩阵

基于电离室的室内EPID成像系统是位于Amsterdam的荷兰癌症研究所的Meertens等（1985），van Herk和Meertens（1987，1988）所开发，如图13.1所示。在原型机中，腔室由两块玻璃纤维电路板制成，每个电路板蚀刻128个直径2.5mm的电极，128个独立电离室组成128阵列。探测器视野（Field of View, FOV）为320mm × 320mm。电路板之间1mm间隙填充了异辛烷作为电离介质。在探测器面积不变前提下，电极数量增加至256×256，电极宽为0.6mm、间隙为0.6mm，有效间距为1.27mm×1.27mm像素，提高了探测器空间分辨率。通过对每个电极依次施加高压，测量256个电极产生的信号来获得图像。在第一款商用探测器中，将250V电位施加于开关上约20ms，可在5.5秒内获得标准模式或1.37秒内获得降低了空间分辨率的图像。在后来探测器上，为提高采集速度，电压从 250V增至500V。增加电压可以减少每条高压线路断开或接通时间，从而减少采集时间。该系统的缺点在于，相较于新型成像系统需要更多剂量。

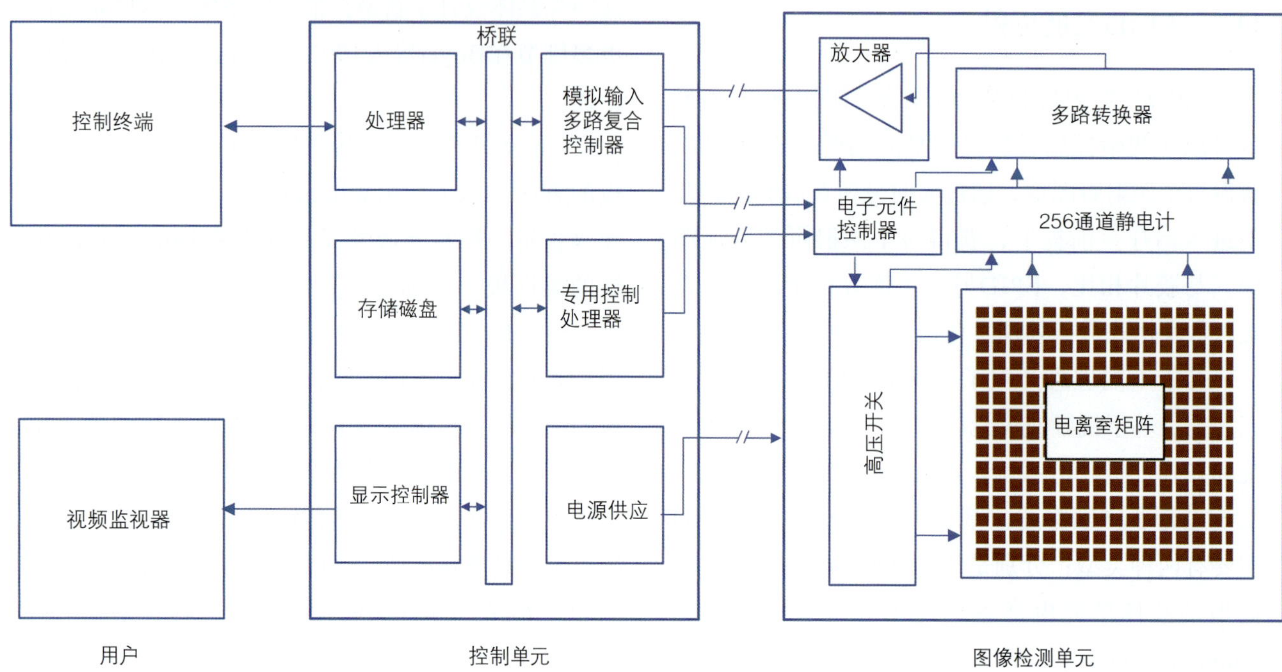

图 13.1 电离室矩阵系统的布局示意图。该图展示了信号检测器单元和控制电路的布局。高压开关和多路电子器件靠近照射野的边缘，必须减少过量照射

13.2.3 非晶硅成像阵列

最新开发的成像探测器是由非晶硅阵列探测器单元组成的（Antonuk等，1991，1994，1997；Muntro和Bouius，1998）。非晶硅电子脉冲成像探测器由一个用于产生康普顿散射金属板和一个用于吸收高能电子并发射可见光的荧光层组成，通过大面积光电二极管阵列来成像（如图13.2所示）。

基本工作原理如下：

1. 康普顿电子由1.5mm铜板产生。
2. 这些电子与荧光粉作用产生光子，荧光粉材料包括氧化硫钆（Gd_2O_2S）和掺铊的碘化铯（CsI：Tl）。屏幕可以用透明胶粘合或者机械地压在光传感器系统上。
3. 光感探测器像素由连接到可以读出和扫描光信号的光电二极管和薄膜晶体管（TFTs）组成。二极管在照射前初始偏置

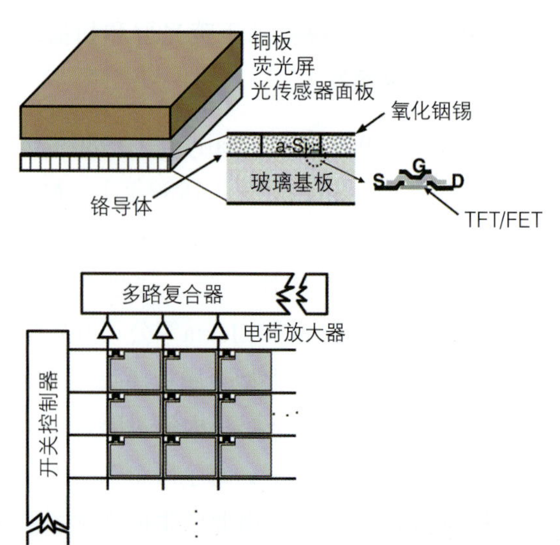

图 13.2 非晶硅探测器示意图。使单个像素累加光电二极管产生的光子信号。每行转换时，TFT/FET充当单个二极管的开关，允许电流沿着数据线流向电荷放大器（TFT=薄膜晶体管；FET=场效应晶体管；TFT是一种特殊FET）

电压为5V。在照射中，TFTs非导电；光电二极管释放光子。在读数时，TFTs开始给二极管充电，充电是一行一行进行的，使二极管重新偏置所需电荷与到达光电二极管的光子数目成正比。

这种紧凑且平坦的自扫描系统，可以提供空间分辨率非常高的图像，基本可与胶片相媲美。Anthonuk等和Munro分别在1992年和1995年阐述了这种系统的结构及工作原理。探测器空间分辨率取决于传感器大小和直线加速器焦点大小（Antonuk，2002）。目前可用的非晶形硅板传感器尺寸为0.4～0.7mm。Siemens和Elekta公司的Perkin Elmer RID 1640探测器读出速度为每秒3帧（Frames Per Second, fps），Varian医疗系统的aS1200读出速度为20fps。这些面板平铺在一起组成了宽域探测器，Perkin Elmer探测器面积为41cm × 41cm, aS1000为40cm × 30cm，新款aS1200为43cm × 43cm。表13.1汇总了这些探测器的参数对照细节。

表 13.1　Varian、Elekta 和 Siemens 最新的 MV 成像系统的参数对比表

型号/供应商	平面成像系统		
	aS1200/Varian	iViewGT/Elekta	OptiVue/Siemens
探测器面积	43cm × 43cm	40.96cm × 40.96cm	40.96cm × 40.96cm
像素分辨率	1280 × 1280	1024 × 1024	1024 × 1024
像素间距（mm）	0.34	0.40	0.40
最大图像采集速率（fps）	20	3	30
像素深度（位）	16	16	16
金属板厚度	1mm铜	1mm铜	1.2mm黄铜
闪烁体	Gd_2O_2S：Tb	Gd_2O_2S：Tb	Kodak Lanex
源探测器距离（cm）	100～160	157	145
平面剂量测量	可以	可以	不可以
平面剂量测定的最大剂量率（MU/min）	2400	800	不可用
成像能量（MV）	2.5[a]	6	6

[a]成像时可以降低射线能量

这些探测器因为对剂量线性响应，非常适合平面剂量测定及传输；其次它们一般比较紧凑，很容易放置在患者附近或异质性的介质中间。

13.3　成像方式

13.3.1　平面成像

平面成像中使用固态检测器系统，可以用更少的剂量进行即时数字成像，这比胶片更有效，可频繁成像。平面成像从计划每日或每周图像，到获取更全面的每天平面图像，以评估肿瘤位置变化和系统摆位误差，然后过渡到进行每周校正成像（见第48.2.8节）。高适形放疗技术的应用，如IMRT等对患者要求进行每日成像。一些摆位程序需要对每个射野的平面成像进行双曝光（见图13.3），以实现治疗区域与周围解剖结构可视化。特别是首次治疗时，用于验证模拟定位到放射治疗时患者位置及呼吸门控治疗可靠性，如左侧乳腺癌和肺癌放疗。在左乳腺癌进行屏气下放疗时，平面成像可验证呼吸幅度与模拟定位生成的参考图像的一致性。肺癌门控放疗时一般在特定的呼吸周期窗口中进行，在该窗口中获得一个MV级图像，可以验证肿瘤是否在照射野范围内。可在肿瘤放疗分次治疗中连续获取平面图像，实时监测患者位置。然后，可以在电影模式下回顾性查看图像，分析治疗传输中肿瘤靶区及正常器官的运动。

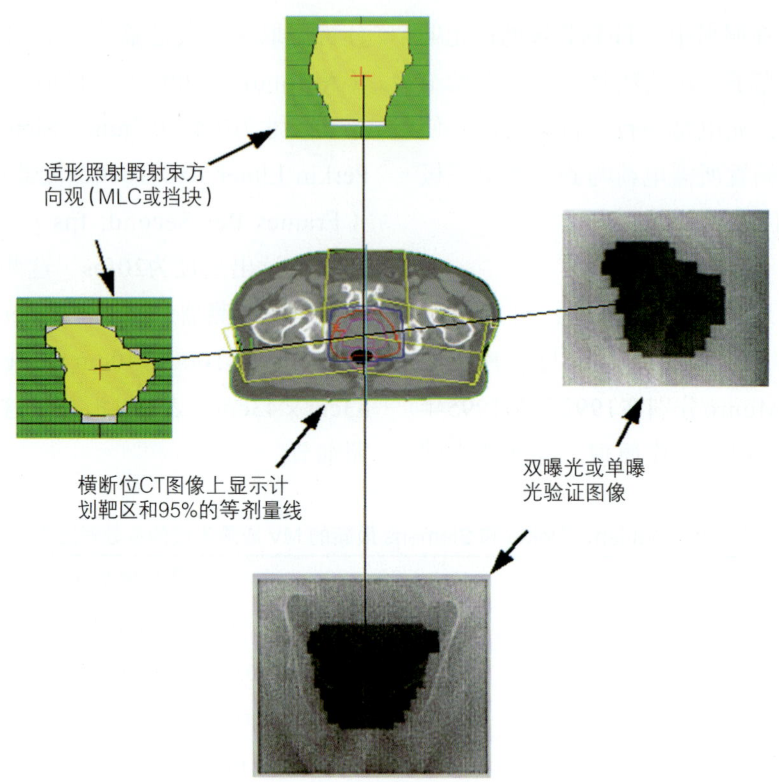

图 13.3　使用双曝光技术的范例图像，显示 MLC 参考（上和左）和相应平面成像（下和右）。开野和计划中的射野二维平面图像组合为一个图像

13.3.2　MV级锥束CT（Cone Beam CT, CBCT）成像系统

三维图像引导是未来精确放疗的一个出路，就是使用直线加速器MV级X射线束作为断层成像的辐射源，而无需额外添加诊断级X线球管[1]。东京大学最早在临床上使用MVCT系统，该大学使用6MV X射线束和镉钨酸态探测器，用14～28mGy扇形束扫描模式，在大约38秒内获得完整3D图像。其他基于传统直线加速器的三维成像系统，包括California、San Francisco与Siemens合作（Jaffray和Siewerdsen, 2000），以及Varian医疗系统和Memorial Sloan-Kettering Cancer Center MSKCC合作的成果。当直线加速器在低剂量输出时，由于射束平坦度、对称性等特性的变化，在传统直线加速器中使用治疗束进行断层成像并没有获得很大进展。

Wisconsin大学开发了带有MVCT的Tomo-Therapy Hi-Art®系统，已成为代表肿瘤放疗中最高技术的商业化系统（见第14.3节）。该集成系统基于CT旋转机架，可在治疗和MVCT成像两种模式下运行，成像射线能量可从6MV降低到3.48MV，该系统有一个738通道弧形氙气CT探测器，其随X线束同步旋转。射束由264片动态（Multi-Leaf Collimator, MLC）MLC准直至1cm的宽度和长度，在等中心处形成38.4cm的FOV。通过治疗床连续平移可以完成射野最大长度160cm的放疗。目前每层图像扫描时间为5秒。成像总剂量取决于扫描螺距、扫描层厚、剂量率和患者肿瘤靶区长度。默认螺距为1、1.6和2.4，对应扫描层厚分别为2mm、4mm和6mm。

与kV级X线成像相比，使用MV级射线的MVCT图像对比度较低。但MV级射线成像可以消除高原子序数物质产生的伪影。其次，因为使用了与治疗束一致的X射线源和探测器，放疗技师可在线获取患者影像，直接与参考图像比较，简化了QA程序。

[1]　有关 CBCT 模式的详细介绍，请参见第 9.2.2 节。当与用 MV 级治疗束一起使用时，这种图像采集方法称为 MVCT。

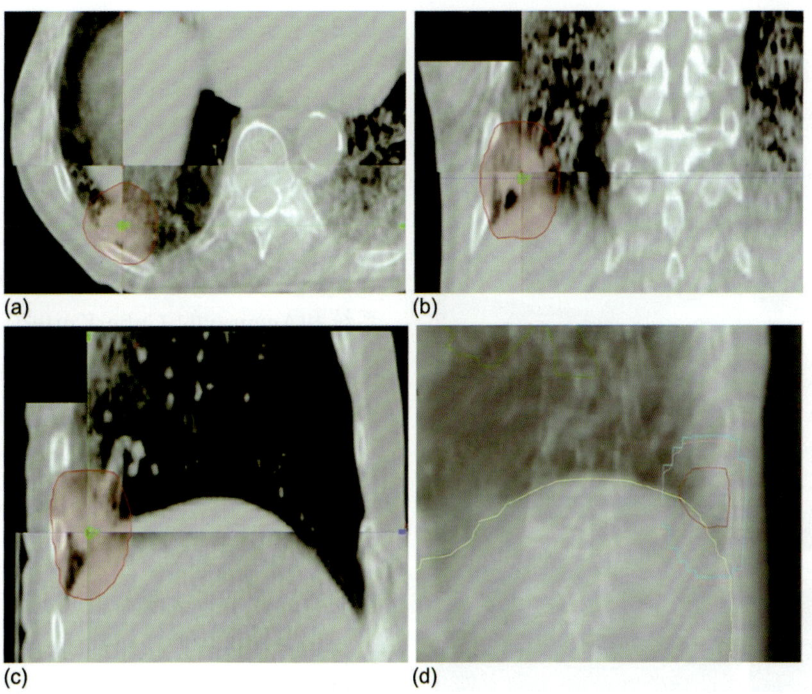

图 13.4　用于 SBRT 治疗位置验证 CBCT 图像的横断面（a）、冠状面（b）和矢状面（c）视图。使用呼吸控制技术时，可以采用正交图像确定肿瘤靶区位置

13.3.3　直线加速器机载kV级成像系统

早期使用kV级成像系统进行患者位置验证，之前的研究主要包括Holloway（1958）、Johns和Cunningham（1987）、Shiu（1987）将kV级射线源安装在^{60}Co治疗机上，Biggs等1985年将kV级成像系统安装在了直线加速器上。EPID的成功开发促进了二维平面成像和透视成像等方式的发展，该系统迅速发展为可以使用CBCT方法进行断层成像的设备。表13.2列举了一些商业化基于CBCT成像系统的详细信息。

表 13.2　目前商用基于锥形束 CT 成像的图像引导放疗系统的特点

型号/供应商	aS1200/Varian	iViewGT/Elekta	OptiVue/Siemens
视野（cm）	26或46	27或42	40
矩阵大小	512 × 512	270 × 270或410 × 410	512 × 512
扫描长度（cm）	16～18	12.5～26	160
剂量（cGy）	0.2～2.0	0.1～3.5	0.7～3.0
分辨率（lp/cm）[a]	7	3	3
几何精度	亚毫米级	亚毫米级	亚毫米级
图像采集和重建时间	1.5min	2.0min	5秒/层

[a]每厘米线对

已经上市的安装在直线加速器机架上的kV级成像系统包括Elekta的X线容积成像系统（X-ray Volume Imager, XVI）（图13.5a）、Varian医疗机载成像（On-Board Imager, OBI）系统（图13.5b）和Siemens的kVision系统[2]。OBI和XVI成像系统安装在直线加速器机架上，正交于射线束中心轴，且与MV射线束在等中心相汇。在Siemens

[2]　西门子不再生产直线加速器

kVision成像系统中，可伸缩的X射线管安装在直线加速器机架底部，靠近MV探测器，可伸缩的非晶硅（a-Si）平板探测器安装在机架头部，kV X线射束轴与治疗射线束平行，但方向相反。三个系统均可以获得二维平面成像、动态透视成像和三维断层成像。

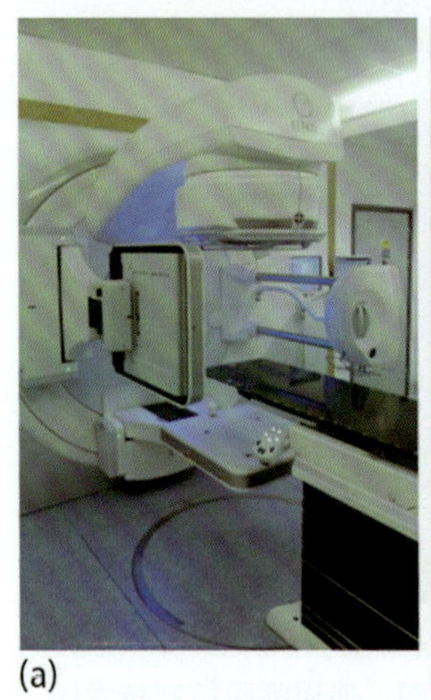
(a)

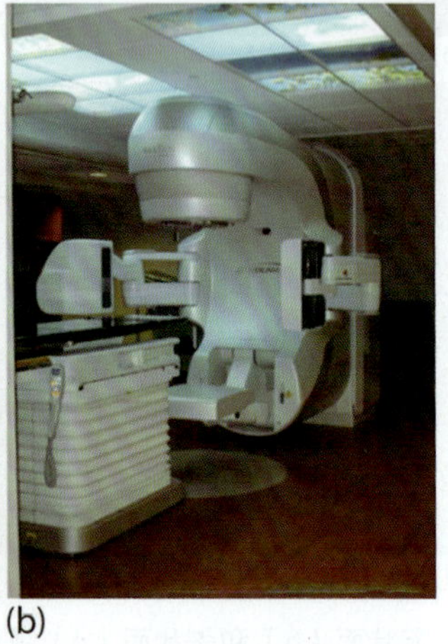
(b)

图13.5 Elekta Synergy（a）和Varian TrueBeam（b）直线加速器，两个加速器展示了MV探测器和安装在与治疗束正交的kV射线源及探测器位置（Elekta图片由英国 Leeds Hospital NHS 的Dr. V. Cosgrove提供；TrueBeam图片由Varian医疗系统公司提供。）

Elekta XVI成像系统使用1024×1024阵列的非晶硅/碘化铯（aSi/CsI）平板探测器，探测器元件尺寸为0.4mm。X射线源安装在一个可伸缩臂上，球管到等中心距离固定为100cm，并可根据扫描物体大小互换几种不同的准直器和X线滤波器组合。

Varian OBI系统使用a-Si平板探测器，配备2048×1536阵列，探测器元件尺寸为0.194mm。OBI的X球管安装在一个可伸缩机械臂上，射线源到等中心距离为80～100cm，100cm为标准源位置。该系统可采用全扇束和半扇束模式扫描。在全扇束模式下，使用蝴蝶型滤波器，通过一组准直器自动调整射线动态范围，FOV为25cm，长度为18cm。在半扇束模式下，探测器面板被横向移动到kV级光束中心轴，使用半蝴蝶型滤波器，FOV为45cm，长度为16cm。

虽然CBCT是非常有用的图像引导放疗工具，可以确保患者放疗前和放疗中的位置正确，但日常中如果频繁使用，会导致患者接受额外剂量。关于治疗室中成像方式的剂量将在第13.4节详细介绍。

13.3.4 安装在地板及天花板上的成像系统

安装在地板和天花板上的图像引导系统通常被称为立体定向成像系统。在这些系统中，kV级X线球管安装在地板下方或天花板上，探测器则安装在射线源相对面的一个固定坐标系中。目前应用较为成熟的两个系统分别是BRAIN LAP的Exac Trac系统和Accuray的 CyberKnife（详见第14.2节）。ExacTrac X线 6D成像系统由两个子系统组成：一个基于红外线的光学定位系统（Exac Trac）和一个kV X线成像系统。光学系统与X射线成像系统协同工作，保证图像之间的连续性。射线成像系统由两个安装在地板上X线球管和两个安装天花板相对位置的非晶硅平板探测器组成。

患者在进行摆位验证时，首先获取两个方向上的投影X线片，并自动配准到由CT数据集重建的数字重建X线片（Digitally Reconstructed Radiographs, DRR；参见第35.4.4 节）。配准软件首先从计划CT图像生成各种位置变化的DRR图像集，包括三个平移和三个旋转方向。然后将这些DRR图像与实时获取的X图像进行对比，得到匹配最接近的DRR图像集，确定了最佳匹配，进而推导了三个平移和三个旋转方向的位移床值。

CyberKnife成像系统由两个永久安装在天花板上的X线球管和安装在地板上的相应平板探测器组成。两个X射线源中心轴与探测器中心轴在治疗系统虚拟等中心处交叉，且彼此正交，与正中矢状面成45°角。尽管探测器被嵌入在地板中，但是多数情况下，探测器位于治疗床两侧。与使用光学跟踪系统实时监测患者位置状态的ExacTrac不同，CyberKnife使用X线图像。机器人在实施放疗中，治疗头必须选择合适位置，以避免对成像系统干扰。图像配准采用基于骨结构还是基准标记物，取决于放疗部位。

13.4 放射治疗室内图像引导放疗成像系统的剂量考虑

虽然在放疗中使用图像引导，可通过减少外放边界来减少正常组织受照体积，但必须充分考虑成像方式的额外剂量。因为接受放疗的肿瘤患者已暴露于高剂量的局部照射范围中，因此成像系统带来的额外辐射相关风险，应该保持在较低水平。成像方式及使用频率必须在不同患者中充分平衡成本和临床获益。对于低分次治疗，如颅内或体部SRS，CBCT临床获益已经得到证实，这与高分次治疗中平面成像的应用基本类似；但是对于2Gy/次×39次的前列腺癌治疗方案，每日CBCT图像引导的必要性仍待商榷。

传统胶片成像需要50～100mGy剂量，而EPID每张图像可能需要10～50mGy, CBCT需要30～50mGy。在平面成像中，患者在皮肤表面及附近处接受剂量最大，并随深度增加逐渐下降。在CBCT成像中，剂量几乎均匀地分布在整个成像范围，以在摆位验证时产生质量均匀横截面三维图像。平面成像剂量在各个器官之间有剂量梯度差，特别是使用kV级射线时，而CBCT剂量相对均匀，只有患者中心处略有减少。因此，向患者成像等中心处传输空气比释动能10mGy的二维平面诊断成像与CT扫描对患者辐射暴露截然不同，不可以随意将二者视为可比较或可互换。为了量化CBCT成像剂量，有学者在圆柱形丙烯酸模型中进行了测量。其中包括美国医学物理学家协会任务组报告TG-75（AAPM 2007）以及Hyer等（2010）和Gardner等（2014）的工作。在第48.2.10节将详细阐述关于放疗室内成像系统进行治疗验证而产生的额外剂量及管理。前述所有易于进行摆位误差纠正的室内成像设备的摆位误差纠正和成像工作流程，不适于超声模态图像。全面分析患者摆位的随机和系统误差，有助于降低传统分次治疗中图像引导放疗的成像频次。

13.5　EPID平面剂量测量

虽然EPID最初是为治疗室内成像而设计的，但其具有可以快速获得X线大型数字化二维阵列的能力，这对剂量测量具有重要的意义。许多研究证实了EPID的剂量学响应。一些关于使用EPID进行二维剂量测定的早期工作，包括使用液体基质电离室矩阵和荧光探测器。液体基质电离室矩阵响应与剂量率平方根成正比。通过将剂量测量数据与机器跳数（MUs见第21.2.2节）相结合，可将剂量率转换为绝对剂量。基于相机的成像系统也可用于剂量测量，测量图像的灰度值与剂量呈线性近似关系。

目前最常用的EPID类型是非晶硅EPID或平板成像仪。van Elmpt等在2008年对EPID在放疗剂量学中的应用进行了系统综述。研究表明，非晶硅平板探测器的剂量响应稳定，且独立于剂量率，与综合剂量呈线性关系。然而，平板响应依赖于入射光子能量，并受探测器层数及探测器支撑结构产生的射线散射影响。此外，EPID主要是为图像引导放疗成像而设计，并未进行剂量测量功能的优化。探测器的特征包括评估重影（记忆效应）、探测器饱和度、射野大小依赖性、检测平面等效水深，及剂量率线性和重现性选择，剂量校准（Van Esch等，2004；McDermott等，2004；Renner等，2005；Chen等，2006）。Chuter等在2016年的研究表明，现代探测器可以测量无均整器的高剂量率模式。

EPID在剂量测量校准中有两种方法。第一种方法通常用于商业系统，是使用腔室模型几何体校准剂量测量值与图像灰度的相关性。第二种方法是使用蒙特卡罗模拟来预测剂量-响应特征。然而，蒙特卡罗模拟易受探测器设计细节的影响，而且模拟非常耗时。但是，模拟对于评估探测器剂量响应特性非常有用。

通过平面成像对动态IMRT射野进行治疗前验证的目的是评估治疗计划系统产生的预期剂量分布是否准确传输。因此，必须有一种算法来预测分析二维平面剂量形状与实际测量之间的差异。该算法必须对探测器等效深度和散射野的效应、能量依赖性和强度剖面等进行建模。Van Esch等（2004）和Chen等（2006）分别阐述了入射和出射剂量学的校准。

EPID进行剂量测定可以通过几种方式进行，在治疗前成像系统用计划设计的治疗束在空气中进行照射，然后将成像系统获得的二维剂量图与治疗计划算法预测的剂量分布图比较。这对于IMRT计划QA非常有用，EPID不需要专用的IMRT QA模体/软件包验证MLC移动造成的剂量偏差。图13.6展示了Varian EPID测量剂量与放疗计划系统给出的剂量预测图比较的示意图。

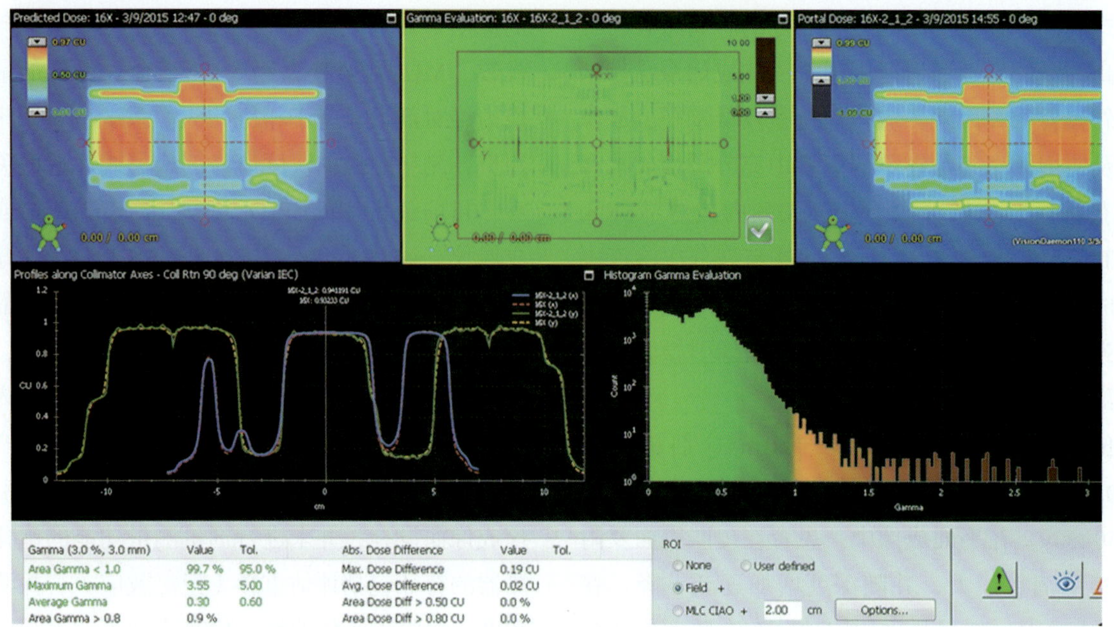

图 13.6 动态 MLC 计划射野二维平面剂量学评估，用于快速检查和校准 EPID 平面剂量测量。分析一段时间内相同模式下的比较结果，可以监测探测器响应趋势（CU 代表校准单元）

不同机架角度测量的剂量分布可通过反向投影，重建出在均匀模体中的强度分布图，可以提供放疗前剂量分布的验证。EPID也适合治疗中的剂量验证（见第48.3.4节）。EPID测量的剂量传输强度分布图结合3D重建模型可以计算出患者体内三维剂量分布（Renner等，2005）。但是这些程序面临很多挑战，包括模拟患者体内结构分布，以及内脏定位差异对剂量的影响等。

第 14 章 CyberKnife、TomoTherapy 和 MR–LINAC

Thomas Lacornerie[1], Albert Lisbona[2], and Andrew W. Beavis[3]

目录

[1] 负责第 14.2 节的撰写。
[2] 负责第 14.3 节的撰写。
[3] 负责第 14.4 节的撰写。

14.1 引言

随着放射治疗精确度的提高，在避免周围正常组织受照的前提下，将高剂量的辐射传输到定义的靶区已经成为可能。使用调强放射治疗（IMRT）（见第37章）的“传统”直线加速器（LINAC）（见第11章）结合先进的成像设备（见第13章）已经取得了非常大的进展，一些机器已经被开发出来，专门用于提供高度适形放射治疗，主要是针对小肿瘤。这些包括：

- Gamma刀（Elekta）——致力于脑部肿瘤的治疗（详见12.2.2节）；
- CyberKnife（Accuray）——安装在机械臂上的直线加速器（第14.2节）；
- TomoTherapy（TomoTreatment，现在的Accuray）——安装在CT机架上的直线加速器（14.3节）；
- Vero（Brainlab，但现已不再生产）——一种也安装在CT机架上的直线加速器，但由于可以绕垂直轴旋转机架，加速器安装在万向轮机架系统上，允许射束指向机架旋转平面之外，因此具有更多的移动自由度（Depuydt等，2011；Burghelea等，2017）；
- MR引导的外照射治疗（Elekta和ViewRay）——将磁共振（MR）扫描仪与外照射治疗机组合在一个共同坐标系中（第14.4节）。

14.2 CyberKnife[4]

CyberKnife是一个全自动化的图像引导系统，可以在三维（3D）空间中定位和跟踪靶区，并使用多个非共面射束进行照射。原来用以定义立体定向放射治疗笛卡尔坐标的固定框架（见第40.3节）被图像引导所取代，它允许无框架的颅内和颅外SBRT。CyberKnife符合SBRT的标准：边缘跌落快、剂量梯度大。由于与成像系统相关的精确射束施照以及使射束方向适应靶区的能力，甚至在呼吸运动时，也能获得较小的外扩。用非共面射束可以在各个方向上获得非常陡峭的剂量梯度。

[4] 致谢：Etienne Lessard，“奥斯卡·兰布雷特中心放射治疗日”的演讲者，2014年1月，法国里尔。

14.2.1 设计和硬件

1985年，约翰·阿德勒（John Adler）在卡罗林斯卡研究所（Karolinska Institute）实习期间，想到了一种机器人，以类似γ刀的方式提供治疗（见第12.2.2和12.6节），即多个非共面射束聚焦在一个点上。这个想法是用影像系统代替立体定向框架（见第40.3节），用安装在高精度工业机器人上的直线加速器代替^{60}Co源。该系统将能够将立体定向原理应用于颅外靶点。Accuray公司[5]创建于1990年，旨在将这一概念变为现实（图14.1）。

1999年，这台机器以CyberKnife的商品名开始商业化销售。它包括：

- 两个安装在天花板上的X射线管，与地板上的两个非晶硅平面探测器相对应；
- 一个六轴旋转的机器人；
- 6MV直线加速器；
- 用于跟踪外部标记的摄像系统；
- 各种准直系统。

机器人上安装了6MV无均整器直线加速器。有几种可选的准直系统：

- 12个圆形射野尺寸为5～60mm的固定准直器[6]，距离光源800mm的参考距离（10～60mm的准直器为锥形）；
- 由两排钨叶制成的电动光栅（iris），定义了大小可变的十二边形孔径（与固定准直器相同的12个孔径），允许更灵活的计划制定；
- 对于新系列M6：多叶准直器（MLC），有52叶片，叶宽3.85mm，高90mm，最大射野尺寸为115mm×100mm（参考距离为800mm）[7]。

[5] 加利福尼亚州，桑尼维尔市。

[6] 根据国际原子能机构(IAEA)的官方规程，由于最小的准直器只有5mm，CyberKnife的使用者们深度参与了我们需要应用到探测器上的小野输出因子测量和校正因子的研究——第19.5节。

[7] MLC叶片的端面具有聚焦边缘，叶片侧面平坦且聚焦。所有叶片均倾斜0.5°，以尽量减少叶片间漏射线。叶透射为0.23%，最大叶间漏射率为0.44%。最大叶片超程为60mm，叶片速度为25mm/s（Asmerom等，2016）。

治疗床有6个自由度，便于将患者置于与CT模拟定位扫描相同的位置。初始摆位后，直线加速器的机器人臂会在治疗过程中纠正小的偏差。

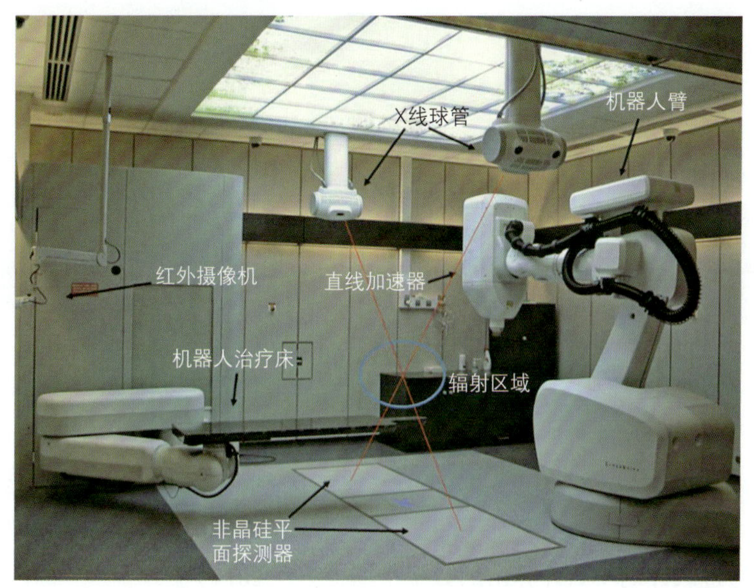

图 14.1 里尔的 CyberknifeVSI

两个正交X射线管以 45° 方向安装于天花板上，并与地板上的两个 15cm × 15cm 平面探测器（1024 × 2014 像素，16 位灰度）相匹配。在整个患者治疗过程中，拍摄一对图像用于摆位并在治疗中重复拍摄。具有六个旋转轴的机器人臂会以用户定义的频率在射束摄像之间进行位置测量。当所有射束聚在一个焦点上时，机器可以模拟 γ 刀治疗，但也可以扫描靶区以尽可能提高适形度（图 14.2）。

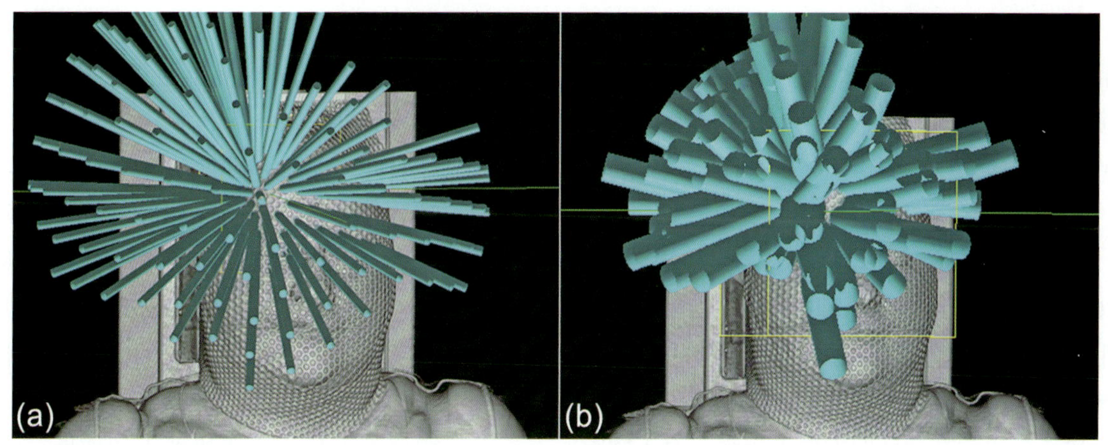

图 14.2 CyberKnife VSI 的等心（a）和适形（b）光束方向（路径）

机器人臂将移动到距离目标 80cm的指定空间位置[8]，这些被称为节点。可以使用来自每个节点的多个准直器或分段治疗以及多个射束方向来优化剂量分布（Kilby 等，2010）。节点和射束方向的组合称为路径集（见图14.2）。逆向计划优化算法（见第 37 章）会为每个节点选择射束中心轴以穿过靶区，然后优化每个射束的权重以实现靶区覆盖（即覆盖靶区同时保护OAR）。

由于与第一代Cyberknife相比，新的 M6 机器人臂更短，具有更少的照射“死角”（图 14.3）。

[8] 对于身体治疗，距离可延至 100cm（见第 14.2.2.1 节）。

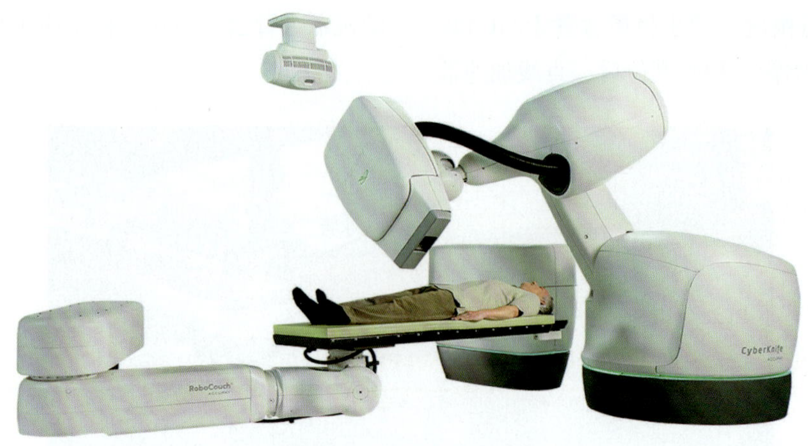

图 14.3　CyberKnife M6

14.2.2　摆位算法

14.2.2.1　*颅内治疗*

头骨的摆位算法通过从计划 CT 计算出的数字重建射线图像（DRR）与实时图像的自动比较。对于人形体模，端到端对齐测试的结果为 0.4mm ± 0.2mm（Antypas 和 Pantelis，2008）。在整个治疗过程中使用影像系统来校正机器人手臂的位置和方向，同时考虑到患者的位置偏移。如果成像频率足够高，治疗期间颅骨位置的精度可以优于 1mm（Floriano 等，2013）。

由于它是无框架固定体位，因此该系统可以组合多个治疗"等中心"治疗大体积或视神经等 OAR的附近靶区。

14.2.2.2　*颅外治疗*

2001年，颅内治疗的原理被应用于SBRT。节点在距靶区不同距离处（而并非标准的80cm）以椭圆形排列以避免碰撞。射束由一个源点（即一个节点）和一个通常在靶区的方向点定义。对于软组织，除了一些肺部病变，无法在实时图像上实时识别，因此，针对颅外靶区的摆位算法，是基于病变标记物的检测和骨结构的可视化检测。

与呼吸无关的靶区

a. 植入的标记或基准（金粒子或钢圈）用于与骨结构无关的靶区。计算平移和旋转需要三个基准点。它们通常在计划 CT扫描前 1 周植入。用于实时图像的基准检测算法，可以检测到可能的位移（Mu 等，2008 ）。可以用这种方式治疗前列腺肿瘤。对于频繁成像，可以将前列腺运动考虑在内，从而允许使用更小的外放边界（van de Water 等，2014）。
b. 使用 Xsight 脊柱算法，可以治疗脊柱多个病变或与脊柱密切相关的病变（图 14.4）。与 6D Skull 算法一样，配准方法基于高对比度的骨结构。在两个 DRR 上的感兴趣区域中定义了一个网格。在实时图像上，算法定位网格并通过计算其形变以指示校正摆位所需的平移和旋转。摆位精度更优于 1mm（Fürweger 等，2010）。

与呼吸相关的靶区

c. 呼吸同步系统是在2004年推出的，它跟踪随着呼吸运动来治疗靶区。放置在胸部的发光二极管（LEDs）由三个摄像头观察，用来实时检测呼吸运动。在呼吸周期的每个阶段拍摄图像，从中创建靶区的相关模型，这使得系统能够在自由呼吸期间跟随靶区的平移。由于机器人的惯性，它预测靶区移动时间为115ms。相关模型用治疗过程中拍摄的图像进行更新，因此可以校正呼吸幅度和频率的微小变化。如果检测到较大变化时，治疗就会中断，需要创建一个新的模型（Schweikard等，2004）。在运动的体模上对射束定位的精度进行测算，其值为1.5mm。Hoogeman等（2009）发现分次内误差的标准差大约是运动幅度的0.6倍。

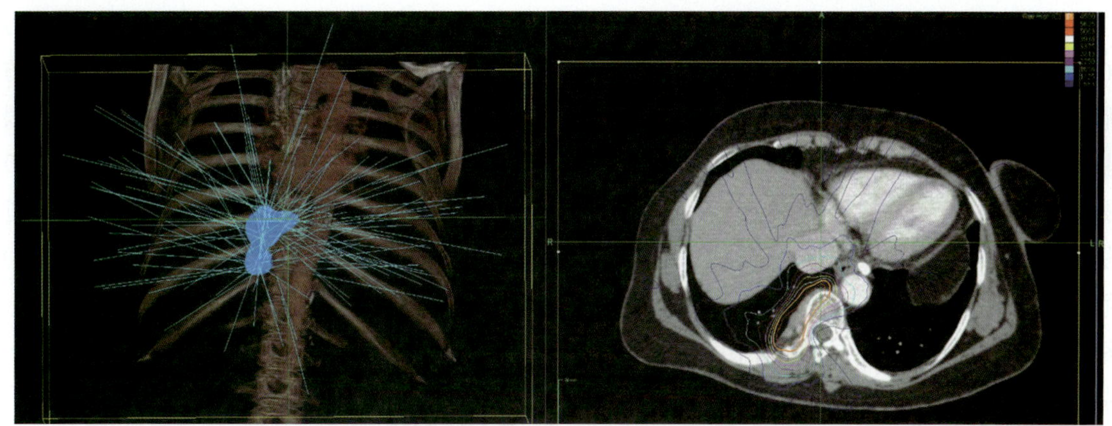

图 14.4 使用 Xsight 脊柱算法治疗椎旁病变的射束方向和剂量分布

同步系统与植入的基准点一起使用，或者肺部病变的一部分在投影图像中有足够的对比度，则可以将这个致密体积的重心作为基准点（参见图14.5）。在某些情况下，靶区只在一个视图中可见，然后系统只能补偿部分呼吸运动，但这将始终包括通常占主导地位的纵向分量。

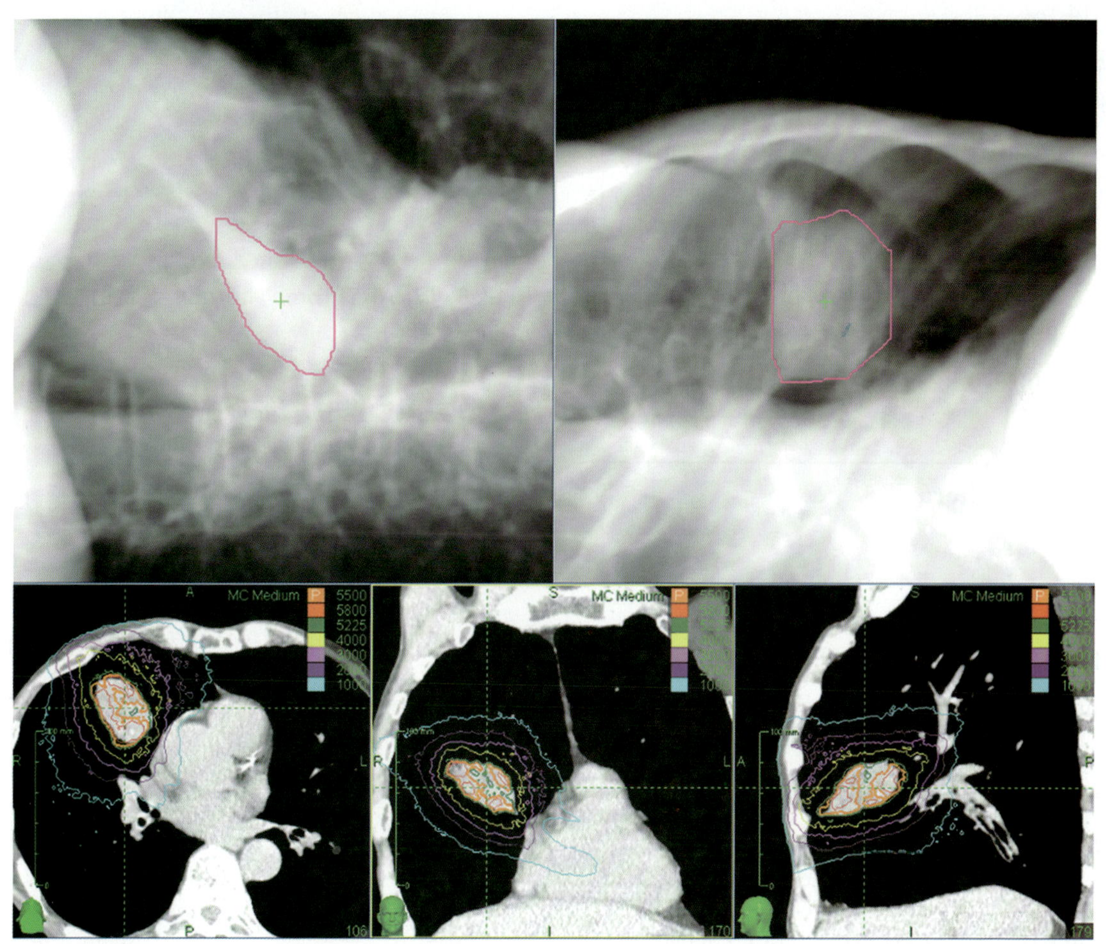

图 14.5 靶区中可见部分的投影 DRR 图像和 Xsight 引导肺计划的剂量分布

14.2.3 治疗计划

在开发摆位算法的同时，已经进行了许多改进以减少治疗时间。直线加速器机器人过去必须通过所有节点，现在优化过程中可以使用快捷方式直接在选定的节点之间移动。剂量率也由300MU/min提高到1000MU/min。

优化算法在于从所有可能射束的随机样本中找到最佳候选射束，并优化它们的权重，类似于用于调强放疗的直接优化算法（见第37.3.4节）。最好的方法是混合硬约束和靶区，逐步优化，允许用户定义优先级（顺序优化）。当找到临床可接受的解决方案时，进一步优化可以引入不在初始样本中的新候选射束，目的是在减少节点和射束的情况下获得相同的剂量分布。

这些改进，以及对控制界面的改进，使得分次时间显著减少，从而允许更多患者使用该技术（Crop等，2014）。此外，还引入了蒙特卡罗算法来考虑异质性，特别是对于肺部病变（Lacornerie等，2014）。

使用M6机器，MLC可以进一步减少治疗时间和提供新的优化可能，但最初仅限于分步照射模式。Breedveld等（2012）已经开发了一种用于优化非共面射束的算法，该算法可用于不能接受立体定向放射治疗的治疗部位（例如前列腺）非常有用（Rossi等，2015）。Kearney等（2017）介绍了一种连续非共面弧形技术，这种技术可以将治疗时间减少1.5～2倍。

14.3 TomoTherapy

14.3.1 简介

Mackie等1993年提出了TomoTherapy概念（Accuray®）（图14.6），它是在一台刚性X射线CT扫描机架上嵌入一台小型直线加速器，用于产生中能光子束（6MV）。扫描仪连续旋转，通过调强放射治疗技术从患者周围所有方向进行照射。将用于患者治疗的标称能量从6MV降至3.5MV，以执行获取图像引导放射治疗（IGRT）的MV级CT（MVCT）图像。

14.3.2 TomoTherapy装置

TomoTherapy通过狭缝对射束进行成形，允许其准直成长为40cm、宽为1cm、2.5cm或5cm的射野，从而根据影像学中X射线螺旋CT扫描的方式进行断层放疗。不需要光束偏转或滤波。另一方面，由二进制MLC组成的准直系统在旋转期间根据需要中断光束切片的每个扇区[9]。叶片可以在20ms内从打开位置切换到关闭位置，这使得选择性地调制光束的强度成为可能，以个体化的方式获得每个患者所需的剂量分布。

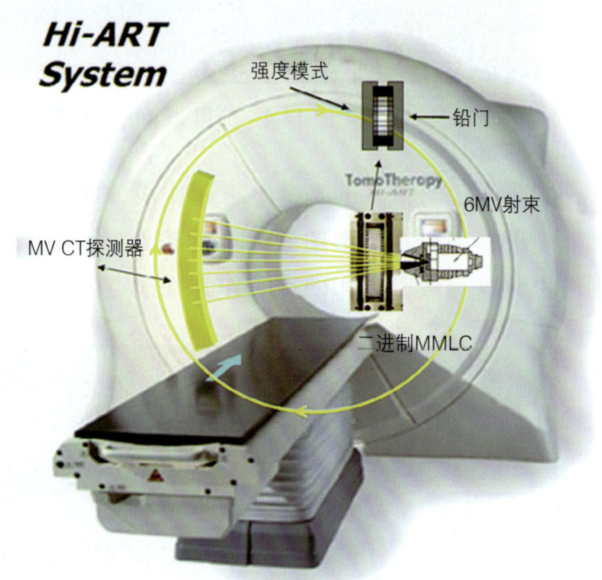

图14.6　Hi ART TomoTherapy 装置的主要组件（由Accuray 提供）

在辐照过程中，治疗头连续旋转，治疗床纵向移动。因此，该螺旋运行模式类似于影像学CT扫描的运动（图14.7）。因此，可以覆盖长达160cm的连续治疗长度。

由于剂量分布是通过组合机架多个旋转的剂量来建立的，所以靶区覆盖质量和对健康组织的保护在一定程度上取决于控制相邻断层重叠的参数，如螺距和断层厚度。对于运动靶区，正在研究其他运动解决方案，如同步技术。

14.3.3 TomoTherapy图像

TomoTherapy装置还允许在治疗位置进行实时成像，以验证患者摆位、纠正摆位误差和靶区验证。加速器相对的图像探测器可以收集信息创建3D CT图像（图14.8）。在成像模式下，系统用于改善

[9]　一种双电动气动装置，包含64个叶片。每个叶片有两个位置—打开或关闭，叶片在等中心处的宽度为6.3mm。

图像质量的运行能量（3.5MV）低于治疗能量。

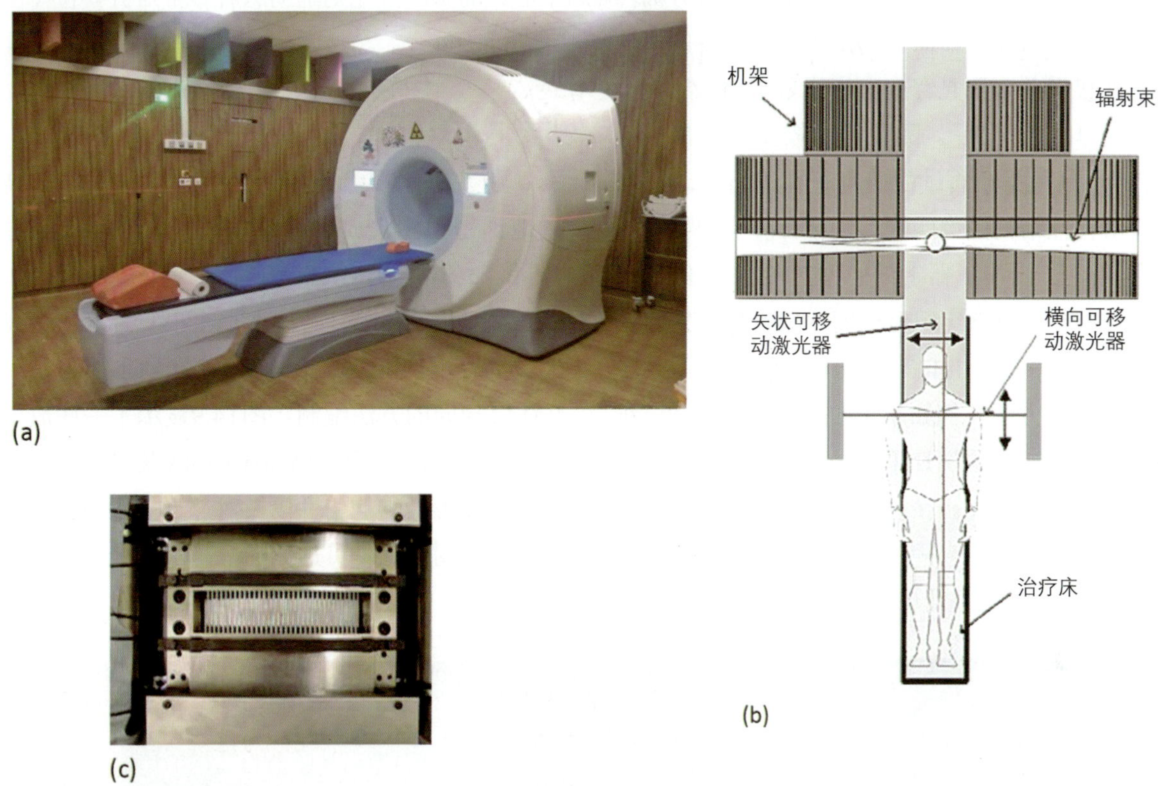

图 14.7　（a）TomoTherapy 装置视图；（b）通过将治疗床纵向平移与机架同步旋转的螺旋治疗原理；（c）用于调制子野强度的多叶准直器

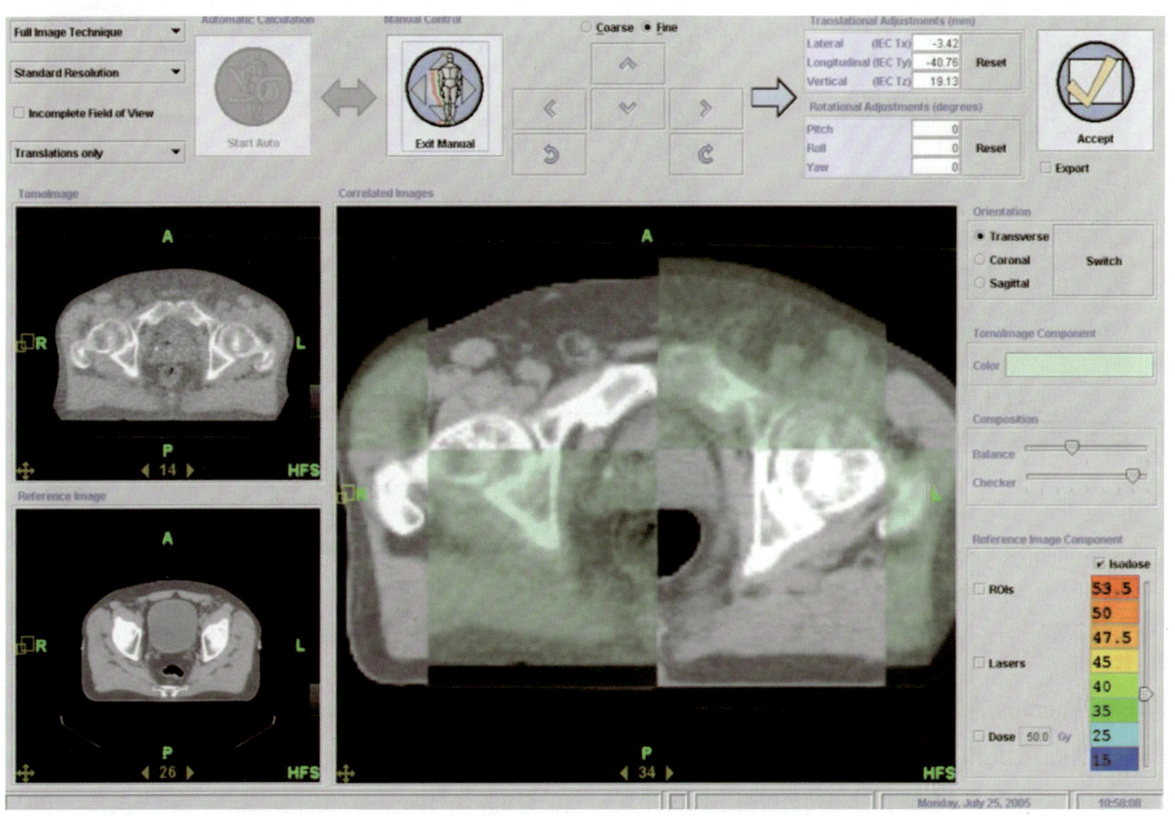

图 14.8　工作站的用户界面屏幕截图，用于在治疗前图像采集，并与参考 CT 模拟图像比较以进行患者摆位精度验证

然而，这仍然高于最佳诊断成像的能量。因此，图像不具有诊断级质量，特别是在图像对比度方面。然而，MVCT图像在临床上仍然可用于患者的摆位和纠正摆位误差，而且存在金属元素（植入物、金属假体等）的情况下，图像伪影较少。与诊断性CT相比，提高图像质量的研究正在进行中。虽然MVCT对骨性结构图像匹配和剂量计算有很好的作用，但常规直线加速器上的kV锥束CT（CBCT）比MVCT有更好的软组织对比度（Chan等，2011；Morrow等，2012；Hold等，2016）。该成像系统无法使用动态方法，例如用于四维图像重建和二维荧光图像的快速多层切片采集，但如何连接新的采集和同步设备的研究正在进行中。

治疗室安装了一套固定和移动式激光灯系统，以帮助操作员预先协助患者摆位，并验证每日断层成像的偏移。固定激光定义了放射治疗装置的等中心，而移动激光则辅助患者日常对齐摆位（见图14.7b）。

14.3.4 治疗计划

强大的计算单元控制射束可以高精度、高效率地计划和优化放射肿瘤学家开出的治疗处方。TomoTherapy为IMRT提供了一个集成的平台。治疗计划直接通过逆向计划获得（对于常规直线加速器的标准IMRT）。复杂治疗计划采用与常规或VMAT相同的方法编制。图14.9显示了一些放射疗法治疗计划的例子。TomoTherapy获得的靶区剂量分布的适形性和均匀性以及对邻近健康器官的保护是体外放射治疗中可达到的最高水平之一。

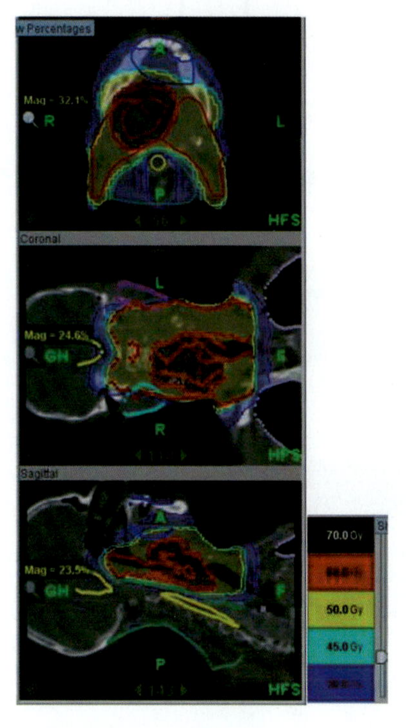

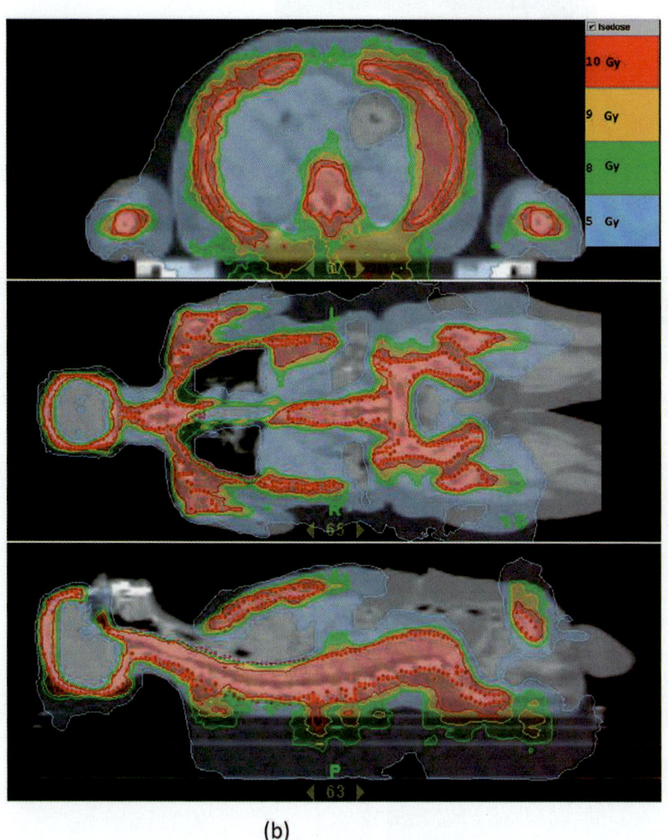

(a)　　(b)

图 14.9　剂量分布示例：（a）头部和颈部，（b）全骨髓照射（TMI）

TomoTherapy非常适用于自适应放射治疗，促进了基于精确定位和在整个治疗计划中对患者解剖变化作出反应的调整剂量计划和传输的技术的开发（见第48.4节）。

螺旋TomoTherapy也有潜在的缺点，提供治疗所需时间可能是一个问题，特别是在需要非常大的治疗量（例如全身照射、四肢软组织肉瘤、间皮瘤等），这涉及到如何利用沿患者扫描的窄光束来构建完整的治疗体积。此外，与患者周围完整旋转过程中剂量沉积相关的整体剂量，被认为是辐射诱发癌症风险的一个指标，特别是对儿童和年轻人等对辐射敏感人群。但这些缺点被高剂量率（9Gy/min数量级）和对有效区周边外有非常好的束流保护部分补偿了。积分剂量与常规6MV加速器的剂量相当，但仍有必要对健康危及组织的平均剂量分布和低剂量分布进行比较和评估。

14.3.5　TomoTherapy的集成治疗实施系统

放射治疗装置是将旋转调强放疗的适形照射系统和集成的IGRT成像设备结合在一个设备中。治疗计划系统和质量保证工具完全集成到放射治疗装置中，质量保证是日常工作流程的一部分。这样可使得整个治疗过程更加安全。

TomoTherapy在模块性和安全性方面构成了一个互补的、潜在的非常重要的技术进步。它可以轻松高效地提供复杂的辐射。它代表了一种与传统直线加速器或质子疗法并驾齐驱的先进设备。

14.4　磁共振–直线加速器

14.4.1　简介

已有一些建议引入室内磁共振成像（MRI），以增强可用于当代放射治疗的影像选择[10]。虽然从根本上看，这似乎是一个技术挑战，但要实现收益这一“遥远”的挑战，显然是有好处的。

使用X射线成像系统验证的限制之一是，无论实施得多么好，都需要对可移动的软组织进行成像，以确保以更适形的方式照射靶区或避免OAR超过剂量限制。MRI提供的软组织对比度优于X线，在放射诊断中得到了广泛的应用。肿瘤结构成像，或其正常解剖破坏的替代物，使用MRI会有更好的显示，因此MRI在放射治疗计划中被广泛使用。成像系统的发展方向必然是，在获益相同的情况下，使用最佳的方法更好地定位或验证目标或跟踪病变。

自最初认识到图像引导的原理以来，这些技术一直在发展（见第13章）。最初的假设是，我们将使用表面解剖或参考标记，通过将患者固定到治疗机架上，使每个部分保持在正确的位置上，以确保治疗如最初计划或预期的那样进行。定位胶片的使用使得可以基于内部解剖和适形治疗的决策概念被开发出来。随着直线加速器和计算机技术的发展，我们已经将理论基础转向自适应治疗，即当肿瘤和正常解剖结构在治疗过程中发生变化时，改变治疗方法以适应肿瘤的几何形状和正常解剖结构变化（Beavis，2010）。使用容积CT作为验证工具，扩大了适应战略，包括全面的重新计划。在特定分次收集的信息可以用来引导患者的重新计划。这可能包括重新定义为下一个分次或不久之后的一个分次准备好的靶区范围。使用X射线CBCT验证产生了许多当日计划方法，即从准备好的计划库中选择最佳的计划进行治疗，使其与每日成像结果进行匹配（见第48.4.3节）。

当前的目标是实现日常或在线自适应。这方面的一个重大挑战在于肿瘤和解剖成像，以及提供实时工具信息以通知启动/停止决策的计算。最终，这种方法将促进个性化放射治疗的实施。

IMRT和IGRT的广泛使用促进了SBRT的应用。这种方法将剂量分成更少的分次传输，既最大限度地提高了生物剂量传递效率，又最大限度地减少了对患者正常生活的干扰。然而，在验证图像过程中，目标的位置与正常组织的明显区分是SBRT成功的必要条件。治疗剂量是以几个分次给出的，没有任何恢复或部分纠正剂量传输错误的空间，当给予更长时间的分次治疗时，这是可行的。而对于肺部治疗，正常肺和患侧肺之间的巨大对比度差异意味着X射线成像（平面或CBCT）足以提供这种验证。然而，随着治疗方向正在朝脊柱肿瘤和腹部寡转移肿瘤发展，更多的患者将受益于MRI图像的高清晰度。

14.4.2　MR–LINAC概念发展简史

Green[11]（1997）在一项美国专利中对MR–直

[10]　有关 MRI 的更多信息，请参见第 9.4 节和第 33 章。

[11]　专利引用日期是专利的优先权日，而不是公布日。

线加速器的早期概念进行了描述。这项专利高水平地介绍了在MRI系统成像治疗区域的同时并进行放射治疗的概念。它包含了所设想系统的示意图，它将一个标准的直线加速器与布置在治疗床顶部周围的成像系统结合在一起。然而，它没有包含任何设计的详细的实现细节。

一体化MRI系统和直线加速器治疗装置的概念最早是由Lagendijk和Bakker（2000）在伊斯坦布尔举行的欧洲放射治疗与肿瘤学学会（ESTRO）上发表的摘要中提出的。他们称，使用多平面磁共振图像进行治疗验证“远远优于”电子射野成像（见第13.2.1节），这样有可能“极大地提高日常放射治疗的准确性”。他们说，核磁共振成像需要与加速器完全集成，使两个系统能够“独立运行但同时发挥作用”。该文报道了一种与低能加速器（4～6MV）集成的磁共振成像系统（0.2～0.3T），它们有一个共同等中心。他们强调了主要的工程挑战，这将在第14.4.3节进行探讨，并得出结论，这种集成系统将给放射治疗带来革命性的变化。Raaymakers等（2009）报告说，他们已经将其概念向前推进到原理证明阶段（见图14.10）。他们与

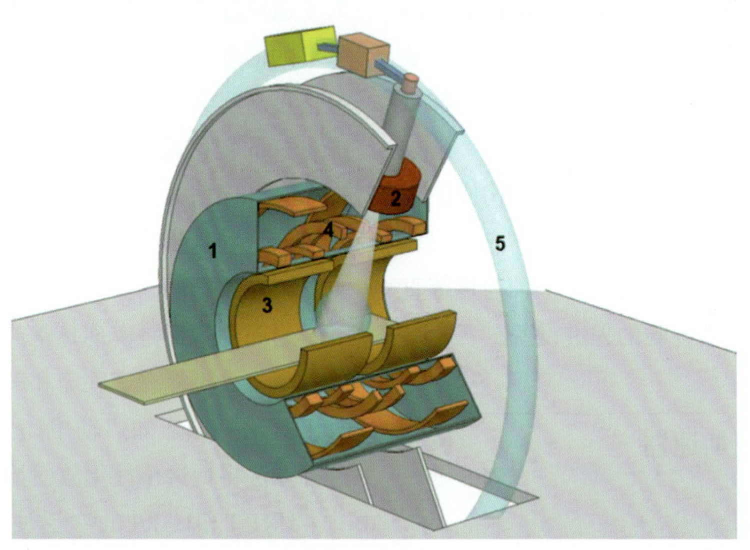

图 14.10　MRI 加速器概念示意图。（1）1.5T MRI 显示为蓝色；（2）位于 MRI 周围的环中 6MV 直线加速器；（3）分离式梯度线圈以黄色显示；（4）允许 X 射线束穿过的超导线圈以橙色显示；（5）MRI 周围浅蓝色环表示边缘区域中的环形低磁场（经许可引自：Raaymakers B.W. et al.，Phys. Med. Biol., 54，N229–N237，2009.）

Elekta[12]合作将他们的系统商业化，在2017年ESTRO大会上正式发布了Unity系统。原理证明系统和后续设计集成了6MV直线加速器和1.5T磁共振系统，以使用更高场强的高质量诊断图像。

Dempsey（2004a）申请了一项MR放射治疗系统的专利，该系统集成了^{60}Co光束，用于提供适形放射治疗的同时对软组织进行成像。这项专利介绍了“一种在IMRT期间对患者的解剖结构进行高时间和高空间分辨率磁共振成像的设备和方法，以直接测量和控制所提供的高度适形电离辐射剂量”。本发明使用MLC或补偿滤波器将开放式MRI与^{60}Co IMRT相结合。这项专利后来扩展到包括具有容积成像和任何束流的剂量记录，包括直线加速器（Dempsey，2004b）。Dempsey最初与Viewray[13]合作商业化他的设计，名为MR-Cobalt系统，该系统于2011年在美国放射肿瘤学会（ASTRO）推出。紧随其后的是MRIdian（MR-linac）系统，该系统于2016年5月在ESTRO推出。

2004年，Hammer等报道了一种用于研究放射化学的、非临床的可操作MR-直线加速器系统的结果。该系统将1.5T MRI系统与6MeV电子束相结合。电子枪离磁心4米。尽管这是一项非临床试验，他们还是使用Fricke溶液进行了3D辐射剂量测定，测量发现辐射诱导的Fe^{2+}氧化为Fe^{3+}会导致T_1

[12] Elekta 公司，瑞典，斯德哥尔摩。

[13] Viewray 公司，俄亥俄州，克利夫兰市。

信号的减少（见章节18.4）。他们的结论是，直线加速器“可以在MR环境下高效工作”。

Fallone等（2005）为一种系统申请了专利，在该系统中，6MV直线加速器和0.2T磁共振成像结合在一起，并围绕患者旋转。他们介绍了一种在放射源和MRI设备之间的耦合界面，允许成像与放疗同时进行。MRI和放射源的耦合允许放射源基本上从任何角度放疗，而不会降低MRI图像质量。2009年，该设计已经进入原理证明阶段（Fallone等，2009）。

Fahrig等（2009）申请了一项专利，其中描述了集成系统的不同配置。澳大利亚悉尼大学的Keall继续了这项工作的发展（Keall等，2014），描述了治疗射束与成像系统的潜在组合。在他们的概念中，患者（以及目标）可以相对于治疗束和磁场旋转，或者治疗束和磁场可以相对于患者旋转多达360°。这一专利提出了在治疗和成像系统中旋转患者的想法，MR-LINAC概念的提出正是基于这一想法。

Heid（2011）申请了一项用于放射治疗和磁共振装置的光束偏转系统的联合专利，该装置将直线加速器放在磁体的孔内。在摘要中，它声明：在放射治疗和磁共振单元中，磁共振提供了诊断部件。设置的放射治疗部件用于照射诊断影像明确的区域。该放射治疗部件包括射束偏转外壳，用于将电子束从平行于该轴线的初始轨迹偏转到诊断部位的轴线。射束偏转外壳包括位于射束偏转外壳的但方向相反的区域中第一磁场，并且该第一磁场可有效地消除了诊断部分的主磁场。第二个磁场垂直于电子束的轨迹，使电子束向内偏向轴线。

2012年6月申请了IMRIS“MR-on-Rails”系统的专利（Klimenko等，2012）。其描述的工作流程如下：患者治疗床在直线加速器等中心旋转180°并锁定位置。直线加速器掩体的门被打开，一块可移动的磁铁在患者身体周围移动。然后关闭MRI和放射治疗系统之间的射频屏蔽门，患者通过磁共振系统进行成像。然后，将患者移回治疗室，在直线加速器掩体门关闭、射频屏蔽门打开时，患者床位旋转180°回到直线加速器的等中心位置，进行适形放射治疗。

14.4.3 MR-LINAC集成面临的挑战概述

将直线加速器与核磁共振系统集成起来的挑战并不是一项简单的工程。MR系统依赖于RF信号的精确测量，直线加速器的设计必须在固有的RF发生器存在时进行（Lamey等，2010）。类似地，电子束加速和转向系统与MR系统中固有的高磁场共存。这些要求在某种程度上是相互排斥的。

因此，除了在生产任何新的放射治疗单元或MR成像系统时需要考虑的一般问题之外，还需要引入机制来隔离集成系统的组件。考虑一些基本的物理概念已经是比较大的挑战，更不用说解决复杂的工程问题或处于进化或开发中的不同系统中的具体方法。

洛伦兹力作用于次级电子，传递辐射能量或剂量，导致它们偏离原本在没有成像磁场存在时所走的路径，这会影响患者体内的剂量沉积。后者被描述为电子回转效应（Raaijmakes等，2008）。虽然这可以通过选择磁场强度来使其最小化，但它不能消除，需要在治疗计划计算中加以考虑。

从系统设计角度来看，洛伦兹力还会在载流导线上产生宏观磁力，这将导致连接处振动和磨损。法拉第效应可以改变在波导中传播的微波的极化（Greenshields等，2012），这可能会潜在地降低或移除波导中的射频功率，从而降低或消除直线加速器的自身效率。

磁场中的铁磁性物体会被磁化，产生额外的磁场，这可能会干扰磁共振成像的均匀性，而铁磁性物体本身也会受力。直线加速器系统中的某些部件，例如MLC电机，可能内置了磁铁。如果磁场足够大，B-H曲线就会饱和，这样会影响计算精度。否则，滞后现象会影响均匀性。为了消除这种效果，可以在射野间平衡位置引入垫片。无论MRI和直线加速器的集成设计如何，都必须内置某种机制来补偿这些附加磁场。

作为示例，在以下各节中，将介绍在MRIdian系统中为抵消直线加速器和MR扫描仪之间相互作用而采取的一些措施。

14.4.3.1 *磁屏蔽*

MRIdian 直线加速器系统的超导主磁场磁铁和

梯度线圈电磁铁会产生强磁场，如果屏蔽不当，会干扰直线加速器运行。一般来说，强磁场会在运动的带电粒子（在加速器、磁控管或载流导线中）上产生不希望有的洛伦兹力，或对沿高功率射频波导传输的极化微波产生法拉第效应，从而导致功率损耗（Jackson，1998）。与所有 MRI 系统中的情况一样，MRIdian 直线加速器中承载高电流的电线经过布线和固定，以防止由于磁力引起的不必要的运动或磨损（通常与 MRI 梯度子系统的电源线一样）。MRIdian 直线加速器的设计还使所有高功率射频波导管都与 MRI 磁场对齐，这意味着磁场与极化微波的传播方向正交，避免了由于辐射引起的功率损耗及法拉第效应（全功率的实现通过射束的能量和剂量率来证明）。此外，磁控管、端口循环器、电子枪驱动器和加速管需要放置在低磁场位置。其中，磁控管、加速管和电子枪驱动器能够在 100 高斯（10mT）的磁场中工作。直线加速器需要将从电子枪到目标附近的路径保持小于 <2 高斯（0.2mT）。已经实施的一种最佳屏蔽解决方案是，将 MRI 磁场与安装在放射治疗系统机架上的距离等中心点 85～135cm之间的直线加速器磁场敏感组件隔离，这是通过对磁场的泊松方程进行数值求解以优化屏蔽来实现的。确定了围绕放射治疗旋转支架以六个等间隔角度的五个同心圆柱形铁磁（钢）屏蔽的最佳厚度和直径，创建了六个大约 50cm长和 30cm直径的体积，标称均匀磁场强度约为 40高斯（4mT）。在直线加速器的电子加速体附近放置三个额外的高导磁合金磁屏蔽，以便为直线加速器的射束路径实现 <2 高斯（0.2mT）的磁场。使用多层圆柱形铁磁屏蔽的概念基于电和磁的经典物理学，已经使用了几十年并且很好理解（Schweizer，1962；Bidinosti 和 Martin，2014）。

14.4.3.2　射频屏蔽

MRIdian直线加速器系统的高功率射频系统类似于用于跟踪飞机和天气模式的雷达系统。众所周知，直线加速器会产生射频辐射，这可能会干扰磁共振成像产生的图像质量（Burke等，2009）。MRIdian直线加速器系统的射频屏蔽设计规避了这一问题，该系统使用了射频吸收碳纤维和射频反射铜材料，实现了对围绕系统的脉冲变压器、磁控管、加速器本体和电子枪驱动器组件的射频屏蔽。碳纤维层和铜层作为隐形飞机的雷达吸收材料已经使用了几十年，其原理非常容易理解（Rhodes，1989；Chung，2001；Hong等，2015）。

14.4.3.3　软件组成

MR引导放射治疗的前提是提供对软组织结构的实时跟踪，并根据需要对计划治疗进行每日自适应改变（在线调整）。因此，除了工程挑战之外，该系统还需要完全集成到工作流程中的决策和治疗计划工具中。患者在治疗床上停留的时间越长，他们发生位置改变并使获取的扫描无效的风险就越大。因此，根据定义，这些工具必须非常有效地向用户传达信息，并允许用户快速处理信息并进行必要的更改，以减少调整计划所需的时间。成像采集工具和用户交互软件需要考虑操作员不具有丰富的MRI诊断经验的事实，因此简化了成像序列（体积或平面）的选择。

一旦采集到每日的三维MR图像，就有必要将这些图像与参考MR图像配准，以做出治疗或自适应的决定。如果决定采用自适应方法，则可能需要将在初始计划过程中通过配准创建的电子密度掩模[14]应用到CT数据集，以用于剂量计算的MR图像。

除了这些配准工具之外，还需要算法将解剖结构轮廓从初始平面图转移到日常图像，使用它们作为先验信息来自动描绘新图像集上的结构。然后根据需要用编辑工具来修改或校正这些轮廓，以满足临床需求。

优化和剂量计算需要快速、准确和用户友好，以便在此过程中将患者发生移动的风险降至最低。

一旦计划被重新计算，应该有一种方法可以对新的治疗计划进行质量控制。在体模中进行直接测量是不可行的，因为这将需要将患者从治疗床上移走，这将使基于的现有图像调整的计划失效。因此，基于剂量预测和测量以及患者几何形状的二次

[14]　组织的电子密度是计算剂量所必需的，但不能直接从 MR 图像中得到（见第 3.5.1 节和第 33.7.2 节）。

计算更合适。

为了便于实时跟踪和选择治疗射束，有必要使用轮廓勾画工具在不断更新的平面图像集上勾画结构。这要求有某种具体算法来追踪结构边缘，并在被追踪目标的一部分偏离允许治疗区域时进行报警或关闭射束。

最后，考虑到MR引导的直线加速器的指导思想是高精度自适应治疗，为积极的低分次放射治疗提供了一个技术平台，理想情况下会有一个工具来累加来自连续分次的剂量数据。根据患者的某些参考图像（例如，治疗前的解剖扫描或最新的每日图像）来计算积分剂量分布，进而用于下一次自适应决策，并保持对治疗进程进行分析，提供治疗的最终汇总结果，对于评估前瞻性试验和评估该技术的持续发展将是有价值的。

14.4.4 医用MR引导放疗设备的新进展

14.4.4.1 MR-^{60}Co系统

虽然MR-直线加速器最近已被引入临床实践，但最初的MRI引导放射治疗经验是使用ViewRay MR-^{60}Co系统获得的。考虑到束流传输系统是围绕基于远程同位素的系统建造的，集成直线加速器和磁共振成像的挑战及其相互冲突的工程考虑被消除了。该系统（Mutic和Dempsey，2014）包括0.35T全身核磁共振、三头机器人^{60}Co治疗传输系统和自适应放疗（ART）治疗计划系统。它能以4帧/秒（fps）的速度单个矢状面成像，或以2帧/秒（fps）的速度3个平行平面成像。这使得软组织跟踪和门控能够提供在线适配的调强放疗。

ViewRay MRIdian（^{60}Co）系统于2011年在ASTRO正式推出[15]。第一个系统于2013年在美国密苏里州圣路易斯市华盛顿大学西特曼癌症中心安装，2014年1月15日在那里进行了第一次MR引导的放射治疗。2016年9月，他们进行了第一次适应性治疗（Acharya等），位于美国威斯康星州麦迪逊的威斯康星大学卡彭癌症中心于同月进行了第一次软组织跟踪门控治疗（Wojcieszynski等，2016）。除了解剖学成像，第一个治疗期间的功能性弥散加权张量成像（DWTI）研究（Yang等，2016）于2015年10月在美国加州大学洛杉矶分校的大卫·格芬医学院（放射肿瘤学系）进行。

到2017年，更多的设备被安装在美国、韩国、荷兰、意大利和日本。在该公司决定只提供基于直线加速器的系统之前，全球总共安装了9个MR-^{60}Co装置。虽然钴系统实现了磁共振引导的放射治疗，但当MR-LINAC被批准出售时，这一决定是在考虑到安全问题、安装三个高活性^{60}Co源的商业维护以及提高临床吞吐效率的必要性后做出的。至2017年9月，已有1800多名患者接受了基于^{60}Co的MR引导放射治疗，2500多名患者进行了治疗床上或实时自适应分割（通讯作者：M.Saracen，ViewRay）。

14.4.4.2 MR-Linac 系统

ViewRay MR-linac 系统（图 14.11 和 14.12）于 2016 年 5 月在 ESTRO 正式推出。机器的基本设计进行了修改，使其原始系统的^{60}Co剂量传输系统被 6MV FFF（无均整滤过器）直线加速器射束线替代。波导是标准的 S 波段直线加速器，产生的射束源轴距（SAD）为 90cm，等中心点的剂量率为 650MU/min。MLC 也被双堆叠设计（下层35对，上层34对）所取代，该设计将泄漏降至等中心处剂量的 0.01% 以下，并允许最小子野尺寸在等中心为 4mm × 2mm。没有备用铅门，MLC 和等中心点之间的间隙为 50.5cm。保留了原始系统上使用的 0.35T MRI 系统，并且^{60}Co系统可以升级到直线加速器版本。MRI 场畸变对于直径为 20cm的球形体积小于1mm，对于直径为 35cm的球体积小于2mm，在距等中心点 20cm处小于 2mm。该机器为紧凑型放疗设备，需要的最小空间尺寸为 5.7m（W）× 6.6m（L）× 2.85m（H）。

Elekta Unity 系统（图14.13 和14.14）于 2017 年5月在ESTRO正式推出[16]。该系统具有1.5TMRI 系统和 7MV（标称能量）FFF 射束，其各自等中

[15] 2012 年 5 月获得 FDA（食品和药物管理局）批准，2014 年 11 月 获得 CE（欧洲共同体）批准。

[16] 2016 年 9 月收到 CE 批准，2017 年获得 FDA 批准。

心对准精度优于 1mm。波导被设计为在等中心提供 550MU/min 的剂量率，SAD 为 145cm，射束通过低温恒温器。射束的深度剂量分布类似于7MV射束，但由于去除了电子污染，入射剂量有所降低。MLC为160对叶片设计（80对），等中心宽度为7mm，位置精度优于1mm，叶片速度为6cm/s，漏射率为 0.5%。正交铅门也用于限制射束尺寸。对于直径为 30cm的球形体积，MRI 场畸变小于1mm，对于直径为40cm的球形体积，其畸变小于2.5mm。机器占地面积与常规 Elekta 直线加速器相当，并且需要的最小空间尺寸为 6.7m（W）×6.7m（L）×3.25m（H）。

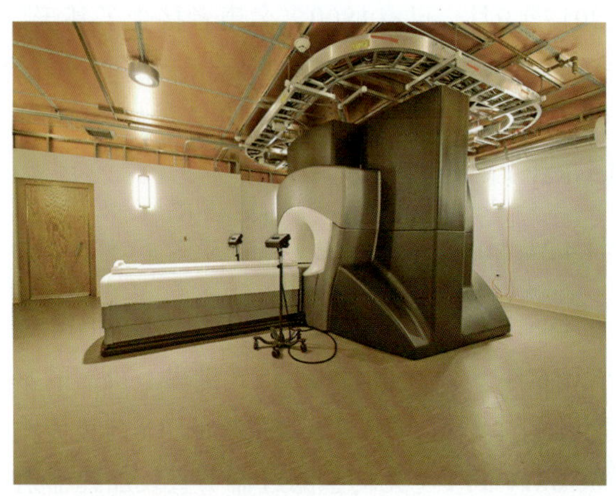

图14.11 ViewRay MRIdian MR-linac。法拉第笼的铜屏蔽是可见的，而机房没有假天花板（图片由 ViewRay 的 James F Dempsey 博士提供）

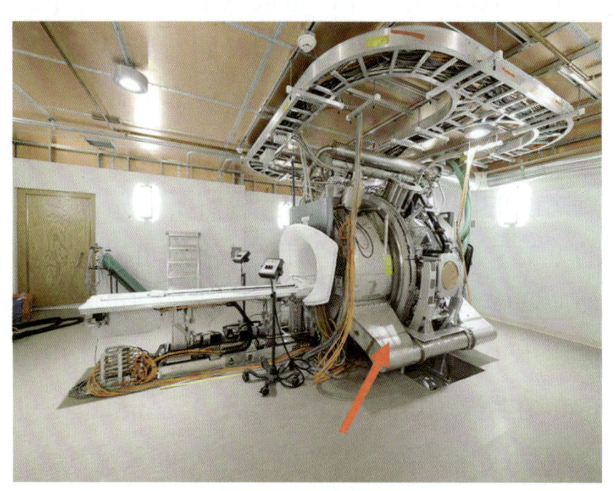

图14.12 取下盖子的 ViewRay MRIdian MR-linac。鼓形或圆柱结构固定直线加速器的组件并提供射频和磁屏蔽。请注意分体式超导磁体设计（箭头所示）（图片由 ViewRay 的 James F Dempsey 博士提供）

2017年5月至7月期间，根据研究协议（Raaymakers 等，2017），使用 Elekta Unity 系统的后期原型，对乌得勒支大学医学中心的四名患者进行了第一次 MR-linac 治疗。通过步进式 IMRT 计划对腰椎骨转移瘤进行单次8Gy姑息治疗，只需不到一个小时即可完成，全程使用 MR 成像。执行摆位扫描并在患者躺在治疗床上时生成 IMRT 计划。该计划花了大约 5 分钟。在射束传输期间，MRI以2mm分辨率各向同性进行成像，耗时 7 秒，每 7 秒重复一次。观察到的平均对准精度为 0.3mm。

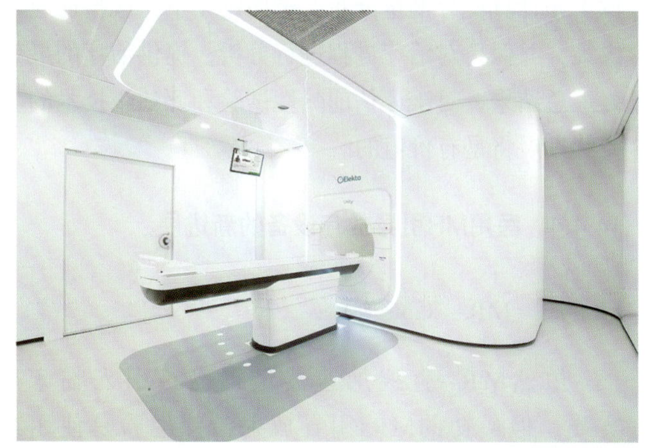

图14.13 Elekta Unity MR-linac（图片由Elekta的 Kevin Brown 提供）

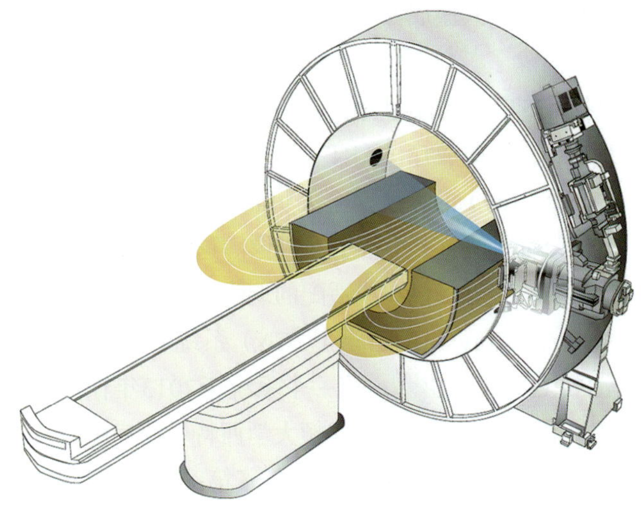

图14.14 Elekta Unity MR-linac 的示意图显示了安装在环形机架上的波导和直线加速器组件的位置（图片由Elekta的 Kevin Brown 提供）

第一位接受 Viewray MRIdian-linac 治疗的患者于 2017 年 7 月在美国密歇根州底特律的亨利福特癌症研究所接受治疗。这种根治性前列腺治疗（常规分割）是使用 IMRT 进行的，并涉及调整患者位置的摆位图像和随后的软组织跟踪过程；必要时对射束进行门控[17]。摆位图像使用各向同性 1.5mm分辨率，耗时 178 秒；随后的成像以 4fps 和 3.5mm × 3.5mm × 7mm 的分辨率进行。实际射束时间为 2.5 分钟（500MU），治疗时间为 5.4 分钟（包括门控），总持续时间（包括成像）约为 20 分钟。一周后进行了第一次 5次（40Gy） SBRT（寡转移）治疗；为此，射束开启时间为 4.75 分钟（1780MU），剂量传输时间为 6 分钟。2019 年 6 月，圣路易斯华盛顿大学的 Sitemann 癌症中心报告说，他们的机构已经使用 MR 引导的放射疗法治疗了第 1000 名患者；82% 的患者在MR-^{60}Co系统上接受治疗，其余的在 MR-Linac 上接受治疗（通信作者：J Bradley 博士，华盛顿大学）。

14.4.5 小结

在撰写本文时，MR-linac 技术的临床推广还处于非常早期的阶段。已经用于临床治疗的两个系统很可能会继续发展，扩大用户将获得进一步的经验。随着这项技术的引入和推广，人们对这些机器的成本以及治疗成本感到担忧，尤其是在医疗保健社会化的国家。关于 MR 引导带来的好处也存在争议。在当前两个商业系统的用户之间，出现了一组新兴的医疗机构，它们将产生解决这些问题的临床证据和经验（Rudra 等，2019）。

据报道，其他设计正在开发或接近商业化，因此，未来可能会有更多的 MR 引导放射治疗可供选择，这将对该技术的接受和采用产生影响。

一家名为 RefleXion Medical 的美国公司最近宣布计划将正电子发射断层扫描（PET-CT）成像系统与直线加速器相结合，以开发生物引导放射治疗（BgRT）。因此，该领域可能会被扩大，先进的图像引导放射治疗将继续发展。

[17] http:/ /medicalphysicsweb.org/cws/article/research/69653（2017 年 12 月 5 日访问，但不再可用）。

第 15 章　质子及重离子加速器

Alejandro Mazal and Annalisa Patriarca

目录

15.1　引言

现代放射治疗主要基于电子直线加速器产生的光子束。然而，由于光子的衰减和散射，光子束在深部肿瘤的深度剂量分布并非最佳，导致吸收剂量随深度的增加逐渐降低。因此，对于这种光子束，需要使用多角度组合。直线加速器产生的电子也可以用于临床，但因散射影响，深度剂量分布并不理想（见图24.3）。具有较重质量的带电粒子（质子、氦或碳离子等）优势更加明显，在其射程结束时剂量迅速沉积，即形成布拉格峰（见3.7和25.2节）。

早在1946年，就有人提出了使用这种带电粒子进行放射治疗的可能性（Wilson，1946）。然而，要在组织中达到20～30cm的深度，需要质子能量达到几百兆电子伏。20世纪50年代，这种离子束只能依靠巨大且昂贵的加速器，比如用于原子和核物理研究的加速器。Raju（1980）撰写相关参考书时，可临床应用的加速器很有限；如，对于质子，有哈佛160MeV同步加速器，和苏联的187MeV同步加速器，杜布纳的680MeV同步回旋加速器，莫斯科的7.2GeV同步加速器和加特契纳的1GeV同步加速器，以及世界上一些其他研究设施。从那时起，世界各地开始安装许多新的质子治疗设施，其中大多数是专门为医疗用途设计的专用设施。

质子治疗设施的主要组成包括：

- 加速器及其相关系统；
- 束流传输系统，能够使得束流通过固定束流线或等中心旋转机架传送到一个或多个治疗房间；
- 屏蔽组件；
- 束流配送和限束装置；
- 患者验证和定位系统；
- 机器控制系统和全套辅助系统。

在本章，我们将阐述用于治疗的质子或较重带电粒子的不同类型加速器的一般原理和特性，及其相关系统。临床使用的限束装置见第25章。补充材料可在国际辐射单位和测量委员会（ICRU 1998）发表的临床质子剂量测定报告或Owen等（2014）的文献中找到。Pearson等（2016）列出了正在或将在不久的将来运行的大约50个回旋加速器和20个同步加速器。欧洲核子中心（2017）发表了一份关于医用加速器的报告，其中包括详细的质子和重离子加速器内容。

中子治疗可以提供类似光子束的剂量分布，但具有较高的线性能量传递（LET）密度，其局部剂量沉积（见第4.5.4节）在20世纪80年代仍然被认为可以有效治疗辐射抵抗肿瘤。中子束流是由质子或氘核与靶物质相互作用产生的，初级粒子能量在14～70MeV之间，主要由回旋加速器产生。这种治疗方法现在几乎已经淘汰了。

一些中心用核反应堆产生的低能（超热）中子进行放射治疗，结合在肿瘤内注射硼-10，即所谓的硼中子捕获疗法（BNCT）。这种相互作用选择性地产生锂-7和α粒子，在细胞水平上具有非常高的能量局部沉积。由于能量和技术可及性的原因，该技术被应用于高辐射抵抗性肿瘤，如胶质瘤以及皮肤黑色素瘤。使用所谓新的加速器中子源（ABNS），例如质子束入射到固体锂-7上（Koivunoro等，2015）正在开发中，以改进中子束能量、效率和可靠性方面的特性。

15.2　质子治疗的加速器类型

生产医用质子束加速器的能量通常在230～250MeV之间，可以穿透组织到32g/cm^{2}的深度（对于一些病例，高达330MeV可以穿透患者的身体），这些束流强度可达几十或几百纳安，相对于2Gy/min的剂量率甚至更高。这种加速器通常用于原子和核物理研究，但临床应用需要特定的性能特性，如稳定性、正常运行最大时间和专用的控制系统等。Bonnett（1993），Schwartz等（1995），Amaldi等（2010），Peach等（2011）回顾了粒子治疗的现状，内容包括加速器和计划建设的新系统，以及经济和战略考虑。

静电加速器（van der Graaf，tandems等）因不能产生足够高的能量而无法用于临床应用。随着技术的发展，环形加速器是目前可采用的标准解决方案，具有最好的性价比，而直线加速器作为一种新的选择正在研究之中。

15.2.1 环形加速器

环形加速器的基本原理如下：采用磁场将粒子的轨迹弯曲成螺旋形或圆形，在每一圈旋转过程中，单个腔室可以加速粒子直至达到所需速度。临床应用的环形加速器主要有两种类型：回旋加速器（包括同步回旋加速器和等时性回旋加速器子类型）和同步加速器。

15.2.1.1 回旋加速器

图15.1展示了由E.O. Lawrence于1932年构思并获得专利的回旋加速器原理图（Lawrence 和 Livingston，1932）。离子源（例如，通过在氢气中使用钨丝电弧产生的等离子体）将质子注入机器中心。高频交流高压施加于两个中空半圆形电极（由于形状原因称为dees）。当质子在两个电极之间的电场中时，负极的扇区会产生一种引力，从而产生加速作用。一个磁性电路和一组线圈被用来创建一个垂直于粒子轨迹的强磁场。当质子重新进入电极空腔时，它不再受到电场力的作用。磁场B使电荷粒子弯曲，带电离子q以速度v运动于半径为r的圆中，当电场改变方向时，它再次出现在电极（dees）之间的空间中，再次加速，沿着半径更大的圆形轨道前进，以此类推。

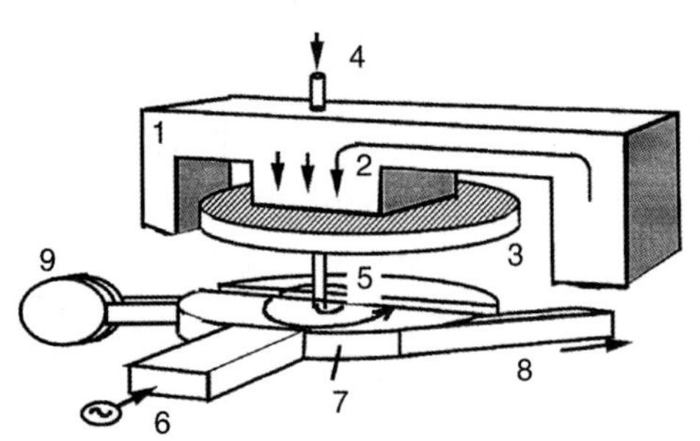

图15.1 回旋加速器原理：（1）磁路；（2）磁场；（3）线圈；（4）气体注入；（5）离子源；（6）高频高压；（7）电极（dees）；（8）引出；（9）真空系

因此，回旋加速器的工作原理：质量为m、半径为r的粒子上的离心力等于磁场B施加给它的洛伦兹力：

$$qvB = mv^2/r \quad 或 \quad qBr = mv \qquad (15.1)$$

洛伦兹力和轨迹都与磁场相垂直。电荷、磁场和亚相对论质量是恒定的，因此，速度的增加导致轨迹半径的增加，旋转的角频率ω只取决于磁场和粒子的质量和电荷：

$$\omega = v/r = qB/m \qquad (15.2)$$

加速质子的常规回旋加速器具备1～2T的磁场和几兆赫（几十到几百兆赫）的频率。dees之间的加速电场保持在该恒定频率，从而与粒子的回旋频率保持同步，提供具有高射频脉冲的束流微结构，需要注意宏观观测其束流是连续束。除了这些指导原则之外，还有其他考虑因素。主要问题包括相位稳定性、聚焦和引出（见15.5节）。磁场在磁体边缘趋于减小，磁力线弯曲，并将径向分量传递给磁场。这可以导致聚焦力，保持粒子围绕中心平面振荡；磁场必须随着半径增大而减小，以保持振荡平衡。

dees之间电场不仅加速质子，而且聚焦和散焦束流，净效应取决于粒子相位。为了保持同步，在垂直散焦阶段，当电压增加时，粒子必须到达加速间隙。随着电场散焦，束流直径随着轨道半径增加，在最终半径的一半之后，磁力再次聚焦束流。由于磁场必须随着半径减小以保持束流聚焦，离心力和磁力之间的平衡也有变化。如果磁场下降速度慢于$1/r$，则净效应是径向振荡，最终产生聚焦效应。由于相关现象最初是在这些机器上被观测到的，垂直和径向振荡被称为betatron振荡。

对基本理论的数学分析超出了本章的范围，可以参阅相关参考文献（如Rosenblatt，1968）。

由于传统回旋加速器不直接产生符合放射治疗所需的规格（例如所需能量），用脉冲束（同步回旋加速器）或用准连续和高强度电流（等离子回旋加速器）产生固定能量束流，目前已经开发了不同的加速方法来解决这些问题。

15.2.1.2 同步回旋加速器

当粒子的能量足够大，使相对论效应引起被加速质子的质量增加时，质子旋转频率ω会降低（公式15.2），因此如果要保持同步性，回旋加速器dees之间的电场频率不能再保持恒定。由于传统回旋加速器中磁场必须随半径增大而减小才能提供束流的垂直聚焦，这也会影响粒子旋转频率。为了保持电场和粒子通道之间的同步性，一种可调制的频率是必要的。因此，当质子质量随着半径增大能量增加时，频率降低，需要更长时间才能通过dees。这个原理被应用于同步回旋加速器（也称为调频回旋加速器），该加速器是由俄罗斯的Veksler（1946）和美国的McMillan（1952）独立构想的，McMillan已获得了专利授权[1]。通过在高频电路中使用可变电容器来获得频率变化。事实上，这是通过一个旋转电容器来实现的，该旋转电容器是一个复杂的器件；或通过一个固态等效放大器来实现。同步加速器缺点是产生的是脉冲束而非连续束，但通常宏脉冲的重复频率（例如450Hz）仍然适合该束流的临床使用。哈佛大学（波士顿，美国）、乌普萨拉（瑞典）和Orsay（法国）的质子治疗设施，最初是由研究机器转化为临床应用，是1973-2015年间用于患者治疗的同步回旋加速器的代表。临床加速器的一些最新解决方案也基于同步回旋加速器（Derenchuk，2013）。

离子束应用公司（IBA，鲁汶，比利时）已经商业化了50吨重，直径2.5m，6.5T峰值磁场的超导同步加速器，可以产生230MeV的质子束，脉冲频率为1kHz，被命名为ProteusOne。并设计了一个应用于单一治疗室的短输运系统，整个系统需要大约30m × 15m的空间。第一个系统于2017年在法国尼斯开始临床应用。迈胜医疗系统（利特尔顿，MA）进一步缩小了系统的尺寸，推出了一台重达20吨，直径1.8m，9T峰值磁场的超导同步加速器，可产生250MeV质子束，脉冲频率为500Hz。该系统最独特的特点是同步回旋加速器直接安装在一个绕患者等中心旋转190°的等中心机架，所需空间约为200m^2，高度约为10m，具体取决于最终的屏蔽设计，于2013年在密苏里州的圣路易斯开始临床应用。

15.2.1.3 等时性回旋加速器

另一种解决粒子质量相对论效应的方法是在圆形电极的外部增加磁场强度B（公式15.1和公式15.2）。然而，这种解决方案在回旋加速器中有局限性，因为它与束流散焦有关，导致粒子因为与真空室壁和磁极碰撞而损失。

可以通过沿着轨道改变磁场的交替梯度重新建立所需的聚焦。加速器具有几个分离的螺旋结构扇区（峰谷交替-图15.2）。在这些扇区的边界上，磁场起着相当于光学透镜的作用来聚焦和离焦束流。然后，通过使极尖更近可以随半径增加而增加的磁场，以补偿粒子质量的增大，从而保持加速场的恒定频率（从而保持束流连续产生）。这种机器被称为等时性回旋加速器。加速是通过连接到谷中加速电极的共振射频腔提供的。离子束应用公司（IBA，比利时）于2001年在波士顿安装了第一个等时性回旋加速器，截至2019年，已有80多台设备在运行。IBA等时性回旋加速器采用的是重220吨、直径4.3m，磁场强度2.2T和320kW功率的常温工作机器，可产生230MeV束流，准连续束电流为300nA。基于等时性回旋加速器原理的治疗机的生产已在与日本住友共同进行，住友也提供同样的加速器。

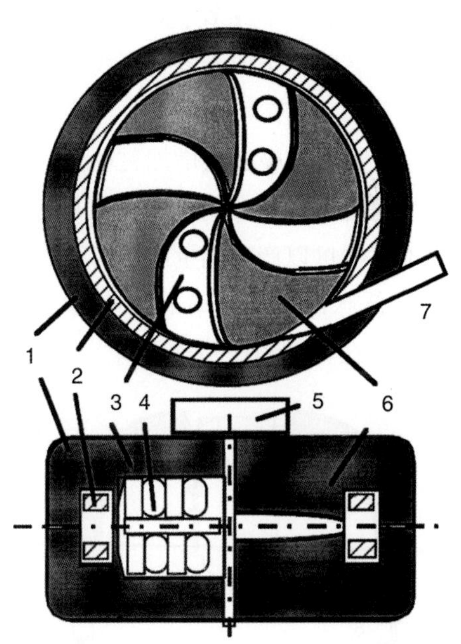

图15.2 等时螺旋分离扇区结构：（1）磁轭；（2）线圈（可以是超导线圈）；（3）谷；（4）用于谷底加速的电极、支架和谐振器；（5）射频发生器和离子源；（6）磁峰；（7）引出口（已经安装在马萨诸塞州波士顿）

Varian（在收购Accel公司后）开发了超导版回旋加速器。2016年，这些机器在慕尼黑、瑞士、圣地亚哥和巴尔的摩投入使用，其他几个中心正在建设中［包括英国的两个国家卫生服务（NHS）

[1] Veksler和McMillan独立地构想认为，频率不需要与所有粒子的旋转速度精确匹配，因为粒子运行得太快不会加速，反之亦然。这意味着同步性天生就是稳定的，即所谓的自动稳相原理。

中心］。Varian等时性回旋加速器是一个重90吨的超导低温系统，直径3.1m，磁场接近4T，可产生高达800nA的准连续的250MeV束流（Derenchuk，2013）。

15.2.1.4 同步加速器

回旋加速器的直径随着所需能量的增加而增大，因此，磁路与其他附件的重量和成本也随之增加。如果只考虑粒子在回旋加速器内的最终轨道，并试图保持粒子在环内的加速度下，方程15.1表明，粒子的速度v可以在恒定半径r下增加（同时考虑到质量的变化），在加速腔所形成的环形区域有一个可变的磁场B[2]。这是同步加速器工作原理（图15.3），由McMillan（1945）和Veksler（1946）所提出。粒子被一个直线加速器加速到几个兆电子伏［其由一个射频四极腔（RFQ）构成］，然后被注入到一个环形装置，包括偏转二极磁铁，聚焦四极磁铁（有时也会用到六极磁铁），注入和引出装置，一个或多个射频腔，以及真空系统。在每次旋转时，类似于电子直线加速器使用的高频腔（见第11.2.1节），会产生与粒子角频率同步的加速度。偏转二极磁铁增加磁场，使质子轨迹保持在一个恒定直径，直到达到所需的能量才被引出。这种加速器可以产生能量可变的束流，缺点是其产生的是低脉冲重复频率的脉冲束，脉冲回旋频率加速周期在典型的1～3秒之间。

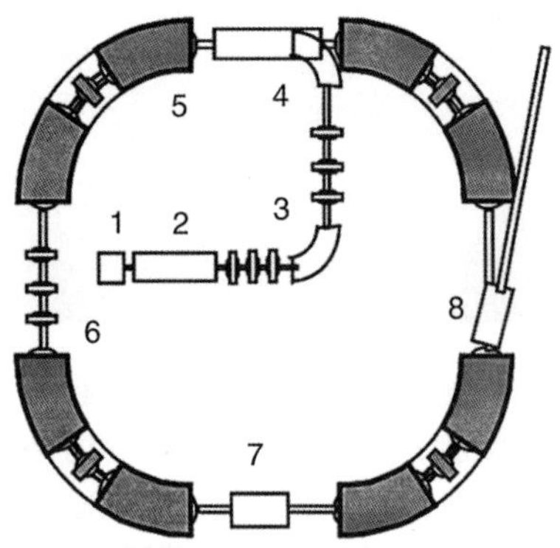

图15.3 同步加速器原理：（1）离子源；（2）RFQ（射频四极腔）；（3）偏转二极磁铁和聚焦四极磁铁；（4）注入器；（5）偏转二极磁铁；（6）直线段，聚焦；（7）射频腔；（8）引出装置（例如安装在加利福尼亚州洛马琳达）

美国Optivus公司为加利福尼亚州的洛玛琳达（Loma Linda）制造的同步加速器及日本和美国的Mitsubishi和Hitachi公司为各个中心制造的同步加速器是用于质子治疗的典型例子（Slater等，1992），1990年安装在洛玛琳达的质子同步加速器是由费米实验室设计的零梯度（磁体间隙内均匀场）、弱聚焦型（磁体具有弯曲和聚焦的双重功能），可产生70～250MeV的质子束。离子源是一个双等离子管，它将37keV的质子注入1.6m的射频四极腔，将其加速到2MeV，并注入周长20m的同步加速器环中。束流通过频率为0.5Hz的共振引出，脉冲宽度为400ms，初始流强[3]为每脉冲3×10^{10}个质子，最大剂量率为1Gy/min，该性能随后进行了升级（Alonso，1994；Coutrakon等，1994）。

同步加速器在日本被广泛使用。在筑波和若樱湾的多室离子系统中，是一个采用强聚焦解决方案的例子（使用单独磁铁，如偏转二极磁铁和聚焦四极磁铁）。2006年，日立公司在美国德克萨斯州休斯顿的MD安德森癌症中心安装了第一个基于同步加速器的质子治疗机。加速器具有6个偏转磁铁和一组聚焦和散焦四极磁铁，环形尺寸为7m×7.8m，产生的束流具有0.5～5秒的平顶引出时间，每次引出束流间隔[4]为2～6.7秒，以提供一个在70～250MeV之间可变能量的束流（Mohan等，2017）。

安装在密歇根的Radiance 330同步加速器，可产生用于治疗的70～250MeV笔形束能量，以及能量高达330MeV的成像用质子束，最大射程为37.9g/cm^2，可调精度为0.1g/cm^2（对于低能量为0.05g/cm^2）（Nazaryan等，2014）。

15.2.2 直线加速器

直线加速器目前被用作同步加速器的注入器，正在被装备成为一个用于质子治疗的独立加速的完整加速器。经典的质子治疗直线加速器，其主要组成包括离子源、不同级别射频加速腔、射频高压源和放大器、真空导管、聚焦磁铁和控制系统（图15.4）。

[2] 同步加速器中磁场的变化是同步加速器中频率变化的另一种选择。

[3] 初始流强（flat top）：描述粒子达到所需能量，并在宽脉冲中以恒定流强引出的点。

[4] 引出束流是用来描述从环中引出部分束流的术语。

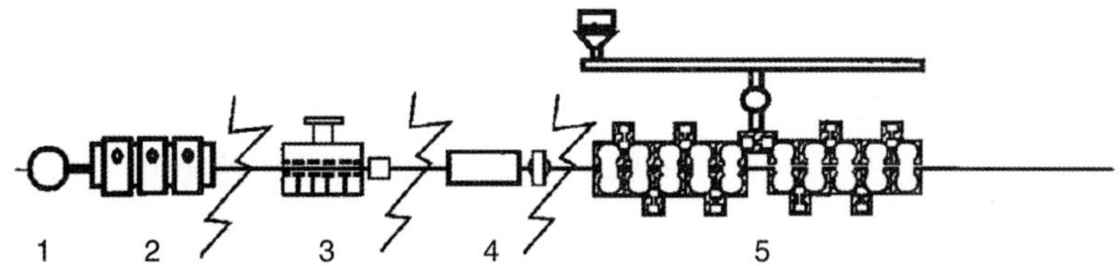

图 15.4 质子直线加速器的原理：（1）源；（2）RFQ（射频四极腔）进行束流初步聚焦和加速；（3）相关的中等能量加速腔；（4）束流偏转和聚焦；（5）最后的高能量加速部分（修改自 Benincasa, G., et al., High frequency proton linac in：The RITA Network and the Design of Compact Proton Accelerators, Vol. 2，Part 1，Amaldi, U., et al., INFN Divisione Ricerca, Frascati, 1996）

质子加速器的一个常见离子源是电子回旋共振（ECR）离子源。在一个小体积腔室内应用微波和磁场加速自由电子，对特定的低压气体进行电离获得等离子体。选定的离子（例如质子）将在直流模式下实现高强度（数百毫安）引出和加速，然后被注入到第一阶段加速。当然也存在其他类型的离子源正在使用或正在研究中；例如，双等离子体，其中阴极丝发射产生等离子体的电子。

对同步加速器而言，射频四极腔（RFQ）通常是聚焦、聚束和加速高流强、低发射度带电粒子束的第一个低能量阶段的组成部分，可高效加速到几十keV到几MeV。它由一个有四个内部尖端或路迹作为纵向电极的圆柱体组成，上下与射频电场的左右时相相对（见图15.5）。这将产生交替的聚焦-散焦效果，最终产生类聚焦效果。尖端内侧有一个非平坦的波纹或调制表面，提供了电场的纵向加速矢量。RFQ 是由Kapchinskij 和 Teplyakov在1970 年发明的（Lombardi，2006）。

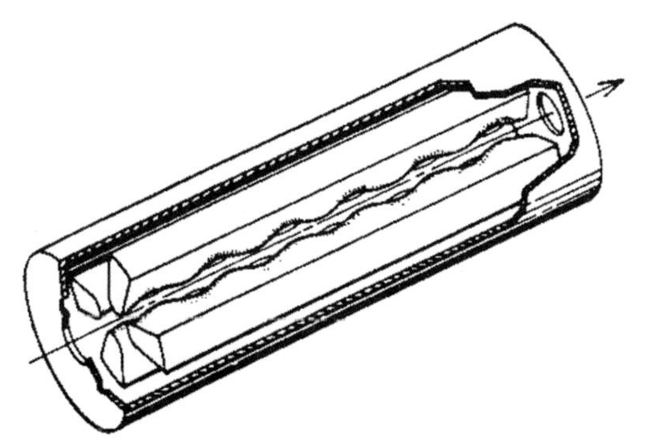

图15.5 射频四极腔（Lombardi, A. M., The Radio Frequency Quadrupole, CERN, Geneva, 2006）

在第一阶段后，需要一系列射频腔（单元）产生60～230MeV能量的质子束。一个简单的第一阶段加速模型（Widerøe加速器，11.2.2节）是一系列长度逐渐增加的漂移管（DTL），其中离子以恒定速度漂移到每个管中，并通过管间的振荡场加速。为了避免尺寸和射频损失，间隙被一个谐振管（Alvarez加速器）包围而呈现为一系列耦合腔阵列。束流聚焦可以用四极磁铁来实现。在相当高的电场梯度（20～30MV/m）下，需要避免表面电子电流（multipactoring）共振增长，否则会导致射频能量损失，影响电场，并可能导致腔体破坏。Bogomolov（1972，1994）提出了基于行波电磁场的线性离子加速器技术的概念。

1998年，62～200MeV LIBO（Linac Booster）首次设计成功。该原型机使用1.3m长的3GHz侧耦合15.7MV/m梯度的直线加速器（SCL）加速到62～74MeV，其由4个加速单元组成，每个加速单元有23个半电池板。该机器首先在欧洲原子核研究中心成功测试（Amaldi等，2004）。随后，在意大利国家核物理实验室（INFN-LNS），并使用LNS回旋加速器作为注入器进行了测试（De Martinis等，2012）。通过调节速调管数量和施加到最后一个速调管的能量来实现能量调制（Amaldi等，2009）。由于不需要被动降能设施，直线加速器在辐射防护方面具有明显的优势。

一种名为LIGHT（Linac Image-guided Hadron Technology）的系统正在由Advanced Oncotherapy（Meyrin，瑞士）开发，该系统基于四极加速器，离子源采用RFQ将质子束能量加速到5MeV，基于侧耦合漂移管直线加速器（SCDTLs）的低能加速器将能量提升至20～40MeV之间，以及基于耦合腔直线加速器（CCL）的高速加速器，遵循LIBO测试的设计，其目的是在总长度为25m的范围内产生能量为230MeV的质子束，具有快速的能量切换

（每秒200次）和低中子污染。第一个系统计划在伦敦安装，并于2019–2020年投入使用。

15.2.2.1 介质壁加速器（DWAs）

DWA加速技术于1996 年在劳伦斯利弗莫尔国家实验室（LLNL）获得专利（Sampayan等，1998年）。电磁波由外部激光产生，产生非常短的（纳秒）电流脉冲，这些脉冲通过被介质材料包围的管（见图15.6）。这种电磁波激发电场，加速由专用离子源产生的质子。在所谓的Blumline传输线（HGIs）中得到了高电场梯度。高梯度绝缘子（HGIs）交替的绝缘子和导电材料形成了加速管的内壁。HGIs可以防止电子雪崩、多次电离和击穿（Caporaso等，2009），并可在加速器尺寸可控的同时提高加速电场。由于计划用HGI实现的加速场最高达到100MV/m的纳秒脉冲，这将需要约2m长度的质子DWA（Alonso，2011）。在2007年LLNL与TomoTherapy公司合作后，CPAC公司（紧凑型粒子加速器公司）成立，负责DWA的商业化。2012年，一个具有20MV/m梯度的DWA原型机在没有旋转机架的情况下成功完成了测试。用固定束流进行三维束流扫描，最大能量可提升至215MeV。目前，DWA加速器的可行性和临床应用仍待进一步证实，其发展似乎已停止。

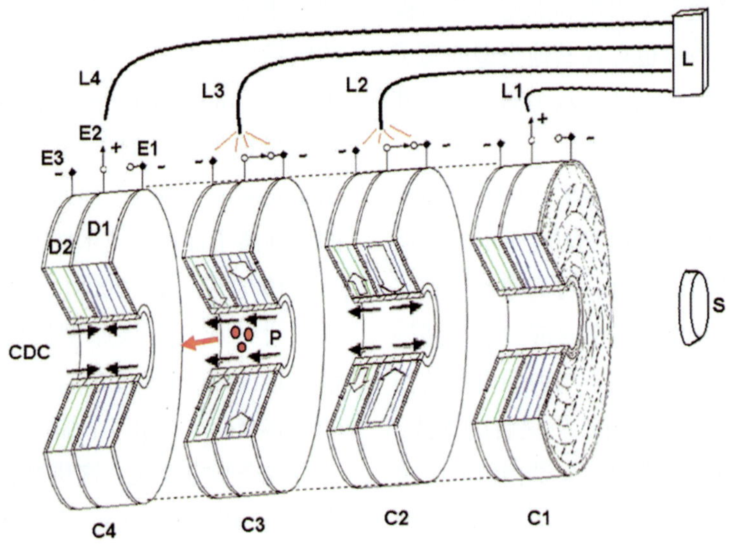

图 15.6 DWA 加速器的原理［引自：Mazal, A., Habrand, J. L., Delacroix, S., Datchary, J., Dendale, R., Desjardins, L., et al., Bull. Cancer, 97（7），831–846，2010. Modified from Caporaso et al. patent, USA, 1996］

15.3 医用重离子加速器的类型

重离子基于布拉格峰的物理剂量分布和相对生物学效应（RBE），在临床应用中具有重要意义。最常见的束流是碳离子（见第25章）。最初，重离子的应用是基于物理研究的加速器（例如在伯克利），现在它们已经发展成为商业化临床解决方案（例如：日本的千叶和其他四家治疗装置，以及世界上10多家装置）。

15.3.1 用于碳离子治疗的同步加速器设施

重离子粒子治疗的常规加速器是同步加速器，因为重离子能量很容易增加。在伯克利进行的开创性工作始于1977年，当时在劳伦斯·伯克利实验室（LBL）的Bevalac加速器产生了^{4}He至^{28}Si的各种粒子，能量为450MeV/u[5]和585MeV/u的^{20}Ne最为常用（Chu等，1985）。

自1994年以来在日本千叶国立放射医学研究所运行的重离子医学加速器（HIMAC）是基于一个直线加速器和一个双环同步加速器（实际上是叠放的两个加速器）产生从质子到Xe的束流，能量为100～800MeV/u。为了产生碳离子，ECR源产

[5] u是一个原子质量单位，是碳原子核质量的1/12。1u ≈ 1.66×10^{-27}kg ≈ 931.5MeV/c^{2}。它大约代表一个核子的剩余质量（见第1.2.2.3 节）。然后通过将标称能量MeV/u乘以A，得到原子质量为A的离子的近似动能。

生一个C^{2+}束流，它被注入到RFQ和Alvarez直线加速器，并加速至6MeV/u。碳离子束被一个薄碳箔完全剥离，注入同步加速器（12极磁体系统）中，在该同步加速器中粒子执行多次环形加速（或多次偏转），然后从环中引出束流（称为spill）。spill的持续时间可能不同。在HIMAC同步加速器中，可以在一个循环周期中通过多个能量步骤提取多个能量。这可以在一个慢引出中进行。该设施已经升级为三个新的治疗室，连接到现有的HIMAC加速器。

一个新型缩小版加速器已在日本群马建造，并于2010年开始运行，碳离子能量为140～400MeV/u，最大剂量率为1.6Gy/min（等效的光子剂量率为5Gy/min）。基于这个设计，其他装置于2013年在Tosu（SAGA加速器）和神奈川（神奈川的i-Rock离子束放射肿瘤中心，能产生更高的能量，高达430MeV/u）建成。

位于德国海德堡的设施（拥有第一个碳离子旋转机架）是上海和马堡设备开发的基地，所有这些中心都在西门子的支持下采用基于同步加速器的解决方案。在欧洲原子核研究中心的支持下，在奥地利MedAustron和意大利Pavia设计并建造了同步加速器的治疗装置。

15.3.2 用于碳离子治疗的回旋加速器设施

IBA正在与JINR（俄罗斯杜布纳联合核研究所）一起开发的400MeV/u超导等时性回旋加速器是用于碳离子治疗的第一个类型的尝试。碳和α粒子将被加速到400MeV/u而质子将加速到265MeV。磁铁直径6.6m，总重700吨，峰磁场为4.5T，谷磁场为2.45T。超导线圈被封闭在一个低温恒温器中，回旋加速器的其余部分将被置于常温（Pearson 等，2016）。第一个装置预计将安装在法国卡昂。

15.3.3 用于碳离子治疗的直线加速器设施

采用直线加速器进行碳离子治疗的建议正在被论证。TERA基金会提出设计一个基于回旋直线加速器的碳离子治疗设施（Amaldi，2007）。第一个项目计划使用一个300MeV/u的超导回旋加速器（重350吨，直径5m，由INFN-LNS进行开发），配有一个能够传输质子和C^{+6}碳离子的同步注入器。直线加速器，CABOTO（Carbon Booster for Therapy in Oncology），3GHz的SCL，重复频率为400Hz，脉冲长度为1.5μs，能够在22m内将碳离子加速至300～430MeV/u。由此得到的加速梯度为25MV/m。随后，另一种CABOTO设计被提出（Degiovanni等，2010），注入器为120MeV/u的K480超导回旋加速器（直径4m，重190吨，一个超导电子束离子源，能够在3μs内产生10^8个C^{+6}，重复频率为300Hz）。碳离子加速器包括18个由速调管提供的伺服模块，每个模块峰值功率为12MW。该直线加速器的创新之处在于工作频率5.7GHz，更高的加速梯度40MV/m，使加速器设施总长度减少到24m，并能够将离子加速至120～400MeV/u。

基于粒子特定参数的最佳模式选择的多粒子加速器正在被研究用于临床。一个有趣的想法是使用反质子束；由于反质子-质子湮灭，布拉格峰的高度大约是相同能量和入射剂量水平的质子束的两倍（Hall，2006；Holzscheiter等，2016）。

15.4 加速器领域的新进展

许多研究和开发正在致力于加速质子和重离子应用于临床的新的替代方案。除了降低加速器成本和尺寸外，其目标是提高能量、能量分布、束流强度、强度调制、稳定性、正常运行时间、维修和工作条件方面的性能。本节介绍了其中两个项目：基于激光的粒子加速器（第15.4.1节）和固定场交替梯度（FFAG）粒子加速器（第15.4.2节）。

15.4.1 激光粒子加速器

高强度激光器（几百TW）可以提供超短脉冲（在0.82μm波长下，大约为50ms，能量为1J，重复频率为10Hz），这将电离固体或气体靶，产生等离子体。随后脉冲与产生的等离子体相互作用产生纵向电场，最终加速带电粒子。由高强度激光的光压力引起的电子从靶中排出（在固体靶时）或激发的等离子体波（在气体靶时），所产生的电场可以超过每米几百GV。这些场可以用于几毫米内加速电子和质子，达到临床应用所需能量（Malka等，2002）。Fourkal等（2002）报告的模拟结果表明，在最优的相互作用条件下，太瓦级激光场可以将质子加速到300MeV。实验中产生了能量在10～50MeV之间的质子，但重复频率非常低。增加激光强度、频率和聚焦，以及优化靶设计，已经被提出作为开发下一代粒子加速器紧凑器件的解决方案。其他方面，如束流能谱（Fourkal等，2003）、强度和稳定性需要进一步提高。

15.4.2 固定场交替梯度粒子加速器

一种加速质子和更重的离子（如碳）的新想法已经出现，即所谓的非标定固定场交替梯度（NS-FFAG）加速器（Keil等，2007；Barlow等，2010）。这种加速器结合了回旋加速器的固定磁场、高流强和快速重复率与同步加速器的可变能量引出的优势。关于这项技术是否可行的研究方案正在进行中[6]。

15.5 一般技术设计的考虑事项

15.5.1 束流引出

束流引出可以通过各种方法来实现。静电偏转器常用于传统回旋加速器。在同步加速器中，电磁通道抵消主磁场，让粒子以直线发出来。可以使用kicker电磁铁，特别是同步加速器。也可以使用不同的方法加速负离子。一旦离子达到所需的能量，就可以用一个较薄的靶从离子中剥离电子。由此产生的正离子将以与负离子轨道相反的曲线轨迹从加速腔中产生。

15.5.2 真空和低温系统

为了避免吸收或散射干扰束流的加速，加速腔需要维持高真空状态［例如：10^{-6}mbar（10^{-4} Pa）］。这个真空也必须沿着束流路径保持不变。对于负离子，真空要求更严格，以尽量减少相互作用。最新发展的紧凑型加速器是基于超导线圈的，这需要使用配备控制器的低温系统，例如，低温恒温器。真空和低温系统是关键组成部分，它决定了设施在故障或维护后恢复临床应用的能力，这对医疗应用来说至关重要。

15.5.3 无磁通路

磁场强度受到电路中磁铁的饱和以及线圈所需电流的限制。超导线圈产生的最大磁场受到铁芯饱和的限制。无磁通路已被提出来用于解决这些问题，降低了成本，并提供了改变回旋加速器能量的可能性（Minervini等，2018）。

15.6 束流传输

专用于物理研究的加速器设施通常会有几条束流线。这是充分考虑到加速器成本和大小，以及参与不同研究项目用户的需求而设计的。

同样，对于医疗用途，因为加速器的使用成本很高，因此，需将束流分配到几个治疗室使用，通常在2～4个治疗室之间，并可以选择将其中一些治疗室用于特定的临床应用。利用患者治疗时间通常比束流可用时间长的事实，需要在这些不同的治疗室之间快速切换束流来增加患者的吞吐量。束流传输是在粒子引出后沿着真空粒子导管被输送到治疗室的过程。电磁系统被用于改变粒子运动轨迹，并以类似光学透镜的方式聚焦束流。在研究设施中，大多数治疗室都有固定的水平束流。优化治疗的束流传输系统的一个特殊情况是设计紧凑和等中心的机架，引导束流到达患者周围（图15.7）。虽然这种技术对于电子束是一种常见方法，但弯曲质子所需的偶极磁铁要大得多，而且价格昂贵（对重离子来说更昂贵），这是它们发展的经济限制因素。通过磁刚度Br，计算加速带电粒子旋转半径的基本表达式为：

$$Br = p/q = mv/q \qquad (15.3)$$

其中，B是磁场强度，r是弯曲半径，p是动量，q是电荷，m是质量，v是粒子的速度。

[6] http://gow.epsrc.ac.uk/NGBOViewGrant.aspx?GrantRef=EP/E032869/1.

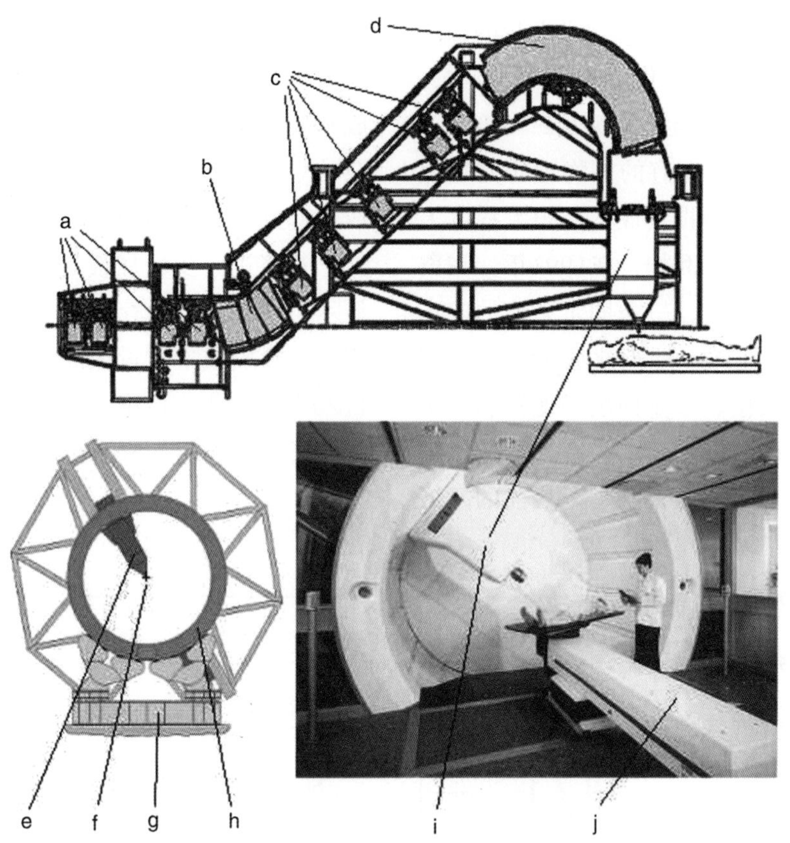

图 15.7　质子束传输等中心旋转机架示例。（a）和（c）四极磁体；（b）45° 偶极磁体；（d）135° 偶极磁体；（e）和（i）机头（见图 25.1）；（f）等中心；（g）机架支架；（h）旋转机架结构；（j）患者定位装置（根据原始图纸进行修改，由比利时 IBA 提供）

质子的磁刚度是电子治疗束的3倍，碳离子的磁刚度是质子的3倍。电子加速器旋转机架半径为1.5m，重量略低于10吨；质子加速器的半径在4.5～6m之间，重量为100吨；对于碳离子加速器，海德堡建造的第一个旋转机架的直径为13m，长25m，重670吨。对于重离子加速器，固定束流线（水平、垂直或倾斜）有时仍然是可选择的，因为旋转机架的成本非常高。最近在日本研发了更小的离子旋转机架［在国立放射医学研究所（NIRS），将超导磁体附着在一个直径11m，长13m的圆柱形旋转体上］[7]。

关于质子治疗的束流传输和旋转机架的基本概念见以下参考文献：Coutrakon等（1991），Pedroni（1994），Renner等（1994）和Pedroni等（1995）。

[7]　www.nirs.qst.go.jp/ENG/news/press/2016/160108.html.

15.7　经济和功能方面的考虑

15.7.1　资本成本

一个质子或一个重离子临床设施的投资规模和运行成本与包括加速器、运输和输运系统（如等中心旋转机架）在内的设备因素有关。这些成本占安装和运营离子装置总成本的1/3～2/3。其他费用包括建筑（土建、服务和地皮）和其他设备（冷却、加热、通风和空调）、安全和辐射防护、成像和剂量测定设备、麻醉等。

由于投资和运行成本高，大多数国家的卫生技术评估机构都发布了关于安装离子治疗中心合理性的报告（如ANDEM 1995以及最近的法国、荷兰、比利时和加拿大等版本）。虽然大多数报告确定了已证实的解剖部位离子治疗的价值（眼睛、颅底和儿科），但其他解剖部位仍然需要临床研究收集数据。虽然美国和日本已在布局建立各区域中心，但其他国家则是建立相应的国家中心，并设立了一系列转诊中心（如瑞典，有一个位于乌普萨拉的国家中心）。众所周知，相比商业化质子中心的成本，碳离子设施造价更高昂，但至少要高出2～3倍。

1960–1990年期间将现有的核物理研究加速器转化为医疗用途所需的投资成本在很大程度上取决于当地的具体情况。例如，在1991年，在奥赛质子治疗中心（法国），一条固定束流的成本为17M€。2010年，在同一地点建成了一个新中心，包括一座临床大楼、一个回旋加速器和一个旋转治疗室，以及两个固定束治疗室，总造价为40M€，其中25M€是用于设备购买。目前的发展趋势（Beck，2015）是设计成本在20M€或更少的单治疗室设施。简单版本的光子直线加速器的成本要低很多。一个低能加速器1.3M€，但最复杂的［例如集成磁共振成像（MRI）系统］集成成本高达10M€，MRI与质子集成的专利已经提交，这将进一步增加最先进设施的成本。图15.8显示了单室质子治疗设备与传统直线加速器设备相比的投资成本数量级的演变。质子治疗的成本自20世纪90年代以来一直在下降，现在正接近复杂的高能X射线设备的成本。

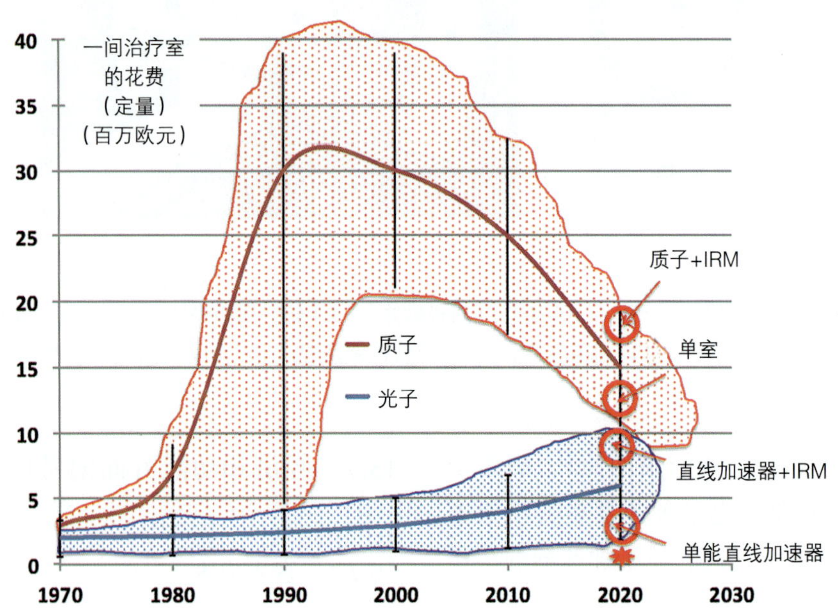

图 15.8　质子治疗设施投资成本的演变规律，从改造的研究型设施，经过区域多室治疗医院中心，到机构单室设施。它与使用光子和电子束与辅助设备（包括正在进行的集成 MRI 引导治疗）的直线加速器的临床设施的发展对比，来自作者（AM）基于真实项目的数据

15.7.2　运行成本

运行成本有两个主要组成部分：

- 服务成本约占设备成本的7%～8%，这对于保证临床治疗所需的正常运行时间至关重要。这些公司和用户声称，目前现代商业化设施在运行几年后的正常运行时间约为97%～98%，这与光子直线加速器相似。但是，一般来说，需要更多的维护来保持这一数值。
- 固定人力资源成本也是一个重要的组成部分。这对于转化为临床设施的研究机器更为重要，在一个研究中心需要维护和开发人员。单室设施正在向“无现场操作人员”和类似于传统电子直线加速器的服务合同发展。欧洲的一篇回顾研究（Weber等，2017）报道，每年的患者人数和医务人员和辅助医务人员（医生、物理师、治疗师和护士）之间的比例为10：1，不包括技术和行政人员。

这些设施的运营成本（不包括工作人员薪金）估计为每小时250～400美元不等。如果包括所有成本（运营成本、工资、资本分摊、实验工具等），当束流要进行实验时，每小时可收取1000～2000美元费用。

15.7.3 治疗能力

现有质子治疗中心每室每年治疗20～350名患者，因为一些患者与物理研究项目共用束流。新型专用多室设施正计划每年治疗1000～1500名患者，这样一个加速器可为几个治疗室提供服务。每个患者的治疗分次数很大程度上依赖于使用的临床方案：立体定向放射治疗为1次治疗，眼科治疗为4～5次治疗，光子治疗后推量为10次治疗，完全用质子的超过25分次治疗。欧洲的一项调查（Weber等，2017）表明，15个运营中心的平均患者数为221例/年（范围40～557）。

在启用一个设施时，考虑到上升期是非常重要的。图15.9显示了最近开业的质子治疗机构的第一年中治疗患者的人数。大约3年后，患者的吞吐量基本稳定或缓慢增加。对于标准的光子直线加速器，上升期很少超过几个月。

15.7.4 治疗成本

综合上述成本可以估计每位患者治疗的成本。例如，质子为1025€（1320美元），X射线为425€（550美元）（Goitein和Jermann，2003）。在美国和大多数欧洲国家，治疗成本由国家医疗保险系统所覆盖。

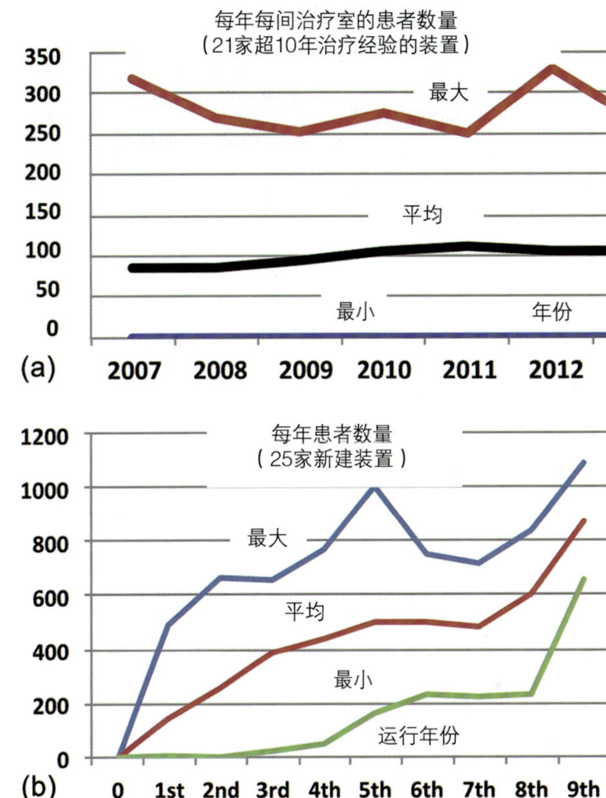

图15.9 （a）21个在质子治疗方面有超过10年经验的机构中，每年和每个治疗室的患者数目（其中一些机构治疗的患者很少，如"最低"曲线所示）。效率更高的设施的平均值是每个治疗室每年280名患者。（b）新建的25个设施中每个设施的患者总数（与房间数量无关）。对于这些设施，最有效率的医院平均每个治疗室每年280名患者。一般来说，需要2～4年才能达到一个合理稳定的运行状态（使用从www.ptcog.ch中提取的数据进行分析）

15.8 展望

在粒子治疗的早期阶段，各个中心必须开发自己的解决方案来使用现有设计用于物理研究的系统。如今，世界上许多公司都可以提供质子和碳离子治疗的商业化设施。关于使用其他粒子和创新解决方案的讨论正在进行中，但需要许多年后才能投入运行，或者最终可能会失败。

2017年，在116个正在运行和建设的加速器中，约有一半是用于质子治疗的等时性回旋加速器，15%是使用新型用于质子治疗的紧凑型同步回旋加速器，37%是同步加速器，包括所有的碳离子设施（表15.1）。在不久的将来或许会出现直线加速器。加速器的性能与临床需求直接相关，包括：

- 快速3D扫描，以最小化器官运动的影响；
- 治疗束流和成像设备的结合，如MRI（影响粒子的运动轨迹）；
- 需要更高能量的粒子射线成像和断层扫描；
- 需要更高束流强度的超高剂量率的生物学效应的研究（接近100Gy/s）；
- 基于经验和快速计划的旋转照射技术；
- 不同类型束流的组合。

表15.1 2017年全球正在使用和建设中的加速器类型（数据取自www.ptcog.ch）

		回旋加速器	同步回旋加速器	同步加速器	总数
在运行中	质子	38	5	21	64
	碳离子			11	11
在施工中	质子	18	12	9	39
	碳离子			2	2
总数	56		17	43	116
百分比	48%		15%	37%	100%

粒子治疗加速器的发展必须考虑到上述提及的因素。然而，最优先的必须是降低成本，如通过大规模生产、改进低温技术和无磁铁系统以及多治疗室之间快速切换、快速能量变化、高剂量率来优化患者吞吐量。另一个目标是减少与束流传输系统和整个治疗过程相关的不确定性（见第39章）。由业务中心与研发人员共同开展的研究活动对减少不确定性至关重要。由于拟建设的设施数量正在呈指数级增长，特别是质子设施，包括单室和多室治疗中心，因此，基于临床实践和研发的共同研究正在成为可能。成本最低的质子设施和现代光子治疗的最高成本之间的差距已在逐渐缩小，分析在不同地点持续开展的临床方案的结果，将有助于在放射肿瘤治疗中确定粒子束治疗的最佳模式。

C 部分：参考文献

AAPM (American Association of Physicists in Medicine). Report 63. Radiochromic Film Dosmetry. Task Group 55 – see Niroomand-Rad et al. 1998.

AAPM. Report 83. Quality assurance for computed-tomography simulators and the computed-tomography-simulation process. Task Group 66 – see Mutic et al. 2003.

AAPM. Report 91. The Management of Respiratory Motion in Radiation Oncology. Task Group 76 – see Keall et al. 2006.

AAPM. Report 95. The management of imaging dose during image-guided radiotherapy. Task Group 75 - see Murphy et al. 2007.

AAPM. Report 176. Dosimetric effects caused by couch tops and immobilization devices. Task Group 176 - see Olch et al. 2014.

AAPM. Report 182. Electronic intracavitary brachytherapy quality management based on risk analysis. Task Group 182 – see Thomadsen et al. 2020.

Acharya, S., Fischer-Valuck, B. W., Kashani, R., Parikh, P., Yang, D., Zhao, T., et al. Online magnetic resonance image guided adaptive radiation therapy: first clinical applications. *Int. J. Radiat. Oncol. Biol. Phys.* **94** (2):394–403, 2016. doi:10.1016/j.ijrobp.2015.10.015

Adams, E. J. and Warrington, A. P. A comparison between cobalt and linear accelerator-based treatment plans for conformal and intensity-modulated radiotherapy. *Br. J. Radiol.* **81** (964):304–310, 2008. repository.icr.ac.uk/bitstream/handle/internal/2183/bjr_77023750.pdf?sequence=2&isAllowed=y

Alfonso, R., Andreo, P., Capote, R., Huq, M. S., Kilby, W., Kjäll, P., et al. A new formalism for reference dosimetry of small and nonstandard fields. *Med. Phys.* **35** (11):5179–5186, 2008. doi:10.1118/1.3005481

Alonso, J. R. Synchrotrons: The American experience. Proc. 1st Int. Symp. on Hadrontherapy, Como Italy. In *Hadrontherapy in Oncology*, edited by U. Amaldi and B. Larsson, pp. 266–281. Elsevier Science B.V., 1994.

Alonso, J. R. The dielectric wall accelerator: independent evaluation of project status. *Radiother. Oncol.* **99**:S229–S230, 2011. doi:10.1016/S0167-8140(11)70684-3

Amaldi, U. CYCLINACS: novel fast-cycling accelerators for hadrontherapy. Cyclotrons and Their Applications 2007, Eighteenth International Conference CERN, Geneva, 2007.

Amaldi, U., Berra, P., Crandall, K., Toet, D., Weiss, M., Zennaro, R., et al. LIBO – a linac-booster for protontherapy: construction and tests of a prototype. *Nucl. Instrum. Methods Phys. Res. A* **521** (2–3):512–529, 2004. doi:10.1016/j.nima.2003.07.062

Amaldi, U., Braccini, S. and Puggioni, P. *High Frequency Linacs for Hadrontherapy*. World Scientific Publishing Co., 2009.

Amaldi, U., Bonomi, R., Braccini, S., Crescenti, M., Degiovanni, A., Garlasché, M., et al. Accelerators for hadrontherapy: from Lawrence cyclotrons to linacs. *Nucl. Instrum. Methods Phys. Res. A* **620** (2–3):563–577, 2010. doi:10.1016/j.nima.2010.03.130

ANDEM. *Usage Thérapeutique des Cyclotrons en Cancérologie: Évaluation Clinique et Économique.* Paris: Agence Nationale pour le Développement de l'Evaluation Médicale, 1995. http://catalogue.bnf.fr/ark:/12148/cb357654611

Antonuk, L. E. Electronic portal imaging devices: a review and historical perspective of contemporary technologies and research. *Phys. Med. Biol.* **47** (6):R31–R65, 2002. doi:10.1088/0031-9155/47/6/201

Antonuk, L. E., Yorkston, J., Kim, C. W., Huang, W., Morton, E. J., Longo, M. J., et al. Light-response characteristics of amorphous silicon arrays for megavoltage and diagnostic imaging. *MRS Proceedings* **219**:531, 1991. doi:10.1557/PROC-219-531

Antonuk, L. E., Yorkston, J., Huang, W., Boudry, J., Morton, E. J., Longo, M. J., et al. Radiation response characteristics of amorphous silicon arrays for megavoltage radiotherapy imaging. *IEEE Trans. Nucl. Sci.* **39** (4):1069, 1992. doi:10.1109/23.159761

Antonuk, L. E., El-Mohri, Y., Huang, W., Siewerdsen, J., Yorkston, J. and Street, R. A. A large area, high-resolution a-Si:H array for X-ray imaging*MRS Proceedings* **336**:855, 1994. doi:10.1557/PROC-336-855

Antonuk, L. E., el Mohri, Y., Siewerdsen, J. H., Yorkston, J., Huang, W., Scarpine, V. E., et al. Empirical investigation of the signal performance of a high-resolution, indirect detection, active matrix flat-panel imager (AMFPI) for fluoroscopic and radiographic operation. *Med. Phys.* **24** (1):51–70, 1997. doi:10.1118/1.597918

Antypas, C. and Pantelis, E. Performance evaluation of a CyberKnife G4 image-guided robotic stereotactic radiosurgery system. *Phys. Med. Biol.* **53** (17):4697–4718, 2008. doi:10.1088/0031-9155/53/17/016

Asmerom, G., Bourne, D., Chappelow, J., Goggin, L. M., Heitz, R., Jordan, P., et al. The design and physical characterization of a multileaf collimator for robotic radiosurgery. *Biomed. Phys. Eng. Express* **2** (1):017003, 2016. doi:10.1088/2057-1976/2/1/017003

Aspradakis, M. M., Byrne, J. P., Palmans, H., Duane, S., Conway, J., Warrington, A. P., et al. IPEM Report 103. Small Field MV photon dosimetry. York: IPEM, 2010.

Athiyaman, M., Athiyaman, H., Rajasekaran, R. and Neelakandan, R. Transmission & leakage measurement of novel telecobalt machine Bhabhatron-II. *Int. J. Pharm. Sci. Res.* **6** (1):386–392, 2015. doi:10.13040/IJPSR.0975-8232.6(1).386-92

Aukett, R. J., Thomas, D. W., Seaby, A. W. and Gittins, J. T. Performance characteristics of the Pantak DXT-300 kilovoltage X-ray treatment machine. *Br. J. Radiol.* **69** (824):726–734, 1996. doi:10.1259/0007-1285-69-824-726

Baily, N. A., Horn, R. A. and Kampp, T. D. Fluoroscopic visualization of megavoltage therapeutic x ray beams. *Int. J. Radiat. Oncol. Biol. Phys.* **6** (7):935–939, 1980. doi:10.1016/0360-3016(80)90341-7

Barlow, R., Berg, J. S., Beard, C., Bliss, N., Clarke, J., Craddock, M. K., et al. EMMA – The world's first non-scaling FFAG. *Nucl. Instrum. Methods Phys. Res. A* **624**:1–19, 2010. doi:10.1016/j.nima.2010.08.109

Beavis, A. W. Image-guided radiation therapy: what is our Utopia? *Br. J. Radiol.* **83** (987):191–193, 2010. doi:10.1259/bjr/26132255

Beck, M. Making a cost case for proton-beam therapy. *Wall Street J. Eastern Ed.* **265** (122):B1–B4, 2015.

Beeksma, B., Truant, D., Holloway, L. and Arumugam, S. An assessment of image distortion and CT number accuracy within a wide-bore CT extended field of view. *Australas. Phys. Eng. Sci. Med.* **38** (2):255–261, 2015. doi:10.1007/s13246-015-0353-6

Benincasa, G. P., Bourquin, P., Lombardi, A. M., Nonis, M., Orlandi, G., Parisi, G., et al. High frequency proton Linac. In *The RITA Network and the Design of Compact Proton Accelerators*, edited by U. Amaldi, M. Grandolfo and L. Picardi, pp. 215–256. Rome: INFN, 1996.

Benner, S., Rosengren, B., Wallman, H. and Netteland, O. Television monitoring of a 30 MV x-ray beam. *Phys. Med. Biol.* 7:29–34, 1962. doi:10.1088/0031-9155/7/1/302

Bert, C., Metheany, K. G., Doppke, K. P., Taghian, A. G., Powell, S. N. and Chen, G. T. Clinical experience with a 3D surface patient setup system for alignment of partial-breast irradiation patients. *Int. J. Radiat. Oncol. Biol. Phys.* **64** (4):1265–1274, 2006. doi:10.1016/j.ijrobp.2005.11.008

Beyer, T., Townsend, D. W., Brun, T., Kinahan, P. E., Charron, M., Roddy, R., et al. A combined PET/CT scanner for clinical oncology. *J. Nucl. Med.* **41** (8):1369–1379, 2000. jnm.snmjournals.org/content/41/8/1369.long

Bhatnagar, J. P., Novotny, J., Jr., Quader, M. A., Bednarz, G. and Huq, M. S. Unintended attenuation in the Leksell Gamma Knife Perfexion calibration-phantom adaptor and its effect on dose calibration. *Med. Phys.* **36** (4):1208–1211, 2009. doi:10.1118/1.3093240

Bhatnagar, J. P., Novotny, J., Jr. and Huq, M. S. Dosimetric characteristics and quality control tests for the collimator sectors of the Leksell Gamma Knife® Perfexion™. *Med. Phys.* **39** (1):231–236, 2012. doi:10.1118/1.3668057

Bidinosti, C. P. and Martin, J. W. Passive magnetic shielding in static gradient fields. *AIP Adv.* **4** (4):047135, 2014. doi:10.1063/1.4873714

Biggs, P. J., Goitein, M. and Russell, M. D. A diagnostic X ray field verification device for a 10 MV linear accelerator. *Int. J. Radiat. Oncol. Biol. Phys.* **11** (3):635–643, 1985. doi:10.1016/0360-3016(84)90861-7

BIR (British Institute of Radiology). *BJR Supplement 25. Central Axis Depth Dose Data for Use in Radiotherapy.* London, UK: BIR, 1996.

Birch, M. J. and Blowes, R. W. A contact x-ray therapy unit for intracavitary irradiation. *Phys. Med. Biol.* **35** (2):275–280, 1990. doi:10.1088/0031-9155/35/2/008

Bogomolov, A. S. Method for linear acceleration of heavy charged particles and device for its realization. US3651417 A. 1972.

Bogomolov, A. S. Current and future developments in linear ion accelerator technology. Proc. 1st Int. Symp. on Hadrontherapy, Como, Italy. In *Hadrontherapy in Oncology*, edited by U. Amaldi and B. Larsson, pp. 412–422. Elsevier Science B.V., 1994.

Bonnett, D. E. Current developments in proton therapy: a review. *Phys. Med. Biol.* **38** (10):1371–1392, 1993. doi:10.1088/0031-9155/38/10/001

Botman, J. I. M., Bates, T. and Hagedoorn, H. L. A double focusing magnet system for a medical linear electron accelerator. *Nucl. Instrum. Methods Phys. Res. B* **10**:796–798, 1985. doi:10.1016/0168-583X(85)90110-7

Boyer, A. L., Antonuk, L., Fenster, A., van Herk, M., Meertens, H., Munro, P., et al. A review of electronic portal imaging devices (EPIDs). *Med. Phys.* **19** (1):1–16, 1992. doi:10.1118/1.596878

Breedveld, S., Storchi, P. R., Voet, P. W. and Heijmen, B. J. iCycle: integrated, multicriterial beam angle, and profile optimization for generation of coplanar and noncoplanar IMRT plans. *Med. Phys.* **39** (2):951–963, 2012. doi:10.1118/1.3676689

Burghelea, M., Verellen, D., Dhont, J., Hung, C., Gevaert, T., Van den Begin, R., et al. Treating patients with Dynamic Wave Arc: first clinical experience. *Radiother. Oncol.* **122** (3):347–351, 2017. doi:10.1016/j.radonc.2017.01.006

Burke, B., Lamey, M., Rathee, S., Murray, B. and Fallone, B. G. Radio frequency noise from clinical linear accelerators. *Phys. Med. Biol.* **54** (8):2483–2492, 2009. doi:10.1088/0031-9155/54/8/015

Caillet, V., Keall, P. J., Colvill, E., Hardcastle, N., O'Brien, R., Szymura, K., et al. MLC tracking for lung SABR reduces planning target volumes and dose to organs at risk. *Radiother. Oncol.* **124** (1):18–24, 2017. doi:10.1016/j.radonc.2017.06.016

Caporaso, G. J., Chen, Y. J. and Sampayan, S. E. The dielectric wall accelerator. *Rev. Accel. Sci. Technol.* **02** (01):253–263, 2009. doi:10.1142/S1793626809000235

Carl, G., Reitz, D., Schonecker, S., Pazos, M., Freislederer, P., Reiner, M., et al. Optical surface scanning for patient positioning in radiation therapy: A prospective analysis of 1902 fractions. *Technol. Cancer Res. Treat.* **17**, 2018. doi:10.1177/1533033818806002

CEP (Centre for Evidence-based Purchasing). Comparative specifications – Wide bore CT scanners. CEP 08029, 2009.

CERN. Accelerators for Medical Applications Voesendorf, Austria 26 May to 5 June 2015. CERN Yellow Reports: School Proceedings, Volume 1/2017, edited by R. Bailey, Voesendorf, Austria CERN, 2017. cds.cern.ch/record/2271793/files/33-8-PB.pdf

Chan, M., Yang, J., Song, Y., Burman, C., Chan, P. and Li, S. Evaluation of imaging performance of major image guidance systems. *Biomed. Imaging Interv. J.* **7** (2):e11, 2011. doi:10.2349/biij.7.2.e11

Chen, J., Chuang, C. F., Morin, O., Aubin, M. and Pouliot, J. Calibration of an amorphous-silicon flat panel portal imager for exit-beam dosimetry. *Med. Phys.* **33** (3):584–594, 2006. doi:10.1118/1.2168294

Chu, W. T., Curtis, S. B., Llacer, J., Renner, T. R. and Sorensen, R. W. Wobbler facility for biomedical experimenis at the Bevalac. *IEEE Trans. Nucl. Sci.* **34** (5):3321–3323, 1985. doi:10.1109/TNS.1985.4334356

Chung, D. D. L. Electromagnetic interference shielding effectiveness of carbon materials. *Carbon* **39** (2):279–285, 2001. doi:10.1016/S0008-6223(00)00184-6

Chuter, R. W., Rixham, P. A., Weston, S. J. and Cosgrove, V. P. Feasibility of portal dosimetry for flattening filter-free radiotherapy. *J. Appl. Clin. Med. Phys.* **17** (1):112–120, 2016. doi:10.1120/jacmp.v17i1.5686

Clayton, C. B. and Thompson, D. J. An optical apparatus for reproducing surface outlines of body cross-sections. *Br. J. Radiol.* **43** (511):489–492, 1970. doi:10.1259/0007-1285-43-511-489

Coutrakon, G., Bauman, M., Lesyna, D., Miller, D., Nusbaum, J., Slater, J., et al. A prototype beam delivery system for the proton medical accelerator at Loma Linda. *Med. Phys.* **18** (6):1093–1099, 1991. doi:10.1118/1.596617

Coutrakon, G., Hubbard, J., Johanning, J., Maudsley, G., Slaton, T. and Morton, P. A performance study of the Loma Linda proton medical accelerator. *Med. Phys.* **21** (11):1691–1701, 1994. doi:10.1118/1.597270

Cozzi, L., Fogliata, A., Thompson, S., Franzese, C., Franceschini, D., de Rose, F., et al. Critical appraisal of the treatment planning performance of volumetric modulated arc therapy by means of a dual layer stacked multileaf collimator for head and neck, breast, and prostate. *Technol. Cancer Res. Treat.* **17**:1–11, 2018. doi:10.1177/1533033818803882

Croce, O., Hachem, S., Franchisseur, E., Marcié, S., Gérard, J. P. and Bordy, J. M. Contact radiotherapy using a 50 kV X-ray system: evaluation of relative dose distribution with the Monte Carlo code PENELOPE and comparison with measurements. *Radiat. Phys. Chem.* **81**:609–617, 2012. doi:10.1118/1.596617

Crop, F., Lacornerie, T., Szymczak, H., Felin, A., Bailleux, C., Mirabel, X., et al. Treatment and technical intervention time analysis of a robotic stereotactic radiotherapy system. *Technol. Cancer Res. Treat.* **13** (1):29–35, 2014. doi:10.7785/tcrt.2012.500359

Davy, T. J., Johnson, P. H., Redford, R. and Williams, J. R. Conformation therapy using the tracking cobalt unit. *Br. J. Radiol.* **48** (566):122–130, 1975. doi:10.1259/0007-1285-48-566-122

Degiovanni, A., Amaldi, U., Bonomi, R., Garlasche, M., Garonna, A., Pearce, P., et al. A cyclotron-linac complex for carbon ion therapy. Workshop of Physics for Health in Europe. Geneva: CERN, 2010.

Delombaerde, L., Petillion, S., Michiels, S., Weltens, C. and Depuydt, T. Development and accuracy evaluation of a single-camera intra-bore surface scanning system for radiotherapy in an O-ring linac. *Phys. Imaging Radiat. Oncol.* **11**:21–26, 2019. doi:10.1016/j.phro.2019.07.003

De Martinis, C., Giove, D., Amaldi, U., Berra, P., Crandall, K., Mauri, M., et al. Acceleration tests of a 3GHz proton linear accelerator (LIBO) for hadrontherapy. *Nucl. Instrum. Methods Phys. Res. A* **681**:10–15, 2012. doi:10.1016/j.nima.2012.04.017

Dempsey, J. F., System for delivering conformal radiation therapy while simultaneously imaging soft tissue. US Patent 7,907,987. 2004a.*

Dempsey, J. F. System for delivering conformal radiation therapy while simultaneously imaging soft tissue. US Patent 9,114,253. 2004b.*

* Where dates are given for patents, they are the priority date.

Depuydt, T., Verellen, D., Haas, O., Gevaert, T., Linthout, N., Duchateau, M., et al. Geometric accuracy of a novel gimbals based radiation therapy tumor tracking system. *Radiother. Oncol.* **98** (3):365–372, 2011. doi:10.1016/j.radonc.2011.01.015

Derenchuk, L. Particle beam technology and delivery – cyclotrons. AAPM Proton Symposium 3rd August 2013. American Association of Physicists in Medicine. www.aapm.org/meetings/2013AM/documents/CyclotronProsandCons.pdf

Dinsmore, M., Harte, K. J., Sliski, A. P., Smith, D. O., Nomikos, P. M., Dalterio, M. J., et al. A new miniature x-ray source for interstitial radiosurgery: device description. *Med. Phys.* **23** (1):45–52, 1996. doi:10.1118/1.597790

Disselhorst, J. A., Bezrukov, I., Kolb, A., Parl, C. and Pichler, B. J. Principles of PET/MR imaging. *J. Nucl. Med.* **55** (Supplement 2):2S–10S, 2014. doi:10.2967/jnumed.113.129098

Eaton, D. J. Quality assurance and independent dosimetry for an intraoperative x-ray device. *Med. Phys.* **39** (11):6908–6920, 2012. doi:10.1118/1.4761865

Eaton, D. J. Electronic brachytherapy – current status and future directions. *Br. J. Radiol.* **88** (1049):20150002, 2015. doi:10.1259/bjr.20150002

EC (Directorate-General for Energy). Radiation Protection N° 162. Criteria for acceptability of medical radiological equipment used in diagnostic radiology, nuclear medicine and radiotherapy. Brussels: European Commission, 2012.

Elekta Instrument AB. Loading Machine LM3: loading and unloading cobalt sources in Leksell Gamma Knife. Document Article No. 008114 Rev 00. Stockholm, Sweden: A. B. Elekta Instrument, 1999.

Fahey, F. H. Data acquisition in PET imaging. *J. Nucl. Med. Technol.* **30** (2):39–49, 2002. tech.snmjournals.org/content/30/2/39.full

Fahrig, R., Pelc, N. J., Pauly, K., Scott, G. C., Sawant, A., Keall, P. J., et al. Configurations for integrated MRI linear accelerators. US Patent 8331531. 2009.*

Fallone, B. G., Carlone, M. and Murray, B. Integrated external beam radiotherapy and MRI system. US Patent 9,468,777. 2005.*

Fallone, B. G., Murray, B., Rathee, S., Stanescu, T., Steciw, S., Vidakovic, S., et al. First MR images obtained during megavoltage photon irradiation from a prototype integrated linac-MR system. *Med. Phys.* **36** (6):2084–2088, 2009. doi:10.1118/1.3125662

Fedoruk, S. O. and Johns, H. E. Transmission dose measurement for cobalt 60 radiation with special reference to rotation therapy. *Br. J. Radiol.* **30** (352):190–195, 1957. doi:10.1259/0007-1285-30-352-190

Floriano, A., Santa-Olalla, I. and Sanchez-Reyes, A. Initial evaluation of intrafraction motion using frameless CyberKnife VSI system. *Rep. Pract. Oncol. Radiother.* **18** (3):173–178, 2013. doi:10.1016/j.rpor.2013.03.004

Fourkal, E., Shahine, B., Ding, M., Li, J. S., Tajima, T. and Ma, C. M. Particle in cell simulation of laser-accelerated proton beams for radiation therapy. *Med. Phys.* **29** (12):2788–2798, 2002. doi:10.1118/1.1521122

Fourkal, E., Li, J. S., Ding, M., Tajima, T. and Ma, C. M. Particle selection for laser-accelerated proton therapy feasibility study. *Med. Phys.* **30** (7):1660–1670, 2003. doi:10.1118/1.1586268

Fox, C., Romeijn, H. E., Lynch, B., Men, C., Aleman, D. M. and Dempsey, J. F. Comparative analysis of ^{60}Co intensity-modulated radiation therapy. *Phys. Med. Biol.* **53** (12):3175–3188, 2008. doi:10.1088/0031-9155/53/12/007

Francescon, P., Kilby, W. and Satariano, N. Monte Carlo simulated correction factors for output factor measurement with the CyberKnife system – esults for new detectors and correction factor dependence on measurement distance and detector orientation. *Phys. Med. Biol.* **59** (6):N11–N17, 2014. doi:10.1088/0031-9155/59/6/N11

Fürweger, C., Drexler, C., Kufeld, M., Muacevic, A., Wowra, B. and Schlaefer, A. Patient motion and targeting accuracy in robotic spinal radiosurgery: 260 single-fraction fiducial-free cases. *Int. J. Radiat. Oncol. Biol. Phys.* **78** (3):937–945, 2010. doi:10.1016/j.ijrobp.2009.11.030

Garcia, R., Oozeer, R., Le Thanh, H., Chastel, D., Doyen, J. C., Chauvet, B., et al. Radiotherapy of lung cancer: the inspiration breath hold with spirometric monitoring. (Radiothérapie des cancers du poumon: le blocage en inspiration sous controle spirometrique.) *Cancer Radiother.* **6** (1):30–38, 2002.

Garcia-Ramirez, J. L., Mutic, S., Dempsey, J. F., Low, D. A. and Purdy, J. A. Performance evaluation of an 85-cm-bore X-ray computed tomography scanner designed for radiation oncology and comparison with current diagnostic CT scanners. *Int. J. Radiat. Oncol. Biol. Phys.* **52** (4):1123–1131, 2002. doi:10.1016/S0360-3016(01)02779-1

Gardner, S. J., Studenski, M. T., Giaddui, T., Cui, Y., Galvin, J., Yu, Y., et al. Investigation into image quality and dose for different patient geometries with multiple cone-beam CT systems. *Med. Phys.* **41** (3):031908, 2014. doi:10.1118/1.4865788

Gerig, L., Soubra, M. and Salhani, D. Beam characteristics of the therapax DXT300 orthovoltage therapy unit. *Phys. Med. Biol.* **39** (9):1377–1392, 1994. doi:10.1088/0031-9155/39/9/006 doi:10.1155/2013/519602

Giraud, P. and Houle, A. Respiratory gating for radiotherapy: main technical aspects and clinical benefits. *ISRN Pulmonology*, 2013. doi:10.1155/2013/519602

Godwin, G. A., Simpson, J. B. and Mugabe, K. V. Characterization of a dynamic multi-leaf collimator for stereotactic radiotherapy applications. *Phys. Med. Biol.* **57** (14):4643–4654, 2012. doi:10.1088/0031-9155/57/14/4643

Goitein, M. and Jermann, M. The relative costs of proton and X-ray radiation therapy. *Clin. Oncol. (R. Coll. Radiol.)* **15** (1):S37–S50, 2003. doi:10.1053/clon.2002.0174

Goldman, L. W. Principles of CT: multislice CT. *J. Nucl. Med. Technol.* **36** (2):57–68, 2008. doi:10.2967/jnmt.107.044826

Grau, C., Defourny, N., Malicki, J., Dunscombe, P., Borras, J. M., Coffey, M., et al. Radiotherapy equipment and departments in the European countries: final results from the ESTRO-HERO survey. *Radiother. Oncol.* **112** (2):155–164, 2014. doi:10.1016/j.radonc.2014.08.029

Green, D. T. and Errington, R. F., III. Design of a cobalt 60 beam therapy unit. *Br. J. Radiol.* **25** (294):309–313, 1952. doi:10.1259/0007-1285-25-294-309

Green, M. C., Radiotherapy machine including magnetic resonance imaging system. US Patent 6,198,957. 1997.*

Greene, D., Nelson, K. A. and Gibb, R. The use of a linear accelerator 'simulator' in radiotherapy. *Br. J. Radiol.* **37**:394–397, 1964. doi:10.1259/0007-1285-37-437-394

Greenshields, C., Stamps, R. L. and Franke-Arnold, S. Vacuum Faraday effect for electrons. *New J. Phys.* **14**:103040, 2012. 10.1088/1367-2630/14/10/103040

Gupta, S. K. and Cunningham, J. R. Measurement of tissue-air ratios and scatter functions for large field sizes, for cobalt 60 gamma radiation. *Br. J. Radiol.* **39** (457):7–11, 1966. doi:10.1259/0007-1285-39-457-7

Hall, E. J. Antiprotons for radiotherapy? *Radiother. Oncol.* **81** (3):231–232, 2006. doi:10.1016/j.radonc.2006.09.003

Hammer, B. E., Christensen, N. L., King, W., Conroy, M. J. and Pogue, N. 2004. "Integration of a 6 Mev electron beam linac with a 1.5 T MRI scanner (Abstract)". International Society for Magnetic Resonance In Medicine (ISMRM) Twelfth Scientific Meeting, Kyoto, Japan, 15–21 May 2004.

Heales, J. C., Harrett, A. and Blake, S. Timer error and beam quality variation during 'ramp-up' of a superficial X-ray therapy unit. *Br. J. Radiol.* **71** (852):1306–1309, 1998. doi:10.1259/bjr.71.852.10319006

Heid, O. Beam deflection arrangement within a combined radiation therapy and magnetic resonance unit. US Patent 8902371. 2011.*

Held, M., Cremers, F., Sneed, P. K., Braunstein, S., Fogh, S. E., Nakamura, J., et al. Assessment of image quality and dose calculation accuracy on kV CBCT, MV CBCT, and MV CT images for urgent palliative radiotherapy treatments. *J. Appl. Clin. Med. Phys.* **17** (2):279–290, 2016. doi:10.1120/jacmp.v17i2.6040

Hensley, F. W. Present state and issues in IORT physics. *Radiat. Oncol.* **12** (1):37, 2017. doi:10.1186/s13014-016-0754-z

Hoisak, J. D. P. and Pawlicki, T. The role of optical surface imaging systems in radiation therapy. *Semin. Radiat. Oncol.* **28** (3):185–193, 2018. doi:10.1016/j.semradonc.2018.02.003

Holloway, A. F. A localising device for a rotating cobalt therapy unit. *Br. J. Radiol.* **31** (364):227, 1958. doi:10.1259/0007-1285-31-364-227

Holzscheiter, M. H., Alsner, J., Bassler, N., Boll, R., Caccia, M., Knudsen, H., et al. The relative biological effectiveness of antiprotons. *Radiother. Oncol.* **121** (3):453–458, 2016. doi:10.1016/j.radonc.2016.12.007

Hong, W., Xiao, P., Luo, H. and Li, Z. Microwave axial dielectric properties of carbon fiber. *Sci. Rep.* **5**:14927, 2015. doi:10.1038/srep14927

Hoogeman, M., Prevost, J. B., Nuyttens, J., Poll, J., Levendag, P. and Heijmen, B. Clinical accuracy of the respiratory tumor tracking system of the cyberknife: assessment by analysis of log files. *Int. J. Radiat. Oncol. Biol. Phys.* **74** (1):297–303, 2009. doi:10.1016/j.ijrobp.2008.12.041

Hounsfield, G. N. Computerized transverse axial scanning (tomography). 1. Description of system. *Br. J. Radiol.* **46** (552):1016–1022, 1973. doi:10.1259/0007-1285-46-552-1016

Hyer, D. E., Serago, C. F., Kim, S., Li, J. G. and Hintenlang, D. E. An organ and effective dose study of XVI and OBI cone-beam CT systems. *J. Appl. Clin. Med. Phys.* **11** (2):3183, 2010. doi:10.1120/jacmp.v11i2.3183

IAEA (International Atomic Energy Agency). International Basic Safety Standards for protection against ionizing radiation and for the safety of radiation sources. IAEA Safety Series Number 115. Vienna: IAEA, 1996.

IAEA. Accidental overexposure of radiotherapy patients in San José, Costa Rica. Special Report Series. Vienna: IAEA, 1998. www-pub.iaea.org/MTCD/publications/PDF/P027_scr.pdf

IAEA. Absorbed dose determination in External Beam Radiotherapy: an international code of practice for dosimetry based on standards of absorbed doses to water. Vn12 (First issued 2000) IAEA Technical Report Series 398. Vienna: IAEA, 2006. www-naweb.iaea.org/nahu/DMRP/documents/CoP_V12_2006-06-05.pdf

IAEA. Setting up a radiotherapy programme: clinical, medical physics, radiation protection and safety aspects. Vienna: IAEA, 2008. www-pub.iaea.org/MTCD/Publications/PDF/pub1296_web.pdf

IAEA. Radiation Protection and Safety of Radiation Sources: International Basic Safety Standards. General Safety Requirements GSR Part 3. Vienna: IAEA, 2014. www-pub.iaea.org/MTCD/publications/PDF/Pub1578_web-57265295.pdf

IAEA. Dosimetry of Small Static Fields Used in External Beam Radiotherapy. Technical Report Series No. 483. Vienna: IAEA, 2017. www-pub.iaea.org/MTCD/Publications/PDF/D483_web.pdf

ICRU (International Commission on Radiation Units and Measurements). Report 59. Clinical Proton Dosimetry. Part I: Beam production, beam delivery and measurement of absorbed dose. Bethesda, MD: ICRU, 1998. doi:10.1093/jicru/os30.2.Report59

IEC (International Electrotechnical Commission). IEC 60976:2007. Medical electrical equipment. Medical electron accelerators. Functional performance characteristics. (Also available as BS EN 60976:2007.) Geneva: IEC, 2007.

IEC. PD IEC/TR 60977:2008. Medical electrical equipment. Medical electron accelerators. Guidelines for functional performance characteristics. Geneva: IEC, 2008.

IEC. IEC 60601-2-8:2010. Medical Electrical Equipment. Part 2-8: Particular requirements for the basic safety and essential performance of therapeutic X-ray equipment operating in the range 10 kV to 1 MV. (Also available as BS EN 60601-2-8:2015.) Geneva: IEC, 2010.

IEC. IEC 61217:2011. Radiotherapy equipment – coordinates, movements and scales. (Also available as BS EN 61217:2012.) Geneva: IEC, 2011.

IEC. IEC 60601-2-11:2013. Medical Electrical Equipment. Part 2-11: Particular requirements for the basic safety and essential performance of gamma beam therapy equipment. (Also available as BS EN 606010-2-11:2015.) Geneva: IEC, 2013.

IEC. IEC 60601-2-1:2009+A1:2014. Medical electrical equipment – Part 2-1: Particular requirements for the basic safety and essential performance of electron accelerators in the range 1 MeV to 50 MeV. (Also available as BS EN 60601-2-1:2015.) Geneva: IEC, 2016.

IPEM (Institute of Physics and Engineering in Medicine). Medical and Dental Guidance Notes. A Good Practice Guide to Implement Ionizing Radiation Protection Legislation in the Clinical Environment. (New edition to be published in 2019.) York: IPEM, 2002.

IPEM. Report 103. Small Field MV photon dosimetry – see Aspradakis et al. 2010.

IPEM. Report 81. Physics Aspects of Quality Control in Radiotherapy. 2nd Edition. Edited by I. Patel, S. Weston, A. L. Palmer, W. P. M. Mayles, P. Whittard, R. Clements, et al. York: IPEM, 2018.

IRSN (Institut de Radioprotection et de Sûreté Nucléaire). Etude sur l'installation et la mise en oeuvre d'acélérateurs linéaires couplés à un système d'imagerie par résonance magnétique en radiothérapie(IRMlinac) Rapport du groupe de travail IRSN/SFPM Rapport nø PSE-SANTE/2018-00007. Fontenay-aux-Roses, Cedex: IRSN, 2018. www.irsn.fr/FR/expertise/rapports_expertise/radioprotection-homme/Pages/Rapport-IRSN-PSE-Sante-2018-00007_IRM-linac.aspx#.XJO54YFFB3x

ISO (International Organization for Standardization). ISO 2919:2012. Radiological protection. Sealed radioactive sources. General requirements and classification. (Also available as BS EN ISO 2919:2014.) Geneva: ISO, 2012.

Jackson, J. D. *Classical Electrodynamics*. New York: Wiley, 1998.

Jaffray, D. A., Munro, P., Battista, J. J. and Fenster, A. Activity distribution of a cobalt-60 teletherapy source. *Med. Phys.* **18** (2):288–291, 1991. doi:10.1118/1.596672

Jaffray, D. A. and Siewerdsen, J. H. Cone-beam computed tomography with a flat-panel imager: initial performance characterization. *Med. Phys.* **27** (6):1311–1323, 2000. doi:10.1118/1.599009

Jaffray, D. A., Siewerdsen, J. H., Wong, J. W. and Martinez, A. A. Flat-panel cone-beam computed tomography for image-guided radiation therapy. *Int. J. Radiat. Oncol. Biol. Phys.* **53** (5):1337–1349, 2002. doi:10.1016/S0360-3016(02)02884-5

Johns, H. E., Bates, L. M. and Watson, T. A. 1000 Curie cobalt units for radiation therapy. I. The Saskatchewan cobalt 60 unit. *Br. J. Radiol.* **25** (294):296–302, 1952. doi:10.1259/0007-1285-25-294-296

Johns, H. E. and Cunningham, J. R. A precision cobalt 60 unit for fixed field and rotation therapy. *Am. J. Roentgenol. Radium Ther. Nucl. Med.* **81** (1):4–12, 1959.

Johns, H. E. and Cunningham, J. R. *The Physics of Radiology*. 4th Edition. Springfield, IL: Charles C. Thomas, 1983.

Jones, D. E., Gregory, C. and Birchall, I. Dosage distribution in rotational cobalt 60 therapy. *Br. J. Radiol.* **29** (340):196–201, 1956. doi:10.1259/0007-1285-29-340-196

Jordan, T. J. and Williams, P. C. The design and performance characteristics of a multileaf collimator. *Phys. Med. Biol.* **39** (2):231–251, 1994. doi:10.1088/0031-9155/39/2/002

Keall, P. J., Mageras, G. S., Balter, J. M., Emery, R. S., Forster, K. M., Jiang, S. B., et al. The management of respiratory motion in radiation oncology report of AAPM Task Group 76. *Med. Phys.* **33** (10):3874–3900, 2006. doi:10.1118/1.2349696

Keall, P. J., Barton, M. and Crozier, S. The Australian magnetic resonance imaging-linac program. *Semin. Radiat. Oncol.* **24** (3):203–206, 2014. doi:10.1016/j.semradonc.2014.02.015

Kearney, V., Cheung, J. P., McGuinness, C. and Solberg, T. D. CyberArc: a non-coplanar-arc optimization algorithm for CyberKnife. *Phys. Med. Biol.* **62** (14):5777–5789, 2017. doi:10.1088/1361-6560/aa6f92

Keil, E., Sessler, A. M. and Trbojevic, D. Hadron cancer therapy complex using nonscaling fixed field alternating gradient accelerator and gantry design. *Phys. Rev. ST Accel. Beams* **10** (5):054701, 2007. doi:10.1103/PhysRevSTAB.10.054701

Keall, P. J., Barton, M. and Crozier, S. The Australian magnetic resonance imaging-linac program. *Semin. Radiat. Oncol.* **24** (3):203–206, 2014. doi:10.1016/j.semradonc.2014.02.015

Kilby, W., Dooley, J. R., Kuduvalli, G., Sayeh, S. and Maurer, C. R., Jr. The CyberKnife Robotic Radiosurgery System in 2010. *Technol. Cancer Res. Treat.* **9** (5):433–452, 2010. doi:10.1177/153303461000900502

Klevenhagen, S. C., Thwaites, D. I. and Aukett, R. J. Kilovoltage X rays. In *Radiotherapy Physics in Practice*. 2nd Edition. Edited by J. R. Williams and D. I. Thwaites. Oxford: Oxford University Press, 2000.

Klimenko, G., Dahan, M., Guyot, B., Petropoulos, L., Saunders, J., van Heteren, J., et al., Integration of MRI into radiation therapy equipment. US Patent 9,138,145. 2012.*

Koivunoro, H., Green, S., Auterinen, I. and Kulvik, M. The 16th International Congress on Neutron Capture Therapy (ICNCT-16). *Appl. Radiat. Isot.* **106**:1–256, 2015.

Kubo, H. D., Len, P. M., Minohara, S. and Mostafavi, H. Breathing-synchronized radiotherapy program at the University of California Davis Cancer Center. *Med. Phys.* **27** (2):346–353, 2000. doi:10.1118/1.598837

Lacornerie, T., Lisbona, A., Mirabel, X., Lartigau, E. and Reynaert, N. GTV-based prescription in SBRT for lung lesions using advanced dose calculation algorithms. *Radiat. Oncol.* **9**:223, 2014. doi:10.1186/s13014-014-0223-5

Lafond, C., Chajon, E., Devillers, A., Louvel, G., Toublanc, S., Olivier, M., et al. Impact of MLC leaf width on volumetric-modulated arc therapy planning for head and neck cancers. *J. Appl. Clin. Med. Phys.* **14** (6):4074, 2013. doi:10.1120/jacmp.v14i6.4074

Lagendijk, J. J. W. and Bakker, C. J. G. MRI guided radiotherapy: a MRI based linear accelerator. *Radiother. Oncol.* **56** (Sup 1):S60–S61, 2000.

Lam, K. S., Partowmah, M. and Lam, W. C. An on-line electronic portal imaging system for external beam radiotherapy. *Br. J. Radiol.* **59** (706):1007–1013, 1986. doi:10.1259/0007-1285-59-706-1007

Lamey, M., Burke, B., Blosser, E., Rathee, S., De Zanche, N. and Fallone, B. G. Radio frequency shielding for a linac-MRI system. *Phys. Med. Biol.* **55** (4):995–1006, 2010. doi:10.1088/0031-9155/55/4/006

Larsson, B., Leksell, L., Rexed, B., Sourander, P., Mair, W. and Andersson, B. The high-energy proton beam as a neurosurgical tool. *Nature* **182** (4644):1222–1223, 1958.

Lawrence, E. O. Method and apparatus for the acceleration of ions. US Patent 1948384A. 1932.*

Lawrence, E. O. and Livingston, M. S. The production of high speed light ions without the use of high voltages. *Phys. Rev.* **40** (1):19–35, 1932. doi:10.1103/PhysRev.40.19

Leavitt, D. D., Martin, M., Moeller, J. H. and Lee, W. L. Dynamic wedge field techniques through computer-controlled collimator motion and dose delivery. *Med. Phys.* **17** (1):87–91, 1990.

Leksell, L. The stereotaxic method and radiosurgery of the brain. *Acta Chir. Scand.* **102** (4):316–319, 1951.

Leksell, L. Cerebral radiosurgery. I. Gammathalanotomy in two cases of intractable pain. *Acta Chir. Scand.* **134** (8):585–595, 1968.

Leong, J. Use of digital fluoroscopy as an on-line verification device in radiation therapy. *Phys. Med. Biol.* **31** (9):985–992, 1986. doi:10.1088/0031-9155/31/9/004

Leung, P. M., Rider, W. D., Webb, H. P., Aget, H. and Johns, H. E. Cobalt-60 therapy unit for large field irradiation. *Int. J. Radiat. Oncol. Biol. Phys.* 7 (6):705–712, 1981. doi:10.1016/0360-3016(81)90461-2

Lillicrap, S. C., Owen, B., Williams, J. R. and Williams, P. C. Code of Practice for high-energy photon therapy dosimetry based on the NPL absorbed dose calibration service. *Phys. Med. Biol.* **35** (10):1355, 1990. doi:10.1088/0031-9155/35/10/301

Lim, T. Y., Dragojevic, I., Hoffman, D., Flores-Martinez, E. and Kim, G. Y. Characterization of the Halcyon™ multileaf collimator system. *J. Appl. Clin. Med. Phys.* **20** (4):106–114, 2019. doi:10.1002/acm2.12568

Lindquist, C. and Paddick, I. The Leksell Gamma Knife Perfexion and comparisons with its predecessors. *Neurosurgery* **61** (3 Suppl):130–140, 2007. doi:10.1227/01.neu.0000289726.35330.8a

Liu, Y., Shi, C., Tynan, P. and Papanikolaou, N. Dosimetric characteristics of dual-layer multileaf collimation for small-field and intensity-modulated radiation therapy applications. *J. Appl. Clin. Med. Phys.* **9** (2):2709, 2008.

Lombardi, A. M. The *Radiofrequency Quadrupole*. Geneva: CERN, 2006. cds.cern.ch/record/1005049/files/p201.pdf

Mack, A., Scheib, S. G., Major, J., Gianolini, S., Pazmandi, G., Feist, H., et al. Precision dosimetry for narrow photon beams used in radiosurgery-determination of Gamma Knife output factors. *Med. Phys.* **29** (9):2080–2089, 2002. doi:10.1118/1.1501138

Mackie, T. R., Holmes, T., Swerdloff, S., Reckwerdt, P., Deasy, J. O., Yang, J., et al. Tomotherapy: a new concept for the delivery of dynamic conformal radiotherapy. *Med. Phys.* **20** (6):1709–1719, 1993. doi:10.1118/1.596958

Mageras, G. S., Yorke, E., Rosenzweig, K., Braban, L., Keatley, E., Ford, E., et al. Fluoroscopic evaluation of diaphragmatic motion reduction with a respiratory gated radiotherapy system. *J. Appl. Clin. Med. Phys.* **2** (4):191–200, 2001. doi:10.1120/1.1409235

Mah, D., Hanley, J., Rosenzweig, K. E., Yorke, E., Braban, L., Ling, C. C., et al. Technical aspects of the deep inspiration breath-hold technique in the treatment of thoracic cancer. *Int. J. Radiat. Oncol. Biol. Phys.* **48** (4):1175–1185, 2000. doi:10.1016/S0360-3016(00)00747-1

Malka, V., Fritzler, S., Lefebvre, E., Aleonard, M. M., Burgy, F., Chambaret, J. P., et al. Electron acceleration by a wake field forced by an intense ultrashort laser pulse. *Science* **298** (5598):1596–1600, 2002. doi:10.1126/science.1076782

Masterson, M. E., Chui, C. S., Febo, R., Hung, J. D., Fuks, Z., Mohan, R., et al. Beam characteristics of a new generation 50 MeV racetrack microtron. *Med. Phys.* **22** (6):781–792, 1995. doi:10.1118/1.597587

Mazal, A., Habrand, J. L., Delacroix, S., Datchary, J., Dendale, R., Desjardins, L., et al. Protontherapy: basis, indications and new technologies. (La protonthérapie : bases, indications et nouvelles technologies.) *Bull. Cancer* **97** (7):831–846, 2010. doi:10.1684/bdc.2010.1149

McDermott, L. N., Louwe, R. J., Sonke, J. J., Van Herk, M. B. and Mijnheer, B. J. Dose-response and ghosting effects of an amorphous silicon electronic portal imaging device. *Med. Phys.* **31** (2):285–295, 2004. doi:10.1118/1.1637969

McDermott, P. N. The physics of electron acceleration in medical linacs. In *Tutorials in Radiotherapy Physics: Advanced Topics with Problems and Solutions*, edited by P. N. McDermott, pp. 1–64. CRC Press, Boca Raton, FL 2016.

McMillan, E. M. The synchrotron – a proposed high energy particle accelerator. *Phys. Rev.* **68** (5–6):143–144, 1945. doi:10.1103/PhysRev.68.143

McMillan, E. M. Synchro-cyclotron. US Patent 2615129 A. 1952.*

Meertens, H., van Herk, M. and Weeda, J. A liquid ionisation detector for digital radiography of therapeutic megavoltage photon beams. *Phys. Med. Biol.* **30** (4):313–321, 1985. doi:10.1088/0031-9155/30/4/004

Meredith, W. J. and Massey, J. B. *Fundamental Physics of Radiology*. 3rd Edition. Bristol: John Wright and Sons, 1977.

Minervini, J. V., Radovinsky, A. Winklehner, D., Michael, P. C. and Bromberg, L. Superconducting Cyclotrons for Hadron Radiotherapy. *IEEE Transactions on Applied Superconductivity* **28** (4):1–6, 2018. doi:10.1109/TASC.2018.2791636

Mohan, R., Chui, C. and Lidofsky, L. Energy and angular distributions of photons from medical linear accelerators. *Med. Phys.* **12** (5):592–597, 1985. doi:10.1118/1.595680

Mohan, R. and Grosshans, D. Proton therapy – present and future. *Adv. Drug Deliv. Rev.* **109**:26–44, 2017. doi:10.1016/j.addr.2016.11.006

Morrow, N. V., Lawton, C. A., Qi, X. S. and Li, X. A. Impact of computed tomography image quality on image-guided radiation therapy based on soft tissue registration. *Int. J. Radiat. Oncol. Biol. Phys.* **82** (5):e733–e738, 2012. doi:10.1016/j.ijrobp.2011.11.043

Morton, E. J. and Swindell, W. A digital system for the production of radiotherapy verification images. In *Ninth International Conference on the Use of Computers in Radiation Therapy*, edited by I. A. D. Wittkaemper, F. W. Bruinvis, P. H. van der Giessen and H. J. van Kleffens, pp. 371–373. Netherlands: North-Holland, 1987.

Morton, E. J., Swindell, W., Lewis, D. G. and Evans, P. M. A linear array, scintillation crystal-photodiode detector for megavoltage imaging. *Med. Phys.* **18** (4):681–691, 1991. doi:10.1118/1.596661

Mu, Z., Fu, D. and Kuduvalli, G. A probabilistic framework based on hidden markov model for fiducial identification in image-guided radiation treatments. *IEEE Trans. Med. Imaging* **27** (9):1288–1300, 2008. doi:10.1109/TMI.2008.922693

Munro, P. Portal imaging technology: past, present, and future. *Semin. Radiat. Oncol.* **5** (2):115–133, 1995. doi:10.1054/SRAO00500115

Munro, P., Rawlinson, J. A. and Fenster, A. A digital fluoroscopic imaging device for radiotherapy localization. *Int. J. Radiat. Oncol. Biol. Phys.* **18** (3):641–649, 1990. doi:10.1016/0360-3016(90)90073-S

Munro, P. and Bouius, D. C. X-ray quantum limited portal imaging using amorphous silicon flat-panel arrays. *Med. Phys.* **25** (5):689–702, 1998. doi:10.1118/1.598252

Murphy, M. J., Balter, J., Balter, S., BenComo, J. A., Jr., Das, I. J., Jiang, S. B., et al. The management of imaging dose during image-guided radiotherapy: report of the AAPM Task Group 75. *Med. Phys.* **34** (10):4041–4063, 2007. doi:10.1118/1.2775667

Mutic, S., Palta, J. R., Butker, E. K., Das, I. J., Huq, M. S., Loo, L. N., et al. Quality assurance for computed-tomography simulators and the computed-tomography-simulation process: report of the AAPM Radiation Therapy Committee Task Group No. 66. *Med. Phys.* **30** (10):2762–2792, 2003. doi:10.1118/1.1609271

Mutic, S. and Dempsey, J. F. The ViewRay system: magnetic resonance-guided and controlled radiotherapy. *Semin. Radiat. Oncol.* **24** (3):196–199, 2014. doi:10.1016/j.semradonc.2014.02.008

Nazaryan, H., Nazaryan, V., Flanz, J., Alexandrov, V. and Wang, F. SU-E-T-470: beam performance of the radiance 330 proton therapy system. *Med. Phys.* **41** (6Part18):334, 2014. doi:10.1118/1.4888803

NEMA (National Electrical Manufacturers Association). Standard Publication NU2. Performance Measurements of Positron Emission Tomographs. Rosslyn, VA: NEMA, 2012.

Niroomand-Rad, A., Blackwell, C. R., Coursey, B. M., Gall, K. P., Galvin, J. M., McLaughlin, W. L., et al. Radiochromic film dosimetry: recommendations of AAPM Radiation Therapy Committee Task Group 55. American Association of Physicists in Medicine. *Med. Phys.* **25** (11):2093–2115, 1998. doi:10.1118/1.598407

Novotny, J., Jr., Bhatnagar, J. P., Quader, M. A., Bednarz, G., Lunsford, L. D. and Huq, M. S. Measurement of relative output factors for the 8 and 4 mm collimators of Leksell Gamma Knife Perfexion by film dosimetry. *Med. Phys.* **36** (5):1768–1774, 2009. doi:10.1118/1.3113904

Nyholm, T., Mullaney, T., Olsson, L. E., Finnila, K. and Zackrisson, B. MRI in radiotherapy – is it time to rethink the current radiotherapy fixation solutions? *J. Appl. Clin. Med. Phys.* **15** (6):5192, 2014. doi:10.1120/jacmp.v15i6.5192

Oehr, P., Biersack, H. J. and Coleman, R. E. *PET and PET-CT in Oncology*. Springer Science and Business Media, 2012.

Olch, A. J., Gerig, L., Li, H., Mihaylov, I. and Morgan, A. Dosimetric effects caused by couch tops and immobilization devices: report of AAPM Task Group 176. *Med. Phys.* **41** (6):061501, 2014.

Paddick, I. A simple scoring ratio to index the conformity of radiosurgical treatment plans. Technical note. *J. Neurosurg.* **93** (Suppl 3):219–222, 2000. doi:10.3171/jns.2000.93.supplement

Paddick, I. and Lippitz, B. A simple dose gradient measurement tool to complement the conformity index. *J. Neurosurg.* **105** (Suppl):194–201, 2006. doi:10.3171/sup.2006.105.7.194

Palmer, A. L., Pearson, M., Whittard, P., McHugh, K. E. and Eaton, D. J. Current status of kilovoltage (kV) radiotherapy in the UK: installed equipment, clinical workload, physics quality control and radiation dosimetry. *Br. J. Radiol.* **89** (1068):20160641, 2016. doi:10.1259/bjr.20160641

Paulson, E. S., Erickson, B., Schultz, C. and Allen, L. X. Comprehensive MRI simulation methodology using a dedicated MRI scanner in radiation oncology for external beam radiation treatment planning. *Med. Phys.* **42** (1):28–39, 2015. doi:10.1118/1.4896096

Peach, K., Wilson, P. and Jones, B. Accelerator science in medical physics. *Br. J. Radiol.* **84** (Spec No 1):S4–S10, 2011. doi:10.1259/bjr/16022594

Pearson, E., Kleeven, W., Nuttens, V., Zaremba, S., Van de Walle, J., Forton, E., et al. Development of cyclotrons for proton and particle therapy. In *Particle Radiotherapy: Emerging Technology for Treatment of Cancer*, edited by A. K. Rath and N. Sahoo, pp. 21–35. Springer, 2016.

Pedroni, E. Beam delivery. Proc. 1st Int. Symp. on Hadrontherapy, Como, Italy. In *Hadrontherapy in Oncology*, edited by U. Amaldi and B. Larsson, pp. 434–452. Elsevier Science B.V., 1994.

Pedroni, E., Bacher, R., Blattmann, H., Bohringer, T., Coray, A., Lomax, A., et al. The 200-MeV proton therapy project at the Paul Scherrer Institute: conceptual design and practical realization. *Med. Phys.* **22** (1):37–53, 1995. doi:10.1118/1.597522

Pelizzari, C. A., Chen, G. T., Spelbring, D. R., Weichselbaum, R. R. and Chen, C. T. Accurate three-dimensional registration of CT, PET, and/or MR images of the brain. *J. Comput. Assist. Tomogr.* **13** (1):20–26, 1989. doi:10.1097/00004728-198901000-00004

Poffenbarger, B. A. and Podgorsak, E. B. Viability of an isocentric cobalt-60 teletherapy unit for stereotactic radiosurgery. *Med. Phys.* **25** (10):1935–1943, 1998. doi:10.1118/1.598383

Poludniowski, G. G., Evans, P. M. and Webb, S. Cone beam computed tomography number errors and consequences for radiotherapy planning: an investigation of correction methods. *Int. J. Radiat. Oncol. Biol. Phys.* **84** (1):e109–e114, 2012. doi:10.1016/j.ijrobp.2012.02.019

Raaijmakers, A. J., Raaymakers, B. W. and Lagendijk, J. J. Magnetic-field-induced dose effects in MR-guided radiotherapy systems: dependence on the magnetic field strength. *Phys. Med. Biol.* **53** (4):909–923, 2008. doi:10.1088/0031-9155/53/4/006

Raaymakers, B. W., Lagendijk, J. J., Overweg, J., Kok, J. G., Raaijmakers, A. J., Kerkhof, E. M., et al. Integrating a 1.5 T MRI scanner with a 6 MV accelerator: proof of concept. *Phys. Med. Biol.* **54** (12):N229–N237, 2009. doi:10.1088/0031-9155/54/12/N01

Raaymakers, B. W., Jurgenliemk-Schulz, I. M., Bol, G. H., Glitzner, M., Kotte, A. N. T. J., van Asselen, B., et al. First patients treated with a 1.5 T MRI-Linac: clinical proof of concept of a high-precision, high-field MRI guided radiotherapy treatment. *Phys. Med. Biol.* **62** (23):L41–L50, 2017. doi:10.1088/1361-6560/aa9517

Raju, M. R. *Heavy Particle Radiotherapy.* Cambridge, MA: Academic Press, 1980.

Régis, J., Tamura, M., Guillot, C., Yomo, S., Muraciolle, X., Nagaje, M., et al. Radiosurgery with the world's first fully robotized Leksell Gamma Knife PerfeXion in clinical use: a 200-patient prospective, randomized, controlled comparison with the Gamma Knife 4C. *Neurosurgery* **64** (2):346–355, 2009. doi:10.1227/01.NEU.0000337578.00814.75

Renner, T. R., Chu, W. T. and Ludewigt, B. A. Advantages of beamscanning and requirements of hadrontherapy facilities. Proc. 1st Int. Symp. on Hadrontherapy, Como, Italy. In *Hadrontherapy in Oncology*, edited by U. Amaldi and B. Larsson, pp. 453–461. Elsevier Science B.V., 1994.

Renner, W. D., Norton, K. and Holmes, T. A method for deconvolution of integrated electronic portal images to obtain incident fluence for dose reconstruction. *J. Appl. Clin. Med. Phys.* **6** (4):22–39, 2005. doi:10.1120/jacmp.v6i4.2104

Rhodes, J. P. On stealthy wings. *Air Force Mag.* (February):43–46, 1989. www.airforcemag.com/MagazineArchive/Documents/1989/February%201989/0289wings.pdf

Rivard, M. J., Davis, S. D., DeWerd, L. A., Rusch, T. W. and Axelrod, S. Calculated and measured brachytherapy dosimetry parameters in water for the Xoft Axxent X-Ray Source: an electronic brachytherapy source. *Med. Phys.* **33** (11):4020–4032, 2006. doi:10.1118/1.2357021

Rosenblatt, J. *Particle Acceleration, Monographs on Physical Subjects.* London: Methuen, 1968.

Rossi, L., Breedveld, S., Aluwini, S. and Heijmen, B. Noncoplanar beam angle class solutions to replace time-consuming patient-specific beam angle optimization in robotic prostate stereotactic body radiation therapy. *Int. J. Radiat. Oncol. Biol. Phys.* **92** (4):762–770, 2015. doi:10.1016/j.ijrobp.2015.03.013

Rudra, S., Jiang, N., Rosenberg, S. A., Olsen, J. R., Roach, M. C., Wan, L., et al. Using adaptive magnetic resonance image-guided radiation therapy for treatment of inoperable pancreatic cancer. *Cancer Med.* **8** (5):2123–2132, 2019. doi:10.1002/cam4.2100

Safigholi, H., Faghihi, R., Jashni, S. K. and Meigooni, A. S. Characteristics of miniature electronic brachytherapy x-ray sources based on TG-43U1 formalism using Monte Carlo simulation techniques. *Med. Phys.* **39** (4):1971–1979, 2012. doi:10.1118/1.3693046

Saha, G. P. *Basics of PET Imaging: Physics, Chemistry and Regulations.* Vol. 3. Springer, 2016.

Sampayan, S. E., Caporaso, G. J. and Kirbie, H. C., Enhanced dielectric-wall linear accelerator. US5811944 A. 1998.

Santos, D. M., Wachowicz, K., Burke, B. and Fallone, B. G. Proton beam behavior in a parallel configured MRI-proton therapy hybrid: effects of time-varying gradient magnetic fields. *Med. Phys.* 2018. doi:10.1002/mp.13309

Schellhammer, S. M., Hoffmann, A. L., Gantz, S., Smeets, J., van der, K. E., Quets, S., et al. Integrating a low-field open MR scanner with a static proton research beam line: proof of concept. *Phys. Med. Biol.* **63** (23):23LT01, 2018. doi:10.1088/1361-6560/aaece8

Schmidt, M. A. and Payne, G. S. Radiotherapy planning using MRI. *Phys. Med. Biol.* **60** (22):R323–R361, 2015. doi:10.1088/0031-9155/60/22/R323

Schneider, F. R., Shimazoe, K., Somlai-Schweiger, I. and Ziegler, S. I. A PET detector prototype based on digital SiPMs and GAGG scintillators. *Phys. Med. Biol.* **60** (4):1667–1679, 2015. doi:10.1088/0031-9155/60/4/1667

Schug, D., Wehner, J., Dueppenbecker, P. M., Weissler, B., Gebhardt, P., Goldschmidt, B., et al. PET performance and MRI compatibility evaluation of a digital, ToF-capable PET/MRI insert equipped with clinical scintillators. *Phys. Med. Biol.* **60** (18):7045–7067, 2015. doi:10.1088/0031-9155/60/18/7045

Schwartz, L. H., Laisne, A., Ivanov, A. A., Mandrillon, P., Chauvel, P., Mazal, A., et al. Which equipment for proton therapy of the future? *Bull. Cancer Radiother.* **82** (4):365–369, 1995.

Schweikard, A., Shiomi, H. and Adler, J. Respiration tracking in radiosurgery. *Med. Phys.* **31** (10):2738–2741, 2004. doi:10.1118/1.1774132

Schweizer, F. Magnetic shielding factors of a system of concentric spherical shells. *J. Appl. Phys.* **33** (3):1001–1003, 1962. doi:10.1063/1.1777151

Shalev, S., Lee, T., Leszczynski, K., Cosby, S., Chu, T., Reinstein, L., et al. Video techniques for on-line portal imaging. *Comput. Med. Imaging Graph.* **13** (3):217–226, 1989. doi:10.1016/0895-6111(89)90128-6

Shaw, E., Kline, R., Gillin, M., Souhami, L., Hirschfeld, A., Dinapoli, R., et al. Radiation Therapy Oncology Group: radiosurgery quality assurance guidelines. *Int. J. Radiat. Oncol. Biol. Phys.* **27** (5):1231–1239, 1993. doi:10.1016/0360-3016(93)90548-A

Sherouse, G. W., Mosher, C. E., Novins, K., Rosenman, J. and Chaney, E. L. Virtual simulation: concept and implementation. The Use of Computers in Radiotherapy. Proceedings of the Ninth International Conference, North Holland Publishing Co., 1987.

Shiu, A. S., Hogstrom, K. R., Janjan, N. A., Fields, R. S. and Peters, L. J. Technique for verifying treatment fields using portal images with diagnostic quality. *Int. J. Radiat. Oncol. Biol. Phys.* **13** (10):1589–1594, 1987. doi:10.1016/0360-3016(87)90329-4

Slater, J. M., Archambeau, J. O., Miller, D. W., Notarus, M. I., Preston, W. and Slater, J. D. The proton treatment center at Loma Linda University Medical Center: rationale for and description of its development. *Int. J. Radiat. Oncol. Biol. Phys.* **22** (2):383–389, 1992. doi:10.1016/0360-3016(92)90058-P

Sonoda, M., Takano, M., Miyahara, J. and Kato, H. Computed radiography utilizing scanning laser stimulated luminescence. *Radiology* **148** (3):833–838, 1983. doi:10.1016/0360-3016(92)90058-P

Sun, J., Dowling, J. A., Pichler, P., Parker, J., Martin, J., Stanwell, P., et al. Investigation on the performance of dedicated radiotherapy positioning devices for MR scanning for prostate planning. *J. Appl. Clin. Med. Phys.* **16** (2):4848, 2015. doi:10.1120/jacmp.v16i2.4848

Taborsky, S. C., Lam, W. C., Sterner, R. E. and Skarda, G. M. Digital imaging for radiation therapy verification. *Opt. Eng.* **21** (5):6, 1982. doi:10.1117/12.7972999

Thomadsen, B. R., Biggs, P. J., Cardarelli, G. A., Chu, J. C. H., Cormack, R. A., Feng, W., et al. Electronic intracavitary brachytherapy quality management based on risk analysis: The report of AAPM TG 182. *Med. Phys.* (Published online November 2019). 2020. doi:10.1002/mp.13910

Thwaites, D. I. and Tuohy, J. B. Back to the future: the history and development of the clinical linear accelerator. *Phys. Med. Biol.* **51** (13):R343–R362, 2006. doi:10.1117/12.7972999

Townsend, D. W. Combined positron emission tomography-computed tomography: the historical perspective. *Semin. Ultrasound CT MR* **29** (4):232–235, 2008. www.ncbi.nlm.nih.gov/pmc/articles/PMC2777694/

Townsend, D. W., Beyer, T. and Blodgett, T. M. PET/CT scanners: a hardware approach to image fusion. *Semin. Nucl. Med.* **33** (3):193–204, 2003. doi:10.1053/snuc.2003.127314

Tsimring, S. E. *Electron Beams and Microwave Vacuum Electronics, Series in Microwave and Optical Engineering.* Wiley Interscience, 2007.

Umutlu, L., Beyer, T., Grueneisen, J. S., Rischpler, C., Quick, H. H., Veit-Haibach, P., et al. Whole-body [18F]-FDG-PET/MRI for oncology: a consensus recommendation. *Nuklearmedizin* **191** (2):68–76, 2019. doi:10.1055/a-0830-4453

van de Water, S., Valli, L., Aluwini, S., Lanconelli, N., Heijmen, B. and Hoogeman, M. Intrafraction prostate translations and rotations during hypofractionated robotic radiation surgery: dosimetric impact of correction strategies and margins. *Int. J. Radiat. Oncol. Biol. Phys.* **88** (5):1154–1160, 2014. doi:10.1016/j.ijrobp.2013.12.045

van Elmpt, W., McDermott, L., Nijsten, S., Wendling, M., Lambin, P. and Mijnheer, B. A literature review of electronic portal imaging for radiotherapy dosimetry. *Radiother. Oncol.* **88** (3):289–309, 2008. doi:10.1016/j.radonc.2008.07.008

Van Esch, A., Depuydt, T. and Huyskens, D. P. The use of an aSi-based EPID for routine absolute dosimetric pre-treatment verification of dynamic IMRT fields. *Radiother. Oncol.* **71** (2):223–234, 2004. doi:10.1016/j.radonc.2004.02.018

van Herk, M. and Meertens, H. A digital imaging system for portal verification. In *Ninth International Conference on the Use of Computers in Radiation Therapy*, edited by I. A. D. Wittkaemper, F. W. Bruinvis, P. H. van der Giessen and H. J. van Kleffens, pp. 371–373. Netherlands: North-Holland, 1987.

van Herk, M. and Meertens, H. A matrix ionisation chamber imaging device for on-line patient setup verification during radiotherapy. *Radiother. Oncol.* **11** (4):369–378, 1988. doi:10.1016/0167-8140(88)90208-3

Veksler, V. Concerning some new methods of acceleration of relativistic particles. *Phys. Rev. Ser. II* **69** (5–6):244, 1946.

Visser, A. G., Huizenga, H., Althof, V. G. and Swanenburg, B. N. Performance of a prototype fluoroscopic radiotherapy imaging system. *Int. J. Radiat. Oncol. Biol. Phys.* **18** (1):43–50, 1990. doi:10.1016/0360-3016(90)90265-L

Walton, L., Bomford, C. K. and Ramsden, D. The Sheffield stereotactic radiosurgery unit: physical characteristics and principles of operation. *Br. J. Radiol.* **60** (717):897–906, 1987. doi:10.1259/0007-1285-60-717-897

Walton, L., Hampshire, A., Forster, D. M. and Kemeny, A. A. Stereotactic localization with magnetic resonance imaging: a phantom study to compare the accuracy obtained using two-dimensional and three-dimensional data acquisitions. *Neurosurgery* **41** (1):131–137, 1997. doi:10.1097/00006123-199707000-00027

Weber, D. C., Abrunhosa-Branquinho, A., Bolsi, A., Kacperek, A., Dendale, R., Geismar, D., et al. Profile of European proton and carbon ion therapy centers assessed by the EORTC facility questionnaire. *Radiother. Oncol.* **124** (2):185–189, 2017. doi:10.1016/j.radonc.2017.07.012

Whittum, D. H. Microwave electron linacs for oncology. *Rev. Accel. Sci. Technol.* **02** (01):63–92, 2009. doi:10.1142/S1793626809000260

Wilenzick, R. M., Merritt, C. R. and Balter, S. Megavoltage portal films using computed radiographic imaging with photostimulable phosphors. *Med. Phys.* **14** (3):389–392, 1987. doi:10.1118/1.596054

Wilson, R. R. Radiological use of fast protons. *Radiology* **47** (5):487–491, 1946. doi:10.1148/47.5.487

Wojcieszynski, A. P., Rosenberg, S. A., Brower, J. V., Hullett, C. R., Geurts, M. W., Labby, Z. E., et al. Gadoxetate for direct tumor therapy and tracking with real-time MRI-guided stereotactic body radiation therapy of the liver. *Radiother. Oncol.* **118** (2):416–418, 2016. doi:10.1016/j.radonc.2015.10.024

Wong, J. W., Binns, W. R., Cheng, A. Y., Geer, L. Y., Epstein, J. W., Klarmann, J., et al. On-line radiotherapy imaging with an array of fiber-optic image reducers. *Int. J. Radiat. Oncol. Biol. Phys.* **18** (6):1477–1484, 1990. doi:10.1016/0360-3016(90)90324-D

Wong, J. W., Sharpe, M. B., Jaffray, D. A., Kini, V. R., Robertson, J. M., Stromberg, J. S., et al. The use of active breathing control (ABC) to reduce margin for breathing motion. *Int. J. Radiat. Oncol. Biol. Phys.* **44** (4):911–919, 1999. doi:10.1016/S0360-3016(99)00056-5

Xu, A. Y., Bhatnagar, J., Bednarz, G., Niranjan, A., Flickinger, J., Lunsford, L. D., et al. Dose differences between the three dose calculation algorithms in Leksell GammaPlan. *J. Appl. Clin. Med. Phys.* **15** (5):4844, 2014. doi:10.1120/jacmp.v15i5.4844

Yang, Y., Cao, M., Sheng, K., Gao, Y., Chen, A., Kamrava, M., et al. Longitudinal diffusion MRI for treatment response assessment: preliminary experience using an MRI-guided tri-cobalt 60 radiotherapy system. *Med. Phys.* **43** (3):1369–1373, 2016. doi:10.1118/1.4942381

D 部分：剂量测量

法一起使用的剂量计，并进一步讨论其在实践中的使用。这些剂量计的使用方法可以在第46、48章中找到，特别是第51章，其中也包括近距离放射治疗剂量学的内容。目前还有其他类型剂量计正在研究中，用于射线校准、数据采集或设备质量控制应用等。

第 16 章 电离室

Bryan Muir and Alan Nahum[1]

目录

[1] 向本章第 1 版的共同作者 Pedro Andreo 及 David Thwaites 及其贡献致谢。

16.1 引言

离子对的产生即电离，是由携带一定能量的射线与原子系统相互作用导致能量转移的结果。如果能量转移大于电子结合能，电子就会被发射出来（见第1.4.2节），留下一个带正电荷的离子。人们首先通过气体的电离发现了电离辐射这种特性。气体中的电离测量也是第一个辐射探测器的设计基础。

电离室不仅仅用于辐射探测，而且也用于精确辐射剂量测定。相比于其他辐射探测仪，电离室对射线的各种响应性已都比较明确。电离室是放射治疗中用于参考剂量和相对剂量测量的主要仪器（分别见第19章和第20章）；国际电工委员会标准60731（IEC 2011）根据电离室用途将测量仪器分为三种不同类别[2]：

- 参考级
- 现场级
- 扫描级

这三个类别之间的差异与它们的性能要求和推荐的应用程序有关。参考级具有最严格的要求；适用于参考（或绝对）剂量的测量，通常用于辐射束的校准（见第19章），它们也可以用于交叉测量现场级电离室。现场级用于测量临床辐射束的吸收剂量，作为一种日常的质控方法。扫描级通常用于使用扫描系统进行相对剂量分布测量（见第20.1.3.1节）。

由于电离室在放射治疗剂量测定中发挥着关键作用，执业医学物理师和其他参与放射治疗束测量的人员对其特征有全面的了解至关重要。正如我们将在以下内容中明确说明的那样，尽管电离室已被广泛使用和深刻理解，但其响应性或操作模式并非那么简单。

对于辐射在临床上的应用，我们感兴趣的是其对生物组织产生的辐射影响，而生物组织主要含水。电离室敏感测量腔内的介质是气体，通常与外界大气压相同。而在临床测量中，电离室常被置于水介质中，水的密度大约是电离室内气体的800倍。因此，与所谓的固态探测器相比，电离室的获取的信号强度相对较低（见第17章和第18章）。

[2] 由于电离室是测量仪器的主要组成部分，这种分类也可以用于其他类似电离室（McEwen，2010年）。

测量的量，即电荷量，首先与气体的电离量有关，D_g（通常写作D_{air}）；然后使用空腔理论（5.7节）推导介质的剂量，D_{med}。

根据公式5.49，水中的剂量与一个（小）气体空腔的剂量关系表述如下：

$$D_{water} = D_{air}\, s_{water,air} \qquad (16.1)$$

其中，$S_{water,\,air}$代表水与空气的阻止本领比。

如第5.7.6节所述，公式16.1意味着介质（水）不受腔体存在的干扰。由于这不是完全正确的，所以必须应用一个修正或扰动因子。第16.3.2.1节将进一步说明这一问题。

空腔中气体平均吸收剂量与产生的电荷Q有关，表述如下：

$$\overline{D_{air}} = \frac{(Q/e)W_{air}}{m_{air}} \qquad (16.2)$$

其中：

Q/e是在空腔中产生的离子数量（e为电子电荷）；

W_{air}是在干燥空气中产生一个离子对所需的平均能量；

m_{air}是空气的质量。

结合公式16.1和16.2，再用空腔体积V和气体密度ρ_{air}的乘积代替空气质量，我们得到：

$$D_{water} = \frac{Q}{\rho_{air}V}(W_{air}/e)s_{water,air} \qquad (16.3)$$

这表明只要能得到公式16.2中的每个量，则可使用电离室对水中的绝对剂量（以Gy为单位）进行测量：

- 辐射致释放的电荷量，Q；
- 电离室室腔内的气体[3]密度，ρ_{air}；
- 空腔的体积，V；
- 水-空气阻止本领比，$S_{water,\,air}$，这主要取决于射线质[4]；

[3] 此推导仅严格适用于干燥空气；在实践中，需要对相对湿度进行较小的修正（见第16.4.5节）。

[4] 对空腔的依赖性较弱，通过能量截止参数 Δ 的大小，这与Spencer－Attix 公式中的空腔尺寸有关（见第5.7.5节）。

• 产生离子对所需的平均能量，并除以电子电荷，W_{air}/e。对于光子或电子辐射，它的值为每离子对33.97eV（或焦耳/库仑）（见第19.4.3节）。并且在放射治疗用的射线能量范围内，这个参数与射线质无关（ICRU 1979，2016）。

对于相对剂量测量，是将给定条件下给定位置处的剂量与不同条件和/或不同位置的剂量进行比较。因此公式中的ρ_{air}, V和W_{air}/e抵消了，除了在某些情况下要对$S_{water, air}$或电子对产生、收集电荷量进行修正外，剂量之比等于电离室响应的比值。

电离室内收集到的电荷量Q通常可以以很高的精度确定，但要对电子对复合效应进行修正，以精确确定释放的电荷量（见第16.4.1节）。对于绝对剂量的测量，阻止本领比的精确计算受到极大关注（见第19.4.1节）。在实际操作中精确确定电离室室腔的体积也是一个难点；因此用于放射治疗的参考级电离室在使用时要对器材本身及射线质进行修正，以保证测量精度控制在1%以内，这种修正会自动将室腔体积不确定性考虑进去。当进行水中吸收剂量校准时，还要引入一些其他修正因子（见第19.4.2.5节）。

本章首先介绍气体电离室的物理和操作原理（见第16.2节）。在16.3节介绍电离室的类型及其应用。最后，在16.4节中介绍了如何确定电离室内产生的电荷，以及如何将剂量仪读数进行修正以得到吸收剂量。

16.2　物理和操作原理

16.2.1　极化电压的影响-电离区段

电离室，总体上就是一个简单的气体探测器。它由一个带有两个电极的充气腔组成，并在两极之间施加一个电压。由于理论上气体是一个完美的绝缘体，因此两个电极之间不会有电流。射线与气体分子之间的相互作用会在两极间产生电子和正电荷，即气体被电离。电场（极化电压造成的）导致电子和正离子分别向正负极移动，从而产生能被剂量仪测量的电流。

在低电压下，因为电子和正离子向电极的移动相对较慢，可收集的电荷量相对较小；因此，正负离子的相互吸引导致了相当大的离子复合。随着电压的增加，离子移动速率增加，使得更大比例的离子在发生复合前被收集，最终导致信号增加。最终，信号收集会达到一个饱和值，即室腔内产生的离子100%被收集起来[5]；此时说探测器的极化电压处在工作区段。当极化电压超出这个区段时会使气腔中电离的电子加速，从而导致气体的额外电离，此时收集的电荷量会超出对应的饱和电流，I_{sat}（见图16.1）。当极化电压超出此区段并持续增加，电离将会顺序进入正比例区段、有限正比例区段、盖革区段及持续放电区段（图16.1）。

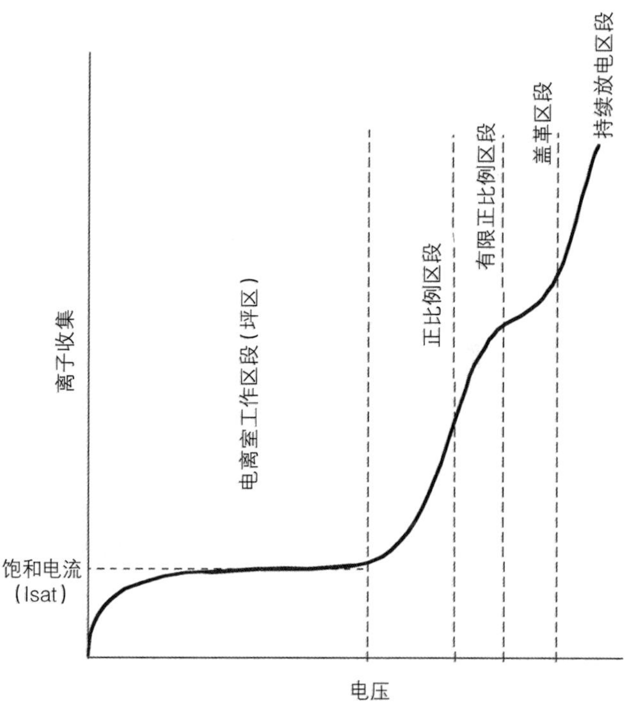

图16.1　气体电离室极化电压与收集电荷关系曲线。图中标出了不同的极化电压区段，坪区即是电离室的极化电压工作区段，此时I_{sat}电流达到饱和状态

极化电压增加可能引起绝缘体击穿或室腔变形，因此需要有一个合理上限，如图16.1中左起第1条垂直虚线所示。电离室制造商则建议将此上限再向下降低一些。放射治疗剂量测定中使用的电离室典型极化电压值在200～400V范围内，而一些电极之

[5]　16.4.1节会讨论具体的收集数量偏差。

间距离极小的平行板室可能需要低于这个值（IPEM 2003）；这也适用于某些小直径圆柱形室腔。

16.2.2 室腔设计

根据不同使用条件已经有很多设计成型的电离室，这些将在16.3节中讨论，这表明电离室是一种适用性很强的辐射探测器，能够在广泛的辐射强度（或注量率）范围内工作。圆柱形（套管型）和平行板电离室是用来测量水中吸收剂量最常见的电离室，其室腔内多为空气（见16.3.2节）。国际电工委员会关于放射治疗中使用的电离室剂量计的国际标准60731及其修订案1（IEC 2011）为这些设备的性能特性提供了推荐限值。这个IEC标准定义电离室为“一个充满空气的室腔，并可以外加一个电场使空气电离的离子被收集，而此电场不足以使空气电离倍增”。“剂量计”一词描述为整个电离电荷测量装置，包括电离室、静电计和连接电缆。有些制作商将剂量计特指静电计。IEC 60731标准中的放射治疗剂量计不仅包括电离室和测量组件，还包括稳压器和模体。

圆柱形电离室是最常用的电离室。它包括室腔、中央收集电极和外侧电极（包括室腔壁和导电涂层）。有的还配备建成帽和防水外壳。从公式16.3可以清楚地看出，对于给定剂量，电荷量（积分模式）和电流强度（剂量率模式）将与室腔体积成正比。从这个公式中可以计算出电离室的探测灵敏度；对于目前用于放射治疗的光子线和电子线能力范围内时，它约为$40nC\cdot Gy^{-1}\cdot cm^{-3}$。用于放射治疗剂量测量的电离室室腔收集体积通常在$0.03\sim1cm^3$，个别的可以达到$0.003cm^3$（见第16.3.2节）。当射线剂量率在0.1～10Gy/min时，电流大约为6pA～2nA。这种极小的电流很难测量，并且需要高质量的连接器和放大器。由于临床使用中电离室的目的是测量“某个点”的吸收剂量，并且这个点很可能处于高剂量梯度区，所以必须兼顾测量的空间分辨率和灵敏度。在辐射防护中，如果剂量率要低得多，且不需要高空间分辨率，所采用的电离室类型的体积通常为几百立方厘米；即使体积如此大，剂量率也需要至少为10μGy/h以保证测量精度足够。

随着MR引导直线加速器的发展和应用（见第14.4节），剂量测量需要在磁场存在下进行。磁场兼容的电离室应运而生。由于磁场也会影响室腔内的电子运动轨迹，因此电离室需要对此进行修正（见第19.7节）。

16.2.3 绝缘体和保护环

在室腔中产生的电荷（或电流）通过连接到电极的导线传导到测量装置（静电计）。这些导线通过电离室杆从室腔传出。电离室的杆支撑室腔和附属结构可使整个测量装置便于操作。由于室腔内只能允许空气电离电荷在电极之间循环，而不能存在其他导电路径，因此必须在电极之间设置绝缘体。在过去各种天然物质被用作绝缘体（琥珀、石英和树脂），目前被合成材料所替代。这些材料分别是聚甲基丙烯酸甲酯（PMMA）、聚苯乙烯、聚乙烯、尼龙、聚四氟乙烯（特氟隆）、聚酯薄膜和聚三氟一氯乙烯（Boag，1966）。特氟隆可以很好地克服因湿度引起的电荷表面泄露。然而，相比于其他材料，比如聚苯乙烯，特氟隆更容易被射线损伤。

由于在电极间存在电场，因此可以产生一种所谓的泄露电流，而这种电流会额外增加收集信号。这种现象是由于水分或小颗粒物质的存在而产生的；这就是为什么不能对绝缘体吹气或用手指接触的原因。为了尽量降低绝缘体之间的电压，以减少泄漏电流，绝缘体通常被保护环分隔成两部分：一部分与负极隔开，另一部分与正极隔开（见图16.2a）。保护环穿过电离室杆中的绝缘组件，并延伸连接到电缆内部的编织材料上。保护环和收集极保持在相同电位，这样电缆中产生的任何电荷都会集中在内外编织物间而不会影响测量信号。平行板电离室采用了多种保护环设计，用于避免电场失真，以保证均匀电场中的有效收集体积（见图16.2b）。必须强调的是，即使是圆柱形电离室，虽然可以通过诸如CT扫描手段精确获得室腔的物理体积，但由于电场影响，有效收集体积不等同于物理体积（McNiven，2008；Ross，2009）。

16.2.4 静电计

通常使用静电计测量电荷（或电流）。它在

多数情况下包括电压电源和显示单元。大多数现代静电计具有计算机接口，以进行参数选择和数据获取。有关静电计的更多细节，可以参考Andreo等（2017）的研究成果。在辐射剂量学的早期，物理学家们使用具有定量尺度的金箔验电器来作为静电计。如今的静电计都是基于负反馈运算放大原理。

图16.3中的三角形所示即为负反馈运算放大器，其具有较高的开环增益（$>10^4$）和高输入阻抗（$>10^{12}\Omega$）。正输入和负输入之间保持着一个低电位（<100mV）。负反馈意味着放大器的部分或全部输出被反馈使其负输入。负反馈运算放大器的负输入连接到电离室收集极，正输入连接极化电压或接地，此时当一个电容器或一个电阻器连接在放大器反馈回路中，放大器输出端测量的电压与收集的电荷成正比，也等于电容器或电阻上的电压。如果一个电容器C被放置在反馈回路中，并且在电容器上测量的电压是V，那么收集的电荷量Q等于C乘以V。这被称为电容反馈电路模式，并且增益确保由电离室收集的电荷量恰好都存储在反馈电容器C中。类似地，如果将电阻R放置在回路中，则通过电阻电压V允许电流I通过，及V/R。测量的重复性几乎完全取决于电容器或电阻的质量和稳定性。经典的电离室–静电计系统性能如下：

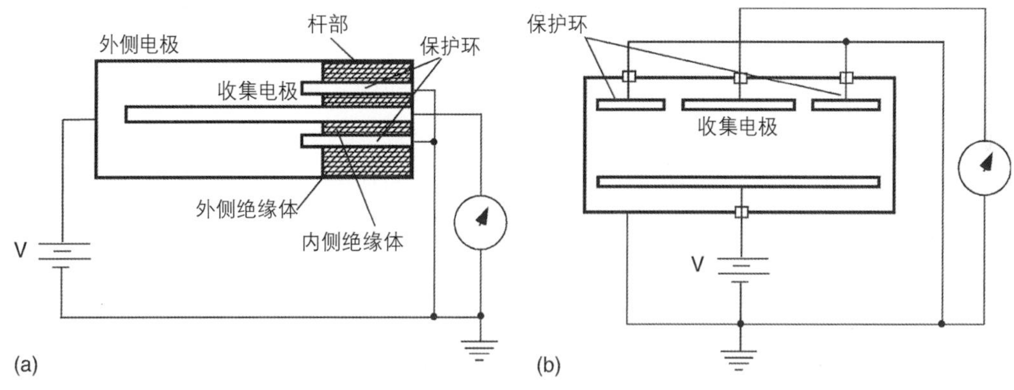

图 16.2　绝缘体及保护环示意图。（a）为圆柱形电离室结构，某些型号的电离室中保护环不会突入进气腔内。（b）为平行板电离室结构，如文中所述保护环定义了有效收集体积

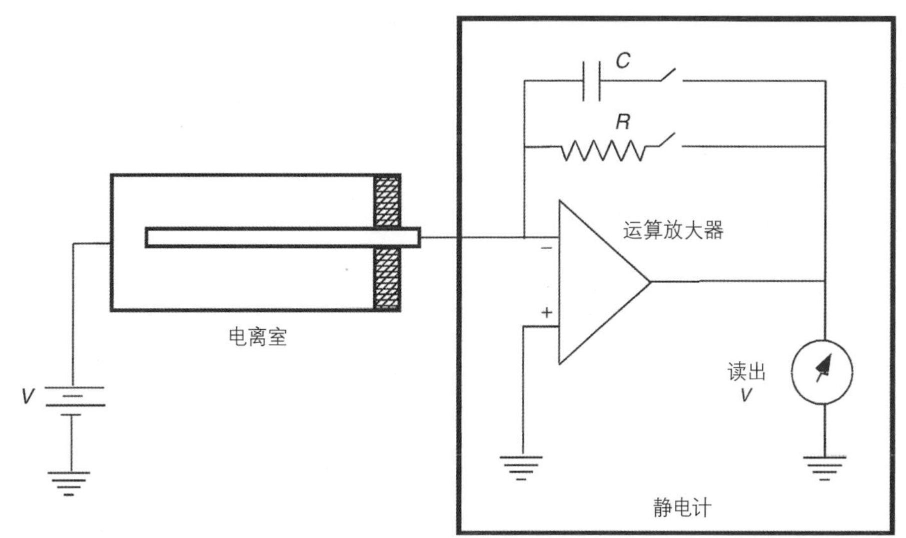

图 16.3　负反馈运算放大器的原理示意图

电容C、电阻R是回路的组成部分。电容或电阻的使用分别对应了静电计的积分测量模式和剂量率测量模式

- 快速预热（5～10分钟）；
- 电极间切换高压后迅速达到平衡；
- 照射前和照射后的泄漏电流足够小（<10^{-13}A）；
- 敏感度与环境条件、时间或刻度无关；
- 能够改变偏压的幅度和极性。

IEC标准60731（IEC 2011）中对电离室-静电计系统的性能做了更具体的介绍。参考级电离室的性能要求要比现场级或扫描级更严格（McEwen，2010）。其中一些性能要求是基于有效量程提出的，以确保仪器测量获得的数据符合要求。例如，对于现场级测量系统，显示器（或数据输出终端）的分辨率必须小于最小有效读数的0.5%。

16.2.5 电缆和接口

连接电离室和静电计的电缆是剂量测定系统的重要组成部分（Humphries 和 Slowey，1986）。高质量低噪声三轴电缆具有三个分离的导电区域，是最佳选择。它允许在一根电缆情况下既能从收集电极传输信号，又可以提供接地和外加电压。不同制造商生产的电缆中微噪声和介电响应时间差异很大。这些因素通常对系统响应影响很小。但随着射线能量变化，尤其是高能X线和高能电子线（Humphries 和 Slowey，1986），这些因素就会对电缆辐射诱导信号有一定影响。电缆所需性能如下：切换高压后迅速达到平衡（＜1分钟）、低辐射诱导信号、低微音噪声、低泄漏（＜10^{-14}A；见16.4.4节）、低电容、柔韧性好以及安装简单和坚固的接口。

目前还没有太多文献关注连接电离室和静电计的电缆接口。然而许多使用者都碰到过接口的相关问题，如污垢、湿气或金属碎片、接触不良、引脚错位、电缆引线与接头触点的连接断裂、接口不匹配、接口与名义上标准不符。在使用时应仔细谨慎操作，避免过度扭曲电缆（可以借助电缆卷筒）。不使用时在接口上盖好防尘帽，以及将电缆存储在干燥安全的环境中等。由于治疗机与控制台一般距离较远，因此通常在电离室和静电计之间需要连接一根延长电缆，但这可能会导致一些额外的问题。将延长电缆及接口预埋在防护墙内是一个较好的解决方案。若接口不匹配，应当使用合适的适配器进行连接。另外要正确对应公母接口。目前有许多商用的电离室和静电计的接口类型（Nette和Czap，1994），其中一些如图16.4所

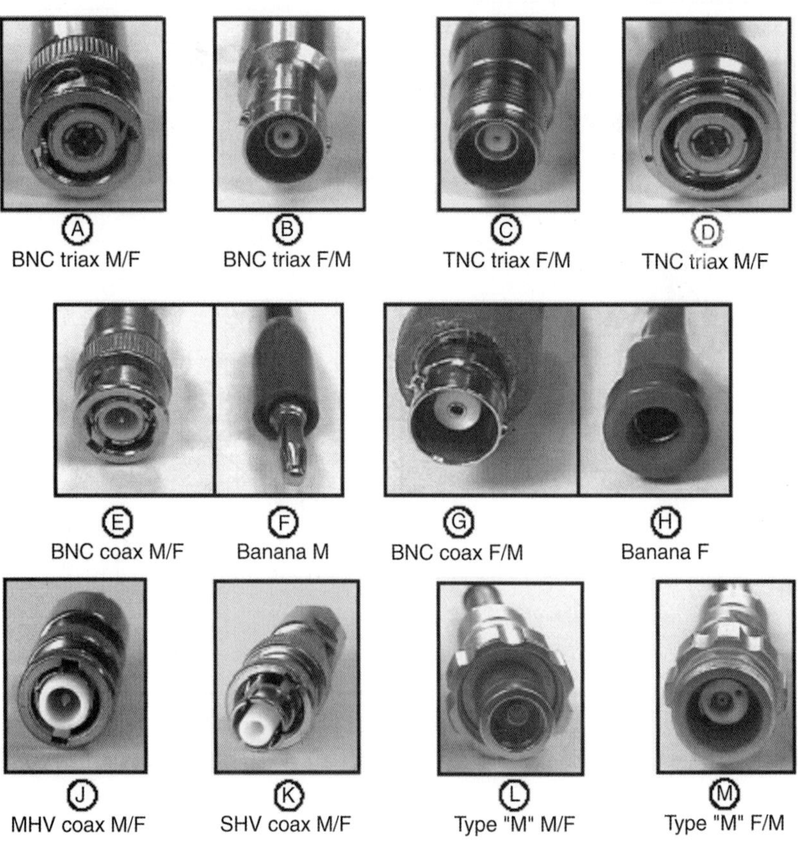

图 16.4 不同类型电离室 - 静电计接口（由 Standard Imaging 公司提供）。M 代表公接口；F 代表母接口

示[6]。并非所有的组合都可以采用，甚至其中一些组合存在风险。原因例如，因为外部屏蔽层既可以用于接地也可以用于高压供电，当电离室处于高压工作时，恰巧某些原因导致接地不当时，操作者有触电风险。

16.3 电离室类型

接下来将进一步讨论用于放射治疗中剂量测量的电离室类型，但不包括设计用于辐射防护目的的电离室（见第16.2.2节）。放射治疗中心基本上只使用一种类型的电离室。这种电离室被称为密闭电离室（见第16.3.2节），因为它的空气体积被封装并限定在室壁内。然而也有另外一种在剂量测量中常用的电离室类型，称之为通气电离室。这种电离室被用于标准计量实验室（SDL）[7]来测定空气比释动能。这也是kV X射线中绝大多数腔室电离室校准的基础。

16.3.1 通气电离室

所谓的通气电离室是一种专业仪器，通常用于初级标准计量实验室。原则上，其室壁在其响应中不发挥任何作用。该设计的基本思想是在特定的光子束下收集体积中产生理想的带电粒子平衡（见第5.5节），以用于直接测量照射量（或空气比释动能）[8]。这就需要考虑不同射线质下次级电子在空气中的最大射程，并设计室腔以符合不同能量下射线对应的尺寸要求。表16.1列举了几个能量射线次级电子的射程。可以看出，对于^{60}Co γ射线（以及MV级射线），这种结构不切实际。

图16.5是一个通气电离室的结构示意图。其测量的电离是在相互作用体积V内次级电子产生的。图中的收集器被两侧的平板G包绕起到保护作用，收集器长度为l。代表电子轨迹的e_3和e_2表示在整个电极间收集体积上存在带电粒子平衡。

[6] 对于电离室，最常见的接口是三轴BNC和TNC。制造商也同时提供多种类型接口的延长电缆。

[7] 初级和次级标准计量实验室负责国际、国家或区域机构的计量仪器的校准（见19.1节）。

[8] 本节出现了“照射量”一词，它的最初定义就是使用通气电离室在射线下测得数值。近年来提到的较多的是“空气比释动能”一词，它可以被认为是用来替代照射量这个物理量的（见5.3.2）。

表16.1 不同X线射线质在空气中次级电子平均能量射程的持续减速近似（CSDA）值

射线质（kVp）	平均初始次级电子动能（keV）[a]	空气中CSDA射程（cm）[b]
30	10	0.24
50	13	0.36
80	12	0.33
100	11	0.25
200	11	0.25
300	18	0.64
^{60}Co γ射线	590	210

引自：Johns, H. E. and Cunningham, J. R., The Physics of Radiology, 4th Ed., Charles C. Thomas ed., Springfield, Illinois, 1983；ICRU Report 37，ICRU, Bethesda, Maryland, 1984b.

[a]此列根据Johns 和 Cunningham（1983年）中的表A–3a，次级电子的平均初始动能是根据光谱中的平均X射线能量估计的，该能量近似为最大能量的0.37倍。

[b]CSDA范围（见第3.5.3节）来自ICRU 37号报告（1984b）。

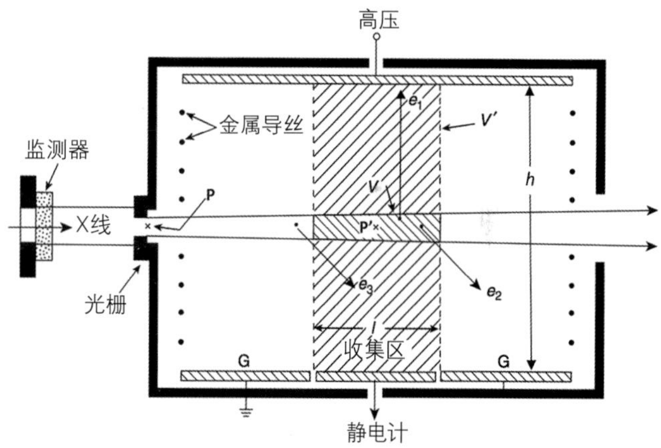

图16.5 典型的通气电离室的横截面示意图。相互作用体积V中电离产生测量所要收集的电子e_1（V由射束截面和收集体积V'决定，或由收集电极决定）。测量的电离是从V'中收集的。带电粒子平衡可以确保若一个粒子（e_2）从V中逃逸时，会有另一个粒子（e_3）在V'中被收集以进行补偿。收集器长度l通常在4～10cm之间，电极间距h通常在6～26cm之间，这取决于射线质。该电离室可用于与密闭电离室进行交叉刻度。比如使用密闭电离室测量P点的照射量或空气比释动能，此时可使用通气电离室由P'点推导获得（距离平方反比修正）（经许可改编自Attix, F.H., Introduction to Radiological Physics and Radiation Dosimetry, Wiley, New York, 1986.）

收集到的被电离的空气质量是通过将束流孔径的横截面积A与收集电极沿射束路径方向上的长度l相乘（$V=Al$）空气密度ρ来计算得出，则照射率

（$\Delta X/\Delta t$）可以表示为：

$$\frac{\Delta X}{\Delta t}=\frac{Q}{m_{air}}=\frac{Q}{Al\rho} \quad (16.4)$$

其中，Q是在单位时间Δt内收集到的电荷量。还须对诸如室腔中空气吸收和光子散射等造成的影响进行小的修正。详细内容可以在Andreo等（2017）的研究中找到。

比释动能K_{air}已被用来代替照射量X，它们之间的关系如下：

$$K_{air}=\frac{X}{(1-g)}\left(W_{air}/e\right) \quad (16.5)$$

其中，g为空气中轫致辐射所致初始次级电子再辐射的比例份额（见5.3.2节）；

W_{air}/e为空气中产生离子对所需的平均能量与电子电量之比。

通过合并公式16.4和16.5，可以得到：

$$K_{air}=\frac{Q}{m_{air}}\left(W_{air}/e\right)\frac{1}{(1-g)} \quad (16.6)$$

从公式16.6可以看出，比释动能K_{air}直接取决于空气中W_{air}/e的值。ICRU 31号报告（1979）中的19.4.3节以及ICRU 90号报告（2016）对此进行了详细论述。

计量实验室使用多种尺寸的通气电离室对10～300kV能量的X线测量了空气比释动能。对于更高能量的X射线，由于次级电子射程更长，使得这种结构的电离室不能满足要求。对于^{60}Co γ射线及更高能量的X射线，其空气比释动能要使用密闭电离室来测量。

16.3.2 密闭电离室

密闭电离室的室腔被室壁包裹，可用于标准计量实验室和临床放射治疗中心。关键区别在于，用于标准计量实验室的密闭电离室（也可作为参考级电离室）必须能够高度精确地确定敏感室腔体积，其室壁和中央电极使用的材料必须尽可能接近均匀，以便精确地确定校正因子。

基本上有两种类型电离室：圆柱形电离室（有时称为指形电离室）和平行板电离室（也称为平板电离室或硬币电离室）。这两种类型的电离室都被设计成可用于MV级X线或电子线下Bragg-Gray空腔效应（见第5.7.4节）。当用于kV级X线时，需要考虑一些不同因素（见第19.8节）。在所有情况下，室腔内的气体为空气，且与外界的环境压力平衡（见第16.4.5节）。

16.3.2.1 理想特性——扰动修正

如果电离室是在参考条件下用于模体中高能光子或电子辐射剂量测量，则电离室和辐射场应具有以下特性：

1. 敏感体积应该在空间上容易确定。理想情况下，任一方向的剂量梯度依赖性都很小。电极间电势差至少可以保持300V，任一方向的长度要大于2mm以保证足够灵敏度（与室腔体积成正比）。室腔体积远小于0.03cm^3。在极小射野中，室腔体积需要远小于这个数值，才能满足Bragg-Gray空腔要求（见第5.8.3.3节和Kumar，2015）。
2. 室壁（以及指形电离室的中心电极）应由尽可能均匀的材料以及与水等效的材料制成；在实践中，这通常无法实现。
3. 室壁应该尽可能薄，特别是在射束方向上近源侧，以符合鲁棒性要求（如果室壁材料是绝对介质等效，并且不需要在模体表浅位置测量，这个特性就不太重要）。

除了要符合Bragg-Gray的条件，即相同位置下室腔中带电粒子注量与未受扰动介质中的带电粒子注量相同（见5.7.4节），还需要引入扰动修正因子（见5.7.6节）才能准确确定介质中的剂量。虽然这些因子（即公式16.7中）将会在第19.4.2节中进行更详细的讨论，然而在这一节中给出简要描述有助于理解它们对电离室设计的重要性。

依照上述特性中第2和第3条要求，理想情况下室壁厚度可以忽略不计，或者与周围介质连续或等效，那么室腔中所有次级电子（假设原射线是光子）皆由介质或等效介质产生。然而，目前并没有完美的水等效性材料。即便是具有良好鲁棒性的极薄室壁（大约0.5mm）的圆柱形电离室，测量^{60}Co γ射线时，约50%的电离是由室壁产生的。对于在放射治疗中使用的最高能量光子线，此比例也不会低于20%（Andreo，1986；IAEA 1997a）。因此，有必要对室壁的影响进行修正，即室壁修正因子p_{wall}；一般来说，实践中对于室壁材料整体来说约在2%以内。p_{wall}也包括防水帽的影响[9]，必要时还要考虑电离室杆的影响。值得注意的是，虽然这种效应通常只在光子束中考虑，但有理论（Nahum，1988）认为在电子束中室壁效应约为0.5%。蒙特卡罗模拟表明，对于低能电子束在参考深度时室壁效应可高达2%，随着深度的增加甚至更大（Buckley 和 Rogers，2006）。

另一个重要问题是电离室室腔的有限尺寸（如第1条要求）。通常会采用一个有效测量点[10]，用P_{eff}或EPOM表示；一般来说，这个点位于室腔中央C近源侧；电离室设计中要注意有效测量点位置的重要性。19.4.2.2节会详细讨论P_{eff}。有效测量点影响在光子和电子束中相似。

由于室腔尺寸有限，电子束测量时还有其他影响因素。空气与室壁或介质之间存在巨大密度差异，导致分散在室腔中的电子要多于室腔外。对于特定形状的室腔，在相同测量位置时，室腔内产生的电子注量明显高于介质中产生的，特别是对于较低能量的电子束（Harder，1968；ICRU，1984a；Nahum，1996；IAEA，1997b）。通过引入一个因子来修正这种影响，用p_{cav}表示。在光子束中不存在这种效应，即p_{cav}=1。Harder（1974）解释为（部分）带电粒子平衡，见5.7.2节中的Fano定理，在低密度气体室腔中（具有相同的质量相互作用系数），带电粒子的注量必须与在高密度介质中相同。

因此当使用电离室的空气电离测量剂量（D_{air}）转换为介质吸收剂量（D_{med}）时，需要对公式16.1进行变换，即：

$$D_{med}(P_{eff}) = D_{med}\, s_{med,air}\, p_{wall}\, p_{cav}\, p_{cel} \quad (16.7)$$

其中，测量点为P_{eff}, P_{cel}为中央收集极的材料修正因子。

一些用于放射治疗的电离室设计并不打算满足Bragg-Gray效应的要求。对于kV级X射线（见第22章），由于次级电子的范程大大减小，电离室不会表现出Bragg-Gray空腔效应（见第5.7.4.5节）。此时主要关注的是空气比释动能修正因子，N_K（见第19.3和19.8节），其数值在从50kV（半价层[11]≈1mm Al）至300kV（半价层≈20mm Al）甚至^{60}Co射线能量（带建成帽）的宽广能量范围内变化应尽可能小。因此，对于放射治疗测量目的，具有石墨室壁的Farmer型电离室（见16.3.2.2节）是比较理想的工具，其N_K可用于放疗所需全能谱射线。例如，实验发现，石墨室壁与铝制中心电极的组合可使N_K控制在5%以内（Humphries 和 Slowey, 1986）。

现在来讨论两种能够满足上述特性的电离室：圆柱形电离室和平板电离室。

16.3.2.2 圆柱形电离室

图16.6所示为经典的Farmer电离室结构（Farmer，1955；Aird和Farmer，1972）是一种在放射治疗测量中非常常见的圆柱形电离室。其室壁由石墨制成，作为电极之一。另一个电极是铝中心棒。标称室腔体积为0.6cm^3。室腔长度为24mm，内径为6.25mm，石墨壁厚度为0.5mm。

商用的还有其他几种类型的Farmer电离室，室壁材料分别为石墨、A-150（Francis Shonka开发的肌肉组织等效导电塑料）、C-552（空气等效导电塑料）、聚甲醛树脂、尼龙66和PMMA[12]。在原子组成方面，其中最接近水的等效材料是PMMA。也有几种型号的电离室其中心电极材料为石墨、A-150或C-552而不是铝制的。

其他的电离室设计在直径和长度上可能更小，以实现更高的空间分辨率（用在剂量快速变化的区域，比如半影区或小野内），但代价是单位剂量信号会降低。表16.2列举了一些圆柱形电离室的参数。

[9] 目前多数电离室都是带有防水设计的。先前的款式会有配套的防水帽或防水套。

[10] 另一种方法是如19.4.2.2中所述，给定一个修正因子p_{dis}，以用于公式16.7（这个因子是考虑了将介质进行一个位移，来消除有效测量点到室腔中央的位移）。

[11] 关于半价层的内容，请见22.2.2节。

[12] 当使用PMMA作为室壁材料时，在室壁内侧壁上会有一层导电涂层，大多为酒精和石墨混合的悬浊液。

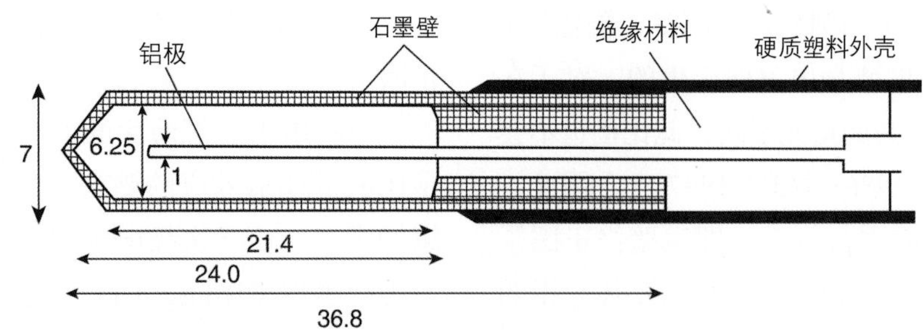

图 16.6　Farmer 型电离室结构示意图，尺寸单位为 mm（仿自 Aird 和 Farmer，1972）

表 16.2　常见圆柱形电离室

电离室型号[a]	室腔体积（cm^3）	室腔长度（mm）	室腔半径（mm）	室壁材料	室壁厚度（g/cm^2）	建成帽材料[b]	建成帽厚度[b]（g/cm^2）	中心极材料	防水
Capintec PR-05 mini	0.14	11.5	2.0	C-552	0.220	Polystyrene	0.568	C-552	N
Capintec PR-06C/G Farmer	0.65	22.0	3.2	C-552	0.050	PMMA[c]	0.547	C-552	N
Exradin T2 Spokas（4mm cap）	0.53	11.4	4.8	A-150[d]	0.113	A-150	0.451	A-150	Y
Exradin T1 mini Shonka（4mm cap）	0.05	5.7	2.0	A-150[d]	0.113	A-150	0.451	A-150	Y
Exradin A12 Farmer	0.65	24.2	3.1	C-552	0.088	C-552	0.493	C-552	Y
Exradin A19 Farmer	0.63	25.0	3.1	C-552	0.088	C-552	0.493	C-552	Y
Exradin A1SL scanning	0.05	6.0	2.0	C-552	0.194			C-552	Y
Exradin A16 micro	0.007	2.4	1.2	C-552	0.088			SPC[e]	Y
NE 2571 Farmer	0.6	24.0	3.2	Graphite	0.065	Delrin	0.551	Al	N
NE2581 Farmer（PMMAcap）	0.6	24.0	3.2	A-150[d]	0.041	PMMA	0.584	A-150	N
NE 2561/2611Sec. Std	0.33	9.2	3.7	Graphite	0.090	Delrin	0.600	Al（hollow）	N
PTW 30010 Farmer	0.6	23.0	3.1	PMMA[f]	0.057	PMMA	0.541	Al	N
PTW 30013 Farmer	0.6	23.0	3.1	PMMA[f]	0.057	PMMA	0.541	Al	Y
PTW 31013 Semiflex	0.3	16.3	2.8	PMMA[f]	0.078	PMMA	0.357	Al	Y
PTW 31010 Semiflex	0.125	6.5	2.75	PMMA[f]	0.078	PMMA	0.357	Al	
PTW 31014 PinPoint	0.015	5.0	1.0	PMMA[f]	0.085	PMMA	0.357	Al	Y
Scanditronix-Wellhöfer IC-25/IBA CC25	0.25	10.0	3.0	C-552	0.068			C-552	Y
Scanditronix-Wellhöfer IC-70 Farmer/IBA FC65G	0.65	23.1	3.1	Graphite	0.073	POM[g]	0.560	Al	Y
IBA FC65P	0.65	23.1	3.1	POM[g]	0.057			Al	Y
IBA CC13	0.13	5.8	3.0	C-552	0.070			C-552	Y
IBA RAZOR	0.01	3.6	1.0	C-552	0.088			Graphite	Y
IBA RAZOR NANO	0.003	–	1.0	C-552	0.088			Graphite	Y

来源于IAEA 483号报告（2017年）表4及表5。

[a]获取自生产商。

[b]空白代表无建成帽或无相关信息。

[c]聚甲基丙烯酸甲酯（$C_5H_8O_2$），或为丙烯酸。商品名成为合成树脂或有机玻璃。

[d] Mijnheer（1985年）的研究显示当使用A-150作为室壁材料时，电离室的响应性会因A-150湿度不同而变化。因此AAPM（2014年）不再推荐其作为参考级电离室。

[e] SPC为镀银铜材料的缩写。

[f]具有石墨材料的导电内层，石墨层的厚度及密度具体以厂家参数为准，

[g]聚氧甲烯（CH_2O），又称聚甲醛。

大多数圆柱形电离室会配备一个建成帽。建成帽一般套在室腔壁外面，以实现带电粒子平衡（即形成室壁完全建成）。这样就可以配合标准计量实验室给定的N_K用于在空气中测量^{60}Co的γ射线（见19.3.2节）。需要注意的是，当电离室在SDL以$N_{D,w}$进行水剂量的校准或在模体内进行测量时，不再使用建成帽（见19.2节）。如果电离室不防水，则在水模体中使用时需要套防水护套[13]。

表16.2中列出的圆柱形电离室可用于参考剂量或相对剂量的测量。若用于参考剂量测量，它们必须经过标准计量实验室的校准，并获得校准因子（$N_{D,w}$或N_K）；这需要遵循国家相关的规定。AAPM TG-51报告的附录中给出了参考级电离室的规范（McEwen，2010；AAPM 2014）。对于相对剂量测量，可使用其他类型的圆柱形电离室（现场级或扫描级）。此时推荐使用更小测量体积的电离室，以提高空间分辨率（见第20.1.5.1节）。

16.3.2.3　平板电离室

虽然空气室腔都是圆柱形，但平板电离室的设计与圆柱形电离室差别较大。圆柱形（或指形）电离室通常以其中心轴垂直于射束方向进行测量，而平板电离室则通常以其轴平行于射束方向。

到目前为止所讨论的电离室主要用于测量加速器输出的光子束或电子束。对于kV级X射线，目前使用的平板电离室有一个非常薄的入射壁，为厚度约0.004mm的导电聚酯薄膜。室壁和整体材料的选择要非常谨慎，以避免出现对低能量X射线响应的能量依赖性。使用时要保证入射壁与模体（皮肤）表面齐平。对于所谓的Grenz-ray电离室，模体则是整个电离室的组成部分[14]。如图16.7所示，对于电子线和MV级光子束，入射壁则要厚一些。

沿射束方向在剂量梯度陡峭的区域，例如在高能光子束建成区（见第23.3.1节）或质子束布拉格峰区（见第25章），平板电离室要优于圆柱形电离室。

历史上，平板电离室被推荐用于低于10MeV电子束绝对剂量测定，尽管这个上限在不同的实践准则中有所不同[15]。这一建议主要是因为内散射扰动效应（见第19.4.2.4节）被较宽的保护环消除了（IAEA 1997b；Nahum，1996），因此平板电离室只采样前入射窗电子注量。此时可假定内散射或注量扰动校正为1，并且有效测量点的位置可以定义在入射窗的内表面中心（见第19.4.2.2节）。而圆柱形电离室的内散射效应或注量扰动相对较大并且可变。现在已知（Zink，2014），无论保护环有多宽，平板电离室的内散射扰动都不能被完全消除。近来有证据表明（Muir 和 McEwen，2017），因为现在注量扰动已经可以精确地计算，所以圆柱形电离室也可以用于标称能量低于以前认为的能量的电子束测量。Muir和McEwen（2017）及其引用文献所指出的与平板电离室长期稳定性有关的问题表明，可以使用性能良好的圆柱形电离室测量所有临床使用电子束的参考剂量。这将在第19.4.2.4节中进行更详细的讨论。

北欧临床物理协会（NACP）给出了一个较为理想的平板电离室设计，如图16.7。它具有一个0.6mm厚，由聚酯薄膜和石墨构成的入射窗，使其能够在较浅深度进行测量。后壁由石墨制成，侧壁由聚苯乙烯制成。收集极是非常薄的涂层（≈0.1mm），为石墨聚苯乙烯覆盖的绝缘层，这样可以尽可能减少极化效应（见第16.4.2节）。有一个3mm的保护环，以减少来自侧壁的电子信号。电极之间的距离为2mm。

表16.4列出了常用平板电离室类型的特性。需要注意的是，某些类型中已经观察到相对较大的极化效应，在选择使用时要注意这一特性。

[13] NE2561 有其自带的 PMMA 防水套，并且在标准计量实验室校准时，也应该配带该防水套。

[14] 格伦茨射线是指≤ 20kVp 的 X 射线。

[15] 参阅表 16.3 中特性介绍。

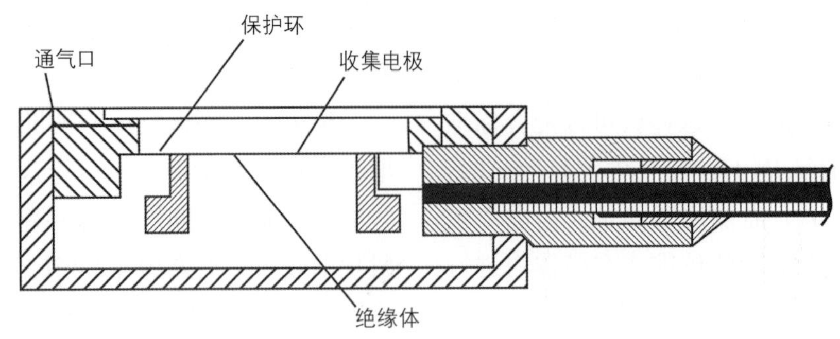

图 16.7 NACP 平板电离室设计（经许可引自：Nordic Association of Clinical Physics，Acta Radiol Oncol, 20：401-415，1981.）

表16.3 电子束下平板电离室的理想特性

电离室参数	
入射壁厚度	≤1mm
收集电极直径	≤20mm
保护环宽度与室腔高度比	≥1.5
室腔高度	≤2mm
内散射扰动效应，P_{cav}	<1%
室壁及反散射扰动效应，P_{wall}	<1%
极化效应	<1%
漏电流	$<10^{-14}$A
长期稳定性	<0.3%[a]

源自：经许可摘自IAEA 381号报告

[a] 对额定范围内任何射线质每年的响应变化。

16.3.3 透射监测电离室

另外还有一种类型电离室，通常被称为监测电离室，常见于直线加速器治疗机头内。如第11.4.2节所述，这种监测电离室基本上用于控制总剂量、剂量率和射束位置。它们的原理和设计与平板电离室有相似之处，但由于它们用作透射电离室，因此直径要大得多，它们的电极（即入射窗和出射窗）非常薄，以防止对射线特性的显著扰动。有一些监测电离室（例如Varian加速器使用的）是密封的，以保持室腔内封闭空气质量与状态恒定，而不受外界压力和（机头）温度的影响。然而，在实践中很难精确地使其保持恒定，并且必须要经常检查电离室响应，以防止任何漂移。而另外有一些监测电离室（例如Elekta加速器使用的）不是密闭的，它们的响应会随着压力和温度的变化而自动进行修正（见第16.4.5节）。但是这也不能消除定期校验的必要性（参见第46.8.1节）。

还有一些商用透射电离室，可挂载于加速器机头外部，用于剂量监测（即用来对输出射线进行相对测量）或提供患者放射剂量的质量保证。对于后一种使用目的，研制出了像素分割电离室（见Thoelking等，2016，第18.6.6节）。

表 16.4 常见平板电离室特性

电离室型号[a]	材料	入射窗厚度	电极间距离	收集电极直径	保护环宽度	推荐模体材料
NACP-01（Scanditronix）	Graphite window	90mg/cm，0.5mm	2mm	10mm	3mm	Polystyrene, graphite, water（with waterproof housing）
	Graphited rexolite electrode					
	Graphite body（back wall）					
	Rexolite housing					

续表

电离室型号[a]	材料	入射窗厚度	电极间距离	收集电极直径	保护环宽度	推荐模体材料
IBA/ Scanditronix NACP-02	Mylar foil and graphite window	104mg/cm，0.6mm	2mm	10mm	3mm	Water, PMMA
	Graphited rexolite electrode					
	Graphite body（back wall）					
	Rexolite housing					
PTW 23343 Markus chamber	Graphited polyethylene foil window	106mg/cm，0.9mm（incl. cap）	2mm	5.3mm	0.2mm	Water, PMMA
	Graphited polystyrene collector					
	PMMA body					
	PMMA cap					
IBA/ Scanditronix PPC 05	Window and body C-552	176mg/cm，1mm	0.5mm	10mm	3.5mm	Water
	Graphited（PEEK[b]） electrode					
Exradin 11	Conducting plastic wall and electrodes，	PI 1：104mg/cm，1mm	2mm	20mm	5.1mm	P11：Polystyrene, water
	Model P11：polystyrene equivalent					
	Model A11：C-552，air equivalent					
	Model T11：A-150，tissue equivalent					
PTW Roos chamber	PMMA, graphited electrodes	118mg/cm，1mm	2mm	16mm	4mm	Water, PMMA
PTW 34045 Advanced Markus chamber	Graphited polyethylene foil window	106mg/cm，0.9mm（incl. cap）	1mm	5.0mm	2mm	Water, PMMA
	Graphited polystyrene collector					
	PMMA body					
	PMMA cap					
PTW 34070 Bragg Peak chamber	PMMA, graphited electrodes	118mg/cm，3.45mm	2mm	81.6mm	1.1mm	Water

来源：经许可摘自International Atomic Energy Agency, Technical Report Series no. 398, Table 4, IAEA, Vienna, 2000.

[a]本表中列出的一些电离室未能满足表16.3中介绍的要求。在本表中列出来是因为它们在一些放疗中心被使用。

[b]聚醚醚酮树脂（$C_{19}H_{18}O_3$），密度为1.265g/cm^3。

16.4 电离电荷的测定

电离室必须在极化电压处于电离区段范围内时使用，此时收集到的电荷才能达到或接近饱和状态。然而，由于离子输运和电离室设计的物理特性，收集的电荷量可能不等同于室腔内空气电离产生的电荷量。离子复合、极化效应、泄漏和杆效应是造成这种现象的主要因素。提高设备的稳定性及足够的预热可以保证测量的可重复性。另一个重要的问题就是，确定室腔内每单位空气质量的电荷量时须对压力和温度进行修正。

16.4.1 复合效应

16.4.1.1 *初始和总体复合*

室腔内正离子和负离子（即电子）的复合会使收集到的电荷量减少。离子复合的两种主要机制已经被阐述过（Boag，1966，1987），这与辐射轨迹及分布有关；这被称为初始复合和总体复合。离子扩散也会产生影响，但与初始复合的影响因素难以区分。

在初始复合过程中，单个粒子轨迹上的正离子和负离子发生复合；这一过程也被称为柱状复合。因为在给定的电场强度下只涉及一个粒子轨迹，这种轨迹内的过程独立于单位时间内形成的轨迹数。在实践中，这种效应只对具有高电离密度的轨迹有显著影响，即指高线性能量转移（LET）的粒子，如中子或重离子（见第6.11.5节）。

当离子一旦扩散，离子的漂移会改变初始轨道结构，这时就会发生总体复合。处于不同轨迹的正负离子在向电极移动时，就会发生复合。这个过程也被称为容积复合；它随着离子密度的增加而增加，并依赖于剂量率。这是大多数放射治疗射束中最重要的过程。

近似经验关系可用来介绍初始和总体复合；Jaffe描图法（$1/q$作为$1/V$或$1/V^2$的函数，其中q是测量的电荷，V是极化电压）可以用来表示完整的饱和曲线；图16.8为Jaffe描图法的一个示例。

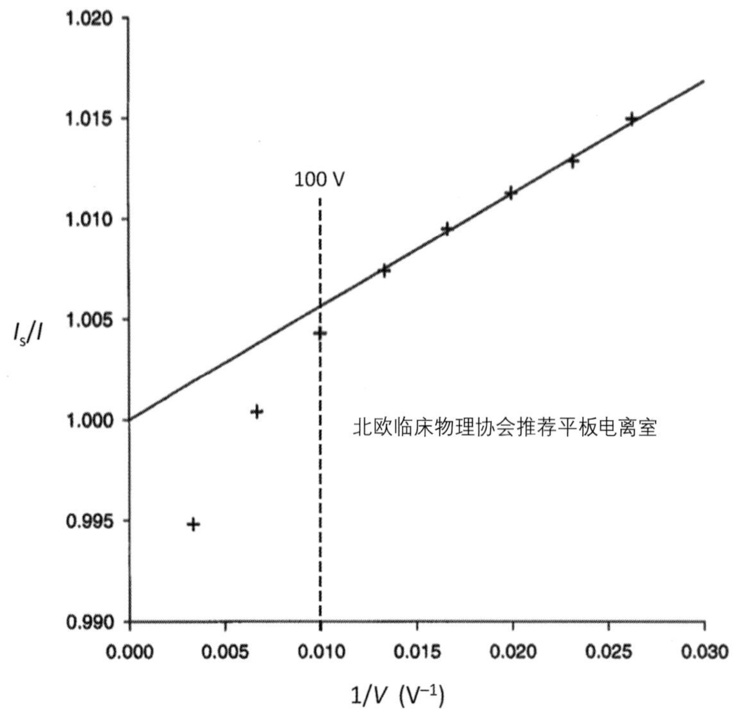

图 16.8 Jaffe 描图法示例。使用一个特定平板电离室，当处于一束每脉冲 0.14mGy 射线中时，其产生电流 I 的倒数与其极化电压 V 的倒数的函数关系。当极化电压低于 100V 时，根据 Boag 理论，室腔电流将由饱和电流 I_s 归一化。图中实线是对一组相同数据的线性拟合（经许可引自：Burns D.T. and McEwen M.R., Phys Med Biol., 33, 2033–2045, 1998.）

在连续辐射下（例如^{60}Co）初始复合可以描述为：

$$1/q = 1/q_0 + \text{constant}/V \tag{16.8}$$

而此时总体复合可以描述为：

$$1/q = 1/q_0 + \text{constant}/V^2 \tag{16.9}$$

对于脉冲式辐射（例如直线加速器），初始和总体复合都可以用公式16.8推导。通过对曲线的线性区域进行拟合，可以通过外推到曲线的无限电压（即$1/V=0$）来提取离子复合校正的精确测量值。这些包括在给定平均剂量下初始和总体复合的影响。它们也有助于确定最大"安全"工作电压（V_{max}），此时诸如电荷倍增等过程的影响会如图16.8所示产生非线性表现（见图16.1中的正比例区段）。这种表现在同类型的电离室之间可能有所差异，而且最大工作电压也可能与制造商规定的值有所不同。

16.4.1.2　收集效率：Boag理论

对于总体复合，Boag（1966，1987）将电离室的收集效率f定义为收集到的电荷量q_m（即测量到的）与理想饱和电荷量q_i（即完全没有产生复合）之比，此时$f<1$。需要注意的是，通常用在剂量测量中的复合效应校正因子k_s，是收集效率的倒数。针对不同类型的电离室，Boag逐步建立了连续辐射、脉冲辐射和脉冲扫描辐射的收集效率理论。在这里对临床常见脉冲式辐射类型进行一个简单总结；对于更多细节，读者应参考Boag（1987）的表述。ICRU 34号报告（1982）给出了更加精简和实用的总结。

对于脉冲式辐射，收集效率表示为：

$$f=\frac{1}{u}\ln(1+u) \qquad (16.10)$$

其中，变量u定义为：

$$u=\mu\frac{q_i}{V}A_I \qquad (16.11)$$

式中：

μ是一个只取决于离子性质及其迁移率的常数（3.02×10^{10}V·m·C^{-1}）；

q_i是初始电荷密度（例如C·m^{-3}）；

V是极化电压；

A_I是一个双元积分的解，对于平板电离室来说，等于电极之间距离的平方（例如m^2）。

对于圆柱形电离室来说，A_I可以表示为：

$$A_I=(a-b)^2\frac{(a+b)}{(a-b)}\frac{\ln(a/b)}{2} \qquad (16.12)$$

其中，a和b分别为外部电极和中央电极的半径。

公式16.10的一个问题是它依赖于初始电荷密度q_i。而这个值只有明确了离子复合数量后才能得到。根据前文可知，q_m等于fq_i。Boag又引入了一个辅助变量$v=fu=\ln(1+u)$，因此可得：

$$f=\frac{v}{e^v-1} \qquad (16.13)$$

这个方程允许f根据测量的电荷量来确定，即$v=[\mu A_I/V]q_m$，根据式16.11取$u=v(q_i/q_m)$。

IAEA（1997b）给出了一个更简洁的近似方程，本质上是对完整表达式计算值的拟合；对于平板电离室，复合校正因子k_s表示为：

$$k_s=1+0.54d\frac{s^2}{V} \qquad (16.14)$$

其中，d为每脉冲的平均剂量（mGy）；s为电极间距（mm）；V为极化电压（V）。

每脉冲平均剂量涉及到空气中的吸收剂量。对于圆柱形电离室，这个校正因子也有类似公式，但是需要将式16.12中相应的A_I值来替代s^2。

在一些常用圆柱形电离室分析中，如国家物理实验室（NPL）设计的标准电离室（Kemp，1972；Burns 和 Rosser，1990）及Farmer标准电离室（Havercroft 和 Klevenhagen，1993），都采用了Boag理论以及考虑了圆柱体与末端的影响。综合起来，圆柱形电离室的k_s可以用下面的公式进行描述：

$$k_s=1+n\frac{d}{V} \qquad (16.15)$$

其中，d为每脉冲的平均剂量（mGy）；V为极化电压（V）；n是一个取决于电离室设计的常数。

NPL设计的电离室的n值为4.6，Farmer的电离室的n为5.75。公式16.14和公式16.15中的d值与《英国电子束实践规范》（IPEMB 1996b；IPEM 2003）给出的值近似一致，也与这些规范推荐的一系列电离室实验测量值（Nisbet和Thwaites，1998）近似吻合。

从Boag（1950，1966）的离子复合理论开始，Burns和McEwen（1998）推导出一种新的离子复合形式。这在MV级光子束参考剂量测定协议（即AAPM TG-51 2014）的附录中进行了表述，并做了小的改动：

$$k_s = 1 + C_{init} + C_{gen} d \qquad (16.16)$$

其中，C_{init}和C_{gen}分别是初始和总体复合的系数。因为初始复合组成部分独立于每脉冲剂量d，并且C_{gen}仅包括与电离室几何形状和极化电压相关的参数（考虑公式16.14和16.15），校正因子k_s应随d呈线性变化。由此可以通过确定作为d的函数的k_s来获得系数C_{init}和C_{gen}。可以通过调整加速器工作参数来改变d，但最简单方法就是改变源皮距或测量深度。McEwen（2010）研究表明k_s与d的关系可能与极性有关。

AAPM TG-51（2014）的附录指出，对于参考级电离室，C_{init}应该很小（≤0.002，即初始复合效应占比应该小于0.2%）。若C_{init}值较大，可能表明电离室异常或不标准。更为实际地说，一些初级和次级标准实验室在利用^{60}Co（d=0）对电离室进行校准时，通常不会修正其复合效应。因此具有较大值的C_{init}会给参考级测量引入较大误差。Muir等（2012）的研究显示，在^{60}Co下测量复合效应时（此时每脉冲剂量为零），当使用k_s作为脉冲线性加速器单位脉冲剂量的拟合函数，得到的C_{init}值比较一致。

当使用无均整（FFF）线性加速器时，剂量率的增加会导致每脉冲剂量d增大，并可能导致离子复合修正增加（高达5%）。因此在测量和计算参考剂量时，要将这个影响考虑在内。

16.4.1.3 收集效率：双压法

可能会遇到这些情况：当电离室极化电压达到安全范围内最大值时，仍不能使电离达到饱和状态[16]。然而，Boag和Curran（1980）报告了一种方法，即在一个更低的极化电压下进行二次测量。当在极化电压V_1和V_2下分别获得电荷量Q_1和Q_2，则与饱和状态下电荷量Q_i的关系可以表述为：

$$\begin{aligned} Q_1 &= Q_i f_1 = Q_i \frac{1}{u_1}\ln(1+u_1) \\ Q_2 &= Q_i f_2 = Q_i \frac{1}{u_2}\ln(1+u_2) \end{aligned} \qquad (16.17)$$

因此，Q_1/Q_2为：

$$\frac{Q_1}{Q_2} = \frac{u_2 \ln(1+u_1)}{u_1 \ln(1+u_2)} = \frac{V_1 \ln(1+u_1)}{V_2 \ln(1+u_2)} \qquad (16.18)$$

且根据公式16.11可知$u_1/u_2=V_2/V_1$。

公式16.18可以采用数值或图形求解u_1（对应于最高电压），因为两个比率Q_1/Q_2和V_1/V_2已知。

Weinhous和Meli（1984）对拟合了复合校正因子k_s的函数进行计算：

$$k_s = a_0 + a_1\left(\frac{Q_1}{Q_2}\right) + a_2\left(\frac{Q_1}{Q_2}\right)^2 \qquad (16.19)$$

其中，系数a_0，a_1和a_2作为脉冲射束和脉冲扫描束V_1/V_2的函数。这种解决方案已经在一些剂量测定协议中应用。

如果所需的修正很小（通常是k_s<1.05），可以忽略公式16.19 中的二次项，则k_s可以采用一阶近似，写为（IPEM，2003）：

$$k_s = 1 + \frac{Q_1/Q_2 - 1}{V_1/V_2 - 1} \qquad (16.20)$$

根据公式16.20，在最简单情况下，如果选择电压比为2，则复合百分比校正等于电荷量读数百分比。这方法依赖于Jaffe描图法的线性，但也这证明了理论间的一致性；因此，明智的做法是通过绘制每个电离室的整个曲线来进行验证。圆柱形电离室的典型电压值可以为V_1=300V和V_2=150V。这些电压值通常处在Jaffe图的线性等比区段内。对于平板电离室，线性偏离可能发生在使用较小的电压值（例如100V）。图16.8显示了特定平板电离室的响应。

对于超高剂量率的脉冲电子束，复合效应可能非常重要。Petersson等（2017）发现，对于Markus

[16] 这个值是电离室制造商推荐的极化电压阈值。超过阈值，倍增等过程就开始发生。参见图 16.1 的“正比例区域”。

平板电离室，当处在6MeV电子束中，如果每脉冲剂量大于10^{-2}Gy和10^{-1}Gy（不依赖于平均剂量率）时，则双压法和Jaffe描图法（Burns和McEwen，1998）将不再准确。对于极化电压小于50V的情况，引入Boag理论会得到更好的结果。当每脉冲剂量达到1Gy时，他们发现极化电压分别为50V、150V和300V条件下，收集效率分别下降到26%、47%和66%左右。因此，对于高剂量率情况，需要对复合校正因子进行具体的调查。

16.4.2 极性效应

当反转电离室两个电极上的极性时会使读数发生变化，例如在收集极或中央极上施加正电压然后再改为负电压；这种现象被称为极性效应。对于大多数类型的电离室，这种效应在高能光子束中的实际影响可以忽略不计。事实上，当电离室测量高能光子束时，若出现较大和/或可变的极性效应，可能表明该电离室功能异常。对于电子束测量，特别是低能电子束，其影响可能是较为显著的。对于这种现象给出了电离室中净电荷沉积相关的几种解释（可参见Andreo，2017，第12节）；使用平板电离室测量电子束时更容易理解这种现象（IAEA，1997b），其本质上是一种电极不对称设计的电荷平衡效应。效应大小取决于射线能量和角分布、模体中测量深度以及射野大小（Aget 和 Rosenwald，1991；Ramsey等，1999）。通过研究模体中电子对的电荷沉积模式，也可以看到极性效应会随着深度改变的变化。

当极性效应可测量情况下，则对每个极性条件下电离室读数的绝对值取平均值即为电离室真实读数。在电离室日常使用中，通常只采用固定极性及单一的极化电压值。当有必要使用相反极性进行辐射测量时，可以参考下面公式进行修正：

$$k_{pol}=\frac{|Q_{+}|+|Q_{-}|}{2Q} \qquad (16.21)$$

其中，Q_{+}和Q_{-}分别是施加正极和负极时获得的读数；Q是施加日程常规的极性（正或负）获得的读数。

读数Q_{+}和Q_{-}的获取应在确保电离室极性变化达到稳定状态再进行（有些型号可长达20分钟才能稳定；稳定和预辐照讨论见第16.4.3节）。

当电离室送检进行校准时，通常由用户或标准计量实验室决定该电离室常规采用的极化电压和极性。校准应在相同极性和极化电压下进行。标准计量实验室可以对电离室的极性效应进行校准，也可以不进行校准。但这应在校准证书中加以说明。当标准计量实验室校正了极性效应时，那么用户必须在日常测量中应用该校正因子。当没有对极性效应进行校正时，极性效应的后续处理取决于用户可用的设备以及要进行测量的射线质。关于如何执行这种校正的详细程序可参考IAEA相关资料（2006）。

对于MV级光子束，AAPM TG-51报告（2014年）的附录规定，对于参考电离室，极性效应应小于0.4%（即$0.996<k_{pol}<1.004$），随射线能量变化应小于0.5%。

对于电子束，极性效应随着能量的降低而增加。一个构造合理的电离室其极性效应应小于 1%（Nisbet 和 Thwites ，1998）。低能量（通常小于6MeV）时，这种效应对于某些平板电离室可能达到百分之几，因此这种电离室不应该作为参考剂量测定（Pearce等，2006）。对于6MeV电子线，当剂量率非常高并且施加较低的极化电压时，这种效应可超过10%（Petersson等，2017）。

16.4.3 稳定性与预照射

剂量测量规范建议对在进行测量前要对电离室进行预照射，直至获得稳定读数。这要求使用相同的设置重复读数，直到观察不到读数的漂移，并且在每次改变施加电压时也必须重复这个步骤。达到读数稳定所需的时间长度和/或辐射剂量被认为取决于电离室的几何形状，并且相同类型的电离室也可能有所不同。同时稳定性与电离室的辐照历史有关。McCaffrey等（2005）的研究表明，给定电离室的稳定性与其室腔有效体积的保护程度有关。McEwen（2010）指出，对于有效体积$<0.01cm^3$的电离室，当测量剂量率为0.5Gy/min的^{60}Co射线时，其初始读数与稳定后读数相差可能较大（$>1\%$），达到稳定的时间可能会非常长——超过

1小时。

AAPM TG-51报告（2014）的附录规定，对于参考级电离室，当测量已经预热好的加速器时，初始读数（每MU）与稳定后读数之间的差异应小于0.5%[17]。

16.4.4 泄露及杆效应

电离室结构本身以及电缆、测量元件和静电计在照射后可能会存在漏电现象，这被称为辐照后泄漏。这种效应在辐照停止后继续存在，通常随时间呈指数级下降。IEC 60731标准（2011）建议，对于现场级剂量计，在给予10分钟照射结束后的5秒内，泄漏电流应减少到辐照时电离室内产生电离电流的1%以下。这个标准相当宽松，因为大多数现代电离室在辐照过程中产生的泄漏率远小于0.1%（AAPM 2014）。另一种类型泄漏称为杂散辐射泄露，通常由照射野外电离室元件和预放大器散射产生。在电缆绝缘子上施加机械性压力也会引起电流泄漏，因此，应避免电缆的弯曲或扭曲。

在存在绝缘子的情况下，泄露可以穿过室腔或跨过绝缘子的表面。辐射对绝缘子的影响机制是复杂且众多的（Attix，1986）。绝缘子中原子电离过程中产生的电子可能会远离原子核并运动相当远的距离，并需要一定时间才能复合。由于施加了电压，电子空穴偶极子会沿同一方向排列，它们的弛豫会引发电极上的电荷向绝缘子聚集，从而形成泄漏电流。另一个效应已经引起了注意（Galbraith，1984；Mattsson 和 Svensson，1984；Thwaites，1984），即电子束中非导电性塑料模体上会产生电荷聚集；这可能会在电离室周围产生一个非常大的电场，然后引导电子流向电离室，从而产生额外信号。这将在第19.10.3节中模体材料部分进一步讨论。相似的效应同样也会在电离室绝缘子上发生。

电离室的杆效应也是一个复杂的现象；然而幸运的是，现代电离室的设计中都已经把这种效应最小化了。在IEC 60731标准（2011）中介绍了两种机制：即杆散射和杆泄漏。由于杆内部材料与模体材料不同，杆散射效应产生于杆内相互作用引起的散射，并对电离产生不同的贡献。这种效应可以通过一个假杆来确定。在带有和去除假杆时，分别对电离室进行照射，读数的比值产生一个校正因子。杆泄漏是由于杆、绝缘材料及电缆受到照射产生的。可以使用较窄的矩形野对电离室进行照射，射野长边分别平行和垂直于电离室，然后取读数的比值来获得校正因子[18]。

16.4.5 室腔内空气质量变化的修正

如16.1节所述，电离室室腔内空气的平均吸收剂量，$\overline{D_{air}}$，可以通过公式得到：

$$\overline{D_{air}} = \frac{Q}{m_{air}}(W_{air}/e) \qquad (16.22)$$

其中，Q为室腔内质量为m_{air}的空气电离产生的电荷量；W_{air}/e是干燥空气中产生离子对所需的平均能量与单个电子电荷的比值。

空气质量m_{air}等于$V\times\rho_{air}$，其中V为室腔体积，ρ_{air}为室腔内空气密度。相互作用的数量取决于空气质量，而空气质量又与其密度成正比。由于大多数电离室内气体与外界相同，因此ρ_{air}与大气压、温度和湿度相关。

日常使用过程中一般做法是修正以上因素使ρ_{air}保持为固定值然后计算Q值，而不是使用当前气压、温/湿度反推Q值。标准计量实验室一般取参考空气密度值为1.2930kg/m^3，即干燥空气在0℃和101.325kPa时的密度。首先在20℃、101.325kPa和50%的相对湿度（常见的参考条件）的条件下测量参考照射野内的电荷量。然后使用常用修正方法将湿度修正为干燥空气，并将温度和气压修正到0℃和101.325kPa来获取参考照射野的电离电荷量。从电荷到空气吸收剂量的转换也涉及到了W_{air}/e，为保持一致性，其在公式16.22中的值同样为干燥空气中的值，即33.97J/C。

当在标准计量实验室校准通气电离室时，其测量结果依赖当时条件下的气压、温度和湿

[17] 根据AAPM TG-142报告（AAPM 2009a），加速器监测器响应的短期稳定性（即在重复测量期间）差异通常优于0.05%。

[18] 在进行此类测量时，建议旋转电离室90°，而不是旋转准直器；这样可以防止上下准直器的影响干扰泄漏效应的测量（参见第20.2.5和26.2.11节）。

度；因此其给出的电离室校准因子也要注明其测量时的参考环境条件。大多数标准计量实验室给出的校准因子都是以θ_0=20℃[19]，P_0=101.325kPa为参考环境条件，但一般不做湿度因素修正。不过在校准过程中，环境湿度被控制在45%～55%范围内，因此校准因子适用于湿度在50%左右的情况（实际上，湿度在20%～70%的范围内时，都不需要修正[20]）。Rogers和Ross（1988年）对湿度影响的处理给出了解决方法。临床放射治疗中，环境因素的修正采用下面的方法：

$$k_{\theta P} = \frac{(273.15+\theta)}{(273.15+\theta_0)} \frac{P_0}{P} \tag{16.23}$$

其中，θ_0和P_0是实验室参考环境条件，θ和P为临床实际测量环境条件[21]。通过这种方法可以把实际测量的值转换为参考条件下的剂量。电离室室腔内空气温度与模体温度视为等同。这意味着不一定与机房内环境温度相同，但如果观察到有显著差异，则必须检查模体，等待足够长的时间，以使模体温度接近室温。此外，在水模体中的测量时，应使防水型电离室（或装有防水套筒的电离室）与外界空气相通，以实现环境空气和室腔中的空气之间的快速平衡。

[19]　在某些国家，参考温度是 22℃，因此具体要查阅校准报告。

[20]　实际上，只有热带国家才需要进行湿度修正。

[21]　$k_{\theta p}$ 又可换算成 k_{TP}，此时 T 为卡尔文温度即 T=273.15+θ。

17.1 引言

在体外放射治疗、近距离治疗、放射诊断和辐射防护中，可选择多种固态探测器进行剂量测量。在放射治疗中，最常用的探测器是热释光探测器（TLD）、二极管、金属氧化物半导体场效应晶体管（MOSFET）、光致发光（OSL）和基于金刚石的探测器[2]。它们本质上都是相对剂量计，即只有经过仔细校准探测器后才能获得绝对剂量（Gy）。关于TLD和OSL剂量测量的进一步指导，可以在美国物理学家协会（AAPM 2020）出版的报告TG-191中找到。在本章中，只考虑点探测器。二维和三维（2D和3D）探测器将在第18章论述。

本章目的是对探测器基本理论原理、所使用材料和主要剂量学特性进行简要介绍，读者需要参考专业文献以获得本书中无法提供的深入信息。第20.1.5节将介绍这些探测器在射束内测量的实际使用。第46.10节提出了关于这些探测器质量控制的一些建议。第48.3.2节将介绍它们在放射治疗中体内剂量测量的应用。

17.2 热释光探测器（TLD）

热释光（TL）剂量测量方法是一项成熟技术，热释光材料在商业上很容易获得，而且不需要电缆将其与读取设备连接。它们还具有体积小且非常灵敏的优点，如果选择正确，可随身携带。目前常被用作辐射防护的个人剂量计，由于可以便捷运输或邮寄，它们是用于根据远程参考实验室维护标准来检查光束校准或剂量学检测的首选探测器（见第45.5.2节）。它们对于模体内验证也很有用。热释光剂量测量读取耗时是一个缺点，但采用正确的剂量方法和选用自动读取器，可以大大缩短读取时间。

[2] 电子自旋共振（ESR），也称为电子顺磁共振（EPR） 或电子磁共振，也可用于剂量测量。对于放射治疗应用，最常用的材料是丙氨酸（Schauer 等，2006；Baffa 和 Kinoshita，2014）。

17.2.1 剂量测量原理

热释光探测器（TLD）是基于某些不完美晶体吸收和储存电离辐射能量的能力，这些能量在加热时以光的形式重新释放。光被检测到，输出光与晶体之前接收的吸收剂量相关。解释其机制的一种理论是多原子晶体结构的能带理论（McKinlay，1981；McKeever，1985）。

当被辐照时，热释光材料会产生自由电子和空穴。自由电子可以在短时间内穿过导带。这样就可能出现三种结果：可能被捕获在缺陷处（即处于亚稳态能量状态）；可能回落到价带中并以辐射（荧光）或非辐射方式与空穴重新结合；可能被捕获在由于辐射而已被空穴激活的发光中心，并且随着光的发射而使中心失活。

当被加热时，处于亚稳态的电子被给予足够热能，再次从缺陷逃逸到导带，在此它们自由移动，如前类似，有三种可能的结果：可能被重新捕获在缺陷处；落入价带并与空穴以辐射或非辐射方式重新结合；或者在空穴激活的发光中心进行辐射复合。最后一个过程的发光现象称为热释光（TL）。热释光发射（或发光曲线）随加热模式（线性或等温）和加热温度而变化（Marinello等，1992）。对应晶体中不同的能量阱，发光曲线呈现出多个峰。通过预热可以消除不稳定的低温峰。更稳定的高温峰IV和V用于剂量测量，读取器温度可高达400℃（见图17.1），并且可以在更高温度下提取峰VI和VII。表17.1显示了当前使用的热释光材料的发射温度和稳定峰的波长。

读取后，热释光材料可能恢复到原始状态，否则需要一种称为退火的特殊热处理来恢复。例如$Li_2B_4O_7$：Mn或$Li_2B_4O_7$：Cu可以在连续照射和读取之间不进行热处理时重复使用。然而，$CaSO_4$、CaF_2和LiF则需要退火程序，这取决于制造的热释光材料和之前接收到的剂量（Toivonen，1993；McKeever等，1995）。对于Harshaw LiF：Mg，Ti，建议的程序是在首次使用（初始化）前执行四个循环，在400℃下持续1小时+控制冷却+在80℃下持续20小时。如果剂量大于0.5Gy，该循环也可用作退火过程，以便在辐照后重复使用（Driscoll

等，1986）。有些读取器在每次读取后都会有一个退火周期，根据系统差异，会将每次40～60秒读数读取过程延长。

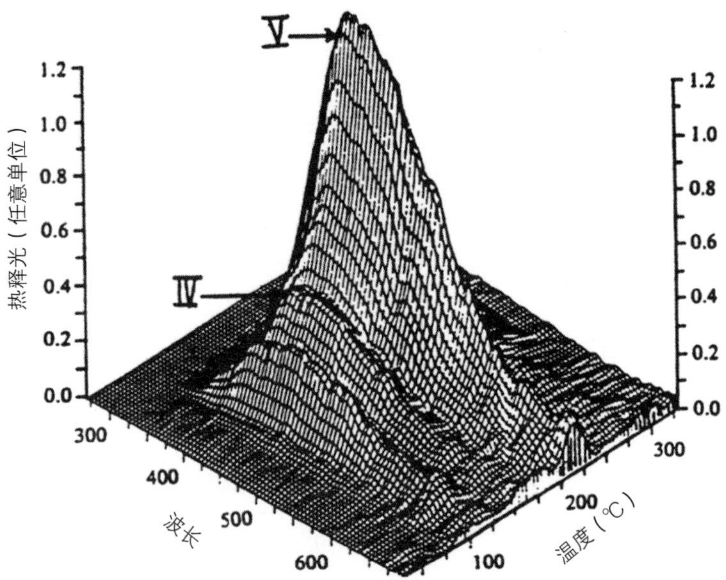

图 17.1　Bicron-Harshaw LiF 600 经 X 射线辐照后的热释光光谱。峰 IV 和 V 是用于 TL 剂量测量的稳定峰（引自：Townsend et al. 1983）

表 17.1　不同 TL 材料的放射温度和剂量峰波长

放射温度（℃）	模态的波长（nm）								
	300	368	380	400	450	478和571	480和577	500	600
80～90								$CaSO_4$:Mn	
200									$CaSO_4$:Sm
200～240	LiF：Mg, Cu, P（GR 200）						CaF_2: Dy		
210～220				LiF：Mg,Ti（Harshaw）					$Li_2B_4O_7$:Mn
220～250					$CaSO_4$：Tm	$CaSO_4$：Dy			
240～270		$Li_2B_4O_7$：Cu							
260			CaF_2：Nat						
300								CaF_2:Mn	

通常双碱光电阴极的峰值灵敏度约为400nm，如表所示，掺杂材料的性质（冒号后表示）对发射出的TL光的波长有很大影响，因此也对放置在光电倍增管前滤光片的类型有很大影响。

17.2.2　探测器

热释光探测器是用自然界产生的热释光晶体材料或通过在荧光粉中掺入极少量的激活剂（LiF：Mg, Ti是掺镁和钛的氟化锂，$Li_2B_4O_7$：Cu是掺铜的硼酸锂等）制成的。应该注意的是，纯荧光粉剂量计特性可能与复合材料特性有很大差异，并且很大程度依赖于激活剂的百分比（Wall等，1982）。它们的形式是粉末，多晶物（棒状物、烧结颗粒或碎片）制成的固体剂量计或将粉末粘结在聚丙烯和塑料基板上（Martin等，2000）。通过比较组织和热释光材料的参数来选择准备使用的热释光材料，这些参数与所测辐射的主要相互作用有关：

对于光子束，产生光电效应对应的有效原子序数，或者康普顿效应的电子密度，取决于光子的能量范围（见第4.3节）。表17.2可用于选择与所研究组织特性最接近的热释光材料。

表 17.2　不同能量光子照射下 TL、二极管探测器与人体组织的比较

材料	光电效应Z_{eff}	康普顿效应e^{-} g^{-1}	电子对效应Z_{eff}	密度g/cm^3
硅（二极管）[a]	14	3×10^{23}	—	2.33
LiF：Mg, Ti[b]	8.14	2.79×10^{23}	7.50	2.64
LiF：Mg, Ti, Na[b]	8.14	2.79×10^{23}	7.50	2.64
$Li_2B_4O_7$：Mn[b]	7.4	2.92×10^{23}	6.90	2.30
$Li_2B_4O_7$：Cu[c]	7.4	2.92×10^{23}	6.90	2.30
$CaSO_4$：Mn[b]	15.3	3.02×10^{23}	—	2.61
$CaSO_4$：Dy[b]	15.3	3.03×10^{23}	—	2.61
CaF_2：Mn[b]	16.3	2.95×10^{23}	—	3.18
CaF_2：Dy[b]	16.3	2.95×10^{23}	—	3.18
空气[d]	7.64	3.03×10^{23}	7.36	1.293×10^{-3}
水[d]	7.42	3.34×10^{23}	6.60	1.00
脂肪[d]	5.92	3.48×10^{23}	5.2	0.91
肌肉[d]	7.42	3.36×10^{23}	6.60	1.04
骨骼[d]	14	3×10^{23}	10	1.01～1.60

[a] Hall（1994）；

[b] McKeever（1985）；

[c] Visocekas等（1985）；

[d] Tubiana等（1963）

对于带电粒子束，电子质量阻止本领比更有意义（参见第3.2节和本书末尾的表L2）。在此基础上，对于电子束，LiF和Li_2B4O_7可用于软组织的测量，$CaSO_4$和CaF_2可用于骨骼的测量，因为在200keV～50MeV的能量范围内，它们与这些组织的质量碰撞阻止本领比的变化小于几个百分数。

虽然这些理论数据对于选择合适的热释光材料非常有用，但不能用于精确的能量校准，因为剂量计形状、尺寸以及周围材料可能会对其能量响应产生显著影响（参见17.2.4.9节）。

17.2.3　读取器

本章将只考虑用于辐射物理和患者剂量学常规应用的商用读取器。读取器具有以下组件（参见图17.2）：

1. 安装在读取器中的加热系统：根据读取器的不同，加热系统包括由电流加热的金属支架（平板）、恒温探头、热氮气、使用强光脉冲的红外传感器或激光束。必须能够将热释光剂量计加热到两种不同温度：用于清除不稳定峰的预热温度和用于从剂量峰收集信息的读取温度。这些温度的稳定性和再现性必须严格控制，在使用平板或恒温探头时，要求热释光与其支架紧密接触。

热释光的加热动力学取决于系统，并对剂量特性有影响。加热可以是线性的（热释光材料逐步加热到预热和读取温度）或恒温（热释光材料瞬时加热到预热和读取温度）。为在短时间内读取大量剂量测量而设计的读取器通常具有恒温热动力学（Marinello等，1992）或在热气体中对热释光剂量计进行加热。读取室必须连续用氮气冲洗以减少混杂现象（McKeever，1985）。

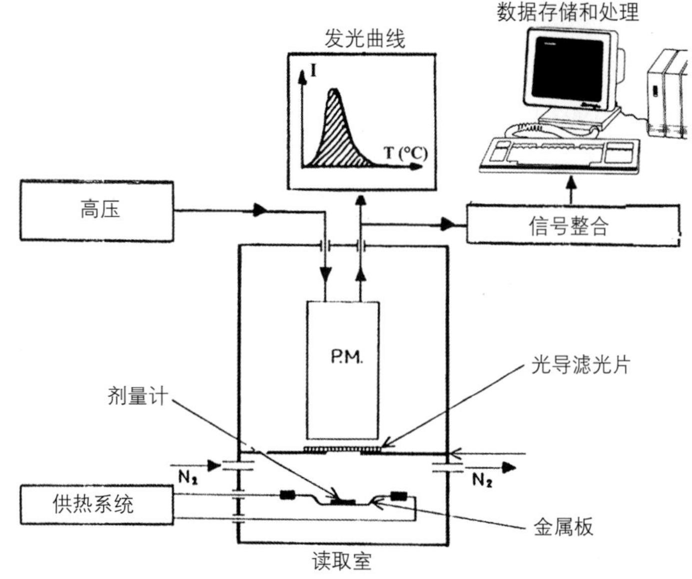

图 17.2 基于金属板加热系统的 TLD 读取器的不同组件

2. 光探测系统：热释光剂量计发出的光通量经由光导管收集引导至带有双碱光电阴极的光电倍增管（PM）（峰值灵敏度约为400nm）。这适合于LiF：Mg, Ti或Li_2B4O_7：Cu发射的蓝光，但对于其他热释光材料不一定是最佳的（参见表17.1）。如果放置在光电倍增管窗口前面的滤光器适应光电倍增管的光谱响应及热释光材料发射光的波长，则可显著改善响应。在需要使用不同热释光材料的实际应用中，能够互换滤过器相关系统是有用的。
3. 信号积分器：与光发射成比例的信号被放大并馈送到积分器（直流操作连续积分），或者转换成脉冲并馈送到脉冲计数器（脉冲计数）。在大多数读取器中，剂量测量期间会显示辉光曲线。无论采用哪种方案，都必须正确稳定光电倍增管的电压，以实现良好的测量重复性。
4. 计算机及相关软件：转换为吸收剂量的结果可以由操作员读取并存储，或者自动保存在计算机中。通常，计算机控制读取过程并进行数据管理。计算机程序在不同制造商之间会有很大差异。输入单独的校准因子，既可提供直接剂量计算结果，还可以执行统计分析（平均值、标准差等）和对实验结果进行处理、显示、导出和打印输出。为了便于剂量计管理，一些读取器安装条形码扫描仪，可以快速识别带条形码的热释光剂量计。

17.2.4 剂量学特性和影响因素

由于剂量计特性取决于加热动力学，因此应该建立实际读数条件下的剂量学特性。此外，本节所介绍的特性仅适用于原始状态或经过正确退火恢复的热释光材料（见第17.2.1节）。

17.2.4.1 重复性

可实现的重复性在很大程度上取决于热释光材料的质量、使用读取器的类型以及读取器中循环的氮气纯度（建议使用每升氧气中含有小于5μL的氮气，以避免与剂量无关的发光）。此外，操作员必须注意读取器的调整是否正确，并检查辉光曲线形状是否正常（McKeever，1985；McKeever 等，1995；Mayles等，2000）。

通过随机抽取同一批次的十个热释光粉末或剂量计样品，将它们插入由组织等效材料制成的模体中，并在相同照射条件下照射相同剂量来评估其重复性。在读取（必要时还包括退火程序）之后，重复该操作几次。通过优化读取参数，使用高质量的与热释光材料相关的手动或自动读取器，通常可以获得 ± 2%或更小的标准偏差（Kirby等，1992；Marinello等，1992；Toivonen，1993）。

17.2.4.2 本底信号

本底信号是用未辐照剂量计记录的剂量。它有几个来源：

- 光电倍增管的暗电流，如果光电倍增管电源始终处于开启状态并且光电倍增管没有暴露在环境光中，暗电流可以非常低（如果发生意外，仪器应放置几个小时以稳定下来）。
- 因剂量计表面发生化学反应或与粉末的相互作用，以及晶格的运动（摩擦热释光）引起的背景荧光。
- 通过在无氧氮气环境中读取剂量计来降低该背景荧光（见第17.2.3节）。
- 可通过退火程序去除前一次辐照的残留信号（参见第17.2.1节）。

本底信号应采用同一读取器读取的未辐照热释光样本进行评估。虽然在常规剂量一般为cGy级别的放射治疗中进行测量时影响较小，但在预期的低剂量测量时最好从测量中减去本底信号。部分读取器可以自动完成此项操作。

17.2.4.3 检测阈值

检测阈值是热释光材料可以检测到的最小剂量，取决于材料灵敏度和本底信号。作为一个参考，LiF：Mg, Ti的探测阈值约为10μGy, LiF：Mg, Cu, P的探测阈值约为1μGy（Wang等，1993；Zha等，1993），前提是它们使用配备了光电倍增管和适用于发射光波长的相关滤光片的读取器进行读取。对于掺Mn和掺Cu的硼酸锂热释光，阈值分别约为40μGy和10μGy（Wall等，1982）。

17.2.4.4 衰减

衰减是指在辐照结束和读取之间由于最初捕获电荷损失而导致热释光响应的降低。它可能是由热影响造成的，如在室温下（热衰减），或由于不必要的暴露在光中（光衰减）。

通过适当预热可以有效减少热衰减，但不能完全消除（请参见表17.3）。在实践中，重要的是：

表 17.3 某些 TL 材料的剂量学性质

TL材料	线性区（Gy）	饱和（Gy）	热衰减
LiF：Mg, Ti[a]	5×10^{-5}～1	10^3	每年5%～10%
LiF：Mg, P, Cu[c]（GR 200）	Up to 12	＞40	超过100天没有衰减迹象
$Li_2B_4O_7$：Mn[a]	10^{-4}～3	3×10^4	每月2.5%
$Li_2B_4O_7$：Cu[b]	5×10^{-4}～120	10^3	每月4%
$CaSo_4$：Dy[a]	10^{-6}～30	10^3	每月1%～5%
$CaSo_4$：Mn[a]	10^{-7}～30	10^2	每月10%
CaF_2：Dy[a]	10^{-5}～10	10^4	每月25%
CaF_2：Mn[a]	10^{-5}～10	10^3	每天7%

除$Li_2B_4O_7$：Cu外，所有TLD由Thermo-Electron分配（美国城市沃而瑟姆, MA）；
[a] McKeever（1985）；
[b] Wang等（1993）；
[c] Visocekas等（1985）

- 避免使用会明显受热衰减影响的热释光材料（例如 CaF_2：Mn），读取器与计划使用的热释光材料一起评估热衰减，如果它大于表中所示的预期值（即不同制剂的 LiF 每月1% 或更少，或 $Li_2B_4O_7$每周1% 或更少，视掺杂情况而定），则意味着尚未达到最佳读取和退火条件；

- 辐照与读取间隔时间较长时，引入衰减校正。

在白炽灯或者荧光灯照明的房间里使用时，将它们包装在不透明的容器或信封中，可以避免光衰减。

17.2.4.5　质量

热释光粉末：由于热释光信号通常与质量成正比，因此考虑到每个样品质量必须使用等重的样品或引入校正系数。还应注意的是，一些热释光材料，如$Li_2B_4O_7$：Cu和一些LiF粉末，当使用恒温动力学读取时，在一定质量范围内，它们的响应被认为与质量无关（Marinello，1994）。在这种情况下，不需要称重样品，简单体积测量即可。

固体热释光剂量计：由于制造原因，同批次内剂量计的灵敏度变化不可避免。可以使用两种方法来限制灵敏度变化的影响（ESTRO 2006）：

- 一种方法是单独识别每个剂量计，在相同条件下将其全部照射并读取，将灵敏度因子Si=R/R赋予每个剂量计，其中Ri是从i号剂量计读取的，R是所有剂量计的均值。由于剂量计未仔细操作时可能发生材料损失，应该定期检查灵敏度系数。
- 另一种方法是将剂量计分成敏感组（即响应小于组均响应 ± 1%或 ± 2%的剂量计组），并对每个测量点使用更多的剂量计。应定期检查敏感度在组内的分布，原因同前。

这两种方法都可以获得相似的精度，当需要进行大量测量时，特别是在有自动读取器时，第二种方法效率更高。

17.2.4.6　剂量

一般来说，热释光材料随剂量的响应变化曲线包括一个线性区域、一个超线性区域和一个次线性区域，然后是饱和区域［图17.3（A）］。不同区域的重要性取决于热释光材料、投照粒子性质和能量以及读取参数。例如，对于LiF，当读取系统的加热动力学和最高温度允许提取几乎所有热释光峰值时，与读取器仅允许提取峰值IV和V时相比，剂量曲线在更大范围内呈线性［见17.2.1节和图17.3（B）］。在此最佳读取条件下，研究表明，大多数用^{60}Co射线照射的LiF和硼酸盐的剂量–效应曲线被认为是线性的，最高可达12Gy（Marinello等，1992）。由于对精确读取条件的依赖性，必须将读取器和使用的热释光材料建立剂量–响应曲线。部分读取器的敏感度也可能每天都存在差异（AAPM 2020）。表17.3中数据仅供参考，对于更高读取温度的现代化读取器可能无效。

在实践中，建议在线性区域使用热释光剂量计，否则应定期检查并校正本地建立的曲线信号。热释光剂量计不能用于接近饱和的区域。

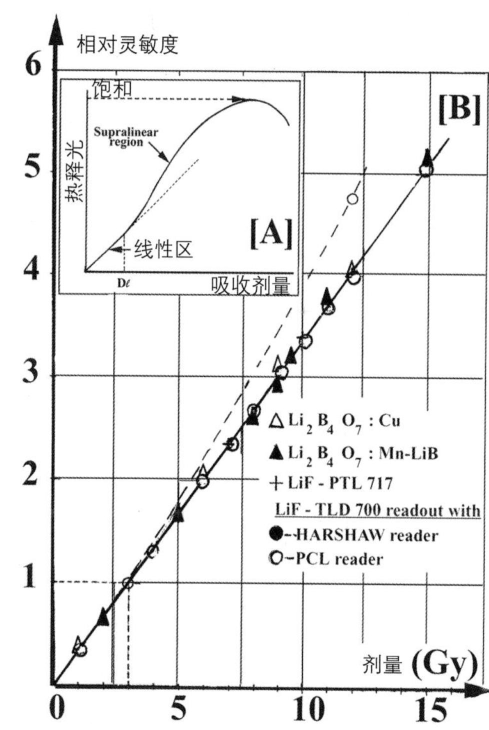

图17.3　用Harshaw读取器（恒温加热）或PCL读取器（绝热加热）读取的不同热释光材料对应的曲线［如（B）所示］的线性部分示例，绘制了热释光信号的典型形状来作为吸收剂量函数（引自：Marinello et al，1992）

17.2.4.7　剂量率

热释光剂量计在很大程度上与剂量率无关。正如 Tochilin 和 Goldstein（1966）和 Goldstein（1972）所证明的，LiF 和 $Li_2B_4O_7$：Mn 分别在

每个脉冲（0.1μs）45Gy和1000Gy的剂量率变化范围内是无关的。这表明在实践中不需要考虑由束流修正、源皮距（SSD）变化、患者体厚等引起的剂量率变化。这也使热释光可在逆向强度调制（IMRT）、容积调强（VMAT）、立体定向放射外科、立体定向体部放射治疗等剂量测量中发挥作用。

17.2.4.8 温度

由于从热释光晶体获得光信号所需温度比室温或患者体温高，因此通常使用条件下，热释光剂量计的响应与温度无关。但是，应注意不要将剂量计存放在加热装置（如散热器）附近。

17.2.4.9 能量

正如第17.2.2节所提到的，选择与预期用途一致的热释光材料是非常重要的。

1. 能量低于300keV的光子：在用低于300keV的光子能量辐射水或组织等效材料进行的实验中，热释光剂量计应该非常薄，并且使用时不带建成帽。硼酸锂比LiF和其他热释光材料更受欢迎，因为它们的有效原子序数在光电效应范围内与组织有效原子序数相当（见表17.2）。只要热释光剂量计足够小（Jayachandran，1970），就可以使用质量能量吸收系数与组织的比值等理论数据（Jayachandran，1970）。对于能量非常低的光子（低于50keV），能量响应的理论计算不再可行，因为探测器形状和尺寸可以在剂量计容积内引起非常大的响应变化（Bassi等，1976；McKeever，1985；Davis等，2003）。另外，在此能量范围内，激活剂的性质也可能导致热释光材料响应的巨大差异（Wall等，1982）。唯一的解决办法是直接将热释光剂量计响应与专门为低能 X射线设计的校准电离室进行比较（见第19.8节）。
2. 高能光子束：对于高能光子束照射介质的剂量测量，所有热释光材料都可以使用，除了非常高能量的光子束，因为后者有时会受到中子污染。富含^{6}Li的LiF和$Li_2B_4O_7$通过与^{6}Li和^{10}B的反应对慢中子作出响应，对于这样的高能光子，最好使用对中子不敏感的富含^{7}Li的LiF。除表面测量（见第48.3.3.2节）外，热释光剂量计应配有与能量和辐照条件相适应的建成帽，以确保电子平衡（见第48.3.3.3节）。建成帽由组织等效材料制成，理论上可以通过热释光材料和水之间的质量能量吸收系数的相对变化作为光子能量函数来评估热释光剂量计中的吸收剂量。在实践中，由于周围材料（建成帽和患者）的影响，热释光剂量计大小和形状可能会改变预期结果几个百分数（Mobit等，1996）。加热条件也可能略微改变结果（McKeever, 1985）。最可靠的方法是直接将热释光剂量计及建成帽与校准电离室进行比较。
3. 高能电子束：采用高能电子束进行辐照时，理论上可以通过热释光材料的电子质量阻止本领与组织或水的电子质量阻止本领之比作为变化函数来评估热释光剂量计的吸收剂量。能量范围为200keV～50MeV（ICRU 1984）时，LiF 的变化小于2%，$Li_2B_4O_7$的变化小于5%。在实践中，与光子束相同，最好将热释光剂量计响应和经过校准电离室测量的剂量之间直接进行比对。不同作者已经证实该方法的有效性（Holt等，1975；Bagne, 1977；Mobit等，1996；Marre等, 2000）。

17.2.4.10 方向效应

无论使用条件如何，都不需要对方向效应进行校正，除非剂量计容器和相关的建成帽具有不对称的形状（例如，平面剂量计应垂直于入射光束）。

17.3 二极管探测器

二极管可用于剂量测量，包括体内剂量测定（ESTRO 2001；AAPM 2005；Dieterich和Sherouse，2011；Seymour等，2011；Barbés等，

2014；IAEA 2013）。主要是因为其在小体积内具有灵敏度高、空间分辨率良好和响应实时的优势。只要有规律的监测响应，并通过考虑到二极管老化和辐射条件（射野大小、剂量率等）的因素进行修正，它们就能得到准确的测量结果。

17.3.1　剂量测量原理

大多数二极管是由硅制成，硅是一种晶体材料，其中的原子电子以能带为单位排列。辐照过程中，产生电子–空穴对。导电是通过导带中电子运动和价带中空穴的运动而发生的。价带和导带之间的间隙足够大，可以防止电子（或空穴）的快速热再分布。在材料中掺杂磷、砷、硼等杂质可以控制电荷载流子的数量。根据使用元素不同，晶体可以产生过量或缺乏的可以携带电流的自由电子。过量电子带负电流，形成 *n* 型半导体，而缺电子（通常称为电子空穴过多）带正电流，形成 *p* 型半导体。

二极管通常是通过将高密度的 *p* 型原子注入轻掺杂的 *n* 型衬底形成的。以硅为基底的探测器主要有两大类：基于金属–氧化物硅（MOS）电容器阵列的电荷耦合器件（CCD）和 p–n 结二极管。这两种类型探测器的具体细节可以在 Hall（1994年）和 Barthe（2001年）中找到。

17.3.2　探测器

商业上可用的二极管一般由少量掺磷（n 型二极管）或硼（p 型二极管）硅制成。它们被封装在不同性质、形状和尺寸的帽中。对于测量光子束和电子束的二极管是不同的，具体设计取决于制造商。二极管帽提供机械保护，并作为光子束剂量建成材料。用于体内测量的二极管，帽通常由组织等效材料（聚苯乙烯或环氧树脂）制成，但有时在结构中添加不锈钢或钽，以减少其膨胀并提供过滤，使二极管对光子能量响应的依赖性降低。在实践中，在进行测试之前，必须了解二极管建成帽的特性，检查其形状和厚度是否很好地适应辐照条件，并且不会对剂量分布造成太大扰动（Sen等, 1996；Marre 和 Marinello, 2004）。表17.4展示了2017年大部分商用二极管建成帽的特性和厚度。表中未列出安装在柔性探头内并专门设计应用于腔内测量的二极管组成的腔内探测器。

表 17.4　用于患者剂量监测的二极管系统的主要特点（体内剂量测量法）并在 2017 年上市

公司	静电计	检测量		射线质	二极管建成帽	
		名称	类型		材料	厚度（g/cm^2）
Fluke Biomedical	Veridose PDMQC[a]（5通道）	30～472	n或p	5～11MV	黄铜	1.359
		30～473	n或p	12～17MV	钨	2.606
		30～474	n或p	18～25MV	钨	3.574
		30～475	n或p	5～25MeV电子	无	
PTW	VIVODOS 12（12通道）	T60010L	p	1～5MV	肽	1
		T60010MP	p	5～13MV	铅	2
		T60010HP	p	13～25MV	钨	3
		T60010EP	p	4～30MeV电子	环氧树脂+聚甲基丙烯酸甲酯	0.17
IBA	DPD 3	T60010RO	p	危及器官监控	环氧树脂+聚甲基丙烯酸甲酯	0.55
	（3通道）	EDP–10[3G]	p	4～8MV	ABS+钢铁+环氧树脂	1
	DPD 510	EDP–15[3G]	p	6～12MV	ABS+钢铁+环氧树脂	1.5
	（5或10通道）	EDP–20[3G]	p	8～16MV	ABS+钢铁+环氧树脂	2
	DPD–12（emX）	EDP–HL[3G]	p	16～25MV	ABS+钽+环氧树脂	1.4
	（12或24通道–1或2单元）	EDD–2[3G]	p	电子	环氧树脂+硅	0.2
		EDD–5[3G]	p	危及器官监控和TBI	聚氯乙烯+环氧树脂+硅	0.5

续表

公司	静电计	检测量		射线质	二极管建成帽	
		名称	类型		材料	厚度（g/cm^2）
Sun Nuclear	IVD2（有线的/联网的）或	QED 1113000	n或p	SRin	无	0.1
	rf–IVD2（无线的）	QED 1114000	n或p	1～4MV	铝	1.1
	（4或 8通道，	QED 1115000	n或p	6～12MV	黄铜	1.9
	扩展至52通道）	QED 1116000	n或p	15～25MV	黄铜	3.1
		QED 1112000	n或p	电子	丙烯酸	0.4
		ISORAD1162000	n或p	1～4MV	黄铜	1.4
		ISORAD1163000	n或p	6～12MV	钼	1.6
		ISORAD1164000	n或p	15～25MV	钨	2.6

用于体内测量的腔内检测器和用于水中测量的扫描二极管（见第20.1.5.3节），不在本表内

[a] 还可以连接到光束均匀性质量控制装置

不同厂家生产的二极管测量计一般很容易根据形状和颜色辨认。由于相同类型二极管响应之间可能会出现较大的差异，建议每个二极管应在其电缆上贴上标签并单独标示。

17.3.3 静电计

为了漏电最小化，用于剂量测量的二极管工作时不需要外部偏置电压；它们的信号可以在开路模式（电压）或短路模式（电流）中测量。后一种模式（见图17.4）在商用静电计中最常见，其优点是二极管中产生的电荷与剂量之间呈线性关系。

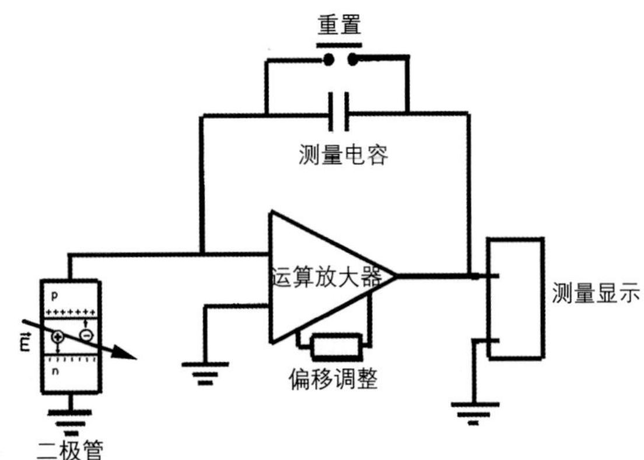

图17.4 短路模式下二极管检测原理

通常有三种设备：

- 在水模中专门用于光束扫描的设备，其中安装在刚性支架上的二极管连接到静电计，静电计将连续记录信号作为二极管位置的函数（见第20.1.3.1节）。一般采用双通道静电计，可以获得来自扫描二极管与来自静态二极管（监测光束输出）的信号之间的比值。
- 专门用于患者剂量监测的设备由多通道静电计（通道数从3～12不等）组成，允许同时使用多个单独二极管（见表17.4）。大多数静电计为每个二极管提供归零调整，并可以对二极管信号使用单独的校准因子，从而使读数直接显示为吸收剂量。有些系统还提供校正因子，用于考虑校准和临床条件之间的差异（见第48.3.5节）。
- 专用于直线加速器束流质量控制的装置由连接到特殊模体的静电计组成，模体中嵌入了固定位置的二极管（见第18.6节）。为了检查放射治疗束的输出、平坦度和对称性（见第46章），可以使用带有少量二极管或线性阵列的简单设备。对于逆向调强光束和其他复杂技术的质量控制（见第47.7.3节），已经开发内含几百个二极管阵列的特定设备。二极管阵列可以是2D（Low等，2011；Wong等，2012；Petasecca等，2015）或3D（例如分布在圆柱形模体中）（Fakir等，2012；Wang等，2013）。部分作者认为，

如果相关系统能够以固定频率同时更新所有二极管，从而能够利用时间分辨对旋转调强放疗技术进行输出分析，那么这些二极管就是四维的（4D）（Yan等，2010；Kozelka等，2011）。值得一提的是，3D 二极管阵列也可用于高剂量率近距离放射治疗的预治疗前的质量保证（Espinoza等，2015）。

无论何种类型，静电计可连接计算机以提供数据长期存储和处理。

17.3.4 剂量学特性和影响因素

二极管测量应该在电子平衡条件下进行。如果内置建成不足以支持特定能量，可以在二极管上安装一个额外建成帽，或者可以插入一个特殊模体中，模体留有适当尺寸的孔。还应当指出，剂量学特性不仅取决于二极管的设计，而且受到二极管累积剂量的影响，因此必须定期检查及确认每个二极管的剂量。

17.3.4.1 重复性和稳定性

重复性和稳定性取决于二极管和相关静电计的质量。通过在相同辐照条件下至少10次连续测量相同剂量的信号来评估重复性。稳定性评估要求在一个较长的时间段内重复测量（例如每天一次，持续1周）。两者的标准差应该都低于1%。

17.3.4.2 辐照后信号稳定性

临床实践中，应根据辐照时间长短，检查辐照后信号显示的稳定性。在相同条件下，用相同剂量辐照后测量增加的延迟信号，可以评估准确性。二极管和相关的静电计在1小时内的漂移应小于1%。当二极管用于长时间连续测量时，例如在测量低剂量率全身照射的患者剂量时，检查应延长到几个小时。

17.3.4.3 检测阈值

检测阈值既取决于静电计，也取决于探测器的有效体积和掺杂水平。照射前剂量和随后累积的剂量同样对其有影响。对于商用系统和预辐照二极管，探测阈值从0.1cGy到几十分之一cGy不等。

17.3.4.4 本底信号

本底信号是由热产生的电荷载体引起的。只有当静电计的输入偏置电压不为零时，才会出现这个问题。这种效应与温度密切相关，n型二极管的影响大于p型二极管。在进行测量之前虽然可以将电流归零，但需要几分钟才能获得令人满意的本底测量值，随后的任何温度变化都会破坏电路平衡，并导致二极管响应发生变化。当二极管用于体内测量时，应考虑患者体温与室温差异（见第17.3.4.7节）。

17.3.4.5 剂量

由于辐射损伤使硅原子从晶格位置移位，所有硅二极管都表现出灵敏度随累积剂量增加而下降。相关研究介绍了可以使用捕获电荷载体的重组中心，从而降低灵敏度，增加对剂量率的依赖性（Rikner和Grusell，1983）。这种效应取决于二极管的掺杂水平，n型二极管比p型二极管更为明显，因为空穴比电子更容易被捕获（Grusell和Rikner，1984，1993；Van Dam等，1990）。Rikner和Grusell之后的（1987）研究认为当采用电子束而不是光子束辐照二极管时，灵敏度的损失更大，对于给定的剂量，20MeV电子的损失量是8MV光子的20倍，并且两者损失量都随能量的增加而增加。此外，Rikner和Grusell（1983）已经证明，采用18MV X射线束照射20kGy或采用20MeV电子束照射5kGy后，观察到新的二极管灵敏度急剧下降的程度大大降低。这就是为什么大多数公司销售经过预辐照二极管的原因。建议未经制造商预辐照的二极管在使用前给予较高剂量照射。如此，当静电计在积分模式下使用，二极管响应随剂量的变化在1～11Gy的范围内通常是线性的（ESTRO 2006）。

17.3.4.6 剂量率

由于17.3.4.5节的原因，二极管灵敏度随着剂量率或每脉冲剂量的增加而增加（Grusell和Rikner 1984；Van dam等，1990）。这种效应基本上依赖于掺杂水平，n型二极管并不总是比p型二极管更为明显（Shi等，2003）。尽管通过二极管的充分预辐照可以减少该效应，但在实践剂量范围内仍然显著，并导致n型探测器的剂量响应与剂量率呈非线性，或p型探测器的剂量响应与剂量率呈有限线性依赖（Grusell和Rikner，1993）。正如Van Dam和Marinello（ESTRO，2006）所指出的，对于通过改变脉冲强度（而不是脉冲重复频率）选择不同机器跳数速率的直线加速器，应考虑二极管的剂量率依赖性[3]。当进行深度剂量或剂量分布测量时，二极管的剂量率依赖性也值得注意。当使用楔形板、补偿器或屏蔽块时，它们会同时引起剂量率和射线质的变化。当二极管与IMRT、VMAT或其他导致剂量率和射线质变化的技术一起使用时，也会遇到类似问题。这种情况下，二极管响应会发生几个百分点的变化。因此，建议始终在二极管的剂量率范围内校准，并且当剂量率可能随时间发生很大变化时，不建议使用二极管。

17.3.4.7　温度

许多作者（Grusell和Rikner，1986，1993；Van Dam等，1990；Heukelom等，1991；Welsh和Reinstein，2001；Saini和Zhu，2002；Marre和Marinello，2004）报道了二极管响应随温度升高而提升，这可能是因为逃离复合的电荷载体能量增加。当二极管经过正确预照射后，灵敏度随温度的增加会减少，甚至消除。在实践中，建议对每个新二极管灵敏度随温度增加的值进行测定，并定期检查。对于在体测量，只要偏差保持在每1℃ 0.1%以下，就没有必要校正房间（进行校准的地方）和患者皮肤温度之间的差异。然而，必须确保静电计在二极管放在患者身上几分钟后归零。在每1℃ 0.1%～0.4%之间，建议根据校准和皮肤温度之间的差异校正读数[4]。如果读数超过每℃ 0.4%，则必须放弃使用二极管（另见第48.3.3.1节）。

[3]　是例外，因为大多数最新直线加速器使用频率来改变剂量率。还有一些直线加速器是通过“笔形束扫描”来实现电子束的射野均匀性，因此需要进行剂量率校正；这样的电子加速器已不再用于临床。

[4]　考虑到二极管只与皮肤部分接触，在室温22℃左右，取30℃作为皮肤温度被认为是一个合理的近似值。

17.3.4.8　能量

由于与水或人体组织相比，二极管具有较高的有效原子序数（见表17.2），因此对于低于1MeV的光子能量，二极管不是组织等效的。Heukelom等（1991）和 Edwards等（1997）已通过实验证实这对常规 X射线或散射辐射测量尤其重要。

Rikner和Grusell（1985）所介绍的补偿二极管可以直接用于高能光子束辐照的水或组织等效材料中的剂量测量，因为它们屏蔽了低能散射的影响。然而，在低能散射辐射占一定剂量比例的深度或射野外进行测量时，必须谨慎，例如，在二级准直屏蔽铅块下或照射野边缘以外测量剂量时。

在高能电子束中进行测量，硅对水的阻止本领比在3～50MeV之间变化小于3%（ICRU，1984b）。这意味着当二极管建成帽非常薄并由组织等效材料制成时，在实践中可取得非常好的效果（Eveling等1999；Marre和Marinello，2004）。

任何情况下，建议在拟使用的光束或能量范围内测量二极管响应。

17.3.4.9　方向效应

方向效应与二极管形状和结构有关，二极管并不是在所有方向上都具有对称形状。由于缺乏对称性，当二极管位于射束轴上或进行离轴测量时，探测器的响应会随着光束角度的变化而变化。方向效应还取决于射束参数，如能量和射野大小，因此它的重要性应该在预期实验或临床条件下进行评估，并使用二极管进行测量。通常，当入射角小于±30°时，校正可忽略不计，但对于某些探测器，当入射角大于50°时，校正可达5%以上（ESTRO，2006；Marre和Marinello，2004）。

此外，Mayles等（2000）指出圆顶二极管的不对称响应，当错误地照射在平坦一侧而不是圆顶一侧时，不对称响应可高达15%。另外，如果从顶端辐照，其对称响应可减少约15%。

更适合现代辐照技术的小型球形二极管，如IMRT、VMAT或多角度小野，现在已经上市。由于它们的几何形状，角度依赖性比大多数其他二极管要低（Barbés等，2014）。

17.4 金属氧化物半导体场效应晶体管（MOSFET）探测器

和二极管一样，MOSFET也是半导体探测器。在20世纪90年代开始被用于医疗辐射剂量测量（Soubra等，1994；Butson等，1996），但直到21世纪初才被广泛接受。一些MOSFET系统可以实现近实时剂量测量，这使得它们在放射治疗射束的高剂量梯度区域和近距离治疗中体内剂量测量很有意义（Chuang等，2002；Jornet等，2004；Ramaseshan等，2004；Marcié等，2005；Qi等，2009，2012；Scalchi等，2010；Gardner等，2012；IAEA 2013）。它们还用于放射和辐射防护（Brady和Kaufman 2012；Falco等，2012；Safari等，2015）。

17.4.1 剂量测量原理

MOSFET器件由 n- 型或p-型硅衬底组成，其中 p- 型或n-型的"源极"（S）和"漏极"（D）两个区域通过扩散注入。一个SiO_2栅极（或栅极）G 和一个金属电极也被植入到 S 和 D之间的衬底中（见图17.5）。当在S和D之间施加电压V_{DS}时，晶体管电流I_{DS}的值受栅极电压V_G的影响。当MOSFET受到辐射时，在绝缘的SiO_2中产生电子-空穴对，与衬底类型相反符号的电荷向SiO_2-Si界面移动。这种电荷积累会增加获得电流I_{DS}所需的电压V_G的值。该电压增加是探测器在当前照射期间吸收的剂量和先前在其内累积剂量的函数。因此，晶体管剂量测量是基于对辐照前后阈值电压漂移的测量（Soubra等，1994）。这种测量可以像二极管一样实时（在线）进行，或者像热释光一样延迟（离线）进行。

为了进行剂量测量，MOSFET量计可以在主动或被动模式下工作。在辐照过程中设置为 $V_G >0$的MOSFET被认为在主动模式下工作，而无偏MOSFET（V_G=0）被认为在被动模式下工作。在被动模式下工作时，MOSFET不需要任何偏置电源，这提高了便携性，但降低了灵敏度。

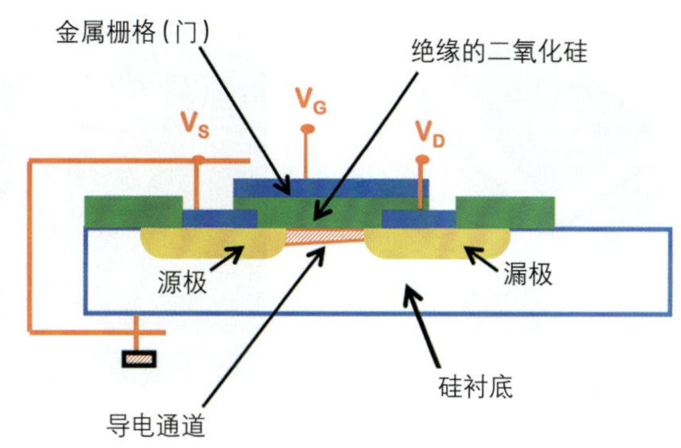

图17.5　场效应晶体管示意图

17.4.2 探测器

探测器有效部分的尺寸非常小（1mm³或更小），但由于其易碎性，需要进行封装。探测器的外观设计在不同制造商之间有很大差异。它还取决于单个还是双个MOSFET是否由电缆连接到静电计，它们是否独立的，或是否与读取器之间有无线连接（参见图17.6）。在后一种情况下，探测器包含在胶囊容器中，并与提供电力和通信的天线线圈和特定集成电路结合（Beyer等，2011）。根据其类型和设计，探测器可用于皮肤测量（Halvorsen，2005；Falco等，2012）或进行植入（Beyer等，2011）。

17.4.3 静电计

当MOSFET探测器通过电缆连接到电子器件时，它们提供极化电压并用于电流测量。由于 MOSFET 响应依赖于温度和累积剂量（见第17.4.4.5和17.4.4.7节），一些制造商通过将两个带有不同栅极电压的探测器（双偏置、双MOSFET）连接到同一硅芯片上来改进电子系统；通过测量信号差异，探测器的温度依赖性变得可以忽略不计（Soubra等，1994；Ramani 等，1997；Ramaseshan等，2004）。如图17.6B所示，一些MOSFET通常专用于辐射防护，是一次性的，并且使用便携式电池供电的手持读取器进行离线读取（Ding等，2010）。无线MOSFET（图17.6c）与读数系统相关联，读数系统由手持天线组成，手持天线电磁耦合到剂量计天线，用于电源和数据传输（Beyer等，2011）。

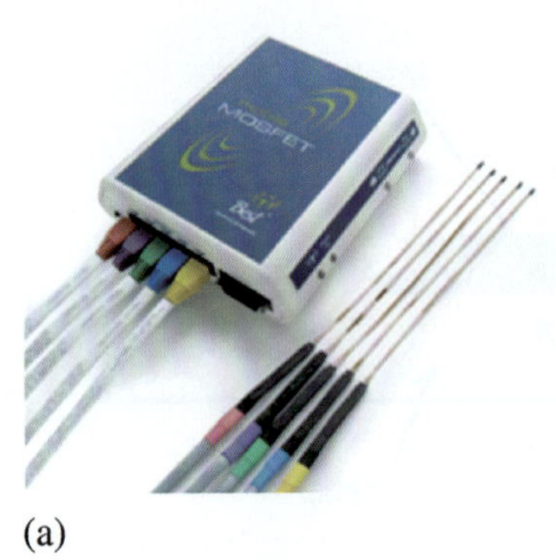
(a)

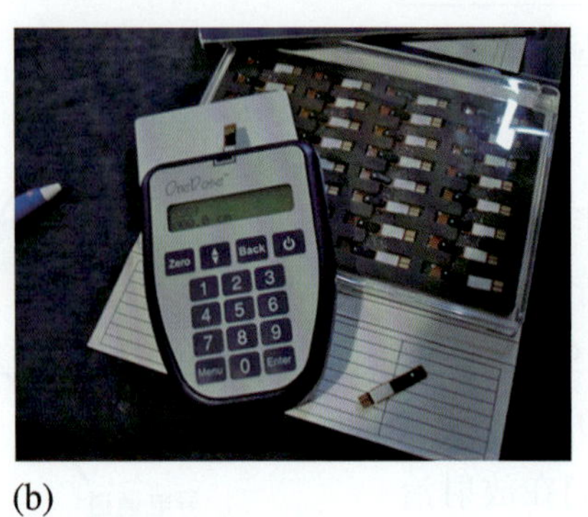
(b)

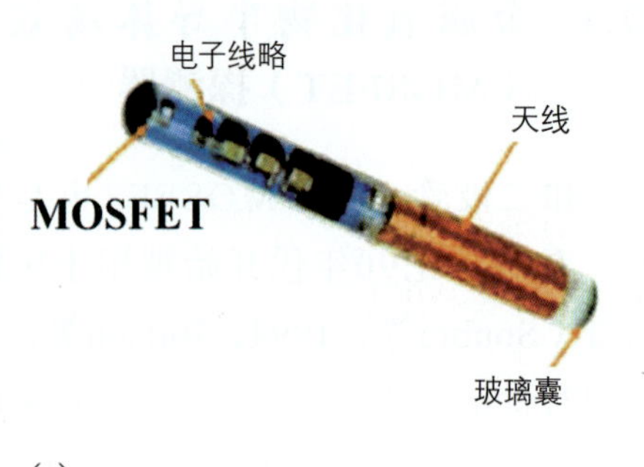

(c)

图 17.6 MOSFET 的三种设计：（a）带电缆（BEST Canada）；（b）带离线独立读取器（OneDose © Sicel Technologies）；（c）无线（Beyer et al.2011）。

17.4.4 剂量学特性和影响因素

MOSFET最重要的特性在以下章节中进行了总结。

17.4.4.1 重复性和一致性

不同的作者（Soubra等，1994；Chuang等，2002；Scalchi and Francescon，1998）报告了连接到偏压盒的标准剂量计的MOSFET重复性约为3%（*k*=1）[5]。事实上，根据探测器类型和相关模式（Scalchi等，2010）、读取装置、剂量计状态（新的或已经用过的）等而有所不同。应在实际条件下评估这些特性，并定期重新校准剂量计。

17.4.4.2 衰减

MOSFET在辐照几小时后表现出剂量衰减效应（轻微的电荷损失）（Chuang等，2002；Ramaseshan等，2004；Scarantino等，2004）。在使用MOSFET之前，评估辐照后信号漂移很重要，特别是对于低分次治疗或低剂量率全身照射，与标准外照射放疗相比，这可能需要更长的剂量递送时间。实际上，在辐射终止后，始终应以相同的延迟时间进行读数。

17.4.4.3 灵敏度

MOSFET在有源模式下工作的灵敏度既取决于施加的偏压，也取决于探测器的有效体积和掺杂水平，累积剂量也对它有影响。

事实上，在辐照后，二氧化硅层内会产生电子空穴。未复合的空穴可以在外加电场作用下通过氧化物进行随机传输。其中一些空穴被困在界面附近的长期陷阱中，导致栅极电压负偏移。在辐照过程中，较高的正偏压导致较少的复合，在SiO_2上捕获更多的空穴。因此，阈值电压变化最大，并且MOSFET灵敏度增加。例如，Cygler和Scalchi（2009）指出，对于在标准偏置（一个9V电池）或高偏置（两个9V电池）下工作的最佳医用MOSFET，标称灵敏度从1mV/cGy提高到3mV/cGy。同样，在相同的偏置条件下，“高灵敏度”MOSFET的标称灵敏度从3mV/ cGy变为9mV/ cGy。

17.4.4.4 本底信号

本底信号是由热产生的电荷载体引起的。只有当静电计输入偏置电压不为零时才会产生问题。

17.4.4.5 剂量

与其他半导体探测器一样，MOSFET的灵敏度随着累积剂量增加而丧失灵敏度。这是由于氧化层中俘获电荷增加所致。由于响应随累积剂量增加而减小，因此探测器寿命有限。由于读数是无损的，可以记录不同治疗阶段中的累积剂量，但需要校正（Tanyi等，2008）。饱和发生在特定剂量之后，取决于氧化层厚度。当饱和时，MOSFET剂量计停止工作。

17.4.4.6 剂量率

如果正确校准电压偏移，MOSFET 剂量计的

[5] *k*是与此不确定性相关的覆盖系数（参见第 45.2.6.2 节）。

剂量率依赖性很小（Soubra等，1994；Rosenfeld等，2001）。例如，对于 Sicel Technologies DVS® 的 DVS 植入式 MOSFET 探测器在6Gy（6MV X射线）剂量下接受照射，Beyer等（2011）发现，在剂量率为3Gy/min和剂量率为6Gy/min之间，反应的变化率为0.56%。

17.4.4.7　温度

对于单偏压、单MOSFET，不同作者指出，温度变化严重影响阈值电压，从而影响剂量显示。例如，Cheung等（2004年）报告，在15℃温度变化下的温度系数变化为40mV，相当于8cGy的剂量变化。Scarantino等（2004）报告说，根据探测器的类型，有4mV/℃到5mV/℃的变化。Ehringfeld等（2005）报告说，探测器响应的温度变化为0.3%/℃，在22～40℃之间。尽管响应需使用温度系数（MV/℃）进行校正，但 Kinhikar等（2006）观察到37℃下的响应与20℃下相比下降了1.5%。这表明当单个 MOSFET 剂量计用于体内剂量测量时，需要非常谨慎。

双偏置，双MOSFET剂量计系统（见第17.4.3节）已被证明具有可忽略的温度依赖性，通常在0～80℃之间0.015mV/℃（Soubra等，1994；Ramani等，1997；Ramaseshan等，2004）。

17.4.4.8　能量

由于MOSFET的基本材料与二极管相同，都是硅和硅氧化物，因此它们并非组织等效。它们的灵敏度取决于电离辐射的能量。对于准单能低能量X射线，在33keV时 MOSFET 的灵敏度比6MV时高4.3倍（Edwards等，1997）。然而，在电子（5～21MeV）和光子（4～25MV）能量范围内，响应与能量无关，变化在2%～3% 之间（Ramani等，1997；Ramaseshan等，2004）。

17.4.4.9　方向效应

由于MOSFET的形状并非球形，其结构也不均匀，因此剂量计对不同方向束流有不同的响应，具有显著角度依赖性，也是束流能量的函数（Ramani等，1997）。然而，当探测器被圆柱形（Chuang等，2002）或半球形建成帽（Ramani等，1997；Ramaseshan等，2004；Rowbottom等，2004）包围以确保高能 X射线电子平衡时，它们的结果比测量表面剂量或空气中测量时展现出更多各向同性（Scalchi等，2005）。

对于前列腺近距离治疗的永久性碘–125粒子，MOSFET的角度依赖性已经被 Cygler等（2006）评估，并被证明是各向同性的（在2.5% 之内）。

17.5　光致发光探测器

光致发光探测器（OSL）剂量测量法已用于矿物质年代测量和环境与辐射保护领域（Akselrod和McKeever，1999）几十。最近，已经应用于放射治疗的剂量学，包括患者在体剂量监测。这与 Landauer Inc.（Glenwood, IL）制造销售的OSL系统不谋而合，该系统与脉冲光学模拟读取的碳掺杂氧化铝（Al_2O_3：C）剂量计相关（Jursinic，2007；Yukihara和McKeever，2008；Yukihara等，2008；Viamonte等，2008）。一些国家剂量测量机构已经用 OSL 剂量计取代TL剂量计检查放射治疗设施（Lye等，2014）。

17.5.1　OSL剂量测量原理

OSL与TLD相似，但光代替热来激发辐射诱导发光。暴露于电离辐射之后，这种材料会被适当波长和强度的稳定光源照射，这种光源来自发光二极管（LED）或激光。来自剂量计被监测的受激发光与刺激时间成函数（Akselrod和McKeever，1999；Jursinic，2007，2010）。在此期间发射的发光积分与材料吸收剂量有关。由于读取时间小于1秒（McKeever和Moscovitch，2003），数据几乎无损，OSL 剂量计可以多次读取。然而，在单次照射后，重复读取数据会导致信号减少。例如，Jursinic（2007）发现，使用 Landauer microStar™ 读取器读取的 InLight®OSL 剂量计，每次读束信号下降0.05%。

17.5.2　探测器

不同的热释光材料表现出不同的光释光性

能，包括最常用的光释光材料——碳掺杂氧化铝（Al_2O_3：C）。它极其敏感，至少比 LiF：Mg, Ti 高40～60倍（Akselrod等，1990）。可以被400～700nm的广谱光激发，峰值在475nm（BøtterJensen和McKeever，1996）。发射出现在宽波波带，峰值位于410～420nm之间（McKeever等，1995）。

基于Al_2O_3：C的光释光探测器的设计因实验室或制造商而各不相同；一般适用于其读数所用的系统。例如，Aznar等（2004）研究的 Al_2O_3：C探测器具有直径为0.48mm，长度为2mm的灵敏体积。其他作者使用了由含有直径小于105μm的Al_2O_3：C粒子聚酯膜组成的OSL剂量计（Yukihara等，2008）。一些OSL剂量计是由掺铜石英的敏感元件制成（Benevides等，2007）。还有专门为 microStar™读取器设计的名为“纳米点”（nanoDots, Jursinic，2010年；Al Senan和Hattab 2011年）的商用剂量计（Landauer Inc., Glenwood, IL）。它们由2mm厚的盘状探测器（直径约5mm）组成，封装在一个不透光的10mm × 10mm × 2mm塑料载体中。

17.5.3 读取器

OSL 读取器的组件如图17.7所示。包括用于激发的光源（发光二极管、激光器、灯等）和用于光探测的光电倍增管。为了最佳区分发光和刺激光，刺激波长应相对于剂量计主发光带移动。光学探测滤光片被设计成透过剂量计的发光带，放置于光电倍增管的前面以阻挡刺激光。

在大多数情况下，这些滤光片不足以完全阻挡来自宽带光源的光子。因此，额外的光学滤光片，即刺激滤光片，被放置在光源前面，以阻挡原本会通过检测滤光片的波长成分（IAEA 2013）。

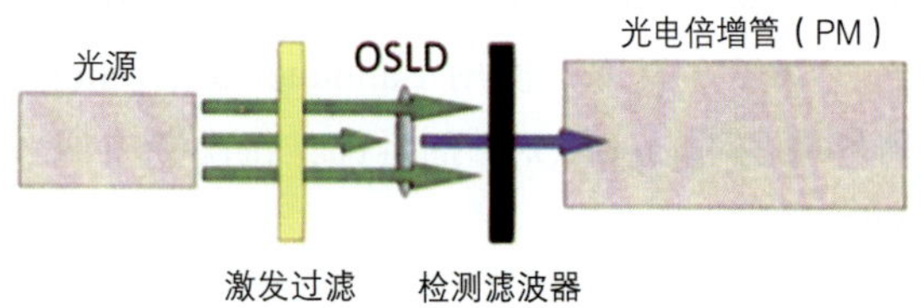

图17.7 OSL 读取器的不同组成部分（引自：IAEA 2013）

根据读取系统差异，当 LED 和激光提供激发时，可能有两种不同的方法：

- 剂量计以恒定强度照明，同时检测发光。这就是所谓的连续波 OSL（CW- OSL）。
- 剂量计用光脉冲刺激，同时异步检测发光（Akselrod和McKeever，1999年）。这就是所谓的脉冲 OSL（P–OSL）。由于Al_2O_3：C 发光中心的寿命较长，因此选择合适的时间参数，可以在激发脉冲之间检测到大部分发光。这种基于时间的激发和发光的区分降低了对滤光片的要求，从而实现了更高的信噪比。这种方法对于低剂量测量特别方便，但对于放射治疗中常见的高剂量水平则不是必需的。

17.5.4 剂量学特性和影响因素

本节总结了文献中发现的 Al_2O_3：C剂量计的一些主要剂量学特性。

由于光释光剂量计的成分和读取模式设计不同，建议在使用之前用它们自带设备对性能进行评估。

17.5.4.1 重复性

根据探测器的类型和读取系统不同，不同作者报告的重复性在1%～2.5% 或更低的范围内。例如，Yukihara等（2008）报道了0.7%（k=1）的重复性，用于在聚酯薄膜中嵌入 OSL 粒子（0.665Gy, 6MV X射线）。对于使用 microStarT^{M} 读数器的纳米点剂量计，Al Senan 和 Hattab（2011）证实了诊断能量范围内约1% 的可重复性；Benevides等（2007）发现，在乳房X光成像范围内重复性优于2%。

17.5.4.2 衰减

Al_2O_3：C的衰减效应可以归因于室温下浅陷阱的热不稳定性。辐射后OSL信号在室温下迅速衰减，然后在大约8分钟后稳定下来（Jursinic，2007）。因此，建议在照射后至少等待10分钟，然后再读取剂量。最近，Kerns等（2012）在辐照后长时间延迟（3～6小时）显示出约1.5%的轻微衰减效应，随后显示稳定的读数。此外，研究还表明，衰减率与剂量无关。

17.5.4.3 本底信号

OSL累积的辐照诱导信号可以通过曝光重置。由于紫外线有可能诱导 OSL 信号，所以应该避免短波长。通常情况下，任何带有紫外线阻挡均整器的宽带光源都可以用。重置信号所需的曝光时间取决于剂量计的光强和测量剂量史（Omotayo等，2012）。例如，为了去除InLightnanoDot探测器（Landauer Inc.）本底信号中最重要的部分，Reft（2009）建议在每次后续照射之前对 OSL 探测器进行光漂白，并使用22W荧光灯进行读数。

17.5.4.4 剂量

被电子或光子束照射时，OSL 探测器的剂量响应一般呈现良好的线性关系，达到2～4Gy。对于较大的累积剂量，超高剂量可达20Gy。然后，探测器灵敏度开始每10Gy下降约4%（Jursinic，2007；Yukihara等，2008；Reft，2009）。

Kerns等（2012）发现在250MeV质子束中辐照的nanoDot OSL 剂量计，在2Gy时线性响应灵敏度是1% 的超线性响应，随后在10Gy 时超线性响应灵敏度增加到5%。

17.5.4.5 剂量率

Aznar等（2004）对经过百万焦耳 X射线照射的 Al_2O_3：C OSL剂量计原型进行研究，发现剂量率的变化幅度为0.3%，从0.8Gy/min增加到5.1Gy/min。Jursinic（2007）发现，用6MV和15MV X射线照射 InLight nanoDot剂量计（用 Landauer microStar 阅读器读取）时，在338倍范围内不存在每脉冲剂量的依赖性。

17.5.4.6 能量

对于kV级光子束，由于氧化铝（11.2）相对于水（7.8）的原子序数较高，相对于6MV，探测器的响应随着能量减少而增加。例如，Jursinic（2007）发现，Ir–192 γ 射线的灵敏度增加了6%。

6～18MV X射线和6～20MeV 电子，其响应与能量和模态无关（Jursinic，2007；Reft，2009）。Reft（2009）和Erratum（2012）表明，50～250MeV质子的响应也与能量无关，但比6MV X射线响应低4% 左右。对于碳离子，相对于6MV X射线响应表现出线性能量转移（LET）依赖性，从1.3keV/μm的1.02下降到78keV/μm的0.41。

17.5.4.7 方向效应

Jursinic（2007）和 Kerns等（2011）在200MeV 质子束中研究了 InLight nanoDot的OSL剂量计对6MV X射线和20MeV 电子的角度依赖性，没有观察到方向对响应的影响。

然而，Lehmann等（2014）发现，与0° 相比，剂量计在90° 处显示出大约2% 较小的角度依赖性，这需要在倾斜入射的测量中考虑。

17.6 金刚石探测器

多年前就有人提出使用天然金刚石探测器在临床光子和电子束中进行剂量测量（Planskoy，1980；Vatnitsky 和 Jarvinen，1993）。它们之所以吸引人，主要是因为其原子序数（Z=6）接近生物组织的原子序数（见表17.2）。遇到了许多技术问题，例如难以生产出具有所需纯度的同质批量产品或获得高质量的电气触点。人造金刚石生产的可能性导致人们对这类的剂量计重新产生兴趣。它们可以用非常小的敏感体积制造，并且具有有趣的剂量学特性，很好的适应在非常小的光束中进行剂量测量。

17.6.1 剂量测量原理

金刚石是一种具有宽禁带的半导体材料（5.5eV，而非硅的1.12eV）。因此，在常温下，它们的表现类似于绝缘体，但可以用作固态电离室。一个简单的解决办法是在金刚石薄片的相对表面放置两薄层导电材料，对一个电极施加外部偏压，而第二个电极保持在接地电位。金刚石内部产生的电场使电离（导带中的电子和价带中的空穴）之后产生电荷漂移：根据 Schockley–Ramo

定理，这种电荷运动在探测器电极上产生一个瞬间脉冲电流，其高度和持续时间取决于载流子的数量、速度和迁移率。然后，电流脉冲通常直接放大或随时间积分，以获得与沉积在检测器中的能量成比例的收集电荷测量值。目前的固体剂量测量系统通常在辐照期间将测量的电荷积分；然而，大多数医用直线加速器发射的电子束由一系列脉冲组成，脉冲重复频率通常在几百Hz和1kHz之间。由于金刚石等材料的响应时间非常快，有可能通过脉冲剂量测量方法获得时间分辨脉冲（Velthuis等，2017）。

为了避免外部极化电压，设计了一种解决方案，在其中一个电极上添加Schottky[6] 触点，在金属电极和固有金刚石之间的界面上产生内置电位（Ciancaglioni等，2012；Spadaro等，2013）。

17.6.2 探测器

天然金刚石在检测应用中的使用受限，其成本很高，且制造重复性和设备可靠性需要严格挑选金刚石。不便之处在于比二极管具有更明显的剂量率依赖性。即使是^{60}Co束流，在偏置100V、剂量率大于5Gy/min情况下，也观察到剂量率依赖性。显然，在直线加速器脉冲束流中使用金刚石探测器，这种剂量率效应值得注意。此外，已经证明它们在与电子束一起使用时表现出方向效应（Heydarian等，1993）。这就解释了为什么这类的探测器一直不太受欢迎。PTW公司（PTW60003，已不再销售）制造了一种天然钻石剂量仪，已被用于SRS（Rustgi和Frye，1995）、IMRT应用（Barnett等，2005；Low等，2011）、近距离放射治疗（Rustgi，1998）和质子束（Vatnitsky等，1995），但由于难以挑选探测器级别的金刚石，导致其成本较高，因此没有得到广泛应用。此外，该探测器的灵敏度随剂量率（0.5～2Gy/min之间约4.3%）和束流能量（6～25MV之间约1%）的变化而变化（Hoban等，1994；de Angelis等，2002）。

在过去十年中，金刚石化学气相沉积（CVD）技术的进步导致了人造可靠金刚石探测器的生产。单晶钻石探测器（SCDDs）被证明比多晶钻石具有更好的剂量学特性，灵敏度大约高20倍（DesCamps等，2008）。在零偏压操作下（使用Schottky触点），CVD-SCDD的灵敏度在大约100～500nC/（Gy · mm^3）之间（Tromson等，2010；Ciancaglion等，2012；Spadaro等，2013）。已经使用Element Six™（Marsolat等，2013）提供的SCDDS成功地开发和测试了一个原型）。意大利的罗马托尔维塔大学（Ciancaglioni等，2012；Di Venanzio等，2013）开发了这种探测器，并商业化了微粒金刚石PTW-60019（见图17.8）。

PTW-60019微型金刚石探测器敏感晶体半径为1.1mm，圆盘厚度为1μm，体积为0.004mm^3。探测器设计为轴向照射，入射窗口为1mm等效水。其剂量学特性在第17.6.3节中给出。它采用标准静电计读取，比如那些用于电离室或二极管的静电计，与二极管相比，其优点是不需要极化电压。

它的主要应用是用于小光子束（见第19.5节），在这种情况下，SCDDs在测量深度剂量、剖面和射野尺寸5mm × 5mm的输出因子方面与二极管或指型电离室相比非常有利（Ciancaglion I等，2012；Marsolat等，2013；Chalkley和Heyes，2014；Morales等， 2014；Lárraga-Gutiérrez等，2015；De Coste等，2017）。这种探测器已被用于VMAT的测量（Zani等，2013）。在临床电子束（Di Venanzio等，2013）和质子束（Mandapaka等，2013；Gomà等，2016；Marsolat等，2016）中，它们给出了很好的结果，与平行板电离室基本一致。

为了进行在体剂量测量，已经研究了这种剂量计的离线（即无电缆）版本，使用电容器来存储积分信号（Marinelli等，2015）。

[6] Schottky二极管是由金属（在本例中为铝）和半导体之间的结形成的。

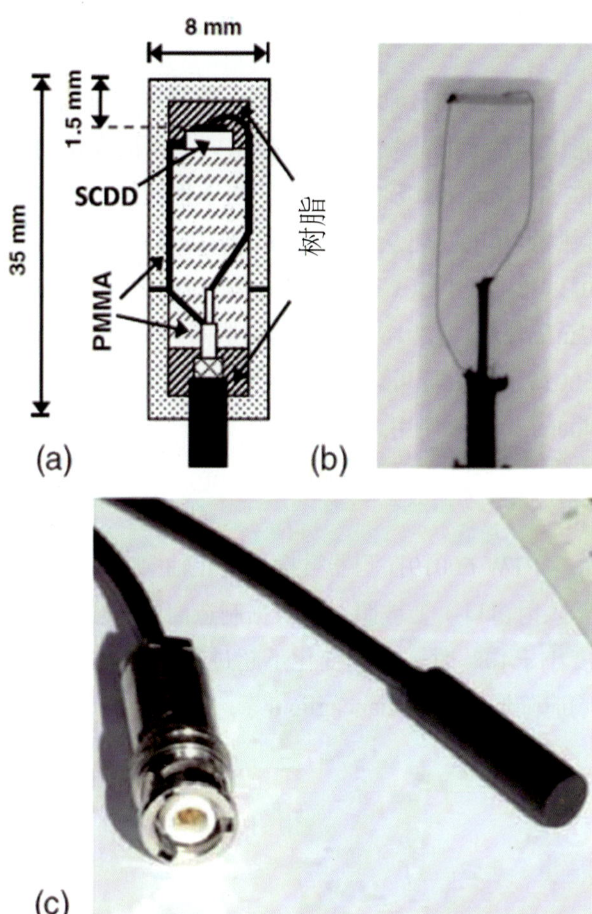

图17.8　PTW-60019单晶金刚石探测器的初步设计：（a）显示元件和触点的图纸；（b）射线图像；（c）显示封装和连接器的外部视图（引自：Ciancaglioni et al. 2012）

17.6.3　剂量学特性和影响因素

PTW-60019微粒金刚石探测器的剂量测量特性已经由不同小组在许多不同光子或带电粒子束中进行了研究。无论光束性质如何，这些属性都非常相似。总体结论如下：

17.6.3.1　探测器响应的重复性和一致性

如果探测器预照射剂量水平大于10Gy，测量重复性一般好于0.2%（Ciancaglioni等，2012；Di Venanzio等，2013；Lárraga-Gutiérrez等，2015；Marsolat等，2016）。Akino等（2015）强调了这种预照射的必要性；他们发现，当预照射剂量从9Gy增加到12Gy时，重复性从0.5%提高到0.2%。

金刚石探测器的电子性能很大程度上依赖于晶格中原子杂质和结构缺陷的存在，主要是硼和氮。因此，各种探测器之间的微小偏差和具有高LET值的PTW-60019微粒金刚石的欠响应已被报道（Marsolat等，2016；Rossomme等，2016）。金属和金刚石之间接触的几何形状和质量也是一个问题。金刚石对辐射损伤有很强的抵抗力。因此，这些探测器具有非常好的长期稳定性，可以被认为是小野参考剂量测量的潜在候选对象（De Coste等，2017；IAEA 2017）。然而，由于金刚石密度比水高，在探测晶体中偏离电子平衡（存在于未受干扰的水中）程度会降低，即探测器超载。因此，通过“密集”探测器在非常窄的光束中测量输出因子需要小于1的校准（Scott等，2012）。这可通过蒙特卡罗计算来实现，前提是探测器的几何形状被准确描述（Francescon等，2011；Andreo等，2016；Andreo和Palmans，2016）。

17.6.3.2　灵敏度

小体积高密度金刚石具有高灵敏度。如前所述，灵敏度取决于偏置电压。对于PTW 60019探测器在零偏置电压下工作，体积为0.004mm^{3}时灵敏度约为1nC/Gy。

17.6.3.3　本底信号

金刚石的原子结构导致很少的自由电荷载体，因此漏电流很低。尽管由于存在少量杂质，它通常被称为半导体。事实上，本身（纯）金刚石的电阻率非常高（约$10^{14}\Omega\cdot cm$），使其成为绝缘体。理论上，可以获得存在外电场时具有极低漏电流的器件。金刚石也是一种宽带半导体，在室温下噪声很低，对可见光没有响应（即使在高电压下也能携带非常低的电流）。这种材料的低电容导致噪声非常低。

17.6.3.4　剂量

PTW-60019探测器的响应与剂量成线性关系。在0.01～10Gy的剂量间隔内，发现其偏离线性的范围小于 ± 0.5%（Ciancaglioni等，2012；Di Venanzio等，2013）。

17.6.3.5 剂量率

当剂量率变化时，探测器响应变化很小。在0.2～6Gy/min之间，差异小于±0.5%（Ciancaglioni等，2012；Di Venanzio等，2013）。一些显著的复合仅发生在非常高剂量的脉冲，例如在无均整器（FFF）光束中（见第19.6节）；Brualla-González等（2016）报告说，在每个脉冲2.2mGy时，复合因子为0.978，但当脉冲频率改变时，复合因子没有变化。

17.6.3.6 温度

探测器响应几乎与温度无关。发现在18～40℃之间变化小于±0.2%（Ciancaglioni等，2012），在4～41℃之间的变化小于±0.7%（Akino等，2015）。

17.6.3.7 能量

由于金刚石原子序数较低，探测器响应几乎与光子能量无关。发现在6～18MV之间的变化约为1.2%（Marsolat等，2013）。当X射线能谱函数随射野大小的变化从1cm×1cm到10cm×10cm时，可以忽略不计（Ciancaglioni等，2012；Lárraga-Gutiérrez等，2015）。根据制造商的介绍，PTW-60019型探测器可以不经过校正在最大射野尺寸为40cm×40cm使用。

17.6.3.8 方向效应

PTW 60019探测器被设计成在轴向（即，垂直于入射窗口）上被照射。根据制造商的介绍，当角度小于40°时，响应变化不超过1%。在90°时，响应降低3.5%（Ciancaglioni等，2012）。

第 18 章　二维及三维剂量测量装置

Mark Oldham, Devon Godfrey, Titania Juang, and Andrew Thomas

目录

18.1 引言

三维（3D）剂量学是常用术语，但不够具体，需要进行更精确的定义。虽然3D剂量学经常被不恰当地用来描述剂量计算，但它只是与剂量测量相关。可以使用许多传统的剂量测量方法（胶片、热释光剂量计、电离室、二极管等）获得三个维度的测量结果（见第16章和第17章）。在调强放射治疗（IMRT）的早期验证研究中（见第37章），使用人形模体中的胶片堆叠实现了准3D剂量测量（Bortfeld，2006）。如果不付出大量工作，使用这些方法很难实现各向同性和高分辨率的3D剂量测量。因此，在此将术语“3D剂量学”定义为可以直接测量高分辨率各向同性剂量分布的测量系统。Oldham等以分辨率–时间–准确度–精确度（RTAP）的标准形式对这一定义进行了讨论（Oldham等，2001）。RTAP代表了临床可行的3D剂量学验证系统的性能指标；这样的系统应该能在1小时内以1mm的各向同性空间分辨率提供治疗计划的3D剂量测量分析，准确度与真实值误差3%以内，精确度为1%。这一定义似乎排除了由点探测器组成的平面或表面组成的半三维剂量测量系统，以及用插值法进行3D剂量测量。在撰写本文时，现已使用电子射野成像设备（EPID）进行一些常规质量保证（QA）（参见第13章以及第47.7.3和48.3.4节）。所有这些后续方法在效率和便捷性方面都有显著优势，代表着全面的真正3D剂量测量系统理想的商业和创新势头。本文介绍了这些2D、半3D和3D不同的剂量测量系统在放射治疗中的应用。

18.2 放射成像卤化银胶片

18.2.1 简介

卤化银射线成像胶片的主要优点包括高对比度（图像质量）、高空间分辨率和高灵敏度。射线成像胶片和相机胶片的成像和显影基本物理机制相同。胶片的活性成分是一种明胶乳液，悬浮着对辐射敏感的小卤化银晶体[1]［例如溴化银（AgBr）］。乳液均匀涂在聚酯基两侧，从而提供胶片硬度和机械稳定性。有关胶片制造和活性化学成分的详细信息，请参见Carlton和Adler（1996年）。胶片可用于测量剂量分布，但精度取决于处理器的性能和稳定性以及同一批次中不同胶片之间的一致性。除非对显影液进行严格控制，否则绝对剂量误差可能超过10%。

18.2.2 潜影

射线成像胶片使用的关键机制是通过入射电离辐射在胶片乳液中形成潜影。然后，潜影被放大，并通过化学显影使其可见。Gurney和Mott（1938）最初提出了潜影形成理论，尽管有些方面尚未完全解释，但这一理论至今基本上没有受到质疑。乳剂中的每一个辐射敏感晶体或颗粒都可以被看作是一个含有约10^{10}个原子立方晶格。溴化银分子定向使得卤化物离子（溴和碘）聚集在颗粒表面，呈现带负电外表。由于银离子占优势，颗粒中心带正电

[1] 卤化银晶体：是由卤素原子（如Br）与电负性较小的元素（如Ag）结合而成的化合物。

荷。电子和银原子（或离子）都能够在晶格中漂移。

入射光子通过光电效应、康普顿效应和电子对效应在晶体内产生自由电子。这些电子被困在称为敏感性斑点的杂质分子上，这些斑点结合在颗粒表面并突出于颗粒表面。敏感斑点带负电并吸引移动的银离子，然后这些银离子在敏感斑点表面重新结合形成银原子。单个入射光子可能会释放成千上万的电子，使其沉积在灵敏斑点上，并非所有的自由银原子都沉积在斑点上，但至少需要有三个自由银原子才能使整个颗粒被显影。因此，潜影对应的是在斑点附近聚集的银离子，以及至少三个银原子在敏感斑点上的沉积，这使斑点稳定并使其在胶片显影过程中充当进入颗粒的电子门。

18.2.3 胶片显影

胶片显影通过化学增强使潜在图像可见。它包括以下步骤：

- 显影–显影液中的碱性、富含电子的还原剂通过作为电子门的敏感斑点向晶粒内部提供电子。暴露于高剂量辐射下的晶粒具有更大的敏感斑点，这相当于更高效的电子门。停止显影时，沉积在晶粒中的黑色金属银的数量与敏感斑点栅门的大小成比例。正是这种比例关系导致了胶片图像中细腻的灰度对比。如果胶片留在显影剂中，最终电子会进入没有感光斑点门的晶粒中。敏感斑点栅门的存在可以区分辐照和未辐照的颗粒，但仅在短期内。
- 定影–定影液的酸性环境（或停止冲洗阶段）会迅速停止潜影的显影过程。清除剂（通常是硫代硫酸钠）与未显影的卤化银分子结合，将其从乳液中去除。辐照胶片的外观变黑是由在潜影形成过程中沉积的黑色金属银引起的，并在显影过程中被放大，在胶片定影中不会受到影响。
- 清洗–在纯水中清洗胶片，以尽可能多地去除胶片上的定影剂和显影剂，并风干。在化学残留的长期作用下，洗涤不良的胶片会受到银色和/或黄色乳状液的污染。

18.2.4 胶片染黑和光学密度

辐照和处理后胶片染黑程度是通过光束穿过胶片时的衰减程度来量化。测量的染黑程度称为光不透明度，定义为I_0/I，其中I_0是在没有胶片时测量的光强度，I是以垂直方式传输通过胶片的强度[2]。更有用的量是胶片光学密度，定义为光不透明度的$\log_{10}$（见公式18.2），因为它在限定条件下与剂量成正比。理论上可以通过以下模型来理解这种线性关系：如果单个银颗粒（即单个显影的溴化银颗粒的横截面）遮挡的平均面积是a, N是每1cm^3显影的颗粒数，则穿过深度z的胶片后的光强度将遵循比尔定律：

$$I(z) = I_0 e^{-aNz} \qquad (18.1)$$

如果再假设单光子撞击使溴化银颗粒可显影，并且所有颗粒对注量呈现相同的面积（a），则可显影的颗粒数量为 $N = N_{\text{AgBr}} a\phi$ ，假设 $N \ll N_{\text{AgBr}}$
其中：

N_{AgBr} 是辐照胶片中未显影晶粒的初始数量；
ϕ是光子通量（例如cm^{-2}）。

将其代入公式18.1并取对数，我们定义光密度：

$$OD = \log_{10}\left(\frac{I_0}{I(z)}\right) = a^2 N_{\text{AgBr}} z\phi \times 0.4343 \qquad (18.2)$$

对于低通量，其中$N \ll N_{\text{AgBr}}$，光密度与通量成正比，与剂量成正比。在实践中，OD仅在饱和效应发生前的有限范围内与剂量呈线性关系。从公式18.2可以看出，改变胶片感光度最有效方法是增加颗粒横截面a，然后增加胶片厚度。Shani（1991）扩展了这个简化理论。

不同射线胶片响应因许多因素而异，从制造商、辐射能量到显影装置中相关化学成分每日波动。制造商通常使用特征曲线来描述其胶片性能。特征曲线通常称为*H&D*曲线，以Hurter和Drifffield（1890）命名（见图18.1）。*H&D*曲线绘制OD与$\log_{10}$（剂量）的关系，并从分辨率、感光度、对比

[2] 不透明度的倒数称为透射率。

度和曝光范围方面描述胶片性能。它不应与校准曲线混淆或用作校准曲线。

用于测量胶片光密度的传统仪器称为光密度计。现在通常使用更复杂的光密度扫描计或平面扫描仪，稍后将对其进行阐述。

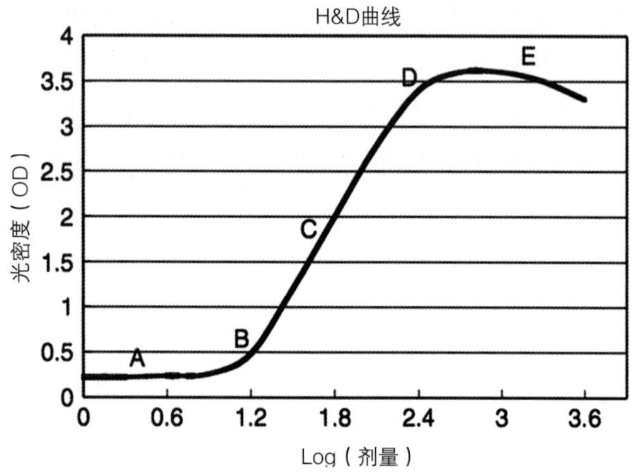

图18.1 X射线胶片的典型H&D曲线表明（A）本底+灰雾，（B）趾区，（C）线性部分，（D）肩部和（E）反转或过度曝光区域。此曲线的确切形状取决于胶片的特定类型。直线区域中的梯度是胶片固有对比度的度量，历史上称为γ

18.3 辐射变色胶片

18.3.1 简介

卤化银胶片剂量测量现已基本上被辐射变色胶片所取代，1998年美国医学物理学家协会（AAPM 1998）发表的TG-55报告中给出了这方面的建议。辐射变色（或Gafchromic）膜由透明膜组成，该膜通过变蓝对紫外线和电离辐射作出响应，并在670nm和610nm处显示吸收带。辐射诱导的变色（染料形成或聚合过程）是直接形成的，不需要任何化学处理，在高达60℃的温度下稳定，辐射变色胶片具有出色的2D分辨率，类似于卤化银胶片，但没有卤化银胶片的缺点和不便捷性。近乎组织等效、对房间正常光线不敏感以及能量独立响应是它们优势。一个基于辐射变色胶片成功的剂量测量系统取决于胶片类型、所使用的扫描仪以及所遵循的成像协议。

辐射变色胶片通过聚合发生颜色变化（Chu等，1990）。胶片灵敏度和结构各不相同，但一种常用胶片，EBT3，具有28μm厚分子和黄色染料放射层，均匀分布，夹在两层125μm厚聚酯层之间。辐照时，在放射层内沉积能量的带电粒子引发二乙炔单体聚合，产生蓝色的颜色变化。颜色变化大部分发生在毫秒内。聚合物在单体基质中以不断减慢的速度持续缓慢增加；然而，这些变化在照射数小时后似乎就察觉不到了（Lewis等，2012）。许多临床方案要求在照射后24小时以上读取胶片。报告表明，辐照后持续的颜色变化高达5%（Devic，2011；Devic等，2016；Menegotti等，2008）。温度也是影响颜色变化的因素。在前几代胶片中，已观察到20～40℃范围内每℃有0.25%的变化（McLaughlin等，1996）。辐射引起的颜色变化影响整个可见光吸收光谱，但峰值在红色范围，特别是633nm处，使胶片对红色扫描协议最敏感。辐射变色胶片对室内正常照明相对不敏感，但仍建议使用AAPM TG-55报告中介绍的胶片处理方法，即在曝光前将胶片储存在不透明容器中并读取本底，以尽量减少任何意外导致的颜色变化（AAPM 1998）。

18.3.2 能量依赖性

就设计目的而言，用于治疗目的辐射变色胶片被认为不受能量影响。虽然它们在低于400kV的X射线能量（在50kV时高达5%）下表现出响应变化，但已证明它们对从400kV到临床MV的束流能量具有恒定的响应（Arjomandy等，2010；Butson等，2006，2010；Lindsay等，2010；Rink等，2007）。用于诊断目的辐射变色胶片对能量差异更敏感，原因是为了提高其在低剂量测量中对辐射的敏感性，在活跃层中加入了高原子序数成分，从而提高了光电效应横截面。

18.3.3 光学密度

一旦胶片被辐照后，必须进行数字化才能成为一个有用的剂量测量工具。与卤化银类似，有效的度量标准是光密度（Δ*OD*）的变化。从Δ*OD*中，可以获得转化为剂量的方法。光密度的定义见公式18.2。光密度的变化公式可以写成：

$$\Delta OD = -\log_{10}\frac{I_{pre}}{I_{post}} \quad (18.3)$$

其中：

I_{pre} 是辐照前的透射光强度；

I_{post} 是辐照后的透射光强度。

在使用平面扫描仪进行测量时，通常使用光反射代替光透射。然后，透射光强度I、I_{pre}和I_{post}应替换为反射光强度，但方程式18.3保持不变。

18.3.4　2D胶片读取

有几种扫描方法可确定ΔOD的2D图。胶片制造商推荐的常用方法包括使用配备电荷耦合器件（CCD）的线性平面文档扫描仪进行光检测。也可以使用其他扫描仪，如光栅激光扫描系统，但由于笨重且不太常用，因此下文将不讨论它们。平板扫描仪使用白色光源，可以输出TIFF图像，将所需位深度分为三个颜色通道：红色、绿色和蓝色（RGB）。红色通道与胶片吸收光谱中的峰值最为接近，这使得它自然适合许多剂量学协议。然后，仅获得红色通道的ΔOD变得很简单。但是，平板扫描仪并非没有缺陷（Ferreira等，2009；Lewis和Chan，2015；Paelinck等，2007；van Battum等，2016；Devic等，2005）。有几组报告了横向（即垂直于扫描方向）的非均匀响应（离玻璃板中心7.5cm约3%）。这通常被称为横向扫描效应或横向响应伪影，取决于平板扫描仪的设计。在传递模式下，有两个促成因素。首先，由于CCD芯片暴露于来自线源但通过透镜聚焦到CCD活动区域的光，因此通过玻璃板中心部分的光以正常角度通过胶片，而板侧边上的光存在角度。该角度产生更长的光程长度，导致更多衰减和信号减少（van Battum等，2016）。其次，由于聚合过程，光在通过胶片时会部分偏振，随后通过反射镜反射到CCD芯片光路中。反射镜入射角是横向位置的函数；入射偏振光的反射率随着横向位置的变化而变化，并且扫描仪读数是不均匀的。要考虑的第三个效应与来自相邻像素的杂散光效应（串扰效应）。在大多数情况下，这种影响可以忽略不计，但当涉及小范围和非常高的剂量梯度时，可能会产生百分之几的额外误差（van Battum等，2016）。

鉴于辐射变色胶片的性质，颜色变化通过聚合获得，必须注意胶片的方向（纵向与横向）。潜在误差的大小取决于剂量，但已有报道超过15%（Butson等，2006）。只需在胶片上做最小的标记，并始终保持相同的方向，就可以很容易地消除这种影响。

在反射和透射模式下扫描各有好处。无论用户选择哪种方法，都可以达到误差小于2%的准确率（Kalef-Ezra和Karava，2008；Papaconstadopoulos等，2014）。反射式扫描已被证明能提供更好的剂量敏感性（Papaconstado-poulos等，2014），并且对横向扫描效应不那么敏感，因为不存在通过胶片的倾斜光透射。但是，在反射模式下，根据胶片放在扫描仪上侧面的不同，会有显著差异（Desroches等，2010）。总而言之，两种模式相互对比没有绝对优势，因为根据胶片和扫描仪设计不同，可能会有很大差异。综合而言，在临床使用某方法之前，应仔细评估该方法的准确性。

18.3.5　读取协议

将辐射引起的颜色变化转换为吸收剂量的理想方案是允许在吸收峰处逐点测量ΔOD。测量信号是发光光谱、胶片吸收（或反射）光谱和探测器效率光谱的函数。在使用平板扫描仪时，光源是白色荧光灯，没有滤光片。如第18.3节所述，通过对红色（或绿色）通道进行单色通道分析，可实现精确的剂量测量。红色通道将对应更高的灵敏度和更少的噪声，而绿色通道将在测量中产生更高动态范围。需要一条校准曲线（如图18.2所示）将数字化胶片的每个像素的ΔOD转换为剂量。对于这些曲线的实际应用，通常使用两种类型的曲线拟合：

$$D(\Delta OD) = \frac{a \times \Delta OD}{1 - b \times \Delta OD} \quad (18.4)$$

或者：

$$D(\Delta OD) = a \times \Delta OD + b \times \Delta OD^{n} \quad (18.5)$$

其中 a、b（和 n）是从曲线拟合中获得的常数。

Lewis等（2012）和Devic（2011）使用了方程式18.4和18.5。这两个方程都非常接近校准曲线的形状（见图18.2）。

已经报道证明了一种新的协议，可以在传输模式下使用所有三种颜色通道（RGB）来实现精确的剂量测量：通过组合来自通道的信息，可以区分由于例如层厚度的不规则性或扫描仪非线性包括横向扫描效应而引起的与剂量相关的变化和固有干扰（Micke等，2011）。

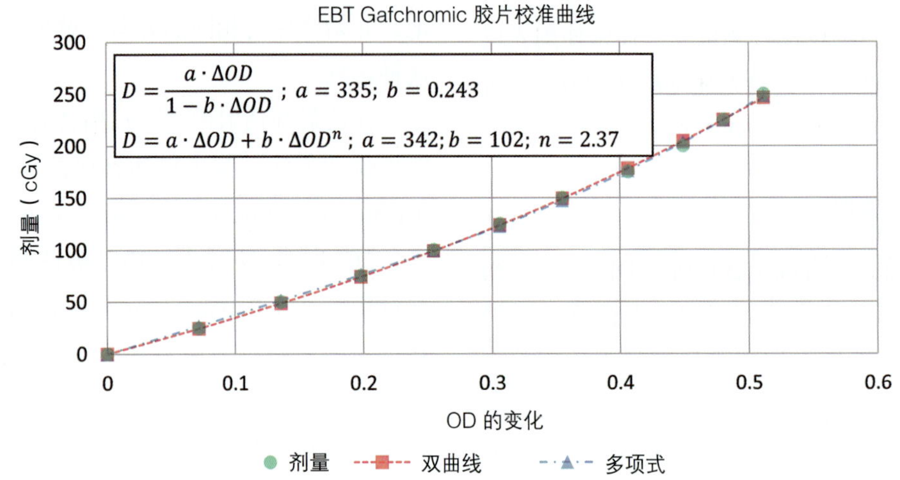

图 18.2 在透射模式下，使用平板 CCD 扫描仪和高达 250cGy 的 EBT3 胶片获取的校准曲线示例。拟合曲线如方程式 18.4（正方形）和 18.5（三角形）所示。契合度很好，符号难以辨认。

众所周知，辐射变色胶片不仅在辐照时会改变光密度，而且还会由于其他环境因素如温度、湿度或紫外光而改变光密度。这是Δ*OD*方法的基本原理，该方法要求胶片在辐照前后扫描两次。但是，如果跳过预辐照扫描，则可以节省时间和人力。因此，使用来自同一盒的一张膜作为对照膜，其处理、存储和处理与测量膜（辐照除外）完全相同，并用作参考，比较两种膜每个像素的透射率或反射率（或光密度），是避免预辐照扫描的一种方法（Aldelaijan等，2016）。

还有一种技术可以避免传统的24小时等待时间。以已知剂量辐照对照胶片（或参考胶片）可使已知剂量和测量胶片比例与校准曲线相匹配（Lewis等，2012）。虽然校准曲线不是线性的，但在辐照后仅30分钟后，近似值已被证明精度到2%以内。

18.4 辐射敏感凝胶和塑料

18.4.1 凝胶与塑料三维剂量测量的原理

传统剂量计，如电离室、放射成像或辐射变色胶片、热释光剂量计和固态探测器，在测量IMRT和VMAT等现代放射治疗技术产生的复杂剂量分布时受到限制，因为这些剂量计都不是真正3D剂量计：只能在单个点或单个平面上测量剂量。理想情况下，复杂剂量分布的验证应使用能够产生准确、高分辨率3D剂量分布图的系统进行。为此，在制造辐射敏感剂量计方面做了大量工作，这些剂量计可通过依赖辐射的化学过程“捕获”3D剂量分布。已发现许多化学剂量学系统，包括硫酸亚铁（4～400Gy）、硫酸铈（400～4 × 10^6Gy）、氯化溶液（1kGy）、草酸基溶液、聚丙烯酰胺凝胶（PAG）（2～30Gy）和辐射变色淡色染料，如淡色玛瑙绿（高达80Gy）。

由于剂量范围广和易于制造，硫酸亚铁（Fricke剂量计）、聚合和辐射变色淡色染料已制成了3D剂量计用于放射治疗剂量测量。3D剂量计由掺杂感兴趣的化学剂量学响应系统的基质（例如水基凝胶、聚氨酯或硅胶）组成，并在暴露于辐射时进行可量化物理响应。读出方法取决于响应系统，包括MRI（质子弛豫）、CT（物理密度）和光学CT（可见光衰减）。最后一项技术一直是近期工作的重点（Oldham，2014）。

18.4.2　三维剂量测量材料

18.4.2.1　硫酸亚铁凝胶

Fricke凝胶剂量计是使用水基凝胶基质（如琼脂或明胶）制成的硫酸亚铁剂量计。其剂量响应的机制是亚铁离子（Fe^{2+}）氧化成铁离子（Fe^{3+}），铁离子比例可以通过MRI读出。含有金属离子指示剂二甲酚橙的Fricke凝胶也具有辐射变色性：在存在Fe^{3+}时，会发生可见的颜色变化，从而产生可用光学CT读取的剂量分布。

最初的硫酸亚铁剂量计由Fricke于1927年提出（Fricke和Morse，1927）。最初的配方不是凝胶，而是含有1mmol/L硫酸亚铁（$FeSO_4$）、1mmol/L氯化钠和0.4mmol/L硫酸（H_2SO_4）的充气溶液。辐照时，溶液中的亚铁离子（Fe^{2+}）由以下途径氧化为铁离子（Fe^{3+}）[3]：

$$Fe^{2+} + OH\bullet \rightarrow Fe^{3+} + OH^-$$

$$Fe^{2+} + HO_2\bullet \rightarrow Fe^{3+} + HO_2^-$$

$$HO_2^- + H_3O^+ \rightarrow H_2O_2 + H_2O$$

$$Fe^{2+} + H_2O_2 \rightarrow Fe^{3+} + OH\bullet + OH^-$$

溶液中产生的Fe^{3+}离子的辐射化学产额称为G值，可通过化学滴定或更方便地在304nm峰值吸收波长下进行测量（Gore等，1984）。后者只需要在热平衡光学元件中加入1cm^{3}溶液。G值是100eV吸收剂量产生的Fe^{3+}离子数，对于MV辐射下的G值为15.5 ± 0.4[4]（ICRU 1969）。Fricke溶液可用于提供本地设备的绝对剂量校准（例如，电离室的交叉校准-见第19.2.2.2节）。然后根据以下公式确定剂量学Fricke溶液中吸收的剂量：

$$D(\mathrm{Gy}) = \frac{\Delta M}{\rho G} 0.964 \times 10^6 \qquad (18.6)$$

其中：

ΔM是Fe^{3+}离子浓度（mmol/L）；

ρ是溶液的质量密度（kg/L）。

Fricke溶液中Fe^{3+}离子浓度的测量传统上是用分光光度计测量光密度。Gore等（1984）后来发现，在Fe^{2+}水溶液中产生的Fe^{3+}离子对水质子的磁共振T1弛豫时间[5]有足够的影响，可以分辨0～40Gy的剂量差；他们认为将Fe^{3+}离子固定在凝胶基质中可以保存空间信息。Appelby和Leghrouz（1991）证明了这一点，研究人员随后尝试对Fricke凝胶反应进行建模（Podgorsak和Schreer，1992），并研究与其组成相关的性能问题（Schulz等，1990；Olsson等，1990）和MRI参数（Cho等，2013；Schreiner，2004）。通过对相同批次Fricke凝胶所确定的已知剂量值应用T1值的校准曲线，将辐射凝胶的T1图像转换为3D剂量图。然而，MRI读出的主要缺点是使用临床成像设备的成本和所需时间。

Fricke-Benzoic-Xylenol（FBX）凝胶是一种额外掺杂了二甲酚橙的Fricke凝胶剂量计，二甲酚橙是一种螯合剂，与Fe^{3+}形成络合物，在534.5nm处有一个宽吸收峰，呈现可见变色（Kelly等，1998）。这种辐射变色凝胶的剂量响应已经被证明是线性的，直到10～20Gy（Appleby和Leghrouz，1991；Kelly等，1998）。它可以用光学CT读出，这是一种比MRI更便宜、更方便的选择。FBX凝胶剂量计可在商业上用于研究应用[6]。

[3]　在这些方程中，点（•）表示一个自由基。

[4]　以 SI 单位表示，该值等于 1.6±0.04μmol/J。

[5]　有关磁共振成像一般原理的更多信息，请参见第 9.4 节和第 33.2 节。

[6]　Modus Medical Devices Inc.（London, ON, Canada）。

使用Fricke凝胶进行3D剂量测量的优点是无毒，相对容易制备，并且可以在照射后不久成像。所有Fricke基凝胶的主要缺点是Fe^{3+}离子的空间扩散，这导致从照射到成像的时间限制大约为1小时。由于Fe^{3+}离子在照射后立即开始通过凝胶扩散，几小时后半影带变得越来越模糊（Balcom等，1995）。

18.4.2.2　聚合物凝胶

聚合物凝胶属于另一类由水凝胶基质制成的剂量计。这类剂量计的剂量响应机制是辐射诱导乙烯基单体（例如丙烯酰胺，N, N′-亚甲基-双丙烯酰胺、丙烯酸或甲基丙烯酸）通过与水电离在凝胶中产生的自由基反应而聚合（Oldham，2014；Baldock等，2010）。聚合反应导致聚合物微粒的形成，该微粒密度随剂量增加而成比例增加。由于这些聚合物微粒具有散射可见光特性，因此聚合物凝胶剂量计的照射部分肉眼可见，呈现不透明、云雾状外观，可以使用MRI、X射线CT或光学CT读出。

20世纪90年代初，Maryanski等（1994，1996）研制出第一台聚合物凝胶剂量计。这是一种聚丙烯酰胺凝胶（PAG）。最初的PAG组成称为Bang®[7]凝胶，因为其重量的化学组成为bis（3%）、丙烯酰胺（3%）、氮和明胶（5%）。在辐照下，丙烯酸和双单体之间发生聚合和交联。PAGs受到辐射诱导的单体聚合，小单体分子在电离辐射的影响下结合在一起。产生的长聚合物链太大，无法通过凝胶晶格移动，这消除了由于扩散造成的图像衰减。

暴露于辐射下的凝胶区域按照剂量比例进行聚合，产生的聚合区域影响物理密度、水质子的磁共振弛豫性和光散射。凝胶中的3D聚合分布随后可通过X射线CT（Baxter等，2007）、MRI（如前所述）或光学CT扫描（Kelly等，1998；Oldham等，2001；Oldham，2004）成像。通过应用校准曲线，将辐照剂量测量凝胶的图像转换为剂量，该校准曲线由凝胶样品在已知剂量下辐照，并根据用于读出成像模式的信号绘制。由于难以制造具有相同辐射灵敏度的凝胶，校准凝胶必须与剂量学凝胶来自同一批次，并且热度和时间记录应尽可能相同。

传统上，聚合物凝胶的一个限制是由于在氧存在下聚合链式反应的提前终止而导致氧诱导的减敏。这要求凝胶在脱氧环境中制造，并在制造后密封在不透氧的容器中。最近，抗坏血酸和铜或四（羟甲基）氯化磷（THPC）的组合等除氧剂已被用于常氧聚合物凝胶中，以结合游离氧，从而防止脱敏。常氧剂量计包括MAGIC（由铜引发的明胶中的甲基丙烯酸和抗坏血酸）凝胶、Pagat（聚丙烯酰胺凝胶和THPC）和Magat（甲基丙烯酸凝胶和THPC）（Fong等，2001）。然而，目前使用的聚合物凝胶剂量计仍然没有改进以允许在常氧条件下使用，并且在当代文献中已经报道了氧渗透和由此导致的剂量测量不准确问题。由光学CT读出的聚合物凝胶的第二个限制是存在显著散射时获得准确重建的挑战（Oldham，2004；Oldham和Kim，2004；Olding等，2010；Olding和Schreiner，2011）。

18.4.2.3　Fricke凝胶和聚合物凝胶的比较

与Fricke凝胶相比，聚合物凝胶既有优点也有缺点。聚合物凝胶制造困难，对光和热记录敏感，并且有毒。除磁力型凝胶外，聚合物凝胶对氧敏感，必须在无氧环境中制造、辐照和储存。尽管聚合物凝胶确实会发生小范围长期本底辐射后聚合，但比Fricke凝胶稳定得多，从而可以更自由地安排成像时间。聚合物凝胶可以测量0～10Gy范围内的剂量，而Fricke凝胶的灵敏度较低，有效范围为10～40Gy。Fricke凝胶固有的高导电性降低了其信噪比，从而减弱了射频场。相比之下，聚合物凝胶显示出微不足道的射频衰减和更高信噪比。据文献报道，聚合物凝胶1～2mm空间分辨率的相对剂量测量精度为3%～5%（McJury等，2000；Baldock等，2010），Fricke凝胶的相对剂量测量精度为3%～10%（Schreiner，2004）。聚合物凝胶在辐照时也变得越来越不透明，可能允许光学CT扫描，这将具有主要的时间和成本

[7]　MGS研究公司（Madison，CT）。

优势。

18.4.2.4 辐射变色塑料

辐射变色塑料剂量计是3D剂量计选择方面的最新发展，与Fricke和聚合物凝胶剂量计的显著区别在于，它们由光学透明塑料（例如聚氨酯）基质而不是水基凝胶制成。剂量响应的机制是一种无色染料的辐照诱导氧化，它将该化合物转化为有色的光吸收形式（Adamovics和Maryanski, 2006）。这种化学系统报告的一个例子是淡色孔雀石绿（LMG）与三卤甲烷或四卤甲烷自由基引发剂的组合。暴露在辐射下会产生卤素自由基，随后将LMG氧化为孔雀石绿自由基，然后氧化为孔雀石绿，两者都是有色的（图18.3）。这产生了一个与剂量成比例的光吸收分布，可以通过光学CT成像读出。

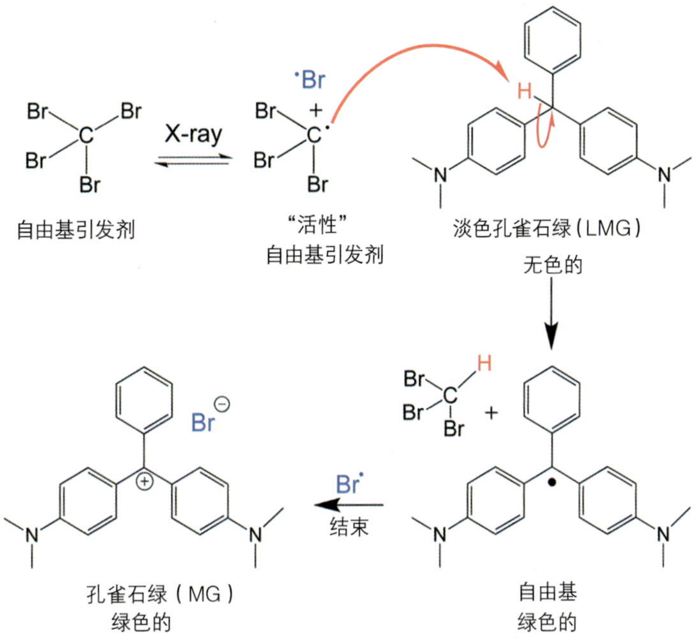

图 18.3 氧化反应将淡孔雀石绿（LMG）（一种用于辐射变色塑料的无色三芳基甲烷无色染料）转化为其光吸收氧化产物孔雀石绿。图中具有代表性的自由基引发剂是四溴化碳（CBr_4，一种四卤甲烷）。所有其他三卤甲烷和四卤甲烷自由基引发剂与 LMG 和 LMG 衍生的无色染料以类似的方式反应［基于 Schemel Alqathami et al.（2013）。www.sciencedirect.com/science/article/pii/S0969806X12004914.］

迄今为止，第一个也是研究最广泛的辐射变色塑料剂量计是PRESAGE®，这是一种基于聚氨酯的3D剂量计，由Adamovics和Maryanski（2006）引入，并由Sakhalkar等（2009）进一步评估。该系列辐射变色聚氨酯剂量计主要由刚性、透明聚氨酯基体（肖氏硬度80D®）[8]，LMG或带有附加取代基的LMG衍生物，以及三卤甲烷或四卤甲烷自由基引发剂（例如四溴化碳）组成。最近（De Deene等，2015；Hoye等，2015）使用弹性聚氨酯（肖氏硬度10～50A）（Juang等，2013a，2013b）或硅树脂（肖氏硬度43A）（Hopo，2015）基质配制了可变形辐射变色塑料剂量计。但是，这些软塑料配方仍在开发中。本章中的信息将仅侧重于具有硬质聚氨酯基体的辐射变色塑料剂量计。

在多项不同的研究中，刚性PREAGE®剂量计配方的辐射变色响应一直被证明是线性的，包括高达100Gy的剂量（Wang等，2010；Sakhalkar等，2009）。研究还发现，PRESAGE®在145kV～18MV范围内与能量无关（＜4%），在100～600cGy/min范围内与剂量率无关（＜2%）。几项研究报告了辐照后反应的光密度随时间的变化（Sakhalkar等，2009；Juang

[8] 肖氏硬度标度（以 Albert Ferdinand Shore 的名字命名）用于表征材料的变形抗力。刻度 A 表示软材料；刻度 D 表示半刚性和硬质塑料。

等，2014），依赖配方的敏感度差异（Juang等，2013）和从同一批材料生产的不同体积的剂量计内的灵敏度变化（Thomas等，2013）。特定配方之间以及同一配方的不同批次之间的这些差异，需要在使用前对每个批次剂量计进行单独的校准和描述。虽然可以使用小体积剂量计样品（例如，浇铸在光学试管中以便在分光光度计中读出）来快速、方便地表征剂量计批次的剂量灵敏度，但这些小体积样品和用于研究的大体积剂量计之间的灵敏度可能会有所不同。因此，建议使用绝对点剂量测量（例如，用电离室测量）来归一化从Presage®剂量计获得的相对3D剂量分布（Oldham等，2012）。

与聚合物和Fricke凝胶剂量计相比，刚性辐射变色塑料剂量计的优点包括剂量信号不会随时间扩散，氧气不会扩散到刚性聚氨酯基质中（尽管与聚合物凝胶的机制不同，这仍然可能会降低灵敏度），不需要容器来防止暴露于外部环境或保持剂量计的形状。另一个优点包括在创建具有复杂几何形状（包括不同密度的空腔和结构）的塑料剂量计时具有更大灵活性，这些几何形状可以针对特定应用进行优化，例如塑料剂量计，其中独特凹槽允许近距离放射源插入以表征剂量分布（Adamson等，2014；Adamson等，2012）和解剖剂量学模型（Rankine等，2013；Bache等，2015）。

18.4.3 读取技术

18.4.3.1 磁共振成像

MRI（见第33.2节）是第一种用于3D凝胶剂量计读数的成像设备，可用于Fricke凝胶和聚合物凝胶的成像（Maryanski等，1994；Baldock等，2010）。在Fricke凝胶剂量学中，自旋-晶格弛豫速率（$R_1=1/T_1$）是最常用的MRI参数。由于相邻的Fe^{2+}和Fe^{3+}离子的顺磁性不同，水质子的R_1弛豫受到不同程度扰动，并随两种离子的浓度不同而不同。这些机制在文献中有详细介绍。对于聚合物凝胶剂量学，自旋-自旋弛豫速率（$R_2=1/T_2$）是最常测量的MRI参数，因为其灵敏度高、动态范围大、对剂量的线性响应。关于用于聚合物凝胶剂量测量的MRI成像序列的建议已由De Deene（De Deene，2013）发表，并在表18.1中展现。

表 18.1 用三维剂量测定的重要定量磁共振成像序列 R_1（$=1/T_1$），R_2（$=1/T_2$）和磁化转化比（MTR）的建议

序列类型	条件	变量[a]	后处理	利用率[b]	空间准确度
1. *R*1定量成像序列（$R1=1/T_1$）					
单自旋-回波（SE）	短TE	TR（×2/×N）	标配	***	非常好
饱和恢复（SRGE/SRSE）	长TR 短TE	TM（×2/×N）	标配	***	好/非常好
反转恢复（IRGE/IRSE）	长TR 短TE	TI（×2/×N）	标配	***	好/非常好
驱动平衡单脉冲观察T_1（DESPOT）	–	FA（×2/×N）	标配	*	好
反转-恢复（LL, TOMROP）	FA small	TI（×2/×N）	标配	*	好
稳态自由进动（SSFP）	TR≫T_2	FA（×2/×N）	选配/标配	**	好
IR-快速采集（EPI, GRASE, HASTE）	长TR	TI（×2/×N）	标配	**	不好

续表

序列类型	条件	变量[a]	后处理	利用率[b]	空间准确度
2. **$R2$定量成像序列（R_2=1/T_2）**					
单自旋-回波（SE）	长TR	TE（×2/×N）	选配/标配	***	非常好
快速自旋回波（FSE, TSE, RARE）	长TR	TE（×2/×N）	选配/标配	***	好
多自旋-回波（MSE, MC-SE）	长TR	[ΔTE（N）]	标配	***	非常好
稳态自由进动（SSFP）	TR≪ T_1, FA=90°	[2echoes]	选配	**	好
3.定量磁化传输（MT）成像序列					
MT脉冲自旋回波成像序列	长TR	脉冲幅度	选配	**	非常好
脉冲MT稳态	短TR	脉冲幅度	选配	**	好
刺激回波准备	–	TM	选配	*	非常好

选自De Deene（2013）. https：//iopscience.iop.org/article/10.1088/1742-6596/444/1/012003/pdf.

[a] 这一列显示的是为了获得不同对比度加权图像而改变的变量；如果变量在序列中自动变化，则参数显示在方括号中。

[b] 可用性的含义如下：* 序列不由制造商提供，** 序列可用，但需要更改成像参数，*** 序列在所有MRI扫描仪上随时可用。

18.4.3.2　X射线CT

X射线CT在2000年作为一种聚合物凝胶替代的读出方法被引入（Johnston等，2012；Hilts等，2005，2000）。与MRI和光学CT成像相比，这种方法的主要优点是X射线CT系统已经广泛且容易用于放射肿瘤科的临床使用。其潜在机制是电子密度和质量密度随辐照区域的剂量线性增加。然而，这种质量密度的增加约为1mg/（cm^3·Gy），这相当于典型的Hounsfield单位（Hounsfield Unit）（HU-参见第32.2.1节）仅增0.2～1.4HU/Gy。X射线CT读出方法的主要缺点是：①灵敏度低；②在保持足够信噪比和空间分辨率方面挑战巨大；③来自X射线成像的额外剂量。

18.4.3.3　光学CT

光学CT成像可用于之前介绍的所有三种类型3D剂量计（辐射变色FBX Fricke凝胶、聚合物凝胶和放射变色塑料）。与可以用来读出Fricke和聚合物凝胶的MRI相比，光学CT成像具有成本更低、可用性更好的优点，并且具有更高的准确性和精确度，同时成像时间更短（Oldham等，2001）。光学CT的3D成像类似于X射线CT，不同之处在于使用可见光代替kV级光子（FBX凝胶峰值吸收波长为534.5nm, Presage®和其他淡色孔雀绿体系的峰值吸收波长为633nm）。在这两种情况下，通过剂量计获取多角度的衰减线积分，并使用滤波反投影算法（即反Radon变换）重建三维数据。与X射线CT不同，光学CT扫描仪配置（见图18.4）旋转剂量计，而光源和探测器（例如光学相机）在剂量计上平移（扫描-激光光栅扫描仪）或保持固定位置（宽束平面扫描仪）（Oldham，2004，2006）。为了确保精确的剂量分布重建，可能有必要（取决于剂量计的特性）校正多色光源中的光谱硬化（Thomas等，2011）和杂散光效果（Thomas等，2011）。

第一台光学CT扫描仪是激光光栅扫描仪（图18.4a），它通过将激光束穿过剂量计来获取数据，通过单个光电二极管探测器获取剂量计的每条衰减线剖面。然后旋转剂量计以获取不同角度的数据。这种方法的优点是精度高，没有杂散光伪影，但其缺点是需要的扫描时间长。据报道，早期激光扫描系统需要几个小时才能扫描大体积剂量计（每个切片6分钟）（Gore等，1996；Kelly

等，1998；Oldham等，2001）。技术的进步使得扫描仪速度更快，可以在20分钟内完成断层扫描（Doran等，2001；Krstajic和Doran 2007）。

宽光束光学CT扫描仪（图18.4b～d）是面扫描仪，它利用锥形或平行光束，从而一次获取整个剂量计的投影。与平行束光学CT相比，锥束光学CT的主要优势是不需要专门的透镜，因此成本较低，但由于杂光伪影，精度较低可能是不利因素（Olding等，2010；Olding和Schreiner，2011）。平行束光学CT（图18.4c）的优点和缺点自然是相反的：由于使用的是远心透镜，成像系统的成本要高很多，但是这种仪器大大减少了杂光伪影，这是因为它抑制了偏离光机械轴超过0.1°的光线。远心透镜是一种复合透镜，系统的光圈挡板位于焦面上，这就产生了入射光圈在无限远处的效果，从而形成平行光束系统。双远心透镜在保持透镜内部的远心性下，平行光线进出透镜。因此，双远心系统（图18.4d）无论与物体的距离如何都能保持均匀放大倍率，几乎没有图像失真，并且消除了杂散光效果。

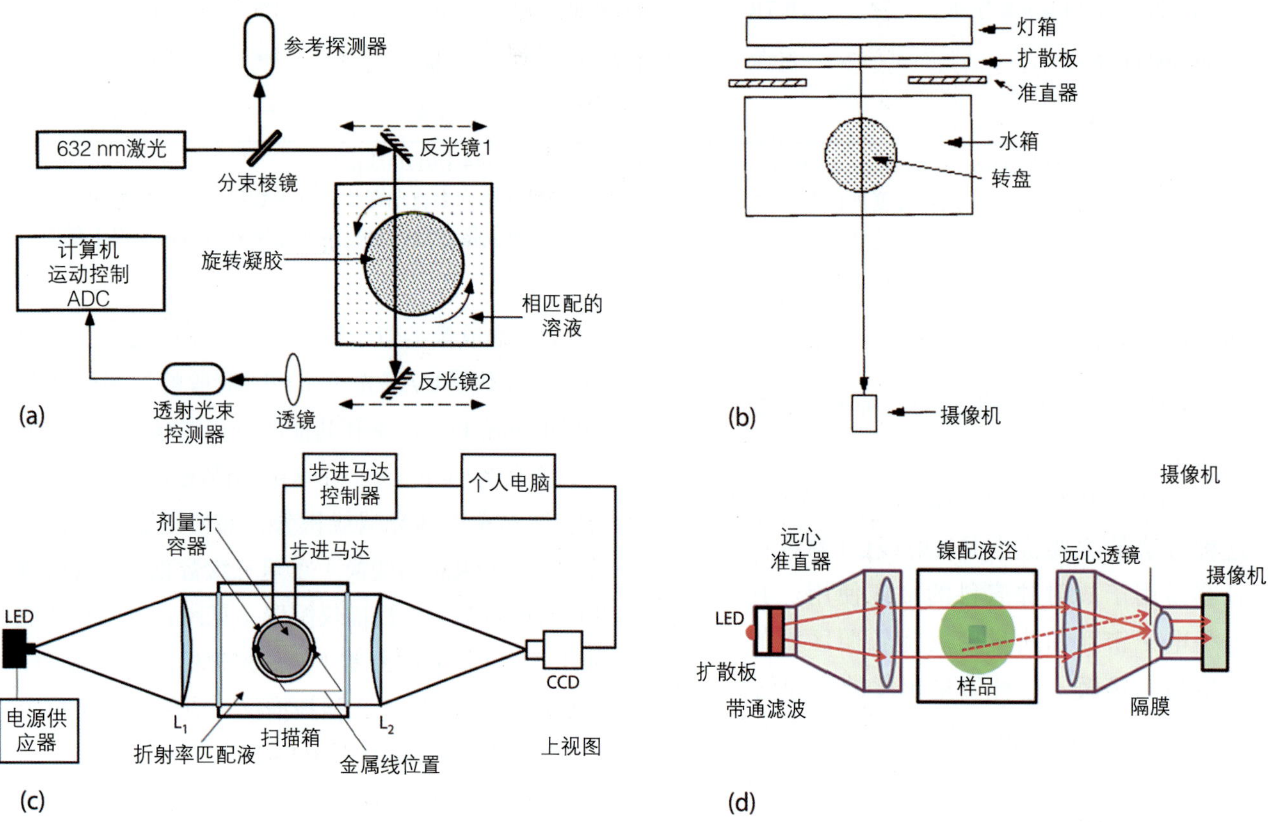

图 18.4　光学 CT 扫描仪设计示例。（a）第一代激光扫描扫描仪（Gore et al. 1996）。（b）锥光束光学 CT 扫描仪（Wolodzko et al. 1999）。（c）平行光束光学 CT 扫描仪（Krstajic 和 Doran 2006）。（d）双远中心全平行光束光学 CT 扫描仪（Thomas et al. 2011c）

高分辨率真3D剂量测量能力如图18.5所示，图18.5展示了颅底调强放射治疗的一个实例，在该病例中，使用塑料辐射变色剂量仪（PRESAGE®）在模体中测量输送剂量，并使用高分辨率的双远心光学CT系统读出。使用变换矩阵将测量的剂量映射到患者CT上，以说明模体和患者之间在几何和异质性上的差异，然后与治疗计划系统计算的剂量分布进行比较。此图显示了一个关键优势：通过将测量数据集覆盖在计划中的CT数据集上，并获得剂量体积分布（如剂量体积直方图），可以使模体中的3D测量更具临床相关性[9]。

[9]　见第 43.3 节。

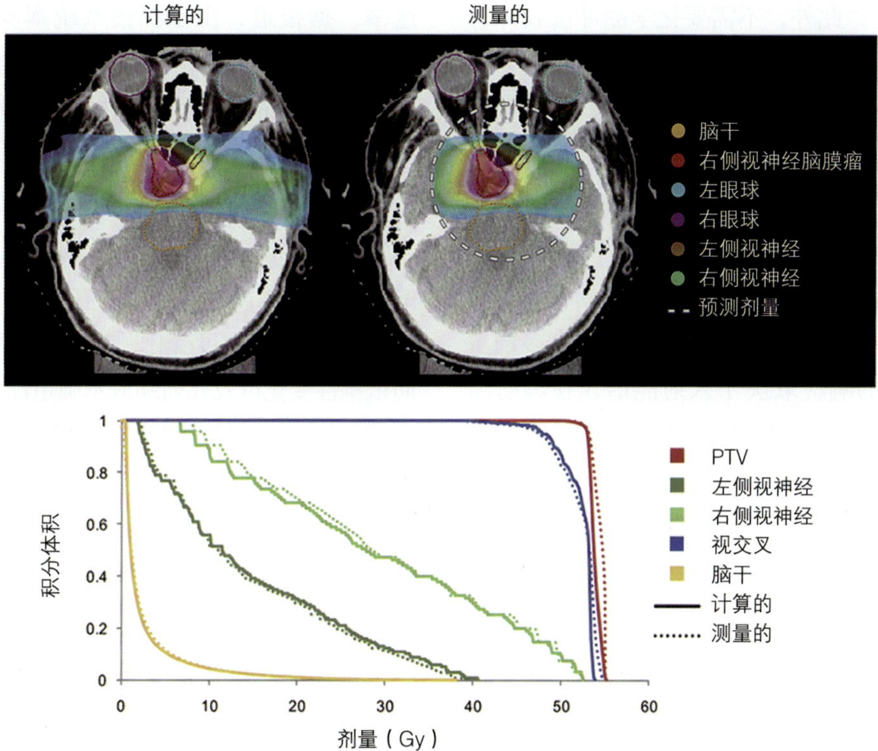

图 18.5　使用治疗计划系统（Varian Eclipse）计算的颅底 IMRT 治疗剂量分布示例（a）；（b）使用 3D 剂量学测量（使用 DLOS bi- 双远心光学 CT 扫描仪读取的 PRESAGE® 辐射变色塑料剂量计）–PRESAGE® 剂量计的限定体积显示为虚线。（c）计算和测量剂量体积直方图的叠加（见第 43.3 节）（引自 Oldham et al. 2012.）

18.5　剂量测量用计算机X线照相（CR）板

18.5.1　原理

20世纪90年代，在全数字化平板X射线探测器问世之前，计算机X线照相（CR）作为射线成像胶片伪数字替代物获得了重视。CR成像板由一层非常薄的光激发荧光粉（PSP）层组成，通常是氟卤化钡（BaSrFX：Eu^{2+}；XBe：Cl、Br或I），沉积在薄（约1mm）柔性塑料基板上，装在防光盒中，使其看起来像胶片-屏蔽盒系统。暴露于辐射中会在PSP层中产生电子-空穴对，这些电子-空穴对仍处于亚稳态。辐照后，通过窄激光（通常为658nm红色波长）以光栅方式扫描穿过面板来读取平板。激光的能量足以将电子从它们的亚稳态陷阱中释放出来，它们与被捕获的空穴重新结合，释放出可见光，然后由两个光电倍增管中的一个读取。释放的光量与电子-空穴对密度成正比，即与吸收的剂量成正比，这使得CR在理论上成为一种可行的剂量计。光电倍增管积累的电信号被数字化，然后通过反向查找函数（有时是非线性的），使较大的曝光产生较小的像素值[10]，最终存储为图像文件。因此，CR要用于剂量测量，则必须对曝光近似线性的原始CR响应进行后处理。在CR板重新使用之前，需要有擦除过程，在该过程中，CR板暴露在大量荧光灯下，荧光激发并去除发光中心的所有残留。

18.5.2　CR剂量学优势

CR提供了胶片便携性、亚mm像素间距和相应高分辨率、通常跨越四个数量级以上的大动态范围，以及固有数字图像，尽管在读出步骤完成之前无法看到这些图像。预处理CR剂量响应在达到高剂量之前是线性的（Olch，2005），对入射角的微小变化具有很好的鲁棒性（Aberle和Kapsch，2016），并且已被证明在0.3～3Gy/min的剂量率范

[10]　进行反转是为了模仿传统的X光胶片，其高曝光区域是黑色。

围内有独立响应。此外，不需要化学品冲洗胶片，并且每个CR板可以重复使用，其响应特性不会发生显著改变。

18.5.3 CR剂量学挑战

使用CR系统实现剂量测量学精度需要非常仔细地考虑许多潜在变量，因为测量会受到几个不同过程中任何一个因素的显著影响。与其他许多剂量计一样，CR板的响应取决于入射能谱，在辐射治疗中通常使用的能量范围内，灵敏度差异跨越数十个百分数（Aberle和Kapsch，2016）。因此，如Olch（2005）所报告的，能谱的微小变化，包括与射野大小改变等相关变化，会导致CR板响应的变化。

在读出之前，CR板中发光中心的自发去激发导致表观CR板响应在辐照期间和辐照后的几分钟内迅速降低，随后在之后几小时内缓慢降低。该效应如图18.6a所示，图中显示了辐照后信号衰减速率。据报道，由于扫描系统本身漂移，响应在几周和几个月内出现了缓慢的长期衰减（Aberle和Kapsch，2016）。因此，在照射和读出之间需要一个恒定时间间隔；必须使用相同的时间间隔来校准CR板，并且应该在实际测量之前或之后的短时间内执行校准。其他可能降低CR板作为剂量计性能的过程包括：读数前板暴露在环境光下的风险（图18.6b）、CR板温度变化、扫描仪本身像素灵敏度方向依赖性变化以及几何缩放不确定性，这通常通过在盒带上包含不透射线的缩放标记来解释。

CR仍然是用于放射剂量测量胶片的潜在替代品，在过去二十年中，随着数字平板电子射野成像设备和二极管或电离室阵列的迅速采用，以及放射变色胶片的出现（胶片处理同样不需要任何化学物质），在很大程度上将 CR 降级为其他二维数字剂量计不可用时的小众剂量测量系统，前提是严格控制测量条件。

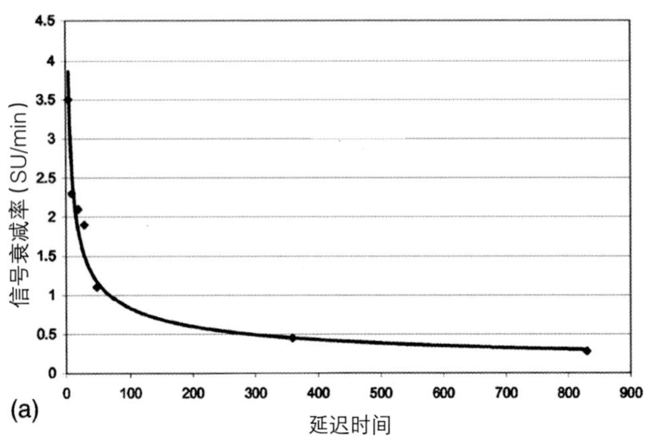

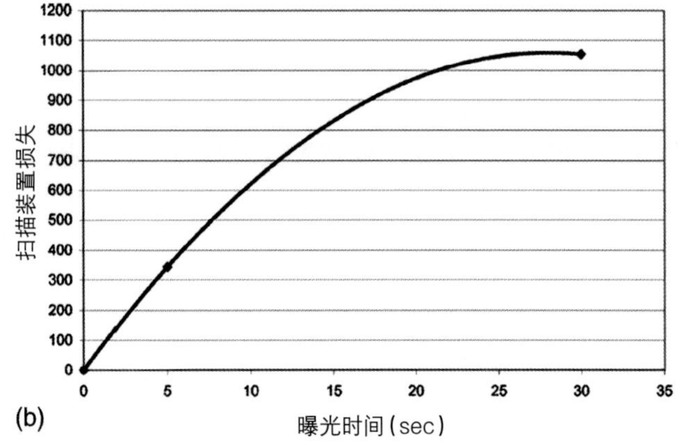

图 18.6 CR 信号读出的影响参数，以扫描单位（SU）表示，与曝光后读出时间间隔的 SU 衰减率（A）成正比。（B）SU 随暴露于室内光线的时间而减少（经 Olch 2005 许可转载）

18.6 二极管和电离室阵列

18.6.1 简介

在商业上包含2D甚至3D二极管或电离室阵列的设备可用于临床射束和与患者相关的QA工作（见第46章和第47.7.3节）。与目前讨论的其他2D和3D剂量计相比，这些设备不需要辐照后的耗时处理。实时显示读数，会自动传输到计算机进一步分析信息。这些设备通常用作质量保证工具，用于定期检查束流参数的稳定性，并适用于IMRT或VMAT等技术的特定患者剂量分布。表18.2给出了商用设备的示例。

表 18.2　几种常见商用 2D 和 3D 电离室和二极管阵列列表（2018）

制造商/设备	探测器类型[a]和编号	探测设备布置	典型用途
Sun Nuclear			
DailyQA	IC：13和D：12	二维平面	每日光束稳定性QA
Profiler	IC：高达 251	二维平面	周期光束稳定性QA
MapCHECK	D：1527	二维平面	IMRT质量保证QA
ArcCHECK	D：1386	三维圆柱形	IMRT和VMAT质量保证
IBA–Dosimetry			
StarTrack	IC：453	二维平面	每日和周期光束稳定性QA
MatriXX	IC：1020	二维平面	IMRT和VMAT QA
PTW			
QUICKCHECK	IC：13	二维平面	每日光束稳定性QA
OCTAVIUS	IC：高达1405	二维平面	IMRT和VMAT QA
ScandiDos			
Delta4 Phantom	D：1069	2 × 二维平面	IMRT和VMAT QA

[a]D：二极管；IC：电离室

第16章和第17.3节分别介绍了单个电离室和二极管的基本原理和实践。正如AAPM TG-120报告（AAPM 2011）中所述，虽然每一种都有其优点和缺点，但商业电离室和二极管阵列在适用于患者特异性IMRT和VMAT剂量验证等工作时已被证明高效和有效的。

18.6.2　探测器尺寸和间距

二极管比电离室敏感很多，因为硅电子密度大约是空气的18 000倍，这使得二极管的收集体积比空气或充气电离室小得多。相比之下，Sun Nuclear剂量学阵列中使用的SunPoint二极管[11]，如MapCHECK设备，面积为0.64mm^2（0.8mm × 0.8mm），而且非常薄，体积只有0.000019cm^3。Scandos Delta4模体中的二极管具有同样小的体积，仅为0.000030cm^3。虽然非常小的电离室可用于束流调试，因为提高剂量可以确保足够的信号强度。但测量常规分割IMRT或VMAT治疗野通常需要较大体积来获得足够的信噪比。因此，电离室阵列通常由几个尺寸为几mm的电离室构成。Matrixx®阵列电离室的直径为4.5mm，高度为5mm，总体积为0.08cm^3。Octavius®设备的电离室尺寸为4.4mm × 4.4mm × 3mm，总体积为0.06cm^3。由于IMRT或VMAT剂量图强度的快速变化，通常尺寸较大的电离室，体积平均效应有可能使测量的剂量分布失真。这主要发生在有明显高剂量梯度的区域，即剂量分布二阶导数较大的区域。相反，二极管不会受到显著体积平均效应的影响，但它们通常排列稀疏，使得二极管之间间隔相当大（通常在5mm左右），因此，阵列包含相当多的“暗”空间，其中根本不对剂量进行采样。

18.6.3　能量依赖性

准确测量水的吸收剂量要求探测器的响应与移除探测器后在该位置被水吸收的能量成正比。由于硅（Z=14）的有效原子序数比水（Z_{eff}=7.4）大得多，因此其对光子产生的质量吸收系数，特别是光电效应，远大于水的光子质量吸收系数（见第4章和表L3）。

二极管的能量响应在17.3.4.8节中进行了简要讨论，其中解释了补偿二极管对能量依赖性要小很多。由于光电效应在低能时的重要性，二极管阵列不能在kV范围内使用。在MV级电压光束中，当改变野大小或存在光束修正装置时，光谱会发生变

[11] www.sunnuclear.com/documents/datasheets/SunPoint-diodes.pdf.

化；但是，如果使用相同的标称光束能量进行校准，则此类变化的影响仍然有限，且无需进行校正（Létourneau等，2004）（见图18.7）。

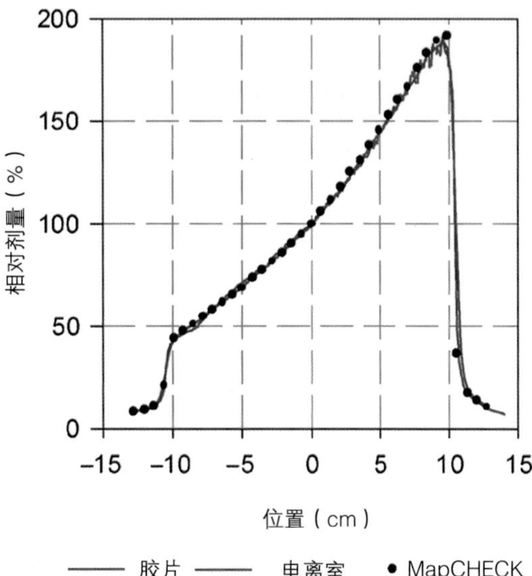

图18.7　使用MapCHECK、IC10电离室和胶片测量的20cm×20cm 60° 楔形野（6mV）的剖面比较。尽管楔形均整器较厚部分的光束硬化，但三个剖面之间的一致性非常好（经许可转载自：Létourneau et al.2004.）

有人担心由于辐射损伤而导致二极管长期灵敏度下降。这个问题在很大程度上已在二极管制造期间，通过将其暴露在高剂量下对其进行辐射加固来解决，从而生产出即使在频繁照射时也能在一段时间内保持稳定的探测器。

另一方面，电离室对光子束能量依赖性不大，因为空气的有效原子序数（Z_{eff}=7.6）非常接近水的原子序数。因此，在kV范围内，电离室阵列优于二极管阵列。

当使用二极管或电离室阵列进行测量时，必须确保在使用高能时，将足够的建成增添到固有建成中，以确保电子平衡。

18.6.4　剂量率和SSD依赖性

对于直线加速器，有几种剂量率可供选择，以每分钟机器跳数（MU/min）表示。在大多数情况下，每个脉冲的剂量是恒定的，并且通过改变脉冲重复次数来实现剂量率改变。当源到探测器距离改变（根据平方反比定律）或光束衰减［通过物理楔形板、屏蔽块或多叶准直器（MLC）］时，每脉冲的剂量都会改变。

对于电离室阵列，如果偏置电压足够高可避免显著复合，剂量率依赖性可以忽略不计（见第16.4.1节）。对于二极管阵列，当脉冲重复改变时，可观察到轻微的剂量率依赖性，当剂量率从100MU/min增加到600MU/min时，二极管响应下降通常小于1.5%（Létourneau等，2004；Kozelka等，2011）。Jursinic（2013）对此现象给出了初步理论解释。对每脉冲剂量改变似乎具有更显著后果，当源–探测器距离从80cm增加到140cm时，灵敏度降低2%（即剂量降低3倍）（Létourneau等，2004），尽管这种影响似乎取决于二极管（Jursini，2013）。

在实践中，在患者使用的加速器平均剂量率下进行校准，并认识到在光束严重衰减区域无法实现高精度，二极管阵列的剂量率依赖性不是问题。

18.6.5　方向和射野大小依赖性

已知二极管具有方向依赖性（见第17.3.4.9节）。如果平面阵列始终以垂直于射束的方式进行校准，则不是问题，但对于非机架安装且在VMAT投照期间保持静止的阵列，如ArcCheck装置，则需要进行入射角校正（Kozelka等，2011）。

为了获取最佳结果，ArcCheck还需要射野大小校正系数来考虑弯曲圆柱体模对散射大小和相关二极管能量依赖性的影响。

18.6.6　透射探测器

另一个探测器系列主要是在2009年后开发出来的。它由放置在光束整形装置下和患者之间的探测器组成，用于监测每次日常治疗期间光子能量通量的2D分布。

IRT Systems GmbH（Koblenz，德国）的集成质量监测系统（IQM）（Islam等，2009）是一个大面积电离室（550cm^3），具有非平行的2mm厚铝电极，主要用于检测IMRT和VMAT技术的MLC位置错误。通过在叶片移动方向上结合电极之间的可变距离来实现的，从而给出空间相关信号，该信号可以与预测剂量进行比较。它的原理与Poppe等

（2006）之前介绍的David多线程电离室有相似之处。必须考虑由于IQM存在而引发的光束扰动。

IBA Dolphin探测器（Thoelking等，2016；Nakaguchi等，2017）取代了以前的Compass探测器（Venkataraman等，2009）。它由1513个小电离室组成，分布在24cm × 24cm平面上，等中心处射野大小为40cm × 40cm。测量的剂量图被用作3D剂量重建算法的输入，与计划的剂量分布进行比较。由于探测器的存在，导致表面剂量少量增加，并且比以前的Compass设计更小。

所谓魔术板是澳大利亚Wollongong大学开发的一种探测器，它由11 × 11个超薄（50μm）二极管阵列组成，通过在0.6mm厚的Kapton基板上采用“嵌入式”技术获得（Wong等，2012）。它们覆盖10cm × 10cm的正方形区域面积（即当放置在准直器出口时仍然太小，不能覆盖最大射野尺寸）。探测器可以用不同的配套包装应用在传输模式或模体内测量[12]。传输模式中的光束扰动取决于探测器外壳，但仍然很小（Alrowaili等，2016）。

ScandiDos（Uppsala, 瑞典）的Delta4Discover是一个4040二极管阵列，沿叶片轨道间距为1.5mm，安装在离MLC非常近的直线加速器附件托盘中。由于整个组件非常薄，可提供非常小的光束扰动。在撰写本文时，第一个临床实施最近在Varian加速器上启动。

所有探测器阵列都会轻微影响加速器束流特性，这是一个潜在的问题，必须与每日剂量验证提供的值进行仔细权衡，这在一定程度上弱化了此类探测设备进行QA的实用性。对这些设备的进一步评估目前正在进行中。

18.7 电子平面成像设备

18.7.1 常规

EPID是安装在放射治疗直线加速器上的2D图像检测系统，主要设计用于使用兆伏（MV）放射治疗束捕获处于治疗位置的患者实时放射图像（见第13章）。

它们提供出色的时间分辨率（帧速率每秒超过10帧）和亚毫米像素间距，还为大多数剂量测量任务提供足够空间分辨率。此外，由于现代放射治疗加速器几乎都预先配备EPID以可视化患者定位，因此在现代放射治疗中实施基于EPID的剂量测量通常只需要配置软件来将数字放射成像转换为可量化的剂量图，通常不会产生额外的硬件费用。

18.7.2 EPID设计原理

数字射线影像探测器通常分为直接型或间接型。在直接探测系统中，来自入射光子的能量在一个步骤中转换为电荷，然后电荷的空间分布被存储为图像。间接探测系统是一个多步骤链，其中X射线首先转化为可见光，然后光最终转化为电荷图。

在20世纪90年代，在使用EPID进行剂量测量的早期研究开始时，两种类型的平面成像仪最常被安装在临床直线加速器上（Antonuk，2002）。扫描液体电离室EPID，最先由荷兰癌症研究所（NKI）（Meertens等，1985）开发。它是由大约1mm的电离液体（通常是2，2，4-三甲基戊烷）夹在两个大电极面中形成的直接探测系统。每个电极平面由数百根间距约1mm的均匀平行线组成，两个平面相互垂直，从而形成能够在空间上定位电离源点的大型矩阵（见第13.2.2节）。

当时也有基于间接三级摄像机的EPIDs，经过几十年的发展，许多人员进行了开发和改进（见第13.2.1节）。在这类EPID中，一小部分入射X射线最初与1～2mm厚的金属板（如铜）相互作用，产生前向散射电子。然后，被释放的电子和一小部分透射光子撞击一个薄荧光屏，荧光屏通常由掺杂的氧硫化钆（Gd_2O_2S）组成。高能电子通过产生电子-空穴对而在闪烁体层中损失能量，电子-空穴对重新组合以发出放大的可见光。仅仅一个X射线光子就可以产生数千个可见光子。在20世纪90年代，第三个也是最后一个阶段通常由镜子和透镜组件组成，将光线聚焦到一个小型CCD摄像机上，摄像机将图像数字化，采用与诊断荧光透视系统相同的方法。

[12]　该探测器阵列的一个版本称为MP512，由分布在52mm×52mm面积上的512个二极管组成，已对立体定向技术中使用小野的QA进行了测试（Aldosari等，2014）。

自本世纪初以来，主动矩阵平板成像仪（AMFPIs）已成为几乎所有射线成像系统包括EPID在内的标准探测器技术（见第13.2.3节）。当前一代EPID主要是间接探测系统，AMFPI取代了先前用于间接成像链最后阶段的反射镜-透镜-CCD组件。EPID的典型AMFPI由非晶硅（a-Si）半导体薄膜晶体管（TFTS）和封装在薄（约1mm）玻璃基板上的光电二极管的像素阵列组成。如图18.8所示，每个像素中的光电二极管将来自荧光屏的可见入射光转换为电荷，电荷累积到施加读出电压为止，从而闭合TFT开关，并允许测量的存储电荷并将其转换为像素值。一旦捕获了原始图像，则执行后处理以产生没有显著伪影的图像。通常，首先减去暗场偏移图，以去除由通道间前置放大器波动产生的结构化图案，这些波动存在于没有辐射时。然后，生成的图像通过增益映射进行归一，从而归一化像素到像素响应灵敏度的变化。

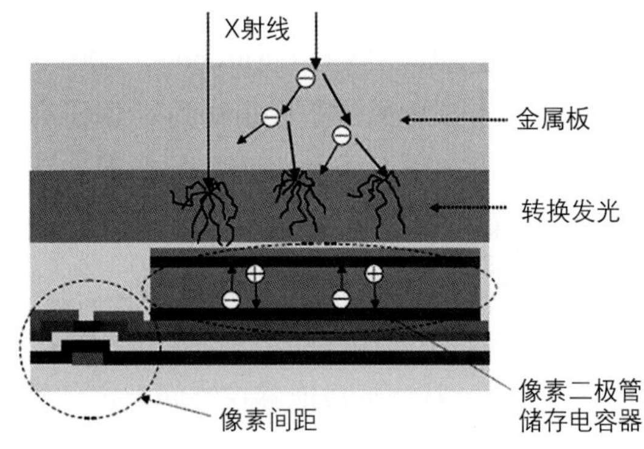

图18.8 间接AMFPI EPID的单像素X射线探测成像示意图（不按比例）。［经AAPM许可转载自：Antonuk et al.（1998）］

18.7.3 EPID作为剂量计

1990年代早期和中期，针对CCD型成像仪（Takai和Kaneko，1991；Kirby和Williams，1993，1995）和液体电离室型EPID（Zhu等，1995；Boellaard等，1996），报告了使用EPID测量MV直线加速器剂量分布的初步研究。此后不久，关于基于AMFPI的EPID剂量测量的第一份出版物证明，AMFPI EPID在荧光屏（快速帧速率）模式下运行，并与加速器束脉冲同步，其剂量响应在1%以内呈线性，独立于剂量率，且在数月内具有良好的长期稳定性，产生的相对剂量测量结果与电离室测量结果一致（El-Mohri等，1999）。

随后的研究表明，虽然间接AMFPI EPID提供了高空间和时间分辨率以及出色工作效率的优势，但其表现出的许多特性使得独立的绝对剂量测量难以用当代的商业系统来执行，这些系统主要针对放射成像任务进行了优化（McCurdy等，2001）。大部分挑战来自于现代放射治疗EPIDs间接性。直接探测平板成像仪采用非晶态硒（a-Se）等光电导体，在不需要闪烁体时，将X射线量子直接转换为电子，已被证明对低能量成像任务（如乳腺X线摄像）有效，但通常无法用于MV级放射成像。

对于典型的间接AMFPI EPID，初始金属和后续荧光层的组合足以产生高质量射线影像，但未优化以提供高能MV级X射线束的全剂量建成。因此，蒙特卡罗模拟证明，如果没有在闪烁体上方额外增加几厘米水等效材料，探测器对MV级X射线的响应是高度依赖能量的（McCurdy等，2001）。尽管探测器对单个入射光子的响应在理想情况下会随着粒子能量增加而增加，但鉴于EPID本质上是一个能量积分器，每光子的响应已被证明随着光子能量增加而趋于平稳，因为探测器的水等效组成（例如，Varian Medical Systems的aS500EPID约0.8cm）不足以满足入射光束能量。此外，由患者散射产生的或在探测器本身内产生的低能光子通过光电效应优先被吸收。因此，每个光子的总体间接AMFPI EPID信号响应在kV级能量下非常大，然后在低MV级范围内急剧下降，一旦建成不再足以产生电子平衡，则会上升并趋于平稳，如图18.9所示。

其他几个挑战也与EPID绝对剂量测量相关。可见光光子逃逸概率是荧光层深度的函数，因此探测器的总体响应在一定程度上取决于每个X射线相互作用的深度。荧光层内产生的眩光（光学扩散）会导致治疗射野区域外尾部测量剂量明显的非局部增加，从而导致低剂量区域误差。电荷捕获的形式既有从一帧到下一帧的不完全读出（滞后），也有重影，其中捕获的电荷改变了探测器层的电场强度，改变了像素表观响应，可以向任何给定的图像帧提供虚假信号。来自探测器、机械臂甚至治疗室中物品的后向散射可能会产生额外的非必要信号。由于均整器的存在以及MLC透射和来自患者射束硬化和散射的影响，整个放射治疗区域的能谱变化会导致射野内探测器响应的显著变化。如果AMFPI EPID用于精确的剂量测量，所有这些现象都必须通过经验或建模加以解释。

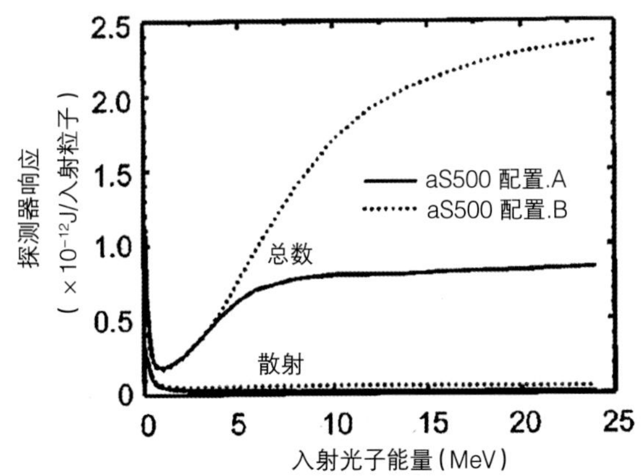

图18.9　Varian aS500EPID总响应和每个入射光子的散射响应随光子能量变化蒙特卡罗模拟。配置A（实线）是标准的临床配置，而配置B（虚线）包括放置在探测器顶部的3cm固体水（经许可改编自McCurdy et al.2001.）

由于这些挑战，目前EPID剂量学主要用于IMRT和/或VMAT实施前的剂量学验证。对于这项任务，可以对加速器束流特性和相关的探测器响应进行建模，而不必考虑患者出现在束流中的影响。商业EPID剂量测量设备，如Varian Medical Systems的平面剂量测量，可以使用模型生成预测EPID图像与测量图像进行比较（McCurdy和Pistorius，2000），或者，如Sun Nuclear的EPIDose®，通过使用另一种测量设备（如MapCHECK®二极管阵列）进行大量校准，将测量的EPID图像转换为等效水剂量平面。在某些情况下，可以通过将测量通量反馈到治疗计划软件来进一步处理这些结果，以预测在真实患者上得到的3D剂量。

为了探索最终使用放射治疗过程中捕获的EPID图像来计算患者的每日剂量测量，并检测射线传输或患者解剖发生重大变化的可能性，已经完成的大量研究证明，每日传输剂量测量是可行的，并产生了临床上有意义的结果，可标记出无法通过治疗前剂量验证检测到的相关变化（见第48.3.4节，例如Mijnheer等，2015）。然而，由于模拟放射治疗射线与患者相互作用产生的相关光谱变化和内在空间散射的挑战，在撰写本章时，基于EPID准确一致的出射剂量测量尚未在临床实践中获得常规使用，尽管其普及率正在迅速增加。

第 19 章　参考条件下参考剂量的测量

Alan Nahum and Bryan Muir[1]

目录

[1] 致谢本书第一版该部分的作者 Pedro Andreo 和 David Thwaites。

19.1 引言

本章内容为在参考深度（光子束通常为10cm）[2]水中以格瑞（grays）表示的吸收剂量的测定。这被称为射线束剂量校准，通常以每个MU（见第21.2节）在特定大小参考射野（通常为10cm×10cm）、固定源皮距（SSD）或源到探测器距离（通常为100cm）和特定射线质下的格瑞（Gy）数表示。根据参考条件下参考点处的射线束校准，可得出其他点或其他条件下的剂量，这称为相对剂量学（参考第20章）。为了更深入理解本章中讨论的一些概念，读者可以参考E部分关于光子和带电粒子束的一般特性讨论。

各种临床射线质的射线束吸收剂量（单位：Gy）可以根据临床放射治疗的第一性原理确定（见第16.1节中的方程式16.3）。然而，这样的程序极其复杂，并且在实施过程中涉及昂贵的仪器，在医疗机构中实施不切实际且不合适。在实践中，通常遵循基于电离室的剂量校准规程（code of practice）（或剂量学协议）（见图19.1），校准规程中电离室的校准因子由初级标准剂量学实验室（PSDL）或与初级标准剂量学实验室相关的次级标准剂量学实验室（SSDL）直接提供。按照Allisy等（2009）的介绍，国际计量局（Bureau International des Poids et Mesures, BIPM）负责维护和修订初级参考标准，并安排PSDL之间相互比对。剂量校准规程通常由国际、区域或国家组织发布，如国际原子能机构（International Atomic Energy Agency, IAEA）、北美医学物理师协会（American Association of Physicists in Medicine, AAPM）或英国医学物理与工程研究所（Institute of Physics and Engineering in Medicine, IPEM）等。这样可以确保特定国家不同放射治疗机构之间以及国家与国家之间剂量测定的高度一致性。

[2] 在最新高能光子束（^{60}Co γ射线和MV X射线）标准中，建议深度为10cm。在英国，在10MV以下能量是5cm，10MV以上能量是7cm（IPSM 1990），现在还可以选择使用10cm的标准（IPEM 2020）。

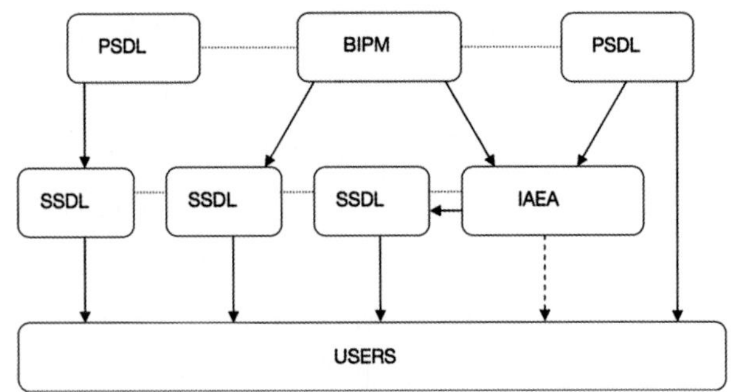

图19.1 国际放射剂量测量系统。水平虚线表示初级标准（上排）和次级标准（下排）的比对。箭头表示可追溯至初级标准的校准。用户的参考仪器到初级标准可追溯性主要通过次级标准剂量学实验室（SSDL）校准或初级标准剂量学实验室（PSDL）直接校准来实现。可以看出，次级标准剂量学实验室可以从BIPM［如果它是米制公约的国家计量机构（NMI）］、初级标准剂量学实验室或国际原子能机构（IAEA）获得可追溯性。虚线箭头表示在一个国家没有次级标准剂量学实验室且资源有限时，国际原子能机构对用户仪器的额外校准（经许可转载自TRS-469Figure 1，IAEA 2009.）

本章论述了各种剂量校准规程的理论、实践的科学背景。需要特别强调的是，在临床情况下，应严格遵守该地区现行特定校准规程。因此，此处故意不给出校准中使用的详细数据集，如阻止本领比和电离室校正（或扰动）因子。执业放射治疗物理师应参考相关的校准规程（国家、地区或国际级）以了解要遵循的方法和要使用的数据。

这里的重点是19.2节到19.4节中讨论的MV光子（包括^{60}Co γ射线）和电子束参考剂量测定剂量校准规程的原理，19.5节介绍的非平衡小射野的特殊情况，19.6节和19.7节讨论的是在无均整器或磁场存在情况下产生MV光子束的特殊情况。19.8节介绍kV级X射线，19.9节介绍质子和重离子射线的吸收剂量校准（第19.9节）。这里推荐的参考介质为水，19.10节简要讨论了使用其他介质进行剂量校准的情况。

所有校准规程均基于使用（充气）电离室进行的测量（见第16章）。该仪器通常为标准参考级设计，配有校准因子 N_{S,Q_0}，表达为标准射线质Q_0射线束中辐射量S的系数，该电离室或与之交叉校准的电离室，放置在用户射线束下水中参考深度处，用户射线束射线质为Q。剂量测定的表达式一般可写成：

$$D_{w,Q} = M_Q N_{S,Q_0} f_{Q,Q_0}^{D,S} \qquad (19.1)$$

其中：

M_Q是用户射线束在校正后仪器（即静电计）中的读数；

$f_{Q,Q_0}^{D,S}$ 是一个总转换因子[3]，用于从校准射线质Q_0下校准量S转换为用户射线质Q下的吸收剂量D。

如果M_{raw}是未修正的仪器读数，则有：

$$M_Q = M_{raw}\, k_{pol}\, k_s\, k_{TP}\, k_{elec}\, k_{vol}\, k_h \qquad (19.2)$$

其中：

k_{pol}是极性修正系数（参考16.4.2节）；

k_s是复合修正系数（参考16.4.1节）；

k_{TP}是温度和压强修正系数（参考16.4.5节）；

k_{elec}是静电计校准因子；

k_{vol}是对电离室腔体敏感体积平均值进行的校正；

k_h是湿度修正系数。

体积校正k_{vol}仅适用于非均匀场（见第19.6.2节）。依据第16.4.5节所述，湿度校正通常可以忽略（即设置为1.0）。

电离室是准确测定吸收剂量的首选仪器，它具有广泛的可获得性、良好的重复性和稳定性，使用历史悠久，这意味着人们对其特性有很好的了解（见第5章和第16章）。

直到2000年左右，几乎所有的MV光子和电子束剂量校准规程都是基于电离室在^{60}Co γ射线束中的空气比释动能进行校准[4]［例如，国际原子能机构发布的TRS-277协议[5]］。自2000年左右以来，绝大多数电离室已根据对水吸收剂量进行校准（例如IPSM 1990；AAPM 1999、2014；IAEA 2006[6]；IPEM 2003[7]）。出于历史和教学的考虑，这里对这两种方法都做了介绍：19.2节介绍水吸收剂量校准方法，19.3节介绍^{60}Co γ射线的空气比释动能校准方法。19.4介绍了两种方法中出现的常用物理量，包括阻止本领比、扰动因子，还包括射线束射线质的表征。

19.2　基于水吸收剂量的校准规程

19.2.1　水吸收剂量校准的基本原理

所有剂量校准规程均涉及水吸收剂量测定，因此需要为电离室提供该量的校准因子，该校准因子的标准符号为$N_{D,W}$。

1979年，担任电离辐射测量标准咨询委员会（挂靠于BIPM）第一部分内容主席的W.A.Jennings[8]表示：已经确定应根据对水的吸收剂量对放射治疗中使用的仪器进行校准，因为与照射量基本标准相比，从照射量到对水吸收剂量所需的转换系数尚未以相当精度确定（CCEMRI 1979，另见Reich, 1979）。然而，当时，初级标准剂量学实验室中没有可用的水吸收剂量标准，CCEMRI建议沿用照射量标准，但应继续进行研究，以确定水吸收剂量标准，提高转换系数的准确性，即将这些因素的选择权留给用户。直到20世纪90年代，随着可靠标准的出现，这种新方法才得到广泛接受（Andreo，1992；Rogers，1992a）。虽然只有水量热计能够直接测定水吸收剂量，但其他方法（电离法、化学剂量计法和石墨量热法）所需的转换和扰动因子由几个主要标

[3] 在本章及大部分剂量校准规程所用转换因子命名中，上角标或下角标中有逗号分开时，逗号右侧的量为被转换的量，逗号左侧为生成量（目标量）。

[4] 在英国，使用 2MV 的范德格拉夫发生器。

[5] 该校准规程最初于 1987 年出版（IAEA 1987），十年后发行了修订版（IAEA 1997a）。两个版本之间的一些差异将在本章中进一步讨论。

[6] TRS-398 报告最初发表于 2000 年，2006 年提供了经过轻微修改的更新版本（v12）。在 D 部分的章节中，本报告的所有参考资料均来自 IAEA（2006）。

[7] 在参考剂量学领域近年来取得的进展中，强调蒙特卡罗计算机模拟的重要作用（见第 30 章）。基于这些进展，正在进行更新 TG-51（AAPM 1999, 2014）电子束部分和 TRS-398（IAEA 2006）的工作，预计在 2020 年左右完成。

[8] 该委员会于 1997 年后成为电离辐射咨询委员会（CCRI），其两年期会议的报告在 1959 年至 1979 年仅以法文出版，1981 年至 2001 年以法文和英文出版，2003 年以英文出版（www.bipm.org/en/committees/cc/ccri/publications-cc.html）。

准实验室以可接受的较小的不确定性确定（ICRU 2001；IAEA 2009）。许多初级标准剂量学实验室为^{60}Co γ射线束提供$N_{D,W}$校准，一些实验室已将这些校准程序扩展到高能光子和电子束（Burns，1994；Bass和Thomas，2009；Seuntjens和Duane，2009；McEwen和DuSautoy，2009），而其他实验室也在开发必要的技术[9]。

与^{60}Co γ射线束中的空气比释动能校准规程（见第19.3节）相反，根据水吸收剂量标准确定放射治疗中的水吸收剂量已在不同国家剂量测定建议中实施：例如IPSM（1990）和IPEM（2003）已经用于在一系列MV射线质的剂量校准中，依据的校准标准包括DIN标准6800-2（2008）、AAPM（1999，2014）、IAEA（2006）和NCS（2012）。

根据对水的吸收剂量和使用这些校准系数的剂量校准规程，校准的优点总结如下：

- 不确定性更小。根据空气比释动能在空气中的校准进行测量需要依赖于电离室的转换系数，以得出对水的吸收剂量（见第19.3.4节）。而这些转换系数，如扰动修正和阻止本领比，是从复杂测量或基于理论模型计算中得出，不确定性通常难以估计。此外，这些系数没有考虑到特定类型各个电离室之间的差异。相反，$N_{D,W}$校准可在类似于用户射线束条件下进行，会考虑到各个电离室的响应。
- 初级标准系统更加稳健（Robust）。虽然基于空气比释动能标准的国际比对显示出非常好的一致性，但都基于电离室的校准规程，因此受到相同不确定性的影响。相比之下，水吸收剂量的初级标准是基于许多不同物理原理，没有共同的假设或修正系数（见第19.2.2节）。因此，这些标准之间高度一致（见图19.2），表明了它们的准确性。
- 计算公式形式简单。大多数基于空气比释动能的剂量校准规程中给出的公式是基于一些系数和转换因子的应用，以将^{60}Co γ射线束中的空气比释动能转换为用户射线束中的水、模体中的吸收剂量。需要使用有关所用电离室物理特性信息，例如：室壁和建成帽材料。基于水吸收剂量校准规程中针对特定电离室的校准系数的公式更为简单，可减少测定水吸收剂量时出现误差的可能性。

[9] https://kcdb.bipm.org/appendixC 可以查到标准实验室能力列表。根据这个数据库，截止2019年，法国、英国、俄罗斯有基于加速器的MV级光子和电子线的水吸收剂量校准能力，加拿大、德国、日本、瑞士仅具备MV级光子水吸收剂量校准能力，中国仅具备电子线剂量校准能力。某些国家的实验室（比如美国）可以在用户射线质下校准电离室和剂量仪。

19.2.2 水吸收剂量的初级标准

首先，解释一下初级标准的概念。根据McEwen（2009），初级标准指："被指定或被广泛认可为具有最高计量学质量的标准。而且它的值不需要参考同一个量的其他标准。"McEwen（2009）同时指出，次级标准是："通过对同一个量初级标准相比对而被赋值的标准。"

在实践中，初级标准的比对由BIPM监督。初级标准由PSDLs负责维护，并用于次级标准校准，次级标准提供给SSDLs。这些次级标准被用来校准SSDL参考射束，而这些参考射束反过来用于校准用户剂量计（见图19.1和19.2.3.1节）。关于进行参考剂量计校准程序的详细建议（主要是次级标准）可在IAEA的TRS-469报告（IAEA 2009）中找到。因为有些用户可能直接通过PSDLs或IAEA实验室校准剂量计，在下文中，进行用户剂量计校准的实验室将被称为标准剂量测量实验室（SDLs），涵盖上述初级标准实验室和次级标准实验室。

建立放疗射束水吸收剂量标准有几种不同的实验方法（McEwen，2009；11章 Andreo等，2017）。以下是对每一种方法的简要介绍，重点介绍最直接的量热法，特别是对水的量热法。

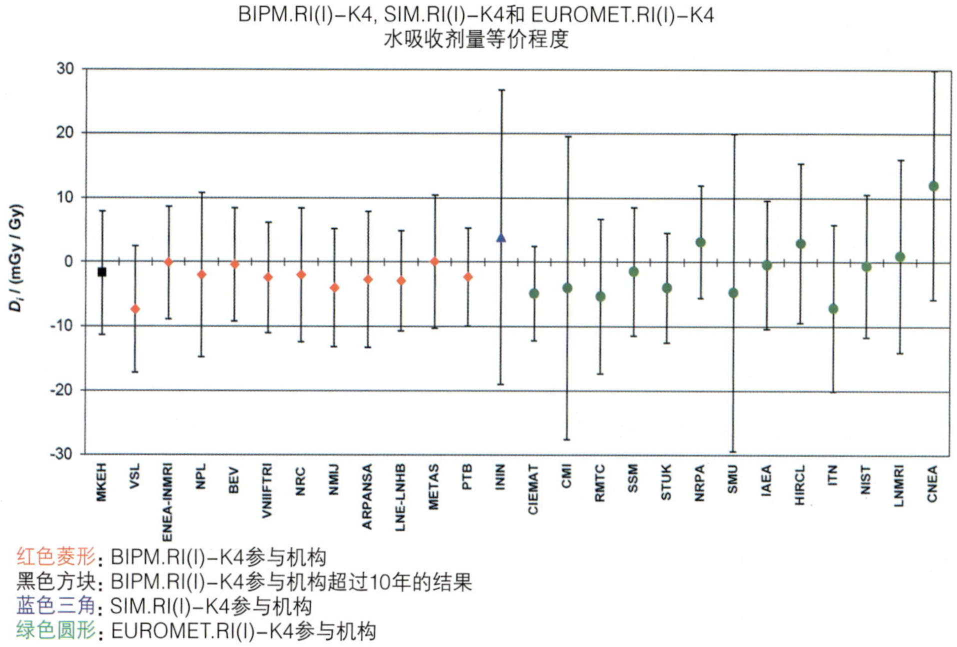

BIPM.RI(I)–K4, SIM.RI(I)–K4和 EUROMET.RI(I)–K4
水吸收剂量等价程度

红色菱形：BIPM.RI(I)–K4参与机构
黑色方块：BIPM.RI(I)–K4参与机构超过10年的结果
蓝色三角：SIM.RI(I)–K4参与机构
绿色圆形：EUROMET.RI(I)–K4参与机构

FIGURE 19.2　BIPM ^{60}Co 射束水吸收剂量标准比对。结果（单位 mGy/Gy，百分比）与 BIPM 结果比对，都是各个初级标准实验室最新的比对结果。蓝色三角：SIM.RI(I)–K4 2002；黑色方块：BIPM.RI(I)–K4 参与机构 2005 年前的结果；绿色圆形：EUROMET.RI(I)–K4 2005 到 2008；红色菱形：BIPM.RI(I)–K4 2016。不确定性栏代表各个机构水吸收剂量的相对标准不确定性。参与的机构如下：ARPANSA (Australian Radiation Protection and Nuclear Safety Agency); BEV (Bundesamt für Eich– und Vermessungswesen, Austria); BIPM (Bureau International des Poids et Mesures); CIEMAT (Spain); CMI (Czech Metrology Institute); CNEA (Argentina); ENEA (Italian National Agency for New Technologies, Energy and the Environment); HIRCL (Greece); IAEA (International Atomic Energy Agency); ININ (Mexico); ITN (Portugal); LNE–LNHB (Laboratoire National Henri Becquerel, France); LNMRI (Brazil); MKEH (Hungarian Trade Licensing Office); NIST (National Institute of Standards and Technology, US); NMJ (National Institute of Metrology, Japan); NPL (National Physical Laboratory, UK); NRC (National Research Council, Canada); NRPA (Norwegian Radiation Protection Authority); PTB (Physikalisch Technische Bundesanstalt, Germany); RMTC (Latvia); SMU (Slovak Primary Standard Lab); SSM (Sweden); STUK (Finland); VSL (The Netherlands); VNIIFTRI (Russian Federation).（引自：Kessler, C., Burns, D.T., Kapsch, R.–P. and Krauss, A., Metrologia, 53, Tech. Suppl. 06003, 2016. doi: 10.1088/0026–1394/53/1A/06003.）

19.2.2.1　量热法的初级标准

（a）一般原理

测量已知成分与质量的被照射物体，或叫吸收体温度升高，是确定吸收剂量最直接的，即单位质量吸收能量的方法。除了要考虑各种热量损失修正，唯一需要的额外信息就是被照射物体的比热。因此，物质m的吸收剂量就被定义为：

$$D_m = c_{p,m}\,\Delta T \qquad (19.3)$$

其中：

$c_{p,m}$是物质m的比热容（在恒定压强下，单位为焦耳每开尔文，J/K）；

ΔT是上升的温度（开尔文，K）。

公式19.3假定了所有在物质中沉积或被物质吸收的能量表现为了热量。有时可能需要热量损失修正来修正水中照射诱导产生的化学变化（Klassen和Ross，1997），如公式19.4中所示。

对应于典型的2.0Gy放疗剂量，水上升的温度约为0.5mK。量热计必须能够保证剂量测量不确定度不能高于±0.5%或±2.5μK（McEwen，2009）。水的比热容相对较高，这会导致温度升高相对较低；相对水而言，石墨有较低的比热容，会导致温度升高6倍。对于稳定的热背景和微开尔文的温度分辨极具技术挑战性，这需要更先进的设备。

（b）水量热计法

目标量是水吸收剂量，量热计选择的吸收介

质是水。但是，水需要一个容器来盛放，这就意味着它不如固体材料例如石墨那样便于操作。然而，水量热计在20世纪80年代早期就已经被制造并使用，而且进行了很多设计上的改进（McEwen，2009）。

图19.3显示的是加拿大国家研究协会（National Research Council of Canada, NRCC）的初级标准“密封水”量热剂量计。

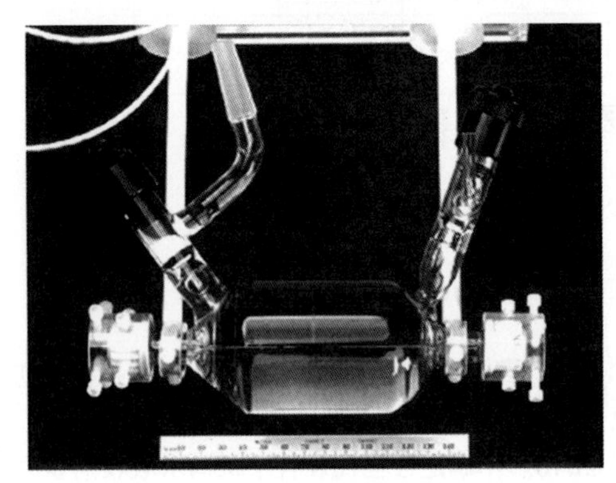

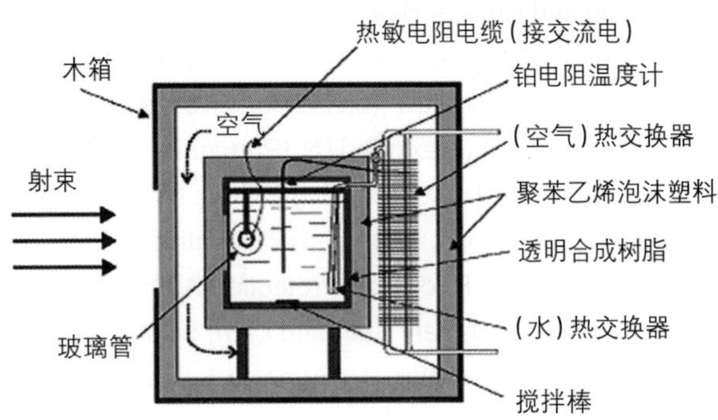

图19.3　NRCC（National Research Council of Canada，加拿大国家研究委员会）水量热计，用于水平方向辐射束的测量。玻璃容器与两个热敏电阻（顶部照片）安装在PMMA（有机玻璃）水箱（每边30cm）。水箱的外壁用5cm厚的聚苯乙烯泡沫塑料隔热。量热计的模体被封闭在一个隔热木制盒子里，每边85cm，其中温度通过风扇和热交换器来稳定。量热计可在0～25℃的任何温度下工作，正常工作温度为4℃（经许可摘自McEwen M. in AAPM McEwen M. in AAPM 2009Summer School, edited by D. W. O. Rogers and J. E. Cygler, pp. 501–547. Madison, WI: Medical Physics Publishing, 2009.）

这个设计集合了早期Domen（1994）模型和Palmans和Seuntjens（1994）模型的一些特征。照射诱导产生的温度上升是通过用玻璃容器中被气体饱和（一般是H_2或N_2）的高纯度水来测量的，为的是消除放射化学相互作用的影响，并且放置在一个30cm×30cm×30cm的水模体参考深度。水温控制在恒定4℃以最小化对流的影响。水吸收剂量由下式给出：

$$D_w = \Delta T_w \, c_{p,w} \prod_i k_i \frac{1}{1-k_{HD}} \qquad (19.4)$$

其中：

ΔT_W是照射诱导产生的水温上升；

$c_{p,w}$是水的比热容，在4℃下取4.205×10^3J/（kg·K）（McEwen，2009）。

不同的k_i因子用来修正热传导和热对流以及容器和探头对辐射场引起的扰动，以及其他效应–详情可参阅（McEwen，2009）。热损因子k_{HD}用于修正放射化学效应，这种效应可能减少以热形式体现的能量（并会因此导致ΔT上升）。通过气体饱和方式，热损可以减至0（即k_{HD}=0）。

有很多研究探讨水中热损的影响。在低线性能量传递（LET）（见3.2.5和6.11.5部分），热损主要是由于照射引起的化学反应（Klassen和Ross，1997）。在一个纯水封闭系统，热损为0。水中杂质可以作为活性物质清除剂，如在水的辐射分解中产生的羟基自由基；这可以导致非零热损。热损仍然是水量热计剂量测定中不确定度的最大组成部分之一。可以通过McEwen（2009）具体了解这个复杂问题的细节。使用NRCC水量热计测量吸收剂量的标准总不确定度估计为0.35%。NRCC水量热计吸收剂量测量的标准总不确定度估计在0.35%。

（c）石墨量热计

石墨具有类似于水辐射相互作用的特性。由于它是一个易于加工的固体，可以用其构建一个明确的吸收核心，周围有真空间隙和反射表面，以最大限度减少核心与其周围环境之间的热量交换。据估计，热损小于0.1%（Andreo等的第11章，2017），但其中存在与热传导校正以及从石墨吸收剂量到水吸收剂量转换相关的不确定性。关于所需转换因子的更多细节可以在Nutbrown等（2002）的著作中找到。基本设计由Domen和Lamperti（1974）建立，如图19.4所示。

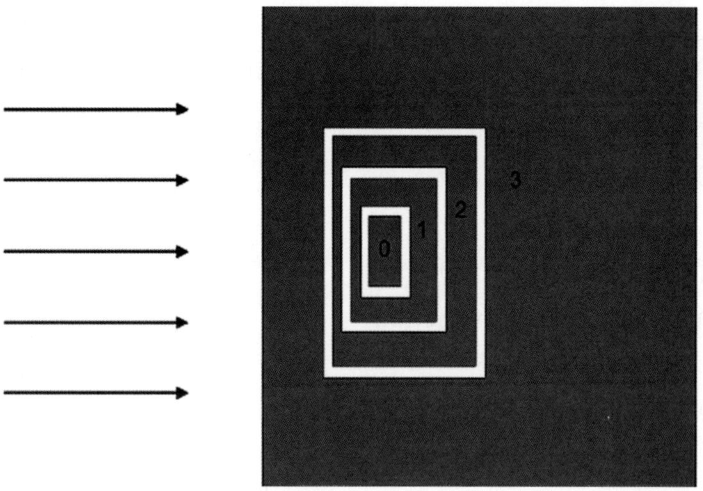

图 19.4　石墨量热计的简化图。包含一个或多个温度传感器和加热电阻的小核心（0）被支撑在石墨夹套（1）内部的真空间隙中，石墨夹套（1）本身通常包含在第二夹套（2）中。这种排布包含在较大的石墨模体（3）中，而核心前的材料用于确保核心的中心位于参考深度。对真空间隙的影响进行了修正（经许可摘自：Andreo et al. 2017 的第 11 章）

可以在核心中采用电加热，以电能来校准温度传感器，从而有效地确定石墨的比热容，这就是所谓的等温操作模式。但是石墨量热计也可以使用和水量热计类似的方式（即直接测量温度的升高）。石墨芯吸收剂量的标准总不确定度<0.2%。然而，所需的剂量不是石墨吸收剂量，而是水吸收剂量。因此，需要一个转换过程，涉及更多不确定性。这种石墨吸收剂量到水吸收剂量的转换可以通过蒙特卡罗模拟确定，通过转换电离室各种修正（量热计真空间隙的影响和电离室对石墨和水模体的扰动）完成。另一种方法是利用光子通量刻度定理（见第27.2.1节；Pruitt和Loevinger, 1982；Nutbrown等，2002）。石墨模体维度、测量深度、源–探测器–中心距离和射野的大小必须在与石墨和水的电子密度成反比条件下进行刻度（=1.5326对于石墨的体积密度1.7g/cm^3）；这意味着石墨模体更小，更接近放射源。对于康普顿散射占主导地位的光子能量区间（例如^{60}Co γ射线），刻度定理预测水与石墨放射光子能量注量比Ψ_w/Ψ_g，遵循平方反比定律（见第21.3.1节）。回顾前面章节内容，在介质中（准）带电粒子平衡（CPE）条件下，吸收剂量是质能吸收系数（μ_{en}/ρ）$_m$与光子能量注量（见第5.4节）的乘积，因此，在一定深度水中的剂量D_w，与石墨量热计中测量的剂量D_g关系如下式：

$$\frac{D_w}{D_g}=\left(\frac{\overline{\mu_{en}}}{\rho}\right)_g^w\frac{\beta_w}{\beta_g}\left(\frac{d_g}{d_w}\right)^2 \qquad (19.5)$$

其中：

$\left(\frac{\overline{\mu_{en}}}{\rho}\right)_g^w$是水与石墨的质量能量吸收系数比；

$\frac{\beta_w}{\beta_g}$是水与石墨的吸收剂量与碰撞比释动能比（参见5.5节）；

d_g/d_w是深度刻度因子，一般取0.6525。

由于非康普顿相互作用的影响，以及源不是一个理想点源，需要进行相应修正。对水吸收剂量的标准不确定度在0.3%～0.5%（Andreo等2017年第11章）。关于吸收剂量量热法的更多细节可以在Renaud等（2019）的一篇非常全面的综述中找到。

19.2.2.2　基于Fricke-（硫酸亚铁）-剂量计的初级标准

Fricke-硫酸亚铁剂量计（见18.4.2.1节）代表了一种建立对水吸收剂量初级标准完全不同的方法。照射硫酸亚铁溶液会产生铁离子；这些离子的吸收光谱非常明确，而测量的光密度变化ΔOD与吸收的能量成正比。硫酸亚铁溶液的吸收剂量，D_F，为：

$$D_F = \frac{\Delta OD}{\rho_F \varepsilon_F G\left(Fe^{3+}\right)\ell} \qquad (19.6)$$

其中：

l为溶液的光路长度；

ρ_F为质量密度；

G（Fe^{3+}）为铁离子辐射化学产额（G值）；

ε_F为铁离子摩尔消光系数（molar extinction coefficient）。

（参见Andreo等的第13章，2017）

通过蒙特卡罗模拟，可以得到硫酸亚铁溶液吸收剂量与水吸收剂量的准确换算值。G值的确定受到了广泛关注（例如，Nahum，1976；Cottens等，1981；Feist，1982；Ross等，1989；Klassen等，1999；McEwen等，2014b）。特别是Feist（1982）独立于其他吸收剂量标准测定G（Fe^{3+}）；他是用一束已知精确能量和总电荷的5.6MeV的电子束，被一个已知质量的硫酸亚铁溶液完全吸收。

19.2.2.3 基于电离测量吸收剂量的初级标准

如果一个电离室空气的质量m_{air}，可以由第一性原理来确定（通过空气腔体积，见方程16.3），并且W_{air}/e已知，则应用腔理论（见5.7节），可以导出水吸收剂量，并可以建立水吸收剂量标准，就如巴黎的BIPM（Boutillon 和 PerrocheRoux，1987；Boutillon和Perroche，1993）。对于厚壁石墨室，如BIPM石墨室，水吸收剂量由下式给出（McEwen，2009；Andreo等，第11章，2017）

$$D_w = \frac{Q_{air}}{m_{air}}\left(\frac{W_{air}}{e}\right)\left(\frac{\overline{L_\Delta}}{\rho}\right)_{air}^{graphite} k_p \prod_i k_i \qquad (19.7)$$

其中：

Q_{air}是测量到的电荷量；

$\left(\overline{L_\Delta}/\rho\right)_{air}^{graphite}$是对于维度由Δ表征（见第5.7.5节）的空腔，石墨相对空气的Spencer–Attix阻止本领比，它将空气剂量转换到石墨室壁的剂量[10]；

k_p是总的扰动修正因子（参见公式19.8）；

k_i代表了各种技术和实施依赖的校正因子（McEwen，2009），如复合、极性和湿度校正因子（见第16.4节）。

总的扰动修正因子由下式计算：

$$k_p = p_{dis}p_{cav}\left(\frac{\overline{\mu_{en}}}{\rho}\right)_g^w \Psi_{w,g}\,\beta_{w,g} \qquad (19.8)$$

其中：

$\Psi_{w,g}$是水与石墨光子能量注量比；

$\beta_{w,g}$是水与石墨吸收剂量与碰撞比释动能比；

$\left(\overline{\mu_{en}}/\rho\right)_g^w$是水相对石墨的质量能量吸收系数比；

$p_{dis}p_{cav}$是一个校正因子，用于计算有效测量点和有限尺寸的空腔对公式19.7中所涉及的布拉格–格瑞假设的影响。这个乘积也被称为P_{repl}（参见图19.5和章节19.4.5）（参见章节19.4.2.2）。

公式19.8本质上是大光子探测器空腔理论的应用（章节5.7.3）。图19.5阐释了在^{60}Co γ射线束（例如在BIPM）中建立水吸收剂量电离法测量标准所涉及的不同步骤，如公式19.7和19.8所示。

对于BIPM 电离法测量标准，Boutillon Perroche（1993）估计水吸收剂量的总不确定度为0.43%，主要是B类不确定度，由石墨相对空气的阻止本领比不确定度0.3%，水相对石墨的质量能量吸收系数比不确定度0.14%，和W_{air}/e的“共识值”不确定度0.15%所决定。McEwen（2009）认为BIPM系统不是初级标准系统，因为W_{air}/e和阻止本领比相关，是从石墨量热法推导出来的（Seuntjens和Duane，2009）。然而，BIPM标准提供了^{60}Co γ照射中对水吸收剂量的全球标准比对的参考值，如图19.2所示。

19.2.3 校准公式和系数

这里使用的公式是按照IAEA的TRS–398（2006）报告给出的，这份报告最初由Hohlfeld在1988年提出，随后由Andreo（1992）和Rogers

[10] 该量有时也写为 $S_{graphite,air,\Delta}$

（1992a）扩展延伸。

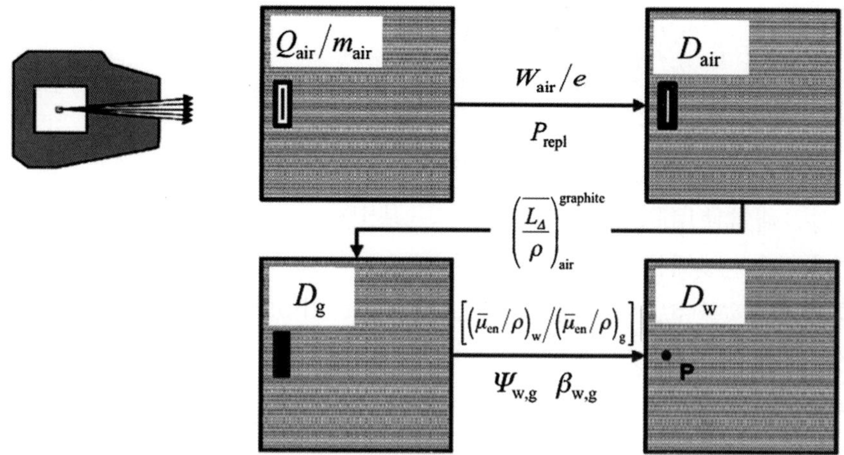

图 19.5　通过已知体积的空腔电离室在水中进行测量，确定水吸收剂量（在 ^{60}Co γ 射线束中）的步骤示意图。D_{air} 是石墨壁电离室中的空气吸收剂量，D_g 是石墨吸收剂量，D_W 是水吸收剂量，是目标量。P_{repl} 在 IAEA TRS-398 剂量校准规程中为 $p_{dis}p_{cav}$（经许可摘自：McEwen M. in AAPM 2009Summer School, edited by D. W. O. Rogers and J. E. Cygler, pp. 501–547. Madison, WI：Medical Physics Publishing, 2009.）

19.2.3.1　标准剂量学实验室的校准

每个标准剂量学实验室（SDL, Standards Dosimetry Laboratory）无论是初级标准剂量学实验室还是次级标准剂量学实验室，都必须能够使用 ^{60}Co γ射线束或MV级X射线束按照第19.2.2节所述的初级标准或次级标准进行校准。一般来说，射线校准将采用（次级）电离法剂量测量标准。^{60}Coγ射线束或MV级X射线束用于建立一个准确的且可重复 D_{w,Q_0} 值，即在没有电离室情况下参考射线质 Q_0在水中参考深度z_{ref}处水吸收剂量。对于在SDL校准的用户剂量计，射线质为Q_0时的校准系数（单位：Gy/每读数）为：

$$N_{D,w,Q_0}=\frac{D_{w,Q_0}}{M_{Q_0}} \qquad (19.9)$$

其中，M_{Q_0} 是在SDL参考射束，参考条件下参考点处经过修正的剂量计读数（见公式19.2）。对于圆柱形电离室，电离室的几何中心定位在参考深度。

一般来说，校准射线质或参考射线质是^{60}Co γ-射线，即与空气比释动能标准相同。一些初级标准计量学实验室和次级标准计量学实验室可以使用直线加速器，并在临床放疗使用的所有高能光子和电子射线质下校准用户的电离室（见第19.2.1节）。如果用户射线质Q与SDL的射线质完全相同，用户射线在参考条件下的剂量可直接从下式中得到：

$$D_{w,Q}=M_Q N_{D,w,Q_0} \quad (Q=Q_0) \qquad (19.10)$$

式中，M_Q是在用户射线校准条件下的校正的读数[11]，D_{w,Q_0} 为SDL提供的校准因子（Gy/每读数）。

19.2.3.2　射线质转换因子，k_{Q,Q_0}

最常见的情况是用户射线质Q与Q_0不同。这时水吸收剂量可以通过以下公式给出：

$$D_{w,Q}=M_Q N_{D,w,Q_0} k_{Q,Q_0} \qquad (19.11)$$

其中，k_{Q,Q_0} 因子修正了参考射线质Q_0和用户射线质Q照射时电离室响应差异。射线质转换因子[12] k_{Q,Q_0} 定义为电离室校准系数的比值，可通过

[11]　SDL 用于测定 N_{D,W,Q_0} 的读数修正系数（见公式 19.2）必须在校准证书上明确说明。这些在用户射线束中使用时必须具有相同的意义（必须使用相同的参考偏置电压、极性、压力和温度）。

[12]　这个系数通常被称为校正系数，但在本书中更倾向于使用“转换”，因为它更能代表其功能，即把射线质为 Q_0 时测量的剂量转换为射线质为 Q 时的剂量。

射线质为Q和Q_0下水的吸收剂量来计算：

$$k_{Q,Q_0}=\frac{N_{D,\mathrm{w},Q}}{N_{D,\mathrm{w},Q_0}}=\frac{D_{\mathrm{w},Q}/M_Q}{D_{\mathrm{w},Q_0}/M_{Q_0}} \qquad (19.12)$$

在使用高能光子和电子束进行校准的SDL中，符号 k_{Q,Q_0} 与要指定的参考射线质Q_0一起使用。当Q_0是指^{60}Co γ射线时，通常使用简化符号k_Q。对于其他射线质，可以为每个射线质提供单独的校准系数$N_{D,w,Q}$（例如由国家物理实验室，National Physical Laboratory, NPL提供）（见第19.2.4节的选项2）。

当没有实验数据，或难以直接测量临床射线中k_{Q,Q_0}时，在许多情况下，可以从理论上计算出转换因子。通过比较公式（19.11）与公式（19.22）和（19.26）中给出的$N_{D,\ air}$公式，k_{Q,Q_0} 可以写成（参考Andreo，1992）：

$$k_{Q,Q_0}=\frac{(s_{\mathrm{w,air},\Delta})_Q}{(s_{\mathrm{w,air},\Delta})_{Q_0}}\frac{p_Q}{p_{Q_0}}\frac{(W_{\mathrm{air}})_Q}{(W_{\mathrm{air}})_{Q_0}} \qquad (19.13)$$

该公式适用于所有高能射线，无论是光子、电子、质子还是其他带电重粒子。公式涉及到射线质Q和Q_0条件下的几个参数比率，分别是水/空气的阻止本领比$s_{w,\ air,\ \Delta}$（见第19.4.1节），偏离理想的布拉格–格瑞探测器条件的扰动因子P_Q和P_{Q_0}（见第19.4.2节），以及在空气中形成一个离子对消耗的平均能量W_{air}比（见第19.4.3节）。

对于治疗用电子和光子束，假设（W_{air}）$_Q$=（W_{air}）$_{Q0}$[13]，k_{Q,Q_0} 的公式更简单（Hohlfeld 1988）[14]：

$$k_{Q,Q_0}=\frac{(s_{\mathrm{w,air},\Delta})_Q}{(s_{\mathrm{w,air},\Delta})_{Q_0}}\frac{p_Q}{p_{Q_0}} \qquad (19.14)$$

k_{Q,Q_0} 的计算完全基于空气比释动能方法（见第19.3节）所涉及的计算中使用的数据，但参数$(s_{\mathrm{w,air},\Delta})_Q$ 和 p_Q 现在以比值的形式出现，在任意射线质下这些比值的不确定性都比$(s_{\mathrm{w,air},\Delta})_Q\times p_Q$的要小。也可以使用蒙特卡罗模拟直接计算$k_Q$：

$$k_{Q,Q_0}=\frac{\left(D_{\mathrm{w}}/\overline{D_{\mathrm{air,ch}}}\right)_Q}{\left(D_{\mathrm{w}}/\overline{D_{\mathrm{air,ch}}}\right)_{Q_0}} \qquad (19.15)$$

其中：

D_w是参考点水吸收剂量（在一个小的水体积中沉积能量的表征）；

$\overline{D_{\mathrm{air,ch}}}$ 是为完全建模时的相关电离室计算的有效空气体积剂量。

Sempau等（2004）和Muir及Rogers（2010）分别针对电子束和光子束详细地介绍了这种方法。计算是基于反映参考条件下的模拟几何条件进行的，并假设W_{air}与射线质无关。AAPM TG–51（2014）的附录建议根据这一原则计算k_Q因子。

在kV级X射线束时，由于其不满足布拉格–格瑞条件，因此，不能使用公式（19.14）。此外，不同电离室之间的响应变化通常比较大。kV级射束参考剂量测定将在第19.8节中介绍。

19.2.3.3 电子束剂量计的交叉校准

正如16.3.2.3节和19.4.2.4节所述，对于电子束来说，在能量（在体模表面）低于10MeV时通常更推荐设计良好的平行板电离室，因为它们的扰动可以忽略不计。关于在能量低于10MeV时使用这种电离室，在无法直接在SDL中校准电子束时，一些基于$N_{D,\ w}$的剂量校准规程（AAPM 1999；IAEA 2006）推荐的选择是在用户的射束中，用一个平行板电离室与一个校准过的圆柱形电离室在射线质Q_{cross}的高能电子束中进行交叉校准，这个射线质是用户束流中可用的最大电子能量（最好高于≈16MeV）。这一建议是基于所报道的不同型号平行板电离室在^{60}Co γ射线束中p_{wall}值差异高达4%（Kosunen等，1994）（见第19.4.2.3节），不过，最近的更多数据表明，这不再是一个问题（Christ等，2002；Muir等，2012）。

通过交叉校准方法，平行板电离室的$N_{D,\ w}$因子

[13] 请注意，假设$N_{D,\ air}$与射线质相互独立（见公式19.22）也是基于此。

[14] 要强调的是，当$K_{Q,\ Q_0}$的实验值和理论值进行比较时，严格来说，公式（19.13）适用，而不是公式（19.14）；有人认为W_{air}随射束能量/射线质的变化很弱（参见Svensson and Brahme 1986；Tessier et al. 2018）。

由以下公式给出：

$$N_{D,w,Q_{cross}}^{pp} = \frac{M_{Q_{cross}}^{ref}}{M_{Q_{cross}}^{pp}} N_{D,w,Q_0}^{ref} k_{Q_{cross},Q_0}^{ref} \quad (19.16)$$

其中，$M_{Q_{cross}}^{ref}$，$M_{Q_{cross}}^{pp}$ 分别为参考圆柱形电离室（ref）和平行板电离室（pp）修正后（式19.2）的剂量计读数。

如果无法直接在SDL测量（公式19.12）或用蒙特卡罗方法计算（公式19.15），k_{Q_{cross},Q_0}^{ref} 可以从公式19.13（或19.14）中推导出，对于电子束，也可以使用已公布的表中的值。但是，通常只有Q_0为^{60}Co γ射线束情况下的表格（IAEA 2006）。当为其他射线质提供校准系数 N_{D,w,Q_0}^{ref} 时，将使用所谓"中间射线质"方法。在这个方法中，k_{Q_{cross},Q_0}^{ref} 由从Q_{int}到Q_{cross}转换因子和从Q_{int}到Q转换因子比值得到，其中Q_{int}是一个任意选择的有表可用的高电子能量（在IAEA 2006中为16MeV）。

在TG-51报告（AAPM 1999）中，对低能电子束，也建议使用交叉校准的方法，但电子束交叉校准的方法与光子束略有不同：总体转换因子由光子束转换因子推导，并将其分解为三个部分，分别为：光子-电子转换因子（对于特定电离室来说是固定的，但与能量无关）、所谓的梯度修正因子（取决于电离室半径）和电子射线质转换因子。

尽管在大多数剂量校准规程中，在低能量时仍推荐使用平行板电离室，但Muir（2015）研究表明圆柱形电离室长期稳定性更出色。Muir和McEwen（2017）研究还表明，用蒙特卡罗方法计算出的由石墨和铝质中心电极制成的圆柱形电离室的修正因子与实际电离室有足够独立性，即有足够的通用性，允许在较低能量下使用。但是，这必须等待校准规程修改后才能实施。

19.2.4　确定校准系数和转换因子的方案

大多数SDL基于^{60}Co γ射线束的水吸收剂量为电离室提供校准，一些实验室开发了高能光子和电子束水吸收剂量校准程序。根据SDL设备和校准程序，可以有四种选择：

方案1.为用户提供一个在参考射线质Q_0，通常是^{60}Co γ射线情况下的校准系数$N_{D,w}$。对于其他射线质Q及特定电离室，SDL提供直接测量的射线质转换因子，k_{Q,Q_0}（式19.11）。

方案2.为用户提供了一系列用户电离室在射线质Q的校准因子 $N_{D,w,Q}$（式19.10）。

方案1和2非常相似。这两种方案的主要优点是考虑到了不同射束类型和射线质照射的水模体中的电离室响应。对于选项1，其优点是以单一校准系数 N_{D,w,Q_0} 配合直接测量值 k_{Q,Q_0} 来计算水吸收剂量。在单一参考射线质校准必须在同时测量 k_{Q,Q_0} 值的实验室进行（通常是初级标准计量学实验室）。

方案1和方案2的一个可能的局限性在于SDL和用户治疗机射线质的差异，这对于高能射线来说特别重要（见第19.4.4节），并且仍然是研究热点。另外两种方案是：

方案3.为用户提供在参考射线质为^{60}Co γ射线下的电离室校准系数 N_{D,w,Q_0}。校准规程使用公式（19.13）给出了理论上推导出的其他射线质Q用于该电离室类型射线质转换因子 k_{Q,Q_0}。然而，这种方法忽略了特定型号不同电离室之间能量响应差异，而且计算依赖于制造商提供的电离室规格。对于给定电离室型号，不同电离室间的响应变化已被证明很小，该方案是目前最常用的方案。

方案4.向用户提供在选定参考射线质下获得的某一电离室单一测量值 N_{D,w,Q_0}，以及该电离室类型 k_{Q,Q_0} 的通用[15]实验值。与方案3相同，该方案假设给定电离室类型不同电离室间变化很小[16]。IAEA（2006）建议：这种通用实验性k_Q 或 k_{Q,Q_0} 值应在SDL确定。

表19.1总结了这四种方案。

[15]　在本文中，"通用"是指由特定制造商建造的特定形式的特定离子室类型的共同因素。

[16]　NPL 校准证书指出，在测量不确定度范围内，直接对照国家标准测量的一些 Farmer NE2561/2611 圆柱形电离室的 k_Q 值是相同的。

表 19.1 目前由标准剂量实验室提供的水吸收剂量校准服务的主要方案，具体方案取决于校准设备和程序

		校准系数		
校准方案	SDL的射线（Q_0）	校准系数（$N_{D,w}$）	转换因子（k_{Q,Q_0}）	备注
1	加速器±^{60}Co	Q_0射线在SDL测量	Q射线在SDL测量	特定于用户的电离室
2	加速器±^{60}Co	Q射线在SDL测量	没有使用	特定于用户的电离室
3	^{60}Co	Q_0射线在SDL测量	用户从校准规程中选取	基于用户的电离室类型
4	^{60}Co或加速器	Q_0射线在SDL测量	通用值（SDL提供）	基于用户的电离室类型

19.2.5 转换因子的数据来源

图19.6显示了一些常用圆柱形电离室的蒙特卡罗模拟推导的k_Q值。图19.7显示了测量和计算k_Q值之间的比较。用于高能光子或电子束大量电离室全套k_Q值可参见IAEA报告TRS-398（IAEA 2006）、AAPM TG-51（AAPM 1999，2014）和IAEA的报告TRS-483（IAEA 2017）。

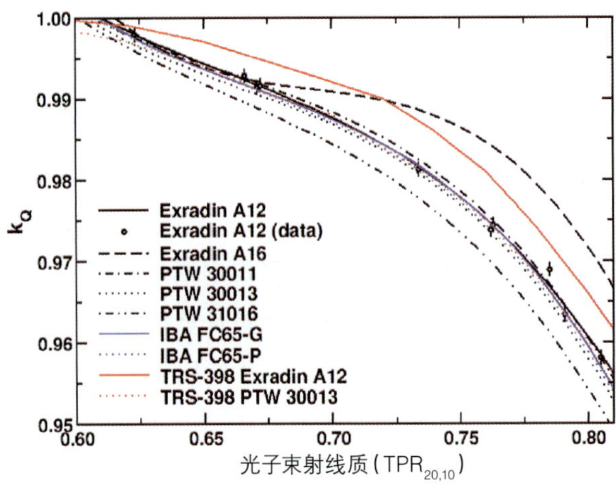

图19.6 对几个常用电离室在光子束下的蒙特卡罗计算的k_Q值进行拟合，用$TPR_{20,10}$表示射线质函数（见19.4.4.1节）。为Exradin A12电离室提供了“未拟合”的点数据，以显示对数据拟合有多紧密。数据是在0.623～0.805之间的射线质中获得的，所以拟合只在这个范围内有效。对于射线质小于0.623的k_Q值，应该线性外推到射线质0.569（^{60}Co）时k_Q值至1。红线表示用于参考剂量测量两个常用电离室Exradin A12和PTW 30013在IAEA TRS-398（2006）中的数据。需要注意的是，这里也提供了一些不能用于参考剂量测量的电离室（Exradin A16，PTW 31016）的数据［数据来自：Muir, B. R. and Rogers, D. W. O. Med. Phys. 37（11）：5939–5950，2010］

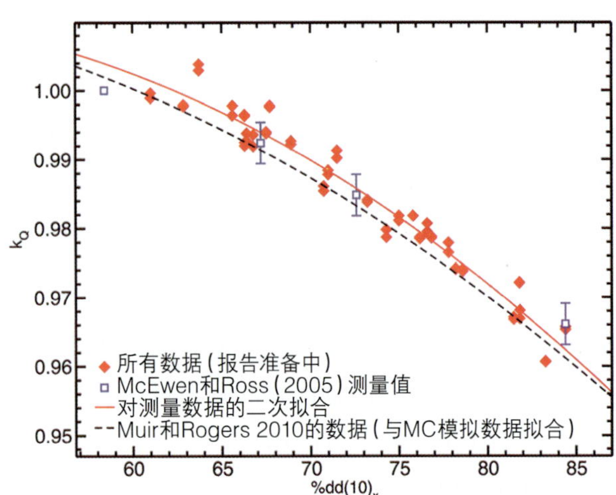

图19.7 McEwen和Ross（2005）测量的NE2571电离室k_Q因子和那些来自初级标准实验室测量的，以及结合MonteCarlo计算拟合的k_Q因子（Muir和Rogers，2010）的比较。射线质表示为$\%dd(10)_x$（见19.4.4.1节）；误差棒代表测量值的系统不确定性（经许可转自：Muir et al., Med. Phys. 38，4600–4609，2011）

19.2.6 参考吸收剂量测定的不确定性

在参考条件下确定吸收剂量的一个基本问题是目前可以达到的准确度。基于k_Q的$D_{w,Q}$测量值估计的标准不确定度为1.5%（IAEA 2006）。这是20世纪80年代初以来在相关方面做出巨大努力的结果，包括对基于电离室外照射剂量测定中所涉及的各种量和修正/扰动因子认识的提高。最重要的变化，如对于剂量测定中涉及的一些量几个百分比的变化，以及目前对物理现象的知识和解释的巨大进步，主要是蒙特卡罗计算的结果。从20世纪90年代开始，数据精度提升到了1%左右的水平。

IAEA发起了几个协同项目，以测试TRS 398校准规程执行情况（IAEA 2006），并为次级标准剂量学实验室和临床物理师提供指南（IAEA

2005）。涉及阻止本领比和扰动修正因子的计算方法正在被蒙特卡罗计算所取代，并且最终参考剂量的测定将不再需要使用阻止本领比和扰动修正因子。对于大多数临床应用场景下，都可以用水吸收剂量和实验测量的k_Q因子进行直接校准。基于这些进展，临床物理师遵循程序并仔细执行，基于k_Q的$D_{w,Q}$测量值估计的标准不确定度（k=1）可达到0.9%（AAPM 2014）。

19.3 基于^{60}Co γ射线束中空气比释能的剂量校准规程

19.3.1 背景

最初，电离室被用于kV级X射线束剂量测定（参见第22章），而标准剂量学实验室提供了在一定范围内不同射线质射线束基于照射量（在单位质量空气中产生的电荷量）的校准，射线质用铝或者铜的半价层表征（HVL）描述（参见第22.2.2节）。通过引入与19.1式中与$f_{Q,Q_0}^{D,S}$（其中Q_0为^{60}Co γ射线）对应的C_λ因子概念，将该方法扩展到MV级光子束（Greene和Massey，1966；ICRU 1969；HPA 1969）。随后，标准剂量学实验室用空气比释动能K_{air}取代照射量作为^{60}Co γ射线束的校准量；比释动能与吸收剂量具有相同单位，即Gy（见第5.3.2节）。从20世纪90年代起，基于水吸收剂量的校准规程在很大程度上取代了MV级光子和电子的空气比释动能校准规程（见第19.2节）；然而，这里保留了基于空气比释动能剂量校准相关部分，因为20多年来这些概念在剂量校准规程发展中发挥了重要作用，并且仍然有助于理解转换因子k_{Q,Q_0}随电离室特性和射线质变化的原因。

基于空气比释动能的校准规程涉及三个步骤：首先，确定标准剂量学实验室基准电离室的空气比释动能校准系数N_K；第二，基于N_K推导计算空腔中气体剂量的校准系数$N_{D,air}$；最后，确定用户射线束中的水吸收剂量。以下各节概述了这些步骤。

19.3.2 空气比释动能校准系数的测定

要测定空气比释动能校准系数，首先是要在标准剂量学实验室中确定^{60}Coγ射线束照射下指定点的空气比释动能（例如，Boutillon和Niatel，1973），如图19.8a所示。初级标准电离室（见第19.2.2.3节）的空气体积V精确已知；应用各种校正因子k_i（Boutillon和Niatel，1973；Bielajew，1990；Bielajew和Rogers，1992；McEwen，2009），主要是室壁衰减和散射校正，因为其非空气等效。在初级标准剂量学实验室中没有电离室时相应位置空气比释动能根据以下公式确定：

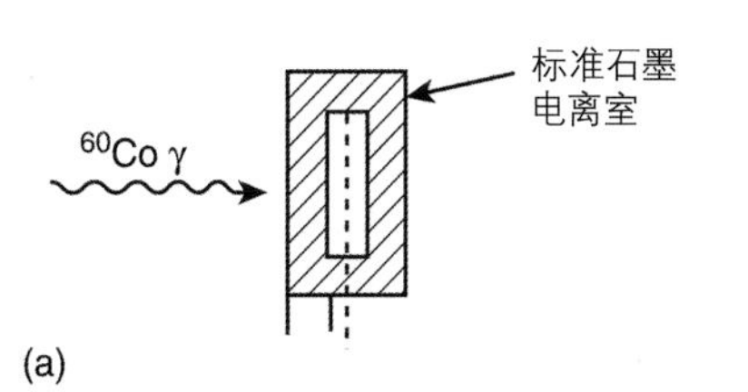

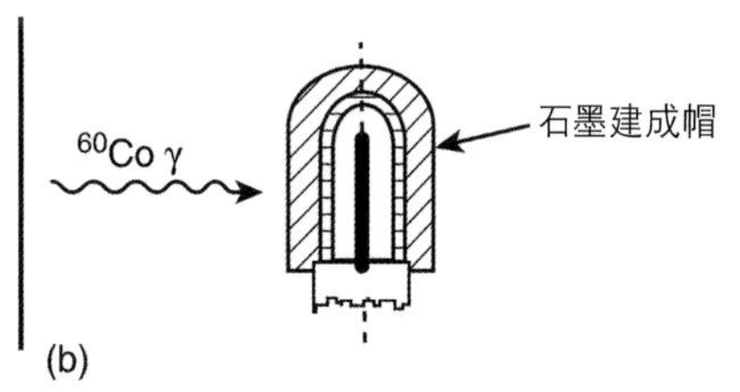

图 19.8 在 SDL（标准剂量学实验室）使用 ^{60}Co γ 射线束（a）通过初级标准石墨室测量空气比释动能和（b）通过测定用户基准电离室的 N_K 进行量值传递

$$K_{air}=\frac{Q_{air}}{\rho_{air}V}\left(\frac{W_{air}}{e}\right)\frac{1}{1-g}s_{g,air}\left(\frac{\overline{\mu_{en}}}{\rho}\right)_g^{air}\prod_i k_i\ k_{pol}\ k_s \tag{19.17}$$

式中，$s_{g,air}$是石墨（室壁）对空气的阻止本领比（McEwen，2009）。

该初级标准可用于交叉校准次级标准。图19.8b示意性地说明了在标准剂量学实验室对用户基准电离室的校准。电离室（包括建成帽）的中心位于空气比释动能比（K_{air}）（严格来说，是空气比释动能率）已知位置。用N_k表示用户电离室的校准系数，由下式给出：

$$N_K=\frac{K_{air}}{M_{Q_0}} \quad (19.18)$$

式中，M_{Q_0}是用户电离室校正后静电计读数（公式19.2）。

校准过程的第一步是标准剂量学实验室提供用户校准系数N_K。多年来，NPL（英国）仅为一种仪器提供了N_k系数，即指定的二级标准电离室-包含建成帽的NE2611Farmer圆柱形电离室[17]；IPEMB（1996b）校准规程仅考虑了该电离室，但考虑到有的机构没有NE2611电离室，IPEM也推荐了其他电离室（Morgan等，2000）。然而，一般来说，标准剂量学实验室将提供任何圆柱形电离室（带有合适建成帽）N_k系数，例如Farmer电离室（见表16.2）。

19.3.3 从空气比释动能到（空腔）空气吸收剂量

校准过程第二步是$N_{D,air}$因子的测量：

$$N_{D,air}=\frac{\overline{D_{air}}}{M_{Q_0}} \quad (19.19)$$

式中，$\overline{D_{air}}$是电离室腔室内空气吸收剂量[18]。

$N_{D,air}$是电离室校准系数，用于将其校正后静电计读数转换为腔室灵敏体积中空气平均吸收剂量。可以通过以下内容深入了解$N_{D,air}$。$\overline{D_{air}}$等于单位质量中产生的电荷，J_g（也称为质量电离）与在空气中产生一对离子对所需的平均能量除以电子电荷（W_{air}/e）的乘积：

$$\overline{D_{air}}=J_g(W_{air}/e) \quad (19.20)$$

$\overline{D_{air}}$可以用空腔体积V、空气密度ρ和已测得的电荷量Q表示：

$$\overline{D_{air}}=\frac{Q}{\rho V}(W_{air}/e) \quad (19.21)$$

结合式19.19式和19.21式可得：

$$N_{D,air}=\frac{Q}{M_{Q_0}}\frac{1}{\rho V}(W_{air}/e) \quad (19.22)$$

式中，M_{Q_0}是用户电离室校正后静电计读数（见式19.2）。

现在，M_{Q_0}必须与电荷Q成正比，并且密度ρ是一个常数（在标准温度和压力下）。此外，有很好的证据表明（W_{air}/e）不随光子和电子[19]（除非电子能量低于几千电子伏特）射线质而变化（ICRU2016）。因此，$N_{D,air}$（表示为每读数的Gy值）与腔体中的空气体积V成反比，它与腔室固有几何特性有关与辐射质无关。$N_{D,air}$在概念上与AAPM（1983）[20]中的N_{gas}相同。

图19.8中介绍的空气比释动能标准是通过厚壁空腔电离室实现的，即在室壁中完成剂量建成（参见表5.1）[21]。理想情况下，建成帽应与空气等效并且对入射射束无衰减或散射。在实践中，需要校正因子。参考图19.8b，用户电离室空腔中^{60}Co γ射线束的空气平均吸收剂量$\overline{D_{air}}$与空气比释动能（自由空气）K_{air}的关系为：

$$\overline{D_{air}}=K_{air}(1-g)\,k_{att}\,k_m\,k_{cel} \quad (19.23)$$

式中，g是^{60}Co γ光子产生的次级电子的初始动能在空气中转化为韧致辐射的份额（参见5.3.2）。

修正因子k_i与电离室对辐射场的影响有关，例如IAEA报告TRS-277（1997a）和IAEA报告TRS-381（1997b）中定义：

- k_m考虑了^{60}Co γ射线束校准时电离室室壁材料和建成帽空气非等效性；
- k_{att}考虑了电离室材料和建成帽中光子衰减和散射；
- k_{cel}考虑了圆柱形电离室中心电极的非空气等效性。

[17] 此前，假设NE2561电离室此处等同于NE2611。

[18] 空气剂量表达式上的横杠强调这里是对空腔体积给出的平均值。

[19] 此处不包含质子和其他重粒子射线束的情况（参见19.9）。

[20] $N_{D,air}$最初写成N_D，例如在NACP（1980）和IAEA（1987，1997a）中，但随后明确添加了“空气”（例如IPEMB 1996b；IAEA 1997b），以将其与水吸收剂量校准因子$N_{D,W}$明确区分开来。

[21] 对于低能光子束，带电粒子，电子平衡是通过使用第16.3.1节中描述的自由空气室来实现的。

将 D_{air} 和K_{air}除以^{60}Co γ射线束照射校正的仪表读数（见图19.8），根据公式19.22和19.23，得出[22]：

$$N_{D,\text{air}} = N_K(1-g)\,k_{\text{att}}\,k_{\text{m}}\,k_{\text{cel}} \qquad (19.24)$$

单一材料（例如室壁和建成帽均由石墨制成）的k_m表达式，可以结合布拉格-格瑞和灵敏区较大的光子探测器空腔理论得出（参见第5.7.3和5.7.4节；Bielajew，1986）；$k_{graphite}$由公式19.25给出，其中α=1，wall=graphite。但是，在许多情况下，建成帽和室壁材料不同；可以使用以下公式（类似于p_{wall}的公式19.34）来获得高度近似的值：

$$\begin{aligned} k_{\text{m}} &= \alpha\, s_{\text{air,wall}} \left(\mu_{\text{en}}/\rho\right)_{\text{wall,air}} \\ &\quad + (1-\alpha)\, s_{\text{air,cap}} \left(\mu_{\text{en}}/\rho\right)_{\text{cap,air}} \end{aligned} \qquad (19.25)$$

式中，α是由于室壁释放的电子在电离室腔室内产生信号的份额。

Andreo等（1986）比较了各种常用电离室-建成帽组合$k_m k_{att}$理论推导值与由Mattsson和Johansson（1984）的实验测量值，差异在0.7%以内。IAEA（1997a）中给出了各种类型电离室的$k_m k_{att}$值表。

带有铝中心电极的圆柱形电离室的k_{cel}是由Ma和Nahum（1993）通过蒙特卡罗模拟获得的。他们的研究表明Farmer NE2571电离室（实心铝的中心电极）和英国次级标准NE2611电离室（空心铝的中心电极）的k_{cel}≈1.006。对于给定的电离室，公式19.22表明当假设W_{air}/e是常数时，$N_{D,\text{ air}}$与射束射线质无关。由此推导出源于^{60}Co γ射线Q_0的$N_{D,\text{ air}}$因子也适用于任何射线质为Q的射线束。因此，射线质为Q的射束照射电离室空腔中的平均吸收剂量可以由下式给出：

$$\left(\overline{D_{\text{air}}}\right)_Q = M_Q\, N_{D,\text{air}}$$

式中，M_Q为校正后静电计读数。

[22] IAEA 最初报告 TRS-277（1987，1997a） 中的相应表述不包括 k_{cel}，因此，该校准规程中 N_D 不仅仅与电离室的几何特征相关。k_{cel} 被包含在全局因子 p_{cel} 中以解释中心电极的综合效应，包括在空气中用 ^{60}Co γ 射束校准电离室以及随后在模体中光子和电子束测量期间中心电极影响。这在 IAEA 报告 TRS-381（1997b） 中得到了纠正。应该注意的是，该 p_{cel} 系数与第 19.4.2.5 节中介绍的 p_{cel} 系数具有不同含义。

19.3.4　由空腔空气吸收剂量确定水吸收剂量

为了测定用户射线束在参考深度处的水吸收剂量，将已知$N_{D,\text{ air}}$的电离室置于参考深度。电离室使用时不带建成帽，但对于不防水的电离室需要用聚甲基丙烯酸甲酯（PMMA，也称为有机玻璃）或聚苯乙烯薄防水套。

根据Bragg-Gray理论，可用下式由空气吸收剂量$M_Q N_{D,\text{ air}}$计算电离室有效测量点位置处的水吸收剂量$D_{w,Q}$（参见第19.4.2.2节）：

$$D_{\text{w},Q}(P_{\text{eff}}) = M_Q\, N_{D,\text{air}} (s_{\text{w,air},\Delta})_Q\, p_Q \qquad (19.26)$$

其中：

M_Q是在经过影响量校正后的射线质为Q下的剂量计读数（见公式9.2）；

$s_{\text{w,air},\Delta}$ 为Spencer-Attix空腔伦理中的水相对于空气质量（电子）阻止本领比（见19.4.1节）；

p_Q为射线质Q时用于模体测量的电离室总扰动校正因子；

P_{eff}为电离室有效测量点，该点通常稍微偏离电离室中心（见19.4.2.2节）[23]。

因为电离室并不是完美的布拉格-格瑞腔室，剂量校准时需要考虑有效测量点P_{eff}和扰动因子p_Q，即参考深度处空腔中的电子注量与没有电离室时不同（在大小和能量分布上）；P_{eff}和p_Q与具体的电离室有关。如何基于射线质和特定电离室选择P_{eff}和p_Q，以及组织本领比，可参考第19.4节。

原则上，（MV级能量）光子和电子束的剂量校准规程没有区别，因为布拉格-格瑞理论对光子和电子束都适用（见第5.7.4节）。

19.4　水吸收剂量与空气比释动能剂量校准规程中的常用量

在第19.3节中介绍了基于空气比释动能确定参考条件下水吸收剂量的方法，公式中包括阻止本

[23] 在一些基于空气比释动能剂量校准规程中使用的替代程序是将腔室中心定位在感兴趣点上，并使用包含位移校正后的 p_Q。

领比和扰动效应校正因子，扰动效应校正因子与所使用的电离室有关。一些用于计算扰动校正因子的近似分析模型还包括质能吸收系数比（参见第19.4.2.3节）[24]。

关于第19.2节中介绍的水吸收剂量校准的计算公式，也是在TRS-398（IAEA 2006）中常用的方法，涉及基于阻止本领比和扰动校正因子（见公式19.14）理论确定的射线质因子k_Q，尽管k_Q值越来越多是由式19.15的蒙特卡罗方法计算得到。第19.4.1节介绍了阻止本领比，第19.4.2节介绍了扰动因子。两种剂量校准方法涉及的另一个重要共同量是在空气中产生离子对所需平均能量除以电子电荷（W_{air}/e），在第19.4.3节[25]中介绍。为了能够选择合适的阻止本领比和扰动因子，需要知道射束的射线质。各种剂量校准规程对涉及射线质，射线质的定义和测量在19.4.4节中介绍。

19.4.1 阻止本领比

19.4.1.1 简介

使用电离室来确定经MV级光子或电子束照射的介质中吸收剂量是基于Bragg-Gray理论（参见第5.7.4节和第19.3.4节）：介质（水）中指定点D_w（z）的吸收剂量与探测器（空气）中平均吸收剂量$\overline{D_{air}}$的关系为：

$$D_w(z) = \overline{D_{air}}\, s_{w,air,\Delta} \qquad (19.27)$$

其中，$s_{w,air,\Delta}$为Spencer-Attix空腔伦理中水相对于空气质量（电子）阻止本领比，Δ与电离室气腔设计有关（参见5.7.5节）[26]。

如上所述，Bragg-Gray理论有效性的关键条件是探测器中存在的电子通量在大小和能量分布上与感兴趣点的（没有电离室时未受干扰的）介质中的相同。充气电离室在宽MV级光子或电子束中表现得非常近似于Bragg-Gray探测器（Ma和Nahum，1991；Kumar等，2015；Andreo的第9章，2017）。

阻止本领比适用于未受干扰介质中感兴趣点处的电子能谱，并且与探测器无关[27]。（质量）电子阻止本领比各个表达式（Bragg-Gray、Spencer-Attix）的推导在5.7.4和5.7.5节中给出。

与“完美”Bragg-Gray腔室的偏差通过扰动校正因子进行校正–参见第19.4.2节。第5.8.3节和第19.5节介绍了当射线束（光子）太小/太窄而无法建立CPE时特殊情况的电离室响应。

19.4.1.2 电子束的阻止本领比

电子束组织本领比表现出对能量和深度的强烈依赖性，如图19.9所示。这是由于电子束不同深度的能谱不同，对于能量大于0.5MeV电子束，$[S_{el}(E)/\rho]_{water}/[S_{el}(E)/\rho]_{air}$具有较强的能量依赖性[28]。实际上，平均电子能量随深度呈准线性下降。更新了特定深度处用户射线束水与空气阻止本领比值，例如在公式19.26中的（$s_{w,air,D}$）$_Q$可以在TRS-398报告（IAEA 2006）或其他最近发布的剂量校准规程中找到。在19.4.4节中讨论了选择合适射线质指数的选择。

19.4.1.3 光子束的阻止本领比

MV级光子束的阻止本领比与电子束计算方式相同，即通过在感兴趣深度处电子能谱所展现$[S_{el}(E)/\rho]_{water}/[S_{el}(E)/\rho]_{air}$的平均值[29]。与电子束形成鲜明对比的是，光子束$s_{w,air}$受深度的影响可以忽略不计，除了接近表面的剂量建成区域。超出建成区之后$s_{w,air,\Delta=10\,keV}$接近为常数，因为由于部分带电粒子平衡（参见第5.4.2和5.5节），次级电子能量分布实际上与深度无关（Andreo和Nahum，1985；

[24] （μ_{en}/ρ）仅起次要作用；它出现在MV级光子束电离室室壁材料p_{wall}的高度近似表达式中。

[25] 对于基于空气比释动能的方法，明确需要W/e的值，而对于吸收剂量方法，只要求射束射线质恒定。

[26] 在TRS-398报告（IAEA 2006）中，它被写成$s_{w,air}$（即省略下标Δ），但指出，除了重离子束，这个量代表Spencer-Attix阻止本领比，Δ=10keV。

[27] 有小的气腔大小依赖性，通过Spencer-Attix阻止本领比中的能量Δ表达（参见5.75）。

[28] $s_{w,air}$对电子动能强烈的依赖性是由于相对论能量下密度（或者说极化效应）对$[S_{el}(E)]_{water}$的影响（参见3.2.3节）。

[29] 严格来说，这对应于Bragy-Gray（即无限制的）组织本领比，校准规程中的值由更准确且更复杂的Spencer-Attix表达式推导而来–参见第5.7.5节。

Andreo和Brahme，1986）。因此，每种射线质只需要一个$s_{w,air,\Delta=10\,keV}$的值。

图19.10显示光子束参考深度处的 Spencer-Attix（Δ=10keV）水/空气阻止本领比$s_{w,\ air}$与光子束射线质$TPR_{20,\ 10}$（参见第 19.4.4 节）的关系。

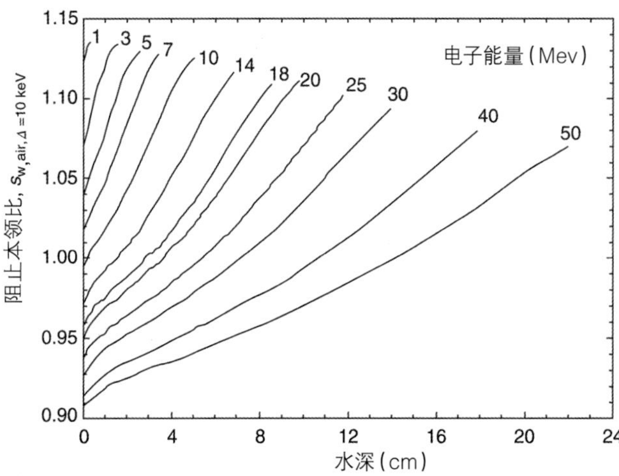

图 19.9 Δ=10keV 时，Spencer-Attix 水/空气阻止本领比$s_{w,\ air,\ \Delta}$随深度的变化，源自 Monte-Carlo 生成的宽束单能、平面平行电子束的电子光谱。标记每条曲线的数字是表面的电子能量（MeV）（经许可引自：Andreo, P., Nucl. Instr. Meth. B, 51，107–121，1990；International Atomic Energy Agency, Technical Report Series no. 381，IAEA, Vienna, 1997b.）

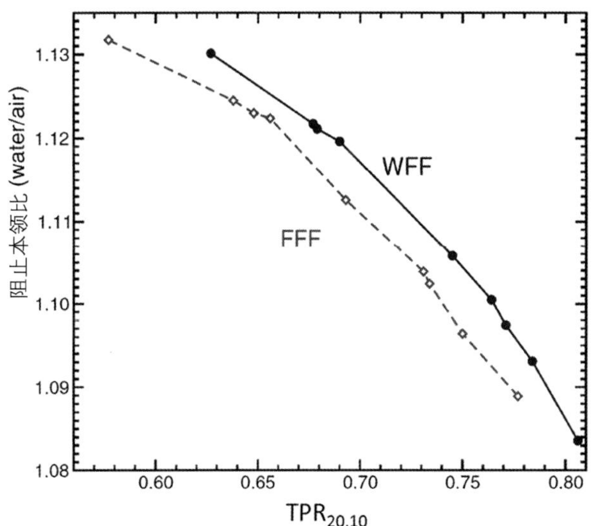

图19.10 介绍临床光子束参考深度处的Spencer-Attix（Δ=10keV）水/空气阻止本领比与光子束射线质$TPR_{20,\ 10}$（参见第 19.4.4 节）的关系。WFF表示经过标准均整器，FFF表示未经均整的直线加速器X射线束（另见第 19.6.3 节）（经许可引自：Xiong and Rogers, Med. Phys., 35, 2104–2109，2008.）

$TPR_{20,\ 10}$的低值对应于低能光子（MV级），$TPR_{20,\ 10}$的高值对应于较高能光子（MV级）。从图中可以看出，在从^{60}Co γ射线（$TPR_{20,\ 10}$≈0.6）到高能X射线束（$TPR_{20,\ 10}$≈0.8）的整个射线质范围内，$s_{w,air,\Delta=10\,keV}$的变化仅为6%左右，变化范围远低于电子束（参见图19.9）。严格来说，图19.10中$s_{w,air,\Delta=10\,keV}$的值针对参考深度。然而，正如已经指出的那样，MV级光子束中$s_{w,\ air}$对深度依赖性可以忽略不计。该图显示了常规“均整”射束（WFF）和没有均整器射束（FFF）的值之间的微小差异，约为0.5%（参见第19.6节）。

19.4.2 扰动校正因子

19.4.2.1 简介

如前所述，要使探测器表现为真正Bragg-Gray腔，探测器敏感介质中电子注量（在大小和能量分布上）必须与均匀介质中感兴趣位置z的电子注量相同，即与在没有探测器情况下相同。充满空气的电离室，可以被比作一个小“气泡”，表现得很像Bragg-Gray腔（见第5.7.4至5.7.6节）。

电离室偏离“完美”Bragg-Gray理论的偏差通过在吸收剂量表达式中引入一个或多个扰动校正因子来处理，即公式19.14和19.26中的p_Q因子。由于该因子校正电离室响应与完美Bragg-Gray理论存在偏差，它被定义为：

$$D_w(z) = \left(\overline{D_{air}}\right)_{chamber} s_{w,air,\Delta} \left(p_{ch}\right)_Q \qquad (19.28)$$

其中介质假设是水。

扰动校正因子也可表示为：

$$\left(p_{ch}\right)_Q = \frac{\left[D_w(z)/s_{w,air,\Delta}\right]}{\left(\overline{D_{air}}\right)_{chamber}} = \frac{\left(D_{air}\right)_\Delta}{\left(\overline{D_{air}}\right)_{chamber}} \qquad (19.29)$$

式中$\left(D_{air}\right)_\Delta$为Bragg-Gray空腔（即没有扰动时）的剂量，其大小为Δ，由深度z处介质剂量导出。

在射线质为Q的射束中，用户电离室整体或“总体”扰动校正因子可以用几个扰动校正因子的乘积近似计算（见第5.7.6节）：

$$(p_{ch})_Q = p_{dis}\, p_{wall}\, p_{cav}\, p_{cel} \qquad (19.30)$$

现在将依次讨论这些因子。

19.4.2.2 位移效应（p_{dis}或p_{eff}位移）

位移效应取决于空腔形状和电子穿过空腔的方向。这些电子要么是原射线在介质中散射的电子，要么是光子束产生的次级（如康普顿）电子。图19.11说明并解释了MV级光子束的概念。

这种由空气“替代”水而引起的扰动必须与这两种介质之间的界面（即空腔内壁）电子注量有关。对于平行板电离室，其前壁垂直于射束方向，侧壁的作用可以忽略不计，测量点p_{eff}可以认为位于腔室前窗内表面中心（见图19.11）[30]。对于指型电离室，如果我们假设所有电子径迹都垂直于电离室腔轴，p_{eff}的位置可以通过将空气体积分解成与电子径迹平行小单元，并将每个单元对总电离量的贡献除以空腔体积的积分来计算（见图19.12）。

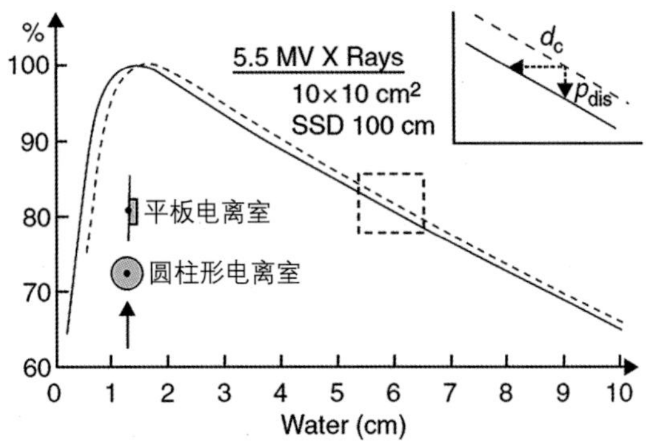

图19.11 用射束方向垂直于轴的圆柱形电离室（虚线曲线）和平行于平板电离室（实线）在源皮距（SSD）100cm时测量的深度电离曲线。深度指的是圆柱形电离室的几何中心和平行板电离室前窗内表面所在深度。将虚线“上游”平移一个恒定位移d_c，两条曲线重合（经许可摘自：Dutreix, A. and Bridier, A., Dutreix, A. and Bridier, A, in The Dosimetry of Ionizing Radiation, Vol. I, edited by K. R. Kase, B. E. Bjärngard and F. H. Attix, pp. 163–228. Orlando：Academic Press, 1985.）

对于图中所示的圆柱形空腔（高度=h，半径=r_{cav}），假设所有电子径迹（通量Φ）都平行并垂直于圆柱体轴，将腔体入口面分成小单元da（位于位置x），根据该单元电离径迹长度（$2x$）加权各单元的贡献，从理论上可以计算出P_{eff}的位置：

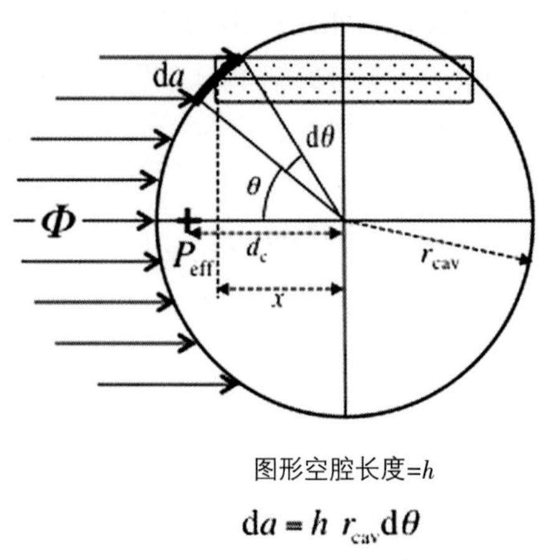

图19.12 有效测量点P_{eff}示意图，圆柱形（或球形）空腔几何中心上游“位移”的估算

$$d_c = \frac{\int_{-\pi/2}^{\pi/2} x\Phi\, 2x\cos\theta\, da}{\int_{-\pi/2}^{\pi/2} \Phi\, 2x\cos\theta\, da} = \frac{8}{3\pi} r_{cav} \cong 0.85 r_{cav} \qquad (19.31)$$

因此，对于半径为r_{cav}的圆柱形电离室，P_{eff}移动到其几何中心上游（近射线源方向）的$0.85r_{cav}$（简称为$-0.85r_{cav}$）[31]。由于电子径迹之间不完全平行，这个值被认为是一个上限。

基于实验测量结果，早期基于空气比释动能的校准规程（IAEA 1987）推荐电子束的值为$-0.5r_{cav}$，^{60}Co γ射束为$-0.5r_{cav}$，MV级光子束为$-0.75r_{cav}$。IAEA TRS-277报告的第二版（1997a）推荐所有高能光子束使用$-0.6r_{cav}$。从那时起，蒙特卡罗模拟已经对不同尺寸电离室的p_{eff}进行了更精确评估，稍后将对光子束进行讨论。

对于电子束，一个问题是区分位移效应和电离室腔内电子注量扰动[32]（见19.4.2.4节）。另一个问题是深度-剂量曲线不同于深度-电离曲线，深

[30] 将电离室前窗厚度转化为水等效厚度会得到更准确的结果，因为腔室处的电子通量应该按等效水深度计算。

[31] 对于一个球形电离室，移动$-0.75r_{cav}$。

[32] 在TG-51剂量校准规程中，这两个因子虽然分开介绍，但也被合并成单一校正因子，称为替代校正因子（P_{repl}）（Wang和Rogers，2009a）。

度-电离曲线需要根据水-空气阻止本领比随深度变化进行修正（见19.4.1.2和19.4.4.2节）。

对于平行板[33]电离室，一般认为P_{eff}位于腔体前内壁，如图19.11所示。Zink等（2014）进行了详细的蒙特卡罗计算，结果表明，在参考深度下，侧壁影响不可忽略，根据腔室设计，P_{eff}应在距离前内壁下游0.2～0.4mm处（即空腔几何中心的上游）。Muir和Rogers（2014）研究了10个平行板电离室的P_{eff}位移，采用蒙特卡罗模拟的方法计算了TG-51扰动校正因子和相关R_{50}值（见19.4.4.2节）。发现P_{eff}位置与前述研究相当。Muir和Rogers（2014）也对18种圆柱形电离室进行了同样计算。发现TG-51和TRS-398规程中推荐的-$0.5r_{cav}$高估了偏移，为确定R_{50}，－$0.3r_{cav}$左右的偏移是最佳值。尽管有这些发现，目前的剂量校准规程（AAPM 1999；IPEM 2003；IAEA 2006）建议对于平行板电离室，P_{eff}位于腔室前内壁，指形电离室P_{eff}几何中心近源方向$0.5r_{cav}$。用户射束校准的推荐参考深度的定义接近于最大剂量的深度z_{max}，更精确表达为：

$$z_{ref} = 0.6\,R_{50} - 0.1 \qquad (19.32)$$

其中，z_{ref}和R_{50}的单位是水等效深度cm（或g/cm^2）。

在IPEM和IAEA规程中，P_{eff}被设置为z_{ref}，并且推荐k_Q值是基于这个“移位”的设置。在AAPM TG-51规程中，圆柱形电离室的几何中心设置在Z_{ref}，并将所谓梯度校正因子P_{gr}^{Q}(cyl)应用于k_Q值（对于平行板电离室，P_{gr}^{Q}=1）[34]。

对于MV级光子束，采用圆柱形指形电离室，所有水吸收剂量校准规程都建议将腔体的几何中心定位在参考深度z_{ref}（通常为10g/cm^2）。在这个深度，对于这些校准规程，乘以修正系数p_{dis}已经包含在SDL提供的校准因子中（见公式19.8）[35]。在相同的深度，对于用户射线质Q，剂量衰减（fall off）与Q_0时剂量衰减有显著不同，这一差异被考虑在k_Q转换因子中。由此推导出的校准对其他深度并不严格有效，特别是在z_{max}处，p_{dis}实际上等于1。相反，其他深度剂量是通过相对测量得到的，使用P_{eff}作为测量点的深度-剂量曲线（见第20.1.5.1节和图20.5）。

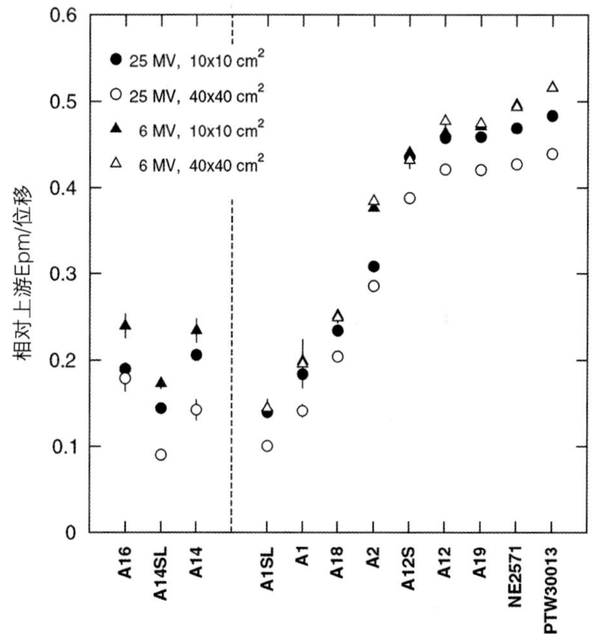

图19.13 四种不同射束中12个电离室的有效测量点（EPOM或P_{eff}）位置，相对于离子室腔半径的比例。从左到右，腔体内部半径依次递增。对于25MV（圆圈）和6MV（三角形），实心符号表示10cm×10cm射野；空心符号表示较大的40cm×40cm射野［经许可引自：Tessier, F. and Kawrakow, I., Med. Phys. 37（1）：96-107, 2010.］

对于这种相对深度剂量测量，在基于空气比释动能TRS-277规程（IAEA 1997a）中推荐的$-0.6r_{cav}$位移，已在基于$N_{D,w}$的规程中保留（AAPM 1999；IAFA 2006）。Tessier和Kawrakow（2010）基于蒙特卡罗模拟方法进行了一项针对最优P_{eff}值的全面研究，比较了临床使用的6MV和25MV光子束中各种电离室的全深度剂量曲线和深度-气体剂量曲线（见图19.13）。研究发现位移范围从

[33] 术语“plane-parallel”、“parallel-plate”甚至“flat”都可以互换使用。

[34] 但这种偏移用于深度-剂量测量，以确定R_{50}。还要注意的是，转换因子k_Q被分为两个单独的因子，k_{ecal}和k'_{R50}（参见19.2.3.3节）。

[35] 在Z_{ref}处使用P_{dis}严格等同于执行P_{eff}移位（参见图19.11）。

$-0.1\sim-0.5r_{cav}$；对于高能光子束，指形电离室（例如Farmer）推荐的$-0.6r_{cav}$太大了，位移应该在$-0.4\sim-0.5r_{cav}$之间，而对于微型电离室，位移偏小。尽管这些发现，TG-51附录（AAPM 2014）认为，对剂量测定的结果影响太小，暂时不需要对规程进行修改。

Wang和Rogers（2008）进行了电子和光子束中平板电离室和光子束中Farmer电离室的替代校正因子P_{repl}的蒙特卡罗研究，Wang和Rogers（2009a, 2009b）也对电子和光子束中圆柱形电离室进行了后续研究，关于校正因子P_{repl}的深度分析推荐参考这两项研究。

19.4.2.3 电离室室壁的影响（ρ_{wall}）

电离室室壁一般不是由介质等效材料制成，当然也不是由水制成的。

对于光子束，这里假设圆柱形电离室壁的典型厚度（约为0.5mm），空气腔中电子注量将由部分电子在介质中释放出来穿过室壁，部分电子是由于光子与室壁材料相互作用而释放。这些由室壁产生的次级电子数量和能量分布同光子与壁材料相互作用有关，与Bragg-Gray理论所要求的介质无关。

例如Attix（1986），Bielajew（1986）和Nahum（2009）的研究所示，对于所谓厚壁的（空气）电离室，即厚度等于建成深度的室壁，室壁材料单一，如石墨或铝，（平均）空气剂量和介质剂量的关系近似为：

$$D_{med}=\overline{D_{air}}\left(\frac{\overline{\mu_{en}}}{\rho}\right)_{wall}^{med}s_{wall,air,\Delta} \qquad (19.33a)$$

该表达式假设空腔边缘室壁内存在带电粒子平衡（Bielajew，1986；Nahum，2009）。通过与$D_{med}=\bar{D}_{air}s_{med,air}p_{wall}$比较，厚壁扰动校正因子可表示为：

$$p_{thick\text{-}wall}=\left(\frac{\overline{\mu_{en}}}{\rho}\right)_{wall}^{med}s_{wall,med,\Delta} \qquad (19.33b)$$

对于水介质中石墨厚壁电离室，$p_{graphite}$在MV能量范围内几乎恒定，约为0.982，仅在高能端$TPR_{20,10}$（约10MV以上）时开始增加，此时电子对效应变得重要。对于水中尼龙壁电离室，其对应$p_{thick\text{-}wall}\approx1.022$[36]。

对于放射治疗中使用的电离室，其壁厚远低于建成深度，因此，公式19.33b不适用。对于中等厚度的壁，Almond 和 Svensson（1977）提出了一个近似的双分量表达式：

$$p_{wall}\approx\frac{\alpha\, s_{wall,air,\Delta}\left(\overline{\mu_{en}}/\rho\right)_{med,wall}+(1-\alpha)s_{water,air,\Delta}}{s_{water,air,\Delta}} \qquad (19.34)$$

式中，α是腔壁释放的电子对腔内空气剂量的部分；如果这部分是零，那么p_{wall}自然就等于1。式19.34，其中“介质”=“水”，是一些基于空气比释动能校准规程中给出的表达式（第19.3节）。

为了从19.34式计算p_{wall}，必须估计电离室壁释放的电离部分α。Lempert等（1983）通过在薄壁电离室中连续增加不同较厚的鞘层来测量α，直到在许多不同射线质下达到完全建成。例如IAEA（1987，1997a）给出了不同壁厚电离室α作为射线质$TPR_{20,10}$的函数图（见19.4.4节），单位是g/cm^2，这里假定这些α值对任何低原子序数室壁材料都适用。

p_{wall}的实验测定是通过假设对于不同室壁材料两个电离室，它们的空气体积比是由电子束信号的比值给出的，即电子束中的室壁效应可以忽略（见后面）。Johansson等（1978）和Mattson（1984）使用该方法得到了与Almond-Svensson双分量理论相当一致的Farmer电离室p_{wall}的值（式19.34）。Nahum等（1985）对19.34式进行了更直接检验，使用的是一个Farmer电离室，在^{60}Co γ射线束照射下，在铝内壁上依次涂上较厚的dag层[37]。发现与简单双分量模型存在重大偏差。然而，铝原子数与水原子数的差异比与实际电离室设计中使用的室壁材料的差异更大。

对于中等厚度室壁情况，19.34式是对所涉

[36] Nahum（1994）研究表明，在康普顿效应占主导地位的能量范围内，$p_{thick\text{-}wall}$对电离室壁材料依赖性本质上与平均激发能之间的差（$I_{med}-I_{wall}$）成比例。

[37] 滑料石墨灰（dag）是一种胶体石墨在水中的悬浮体。

及的物理过程的过度粗略简化。图19.14比较了蒙特卡罗模拟推导的p_{wall}值[38]（Buckley 和 Rogers，2006），对石墨壁Farmer电离室Almond-Svensson表达式使用了两种类似的评估（参见图16.6）。Buckley-Rogers p_{wall}值都在1 ± 0.2%以内，与基于19.34方程计算的值形成鲜明对比。在%dd（10）x最低值时，其差值超过0.5%（见19.4.4节），这对应于射线质接近^{60}Co γ射线的情况，在此情况下，电离室壁的影响预计最大。

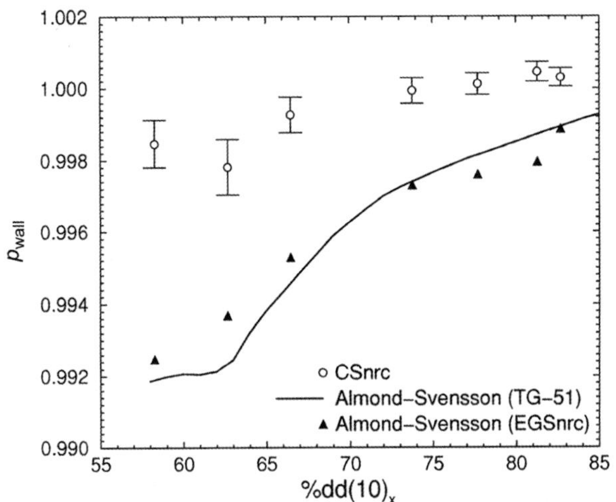

图19.14　NE2571电离室p_{wall}的值作为高能光子束射线质%dd（10）x的函数（见19.4.4.1节）。将蒙特卡罗（CSnrc）计算的值与Almond-Svensson公式（19.34）的值［使用AAPM TG-51数据集（1999）和EGSnrc蒙特卡罗系统计算的参数集］比较。［经许可摘自：Buckley, L. A. and Rogers, D. W., Med. Phys. 33（2）：455–464，2006.］

计算p_{wall}的公式19.34最初是打算应用于圆柱形或“指形”电离室，例如Farmer电离室。然而，平行板电离室，推荐用于电子束，特别是在能量低于10MeV时，也可以用于光子束。要确定平行板电离室$N_{D,\,air}$因子，通过与^{60}Co γ射线束中圆柱形电离室交叉校准（NACP 1981；IAEA 1997b）；这个过程涉及到平行板电离室p_{wall}。对于一些平行板电离室，方程19.34得到的值与实验值不一致（Mattson，1984；Wittkämper等，1992；Nyström和Karlsson，1993）。基于蒙特卡罗模拟的平行板电离室响应（Rogers，1992b）表明，腔室能量沉积受腔后材料影响；这种效应不能用简单的19.34式来解释。因此，建议在光子束中，平行板电离室只用于相对剂量测量（IAEA 1997b）。

对于电子束，一般假定室壁影响可以忽略不计。电子束的物理原理与光子束的情况不同-不存在与室壁材料相互作用产生次级电子贡献一部分腔室信号（方程19.34中α因子的部分）的情况。然而，对于电子束，室壁产生相对高能的δ射线将对腔室信号有贡献。一个近似的理论（Nahum，1988，1996）考虑了这种δ射线的贡献，并预测了实际厚度和成分（石墨，A-150，C-552塑料）的室壁存在大约0.5%效应，效应大小几乎与电子束能量无关。Buckley 和 Rogers（2006）的蒙特卡罗研究显示，在较深位置该效应修正高达2.5%。

19.4.2.4　电子注量散射效应（p_{cav}）

电离室会在介质中引入低密度非均匀性物质。这类似于组织非均匀性对放疗患者剂量分布影响的这一普遍问题，即治疗计划设计中组织非均匀性问题（F部分）。对于电子束，由于电子散射，组织密度变化可导致热点或冷点出现（见图29.1）。Harder（1968）分析了小空气腔对电子注量的影响问题；由此产生的基于小角度散射近似理论（见第3.6节）预测了腔室信号增加。其原因从图19.15中可以明显看出。

由于电子束中存在（弹性核）散射（第3.6节），电子的角分布随介质深度的增大而变宽，因此在腔室壁中也会变宽，而在气腔中，由于气腔密度极低，这种变宽可以忽略不计。因此，散射到低密度空腔中的电子比散射出去的电子多，导致与该深度均匀介质中的电子注量相比，向空腔下游端方向的电子注量增加。

低密度介质（空气）空腔效应的扰动修正因子p_{cav}可通过以下公式定义：

$$\Phi_{med}(P_{eff}) = \overline{\Phi_{cav}}\, p_{cav} \qquad (19.35)$$

其中，$\Phi_{med}(P_{eff})$是在有效测量点P_{eff}深度处（未受干扰）介质中的（初始）电子注量，$\overline{\Phi_{cav}}$是空气中的（初始）电子注量。

[38]　请参阅 Seuntjens 和 Rogers（2009）关于如何通过蒙特卡罗计算获得 p_{wall}。

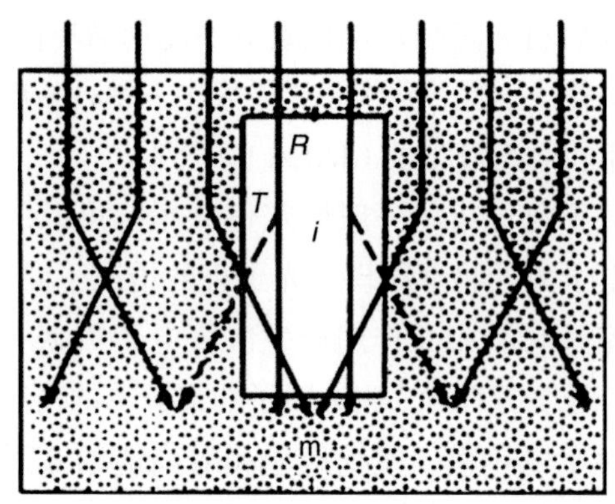

图19.15 电子束辐照固体或液体模体中充气空腔引起的电子注量扰动。理想情况下的电子轨迹用于显示差异，虚线表示不存在空腔时可能存在的轨迹。与外散射相比，内散射的优势导致朝向腔体背面的通量增加，因此腔室信号增加（引自：Harder, D., Fano' s theorem and the multiple scatter correction, in Proceedings of the 4th Symposium on Microdosimetry, Booz, H. G. E. J., Eickel, R., Waker, A., Eds., Euratom, Brussels, 677–693，1974.）

为了使扰动修正因子的定义与方程19.26一致，空气腔中电子注量能量分布应与均匀介质中P_{eff}处相同；这是因为阻止本领比是基于介质和探测器材料中具有相同注量的不同能量值（第5.7.4节）。

Johansson等（1978）使用直径为3mm、5mm和7mm的PMMA室壁电离室对圆柱形电离室（Harder，1968）内散射效应进行了实验验证。假设空气灵敏体积比等于光子束中z_{max}处的信号比（见下文）。在深度-电离曲线峰值处使用PMMA模体进行电子束测量，消除位移效应的影响（见第19.4.2.2节），该深度平均电子能量$\overline{E_z}$在2.5～22MeV之间。Johansson等（1978）获得了p_{cav}和空腔半径之间的线性关系，与Harder（1968）预测的非线性关系不同。对于Farmer电离室，在$\overline{E_z}$=20MeV时，p_{cav}等于0.995（通过插值法获取），在6MeV时降至0.970。基于空气比释动能的剂量校准规程（IAEA 1987；NCS 1989；IPEMB 1996b；见第19.3节）包含了Johansson等（1978）获得的扰动修正因子。Palm和Mattsson（2000）也获得了非常相似的值，并额外测量了石墨壁Farmer电离室的p_{cav}，发现$\overline{E_z}$值在5～10MeV之间时，p_{cav}比IAEA（1997a）的值高出约1%。在所有状况下，p_{cav}与空腔半径之间的线性关系得到证实。在Nahum（1994，1996）和IAEA（1997a）中可以找到关于内散射效应更详细的处理方法。

对于$\overline{E_z}$低于约8MeV时，对于Farmer电离室，因内散射引起的扰动偏离单位值超过3%。这就是在低能电子束中推荐使用平行板电离室的主要原因（NACP 1981；AAPM 1994；IAEA 1997b；IPEM 2003）[39]。参考图19.16，可以看出绝大多数电子通过腔室正面进入空气腔，只有一小部分通过短边侧壁进入。设计良好的平行板电离室有一个3mm或更宽的保护环，确保通过侧壁进入的电子对腔室信号的影响可以忽略不计。因此，内散射仅限于保护环区域。设计有保护环的电离室灵敏体积中的电子注量与前窗内表面深度处均匀介质中存在的电子注量有良好近似关系，因此，前窗内表面深度是保护良好的平行板电离室有效测量点P_{eff}的位置。即使Zink等（2014）进行了详细的蒙特卡罗计算，结果表明，无论防护罩有多宽，内散射都无法完全消除，大量实验证据表明，对于NACP和Roos设计等平行板电离室，散射扰动可以忽略不计（Mattsson等，1981；Wittkämper等，1991；IAEA 1997b）。

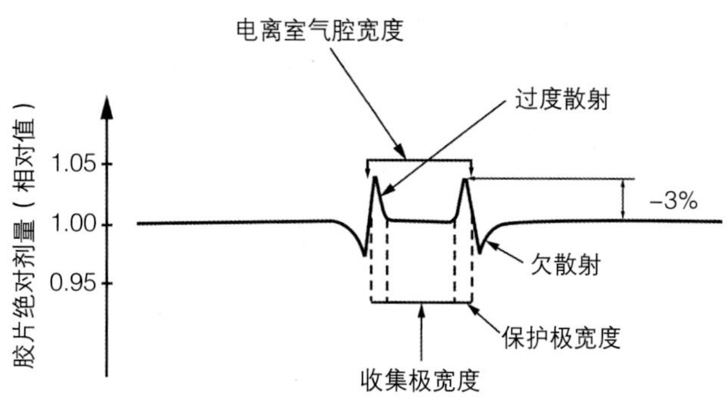

图19.16 在6MeV电子束最大剂量深度处，PMMA模体中空气腔前表面胶片测量；清楚显示保护环在消除扰动方面的作用（经许可改编自：Mattsson, L. O., Johansson, K.-A. and Svensson, H., Acta Radiol. Oncol., 20，385–399，1981.）

在（MV级）光子束中，空气腔中的（次级）电子注量是否也因散射而受到扰动？回想一下，在电子束中，正是电子注量角分布随深度的变化

[39] Muir和McEwen（2017）已证明，圆柱形、Farmer电离室可用于低能电子束，精度在可接受范围内（见第19.2.3.3节）。

导致净散射（见图19.15）。相比之下，在光子束中，除了在建成区之外，存在部分带电粒子平衡（CPE）。因此，次级电子的角分布不会随深度变化（或随深度变化可以忽略不计）。Harder（1974）认为任何此类影响都与Fano定理不一致（第5.7.2节）。Johansson等（1978）试图通过测量半径为3mm、5mm和7mm的圆柱形电离室在^{60}Co γ射线到42MV X射线的光子射线质下的响应比来检测内散射效应，电离室腔室中心位于z_{max}，以消除位移效应（第19.4.2.2节）。在所采用的较宽光子射线质范围内获得了恒定读数比，与内散射可忽略不计的结论一致。然而，在光子束建成区，CPE不存在或不完全，已证明存在扰动效应（Velkley等，1975；Nilsson和Montelius，1986）。此外，在窄（或“小”）光子束射野中，无法达到CPE（见第5.8节），已经证明电离室和其他某些探测器都存在较大扰动效应（见第19.5节）。

19.4.2.5 中心电极成分（p_{cel}）的影响

p_{cel}系数修正了圆柱形电离室中心电极空气非等效性的影响。对于所有射线束，塑料或石墨电极的校正可忽略不计（即p_{cel}=1）。Ma和Nahum（1993）采用蒙特卡罗方法计算了一些Farmer电离室中经常使用的直径为1mm的铝电极的校正，Palm和Mattson（1999）在实验上进行了验证。他们发现，在高能光子束中，^{60}Co γ射线束照射时腔室响应增加约0.7%（即p_{cel}=0.993），但随射线质$TPR_{20,10}$增加至0.80（约25MV），这种过度响应线性下降至约0.4%（即p_{cel}=0.996）。对于电子束，研究表明p_{cel}≈0.998。IAEA TRS-398规程中建议采用这些值。对于质子束，根据Medin等（1995）和Palmans等（2001）的结果，该规程建议采用p_{cel}=1.0。

19.4.2.6 转换因子k_Q的“隐藏”成分

作为电离室扰动修正系数（包括P_{eff}位移）的补充，可以注意到，在参考剂量水吸收剂量校准规程中（见第19.2节），扰动修正系数没有明确显示，这与空气比释动能校准规程（第19.3节）不同。相反，这些系数和水-空气阻止本领比被“隐藏”并重新分配到校准因子N_{D,w,Q_0}和转换系数k_Q中。此外，该系数现在可以测量（公式19.12）或使用蒙特卡罗模拟（公式19.15）来计算，而不是使用公式19.14计算。结合公式19.11、19.26和19.30，我们可以写出，

$$N_{D,w,Q_0} \times k_{Q,Q_0} = N_{D,\mathrm{air}} \times \left\{ (s_{\mathrm{w,air},\Delta})_Q \left[p_{\mathrm{dis}} p_{\mathrm{wall}} p_{\mathrm{cav}} p_{\mathrm{cel}} \right]_Q \right\} \quad (19.36)$$

这说明了$N_{D,\mathrm{air}}$和$N_{D,\mathrm{w}}$方法之间的概念差异。尽管基于$N_{D,\mathrm{w}}$校准规程用户应了解复合转换因子的“成因”和成分，但在使用电离室确定吸收剂量时，他们不再需要选择和应用单个扰动校正因子。

19.4.3 在空气中产生一个离子对消耗的平均能量

通常假设W_{air}的恒定值可用于放射治疗剂量测定中使用的完整光子和电子能量范围，因此，$(W_{air})_Q=(W_{air})_{Q0}$。这种假设有很多间接支持。然而，可用数据是从较窄范围的光子射线质、^{60}Co和^{137}Cs γ射线束和2MV X射线的测量中获得的。ICRU报告90（2016）建议的值（W_{air}/e）=33.97±0.12J/C，这源自可用实验数据的加权平均值，主要来自石墨模体中石墨量热计和石墨电离室的测量：[40]

$$(W_{\mathrm{air}}/e) = \frac{D_{\mathrm{calorimetry}}}{J_{\mathrm{air}}\, s_{\mathrm{graphite,air}}} \quad (19.37)$$

其中，J_{air}是空气腔中每单位质量的电荷（见第19.3.3节）。

ICRU报告90还包含与该值（W_{air}/e）相关的最新阻止本领数据。Tessier等（2018）分析了高能电子束实验数据，并得出结论，认为（W_{air}/e）可能存在较小但不可忽略的能量依赖性，但实验不确定性使得最终并没有给出完整结论。

[40] Burns 等人（2014 年）使用该方法进行的综合研究得出的值为 34.03±0.07J/C。

19.4.4 射线质表征

实践剂量学中的一个关键问题是如何介绍放射治疗临床中应用射束的射线质，以便采用适当的能量依赖性阻止本领比和扰动校正系数。理想情况下，这些数据应可用于特定医院测量条件下的用户射线束和探测器配置。在不久的将来，蒙特卡罗计算可能会适用于每个可能的用户配置；然而，目前广泛使用的唯一选择是将相关数据与射线质表征或与临床射束穿透特性相关的指数相关联。各种校准规程中使用的最常用射线质表征方法如下所述。

19.4.4.1 MV级光子束

对于MV级光子束，多年来人们清楚地认识到，与其用标称能量（单位：MV）来表征射线质，不如使用水中射束衰减[41]作为选择$s_{w,\ air}$和各种扰动修正系数最佳值的表征参数。该衰减可用$TPR_{20,\ 10}$表示。TPR代表组织模体比（见第26.2.7节），定义为水模体中，在20cm和10cm深度处，射束中心轴上对水吸收剂量比值，使用恒定的源-探测器距离以及在探测器位置上10cm × 10cm射野大小获得[42]。这是IAEA TRS-398规程（IAEA 2006）中规定射线质的表示方式。

光子束能量也可以表征为水模体中10cm深度处光子束（不包括直线加速器机头电子污染-见第23.3.1节）的百分深度剂量，SSD 100cm处测量的模体表面射野大小10cm × 10cm。对于能量/射线质小于10MV的射线束，电子污染对最大剂量深度z_{max}剂量的影响可忽略不计，测量的百分深度剂量值%dd（10）可用作射线质指数。对于10MV及以上的射束，必须清除这种电子污染，可通过在加速头正下方放置1mm厚的铅箔来实现的。然而，由于最终目的是获得无铅箔临床射束的射线质指数，因此根据TG-51规程（AAPM 1999）中给出的方程式对使用铅箔测量的百分深度剂量%dd（10）$_{Pb}$进行校正。

这样定义的射线质指数被称为%dd（10）$_x$，其中下标x表示百分深度剂量仅包括X射线贡献［即，在能量小于10MV情况下，在没有铅箔时进行测量时，%dd（10）$_x$=%dd（10）］。这就是AAPM TG-51规程（AAPM 1999，2014）中规定射线质的方式。

Kalach和Rogers（2003）研究了$TPR_{20,\ 10}$和%dd（10）$_x$之间的关系。给出了两种表征指数之间的转换公式，如下所示：

$$\begin{aligned}\%dd(10)_x = &-430.62 + 2181.9\left(TPR_{20,10}\right)\\ &-3318.3\left(TPR_{20,10}\right)^2\\ &+1746.5\left(TPR_{20,10}\right)^3\end{aligned} \tag{19.38}$$

以及，

$$\begin{aligned}TPR_{20,10} = &-0.8228 + 0.0342\left(\%dd(10)_X\right)\\ &-0.0001776\left(\%dd(10)_X\right)^2\end{aligned} \tag{19.39}$$

Rogers（2009）指出，TG-51中对dd%（10）$_x$的偏好是因为它允许以更高精度选择轻度过滤射束阻止本领比（和k_Q因子），并指出这一优势也适用于临床加速器中的FFF射束（见第19.6节）。

19.4.4.2 电子束

对于电子束而言，射线质通常根据$R_{50,\ D}$（通常缩写为R_{50}）来定义，这是SSD 100cm下宽束（15MeV时至少12cm × 12cm，更高能量时至少20cm × 20cm）百分深度剂量为50%的深度。可使用金刚石、半导体探测器、平行板电离室或圆柱形电离室直接测量，前提是考虑了有效测量点P_{eff}的位移（见第19.4.2.2节）。当使用电离室进行测量时，可通过校正深度电离曲线水-空气质量电子阻止本领比，从深度电离曲线中得出深度剂量曲线（见第20.3.2节）。然而，为了避免这种转换，可使用测量50%电离深度$R_{50,\ ion}$（单位：cm）通过以下公式推导$R_{50,\ D}$（单位：cm）：

[41] 这一概念与kV X射线的HVL方法有些相似（见第22.2.2节），但对于MV光束，最好使用水，而不是薄层金属。

[42] 标称能量（MV）和$TPR_{20,\ 10}$值之间的关系可在本书末尾的表L4中找到。

$$R_{50,D} = 1.029R_{50,\text{ion}} - 0.063\ \text{cm} \quad (R_{50,\text{ion}} \leq 10\ \text{g/cm}^2) \tag{19.40a}$$

$$R_{50,D} = 1.059R_{50,\text{ion}} - 0.037\ \text{cm} \quad (R_{50,\text{ion}} > 10\ \text{g/cm}^2) \tag{19.40b}$$

（尽管后一个等式19.40b不太可能适用于放射治疗中应用的射线能量）

射线质的表征不再需要表面处的平均能量 $\overline{E_o}$ 和深度z处的平均能量 $\overline{E_z}$；这些量可从$R_{50,D}$计算得出（见第24.2.3节）。

19.4.5 IAEA和AAPM剂量学规程之间的命名差异

出于内部保持一致性的原因，我们选择遵循IAEA公布的国际规程的公式、参数和符号。在北美，使用符号不同，尤其是大写P用于电离室扰动校正因子以及校正电离室原始读数的因子。表19.2显示了其中一些差异，其中第一列给出了符号的北美版本，第二列给出了国际版本。TG51附录（AAPM 2014）包含一些其他因子：

C_{init} 是离子复合校正因子，考虑粒子的初始复合。

C_{gen} 乘上每脉冲剂量（D_{pp}）可以计算一般复合；$P_{\text{ion}}=1+C_{\text{init}}+C_{\text{gen}}D_{\text{pp}}$。

P_{rp} 考虑了探测器体积上平均径向剂量分布的变化。这与小野剂量测定和FFF射束有关。IAEA文件中用k_{vol}表示（见第19.5.4节和第19.6.2节）。

表 19.2　北美使用的符号与国际上（由 IAEA 代表）使用的符合号的比较

北美符号	IAEA符号	说明
P_{wall}	p_{wall}	这些对室壁效应的修正具有基本相同的含义（见第19.4.2.3节）。在AAPM TG-51和IAEA TRS-398中，电子束P_{wall}被设为1。
P_{gr}	p_{dis}	P_{gr}在AAPM TG-51中称为“梯度因子”的扰动因子，在IAEA TRS-398中称为“位移因子”。它考虑腔室有效测量点的移动（见第19.4.2.2节）。对于电子束，TG-51建议根据下式 $P_{\text{gr}}=\dfrac{M_{\text{raw}}(d_{\text{ref}}+0.5r_{\text{cav}})}{M_{\text{raw}}(d_{\text{ref}})}$，其中： M_{raw} 是未修正仪表读数 d_{ref} 是校准参考深度 r_{cav} 是空气腔的半径 TRS-398使用$0.5r_{\text{cav}}$的有效测量点（P_{eff}）位移计算电子束中的梯度效应，这是一种等效方法。
P_{fl}	p_{cav}	P_{fl}是（电子）注量校正因子，用于校正整个腔室中电子注量（角度和能量）谱的非剂量梯度相关变化（见第19.4.2.4节）。如果存在光子束情况下的（部分）带电粒子平衡，P_{fl} 为1.0。
P_{repl}	$p_{\text{dis}} \times p_{\text{cav}}$	P_{repl}是与电离室置换介质（水）相关的置换校正。它是P_{gr}和P_{fl}的乘积。对于光子，P_{repl}等于p_{dis}。
P_{cel}	p_{cel}	这些因子校正中心电极的影响，并且具有相同含义（参见第19.4.2.1节）。
P_{ion}	k_s	P_{ion}是复合校正（见第16.4.1节），与k_s相同。
P_{elec}	k_{elec}	静电计校准因子——它们具有相同含义（见第16.2.4节）。
P_{pol}	k_{pol}	极性校正因子，具有相同含义（见第16.4.2节）。
P_{TP}	k_{TP}	温度和压力校正（见第16.4.5节）。
Q_{ecal}	Q_{int}	如第19.2.3.3节所述，这是采用交叉校准程序时电子束校准的中间能量。
$\left(\dfrac{\overline{L_\Delta}}{\rho}\right)^{\text{w}}_{\text{air}}$	$S_{\text{w, air},\Delta}$	（Spencer–Attix）阻止本领比的这两个表达式完全等效。Δ是与空腔尺寸相关电子（截止）能量（见第19.4.2.1节），有时会省略。

19.5 MV光子亚平衡小野

19.5.1 小野剂量学校准规程的基本原理

直线加速器和专用放射治疗设备，例如TomoTherapy，Cyberknife（见第14章）或γ-刀（见第12章），可以提供非常窄的射束，其中射束的半宽度可能小于最高能量次级电子最大侧向射程r_{CPE}。在这种情况下，无论深度如何，都无法实现（部分）CPE（见第5.5节）。参考这些射束的小横截面，这些亚平衡射束被称为小射束或小野。第5.8节讨论了这些小野特性，特别是用于确定在这些射野吸收剂量下各种探测器的异常响应。本章前面介绍的（非小野）MV光子束参考剂量测定规程中规定的条件通常不能满足。因此，已经制定了针对小野的规程或具体的建议（IPEM 2010；ICRU 2017；IAEA 2017）。IPEM（2014）还发布了一份针对TomoTherapy的规程。

本节总结了IAEA的TRS-483报告（IAEA 2017）中最重要的建议[43]。与非小野一样，特别强调在临床实践中，必须遵循官方规程中详细规定的程序，如TRS-483。

19.5.2 小野剂量学的特性

19.5.2.1 机器特定参考射野

对于某些高能光子束机器，不能创建一个10cm × 10cm的方形参考射野。Alfonso等人（2008）介绍了机器特定参考射野（machine-specific reference, *msr*）的概念[44]；它的尺寸尽可能接近传统参考射野的尺寸，特别是必须至少在参考电离室外边界之外延伸一段距离r_{CPE}（见第19.5.2.3节）。*msr*射野通常为最大可实现射野（见19.5.3.1）。

19.5.2.2 小野射线质的表征

对于MV光子束的非小野，射线质表征是基于10cm × 10cm参考射野穿透特性，定义在参考点深度（IAEA 2006）或表面（AAPM 1999）（见第19.4.4.1节）。射线质表征有助于表征影响探测器响应的光子能谱。随着射野尺寸减小，探测器响应会由于各种原因而变化，包括光子能谱的变化（Verhaegen等，1998；Sanchez Doblado等，2003），这一点由射野输出校正因子校正（见第19.5.4节）。由于Tomotherapy或Cyberknife等机器中没有均整器，也存在差异，这一点在第19.6节中进行了讨论。同时，在10cm × 10cm射野与机器特定的参考射野之间，光子能谱不会变化很大，第19.5.3.3节中定义的射线质转换因子仍然必须参考10cm × 10cm射野[45]。第19.5.3.3节解释了该方法，为了避免对常用射线质指数$TPR_{20,10}$和%*dd*（10）$_x$的误读，TRS-483报告中建议在符号中附加用于射线质指数射野尺寸；它们分别变成$TPR_{20,10}$（10）和%*dd*（10，10）$_x$。对于北美的%*dd*（10，10）$_x$，不要忘记，如果不能达到100cm的SSD，则必须根据平方反比定律对深度-剂量曲线进行修正（见第23.3.2.3节）。

19.5.2.3 带电粒子平衡的侧向射程（r_{CPE}）

实现CPE的侧向射程r_{CPE}，是建立射野尺寸与存在CPE条件下最小探测器尺寸之间关系的重要参数[46]。r_{CPE}是射线质函数，由Li等人（1995）和最近的Papaconstadopoulos（2016）通过蒙特卡罗模拟进行了量化。推导了水中r_{CPE}与常规射线质指

[43] Palmans 等人已经发表了对本报告的总结（2018）。

[44] 在他们的论文中，Alfonso 等提到对于所谓的复合射野（例如调强放射治疗中使用的动态技术），除了 *msr* 射野外还可以使用计划类特定参考射野。在 IAEA 的 TRS-483 报告中，只能考虑静态射野，但它声称在未来第二部分可以添加复合射野部分，尽管这可能被证明不可行。目前，可以假定静态射野校准足以作为复合射野的基础，在实践中，复合射野由静态射野之和组成。对总剂量验证是剂量计算算法质量保证的一部分（见第 47 章）。

[45] 当 *msr* 射野是矩形的（如 TomoTherapy）时，FFF 机器还有另一个问题，因为其相对于（10cm×10cm）射野的等效方野与具有均整器机器不同（Sauer，2009）。

[46] 在这项工作中，这个参数用 r_{CPE} 表示，而不是在文献中经常遇到的 r_{LCPE}，因为“LCPE”或侧向带电粒子平衡是一个有问题的概念 -CPE 要么存在，要么不存在。在照射介质中，感兴趣位置的 CPE 缺乏可能是由于在任何方向上建成不足，无论是“侧向”、“上方”或者是“下方”。

数$TPR_{20,10}$（10）和%dd（10，10）$_x$[47]之间的关系（IAEA 2017）：

$$r_{CPE}(cm) = 8.369 \times TPR_{20,10}(10) - 4.382 \quad (19.41)$$

和

$$r_{CPE}(cm) = 77.97 \times 10^{-3} \times \%dd(10,10)_x - 4.112 \quad (19.42)$$

表19.3给出了一些典型射束的示例。

表 19.3　由公式19.41计算水中带电粒子平衡的最小“侧向射程”，r_{CPE}

射束能量（MV）	$TPR_{20,10}$	r_{CPE}（cm）
6	0.670	1.2
10	0.732	1.7
15	0.765	2.0

该表表明，随着射束能量增加，不能建立CPE的影响变得更加严重。因此，TRS-483报告（IAEA 2017）被限制在10MV以下。实际上，临床上不建议在能量高于10MV时使用太小射野尺寸。

19.5.3　在机器特定参考射野中测定水的参考剂量

19.5.3.1　简介

测定小野中水的参考剂量IAEA的TRS-483规程（IAEA 2017）尽可能遵循高能光子束最新规程，即原子能机构TRS-398（2006）和AAPMTG-51（AAPM 1999，2014）。因此，它完全基于电离室中水吸收剂量校准，不使用基于空气比释动能校准。

水是首选介质，模体在测量深度时应超出射野尺寸5cm以上，并且超出最大测量深度5cm以上。电离室外部边界应至少与射野边缘（定义在50%剂量水平上）有一个r_{CPE}的距离。这确保于空腔边缘存在（近似）CPE，因此，第5.8.3节中讨论的潜在非常大的扰动因子不适用。TRS-483表示，对于尺寸小于6cm × 6cm的射野，Farmer电离室不能用于机器特定参考射野测量。

应尽可能多地使用10cm × 10cm的参考射野，但如果在技术上不可行，则建议使用msr射野概念。对于Tyberknife机器，msr射野是圆形的，直径为6cm，源到探测器距离（SDD）为80cm。对于TomoTherapy，msr射野为矩形，对于HiArt机器射野尺寸为5cm × 10cm, SDD通常为85cm。对于这两种类型机器，可以采用一种圆柱形、farmer电离室。对于γ-刀机器，msr射野尺寸应该尽可能最大并且是圆形，直径1.6cm或1.8cm，直径取决于具体机型（该介绍不适合于中国情况），SSD为32cm，应采用一个圆柱形微型电离室。在所有情况下，推荐参考深度z_{ref}都为10cm。电离室的参考点（即圆柱形电离室腔体积几何中心）位于水模体中参考深度z_{ref}。更多细节见IAEA的TRS-483报告的表8至表11。

19.5.3.2　确定校准系数和转换因子的方案

对于标准射野尺寸（即非小射野）（见第19.2.4节），可根据具体情况选择如下方案。

1.专门针对机器特定参考射野进行校准的电离室

这是首选。SDL提供了一个在msr射野（缩写为f_{msr}）下的校准因子 $N_{D,w,Q_{msr}}^{f_{msr}}$ [48]。在没有电离室情况下，在参考深度z_{ref}处，射线质Q_{msr}下的msr射野f_{msr}下水的吸收剂量为：

$$D_{w,Q_{msr}}^{f_{msr}} = M_{Q_{msr}}^{f_{msr}} N_{D,w,Q_{msr}}^{f_{msr}} \quad (19.43)$$

其中：

$M_{Q_{msr}}^{f_{msr}}$ 是针对msr射野和射线质Q_{msr}修正后的（公式19.2）电离室读数。

[47] 在TRS-483中，%dd（10，10）用于描述10cm×10cm、SSD为100cm时水下10cm深度的百分深度剂量。%dd（10，S）用于10cm深度的Scm×Scm的msr射野。下标x的添加方式与%dd（10）$_x$相同。

[48] 这是一个问题，因为在标准实验室很难实现msr射野。英国NPL已经开发了一种便携式量热计，可以用于医院现场的测量，尽管它不是一个初级标准。他们还提供了可追踪的丙氨酸剂量校准服务（Sharpe等，1996）。

在SDL确定了*msr*射野和射线质Q_{msr}下电离室水吸收剂量校准因子$N_{D,w,Q_{msr}}^{f_{msr}}$。但是，如果用户机器可以建立一个10cm×10cm射野，则f_{msr}变成f_{ref}，Q_{msr}变成公式19.43中Q_{ref}。

2. 具有通用射线质转换因子常规参考射野校准电离室

这是一个更常见的方案。严格地说，与公式19.43相比，它需要一个特定射线质转换因子$k_{Q_{msr},Q_0}^{f_{msr},f_{ref}}$，因为校准因子是对于参考射野而言的，不是*msr*射野。在参考深度z_{ref}处，射线质为Q_{msr}的*msr*射野下的水吸收剂量为：

$$D_{w,Q_{msr}}^{f_{msr}}=M_{Q_{msr}}^{f_{msr}}N_{D,w,Q_0}^{f_{ref}}k_{Q_{msr},Q_0}^{f_{msr},f_{ref}} \quad (19.44)$$

如果校准射线质Q_0为^{60}Co，则常规是在射线质转换因子中去掉这个下标，该因子现在写成$k_{Q_{msr}}^{f_{msr},f_{ref}}$。如前一节所述，如果用户的机器可以建立一个10cm×10cm的射野，则f_{msr}变成f_{ref}，Q_{msr}变成公式19.44中的Q。由于只涉及一个参考射野，可以去除第二个上标，射线质转换因子变成简单的$k_Q^{f_{ref}}$（或k_Q），这与第19.2.3节对常规射束公式一致。

3. 没有通用射线质转换因子的常规参考射野校准的电离室

这涵盖了没有任何因素可以校正射线质差异的情况。在*msr*射野下的水吸收剂量为：

$$D_{w,Q_{msr}}^{f_{msr}}=M_{Q_{msr}}^{f_{msr}}N_{D,w,Q_0}^{f_{ref}}k_{Q,Q_0}^{f_{ref}}k_{Q_{msr},Q}^{f_{msr},f_{ref}} \quad (19.45)$$

前两个量与公式19.44中的量相同。因子$k_{Q,Q_0}^{f_{ref}}$显示了在标准实验室中射线质Q_0的传统参考射野f_{ref}和使用相同的机器及能量下射线质Q的传统10cm×10cm参考射野作为*msr*射野的电离室响应差异。最后，因子$k_{Q_{msr},Q}^{f_{msr},f_{ref}}$，校正了10cm×10cm射野射线质$Q$和在相同机器和能量下*msr*射野射线质$Q_{msr}$的电离室响应差异。如果不能实现10cm×10cm射野，那么f_{ref}是一个假设的10cm×10cm参考射野。

这三种方案如图19.17所示。

19.5.3.3 射线质转换因子的确定

在缺乏标准剂量测定实验室提供数据（第19.5.3.2节中的方案3）时，根据当前的知识和不确定性估计，一般假设可以使用标准射野规程中定义的射线质转换因子，即$k_{Q_{msr},Q_0}^{f_{msr},f_{ref}}=k_{Q,Q_0}^{f_{ref}}$。在本表达式中，$Q$为参考射野$f_{ref}$（即10cm×10cm）得到的射线质，转换因子是从TRS-483表12直接获得的。$s_{w,air}$随射野大小变化非常微弱的事实支持了这一假设（Eklund和Ahnesjo，2008）。

当这样的射野在技术上不可能实现时，Q表示当前机器一个假设参考射野（即10cm×10cm）的射线质。Sauer（2009）和Palmans（2012）介绍了一种方法，并提供了数据，从$TPR_{20,10}$（S）或%dd（S）$_x$的测量中获得这种射线质，其中S表示msr射野等效方野大小[49]。应用该方法，产生$TPR_{20,10}$（10）或%dd（10，10）$_x$后，在TRS-483报告中，可以找到各种各样的电离室的$k_{Q_{msr},Q_0}^{f_{msr},f_{ref}}$值（IAEA 2017）：表13为Tomotherapy和Cyberknife的*msr*射野，表14为γ-刀的*msr*射野。请注意，这些表中转换系数包括一个通用的体积平均校正（参见第19.6.2节）。还要注意，表13不得用于配备均整器（WFF）的传统直线加速器（见第19.6.3节）。

对于其他类型的“专用机器”，在没有规程或可参考的出版物时，建议的方法是从标准WFF转换因子（IAEA 2006或AAPM 1999，2014或IAEA 2017的表12）开始，并校正在没有均整器的影响和体积平均效应因子（见第19.6节）。

[49] 计算等效方野（ESQ）的方法，通常定义为提供与当前（即msr）射野相同光子散射贡献的方形射野，见第26.2.8节。该方法适用于S在4~12cm之间的情况。然而，对于散射几乎可以忽略不计且CPE不能实现的小射野，用于相对剂量测定的ESQ（见第19.5.4节）被定义为“具有相同探测器扰动因子的方野”，并更好地近似于相同面积的方野（Cranmer-Sargison等，2013）。

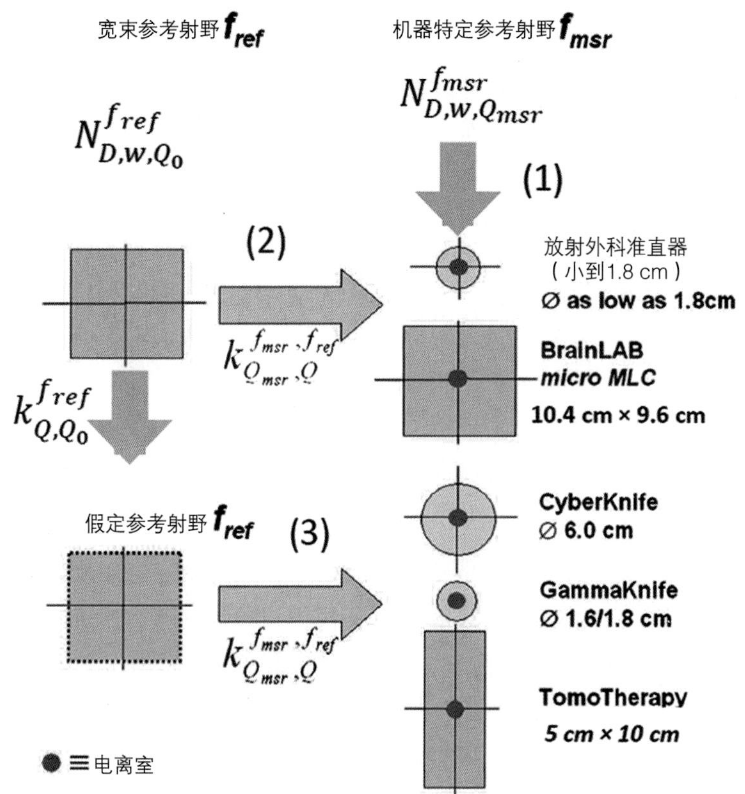

图 19.17　根据 TRS-483 的规程，基于机器特定参考射野 f_{msr} 的静态小射野的剂量学示意图概述。标记为（1）、（2）和（3）的箭头和公式对应于这三种方案［引自：Alfonso, R., Andreo, P., Capote, R., Huq, M. S., Kilby, W., Kjäll, P., et al. Med. Phys. 35（11）：5179–5186，2008and IAEA Technical Report Series No. 483. Vienna：IAEA, 2017］

19.5.4　射野输出因子的确定

普遍认为，剂量随射野尺寸的变化而变化属于第20章所讲的相对剂量测量范围，但随着射野面积减小和部分带电粒子平衡的偏离增加，需要一种特定的方法，涉及与参考剂量学方法更紧密相关的校正因子。因此，在本章中解决这个问题更有意义。小野剂量测量的特异性，包括射野离轴剂量分布和深度剂量都在第20章介绍。

一般来说，射野输出因子定义为在给定深度下并且是相同数量的机器跳数（MU），任何非参考射野与参考射野水吸收剂量的比值（见第20.2.5节）。临床射野f_{clin}相对于*msr*射野f_{msr}的射野输出因子$\Omega_{Q_{clin},Q_{msr}}^{f_{clin},f_{msr}}$为：

$$\Omega_{Q_{clin},Q_{msr}}^{f_{clin},f_{msr}} = \frac{D_{w,Q_{clin}}^{f_{clin}}}{D_{w,Q_{msr}}^{f_{msr}}} \qquad (19.46)$$

即在相同深度（通常为10cm）和相同MU下，临床射野中心与*msr*射野中心水吸收剂量的比值[50]。

当射线是宽束时，这个因子只是探测器读数的比值（相等MU），它暗含探测器响应与射野大小无关的假设。然而，当射线是窄束的时候，就不能做出这个假设，如第5.8.3节所讨论的，当带电粒子平衡不能实现时，包括电离室在内的某些探测器类型具有很强的射野大小依赖性扰动因子（Scott等，2012；Kumar等，2015）。将公式19.46的剂量比表示为探测器读数之比，我们必须对探测器响应随射野大小产生的差异进行校正，得出：

$$\Omega_{Q_{clin},Q_{msr}}^{f_{clin},f_{msr}} = \frac{M_{w,Q_{clin}}^{f_{clin}}}{M_{w,Q_{msr}}^{f_{msr}}} k_{Q_{clin},Q_{msr}}^{f_{clin},f_{msr}} \qquad (19.47)$$

其中$k_{Q_{clin},Q_{msr}}^{f_{clin},f_{msr}}$是所谓探测器特定射野输出校正

[50]　根据IAEA的TRS-483符号，用户射线质与Q_{msr}（可能）不同时，增加了射线质的下标，写为Q_{clin}。然而，基于目前知识和不确定性估计，在推导修正因子时没有考虑到这一点。

因子[51]。这个因子可以通过测量或蒙特卡罗模拟来确定。

在10cm × 10cm的参考射野中，通常可以假定剂量在电离室体积上是均匀的。然而，在一个（非常）小的射野中，即使在一个小的电离室的体积上，剂量也可能明显不均匀。因此，TRS-483增加了一个取决于腔室和射野大小的因子k_{vol}来考虑这一点。这一修正可能大于1%。它可以从电离室的三维剂量分布积分得到（参见第19.6.2节）。

$k_{Q_{clin},Q_{msr}}^{f_{clin},f_{msr}}$的值可以从IAEA TRS-483报告（2017）的表23-27查到。它们摘自IAEA TRS-483报告（2017）表35和表36中所列汇编出版物。这些值包括体积平均修正因子k_{vol}。$k_{Q_{clin},Q_{msr}}^{f_{clin},f_{msr}}$的测量值是通过多个探测器比较得到的，其中一些被视作与水等效（例如，热释光剂量计或丙氨酸剂量计，如第17章所述）。

图19.18至19.23取自TRS-483报告中大量图形数据集，包含探测器特定的且与方形射野尺寸S函数相关的输出校正因子，$k_{Q_{clin},Q_{msr}}^{f_{clin},f_{msr}}$（$S$）[52]，四种类型探测器具体型号：半导体探测器（屏蔽和非屏蔽）（图19.18和19.19）、微型金刚石探测器（图19.20）、液体电离室（图19.21）和空气电离室（图19.22和19.23）。

对于所有这些图，射野尺寸S（对数尺度）定义为半高宽（FWHM），对于小射野，其通常不同于射野的几何尺寸（Crargison等，2013）。水平线设置为0.95或1.05，表示探测器被认为适合于射野输出因子的测量范围（即不包括探测器响应校正大于±5%的情况）。

可以看出，所有固态探测器（半导体、金刚石）的校正因子都小于1，液体电离室校正因子略大于1，而（气体）电离室的校正因子则显著大于1。这与Scott等（2012）假设一致，即当射野大小小于部分CPE（带电粒子平衡）对应的尺寸时，主要是相对于介质（水）的探测器密度（对于给定探测器体积）决定了修正系数大小（参见第5.8.3节）。

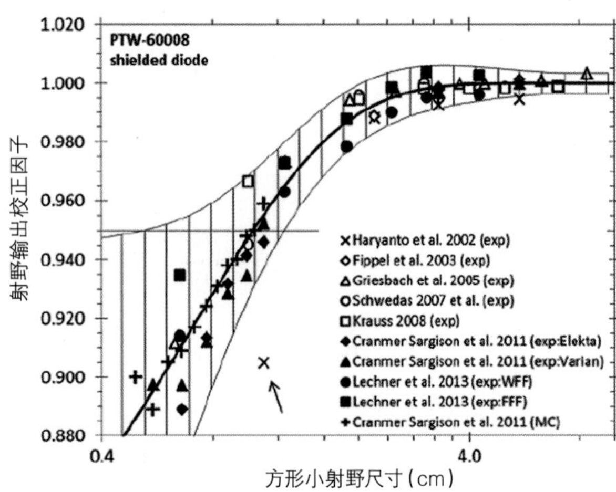

图19.18 在深度为10cm下，相对于10cm × 10cm参考射野，水中6MV中心轴光子束，PTW-60008屏蔽半导体探测器输出校正因子$k_{Q_{clin},Q_{ref}}^{f_{clin},f_{ref}}$（$S$），表示为射野尺寸$S$（对数尺度）的函数。所示的不确定性估计（$k$=2）与特定研究的估计相对应，但排除了箭头所示的数据（经许可转载自：IAEA Technical Report series No. 483. Vienna：IAEA, 2017.）

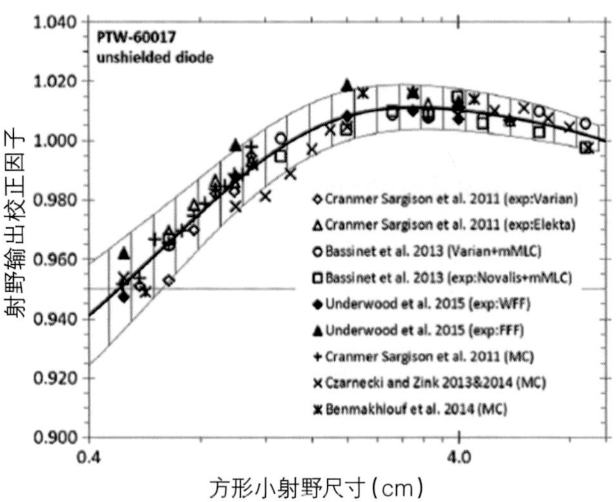

图19.19 在深度为10cm下，相对于10cm × 10cm参考射野，水中6MV中心轴的光子束，PTW-60017非屏蔽半导体探测器的输出校正因子$k_{Q_{clin},Q_{ref}}^{f_{clin},f_{ref}}$（$S$），表示为射野尺寸$S$（对数尺度）的函数。所示的不确定性估计（$k$=2）与特定研究估计相对应，但排除了箭头所示数据（经许可转载自：IAEA Technical Report series No. 483. Vienna：IAEA, 2017.）

影响修正因子随射野大小变化的另一个因素是体积平均效应，其取决于探测器体积和射野内的剂量梯度（见第19.6.2节）。光子能谱对射野大小的依赖性起次要作用。

[51] 这个术语取自IAEA的TRS-483，有点误导。$k_{Q_{clin},Q_{msr}}^{f_{clin},f_{msr}}$，实际上是一个探测器响应校正因子，而不是射野输出因子本身，$\Omega_{Q_{clin},Q_{msr}}^{f_{clin},f_{msr}}$，通常在逻辑上被认为是一个输出校正因子。

[52] 这些因子被归一到10cm×10cm参考射野。因此，f_{mas}被f_{ref}取代。

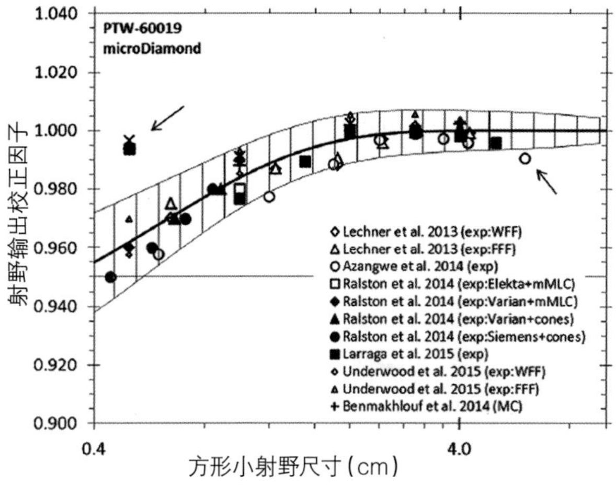

图19.20　在深度为10cm下，相对于10cm × 10cm参考射野，水中6MV中心轴的光子束，PTW-60019微金刚石探测器的输出校正因子$k_{Q_{clin},Q_{ref}}^{f_{clin},f_{ref}}$（$S$），表示为射野尺寸$S$（对数尺度）的函数。所示的不确定性估计（$k$=2）与特定研究的估计相对应，拟合中未包括箭头所示的数据。（经许可转载自：IAEA Technical Report series No. 483. Vienna：IAEA, 2017.）

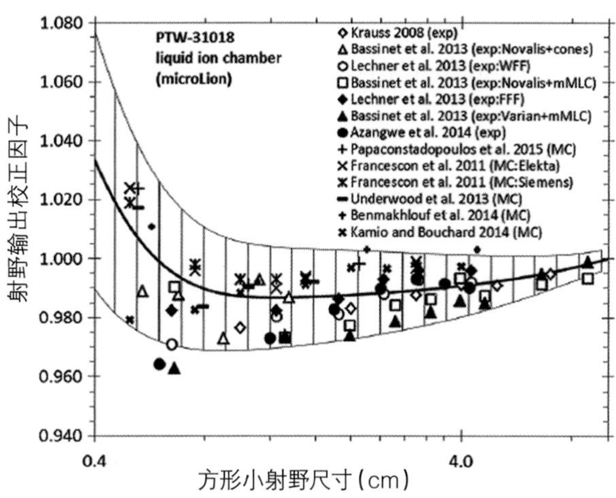

图19.21　在深度为10cm下，相对于10cm × 10cm参考射野，水中6MV中心轴的光子束，PTW-31018液体电离室（microLion）的输出校正因子$k_{Q_{clin},Q_{ref}}^{f_{clin},f_{ref}}$（$S$），表示为射野尺寸$S$（对数尺度）的函数。所示的不确定性估计（$k$=2）与特定研究的估计相对应。（经许可转载自：IAEA Techical Report Series No. Vienna：IAEA, 2017.）

这些校正因子的应用可解决在使用几种不同的探测器来测量当前机器射野输出因子时所观察到的差异。然而，“标准”探测器（即气体电离室）仍然被推荐用于大于中间射野f_{int}的射野尺寸，中间射野尽可能小（通常f_{int}约4cm × 4cm[53]），但不需要“标准”探测器做明显校正。对于等于和小于f_{int}的射野，则使用“小射野”探测器，通过结合标准探测器和小野探测器测量的两个数据集，匹配中间射野大小值，得到最终的射野输出因子。

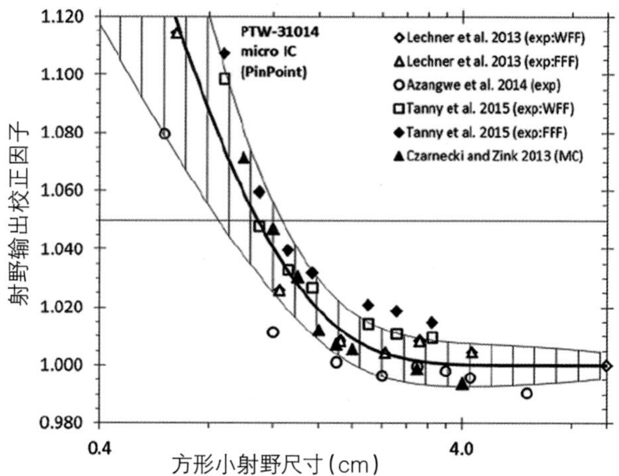

图19.22　在深度为10cm下，相对于10cm × 10cm参考射野，水中6MV中心轴光子束，PTW-31014微电离室（PinPoint）输出校正因子$k_{Q_{clin},Q_{ref}}^{f_{clin},f_{ref}}$（$S$），表示为射野尺寸$S$（对数尺度）的函数。所示的不确定性估计（$k$=2）与特定研究的估计相对应，拟合中未包括箭头所示的数据。（经许可转载自：IAEA Technical Report Series No. Vienna：IAEA, 2017.）

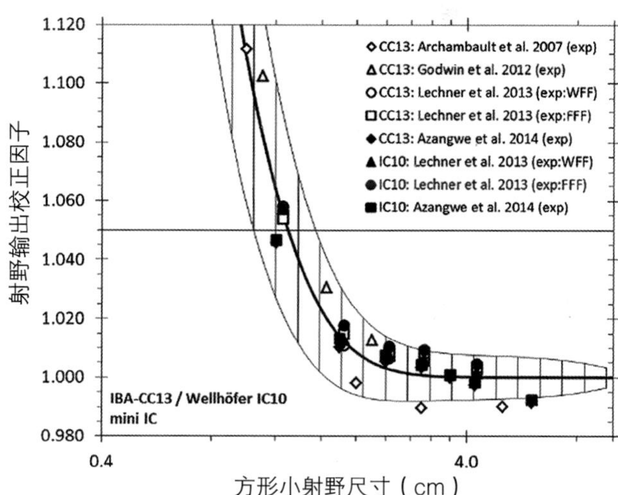

图19.23　在深度为10cm下，相对于10cm × 10cm的参考射野，水中6MV中心轴的光子束，IBA-CC13/Wellhofer IC10微型电离室的输出校正因子$k_{Q_{clin},Q_{ref}}^{f_{clin},f_{ref}}$（$S$），表示为射野尺寸$S$（对数尺度）的函数。所示的不确定性估计（$k$=2）与特定研究估计相对应，拟合中未包括箭头所示的数据（经许可转载自：IAEA Technical Report Series No. 483. Vienna：IAEA, 2017.）

[53] 4cm × 4cm 需要一个小于 0.6cc 电离室（参见第 19.6.2 节中的体积平均校正）。

19.6 无均整器（FFF）射束

19.6.1 FFF射束的特点

用于MV的X射线的TRS-398（IAEA 2006）和TG-51（AAPM 1999）规程是基于编写这些文件时使用的直线加速器类型。从那时起，除了第19.5节所述的专用机器，如Cyberknife和Tomotherapy外，FFF直线加速器已进入临床使用（见第23.7节）。这些FFF射束剂量校准已在TG-51规程的附件（AAPM 2014）和TRS-483规程（IAEA 2017）中进行了讨论。

移除均整器具有以下影响：

- 使用FFF的机器，可以获得更高剂量率。因此，必须仔细评估复合校正因子k_s。仍然可以采用标准的双电压法（见第16.4.1.3节），但校正的偏差会很大，约为2%（Kry等，2012）。
- 没有均整器，靠近参考点的剂量分布不再均匀。因此，必须考虑探测器敏感体积内的剂量变化（见第19.6.2节）。
- 移除厚度为几厘米的钢、铅或钨（见第11.3.2节）做成的锥形均整器，参考点的射线质会改变（见第19.6.3节）。

19.6.2 体积平均效应的修正

TG-51规程的附录（AAPM 2014）建议通过积分探测器体积（实际上是探测器长度）上的射野离轴剂量分布来校正读数，以获得径向射野离轴剂量分布的校正因子（AAPM符号中的P_{rp}），前提是用户测量了离轴剂量分布。TRS-483规程包含了使用典型FFF射野离轴剂量分布进行校正的数据。假设，如TG-51规程所建议的，仅在探测器长度（垂直于准直器旋转轴）进行一维积分，并且使用文献中获得典型FFF射野离轴剂量分布，体积平均校正因子，$(k_{vol})_Q^{f_{ref}}$，则可以近似为[54]：

$$(k_{vol})_Q^{f_{ref}} = 1 + \left\{ \left(6.2\times10^{-3}\,\text{TPR}_{20,10}(10) - 3.57\times10^{-3}\right) \times \left(\frac{100}{\text{SDD}}\right)^2 L^2 \right\} \tag{19.48}$$

其中：

SDD是源-探测器距离（单位为cm）；

L是探测器灵敏体积的长度（单位为cm）。

假设距离源100cm处的射野大小f_{ref}为10cm × 10cm，该因子（＞1）随着射线能量增加而增加（因为离轴剂量分布变化更大）。TRS-483报告的表32给出了各种常用电离室（例如Farmer电离室）和各种临床射线质的$(k_{vol})_Q^{f_{ref}}$值，包括Tomotherapy和Cyberknife。对于6MV FFF射线，这些因子通常在1.001左右，对于20MV射线，则达到1.005左右。Tomotherapy的为1.002，Cyberknife的为1.010。

19.6.3 射线质转换因子

在没有均整器时，目前用于患者治疗的能量，准直器旋转轴上的光子能谱与有均整器射野相比通常是相对“较软”。因此，射线穿透力略有降低（见图23.29），次级电子能谱向较低能量移动。因此，必须重新考虑射线质指数与射线质转换因子k_{Q,Q_0}之间的关系。

根据AAPMTG-51附录（2014），如果$\%dd(10)_x$值是通过使用铅过滤进行测量（见第19.4.4.1节）而获得的，即使射线质低于10MV[55]，也可以使用WFF射线的k_{Q,Q_0}关系和表格数据。当使用比$\%dd(10)_x$对低能成分修改更敏感的$\text{TPR}_{20,10}$时，则要用到特定k_{Q,Q_0}[56]（Xiong和Rogers，2008；IAEA，2017）。主要变化是与转换因子k_{Q,Q_0}中水对空气的阻止本领比有关（见19.10

[54] 除了Tomotherpy，它的离轴剂量分布变化更大。

[55] 然而，建议不要使用具有高Z中心电极的电离室（Muir和Rogers，2011）。

[56] Xiong和Rogers（2008）估计，使用TG-51和TRS-398推荐的射线质指数确定的转换因子之间差异约为0.6%。

节），扰动修正因子变化可以忽略。根据阻止本领比的变化，TRS-483报告中提供了新的FFF射线（表13）k_{Q,Q_0} 因子表。注意这些表中，$TPR_{20,10}$和%$dd(10)_x$之间对应关系与WFF射线不同。

一些作者认为，常用射线质指数$TPR_{20,10}$和%$dd(10)_x$不再足以表征FFF射束射线质。Johnsson等（2000）基于原射线比释动能透射数据（transmission data of the primary kerma）开发了“双参数”射线质指数，这种方法有望为WFF和FFF射线提供更准确的组织本领比（Ceberg等，2010；Simpson等，2015）。Dalaryd等（2014）研究了一种更简单的方法，在5cm深度处进行额外深度-剂量测量，提供了一个补充$TPR_{10,5}$射线质指数，可用于提高剂量测定准确性，在撰写本报告时，这些方法都没有列入国家或国际规程。

19.7　磁场中的光子束

近年来，磁共振实现了与直线加速器集成，虽然其强磁场不会对光子产生直接影响，但是却会影响能量传递中的次级电子，进而会在以下几个方面影响电离室的剂量测量：

- 复合校正；
- 极化校正；
- 用于确定射束质转换因子k_Q的测量；
- 电离室校准系数，即在一个给定小体积水中一定剂量照射时在电离室中心位置收集到的电荷量。

Smit等（2015）证明了复合校正和极性校正都不会受磁场显著影响，O’Brien等（2016）、Malkov 及 Rogers（2018）使用蒙特卡罗方法评估了TG-51［基于%$dd(10)_x$］和TRS-398（基于$TPR_{20,10}$）方法在磁场中的应用，结果显示%$dd(10)$可以降低2.4%，这将导致k_Q值提高0.3%。这是因为峰值剂量在磁场中得到了提升，如图19.24所示，而$TPR_{20,10}$不受磁场影响，Malkov和Rogers建议，如果需要%$dd(10)_x$（应用TG-51规程），则应根据公式19.38从$TPR_{20,10}$推导得出。

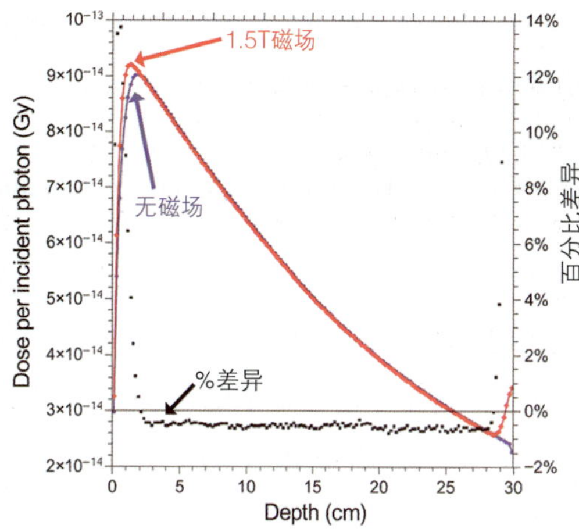

图19.24　采用蒙特卡罗方法，SSD为133.5cm时在1.5T磁场下和无磁场的深度剂量曲线以及两者之间的百分比差异。负差异表明有磁场时剂量比没有磁场时低（经许可引自：O'Brien et al., Med. Phys., 43，4915–4927，2016.）

Farmer电离室的校准系数取决于射束方向和磁场相对于电离室的方向。Meijsing等（2009）研究发现，当磁场垂直于电离室长轴时，电离室响应可提高8%（在磁场强度1T时），而当射束平行于电离室长轴时，电离室响应则降低16%。当然，后一种情况只具有学术意义，在实际应用中电离室长轴通常是垂直于射束方向，如下所述。目前市场上MR 加速器具有两种场强，即1.5T（Elekta）和0.35T（viewRay）。

一些学者计算或测量了磁场B对校准系数的影响。O’Brien 等（2016） 基于蒙特卡罗模拟推导提出了将因子 k_B^Q 作为方程19.11的校正因子，因为在MR直线加速器中可能无法达到标准参考条件，他们在公式19.12基础上做了如下定义：

$$k_B^{Q_{msr}} = \frac{\left(D_{w,Q_{msr}}^{B,f_{msr}} / M_{Q_{msr}}^{B,f_{msr}}\right)}{\left(D_{w,Q_{msr}}^{f_{msr}} / M_{Q_{msr}}^{f_{msr}}\right)} \qquad (19.49a)$$

其中：

M为测量电荷[57]，与腔内空气吸收剂量成正比；

f_{msr}是指机器特定参考射野（machine-specific reference field）参见9.5.2.1。

[57]　也有作者将其写为 D_{ch}。

Smit等（2014）提出了一种测量方法，将磁场的校正处理为对剂量仪读数校正：

$$P_{1.5\mathrm{T}} = \frac{M_{0\mathrm{T}}}{M_{1.5\mathrm{T}}} \quad (19.49\mathrm{b})$$

这是假设有磁场和无磁场时的水吸收剂量是相同的，磁场外电离室被用来补偿机器输出变化。表19.4显示了许多学者所报道的k_B^Q值。Malkov和Rogers（2017）考虑了磁场对电离室有效体积的影响：在存在磁场情况下，电离室内的剂量沉积变得不再均匀，当电离室轴垂直于磁场时，有效敏感体积减小最多。大多数作者倾向于平行方向，但是，Smit等发现，在这种摆位方式下，电离室的k_B^Q值对电离室在磁场中摆位精度的依赖敏感度会明显提高，即使误差小至3° 也会引起显著变化。

Malkov 和Rogers（2018）、Pojtinger 等（2018）为平行板电离室提供了数据。相较于其他类型电离室，Markus电离室的k_B^Q值更接近于1。然而，平行板电离室不推荐在磁场中作参考剂量测定。Gargett等（2015）考虑磁场对半导体探测器的影响，但半导体探测器也不适用于参考剂量测定。

表 19.4　在射野垂直于磁场情况下电离室在磁场中不同摆位条件下的 k_B^Q值

参考文献	0.35T		1.5T	
	电离室平行于磁场	电离室垂直于磁场	电离室平行于磁场	电离室垂直于磁场
NE 2571 chamber				
Meijsing et al.（2009）		0.97_1		0.953
Smit et al.（2013）				0.953（$P_{1.5T}$）
O’Brien et al.（2016）			1.003	0.962
Malkov and Rogers（2018）	0.9948		0.9888	
Pojtinger et al.（2018）	0.9995	0.9700	0.9963	0.9638
PTW 30013 chamber				
Spindeldreier et al.（2017）	0.997	0.9675	0.992	0.954
Malkov and Rogers（2018）	0.9957		0.9881	
Pojtinger et al.（2018）	0.9976	0.9684	0.9963	0.9935

所有情况下的束流能量都为6MV或接近6MV；包括了几种不同型号的加速器。

19.8　kV级X射线

19.8.1　简介

正如前面章节所阐述，自20世纪70年代中期以来，kV级光子和电子束的剂量测量受到了极大关注，并得到了重大修正和诸多改进。相比之下，kV级（低于400kV）X射线束的参考剂量体系（见第22章）直到20世纪80年代末才得到更新，例如，英国的剂量校准规程（HPA, 1983）将中等能量X射线剂量校准放入了附录。尽管如此，kV级X射线仍广泛应用于浅表病变治疗中（Ma等，1996；Poen，1999；Hill等，2014）。此外，kV级辐射还可用于细胞放射生物学研究，细胞放射敏感性系数α和β（见第6～8章）取决于精确剂量测定，细胞照射的几何条件往往比临床放射治疗参考剂量测定更为复杂。TRS-277号报告（IAEA 1987，1997）专门列出一个单独的章节来介绍kV级X射线，建立了以空气比释动能为基础的剂量校准体系，紧随其后的是关于kV级X射线剂量测定的国家规程推出（DIN 1988，1996；IPEMB 1996a；NCS 1997；AAPM 2001；IPEM 2005）。

19.8.2　kV级X射线剂量测定的基本原理

最初的kV级X射线剂量测量是基于把剂量计当作照射量计的方法，即在感兴趣的射线质射束下用照射量对电离室进行校准（参见5.1和5.3.2）。后来，概念上相类似的空气比释动能取代了照射量。照射量计方法通过C_λ概念被引入到MV级光子剂量测量中（如ICRU 1969），然后被概念上更为简便的将电离室空腔视为Bragg–Gray 空腔的$N_{D,air}$形式（见19.3章节）所取代。

50～500keV范围内的kV光子通常经历多次康普顿散射，产生具有初始能量的次级电子，这些初始能量大多只是光子能量的一小部分（图19.25a）。由于在次相对论能量下电子阻止本领是快速增加的（参见第3.2.2节），因此这些极低能量的“康普顿”电子射程非常短，即使在空气中也是如此（见图19.25b）。

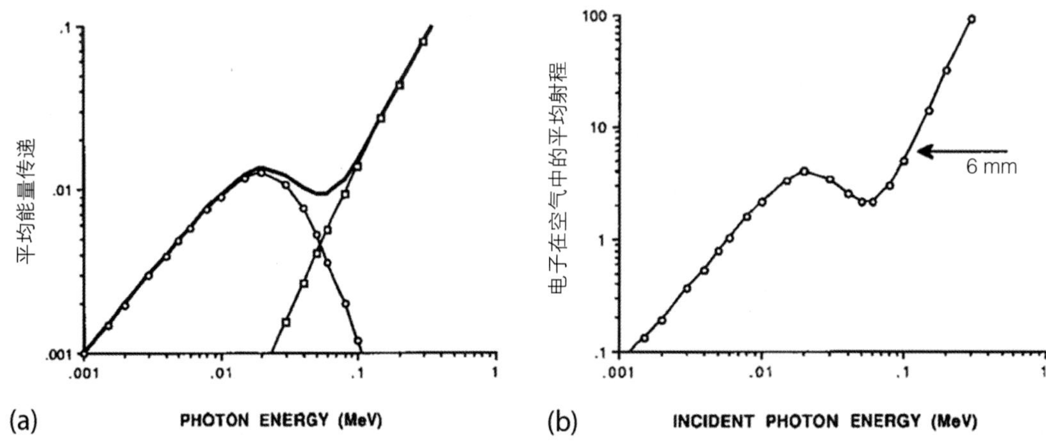

图 19.25 （a）能量为 E 的单能光子束在空气中向次级电子的平均能量转移。实线：空心圆曲线：光电效应，空心方形曲线：康普顿散射。（b）空气中由能量为 E 的单能量光子引起的电子运动的连续慢化近似射程（CSDA）（所有数据引自 Johns and Cunningham, 1983）（经许可转载自：Ma C–M and Nahum A E, Phys. Med. Biol. 36，413–428，1991，Institute of Physics Publishing.）

如图19.25b中所示空气中次级电子的相对较短射程表明，被kV级X射线束照射的电离室可能不表现为Bragg–Gray空腔（见第5.7.4.5节）。

Ma和Nahum（1991）通过蒙特卡罗模拟计算了一个空腔（典型电离室尺寸）中光子与空气相互作用所致吸收剂量的比例，但不包括来自腔外的入射电子。由Wulff和Andreo（未发表）补充的蒙特卡罗研究结果如图5.22所示。对于所有kV级 X射线射线质而言，腔内30%的信号来自光子在空气中的相互作用，相比之下，^{60}Co及以上能量的γ射线则不到1%。显然，kV级X射线剂量测定不能基于Bragg–Gray理论，即阻止本领比。然而，尽管电离室在kV级X射线束中不能被视为Bragg–Gray空腔，但是却有一个优势，即剂量与（碰撞）比释动能近似相等，即韧致辐射分数g可以忽略（见第5.3.2节）。

kV级和MV级X射线在基于空气比释动能剂量校准中的另一个重要区别是校准系数N_K。在MV级剂量校准规程中（见19.3节），N_K以单一射线质实现，即^{60}Co γ射线，然后再基于Bragg–Gray原理应用阻止本领比在^{60}Co γ射线和MV X射线质之间进行转换。对于kV级X射线，需要确定很多射线质的空气比释动能，也在PSDLs使用自由空气电离室确定了（见第16.3.1节），是在空腔内的空气中建立了带电粒子平衡（CPE）（见图16.5），而不是像^{60}Co γ射线那样建立在具有一定厚度的室壁内（见图19.8）。因此，PSDL可以在整个kV级X光子射线质范围内确定用户电离室的N_K值。

另一个区别在于kV级X光子射线质的定义方式。它是采用半价层（HVL）（见第22.2.2节）来描述，一般用mm铝或在较高能量范围内采用mm铜来表示。HVL是指能使射线空气比释动能衰减到一半所需要的物质厚度，它必须在窄束中进行测量以消除在衰减材料中产生的光子散射影响（见图22.4）。由于不同的过滤效应，产生电位差别很大的射束可以具有相似的HVL（Knight 和 Nahum,

1994，表22.1），用户必须测量临床射束的HVL，然后应用SDL所提供校准曲线为该射束选择校准电离室的N_K值。

19.8.3 基于空气比释动能kV级X射线剂量校准规程

在kV级X射线束情况下，校准规程一般推荐两种不同的方法：一种是在中能情况下使用，将校准过的电离室放在一个特定深度的水模体中（类似于MV级射束），另一种是在低能情况下使用，与模体无关的基于自由空气的测量。在德国和英国的规程中，有第三种用于极低能量射线剂量校准的方法（见19.8.6节）。

TRS-277号规程（IAEA 1987）在表达式包含所有必需因子的充分理论依据基础上建立了基于空气比释动能的kV级X射线操作体系。此外，TRS-277还包含了新的反向散射系数B值（见19.8.4节），以及中能射线照射模体校准规程中电离室校正因子（见19.8.5节）。这些基于照射量为基础的规程中电离室因子被默认假设为1（ICRU 1973；HPA 1983）。

如果比较从ICRU（1973）、HPA（1983）报告规程计算的剂量和IAEA TRS-277（1987）号报告计算的剂量，就会发现，在深度5cm的水中，≈100kV射线的剂量相差近10%。而对于HVL为0.44mm Al，直径为10cm射野，其表面剂量差异接近6%。这些差异主要是由于IAEA（1987年）的一个错误（见第19.8.5节），当然，这也是低能X射线剂量学得到越来越多重视的部分原因。在1997年IAEA对277号报告进行了修正，并且出现了专门针对kV级X射线剂量校准的国家新规程（DIN 1988，1996；IPEMB 1996a；NCS1997；AAPM 2001；IPEM 2005）。其所用公式和参数都很相似。Peixoto和Andreo（2000）对其进行了总结与比较，下面几节将对这些规程所共有的基本思想进行阐述。

19.8.4 反散射方法（低能射线-大约50～160kV）

临床上，处方剂量通常在皮肤表面（严格地说，是在皮肤下方，CPE首次建立的地方）。这与最常用的测定射线吸收剂量的方法密切相关。原则很简单。电离室置于“自由空气”之中，即不涉及任何模体，位于与患者皮肤表面上的射野中心相对应的位置。（校准）电离室的读数即为空气比释动能。然后，通过应用水比释动能反散因子B_w，将其转换为感兴趣射野下的水吸收剂量，因子B_w是射野大小和射线HVL的函数（见第22.6.1节和图19.27）。此方法射线能量或者说射线质范围因标准规程而异，但在所有规程中都定义为低能量。例如，在IPEMB（1996a）中，是指1～8mm Al范围内的HVL，大约是50～160kV；在IAEA（1987，1997a）中，这一范围是10～160kV；在IAEA（2006）中，该范围仅延伸至100kV或3mm Al。

在IPEMB（1996a）、NCS（1997）和AAPM（2001）标准规程中，“理论路线”如下：

• 第一步：计算空气中空气比释动能

$$[K_{\text{air}}]_{\text{free-in-air,HVL}} = M_{\text{free-in-air}}\, N_{K,\text{HVL}} \quad (19.50)$$

其中，$N_{K,\text{HVL}}$是特定于射线HVL的空气比释动能校准系数（Gy/读数），给测量读数M下标“自由空气中”以强调该测量是在不涉及任何模体时进行的，参考图19.26。

• 第二步：计算空气中的水比释动能

$$[K_{\text{w}}]_{\text{free-in-air,HVL}} = [K_{\text{air}}]_{\text{free-in-air,HVL}} \times \left[\left(\overline{\mu_{\text{en}}}/\rho\right)_{\text{w,air}}\right]_{\text{free-in-air,HVL}} \quad (19.51)$$

空气中的水比释动能，$[K_{\text{w}}]_{\text{free-in-air}}$，是由在自由空气条件下的空气比释动能计算得出的，即针对原射线能谱；因此，$[(\mu_{\text{en}}/\rho)_{\text{w,air}}]$与射野大小无关（Nahum 和 Knight，1994）。

• 第三步：以射野大小ϕ计算在水模体表面的水比释动能

$$[K_{\text{w}}]_{z=0,\phi,\text{HVL}} = [K_{\text{w}}]_{\text{free-in-air,HVL}}[B_{\text{w}}]_{\phi,\text{HVL,SSD}} \quad (19.52)$$

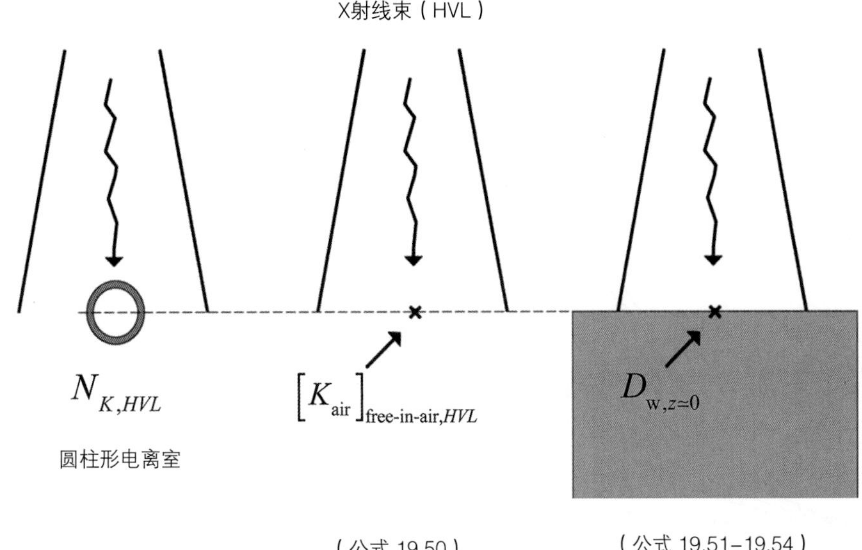

图 19.26　在低能 kV 级 X 射线束条件下确定水模体表面吸收剂量的步骤（从左到右）的图示，从以感兴趣的射线质的空气比释动能系数校准的电离室测量开始。需要强调的是，模体表面剂量是由空气中空气比释动能乘以反向散射因子计算得到，反向散射因子应该通过蒙特卡罗模拟方法计算而不是通过测量得到的。

反散因子 $[B_w]_{\phi,\mathrm{HVL,SSD}}$，对于射野大小 ϕ，在特定HVL和 SSD 下，将空气中的水比释动能，$[K_w]_{\text{free-in-air,HVL}}$，转化为由射野大小为 ϕ 的射线照射水模体表面的水比释动能（Nahum 和 Knight，1994）[58]。下标 HVL 和 SSD 表明反散因子除了射野大小 ϕ，还是 HVL 和 SSD（源皮距）的函数（Grosswendt，1990，1993；Knight，1996）。

• 第四步：将模体表面的水比释动能转换为模体表面的水吸收剂量[59]

$$D_{w,z=0}=[K_w]_{z=0,\phi,\mathrm{HVL}} \qquad (19.53)$$

并结合方程 19.50 到 19.53，我们得出：

$$D_{w,z\approx0}=MN_{K,\mathrm{HVL}}[B_w]_{\phi,\mathrm{HVL,SSD}}\times\left[\left(\frac{\overline{\mu_{en}}}{\rho}\right)_{w,air}\right]_{\text{free-in-air,HVL}} \qquad (19.54)$$

其中：

M是校正到标准条件仪器读数$N_{K,\,\mathrm{HVL}}$为特定于所使用射线HVL空气比释动能电离室校准系数；

$[B_w]_{\phi,\mathrm{HVL,SSD}}$是所使用的射线的射野大小ϕ、HVL 和源皮距SSD的反散射因子；

$\left[\left(\overline{\mu_{en}}/\rho\right)_{w,air}\right]_{\text{free-in-air,HVL}}$是自由空气中的（即原射线）能谱（A）的水到空气质量能量吸收系数比。

图 19.26 示意性地说明了这些步骤。

IAEA（1987）中的反散射因子与 BIR（1983年）中给的及在诸如 HPA（1983）等标准规程中推荐使用的有很大不同（对于 HVL 和射野大小的某些组合，相差几个百分点）。新的 IAEA（1997a）给出的$[B_w]_{\phi,\mathrm{HVL,SSD}}$值由 Grosswendt（1984，1990）使用蒙特卡罗模拟计算，后来由 Knight（1996）证实。反散因子$[B_w]_{\phi,\mathrm{HVL,SSD}}$在

[58] 反散射因子 B_w 明确定义为水比释动能比。这与 IAEA (1997a) 的定义不同，IAEA (1997a) 中反散射因子 B_w 定义为空气比释动能比（即使并没有明确提出），相应的水空气质能吸收系数比与射野大小有关。这两种定义方式理论上是相通的。数值上 Bw 和 B_{air} 间的差异很小，但在概念上对两者进行区分对理解反散射因子非常重要。剂量等于比释动能的条件是带电粒子平衡(CPE)（参见 5.5）,CPE 首先是在表面下很浅深度处实现。

[59] 剂量等于比释动能需要 CPE，这将首先出现在表面以下非常小的深度处，（见第 5.5 节）。

HVL≈8mm Al 时，对于 20cm 直径的射野大小可以接近1.5，尽管对 SSD 依赖相当弱。这些特征都可以在图 19.27 中看到[60]。

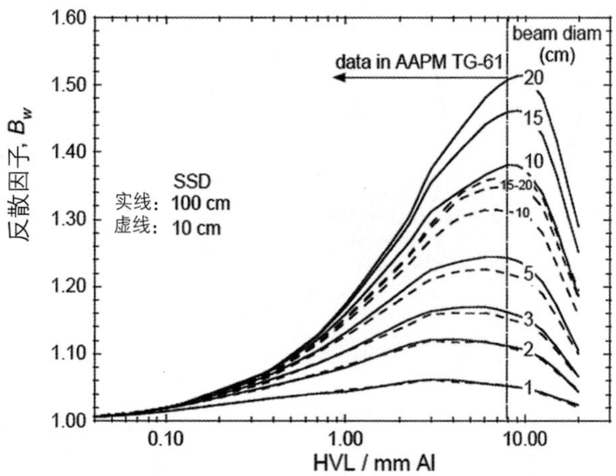

图19.27　不同射线野大小的低能 X射线的反散因子B_w是射线质（指定Al中HVL，单位是mm）的函数。实线和虚线分别代表 100cm 和 10cm SSD。垂直虚线将左侧 AAPM TG-61（AAPM 2001）中的数据与 Grosswendt（1990）的整个数据集分开。（经许可转载自：Andreo, P., Burns, D. T., Nahum, E. E., Seuntjens, J., and Attix, F. H. Fundamentals of Ionizing Radiation Dosimetry. Weinheim：Wiley-VCH, 2017.）

需要强调的是，电离室仅用作从SDL到临床所使用射线空气比释动能转换工具；电离室的类型并不重要。然而，理想情况是，在整个能量范围内，电离室的 N_K随 HVL 变化尽可能小。根据 IPEMB（1996a）英国校准规程，专门设计的次级标准仪器以前是 NE2561，现在是 NE2611，将用于整个中低能量范围。IAEA（1987）标准规程推荐对低能量范围的使用薄窗平行板电离室。

19.8.5　模体法（中能射线-大约160～300kV）

对于所谓的中能 X射线束，在 IPEMB（1996a）中定义为大约 160～300kV，[61]HVL 0.5～4mm Cu或超过 8mm Al，建议使用在水模体的参考深度处剂量（见图 19.28）。各种标准规程对参考深度的规定有所不同：IAEA（1987）指定的深度为5cm，而在 IPEMB（1996a）、NCS（1997）和 AAPM（2001）中，参考深度为 2cm，这一个深度更多的于临床实践。

遵循 IPEMB（1996a）规程，计算吸收剂量的步骤为：

• 第一步：计算模体中“孔洞”中心的空气比释动能（2cm深）：

$$[K_{air}]_{hole,HVL} = MN_{K,HVL}\,k_{hole} \qquad (19.55)$$

其中$N_{K,\,HVL}$是电离室空气比释动能校准系数，特定于射线 HVL；

M是电离室读数，对应于模体孔洞中心的空气比释动能，空洞尺寸与电离室外部尺寸（包括其壁）相匹配。

k_{hole}是一个因子[62]，用于校正入射在“孔洞”和“空气中”表面的光子能量和角度分布之间差异对电离室响应的影响（Hohlfeld，1996）。

• 第二步：计算在电离室中心位置未扰动介质中的空气比释动能

“孔洞”现在必须“充满水”以产生在未受干扰介质中孔洞中心的空气比释动能。由于缺乏衰减导致的过度读数和由于缺乏散射而导致的读数不足的影响，已通过添加因子p_{dis}得到纠正：

$$[K_{air}]_{z,HVL} = MN_{K,HVL}\,k_{hole}\,p_{dis} \qquad (19.56)$$

其中，$[K_{air}]_{z,HVL}$是模体中参考深度z处空气比释动能，此时没有电离室，但在其中心的位置。

电离室杆在概念上可视为电离室壁或主体的一部分。因此，假定公式 19.56 中的乘积$k_{hole}p_{dis}$包括了杆的影响。可以注意到，杆效应是造成整体校正因子射野大小依赖的原因（Rosser，1996）。

• 第三步：将参考深度处空气比释动能转换为参考深度处水比释动能

通过乘以水与空气质能吸收系数比来实现，针对参考深度 z 处的光子能量-注量谱进行评估；请注意，该系数是射野大小 φ 的函数，与反散射方法

[60] Grosswendt 计算的值适用于开放式限光筒。对于厚度为 3mm 的封闭式 PMMA 限光筒，反散因子增加了约 3%（IPEM 2005）。

[61] IAEA（1987）将其指定为 100～300kV。IPEMB 定义使用的是 HVL，而不是 kV。

[62] 这个修正因子在 IPEMB（1996a）中用 k_0 表示。

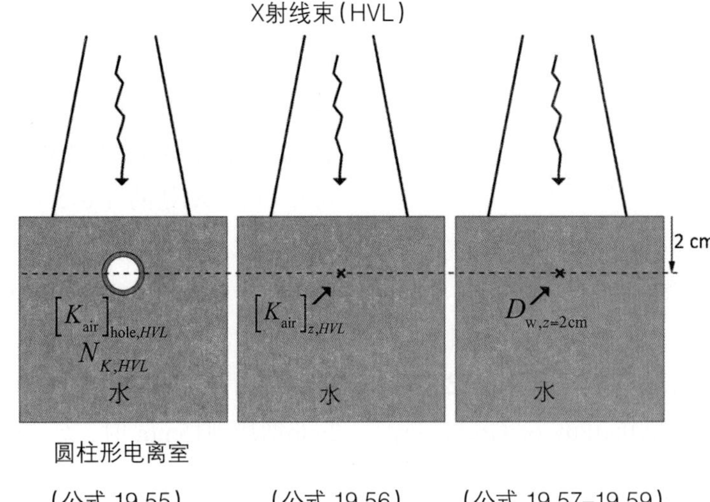

图 19.28 中等能量 kV 级 X 射线束的水模体参考深度处吸收剂量的测定步骤示意图（从左到右），首先是一个按照空气比释动能在相关射线质条件下进行校准的电离室。［改编自：Ma, C-M., Kilovoltage X-Ray Dosimetry for Radiation Therapy, in Clinical Dosimetry Measurements in Radiotherapy ed D W O Rogers and J E Cygler AAPM 2009Summer School Proceedings（Madison, WI：Medical Physics） pp 297–321，2009.］

中使用的系数不同（参见公式 19.51）：

$$[K_w]_{z,\mathrm{HVL}}=[K_{air}]_{z,\mathrm{HVL}}\left[\left(\overline{\mu_{en}}/\rho\right)_{w,air}\right]_{z,\mathrm{HVL},\phi} \tag{19.57}$$

• 第四步：将参考深度处水比释动能值赋给水吸收剂量

$$D_{w,z=0}=[K_w]_{z=0,\phi,\mathrm{HVL}} \tag{19.58}$$

因为存在 CPE 并且剂量与比释动能之比 β（参见第 5.4.2 和 5.5 节）在kV能量下与 1 的差异可以忽略不计。

结合公式 19.56 到 19.58，2cm 深度处水的吸收剂量 $D_{w,z=2cm}$出下式给出：

$$D_{w,z=2\,cm}=MN_{K,\mathrm{HVL}}k_{ch}\left[\left(\frac{\overline{\mu_{en}}}{\rho}\right)_{w,air}\right]_{z=2\,cm,\mathrm{HVL},\phi} \tag{19.59}$$

其中：

M是校正到标准条件的仪器读数；

$N_{K,\mathrm{HVL}}$是用户所使用射束HVL的电离室空气比释动能校准系数；

$k_{hole}p_{dis}$ 表示为k_{ch}，即整体校正因子[63]。

模体法如图 19.28 所示。

最初，IAEA（1987）将 NE2571等Farmer式圆柱形电离室在 100kV（4mm Al）下的k_{ch}值（在其符号中用p_u表示）给定为1.10（见表16.2）。随后业界对该校正因子进行了广泛研究，主要针对 NE2611 和 NE2571 圆柱形电离室（例如 Ma 和 Nahum，1994、1995a、1995b；Hohlfeld，1996；Seuntjens 和 Verhaegen，1996；Seuntjens 等，1999）；一致认为 IAEA（1987）的值是不正确的。于是IAEA 正式撤回了 1987 年公布的值，IAEA（1997a）包含了一份修订后的p_u值表，从HVL=3mm Cu左右的1.0到0.2mm Cu时的1.03［估计不确定性为2%（k=1）］，类似于 IPEMB（1996a） 中相应值。AAPM TG-61 报告（2001） 给出了许多其他电离室值，包括 Capintec PR-06C、Exradin A12 和 NE2611。所有这些HVL最大约为 0.5～0.6mm Cu，k_{ch}都在0.99～1.04范围内。

系数$[(\mu_{en}/\rho)_{w,air}]_{z,\mathrm{HVL},\phi}$ 已经由 Knight 和 Nahum

[63] 在 IAEA（1987）中，这个因子用 k_u 和 p_u 乘积表示；在 AAPM TG-61 报告（2001） 中，用 $P_{Q,cham}$ 表示。

（1994）、Knight等（1996）通过蒙特卡罗模拟进行了评估，差异约 1%，对射野大小和深度依赖性很小。

19.8.6 极低能量射线（约8～50kV）

IPEMB（1996a）与IPEMB（2005）附录一起定义了第三个能量范围：极低能量（0.035～1.0mm A1，大约8～50kV）。在英国（法国和瑞典也一样），这种极低能量用于某些治疗（所谓的巴基疗法或格伦茨射线疗法，Buckytherapy or Grenz-ray therapy）。次级标准电离室 NE2561 不应在这些能量下使用，因为它的响应，即N_K与HVL校准曲线不再近似平坦。建议使用薄窗平行板电离室。此外，在射野大小不足以完全覆盖电离室时，反散射方法不再适用于临床上用这类极低能量射线极小射野。因此，M与N_K 乘积值不会是所用射线在自由空气中空气比释动能正确值。

对于这个极低能量范围，IPEMB（1996a）建议使用放置在水模体表面平行板电离室来确定表面剂量，DIN（1988）也推荐了这种方法。水吸收剂量的计算表达式与针对中能射线的模体法表达式相同（参见第 19.8.5 节），不同之处在于因子 k_{ch}现在指的是此时使用的平行板电离室对应的值，以及测量的是表面吸收剂量，而不是在2cm深度处的吸收剂量。它被指定为 $k_{pp,z=0}$。在英国标准规程（IPEMB 1996a）发布时，没有$k_{pp,\ z=0}$值可用，当时假定该因子为 1。然而，这不可能是正确的，因为来自电离室的散射不能忽略不计（参见第 19.8.5 节中确定圆柱形电离室的 k_{ch}所涉及的“孔洞”）。因子 $k_{pp,\ z=0}$ 必须考虑这种散射影响。Ipe等（1999）通过实验确定$k_{pp,\ z=0}$，发现射野直径为5.4cm（焦距 50cm）时，它在1.01～1.08之间变化，具体值取决于电离室、射线质和模体。

Perrin等（2001）通过扩展反散射方法的能量范围（参见第 19.8.4 节）确定了三种不同电离室类型的 k_{ch}，分别有PTW 23344 大体积电离室和PTW 23342 小体积软X射线电离室和Markus平行板电子束电离室，该因子是关于源皮距SSD、限光筒尺寸和射线质的函数。对于每种电离室类型，如IPEMB（1996a）所推荐的那样，将额外的 0.1mm 聚乙烯片放置在入口窗口上以将（总）窗口厚度增加到大于 8.5mg/cm^2［注：不再推荐使用额外的厚度（IPEMB 2005）］。对于 PTW 23344电离室，k_{ch}值随着 HVL 从 0.04mm Al 处的1.01 ± 0.005 到0.98mm Al处的 1.075 ± 0.005（对于50mm直径射野）近似线性增加。对于PTW 23342 电离室，Perrin 等（2001）在 0.04mm～0.6mm Al范围内发现了非常相似的k_{ch}值，在0.98mm Al处$k_{ch}\approx$ 1.06。他们发现，对于两种 PTW 电离室，当射野直径从2mm增加到15mm 时，k_{ch} 降低了约 1%。得出的结论是，使用原始 IPEMB kV标准规程（1996a）中的 k_{ch} 等于 1 会低估这个极低能量范围的吸收剂量[64]。这些新值得到了 IPEM 认可，IPEM 在其原 kV 射线剂量校准规程（IPEM 2005）的附录中推荐使用。

Carver等（2013）将蒙特卡罗模拟应用于50kV Papillon P50 接触式放射治疗设备的剂量确定（参见第 10.3.1.2 节和表 10.1），在直径22mm的限光筒、焦面距离2.9mm，获得的反向散射因子值为1.076 ± 0.001，k_{ch} 接近 IPEM 附录（2005）中当前推荐的1.06。

19.8.7 水吸收剂量的校准

一般没有kV级X射线范围内水吸收剂量的标准。然而，使用公认校准规程（见IAEA 2006），可以从空气-比释动能校准系数中得出对水吸收剂量的校准系数。通过这种方式，任何具有空气-比释动能标准的校准实验室原则上都可以提供（推导）水吸收剂量校准系数。这在形式上相当于用户获得了空气-比释动能校准，然后遵循与校准实验室使用的相同的空气-比释动能校准规程（Jhala等，2009）。它的优点是在用户角度上将水吸收剂量校准的统一方法扩展到了kV级X射线。两个初级标准剂量学实验室在这种能量下用量热计进行了验证性测量（Krauss等，2012；Rapp等，2013）。

[64] 对于 Markus 电离室，随着射野大小的增加，k_{ch} 有增加的趋势；但是，不建议将此电离室类型用于此能量范围内的参考剂量确定，因为不同电离室的 N_K 变化超过 5%。但是高级 Markus 电离室（Pearce 等人，2006）可能会更可靠一些。

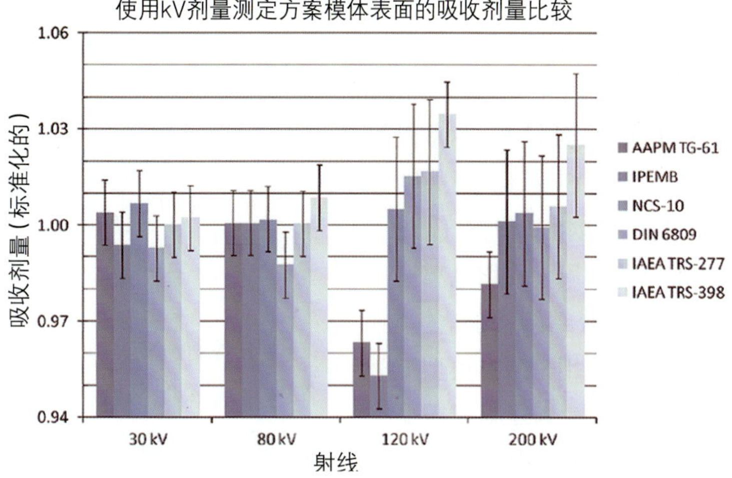

图 19.29　使用 kV 剂量测定协议获得的全散射体模表面对水的吸收剂量比较［经许可转载自：Munck af Rosenschöld, P., Nilsson, P. and Knöös, T. Phys. Med. Biol. 53（16）：4431–4442，2008.］

19.8.8　不同校准规程之间的参考剂量学的比较

Peixoto和Andreo（2000）对kV级X射线剂量校准规程进行了理论比对。他们发现研究的规程剂量学数据差异在1%～2%范围内。然而，在这项研究中必须外推剂量学数据，以便在整个射束的射线质范围内进行比对。Munck af Rosenschöld等（2008）根据IAEATRS-277（1997b）、IAEATRS-398（2006）、DIN6809（1996）、IPEM（2005）、AAPMTG-61（2001）和NCS报告10（1997）的kV级射线剂量校准规程进行了参考剂量测定的比较实验。测量了4种临床射束，加速电压分别为30kV, 80kV, 120kV, 200kV，半价层从0.6mmAl到1mmCu。图19.29显示了比较结果。

根据各种规程确定的全散射水模体表面吸收剂量之间的一致性大多在1%～2%以内。然而对于120kV射束，IPEMB和AAPMTG-61规程的空气反散射因子方法产生的吸收剂量比IAEATRS-398规程（IAEA 2006）要低7%。当规程中的反散射因子用作者自己的X射线机内部蒙特卡罗程序计算值所取代时，规程之间的一致性有所提高（在4%以内）。Ma等（1998）还研究了在不同蒙特卡罗模拟程序代码计算的空气法和模体法的一致性。他们重新计算了B_w值，发现了良好的一致性，但发现若使用该规程中的B_w值，IPEMB（1996b）方法有4%差异。这些结果表明，需要进一步改进反散射因子的准确性。

19.9　质子和重离子束

近年来，放射治疗中质子和重离子束的应用不断增加（见第25和39章）。这些射线实际剂量测定也是基于电离室空气-比释动能和水吸收剂量校准。本节概述了临床质子和重离子束的校准程序，将Medin（1997）和Medin等（2000）提供的质子束剂量学综述扩展到所有类型的带电重粒子。虽然质子自20世纪50年代中期以来就被用于放射治疗，但第一个剂量校准规程是来自AAPMTG-20报告（1986）。这与第19.2节和第19.3节中讨论的关于高能光子和电子束剂量学更成熟的校准规程不同。AAPM早期剂量校准规程一般是针对带电重粒子。该规程回顾了可用的不同剂量测定方法，并推荐法拉第杯和量热计作为首选。由欧洲临床重粒子剂量测定组（European Clinical Heavy Particle Dosimetry Group, ECHED）发布的质子剂量校准规程（Vynckier等，1991，1994），对所提供的数据和实际程序进行了改进。尽管量热法和法拉第杯仍然是1991年规程中的主要剂量测量建议，但基于电离室的剂量测量比 AAPM（1986）更受关注。Vynckier等（1994）从国际辐射单位委员会（ICRU 1993）中提取了这些数据并补充更新到质子阻止本领，并推荐使用几种电离室类型，但没有提供详细的电离室数据[65]。

ICRU 59号报告关于质子剂量校准规程（1998）推荐指型电离室作为参考剂量计，还鼓励使用水量热计。ICRU 59号报告包括基于空气-比释动能和水吸收剂量的校准公式，用于使用电离室测定的水吸收剂量。第 19.3节中介绍的基于空气-比释动能的参考剂量确定公式可适用于所有类型带电重粒子，但必须考虑在空气中产生粒子对所需平均能量的能量依赖性，W_{air}/e。用户带电重离子束射线质Q的水吸收剂量，由Q与Q_0（即^{60}Co γ射线）的W_{air}/e值的比率修改，计算公式为：

$$D_{w,Q}(z_{ref}) = M_{w,Q}(z_{ref}) N_{D,air,^{60}Co} \times \left[\frac{(W_{air}/e)_Q}{(W_{air}/e)_{^{60}Co}} \right] (s_{w,air,\Delta})_Q \, p_{ch,Q} \qquad (19.60)$$

其中：

$(s_{w,air,\Delta})_Q$ 是带电粒子射线质Q在深度z_{ref}能谱下水对空气（Spencer-Attix）质量阻止本领比；

$p_{ch,Q}$是一个因子，表示用户射线质为Q的带电重粒子束中电离室各种扰动校正因子的乘积（参见19.4.2）。

对于带电（重）离子束剂量校准中使用的大多数电离室，假设这些校正因子为1，尽管考虑到对于带电重粒子可能仍然需要有效测量点的位移（在电离室定位时考虑到其读数对应于介质中深度z_{ref}处）。目前推荐治疗用质子束的W值为每离子对为34.44 ± 0.14eV；碳离子束为34.71 ± 0.52eV（ICRU 2016）。IAEA基于水吸收剂量的校准规程（IAEA 2006）推荐了基于$N_{D,w}$的质子和重离子束的参考剂量校准程序（见第19.2.2节）。在撰写本书时，这类射线没有水吸收剂量标准；因此目前的方法是使用^{60}Co γ射线（射线质Q_0）以水吸收剂量校准的电离室。因此相关的表达式如下：

$$D_{w,Q}(z_{ref}) = M_{w,Q}(z_{ref}) N_{D,w,Q_0} k_{Q,Q_0} \qquad (19.61a)$$

$$k_{Q,Q_0}(z_{ref}) = \frac{(s_{w,air,\Delta})_Q}{(s_{w,air,\Delta})_{Q_0}} \frac{p_{ch,Q}}{p_{ch,Q_0}} \frac{(W/e)_{air,Q}}{(W/e)_{air,Q_0}} \qquad (19.61b)$$

其中各种量之前已经定义了。图 19.30 显示了作为水中深度函数的单能质子Spencer-Attix 水对空气阻止本领比，$S_{W,air}$。在远离布拉格峰的深度处，对初始射束能量的依赖性非常弱；该值在布拉格峰深度区间上升了几个百分点（Medin 和 Andreo，1997）。

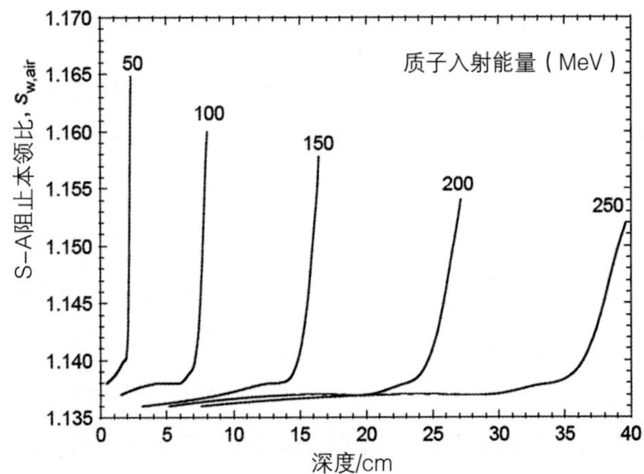

图19.30 单能质子Spencer-Attix（Δ=10keV）水对空气阻止本领比，作为水中深度的函数；考虑了次级电子的传输和原子核非弹性散射过程（Medin 和 Andreo 1997 的数据）。（经许可转载自：Andreo, P., Burns, D. T., Nahum, E. E., Seuntjens, J. and Attix, F. H. Fundamentals of Ionizing Radiation Dosimetry. Weinheim: Wiley-VCH, 2017.）

临床质子束的射线质是根据残余射程R_{res}定义的。参考扩展布拉格峰（spread-out Bragg peak, SOBP）在水中深度剂量曲线，R_{res}定义为实际射程R_p与在SOBP中心获取的参考深度 z_{ref} 之间的差值（参见图25.8）。

虽然质子束剂量校准目前有可接受的准确度，扰动因子除外（参见 Medin 和 Andreo, 1997; Palmans等，2002），但更重的离子的参考剂量校准的情况并非如此，其所涉及的物理过程非常复

[65] 用户可以参考 IAEA(1987) 和 AAPM(1986) 来获得各个电离室的相应因子。

杂，主要是因为粒子径迹和核碎裂反应（projectile and target fragmentation）截面的详细数据尚未确定，这意味着阻止本领（以及阻止本领比）和 W_{air} 值的确定依赖于粗略的近似值（参见IAEA 2006）。

质子束参考剂量确定的标准不确定度可能大于2%（IAEA 2006）。质子参考剂量校准的基于定制设计的“便携式”量热计正在开发中，可能会取代基于^{60}Co的$N_{D,w}$校准用于质子治疗（与A. Kacperek讨论的结果）。

也应该注意，特别是比质子重的离子束，相对生物效应（RBE）随着深度（初级粒子能量下降）和组织吸收剂量而变化。这导致所谓的生物剂量和物理剂量之间存在显著差异（见第6.11.5节）。然而，参考剂量校准规程（或协议）涉及物理剂量（以Gy为单位）确定，从而确保在“临床”剂量测量的第一步中实现一致性。在质子和重离子治疗计划设计中，重要的是要考虑物理剂量和生物等效剂量。

19.10　参考条件下剂量测定的模体

19.10.1　简介

剂量测量的参考材料是水，因为它是人体组织的主要组成部分，被认为具有很好的软组织等效性。水很容易获得，非常经济，而且通常易于使用。因此，在光子、电子和带电重离子束的参考剂量测量校准规程中，水是吸收剂量测量的参考介质。大多数电离室要么有内置防水材料，要么使用塑料套防水，理想情况下塑料套厚度不超过1mm（见16.3.2.2节），通常不会对剂量测量和计算带来太多问题。水模体应该足够大，以提供足够的侧向散射和反向散射。作为一般建议，要求模体在测量深度处比每个射野边缘至少宽5cm，并且在最大测量深度更深的方向具有至少5cm模体材料（在中能量kV X射线时为10cm），尽管具体的建议可能随射束类型和射线质以及特定剂量校准规程不同而有差异。射束通过带有薄塑料入口窗（小于5mm厚）的水平照射已被证明比直接穿过水面照射具有更好的几何重现性（McEwen等，2008）。在将电离室定位在所需深度时，应考虑该薄塑料入口窗的水等效厚度（厚度乘以密度，单位g/cm^2）。某些商业水箱侧壁用非常薄的塑料窗，可能会因为水压而发生弯曲。这应该仔细监测，因为会随着时间而变化，进而改变水表面和电离室之间的深度。

然而，在某些情况下，固态模体可能更适合使用，并且可能比水有许多重要的优势。固态模体允许使用非防水辐射剂量计，其摆位更容易且可重复，并且在高剂量梯度区域有更小的定位不确定性。固态模体通常也更易于用于常规质量保证测试和常规剂量测定。由于这些原因，某些剂量校准规程允许在参考剂量测定中使用固体模体，特别是对于低能X射线和电子束，但需要选择和使用适当校正因子（IAEA 2006；IPEMB 1996a；Hill 等，2008）。

应该注意的是，使用除水以外的任何材料都会增加测量不确定性（尽管可能减少定位的不确定性），因此主流推荐是尽可能使用水模体进行射束校准。其他材料应在购买时进行测试，以确保其密度和板材或板材厚度与预期一致。应该检查平整度，因为弯曲的薄片会在照射路径中引入显著间隙。此外，用户应该通过比较在模体材料中进行的测量结果和在水中进行的测量结果来证明模体确实是水等效的。如有必要，可以对密度差异进行修正。一个有用的参考是IAEA TRS-483报告（IAEA 2017）的表20，其中列出了10种常见固态模体材料，给出了其元素组成、标称平均密度、平均激发能、平均原子序数（Z/A比值）和几何深度$z_{eq,\ plastic}$（10），根据电子密度进行转化，相当于10cm水深度。

19.10.2　MV X射线和^{60}Co γ射线束

对于这些射束，使用水模体进行参考剂量测定没有大问题。目前的剂量校准规程都推荐水模体，并讨论了所需防水和定位要求。

如果特殊情况下使用固体模体，所有的尺寸（深度和射野的大小）都应根据材料电子密度进行缩放。对于源探测器参考距离的摆位，不需要其他校正。然而对于源皮距参考距离的摆位，需要一个平方反比定律校正。但即使这样做之后，在原则上也需要一个（小）的校正，校正因子为$k_Q^{w,plastic}$。该校正因子由测量或蒙特卡罗模拟的水吸收剂量与材料吸收剂量之比确定（IAEA 2017）。此外，在具有强磁场的区域，固体模体和探测器之间气隙可能存在问题（Hackett等，2016）（见第19.7节）。

19.10.3 电子束

在一些低能电子束（通常小于10MeV左右）的剂量校准规程中，允许使用非水模体材料。低能电子束深度剂量梯度更陡，剂量跌落很快，剂量分布延伸距离更短，通常优选平行板电离室，而不是圆柱形电离室，以减少射束方向上扰动（见第16.3.2.3节）。一般来说，PMMA（聚甲基丙烯酸甲酯）和聚苯乙烯（白色或透明）已允许作为模体材料。环氧树脂基塑料（White等，1977；Constantinou等，1982；Ho和Paliwal，1986；Tello等，1995）在最近的校准规程中引入（IPEM 2003；IAEA1997b, 2006）。有以下几点注意事项值得强调。

a. 深度必须转换到水等效深度，这样能谱才会相似，因此适用相同的$s_{w,\,air}$。目前已经使用了各种方法，例如，按电子密度、阻止本领或射程和50%剂量深度计算。推荐的转换因子可以在IPEM（2003）和IAEA（1997b, 2006）中找到，但是IPEM（2003）仍强烈建议使用液体水。

b. 即使经过适当等效深度转换，电子通量通常也会与水中不同，因为这两种材料的散射本领（见第3.6.1 节）不同。典型塑料（PMMA 和透明聚苯乙烯）中碳含量导致较低的有效原子序数，因此当阻止本领匹配时，散射本领较低，导致等效深度处的电子通量较低。注量比校正系数h_m（一般＞1）被用来修正电子通量较低的问题（Thwaites，1985；Bruinvis等，1985；Thomadsen等，1995；Tello等，1995；Ding和Rogers，1996；Nisbet和Thwaites，1998b）。IPEM（2003）和IAEA（1997b, 2006）中给出了接近参考深度处的代表性值。

c. 对于作为电绝缘的模体，电荷存储可能会产生问题，在电荷存储中停止的电子留在模体中，产生高强电场，可以改变入射在腔室上的电子通量以及在照射期间和随后照射过程中测量的电离（Galbraith等，1984；Thwaites, 1984）。这些效应可能很大，特别是对于在较厚的模体材料板中的圆柱形腔室（Galbraith等，1984；IPEM 2003）[66]。

19.10.4 kV级X射线束

与MV级射线相比，kV级X射线束在不同模体材料之间的微小差异很可能会被放大（Hill等，2005）。推荐将PMMA和环氧树脂塑料模体结合平行板电离室用于低能或极低能X射线的测量[67]。在这种情况下测量，由于是在表面，因此不需要深度校正因子。该模体旨在提供反向散射。Hill等人发现，当使用“固体水”RMI-457时[68]，塑料模体的测量结果与在液体水相比的偏差在3%以内，但他们发现深度剂量测量时与其他材料差异高达14%，甚至更大。对于中能量射线则推荐使用圆柱形电离室，水模体用于剂量校准。

19.10.5 质子和重离子束

对于质子束和重离子束，很少或没有关于等效效应的信息，如h_m值，建议用水进行测量。任何使用非水模体的方法都需要对用户现有的射线相对于水进行仔细的评估。对塑料-水模体材料等效性评价的一些研究表明，通量校正因子随着深度增加而逐渐增加，最大修正值取决于射线能量、模体材料或粒子类型（Lourenco等，2016，2017）。

[66] 对于高能电子束使用圆柱形电离室对平行板电离室进行交叉校准时可能也是问题。

[67] 校准规程规定对于低能kV X射线在空气中测量（参见19.8.4），不需要模体。

[68] 标准化和专利来自于Gammex, Middleton, Wisconsin。

第 20 章　相对剂量测量

Ivan Rosenberg

目录

20.1 引言

20.1.1 绝对剂量和相对剂量测量的基本原理

使用放疗治疗患者的前提是能确定患者体内任一点的剂量。因为必须在治疗前知道剂量分布，但是无法在患者体内进行剂量测量，所以必须通过计算来预测剂量。计算患者体内任一点的剂量需要很好地理解临床射束的性质，这些问题在E部分做了介绍。F部分介绍了剂量计算和基于计算机相应的剂量计算模型。为剂量模型提供必要的基本数据，必须在治疗机上进行若干初步的测量。实践中，通常将剂量测量区分为绝对剂量测量和相对剂量测量，以便理解实际测量与计算的差异。参考条件下的绝对剂量（或参考剂量）的确定是基于在第19章讨论的已公布剂量规程。需要强调的是，必须严格遵守这些剂量规程的建议，以保证世界范围内剂量测定的准确性和一致性。参考条件的选择是为了提供一个可以建立电子平衡（对于光子束），并且剂量梯度不是很陡、有一定临床意义的深度上的一个点。

然而在实践中，实际治疗情况千差万别，因此，有必要针对具有代表性临床应用情况下的剂量进行测量。这些测量可以与参考条件下的绝对剂量测量相关联，并归一到参考条件下的绝对测量结果，这些测量称为相对剂量测量。国际原子能机构（IAEA 2006）发布的TRS-398剂量校准规程简要介绍了必须要进行的测量类型和相关程序。美国医学物理学家协会（AAPM 2008）106工作组发布的报告（TG 106）中给出了更多细节。IAEA TRS-483报告（IAEA 2017）介绍了小野相对剂量测量的特殊性。

本章重点介绍不带电粒子（光子）和带电粒子相对剂量测量的详细程序。进行这些测量需要理解第26章中所述用于剂量计算的相应剂量学参数的定义。在适当部分，也给出了可以相互参考的章节。

20.1.2 测量前的准备

新的放疗机器到货后，在其临床应用前的时间收集所有必要的数据是最好的，有时这也是供物理师收集所有必要的数据唯一的时间段，有助于理解射束特点和各种限束、射束调制器［如楔形板、射野挡块和多叶准直器（MLC）］。重要的是要确保此时测量是准确和全面的。提前构思和准备会有助于这部分工作的顺利完成。

这一初始阶段分为验收阶段和调试阶段（也见第45.7.3）。验收包括验证设备的性能是否满足采购合同和制造商产品配置说明中列出的最低要求。调试是研究、测量和记录机器与临床使用相关的全部特性的过程。只有在彻底验收过程确定机器机械和辐射性能稳定后，才能开始机器调试（见第46.2～46.6节）。在准备验收和调试测量时，应检查单位内部所有剂量测量设备的校准、准确性和可用性（见章节46.10和46.11）。例如，静电计需要检查噪声、漏电流和极化电压，电离室和半导体需要检查漏电和防水情况。如果要使用计算机控制水箱（见第20.1.3.1节），则需要检查其机械运动和数据采集软件准确性。AAPM TG-106（AAPM 2008）详细解释了如何进行这些检查，并建议在使用水箱进行调试之前进行“演练”。应对要使用的固体模体（见第20.1.3.2节）进行测量，以确定平板厚度，以及可以与相匹配的探测器适配。尽管制造商提供了数据，但还是应通过测量来检查固体模体密度。还建议对这些模体进行CT和软X射线成像，以检查模体均匀性，并验证探测器是否能够准确地与模体钻孔相适配。

调试所需测量的数据应满足机器跳数（MU）[1]独立计算和单位使用治疗计划系统（TPS）射束建模和验证的要求（见表20.1）。并应进行更多测量，以检查TPS在不同情况下剂量计算的准确性，理解射束修正器和不对称几何形状的影响，并能够回答可能的临床问题，如在使用组织补偿物（bolus）[2]和皮肤保护情况剂量计算的准确性，TPS[3]可能无法准确模拟这些情况。应事先

[1] 关于MU概念的进一步信息，参见21.2。由处方剂量计算MU的方法参见第26章。

[2] 组织补偿物（bolus）是放置在患者皮肤上的材料，以改变表面或（对于电子线）更深位置的剂量分布。

[3] 接下来要确定需要在哪些条件下进行测量。确定测量条件取决于将来实际临床应用情况。如果对机器的某些功能（比如物理楔形板）没有进行调试，则临床上不能应用。

制定所要进行的测量计划，选择最适合这些测量的设备，并统筹考虑，提高测量效率。例如，一旦摆好水箱，应该尽量全部完成需要水箱进行的测量项目。一台治疗机的完整调试通常需要至少1周时间，甚至可能更长时间，这取决于机器配置的射线种类、能量档和配件等。

20.1.3　模体的选择

第19.10节讨论了参考条件下绝对剂量测量所用模体的选择。对于相对剂量测量，主要区别是测量必须在多点和不同情况下重复进行。此外，测量结果是某一特定条件与参考条件比较的结果，这在不损失精度的前提下，给予了测量方法和工具更多的灵活性。替代方案基本上是远程控制水模体或固体模体，而且选择通常很明显。常用模体包括计算机控制水箱和固体模体，两者的特点比较明显，实践中容易做出选择。

20.1.3.1　水箱

计算机控制水模体（水箱，图20.1）的扫描探

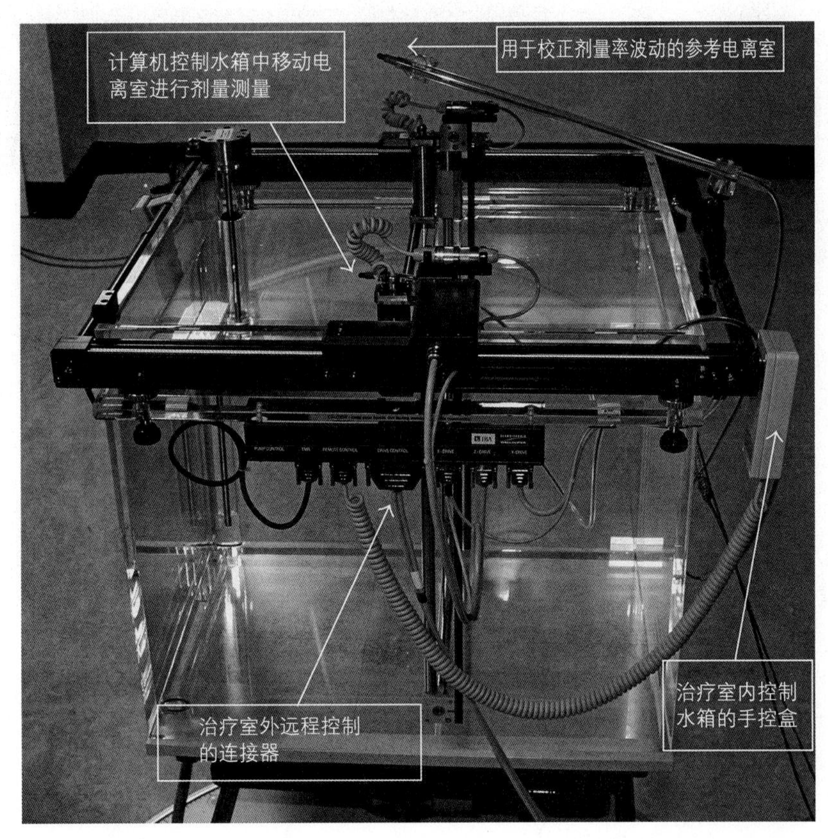

图 20.1　计算机控制水箱（IBA 旧型号“蓝水箱”）。探测器可以放置在水箱内，并在计算机控制下移动。该系统最常用的条件是射束垂直向下，照向水面；其他照射方向也是可能的，例如射束水平照射水箱 PMMA 侧壁，这些侧壁有时会配备薄的射束入射窗口。

测器走位精度优于1mm，单点数据采集时间小于1秒也具有良好的信噪比[4]，并且可以根据局部辐射场的性质来调整探测器扫描驻留时间或步长，或者两者可同时调整。大多数水箱可以预先编辑好特定扫描序列，扫描结果实时显示，能够传输到TPS，并以数字形式存储。有些水箱甚至能够在测量时调整水位和测量水平。但因为水纹波动会影响测量精度。水箱探测器扫描适合于测量空间不同位置剂量分布，不适合测量随时间瞬时变化的剂量分布，并且要求源–模体位置关系固定。另外，水箱比较重，操作麻烦，水箱和探测器摆位需要较长的时间。在最终扫描前需要进行检查，以确保：

[4]　连续模式采集时探测器的快速响应非常重要，同时需要有一个固定探测器作为参考探测器，以校正机器剂量率波动。这样，移动探测器和固定探测器的信号比可以介绍空间剂量分布。

表 20.1　不同类型治疗计划系统射束建模所需的射束数据输入

治疗计划系统	XiO	Masterplan	Pinnacle	Eclipse
治疗机名称	Y	Y	Y	Y
射线种类	Y	Y	Y	Y
能量	Y	Y	Y	Y
床、机架和准直器走位极限和旋转方向	Y	Y	Y	Y
铅门名称	Y	Y	Y	Y
摆位方式，SSD限值	Y	Y	Y	Y
源到准直器距离	Y	Y	Y	Y
源到楔形板距离	Y	Y	Y	N
楔形板尺寸	Y	N	N	N
源到监测电离室距离	N	Y	N	N
源到均整器距离	Y	Y	Y	N
源到挡块托架距离	Y	Y	Y	N
初级准直器开口	N	Y	N	N
各射野尺寸的百分深度剂量，开放野和楔形野	Y	Y	仅用于验证	Y
各射野尺寸的主轴离轴剂量分布，开放野和楔形野	Y	Y	仅用于验证	Y
空气中测试输出因子	Y 方野/开放野	Y 方野/长方形野 开放野/楔形野	Y	Y
空气中测试输出因子	Y	Y	Y	Y
SSD 和参考深度	可选	90cm SSD、10cm深度、10cm × 10cm射野大小	可选	可选
绝对校准剂量	Y	Y	Y	Y
楔形因子	Y	Y	Y	Y
楔形板类型	Y	Y	Y	Y
楔形角	Y	Y	Y	Y
挡块/楔形板/准直器密度和材料	Y	Y	Y	N
挡块厚度	Y	Y	Y	N
准直器透射	Y	N	N	N

资料来源：改编自Morgan-Fletcher et al., at Linac commissioning—Changing the Culture, IPEM meeting, BIR London, 15November 2001.

这个表只是用来说明需要的数据类型，并不能反映哪种技术或TPS品牌、版本的实际数据要求。

- 射束中心轴（CAX）靠近水箱中心，以实现探测器扫描在各个方向上的最大行程；
- 探测器运动轴在深度上与CAX平行，横向上与水面平行，在行程范围内精度优于1mm[5]；
- 考虑到探测器有效测量点，正确地识别和记录扫描坐标系原点（CAX与水面相交的地方），精确度超过1mm；

[5]　对于小野（参见20.1.5.2），探测器摆位准确性至关重要，要达到亚毫米的准确性。

- 探测器方向相对于扫描方向要合适[6]；
- 所要求的测量空间范围不会造成探测器和水箱侧壁之间的碰撞；
- 参考探测器不会干扰剂量分布测量[7]；
- 静电计增益要适当，避免在测量时饱和；
- 源到水面距离（SSD）准确，并且在数据采集过程中保持恒定（水箱支撑系统的机械下沉和水蒸发是造成SSD变化的主要原因）。

为了加快探测器定位和数据采集过程，制造商提供了具有自动化功能的硬件和软件解决方案。一种特殊的圆柱形水箱也已上市，该设计将探测器垂直平面上的两个平移（65cm水平扫描）和该平面绕垂直轴的旋转结合在一起（Akino等，2014；Al Kafi等，2015）。

20.1.3.2 固体模体

鉴于水箱使用的一些不方便，很多情况下最好使用固体模体[8]。如果探测器不需要运动，比如在相同深度下的相对输出测量，或者是在探测器与放射源的距离不变且在其上方添加不同数量的模体材料情况下，测量组织模体比，使用固体模体板会更快、更容易、重复性更好。通常使用高精度、能量独立的积分测量系统，如Farmer剂量计（Farmer，1955）能够更好地进行相对剂量测量，但这些电离室不易防水。使用固体模体的另一个例子是测量表面剂量，测量应使用一个前壁很薄的平行板（或外推）电离室（IAEA 1997b）。这样的电离室在水箱中防水很难，水面水纹和表面张力使表面剂量准确测量很难。

使用固体模体进行剂量测量时，需要考虑模体材料组成与水不同导致的剂量差异问题。过去使用过有效原子序数和电子密度接近水的材料，如Mix-D™、聚甲基丙烯酸甲酯（PMMA，也称为有机玻璃Perspex ™或有机玻璃Lucite ™）和聚苯乙烯。几个剂量校准规程（IAEA 1987；IPEMB 1996a, b） 给出了这些材料相对于水的有效衰减校正因子（见19.10节）。另外，固体模体材料组成设计尽量模拟水。使其在不同能量范围内，线性衰减（对于光子）或阻止本领和散射特性（对于带电粒子）与水相同（White，1977；Constantinou等，1982；ICRU 1992）。目前已经有了这些商业化模体[9]，并推荐用于调试工作（Nisbet and Thwaites，1998b；Liu等，2003；Hermida-López，2014；Araki，2017；Schoenfeld等，2017）。

针对不同射束类型和能量剂量测量时，需要考虑固体模体材料组成，因为不同材料对光子束和电子束水等效性看起来非常相似，但也要对测量结果进行修正。一级近似通常是根据模体质量体积密度来“缩放”模体内任何感兴趣点深度[10]。即几何深度乘以密度[11]。结果是表面密度（即截面为1cm^{2}的圆柱体质量），例如g/cm^2。这样做的基本原理是，衰减（对于光子或中子）或减速过程（对于带电粒子），首先取决于所穿过材料质量（见第27.2.1节和图27.1）。对于水，1g/cm^{2}严格地与1cm厚度相当。

当模体同时用于电子束和质子束测量时（见第19.10.3节），需要进行额外校正，以考虑固体模体材料和水之间的粒子通量差异。TRS398剂量校准规程（IAEA 2006）列出了常用固体模体深度缩放系数和通量转换表。对于质子束，也有相应的数据，例如来自Al - Sulaiti等（2012）的研究结果。对于电子束，还应注意避免在大型非导电固体模体中电荷积累，因为这会使读数不准确（Galbraith等，1984；Thwaites，1985）。

[6] 尽可能地将探测器灵敏体积短径方向垂直于扫描方向放置。

[7] 有些厂商提供了专用的透射电离室，作为参考探测器，比如IBA 公司的“隐形电离室”（“sheath chamber”）。这对于小野剂量测量特别有用。但要验证透射电离室对剂量分布没有大的扰动，尤其是较浅深度处的离轴剂量分布。目前小野剂量测量研究较多的另一种方法是使用射野外探测器。

[8] 有时也称为塑料模体（比如在IAEA 2006 报告中）。

[9] 这些模体市场上经常作为“固体水”销售。

[10] 如在 27.2.1 中讲到的，也需要在垂直射束方向上（比如射野大小）对材料密度进行“缩放”（“scaling”）。但是，因为在大部分情况下，在垂直射束方向上材料密度对剂量分布影响可以忽略，实践上很少进行校正。

[11] 但是，这仅严格适用于源到探测器距离不变的情况。否则，应进行校正。比如，应用平方反比定律进行校正（参见20.2.1）。

20.1.3.3　模体尺寸

计算机控制水箱有各种大小尺寸和扫描探测器运动范围。对于调试工作，建议使用尺寸为50cm × 50cm × 50cm的三维（3D）水箱，因为它具有较好的灵活性，并且能够测量治疗机最大尺寸射野。

固体模体需要相对小些，以方便搬运和摆位，但也要足够大，以覆盖所要测量的射野大小，并要有足够的边界。比如，横截面为30cm × 30cm的固体模体，如果居中放置，建议测量射野大小不要大于20cm × 20cm，以确保在所有的测量深度能够提供完全的散射条件。

商业固体模体有各种厚度，从0.5mm到5.0cm。建议在开始调试前准备好所需的不同厚度固体模体，并确定是否有足够固体板来实现所需的测量深度增量，特别是对建成区和电子束测量（不要忘记探测器本身内置的建成厚度）。需要有足够固体板来获得探测器后方（远离射线源方向）至少10cm或15cm的反散射。

根据van Gasteren等（1991）的建议［ESTRO手册第3号（ESTRO 1997）和AAPM TG-74（AAPM 2009b）］，测量准直器散射因子（见第20.2.5节）需要一个小型模体（mini-phantom）。建议使用与大的固体板相同的水等效材料建造这个模体。其设计需要将所选探测器的有效测量点定位在参考深度（通常为10g/cm^2）处[12]；它还应具有足够反散射及满足侧向电子平衡的截面（通常为圆形/方形截面，直径为4～5g/cm^2 /侧），以满足高达25MV射束测量（Li等，1995）。对于尺寸小于5cm × 5cm（大于1.5cm × 1.5cm）的射野尺寸，AAPM TG-74（AAPM 2009b）建议使用黄铜制成的建成帽。建成帽的尺寸可以近似，根据黄铜体积质量密度（即8.4g/cm^3）进行选择。

20.1.4　相对剂量测量的一般原则

相对剂量测量使用第16章、第17章和第18章中介绍的适当探测器（见第20.1.5节）。在实际操作中，探测器连接到静电计（见第16.2.4节），静电计位于治疗室外，靠近治疗控制台。与参考剂量学不同，剂量计无需校准。但剂量计应该稳定，并在调试期间其测量读数可重复。如果剂量计响应具有温度依赖性，则必须确保该温度在连续测量的开始和结束之间不会发生显著变化。因此，摆放好模体和探测器后必须留出足够的时间使房间和模体之间达到热平衡。此外，还可能需要预辐照，必须检查没有明显的漏射。通常，第16章介绍的关于电离室剂量测量的建议，可以推广到其他类型的探测器。

剂量测量主要有两类：

（a）测量参考点处射束参数的影响；

（b）测量空间任意一点相对于参考点的剂量分布。

对于（a）类测量，在治疗机上设置预定义的MU（通常为100MUs或200MUs），并记录静电计上显示的累积信号（积分模式）。信号显示的分辨率必须优于0.1%。测量应至少重复两次，读数变化应在0.5%以内。通常推荐一个好的建议是在一系列测量的开始定义一个任意参考条件，并在测量结束时重复这个测量，以验证整个测量期间治疗机和剂量仪（例如监测电离室响应）没有任何显著的漂移。对于（b）类测量，一种解决方案是使用相同的方法，在连续测量之间改变探测器位置。然而，这将非常耗时，正如第20.1.3.1节所解释的，使用水箱是标准解决方案。水箱配有相应静电计，静电计连接到计算机上。探测器可以步进式移动，在每个位置采集积分信号，也可以连续扫描。连续扫描时，静电计测量剂量率（强度模式）。对于扫描射束（如质子束），不能使用强度模式，必须在每个固定位置停留足够时间对多“帧”信号积分。对于（a）类测量，建议在测量开始和结束时重复参考测量，以检查治疗机和探测器响应是否有漂移。

对于所有测量，必须对记录的数据进行分析（例如，绘制一系列曲线），并检查和解决任何不

[12]　另请参见20.1.5.1关于电离室有效测量点的讨论。

一致或有问题的地方[13]。这也可以使用一些专用软件（例如 Adnani 2010）。在不影响测量精度时，可以进行一些平滑处理。有关相对测量可能出现问题的更多细节可以在AAPM TG-106报告（AAPM 2008）中找到。

20.1.5 探测器的选择

在调试工作中最常用的辐射探测器有充气电离室、半导体和金刚石。此外，也经常使用传统放射性卤化银胶片或辐射自显色胶片（见第18.3节），尤其是用于MLC（多叶准直器）漏射的测量、小光子束和电子束射野剂量分布的测量。胶片或其他二维、三维探测器（见第18章）也可用于确定和验证空间剂量分布。

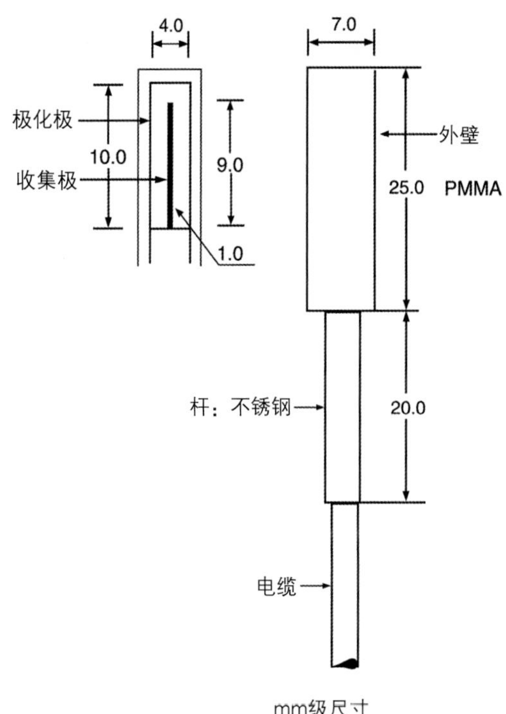

图20.2　典型小体积扫描电离室的示意图和尺寸（mm）（来自Scanditronix的0.12cm³RK电离室）。

20.1.5.1　电离室

电离室的响应具有长期稳定性好、灵敏度高和能量依赖性小（见第十六章）的特点。为了最大限度提高电离室测量的空间分辨率（Sibata等，1991），水箱用于光子束扫描测量中使用小体积防水电离室，0.1cm³指型电离室用于离轴剂量分布的测量（图20.2和20.3）[14]，平行板电离室用于深度剂量的测量（见图20.4）。对于使用固体模体的相对输出测量，最常用的是高精度的0.6cm³Farmer型电离室（Farmer，1955）（图16.6）。

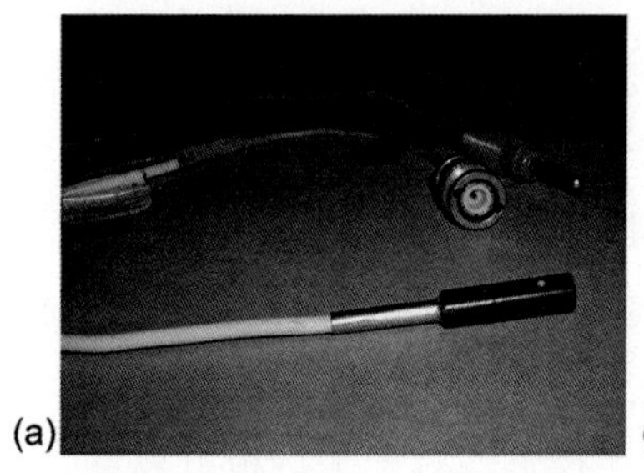

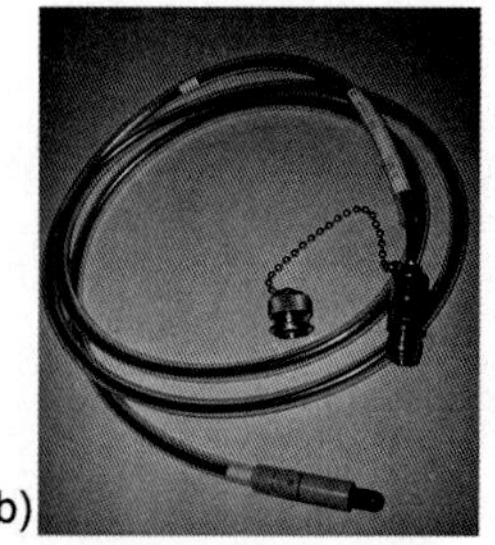

图20.3　两种带电缆和连接器的防水扫描电离室。（a）图20.2所示的Scanditronix RK电离室，配有用于信号连接的BNC插头，用于连接高压的插头。（b）如图20.1所示的水箱扫描中所使用的Wellhöfer IC10电离室，配备了一个三轴插头，用于连接信号和高压。这些电离室是非封闭的，通过电缆周围的防水套管与周围空气相通。

另一方面，电离室对电子束的响应具有高度能量依赖性，当平均电子能量变化时，需要对读数进行阻止本领比校正（见19.4.1.2节）。此外，空腔微扰效应对电子束影响也十分显著。对于相对剂量测量（另见第16.3.2.3节），应用具有体积小和结构简单的电离室，如平行板电离室（Markus，1976；Mattsson等，1981；AAPM 1994；IAEA 1997a, b）。

用于相对剂量测量的电离室应不同于绝对剂量测量的参考剂量计。这是因为参考剂量计在患者剂量传递的整个链条上的准确性至关重要。因此，它们必须保存在安全位置，并且仅用于参考剂量测量（第19章）或用于其他调试和质量保证的电离室交叉校准（见46.10节）[15]。

[13] 治疗机生产厂商越来越多地倾向于其设备标准化设计和生产，并声称其相同型号治疗机射束特性一致，并提供了“金标准”（‘golden’）数据，可以代替治疗机调试时采集的测量数据。这种方法目前尚存在争议，完整的机器调试还是必须的(AAPM 2008)。但是，这些“金标准”（‘golden’）数据作为参考数据非常有用，用于验证测量数据准确性。

[14] 这些电离室原来是(a) Scanditronix 和 (b) Wellhöffer 公司设计。这两个公司后来合并，又并入IBA公司。这里的图片和照片仅用于示意，很多公司提供了更多的新的电离室(参见表 16.2)。

[15] 这些探测器被称为射野探测器。

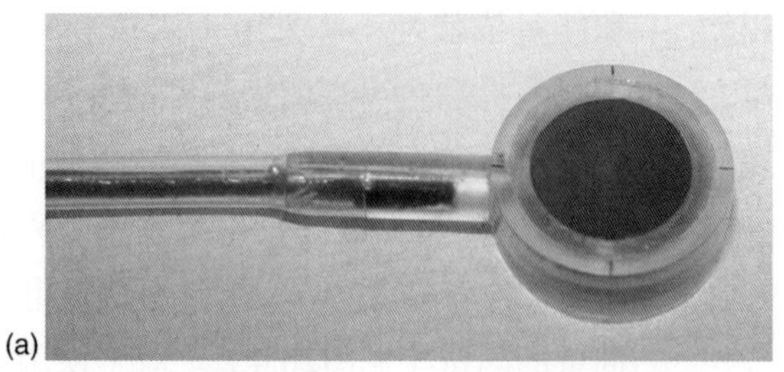

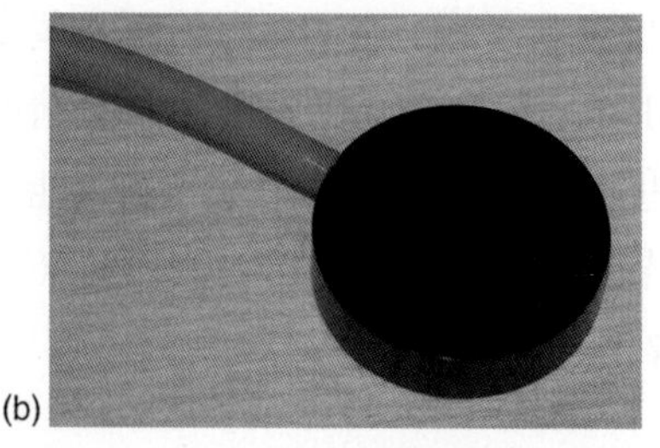

图 20.4 两种典型的防水平行板电离室。（a）0.16cm³Scanditronix/Wellhöfer nacp –02 电离室有一个 0.5mm 厚的石墨前窗，上面覆盖 0.1mm 厚的聚酯薄膜箔。（b） 0.35cm³PTW Roos 电离室有一个 1mm 厚的丙烯酸入口窗（也见图 16.7 和表 16.4）

当使用电离室进行剂量测量时，必须考虑空腔位移效应（见第19.4.2.2节）。它为在探测器上定义一个有效测量点P_{eff}，该点与腔室几何中心不一致。对于圆柱形电离室，这一点被认为是向辐射源方向移动其一定倍数的半径（光子束为0.6倍半径，电子束为0.5倍半径），对于平行板电离室，它被定义为电离室前壁的内表面。

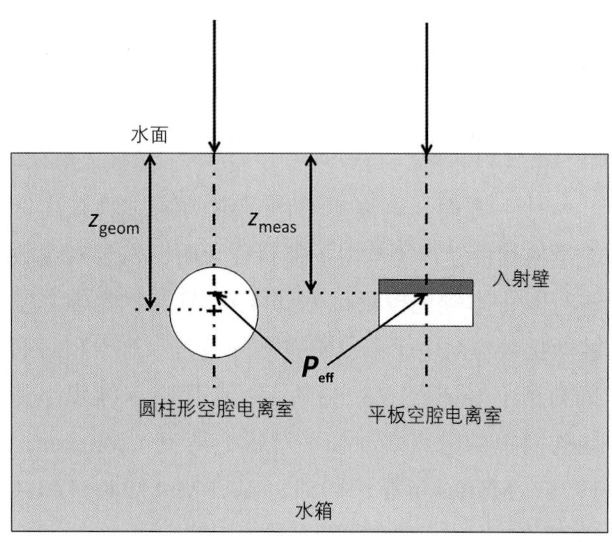

图20.5 水箱探测器扫描深度剂量测量中应用的偏置量：z_{geom}是圆柱形电离室几何中心的深度，z_{meas}是实际测量的深度，由$z_{geom}-z_{meas}=kr$，对于光子束来说k=0.6，电子束k=0.5。对于平行板电离室，z_{meas}是指入口内室壁的深度

在光子束参考剂量测量中，基于水吸收剂量的校准规程（见第19.2节）推荐，将腔体几何中心定位在参考深度z_{ref}，在射线质转换因子k_Q中包含修正因子P_{dis}考虑探测器有效测量点的效应。当对光子或电子束，进行相对深度剂量测量时，应始终注意校正有效测量点的效应，即测量剂量是P_{eff}深度的剂量[16]（见图20.5）。在光子束建成区，使用平行板电离室可以获得更好测量精度（IAEA 2006）。

当测量离轴相对剂量分布时，通常将测量剂量与电离室几何中心联系起来，但应该注意的是，电离室大小可能导致对半影宽度的高估（Laub 和Wong等，2003），解决方法是使用小体积圆柱形电离室（通常体积小于0.1cm³）。如果电离室有效体积的纵向尺寸大于径向尺寸，应使其轴垂直于射束中心轴方向和探测器扫描方向。

20.1.5.2 小野测量用电离室

测量小射野时电离室的选择需要特别注意，Farmer电离室在测量小于5cm× 5cm的射野时会出现体积平均效应。此时，小直径的平行板电离室（如Markus, NACP）的测量更准确。对于更小的射野，即使小体积电离室也会出现体积平均效应（见第19.6.2节）。市场上可以买到体积很小的离子室，如尖点电离室（PinPoint Chamber）（0.015cm³和0.03cm³）和microLion充液体电离室（0.002cm³）（PTW）或Razor nano chamber（0.003cm³）（IBA）。虽然这些探测器响应没有能量依赖性（与半导体相反），但是探测器体积小，灵敏度相对较低，还有杆效应（Reggiori 等，2018），即使是相对剂量测量，在使用时也必须小心。此外，对于亚平衡MV光子射野[17]，探测器扰

[16] 使用计算机控制的水箱时，该校正经常已经包含在数据采集软件中。该校正应该与定义探测器和水表面位置的方法一致。通常，探测器中心位于水表面时定义为“零”深度。并在测量前进行核对，比如从较深位置向水表面扫描采集深度剂量时观察探测器最终位置。

[17] 这些射野定义为小野，不能保证射束中心轴上带电粒子平衡（参见 5.8）。

动因子不再与射野大小无关，需要特定的校正（见19.5.4节）。在TRS–483规程（IAEA 2017）中，解决这些问题的方法是将小野测量探测器的读数归一到一个中间射野（例如5cm × 5cm），然后使用从0.6cm^{3}电离室得到的更准确的（5 × 5）/（10 × 10）比值将小野的输出因子重新归一到10cm × 10cm射野的输出因子。

对于非常小的光子束射野，另一种方法是使用大面积电离室，并由剂量面积乘积（DAP）计算剂量（Dufreneix等，2016；Niemelä等，2017）。大面积电离室也可用于测量质子笔形束的布拉格峰，在这种情况下，重要的是要考虑远距离低剂量贡献，这对大射野扫描也很重要（Zhang等，2011）。在所有情况下，当使用亚平衡射野时，深度剂量和离轴测量建议至少使用两种不同类型的探测器（如微型电离室和半导体）（IAEA 2017）。

20.1.5.3 半导体

与电离室相比，半导体（见第17.3节）的体积要小得多，因此是在水箱扫描（Sibata 等，1991）或小射野剂量测定的理想探测器[18]。半导体敏感度并非恒定，这取决于其受照射史。因此，半导体总是需要预先照射以确保其中期稳定性。当用于相对剂量测量时，如水箱扫描，这种灵敏度变化无需考虑。

半导体对4MeV以上电子束的响应实际上与能量无关，因为水/硅的阻止本领随电子能量变化很小（Berger和Seltzer，1983；Rikner，1985a）（图20.6）。然而，对于光子束来说，情况就不一样了，半导体在较大深度和射束的边缘都表现出能量依赖性。为了克服这些问题，用于光子测量能量补偿半导体背面采用高密度材料（Rikner，1985b；Rikner和Grüsell，1985）（图20.7），但是半导体探测器具有方向依赖性，使它们不适合一般的剂量测定。当在水箱扫描中使用时，为了降低方向性的影响，这些半导体总是安装在正对入射光束位置。

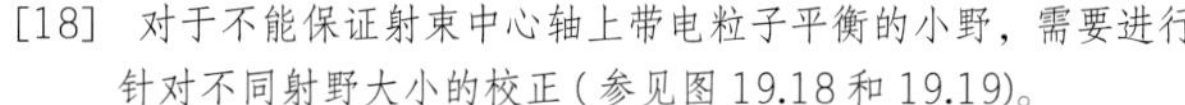

[18] 对于不能保证射束中心轴上带电粒子平衡的小野，需要进行针对不同射野大小的校正（参见图 19.18 和 19.19）。

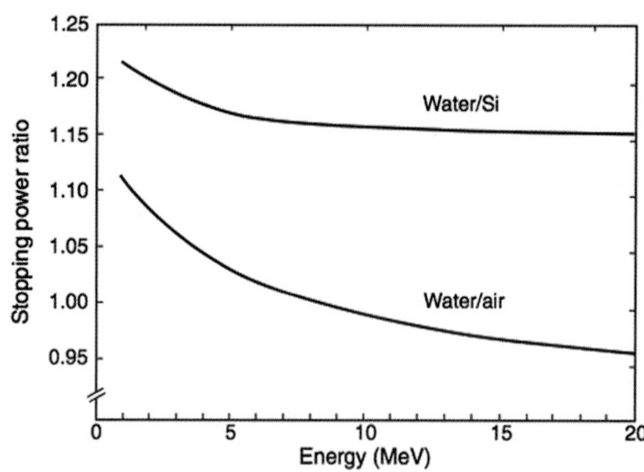

图20.6 水/硅和水/空气的阻止本领随电子能量的变化曲线（引自：Berger, M. J. and Seltzer, S. M., Stopping Powers and Ranges of Electrons and Positrons, 2nd ed., US Department of Commerce, National Bureau of Standards, Washington, DC, 1983.）

原则上用于相对剂量测量的半导体不同于用于体内测量（in vivo measurements）的半导体，如表17.4所列的半导体。这些半导体通常是防水的，并安装在刚性杆上。虽然一些半导体可以同时用于光子和电子束测量，但一些制造商也提供专门用于光子，或专门用于电子束测量的半导体，也包括专门用于质子束测量的（McAuley等，2015）。不管是哪种情况，应在使用半导体用于调试测量前，在标准条件下与电离室进行一些比较（例如，大、小射野深度剂量测量）。

20.1.5.4 金刚石

金刚石与半导体类似，金刚石也是具有非常小灵敏体积（通常为0.004mm^3）的固态探测器（见第17.6节）。人造金刚石很好的特性是重复性好。由于碳的低原子序数，几乎可以认为水等效，因此没有能量依赖性。金刚石适合测量小射野（De等，2017）（见图19.20），也可以用于质子束的测量（Moignier等，2017）。

20.1.6 射线质

对于常规kV X射线机，射线质通常由峰值电压（kV）和第一半价层（HVL）表征（见章节22.2）。

对于直线加速器，根据制造商产品配置（见

第23.2.1节）测试射线质，是初始验收程序的一部分。均整器会改变射束的能谱，使其成为不同的射束，因此对于具有无均整器（FFF）选项的设备，需要测量相同能量下的均整射束和FFF射束（见第23.7.4节）。测试射线质通常使用水箱，观察光子和电子束深度-剂量曲线的某些特征。在长时间调试过程中，需要检查射线质的稳定性，在临床使用中也同样。为此，我们需要一种简单的射线质测量方法。

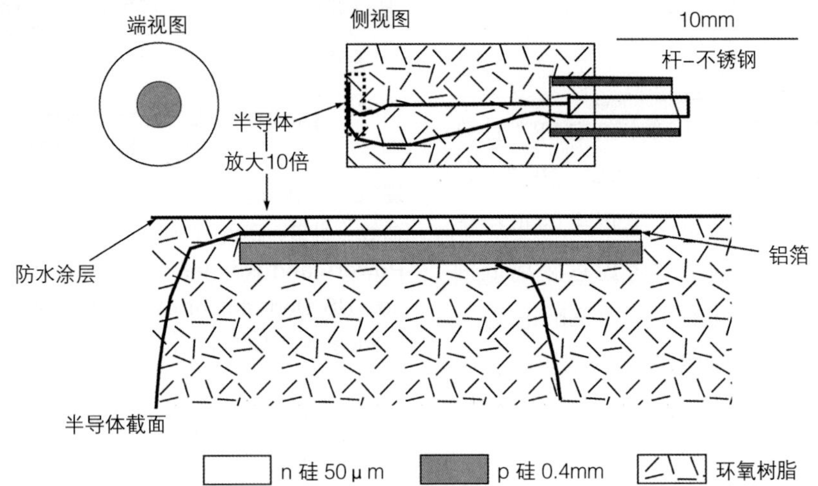

图 20.7 适用于光子束测量的能量补偿半导体示意图。较薄 n-Si 硅层覆盖较厚 p-Si 硅层。铝箔提供能量补偿，环氧树脂表面涂有防水涂料，来保证坚固性（经许可摘自：Rikner, G. and Grusell, E., Acta Radiol. Oncol., 24，65–69，1985.）

对于MV光子束，广泛接受的射线质衡量指标是射线质指数QI。QI在第19.4.4.1节中介绍。它目前被定义为在距离辐射源相同距离（通常为100cm）的标准射野（10cm ×10cm）[19]中，水中两个深度（20g/cm^2 和 10g/cm^2）的剂量（或实践中的电离）的比值$TPR_{20,\ 10}$。各种剂量校准规程中能量依赖性因子都取决于QI。可以使用简单的充水（或水等效）模体，以便于快速准确地测量QI。然而，QI对射线质变化不是很敏感；即使能谱变化显著，QI值可能仅变化0.3%。

^{60}Co远距离治疗机射束的射线质自然比加速器产生的射束更稳定和可预测（见第23.2.2节）。建议在装机验收时测量一下QI，在验收后临床应用时也偶尔测量一次，以确保源的完整性。

电子束表面能量是参照50%深度剂量$R_{50,\ D}$（平均能量）[20]和电子实际射程R_{p}（最大可及能量）来定义的（见19.4.4.2节）。这些量是根据水中深度剂量测量得出的。不过，为了快速、简单地检查能量一致性，可以使用一种类似于QI的方法来检测电子束射线质。方法是在一个小固体模体中记录和检查两个深度的读数之比。在这种情况下，根据不同电子束能量仔细选择深度；第一个深度应该靠近剂量最大值位置，而另一个深度应该接近R_{50}。这些比值可以比较敏感地量化射束能量稳定性；例如，对于6MeV的电子束，50%深度剂量的深度附近每偏移1mm，该比值就会有15%的变化，而对于20MeV的电子束，该比值会产生4%的变化。

对于质子束，给定深度z的射线质由剩余射程R_{res}定义，其定义为实际射程R_{p}和深度z之间的差（见图25.8）。

[19] 在美国，推荐的射线质指数是SSD 100cm、10cm×10cm 射野条件下，射束中心轴10cm深度与最大剂量点水吸收剂量比，测量时添加过滤，以减少表浅深度处的电子污染（参见19.4.4.1）。

[20] 下角标D(剂量，dose)用以表明该定义是针对深度剂量，而不是电离。该下角标经常默认，并省略。

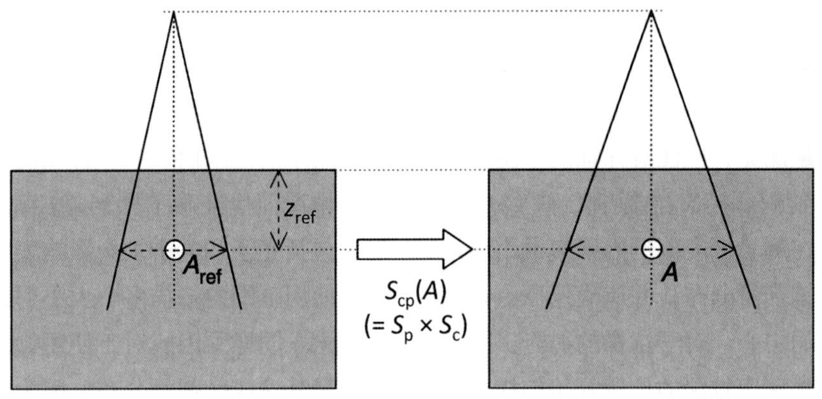

图 20.8 在全散射模体中测量全散射输出因子（S_{CP}）的示意图。A_{ref} 是测量深度 Z_{ref} 处的参考射野大小，A 是当前射野大小。

20.2 光子束测量

20.2.1 虚拟源位置

26.2.15节介绍了虚拟源的概念。虚拟源位置的测量需要在“空气中”进行，因为只有原射线遵循平方反比定律。与所有在空气中的测量一样，与kV X射线不同的是，对于高能光子，需要在探测器上添加合适的建成帽，以实现电子平衡并消除污染电子。这些建成帽可以由塑料或高密度材料制成，也可以使用迷你模体（见图20.9）。为了确定虚源的位置，需要在距靶（源）几个标称距离处测量剂量率。对于辐射源到等中心距离为100cm的直线加速器，距离范围应该在大约80～120cm之间变化，可以通过移动探测器所在治疗床（确保治疗床上的散射影响最小）或者通过计算机远程控制调整空水箱中的深度来实现。在临床应用射野范围内对多个射野重复此测试，随后分析由此产生的剂量率随距离的变化，如第26.2.15节所述。

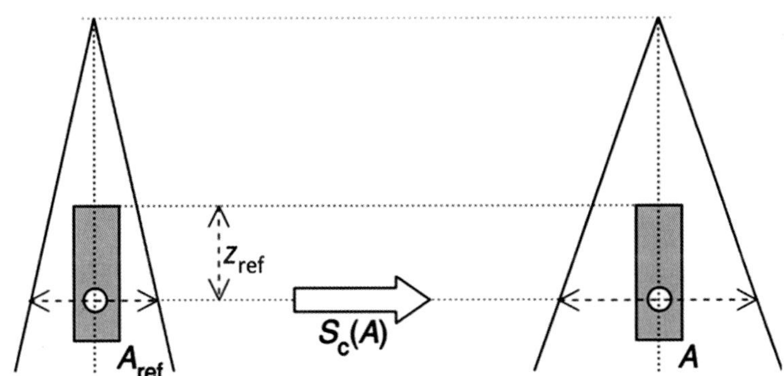

图 20.9 微型模体中准直器（或机头）散射因子 S_C（A）测量的示意图。A_{ref} 和 A 分别为基准和当前设置射野大小（另参见表 26.1）。微型模体的尺寸（尤其是横截面）必须足够大，才能提供电子平衡。测量深度 Z_{ref} 应与输出因子 S_{CP} 的测量深度相同（参见图 20.8）。

20.2.2 相对深度剂量

剂量沿射束中心轴的深度变化，称为相对或百分深度剂量（PDD），是表征射线的基本参数之一（见23.3.2节）。因为楔形板衰减会产生射束硬化，所以应测量开野和所有可用物理楔形板的PDD。最好使用计算机控制水箱、小体积电离室或光子补偿半导体来测量。标准SSD（通常为100cm）条件下采集多个正方形射野的PDD，从最小到最大，以及一些矩形射野。扫描时探测器应该从设置最深的位置开始，向水表面移动，可能会超出水面原点几毫米。这样可以最大限度地减少水面波动的影响，并能够独立核对验证水面位置，在接近水面的位置，PDD曲线很陡峭。如果可以调整扫

有关[22]。因此，亚平衡MV光子射野中射野输出因子的测量与参考剂量学关系更密切；已在第19.5.4节中介绍。

20.2.6 楔形野剂量学

物理楔形板因为其在宽度方向上对射束的衰减不同，其剂量分布需要特殊测量。之前已经提到过需要测量楔形板射野的离轴剂量分布、相对深度剂量和建成区剂量曲线。当使用楔形板时，还必须使用与S_{cp}测量相同的几何条件测量楔形板射野的输出因子，并归一到参考条件。在相同射束参数下，有楔形板与无楔形板的剂量之比称为楔形板透射因子（见第23.6.1.1节）。由于射束离轴剂量分布的陡峭梯度，需要特别注意探测器沿楔形板宽度应与其最窄边对齐，并确保它确实在准直器旋转轴（CAX）上。通过将准直器旋转180°，在两个相反的楔形板方向测量剂量率，可以很容易检查探测器放置方向是否正确；读数的变化应该小于1%。

由于模体内的不对称散射会影响CAX剂量，因此应在临床使用的射野范围内采集多个射野尺寸的楔形板透射因子。长方形和正方形射野都应该测量，以研究楔形野剂量输出的变化是否可以用射野宽的函数或宽度和长度组合的函数（例如，等效方野；见26.2.8节）。如果要将S_{cp}分为S_c和S_p的形式，也应对所有楔形板进行这些量的测量，如第20.2.5节所述。

原则上，一楔合成（motorised wedges）（见第23.6.1.1节）的射野，仅需测量对应物理楔形板最大楔形角（通常为60°）的剂量，其他楔形角度的剂量可从最大楔形角楔形野剂量和开放射野的剂量累加获得。然而，实践中最好对中间角度的等效楔形野透射因子进行测量（见表23.3）。虽然可能会有一些归一的问题（例如，楔形野z_{max}不同于开放野），但没有必要进行实验测量来检查由最大楔形角楔形野和开放野组合形成楔形野的深度剂量分布，仅使用TPS简单累加即可。

对于动态楔形板（dynamic wedges），射线质没有改变。对于Varian机器可以从表中推导出等效的楔形野透射因子和离轴剂量分布，表中给出了铅门位置和MU之间的关系，而无需测量（见23.6.2节）。然而对于一楔合成（motorised wedges）射野，建议进行试验测量检查楔形野剂量的准确性。射束中心轴上的楔形因子测量比较容易，因为探测器是固定的，其测量方法与物理楔形板楔形因子的测量没有区别。对于离轴剂量分布的测量，使用计算机控制的单个探测器在水箱中扫描是有问题的。一种解决方案是使用悬架在水箱中的探测器阵列在积分模式下测量（Sidhu，1999；Martens等，2001）。为了扩大这个阵列的测量范围和分辨率，可以使用水箱中计算机控制多次曝光。另外，卤化银或放射性变色胶片（见18.2和18.3节）也可以在固体模体中曝光后扫描，必要时，需要考虑在陡峭的楔形野剂量分布下探测的非线性器响应。

20.2.7 次级屏蔽和衰减器

虽然MLC现在是大多数外照射治疗设备的标准配置，但仍提供能够在机头和患者之间放置改变射野形状的次级屏蔽块附件。使用时，这些射野挡块是由铅或高密度合金制成，通过将它们固定在覆盖整个射野的托盘（通常是透明塑料，但有时是有孔图案的金属）上，来保持其在合适的位置。挡块可以位于托盘靠近靶侧或患者侧。射野挡块和托盘的存在带来了一些剂量学问题，需要通过适当测量来解决。

首先，托盘会衰减射束，需要量化托盘的透射。透射因子是（在与参考条件相对应的深度和距源距离处）有无托盘情况下剂量的比值。该测量需要针对所有临床使用的托盘以及有时可能位于射束路径上任何其他吸收器进行，如头托（head supports），乳腺板，以及治疗床面（AAPM 2014）。对于整个射野范围内厚度均匀的衰减器，该因子通常随射野大小变化不显著，因此只需要使用参考射野进行测量。

如前所述，托盘存在，特别是在托盘靠近皮肤时，也会影响建成区深度剂量和表面剂量。应针对临床应用所有托盘测量建成区测量，以评估其对皮

[22] 该报告中，小野（射野）输出因子使用符号$\Omega_{Q_{clin},Q_{msr}}^{f_{clin},f_{msr}}$。用于由机器特定参考射野（包括针对射线质Q的校正）获得临床射野的剂量。

肤保护的影响。

引入射野挡块会改变照射到患者处射束的等效方野尺寸和S_p值，也会改变机头散射因子S_c的值。还应进行额外测量，以评估射束塑形（beam shaping）对剂量率的影响，并检查输出因子的计算方程。由射野挡块定义的射束半影不同于可调准直器定义的半影，特别是当挡块离源更远时，或者挡块内表面与射束发散度不一致时。应使用临床常用挡块进行额外的离轴剂量分布测量，以定义射束边缘。

20.2.8 非对称独立铅门

大多数现代加速器都提供了一组准直器独立移动的选项，从而产生相对于射束CAX不对称的射野。虽然该选项在临床实践中提供了额外灵活性，但增加了射野形状的可能组合，也需要对相应所形成的射束特征进行表征测量。对于非对称射野和对称射野，要分别测量其输出因子以及S_c、S_p的变化。非对称准直器的离轴剂量分布形状可以通过简单地将两个对称的半离轴剂量分布拼接在一起预测，也可能与之不同。应该进行额外测量验证。另外，对侧铅门与CAX的距离是否相同不应影响各铅门产生的半影。

除了辐射特性外，相比简单的对称射野来说，非对称射野的机械行为更需要仔细的研究。在对称模式下，需要常规检查关于CAX的对称性，以及每个独立铅门重新定位的准确性和可重复性（见46.2.3节）。因为不对称半野技术有时在等中心处邻接正交射野，所以要特别关注中心线处定位的准确性。

20.2.9 多叶准直器

可调多叶准直器（Adjustable multi-leaf collimators, MLC）由多个窄块组成，这些窄块对射束衰减很大，可以在计算机控制下相互独立地运动，形成临床治疗需要的射野形状（见第11.5.2节）。MLCs在制备、处理和储存方面比定制挡块有明显的优势，但在调试和常规质量保证程序中都需要额外的机械和剂量学检查（见第46.3节）。

如果MLC与两组正交的准直器一起使用，则与使用定制挡块一样，需要定量MLC形成射野的剂量输出。在一些类型的加速器中，MLC实际上取代了一组铅门。在这种情况下，每个叶片的位置将对总体散射因子S_c有显著影响，需要更广泛的测量来充分表征这一效应。

沿着和横跨MLC叶片半影都需要仔细确定，因为这取决于叶片的设计和相对于CAX的位置。MLC漏射也需要定量和评估。两个接触的相对叶片之间微小的间隙可能会有漏射。当MLC相对叶片在射束的中心平面上邻接时，由于射束发散性（divergence）的影响，漏射更为明显；当邻接点向远离射束中心平面时，漏射会低些。在临床使用中，封闭叶片之间的连接处应强制置于射野外。相邻叶片之间也存在漏射，漏射的大小也与距射束中心轴的距离有关。在实践中，可以通过将MLC形状尽可能紧密地限制在准直器遮挡下来尽可能地减少漏射。漏射随离射束中心轴距离变化的差异需要量化。最好的方法是使用水箱半导体扫描，或者将垂直于射束方向的胶片在最大剂量深度处夹在固体模体中。更多细节可在AAPM报告TG-50（AAPM 2001）、AAPM报告TG-106（AAPM 2008）和IPEM报告94（IPEM 2007）中找到。

20.2.10 调强放射治疗（Intensity-Modulated Radiation Therapy, IMRT）

随着包含逆向计划的全新3D计划系统的出现（见第37章），在现代加速器上可以计划和实施各种复杂的动态治疗。例如，动态弧形治疗（dynamic arc），机架每旋转几度MLC的形状就调整到靶区的射束方向观（beam's-eyeview）的一致投影形状，而照射过程不间断；序列IMRT，通过每个射野方向上不同形状的固定射野连续照射实现；以及容积旋转调强（volumetric-modulated arc therapy, VMAT），射束连续照射时，射野的形状会同步发生变化，即每个MLC叶片以预先设置好的速度移动，也可以改变叶片速度。

就每种单独静态组件的剂量学而言，这些治疗方式的基本调试在原则上与正常基于MLC的其他治疗技术没有什么区别。困难在于要验证由复杂配置序列组成的整个治疗过程是否按照计划正确地执行。在带有电离室几何或人形模体中，测量治疗体积中心的积分剂量显然是最低要求。然而，由于这些技术的目的是提供非常具体的三维剂量分布，所以仅在一个点上检查剂量是不够的。因此，IMRT技术的调试应包括对一些典型临床病例的完整治疗计划过程的一些端到端验证（见第47.5.5节和第47.7.3节）。

20.3 带电粒子束的剂量测量

20.3.1 虚拟源位置和角向扩散（Angular Spread）

带电粒子束（电子、质子或重离子）的有效源位置在某种程度上取决于如何使用这些信息。为了估计扩展源皮距情况下的剂量率，可以由不同距离下的输出由平方反比定律推导虚源的位置（如光子部分虚源位置处理与剂量计算所述，见第20.2.1和26.2.15节）。与光子不同的是，测量应该在没有建成帽，接近表面的位置进行（即在电子束最大剂量深度[23]）。此外，带电粒子虚源位置与射束能量、准直器开口尺寸、限光筒和端框（或射束出口）［applicator and endframe area（or snout）］大小密切相关，需要收集大量数据。

某些电子线笔形束剂量分布计算方法（Hogstrom等，1981）需要输入有效源位置和初始角向扩散$\sigma_{\theta x}$（见第29.2.3.1节）。这两个量和准直器有效位置都可以从距源不同距离的在空气中测量射束离轴分布的数据推导出来。可以使用水箱结合小体积电离室或半导体扫描不同距离处的离轴剂量分布，但不需要向水箱注水。另外，也可以在垂直于射束方向的空气中照射胶片，将胶片放置在聚苯乙烯模体块上，并能够调整距源的距离，以获取离轴剂量分布和半影信息。将射野宽度（即接受CAX剂量50%的两点之间的距离）与源标称距离的关系图外推到射野零宽度，即为虚源的位置。类似地，将90%到10%等剂量线间距离（半影）与距源的标称距离关系作图，外推到零半影的位置即为有效准直器位置。这条回归线的斜率将与初始角向扩散成比例（见第29.2.4.4节）。

20.3.2 相对深度剂量和离轴剂量分布

对于带电粒子深度剂量和离轴剂量分布，应遵循前面介绍的光子测量程序。如果使用电离室来测量相对深度剂量，则必须通过针对每个扫描深度应用能量依赖的校正，将读数从电离转换为剂量。与光子不同，带电粒子深度剂量具有一定的范围，超过这个范围后，只会出现轫致辐射或碎裂“尾”剂量（fragmentation ‘tail’ dose）（见24.2.2和25.2节）。深度剂量扫描不需要超出每个粒子射程5～10cm以外的深度。对于电子束来说，这个深度可以用众所周知的经验法则来估计，即在水中，以厘米为单位的射程是标称能量（MeV）的一半。

如第20.1.5.1节所指出的，当电离室用作探测器时，对于每个深度和相应的粒子能量，将读数（即电离）用$s_{w,\,air}$，水与空气的阻止本领比进行校正。这通常会被自动纳入计算机控制的水箱软件中，但要检查使用了哪张表，并将深度电离曲线与深度剂量曲线进行图形化比较[24]。对于电子束，这些表格可以在IAEA TRS-398报告（IAEA 2006）中找到，$s_{w,\,air}$是电子束射线质$R_{50,\,D}$和水的相对深度$z_{meas}/R_{50,\,D}$的函数。在同一份报告（附录B）中，可以找到一个计算质子束的$s_{w,\,air}$作为残余射程（residual range）R_{res}的函数的表达式（见第20.1.6节）。

带电粒子束有限射程导致的另一个问题是，需要针对每个能量仔细选择离轴剂量分布测量深度，将其限制在小于实际射程的范围内。对于电子束，一种可能的测量方案是扫描最大剂量点后100%、90%、70%、70%、30%、30%和10%相对深度剂量值对应的深度，以及相对接近表面的一个深度，例如0.5cm。对于较重的带电粒子，小于最大剂量的近80%或90%的深度时，离轴剂量分布的形状几乎

[23] 这些测量的工作量还比较大，因为最大剂量点的深度随射野大小变化，与源皮距也有关（参见24.2.4和24.2.6）。但实践上很多临床情况下测量深度不变，只在针对很小射野或极端源皮距情况下调整测量深度。

[24] 最大电离深度可能与最大剂量深度不同。剂量归一时必须选择最大剂量深度（参见20.3.3）。

保持不变（因射束发散引起的变化除外）。因此，所需的测量数据较少。带电粒子束的离轴剂量分布曲线形状和半影宽度很大程度上依赖于限光筒末端到表面的距离。应对临床使用的SSD范围内测量深度剂量和离轴剂量分布。

20.3.3　输出因子

带电粒子束输出因子测量和特点与光子束有很大的不同。

对于电子束来说，由于深度-剂量曲线的急剧下降，在大于最大剂量深度（z_{max}）的深度进行测量，即使探测器位置发生很小的变化，也会引入不可接受的不确定性。输出测量点总是在z_{max}的深度。出于同样原因，对于所有测量的不同尺寸射野，都必须小心地确定这个深度，因为对于较小的射野，z_{max}的深度可能会变化较大，需要相应地重新定位探测器。或者，如果对所有射野大小使用与参考射野最大剂量深度对应的相同测量深度，则需要使用相应的深度-剂量曲线计算每个射野大小z_{max}处的剂量值。所有输出因子必须归一到参考剂量（见第19章），即参考SSD（一般为100cm）、参考射野大小（10cm × 10cm或更大）在参考深度z_{ref}（接近z_{max}）处的剂量，z_{ref}定义为：

$$z_{ref} = 0.6R_{50,D} - 0.1$$

其中z_{ref}和$R_{50,\ D}$的单位是g/cm^2。

对于带电粒子束，应在扩展布拉格峰（spread-out Bragg peak, SOBP）中间的深度进行测量（见第25.5节）。

测量带电粒子束输出因子的最佳探测器是一个小体积平行板电离室，因为它的有效测量点位置明确（在电离室前壁的内表面），而且对辐射场扰动小。然而，如前所述，电离-剂量转换因子取决于有效电子能量和测量深度。在归一到参考野前需要对此进行修正。对于非常小的射野，当射野大小与腔室大小相当时，输出因子的测量需要做特别考虑。

电子束输出剂量率随射野大小的变化取决于加速器的设计。对于大多数治疗机，射野成形是通过不同尺寸的限光筒实现的，并放置定制挡块以实现中间大小的射野或不规则的射野。这些限光筒通常在其内部有额外散射环，以改善射束边缘附近的射束平坦度。这些散射电子也有助于提高射束中心的剂量率，所以输出随限光筒大小的变化不能仅仅根据表面的射束形状明确地预测。因此，需要测量每个限光筒输出剂量率，以便能够确定此类电子束的剂量学特性（见24.7节）。对于某些加速器，可以调整光子束铅门的位置以实现限光筒上游初步准直。因此，由光子铅门定界的射野大小取决于限光筒大小和射束能量。由于铅门位置对射束输出影响较大，因此应小心确保调试测量和临床使用时铅门位置一致。

由于需要在不同深度对不同能量和不同射野大小进行大量测量，因此测量可能需要很长的时间。使用固体模体中固定深度测量，通过前述采集的深度-剂量曲线校正到z_{max}。使用计算机控制的水箱探测器扫描可以加快不同的最大剂量深度处输出因子的数据采集。

D 部分：参考文献

Aalbers, A. H. L., Hoornaert, M. T., Minken, A., Palmans, H., Pieksma, M. W. H., de Prez, L. A., et al. Code of Practice for the absorbed dose determination in high energy photon and electron beams. Revised edition. Delft, The Netherlands: Nederlandse Commissie Voor Stralingsdosimetrie (Netherlands Commission on Radiation Dosimetry), 2012. radiationdosimetry.org/ncs/documents/ncs-18-cop-dosimetry-in-water

AAPM (American Association of Physicists in Medicine). Report 16 – Task Group 20 Protocol for Heavy Charged-Particle Therapy Beam Dosimetry – see Lyman et al. 1986.

AAPM. Report 48. The calibration and use of plane-parallel ionization chambers for dosimetry of electron beams. Task Group 39 – see Almond et al. 1994.

AAPM. Report 63. Radiochromic film dosimetry. Task Group 55 - see Niroomand-Rad et al. 1998.

AAPM. Report 67. AAPM's TG 51 Protocol for clinical reference dosimetry of high-energy photon and electron beams – see Almond et al. 1999.

AAPM. Report 76. AAPM protocol for 40-300 kV x-ray dosimetry in radiotherapy and radiobiology. Task Group 61 – see Ma et al. 2001.

AAPM. Report No 87. Diode In Vivo Dosimetry for Patients Receiving External Beam Radiation Therapy. Task Group 62 - see Yorke et al. 2005.

AAPM. Report 106. Accelerator beam data commissioning equipment and procedures. Task Group 106 – see Das et al. 2008.

AAPM. Report 142. Quality assurance of medical accelerators. Task Group 142. 2009a– (see Klein et al. 2009).

AAPM. Report 97. In-air output ratio, S_c, for megavoltage photon beams. Task Group 74. 2009b – (see Zhu et al. 2009).

AAPM. Report 120. Dosimetry tools and techniques for IMRT. Task Group 120 - see Low et al. 2011.

AAPM. Addendum to TG 51 Code of practice 2014 – (see McEwen et al. 2014a).

AAPM. Report 191. Clinical use of luminescent dosimeters: TLDs and OSLDs. Task Group 191 – see Kry et al. 2020.

Aberle, C. and Kapsch, R. P. Characterization of a computed radiography system for external radiotherapy beam dosimetry. *Phys. Med. Biol.* **61** (11):4019–4035, 2016. doi:10.1088/0031-9155/61/11/4019

Adamovics, J. and Maryanski, M. J. Characterisation of PRESAGE: a new 3-D radiochromic solid polymer dosemeter for ionising radiation. *Radiat. Prot. Dosimetry* **120** (1–4):107–112, 2006. doi:10.1093/rpd/nci555

Adamson, J., Newton, J., Yang, Y., Steffey, B., Cai, J., Adamovics, J., et al. Commissioning a CT-compatible LDR tandem and ovoid applicator using Monte Carlo calculation and 3D dosimetry. *Med. Phys.* **39** (7):4515–4523, 2012. doi:10.1118/1.4730501

Adamson, J., Yang, Y., Juang, T., Chisholm, K., Rankine, L., Adamovics, J., et al. On the feasibility of polyurethane based 3D dosimeters with optical CT for dosimetric verification of low energy photon brachytherapy seeds. *Med. Phys.* **41** (7):071705, 2014. doi:10.1118/1.4883779

Adnani, N. Design and clinical implementation of a TG-106 compliant linear accelerator data management system and MU calculator. *J. Appl. Clin. Med. Phys.* **11** (3):3212, 2010. doi:10.1120/jacmp.v11i3.3212

Aget, H. and Rosenwald, J. C. Polarity effect for various ionization chambers with multiple irradiation conditions in electron beams. *Med. Phys.* **18** (1):67–72, 1991. doi:10.1118/1.596694

Ahnesjö, A., Andreo, P. and Brahme, A. Calculation and application of point spread functions for treatment planning with high energy photon beams. *Acta Oncol.* **26** (1):49–56, 1987. doi:10.3109/02841868709092978

Aird, E. G. and Farmer, F. T. The design of a thimble chamber for the Farmer dosemeter. *Phys. Med. Biol.* **17** (2):169–174, 1972. doi:10.1088/0031-9155/17/2/001

Akino, Y., Gibbons, J. P., Neck, D. W., Chu, C. and Das, I. J. Intra- and intervariability in beam data commissioning among water phantom scanning systems. *J. Appl. Clin. Med. Phys.* **15** (4):4850, 2014. doi:10.1120/jacmp.v15i4.4850

Akino, Y., Gautam, A., Coutinho, L., Wurfel, J. and Das, I. J. Characterization of a new commercial single crystal diamond detector for photon- and proton-beam dosimetry. *J. Radiat. Res.* **56** (6):912–918, 2015. doi:10.1093/jrr/rrv044

Akselrod, M. S., Kortov, V. S., Kravetsky, D. J. and Gotlib, V. I. Highly sensitive thermoluminescent anion-defect alpha-Al_2O_3:C single crystal detectors. *Radiat. Prot. Dosimetry* **33**:119–122, 1990. doi:10.1093/oxfordjournals.rpd.a080771

Akselrod, M. S. and McKeever, S. W. S. A radiation dosimetry method using pulsed optically stimulated luminescence. *Radiat. Prot. Dosimetry* **81** (3):167–176, 1999. doi:10.1093/oxfordjournals.rpd.a032583

Al Kafi, M. A., Mwidu, U. and Moftah, B. Continuous versus step-by-step scanning mode of a novel 3D scanner for CyberKnife measurements. *Appl.Radiat Isot.* **105**:88–91, 2015. doi:10.1016/j.apradiso.2015.07.020

Al Senan, R. M. and Hatab, M. R. Characteristics of an OSLD in the diagnostic energy range. *Med. Phys.* **38** (7):4396–4405, 2011. doi:10.1118/1.3602456

Al Sulaiti, L., Shipley, D., Thomas, R., Owen, P., Kacperek, A., Regan, P. H., et al. Water equivalence of some plastic-water phantom materials for clinical proton beam dosimetry. *Appl. Radiat. Isot.* **70** (7):1052–1057, 2012. doi:10.1016/j.apradiso.2012.02.002

Aldelaijan, S., Alzorkany, F., Moftah, B., Buzurovic, I., Seuntjens, J., Tomic, N., et al. Use of a control film piece in radiochromic film dosimetry. *Phys.Med.* **32** (1):202–207, 2016. doi:10.1016/j.ejmp.2015.12.004

Aldosari, A. H., Petasecca, M., Espinoza, A., Newall, M., Fuduli, I., Porumb, C., et al. A two dimensional silicon detectors array for quality assurance in stereotactic radiotherapy: MagicPlate-512. *Med. Phys.* **41** (9):091707, 2014. doi:10.1118/1.4892384

Alfonso, R., Andreo, P., Capote, R., Huq, M. S., Kilby, W., Kjäll, P., et al. A new formalism for reference dosimetry of small and nonstandard fields. *Med. Phys.* **35** (11):5179–5186, 2008. doi:10.1118/1.3005481

Allisy, P. J., Burns, D. T. and Andreo, P. International framework of traceability for radiation dosimetry quantities. *Metrologia* **46** (2):S1–S8, 2009. www.bipm.org/cc/CCRI(I)/Allowed/15/CCRI(I)01-01.pdf

Almond, P. R. and Svensson, H. Ionization chamber dosimetry for photon and electron beams. Theoretical considerations. *Acta Radiol. Ther. Phys. Biol.* **16** (2):177–186, 1977. doi:10.3109/02841867709134310

Almond, P. R., Attix, F. H., Humphries, L. J., Kubo, H., Nath, R., Goetsch, S., et al. The calibration and use of plane-parallel ionization chambers for dosimetry of electron beams: an extension of the 1983 AAPM protocol report of AAPM Radiation Therapy Committee Task Group No. 39. *Med. Phys.* **21** (8):1251–1260, 1994. doi:10.1118/1.597359

Almond, P. R., Biggs, P. J., Coursey, B. M., Hanson, W. F., Huq, M. S., Nath, R., et al. AAPM's TG-51 protocol for clinical reference dosimetry of high-energy photon and electron beams. *Med. Phys.* **26** (9):1847–1870, 1999. doi:10.1118/1.598691

Alqathami, M., Adamovics, J., Benning, R., Qiao, G., Geso, M. and Blencowe, A. Evaluation of ultra-sensitive leucomalachite dye derivatives for use in the PRESAGE® dosimeter. *Radiat. Phys. Chem.* **85**:204–209, 2013. doi:10.1016/j.radphyschem.2012.11.006

Alrowaili, Z. A., Lerch, M. L., Petasecca, M., Carolan, M. G., Metcalfe, P. E. and Rosenfeld, A. B. Beam perturbation characteristics of a 2D transmission silicon diode array, Magic Plate. *J. Appl. Clin. Med. Phys.* **17** (2):85–98, 2016. doi:10.1120/jacmp.v17i2.5932

Andreo, P. Depth-dose and stopping-power data for mono-energetic electron beams. *Nucl. Instrum. Methods Phys. Res. B* **51** (2):107–121, 1990. doi:10.1016/0168-583X(90)90510-2

Andreo, P. Absorbed dose beam quality factors for the dosimetry of high-energy photon beams. *Phys. Med. Biol.* **37** (12):2189–2211, 1992. doi:10.1088/0031-9155/37/12/003

Andreo, P. On the beam quality specification of high-energy photons for radiotherapy dosimetry. *Med. Phys.* **27** (3):434–440, 2000. doi:10.1118/1.598892

Andreo, P. and Nahum, A. E. Stopping-power ratio for a photon spectrum as a weighted sum of the values for monoenergetic photon beams. *Phys. Med. Biol.* **30** (10):1055–1065, 1985. doi:10.1088/0031-9155/30/10/004

Andreo, P. and Brahme, A. Stopping power data for high-energy photon beams. *Phys. Med. Biol.* **31** (8):839–858, 1986. doi:10.1088/0031-9155/31/8/002

Andreo, P., Nahum, A. and Brahme, A. Chamber-dependent wall correction factors in dosimetry. *Phys. Med. Biol.* **31** (11):1189–1199, 1986. doi:10.1088/0031-9155/31/11/001

Andreo, P. and Palmans, H. Comment on 'Experimental determination of the PTW 60019 microDiamond dosimeter active area and volume' [Med. Phys. 43, 5205-5212 (2016)]. *Med. Phys.* **43** (12):6667, 2016. doi:10.1118/1.4966023

Andreo, P., Palmans, H., Marteinsdottir, M., Benmakhlouf, H. and Carlsson-Tedgren, A. On the Monte Carlo simulation of small-field micro-diamond detectors for megavoltage photon dosimetry. *Phys. Med. Biol.* **61** (1):L1–L10, 2016. doi:10.1088/0031-9155/61/1/L1

Andreo, P., Burns, D. T., Nahum, E. E., Seuntjens, J. and Attix, F. H. *Fundamentals of Ionizing Radiation Dosimetry.* Weinheim: Wiley-VCH, 2017.

Antonuk, L. E. Electronic portal imaging devices: a review and historical perspective of contemporary technologies and research. *Phys. Med. Biol.* **47** (6):R31–R65, 2002. doi:10.1088/0031-9155/47/6/201

Antonuk, L. E., El-Mohri, Y. and Jee, K. W. *Medical Physics Monograph no. 24.* Madison, WI: Medical Physics Publishing, 1998.

Appleby, A. and Leghrouz, A. Imaging of radiation dose by visible color development in ferrous-agarose-xylenol orange gels. *Med. Phys.* **18** (2):309–312, 1991. doi:10.1118/1.596676

Araki, F. Dosimetric properties of a Solid Water High Equivalency (SW557) phantom for megavoltage photon beams. *Phys. Med.* **39**:132–136, 2017. doi:10.1016/j.ejmp.2017.06.011

Arjomandy, B., Tailor, R., Anand, A., Sahoo, N., Gillin, M., Prado, K., et al. Energy dependence and dose response of Gafchromic EBT2 film over a wide range of photon, electron, and proton beam energies. *Med. Phys.* **37** (5):1942–1947, 2010. doi:10.1118/1.3373523

Aspradakis, M. M., Byrne, J. P., Palmans, H., Duane, S., Conway, J., Warrington, A. P., et al. IPEM Report 103. Small Field MV photon dosimetry. York: IPEM, 2010.

Attix, F. H. *Introduction to Radiological Physics and Radiation Dosimetry.* New York: Wiley, 1986.

Aukett, R. J., Burns, J. E., Greener, A. G., Harrison, R. M., Moretti, C., Nahum, A. E., et al. Addendum to the IPEMB code of practice for the determination of absorbed dose for x-rays below 300 kV generating potential (0.035 mm Al-4 mm Cu HVL). *Phys. Med. Biol.* **50** (12):2739–2748, 2005. doi:10.1088/0031-9155/50/12/001

Aznar, M. C., Andersen, C. E., Bøtter-Jensen, L., Bäck, S. Å., Mattsson, S., Kjaer-Kristoffersen, F., et al. Real-time optical-fibre luminescence dosimetry for radiotherapy: physical characteristics and applications in photon beams. *Phys. Med. Biol.* **49** (9):1655–1669, 2004. doi:10.1088/0031-9155/49/9/005

Bache, S. T., Juang, T., Belley, M. D., Koontz, B. F., Adamovics, J., Yoshizumi, T. T., et al. Investigating the accuracy of microstereotactic-body-radiotherapy utilizing anatomically accurate 3D printed rodent-morphic dosimeters. *Med. Phys.* **42** (2):846–855, 2015. doi:10.1118/1.4905489

Baffa, O. and Kinoshita, A. Clinical applications of alanine/electron spin resonance dosimetry. *Radiat. Environ. Biophys.* **53** (2):233–240, 2014. doi:10.1007/s00411-013-0509-2

Bagne, F. A comprehensive study of LiF TL response to high energy photons and electrons. *Radiology* **123** (3):753–760, 1977. doi:10.1148/123.3.753

Balcom, B. J., Lees, T. J., Sharp, A. R., Kulkarni, N. S. and Wagner, G. S. Diffusion in Fe(II/III) radiation dosimetry gels measured by magnetic resonance imaging. *Phys. Med. Biol.* **40** (10):1665–1676, 1995. doi:10.1088/0031-9155/40/10/008

Baldock, C., De Deene, Y., Doran, S., Ibbott, G., Jirasek, A., Lepage, M., et al. Polymer gel dosimetry. *Phys. Med. Biol.* **55** (5):R1–63, 2010. doi:10.1088/0031-9155/55/5/R01

Barbés, B., Azcona, J. D., Burguete, J. and Marti-Climent, J. M. Application of spherical diodes for megavoltage photon beams dosimetry. *Med. Phys.* **41** (1):012102, 2014. doi:10.1118/1.4837178

Barnett, E., MacKenzie, M. and Fallone, B. G. IMRT point dose measurements with a diamond detector. *Radiol. Oncol.* **39** (1):71–78, 2005. www.onko-i.si/fileadmin/onko/datoteke/dokumenti/Radiology_39_1_11.pdf

Barthe, J. Electronic dosimeters based on solid state detectors. *Nucl. Instrum. Methods Phys. Res. Sect. B* **184** (1–2):158–189, 2001. doi:10.1016/S0168-583X(01)00711-X

Bass, G. and Thomas, R. P. J. The calibration of parallel-plate electron ionization chambers at NPL for use with the IPEM 2003 code of practice: summary data. *Phys. Med. Biol.* **54** (8):N115–N124, 2009. doi:10.1088/0031-9155/54/8/N01

Bassi, P., Busuoli, G. and Rimondi, O. Calculated energy dependence of some RTL and RPL detectors. *Int. J. Appl. Radiat. Isot.* **27** (5):291–305, 1976. doi:10.1016/0020-708X(76)90146-0

Baxter, P., Jirasek, A. and Hilts, M. X-ray CT dose in normoxic polyacrylamide gel dosimetry. *Med. Phys.* **34** (6):1934–1943, 2007. doi:10.1118/1.2732032

Benevides, L. A., Huston, A. L., Justus, B. L., Falkenstein, P., Brateman, L. F. and Hintenlang, D. E. Characterization of a fiber-optic-coupled radioluminescent detector for application in the mammography energy range. *Med. Phys.* **34** (6):2220–2227, 2007. doi:10.1118/1.2736788

Berger, M. J. and Seltzer, S. M. *Stopping Powers and Ranges of Electrons and Positrons.* 2nd Edition. Washington, DC: National Bureau of Standards U.S. Department of Commerce, 1983. https://nvlpubs.nist.gov/nistpubs/Legacy/IR/nbsir82-2550A.pdf

Beyer, G. P., Kry, S. F., Espenhahn, E., Rini, C., Boyles, E. and Mann, G. Evaluation of an implantable MOSFET dosimeter designed for use with hypofractionated external beam treatments and its applications for breast and prostate treatments. *Med. Phys.* **38** (8):4881–4887, 2011. doi:10.1118/1.3615162

Bielajew, A. F. Ionisation cavity theory: a formal derivation of perturbation factors for thick-walled ion chambers in photon beams. *Phys. Med. Biol.* **31** (2):161–170, 1986. doi:10.1088/0031-9155/31/2/005

Bielajew, A. F. Correction factors for thick-walled ionisation chambers in point-source photon beams. *Phys. Med. Biol.* **35** (4):501, 1990. doi:10.1088/0031-9155/35/4/003

Bielajew, A. F. and Rogers, D. W. A standard timing benchmark for EGS4 Monte Carlo calculations. *Med. Phys.* **19** (2):303–304, 1992. doi:10.1118/1.596860

BIR (British Institute of Radiology). *BJR Supplement 17. Central Axis Depth Dose Data for Use in Radiotherapy.* London, UK: British Institute of Radiology, 1983.

Boag, J. W. Ionization measurements at very high intensities. Pulsed radiation beams. *Br. J. Radiol.* **23** (274):601–611, 1950. doi:10.1259/0007-1285-23-274-601

Boag, J. W. Ionisation chambers. In *Radiation Dosimetry*, edited by F. H. Attix and W. C. Roesch, pp. 1–72. New York: Academic Press, 1966.

Boag, J. W. Ionisation chambers. In *The Dosimetry of Ionizing Radiation*, edited by K. R. Kase, B. E. Bjärngard and F. H. Attix, pp. 169–243. New York: Academic Press, 1987.

Boag, J. W. and Currant, J. Current collection and ionic recombination in small cylindrical ionization chambers exposed to pulsed radiation. *Br. J. Radiol.* **53** (629):471–478, 1980. doi:10.1259/0007-1285-53-629-471

Boellaard, R., van Herk, M. and Mijnheer, B. J. The dose response relationship of a liquid-filled electronic portal imaging device. *Med. Phys.* **23** (9):1601–1611, 1996. doi:10.1118/1.597828

Bortfeld, T. IMRT: a review and preview. *Phys. Med. Biol.* **51** (13):R363–R379, 2006. doi:10.1088/0031-9155/51/13/R21

Bøtter-Jensen, L. and McKeever, I. Optically stimulated luminescence dosimetry using natural and synthetic materials. *Radiat. Prot. Dosimetry* **65** (1–4):273–280, 1996. doi:10.1093/oxfordjournals.rpd.a031640

Boutillon, M. and Niatel, M. T. A study of a graphite cavity chamber for absolute exposure measurements of 60 Co gamma rays. *Metrologia* **9** (4):139–146, 1973. doi:10.1088/0026-1394/9/4/001

Boutillon, M. and Perroche-Roux, A. M. Re-evaluation of the W value for electrons in dry air. *Phys. Med. Biol.* **32** (2):213, 1987. doi:10.1088/0031-9155/32/2/005

Boutillon, M. and Perroche, A. M. Ionometric determination of absorbed dose to water for cobalt-60 gamma rays. *Phys. Med. Biol.* **38** (3):439–454, 1993. https://inis.iaea.org/collection/NCLCollectionStore/_Public/26/056/26056517.pdf

Brady, S. L. and Kaufman, R. A. Establishing a standard calibration methodology for MOSFET detectors in computed tomography dosimetry. *Med. Phys.* **39** (6):3031–3040, 2012. doi:10.1118/1.4712221

Brualla-González, L., Gómez, F., Pombar, M. and Pardo-Montero, J. Dose rate dependence of the PTW 60019 microDiamond detector in high dose-per-pulse pulsed beams. *Phys. Med. Biol.* **61** (1):N11–N19, 2016. doi:10.1088/0031-9155/61/1/N11

Bruinvis, I. A., Heukelom, S. and Mijnheer, B. J. Comparison of ionisation measurements in water and polystyrene for electron beam dosimetry. *Phys. Med. Biol.* **30** (10):1043–1053, 1985. doi:10.1088/0031-9155/30/10/003

Buckley, L. A. and Rogers, D. W. Wall correction factors, P_{wall}, for thimble ionization chambers. *Med. Phys.* **33** (2):455–464, 2006. doi:10.1118/1.2161403

Burns, D. T. and McEwen, M. R. Ion recombination corrections for the NACP parallel-plate chamber in a pulsed electron beam. *Phys. Med. Biol.* **43** (8):2033–2045, 1998. doi:10.1088/0031-9155/43/8/003

Burns, D. T., Picard, S., Kessler, C. and Roger, P. Use of the BIPM calorimetric and ionometric standards in megavoltage photon beams to determine Wair and Ic. *Phys. Med. Biol.* 59 (6):1353–1365, 2014. doi:10.1088/0031-9155/59/6/1353

Burns, J. E. Absorbed-dose calibrations in high-energy photon beams at the National Physical Laboratory: conversion procedure. *Phys. Med. Biol.* **39** (10):1555–1575, 1994. doi:10.1088/0031-9155/39/10/004

Burns, J. E. and Rosser, K. E. Saturation correction for the NE 2560/1 dosemeter in photon dosimetry. *Phys. Med. Biol.* **35** (5):687–693, 1990. doi:10.1088/0031-9155/35/5/009

Butson, M. J., Rozenfeld, A., Mathur, J. N., Carolan, M., Wong, T. P. and Metcalfe, P. E. A new radiotherapy surface dose detector: the MOSFET. *Med. Phys.* **23** (5):655–658, 1996. doi:10.1118/1.597702

Butson, M. J., Cheung, T. and Yu, P. K. Scanning orientation effects on Gafchromic EBT film dosimetry. *Australas. Phys. Eng. Sci. Med.* **29** (3):281–284, 2006a. doi: 10.1007/BF03178579

Butson, M. J., Cheung, T. and Yu, P. K. Weak energy dependence of EBT gafchromic film dose response in the 50 kVp-10 MVp X-ray range. *Appl. Radiat. Isot.* **64** (1):60–62, 2006b. doi:10.1016/j.apradiso.2005.07.002

Butson, M. J., Yu, P. K., Cheung, T. and Alnawaf, H. Energy response of the new EBT2 radiochromic film to x-ray radiation. *Radiat. Meas.* **45** (7):836–839, 2010. doi:10.1016/j.radmeas.2010.02.016

Carlton, R. R. and Adler, A. M. *The Principles of Radiographic Imaging*. Ontario: Delmar Publishers, 1996.

Carver, A., Gately, A., Clements, R. and Nahum, A. Monte Carlo dosimetry for the Papillon P50 contact radiotherapy and IORT device. *Radiat. Oncol.* **109** (3):367–369, 2013. doi:10.1016/j.radonc.2013.10.032

CCEMRI (Comité consultatif pour les étalons de mesure des rayonnements ionisants). Report to the 8th meeting of the Comité International des Poids et Mesures (R.S. Caswell, Rapporteur). Sèvres, France: Bureau International des Poids et Mesures (BIPM), 1979.

Ceberg, C., Johnsson, S., Lind, M. and Knöös, T. Prediction of stopping-power ratios in flattening-filter free beams. *Med. Phys.* **37** (3):1164–1168, 2010. doi:10.1118/1.3314074

Chalkley, A. and Heyes, G. Evaluation of a synthetic single-crystal diamond detector for relative dosimetry measurements on a CyberKnife. *Br. J. Radiol.* **87** (1035):20130768, 2014. doi:10.1259/bjr.20130768

Cheung, T., Butson, M. J. and Yu, P. K. Effects of temperature variation on MOSFET dosimetry. *Phys. Med. Biol.* **49** (13):N191–N196, 2004. doi:10.1088/0031-9155/49/13/N02

Cho, N. Y., Huang, S. C., Chung, W. Y., Guo, W. Y. and Chu, W. C. Isotropic three-dimensional MRI-Fricke-infused gel dosimetry. *Med. Phys.* **40** (5):052101, 2013. doi:10.1118/1.4798228

Christ, G., Dohm, S., Bruggmoser, G. and Schule, E. The use of plane-parallel chambers in electron dosimetry without any cross-calibration. *Phys. Med. Biol.* **47** (9):N121–N126, 2002. doi:10.1088/0031-9155/47/9/402

Chu, R. D. H., O'Hara, K. P. J., Buckland, B. W., Lewis, D. F., Dinelle, F. and Van Dyk, G. GafchromicTM dosimetry media: a new high dose, thin film routine dosimeter and dose mapping tool. *Int. J. Radiat. Appl. Instrum. Part C* **35** (4–6):767–773, 1990. doi:10.1016/1359-0197(90)90313-7

Chuang, C. F., Verhey, L. J. and Xia, P. Investigation of the use of MOSFET for clinical IMRT dosimetric verification. *Med. Phys.* **29** (6):1109–1115, 2002. doi:10.1118/1.1481520

Ciancaglioni, I., Marinelli, M., Milani, E., Prestopino, G., Verona, C., Verona-Rinati, G., et al. Dosimetric characterization of a synthetic single crystal diamond detector in clinical radiation therapy small photon beams. *Med. Phys.* **39** (7):4493–4501, 2012. doi:10.1118/1.4729739

Constantinou, C., Attix, F. H. and Paliwal, B. R. A solid water phantom material for radiotherapy x-ray and gamma-ray beam calibrations. *Med. Phys.* **9** (3):436–441, 1982. doi:10.1118/1.595063

Cottens, E., Janssens, A., Eggermont, G. and Jacobs, R. Absorbed dose calorimetry with a graphite calorimeter, and G-value determinations for the Fricke dose meter in high-energy electron beams. In *Biomedical Dosimetry: Physical Aspects, Instrumentation, Calibration*, pp. 189–211. Vienna: IAEA, 1981.

Cranmer-Sargison, G., Charles, P. H., Trapp, J. V. and Thwaites, D. I. A methodological approach to reporting corrected small field relative outputs. *Radiat. Oncol.* **109** (3):350–355, 2013. doi:10.1016/j.radonc.2013.10.002

Cygler, J. E., Saoudi, A., Perry, G., Morash, C. and E, C. Feasibility study of using MOSFET detectors for in vivo dosimetry during permanent low-dose-rate prostate implants. *Radiother. Oncol.* **80** (3):296–301, 2006.

Cygler, J. E. and Scalchi, P. MOSFET dosimetry in radiotherapy. In *Clinical Dosimetry Measurements in Radiotherapy. AAPM 2009 Summer School*, edited by D. W. O. Rogers and J. E. Cygler, pp. 941–977. Madison, WI: Medical Physics Publishing, 2009.

Dalaryd, M., Knöös, T. and Ceberg, C. Combining tissue-phantom ratios to provide a beam-quality specifier for flattening filter free photon beams. *Med. Phys.* **41** (11):111716, 2014. doi:10.1118/1.4898325

Das, I. J., Cheng, C. W., Watts, R. J., Ahnesjö, A., Gibbons, J., Li, X. A., et al. Accelerator beam data commissioning equipment and procedures: report of the TG-106 of the Therapy Physics Committee of the AAPM. *Med. Phys.* **35** (9):4186–4215, 2008. doi:10.1118/1.2969070

Davis, S. D., Ross, C. K., Mobit, P. N., Van der, Z. L., Chase, W. J. and Shortt, K. R. The response of LiF thermoluminescence dosemeters to photon beams in the energy range from 30 kV x rays to ^{60}Co gamma rays. *Radiat. Prot. Dosimetry* **106** (1):33–43, 2003. doi:10.1093/oxfordjournals.rpd.a006332

De Angelis, C., Onori, S., Pacilio, M., Cirrone, G. A., Cuttone, G., Raffaele, L., et al. An investigation of the operating characteristics of two PTW diamond detectors in photon and electron beams. *Med. Phys.* **29** (2):248–254, 2002. doi:10.1118/1.1446101

De Coste, C., Francescon, P., Marinelli, M., Masi, L., Paganini, L., Pimpinella, M., et al. Is the PTW 60019 microDiamond a suitable candidate for small field reference dosimetry? *Phys. Med. Biol.* **62** (17):7036–7055, 2017. doi:10.1088/1361-6560/aa7e59

De Deene, Y. How to scan polymer gels with MRI? 7th International Conference on 3D Radiation Dosimetry, (IC3DDose 2012). *J. Phys. Conf. Ser.* **444** (1), 2013. doi:10.1088/1742-6596/444/1/012003

De Deene, Y., Skyt, P. S., Hil, R. and Booth, J. T. FlexyDos3D: a deformable anthropomorphic 3D radiation dosimeter: radiation properties. *Phys. Med. Biol.* **60** (4):1543–1563, 2015. doi:10.1088/0031-9155/60/4/1543

Descamps, C., Tromson, D., Tranchant, N., Isambert, A., Bridier, A., De Angelis, C., et al. Clinical studies of optimised single crystal and polycrystalline diamonds for radiotherapy dosimetry. *Radiat. Meas.* **43** (2):933–938, 2008. doi:10.1016/j.radmeas.2007.11.080

Desroches, J., Bouchard, H. and Lacroix, F. Potential errors in optical density measurements due to scanning side in EBT and EBT2 Gafchromic film dosimetry. *Med. Phys.* **37** (4):1565–1570, 2010. doi:10.1118/1.3355895

Devic, S. Radiochromic film dosimetry: past, present, and future. *Phys. Med.* **27** (3):122–134, 2011. doi:10.1016/j.ejmp.2010.10.001

Devic, S., Seuntjens, J., Sham, E., Podgorsak, E. B., Schmidtlein, C. R., Kirov, A. S., et al. Precise radiochromic film dosimetry using a flat-bed document scanner. *Med. Phys.* **32** (7):2245–2253, 2005. doi:10.1118/1.1929253

Devic, S., Tomic, N. and Lewis, D. Reference radiochromic film dosimetry: review of technical aspects. *Phys.Med.* **32** (4):541–556, 2016. doi:10.1016/j.ejmp.2016.02.008

Di Venanzio, C., Marinelli, M., Milani, E., Prestopino, G., Verona, C., Verona-Rinati, G., et al. Characterization of a synthetic single crystal diamond Schottky diode for radiotherapy electron beam dosimetry. *Med. Phys.* **40** (2):021712, 2013. doi:10.1118/1.4774360

Dieterich, S. and Sherouse, G. W. Experimental comparison of seven commercial dosimetry diodes for measurement of stereotactic radiosurgery cone factors. *Med. Phys.* **38** (7):4166–4173, 2011. doi:10.1118/1.3592647

DIN (Deutsches Institut für Normung). Klinische Dosimetrie: Teil 4: Anwendung von Röntgenstrahlen mit Röhrenspannungen von 10 bis 100 kV in der Strahlentherapie und in der Weichteildianostik. DIN 6809-4. Berlin: DIN, 1988.

DIN. Klinische Dosimetrie: Teil 5: Anwendung von Röntgenstrahlen mit Röhrenspannungen von 100 bis 400 kV in der Strahlentherapie. DIN 6809-5. Berlin: DIN, 1996.

DIN. Procedures of dosimetry with probe type detectors for photon and electron radiation – Part 2: Ionization chamber dosimetry of high energy photon and electron radiation. 6800-2. Berlin: DIN, 2008.

Ding, G. X. and Rogers, D. W. Mean energy, energy-range relationships and depth-scaling factors for clinical electron beams. *Med. Phys.* **23** (3):361–376, 1996. doi:10.1118/1.597788

Ding, G. X. and Coffey, C. W. Dosimetric evaluation of the OneDose™ MOSFET for measuring kilovoltage imaging dose from image-guided radiotherapy procedures. *Med. Phys.* **37** (9):4880–4885, 2010. doi:10.1118/1.3483099

Domen, S. R. A sealed water calorimeter for measuring absorbed dose. *J. Res. Natl. Inst. Stand. Technol.* **99**:121–141, 1994.

Domen, S. R. and Lamperti, P. J. A heat-loss compensated calorimeter: theory, design and performance. *J. Res. Natl. Inst. Stand. Technol. A Phys. Chem.* **78A**:595–610, 1974. https://nvlpubs.nist.gov/nistpubs/jres/78A/jresv78An5p595_A1b.pdf

Doran, S. J., Koerkamp, K. K., Bero, M. A., Jenneson, P., Morton, E. J. and Gilboy, W. B. A CCD-based optical CT scanner for high-resolution 3D imaging of radiation dose distributions: equipment specifications, optical simulations and preliminary results. *Phys. Med. Biol.* **46** (12):3191–3213, 2001. doi:10.1088/0031-9155/46/12/309

Driscoll, C. M. H., Barthe, J. R., Oberhofer, M., Busuoli, G. and Hickman, C. Annealing procedures for commonly used radiothermoluminescent materials. *Radiat. Prot. Dosimetry* **14** (1):17–32, 1986. doi:10.1093/oxfordjournals.rpd.a079618

Dufreneix, S., Ostrowsky, A., Rapp, B., Daures, J. and Bordy, J. M. Accuracy of a dose-area product compared to an absorbed dose to water at a point in a 2 cm diameter field. *Med. Phys.* **43** (7):4085, 2016. doi:10.1118/1.4953207

Dutreix, A. When and how can we improve precision in radiotherapy? *Radiat. Oncol.* **2** (4):275–292, 1984. doi:10.1016/S0167-8140(84)80070-5

Dutreix, A. and Bridier, A. Dosimetry for external beams of photon and electron radiation. In *The Dosimetry of Ionizing Radiation*, Vol. I, edited by K. R. Kase, B. E. Bjärngard and F. H. Attix, pp. 163–228. Orlando: Academic Press, 1985.

Dutreix, A., Bjärngard, B. E., Bridier, A., Minjnheer, B., Shaw, J. E. and Svensson, H. *Monitor Unit Calculation for High Energy Photon Beams. ESTRO Booklet 3.* Leuven, Belgium: ESTRO, Garant Publishers, 1997. https://www.estro.org/binaries/content/assets/estro/school/publications/booklet_n3-physics-for-clinrt.pdf

Eaton, D. J., Bass, G., Booker, P., Byrne, J., Duane, S., Frame, J. et al. IPEM code of practice for high-energy photon therapy dosimetry based on the NPL absorbed dose calibration service. *Phys. Med. Biol.* **65** (19):195006, 2020. doi:10.1088/1361-6560/ab99e3

Edwards, C. R., Green, S., Palethorpe, J. E. and Mountford, P. J. The response of a MOSFET, p-type semiconductor and LiF TLD to quasi-monoenergetic x-rays. *Phys. Med. Biol.* **42** (12):2383–2391, 1997. doi:10.1088/0031-9155/42/12/006

Ehringfeld, C., Schmid, S., Poljanc, K., Kirisits, C., Aiginger, H. and Georg, D. Application of commercial MOSFET detectors for in vivo dosimetry in the therapeutic x-ray range from 80 kV to 250 kV. *Phys. Med. Biol.* **50** (2):289–303, 2005. doi:10.1088/0031-9155/50/2/008

Eklund, K. and Ahnesjö, A. Fast modelling of spectra and stopping-power ratios using differentiated fluence pencil kernels. *Phys. Med. Biol.* **53** (16):4231–4247, 2008. doi:10.1088/0031-9155/53/16/002

El Mohri, Y., Antonuk, L. E., Yorkston, J., Jee, K. W., Maolinbay, M., Lam, K. L., et al. Relative dosimetry using active matrix flat-panel imager (AMFPI) technology. *Med. Phys.* **26** (8):1530–1541, 1999. doi:10.1118/1.598649

Espinoza, A., Petasecca, M., Fuduli, I., Howie, A., Bucci, J., Corde, S., et al. The evaluation of a 2D diode array in 'magic phantom' for use in high dose rate brachytherapy pretreatment quality assurance. *Med. Phys.* **42** (2):663–673, 2015. doi:10.1118/1.4905233

ESTRO (European Society for Radiotherapy and Oncology). *ESTRO Booklet No 3. Monitor unit calculation for high energy photon beams* – see Dutreix et al. 1997.

ESTRO. *Booklet No 5. Practical guidelines for the Implementation of in vivo dosimetry with diodes in external Radiotherapy with photon beams* – see Huyskens et al. 2001.

ESTRO (European Society for Radiotherapy and Oncology). *Booklet No 1. Methods for in vivo dosimetry in external radiotherapy* – see Van Dam and Marinello 2006.

Eveling, J. N., Morgan, A. M. and Pitchford, W. G. Commissioning a p-type silicon diode for use in clinical electron beams. *Med. Phys.* **26** (1):100–107, 1999. doi:10.1118/1.598469

Fakir, H., Gaede, S., Mulligan, M. and Chen, J. Z. Development of a novel ArcCHECK() insert for routine quality assurance of VMAT delivery including dose calculation with inhomogeneities. *Med. Phys.* **39** (7):4203–4208, 2012. doi:10.1118/1.4728222

Falco, M. D., D'Andrea, M., Strigari, L., D'Alessio, D., Quagliani, F., Santoni, R., et al. Characterization of a cable-free system based on p-type MOSFET detectors for 'in vivo' entrance skin dose measurements in interventional radiology. *Med. Phys.* **39** (8):4866–4874, 2012. doi:10.1118/1.4736806

Farmer, F. T. A sub-standard x-ray dose-meter. *Br. J. Radiol.* **28** (330):304–306, 1955. doi:10.1259/0007-1285-28-330-304

Feist, H. Determination of the absorbed dose to water for high-energy photons and electrons by total absorption of electrons in ferrous sulphate solution. *Phys. Med. Biol.* **27** (12):1435–1448, 1982. doi:10.1088/0031-9155/27/12/002

Ferreira, B. C., Lopes, M. C. and Capela, M. Evaluation of an Epson flatbed scanner to read Gafchromic EBT films for radiation dosimetry. *Phys. Med. Biol.* **54** (4):1073–1085, 2009. doi:10.1088/0031-9155/54/4/017

Fong, P. M., Keil, D. C., Does, M. D. and Gore, J. C. Polymer gels for magnetic resonance imaging of radiation dose distributions at normal room atmosphere. *Phys. Med. Biol.* **46** (12):3105–3113, 2001. doi:10.1088/0031-9155/46/12/303

Francescon, P., Beddar, S., Satariano, N. and Das, I. J. Variation of kQclin,Qmsr (fclin,fmsr) for the small-field dosimetric parameters percentage depth dose, tissue-maximum ratio, and off-axis ratio. *Med. Phys.* **41** (10):101708, 2014. doi:10.1118/1.4895978

Francescon, P., Cora, S. and Satariano, N. Calculation of k(Q(clin),Q(msr)) (f(clin),f(msr)) for several small detectors and for two linear accelerators using Monte Carlo simulations. *Med. Phys.* **38** (12):6513–6527, 2011. doi:10.1118/1.3660770

Fricke, H. and Morse, S. The chemical action of Roentgen rays on dilute ferrosulphate solutions as a measure of dose. *Am. J. Roent. Radium Ther. Nucl. Med.* **18**:430–432, 1927.

Galbraith, D. M., Rawlinson, J. A. and Munro, P. Dose errors due to charge storage in electron irradiated plastic phantoms. *Med. Phys.* **11** (2):197–203, 1984. doi:10.1118/1.595601

Gardner, E. A., Sumanaweera, T. S., Blanck, O., Iwamura, A. K., Steel, J. P., Dieterich, S., et al. In vivo dose measurement using TLDs and MOSFET dosimeters for cardiac radiosurgery. *J. Appl. Clin. Med. Phys.* **13** (3):3745, 2012. doi:10.1120/jacmp.v13i3.3745

Gargett, M., Oborn, B., Metcalfe, P. and Rosenfeld, A. Monte Carlo simulation of the dose response of a novel 2D silicon diode array for use in hybrid MRI-LINAC systems. *Med. Phys.* **42** (2):856–865, 2015. doi:10.1118/1.4905108

Goldstein, N. Dose-rate dependence of lithium fluoride for exposures above 15,000 R per pulse. *Health Phys.* **22** (1):90–91, 1972.

Gomà, C., Marinelli, M., Safai, S., Verona-Rinati, G. and Wurfel, J. The role of a microDiamond detector in the dosimetry of proton pencil beams. *Z. Med. Phys.* **26** (1):88–94, 2016. doi:10.1016/j.zemedi.2015.08.003

Gore, J. C., Kang, Y. S. and Schulz, R. J. Measurement of radiation dose distributions by nuclear magnetic resonance (NMR) imaging. *Phys. Med. Biol.* **29** (10):1189–1197, 1984. doi:10.1088/0031-9155/29/10/002

Gore, J. C., Ranade, M., Maryanski, M. J. and Schulz, R. J. Radiation dose distributions in three dimensions from tomographic optical density scanning of polymer gels: I. Development of an optical scanner. *Phys. Med. Biol.* **41** (12):2695–2704, 1996. doi:10.1088/0031-9155/41/12/009

Greene, D. and Massey, J. B. The use of Farmer-Baldwin and victrometer ionization chambers for dosimetry of high energy x-radiation. *Phys. Med. Biol.* **11** (4):569–575, 1966. doi:10.1088/0031-9155/11/4/307

Grimbergen, T. W. M., Aalbers, A. H. L., Mijnheer, B. J., Seuntjens, J., Thierens, H., van Dam, J., et al. Dosimetry of Low and Medium Energy X-rays. A code of practice for use in radiotherapy and radiobiology. NCS Report No 10. Delft, The Netherlands: Nederlandse Commissie Voor Stralingsdosimetrie (Netherlands Commission on Radiation Dosimetry), 1997. doi:10.25030/ncs-010

Grosswendt, B. Backscatter factors for x-rays generated at voltages between 10 and 100 kV. *Phys. Med. Biol.* **29** (5):579–591, 1984. doi:10.1088/0031-9155/29/5/010

Grosswendt, B. Dependence of the photon backscatter factor for water on source-to-phantom distance and irradiation field size. *Phys. Med. Biol.* **35** (9):1233–1246, 1990. doi:10.1088/0031-9155/35/9/004

Grosswendt, B. Dependence of the photon backscatter factor for water on irradiation field size and source-to-phantom distances between 1.5 and 10 cm. *Phys. Med. Biol.* **38** (2):305–310, 1993. doi:10.1088/0031-9155/38/2/007

Grusell, E. and Rikner, G. Radiation damage induced dose rate non-linearity in an n-type silicon detector. *Acta Radiol. Oncol.* **23** (6):465–469, 1984. doi:10.3109/02841868409136050

Grusell, E. and Rikner, G. Evaluation of temperature effects in p-type silicon detectors. *Phys. Med. Biol.* **31** (5):527–534, 1986. doi:10.1088/0031-9155/31/5/005

Grusell, E. and Rikner, G. Linearity with dose rate of low resistivity p-type silicon semiconductor detectors. *Phys. Med. Biol.* **38** (6):785–792, 1993. doi:10.1088/0031-9155/38/6/011

Gurney, R. W. and Mott, N. F. The theory of the photolysis of silver bromide and the photographic latent image. *Proc. R. Soc. A.* **164**:151–167, 1938. doi:10.1098/rspa.1938.0011

Hall, G. Semiconductor detectors. In *Medical Radiation Detectors*, edited by N. F. Kember. Bristol: Institute of Physics Publishing, 1994.

Hackett, S. L., van Asselen, B., Wolthaus, J. W., Kok, J. G., Woodings, S. J., Lagendijk, J. J., et al. Consequences of air around an ionization chamber: Are existing solid phantoms suitable for reference dosimetry on an MR-linac? *Med. Phys.* **43** (7):3961, 2016. doi:10.1118/1.4952727

Halvorsen, P. H. Dosimetric evaluation of a new design MOSFET in vivo dosimeter. *Med. Phys.* **32** (1):110–117, 2005. doi:10.1118/1.1827771

Harder, D. Einfluß der Vielfachstreuung von Elektronen auf die Ionisation in gasgefüllten Hohlräumen (The effect of multiple electron scattering on ionization in gas-filled cavities.) *Biophysik* **5** (2):157–164, 1968. doi:10.1007/BF01202901

Harder, D. Fano's theorem and the multiple scattering correction. In *Proc. 4th Symp. Microdosimetry (1973) Verbania Pallanza, Italy*, edited by H. G. E. J. Booz, R. Eickel and A. Waker, pp. 677–693, Commission of the European Communities (CEC) 1974.

Havercroft, J. M. and Klevenhagen, S. C. Ion recombination corrections for plane-parallel and thimble chambers in electron and photon radiation. *Phys. Med. Biol.* **38** (1):25–38, 1993. doi:10.1088/0031-9155/38/1/003

Hermida-López, M., Ludemann, L., Fluhs, A. and Brualla, L. Technical note: influence of the phantom material on the absorbed-dose energy dependence of the EBT3 radiochromic film for photons in the energy range 3 keV-18 MeV. *Med. Phys.* **41** (11):112103, 2014. doi:10.1118/1.4898598

Heukelom, S., Lanson, J. H. and Mijnheer, B. J. Comparison of entrance and exit dose measurements using ionization chambers and silicon diodes. *Phys. Med. Biol.* **36** (1):47–59, 1991. doi:10.1088/0031-9155/36/1/005

Heydarian, M., Hoban, P. W., Beckham, W. A., Borchardt, I. M. and Beddoe, A. H. Evaluation of a PTW diamond detector for electron beam measurements. *Phys. Med. Biol.* **38** (8):1035–1042,1993.doi:10.1088/0031-9155/38/8/002

Hill, R., Holloway, L. and Baldock, C. A dosimetric evaluation of water equivalent phantoms for kilovoltage x-ray beams. *Phys. Med. Biol.* **50** (21):N331–N344, 2005. doi:10.1088/0031-9155/50/21/N06

Hill, R. F., Brown, S. and Baldock, C. Evaluation of the water equivalence of solid phantoms using gamma ray transmission measurements. *Radiat. Meas.* **43** (7):1258–1264, 2008. doi:10.1016/j.radmeas.2008.01.019

Hill, R., Healy, B., Holloway, L., Kuncic, Z., Thwaites, D. and Baldock, C. Advances in kilovoltage x-ray beam dosimetry. *Phys. Med. Biol.* **59** (6):R183–R231, 2014. doi:10.1088/0031-9155/59/6/R183

Hilts, M., Audet, C., Duzenli, C. and Jirasek, A. Polymer gel dosimetry using x-ray computed tomography: a feasibility study. *Phys. Med. Biol.* **45** (9):2559–2571, 2000. doi:10.1088/0031-9155/45/9/309

Hilts, M., Jirasek, A. and Duzenli, C. Technical considerations for implementation of x-ray CT polymer gel dosimetry. *Phys. Med. Biol.* **50** (8):1727–1745, 2005. doi:10.1088/0031-9155/50/8/008

Ho, A. K. and Paliwal, B. R. Stopping-power and mass energy-absorption coefficient ratios for Solid Water. *Med. Phys.* **13** (3):403–404, 1986. doi:10.1118/1.595884

Hoban, P. W., Heydarian, M., Beckham, W. A. and Beddoe, A. H. Dose rate dependence of a PTW diamond detector in the dosimetry of a 6 MV photon beam. *Phys. Med. Biol.* **39** (8):1219–1229, 1994. doi:10.1088/0031-9155/39/8/003

Hogstrom, K. R., Mills, M. D. and Almond, P. R. Electron beam dose calculations. *Phys. Med. Biol.* **26** (3):445–459, 1981. doi:10.1088/0031-9155/26/3/008

Hohlfeld, K. The standard DIN 6800: Procedures for absorbed dose determination in radiology by the ionisation method (IAEA-SM-298/31). In *Dosimetry in Radiotherapy*, Vol. 1. Vienna: IAEA Proceedings Series, 1988.

Hohlfeld, K. In-phantom measurement of absorbed dose to water in medium energy x-ray beams. In *Review of data and methods recommended in the international code of practice IAEA Technical Reports Series No. 277, Absorbed Dose Determinations in Photon and Electron Beams, IAEA-TECDOC Series no. 897*, pp.47-68 Vienna: IAEA, 1996. www-pub.iaea.org/MTCD/Publications/PDF/te_897_prn.pdf

Holt, J. G., Edelstein, G. R. and Clark, T. E. Energy dependence of the response of lithium fluoride TLD rods in high energy electron fields. *Phys. Med. Biol.* **20** (4):559–570, 1975. doi:10.1088/0031-9155/20/4/003

Hoye, E. M., Balling, P., Yates, E. S., Muren, L. P., Petersen, J. B. and Skyt, P. S. Eliminating the dose-rate effect in a radiochromic silicone-based 3D dosimeter. *Phys. Med. Biol.* **60** (14):5557–5570, 2015. doi:10.1088/0031-9155/60/14/5557

HPA (Hospital Physicists Association). A code of practice for the dosimetry of 2 to 35 MV x-ray and caesium-137 and cobalt-60 gamma ray beams. *Phys. Med. Biol.* **14** (1):1–8, 1969. doi:10.1088/0031-9155/14/1/001

HPA. Revised Code of Practice for the dosimetry of 2 to 25 MV x-ray, and of caesium-137 and cobalt-60 gamma-ray beams – see Lillicrap et al. 1983.

Humphries, L. J. and Slowey, T. W. Dosimetry instrumentation. In *Radiation Oncology Physics (AAPM Summer School)*, edited by J. G. Kereiakes, H. R. Elson and C. G. Born, pp. 110–138. New York: AAPM, 1986.

Hurter, F. and Driffield, V. C. Photochemical investigations and a new method of determination of the sensitiveness of photographic plates. *J. Soc. Chem. Ind.* **9** (5):455–469, 1890. doi:10.1002/jctb.5000090508

Huyskens, D. P., Bogaerts, R., Verstraete, J., Lööf, M., Nyström, H., Fiorino, C., et al. Practical guidelines for the implementation of in vivo dosimetry with diodes in external radiotherapy with photon beams. ESTRO Booklet No 5. Brussels: ESTRO, 2001.

IAEA (International Atomic Energy Agency). Technical Report Series No 277. Absorbed dose determination in photon and electron beams: an international code of practice. Vienna: IAEA, 1987.

IAEA. Absorbed dose determination in photon and electron beams: an international code of practice. Technical Report Series No 277. Revised version. Vienna: IAEA, 1997a.

IAEA. The use of plane parallel ionization chambers in high-energy electron and photon beams: an international code of practice. Technical Report Series No 381. Vienna: IAEA, 1997b.

IAEA. Implementation of the International Code of Practice on Dosimetry in Radiotherapy (TRS 398): Review of Test Results. Final Report of the Coordinated Research Projects on Implementation of the International Code of Practice TRS 398 at Secondary Standards Dosimetry Laboratories and Hospitals. TECDOC 1455. Vienna: IAEA, 2005. www-pub.iaea.org/MTCD/Publications/PDF/te_1455_web.pdf

IAEA. Absorbed dose determination in external beam radiotherapy, an international code of practice for dosimetry based on standards of absorbed doses to water. Vn12 (First issued 2000) IAEA Technical Report Series No. 398. Vienna: IAEA, 2006. www-naweb.iaea.org/nahu/DMRP/documents/CoP_V12_2006-06-05.pdf

IAEA. Technical Report Series No 469. Calibration of Reference Dosimeters for External Beam Radiotherapy. Vienna: IAEA, 2009. www-pub.iaea.org/MTCD/publications/PDF/trs469_web.pdf

IAEA. Development of procedures for in vivo dosimetry in radiotherapy. Human Health Reports No 8. Vienna: IAEA, 2013. www-pub.iaea.org/MTCD/Publications/PDF/Pub1606_web.pdf

IAEA. Accuracy Requirements and Uncertainties in Radiotherapy. Human Health Series No 31. Vienna: IAEA, 2016. www-pub.iaea.org/MTCD/Publications/PDF/P1679_HH31_web.pdf

IAEA. Dosimetry of Small Static Fields Used in External Beam Radiotherapy. Technical Report Series No. 483. Vienna: IAEA, 2017. www-pub.iaea.org/MTCD/Publications/PDF/D483_web.pdf

ICRU (International Commission on Radiation Units and Measurements). Report 14. Radiation dosimetry: X-rays and gamma rays with maximum photon energies between 0.6 and 50 MeV. Bethesda, MD: ICRU, 1969. doi:10.1093/jicru/os8.1.Report14

ICRU. Report 23. Measurement of absorbed doses in a phantom irradiated by a single beam of X or gamma rays. Bethesda, MD: ICRU, 1973. doi:10.1093/jicru/os12.2.Report23

ICRU. Report 31. Average Energy Required to Produce an Ion Pair. Bethesda, MD: ICRU, 1979. doi:10.1093/jicru/os16.2.Report31

ICRU. Report 34. The Dosimetry of Pulsed Radiation. *J. ICRU* **os18** (1), 1982. doi:10.1093/jicru/os18.1.Report34

ICRU. Report 35. Radiation Dosimetry: Electron Beams with Energies between 1 and 50 MeV. Bethesda, MD: ICRU, 1984a. doi:10.1093/jicru/os18.2.Report35

ICRU. Report 37. Stopping Powers for Electrons and Positrons, edited by M. J. Berger, M. Inokuti, H. H. Anderson, H. Bichsel, J. A. Dennis, D. Powers, et al. Bethesda, MD: ICRU, 1984b. doi:10.1093/jicru/os19.2.Report37

ICRU. Report 48. Phantoms and Computational Models in Therapy, Diagnosis and Protection. Journal of the ICRU os25 (1)1992. doi:10.1093/jicru/os25.1.Report48

ICRU. Report 49. Stopping powers and ranges for protons and alpha particles. *J. ICRU* **os25** (2), 1993. doi:10.1093/jicru/os25.2.Report49

ICRU. Report 59. Clinical Proton Dosimetry Part I: Beam Production, Beam Delivery and Measurement of Absorbed Dose. *J. ICRU* **os30** (2)1998. doi:10.1093/jicru/os30.2.Report59

ICRU. Report 64. Dosimetry of high-energy photon beams based on standards of absorbed dose to water. Bethesda, MD: ICRU, 2001. doi:10.1093/jicru/1.1.Report64

ICRU. Report 90. Key Data for Ionizing-Radiation Dosimetry: Measurement Standards and Applications. *J. ICRU* **14** (1)2016. doi:10.1093/jicru/ndw043

ICRU. Report 91. Prescribing, Recording, and Reporting of Stereotactic Treatments with Small Photon Beams. *J. ICRU* **14** (2), 2017. doi:10.1093/jicru/ndx017

IEC (International Electrotechnical Commission). IEC 60731:2011. Medical electrical equipment – dosimeters with ionization chambers as used in radiotherapy (Minor update 2016 as Vn 3.1). (Also available as: BS EN 60731:2012). Geneva: IEC, 2011. webstore.iec.ch/preview/info_iec60731%7Bed3.1%7Db.pdf

Ipe, N. E., Rosser, K. E., Moretti, C. J., Manning, J. W. and Palmer, M. J. Air kerma calibration factors and kch values for the PTW soft x-ray, NACP and Roos ionisation chambers at very low x-ray energies (0.035 mm - 1.0 mm Al HVL). SLAC-PUB-8099. Stanford, CA: Stanford Linear Accelerator Center Radiation Physics Department, 1999. www.slac.stanford.edu/pubs/slacpubs/8000/slac-pub-8099.pdf

IPEM (Institute of Physics and Engineering in Medicine). Code of practice for electron dosimetry for radiotherapy beams of initial energy from 4 to 25 MeV based on an absorbed dose to water calibration – see Thwaites et al. 2003.

IPEM. Addendum to the IPEMB code of practice for the determination of absorbed dose for x-rays below 300 kV generating potential (0.035 mm Al-4 mm Cu HV) – see Aukett et al. 2005.

IPEM. Report 94. Acceptance Testing and Commissioning of Linear Accelerators – see Kirby et al. 2007.

IPEM. Report 103. Small Field MV photon dosimetry – see Aspradakis et al. 2010.

IPEM Reference dosimetry on TomoTherapy: an addendum to the 1990 UK MV dosimetry code of practice – see Thomas et al. 2014.

IPEM. IPEM code of practice for high-energy photon therapy dosimetry based on the NPL absorbed dose calibration service — see Eaton et al. 2020.

IPEMB (Institute of Physics and Engineering in Medicine and Biology). Code of practice for the determination of absorbed dose for x-rays below 300 kV generating potential (0.035 mm Al-4 mm Cu HVL; 10-300 kV generating potential). 1996a – (see Klevenhagen et al. 1996).

IPEMB. Code of practice for electron dosimetry dosimetry for radiotherapy beams of initial energy from 2 to 50 MeV based on an air kerma calibration. 1996b – (see Thwaites et al. 1996).

IPSM (Institute of Physical Sciences in Medicine). Code of practice for high-energy energy photon therapy dosimetry based on the NPL absorbed dose calibration service – see Lillicrap et al. 1990.

Islam, M. K., Norrlinger, B. D., Smale, J. R., Heaton, R. K., Galbraith, D., Fan, C., et al. An integral quality monitoring system for real-time verification of intensity modulated radiation therapy. *Med. Phys.* **36** (12):5420-5428, 2009. doi:10.1118/1.3250859

Jayachandran, C. A. The response of thermoluminescent dosimetric lithium borates equivalent to air, water and soft tissue and of LiF TLD-100 to low energy x-rays. *Phys. Med. Biol.* **15** (2):325–334, 1970. doi:10.1088/0031-9155/15/2/312

Jhala, E., Steer, B., Laban, J. and Greig, L. Issues encountered with kilovoltage x-ray reference dosimetry when changing codes of practice from TRS 277 to TRS 398. *Australas. Phys. Eng. Sci. Med.* **32** (1):11–15, 2009. doi:10.1007/BF03178622

Johansson, K. A., Mattsson, L. O., Lindborg, L. and Svensson, H. Absorbed-dose determination with ionisation chambers in electron and photon beams having energies between 1 and 50 MeV. In *National and International Standardization of Radiation Dosimetry*, Vol. 2, pp. 243-270. Vienna: IAEA Proceedings Series, 1978.

Johns, H. E. and Cunningham, J. R. *The Physics of Radiology*. 4th edition. Springfield, IL: Charles C. Thomas, 1983.

Johnsson, S. A., Ceberg, C. P., Knöös, T. and Nilsson, P. On beam quality and stopping power ratios for high-energy x-rays. *Phys. Med. Biol.* **45** (10):2733–2745, 2000. doi:10.1088/0031-9155/45/10/301

Johnston, H., Hilts, M., Carrick, J. and Jirasek, A. An x-ray CT polymer gel dosimetry prototype: II. Gel characterization and clinical application. *Phys. Med. Biol.* **57** (10):3155–3175, 2012. doi:10.1088/0031-9155/57/10/3155

Jornet, N., Carrasco, P., Jurado, D., Ruiz, A., Eudaldo, T. and Ribas, M. Comparison study of MOSFET detectors and diodes for entrance in vivo dosimetry in 18 MV x-ray beams. *Med. Phys.* **31** (9):2534–2542, 2004. doi:10.1118/1.1785452

Juang, T., Das, S., Adamovics, J., Benning, R. and Oldham, M. On the need for comprehensive validation of deformable image registration, investigated with a novel 3-dimensional deformable dosimeter. *Int. J. Radiat. Oncol. Biol. Phys.* **87** (2):414–421, 2013a. doi:10.1016/j.ijrobp.2013.05.045

Juang, T., Newton, J., Niebanck, M., Benning, R., Adamovics, J. and Oldham, M. Customising PRESAGE((R)) for diverse applications. *J. Phys. Conf. Ser.* **444**:012029, 2013b. doi:10.1088/1742-6596/444/1/012029

Juang, T., Grant, R., Adamovics, J., Ibbott, G. and Oldham, M. On the feasibility of comprehensive high-resolution 3D remote dosimetry. *Med. Phys.* **41** (7):071706, 2014. doi:10.1118/1.4884018

Jursinic, P. A. Characterization of optically stimulated luminescent dosimeters, OSLDs, for clinical dosimetric measurements. *Med. Phys.* **34** (12):4594–4604, 2007. doi:10.1118/1.2804555

Jursinic, P. A. Changes in optically stimulated luminescent dosimeter (OSLD) dosimetric characteristics with accumulated dose. *Med. Phys.* **37** (1):132–140, 2010. doi:10.1118/1.3267489

Jursinic, P. A. Dependence of diode sensitivity on the pulse rate of delivered radiation. *Med. Phys.* **40** (2):021720, 2013. doi:10.1118/1.4788763

Kalach, N. I. and Rogers, D. W. Which accelerator photon beams are ‘clinic-like’ for reference dosimetry purposes? *Med. Phys.* **30** (7):1546–1555, 2003. doi:10.1118/1.1573205

Kalef-Ezra, J. and Karava, K. Radiochromic film dosimetry: reflection vs transmission scanning. *Med. Phys.* **35** (6):2308–2311, 2008. doi:10.1118/1.2919092

Kelly, R. G., Jordan, K. J. and Battista, J. J. Optical CT reconstruction of 3D dose distributions using the ferrous-benzoic-xylenol (FBX) gel dosimeter. *Med. Phys.* **25** (9):1741–1750, 1998. doi:10.1118/1.598356

Kemp, L. A. The National Physical Laboratory secondary standard therapy-level x-ray exposure meter. *Br. J. Radiol.* **45** (538):775–778, 1972. doi:10.1259/0007-1285-45-538-775

Kerns, J. R., Kry, S. F., Sahoo, N., Followill, D. S. and Ibbott, G. S. Angular dependence of the nanoDot OSL dosimeter. *Med. Phys.* **38** (7):3955–3962, 2011. doi:10.1118/1.3596533

Kerns, J. R., Kry, S. F. and Sahoo, N. Characteristics of optically stimulated luminescence dosimeters in the spread-out Bragg peak region of clinical proton beams. *Med. Phys.* **39** (4):1854–1863, 2012. doi:10.1118/1.3693055

Kessler, C., Burns, D. T., Kapsch, R. P. and Krauss, A. Key comparison BIPM.RI(I)-K4 of the absorbed dose to water standards of the PTB, Germany and the BIPM in 60 Co gamma radiation. *Metrologia* **53** (1A (Technical Supplement)):06003, 2016. doi:10.1088/0026-1394/53/1A/06003

Kinhikar, R. A., Sharma, P. K., Tambe, C. M. and Deshpande, D. D. Dosimetric evaluation of a new OneDose MOSFET for Ir-192 energy. *Phys. Med. Biol.* **51** (5):1261–1268, 2006. doi:10.1088/0031-9155/51/5/015

Kirby, D., Ryde, S. and Hall, C. Acceptance Testing and Commissioning of Linear Accelerators. IPEM Report 94. York: IPEM, 2007. doi:10.1118/1.596797

Kirby, M. C. and Williams, P. C. Measurement possibilities using an electronic portal imaging device. *Radiother. Oncol.* **29** (2):237–243, 1993. doi:10.1016/0167-8140(93)90253-5

Kirby, M. C. and Williams, P. C. The use of an electronic portal imaging device for exit dosimetry and quality control measurements. *Int. J. Radiat. Oncol. Biol. Phys.* **31** (3):593–603, 1995. doi:10.1016/0360-3016(94)00388-2

Kirby, T. H., Hanson, W. F. and Johnston, D. A. Uncertainty analysis of absorbed dose calculations from thermoluminescence dosimeters. *Med. Phys.* **19** (6):1427–1433, 1992. doi:10.1118/1.596797

Klassen, N. V. and Ross, C. K. Water calorimetry: the heat defect. *J. Res. Natl. Inst. Stand. Technol.* **102** (1):63–74, 1997. doi:10.6028/jres.102.006

Klassen, N. V., Shortt, K. R., Seuntjens, J. and Ross, C. K. Fricke dosimetry: the difference between G(Fe3+) for ^{60}Co gamma-rays and high-energy x-rays. *Phys. Med. Biol.* **44** (7):1609–1624, 1999. doi:10.1088/0031-9155/44/7/303

Klein, E. E., Hanley, J., Bayouth, J., Yin, F. F., Simon, W., Dresser, S., et al. Task Group 142 report: quality assurance of medical accelerators. *Med. Phys.* **36** (9):4197–4212, 2009. doi:10.1118/1.3190392

Klevenhagen, S. C., Aukett, R. J., Harrison, R. M., Moretti, C., Nahum, A. E. and Rosser, K. E. The IPEMB code of practice for the determination of absorbed dose for x-rays below 300 kV generating potential (0.035 mm Al-4 mm Cu HVL; 10-300 kV generating potential). *Phys. Med. Biol.* **41** (12):2605–2625, 1996. doi:10.1088/0031-9155/41/12/001

Knight, R. T. Absorbed dose conversion factors for therapeutic kilovoltage and megavoltage x-ray beams calculated by the Monte Carlo method. (CR-PHYS-1/96). PhD thesis, University of London, 1996.

Knight, R. T. and Nahum, A. E. Depth and field-size dependence of ratios of mass-energy absorption coefficient, water-to-air, for kV x-ray dosimetry (IAEA-SM-330/17). In *Measurement Assurance in Dosimetry. Proceedings of a Symposium Vienna, 1993*, pp. 361–370. Vienna: IAEA Proceedings Series, 1994.

Kosunen, A., Jarvinen, H. and Sipila, P. Optimum calibration of NACP type plane-parallel ionization chambers for absorbed dose determinations in low energy electron beams. In *Proceedings of Symposium on Measurement Assurance in Dosimetry, IAEA-SM-330/419*, pp. 505–513. Vienna: IAEA, 1994.

Kozelka, J., Robinson, J., Nelms, B., Zhang, G., Savitskij, D. and Feygelman, V. Optimizing the accuracy of a helical diode array dosimeter: a comprehensive calibration methodology coupled with a novel virtual inclinometer. *Med. Phys.* **38** (9):5021–5032, 2011. doi:10.1118/1.3622823

Krauss, A., Buermann, L., Kramer, H. M. and Selbach, H. J. Calorimetric determination of the absorbed dose to water for medium-energy x-rays with generating voltages from 70 to 280 kV. *Phys. Med. Biol.* **57** (19):6245–6268, 2012. doi:10.1088/0031-9155/57/19/6245

Krstajic, N. and Doran, S. J. Focusing optics of a parallel beam CCD optical tomography apparatus for 3D radiation gel dosimetry. *Phys. Med. Biol.* **51** (8):2055–2075, 2006. doi:10.1088/0031-9155/51/8/007

Krstajic, N. and Doran, S. J. Fast laser scanning optical-CT apparatus for 3D radiation dosimetry. *Phys. Med. Biol.* **52** (11): N257–N263, 2007. doi:10.1088/0031-9155/52/11/N01

Kry, S. F., Popple, R., Molineu, A. and Followill, D. S. Ion recombination correction factors (P(ion)) for Varian TrueBeam high-dose-rate therapy beams. *J. Appl. Clin. Med. Phys.* **13** (6):3803, 2012. doi:10.1120/jacmp.v13i6.3803

Kry, S. F., Alvarez, P., Cygler, J. E., DeWerd, L. A., Howell, R. M., Meeks, S., et al. AAPM TG 191 Clinical use of luminescent dosimeters: TLDs and OSLDs. *Med. Phys.* (Published on-line October 2019) 2020. doi:10.1002/mp.13839

Kumar, S., Fenwick, J. D., Underwood, T. S., Deshpande, D. D., Scott, A. J. and Nahum, A. E. Breakdown of Bragg-Gray behaviour for low-density detectors under electronic disequilibrium conditions in small megavoltage photon fields. *Phys. Med. Biol.* **60** (20):8187–8212, 2015. doi:10.1088/0031-9155/60/20/8187

Lang, S., Hrbacek, J., Leong, A. and Klöck, S. Ion-recombination correction for different ionization chambers in high dose rate flattening-filter-free photon beams. *Phys. Med. Biol.* **57** (9):2819–2827, 2012. doi:10.1088/0031-9155/57/9/2819

Lárraga-Gutiérrez, J. M., Ballesteros-Zebadúa, P., Rodríguez-Ponce, M., García-Garduño, O. A. and de la Cruz, O. O. Properties of a commercial PTW-60019 synthetic diamond detector for the dosimetry of small radiotherapy beams. *Phys. Med. Biol.* **60** (2):905–924, 2015. doi:10.1088/0031-9155/60/2/905

Laub, W. U. and Wong, T. The volume effect of detectors in the dosimetry of small fields used in IMRT. *Med. Phys.* **30** (3):341–347, 2003. doi:10.1118/1.1544678

Lehmann, J., Dunn, L., Lye, J. E., Kenny, J. W., Alves, A. D., Cole, A., et al. Angular dependence of the response of the nanoDot OSLD system for measurements at depth in clinical megavoltage beams. *Med. Phys.* **41** (6):061712, 2014. doi:10.1118/1.4875698

Lempert, G. D., Nath, R. and Schulz, R. J. Fraction of ionization from electrons arising in the wall of an ionization chamber. *Med. Phys.* **10** (1):1–3, 1983. doi:10.1118/1.595288

Létourneau, D., Gulam, M., Yan, D., Oldham, M. and Wong, J. W. Evaluation of a 2D diode array for IMRT quality assurance. *Radiother. Oncol.* **70** (2):199–206, 2004. doi:10.1016/j.radonc.2003.10.014

Lewis, D. and Chan, M. F. Correcting lateral response artifacts from flatbed scanners for radiochromic film dosimetry. *Med. Phys.* **42** (1):416–429, 2015. doi:10.1118/1.4903758

Lewis, D., Micke, A., Yu, X. and Chan, M. F. An efficient protocol for radiochromic film dosimetry combining calibration and measurement in a single scan. *Med. Phys.* **39** (10):6339–6350, 2012. doi:10.1118/1.4754797

Li, X. A., Soubra, M., Szanto, J. and Gerig, L. H. Lateral electron equilibrium and electron contamination in measurements of head-scatter factors using miniphantoms and brass caps. *Med. Phys.* **22** (7):1167–1170, 1995. doi:10.1118/1.597508

Lillicrap, S. C., Burns, J. E., Greene, D. and Williams, P. C. Revised Code of Practice for the dosimetry of 2 to 25 MV x-ray, and of caesium-137 and cobalt-60 gamma-ray beams. *Phys. Med. Biol.* **28** (10):1097–1104, 1983. doi:10.1088/0031-9155/28/10/001

Lillicrap, S. C., Owen, B., Williams, J. R. and Williams, P. C. Code of Practice for high-energy photon therapy dosimetry based on the NPL absorbed dose calibration service. *Phys. Med. Biol.* **35** (10):1355–1360, 1990. doi:10.1088/0031-9155/35/10/301

Lindsay, P., Rink, A., Ruschin, M. and Jaffray, D. Investigation of energy dependence of EBT and EBT-2 gafchromic film. *Med. Phys.* **37** (2):571–576, 2010. doi:10.1118/1.3291622

Liu, L., Prasad, S. C. and Bassano, D. A. Evaluation of two water-equivalent phantom materials for output calibration of photon and electron beams. *Med Dosim.* **28** (4):267–269, 2003. doi:10.1016/j.meddos.2003.09.001

Lourenco, A., Thomas, R., Bouchard, H., Kacperek, A., Vondracek, V., Royle, G., et al. Experimental and Monte Carlo studies of fluence corrections for graphite calorimetry in low- and high-energy clinical proton beams. *Med. Phys.* **43** (7):4122, 2016. doi:10.1118/1.4951733

Lourenco, A., Thomas, R., Homer, M., Bouchard, H., Rossomme, S., Renaud, J., et al. Fluence correction factor for graphite calorimetry in a clinical high-energy carbon-ion beam. *Phys. Med. Biol.* **62** (7):N134–N146, 2017. doi:10.1088/1361-6560/aa6147

Low, D. A., Moran, J. M., Dempsey, J. F., Dong, L. and Oldham, M. Dosimetry tools and techniques for IMRT. Report of the AAPM Task Group 120. *Med. Phys.* **38** (3):1313–1338, 2011. doi:10.1118/1.3514120

Lye, J., Dunn, L., Kenny, J., Lehmann, J., Kron, T., Oliver, C., et al. Remote auditing of radiotherapy facilities using optically stimulated luminescence dosimeters. *Med. Phys.* **41** (3):032102, 2014. doi:10.1118/1.4865786

Lyman, J. T., Awschalom, M., Berardo, P., Bicchsel, H., Chen George, T. Y., Dicello, J., et al. Report 16. Protocol for Heavy Charged-Particle Therapy Beam Dosimetry. New York: American Institute of Physics for the American Association of Physicists in Medicine, 1986. www.aapm.org/pubs/reports/rpt_16.pdf

Ma, C. M. Kilovoltage x-ray dosimetry for radiation therapy. In *Clinical Dosimetry Measurements in Radiotherapy. AAPM 2009 Summer School*, edited by D. W. O. Rogers and J. E. Cygler, pp. 297–321. Madison, WI: Medical Physics Publishing, 2009.

Ma, C. M. and Nahum, A. E. Bragg-Gray theory and ion chamber dosimetry for photon beams. *Phys. Med. Biol.* **36** (4):413–428, 1991. doi:10.1088/0031-9155/36/4/001

Ma, C. M. and Nahum, A. E. Effect of size and composition of the central electrode on the response of cylindrical ionization chambers in high-energy photon and electron beams. *Phys. Med. Biol.* **38** (2):267–290, 1993. doi:10.1088/0031-9155/38/2/005

Ma, C. M. and Nahum, A. E. Monte-Carlo calculated correction factors for a NE2571 chamber in medium-energy photon beams (IAEA-SM-330/5). In *Measurement Assurance in Dosimetry. Proceedings of a Symposium Vienna, 1993*, pp. 371-381. Vienna: IAEA Proceedings Series, 1994.

Ma, C. M. and Nahum, A. E. Calculations of ion chamber displacement effect corrections for medium-energy x-ray dosimetry. *Phys. Med. Biol.* **40** (1):45–62, 1995a. doi:10.1088/0031-9155/40/1/005

Ma, C. M. and Nahum, A. E. Monte Carlo calculated stem effect correction for NE2561 and NE2571 chambers in medium-energy x-ray beams. *Phys. Med. Biol.* **40** (1):63–72, 1995b. doi:10.1088/0031-9155/40/1/006

Ma, C. M., Coffey, C. W., DeWerd, L. A., Liu, C., Nath, R., Seltzer, S. M., et al. Status of kilovoltage x-ray beam dosimetry in radiotherapy. (NRCC Report PIRS-0533). Ottawa, Canada: INMS Ionizing Radiation Standards, National Research Council Canada, 1996.

Ma, C. M., Li, X. A. and Seuntjens, J. P. Study of dosimetry consistency for kilovoltage x-ray beams. *Med. Phys.* **25** (12):2376–2384, 1998. doi:10.1118/1.598448

Ma, C. M., Coffey, C. W., DeWerd, L. A., Liu, C., Nath, R., Seltzer, S. M., et al. AAPM protocol for 40-300 kV x-ray beam dosimetry in radiotherapy and radiobiology. *Med. Phys.* **28** (6):868, 2001. doi:10.1118/1.1374247

Malkov, V. N. and Rogers, D. W. O. Sensitive volume effects on Monte Carlo calculated ion chamber response in magnetic fields. *Med. Phys.* **44** (9):4854–4858, 2017. doi:10.1002/mp.12421

Malkov, V. N. and Rogers, D. W. O. Monte Carlo study of ionization chamber magnetic field correction factors as a function of angle and beam quality. *Med. Phys.* **45** (2):908–925, 2018. doi:10.1002/mp.12716

Mandapaka, A. K., Ghebremedhin, A., Patyal, B., Marinelli, M., Prestopino, G., Verona, C., et al. Evaluation of the dosimetric properties of a synthetic single crystal diamond detector in high energy clinical proton beams. *Med. Phys.* **40** (12):121702, 2013. doi:10.1118/1.4828777

Marcié, S., Charpiot, E., Bensadoun, R. J., Ciais, G., Herault, J., Costa, A., et al. In vivo measurements with MOSFET detectors in oropharynx and nasopharynx intensity-modulated radiation therapy. *Int. J. Radiat. Oncol. Biol. Phys.* **61** (5):1603–1606, 2005. doi:10.1016/j.ijrobp.2004.12.034

Marinelli, M., Prestopino, G., Verona, C., Verona-Rinati, G., Ciocca, M., Mirandola, A., et al. Dosimetric characterization of a microDiamond detector in clinical scanned carbon ion beams. *Med. Phys.* **42** (4):2085–2093, 2015. doi:10.1118/1.4915544

Marinello, G. Thermoluminescence dosimetry applied to quality assurance in radiotherapy, brachytherapy and radiodiagnostic. In *IAEA TECDOC 896*, pp. 267-280. Vienna: IAEA, 1994.

Marinello, G., Barthe, J., Pollack, J. and Portal, G. 'PCL' a new automatic fast reader suitable for in vivo dosimetry. *Radiat. Oncol.* **25** (1):63–66, 1992. doi:10.1016/0167-8140(92)90197-3

Markus, B. A parallel-plate small volume chamber for dosimetry of fast electrons and its use. (Eine Parallelplatten-Kleinkammer zur Dosimetrie schneller Elektronen). *Strahlentherapie* **152** (6):517–532, 1976.

Marre, D., Ferreira, I. H., Bridier, A., Bjoreland, A., Svensson, H., Dutreix, A., et al. Energy correction factors of LiF powder TLDs irradiated in high-energy electron beams and applied to mailed dosimetry for quality assurance networks. *Phys. Med. Biol.* **45** (12):3657–3674, 2000. doi:10.1088/0031-9155/45/12/311

Marre, D. and Marinello, G. Comparison of p-type commercial electron diodes for in vivo dosimetry. *Med. Phys.* **31** (1):50–56, 2004. doi:10.1118/1.1630492

Marsolat, F., Tromson, D., Tranchant, N., Pomorski, M., Le Roy, M., Donois, M., et al. A new single crystal diamond dosimeter for small beam: comparison with different commercial active detectors. *Phys. Med. Biol.* **58** (21):7647–7660, 2013. doi:10.1088/0031-9155/58/21/7647

Marsolat, F., de Marzi, L., Patriarca, A., Nauraye, C., Moignier, C., Pomorski, M., et al. Dosimetric characteristics of four PTW microDiamond detectors in high-energy proton beams. *Phys. Med. Biol.* **61** (17):6413–6429, 2016. doi:10.1088/0031-9155/61/17/6413

Martens, C., De Wagter, C. and De Neve, W. The value of the LA48 linear ion chamber array for characterization of intensity-modulated beams. *Phys. Med. Biol.* **46** (4):1131–1148, 2001. doi:10.1088/0031-9155/46/4/316

Martin, S., Lisbona, A., Richard, J., Morteau, S., Denizot, B. and Bardies, M. Production of new thermoluminescent mini-dosimeters. *Phys. Med. Biol.* **45** (2):479–494, 2000. doi:10.1088/0031-9155/45/2/315

Maryanski, M. J., Schulz, R. J., Ibbott, G. S., Gatenby, J. C., Xie, J., Horton, D., et al. Magnetic resonance imaging of radiation dose distributions using a polymer-gel dosimeter. *Phys. Med. Biol.* **39** (9):1437–1455, 1994. doi:/10.1088/0031-9155/39/9/010

Maryanski, M. J., Ibbott, G. S., Eastman, P., Schulz, R. J. and Gore, J. C. Radiation therapy dosimetry using magnetic resonance imaging of polymer gels. *Med. Phys.* **23** (5):699–705, 1996. doi:10.1118/1.597717

Mattson, L. O. Application of the water calorimeter, Fricke dosimeter and ionisation chamber in clinical dosimetry. PhD thesis, University of Gothenburg, 1984.

Mattsson, L. O., Johansson, K. A. and Svensson, H. Calibration and use of plane-parallel ionization chambers for the determination of absorbed dose in electron beams. *Acta Radiol. Oncol.* **20** (6):385–399, 1981. doi:10.3109/02841868109130228

Mattsson, L. O. and Johansson, K. A. Experimentally determined wall correction factors, k_m and k_{att}, for cylindrical ionisation chambers used in high energy photon and electron beam dosimetry. (RADFYS 84:04). Göteborg, Sweden: University of Göteborg Department of Radiation Physics, 1984.

Mattsson, L. O. and Svensson, H. Charge build-up effects in insulating phantom materials. *Acta Radiol. Oncol.* **23** (5):393–399, 1984. doi:10.3109/02841868409136038

Mayles, W. P. M., Heisig, S. and Mayles, H. M. O. Treatment verification and in vivo dosimetry. In *Radiotherapy Physics.* 2nd Edition, edited by J. R. Williams and D. I. Thwaites, pp. 220-246. Oxford: Oxford University Press, 2000.

McAuley, G. A., Teran, A. V., Slater, J. D., Slater, J. M. and Wroe, A. J. Evaluation of the dosimetric properties of a diode detector for small field proton radiosurgery. *J. Appl. Clin. Med. Phys.* **16** (6):51–64, 2015. doi:10.1120/jacmp.v16i6.5391

McCaffrey, J. P., Downton, B., Shen, H., Niven, D. and McEwen, M. Pre-irradiation effects on ionization chambers used in radiation therapy. *Phys. Med. Biol.* **50** (13):N121–N133, 2005. doi:10.1088/0031-9155/50/13/N01

McCurdy, B. M. and Pistorius, S. A two-step algorithm for predicting portal dose images in arbitrary detectors. *Med. Phys.* **27** (9):2109–2116, 2000. doi:10.1118/1.1289375

McCurdy, B. M., Luchka, K. and Pistorius, S. Dosimetric investigation and portal dose image prediction using an amorphous silicon electronic portal imaging device. *Med. Phys.* **28** (6):911–924, 2001. doi:10.1118/1.1374244

McEwen, M. Primary standards of air kerma for ^{60}Co and x-rays and absorbed dose in photon and electron beams. In *Clinical Dosimetry Measurements in Radiotherapy. AAPM 2009 Summer School*, edited by D. W. O. Rogers and J. E. Cygler, pp. 501-547. Madison, WI: Medical Physics Publishing, 2009.

McEwen, M. R. Measurement of ionization chamber absorbed dose k(Q) factors in megavoltage photon beams. *Med. Phys.* **37** (5):2179–2193, 2010. doi:10.1118/1.3375895

McEwen, M. and Ross, C. Direct calibration of ionization chambers in linac photon beams. (WE-C-T-617-02). *Med. Phys.* **32** (6Part18):2128, 2005. doi:10.1118/1.1998523

McEwen, M. R., Kawrakow, I. and Ross, C. K. The effective point of measurement of ionization chambers and the build-up anomaly in MV x-ray beams. *Med. Phys.* **35** (3):950–958, 2008. doi:10.1118/1.2839329

McEwen, M. R. and DuSautoy, A. R. Primary standards of absorbed dose for electron beams. *Metrologia* **46** (2):S59–S79, 2009. doi:10.1088/0026-1394/46/2/S05

McEwen, M., DeWerd, L., Ibbott, G., Followill, D., Rogers, D. W., Seltzer, S., et al. Addendum to the AAPM's TG-51 protocol for clinical reference dosimetry of high-energy photon beams. *Med. Phys.* **41** (4):041501, 2014a. doi:10.1118/1.4866223

McEwen, M., Gamal, I. E., Mainegra-Hing, E. and Cojocaru, C. Determination of the radiation chemical yield (G) for the Fricke chemical dosimetry system in photon and electron beams. National Research Council Canada. Measurement Science and Standards, 2014b. doi:10.4224/23002718

McJury, M., Oldham, M., Cosgrove, V. P., Murphy, P. S., Doran, S., Leach, M. O., et al. Radiation dosimetry using polymer gels: methods and applications. *Br. J. Radiol.* **73** (873):919–929, 2000. doi:10.1259/bjr.73.873.11064643

McKeever, S. W. *Thermoluminescence of Solids.* New York: University Press, 1985.

McKeever, S. W. S., Moscovitch, M. and Townsend, P. D. *Thermoluminescence Dosimetry Materials: Properties and Uses.* Ashford, UK: Nuclear Technology Publishing, 1995.

McKeever, S. W. and Moscovitch, M. On the advantages and disadvantages of optically stimulated luminescence dosimetry and thermoluminescence dosimetry. *Radiat. Prot. Dosimetry* **104** (3):263–270, 2003. doi:10.1093/oxfordjournals.rpd.a006191

McKinlay, A. F. *Thermoluminescence Dosimetry.* Bristol, UK: Adam Hilger, Medical Physics Handbooks, 1981.

McLaughlin, W. L., Puhl, J. M., Al Sheikhly, M., Christou, C. A., Miller, A., Kovács, A., et al. Novel radiochromic films for clinical dosimetry. *Radiat. Prot. Dosimetry* **66** (1–4):263–268, 1996. doi:10.1093/oxfordjournals.rpd.a031731

McNiven, A. L., Umoh, J., Kron, T., Holdsworth, D. W. and Battista, J. J. Ionization chamber volume determination and quality assurance using micro-CT imaging. *Phys. Med. Biol.* **53** (18):5029–5043, 2008. doi:10.1088/0031-9155/53/18/012

Medin, J. Studies of clinical proton dosimetry using Monte Carlo simulation and experimental techniques. PhD thesis, University of Stockholm, 1997.

Medin, J., Andreo, P., Grusell, E., Mattsson, O., Montelius, A. and Roos, M. Ionization chamber dosimetry of proton beams using cylindrical and plane parallel chambers. Nw versus Nk ion chamber calibrations. *Phys. Med. Biol.* **40** (7):1161–1176, 1995. doi:10.1088/0031-9155/40/7/002

Medin, J. and Andreo, P. Monte Carlo calculated stopping-power ratios, water/air, for clinical proton dosimetry (50-250 MeV). *Phys. Med. Biol.* **42** (1):89–105, 1997. doi:10.1088/0031-9155/42/1/006

Medin, J., Andreo, P. and Vynckier, S. Comparison of dosimetry recommendations for clinical proton beams. *Phys. Med. Biol.* **45** (11):3195–3211, 2000. doi:10.1088/0031-9155/45/11/306

Meertens, H., van Herk, M. and Weeda, J. A liquid ionisation detector for digital radiography of therapeutic megavoltage photon beams. *Phys. Med. Biol.* **30** (4):313–321, 1985. doi:10.1088/0031-9155/30/4/004

Meijsing, I., Raaymakers, B. W., Raaijmakers, A. J., Kok, J. G., Hogeweg, L., Liu, B., et al. Dosimetry for the MRI accelerator: the impact of a magnetic field on the response of a Farmer NE2571 ionization chamber. *Phys. Med. Biol.* **54** (10):2993–3002, 2009. doi:10.1088/0031-9155/54/10/002

Menegotti, L., Delana, A. and Martignano, A. Radiochromic film dosimetry with flatbed scanners: a fast and accurate method for dose calibration and uniformity correction with single film exposure. *Med. Phys.* **35** (7):3078–3085, 2008. doi:10.1118/1.2936334

Micke, A., Lewis, D. F. and Yu, X. Multichannel film dosimetry with nonuniformity correction. *Med. Phys.* **38** (5):2523–2534, 2011. doi:10.1118/1.3576105

Mijnheer, B. J. Variations in response to radiation of a nylon-walled ionization chamber induced by humidity changes. *Med. Phys.* **12** (5):625–626, 1985. doi:10.1118/1.595683

Mijnheer, B. J., Battermann, J. J. and Wambersie, A. What degree of accuracy is required and can be achieved in photon and neutron therapy? *Radiat. Oncol.* **8** (3):237–252, 1987. doi:10.1016/S0167-8140(87)80247-5

Mijnheer, B., Aalbers, A. H. L., Broerse, J. J., Beekhuis, H., Beentjes, L. B., Bruinvis, I. A. D., et al. Code of practice for the dosimetry of high-energy electron beams. Delft, The Netherlands: Nederlandse Commissie Voor Stralingsdosimetrie (Netherlands Commission on Radiation Dosimetry) 1989.

Mijnheer, B. J., Gonzalez, P., Olaciregui-Ruiz, I., Rozendaal, R. A., van Herk, M. and Mans, A. Overview of 3-year experience with large-scale electronic portal imaging device-based 3-dimensional transit dosimetry. *Pract. Radiat. Oncol.* **5** (6):e679–e687, 2015. doi:10.1016/j.prro.2015.07.001

Mobit, P. N., Mayles, P. and Nahum, A. E. The quality dependence of LiF TLD in megavoltage photon beams: Monte Carlo simulation and experiments. *Phys. Med. Biol.* **41** (3):387–398, 1996a. doi:10.1088/0031-9155/41/3/004

Mobit, P. N., Nahum, A. E. and Mayles, P. The energy correction factor of LiF thermoluminescent dosemeters in megavoltage electron beams: Monte Carlo simulations and experiments. *Phys. Med. Biol.* **41** (6):979–993, 1996b. doi:10.1088/0031-9155/41/6/003

Moignier, C., Tromson, D., de Marzi, L., Marsolat, F., Garcia Hernandez, J. C., Agelou, M., et al. Development of a synthetic single crystal diamond dosimeter for dose measurement of clinical proton beams. *Phys. Med. Biol.* **62** (13):5417–5439, 2017. doi:10.1088/1361-6560/aa70cf

Morales, J. E., Crowe, S. B., Hill, R., Freeman, N. and Trapp, J. V. Dosimetry of cone-defined stereotactic radiosurgery fields with a commercial synthetic diamond detector. *Med. Phys.* **41** (11):111702, 2014. doi:10.1118/1.4895827

Morgan, A. M., Aird, E. G., Aukett, R. J., Duane, S., Jenkins, N. H., Mayles, W. P., et al. IPEM guidelines on dosimeter systems for use as transfer instruments between the UK primary dosimetry standards laboratory (NPL) and radiotherapy centres. *Phys. Med. Biol.* **45** (9):2445–2457, 2000. doi:10.1088/0031-9155/45/9/301

Muir, B. R. Ion chamber absorbed dose calibration coefficients, N(D,w), measured at ADCLs: distribution analysis and stability. *Med. Phys.* **42** (4):1546–1554, 2015.

Muir, B. R. and Rogers, D. W. O. Monte Carlo calculations of the beam quality conversion factor. *Med. Phys.* **37** (11):5939–5950, 2010. doi:10.1118/1.3495537

Muir, B. R., McEwen, M. R. and Rogers, D. W. Measured and Monte Carlo calculated K(Q) factors: accuracy and comparison. *Med. Phys.* **38** (8):4600–4609, 2011. doi:10.1118/1.3600697

Muir, B. R. and Rogers, D. W. The central electrode correction factor for high-Z electrodes in small ionization chambers. *Med. Phys.* **38** (2):1081–1088, 2011. doi:10.1118/1.3532818

Muir, B. R., McEwen, M. R. and Rogers, D. W. Beam quality conversion factors for parallel-plate ionization chambers in MV photon beams. *Med. Phys.* **39** (3):1618–1631, 2012. doi:10.1118/1.3687864

Muir, B. R. and Rogers, D. W. Monte Carlo calculations of electron beam quality conversion factors for several ion chamber types. *Med. Phys.* **41** (11):111701, 2014. doi:10.1118/1.4893915

Muir, B. R. and McEwen, M. R. Technical note: on the use of cylindrical ionization chambers for electron beam reference dosimetry. *Med. Phys.* **44** (12):6641–6646, 2017. doi:10.1002/mp.12582

Munck af Rosenschöld, P., Nilsson, P. and Knöös, T. Kilovoltage x-ray dosimetry – an experimental comparison between different dosimetry protocols. *Phys. Med. Biol.* **53** (16):4431–4442, 2008. doi:10.1088/0031-9155/53/16/014

NACP (Nordic Association for Clinical Physics). Procedures in external radiation therapy dosimetry with electron and photon beams with maximum energies between 1 and 50 MeV recommendations by the Nordic Association of Clinical Physics (NACP). *Acta Radiol. Oncol.* **19** (1):55–79, 1980. doi:10.3109/02841868009130136

NACP. Electron beams with mean energies at the phantom surface below 15 MeV. Supplement to the recommendations by the Nordic Association of Clinical Physics (NACP) 1980. *Acta Radiol. Oncol.* **20** (6):401–415, 1981. doi:10.3109/02841868109130229

Nahum, A. E. Calculations of Electron Flux Spectra in Water Irradiated with Megavoltage Electron and Photon Beams with Applications to Dosimetry. PhD thesis, University of Edinburgh, 1976. www.era.lib.ed.ac.uk/handle/1842/17774

Nahum, A. E. An extension of Spencer-Attix cavity theory to the 3-media situation for electron beams. In *Dosimetry in Radiotherapy. IAEA Proceedings Series*, pp. 87-115. Vienna: IAEA, 1988.

Nahum, A. E. *Perturbation Effects in Dosimetry, (ICR-PHYS-1/94).* Sutton, UK: Royal Marsden NHS Trust Physics Dept., 1994.

Nahum, A. E. Perturbation effects in dosimetry: Part I. Kilovoltage x-rays and electrons. *Phys. Med. Biol.* **41** (9):1531–1580, 1996. doi:10.1088/0031-9155/41/9/001

Nahum, A. E. Cavity theory, stopping power ratios, correction factors. In *Clinical Dosimetry Measurements in Radiotherapy, AAPM Summer School*, pp. 91-136. Madison, WI: Medical Physics Publishing, 2009.

Nahum, A. E., Henry, W. H. and Ross, C. Response of carbon- and aluminium-walled thimble chambers in Co-60 and 20 MeV electron beams. XIV ICMBE and VII ICMP Vol Suppl. Part I. Espoo Finland. *Med. Biol. Eng. Comp.* **23**:612–613, 1985.

Nahum, A. E. and Knight, R. T. Consistent formalism for kV x-ray dosimetry. In *Measurement Assurance in Dosimetry. Proceedings of a Symposium Vienna, 1993*, pp. 451–459. Vienna: IAEA Proceedings Series, 1994.

Nakaguchi, Y., Ono, T., Maruyama, M., Shimohigashi, Y. and Kai, Y. Validation of a method for in vivo 3D dose reconstruction in SBRT using a new transmission detector. *J. Appl. Clin. Med. Phys.* **18** (4):69–75, 2017. doi:10.1002/acm2.12103

NCS (Netherlands Commission on Radiation Dosimetry). Report 5. Code of practice for the dosimetry of high-energy electron beams – see Mijnheer et al. 1989.

NCS. Report 10. Dosimetry of Low and Medium Energy X-rays. A code of practice for use in radiotherapy and radiobiology – see Grimbergen et al. 1997.

NCS. Report 12. Determination and use of scatter correction factors of megavoltage photon beams. Measurement and use of collimator and phantom scatter correction factors of arbitrarily shaped fields with a symmetrical collimator setting – see van Gasteren et al. 1998.

NCS. Report 18. Code of Practice for the absorbed dose determination in high energy photon and electron beams. Revised edition – see Aalbers et al. 2012.

Nette, P. and Czap, L. Cable adapters. (Working material for the IAEA/WHO SSDL network). Internal Report DMRP-9400. Vienna: IAEA, 1994.

Niemelä, J., Partanen, M., Ojala, J., Sipila, P., Björkqvist, M., Kapanen, M., et al. Measurement and properties of the dose-area product ratio in external small-beam radiotherapy. *Phys. Med. Biol.* **62** (12):4870–4883, 2017. doi:10.1088/1361-6560/aa6861

Nilsson, B. and Montelius, A. Fluence perturbation in photon beams under nonequilibrium conditions. *Med. Phys.* **13** (2):191–195, 1986. doi:10.1118/1.595895

Niroomand-Rad, A., Blackwell, C. R., Coursey, B. M., Gall, K. P., Galvin, J. M., McLaughlin, W. L., et al. Radiochromic film dosimetry: recommendations of AAPM Radiation Therapy Committee Task Group 55. American Association of Physicists in Medicine. *Med. Phys.* **25** (11):2093–2115, 1998. doi:10.1118/1.598407

Nisbet, A. and Thwaites, D. I. Polarity and ion recombination correction factors for ionization chambers employed in electron beam dosimetry. *Phys. Med. Biol.* **43** (2):435–443, 1998a. doi:10.1088/0031-9155/43/2/016

Nisbet, A. and Thwaites, D. I. An evaluation of epoxy resin phantom materials for electron dosimetry. *Phys. Med. Biol.* **43** (6):1523–1528, 1998b. doi:10.1088/0031-9155/43/6/011

Nutbrown, R. F., Duane, S., Shipley, D. R. and Thomas, R. A. Evaluation of factors to convert absorbed dose calibrations from graphite to water for the NPL high-energy photon calibration service. *Phys. Med. Biol.* **47** (3):441–454, 2002. doi:10.1088/0031-9155/47/3/306

Nyström, H. and Karlsson, M. Correction factors applied to plane-parallel ionization chambers. *Phys. Med. Biol.* **38** (2):311–322, 1993. doi:10.1088/0031-9155/38/2/008

O'Brien, D. J., Roberts, D. A., Ibbott, G. S. and Sawakuchi, G. O. Reference dosimetry in magnetic fields: formalism and ionization chamber correction factors. *Med. Phys.* **43** (8):4915, 2016. doi:10.1118/1.4959785

Olch, A. J. Evaluation of a computed radiography system for megavoltage photon beam dosimetry. *Med. Phys.* **32** (9):2987–2999, 2005. doi:10.1118/1.2012787

Oldham, M. Optical-CT scanning of polymer gels. *J. Phys. Conf. Ser.* **3**:122–135, 2004.

Oldham, M. 3D dosimetry by optical-CT scanning. *J. Phys. Conf. Ser.* **56**:58–71, 2006.

Oldham, M. Methods and techniques for comprehensive 3D dosimetry. In *Advances in Medical Physics: 2014*, edited by Devon J. Godfrey, Shiva K. Das and Anthony B. Wolbarst. Madison, WI: Medical Physics Publishing, 2014.

Oldham, M., Siewerdsen, J. H., Shetty, A. and Jaffray, D. A. High resolution gel-dosimetry by optical-CT and MR scanning. *Med. Phys.* **28** (7):1436–1445, 2001. doi:10.1118/1.1380430

Oldham, M. and Kim, L. Optical-CT gel-dosimetry. II: Optical artifacts and geometrical distortion. *Med. Phys.* **31** (5):1093–1104, 2004. doi:10.1118/1.1655710

Oldham, M., Thomas, A., O'Daniel, J., Juang, T., Ibbott, G., Adamovics, J., et al. A quality assurance method that utilizes 3D dosimetry and facilitates clinical interpretation. *Int. J. Radiat. Oncol. Biol. Phys.* **84** (2):540–546, 2012. doi:10.1016/j.ijrobp.2011.12.015

Olding, T., Holmes, O. and Schreiner, L. J. Cone beam optical computed tomography for gel dosimetry I: scanner characterization. *Phys. Med. Biol.* **55** (10):2819–2840, 2010. doi:10.1088/0031-9155/55/10/003

Olding, T. and Schreiner, L. J. Cone-beam optical computed tomography for gel dosimetry II: imaging protocols. *Phys. Med. Biol.* **56** (5):1259–1279, 2011. doi:10.1088/0031-9155/56/5/003

Olsson, L. E., Fransson, A., Ericsson, A. and Mattsson, S. MR imaging of absorbed dose distributions for radiotherapy using ferrous sulphate gels. *Phys. Med. Biol.* **35** (12): 1623–1631, 1990. doi:10.1088/0031-9155/35/12/003

Omotayo, A. A., Cygler, J. E. and Sawakuchi, G. O. The effect of different bleaching wavelengths on the sensitivity of Al(2)O(3):C optically stimulated luminescence detectors (OSLDs) exposed to 6 MV photon beams. *Med. Phys.* **39** (9):5457–5468, 2012. doi:10.1118/1.4742865

Paelinck, L., De Neve, W. and De Wagter, C. Precautions and strategies in using a commercial flatbed scanner for radiochromic film dosimetry. *Phys. Med. Biol.* **52** (1):231–242, 2007. doi:10.1088/0031-9155/52/1/015

Palm, Å. and Mattsson, O. Experimental study on the influence of the central electrode in Farmer-type ionization chambers. *Phys. Med. Biol.* **44** (5):1299–1308, 1999. doi:10.1088/0031-9155/44/5/315

Palm, Å. and Mattsson, O. Experimental determination of p_{cav} factors for cylindrical ionisation chambers in electron beams. In *IAEA TECDOC 1173*, pp. 81–89. Vienna: IAEA, 2000.

Palmans, H. Determination of the beam quality index of high-energy photon beams under nonstandard reference conditions. *Med. Phys.* **39** (9):5513–5519, 2012. doi:10.1118/1.4745565

Palmans, H. and Seuntjens, J. Construction, correction factors and relative heat defect of a high purity, 4°C water calorimeter for absorbed dose determinations in high energy photon beams. *Proceedings of an NPL Calorimetry Workshop*. Teddington, UK: National Physical Laboratory, 1994.

Palmans, H., Verhaegen, F., Denis, J. M., Vynckier, S. and Thierens, H. Experimental p(wall) and p(cel) correction factors for ionization chambers in low-energy clinical proton beams. *Phys. Med. Biol.* **46** (4):1187–1204, 2001. doi:10.1088/0031-9155/46/4/319

Palmans, H., Verhaegen, F., Denis, J. M. and Vynckier, S. Dosimetry using plane-parallel ionization chambers in a 75 MeV clinical proton beam. *Phys. Med. Biol.* **47** (16):2895–2905, 2002. doi:10.1088/0031-9155/47/16/305

Palmans, H., Andreo, P., Huq, M. S., Seuntjens, J., Christaki, K. E. and Meghzifene, A. Dosimetry of small static fields used in external photon beam radiotherapy: summary of TRS-483, the IAEA-AAPM international Code of Practice for reference and relative dose determination. *Med. Phys.* **45** (11):e1123–e1145, 2018. doi:10.1002/mp.13208

Papaconstadopoulos, P. On the detector response and the reconstruction of the source intensity distribution in small photon fields. PhD thesis, McGill University, 2016.

Papaconstadopoulos, P., Hegyi, G., Seuntjens, J. and Devic, S. A protocol for EBT3 radiochromic film dosimetry using reflection scanning. *Med. Phys.* **41** (12):122101, 2014. doi:10.1118/1.4901308

Pearce, J., Thomas, R. and DuSautoy, A. The characterization of the Advanced Markus ionization chamber for use in reference electron dosimetry in the UK. *Phys. Med. Biol.* **51** (3):473–483, 2006. doi:10.1088/0031-9155/51/3/001

Peixoto J. G. P. and Andreo, P. Determination of absorbed dose to water in reference conditions for radiotherapy kilovoltage x-rays between 10 and 300 kV: a comparison of the data in the IAEA, IPEMB, DIN and NCS dosimetry protocols. *Phys. Med. Biol.* **45** (3):563–576, 2000. doi:10.1088/0031-9155/45/3/301

Perrin, B. A., Whitehurst, P., Cooper, P. and Hounsell, A. R. The measurement of k_{ch} factors for application with the IPEMB very low energy dosimetry protocol. *Phys. Med. Biol.* **46** (7):1985–1995, 2001. doi:10.1088/0031-9155/46/7/318

Petasecca, M., Newall, M. K., Booth, J. T., Duncan, M., Aldosari, A. H., Fuduli, I., et al. MagicPlate-512: A 2D silicon detector array for quality assurance of stereotactic motion adaptive radiotherapy. *Med. Phys.* **42** (6):2992, 2015. doi:10.1118/1.4921126

Petersson, K., Jaccard, M., Germond, J.-F., Buchillier, T., Bochud, F., Bourhis, J., et al. High dose-per-pulse electron beam dosimetry – A model to correct for the ion recombination in the Advanced Markus ionization chamber. *Med. Phys.* **44** (3):1157–1167, 2017. doi:10.1002/mp.12111

Planskoy, B. Evaluation of diamond radiation dosemeters. *Phys. Med. Biol.* **25** (3):519–532, 1980. doi:10.1088/0031-9155/25/3/011

Podgorsak, M. B. and Schreiner, L. J. Nuclear magnetic relaxation characterization of irradiated Fricke solution. *Med. Phys.* **19** (1):87–95, 1992. doi:10.1118/1.596901

Poen, J. C. Clinical applications of orthovoltage radiotherapy: tumors of the skin, endorectal therapy, and intraoperative radiation therapy. In *Kilovoltage X-Ray Beam Dosimetry for Radiotherapy and Radiobiology*, edited by C. M. Ma and J. P. Seuntjens, pp. 1–5. Madison, WI: Medical Physics Publishing, 1999.

Pojtinger, S., Dohm, O. S., Kapsch, R. P. and Thorwarth, D. Ionization chamber correction factors for MR-linacs. *Phys. Med. Biol.* **63** (11):11NT03, 2018. doi:10.1088/1361-6560/aac4f2

Poppe, B., Thieke, C., Beyer, D., Kollhoff, R., Djouguela, A., Ruhmann, A., et al. DAVID – a translucent multiwire transmission ionization chamber for in vivo verification of IMRT and conformal irradiation techniques. *Phys. Med. Biol.* **51** (5):1237–1248, 2006. doi:10.1088/0031-9155/51/5/013

Pruitt, J. S. and Loevinger, R. The photon-fluence scaling theorem for Compton-scattered radiation. *Med. Phys.* **9** (2):176–179, 1982. doi:10.1118/1.595080

Qi, Z. Y., Deng, X. W., Huang, S. M., Zhang, L., He, Z. C., Li, X. A., et al. In vivo verification of superficial dose for head and neck treatments using intensity-modulated techniques. *Med. Phys.* **36** (1):59–70, 2009. doi:10.1118/1.4758067

Qi, Z. Y., Deng, X. W., Cao, X. P., Huang, S. M., Lerch, M. and Rosenfeld, A. A real-time in vivo dosimetric verification method for high-dose rate intracavitary brachytherapy of nasopharyngeal carcinoma. *Med. Phys.* **39** (11):6757–6763, 2012. doi:10.1118/1.3030951

Ramani, R., Russell, S. and O'Brien, P. Clinical dosimetry using MOSFETs. *Int. J. Radiat. Oncol. Biol. Phys.* **37** (4):959–964, 1997. doi:10.1016/S0360-3016(96)00600-1

Ramaseshan, R., Kohli, K. S., Zhang, T. J., Lam, T., Norlinger, B., Hallil, A., et al. Performance characteristics of a microMOSFET as an in vivo dosimeter in radiation therapy. *Phys. Med. Biol.* **49** (17):4031–4048, 2004. doi:10.1088/0031-9155/49/17/014

Ramsey, C. R., Spencer, K. M. and Oliver, A. L. Ionization chamber, electrometer, linear accelerator, field size, and energy dependence of the polarity effect in electron dosimetry. *Med. Phys.* **26** (2):214–219, 1999. doi:10.1118/1.598507

Rankine, L. J., Newton, J., Bache, S. T., Das, S. K., Adamovics, J., Kirsch, D. G., et al. Investigating end-to-end accuracy of image guided radiation treatment delivery using a micro-irradiator. *Phys. Med. Biol.* **58** (21):7791–7801, 2013. doi: 10.1088/0031-9155/58/21/7791

Rapp, B., Perichon, N., Denoziere, M., Daures, J., Ostrowsky, A. and Bordy, J. M. The LNE-LNHB water calorimeter for primary measurement of absorbed dose at low depth in water: application to medium-energy x-rays. *Phys. Med. Biol.* **58** (9):2769–2786, 2013. doi:10.1088/0031-9155/58/9/2769

Reft, C. S. The energy dependence and dose response of a commercial optically stimulated luminescent detector for kilovoltage photon, megavoltage photon, and electron, proton, and carbon beams. *Med. Phys.* **36** (5):1690–1699, 2009.

Reft, C. S. Erratum: 'The energy dependence and dose response of a commercial optically stimulated luminescent detector for kilovoltage photon, megavoltage photon, and electron, proton, and carbon beams' [Med. Phys. 36(5), 1690-1699 (2009)]. *Med. Phys.* **39** (9):5788, 2012. doi:10.1118/1.4748507

Reggiori, G., Stravato, A., Mancosu, P., Lobefalo, F., Paganini, L., Zucconi, F., et al. Small field characterization of a nanochamber prototype under flattening filter free photon beams. *Phys. Med.* **49**:139–146, 2018. doi:10.1016/j.ejmp.2017.08.007

Reich, H. Choice of the measuring quantity for therapy-level dosemeters. *Phys. Med. Biol.* **24** (5):895–900, 1979. doi:10.1088/0031-9155/24/5/002

Renaud, J., Palmans, H., Sarfehnia, A. and Seuntjens, J. Absorbed dose calorimetry. *Phys. Med. Biol.* 2019. doi:10.1088/1361-6560/ab4f29

Rikner, G. Characteristics of a p-Si detector in high energy electron fields. *Acta Radiol. Oncol.* **24** (1):71–74, 1985a. doi:10.3109/02841868509134368

Rikner, G. Characteristics of a selectively shielded p-Si detector in ^{60}Co and 8 and 16 MV roentgen radiation. *Acta Radiol. Oncol.* **24** (2):205–208, 1985b. doi:10.3109/02841868509134388

Rikner, G. and Grusell, E. Effects of radiation damage on p-type silicon detectors. *Phys. Med. Biol.* **28** (11):1261–1267, 1983. doi:10.1088/0031-9155/28/11/006

Rikner, G. and Grusell, E. Selective shielding of a p-Si detector for quality independence. *Acta Radiol. Oncol.* **24** (1):65–69, 1985. doi:10.3109/02841868509134367

Rikner, G. and Grusell, E. General specifications for silicon semiconductors for use in radiation dosimetry. *Phys. Med. Biol.* **32** (9):1109–1117, 1987. doi:10.1088/0031-9155/32/9/004

Rink, A., Vitkin, I. A. and Jaffray, D. A. Energy dependence (75 kVp to 18 MV) of radiochromic films assessed using a real-time optical dosimeter. *Med. Phys.* **34** (2):458–463, 2007. doi:10.1118/1.2431425

Rogers, D. W. The advantages of absorbed-dose calibration factors. *Med. Phys.* **19** (5):1227–1239, 1992a. doi:10.1118/1.596921

Rogers, D. W. Calibration of parallel-plate chambers: resolution of several problems by using Monte Carlo calculations. *Med. Phys.* **19** (4):889–899, 1992b. doi:10.1118/1.596915

Rogers, D. W. O. The physics of the AAPM's TG-51 protocol. In *Clinical Dosimetry Measurements in Radiotherapy. AAPM 2009 Summer School*, edited by D. W. O. Rogers and J. E. Cygler. Madison, WI: Medical Physics Publishing, 2009.

Rogers, D. W. and Ross, C. K. The role of humidity and other correction factors in the AAPM TG-21 dosimetry protocol. *Med. Phys.* **15** (1):40–48, 1988. doi:10.1118/1.596292

Roos, M., Derikum, K. and Lange, B. A new ionisation chamber construction for electron dosimetry (Eine neue Flachkammerkonstruktion fur die Elektronendosimetrie). In *Medizinische Physik 24. Wissenschaftliche Tagung der Deutschen Gesellschaft für Medizinische Physik (DGMP) Erlangen*, pp. 364. Erlangen: Institut für Radiologie, 1993.

Rosenfeld, A. B., Lerch, M. L. F., Kron, T., Brauer-Krisch, E., Bravin, A., Holmes-Siedle, A., et al. Feasibility study of online high-spatial-resolution MOSFET dosimetry in static and pulsed x-ray radiation fields. *IEEE Trans. Nucl. Sci. NS* **48** (6):2061–2068, 2001. doi:10.1109/23.983173

Ross, C. K. Comments on 'Ionization chamber volume determination and quality assurance using micro-CT imaging'. *Phys. Med. Biol.* **54** (6):L23–L27, 2009. doi:10.1088/0031-9155/54/6/L01

Ross, C. K., Klassen, N. V., Shortt, K. R. and Smith, G. D. A direct comparison of water calorimetry and Fricke dosimetry. *Phys. Med. Biol.* **34** (1):23–42, 1989. doi:10.1088/0031-9155/34/1/003

Rosser, K. E. Measurement of absorbed dose to water using medium-energy x-rays. (NPL Report CIRA(EXT)006). Teddington, UK: National Physical Laboratory, 1996.

Rossomme, S., Hopfgartner, J., Vynckier, S. and Palmans, H. Under-response of a PTW-60019 microDiamond detector in the Bragg peak of a 62 MeV/n carbon ion beam. *Phys. Med. Biol.* **61** (12):4551–4563, 2016. doi:10.1088/0031-9155/61/12/4551

Rowbottom, C. G. and Jaffray, D. A. Characteristics and performance of a micro-MOSFET: an 'imageable' dosimeter for image-guided radiotherapy. *Med. Phys.* **31** (3):609–615, 2004. doi:10.1118/1.1649532

Rustgi, S. N. Application of a diamond detector to brachytherapy dosimetry. *Phys. Med. Biol.* **43** (8):2085–2094, 1998. doi:10.1088/0031-9155/43/8/007

Rustgi, S. N. and Frye, D. M. Dosimetric characterization of radiosurgical beams with a diamond detector. *Med. Phys.* **22** (12):2117–2121, 1995. doi:10.1118/1.597655

Safari, M. J., Wong, J. H., Ng, K. H., Jong, W. L., Cutajar, D. L. and Rosenfeld, A. B. Characterization of a MOSkin detector for in vivo skin dose measurements during interventional radiology procedures. *Med. Phys.* **42** (5):2550–2558, 2015. doi:10.1118/1.4918576

Saini, A. S. and Zhu, T. C. Temperature dependence of commercially available diode detectors. *Med. Phys.* **29** (4):622–630, 2002. doi:10.1118/1.1461842

Sakhalkar, H. S., Adamovics, J., Ibbott, G. and Oldham, M. A comprehensive evaluation of the PRESAGE/optical-CT 3D dosimetry system. *Med. Phys.* **36** (1):71–82, 2009. doi:10.1118/1.3005609

Sánchez-Doblado, F., Andreo, P., Capote, R., Leal, A., Perucha, M., Arráns, R., et al. Ionization chamber dosimetry of small photon fields: a Monte Carlo study on stopping-power ratios for radiosurgery and IMRT beams. *Phys. Med. Biol.* **48** (14):2081–2099, 2003. doi:10.1088/0031-9155/48/14/304

Sauer, O. A. Determination of the quality index (Q) for photon beams at arbitrary field sizes. *Med. Phys.* **36**:4168–4172, 2009. doi:10.1118/1.3197062

Scalchi, P. and Francescon, P. Calibration of a mosfet detection system for 6-MV in vivo dosimetry. *Int. J. Radiat. Oncol. Biol. Phys.* **40** (4):987–993, 1998. doi:10.1016/S0360-3016(97)00894-8

Scalchi, P., Francescon, P. and Rajaguru, P. Characterization of a new MOSFET detector configuration for in vivo skin dosimetry. *Med. Phys.* **32** (6):1571–1578, 2005. doi:10.1118/1.1924328

Scalchi, P., Righetto, R., Cavedon, C., Francescon, P. and Colombo, F. Direct tumor in vivo dosimetry in highly-conformal radiotherapy: a feasibility study of implantable MOSFETs for hypofractionated extracranial treatments using the Cyberknife system. *Med. Phys.* **37** (4):1413–1423, 2010. doi:10.1118/1.3315370

Scarantino, C. W., Ruslander, D. M., Rini, C. J., Mann, G. G., Nagle, H. T. and Black, R. D. An implantable radiation dosimeter for use in external beam radiation therapy. *Med. Phys.* **31** (9):2658–2671, 2004. doi:10.1118/1.1778809

Schauer, D. A., Iwasaki, A., Romanyukha, A. A., Swartz, H. M. and Onori, S. Electron paramagnetic resonance (EPR) in medical dosimetry. *Radiat. Meas.* **41** (Suppl 1):S117–S123, 2006. doi:10.1016/j.radmeas.2007.01.006

Schoenfeld, A. A., Thieben, M., Harder, D., Poppe, B. and Chofor, N. Evaluation of water-mimicking solid phantom materials for use in HDR and LDR brachytherapy dosimetry. *Phys. Med. Biol.* **62** (24):N561–N572, 2017. doi:10.1088/1361-6560/aa9636

Schreiner, L. J. Review of Fricke gel dosimeters. *J. Phys. Conf. Ser.* **3**:9–21, 2004. doi:10.1088/1742-6596/3/1/003

Schulz, R. J., deGuzman, A. F., Nguyen, D. B. and Gore, J. C. Dose-response curves for Fricke-infused agarose gels as obtained by nuclear magnetic resonance. *Phys. Med. Biol.* **35** (12):1611–1622, 1990. doi:10.1088/0031-9155/35/12/002

Scott, A. J., Kumar, S., Nahum, A. E. and Fenwick, J. D. Characterizing the influence of detector density on dosimeter response in non-equilibrium small photon fields. *Phys. Med. Biol.* **57** (14):4461–4476, 2012. doi:10.1088/0031-9155/57/14/4461

Sempau, J., Andreo, P., Aldana, J., Mazurier, J. and Salvat, F. Electron beam quality correction factors for plane-parallel ionization chambers: Monte Carlo calculations using the PENELOPE system. *Phys. Med. Biol.* **49** (18):4427–4444, 2004. doi:10.1088/0031-9155/49/18/016

Sen, A., Parsai, E. I., McNeeley, S. W. and Ayyangar, K. M. Quantitative assessment of beam perturbations caused by silicon diodes used for in vivo dosimetry. *Int. J. Radiat. Oncol. Biol. Phys.* **36** (1):205–211, 1996. doi:10.1016/S0360-3016(96)00279-9

Seuntjens, J. and Verhaegen, F. Dependence of overall correction factor of a cylindrical ionization chamber on field size and depth in medium-energy x-ray beams. *Med. Phys.* **23** (10):1789–1796, 1996. doi:10.1118/1.597833

Seuntjens, J. P., van der Zwan, L. and Ma, C. M. Type dependent correction factors for cylindrical chambers for in-phantom dosimetry in medium-energy x-ray beams. In *Kilovoltage X-Ray Beam Dosimetry for Radiotherapy and Radiobiology*, edited by C. M. Ma and J. P. Seuntjens. Madison, WI: Medical Physics Publishing, 1999.

Seuntjens, J. and Duane, S. Photon absorbed dose standards. *Metrologia* **46** (2):S39–S58, 2009. doi:10.1088/0026-1394/46/2/S04

Seuntjens, J. and Rogers, D. W. O. Monte Carlo applications in measurement dosimetry. In *Clinical Dosimetry Measurements in Radiotherapy. AAPM 2009 Summer School*, edited by D. W. O. Rogers and J. E. Cygler. Madison, WI: Medical Physics Publishing, 2009.

Seymour, E. L., Downes, S. J., Fogarty, G. B., Izard, M. A. and Metcalfe, P. In vivo real-time dosimetric verification in high dose rate prostate brachytherapy. *Med. Phys.* **38** (8):4785–4794, 2011. doi:10.1118/1.3615161

Shani, G. Radiation *Dosimetry. Instruments and Methods.* 2nd Edition. Boca Raton: CRC Press, 1991.

Sharpe, P. H., Rajendran, K. and Sephton, J. P. Progress towards an alanine/ESR therapy level reference dosimetry service at NPL. *Appl. Radiat. Isot.* **47** (11–12):1171–1175, 1996. doi: 10.1016/S0969-8043(96)00174-1

Shi, J., Simon, W. E. and Zhu, T. C. Modeling the instantaneous dose rate dependence of radiation diode detectors. *Med. Phys.* **30** (9):2509–2519, 2003. doi:10.1118/1.1602171

Sibata, C. H., Mota, H. C., Beddar, A. S., Higgins, P. D. and Shin, K. H. Influence of detector size in photon beam profile measurements. *Phys. Med. Biol.* **36** (5):621–631, 1991. doi:10.1088/0031-9155/36/5/005

Sidhu, N. P. Interfacing a linear diode array to a conventional water scanner for the measurement of dynamic dose distributions and comparison with a linear ion chamber array. *Med. Dosim.* **24** (1):57–60, 1999. doi:10.1016/S0958-3947(98)00053-3

Simpson, E., Gajewski, R., Flower, E. and Stensmyr, R. Experimental validation of the dual parameter beam quality specifier for reference dosimetry in flattening-filter-free (FFF) photon beams. *Phys. Med. Biol.* **60** (14):N271–N281, 2015. doi:10.1088/0031-9155/60/14/N271

Smit, K., van Asselen, B., Kok, J. G., Aalbers, A. H., Lagendijk, J. J. and Raaymakers, B. W. Towards reference dosimetry for the MR-linac: magnetic field correction of the ionization chamber reading. *Phys. Med. Biol.* **58** (17):5945–5957, 2013. doi:10.1088/0031-9155/58/17/5945

Smit, K., Sjoholm, J., Kok, J. G., Lagendijk, J. J. and Raaymakers, B. W. Relative dosimetry in a 1.5 T magnetic field: an MR-linac compatible prototype scanning water phantom. *Phys. Med. Biol.* **59** (15):4099–4109, 2014. doi:10.1088/0031-9155/59/15/4099

Soubra, M., Cygler, J. and Mackay, G. Evaluation of a dual bias dual metal oxide-silicon semiconductor field effect transistor detector as radiation dosimeter. *Med. Phys.* **21** (4):567–572, 1994. doi:10.1118/1.597314

Spadaro, S., Conte, G., Pimpinella, M. and Guerra, A. S. Electrical and dosimetric characterization of a CVD diamond detector with high sensitivity. *Radiat. Meas.* **48**:1–6, 2013. doi:10.1016/j.radmeas.2012.11.017

Spindeldreier, C. K., Schrenk, O., Bakenecker, A., Burigo, L., Karger, C. P., Greilich, S., et al. Radiation dosimetry in magnetic fields with Farmer-type ionization chambers: determination of magnetic field correction factors for different magnetic field strengths and field orientations. *Phys. Med. Biol.* **62** (16):6708–6728, 2017. doi:10.1088/1361-6560/aa7ae4

Storchi, P. and van Gasteren, J. J. A table of phantom scatter factors of photon beams as a function of the quality index and field size. *Phys. Med. Biol.* **41** (3):563–571, 1996. doi:10.1088/0031-9155/41/3/016

Svensson, H. and Brahme, A. Recent advances in electron and photon dosimetry. In *Radiation Dosimetry, Physical and Biological Aspects*, edited by C. G. Orton, pp. 87–170. New York: Plenum Press, 1986.

Takai, M. and Kaneko, M. Dosimetric verification using a fluoroscopic portal imaging device. *Med. Biol. Eng. Comput.* **29** (Suppl):860, 1991.

Tanyi, J. A., Krafft, S. P., Hagio, T., Fuss, M. and Salter, B. J. MOSFET sensitivity dependence on integrated dose from high-energy photon beams. *Med. Phys.* **35** (1):39–47, 2008. doi:10.1118/1.2815626

Tello, V. M., Tailor, R. C. and Hanson, W. F. How water equivalent are water-equivalent solid materials for output calibration of photon and electron beams? *Med. Phys.* **22** (7):1177–1189, 1995. doi:10.1118/1.597613

Tessier, F. and Kawrakow, I. Effective point of measurement of thimble ion chambers in megavoltage photon beams. *Med. Phys.* **37** (1):96–107, 2010. doi:10.1118/1.3266750

Tessier, F., Cojocaru, C. D. and Ross, C. K. Extracting W_{air} from the electron beam measurements of Domen and Lamperti. *Med. Phys.* **45** (1):370–381, 2018. doi:10.1002/mp.12660

Thoelking, J., Fleckenstein, J., Sekar, Y., Boggula, R., Lohr, F., Wenz, F., et al. Patient-specific online dose verification based on transmission detector measurements. *Radiother. Oncol.* **119** (2):351–356, 2016. doi:10.1016/j.radonc.2016.04.003

Thomadsen, B., Constantinou, C. and Ho, A. Evaluation of water-equivalent plastics as phantom material for electron-beam dosimetry. *Med. Phys.* **22** (3):291–296, 1995. doi:10.1118/1.597453

Thomas, A., Pierquet, M., Jordan, K. and Oldham, M. A method to correct for spectral artifacts in optical-CT dosimetry. *Phys. Med. Biol.* **56** (11):3403–3416, 2011a. doi:10.1088/0031-9155/56/11/014

Thomas, A., Newton, J. and Oldham, M. A method to correct for stray light in telecentric optical-CT imaging of radiochromic dosimeters. *Phys. Med. Biol.* **56** (14):4433–4451, 2011b. doi:10.1088/0031-9155/56/14/013

Thomas, A., Newton, J., Adamovics, J. and Oldham, M. Commissioning and benchmarking a 3D dosimetry system for clinical use. *Med. Phys.* **38** (8):4846–4857, 2011c.

Thomas, A., O'Daniel, J., Adamovics, J., Ibbott, G. and Oldham, M. Comprehensive quality assurance for base of skull IMRT. *J. Phys. Conf. Ser.* **4444** (1):012050, 2013. doi:10.1088/1742-6596/444/1/012050

Thomas, S. J., Aspradakis, M. M., Byrne, J. P., Chalmers, G., Duane, S., Rogers, J., et al. Reference dosimetry on TomoTherapy: an addendum to the 1990 UK MV dosimetry code of practice. *Phys. Med. Biol.* **59** (6):1339–1352, 2014. doi:10.1088/0031-9155/59/6/1339

Thwaites, D. I. Charge storage effect on dose in insulating phantoms irradiated with electrons. *Phys. Med. Biol.* **29** (9):1153–1156, 1984. doi:10.1088/0031-9155/29/9/013

Thwaites, D. I. Measurements of ionisation in water, polystyrene and a 'solid water' phantom material for electron beams. *Phys. Med. Biol.* **30** (1):41–53, 1985. doi:10.1088/0031-9155/30/1/005

Thwaites, D. I., Bums, D. T., Klevenhagen, S. C., Nahum, A. E. and Pitchford, W. G. The IPEMB code of practice for electron dosimetry for radiotherapy beams of initial energy from 2 to 50 MeV based on an air kerma calibration. *Phys. Med. Biol.* **41** (12):2557–2603, 1996. doi:10.1088/0031-9155/41/12/001

Thwaites, D. I., DuSautoy, A. R., Jordan, T., McEwen, M. R., Nisbet, A., Nahum, A. E., et al. The IPEM code of practice for electron dosimetry for radiotherapy beams of initial energy from 4 to 25 MeV based on an absorbed dose to water calibration. *Phys. Med. Biol.* **48** (18):2929–2970, 2003. doi: 10.1088/0031-9155/48/18/301

Tochilin, E. and Goldstein, N. Dose rate and spectral measurements from pulsed x-ray generators. *Health Phys.* **12** (12):1705–1714, 1966. doi:10.1097/00004032-196612000-00007

Toivonen, M. J. Improving the accuracy of TLD systems in clinical applications. *Radiat. Prot. Dosimetry* **47** (1–4):497–503, 1993. doi:10.1093/oxfordjournals.rpd.a081794

Townsend, P. D., Ahmed, K., Chandler, P. J., McKeever, S. W. S. and Whitlow, H. J. Measurements of the emission spectra of LiF during thermoluminescence. *Radiation Effects* **72** (1–4):245–257, 1983. doi:10.1080/00337578308218649

Tromson, D., Rebisz-Pomorska, M., Tranchant, N., Isambert, A., Moignau, F., Moussier, A., et al. Single crystal CVD diamond detector for high resolution dose measurement for IMRT and novel radiation therapy needs. *Diam. Relat. Mater.* **19** (7):1012–1016, 2010. doi:10.1016/j.diamond.2010.03.008

Tubiana, M., Dutreix, J., Dutreix, A. and Jockey, P. *Bases physiques de la radiothérapie et de la radiobiologie*. Paris: Masson Editeurs, 1963.

van Battum, L. J., Essers, M. and Storchi, P. R. Conversion of measured percentage depth dose to tissue maximum ratio values in stereotactic radiotherapy. *Phys. Med. Biol.* **47** (18):3289–3300, 2002. doi:10.1088/0031-9155/47/18/302

van Battum, L. J., Huizenga, H., Verdaasdonk, R. M. and Heukelom, S. How flatbed scanners upset accurate film dosimetry. *Phys. Med. Biol.* **61** (2):625–649, 2016. doi:10.1088/0031-9155/61/2/625

van Dam, J., Leunens, G. and Dutreix, A. Correlation between temperature and dose rate dependence of semiconductor response; influence of accumulated dose. *Radiother. Oncol.* **19** (4):345–351, 1990. doi:10.1016/0167-8140(90)90035-U

Van Dam, J. and Marinello, G. *Methods for In Vivo Dosimetry in External Radiotherapy. ESTRO Booklet No 1. Edition 2.* Brussels: ESTRO, 2006. www.estro.org/binaries/content/assets/estro/school/publications/booklet-1---methods-for-in-vivo-dosimetry-in-external-radiotherapy.pdf

van Gasteren, J. J., Heukelom, S., van Kleffens, H. J., van der Laarse, R., Venselaar, J. L. and Westermann, C. F. The determination of phantom and collimator scatter components of the output of megavoltage photon beams: measurement of the collimator scatter part with a beam-coaxial narrow cylindrical phantom. *Radiother. Oncol.* **20** (4):250–257, 1991. doi:10.1016/0167-8140(91)90124-Y

van Gasteren, J. J. M., Heukelom, S., Jager, H. N., Mijnheer, B. J., van der Laarse, R., van Kleffens, H. J., et al. Determination and use of scatter correction factors of megavoltage photon beams. Measurement and use of collimator and phantom scatter correction factors of arbitrarily shaped fields with a symmetrical collimator setting. NCS Report 12. Delft, The Netherlands: Nederlandse Commissie Voor Stralingsdosimetrie (Netherlands Commission on Radiation Dosimetry), 1998. doi:10.25030/ncs-012

Vatnitsky, S. and Jarvinen, H. Application of a natural diamond detector for the measurement of relative dose distributions in radiotherapy. *Phys. Med. Biol.* **38** (1):173–184, 1993. doi:10.1088/0031-9155/38/1/013

Vatnitsky, S., Miller, D., Siebers, J. and Moyers, M. Application of solid state detectors for dosimetry of therapeutic proton beams. *Med. Phys.* **22** (4):469–473, 1995. doi:10.1118/1.597608

Velkley, D. E., Manson, D. J., Purdy, J. A. and Oliver, G. D., Jr. Build-up region of megavoltage photon radiation sources. *Med. Phys.* **2** (1):14–19, 1975. doi:10.1118/1.594158

Velthuis, J. J., Page, R. F., Purves, T. M., Beck, L., Hanifa, M. A. M. and Hugtenburg, R. P. Toward pulse by pulse dosimetry using an SC CVD diamond detector. *IEEE Trans. Radiat. Plasma Med. Sci.* **1** (6):527–533, 2017. doi:10.1109/TRPMS.2017.2750799

Venkataraman, S., Malkoske, K. E., Jensen, M., Nakonechny, K. D., Asuni, G. and McCurdy, B. M. The influence of a novel transmission detector on 6 MV x-ray beam characteristics. *Phys. Med. Biol.* **54** (10):3173–3183, 2009. doi:10.1088/0031-9155/54/10/014

Verhaegen, F., Das, I. J. and Palmans, H. Monte Carlo dosimetry study of a 6 MV stereotactic radiosurgery unit. *Phys. Med. Biol.* **43** (10):2755–2768, 1998. doi:10.1088/0031-9155/43/10/006

Viamonte, A., da Rosa, L. A., Buckley, L. A., Cherpak, A. and Cygler, J. E. Radiotherapy dosimetry using a commercial OSL system. *Med. Phys.* **35** (4):1261–1266, 2008. doi:10.1118/1.2841940

Visocekas, R., Lorrain, S. and Marinello, G. Evaluation of a preparation of $Li_2B_4O_7$:Cu for thermoluminescence dosimetry. *Nucl. Sci.* **22**:61–66, 1985.

Vynckier, S., Bonnett, D. E. and Jones, D. T. Code of practice for clinical proton dosimetry. *Radiat. Oncol.* **20** (1):53–63, 1991. doi:10.1016/0167-8140(96)80595-0

Vynckier, S., Bonnett, D. E. and Jones, D. T. Supplement to the code of practice for clinical proton dosimetry. ECHED (European Clinical Heavy Particle Dosimetry Group). *Radiat. Oncol.* **32** (2):174–179, 1994. doi:10.1016/0167-8140(94)90104-X

Wall, B. F., Driscoll, C. M., Strong, J. C. and Fisher, E. S. The suitability of different preparations of thermoluminescent lithium borate for medical dosimetry. *Phys. Med. Biol.* **27** (8):1023–1034, 1982. doi:10.1088/0031-9155/27/8/004

Wang, L. L. and Rogers, D. W. Calculation of the replacement correction factors for ion chambers in megavoltage beams by Monte Carlo simulation. *Med. Phys.* **35** (5):1747–1755, 2008. doi:10.1118/1.2898139

Wang, L. L. and Rogers, D. W. Replacement correction factors for cylindrical ion chambers in electron beams. *Med. Phys.* **36** (10):4600–4608, 2009a. doi:10.1118/1.3213094

Wang, L. L. and Rogers, D. W. The replacement correction factors for cylindrical chambers in high-energy photon beams. *Phys. Med. Biol.* **54** (6):1609–1620, 2009b. doi:10.1088/0031-9155/54/6/014

Wang, Q., Dai, J. and Zhang, K. A novel method for routine quality assurance of volumetric-modulated arc therapy. *Med. Phys.* **40** (10):101712, 2013. doi:10.1118/1.4820439

Wang, S., Wang, Y., Cai, G., Wang, S. and Zha, Z. A new TL detector developed for multiple applications. *Radiat. Prot. Dosimetry* **47** (1–4):223–225, 1993. doi:10.1093/rpd/47.1-4.223

Wang, Z., Thomas, A., Newton, J., Ibbott, G., Deasy, J. and Oldham, M. Dose verification of stereotactic radiosurgery treatment for trigeminal neuralgia with presage 3D dosimetry system. *J. Phys. Conf. Ser.* **250** (1), 2010. doi:10.1088/1742-6596/250/1/012058

Weinhous, M. S. and Meli, J. A. Determining P_{ion}, the correction factor for recombination losses in an ionization chamber. *Med. Phys.* **11** (6):846–849, 1984. doi:10.1118/1.595574

Welsh, K. T. and Reinstein, L. E. The thermal characteristics of different diodes on in vivo patient dosimetry. *Med. Phys.* **28** (5):844–849, 2001. doi:10.1118/1.1367862

White, D. R. The formulation of tissue substitute materials using basic interaction data. *Phys. Med. Biol.* **22** (5):889–899, 1977. doi:10.1088/0031-9155/22/5/008

Wittkämper, F. W., Mijnheer, B. J., Thierens, H., Van Der Plaetsen, A. and De Wagter, C. Perturbation correction factors for some ionization chambers commonly applied in electron beams. *Phys. Med. Biol.* **36** (12):1639–1652, 1991. doi:10.1088/0031-9155/36/12/008

Wittkämper, F. W., Aalbers, A. H. L. and Mijnheer, B. J. Experimental determination of wall correction factors. Part II: NACP and Markus plane-parallel ionization chambers. *Phys. Med. Biol.* **37** (4):995–1004, 1992. doi:10.1088/0031-9155/37/4/013

Wolodzko, J. G., Marsden, C. and Appleby, A. CCD imaging for optical tomography of gel radiation dosimeters. *Med. Phys.* **26** (11):2508–2513, 1999. doi:10.1118/1.598772

Wong, J. H., Fuduli, I., Carolan, M., Petasecca, M., Lerch, M. L., Perevertaylo, V. L., et al. Characterization of a novel two dimensional diode array the 'magic plate' as a radiation detector for radiation therapy treatment. *Med. Phys.* **39** (5):2544–2558, 2012. doi:10.1118/1.3700234

Xiong, G. and Rogers, D. W. Relationship between %dd(10)x and stopping-power ratios for flattening filter free accelerators: a Monte Carlo study. *Med. Phys.* **35** (5):2104–2109, 2008. doi:10.1118/1.2905028

Yan, G., Lu, B., Kozelka, J., Liu, C. and Li, J. G. Calibration of a novel four-dimensional diode array. *Med. Phys.* **37** (1):108–115, 2010. doi:10.1118/1.3266769

Yorke, E., Alecu, R., Ding, L., Fontenla, D., Kalend, A., Kaurin, D., et al. Diode in vivo dosimetry for patients receiving external beam radiation therapy. Task Group 62. College Park, MD: Medical Physics Publishing for the American Association of Physicists in Medicine, 2005. https://www.aapm.org/pubs/reports/RPT_87.pdf

Yukihara, E. G., Mardirossian, G., Mirzasadeghi, M., Guduru, S. and Ahmad, S. Evaluation of Al_2O_3:C optically stimulated luminescence (OSL) dosimeters for passive dosimetry of high-energy photon and electron beams in radiotherapy. *Med. Phys.* **35** (1):260–269, 2008. doi:10.1118/1.2816106

Yukihara, E. G. and McKeever, S. W. Optically stimulated luminescence (OSL) dosimetry in medicine. *Phys. Med. Biol.* **53** (20):R351–R379, 2008. doi:10.1088/0031-9155/53/20/R01

Zani, M., Bucciolini, M., Casati, M., Talamonti, C., Marinelli, M., Prestopino, G., et al. A synthetic diamond diode in volumetric modulated arc therapy dosimetry. *Med. Phys.* **40** (9):092103, 2013. doi:10.1118/1.4818256

Zha, Z., Wang, S., Shen, W., Zhu, J. and Cai, G. Preparation and characteristics of LiF:Mg,Cu,P thermoluminescent material. *Radiat. Prot. Dosimetry* **47** (1–4):111–118, 1993. doi:10.1093/rpd/47.1-4.111

Zhang, X., Liu, W., Li, Y., Li, X., Quan, M., Mohan, R., et al. Parameterization of multiple Bragg curves for scanning proton beams using simultaneous fitting of multiple curves. *Phys. Med. Biol.* **56** (24):7725–7735, 2011. doi:10.1088/0031-9155/56/24/003

Zhu, T. C., Ahnesjö, A., Lam, K. L., Li, X. A., Ma, C.-M., Palta, J. R., et al. Report of AAPM Therapy Physics Committee Task Group 74: in-air output ratio, Sc, for megavoltage photon beams. *Med. Phys.* **36** (11):5261–5291, 2009. doi:10.1118/1.3227367

Zhu, Y., Jiang, X. Q. and Van Dyk, J. Portal dosimetry using a liquid ion chamber matrix: dose response studies. *Med. Phys.* **22** (7):1101–1106, 1995. doi:10.1118/1.597502

Zink, K., Czarnecki, D., Looe, H. K., Voigts-Rhetz, P. and Harder, D. Monte Carlo study of the depth-dependent fluence perturbation in parallel-plate ionization chambers in electron beams. *Med. Phys.* **41** (11):111707, 2014. doi:10.1118/1.4897389

E 部分：临床射束

概述

C部分介绍了外照射放疗设备。D部分介绍了参考剂量（单位Gy）和相对剂量（百分比）的测量方法。接下来需要结合射束特性和患者特性应用已经测量的剂量计算患者体内剂量分布。本部分介绍临床常用射束特性。对于各种射束，需要理解机器跳数（monitor unit, MU）这一概念，MU用于准确控制射束输出。患者接受剂量受很多因素影响，比如距源距离、射野大小等。21章讨论影响患者剂量分布的因素。22～25章详细介绍射束特性，包括限束设备、强度调制，kV X射线、高能光子、电子束和带电重粒子。也简单介绍了MV手动计算的方法，详细介绍参见F部分。

第 21 章　吸收剂量测量与计算体系

Philip Mayles

目录

21.1　引言

在许多情况下（见第19章和第20章），外照射治疗患者接受的实际剂量由水等效模体中测量的剂量数据确定。由于直接测量患者体内剂量分布不切实际，所以通过使用 F 部分中介绍的手动或计算机方法计算患者体内的剂量分布。该计算必须注意两个方面：①必须以放射肿瘤医师规定的剂量控制患者的辐射量；②必须确保尽可能多地将剂量输送到所有肿瘤细胞，同时相对保护健康组织。为实现这一目标，必须了解临床射束相对剂量分布随其特性改变的变化。

21.2　施照剂量控制：机器跳数的概念

从治疗机器发出的射束经适当调整向患者定向射出。当达到所需剂量时，射束关闭。对于现代治疗机，通常在靠近辐射源的射束中放置一个电离室（监测室或监视器）以监测设备的输出（见第11.4和16.3.3节）。这会产生与射束施照剂量成正比的读数。这个读数通常表示为机器跳数（MU）值[1]。原则上，该单位可以完全是任意的，但通常要校准机器，使1MU 对应于水模体中指定点和指定射野大小的 1cGy。其大致给出了患者接受的剂量，但必须强调MU不等同于剂量，需要多个校正因子来建立临床条件下剂量与 MU的关系。

[1]　来自监测电离室的原始信号是电流。只要射束打开并转换成脉冲，它就会被积分，每个脉冲代表一个机器跳数。最初，一个脉冲触发计数器，小于一个 MU 不能触发计数器，但最近的计算机驱动的机器小于一个 MU 也能触发计数器。

21.2.1 kV级X射线机

kV级X射线机输送的剂量率在给定电压和滤过器下是几乎恒定的，但二者中的任何一个发生改变时剂量率也会随之变化。较旧的kV级X射线机由计时器控制（即监测），可以使用剂量率表计算绝对剂量。现代kV级X射线机大多有一个透射电离室。该电离室读数与患者剂量之间的关系取决于所使用的限光筒（applicator）（尤其是从源到限光筒末端的距离）和射线质。通常选择标准限光筒，例如10cm圆形限光筒，并将其他限光筒的剂量与此相关联。尽管校准方法涉及在空气或模体中某一深处的剂量测量，但由于剂量随深度快速下降，通常使用模体表面剂量作为参考。

21.2.2 直线加速器

直线加速器可用于光子模式或电子模式（见第11章）。

对于光子束，标准做法是选择10cm方形射野，但指定点的位置和模体的摆放可能不同。MU最常见的定义是：

（a）等效水模体表面位于机器等中心（即通常距源100cm处）平面，射野大小为10cm × 10cm，水等效模体中最大剂量深度处水的吸收剂量为1cGy，监测电离室读数为1MU。

（b）等效水模体表面不位于机器等中心（例如水下10cm）平面，机器等中心平面射野大小为 10cm × 10cm，水等效模体中某一深度（例如水下10cm）处水吸收剂量为1cGy，监测电离室读数为 1MU。

具体医院使用定义（a）还是定义（b）很大程度上取决于各个国家、地区和科室的历史。定义（a）更适合基于百分深度剂量的计算，方法（b）更适合基于组织模体比的计算（参见第26.3节）。

对于电子束，通常采用定义（a）。许多直线加速器可配备不同的光子和电子能量。通常可以为每种能量和模态建立不同的监测电离室校准因子，以便在标准条件下MV与绝对剂量之间的关系不依赖于模态或能量。

校准程序必须按照第19章中介绍的规程之一仔细执行。在加速器的整个临床使用过程中保持校准的稳定性至关重要。因此，必须通过建立质量保证程序来确保监测电离室响应的稳定性，确保不会出现超出可接受限度的漂移（参见第46.8 节）。

对于用于产生质子或带电重粒子的加速器，可使用相同方法实现剂量监测，MU定义通常与区域中心的剂量相关，在参考条件下，深度剂量几乎恒定（见第25.5节）。

21.2.3 Cyberknife和TomoTherapy

对于Cyberknife（参见第14.2节）和TomoTherapy（第14.3节），不能实现10cm × 10cm的射野。对于Cyberknife，习惯上使用最大的圆形射野（6cm）；其他方面类似于传统的加速器。对于TomoTherapy，机器输出是根据每单位时间的剂量来定义的，而计划是根据时间来定义的，并且假定剂量率恒定。剂量率是使用 5cm × 40cm 射野设置的，但必须要注意这一概念不适用于常规加速器。

21.2.4 ^{60}Co治疗机

^{60}Co外照射治疗机通常由计时器控制。机器校准与直线加速器类似，即在标准参考条件下测量剂量率。源传输方式的机械特性意味着1分钟内的施照剂量通常会大于源完全暴露时测得的剂量率。计时器通常设置为测量源完全暴露的时间，需要一个计时器校正来补偿源在未到达治疗位的传输过程中、照射开始和结束时施照的剂量[2]。与kV X线机或直线加速器不同，^{60}Co治疗机照射期间不存在剂量率波动风险。如果计时器准确，并且对源活度的衰减进行了适当校正，则校准可以通过最少的质量保证程序在很长时间内保持准确。除了这一特性外，治疗时间在概念上与MU没有区别，在下文中将不作区分。

剂量率（或有时简称为剂量）是指一个监测单

[2] 根据机器的不同，计时器可以在按下光束按钮或光源完全暴露时启动。它通常会在预设时间结束时停止。因此，在假定剂量率恒定时计算的时间中增加还是减去传输时间不好确定。例如，可以通过将计时器设置为两个 1 分钟时测量的剂量减去计时器设置为 2 分钟时测量的剂量来获得该传输时间。

位在特定条件下特定点的吸收剂量。需要使用绝对剂量率时可以表示为，cGy/MU，当要表达为百分比或归一到某一参考条件下某一参考点剂量时将使用相对剂量率[3]。

21.3 相对剂量分布

相对剂量分布的测量作为调试新治疗机器的一部分或作为在用机器的补充测量时，其方法已在第20章中针对光子束和带电粒子束的测量中进行了介绍。本章重点是绝对剂量测量和相对剂量测量之间的联系，并考虑了理解临床射束应用所必需的一些因素。对于光子束，这里简要提到的量的定义及其之间的详细关系将在第26章中介绍。对于带电粒子束，此处介绍的许多概念都适用，主要区别在于带电粒子束与物质的相互作用不是随机的。因此，虽然初级光子（或中子）的注量作为深度的函数准指数下降，能量仅发生很小变化，但带电粒子注量变化不大（除了在粒子径迹末端），但是其能量随着深度变化而连续下降。关于电子束、质子束和带电重粒子束的更多内容见第24章和第25章。

一旦建立了在特定条件下MU与参考点绝对剂量之间的关系（见第19章），就可以通过相对于该标准情况进行测量来计算其他所有点和所有情况下的剂量。然而，患者治疗时的情况会很复杂，因此有必要建立一个测量系统，以计算任何治疗情况下绝对剂量和MU之间的关系。对于给定的射束能量，患者接受到的剂量受到以下因素的影响：

- 皮肤表面与辐射源的距离；
- 患者体内的深度；
- 射野大小和形状（以及限束方法）；
- 兴趣点到射束中心距离；
- 患者组织成分，尤其是其密度；
- 射束入射到皮肤表面的角度；
- 使用的任何附件，例如楔形板和其他射束衰减器。

测量系统必须考虑这些因素。针对这些因素做必要校正方法的细节取决于所使用的射线质和射线类型，但其基本原则对所有射线都通用。基于基本原则对这些因素的影响进行校正时，可以使用袖珍计算器或电子表格进行计算，有些计算更适合使用计划系统。这些基本原则将在以下各节中讲述。

21.3.1 吸收剂量随与源距离的变化规律

距点源一定距离处的未衰减剂量率按平方反比定律衰减。这是因为：如果辐射从点源各向同性发射，穿过球体表面粒子总数与以源为中心的半径r无关。所以，距离r处粒子注量为通过球体表面粒子数除以球体表面积，即与r^{-2}成正比变化。由于剂量与粒子注量成正比（见第5.4节和第5.6节），剂量也随r平方反比而变化。这种变化通常被称为平方反比定律。确定在特定情况下剂量分布是否遵循平方反比定律非常重要。例如，在射束被散射的情况下，将不完全遵循平方反比定律，其不遵循程度与散射量成正比。可以推导出，在治疗机射束中心轴上，如果可以忽略射束在空气中的衰减和散射，（实际上，光子能量高于几十kV，电子能量高于几个MeV即可满足），并且射束与散射材料（治疗头、房间墙壁和地板）的距离足够大，空气中剂量的下降将严格遵循平方反比定律。

21.3.2 剂量随患者体内深度的变化规律

在固体介质中，剂量除受平方反比定律的作用外，还受射束在材料中吸收和散射的影响。

- 对于多能光子束，原射线部分呈指数衰减（参见第4.5.1节），低能部分比高能部分衰减更多，使得原射线穿透力逐渐增强。但是，散射线部分不会随深度增加而消失，随深度增加，散射线比例更大。图21.1显示了光子束深度剂量曲线。使用带有遥控探测器的水箱容易测量深度剂量曲线（见第20.1.3和20.2.2节）。使用深度剂量曲线，如果已知归一点剂量（例如在最大剂量深度处的剂量），可以很容易计算出某个深度的剂量。然而，使用MV治疗机，其源-皮肤距离（SSD）并非是固定的，需要对在另一个SSD上测量的深度剂量曲线进行校正。另

[3] 术语“输出”也经常使用。在实践中，它与剂量率的含义相同。

一种方法是测量组织最大剂量比（TMR）或组织模体比（TPR）随深度的变化（见第26.2.7节）。测量TMR或TPR通过保持源到探测器的距离恒定，并（通过加水）改变探测器在模体中的深度。

- 因为TMR和TPR几乎独立于SSD，所以比较容易区分是距源距离的影响还是衰减与散射的影响。图21.2显示了TMR随深度的变化。深度剂量曲线和深度TMR曲线的差异显示了平方反比定律对深度剂量曲线的贡献。使用TMR进行计算的细节将在第26章中讨论。在实践中，在水中直接测量TMR或者TPR比较麻烦，因为探测器保持在一个固定位置，水位必须精确控制（即，使用水泵和一个深度传感器）。用计算机控制系统移动探测器改变位置要容易得多（见第20.1.3节）。另外，TMR或TPR可以使用固体模体测量。另一方面，尽管TMR或TPR在剂量计算方面有突出优势，但TMR和TPR不能准确反映患者体内剂量深度变化。因此，通常固定SSD测量深度剂量曲线，使用第26章中的公式计算TMR或TPR。对于带电粒子束，深度剂量曲线的形状非常不同，因为粒子是逐渐减慢，直到停止时沉积完所有的初始能量（见第24和25章）。

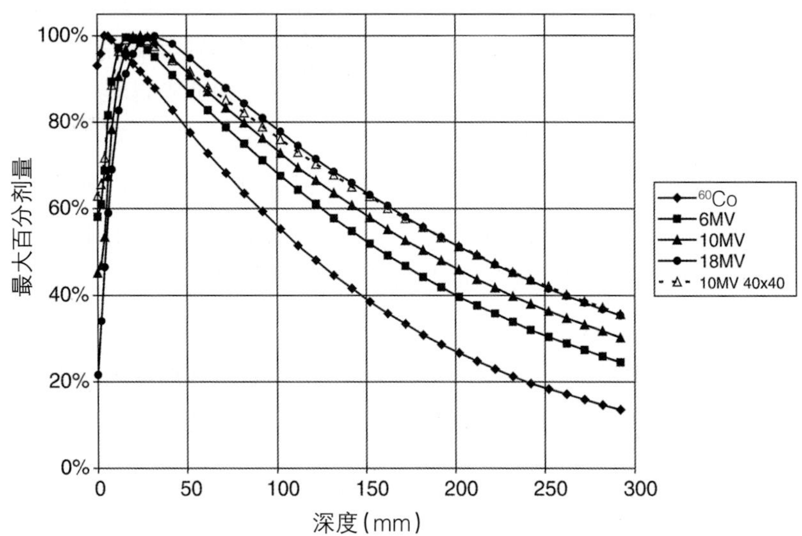

图 21.1 ^{60}Co、6MV、10MV 和 25MV 光子束，10cm 方野百分深度剂量曲线。也显示了 10MV 光子束、40cm 方野的百分深度剂量曲线

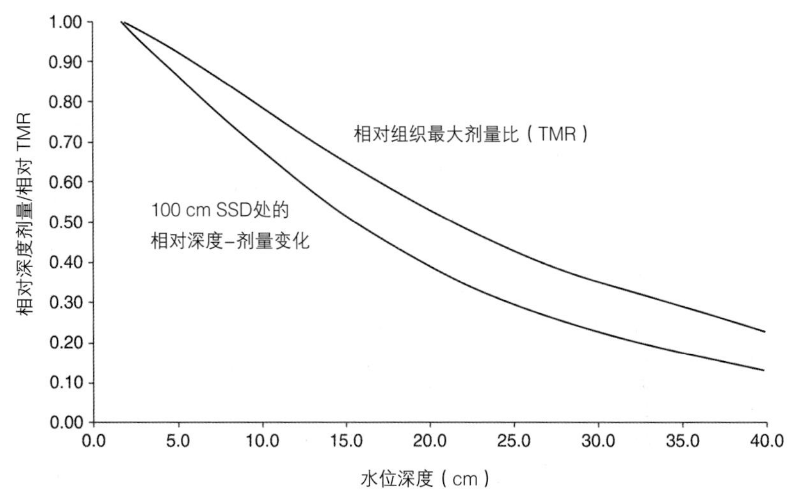

图 21.2 6MV 光子束、10cm 方野、100cm SSD 百分深度剂量曲线 (×0.01) 和组织最大剂量比（数据来自 British Journal of Radiology, Supplement 25. From BIR, Br. J. Radiol., Suppl. 25, 1996）

21.3.3 射野大小和形状的影响

射野尺寸增加时，相同的1MU照射患者接受的剂量增加。

- 对于光子束，剂量增加受准直器开口大小和患者体内散射增加的影响。射束准直对剂量的影响取决于准直方式，患者体内的散射与射束准直关系不大。为定量这两种因素的影响，定义了准直器散射因子S_c，模体散射因子S_p（见第20.2.5节），以及总散射因子S_{cp}。

$$S_{cp} = S_c \times S_p$$

关于准直器散射因子的详细内容，参见第26.2.10节。

- 对于带电粒子束，准直器开口和射野大小对剂量的影响更难预测。因此，需要做很多测量，并用查找参考表来解决。更多细节参见第24.2.4节（电子束）和第25.5节（带电重离子束）。

21.3.4 与中心轴距离的影响

随着兴趣点从中心轴移动到距中心轴较远的位置，与中轴上点的剂量率相比，剂量率会发生变化。在距射野边缘一定距离处开放照射的区域，剂量率通常相对均匀，其变化是由于平方反比定律的影响，以及射束均整设备（例如均整器）和组织内散射的影响。距离射野边缘较近的区域（通常小于1cm），剂量会突然下降，直到屏蔽区域降低到非常低的剂量，其中剩余剂量贡献主要来自漏射，及限束设备产生的散射。这个过渡区目前被称为半影区，半影区剂量变化通常用半影宽度表示，定义为相同深度中心轴剂量的80%到20%（或90%和10%）等剂量线之间的距离。

为了在剂量计算中考虑离轴距离对剂量的影响，可以测量和使用离轴因子进行校正。离轴因子定义为离轴一定距离处的剂量与相同深度射野中心轴剂量的比值。对于高能光子束，离轴剂量分布计算在23.3.3节讨论。第26.2.14节介绍了离轴剂量分布的计算，图26.12显示了离轴剂量分布典型的曲线（也称为dose profile）。对于电子束，使用双散射系统在大部分区域提供平坦的剂量分布（见图24.8），靠近皮肤的准直可用于减小半影（见第24.3.3节）。同样的原理也适用于带电重粒子（见第25.3.4节），即使越来越多地使用笔形束扫描（见第25.4节）。

因为射束从一个小的源发散，如果是扇形射束，离轴因子变化不大。这意味着离轴因子沿着指向源的射线方向大致是常数。这构成了光子束Bentley-Milan模型的基础，详细介绍参见第28.2.1.1节。

21.3.5 患者组织成分的影响

患者组织成分对剂量分布的影响取决于射束的性质和能量。kV级射束与组织相互作用方式主要是光电效应。光电效应作用截面依赖于组织原子序数Z（正比于Z^4），这会导致骨骼中的剂量与软组织和气腔中不同（见第4.3.1节）。对于高能光子束，骨骼与软组织中剂量差异不大，因为高能光子与物质相互作用方式主要是康普顿效应，其作用截面主要取决于组织密度，因为组织密度影响射线在组织中的衰减。然而，肺组织与其他组织对射束的衰减明显不同，在剂量计算中需要特殊考虑。对于电子束，组织不均匀性影响要更大，因为电子散射影响更显著。对于质子和带电重离子束，散射没有电子那么明显，但由于必须考虑粒子射程与肿瘤深度的相对应，组织不均匀性是需要考虑的主要问题。使用袖珍计算器只能进行粗略的计算，需要使用大型计算机进行更复杂的计算（参见F部分）。

21.4 剂量分布的描述

虽然可以使用深度剂量曲线和离轴剂量分布计算空间中任意点的剂量，但仍需要整体上对剂量分布进行描述。其方法是使用等剂量线和等剂量面。在给定平面中，等剂量线，即剂量相等点的连线，就像天气图上的等压线。等剂量线可以是归一到某一点（例如射束中心轴上的最大剂量点）的相对等剂量线，也可以是绝对等剂量线，即代表给定条件下的绝对剂量值。图22.8显示了kV X射线机的等剂量线，图23.12显示了^{60}Co治疗机和直线加速器的等剂量线。图24.8显示的是电子束的等剂量线。在三维空间中，等剂量线就变成了等剂量面。

第 22 章　kV 级 X 射线束

Philip Mayles

目录

22.1　引言

kV级X射线是最早使用的外照射治疗形式。由于其穿透性不足，有必要使用多个重叠光束向肿瘤传递高剂量，同时保持组织在耐受范围内，特别要避免急性皮肤反应。在kV级能量下，光电效应对吸收剂量有很大贡献，特别是高原子序数材料，例如骨。骨小梁内的软组织是一个小空腔，由于Bragg–Gray空腔理论（见第5.7.4节），软组织接收剂量增加，这通常不可取。kV级X射线主要用于治疗表层病变。正如第10.1节中所讨论的，通常要区分以下两大类。

- 浅层X射线，运行或工作能量在1～150kV之间，包括Grenz射线和接触式放射治疗（见第22.7节），用于非常浅表的皮肤病变（进一步细分为第10.1节）。
- 正电压（或深层）X射线用于深层病变，运行能量在150～400kV之间。

在现代放射治疗中，许多浅表病变也可以用电子线治疗。然而，使用电子线治疗浅表病变也有一些缺点。例如，使用低能量电子，对于小野或不规则的患者体表来说，很难获得准确而均匀的剂量（见第24章和第38章），而且不适合用于眼部治疗（见第22.5节）。

22.2 束流质量

22.2.1 能谱和滤过器

X射线束穿透质量取决于用于产生它的kV电压峰值和应用的滤过器。正如第10.2.2节所讨论的，X射线是由电子韧致辐射产生的。所产生的X射线能量范围通常为从到达阳极的电子能量到由X射线管滤过器决定的最小能量。X射线管可以是玻璃壁，相当于0.6～1mm的铝制固有过滤，或者有一个1～2mm厚的铍窗。光束平均能量通常为X射线最大能量的1/3。图22.1显示了一个典型的中等能量谱。

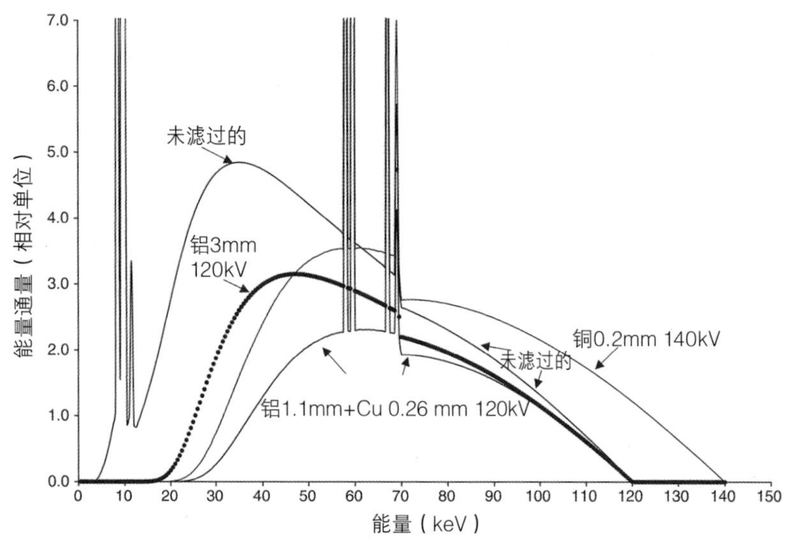

图 22.1　带有滤过和产生电压不同组合的浅层 X 射线装置的能谱。未滤过的曲线显示了只有 X 射线管固有滤过的输出，其平均能量为 32KeV。使用 3mm 铝过滤，光束平均能量增加到 54KeV。用 1.1mm 铝和 0.26mm 铜可以得到更有穿透力的光束，其平均能量为 62KeV。用 0.2mm 铜将管电压提高到 140kV，尽管平均能量提高到 65kV，但穿透力却降低了。使用 IPEM 报告 78 中的能谱发生器计算光谱和平均能量（IPEM，Scientific Report Series No. 78, Catalogue of diagnostic x-ray and other spectra, IPEM, York, 1997）

图22.1所示的能量通量必须乘以空气中的质量能量转移系数，才能得到空气比释动能，从而近似地反映出将被输送剂量随能量的变化（见5.4.1节）。完成后，就会得到图22.2中所示的光谱。如果没有滤过器，非常高的剂量会递送到皮肤上，但穿透力很低，因此低能量必须被过滤掉，以产生一个更具穿透力的光束[1]。滤过器的目的是减少低能量辐射，同时允许高能量辐射通过。因为光电效应对于低能量的截面比高能量高，所以可以实现上述结果。从这两张图中可以看出，根据产生电压和滤过器的组合，可以预测非常不同的穿透特性。其对深度–剂量曲线的影响见图22.3。

对于100kV以下能量，可以使用简单的铝滤过器。在更高的能量下，为了使光电吸收最大化，可能需要使用高原子序数材料。在K吸收边缘以上的光电吸收比下方的要大（从表L3.5中可以看出铜的光电吸收），但代价是在K边缘能量上产生额外的光电特征X射线。由于这个原因，在较高的能量下，通常使用金属组合，这样低原子序数材料将去除来自高原子序数材料K吸收边缘的多余辐射。一个常用的组合是托劳斯氏均整器，其中锡、铜和铝被组合在一起（锡的K吸收边缘在29keV，而铜的K吸收边缘在9keV）。最初的托劳斯氏滤光片是由0.4mm锡、0.25mm铜和1.0mm铝组成的，这些材料的不同组合用于产生不同的光谱。

必须注意确保均整器正确到位。只使用一种射线质的机器可能更安全，但如果使用多种能量的机器，必须要有一个滤过器联锁系统，以确保选择适当的滤过器。

[1] 对于极低能量的 X 射线，会提供不太理想的高表面剂量，这可以通过使用吸收量低能量 X 射线聚酯薄膜来纠正。

22.2.2 半价层

通过对滤过器的选择，有可能通过单个发生电压产生不同穿透性光束。在常规基础上测量全光谱不切实际，因此，必须找到某种方法，以明确的方式定义光束穿透性。这可以通过在无散射条件下测量金属吸收器对光束的衰减来实现（见图22.4）。在这种窄束条件下，如果辐射是单能的，衰减将是指数级的，因此对于吸收器厚度t，剂量计读数I与没有衰减器读数I_0之间的关系式为：

$$I = I_0 e^{-\mu t} \quad (22.1)$$

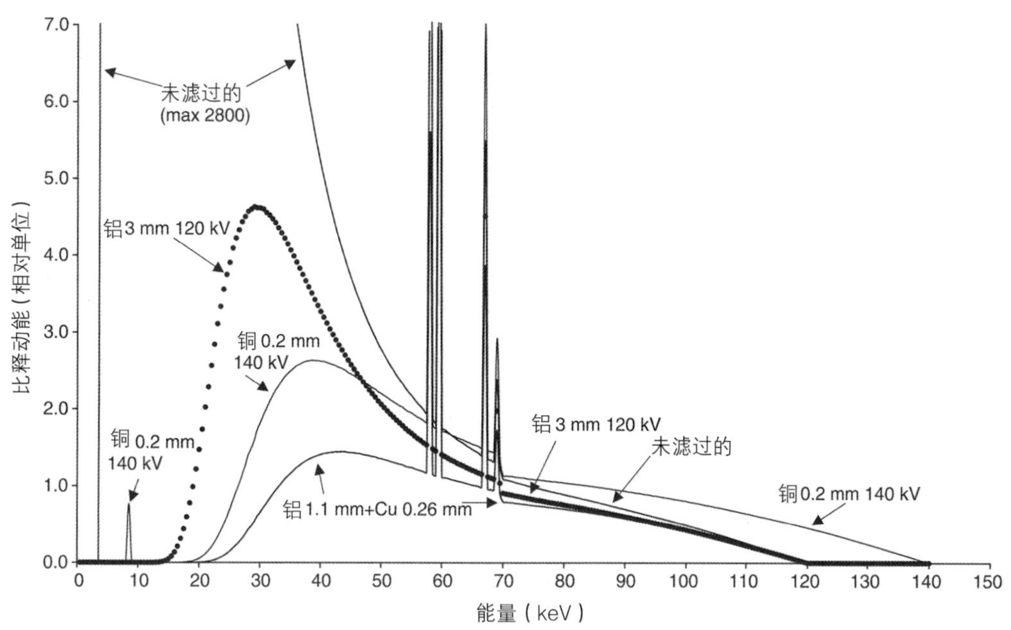

图 22.2 带有滤过和发生电压不同组合的浅层 X 射线装置的空气比释动能能谱。这些结果是通过应用空气中质量能量转移系数从图 22.1 中得出的，该系数随着光子能量增加而迅速下降。未经滤过的曲线偏离了刻度，说明在没有均整器时进行治疗的危险性。请注意铜在 9keV 左右 K 吸收边缘的贡献，如果滤过器中不使用铝，这将是光束的一部分。使用 IPEM 报告 78（IPEM, Scientific Report Series No. 78, Catalogue of diagnostic x-ray and other spectra, IPEM, York, 1997.）中能谱发生器计算光谱和平均能量

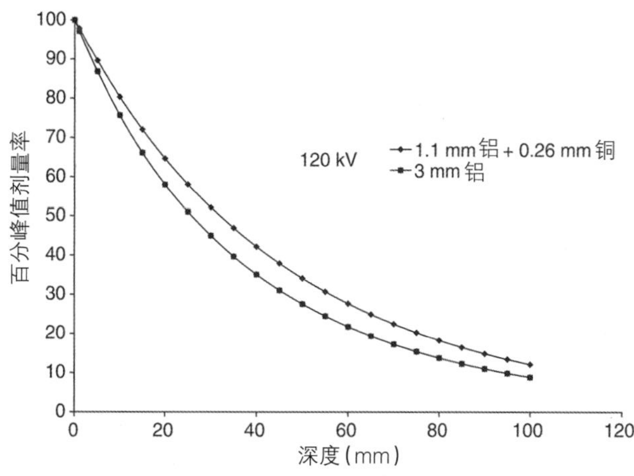

图22.3 不同滤过条件下120kV X射线射束的深度-剂量曲线

线性衰减系数μ可以用来表征穿透射束的质量，但更常见的是将这种质量表示为将剂量计测量的剂量率降低到其初始值一半所需的材料厚度。这个厚度被称为半价层（HVL）。由于临床上光束不是单能量的，吸收器厚度增加会优先去除较低能量，因此，光束穿透力会变强（或变硬）。因此，衰减将不遵循公式22.1的指数关系，将剂量率降低到原来的1/4（即第二个HVL）所需的额外厚度将超过第一个HVL（见图22.5）。当使用HVL来指定光束穿透性时，如果没有另外指定，则引用的是第一个HVL。

习惯上，低能量（＜140kV）使用铝来测量和表达 HVL，高能量使用铜。在进行这些测量时，光束应该被准直到一个足够大孔径，以确保整个电离室都被光束覆盖，并留有大约10mm余量（见图22.4）。理想情况下，应该使用两个电离室。第

一个电离室用于监测辐射稳定性，被放置在孔径上方，其位置不在光束通过孔径的部分。第二个腔室被放置在孔径之外很远的地方。光圈距离源400～500mm，而测量室在这个距离的2倍处，这是比较合适的。放置适当的金属薄片以覆盖光圈，并测量其对衰减的影响。所用金属薄片的化学纯度特别重要。同样重要的是，要获得接近HVL的吸收体厚度以及直到第二个HVL的测量结果，而不是试图通过实验点来拟合一条指数曲线。

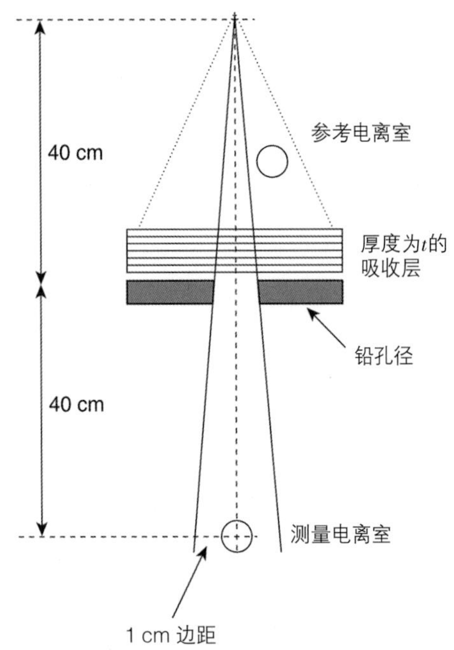

图22.4　窄光束条件下用于HVL测量的测量装置布局。孔径大到足以均匀地暴露测量电离室（大约1cm边距），并放置在离源约40cm处。测量室位于这个距离的2倍。一个参考电离室可以放在光圈上方，作为监测电离室，以便对机器输出的不稳定性进行校正

相同电压产生的光束可能有不同的穿透性。表22.1显示了图22.1中所示的四种不同光束的平均能量和HVL。我们发现HVL和发生电压在关于衡量射线的穿透能力和散射辐射量方面提供了一种令人满意的测量方法。在某些特定条件下剂量测量的HVL应该足以使用标准数据（即同一HVL的深度-剂量曲线）对该射线的所有其他条件进行剂量计算。尽管这只是一个近似值，但在实际使用中却很有效。

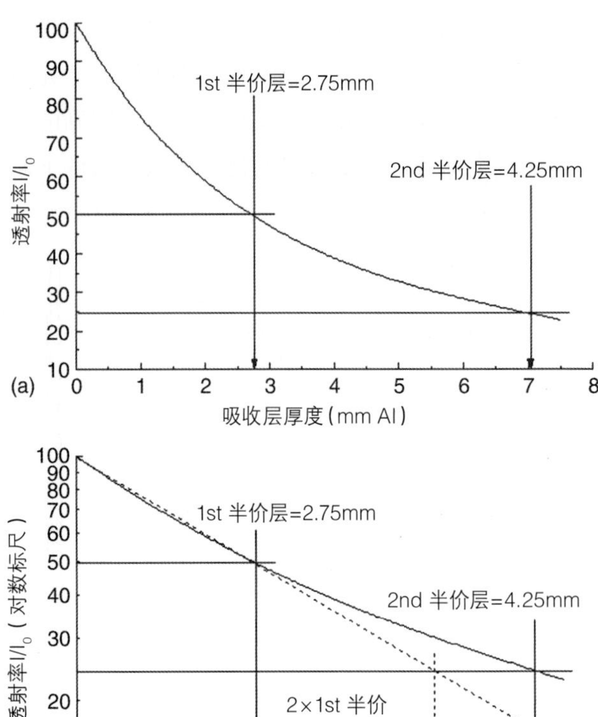

图22.5　如图22.4所示，相对剂量率（即百分比透射率）随吸收剂厚度的变化。透射率在（a）中以线性比例绘制，在（b）中以对数比例绘制。由于吸收器优先去除低能量成分，第二个HVL比第一个大。如果光束是单能量的，衰减将是指数级的［图（b）上的直线虚线］，第二个HVL将等于第一个HVL

表22.1　射束平均能量和穿透质量

生成电压（kV）	过滤	平均能量（keV）	铝的半价层（mm）
120	内置	32	0.08
120	3mm铝	54	4.3
120	1.1mm铝+0.26mm铜	62	7.7
140	0.2mm铜	65	7.3

数据是用IPEM报告78中的频谱发生器计算的，虽然这是为诊断X射线而设计的，但是结果与实际治疗X射线机的测量结果接近。

22.3　深度与剂量特征

正如第21.3.1节中所讨论的那样，由点源产生的原始光子辐射强度随着到源距离的平方反比而下降。然而，在辐射发生散射或吸收情况下，平方反比定律将不再适用。在空气中测量的X射线束，在测量目标到源（即目标）的距离方面，将非常符合平方反比定律。在密度较高的介质中，会有更显著的相互作用；一些光束能量会通过光电效应或作为二次康普顿电子被吸收，这些电子本身会在靠近原始相互作用的地方被吸收。康普顿作用还将产生散射光子，这些光子可能具有足够的能量，可以从相互作用的地点传播到很远的地方。为了预测剂量率随介质深度的变化，我们考虑在光束中心轴上不同深度放置一个检测器。对于一个足够窄的光束，剂量率随着深度增加而减少，这是由于光子在介质中被吸收和被散射到窄束之外引发的损失造成的，这些光子将不会到达探测器中心轴。这种减少大约是指数级的。根据平方反比定律，随着与源距离的增加，原始光子的几何色散有助于剂量率的减少。因此，在组织中，剂量率将根据这个关系减小：

$$D = D_0 \frac{(SSD+d)^2}{SSD^2} f(d, A) \qquad (22.2)$$

其中：

*SSD*为模体表面距源的距离；

*d*为模体深度；

*A*为射野尺寸；

D_0为模体表面的剂量率；

$f(d, A)$为组织厚度为*d*时光束有效透射率。

对于小野和强滤波X射线束，根据公式22.1，$f(d, A)=e^{-\mu d}$是一个很好的数学近似。然而，对于临床光束，X射线多能性和散射随深度增加造成了指数关系不正确（即μ值同时取决于深度和野大小）。图22.6中显示了一些深度–剂量曲线示例。对于较短的源皮距离（SSD）和较高能量，平方反比定律变得更加重要。图22.7说明了这一点，其中显示了平方反比定律对10cm SSD和25cm SSD剂量减少的相对贡献。不使用适合SSD的数据，其严重后果显而易见。

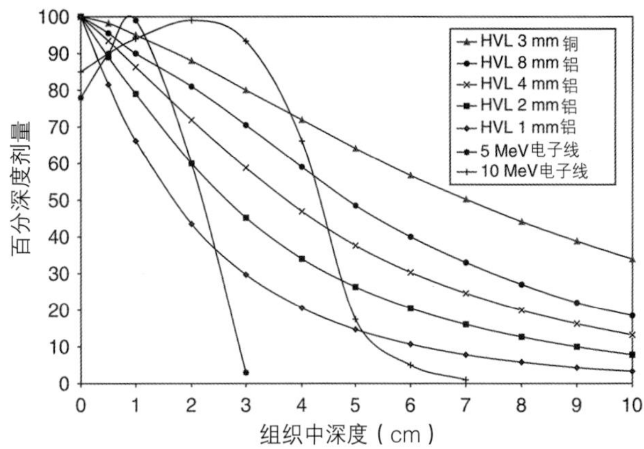

图22.6　不同能量kV级X射线束的中心轴深度–剂量曲线。射野大小是一个直径10cm的圆。除3mm铜HVL曲线外，所有SSD都是25cm：对于3mm铜HVL曲线，SSD是50cm。随着能量增加或SSD减少，深度–剂量曲线更多地遵循平方反比定律。为了进行比较，还展示了5MeV和10MeV电子线的深度–剂量曲线（见第24章）。图表来自英国放射学杂志增刊25中给出的数据（BIR, Br. J. Radiol., Suppl 25, 1996）

22.4　剂量分布

所有深度处锐束边缘表征了kV级X射线剂量分布，但散射辐射导致几何发散束外部辐射存在，如图22.8的等剂量图（见第21.4节）所示。等剂量图说明轴外剂量减少，部分是由于与源距离增加（对于SSD 50cm × 25cm的方形野，光束轴上的剂量比光束边缘相应位置的剂量减少了3%），部分原因是散射辐射减少。在不均匀的介质中，光束在高原子数材料中会有明显衰减，能量越低，这种效应就越大。

kV级X射线光束的剂量率曲线也会受到足跟效应影响（见10.3.1.4节）。这将导致剂量率在阴极到阳极方向上有大约5%的变化，在阳极端的剂量率较低。虽然原则上可以用滤过器来补偿足跟效应，但通常不会这样做。kV单位X射线的等剂量曲线通常显示在正交方向，因此，可以掩盖这种效应。

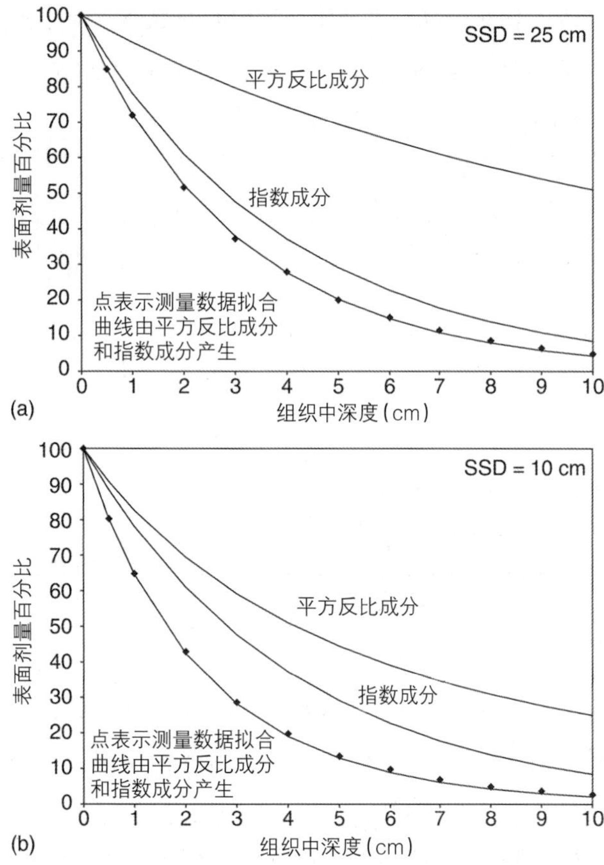

图22.7 X射束深度剂量曲线在2mm铝HVL和2cm直径射野大小情况下的贡献比较。（a）图中的结果是在SSD 25cm的条件下和（b）图是在SSD 10cm的条件下。图表来自《英国放射学杂志》补编25中的数据，其中SSD的影响由作者计算而得（BIR, Br. J. Radiol., Suppl. 25，1996）。

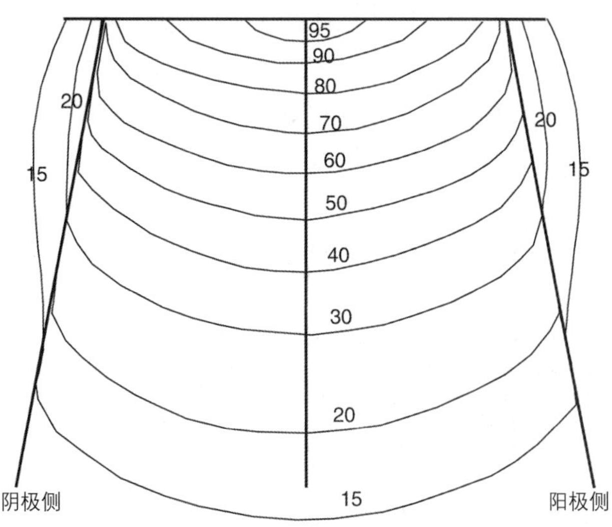

图22.8 120kV X射线的等剂量曲线，铝的HVL为8mm。限光筒是一个10cm圆，SSD 25cm。等剂量显示为相对于光束中心直线表面剂量的百分比。注意与足跟效应相关的轻微不对称现象。

22.5 射束塑形

如第10.6节所述，使用X射线限光筒将辐射限制在所需区域。放置在患者皮肤上的铅引线切口可以用来进一步地塑形。在90kV以下，为0.5mm厚，在140kV以下，为1mm厚。对于更高的能量，所需铅的重量使这种方式的详细塑形成为最后的选择。铅也可以放在靶体积后面（如耳垂或嘴唇），以防止射线进一步穿透，但在这种情况下，有必要在铅上涂一层蜡，大约1mm厚，以防止由于铅电子反向散射而增加出射剂量（Eaton和Doolan，2013）。Lanzon和Sorell（1993）表明，当铅置于组织之下时，入射的表面剂量会减少，他们为此提供了详细数据。

在与阳极–阴极正交的方向上，对于SSD为50cm × 24cm的射野，可以实现3%以内均匀光束。然而，在阳极–阴极方向，足跟效应将均匀性为3%的射野尺寸限制在12cm。可实现的最大光束发散角为15°。可以预测对于大尺寸射野（直径26cm，SSD 50cm），整个射野变化在10%～20%之间，取决于方向。

在治疗靠近眼睛的肿瘤时，可以用置于眼睑下涂银的铅内眼罩来保护眼睛。这种防护罩在减少眼睛剂量方面非常有效，而且在照射靠近眼睛的皮肤肿瘤时，防护眼睛的可能性可能使正压X射线比电子束更受欢迎（Amdur等，1992）。这是因为对于电子束来说，防护罩下面的剂量会因铅中产生韧致辐射而增加。

由于与球管、球管外壳、滤过器和限光筒的相互作用，散射辐射将从限光筒中发射出来，这取决于设备。因此，必须通过测量来确定对光束特性的影响，例如光束输出、深度剂量和从限光筒表面跌落的剂量率。在使用较薄的平板电离室进行剂量测量时必须小心；在准直系统中产生次级光电子可能有足够能量穿透较薄电离室窗口，如果在没有任何覆盖材料的空气中进行测量时，将导致对剂量测量数据的错误解释（Klevenhagen等，1991；Lee和Chan, 2000）。Lee和Chan建议使用一张纸来消除这些次级光电子。

与开放式或膜片限制光野相比，塑料端板的额外厚度降低了所有深度的百分比剂量。《英国放射学杂志》增刊25（BIR 1996）提供了两种类型限光筒的深度剂量数据，该出版物包括一种根据端板厚度校正数据的方法。对于其他射野尺寸，包括那些不规则形状的射野，光束必须通过使用绑在皮肤上的铅引线切口来进一步塑形。

22.6　kV级X射线剂量计算

在固定SSD情况下，用给定能量X射线传递给患者的剂量受到两个因素的影响：使用的限光筒和被治疗区域大小。为了便于剂量计算，在调试时必须建立一个限光筒系数和反向散射系数的表格。这两个因素将在下面的章节中介绍。

22.6.1　反向散射系数

如果剂量率是在无散射条件下限光筒末端测量的，那么测量的剂量率将低于在模体表面测量的结果。这是因为在模体内其他点相互作用的X射线将通过康普顿散射产生次级X射线。这些次级X射线将被散射到各个方向，辐射探测器将不仅被直接来自辐射源的辐射所照射，而且还被来自模体内部次级辐射所照射。反向散射的辐射量将取决于射野面积。为了量化这一点，反向散射系数（BSF）定义如下。

$$\mathrm{BSF} = \frac{D(0, A)}{D_{\mathrm{air}}(A)} \qquad (22.3)$$

其中：

D（0，A）为在射野面积为A的情况下模体表面（d=0）的剂量率；

D_{air}（A）为在射野面积为A的情况下相同点在空气中的剂量率。

反向散射系数通常是针对等效圆形野或方形野的表格。由于电离室尺寸有限，反向散射的精确测量很难实现[2]（Klevenhagen等，1991）。另一种方法是使用通过蒙特卡罗方法计算反向散射数据（如Grosswendt，1984；IPSM 1991；Knight，1993）。这是IAEA（1997a）和医学物理与工程研究所（IPEM）（IPEMB 1996a）推荐的方法。反向散射系数略微依赖于源皮距，Grosswendt（1990，1993）已经计算出各种能量和SSD的反向散射系数值。图22.9显示了反向散射是如何随射野大小和半价层变化的。

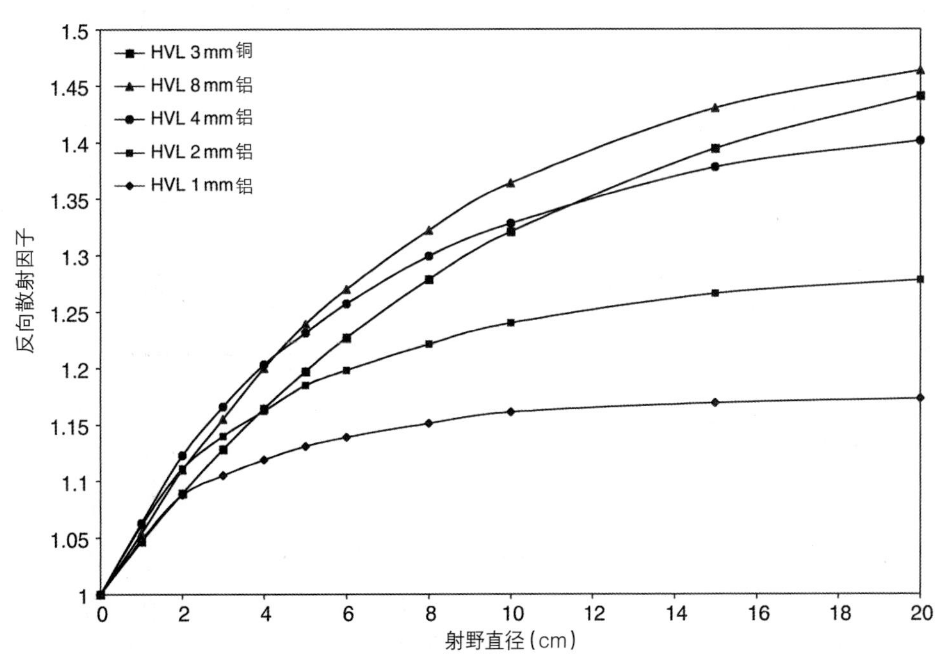

图 22.9　圆形野的反向散射系数的变化是定义在表面的射野直径函数。数据来自 IPSM（1991）。除了 3mm Cu 的 SSD 为 50cm，所有 HVL 的数据都是 30cm SSD

[2]　例如，如果使用圆柱形套管电离室，其轴应垂直于无束轴，其中心应位于表面；即一半电离室体积应当在模体里面。

22.6.2 限光筒剂量校正因子

剂量率通常将按照适当规程对一个标准限光筒进行测量（见第19.8节）。对于其他限光筒，剂量率可以通过限光筒因子的方式相对于标准限光筒进行规定。限光筒因子是在调试时测量的，依次遵循每种限光筒的规程。这可能包括在水中或在空气中的测量。在后一种情况下，必须乘以适当的BSF才能得到组织中剂量率。限光筒因子可以被定义为“标准限光筒的每个机器跳数的剂量必须乘以有关限光筒的每个机器跳数的剂量的系数”或“用标准输出计算的机器跳数的数量必须乘以所需剂量的系数”。这两种方法得出的结果相反，因此，输出系数表必须明确规定采用这两种方法中的哪一种。要明确说明使用的是空气中的还是表面限光筒因子。请注意，对于在同一源皮距使用的两个限光筒，表面限光筒因子将近似等于两个射野大小反向散射系数的比率。然而，由于来自限光筒侧壁的散射量不同，这种计算将不准确。那么，将有必要直接测量限光筒系数。应不时地检查限光筒系数，以验证其是否保持恒定。

22.6.3 铅挡块开口野因子

通常情况是，要治疗的皮肤表面病变形状与机器提供的任何限光筒的形状都不一样。在这种情况下，有必要做一个适合患者皮肤形状的铅挡块。在这个铅挡块开口野的剂量率将小于开放限光筒的剂量率，因为铅挡块开口野的BSF小于限光筒的BSF。对于不规则形状的切口，可以采用Clarkson积分的方法（Clarkson，1941）（见第26.2.8节）。辐照区被划分为若干扇形，并测量每个扇形的等效直径。使用与等效直径相对应的反散射系数对照表，可以计算出平均反散射系数。图26.5是克拉克森方法的示意图。

22.6.4 机器跳数计算示例

一个基底细胞癌厚度为5mm，呈椭圆形，主轴分别为1.8cm、2.3cm。表面处方剂量为45Gy，分15次治疗[3]。用140kV光束治疗，铝的HVL为4mm，5mm处的深度剂量为87%，10mm处为75%。这台机器的参考情况是一个直径为10cm的圆形限光筒，它的标准SSD是25cm。使用的限光筒必须大于铅挡块开口野，所以选择了一个3cm的圆形，对于它的SSD也是25cm。使用这种限光筒，发现由于被治疗区域的形状，在限光筒表面和病变之间有10mm的距离（即病变，假设在皮肤表面，比限光筒的末端离源远10mm）。对于参考情况，测得100MU的表面剂量为1.21Gy。3cm圆形的表面限光筒因子为0.885[4]。3cm圆形的反向散射系数为1.16。铅挡块开口野的等效直径为2.05cm，反向散射系数为1.12。因此，表面剂量率可计算为：

每一MU的表面剂量=参考表面剂量率 × 限光筒因子 × 反向散射因子 × 平衡因子

$$
\begin{aligned}
&= \frac{1.21}{100} \times 0.885 \times \frac{1.12}{1.16} \times \frac{25^2}{(25+1)^2} \\
&= 0.00956\ \mathrm{Gy/MU}
\end{aligned}
$$

每分次为3Gy时，表面剂量的跳数总数为

$$
N = \frac{3}{0.00956} = 314\ \mathrm{MU}
$$

22.7 接触式放射治疗

正如第10.7节所讨论的，现在越来越多地使用产生50kV X射线的机器，从源到限光筒末端的距离非常短。Eaton（2015）和Hensley（2017）发表了对此类设备使用的综述。

对这些设备进行测量并不容易，因为剂量在1mm内的变化可高达10%（Eaton和Duck, 2010）。因此，当采用其他中心的规定剂量或公布的数据时，与该中心进行直接剂量相互比较是明智的。Armoogum和Watson（2008）介绍了一个相互比较的仪器，可用于比较Zeiss公司的术中放射治疗机Intrabeam的剂量。

[3] kV X射线的常见做法是规定患者体表剂量，这与剂量通常规定在指定深度MV电压辐射不同。

[4] 本例中限光筒因子被定义为每个机器跳数的放大系数。

Eaton和Duck（2010）以及Saleh和Zhang（2017）[5]已经发表了Intrabeam的深度剂量数据，Croce等（2012）发表了Papillon 50的深度剂量数据，他们还测量了光束轮廓并进行了蒙特卡罗计算。在实践中，蒙特卡罗计算值可能比测量值更可靠。Carver等（2013）使用蒙特卡罗计算来确认用Papillon 50的剂量测量。所有作者都强调其数据的不确定性。

这些设备的平均能量约为25keV（Croce等，2010），因此其穿透性与主要用于前列腺近距离治疗的^{125}I粒子相似（见第54.4节）（Eaton 2015）。Intrabeam的HVL取决于使用中的球形涂抹器，它是光束过滤的重要组成部分。没有涂抹器，它大约是0.1mm铝，而有涂抹器，它大约是1.1mm的铝（Armoogum等，2007；Eaton和Duck, 2010）。Saleh和Zhang（2017）计算出，施源器表面20Gy处方剂量的等效均匀剂量（见第55.8节），从癌细胞浸润深度3mm时的约16Gy下降到浸润深度10mm时的约10Gy。Medin, J. 使用蒙特卡罗模拟和实验技术对临床质子剂量测量进行了研究（博士论文，Stockholm大学，1997）。

[5] Saleh 和 Zhang 的深度剂量数据基于制造商提供的信息。

第 23 章　高能光子束

Philip Mayles*

目录

23.1　引言

高能光子束[1]是放疗中使用最广泛的射束，因为与kV级射束相比，其穿透力更强。早期高能光子放射治疗是用^{60}Co治疗机远程治疗装置进行的，在技术及基础设施不足以支持直线加速器时，这些装置仍是最合适的（IAEA 2008）。直线加速器的优点是射束穿透力更强，射束能量的选择多样化，射束边缘半影更小，而且提供的剂量率更高。它们还有一个优点，不需要更换放射源，也不需要处理旧的放射源和存在的相关安全风险。由于这些原因，除了专业的γ刀（第12章）及其在标准实验室使用，^{60}Co治疗机远距离治疗机在发达国家已被取代。高能量光子束的一个主要优势是剂量积累带来的皮肤保护效应（见第23.3.1节）。能量越高，这种效应就越大。

23.2　射束质量

23.2.1　直线加速器

与kV X射线射束一样，直线加速器射束的穿透性既取决于产生韧致辐射的电子能量，也取决于射束过滤性[2]。因此，辐射频谱与图22.1中所示相似。最大能量取决于加速电子能量，辐射低能量取决于靶设计和射束塑形装置的额外过滤。

[1]　高能光子束包括由直线加速器产生的MU电压射束（通常在4～25MV之间）和^{60}Co治疗机产生的射束。然而，由于这两种光子束具有相似的特性，本章中经常使用MV电压这一术语来表示这两种设备。

[2]　在MV级射束中，滤过的作用比kV级射束要小得多。传输靶的远端部分（见第11.2.12节）对上游产生的韧致辐射有一定滤过作用，由于没有太多的光电效应，附加金属滤过器很低效。

一个标称6MV X射线的平均能量约为2MeV，在组织中相互作用产生的次级电子的范围约为16mm。6MV应当是指射束的最大能量，有时也被称为标称能量。然而，在实践中，标称能量基于射束深度剂量[3]。

正如第11.3.2节所述，可以用平坦滤过器将前倾的韧致辐射分布转换成临床上有用的射束。用哪种材料制作平坦滤过器取决于射束能量（Luxton和Astrahan，1988）。图23.1显示了钢和钨的透射率随光子能量的变化。在6MV（即2MeV射束能量）下，钢或钨都可以作为一个令人满意的滤过器。然而，在更高能量下，钢比钨更有优势（尽管事实上滤过器需要在物理层面上更厚）。图23.2说明了这一点，它显示了两个形状相似的滤过器所传输的射束能量谱。由于钢制滤过片会透过更多高能辐射，因此产生的射束将更具穿透力（见第23.3.2.1节）。均整器的中子活化也是一个很显著的问题，如果使用不锈钢将减少这个问题（Rawlinson等，2002）。

对于实际放射治疗来说，关注的是辐射束穿透力，而不是加速电子撞击靶的能量。半价层概念，如用于kV级射束（见第22.2.2节），需要使用高原子序数材料，并且对质量不敏感。由于这个原因，通常以剂量随深度变化的方式来规定射束质量。这可以通过规定5cm或10cm处的剂量占最大剂量深度（d_{max}）处剂量的百分比来实现。然而，由于准直系统中产生的电子和散射的X射线影响，在d_{max}处的测量会有不可预测的变化。由于这个原因，通常使用两个较大深度的剂量之比，如5cm和15cm或10cm和20cm。后者就是质量指数，定义为10cm和

[3]　制造商引用他们对深度剂量的射束能量规格与1972年出版的《英国放射学杂志》增刊11中的数据进行比较。

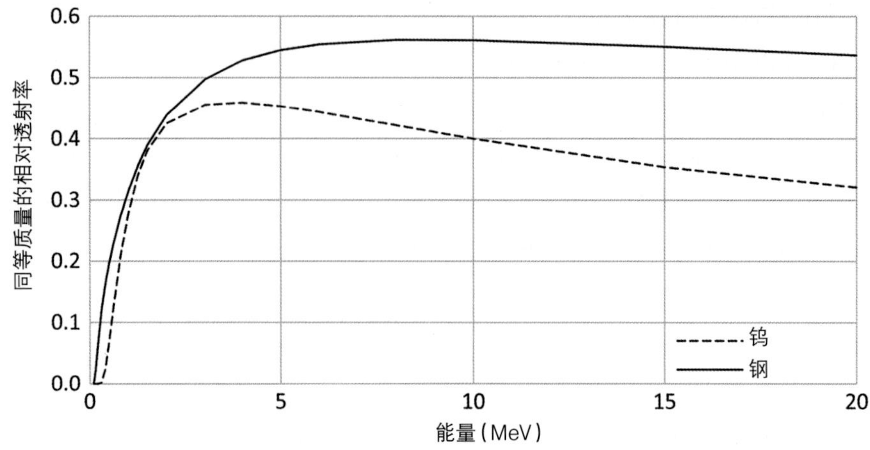

图 23.1 钢和钨的透射率随能量变化。图基于国家标准与技术研究所（NIST）网站（http：//physics.nist.gov/PhysRefData/XrayMassCoef/tab3.html）的线性衰减系数数据。图中显示了 1cm 的钨和等效辐射厚度即 g/cm² 内有相同数量的钢（铁）的透射率

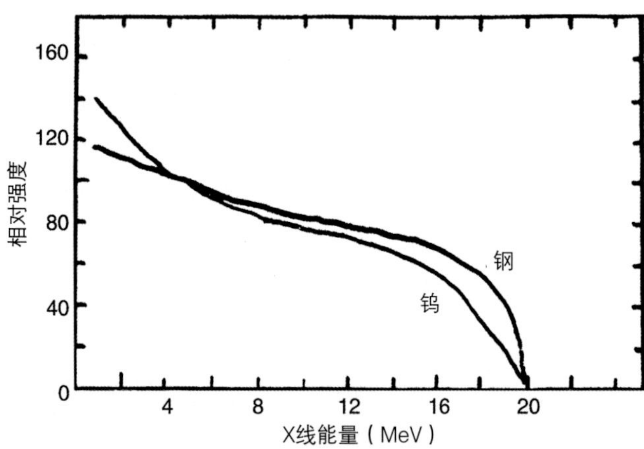

图23.2 限光筒材料对最大电子能量20MeV的透射能谱的影响。对最大电子能量20MeV的辐射传输的影响。（资料来源：Elekta Oncology Systems提供）

20cm处的组织模体比，或$TPR_{20,10}$（见第19.4.4.1节）。

在AAPM发布的TG-51剂量测量实践手册中（AAPM 1999，2014），光子束能量的定义是基于10cm处百分深度剂量［$\%dd(10)_X$］，而不是$TPR_{20,10}$。因为深度剂量的测量会受到10MV及以上能量射束电子污染的影响，他们建议使用1mm铅板来消除电子污染。用来衡量射束质量的方法是在距离表面50cm处放置一个铅板所测得的10cm深处的深度剂量［100cm源皮距离（SSD），表面的射野尺寸10cm × 10cm］。由于铅板自身原因，仍有少量的电子污染，并提供了一个公式来计算其大小。

在应用质量指数概念时必须注意，仍然有可能出现两束质量指数相同但光谱不同的射束，特别是在比较研究用和临床用加速器时。对于这种非标准加速器，在将电离室的校准从标准实验室转移到医院时，必须要了解射束光谱或有关射束能量的一些其他元素。

传统说法是指，比如25MV射束——这个有效能量是基于20世纪60年代加速器射束的穿透性（见第493页的脚注3）。这并不一定与现代加速器中电子终点能量有关，因为使用钢作为平坦滤过材料可以从相同初始电子能量中产生更具穿透力的射束。

23.2.2 ^{60}Co治疗机

^{60}Co治疗机的γ射线以两种明确的能量（1.173MeV和1.332MeV）发射。源中产生的额外康普顿发射导致入射到患者表面的射束具有低于此能量的连续能量，其平均能量小于1MeV。在^{60}Co的能量下，康普顿效应是患者体内的主要相互作用机制，它产生低能量散射辐射，这形成了图23.3中所示的光谱。

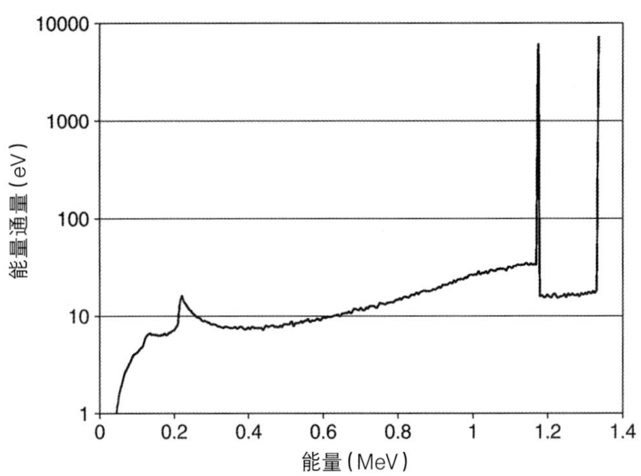

图23.3 临床^{60}Co射束在水中5cm深处的辐射能谱。数据是通过蒙特卡罗计算得出的（数据由Price, R. A.提供）

23.3　光子束特征

23.3.1　剂量建成

所有MV级光子束的深度-剂量曲线都会表现出一种叫做建成现象。与表面剂量相比，在皮肤下面很短距离内，剂量会升高。这是因为在浅层缺乏电子平衡的结果，在第5.5节中有解释，在图23.4中有说明。吸收剂量不是由光子直接传递，而是由它们与组织相互作用产生的次级电子传递。在这些较高能量下，次级电子主要是向前的康普顿电子，与低能量X射线相比，它们在离相互作用点更远的地方释放能量。通过模体每一层的电子数量将逐渐增加，直到达到平衡点。由于电子沿其路径几乎均匀地失去能量，沉积的剂量将逐渐增加，直到在接近电子射程的深度上达到电子平衡。对于^{60}Co射束来说，这个深度大约是5mm。对于MV射束来说，以cm为单位表示的深度大约是以MeV为单位表示的终点能量的1/4（也见表5.1）。另一方面，空气比释动能在皮肤表面达到最大值，并随着深度增加而不断减少（见图5.10）。

浅层的深度-剂量曲线也会受到准直器系统中产生的次级电子影响（Nilsson和Brahme，1986），这将导致不同加速器在建成区深度剂量曲线的差异。准直器产生的次级电子影响的深度-剂量曲线区域会延伸到最大剂量深度之外。主要是由于，高能射束的参考剂量测量是在最大剂量深度以下5cm、7cm或10cm深度（取决于所采用的剂量学规范），而不是在最大剂量深度处直接进行的（见第19.1节）。

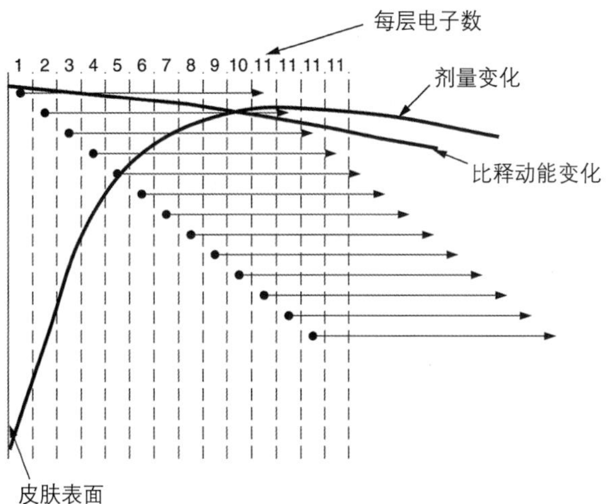

图23.4　高能射束中剂量建成的理想化表示。电子在患者的每一层产生数量相等（假设没有发生衰减）。穿过一层电子数量不断增加，一直持续到第10层，此时达到平衡（10层大约代表电子的范程）。实际上，随着光子衰减发生，产生的电子数量开始减少，而且电子并不是沿直线移动，但在这个理想化的图表中没有展示

患者表面的实际剂量取决于射束能量和射野大小。人们可能会认为，表面剂量随着能量增加而减小，然而，这仅适用于小野尺寸。对于超过10cm^{2}的射野，在非常高的能量下，体表剂量可能更大。其原因是，表面剂量实际上是由射束电子污染决定的，这种污染部分来自准直器，但主要来自均整器（Nilsson和Brahme，1986）。对于大射野和高能量射束来说，污染程度更高。对于5cm × 5cm的射野，表面剂量通常是最大剂量的5%，而对于40cm × 40cm的射野，通常是40%。在射束中使用有机玻璃托架放置铅块或其他射束修整器会增加表面剂量[4]。金属（如铅）片用来消除电子污染（Leung和Johns，1977；Attix等，1983；Parthasaradhi等，1989；Rogers，1999），当使用一个固定楔形板时，表面剂量可以减少1/3，因为金属楔形板可以阻止一些电子污染的产生。Kim等（1998a）对Varian加速器的表面剂量进行了仔细研究，Klein等（2003）对Elekta加速器进行了研究，

[4]　多叶准直器的射野不受这个问题影响。

Medina等（2005）对西门子加速器进行了研究。Lamb和Blake（1998）、Zhu和Palta（1998）以及Medina等（2005）已经建立了模型来预测各种条件下的表面剂量。

23.3.2 剂量随深度的变化

在剂量最大点之外，除了根据平方反比定律（见第21.3.1节），剂量率随与源的距离变化而下降外，吸收介质中的剂量率最终将以近似指数方式下降。这种下降是由于主光子衰减，它们要么被吸收，要么被散射出主射束。整体深度-剂量变化将取决于射束能量、射野大小、源皮距以及介质成分。

23.3.2.1 能量效应

主光子束衰减将由质量能量衰减系数和相关能量下衰减材料的密度来决定。在生物组织中，对于能量高达15MeV的光子，衰减主要通过康普顿效应进行，因此将取决于电子密度（大约类似于体积质量密度）。在更高能量下，电子对开始产生，这取决于介质原子数（Bradley等，1998）。正如第23.2.1节所解释的，特定电子能量入射到特定目标上的深度剂量将取决于均整器的设计和材料。这在图23.5中有所说明。

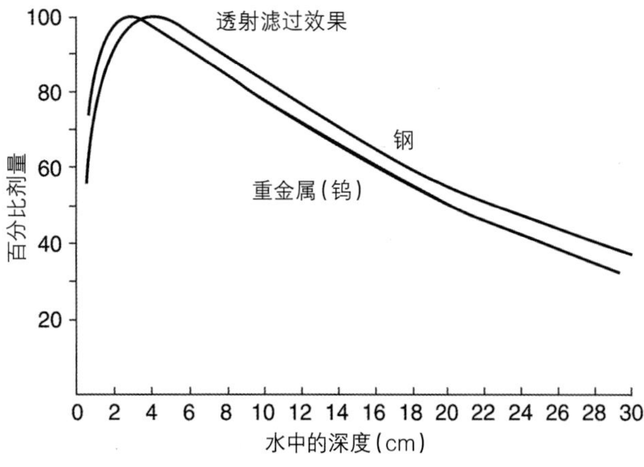

图23.5 钢制限光筒和钨制限光筒的百分深度剂量比较（数据由Elekta Oncology Systems提供）

23.3.2.2 射野尺寸影响

康普顿效应有两个组成部分：光子能量向电子转移和光子散射。这两部分都有助于射束衰减。随着射野尺寸增加，射束轴上剂量率将增加，因为它将包括从被照射体积其余部分散射的康普顿光子的贡献。对于小射野尺寸，射束内部深度散射贡献很小，而且随着深度变化改变不大，因为散射的辐射被散射出射束。对于较大射野尺寸，大部分散射辐射停留在射束内，有效衰减会更低。

正如第23.3.1节所指出的，射野大小也会影响建成区，随着射野大小增加，最大深度也会变小。因此，尽管在较高能量情况下，较大射野尺寸有效衰减较小，但整个深度-剂量曲线将向患者表面移动，导致某些深度的百分深度剂量明显[5]下降（见图23.6）。

对于非常小的射野尺寸，在射束轴上有一个带电粒子平衡（CPE）的损失，在那里剂量下降非常快（见图23.7）。从大射野开始，最大剂量深度随着射野尺寸减少而增加（如图23.6所示），在仍能实现CPE最小射野尺寸时最大剂量深度达到最大的，而在最小射野尺寸时则减少（Serago等，1992），在mm级射野大小时接近表面（见图23.7）。对物理学详细介绍，通过在20MV X射线束中进行测量来说明，可以在Dutreix等（1965）的研究中找到。

23.3.2.3 SSD的影响

SSD是决定剂量率随深度变化的一个重要因素。剂量随深度的变化可以用公式23.1近似表示。

$$D_d = D_{\max}\frac{(\mathrm{SSD}+d_{\max})^2}{(\mathrm{SSD}+d)^2}f(d,A) \qquad (23.1)$$

其中，D_d指深度为d时的剂量率；$D_{\max}$为在最大深度$d_{\max}$时的剂量率；$f(d,A)$为深度d的一个近似指数函数，对于大小为A射野来说，代表着射束传输超过最大值。

第26.4.2节给出了SSD变化影响的详细推导。在公式23.1中，射束衰减被一个系数增强，包括从

[5] 百分深度剂量减少了，因为它被归一化为 $d_{\max}$ 处的剂量。如果没有归一化，所有深度的剂量率都会随着射野大小的增加而增加，图23.6所有曲线都会在彼此的上面，没有任何交集。

放射源到d_{max}和到感兴趣点的距离的平方比率。与剂量率相反，剂量率总是随着与放射源距离的增加而减少，相对于d_{max}而言，剂量随深度下降在大距离时比短距离时小。

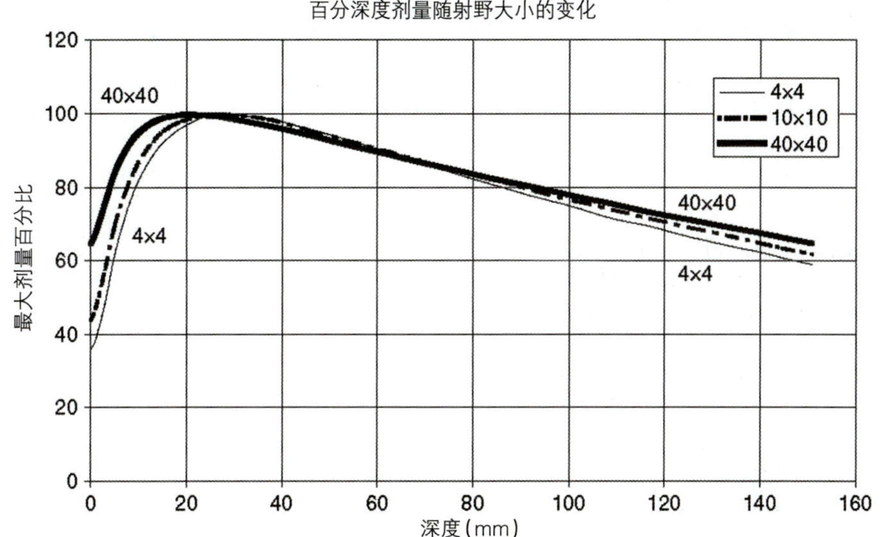

图 23.6　图中显示了 15MV 射束中关于三个不同射野尺寸（4cm × 4cm, 10cm × 10cm 和 40cm × 40cm）的百分深度剂量变化（来自 Varian 2100C）。请注意，一般来说，对于较大射野，超过 d_{max} 百分深度剂量更大，但对于高能量和浅层深度，情况可能并非如此。然而，如果将曲线绘制成绝对剂量（即在最大值处不进行归一化），这种影响就会消失

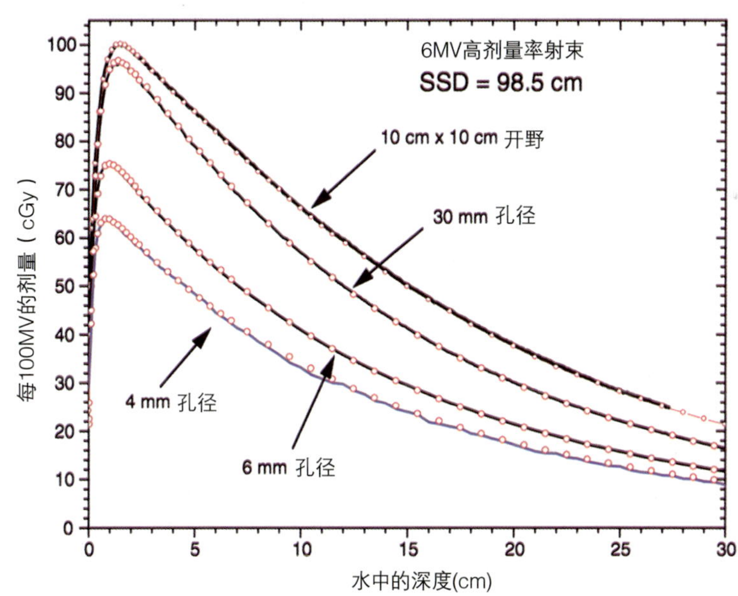

图 23.7　来自 Varian 加速器的 6MV X 射线束的深度剂量数据，该加速器在等中心处有直径为 30mm、6mm 和 4mm 的附加圆形准直器。实线代表用二极管探测器进行的测量；空圈符号代表蒙特卡罗计算值（见第 30 章）。所有曲线都被归纳为 10cm 方形射野 d_{max} 处的剂量，其中每 MU 剂量为 1cGy［引自：Ding, G. X. 和 Ding, F., Phys. Med. Biol., 57（17），5509–5521，2012.］

23.3.3　离轴剂量分布

射束边缘离轴剂量分布主要取决于用于划分射束的准直器设计（见第23.5节）。在射束中央部分，加速器的离轴分布取决于均整器的设计。

23.3.3.1　直线加速器

射束边缘

直线加速器的源尺寸是指入射到靶上电子点的尺寸，通常是几mm大小。离源一定距离的几何半

影，p_{geom}，被定义为源被准直器部分遮挡区域的宽度。它可以由以下表达式计算出来：

$$p_{geom} = d_{source}\frac{(f - SCD)}{SCD} \quad (23.2)$$

其中，d_{source}为源直径，f为源到平面的距离。SCD为源到准直器末端的距离。

如果射束距离源越远，进一步的准直会使半影宽度变窄，并且随感兴趣平面到准直器距离增加而增加（图23.8说明了半影区几何形状。它是为较大的^{60}Co治疗机绘制的）。

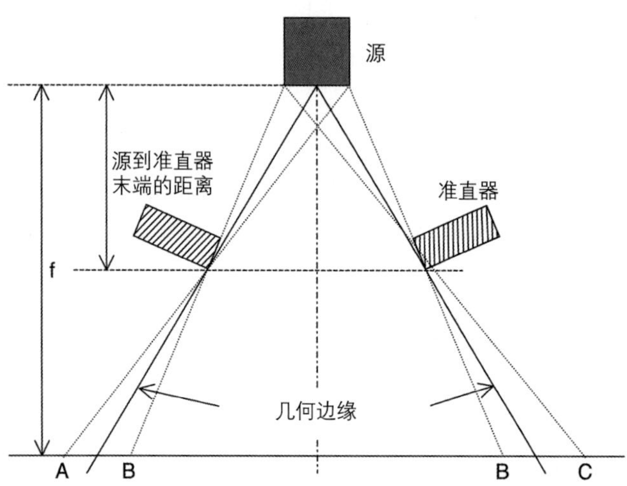

图23.8　几何半影如图所示。图中显示的是^{60}Co装置，该装置放射源较大，因为它能更好地说明半影形成。A和B分别代表几何半影外部和内部界限。C是传输半影区，即通过准直器传输不完全的区域

通常将总半影p_{20-80}定义为在感兴趣深度上，光束轴两边分别占剂量20%～80%之间的距离。总半影还应考虑到放射源发射的一些光子仅被准直器部分衰减，从而产生透射半影，如图23.8所示。应该注意的是，当使用额外屏蔽块时（见第23.5.3节），这些屏蔽块边缘几何半影会变小，因为它们更接近患者皮肤；但是，如果它们不向源集中，透射半影会变大。

直线加速器半影宽度约为6mm。这比使用制造商提供的源尺寸从公式23.2预测的几何半影要大。事实上，首先，均整器作为次级光子的来源，有效扩大了焦斑。第二，散射光子的影响，在较大深度下更大，导致随着深度增加，半影也会变宽。第三，在超过10MV能量时，次级电子在束边缘外传输，因未进行电子补偿而成为一个显著问题（Day等，1990）。对于更大能量（即20～25MV），参考深度的半影宽度甚至可能与^{60}Co射束的数量级相同。电子传输对于非常小的射野来说也是一个问题，比如立体定向放射治疗中使用的射野，在那里电子横向平衡可能无法在射束的任何地方实现，从而大大降低了射束轴上的剂量。在这种情况下，使用组织等效剂量就变得非常重要，因为常规剂量测量中假设已经不再有效。针对较大射野尺寸设计的计算机算法对这种射野可能会有很大误差。如果非常小的射野真实数据被输入到计划设计的计算机，这可能会对较大射野造成问题，因为算法被迫从存在平衡的射野尺寸推断到不存在平衡的射野尺寸。这种情况下，忽略非常小射野尺寸可能是合适的。特别设计的算法，或射束数据文件，应该用于非常小的射野。

射束中心

射束剖面中心部分的形状将取决于均整器设计。使用均整器使得有可能通过在浅层深度刻意设计一个向边缘增加的剖面来补偿射野边缘散射的不足。因此，射束轮廓将非常依赖于均整器的详细设计。由于均整器，能量谱和由此产生的射束质量指数在射束中心和外围之间不同（Hanson等，1980a，1980b；Zefkili等，1994）。

不同均整器设计者的目标差异会导致不同制造商的加速器射束轮廓非常不同——事实上，对于同一制造商不同机器也是如此（图23.9）。例如，老式飞利浦（现在的Elekta）加速器，如SL75/5，被设计成在5cm深处产生平坦射束。这导致在峰值堆积深度最大离轴比为1.03。然而，SL系列加速器均整器被设计为在10cm深处产生平坦射束（3%以内）。对于一个典型的6MV SL系列机器，在峰值堆积深度的最大离轴率是1.10。国际电工委员会（IEC 2007，2008）规定，在5cm和30cm之间的射野尺寸，在射束宽度中央80%的范围内，最大与最小剂量之比应小于1.07，直到最大方形射野要小于1.09[6]。请注意，IEC 976/977是一个公开标准——即

[6]　大多数制造商认为35cm是用于此目的的最大尺寸，因为存在截上角。

它规定了事情应该如何规定——虽然给出了最大推荐值，但并非强制性的。欧洲共同体（EC 1997）规定了欧洲的强制性加速器验收标准（见第46.1.3节），但这些标准没有规定峰值平坦度。

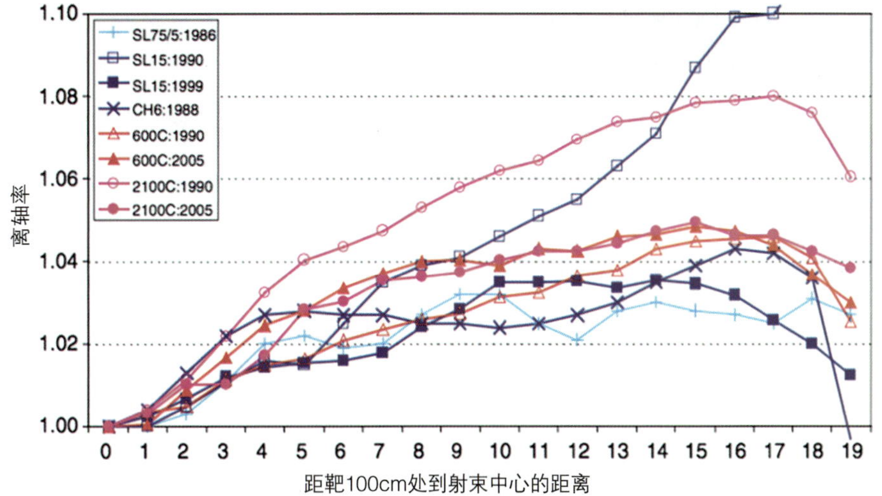

图 23.9　不同低能量加速器在峰值深度（d_{max}）处的剖面图，包括 Philips SL75/5、两个 Elekta SL15（一个安装于 1990 年，另一个安装于 1999 年）、ABB CH6、两个 Varian 600C 和两台不同时间安装的 Varian 2100C。请注意，1990 年左右安装的 SL15 和 2100C 的剂量向边缘增加得更明显。

当使用非对称野时，散射在加速器中心轴上不再是最大值，这就导致了半挡射束的剖面在开放野的中心线上不对称（见图23.10）。可以认为，在努力实现更平坦的对称野时，牺牲了不对称野和对称野的射束剖面的可比性。

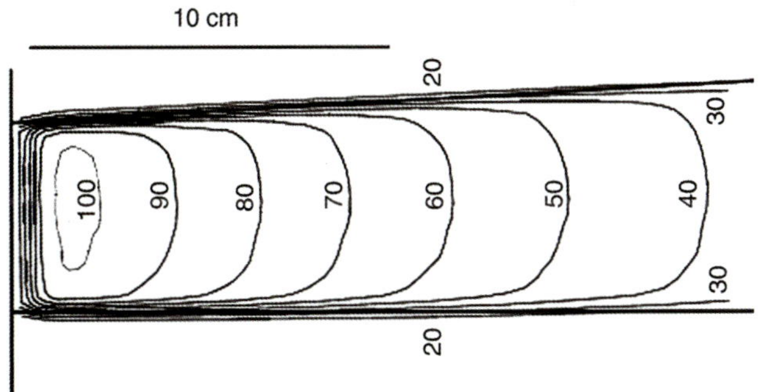

图23.10　（Elekta）SL系列加速器半挡射野的等剂量曲线

对于6MV以上能量，散射较少，因此峰值处射束轮廓与10cm深度处射束剖面之间的差异较小。由于这个原因，在峰值建立深度射束剖面可以比6MV时更小（见图23.11）。由于高能量射束需要更厚均整器，低能量均整器可以与高能量滤波器一起使用（见图11.44）。

图23.9和23.11与已不再生产的机器有关。然而，它们说明了类似能量射束剖面的可变性，以及对任何个别机器仔细测量的必要性。

23.3.3.2　^{60}Co射线

^{60}Co射束轮廓的形状受源尺寸大和散射效应的影响。与使用均整器的加速器射束不同，剂量率总是向射束边缘递减，主要是因为随着射束边缘接近，散射剂量贡献减少。这导致了圆形射束剖面。在与^{60}Co相关距离上，射束中心和边缘之间源皮距差异对射束边缘剂量下降只有很小的贡献（对于80cm SSD、30cm方形射野，下降3.5%）。

射束边缘的剖面形状主要是由源大小决定的。对于^{60}Co射束来说，铅半价层厚度为10mm，因此对于射束整形来说，需要约70mm厚铅准直器来将剂量降低到1%。由于放射源尺寸较大（通常直径为15mm或20mm），射束边缘没有直线加速器那么尖锐。图23.8显示了其几何形状。

如果准直器仅由两个独立正交块组成，那么离源最近准直器铅门的半影会大得令人无法接受。因此，通常这个铅门至少被分成两部分，一个在正交准直器对上方，一个在下方。为了产生更锐利的射束，可以在主准直器下面附加一条铅条，或钨条。这被称为半影修整器。然而，半影修整器减少了治疗头和患者之间的距离，反而许多中心接受增加半影。如果使用它们，必须精确地对准，否则半影宽度实际上会增加。由于准直器通常离源略远，比源

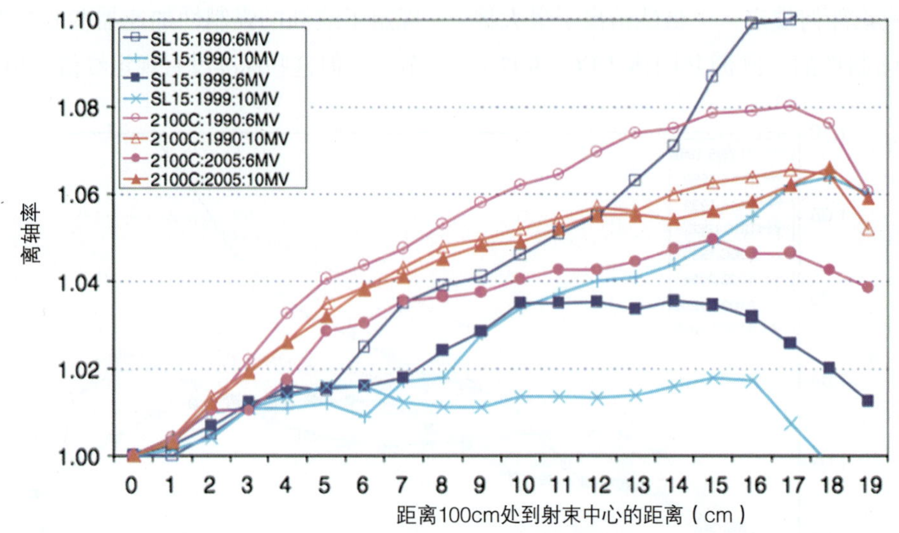

图 23.11 Varian（2100C）和 Elekta（SL15）6MV 射束与 10MV 射束在峰值深度（d_{max}）的平坦度曲线对比。比较了每个制造商在不同时间安装的两台机器。请注意，早期 6MV 射束在射束边缘剂量较高，它是为 10cm 深度的平坦度设计的

和患者之间的一半还要远，所以无论是否有修整器，几何半影宽度都会比源的直径略小。

在深度d_{max}时，p_{20-80}通常比相同距离的几何半影略小，通常为10～15mm。随着深度增加，由于几何半影和组织中散射贡献增加，p_{20-80}也会增加。

图23.12显示了典型^{60}Co和直线加速器射束的等剂量曲线。注意^{60}Co射束的半影更宽，等剂量更圆润。图中所示的等剂量是在均匀水体模型中获得的。在非均匀介质中，等剂量会有很大变化（见第23.4.2节）。

23.3.4 等剂量分布

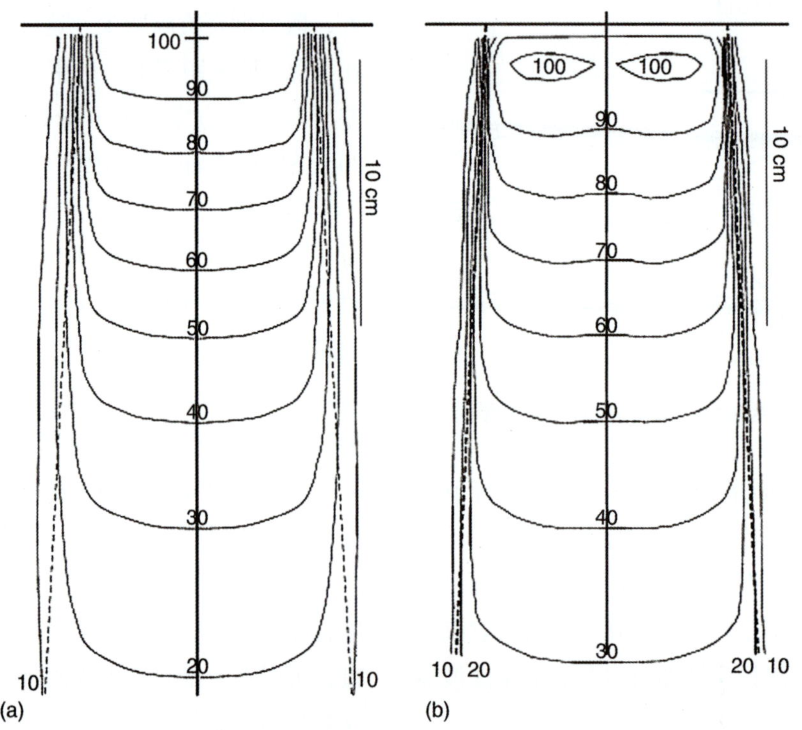

图 23.12 中心平面的等剂量线（a）来自 ^{60}Co 光束（SSD=80cm）和（b）来自 6MV 直线加速器（SSD=100cm）。靠近入射表面的等剂量线没有被表示。虚线代表射野几何的边缘。请注意均整器和 6MV 射束更紧密的半影的影响

23.4 患者身体的影响

图23.12中所示的等剂量分布适用于均匀水体模型。而真实患者有不规则的表面和不均匀的内部组成。对于身体大多数区域，把患者当作水等效是合适的。使用患者CT影像可以更准确地获得患者特征，以显示患者轮廓和密度的真实变化。因为CT扫描是用120kV的射束获得的（其衰减受光电相互作用截面影响很大），所以有必要在CT数字和相对电子密度之间进行转换，以获得患者电子密度图（见第32.4.1节）。这里简要介绍一下对斜入射和患者不均匀性的校正方法。它们将在第28.2.3节和第28.2.4节中进行更详细的论述。

23.4.1 斜入射效应

当射束斜着入射在患者表面上时，与入射在平坦表面上的射束相比，等剂量线将发生变化（Garrett和Jones，1962）。在这种情况下，等剂量线有效地成为楔形。等剂量线预期将保持与患者表面平行。但事实并非如此，因为部分深度剂量下降与平方反比定律有关，与组织衰减无关。为了预测这种影响，可以使用Barry和Rapley（1970）以及Van der Giessen（1973）所描述的等剂量移位方法。对于80cm SSD的^{60}Co装置，等剂量曲线向外移位了垂直于中心轴上皮肤入口点的线与皮肤表面之间距离的2/3。对于直线加速器，特别是随着能量增加，移位会减少（见表23.1和ICRU 1976）。图23.13对这种方法进行了说明。随着以计算机为基础的计划出现，这种方法不再需要，但它还是说明了平方反比定律和射束衰减的相互作用方式。

表23.1 对于各种能量和SSD，从垂直平面到射束轴的等剂量偏移，表示为该平面与皮肤之间的气隙分数

	^{60}Co	5MV X线	10MV X线
100cm SSD	0.69	0.67	0.59
80cm SSD	0.67	0.64	0.55

这些值是根据组织衰减引起的深度剂量下降与总深度剂量下降（结合距离的平方反比和衰减）之间的比率计算得出的。

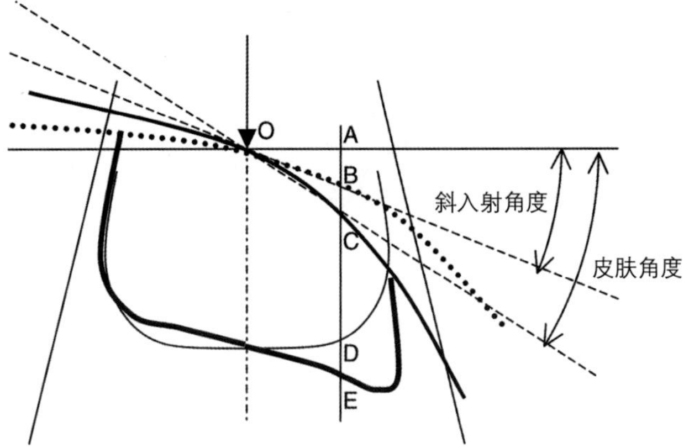

图23.13 斜入射对等剂量分布的影响。患者表面用粗实线表示。等剂量线与虚线平行，虚线介于皮肤和垂直于射束轴线之间。在每条平行于射束轴的线上，等剂量移位（DE=AB）是垂直于射束轴的线和患者表面之间的间隙AC的一个恒定分数。对于高能量（15～20MV）的加速器和100cm SSD来说，这个分数偏移即AB/AC大约是0.5。对于^{60}Co射束，在SSD 80cm时，这种偏移约为2/3。为了补偿对等剂量线的这种影响并使其恢复到与射束轴垂直，可以使用一个楔形板，其楔形角由代表等剂量偏移虚线的切线定义，在图中称为偏移角

由皮肤倾斜而产生的楔形效应通常不是我们想要的，因此有必要以某种方式进行补偿。在某些情况下（如乳房治疗），这可以用楔形板来实现（见第23.6.1节），其角度对于^{60}Co射束来说应该是皮肤表面角度的2/3，对于直线加速器来说则相应较浅。然而，乳房斜度在整个射野的长度上不可能恒定不变，现在的通常做法是使用提前设计的多叶准直器（MLC）射野（野中野技术）来补偿斜度（见36.3.4节）。

23.4.2 不均匀性

当组织不等同于水时，射束会发生轮廓的扭曲。如果密度大大低于水密度，如在肺部或气腔中，衰减将被降低。这方面的影响可以通过考虑水等效路径长度，d_{eff}来非常近似地说明，通过校正几何深度d与不均匀性密度与水密度的比率来计算。在这种情况下，d_{eff}被用来代替公式23.1（第23.3.2.3节）中$f(d, A)$项的d。虽然这个近似值对远在不均匀性之外的点很有效，但它不能代表非均匀性范围或超出非均匀性范围的剂量变化。这有两个不同的原因：首先，等效路径长度近似值没有考虑散射分量的修正，而散射分量在不均匀性内或接

近不均匀性时有更大的影响；其次，在界面处，存在电子平衡损失，而与建成效应相反的效应恰好发生在非均匀性内部。正如图23.14所示，在不均匀性之外，由于同样原因，剂量再次增加。

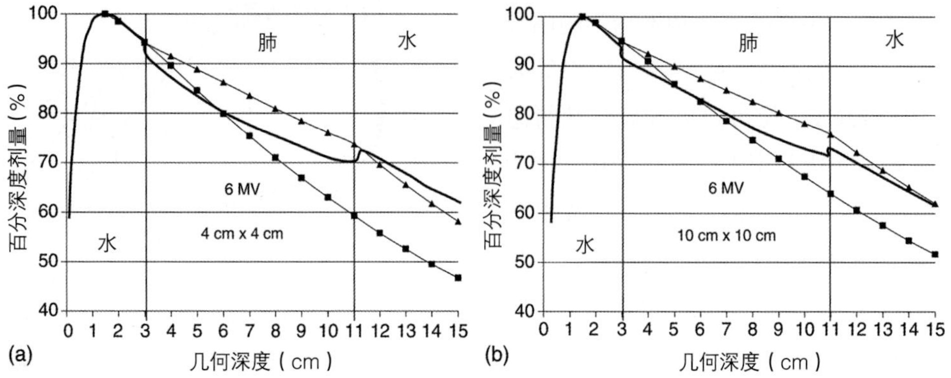

图 23.14 实际深度剂量曲线（无符号粗实线）、在均匀介质中得到的曲线（实心方块）和等效路径长度计算的结果（实心三角形）的比较，6MV 能量射束和（a）4cm × 4cm 的射野尺寸（b）10cm × 10cm 的射野尺寸（实际深度 – 剂量曲线是基于 Arnfield, M.R. 等的蒙特卡罗计算，Med. Phys., 27，1266–1274，2000，而均质剂量值取自 BIR, Br. J. Radiol., Suppl. 25，1996.）

图23.14显示了6MV射束对8cm厚肺组织的深度–剂量曲线的影响。4cm × 4cm射野的影响比10cm × 10cm射野略大，建成效应也更明显。然而，在18MV时（图23.15），4cm × 4cm射野和10cm × 10cm射野之间有明显区别。对于6MV射束，最大剂量深度在水下1.5cm处，因此在中心轴上，两种射野尺寸都建立了电子平衡。然而，对于18MV射束来说，最大剂量深度为3.2cm，所以对于小尺寸射野来说，完全失去了电子平衡。

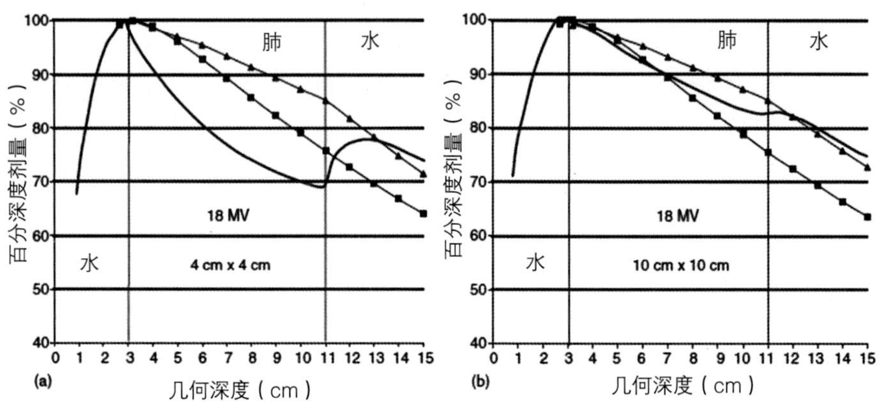

图23.15 与图23.14比较相同，但射束能量为18MV。在此能量下，对于4cm × 4cm射野，水中最大剂量深度在3.2cm处（a），在肺部和肺水界面后有电子平衡损失（经许可数据引自Arnfield, M.R. et al., Med. Phys., 27，1266–1274，2000和BIR, Br. J. Radiol., Suppl. 25，1996.）

除了对深度–剂量曲线影响外，低密度区域也将对射束半影产生影响。电子传输的影响对于在低密度介质（如肺）中高能射束将特别突出。在这种情况下，意味着在50%～90%等剂量之间射束边缘有一个缺乏电子平衡区域，有时被称为射束边缘（Ekstrand和Barnes，1990；Miller等，1998；Engelsman等，2001；Tsiakalos等，2004），此处剂量率会明显降低。当能量约为20MV时，与水介质相比，肺部半影宽度和射束边缘可能增加2.5倍以上（见图23.16）。

等效路径长度法和其他用于不均匀性计算情况下的剂量方法将在第28.2.4节再次讨论。第28章和第30章将介绍基于计算机用于剂量计算的更复杂的方法。

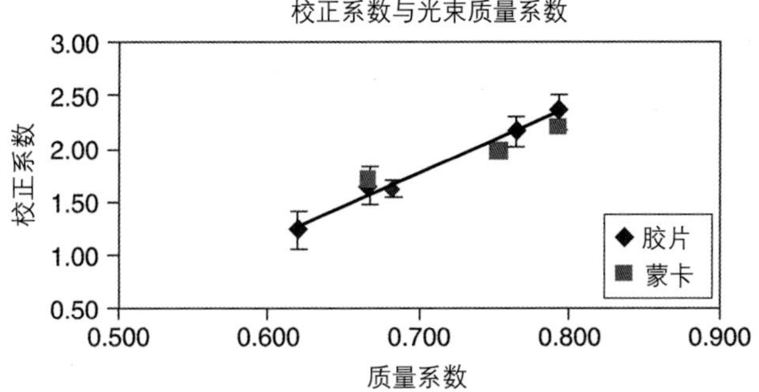

图23.16 在10cm×10cm射野下，在密度为0.3g/cm³的肺部材料中，射束边缘增加（从50%～90%的中心轴剂量的距离）是射束质量指数（QI）的函数。校正系数CF代表了从胶片测量和蒙特卡罗计算（MC）中得到的肺部材料中边缘与水当量组织中边缘的比率。随着能量从4MV（$TPR_{20,10}$=0.620）增加到20MV（$TPR_{20,10}$=0.794），它从1.2增加到2.6。（摘自Tsiakalos, M. F., Theodorou, K., Kappas, C., Zefkili, S., and Rosenwald, J. C., Med. Phys., 31，943-949，2004）

23.5 射束的处理

23.5.1 标准的准直器

传统直线加速器采用铅准直器设计来产生一个矩形射野，并将不必要剂量减少到中心轴剂量的1%左右。准直器以弧形移动，准直器的表面总是对准由从靶区到准直器远端边缘的射线所定义的射野的几何边缘。这个几何边缘与任何深度下相对于中心轴的50%剂量相吻合。准直器最大孔径在距离源100cm处投射出一个40cm×40cm的射野。除了可移动准直器外，还有一个主锥形准直器（见第11.3.1节），它将整个射野限制在一个直径50cm的圆内。因此，40cm×40cm射野四角的剂量率大大降低。因此，一个均匀的方形射野的最大尺寸是35cm×35cm。在使用大野时需要考虑这一点，因为它无法被治疗计划系统所正确建模。一种可能性是在这种野的角落里放置额外屏蔽物，这样一些组织就不会被部分照射到（如Elekta MLCs自动完成的那样）。

23.5.2 强化射束强度塑形

之所以需要进一步对射野塑形，是因为在一般情况下，放疗靶体在射束方向观（BEV）中的投影（见35.4.2节）并非矩形。早在1959年，Green等（1960）就指出了矩形射束的局限性，并指出靶体积“不是由立方体和圆柱体组成的”，它们是由矩形截面射束相交产生的体积。显然，放疗界没有花费40年时间就注意到了这一观察结果，自放射治疗出现以来，射束塑形就已经在不同的研究中开始进行了。

使用射束塑形有两个主要目的：

- 它减少了正常组织照射量，放射肿瘤学家可以利用正常组织耐受剂量与靶区照射量的反比关系。对这种关系的经验性理解基于临床经验，而且早于放射生物学的理论以及肿瘤控制概率（TCP）和正常组织并发症概率（NTCP）概念的发展（见第44章）。
- 它将靠近计划靶区边界的关键结构剂量降低到避免出现不可接受的发病率水平。

对于单个射束来说，射束塑形对组织照射量的减少作用是显而易见的，但当考虑使用多个形状的射野相交以形成计划靶区时，这种减少尤为明显。射束塑形可以非常有效地将治疗体积降低到低于使用矩形野所得到的治疗体积。表23.2说明了这一点，它显示了三种简单形状的相对体积，其主要尺寸均为8cm。

表23.2 规则形状的体积

	尺寸（cm）	体积（cm³）
立方体	8	512
圆柱	8×8	402
球	8	268

假设被照射的健康组织有部分体积效应关系，根据NTCP的Lyman-Burman模型（见第44.3.3节），这些体积减少的放射生物学后果可以通过公式23.3来评估。

$$TD_2 = TD_1\left(\frac{V_2}{V_1}\right)^{-n} \qquad (23.3)$$

其中，TD_1是50%耐受剂量（即均匀输送到体积V_1的剂量，会导致50%人群出现并发症）。TD_2是对应于V_2均匀辐照的50%耐受剂量，n是一个指数，是每个器官部分辐照耐受性的特征，如果体积效应大，则接近统一。体积效应很大的组织，如并行组织（见第7.9节）。

图23.17显示了n=0.16的关系。如果这种关系

在临床实践中被证明有效，那么靶体积减少30%就可以使剂量升高5%而不产生额外的并发症发生率，减少50%就可以使剂量升高10%，因此可以预期肿瘤控制的显著改善。

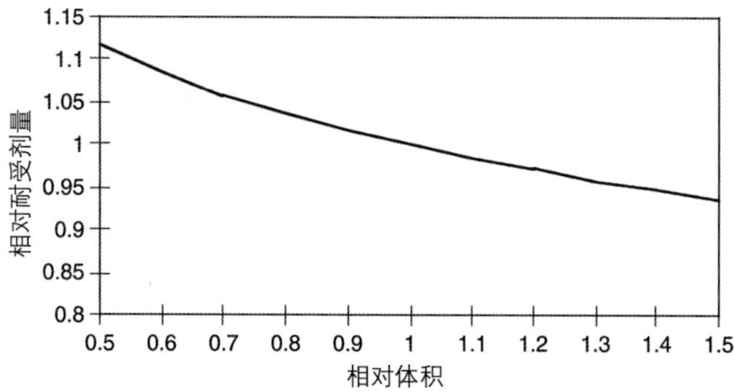

图23.17 根据公式23.3，假设部分体积效应*n*值等于0.16，耐受剂量随体积变化的情况

23.5.3 挡块

在MLC出现之前，每个射束的形状是通过施加于患者皮肤上的标记或通过可以放置在准直系统投射射束中的挡板来实现。射束形状还可以通过在安装于机器头上的射野挡块托架上放置铅挡块来实现，铅块要对齐，以便加速器的射束投射出的阴影与要屏蔽的区域相吻合。但这些方法对于适形放疗来说越来越不实用。

通过为每个患者制作定制挡块，可以克服简单挡块带来的一些限制。定制挡块可以预先安装在射野挡块托架上的滑块上，可以非常准确地重新定位，并可在任何机架方向使用。这些定制挡块是由铅和其他金属组成的低熔点合金铸成的，可以铸入用热丝切割器形成的膨胀聚苯乙烯模具中，该模具可以与治疗计划系统相连接。

在许多方面，定制挡块是阻挡射线的金标准，但这种方法并不完美，原因如下：

- 挡块很重，需要人工处理。
- 挡块由合金铸造，需要小心处理，含有有毒物质。
- 这些合金密度通常低于铅，因此，它们需要更厚。它们被安装在靠近患者的地方，阴影托盘中产生的次级电子大大增加了表面剂量［Adams和Hounsell（1995）发现，表面剂量从25%增加到高达50%的峰值剂量］。
- 制作过程耗时，在治疗过程中可能需要更换挡块，但很难实施。

23.5.4 多叶准直器

大多数现代加速器都配备了MLC，可以取代整个矩形准直器系统（如Elekta射束调制器），取代其中一对铅门（Elekta）或成为一个额外螺栓（Varian）（见11.5.2节）。

传统准直器有四个准直器，排列成两对正交，相比之下，MLC由两组叶片组成，可以单独定位。因此，在叶片分辨率范围内，辐射野可以被塑造成与每个射束方向的靶体积的投影相匹配。图23.18示例了这一原理，并显示了阶梯状射束边缘，这通过一个定制挡块来避免。

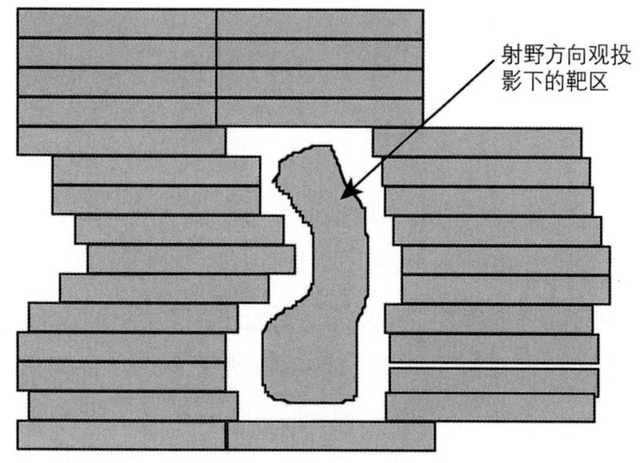

图23.18 叶片使射束塑形，使之与靶区在边界上适配

对从MLC中透过的射束进行建模时，以下考虑是很重要的。

1. 辐射透射和泄漏：
   - 辐射通过叶片材料透射。
   - 相邻叶片之间辐射泄漏。
2. 分辨率：
   - 定义射束边缘步进的大小。
   - 射野最大尺寸。
   - 叶片在中心轴上最大投影[7]。
   - 一对相对叶片之间的最小距离。
   - 相邻的对立叶片相互交叉的可能[8]。

[7] 这通常被称为超程距离。
[8] 这通常被称为交错结合。

3. 半影：

• 叶片在两个方向上的聚焦程度。

4. 精度：

• 叶片到位准确性。

5. 射束修改：

• MLC如何影响射束的临床剂量学参数（百分深度剂量、射野尺寸系数等）。

叶片位置的确定有一定的意义，但只是作为等剂量曲线位置的替代品。显然，每个等剂量精确位置取决于MLC的几何形状以及发生在治疗头和患者或模型中的辐射散射过程。图23.19显示了形状相对简单的射束中心轴垂直平面上的等剂量线。

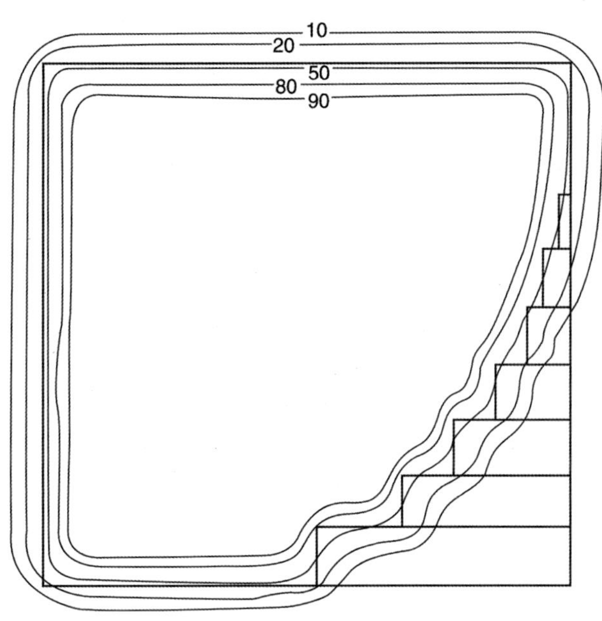

图23.19 MLC塑形射野在d_{max}处的典型等剂量线

可以看出，即使在射束边缘步进最明显的地方，等剂量线也是相对平滑的。这些等剂量线是在d_{max}的单一野中测量的。患者体内散射效应会使曲线更加平滑，而对于多射束来说，一个射野变化不一定会与其他射野变化相一致。然而，这并不意味着较低水平等剂量不重要，这些位置将由计划系统来计算。

没有证据表明与定制挡块相比，MLC明显改变了百分深度剂量，但头部散射确实发生了可测量的变化（见26.2.10节）。这些变化导致了准直器散射校正因子的变化，在精确计划中必须予以考虑。准直器散射系数受MLC影响的程度，将取决于MLC相对于准直器铅门和监测电离室的位置。因此，叶片位置对这一因素的影响，Elekta的设计比Varian更大。

由于MLC射野的边缘是阶梯状的，有必要制定一些规则，规定叶片相对于靶体积扩大的边界应该放置在哪里。图23.20说明了这个问题。叶片可以被设置成这样：

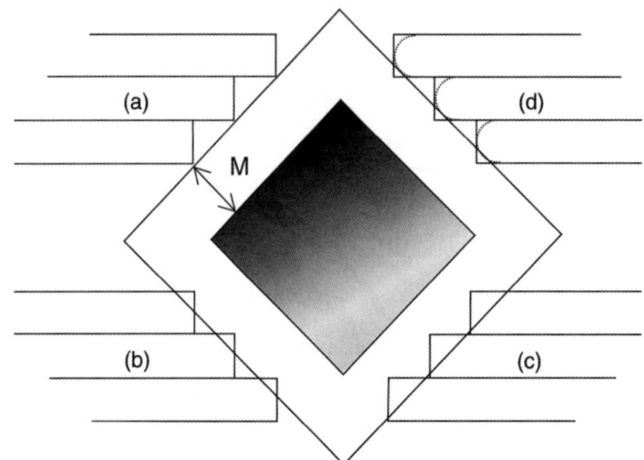

图23.20 叶片拟合方法。一个菱形的计划靶区（阴影）通过MLC边界M沿其每个边均匀扩展，以形成一个扩展射束视野轮廓。使用接触（a）内边缘、（b）中心、（c）外边缘和（d）圆形方案将叶片拟合到扩展轮廓上（经许可摘自Fenwick, J. D. et al., Phys. Med. Biol., 49，1505–1519，2004.）

（a）叶片尖端接触边界。

（b）叶片中心适配边界。

（c）叶片最低点接触边界。

（d）圆形尖端触及边界。

应用的规则将取决于射野成形的主要目的，因为必须在正确照射目标（a）和确保对健康组织的良好保护（c）之间达成最佳选择。在临床实践中，叶片中心方案（b）往往为首选，因为它确定了几何边缘和剂量分布之间的关系，非常类似于从标准准直器得到的结果。

这个问题并非MLC所特有的。任何准直器的几何投影都不足以描述剂量分布。任何将射束几何边缘与特定等剂量的位置相关联的规则都只是经验法则。如果有必要知道射束边缘的位置，其精度优于几毫米，则必须使用能准确模拟本节开头所列因素的计划系统来考虑完整的三维剂量分布。

第35.4.3节进一步讨论了为临床情况拟合MLC

叶片的不同选择。

使用标准MLC所带来的治疗体积减少与定制的不同挡块相当，但尽管有图23.19所示的等剂量"平滑"，在许多情况下，治疗体积边缘的精确定义会受到MLC叶片投影宽度的影响。由投射叶片宽度为10mm的MLC引起射野边缘的改进，可改善高达19%的病例（Galvin等，1992）。尽管当使用多重射束时，这就变得不重要了，但人们一直在努力将投影叶片宽度减少到5mm，甚至2.5mm。最初，这是用一个额外的螺栓式准直器完成的，但现在有了集成式高分辨率准直器。Elekta Agility准直器（Bedford等，2013）在40cm × 40cm射野中具有5mm叶片分辨率，而VarianHD120准直器（Wen等，2015）在中央8cm范围内提供2.5mm分辨率，在22cm宽射野的其余部分提供5mm叶片宽度。2.5mm叶片的好处很小，特别是在使用VMAT时（Chae等，2014；Subramanian等，2015）。对于放射外科，估计95%的病例在1～6cm的射野尺寸范围内接受治疗（Schlegel等，1997）。

23.6 射束调制技术

尽管射束成形在使每个射束的投影符合靶体积方面非常有效，但它并不能确保待治疗体积内剂量的均匀性。这一点很重要，因为对于一个给定的平均剂量，靶区体积的均匀剂量分布可实现最大肿瘤控制概率。然而在接近敏感的正常组织时，故意采用非均匀剂量有时是可取的。更常见的是，非均匀剂量分布被应用于复合治疗方案的每一个射野，以补偿表面不规则性，或通过增加几个调制射束来获得一个均匀剂量（见第37章）。

23.6.1 固定或电动楔形板

23.6.1.1 楔形角和楔形因子

为了产生如图23.21所示的楔形等剂量线分布，可将楔形过滤板引入射束中。目前使用的不同类型楔形板已在C部分作了介绍（见第11.6.6节加速器和第12.2.1.4节^{60}Co机）。

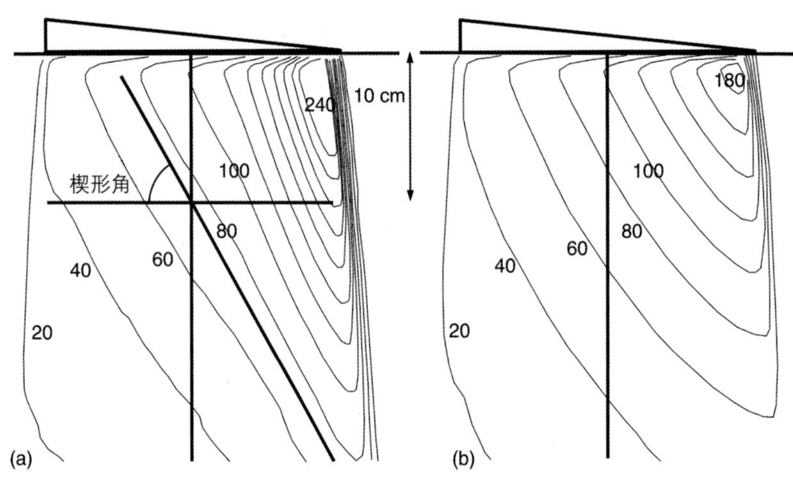

图 23.21 在射束中引入楔形板后产生的剂量分布。图中显示了两种楔形板设计的结果，（a）产生整个射野上与楔形角相同的等剂量线（Elekta SL75/5），（b）简单的三角形（Elekta SL15）。楔形角的定义如（a）所示。注意，楔形符号并不代表楔形的实际形状（见图 23.22）

楔形角是楔形过滤板的一个指标。它被定义为楔形等剂量线与垂直于射束中心轴直线之间的角度（见图 23.21a）。根据 ICRU 第 24 号报告（1976 年），定义在 10cm的深度。不推荐使用早期的50%等剂量角的定义，因为它更适用于^{60}Co射束，而不是穿透力更强的MV射束。在更深的地方，等剂量角会更小，因为散射辐射增加会减少楔形效应。

将楔形板引入射束将明显降低射束中心轴上的剂量率。在有楔形板的情况下，剂量最大深度剂量率与无楔形板射野剂量率之比称为楔形因子（WF）[9]。楔形因子也可定义为在某一特定深度有楔形板和无楔形板的剂量之比。原则上，楔形

[9] 在某些中心，楔形因子是颠倒的，因此会大于 1。

因子的大小与射束中心轴上的物理楔形厚度有关，但由于散射（见前文）和射束硬化的影响，楔形因子也将随深度和射野尺寸而变化。楔形因子可以通过有楔形和无楔形时在校准深度直接测量，但根据楔形因子的确切定义，有必要对楔形板和开野的不同百分深度剂量进行修正（Knöös 和 Wittgren，1991）。特定楔形板的楔形因子将取决于楔形方向允许的最大射野宽度。这是因为更大楔形板宽度也意味着在射束中心有更大的材料厚度。随着楔形角的增加，楔形系数将变小（即剂量率降低将更大）。对于一个典型的60° 的楔形板，它允许射野宽度达30cm，楔子因子约为0.3。对于给定楔形板，也是实际使用射野尺寸的一个函数，因此楔形系数必须在整个射野范围内测量。在^{60}Co装置上，剂量率已经相对较低，通常做法是对小射野和大射野采用不同的楔形板。另一种已经使用的技术是将楔形板薄面用销子固定在准直器的铅门上，使楔形板在射束中厚度为铅门打开所需的最小值。这有一个缺点，即楔形因子随着射野大小而迅速变化。这增加了出错风险，并被证明难以在治疗计划系统中建立模型。在测量楔形因子时，必须取楔形板旋转 180° 时得到的两个数值的平均值，如果使用的是指形电离室，要确保顶针与非楔形方向平行（见20.2.6 节）。

如果可用的机械滤过器数量有限，可通过对有楔形板和无楔形板射束进行加权以获得中间角度。为获得所需的有效楔形角，用于治疗的楔形板在射束中的比例可从公式 23.4 中计算出来（Petti 和Siddon，1985）。

$$\frac{\text{射束轴上带有楔形板的剂量}}{\text{射束轴的总剂量}}=\frac{\tan\text{（期望楔形板角度）}}{\tan\text{（最大楔形板角度）}} \tag{23.4}$$

同样原则也适用于自动移动（或电动）楔形板的情况。表23.3说明了如何从Elekta SL系列加速器的60° 电动楔形均整器中获得中间角。

表 23.3　从配备 60° 电动楔形板的 Elekta 直线加速器 6MV 光子获得中间楔形角的示例

期望楔形角	tan（楔形角）/ tan（60°）	60° 楔形板射束的比重（Dose）	60° 楔形板射束的比重，K_{MU}（Monitor Units）	等效楔形因子（WF_{eq}）
0°	0	0%	0%	1.00
20°	0.21	21%	49%	0.65
30°	0.33	33%	64%	0.54
40°	0.48	48%	77%	0.45
50°	0.69	69%	89%	0.37
60°	1.00	100%	100%	0.29

从表23.3可以看出，必须避免混淆以剂量（第三栏）表示的比重和以机器跳数（第四栏）表示的比重。前者将用于在治疗计划系统中结合有楔形板和无楔形板射束。后者将在治疗控制台用于设定加速器实际输出的机器跳数。第五列表示等效楔形系数，WF_{eq}，定义为楔形和开野相结合产生的总剂量与开野相同数量的MU所获得的剂量之比。WF_{eq}是一个有用的实际数量，可以替代WF，计算出预设的开野和楔形板组合的MU数。

表23.3中列出的数量之间关系可以建立如下。让 $\dot{D}_0$ 是在轴上参考点的开野的每个机器跳数的剂量。对于一个给定组合，参考点总剂量为：

$$D_t = D_0 + D_w = (MU_0 \times \dot{D}_0) + (MU_w \times \dot{D}_0 \times WF) \tag{23.5}$$

其中，MU_0和MU_w分别是在无楔形滤器和有楔形滤器时用于输出剂量 D_0和D_w 的机器跳数。这也可以用等效楔形系数来表示：

$$D_t = \dot{D}_0(MU_0 + MU_w) \times WF_{eq} \tag{23.6}$$

楔形MU因子，定义为有楔形的机器跳数的比例（表 23.3 第四栏），可写成：

$$K_{MU}=\frac{MU_w}{MU_0+MU_w} \quad (23.7)$$

结合公式 23.6 和公式 23.7，我们可以计算出等效楔形因子为：

$$WF_{eq}=\frac{D_t}{\dot{D}_0(MU_0+MU_w)}=1-K_{MU}(1-WF) \quad (23.8)$$

那么公式23.4（表22.3第三栏）中的楔形剂量加权系数为：

$$\frac{D_w}{D_t}=K_{MU}\times\frac{WF}{WF_{eq}} \quad (23.9)$$

由于 *WF* 与射野大小和深度有关，对于一个特定楔形 *MU* 因子值，楔形剂量加权系数和等效楔形系数会有一定程度变化。然而，如表 23.3 所示固定平均值一般在 2%或 3%以内是可以接受的。公式 23.4 至公式 23.9 并非适用于预设的楔形板和开野组合，而是可以连续使用，产生介于 0° 和机械楔形板所定义的最大角度之间的任何角度。

应该注意的是，这里讨论的量名称还没有获得普遍接受。因此，不同制造商或医学物理师可能使用不同的术语或概念。彻底了解当地的定义对于避免因不正确使用所有与楔形板有关的因素而可能导致的严重错误至关重要。

23.6.1.2 机械楔形板的设计

设计机械楔形板的目的是产生一系列的等剂量线，在10cm深度和所需楔形角度处穿过一条垂直于射束的线。Aron 和 Scapicchio（1966）对如何做到这一点作了详细说明。图 23.21a 所示的楔形等剂量线将是这样一个过程的结果。这种简单方法是基于主射束衰减，没有考虑到散射（Mageras等，1991；Heukelom等，1994a）。散射的影响将减少楔形效应，需要更厚的楔形板。

尽管图 23.21a 中这种楔形设计符合规范，但这种方法也存在一些问题。随着非对称准直器出现，人们对越来越大的楔形板射野以及这些楔形板射野在非对称模式下使用的需求也越来越大。在非楔形方向上，大的射野尤其重要。如果使用半遮的射束来促进射野匹配，非楔形板射野长度需要达到36cm，而半个射野长度为18cm，这将是乳腺癌治疗所需的典型尺寸。大多数计划系统的假设是，非边缘方向的射束轮廓不受楔形板存在的影响。要做到这一点，楔形板边缘要比中心薄，因为在离中心不同的径向距离上，半价层厚度会有变化（见图23.23）。当在楔形方向使用不对称射野时，散射效果将根据使用楔形板薄端或厚端而改变。因此，当使用楔形板脚跟（厚的部分）或脚趾（薄的部分）时，等剂量线会有明显差别。因此，最好采用斜度均匀的楔形板形状。目前安装在Elekta直线加速器上的大尺寸楔形板（图11.68d）符合图23.21b和23.22b中的设计。

自动楔形板设计中需要考虑的另一个因素是楔形板运动方向和确保楔形板位置正确。理想情况下，楔形板应沿着与不需要楔形野方向平行的滑道滑动。在这种布局下，小的定位误差对楔形板系数没有影响。这种布局下手动插入楔形板是首选，尽管它可能与 IEC 关于楔形板定位的建议（IEC 2011）或与实际使用便利性相抵触。

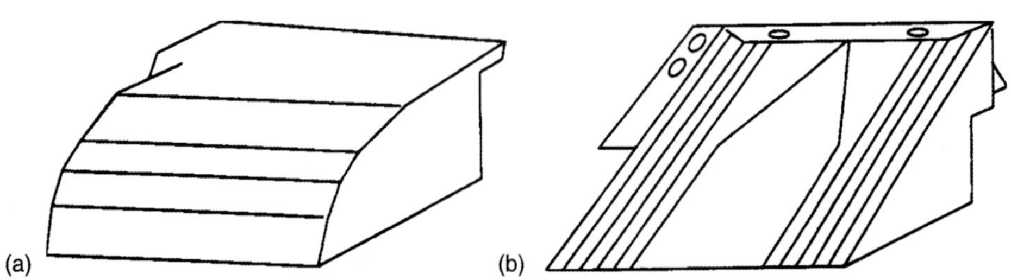

图 23.22 用来制作图 23.21 所示楔形轮廓的楔形板。圆形的外观（a）是虚化的，事实上，楔面的斜率有两个不同的值，在中心轴上变化。在设计中（b），也见于图 11.68d，整个楔面的斜率是恒定的，但厚度在非楔形方向连续变化，以补偿穿过楔形板的斜路径通过楔形的斜面和穿透力较弱的离轴辐射（Elekta Oncology Systems 提供）

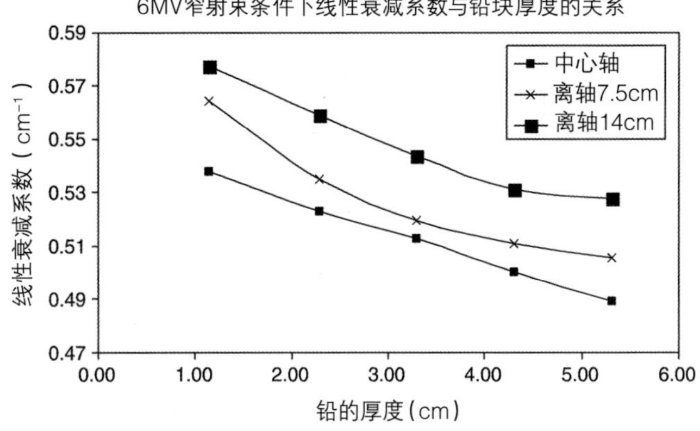

图23.23　铅的有效衰减系数随厚度和野内位置变化示意图（在Clatterbridge癌症中心测量的数据）

23.6.1.3　*楔形板剂量学注意事项*

楔形板可用于补偿组织缺失或允许射束从两个角度方向进入。在校正皮肤斜度时，楔形角应按表23.1 所示比例，与皮肤表面和垂直于射束的线之间的角度相减（见图23.13）。在结合两射束时，楔形角应是它们之间角度的一半（见第36.3.6节）。通常情况下可以使用两个楔形板角度结合的方式产生新的楔形角。使用这种方法定义的楔形角并非是必需的，在任何情况下都不可能最佳，但确实提供了一个好的出发点。例如，可以不使用两个45° 楔形板，而使用一个60° 和一个30° 楔形板。然而，在偏离自然选择时，必须保证与剂量分布之间的平衡不受影响。

楔形射野将与开野有一些不同之处。射束电子污染可能会更少，从而降低皮肤剂量（Klein等，2003）。射束硬化也将导致射束比开野更有穿透力。因此，直接测量楔形板的深度剂量曲线非常重要，而不是假设它与无楔形板射野相同（Knöös 和 Wittgren，1991；Heukelom 等，1994b）。

一些加速器（如Varian）仍然可以提供具有不同楔形板角的外部机械固定式楔形板。然而，由于这些楔形板与动态楔形板相比使用起来很不方便（第 23.6.2 节），所以不常被使用。如果从三维角度考虑，用楔形板产生的等剂量分布往往不理想。例如，可能需要在两个正交方向使用楔形板，这就需要在治疗过程中旋转治疗机头[10]。因此，目前的趋势是使用带有MLC的正向或逆向计划的调强放射治疗（IMRT）（见36.3.4节和37章）。

23.6.2　动态楔形板

动态移动准直器铅门（即在射束开启时）的想法并不是现在才出现的。最初，由于没有集成的电动楔形板系统[11]，以及设计一个楔形板系统所涉及的从源到治疗头前部距离增加，使Varian开始追求动态或飞行楔形板的发展（Leavitt等，1990）。为了实现楔形板射束的轮廓，其中一个铅门保持静止，另一个在治疗中移动（见第11.6.6.3节）。在Varian的实施中，涉及到近端一对铅门（即垂直于叶片行程的Y）。移动铅门的起始位置Y_{START}对应于整个治疗领域。它向固定铅门移动，直到停止，在到达Y_{STOP}位置时有5mm的间隙。位于Y_{STOP}位置上的点总是暴露在辐射中。这类似于机械楔形板的薄端（见图23.24）。

当动态楔形板首次被引入时，每个楔形板角度使用的一系列不同位置的铅门，铅门在射束开启时开始移动，根据楔形板角度不同，移动速度或多或少。在这种情况下验证和计算楔形板系数很困难。为了简化工作，开发了增强型动态楔形板（EDW）。这与第 23.6.1 节所述的电动楔形板类似，首先是一个开野部分，然后是相当于 60° 楔角的楔形部分。对于60° 角，铅门的位置作为累积机器跳数的函数被储存在一个被称为黄金分割治疗表（GSTT）的通用表格中，该表格是为最大射野（即Y_{START}=20cm, Y_{STOP}=−9.5cm）定义的（见11.7.4.1节）。正如 Papatheodorou 等（1999）所介绍的那样，可以用这个表来计算任何楔形角 α 的有效楔形系数（EWF）（在射束轴上），定义为：

$$EWF(\alpha, Y_{STOP}) = \frac{D_w(\alpha, Y=0)}{D_0(Y=0)} \tag{23.10}$$

[10]　除非可以在正交方向上进行动态铅门运动（Philips 等，2002）。

[11]　Elekta 的标准加速器仍配备集成电动楔形板。

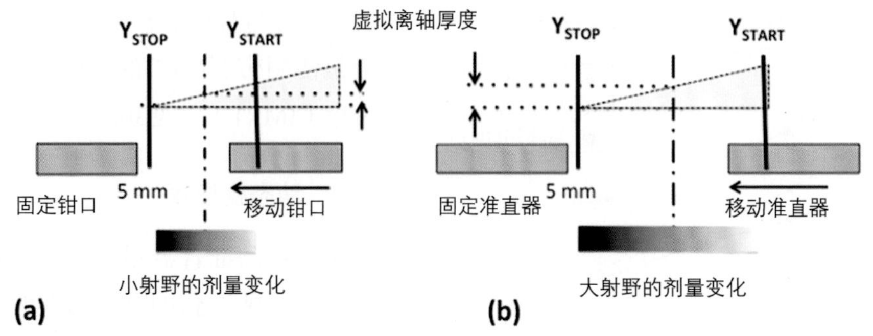

图 23.24　Varian 动态楔形板的示意图，用于（a）小野和（b）大野。移动铅门 Y_{STOP} 的最终位置类似于等效机械楔形板的薄端。因此，等效轴上厚度取决于 Y_{STOP}。对于对称野，它随着野大小的增加而迅速增加

其中，D_W为有楔形板时的剂量。D_0为对于相同射野，在射束同一点的开野的剂量。

由于射束质量没有改变，这个因素与深度无关。它也与射野其他维度（即X方向）无关。如图23.24所示，它几乎完全取决于Y_{STOP}，包括不对称野（见图23.25a）。

对于对称野，Y方向的野宽S与Y_{STOP}遵循以下关系：

$$Y_{STOP}=-\frac{S}{2}+|\Delta Y| \qquad (23.11)$$

其中，ΔY是固定准直器和Y_{STOP}之间距离（即ΔY=0.5cm）。这样就可以计算出对称野的有效楔形因子，如图 23.25b 所示。

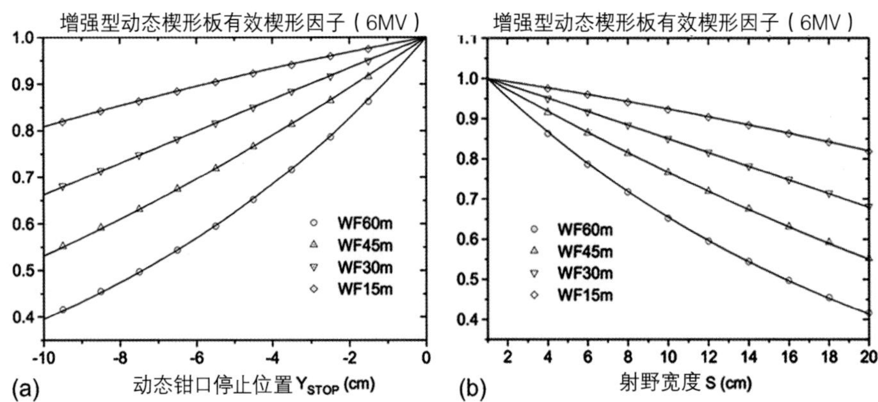

图 23.25　Varian 动态楔形板的轴上 15°、30°、45° 和 60° 有效楔形系数的变化，a）作为 Y_{STOP} 的函数，即移动的铅门的最终位置；b）作为对称野野宽（沿 Y）的函数。实线为黄金分割处理表（GSTTs）的计算结果；符号为水内电离室测量值［摘自 Papatheodorou, S., Zefkili, S. and Rosenwald, J. C., Phys. Med. Biol., 44（2），509–524，1999］

可以看出，这个因子的变化比物理楔形板的变化更陡峭。对于小面积射野，为补偿使用楔形板所需增加的机器跳数比使用同等的物理楔形板时要小得多[12]。

Papatheodorou 等（1999）推导出一般公式，以计算任何点、任何角度和任何射野大小的 GSTTs 的预期有效楔形因子。对于 60° 楔形板，轴上有效楔形因子的公式被简化为：

$$EWF(60°,Y_{STOP})=\frac{GSTT(0)}{GSTT(Y_{STOP})} \qquad (23.12)$$

其中$GSTT$（Y）为从GSTT表中提取的位置Y的值（MU）。

实验验证了这一理论方法。最近，Njeh（2015）分析了文献中数据，发现所有报告的Varian增强型动态楔形板的有效楔形因子的测量值（1997–2013 年间的 12 篇文章）在不同的装置和

[12]　治疗计划系统的误用，即 30° 的机械楔形板 MU 计算，但是使用动态楔形板治疗，这会引起一个严重性事故，前列腺患者接受了约 20% 的过量剂量（见 Derreumaux 等，2008 和第 45.6 节）。对于较大射野，这个过量剂量会较少。对于较小射野尺寸来说，它将会更加明显。

能量中都非常一致[13]。这并不奇怪，因为使用了相同的GSTT。他建议，这些数据应被用来建立一个参考数据库，作为调试、射束建模和质量保证的指南。

对于治疗计划来说，有必要获得楔形射束的离轴比值。对于动态楔形板来说，测量有些麻烦，最好是尽可能地从铅门运动中计算出剂量分布（见第20.2.6节）。然后只需要进行一些测量作为安全检查。

与Varian加速器不同，西门子的铅门移动速度是恒定的，而变化的是剂量率（MU/min）。有效楔形因子与射野大小是近似独立的，保持在1.0的1%以内（Sendón Del Río等，2008）。这是西门子实施的一个设计特点。这些均整器有一个特定的监测器校准程序，有效楔形因子对它很敏感，包括控制动态运动阶段的第二个剂量测定通道的校准（Malkoske 和 Nakonechny，2007；Ferretti 等，2010）。

动态楔形板的优点是没有射束硬化效应。因此，深度剂量可视为与楔形板的存在无关。至于一体化电动楔形板，其方向从外部不能直接看到。对于电动楔形板，其方向是由准直器旋转来确定的。对于动态楔形板，移动和固定铅门简单切换很容易。对于Varian机器，这通常被称为Y1-in或Y2-out方向，以指定哪一个是移动铅门，往哪个方向移动。在所有情况下，必须确保选择正确方向，使用记录和验证系统是必需的（见第 48.1 节）。

动态楔形板有可能比固定楔形板更灵活，因为原则上可以设计出所需的任何形状射束轮廓。然而在实践中，由于质量保证和治疗计划困难，这种概念的使用受到限制。Convery和Rosenbloom（1992）已经报道，如果两个铅门可以同时移动，以最小的射束开启时间，可以产生任何射束轮廓。另一个建议是，一个射野可以由子野组成（Cardarelli等，1991）。这种射束形成方法的问题是，它们增加了总的射束开启时间，这反过来又增加了传递到患者身上未计划治疗区域的剂量。这种方法可以被认为是二维强度调强的前身——一维调强（见23.6.4节和第37章）。

23.6.3 组织补偿器

尽管楔形板在许多情况下为缺失组织提供了充分补偿，但有些区域，如头颈部，由于患者轮廓不规则，很难实现均匀剂量分布。因此出现了定制组织补偿器的概念。已有许多不同方法来设计补偿器。最简单的是测量从一条垂直于射束的线到皮肤表面的距离，然后用铅（Cardarelli等，1991；ICRU 1976）或铝（Ellis等，1959）与组织固定厚度比作为补偿器（见图23.26）。

石蜡也被使用过，因为原则上只需在垂直于射束轴方向上缩小补偿器几何尺寸，以考虑射束散射。然而，高原子序数的材料造成的电子污染较少（ICRU 1976）。使用组织厚度和补偿器厚度之间固定关系的问题是，这种关系随着深度和射野大小而变化。与其使用同等厚度表格，更令人满意的方法是计算所需衰减，然后应用适当厚度补偿材料。即使这种方法也不是完全准确的，因为其没有考虑到散射影响或增加厚度对有效衰减的影响（如图23.23所示）。这种方法可以改善患者体内的不均匀性。在使用这种方法时，在患者体内选择一个平面以形成均匀分布很方便，例如在治疗乳腺癌时改善剂量均匀性（Solin等，1991；Valdagni等，1992）。使用组织补偿器时，考虑到射束通过肺部时的衰减是特别重要的。Evans等（1995）使用电子射野成像设备测得的透射剂量设计了一个适当的补偿器，其中包括对肺部衰减的自动校正。在计算补偿器材料适当厚度时，必须考虑偏离指数衰减的影响（见图23.23），并包括补偿器材料散射的影响（Castellanos和Rosenwald，1998）。CT数据可以用来设计补偿器（Jursinic等，1994），但随着CT计划系统的发展，机械补偿器在很大程度上已经被带有MLC的射束调制所取代。

[13] Njeh将这个因素命名为增强型动态楔形输出因子（EDWOF）。他的分析仅限于方形射射束野轴上测量。

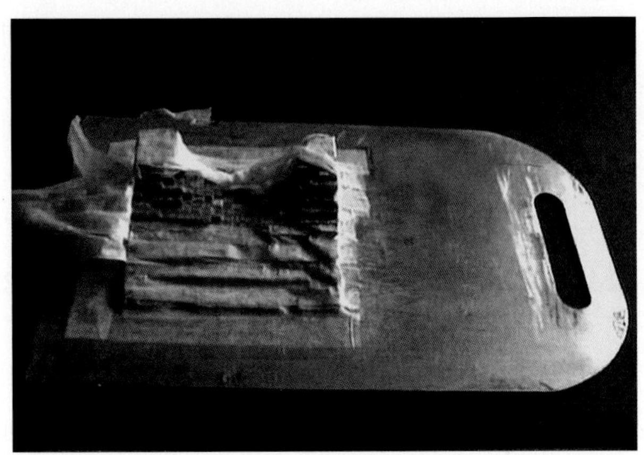

图23.26 由铝块制成的缺失组织补偿器，铝块绑在托盘上，并与患者的皮肤保持一定距离

23.6.4 采用MLC的调强放射治疗

最初为基于传统的四块准直器开发的飞行或动态楔形板概念，可以很容易地扩展到MLC使用。通过对叶片轨迹的合理规定，每对叶片楔形角度不必相同，而且楔形梯度方向可以选择为相对于准直器主轴的任何角度。

适形治疗的最终递送系统是动态控制MLC，它能够产生相当于用补偿器的射野。有几种调制方法可用，并在第37.3.1节中进一步讨论。图23.27说明了Convey和Rosenbloom（1992）所描述的方法。每一对叶片都会产生一个滑动窗口，在射野内扫描。随着窗口移动，宽度发生变化，因此治疗平面上点暴露的时间长短不同，因此接受的剂量也不同。

正如第11.7.4节和第37章所讨论的，调制射束的递送可以通过MLC完全动态控制，即叶片在照射过程中移动，或者通过多个固定射束按顺序照射，通常称为步进式递送。用于计算叶片轨迹和序列的各种算法、解释器和排序器必须与治疗计划过程相结合，因为要实现特定剂量分布，除了MLC提供的主射束外，还必须考虑到机头和模体散射。轨迹的确定也必须考虑到机器的限制，包括最大叶片速度、直线加速器启动特性，以及为避免相对叶片之间的碰撞所需的任何机械限制。

用于补偿的强度调制和用于增强适形的强度调制之间的主要区别来自于用于计算所谓通量图的方法。对于适形放疗（见第35章），必须从同时涉及所有射束的逆向计划中获得，而对于补偿，可以在每个射束的基础上使用更简单的算法（即在特定平面内获得均匀剂量分布所需的表面补偿或有效透射）。一旦确定了通量图，将使用完全相同的解释器将其转换为MLC子野。

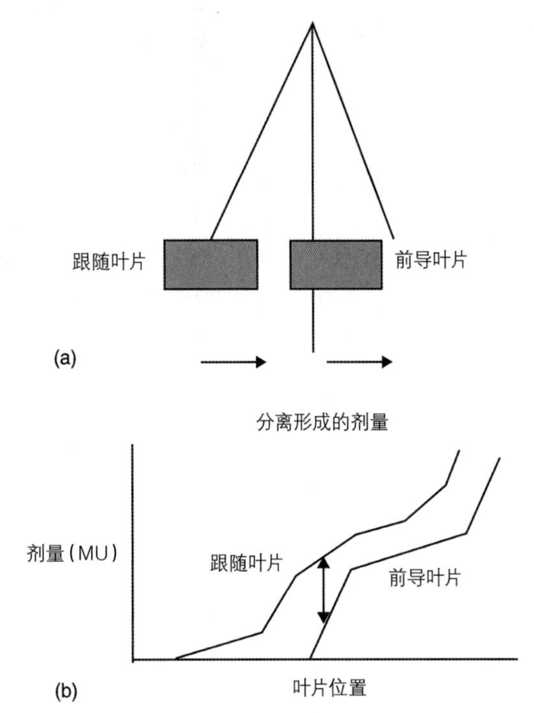

图23.27 使用滑动窗口动态MLC技术进行射束调制。（a）叶片分离，（b）射束调制（摘自Convery, D. J. 和Rosenbloom, M. E., Phys. Med. Biol., 37，1359-1374，1992）

23.7 无均整器射束（FFF射束）

23.7.1 基本原理

随着IMRT的出现，对射束平坦的要求就不那么重要了，而且去除均整器也有不少好处（见11.3.3节）。主要优点是剂量率提高，在10MV时可提高5倍。这对低分次治疗特别有用。另一个优点是减少了机头和准直器不必要的辐射泄漏，这与较短的射束开启时间有关（增加了初级射束的效率），并减少了射束与均整器的次级辐射的污染。射束中较低能量和焦点外辐射减少有助于提高MV射束图像质量（Georg等，2011）。

如图23.28所示，无均整器射束（FFF）轮廓将不可避免地在中间出现峰值。对于小野治疗，这不

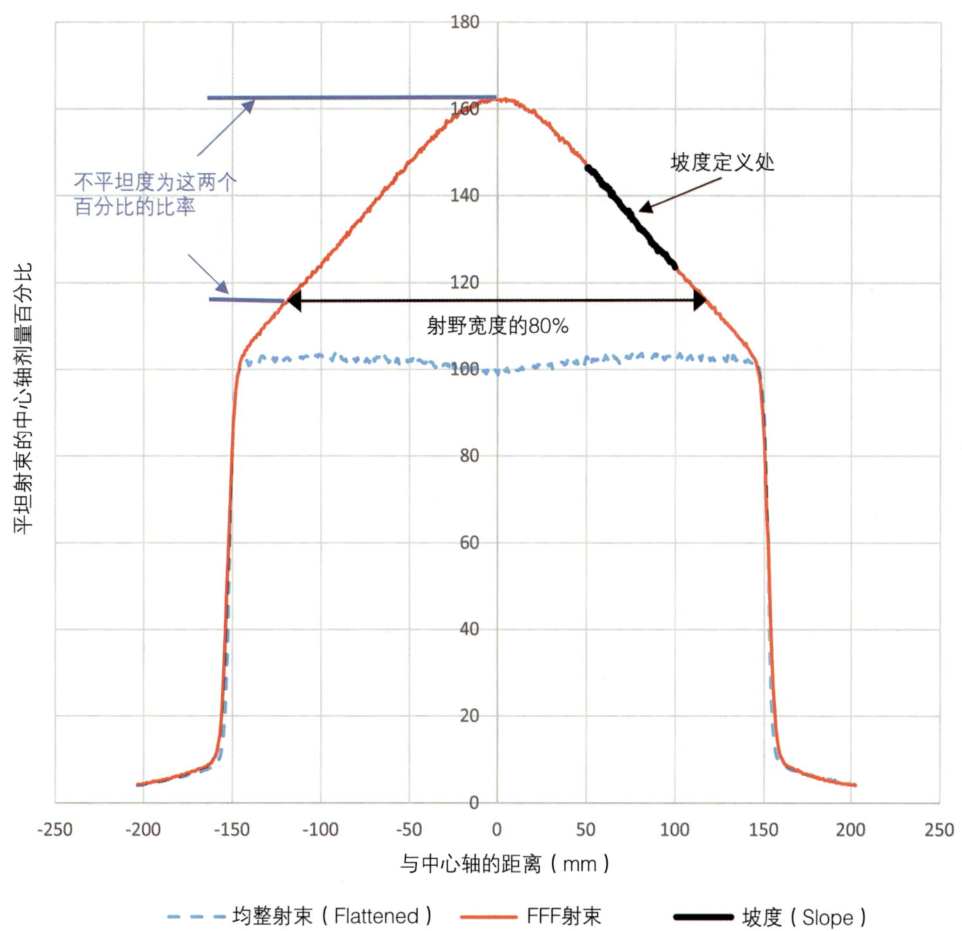

图 23.28　VarianTruebeam 6MV 无均整器射束（FFF 射束）与均整射束相比，在最大剂量深度的射束剖面，射野大小为 30cm×30cm。根据公式 23.13 进行了归一化处理。

是一个问题，而对于大野治疗，则需要IMRT提供的补偿，以使靶区剂量分布均匀。

均整器产生散射辐射，使射束半影略有退化。因此FFF射束具有更清晰的半影（Xiao等，2015）。在10MV和更高能量下，在有均整器时可能产生中子，当没有均整器时，上述情况将减少——尽管FFF射束的大部分使用是在较低能量的情况下。

由于缺乏建成，去掉均整器将大大减少电离室信号。出于这个原因，为了减少电子束在靶失效时到达患者的可能性（Budgell等，2016），引入了一块薄金属板来提供必要建成。在Elekta机器中，是一块2mm的不锈钢板，在Varian机器中，是一块0.8mm的黄铜板。在Varianlinac的Novalis版本中使用的另一种方法是用一个限制射野大小的缩小滤过器来取代全厚的均整器。这种方法的结果与最近的直线加速器所提供的不平坦射束的特性非常相似。

虽然FFF模式是标准C型臂加速器的一个选项，但Cyber knife和TomoTherapy一直使用FFF射束。

23.7.2　无均整器射束曲线

图23.28显示了均整射束与FFF射束的剖面比较。剖面图按照Fogliata等（2012）推荐的方式进行归一化显示。用均整射束和FFF比较的展示方式并不简单，因为没有算法可以计算FFF剂量率的绝对大小。因此，相对射束剖面将有任意的相对振幅，相对振幅与机器有关。Fogliata等提议对肩区进行重正化，如图23.28所示。该点位于一个浅剂量梯度区域，两个曲线形状相似。他们介绍了一种计算该点归一化的方法，但他们也提供了一个基于射野大小、FS和深度的公式：

$$\text{重正化值}=\frac{a+b\times FS+c\times depth}{1+d\times FS+e\times depth} \qquad (23.13)$$

被设置在FFF射野中心轴上的重正化值是相对剂量百分比值。对于较大射野这个值可能超过200%。

表23.4给出了Elekta和Varian加速器的参数a到e的值。

表 23.4　公式 23.13 的拟合参数（Fogliata 等，2016）

射束能量	Varian Truebeam		Elekta Versa HD	
	6MV	10MV	6MV	10MV
a	91.3	84.4	91.0	81.8
b（cm^{-1}）	1.20	3.10	1.53	3.60
c（cm^{-1}）	1.38	1.37	1.15	0.89
d（cm^{-1}）	−0.0075	−0.0063	−0.0072	−0.0038
e（cm^{-1}）	0.014	0.013	0.011	0.008

在对曲线进行重新归一化之后，就有可以定义表23.5中描述的参数。

这些参数对10cm × 10cm或更大射野尺寸是有用的，但对小射野来说意义不大。

表 23.5　FFF 射束的描述

射野尺寸	50%点之间的距离
半影宽度	20%～80%点之间的距离
不平坦度	$\frac{\text{中心轴剂量}}{\text{覆盖80\%射野的区域边缘的剂量}}$
坡度	$\frac{D_{1/3}-D_{2/3}}{1/6\,\mathrm{FS}}$ $D_{1/3}$ 和 $D_{2/3}$ 分别是从中心轴到射束边缘距离1/3和2/3的相比剂量
对称性	距离中心轴上 ± x处的剂量比，由于曲线的坡度，取x的几个值的平均值是合适的
质量指标	在中心轴上测量10cm × 10cm射野的 TPR^{20}_{10}

来源：改编自Fogliata, A., Garcia, R., Knöös, T., Nicolini, G., Clivio, A., Vanetti, E., et al., Med. Phys., 39（10），6455–6464, 2012.

23.7.3　表面剂量

当使用均整器时，表面剂量主要与均整器产生的电子污染有关。当没有均整器时，产生的电子很少，但有更多的低能光子（可能还有低能次级电子），这就潜在导致皮肤剂量增加（Cashmore，2016）。使用Elekta加速器时，对于小射野尺寸，FFF射束的表面剂量比均整射束略高（Fogliata等，2016；Cashmore，2016），但对于大于约10cm的射野尺寸，均整射束的表面剂量更高（Cashmore，2016）。而使用Varian加速器时，小射野尺寸表面剂量比均整射束高约10%（Fogliata等，2016；Wang等，2012）。然而，对于FFF射束来说，表面剂量随射野大小增加较小。对于6MV, FFF表面剂量在所有射野尺寸中都较高，但在10MV时，25cm²的射野出现了交叉现象。

23.7.4　深度剂量

如果撞击靶的电子能量不变，FFF射束的穿透力将低于均整射束。这是因为均整器优先去除低能量光子。因此，对于Varian加速器来说，有效能量从6MV降至约4MV，从10MV降至约8MV（Vassiliev等，2006），由此带来的深度剂量变化如图23.29所示。Elekta已经决定增加射束能量，

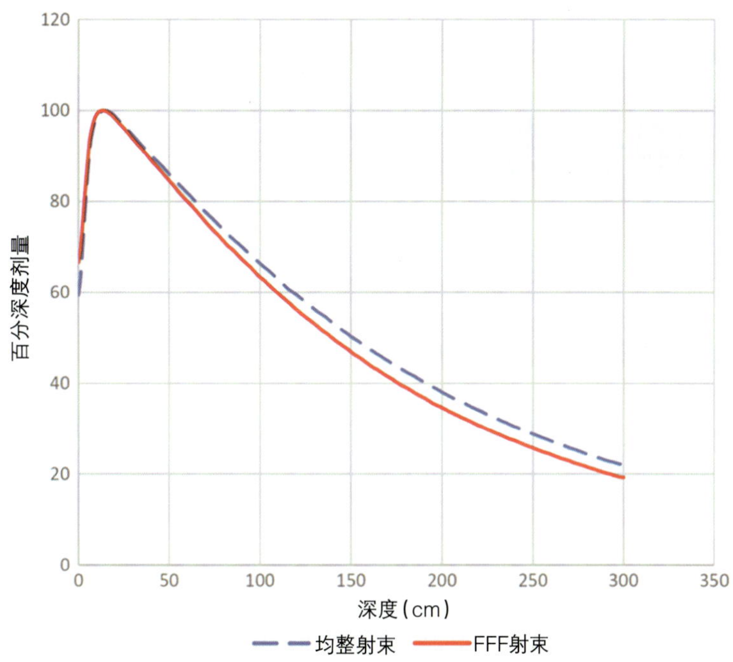

图 23.29 6MV Varian Truebeam FFF 射束与均整射束的深度剂量曲线，其射野尺寸为 10cm × 10cm。对于 Elekta 加速器，产生 X 射线的电子能量被增加，以匹配正常的射束深度剂量

以保持中心轴上相同的深度剂量（Paynter等，2014）[14]。由于整个均整射束质量的变化，射束轮廓将随深度变化，射束中心比外围更有穿透力。对于FFF射束，射束轮廓的变化会小得多（Kragl等，2009）。

[14] 在一些早期涉及Elekta 直线加速器的论文中(如Cashmore，2008)，电子能量并没有增加。在解释这些论文时需要注意。

第 24 章　电子线

David Thwaites and Alan McKenzie

目录

24.1 引言

放疗科最常用的电子束能量在4～25MeV之间，由标准临床直线加速器产生，过去也曾使用过更高的能量。由于电子束深度–剂量曲线的特点（见图24.1），电子束在各种临床情况下都有优势。它们将可接受的均匀剂量传递到一个相对明确的区域，从表面延伸到治疗范围（被认为是远端85%或90%的剂量深度）。这个治疗范围可以通过改变电子束能量以适应临床情况。这样，相对剂量就会急剧下降，从而保护下层结构。电子束测量和剂量测定的一般方法与MV级X射线束的测量方法相似。也有一些显著的区别。

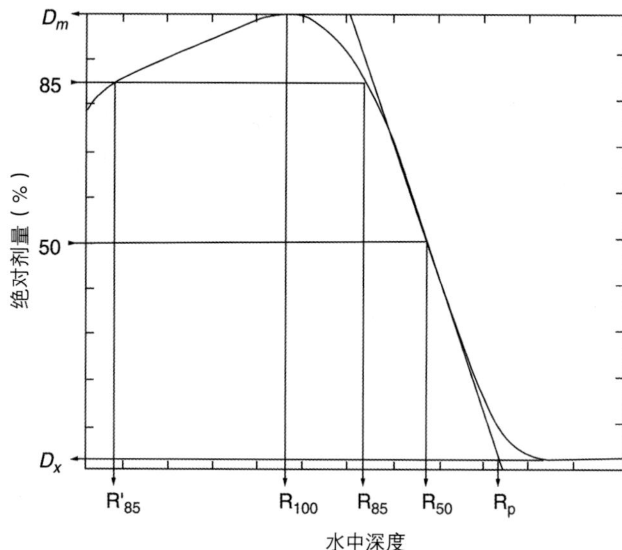

图24.1　水中电子束深度–剂量曲线说明了重要特征参数。根据实际情况，远端90%（R_{90}）或85%（R_{85}）被认为是治疗范围。R_{100}是最大剂量深度，R_{50}是50%的深度，D_x是韧致辐射尾部百分比，R_p是实际射程（经许可摘自：ICRU, Report 35，International Commission on Radiation Units and Measurements, Bethesda, MD, 1984.）

- 电子作为带电粒子，在通过物质时会不断失去能量。因此，电子平均能量随着模体中深度增加不断减少。
- 电子是轻粒子，会发生明显散射。因此，电子束的角度分布也随着穿过的物质而改变。散射效应会在患者表面不规则和不均匀的地方造成很大扰动。当散射平衡失去时，光束特性就会发生变化。来自准直器和加速器机头其他结构的散射对体表周围区域剂量分布细节有明显影响，至少延伸到深度d_{max}（或R_{100}），在这个深度，电子束轴上剂量最大，同时也对剂量和机器跳数（MUs）之间的联系有影响。因此，电子束特性的一些细节可能比MV级X射线束的情况更依赖于机头的设计。

与电子相互作用有关的基础物理学已在前面讨论过（第3章），其他材料可在ICRU（1984）和Klevenhagen（1985，1993）的报道中找到。在本章中，将介绍临床电子束的特点。第11.3.4节介绍了电子束是如何产生的。第19章和第20.3节分别介绍了考虑参考剂量校准和相对剂量分布的实验测量电子束剂量测量方法。第29章和第30章分别介绍了笔形束电子治疗计划算法和电子束建模的蒙特卡罗方法，而第38章则介绍了这些电子束技术在临床上的应用。

24.2　电子线深度剂量特征

24.2.1　患者皮肤表面的能谱特性

与从真空窗出来的电子束相比，患者或模体表面电子束频谱的能量会降低，而且会变宽，更明显地偏向于低能量（图24.2），这是由于在通过散射箔、监测电离室、空气等相互作用的累积效应所致。它由表面最大概率能量$E_{p,0}$和表面的较低平均能量$\bar{E}_0$表征，其中前者用于描述剂量分布的特点，并应与制造商所述能量大致吻合，而后者通常用于选择剂量测量的校正系数。两者都是通过测量深度–剂量特性来实际确定。

当电子束穿过患者或模体时，所有电子都会发生散射和能量损失的相互作用。能谱逐渐变成较低能量，并且继续展宽（图24.2），直到电子失去所有能量。它的特点是深度为z的平均能量，即$\bar{E}z$，作为对此的粗略估计，在组织或水中，平均能量损失约为2MeV/cm。

24.2.2　深度剂量曲线的一般形状

图24.1显示了在一个大区域内合理的电子束深度–剂量曲线的一般形状（归一化为最大剂量）。图中显示了从表面到治疗范围相对均匀的剂量区域，通常被认为是远端90%或85%的剂量深度，这取决于实际情况，而在这之后的曲线部分则迅速下降。治疗范围可以粗略估计，以厘米为单位，水或软组织治疗范围是以MeV为单位的射束能量的1/3。

表面剂量（D_s），通常是指0.5mm的深度，对于低能量的电子束（4～6MeV），一般在75%～80%之间，对于高能量的电子束（20～25MeV），一般在90%～100%。来自表面的相对剂量的增加是由于电子穿透材料时散射导致了电子路径倾斜度增加。电子路径从最初的入射方向以越来越大的平均角度发生偏转。这反过来又增加了进入材料的固定增量的平均路径长度，并随着深度的增加而增加了电子通量（见第5.3.5节）。因此，在材料的连续层中沉积的能量增加（见图5.5）。这种情况一直持续到射束基本上完全扩散，即平均散射角不再增加，深度-剂量曲线变得平缓。在深度增加时，它一直持续到电子开始从电子束中流失，因为它们的能量下降到了零，在这种情况下，深度-剂量曲线开始下降。剂量最大值的深度（R_{100}）和深度-剂量曲线的峰值形状受制于这些散射效应与电子从电子束中最终损失的平衡。因此，它不仅仅取决于束流能量，也取决于加速器机头设计的细节，因为这决定了入射电子的角度分布。在R_{100}时，D_s和100%的相对值之差是由射束的散射特性决定的，因此在散射更明显的低能量下，D_s会更大；也就是说，在低能量下D_s会更低。

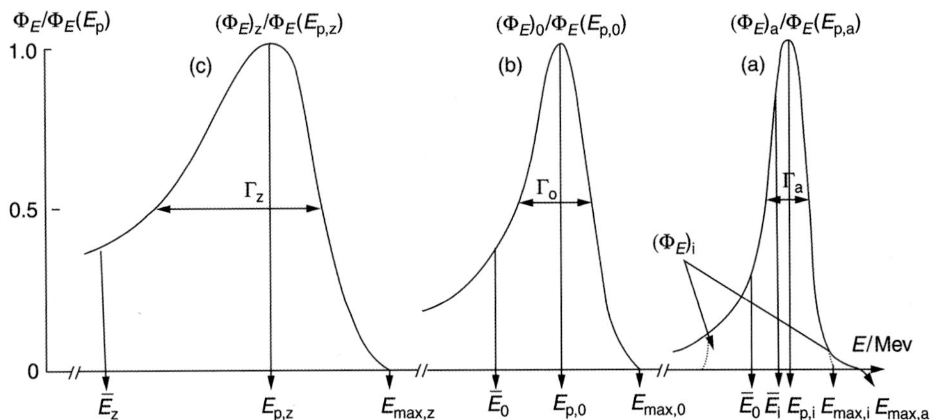

图 24.2 射束路径上三个不同位置的电子束能谱的图示说明。（a）离开加速器的初始电子束：下标"a"代表加速器固有电子束，而"i"代表初始电子束；任何差异都是由能量限定狭缝造成的；（b）下标"0"代表入射到模体表面的电束；以及（c）下标"z"代表深度 Z。横轴代表标称能量，并说明每种情况下的最大（下标"max"）、最大可能（下标"p"）和平均能量（Ē）；纵轴是能量中的电子通量差，归一到峰值（经许可转自：ICRU, Report 35，International Commission on Radiation Units and Measurements, Bethesda, MD, 1984.）

深度剂量曲线的下降是用梯度描述的，它随着能量增加而变得不再陡峭，对于初始能量超过20MeV的射束来说更是如此，但也取决于设备设计。当设备使用扫描电子束机时，它们通常比今天常用的散射箔机产生更深的治疗范围和更陡的跌落。在初级电子直接沉积能量区域之外，会观察到轫致辐射（X射线）尾部，通常是低能量束的最大剂量的1%左右，到20～25MeV束时为5%左右。其中大部分来自于机头，大约一半贡献来自于散射箔。实际范围[1]R_p，代表那些以最小散射偏差穿过材料，产生一条笔直或几乎笔直路径的电子束，从外推的X射线尾巴与下降曲线最陡峭部分切线的交点得到。在水或软组织中，以cm为单位时它可以被估计为大约是以MeV为单位的电子束能量的一半。50%深度R_{50}，是相对剂量下降到最大值一半的深度，大约位于治疗范围和实用范围的中间深度。

图24.1还说明了另一个用于估计电子束中心轴上重要剂量深度的一般规则。这被称为2、3、4、5规则，通过将入射光束能量（单位：MeV）分别乘以2、3、4和5，可以找到100%、90%和50%剂量的中心轴深度（单位：mm）和实用范围。尽管这只是关于100%剂量深度一个近似的规则，在能量高于15MeV时就失效了，但它仍然是临床上一个方便、实用的辅助工具。

24.2.3 曲线随射束能量的变化

图24.3a显示了一些有代表性的宽束电子百分深度剂量曲线，能量范围5～20MeV。这些曲线的一般特征是，随着能量的增加：

[1] 该值小于第 3.5.3 节中定义的连续减速近似（csda）射程 r_0，因为考虑了表面下方的穿透深度，而不是电子移动的全部距离。它正常也被称为外推射程，尽管严格地说，后一个名称表示从电荷沉积传输曲线中获得的一个相似值（Tabata 等，1995）。

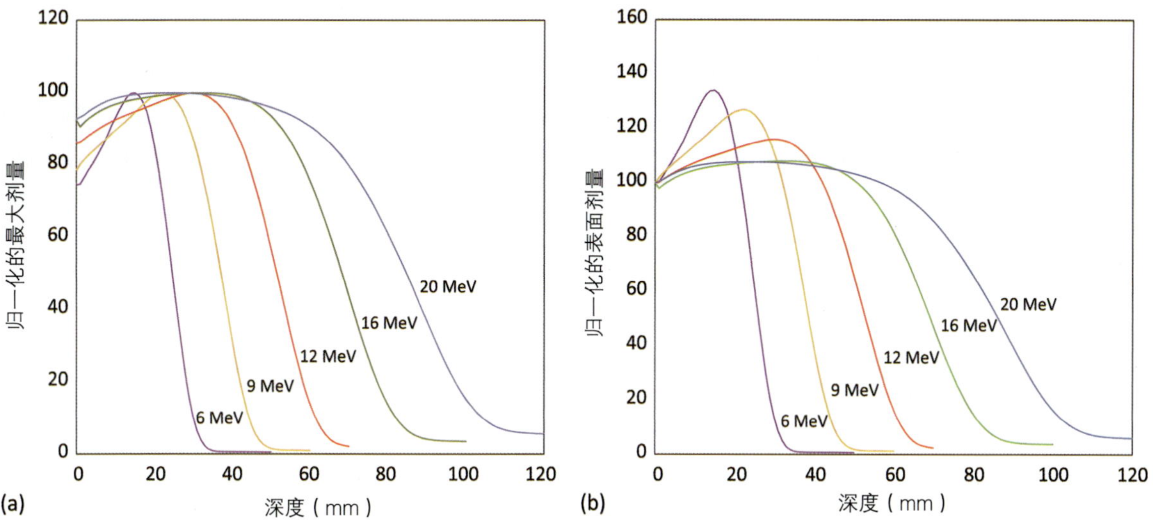

图 24.3 不同能量电子束典型中心轴上百分深度剂量曲线。（a）归一化的最大剂量；（b）归一化的表面剂量。

- 相对表面剂量增加。
- 剂量最大值的深度[2]在较低能量上增加，但在较高能量上则不太明显。这一特性可能随机器而变化，不一定随能量单调变化。
- 穿透力增加，反映在治疗范围、50%深度（R_{50}）和实用范围（R_p）数值上（见图24.1）。
- 曲线下降部分的坡度在低能量时大致恒定，但在高能量时则会显著下降。
- X射线尾部增加。

图24.3b通过考虑表面相同的电子通量，更好地说明了能量对深度剂量变化的影响：图24.3a中显示的相对表面剂量的增加是由于低能量时电子散射突出而导致前几毫米的剂量突然增加，这在第24.2.2节中有解释。

3个能量值被用来确定电子束能谱。它们是从能量（以MeV表示）和水中深度剂量曲线的特定测量值（以cm表示）之间的经验关系中获得的。

1. 表面的平均能量，$\bar{E}_0$，由50%深度获得。已经采用了一些不同的方法。最常见的关系是：

$$\bar{E}_0 = 2.33\,R_{50} \qquad (24.1)$$

[2] 在电子束中，最大剂量深度 R_{100} 并非总是很明确，因为除了较低能量外，该区域的深度剂量曲线相当平坦。因此，将 R_{100} 定义为 99% 或 98% 远端和近端间的中间深度可能更准确。

这被认为在5～35MeV之间有效。严格来说，这适用于来自单能宽平行电子束的深度剂量曲线的R_{50}。

然而，使用固定的源–皮距离（SSD）获得的深度剂量曲线往往更方便。为了剂量测量目的，各种剂量测定协议给出了$\bar{E}_0$与以不同方式获得的R_{50}联系起来的数据（例如IPEMB 1996b；IAEA 1997b），但在最近的实践守则中，R_{50}被直接用作关键指标（见19.4.4.2节）。

2. 从实际范围中获得表面最大概率的能量$E_{p,0}$。在文献中，有许多将$E_{p,0}$和R_p联系起来的经验表达式。应用最广泛的是：

$$E_{p,0} = 0.22 + 1.98\,R_p + 0.0025\,R_p^2 \qquad (24.2)$$

3. 在深度z的平均能量$\bar{E}_z$。对于平均表面能为$\bar{E}_0$的电子束，一个广泛使用的表达是：

$$\bar{E}_z = \bar{E}_0\left(1-\frac{z}{R_p}\right) \qquad (24.3)$$

其中，z和R_p是对同一材料的测量。这个近似值只对低能量电子束或在接近表面和接近R_p深度的高能量的电子束有合理的准确性。

对于这些数值中任何一个R_{50}和R_p的测定必须在一个足够大的射野进行，这样得到的数值与射野的大小无关；即得到散射平衡。然后得到的能量是用于该束任何辐照条件的适当值，包括较小的射野尺寸。在15MeV以下，大于12cm × 12cm的射野最好。更大的射野尺寸，例如20cm × 20cm，更高能量下更合适。所有给出的能量关系都只是真实值的近似值，因为经过简化，所以并不适用于整个可能的临床电子束能谱范围。

24.2.4 曲线随射野大小的变化

在中等和较大的射野下，中心轴深度剂量的基本特征没有明显变化，尽管表面剂量确切值和表面与剂量最大值之间的深度剂量曲线的细节可能有所不同。只要射野足够大，能在中心轴上产生散射平衡，情况就是这样。在较小的射野中，电子束轴上表面通量不会有明显变化，但在较深处，更多电子从中心轴上散射开来，而不是向内散射，这就减少了通量，从而减少了剂量沉积。这种不平衡导致最大深度剂量随着射野的缩小而逐渐向表面移动（见图24.4）。

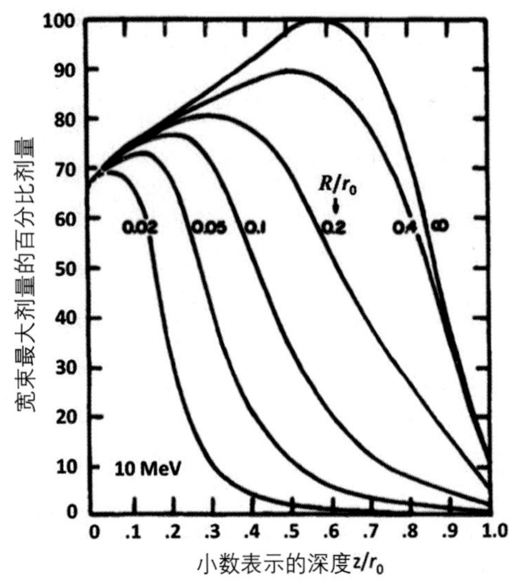

图24.4 射野尺寸对10MeV电子束深度剂量影响的图示。所有曲线都被归纳为宽束的最大剂量处。深度z和半径R圆形射野表示为CSDA射程r_0的一部分，表面剂量与射野尺寸无关（摘自：Introduction to Radiological Physics and Radiation Dosimetry, F. H. Attix. Wiley, Weinheim 1986）

电子最大穿透力保持不变，基本上代表了电子范围；实际范围R_p几乎没有变化；深度剂量曲线的陡峭度会逐渐降低。当归一化到其最大值时，该深度剂量曲线表现出随射野减小，表面剂量明显增加（见图24.5a）。图24.5也说明了在两种电子能量下射野大小对百分深度剂量的影响。当射野尺寸小于某个临界值时，就会出现侧向散射失衡，这个临界值取决于电子能量，但也会受到机器设计影响。在实践中，深度剂量曲线开始变化的射野尺寸（方形射野的尺寸或圆形射野的直径）通常被认为大约等于R_p。对于高能电子束来说，射野尺寸的影响更大。

24.2.5 曲线随射野形状的变化

当所有尺寸射野形状都大于散射平衡值时，深度剂量特性将与中到大的方形射野相同。如果任何尺寸小于临界值，深度剂量将以类似于第24.2.4节所述方式进行修改。确切深度剂量将取决于所涉及射野的形状和尺寸。已经提出了各种方法来计算等效射野。例如，对于边长为$a \times b$的矩形射野，有人建议（Hogstrom 等，1981），可以从方形射野的信息中估计特定深度的百分比深度剂量（*PDD*），方法是：

$$PDD(a,b) = \left[PDD(a,a)\ PDD(b,b)\right]^{1/2} \tag{24.4}$$

假设准直器散射变化可以忽略。然而，单一等效射野的概念应用有限，而且会随具体设备和辐照情况而变化；因此，任何这样的简单模型都应该针对使用中的特定电子束进行实验检查。更复杂模型，如笔形射束算法（见第29章），需要描述实际情况，特别是当形状不规则时。

24.2.6 曲线随源皮距的变化

一般来说，电子线治疗是在接近特定SSD值下进行的。除非在特殊情况下，由于限光筒原因，较短的SSD不可行。较长的SSD是由表面形状决定的，因为表面形状使限光筒无法靠近皮肤表面。为了处理这种情况，虚拟源被定义为最接近电子束通过垂直于中心轴平面平均方向背面投影的交点。这个点对于不同光束能量有所不同，也会随着射野大小而变化。它可以通过在不同距离上进行测量，并将读数平方根的倒数与距离作对比来确定（见图26.13）。虚源位置可通过所在直线在“距离”轴上的截距（见第20.3.1节和第26.2.15节）

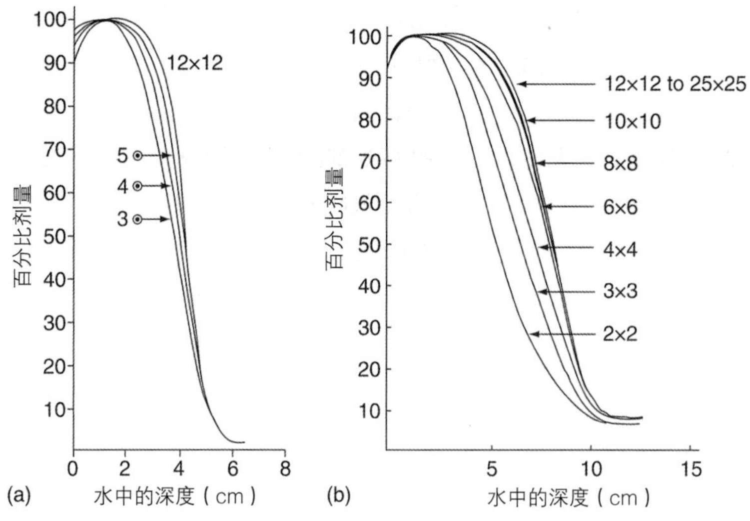

图 24.5 在 SSD 100cm 下，中心轴百分深度剂量曲线的典型变化是（a）10MeV（3cm、4cm 和 5cm 直径的圆形射野和 12cm 的方形射野）和（b）20MeV 电子束，方形射野尺寸以 cm × cm 表示。

或线斜率的倒数来确定（Khan等，1978；AAPM 1991）。另一种方法是将在不同距离测得的射野宽度[3]与距离作图，并再次检查所得直线截距。ICRU（1984）和AAPM（1991）对这些方法作了进一步讨论。虚拟源位置定义了有效SSD，可以与该电子束能量和施源器尺寸的平方反比定律校正结合使用[4]。一般而言，在给定能量下，较小射野尺寸的有效SSD较短，因为来自X射线准直器和限光筒的散射电子对中心轴的贡献更显著。对于非常小的射野尺寸，这可能相当明显。在低能量的情况下，散射更重要，所以它也趋于缩短。

在确定了虚拟源位置后，可以对深度剂量曲线进行修正。一般而言，由于电子束穿透力不是很大，对深度剂量曲线进行平方反比定律修正的意义不大，特别是对SSD变化不超过10cm，这往往是实践中能遇到的变化最大的情况。在接近表面的地方可能会有变化，可能会延伸到治疗范围的深度附近。如果准直器散射对电子束平坦化有重大贡献，这一点就特别明显。当SSD增加时，靠近皮肤表面的相对剂量减少，但治疗深度范围增加（见图24.6）。增加SSD的主要问题是平整度和半影（见第24.3.5节）。

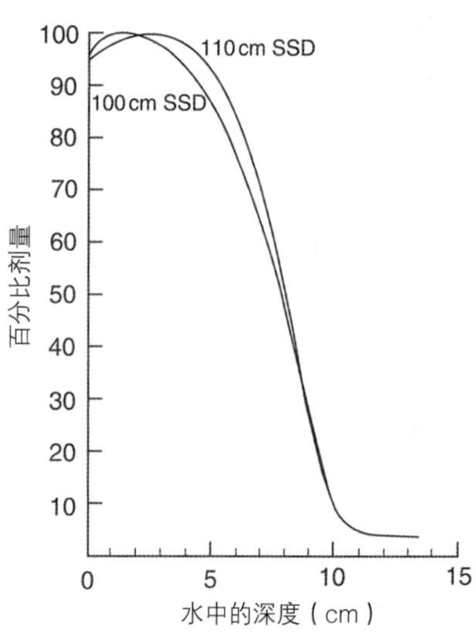

图24.6 延长SSD对6cm × 6cm射野20MeV电子束百分深度剂量曲线的影响。两条曲线都是以最大剂量为标准

24.2.7 曲线随斜入射的变化

由于电子的有效穿透力和散射的变化，斜入射对深度剂量分布有影响。修正这一问题的简单方法是应用平方反比定律来计算斜入射时由于与源距离变化而产生的剂量变化。这种方法假设，在SSD相对于中心轴的SSD增加的点处，剂量率与SSD比率的平方成反比，减少SSD则反之（ICRU 1984）。然而，在1979年，McKenzie将射野划分为元素束，以表明散射效应可以产生相反的作用；即在远离法线SSD的斜面附近，由散射导致的元素束扩散

[3] 它们可以在束轴上被归一化为 100% 最大剂量深度处的离轴剖面上被测量，取 50% 剂量的点之间的距离。

[4] 为了消除平方反比定律影响，可以在固定源—探测器距离下进行测量。这通常被称为无限制 SSD 测量，有时用于计算剂量分布（见第 29.2.3.2）。

会导致更大距离处的剂量增加。这种增加是在较浅的深度，而在更深的深度之下的剂量较低。后来的工作证实了这些发现（Ekstrand和Dixon，1982；Khan等，1985）。在临床实践中，这种靠近表面的剂量增加通常会补偿甚至过度补偿由于平方反比效应而造成减少。

因此，随着电子束中心轴与表面垂直线之间的角度的增加，在治疗范围内，深度剂量曲线会拉向表面。由于上层组织过度散射，最大剂量深度的剂量增加，当角度变得陡峭时，剂量就会大于零度的最大值。相反，来自下层缺失组织的散射会穿透到大于实际范围的深度，增加剩余剂量。图24.7说明了这一点，沿中心轴测量的深度剂量随着入射角的增加而增加。

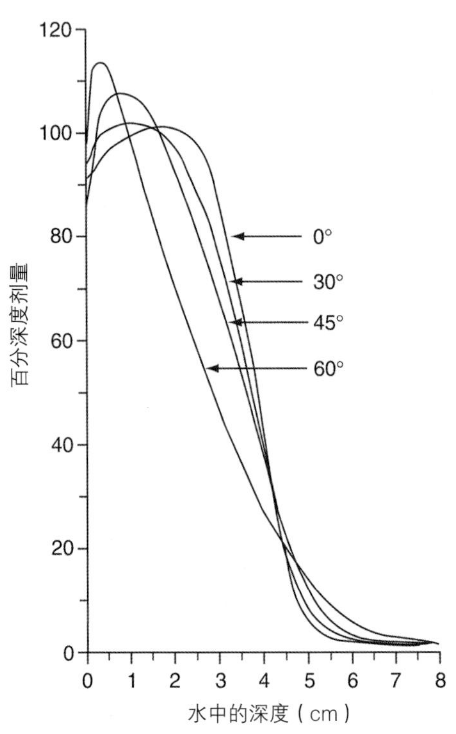

图24.7 10MeV电子束的中心轴深度剂量随入射角的变化。所有曲线都以正常入射角（0°）的最大剂量为基准。可以看出，表面剂量变化不大

24.3 等剂量线

24.3.1 一般特征

图24.8显示了低能量和高能量电子束在相同射野尺寸下典型的等剂量分布情况。图中显示了从中心轴最大剂量的90%～10%等剂量线。这些分布说明了典型特征。在表面和治疗范围之间有一个相对均匀的剂量区域，并且在此范围之外随着深度增加而迅速下降，这一点显而易见，在射野中心部分只有微小变化。然而，由于散射缘故，在射野边缘有明显变化。在表面，半影很窄，因为射野是由接近表面的限光筒清晰定义的。当电子束穿透到更大的深度时，50%的等剂量线最初大致沿着几何射束边缘走向。限光筒向下投影的尺寸定义了射野大小。低剂量等剂量线由于散射而明显向外凸起，在射野边缘之外产生大量剂量。相应地，高剂量的等剂量线在深度上收缩，反映了外散射电子的剂量损失。这样的结果是，90%等剂量线所包含的高剂量区，随着深度增加而宽度减少，在与治疗范围相对应的深度，可能比表面窄得多。90%等剂量宽度将取决于光束能量、射野大小和机器设计，并且会向射野对角线位置增加。这些特点的临床后果将在第38.3节中讨论。

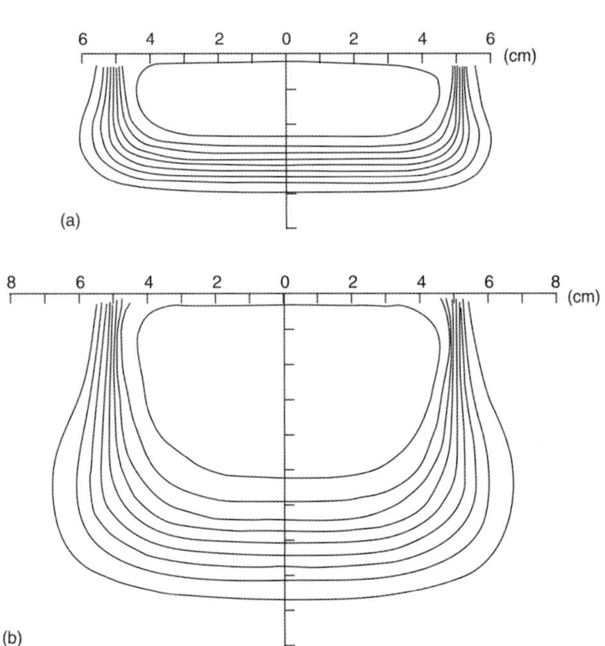

图24.8 水中中心面电子典型的等剂量曲线，（a）7.5MeV和（b）17MeV射束，在表面用10cm×10cm的限光筒。等剂量线范围是中心轴最大剂量值的90%～10%，增量为10%

24.3.2 电子束平坦度和对称性

射野平坦度和对称性是在中心区域规定的，可以是在特定深度的特定电子束轮廓，也可以是在规定的参考深度平面。指定的中心区域可以用射野

宽度的一个比例来定义，例如在射束中心80%范围内，或者用从几何射束边缘或主轴和对角线上50%等值线的固定距离。对于电子束，国际电工委员会（IEC 2007）将标准测量深度定义为中心轴上远端80%剂量深度的一半，基础深度为中心轴上90%剂量的深度。图24.9说明了这些平面的一般形状和位置。对于平整度和对称性标准，需要在这些深度及0.5mm深度、最大剂量深度进行测量。IEC的规范包括：

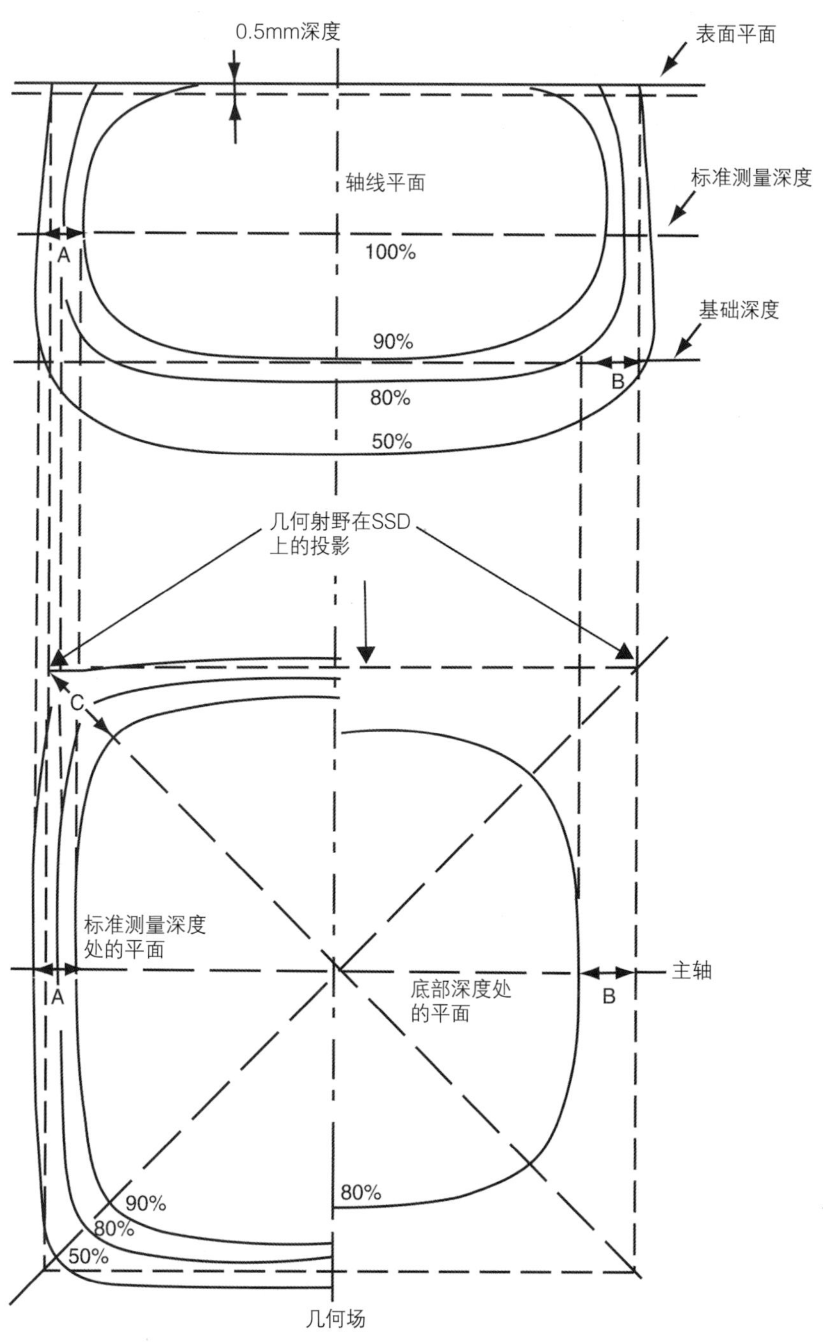

图 24.9 电子束等剂量分布示意图，说明了特定测量平面的一般形式和国际电工委员会（IEC）在典型距离上的特定平坦度（摘自：IEC, Medical Electrical Equipment—Medical Electron Accelerators—Functional Performance Characteristics, IEC No 60976：2007，International Electrotechnical Commission, Geneva, 2007）

1. 在标准测量深度两个主轴上，90%等剂量轮廓线和几何射野的投影边缘（从表面看，平行于射束辐射轴）之间的最大距离不应超过10mm（图24.9，距离A）。

2. 在基础深度，80%的等剂线与两个主轴上的几何射野的投影边缘的最大距离不应超过15mm（图24.9，距离B）。
3. 在标准测量深度，90%等剂量线轮廓和几何射野的角落（对角线轴）之间的最大距离不应超过20mm（图24.9，距离C）。
4. 在标准测量深度，电子束中任何地方的最高吸收剂量与中心轴上最大剂量深度的剂量之比不应超过1.03[5]。
5. 在标准测量深度90%等剂量等值线内1cm的区域内，与中心轴等距离的任何两点的剂量率之比不应超过1.05。

24.3.3 电子束半影

电子束半影是以最大剂量深度（或标准测量深度）上两个等剂量值之间的距离来界定的，或者间接以特定等剂量和几何射野边缘在规定条件下的距离来界定。如果是前者，那么一般来说，对低于10MeV的电子束，20%～80%的宽度预计是10～12mm，对于10～20MeV电子束，20%～80%的宽度预计是8～10mm。这些数值适用于最终准直装置距离皮肤5cm或更小的限光筒，但限光筒和皮肤之间有更大的间隔时，半影会增加。

24.3.4 等剂量线随射野大小的变化

随着射野的减小，等剂量分布的中心均匀部分宽度也在减小，直到对于小射野尺寸来说，等剂量基本上分成两个半影区，高剂量体积在深度上的宽度非常狭窄（图24.10）。如第24.2.4节所述，中心轴的分布反映了小射野深度剂量的特点。

类似的收缩发生在任何尺寸足够小的区域，例如小限光筒、小形状射野，较大射野中一个尺寸或部分照射区域足够小（图24.11）。

[5] 可能需要注意的是，本规范不排除，或接近最大剂量深度低至最大剂量90%的治疗野中出现冷点。医学物理与工程研究所（IPEM）提出了一个附加规范来解决这个问题（IPEM 2018）。

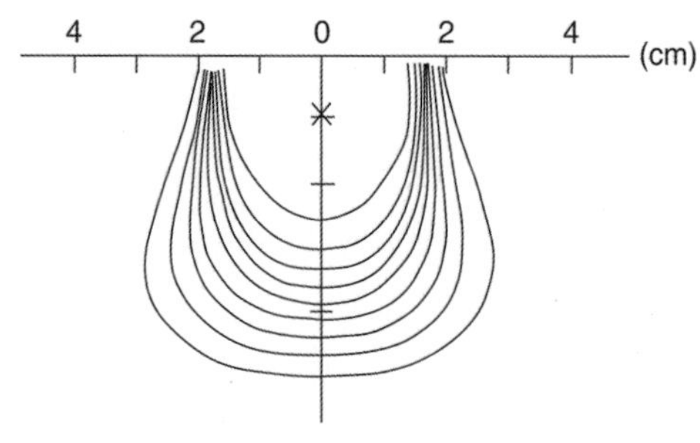

图24.10 小电子束面积对电子等剂量曲线的影响：10MeV电子束经过3.5cm圆形限光筒后，与限光筒远端距离很近

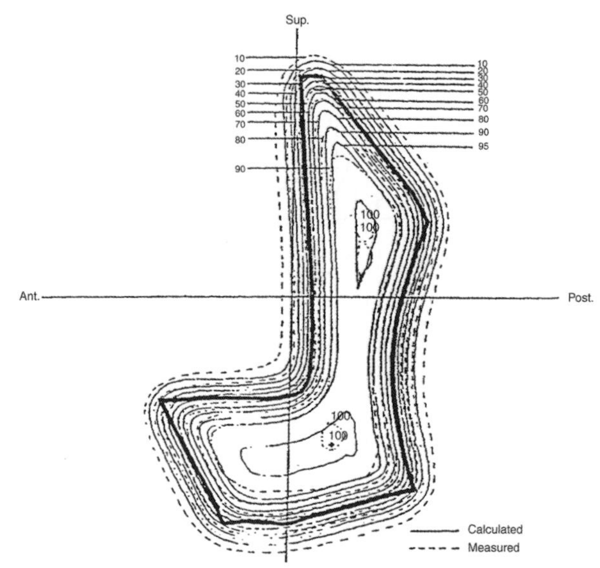

图24.11 对于不规则野的9MeV电子束，在最大剂量深度处，垂直于束轴的典型剂量分布

24.3.5 等剂量线随SSD的变化

深度剂量随SSD的变化在第24.2.6节讨论过。此外，整个射束分布也会有很大改变。特别是，更大的间隙会导致更大的半影宽度，因为机头的散射电子在入射到患者或模体表面之前会有更多发散。因此，增加SSD通常不会产生更宽的高剂量区域；相反，这些区域的宽度可能保持大致不变，甚至会减少。电子束平坦度也可能因SSD的增加而改变，特别是在那些直线加速器设计中，电子从准直器系统散射出来，用来提高平坦度。通过在患者表面使用射野成形装置，可以重新获得尖锐半影，但用于可接受的均匀剂量的最大射野尺寸仍由散射决定。因此，与光子不同，扩展SSD通常不可能对较大区域进行均匀照射。

24.3.6 等剂量线随射野入射角度的变化

在入射角度为30° 左右时，等剂量线一般倾向于大致遵循表面形状。随着倾斜度增加，电子路径变得更加倾斜，气隙增加，散射变化更加显著。等剂量线越来越接近表面，半影区也越来越宽（见图24.12）。在更大角度上，散射效应，如对斜入射深度剂量的讨论，会产生更多剂量热点（见第24.6节）。

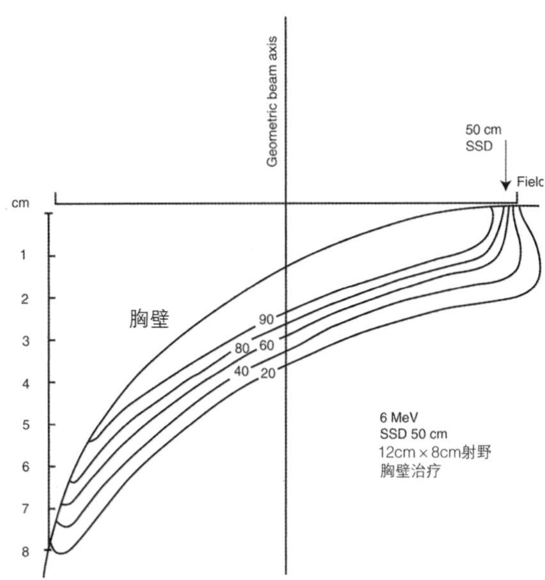

图24.12 一束6MeV电子束入射到胸壁上，显示了随着斜度增加，等剂量线的变化。这种辐照并不理想，因为射束不在最佳位置上。然而，射束的方向可能受相邻的治疗射野的影响

24.4 射野塑形与屏蔽

24.4.1 射野塑形

大多数加速器都有固定的电子限光筒（或锥体）范围，允许有限的灵活性来修改射野形状。对于其他尺寸或不规则射野，可以通过在限光筒（锥体）末端或靠近限光筒（锥体）的地方或患者表面使用铅或低熔点合金的挡块来实现相对简单的塑形。作为一个经验法则，铅的最小厚度，以mm为单位，约为标称射束能量的一半，以MeV为单位，例如，20MeV对应的最小铅厚度为10mm。对于标准低熔点合金，厚度应增加1.2倍。一般来说，在低能量时，这样的厚度可以提供足够屏蔽，其韧致辐射残留剂量小于5%，在20MeV时增加到10%左右。屏蔽下最高剂量在皮肤上。如果使用了过薄屏蔽挡块，由于产生了前向散射电子和韧致辐射，会导致皮肤剂量比开野增加。通过在靠近患者体表使用屏蔽挡块，可以保持清晰的射野范围。然而，根据重量、限光筒设计和标准气隙的不同，需要做出一些妥协。正常的电子射野边缘效应发生在屏蔽挡块的边缘；因此，应考虑到屏蔽挡块外的散射。

24.4.2 内部屏蔽与反向散射

一个特殊专业应用是将屏蔽材料置于解剖结构内部，以保护位于靶体积以下的组织，例如涉及眼睑、嘴唇或脸颊的治疗中。考虑到空间的限制，应使用最小厚度来提供所需屏蔽，以满足相关射野尺寸和深度。任何屏蔽材料都会产生反向散射，从而大大增加组织/屏蔽界面的剂量。随着散射材料原子序数的增加和屏蔽位置平均能量（$\bar{E}_s$）的降低，这种过量剂量也会增加（见图24.13）。对于铅的具体例子，Klevenhagen等（1982）给出了经验关系：

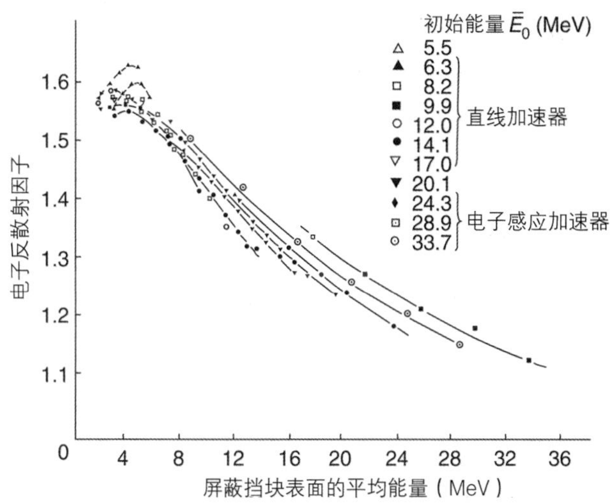

图24.13 在有足够厚度的铅以提供底层组织的屏蔽时，电子反向散射系数（EBF）随屏蔽挡块表面电子束能量$\bar{E}_s$的变化，每条曲线都是初始能量E_0射束。随着屏蔽层深度的变化，屏蔽层表面光束能量也在变化（经许可摘自：Klevenhagen, S. C. et al., Phys. Med. Biol., 27，363–373，1982.）

$$EBF = 1 + 0.735\exp(-0.052\bar{E}_s) \qquad (24.5)$$

其中，电子反向散射因子（*EBF*）公式说明，反向散射防护罩表面剂量与无防护罩剂量相比是增加的。对于3MeV或4MeV $\bar{E}_s$来说，剂量增加可以达到大约60%。

Lambert和Klevenhagen（1982）报告了反向散射电子通过组织或水替代材料的传输情况，并对数据进行了指数拟合（见图24.14）。通过在防护罩和上覆组织之间使用适当的低Z值材料层来衰减反向散射，实现可接受的剂量分布。第38.4.2节中给出了更多细节和一个临床例子。

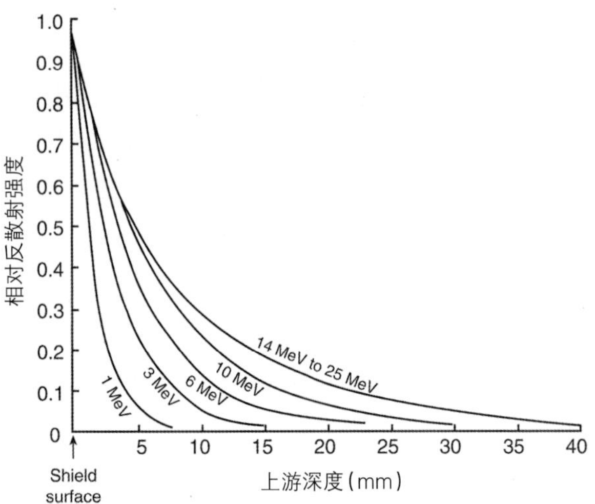

图24.14　在主射束的上游方向，聚苯乙烯（几乎相当于水）中的电子（从下层铅反向散射）的穿透性。曲线上显示的能量是入射到铅的初级电子平均能量。随着能量增加，需要更厚的聚苯乙烯层来阻止大部分反向散射电子（摘自：Lambert, G. D.和Klevenhagen, S. C., Phys. Med. Biol., 27，721–725，1982）

24.5　填充物/能量衰减器

在各种临床情况下（见第38.4节），有必要在限光筒底部和/或与患者皮肤接触处添加类似的组织材料。一种特殊情况是通过修改深度剂量，以减少治疗范围，使之与临床所需特定深度相匹配，而这是标准射束能量所不能达到的。另外，对于浅表的靶区，低能量射束可能给出过低的表面剂量，可以选择将高能量射束与能量衰减器一起使用，能量衰减器的厚度为使治疗范围回到所需深度，但低剂量部分的积累发生在衰减器中，这样当电子束入射到皮肤上时，患者皮肤的表面剂量会更高。合适的材料包括蜡和商业柔性组织替代物[6]。另外，只要任何空气间隙不太大，也可以使用塑料片，例如聚甲基丙烯酸甲酯（PMMA，称为Perspex或Lucite）。厚度的选择应考虑到所用材料与水或软组织之间的电子密度差异。Lambert等（1999）报道了使用高Z值的材料来增加表面剂量。

24.6　电子散射效应

电子非常容易散射，在所有电子束情况下都可以看到强烈的散射效应。第3章已经介绍了电子散射过程的基础物理学原理。散射扰动会对剂量测量产生重大影响，而且散射决定了电子束分布的一些独特特征，这一点在第24.2节中有所讨论。散射扰动在临床剂量分布中也会产生显著影响，其中一些将在第38章中讨论。

当两种不同成分材料的交界处被电子束以切向或较大倾斜角照射时，就会产生散射扰动。从高密度或高原子数材料散射到低密度或低原子数材料的电子比被散射回来的电子多。这种不平衡引起了电子通量增加，从而增加了进入低密度或低Z值介质下剂量（热点）散射。而在高密度或高Z值区域内或下方，相应地会出现较低的通量和较低剂量区域，这反映了外散射电子的相对损失。作为一个极端的例子，如果一个电子射野与平行于射束轴的模体边缘重叠，那么模体边缘剂量分布在性质上将与正常电子等剂量分布边缘相似，由于散射到邻近空气中的电子损失，高剂量等剂量线向内弯曲。这种情况在临床上出现：

- 射野与正常或异常身体结构的边缘重叠的地方（这时可能需要增加侧向散射以达到所需的分布）；
- 在表面不规则处；
- 在射野内能量衰减器（bolus）的边缘，如果不是锥形；
- 在屏蔽或准直边缘；
- 在组织（如组织/肺、组织/骨、组织/气腔等）之间的内部界面上，这些组织与射束方

[6]　这种替代材料被称为bolus。

向大致相同。

这些都会给剂量分布带来很大的局部变化。在有小的不均匀性或不规则性时，这些影响可能会因多个界面重叠的散射扰动而得到加强。类似效应也发生在剂量仪周围，例如，电离室周围的通量扰动（见第19.4.2.4节和图19.16）。

需要复杂的方法来仔细处理这些效应，即至少要使用笔形束方法（第29章），最好是蒙特卡罗建模（第30章）。然而，可以使用简单方法来提供对效应大小的快速估计。例如，Pohlit和Manegold（1976）通过实验表明，存在一个角度α（见图24.15）使效应最大，该角度在5MeV时约为60°，10MeV时为30°，20MeV时为15°，其中能量是在界面深度处的平均值。

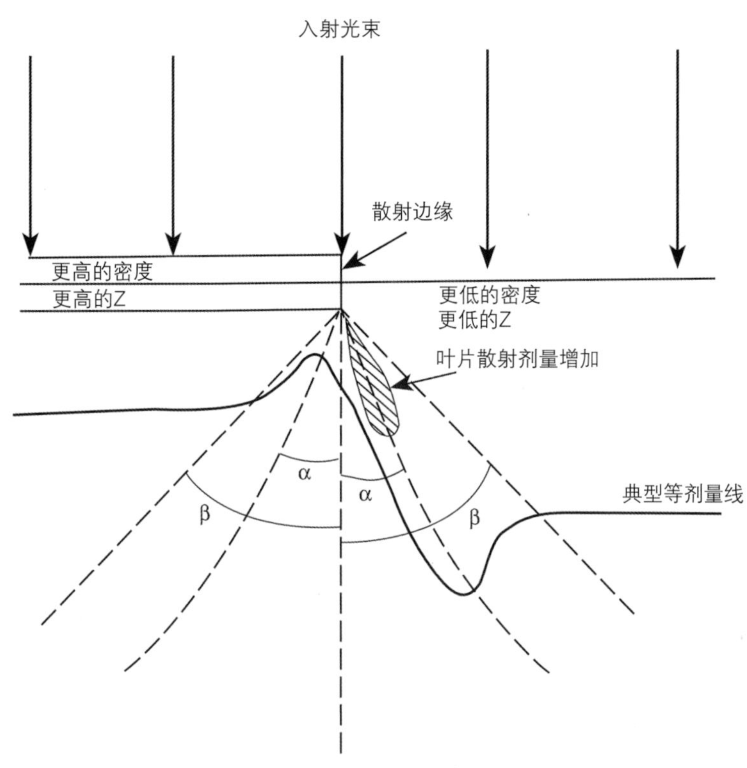

图 24.15　界面下剂量分布中散射扰动效应的一般形式（经许可摘自：Pohlit, W. and Manegold, K. H., High-Energy Photons and Electrons, Wiley, London, 1976.）

此效应随着与界面横向距离的增加而减小，在第二个角度β时可以忽略不计，超过这个角度，界面或边缘效应就不明显了，分布只受到电子通过不同材料时的吸收差异的影响。在10～30MeV能量范围内，β大约是α的2.2～2.5倍。剂量的变化最大，无论与均匀水模体中等效点剂量相比是减少还是增加，都可以沿α角任何一条线进行估计。在界面深度处它们随能量增加而增加，例如对于骨/水界面，从5MeV的大约4%到10MeV的8%和20MeV的14%。对于空气/水或铅/水界面，大约是这些数值的1.8倍。空气腔比类似大小的骨腔产生的效应更明显。图24.16提供了一些典型情况下散射扰动效应的一般形式和大小的例子（Thwaites，2000）。

除了平行于电子束或与电子束成平缓角度界面的侧向散射外，当不同密度和原子序数的材料之间的界面横跨电子束时也会发生反向散射。关于材料的能量和原子序数的依赖性信息早在有关内部屏蔽挡块的反向散射就已经介绍过了（见第24.4.2节）。然而，类似效应将增加任何高原子序数材料上层剂量，如骨、金属植入物等，图24.13中信息可用于估计效应大小，尽管对于低原子序数反向散射材料，绝对值会更低。同样，反向散射在与肺部或空气的界面上层会减少。

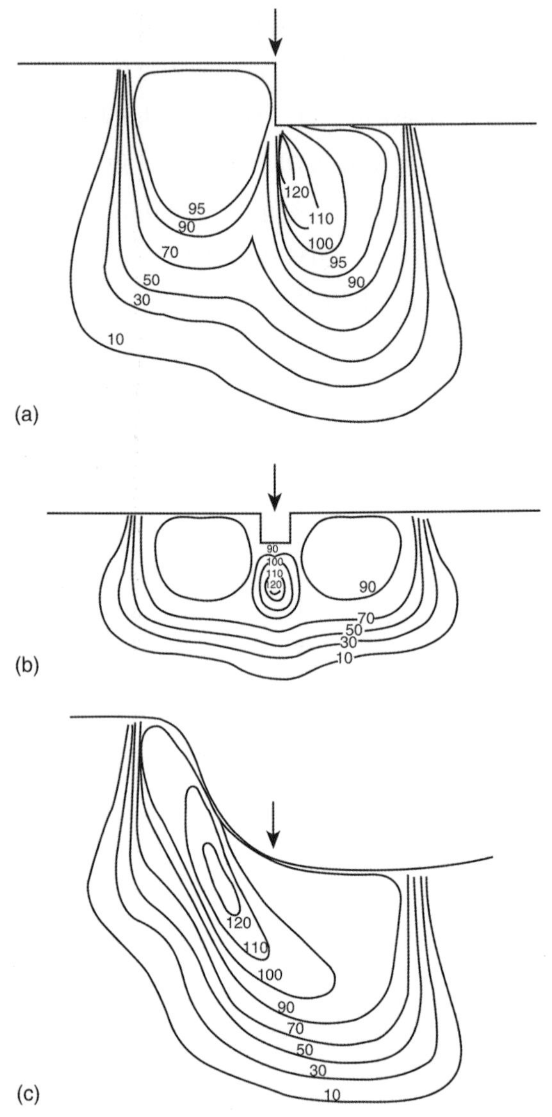

图24.16 剂量分布中散射扰动效应的图例。（a）20MeV射束入射到一个不规则尖锐区域；（b）10MeV射束入射到一个狭窄空腔；（c）17MeV电子束入射到颈部/下颌轮廓［经许可摘自：Thwaites, D. I., Radiotherapy Physics in Practice, 2nd ed., Williams J. R. and Thwaites, D. I.（eds.），Oxford University Press, Oxford, 2000.］

24.7 输出因子和跳数计算

输出因子，即剂量/MU，是限光筒尺寸和SSD的一个函数（也见第20.3.3节）。每种电子线能量的MU校准通常会在标准SSD和最大剂量深度处（基于在参考深度的实际测量[7]）使用标准限光筒尺寸（通常是10cm×10cm或15cm×15cm）建立。限光筒因子在相对于每个射野尺寸的最大剂量深度测量。剂量最大值的深度对于较小射野尺寸将有所不同，并且输出因子在这种情况下不是简单的电离室读数的比值，而是读数乘以阻止本领比的比值，因为阻止本领比随深度变化（也见第19.4.1.2节和第20.3.2节）。对于每个限光筒和能量组合有不同预设X射线准直器位置的机器（见第11.3.4节），剂量/MU随射野大小的变化不一定是平稳变化。在中心轴上的剂量/MU在最大剂量处随着散射到X射线准直器和限光筒上的电子以及模体散射而变化。

通常做法是在标准限光筒末端使用成形插入物来限制要治疗的区域。然后可能会有来自插入物边缘的额外散射。这些成分的相对贡献可能随以下因素而变化：射束能量、最大剂量深度（本身取决于能量和射野大小）、所涉及的特定标准限光筒、X射线准直器位置，以及任何射野修正的整体大小和形状，包括塑形材料与中心轴的距离（Chow和Grigorov，2007）。这代表了一个复杂组合，必须确定切口的输出系数。如果限光筒的设计和射野塑形材料的位置需要改变标准治疗的距离，这必须包括在系数中。切口的输出系数是在修正射野的最大剂量R_{100}处定义的。它们可以用相对于开放限光筒在最大剂量时的输出或相对于标准限光筒的参考输出来表示[8]。

切口对输出系数的影响取决于射野的确切形状，并且取决于它是安装在限光筒内还是直接放在患者皮肤上（Perez等，2003）。如果任何一个射野尺寸小于电子线范围，在中心轴上侧向散射平衡就会丧失，每MU剂量就会减少。然而，只要SSD没有变化，射野塑形不会将任何尺寸减小到低于中心轴上散射平衡所必需的尺寸，那么输出因子就不会与未整形的射野输出因子有很大差别。尽管电子的范围对于高能电子来说更大，但对于低能来说，切口对输出因子的影响更大（Kapur等，1998）。

一种方法是测量每一个切口的输出因子，考虑最大剂量深度的任何变化和相关阻止能量比的变化（如果不对阻止本领比随深度变化进行校正，

[7] 绝对测量应该在$0.6R_{50}-0.1$cm处进行。然后需要进行百分深度剂量核正以确定输出。

[8] 在这种情况下，总输出因子是截止因子和应用因子的乘积。

对小射野测量输出因子的影响可高达3%；Zhang等，1998）。许多作者已经开发了计算输出因子的方法，这些方法包括扇形积分（如Choi等，2003；Gajewski, 2009），曲线拟合（如Biggs等，2016），建模（Kehwar和Huq, 2008；Akino等，2015），和最终的蒙特卡罗计算（如Kapur等，1998）。

电子束治疗最常见的是在由限光筒端定义的标准治疗距离处进行，通常有一个较短的投射距离。如前所述，延长SSD通常会使剂量分布变差；然而，由于定位、表面形状等方面的问题，一些临床情况需要更长的SSD。在这些情况下，剂量/MU将随着距离增加而减少。尽管已经提出了更复杂的方法，计算SSD变化的剂量/MU可以基于相对于虚源或有效点源位置的平方反比定律，通常会随能量和射野大小而变化（见第24.2.6节和Cygler等，1997）（Alkhatib等，2015）。

由于使用切口时各种组成部分都会对输出产生贡献，因此相对输出因子特性可能不平滑或单调，对未测量射野的预测必须谨慎进行，并通过测量验证。

第 25 章　质子与其他重离子束

Alejandro Mazal and Ludovic de Marzi[1]

目录

25.1　引言

质子束在放射治疗临床中并不像光子束或电子束那样常用。然而，由于质子质量约为电子的2000倍，它们具有用于放射治疗的优良特性，虽然这种治疗方法的投资成本较大（见第15.7节），仍不能阻碍它越来越频繁地用于治疗。在本章中，我们主要讨论根据临床需要对质子束进行“塑形”的方法以及由此产生的质子束剂量学特性。除了质子束，人们所谓的带电重离子束（主要是碳离子）具有潜在的优良放射生物学特性，因为这些离子具有更大的电荷和质量，可以产生更高的线性能量传递（LET）（见第6.11.5节和Jäkel等，2003）。文中简要介绍了这些束流与质子束相比的特点。关于质子和重粒子束的治疗计划方面，将在第39章讨论。

- 在质子产生和加速后（见第15章），束流在真空中通过传输系统到达治疗室。通过该束流线的质子束具有单一或可变的能量、强度，和一个连续或脉冲式的时间模式。如第15.6章节所述，该束流可在水平或某一固定角度出射，也可通过旋转的机架进行自由角度出射。在传输系统出口处的束斑剖面形状通常符合几毫米sigma值的高斯分布。而临床应用需要具有平坦剂量的大尺寸射野。深度剂量分布上，必须调整射线能量，以便在保护正常组织的同时，使射束充分覆盖肿瘤靶区。

Chu等详细介绍了用于调强和监测射线的装置（1993年）。图25.1显示了位于传输系统末端的射

[1]　感谢 Roland Sabatier 和 Oliver Jäkel 在第一版中关于高 LET 模式章节做出的贡献。

束强度调制部分（通常称为机头）的原理。将患者置于机头末端，肿瘤几何中心重合于机器等中心。机头可以将被动或主动的波束进行横向扩展（分别参见第25.3节和25.4节）。在前一种情况下，将使用散射材料，而在后一种情况下，将需要扫描磁铁。如图25.1所示，为了实现更多的临床需求，一些装置同时配备这两种组件。

临床质子束的深度剂量和束斑剖面特性是质子与物质相互作用的结果。质子束的主要治疗优势与其径迹末端的巨大能量沉积和较小的散射角有关。相对于电子，质子是“重”带电粒子（质子质量M是电子质量me的1836倍）。根据能量不同（速度），它们通过各种机制与介质相互作用，这些作用机制包括：与原子核进行非弹性或弹性碰撞，与原子束缚电子相互作用，以及在某些过程中与整个原子相互作用。在临床应用中，质子是具有中等能量的带电粒子，其能量大于$10^{-4}Mc^2$（94keV），小于Mc^2（940MeV）。Bichsel（1968）做了详细讨论，关于质子和物质相互作用主要机制的详细信息可以参阅第3章。

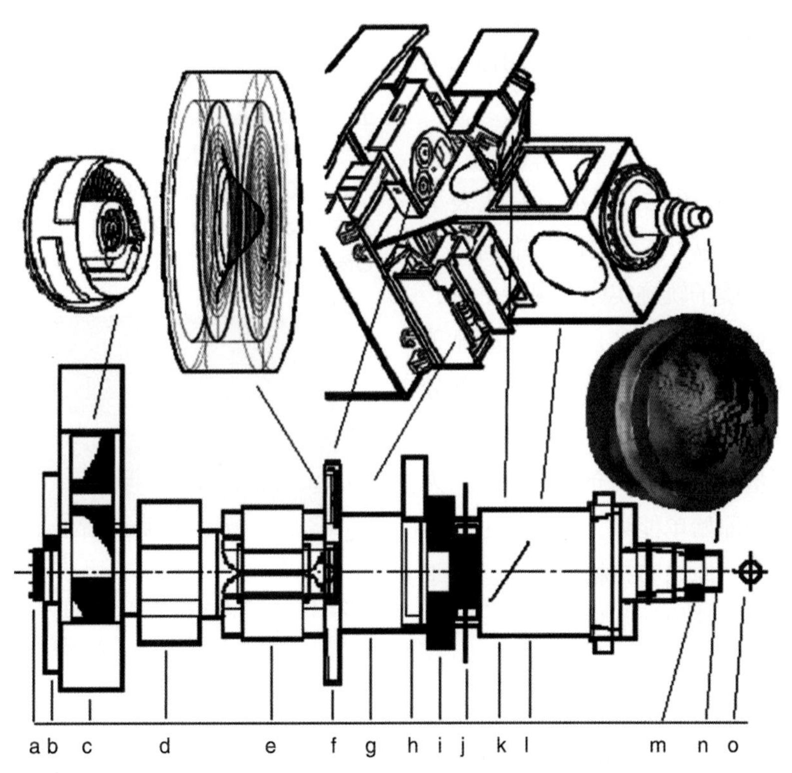

图 25.1 质子加速器束流传输系统（a）真空窗和第一电离室和 / 或用于监控射束强度的二次发射监测器（SEM）等；（b）第一散射箔；（c）旋转调制器；（d）第一扫描磁铁；（e）次级扫描磁铁；（f）次级散射体；（g）轴上用于验证的可遥控 X 线管（如果 X 线管与射线方向相反则为显示器）；（h）和（i）准直器，限定射野尺寸的装置；（j）次级电离室（束流校正、射野平坦度、机器跳数计数）；（k）射野灯；（l）机头支架；（m）光栅（或多叶准直器）；（n）组织补偿器；（o）等中心。除此之外，也会存在其他部件，例如吸收器、调制反散射准直器和多丝室［改编自：Harald Paganetti（personal communication）and Ion Beam Applications S.A.（IBA），Belgium］

25.2 深度剂量变化–原始布拉格曲线

图25.2显示了临床电子束（a）、光子束（b）和质子束（e）的典型深度–剂量曲线。质子束深度–剂量曲线是唯一一个在深度较大处显示出剂量增加的曲线。

- 质子沿其轨道损失能量的主要过程是与原子束缚电子的非弹性相互作用（见第3.2节），偏差比电子小得多。当质子几乎处于射程最大值时，由于速度较低，其电离能力迅速增加，从而产生布拉格峰值。一束质子产生的电离量（曲线e）是质子通量（曲线c）和能量传递函数，即阻止本领（曲线d）的加和。

- 质子与原子核的非弹性碰撞（见第3.3节）会造成其偏转，但由此过程产生的轫致辐射（见第3.4节）对质子临床能量产生的影响可以忽略不计。另一方面，由于核反应，如（p, n）或（p，d），质子平面通量随深度（曲线c）的变化而减小，速率约为每厘米水等效组织的1%。同时，该过程也会产生不稳定的原子核，产生中子和反冲核，以及活化介质，这些过程可能是产生γ射线的来源（如来自治疗室的金属元素）。产生的中子和γ射线会增加辐射防护的难度（参见Lee等，2012，或Newhauser等，2015和第60.1.1.4节）。

质子束的一般性质如图25.3所示，它代表了一个为150MeV质子笔形束[2]在水中的二维剂量分布。可以清楚地看到，质子轨迹实际上保持平行，直到深度10cm（能量约为50MeV）质子开始显著发散。在几乎恒定地通过整个路径长度的主要部分后，能量迅速沉积，并在约15.5cm达到最大值。

质子束的深度剂量曲线被称为布拉格曲线。为了进一步表明它趋近于原始单能束，没有经过任何修改，通常将其命名为“原始布拉格曲线”。对于该类射束，入口表面处与峰值处剂量比为0.2~0.4。当距离超过峰值，剂量在远端急剧下降，峰值以外的剂量几乎为零。中值射程[3]大约等于布拉格曲线远端80%的深度（取最大剂量为100%）。峰值深度处能量大约是粒子初始动能的10%。关于质子束深度剂量特性的更多信息可以在Newhauser和Zhang的综述评论中找到（2015）。

较重带电粒子的深度-剂量曲线也有类似的形状，除了在峰值之外，核相互作用产生的次级产物（见第3.3节）——目前被称为碎裂——比质子更重要。这些“重”碎片具有足够大的动能，形成严重的拖尾现象，并具有较高LET，由此会产生巨大的放射生物学效应。这在一些临床应用中可能会产生一些问题。

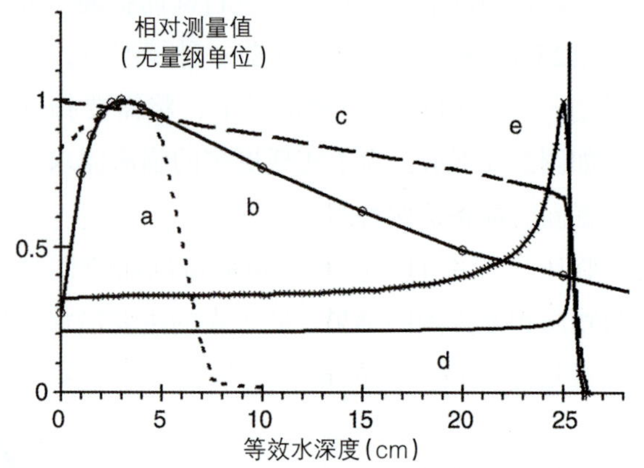

图25.2 （a）15MeV电子深度剂量曲线；（b）15MV光子深度剂量曲线；（c）200MeV质子通量与深度的关系；（d）200MeV质子束的阻止本领与深度的关系；（e）200MeV质子束的深度-剂量曲线（布拉格峰值），这是（c）和（d）的加和（数据来自Institut Curie-Orsay,France）

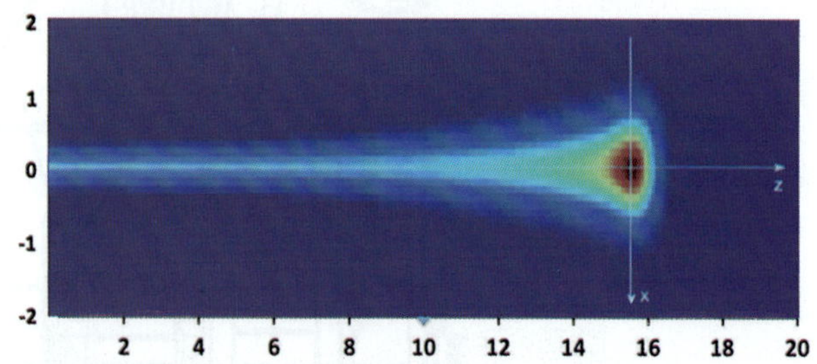

图25.3 150MeV质子笔形束在水中的剂量分布的二维表示范围（射程为15.5cm）（改编自：Vidal, M., PhD thesis, INSA de Lyon, 2011）

25.3 被动射线准直技术

25.3.1 射线调制装置材料的选择

采用被动方法，通过在射束中插入适当厚度的选定材料来实现束流整形。质子阻止本领、散射本领与材料原子序数Z的关系（分别见第3.2.6节和第3.6.2节）是相关选择的基础。在实践中，将高原子序数材料用于产生强散射，可以最小化能量损失（例如，铅散射体可用于光束展宽）。相反，用低原子序数材料［如石墨、聚甲基丙烯酸甲酯（PMMA）或水］可降低射线能量（能量转移），并使射野范围满足给定目标，同时最大程度降低散射的影响。这些材料联合使用可以达到连续

[2] 质子笔形束在主动成形技术（见第25.4节）和剂量计算算法（见第29.6.2.2节）中发挥着重要作用。

[3] 定义质子束中值射程为一半质子数停止的深度。由于质子基本上不被散射，它与为单个质子定义的连续慢化近似（CSDA）射程没有太大区别（见第3.5.3节）。它与临床射程不同（见第25.3.2节）。

散射的可变射束衰减，如旋转调制器（见第25.3.2节），或在恒定能量损失下的不同散射，如具有复杂“补偿”形状的散射系统（见第25.3.4节）。

25.3.2 被动扩展的布拉格峰（SOBP）

图25.2中所示的原始布拉格峰必须适合临床使用。靶区的最大深度决定了所需射程，从而决定了射线能量。在实际应用中，各种材料中的质子束射程可以使用数据库或模型来计算；例如，PSTAR数据库使用了国际辐射单位和测量委员会（ICRU 1993）发表的第49号报告所述的方法。图25.4显示了在液态水中质子连续慢化近似（CSDA）射程的一个计算例子。这个范围可以通过使用吸收器来调整，也可以在同步加速器等可调节能量加速器中通过改变引出质子时的能量来调整（见第15.2.1.4节）。

这条曲线表明，对于治疗浅表部的肿瘤（例如眼睛），适宜用大约60MeV（射程≈3cm）能量的质子束；而对于深部肿瘤来说，至少需要170MeV质子束（射程≈20cm）进行治疗（例如水平野治疗前列腺肿瘤）。

原始峰太窄，不适合临床应用。在临床中，针对该问题在靶区处叠加几个峰，每个峰在相关深度处进行调整并加权，确保所有峰的总和在靶区体积的深度处均匀覆盖。例如，可以通过具有可变厚度的调制器或旋转轮盘来实现（Koehler等，1975）（见图25.5）。

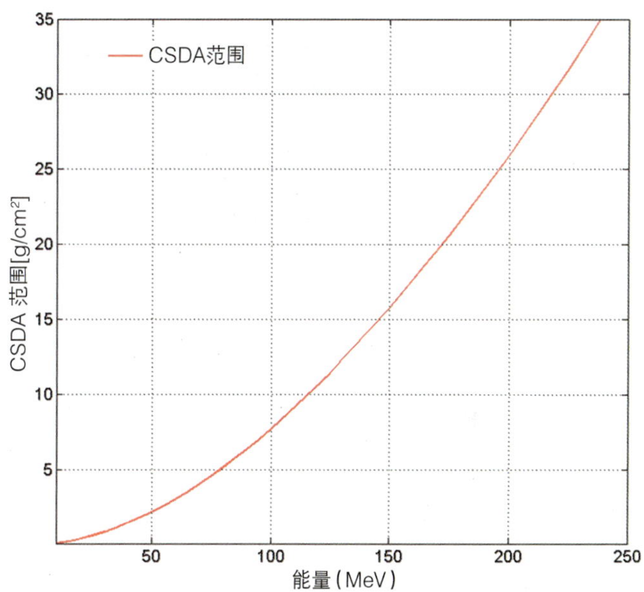

图25.4　CSDA（连续慢化近似）射程，等价于用PSTAR程序*计算液态水中质子能量的函数[4]

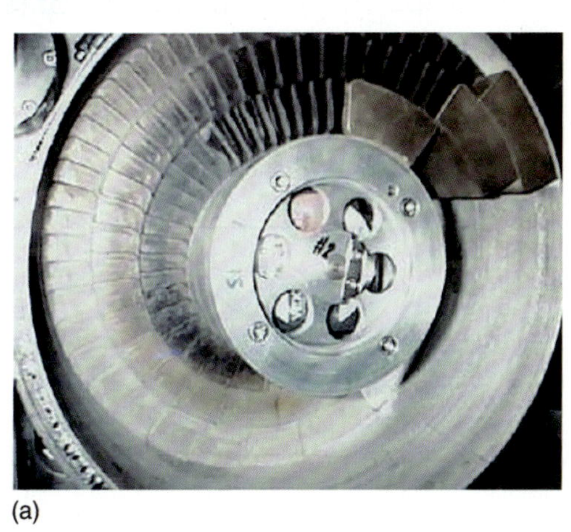

(a)

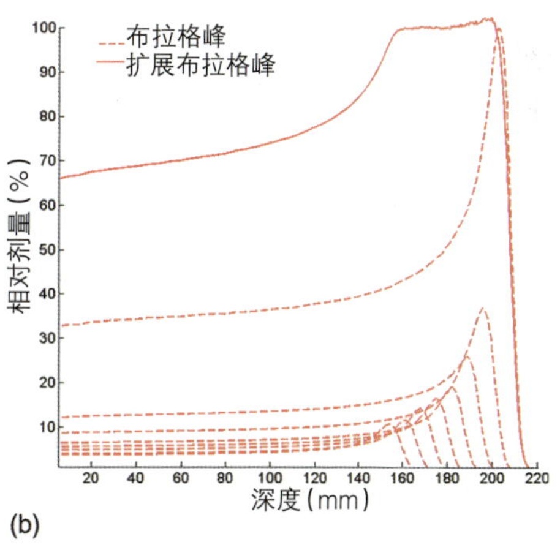

(b)

图 25.5　（a）旋转调制轮盘（IBA- 通用机头）图像，由三个同心轨道组成，根据不同的治疗条件设计每个轨道。上下移动轮盘来选择合适的轨道。（b）根据射程调制器厚度转换，原始布拉格峰经加权叠加后得到的调制（或扩展）布拉格峰（SOBP）（最上面的曲线）。可以注意到，要获得一个平坦的坪区，给原始峰值的权重必须随着各自能量的减小而减小。此外，SOBP 的表面剂量高于初始原始峰值（照片由 IBA 授权 – 数据来自 Curie-Orsay 研究所）

不同厚度值提供不同能量，计算每个扇区的开放时长来加权相应能量，从而在所需深度范围内获得坪区（Jia 等，2016）。或者，所有扇区开放时长一致，但质子束流强度要随角度连续变化，以时刻保持SOBP平坦度（Lu和Kooy，2006）。在图25.5a所示的设计中，调制器的每一步都由两层叠加的铅和聚碳酸酯组成，以保证在

[4]　www.physics.nist.gov/PhysRefData/Star/Text/PSTAR.html.

不同厚度下有相同的散射，如第25.3.1节所述。在图中，我们还可以看到黄铜射束阻止器（每个轨道一个），在布拉格峰扩散到可以覆盖整个靶区厚度后，旋转（与脉冲频率同步）拦截束流。

旋转调制器的替代方案是脊形滤波器，即由可变厚度的板组成，其峰谷交替序列可将单能量束分割成多能量束，从均整器到患者的行程中的质子为混合能量。图25.6显示了脊形滤波器和产生的扩展布拉格峰的示例。

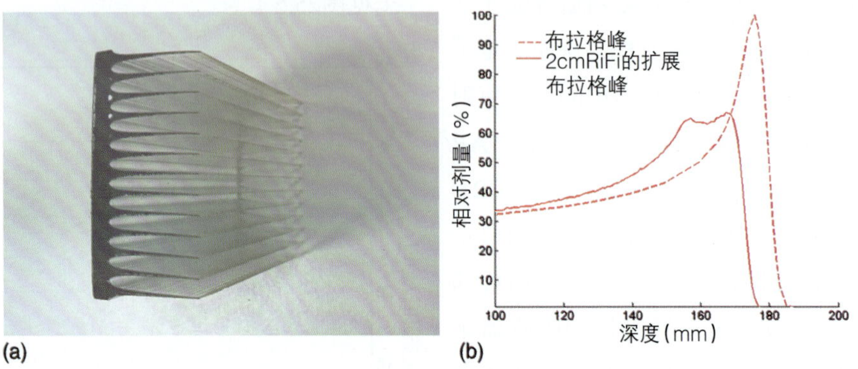

图 25.6 （a）一个 3D 打印的有机玻璃脊形滤波器（RiFi）示意图，旨在获得一个 2cm 的调制布拉格峰。脊形滤波器随着加速器束流能量变化或通过旋转调制器展宽布拉格峰。（b）160MeV 质子束在水中的深度 - 剂量曲线：通过在射束路径中插入 RiFi 获得 SOBP。这些曲线被归一为峰值，不需脊形滤波器（由 Curie 研究所提供）

SOBP（见图25.7）包括一个坪区剂量（B–C），及其前端缓慢增加的入射剂量（A–B），最后是远端的急剧下降剂量（C–D）。出于治疗计划目的，通常将治疗射程或深度定义为远端90%最大剂量对应的深度（d'_{90}），将调制定义为近端和远端90%之间的距离（m'_{90}）[5]，将远端下降定义为远端90%和远端10%之间的距离。可以通过特定的软件来实现这些曲线所需权重的计算和调制器设计的计算（例如Gottschalk，2014）。需要记住的是，根据束流准直器装置不同，质子通量和“有效点源”位置——通量根据平方反比定律衰减——可能会随着能量不同和束流大小而变化。因此，必须使用补偿方法（例如，不同的调制轮盘或束流调制）来保持束流的稳定。

SOBP的另一个表示如图25.8所示，它阐述了实际射程R_p和治疗射程R_{90}[6]的定义。该图还说明了剩余射程的概念，它表示对于位于深度z的点，粒子在停止前仍将移动的距离（即$R_{res}=R_p-z$）。剩余射程代表深度z处的射束能量，用于表征进行剂量测量的射束质量（参见第19.9节和第20.1.6节）。

如图25.5b和图25.8所示，SOBP的表面剂量相对于原始布拉格峰会增加，随着峰值在更大的深度范围内扩展，这个增加幅度更大。这会导致使用单射野质子束受到限制，因为皮肤剂量可能高于高能光子束（见第23.3.1节）。在SOBP中，获得这个近乎均匀的剂量可以不受射束初始纯度（即接近单能量）的影响。然而，表面剂量，特别是深度–剂量曲线的远端斜率取决于原始束流的能量色散（散布）。

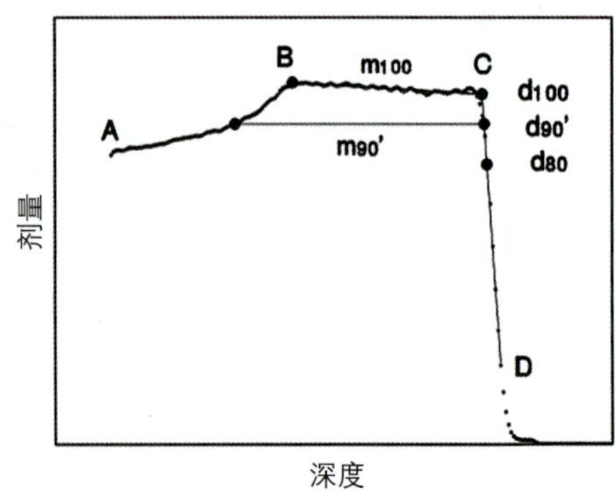

图25.7 典型的扩展布拉格峰（SOBP）显示了治疗深度（d）和调制（m）的合理定义（摘自Gottschalk， Havard High Energy Physics Laboratory，2003–https：//. Gray.mgh.harvard.edu/attachments/article/212/sobp. pdf.）[7]

[5] 在图 25.7 中，m'_{90}（和 d'_{90}）的数值表示它是水平测量的，并不遵循 B 和 C 之间的斜率。

[6] 根据用户和射线特性，治疗射程也可以从 R_{85} 或 R_{80} 来定义。

[7] 出自 gray.mgh.harvard.edu/teaching/proton-techniques/212-bgware 上 Gottschalk 文档一部。

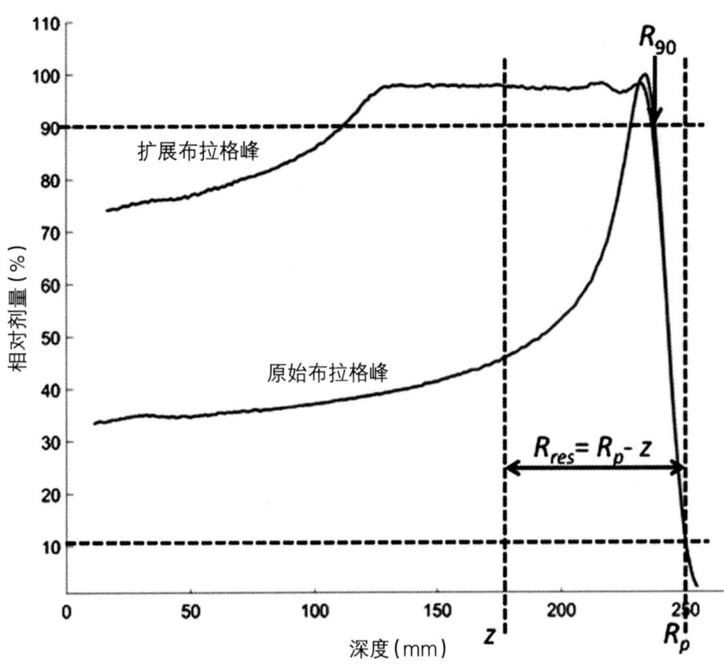

图 25.8　200MeV 质子的归一化深度 - 剂量曲线［扩展布拉格峰（SOBP）和原始布拉格峰（BP），实验数据来自法国 Curie-Orsay 研究所］。图中显示了治疗射程 R_{90} 和实际射程 R_p，分别定义为剂量超过布拉格峰值处下降到其最大值的 90% 和 10% 的深度。任何深度 z 处的射束质量都由剩余射程 R_{res} 指定（改编自：IAEA Techical Report series 398. Vienna，2006）

对于小野质子束（例如直径＜10mm），由于缺乏横向散射平衡，在射程末端多次散射导致布拉格峰的消失（见图25.9a）；即在质子束直径较宽时，远离中心轴散射的质子不会被中心轴附近散射的质子所取代（Vatnitsky等，1999）。在临床应用中，这种多重散射在人体复杂组织和器官中会导致质子束衰减，即使是宽射束也在所难免（参见Urie等，1991和图25.9b）。

对于重离子，在构建SOBP时，最重要的是考虑相对生物效应（RBE）的变化（见第6.11.5节），它随着能量（作为深度函数）的减小而增加（见表39.2）。如果物理上的SOBP是平坦的，那么随着LET以及RBE增加，将提供一个具有正斜率的生物剂量分布，在其末端有一个极大值。因此，通过减少较深层（即较高能量）的剂量权重，使SOBP在物理吸收剂量方面具有负斜率，以提供作为最终结果的平坦的生物等效剂量。

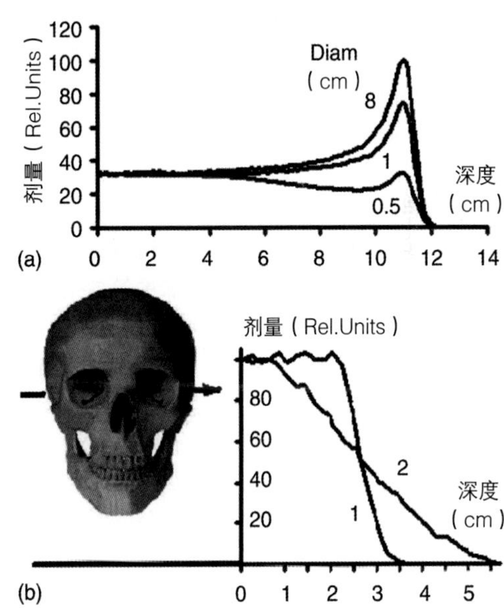

图25.9　（a）随着射野直径从8cm减少到0.5cm小野的单能深度剂量缺乏横向质子平衡的影响（Curie-Orsay研究所，法国）（b）不均匀性对SOBP远端下降的影响：曲线1-穿过均匀模体后，曲线2-穿过不均匀的颅底骨组织后（修改自：Urie, M., Goitein, M., Holley, W. R. and Chen, G. T. Y., Phys. Med. Biol., 31，1–15，1986）

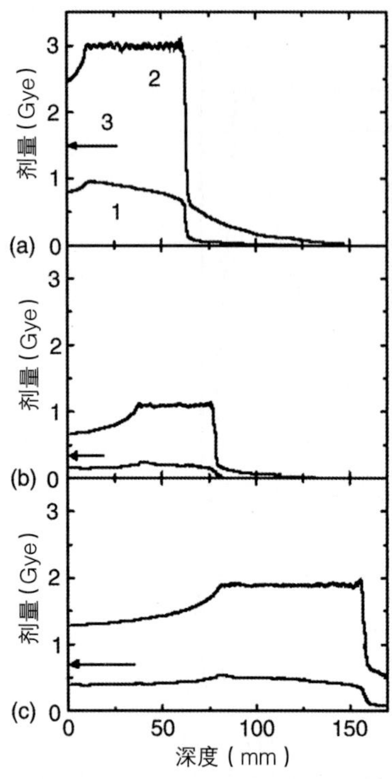

图25.10 准直后碳离子束治疗脊索瘤患者深度剂量分布。不同的调制深度和剂量水平对应SOBP中心不同的相对生物效应（RBE）值：（a）RBE=3.4；（b）RBE=5.5；（c）RBE=4。在图中，曲线1（较小的值）显示了调制物理深度剂量（Gy）。曲线2显示，由于RBE随着深度的增加而增加，由此产生的生物等效剂量（标记为Gye）在整个靶体积中更大且均匀。在（b）上可以看出，在同种调制水平下，当剂量水平较低时，RBE更高，因此深度调制取决于剂量水平。箭头（3）表示与皮肤损伤相关的等效剂量。后者不同于曲线2的表面剂量，因为离子束的生物效应取决于细胞类型；与抑制肿瘤生长的等效剂量相比，由于皮肤表浅，较高的α/β比率（见第6.11.2节）会导致较低的RBE，因此皮肤损伤不明显。［引自：Krämer, M., Weyrather, W. K. and Scholz, M., Technol. Cancer Res. Treat, 2（5），427–436，2003.］

25.3.3 靶区远端形状的被动能量补偿

图25.11总结了为使剂量分布符合靶区体积的质子束被动准直的一般原理。

通过选择相应质子束能量，根据靶区远端的部分调整治疗射程（治疗深度）。如第25.3.2节所示，这可以直接通过调整加速器（例如质子同步加速器和未来临床直线加速器）或在束流线中插入能量转换器（也称为吸收器或降能器）和光谱仪来实现。有时会在束流线末端与束流塑形装置结合来完成（在图25.11中标记为A）最后的调整甚至全部的能量选择。

由于靶区和入射表面通常是不规则的，因此靶区不同部分的射程必须不同。目的是用参考等剂量（例如90%）尽可能适形靶区的远端形状，考虑组织不均匀性的同时，确保整个靶体积将被SOBP覆盖。可通过使用补偿器（在图25.11中标记为E）实现，通常由PMMA（或有机玻璃）或带孔蜡块制成，每个补偿器都依据所需深度钻孔，确保质子射程能够覆盖沿着相应射线的靶区远端深度（Wagner，1982；Urie等，1984；Sisterson等，1989；Petti，1997）（见图39.2c）。然而，单次治疗内患者以及器官分次内运动会导致横向位移及多次散射的风险，将导致靶体积剂量不足。因此，在所谓涂抹算法的基础上扩大半径，可以降低这种风险（见图25.12）（Urie等，1984）。三维（3D）打印机也可用于制造这类补偿器（Ju等，2014）。为减少散射的影响，补偿器必须紧贴患者。

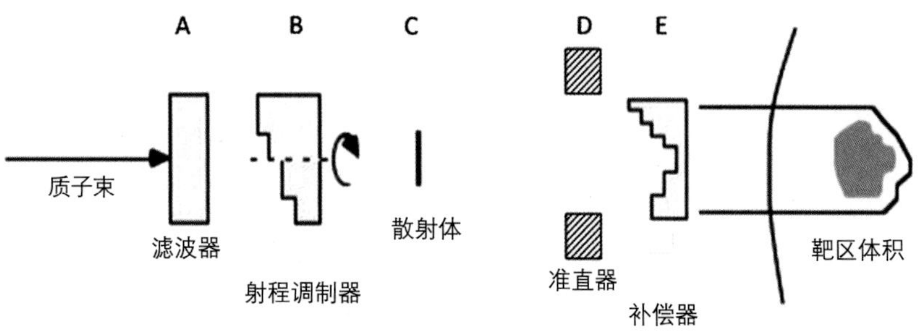

图 25.11 准直质子束，使剂量分布与靶体积一致的组件的示意图。有关每个束流准直设备（A–E）的说明，请参阅正文；有关这些组件的更详细说明，请参阅图 25.1

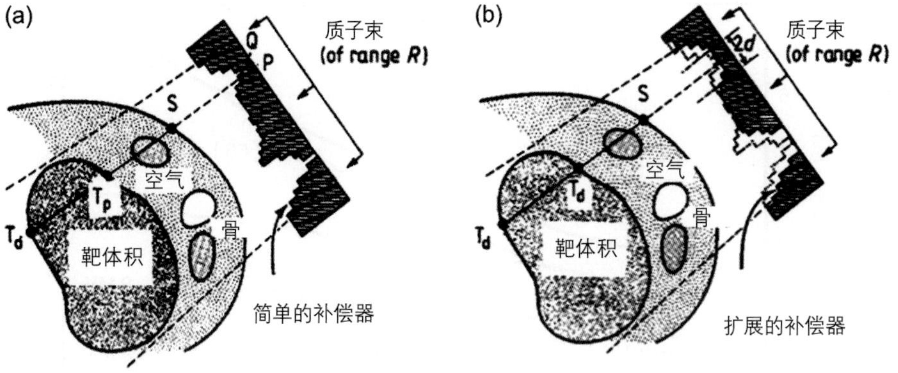

图 25.12　补偿器涂抹过程图解：（a）通过不均匀患者的射线追踪计算补偿器的初始形状；（b）考虑摆位不确定性和多次散射的“扩展”补偿器形状。［引自 Urie, M., Goitein, M. and Wagner, M., Phys. Med. Biol., 29（5），553–566, 1984］

25.3.4　被动横向准直

为了扩大从束流线出射的质子束截面，在质子束最终准直部分（或治疗机头）中插入一个或两个被动散射体。单一散射体是一个简单的高原子序数材料的薄片（在图25.11中标记为C）。这种散射器用于窄束（例如，眼科或放射外科）；然而，为了避免能量和强度的过度衰减，双散射器对大射束更有效，第一个散射器用于产生小的偏差，而第二个散射器在与第一个散射器的一定距离处，以增强该初始偏差并补偿不均匀性。因此，第二散射体的设计可能有些复杂，各种材料形状的优化组合在第25.3.1节中展示（Koehler等，1977；Grusell等，1994；Nauraye等，1995）。部分成熟软件可以帮助设计这种散射体（Gottschalk，2014）。

横向上，为了限制对临近正常组织的剂量，束流被一个限定的孔径（准直器）切断，该孔径准确地限定了治疗野的形状（在图25.11中标记为D）。材料必须采用成分和厚度适当的材料；通常使用黄铜或低熔点合金（铬合金）。准直器一般位于补偿器的前方。准直器-补偿器组件根据每个患者特殊定制，有时被称为机头。在临床实践中，该部分可以在束流方向上移入或移出，而其他部件保持不变，以此来减小机头和患者之间的距离，减少横向半影区。

靠近孔径，散射在剖面上形成角（Gottschalk等，1993）。蒙特卡罗模拟（van Luijk等，2001）证明，入射到准直器入口处并通过孔径内壁出射的质子对散射贡献最大。在入射质子束的该散射分量中有一些能量非常低的质子。

束流线中的插入组件的特征和位置会对介质入口处和浅表处的侧向半影产生明显的影响。同时，由于散射的质子在到达介质表面之前就在空气中传播，最终准直器和入口表面之间的气隙也会对其产生影响。在更深的深度，半影的宽度在很大程度上是由介质中的多次散射决定的。图25.13显示了临床条件下半影宽度随深度的变化。

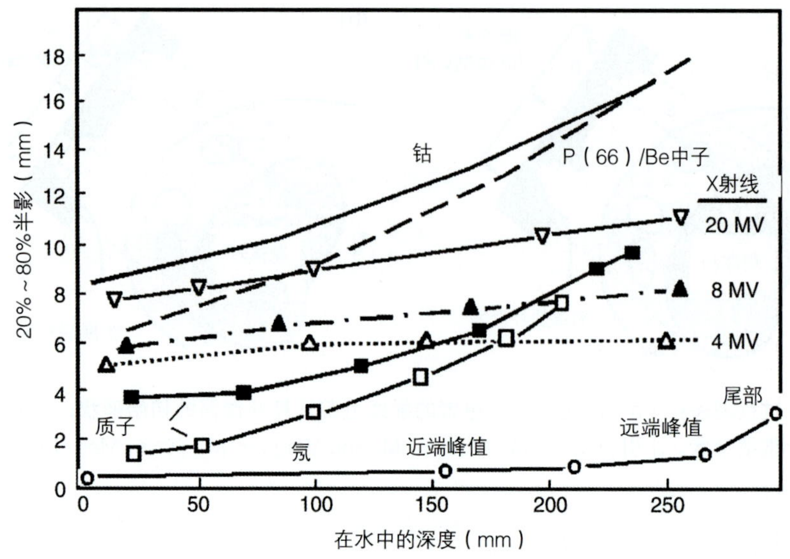

图 25.13 ^{60}Co γ 射线（实线），中子（虚线），4MV、8MV 和 20MV X 射线（三角形）在水中的深度（mm），质子（正方形）和氖离子（圆圈）的常规侧向半影（20%～80%）在水中深度的函数表示。这两条质子曲线与临床使用范围内不同的气隙有关（气隙越大，半影越大）。质子半影在浅表部比光子半影小，但在深部两者变得非常相似。其他重粒子（未在图中显示）的半影比质子小，通常介于质子和氖离子曲线之间［引自：Mazal, A., Delacroix, S., Arianer, J., Clapier, F., Nauraye, C., Louis, M.et al.，Bull. Cancer Radiother., 83（4），230–246，1996，Schreuder, N.（Personal communication）and Chu, W. T., Ludewigt, B. A., and Renner, T. R., Rev. Sci. Instrum., 64，2055–2122，1993.］

25.4 主动射线准直技术

射线准直过程也可以主动完成。该技术最初是在一个临床研究环境中开发的（Kawachi等，1983；Scheib等，1994；Pedroni等，1995），现在用于所有最新设备。在治疗区域上扫过一个小的笔形束，在改变能量和强度同时保证其入射路径，可以精确地对剂量分布进行3D准直，而无需使用第25.3节中介绍的组件（见图25.14）。这种主动射束扫描方式不仅使剂量分布适形靶区的远端，像使用被动补偿器（固定调制）一样，而且使剂量分布适形近端（可变调制），从而减少对靶区前方正常组织的受量（见39.2.2节和图39.6）。射束扫描可以在无需关闭束流的条件下连续进行（例如光栅扫描）或逐点扫描（离散扫描、点扫描或体素扫描）。这两种方法都允许使用有限数量的束流方向来优化剂量分布，结果几乎相同，但光栅扫描通常更快。

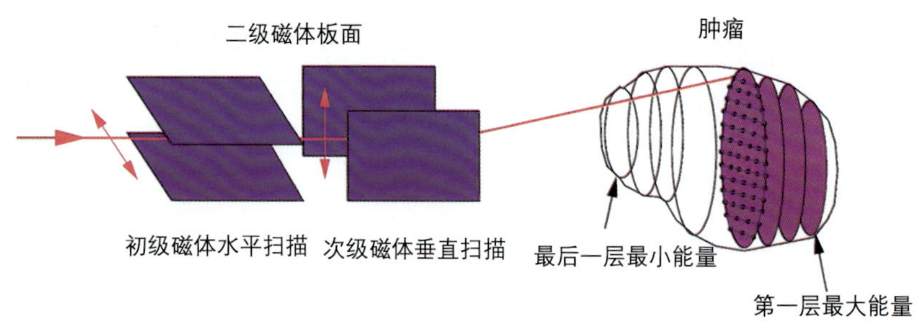

图 25.14 使用两个偶极磁铁的笔形束扫描技术（用于在 x 和 y 方向上扫描）来提供单独笔形束，并给出确定的靶区剂量分布。通过治疗 z 方向上每一层来覆盖整个肿瘤体积，每一层对应于明确定义的射束能量（引自：Durante, M. and Loeffler, J.S. Nat. Rev. Clin. Oncol., 7，37–43，2010）

- 离散点扫描最早是在20世纪90年代初由Paul Scherrer研究所（PSI–Switzerland）开发和实施的（Pedroni等，1995）。该扫描系统设计为在2分钟内均匀照射一个具有10 000个束斑的10cm × 10cm × 10cm的立方体。用一个扫描磁铁水平偏转具有离散步长（点间隔约5mm）的高斯形笔形束。靠近患者的射程移位器也用于深度调制，通过移动治疗床来实现垂直方向上的扫描。在十多年后实现的两个快速扫描磁铁（Pedroni等，2011）技术成为了目前商业公司广泛提供的扫描策略，为新的扫描策略铺平了道路。
- 同样在20世纪90年代初，Gesellschaft für Schwerionenforschung（GSI–德国）首次为碳离子设备开发了栅格扫描。在预先设定的模式中，将磁铁扫描系统设计成的连续扫描模式，通常使用同步加速器并且不关闭目标区域上的束流（Haberer等，1993）。通过改变射线强度和扫描速度来控制每个单元所需粒子数量。栅格扫描的一种形式是所谓的连续均匀扫描（Farr等，2008）。

主动扫描的一个优点是，不需要任何针对患者或射束的设备。这最大限度地减少了对患者和人员的辐射防护问题。

另一方面，射线控制系统和剂量测量更为复杂（Boonetal, 1998）。此外，由于在任意时刻只有一小部分靶体积被高剂量率照射，这可能会引起更多边缘匹配问题，以及外部或内部运动与射束扫描（相互作用）之间产生干扰的风险（见39.4.3节）。

开发质子束调强（IMPT）优化技术的基础是主动技术的使用，遵循类似于光子束调强（IMRT；见第37章）的方法，但由于带电粒子的有限射程，故会产生额外自由度（见39.2.2节），可以降低健康组织的累积剂量。

点扫描IMPT的第一次临床应用是在瑞士保罗谢尔研究所（PSI），用于颅底和胸椎脊索瘤和软骨肉瘤（Pedroni等，1999；Lomax等，2001）。现在，大多数制造商可以提供这种技术。主动系统也存在一些局限性：例如，不能瞬时切换能量（回旋加速器或同步加速器的能量切换是秒级的）；然而，通过最近改进措施，加快了能量切换，为扫描模式和运动管理的发展开辟了道路。

对于笔形束扫描，扫描野的形状可以由束流扫描的区域来定义。在这种方法中，要特别注意决定侧向衰减梯度的束流参数，如笔形束直径、侧向束斑的相对权重和束斑间距等。已有文献讨论了改善扫描质子束半影的策略（见Winterhalter等，2018）。特别是，扫描野准直系统的使用以及非准直系统通过笔形束权重优化的边缘增强极大地减少了质子束侧向半影扩散。这种改善在低能处尤为显著。这种类型的准直可以用固定的孔径（同散射束）或基于两对移动光栅的动态准直系统来实现（Hyer等，2014）。后者可以为每个层级的能量进行准直，故其允许最大限度地利用笔形束扫描性能。

对于不同临床病例，Widesott等在2012年已经优化了网格的间距（束斑之间的距离）和满足临床要求所需最大束斑尺寸。他们建议，对于头颈部病例，束斑尺寸（高斯剖面的sigma值）小于4mm；前列腺病例，束斑尺寸小于3mm；他们建议根据靶区部位的特征优化特定的网格间距。他们还针对每一类患者推荐了优化的治疗方案。

对于较重的离子，主动技术通常比被动系统更受欢迎，因其可减小束流碎裂现象，从而增加了峰后跌落区域外的拖尾剂量。

表25.1比较了双重被动散射法和主动笔形束扫描法，总结了它们的主要特点、优点和缺点。最重要的区别是，使用逆向调强算法，笔形束扫描可以更好地使剂量分布与靶区的形状准确一致。此外，对于笔形束扫描技术，次级中子的贡献小于散射束的贡献。然而，使用射程移位器（range–shifter）或准直装置（以改善侧向半影）的必要性可以削弱这一结果。

表 25.1 双重被动散射和主动笔形束扫描的比较：典型参数和这些技术的优点（+）和缺点（-）概述

	双重被动散射	主动笔形束扫描（PBS）
用于剂量分布计算的逆向优化算法	否	是：单射束（SFUD, SFO） 或多射束（IMPT） （见第39.2.2.4节）
靶区一致性	±	+
最大射野尺寸	25cm × 25cm	40cm × 40cm
中子污染	是	弱于散射
鲁棒性（对不确定性和运动误差不敏感）	+	±
典型剂量率	2Gy/min	平均：对于1L体积，2Gy/min 瞬时：20Gy/s

25.5 输出因子和机器跳数计算

25.5.1 输出因子的定义

与光子束和电子束相比，可以使用平坦的透射电离室监测质子束传递给患者的剂量（见第11.4.2节）[8]。这个电离室（chamber）通常位于调制器和散射（或扫描）系统的后端，位于患者特定装置（即准直器和补偿器）的前端（见图25.1）。来自该电离室的信号以机器跳数（MU）表示（见第21.2节），与参考点P的吸收剂量D_{ref}（Gy）有关，参考点P通常在参考条件下（即固定参考源-皮肤距离SSD_{ref}、治疗射程R_{ref}、调制M_{ref}、准直$coll_{ref}$）SOBP中心，并根据推荐的实践规则进行测量（见第19章）。

然后，给定临床束流的输出因子[9]（OF）被定义为：

$$OF = \frac{D_P(SSD, R, M, snout)}{D_{ref}(SSD_{ref}, R_{ref}, M_{ref}, coll_{ref})} \qquad (25.1)$$

其中，D_P是在水模中使用与治疗相同的SSD、R和M值以及相同的患者相关附件（snout）在点P处测量的剂量。该值取决于射束的能量[10]。同时还依赖于由公式25.1束流参数变化引起的患者体内的通量变化。

质子束开始用于临床治疗时，由于缺乏确定输出因子的系统方法，故在每位患者第一次治疗之前测量了在等中心处的每MU剂量。在接下来的流程中，使用相同数量的MU，可通过每日监测响应的变化来纠正。根据测量数据的逐步积累，可建立输出因子表，并将其与主要束流参数相关联。然后，这些表格可以用作安全防护，以检验测量值与实验数据的一致性。至此，根据质子治疗设备的易得性以及增加患者治疗效率的必要性，人们提出了几种模型，其中一些模型源于基本原理。以下各节将介绍这些方法。总的来说，它们能够在临床条件下估计OF，误差在±3%以内。

25.5.2 散射束的输出因子

Kooy等在2003年提出了射程调制散射束的理论推导模型。他们认为，入射剂量D_0代表与患者作用之前的质子通量，与监测设备的响应直接相关，而与射程和调制（在监测设备的前端调节）无关。因此，只需要平方反比定律校正即可将D_0与参考入射剂量$D_{0,ref}$联系起来。另一方面，他们使用了Bortfeld和Schlegel在1996年从SOBP分解理论分

[8] 与光子束或电子束不同，质子治疗机的束流传输部有时会配备特定的系统来监测束流能量（射程测量设备，如多层法拉第杯或多板电离室）。这些探测器参照水中深度剂量测量进行校准。为精确控制移动的小射束的位置，主动扫描还需要额外的监视器。

[9] 在一些出版物中，输出因子被错误地定义为每 MU 的绝对剂量（见 Paganetti，2006）。

[10] 在 70～250MeV 之间，电离室中的阻止本领和因此测量的信号变化了 2.5 倍。

析中推导出的解析表达式，作为原始Bragg峰加权和。该表达式表示，SSD无限大时坪区剂量D_p可以表示为：

$$D_P(\mathrm{SSD}_\infty, R, M) = D_0(\mathrm{SSD}_\infty) \times (1 + a_0 r^{a_1}) \quad (25.2)$$

$r=(R-M)/M$, $a_0=0.44$ ，$a_1=0.6$

对这一表达式[11]的定性解释如下：相对于入射剂量D_0，从原始布拉格峰（即$M=0$）开始，坪区剂量D_p随着调制M的增加和近端100%（即$R-M$）接近表面而迅速减小（见图25.5b）。参数r反映了这一特性，它遵循相同趋势。当$r=0$时，布拉格峰完全消失。当$r<10$时，这个表达式被认为是理论上的良好近似。

在SSD修正后，Kooy等在2003年证实，对于各种（R, M）组，实验数据点与公式25.2一致。然后，输出因子可以计算为：

$$\begin{aligned}\mathrm{OF} &= \frac{D_P(\mathrm{SSD}, R, M)}{D_{\mathrm{ref}}(\mathrm{SSD}_{\mathrm{ref}}, R_{\mathrm{ref}}, M_{\mathrm{ref}})} \\ &= \frac{D_P(\mathrm{SSD}, R, M)}{D_0(\mathrm{SSD})} \times \frac{D_0(\mathrm{SSD})}{D_0(\mathrm{SSD}_{\mathrm{ref}})} \quad (25.3) \\ &\times \frac{D_0(\mathrm{SSD}_{\mathrm{ref}})}{D_{\mathrm{ref}}(\mathrm{SSD}_{\mathrm{ref}}, R_{\mathrm{ref}}, M_{\mathrm{ref}})}\end{aligned}$$

其中，$D_P(\mathrm{SSD}, R, M)/D_0(\mathrm{SSD})$来自公式25.2；$D_0(\mathrm{SSD})/D_0(\mathrm{SSD}_{\mathrm{ref}})$是距离的平方反比修正；$D_0(\mathrm{SSD}_{\mathrm{ref}})/D_{\mathrm{ref}}(\mathrm{SSD}_{\mathrm{ref}}, R_{\mathrm{ref}}, M_{\mathrm{ref}})$是在参考条件下校准束流时获得的入射剂量与坪区剂量的比值。

Kooy等在2005年通过使用基于更传统90%的R和M的定义，并结合有效源位置偏移以及准直器大小改进了这种方法；该方法通过调整a_0和a_1的值并引入补充校正因子来实现。Engelsman等在2009年做了进一步改进，基本上是为了适应制造商提供的各种“选项”[12]。Lin等在2004年提出了进一步的改进。他使用了一个修正的γ值来考虑每个“选项”中标称调制和测量调制之间的差异。

[11] 对于此表达式，射程和调制定义为100%（即图25.7的d_{100}和m_{100}值）。

[12] 根据制造商（IBA）的术语，“选项”是调制器轨道和次级散射体的预定义组合。

Sahu等在2008年提出了一种基于测量的实用方法，有点类似于光子束方法（见第26章）。对于他们的设备，他们有24个基本“选项”，每个选项包括选择一个射野大小（小、大和中）、一个束流能量（在100～250MeV之间的8个值）和一个相关的第二散射体。对于每个选项，选择标称调制M_{ref}以及参考射程R_{ref}（作为最大射程）；测量用于确定每个选项与绝对剂量校准相关的校正因子。在始终保持相同的源-探测器距离和标准野大小的条件下，对于每个选项，获得了两个主要的实验校正因子：

- 作为M函数的调制因子D_p（R_{ref}, M）/D_p（$R_{\mathrm{ref}}, M_{\mathrm{ref}}$）；
- 作为R和M的函数的射程因子[13]D_p（R, M）/D_p（R_{ref}, M）。

要补充校正因子来考虑距离的变化（平方反比定律）、准直器开口以及患者处方点相对于等中心的可能偏移。最后，使用治疗计划系统计算与补偿材料和患者相关的校正因子。

在精确描述机头所有组件几何形状和组成成分的前提下，蒙特卡罗计算方法允许模拟机头中粒子的相互作用（见第30章）。

Paganetti（2006）使用GEANT4代码将监测电离室气体中产生的电荷（即MU）与位于参考点的校准电离室中沉积的能量（即剂量）进行关联。Paganetti比较了50种不同临床“选项”的蒙特卡罗计算和测量结果（但仅限于大孔径和简单补偿器），其绝对误差平均为1.5%。然而，每次计算需要10个小时；因此，这种方法并不适用于所有患者，而只能在解析模型失败的特定情况下检查解析方法或替代测量。

蒙特卡罗MCNPX程序已分别被Hérault等在2007年和Koch等在2008年预测专门用于眼科治疗的质子束每MU剂量（小野，能量约70MeV）。他们获得了非常好的结果，并得出结论，该程序可以用于临床实践；然而，在这两个案例中，他

[13] 虽然加速器能量可变，但只在8个设定值中选取，并且通过插入机械射程移位器来实现互补的距离调整。

们也使用了具有相似结果的解析解决方案（Koch和Newhauser, 2010）。对于235MeV的临床束流，Hotta等在2015年使用简化蒙特卡罗代码从基于测量的分析方法计算患者特定的校正因子；他们发现，对于所有前列腺病例，计算与测量之间的一致性误差＜±1.5%，对于大多数头颈部和肺部病例，一致性误差＜±3%。

25.5.3 扫描野

对于笔形束扫描技术，方法略与散射技术不同，因为每个单能笔形束（或束元）的MU必须由治疗计划系统直接发送到机器。在剂量算法的优化过程中，必须考虑许多约束条件，例如束斑间距和机器可实现的最小MU值，因此在治疗计划系统调试期间需获得束斑MU值的绝对校准。

这种射束绝对校准通常在均匀射野中进行：几组学者讨论了扫描束的参考剂量学的形式（Gomà等，2014；Palmans和Vatnitsky, 2016）。一种常见方法是利用足够小的探测器在宽的单层（即固定能量）扫描野中测量浅层水的吸收剂量，并在窄束和宽束之间应用互易原理。另一种方法是使用大孔径电离室测量累积深度-剂量曲线，从而确定单能束流在参考深度下的绝对剂量（例如，Kuess等，2017）。

E 部分：参考文献

AAPM (American Association of Physicists in Medicine). Report 32. Clinical electron-beam dosimetry. Task Group 25 – see Khan et al. 1991.

AAPM. Report 67. AAPM's TG-51 protocol for clinical reference dosimetry of high-energy photon and electron beams – see Almond et al. 1999.

AAPM. Addendum to TG 51 Code of practice – see McEwen et al. 2014.

Adams, E. J. and Hounsell, A. R. Changes to dose in the build-up region when using multi-leaf collimators in place of lead blocks supported on an accessory tray. *Radiother. Oncol.* **37** (3):225–229, 1995. doi:10.1016/0167-8140(95)01662-7

Akino, Y., Zhu, T. C. and Das, I. J. Parameterization of electron beam output factor. *Phys. Med.* **31** (4):420–424, 2015. doi:10.1016/j.ejmp.2015.02.006

Alkhatib, H. A., Gebreamlak, W. T., Tedeschi, D. J., Mihailidis, D., Wright, B. W., Neglia, W. J., et al. Output calculation of electron therapy at extended SSD using an improved LBR method. *Med. Phys.* **42** (2):735–740, 2015. doi:10.1118/1.4905375

Almond, P. R., Biggs, P. J., Coursey, B. M., Hanson, W. F., Huq, M. S., Nath, R., et al. AAPM's TG-51 protocol for clinical reference dosimetry of high-energy photon and electron beams. *Med. Phys.* **26** (9):1847–1870, 1999. doi:10.1118/1.598691

Amdur, R. J., Kalbaugh, K. J., Ewald, L. M., Parsons, J. T., Mendenhall, W. M., Bova, F. J., et al. Radiation therapy for skin cancer near the eye: kilovoltage x-rays versus electrons. *Int. J. Radiat. Oncol. Biol. Phys.* **23** (4):769–779, 1992. doi:10.1016/0360-3016(92)90650-7

Armoogum, K. S., Parry, J. M., Souliman, S. K., Sutton, D. G. and Mackay, C. D. Functional intercomparison of intraoperative radiotherapy equipment – Photon Radiosurgery System. *Radiat. Oncol.* **2**:11, 2007. doi:10.1186/1748-717X-2-11

Armoogum, K. and Watson, C. A dosimetry intercomparison phantom for intraoperative radiotherapy. *Z. Med. Phys.* **18** (2):120–127, 2008. doi:10.1016/j.zemedi.2007.09.002

Arnfield, M. R., Siebers, J. V., Kim, J. O., Wu, Q., Keall, P. J. and Mohan, R. A method for determining multileaf collimator transmission and scatter for dynamic intensity modulated radiotherapy. *Med. Phys.* **27** (10):2231–2241, 2000. doi:10.1118/1.1312190

Aron, B. S. and Scapicchio, M. Design of a universal wedge filter system for a cobalt 60 unit. *Am. J. Roentgenol. Radium Ther. Nucl. Med.* **96** (1):70–74, 1966. doi:10.2214/ajr.96.1.70

Attix, F. H. *Introduction to Radiological Physics and Radiation Dosimetry.* New York: Wiley, 1986.

Attix, F. H., Lopez, F., Owolabi, S. and Paliwal, B. R. Electron contamination in ^{60}Co gamma-ray beams. *Med. Phys.* **10** (3):301–306, 1983. doi:10.1118/1.595305

Barry, L. M. and Rapley, L. F. A simple method of making the 'isodose shift' obliquity correction. *Br. J. Radiol.* **43** (516):910–911, 1970. doi:10.1259/0007-1285-43-516-910-b

Bedford, J. L., Thomas, M. D. and Smyth, G. Beam modeling and VMAT performance with the Agility 160-leaf multileaf collimator. *J. Appl. Clin. Med. Phys.* **14** (2):4136, 2013. doi:10.1120/jacmp.v14i2.4136

Berger, M. J. Theoretical aspects of electron dosimetry. In *AAPM Proceedings Series No 2.* New York, NY: AAPM, American Institute of Physics, 1981.

Bichsel, H. Charged-particle interactions. In *Radiation Dosimetry*, Vol. I, edited by F. H. Attix and W. C. Roesch, pp. 157–228. New York: Academic Press, 1968.

Biggs, S., Sobolewski, M., Murry, R. and Kenny, J. Spline modelling electron insert factors using routine measurements. *Phys. Med.* **32** (1):255–259, 2016. doi:10.1016/j.ejmp.2015.11.002

BIR (British Institute of Radiology). *BJR Supplement 25. Central Axis Depth Dose Data for Use in Radiotherapy.* London, UK: BIR, 1996.

Boon, S. N., van Luijk, P., Schippers, J. M., Meertens, H., Denis, J. M., Vynckier, S., et al. Fast 2D phantom dosimetry for scanning proton beams. *Med. Phys.* **25** (4):464–475, 1998. doi:10.1118/1.598221

Bortfeld, T. and Schlegel, W. An analytical approximation of depth-dose distributions for therapeutic proton beams. *Phys. Med. Biol.* **41** (8):1331–1339, 1996. doi:10.1088/0031-9155/41/8/006

Bradley, J., Reft, C., Goldman, S., Rubin, C., Nachman, J., Larson, R., et al. High-energy total body irradiation as preparation for bone marrow transplantation in leukemia patients: treatment technique and related complications. *Int. J. Radiat. Oncol. Biol. Phys.* **40** (2):391–396, 1998. doi:10.1016/S0360-3016(97)00578-6

Budgell, G., Brown, K., Cashmore, J., Duane, S., Frame, J., Hardy, M., et al. IPEM topical report 1: guidance on implementing flattening filter free (FFF) radiotherapy. *Phys. Med. Biol.* **61** (23):8360–8394, 2016. doi:10.1088/0031-9155/61/23/8360

Cardarelli, G. A., Rao, S. N. and Cail, D. Investigation of the relative surface dose from Lipowitz-metal tissue compensators for 24- and 6-MV photon beams. *Med. Phys.* **18** (2):282–287, 1991. doi:10.1118/1.596671

Carver, A., Gately, A., Clements, R. and Nahum, A. Monte Carlo dosimetry for the Papillon P50 contact radiotherapy and IORT device. *Radiother. Oncol.* **109** (3):367–369, 2013. doi:10.1016/j.radonc.2013.10.032

Cashmore, J. The characterization of unflattened photon beams from a 6 MV linear accelerator. *Phys. Med. Biol.* **53** (7):1933–1946, 2008. doi:10.1088/0031-9155/53/7/009

Cashmore, J. Surface dose variations in 6 and 10 MV flattened and flattening filter-free (FFF) photon beams. *J. Appl. Clin. Med. Phys.* **17** (5):1–15, 2016. doi:10.1120/jacmp.v17i5.6284

Castellanos, M. E. and Rosenwald, J. C. Evaluation of the scatter field for high-energy photon beam attenuators. *Phys. Med. Biol.* **43** (2):277–290, 1998. doi:10.1088/0031-9155/43/2/005

Chae, S. M., Lee, G. W. and Son, S. H. The effect of multileaf collimator leaf width on the radiosurgery planning for spine lesion treatment in terms of the modulated techniques and target complexity. *Radiat. Oncol.* **9** (1):72, 2014. doi:10.1186/1748-717X-9-72

Choi, D. R., Mobit, P. N. and Breitman, K. E. The clinical implementation of a method for calculating the output factor and per cent depth dose for an electron beam. *Phys. Med. Biol.* **48** (7):899–908, 2003. doi:10.1088/0031-9155/48/7/307

Chow, J. C. and Grigorov, G. N. Electron radiotherapy: a study on dosimetric uncertainty using small cutouts. *Phys. Med. Biol.* **52** (1):N1–11, 2007. doi:10.1088/0031-9155/52/1/N01

Chu, W. T., Ludewigt, B. A. and Renner, T. R. Instrumentation for treatment of cancer using proton and light-ion beams. *Rev. Sci. Instrum.* **64** (8):2055–2122, 1993. doi:10.1063/1.1143946

Clarkson, J. R. A note on depth doses in fields of irregular shape. *Br. J. Radiol.* **14** (164):265–268, 1941. doi:10.1259/0007-1285-14-164-265

Convery, D. J. and Rosenbloom, M. E. The generation of intensity-modulated fields for conformal radiotherapy by dynamic collimation. *Phys. Med. Biol.* **37** (6):1359, 1992. doi:10.1088/0031-9155/37/6/012

Croce, O., Hachem, S., Franchisseur, E., Marcié, S., Gérard, J.-P. and Bordy, J.-M. Contact radiotherapy using a 50 kV X-ray system: evaluation of relative dose distribution with the Monte Carlo code PENELOPE and comparison with measurements. *Radiat. Phys. Chem.* **81**:609–617, 2012. doi:10.1016/j.radphyschem.2012.01.033

Cygler, J., Li, X. A., Ding, G. X. and Lawrence, E. Practical approach to electron beam dosimetry at extended SSD. *Phys. Med. Biol.* **42** (8):1505–1514, 1997. doi:10.1088/0031-9155/42/8/003

Day, M. J., Lambert, G. D. and Locks, S. M. The effect of secondary electron spread on the penumbra in high energy photon beam therapy. *Br. J. Radiol.* **63** (748):278–285, 1990. doi:10.1259/0007-1285-63-748-278

Derreumaux, S., Etard, C., Huet, C., Trompier, F., Clairand, I., Bottollier-Depois, J. F., et al. Lessons from recent accidents in radiation therapy in France. *Radiat. Prot. Dosimetry* **131** (1):130–135, 2008. doi:10.1093/rpd/ncn235

Ding, G. X. and Ding, F. Beam characteristics and stopping-power ratios of small radiosurgery photon beams. *Phys. Med. Biol.* **57** (17):5509–5521, 2012. doi:10.1088/0031-9155/57/17/5509

Dutreix, J., Dutreix, A. and Tubiana, M. Electronic equilibrium and transition stages. *Phys. Med. Biol.* **10**:177–190, 1965. doi:10.1088/0031-9155/10/2/302

Eaton, D. J. Electronic brachytherapy – current status and future directions. *Br. J. Radiol.* **88** (1049):20150002, 2015. doi:10.1259/bjr.20150002

Eaton, D. J. and Duck, S. Dosimetry measurements with an intra-operative x-ray device. *Phys. Med. Biol.* **55** (12):N359–N369, 2010 doi:10.1088/0031-9155/55/12/N02

Eaton, D. J. and Doolan, P. J. Review of backscatter measurement in kilovoltage radiotherapy using novel detectors and reduction from lack of underlying scattering material. *J. Appl. Clin. Med. Phys.* **14** (6):4358, 2013. doi:10.1120/jacmp.v14i6.4358

EC (Directorate-General for Environment, Nuclear Safety and Civil Protection). *Radiation Protection 91: Criteria for Acceptability of Radiological (Including Radiotherapy) and Nuclear Medicine Installations.* Luxembourg; Lanham, MD: Office for the Official Publications of the European Communities, 1997. ec.europa.eu/energy/sites/ener/files/documents/091_en.pdf

Ekstrand, K. E. and Dixon, R. L. The problem of obliquely incident beams in electron-beam treatment planning. *Med. Phys.* **9** (2):276–278, 1982. doi:10.1118/1.595084

Ekstrand, K. E. and Barnes, W. H. Pitfalls in the use of high energy X rays to treat tumors in the lung. *Int. J. Radiat. Oncol. Biol. Phys.* **18** (1):249–252, 1990. doi:10.1016/0958-3947(90)90015-A

Ellis, F., Hall, E. J. and Oliver, R. A compensator for variations in tissue thickness for high energy beams. *Br. J. Radiol.* **32** (378):421–422, 1959. doi:10.1259/0007-1285-32-378-421

Engelsman, M., Damen, E. M., Koken, P. W., van 't Veld, A. A., van Ingen, K. M. and Mijnheer, B. J. Impact of simple tissue inhomogeneity correction algorithms on conformal radiotherapy of lung tumours. *Radiother. Oncol.* **60** (3):299–309, 2001. doi:10.1016/S0167-8140(01)00387-5

Engelsman, M., Lu, H. M., Herrup, D., Bussiere, M. and Kooy, H. M. Commissioning a passive-scattering proton therapy nozzle for accurate SOBP delivery. *Med. Phys.* **36** (6):2172–2180, 2009. doi:10.1118/1.3121489

Evans, P. M., Hansen, V. N., Mayles, W. P., Swindell, W., Torr, M. and Yarnold, J. R. Design of compensators for breast radiotherapy using electronic portal imaging. *Radiother. Oncol.* **37** (1):43–54, 1995. doi:10.1016/0167-8140(95)01617-P

Farr, J. B., Mascia, A. E., Hsi, W. C., Allgower, C. E., Jesseph, F., Schreuder, A. N., et al. Clinical characterization of a proton beam continuous uniform scanning system with dose layer stacking. *Med. Phys.* **35** (11):4945–4954, 2008. doi:10.1118/1.2982248

Fenwick, J. D., Temple, S. W., Clements, R. W., Lawrence, G. P., Mayles, H. M. and Mayles, W. P. Geometric leaf placement strategies. *Phys. Med. Biol.* **49** (8):1505–1519, 2004. doi:10.1088/0031-9155/49/8/009

Ferretti, A., Simonato, F., Zandonà, R., Reccanello, S. and Fabbris, R. Commissioning Siemens Virtual Wedges in the Oncentra MasterPlan treatment planning system using Gafchromic EBT film. *Med. Phys.* **37** (12):6310–6316, 2010. doi:10.1118/1.3517181

Fogliata, A., Garcia, R., Knöös, T., Nicolini, G., Clivio, A., Vanetti, E., et al. Definition of parameters for quality assurance of flattening filter free (FFF) photon beams in radiation therapy. *Med. Phys.* **39** (10):6455–6464, 2012. doi:10.1118/1.4754799

Fogliata, A., Fleckenstein, J., Schneider, F., Pachoud, M., Ghandour, S., Krauss, H., et al. Flattening filter free beams from TrueBeam and Versa HD units: evaluation of the parameters for quality assurance. *Med. Phys.* **43** (1):205, 2016. doi:10.1118/1.4938060

Gajewski, R. An enhanced sector integration model for output and dose distribution calculation of irregular concave shaped electron beams. *Med. Phys.* **36** (7):2966–2975, 2009. doi:10.1118/1.3148583

Galvin, J. M., Smith, A. R., Moeller, R. D., Goodman, R. L., Powlis, W. D., Rubenstein, J., et al. Evaluation of multileaf collimator design for a photon beam. *Int. J. Radiat. Oncol. Biol. Phys.* **23** (4):789–801, 1992. doi:10.1016/0360-3016(92)90652-X

Garrett, J. H. and Jones, D. E. Dose distribution problems in megavoltage therapy. II. Obliquity problems in megavoltage therapy. *Br. J. Radiol.* **35**:739–742, 1962. doi:10.1259/0007-1285-35-419-739

Georg, D., Knöös, T. and McClean, B. Current status and future perspective of flattening filter free photon beams. *Med. Phys.* **38** (3):1280–1293, 2011. doi:10.1259/0007-1285-35-419-739

Gomà, C., Lorentini, S., Meer, D. and Safai, S. Proton beam monitor chamber calibration. *Phys. Med. Biol.* **59** (17):4961–4971, 2014. doi:10.1088/0031-9155/59/17/4961

Gottschalk, B. 2003. On the Characterization of Spread-Out Bragg Peaks and the Definition of 'Depth' and 'Modulation'. Harvard High Energy Physics Laboratory. gray.mgh.harvard.edu/attachments/article/212/sobp.pdf

Gottschalk, B. 2014. Guide to BGdocs and BGware. [In documentation ZIP file together with software.] Harvard University, Laboratory for Particle Physics and Cosmology. gray.mgh.harvard.edu/teaching/proton-techniques/212-bgware

Gottschalk, B., Koehler, A. M., Schneider, R. J., Sisterson, J. M. and Wagner, M. S. Multiple Coulomb scattering of 160 MeV protons. *Nuclear Inst. Methods Phys. Res. B* **74**:467–490, 1993. doi:10.1016/0168-583X(93)95944-Z

Green, A., Jennings, W. A. and Christie, H. M. Radiotherapy by tracking the spread of disease. In *Trans. IXth Int. Cong. of Radiology (Munich 1959)*, pp. 766–772. Berlin: Urban and Schwarzenberg, 1960.

Grosswendt, B. Backscatter factors for x-rays generated at voltages between 10 and 100 kV. *Phys. Med. Biol.* **29** (5):579–591, 1984. doi:10.1088/0031-9155/29/5/010

Grosswendt, B. Dependence of the photon backscatter factor for water on source-to-phantom distance and irradiation field size. *Phys. Med. Biol.* **35** (9):1233, 1990. doi:10.1088/0031-9155/35/9/004

Grosswendt, B. Dependence of the photon backscatter factor for water on irradiation field size and source-to-phantom distances between 1.5 and 10 cm. *Phys. Med. Biol.* **38** (2):305, 1993. doi:10.1088/0031-9155/38/2/007

Grusell, E., Montelius, A., Russell, K. R., Blomquist, E., Pellettieri, L., Lilja, A., et al. Stereotactic proton beam irradiation of arteriovenous malformations and malignant tumors in the brain. In *Hadrontherapy in Oncology, Proceedings of the 1st International Symposium on Hadrontherapy, Como, Italy, October 1993*, edited by U. Amaldi and B. Larsson. Amsterdam, The Netherlands: Elsevier Science, 1994.

Haberer, T., Becher, W., Schardt, D. and Kraft, G. Magnetic scanning system for heavy ion therapy. *Nucl. Instrum. Methods Phys. Res. A* **330** (1–2):296–305, 1993. doi:10.1016/0168-9002(93)91335-K

Hanson, W. F., Berkley, L. W. and Peterson, M. Off-axis beam quality change in linear accelerator x-ray beams. *Med. Phys.* 7 (2):145–146, 1980a. doi:10.1118/1.594677

Hanson, W. F., Berkley, L. W. and Peterson, M. Calculative technique to correct for the change in linear accelerator beam energy at off-axis points. *Med. Phys.* 7 (2):147–150, 1980b. doi:10.1118/1.594663

Hensley, F. W. Present state and issues in IORT Physics. *Radiat. Oncol.* **12** (1):37, 2017. doi:10.1186/s13014-016-0754-z

Hérault, J., Iborra, N., Serrano, B. and Chauvel, P. Spread-out Bragg peak and monitor units calculation with the Monte Carlo code MCNPX. *Med. Phys.* **34** (2):680–688, 2007. doi:10.1118/1.2431473

Heukelom, S., Lanson, J. H. and Mijnheer, B. J. Wedge factor constituents of high-energy photon beams: head and phantom scatter dose components. *Radiother. Oncol.* **32** (1):73–83, 1994a. doi:10.1016/0167-8140(94)90451-0

Heukelom, S., Lanson, J. H. and Mijnheer, B. J. Wedge factor constituents of high energy photon beams: field size and depth dependence. *Radiother. Oncol.* **30** (1):66–73, 1994b. doi:10.1016/0167-8140(94)90011-6

Hotta, K., Kohno, R., Nagafuchi, K., Yamaguchi, H., Tansho, R., Takada, Y., et al. Evaluation of monitor unit calculation based on measurement and calculation with a simplified Monte Carlo method for passive beam delivery system in proton beam therapy. *J. Appl. Clin. Med. Phys.* **16** (5):228–238, 2015. doi:10.1120/jacmp.v16i5.5419

Hyer, D. E., Hill, P. M., Wang, D., Smith, B. R. and Flynn, R. T. A dynamic collimation system for penumbra reduction in spot-scanning proton therapy: proof of concept. *Med. Phys.* **41** (9):091701, 2014. doi:10.1118/1.4837155

IAEA (International Atomic Energy Agency). Absorbed dose determination in photon and electron beams: an International Code of Practice. Technical Report Series No. 277. Revised version. Vienna: IAEA, 1997a.

IAEA (International Atomic Energy Agency). The use of plane parallel ionization chambers in high-energy electron and photon beams: an international code of practice. Technical Report Series No. 381. Vienna: IAEA, 1997b.

IAEA. Absorbed dose determination in External Beam Radiotherapy, an international code of practice for dosimetry based on standards of absorbed doses to water. Vn12 (First issued 2000). IAEA Technical Report Series 398. Vienna: IAEA, 2006. www-naweb.iaea.org/nahu/DMRP/documents/CoP_V12_2006-06-05.pdf

IAEA. Setting up a radiotherapy programme: clinical, medical physics, radiation protection and safety aspects. Vienna: IAEA, 2008. www-pub.iaea.org/MTCD/Publications/PDF/pub1296_web.pdf

ICRU (International Commission on Radiation Units and Measurements). Report 24. Determination of absorbed dose in a patient irradiated by beams of X or gamma rays in radiotherapy procedures. Bethesda, MD: ICRU, 1976. doi:10.1093/jicru/os13.1.Report24

ICRU. Report 35. Radiation dosimetry: electron beams with energies between 1 and 50 MeV. Bethesda, MD: ICRU, 1984. doi:10.1093/jicru/os18.2.Report35

ICRU Report 49. Stopping Powers and Ranges for Protons and Alpha Particles. *Journal of the ICRU* **os25** (2)1993. doi:10.1093/jicru/os25.2.Report49

IEC (International Electrotechnical Commission). IEC 60976:2007. Medical electrical equipment. Medical electron accelerators. Functional performance characteristics. (Also available as: BS EN 60976:2007.) Geneva: IEC, 2007.

IEC. PD IEC/TR 60977:2008 Medical electrical equipment. Medical electron accelerators. Guidelines for functional performance characteristics. Geneva: IEC, 2008.

IEC (International Electrotechnical Commission). IEC 61217:2011 radiotherapy equipment - coordinates, movements and scales. (Also available as: BS EN 61217:2012). Geneva: IEC, 2011.

IPEM (Institute of Physics and Engineering in Medicine). Scientific Report Series No. 78. Catalogue of diagnostic x-ray and other spectra. York: IPEM, 1997.

IPEM (Institute of Physics and Engineering in Medicine). Report 81. *Physics Aspects of Quality Control in Radiotherapy*, 2nd Edition. edited by I. Patel, S. Weston, A. L. Palmer, W. P. M. Mayles, P. Whittard, R. Clements, et al., York: IPEM, 2018.

IPEMB (Institute of Physics and Engineering in Medicine and Biology). Code of practice for the determination of absorbed dose for x-rays below 300 kV generating potential (0.035 mm Al-4 mm Cu HVL; 10-300 kV generating potential) 1996a – (see Klevenhagen et al. 1996).

IPEMB. Code of practice for electron dosimetry for radiotherapy beams of initial energy from 2 to 50 MeV based on an air kerma calibration 1996b– (see Thwaites et al. 1996).

IPSM (Institute of Physical Sciences in Medicine). Report of the IPSM working party on low- and medium-energy x-ray dosimetry. Institute of Physical Sciences in Medicine. *Phys. Med. Biol.* **36** (8):1027–1038, 1991. doi:10.1088/0031-9155/36/8/001

Jäkel, O., Schulz-Ertner, D., Karger, C. P., Nikoghosyan, A. and Debus, J. Heavy ion therapy: status and perspectives. *Technol. Cancer Res. Treat.* **2** (5):377–387, 2003. doi:10.1177/153303460300200503

Jia, S. B., Romano, F., Cirrone, G. A. P., Cuttone, G., Hadizadeh, M. H., Mowlavi, A. A., et al. Designing a range modulator wheel to spread-out the Bragg peak for a passive proton therapy facility. *Nucl. Instrum. Methods Phys. Res. A* **806**:101–108, 2016. doi:10.1177/153303460300200503

Ju, S. G., Kim, M. K., Hong, C. S., Kim, J. S., Han, Y., Choi, D. H., et al. New technique for developing a proton range compensator with use of a 3-dimensional printer. *Int. J. Radiat. Oncol. Biol. Phys.* **88** (2):453–458, 2014. doi:10.1016/j.ijrobp.2013.10.024

Jursinic, P. A., Podgorsak, M. B. and Paliwal, B. R. Implementation of a three-dimensional compensation system based on computed tomography generated surface contours and tissue inhomogeneities. *Med. Phys.* **21** (3):357–365, 1994. doi:10.1118/1.597303

Kapur, A., Ma, C. M., Mok, E. C., Findley, D. O. and Boyer, A. L. Monte Carlo calculations of electron beam output factors for a medical linear accelerator. *Phys. Med. Biol.* **43** (12):3479–3494, 1998. doi:10.1088/0031-9155/43/12/007

Kawachi, K., Kanai, T., Matsuzawa, H. and Inada, T. Three dimensional spot beam scanning method for proton conformation radiation therapy. *Acta Radiol.Suppl.* **364**:81–88, 1983.

Kehwar, T. S. and Huq, M. S. The nth root percent depth dose method for calculating monitor units for irregularly shaped electron fields. *Med. Phys.* **35** (4):1214–1222, 2008. doi:10.1118/1.2868761

Khan, F. M., Sewchand, W. and Levitt, S. H. Effect of air space and depth dose in electron beam therapy. *Radiology* **126** (1):249–251, 1978. doi:10.1148/126.1.249

Khan, F. M., Deibel, F. C. and Soleimani-Meigooni, A. Obliquity correction for electron beams. *Med. Phys.* **12** (6):749–753, 1985. doi:10.1118/1.595659

Khan, F. M., Doppke, K. P., Hogstrom, K. R., Kutcher, G. J., Nath, R., Prasad, S. C., et al. Clinical electron-beam dosimetry: report of AAPM Radiation Therapy Committee Task Group No. 25. *Med. Phys.* **18** (1):73–109, 1991. doi:10.1118/1.596695

Kim, S., Palta, J. R. and Zhu, T. C. The equivalent square concept for the head scatter factor based on scatter from flattening filter. *Phys. Med. Biol.* **43** (6):1593–1604, 1998. doi:10.1088/0031-9155/43/6/017

Klein, E. E., Esthappan, J. and Li, Z. Surface and buildup dose characteristics for 6, 10, and 18 MV photons from an Elekta Precise linear accelerator. *J. Appl. Clin. Med. Phys.* **4** (1):1–7, 2003. doi:10.1120/1.1520113

Klevenhagen, S. C. *Physics of Electron Beam Therapy*. Bristol: Adam Hilger, 1985.

Klevenhagen, S. C. *Physics and Dosimetry of Therapy Electron Beams*. Madison, WI: Medical Physics Publishing, 1993.

Klevenhagen, S. C., Lambert, G. D. and Arbabi, A. Backscattering in electron beam therapy for energies between 3 and 35 MeV. *Phys. Med. Biol.* **27** (3):363–373, 1982. doi:10.1088/0031-9155/27/3/003

Klevenhagen, S. C., Aukett, R. J., Burns, J. E., Harrison, R. M., Knight, R. T., Nahum, A. E., et al. Memorandum from the Institute of Physical Sciences in Medicine. Back-scatter and F-factors for low- and medium-energy X-ray beams in radiotherapy. Working Party of the Institute of Physical Sciences in Medicine. *Br. J. Radiol.* **64** (765):836–841, 1991. doi:10.1259/0007-1285-64-765-836

Klevenhagen, S. C., Aukett, R. J., Harrison, R. M., Moretti, C., Nahum, A. E. and Rosser, K. E. The IPEMB code of practice for the determination of absorbed dose for x-rays below 300 kV generating potential (0.035 mm Al-4 mm Cu HVL; 10-300 kV generating potential). *Phys. Med. Biol.* **41** (12):2605–2625, 1996. doi:10.1088/0031-9155/41/12/001

Knight, R. T. Backscatter factors for low and medium energy x-rays calculated by the Monte Carlo method. ICR-PHYS-1/93. Physics Dept, Royal Marsden NHS Foundation Trust Sutton, SM2 5PT, UK, 1993.

Knöös, T. and Wittgren, L. Which depth dose data should be used for dose planning when wedge filters are used to modify the photon beam? *Phys. Med. Biol.* **36** (2):255–267, 1991. doi:10.1088/0031-9155/36/2/009

Koch, N., Newhauser, W. D., Titt, U., Gombos, D., Coombes, K. and Starkschall, G. Monte Carlo calculations and measurements of absorbed dose per monitor unit for the treatment of uveal melanoma with proton therapy. *Phys. Med. Biol.* **53** (6):1581–1594, 2008. doi:10.1088/0031-9155/53/6/005

Koch, N. C. and Newhauser, W. D. Development and verification of an analytical algorithm to predict absorbed dose distributions in ocular proton therapy using Monte Carlo simulations. *Phys. Med. Biol.* **55** (3):833–853, 2010. doi:10.1088/0031-9155/55/3/019

Koehler, A. M., Schneider, R. J. and Sisterson, J. M. Range modulators for protons and heavy ions. *Nucl. Instrum. Methods* **131** (3):437–440, 1975. doi:10.1016/0029-554X(75)90430-9

Koehler, A. M., Schneider, R. J. and Sisterson, J. M. Flattening of proton dose distributions for large-field radiotherapy. *Med. Phys.* **4** (4):297–301, 1977. doi:10.1118/1.594317

Kooy, H. M., Schaefer, M., Rosenthal, S. and Bortfeld, T. Monitor unit calculations for range-modulated spread-out Bragg peak fields. *Phys. Med. Biol.* **48** (17):2797–2808, 2003. doi:10.1088/0031-9155/48/17/305

Kooy, H. M., Rosenthal, S. J., Engelsman, M., Mazal, A., Slopsema, R. L., Paganetti, H., et al. The prediction of output factors for spread-out proton Bragg peak fields in clinical practice. *Phys. Med. Biol.* **50** (24):5847–5856, 2005. doi:10.1088/0031-9155/50/24/006

Kraft, G. History of the Heavy Ion Therapy at GSI. Washington, DC: THREE NASA, 2013. three.jsc.nasa.gov/articles/Krafts_GSI.pdf

Kragl, G., af Wetterstedt, S., Knäusl, B., Lind, M., McCavana, P., Knöös, T., et al. Dosimetric characteristics of 6 and 10MV unflattened photon beams. *Radiother. Oncol.* **93** (1):141–146, 2009. doi:10.1016/j.radonc.2009.06.008

Krämer, M., Weyrather, W. K. and Scholz, M. The increased biological effectiveness of heavy charged particles: from radiobiology to treatment planning. *Technol. Cancer Res. Treat.* **2** (5):427–436, 2003. doi:10.1177/153303460300200507

Kuess, P., Bohlen, T. T., Lechner, W., Elia, A., Georg, D. and Palmans, H. Lateral response heterogeneity of Bragg peak ionization chambers for narrow-beam photon and proton dosimetry. *Phys. Med. Biol.* **62** (24):9189–9206, 2017. doi:10.1088/1361-6560/aa955e

Lamb, A. and Blake, S. Investigation and modelling of the surface dose from linear accelerator produced 6 and 10 MV photon beams. *Phys. Med. Biol.* **43** (5):1133–1146, 1998. doi:10.1088/0031-9155/43/5/006

Lambert, G. D. and Klevenhagen, S. C. Penetration of backscattered electrons in polystyrene for energies between 1 and 25 MeV. *Phys. Med. Biol.* **27** (5):721, 1982. doi:10.1088/0031-9155/27/5/007

Lambert, G. D., Richmond, N. D., Kermode, R. H. and Porter, D. J. The use of high density metal foils to increase surface dose in low-energy clinical electron beams. *Radiother. Oncol.* **53** (2):161–166, 1999. doi:10.1016/S0167-8140(99)00127-9

Lanzon, P. J. and Sorell, G. C. The effect of lead underlying water on the backscatter of X-rays of beam qualities 0.5 mm to 8 mm Al HVT. *Phys. Med. Biol.* **38** (8):1137–1144, 1993. doi:10.1088/0031-9155/38/8/012

Leavitt, D. D., Martin, M., Moeller, J. H. and Lee, W. L. Dynamic wedge field techniques through computer-controlled collimator motion and dose delivery. *Med. Phys.* **17** (1):87–91, 1990. doi:10.1118/1.596533

Lee, C. H. and Chan, K. K. Electron contamination from the lead cutout used in kilovoltage radiotherapy. *Phys. Med. Biol.* **45** (1):1–8, 2000. doi:10.1088/0031-9155/45/1/301

Lee, S. H., Cho, S., You, S. H., Shin, D., Park, S. Y., Lee, S. B., et al. Evaluation of radioactivity induced by patient-specific devices in proton therapy. *J. Korean Phys. Soc.* **60** (1):125–128, 2012. doi:10.3938/jkps.60.125

Leung, P. M. and Johns, H. E. Use of electron filters to improve the buildup characteristics of large fields from cobalt-60 beams. *Med. Phys.* **4** (5):441–444, 1977. doi:10.3938/jkps.60.125

Lin, L., Shen, J., Ainsley, C. G., Solberg, T. D. and McDonough, J. E. Implementation of an improved dose-per-MU model for double-scattered proton beams to address interbeam-line modulation width variability. *J. Appl. Clin. Med. Phys.* **15** (3):4748, 2014. doi:10.1120/jacmp.v15i3.4748

Lomax, A. J., Boehringer, T., Coray, A., Egger, E., Goitein, G., Grossmann, M., et al. Intensity modulated proton therapy: a clinical example. *Med. Phys.* **28** (3):317–324, 2001. doi:10.1120/jacmp.v15i3.4748

Lu, H. M. and Kooy, H. Optimization of current modulation function for proton spread-out Bragg peak fields. *Med. Phys.* **33** (5):1281–1287, 2006. doi:10.1118/1.2188072

Luxton, G. and Astrahan, M. A. Characteristics of the high-energy photon beam of a 25-MeV accelerator. *Med. Phys.* **15** (1):82–87, 1988. doi:10.1118/1.596163

Mageras, G. S., Mohan, R., Burman, C., Barest, G. D. and Kutcher, G. J. Compensators for three-dimensional treatment planning. *Med. Phys.* **18** (2):133–140, 1991. doi:10.1118/1.596699

Malkoske, K. E. and Nakonechny, K. D. Influence of monitor chamber calibration on virtual wedge dosimetry. *Med. Phys.* **34** (4):1185–1192, 2007. doi:10.1118/1.2710327

Mazal, A., Delacroix, S., Arianer, J., Clapier, F., Nauraye, C., Louis, M., et al. Protontherapy: physical and technical basis. (La protonthérapie: bases physiques et technologiques.). *Bull. Cancer Radiother.* **83** (4):230–246, 1996.

McEwen, M., DeWerd, L., Ibbott, G., Followill, D., Rogers, D. W., Seltzer, S., et al. Addendum to the AAPM's TG-51 protocol for clinical reference dosimetry of high-energy photon beams. *Med. Phys.* **41** (4):041501, 2014. doi:10.1118/1.4866223

Medina, A. L., Teijeiro, A., Garcia, J., Esperon, J., Terron, J. A., Ruiz, D. P., et al. Characterization of electron contamination in megavoltage photon beams. *Med. Phys.* **32** (5):1281–1292, 2005. doi:10.1118/1.1895793

Miller, R. C., Bonner, J. A. and Kline, R. W. Impact of beam energy and field margin on penumbra at lung tumor-lung parenchyma interfaces. *Int. J. Radiat. Oncol Biol. Phys.* **41** (3):707–713, 1998. doi:10.1016/S0360-3016(98)00133-3

Nauraye, C., Mazal, A., Delacroix, S., Bridier, A., Chavaudra, J. and Rosenwald, J. C. An experimental approach to the design of a scattering system for a proton therapy beam line dedicated to ophthalmological applications. *Int. J. Radiat. Oncol. Biol. Phys.* **32** (4):1177–1183, 1995. doi:10.1016/0360-3016(95)00006-K

Newhauser, W. D. and Zhang, R. The physics of proton therapy. *Phys. Med. Biol.* **60** (8):R155–R209, 2015. doi:10.1088/0031-9155/60/8/R155

Nilsson, B. and Brahme, A. Electron contamination from photon beam collimators. *Radiother. Oncol.* **5** (3):235–244, 1986. doi:10.1016/S0167-8140(86)80053-6

Njeh, C. F. Enhanced dynamic wedge output factors for Varian 2300CD and the case for a reference database. *J. Appl. Clin. Med. Phys.* **16** (5):271–283, 2015. doi:10.1120/jacmp.v16i5.5498

Paganetti, H. Monte Carlo calculations for absolute dosimetry to determine machine outputs for proton therapy fields. *Phys. Med. Biol.* **51** (11):2801–2812, 2006. doi:10.1088/0031-9155/51/11/008

Palmans, H. and Vatnitsky, S. M. Beam monitor calibration in scanned light-ion beams. *Med. Phys.* **43** (11):5835, 2016. doi:10.1118/1.4963808

Papatheodorou, S., Zefkili, S. and Rosenwald, J. C. The 'equivalent wedge' implementation of the Varian Enhanced Dynamic Wedge (EDW) into a treatment planning system. *Phys. Med. Biol.* **44** (2):509–524, 1999. doi:10.1088/0031-9155/44/2/016

Parthasaradhi, K., Prasad, S. G., Rao, B. M., Lee, Y., Ruparel, R. and Garces, R. Investigation on the reduction of electron contamination with a 6-MV x-ray beam. *Med. Phys.* **16** (1):123–125, 1989. doi:10.1118/1.596399

Paynter, D., Weston, S. J., Cosgrove, V. P., Evans, J. A. and Thwaites, D. I. Beam characteristics of energy-matched flattening filter free beams. *Med. Phys.* **41** (5):052103, 2014. doi:10.1118/1.4871615

Pedroni, E., Bacher, R., Blattmann, H., Bohringer, T., Coray, A., Lomax, A., et al. The 200-MeV proton therapy project at the Paul Scherrer Institute: conceptual design and practical realization. *Med. Phys.* **22** (1):37–53, 1995. doi:10.1118/1.597522

Pedroni, E., Bohringer, T., Coray, A., Egger, E., Grossmann, M., Lin, S., et al. Initial experience of using an active beam delivery technique at PSI. *Strahlenther. Onkol.* **175** (Suppl 2):18–20, 1999.

Pedroni, E., Meer, D., Bula, C., Safai, S. and Zenklusen, S. Pencil beam characteristics of the next-generation proton scanning gantry of PSI: design issues and initial commissioning results. *Eur. Phys. J. Plus* **126** (7), 2011. doi:10.1140/epjp/i2011-11066-0

Perez, M. D., Hill, R. F., Whitaker, M. K., Greig, L., West, M. P., Williams, M. J., et al. Dosimetry of small electron fields shaped by lead. *Australas. Phys. Eng. Sci. Med.* **26** (3):119–124, 2003. doi:10.1007/BF03178781

Petti, P. L. New compensator design options for charged-particle radiotherapy. *Phys. Med. Biol.* **42** (7):1289–1300, 1997. doi:10.1088/0031-9155/42/7/005

Petti, P. L. and Siddon, R. L. Effective wedge angles with a universal wedge. *Phys. Med. Biol.* **30** (9):985–991, 1985. doi:10.1088/0031-9155/30/9/010

Phillips, M. H., Parsaei, H. and Cho, P. S. Dynamic and omni wedge implementation on an Elekta SL linac. *Med. Phys.* **27** (7):1623–1634, 2000. doi:10.1118/1.599029

Pohlit, W. and Manegold, K. H. Electron-beam dose distribution in inhomogeneous media. In *High-energy photons and electrons. Proceedings of an International Symposium 'The clinical usefulness of high-energy photons and electrons (6-45 MeV) in cancer management,' Thomas Jefferson University*, pp. 243–254. New York: Wiley, 1976.

Rawlinson, J. A., Islam, M. K. and Galbraith, D. M. Dose to radiation therapists from activation at high-energy accelerators used for conventional and intensity-modulated radiation therapy. *Med. Phys.* **29** (4):598–608, 2002. doi:10.1118/1.1463063

Rogers, D. W. Correcting for electron contamination at dose maximum in photon beams. *Med. Phys.* **26** (4):533–537, 1999. doi:10.1118/1.598553

Sahoo, N., Zhu, X. R., Arjomandy, B., Ciangaru, G., Lii, M., Amos, R., et al. A procedure for calculation of monitor units for passively scattered proton radiotherapy beams. *Med. Phys.* **35** (11):5088–5097, 2008. doi:10.1118/1.2992055

Saleh, Y. and Zhang, H. Technical note: dosimetric impact of spherical applicator size in Intrabeam IORT for treating unicentric breast cancer lesions. *Med. Phys.* **44** (12):6706–6714, 2017. doi:10.1002/mp.12637

Scheib, S., Pedroni, E., Lomax, A., Blattmenn, H. and Bohringer, T. Spot scanning with protons at PSI: experimental results and treatment planning. In *Hadrontherapy in Oncology, Proceedings of the 1st International Symposium on Hadrontherapy, Como, Italy, October 1993.* Amsterdam: Elsevier, 1994.

Schlegel, W., Pastyr, O., Kubesch, R., Stein, J., Diemar, T., Hover, K. H., et al. A computer controlled micomultileaf collimator for stereotactic conformal radiotherapy. In *Proceedings of the XXIIth ICCR*, edited by D. D. Leavitt and G. Starkschall, pp. 79–82. Madison, WI: Medical Physics Publishing, 1997.

Sendón, D. R., Jr., Martínez, C. O., García, M. S., Busto, R. L., Vega, V. L., Sueiro, J. M., et al. Study and evaluation of the Siemens virtual wedge factor: dosimetric monitor system and variable field effects. *Phys. Med. Biol.* **53** (5):1313–1323, 2008. doi:10.1088/0031-9155/53/5/010

Serago, C. F., Houdek, P. V., Hartmann, G. H., Saini, D. S., Serago, M. E. and Kaydee, A. Tissue maximum ratios (and other parameters) of small circular 4, 6, 10, 15 and 24 MV x-ray beams for radiosurgery. *Phys. Med. Biol.* **37** (10):1943–1956, 1992. doi:10.1088/0031-9155/37/10/010

Sisterson, J. M., Urie, M. M., Koehler, A. M. and Goitein, M. Distal penetration of proton beams: the effects of air gaps between compensating bolus and patient. *Phys. Med. Biol.* **34** (9):1309–1315, 1989. doi:10.1088/0031-9155/34/9/016

Solin, L. J., Chu, J. C., Sontag, M. R., Brewster, L., Cheng, E., Doppke, K., et al. Three-dimensional photon treatment planning of the intact breast. *Int. J. Radiat. Oncol. Biol. Phys.* **21** (1):193–203, 1991. doi:10.1016/0360-3016(91)90178-7

Subramanian, S. V., Subramani, V., Swamy, S. T., Gandhi, A., Chilukuri, S. and Kathirvel, M. Is 5 mm MMLC suitable for VMAT-based lung SBRT? A dosimetric comparison with 2.5 mm HDMLC using RTOG-0813 treatment planning criteria for both conventional and high-dose flattening filter-free photon beams. *J. Appl. Clin. Med. Phys.* **16** (4):112–124, 2015. doi:10.1120/jacmp.v16i4.5415

Tabata, T., Andreo, P., Shinoda, K. and Ito, R. Depth profiles of charge deposition by electrons in elemental absorbers: Monte Carlo results, experimental benchmarks and derived parameters. *Nucl. Instrum. Methods Phys. Res. B* **95** (3):289–299, 1995. doi:10.1016/0168-583X(94)00610-5

Thwaites, D. I. Electron beam treatment-planning techniques. In *Radiotherapy Physics in Practice.* 2nd edition, edited by J. R. Williams and D. I. Thwaites, pp. 220–246. Oxford: Oxford University Press, 2000.

Thwaites, D. I., Bums, D. T., Klevenhagen, S. C., Nahum, A. E. and Pitchford, W. G. The IPEMB code of practice for electron dosimetry for radiotherapy beams of initial energy from 2 to 50 MeV based on an air kerma calibration. *Phys. Med. Biol.* **41** (12):2557–2603, 1996. doi:10.1088/0031-9155/41/12/001

Tsiakalos, M. F., Theodorou, K., Kappas, C., Zefkili, S. and Rosenwald, J. C. Analysis of the penumbra enlargement in lung versus the quality index of photon beams: a methodology to check the dose calculation algorithm. *Med. Phys.* **31** (4):943–949, 2004. doi:10.1118/1.1669085

Urie, M., Goitein, M., Holley, W. R. and Chen, G. T. Degradation of the Bragg peak due to inhomogeneities. *Phys. Med. Biol.* **31** (1):1–15, 1986. doi:10.1088/0031-9155/31/1/001

Urie, M., Goitein, M. and Wagner, M. Compensating for heterogeneities in proton radiation therapy. *Phys. Med. Biol.* **29** (5):553–566, 1984. doi:10.1088/0031-9155/29/5/008

Urie, M. M., Goitein, M., Doppke, K., Kutcher, J. G., LoSasso, T., Mohan, R., et al. The role of uncertainty analysis in treatment planning. *Int. J. Radiat. Oncol. Biol. Phys.* **21** (1):91–107, 1991. doi:10.1016/0360-3016(91)90170-9

Valdagni, R., Ciocca, M., Busana, L., Modugno, A. and Italia, C. Beam modifying devices in the treatment of early breast cancer: 3-D stepped compensating technique. *Radiother. Oncol.* **23** (3):192–195, 1992. doi:10.1016/0167-8140(92)90330-W

van der Giessen, P. H. A method of calculating the isodose shift in correcting for oblique incidence in radiotherapy. *Br. J. Radiol.* **46** (551):978–982, 1973. doi:10.1259/0007-1285-46-551-978

van Luijk, P., van 't Veld, A. A., Zelle, H. D. and Schippers, J. M. Collimator scatter and 2D dosimetry in small proton beams. *Phys. Med. Biol.* **46** (3):653–670, 2001. doi:10.1088/0031-9155/46/3/303

Vassiliev, O. N., Titt, U., Ponisch, F., Kry, S. F., Mohan, R. and Gillin, M. T. Dosimetric properties of photon beams from a flattening filter free clinical accelerator. *Phys. Med. Biol.* **51** (7):1907–1917, 2006. doi:10.1088/0031-9155/46/3/303

Vatnitsky, S. M., Miller, D. W., Moyers, M. F., Levy, R. P., Schulte, R. W., Slater, J. D., et al. Dosimetry techniques for narrow proton beam radiosurgery. *Phys. Med. Biol.* **44** (11):2789–2801, 1999. doi:10.1088/0031-9155/44/11/308

Vidal, M. Evolution des modèles de calcul de dose pour la planification de traitement en Protonthérapie. PhD thesis, Centre de Protonthérapie d'Orsay de l'Institut Curie (ICPO), Institut National des Sciences Appliquées (INSA) de Lyon, 2011. https://tel.archives-ouvertes.fr/tel-00735819

Wagner, M. S. Automated range compensation for proton therapy. *Med. Phys.* **9** (5):749–752, 1982. doi:10.1118/1.595123

Wang, Y., Khan, M. K., Ting, J. Y. and Easterling, S. B. Surface dose investigation of the flattening filter-free photon beams. *Int. J. Radiat. Oncol. Biol. Phys.* **83** (2):e281–e285, 2012. doi:10.1016/j.ijrobp.2011.12.064

Wen, N., Li, H., Song, K., Chin-Snyder, K., Qin, Y., Kim, J., et al. Characteristics of a novel treatment system for linear accelerator-based stereotactic radiosurgery. *J. Appl. Clin. Med. Phys.* **16** (4):125–148, 2015. doi:10.1120/jacmp.v16i4.5313

Widesott, L., Lomax, A. J. and Schwarz, M. Is there a single spot size and grid for intensity modulated proton therapy? Simulation of head and neck, prostate and mesothelioma cases. *Med. Phys.* **39** (3):1298–1308, 2012. doi:10.1118/1.3683640

Winterhalter, C., Lomax, A., Oxley, D., Weber, D. C. and Safai, S. A study of lateral fall-off (penumbra) optimisation for pencil beam scanning (PBS) proton therapy. *Phys. Med. Biol.* **63** (2):025022, 2018. doi:10.1088/1361-6560/aaa2ad

Xiao, Y., Kry, S. F., Popple, R., Yorke, E., Papanikolaou, N., Stathakis, S., et al. Flattening filter-free accelerators: a report from the AAPM Therapy Emerging Technology Assessment Work Group. *J. Appl. Clin. Med. Phys.* **16** (3):5219, 2015. doi:10.1120/jacmp.v16i3.5219

Zefkili, S., Kappas, C. and Rosenwald, J. C. On-axis and off-axis primary dose component in high energy photon beams. *Med. Phys.* **21** (6):799–808, 1994. doi:10.1118/1.597325

Zhang, G. G., Rogers, D. W., Cygler, J. E. and Mackie, T. R. Effects of changes in stopping-power ratios with field size on electron beam relative output factors. *Med. Phys.* **25** (9):1711–1716, 1998. doi:10.1118/1.598351

Zhu, T. C. and Palta, J. R. Electron contamination in 8 and 18 MV photon beams. *Med. Phys.* **25** (1):12–19, 1998. doi:10.1118/1.598169Kraft, G. *History of the Heavy Ion Therapy at GSI.* Washington, DC: THREE NASA, 2013. three.jsc.nasa.gov/articles/Krafts_GSI.pdf

F 部分：患者剂量计算方法

概述

在外照射中，通过将E部分介绍的射束数据与采用G部分（第32～35章）的方法获得的患者数据相结合来计算患者的吸收剂量，这与计算处方剂量所需的跳数密切相关（如E部分的几个章节中所述）。

光子束放疗是目前最常用的放射治疗方式，多年来一直采用手动计算方法计算射束中心轴剂量分布。应用这些方法（在第 26 章中讨论）需要定义几个基本的剂量学物理量，然后将这些物理量组合起来以获得给定跳数下患者体内任意点的剂量。书末表 L4 给出了一些典型光子能量的数据。物理师应深入理解这些手动计算方法，做到既可以检查简单的治疗设置（例如，参见 Johnston，2016），也可以检查由治疗计划系统的高级算法得出的复杂治疗中的剂量。

20世纪70年代之前，患者剂量分布是将等剂量图叠加后得到的剂量相加做手动计算得到，如图 23.12 所示，该方法需要根据临床经验进行人体曲面和组织的不均匀性校正（参见第 23.4 节）。手动计划（hand planning）非常耗时，并且很大程度上依赖计划设计者的经验。即便如此，很多放疗单位仍然使用这种复杂的方法；现代计算机技术使越来越先进的技术能够应用于常规治疗计划，并拓宽了治疗计划本身的目标和范畴（见G部分）。20世纪七八十年代，治疗计划算法是由放疗机构工作人员或附属于放疗机构的个人或团体开发。如今，基于公开算法和/或与研究机构合作的商业系统得到广泛应用。尽管可以将这些系统视为“黑匣子”，但用户，尤其是医学物理师，必须充分了解临床应用中剂量计算算法的原理。

第27章介绍了剂量计算算法的总体框架，这些算法在几何处理和剂量规范方面都有相似的要求和共同的问题。第28章讨论了（MV级）光子束模型的范围，从用宽束测量剂量分布开始，逐步发展到基于微分量的叠加/卷积模型。第 29 章讨论了带电粒子束的笔形束方法的特异性。第 30 章介绍了求解辐射传输方程的基本方法，包括随机蒙特卡罗方法和基于网格算法的确定性方法，其中前者还包括辐射传输的蒙特卡罗仿真“教程”。这些方法既适用于光子束也适用于带电粒子束。在当前的临床实践中，蒙特卡罗算法主要用于电子束和质子束，而基于网格的确定性算法（例如Acuros）主要用于光子束。更多关于MV级X射线束剂量计算算法，读者可以参考Battista（2019）。

第 26 章 光子束点剂量计算参数与方法

Ivan Rosenberg和Jean-Claude Rosenwald

目录

26.1 引言

计算患者体内的剂量分布，需对临床射束进行定量描述。该计算基于一系列的测量，其过程主要分为以下两步：首先确定标准条件下的参考剂量（*reference dose*）（见第19章），然后推导出其他条件下其他点的剂量（见第20章）。该推导过程要求对E部分中介绍的射束特性有深入了解，并要求使用一些合理的物理量和参数。第21章阐述了一系列临床射束的测量值和计算值之间的关系。第24.7和25.5小节分别阐述了电子束和质子束计算参考点处达到处方剂量所需跳数（MU）的方法。在本章中，我们将讨论光子束的射束参数以及跳数（MU）计算的方法。

本章中定义和讨论的一些参数最初用于介绍kV级X射线束的特性（见第22.6节），后来逐步发展到用来介绍高能（MV级）X射线束的特性。后续内容中只考虑后者。这里给出的处理方法由Khan等在1980年提出，此外，也采用了荷兰辐射剂量学委员会（NCS）讨论的方法（van Gasteren等，1991；NCS 1998；Venselaar等，1999a），欧洲放射治疗与肿瘤学会发表的手册n° 3 和n° 6（ESTRO 1997，2001）以及美国医学物理师协会（AAPM 2014年）发布的TG–71报告中介绍的方法。

所有这些方法大都基于如何分离原射线光子注量（*primary photon fluence*）（直接来自放射源和加速器机头组件，未与介质发生相互作用）与散射光子注量（*scatter photon fluence*）（由原射线光子和介质相互作用产生）。散射线的贡献被称作模体散射（*phanton scatter*）。由于原射线光子注量与到源的距离成反比，并且受射束均整器和介质的影响呈类似指数衰减，且与射野大小无关，因此，原射线的计算相对简单，模体散射的计算相对困难，需要使用与治疗射野中包含的与组织深度以及组织体积有关的特定物理量。

26.2 剂量计算参数

26.2.1 符号和术语

鉴于文献中使用的术语和符号多种多样，为了清晰起见，本章对光子束计算的物理量进行了明确的定义。表26.1和26.2中给出了本章所使用的符号和术语。本章定义的这些符号[1]与 NCS出版物以及 AAPM TG–71报告中使用的符号相近，但与ESTRO手册中使用的符号有很大不同。表格右侧方括号为ESTRO手册中使用的符号。后续讨论的所有物理量本质上都是射线质（即能谱）的函数。

- 讨论与模体散射有关的物理量，需区分由准直器［或准直器设置（*collimator setting*）］定义的射野大小 *A* 和产生模体散射的射野大

[1] 在E部分和本章中，深度的符号是d，而在D部分中深度用z表示。

小（例如，使用附加挡块时）。对于后者，引入等效射野大小（*equivalent field size*）ESQ的概念，即产生与实际射野相同散射量的方野大小（参见第26.2.8节）。所有描述剂量随深度变化的物理量都是ESQ的函数，每MU的剂量同时取决于A和ESQ。ESQ可以定义在模体表面（ESQ_s）或某一深度处（ESQ_d）。

表 26.1　用于定义本章中介绍的机器和患者参数的符号与术语 [ESTERO 手册中使用的等效符号]

d	组织内部距离组织表面的深度（平行于射束轴测量）[z]
d_{max}	剂量最大点（峰值）深度[z_m]
d_{ref}	剂量参考点深度（通常为10cm）[z_R]
x	距准直器旋转轴（*collimator rotation axis*）（CAX）的离轴距离
SAD	源到等中心距离（即到机架旋转轴的距离）[f_R]
SSD	源到模体表面距离[f'']
A_{ref}	用于校准的参考（*Reference*）射野大小（通常为10cm × 10cm）[c_R][a]
A	等中心处准直器限定的射野大小（准直器设置或开口）（*collimator setting or opening*）[c][a]
ESQ_s	模体表面定义的等效方野（*Equivalent square field*）[s_e][a]
ESQ_d[b]	深度d处的等效方野（用于模体散射贡献）[s_e][a]
ESQ_{dref}[b]	深度d_{ref}处的等效方野（用于模体散射贡献）
ESQ_{dref}^{ref}[b]	射野大小为A_{ref}、SSD=SAD时深度d_{ref}处的等效方野
ESQ_{mini}	用于测量的微型模体（*mini-phantom*）等效方野截面
W	楔形板
D_{cal}^{iso} 或 D_{cal}^{SSD}	等中心设置或SSD设置的校准剂量（*Calibration dose*）（每MU）[c]（通常为 1cGy/MU）[$\dot{D}_R$]
D_{ref}^{iso} 或 D_{ref}^{SSD}	参考条件下参考点的参考剂量（*Reference dose*）（每 MU）[c]（等中心设置或SSD设置）

[a]ESTRO 手册中，c 代表准直器，s 代表射野（即模体散射）。AAPM TG-71 报告中，r代表等效方野的边长。
[b]ESQ_d=ESQ_s（SSD+d）/SSD；ESQ_{dref}=ESQ_s（SSD+d_{ref}）/SSD；ESQ_{dref}^{ref}=A_{ref}（SAD+d_{ref}）/SAD
[c]跳数（MU）的定义参见21.2节

表 26.2　本章用于剂量计算的剂量测定物理量符号的定义 [ESTRO 手册中使用的等效符号]

PDD（d, ESQ_s, SSD）	源皮距SSD，模体表面等效方野ESQ_s条件下，组织中深度d处百分深度剂量（*Percent Depth Dose*）[P（z，s，f）]
PDD_{ref}[a]	SSD=SAD，模体表面射野大小A_{ref}条件下，组织深度d_{ref}处百分深度剂量
TAR（d, ESQ_d）	深度d处等效方野ESQ_d条件下，计算点的组织空气比（*Tissue Air Ratio*）
TPR（d, ESQ_d）	深度d处等效方野ESQ_d条件下，计算点的组织模体比（*Tissue Phantom Ratio*）[T（z，s）]
PSF（ESQ_d）[b]	等效方野ESQ_d的峰值散射因子（*Peak Scatter Factor*），在组织d_{max}处定义
S_{cp}（d_{ref}, ESQ_d, A）	准直器设置A，等效方野ESQ_d，深度d_{ref}处的输出因子（*Output Factor*）[O_R（c）]
V（d, ESQ_d）	组织深度d处，等效方野ESQ_d的体积散射比（*Volume Scatter Ratio*）
S_p（d_{ref}, ESQ_d）	组织深度d_{ref}处，等效方野ESQ_d的模体散射因子（*Phantom Scatter Correction Factor*）
S_c（A）	准直器设置A的准直器散射因子（*Collimator Scatter Correction Factor*）[O_0（c）]
OAR（x, d，A_d）	射野大小A_d，组织深度d处，离轴距离x时计算点的离轴比（*Off-axis Ratio*）
k_w（d_{ref}, A_d）	射野大小A_d的楔形因子（*Wedge Factor*）：在组织深度d_{ref}处测得的加与不加楔形板时的输出剂量比

续表

D（air, A，SAD）	等中心处，准直器设置A，准直器旋转轴（CAX）上，到源的距离SAD处，“空气中”的吸收剂量（每MU）[c]
D_{mini}（d_{ref}, A，SSD）	微型模体中，准直器设置A、准直器旋转轴（CAX）上，源皮距SSD，参考深度d_{ref}处的吸收剂量（每MU）[c] [D_0（c）]
D（d, ESQ_s, A，SSD）	准直器设置A，源皮距SSD，模体表面等效方野大小为ESQ_s条件下，准直器旋转轴（CAX）上，组织深度d处的吸收剂量（每MU）[c]
D_d（d, ESQ_d, A，SSD）	准直器设置A，源皮距SSD，计算点（*calculation point*）处等效方野大小为ESQ_d条件下，准直器旋转轴（CAX）上，组织深度d处的吸收剂量（每MU）[c]
D_d（d, ESQ_d, A，SSD, W）	有（可能）楔形板的准直器设置A_s，源皮距SSD，等效射野大小ESQ_d条件下，准直器旋转轴上，组织深度d处的吸收剂量（每MU）[c]
D_d（x, d，ESQ_d, A，SSD, W）	其他条件与上面设置相同，距准直器旋转轴CAX $x$cm处的吸收剂量

[a] PDD_{ref}=PDD（d_{ref}, A_{ref}, SAD），其中，准直器设置A_{ref}与模体表面等效射野大小ESQ_s一致

[b] PSF（ESQ_d）=TAR（d_{max}, ESQ_d），其中，ESQ_d=ESQ_s（SSD+d_{max}）/SSD，与ESQ_s近似

[c] MU的定义参见21.2节

26.2.2 百分深度剂量（PDD）

百分深度剂量（PDD）是剂量测量的基本物理量之一（Burns，1983a）。如图26.1所示，其定义为：

$$\mathrm{PDD}(d,\mathrm{ESQ_s},\mathrm{SSD})=100\frac{D(d,\mathrm{ESQ_s},A,\mathrm{SSD})}{D(d_{\max},\mathrm{ESQ_s},A,\mathrm{SSD})} \tag{26.1}$$

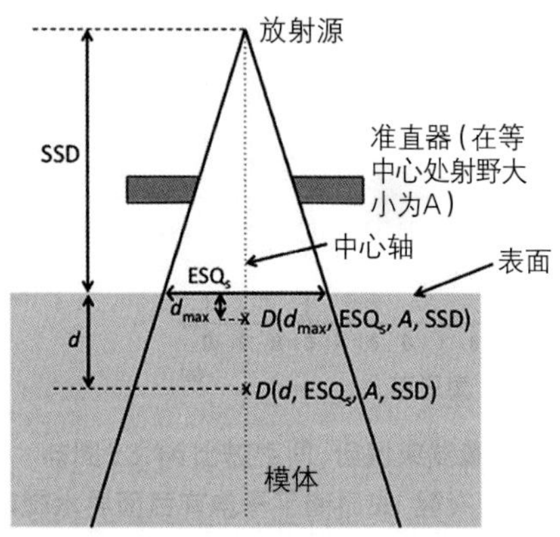

图26.1 百分深度剂量：100*D*（*d*, ESQ_s, *A*，SSD）/*D*（d_{max}, ESQ_s, *A*，SSD），其中，*d*是任意深度，d_{max}是射束轴上最大剂量点处的深度

PDD是早期深部X线治疗机临床射束引用的一个概念，其中，源皮距由限束器固定。PDD最适合使用水箱测量，因为水箱的几何形状固定，且探测器可以移动（见第20.1.3.1节）。射野大小参数ESQ_s为模体表面（而非测量点处）等效方野大小。准直器设置形成的射野大小A不直接决定PDD。此外，由于PDD是空间中位于（SSD+d）和（SSD+d_{max}）两个不同深度的点的剂量之比，因此其值取决于测量时的源皮距（SSD）。第26.4.2节将讨论PDD随SSD的变化。

26.2.3 组织空气比（TAR）

如图26.2所示，组织空气比（*tissue air ratio*，TAR）定义为水模体中，射束中心轴上某一深度处吸收剂量与“空气中”同一点处（与源具有相同的距离）吸收剂量之比：

$$\mathrm{TAR}(d,\mathrm{ESQ_d})=\frac{D_\mathrm{d}(d,\mathrm{ESQ_d},A,\mathrm{SSD})}{D(\mathrm{air},A,\mathrm{SAD})} \tag{26.2}$$

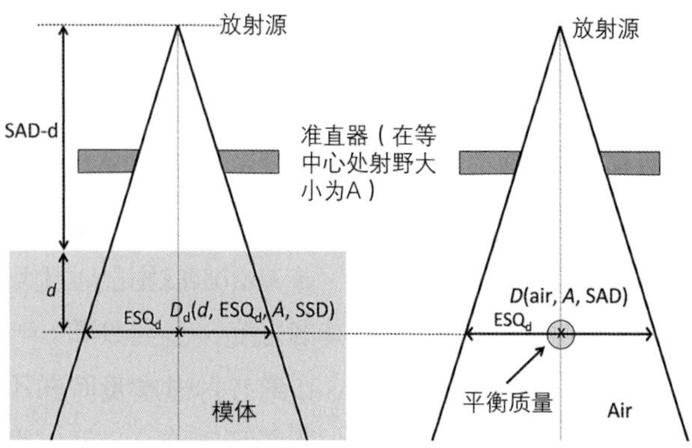

图26.2 公式26.2定义的组织空气比示意图，其中SSD=SAD−*d*

其中，SSD=SAD−d。SSD随d的变化而变化，所有剂量均为空间中同一点的剂量。与PDD不同，此处的射野大小参数ESQ_d为测量点或计算点处的值。两种测量条件的准直器设置形成的射野大小A相同，可以相互抵消。

国际辐射单位和测量委员会23号报告（ICRU 1973）给出了TAR的原始定义：“模体中给定点的吸收剂量与空间中同一点处‘自由空气’中的吸收剂量之比，该‘自由空气’所在的模体体积要能在参考点处提供最大电子建成（*the maximum electronic build-up*）”。在ICRU 24（1976）中，用“电子平衡”（*electronic equilibrium*）替代了“最大电子建成”。

Holt等（1970）、Henry（1974）、Burns（1983b）等提出了该定义存在的几个难点：对于高能射束，由于建成区很大，因此分母D（air, A, SAD）的散射影响不能忽略。另外，如果考虑射野尺寸小于建成材料最小直径的TAR以及峰值散射因子（PSF）的定义时，又会出现其他问题（参见第26.2.4节）。另一种定义将公式26.2中的分母替换为d_{max}处仅由原射线引起的吸收剂量。而这个定义下直接测量TAR比原始定义更加困难。用带平衡帽的电离室很难在空气中进行测量，分离原射线与散射线最好使用基于第一性原理的计算，如蒙特卡罗模拟（参见第30 章）。

TAR 概念的主要优点是当“空气中”剂量作为参考时（对于^{60}Co射束），它与“空气中”剂量的关系。对于等中心技术，参考点到源的距离固定（源轴距=SAD），将设定准直器大小条件下“空气中”剂量乘以TAR可以直接得到深度d处、射野大小为ESQ_d的剂量。对于SSD技术，空气中距源任意距离处的剂量可以通过应用平方反比校正（参见第21.3.1节）计算得到。由于“空气中”剂量代表原射线，因此在考虑原射线和散射线[2]之间的分离原则时，TAR概念也很有用（见第28.4节）。

但是，现在建议在参考射野大小、参考深度条件下测量模体中的参考剂量（见第19章），这种方法避免了直接使用 TAR 进行剂量计算。

26.2.4　峰值散射因子（PSF）

PSF的定义是从反散因子（*back scatter factor*，BSF）定义的基础上演变而来，对于深部X线治疗机，定义在模体表面（参见第22.6.1节）。最新的定义是在最大剂量深度处（即峰值）：

$$\mathrm{PSF}(ESQ_d)=\frac{\text{组织中最大剂量深度处的吸收剂量}}{\text{同一位置处仅由原射线产生的吸收剂量}} \tag{26.3}$$

PSF是TAR的特例，即PSF（ESQ_d）=TAR（d_{max}, ESQ_d），因此，PSF在定义和测量方面与TAR存在同样的困难。Li在1999年公布了基于蒙特卡罗方法计算高能射束的PSF值。在实际应用中由于PSF随射野大小变化较为缓慢，并且 d_{max}处ESQ_d接近ESQ_s，因此它也与模体表面射野大小有关，可写为PSF（ESQ_s）。

26.2.5　零野组织空气比（TAR0）

零野TAR：TAR0（d）=TAR（d, 0），表示在组织内部只有原射线的衰减，没有散射线的贡献。零野的概念与TAR定义中的在“空气中”这一条件存在相同问题。对于小野，存在侧向电子失衡（参见第5.8节），尽管比释动能与射野大小无关，但当射野大小为零时，剂量也为零。TAR0可通过外推法获得（如Bjärngard等，1989），还可通过实验确定原射线的衰减（即零野深度比释动能变化）。具体方法：使用横截面足够大的水箱或固体水（以确保侧向电子平衡），保持源−探测器距离恒定，测量剂量随深度的变化（Karlsson等，1993；Zefkili等，1994）。当超过最大剂量深度时可通过指数衰减曲线 $e^{-\mu(d-d_{max})}$ 近似，其中μ为给定模体中射束的有效线性衰减系数。μ与能量有关，对于多能射束需取平均值。由于均整器的滤过差异，与中心轴成一定角度的扇面也会发生变化（Zefkili 等，1994；Johnsson、Ceberg，1997）。TAR0主要用于区分射束中的原射线和散射线。

[2]　一个类似的物理量是散射因子 SF（d, ESQ_d），定义为：对于等效射野大小 ESQ_d，深度 d 处的剂量与同一点的原射线剂量之比；主要区别在于，与“空气中”的剂量相比，原射线部分被厚度为 d 的组织衰减（Bjärngard 等，1989）。

26.2.6 散射空气比（SAR）

Cunningham（1972）引入了散射空气比（*scatter–air ratio*，SAR）的概念，定义为“模体散射引起的TAR”（ICRU 1976）[3]，由下式计算得到：

$$\mathrm{SAR}(d,\mathrm{ESQ_d})=\mathrm{TAR}(d,\mathrm{ESQ_d})-\mathrm{TAR0}(d) \tag{26.4}$$

SAR与到源的距离无关，在不规则射野散射求和时，也将用到这个物理量（见第26.2.8节）。

26.2.7 组织模体比（TPR）

如前所述，由于高能射线在“空气中”进行测量比较困难，Karzmark等（1965），Holt等（1970），Khan等（1980）引入了一个新的物理量组织模体比（*tissue phantom ratio*，TPR）。如图26.3 所示，定义为在其他机器参数不变的条件下，模体中射束中心轴上给定点的吸收剂量与该点在固定参考深度d_{ref}处吸收剂量之比（两个吸收剂量都在模体中定义）：

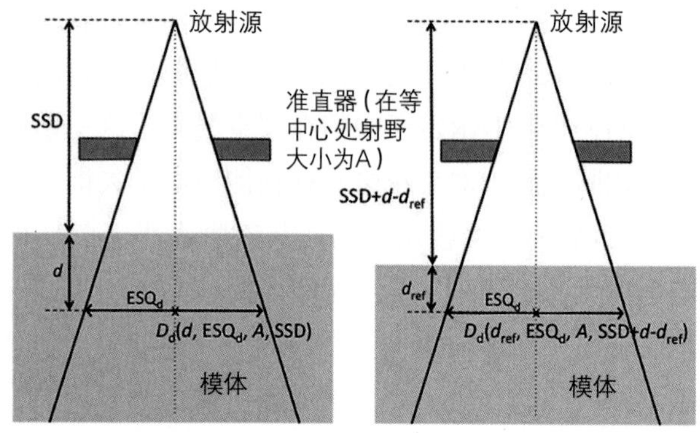

图26.3 组织模体比（TPR）示意图。TPR的定义如式26.5。如果d_{ref}为最大剂量深度，则TPR为组织最大剂量比（TMR）

$$\mathrm{TPR}(d,\mathrm{ESQ_d})=\frac{D_\mathrm{d}(d,\mathrm{ESQ_d},A,\ \mathrm{SSD})}{D_\mathrm{d}(d_\mathrm{ref},\mathrm{ESQ_d},A,\ \mathrm{SSD}+d-d_\mathrm{ref})} \tag{26.5}$$

当参考深度d_{ref}为最大剂量深度d_{max}时，TPR变为组织最大剂量比（*tissue maximum ratio*，TMR）。

保持探测器与源的距离不变，改变测量点上方的组织等效材料厚度，在水或固体水中测量得到上述物理量。在实践中，TPR值一般从测量的 PDD 曲线推导出来，第26.4.1节有所阐述。由于 TPR 是在相同准直器设置和等效野大小下测得的空间中同一点的两个吸收剂量之比，因此它与准直器设置和点到源的距离[4]无关（TAR也是如此）。根据定义，对所有射野大小，TPR（d_{ref}, ESQ_d）=1。

零野TPR：TPR0（d）=TPR（d, 0），类似于第26.2.5节中讨论的零野TAR。

26.2.8 等效方野（ESQ）

ESQ的概念在光子束临床剂量计算中非常重要（Day和 Aird，1983）。由于无法测量每种可能形状和大小的射野的物理量（是散射剂量以及原辐射的函数等），因此需要在已有的测量值（表）之间进行插值，这些物理量（TAR、TPR、PDD等）大部分是在具有正交准直器的加速器上采用一系列方形野进行测量的。为便于插值，其他射野形状需要用等效方野来表示。ESQ定义为在计算点处与该射野具有相同散射空气比SAR（或其他任何相关物理量）的方野的边长。例如，半径为r的圆形野与相同面积的方野具有相同的 SAR，即$\mathrm{ESQ}=r\sqrt{\pi}$。但是，一般来说，等效方野并不是指面积相同的野，这是因为对某一点处剂量的散射贡献主要来自该点附近的区域。例如，在狭长野的中心，较小尺寸的改变比较大尺寸的改变散射修正更显著。

计算矩形射野或不规则射野ESQ的方法有：

- 查表（适用于矩形野）。矩形野ESQ表见英国放射学杂志增刊25（Day和 Aird，1983；BIR 1996）[5]。该表最初是对特定能量的射束采用Clarkson方法得到的（见图26.4和

[3] 一个类似的物理量是散射线－原射线比 SPR（d, ESQ_d），它表示一个点的散射线贡献相对于同一点的原射线贡献之比。它与散射因子 SF 有关，SPR=SF−1（Bjärngard 等，1989）。

[4] 与 PDD 不同，这是 TPR（和 TAR）所用的符号中没有 SSD 的原因。

[5] venselaar 等（1997）研究验证了《英国放射学杂志》等效方野表的准确性。

26.5）（Clarkson，1941），但也适用于所有临床使用的射线质。

- Sterling公式（Sterling等，1964）。这是一种准确且简单的方法，它将ESQ与射野面积和周长之比相关联：

$$\mathrm{ESQ}=\frac{4\times 面积}{周长} \tag{26.6}$$

此表达式主要用于矩形野，则变为：

$$\mathrm{ESQ}=\frac{2WL}{(W+L)} \tag{26.7}$$

*W*为矩形野的宽，*L*为矩形野的长。这与英国放射学杂志增刊25（BIR，1996年）一致。McDermott（1998）对这个公式和其他公式进行了讨论。

- 子矩形求和（*Summation of sub-rectangles*）。对于规则射野，如图 26.4 所示，ESQ可以由以计算点为中心的矩形的平均值得到。这种方法最先由Day（1950）提出，也可用于计算不在射野中心的点的散射贡献（参见图 26.21）。

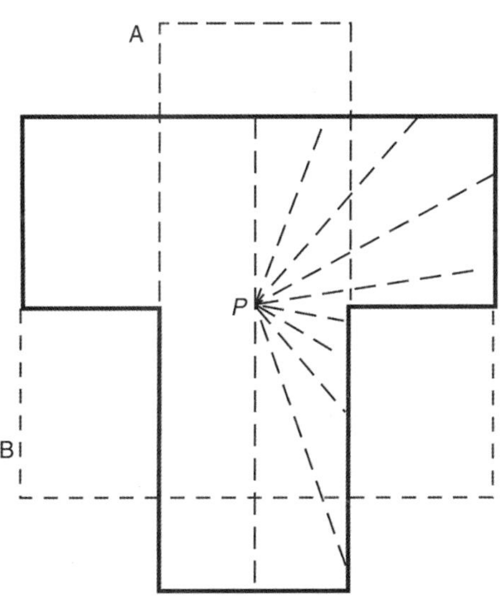

图26.4　用Clarkson积分法（如图26.5所示）和子矩形求和法计算P点处的等效方野。T形野在P点处的散射贡献可视为一半矩形野A散射贡献加一半矩形野B散射贡献。（引自：Khan, F. M., The Physics of Radiation Therapy, Williams asanshend Wilkins, Baltimore, 1984）

- 近似等效矩形（*Approximate equivalent rectangle*）。对于形状不规则的射野，可通过确定未被遮挡的射野面积，选择射野的一条原始边长（取决于挡块的位置），然后计算等效矩形的另一边，得到相同的面积。最后由该等效矩形导出ESQ。
- Clarkson散射积分（*Clarkson's scatter integration*）。Clarkson散射积分（Clarkson, 1941）是最精确的方法。任何不规则形状射野的开口部分［包括由多叶准直器（MLC）定义时］都可以细分为N个度数相等的弧，如图26.5所示。每个弧可以看作是一个圆的扇形，每个扇形具有各自的半径，每个半径对应的SAR相加在一起：

$$\mathrm{SAR}(d,\mathrm{ESQ}_d)=\frac{\sum\mathrm{SAR}(d,r_i)}{N} \tag{26.8}$$

ESQ可通过方野SAR插值确定。

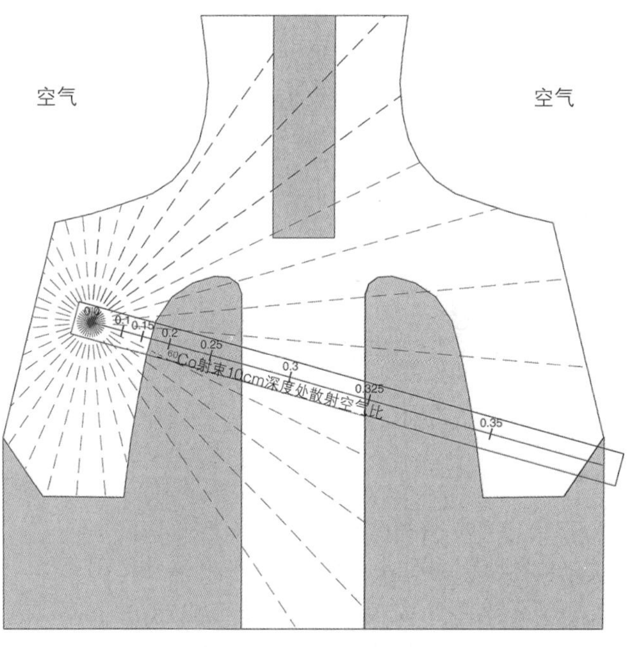

图26.5　极不规则射野的Clarkson散射积分。对于钴 60 射束，光标按10cm深度处的散射空气比（SAR）进行缩放-可以根据需要使用不同的深度,然后计算 SAR 的平均值以查找该值的等效方野。

Clarkson方法最初是为kV（通常约为200kV）级和^{60}Co射束开发的，相比于MV级射束，这些射束的模体散射贡献更重要。Clarkson方法在计算机出现之前使用复杂的手动计算，如图 26.5 所示。在计算机出现不久后改为使用基于计算机的解决方案（Cunningham等，1972）（参见第28.4.1节）。

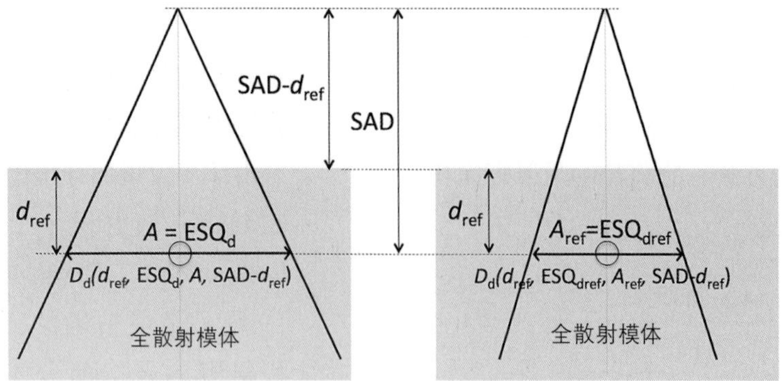

图 26.6　等中心设置的射野输出因子 S_{cp}图示。S_{cp} 也可以使用 SSD 设置来定义和测量。圆圈表示用于测量的电离室的位置。

26.2.9　射野输出因子（S_{cp}）

射野输出因子（*field output factor*）S_{cp}[6]定义为，在全散射模体中，参考深度d_{ref}处，给定的准直器定义的射野大小为A（无附加挡块或MLC）的吸收剂量（每MU）与参考射野A_{ref}的吸收剂量之比（见图26.6）。将探测器置于标准几何模体d_{ref}处，通过改变射野大小可直接测得S_{cp}。为了去除第23.3.1节介绍的由准直器产生的电子污染，d_{ref}的深度必须远大于d_{max}，d_{ref}通常为10cm（Storchi和van Gasteren，1996；ESTRO，1997；AAPM，2014）。

从第20章中对于参考射野A_{ref}，深度d_{ref}处测量参考剂量开始，S_{cp}就代表校正因子，它反映了射野大小的变化。对于未测量的方形或矩形开野的S_{cp}值可以通过使用等效方野的概念插值得到（Day和Aird，1983）。对于矩形野，由于准直器互换效应（见第26.2.11节），插值时须注意区分上下铅门（jaw）。对于标准距离处的开野，S_{cp}可直接使用。当射野被挡块或MLC修正后或非标准几何形状的射野，由于机头几何结构的影响与模体内散射条件无关[7]，不能直接使用S_{cp}。为了避免此类情况，通常假设S_{cp}为两个独立因子（即准直器散射因子S_c和模体散射因子S_p）的乘积（Khan等，1980）。这些物理量如图26.7所示，其中S_c和S_p分别在第26.2.10节和第26.2.12节中定义：

$$S_{cp}(d_{ref}, \mathrm{ESQ_d}, A) = S_c(A)\,S_p(d_{ref}, \mathrm{ESQ_d}) \quad (26.9)$$

如第26.2.1节中指出，ESQ可用于多个剂量测定物理量的定义。它与A的区别在于，如果以任何方式改变射束，如扩大距离或增加挡块，都需要考虑两个不同的等效方野值，一个用于机头的几何形状（准直器开口），另一个用于模体散射（Kim等，1998）。ESQ适用于直接依赖模体散射的所有物理量，而A（通常在SAD中定义）适用于依赖准直器开口的物理量。

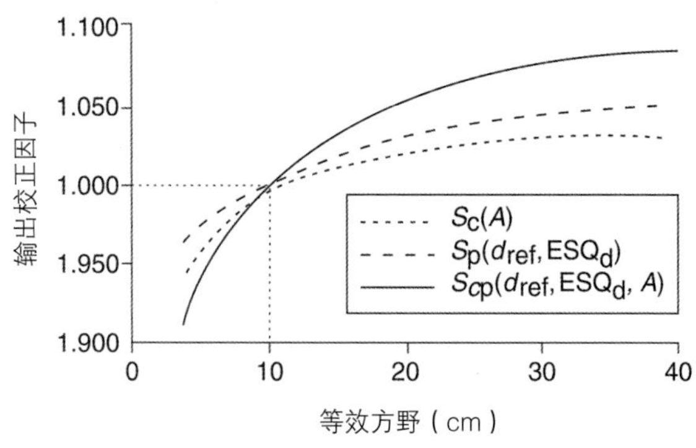

图26.7　输出校正因子（S）与等效方野ESQ间函数关系的典型表示。S_{cp} 可被认为是准直器散射因子S_c和模体散射因子 S_p 的乘积。所有数据均归一到参考射野大小10cm×10cm。对于狭长野，由于S_c是A（而不是 ESQ）的函数，因此不能再将这三条曲线绘制在同一幅图上（参见第 26.2.11 节）

[6]　S_{cp}也被称为输出因子、输出比或水中输出比。符号S_{cp}是指来自准直器（c）和模体（p）的总散射（S）贡献（参见公式26.9）。

[7]　本章不考虑存在带电粒子失衡的小野（通常小于4cm×4cm）。对于此类射野，散射贡献非常小，但带电粒子失衡会导致剂量随野大小急剧变化。因此，射野输出因子的作用很突出，需要特殊处理（见第 19.5.4 节）。

26.2.10　准直器散射因子（S_c）

准直器散射因子S_c［也称治疗头散射因子（*head–scatter factor*）或空气中输出因子（*in–air–output factor*）］定义为在空气中某点给定射野大小的输出剂量率与参考射野输出剂量率之比。对于^{60}Co射束的S_c，原则上可以使用带有平衡帽的电离室在空气中直接测得。但对于更高能量的射束，这种方法会遇到前面提到的与模体大小相关的问题（见第26.2.3节）。

使用微型模体是一种实用的方法（Van Gasteren等，1991；ESTRO 1997；AAPM 2009）。根据图26.8，准直器散射因子可以定义为

$$S_c(A)=\frac{D_{\text{mini}}(d_{\text{ref}},A,\text{SSD})}{D_{\text{mini}}(d_{\text{ref}},A_{\text{ref}},\text{SSD})}\qquad(26.10)$$

其中，D_{mini}表示在微型模体中测得的剂量。

在此表达式中，由于射野大小远大于微型模体的横截面，微型模体对电离室的散射贡献始终是恒定的，因此可以抵消。微型模体的横截面大小需确保几乎完全电子平衡，并防止探测器被电子污染（Li等，1995）。Van Gasteren等1991年使用了一个直径为4cm的圆柱形聚苯乙烯模体。截面为4cm × 4cm的长方体也常被用作微型模体，它存在至少1cm的反向散射（Vadash和Bjärngard, 1993）。4cm这个值在保持相同模体的情况下可覆盖临床使用的所有能量范围（最高约25MV）。电离室的方向可以垂直或平行于射束轴（Jursinic和Thomadsen, 1999）。

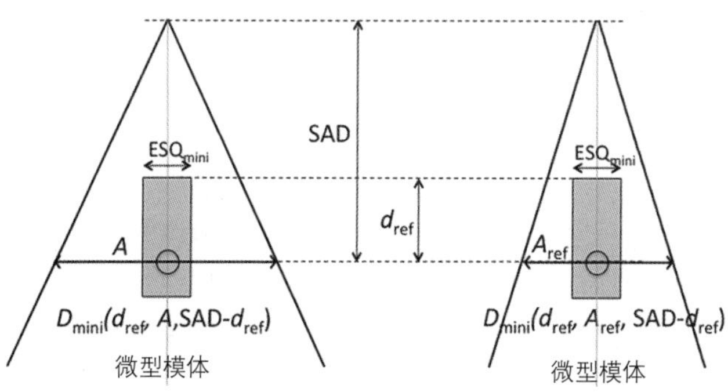

图26.8　等中心设置条件下，使用电离室在微型模体中直接测量准直器散射因子S_c

对于横截面小于微型模体横截面ESQ$_{\text{mini}}$的射束，测量剂量的变化不仅取决于来自治疗机头散射的变化，还取决于射束外微型模体部分的散射变化。对于此类小野，公式 26.10 不再适用。因此，对于非常小的射野，需使用金属平衡帽。在AAPM TG–74 报告（AAPM 2009）中，作者对准直器散射因子S_c进行了深入分析，建议对小于5cm的射野使用铜平衡帽，并提供了详细的规范。此外，他们还提供了一个公式，用于校正与使用高原子序数相关的光谱变化[8]。在实际测量中，他们建议对大于5cm的射野使用水等效微型模体，并将使用金属平衡帽的较小射野获得的数据归一至5cm射野大小（另见Jursinic，2006）。因此产生的曲线是连续的，并且因使用高原子序数材料而引入的误差也会减少。当金属平衡帽不再被射野覆盖（考虑到半影边缘）时，使用这种方法可获得最小射野。由于这些问题都围绕电子平衡，因此S_c的测量值与 AAPM 定义并不完全一致（如AAPM TG–74 报告中详细讨论的那样）。但是，如果分子和分母使用的测量方法一致，则测量值对大多数计算目的来说是足够精确的。

在治疗头和患者之间放置附加挡块时，会阻挡来自准直器的部分散射，并产生新的散射。挡块的托盘也会产生一些散射。它们对S_c的影响随着开野和铅挡射野间重叠区域的增加而增加。但是在大多数实际情况下，这些问题可以被忽略（Tatcher和Bjärngard，1994；Higgins等，1997；Jursinic，1999）。

当射野形状由MLC定义时，对S_c值的影响将取决于 MLC 相对于准直系统的位置：对于Varian加速器，MLC 位于铅门下方，对监测电离室的反向散射以及均整器的遮挡对 S_c的影响比Elekta（或Simens）加速器要小（Yuen等，1999）。因此，对于Varian机器，使用准直器开口定义S_c就足够了，而对于Elekta和Simens，还应考虑由MLC定义的射野形状。有许多系统可以计算MLC形成射野和楔形野的S_c值（Yu 等，1995；Georg 等，2004；Li和

[8]　Li 和 Zhu（2010）对各种金属平衡帽的使用进行了蒙特卡罗分析。

Zhu, 2010）。

对于给定的准直器开口，S_c值被认为与到源的距离无关。严格来说，这并不准确，尤其是由加速器治疗头引起的散射对S_c的贡献。这相当于假设在空气中输出剂量遵循平方反比定律的有效源的位置与射野大小无关（见第26.2.15节）；如果虚源的位置随射野大小而变化，那么，距离不同，该比值不同。

对于直线加速器，Ding（2004）使用蒙特卡罗方法，Liu等（1997a）使用测量方法，分别分析了S_c随准直器开口变化的根源，按重要性排序主要贡献来自于：

（a）均整器对散射剂量的屏蔽（随着射野大小的增加而减小，从而导致S_c增加）；

（b）铅门到监测电离室的反向散射（随着射野大小的增加而减小，导致监测响应变低，每MU的剂量变大）；

（c）铅门内表面的小角度散射（随铅门内表面的增加而增加，导致S_c增加）。

无均整器模式下（见第23.7节），第一个贡献基本可以忽略。Zhu等（2006）和Cashmore（2008）发现，当射野大小从4cm增大到40cm，S_c随准直器开口的变化减少了约三分之二。因此，理想情况下应当对导致S_c随准直器开口变化的三个因素进行单独处理，因为它们不受加速器机头结构以及机头和模体之间均整器、楔形板或挡块等结构的影响。然而，在大多数情况下，S_c的值仅取决于铅门设置，这一假设是可以被接受的。

26.2.11 准直器互换效应

矩形野的S_c值取决于使用哪个准直铅门（上叶或下叶）来定义长边，这就是准直器互换效应（*collimator exchange effect*），它取决于特定加速器设计。准直器互换效应主要源自从在等中心处定义相同宽度射野的上下铅门进入到监测电离室的反向散射量不同，因为这种贡献比其他两种贡献对铅门的位置更敏感。其重要性明显依赖于加速器。由于这种效应主要来自反向散射电子（Verhaegen等，2000），因此可以通过在监测电离室下方加入滤过器来降低这种效应。为解释这种效应，针对矩形野，Vadash、Bjärngard等1993年对公式 26.7（与模体散射的等效方野相关）进行了修正。大小为$U \times L$的矩形野的等效方野（即具有相同的S_c值）为：

$$A = \frac{(1+f)U \times L}{(U + fL)} \tag{26.11}$$

其中，因子f与上叶（U）铅门和下叶（L）铅门到监测电离室以及到等中心的距离有关（Kim等，1997年）。在实际测量中，可以基于已经测得的准直器散射因子的数据集采用最小二乘法推导出f值（Yu等，1995）。

26.2.12 模体散射因子（S_p）

模体散射因子S_p描述在组织中参考深度处，患者散射贡献对吸收剂量的影响随射野大小的变化，并归一到参考射野。因此，可通过改变模体中有效射野大小直接测量S_p，例如在保持所有其他机器设置不变时使用附加挡块（图26.9）（Khan等，1980）。

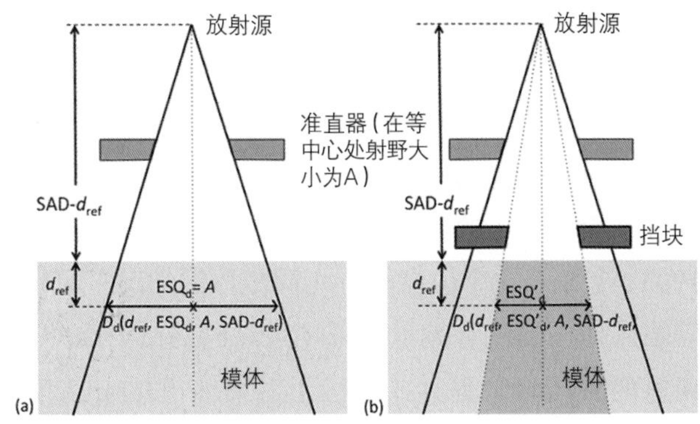

图26.9 等中心设置的S_p图示。（a）准直器设置为A，无附加挡块（即 $ESQ_d=A$），模体内参考深度处的吸收剂量。（b）在相同的准直器设置下添加挡块后的吸收剂量。（b）图中ESQ'_d表示通过添加挡块（而非使用准直器）将射野大小减小到ESQ'_d

如图26.9所示，测量S_p并不能解决所有问题，因为附加挡块虽然屏蔽了部分来自铅门的散射，但在短距离内也产生了一些新的散射（如来自托盘的散射）（Jursinic, 1999）。此外，对于小野，即使挡块遮挡放射源也存在半影问题，较好的办法是使用微型模型，根据公式 26.9，将输出因子 S_{cp}除以第26.2.10节中介绍的准直器散射因子S_c得到S_p。

S_p还可根据图 26.10 所示的测量方法得到。

ESTRO手册n°3（1997）中，将相同射野大小条件下，全模体中吸收剂量与微型模体中的吸收剂量之比称为体积散射比（*volume-scatter ratio*），定义如下：

$$V(d_{\mathrm{ref}},\mathrm{ESQ_d})=\frac{D_{\mathrm{d}}(d_{\mathrm{ref}},\mathrm{ESQ_d},A,\mathrm{SSD})}{D_{\mathrm{mini}}(d_{\mathrm{ref}},A,\mathrm{SSD})} \tag{26.12}$$

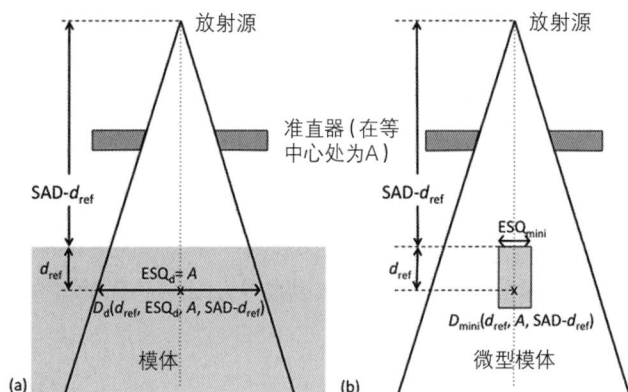

图26.10 等式26.12 中定义的体积散射比V（d_{ref}, $\mathrm{ESQ_d}$）的微型模体测量方法。两次测量中 SSD（此处使用等中心设置）和准直器开口A保持不变

其中，$\mathrm{ESQ_d}$是深度d_{ref}处的等效射野大小。由于两次测量使用相同的准直器大小A，因此来自准直器的散射可相互抵消。此外原射线的衰减以及到源的距离也相同，并且可相互抵消。因此，V可定义在参考深度以外的其他深度，几乎与d和SSD无关。如图26.10所示，它既可以在SAD的探测器处测得，也可在SAD的表面处测得。

模体散射校正因子 S_p可以由V推导出：

$$S_{\mathrm{p}}(d_{\mathrm{ref}},\mathrm{ESQ_d})=\frac{V(d_{\mathrm{ref}},\mathrm{ESQ_d})}{V(d_{\mathrm{ref}},A_{\mathrm{ref}})} \tag{26.13}$$

体积散射比 V 和 S_p 值仅取决于射野大小和射束能量（光谱）。Storchi和van Gasteren（1996）通过对不同直线加速器的25种不同射线质（标称能量从4～25MV）进行测量，得到了SSD=100cm、d_{ref}=10cm、射野大小从4cm×4cm到 40cm×40cm的S_p值，结果显示如果将这些数据绘制成射线质指数$\mathrm{TPR}_{20,10}$[9]的函数，则S_p值在实验不确定度内与机器无关。他们公布了这些数值，并指出对任何给定的射线质指数（*quality index*），与实验结果相比，一致性超过1%。Venselaar等（1999a）使用等中心设置（即射野大小定义在探测器处而非表面）进行了重新计算，得到的新的数据几乎没有变化。相应的数值绘制在图26.11中。

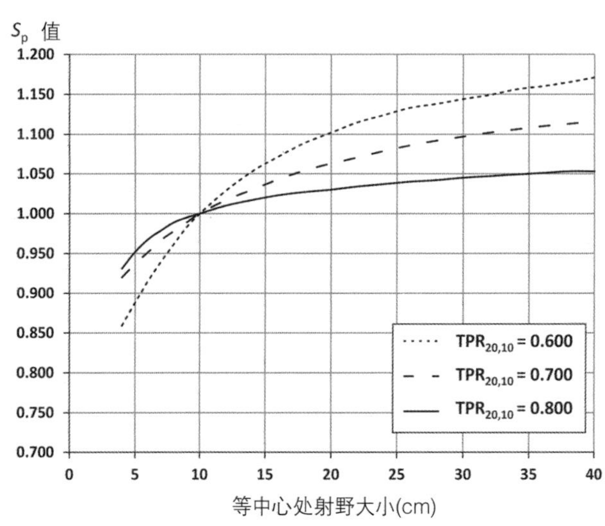

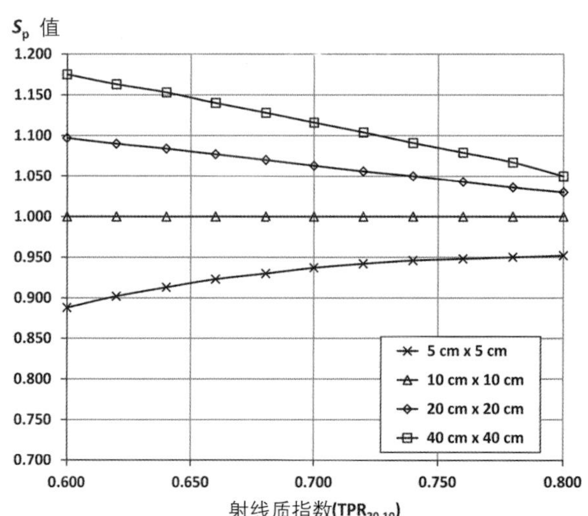

图 26.11 不同射野大小（在等中心处）和不同射线质指数 $\mathrm{TPR}_{20,10}$的模体散射因子 S_p值。对超过 25 种射线质进行平均［数据来自 Venselaar, J. L., van Gasteren, J. J., Heukelom, S., Jager, H. N., Mijnheer, B. J., van der Laarse, R. et al., Phys. Med. Biol. 44（2）：365–381，1999，根据 Storchi, P. 和 van Gasteren, J. J., Phys. Med. Biol., 41（3），563–571，1996 重新计算］

[9] 射线质指数 $\mathrm{TPR}_{20,10}$ 定义为在 10cm×10cm 射野条件下，水下 20cm 处的 TPR 与水下 10cm 处的 TPR 的比值（见第 19.4.4.1 节）。

26.2.13 楔形透射因子

楔形透射因子（*wedge transmission factor*）（k_W）（简称楔形因子）定义为在标准几何形状的全散射模体中参考深度d_{ref}处，对于给定射野大小，加和不加楔形板时的输出剂量之比（第23.6.1节中称为*WF*）。由于穿过楔形板后能谱的衰减不同，因此，楔形射束的射线质以及PDD或TPR与未加楔形板的射束不同。由此可见，k_W值取决于d_{ref}。通常，此处定义的k_W值也随射野宽度单调变化。对于物理楔形板，中心轴上原射线的衰减是恒定的，与铅门位置无关。k_W随射野大小而变化，可能是由于射线质的改变（即S_p的变化）和原射线注量的不对称衰减以及由于楔形板的存在导致准直器散射因子（S_c）的修正而导致的模体内不同的散射条件的结果不同。k_W的定义由下式给出：

$$D_d(d_{ref}, ESQ_d, A, SSD, W) = D_d(d_{ref}, ESQ_d, A, SSD, op)\, k_W(d_{ref}, ESQ_d, A) \quad (26.14)$$

其中，“W”表示楔形射束，“op”表示开野射束（即没有楔形板）。

在参考条件下使用SSD 的开野射束的剂量可以写为：

$$D_d(d_{ref}, ESQ_d, A, SSD, op) = D_{ref}\, S_c(A) S_p(d_{ref}, A_d) \quad (26.15)$$

其中D_{ref}是参考条件下参考深度处的剂量。

原则上，可以通过确定适合楔形条件的$S_{p,\,w}$值和$S_{c,\,w}$值分别说明射线质和准直器散射的变化。这些可通过前面介绍的方法来实现，例如在全模体中测量输出因子$S_{cp,\,w}$和在微型模体中测量$S_{c,\,w}$，然后从这两个测量值中推导出$S_{p,\,w}$。楔形输出随射野大小的另一个变化是k'_W，k'_W只与原射线注量的不对称衰减以及对中心轴的散射贡献有关：

$$D_d(d_{ref}, ESQ_d, A_d, SSD, W) = D_{ref}\, k'_W(d_{ref}, ESQ_d, A)\, S_{c,w}(A)\, S_{p,w}(d_{ref}, ESQ_d) \quad (26.16)$$

其中W表示楔形板。

k'_W对射野大小的依赖性与测量的k_W不同。这种分析对规则的楔形射野来说太复杂而没有必要，但对非对称射野提高准确度非常必要。S_c和S_p可能随到中心轴的距离以及与楔形板的存在而变化，k'_W随计算点处等效方野的变化而缓慢变化。

动态楔形板则完全不同（见第23.6.2节）。有些加速器可以在出束时移动其中一个独立铅门产生楔形的离轴剂量分布，这种情况对准直器散射没有明显影响且无需担心射束硬化。因此，相应的动态楔形透射因子并不显著依赖于d_{ref}的选择，公式26.14仍然适用。然而，如第23.6.2节所述，该透射因子是射野宽度（铅门移动方向）的强函数，但不是ESQ的函数。

26.2.14 离轴比

在第23.3.3节中已经介绍过离轴比（OAR），它在垂直于射束轴的平面上测得，定义为偏离中心轴的点的剂量与相同深度处中心轴上点的剂量之比：

$$OAR(x, d, ESQ_d, A) = \frac{D_d(x, d, ESQ_d, A, SSD, W)}{D_d(0, d, ESQ_d, A, SSD, W)} \quad (26.17)$$

OAR随离轴距离x变化的曲线称为射束离轴比曲线（*beam profile*），可通过移动水箱中探测器测得（见第20.1.3.1节）。图26.12a给出了几个深度的开野离轴比曲线，测得的数据按实际距离绘制并根据PDD（即在d_{max}为100%）进行缩放。图26.12b，根据OAR的定义，同样的离轴比曲线在中心轴上被归一化到100%。从图26.12b中可以清楚地看到，离轴比曲线的形状随深度变化而变化。由于射束发散，离轴比曲线随深度逐渐变宽。深度d处射野宽度（*field width*）F_{Wd}的定义与这些离轴比曲线的形状密切相关：在大多数机构中，将50%衰减曲线的宽度（每个深度的50% OAR值之间的距离）定义为射野宽度。几何射野边缘（由源和准直器的中心定义）和灯光野边缘与这些50%的点重合。这种定义有很多优势，尤其是相邻射野衔接时，通过匹配几何边缘，两个射野在50% OAR处衔接，从而得到最平滑的剂量分布。图26.12c所示，50%的OAR位于几何边缘，图中将这些曲线绘制成归一离轴距离的函数。在此图中，具有相同纵坐标的点在所有深度都位于同一扇形线（从源中心发散出来的线）上。所有的离轴比曲线在50% OAR 处重叠，在几何边缘，$2x/FW_d=1$。可以看出较小深度处的离轴比曲线有明显的角（由均整器产生），这些角随着深度增加逐渐减小。产生这种影响的原因一方面是射束边缘的内/外散射不平衡，另一方面是受均整器形状的影响使射线质在远离中心轴的地方逐渐变软（衰减系数增加）。

无均整器（FFF）射束（参见第23.7.2节）和楔形射束离轴比曲线的形状有明显不同。

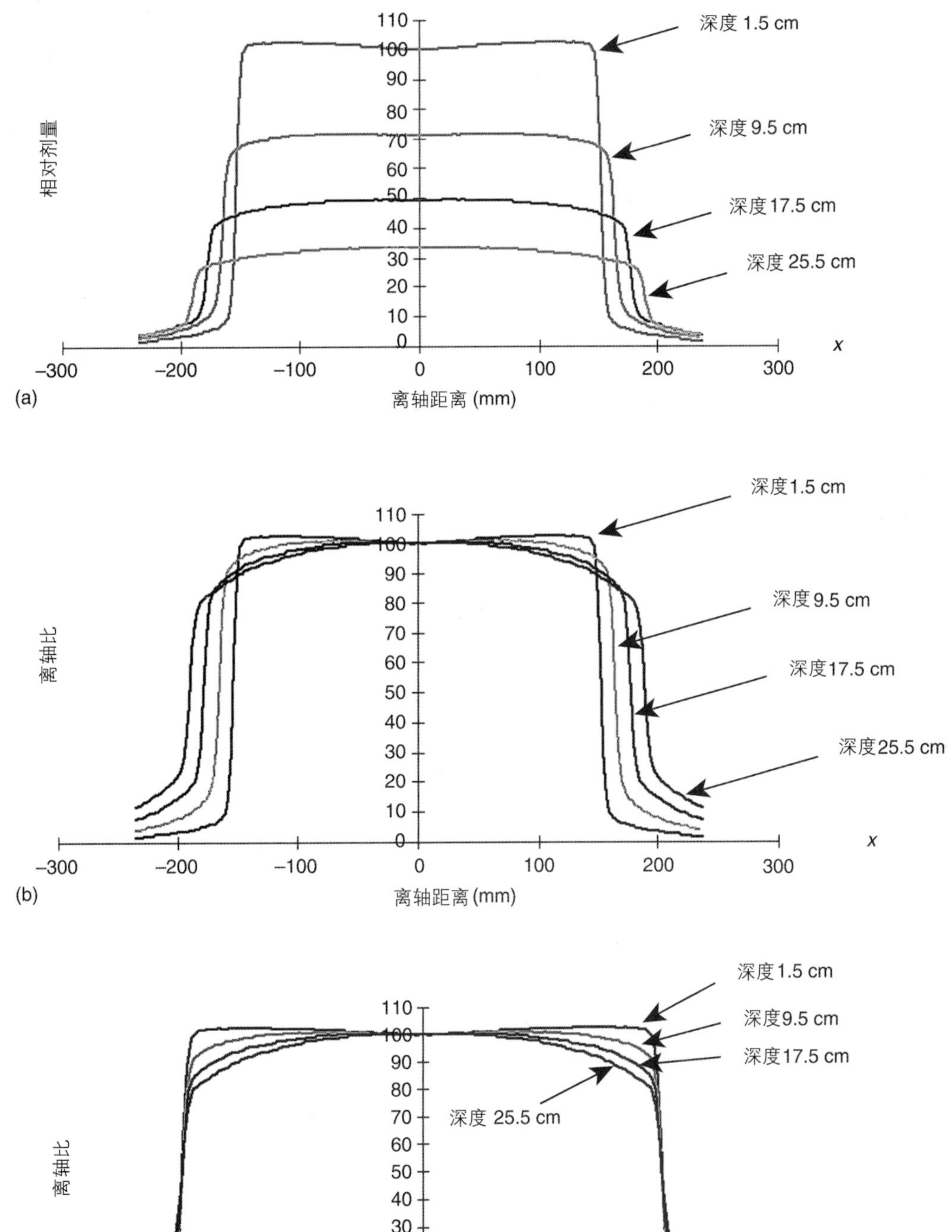

图 26.12　SSD=100cm、射野大小为 30cm×30cm 的三种不同的离轴曲线图：（a）未归一化；（b）在射束中心轴上进行剂量归一的 OAR；（c）与（b）相同，但绘制为归一离轴距离 $2x/FW_d$ 的函数（其中 FW_d 是深度 d 处的射野宽度）

26.2.15 平方反比定律

如第 21.3.1 节所述，来自点源的各向同性辐射在真空中的衰减遵循平方反比定律（*inverse square law*）：

$$\frac{D(L_1)}{D(L_2)}=\left(\frac{L_2}{L_1}\right)^2 \qquad (26.18)$$

其中，L_1、L_2是测量点到点源的距离。加速器的源（靶）并不是一个点，射线在射束方向上被均整器、初级准直器、铅门、监测电离室以及其他物体散射。尽管如此，其在空气中的输出仍然很好地遵循平方反比定律。

为了更准确的计算，可以通过在距等中心不同距离的多个点处测量“空气中”（用微型模体或金属平衡帽）的输出剂量来确定有效源位置（*effective source position*），以此作为参考来确定到物理源（靶）的距离（见图 26.13a）。一旦得到一组剂量率数据D（L）（作为到该靶的标称距离的函数），结果就可绘制成$y=\sqrt{D(L_0)}/\sqrt{D(L)}$ 和距离的关系图，可得到线性回归（见图 26.13b）[10]。无论参考距离L_0取何值，拟合线与横轴（y=0）的截距都将产生虚源的偏移。可通过下面的数学公式来理解该推导，将S_v称为位于物理源上方的虚源的移位。

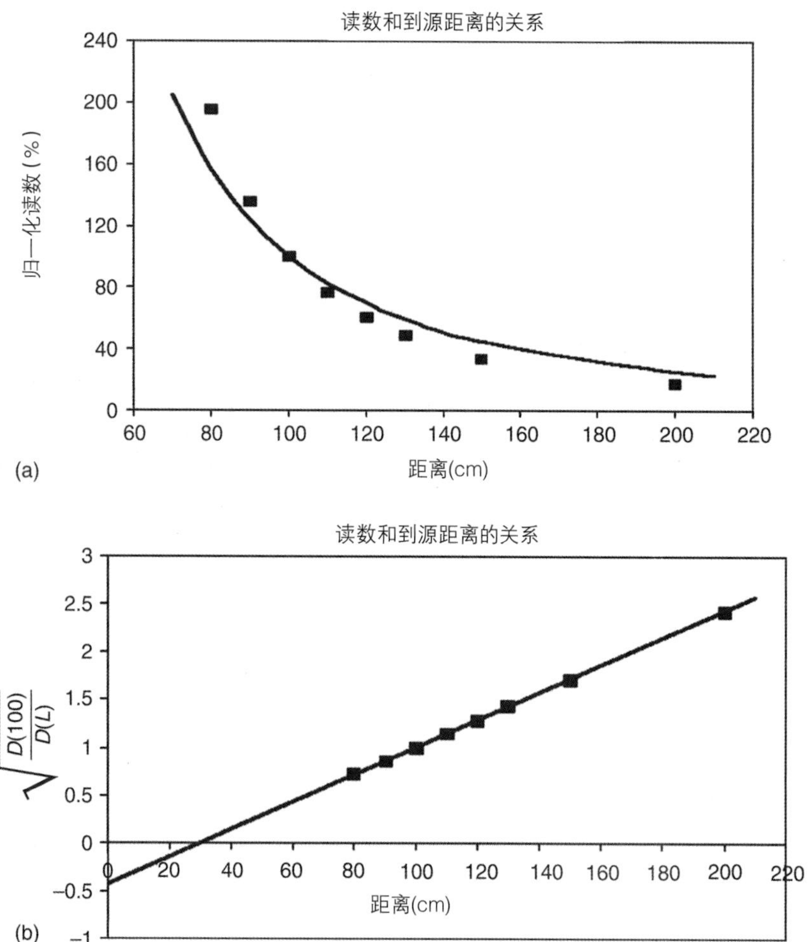

图 26.13 通过测量和绘制距任意点（原则上与物理源一致）不同距离处的剂量率确定有效源位置的方法。实线是平方反比定律的拟合曲线，实心矩形是测量点。（a）图中的量是剂量计的归一化读数；在这个例子中，实验值与平方反比定律相比，偏差很小。（b）图中的量是读数的归一化平方根倒数；将测试点连线，反推到零（即无限剂量）可以得到有效源位置，位于绘制曲线的参考点下方 30cm（S_v=−30cm）处

[10] 对于光子束，虚源位置与 X 射线靶无明显差异。图 26.13 是夸大了偏差用以描述此方法。而对于电子束，虚源位置与靶有较大偏差（参见第 20.3.1 和 24.2.6 节）。

$$D(L)=D(L_0)\frac{(L_0+S_v)^2}{(L+S_v)^2} \quad (26.19)$$

转变成线性关系（$y=mx+c$）的形式：

$$\frac{\sqrt{D(L_0)}}{\sqrt{D(L)}}=\frac{1}{(L_0+S_v)}L+\frac{S_v}{(L_0+S_v)} \quad (26.20)$$

当$L=-S_v$时，公式26.20等于0

S_v 为负值（截距$L>0$）表示射线的有效源位于物理靶假定位置下方。如果非标准SSD情况下要求更高的精度，则在第26.3.2节的推导中应用平方反比定律时，应将SAD替换为（SAD + S_v），将SSD替换为（SSD + S_v）。

若模体尺寸有限（非微型模体），测量模体中距源不同距离的固定深度处的剂量也可应用平方反比定律，需满足的前提条件是：

i）达到电子平衡（排除电子污染）。

ii）原射线和来自准直器的X线散射衰减相同。

iii）模体散射贡献相同（当距离增加时，需要附加挡块来抵消射野的增大）。

这一特性将用于建立各种剂量测定的物理量之间的关系，并从参考剂量D_{ref}推导出距源不同距离处的剂量（见第 26.3.2 节）。

26.3 中心轴剂量推导

26.3.1 参考剂量

如第19章和本章前半部分所述，参考剂量D_{ref}（每MU）在参考深度d_{ref}（通常为10cm）处、射野大小为A_{ref}（通常为10cm × 10cm）的条件下定义。常用的设置有两种：等中心设置（*isocentric setup*）和SSD设置（参见图26.14）。

相应的参考剂量：

$$D_{ref}^{iso}=D_d(d_{ref},ESQ_d,A_{ref},SAD\text{-}d_{ref}),\quad ESQ_d=A_{ref} \quad (26.21)$$

和

$$D_{ref}^{SSD}=D(d_{ref},ESQ_s,A_{ref},SAD),\quad ESQ_s=A_{ref} \quad (26.22)$$

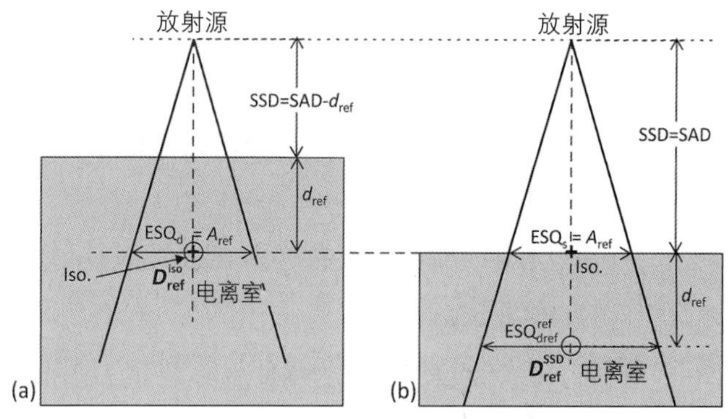

图26.14 用于定义参考剂量的两种不同设置：（a）等中心设置；（b）SSD设置。

对于等中心设置（以及组织模体比TPR），等效射野大小ESQ_d定义在某一深度处，而对于SSD设置（以及百分深度剂量PDD），等效方野ESQ_s定义在模体表面（参见表26.2）。

对任意SSD，某一深度处的等效方野可以通过模体表面的等效方野计算得到：

$$ESQ_d=ESQ_s\frac{SSD+d}{SSD} \quad (26.23)$$

当$d=d_{ref}$时，ESQ_d的值为ESQ_{dref}：

$$ESQ_{dref}=ESQ_s\frac{SSD+d_{ref}}{SSD} \quad (26.24)$$

当$ESQ_s=A_{ref}$时，ESQ_{dref}的值为 ESQ_{dref}^{ref}（见图26.14b）：

$$ESQ_{dref}^{ref}=A_{ref}\frac{SAD+d_{ref}}{SAD} \quad (26.25)$$

因此，对于SAD=100cm的机器，使用SSD设置，参考射野10cm × 10cm，在10cm参考深度处的射野 ESQ_{dref}^{ref} 为11cm。

在第26.3.2.2节（公式26.28）和第26.3.2.4节（公式26.33）中将讨论如何实现等中心参考剂量（*isocentric reference dose*）和SSD参考剂量的相互推导。

26.3.2 射束轴上P点的剂量

26.3.2.1 概述

对于任意SSD，准直器开口A和射野大小ESQ（定义在深度“*d*”或表面“*s*”处），射束轴上任意深度处P点的剂量（每 MU）D（d, ESQ_s, A, SSD）或者 $D_d(d, ESQ_d, A, SSD)$ 可根据以下各参数之间的关系由D_{ref}推导得到[11]。这里只考虑了三个最有用的关系。

- 等中心参考点R_{iso}处的等中心参考剂量 D_{ref}^{iso} 的TPR方法。
- SSD参考点R_{SSD}处的SSD参考剂量 D_{ref}^{SSD} 的PDD方法。
- SSD参考点R_{SSD}处的SSD参考剂量 D_{ref}^{SSD} 的TPR方法。

下面节段中，将这些主要关系用阴影表示。图26.15到26.17分别对这些方法进行了说明，图下面的表格中给出了从参考设置（a）到治疗设置（e）的逐步推导。

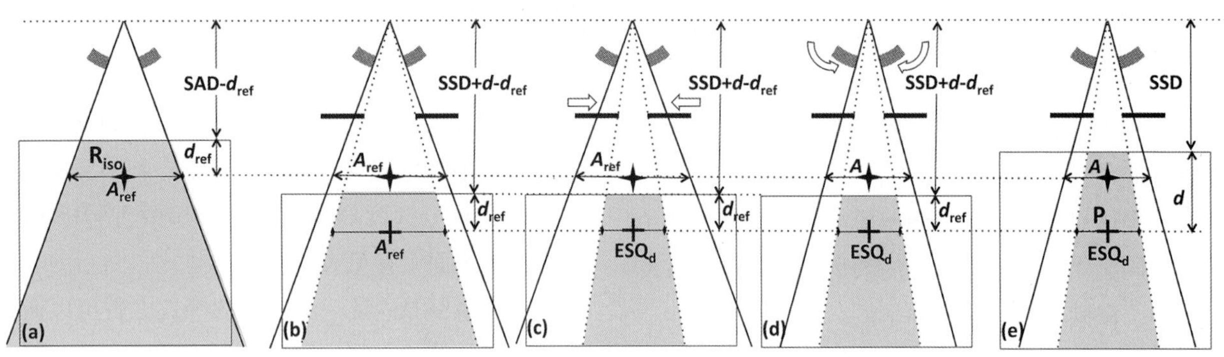

图 26.15 使用 TPR 方法将基于等中心设置的参考剂量逐步推导为 CAX 剂量（表 26.3）

表 26.3 图 26.15 相关的逐步推导关系

从参考设置到治疗设置的逐步改变	剂量/MU	深度	对应深度处的射野大小	SAD处的准直器开口	到表面的距离
（a）**起始点（R_{iso}处的剂量）**	$\mathbf{D_{ref}^{iso}}$	d_{ref}	A_{ref}	A_{ref}	SAD−d_{ref}
（a）=>（b）改变SSD和用挡块改变射野大小，来保持同样的散射	×（SAD）^{2} × 1/（SSD+d）^{2}	d_{ref}	$\mathbf{A_{ref}}$	A_{ref}	$\boldsymbol{SSD+d-d_{ref}}$
（b）=>（c）用挡块改变射野大小	× S_p（d_{ref}, ESQ_d）	d_{ref}	$\mathbf{ESQ_d}$	A_{ref}	SSD+d−d_{ref}
（c）=>（d）改变准直器设置	× S_c（A）	d_{ref}	ESQ_d	$\boldsymbol{A}$	SSD+d−d_{ref}
（d）=>（e）改变深度（保持到源的距离不变）	× TPR（d, ESQ_d）	$\boldsymbol{d}$	ESQ_d	A	**SSD**
（e）**P点剂量**	**=$\mathbf{D_d}$（$\boldsymbol{d}$, $\mathbf{ESQ_d}$, $\boldsymbol{A}$，SSD）**	$\boldsymbol{d}$	$\mathbf{ESQ_d}$	$\boldsymbol{A}$	**SSD**

每个步骤旨在单独考虑单个（或两个）参数的影响，这些参数包括：

- 准直器开口（*collimator opening*）（S_c的修正）；
- 射野大小，可能由附加挡块或MLC界定（S_p的修正）；
- 深度（TPR 或 PDD的修正）；
- 距离。

图中，斜实线表示由准直器开口定义的射野边缘，虚线表示由附加挡块定义的射野边缘。阴影区域表示由次级准直器或附加挡块界定的模体散射体积。四角星表示等中心位置。

关于到源距离的修正，如第26.2.15节末尾所述，即便点P不在“空气中”，但如果对该点散射贡献不变，就可以应用平方反比定律。该情况适用于：

- 准直器开口保持不变；

[11] 这里考虑的是任意准直器和射野大小的一般情形，但是假设准直器开口 A 大于由挡块定义的照射区域。这种情况也适用于多叶准直器安装在矩形准直器下方的加速器（例如Varian）。但是，如果最终的射野大小由准直器定义（如多叶准直器集成到次级准直器中），那么涉及挡块的步骤只是理论上的（见第 26.2.10 节）。

- 测量点的深度大于d_{max}并保持不变；
- 该深度处的等效射野大小保持不变[12]。

步骤（e）中给出了SSD治疗技术（*treatment techniques*）的关系。如果使用等中心治疗技术，将SSD设置为SAD−d，该关系同样有效。对于当前最常用的设置，通用表达式被简化，简化的表达式以阴影的形式给出。

这些步骤顺序不固定，但遵循一个逻辑流程。在下图的所有示例中，治疗设置的SSD大于参考设置的SSD，且最终配置的射野大小小于A_{ref}。这种情况下，准直器开口的减小发生在步骤（c）和（d）之间。由于准直器开口必须始终大于等中心处的射野大小，如果需要增大准直器开口，则需要在初始步骤［通常在步骤（a）和（b）之间］更改。这种修改会导致准直器散射贡献S_c的变化，但S_c仅与A有关，所以顺序无关紧要，最终的关系依然保持不变。为方便解释这些图，在相关的逐步推导的表格中，初始参考剂量［*starting*（*reference*）*dose*］、在P处的最终剂量（*final dose*）、从上一步修改的参数的符号都用粗体显示。

26.3.2.2　等中心参考剂量定义的TPR方法

$$D_d(\boldsymbol{d},\mathrm{ESQ_d},\boldsymbol{A},\mathrm{SSD}) = D_{ref}^{iso}\, S_c(A)\, S_p(d_{ref},\mathrm{ESQ_d})\, \mathrm{TPR}(\boldsymbol{d},\mathrm{ESQ_d})\left(\frac{\mathrm{SAD}}{\mathrm{SSD}+\boldsymbol{d}}\right)^2 \qquad (26.26)$$

对于等中心技术（SSD=SAD−d），此关系简化为：

$$D_d(\boldsymbol{d},\mathrm{ESQ_d},A,\mathrm{SAD}\text{-}\boldsymbol{d}) = D_{ref}^{iso}\, S_c(A)\, S_p(d_{ref},\mathrm{ESQ_d})\ \mathrm{TPR}(\boldsymbol{d},\mathrm{ESQ_d}) \qquad (26.27)$$

公式26.26还可用于将参考等中心设置的剂量 D_{ref}^{iso} 转换为SSD参考设置的剂量 D_{ref}^{SSD} 。其中，S_c（A_{ref}）=1，TPR（d_{ref}, $\mathrm{ESQ_d}$）=1，有：

$$D_{ref}^{SSD} = D_d\left(d_{ref},\mathrm{ESQ}_{dref}^{ref},A_{ref},\mathrm{SAD}\right) = D_{ref}^{iso} S_p\left(d_{ref},\mathrm{ESQ}_{dref}^{ref}\right)\left(\frac{\mathrm{SAD}}{\mathrm{SAD}+d_{ref}}\right)^2 \qquad (26.28)$$

其中，$\mathrm{ESQ}_{dref}^{ref} = A_{ref}\dfrac{\mathrm{SAD}+d_{ref}}{\mathrm{SAD}}$

26.3.2.3　SSD参考剂量定义的PDD方法

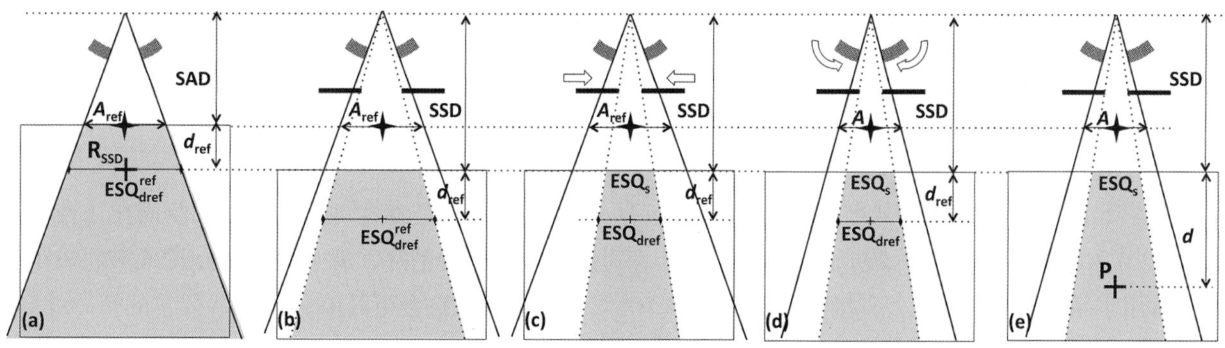

图 26.16　使用 PDD 方法将基于 SSD 设置的参考剂量逐步推导为 CAX 剂量（表 26.4）

[12]　这三个条件必须满足。忽略了散射区域（射束发散、反向散射）形状的微小变化以及由光谱改变引起的变化。

表 26.4　图 26.16 相关的逐步推导关系

从参考设置到治疗设置的逐步改变	剂量/MU	深度	表面射野大小	对应深度处的射野大小	SAD处的准直器开口	到表面的距离
（a）起始点（R_{SSD}处的剂量）	$\mathbf{D_{ref}^{SSD}}$	d_{ref}	A_{ref}	ESQ_{dref}^{ref} [a]	A_{ref}	SAD
（a）=>（b）改变SSD和用挡块改变射野大小，保持同样的散射	×（$SAD+d_{ref}$）^{2} × 1/（$SSD+d_{ref}$）^{2}	d_{ref}	–	ESQ_{dref}^{ref} [a]	A_{ref}	**SSD**
（b）=>（c）在深度d处用挡块改变射野大小至最终的配置，即$ESQ_s=ESQ_d$[SSD/（SSD+d）]	× 1/S_p（d_{ref}, ESQ_{dref}^{ref}）[a] × S_p（d_{ref}, ESQ_{dref}）	d_{ref}	$\mathbf{ESQ_s}$	$\mathbf{ESQ_{dref}}$ [b]	A_{ref}	SSD
（c）=>（d）改变准直器设置	× S_c（A）	d_{ref}	ESQ_s	ESQ_{dref} [b]	$\boldsymbol{A}$	SSD
（d）=>（e）改变深度至d（注意在d_{max}处PDD=100%）	× 1/PDD（d_{ref}, ESQ_s, SSD） × PDD（d, ESQ_s, SSD）	$\boldsymbol{d}$	ESQ_s	ESQ_d [c]	A	SSD
（e）P点剂量	**=D（d, ESQ_s, A，SSD）**	$\boldsymbol{d}$	$\mathbf{ESQ_s}$	$\mathbf{ESQ_d}$ [c]	$\boldsymbol{A}$	**SSD**

[a] $ESQ_{dref}^{ref} = A_{ref}(SAD + d_{ref})/SAD$

[b] $ESQ_{dref} = ESQ_s$（$SSD + d_{ref}$）/SSD

[c] ESQ_d是在深度d处由靶的投影形状所定义的射野大小；ESQ_s由其导出。

$$D(d, ESQ_s, A, SSD) = D_{ref}^{SSD}\, S_c(A)\frac{S_p(d_{ref}, ESQ_{dref})}{S_p\left(d_{ref}, ESQ_{dref}^{ref}\right)}\left(\frac{SAD + d_{ref}}{SSD + d_{ref}}\right)^2 \frac{PDD(d, ESQ_s, SSD)}{PDD(d_{ref}, ESQ_s, SSD)} \tag{26.29}$$

其中，

$$ESQ_{dref}^{ref} = A_{ref}\frac{SAD + d_{ref}}{SAD}, \quad ESQ_{dref} = ESQ_s\frac{SSD + d_{ref}}{SSD}$$

原则上，公式26.29可用于任意SSD。但是由于PDD通常仅适用于参考SSD（即=SAD）。因此，公式26.29主要适用于在参考SSD执行的治疗。这种情况下（SSD=SAD），此关系可简化为：

$$D(d, ESQ_s, A, SSD) = D_{ref}^{SSD}\, S_c(A)\frac{S_p(d_{ref}, ESQ_{dref})}{S_p\left(d_{ref}, ESQ_{dref}^{ref}\right)}\frac{PDD(d, ESQ_s, SAD)}{PDD(d_{ref}, ESQ_s, SAD)} \tag{26.30}$$

如果起始点是SSD设置中的校准剂量（*calibration dose*）而不是参考剂量，可进一步简化（参见第26.5.4.2节）。为了将公式26.29应用于SSD处（非参考距离）执行的治疗，就必须使用公式26.37将PDD转换为适用于新的SSD。因此，直接使用第26.3.2.4节中介绍的TPR方法会更简单。

26.3.2.4　SSD参考剂量定义的TPR方法

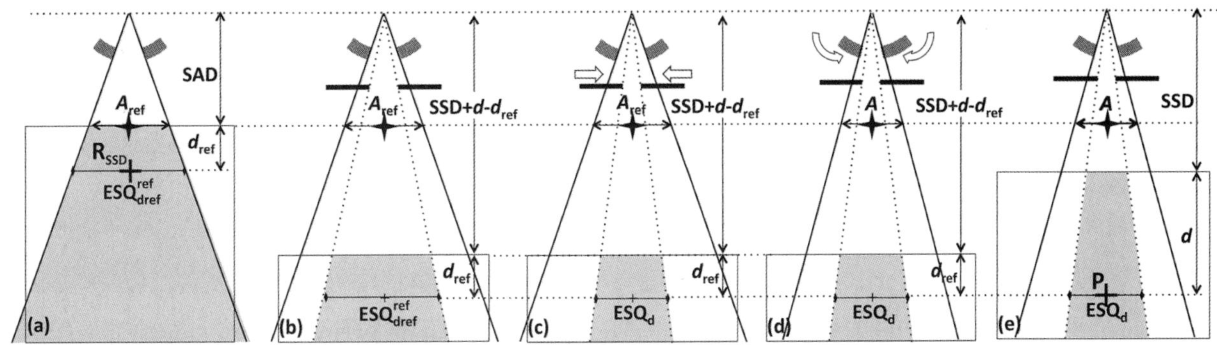

图 26.17　使用 TPR 方法将基于 SSD 设置的参考剂量逐步推导为 CAX 剂量（表 26.5）

表 26.5　图 26.17 中相关的逐步推导关系

从参考设置到治疗设置的逐步改变	剂量/MU	深度	对应深度处的射野尺寸	SAD处的准直器开口	距表面的距离
（a）**起始点（R_{SSD}处的剂量）**	$\mathbf{D^{SSD}_{ref}}$	d_{ref}	ESQ^{ref}_{dref} [a]	A_{ref}	SAD
（a）=>（b）改变SSD和用挡块改变射野大小，在深度上保持同样的散射	×（SAD+d_{ref}）^{2} × 1/（SSD+d）^{2}	d_{ref}	ESQ^{ref}_{dref} [a]	A_{ref}	**SSD+d–d_{ref}**
（b）=>（c）用挡块改变射野大小	× 1/S_p（d_{ref}，ESQ^{ref}_{dref}）[a] × S_p（ESQ_d）	d_{ref}	$\mathbf{ESQ_d}$	A_{ref}	SSD+d–d_{ref}
（c）=>（d）改变准直器设置	× S_c（A）	d_{ref}	ESQ_d	$\boldsymbol{A}$	SSD+d–d_{ref}
（d）=>（e）改变深度（保持距源的距离不变）	× TPR（d, ESQ_d）	$\boldsymbol{d}$	ESQ_d	A	**SSD**
（e）**P点剂量**	**=D_d（d, ESQ_d, A，SSD）**	$\boldsymbol{d}$	$\mathbf{ESQ_d}$	$\boldsymbol{A}$	**SSD**

[a] $ESQ^{ref}_{dref} = A_{ref}(SAD + d_{ref})/SAD$

$$D_d(d, ESQ_d, A, SSD) = D^{SSD}_{ref}\, S_c(A)\frac{S_p(d_{ref}, ESQ_d)}{S_p\left(d_{ref}, ESQ^{ref}_{dref}\right)}\left(\frac{SAD + d_{ref}}{SSD + d}\right)^2 TPR(d, ESQ_d) \tag{26.31}$$

其中，

$$ESQ^{ref}_{dref} = A_{ref}\frac{SAD + d_{ref}}{SAD}$$

对于等中心技术（SSD=SAD–d），此关系式变为：

$$D_d(d, ESQ_d, A, SAD\text{-}d) = D^{SSD}_{ref}\, S_c(A)\frac{S_p(d_{ref}, ESQ_d)}{S_p\left(d_{ref}, ESQ^{ref}_{dref}\right)}\left(\frac{SAD + d_{ref}}{SAD}\right)^2 TPR(d, ESQ_d) \tag{26.32}$$

也可用公式26.31将SSD参考设置的剂量 D^{SSD}_{ref} 转换为等中心参考设置的剂量 D^{iso}_{ref}。其中，S_c（A_{ref}）=1，S_p（d_{ref}, A_{ref}）=1，TPR（d_{ref}, ESQ_d）=1，则有：

$$D_{\mathrm{ref}}^{\mathrm{iso}} = D_{\mathrm{d}}(d_{\mathrm{ref}}, A_{\mathrm{ref}}, A_{\mathrm{ref}}, \mathrm{SAD}\text{-}d_{\mathrm{ref}}) = \mathrm{D}_{\mathrm{ref}}^{\mathrm{SSD}} \frac{1}{S_{\mathrm{p}}\left(d_{\mathrm{ref}}, \mathrm{ESQ}_{\mathrm{dref}}^{\mathrm{ref}}\right)} \left(\frac{\mathrm{SAD} + d_{\mathrm{ref}}}{\mathrm{SAD}}\right)^2 \tag{26.33}$$

其中，

$$\mathrm{ESQ}_{\mathrm{dref}}^{\mathrm{ref}} = A_{\mathrm{ref}} \frac{\mathrm{SAD} + d_{\mathrm{ref}}}{\mathrm{SAD}}$$

显然，公式26.33也可以由公式26.28中推导得出。

26.4 剂量测定物理量间的关系

通过上述推导，可在第26.2节中定义的部分剂量测定物理量之间建立关系。当切换SSD技术和等中心技术以及改变SSD时，这些关系非常有用。

26.4.1 由PDD得到TPR

对于同一个点，相同条件下，通过式26.29 和式26.31的比值得出：

$$\mathrm{TPR}(d, \mathrm{ESQ}_{\mathrm{d}}) = \frac{S_{\mathrm{p}}(d_{\mathrm{ref}}, \mathrm{ESQ}_{\mathrm{dref}})}{S_{\mathrm{p}}(d_{\mathrm{ref}}, \mathrm{ESQ}_{\mathrm{d}})} \left(\frac{\mathrm{SSD} + d}{\mathrm{SSD} + d_{\mathrm{ref}}}\right)^2 \frac{\mathrm{PDD}(d, \mathrm{ESQ}_{\mathrm{s}}, \mathrm{SSD})}{\mathrm{PDD}(d_{\mathrm{ref}}, \mathrm{ESQ}_{\mathrm{s}}, \mathrm{SSD})} \tag{26.34}$$

其中，

$$\mathrm{ESQ}_{\mathrm{d}} = \mathrm{ESQ}_{\mathrm{s}} \frac{\mathrm{SSD} + d}{\mathrm{SSD}} \qquad \mathrm{ESQ}_{\mathrm{dref}} = \mathrm{ESQ}_{\mathrm{s}} \frac{\mathrm{SSD} + d_{\mathrm{ref}}}{\mathrm{SSD}}$$

上述关系式特别适用于从水模体中测量的深度剂量曲线（通常在SSD=SAD条件下）中推导TPR值。

可以发现，通过以下比值计算：

$$S_{\mathrm{p}}(d_{\mathrm{ref}}, \mathrm{ESQ}_{\mathrm{dref}}) / S_{\mathrm{p}}(d_{\mathrm{ref}}, \mathrm{ESQ}_{\mathrm{d}})$$

对于高能光束来说，比值接近于1。

例如，对于6MV X线（$\mathrm{TPR}_{20,\ 10}$=0.650），SSD=100cm，参考深度10cm，当深度从2cm增加到30cm时，该比值从约1.01减小到约0.98，与射野大小无关。

26.4.2 不同SSD条件下PDD的换算（TPR方法）

当SSD从SSD_1变为SSD_2时，在SSD_1条件下（在模体表面保持相同射野大小$\mathrm{ESQ}_{\mathrm{s}}$）测量的$\mathrm{PDD}_1$也会因为模体散射条件和距离关系的改变而发生变化（见图26.18）。尽管为了保持模体表面的射野大小相同，需要调整准直器开口“A”，但由于PDD是相同准直器设置下的两个剂量的比值，所以准直器开口A可以抵消。

为了得到PDD_1和PDD_2之间的关系，可以使用公式26.26：

$$D_1(d) = D(d, \mathrm{ESQ}_{\mathrm{s}}, A_1, \mathrm{SSD}_1) = D_{\mathrm{ref}}^{\mathrm{iso}} S_{\mathrm{c}}(A_1)\ S_{\mathrm{p}}(d_{\mathrm{ref}}, \mathrm{ESQ}_{\mathrm{d1}})\ \mathrm{TPR}(d, \mathrm{ESQ}_{\mathrm{d1}}) \left(\frac{\mathrm{SAD}}{\mathrm{SSD}_1 + d}\right)^2 \tag{26.35}$$

其中，

$$A_1 = \mathrm{ESQ}_{\mathrm{s}} \frac{\mathrm{SAD}}{\mathrm{SSD}_1}, \qquad \mathrm{ESQ}_{\mathrm{d1}} = \mathrm{ESQ}_{\mathrm{s}} \frac{\mathrm{SSD}_1 + d}{\mathrm{SSD}_1}$$

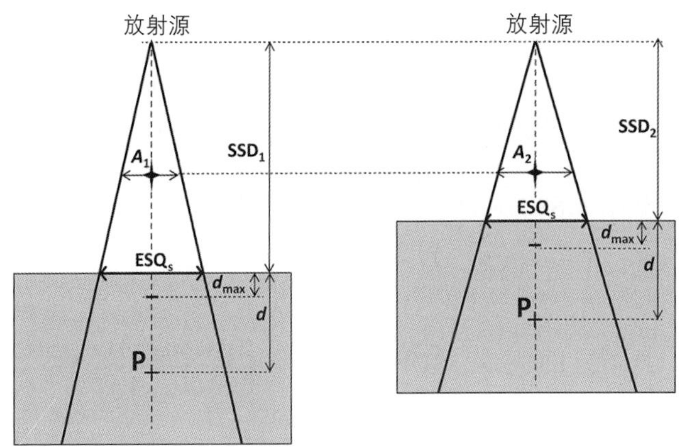

图 26.18　不同 SSD 下 PDD 的关系。两图中表面射野大小 ESQ_s 和深度 d 相同

根据定义：

$$PDD_1 = 100\frac{D_1(d)}{D_1(d_{max\,1})},$$

其中，$d_{max\,1}$ 为SSD_1时的最大剂量深度。

对PDD_2应用上述相同的关系式，得到PDD_2/PDD_1的关系式：

$$\frac{PDD_2}{PDD_1} = \frac{S_p(d_{ref}, ESQ_{d2})}{S_p(d_{ref}, ESQ_{d1})}\frac{S_p(d_{ref}, ESQ_{dmax1})}{S_p(d_{ref}, ESQ_{dmax2})}\ \frac{TPR(d, ESQ_{d2})}{TPR(d, ESQ_{d1})}\frac{TPR(d_{max\,1}, ESQ_{dmax1})}{TPR(d_{max\,2}, ESQ_{dmax2})}\ \left\{\frac{(SSD_1 + d)}{(SSD_2 + d)}\frac{(SSD_2 + d_{max\,2})}{(SSD_1 + d_{max\,1})}\right\}^2 \quad (26.36)$$

在实际测量中，最大剂量深度不会随SSD发生显著变化，d_{max1} 和 d_{max2} 之间的等效方野的变化可忽略不计，因此，可以得到：

$$PDD_2 = PDD_1\frac{S_p(d_{ref}, ESQ_{d2})}{S_p(d_{ref}, ESQ_{d1})}\frac{TPR(d, ESQ_{d2})}{TPR(d, ESQ_{d1})}\ \left\{\frac{(SSD_1 + d)}{(SSD_2 + d)}\frac{(SSD_2 + d_{max})}{(SSD_1 + d_{max})}\right\}^2 \quad (26.37)$$

其中，

$$ESQ_{d1} = ESQ_s\frac{SSD_1 + d}{SSD_1},\quad ESQ_{d2} = ESQ_s\frac{SSD_2 + d}{SSD_2}$$

{ } 中的表达式被称为“Mayneord F因子”（Mayneord和Lamerton，1941）。如果SSD_2大于SSD_1（PDD随SSD增加而增加），则此因子大于1。因此，这个几何平方反比因子被某一深度处经散射修正的两个射野TPR的比值校正。这与先前发表的基于TAR概念（Burns，1983a）或归一化峰值散射因子（Knight 和 Mayles，1991）的关系非常相似。若射野大小在计算点深度处（而不是在模体表面或等中心处）相同，则可以执行相同类型的推导（Burns，1983a）。

26.4.3　由TAR得到模体散射因子S_p

通过比较图26.2所示参考准直器设置A_{ref}和任意准直器设置A，可从组织空气比TAR推导出模体散射校正因子S_p。

根据参考等中心设置（图26.14a）和公式26.2，对于参考射野，等中心处“空气中”的剂量如下：

$$D(air, A_{ref}, SAD) = \frac{D_{ref}^{iso}}{TAR(d_{ref}, A_{ref})} \quad (26.38)$$

根据准直器散射因子S_c的定义，对于任意准直器设置A，“空气中”的剂量为：

$$D(\text{air}, A, \text{SAD}) = D(\text{air}, A_{\text{ref}}, \text{SAD})\, S_c(A) \quad (26.39)$$

对于准直器设置A（无挡块），组织中等中心处深度d_{ref}（SSD=SAD $-d_{\text{ref}}$）的剂量为：

$$D_d(d_{\text{ref}}, \text{ESQ}_d, A, \text{SSD}) = D(\text{air}, A, \text{SAD})\, \text{TAR}(d_{\text{ref}}, A)\text{，其中 } \text{ESQ}_d = A \quad (26.40)$$

将26.38式、26.39式代入26.40式，得到：

$$D_d(d_{\text{ref}}, \text{ESQ}_d, A, \text{SSD}) = D_{\text{ref}}^{\text{iso}}\, S_c(A) \frac{\text{TAR}(d_{\text{ref}}, A)}{\text{TAR}(d_{\text{ref}}, A_{\text{ref}})} \quad (26.41)$$

另外，由S_{cp}的定义及它的构成（式26.9）可以得出：

$$D_d(d_{\text{ref}}, \text{ESQ}_d, A, \text{SSD}) = D_{\text{ref}}^{\text{iso}}\, S_{cp}(d_{\text{ref}}, \text{ESQ}_d, A) = D_{\text{ref}}^{\text{iso}}\, S_c(A)\, S_p(d_{\text{ref}}, \text{ESQ}_d) \quad (26.42)$$

因此，将式26.41与式26.42比较，可得到S_p与TAR的关系如下：

$$S_p(d_{\text{ref}}, \text{ESQ}_d) = \frac{\text{TAR}(d_{\text{ref}}, A)}{\text{TAR}(d_{\text{ref}}, A_{\text{ref}})} \quad (26.43)$$

26.5 跳数（MU）的计算

26.5.1 通用方法

尽管放射治疗中普遍使用计算机进行计算，但仍需要物理师能够手动进行快速的点剂量计算，来验证计算机设计的计划，并对临床实施的MU数准确性进行双重检查（见47.7.2节）。手动计算可以帮助我们理解计算机系统背后的物理知识，并对计算结果做出合理的判断，还可以审查由自动检查系统识别出的错误。

现存许多在标准及复杂情况下计算跳数的方法（例如Khan等，1986；Rosenberg等，1995）。其中有些过程会涉及大量的校正因子，为了提高非标准情况下的准确性，通常需要进行大量的额外测量（例如ESTRO 1997，2001）。尽管这些努力是有用的，特别是将其纳入计算机化的计划中。但在众多校正因子中计算和基本射束数据之间的联系可能丢失。这将违背执行手动计算的主要目的。这些计算可以很容易地追踪到调试期间获得的测量射束数据（如第20章所述），并且能够简单地处理由于临床需要而对测量的射束几何形状进行的各种修改。

第26.3节介绍了根据测量的参考剂量计算中心轴剂量的方法，所有的剂量均以每MU表示。如果我们想要计算每种情况下所需剂量的MU数，就需要首先讨论校准治疗机器的各种方法。

26.5.2 校准规范

校准过程包括设置和维持（同位素远程治疗机的校准过程包括确定和验证）参考射野大小和几何条件下参考点处每 MU的剂量输出D_{ref}（或剂量率）。第26.3.1节中介绍了目前用于参考剂量测定（$D_{\text{ref}}^{\text{iso}}$ 或 $D_{\text{ref}}^{\text{SSD}}$）的两种几何结构，如图 26.19所示。监测电离室响应校准是质量保证中的一项重要的内容，标准校准条件通常设置为 1cGy/MU（即 $D_{\text{cal}=}$1cGy/MU）。如图26.19以及第21.2.2节中所描述的校准条件可以是等中心的（图26.19a）或固定的SSD（图 26.19b）。对于固定的SSD，通常在$d_{\max}$（而非d_{ref}）处定义 $D_{\text{cal}}^{\text{SSD}}$。这可能是由于“历史”原因（SSD技术通常采用基于TMR的计算方法）或机器相关的限制（深度校准时，如果每MU的剂量太高，就难以达到规定的MU/min剂量率）。如果在d_{ref}处测得D_{ref}，由D_{ref}计算得到D_{cal}，这种方法也是可以接受的。换句话说，通过调整监测电离室响应得到：

$$D_{\text{ref}}^{\text{SSD}} = D_{\text{cal}}^{\text{SSD}} \times \frac{\text{PDD}(d_{\text{ref}}, A_{\text{ref}}, \text{SAD})}{100} = D_{\text{cal}}^{\text{SSD}} \times \frac{\text{PDD}_{\text{ref}}}{100} \quad (26.44)$$

其中，$D_{\text{cal}}^{\text{SSD}} = 1\ \text{cGy/MU}$

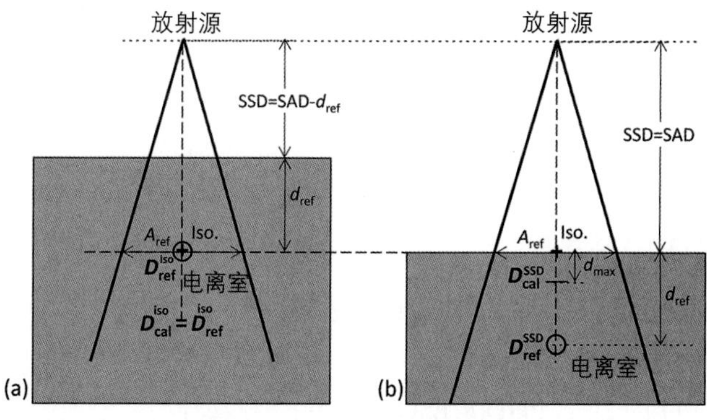

图26.19　两种校准方式：（a）等中心设置；（b）SSD设置。这两种测量都是在深度 d_{ref}（通常为10cm）处进行，但对于 SSD 设置，监测电离室的校准（设置1cGy/MU）可以基于$d_{\max}$处的剂量进行。

参考百分深度剂量（*reference percent depth dose*）PDD_{ref}可由调试过程中测量的数据得到，也可由治疗计划系统计算得到，两种情况下得到的值应相等（理想情况下，偏差小于 0.1%）。

对于等中心校正，通常 $D_{\text{ref}}^{\text{iso}} = D_{\text{cal}}^{\text{iso}} = 1\ \text{cGy/MU}$。

尽管第26.3节中介绍的关系有多种组合，但用于校准的方案通常与参考剂量测量选择的方案一致。

26.5.3　从处方剂量到MU设置

对于非调强的常规治疗，放疗医生通常选择位于靶区中心、射束轴上的处方点（*prescription point*）定义肿瘤总处方剂量（见第31.4.2节）。这个点通常是等中心，最常见的方法是使用几个射野，每个射野占总剂量的一部分（见第36章）。将总剂量分成几个分次（通常为30次，每次2Gy）。对于每个照射野i，要确定每个分次中处方剂量点达到处方剂量 PD_i 所需的MU数（N_i）。

从26.26到26.33的所有公式可以改写为：

$$D(d, \text{ESQ}, A, \text{SSD}) = D_{\text{ref}}\, CF = D_{\text{cal}} \frac{D_{\text{ref}}}{D_{\text{cal}}} CF \quad (26.45)$$

其中，CF是校正因子（无单位），依赖于射野设置和点的位置。

利用公式26.45，照射处方剂量PD_i所需跳数的一般表达式为：

$$N_i = \frac{1}{D_{\text{cal}}} \frac{PD_i}{CF_i} \frac{D_{\text{cal}}}{D_{\text{ref}}} \quad (26.46)$$

其中，$\frac{D_{\text{cal}}^{\text{iso}}}{D_{\text{ref}}^{\text{iso}}} = 1$ 或 $\frac{D_{\text{cal}}^{\text{SSD}}}{D_{\text{ref}}^{\text{SSD}}} = \frac{100}{\text{PDD}_{\text{ref}}}$

通常下，D_{cal}=1cGy/MU，当PD_i 以cGy表示时D_{cal}可以忽略。如果监测电离室被设置为另一个值或监测电离室响应漂移，则可以用D_{cal}的倒数来校正N_i。

下一节中，将基于公式26.46给出一些示例。

26.5.4　标准距离下，矩形野的计算

这些示例适用于以下情形：

- 处方点位于准直器旋转轴（CAX）上深度d处。
- 使用对称矩形准直器开口：它由上下两个铅门的位置决定，其等效方野A根据公式26.11计算
- MLC或挡块可以将准直器开口限制成更小的野。表面等效方野ESQ_s（深度d处的等效方野为ESQ_d）根据公式 26.7 或Clarkson方法计算。

如第26.2.10节所述，若机头和患者之间存在挡块或MLC则将改变S_c。可通过在微型模体条件下测量S_c并将其作为挡块形状和几何结构的函数来研究这种变化。通常该变化小于1%（特别是对于附加挡块）。为了保持此方法的整体简单性，该变化可忽略。如果使用带托盘的射野挡块，则需要使用校正因子，托盘校正因子定义为带托盘的剂量与不带托盘的剂量之比（即托盘透射因子，TF）。作为一级近似，可认为TF与几何结构无关。如果使用开野或者使用MLC, TF值为1。

26.5.4.1　等中心治疗（等中心校准）

结合公式 26.27，26.45 和 26.46，得到：

$$N_i = \frac{PD_i}{D_{cal}}\left[S_c(A)\ S_p(d_{ref}, ESQ_d)\,TPR(d, ESQ_d)\right]^{-1} \times TF^{-1} \tag{26.47}$$

26.5.4.2 固定SSD治疗（SSD校准–PDD方法）

如果SSD=SAD（等中心位于皮肤表面），结合公式26.30 26.45和26.46，得到：

$$N_i = \frac{PD_i}{D_{cal}}\frac{100}{PDD_{ref}}\left[S_c(A)\frac{S_p(d_{ref}, ESQ_{dref})}{S_p\left(d_{ref}, ESQ_{dref}^{ref}\right)}\frac{PDD(d, ESQ_s, SAD)}{PDD(d_{ref}, ESQ_s, SAD)}\right]^{-1} \times TF^{-1} \tag{26.48}$$

其中， $ESQ_{dref}^{ref} = A_{ref}\frac{SAD + d_{ref}}{SAD}$ ， $ESQ_{dref} = ESQ_s\frac{SAD + d_{ref}}{SAD}$

PDD_{ref} 和 $S_p(d_{ref}, ESQ_{dref}^{ref})$ 是常数。

进一步简化，可根据PDD_{ref}的定义来替换PDD_{ref}，重新排列方程26.48，使其成为：

$$N_i = \frac{PD_i}{D_{cal}}\left[\frac{PDD(d_{ref}, ESQ_s, SAD)}{PDD(d_{ref}, A_{ref}, SAD)}\right]\left[\frac{S_p\left(d_{ref}, ESQ_{dref}^{ref}\right)}{S_p(d_{ref}, ESQ_{dref})}\right]\left[S_c(A)\frac{PDD(d, ESQ_s, SAD)}{100}\right]^{-1} \times TF^{-1} \tag{26.49}$$

根据PDD的定义（式26.1），公式26.49中方括号内第一项可以写成：

$$\frac{PDD(d_{ref}, ESQ_s, SAD)}{PDD(d_{ref}, A_{ref}, SAD)} = \left[\frac{D(d_{ref}, ESQ_s, A, SAD)}{D(d_{ref}, A_{ref}, A_{ref}, SAD)}\right]\left[\frac{D(d_{max}, ESQ_s, A, SAD)}{D(d_{max}, A_{ref}, A_{ref}, SAD)}\right]^{-1} \tag{26.50}$$

在公式26.50右侧表达式的推导中，准直器散射的贡献被抵消了。考虑到d_{ref}处模体散射校正和d_{max}处峰值散射因子的定义（见第26.2.4节），公式26.50可改写为：

$$\frac{PDD(d_{ref}, ESQ_s, SAD)}{PDD(d_{ref}, A_{ref}, SAD)} = \left[\frac{S_p(d_{ref}, ESQ_{dref})}{S_p\left(d_{ref}, ESQ_{dref}^{ref}\right)}\right]\left[\frac{PSF(ESQ_s)}{PSF(A_{ref})}\right]^{-1} \tag{26.51}$$

最后结合公式26.49和公式26.51得出：对于SSD=SAD

$$N_i = \frac{PD_i}{D_{cal}}\left[S_c(A)\frac{PSF(ESQ_s)}{PSF(A_{ref})}\frac{PDD(d, ESQ_s, SAD)}{100}\right]^{-1} \times TF^{-1} \tag{26.52}$$

26.5.4.3 固定SSD治疗（SSD 校准–TPR 方法）

结合公式26.31、26.45和26.46，得到对于任意SSD：

$$N_i = \frac{PD_i}{D_{cal}}\frac{100}{PDD_{ref}}\left[S_c(A)\frac{S_p(d_{ref}, ESQ_d)}{S_p\left(d_{ref}, ESQ_{dref}^{ref}\right)}\left(\frac{SAD + d_{ref}}{SSD + d}\right)^2 TPR(d, ESQ_d)\right]^{-1} \times TF^{-1} \tag{26.53}$$

其中，

$ESQ_{dref}^{ref} = A_{ref}\frac{SAD + d_{ref}}{SAD}$ ， $ESQ_d = ESQ_s\frac{SSD + d}{SSD}$

PPD_{ref}和 $S_p\left(d_{ref}, ESQ_{dref}^{ref}\right)$ 是常数。

26.5.5　修正野的计算

这些公式中包含的基本原理可以转换到射束修正中，本节将讨论其可行性。

26.5.5.1　楔形板

射野中楔形板的存在不仅会改变射束的离轴剂量分布，还会引起剂量的衰减。中心轴的楔形透射因子（k_W）可描述这一衰减特性。楔形透射因子是射野大小的函数，类似于托盘透射因子*TF*。另外，楔形板过滤掉光谱中低能部分从而使射束变硬（Knöös 和 Wittgren, 1991）（见 23.6.1节）。对于在SSD校准的机器上的SSD射束，射束轴上深度*d*处的剂量由公式26.14给出。

此外，正如在微型模体方法（Van Gasteren等，1991；ESTRO 1997）中一样，输出因子和楔形因子可以分解成楔形散射因子$S_{p,\ w}$和$S_{c,\ w}$，原射线楔形透射因子（*primary wedge transmission factor*）以及其他因子，以便于考虑楔形板对束流能量和注量的修正。在实际手动计算（通常为了避免严重错误而执行）时，经常忽略楔形野PDD（或TPR）的变化（Knöös和Wittgren，1991），除非变化超过3%，否则所有射野大小都使用平均k_W。

26.5.5.2　非对称野和离轴计算点

大多数加速器都配备了独立的铅门，可以形成围绕射束中心轴（CAX，定义为准直器旋转轴）的不对称射野。虽然独立铅门使射野调整更加容易，但增加了物理师的计算难度。对于非对称射野，处方点可以位于开野中心（*centre of the open field*，COF）而非CAX上，或者仍位于CAX上，但与对称野的散射结构不同。这一创新激发了许多关于此类射野剂量测定的研究（如：Khan等，1986；Rosenberg 等，1995）。Rosenberg等（1995）利用有效或等效射野的概念提出了一种适用于手动计算的相对简单的方法。参照图26.20，非对称野 “AS”（可能被楔形板“W”修正）开口区域中任意点 *P*（*x*, *d*）的剂量输出（Gy/MU）可通过对26.26式的修正得到：

$$D_P\left(x, d, \text{SSD}, \text{AS}, \text{W}\right) = D_{\text{ref}}\, S_c(eff)\, S_p(d_{\text{ref}}, \text{eff})\, k_W\, \text{TPR}(d, eff)\, \text{OAR}(x, d, \text{W}) \times G \tag{26.54}$$

其中，

OAR（*x*, *d*, W）是楔形板修正的离轴比；

*G*是符合机器标定惯例的几何平方反比因子。

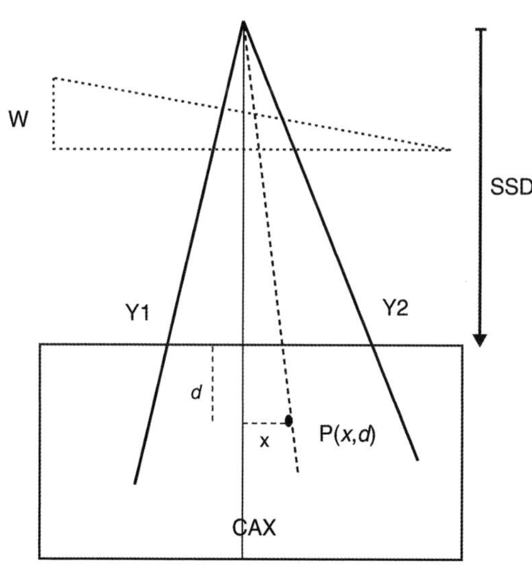

图26.20　楔形板存在时，非对称野中离轴点*P*的剂量率计算（经许可引自Rosenberg, I. et al, Med. Phys., 22, 55–61，1995.）

公式26.54中，*eff* 是射野大小相关因子S_c、S_p和TPR在计算点的有效射野大小，可从以该点为中心的四个矩形野的平均值得到（见图26.21）。注意，有效射野大小的定义（见图26.21）使S_c、S_p和TPR这三个参数值不仅依赖于独立的铅门或挡块位置，还依赖于计算点相对于射野边缘的位置。

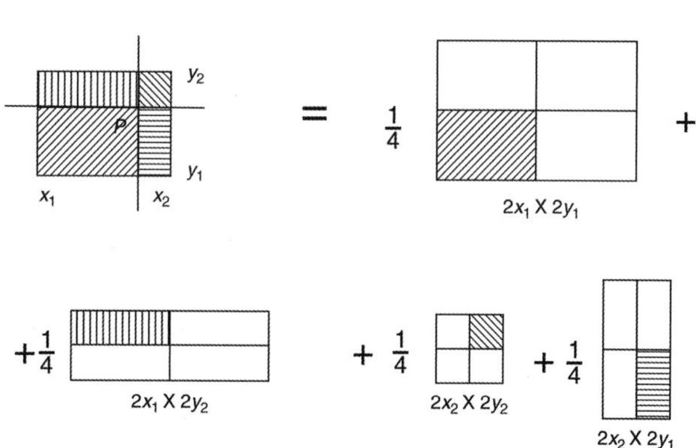

图26.21　Day方法计算对称或非对称矩形射野内任意点*P*处的模体散射校正因子S_p，方法是将每个象限的贡献分别考虑为其相应中心对称射野贡献的四分之一（经许可引自：Day, M. J., Br. J. Radiol., 23，368，1950.）

在这种简单的非对称野剂量测定方法中，有几个因素没有特别考虑到。由于均整器导致射束不同程度的硬化，S_c、S_p和TPR依赖的射线质将随离轴距离的变化而变化。在给定离轴距离处的原射线OAR也可能是非对称铅门位置的函数。原则上微型模体法可以测量这些物理量的变化。但是，如果对不同的非对称野射野中心和CAX上的点进行参数化，那么测量的数量将很难处理。公式26.26中用 OAR（x, d, W）给出了简单表达式，其中OAR（x, d, W）是指在某一深度处测量的离轴比，该式部分解释了离轴射线质的变化和在模体中的不同衰减。

26.5.5.3　非均匀性校正

与可以获得基本射束信息的水模体不同，实际患者身体由不同密度的组织组成。第28.2.4节讨论了计算不均匀性对剂量分布的全部影响，大大超出了手动计算的范围。评估患者体内非均匀组织影响的一种简单方法是等效路径长度（*equivalent path length*）校正，其中有效深度（*effective depth*）用于计算与深度相关的参数。

参考图26.22，公式26.26中到P点的有效深度d_{eff}由$d=(d_1+d_2+d_3)$ 变成 $d_{eff}=(d_1+d_3)+d_2\rho_e$，其中$\rho_e$是不均匀组织相对于水的电子密度。因此：

$$D(\boldsymbol{d}, \mathrm{ESQ}_s, A, \mathrm{SSD}) = D_{\mathrm{ref}}^{\mathrm{iso}}\, S_{\mathrm{c}}(A)\, S_{\mathrm{p}}(\boldsymbol{d}_{\mathrm{ref}}, \mathrm{ESQ}_{\mathrm{d}})\, \mathrm{TPR}(\boldsymbol{d}_{\mathrm{eff}}, \mathrm{ESQ}_{\mathrm{d}}) \left(\frac{\mathrm{SAD}}{\mathrm{SSD}+\boldsymbol{d}}\right)^2 \quad (26.55)$$

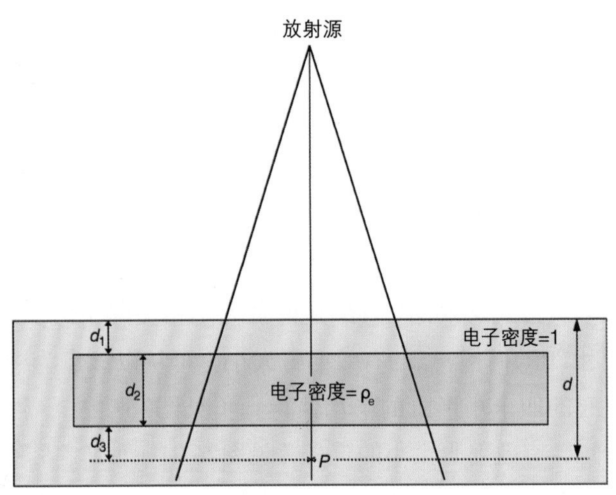

图26.22　水等效模体的示意图，该模体包含相对于水的电子密度为ρ_e的不均匀性组织。P为剂量计算点

平方反比定律和射野大小差异ESQ_d等几何因子，仍然基于实际距离SSD +d，因此，需要注意的是，在这种有效深度校正中，不要直接使用PDD计算方法。

计算点远离非均匀组织边界时，该方法具有较好的精度。然而，当计算点临近非均匀组织边界或者在非均匀组织内部时，由于低能射束的散射线修正以及高能射束次级电子传输的扰动，等效路径修正不再有效。因此需要使用更复杂的基于计算机的方法来获得准确结果（见第28章和第30章）。

第 27 章　患者剂量分布计算框架

Jean-Claude Rosenwald

目录

27.1　常规要求

第26章中介绍的剂量计算方法适用于“手动”计算（包括借助电子表格），并主要用于剂量验证。但对于临床治疗计划，需要更复杂的计算机辅助解决方案（基于特定算法，结合患者解剖数据和射束数据），来计算患者体内完整的剂量分布。

这些算法的最终目标是准确预测解剖结构的辐照剂量（剂量高到足以杀灭肿瘤恶性细胞，但低于正常组织的可接受阈值），从而决定是否可以接受给定的治疗计划或从多个备选计划中选择出最佳计划。因此，要求在所有情况下能以最大灵活性快速获得准确而全面的计算结果，这主要取决于临床使用的治疗计划系统（TPS）剂量计算算法的实际执行情况（见第47.3节）。下面将讨论这些算法的一些常规问题。

27.1.1　剂量精度

在文献中，已经对患者治疗的精度要求进行了深入研究。这在第45.4和45.5节中有详细介绍。由于剂量计算只是从射野校准到治疗实施整个复杂流程中的一个环节，一般原则是它不应该给最终结果增加显著的不确定性。Ahnesjö和Aspradakis（1999）基于这一原则进行了详细的分析，结果如表27.1所示。该表列出了从参考剂量确定（见第19章）开始到患者剂量计算结束每个环节的不确定性，对“当前”技术（即1999）和未来发展两种情况进行了分析。考虑到剂量计算不确定性的几个假设标准（从0.5%～5%）。对于每个标准，整体不确定性是根据单个不确定性的二次组合计算而来，并与不包括剂量计算的整体不确定性进行比较。结果表明，大约2%或3%的剂量计算不确定性不会造成“当前”整体不确定性的显著增加，但未来可能要求达到1%的剂量计算精度。在这项研究发布近20年后，尽管技术发展迅速，计算机的使用影响了患者最终剂量的传输（Van Dyk和Battista, 2014），但与剂量计算之前步骤相关的剂量测定精度（dosimetric accuracy）没有显著提高；因此，“当前”技术一栏仍具有参考价值（见表 45.1）。即剂量计算精度的合理范围在2%左右。

第47.5.4节给出了关于如何评估剂量计算算法准确性的一些说明，但必须认识到，很难独立于使用剂量计算算法的环境来说明给定剂量计算算法的精度范围。原因有两个：（i）算法使用的参数（原始数据）及其执行（例如计算体素点的大小）对结果本身及相应的准确性有很大影响，以及（ii）在某些情况下（例如，水介质）精度可能非常好，而在其他情况下（例如，非均匀介质），精度却可能非常差。由于这些原因，在一定条件下，简单模型可能比复杂模型更准确。然而，如果治疗区域的解剖结构组织明显不均匀（例如肺或骨骼），必须使用有非均匀介质修正的算法，这种先进算法的普遍使用是过去20年来临床实践中剂量计算发生的最重要改进。

随着治疗计划、剂量实施和治疗验证等过程中新设备和新方法的发展，总体趋势是将剂量集中在肿瘤靶区内。因此，除了对剂量精度要求外，几何精度（geometrical accuracy）也受到了更多的关注（见第45.5.3节）。治疗计划系统几何精度的验证将在第47.5.3节中讨论。

表 27.1　剂量计算精度的测定

	当前技术 100 × ΔD/D	未来发展 100 × ΔD/D
在标定点处吸收剂量的测定	2	1
其他点处的附加不确定性	1.1	0.5
监测设备的稳定性	1	0.5
射野平坦度	1.5	0.8
患者数据的不确定性	1.5	1
射束和患者摆位	2.5	1.6
除剂量计算外的整体	4.1	2.4
剂量计算	1.0 **2.0** **3.0** 4.0 5.0	0.5 **1.0** 2.0 3.0 4.0
整体的不确定性	4.2 **4.6** **5.1** 5.7 6.5	2.4 **2.6** 3.1 3.8 4.7

不确定性（*k*=1）用百分比表示。“当前”技术指的是1999年的标准，但在20年后仍然适用。本表为剂量计算各步骤精度提出了几个暂定值，适用于当前技术和未来发展。粗体的数字是“合理”值，对整体不确定性的影响很小

转载自：Ahnesjö，A. and Aspradakis, M. M., Phys. Med. Biol., 44，R99–R155，1999.

27.1.2　计算速度

计算机计算速度的提高使患者治疗计划的设计更快捷。然而，随着计算功能增强，对计算机的要求也越来越高。计划设计通常需要计算大量复杂射野的完整三维（3D）剂量分布（在整个治疗区域内），并通过交互式试错程序寻找最佳方案[1]。一般，对于计划设计人员使用图像显示查看由射野修改引起的剂量变化的情况，总响应时间不应超过10～20秒。随着调强放射治疗（*intensity-modulated radiotherapy*, IMRT）的出现，计算速度变得更加重要，因为逆向计划要求在自动迭代过程中对多个射野，在多个部位进行多次重复的剂量计算（见第37章）。

对于给定的计算机硬件，计算速度的加快通常意味着计算精度的降低。因此，在给定条件下剂量计算算法的选择在很大程度上是一种折衷，应考虑到剂量不准确对临床实践的影响。虽然在实际应用中有些困难，但一个好的解决方案通常是使用几种

[1] 与逆向计划（见第 37 章）相比，这种试错程序也被称为正向计划（见第 36 章）。

算法根据实际情况做出适当的选择（例如，使用计算速度更快的逆向计划算法设计治疗计划，然后在治疗开始前用运算速度较慢但精度更高的算法确认剂量分布）。但是，快速算法如果用于逆向计划，必须具有足够高的精度，以确保其局限性不会对优化结果产生显著影响。

27.1.3　射束数据和患者数据

患者剂量分布的计算需要结合相关的射束数据与患者个体化的数据。因此，在此过程中，剂量计算算法必须考虑到每位患者解剖结构和临床射束的特征。如E部分所示，影响剂量传输的因素非常复杂，包括所有附件（即楔形板、补偿器、挡铅等）的影响。当调强技术用于光子束（见第37章）或质子束（见第39章）时，剂量计算甚至更加复杂。

就患者解剖结构而言，最有效的表示方法是通过计算机断层扫描（CT）获得患者治疗位置的三维体素矩阵（见第32章）。理想情况下，应考虑每个体素真实的组织密度和构成。

然而，在实践中，必须对患者和射束相关数据的表示进行相应简化。同样，需要在当前算法的可能性、获取相关射束和患者数据的便捷性、计算速度和准确性之间进行权衡。

27.2　几何问题

27.2.1　密度缩放（Density Scaling）

要获得患者体内任意一点的剂量，必须知道患者身体的几何构造。作为一种近似，只需要计算沿着源和计算点之间连线所覆盖组织的厚度就足够了。这通常要求对连线上的主要组织成分进行精确计算，皮肤与计算点之间的距离z，通常称为该点的深度，可以表示为水的厚度（假设患者完全由水构成），也可以使用等效路径长度（有时称为辐射学或水等效厚度）的概念来校正组织的不均匀性（参见23.4.2节和26.5.5.3节）。这个概念非常直观（见图27.1），它基于这样一个原理，给定材料m，其厚度t_m与密度ρ_m的乘积（$t_m \times \rho_m$）与乘积为（$t_w \times \rho_w$）的水对光子的衰减（以及电子或质子的穿透力）相似，其中w代表水（ρ_w=1）。如果密度表示为相对于水的电子密度，且只需考虑康普顿效应（参见第4.3.5节），这种等效已被证实对于多能光子束来讲是适用的。对于给定光子能谱，假定质量衰减系数与材料和能量无关，无论是与物质进行何种相互作用过程，对于使用质量密度ρ（即g/cm^3）这种等价替换也是十分严谨的（见第4.5.1节）。对于骨骼或肺（即含有空气）等组织而言，情况并非如此，因为它们的氢含量低于水，对于这样的组织，最好使用电子密度缩放（Seco和Evans，2006）。

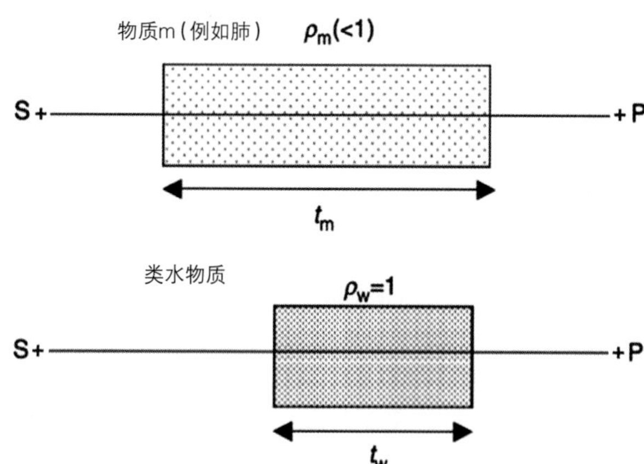

图27.1　等效路径长度示意图：假定射线穿过厚度为t_m，相对于水的电子密度为ρ_m的物质，在P点处的衰减与厚度为t_w的水在P点的衰减相同时，则水的等效厚度t_w=$t_m \times \rho_m$。对于初级光子当仅考虑与外围电子发生康普顿相互作用时，这种等效性更严谨（在源S和点P间每平方厘米电子总数相同）

为了获得更高的计算精度，还需要考虑散射线和次级电子影响。就光子而言，可以通过应用O'Connor定理（O'Connor，1957）将等效路径长度方法扩展到横向维数。这个定理可以说明，两种密度不同但原子组成相同的介质暴露在同一射野下时，当两种介质中所有几何距离（包括射野大小）都与密度成反比时，则两种介质中相应点处的剂量相同（见图27.2）（Bjärngard，1987；Ahnesjö和Aspradakis，1999）。对于次级电子（或带电粒子束），类似的缩放考虑（基于阻止本领比）可能是有用的并且可提供一个通常能接受的近似值（另请参见第5.7.2节中对Fano定理的描述）。

O'Connor定理或Fano定理在患者实际应用中

十分复杂。对于考虑到解剖结构的不均匀性进行剂量计算的方法将在第28～30章中进行介绍，了解一些基本原理及其相关原理对深入了解各种剂量计算算法的可能性和局限性非常有用。尽管剂量计算通常有一些可接受的简化，但我们应始终记住，剂量计算是一个3D问题，不仅应考虑源到计算点连线上的剂量，还应考虑来自介质其余部分的散射（光子和电子）对该点处剂量的贡献（见图27.3）。

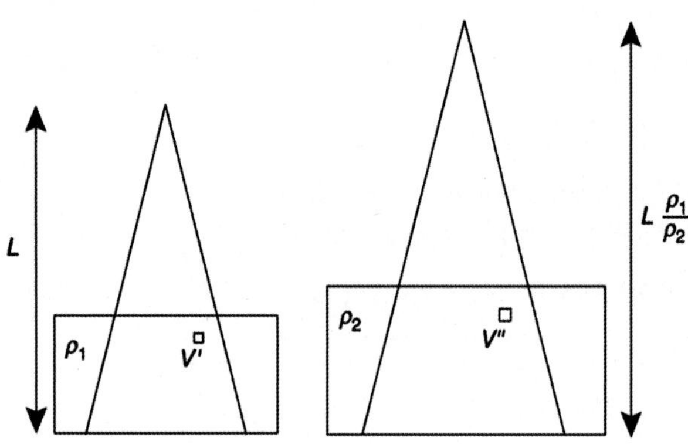

图27.2　图示O'Connor定理成立所需的条件。两种介质的质量密度ρ不同，但原子组成相同。图中显示了ρ_1大于ρ_2的情况（经许可引自：Ahnesjö，A. and Aspradakis, M. M., Phys. Med. Biol., 44，R99–R155，1999.）

27.2.2　坐标转换

在实践中，临床剂量计算方法的实施需要明确的坐标系定义。国际电工委员会（*International Electrotechnical Commission*, IEC）为患者相关和机器相关的坐标系定义制定了标准（IEC 2011）（见图27.4）。

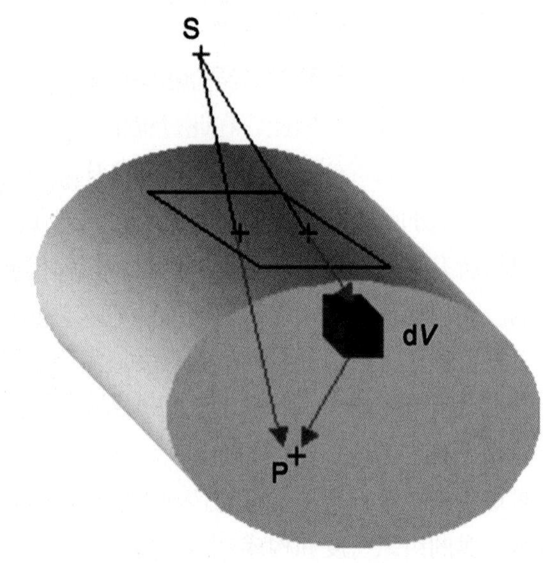

图27.3　入射患者身体的射束示意图。*P*点的剂量主要受源*S*到*P*点之间组织的影响，但也受患者其他部位散射辐射的影响

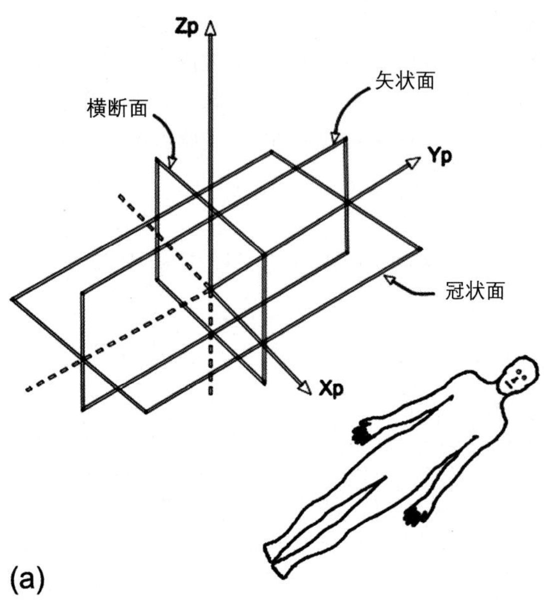

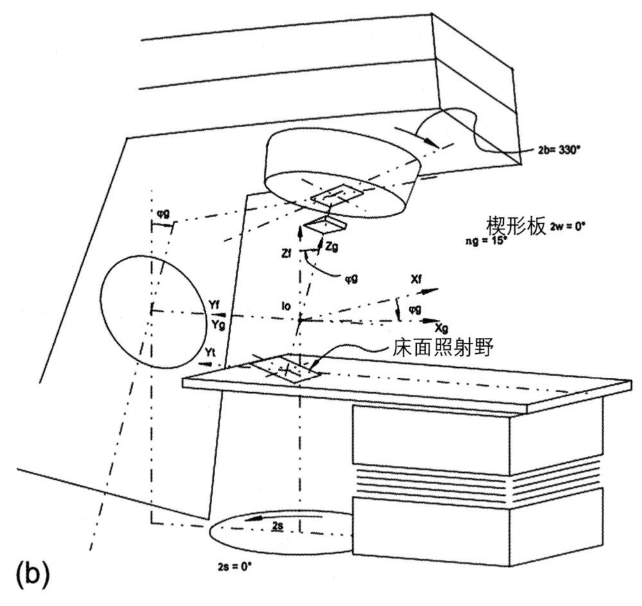

图 27.4　由国际电工委员会 61217：2011 标准定义的患者相关（a）和机器相关（b）坐标系（经许可引自：IEC 61217：2011，IEC, Geneva, 2011.）

这个标准基于患者和机器的Cartesian坐标系两者之间的分层结构，各个分层之间都通过下标来识别，每个坐标系都有一个下标：“p”表示患者，“g”表示机架，“b”表示限束装置（例如多叶准直器）等（见图27.5）。

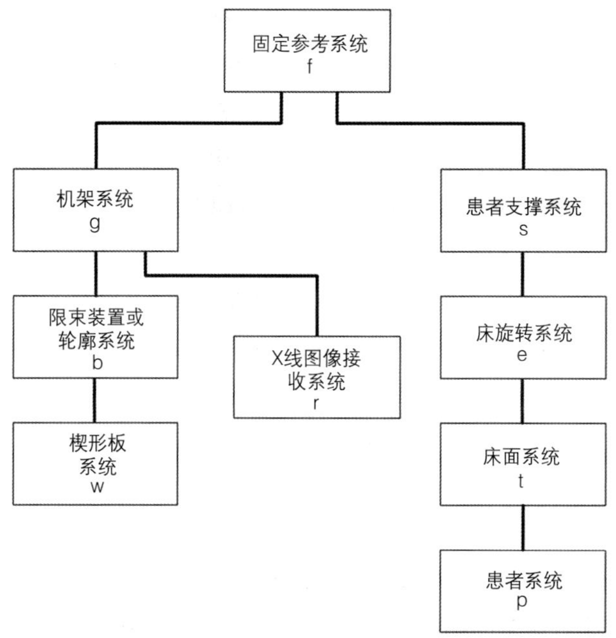

图27.5 由国际电工委员会61217：2011标准所定义的坐标系的分层结构（经许可引自：IEC 61217：2011，IEC, Geneva, 2011.）

剂量计算的最终目标是确定患者整体的剂量分布，即映射到感兴趣区三维网格中每个点（X_p, Y_p, Z_p）处的吸收剂量[2]。然而，如第26章所示，任意点剂量计算都与其深度、到放射源的距离和到准直器旋转轴的距离等参数相关。因此，考虑到用于患者摆位所有平移和旋转，需要参照射野坐标系进行坐标转换来表示（X_p, Y_p, Z_p）坐标。使用线性代数中的平移和旋转矩阵的乘法运算可以很容易地实现坐标转换，但前提是确保机器的实际坐标系与剂量计算算法使用的坐标系完全一致。

经过这样的转换后，用于剂量计算的坐标系被附加到射野上。在之后的章节中，我们将采用一个约定，即z轴与准直器旋转轴（CAX）重合，x和y方向分别平行于射野的宽和长。另一种常用的简化方式是使用在源位置收敛的扇形坐标系，即根据源到（x, y）平面的距离缩放离轴距离（见图26.12c）。在第28～30章对这个坐标系统的使用中，点的深度d通常称为z，源到点的距离表示为f，我们将使用26.2.1节中定义的其他参量和符号。

27.2.3 位图与矢量图的几何学

在没有CT扫描时，通过机械方式获取患者外部轮廓（例如使用铅引线），并使用基于矢量的几何方法在二维（2D）空间中计算初级射线与该轮廓或者手动绘制的内部结构的交点（见图27.6a）。后来扩展到三维（3D）空间，患者的身体和内部结构用棱柱堆叠来表示（Siddon，1985a）。随着成像技术在剂量计算中的重要性日益增加（参见第32～34章），处理位图（也称为基于光栅或基于体素的）数据十分重要（参见图27.6b；Siddon，1985b；Fox等，2006）。

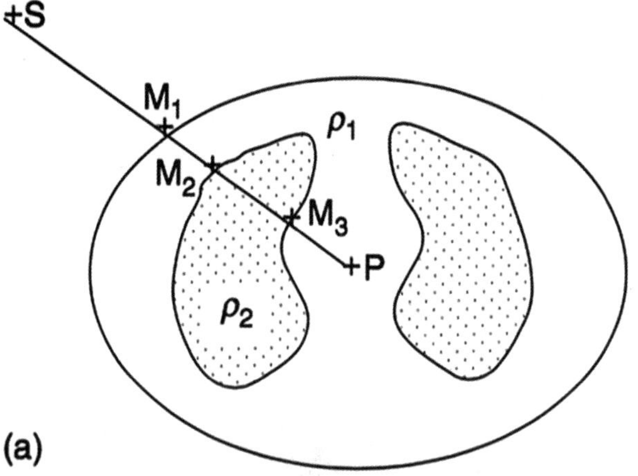

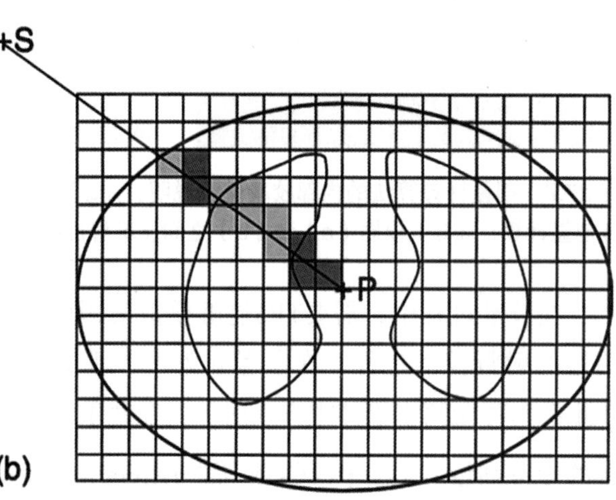

图27.6 两种计算等效路径长度t_{eq}方法的图解。（a）对于基于轮廓的患者，t_{eq}是根据源S到计算点P两点的连线分别与外部体表（3D）交点（M_1）和内部结构（如肺）的（3D）交点（M_2和M_3） 来计算的：$t_{eq}=M_1M_2\times\rho_1+M_2M_3\times\rho_2+M_3P\times\rho_1$。（b）对于基于体素的患者，根据通过每个单独图像的体素基本路径长度之和来计算t_{eq}：$t_{eq}=\Sigma t_i\rho_i$，其中t_i是通过体素i的几何距离，ρ_i是体素i的密度

[2] 或者，可以认为这些点随机分布在所有感兴趣区中，这种方法目前用于计算特定结构中的剂量－体积分布（参见第43.3.2.1节）。然而，对于剂量分布的显示，最好使用3D网格（或一系列2D网格）。网格大小的选择则是对计算速度和剂量精度的折中考虑。有关最佳网格大小和使用可变网格间距可能性的讨论，请参见Niemierko和Goitein（1989a，1989b）。

外，他们还建议，对于电子束和光子束，应将患者当作类水介质（具有可变电子密度的水）进行Monte-Carlo计算。类似的情况也适用于其他带电粒子束。

27.4 算法分类

目前剂量计算算法的分类方法没有统一的共识标准。ICRU（1987） 对表格（或矩阵）格式、射野生成函数、初级辐射和散射的分离以及基本原理使用的表示方式进行了区分。Mackie等（1995）建议区分基于校正[8]和基于模型[9]的方法；Lu（2013）采用了相同分类方法，但他还考虑了基于原理的第三种分类，具体指粒子输运的计算机模拟。

Mackie等（1995）使用基于校正的方法，首先计算在水中的开野剂量分布，然后根据射野和患者特征进行校正，而对于基于模型的方法，则直接计算患者体内的相互作用。Lu（2013）认为基于模型的算法是对基本物理概念的简化。然而，所有这些概念上的区别都很难直接用于实践，因为在主要以测量为目的的方法和理论方法之间存在着广泛的可能性。

Battista等（1997）提出了另一个建议，他们指出，临床上使用的许多方法都是在整个患者体内进行一些基本核积分或叠加（见图27.8）。他们通过积分所涉及的维数进行区分：没进行积分的方式被称为宽束方法，是因为射野没有被分解成其各个组成部分，而是被视为一个整体进行计算的。

在Ahnesjö 和 Aspradakis（1999）关于光子束剂量计算的综述中，他们介绍了“按照粒子输运的明确顺序”进行计算的方法，以Monte-Carlo随机模拟或确定性方法中显式粒子输运来完成。然而，他们也指出，这些不同的方法之间没有严格的区分，可以从不同的分类方式中选择适当的元素来形成任何特定的算法。

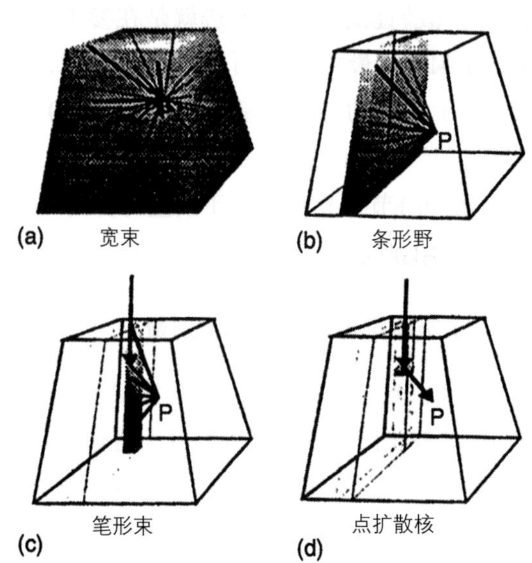

图27.8 不同类型核的散射积分（经许可引自：Battista, J. J. et al., in XIIth International Conference on Computers in Radiotherapy, Leavitt, D. D. and Starkschall, G., Eds., Medical Physics Publishing, Salt Lake City, UT, 1997.）

正如Ahnesjö和Aspradakis（1999）的介绍以及稍后在28.5节中讨论的那样，光子束的剂量计算算法方式分为两种：第一种是假设能量沉积是局部的，忽略了距离相互作用点远处的次级电子的输运，第二种是考虑到这种输运过程的，Knöös等（2006）将它们进行了区分，并分别称为“a型”和“b型”。

尽管在文献中主要讨论的是光子束，但带电粒子束所考虑的事项与光子束非常相似。事实上，基于光子的宽束和电子的笔形束的剂量计算方法最初完全不同，但它们都具有某些共同的特征（Bloch，1988）。在接下来的内容中，光子束和带电粒子束（主要是电子）将分别在第28章和第29章进行讨论。而对光子和带电粒子通用的Monte-Carlo算法和基于网格的确定性方法的应用，将在第30章中介绍。应该注意的是，无论采用何种方法，都需要或多或少地根据实际射野特性对模型进行一些经验性调整。这种调整对于结果有效性至关重要（见47.5.2节）。

[8] ICRU（2017）在第 91 号报告中建议，这一种类别称为基于因子的算法。

[9] 这种基于模型的算法在近距离放射治疗中应用广泛，这些算法将剂量分成几个组分计算或使用 Monte-Carlo 计算，从而对组织不均匀性、散射线的缺失和屏蔽材料作出解释（Beaulieu 等，2012 年和第 53.4 节）。

第 28 章　光子束：宽束与叠加算法

Jean-Claude Rosenwald, Ivan Rosenberg, and Glyn Shentall

目录

28.1 物理背景

如A部分和E部分所示，治疗中光子束在患者体内的剂量沉积机制相当复杂。图28.1总结了剂量沉积的机制。请注意，在本章中涉及的是在第23章中讨论过的MV级光子束，而在第22章中已经讨论过的kV级X线通常不进行患者治疗的详细剂量计算。

在图28.1中，已经确定了四种主要的剂量组成（如文本框所示）：

- 原射线剂量，是X射线靶中发射的未发生任何相互作用的光子被介质吸收而产生的剂量，通常占总剂量70%以上。
- 模体散射剂量，来源于介质中一次或多次散射光子的吸收，是第二大贡献，最高可占总剂量30%。
- 机头散射剂量（也称为焦外贡献剂量），是由均整器（用于直线加速器）和准直器发射的散射光子吸收所引起的；重要性较低，但仍可达总剂量的5%～10%。
- 带电粒子（主要是电子）污染剂量，是由机头组件和空气中的光子相互作用产生的，这对总剂量有很大影响，特别是对高能光子。但这部分剂量只产生在很小深度（通常小于4cm，即只在建成区，因为外部入射电子不能到达更深的地方）。

虽然对总剂量贡献都会涉及到这四种剂量，但根据模型复杂程度也有可能直接或间接处理每种剂量。蒙特卡罗方法，即使用计算机随机模拟光子与物质的相互作用，直到它们逃离感兴趣区域或在吸收过程中失去所有能量。蒙特卡罗方法非常有吸引力，因为它代表了“真实”情况。然而蒙特卡罗方法计算资源依赖度很高，直到最近它还没有被认为是光子束临床治疗计划的一种选择。另一种新方法，即所谓的辐射输运确定性方法也是基于光子相互作用的基本描述。基于蒙特卡罗和确定性剂量计算方法将在第30章讨论。在本章中，我们将讨论其他已经或仍在临床中使用的方法。首先考虑宽束方法（也称为经验方法），它与图28.1所述的剂量构成没有任何区别；然后将考虑叠加方法，根据考虑的剂量成分和积分顺序有许多变体。同时我们将更具体地讨论原射线–散射线分离算法和基于核的卷积/叠加算法。

Mackie等（1996）和Ahnesjö 与 Aspradakis（1999）对光子束剂量计算方法给出了出色的概括介绍，在下文中将被广泛引用。

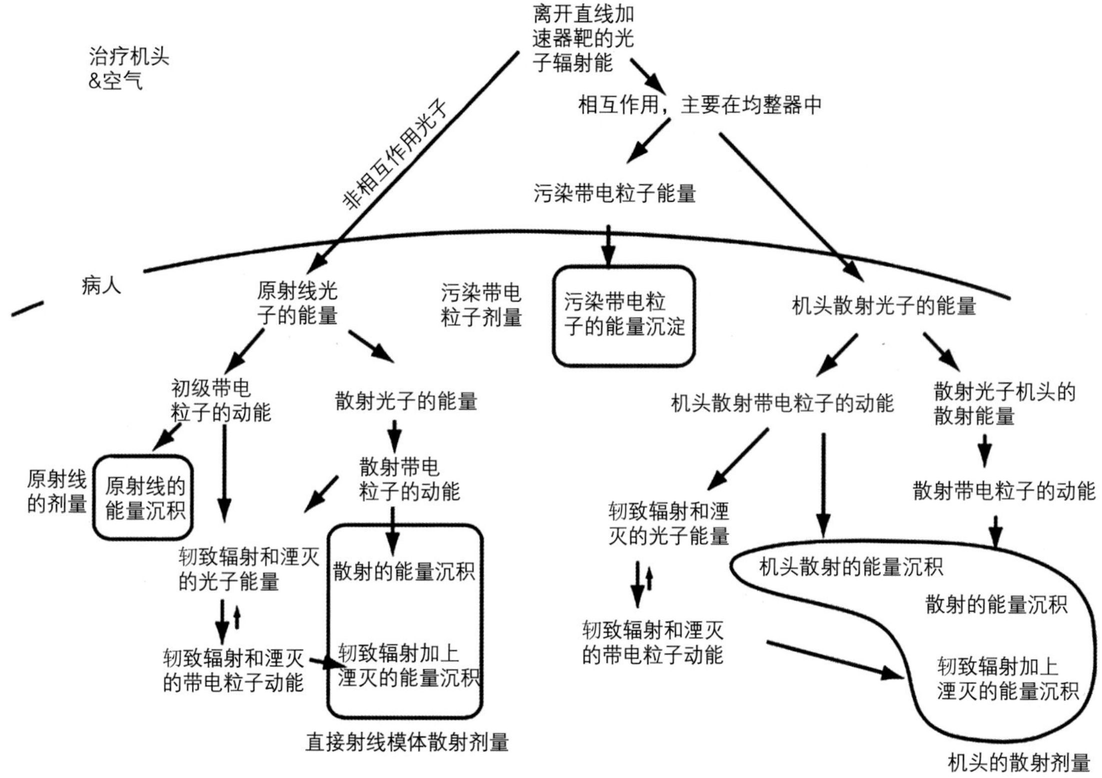

图 28.1　临床光子束主要相互作用和剂量构成的示意图（经许可引自：Ahnesjö，A, Aspradakis, M. M., Phys. Med. Biol., 44，R99–R155，1999.）

28.2　宽束（经验）方法

28.2.1　水中简单射束

水中简单射束（即无需任何附件只由主准直器限制的矩形野）剂量可以进一步分为两种表示方式：

- 使用射束数据表格表示：以表格形式存储在参考条件下测量得到的射束剂量分布，并在计算过程中由计划系统（TPS）进行插值。
- 使用解析方法（射束生成函数）表示：深度–剂量和离轴剂量分布用数学函数建模。其中一些方法是纯数学方法，而另一些方法则与宽束相互作用的物理机制密切相关。

28.2.1.1　射束数据表格表示

许多早期剂量计算算法都是基于表格中射束数据（见ICRU 1987）。例如，在 20世纪70年代，Bentley 和 Milan（1971）开发了一种用于放射治疗计划的小型数字化计算机系统，这是现代TPSs的先驱。快速准确计划系统的需求驱动着他们开发模型，以他们的名字命名的Bentley–Milan模型，一直流行到20世纪90年代末。测量射束中心轴处深度–剂量数据和剂量离轴比分布直接以表格形式存储（Bentley 和 Milan，1974）。

深度–剂量数据取决于所关心的射野宽度和长度。为所有开野和楔形野存放深度–剂量曲线是不现实的，因此使用等效方野（见第26.2.8节）将所需数据简化为方野数据。每个方野有17个等间距深度的深度–剂量数据[1]。测量深度从最大剂量深度开始，直到用户认为必要时为止，通常要测量到30～35cm之间的深度。考虑在z深度处的剂量小于最大剂量深度z_{max}的剂量，对建成区的剂量进行了非常粗略的模拟，通过表面剂量和指定深度z_B最大剂量之间的线性插值计算出来[2]。计算公式为：

[1]　在 Milan 和 Bentley 早期代表论文中，出于存储量的考虑选择基本数据：17 个深度剂量数据点 +（47×5）剂量离轴分布数据点 + 3个其他数据点，总共 255（即 2^8–1） 个数据点。

[2]　在本章中，当所使用的坐标系附加在射束上时，用于表示深度的符号是 z 而不是 d。与患者相关的坐标由大写字母（X、Y、Z）表示，使用 IEC 笛卡尔坐标系（见第 27.2.2 节）。

$$z_B = z_{max} - \frac{(z_{max} - z)^3}{z_{max}^2} \qquad (28.1)$$

离轴比主要取决于射野平面宽度（沿x轴），射野长度（沿y轴）对离轴比的影响作为初级近似可以忽略，只需要存储方形野的数据。离轴比率也取决于深度，由于不同深度的散射量不同，以及一些离轴光谱变化，如果将射束发散度的影响去除，轮廓的形状只会缓慢变化（见图26.12c）。因此，通过采用从辐射源发射的扇形射束系统，只需要存储几个深度处的离轴比数据（在Milan 和Bentley模型中通常取5个深度）。扇形线的间距最初是恒定的，但也取决于射野大小和不均匀分布，因此，可以将更多扇形线放置在剂量变化迅速的半影区。中央扇形线上的离轴比根据定义是恒定的。

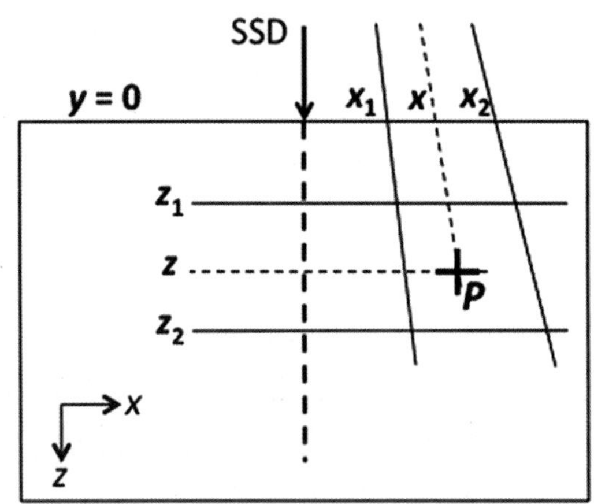

图28.2　在深度z（平行于射束轴）和距离中心轴x处（定义在患者表面），位于患者中心横截面（y=0）P点的剂量计算方法。P点的剂量可以通过网格上四个最近点（线x_1，x_2，z_1，z_2）之间线性插值得到。

然后，通过线性插值进行坐标变换，并根据深度z和离轴距离x计算出患者中心横截面（即穿过中心轴处的横截面）上任意一点的剂量（见图28.2）。在患者横截面的上部和下部，假设在x方向上作用相同，剂量也可以作为y的函数进行插值。

28.2.1.2　射束解析方法

多年来，人们开发了各种各样的数学函数来模拟射束（参见ICRU 1987中的附录A）。通常，射束的数学表示可分为两部分：中心轴深度–剂量值以及离轴比。每一部分都可以用一个解析函数近似表达。这两部分相乘即可得到剂量。使用时必须确定表达式所适用的能量和射野范围，并将它们限制在此范围内。

许多中心和一些商业TPS使用的解析方法是van de Geijn（1965）方法。在几年时间里，他发表了解析模型及其改进型，这些模型提供了在广泛能量范围内拟合深度–剂量和离轴数据的方法（van de Geijn，1970，1972）。该方法的优点是只需7次测量，深度剂量表就可以对特定束流能量进行表征。在拟合过程中使用的每个参数都与射束物理特性有关。

28.2.2　离轴比计算的改进和楔形板修正

射束表格或解析方法不仅可用于偏离中心的点（在x方向上），也适用于位于平面外（在y方向上）的点。通常做法是：平坦均匀介质内的任何（x, y, z）点的剂量均可以由（0，0，z）点的剂量乘以两个离轴函数$g(x)$和$g(y)$得到。然而，因为对称和非对称射野中离轴曲线随深度产生径向变化，需要进行一些修正，特别是对于有均整器的MV级光子束（Chui和Mohan，1986；Storchi和Woudstra，1995）。

在宽束表示中，楔形板可以作为初始射束的一部分，或作为需要特定修正的附件。第一种方法是在原始实验数据集中包含一些带有楔形板的剂量分布。第二种方法要求在有和没有楔形板时，在楔形方向上获得一个大射野的剂量离轴分布。然后，从这两条曲线中导出一个透射离轴比，为了方便计算，制作成修正因子表格（参见26.5.5.2节）。或者，这个透射离轴剂量分布可以使用根据楔形板物理尺寸和成分计算出衰减系数。然后必须通过实验来验证这个系数，它与楔形厚度略有关系，并给出可接受的结果。

楔形透射离轴剂量分布的概念不仅适用于宽束方法，而且也应用在最新算法中。如23.6.1章节中所述，仅仅考虑楔形板对表面入射注量的影响时包含了几个近似值，它假设射线质不随离轴位置的变化而变化，同时散射线的作用机制与原射线一致。此时可以采取增加修正因子的方法（Yao 和Ranganathan，1994；Myler 和 Szabo，2002）。

28.2.3　患者体表修正

截至目前的讨论，我们处理了射束垂直入射平坦表面、与水等效均匀模体这一理想情况。毫无疑问，射束入射到人体不是这样的情况；患者的剂量计算必须包括患者形状以及非均质形状和所在位置修正，28.2.4节将介绍非均质修正。

28.2.3.1 有效源皮距（SSD）法

在离中心轴不太远的区域修正患者形状的一种方法（即忽略离轴修正）被称作有效SSD法（见图28.3a）。它对测量深度-剂量数据使用平方反比定律修正。如果SSD是中心轴上源皮距，h为位于深度z特定离轴点P的SSD增加量，则中心轴上相同深度点P_0的剂量须乘以下面定义的修正因子C^{SSD}：

$$C^{\mathrm{SSD}}=\left(\frac{\mathrm{SSD}+z}{\mathrm{SSD}+h+z}\right)^2 \quad (28.2)$$

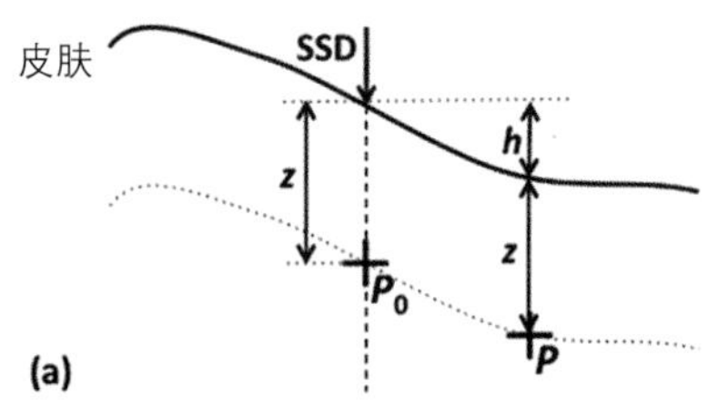

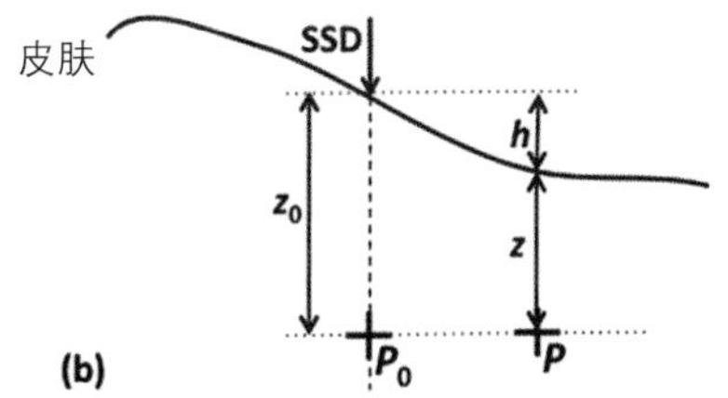

图 28.3 使用有效 SSD 方法（a）或 TPR 比值方法（b）修正患者表面倾角。在（a）中，P 点处剂量可以通过 P_0 处的剂量修正得到，从（SSD + z）到（SSD + h + z）的距离保持相同衰减（在深度 z 处）。在（b）中，P 和 P_0 到源的距离相同（SSD + z_0），但深度从 z_0（或 $z + h$）减少到 z。为了简单起见，在上述两种情况中，忽略了光束发散和离轴修正（参见 ICRU 1976）

Bentley 和 Milan使用这种方法来修正患者形状。然而，在实践中为了使其在任何SSD处都具有通用性和可行性，他们从测量射束数据中去掉了作为距离源平方反比定律的函数，将深度z上的每个值乘以下面这个值：

$$\left(\frac{\mathrm{SSD_{meas}}+z}{\mathrm{SSD_{meas}}}\right)^2$$

其中，$\mathrm{SSD_{meas}}$是测量时的源皮距[3]。

参照图28.3a，要想获得P处的剂量，该算法对P_0点剂量的修正因子（转换为“无限SSD”）变成：

$$C_{\infty}^{\mathrm{SSD}}=\left(\frac{\mathrm{SSD_{treat}}}{\mathrm{SSD_{treat}}+h+z}\right)^2 \quad (28.3)$$

其中，$\mathrm{SSD_{treat}}$是治疗所用的源皮距。

对于位于光束轴上的点（h=0），该修正系数又重新符合平方反比定律。

[3] 这种修正过数据有时被称为“无限 SSD”数据，因为对于一个假设的无限 SSD，不存在光子“几何色散”（也没有更多的发散）。可以注意到，在最大剂量 $z_{\max}$ 深度处归一化的组织-体模比曲线相当于在无限 SSD 深度处的百分深度剂量（PDD）曲线（除以 100）。

28.2.3.2 基于组织模体比（TPR）法

组织模体比（TPR）已在26.2.7章节中定义。TPR比值法是修正形状的另一种方法（见图28.3b）。顾名思义，修正因子是两个TPRs的比值。TPRs是深度和该深度处射野大小的函数。它们不依赖于SSD。如果SSD增加是h, P点的深度是z，那么P处剂量为：中心轴上深度z_0=z + h（即与源的距离相同）P_0点的剂量乘以修正系数：

$$C^{\mathrm{TPR}}=\frac{\mathrm{TPR}(z,\mathrm{ESQ}_{z0})}{\mathrm{TPR}(z+h,\mathrm{ESQ}_{z0})} \quad (28.4)$$

其中，TPR（z, ESQ_{z0}）为深度z处组织模体比，从源到SSD + z_0距离处的等效射野大小为ESQ_{z0}。

在任何时候，对于平面剂量，都需要考量均整器和楔形板的离轴修正。这种修正通常基于深度z处的离轴比（OAR）值，假设斜面修正量保持不变，即点P和点P_0的散射贡献是相同的。

28.2.4 患者非均质修正

截止目前讨论，我们一直假定患者是由等效水组织构成的，患者深度与水深度相同。但事实并非如此，在实践中，特别是在肺治疗中，由于非均质存在，考虑到衰减和散射变化，必须进行相应修正。修正因子通常表示为修正后剂量与未修正剂量的比值。所采用修正方法的准确性和复杂性取决于具体情况，但应记住，修正越复杂（可能就越精确），计算所需时间就越长。更多关于高能光子束非均质修正方法的细节可以在AAPM的TG85报告（AAPM 2004）和Papanikolaou和Stathakis（2009）的一篇综述中找到。

28.2.4.1 有效深度TAR修正法

有效深度法或等效路径长度法是修正非均质最简单的方法（见26.5.5.3和27.2.1章节）。计算点P的有效深度是水等效组织厚度，该厚度的辐射衰减量与实际组织中沿表面和点P之间扇形线的衰减量相同。这属于忽略了散射变化的一维（1D）修正。如果辐射通过n个不同组织，每个组织厚度t_i和相对水的电子密度ρ_i，则到达计算点的有效（或辐射）深度z_{eff}为：

$$z_{eff} = \sum_{i=1}^{n} t_i \rho_i \qquad (28.5)$$

由于作为深度函数的百分深度剂量（PDD）产生了变化，意味着到源的距离和组织衰减均发生了变化，在PDD表达中简单地用z_{eff}代替z是不正确的。相反，修正系数可以通过TARs比值计算得到。从26.2.3节和26.2.7节给出的定义来看，这等同于组织模体比（TPRs），而这个概念更容易定义。然后非均质修正因子即可应用于未修正剂量：

$$C_{het}^{TPR} = \frac{TAR(z_{eff}, ESQ_z)}{TAR(z, ESQ_z)} = \frac{TPR(z_{eff}, ESQ_z)}{TPR(z, ESQ_z)} \qquad (28.6)$$

其中，ESQ_z是深度z处等效方野的大小。

有效深度修正法只适用于原射线辐射。方程28.6没有考虑替代水介质的非均匀组织散射修正。在某些情况下，比如距非均质有一定距离时，它估算剂量的准确度可接受。但其他情况下，需要对非均质大小和位置进行更复杂的修正。

28.2.4.2 幂率修正（Batho修正）

幂函数法最初是由Batho（1964）提出的。它得到了Young和Gaylord（1970）验证和改进。并由Sontag 和 Cunningham（1977）及Webb和Fox（1980）加以推广。

该方法最初使用的参数是TAR。根据 TAR的定义（见第26.2.3节），等效射野ESQ_z在水中深度z处P点剂量为：

$$D(z, ESQ_z) = D_{air} TAR(z, ESQ_z) \qquad (28.7)$$

其中，D_{air}为空气中P点剂量。

当另一种介质代替水时，P点衰减和散射都发生了变化。为了反映这种变化，TAR必须根据介质密度进行缩放（见第27.2.1节）。Batho的方法是将TAR提高到介质相对于水密度的幂函数。因此介质中剂量可以写成：

$$D_{med}(z, ESQ_z) = D_{air} \left[TAR(z, ESQ_z)\right]^{\rho} \qquad (28.8)$$

式中ρ是介质相对于水的电子密度。

如Sontag和Cunningham（1977）所推导出的关系式，在非均质（密度为ρ_1）下面的介质（密度为ρ_2）中P点（见图28.4a）的修正因子C_{het}^{Batho}可以表示为：

$$C_{het}^{Batho} = \frac{TAR(l_2, ESQ_z)^{(\rho_2 - \rho_1)}}{TAR(l_1, ESQ_z)^{(1-\rho_1)}} \qquad (28.9)$$

其中：

l_1和l_2分别为P点到非均质远端和近端的边界距离；

ESQ_z为深度P处等效射野大小。

在式28.9中，假设修正因子与位于源和非均质间的材料厚度无关。

对于一系列叠加的非均匀平板（见图28.4b），修正形式（Webb and Fox，1980年）可以写成：

$$C_{het}^{Batho} = \prod_{i=1}^{n} TAR(l_i, ESQ_z)^{(\rho_i - \rho_{i-1})} \qquad (28.10)$$

其中：

l_i是从剂量计算点到第i个不均匀平板远端处距离（从刚好在表面下靠近源的非均匀平板1开

始）；

ρ_i是第i个非均匀平板的相对电子密度；

ρ_0的值为1（当i=1时，它出现在公式28.10中）。

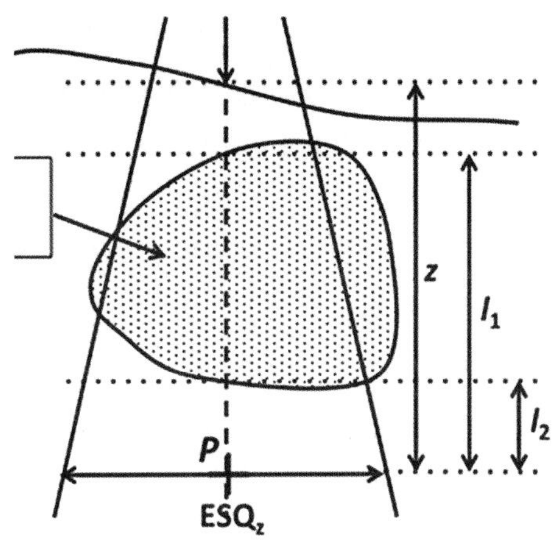

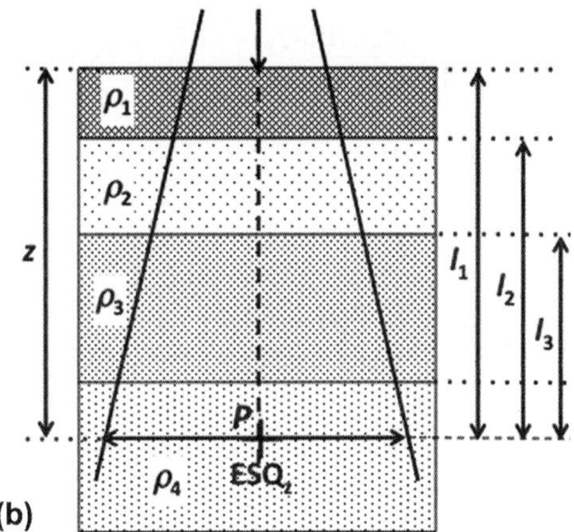

图 28.4　（a）应用于密度 ρ_1 非均质组织下方密度 ρ_2 介质中 P 点幂率修正方法示意图：在假设平板几何形状中 P 点的修正系数可由式 28.9 计算。（b）将这种修正方法推广到位于三个不同密度 ρ_3，ρ_2 和 ρ_1 平板下的密度为 ρ_4 平板中 P 点（参见方程 28.10）

公式28.10用于体素逐次累积的情况（见图27.6b），假设每个体素都可以横向延伸，并被视为一个平板（Cassell等，1981）。

需要强调几点：

1. 显而易见对于零射野大小的TAR（TAR0的定义见26.2.5节，它代表原射线分量可以用一个指数函数近似），我们可以将其改写成：

$$\begin{aligned}[\mathrm{TAR}(z,0)]^{\rho} &= \mathrm{TAR}(\rho z,0) \\ &= \mathrm{TAR}(z_{\mathrm{eff}},0) = \mathrm{TAR0}(z_{\mathrm{eff}})\end{aligned} \quad (28.11)$$

   TPR0也可以用类似的方程表示。因此，对于非常小的射野，幂率修正方法等效于TPR修正方法。随着射野增大，TAR曲线越来越偏离指数函数曲线，此时两种方法不再等效。这种偏差的存在也恰是幂率方法优越性体现。因为在某种程度上，幂率方法考虑了非均匀平板下方或内部散射分量的修正（Wong和Henkelman，1982）。

2. 这是一种近似修正方式；Wong和Henkelman（1982）认为：尽管Batho方法在水中单个低密度（ρ<1）非均匀组织下方的结果较好（通常优于2%），然而对于非均匀厚板，它的精确度要低得多。同时对于公式 28.10 中所示的多层平板结构，该方法基于假设每层的修正都是相互独立的，因而累积连乘修正过于粗糙。

3. 根据Sontag和Cunningham（1977）的研究，对于水面下密度为ρ的单个半无限非均质平板内的点P（n=2，ρ_1=1，ρ_2=ρ），公式28.9（或28.10）可简化为：

$$C_{\mathrm{het}}^{\mathrm{Batho}} = \left[\frac{1}{\mathrm{TAR}(l_2,\mathrm{ESQ}_z)}\right]^{(1-\rho)} \quad (28.12)$$

其中l_2是P到水–非均质界面的距离。

对于肺等典型低密度（ρ<1）非均质组织，这种修正低估了剂量，因为没有考虑P点下方的反向散射。当介质密度接近于0（即空气），相应的低估值会随着射野增加而加大。而更准确的表达式为（El–Khatib和Battista, 1984；Kappas和Rosenwald，1985）：

$$C_{\mathrm{het}}^{\mathrm{Batho\text{-}modified}} = \left[\frac{\mathrm{TAR}(z_{\max},\mathrm{ESQ}_z)}{\mathrm{TAR}(l_2,\mathrm{ESQ}_z)}\right]^{(1-\rho)} \quad (28.13)$$

其中，TAR（$z_{\max}$, ESQ_z）为第26.2.4节定义的峰值散射因子。

因为TARs比值等于TPRs的比值，式28.13可以改写为：

$$C_{het}^{Batho\text{-}TPR}=\left[\frac{TPR(z_{max},ESQ_z)}{TPR(l_2,ESQ_z)}\right]^{(1-\rho)} \quad (28.13a)$$

在这种非均质组织下方（图 28.4a的P点），方程 28.9（或28.10）变为：

$$C_{het}^{Batho}=\left[\frac{TAR(l_2,ESQ_z)}{TAR(l_1,ESQ_z)}\right]^{(1-\rho)} \quad (28.14)$$

这里，TARs的比值可以用TPRs的比值代替[4]（见第26.2.3和26.2.7节）：

$$C_{het}^{Batho\text{-}TPR}=\left[\frac{TPR(l_2,ESQ_z)}{TPR(l_1,ESQ_z)}\right]^{(1-\rho)} \quad (28.14a)$$

图28.5表明，对于低密度非均质，当仅考虑原射线分量（TPR0）时，修正因子被高估。TPR（或TAR）比值方法也高估了修正因子（低估了内部点或者正好在于低密度介质下方中的散射），但是因为考虑了散射线，能够给出了一个更好的结果。最初的Batho修正方法（基于TAR）对非均质下方（相当于Batho–TPR）仍然低估了低密度介质内的修正，但是可以给出很好的结果。因此，在通常情况中应用幂率（或者Batho–）TPR方法将会得到最好的结果。

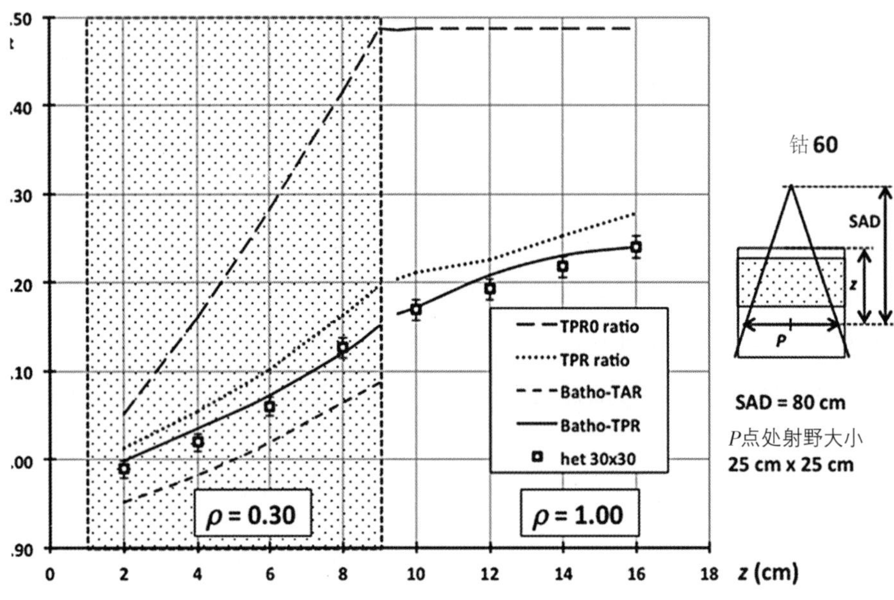

图 28.5　在 ^{60}Co 射束中确定作为深度函数修正因子 C_{het} 的几种方法之间的比较，用于类似水模体表面以下 1cm 处 8cm 厚平板（横截面 30cm × 30cm，ρ=0.3）。从源到 P 点距离恒定为 80cm, P 点处射野面积为 25cm ×25cm。测量值由带有 ± 1% 误差棒的空心小方块表示。长虚线和点虚线分别代表零射野（原射线）和 ESQ$_z$=25cm 的 C_{het}^{TPR}（公式 28.6）。在非均质下方（$z \geqslant$ 9.5cm；公式 28.14a）这两条曲线重合（根据文献：Kappas, K. 和 Rosenwald, J. C., J. Eur. Radiother., 6, 35–345，1985 重新绘图）

4. 截止目前讨论，所有关系式都是基于在P点达到电子平衡的假设（即局部能量沉积）。因此只适用于不太靠近皮肤或非均质边界（通常距离大于z_{max}/ρ）的点，同样也不适用小野（参见19.5节）。随着能量增加，原射线衰减和散射贡献的影响变得不那么重要，因此修正系数更接近于统一；但缺少电子平衡就成了一个严重问题，需要其他解决办法（参考28.5节）。
5. 幂率修正方法（如TPR比值法）假设了一个平板几何体，它的横向非均匀性范围大于射野尺寸。对于较小的非均质，散射修正显得不太重要，该方法也无法给出准确的结果。

[4] 使用 TPR 代替 TAR 的另一个优点：与更具争议性的 TAR 定义相比，TPR 的定义更可靠（见第 26.2.3 和 26.2.7 节）。

28.2.4.3　射束抵消方法

射束抵消方法是为了提高在非均质大野中的计算精度。该方法使用了一种刚好覆盖非均质射野的更小虚拟射束（Luluand Bjärngard，1982；Kappas和Rosenwald，1982，1985）（参见图28.6）。对于这种虚拟射束，幂率修正结果令人满意。因为来自原始射束外部的额外散射是在水等效材料中产生。因此，它可以通过从原始射束剂量中减去虚拟射束剂量，从而计算得到一个修正系数：

$$C_{\text{het}}^{\text{Batho-subt}} = 1 + \frac{\text{TPR}(z, \text{ESQ}_z^{\text{virt}})}{\text{TPR}(z, \text{ESQ}_z)} \times \left(C_{\text{het}}^{\text{Batho}} - 1\right) \tag{28.15}$$

其中：

$\text{ESQ}_z^{\text{virt}}$是在深度$z$处的虚拟射野；

$C_{\text{het}}^{\text{Batho}}$是虚拟射野的幂率修正因子。

经过实验证实（见图28.7）后，此方法的3D版本已在一些临床计划系统中安装（Kappas和Rosenwald，1986a），它假设在每个CT层面中都是矩形野。可以进一步扩展到不规则射野（Stathakis等，2006）。值得注意的是，该方法考虑了低密度介质以及介质侧面缺少散射的情况。

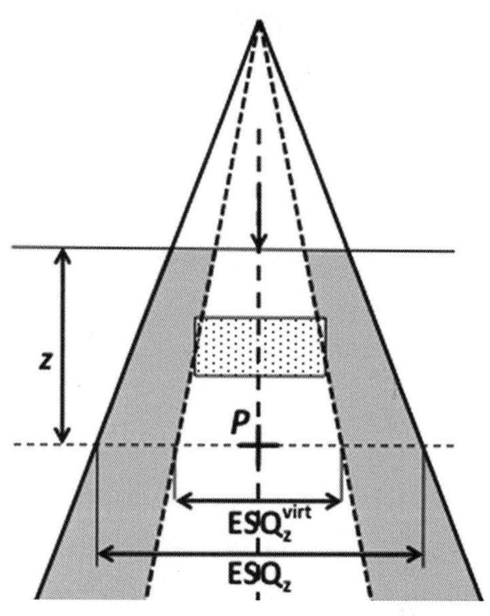

图28.6　横向尺寸小于射束横截面的非均质射束中抵消方法示意图：将幂率修正系数应用于具有与非均质相同截面积的$\text{ESQ}_z^{\text{virt}}$射束中，外部区域（阴影部分）的散射是在水中产生的，通过将整个ESQ_z射束水中剂量减去虚拟射束$\text{ESQ}_z^{\text{virt}}$水中剂量进行计算。

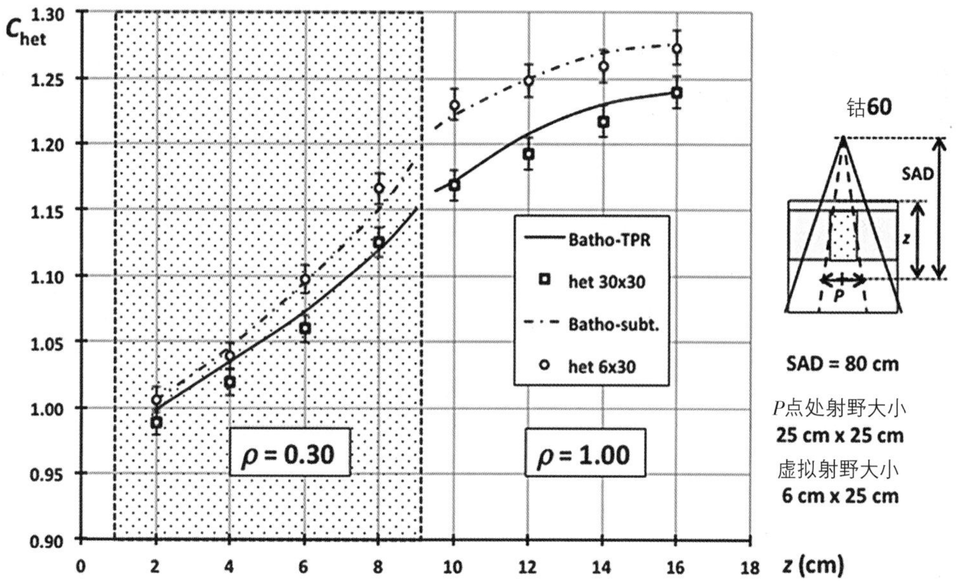

图 28.7　抵消方法的验证。实验设置与图 28.5 相同（实线同样对应于 30cm 宽的非均质组织）。对相同大小射野（25cm × 25cm）进行了额外测量，但非均匀度较小，横向尺寸为 6cm（带有 ±1% 误差棒的空心圆）。点划曲线表示 $C_{\text{het}}^{\text{Batho, subt}}$（公式 28.15），其值与实验点一致。与 30cm 宽度（以 25cm 射野宽为界）相比，6cm 宽度的非均质内部和下方缺乏足够散射。随着非均质横向尺寸从 6cm 增加到 25cm，上曲线与下曲线距离将越来越近（根据 Kappas, K. and Rosenwald, J. C., J. Eur. Radiother., 6，35–345，1985. 重新绘制）

28.2.4.4 等效组织空气比（ETAR）修正

ETAR方法是阐释3D非均匀剂量形状的另一种方法。它是由Sontag和Cunningham（1978）提出的，他们建议通过同时缩放深度和射野来改进前面描述的TAR（或TPR）比率方法（公式 28.6）[5]。修正因子的一般表达式为：

$$C_{\text{het}}^{\text{TPReq}} = \frac{\text{TPR}(z_{\text{eff}}, \text{ESQ}_z^{\text{eff}})}{\text{TPR}(z, \text{ESQ}_z)} \qquad (28.16)$$

其中，ESQ_z已替换为$\text{ESQ}_z^{\text{eff}}$，$\text{ESQ}_z^{\text{eff}}$是根据周围非均匀密度通过缩放$\text{ESQ}_z$（实际上是等效圆形野半径）获得。在其最简单形式中，该方法在非均质中产生类似于Batho-TPR方法的结果，但在密度为1的非均质下方无法获得准确结果。因此，需要一种更复杂的算法。在实践中，Sontag和Cunningham 使用等效密度而非计算点的实际密度$\tilde{\rho}$来缩放射野大小。通过下式计算等效密度$\tilde{\rho}$：

$$\tilde{\rho} = \frac{\sum_i \sum_j \sum_k \rho_{ijk} W_{ijk}}{\sum_i \sum_j \sum_k W_{ijk}} \qquad (28.17)$$

CT图像中每个体素ijk的密度为ρ_{ijk}，W_{ijk}描述的是在计算点上每个体素对有效密度相对贡献的加权因子。每个计算点加权因子都不同。

尽管这种方法在发展过程中其背后的理论依据似乎是合理的，但它对整个辐照体积进行整体求和所需的时间太长。为了克服这一缺点，通过将具有相同X, Z坐标[6]的像素合并到与中心层面距离Y_{eff}的单个层面中，从而将密度阵列（来自 CT）从3D减少到2D。Y_{eff}是根据单个层面Y值加权和计算得出。其中每个加权因子代表每个层面对计算点散射贡献，它根据两个不同半径的圆形射束空气散射比差异计算得出，具体取决于射野大小和层面位置。经过简化后，W_{ij}（替换W_{ijk}）由来自密度元素ρ_{ij} 的散射光子到达计算点的概率得出。虽然这种方法已经应用到临床TPS，但相关的简化已被证明会导致偏差（Wong和Henkelman，1983；Carrasco等，2004）。它的主要局限是将散射视为一个整体，没有明确的射线追踪来计算散射剂量（Wong和Purdy，1990）。进一步改进修正系数的方法则超出了宽束方法范围，将在第28.4.2节最后一段简要讨论了这些问题。

[5] 这与 O'Connor 定理是一致的（见第 27.2.1 节）。

[6] 使用 IEC 坐标系统，在 DICOM 坐标系中，轴向层面由（X, Y）平面定义，层面位置由 Z 坐标定义。

28.2.5 宽束方法的局限与缺点

从参考条件计算剂量开始，我们已经知道要对原始测量数据应用多项修正，才能使它们在涉及患者的实际情况下准确无误。

在这些修正中，非均质修正最为关键。有效深度法、TAR（或TPR）比法和标准幂率法可以手动或使用计算机进行。幂率法、射束抵消法和 ETAR 法这些更高级应用只能通过计算机来实现。所有这些方法的密度信息都可以从轮廓或体素中获得（见图27.6）。然而，在涉及非均质体素情况下，应该避免使用相对较大的非均质修正方法（例如幂率修正），因为结果可能非常不准确。

总体而言，尽管所应用的修正只是近似，但也能对矩形野提供了合理结果，并已在临床上使用多年。但是它们仍不适用于目前大多数治疗中所使用非矩形野和调强的临床情况（见第37章）。随着治疗计划系统计算机速度显著提高，在临床治疗计划中能够节约计算资源的宽束方法已被更复杂和资源密集型算法所取代。

28.3 叠加原理

叠加方法涵盖了各种各样的算法，所有这些算法都基于图28.8所示的一般原则（Cunningham，1983；Battista和Sharpe，1992）。

如果我们把原射线光子和次级粒子（光子和/或电子）分开考虑，P（X, Y, Z）点剂量能够被认为是距离P点发射能量在体素$\text{d}V$（X', Y', Z'）中贡献之和。其中主要能量来源于入射到$\text{d}V$上原射线光子的能量注量p（X', Y', Z'）。定义s（X, X', Y, Y', Z,Z'）为从$\text{d}V$处发射到P处的单位原射线光子注量的散射能量，则P点的剂量为：

$$D_P(X,Y,Z) = \iiint_V p(X',Y',Z')\, s(X,X',Y,Y',Z,Z')\, \text{d}V \qquad (28.18)$$

其中，V积分极限对应于实际散射体积的极限。

如前所述（见图27.8），有几种3D积分的替代方法，包括将其减少到1D或2D积分，从而加快计算速度。这些已在临床治疗计划中应用的算法都存在不同层次的潜在假设。下面将对其中一些方法进行讨论。

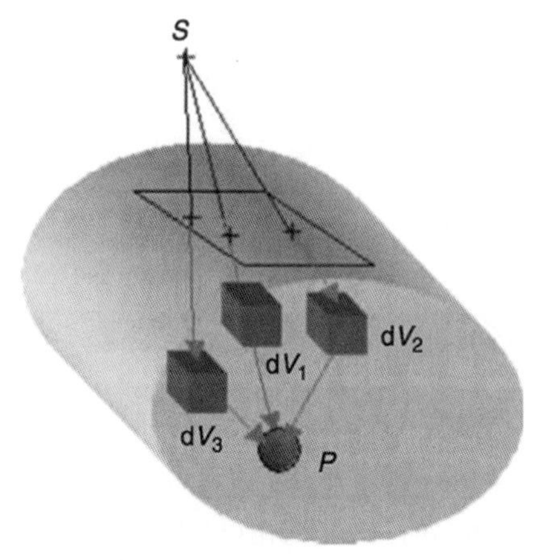

图28.8　叠加原理：P点的剂量可以看作是各体素dV_i中原射线光子相互作用产生的粒子（电子、光子）在P点周围的小体积中沉积的能量贡献的总和

如图28.1所示，P点剂量是光子和电子相互作用的分量的总和，这些分量可以单独处理。相互作用发生在离P点一定距离的位置。电子运动路径较短，其最大距离通常为几毫米（对于^{60}Co γ射线）到3～4cm（对于25MV光子）。相比之下，没有发生相互作用的光子可以传输很远距离，因此无论光子是否接近P点，都必须加以考虑。即使在高能光子线中，均匀介质（等效水）中大多数点都能达到电子（或带电粒子）平衡，而剂量的近似值只取决于局部光子注量（或*kerma*）（见第5.3节）。在组织界面（如患者皮肤、非均质边缘）特别在高能量时，则应考虑界面上出现的电子不平衡效应。当射束横向尺寸小于介质中次级电子射程时，上述的近似也不成立，例如，25MV光子在肺中（$\rho \approx 0.3g/cm^3$）的射野小于10cm × 10cm的情况。然而，如果算法能够真实地模拟电子输运过程，那么就会自动考虑带电粒子平衡缺失的影响。

第28.4和28.5节中介绍的方法是不同的，一种是组合剂量成分的方法，另一种是顺序积分的方法。它们都需要一些途径来计算原射线光子的注量（或剂量）。虽然它们大部分都是基于实验数据，但这些数据的性质和用途根据实际使用方法和执行情况有很大的不同。

28.4　原射线-散射线分离

28.4.1　方法原理（Clarkson积分）

用于治疗计划的原射线-散射线分离方法最初是由Cunningham提出的，它用于解决非规则射野（如斗篷野）的剂量计算问题（Cunningham等，1972）。这一思想源于26.2.8节的Clarkson的散射积分方法。如该节所示，此方法利用了散射-空气比（SAR），SAR定义为仅由散射辐射引起的某一点剂量与同一点自由空间剂量之比（Cunningham，1972）。

$$\mathrm{SAR}(z,\mathrm{ESQ}_z)=\mathrm{TAR}(z,\mathrm{ESQ}_z)-\mathrm{TAR0}(z) \tag{28.19}$$

其中：

TAR（z, ESQ_z）是在等效方野ESQ_z中，深度z处的组织-空气比；

TAR0（z）是在相同深度，但是在射野面积为0的组织-空气比。

TAR0（z）表示原射线辐射。随着辐照面积减小，散射体积趋近于零，如果没有散射体积，就可能没有散射辐射，只有原射线辐射。零面积TAR是一个数学抽象概念[7]，它不能直接测量，但可以通过将小射野TAR外推到零面积TAR得到。在建成区之外，TAR0（z）也可以通过在无散射条件下进行测量获得，探测器测量位置通常选取在距源较远处，将测量仪器放置在不同厚度等效水材料中，并在源侧和探测器侧对射束进行准直，以尽可能减少散射。在MV射束中，不同离轴点的射线质发生了改变（见23.3.3.1节），因此，TAR0（z）可能不得不进行修正，根据

[7]　严格地说，在自由空间或零射野下剂量将为零，因为不存在带电粒子平衡（CPE），我们只能想象在这两种情况下，在点周围有足够类似模体物质来建立CPE。

离轴半径选择不同的表，也可以应用径向修正因子（Zefkili等，1994；Lee，1997）。

使用下面的Clarkson方法可以计算任意射野的散射剂量（参见图28.9）。这种方法使用扇形区积分，因此，射野必须以计算剂量的点（x, y, z）为中心分成n个区域。如果第i扇形区的角宽为$\Delta\theta_i$，半径为r_i，将SAR作为该处深度和射野半径的函数制成表格，然后通过插值得到其他SAR，并根据其角宽进行加权。总散射剂量D_s（x, y, z）通过下式将所有扇区求和得到：

$$D_S(x,y,z)=D_A(z)\times\sum_i S(z,r_i)\frac{\Delta\theta_i}{2\pi} \qquad (28.20)$$

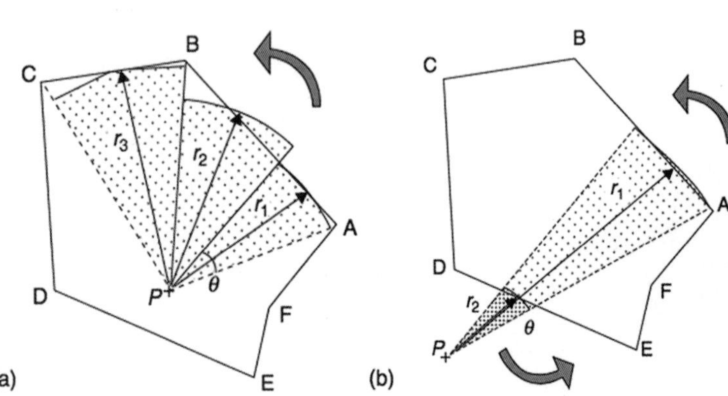

图 28.9 Clarkson 散射积分法。对于 ABCDEF 这样射野和计算点 P，假设整个区域散射可以通过角 θ 和半径如 r_1，r_2 等的角扇区的散射贡献来计算。每个扇区对 P 点总散射剂量的贡献为半径为 r_i 的圆形射野中心处散射剂量 S（z, r_i）的 $\theta/2\pi$。如果 P 在射野外，如（b），也可采取类似求和方式，但在这种情况下，必须从总散射剂量中减去来自射野外部分扇形区的剂量。无论计算点 P 位于哪个位置，都可以像上面一样沿着轮廓边缘进行计算，但结合相关标量和叉乘，给 P 处从右到左（即从 A 到 B）描述的扇形区赋一个正号，从左到右（即从 D 到 E）介绍的扇形区赋一个负号。因此，从大扇区（r_1）中减去小扇区（r_2）的贡献，从而只保留射野内贡献。

其中：

D_A（z）是“空气中”（0，0，z）位置处的剂量（即无衰减）[8]；

S（z, r_i）是在半径为r_i的圆形射束中深度为z的散射空气比。

来自原射线剂量D_P（x, y, z）为：

$$D_P(x,y,z)=D_A(z)\times \mathrm{TAR0}(z)\times f(x,y) \qquad (28.21)$$

其中，f（x, y）是空气中离轴因子，用于修正射线的离轴比[9]。

P点总剂量为：

$$D(x,y,z)=D_P(x,y,z)+D_S(x,y,z) \qquad (28.22)$$

[8] 在距离光源 f 和实际准直器开口 A 处的 D_A（z）可以很容易地根据等中心距离 SAD 和参考射野面积 A_{ref} 处空气中的剂量 D（air, A_{ref}, SAD）计算出来，即将这个量乘以（SAD/f）^{2} 和准直器散射校正因子 S_c（A）（见表 26.1 和表 26.2）。

[9] 这种方法基本忽略了离轴位置对射束射线质的影响。

28.4.2 在^{60}Co和中能X射线的应用

28.4.2.1 模体中的基本测量

原射线–散射线分离方法在^{60}Co γ射线或中能量X射线（通常为6MV）的应用相对简单。方野TAR（包括TAR0）很容易从已发布的表格数据中获得，但最好是从测量中获取。空气中参考剂量D_A是使用带有5mm ^{60}Co建成帽的电离室测量得到（能量越高时建成帽越厚）。S（z, r）是使用公式28.19和圆形射野与方野之间的等效转换（见第26.2.8节）导出。

$$r=\frac{1}{\sqrt{\pi}}\times a \qquad (28.23)$$

其中，r是等效于方野$a\times a$的圆形射野半径。

28.4.2.2 “空气中”的射束离轴分布

“空气中”原射线部分须考虑射束离轴剂量分布修正因子f（x, y）（见公式28.21）。该因子在中心区域接近1，当离轴点的斜向距离增大时缓慢减小，而在准直器边缘半影区域则急剧减小。对于矩形野（$FW_x \times FW_y$），Cunningham（Johns和Cunningham，1983）建议将$f(x, y)$分解为$g(x) \times g(y)$，其中：

$$g(x) = 1 - 0.5\mathrm{e}^{(-\alpha_{\mathrm{int}}(0.5FW_x - x))} \quad 若x \leqslant 0.5FW_x$$
$$g(x) = 0.5\mathrm{e}^{(-\alpha_{\mathrm{ext}}(x - 0.5FW_x))} \quad 若x > 0.5FW_y$$

（28.24）

$g(y)$也有类似表达式，只需将x换成y, FW_x换成FW_y。

在公式28.24中，α_{int}和α_{ext}是两个准直系数，分别表示射束内部和外部半影宽度。这两个系数越高，在半影区离轴比变化越快。它们可以根据实测空气离轴曲线进行调整，与几何半影宽度的倒数成正比。为了考虑准直器残余漏射，还需要对这个方程作进一步的修正。

对于MV级X射线，可能需要考虑均整器的影响，均整器通常在自由空气中或在较浅处产生一个边缘剂量高于中心剂量离轴剂量分布。有助于在较深处产生平坦的离轴剂量分布（参见第23.3.3.1节和图23.9）。通过引入一个在空气中沿着最大射野对角线测量且归一到射束轴的乘法径向函数修正。

对于不规则射野，式28.24不再适用。学者提出使用强度函数表示放射源的修正方法（Cunningham等，1972），假设一个通过准直器开口的大放射性圆盘，其局部密度在束轴上是无限的，从中心到外围呈指数衰减。详细的表达式作为脚注给出[10]：

在这个表达式中，β是一个准直系数，类似于矩形野定义的α系数。在Clarkson积分过程中，不同射野划分的子野β值可能不同。这就为半影差异提供了解释可能性，它取决于是由主铅门产生的还是由给定点挡块产生。由于β（或α）与计算出的半影宽度直接相关，非常容易调整这些参数来匹配测量的空气中离轴剂量分布。

28.4.2.3　强度调制

到目前为止，我们假设原射线注量（即"空气中"剂量）在射野区域内是均匀的，患者表面是平坦的，且垂直于射束轴。因此，角扇形散射被认为是在计算点深度的圆形射野散射的一部分（图28.10a）。

如果表面倾斜或不规则，或者原射线不均匀（即通过插入楔形板或补偿器进行调制），则可以使用相同的$S(z, r)$表，将1D角度Clarkson积分替换为基本的类似笔形束散射分量的2D积分：

$$\Delta S_{ij}(z_{ij}, \theta_i, r_{ij}) = \frac{\Delta\theta_i}{2\pi} \times \left[S(z_{ij}, r_{ij} + \Delta r) - S(z_{ij}, r_{ij})\right]$$

（28.25）

其中散射笔形束以极坐标系中计算点P作为中心参考点，笔形束位于角度θ_i和半径距离r_{ij}间的区域，z_{ij}是沿笔形束P点上方组织厚度（见28.10b）。此外，当对射野区域进行积分时，每个散射笔形束必须根据ij点原射线注量进行加权计算。这种方法对使用多叶准直器（MLC）进行高能量光子调制强度（见28.4.3节）技术同样给出了令人满意的结果（Papatheodorou 等，2000）。

在公式28.25中，散射线被认为来自半-无限介质，甚至接近患者出射侧。因此反向散射被高估，为了提高该区域精度，需要应用修正因子（Kappas和Rosenwald，1991）。

28.4.2.4　非均质

将介质分割成体积单元可以细化先前在第28.2.4节中讨论的非均质修正。该节解释了到达体素的原射线强度在非均质中的传输，并且来自体素的散射按其电子密度加权，并对相邻体素的非均质也进行了修正。这是微分散射空气比（dSAR）

[10]　对于圆形射野和射束轴上的计算点，通过半径R的投影开口看到归一化表观密度为：

$$\mathrm{Dens}(R) = \frac{\beta^2}{2\pi}\int_0^{2\pi}\int_0^R \mathrm{e}^{-\beta r} r\,dr\,d\theta = 1 - (1 + \beta R)\mathrm{e}^{-\beta R}$$

Clarkson积分法应用于任意点(x, y)的表达式：

$$f(x, y) = \frac{\Delta\theta}{2\pi}\sum_{i=0}^{n}\mathrm{Dens}(r_i)$$

方法（在极坐标系下）的基础，它是Clarkson方法对三维散射积分扩展（Beaudoin，1968；Cunningham，1972）（参考图28.10c）。然而，由于多次散射的复杂行为，这种方法被证明不够准确，为此不得不对此方法进行改进。改进方法包括Wong 和 Henkelman（1983） 提出的增量–体积方法以及Kappas 和 Rosenwald（1986b） 提出的dTAR 方法。Sontag 和 Cunningham 提出的 ETAR方法（1978），也考虑了将原射线和散射线分开计算，但已被证明在某些情况下（见第 28.2.4.4节）并不准确，Redpath 和 Thwaites（1991）改进了此种方法。他们考虑到了非均匀层上的有效深度，散射随深度的变化，通过采用等效密度$\bar{\rho}$模型进行了微调。此外，他们还优化了计算时间，在几个基准示例中获得了相当不错的结果。

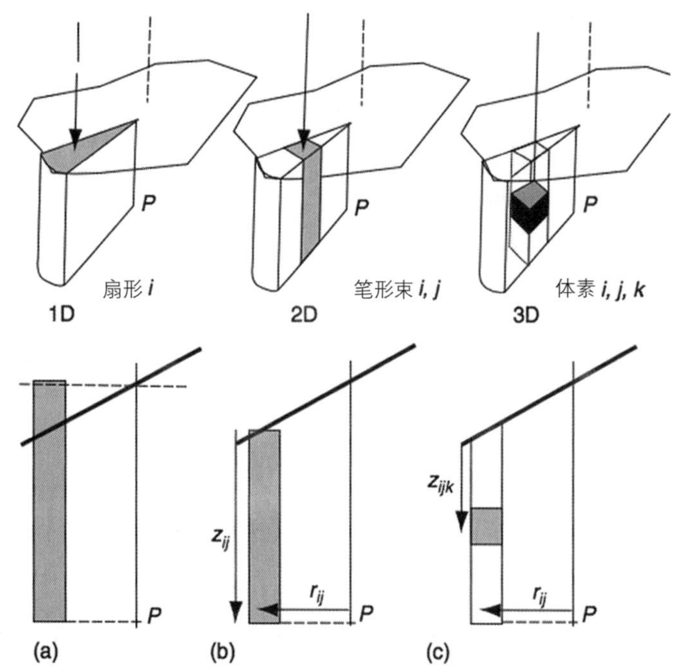

图 28.10　为了获得不规射野在点 P 处总散射的介质分解方法。上部分视图是基本体积 3D 表示。下部分视图是在表面倾角情况下通过角度扇区的2D 剖面。（a）传统的Clarkson 1D 角积分；假设所有散射部分的深度与 P 相同，计算 P 处散射（阴影散射柱或笔形束）。（b） 类笔形束，2D 角度 + 径向积分；计算考虑到表面倾斜度的每个散射笔形束散射（θ_i, r_{ij}），可以根据（θ_j, r_{ij}） 处的原射线强度对散射线进行加权。（c） 基于体素的 3D 积分（dSAR 方法），它需要在达到体素 i, j, k 之前计算原射线的衰减

28.4.3　扩展到高能

随着光子能量增加，“空气中”的相关参数变得不再重要，同时需要更大建成帽来确保电子平衡，此时不能忽略建成帽中衰减和散射贡献。因此须用其他参数替换TAR（见第26.2节）。然而，随着迷你模体概念引入（见26.2.10和26.2.12节），同样方法仍可适用。原射线衰减由迷你模体中组织体模比TPR（z, ESQ_{mini}）表示，其中ESQ_{mini}是对应于模体几何形状[11]的等效方野。通过对28.19式的扩展，将Clarkson积分中使用的散射空气比替换为SAR′，在深度z处等效方野ESQ_z时的计算公式如下：

$$SAR'(z, ESQ_z) = TAR'(z, ESQ_z) - TPR(z, ESQ_{mini}) \quad (28.26)$$

其中作为TAR的替换量TAR′，可以写成：

[11]　为了获得一个准确代表原射线的量，应该修正来自迷你模体散射的 TPR（Zefkili et al. 1994），这对于在小挡块下剂量的精确计算是必要的。

$$\mathrm{TAR}'(z,\mathrm{ESQ}_z)=\mathrm{TPR}(z,A_z)\frac{S_p(z_{\mathrm{ref}},\mathrm{ESQ}_z)}{S_p(z_{\mathrm{ref}},\mathrm{ESQ}_{\mathrm{mini}})} \quad (28.27)$$

在这个表达式中[12]，S_p是第26.2.12节中定义的模体散射修正因子。此外，公式28.20和公式28.21中的空气中参考剂量D_A则被当前准直器开口射野A在深度z_{ref}处迷你模体中的剂量所取代。这个量可以通过第27.3.1节所述内部校准过程从测量参考剂量中得到。

前面介绍的原射线–散射线分离方法可以准确地解释由于原射线调制（挡块或MLC，楔形板，调制强度技术）和射野范围内组织体积引起的散射修正。它们提供了在水介质中比ESQ_{mini}更大尺寸矩形野或不规野的精确结果。使用如章节28.2.4所介绍的修正因子可以处理模体中非均匀性，并且其结果在许多临床条件下（Knöös 等，2006）可以接受。然而，它们假设次级电子路径长度可以忽略。有了特定限值，就能够解释等效水介质（包括半影区）中的电子传输（Rosenwald 等，1987；Woo 等，1990）。然而，在缺乏电子平衡，束流边缘或非均匀边界，或在相对较小射野轴上，尤其是高能光子束通过肺部时，上述方法不能给出准确结果（Mohan 和 Chui，1985；Mackie 等，1985；AAPM 2004；Jones 和 Das，2005）。随着计算机速度的提高，这些方法逐渐被基于能量沉积核的叠加方法所取代。

28.5　点核的卷积/叠加

28.5.1　一般原理

1984年，几个独立研究小组提出了用点核卷积/叠加[13]方法计算治疗计划剂量的想法（Ahnesjö，1984；Boyer和Mok，1984；Chui和Mohan，1984；Mackie和Scrimger，1984）。图28.11说明了该方法的原理。

在均匀介质中点P处$r=[x, y, z]$剂量可表示为：

$$D(\mathbf{r})=\iiint \Psi(\mathbf{r}')\frac{\mu}{\rho}(\mathbf{r}')K(\mathbf{r}-\mathbf{r}')\mathrm{d}V' \quad (28.28)$$

其中：

- $\Psi(r')$是在位置$r'=[x', y', z']$，点P'处的能量注量[14]（$\mathrm{J/m^2}$）；
- $\mu/\rho(r')$是介质中P处的质量衰减系数（$\mathrm{m^2/kg}$）；
- $\Psi(r')\mu/\rho(r')$是从$\mathrm{d}V'$释放的单位质量总能量（次极电子和散射光子），称为terma（J/kg或者 Gy）；
- $K(r-r')$是能量沉积点核，代表了当原射线光子在P'点相互作用时$\mathrm{d}V$释放的能量在P点沉积部分[15]；
- $\mathrm{d}V'$是P'点附近的体积单元（由体素近似）（$\mathrm{d}V'=\mathrm{d}x'\,\mathrm{d}y'\,\mathrm{d}z'$）。

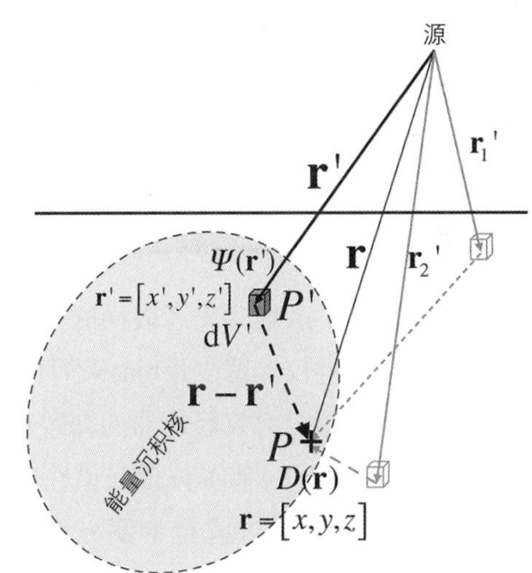

图28.11　点核卷积原理：P处的剂量由以P'为中心的$\mathrm{d}V'$体素释放能量进行3D积分计算得到

在患者体积上进行3D积分。

图 28.12 显示了应用点核卷积/叠加引起的terma分布修改的示意图。

---

[12] TAR′ 类似于 ESTROBooklet n° 3（1997）中定义的体积–散射比 $V(z, \mathrm{ESQ}_z)$（请参见公式 26.12）。

[13] 基本的数学运算是叠加，但如果核具有空间不变性，卷积可以作为一种快速计算的叠加方法（参见 28.5.4 节）。

[14] 能量注量和衰减系数的定义分别见第 5.3.4 节和 4.5.1 节 /。。

[15] 这个量也称为剂量扩散数列或点扩散函数或微分笔形束核。本章用符号 K 表示，它与第 5 章中用来表示“kerma”的符号 K 有着完全不同的含义。

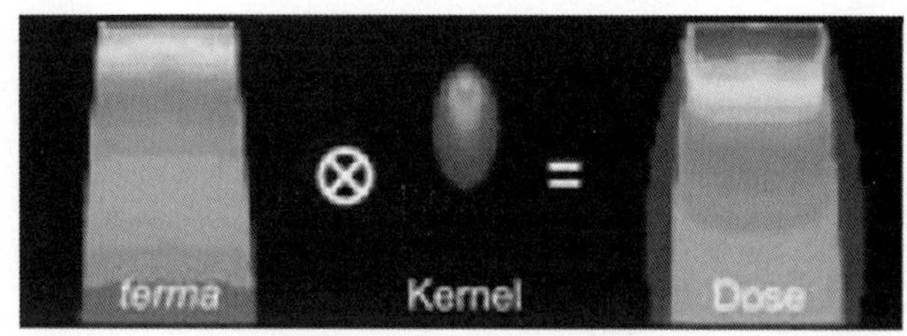

图28.12　水模体中单光束h′内核卷积/叠加方法原理示意图。*terma*分布（图中左部分）表示原射线相互作用释放总能量的分布被来自散射光子和次极电子贡献的能量沉积内核“抹去”，最终得到的剂量分布（图中右部分）[经许可引自：Battista, J. J. and Sharpe, M. B., Australas. Phys.Eng. Sci. Med., 15（4），159–178，1992.]

对于临床上多能射束，公式28.28更常见的形式是根据局部光子的能量对表达式进行整体积分。其中Ψ被微分能量注量所取代，μ/r和K都与能量相关。使用平均等效能量来简化表达式不够精确，但是可以使用Boyer 等（1989）与Zhu和Van Dyk（1995）等所提出的有限小体积能量进行简化计算。稍后将讨论其他一些实际解决方案。

剂量计算需要确定P'点的能量注量（或terma）和P'点周围能量沉积核。

28.5.2　P′点（远离P点）的能量注量和Terma的确定

28.5.2.1　光子束起源和能量分布

对于直线加速器，入射到患者表面的光子能量注量的光谱分布（通过仅保留少量bins来简化）是通过机头组件和患者特定射束修饰器的韧致辐射进行修正得到（参考第23.2.1节）。该光谱在临床环境中不易测量，但可以通过蒙特卡罗方法根据电子击中靶特征分布和详细的机头特征进行模拟计算（Mohan等，1985；Lovelock等，1995；Liu等，1997b）（另见第30.3.3节）。也可以通过测量衰减射线得到结果（Huang等，1983；François等，1997；Nisbet等，1998）。实际上，大部分都采用其中一种方法获得真实的原始能谱，为了尽量减少深度-剂量分布中计算和测量之间的差异，该能谱需要经过进一步调整（Ahnesjö和Andreo，1989；Starkschall等，2000）。

当射束穿透组织到达P'点前，能量注量是逐渐衰减的（即发生了部分吸收和散射效应）。这导致了能谱组成的变化，此时必须考虑选择适当的质量衰减系数（和kernel）。

总之，确定P'点的能量注量和Terma必须分两步进行，每一步都需要特定的建模。

28.5.2.2　患者体内入射能量注量建模

对于直线加速器，入射光子主要由从靶发射并到达患者表面原射线光子韧致辐射组成。然而，如图 28.1 所示，也有一小部分来源于（通常为百分之几）均整器产生的散射，此外来自初级和次级（可变）准直器的表面散射的比例更小。当使用第28.4节中介绍的原射线散射线分离方法时，这种焦点外贡献的散射量通常被归入到原射线中。为了更准确地计算剂量，特别是在射野边缘，则须考虑这部分散射量。散射线特性可以从测量中获得，使用蒙特卡罗计算更为有效（见第30.3.3节）。这些散射光子能谱与原射线韧致辐射能谱略有不同，更重要的是空间分布不同，有效源位置在物理靶的下方（见第 26.2.15节），同时钟形离轴剂量分布曲线的延伸超出了射野几何限制（见图 28.13a）。

在没有射束修整器时，模拟原射线能量注量相对简单[16]。射野孔径中能量注量基本是均匀的，射野外则迅速降到很小。如第28.4.2.2节所述，均整器的影响可以通过一个径向函数来修正，该函数根据在空气中或较浅处（刚好可以避免电子污染深度）沿最大射野对角线进行离轴剂量分布测量得出（Storchi和Woudstra，1995）。边缘或均整器下的注量修正通常基于几何参数考虑，计算通过初级准直器或附加挡块或MLC漏射与源函数[17]进行卷积（例如使用边界核）（Mohan和Chui，1987；Storchit Woudstra，1996）。应该认识到，随着调强放射治疗的发展，MLCs每个叶片漏射率的准确值非常重要（Tyagi等，2007）。

[16]　严格的讲，必须认识到注量是不能直接测量，但可以使用去卷积技术从测量剂量中推演得到。

[17]　这有点类似于Cunningham等（1972）最初提出的介绍不规则射野的方法（参考第28.4.2.2节）。

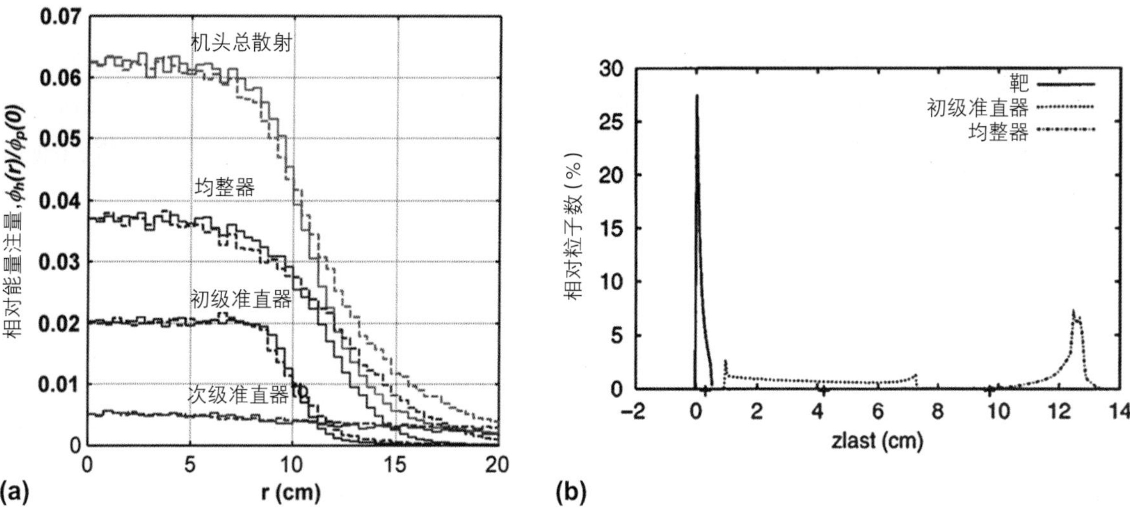

图 28.13　利用蒙特卡罗计算典型机头散射分量。（a）由一个附件（次级准直器）形成 20cm×20cm 射野的 6MV 光子束沿 X 铅门（实线）和 Y 铅门（虚线）的射束轴上原射线能量注量的离轴分布。（b）对于 10MV 光子束，来自机头组件（靶、初级准直器和均整器）的贡献可使用粒子数表示（归一化到每个组件的总粒子数），并以 zlast 函数表示，即取决于靶离轴距离。横轴上的“+”代表每个组件的最佳估计源位置。［经许可，（a）引自：Zhu, T. C., and Bjärngard, B. E., Med. Phys., 30（4），533–543，2003；（b）引自：Liu, H. H., Mackie, T. R. and McCullough, E. C., Med. Phys., 24（12），1960–1974，1997b.］

考虑到焦点外辐射时，需要一个源模型（Ahnesjö和Trepp，1991年；Jaffray等，1993年；Papanikolaou等，1993年；Jiang等，2001年）。一种常见的方法是结合前面所述有关若干扩展源模型，计算来自机头的散射剂量。这些模型可以应用于不规则射野，然后对机头可见部分计算点进行积分（Ahnesjö，1994；Chaney等，1994；Sharpe等，1995；Liu等，1997b；Fippel等，2003）。对于无均整器（FFF）射束，焦点外贡献较小，模型可以简化（Kry等，2010；Almberg等，2012；Faught等，2017）。

当使用额外射束修整器（楔形板或补偿器）时，原射线既会衰减，也会产生一些散射，此时可以通过在修整器上执行散射积分来解决（Ahnesjöe等，1995；Islam和Van Dyk，1995；Castellanos 和 Rosenwald，1998）。

总之，计算入射能量注量的方法通常是基于与实验数据相匹配的源模型解析函数。2D初始注量图可以通过修正矩阵乘积进行修改，每一个修正矩阵表示由于特定束流限制器或修整器而产生的束流衰减或调制强度。理想情况下，这种计算还应包括光谱修正：均整器变薄产生的离轴软化（Mohan等，1985；Zefkili等，1994；Lee，1997）以及使用楔形板和补偿器产生的射线硬化（Liu等，1997c；Tailor等，1998）。当能够提供能量分布信息时，结果可以存储在相空间文件中，并作为输入文件直接进行患者蒙特卡罗计算（见30.3.4节）。在核卷积/叠加中，将入射能量注量作为计算患者体内的Terma分布的输入项[18]。

28.5.2.3　患者体内Terma分布的计算

入射注量进入患者体内，应沿着从源位置发散路径进行射束追踪，根据患者表面与点P'之间的物质组成，应用平方反比定律修正和组织衰减修正。对于焦外辐射，应用平方反比法修正有效（或最佳估计）源位置。然而，如果这个贡献很小，也可以使用靶的物理位置。

衰减计算必须同时考虑射束能量和组织组成，原则上原射线辐射和焦点外辐射应该分开处理。在一些复杂算法中都考虑到了上述情况（Ahnesjö等，2005）；然而对上述贡献使用相同衰减系数也可以接受。更重要的是必须考虑原射线辐射能谱以及深度硬化和离轴软化效应。

[18]　为了准确计算建层区剂量，必须将电子污染考虑在内（见28.5.3.4节），因此非常有必要模拟来自机头的电子污染（Yang 等，2004；Sikora 和 Alber，2009）。

对于能量为E的单能量束，在深度$z'=\sum_i \Delta z_i$处原射线辐射衰减可以由（Ahnesjö等，1987）下式计算：

$$e^{-\sum_i\left(\frac{\mu_{E,i}}{\rho_i}\right)\rho_i\Delta z_i}$$

其中：

ρ_i是体素i的质量密度；

$\mu_{E,i}/\rho_i$能量E处体素i的质量衰减系数。

对于多能量射束，严格地说，P点剂量应由公式28.28计算每个bin能量加权和，此种方法需要很高的计算机资源（Hoban，1995）。更有效的解决方案是对所有P' 点使用一个预先计算的多能核（见28.5.3.1节），同时使用对bins能谱加权后平均能量注量得出有效衰减系数μ_{eff}计算P' 处的衰减（Papanikolaou等，1993）。处理深度硬化则相对简单：从表面计算点分布开始，使用相关衰减系数对每个分量进行指数衰减运算，从而导出任意深度处光谱修正（Hoban等，1994年）。也可以根据深度[19]使用线性修正因子来修正μ_{eff}（Papanikolaou等，1993；Hoban，1995；Ahnesjö等，2005）。同样也需要考虑离轴软化问题，也可以用修正因子修正μ_{eff}（Tailor等，1998）。

然后将每个点P' 处的μ/ρ值存储在 3D 查找表中，并乘以局部能量注量就能够得到3D Terma分布（Metcalfe等，1990）。

28.5.3 能量沉积核的卷积/叠加

28.5.3.1 水中能量沉积点核

确定单能光束水中的能量沉积点核K，标准方法是在由小的相邻体素组成的模体中进行蒙特卡罗计算，其中原射线光子被迫与原点处的体素相互作用（参见图28.14）。

通常选择球面几何，使用设有径向和角度间隔的极坐标来获得距作用点任意距离能量沉积的准确表达（Mackie等，1988；Mohan等，1986；Ahnesjö等，1987）。不同能量核的等值线或剖面图阐明了能量沉积过程，通过它们有助于理解该方法的原理（参见图28.15）。

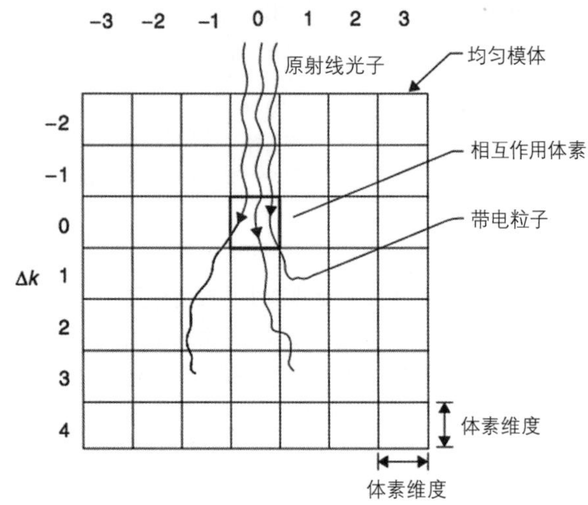

图28.14 蒙特卡罗计算在均匀体模中产生的能量沉积核。这幅图只显示了由原射线光子（即原射线核）引起带电粒子的运动（经许可引自：Mackie, T. R. et. al., Med. Phys., 12，188–195，1985.）

图28.15也说明了分别计算原射线核（与原射线光子产生的带电运动粒子沉积能量有关）和散射核（与所有散射光子产生的带电运动粒子所沉积的能量相关[20]）的可能性。这种分解可以进一步扩展到不同阶段散射、韧致辐射和湮灭辐射，而且可能对简化和/或加速计算有用。此外，在图中清楚地看到：随着能量增加，散射光子贡献逐渐减少而电子传输重要性逐渐增加，以及不同方向上变化趋势。正如后面讨论的那样，当深度增加时，射线变硬，这种效应存在于多能量光子束中。

尽管已经提出了归一化可能性（Ahnesjö和Aspradakis，1999），但公式 28.28 中的核K通常是每单位体积入射能量的分量。因此，它的单位为cm^{-3}，并应与下列方程一致：

[19] 在实际应用中，这种变化可以用递归方法来计算，即逐步计算沿每条射线衰减变化，这也为计算整个介质的密度变化提供了更大的灵活性（见 Ahnesjö 等，2005）。

[20] 韧致辐射和湮灭光子也被考虑在这个“散射”分量中。

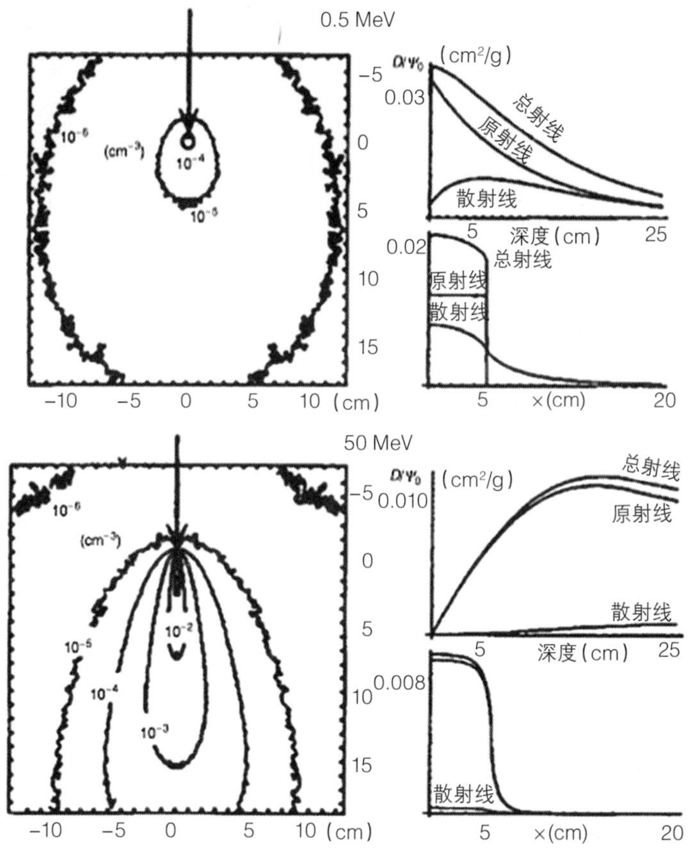

图 28.15　0.5MeV（上）和 50MeV 光子（下）能量沉积核示意图，分别为等剂量线模式（左）和剖面图模式（右）（经许可引自：Ahnesjö, A. and Aspradakis, M. M., Phys. Med. Biol., 44, R99–R155, 1999）

$$\iiint_{\infty} K(\mathbf{r})\mathrm{d}V \equiv 1 \qquad (28.29)$$

正如Mackie等（1988）和Boyer等（1988）指出的：

$$\iiint_{\infty} K_{\mathrm{p}}(\mathbf{r})\mathrm{d}V = \frac{\mu_{\mathrm{en}}}{\mu}$$

$$\iiint_{\infty} K_{\mathrm{s}}(\mathbf{r})\mathrm{d}V = \frac{\mu-\mu_{\mathrm{en}}}{\mu} \qquad (28.30)$$

其中：

K_{p}表示原射线核；

K_{s}表示散射线核；

μ表示线性衰减系数；

μ_{en}表示线性能量吸收系数。

结果表明这对于生成核的验证以及射线质改变相关修正的应用非常有效。

正如第28.5.2.3节所讨论的，当对临床射束建模时，真实反映能谱组成和空间变化非常重要。同时最有效的方法是根据归一化入射能量注量能谱，预先计算加权单能核，从而生成多能核。此方法首先必须采用28.5.2.1节所提出的方法获得能谱。该能谱注量随深度和水平位置而变化。如果入射能谱与*Terma*卷积计算多能射束总核，当射束变硬时，就会高估散射剂量。Liu等（1997d）建议预先计算不同深度（通常是三个）多能量核，并在它们之间进行插值。另一种解决方法是将方程28.30中原射线核和散射线核分别与*terma*，μ_{en}/μ和（$\mu-\mu_{\mathrm{en}}$）/μ进行卷积[21]，其中每个分量值都随射束能谱而变化（Metcalfe等，1990；Hoban 1995；Ahnesjö等，2005）。

Ahnesjö 和 Mackie（1987）没有使用预先计

[21]　μ_{en}/μ 比值表示碰撞 *Rerma* 与 *Terma* 之比，（$\mu-\mu_{\mathrm{en}}$）/μ 的比值表示余下的分量（*Terma*- 碰撞 *Kerma*）（Hoban, 1995）。

算的核表，而是提出了以下解析拟合表达式：

$$K(r)=\frac{A_\theta e^{-a_\theta}+B_\theta e^{-b_\theta}}{r^2} \qquad (28.31)$$

其中：

$r=\|r-r'\|$ 表示P和P' 之间距离；

A_θ，a_θ，B_θ，b_θ表示取决于散射角θ和能谱拟合参数（参考Ahnesjö，1989）。

在这个公式中，用距离平方反比定律来补偿点源的几何离散。第一项主要介绍原射线沉积能量，第二项主要介绍散射线沉积能量。这种解析表示非常适合于卷积/叠加过程。

28.5.3.2　射束发散和核倾斜

除了对光子注量修正（平方反比定律），射束发散还引入了核倾斜方向修正。因此，对于不同离轴距离，不应使用同一个核。实际上，在大多数临床病例中，可忽略这种影响，即保持所有核平行于中心轴（Sharpe和Battista，1993）。但对于短距离、大射野和高能量时，这种近似不再被接受：只用平行核会增加射束轴的贡献，从而高估轴向PDD，可以通过在剂量计算位置用平方反比定律来修正补偿，而不必在每个主要相互作用位置进行修正（Papanikolaou等，1993；Liu等，1997d）。Ahnesjö等（2005）提出了一种更精确的方法。他使用核解析形式（见公式28.31），根据倾斜角度拟合参数。

28.5.3.3　根据组织密度和组织非均质的核缩放

如果介质密度不一致，那么根据O'Connor定理，通过适当缩放模体尺寸获得相同剂量分布（参见第 27.2.1节）。这等效于在P' 处使用距离缩放并根据密度倒数在各个方向缩放核，之后进行注量计算。相当于将图28.11和公式28.28中的所有距离替换为等效辐射距离。在图28.11中，我们必须对以下几个参数分开考量，首先根据表面和P' 之间介质密度ρ_1对Ψ（r'）进行修正，其次定义P' 周围介质的密度为ρ，根据μ/ρ修改*terma*项，最后假定P' 和P之间的介质密度为ρ_2，则核值变为K（$\rho_2 r'$）。将方程 28.28 推广到非均质中，其中所有距离都可以根据与体素密度分布以及P和P' 位置相关的放射等效路径长度进行缩放。

在非均质中，这种方法极其适用于按照第28.5.2.3节中介绍的计算原射线注量或*Terma*分布。保持水中核不变（即空间不变）计算由于存在非均质而产生变化的分布，被认为是初级近似。它的优点是计算时间更短（见28.5.4节），但显然不适用于必须考虑电子输运改变的高能射束。Zhu 和Boyer（1990）建议保持核性质不变时，通过将修改后原射线注量分别与原射线核和散射核以及第三个散射修正核进行卷积从而改进计算结果。Wong等（1996）对这种方法进行了分析和改进。他们发现此方法在简单非均质模体中与测量结果一致。但在某些情况如高能光子照射肺或者在缺乏电子平衡界面处存在较大的不匹配区域，这也正是人们期望点-核方法比原射线散射线分离（见28.4.3节）方法更具有优势的情况，因此，对于上述情况，必须进行核缩放。

即使对核进行缩放，28.28式在非均质中也只是近似的。特别是应该考虑P和P' 之间的体素和周围其他体素的密度。另一个近似来自下面这种情况：即对于原射线核，在非均质中次级电子的多次散射，线性缩放并不准确。一些学者提出了改进方法，但会导致计算时间的增加（Keall 和Hoban，1995；Sauer，1995；Yu等，1995）。散射核也存在类似局限，因为线性缩放仅对初级散射分量是严格的。Mackie 等（1985）建议分开处理初次-散射核和多次-散射核，并根据平均密度值对后者进行缩放。然而，高能量时由于多次散射分量只占总剂量一小部分，对全散射分量使用相同密度值可以接受。

尽管缩放法有其固有近似值和局限性，但在大多数情况下，周围核平均效应可以接受（Mohan等，1986；Woo和Cunningha，1990）（参考图 28.16）。Arnfield 等（2000）指出只有在极端情况下才会出现显著差异。需要提醒的是，不同方法可能会产生差异很大的结果（参见第 28.5.4节）。

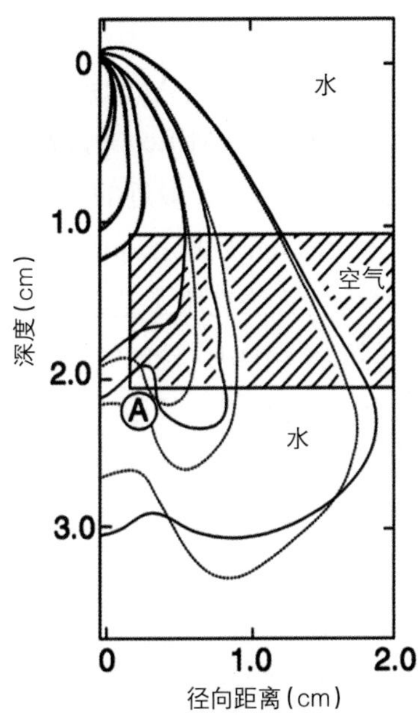

图28.16　在存在空气环情况下，密度缩放核（虚线）和蒙特卡罗核（实线）图形比较；可以认为蒙特卡罗导出核准确地反映了非均质影响（经许可引自：Woo, M. K. andCunningham, J. R., Med. Phys., 17，187–194，1990.）

28.5.3.4　表面电子污染和出射剂量

患者体积所有体素进行点核卷积/叠加运算。在入射表面处需要考虑表面倾斜影响（Dupont等，1994）。然而，来自治疗头和空气（见第23.3.1节）的电子污染往往被忽略。根据测量SSD、射野大小和离轴比推演得到经验剂量，电子污染从表面到最大射程处呈指数递减（Zhu和Palta，1998；Starkschall等，2000；Medina等，2005）。使用楔形板和FFF射束也必须考虑电子污染。

在靠近组织边界（例如，切向射束）或者患者出射侧，尽管没有来自空气的核贡献，剂量也只是稍微高估了一点（Woo，1994），因为核贡献剂量可在一个非常大的模体中计算得到。

28.5.4　实际应用

使用诸如28.28 之类的方程直接对剂量求和（叠加），需要从n^3 个相互作用体素中的n^3个沉积体素中重复进行基本计算。计算量将达到n^6的数量级。如果对P和P' 间的距离进行缩放，计算量可能增加到n^7。这对计算资源是巨大挑战，需要努力减少计算时间。

当进行卷积计算时（即对于一个均匀介质，其中核被认为是不变的），使用快速傅里叶变换（FFT）将大大减少计算量（Boyer和Mok，1985）。FFT基本原理是卷积的每一项（即Terma和核）的傅里叶变换的乘积等于卷积结果的傅里叶变换（即剂量）。因此，所有P相关核的繁琐叠加过程被替换为两个傅里叶变换，然后再进行一个简单乘法运算，最后对结果进行傅里叶变换即可得到所求剂量。3D FFT算法代替了需要n^6运算量的完全叠加算法，其运算量将减少到$n^3\log_2 n$量级（Ahnesjö和Aspradakis，1999）。正因如此，一些作者尝试开发另一种方法来保持核的不变并执行FFT卷积，同时对存在的非均匀组织进行修正（Zhu和Boyer，1990；Wong等，1997）。

减少计算时间的另一种方法是避免系统地计算理论上对特定单点剂量有影响的所有n^3个体素。这已经在所谓锥形束卷积（CCC）算法中实现，原理是在很远的距离处核的数值会迅速下降（Mackie等，1987；Ahnesjö，1989）。因此，如果我们从沉积点绘制一组m条直线（例如，3条正交和6 + 4条对角线），它们会优先与相邻体素相交，并避开更远的体素（见图28.17）。如果我们只计算m条直线（也称为“管线”）上体素的贡献，

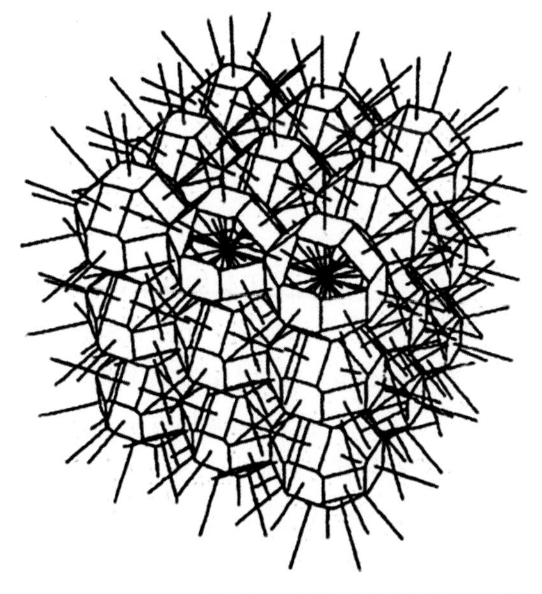

图28.17　由3 × 3 × 3个体素组成的晶格中每个相互作用体素产生的26个可能离散的粒子输运方向（13个锥轴）的示意图（经许可引自 Ahnesjö，A.and Aspradakis, M. M., Phys. Med. Biol., 44，R99–R155，1999.）

对于每n^3个沉积体素，将有$n \times m$个体素被采样，计算数量级减少到$n^4 \times m$（而不是n^6）。然而，有必要确保总的传输能量与所有体素采样保持一致。因此，需要一些归一化程序，将所有相邻体素发出的能量压缩到由采样线定义的平均方向上。这就是锥形束这个词的由来。CCC方法充分利用了核的解析表示，允许沿着每个m条线逐步递归地计算沉积能量。

CCC算法及其衍生算法已经成功运用在多个临床TPSs：例如，Philips-Pinnacle（Mackie等，1985；Bedford等，2003）；Helax-TMS，后来变成 OncentraMasterplan（Ahnesjö等，2005）；CMS Focus演化成XiO（Miften等，2000），最近成为了Elekta-Monaco[22]。最近的应用是DOSIsoft的ISOgray和RaySearch Laboratories的RayStation。CCC算法及其衍生算法克服了基于原-散射线分离的叠加方法（第28.4节中讨论的它假设局部能量沉积，忽略次级电子传输）的局限，合理地解释了经过肺部（即非均匀性低密度）的高能光子束轴上观测到半影变宽和剂量减少现象（见图28.18）。

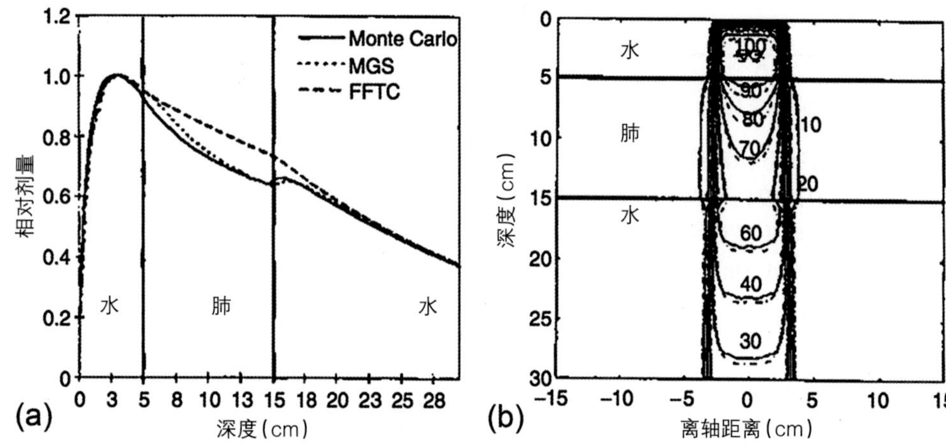

图 28.18　以 5cm × 5cm 射野 15MV 光子束入射到 10cm 厚的肺部板（相对密度 0.31）中，完全蒙特卡罗计算（实线）和称为 MGS 的 CCC 衍生方法［在图（a）中的虚线］的比较。（a）中虚线表示快速傅里叶变换计算（FFTC）的结果，其中在非均质组织中卷积核保持不变。在（b）中，由蒙特卡罗模拟（实线）而不是由 MGS 模型（虚线）的结果可以清楚地看到由于次级电子的射程距离较大和 CPE 缺乏而导致肺中半影变宽（经许可引自：Miften, M. et al., Phys. Med. Biol., 45，817–833，2000.）

28.5.5　笔形束方法

28.5.5.1　一般原理

笔形束算法[23]是一种2D叠加方法，与第28.5.3节中介绍的3D叠加算法相比，笔形束算法计算速度更快。Schoknecht（1971）首次提到对光子束使用这种算法，它在点核卷积/叠加方法的最初发展之后的20世纪80年代末就流行起来。实际上，在20世纪80年代早期电子束就已经采用了这种算法（见第29章），而首个关于光子束模型是由Mohan和Chui（1987）提出的。从那时起，相关文献开始增加，Ahnesjö等（1992b）和Bortfeld等（1993）对此模型进行了相关处理，其他论文（如Knöös等，1995）则讨论笔形束算法在某些非均匀情况下的局限性[24]。

本质上，笔形束对由准直器确定的射野进行卷积，类似于计算图28.10b 中介绍的2D积分。例如，可以很容易地模拟入射光束通过楔形板或补偿器造成的任何强度变化。这种方法也适用于模拟复杂的治疗方式，如入射注量随时间变化而采用动态

[22]　在 Elekta-Monaco 系统中，这种计算是通过使用图形处理器单元（GPU）来加速的。

[23]　第 28.5.5.4 节将明确指出，笔形束算法是不能正确解释次级电子传输的 a 类算法（见第 27.4 节）。

[24]　这里给出了“零射野面积”笔形束卷积核的描述，在原点处呈现为奇点，但与注量卷积时产生有限剂量。另一种方法是对有限射野笔形束进行求和（Bourland 和 Chaney，1992；Ostapiak 等，1997）。两种方法的优点和局限性基本相同。

楔形板或调强治疗。此外，无论是由于离轴比还是由楔形板和任意补偿器过滤引起的射束能谱变化，原则上都可以通过根据入射位置处笔形束射线质的变化进行分析。这两种方法主要区别如下：在原射线–散射线分离方法中，散射分量是在射野内唯一考虑的分量；而在下面介绍的笔形束方法中，笔形束是由原射线产生并在一定距离沉积的总能量组成（来自次级电子和散射光子）。这类似于点能量沉积核，只是它被笔形束卷积核K_{PB}代替，K_{PB}表示从笔形束释放的能量分布，并归一化为患者表面穿透点处的单位能量注量（见图 28.19）。

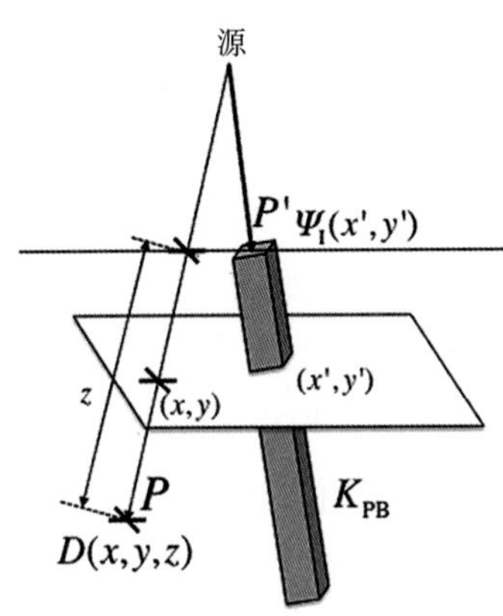

图28.19　笔形束算法原理。P点处剂量是由P′ 点处进入患者表面的原射线入射能量注量ψ_1加权修正后的笔形束核K_{PB}在射野面积处积分得到的。使用“扇形”坐标系统

因此，由笔束卷积核计算剂量的一般表达式为：

$$D(x,y,z)=\iint\frac{\mu}{\rho}\Psi_{\mathrm{I}}(x',y')\,K_{\mathrm{PB}}(x-x',y-y',z)\,\mathrm{d}x'\mathrm{d}y' \tag{28.32}$$

其中：

ψ_1（x'，y'）是P'处的入射能量注量（J/m²）；

μ/ρ是P'处的介质质量衰减系数（m²/kg）；

$\mu/\rho\psi_1$（x'，y'）是P′处释放的每单位质量的总能量（次级电子和散射光子），被称作Terma（J/kg或者Gy）；

K_{PB}（$x-x'$，$y-y'$，z）是P（x，y，z）点的笔形束入射到患者P'（x'，y'）处的核值。它表示由于进入患者P' 处原射线能量注量在P处每单位质量的部分沉积能量。

2D积分可以限制于射野面积内。

在公式28.32中，对于P' 的每个位置，笔形束核原则上是唯一的。然而在类水的均匀介质中，作为初级近似，我们可以认为它们独立于笔形束的位置（x'，y'）。在这种情况下，公式28.32实际上是入射能量注量和笔形束卷积核的卷积。如同28.5.4节所讨论，可以通过FFT卷积算法来提高计算速度。如果这一假设被认为不可接受（例如由均整器导致光谱离轴比发生变化）或如果考虑非均匀性，那么卷积核就不再具有空间不变性。此时FFT方法不再适用，只能通过叠加方法得到数学解。

在这两种情况下，剂量计算问题一方面涉及确定入射的能量注量，另一方面涉及笔形束卷积核的确定。前者已在第28.5.2.2节中讨论；后者在第28.5.5.2节中介绍。

28.5.5.2　笔形束核的确定

有多种方法可以得到相关的笔形束核。Mohan 和 Chui（1987）对许多直线加速器的单能笔形束和多能笔形束直接使用蒙特卡罗计算。在实践中，多能核可以通过单能核简单相加，根据局部X射线谱对每个单能核赋予相应权重。

确定笔形束核的其他方法包括预先计算在一定深度处能量沉积点核的积分（参见第28.5.3.1节），对宽束的反卷积（Chui 和 Mohan，1988）和使用微分散射因子的经验估计（Ceberg等，1996；Storchi和Woudstra，1996）。

在下文中，我们将介绍一些笔形束算法的应用示例，包括对临床应用中不同“技巧”进行简要介绍。

28.5.5.3　一些应用实例

如前所述，在某些情况下，FFT 可以极大地加快计算速度（例如 Boyer，1984）。Mohan 和 Chui（1987） 成功地利用了这一点。他们证明了笔形束算法能够预测具有平坦入射表面的均匀介质中不规则射野剂量分布。通过运行 EGS4Monte-

Carlo 代码获得了^{60}Co、6MV和18MV X线笔形束的基本特征参数。假设笔形束卷积核相对于它位置不变（即忽略了离轴光谱变化）的条件下使用FFT方法。Moha和Chui（1987）认为蒙特卡罗产生的笔形束自动考虑了（在水中）散射光子和次级电子的传输，该方法只依赖于基本物理原理，而没有借助经验假设或使用任意分析函数来描述源分布或边界的形状。

Bortfeld等（1993）通过将笔形束卷积核分解为三个单独项，最大限度地提高了笔形束算法效率，从而减少了所需二维卷积数量；他们还采用了Hartley快速变换。对于15MV光束，在均匀水介质中各种不规则射野中计算结果都与测量非常吻合。

Ahnesjö等（1992b）提出了一个完整的用于临床笔形束模型。他们采用了多能笔形束核，该卷积核是由蒙特卡罗导出的能量沉积点核与原射线注量变化深度卷积而得到的（Ahnesjö和Andreo，1989）。他们发现，这些笔形束能够用两个半径相关的指数和的解析式进行精确表示：

$$K_{\mathrm{PB}}(r,z)=\frac{A_z\mathrm{e}^{-a_z r}}{r}+\frac{B_z\mathrm{e}^{-b_z r}}{r} \qquad (28.33)$$

其中：

r 为来自于笔形束圆柱半径；

A_z, a_z, B_z, b_z取决于深度z[25]的拟合参数。

在Ahnesjö等（1992b）笔形束模型中，除光子散射外，所有剂量成分、组织变化和患者轮廓影响都是通过深度缩放来建模的，即使用笔形束参数在辐射深度（即水中等效深度）计算剂量。在他们论文中对散射剂量使用了几何深度处的笔形束参数，核的积分应用一种特殊散射修正因子。Knöös等（1994）报道了Ahnesjö等（1992）对Helax-TMS TPS中笔形束模型的剂量学验证结果，取得了非常好的效果，但这项研究仅限于均匀水体模。另一个笔形束算法是由Storchi和Woodstra（1996）提出的，其模型参数是基于有限数量的实验数据，引入了散射和边界核。他们比较了矩形和不规则射野以及有无楔形板情况下的测量和计算结果。除了45° 楔形板和下挡块测量结果与计算结果偏差在4%～5%之间，其余偏差都小于2%。该算法被整合到Cadplan（Dosetek-Varian）TPS中，随后迁移到Eclipse（Varian）系统中。

[25] 这个表达式类似于公式 28.31，但用于补偿点源几何离散的分母r^2已被r所代替，它补偿了与无限线源距离处的几何离散。

28.5.5.4 非均质和其他限制

Bortfeld等（1993）强调了笔形束算法固有局限性：原则上只有在平坦表面均匀体模中才能达到高精度。Mohan和Chui（1987）也提出了同样观点。Ahnesjö等（1992b）同样也没有对笔形束模型在非均匀模体中的计算准确性做出任何夸大的声明。

Knöös等（1995）详细研究了笔形束模型在肺组织中的局限性。他们研究了Ahnesjö等（1992b）提出的缩放操作对非均匀性修正的影响。将Helax-TMS 系统中笔形束模型与Monte-Carlo对公认难度最大的纵隔部位计算中结果进行比较，发现由于电子不平衡的存在，造成低密度体积的剂量偏差随着束流能量提高而增加，从4MV时的3%增加到18MV时的14%。这一点也得到了其他文献的证实（例如Vanderstraeten等，2006）。因而可得出如下结论：在非均匀组织中，传统笔形束模型的局限与“传统”非均质修正模型相似（见第28.2.4和第28.4.2.4节）。

笔形束算法仍然经常作为一种选项在商业计划系统中得到了广泛应用。重要原因是在大多数临床情况下可接受它的准确性和速度之间折中，尤其对于调强技术，包括逆向计划（见第37章）。但是，该方法的原理与原射线-散射线分离方法非常相似，计算准确性很大程度上取决于具体情况。因为笔形束通常被视为一个整体，在正确处理非均匀性修正方面存在固有严重缺陷，因此，不建议使用此类a型算法（见第27.4节）进行胸部肿瘤治疗计划。为了在非均质中获得更精确的结果，可以使用第28.5.3节中介绍的点核卷积/叠加方法。另外，各向异性解析算法（AAA），介于笔形束和点核卷积/叠加方法之间，是一个有趣选择。第28.5.6节将讨论这个问题。

28.5.6　各向异性解析算法（AAA）

21世纪初Eclipse（Varian） TPS中开始应用所谓的各向异性解析算法（AAA）。它本质上是一种对纵向和横向分量进行显式分离处理并根据介质密度进行缩放的笔形束卷积/叠加算法。Sievinen等[26]给出了一般性描述，更多细节可以在Ulmer等（2005），Van Esch等（2006）和Tillikainen等（2007，2008）的文献中找到。由于模型的复杂性和演化性，相关描述可能不完全一致，很难对方法有一个清晰理解。不过可以尝试性地给出如下通用原则。

总剂量是由覆盖整个射野的笔形束（或子束）β剂量贡献相加得到的，每个射野横截面大致匹配患者体素大小。在类水介质中，位于（x′，y′）位置的单个射束β对点P（x，y，z）的剂量贡献的一般表达式为：

$$D_\beta(x,y,z)=I_\beta(z)\iint \Phi_0(x',y')\,K_\beta(x-x',y-y',z)\,\mathrm{d}x'\mathrm{d}y' \tag{28.34}$$

其中：

I_β（z）是原射线光子在深度z处多能量沉积函数；

ϕ_0（x'，y'）是在假设均匀子束（x'，y'）截面上入射原射线注量；

K_β（$x-x'$，$y-y'$，z）是考虑子束（x'，y'）在P点光子散射贡献的散射卷积核。

公式28.34类似于28.32，主要区别为：在前者中，原射线能量沉积单独处理，而后者将包含在散射核中。I_β和K_β均来自直线加速器典型光谱的蒙特卡罗计算，通过去卷积转换为解析表达式，从而契合于测量的射束数据。原射线I_β通过包含指数部分深度-剂量数据去卷积运算得到。多能散射核K_β最初由三个高斯分布的加权和表示，其特点是分别考虑短射程，中射程和长射程的标准偏差$\sigma_{k=0,1,2}$（z）[27]。在随后的版本中（Tillikainen等，2007年），该卷积核由六个径向指数函数（类似于公式28.33中使用的函数）的加权和表示：

$$K_\beta(r,z)=\sum_{k=1}^{6} c_k\frac{1}{r}\mathrm{e}^{-\mu_k r} \tag{38.35}$$

其中：

r是子束到中心轴距离；

μ_k是定义分量k的散射贡献范围衰减系数；

c_k是分量k的相对权重。

在非均质中，原射线分量和散射线分量由局部相对密度加权，并使用介质中等效水路径长度横向缩放（见图28.20）。我们使用递归方法保存随着

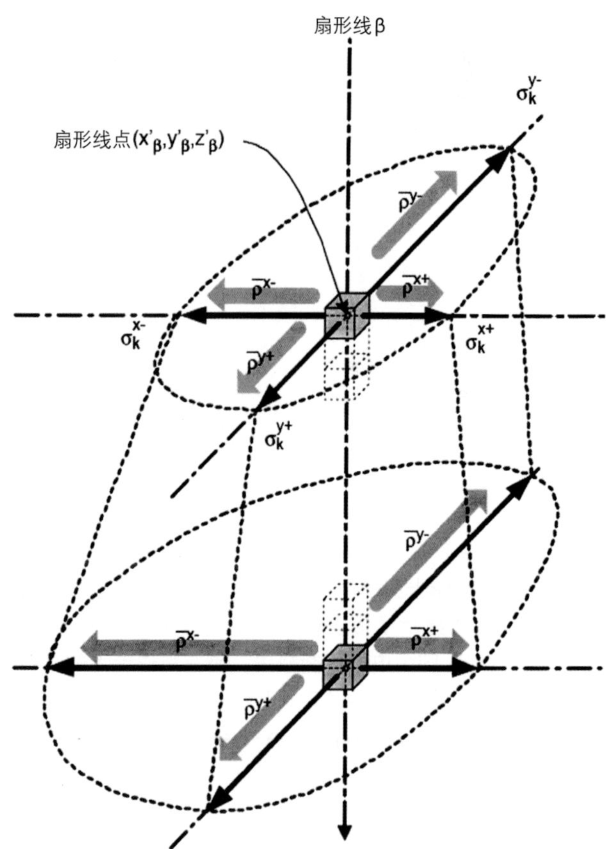

图28.20　AAA 算法中用于缩放非均质中横向散射核的每个分量k方法示意图。在该图中，仅显示了四个主要方向（x^+，x^-，y^+，y^-），但在最新版本中，已经考虑了多达16个方向。沿取决于高斯分布的宽度σ_k（在后续版本中被平均自由路径$1/\mu_k$取代）横向范围进行缩放（经许可引自：Sievinen et al. in Varian document RAD #7170.）

[26] Varian 文件名“在 Eclipse 中 AAA 光子剂量计算模型”，作者为 Sievienen J. Ulmer W 和 Kaissl W（白皮书）- 参考 RAD#7170 和 #7170A。

[27] 尽管在 Varian 原始出版物中归因于光子散射，但短程分量似乎与次级电子的横向能量沉积有关（见 Knöös 等，2006）

深度增加而缩放的“历史记录”。在深度上，原射线也进行了缩放。

对来自靶的原射线轫致辐射分量和焦点外分量也进行了类似计算，建模时电子污染需要被考虑进去。总之，在子束和源污染的解析表达式中涉及许多参数。它们可以通过相关配置软件从基本测量数据中自动确定。

与之前Varian Eclipse TPS 中笔形束算法相比，引入AAA 算法显著提高了非均匀组织中剂量计算准确性，因此它可被认为是b类算法，即考虑二次电子输运的算法（见第27.4节；Knöös等，2006；Van Esch等，2006）。然而，由于对电子输运处理不明确，同时用横向展开代替了更合理的点核前向展开。它的原理不如点核卷积/叠加算法直接明了。这都可能是高能射束低密度非均匀小野中内部剂量明显高估的原因（Fogliata等，2007；Ding等，2006，2007；Robinson，2008；Dunn等，2015）（见图28.21）。如果决定从AAA算法改为更精确的算法（CCC或基于模型算法），特别是在涉及胸部病变（例如：肺肿瘤、肺或脊柱转移瘤或食道肿瘤）时，有必要仔细考虑这些问题。更高级的算法已经证明射束边缘（或可能在子束的射束轴上）每个机器跳数（MU）的实际肿瘤剂量更低。为了达到相同的平均肿瘤剂量，计算的MUs数将会增加，从而产生更高的总传输剂量（Fogliata等，2012；Rana等，2013；Zhen等，2015）。第47.6.4节将进一步讨论解决这一问题的实际方法。尽管有这样的局限性，AAA算法的优势是比典型CCC点核算法快4～10倍（Hasenbalg等，2007；Han等，2011）。

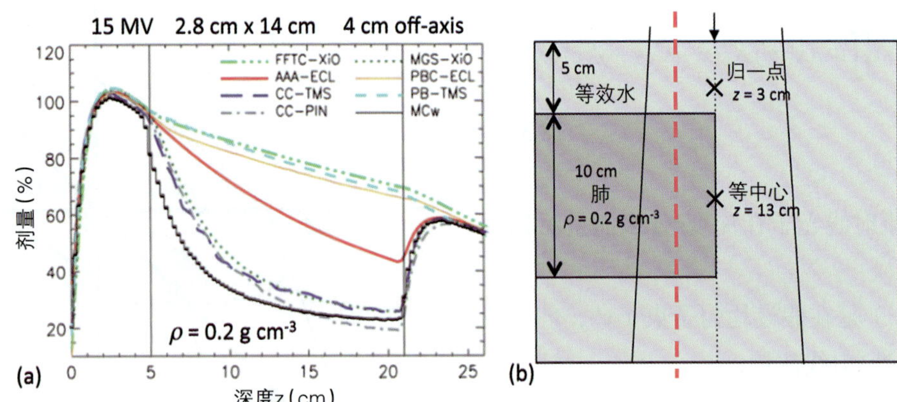

图 28.21 （a）在 15MV 光子束和射野大小为 2.8cm × 13cm 条件下使用 4 种不同 TPSs 算法（XiO, Eclipse, TMS 和 Pinnacle）和蒙特卡罗模拟算法，计算并比较水模体中通过 16cm 厚度等效肺模体平板（ρ=0.2g/cm^3）的百分深度剂量曲线。（b）红色虚线显示了相应设置，并沿着这条线进行计算。“a”类笔形束算法（FFTC-XiO、PB-TMS 和 PBC-ECL）并没有“发现”肺中电子平衡缺失，而在用作参考的蒙特卡罗模拟（MCw）和“b”类点核卷积 / 叠加算法（MGS-XiO, CC-TMS 和 CC-PIN）中“发现”了肺中电子平衡缺失（见 27.4 节）。Eclipse AAA 算法（AAA- ECL）介于这两种算法之间［经许可改编自：Fogliata, A., Vanetti, E., Albers, D., Brink, C., Clivio, A., Knöös, T. et al. Phys. Med. Biol. 52（5）：1363–1385，2007.］

Jelen和Alber（2007）介绍了一种近似于AAA方法并产生类似结果的方法。

总体来说，在大多数情况下，AAA算法优于CCC算法。对于精确度要求较低的情况，另一种方法是使用基于模型的Acuros算法，该算法也在Varian Eclipse平台上使用（见30.4节）。

第 29 章　带电粒子束剂量计算：笔形束算法

Alan Nahum

目录

29.1　引言

经过多年努力，患者体内外照射放射治疗剂量分布的计算方法已逐步成熟，重点仍然是MV级的光子束（见第28章）。通常做法是将宽束分解成一定数量窄束或笔形束进行计算，这与粒子（无论是光子、电子、质子还是碳离子）的入射方式基本一致。直到20世纪80年代初，笔形束方法才被首次提出，最初用于电子而不是光子（Brahme等，1981；Hogstrom等，1981；Lax等，1983），这被称为宽束法。宽束法（见第28.2节）在模拟电子束不规则射野和非均匀介质传输时，其局限性比光子束更为明显（如图29.1）。

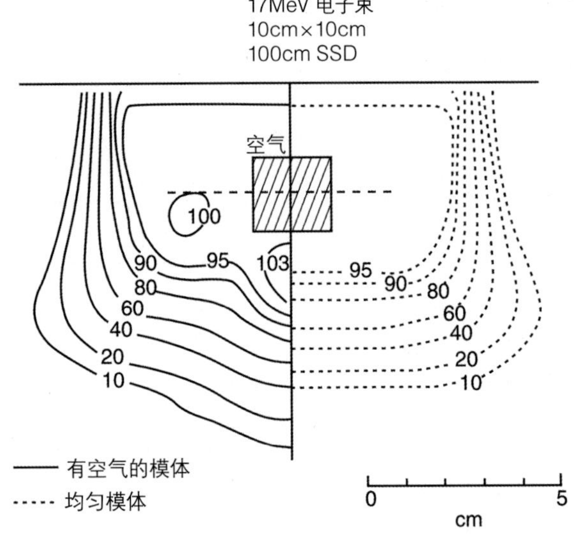

图29.1 非均质低密度中引起的电子束剂量分布扰动。均匀水模体中剂量分布如图右侧所示。空气腔（2cm×2cm）引入导致左侧显示的等剂量曲线形状发生显著改变，包括相对于右侧最大剂量 103%“热点”区域（经许可转载自：ICRU, Report 71, InternationalCommission on Radiation Units and Measurement, Bethesda, MD, 2004.）

无论入射粒子属于何种类型，总体概念是相同的，即对准直器的入射通量进行积分或卷积计算，但由于光子和带电粒子在介质中传输不同，对于初级光子和带电粒子，笔形束剂量分布的表现形式有明显不同，至少对原射线（见第3章和第4章）是这样的。当然在理论上，光子产生的电子（或正电子）应像初级粒子一样传输。

大约从1990年开始，对MV级光子束的剂量计算，用点扩散剂量函数（核）与原射线光子注量空间分布的卷积的方法（见28.5.3节）逐渐取代了笔形束（和其他）方法。但对于电子线来说，似乎没有比笔形束更好的方法。与光子不同，讨论电子点扩散剂量函数似乎没有意义，因为电子与所有带电粒子一样，在进入介质或患者体内后立即发生连续相互作用，原射线注量马上转化为散射注量（见第3章）。

直到20世纪80年代初，患者体内电子束剂量计算方法还是仿照光子束计算方法中的最简单一维（1D）方法（见第28.2节），即通过测量沿着射束经过计算点非均质的尺寸和密度，然后通过简单移动等剂量线来处理非均质的影响。

图29.1显示了空腔引入将引起下方出现所谓的剂量热点；采用1D等剂量线位移法无法预测这种超过100%类似区域剂量的剂量分布。

1D射线算法上的一个进展是将电子束分解成窄笔形束。在某一点上的剂量就变成了组成电子束窄笔形束的总和。如图29.2所示。原则上，用于电子束剂量计算方法也适用于质子束和其他带电重粒子束（见第29.6节）。

29.2 Fermi–Eyges笔形束算法（Hogstrom 模型）

29.2.1 概述

Hogstrom等（1981）认为对于由非均匀层组成的几何结构，Fermi–Eyges笔形束解析形式能够预测由非均匀性引起的剂量分布扰动区域的大致位置（尽管不一定是实际大小；见后面的部分的章节）。此外，由于斜入射而导致侧向散射失衡的影响已得到了正确解释。对于不规则射野，笔形束方法也是一种合适选择，因为它显然适用于任何附件或准直器所形成的射野。

笔形束方法首先应用于仅限非均匀介质的二维（2D）描述。这仅仅是出于所需计算时间的考虑。计算通常是针对特定计算机断层扫描（CT）平面定义的点进行的（见图29.5）。2D方法意味着层面中存在的非均匀介质被假定在垂直于CT层面方向上无限延伸。这使得总剂量是通过一系列条形束而不是笔形束得到。已经证实，当非均匀物质实际上只延伸到垂直于CT平面的一小段距离时，二维模型可能会引起严重的误差（Cygler等，1987；Mah等，1989）。理想情况下，笔形束模型应该是全三维（3D）；因此，笔形束算法在现代治疗计划系统（TPSs）中仍然适用。

本节详细介绍电子线笔形束算法，重点介绍M.D. Anderson医院开发的Hogstrom模型（Hogstrom等，1981；Nahum，1985；Jette，1995；Hogstrom和Steadham，1996），这个模型被

应用到那个时代的多个TPS中。例如CADPLAN，以及之后的Eclipse。显然，笔形束方法虽然看起来很精细，却存在很大的局限性（具体见第29.3节）；这也是为什么它在很大范围内被蒙特卡罗方法所取代的原因（见第30章和El Barouky，2011；Cygler和Ding，2013）。

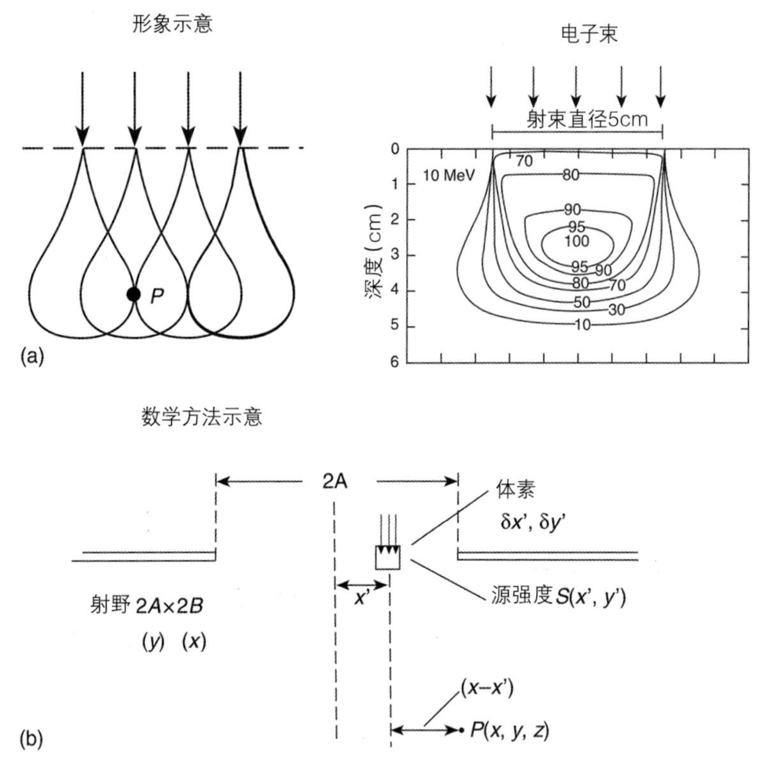

图 29.2　将宽束分解成窄的“笔形束”，这些“笔形束”相加即可得到某一点的剂量（转自：Nahum, A.E., in The Computation of Dose Distributions in Electron Beam Radiotherapy, Nahum, A. E., Ed., Medical Physics Publishing, Madison, WI, 1985，pp. 151–184.）

29.2.2　Fermi - Eyges笔形束模型理论

Fermi最先提出带电粒子小角度近似输运方程的解析，然后Eyges（1948）推广到非均质中并考虑能量损失。Fermi–Eyges解析法包括角变量和空间变量，然后通过对粒子运动所有可能方向进行积分，消除与角度的相关性。

现在参考笛卡尔坐标系（x，y，z），电子沿z方向（0，0，0）处垂直入射到介质中，在x和$x+\mathrm{d}x$，y和$y+\mathrm{d}y$位移之间得到深度z处电子概率Fermi–Eyges表达式为：

$$p(x,y,z)\,\mathrm{d}x\,\mathrm{d}y=\frac{1}{2\pi\sigma_{\mathrm{MCS}}^{2}}\exp\left[-\frac{x^{2}+y^{2}}{2\sigma_{\mathrm{MCS}}^{2}}\right]\mathrm{d}x\,\mathrm{d}y \tag{29.1}$$

其中，

$$\sigma_{\mathrm{MCS}}^{2}=1/2\int_{0}^{z}(z-u)^{2}\,T(u)\,\mathrm{d}u \tag{29.2}$$

MCS表示多次库仑散射，$T(u)$是介质在深度u处的线性散射本领（3.6章节）。根据特定深度电子平均能量计算。

给定标准差σ，表达式$p(x,y,z)$可以分解为$p(x,z)$和$p(y,z)$的乘积。

$$p(x,z)\,\mathrm{d}x=\frac{1}{\sqrt{2\pi}\sigma}\exp\left[\frac{-x^{2}}{2\sigma^{2}}\right]\mathrm{d}x \tag{29.3}$$

为高斯或正态分布，在这个表达式中，标准差σ是宽度分布的度量。对于电子束，随着深度增加，σ_{MCS}也会增加，同时“笔形束”也会展开。图29.3所示以分层变化为特点的介质，用公式 29.2 σ_{MCS}对其评估测算，其中$T(u)$对应于所讨论的特定层。

用虚线表示笔形束在均匀水中形状。

高斯函数的积分可以表示为：

$$\mathrm{erf}(x) \equiv \frac{1}{\sqrt{\pi}}\int_{-x}^{x} e^{-t^2}\mathrm{d}t = \frac{2}{\sqrt{\pi}}\int_{0}^{x} e^{-t^2}\mathrm{d}t$$

它定义了误差函数erf（x）。需要注意的是erf（$-x$）=erf（x），erf（∞）=1，在$x>2$时 erf（x）>0.995。在实际应用中广泛使用误差函数表格。从这个结果可以看出，公式 29.3 沿距离A的积分可以表示为：

$$\int_{0}^{A}\exp\left(\frac{-x^2}{2\sigma^2}\right)\mathrm{d}x = \sqrt{\frac{\pi}{2}}\,\sigma\ \mathrm{erf}\left(\frac{A}{\sqrt{2}\sigma}\right) \qquad (29.4)$$

对于$2A\times 2B$大小射野（见图29.2），如果忽略射束发散，在空间（x, y, z）点，单位面积内“找到电子”或电子数量的总概率为：

$$N(x,y,z) = \frac{1}{2\pi\sigma_{\mathrm{MCS}}^2}\int_{-B}^{B}\exp\left[\frac{-(y-y')^2}{2\sigma_{\mathrm{MCS}}^2}\right]\mathrm{d}y' \times \int_{-A}^{A}\exp\left[\frac{-(x-x')^2}{2\sigma_{\mathrm{MCS}}^2}\right]\mathrm{d}x' \qquad (29.5)$$

在公式 29.4 的帮助下，可简化为：

$$N(x,y,z) = \frac{1}{4}\left[\mathrm{erf}\left(\frac{A-x}{\sqrt{2}\sigma_{\mathrm{MCS}}}\right)+\mathrm{erf}\left(\frac{A+x}{\sqrt{2}\sigma_{\mathrm{MCS}}}\right)\right] \times \left[\mathrm{erf}\left(\frac{B-y}{\sqrt{2}\sigma_{\mathrm{MCS}}}\right)+\mathrm{erf}\left(\frac{B+y}{\sqrt{2}\sigma_{\mathrm{MCS}}}\right)\right] \qquad (29.6)$$

试想一下，当 $x>2$ 时 erf（x）非常接近于1，因此如果x和y都离射野边缘超过大约$3\sigma_{\mathrm{MCS}}$，则N（x, y, z）=1。

这个结果也表明N（x, y, z）不随深度而变化。在宽束中由于电子（多次）散射（见24.2.2节）而导致电子注量随深度初始增加不可预测。这是因为N（x, y, z）与平面注量成正比（Nahum和Brahme，1985，5.3.5节；Andreo等，2017，第6章）。此外，Fermi–Eyges理论无法解释因电子损失而引起平面注量在电子实际射程R_p处变为零的情况（参见第3.7和24.2.2节）。因此，需要一个基于经验的修正因子，以期得到与测量深度–剂量曲线一致的结果。图29.4说明了各种近似值和经验修正对窄电子束在均质水中等剂量曲线的影响。

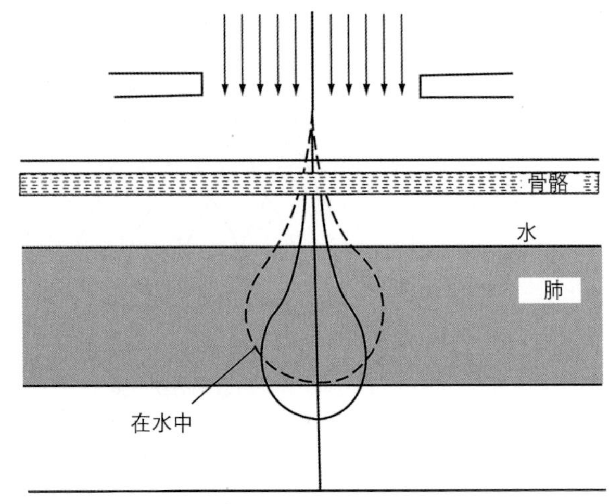

图29.3 Fermi–Eyges 表达式适用的分层几何体（改编自：Hogstrom, K. R., Mills, M. D., and Almond, P. R., Phys. Med. Biol., 26，445–459，1981.）

29.2.3 Fermi–Eyges 理论在治疗中的应用

本节将讨论Hogstrom等（1981）的改进Fermi–Eyges理论在放射治疗中的应用。电子笔形束从限束装置或次级准直器的位置开始模拟，见图29.5。

29.2.3.1 电子散射模拟

由于空气散射，电子束在离开真空窗口后开始发散。散射箔系统用来展宽射束从而产生均匀剂量分布。通过给予笔形束一个初始角分布函数$\sigma_{\theta x}$（投影到x–z平面上$sigma$角分布）将次级准直器水平射束的角扩展纳入模型。由于初始发散，笔形束从次级准直器开始，即使下方没有任何物质仍会继续展开。此时将$T(u)\,\Delta z = 2\sigma_{\theta_x}$代入方程29.2，得到深度$z$处的横向扩散$\sigma_{\mathrm{air}}$：

$$\sigma_{\mathrm{air}} = (z+L_0)\sigma_{\theta_x} \qquad (29.7)$$

其中，L_0为次级准直器与平面z=0之间的距离（图29.5），忽略L_0外由空气引起的少量额外散射。

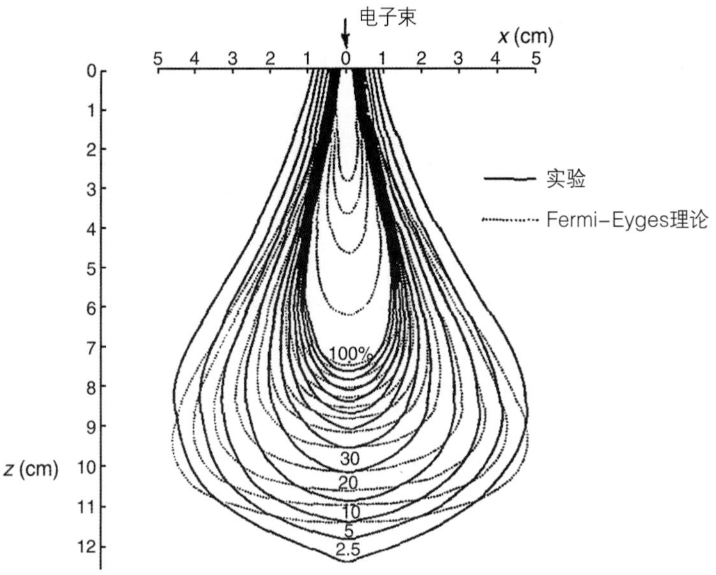

图 29.4　直径 3mm 的 22.5MeV 电子束在水中的窄束剂量分布（改编自：Brahme A., Lax, I., andAndreo, P., Acta Radiol. Oncol., 20，147–158，1981.）

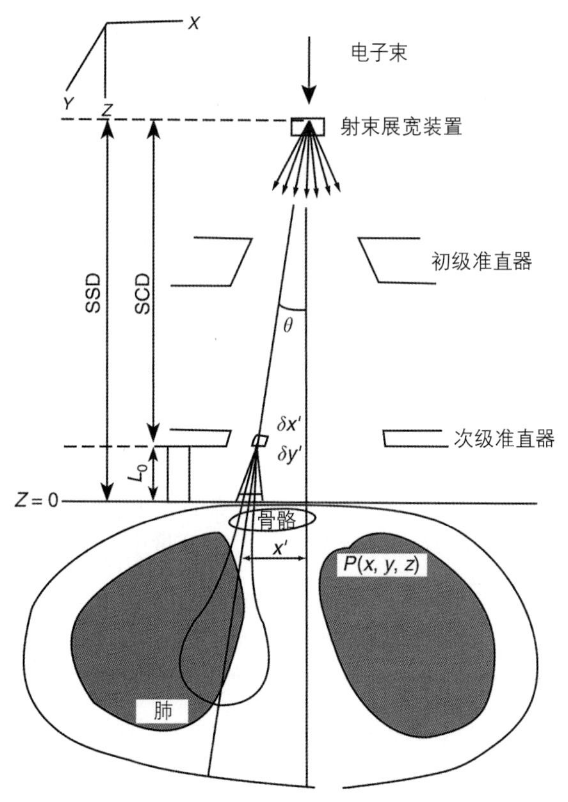

图29.5　治疗情况下x–z平面中的基本笔形束示意图（经许可转载自：Hogstrom, K. R., Mills, M. D., and Almond, P. R., Phys. Med. Biol., 26，445–459，1981.）

电子束在患者某一深度的横向扩展是通过将一个高斯分布σ_{air}与另一个高斯分布σ_{MCS}进行卷积得到的；这就产生了扩展的高斯分布，σ_{med}为：

$$\sigma_{med}^2 = \sigma_{air}^2 + \sigma_{MCS}^2 \tag{29.8}$$

29.2.3.2　深度–剂量曲线测量值契合

Fermi–Eyges函数p（x, y, z）准确描述了由电子笔形束引起的平面电子注量空间分布。为了将其转换为（笔形束）剂量分布d（x, y, z），定义了一个权重因子g（z），如下所示：

$$d(x,y,z) = p(x,y,z)g(z) \tag{29.9}$$

注意，这个权重因子仅仅是特定深度函数。

对于给定源皮距（SSD）（见图29.5），来自具有强度加权W（x'，y'）的小体素$\delta x'\ \delta y'$笔形束剂量δD（x，y，z）的完整表达式，现在变为：

$$\delta D(x,y,z) = W(x',y')\frac{1}{2\pi\sigma_{med}^2}\exp\left[-\frac{(x-x')^2+(y-y')^2}{2\sigma_{med}^2}\right] \times g(z)\left[\frac{\text{SSD}}{\text{SSD}+z}\right]^2 \delta x'\delta y' \tag{29.10}$$

与公式 29.1进行比较，该模型必须与一定射野范围内测量得到的中心轴深度–剂量分布$CAXD$（z）相契合。通过设置一个权重因子g（z），剂量作为中心轴上深度的函数，通过在给定$2A\times 2B$

射野上对δD（x, y, z）进行积分，可以准确地再现特定射野大小$CAXD$（z）的测量结果。首先，将测量值修正到SSD无限远处的$CAXD$（z）值，然后减去轫致辐射剂量（假设在所有小于深度R_p时均为常数）（见第29.2.3.5节），得到分布$D_{meas,e}^{-}$（0，0，z）。

将公式29.10在深度z处的射野边缘投影处进行积分，但不考虑SSD影响，因为g（z）是针对无限SSD射束定义的，得到：

$$g(z)=\frac{D_{\text{meas, e}^-}(0,0,z)}{\operatorname{erf}\left[\dfrac{A(1+z/\text{SSD})}{\sqrt{2}\sigma_{\text{med}}(z)}\right]\times\operatorname{erf}\left[\dfrac{B(1+z/\text{SSD})}{\sqrt{2}\sigma_{\text{med}}(z)}\right]}\tag{29.11}$$

其中，公式29.6中涉及x和y两对误差函数是相同的，因为$x=y=0$，所以被简化为两个单一误差函数。将式29.6中的因子1/4乘以4，测量在参考$CAXD$（z）处的SSD值。σ_{med}（z）由式29.7和29.8公式得出，本例中σ_{MCS}（z）对应在均匀水介质中的值。本质上，g（z）是对应特定照射野、有效宽束、无限SSD、水中中心轴深度–剂量分布。在实践中，g（z）必须确定为给定能量射束的射野尺寸，因为该模型只能预测小射野范围内$CAXD$（z）的变化（见第29.3节）。

29.2.3.3 空气–注量权重因子，F_{air}

严格地说Fermi–Eyges理论只适用于层状几何结构，每条笔形束的σ_{MCS}（z）是对穿过患者的一条射线的估算，它只考虑沿这条射线的不均匀性。这种近似估算在较小深度处笔形束还没有明显展开时效果最好。然而，为了模拟随着深度逐渐增加的半影，笔形束需在次级准直器处开始模拟。如图29.5所示，当笔形束与患者表面接触时，它们已经有了一定展宽。这意味着由于σ_{MCS}的变化对σ_{med}贡献将被σ_{air}值所“淹没”，靠近表面的不均匀性影响会被低估。为了弥补这一缺陷，Hogstrom等（1981）将σ_{med}拆分为MCS和空气成分（技术上，这是一种反卷积）。

在次级准直器下方没有任何物质情况下，位置（x, y, z）处（平面）的注量是通过未修改的Fermi–Eyges笔形束积分计算得出的，σ_{air}（z）由29.7式计算，在准直器投影区域深度z处，使用29.5式计算，但用σ_{air}代替σ_{MCS}，计算所用射野由准直器或终端形状决定。这种特殊注量用F_{air}表示，用来对开始于终端准直器、宽度仅由σ_{MCS}决定的笔形束进行加权，这些MCS–笔形束在到达患者表面或补偿物之前不会变宽。换句话说，笔形束在末端准直器被重新定义（见Boyd等，2001a）。

29.2.3.4 基本笔形束的最终表达式

位于（x'，y'）的笔形束单元引起剂量δD（x, y, z）的最终表达式为：

$$\delta D(x,y,z)=\frac{1}{2\pi\sigma_{\text{MCS}}^2(z)}\exp\left[-\frac{(x-x')^2+(y-y')^2}{2\sigma_{\text{MCS}}^2(z)}\right]\times W(x',y')F_{\text{air}}(x',y',z')g(z)\left[\frac{\text{SSD}}{\text{SSD}+z}\right]^2\delta x'\delta y'\tag{29.12}$$

其中：

F_{air}是空气注量权重因子；

W是考虑非匀射束的笔形束强度加权因子。

这个表达式给出了非均质患者体内任意射野大小的剂量分布（29.2.3.6节）。

29.2.3.5 光子剂量

从测量深度–剂量曲线中减去轫致辐射造成的剂量（见第29.2.3.1节）。在恢复平方反比关系后，必须将这一部分加回电子总剂量中。假定超出实际射程深度的剂量（见24.2.2节）完全由光子引发。进一步假定在给定深度光子剂量在准直器内为常数，在准直器外为零。因此，射野大小的影响和半影的形状可完全由公式29.12所给出的电子剂量所决定。

29.2.3.6 非均质患者的临床实践

模型中有两个基本参数很大程度依赖于深度z：权重因子g（z）和深度处平均电子能$\bar{E}_z$。要评估σ_{MCS}，必须知道$\bar{E}_z$。确定水中g（z）（见公式29.11），对于非均质患者，它是通过等效水深度d_{eff}换算得出，即需要用到g（d_{eff}），d_{eff}根据下面公式计算：

$$d_{\mathrm{eff}}(z)=\int_0^z \frac{(S_{\mathrm{tot}})_{\mathrm{med}}}{(S_{\mathrm{tot}})_{\mathrm{water}}}\mathrm{d}z \qquad (29.13)$$

其中，S_{tot}为总（线性）阻止本领（见3.5.1节）；而d_{eff}是能量 $\bar{E}_z$ 在患者体内的几何深度z换算成水中参考深度（见27.2.1节）。（S_{tot}）$_{water}$是表L2a.1–L2a.27给出的电子能量的函数。假设（S_{tot}）$_{med}$/（S_{tot}）$_{water}$不依赖于 $\bar{E}_z$，d_{eff}值可以通过CT值计算得出（Hogstrom等，1981）。

对于水中某深度的平均能量 $\bar{E}_z$, Hogstrom等（1981）使用了近似公式（见24.2.3节）：

$$\bar{E}_z=\bar{E}_0\left(\frac{1-z}{R_p}\right) \qquad (29.14)$$

其中：

$\bar{E}_0$是表面的平均能量；

R_p是实际射程。

通常，患者体内每个点的密度不同。任何一条射线的非均质性都与其他任射线不同。因此，σ_{MCS}（z）将是x和y的函数。在Hogstrom的2D算法中，σ_{MCS}（z）是通过将矩形射束在y方向上分解成固定长度的条形野来计算（Hogstrom等，1981；Nahum，1985）。在3D算法中，必须考虑垂直于剂量计算平面方向上患者密度（和表面轮廓）的变化。因此，需要用位于深度z中心（x_k, y_k）小矩形子野的σ_{MCS}（x_k, y_k, z）来代替2D条形野。

σ_{MCS}（z）的计算涉及到深度z之前所有深度的介质以及与能量相关散射本领T_{med}（ $\bar{E}_z$）（公式29.2）。通常认为T_{med}/T_{water}与能量无关。ICRU（1984） 给出了T_{med}（ $\bar{E}_z$）和T_{med}/T_{water}表；也可以参考Li和Rogers发表的相关文献（1995）。Hogstrom等（1981）给出了CT值与T_{med}/T_{water}之间的转换关系。

29.2.4　数据输入

本节的目的不是描述用户射束参数是如何准确定义的，参数定义取决于具体实施，并应参阅有关的TPS手册。

29.2.4.1　深度剂量分布测量

能量为 $\bar{E}_0$ 的特定电子束深度剂量分布取决于用户加速器束流传输系统（散射箔或扫描系统、限光筒设计等）（见第24.2节）。Fermi–Eyges模型需要一定数量不同大小矩形射野的中心轴深度剂量分布，*CAXD*（z），以确定无限SSD下宽束加权因子g（z），从而将平面注量转换为水中剂量（见29.2.3.2节）。

29.2.4.2　离轴剂量分布

加权因子W（x, y）需要根据离轴剂量分布推导。对于需要*CAXD*（z）的射野，应该在d_{max}或接近d_{max}深度的最大主轴平面范围测量。

29.2.4.3　表面平均能量$\bar{E}_0$

公式29.14中的 $\bar{E}_0$ 值可由近似公式确定：

$$\bar{E}_0(\mathrm{MeV})=2.33R_{50}(\mathrm{cm}) \qquad (29.15)$$

其中，R_{50}是剂量下降到最高剂量50%对应的深度。剂量分布应为宽束的剂量分布，并修正到无限SSD处（见 24.2.3节）。在一些国家和国际剂量测量规程中给出了替代方法（例如IPEMB 1996年、IAEA 2006年）。

29.2.4.4　初始角展宽，$\sigma_{\theta x}$

该参数可以通过在空气中测量（例如使用胶片）距次级准直器不同距离处的半影得到（Hogstrom等，1981）。半影宽度定义为在准直器（或者限光筒）下方90%～10%剂量线之间的距离，y轴和x轴半影都应该是在有效准直器位置切割纵轴的直线。然后由拟合点直线斜率乘以0.391得到角sigma，所有距离都使用相同的单位。如果x轴和y轴半影有非常相似的数值，那么这两个值的平均值可作为$\sigma_{\theta x}$。

29.2.4.5　半影修正因子，*FMCS*

在不同加速器上，在某一深度半影的确切形状也会不同。此外Fermi–Eyges理论即使对非常“纯净”的射束也只能大概地预测半影（见第29.3

节），更不要说还有限光筒壁电子散射造成的影响。该模型半影区的预测值应与实际测量值进行比较（图29.6），并通过使用半影修正因子*FMCS*进行调节。该因子乘以（σ_{MCS}）^{2}的理论值，通常在1.0～1.4之间，但可能与期望值不完全一致。FMCS值越接近1越好，以免在非均质区域模型预测的扭曲。

29.3 笔形束模型的局限

电子束在物质中穿射非常复杂（见第三章）。之前讨论的Fermi–Eyges笔形束模型可能看起来相对完善，但它包含一些明显的近似。首先，Fermi–Eyges模型预测了笔形束平面注量，剂量在所有深度处都呈现高斯离轴分布［因为权重因子g（z）只是深度的函数，而不是横向位置函数］。图29.4显示，测量的窄束剂量分布与Fermi–Eyges理论计算的剂量分布之间有明显差异。已经证明高斯形状只是在较小和较大深度处为合理近似（Brahme等，1981；Lax等，1983）。另外一个结论是，Hogstrom/Fermi–Eyges模型只能预测在一个狭窄的射野范围内、射野中心轴深度–剂量分布变化，需要提供一些不同大小射野深度–剂量分布的实际测量值。Lax等（1983）提出了改进的笔形束模型，初始笔形束由三个高斯分布组成，并与蒙特卡罗模拟的剂量分布拟合（见第29.4节）。

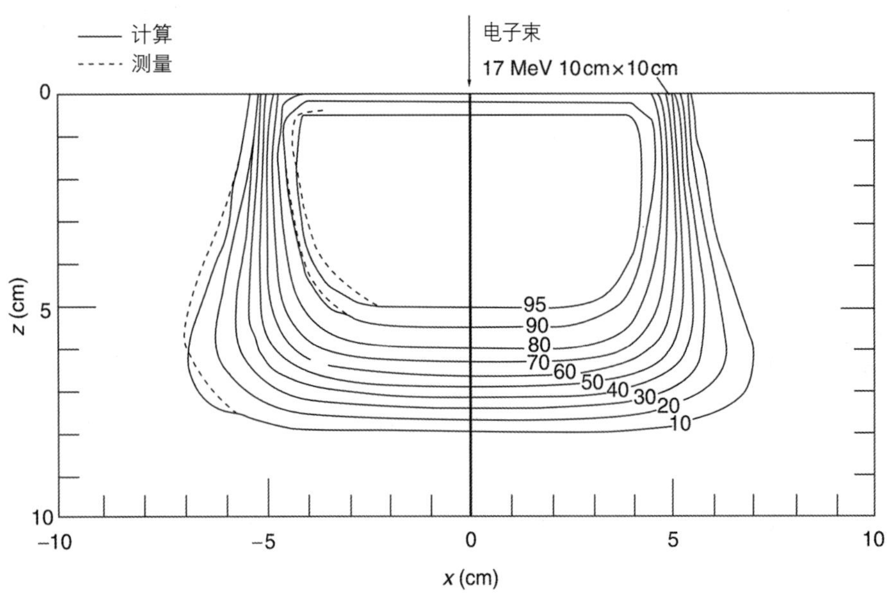

图 29.6 对于来自 Therac 20 直线加速器的 17MeV 电子束，SSD 为 100cm，射野大小为 10cm × 10cm，计算的等剂量曲线（实线）与测量（虚线）的等剂量曲线的比较（经许可转载自：Hogstrom, K. R., Mills, M. D., and Almond, P. R., Phys. Med. Biol., 26，445–459，1981.）

笔形束模型中通常没有考虑到的另一个因素是定制的低熔点合金电子窗边缘散射（Bruinvis，1987；Ebert和 Hoban，1995）。这将影响不规则射野剂量计算，应根据测量结果仔细核查。

笔形束宽度作为深度的函数，σ_{MCS}（z）由公式29.2计算，在浅处和中等深度处与实验符合。然而，随着深度增加，预测不再准确。图29.7显示了真实情况，先增加到一个峰值，然后下降。这是由于在相对大的深度上，由于射程歧离（3.5.2节），电子束中电子数量（或平面注量）显著减少。人们试图将这种“电子损失”修正纳入改进的Fermi–Eyges模型中（Bruinvis等，1989；Jette和Walker，1992；Jette，1995）。在Hogstrom模型中，电子损失通过g（z）因子进行有效修正。

所有笔形束模型最大的局限是对非均质“中心射线近似”的处理方法。通过计算σ_{MCS}（z）来修正每个单独笔形束的非均匀性，而σ_{MCS}（z）是依照沿着中心射线材料计算得出。这相当于假设所有笔形束都投射在一个分层模体上（图 29.3）。这种近似结果如图29.8所示。最左边的笔形束在所有深度上都是正确的，但另外两个只在很小深度上正确。因此，在笔形束已经扩展到相当程度的深度处，不应期望垂直于射束方向上狭窄非均质的影响可被准确预测，Lax（1986）对这一点进行了更全面讨论。这一主要局限（见第29.4节）在一定程度上推动了基于蒙特卡罗算法的患者电子束剂量分布模型的发展（见第30章、第29.5节和El Barouky，2011）。

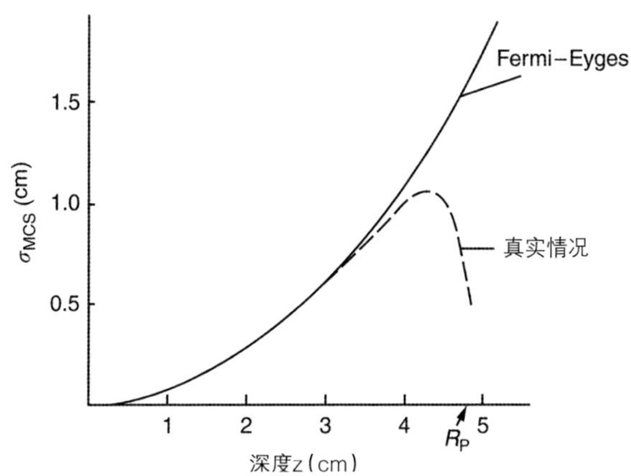

图29.7　水中10MeV电子束，σ_{MCS}真实值与未修正Fermi–Eyges理论预测值的比较（经许可转载自：Nahum, A. E., in The Computation of DoseDistributions in Electron Beam Radiotherapy, Nahum, A. E., Ed., Medical Physics Publishing, Madison, WI, 1985，pp. 151–184.）

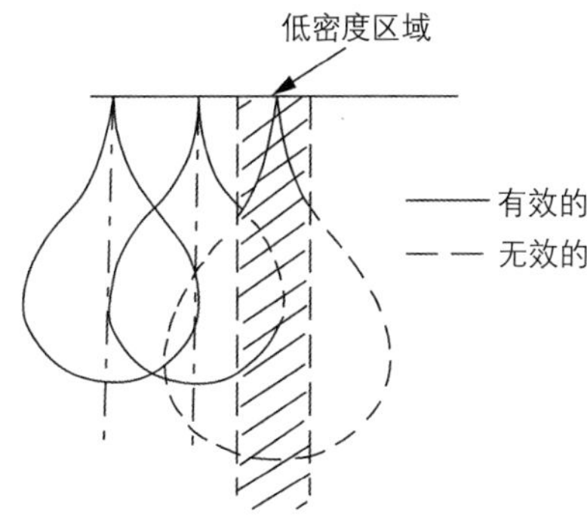

图29.8　中心射线在非均质中所引入误差近似的图解说明。虚线代表在非均质中笔形束本应发生变化但未改变的部分（经许可转自：Nahum, A. E., in The Computation of Dose Distributions inElectron Beam Radiotherapy, Nahum, A. E., Ed., Medical PhysicsPublishing, Madison, WI, 1985，pp. 151–184.）

29.4　电子束的其他算法

一个改进的Hogstrom笔形束模型由Lax等（1983）提出。在这个模型中，每个深度的离轴剂量分布由三个高斯分布的和表示，它们的参数由蒙特卡罗计算的笔形束导出。与Hogstrom–Fermi Eyges模型相比，Lax模型在半影区与测量结果有更好的一致性（例如，针对图29.4和图29.6所示问题）。然而，每个穿过材料的笔形束中心线横向无限延伸的假设仍被保留（见图29.3）。他们的广义高斯笔形束（GGPB）模型在CADPLAN TPS（Hyödynmaa，1991）中得到应用。

1987年Shiu和Hogstrom提出了一种笔形束重新定义算法（PBRA），该算法以大幅增加计算时间为代价消除了中心射线局限（图29.3），但是在较大深处小角度近似无效这一缺陷仍未克服，同时仍需要输入测量宽束的深度剂量分布。Boyd等报道了PBRA的进一步改进算法（2001b）。

1985年Dutreix和Briot将光子束原射线–散射线分离的概念扩展到了电子束。对于电子束来说，这种分离的物理意义不如光子那么明确。然而，作为初级近似，电子束在患者体内产生非常小偏离，仍被认为是原射线粒子。注量从表面到实际射程遵从迅速下降函数，这个函数可通过对一定范围能量外推零射野的实验确定，或通过分析建模得到。在模体表面归一化处理之后，通过分析不同圆形（或方形）射野深度–剂量曲线与这个“原射线”深度–剂量曲线之间的差异，得到散射函数。然后就可以用这些函数进行2D类笔形束Clarkson积分（见图28.10b）。1987年Van de Geijn等提出了一种类似方法，Rosenwald等在1994 年为这个模型设计了一种能够预测和准确表示半影的方法，由于计算是基于从实验数据中分离成分，然后对患者形状和非均匀性进行修正，再将这些成分重新组合，因此结果相当准确。该算法已在Dosisoft/Isogray TPS中得到了应用；它基本上具有与笔形束算法相同的性能以及局限性。

6D相空间演化（PSTE） 模型（Huizenga 和Storchi，1989；Morawska–Kaczynska和Huizenga，1992；Janssen等，1994） 优于笔形束模型。PSTE模型是相空间输运方程的数值解（见30.4.1章节），该模型基于电子在物质中各种相互作用，即能量损失、散射、次级电子和韧致辐射的产生

29.6.2.2 笔形束

对于复杂的非均质和患者特异性补偿器，射线追踪方法的准确度不可被接受（见图29.10）。

质子的多次散射可以通过基于高斯分布的窄束（见第29.2.2节）模型来近似考虑，该模型是根据质子束的测量特性进行调整（Petti，1992，1996，1997；Lee等，1993；Russell等，1995，2000；Hong等，1996；Carlsson等，1997；Deasy，1998；Schaffner等，1999；Szymanowski等，2001；Szymanowski and Oelfke，2002；Westerly等，2013；Hirayama 等，2016）。这些基本射束（或核）的叠加（或卷积）给出了较大横截面积和不规则形状射束的剂量分布。在许多临床情况下，笔形束方法明显优于射线追踪法，并获得与蒙特卡罗模拟相似的结果（见第30章），但在复杂非均匀性方面还存在显著差异（见图29.11）。

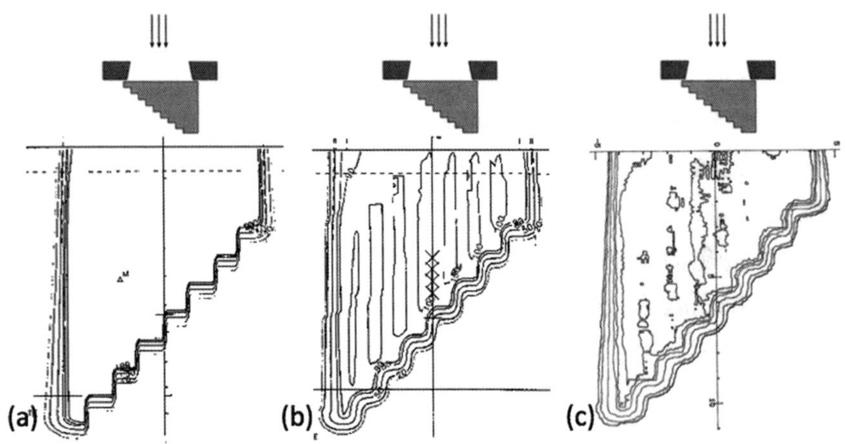

图 29.10 带有补偿器的阶梯状聚甲基丙烯酸甲酯块（PMMA 或有机玻璃）存在时，质子束射线追踪方法和笔形束方法之间的比较。最初的 200MeV 射束被降到大约 120MeV（射程 12.5g/cm^2，调制 10.5g/cm^2）。（a） 用射线追踪法计算的中心平面等剂量线；（b） 使用笔形束算法计算的剂量线；（c） 实际测量值。（b） 和（c） 中热点和冷点以及由每一步边缘的差分散射引起的拖尾等剂量线可见，但（a）中不可见。其中等剂量线紧挨着互补的梯形轮廓线（改编自：Szymanowski, H., PhD, Université PaulSabatier, Toulouse, 2000.）

大多数商业 TPS 支持用于被动和/或主动治疗技术的笔形束质子剂量计算。Hong 等（1996） 开发的均匀扫描算法在Elekta XiO TPS 中实现。之后Soukup等（2005）开发的笔形束扫描解决方案在同一TPS上安装。Isogray TPS上安装了由Dosisoft公司开发的临床解决方案（Schaffner，2008；Langner等，2017）。商用解决方案也在VarianEclipse TPS（Schaffner，2008；Langner等，2017）和Raysearch TPS（Bäumer等，2017）上得到应用。在文献中可以找到不同算法和系统之间的比较，例如Eclipse和Raysearch（Langner等，2018），以及Eclipse、XiO和Pinnacle在脑膜瘤病例中的比较（Doolan等，2015）。除了笔形束算法外，几乎所有商业系统都支持基于蒙特卡罗模拟的算法，后者对临床复杂病例的准确性略有提高（Saini等，2017；Lin等，2017）。基于蒙特卡罗解决方案可以提供关于线性能量转移（生物模型）、活化（射程验证）和中子成分的信息。

笔形束和蒙特卡罗算法也可以用于比质子更重的粒子（Chen等，1979；Endo等，1996；Krämer等，2000；Fuchs等，2012；Inaniwa等，2016）。其中特别重要的是要考虑扩展布拉格峰尾部的碎裂晕，以及放射生物学效应随深度的变化。对于质子和重粒子，随着逆向调强技术的发展（见第37章和第39章），所有剂量计算模型都必须与优化算法相结合，而这需要仔细调整和评估（Li等，2008）。

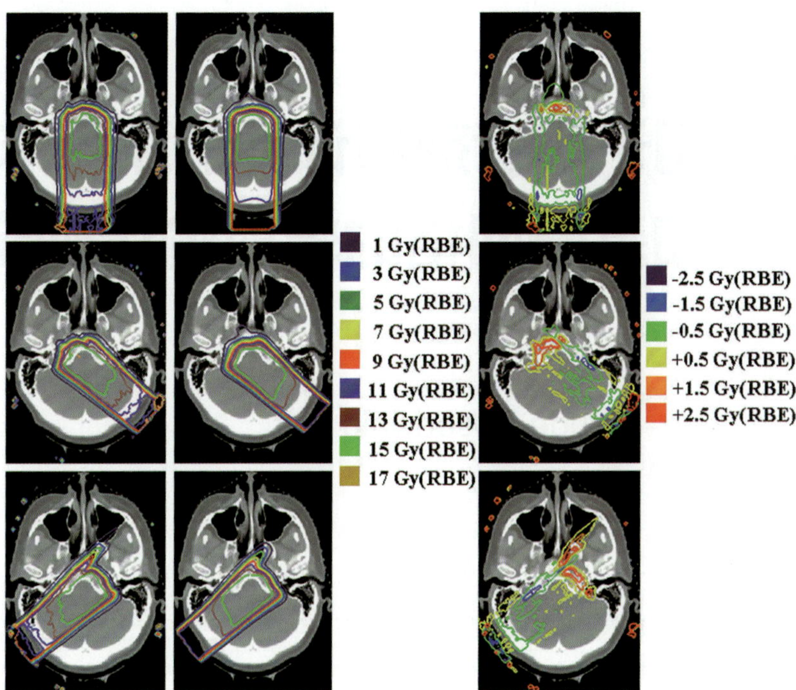

图 29.11　脊柱旁肿瘤三野质子治疗束计划的横断面视图。左列显示用蒙特卡罗系统计算的每个射束剂量分布。中间列为使用 XiO 中笔形束算法计算的剂量分布。右列显示了两种算法之间的剂量差异（蒙特卡罗计算结果减去 XiO）（经许可引自：Paganetti, H. et al., Phys. Med. Biol.53，4825–4853，2008.）

第 30 章　用于患者剂量计算的蒙特卡罗模拟和基于网格的辐射输运确定性模型

Alan Nahum and Jean-Claude Rosenwald[1]

目录

[1]　本章第 30.2 节是第一版蒙特卡罗章节部分的编辑版；其作者是 Alex Bielajew.

30.1　引言

用于模拟辐射物理输运和物质交互的计算机是一个非常强大的工具，它可以应用于各种情况，包括确定存在扰动的用于剂量参考和剂量测量的探测器（见第19章和第20章）、患者剂量分布的计算。多年来，这种计算被认为不适用于常规治疗计划，因为当时计算机计算速度慢，无法在合理的时间内提供准确结果。因此，对光子束（第28章）和带电粒子束（第29章）都使用了解析或半经验算法。但这种情况随着现代多核快速计算机的发展发生了变化。最常用的方法是基于辐射与物质交互的随机抽样模拟，称为蒙特卡罗（随机）模拟。该方法的原理见第30.2节，其在放疗计划剂量计算中的应用见第30.3节。另一种方法是基于玻尔兹曼输运方程确定性解的模拟，该方法仍在一些光子束的治疗计划系统中使用；参见第30.4节。

30.2　蒙特卡罗（MC）模拟

30.2.1　历史背景

在自动计算设备出现之前，Buffon（1777）提出了一种类似MC的方法，来估算将针扔到特殊平面上的概率。他提出，一根长度为L的针随机扔在一个平面上，平面上画有间距为d的平行线，且$d>L$，则针与线相交的概率为：

$$p=\frac{2L}{\pi d} \tag{30.1}$$

图30.1显示了50根针（其中L/d=3/4）在仅有5条平行线的平面内投掷的计算机模拟。这是一个非常简单的MC模拟实例，尽管当时它并没有被称为“蒙特卡罗”。一个多世纪后，Laplace（1886）认为Buffon的方法可以用来确定π的值，尽管效率低。Kalos和 Whitlock（1986）在计算机出现之前，在其他应用中使用了该方法。Monte Carlo这个名字源于 Ulam和Von Neumann，他们是发展这项技术并用计算机将其实现的先驱（Metropolis and Ulam，1949），最著名的是在“Los Alamos”项目中模拟中子扩散[2]。

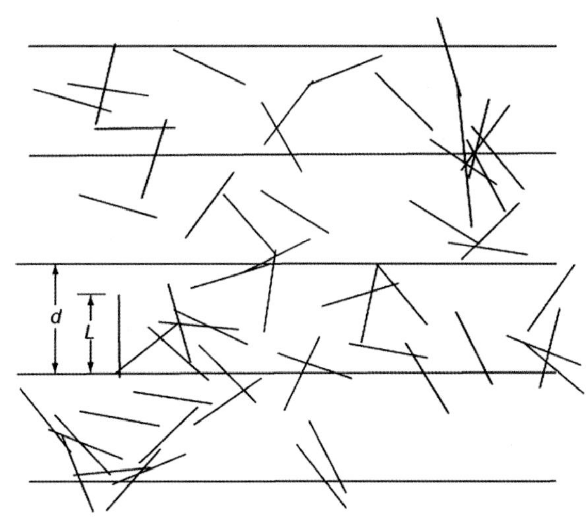

图30.1　Buffon投针试验的模拟。平行线间的距离d大于每根针的长度L（L/d=3/4）。随机扔50根针，每根针与线相交的概率是（2/π）×（3/4）≈1/2（即约有25根针与线相交）（经许可转自：McCracken, D. D., Sci. Am., 192，90–96，1955.）

30.2.2　MC在辐射输运中的应用

由于蒙特卡罗方法可应用于辐射剂量学和放射治疗中的辐射输运，因此该方法可为玻尔兹曼输运方程提供一个数值解（Kase和Nelson，1978；Duderstadt和Martin，1979），玻尔兹曼输运方程

[2]　据报道，这个名字来源于Ulam的叔叔，他曾经借钱去蒙特卡罗的赌场，并试图靠运气（比如，使用“轮盘赌”）赚钱。

直接利用带电粒子–原子（电子、正电子、质子等）的微观物理基本定律及光子–原子（以及中子–原子）的相互作用（详见A 部分）。MC模拟在当前物理定律的现状下，在统计意义上真实地再现了单个粒子的输运轨迹，即散射横截面和吸收横截面。宏观上（单个入射光子在给定体积空间内的平均轨迹长度） 表现为大量单光子模拟或历史轨迹的平均值。如果真实平均值$\bar{x}$存在，且x分布的有限方差为σ_x^2，根据中心极限定理（Lindeberg，1922；Feller，1967）可得出，当粒子仿真次数N越大，MC对x的估算，即这里所指的$\langle x \rangle$，越接近$\bar{x}$。此外，根据中心极限定理可预测$\langle x \rangle$的分布为高斯分布，其特征方差为$\sigma_{\langle x \rangle}^2$，这可以在模拟中简单估算出来。根据中心极限定理同样可预测出：当$N \to \infty$时，$\sigma_{\langle x \rangle}^2 \to 0$。如果清楚地知道物理定律及准确的计算数据，那么也许任何物理问题的答案都可以通过MC模拟得到[3]。因大多数应用程序所需的计算数据不多，所以这些应用程序在台式计算机或工作站上运行就可以保证准确性。如今功能强大的个人电脑（PCs）可以作为MC的“计算引擎”使用。这种理论和计算能力的融合使MC方法成为医学物理学家的标准方法，特别是当他们进行科学研究时。多年来，出现了许多有价值的MC 使用综述（Raeside，1976； Mackie，1990；Rogers和Bielajew，1990； Andreo，1991；Zaidi 和Sgouros，2003； Secoand Verhaegen，2013）。

以下章节中总结了电离辐射输运的MC仿真模拟基本要素。

30.2.3 光子输运仿真模块

用MC代码为光子交互过程（见第4章）建模的应用包括放射治疗和剂量测量：

- 核领域和原子领域的粒子对；
- 原子中电子产生的康普顿散射（非相干散射）；
- 光电吸收和光电子产生；
- 原子和分子的瑞利散射（相干散射）。

[3] 幸运的是，在放射治疗和剂量学应用中所需的物理定律是众所周知的——见第 3 章和第 4 章。

任何MC模拟的起点都是粒子相空间，它包括每个粒子的能量、位置和方向。在这个“空间”中，随机选中粒子并进行跟踪。

图30.2是一个光子轨迹示意图，包括次级粒子的轨迹。轨迹从真空中的位置1开始；光子用曲线表示，次级电子用直线表示。

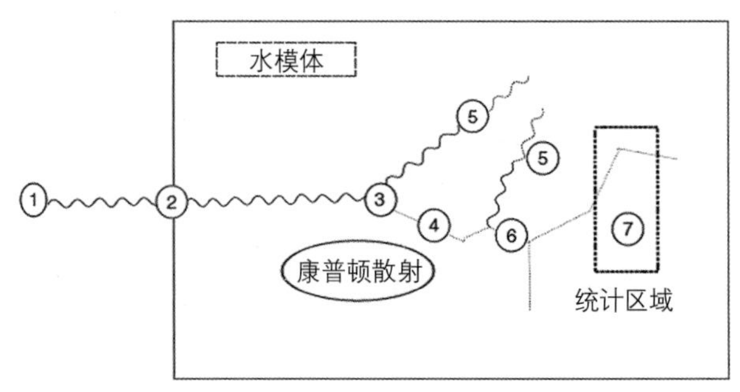

图30.2 统计区域中光子在水模体中输运示意图——光子轨迹用曲线表示；次级电子轨迹用直线表示（非实际！）（感谢F.Verhaegen 供图）

模拟步骤如下（编号与图中一致）：

1. 基于光子分布进行采样，选择光子能量、方向和起始位置；将光子输运到第一个边界。
2. 选择第一次相互作用的距离（见公式30.5），并将光子输运到这个位置。
3. 选择相互作用类型（康普顿散射、光电效应、 电子对效应、瑞利散射）—见图30.6。
4. 选择新粒子（如康普顿电子；特征光子；俄歇电子）方向、能量等。把它们放在堆栈中（即将要追踪的次级粒子列表）。
5. 记录散射光子输运，直至它离开几何模体或能量衰减至阈值（例如：EGS代码系统中的PCUT）。
6. 次级电子输运。跟踪任一δ电子（也称为击穿电子）及产生的韧致辐射光子。
7. 评估感兴趣区域的沉积能量、通量能谱等。
8. 对更多粒子重复步骤1～7，直到量级不满足统计确定性。

图30.3为光子输运的MC“流程图”。

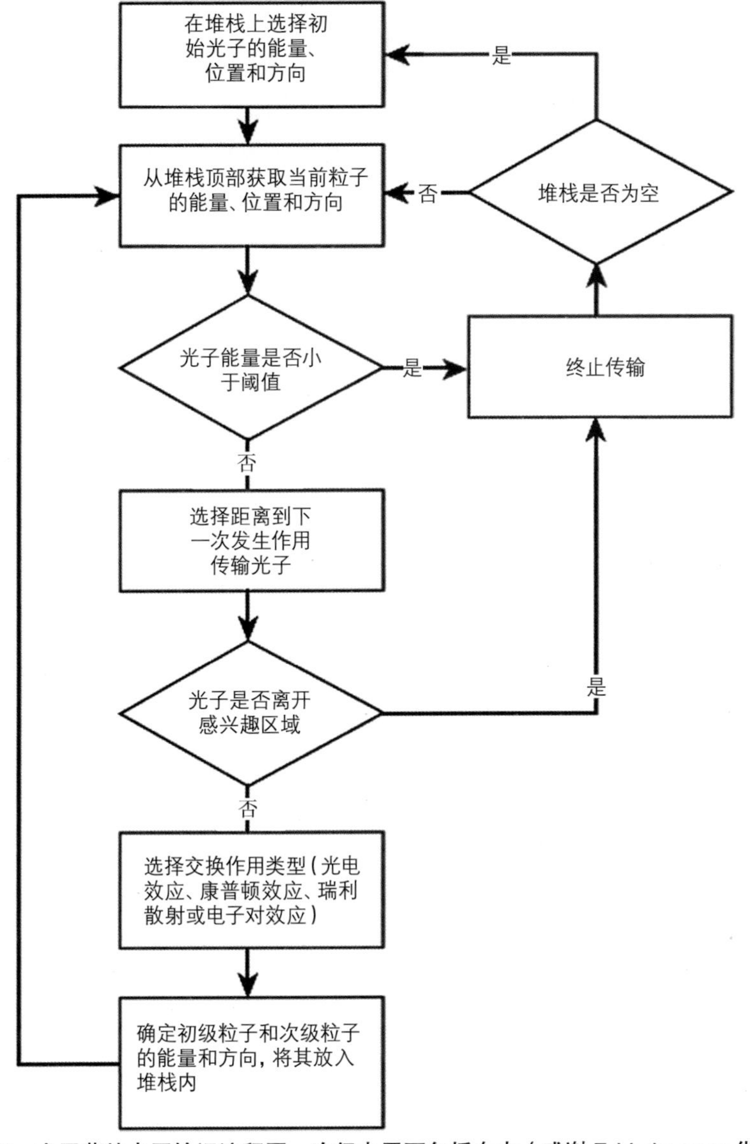

图 30.3　光子蒙特卡罗输运流程图；次级电子不包括在内（感谢 F. Verhaegen 供图）

平均而言，一个初始能量为1MeV的光子在水等低原子序数介质中需经历大约14～15次的相互作用才发生光电吸收（Nahum，1976）。模拟“步骤”中的每一步都是完全可行的。

30.2.4　电子（或正电子）输运模拟

理想情况下，电子和正电子相互作用过程应该可以为放射治疗和剂量学应用而设计的MC代码建模：

- 原子中电子的Møller散射（见第3.2.1节）；
- 原子中正电子的Bhabha散射；
- 在原子核场和原子场中产生的轫致辐射现象（见第3.4节）；
- 正电子与原子电子湮没（见第3.8节）；
- 电子和正电子与原子核产生的弹性散射（见第3.8节）；
- 用电子和正电子激发原子和分子。

这些过程中最重要的部分（即放射治疗应用）见第3章。在氧气中，10MeV电子连续衰减近似值（CSDA）是5.6g/cm^2。在一定区域中相互作用的距离（比如大于1MeV） 在10^{-5}～10^{-4}g/cm^{2}之间。这意味着一个相关电子的动能将经过10^5～10^6次相互作用后才衰减到一个可以忽略不计的值；因此，在MC模拟计算中，每一个电子都将进行10^5～10^6次相互作用的模拟。因此，对涉及电子输运的多数实际问题来说，需要teraflop 计算资源[4]。

幸运的是，Berger（1963）设计了一个实用的解决方案：轨迹压缩电子输运。虽然电子（和其他高能带电粒子）在衰减过程中经历了大量相互作用，但其中涉及大量能量损失或方向的变化相对较少。因此，我们可以将大量小效应交互作用组合成少量、可管理的虚拟大效应的交互作用——轨迹压缩方法（参考Kawrakow和 Bielajew，1998a）。对于能量损失，采用CSDA 方法，其能量损失特征是阻止本领（见第3.5.1节）或通过电子路径长度的分布函数（Landau，1944； Vavilov，1957）计算得出。由小角散射理论可预测累积弹性散射的影响（见第3.6节，Kawrakow和Bielajew，1998b）。

在实践中，人们通常想要创建可以移动确定距离长度的次级粒子（即δ射线和韧致辐射光子均超过一定能量），因为这可能会影响剂量的空间分布；在某些应用中，人们可能还想推导出各级粒子能量衰减到截止能量前的通量谱（例如Spencer-Attix阻止本领比的计算见第5.7.5节）。Berger（1963）将这种“混合”轨迹压缩模型定义为第“ii类”模型；图30. 4解释了该概念。

电子和光子截止点是根据所处理问题的性质来确定的。由图30.4中整个曲线的不连续可以得出，在能量损失中，电子是“连续”失去能量，且能量损失由规定的阈值能量决定（见第3.2.5 节）。关于第二类压缩轨迹方法的详细内容参考Nahum（1976，1999），Kawrakow 和Bielajew（1998a），Fippel（2013a）或者Andreo（2017）的第8章。

同样的方法也适用于MC模拟带电重粒子（如质子）的输运，通常涉及物理学的简化问题（Kimstrand等，2008；Paganetti，2013）。

30.2.5 耦合的光子-电子输运

实际上，光子通过次级电子传递能量。因此，光子和电子输运必须耦合起来。耦合电子-光子输运轨迹的MC模拟如图30.5a所示。模体由外部矩形框表示。光子用虚直线表示；电子和正电子用实曲线表示。光子在I处入射。它于P处经历一次相互作用，产生一对电子e^-e^+。电子（左边）在B点发生韧致辐射。之后光子在C点发生康普顿散射。由此产生的电子一直输运，直到其动能低于截止能量。光子在R处发生瑞利散射，之后在Ph处经光电效应被吸收，最终光电子在E处消失，并在M处发生Møller散射。该电子和δ射线一直输运，直到它们低于截止能量X。在P处发生相互作用而产生的正电子（右边）在B处经历韧致辐射，然后在Bh处发生Bhabha散射，产生的δ电子低于X处截止能量。正电子最终在A处湮灭，产生两个相对的湮灭量子，分别在E处逃逸。

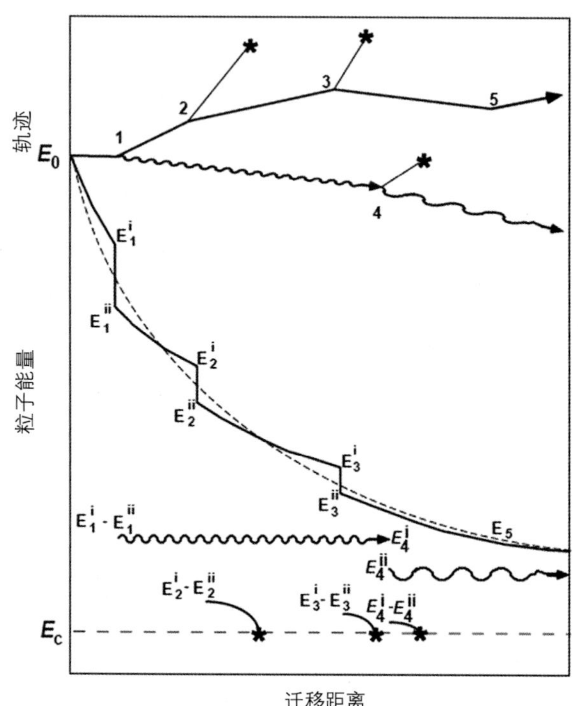

图30.4 在耦合电子-光子的蒙特卡罗模拟中的压缩态历史第ii类电子输运方案的能量衰减-距离图。图中上半部分显示了粒子轨迹。电子碰撞发生在位置1（韧致辐射）、2和3（非弹性碰撞）和5（弹性碰撞，无能量损失）。韧致辐射光子在位置4发生康普顿散射。图的下半部分表示相应能量损失。所有次级电子都随着电子输运直至能量跌落至截止能量E_c，即被吸收的地方（*）。从能量E_0开始的虚曲线对应了连续衰减后的近似电子能量（经许可转自：Andreo, P., Burns, D. T., Nahum, E.E., Seuntjens, J., and Attix, F. H.: Fundamentals of Ionizing RadiationDosimetry. 2017. Copyright Wiley-VCH Verlag GmbH & Co. KGaA.）

图30.5b是图30.5a的扩展部分，表示一个电子

[4] 每秒计算 10^{12} 浮点数。

输运过程中的能量损失。

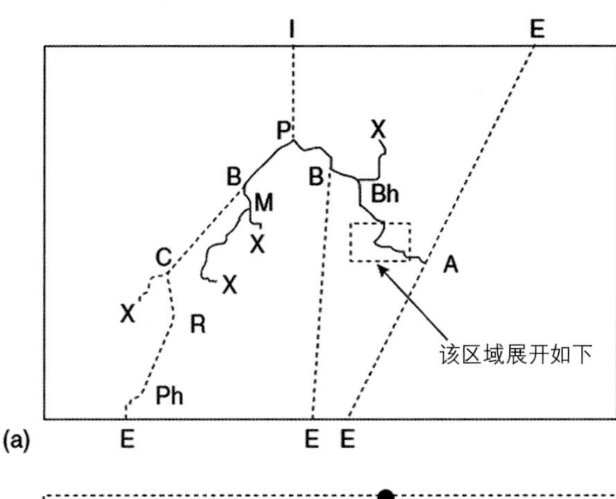

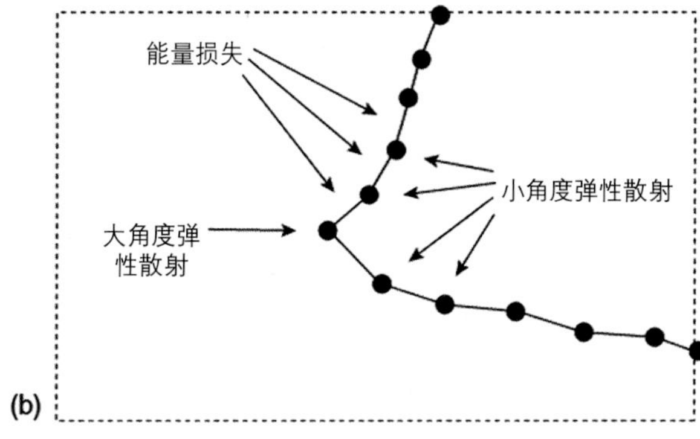

图30.5　（a）耦合电子-光子模拟示意图。光子用虚直线表示；电子和正电子用实曲线表示；I，入射点；E，逃逸点；P，电子对产生；B，轫致辐射；M，Møller散射；X，终止范围；C，康普顿散射；R，瑞利散射；Ph，光电子；Bh, Bhabha；A，湮灭。（b）为（a）中虚线框中的扩展内容

30.2.6　蒙特卡罗模拟中的数学原理

现在将介绍MC方法的基本数学原理。如果用于治疗，可以参考Fippel（2013a）的文章。

30.2.6.1　随机数生成

所有的MC模拟都需要一个（由计算机生成的）随机数源。严格地讲，正如Fippel（2013a）所说，这种“随机”数不可能是真正随机，因为任何计算机程序的输出都是可预测的；因此，有了伪随机数的概念。本节中的文本摘自Fippel。

在几乎所有蒙特卡罗模拟中，都需要一个极长的伪随机数序列。伪RNG（随机数生成器）在用于特定目的之前必须仔细检查。一个用于放疗模拟的有效随机数生成器必须具备两个重要特征：

- 序列的周期应足够长。否则，序列被重复多次，模拟结果将出现相关性。
- 随机数须在多个维度中均匀分布（然而，如何在更高维度中检测相关性并不清楚）。

大多数RNG是在[0，1]区间内产生均匀分布的随机数。

有一类简单的RNG称为线性同余生成器。一个整数序列X_1，X_2，X_3...，介于0到$m-1$之间，由递归关系生成：

$$X_{j+1}=(a\,X_j+c)\ \mathrm{mod}\,m$$

其中：

m是模量[5]；

a是乘数（$a<m$）；

c是增量。

例如[6]（令c=0）：

X_0=I

X_{n+1}=（$65539X_n$）mod2^{31}

$R_n=2^{-31}X_{n+1}$

其中，R_n是序列中的下一个（伪）随机数（介于在0～1之间），I被称为种子，是任意一个小于m的奇整数，序列长度为2^{29}。这样的序列长度对于大多数放疗中的MC应用是不够的。

Marsaglia和Zaman（1991）开发了一类长序列RNGs。欧洲核子研究中心的序列（CERN库函数）RANMAR的长度是2^{144}，被应用于MC代码EGS4中（Nelsonetal，1985）和XVMC（Fippel，1999）。在EGSnrc代码系统中（Kawrakow，2000），用户可以在RNGs RANLUX（Lüscher，1994）、介于0～4之间的“luxury levels”（LL）和RANMAR中进行选择。EGSnrc手册（Kawrakow等，2019）指出，在LL≥1时使用RANLUX，在实

[5]　模量m是在“模量”操作中用作除数的数。在示例中，$m=2^{31}$，当$65539Xn$被2^{31}除时，X_{n+1}是其余量。

[6]　这个例子（20世纪60年代在32位机器上使用的RANDU生成器）是出于教学原因给出的，但它并不被认为存在内部相关性，从而不适用于MC模拟。

际EGSnrc模拟中完全没有问题。

30.2.6.2 基本采样理论

可能最简单的抽样理论是用来选择交互类型的：图30.6 清楚地进行了说明。

许多抽样理论已为MC代码编辑者所熟知。这里将讨论基本又重要的累积概率分布函数法。

假设使用a和b间某个范围内的标准化概率函数$p(x)$：

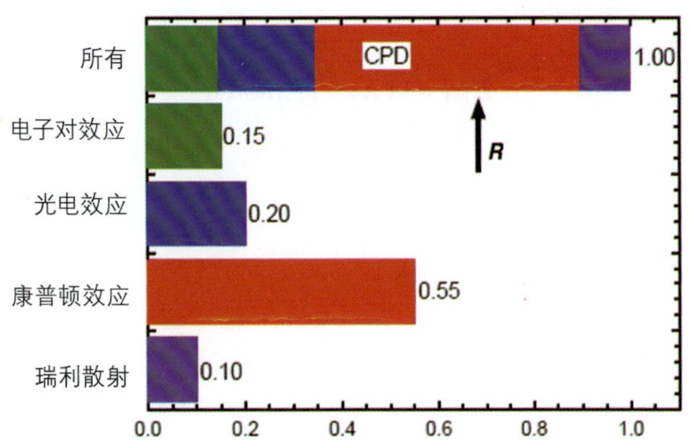

图30.6 在光子输运模拟中如何选择作用类型的说明；示例中选择康普顿散射（红色），因为随机数 R（0～1之间）位于累积概率分布（CPD）的康普顿效应区间，分配给每个特定作用的概率是由当前光子能量和介质相关横截面（或相互作用系数）得出的（经许可转自：Andreo, P., Burns, D. T., Nahum, E. E., Seuntjens, J., and Attix, F. H.：Fundamentals of Ionizing Radiation Dosimetry. 2017. Copyright Wiley-VCH Verlag GmbH & Co. KGaA.）

$$\int_a^b p(x')\mathrm{d}x' = 1 \qquad (30.2)$$

现在给出了其累积概率分布函数：

$$c(x) = \int_a^x p(x')\mathrm{d}x' \qquad (30.3)$$

这个函数在0～1之间单调递增且有界。如果通过对$c(x)$求逆来选择x值，可以看到变量x随$p(x)$随机分布：

$$x = c^{-1}(R) \qquad (30.4)$$

其中R是一个0～1之间均匀分布的随机数。

光子输运模拟中的一个重要变量是到下一次相互作用发生处的距离，公式如下：

$$x = -\frac{1}{\mu_{tot}}\log_e(1-R) \qquad (30.5)$$

μ_{tot}是该能量的光子在相关介质[7]中的衰减系数（或宏观截面）；注意，在这个表达式中（1–R）可以用R代替。公式30.5直接来自于相互作用距离的概率分布：

$$p(x) = \mu\exp(-\mu x)\text{当}0 \le x < \infty \qquad (30.6)$$

值得注意的是，反演方程30.4和30.5中隐含的函数关系的技术在解析上不一定是可行的，但在数值上是可行的。更多采样理论的内容请参考Raeside（1976），Nelson等（1985），Turner等（1985），Bielajew（1993），Fippel（2013a）和Andreo（2017）第8章的论文。

30.2.6.3 位移和旋转

光束追踪（位移和旋转）是利用基本的几何关系来实现的。给定粒子一个（向量）位置r_0 和（矢量）方向u_0、输运距离s，新的（向量）位置r由以下公式计算：

$$\mathbf{r} = \mathbf{r}_0 + \mathbf{u}_0 s \qquad (30.7)$$

其中u_0=（u_0，v_0，w_0）=（$\sin\theta_0\cos\phi_0$，$\sin\theta_0\sin\phi_0$，$\cos\theta_0$），θ_0 和ϕ_0分别为矢量与极轴（z轴）和方位轴（x轴）的夹角。

粒子通过极角Θ和方位角Φ散射后，新的方向余弦（u、v、w）为：

$$\begin{aligned}
u &= \sin\theta\cos\phi \\
&= u_0\cos\Theta + \sin\Theta(w_0\cos\Phi\cos\phi_0 - \sin\Phi\sin\phi_0) \\
v &= \sin\theta\sin\phi \\
&= v_0\cos\Theta + \sin\Theta(w_0\cos\Phi\sin\phi_0 + \sin\Phi\cos\phi_0) \\
w &= \cos\theta \\
&= w_0\cos\Theta - \sin\Theta\sin\theta_0\cos\Phi.
\end{aligned} \qquad (30.8)$$

[7] 这里写为 μ_{tot} 是要强调这是独立过程交互系数之和（即电子对＋康普顿效应＋光电效应＋瑞利散射）；$1/\mu_{tot}$ 是交互作用间的平均自由程（μ_{tot} 在第 4.5.1 节简写为 μ）。

当光线追踪发生在非均匀区域时，应考虑用数字对由不同介质平面和曲面（球体、圆柱体等）所构成的不同区域进行表示。对各子区域进行解析，可以得到粒子在最接近边界面的交点坐标。

30.2.6.4　估计平均值和方差

变量x估计误差的传统计算方法如下：

- 假设要模拟N个粒子的输运轨迹。
- 在 $1 \leq i \leq N$时分配并累积x_i，它对应第i个粒子的输运轨迹。同时，为第i个轨迹分配x_i^2。
- 估算x的平均值：

$$\langle x\rangle = \frac{1}{N}\sum_{i=1}^{N} x_i \qquad (30.9)$$

- 估算x_i方差：

$$s_x^2 = \frac{1}{N-1}\sum_{i=1}^{N}\left(x_i^2 - \langle x\rangle\right)^2 \qquad (30.10)$$

当N足够大时，公式可写为：

$$s_x^2 = \frac{1}{N-1}\sum_{i=1}^{N}(x_i^2) - \langle x\rangle^2 \qquad (30.11)$$

- 估算〈x〉的方差，它为均值标准差的平方：

$$s_{\langle x\rangle}^2 = \frac{s_x^2}{N} \qquad (30.12)$$

注意，求的是〈x〉的误差而不是x_i。

- 最终结果为〈x〉 $\pm s_{\langle x\rangle}$。

根据中心极限定理得到，当〈x〉满足$|\bar{x}-\langle x\rangle| < s_{\langle x\rangle}$时，可以用 $\bar{x}$ 表示x均值的概率为68%。

30.2.6.5　方差减小技术

提高模拟速度，即中心处理单元（CPU）的计算时间——也称为减方差（VRT）。减小方差，即通过增加次数N或延长总的时间T（N）降低结果的不确定性，并不是VRT。

Fippel（2013b）将减方差定义为：保持方差无偏估计$[s(N)]^2$的同时，通过修改计算机代码达到减少MC模拟总运行时间的目的。

如果所需量f_{is}的计算平均值为〈f（N）〉，则方差可以估计为（Fippel, 2013b）：

$$[s(N)]^2 = \frac{\langle f^2(N)\rangle - \langle f(N)\rangle^2}{N-1} \qquad (30.13)$$

无偏离意味着对于任何数量N，使用VRT的模拟结果与没有使用VRT的结果不发生偏离。

Fippel（2013b）更喜欢将其称为效率提高技术而非减方差，其中效率ε被定义为：

$$\varepsilon = \frac{1}{[s(N)]^2\, T(N)} \qquad (30.14)$$

方差［s（N）］^{2}是标准差s（N）的平方［也可写为σ（N）］。

根据公式30.13和30.14，可知，N值较大时，$s \propto 1/\sqrt{N}$，显然T（N）$\propto N$，因此，效率ε实际上独立于N。由方程30.14得出，我们可以通过减小方差s（N）或给定计算时间T（N），或者两者同时使用来提高ε。

虽然不是总这样认为，轨迹压缩带电粒子输运（第30.2.4节）可以说是蒙特卡罗模拟放射治疗应用中最重要的VRT应用。与模拟光子输运（光子MC模拟的默认模式–见第30.2.3节）完全不同的是，模拟带电粒子输运将涉及每个带电粒子数万次能量损失和弹性散射的计算（包括次级电子），然后需要长时间地运行计算（量级至少为10^6）来获取参数，比如允许误差内的体素的吸收剂量。

优化带电粒子的能量阈值（例如，EGSnrc代码系统中ECUT是一个参量，表示粒子截止能量）是另一个“典型”的VRT方法。例如在CSDA 中，这个参数的选择，通常设置为最小评估体积（或体素）的一小部分（常为1/3）。因此，电子轨迹追踪在能量低于*ECUT*后终止，并记录其剩余能量。即在当前体素中，*ECUT*值越大，追踪记录数据越少（见图30.4的上半部分），从而减少了CPU计算时间。用户应该验证所选的ECUT，保证最终结果有效，例如吸收剂量。Rogers（1984）深入分析了这个问题。在确定仿真步骤的长度时也应进行

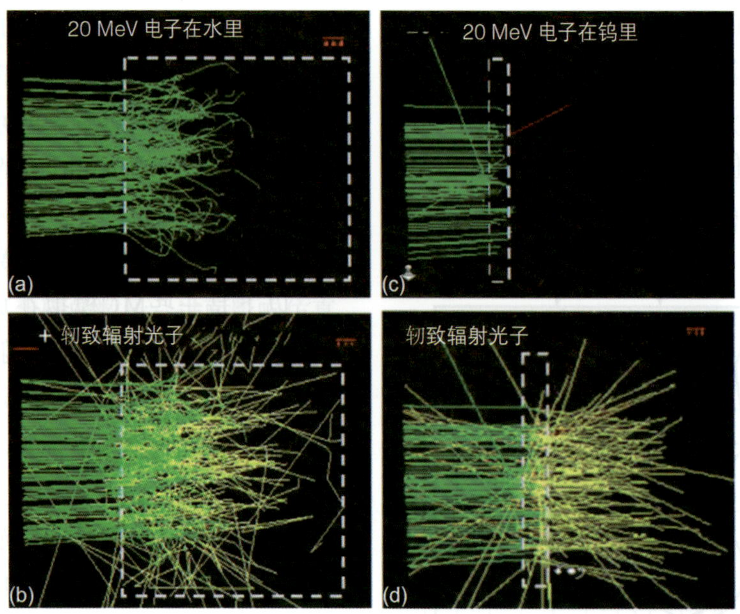

图 30.10 采用 EGS4 编码模拟的 20MeV 由真空进入水（a, b）和钨（c, d）模体的输运轨迹。在图（a）和（c）中，只显示了带电粒子的轨迹（绿色）；在图（b）和（d）中，为韧致辐射光子（黄色）的轨迹。（由加拿大国家研究委员会 EGS 小组提供）

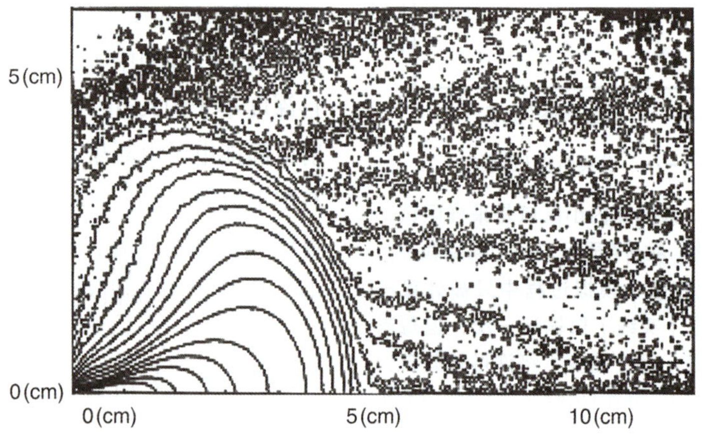

图 30.11 10MeV 铅笔束电子入射（从左到右）到半无限水介质的模拟。圆柱状对称的剂量已转化为等剂量线（由 P. Andreo 提供）

30.3 基于蒙特卡罗模拟的患者剂量计算

30.3.1 原理

用于计算光子和电子束照射剂量分布的各种解析方法分别在第28章和第29章中进行了介绍。这些方法在消除患者体表不规则及体内不均匀性所带来的影响方面有一定效果。

对于光子束，点扩散函数或能量沉积核与初级光子注量的3D卷积可能是最普遍的解析（或非随机）方法（见第28.5节）。其内核实际上是水中MC模拟（Mackie等，1988），然后采用缩放方法来修改这些水核以用于患者。图30.12是内核缩放近似值的简图。在相互作用点下游的等效路径长度（用水平虚线表示）上，电子轨迹模式显然取决于密度变化的顺序。在水平的虚线上方，右图轨迹明显比左图更分散。直线内核缩放（即根据组织平均等效密度拉伸/压缩）会导致在两种情况下都在虚线处产生相同的剂量模式，即违反电子输运物理学。

为了减少计算时间，在治疗计划系统中，三维卷积方法的实现涉及进一步近似，如空间不变的多

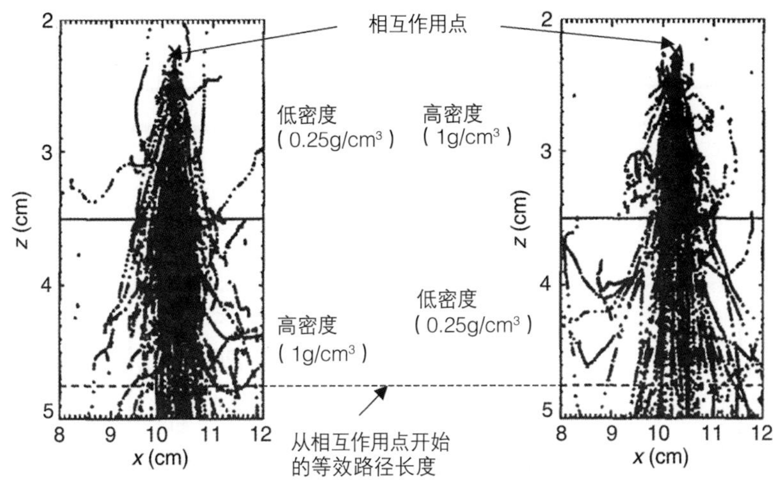

图 30.12　以蒙特卡罗模拟产生的 100 个 5MeV 光子的电子轨迹为例，说明了直线点核标度的局限性。在左图中，低密度之后是高密度；在右图中，情况正好相反。在各自下半部分的轨迹分布明显不同。这表明，基于相互作用与沉积位点之间平均密度的直线点核标度可能是一个不充分的近似（改编自：Keall, P. J. and Hoban, P. W., Med. Phys., 22，1413–1418，1995.）

能核[8]（从而忽略扁平均整器的影响）和所谓的锥形束方法（见第28.5.4节）。关于这些和其他近似值的深入讨论可以参考Mohan（1997），Arnfield（2000），Krieger 和 Sauer（2005）。

在身体的不均匀区域如胸部的放射治疗可能会对解析光子束算法造成特定困难，例如在立体定向放疗中使用小野（Solberg等，1995； Ayyangar和Jiang, 1998； Solberg等，1998；Verhaegen 等，1998）和强度调制野中不同通量的窄束单元。在这些小野的中心轴上可能缺乏带电粒子平衡，尤其是临床使用的MV范围的上界（见第5.8节和第19.5节）。任何不如实说明（次级）电子输运的剂量计算方法都不能正确预测这种情况的剂量（Carrasco等，2004；Aarup等，2009）。图30.13显示了在当前治疗计划系统中使用MC模拟和几种不同的卷积/叠加算法计算的肺部肿瘤的累积剂量直方（DVH）图（见第43.3节）。对于单位密度，所有方法都是一致的。随着肺密度降低，算法之间的差异显著，笔形束算法严重高估了肿瘤剂量。

对于电子束来说，笔形束算法（见第29章）已应用在几个商业系统中。然而，由于不可避免的假设，即对于每个单独的笔形束，只有其中心轴上不均匀性被考虑（中心射线近似；见图29.8），当涉及到大密度差异（如肺和骨骼中的差异）时，与实验的一致性很差（Samuelsson等，1998；Ding等，1999）。原则上，MC模拟可以避免前面提到的中心射线近似。

MC方法尚未广泛用于计算患者放射治疗的剂量分布（即治疗计划）的主要原因是缺乏强大的计算处理能力（Bielajew, 1994； Mohan, 1997； Brualla等，2017）。大约在1990年，当时医学物理学家使用计算机进行光子束放疗计划大约需要数百小时（Nahum, 1988）。如今，由于具有超快处理能力的计算机成本持续降低，基于MC的治疗计划可以被视为电子束计划的金标准，并对光子束也具有可行性，见表30.1，AAPM报告TG–157（2020a）及其参考文献。

30.3.2　蒙特卡罗辐射输运代码

辐射物理学家通常不再需要编写自己的MC辐射输运代码。几十年的研究和开发已经产生了许多非常强大的软件包或代码系统，其中一些可以在相关网站免费下载。表30.1包括目前应用于医学放射物理学，特别是放射治疗的主要代码，没有特定的顺序，并给出了最新版本的名称以及可以下载代码的网站。在某些情况下，用户可能需要注册一门课程来获得所需的代码，例如加拿大国家研究委员会的BEAMnrc或Fox–Chase癌症中心的MCDOSE/

[8]　虽然可以通过单独处理内核的主要组件和散点组件在一定程度上得到补偿（见第 28.5.3.1 节）。

MCSIM。大多数用于治疗计划的临床版本都源自这些代码（见表30.2）。

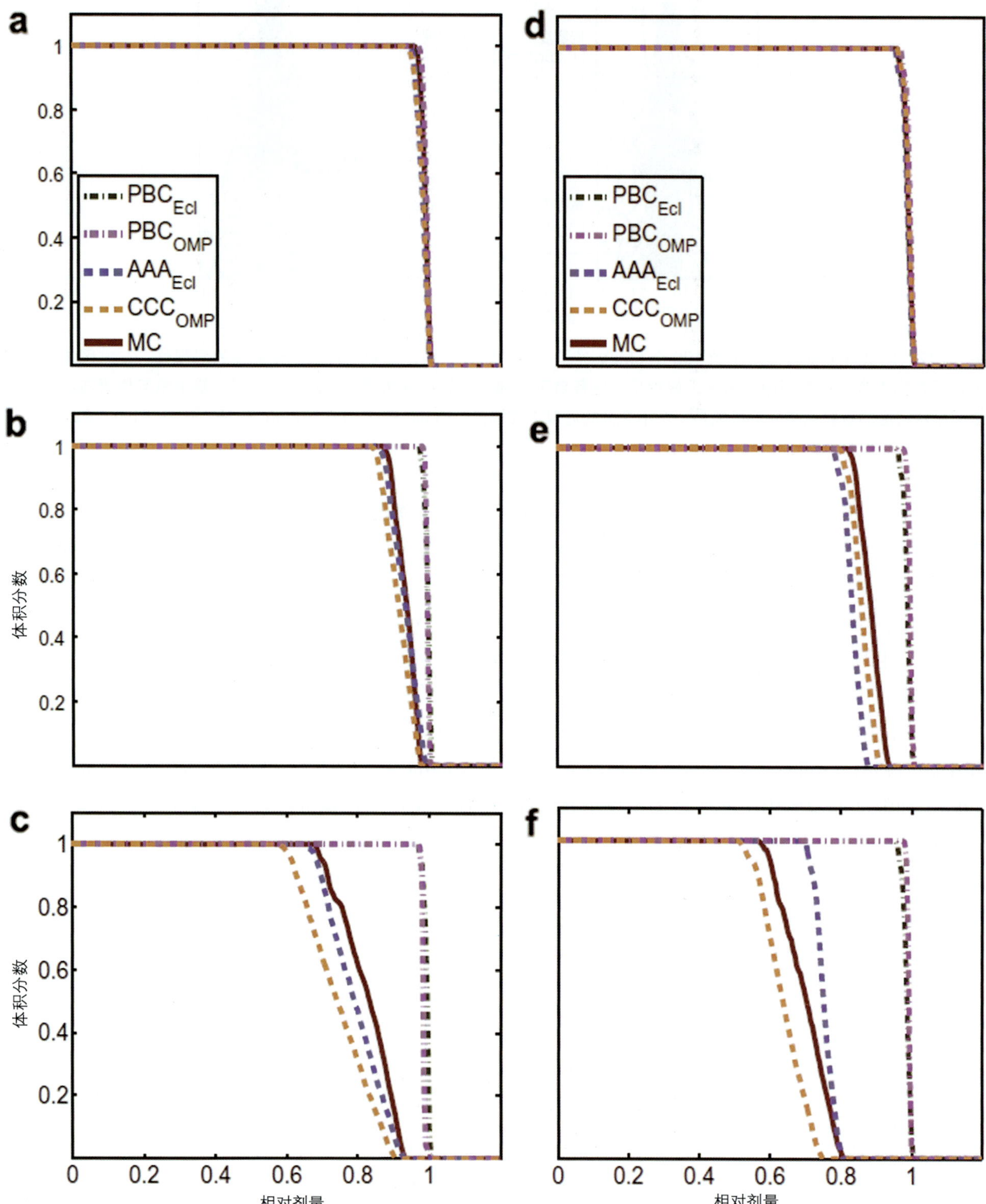

图 30.13　由不同算法计算出的肺癌的累积剂量体积直方图。PBC：Varian Eclipse（Ecl）和 Oncentra Master Plan（OMP）处理计划系统中的笔形束卷积；Eclipse 中的 AAA；CCC：OMP 治疗计划系统中的锥形束卷积；MC：蒙特卡罗。肺密度设置为 1.0g/cm^3（a、d），0.4g/cm^3（b、e）和 0.1g/cm^3（c, f）。图（a～c）为 6MV 光子束，（d～f）为 18MV 光子束［经许可转载自：Aarup, L. R., Nahum, A. E., Zacharatou, C., Juhler-Nottrup, T., Knöös, T., Nystrom, H., et al., Radiother. Oncol., 91（3），405–414，2009.］

表 30.1　医学放射物理学特别是放射治疗中使用的主要蒙特卡罗代码

代码的名称	描述	参考文献
EGSnrc	电子γ射线簇（EGS）编码系统的新版本，继医学物理学中最广泛使用的编码EGS4（Nelson等，1985）之后，在医学物理学文献中被引用了数千次	Kawrakow 2000a; Kawrakow et al. 2019; nrc.canada.ca/en/research-development/products-services/software-applications/egsnrc-software-tool-model-radiation-transport
BEAMnrc	从技术上讲，它不是一个独立代码，而是EGS系统的一个版本，用于模拟放射治疗机器，主要是一个科研工具，没有针对速度进行优化（剂量计算代码命名为DOSXYZnrc）	Rogers et al. 1995; nrc-cnrc.github.io/EGSnrc/
MCNP	包括中子输运；在核能工业中应用非常广泛，在医学物理中应用越来越多	Briesmeister 2000; Goorley et al. 2013; Werner et al. 2018; mcnp.lanl.gov/
GEANT4	全面、多粒子的MC工具包，在医学物理中的应用越来越多	Agostinelli et al. 2003; Allison et al. 2016; geant4.web.cern.ch/geant4/
MMC	宏观MC：半数字，即快速电子束放射治疗计划的混合电子输运代码	Neuenschwander and Born 1992; Neuenschwander et al. 1995，1997
PENELOPE	复杂的电子输运；一个研究代码	Sempau et al. 1997; Salvat et al. 2011; oecd-nea.org/tools/abstract/detail/nea-1525
PEREGRINE	专门为放射治疗计划而开发，通过NOMOS公司进行商业交易	Hartmann Siantar et al. 2001; Heath et al. 2004; Boudreau et al. 2005
MCDOSE/MCSIM	专为快速治疗计划开发，基于EGS4/BEAM，但对速度进行了优化，例如电子轨迹重复方面；具有用户友好的临床射束调试测量系统	Ma et al. 2002
Voxel-MC（VMC）++	专为快速治疗计划开发；减少电子轨迹重复；是Nucletron治疗计划系统（TPS） Oncentra/Masterplan中的MC选项中电子束治疗的MC代码	Fippel 1999; Kawrakow and Fippel 2000; Cygler et al. 2004，2005
Particle DMLC	基于EGS/BEAM的MCV的进一步发展，涉及通过动态多叶准直器快速粒子输运的系统，特别用于调强放射治疗	Siebers et al. 2000a; Keall et al. 2001; Siebers et al. 2002
DPM	专为快速放射治疗开发；电子输运方案涉及大量跨越介质边界的轨迹压缩步骤	Sempau et al. 2000; Chetty et al. 2003; inte.upc.edu/en/downloads/downloads
PENFAST	更有效的PENELOPE版本，用于治疗计划	Bueno et al. 2009; Habib et al. 2010
ORANGE	快速MCNP，用于放射治疗计划的剂量计算	van der Zee et al. 2005

虽然辐射输运MC模拟考虑到所涉及的物理学，但是不同MC代码之间还是存在差异的，特别是在涉及带电粒子输运方面（例如 Nahum, 1988, 1999；Rogers和Bielajew, 1988；Jeraj等，1999；vanderZee等，2005）。如第30.2.3节所述，光子输运以类似的方式模拟（即交互作用），这意味着任何代码的这个组件几乎是相同的（除了交互截面上的可能差异）。对于带电粒子输运，所有这些代码都使用轨迹压缩方法（见第30.2.4节），但不同代码之间的方式不同。当将特定代码应用于新情况时，特别是带电粒子的情况，必须进行仔细测试（称为基准测试）。

这些编码系统没有一个是完美无缺陷的；通常能找到一类给定代码无法以有效方式解决的问题。这方面的一个例子是GEANT4（以及一些其他众所周知的MC代码） 在模拟电离室的响应时未能产生正确的结果（Poon等，2005），这与EGSnrc（Kawrakow等，2019）形成对比。EGSnrc有一个电子输运方案，由用户控制，在轨迹压缩和模拟电子输运之间切换，是专门为解决电离室问题而研发的（Kawrakow, 2000a, 2000b）。

表 30.2　放疗计划和验证的蒙特卡罗系统的比较 *

仿真系统	功能	类型	直线加速器（MC 代码）	患者（MC代码）	独立的	分类
CARMEN [1,2,3,4]	TP	full	gp（EGSnrc）	gp（EGSnrc）	no	no
CERR [5]	DV	–	–	fast（VMC++）	no	free
Corvus[a]	TP	vsm	–	fast（PEREGRINE）	yes	no
Eclipse[b]	TP	vsm	–	pc（MMC）	yes	pay
eIMRT [6，7]	DV	full	gp（EGSnrc）	gp（EGSnrc）	yes	free
iPlan[c]	TP	vsm	–	fast（XVMC）	yes	pay
ISOgray[d]	TP	full	gp（PENELOPE）	fast（PENFAST）	yes	no
MCDE [8]	TP	full	gp（EGSnrc）	gp（EGSnrc）	no	no
MCDOSE [9,10]	TP	vsm	–	gp（EGS4）	no	no
MCV [11]	DV	full	gp（EGS4）	gp（EGS4）	no	no
MCVS [12，13]	DV	full	gp（EGSnrc）	gp（EGSnrc）	no	no
MMCTP [14]	DV	full	gp（EGSnrc）	gp（EGSnrc）	no	free
Monaco[e]	TP	vsm	–	fast（XVMC）	yes	pay
MSKCC [33，16]	DV	vsm	–	gp（EGS4）	yes	no
Oncentra[e]	TP	vsm	–	fast（VMC++）	yes	pay
Pinnacle[f]	TP	–	–	fast（DPM）	yes	no
PLanUNC[g]	DV	full	gp（EGSnrc）	gp（EGSnrc）	no	free
PRIMO [17]	DV	full	gp（PENELOPE）	gp（PENELOPE）	yes	free
RTGrid [18]	TP	full	gp（EGSnrc）	gp（EGSnrc）	no	no
SMCP [19，20]	TP	vsm	–	gp（EGSnrc）/fast（VMC++）	no	no
VIMC [21–23]	DV	full	gp（EGSnrc）	gp（EGSnrc）/fast（VMC++）	no	no
XiOe	TP	vsm	–	fast（XVMC）	yes	pay

*直线加速器相空间的MC计算（即虚拟源模型或“VSM”–见第30.3.3节）和患者体内剂量分布（见第30.3.4节）均被考虑。

缩写：TP：治疗计划系统；DV：剂量验证系统；full：完整的蒙特卡罗系统；vsm：虚拟源模型蒙特卡罗系统：gp：通用蒙特卡罗代码；fast：快速蒙特卡罗代码；pc：预先计算的蒙特卡罗数据代码。

公司：[a]Best Nomos, Pittsburgh, PA；[b]Varian Medical Systems, Palo Alto, CA；[c]Brainlab, Feldkirchen, Germany；[d]DOSIsoft, Cachan, France；[e]Elekta Instrument, Stockholm, Sweden；[f]Philips, Amsterdam, Netherlands；[g]sites.google.com/site/planunc/home.

参考文献索引：[1] Salguero等（2009）；[2] Salguero等（2010）；[3] Palma等（2012）；[4] Ureba等（2014）；[5] Deasy等（2003）；[6] Pena等（2009）；[7] Gómez等（2012）；[8] Reynaert 等（2004）；[9] Li等（2000）；[10] Ma等（2002）；[11] Siebers等（2000）；[12] Mukumoto等（2009）；[13] Usmani等（2014）；[14] Alexander等（2007）；[15] Wang等（1998）；[16] Wang等（1999）；[17] Rodriguez等（2013）；[18] Downes等（2009）；[19] Fix等（2007）；[20] Magaddino等（2011）；[21] Bush等.（2008a）；[22] Bush等（2008b）；[23] Zavgorodni 等（2007）

经许可转载自Brualla, L., Rodriguez, M. and Lallena, A. M., Strahlenther. Onkol., 193（4），243–259，2017.

30.3.3 治疗机模拟

作为每个射束质的输入数据，大多数治疗计划系统需要对不同大小的开野和楔形射野的水中剂量分布进行大量测量（见表20.1）。MC模拟只能间接利用这些数据，换句话说，也就是MC需要精确知道入射到患者表面上的粒子束初始状态，即光子、电子（和正电子）的能量、方向和位置。该数据集被称为相空间（见第30.2.3节）[9]。

因为没有通过实际测量获得这些信息的方法，若要获取则需要一台便携式光谱仪，其复杂程度是放射治疗不能提供的。因此，只能借助于MC方法本身，从电子束离开直线加速器真空窗口的位置开始模拟。

Mohan（1988）和Udale（1988）分别针对光子束和电子束（这是一种更为关键的情况）的研究首次证明，只有将大量的几何细节纳入模拟中，才能与水模体中的测量值取得良好的一致性。因此，人们进行了大量的努力来模拟通过现代临床直线加速器复杂治疗机头（靶、均整器、监测电离室、准直器、多叶准直器等）的辐射输运（Rogers等，1995；De Vlamynck等，1999；Lewis等，1999；Ma 和 Jiang, 1999；Verhaegen和Das, 1999；Jiang等，2000；Verhaegen和Seuntjens, 2003）。Rogers等（1995）开发了基于EGS4的用户BEAM代码（现在与EGSnrc结合并重新命名为BEAMnrc），用于详细地治疗机头建模。BEAM为单个治疗产生一个（非常大的）坐标相空间（粒子类型、能量、方向和位置）文件，该文件定义了设备水平上定义射束的关键组件。这种详细的建模要求加速器制造商提供关于其机器治疗头中关键组件的尺寸和组成的完整信息。图30.14是示意图，由治疗机头模拟生成；在这种情况下，使用BEAMnrc代码系统（Rogers等，1995）。

根据加速器治疗头几何形状的模拟生成相空间文件的替代方法是所谓源模型方法[10]（Ma和Rogers, 1995；Ma等，1997），如图30.15所示。

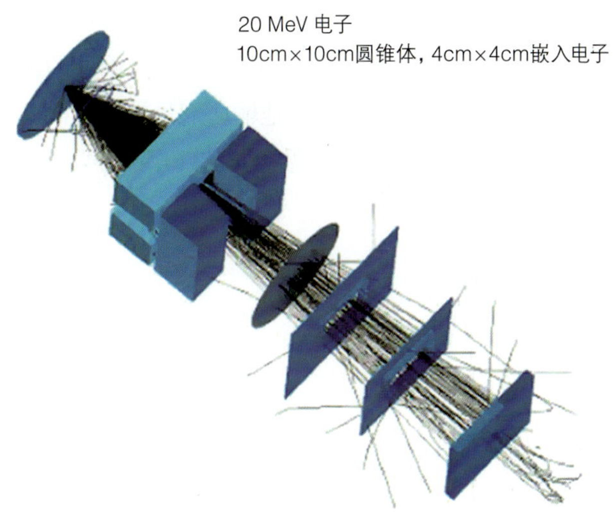

图30.14　在BEAM蒙特卡罗系统中模拟Varian Clinac 2100C的几何图形表示；显示了许多电子轨迹（由National Research Council of Canada, github.com/nrc-cnrc/EGSnrc/raw/gh-pages/doc/pirs509a-beamnrc.pdf.提供）

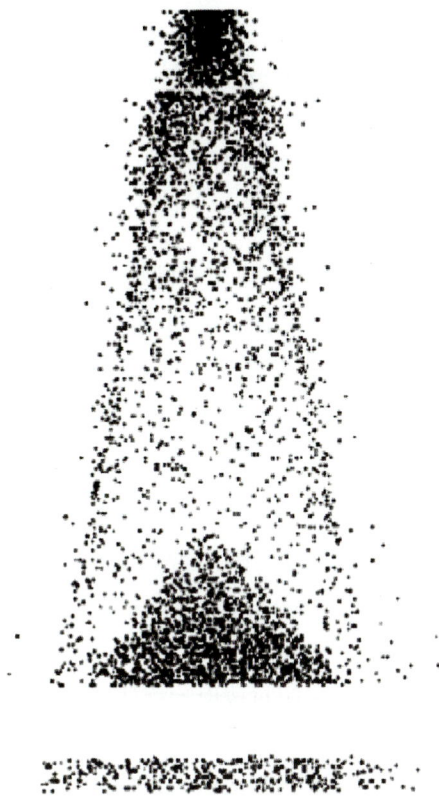

图30.15　6MV光子束光子源位置分布。可清楚显示靶/射束阻挡器、初级准直器、均整器和电离室。可以发现所有原点质心都在均整器内，距离靶6.2cm（经许可引自：Chaney, E. L., T. J. Cullip, and T. A. Gabriel, Med. Phys., 21，1383–1390，1994.）

第一步是为给定治疗机头设计合适的射束表示。射束表示是对相空间的简明数学描述，通常是

[9]　相空间是描述系统多维阵列标准数学术语。

[10]　这种方法目前也用于光子剂量叠加计算算法（见第28.5.2.2节）。

依据多个（虚拟）源，如靶、主准直器和均整器（Ma等，1997）。在第二步中，从这些单独的源重建相空间，一次一个粒子地输入剂量计算代码，从而避免存储大量相空间数据。图30.16说明了有限数量独立源的概念。

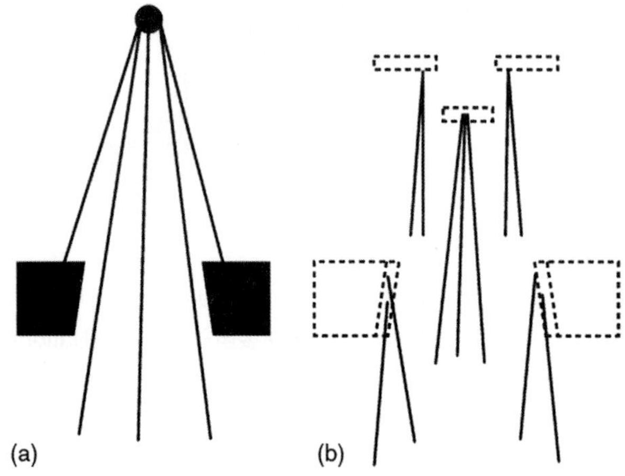

图30.16　源模型示意图：（a）用点源代替直线加速器，代表从靶出射的光子，次级准直器充当吸收器；（b）治疗头被建模为多个子源（经许可转载自：Verhaegen, F. and Seuntjens, J., Phys. Med. Biol., 48，R107–R164，2003.）

Deng等（2000）使用源模型而不是完整相空间作为MC模拟输入时，在非均质肺和骨模体测量中具有很好的一致性（在2%以内）。Fippel等（2003）开发了所谓的虚拟光子能流模型，该模型主要基于水和空气中测得的剂量分布，以及关于所讨论的直线加速器额外技术信息。Fix等（2004）提出了一个类似的详细三分量源模型，用于匹配全相空间6MV和18MV光子束数据。Fippel等（2003）认为，“通过与BEAM-NRC软件系统得出的结果比较，表明对放射治疗计划来说，整个加速器头耗时的MC模拟并不必要”[11]。

模拟治疗束需要知道更多参数：从直线加速器波导系统真空窗口射出的斑点尺寸、能量及能谱。例如，当直线加速器被设置为产生标称的6MV光子束时，不能假设射出的电子具有正好6.0MeV的能量。在水中测得和模拟的深度剂量之间给出一致的电子能量值是通过反复试验确定的。已经发现（例如，Verhaegen和Seuntjens, 2003），光子束中心轴深度-剂量曲线对电子能量的微小变化相对不敏感，而对交叉束形状的变化较为敏感。随着能量降低，角[12]处的变化更明显。通常还需要设置入射电子径向和角向强度分布，然后调整这些分布，以实现测量和模拟深度-剂量特性之间的最佳一致。例如，为了使Elekta SL直线加速器在（标称）6MV时达到良好的一致性，Seco等（2005）发现，在6.0MeV电子能量、7%的能量展宽和0.5mm笔形束半径状态下可以获得最佳拟合。无论如何调整能量、角度和空间的初始电子分布，有时仍无法获得测量和模拟之间令人满意的一致性。这通常是由于直线加速器制造商提供的信息不正确或不完整所致。Bieda等（2001）通过MC引导的试错法推导出散射箔系统必须在有电子模式的直线加速器中进行配置（MC检测工作的一种形式），事实证明他们是正确的。

Ma和Jiang（1999）以及Verhaegen（2013b）对医用加速器电子束的MC建模进行了详细评述。Verhaegen、Seuntjens（2003）和Verhaegen（2013a）对MC光子束建模进行了综合评述。可以看到，除了来自直线加速器的MV级光子之外，^{60}Co（Han等，1987）和kV级X射线治疗机也已使用MC方法成功进行了模拟（Verhaegen等，1999；Verhaegen, 2013a）。

30.3.4　患者体内剂量分布的模拟

通常情况下，患者体内辐射输运的模拟是从相空间文件的平面开始（见第30.3.3节），粒子通过特定束流定义装置进行跟踪，如图30.17所示（例如Hartmann、Siantar等，1997；DeMarco等，1998）。注意相空间计分平面必须高于次级准直器和多叶准直器。与其他3D剂量计算方法一样，患者几何形状由3D笛卡尔体素阵列表示（参见第27.2.3节；Seco和Fragoso, 2013）。Mora等（2001）建议，头部的（立方）体素尺度不大于3mm，身体其他部位不大于5mm。已经开发了用

[11]　这种方法目前也适用于光子剂量叠加计算算法（见第28.5.2.2节）。

[12]　当在空气中或接近体模表面测量时，角是相对于中心轴剂量的高剂量区域，位于射束边缘（见第26.12节）。

于从CT值（参见32.4.1.3节）导出参数的方案，如密度和类型（组织、肺、骨、空气等）。并将其与MC模拟所需的适当截面数据关联（如Schneider等，2000）。正如Verhaegen和Devic（2005）以及Seco和 Fragoso（2013）分析证明的那样，从CT值转换为原子组成绝非易事。

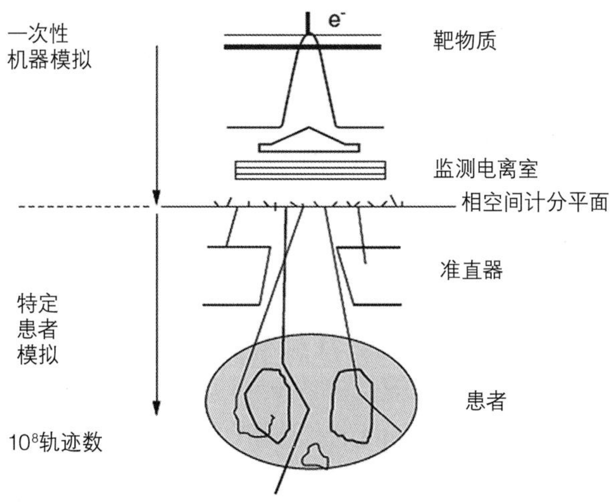

图30.17　放射治疗计划中蒙特卡罗模拟的两步法示意图（经许可转载自：Nahum, A. E., Radiat. Environ. Biophys., 38，163– 73，1999.）

当然，关键问题是达到可接受的较低不确定性所需的CPU时间。对于电子束，当计算机处理器比现在慢得多时，对一个小尺度体素（1～2mm），使用Neuenschwander等（1997）的宏观蒙特卡罗（MMC）方法，性能与200MHz的奔腾PC相当的硬件及旧处理器相比，几分钟的运行时间会有1%～2%的不确定性（k=1）。对于初级光子束，需要约2×10^8个轨迹（相比之下，电子束需要约10^7个）才能在1～2mm的体素上达到相当于1%～2%的不确定性（Hartmann Siantar等，1997）。

需要强调的是，在多射束计划中，给定体积中体素剂量不确定性水平所需的轨迹记录总数基本上与射束数量无关（Ma等，2005）——这种不确定性由体积中能量沉积的数量决定，无论这些事件是由一个还是几个射束产生。这与非随机算法形成了鲜明对比，在非随机算法中，给定体素尺寸下的总计算时间与射束数量近似成比例。

Spezi等（2002）给出了一个近似公式，用于计算入射到人体模型/患者表面的光子数N_γ，以获得剂量统计不确定度δ。

$$N_\gamma = \frac{1}{\delta^2 \mu_{en}^{eff}} \frac{A_{beam}}{V_{voxel}} \qquad (30.16)$$

其中：

μ_{en}^{eff}是水中光电子有效线性能量吸收系数（有效，因为X射线数不是单能量的）；

A_{beam}是视野大小（射束面积）；

V_{voxel}是剂量计分体素体积。

尽管该表达式是针对单个射束，但也可用于估算多射束治疗计划情况下的光子总数，只要每个射束具有相似面积（能量）。然后，这个总数按照每个射束的监测单元数量的比例在射束间划分。

当采用相空间文件时，由于大小存储有限（当前实际限制约为2Gb），相空间文件中的粒子数量可能小于在体模或患者中达到预期不确定性所需的数量。例如，在2004年哥本哈根大学医院放射治疗部门对Varian加速器23EX进行的模拟中，2Gb的相空间文件包含大约6700万个历史记录。对于野大小为40cm × 40cm的6MV光子束，轨迹约3×10^9个（Jutemark, 2005），即相空间文件生成了这些粒子数量，表示过采样（即给定轨迹记录的重复使用）达45倍。

将相空间中的粒子进行循环以改善最终剂量计算的统计可能会产生不良影响。Sheikh–Bagheri和Rogers（2002）指出，如果相空间文件中的统计数据足以代表所有种类粒子（如光子、电子、初级粒子、散射粒子等），相空间可以循环80或90次。然而，如果不满足该条件，相空间中任何噪声都将通过系统传播，并且仍存在于体模或患者模拟中，不管在后续模拟中运行了多少次。Fix等（2004）讨论了相空间文件大小有限是如何引起所谓的系统误差的，也称为潜在或残余方差（Sempau等，2001；Fippel等，2003）。他们指出，这种局限性可以通过使用源模型来克服；他们推荐基于相空间数据的直方图源模型（Schach von Wittenau 等，1999）。通过从这样的直方图分布中采样粒子初始参数，就没有粒子被重复使用，从而减少了潜在误差。

30.3.5 基于蒙特卡罗模拟的治疗计划的实施

市场上可购买到的治疗计划系统中，第一个实现光子的蒙特卡罗（MC）模拟的是PEREGRINE代码（Nomos公司），它需要特定的硬件进行并行处理（Hartmann Siantar等，2001）。对于电子束，第一次商业应用是在Nucletron Oncentra/Masterplan系统中（Cygler等，2004，2005）。至今，已经开发了很多MC治疗计划和剂量验证系统。Brualla等（2017）总结了基于MC模拟的现有代码，有的用于患者治疗计划，有的用于验证其他算法计算的剂量分布（见表30.2）。

无论是对光子束还是对带电粒子束，这些代码中只有少数应用于商业系统。射束配置可以通过用户运行特定算法实现自动化，例如基于电子束的Varian Eclipse eMC系统（Fix等，2013）；也可以由制造商执行，例如基于电子束的Elekta XiO系统和基于光子束的Elekta Monaco系统。除了Brualla等（2017）引用的系统外，还有在Raysearch RayStation 上基于VMC++实现的电子束剂量计算系统（Kawrakow, 2001）。对于质子束，多年来，使用最广泛的算法是笔形束卷积/迭代算法（见第29.6.2.2节）。MC算法有许多优点（Paganetti, 2013），大多治疗计划公司现在提供的基于MC剂量计算，处理时间可接受（Saini等，2017；Lin等人，2017）。对于磁共振（MR）引导的放射治疗（见第14.4节），“传统”剂量计算算法无法正确计算磁场存在的影响；而使用基于蒙特卡罗算法要容易得多（Hissoiny等，2011a, 2011b；Wang等，2016；Ahmad等，2016；Malkov等，2019）。

最初科研开发的方差减少法在MC的临床应用中发挥了重要作用（参见第30.2.6.5节）。为提高效率，特别是用于放射治疗计划的MC模拟方法，采取了多种形式。最早的一个是MMC（Neuenschwander和Born，1992；Neuenschwander等，1995，1997；Fix等，2010），其使用预先计算的MC导出小球中的电子剂量分布，并将电子束治疗计划计算时间减少到几分钟。VMC方法，后来改进为VMC++（Kawrakow等，1996；Fippel, 1999；Kawrakow 和Fippel, 2000；Kawrakow, 2001），在患者的不同区域重复使用相同电子轨迹。这也被称为电子轨迹重复，并已被其他几个研究小组（Keall和Hoban, 1996a；Li等，2000；Ma等，2002）引用。超级MC（Keal和Hoban, 1996b；Keall等，1998）将光子束的卷积/迭代方法（见28.5节）与次级电子MC输运结合起来。图30.18表明，在肺-水模型中，VMC方法可以获得与EGS4代码（Nelson等，1985）几乎相同的结果，运行时间减少了约35倍。MDAH/Hogstrom笔形束算法（见第29章）的局限性已经清楚地显露出来。

DPM（Sempau等，2000）针对治疗计划计算进行了优化，其高效电子输运方案允许跨越不同介质边界的长距离输运（约5mm），在台式工作站上，在边长为1mm的128^3体素的水模型上模拟100万个10MeV电子的剂量大约需要3分钟。

Chetty等（2003）测试了DPM代码对于6MV和15MV 光子束的小野尺寸和非均质介质（水/肺/水）的准确性，使用BEAMnrc代码（Rogers等，1995）生成了Varian 21EX直线加速器的相空间文件。对于不均匀模体，DPM深度剂量计算误差在测量值1%范围内（基于均方根偏差）。肺内外深度相对剖面差异在内外束区平均在2%以内，表明DPM可以处理严重电子不平衡的区域。特殊MC治疗计划代码的开发者应该证明他们对辐射输运物理模型的修改不会在放射治疗中引入重大误差；Ma等（2005）对这些问题进行了详细的论述（另见AAPM 2007）。

30.3.6 基于蒙特卡罗模拟的患者剂量计算的特点

30.3.6.1 每个机器跳数的剂量

治疗计划系统的一个重要特征是能够计算将处方剂量输送到靶区所需的机器跳数（MUs）。如第27.3.1节所述，该功能现已通过显式或隐式内部校准过程集成到所有商用系统中。对于基于MC的治疗计划系统，方法是类似的，具有模拟存储在监测电离室中实际剂量的额外可能性。

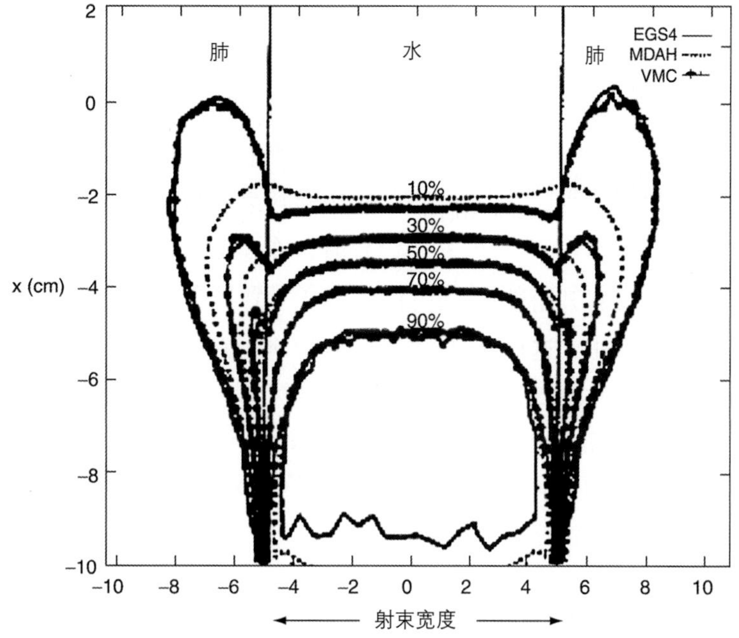

图 30.18　16MeV 电子 VMC 方法与 EGS4 和 MDAH/Hogstrom 笔形束算法（见第 29 章）的比较。人体模型由水和肺（0.26g/cm³）组成，肺区域边界与照射野的边缘重合（经许可引自：Kawrakow, I., Fippel, M., and Friedrich, K., Med. Phys., 23，445–457，1996.）

因此，第一步是射束的常规校准（见第19章），将电离室放置在参考深度，参考野尺寸为A_{ref}（通常为10cm × 10cm），并确定每个机器跳数的剂量（水），单位为Gy, D（A_{ref}）/MU。然后，从相空间平面开始，使用来自相空间文件的粒子，执行该精确几何形状和射束质量的MC模拟。该模拟产生每个粒子的D_{MC}（A_{ref}）（即从相空间文件运行的每个轨迹数）或D_{ref}（A_{ref}）/轨迹数，可以写成$D_{ref,\ MC/hist}$（A_{ref}）。然后可以推导出该光束质量的校准因子F_Q：

$$F_Q = \frac{D_{ref}(A_{ref})/MU}{D_{ref,MC/hist}(A_{ref})} \qquad (30.17)$$

该MC校准因子F_Q仅取决于射束质量（例如6MV光子或10MeV电子），并且具有每个机器跳数的粒子尺寸。现在模型被患者所取代，并且射野大小被调整到治疗计划中指定大小，比如A_{plan}。执行这种新情况的MC模拟，根据来自相空间文件的轨迹，在患者某个感兴趣位置P产生剂量D_P（A_{plan}）$_{MC/hist}$。每个机器跳数的剂量单位为Gy，由下式给出：

$$\frac{D_P(A_{plan})}{MU} = F_Q \times D_P(A_{plan})_{MC/hist}$$

或治疗机器上设置的MU监测单位的绝对剂量，单位为Gy：

$$D_P(A_{plan}) = MU \times F_Q \times D_P(A_{plan})_{MC/hist} \qquad (30.18)$$

Ma等（2004a）使用稍微不同的形式推导出一个等效表达式，并将其扩展到调强治疗。

公式30.18假设改变射野尺寸对监控电离室信号没有影响。然而，光子可以从准直器边缘（反向）散射到监测电离室（见第26.2.10节）。这可能导致监控电离室信号依赖于准直器边缘的设置，从而需要对公式30.17进行修正。Verhaegen等（2000）对Varian 2100C直线加速器6MV和10MV光子束进行了研究，发现与40cm × 40cm相比，0.5cm × 0.5cm准直器设置的反向散射会使监测室信号增加2%～3%。经验修正系数B_{mon}可定义为：

$$B_{mon}(A) = \frac{MU_{backscatter}(A_{ref})}{MU_{backscatter}(A)}$$

其中，$MU_{backscatter}$（A）是监测电离室信号（包括反向散射）与排除反向散射信号的比率，对于固定束流，磁场大小为A。因此，B在大准直器设置的1和非常小设置的大约1.03 之间变化。这就修改了公式30.18，变成了：

$$D_P(A_{\text{plan}}) = MU \times F_Q \times B_{\text{mon}}(A_{\text{plan}}) \times D_P(A_{\text{plan}})_{\text{MC/hist}} \quad (30.19)$$

如果从监测电离室上游的位置开始模拟，并自动将监测电离室响应包括在模拟中，这种反向散射问题将会消失，这是Popescu等（2005）采用的方法。他们开发了一种方法，将MU结合到MC模拟中，并可应用于开放和封闭区域的任何配置，包括强度调制计划。他们的方法将放射治疗直线加速器的监测电离室中记录的剂量与入射到靶中的粒子数和射野大小相关联。根据Popescu等（2005）的研究，位置（x, y, z）的（绝对）剂量单位为MU，计算公式如下：

$$D_{xyz,\text{abs}} = D_{xyz} \frac{\left(D_{\text{ch}}^{\text{forward}} + D_{\text{ch}}^{\text{back}}(10 \times 10)\right)}{\left(D_{\text{ch}}^{\text{forward}} + D_{\text{ch}}^{\text{back}}\right)} \frac{D_{xyz,\text{abs}}^{\text{cal}}}{D_{xyz}^{\text{cal}}} MU \quad (30.20)$$

其中：

D_{xyz}是以体素x、y、z表示的MC计算剂量（直线加速器其靶上每个入射电子的Gy）；

$D_{\text{ch}}^{\text{forwoad}}$是由射束从“上方”进入监测电离室（独立于准直器开口），模拟直线加速器监测电离室中的MC计算剂量（每个入射电子）；

$D_{\text{ch}}^{\text{back}}$是对应于粒子从主准直器反向散射时，从“下面”进入电离室的相同剂量；

$D_{\text{ch}}^{\text{back}}$（10′ 10）是对应于10cm × 10cm（参考）准直器开口的相同剂量；

$D_{\text{xyz,abs}}^{\text{cal}}$是参考设置（校准）的参考点处的绝对剂量（单位为Gy/MU）；

D_{xyz}^{cal}是在相同校准条件下MC计算的剂量（每个入射电子）。

Popescu等强调这个表达式非常简化，治疗设置的唯一量是$D_{\text{ch}}^{\text{back}}$和$D_{xyz}$。给出了以下数值例子：

对于6MV光子束，根据BEAMA模拟，入射粒子（即监测电离室下方没有准直器）$D_{\text{ch}}^{\text{forwoad}}$ =2.461 × 10^{-15} ± 0.7%Gy。一个10cm × 10cm野的BEAM_B模拟（即使用准直器）得出每个入射粒子的$D_{\text{ch}}^{\text{back}}$（10′ 10）=6.469 × 10^{-17} ± 1% Gy。这两个常数之和为D_{ch}（10′ 10），即一个电子击中靶时，在监测电离室中积累的剂量。同时，该入射电子导致每个入射粒子的剂量D_{xyz}^{cal} =9.522 × 10^{-17} ± 0.75% Gy沉积在水模体校准点（等中心，深度10cm）。这是使用2.5 × 10^8个轨迹的10cm × 10cm区域DOSXYZnrc校准运行的结果。剂量$D_{\text{xyz,abs}}^{\text{cal}}$ =0.774cGy/MU归属于该校准点。将这些值代入方程（8）（这里是方程30.20），我们得到机器跳数：

$$D_{xyz,\text{abs}} = D_{xyz} \frac{0.2053\,\text{Gy}}{\left(2.461 \times 10^{-15}\,\text{Gy} + D_{\text{ch}}^{\text{back}}\right)} MU$$

关于电子束，已经证明不规则电子辐照器形状的输出因子（见第24.7节）可以预测在2%以内或更好的结果（Kapur等，1998；Verhaegen等，2001）。

30.3.6.2 介质剂量或水剂量

基于MC的患者剂量计算的一个隐含特征是在实际介质中计算剂量（即获得乳腺组织剂量、肺剂量、骨剂量等）。这与大多数治疗计划系统中获得的结果不同，这些系统基于第28章中介绍的光子束算法和第29章中介绍的电子束算法，其中剂量是在类水状介质中的少量水来计算得到（根据密度缩放）。

当基于MC的治疗计划系统开始用于临床时，这个问题首次被提出，并且一直有争议和推荐的方法。自1900年左右放射治疗出现以来，临床放射肿瘤学家的所有经验都是基于水的剂量，虽然某些计算不完善（例如，见AAPM 2007）。随着其他辐射输运模拟方法的进一步发展（见第30.4节）和一些“经典”治疗计划系统中校正因素的整合，这个问题不再是基于MC治疗计划所特有的（见第27.3.2节）。

对于辐射输运模拟，如MC，需要知道组织的构成，到目前为止，没有方法来精确地划分组织类型；它只能以近似的方式从CT数据中得出（见第

32.4.1.3节）。然而，除了密质骨外，水和其他组织之间的差异很小。因此，就目前而言，简单报告治疗计划系统给出的剂量似乎是合理的，在用户已知范围内，应具体说明该剂量是针对水还是组织（Gladstone等，2016）。任何改变都需要经过全球放射治疗界的一致同意（AAPM 2020b）。

30.3.6.3　计算机硬件注意事项

已经有文献报道了可以在更短的执行时间内模拟光子束治疗计划的大量轨迹（10^8个数量级）。总模拟时间减少的一个原因是使用了为治疗计划情况定制的方差减少技术，如两阶段相空间文件方法、电子追踪重复或“宏观蒙特卡罗算法”（MMC）（见第30.3.5节）。一个重要因素是MC固有模拟的并行性；所有的轨迹都是完全相互独立的。这意味着所需的轨迹总数可以在许多独立的机器之间分配，并且模拟可以并行运算。每台机器都进行完整的模拟，必须在其上加载完整的软件系统。对于今天的个人电脑来说，这不是问题，即使对于大型、复杂和综合的代码系统，如MCNP、GEANT和EGSnrc，物理研究小组或放射治疗医疗机构可以购买大量的PC-CPUs并将其配置在“集群”中，其中一台PC充当服务器，将必要的输入或作业启动文件复制到集群中的每台PC上，同时复制不同随机数种子（参见30.2.6.1部分）以确保没有轨迹的重复。此后，集群中机器之间不需要通信。来自集群中每个CPU的计算结果与该机器上运行的轨迹次数成比例的权重相结合。例如，Seco等（2005）使用了一个Linux Beowulf集群，它由30个CPUs组成，平均速度为1.4GHz。已经获得了与集群中机器数量大致成比例的速度增加（Jutemark, 2005；Aarup, 2009）。

减少计算时间更有效的方法是开发MC治疗计划代码，该代码在所谓的图形处理单元或GPU上运行（Jia等，2013；Wang 等，2016）。在庞大计算图形行业的推动下，GPU成本极低，处理速度轻松超过PCs。然而，必须对MC剂量包进行重大修改，包括用特定用于GPU的编程语言代码重写和重新设计相应的模拟方案。读者可以参考Jia等（2013）对这一复杂主题的精彩概述。

30.3.7　基于蒙特卡罗模拟的患者剂量计算的展望

使用蒙特卡罗模拟计算用于治疗计划和验证的患者剂量分布在准确性方面具有明显优势，特别是在人体解剖结构不均匀的情况下。表30.2总结了为治疗计划设计的MC软件包（2017），这包括了用于外照射射束治疗计划的MC约25年的持续发展。然而，MC尚未进入广泛的临床应用（Brualla等，2017）。其中一个问题是，临床射束所有重要特征是否由每个用户针对临床特定加速器来完成，或者通用相空间文件或源模型是否可以用于特定类型加速器。国家癌症研究所的报告摘要（Fraass等，2003）、荷兰辐射剂量测定委员会的26号报告（NCS 2006）以及美国医学物理学家协会的报告TG-105和TG-157（AAPM 2007；2020a）讨论了限制MC在放射治疗计划中的临床应用的问题，并包含几项建议。这些报告的要点包括：

- 期望有一种程序能够促进来自制造商的准确MC 机器建模数据开发。
- 验证相空间模型/模拟加速器头几何形状的方法是可取的。
- 有必要研究MC剂量计算对机器设计不确定性、机器调整和已知加速器部件随时间变化的敏感性。
- 放射肿瘤学家应该如何使用这些更准确的剂量信息，应该对已经存在的临床并发症和局部控制数据的回顾性MC剂量评估。
- 方差减少技术和改进计算技术的研究，包括并行处理和去噪（Deasy等，2002；El Naqa等，2005）应得到保证。
- 需要将调强放射治疗（IMRT）实施技术改进引入到MC算法中，并将MC计算算法以时间有效方式集成到IMRT（见第37章）的逆计算/优化过程中。
- 对物理学家和医生进行关于MC原理和MC算法及其实现临床意义的教育是至关重要的。如果没有这样的努力，MC方法的潜在优越的准确性就有可能被不加批判地接受。

因为对电子从加速枪到目标靶建模很困难，

Frank, 2010）。该术语基于连续减速近似（CSDA），其中S_R是受限电子及辐射阻止本领。

e）因为不考虑光子或电子在离开A后重新进入V，所以边界条件为：

$$\Phi^{\gamma}_{\Omega,E}=0，\quad \Phi^{e}_{\Omega,E}=0 \text{ for } \hat{\Omega}\cdot \mathbf{da}<0$$

30.4.2 基于网格的玻尔兹曼方程求解器 –Acuros

玻尔兹曼输运方程不能通过解析方法求解，需要一个基于计算机的数值解。基于计算机的BTE求解器的第一个商业应用是由Varian公司在专用于近距离放射治疗的剂量计算算法Acuros的基础上实现的（Gifford等，2006；Zourari等，2010）。这是对Attila（Vassiliev等，2008）的特别改写，Attila最初是由Los Alamos 国家实验室开发的一种用于辐射输运分析的多用途代码，随后由Transpire Inc公司进行了改编[24]。使用这种方法进行近距离放射治疗的一个优点是比释动能分布的计算（即忽略电子输运）被认为是足以对吸收剂量分布进行估计。

对于MV光子束体外放射治疗，必须包括电子输运。这是对Vassiliev等（2010）编写的外照射放射治疗Attila代码的扩展和优化，被命名为Acuros XB，作为现有笔形波束AAA算法的替代方案，被应用到VarianEclipse治疗计划系统中（参见第28.5.6节）[25]。

图30.20总结了Acuros XB算法的主要步骤，其中源q的计算见第30.4.1.2c节。

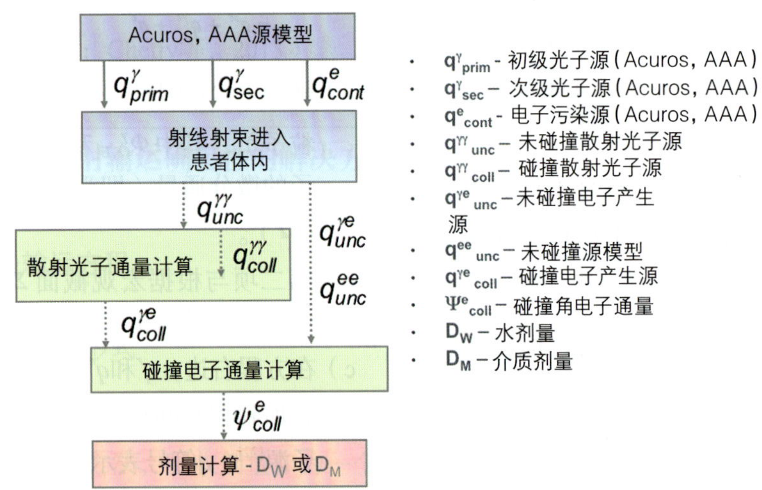

图 30.20 在基于网格的 Varian Acuros XB 算法中求解 Boltzmann 线性输运方程需考虑源的级联。术语“未碰撞”是指从加速器头发射的粒子与患者身体的第一次作用（焦点 + 焦点外）。（经 Varian. ™授权使用）

- 起始点是一个源模型，与AAA算法一样，是初级光子通量q^{γ}_{prim}、焦外光子通量q^{γ}_{sec}（见28.5.2.2部分）和污染电子通量q^{e}_{cont}（见第28.5.3.4部分）的解析表达。
- 第一步是光子和电子流在患者体内输运，患者体积用三维体素矩阵来描述，每个体素成分已知。
- 第二步是在每个体素中计算由初级（例如康普顿）相互作用（即未碰撞）$q^{\gamma\gamma}_{unc}$产生的散射光子通量，以及更高级散射光子（＜7）$q^{\gamma\gamma}_{coll}$通量。后者使用较粗网格。
- 第三步是计算来自初级光子的相互作用Ψ^{e}_{coll}、散射光子的相互作用（$q^{\gamma e}_{unc}$）和磁头污染电子（$q^{\gamma e}_{coll}$）的注量q^{ee}_{unc}。
- 最后一步是计算每个体素的吸收剂量，即所有电子注量贡献的总和乘以介质的质量电子阻止本领，假设介质是水或其他可从CT图像中得到原子成分的介质（见第27.3.2节和第30.3.6.2节）。

[24] Attila™还被用于核医学剂量计算（Mikell 等，2016）。

[25] 集成到 Brachyvision 治疗计划系统中的近距离放射治疗版本被命名为 Acuros BV。

需要注意的是，对于每个射束，只需重复第一步；以下所有步骤只执行一次。因此，与第28章和第29章中描述的叠加算法相比，Acuros算法对于涉及大量射束的计划更有效（见第30.4.3节）。

BTE数值解需要能量、空间位置和角度的某种形式的离散化。然后，对于每个相空间的元素，微分通量 $\Phi_{\Omega,E}$ 与相关宏观截面 Σ_s 相结合，产生每个源分量q。该离散化过程中涉及的元素数量对精度和计算时间有直接影响。因此，必须对解决方案进行优化。

能量多群近似（Lewis和Miller，1984；Daskalov等，2002）用于能量离散化。该方法的原理是将能量域分成G个宽度为 $\Delta E_g = E_g - E_{g-1}$ 的区间，其中E_G是谱的最大能量，$E_0=0$[26]。在每一组中，感兴趣的量，例如 $\Phi_{\Omega,E}$ 和 Σ_s，以及q，都是平均值，且可用上标g表示（见图30.21）。$\Sigma_s^{(g)}$ 可以预先计算。对于 $\Phi_{\Omega}^{(g)}$，如图30.21所示，需要根据相互作用体素的位置和方向 $\hat{\Omega}$（在图30.21中表示为“n”）来进一步离散化。

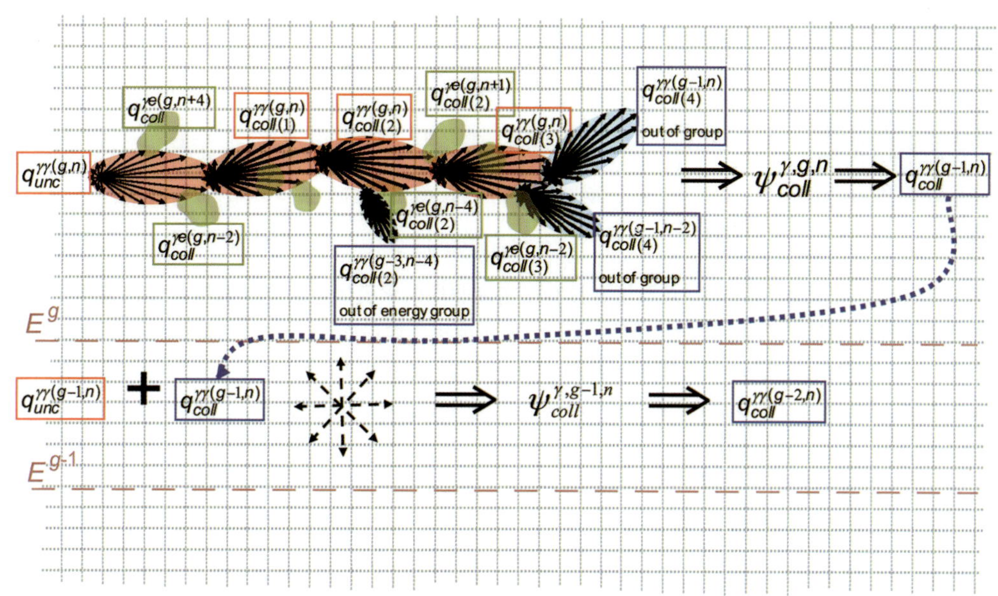

图 30.21　Acuros XB 基于网格输运模拟的迭代过程示意图。上面的线是能量组“g”。对于每个相空间元素（位置 xyz，能量 E^g，方向 n），未碰撞的光子散射源（第一次散射）用作 BTE 的输入；该解给出了更高阶 [例如，*coll*（1）；*coll*（2）；*coll*（3）；*coll*（4）] 的散射光子源，用作 BTE 解 [红色椭圆和（矩形）框] 和散射电子（绿色形状和框）输入。如果散射光子能量低于能量组“g”（蓝色椭圆和框）的下限，则用作较低能量组（例如 g–1）的输入。组合电子产生源 q_{coll}^{re}（绿色）随后被添加到初级散射电子源 q_{unc}^{re} 和污染电子源 q_{unc}^{ee} 中，以获得电子注量，并从该注量获得任一体素的吸收剂量（经 Varian™ 授权使用）

空间离散化是不均匀的。电子束内部网格分辨率更高。为了实现可变分辨率，使用所谓的（线性不连续）有限元方法，体素尺寸通常在1～3mm之间。在射束内部和半影区域中，每个输出网格体素须被至少8条首次散射光子或电子的射线轨迹穿过。

离散坐标法用于选择散射粒子的n个方向。方向数量取决于粒子和能量类型；从32～512不等。

重复图30.21所示的迭代过程，直到光子能量低于1keV，电子能量低于500keV（局部能量沉积）。当处理完所有相空间元素时，该过程停止。

30.4.3　Acuros基准

2010年，Vassiliev等使用原版的Acuros计算了一个由水、骨、肺和水构成的模型剂量分布。对于2.5～10cm的方形野的6MV和18MV光子束，以单位能量通量剂量表示的深度剂量和横向剂量分

[26]　原则上，对于光子 G=25，对于电子 G=49（取决于 Acuros 的特定版本）。

布，几乎与MC方法计算的结果一致（实际上，射野内剂量偏差总是小于局部剂量的1.5%）。在双核处理器上的计算速度小于5分钟，比MC模拟快很多。

在2011年，Bush等发布了首个商用Acuros（Acuros XB或AXB）软件。他们在低密度和正常密度的肺和骨模体上计算，并将该软件的结果、与Varian Eclipse平台的MC（EGSnrc）算法结果、各向异性算法（AAA）的结果进行比较。第28.5.6节中对各向异性算法（AAA）进行了详细介绍。发现Acuros XB和EGSnrc之间有很好的一致性，但正如AAA 基准测试预期的那样（见第28.5.6节），AAA算法对高能小野光子束在肺中的剂量计算偏高（见图30.22）。对水中10cm × 10cm的射束，Acuros XB的计算时间为110秒，而AAA 为6秒。

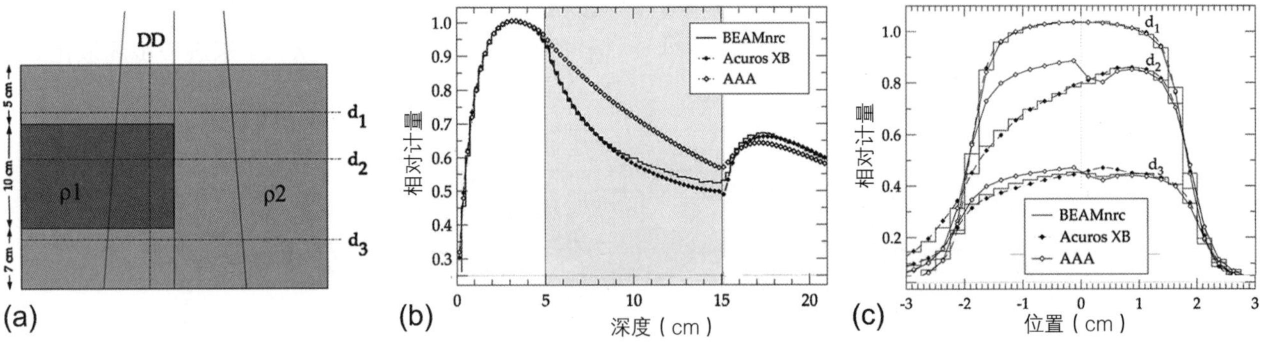

图 30.22 使用 EGSnrc、Acuros XB 和 AAA 算法在具有低密度非均匀水模体中深度 – 剂量曲线和离轴曲线的比较。模体如（a）所示，直线表示深度剂量（DD），如（b）所示，及（c）所示离轴曲线（d1、d2、d3）的计算。在特殊情况下（4cm × 4cm 的区域，密度为 0.1g/cm^3，能量为 18MV），EGSnrc 和 Acuros XB 间一致性很好，而 AAA 算法均未能给出准确结果［改编自：Bush, K., Gagne, I. M., Zavgorodni, S., Ansbacher, W., and Beckham, W., Med. Phys., 38（4），2208–2221，2011.］

AAA和Acuros XB之间的比较相对简单，因为这两种算法都是在相同计算机平台上实现的；它们甚至共享相同的源模型。因此，对这两种模型进行了更多比较，并将锥形束卷积（CCC）或MC算法或测量数据的结果进行补充，在接下来的几年里替代了其他简单或先进技术，如IMRT和VMAT（见第37章），包括立体定向放疗技术（见第40章）（Kan等，2013a）。这些技术通常涉及几何或解剖模型及临床病例（Fogliata等，2012；Han等，2011，2012，2013；Rana等，2013；Kan等，2013b；Tsuruta等，2014；Zhen等，2015；Guebert等，2018）。结论是，Acuros XB总是表现优异，产生的结果和MC 计算剂量分布非常相似。CCC算法给出了与AAA方法相当的结果，后者在大多数临床情况下都是准确的，但在涉及肺部情况下却高估了肿瘤覆盖范围（详见第28.5.6节）。

正如MC算法一样，对于Acuros XB，有必要为每个体素定义一种组织类型来得到其内部组成，并选择相关截面（见第32.4.1.3节）。这样，Acuros XB就可以报告模体中模体的剂量分布[27]或水的剂量分布[28]。Han等（2011）在由骨和肺组成的模体中比较了这两种方法；他们发现唯一显著的差异与骨材料吸收剂量有关，并建议选择剂量到模体选项（详见第27.3.2节）。

早期关于BTE基于网格的确定性求解器的一个疑虑是计算时间太长（Börgers，1998）。计算时间取决于离散化程度。随着Acuros XB的出现，通过比较发现，可以在剂量计算的准确性和速度之间找到一个很好的折中方案。

[27] 这是默认的选项。

[28] 第三种可能性是关闭不均匀性校正（即水中的水剂量）。

表 30.3　比较不同算法和技术的计算时间（分钟）。Acuros XB（AXB）算法在 3D-CRT 和 IMRT 中比 AAA 要慢，但在 VMAT 中比 AAA 要快得多。它也比 iPlan 治疗计划系统中的 MC 剂量计算（XVMC）快

	技术	AAA	AXB	CCC（Pinnacle）	XVMC（iPlan）
平板模型（Han等，2011）	6MV单一野（10cm × 10cm）	0.06	3.6	1.5	
头部模型（Han等，2012）	IMRT（9个野）	2.3	3.1		
	VMAT（2个弧）	16.0	4.2		
肺部模型（Han等，2013）	IMRT（9个野）	0.8	2.5		
	VMAT（2个弧）	16.0	4.2		
肺肿瘤模型（avg. for 10）（Fogliata等，2012）	CRT（4～5个野）	0.5	3.1		
	IMRT（6个野）	0.4	2.3		
	VMAT（2个弧）	15.8	3.4		
肺SBRT患者（avg. for 26）（Tsuruta等，2014）	CRT（6～7个野），PTV（cm^3）：23.9 ± 10.6	0.1	1.1		3.7

根据表30.3中显示的计算时间，可以看到，对于VMAT, Acuros XB明显优于AAA算法（通常被认为是速度最快的）。对于静态射束技术，它比AAA算法慢，与CCC基本相当。

基于网格的确定性BTE（GBTE）“求解器”在不考虑噪声统计时与MC随机算法原理基本相同。只要使用相同的基本物质数据（本质上是相互作用截面），对于MC方法和GBTE求解器，当数据趋于无穷大或相空间元素大小趋于零时，这两种方法应该趋于得到相同结果。对于光子束剂量计算，如果离散化得到优化，GBTE求解器就可以在速度和精度之间实现最佳的折中。据我们所知，对于电子和质子束，GBTE求解器尚未在商业系统中应用，因此，基于MC的方案仍然是最佳选择。

F 部分：参考文献

AAPM (American Association of Physicists in Medicine). Report 62. Quality assurance for clinical radiotherapy treatment planning. Task Group 53 – see Fraass et al. 1998.

AAPM. Report No 85. Tissue Inhomogeneity Corrections for Megavoltage Photon Beams. Task Group 65 – see Papanikolaou et al. 2004.

AAPM. Report 105. Issues associated with clinical implementation of Monte Carlo-based photon and electron external beam treatment planning. Task Group 105 – see Chetty et al. 2007.

AAPM. Report 97. In-air output ratio, S_c, for megavoltage photon beams. Task Group 74 – see Zhu et al. 2009.

AAPM. Report 258. Monitor unit calculations for external photon and electron beams. Task Group 71 – see Gibbons et al. 2014.

AAPM. Report 268. RECORDS: improved Reporting of montE CarlO RaDiation transport Studies. Task Group 268 - see Sechopoulos et al. 2018.

AAPM. Report 157. Beam modeling and beam model commissioning for Monte Carlo dose calculation-based radiation therapy treatment planning. Task Group 157 – 2020a see Ma et al. 2020.

AAPM. Report 329. Reference dose specification for dose calculations: dose-to-water or dose-to-muscle. Task Group 329 – 2020b see Kry et al. 2020.

Aarup (formerly Søndergaard), L. R. 2009. Optimisation and modelling of absorbed dose in breathing adapted radiotherapy. PhD, Copenhagen University Hospital.

Aarup, L. R., Nahum, A. E., Zacharatou, C., Juhler-Nøttrup, T., Knöös, T., Nyström, H. et al. The effect of different lung densities on the accuracy of various radiotherapy dose calculation methods: implications for tumour coverage. *Radiother. Oncol.* **91** (3):405–414, 2009. doi:10.1016/j.radonc.2009.01.008

Agostinelli, S., Allison, J., Amako, K., Apostolakis, J., Araujo, H., Arce, P. et al. Geant4 – a simulation toolkit. *Nucl. Instrum. Methods Phys. Res. A* **506** (3):250–303, 2003. doi:10.1016/S0168-9002(03)01368-8

Ahmad, S. B., Sarfehnia, A., Paudel, M. R., Kim, A., Hissoiny, S., Sahgal, A. et al. Evaluation of a commercial MRI Linac based Monte Carlo dose calculation algorithm with GEANT4. *Med. Phys.* **43** (2):894–907, 2016. doi:10.1118/1.4939808

Ahnesjö, A. Application of transform algorithms for calculation of absorbed dose in photon beams. In *Proc. VIIIth Int. Conf. on the Use of Computers in Radiation Therapy (ICCR), Toronto*, pp. 17-20. Los Alamos, CA: IEEE Computer Society Press, 1984.

Ahnesjö, A. Collapsed cone convolution of radiant energy for photon dose calculation in heterogeneous media. *Med. Phys.* **16** (4):577–592, 1989. doi:10.1118/1.596360

Ahnesjö, A. Analytic modeling of photon scatter from flattening filters in photon therapy beams. *Med. Phys.* **21** (8):1227–1235, 1994. doi:10.1118/1.597205

Ahnesjö, A., Andreo, P. and Brahme, A. Calculation and application of point spread functions for treatment planning with high energy photon beams. *Acta Oncol.* **26** (1):49–56, 1987. doi:10.3109/02841868709092978

Ahnesjö, A. and Mackie, R. Analytical description of Monte Carlo generated photon dose convolution kernels. In *Proceedings of the IXth International Conference on the Use of Computers in Radiation Therapy (ICCR)*, edited by I. A. D. Bruinvis, P. H. van der Giessen, H. H. van Kleffens and F. W. Wittkämper, pp. 197-200. North Holland: Elsevier Science Publishers BV, 1987.

Ahnesjö, A. and Andreo, P. Determination of effective bremsstrahlung spectra and electron contamination for photon dose calculations. *Phys. Med. Biol.* **34** (10):1451–1464, 1989. doi:10.1088/0031-9155/34/10/008

Ahnesjö, A. and Trepp, A. Acquisition of the effective lateral energy fluence distribution for photon beam dose calculations by convolution models. *Phys. Med. Biol.* **36** (7):973–985, 1991. doi:10.1088/0031-9155/36/7/006

Ahnesjö, A., Knöös, T. and Montelius, A. Application of the convolution method for calculation of output factors for therapy photon beams. *Med. Phys.* **19** (2):295–301, 1992a. doi:10.1118/1.596859

Ahnesjö, A., Saxner, M. and Trepp, A. A pencil beam model for photon dose calculation. *Med. Phys.* **19** (2):263–273, 1992b. doi:10.1118/1.596856

Ahnesjö, A., Weber, L., and Nilsson, P. Modeling transmission and scatter for photon beam attenuators. *Med. Phys.* **22** (11 Pt 1):1711–1720, 1995. doi:10.1118/1.597534

Ahnesjö, A. and Aspradakis, M. M. Dose calculations for external photon beams in radiotherapy. *Phys. Med. Biol.* **44** (11):R99–R155, 1999. doi:10.1088/0031-9155/44/11/201

Ahnesjö, A., Weber, L., Murman, A., Saxner, M., Thorslund, I. and Traneus, E. Beam modeling and verification of a photon beam multisource model. *Med. Phys.* **32** (6):1722–1737, 2005. doi:10.1118/1.1898485

Alexander, A., Deblois, F., Stroian, G., Al Yahya, K., Heath, E. and Seuntjens, J. MMCTP: a radiotherapy research environment for Monte Carlo and patient-specific treatment planning. *Phys. Med. Biol.* **52** (13):N297–N308, 2007. doi:10.1088/0031-9155/52/13/N03

Allison, J., Amako, K., Apostolakis, J., Arce, P., Asai, M., Aso, T., et al. Recent developments in Geant4. *Nucl. Instrum. Methods Phys. Res. A* **835**:186–225, 2016. doi:10.1016/j.nima.2016.06.125

Almberg, S. S., Frengen, J. and Lindmo, T. Monte Carlo study of in-field and out-of-field dose distributions from a linear accelerator operating with and without a flattening-filter. *Med. Phys.* **39** (8):5194–5203, 2012. doi:10.1118/1.4738963

Andreo, P. Monte Carlo techniques in medical radiation physics. *Phys. Med. Biol.* **36** (7):861–920, 1991. doi:10.1088/0031-9155/36/7/001

Andreo, P. Dose to 'water-like' media or dose to tissue in MV photons radiotherapy treatment planning: still a matter of debate. *Phys. Med. Biol.* **60** (1):309–337, 2015. doi:10.1088/0031-9155/60/1/309 Corrigendum: 10.1088/0031-9155/60/6/2619

Andreo, P., Burns, D. T., Nahum, E. E., Seuntjens, J. and Attix, F. H. *Fundamentals of Ionizing Radiation Dosimetry.* Weinheim: Wiley-VCH, 2017.

Arnfield, M. R., Siantar, C. H., Siebers, J., Garmon, P., Cox, L. and Mohan, R. The impact of electron transport on the accuracy of computed dose. *Med. Phys.* **27** (6):1266–1274, 2000. doi:10.1118/1.599004

Ayyangar, K. M. and Jiang, S. B. Do we need Monte Carlo treatment planning for linac based radiosurgery? A case study. *Med. Dosim.* **23** (3):161–168, 1998. doi:10.1016/S0958-3947(98)00012-0

Batho, H. F. Lung corrections in Cobalt 60 beam therapy. *J. Can. Assoc. Radiol.* **15**:79–83, 1964.

Battista, J. J. *Introduction to Megavoltage X-Ray Dose Computation Algorithms.* Boca Raton, FL: CRC Press. 2019.

Battista, J. J. and Sharpe, M. B. True three-dimensional dose computations for megavoltage x-ray therapy: a role for the superposition principle. *Australas. Phys. Eng. Sci. Med.* **15** (4):159–178, 1992.

Battista, J. J., Sharpe, M., Wong, E. and Van Dyk, J. A new classification scheme for photon beam dose algorithms. In *Proceedings of the XIIth International Conference on the Use of Computers in Radiation Therapy*, edited by D. D. Leavitt and G. Starkschall, pp. 29-42. Madison, WI: Medical Physics Publishing, 1997.

Bäumer, C., Geismar, D., Koska, B., Kramer, P. H., Lambert, J., Lemke, M. et al. Comprehensive clinical commissioning and validation of the RayStation treatment planning system for proton therapy with active scanning and passive treatment techniques. *Phys. Med.* **43**:15–24, 2017. doi:10.1016/j.ejmp.2017.09.136

Beaudoin, L. 1968. Analytical Approach to the Solution of the Dosimetry in Heterogeneous Media. MSc, University of Toronto.

Beaulieu, L., Carlsson, T. A., Carrier, J. F., Davis, S. D., Mourtada, F., Rivard, M. J. et al. Report of the Task Group 186 on model-based dose calculation methods in brachytherapy beyond the TG-43 formalism: current status and recommendations for clinical implementation. *Med. Phys.* **39** (10):6208–6236, 2012. doi:10.1118/1.4747264

Bedford, J. L., Childs, P. J., Nordmark, H. V., Mosleh-Shirazi, M. A., Verhaegen, F. and Warrington, A. P. Commissioning and quality assurance of the Pinnacle(3) radiotherapy treatment planning system for external beam photons. *Br. J. Radiol.* **76** (903):163–176, 2003. doi:10.1259/bjr/42085182

Belshi, R. 1995. Use Of Proton Beams for Conformal Radiotherapy of Intracranial Tumours. (Utilisation des faisceaux de protons pour la radiothérapie conformationnelle des tumeurs intracrâniennes). PhD, Université Paul Sabatier, Toulouse.

Bentley, R. E. and Milan, J. An interactive digital computer system for radiotherapy treatment planning. *Br. J. Radiol.* **44** (527):826–833, 1971. doi:10.1259/0007-1285-44-527-826

Berger, M. J. Monte Carlo calculation of the penetration and diffusion of fast charged particles. *Methods Comput. Phys.* **1**:135–215, 1963.

Bieda, M. R., Antolak, J. A. and Hogstrom, K. R. The effect of scattering foil parameters on electron-beam Monte Carlo calculations. *Med. Phys.* **28** (12):2527–2534, 2001. doi:10.1118/1.1420387

Bielajew, A. F. Efficiency, statistics and sampling. National Research Council of Canada, Ottawa, 1993.

Bielajew, A. F. Monte Carlo modelling in external electron beam radiotherapy – why leave it to chance? In *Proceedings of the XIth International Conference on the Use of Computers in Radiation Therapy (ICCR)*, edited by A. R. Hounsell, J. M. Wilkinson and P. C. Williams. Madison, WI: Medical Physics Publishing, 1994.

Bielajew, A. F. Some random thoughts on Monte Carlo electron and photon transport. In *Advanced Monte Carlo for Radiation Physics, Particle Transport Simulation and Applications. Proceedings of the Monte Carlo 2000 Conference, Lisbon*, edited by A. Kling, F. Barao, M. Nakagawa, L. Távora and P. Vaz, pp. 1–6. Berlin: Springer, 2001.

Bielajew, A. F. and Rogers, D. W. O. Variance-reduction techniques. In *Monte Carlo Transport of Electrons and Photons below 50 MeV*, edited by T. M. Jenkins, W. R. Nelson, A. Rindi, A. E. Nahum and D. W. O. Rogers, pp: 407–419. New York: Plenum Press, 1988.

BIR (British Institute of Radiology). *BJR Supplement 25. Central Axis Depth Dose Data for Use in Radiotherapy.* London, UK: BIR, 1996.

Bjärngard, B. E. On Fano's and O'Connor's theorems. *Radiat. Res.* **109** (2):184–189, 1987. doi:10.2307/3576945

Bjärngard, B. E., Tsai, J. S. and Rice, R. K. Attenuation in very narrow photon beams. *Radiat. Res.* **118** (2):195–200, 1989. doi:10.2307/3577436

Bloch, P. A unified electron/photon dosimetry approach. *Phys. Med. Biol.* **33** (3):373–377, 1988. doi:10.1088/0031-9155/33/3/008

Blomquist, M., Karlsson, M. and Karlsson, M. Test procedures for verification of an electron pencil beam algorithm implemented for treatment planning. *Radiother. Oncol.* **39** (3):271–286, 1996. doi:10.1016/0167-8140(96)01742-2

Börgers, C. Complexity of Monte Carlo and deterministic dose-calculation methods. *Phys. Med. Biol.* **43** (3):517–528, 1998. doi:10.1088/0031-9155/43/3/004

Bortfeld, T., Schlegel, W. and Rhein, B. Decomposition of pencil beam kernels for fast dose calculations in three-dimensional treatment planning. *Med. Phys.* **20** (2 Pt 1):311–318, 1993. doi:10.1118/1.597070

Bouchard, H. and Seuntjens, J. Applications of Monte Carlo to radiation dosimetry. In *Monte Carlo Techniques in Radiation Therapy*, edited by J. Seco and F. Verhaegen. Boca Raton, FL: Taylor and Francis, 2013.

Boudreau, C., Heath, E., Seuntjens, J., Ballivy, O. and Parker, W. IMRT head and neck treatment planning with a commercially available Monte Carlo based planning system. *Phys. Med. Biol.* **50** (5):879–890, 2005. doi:10.1088/0031-9155/50/5/012

Bourland, J. D. and Chaney, E. L. A finite-size pencil beam model for photon dose calculations in three dimensions. *Med. Phys.* **19** (6):1401–1412, 1992. doi:10.1118/1.596772

Boyd, R. A., Hogstrom, K. R., White, R. A. and Starkschall, G. Modelling pencil-beam divergence with the electron pencil-beam redefinition algorithm. *Phys. Med. Biol.* **46** (11):2841–2856, 2001a.

Boyd, R. A., Hogstrom, K. R. and Starkschall, G. Electron pencil-beam redefinition algorithm dose calculations in the presence of heterogeneities. *Med. Phys.* **28** (10):2096–2104, 2001b. doi:10.1118/1.1406521

Boyer, A. L. Shortening the calculation time of photon dose distributions in an inhomogeneous medium. *Med. Phys.* **11** (4):552–554, 1984. doi:10.1118/1.595526

Boyer, A. L. Relationship between attenuation coefficients and dose-spread kernels. *Radiat. Res.* **113** (2):235–242, 1988.

Boyer, A. L. and Mok, E. C. Photon beam modelling using Fourier transform techniques. In *Proc. VIIIth Int. Conf. on the Use of Computers in Radiation Therapy (ICCR), Toronto.* Los Alamos, CA: IEEE Computer Society Press, 1984.

Boyer, A. and Mok, E. A photon dose distribution model employing convolution calculations. *Med. Phys.* **12** (2):169–177, 1985. doi:10.1118/1.595772

Boyer, A. L., Wackwitz, R. and Mok, E. C. A comparison of the speeds of three convolution algorithms. *Med. Phys.* **15** (2):224–227, 1988. doi:10.1118/1.596254

Boyer, A. L., Zhu, Y. P., Wang, L. and Francois, P. Fast Fourier transform convolution calculations of x-ray isodose distributions in homogeneous media. *Med. Phys.* **16** (2):248–253, 1989. doi:10.1118/1.596375

Brahme, A., Lax, I. and Andreo, P. Electron beam dose planning using discrete Gaussian beams. Mathematical background. *Acta Radiol.Oncol* **20** (2):147–158, 1981. doi:10.3109/02841868109130436

Briesmeister, J. F. MCNP – a general Monte Carlo n-particle transport code, Version 4C. Los Alamos National Laboratory, Los Alamos, NM, 2000.

Brualla, L., Rodriguez, M. and Lallena, A. M. Monte Carlo systems used for treatment planning and dose verification. *Strahlenther. Onkol.* **193** (4):243–259, 2017.

Bruinvis, I. A. D. 1987. Electron Beams in Radiation Therapy. PhD, University of Amsterdam, Amsterdam. https://inis.iaea.org/collection/NCLCollectionStore/_Public/18/090/18090281.pdf

Bruinvis, I. A. D., Mathol, W. A. F. and Andreo, P. Inclusion of electron range straggling in the Fermi-Eyges multiple-scattering theory. *Phys. Med. Biol.* **34** (4):491–507, 1989. doi:10.1088/0031-9155/34/4/008

Buckley, L. A., Kawrakow, I. and Rogers, D. W. CSnrc: correlated sampling Monte Carlo calculations using EGSnrc. *Med. Phys.* **31** (12):3425–, 2004. doi:10.1118/1.1813891

Bueno, G., Déniz, O., Carrascosa, C. B., Delgado, J. M. and Brualla, L. Fast Monte Carlo simulation on a voxelized human phantom deformed to a patient. *Med. Phys.* **36** (11):5162–5174, 2009. doi:10.1118/1.3245877

Buffon, G. Essai d'arithmétique morale. In *Supplément, Tome IV, Histoire naturelle, générale et particulière, avec la description du Cabinet du Roi*, pp. 46–148. Paris: Imprimerie Royale, 1977.

Burns, J. E. Conversion of percentage depth doses for photon beams from one SSD to another and calculation of TAR, TMR and TPR. *Br. J. Radiol. Suppl* **17**:115–119, 1983a.

Burns, J. E. Definition of tissue–air ratio. *Br. J. Radiol. Suppl.* **17**:137–142, 1983b.

Bush, K., Popescu, I. A. and Zavgorodni, S. A technique for generating phase-space-based Monte Carlo beamlets in radiotherapy applications. *Phys. Med. Biol.* **53** (18):N337–N347, 2008a. doi:10.1088/0031-9155/53/18/N01

Bush, K., Townson, R. and Zavgorodni, S. Monte Carlo simulation of RapidArc radiotherapy delivery. *Phys. Med. Biol.* **53** (19):N359–N370, 2008b. doi:10.1088/0031-9155/53/19/N01

Bush, K., Gagne, I. M., Zavgorodni, S., Ansbacher, W. and Beckham, W. Dosimetric validation of Acuros XB with Monte Carlo methods for photon dose calculations. *Med. Phys.* **38** (4):2208–2221, 2011. doi:10.1118/1.3567146

Carlsson, A. K., Andreo, P. and Brahme, A. Monte Carlo and analytical calculation of proton pencil beams for computerized treatment plan optimization. *Phys. Med. Biol.* **42** (6):1033–1053, 1997. doi:10.1088/0031-9155/42/6/004

Carrasco, P., Jornet, N., Duch, M. A., Weber, L., Ginjaume, M., Eudaldo, T. et al. Comparison of dose calculation algorithms in phantoms with lung equivalent heterogeneities under conditions of lateral electronic disequilibrium. *Med. Phys.* **31** (10):2899–2911, 2004. doi:10.1118/1.1788932

Carrier, J. F., Archambault, L., Beaulieu, L. and Roy, R. Validation of GEANT4, an object-oriented Monte Carlo toolkit, for simulations in medical physics. *Med. Phys.* **31** (3):484–492, 2004. doi:10.1118/1.1644532

Cashmore, J. The characterization of unflattened photon beams from a 6 MV linear accelerator. *Phys. Med. Biol.* **53** (7):1933–1946, 2008. doi:10.1088/0031-9155/53/7/009

Cassell, K. J., Hobday, P. A. and Parker, R. P. The implementation of a generalised Batho inhomogeneity correction for radiotherapy planning with direct use of CT numbers. *Phys. Med. Biol.* **26** (5):825–833, 1981. doi:10.1088/0031-9155/26/5/002

Castellanos, M. E. and Rosenwald, J. C. Evaluation of the scatter field for high-energy photon beam attenuators. *Phys. Med. Biol.* **43** (2):277–290, 1998. doi:10.1088/0031-9155/43/2/005

Ceberg, C. P., Bjärngard, B. E. and Zhu, T. C. Experimental determination of the dose kernel in high-energy x-ray beams. *Med. Phys.* **23** (4):505–511, 1996. doi:10.1118/1.597807

Chamberland, E., Beaulieu, L. and Lachance, B. Evaluation of an electron Monte Carlo dose calculation algorithm for treatment planning. *J. Appl. Clin. Med. Phys.* **16** (3):4636, 2015. doi:10.1120/jacmp.v16i3.4636

Chandrasekaran, M. 2013. Monte-Carlo based Radiotherapy Treatment Planning – an Estimate of its Impact on Clinical Outcome. PhD, University of Liverpool.

Chaney, E. L., Cullip, T. J. and Gabriel, T. A. A Monte Carlo study of accelerator head scatter. *Med. Phys.* **21** (9):1383–1390, 1994. doi:10.1118/1.597194

Chen, G. T., Singh, R. P., Castro, J. R., Lyman, J. T. and Quivey, J. M. Treatment planning for heavy ion radiotherapy. *Int. J. Radiat. Oncol. Biol. Phys.* **5** (10):1809–1819, 1979. doi:10.1016/0360-3016(79)90564-9

Chetty, I. J., Charland, P. M., Tyagi, N., McShan, D. L., Fraass, B. A. and Bielajew, A. F. Photon beam relative dose validation of the DPM Monte Carlo code in lung-equivalent media. *Med. Phys.* **30** (4):563–573, 2003. doi:10.1118/1.1555671

Chetty, I. J., Curran, B., Cygler, J. E., DeMarco, J. J., Ezzell, G., Faddegon, B. A. et al. Report of the AAPM Task Group No. 105: Issues associated with clinical implementation of Monte Carlo-based photon and electron external beam treatment planning. *Med. Phys.* **34** (12):4818–4853, 2007. doi:10.1118/1.2795842

Chetty, I. J., Devpura, S., Liu, D., Chen, D., Li, H., Wen, N. W. et al. Correlation of dose computed using different algorithms with local control following stereotactic ablative radiotherapy (SABR)-based treatment of non-small-cell lung cancer. *Radiother. Oncol.* **109** (3):498–504, 2013. doi:10.1016/j.radonc.2013.10.012

Chui, C. S. and Mohan, R. Differential pencil beam dose computation model (Abstract). *Med. Phys.* **11**:392, 1984.

Chui, C. S. and Mohan, R. Off-center ratios for three-dimensional dose calculations. *Med. Phys.* **13** (3):409–412, 1986. doi:10.1118/1.595886

Chui, C. S. and Mohan, R. Extraction of pencil beam kernels by the deconvolution method. *Med. Phys.* **15** (2):138–144, 1988. doi:10.1118/1.596267

Clarkson, J. R. A note on depth doses in fields of irregular shape. *Br. J. Radiol.* **14** (164):265–268, 1941. doi:10.1259/0007-1285-14-164-265

Cunningham, J. R. Scatter-air ratios. *Phys. Med. Biol.* **17** (1):42–51, 1972. doi:10.1088/0031-9155/17/1/005

Cunningham, J. R. Keynote address: development of computer algorithms for radiation treatment planning. *Int. J. Radiat. Oncol. Biol. Phys.* **16** (6):1367–1376, 1983. doi:10.1016/0360-3016(89)90937-1

Cunningham, J. R., Shrivastava, P. N. and Wilkinson, J. M. Program IRREG – calculation of dose from irregularly shaped radiation beams. *Comput. Programs Biomed.* **2** (3):192–199, 1972. doi:10.1016/0010-468X(72)90029-3

Cygler, J., Battista, J. J., Scrimger, J. W., Mah, E. and Antolak, J. Electron dose distributions in experimental phantoms: a comparison with 2D pencil beam calculations. *Phys. Med. Biol.* **32** (9):1073–1086, 1987. doi:10.1088/0031-9155/32/9/001

Cygler, J. E., Daskalov, G. M., Chan, G. H. and Ding, G. X. Evaluation of the first commercial Monte Carlo dose calculation engine for electron beam treatment planning. *Med. Phys.* **31** (1):142–153, 2004. doi:10.1118/1.1633105

Cygler, J. E., Lochrin, C., Daskalov, G. M., Howard, M., Zohr, R., Esche, B. et al. Clinical use of a commercial Monte Carlo treatment planning system for electron beams. *Phys. Med. Biol.* **50** (5):1029–1034, 2005. doi:10.1088/0031-9155/50/5/025

Cygler, J. E. and Ding, D. X. Electrons: clinical considerations and applications. In *Monte Carlo Techniques in Radiation Therapy*, edited by J. Seco and F. Verhaegen, pp. 155–166. Boca Raton, FL: Taylor and Francis, 2013.

Daskalov, G. M., Baker, R. S., Rogers, D. W. and Williamson, J. F. Multigroup discrete ordinates modeling of ^{125}I 6702 seed dose distributions using a broad energy-group cross section representation. *Med. Phys.* **29** (2):113–124, 2002. doi:10.1118/1.1429238

Day, M. J. A note on the calculation of dose in x-ray fields. *Br. J. Radiol.* **23** (270):368–369, 1950. doi:10.1259/0007-1285-23-270-368

Day, M. J. and Aird, E. G. The equivalent-field method for dose determinations in rectangular fields. *Br. J. Radiol. Suppl.* **17**:105–114, 1983.

De Vlamynck, K., Palmans, H., Verhaegen, F., De Wagter, C., De Neve, W. and Thierens, H. Dose measurements compared with Monte Carlo simulations of narrow 6 MV multileaf collimator shaped photon beams. *Med. Phys.* **26** (9):1874–1882, 1999. doi:10.1118/1.598693

Deasy, J. O. A proton dose calculation algorithm for conformal therapy simulations based on Moliere's theory of lateral deflections. *Med. Phys.* **25** (4):476–483, 1998. doi:10.1118/1.598222

Deasy, J. O., Wickerhauser, M. V. and Picard, M. Accelerating Monte Carlo simulations of radiation therapy dose distributions using wavelet threshold de-noising. *Med. Phys.* **29** (10):2366–2373, 2002. doi:10.1118/1.1508112

Deasy, J. O., Blanco, A. I. and Clark, V. H. CERR: a computational environment for radiotherapy research. *Med. Phys.* **30** (5):979–985, 2003. doi:10.1118/1.1568978

DeMarco, J. J., Solberg, T. D. and Smathers, J. B. A CT-based Monte Carlo simulation tool for dosimetry planning and analysis. *Med. Phys.* **25** (1):1–11, 1998. doi:10.1118/1.598167

Deng, J., Jiang, S. B., Kapur, A., Li, J., Pawlicki, T. and Ma, C.-M. Photon beam characterization and modelling for Monte Carlo treatment planning. *Phys. Med. Biol.* **45** (2):411–427, 2000. doi:10.1088/0031-9155/45/2/311

Ding, G. X. An investigation of accelerator head scatter and output factor in air. *Med. Phys.* **31** (9):2527–2533, 2004. doi:10.1118/1.1784131

Ding, G. X., Cygler, J. E., Zhang, G. G. and Yu, M. K. Evaluation of a commercial three-dimensional electron beam treatment planning system. *Med. Phys.* **26** (12):2571–2580, 1999. doi:10.1118/1.598795

Ding, G. X., Duggan, D. M., Coffey, C. W., Shokrani, P. and Cygler, J. E. First macro Monte Carlo based commercial dose calculation module for electron beam treatment planning – new issues for clinical consideration. *Phys. Med. Biol.* **51** (11):2781–2799, 2006. doi:10.1088/0031-9155/51/11/007

Ding, G. X., Duggan, D. M., Lu, B., Hallahan, D. E., Cmelak, A., Malcolm, A. et al. Impact of inhomogeneity corrections on dose coverage in the treatment of lung cancer using stereotactic body radiation therapy. *Med. Phys.* **34** (7):2985–2994, 2007. doi:10.1118/1.2745923

Doolan, P. J., Alshaikhi, J., Rosenberg, I., Ainsley, C. G., Gibson, A., D'Souza, D. et al. A comparison of the dose distributions from three proton treatment planning systems in the planning of meningioma patients with single-field uniform dose pencil beam scanning. *J. Appl. Clin. Med. Phys.* **16** (1):4996, 2015. doi:10.1120/jacmp.v16i1.4996

Downes, P., Yaikhom, G., Giddy, J. P., Walker, D. W., Spezi, E. and Lewis, D. G. High-performance computing for Monte Carlo radiotherapy calculations. *Philos. Trans. A Math. Phys. Eng. Sci.* **367** (1897):2607–2617, 2009. doi:10.1098/rsta.2009.0028

Duderstadt, J. J. and Martin, W. R. *Transport Theory.* New York: Wiley, 1979.

Dunn, L., Lehmann, J., Lye, J., Kenny, J., Kron, T., Alves, A. et al. National dosimetric audit network finds discrepancies in AAA lung inhomogeneity corrections. *Phys. Med.* **31** (5):435–441, 2015. doi:10.1016/j.ejmp.2015.04.002

Dupont, S., Rosenwald, J. C. and Beauvais, H. Convolution calculations of dose in the buildup regions for high energy photon beams obliquely incident. *Med. Phys.* **21** (9):1391–1400, 1994. doi:10.1118/1.597195

Dutreix, A. and Briot, E. The development of a pencil-beam algorithm for clinical use at the Institut Gustave Roussy. In *The Computation of Dose Distributions in Electron Beam Radiotherapy*, edited by A. E. Nahum, pp. 242–270. Sweden: Umeå University, 1985.

Dutreix, A., Bjärngard, B. E., Bridier, A., Minjnheer, B., Shaw, J. E. and Svensson, H. *Monitor Unit Calculation for High Energy Photon Beams. ESTRO Booklet 3.* Leuven, Belgium: ESTRO, Garant Publishers, 1997. www.estro.org/binaries/content/assets/estro/school/publications/booklet_n3-physics-for-clinrt.pdf

Ebert, M. A. and Hoban, P. W. A model for electron-beam applicator scatter. *Med. Phys.* **22** (9):1419–1429, 1995. doi:10.1118/1.597415

El Barouky, J. 2011. Evaluation des algorithmes de calcul de dose pour les faisceaux d'électrons utilisés en radiothérapie. Comparaison aux mesures par films radiochromiques. PhD, Université Paris XI. https://tel.archives-ouvertes.fr/tel-00718649/document

El Khatib, E. and Battista, J. J. Improved lung dose calculation using tissue-maximum ratios in the Batho correction. *Med. Phys.* **11** (3):279–286, 1984. doi:10.1118/1.595495

El Naqa, I., Kawrakow, I., Fippel, M., Siebers, J. V., Lindsay, P. E., Wickerhauser, M. V. et al. A comparison of Monte Carlo dose calculation denoising techniques. *Phys. Med. Biol.* **50** (5):909–922, 2005. doi:10.1088/0031-9155/50/5/014

Endo, M., Koyama, H., Minohara, S-i., Miyahara, N., Tomura, H., Kanai, T. et al. HIPLAN A heavy ion treatment planning system at HIMAC. *Nippon Hoshasen Shuyo Gakkai-Shi* **8** (3):231–238, 1996. http://inis.iaea.org/search/search.aspx?orig_q=RN:28021426 doi:10.11182/jastro1989.8.231

ESTRO (European Society for Radiotherapy and Oncology). *Booklet No 3.* Monitor unit calculation for high energy photon beams – see Dutreix et al. 1997.

ESTRO. *Booklet No 6.* Monitor unit calculation for high energy photon beams-practical examples – see Mijnheer et al. 2001.

ESTRO. *Booklet No 7.* Quality Assurance of Treatment Planning Systems-Practical Examples for External Photon Beams – see Mijnheer et al. 2004.

Eyges, L. Multiple scattering with energy loss. *Phys. Rev.* **74** (10):1534–1535, 1948. doi:10.1103/PhysRev.74.1534

Faught, A. M., Davidson, S. E., Popple, R., Kry, S. F., Etzel, C., Ibbott, G. S. et al. Development of a flattening filter free multiple source model for use as an independent, Monte Carlo, dose calculation, quality assurance tool for clinical trials. *Med. Phys.* **44** (9):4952–4960, 2017. doi:10.1002/mp.12433

Feller, W. *An Introduction to Probability Theory and its Applications*, Vol. 1. 3rd Edition. New York: Wiley, 1967.

Fippel, M. Fast Monte Carlo dose calculation for photon beams based on the VMC electron algorithm. *Med. Phys.* **26** (8):1466–1475, 1999. doi:10.1118/1.598676

Fippel, M. Basics of Monte Carlo simulations. In *Monte Carlo Techniques in Radiation Therapy*, edited by J. Seco and F. Verhaegen, pp. 17–28. Boca Raton, FL: Taylor and Francis, 2013a.

Fippel, M. Variance reduction techniques. In *Monte Carlo Techniques in Radiation Therapy*, edited by J. Seco and F. Verhaegen, pp. 29–39. Boca Raton, FL: Taylor and Francis, 2013b.

Fippel, M., Haryanto, F., Dohm, O., Nüsslin, F. and Kriesen, S. A virtual photon energy fluence model for Monte Carlo dose calculation. *Med. Phys.* **30** (3):301–311, 2003. doi:10.1118/1.598676

Fix, M. K., Keall, P. J., Dawson, K. and Siebers, J. V. Monte Carlo source model for photon beam radiotherapy: photon source characteristics. *Med. Phys.* **31** (11):3106–3121, 2004. doi:10.1118/1.598676

Fix, M. K., Manser, P., Frei, D., Volken, W., Mini, R. and Born, E. J. An efficient framework for photon Monte Carlo treatment planning. *Phys. Med. Biol.* **52** (19):N425–N437, 2007. doi:10.1088/0031-9155/52/19/N01

Fix, M. K., Frei, D., Volken, W., Neuenschwander, H., Born, E. J. and Manser, P. Monte Carlo dose calculation improvements for low energy electron beams using eMC. *Phys. Med. Biol.* **55** (16):4577–4588, 2010. doi:10.1088/0031-9155/55/16/S11

Fix, M. K., Cygler, J., Frei, D., Volken, W., Neuenschwander, H., Born, E. J. et al. Generalized eMC implementation for Monte Carlo dose calculation of electron beams from different machine types. *Phys. Med. Biol.* **58** (9):2841–2859, 2013. doi:10.1088/0031-9155/58/9/2841

Fogliata, A., Nicolini, G., Vanetti, E., Clivio, A. and Cozzi, L. Dosimetric validation of the anisotropic analytical algorithm for photon dose calculation: fundamental characterization in water. *Phys. Med. Biol.* **51** (6):1421–1438, 2006. doi:10.1088/0031-9155/51/6/004

Fogliata, A., Vanetti, E., Albers, D., Brink, C., Clivio, A., Knöös, T. et al. On the dosimetric behaviour of photon dose calculation algorithms in the presence of simple geometric heterogeneities: comparison with Monte Carlo calculations. *Phys. Med. Biol.* **52** (5):1363–1385, 2007. doi:10.1088/0031-9155/52/5/011

Fogliata, A., Nicolini, G., Clivio, A., Vanetti, E. and Cozzi, L. Critical appraisal of Acuros XB and Anisotropic Analytic Algorithm dose calculation in advanced non-small-cell lung cancer treatments. *Int. J. Radiat. Oncol. Biol. Phys.* **83** (5):1587–1595, 2012. doi:10.1016/j.ijrobp.2011.10.078

Fox, C., Romeijn, H. E. and Dempsey, J. F. Fast voxel and polygon ray-tracing algorithms in intensity modulated radiation therapy treatment planning. *Med. Phys.* **33** (5):1364–1371, 2006. doi:10.1118/1.2189712

Fraass, B., Doppke, K., Hunt, M., Kutcher, G., Starkschall, G., Stern, R. et al. American Association of Physicists in Medicine Radiation Therapy Committee Task Group 53: quality assurance for clinical radiotherapy treatment planning. *Med. Phys.* **25** (10):1773–1829, 1998. doi:10.1118/1.598373

Fraass, B. A., Smathers, J. and Deye, J. Summary and recommendations of a National Cancer Institute workshop on issues limiting the clinical use of Monte Carlo dose calculation algorithms for megavoltage external beam radiation therapy. *Med. Phys.* **30** (12):3206–3216, 2003. doi:10.1118/1.1626990

François, P., Coste, F., Bonnet, J. and Caselles, O. Validation of reconstructed bremsstrahlung spectra between 6 MV and 25 MV from measured transmission data. *Med. Phys.* **24** (5):769–773, 1997. doi:10.1118/1.597998

Fuchs, H., Strobele, J., Schreiner, T., Hirtl, A. and Georg, D. A pencil beam algorithm for helium ion beam therapy. *Med. Phys.* **39** (11):6726–6737, 2012. doi:10.1118/1.4757578

Georg, D., Olofsson, J., Kunzler, T. and Karlsson, M. On empirical methods to determine scatter factors for irregular MLC shaped beams. *Med. Phys.* **31** (8):2222–2229, 2004. doi:10.1118/1.1767695

Gibbons, J. P., Antolak, J. A., Followill, D. S., Huq, M. S., Klein, E. E., Lam, K. L. et al. Monitor unit calculations for external photon and electron beams: Report of the AAPM Therapy Physics Committee Task Group No. 71. *Med. Phys.* **41** (3):031501, 2014. doi:10.1118/1.4864244

Gifford, K. A., Horton, J. L., Wareing, T. A., Failla, G. and Mourtada, F. Comparison of a finite-element multigroup discrete-ordinates code with Monte Carlo for radiotherapy calculations. *Phys. Med. Biol.* **51** (9):2253–2265, 2006. doi:10.1088/0031-9155/51/9/010

Gladstone, D. J., Kry, S. F., Xiao, Y. and Chetty, I. J. Dose specification for NRG radiation therapy trials. *Int. J. Radiat. Oncol. Biol. Phys.* **95** (5):1344–1345, 2016. doi:10.1016/j.ijrobp.2016.03.044

Goitein, M. A technique for calculating the influence of thin inhomogeneities on charged particle beams. *Med. Phys.* **5** (4):258–264, 1978. doi:10.1118/1.594507

Gómez, A., Mouriño, J. C., Carril, L. M., Martin, Z., Lezzi, D. and Rafanelli, R. B. R. M. Execution of Monte Carlo treatment verification on Cloud using COMPSs platform. In *Third European Workshop on Monte Carlo Treatment Planning, Sevilla*, pp. 186-189, 2012.

Goorley, J. T., James, M. R. and Both, T. E. Initial MCNP6 release overview. MCNP6 Version 1.0. Los Alamos National Laboratory, Los Alamos, NM, 2013.

Guebert, A., Conroy, L., Weppler, S., Alghamdi, M., Conway, J., Harper, L. et al. Clinical implementation of AXB from AAA for breast: plan quality and subvolume analysis. *J. Appl. Clin. Med. Phys.* **19** (3):243–250, 2018. doi:10.1002/acm2.12329

Habib, B., Poumarede, B., Tola, F. and Barthe, J. Evaluation of PENFAST – a fast Monte Carlo code for dose calculations in photon and electron radiotherapy treatment planning. *Phys. Med.* **26** (1):17–25, 2010. doi:10.1016/j.ejmp.2009.03.002

Han, K., Ballon, D., Chui, C. and Mohan, R. Monte Carlo simulation of a cobalt-60 beam. *Med. Phys.* **14** (3):414–419, 1987. doi:10.1118/1.596120

Han, T., Mikell, J. K., Salehpour, M. and Mourtada, F. Dosimetric comparison of Acuros XB deterministic radiation transport method with Monte Carlo and model-based convolution methods in heterogeneous media. *Med. Phys.* **38** (5):2651–2664, 2011. doi:10.1118/1.3582690

Han, T., Mourtada, F., Kisling, K., Mikell, J., Followill, D. and Howell, R. Experimental validation of deterministic Acuros XB algorithm for IMRT and VMAT dose calculations with the Radiological Physics Center's head and neck phantom. *Med. Phys.* **39** (4):2193–2202, 2012. doi:10.1118/1.3692180

Han, T., Followill, D., Mikell, J., Repchak, R., Molineu, A., Howell, R. et al. Dosimetric impact of Acuros XB deterministic radiation transport algorithm for heterogeneous dose calculation in lung cancer. *Med. Phys.* **40** (5):051710, 2013. doi:10.1118/1.4802216

Hartmann Siantar, C. L., Bergstrom, P. M., Chandler, W. P. and Chase, L. Lawrence Livermore National Laboratory's PEREGRINE project. In *Proceedings of the XIIth International Conference on the Use of Computers in Radiation Therapy*, edited by D. D. Leavitt and G. Starkschall, pp. 19–21. Madison, WI: Medical Physics Publishing, 1997.

Hartmann Siantar, C. L., Walling, R. S., Daly, T. P., Faddegon, B., Albright, N., Bergstrom, P. et al. Description and dosimetric verification of the PEREGRINE Monte Carlo dose calculation system for photon beams incident on a water phantom. *Med. Phys.* **28** (7):1322–1337, 2001. doi:10.1118/1.1381551

Hasenbalg, F., Neuenschwander, H., Mini, R. and Born, E. J. Collapsed cone convolution and analytical anisotropic algorithm dose calculations compared to VMC++ Monte Carlo simulations in clinical cases. *Phys. Med. Biol.* **52** (13):3679–3691, 2007. doi:10.1088/0031-9155/52/13/002

Heath, E., Seuntjens, J. and Sheikh-Bagheri, D. Dosimetric evaluation of the clinical implementation of the first commercial IMRT Monte Carlo treatment planning system at 6 MV. *Med. Phys.* **31** (10):2771–2779, 2004. doi:10.1118/1.1786172

Henry, W. H. Tissue–air ratio, peak scatter factor and consistency. *Phys. Med. Biol.* **19** (1):43–50, 1974. doi:10.1118/1.1786172

Higgins, P. D., Mihailidis, D. N., Khan, F. M., Lee, E. J. and Ahuja, A. S. Blocked field effects on collimator scatter factors. *Phys. Med. Biol.* **42** (12):2435–2447, 1997. doi:10.1088/0031-9155/42/12/010

Hirayama, S., Takayanagi, T., Fujii, Y., Fujimoto, R., Fujitaka, S., Umezawa, M. et al. Evaluation of the influence of double and triple Gaussian proton kernel models on accuracy of dose calculations for spot scanning technique. *Med. Phys.* **43** (3):1437–1450, 2016. doi:10.1118/1.4942386

Hissoiny, S., Ozell, B., Bouchard, H. and Després, P. GPUMCD: a new GPU-oriented Monte Carlo dose calculation platform. *Med. Phys.* **38** (2):754–764, 2011a. doi:10.1118/1.3539725

Hissoiny, S., Raaijmakers, A. J., Ozell, B., Després, P. and Raaymakers, B. W. Fast dose calculation in magnetic fields with GPUMCD. *Phys. Med. Biol.* **56** (16):5119–5129, 2011b. doi:10.1088/0031-9155/56/16/003

Hoban, P. W. Accounting for the variation in collision kerma-to-terma ratio in polyenergetic photon beam convolution. *Med. Phys.* **22** (12):2035–2044, 1995. doi:10.1118/1.597493

Hoban, P. W., Murray, D. C. and Round, W. H. Photon beam convolution using polyenergetic energy deposition kernels. *Phys. Med. Biol.* **39** (4):669–685, 1994. doi:10.1088/0031-9155/39/4/002

Hogstrom, K. R., Mills, M. D. and Almond, P. R. Electron beam dose calculations. *Phys. Med. Biol.* **26** (3):445–459, 1981. doi:10.1088/0031-9155/26/3/008

Hogstrom, K. R. and Steadham, M. S. Electron beam dose computation. In *Teletherapy: Present and Future, Proceedings of the 1996 AAPM Summer School*, edited by T. R. Mackie and J. Palta, pp. 137–174. College Park, MD: American Associations of Physicists in Medicine, 1996.

Holt, J. G., Laughlin, J. S. and Moroney, J. P. The extension of the concept of tissue-air ratios (TAR) to high-energy x-ray beams. *Radiology* **96** (2):437–446, 1970. doi:10.1148/96.2.437

Hong, L., Goitein, M., Bucciolini, M., Comiskey, R., Gottschalk, B., Rosenthal, S. et al. A pencil beam algorithm for proton dose calculations. *Phys. Med. Biol.* **41** (8):1305–1330, 1996. doi:10.1088/0031-9155/41/8/005

Huang, P. H., Kase, K. R. and Bjärngard, B. E. Reconstruction of 4-MV bremsstrahlung spectra from measured transmission data. *Med. Phys.* **10** (6):778–785, 1983. doi:10.1118/1.595356

Huizenga, H. and Storchi, P. R. Numerical calculation of energy deposition by broad high-energy electron beams. *Phys. Med. Biol.* **34** (10):1371–1396, 1989. doi:10.1088/0031-9155/34/10/003

Hyödynmaa, S. 1991. Implementations of the Generalised Gaussian Pencil Beam Algorithm for Three-dimensional Electron Beam Dose Planning. PhD, University of Kuopio, Espoo: Technical Research Centre of Finland. Publication 74.

IAEA (International Atomic Energy Agency). Absorbed dose determination in External Beam Radiotherapy, an international code of practice for dosimetry based on standards of absorbed doses to water. Vn12 (First issued 2000) IAEA Technical Report Series 398. Vienna: IAEA, 2006. www-naweb.iaea.org/nahu/DMRP/documents/CoP_V12_2006-06-05.pdf

ICRU (International Commission on Radiation Units and Measurements). Report 23. Measurement of absorbed doses in a phantom irradiated by a single beam of X or gamma rays. Bethesda, MD: ICRU, 1973. doi:10.1093/jicru/os12.2.Report23

ICRU. Report 24. Determination of absorbed dose in a patient irradiated by beams of X or gamma rays in radiotherapy procedures. Bethesda, MD: ICRU, 1976. doi:10.1093/jicru/os13.1.Report24

ICRU. Report 35. Radiation dosimetry: electron beams with energies between 1 and 50 MeV. Bethesda, MD: ICRU, 1984. doi:10.1093/jicru/os18.2.Report35

ICRU. Report 42. Use of computers in external beam radiotherapy procedures with high-energy photons and electrons. Bethesda, MD: ICRU, 1987. doi:10.1093/jicru/os22.1.Report42

ICRU. Report 71. Prescribing, recording, and reporting electron beam therapy. *J. ICRU* **4** (1), 2004. doi:10.1093/jicru/4.1.Report71

ICRU. Report 91. Prescribing, Recording, and Reporting of Stereotactic Treatments with Small Photon Beams. *J. ICRU* **14** (2), 2017. doi:10.1093/jicru/ndx017

IEC (International Electrotechnical Commission). IEC 61217:2011 Radiotherapy equipment – coordinates, movements and scales. (Also available as: BS EN 61217:2012.) Geneva: IEC, 2011.

Inaniwa, T., Kanematsu, N., Sato, S. and Kohno, R. A dose calculation algorithm with correction for proton-nucleus interactions in non-water materials for proton radiotherapy treatment planning. *Phys. Med. Biol.* **61** (1):67–89, 2016. doi:10.1088/0031-9155/61/1/67

IPEMB (Institute of Physics and Engineering in Medicine and Biology). Code of practice for electron dosimetry for radiotherapy beams of initial energy from 2 to 50 MeV based on an air kerma calibration – see Thwaites et al. 1996.

Islam, M. K. and Van Dyk, J. Effects of scatter generated by beam-modifying absorbers in megavoltage photon beams. *Med. Phys.* **22** (12):2075–2081, 1995. doi:10.1118/1.597650

Jaffray, D. A., Battista, J. J., Fenster, A. and Munro, P. X-ray sources of medical linear accelerators: focal and extra-focal radiation. *Med. Phys.* **20** (5):1417–1427, 1993. doi:10.1118/1.597106

Janssen, J. J., Riedeman, D. E., Morawska-Kaczynska, M., Storchi, P. R. and Huizenga, H. Numerical calculation of energy deposition by high-energy electron beams: III. Three-dimensional heterogeneous media. *Phys. Med. Biol.* **39** (9):1351–1366, 1994. doi:10.1088/0031-9155/39/9/004

Jelen, U. and Alber, M. A finite size pencil beam algorithm for IMRT dose optimization: density corrections. *Phys. Med. Biol.* **52** (3):617–633, 2007. doi:10.1088/0031-9155/52/3/006

Jeraj, R., Keall, P. J. and Ostwald, P. M. Comparisons between MCNP, EGS4 and experiment for clinical electron beams. *Phys. Med. Biol.* **44** (3):705–717, 1999. doi:10.1088/0031-9155/44/3/013

Jette, D. Electron beam dose calculations. In *Radiation Therapy Physics*, edited by A. R. Smith, pp. 95–121. Heidelberg, Germany: Springer-Verlag, 1995.

Jette, D. and Walker, S. Electron dose calculation using multiple-scattering theory: evaluation of a new model for inhomogeneities. *Med. Phys.* **19** (5):1241–1254, 1992. doi:10.1118/1.596756

Jia, X., Hissoiny, S. and Jiang, S. GPU based Monte Carlo simulation for radiotherapy dose calculation. In *Monte Carlo Techniques in Radiation Therapy*, edited by J. Seco and F. Verhaegen, pp. 283–294. Boca Raton, FL: Taylor and Francis, 2013.

Jiang, S. B., Boyer, A. L. and Ma, C.-M. Modeling the extrafocal radiation and monitor chamber backscatter for photon beam dose calculation. *Med. Phys.* **28** (1):55–66, 2001. doi:10.1118/1.1333747

Jiang, S. B., Kapur, A. and Ma, C.-M. Electron beam modeling and commissioning for Monte Carlo treatment planning. *Med. Phys.* **27** (1):180–191, 2000. doi:10.1118/1.598883

Johns, H. E. and Cunningham, J. R. *The Physics of Radiology.* 4th edition. Springfield, IL: Charles C. Thomas, 1983.

Johnsson, S. A. and Ceberg, C. P. Off-axis primary-dose measurements using a mini-phantom. *Med. Phys.* **24** (5):763–767, 1997. doi:10.1118/1.597997

Johnston, A. M. Unintended overexposure of a patient during radiotherapy treatment at the Edinburgh Cancer Centre, in September 2015. Edinburgh: Scottish Government, 2016. https://beta.gov.scot/publications/unintended-overexposure-patient-during-radiotherapy-treatment-edinburgh-cancer-centre-september/

Jones, A. O. and Das, I. J. Comparison of inhomogeneity correction algorithms in small photon fields. *Med. Phys.* **32** (3):766–776, 2005. doi:10.1118/1.1861154

Jursinic, P. A. Changes in incident photon fluence of 6 and 18 MV x rays caused by blocks and block trays. *Med. Phys.* **26** (10):2092–2098, 1999. doi:10.1118/1.598724

Jursinic, P. A. Measurement of head scatter factors of linear accelerators with columnar miniphantoms. *Med. Phys.* **33** (6):1720–1728, 2006. doi:10.1118/1.2201148

Jursinic, P. A. and Thomadsen, B. R. Measurements of head-scatter factors with cylindrical build-up caps and columnar miniphantoms. *Med. Phys.* **26** (4):512–517, 1999. doi:10.1118/1.598550

Jutemark, B. 2005. Monte Carlo Based Investigation of the Influence of Accelerator-head Geometry on Megavolt Photon Beam Quality in Radiotherapy. MSc, Lund University, Sweden.

Kalos, M. H. and Whitlock, P. A. *Monte Carlo Methods, Vol. I: Basics*. New York: Wiley, 1986.

Kan, M. W. K., Yu, P. K. N. and Leung, L. H. T. A Review on the Use of Grid-Based Boltzmann Equation Solvers for Dose Calculation in External Photon Beam Treatment Planning. *BioMed Res. Int.* Article ID 692874 6928, 10 pages, 2013a. doi:10.1155/2013/692874

Kan, M. W., Leung, L. H., So, R. W. and Yu, P. K. Experimental verification of the Acuros XB and AAA dose calculation adjacent to heterogeneous media for IMRT and RapidArc of nasopharygeal carcinoma. *Med. Phys.* **40** (3):031714, 2013b. doi:10.1118/1.4792308

Kappas, K. and Rosenwald, J. C. Inhomogeneity corrections when lateral dimensions are smaller than field dimensions. In *Proceedings of World Congress on Medical Physics and Biomedical Engineering, Hamburg*, 1982.

Kappas, K. and Rosenwald, J. C. Calcul des doses en radiothérapie en présence d'hétérogénéités de petites dimensions. *J. Eur. Radiother.* **6**:35–43, 1985. isis3d.free.fr/i3d/pages/articles/calhete.html

Kappas, K. and Rosenwald, J. C. A 3-D beam subtraction method for inhomogeneity correction in high energy X-ray radiotherapy. *Radiother. Oncol.* **5** (3):223–233, 1986a. doi:10.1016/S0167-8140(86)80052-4

Kappas, K. and Rosenwald, J. C. Theoretical and experimental analysis of scatter from inhomogeneous slabs in a ^{60}Co beam: the differential tissue-air ratio method (DTAR). *Phys. Med. Biol.* **31** (11):1211–1228, 1986b. doi:10.1088/0031-9155/31/11/003

Kappas, K. and Rosenwald, J. C. Analytic representation of the backscatter correction factor at the exit of high energy photon beams. *Radiother. Oncol.* **21** (2):128–134, 1991. doi:10.1016/0167-8140(91)90085-U

Kapur, A., Ma, C. M., Mok, E. C., Findley, D. O. and Boyer, A. L. Monte Carlo calculations of electron beam output factors for a medical linear accelerator. *Phys. Med. Biol.* **43** (12):3479–3494, 1998. doi:10.1088/0031-9155/43/12/007

Karlsson, M., Nyström, H. and Svensson, H. Photon beam characteristics on the MM50 racetrack microtron and a new approach for beam quality determination. *Med. Phys.* **20** (1):143–149, 1993. doi:10.1118/1.597162

Karzmark, C. J., Deubert, A. and Loevinger, R. Tissue phantom ratios – an aid to treatment planning (correspondence). *Br. J. Radiol.* **38** (446):158–159, 1965. doi:10.1259/0007-1285-38-446-158

Kase, K. R. and Nelson, W. R. *Concepts of Radiation Dosimetry*. Oxford: Pergamon Press, 1978.

Kawrakow, I. Accurate condensed history Monte Carlo simulation of electron transport. I. EGSnrc, the new EGS4 version. *Med. Phys.* **27** (3):485–498, 2000a. doi:10.1118/1.598917

Kawrakow, I. Accurate condensed history Monte Carlo simulation of electron transport. II. Application to ion chamber response simulations. *Med. Phys.* **27** (3):499–513, 2000b. doi:10.1118/1.598918

Kawrakow, I. VMC++ electron and photon Monte Carlo calculations optimized for radiation treatment planning. In *Advanced Monte Carlo for Radiation Physics, Particle Transport Simulation and Applications*, edited by A. Kling, F. J. C. Barão, M. Nakagawa, L. Távora and P. Vaz. Berlin: Springer, 2001.

Kawrakow, I., Fippel, M. and Friedrich, K. 3D electron dose calculation using a Voxel based Monte Carlo algorithm (VMC). *Med. Phys.* **23** (4):445–457, 1996. doi:10.1118/1.597673

Kawrakow, I. and Bielajew, A. F. On the condensed history technique for electron transport. *Nucl. Instrum. Methods Phys. Res. B* **142** (3):253–280, 1998a. doi:10.1016/S0168-583X(98)00274-2

Kawrakow, I. and Bielajew, A. F. On the representation of electron multiple elastic-scattering distributions for Monte Carlo calculations. *Nucl. Instrum. Methods Phys. Res. B* **134** (3):325–336, 1998b. doi:10.1016/S0168-583X(97)00723-4

Kawrakow, I. and Fippel, M. VMC++, a fast MC algorithm for radiation treatment planning. In *Proceedings of the XIIIth International Conference on the Use of Computers in Radiation Therapy*, edited by W. Schlegel and T. Bortfeld, pp. 126–128. Heidelberg: Springer, 2000.

Kawrakow, I., Mainegra-Hing, E., Rogers, D. W. O., Tessier, F. and Walters, B. R. B. The EGSnrc code system: Monte Carlo simulation of electron and photon transport. NRC Techinical Report PIRS-701. National Research Council of Canada, Ottawa 2019. nrc-cnrc.github.io/EGSnrc/doc/pirs701-egsnrc.pdf

Keall, P. and Hoban, P. Accounting for primary electron scatter in x-ray beam convolution calculations. *Med. Phys.* **22** (9):1413–1418, 1995. doi:10.1118/1.597623

Keall, P. J. and Hoban, P. W. Superposition dose calculation incorporating Monte Carlo generated electron track kernels. *Med. Phys.* **23** (4):479–485, 1996a. doi:10.1118/1.597679

Keall, P. J. and Hoban, P. W. Super-Monte Carlo: a 3-D electron beam dose calculation algorithm. *Med. Phys.* **23** (12):2023–2034, 1996b. doi:10.1118/1.597842

Keall, P. J., Hoban, P. W. and West, M. P. Super-Monte Carlo: a photon/electron dose calculation algorithm for radiotherapy. *Radiat. Phys. Chem.* **53** (3):275–281, 1998. doi:10.1016/S0969-806X(98)00109-1

Keall, P. J., Siebers, J. V., Arnfield, M., Kim, J. O. and Mohan, R. Monte Carlo dose calculations for dynamic IMRT treatments. *Phys. Med. Biol.* **46** (4):929–941, 2001. doi:10.1088/0031-9155/46/4/302

Khan, F. M. *The Physics of Radiation Therapy*. Baltimore: Williams and Wilkins, 1984.

Khan, F. M., Sewchand, W., Lee, J. and Williamson, J. F. Revision of tissue-maximum ratio and scatter-maximum ratio concepts for cobalt 60 and higher energy x-ray beams. *Med. Phys.* **7** (3):230–237, 1980. doi:10.1118/1.594648

Khan, F. M., Gerbi, B. J. and Deibel, F. C. Dosimetry of asymmetric x-ray collimators. *Med. Phys.* **13** (6):936–941, 1986. doi:10.1118/1.595822

Kim, S., Zhu, T. C. and Palta, J. R. An equivalent square field formula for determining head scatter factors of rectangular fields. *Med. Phys.* **24** (11):1770–1774, 1997. doi:10.1118/1.597963

Kim, S., Liu, C. R., Zhu, T. C. and Palta, J. R. Photon beam skin dose analyses for different clinical setups. *Med. Phys.* **25** (6):860–866, 1998. doi:10.1118/1.597963

Kimstrand, P., Tilly, N., Ahnesjö, A. and Traneus, E. Experimental test of Monte Carlo proton transport at grazing incidence in GEANT4, FLUKA and MCNPX. *Phys. Med. Biol.* **53** (4):1115–1129, 2008. doi:10.1088/0031-9155/53/4/020

Knight, R. T. and Mayles, W. P. An application of a computer spreadsheet to checking dose plans in radiotherapy planning. *Phys. Med. Biol.* **36** (5):655–658, 1991. doi:10.1088/0031-9155/36/5/009

Knöös, T. and Wittgren, L. Which depth dose data should be used for dose planning when wedge filters are used to modify the photon beam? *Phys. Med. Biol.* **36** (2):255–267, 1991. doi:10.1088/0031-9155/36/2/009

Knöös, T., Ceberg, C., Weber, L. and Nilsson, P. The dosimetric verification of a pencil beam based treatment planning system. *Phys. Med. Biol.* **39** (10):1609–1628, 1994. doi:10.1088/0031-9155/39/10/007

Knöös, T., Ahnesjö, A., Nilsson, P. and Weber, L. Limitations of a pencil beam approach to photon dose calculations in lung tissue. *Phys. Med. Biol.* **40** (9):1411–1420, 1995. doi:10.1088/0031-9155/39/10/007

Knöös, T., Wieslander, E., Cozzi, L., Brink, C., Fogliata, A., Albers, D. et al. Comparison of dose calculation algorithms for treatment planning in external photon beam therapy for clinical situations. *Phys. Med. Biol.* **51** (22):5785–5807, 2006. doi:10.1088/0031-9155/51/22/005

Korevaar, E. W., Akhiat, A., Heijmen, B. J. and Huizenga, H. Accuracy of the phase space evolution dose calculation model for clinical 25 MeV electron beams. *Phys. Med. Biol.* **45** (10):2931–2945, 2000. doi:10.1088/0031-9155/45/10/314

Krämer, M., Jäkel, O., Haberer, T., Kraft, G., Schardt, D. and Weber, U. Treatment planning for heavy-ion radiotherapy: physical beam model and dose optimization. *Phys. Med. Biol.* **45** (11):3299–3317, 2000. doi:10.1088/0031-9155/45/11/313

Krieger, T. and Sauer, O. A. Monte Carlo- versus pencil-beam-/collapsed-cone-dose calculation in a heterogeneous multi-layer phantom. *Phys. Med. Biol.* **50** (5):859–868, 2005. doi:10.1088/0031-9155/50/5/010

Kry, S. F., Vassiliev, O. N. and Mohan, R. Out-of-field photon dose following removal of the flattening filter from a medical accelerator. *Phys. Med. Biol.* **55** (8):2155–2166, 2010. doi:10.1088/0031-9155/55/8/003

Kry, S. F., Feygelman, V., Balter, P., Knoos, T., Ma, C. C., Snyder, M., et al. AAPM Task Group 329: Reference dose specification for dose calculations: dose-to-water or dose-to-muscle? *Med. Phys.* (Published on-line December 2019) 2020. doi:10.1002/mp.13995

Landau, L. On the energy loss of fast particles by ionisation. *J. Phys. (USSR)* **8**:201–205, 1944. doi:10.1016/B978-0-08-010586-4.50061-4

Langner, U. W., Eley, J. G., Dong, L. and Langen, K. Comparison of multi-institutional Varian ProBeam pencil beam scanning proton beam commissioning data. *J. Appl. Clin. Med. Phys.* **18** (3):96–107, 2017. doi:10.1002/acm2.12078

Langner, U. W., Mundis, M., Strauss, D., Zhu, M. and Mossahebi, S. A comparison of two pencil beam scanning treatment planning systems for proton therapy. *J. Appl. Clin. Med. Phys.* **19** (1):156–163, 2018. doi:10.1002/acm2.12235

Laplace, P. S. Théorie analytique des probabilités. In *Oeuvres complètes de Laplace*, Vol. 7, Part 2, pp. 365–366. Paris: L'Académie des Sciences, 1886.

Lax, I. Inhomogeneity corrections in electron-beam dose planning. Limitations with the semi-infinite slab approximation. *Phys. Med. Biol.* **31** (8):879–892, 1986. doi:10.1088/0031-9155/31/8/006

Lax, I. Accuracy in clinical electron beam dose planning using pencil beam algorithms. *Radiother. Oncol.* **10** (4):307–319, 1987. doi:10.1016/S0167-8140(87)80037-3

Lax, I., Brahme, A. and Andreo, P. Electron beam dose planning using Gaussian beams. Improved radial dose profiles. *Acta Radiol. Suppl.* **364**:49–59, 1983.

Lee, M., Nahum, A. E. and Webb, S. An empirical method to build up a model of proton dose distribution for a radiotherapy treatment-planning package. *Phys. Med. Biol.* **38** (7):989–998, 1993. doi:10.1088/0031-9155/38/7/009

Lee, P. C. Monte Carlo simulations of the differential beam hardening effect of a flattening filter on a therapeutic x-ray beam. *Med. Phys.* **24** (9):1485–1489, 1997. doi:10.1118/1.598037

Lewis, E. E. and Miller Jr, W. F. *Computational Methods of Neutron Transport*. New York: Wiley, 1984.

Lewis, R. D., Ryde, S. J., Hancock, D. A. and Evans, C. J. An MCNP-based model of a linear accelerator x-ray beam. *Phys. Med. Biol.* **44** (5):1219–1230, 1999. doi:10.1088/0031-9155/44/5/010

Li, H. S., Romeijn, H. E., Fox, C., Palta, J. R. and Dempsey, J. F. A computational implementation and comparison of several intensity modulated proton therapy treatment planning algorithms. *Med. Phys.* **35** (3):1103–1112, 2008. doi:10.1118/1.2836954

Li, J. and Zhu, T. C. Monte Carlo simulation of the effect of miniphantom on in-air output ratio. *Med. Phys.* **37** (10):5228–5237, 2010. doi:10.1118/1.3483782

Li, J. S., Pawlicki, T., Deng, J., Jiang, S. B., Mok, E. and Ma, C.-M. Validation of a Monte Carlo dose calculation tool for radiotherapy treatment planning. *Phys. Med. Biol.* **45** (10):2969–2985, 2000. doi:10.1088/0031-9155/45/10/316

Li, X. A. Peak scatter factors for high energy photon beams. *Med. Phys.* **26** (6):962–966, 1999. doi:10.1118/1.598489

Li, X. A. and Rogers, D. W. Electron mass scattering powers: Monte Carlo and analytical calculations. *Med. Phys.* **22** (5):531–541, 1995. doi:10.1118/1.597582

Li, X. A., Soubra, M., Szanto, J. and Gerig, L. H. Lateral electron equilibrium and electron contamination in measurements of head-scatter factors using miniphantoms and brass caps. *Med. Phys.* **22** (7):1167–1170, 1995. doi:10.1118/1.597508

Lin, L., Huang, S., Kang, M., Hiltunen, P., Vanderstraeten, R., Lindberg, J. et al. A benchmarking method to evaluate the accuracy of a commercial proton monte carlo pencil beam scanning treatment planning system. *J. Appl. Clin. Med. Phys.* **18** (2):44–49, 2017. doi:10.1002/acm2.12043

Lindeberg, J. W. Eine neue Herleitung des Exponentialgesetzes in der Wahrscheinlichkeitrechnung. *Math. Z.* **15**:211–225, 1922. doi:10.1007/BF01494395

Liu, H. H., Mackie, T. R. and McCullough, E. C. Calculating output factors for photon beam radiotherapy using a convolution/superposition method based on a dual source photon beam model. *Med. Phys.* **24** (12):1975–1985, 1997a. doi:10.1118/1.598111

Liu, H. H., Mackie, T. R. and McCullough, E. C. A dual source photon beam model used in convolution/superposition dose calculations for clinical megavoltage x-ray beams. *Med. Phys.* **24** (12):1960–1974, 1997b. doi:10.1118/1.598110

Liu, H. H., Mackie, T. R. and McCullough, E. C. Calculating dose and output factors for wedged photon radiotherapy fields using a convolution/superposition method. *Med. Phys.* **24** (11):1714–1728, 1997c. doi:10.1118/1.597959

Liu, H. H., Mackie, T. R. and McCullough, E. C. Correcting kernel tilting and hardening in convolution/superposition dose calculations for clinical divergent and polychromatic photon beams. *Med. Phys.* **24** (11):1729–1741, 1997d. doi:10.1118/1.597960

Liu, H. H., Mackie, T. R. and McCullough, E. C. Modeling photon output caused by backscattered radiation into the monitor chamber from collimator jaws using a Monte Carlo technique. *Med. Phys.* **27** (4):737–744, 2000. doi:10.1118/1.598936

Lopez Medina, A., Teijeiro, A., Garcia, J., Esperon, J., Terron, J. A., Ruiz, D. P., et al. Characterization of electron contamination in megavoltage photon beams. *Med. Phys.* **32** (5):1281–1292, 2005. doi:10.1118/1.1895793

Lovelock, D. M., Chui, C. S. and Mohan, R. A Monte Carlo model of photon beams used in radiation therapy. *Med. Phys.* **22** (9):1387–1394, 1995. doi:10.1118/1.597620

Lu, L. Dose calculation algorithms in external beam photon radiation therapy. *Int. J. Cancer Ther. Oncol.* **1** (2):01025, 2013. doi:10.14319/ijcto.0102.5

Lulu, B. A. and Bjärngard, B. E. Batho's correction factor combined with scatter summation. *Med. Phys.* **9** (3):372–377, 1982. doi:10.1118/1.595174

Lüscher, M. A portable high-quality random number generator for lattice field theory simulations. *Comput. Phys. Commun.* **79**:100–110, 1994. doi:10.1016/0010-4655(94)90232-1

Ma, C.-M. and Nahum, A. E. Calculation of absorbed dose ratios using correlated Monte Carlo sampling. *Med. Phys.* **20** (4):1189–1199, 1993. doi:10.1118/1.597163

Ma, C.-M. and Rogers, D. W. O. *Beam Characterization: A Multiple-Source Model.* Ottawa: NRCC, 1995.

Ma, C.-M., Faddegon, B. A., Rogers, D. W. and Mackie, T. R. Accurate characterization of Monte Carlo calculated electron beams for radiotherapy. *Med. Phys.* **24** (3):401–416, 1997. doi:10.1118/1.597908

Ma, C.-M. and Jiang, S. B. Monte Carlo modelling of electron beams from medical accelerators. *Phys. Med. Biol.* **44** (12):R157–R189, 1999. doi:10.1088/0031-9155/44/12/201

Ma, C.-M., Li, J. S., Pawlicki, T., Jiang, S. B., Deng, J., Lee, M. C. et al. A Monte Carlo dose calculation tool for radiotherapy treatment planning. *Phys. Med. Biol.* **47** (10):1671–1689, 2002. doi:10.1088/0031-9155/47/10/305

Ma, C.-M., Price, R. A., Jr., Li, J. S., Chen, L., Wang, L., Fourkal, E. et al. Monitor unit calculation for Monte Carlo treatment planning. *Phys. Med. Biol.* **49** (9):1671–1687, 2004. doi:10.1088/0031-9155/49/9/006

Ma, C.-M., Li, J. S., Jiang, S. B., Pawlicki, T., Xiong, W., Qin, L. H. et al. Effect of statistical uncertainties on Monte Carlo treatment planning. *Phys. Med. Biol.* **50** (5):891–907, 2005. doi:10.1088/0031-9155/50/5/013

Ma, C.-M. and Li, J. Dose specification for radiation therapy: dose to water or dose to medium? *Phys. Med. Biol.* **56** (10):3073–3089, 2011. doi:10.1088/0031-9155/56/10/012

Ma, C. M. C., Chetty, I. J., Deng, J., Faddegon, B., Jiang, S. B., Li, J., et al. Beam modeling and beam model commissioning for Monte Carlo dose calculation-based radiation therapy treatment planning: Report of AAPM Task Group 157. *Med. Phys.* **47** (1):e1–e18, 2020. doi:10.1002/mp.13898

Mackie, T. R. Applications of the Monte Carlo method in radiotherapy. In *Dosimetry of Ionising Radiation.* Vol. III, edited by K. Kase, B. Bjaùrngard and F. H. Attix, pp. 541–620. New York: Academic Press, 1990.

Mackie, T. R. and Scrimger, J. W. Computing radiation dose for high energy x-rays using a convolution method. In *Proc. VIIIth Int. Conf. on the Use of Computers in Radiation Therapy (ICCR), Toronto*, pp. 36–40. Los Alamos, CA: IEEE Computer Society Press, 1984.

Mackie, T. R., Scrimger, J. W. and Battista, J. J. A convolution method of calculating dose for 15-MV x rays. *Med. Phys.* **12** (2):188–196, 1985. doi:10.1118/1.595774

Mackie, T. R., Ahnesjö, A., Dickof, P., and Snider, A. Development of a convolution/superposition method for photon beams. In *The Use of Computers in Radiation Therapy*, edited by I. A. D. Bruinvis, P. H. van der Giessen, H. H. van Kleffens and F. W. Wittkämper. North Holland: Elsevier Science Publishers BV, 1987.

Mackie, T. R., Bielajew, A. F., Rogers, D. W. and Battista, J. J. Generation of photon energy deposition kernels using the EGS Monte Carlo code. *Phys. Med. Biol.* **33** (1):1–20, 1988. doi:10.1088/0031-9155/33/1/001

Mackie, T. R., Reckwerdt, P. J. and Papanikolaou, N. 3-D photon beam dose algorithms. In *3-D Radiation Treatment Planning and Conformal Therapy*, edited by J. A. Purdy and B. Emami, pp. 201-222. Madison, WI: Medical Physics Publishing, 1995.

Mackie, T. R., Reckwerdt, P., McNutt, T., Gehring, M. and Sanders, C. Photon beam dose computations. In *Teletherapy: Present and Future, Proceedings of the 1996 AAPM Summer School*, edited by T. R. Mackie and J. Palta, pp. 103–135. College Park, MD: American Associations of Physicists in Medicine, 1996.

Magaddino, V., Manser, P., Frei, D., Volken, W., Schmidhalter, D., Hirschi, L. et al. Validation of the Swiss Monte Carlo Plan for a static and dynamic 6 MV photon beam. *Z. Med. Phys.* **21** (2):124–134, 2011. doi:10.1016/j.zemedi.2010.10.010.

Mah, E., Antolak, J., Scrimger, J. W. and Battista, J. J. Experimental evaluation of a 2D and 3D electron pencil beam algorithm. *Phys. Med. Biol.* **34** (9):1179–1194, 1989. doi:10.1016/j.zemedi.2010.10.010

Malkov, V. N., Hackett, S. L., van Asselen, B., Raaymakers, B. W. and Wolthaus, J. W. H. Monte Carlo simulations of out-of-field skin dose due to spiralling contaminant electrons in a perpendicular magnetic field. *Med. Phys.* **46** (3):1467–1477, 2019. doi:10.1002/mp.13392

Marsaglia, G., Zaman, A. and Tsang, W. W. Toward a universal random number generator. *Stat. Probab. Lett.* **8**:35–39, 1990. doi:10.1016/0167-7152(90)90092-L

Marsaglia, G. and Zaman, A. A new class of random number generators. *Ann. Appl. Probab.* **1**:462–480, 1991. www.jstor.org/stable/2959748

Mayneord, W. V. and Lamerton, L. F. A survey of depth dose data. *Br. J. Radiol.* **14** (164):255–264, 1941. doi:10.1259/0007-1285-14-164-255

McCracken, D. D. The Monte Carlo method. *Sci. Am.* **192**:90–96, 1955. www.jstor.org/stable/24944647

McDermott, P. N. The physical basis for empirical rules used to determine equivalent fields for phantom scatter. *Med. Phys.* **25** (11):2215–2219, 1998. doi:10.1118/1.598420

McDermott, P. N. *Tutorials in Radiotherapy Physics. Advanced Topics with Problems and Solutions.* Boca Raton, FL: CRC Press, 2016.

Metcalfe, P. E., Hoban, P. W., Murray, D. C. and Round, W. H. Beam hardening of 10 MV radiotherapy x-rays: analysis using a convolution/superposition method. *Phys. Med. Biol.* **35** (11):1533–1549, 1990. doi:10.1088/0031-9155/35/11/008

Metropolis, N. and Ulam, S. The Monte Carlo method. *J. Am. Stat. Assoc.* **44** (247):335–341, 1949. doi:10.1080/01621459.1949.10483310

Miften, M., Wiesmeyer, M., Monthofer, S. and Krippner, K. Implementation of FFT convolution and multigrid superposition models in the FOCUS RTP system. *Phys. Med. Biol.* **45** (4):817–833, 2000. doi:10.1088/0031-9155/45/4/301

Mijnheer, B., Bridier, A., Garibaldi, C., Torzsok, K. and Venselaar, J. *Monitor Unit Calculation for High Energy Photon Beams – Practical Examples. ESTRO Booklet No 6.* Leuven, Belgium: ESTRO, Garant Publishers, 2001. www.estro.org/binaries/content/assets/estro/school/publications/booklet-6---monitor-unit-calculation-for-high-energy-photon-beams---practical-examples.pdf

Mijnheer, B., Olszewska, A., Fiorino, C., Hartmann, G., Knöös, T., Rosenwald, J. C. et al. *Quality Assurance of Treatment Planning Systems – Practical Examples for External Photon Beams. ESTRO Booklet No. 7.* Leuven, Belgium: ESTRO, Garant Publishers, 2004.

Mikell, J., Cheenu, K. S., Wareing, T., Erwin, W. D., Titt, U. and Mourtada, F. Evaluation of a deterministic grid-based Boltzmann solver (GBBS) for voxel-level absorbed dose calculations in nuclear medicine. *Phys. Med. Biol.* **61** (12):4564–4582, 2016. doi:10.1088/0031-9155/61/12/4564

Milan, J. and Bentley, R. E. The storage and manipulation of radiation dose data in a small digital computer. *Br. J. Radiol.* **47** (554):115–121, 1974. doi:10.1259/0007-1285-47-554-115

Mohan, R. Monte Carlo simulation of radiation treatment machine heads. In *Monte Carlo Transport of Electrons and Photons below 50 MeV*, edited by T. M. Jenkins, W. R. Nelson, A. Rindi, A. E. Nahum and D. W. O. Rogers, pp.453-468. New York: Plenum Press, 1988.

Mohan, R. Why Monte Carlo? In *Proceedings of the XIIth International Conference on the Use of Computers in Radiation Therapy*, edited by D. D. Leavitt and G. Starkschall, pp. 16–18. Madison, WI: Medical Physics Publishing, 1997.

Mohan, R., Chui, C. and Lidofsky, L. Energy and angular distributions of photons from medical linear accelerators. *Med. Phys.* **12** (5):592–597, 1985. doi:10.1118/1.595680

Mohan, R. and Chui, C. S. Validity of the concept of separating primary and scatter dose. *Med. Phys.* **12** (6):726–730, 1985. doi:10.1118/1.595655

Mohan, R., Chui, C. and Lidofsky, L. Differential pencil beam dose computation model for photons. *Med. Phys.* **13** (1):64–73, 1986. doi:10.1118/1.595924

Mohan, R. and Chui, C. S. Use of fast Fourier transforms in calculating dose distributions for irregularly shaped fields for three-dimensional treatment planning. *Med. Phys.* **14** (1):70–77, 1987. doi:10.1118/1.596097

Mora, G., Pawlicki, T., Maio, A. and Ma, C.-M. Effect of voxel size on Monte Carlo dose calculations for radiotherapy treatment planning. In *Advanced Monte Carlo for Radiation Physics, Particle Transport Simulation and Applications. Proceedings of the Monte Carlo 2000 Conference, Lisbon*, edited by A. Kling, F. Barao, M. Nakagawa, L. Taïvora and P. Vaz, pp.549-554. Berlin: Springer, 2001.

Morawska-Kaczynska, M. and Huizenga, H. Numerical calculation of energy deposition by broad high-energy electron beams: II. Multilayered geometry. *Phys. Med. Biol.* **37** (11):2103–2116, 1992. doi:10.1088/0031-9155/37/11/007

Mukumoto, N., Tsujii, K., Saito, S., Yasunaga, M., Takegawa, H., Yamamoto, T. et al. A preliminary study of in-house Monte Carlo simulations: an integrated Monte Carlo verification system. *Int. J. Radiat. Oncol. Biol. Phys.* **75** (2):571–579, 2009. doi:10.1088/0031-9155/37/11/007

Myler, U. and Szabo, J. J. Dose calculation along the nonwedged direction for externally wedged beams: improvement of dosimetric accuracy with comparatively moderate effort. *Med. Phys.* **29** (5):748–754, 2002. doi:10.1118/1.1470501

Nahum, A. E. 1976. Calculations of Electron Flux Spectra in Water Irradiated with Megavoltage Electron and Photon Beams with Applications to Dosimetry. PhD, University of Edinburgh. www.era.lib.ed.ac.uk/handle/1842/17774

Nahum, A. E. The MDAH pencil-beam algorithm. In *The Computation of Dose Distributions in Electron Beam Radiotherapy*, edited by A. E. Nahum, pp. 151–184. Sweden: Umeå University, 1985.

Nahum, A. E. Overview of photon and electron Monte Carlo. In *Monte Carlo Transport of Electrons and Photons below 50 MeV*, edited by T. M. Jenkins, W. R. Nelson, A. Rindi, A. E. Nahum and D. W. O. Rogers, pp. 3–20. New York: Plenum Press, 1988.

Nahum, A. E. Condensed-history Monte-Carlo simulation for charged particles: what can it do for us? *Radiat. Environ. Biophys.* **38** (3):163–173, 1999. doi:10.1007/s004110050152

Nahum, A. E. and Brahme, A. Electron depth-dose distributions in uniform and nonuniform media. In *The Computation of Dose Distributions in Electron Beam Radiotherapy*, edited by A. E. Nahum, pp. 98–127. Madison, WI: Medical Physics Publishing, 1985.

NCRP (National Council on Radiation Protection and Measurements). Report 108. Conceptual basis for calculations of absorbed-dose distributions: recommendations. 108. Bethesda, MD: NCRP, 1991.

NCS (Netherlands Commission on Radiation Dosimetry). Report 16. Monte Carlo Treatment Planning. An Introduction - see Reynaert et al. 2006.

Nelson, W. R., Hirayama, H. and Rogers, D. W. O. *The EGS4 Code System*. Stanford, CA: Stanford Linear Accelerator Center, 1985.

Neuenschwander, H. and Born, E. J. A macro Monte Carlo method for electron beam dose calculations. *Phys. Med. Biol.* **37** (1):107–125, 1992. doi:10.1088/0031-9155/37/1/007

Neuenschwander, H., Mackie, T. R. and Reckwerdt, P. J. MMC – a high-performance Monte Carlo code for electron beam treatment planning. *Phys. Med. Biol.* **40** (4):543–574, 1995. doi:10.1088/0031-9155/40/4/005

Neuenschwander, H., Volken, W., Cris, C., Mini, R. and Schwab, P. Fast Monte Carlo algorithms for electron beam treatment planning. In *Proceedings of the XIIth International Conference on the Use of Computers in Radiation Therapy*, edited by D. D. Leavitt and G. Starkschall, pp. Madison, WI: Medical Physics Publishing, 1997.

Niemierko, A. and Goitein, M. The influence of the size of the grid used for dose calculation on the accuracy of dose estimation. *Med. Phys.* **16** (2):239–247, 1989a. doi:10.1118/1.596425

Niemierko, A. and Goitein, M. The use of variable grid spacing to accelerate dose calculations. *Med. Phys.* **16** (3):357, 1989b. doi:10.1088/0031-9155/40/4/005

Nisbet, A., Weatherburn, H., Fenwick, J. D. and McVey, G. Spectral reconstruction of clinical megavoltage photon beams and the implications of spectral determination on the dosimetry of such beams. *Phys. Med. Biol.* **43** (6):1507–1521, 1998. doi:10.1088/0031-9155/43/6/010

O'Connor, J. E. The variation of scattered x-rays with density in an irradiated body. *Phys. Med. Biol.* **1** (4):352–369, 1957. doi:10.1088/0031-9155/1/4/305

Olbrant, E. and Frank, M. Generalized Fokker-Planck theory for electron and photon transport in biological tissues: application to radiotherapy. *Comput. Math. Methods Med.* **11** (4):313–339, 2010. doi:10.1080/1748670X.2010.491828

Oozeer, R., Mazal, A., Rosenwald, J. C., Belshi, R., Nauraye, C., Ferrand, R. et al. A model for the lateral penumbra in water of a 200-MeV proton beam devoted to clinical applications. *Med. Phys.* **24** (10):1599–1604, 1997. doi:10.1118/1.597967

Ostapiak, O. Z., Zhu, Y. and Van Dyk, J. Refinements of the finite-size pencil beam model of three-dimensional photon dose calculation. *Med. Phys.* **24** (5):743–750, 1997. doi:10.1118/1.597995

Paganetti, H. Protons: clinical considerations and applications. In *Monte Carlo Techniques in Radiation Therapy*, edited by J. Seco and F. Verhaegen. Boca Raton, FL: Taylor and Francis, 2013.

Paganetti, H., Jiang, H., Parodi, K., Slopsema, R. and Engelsman, M. Clinical implementation of full Monte Carlo dose calculation in proton beam therapy. *Phys. Med. Biol.* **53** (17):4825–4853, 2008. doi:10.1088/0031-9155/53/17/023

Palma, B. A., Sánchez, A. U., Salguero, F. J., Arráns, R., Sánchez, C. M., Zurita, A. W. et al. Combined modulated electron and photon beams planned by a Monte-Carlo-based optimization procedure for accelerated partial breast irradiation. *Phys. Med. Biol.* **57** (5):1191–1202, 2012. doi:10.1088/0031-9155/57/5/1191

Papanikolaou, N., Mackie, T. R., Meger-Wells, C., Gehring, M. and Reckwerdt, P. Investigation of the convolution method for polyenergetic spectra. *Med. Phys.* **20** (5):1327–1336, 1993. doi:10.1118/1.597154

Papanikolaou, N., Battista, J. J., Boyer, A. L., Kappas, C., Klein, E., Mackie, T. R., et al. *Tissue Inhomogeneity Corrections for Megavoltage Photon Beams*. Madison,WI: Medical Physics Publishing, 2004. www.aapm.org/pubs/reports/rpt_85.pdf

Papanikolaou, N. and Stathakis, S. Dose-calculation algorithms in the context of inhomogeneity corrections for high energy photon beams. *Med. Phys.* **36** (10):4765–4775, 2009. doi:10.1118/1.3213523

Papatheodorou, S., Rosenwald, J. C., Zefkili, S., Murillo, M. C., Drouard, J. and Gaboriaud, G. Dose calculation and verification of intensity modulation generated by dynamic multileaf collimators. *Med. Phys.* **27** (5):960–971, 2000. doi:10.1118/1.598960

Pena, J., González-Castaño, D. M., Gómez, F., Gago-Arias, A., González-Castaño, F. J., Rodríguez-Silva, D. et al. eIMRT: a web platform for the verification and optimization of radiation treatment plans. *J. Appl. Clin. Med. Phys.* **10** (3):205–220, 2009. doi:10.1120/jacmp.v10i3.2998

Petti, P. L. Differential-pencil-beam dose calculations for charged particles. *Med. Phys.* **19** (1):137–149, 1992. doi:10.1118/1.596887

Petti, P. L. Evaluation of a pencil-beam dose calculation technique for charged particle radiotherapy. *Int. J. Radiat. Oncol. Biol. Phys.* **35** (5):1049–1057, 1996. doi:10.1016/0360-3016(96)00233-7

Petti, P. L. New compensator design options for charged-particle radiotherapy. *Phys. Med. Biol.* **42** (7):1289–1300, 1997. doi:10.1088/0031-9155/42/7/005

Poon, E., Seuntjens, J. and Verhaegen, F. Consistency test of the electron transport algorithm in the GEANT4 Monte Carlo code. *Phys. Med. Biol.* **50** (4):681–694, 2005. doi:10.1088/0031-9155/50/4/008

Popescu, I. A., Shaw, C. P., Zavgorodni, S. F. and Beckham, W. A. Absolute dose calculations for Monte Carlo simulations of radiotherapy beams. *Phys. Med. Biol.* **50** (14):3375–3392, 2005. doi:10.1088/0031-9155/50/14/013

Raeside, D. E. Monte Carlo principles and applications. *Phys. Med. Biol.* **21** (2):181–197, 1976. doi:10.1088/0031-9155/21/2/001

Rana, S., Rogers, K., Lee, T., Reed, D. and Biggs, C. Dosimetric impact of Acuros XB dose calculation algorithm in prostate cancer treatment using RapidArc. *J Cancer Res. Ther.* **9** (3):430–435, 2013. doi:10.4103/0973-1482.119328

Redpath, A. T. and Thwaites, D. I. A 3-dimensional scatter correction algorithm for photon beams (dosimetry). *Phys. Med. Biol.* **36** (6):779–798, 1991. doi:10.1088/0031-9155/36/6/006

Reynaert, N., De Smedt, B., Coghe, M., Paelinck, L., Van Duyse, B., De Gersem, W. et al. MCDE: a new Monte Carlo dose engine for IMRT. *Phys. Med. Biol.* **49** (14):N235–N241, 2004. doi:10.1088/0031-9155/49/14/N04

Reynaert, N., van der Marck, S., Schaart, D., van der Zee, W., Tomsej, M., van Vliet-Vroegindeweij, C., et al. Monte Carlo treatment planning. An introduction. NCS Report 16 Nederlandse Commissie Voor Stralingsdosimetrie (Netherlands Commission on Radiation Dosimetry), 2006. doi:10.25030/ncs-016

Reynaert, N., Crop, F., Sterpin, E., Kawrakow, I. and Palmans, H. On the conversion of dose to bone to dose to water in radiotherapy treatment planning systems. *Phys. Imaging Radiat. Oncol.* **5**:26–30, 2018. doi:10.1016/j.phro.2018.01.004

Robinson, D. Inhomogeneity correction and the analytic anisotropic algorithm. *J. Appl. Clin. Med. Phys.* **9** (2):2786, 2008. doi:10.1120/jacmp.v9i2.2786

Rodriguez, M., Sempau, J. and Brualla, L. PRIMO: a graphical environment for the Monte Carlo simulation of Varian and Elekta linacs. *Strahlenther. Onkol.* **189** (10):881–886, 2013. doi:10.1007/s00066-013-0415-1

Rogers, D. W. O. Low energy electron transport with EGS. *Nucl. Instrum. Methods Phys. Res. A* **227** (3):535–548, 1984. doi:10.1016/0168-9002(84)90213-4

Rogers, D. W. The role of Monte Carlo simulation of electron transport in radiation dosimetry. *Int. J. Rad. Appl. Instrum. A* **42** (10):965–974, 1991. doi:10.1016/0883-2889(91)90053-4

Rogers, D. W. O. and Bielajew, A. F. A comparison of EGS and ETRAN. In *Monte Carlo Transport of Electrons and Photons below 50 MeV*, edited by T. M. Jenkins, W. R. Nelson, A. Rindi, A. E. Nahum and D. W. O. Rogers, pp. 323–342. New York: Plenum Press, 1988.

Rogers, D. W. O. and Bielajew, A. F. Monte Carlo techniques of electron and photon transport for radiation dosimetry. In *Dosimetry of Ionising Radiation*. Vol. III, edited by K. Kase, B. Bjaùrngard and F. H. Attix. New York: Academic Press, 1990.

Rogers, D. W., Faddegon, B. A., Ding, G. X., Ma, C.-M., We, J. and Mackie, T. R. BEAM: a Monte Carlo code to simulate radiotherapy treatment units. *Med. Phys.* **22** (5):503–524, 1995. doi:10.1118/1.597552

Rosenberg, I., Chu, J. C. and Saxena, V. Calculation of monitor units for a linear accelerator with asymmetric jaws. *Med. Phys.* **22** (1):55–61, 1995. doi:10.1118/1.597524

Rosenwald, J. C., Drouard, J. and Simonian, M. Representation of the lack of electronic equilibrium in high energy photon beams using modified scatter tables. In *Proceedings of the IXth International Conference on the Use of Computers in Radiation Therapy (ICCR)*, edited by I. A. D. Bruinvis, P. H. van der Giessen, H. H. van Kleffens and F. W. Wittkämper, pp. 327–330. North Holland: Elsevier Science Publishers BV, 1987.

Rosenwald, J. C., Oozeer, R., Belshi, R., Drouard, J. and Mazal, A. Penumbra representation for primary-scatter decomposition of electron and proton beams. In *Proceedings of the XIth International Conference on the Use of Computers in Radiation Therapy (ICCR)*, edited by A. R. Hounsell, J. M. Wilkinson and P. C. Williams. Madison, WI: Medical Physics Publishing, 1994.

Russell, K. R., Grusell, E. and Montelius, A. Dose calculations in proton beams: range straggling corrections and energy scaling. *Phys. Med. Biol.* **40** (6):1031–1043, 1995. doi:10.1088/0031-9155/40/6/005

Russell, K. R., Isacsson, U., Saxner, M., Ahnesjö, A., Montelius, A., Grusell, E. et al. Implementation of pencil kernel and depth penetration algorithms for treatment planning of proton beams. *Phys. Med. Biol.* **45** (1):9–27, 2000. doi:10.1088/0031-9155/45/1/302

Saini, J., Maes, D., Egan, A., Bowen, S. R., St James, S., Janson, M. et al. Dosimetric evaluation of a commercial proton spot scanning Monte-Carlo dose algorithm: comparisons against measurements and simulations. *Phys. Med. Biol.* **62** (19):7659–7681, 2017. doi:10.1088/1361-6560/aa82a5

Salguero, F. J., Arráns, R., Palma, B. A. and Leal, A. Intensity-and energy-modulated electron radiotherapy by means of an xMLC for head and neck shallow tumors. *Phys. Med. Biol.* **55** (5):1413–1427, 2010. doi:10.1088/0031-9155/55/5/010

Salguero, F. J., Palma, B., Arráns, R., Rosello, J. and Leal, A. Modulated electron radiotherapy treatment planning using a photon multileaf collimator for post-mastectomized chest walls. *Radiother. Oncol.* **93** (3):625–632, 2009. doi:10.1016/j.radonc.2009.08.021

Salvat, F., Fernandez-Varea, J. M., and Sempau, J. PENELOPE 2011 – a code system for Monte Carlo simulation of electron and photon transport. OECD Nuclear Agency, Paris, 2011.

Samuelsson, A., Hyödynmaa, S. and Johansson, K. A. Dose accuracy check of the 3D electron beam algorithm in a treatment planning system. *Phys. Med. Biol.* **43** (6):1529–1544, 1998. doi:10.1088/0031-9155/43/6/012

Sauer, O. A. Calculation of dose distributions in the vicinity of high-Z interfaces for photon beams. *Med. Phys.* **22** (10):1685–1690, 1995. doi:10.1118/1.597433

Schach von Wittenau, A. E., Cox, L. J., Bergstrom, P. M., Jr., Chandler, W. P., Hartmann Siantar, C. L. and Mohan, R. Correlated histogram representation of Monte Carlo derived medical accelerator photon-output phase space. *Med. Phys.* **26** (7):1196–1211, 1999. doi:10.1118/1.598613

Schaffner, B. Proton dose calculation based on in-air fluence measurements. *Phys. Med. Biol.* **53** (6):1545–1562, 2008. doi:10.1088/0031-9155/53/6/003

Schaffner, B., Pedroni, E. and Lomax, A. Dose calculation models for proton treatment planning using a dynamic beam delivery system: an attempt to include density heterogeneity effects in the analytical dose calculation. *Phys. Med. Biol.* **44** (1):27–41, 1999. doi:10.1088/0031-9155/44/1/004

Schey, H. M. *Div, Grad, Curl and All That. An Informal Text on Vector Calculus*. 4th Edition. London: W.W. Norton & Company, 2005.

Schneider, W., Bortfeld, T. and Schlegel, W. Correlation between CT numbers and tissue parameters needed for Monte Carlo simulations of clinical dose distributions. *Phys. Med. Biol.* **45** (2):459–478, 2000. doi:10.1088/0031-9155/45/2/314

Schoknecht, G. Description of radiation fields by separation of primary and scattered radiation. IV. Calculation of distribution for parallel photon radiation fields. (Die Beschreubung von Strahlenfeldern durch Separierung von Primär- und Streustrahlung IV: Berechnung von Streuverteilungen für parallele Photonen-Strahlenfelder). *Strahlentherapie* **141** (3):326–331, 1971.

Schreuder, A. N., Jones, D. T., Symons, J. E., De Kock, E. A., Hough, J. K., Wilson, J. et al. The NAC proton treatment planning system. *Strahlenther. Onkol.* **175** (Suppl 2):10–12, 1999.

Sechopoulos, I., Rogers, D. W. O., Bazalova-Carter, M., Bolch, W. E., Heath, E. C., McNitt-Gray, M. F., et al. RECORDS: improved Reporting of montE CarlO RaDiation transport

Studies: Report of the AAPM Research Committee Task Group 268. *Med. Phys.* **45** (1):e1–e5, 2018. doi:10.1002/mp.12702

Seco, J., Adams, E., Bidmead, M., Partridge, M. and Verhaegen, F. Head-and-neck IMRT treatments assessed with a Monte Carlo dose calculation engine. *Phys. Med. Biol.* **50** (5):817–830, 2005. doi:10.1088/0031-9155/50/5/007

Seco, J. and Evans, P. M. Assessing the effect of electron density in photon dose calculations. *Med. Phys.* **33** (2):540–552, 2006. doi:10.1118/1.2161407

Seco, J. and Fragoso, M. Patient dose calculation. In *Monte Carlo Techniques in Radiation Therapy*, edited by J. Seco and F. Verhaegen, pp. 111–123. Boca Raton, FL: Taylor and Francis, 2013.

Seco, J. and Verhaegen, F. *Monte Carlo Techniques in Radiation Therapy.* Boca Raton, FL: Taylor and Francis, 2013.

Seltzer, S. M., Hubbel, J. H. and Berger, M. J. Some theoretical aspects of electron and photon dosimetry. In *National and International Standardization of Radiation Dosimetry*, Vol. 2. IAEA-SN-222/05, pp. 3–43. Vienna: IAEA, 1978.

Sempau, J., Acosta, E., Baró, J., Fernández-Varea, J. M. and Salvat, F. An algorithm for Monte Carlo simulation of coupled electron-photon transport. *Nucl. Instrum. Methods Phys. Res. Sect. B* **132** (3):377–390, 1997. doi:10.1016/S0168-583X(97)00414-X

Sempau, J., Wilderman, S. J. and Bielajew, A. F. DPM, a fast, accurate Monte Carlo code optimized for photon and electron radiotherapy treatment planning dose calculations. *Phys. Med. Biol.* **45** (8):2263–2291, 2000. doi:10.1088/0031-9155/45/8/315

Sempau, J., Sánchez-Reyes, A., Salvat, F., ben Tahar, H. O., Jiang, S. B. and Fernández-Varea, J. M. Monte Carlo simulation of electron beams from an accelerator head using PENELOPE. *Phys. Med. Biol.* **46** (4):1163–1186, 2001. doi:10.1088/0031-9155/46/4/318

Sharpe, M. B. and Battista, J. J. Dose calculations using convolution and superposition principles: the orientation of dose spread kernels in divergent x-ray beams. *Med. Phys.* **20** (6):1685–1694, 1993. doi:10.1118/1.596955

Sharpe, M. B., Jaffray, D. A., Battista, J. J. and Munro, P. Extrafocal radiation: a unified approach to the prediction of beam penumbra and output factors for megavoltage x-ray beams. *Med. Phys.* **22** (12):2065–2074, 1995. doi:10.1118/1.597648

Sheikh-Bagheri, D. and Rogers, D. W. Sensitivity of megavoltage photon beam Monte Carlo simulations to electron beam and other parameters. *Med. Phys.* **29** (3):379–390, 2002. doi:10.1118/1.1446109

Shiu, A. S. and Hogstrom, K. R. A pencil-beam redefinition algorithm for electron dose distributions. In *Proceedings of the IXth International Conference on the Use of Computers in Radiation Therapy (ICCR)*, edited by I. A. D. Bruinvis, P. H. van der Giessen, H. H. van Kleffens and F. W. Wittkämper. North Holland: Elsevier Science Publishers BV, 1987.

Siddon, R. L. Prism representation: a 3D ray-tracing algorithm for radiotherapy applications. *Phys. Med. Biol.* **30** (8):817–824, 1985a. doi:10.1088/0031-9155/30/8/005

Siddon, R. L. Fast calculation of the exact radiological path for a three-dimensional CT array. *Med. Phys.* **12** (2):252–255, 1985b. doi:10.1118/1.595715

Siebers, J. V., Keall, P. J., Kim, J. O. and Mohan, R. Performance benchmarks of the MCV Monte Carlo system. In *Proceedings of the XIIIth International Conference on the Use of Computers in Radiation Therapy*, edited by W. Schlegel and T. Bortfeld, pp. 129–131. Heidelberg: Springer, 2000a.

Siebers, J. V., Keall, P. J., Nahum, A. E. and Mohan, R. Converting absorbed dose to medium to absorbed dose to water for Monte Carlo based photon beam dose calculations. *Phys. Med. Biol.* **45** (4):983–995, 2000b. doi:10.1088/0031-9155/45/4/313

Siebers, J. V., Keall, P. J., Kim, J. O. and Mohan, R. A method for photon beam Monte Carlo multileaf collimator particle transport. *Phys. Med. Biol.* **47** (17):3225–3249, 2002. doi:10.1088/0031-9155/47/17/312

Sikora, M. and Alber, M. A virtual source model of electron contamination of a therapeutic photon beam. *Phys. Med. Biol.* **54** (24):7329–7344, 2009. doi:10.1088/0031-9155/54/24/006

Sisterson, J. M., Urie, M. M., Koehler, A. M. and Goitein, M. Distal penetration of proton beams: the effects of air gaps between compensating bolus and patient. *Phys. Med. Biol.* **34** (9):1309–1315, 1989. doi:10.1088/0031-9155/34/9/016

Solberg, T. D., Holly, F. E., De Salles, A. A., Wallace, R. E. and Smathers, J. B. Implications of tissue heterogeneity for radiosurgery in head and neck tumors. *Int. J. Radiat. Oncol. Biol. Phys.* **32** (1):235–239, 1995. doi:10.1016/0360-3016(94)00495-7

Solberg, T. D., DeMarco, J. J., Holly, F. E., Smathers, J. B. and DeSalles, A. A. Monte Carlo treatment planning for stereotactic radiosurgery. *Radiother. Oncol.* **49** (1):73–84, 1998. doi:10.1016/S0167-8140(98)00065-6

Sontag, M. R. and Cunningham, J. R. Corrections to absorbed dose calculations for tissue inhomogeneities. *Med. Phys.* **4** (5):431–436, 1977. doi:10.1118/1.594329

Sontag, M. R. and Cunningham, J. R. The equivalent tissue-air ratio method for making absorbed dose calculations in a heterogeneous medium. *Radiology* **129** (3):787–794, 1978. doi:10.1148/129.3.787

Soukup, M., Fippel, M. and Alber, M. A pencil beam algorithm for intensity modulated proton therapy derived from Monte Carlo simulations. *Phys. Med. Biol.* **50** (21):5089–5104, 2005. doi:10.1088/0031-9155/50/21/010

Spezi, E., Lewis, D. G. and Smith, C. W. A DICOM-RT-based toolbox for the evaluation and verification of radiotherapy plans. *Phys. Med. Biol.* **47** (23):4223–4232, 2002. doi:10.1088/0031-9155/47/23/308

Starkschall, G., Steadham, R. E., Jr., Popple, R. A., Ahmad, S. and Rosen, I. I. Beam-commissioning methodology for a three-dimensional convolution/superposition photon dose algorithm. *J. Appl. Clin. Med. Phys.* **1** (1):8–27, 2000. doi:10.1120/1.308246

Stathakis, S., Kappas, C., Theodorou, K., Papanikolaou, N. and Rosenwald, J. C. An inhomogeneity correction algorithm for irregular fields of high-energy photon beams based on Clarkson integration and the 3D beam subtraction method. *J. Appl. Clin. Med. Phys.* 7 (1):1–13, 2006. doi:10.1120/jacmp.v7i1.2042

Sterling, T. D., Perry, H. and Katz, L. Automation of radiation treatment planning. IV. Derivation of a mathematical expression for the per cent depth dose surface of cobalt 60 beams and visualisation of multiple field dose distributions. *Br. J. Radiol.* 37:544–550, 1964. doi:10.1259/0007-1285-37-439-544

Storchi, P. and Woudstra, E. Calculation models for determining the absorbed dose in water phantoms in off-axis planes of rectangular fields of open and wedged photon beams. *Phys. Med. Biol.* **40** (4):511–527, 1995. doi:10.1088/0031-9155/40/4/003

Storchi, P. and van Gasteren, J. J. A table of phantom scatter factors of photon beams as a function of the quality index and field size. *Phys. Med. Biol.* **41** (3):563–571, 1996. doi:10.1088/0031-9155/41/3/016

Storchi, P. and Woudstra, E. Calculation of the absorbed dose distribution due to irregularly shaped photon beams using pencil beam kernels derived from basic beam data. *Phys. Med. Biol.* **41** (4):637–656, 1996. doi:10.1088/0031-9155/41/4/005

Szymanowski, H. 2000. Modélisation de la distribution de dose en protonthérapie par superposition de faisceaux élémentaires. PhD, Université Paul Sabatier, Toulouse.

Szymanowski, H., Mazal, A., Nauraye, C., Biensan, S., Ferrand, R., Murillo, M. C. et al. Experimental determination and verification of the parameters used in a proton pencil beam algorithm. *Med. Phys.* **28** (6):975–987, 2001. doi:10.1118/1.1376445

Szymanowski, H. and Oelfke, U. Two-dimensional pencil beam scaling: an improved proton dose algorithm for heterogeneous media. *Phys. Med. Biol.* **47** (18):3313–3330, 2002. doi:10.1088/0031-9155/47/18/304

Tailor, R. C., Tello, V. M., Schroy, C. B., Vossler, M. and Hanson, W. F. A generic off-axis energy correction for linac photon beam dosimetry. *Med. Phys.* **25** (5):662–667, 1998. doi:10.1118/1.598249

Tatcher, M. and Bjärngard, B. E. Head-scatter factors in blocked photon fields. *Radiother. Oncol.* **33** (1):64–67, 1994. doi:10.1016/0167-8140(94)90087-6

Thwaites, D. I., Bums, D. T., Klevenhagen, S. C., Nahum, A. E. and Pitchford, W. G. The IPEMB code of practice for electron dosimetry for radiotherapy beams of initial energy from 2 to 50 MeV based on an air kerma calibration. *Phys. Med. Biol.* **41** (12):2557–2603, 1996. doi:10.1088/0031-9155/41/12/001

Tillikainen, L., Siljamäki, S., Helminen, H., Alakuijala, J. and Pyyry, J. Determination of parameters for a multiple-source model of megavoltage photon beams using optimization methods. *Phys. Med. Biol.* **52** (5):1441–1467, 2007. doi:10.1088/0031-9155/52/5/015

Tillikainen, L., Helminen, H., Torsti, T., Siljamäki, S., Alakuijala, J., Pyyry, J. et al. A 3D pencil-beam-based superposition algorithm for photon dose calculation in heterogeneous media. *Phys. Med. Biol.* **53** (14):3821–3839, 2008. doi:10.1088/0031-9155/53/14/008

Tsuruta, Y., Nakata, M., Nakamura, M., Matsuo, Y., Higashimura, K., Monzen, H. et al. Dosimetric comparison of Acuros XB, AAA, and XVMC in stereotactic body radiotherapy for lung cancer. *Med. Phys.* **41** (8):081715, 2014. doi:10.1118/1.4890592

Turner, J. E., Wright, H. A. and Hamm, R. N. A Monte Carlo primer for health physicists. *Health Phys.* **48** (6):717–733, 1985. doi:10.1097/00004032-198506000-00001

Tyagi, N., Moran, J. M., Litzenberg, D. W., Bielajew, A. F., Fraass, B. A. and Chetty, I. J. Experimental verification of a Monte Carlo-based MLC simulation model for IMRT dose calculation. *Med. Phys.* **34** (2):651–663, 2007. doi:10.1118/1.2428405

Udale, M. A Monte Carlo investigation of surface doses for broad electron beams. *Phys. Med. Biol.* **33** (8):939–954, 1988. doi:10.1088/0031-9155/33/8/004

Ulmer, W., Pyyry, J. and Kaissl, W. A 3D photon superposition/convolution algorithm and its foundation on results of Monte Carlo calculations. *Phys. Med. Biol.* **50** (8):1767–1790, 2005. doi:10.1088/0031-9155/50/8/010

Ureba, A., Salguero, F. J., Barbeiro, A. R., Jimenez-Ortega, E., Baeza, J. A., Miras, H. et al. MCTP system model based on linear programming optimization of apertures obtained from sequencing patient image data maps. *Med. Phys.* **41** (8):081719, 2014. doi:10.1118/1.4890602

Urie, M., Goitein, M. and Wagner, M. Compensating for heterogeneities in proton radiation therapy. *Phys. Med. Biol.* **29** (5):553–566, 1984. doi:10.1088/0031-9155/29/5/008

Urie, M., Goitein, M., Holley, W. R. and Chen, G. T. Degradation of the Bragg peak due to inhomogeneities. *Phys. Med. Biol.* **31** (1):1–15, 1986. doi:10.1088/0031-9155/31/1/001

Usmani, M. N., Takegawa, H., Takashina, M., Numasaki, H., Suga, M., Anetai, Y. et al. Development and reproducibility evaluation of a Monte Carlo-based standard LINAC model for quality assurance of multi-institutional clinical trials. *J Radiat Res* **55** (6):1131–1140, 2014. doi:10.1093/jrr/rru051

Vadash, P. and Bjärngard, B. An equivalent-square formula for head-scatter factors. *Med. Phys.* **20** (3):733–734, 1993. doi:10.1118/1.597024

van de Geijn, J. The computation of two and three dimensional dose distributions in Cobalt 60 teletherapy. *Br. J. Radiol.* **38**:369–377, 1965. doi:10.1259/0007-1285-38-449-369

van de Geijn, J. A computer program for 3-D planning in external beam radiation therapy, EXTDØS. *Comput. Programs Biomed.* **1** (1):47–57, 1970. doi:10.1016/0010-468X(70)90013-9

van de Geijn, J. EXTDØS 71. Revised and expanded version of EXTDØS, a program for treatment planning in external beam therapy. *Comput. Programs Biomed.* **2** (3):169–177, 1972. doi:10.1016/0010-468X(72)90027-X

van de Geijn, J., Chin, B., Pochobradsky, J. and Miller, R. W. A new model for computerized clinical electron beam dosimetry. In *Proceedings of the IXth International Conference on the Use of Computers in Radiation Therapy (ICCR)*, edited by I. A. D. Bruinvis, P. H. van der Giessen, H. H. van Kleffens and F. W. Wittkämper. North Holland: Elsevier Science Publishers BV, 1987.

Van den Heuvel, F., Wu, Q. and Cai, J. In modern linacs monitor units should be defined in water at 10 cm depth rather than at dmax. *Med. Phys.* **45** (11):4789–4792, 2018. doi:10.1002/mp.13015

van der Zee, W., Hogenbirk, A. and van der Marck, S. C. ORANGE: a Monte Carlo dose engine for radiotherapy. *Phys. Med. Biol.* **50** (4):625–641, 2005. doi:10.1088/0031-9155/50/4/005

Van Dyk, J. and Battista, J. Has the use of computers in radiation therapy improved the accuracy in radiation dose delivery? *J. Phys. Conf. Ser.* **489** (1):012098, 2014. doi:10.1088/1742-6596/489/1/012098

Van Esch, A., Tillikainen, L., Pyykkonen, J., Tenhunen, M., Helminen, H., Siljamäki, S. et al. Testing of the analytical anisotropic algorithm for photon dose calculation. *Med. Phys.* **33** (11):4130–4148, 2006. doi:10.1118/1.2358333

van Gasteren, J. J., Heukelom, S., van Kleffens, H. J., van der Laarse, R., Venselaar, J. L., and Westermann, C. F. The determination of phantom and collimator scatter components of the output of megavoltage photon beams: measurement of the collimator scatter part with a beam-coaxial narrow cylindrical phantom. *Radiother. Oncol.* **20** (4):250–257, 1991. doi:10.1016/0167-8140(91)90124-Y

Vanderstraeten, B., Reynaert, N., Paelinck, L., Madani, I., De Wagter, C., De Gersem, W. et al. Accuracy of patient dose calculation for lung IMRT: a comparison of Monte Carlo, convolution/superposition, and pencil beam computations. *Med. Phys.* **33** (9):3149–3158, 2006. doi:10.1118/1.2241992

Vassiliev, O. N., Wareing, T. A., Davis, I. M., McGhee, J., Barnett, D., Horton, J. L. et al. Feasibility of a multigroup deterministic solution method for three-dimensional radiotherapy dose calculations. *Int. J. Radiat. Oncol. Biol. Phys.* **72** (1):220–227, 2008. doi:10.1016/j.ijrobp.2008.04.057

Vassiliev, O. N., Wareing, T. A., McGhee, J., Failla, G., Salehpour, M. R. and Mourtada, F. Validation of a new grid-based Boltzmann equation solver for dose calculation in radiotherapy with photon beams. *Phys. Med. Biol.* **55** (3):581, 2010. doi:10.1088/0031-9155/55/3/002

Vavilov, P. V. Ionisation losses of high-energy heavy particles. *Sov. Phys. JETP* **5**:740–751, 1957.

Venselaar, J. L., Heukelom, S., Jager, H. N., Mijnheer, B. J., van Gasteren, J. J., van Kleffens, H. J. et al. Is there a need for a revised table of equivalent square fields for the determination of phantom scatter correction factors? *Phys. Med. Biol.* **42** (12):2369–2381, 1997. doi:10.1088/0031-9155/42/12/005

Venselaar, J. L., van Gasteren, J. J., Heukelom, S., Jager, H. N., Mijnheer, B. J., van der Laarse, R. et al. A consistent formalism for the application of phantom and collimator scatter factors. *Phys. Med. Biol.* **44** (2):365–381, 1999a. doi:10.1088/0031-9155/44/2/006

Venselaar, J., Heukelom, S., Jager, N., Mijnheer, B., van der Laarse, R., van Gasteren, H. et al. Effect of electron contamination on scatter correction factors for photon beam dosimetry. *Med. Phys.* **26** (10):2099–2106, 1999b. doi:10.1118/1.598725

Verhaegen, F. Monte Carlo modelling of external photon beams in radiotherapy. In *Monte Carlo Techniques in Radiation Therapy*, edited by J. Seco and F. Verhaegen, pp. 63–86. Boca Raton, FL: Taylor and Francis, 2013a.

Verhaegen, F. Monte Carlo modelling of external electron beams in radiotherapy. In *Monte Carlo Techniques in Radiation Therapy*, edited by J. Seco and F. Verhaegen, pp. 87–94. Boca Raton, FL: Taylor and Francis, 2013b.

Verhaegen, F., Das, I. J. and Palmans, H. Monte Carlo dosimetry study of a 6 MV stereotactic radiosurgery unit. *Phys. Med. Biol.* **43** (10):2755–2768, 1998. doi:10.1088/0031-9155/43/10/006

Verhaegen, F. and Das, I. J. Monte Carlo modelling of a virtual wedge. *Phys. Med. Biol.* **44** (12):N251–N259, 1999. doi:10.1088/0031-9155/44/12/402

Verhaegen, F., Nahum, A. E., Van de Putte, S. and Namito, Y. Monte Carlo modelling of radiotherapy kV x-ray units. *Phys. Med. Biol.* **44** (7):1767–1789, 1999. doi:10.1088/0031-9155/44/7/315

Verhaegen, F., Symonds-Tayler, R., Liu, H. H. and Nahum, A. E. Backscatter towards the monitor ion chamber in high-energy photon and electron beams: charge integration versus Monte Carlo simulation. *Phys. Med. Biol.* **45** (11):3159–3170, 2000. doi:10.1088/0031-9155/45/11/304

Verhaegen, F., Mubata, C., Pettingell, J., Bidmead, A. M., Rosenberg, I., Mockridge, D. et al. Monte Carlo calculation of output factors for circular, rectangular, and square fields of electron accelerators (6-20 MeV). *Med. Phys.* **28** (6):938–949, 2001. doi:10.1118/1.1373402

Verhaegen, F. and Seuntjens, J. Monte Carlo modelling of external radiotherapy photon beams. *Phys. Med. Biol.* **48** (21):R107–R164, 2003. doi:10.1088/0031-9155/48/21/R01

Verhaegen, F. and Devic, S. Sensitivity study for CT image use in Monte Carlo treatment planning. *Phys. Med. Biol.* **50** (5):937–946, 2005. doi:10.1088/0031-9155/50/5/016

Vidal, M. 2011. Evolution des modèles de calcul de dose pour la planification de traitement en Protonthérapie. PhD, Centre de Protonthérapie d'Orsay de l'Institut Curie (ICPO), Institut National des Sciences Appliquées (INSA) de Lyon. https://tel.archives-ouvertes.fr/tel-00735819

Vidal, M., Gautier, M., Croce, O., Gérard, J. and Benezer, K. Comparaison des distributions de dose délivrées au patient par contact thérapie ou par radiothérapie externe pour le cancer du rectum. *Cancer/Radiothérapie* **20** (6):729, 2016. doi:10.1016/j.canrad.2016.08.043

Wang, L., Chui, C. S. and Lovelock, M. A patient-specific Monte Carlo dose-calculation method for photon beams. *Med. Phys.* **25** (6):867–878, 1998. doi:10.1118/1.598262

Wang, L., Lovelock, M. and Chui, C. S. Experimental verification of a CT-based Monte Carlo dose-calculation method in heterogeneous phantoms. *Med. Phys.* **26** (12):2626–2634, 1999. doi:10.1118/1.598802

Wang, Y., Mazur, T. R., Green, O., Hu, Y., Li, H., Rodriguez, V. et al. A GPU-accelerated Monte Carlo dose calculation platform and its application toward validating an MRI-guided radiation therapy beam model. *Med. Phys.* **43** (7):4040, 2016. doi:10.1118/1.4953198

Webb, S. and Fox, R. A. Verification by Monte Carlo methods of a power law tissue-air ratio algorithm for inhomogeneity corrections in photon beam dose calculations. *Phys. Med. Biol.* **25** (2):225–240, 1980. doi:10.1088/0031-9155/25/2/003

Werner, C. J. E. MCNP User's Manual, Code Version 6.2. LA-UR-17-29981. Los Alamos National Laboratory, Los Alamos, NM, 2017. laws.lanl.gov/vhosts/mcnp.lanl.gov/pdf_files/la-ur-17-29981.pdf

Werner, C. J., Bull, J. S., Solomon, C. J., Brown, F. B., McKinney, G. W., Rising, M. E., et al. MCNP Version 6.2. Release Notes. LA-UR-18-20808. Los Alamos National Laboratory, Los Alamos, NM, 2018. laws.lanl.gov/vhosts/mcnp.lanl.gov/pdf_files/la-ur-18-20808.pdf

Westerly, D. C., Mo, X., Tome, W. A., Mackie, T. R. and DeLuca, P. M., Jr. A generalized 2D pencil beam scaling algorithm for proton dose calculation in heterogeneous slab geometries. *Med. Phys.* **40** (6):061706, 2013. doi:10.1118/1.4804055

Wong, E., Zhu, Y. and Van Dyk, J. Theoretical developments on fast Fourier transform convolution dose calculations in inhomogeneous media. *Med. Phys.* **23** (9):1511–1521, 1996. doi:10.1118/1.597883

Wong, E., Van Dyk, J. and Zhu, Y. Lateral electron transport in FFT photon dose calculations. *Med. Phys.* **24** (12):1992–2000, 1997. doi:10.1118/1.598120

Wong, J. W. and Henkelman, R. M. Reconsideration of the power-law (Batho) equation for inhomogeneity corrections. *Med. Phys.* **9** (4):521–530, 1982. doi:10.1118/1.595098

Wong, J. W. and Henkelman, R. M. A new approach to CT pixel-based photon dose calculations in heterogeneous media. *Med. Phys.* **10** (2):199–208, 1983. doi:10.1118/1.595294

Wong, J. W. and Purdy, J. A. On methods of inhomogeneity corrections for photon transport. *Med. Phys.* **17** (5):807–814, 1990. doi:10.1118/1.596555

Woo, M. K. Analysis of photon beam exit dose using photon point kernels. *Phys. Med. Biol.* **39** (4):687–702, 1994. doi:10.1088/0031-9155/39/4/003

Woo, M. K. and Cunningham, J. R. The validity of the density scaling method in primary electron transport for photon and electron beams. *Med. Phys.* **17** (2):187–194, 1990. doi:10.1118/1.596497

Woo, M. K., Cunningham, J. R. and Jezioranski, J. J. Extending the concept of primary and scatter separation to the condition of electronic disequilibrium. *Med. Phys.* **17** (4):588–595, 1990. doi:10.1118/1.596577

Yang, J., Li, J. S., Qin, L., Xiong, W. and Ma, C.-M. Modelling of electron contamination in clinical photon beams for Monte Carlo dose calculation. *Phys. Med. Biol.* **49** (12):2657–2673, 2004. doi:10.1088/0031-9155/49/12/013

Yao, J. Y. and Ranganathan, G. On three-dimensional dose calculation of photon beam with wedge filters. *Med. Phys.* **21** (6):809–816, 1994. doi:10.1118/1.597326

Young, M. E. and Gaylord, J. D. Experimental tests of corrections for tissue inhomogeneities in radiotherapy. *Br. J. Radiol.* **43** (509):349–355, 1970. doi:10.1259/0007-1285-43-509-349

Yu, M. K., Murray, B. and Sloboda, R. Parametrization of head-scatter factors for rectangular photon fields using an equivalent square formalism. *Med. Phys.* **22** (8):1329–1332, 1995. doi:10.1118/1.597617

Yuen, K., Al Ghazi, M. S., Swift, C. L. and White, C. A. A practical method for the calculation of multileaf collimator shaped fields output factors. *Med. Phys.* **26** (11):2385–2389, 1999. doi:10.1118/1.598754

Zaidi, H. and Sgouros, G. *Therapeutic Applications of Monte Carlo Calculations in Nuclear Medicine*. Bristol: Institute of Physics, 2003.

Zavgorodni, S., Locke, C. and Beckham, W. Vancouver Island Monte Carlo (VIMC) system for radiotherapy treatment planning dosimetry and research (Abstract). *Radiother. Oncol.* **84** (Suppl 1):S49, 2007.

Zefkili, S., Kappas, C. and Rosenwald, J. C. On-axis and off-axis primary dose component in high energy photon beams. *Med. Phys.* **21** (6):799–808, 1994. doi:10.1118/1.597325

Zhen, H., Hrycushko, B., Lee, H., Timmerman, R., Pompoš, A., Stojadinovic, S. et al. Dosimetric comparison of Acuros XB with collapsed cone convolution/superposition and anisotropic analytic algorithm for stereotactic ablative radiotherapy of thoracic spinal metastases. *J. Appl. Clin. Med. Phys.* **16** (4):181–192, 2015. doi:10.1120/jacmp.v16i4.5493

Zhu, T. C. and Palta, J. R. Electron contamination in 8 and 18 MV photon beams. *Med. Phys.* **25** (1):12–19, 1998. doi:10.1118/1.598169

Zhu, T. C. and Bjärngard, B. E. Head scatter off-axis for megavoltage x rays. *Med. Phys.* **30** (4):533–543, 2003. doi:10.1118/1.1556609

Zhu, T. C., Ahnesjö, A., Lam, K. L., Li, X. A., Ma, C.-M., Palta, J. R. et al. Report of AAPM Therapy Physics Committee Task Group 74: in-air output ratio, S_c, for megavoltage photon beams. *Med. Phys.* **36** (11):5261–5291, 2009. doi:10.1118/1.3227367

Zhu, X. R., Kang, Y. and Gillin, M. T. Measurements of in-air output ratios for a linear accelerator with and without the flattening filter. *Med. Phys.* **33** (10):3723–3733, 2006. doi:10.1118/1.2349695

Zhu, Y. and Boyer, A. X-ray dose computations in heterogeneous media using 3-dimensional FFT convolution. *Phys. Med. Biol.* **35** (3):351–368, 1990. doi:10.1088/0031-9155/35/3/005

Zhu, Y. and Van Dyk, J. Accuracy requirements of the primary x-ray spectrum in dose calculations using FFT convolution techniques. *Med. Phys.* **22** (4):421–426, 1995. doi:10.1118/1.597467

Zink, S. *Evaluation of Treatment Planning for Particle Beam Radiotherapy*. Bethesda, MD: National Cancer Institute, 1987.

Zourari, K., Pantelis, E., Moutsatsos, A., Petrokokkinos, L., Karaiskos, P., Sakelliou, L. et al. Dosimetric accuracy of a deterministic radiation transport based ^{192}Ir brachytherapy treatment planning system. Part I: single sources and bounded homogeneous geometries. *Med. Phys.* **37** (2):649–661, 2010. doi:10.1118/1.3290630

放射治疗物理学

——理论与实践（第2版）

Handbooks of Radiotherapy Physics：Theory and Practice

·第2卷·

主　编　[英] 菲利普·梅勒斯（Philip Mayles）

[英] 艾伦·纳厄姆（Alan Nahum）

[法] 让－克劳德·罗森瓦尔德（Jean-Claude Rosenwald）

主　审　于金明

主　译　尹　勇　徐志勇　翟福山　巩贯忠

辽宁科学技术出版社 LIAONING SCIENCE AND TECHNOLOGY PUBLISHING HOUSE

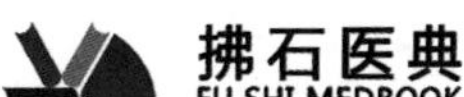
拂石医典 FU SHI MEDBOOK

目录

G 部分：治疗计划

概述

外照射治疗计划是确定患者最合适的照射方式的过程，包含将剂量传输给患者之前的所有准备步骤（参见Barrett 等，2009）。这些步骤需要研发并使用一致且高效的质量保证体系（参见H部分），图47.1中对这些步骤进行了总结。

治疗前一方面要明确识别需要接受处方剂量治疗的肿瘤体积（靶区），另一方面要确定并必须尽可能避免危及器官（OARs）受到照射。国际辐射单位和测量委员会（ICRU）明确认识到通用语言的重要性和在国际层面建立完善程序的必要性，并在1978—2017期间发表了一系列的报告。这些报告涵盖了各种治疗技术，包括从简单分布的光子束到更为复杂的技术，例如调强放疗（IMRT）或质子束治疗。第31章介绍了这些报告中最基本的规范——靶区的定义和勾画、处方剂量和报告。

遵循 ICRU 的建议对结构进行精确勾画，是现代高质量放疗的关键，其主要目标是给予肿瘤高剂量的同时尽可能降低并发症的发生率，这也得益于医学成像技术的发展。然而，诊断用成像和治疗计划的图像存在较大区别。对于诊断，首要任务是获得无伪影的图像，并适当增强肿瘤体积。相比之下，治疗计划需要在治疗位置上建立患者的精确三维几何模型，并将三维坐标系统准确地传输到治疗机上。为了对不均匀组织进行准确校正，需要确定患者体内组织的电子密度分布。由于这些原因，计算机断层扫描（CT）成像被认为是最适合用于放疗计划设计的成像方式，在第32章中进行了详细介绍。根据肿瘤部位，也可以从磁共振成像（MRI）和放射性核素成像中获得非常有用的补充信息，这些将在第33和第34章中介绍。这些章节还讨论了主要由于患者呼吸引起的器官运动或位移问题。由于治疗过程中的在线成像在现代放疗［影像引导放射治疗（IGRT）］中起着重要作用，因此48章在介绍治疗质量保证时也重点考虑了器官移动的影响。

将不同成像方式获得的影像融合或关联起来，这一过程被称为图像配准，将在第35章中讨论。第35章还介绍了从影像中提取解剖结构的方法，称为组织分割，它对于器官的准确勾画以及区分靶区和OARs是必不可少的。该组织分割信息是选择最佳治疗技术的基础，这个过程通过计算机模拟从放射源入射方向的对患者的透视结构图，称为射束方向视图（BEV）来完成。通过对患者图像数据集进行“射线追踪”，还可以创建类似于真实 X 射线图像的二维图像；这些图像被称为数字重建放射影像（DRR），它们有助于根据患者的解剖结构验证射束位置。这种虚拟模拟过程已经取代传统上用真实模拟器进行的模拟（见第9章的介绍），第35章也介绍了虚拟模拟。

模拟过程（真实或虚拟的）是纯几何的，包括设置射束排列以覆盖靶区（考虑到安全边界），同时最小化未屏蔽区域中健康组织的范围。从1990年代开始，BEV方法在多叶准直器的推动下实现了更精确的射野适形（见第 23.5.4 节）。这种基于计算机的计划和实施技术被称为（3-D）适形放射治疗（Webb，1993，1997；Rosenwald等，1999）。

除了射束几何形状之外，使用F部分中讨论的计算方法之一来“优化”剂量分布也是必不可少的。对于光子束，第36章讨论了“传统的”试错法，包括通过类解决方案建立典型的束流设置，然后计算剂量分布——即正向治疗计划。然而，更优的剂量分布通常是通过逆向计划方法来实现的。通过这种技术，射束强度被调制（在射野区域内它不再是均匀的），可从不同的射束方向求和，得出的剂量不仅在垂直于射束方向的平面上与目标体积轮廓相匹配，而且在平行于光束方向的平面上也相匹配，例如沿着相邻前列腺的直肠凹轮廓。调强放射治疗（IMRT）技术需要为每个患者定义标准（剂量-体积目标），在此基础上推导出最优的射束调制模式。逆向计划和IMRT将在第 37 章中讨论。IMRT 从 2000 年左右开始逐渐广泛使用；读者可以参考专业的书籍或文章，它们会更全面地介绍这项技术（Webb，2001a, 2005；AAPM 2003；Mundt和Roeske，2005；Schlegel和Mahr，2007）。

尽管光子束是主要的外照射治疗射束，但带电粒子束也具有许多优点。多年来，电子束与光子束相结合，一直用于治疗相对浅表的肿瘤。电子束治疗计划技术的详细信息在第 38 章中讨论。目前，放射治疗中质子束和其他重带电粒子束（主要是碳离子）的使用正在迅速发展；此类射束的治疗技术在第 39 章中介绍。

早在1950年代，对于小的颅内病变，开发出了一种用于神经外科的特殊技术，称为立体定向放射外科手术，将一个刚性框架戴在患者头上，提供 x、y、z 坐标，以提供精度优于1mm的窄束治疗。同时开发了^{60}Co γ 刀装置（见第 12.2.2 节）和配备特殊准直器的直线加速器等专用设备。原则上，放射外科手术是在单个分次中进行的。类似的技术也用于颅内多次分割治疗，这些目前称为立体定向放射治疗。最近，随着影像引导放疗的发展，此技术手段已扩展到身体的其他部位，通常被称为立体定向体部放射治疗（SBRT）或立体定向消融放射治疗（SABR）。第40章介绍了颅内和体部立体定向技术。更多信息可以在 Benedict 等的文章中找到（2015）。

一些需要“全身照射”的疾病与这些空间受限的立体定向技术形成了鲜明的对比。白血病的骨髓移植就属于这种情况，采用放疗照射骨髓以杀死白血病细胞并抑制免疫系统，可降低移植物（即注射健康的异源性骨髓细胞）排斥反应的风险（见第41章）。另一种形式的“全身照射”通常使用电子束来治疗某些特定的罕见皮肤疾病，例如卡波西肉瘤综合征（见第 42 章）。

正如前述关于IMRT技术所解释的那样，在外照射放疗的准备阶段，应为每位患者制定一个“最佳”的治疗计划，即可以接受的高肿瘤控制概率且低并发症风险。为了实现这个目标，并评估计划是否达到最优，应该有适当的方法来评估治疗计划的“质量”。在治疗计划的早期，是通过仔细检查覆盖在解剖结构轮廓上的（2D）等剂量曲线来手动完成的。自从3D成像出现以来，剂量分布的评估（和优化）在很大程度上依赖于剂量–体积分析，诸如使用剂量–体积直方图（DVH）或“适形指数”等工具来分析给定结构（无论是靶区还是OARs）接受给定剂量的体积分数的度量。这些不同的指标将在第43章中讨论。

放射治疗的真正临床意义在于其生物效应，这取决于被照射器官的类型和剂量传递的时间顺序（单次剂量和照射次数，它们之间的间隔和整个治疗时间）。目前已经开发了许多生物模型来评估每个患者的（局部）肿瘤控制（TCP）和正常组织并发症（NTCP）的概率。这些模型及其临床应用将在第44章讨论。

第 31 章　靶区和危及器官的定义、处方剂量和报告

Anthony Neal and Jean-Claude Rosenwald

目录

31.1　引言

放疗是一种公认的治疗恶性肿瘤的方法。它是一种局部治疗，是化疗和激素治疗等全身治疗的补充。现在已经认识到，放疗可以杀死那些暴露于高剂量照射的组织中的肿瘤细胞（见第6 章）或使它们无法分裂。

勾画肿瘤、邻近危及器官（OAR）和其他解剖结构是计划过程的重要组成部分，以确保针对这些结构来优化治疗计划。这同样也能确保规定的辐射剂量被传输到适当体积的肿瘤组织中，以达到肿瘤治愈或缓解（症状控制）的目的，同时将早期和晚期辐射发病率和严重程度控制在可接受的范围内。

近年来放疗技术的快速发展使放射治疗越来越精细化。其总的目的是尽可能降低给定吸收剂量的并发症发病率和/或允许剂量递增到同等水平的并发症发病率。这些治疗对技术要求很高，在长期的治疗过程中只有保证吸收剂量每天准确和可重复地传输给肿瘤时，才能实现放射治疗的目的。正如国际辐射单位和测量委员会在其报告83中（见第31.2.1节）所述，“选择和描绘感兴趣的区域是现代放射治疗在技术和智力上最具挑战性和最耗时的方面之一”。

本章的目的是概述靶区和危及器官的基本定义，探讨相关问题和不确定性，以及如何在日常临床实践中解决这些问题，并讨论与这些定义紧密相关的计划目标、剂量处方和剂量报告的概念。

第 32 章计算机断层扫描（CT）成像、第 33 章磁共振（MR）成像和第 34 章放射性核素成像中会详细介绍获取靶区体积和其他感兴趣区所需解剖数据的详细过程。

31.2 相关体积的定义

31.2.1 国际辐射单位和测量委员会（ICRU）报告

ICRU在定义放射治疗中使用的基本量和单位方面发挥了重要作用。由于已认识到机构内部和机构间制定规范的重要性，ICRU于1978年发表了一份报告（29号报告），题为“光子和电子的外照射治疗的剂量规范报告”（ICRU 1978）。29号报告后来被“光子束治疗”（ICRU 1993）50号报告所取代，这是“处方、记录和报告”外照射系列报告的第一份报告[1]。该系列后续报告包括：作为50号报告补充的62号报告（ICRU 1999）、关于“电子束治疗”的71号报告（ICRU 2004）、关于“质子束治疗”的78号报告（ICRU 2007）、关于“光子束调强放射治疗（IMRT）”的83号报告（ICRU 2010）和关于“小光子束立体定向治疗”的91号报告（ICRU 2017）。

[1] ICRU发表了一系列类似的近距离放射治疗的报告（见第54章）。

这些报告包括采用标准术语来描述与放疗计划相关的体积（图31.1）。采用这些报告有以下几个目的：

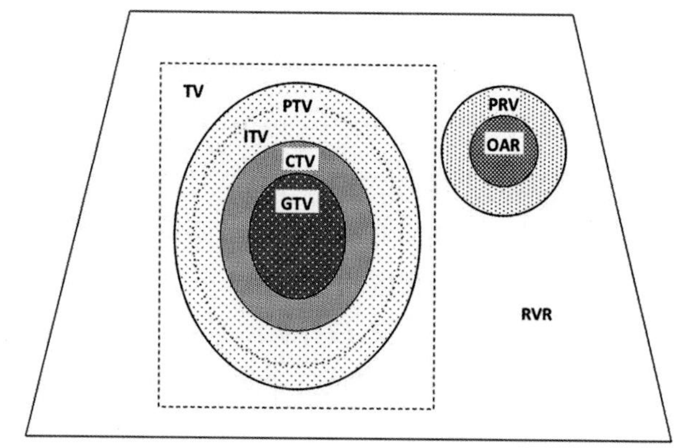

图31.1 不同ICRU报告中定义的体积示意图，显示不同体积之间的关系：肿瘤区（GTV）；临床靶区（CTV）；内靶区（ITV）、计划靶区（PTV）；危及器官（OAR）；计划OARs（PRV）；治疗区（TV）。其余危及区（RVR）是指患者体内除去CTV（s）和OARs以外的区域

- 提高思维清晰度并鼓励采用合乎逻辑的方法进行计划设计。
- 促进物理计划和临床实践的一致性。
- 使临床试验方案标准化，特别是对于复杂的多阶段治疗。
- 促进不同中心之间以及临床试验内部的交流。

尽管新出版的报告略有改进，但与50号报告中给出的定义以及在62号报告中补充的原始定义没有太大差异。以下给出的定义与最近的方法是一致的（ICRU 2010，2017）。

31.2.2 肿瘤靶区（GTV）

肿瘤靶区（GTV）是肉眼可见的肿瘤大体范围和位置。它包括原发肿瘤、局部转移淋巴结或远处转移。可以定义为一个或几个GTV。

GTV是由肿瘤学家通过患者体格检查和各种成像方式的检查结果来确定的。对于某些肿瘤（例如脑转移瘤或肺癌），能够清楚地勾画出GTV，而对于其他肿瘤（例如大脑的高级别胶质瘤或弥漫性累及器官的肿瘤），GTV的界限可能很模糊。即使具有最佳组织对比度的成像方式（CT 和 MR）也可能无法精确分辨肿瘤边缘，甚至可能无法区分肿瘤和炎症组织反应。各种成像技术在 GTV 勾画方面的作用将在后续章节中进一步讨论。

ICRU 83号报告建议以一种完整和准确的方式来描述GTV，包括分期数据、勾画方法与治疗过程相关的评估时间。例如，“GTV-T（MRI-T2，30Gy）”表示在接受30Gy的吸收剂量后，用 T2 加权MRI扫描（见第 33.2 节）评估的肿瘤GTV。

在假设手术完全切除肿瘤后进行术后放疗时，没有 GTV 的定义，只有临床靶区。

31.2.3　临床靶区（CTV）

CTV是指包含GTV和/或考虑具有高复发概率需要放疗的恶性肿瘤亚临床病灶的体积（一般复发概率高于5%～10%）。

亚临床病灶的概念包括原发肿瘤GTV周围显微镜下肿瘤浸润、可能侵犯的区域淋巴结以及潜在的转移器官。CTV的描述难以标准化，它可以基于原发肿瘤的临床病理研究结果，在显微镜下可以测量微观范围并与肿瘤类型以及其他可辨别的侵袭性病理标记物有关（Holand等，1985；Giraud等，2000）。尽管已经尽力使这些体积的描述标准化（例如，Boersma等，2012；Grégoire等，2003；Lee等，2017），但是个人临床判断仍然是CTV勾画的基础。

根据定义，每个原发肿瘤的GTV都应该与一个CTV相关联。但是，几个连续的GTV也可以与一个公共CTV相关联。对于肿瘤的治疗，CTV必须给予足够的剂量（另见第31.4节）。

31.2.4　内靶区（ITV）和摆位误差（SM）

在ICRU 62号报告（ICRU 1999）中，内靶区（ITV）被定义为CTV加上内边界（IM），以考虑CTV的大小、形状和位置相对于解剖参考点的不确定性。此内边界将与摆位误差（SM）（有时称为外放边界）相结合，考虑了与摆位误差相关的不确定性：即患者数据采集和所有治疗过程中患者位置的可重复性以及治疗机的稳定性（关于几何不确定性的讨论见第45.5.3 节）。在本报告中，建议将内边界和摆位误差以平方的形式进行二次相加（参见图31.2），但在实际操作中，通常是线性相加的，这就导致了外扩边界过大。

当CTV位置的不确定性大于摆位的不确定性（例如考虑患者呼吸），或者独立考虑时，ITV才可能发挥作用，ITV被认为是一个有助于勾画PTV的可选工具。

31.2.5　计划靶区（PTV）

计划靶区（PTV）是为了治疗计划和评估而引入的一个几何概念。PTV通常是在计划过程中定义的最终体积。PTV完全包括了GTV和CTV。它实际上是由CTV外放安全边界生成的，考虑了CTV的大小和形状（IM）的变化以及患者摆位（SM）的不确定性（BIR 2003）。与建立在纯粹的解剖学概念上的GTV和CTV相比，PTV依赖于治疗技术，是治疗处方的一部分。

CTV外扩到PTV是三维（3D）的（见第35.3.3节），虽然CTV周围均匀外放边界可能更容易使用，但建议进行不确定性分析，这可能会导致不对称的外放边界。例如，一些作者已经表明，前列腺摆位误差的前后方向比头脚和侧向方向更大（Artignan等，2006；Schubert等，2009；Tong等，2015）。

在过去，对PTV的勾画通常被认为是两个相互矛盾的问题之间妥协的结果：既要确保 CTV（以及 GTV）接受规定的剂量，同时也要确保 OARs 不会超量。现在建议不要通过减少靠近OARs的边界而影响CTV的覆盖范围（Byrne，2005；ICRU 2010）。相反，通过调强放射治疗（IMRT）可以达到更好的剂量分布和适形度。IMRT使用优化器作为治疗计划系统的一部分，从而可以在PTV和OARs重叠时定义优先级别（见第37.5.2节），或者，可以定义PTV子体积，分别给予不同的处方剂量。

要求100%的CTV体积接受的剂量不低于处方剂量，会导致过大的外放边界。因此，一些作者提出了基于系统和随机不确定性来确定边界的方法（vanHerk，2004；ICRU 2010）。

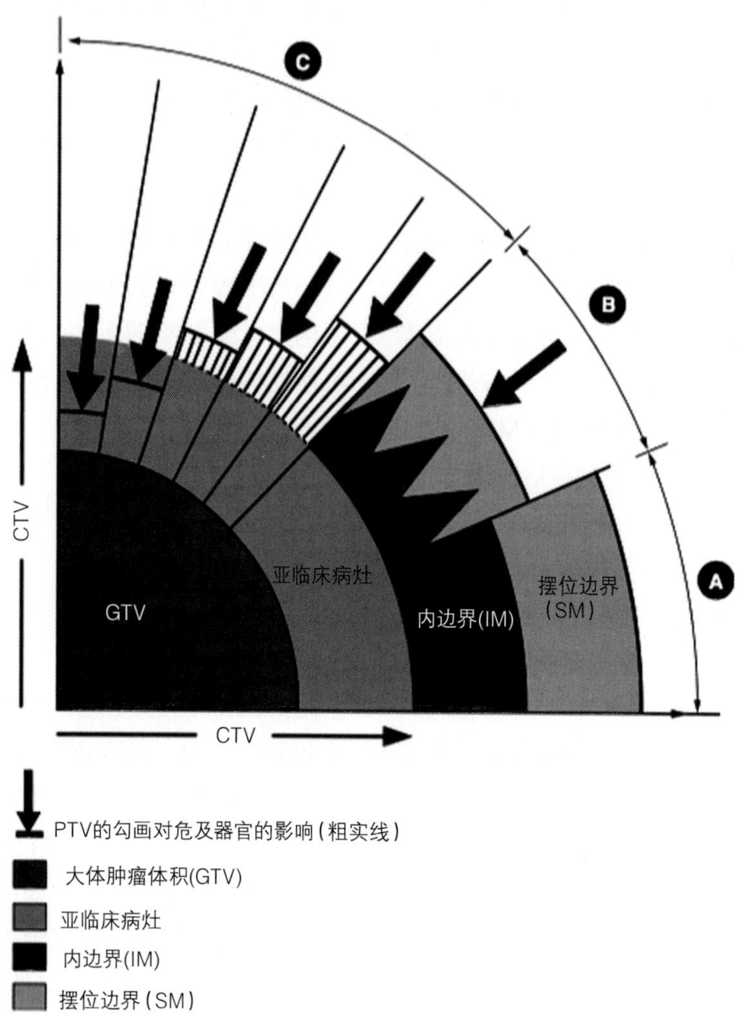

图 31.2 基于 GTV 并结合不确定性来确定 PTV 的不同可能性的示意图：（A）边界的线性相加；（B）IM 和 SM 的概率相加；（C）基于 GTV 充分覆盖和不可接受的 OARs 照射之间的经验妥协定义全局安全边界（经许可引自：ICRU，国际辐射单位和测量委员会第 62 号报告，Bethesda, MD, 1999）

31.2.6 危及器官（OAR）

OARs或关键的正常结构，是指对电离辐射相对敏感的组织，如果受损，可能会导致严重的并发症。原则上，所有的除了靶区以外的组织都可以是OARs，因为它们不包含肿瘤细胞。被认为是OARs的正常组织取决于CTV的位置和/或处方剂量。通常，OARs是靠近CTV的器官。它们可能会影响治疗技术和/或处方剂量。根据正在治疗的解剖区域以及这些区域中CTV的大小和位置不同，需要考虑的OARs会有很大差异。以下是必须考虑的最常见的OARs：

- 脑部：眼睛的晶状体、视交叉、脑干。
- 头颈部：眼睛的晶状体、腮腺、吞咽结构。
- 胸部：脊髓、肺、心脏。
- 腹部：脊髓、大肠、小肠、肾脏。
- 盆腔：膀胱、直肠、股骨头、大肠、小肠。

从功能性的观点来看，OAR可以根据其对辐射损伤的反应模式进行分类（ICRU 1993）（见第7.9节）。串行 OAR是具有这样一种特性的结构，即串行链中任何一个功能亚单位的损伤都会导致突然的器官衰竭，进而导致并发症（例如放射性脊髓炎导致的脊髓损伤）。

并行OAR中有一定数量的功能亚单位受到损伤才会表现出辐射损伤，而辐射损伤的增加会导致器官功能的渐进性丧失（如肺）。串并行OAR则展示了两种类型的属性（例如肾脏和心脏）。一些OARs，例如肺、脑和肾，表现出体积效应，随着器官受照射比例的增加，功能丧失越来越明显。

对串行OAR的受限部分进行高剂量照射一般是不可接受的，但对并行OAR不会产生显著的损害。相反，大范围暴露于中等剂量可能不会对串行OAR造成损害，但对并行OAR却可能是有损害的。因此，这种器官分类有助于基于剂量-体积的限制来优化治疗计划（见第37.5.2.3节）。

OARs的勾画对于计划优化至关重要。OARs的勾画范围取决于器官的类型。对于串行 OAR，勾画暴露于高剂量的区域可能就足够了，而对并行OAR，必须包括整个器官。在所有情况下，都应记录所勾画器官的体积。

对于有空腔的OAR，例如结肠或直肠，整个器官的剂量-体积分析可能不能代表肠壁的体积，并且可能高估了副作用的风险。因此，建议勾画外壁和内壁或首选表面剂量而不是剂量体积分析（参见第 43.6 节）。

为了制定放疗计划，必须确定能够预测发生晚期放射并发症的OARs的耐受量。第一次尝试定义这种耐受性水平是基于20世纪70年代和80年代的临床文献（Burman等，1991；Emami等，1991）。此后，美国放射肿瘤学协会（ASTRO）和美国医学物理学家协会（AAPM）联合审查已公布的数据并推荐了耐受值。《国际放射肿瘤学、生物学、物理学杂志》的特刊上（Marks等，2010a, 2010b；Bentzen等，2010）刊登了“临床正常组织效应的定量分析”（QUANTEC）的结果。

31.2.7 危及器官计划体积（PRV）

与生成PTV的方法类似，应考虑OARs的大小、形状、体积和位置的不确定性和变化，并根据器官周围的边界确定危及器官计划体积（PRV）。因此，PRV是从OAR派生出来的类似于相对于CTV的PTV。

当然，PTV和PRV可能会重叠，在这种情况下，必须根据经验来判断，但通常情况下，给予PTV足够的剂量比在OAR周围保留一定的边界更重要一些。

PTV是基于系统不确定性和随机不确定性而确定的，一些作者提出了计算OAR-PRV边界的方法（ICRU 2010）。

31.2.8 治疗区（TV）

治疗区（TV）是由临床医生选择并指定的为达到治疗目标（即治愈或姑息）的等剂量曲线所包绕的组织体积。例如，对于治愈性治疗计划，这可能是98%等剂量曲线（PTV 中心为100%）包绕的体积，它也可以基于较低的值（例如95%），但在所有情况下，报告时应说明TV所选等剂量曲线的值。TV不应该明显大于PTV。先进的放射治疗技术可确保TV以尽可能窄的边缘包绕PTV。这不仅能确保对周围OARs的最小限度的照射，同时又保证了对PTV的覆盖。确定TV的形状、大小和位置与PTV的关系至关重要，可为评估局部复发的原因提供重要信息。

31.2.9 其他危及区（RVR）

其他危及区（RVR）是指患者成像容积内除去CTV（s）和勾画的OAR以外的区域。评估不同计划相关的风险是很重要的。如果没有明确评估，可能会存在未检测到的高剂量区域，从而导致有害的影响。此外，RVR中的吸收剂量可能有助于评估晚期效应，如致癌作用。这对年轻患者尤其重要，因为他们的预期生存期较长。

RVR的概念取代了最初在ICRU 50号报告中引入的照射区（IV）的概念。

31.3 靶区体积定义中存在的临床问题

获取高质量图像和定义ICRU靶区体积是治疗计划的重要组成部分。勾画这些靶区体积（分割）是一个耗时和繁琐的过程，因此容易由于注意力不集中和肿瘤边界定义的不确定性而产生随机误差。计划过程中的其他步骤可能会引入其他随机和系统误差。如果不考虑这些问题，将会导致患者治疗过程中出现误差。因此，了解并尽可能消除误差和不确定性的来源至关重要。下面将讨论一些公认的靶区体积定义问题。尽管许多示例都与脑肿瘤有关，但大多数问题在其他临床部位是相似的。遇到具体问题时还应考虑到靠近肿瘤的 OAR 类型、所使用的成像技术和器官的运动特性。

31.3.1 不易勾画的器官/肿瘤

对于某些恶性肿瘤，通常的做法是治疗肿瘤起源的整个器官（如前列腺[2]或膀胱）。在这些情况下，原发肿瘤可能看不清楚，因为有很大的误差允许范围，所以靶区体积定义对于这种肿瘤来说是不太重要的。

有些肿瘤的界限很清楚，与周围正常组织的界限很容易界定。例如，良性肿瘤（例如脑膜瘤和听神经瘤）几乎没有侵入周围组织，通常被包膜包裹，从起源组织中可以明显区分出肿瘤。这同样也适用于其他一些恶性肿瘤，如脑转移瘤、低级别脑胶质瘤和一些软组织肉瘤。在这些病例中，关于GTV和PTV的勾画几乎不会有争议。

但是，有些肿瘤往往不能够精确勾画出来。这可能是由于肿瘤周围的弥漫性浸润，或者是因为肿瘤与周围正常组织相比具有相似的影像学密度。因此，临床医生不能明确区分肿瘤的大小和形状。大脑内的高级别胶质瘤就存在这样一个特殊问题，其临床病理学研究显示肿瘤超出肿瘤组织的边缘几厘米。这一问题通常可通过在GTV 和PTV之间增加大的（例如3cm）边界来解决，严格来说就是 CTV的边界外延。由于神经组织富含脂质（因此也富含质子），具有优越的软组织对比度，磁共振成像被认为优于CT，但它也并不能清楚地显示肿瘤。

在一些病例中，CT 和 MR 体积的比较表明肿瘤体积存在显著差异（Ten Haken 等，1992）。在前列腺癌中也发现了类似的问题（Sannazzari 等，2002）。

多种互补成像模式的融合有助于GTV和OARs的位置和范围的评估。使用CT图像作为参考，将各种图像数据集映射到一个通用坐标系上，这个过程被称为图像配准，最初是为了将脑CT和MR进行图像融合而开发的，第35.2节对此进行了说明。

31.3.2 观察者之间的差异

对于边界清楚的肿瘤，关于GTV的范围几乎没有什么争议。然而，对于更多不明确的肿瘤，观察者之间可能会有相当大的差异。很明显，如果把同样的一组图像呈现给专家小组，人们会期待一定程度的一致性。在Leunens等的研究中（1993），将几名胶质瘤患者的CT图像提交给一个多学科的临床医生小组，包括放射肿瘤学家、诊断放射科医生和神经外科医生，每个人的资历都不同。GTV 和 PTV的比较表明不同观察者之间勾画的GTV 轮廓存在相当大的差异，在某些情况下肿瘤体积会存在显著差异[3]。从那时起，有大量文献开始研究不同部位肿瘤观察者间的差异性。减少这种差异性的主要解决方案基于以下几方面（Vinod 等，2016）：

- 由已达成共识的专家发布参考指南。
- 自动或半自动轮廓的软件解决方案。基于专家编制的图集（Sharp 等，2014；Sykes，2014；Schipaanboord 等，2019）。
- 组织靶区勾画会议作为初始和/或继续教育的一部分，或使用特定工具或互联网平台（Eriksen等，2014）。
- 根据肿瘤部位，适当结合互补多模态成像。

31.3.3 内部器官运动

多年来，人们一直认为内脏在一天中不会有太多的移动，或者在一天中从一个小时到另一个小时之间也不会有太多的移动。因此，很少有人去考虑这些差异。但这一假设仅对某些部位是成立的，其中包括几乎没有运动空间的肿瘤组织，例如脑肿瘤。然而，随着精准放疗技术的出现，器官运动的问题必须加以考虑，由此引出了 ITV 概念和关于外放边界评估的建议。

[2] 尽管人们对前列腺内的病变（DILs）给予更高的剂量越来越感兴趣。

[3] 由于不同小组使用的标准不同，结果的可变性可能大于由一组经验丰富的肿瘤学家单独获得的结果。

随着成像技术的发展，在治疗前可以获取图像和校正患者的体位，以补偿GTV的每日变化。这促进了图像引导放射治疗（IGRT）和自适应方法的发展（分别参见第48.2节和第48.4节）。因此，IMs可能会减少。

内脏运动的一个特例是呼吸引起的变化。这些变化对于肺和横膈膜内或附近的器官更为重要，尤其是肺、乳腺和肝脏肿瘤。当用于计划的单个解剖层面来自高速获取的CT图像，每个解剖层面都随机代表器官在呼吸周期的特定时相的位置，则必须使用一个较大的IM来保证CTV包含在PTV内。或者，可以使用呼吸管理方法，例如屏气、门控或实时追踪技术（参见第32.4.3节和第48.2.9.3节）。

31.4 处方和报告剂量

31.4.1 处方和报告的级别

使用标准规范来规定传输给患者的剂量是最基本的。但是，要考虑到不同的中心、不同类型的设备、不同治疗技术和不同的人员配备水平时，就不那么容易了。根据这些特征，在描述治疗特征和剂量报告的方面中可能会有一定的复杂性。为了克服这一困难，同时保持内部一致性，ICRU定义了三个级别的处方和报告建议：

- 级别1：是应用于简单治疗的最低标准，在这些治疗中，仅计算射束中心轴上的剂量就足够了。
- 级别2：归因于最先进的技术，即所有感兴趣的体积都是基于3D图像勾画的。
- 级别3：涉及尚未建立标准的可选的研究和开发方法，例如使用放射生物学指标（见第44章）。

31.4.2 常规的ICRU参考点

长期以来ICRU就建议，将某个明确点的吸收剂量D_{ref}[4]作为ICRU参考点，并仔细选择以满足以下条件：

- 该参考点的吸收剂量应与临床相关。
- 该参考点应该易于用一种明确、清晰的方法来定义。
- 选定的参考点应便于精确确定吸收剂量。
- 该参考点不能位于吸收剂量陡降区域内。

在大多数情况下，如果满足以下条件，这些建议就会得到满足：

1. ICRU参考点位于PTV的中心部位；
2. 尽可能选在多野射束轴的交叉点。

第二种情况不能应用于并行对穿野、不对称野和电子束等情况。在所有这些情况下，必须合理地选择该点，优先满足第一个条件。

在单电子束时，由于通常选择的能量足以满足PTV的覆盖，因此该PTV中心部分的剂量接近D_{max}，即束轴上的最大剂量。因此，建议D_{ref}等于D_{max}（ICRU 2004）。

这些建议应从级别1及以上开始应用。尽管现有剂量算法公认存在局限性，特别是存在组织不均匀时，但这是剂量报告向统一标准和更一致性迈出的重要一步。

常见的做法是，从治疗计划的一开始（包括在没有计算机以图形方式建立剂量分布时）将处方剂量规定为参考等剂量线，即包括靶区射束轴交叉处的剂量并以百分比剂量表示（例如80%或90%）（或通常在ICRU参考点处）。目的是“覆盖”靶区，以便所有肿瘤细胞接受高于处方剂量的剂量。

如图31.3所示，这种做法有可能被误解，因为处方剂量可能与报告的剂量相差10%或15%，而ICRU建议处方和报告使用相同的数字。此外，在级别2时，ICRU建议应报告PTV的最小和最大剂量，并建议它们应在D_{ref}（ICRU参考点的剂量）的95%～107%之间。在第50号报告（ICRU 1993）发表后，这些建议得到普遍认可，而且大多数机构逐

[4] 该ICRU参考剂量与用于射束校准的参考剂量含义不同（见第19章）。

渐停止给出参考等剂量线的处方[5]。然而，另一个不一致的主要来源仍然存在，特别是对于肺部肿

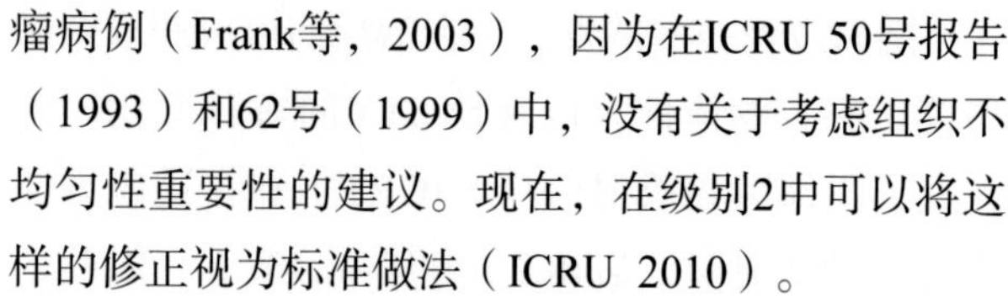
瘤病例（Frank等，2003），因为在ICRU 50号报告（1993）和62号（1999）中，没有关于考虑组织不均匀性重要性的建议。现在，在级别2中可以将这样的修正视为标准做法（ICRU 2010）。

[5] 小野的立体定向放疗是一个例外（见第31.4.4节）。

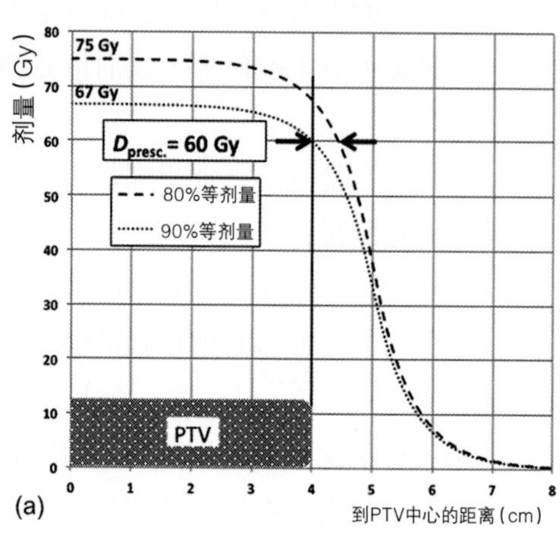

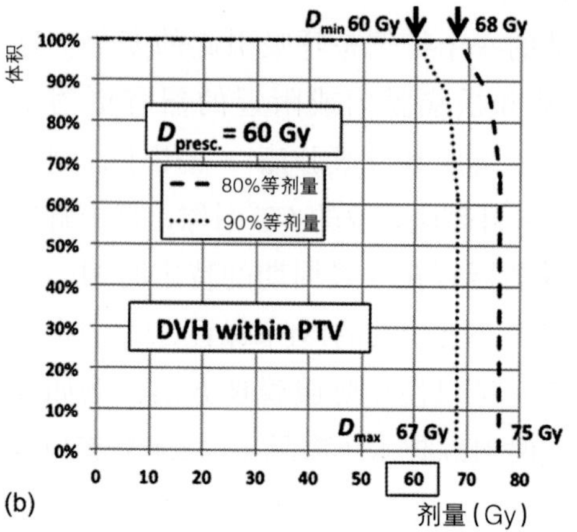

图 31.3　“参考等剂量”处方错误导致的后果示意图。（a）当 60Gy 剂量规定为 90% 等剂量线（即 PTV 的最小剂量）或 80% 等剂量线时，PTV 内的剂量变化。（b）用这两种处方方法计算的 PTV 内的累积剂量 - 体积直方图（DVH）（定义见第 43.3 节）。这个例子表明，改变参考等剂量值以提高靶区覆盖率（60Gy 等剂量线从 90% 改为 80% 有 5mm 的偏移）不会改变相对剂量分布，但会显著改变提供给靶区的绝对剂量。这在图（b）中可以清楚地看到，当剂量被规定为 80% 等剂量线而不是 90% 等剂量线时，输送到靶体积的剂量几乎均匀地提高了约 12%。如果靶点覆盖被认为不足，为了提供相同的剂量，治疗技术应该改变（通常是扩大照射野大小），而不是修改处方等剂量线。

31.4.3　靶区剂量-体积考虑因素

确定了ICRU的相关体积后，就可以使用现代治疗计划工具来计算剂量体积直方图（DVH）（参见第 43.3 节和图 31.3b）。对于任何勾画的体积，DVH 能够显示出暴露于特定吸收剂量水平的比例[6]。该信息对于评估治疗计划的适用性以及执行IMRT计划的优化至关重要（参见第37章）。

从 DVH中，可以很容易推导出剂量（也称为剂量参数），例如：

- D_{mean}：由结构中的积分剂量[7]除以其体积计算出的平均吸收剂量；
- D_{median}：中位吸收剂量，即50%的体积所接受的剂量；
- D_V：覆盖指定分数体积 V 的吸收剂量；例如，对于 PTV, $D_{95\%}$ 表示覆盖95% PTV 体积的最小吸收剂量[8]。

表 43.1 中给出了可以从 DVH 导出的各种剂量参数的完整描述。

IMRT技术的一个特点是其所产生的剂量分布不如非调强技术均匀。因此，如50号报告和62号报告的级别1和级别2建议，在某一点上的报告剂量可能与临床无关。ICRU 83号报告（2010）建议如下：

- 应使用临床相关的 D_V 值来规定（和报告）PTV 的剂量。不建议使用特定的V值，尽管在大多数情况下，中位吸收剂量 D_{median}（= $D_{50\%}$）可能是 PTV 剂量中最具代表性的。对于相对均匀照射的肿瘤，它可能非常接近 ICRU 参考点的剂量 D_{ref}。
- 应使用接近最大吸收剂量的$D_{2\%}$来代替“最

[6] 在累积 DVH 上，如图 31.3b 所示，纵坐标给出器官或结构体积的比例（此处为 PTV）接收的剂量大于相应的横坐标值。

[7] 暴露于非均匀剂量的结构中的积分剂量是剂量均匀的所有子体积的乘积之和。例如，它可以表示为 Gym^3（或 Gykg）。它反映了该结构吸收的总能量（J）。

[8] 备注：D_{median} = $D_{50\%}$

大吸收剂量”，最大吸收剂量在报告50和63中定义为涉及15mm直径的体积。

- 应使用接近最小吸收剂量的$D_{98\%}$来代替最小吸收剂量$D_{100\%}$。

由于CTV始终包含在PTV内，尽管存在运动和摆位不确定性，但预计这两个体积的 $D_{50\%}$ 和 $D_{2\%}$ 非常相似，而$D_{98\%}$可能会有很大差异。理想情况下，人们期望更准确地考虑CTV 变化并推导出更准确的 CTV 本身的 DVH。目前，必须首选基于PTV的DVH报告。尽管 ICRU 83号报告（2010）给出了建议，但是当前IMRT临床实践中的处方剂量规定仍然缺乏一致性。关于处方剂量，许多机构更倾向使用$D_{95\%}$（Das 等，2017 ）。

31.4.4 小光子束的立体定向放疗

立体定向放射治疗（SRT）是一种通过精确定义靶区空间坐标的技术并组合多个小射束的贡献，以允许在单次或几个分次内将高剂量输送到一个小靶区（见第40章）的技术。当射野面积较小（通常直径不到3cm）时引起了一些具体问题，因为剂量从中心到外围迅速下降，实际上大多数靶区总是处于半影区（见第5.8.2节）。由于缺乏平台区，无法定义一个令人满意的ICRU参考点，从该技术一开始，通常的做法是将以百分比形式表示[9]的靶区剂量规定为参考（或覆盖）剂量。尽管以前提出了反对意见（见第31.4.2节和图31.3），但这种做法仍然很普遍，理由是这种技术在中心和外围之间剂量存在较大差异是可以接受的，而且它允许靶区周围更陡峭的剂量跌落。

用户可以自己决定参考值。对于颅内靶区，γ 刀通常在 45%～55% 的范围内，Cyberknife为55%～80%，基于直线加速器的治疗和TomoTherapy 为 80%～100%（Dimitriadis 等，2016）。对于肺癌，在 50%～90% 的范围内（Liu 等，2016[10]）。AAPM TG 101 号报告（AAPM 2010a）和 ICRU 91报告（2017）对实践的统一没有太大帮助，因为与之前的ICRU报告相反，它们接受的处方剂量取决于用户，并且与报告的剂量[11]不同。但是，希望随着逆向计划的系统化（见第37 章），将会向基于DVH的处方发展，并且会有一致性的共识来报告剂量，就像ICRU 91报告所建议的那样，即用于 PTV（并且可能用于CTV和/或 GTV）的D_{median}（$=D_{50\%}$）、$D_{near\text{-}max}$（$=D_{2\%}$）和$D_{near\text{-}min}$（$=D_{98\%}$），类似于 IMRT 的推荐值。有关立体定向治疗剂量评估特殊性的进一步讨论，详见第 43.5.1 节。

[9] 在大多数情况下，该参考点与等中心重合，此时的剂量接近最大剂量，参考等剂量代表最小目标剂量。

[10] 作者坚持认为，当使用低参考等剂量值时，正常组织存在较高剂量的风险。

31.4.5 OARs中剂量-体积的考虑

OARs 的剂量报告有助于确定可接受的剂量限值。

对于并行器官，平均吸收剂量 D_{mean} 可能是与潜在危害相关的有用指标。由于 OAR 中的剂量通常相当不均匀，因此 D_{mean} 可能与 D_{median} 显著不同。另一个有用的量是 V_D，定义为至少接受吸收剂量 D 的体积。例如，V_{20Gy}=30% 意味着 30% 的 OAR 体积接受大于 20Gy 的剂量。为了更有意义，必须完整勾画 OAR来计算 D_{mean} 和 V_D。

对于串行器官，建议应报告接近最大剂量的$D_{2\%}$。虽然建议勾画完整的 OAR，如果没有勾画完整，但大部分暴露于高剂量的 OAR 体积都被勾画了，$D_{2\%}$应该几乎保持不变。

由于大多数器官并不是明显的并行或串行器官，ICRU 83号和91号报告建议应为任何OAR 报告三个量化指标：D_{mean}、$D_{2\%}$ 和一个相关的V_D值。

31.4.6 其他需要报告的信息

对于所有级别，必须报告有关治疗顺序的信息，通常包括时间间隔、每周和每次剂量，以及与在同一天治疗所有射野的推荐做法的任何偏差。

还建议报告用于剂量计算和优化标准的软件的制造商、型号和版本。

[11] 在 ICRU 91 号报告中，建议“覆盖 PTV 最佳百分比体积的等剂量表面 D_V 规定为吸收剂量，同时对 PRV 的剂量限制达到最优。”这种说法具有误导性，如图 31.3 所示，基于 DVH 的处方值 D_V（参见第 31.4.3 节）与覆盖等剂量值非常不同。实际上，覆盖等剂量值方法几乎用于该 ICRU 报告中给出的所有临床示例。

对于级别3，建议使用均匀性指数（HI）（参见第43.5.2节）。例如，建议使用Wu等（2004）得出的以下公式：

$$HI = \frac{D_{2\%} - D_{98\%}}{D_{50\%}}$$

如果*HI*越接近零，则意味着吸收剂量越均匀。这一概念也可以更好地在级别2中使用。

对于级别 3，还建议使用放射生物学指标作为研究工具，例如靶区的肿瘤控制概率（TCP）、OAR 的正常组织并发症概率（NTCP）和等效均匀剂量（EUD）概念（参见第 44 章）。此外，强烈建议应尽可能多地评估和报告这些特定值的置信区间。

31.4.7 计划目标与处方剂量

在IMRT时代之前，治疗过程被认为是从使用特定技术对靶区给予所需吸收剂量的“处方”开始的。作为处方的一部分，放射肿瘤学家还可以指定对OARs的额外限制。如果放射肿瘤学家对所选技术可以达到的剂量模式有相对清晰的概念，还可以通过选定的技术来实现。

使用IMRT后，问题就大不相同了。实现所需剂量分布的方法是使用优化工具（参见第37.2 节）。优化器的输入参数包括对勾画的体积（PTVs和 PRVs）的各种剂量约束。例如，这些限制表示为 PTV 的剂量范围（最小–最大）和 PRV 或指定PRV的特定部分的最大剂量。必须对优化参数进行调整，直到结果与放射肿瘤学家的初始目的（剂量学目标）相匹配（参见第 37.5.2 节）。

在 ICRU 83号 和 91号报告（ICRU 2010，2017）中，建议使用能表达计划目标的方式来描述放射肿瘤学家的优化算法（或负责优化的人员）的初始目标。在优化过程中，这些初始目标转化为剂量约束和目标，需要不断地进行调整；例如，通过在 PTV 中添加子体积或更改剂量约束、权重或优先级，以推动优化算法实现预期目标。

在同一份报告中，建议只有在最终计划被接受时才使用处方一词，报告包括对感兴趣的体积、PTV的剂量和/或剂量–体积要求、分割方案、正常组织约束和计划的吸收剂量分布的描述，因为这些参数可能与计划目标略有不同。

处方应包括执行所选计划所需的技术数据。然后将这些数据传送给负责治疗的人员，其中一部分通过电子信息方式传送到治疗机。

第 32 章 计算机断层扫描成像（CT）在放射治疗计划设计中的应用

Nathalie Fournier-Bidoz

目录

32.1 引言

现代放射治疗技术涉及使用多个静态或动态的共面或非共面射束入射于患者身体的不规则表面，并与非均匀性内部组织，如空气、肺和骨骼相互作用。组织与辐射的相互作用主要取决于对光子的电子密度和它们对带电粒子的相对阻止本领（见第3.5和4.3.5节）。因此，需要患者的形态、组织密度和/或组织组成的信息来准确计算三维（3D）剂量分布（见F部分）。

自20世纪70年代末以来，计算机断层扫描（CT）成像已被广泛用于患者数据的获取和放疗计划的制定（Goiten等，1979；Hobday等，1979；Battista等，1980）。它具有以下优点：

- 图像分辨率高，使许多解剖结构的细节能够准确地显示和勾画；
- 没有几何失真，能精确展示患者解剖结构的三维信息（即三维体素矩阵）；
- 获得每个单独体素的X射线衰减系数，可以通过适当的校准转换为电子密度和阻止本领；
- 能够从CT数据集生成数字重建的X线片（DRRs）（第35.4.4节）；
- 与其他一些成像设备相比，较为方便并且价格合理。

尽管其他成像方式也在发展和改进（第33章和第34章），但CT成像仍然是放射治疗计划的“金标准”。

32.2 放疗模拟定位CT

32.2.1 CT值（单位：HU）的原理与定义

以下内容总结了CT成像的一般原理。关于CT成像设备的更多信息，请参见第9.3节。如果想要获得更深入的了解，读者可以参考 Kalender（2011）和Jerrold（2012）撰写的相关书籍。

CT成像是基于对CT机架中的X射线管旋转过程中光子衰减的测量。X射线管的工作电压在80～140kV之间，且电流较高（高达500～800mA）。在X线球管的输出处，物理滤波系统提供衰减补偿（头/身体）和束流硬化。准直狭缝用于在纵向上阻挡X射线光束，以定义指定厚度的切片。在射线穿过患者之后，这个扇形束被患者横向平面上呈弧形排列的700～1000个探测器元件接收。利用准直器，通过消除大部分散射来提高图像质量。

在多层螺旋或多排探测器CT（MSCT或MDCT）扫描仪中，4至320排探测器沿着纵轴（CT z轴）彼此对齐。用于放射治疗模拟定位的CT通常有16排或更多探测器。探测器通常配置为中央部分为

0.5～0.75mm的较窄探测器宽度和外部部分为较宽的探测器宽度，如图32.1所示。

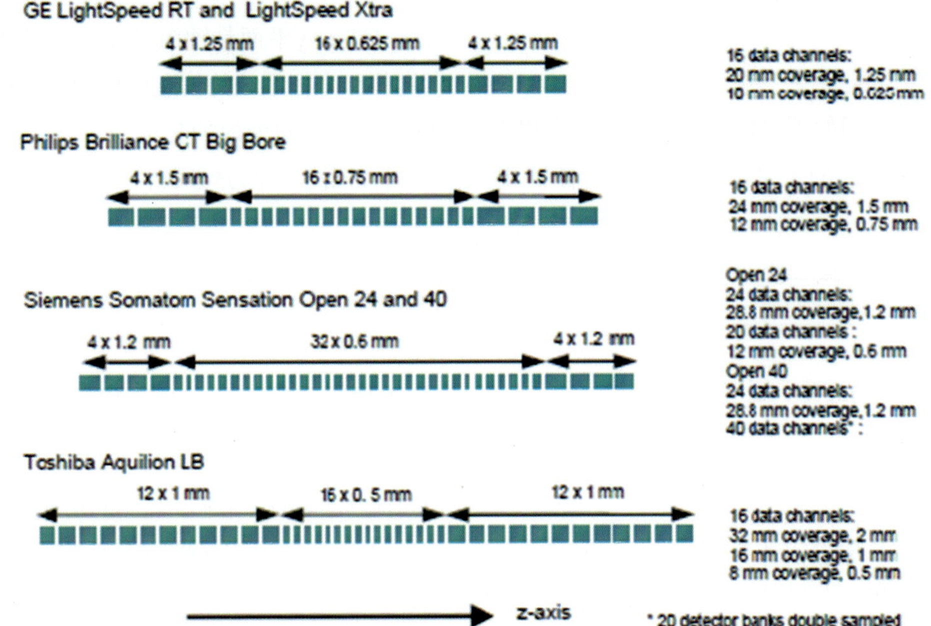

图 32.1 典型大孔径 CT 的探测器配置。在图的右边，给出了通道数 *n*，然后用给定的探测器分辨率将探测器沿 z 轴分组以覆盖给定距离的各种可能性。例如，对于 16 通道的东芝 Aquilion LBCT（图的底部），只有 8mm 的分辨率为 0.5mm，或 16mm 的分辨率为 1mm，或 32mm 的分辨率为 2mm（经许可摘自：www.impactscan.org/）

沿通过患者的每条射线路径测量的衰减代表了沿路径上所有体素的衰减系数的和。在每个射线束的角度下，沿一排探测器的透射剖面以相应的角度均匀地反向投影到图像区域上。360° 旋转的反向投影组合可以重建出代表患者横向切片的二维图像，其中每个像素被赋予一个特定的衰减系数。然而，如果在反投影到图像空间之前没有对剖面进行过滤，得到的图像就会不清晰。这是通过应用一种称为滤波器或卷积滤波器的重构核函数来实现的，这种经过滤波后的反投影是CT中使用的标准重建技术。另一种称为迭代重建的技术详见第32.4.2.3节。

利用1000多个角度测量和多排探测器，应用图像重建算法推导出线性衰减系数的三维体素矩阵。通过以下方程公式将这些系数与水衰减进行比较，这些系数被转换为代表任何给定体素衰减的比例量：

$$HU_{组织}=\frac{\mu_{组织}-\mu_{水}}{\mu_{水}}\times 1000 \qquad (32.1)$$

其中：

$HU_{组织}$是给定组织的“Hounsfield unit值”[1]，也称为“CT值”；

$\mu_{组织}$是该组织的线性衰减系数；

$\mu_{水}$是水的线性衰减系数。

水的CT值为0。空气的CT值约为-1000。利用包含各种组织替代品样本的模体的CT图像，可以建立CT值与电子密度或阻止本领之间的关系，这是精确计算三维剂量分布所必需的（见第32.4.1节）。

32.2.2 图像显示窗宽和窗位

当显示CT图像时，会使用灰度，但眼睛通常最多只能区分40种灰色阴影。通常，监视器的灰度被编码为8位（255个灰度）须映射到4096HU水平的12位图像。窗宽是覆盖全部灰度的CT数字的范围，从黑色（低HU值）到白色（高HU值）。窗位是分配给窗宽中心的HU值。一个低窗宽增强了特定组织的视觉对比。例如，对于大脑，如果试图将白质与灰质分离，宽度约为100HU，窗中心约为30HU；所有CT值<-20HU的组织全部为黑色的，所有CT值>80HU的组织都是白色。

使用一个低窗宽来观察患者的轮廓或内部结构（如肺）可能会产生误差；微小的窗位变化就会改变

[1] 以 Godfrey Newbold Hounsfield（1919-2004）的名字命名，他在 1971 年开发了第一个医用 CT。

体表或结构边缘的位置。因此，对于轮廓勾画，建议使用大窗宽或自动轮廓提取特征（见第35.3.2节）。

32.2.3 CT术语

在CT成像中使用的术语取决于制造商。表32.1给出了一些当前术语的定义，包括常用的各种相关术语。根据医学数字成像与通信（dicom）标准（见第49.4.2节），纵轴（与CT扫描床平行）为CT z轴。CT x–y平面是轴向平面或扫描平面。关于患者定位和坐标系统的信息详见32.3.2节和32.3.3节。在CT调试期间创建的扫描协议包括几个参数，表32.1中列出了一部分参数。

表 32.1 CT 专用术语简表

定义	命名方法	
采集参数		
患者体位（见第32.3.2节）。	HFP=俯卧位头先进 HFDR=右侧卧位头先进 FFP=俯卧位脚先进 FFDR=右侧卧位脚先进	HFS=仰卧位头先进 HFDL=左侧卧位头先进 FFS=仰卧位脚先进 FFDL=左侧卧位脚先进
CT定位像（即扫描的投影X线片）： 通常由CT系统获取，允许用户确定扫描范围的开始和结束位置。	侦察视图或扫描图或TOP图或计算机X线摄像	
轴向扫描模式： 当CT床稳定时，进行数据采集；床的位置在X射线曝光之间移动，以沿z轴收集数据。	轴向模式或顺序模式	
螺旋扫描模式： 当CT床沿z轴连续移动时，进行数据采集。	螺旋模式	
视野获取： 在扫描平面内收集投影数据的圆形区域的直径，通常等于初始射束在轴向平面的等中心处的直径。	扫描视野或标准视野（SFOV或sFOV）或校准的视野（CFOV）（见图9.2）	
滤波器： 物理射束滤波器用于塑造射束剖面并在射束穿过准直器到达患者之前去除低能量光子；通常有大、中、小尺寸，对应于可用的SFOV。	X射线光束滤线器或弧形滤线器	
扫描范围（mm）： 乘积nT，其中n是在单个轴向扫描中成像的断层的数量，T是由单个数据通道沿z轴成像图像的宽度。它也对应于初级准直的纵向宽度。		
螺距： 用于描述螺旋CT扫描床行进中的无量纲参数；等于机架旋转一圈时CT扫描床前进的距离（mm）除以总标称束宽。	螺距	
重建参数		
重建滤波器： 确定轴向平面上图像的锐度或平滑度的重建特性。	算法或滤波器或图像滤波器或卷积滤波器	
重建视野： 映射到重建的图像矩阵的正方形区域的宽度。	显示视野（DFOV）	
厚度： 每个重建图像沿z轴的标称宽度。	图像厚度或层厚	

资料来源：改编自2012年4月20日AAPMCT词典1.3版中的词典，www.aapm.org/pubs/CTProtocols/documents/CTTerminology Lexicon.pdf.

数据采集时选择层厚T（或检测器元件的标称宽度）进行数据采集。T的最小值是沿z轴的中央探测器元件的有效长度，在实际中是0.5mm，0.625mm或0.75mm，这取决于CT厂商[2]，沿z轴的标称射线宽度（称为图32.1中的覆盖面）是指在等中心处，在8～32mm之间。它对应于nT，其中n是用于图像重建的通道数。可以使用多种（T和nT）组合（参见图32.1）。对于一个给定的准直器宽度，被设计为阻止辐射超出暴露探测器的范围，它可以重建不同层厚≥T的切片。

有两种主要的CT采集模式：轴向（或顺序）和螺旋模式。在轴向模式下，当机架旋转曝光时，CT床保持静止。通常使用波束宽度为nT（例如，16排×2mm，即16 排探测器，层厚为2mm）的束宽获取连续切片。在CT床移动之后，机架进行另一个（或多个）（s）旋转曝光。当CT床移动到下一个位置时，X光管被关闭。螺旋模式扫描速度更快，X射线管保持曝光，在机架旋转时，床持续移动。在螺旋模式下，必须设置一个特定的参数，称为螺距，它对应于机架每360° 旋转一圈，CT扫描床前进的长度除以nT。

32.2.4　定位CT的特性

32.2.4.1　一般性能

2000年初，具有4排探测器和旋转时间小于1秒的多层CT扫描仪开始广泛应用。如今，拥有多达320排探测器的CT扫描仪被用于单次旋转成像。诊断性CT扫描仪通常有至少64排探测器，允许在约0.4秒的一个旋转时间内成像64个切面。如前所述，探测器元件的尺寸通常为0.75mm、0.625mm或0.5mm（在等中心），允许在扫描平面内获得0.5mm的图像分辨率。快速扫描患者可以减少由于患者或器官运动而造成的伪影。使用薄层扫描可通过消除单层宽度上的密度平均的部分容积效应，提高了平面内的分辨率。层厚太厚会降低冠状面和矢状面重建的质量。减少伪影和剂量的算法是现代诊断性CT的重要特征。CT机使用迭代重建算法进行图像处理已越来越普遍。虽然长期以来人们一直认为放射治疗不需要复杂的CT成像，但现在证实，影像学的进步也有利于放射治疗。

32.2.4.2　CT孔径

患者使用定位装置（如乳腺托架固定器或定制的身体固定器）进行治疗。因此，进行模拟定位时也要用它们对患者进行固定，确保患者治疗时处于与模拟定位相同的位置。一个直径为70cm的标准孔径是不够的，尤其是对于乳房治疗，建议使用的孔径至少为80cm。专门为放射治疗计划设计的大孔径CT的孔径在80～90cm之间。它们对许多肿瘤定位都有益处，主要是对乳房（仰俯卧位乳腺固定器）的定位，但也适用于四肢外展或在截石位进行妇科近距离放射治疗计划的定位。

孔径不仅需要容纳肥胖的患者和较重的附件，而且扫描视野（SFOV）也必须足够大，以包含患者的完整的体表轮廓，因为在许多情况下（例如，射线束从多个方向入射或弧形治疗），需要计算对侧器官的剂量，必须创建结构来阻断某些射线方向。当患者的身体没有完全包括在SFOV中时，一些X射线投影就不能用于重建。CT厂商已经通过使用这个部分投影的数据集在一个扩展的视野中重建缺失的组织来解决这一技术限制。然而，这可能会导致外围畸变和CT值的错误（Beeksma等，2015）。因此，扩展的视野需要特殊的质量保证（QA），以确保它们可用于治疗计划设计。

32.2.4.3　平面床

CT诊断床面通常是弯曲的，而放疗治疗床面是平的，以确保患者位置的可重复性。如果使用CT诊断机，则必须购买平顶放射治疗床或插入物。它必须与CT机兼容，并以一种方式模拟加速器治疗床，使患者定位配件（头颈肩碳纤维板、立体定向头部和身体框架、定制真空袋、热塑性外壳、乳腺托架等）可以在成像过程中通过配件[3]被固定到CT扫描床上。

---

[2]　任意一层的检测器元件的物理尺寸大约是等中心图像厚度T的两倍。通过组合如图 32.1 所示的探测器元件，T 可以由几行相邻的较小尺寸的探测器形成。

[3]　配件指的是附件以一个固定的位置附着在扫描床上，使其可以准确地在加速器治疗机上重复。然后，如果日常治疗使用相同的坐标，则配件相对于机器等中心始终具有相同的位置。

置；然后可以使用移动激光指示应在患者皮肤上做出的相关标记。不仅可以在皮肤上标记参考点或等中心的位置，还可以标记其他点，如治疗野的拐角，否则只能在加速器上标记。该过程要求在数据采集后立即进行完整的图像重建，因此需要快速重建。

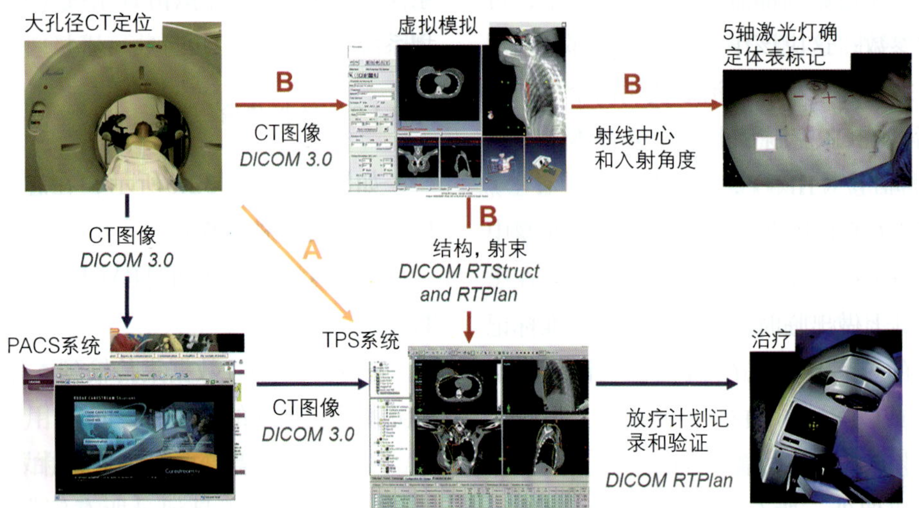

图 32.3　CT、虚拟仿真系统（VSS）、PACS、TPS 与治疗机之间的信息传输。（A）不需要实时虚拟模拟：CT 图像直接或通过 PACS 传输到 TPS。（B）通过实时虚拟模拟：将 CT 图像传输到 VSS；VSS 计划用于即时皮肤标记和随后传输到 TPS（有关 DICOM 数据传输的更多信息请参见第 49 章）

在进行CT图像采集之前，应在患者的皮肤或面罩上标记参考点，并使用基准标记物在CT图像上可见（如选项a）。重建后，将图像数据集传输到VSS（图32.3中的选项B）。在VSS中，参考点被标识为摆位参考点或摆位原点。放射肿瘤学家可以画出靶区的轮廓，以帮助定位射束等中心。使用射束方向观视图和数字重建射线片（DRRs），可以确定射束的几何形状（见第35.4节）。一旦确定了射束布置，点坐标如射束等中心、射束角或摆位点被输出到移动激光灯的工作站。然后移动激光灯来识别每个点，并标记在皮肤上。在程序结束时，VSS 计划被导出到TPS中进行剂量计算。

集成到CT图像采集过程中的虚拟模拟可以直接摆位到治疗等中心，避免治疗床移位的误差，从而避免治疗体积（s）的潜在误差。这种过程非常适合对穿射束组成的简单计划，如乳房或骨转移放疗。包围乳腺组织的放射不透明线可以在VSS上可视化乳房体积边界，以避免在模拟过程中耗时勾画轮廓。然而，当靶区是复杂的，需要精细的轮廓或使用其他成像模式时，则必须选择选项A。

CT生产商可提供集成到其控制台中的虚拟模拟软件，这避免了将重建图像传输到虚拟模拟工作站的需要。然而，传输时间与重建时间相比可以忽略不计。在任何情况下，选择一个最适合当地情况的VSS，并由医生和技术人员快速处理，都是很重要的，特别是在没有固定的工作人员负责CT扫描设备时。

32.3.2　患者定位

对于大多数放疗，患者仰卧，尾首方向（从脚到头）[6]。对于CT成像，该体位被称为头先进仰卧位（HFS）。它在CT控制台上选择，用于定义图像的解剖方向（左、右、前、后、头和脚），图像中包含特定的标签。通常横向（或轴向）CT图像显示从患者的脚开始，这意味着屏幕的左侧将是患者的右侧。

然而，治疗时也可以采用其他体位。例如，由于治疗室的机械限制，下肢照射可能需要尾首方向，即患者的脚朝向机架。为了增加对身体某些部位的照射，同时避免健康的组织受照（例如，对于乳房），也可以使用俯卧位或侧卧位。在所有病例

[6]　根据 IEC 标准，该方向称为 y 轴（见图 11.89），根据 DICOM 标准，称为 z 轴。

中，治疗位置应在CT扫描前明确确定，并在准备阶段尽可能使用该位置进行患者摆位。在CT控制台上，使用以下名称指定位置，常见体位如下：使用FFS（脚先进仰卧位），患者俯卧HFP（头先进俯卧位）或FFP（脚先进俯卧位）或HFDL（头先进左侧卧位）（见表32.1）。

在CT成像、治疗计划和治疗过程中，必须应用相同的方向约定。然而，也有特殊情况下，不能保持相同的体位进行成像和治疗。例如，如果没有可用的大孔径扫描仪，躺在倾斜板上的乳腺癌患者的CT成像解决方案可以是在CT上使用FFS方向，尽管治疗将是HFS。在这种情况下，存在一些错误风险（例如，左右反转），需要一个明确的程序，尽可能地自动化，并进行适当的QA测试和检查，以确保安全的治疗。

32.3.3 患者参考坐标系

32.3.3.1 DICOM图像坐标系和DICOM图像原点

在医学成像中，解剖（即患者）坐标系是指轴面、冠状面和矢状面三个平面。在DICOM标准中，轴的方向是基于“LPS 系统”：x轴增大是向患者的左侧移动，y轴增大是向患者的后侧移动，z轴增大是向患者头部移动。这与患者在CT 扫描仪上的位置和方向无关。但是，患者的体位方向被记录在CT控制台上，信息被存储在DICOM文件中（例如，HFS或HFP）。

DICOM图像原点定义在参考图像（z=0）的左上角（x=y=0），这是第一个图像像素（i=j=1）的中心。在CT扫描开始之前，一旦患者以治疗位置躺在CT检查床上，在CT机架控制台上设置一个更中心的CT原点，这定义了新的射束定位参考系统。相对于DICOM图像原点，这个新原点的坐标是传输到TPS或VSS的数据的一部分。

32.3.3.2 TPS系统坐标、CT中心和计划等中心

对于大多数治疗设备坐标，用于描述射线相对于检查床的位置的坐标系与国际电工委员会（IEC 2011）定义的IEC 61217标准一致（见第11.9.1节）。在IEC 61217条例中，也定义了一个与患者相关的坐标系，如在DICOM中x轴增大是向患者的左侧移动，y轴增大是向患者的头部移动，z轴增大是向患者的前部移动（即，IEC y轴和z轴与DICOM不同）。大多数TPSs与IEC标准一致；因此，在两个坐标系之间需要进行转换。此转换必须考虑到在CT控制台上给出的患者体位方向。一般来说，在TPS工作站上，CT图像被看作是从治疗床的末端观察躺在治疗位置的加速器治疗床上的患者。在所有图像（轴向、矢状面和冠状面图像）上必须存在患者方向标签（前、后、头、脚、右和左），并与患者的解剖结构一致，无论用于成像和治疗的患者位置如何。

CT原点在DICOM文件中导出，因此在TPS中是可用的。但是，重新定义的计划原点（或摆位参考点）可能与CT原点不同。它是在TPS中手动设置的，使用一个三维光标与患者身上的标志对齐，并由基准标记识别。当虚拟模拟未集成到CT扫描过程中，计划等中心在治疗计划期间设置；它通常位于PTV的几何中心。对于治疗，治疗床移动是通过将患者从计划原点转移到计划等中心来实现的（见第48.2.2节）。

32.3.4 采集和重建参数

采集参数包括SFOV、kVp、自动或固定mAs值、X射线滤波器、层厚和探测器厚度nT、旋转时间、螺距和伪影校正（见表32.1）。

CT定位与诊断成像的一个显著区别是需要一个大的SFOV来获得患者的全身轮廓。根据所使用的放射治疗技术，需要合理选择SFOV：必须选择一个大的SFOV来进行容积旋转调强治疗，以包括例如患者的肩膀和任何会衰减射线的患者固定设备。还必须能够识别CT床在图像中的位置，因为在计划过程中，它实际上将被治疗床所取代。然而，大的SFOV会导致图像质量的下降；用SFOV为55cm获得的图像将55cm显示FOV（DFOV）映射到512像素 × 512像素阵列时，像素大小为550/512≈1.1mm。如果SFOV为70cm，则所得像素大小为700/512≈1.4mm，导致空间分辨率下降。建议对于SFOV的选择，尽可能覆盖全身轮廓，同时包括患者周围所有需要进行衰减

计算的物体。在CT采集之前可使用两个正交扫描图解决这一问题。

图像质量也取决于信噪比（SNR），信噪比的提高可以通过增加信号或降低噪声来实现。使用更高的mAs或更高的kVp会产生更好的信号，但会增加患者的照射剂量。一般来说，在120kVp时软组织对比会更好，肥胖者或包含大量骨（如骨盆）的成像区域可以使用更高的电压（135～140kVp）。在儿科中，kVp 和mAs应尽可能低。图像中的噪声量取决于探测器及其电子设备在低剂量下的表现能力。商用CT使用原始数据的三维重建滤波器，以减少肩膀或骨盆造成的图像伪影[7]。此外，重建的图像可以通过应用去噪滤波器来处理，以消除均匀密度区域内图像中存在的一般噪声。这可以与一个边缘增强滤波器相结合，以提高解剖边界的清晰度。这些附加的三维滤波器降低了噪声，从而提高了低剂量下的图像质量，并可以部分纠正伪影。伪影校正将在第32.4.2节中进一步讨论。

对于螺旋CT扫描，必须在采集前选择螺距。螺距1对应于宽度等于标称射束宽度的连续采集。螺距＜1会导致重叠，从而以减缓采集和增加剂量为代价来丰富图像数据集。螺距＞1 可以导致更快的采集和减少剂量，这两个特征在儿科的影像采集中很重要，但会影响图像质量，因为它增加了有效层厚。

放疗中使用的CT层厚通常为2mm（头部）或3mm（身体）。可以使用更大的层厚，但它们涉及体积平均，会导致图像模糊，以及冠状面或矢状面重建图像的*z*轴分辨率较差。大脑或眼科治疗可能需要1mm左右的较薄层厚。对于大脑，通常将磁共振成像（MRI）与计划CT进行配准，以改善大体肿瘤区（GTV）/危及器官（OAR）可视化（见第33章和第35.2节）。在MR和CT图像之间进行可靠的配准，需要高质量的计划CT，以减少系统误差。图32.4显示了一个脑肿瘤的例子，基于高质量的计划CT，它可以在CT和MR上提高图像的清晰度。

[7] 当光子到达探测器时太少时，就会出现这种现象，e.g.用薄层扫描身体的较厚部分，如骨盆。

除了重建图像的层厚外，DFOV和重建滤波器在图像质量方面也起着作用。在放疗中，DFOV通常保持与SFOV相同的大小。然而，可以用较小的DFOV来计算一个额外的序列，以提供一个放大的图像。这个序列会自动配准到第一个序列，因为它对应于相同的采集。小DFOV CT序列对诊断很有帮助，但如果全身体表轮廓不是图像的一部分，它们就不能用于放疗计划设计。

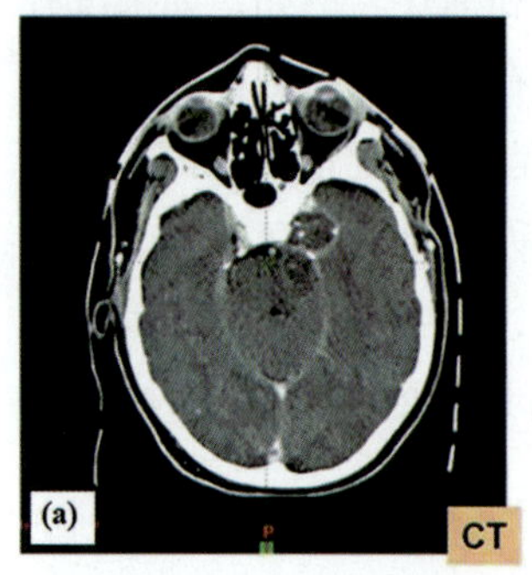

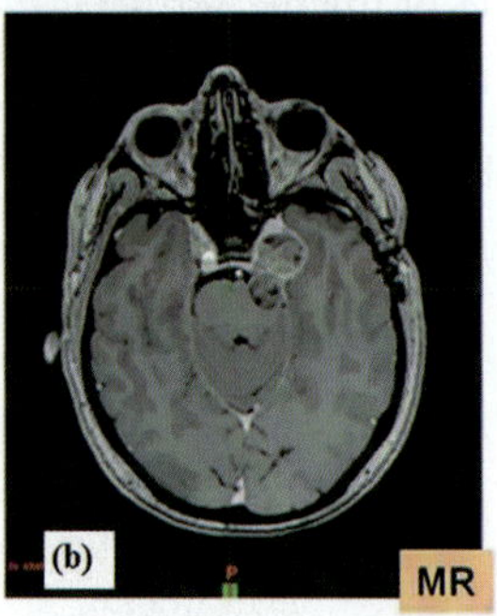

图32.4 （a）颅脑CT成像SFOV采用24cm，层厚选择0.5mm；（b）对应的CT横断面图像，CT-MR配准后制定放疗计划，减少系统误差

基于滤波反投影的图像重建使用了一系列为头部或身体成像设计的重建滤波器。滤波器核函数的选择影响图像的平滑度或锐度，取决于临床应用。锐利的滤波器可以增加空间分辨率或边缘增强，但也增加了图像噪声。选择平滑的滤波器核函数用于软组织成像，因为它可以降低图像噪声，提高低对比度检测。

32.3.5 增强CT

增强CT（CE-CTs）被用来突出显示GTV、血管或淋巴结，以帮助放射肿瘤学家勾画靶区[8]。图32.5a显示了盆腔增强扫描的一个示例；注射的造影剂有助于盆腔淋巴结的显示。

扫描必须在静脉注射后的一定延迟时间后开始，这取决于必须看到哪些内部结构。CT扫描仪有一个监控系统，可以将采集的开始时间与造影剂到达目标区域（s）的时间同步。非对比CT必须在CE-CT之前扫描，因为造影剂会在身体中保持一段时间。当两个序列在同一次CT检查中获得，

[8] 除非在放疗前有手术切除。

如果CT原点没有改变，CT通常会自动实现图像配准。CE-CT不需要包括患者的所有体表轮廓，一个较小的SFOV可以用来提高图像质量。

不建议使用CE-CT来计算放射治疗剂量分布，因为造影剂浸润区域的HU值不对应于患者接受治疗时组织的实际密度。尽管对于许多临床情况下的光子计划，误差可能很小（Liauw等，2005；Liu等，2015），但对于粒子束则不是这种情况，因为计算出的粒子射程将是不准确的（见第39.2.2.5和Wertz, Jakel, 2004）。为了最小化这种误差，作为两次CT扫描之间配准的替代方法，造影剂增强区域的密度可以被覆盖。

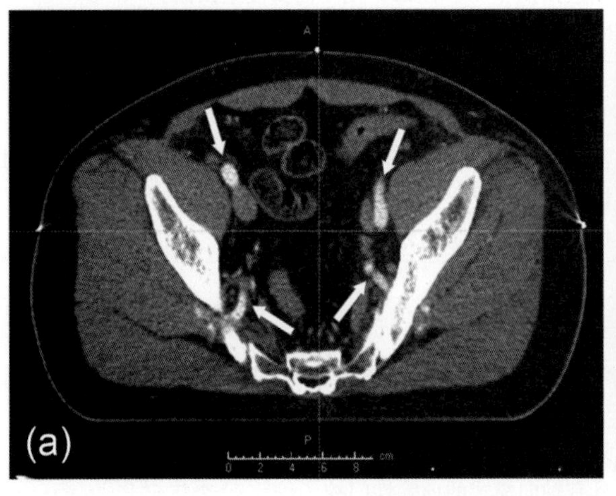

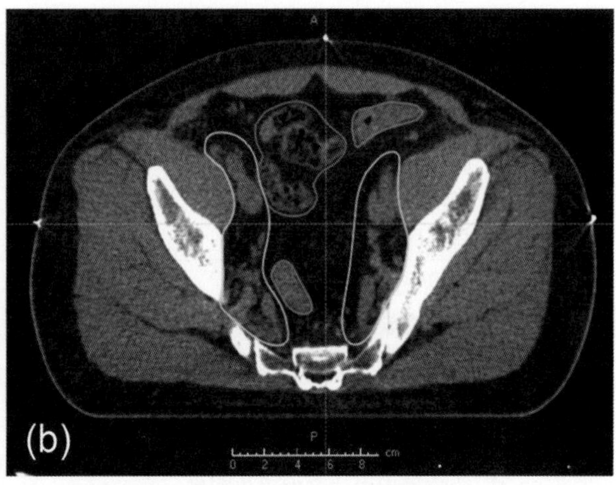

图 32.5　使用对比增强（CE-）CTs 治疗前列腺癌的示意图。（a）增强 CT。（b）计划 CT（注射前）。对于两个 CT，SFOV 和 DFOV 都设置为 50cm，重建的层厚为 2mm，窗宽和窗位分别设置为 350HU 和 40HU。注射造影剂有助于定位髂淋巴结（箭头），并将它们与消化道相区别。计划 CT（b）中显示的轮廓是在（a）和（b）之间的融合图像中勾画的。它们由淋巴结 CTV（青色）、肠（紫色）和乙状结肠（橙色）组成

32.3.6　特定协议示例

需要为每个解剖部位制定成像协议，以确定放射治疗计划扫描的CT扫描规范。该协议应包括可能的治疗技术的任何患者摆位要求。表32.2给出了对各种肿瘤部位的具体要求的示例，指出了可用的主要治疗选择，大孔径、大SFOV、带有索引的平面CT床以及外部激光灯都是一般要求。CT扫描仪的规格和辅助设备的可用性应考虑医院的治疗方案、质量保证程序和可用的治疗机技术。

表 32.2　不同解剖部位的 CT 成像技术要求

肿瘤位置或治疗类别	治疗方案和技术细节	CT技术要求及辅助设备选择
乳房	• 简化IMRT • 保护心肺功能的弧形治疗 • 举起一只或两只臂来实现定位可重复性 • 屏气 • 银夹标记	• 大孔径≥80cm • 大SFOV • 固定：乳腺托架/真空袋/发泡胶，固定在CT床上 • 虚拟仿真软件 • 用移动激光灯标记皮肤 • 屏气记录设备 • 呼吸记录装置和4D CT功能（用于门控治疗计划） • 心脏CT门控
前列腺	• IMRT/arc治疗 • 膀胱/直肠状态的预计划CT评估 • 基准标记 • 明确是否存在髋关节假体	• 多种CT扫描协议，包括低剂量预计划CT评估膀胱/直肠状态 • 骨盆和脚固定装置 • 减少金属伪影的影响（如果存在支架材料或髋关节假体）

续表

肿瘤位置或治疗类别	治疗方案和技术细节	CT技术要求及辅助设备选择
肺	• 基于自由呼吸和ITV的治疗 • 自由呼吸和门控治疗（基于幅度/相位），减少外放边界范围 • 屏气治疗（DIBH/mDIBH） • 立体定向放疗 • 肿瘤追踪 • 使用从四维影像集中计算得到的MIP/平均/中间通风/中间位置序列进行计划	• 呼吸记录设备+CT接口，允许前瞻性（门控）采集和回顾性4D重建 • 四维采集：轴向和螺旋模式；在螺旋模式下，自动选择螺距 • 重建前的四维重建和呼吸信号的编辑 • 慢速扫描（如果有4D，则不需要慢速扫描） • MIP和AIP计算序列（如果TPS中可用的话，不需要）
头颈部	• 淋巴结的勾画 • 治疗过程中的多次CT扫描评估 • 自适应放疗	• 常规CT和CE-CT进行淋巴结定位；静脉注射与CT扫描同步 • 快速重建和导出到自适应放射治疗的软件 • 伪影矫正（肩膀、牙齿填充物）
妇科	• Arc治疗 • 近距离放射治疗 • 器官运动/解剖结构变化 • 自适应RT	• 大孔径 • 大SFOV • 采用低剂量CT进行多重CT评价和快速重建QA
消化道	• CT评估肠、膀胱和直肠的状态 • 治疗过程中的多次采集图像 • 基准植入物（肝）	• 采用多种采集协议，包括用于评估的低剂量CT • 具有轴向模式的前瞻性门控 • 伪影校正
脑	• MR-CT配准 • 立体定向放疗	• 小SFOV（~30cm或以下） • 专用固定装置 • 与SRS框上的反射标记相关的红外相机
眼/眼眶	• 小型结构	• 小探测器尺寸 • 小焦距 • 小SFOV
椎管旁	• Arc治疗 • 立体定向/低分次 • 脊椎稳定器	• SBRT体架/定制负压垫 • 伪影校正
颅脊髓辐照	• 无痛固定 • 定位可重复性 • 多个等中心和连接点 • 儿科 ± 麻醉	• CT床的纵向运动范围和水平扫描范围 • 具有高螺距的螺旋模式 • 固定设备（俯卧或仰卧）可索引至CT床 ± 麻醉管理
四肢	• 要成像的部位（手臂/腿）不在扫描野中心	• 大孔径，大SFOV
骨转移	• 骨和脊髓的自动分割	• 虚拟仿真软件 • 用于等中心标记的可移动激光灯
儿科	• 麻醉 • 体位固定 • 最小化成像剂量	• 留置针 • 快速扫描以减少运动伪影：旋转时间小/高螺距螺旋模式 • 剂量减少工具 • 身体固定装置
粒子治疗（如质子）	• 体位固定 • 粒子射程对HU校准的敏感性 • 对图像伪影（特别是金属）的敏感性	• 定制的负压垫和体罩 • 水中HU的稳定性 • 根据成像协议进行HU校准 • 特定的HU QA-模体 • 伪影校正 • 双能CT扫描（可选）

32.3.6.1　乳腺肿瘤和心脏相关问题

对于左侧乳癌患者，使用屏气技术可增加乳腺组织和心脏之间的距离（Lyatskaya等，2011；Gierga等，2012；Alderliesten等，2013）。光学表面检测装置或红外反射器可以通过跟踪患者腹部的位置来监测屏气水平（见第9.6.3和9.6.4节）；或者可以通过肺活量计监测患者呼吸（见第32.4.3节）。在CT扫描和治疗过程中，必须使用相同的呼吸监测设备。高度适形放疗技术（如容积旋转调强治疗或粒子治疗）可以实现更好的心脏保护（Shah等，2014；Osman等，2014），但需要心脏门控成像以良好显示冠状动脉（deAlmeida等，2012；Vennarini等，2013）。因此，在购买CT定位设备时，最好选择有心脏CT门控功能的机器。

32.3.6.2　肺、胸、腹部–呼吸管理

对于肺部以及所有胸腹部肿瘤，应在选定的呼吸间隔进行与呼吸相关的前瞻性（门控）或回顾性CT成像。在CT扫描仪上的呼吸运动管理应由如何在治疗机上进行与呼吸相关的治疗来决定。当前的选项将在第32.4.3节中进行介绍。呼吸相关的CT采集（也称为4D采集）使用带有电子接口的呼吸记录设备连接到与CT扫描仪上的4D软件模块。采集可以以轴向或螺旋模式实现。前瞻式（门控）模式是在一个给定的呼吸时相或振幅触发。回顾式模式是获取整个呼吸周期的图像，并回顾地分配到相应的呼吸周期的时相。螺旋扫描加速了4D采集，但4D CT模块必须包括相对于特定患者呼吸周期的螺距和转速。利用来自不同相位的图像的CT值，可以计算出一个新的图像序列，可用于辅助肿瘤定位，如最大强度投影（MIP）[9]图像序列或平均强度投影（AIP）序列。然而，如果自带的TPS能够计算这些图像序列，那么CT就不需要具有这种软件，特别是由于其他重建序列（中间时相或中间位置序列）可能更适合用于剂量计算（Wolthaus等，2006，2008）。一些CT扫描仪可以选择慢速扫描协议（每次旋转4秒或更长时间），扫描出的图像代表整个呼吸周期中的总投影（图像较模糊），可用于计划设计（Lagerwaard等，2001）。这种4D CT的替代方案允许勾画包含肿瘤运动的肺内部靶体积（ITV）（见第31.2.4节），但它不适用于减小外放边界的门控治疗。它大致相当于AIP。

32.3.6.3　头颈和盆腔部位–自适应放疗

在头颈部或骨盆部位（成人和儿科）放射治疗过程中需要重复CT扫描观察组织变化，以评估剂量分布的潜在变化（肿瘤覆盖范围和OARs的保护）。因此，这种重复CT扫描的采集协议应优化，以在低剂量下产生良好的图像质量，例如使用mA调节、适当的滤波器和去噪算法。将新的CT数据导出到图像配准软件后，可以快速评估组织变化，以决定是否必须修改勾画的轮廓并重新计算剂量分布，从而产生一个自适应计划（见第48.4 节）。

32.3.6.4　儿科

儿科患者是治疗准备中最困难的病例。有条件时可以在一个专用的模具室内进行体位固定，并在不同时间获得计划CT。这将避免定位时间过长造成孩子的不适，并将增加让孩子安静配合的可能性。然而，孩子们会在他们的模具内移动。高螺距和小旋转时间的螺旋扫描的优点是可以在几秒钟内完成图像采集，减少了运动伪影和剂量。必要时可以进行麻醉，但如果患儿在治疗过程中进行麻醉，应注意医学安全保障问题。

32.3.6.5　植入的标记物和金属伪影

金属的存在会导致图像中出现与解剖结构或组织密度无关的伪影。然而，图像引导下的放疗通常依赖于植入在靶区内（或靠近靶体积）的基准标记的位置，例如，前列腺和肝脏。更明显的伪影来自于CT值更大的物体，如牙齿植入物、脊柱骨科稳定器或髋关节假体。这些伪影遮挡了部分解剖结

[9]　对于 MIP，每个体素都被分配了来自该体素所有呼吸时相的最大 CT 值。对于肺肿瘤，根据呼吸时相的不同，肿瘤的（高密度）体素位于不同的位置；由于只保留最大密度值，肿瘤将显示为完整肿瘤运动的“包络”，从而有效地勾画内部靶体积。AIP 方法也采用了相同的原理，除了分配了所有 CT 值的算术平均值而不是最大值（Bradley 等，2006）。与 MIP 相比，AIP 方法可重建出一个略微模糊的图像，CT 值更加准确，它是剂量评估的首选方法（Tian 等，2012）。另请参见第 32.4.3.4 节和第 37.6.4 节。

构，可能是剂量计算的误差来源。新的伪影校正算法可以恢复缺失的衰减数据（见第32.4.2.3节），因此，金属物体的真实形状以及周围的解剖结构可以被恢复，从而有助于靶区和OAR的勾画，因此也有助于射束的设置（Li等，2012；Axente等，2015）。

32.3.6.6 粒子治疗计划

粒子束，特别是质子或重粒子束，比光子束对密度变化更敏感（见第25章）。因此，CT值的校准和稳定性至关重要（见第32.4.1节）。使用特定的协议和模体进行CT质量保证和HU校准。由于图像伪影导致的CT值误差可能会在粒子射程中引入较大的误差（Andersson等，2014；Jia 等，2015）。此外，质子重粒子治疗需要严格的患者固定，准确的身体体表轮廓的确定，内部器官运动和密度变化的管理（例如：肺、肠、直肠和膀胱）。事实上，任何射线范围内的靶区或正常组织的解剖改变，包括呼吸，都必须认真考虑。最好使用定制的负压垫和热塑膜固定患者。这将提高患者治疗摆位和计划CT之间的一致性。肺活量计控制的屏气技术或门控治疗通常用于确保胸部和腹部治疗部位的粒子射程的准确性（Boda- Heggemann等）。

32.4 具体问题

32.4.1 CT值校准和组织分配

32.4.1.1 组织密度定义的常规校准方法

对于12位CT图像，CT值从-1024HU 到+3071HU不等（4096级）。这个量表列出了人体组织CT值的变化范围（见表32.3）。

还有更广泛的CT值可用（14位深度可达+15359HU），可以更好地显示金属物体，如骨科假肢，但它不能确定物体的电子密度（Coolens和Childs，2003）。此外，CT范围若过大，调整窗宽和窗位会变得很麻烦。

每天对CT进行空气校准，以校正探测器不同个体信号的差异，并确保在没有模体或患者时信号均匀。使用厂商提供的不同尺寸的水模体进行定期水校准，对应于不同SFOV的校准。根据定义，空气CT值是-1000，水是0。水的CT值必须根据IEC 标准（IEC 2013）保持在0HU ± 4HU。还要检查均匀模体CT值的均匀性，从而使CT值在整个患者体积中是一致的。需要注意的是，CT值可能取决于重建滤波器（包括任何射束硬化校正）、SFOV相对于模体或患者体积的大小以及物体在SFOV中的位置。

表32.3 人体组织的CT值

组织	CT值（HU）[a]
骨密质	+1000（+300～+2500）
肝脏	+60（+50～+70）
血液	+55（+50～+60）
肾脏	+30（+20～+40）
肌肉	+25（+10～+40）
脑，灰质	+35（+30～+40）
脑，白质	+25（+20～+30）
水	0
脂肪	-90（-100～-80）
肺	-750（-950～-600）
空气	-1000

资料来源：在国际原子能机构，表11.1引自：Diagnostic Radiology Physics: A Handbook for Teachers and Students.修订

[a] CT值取决于组织或材料的组成、管电压和温度。

假设CT值稳定可靠，就可以进行校准。对于光子束，校准包括建立HU比例尺与接近人体组织的不同材料的相对电子密度之间的关系[10]。商业模体可用于这个目的，校准的一般程序在各种文件中均有描述（IPEM 2003；IAE A2008，2012）：使用用于放射治疗计划的CT成像协议，扫描一个包含具有不同已知电子密度的插入物的圆柱形骨盆状的模体。由于不同组织的质量衰减系数随X射线能量变化，CT值与电子密度的关系取决于X射线管的电压，特别是对于含有高原子序数材料的组织，如骨骼。根据Thomas（1999）的报道，对于人体而言，一个通用的曲线可以用于所有的CT。曲线之

[10] 相对电子密度被归一化为水。光子使用电子密度的合理性与康普顿效应有关（见第 4.3.5 节和第 27. 2.1 节）。

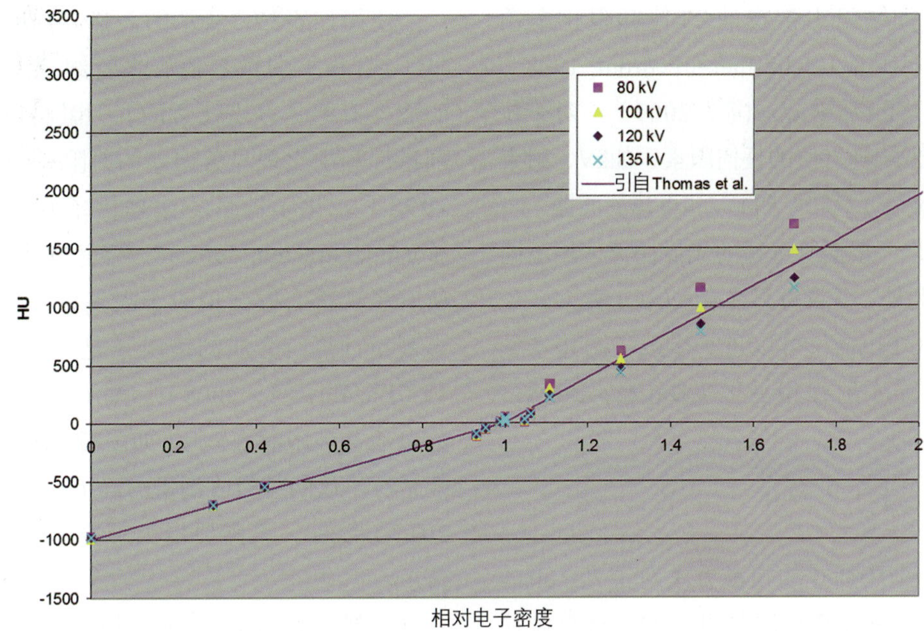

图 32.6 在不同管电压（80kVp 和 135kVp 之间）扫描的各种已知成分模体的 CT 值与相对电子密度之间的关系。实线是 Thomas（1999）推荐的“通用曲线”（数据来自法国巴黎居里研究所）

间的差异可能主要与模体插入物的组成有关，不一定代表人体组织。在光子束（以6MV为参考）中，剂量计算对电子密度的微小变化不是很敏感。从不同管电压的测量中获得图32.6显示了CT值与相对电子密度之间的关系：$\rho_{e,m}/\rho_{e,water}$，实线表示的“Thomas通用曲线”，定义如下：

$$\text{当 } HU<100 \text{ 时，} \frac{\rho_{e,m}}{\rho_{e,water}}=1.00+\frac{HU}{1000}$$

$$\text{当 } HU>100 \text{ 时，} \frac{\rho_{e,m}}{\rho_{e,water}}=1.00+\frac{HU}{1950} \quad (32.2)$$

Thomas认为，*HU*=100的不连续性（与任何人体组织无关）是可以接受的。

可以得出结论，CT值校准应作为CT扫描仪在临床使用的kV设置（通常为120kVp和140kVp）调试的一部分进行，并与 Thomas曲线进行比较。然后，平均曲线一般可用于后续的剂量计算。

32.4.1.2 化学计量方法

在粒子治疗中，特别是对于质子和重粒子，剂量计算对CT值校准的准确性要求更高。此外，应根据相对阻止本领而不是相对电子密度进行校准。误差可能由用于校准的组织替代物的化学成分和人体组织的真实组成之间的差异产生。在由Schneider等发起的化学计量方法中（1996），真实组织的CT值来源于水和五种组织替代物的HU测量值以及真实组织的组成。该方法包括以下步骤：

- 用特定的粒子计划CT协议扫描一个包含6个样本的适当尺寸的模体。测量每个样本的CT值。
- 理论CT值是利用样品的精确化学成分和测量的CT值计算的；这是通过将X射线束中每种材料的线性衰减系数表示为三个系数之和（对应于光电效应、相干散射和非相干散射），并使用材料的已知元素组成来实现的。这三个分量的参数通过将测量的CT值与理论CT值进行线性回归拟合来确定。
- 然后可以计算出人体组织的CT值，这些组织的组成可以在ICRP（1975）中查阅。
- 生物组织的阻止本领是在一个粒子束能量上用解析的Bethe-Bloch公式计算出来的（例如：219MeV 质子，Schneider等，1996）。
- 最终通过相似组织类型的数据点进行拟合后，可以将相对阻止本领与其对应的CT值进行绘制，从而构成化学计量校准。

通过测量动物组织样本的CT值和阻止本领值，提供了补充研究（Schaffner和Pedroni, 1998，Kanematsu等，2003；Rietzel等，2007）。对于粒子束，必须考虑影响CT值的任何因素，如kV、射束硬化效应或（金属）伪影、SFOV和重建滤波器。与光子束不同的是，根据所选择的成像协议使用不同的校准曲线。此外，建议每天检查水的CT值。

使用双能CT扫描仪可以进一步改进阻止本领比的测定（与质子射程相关）（Bar等，2018；Lalond等，2018）。

32.4.1.3 组织分配

第32.4.1.1节中所述的校准方法对于光子束的解析和半经验剂量计算算法是可靠的，该算法使用电子密度数据来解释组织的不均匀性（见第28章）。相比之下，基于粒子的基本相互作用的剂量计算模型（见第30章）使用了表格化横截面，这些截面取决于介质的原子组成和质量密度（见表L2和L3和ICRU报告46，1992）。在没有任何其他解决方案时，CT值为这些数据提供了最合适的联系。在实践中，这种联系通常是通过建立CT值和人体中“最相近的组织”（以及相关的质量密度）之间的关系来实现的。如图32.7所示。

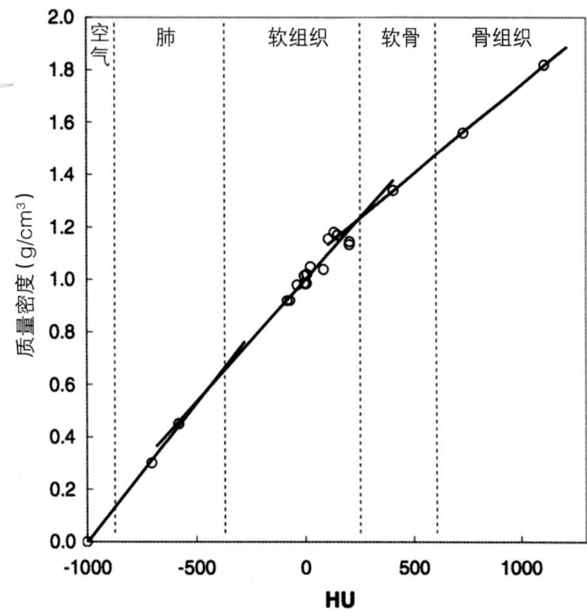

图32.7 CT值（HU）与组织的质量密度之间的典型关系，并附有相应材料类型的分配［引自：Bazalova, M，Carrier, J. F, Beaulieu, L and Verhaegen, F，Phys.Med. Biol, 53（9），2439–2456，2008］

使用如表32.3所示的表格导出的材料类型子集（或bin）的边界值，执行组织分配。边界值的选择有些是可以任意的，但其可以优化以减轻剂量计算中出现显著误差的风险（du Plessis等，1998）。化学计量方法提供了有用的补充信息（Vanderstraeten, 2007）。给定的边界选择并非对所有患者都有效，但对于大多数高能光子和电子束剂量计算，介质的错误分配只有很小的剂量影响（Bazalova等，2008）。用于组织分割的子集的数量通常被限制在5个（如图32.7所示），除了可能是有争议的骨吸收剂量的确定（Vanderstren等，2017）以外，不需要增加子集数量（见第27.3.2节）。

在剂量学影响较高时，如kV级X射线束的临床动物实验，可能需要更复杂的校准方法（Bazalova和Graves, 2011）。这些可以通过双能CT扫描来实现（100kVp和140kVp），可以获得可能具有相同密度但原子组成不同的体素的有效*Z*值（Bazalova等，2018），或使用低kV（40kVp）锥束CT 校准（Noblet等，2018）。

当患者周围或患者内部存在非生物物质时，就可能出现识别错误，包括患者定位装置和金属植入物或假体的情况。因此，大多数TPSs都提供了可视检查（例如使用颜色查找表）系统实现组织分配的可能性，并手动分配其他类型的材料和密度。也可以设置密度值（如3g/cm^3），超过该值将禁用自动CT值转换。

一旦用户完成并确认了材料分配，原子组成将自动使用参考数据（ICRP 1975；Woodard 和White，1986；ICRU 1989，1992）[11]。

32.4.2 CT伪影

32.4.2.1 运动和金属伪影

Boas和Fleischmann（2012）分析了不同类型的CT伪影。其中，运动和金属伪影显著影响治疗

[11] 太平洋西北国家实验室已经汇编了一份非常全面的数据收集，包括372种用于多用途辐射传输建模应用的材料（PNNL2011）。

计划。

CT扫描期间患者或器官运动会导致图像模糊和横向图像上的长条纹，使肿瘤和器官的轮廓勾画受到影响。如32.4.3节所述，可使用呼吸相关CT（和治疗）来处理呼吸引起的运动。虽然心脏门控CT并不常规用于放疗，但它在放疗计划中具有潜在的优势，因为它可以显示冠状动脉等精细结构（de Almeida等，2012）。

影响CT图像质量的主要原因是金属伪影。由于X射线光谱中的低能光子优先被高原子序数材料衰减，因此当光子穿过金属时，会发生射束硬化和散射。图32.8显示了在放疗计划中经常遇到的一些金属伪影的例子：用于质子立体定向治疗中植入颅骨的螺钉、颌骨部填充牙齿以及用于前列腺图像引导放疗的植入金标。其他的例子如：存在单侧或双侧髋关节假体的前列腺治疗或使用脊柱固定器的脊柱旁治疗。

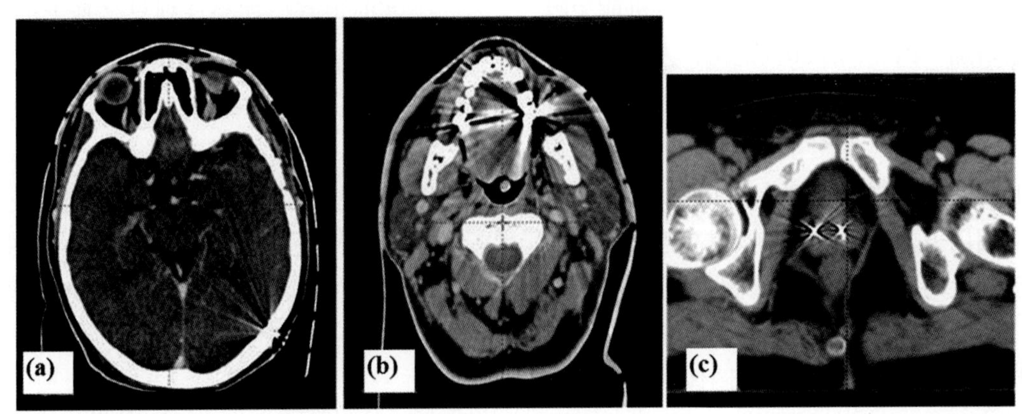

图 32.8　金属伪影的实例：（a）植入的颅骨螺丝钉；（b）植入牙齿；（c）用于图像引导前列腺放疗的金标。

如图32.8所示，金属伪影会导致最大衰减方向的暗条纹和其他方向的白色条纹。金属物体不仅掩盖了图像的大片区域，而且无法计算金属中心和外围的CT值与物体的密度关系。

32.4.2.2　存在金属伪影的放疗计划

在计算金属伪影发生区域的剂量分布之前，必须进行图像修改。这可以通过手动为受影响的体素分配实际的CT值或密度值来实现。在存在髋关节或脊柱假体时，必须在射束方向上避开伪影。

在粒子治疗中，CT 伪影可引起粒子射程的大误差（Andersson等，2014）。对射束方向的限制会影响剂量分布的质量，植入假体或进行过脊柱稳定术的患者可能不适合接受粒子治疗。在图像引导下的放射治疗中，标记物可用于帮助显示软组织，已经研究了用其他材料取代金属标记物（例如：碳，Habermehl等，2013）。另一种方法是使用MV CT，因为有了高能X射线能量，金属伪影的影响几乎不存在（Aubin等，2006；DeMarzi等，2013；Paudel等，2014）。

32.4.2.3　减少金属伪影的展望

新的减少金属伪影的算法已经在新一代的CT扫描仪中实现。其中一些算法是由图像重建中的两个或多个步骤组成的迭代算法。在第一次通过的过程中，分析原始数据，并使用一个阈值CT值来分离“金属”体素。然后，删除这些体素，并替换为插值或“ 正向投影值”（Veldkamp 等，2010；Prell等，2010；Boas和Fleischmann, 2011）。CT厂商有他们自己的专有算法来解决这些问题，这显著改进了图像质量，减少了由金属假体或植入物造成的伪影。迭代重建除了在去除金属伪影方面有优势外，还可以显著减少患者的受照剂量（de Margerie–Mellon等，2016；Kim等，2016）。这种新一代的CT扫描仪可便捷地用于放射治疗计划。

双能CT（DECT）的使用目前正在探索中，因为它可以减少射束硬化和金属伪影。结合低kV和高kV图像，可以创建一个伪单色图像，它减少了伪影，但对比噪声比比较低（（Kuchenbecker等，2015）。对于放疗，DECT还可以改善组织表征，从而提高粒子治疗的射程预测（Yang 等，2010；Hünemohr等，2014；van Elmpt等，2016）。

32.4.3 呼吸管理

32.4.3.1 与呼吸相关的治疗策略

头足方向靠近横膈膜的肿瘤（如肺下叶或肝脏），因呼吸运动移动的距离可能超过1cm（Seppenwoolde等，2002），呼吸引起的肿瘤和器官运动意味着需采用更大的外放边界，这可能会限制肿瘤剂量增加。因此，在20世纪初，人们还设计出了其他的解决方案。关于放射治疗中呼吸运动管理的各种选择的概述，读者可以参考美国医学物理学家协会的TG-76报告（AAPM 2006）。

通过应用以下方法之一，可以提高与呼吸相关的器官运动发生的区域的治疗准确性：

1. 自由呼吸并扩大靶区体积：为了避免肿瘤剂量不足的任何风险，CT图像被用来定义一个对应于患者呼吸时临床靶体积完整运动范围的ITV。
2. 深吸气或适度吸气屏气（DIBH/mDIBH）：这种情况下，记录吸入的空气量（或主动控制），使患者保持在一个预定义的屏气振幅窗口内。可以使用缩小的ITV外放边界，同时仍然允许小的残余运动（Mah等，2000）。
3. 压缩腹部：腹部压缩板（Bouilhol等，2013）或腰带（Lovelock等，2014）可用于最小化呼吸振幅和横膈肌运动。它们固定于体架上，并用于CT定位和所有的放射治疗阶段。
4. 门控技术：加速器射束在预定的呼吸振幅间隔或呼吸时相打开。门控可在呼气末执行（此时更稳定），射束开启时间对应占空比（例如30%），或在吸气末执行，此为首选，因为它可增加肺体积。肿瘤在门控范围内的运动必须通过创建ITV来实现。然而，因为分次内和分次间的内部运动可能会有所不同，门控应通过在线成像系统进行监测（Berbeco等，2005）。
5. 追踪：采用室内正交X射线图像或荧光成像系统与呼吸门控的图像引导放射治疗（IGRT），可以在治疗期间追踪肺或肝肿瘤中的植入标记物，进一步提高了光子和粒子治疗的准确性（Verellen等，2010；Mori等，2014）。Cyberknife®的动态跟踪（见第14.2节）是基于肿瘤轨迹和呼吸运动之间的相关函数，通过检测植入标记物进行校正（Poels等，2015）。即使使用实时追踪，如果计划只是基于单一的定位CT，肿瘤内和周围组织间的运动也可能被低估（Lischale等，2016）。

其中一些选项可以通过使用标准的CT扫描仪来实现，但大多数情况需要使用4D CT扫描仪，即：一种允许采集代表完整呼吸周期的图像的扫描仪（见第32.4.3.3节）。

32.4.3.2 使用标准（3D）CT–自由呼吸和屏气选项

与呼吸相关的器官运动产生的CT伪影会导致肿瘤和OARs的边缘显示不清。因为CT扫描仪的旋转时间（0.5～1秒）比呼吸周期（3～6秒）短，每层图像都只是呼吸周期的某一时间点的快照，不能代表呼吸周期不同阶段肿瘤的位置。使用约4秒快照长时间的“慢速扫描”将产生包含不同呼吸时相的图像，该图像包含了肿瘤的运动轮廓，图像边缘模糊（Lagerwaard等，2001；Jang等，2014）。或者，可以执行几次屏气图像采集，例如一次吸气和一次呼气。这些静态图像然后可以用来定义相关的ITV（Balter等，1998；Aruga等，2000）。

屏气被广泛应用于影像学检查，以减少呼吸运动伪影。然而，在放射治疗中，为了确保可重复的治疗和避免大的系统误差，确保患者在CT扫描和所有治疗中吸入等量的空气是非常重要的。使用肺活量计可以达到这个目的。患者使用肺活量计呼吸，在几个自由呼吸周期后，使吸气达到选定的振幅，患者可以通过视频眼镜观察呼吸振幅（见图32.9）。该系统可以与加速器进行连接，当信号漂移超出允许窗口时，射束会自动关闭。能够屏住呼吸超过15秒的患者可以使用这种治疗技术。

一般来说，深吸气屏气（DIBH）是首选（Boda-Heggemann等，2016）。如果选择了螺旋模式，屏气持续时间与现代CT扫描仪的腹部或胸部协议的扫描时间相兼容。然而，在患者进行定位之前，必须进行一到两次宣教和培训，由技术人员解释和演示该设备是如何工作的，以及要求他们做什么，旨在确定一个舒适的屏气振幅水平，在CT扫描和治疗期间患者需要保持该振幅水平不变。

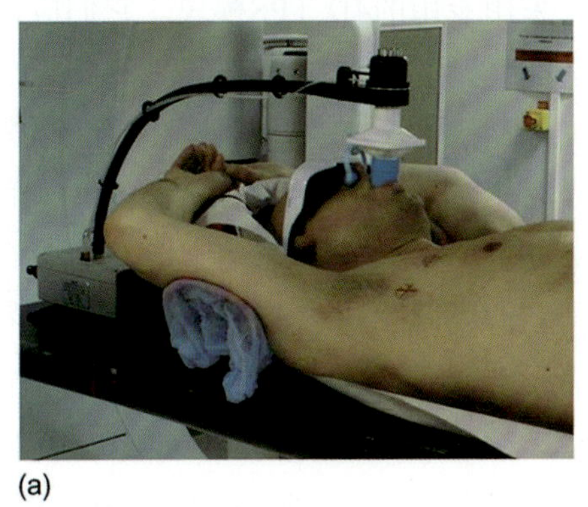
(a)

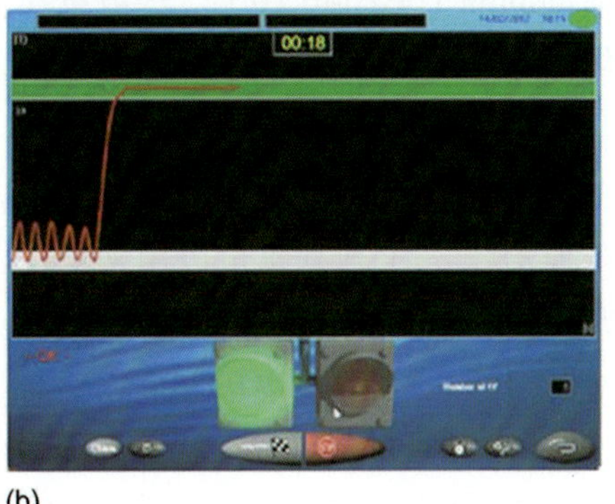

(b)

图 32.9（a）患者使用肺活量计和视频眼镜进行深呼吸屏气（DIBH）治疗；（b）患者视频屏幕：呼吸信号曲线为红色，用于 CT 成像和放射治疗幅度间隔为绿色。屏幕底部的绿灯意味着射束开启（经 Dyn' R® 系统许可转载）

还有其他技术可以检查屏气的可重复性，包括主动呼吸控制（ABC），用一个阀门在给定的肺活量水平上控制患者的呼吸，还有其他基于体表运动检测的系统。

32.4.3.3　呼吸相关的4D CT

呼吸相关的CT可以重建一组CT图像序列（4D CT），每个序列对应于呼吸周期的一部分（通常是1/10）[12]。

4D CT是通过记录患者的呼吸信号，同时在每个纵向位置获取足够数量的图像以覆盖整个呼吸周期而获得的。通常使用以下三种类型的设备：

- 将一个带有外部标记物（红外反射器）的小盒子放置在患者的上腹部。带有红外发光的电荷耦合装置（CCD）摄像机记录标记物的位置。与特定CT扫描仪兼容的接口会生成触发信号，该触发信号作为标记所获取的每个图像的时间参考。目前广泛使用的一个系统是实时位置管理系统（RPM®或RGSC）（Varian, Palo Alto, USA）（见图9.9）。
- 光学系统使用红外摄像机重建患者的三维表面（GateCT®, VisionRT®, London, UK）或基于激光的体表扫描系统（Sentinel™, C-RAD, Uppsala, Sweden）使用上腹部表面选定的点或区域来跟踪呼吸运动。相关接口将呼吸信号的重要相关点（通常是最大值和最小值）的信号发送到CT扫描仪，以标记图像（Spadea等，2010；Jonson等，2015）。
- 呼吸运动可以通过放置在上腹部周围的腰带来检测。通过连接到患者身上的传感器获取呼吸信号（AZ-733V®，Tokyo, Japan）（Nakagawa等，2013）。

无论用什么系统来记录呼吸信号，基本方法都是类似的。在图像采集前，使用4D CT模块记录多个呼吸周期，以评估患者的平均呼吸周期。这些信息是选择图像采集的最佳参数所必需的。在轴向模式下，用CT软件确定cine扫描时间，即每个固定床位所需的总旋转时间以覆盖一个完整呼吸周期（加上一个旋转）。在螺旋模式下，需要计算最佳的螺距和旋转时间。当X射线管打开时，CT和呼吸信号采集开始，这成为时间原点。呼吸信号用于通过实时检测最大振幅（吸气）或在原始数据的后处理期间实现对图像的“时间标签”。有两种图像排序：

[12] 目前类似的方法用于心脏成像，其中心电图信号用于执行心脏相关的 CT 采集，允许重建几个序列的图像，每个序列对应于一个特定的心跳阶段（例如，舒张期）。

分别为基于振幅和基于相位的排序。

在第一种方法中，信号所覆盖的整个范围在吸气（100%振幅）和呼气（0%）之间被分为等效间隔。在相位排序方法中，两个吸气末之间的时间被分割成相等的时间间隔（见图40.10）。一般重建振幅或相位变化10%的10个图像序列。根据是否采用门控治疗，后续使用这个4D图像数据集主要有两种选择。

- 对于非门控治疗，4D数据集可以用来定义ITV。为此，通常首选基于相位的图像排序，每个3D 序列对应于呼吸周期的一个时间间隔。然后，TPS可以计算出复合三维图像（例如通气中期CT），以便计算和评估剂量分布。
- 对于门控治疗，用于记录呼吸信号的系统也安装在加速器机房中，并与直线加速器连接，仅在预定义的范围内打开射束。对于门控治疗，通常，以呼气阶段为中心的基于振幅的窗口为首选。然后，用于治疗计划的图像将被限制为属于此范围的图像。

无论使用何种呼吸记录设备，患者的呼吸不规则都导致CT图像标记不准确或某些呼吸阶段的图像丢失。除了根据相位或振幅对图像进行自动排序外，可以手动编辑也很重要。记录呼吸信号的图形辅助工具允许在最终的4D重建之前消除错识标记及其相应的图像数据，还能够改变呼吸信号相对于图像定时的同步性（如：传输延迟时间）。

32.4.3.4 4D治疗计划

大多数TPSs可以导入多种图像序列进行多模态配准。原则上，还可以导入多个CT图像序列，例如，对应于呼吸周期的不同时相的序列。虽然4D CT的所有呼吸时相都可用于剂量分布计算，但剂量分布必须在一个参考CT上计算，在临床实践中，该参考CT可以是以下之一：

- MIP或AIP——类似于一个缓慢的扫描；
- 通气中期CT（呼吸周期内的时间平均位置）；
- 中间位置CT（在呼吸周期上的几何平均位置）。

MIP和AIP（见第32.3.6.2节）可以直接在一些CT工作站上获得，但不建议用于剂量计算。最好采用专用的4D TPS模块。它们应该能够重建“中间呼吸”或“中间位置”序列，通常也可用于剂量计算。此外，这些模块允许勾画的轮廓从一个呼吸时相转移另一个时相，从单个时相的轮廓自动生成ITV，并对任何单个相位进行剂量计算，以评估计划的可行性。MIP有助于显示肿瘤在肺部计划中的运动范围，但呈现的肺密度和体积信息是不真实的（Slotman等，2006；Tian等，2012；Oechsner等，2015）。它在其他部位的使用效果较差，因为肿瘤和周围组织之间的对比度较低。

32.4.3.5 门控治疗的前瞻性图像采集

4D CT采集是改善呼吸运动对肿瘤放射治疗的影响的一种有用工具。然而，其缺点是患者在成像过程中受到的照射剂量较大，因为螺距非常小（螺旋采集）或扫描时间长（轴向模式），患者受到剂量取决于患者呼吸周期的持续时间，可能导致患者受照剂量是传统3D CT剂量的3～5倍。为了尽量减少患者的受照剂量，应首选前瞻性采集。

可以在患者治疗之前提前确定特定的呼吸振幅范围，例如呼气末的时间间隔，然后，可以选择相同的门控窗口进行CT图像采集，只采集特定时间间隔内的影像。在这种情况下，与回顾式4D CT一样，患者在成像过程中自由呼吸，连续记录呼吸信号，但只获取和重建与所选相位相对应的图像（通常是呼气）。采用轴向模式使采集更加简单和可靠。这种技术可减少患者的CT剂量，并减少了在数据存储方面可能出现的不必要的图像。

32.4.4 优化患者CT剂量

对于诊断性CT扫描，我们必须改进扫描协议，使图像质量达到最佳水平，同时使患者的剂量“尽可能低”（ALARA）。一些CT参数会同时影响剂量和图像质量，需要找到一个折中方案。在国际原子能机构人类健康系列第19号报告中列出了影响噪声、分辨率和剂量的扫描参数（IAEA

2012）。电流（mA）、旋转时间（s）、电压（kV）和螺距同时影响图像噪声和剂量。有效剂量（见第58.1.3节）随着扫描范围和采集次数的增加而增加。因此，事先与放射科医生就详细的CT计划程序达成协议是很重要的（扫描覆盖范围，是否需要静脉造影，层厚要求等）。在CT调试期间，应设计和记录适合每个疾病部位和治疗技术的成像协议；这可以节省时间，避免重复扫描。地方或国家诊断参考剂量水平（DRL）可将每个协议的预测剂量水平指标与地方或国家CT剂量数据库进行比较（ICRP 2001；IPEM 2004）。只要满足TPS计算的校准要求，经验丰富的技术人员就可以在CT扫描过程中进行优化。成像后，全面检查的体积加权CT剂量指数（$CTDI_{vol}$）和剂量长度乘积（DLP），记录在患者的档案中（ICRU 2012）。由CT成像引起的剂量级别见表48.5。关于患者在CT成像中受到的照射剂量的更多内容详见第61.2.1节。

第 33 章　MRI 成像在放射治疗计划设计中的应用

Vincent S. Khoo

目录

33.1 引言

20世纪80年代，计算机断层扫描成像（Computed Tomography, CT）改变了肿瘤放疗中靶区的定位精度，促进了三维（3D）放疗计划技术的发展（见第32章），对放射治疗计划（Radiotherapy Treatment Planning, RTP）的准确性产生了巨大影响。基于高精度定位的三维适形放射治疗，可以减少肿瘤脱靶，提高肿瘤局部控制率；通过更好地了解周围OARs信息，可以减少正常组织并发症发生（见章节35.4）。从那时起，基于CT的放射治疗计划设计就成为了标准工作模式。而MRI成像用于放射治疗计划设计可带来诸如组织的功能和生物状态等额外信息的独特临床优势，因此使用MRI补充和/或替代CT图像获得了学术界的广泛支持。

33.2 MRI基本原理

MR技术的基础是测量在外部强磁场作用下组织内氢原子（质子）在不同原子核自旋态之间转变时所引起的射频（Radiofrequency, RF）发射。

CT成像依赖于组织对X射线的衰减，衰减是由原子序数和电子密度共同决定的，而MR图像的相对像素强度是由质子密度和组织中不同质子自旋弛豫时间差异决定，因此MRI成像无电离辐射风险。

临床MRI的对比度主要依赖不同组织弛豫时间的差异。自旋晶格或纵向（T1）和自旋-自旋或横向（T2）弛豫时间是用于表征MR信号行为，并可用作生成MR对比度的两个基本参数。MR图像是以通过应用特定成像或脉冲序列获取的信号计算出来的，该成像或脉冲序列由一个或多个射频脉冲和相关磁场梯度组成。

MRI图像本身表示质子跃迁或弛豫时间发生的速率。所获得的MR信号性质和图像对比度取决于应用脉冲的相对时间、磁场梯度、信号采集及被成像组织质子密度结构的关系。第9.4节简要介绍了MRI设备。关于MRI的更多物理和时间信息，可以参考国际原子能机构（International Atomic Energy Agency, IAEA 2014）出版的《诊断放射学物理手册》（《The Handbook on Diagnostic Radiology Physics》）的第14和15章。

MRI的一个特点是没有标准的、普适的成像序列；各种成像序列是时间和扫描方式的无限组合。在实践中，序列通常被设计为根据特定的弛豫时间加权（如T1或T2加权）给出图像。即使使用了特定类型的加权，所使用的成像参数也具有非常高的灵活性和可变性。因此，在不同MR扫描仪上获得的T1加权图像使用的回波时间（Echo Time, TE）和重复时间（Repetition Time, TR）值略有不同，图像对比度有细微差异。MR图像像素强度也因测量而异，这取决于成像设备的设计和校准。与使用成像参数基本固定的CT成像相比，MRI在改变图像对比度方面的灵活性更大。

MRI固有的灵活性在一定程度上可用来调整图像对比度，以满足临床需要。对比度的选择受临床需求和MRI设备自身限制双重影响。临床因素主要包括不同弛豫时间、合适的造影剂、最佳成像平面（如横断位、矢状位、冠状位等）、扫描体积和患者耐受性等多方面。影响图像质量的其他因素包括：图像信噪比和对比噪声比、图像分辨率和扫描时间。所获得的MRI图像通常一般是成像要求与成像条件之间相互依赖而又相互排斥的折中。

33.3 MRI在放射治疗计划设计中应用的基本原理

与CT相比，MRI主要优势是肿瘤与邻近软组织及正常器官的分辨度高，能够更好地显示和确定肿瘤及侵犯范围。使用适当成像序列，比如T1和T2弛豫时间差异，可获得健康组织和恶性肿瘤之间的对比度。成像序列可以用自旋回波（Spin-Echo, SE）或梯度回波（Gradient-Echo GE）序列来表征。常规患者扫描协议应包括T1加权自旋回波成像（短TE和短TR）和T2加权自旋回波成像（长TE和长TR），前者可为解剖结构勾画提供良好基础，后者可用于区分病理和正常组织。图33.1对前列腺成像进行了展示。

CT成像时，由于较厚的骨组织可以吸收X射线，产生硬化伪影，降低包绕在骨组织解剖区域中的软组织图像质量，因此肿瘤显示精度也随之降低。MR图像则没有这种影响，因为皮质骨在MRI上为无信号的暗区。位于后颅窝或脑干的肿瘤和集中于骨隆起附近或被骨组织包围区域（如脊髓）肿瘤可以被更好地被界定出来。

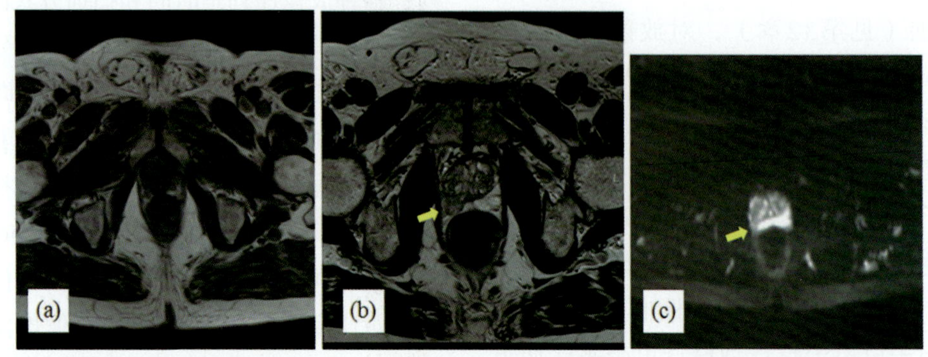

图 33.1 （a）前列腺 MR T1 加权图像。T1 加权图像可用于勾画前列腺包膜，将前列腺与周围组织分开；（b）T2 加权图像提供了有关前列腺内部结构的更多信息，中央区信号不均匀，为良性前列腺肥大，而外围区域信号强度更高。在本例中，外围区域右下角信号降低（大箭头），可能为癌变区域。这在（c）中由弥散加权成像获得的表观弥散系数（ADC）图进一步得到了证实。（c）为同一横断面 DWI MR 图像，同一区域图像中较暗区域表示为弥散受限的病变部位

MRI造影剂如钆喷替酸葡甲胺（Gd–DTPA）的使用，可进一步增强所检查肿瘤或疾病的显像。MRI已被证实在软组织（Herrlin等，1990）和盆腔肿瘤（Hricak, 1991）分期方面优于CT，并且在检测和确定骨髓疾病程度方面敏感性非常高（Kattapuram等，1990）。MRI是脑、脊髓和头颈部肿瘤的首选成像方式（De Vries和Bydder, 1988; Sze, 1988）。

MRI可在不损失空间分辨率的情况下，获得任何正交或非正交平面上更细致的图像。与CT相比，这种多平面成像功能为3D治疗计划的设计和评估提供了强大的成像基础。通过获得3D容积数据，可避免分别单独进行横断位、矢状位和冠状位图像的采集。最近发展起来的实时快速MRI电影模式成像的应用日益增多。MRI电影模式可以显示BEV影像（Ogino等，1993）（见第35.4.2节），用于评估器官运动（Padhani等，1999）。这些进展为开发基于MRI的虚拟或实时治疗模拟提供了可能（Mizowaki等，1996）。

通过将MR的高分辨率解剖影像及潜在的功能信息与正电子发射断层扫描（Positron Emission Tomography, PET）及单光子发射计算机断层扫描（Single Photon Emission Computed Tomography, SPECT）中可用的生物信息相结合（见第34章），可以在临床上产生结构互补的功能图。该方法已用于脑胶质瘤放射治疗（Pardo等，1994），并可应用放射性标记的单克隆抗体或放射免疫治疗方法来评估肿瘤靶区与周围正常组织吸收剂量的比（Sgouros等，1993）。

MRI还可提供肿瘤的生理和生化信息，MR血管造影可以评估脑血管结构，为脑血管畸形和血管瘤的立体定向放射治疗（见第40章）提供一种非侵入性成像方法。MR波谱成像可非侵入性地测量肿瘤及正常组织一系列具有临床意义的生化行为，并为研究肿瘤在治疗中、治疗后的形态、生理和代谢变化提供新方法（LEACH, 1994），进而对放射剂量进行个体化修正或对治疗无反应者尽早应用替代治疗方案。MRI不仅可用于放射治疗计划设计，同时也可广泛应用于癌症管理，而CT在这些方面受限较多，因为CT仅能根据人体组织或造影剂产生的固有X射线衰减差异来产生对比度，因此只能显示解剖图像。表33.1为CT和MRI的区别。

表 33.1　MRI 与常规 CT 成像的比较

项目	参数	MRI	CT
患者	磁安全问题	有	无
	射频热沉积	有	无
	电离辐射剂量吸收	无	有
	患者有幽闭恐惧症	需要更多注意	可忽略
	扫描噪声	中等	非常小
	造影剂过敏：碘化造影剂	无	有
	造影剂过敏：Gd-DTPA（钆）造影剂	非常小	不适用
特点	软组织对比度	好	中等
	皮质骨对比显示	差	好
	钙化检测	差	好
	金属伪影：非铁磁性材料	部分可用	需要标记
	金属伪影：铁磁性材料	禁用	需要标记
机器	扫描孔径大小	较小	较大
	图像分辨率	好	更好
	扫描时间	中等[a]	短[a]
	电子密度信息	无	有
	功能和技术序列	多	有限
	图像几何精度	存在失真、扭曲、变形[b]	好
	多平面成像	任何平面	有限平面
	多平面重建	可用	可用
	花费	高	较低
	普及性	受限	广泛可用

[a] 扫描时间取决于成像体积和扫描层数，对于MRI还取决于所用脉冲序列。
[b] 与扫描对象、序列和设备相关。

33.4　造影剂和专用MR序列

33.4.1　动态对比增强（Dynamic Contrast Enhanced, DCE）MRI序列

动态对比增强MRI（DCE–MRI）序列使用钆（Gd）造影剂来评估毛细血管渗漏程度。在肿瘤细胞负荷大的区域，肿瘤的快速生长通常会导致异常肿瘤血管的生长，以支持肿瘤增殖。DCE可将生长活跃疾病区域与坏死、放疗反应性疾病、放疗晚期纤维化区分开来，使用DCE–MRI序列对根治性治疗后复发区域的识别与分割具有重要帮助。

与正常组织相比，异常血管的复杂结构可允许更多钆造影剂透过毛细血管网而渗入细胞外间隙。通过逐个像素测量T1加权图像信号的变化，可用各种参数模型量化及分析对比剂灌注和清除的动态变化。

例如：

- 容积传递常数K^{trans}，它是表面积和渗透率的乘积；
- 强化达到峰值时间；
- 血浆分数，v_p；
- 细胞外液体积分数，v_e。

像MRI–DCE序列，可以通过突出和增强肿瘤受累区域，辅助放射治疗计划设计。DCE–

MRI信号改变或升高提示新生血管形成或血管网络混杂，可以识别潜在放射治疗抵抗区域。这种抵抗机制可能与血液供应不足导致组织缺氧有关，也可能与灌注增加而加速肿瘤细胞再生有关。DCE-MRI与乏氧PET示踪剂^{18}F-氟硝基咪唑（^{18}F-fluromisonidazole, FMISO）用于检测头颈部淋巴结缺氧状况时，低灌注区与乏氧区呈正相关（Jansen等，2010）。另一项关于头颈部癌症的研究表明，放射治疗后MRI-DCE信号较高的患者表现为较低的临床反应率，这表明在放疗结束时，具有更高灌注的肿瘤可能有更多肿瘤细胞存活，需要更高的放射剂量（Hoskin等，1999）。一般来说，乏氧是肿瘤放射治疗效果欠佳的重要因素。

33.4.2 血氧水平依赖（Blood Oxygenation Level-Dependent, BOLD）MRI序列

另一种可以量化潜在乏氧程度的方法是使用依赖血氧水平（BOLD）的MR序列。BOLD-MRI依赖于红细胞中顺磁性脱氧血红蛋白，根据其固有的有效横向弛豫速率，即R2*信号[1]，确定MR信号强度分布。研究表明，乏氧MRI序列，例如BOLD-MRI和组织氧合水平依赖（Tissue Oxygenation Level-Dependent, TELL）MRI对比成像，与氧分压测量结果具有显著相关性（Hallac等，2014）。在探索高浓度氧与肿瘤治疗反应关系的动物实验研究中，BOLD及其R2*值与TELL及其R1*值（即固有有效纵向弛豫速率）密切相关，可以检测放疗后因氧合改善而导致的肿瘤生长延迟。另一种在量化肿瘤乏氧方面非常有前途的新型MRI方法是，通过评估脂质中质子R1*值的脂质弛豫增强成像获取氧分布图（Mapping Of Oxygen By Imaging Lipids Relaxation Enhancement, MOBILE）（Colliez等，2014）。这项技术经过了其他标准氧合量化方法的验证。据报道，MOBILE是一种可以动态检测肿瘤氧合状态的灵敏方法，有利于针对肿瘤状态进行生物自适应放射治疗（见第48.4节）。

MRI乏氧成像序列已用于放射治疗。在接受根治性切除术的前列腺癌患者中，术前应用BOLD-MRI评估缺氧区，并与匹莫硝唑染色进行了相关性分析（Hoskin等，2007），BOLD-MRI确定前列腺癌乏氧区的敏感性较高（88%），但是特异性较低（36%）。研究人员分析发现阴性预测值为70%，建议使用BOLD-MRI绘制前列腺内缺氧区分布图。乏氧也在宫颈癌（Fyles等，1998；Sundfor等，2000）和头颈部肿瘤（Brizel等，1999；Nordsmark等，2005）等其他肿瘤放疗抵抗区域的识别中起着重要作用。这些肿瘤通常需要放化疗结合，化疗可作为一种放射增敏剂。通过识别这些乏氧性“生物靶区”，可为肿瘤放射治疗剂量提升及乏氧增敏剂使用提供依据。动物实验表明，与快速基线R2*值相比，低血流量的乏氧肿瘤的基线R2*值较慢，且对放射增敏剂富氧气体或卡波金的反应较小（Rodrigues等，2004）。在肿瘤患者中，有这种血氧特点的乏氧肿瘤可以采用卡波金放射增敏治疗（Taylor等，2001）。通过MRI BOLD成像追踪血氧水平变化，可以建立生物自适应放射治疗方案。

33.4.3 弥散加权成像（Diffusion-Weighted, DWI）MRI序列

在类似生物自适应放射治疗策略中，通过确定肿瘤靶区中增殖区域修改放疗策略，可以达到改善肿瘤局部控制的目的。弥散加权MRI（Diffusion-Weighted MRI, DW-MRI）可表征水分子在组织中的运动，肿瘤区域细胞密度高，水分子运动受限，并借助表观扩散系数（Apparent Diffusion Coefficient, ADC）图进行量化分析（Hedayati等，2014）。DW-MRI可以准确界定正常体积淋巴结的肿瘤侵犯情况，对肿瘤受累检测的灵敏度高达76%～92%，而形态学MRI成像灵敏度低于10%（King等，2007；De Bondt等，2009）。DW-MRI被认为是确定疾病治疗反应和转移潜能的重要生物标志物（De Bondt等，2009；Vandecavye等，2012；Chawla等，2013）。在研究确定肿瘤靶区和潜在肿瘤生长区域过程中，通过对肿瘤局部控制

[1] 弛豫速率R2等于1/T2（R1=1/T1）。R2是由标准自旋回波序列测量的真实弛豫速率。然而，在磁场不均匀性情况下（与组织间的敏感性差异有关）弛豫率较快，称为有效豫弛率。用R2*表示表示有效弛豫速率。更多信息请参阅Chavhan等2009年的论文。

失败模型的研究表明，那些肿瘤局部控制失败风险高的区域在接受放射治疗4周后，肿瘤区域内ADC值较低，这意味着准确识别这些区域并进行剂量提升，有望解决因肿瘤克隆数量多而导致的放射抵抗问题（Dirix等，2009）。

在大多数人体组织中，DW-MRI序列可以量化组织细胞外水成分，因此细胞外空间较小的组织被认为具有较高的细胞密度和较低的ADC值。ADC参数可以反映水分子弥散受阻情况，其他障碍也会影响水分子弥散，例如细胞膜。人体脑组织就是一个很好的例子，脑组织中水分子的弥散受到髓鞘限制。在这种情况下，可以使用弥散张量成像（Diffusion Tensor Imaging, DTI）的方式来评估神经纤维方向弥散特性。DTI可以提供神经功能完整性评估，如果有肿瘤沿着神经束进展（如脑膜瘤），DTI可以追踪肿瘤生长方向和范围，辅助放射治疗计划设计，或规避关键的运动神经束和语言中枢的皮质（Jena等，2005；Berberat等，2014）。近年来，通过结合DTI和BOLD-MRI多模态功能成像的研究表明，可以更好地突出显示主要运动皮质和皮质脊髓束，类似于指导神经外科手术切除的方法，指导高级别胶质瘤放射治疗，最大限度减少或避免神经损伤（Wang等，2015）。

33.4.4 MR波谱成像（Magnetic Resonance Spectroscopy, MRS）序列

另一种用于辅助肿瘤放射治疗的MRI功能成像是MRS。MRS可以检测氨基酸、肌酸、胆碱和乳酸等在体组织化合物信号。用网格体素形式，通过独特的模式评估身体组织中的信号，称之为MRI波谱成像。组织中的这些物质信号改变可以反映组织的代谢过程（包括肿瘤），进而形成独特的波谱形式。在肿瘤组织中通常可以看到异常升高的胆碱含量。在高级别胶质瘤中，N-乙酰天冬氨酸（NAA）水平相对较低，这是一种在肿瘤负荷区域减少的神经元标志物。MRS可以通过识别胆碱/NAA比值增加，发现常规解剖或其他功能MRI成像中遗漏的代谢活跃区域（Narayana等，2007；Einstein等，2012）。

局部放疗失败的高级别胶质瘤，如多形性胶质母细胞瘤十分常见，提示该类肿瘤具有原发性放疗抵抗。此外，某些代谢物，如^{11}C-蛋氨酸（MET）或^{18}F-氟乙基-L-酪氨酸（FET）等氨基酸，可以用不同MRI成像进行标记和探测，进而确定需要剂量靶向提升的活跃区域。据报道，在多模态图像融合中，这些代谢物可以确定肿瘤代谢活跃区域，且不同于传统MRI序列单纯的确定肿瘤空间位置（Matsuo等，2012；Pafundi等，2013）。在放疗计划设计时通过优化靶区体积确定方法，可在保证安全的情况下进行剂量提升，避免肿瘤遗漏。一项研究表明，在高达70%以上的患者中，MET定义的活跃区域距离T1加权强化区域8～30mm不等（Tsien等，2012）。

然而，MET示踪剂的局限性在于半衰期短，只能在生产MET回旋加速器附近的医疗中心应用。其他需要注意的问题是血液凝结、手术夹及颅骨等会降低MRS图像质量和可靠性。10mm × 10mm × 10mm的成像体素尺寸远远大于放射治疗计划设计所需尺寸。容积MR扫描体素可达到1mm × 1mm × 1mm。使用3T到比较有潜能的7T磁场系统，可以提高信噪比，保证更好的空间分辨率。

33.4.5 超微超顺磁性氧化铁（Ultrasmall Superparamagnetic Iron Oxide, USPIO）颗粒

据文献报道，超微超顺磁性氧化铁颗粒（USPIO）是一种可以鉴别正常和异常淋巴结的造影剂。USPIO颗粒注射入人体后，被巨噬细胞吸收，通过淋巴系统运输到淋巴结。在正常淋巴结网状内皮组织中，这些被巨噬细胞吞噬的USPIO颗粒由于氧化铁颗粒的负增强效应，导致淋巴结内信号强度降低。在给药24～26小时后扫描时，这些信号强度降低图像可以与USPIO注射前图像进行比较。图33.2为正常淋巴结中出现这种负增强的示例。在被肿瘤组织取代的病变淋巴结中，巨噬细胞被肿瘤细胞占据，阻止了USPIO颗粒吸收。病理受累淋巴结信号强度被保留下来，而呈相对高信号。

使用USPIO试剂Ferumoxtran-10的初步研究表明，受肿瘤侵犯的小体积淋巴结显示敏感度和特异度高达90%（Harisinghani等，1999；Mack

等，2002）。然而，USPIO制剂Ferumoxtran-10在美国未能获得食品和药品管理局（Food and Drug Administration, FDA）批准，已停止使用。在欧洲一些国家可带有限制条件使用，例如荷兰仍在对USPIO进行研究中（Fortuin等，2012）。其他的USPIO产品正在开发中。

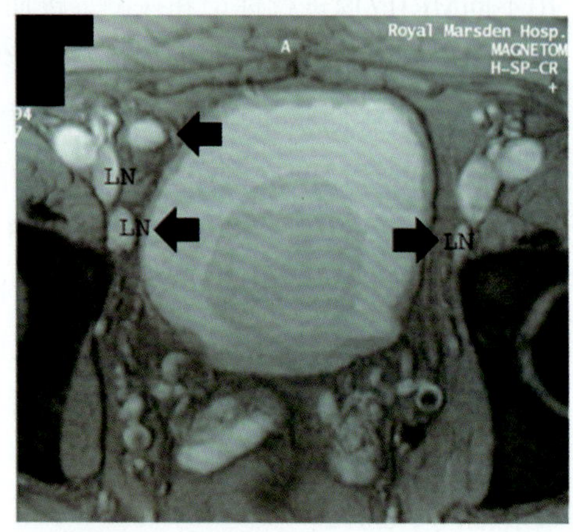

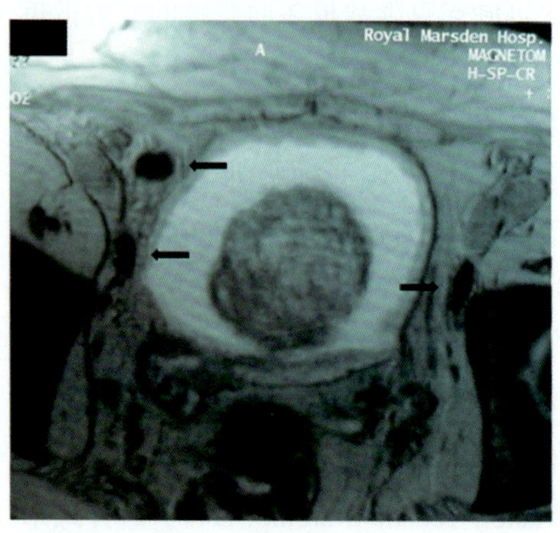

图 33.2 MRI 使用超微超顺磁性氧化铁（USPIO）评估前列腺癌患者盆腔淋巴结状态的示意图。淋巴结在注射 USPIO 前图像（A）中用粗箭头显示；在 USPIO 注射后，淋巴结表现为一个 MRI 阴性信号，如细箭头（B）所示，表明淋巴结结构正常。取样活检后证实淋巴结正常（引自：From Khoo, V.S. and Joon, D.L., Br. J. Radiol., 79，Spec No 1，S2–15，2006.）

使用该方法，可以通过3D序列实现沿血管分布的淋巴结的可视化，并根据手术模板绘制淋巴结图。这将优化当前淋巴结放疗中靶区勾画，取代许多基于解剖区域和骨性标志物在CT图像勾画淋巴结肿瘤靶区的传统方法。对淋巴结状态评估的不准确，可能会导致局部控制失败或者正常结构接受不必要的放疗（Martin等，2005）。USPIO成像可以实现治疗区域个体化，影响需要接受预防性放疗的肿瘤区域范围，允许对受累淋巴结提升放疗剂量。在头颈部肿瘤放射治疗中体现了这一方法的重要性。USPIO成像已被用于头颈部肿瘤手术规划（Mack等，2002）。USPIO目前还可作为头颈部肿瘤放射治疗中CT确定淋巴结靶区的补充（Gregoire等，2000）。USPIO也被用于妇科肿瘤盆腔IMRT所需覆盖淋巴结区域分布的确定，并对肿瘤计划靶区外放边界进行客观估计（Taylor等，2005；Vilarino-Varela等，2008）。值得注意的是，虽然USPIO方法在识别病理性淋巴结方面取得了很大进步，但仍是一种形态学方法，有明显的局限性。在5～10mm淋巴结中，检测病理受累阈值为2～3mm，如果淋巴结有纤维化或脂肪填充，就可能出现假阳性（Kim等，2004）。USPIO可与其他成像方法如PET结合，进一步提高淋巴结状态判断的敏感性和特异性（Fortuin等，2012）。

33.5 MR在放射治疗计划设计中存在的问题

虽然MR成像质量和多功能影像成像的优势是治疗计划设计所需信息的理想选择，但由于以下原因，目前MRI还无法与CT成像相提并论，在大多数部位肿瘤的放射治疗计划设计时还是需要CT成像。

33.5.1 电子密度信息

CT成像依赖于组织对X射线的衰减，组织衰减是由原子序数和电子密度的综合信息决定，而MR图像像素的相对强度是由质子密度和组织弛豫时间决定。对于CT图像数据，电子密度可以从CT值中自动得出，但MR信号强度没有这种相关性。基于MR图像进行计划设计剂量计算时，要么将吸收系数分配到MR图像的相关解剖结构和区域，要么将MR图像与CT图像进行配准，把MR图像上确定的肿瘤范围转换到CT图像上进行放疗计划设计及剂量计算（参见第35.2节）。

33.5.2 骨骼成像

皮质骨在MRI图像显示为信号非常低的区域。是否存在骨组织，以及骨组织的类型（密质骨或松质骨）、形状和范围等对于评估剂量计算均匀性都非常重要。骨骼边缘和相关标记结构在MRI图像上显示不清，这限制了基于骨结构的多模态图像配准的精度。

33.5.3 MRI图像失真变形

MRI成像需要高度均匀、具有完美线性的正交梯度磁场。然而，主磁场不均匀性和梯度磁场非线性，再加上磁场中扫描目标的存在，在临床实践中会造成几何形状和信号强度的失真。任何形式的失真都是使用MRI图像进行放射治疗计划设计的主要障碍，因为其提供的空间信息不准确，并与准确图像无明确相关性。相比之下，CT图像在空间上较为准确，可直接用于治疗计划设计，而无需校正。MRI图像失真的原因，可以分为系统相关的失真和扫描物体引起的失真（即患者相关）（参见图33.3）。如图33.3所示，由于C处塑料支撑块存在，导致磁化率差异，在每根管子进入支撑块的附着点上出现由物体引起的不连续性失真，所产生的位移沿信号读出（水平）方向发生。

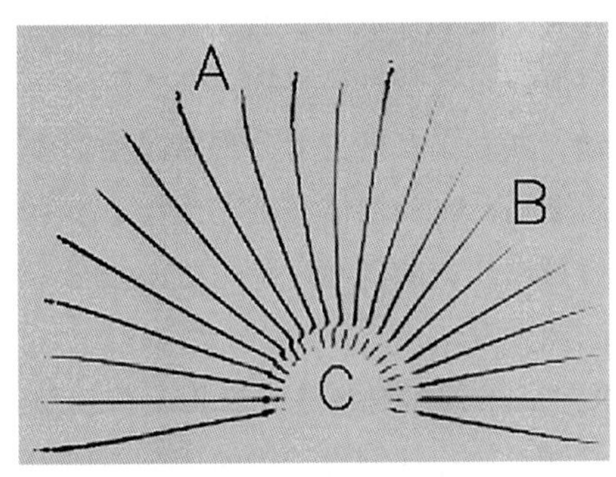

图33.3　在这张支撑在圆形实心塑料块内充水管的共面阵列图像中，可以看到各种形式的MR图像失真。与系统相关的失真可以由A处管子的表面曲率变化观察到，而在B处消失，这是由于成像平面磁场扭曲所致

33.5.3.1　与系统相关的失真变形

主磁场不均匀性、磁场梯度非线性以及涡流效应均可导致与系统相关的图像失真。所有磁场都具有不均匀性，不均匀性是由磁体绕组或散在的外部磁场缺陷引发的，在梯度磁场读出方向上引起图像断面失真和平面失真。对于固有的磁体不均匀性，图像失真程度的大小与磁场梯度成反比。静磁场（B_0）均匀性随距扫描孔径中心距离的增加而降低，扫描视野越大，失真程度越大。

MRI图像还可由于施加梯度的非线性以及涡流效应而导致图像失真，涡流效应在读出方向和相位编码方向上都会引起断面和平面内失真。当施加梯度打开或关闭时，就会产生涡流，磁场瞬变导致图像失真。大多数MR扫描仪使用屏蔽和补偿梯度来减少涡流效应（见第9.4.2节）。事实上，如果成像序列及其参数（TE、TR等）不变，则形变保持不变。因此，只要使用相同成像序列来扫描患者，由涡流诱发的失真可以被量化和校正。

对于头部线圈或类似视野（即每个方向在10～15cm之间）的脑成像，图像外围失真误差为3～4mm，中心失真误差＜1mm，这样的图像对放疗计划设计来说可基本满足需求（Schad等，1987；Pötter等，1992；Hill等，1994）；在20～40cm之间的较大视野下，基于模体的研究发现，图像边缘点位移分别高达10或16mm（Kokoves, 1991；Finnigan等，1996）。有如此严重失真而未校正的图像不能用于放射治疗计划设计中生成准确的患者轮廓。系统相关图像失真对MRI系统设计依赖性非常强，同时还要受成像序列、磁场梯度和视野大小的影响。

33.5.3.2　扫描物体引发的失真

扫描物体引发的失真主要是由磁化率变化和化学位移效应引起。

磁化率变化的产生是因为放置在磁场中的任何物体都可以改变该处的磁场值。这种失真在不同本底磁化率结构的边界处特别明显，尤其是空气和组织界面处；例如，头部轮廓附近、鼻窦内腔。这种效应非常复杂，取决于组织边界到主磁场的方向，可以影响距离磁化率界面较远处的磁场值。

另一种由扫描物体引发的失真来自化学位移效应，这是由脂肪和水中质子共振频率不同引起的，导致脂肪组织相对于含水组织沿着电磁信号采集梯度方向发生明显位置偏移。因此，广泛存在脂肪组织的腹部和骨盆等部位，化学移位效应最为明显，也可发生在头部和颈部区域（Tien等，1991；Sakurai 等，1992）。中枢神经系统脂肪含量相对有限，因此MR图像化学位移效应并不那么明显。

磁化率变化和化学位移效应对图像失真的影响与主场不均匀性的影响相似，失真与梯度磁场强度成反比。Royal Marsden医院用模体对磁敏感性效应的研究表明，信号采集梯度中的基准标记相对于体模移动了2～3mm（Finnigan等，1996）。当同样标记在患者盆腔皮肤表面成像时，位移可增至5mm。额外增加的位移归因于皮下脂肪组织的化学位移，并与预期3.2ppm（即Hz/MHz）的脂肪化学位移显著相关。

33.5.3.3 MR图像失真的校正

在使用MR图像进行放射治疗计划设计之前，必须考虑MR图像失真的影响。Royal Marsden医院开发了一种MR图像失真的校正方案（Finnigan等，1996；Tannere等，2000）。该方案包含了保证MR成像和校正过程中图像质量、准确性和安全性的措施。系统相关的失真可以使用已知几何形状专用MR模体来校正（Tanner等，2000）。使用这些模体获得并测量三个正交平面上系统失真的综合图像，通过应用这些措施，可以将最大9mm的失真减少到1mm或更少（Finnigan等，1996）。然而，扫描物体或患者引起的失真不能简单通过模体测量来纠正。梯度反转序列已被证明可以有效校正由扫描物体引起的图像失真，包括化学位移效应（Finnigan等，1996）。该校正过程需要对每个切面额外采集一个图像，这将增加患者的整体扫描时间。为了精确定义肿瘤靶区，用于治疗计划设计的图像数据配准前，必须应用校正方案。MR图像失真校正方法已被进一步改进，以适用于较大MR图像的校正，这使在颅外部位或更大视野内进行成像和校正成为可能（Doran等，2005；Reinsberg等，2005）。

33.6 影响使用MRI进行放射治疗计划设计的其他因素

33.6.1 一般考虑因素

由于MR扫描孔径内的噪音和封闭的空间，使用狭窄封闭的隧道式MRI系统进行成像，对患者来说是一个可怕过程。现在封闭式MRI系统已经设计成磁体两端开口的形状，患者可以定位到磁体扫描孔道的末端，为患者提供更好的空间感。新型开放式C型MRI系统可在一定程度上让患者免受幽闭恐惧症的困扰，但不像封闭式MRI系统那样应用广泛（见第9.4.1节）。当然，也可以给予患者适当镇静剂。由于MRI扫描没有电离辐射风险，患者在MRI扫描期间可以有家属陪伴和安抚。

由于以下原因，部分患者不适合进行MRI扫描：

- 幽闭恐惧症；
- 安有心脏起搏器；
- 在眼球附近或其他关键器官有铁磁性金属颗粒病史的患者。

后两种情况在患者进入MRI扫描间前，通过问卷调查可以筛查排除。如果对眼中金属异物存在疑问，眼眶普通X线光片可以帮助排除眼内可能存在的微小铁磁性物体。

不允许关键结构或器官有铁磁性物体的患者进行MRI扫描的原因是，这些物体在强磁场作用下会发生移动，如发夹、剪刀等外部铁磁性物体不能带进MRI扫描间，这些物体在磁场作用下发生快速移动，具有撞击伤害的潜在危险，吸入扫描系统内也会引起图像失真。

MR扫描床必须复制放疗模拟定位机和治疗床的平板设计。放疗计划设计中使用的任何固定装置都要评估其磁安全性，以及能否安装到扫描孔道中，且不干扰MR检查线圈放置。如果固定装置无法使用时，可以单纯获取MR图像，然后配准到计划CT图像上，例如头部戴有立体定向定位框架的患者（见第35.2节）。

33.6.2 运动因素

患者或器官的任何运动都会导致MR图像模糊和伪影，掩盖疾病显示。延长扫描时间将增加患者及内部器官运动对图像影响的可能性。与四肢或头部成像相比，心跳和呼吸等生理运动对胸部、腹部和骨盆成像的影响更大。部分患者血管搏动非常明显，也可产生严重的图像伪影。在数据采集中，由呼吸引起的腹部脂肪运动和血流会导致相位不匹配。这种不匹配将导致图像重建出现重影现象（White等，1992）。直肠蠕动和膀胱充盈的变化更为细微，但仍可以影响靶区在盆腔中成像的位置。目前有很多运动补偿解决方法。这些补偿方法包括心电门控技术、血流补偿技术、预饱和方法和呼吸门控方法等。这些方法是否适用于放射治疗计划设计还有待观察。呼吸门控应用相对较少，因为MRI成像时间很长（Wood, 1988）。例如，使用快速涡轮序列的扫描平均技术和屏气成像技术（参见第32.4.3节）可以显著减少呼吸引发的伪影（Mirowitz等，1990；Flentje等，1993）。抗胆碱药物如丁基溴铵可降低胃肠动力。

超快MR扫描序列，诸如磁化准备快速采集梯度回波序列（Magnetisation Prepared Rapid Acquisition Gradient Echo, MP-RAGE）、快速自旋回波和平面成像回波（Echo Planar Imaging, EPI）等，可在较短时间获得可接受的图像质量。回波平面图像可在100ms以内完成扫描，有效冻结了一些生理运动（Edelman等，1994）。在使用之前，需要充分评估与这些新序列相关的失真变形。表33.2总结了使用MRI进行治疗计划的优缺点。

表 33.2　MRI 图像在放射治疗计划设计优缺点对照表

功能	优点	缺点
	无创或微创。 患者几乎没有风险。 没有与成像相关的辐射风险。可用于儿科患者和孕妇进行随访扫描。	由于扫描孔径较小，可能会导致患者幽闭恐惧症。 身体内有可活动金属异物尤是在眼球附近，或植入了心脏起搏器的患者禁用。
成像	由于增加了成像参数，使成像更灵活。 优越的软组织成像和卓越的空间分辨率，为以下应用提供更佳的可视化图像： • 确定肿瘤靶区浸润程度和范围； • 了解术腔或手术后解剖改变； • 区分治疗后纤维化或肿瘤复发； • 改善了正常软组织结构和组织平面的界定； • 避免了CT图像中金属假体和骨结构密集区域导致的图像伪影； • 具有在任何斜平面上的进行多平面成像的能力，“部分容积”效应影响较小； • 提高肿瘤靶区定义的准确性、可靠性和一致性，减少了观察者之间和观察者自身的差异性； 为肿瘤生物靶区及正常组织功能保护提供生物和功能学信息。 超快容积扫描和电影模式MRI图像获取，可以评估肿瘤靶区及正常器官位置的时空变化。 通过与CT图像配准用于放射治疗计划设计。	MRI图像失真： • 系统失真； • 扫描物体引发的图像失真。 缺乏剂量计算的电子密度信息，需要额外处理才能进行剂量计算。 缺乏在放疗计划设计中创建数字重建X线片（DRR）的皮质骨信息[a] 扫描时间比CT长，发生运动伪影的风险更高。 需要特定培训来理解和使用MRI图像进行放射治疗计划设计。 大多数放射治疗计划系统只能导入横断位图像，矢状面和冠状面图像得不到充分利用； 大多数用于放射治疗体位固定的装置与MRI不兼容。
造影剂	新型造影剂（如USPIO）可以判断淋巴结状态。 钆造影剂过敏反应发生率低于碘造影剂。	
机器[b]	新型开放式扫描孔径，可以减少患者的幽闭恐惧症。 开放式系统，使患者放射治疗MR模拟定位更容易实现、耐受性更好。	不像CT那样容易获得。 扫描孔径比CT小（一般为52cm *vs* 82～85cm），扫描床表面为弯曲状。

资料来源：Khoo, V.S.和Joon, D.L.，Br J Radiol.79，Spec No 1，S2–152006。
[a] 见第35.4.4节，[b] 不适用于放射治疗计划设计专用MR扫描仪（见33.7.2节）。

33.7 在放射治疗计划设计中使用MRI的方法

33.7.1 图像配准

缺乏电子密度信息和MR图像失真，意味着如果将MRI用于放射治疗计划设计，必须使用一些图像处理方法。一旦MR图像失真和RF非均匀性效应被量化和校正后，就可以使用图像分割、配准及相关技术解决MR图像缺乏电子密度信息的问题。这些过程并非相互排斥，图像分割方法可以用于多模态图像数据配准的预处理。这些概念将在第35.2和35.3节中进行深入讨论。

不管当前所使用的图像联合配准方法精度如何，对配准后图像进行全方位视觉检查以验证结果是否已经令人满意，尤其对感兴趣区，这在临床非常有用，也非常重要。因此，获得比较精确多个图像集设计非常有用（参见第35.2.4节）。

图像配准存在的限制：

- 非常耗时。
- 在不同阶段采集不同类型图像，患者体位很难重现。例如，与MR图像相比，CT图像颈部屈度会有显著不同，当以身体表面为参考进行配准时，无法实现头部和颈部区域的图像完全配准。
- 在不同图像间融合配准时，不同器官相对于彼此位置的重现性可能存在问题。前列腺就是这样一个特殊结构，其位置会因为膀胱和直肠充盈的不同而改变，影响内部参考点的位置。
- 外部基准标记（如果使用）必须足够大以便可视化，但也要足够小以提供精确3D参考点。
- 必须确定足够数量的参考点，以便为配准算法提供足够的空间信息，在图像集之间执行高精确几何匹配。如果内部有效参考点不足，无法识别两组图像数据的共同参考点时，内部解剖参考点的使用将变得非常困难。CT和MR图像数据集切片方向上的差异，会使内部参考点识别存在较大困难。

假设MR图像失真已纠正，脑部CT–MR图像配准平均误差在1～3mm之间（Schad等，1987；Pelizzari等，1989；Hilli等，1994；Van Herk和Kooy, 1994；Veninga等，2004）。胸部、腹部和骨盆CT–MR图像配准会更困难，因为这些部位肿瘤及组织的运动和变形影响更加明显。

33.7.2 MR模拟定位的放疗计划设计

MRI在肿瘤放射治疗计划设计中的作用可以与CT图像相媲美。虽然有许多基于MR图像联合CT配准进行放射治疗计划的工作流程，但如果仅使用MRI模拟定位和计划设计，可以绕过与CT成像配准步骤，显著减少放疗计划设计的工作流程，减少这些过程中产生的误差（Kapanen等，2013；Paulson等，2015）。

一些厂商已经开发了1.5T到3.0T放射治疗专用MR模拟定位系统（参见第9.4.3节）。这些系统最小内径为70cm，带有一体化平板床。整体式平板床的使用，可以使扫描床下方的后部射频线圈与治疗床上方外置线圈扫描部位形成闭环，从而提高信噪比，为患者模拟定位提供更大的扫描空间。目前常见的MR兼容体位固定装置也可用。与许多其他现代MR扫描仪类似，新型MR扫描系统改善了线性梯度，并嵌入了常规的梯度失真校正，以限制和解决MRI系统的固有失真。

在CT–MRI配准工作流程中，使用MR图像需要解决许多问题，对于MRI失真问题已经在第32章中进行了讨论。在接下来的内容中，将对MR模拟定位工作流程中的一些具体问题进行讨论，而表33.3概述了MR模拟定位的一般工作流程和对有关问题的考虑。

表 33.3 MRI 单独进行模拟定位的工作流程

工作流程	步骤	考虑因素
MR 模拟定位机	大孔径 磁场强度 扫描床上面安装平板床	• 孔径至少70cm。 • 通常为低场强，3.0T等更高场强的已经可以使用。 • 一种MR兼容材料是三聚氰胺（G9玻璃纤维材料）。 • 套嵌于治疗床上的平板床必须与集成了体部线圈扫描床位置相匹配
MR线圈	所有相控阵列射频（RF）线圈可灵活与RT固定装置兼容	• RF线圈应该能够十分靠近在患者身体表面，但不会使患者的表面解剖结构变形。 • 为提高图像信噪比，前部和后部线圈应尽可能靠近解剖结构。 • RT专用MR线圈通常为开放式设计，使其能够自由滑动，以便射频可投射到肿瘤区域。
外部激光定位和标记系统	MR兼容	• 在皮肤表面使用MR可见的位置标记物。一般在MR定位之前进行永久性纹身，但不建议患者在离MR扫描孔非常近的距离进行纹身。
放射治疗体位固定装置	MR兼容	• 适配MR扫描孔径而设计，并与合适的MR RF线圈一起在指定解剖区域扫描。
患者摆位	和计划CT扫描时一样，患者应该处于治疗体位	• 需要考虑治疗区域定位和获得最佳MR图像需求，避免MR图像潜在的失真。理想情况下，将患者置于MR扫描中心，还要为RF线圈留出足够空间和支撑，患者身体轮廓尽可能不被MR线圈压迫变形。 • 任何内部标记或装置需要在MR扫描间前进行放置。
图像获取	MR扫描规程	• 应针对放射治疗计划设计优化MR扫描方案，注意厚度及层间距，图像容积数据，以及需要钆造影的强化扫描或其他专业MR序列，为肿瘤靶区和OAR提供最佳信号对比度。 • 理想情况下，应获取各向同性体高分辨容积图像。 • MR模拟定位可以不用全视野扫描，因为MR图像通常会与CT图像融合配准使用。 • 所有扫描方案都应对相应解剖区域有特异性和可重复性，并可实施QA方案，保证图像质量。
时间相关问题	对肿瘤靶区及正常器官运动的控制	• 某些解剖部位需要特定方案，如胸部肿瘤放疗中对呼吸运动及门控的需求；器官充盈或移位，如盆腔肿瘤放疗中的直肠和膀胱充盈变化。 • 虽然这些问题可能很大，但远小于非同一天或同一天中的不同时间扫描的CT/MR图像配准所见的变化。
MR相关变形的控制	本章前面已经讨论了关于MR图像失真变形的管理	• 新型MR模拟定位机内置了失真变形的校正软件，需要对每台用于放射治疗计划的MR设备及序列进行验证。
电子密度图的生成	需要可靠、准确和可重复的方法来将电子密度数据赋予MR图像	• 目前已经存在多种进行MR图像电子密度信息的赋值方法，但是需要质量保证以确保赋值的准确性和可靠性。
MR图像数据传输至TPS	通常是用DICOM格式	
肿瘤靶区和OAR的勾画	这对患者肿瘤范围和个体化预后判定特别重要	
DRR图像的生成	可以创建数字重建X射线图像（DRR），这些通常与由CT衍生的DRR没有区别	

续表

工作流程	步骤	考虑因素
放射治疗计划设计	与基于CT计划设计类似，同样依赖于放疗策略、处方剂量及放疗技术，如三维适形放疗、逆向调强放疗、立体定向放疗	
QA 程序	MR系统和患者相关的失真变形，可以分别通过特定的几何模体和厂家订制或自带的软件进行评估（见正文）。	• 美国放射学会（ACR）：基于模体进行MR验收的操作指南（2005） • 美国医学物理学家协会（AAPM）报告TG100号报告：MR成像设施验收测试和质量保证程序（2010）

MR模拟定位的关键是选择适当可靠的MR序列，该序列允许其图像产生电子密度信息，同时将MR图像完整性的损失最小化，减少MR图像失真，并允许足够的视野达到放疗计划设计需求。一些生产商，如Siemens公司已经开发了采集两个回波的特定序列，从而通过使用脂肪和水质子频移差异，在一次图像采集中获取水、脂肪和同反相位图像。后处理算法可以将组织（空气、脂肪和富含水分的组织）从MR图像中可靠地分割出来，包括松质骨和致密骨，以便将文献报道的基于患者群体化数据的CT值分配到MR图像中（ICRU 1989）。而基于图谱分析方法，可将一组CT/MR图像用形变配准的方法，由MR图像生成关联的伪CT图像，进而创建一个整体平均的电子密度图，并将其映射到MR图像上进行放射治疗计划设计（Dowling等，2012）。这种方法的局限性在于图像配准中存在不确定性、不可靠性（Hofmann等，2011）。另一种方法是，联合两个独立MR序列对比度，其中一个序列为利用超短回波时间成像识别皮质骨，与其相伴MR序列将使用不同回波时间为不同组织类型提供足够的组织对比度，并允许体素转换（Johansson等，2011，2013）。

使用MR衍生图像进行放疗计划设计过程与CT相似（见第32.3.1节）。一些研究已经证明，基于CT和MRI计划之间的剂量学差异在身体内不超过2%，但也有报道高达3%～5%，这种差异在很大程度上被认为是与CT和MRI在不同时期获取引发肿瘤靶区和器官位置的差异有关（Preor等，2016）。

随着MR引导放射治疗的不断普及，一种新治疗模式已经出现，即MR扫描仪与直线加速器相结合（见第14.4节）。这在未来将会提高MRI在放射治疗计划设计中的作用。

33.8　MRI成像在放射治疗计划设计中的临床应用

在肿瘤诊疗中，MRI成像是部分肿瘤患者分期和治疗评估的金标准，尤其是对大脑和脊髓、软组织肉瘤和骨盆肿瘤。下文将举例说明MRI成像在放射治疗计划设计中对于肿瘤靶区体积确定的优势。

33.8.1　脑部肿瘤

MRI成像已被广泛应用于大脑疾病诊疗，是脑部肿瘤的首选检查方式。因为颅骨可以很容易固定，颅内组织运动很小，再者头部很容易进入磁场中心成像；与较大的体干区域相比，MR失真通常较小。由于头部图像配准方法的精度非常高，使得MR和CT图像更容易整合到治疗计划设计流程中。早期对使用MR进行基于CT放疗计划设计额外获益的研究表明，在基于的CT脑部肿瘤放射治疗计划设计中，MRI可以将肿瘤靶区勾画精度提高62%～82%（Pötter等，1992；Gademann, 1993；Heesters, 1993）。尽管MRI在脑内肿瘤靶区勾画中有明显的优势，但在某些情况下，CT和MRI联合应用非常有必要，可以提供比单独使用MRI或CT

更一致的肿瘤靶区（Ten Haken等，1992）。在一项对颅底脑膜瘤放射治疗研究中，基于MRI可以勾画出靠近颅底的肿瘤靶区，这个部位的肿瘤在CT图像上会因周围骨质X线衰减的影响不能完全显示（Khoo等，2000）。与MRI相比, CT可以明确肿瘤对骨组织的侵犯程度，所以单独使用CT或MR确定的肿瘤靶区体积差异很大，不同成像模式可以提供不同信息的互补。

MRI单独用于放射治疗计划设计已被研究。假设脑组织对X线衰减值均匀一致，与基于CT剂量计算的结果相比，误差不到2%（Schad等，1994）。最近的研究成果证实了这个观点，仅基于MR或CT的放疗计划之间靶区最小和最大剂量平均误差在±0.3%之内（Jonsson等，2015；Paradis等，2015）。人工智能和基于图谱分割算法的使用，提高了基于MRI单独进行计划设计的效率，同时为功能成像改善放射治疗计划提供了可行方法（Cheng等，2015；Jeong等，2015）。

MRI和CT图像之间的配准也可用于脑肿瘤近距离治疗，在放疗计划系统中重建出插植针位置或放射性粒子植入物的3D影像，以便计算和评估剂量分布（Hardy等，1992；El Majdoub等，2015）。利用流体补偿梯度回波序列和3D MR快速扫描序列，获得脑动静脉畸形立体定向放射治疗时血管和神经解剖的高分辨率3D影像，避免了有创性血管造影，可以在治疗后评估供血血管的闭塞情况，并可在随访中频繁使用（Ehricke和Schad, 1992；Bir等，2015；Lee等，2015）。

在许多中枢神经系统（CNS）肿瘤适形和调强放射治疗（包括螺旋断层或容积调强放疗）中，特别是立体定向放射外科（见第40章），通过CT/MRI图像之间配准或单独使用MRI进行放疗计划设计被视为临床实践的标准方案。目前中枢神经系统肿瘤放射治疗计划设计发展的主要方向是整合功能影像来确定肿瘤，以实现肿瘤放疗剂量靶向提升，避免关键部位脑皮质或白质束损伤，例如海马保护（Levivier等，2004；Pirzkall等，2004；Borghetti等，2016；Sharma等，2016；Wang等，2015）。

33.8.2 头颈部肿瘤

头颈部解剖结构复杂，肿瘤浸润程度难以界定。自20世纪80年代以来，人们已经认识到MRI图像可以改善头颈部肿瘤放疗靶区勾画精度（Curran等，1986；Kovacs等，1992）。MRI可用于定义：

- 肿瘤沿上消化道和邻近筋膜平面的纵向浸润范围，例如：椎前筋膜；
- 软组织结构和组织平面（如翼突和舌头）的肿瘤浸润范围；
- 周围神经浸润和颅内侵犯程度，如鼻咽癌；
- 淋巴结转移。

MRI在鼻咽癌放射治疗中的应用是最好例子，对于鼻咽部肿瘤，用MRI多模式成像，可以通过改变大约50%病例分期，影响放疗计划设计（Manavis等，2005；Emami等，2003）。在一项对250名患者的研究中，MRI可以发现CT图像上漏诊的颅内浸润灶高达40%（Chung等，2004）。在一项评估多模态成像（CT、MRI和PET）对头颈部肿瘤诊断影响的原创性研究中发现，与手术标本相比，所有模态影像都高估了原发疾病程度，但CT差异最大（Daisne等，2004）。CT-MR图像融合配准已成为头颈部放疗计划设计的常规，MR图像专门功能序列或PET-CT功能信息可作为重要补充（Lee等，2005；Geets等，2007；Tran等，2016）。

33.8.3 淋巴瘤

屏气下MR快速扫描序列和冠状位MR血管成像，定位更加精确，可避免部分容积效应影响，显著改善了膈上淋巴瘤放射治疗计划设计（Müller-Schimpfle等，1992）。

33.8.4 盆腔肿瘤

在盆腔肿瘤中，MRI为泌尿、妇科和胃肠道等肿瘤放疗靶区精确勾画提供了重要依据。对于前列腺癌，MRI在病变范围、前列腺包膜和精囊侵犯情况评估等方面，已成为前列腺癌治疗的常规影像手段（Huch Boni等，1995；Barentsz等，1999；Heenan等，2004）。对于放疗计划设计，MRI可以解决基于CT进行前列腺放疗剂量定义的一些限制。矢状位MRI在确定前列腺尖部、区分前列腺与膀胱底、直肠前壁边界方面具有显著优势（Khoo等，1999；Wachter 等，2002）。前列腺包膜在CT图像上无法与邻近正常组织区分，在MRI T2加权像上可以看到一层薄薄的低信号边缘，改善了靶区边界辨识度。MRI已成为前列腺肿瘤靶区确定的金标准，MRI-CT放疗计划设计的对照研究表明，由于CT软组织分辨的不确定性，CT定义的前列腺肿瘤靶区体积往往高估了27%～43%（Roach等，199；Kagawa 等，1997；Rasch等，1999；Sannazzari等，2002）。在对105例患者的前瞻性研究发现，MRI-CT融合可以明确包膜外的病变侵犯、精囊受累和邻近器官的早期侵犯情况，可以导致29%的病例肿瘤靶区体积发生实质性改变（Lim Joon等，2005）。在对199名接受放射治疗患者的回顾性分析中，有52%的患者观察到用MRI出现的降期效应（Jackson等，2005）。对于前列腺癌切除术后患者，50%的病例MRI发现了术腔中CT没有发现的肿块（Lim Joon等，2005）。MRI可以减少观察者间和观察者内的差异，改善前列腺和精囊勾画精度。在因为先前接受广泛手术（如腹部-会阴切除），盆腔内部解剖发生实质性改变的情况下，MRI也可以显示邻近正常组织结构，如直肠壁、直肠膀胱筋膜、泌尿生殖横隔膜、阴茎球、前列腺周围静脉丛、神经血管束、肛提肌和肛门括约肌等（Lau等，1996）。基于MR进行前列腺放射治疗计划设计肿瘤靶区确定，可以生成更合适的治疗体积，从而形成治疗区域，降低直肠和阴茎球部等重要结构治疗相关并发症的发生风险（Steenbakkers等，2003；McLaughlin等，2005；Lee等，2016）。

MRI功能成像和PET-CT的广泛使用，可以更早发现根治性手术或放疗后的复发病灶（Kitajima等，2015）。加上影像引导立体定向放疗的进步，早期复发的孤立病灶可以通过立体定向消融放疗或近距离放疗来进行挽救治疗（van den Bos等，2015；Amzalag等，2016；Rischke等，2016）。MR进行肿瘤靶区勾画的优势，使单独基于MRI图像进行放射治疗计划设计的解决方案已开始用于前列腺癌根治性放射治疗，这些内容将在第33.7.2节中进行详细论述（Kapanen等，2013；Paulson等，2015）。

33.8.5 直肠癌

传统的直肠癌放射治疗计划设计中，通过使用造影剂显示直肠充盈缺损，而治疗区域根据骨性标志来确定。但是，直肠内造影剂不能显示肿瘤厚度，骨性标志也不能准确代表直肠淋巴引流区和肠系膜位置，因此治疗区域前界界定非常困难。基于CT图像的计划设计，通过断面显示直肠壁，改善直肠肿瘤厚度的可视化显示，通过显示和勾画直肠系膜血管结构及可见淋巴结，更好地确定淋巴引流区域和治疗区域的边界（Joon等，2003；Wang 和 Zhe, 2013）。然而，粪便与肿瘤对比度差、直肠横襞/瓣膜的部分容积效应以及乙状结肠水平部成像，使CT对肿瘤靶区的确定存在很大的不确定性。低位直肠癌的肛门浸润难以评估，除非有明显的肿块效应。MRI可以克服CT识别中的这些问题，更好地确定直肠壁的浸润深度（Tan等，2010；Glynne-Jones等，2014）。MRI可以提供类似直肠内超声成像，但超声图像不能导入治疗计划系统。MRI可以明确肿瘤上下方向纵向浸润范围以及直肠系膜浸润程度辅助基于CT放射治疗计划设计的过程（Ferri等，2005）。MRI除可以明确肛门括约肌浸润外，还可以更好地评估邻近结构早期局部浸润，如男性膀胱、前列腺或精囊，女性阴道和子宫（Urban等，2000；Blomqvist等，2002；Beets-Tan等，2005；Regini等，2014；Yu等，2015）。这有利于GTV确定，进而决定是否采取保留肛门括约肌、肿瘤剂量提升的治疗策略，以及是否需要同步化疗。此外，MRI还被用以建立直肠临床肿瘤靶区（CTV）运动和变形模型。根据这些模型可以生成优于群体化的外放边界。有研究表明，在直肠癌放射治疗中，与对肿瘤计划靶区实施均匀或者差异性外放边界的传统方法相比，这些模型可以更好地保护OARs。

33.8.6　近距离放射治疗

MRI不仅对外照射放疗计划设计有好处，而且对近距离放射治疗计划也非常有用（见第54章）。

CT/MRI图像配准可以更好地定义靶区，减少肿瘤靶区勾画不确定性，可被用于永久性低剂量率和高剂量率前列腺癌近距离放射治疗（见第54.4节），与超声和CT成像相比，可以优化插针位置，对前列腺癌主要病变位置实施剂量增加（Menard等，2004；Citrin等，2005；Gomez-Iturriaga等，2016）。这对于插植术后的剂量评估尤为重要，应用CT进行评估可能会受到组织固有对比度差和植入粒子产生伪影的影响，对植入术后前列腺的勾画更加困难（Polo等，2004；Crook等，2004）。与外照射放射治疗计划设计相似，目前已经开发并应用了单独基于MRI成像的近距离治疗。最近几篇关于MRI单独引导近距离治疗的综述中，均提到在该方案广泛推广之前，必须考虑插植治疗效率和质量（Mugic等，2016；Buus等，2016）。

CT/MRI融合对其他部位肿瘤的近距离放射治疗也非常有用，如头颈部、肉瘤和妇科肿瘤（Krefpien等，2003；Pötter等，2016）。

在宫颈癌近距离放射治疗中，MRI已经得到妇科GEC-ESTRO协作组认可（Haie-Meder等，2005）。MRI引导的近距离放射治疗，在联合治疗的放疗模式中充分考虑了肿瘤退缩情况，采用自适应治疗方案，提高放疗精度，这对于靶区大小和位置有很大变化的高危临床靶区的重要性已经得到了证实（Anderson等，2013）。据报道，MRI引导近距离放射治疗和基于CT/MRI融合方法一样，都可以对患者局部控制和放射性损伤进行精确评估及预测（Choong等，2016）。在工作流程中的一个关键问题是提供稳定的质量保证程序。在考虑实施CT/MRI或MRI引导妇科肿瘤近距离放射治疗时，仍有许多因素需要考虑（Dempsey等，2014；Koulis等，2016）。这些内容将在第54.2节中讨论。

第 34 章　放射性核素成像在放射治疗计划设计中的应用

Yolande Petegnief[1]

目录

34.1　引言

在第9.5节中给出了放射性核素成像的概念和相关设备的描述。其他信息可以在专业文献中找到（例如：IAEA 2014b）。至于其他基于使用计算机方法的成像技术，已经有了惊人的发展，即通过来自体内放射性核素发射的X射线或γ射线来产生图像的技术。

在20世纪90代末，正电子发射断层扫描（PET）与X射线计算机断层扫描（CT）的结合而成的PET-CT（Kinahan 等，1998），为肿瘤诊断提供了重大的进展。PET–CT在单一系统中实现了功能成像和高分辨率的解剖成像，可将生物或代谢放射性核素分布映射到影像学结构信息。核医学的这种发展被称为融合成像。英国皇家放射科医师学院已经发表了关于PET–CT使用适应证的建议（RCR 2016）。

[1]　感谢Gilles Créhange和Bernardino De Bari的贡献

最近，PET与磁共振成像（MRI）结合而成的PET-MR，最初用于脑成像，随后用于全身PET研究，实现了与PET-CT研究相当的定量性能（Disselhorst等，2014；Mehranian等，2016；Boellaard等，2015a；Paulus等，2016）。与PET-CT相比，PET-MR的优势是软组织分辨率较高（见第33章）。

与此同时，人们对旋转γ摄像机的单光子发射计算机断层扫描（SPECT）重新产生了兴趣。结合最先进的CT技术，SPECT-CT扫描可用于放射性核素摄取的定量分析（Ljungberg和Sjögreen，2016）。在放射治疗中，SPECT成像仅用于OAR剂量评估和调强放疗（IMRT）或低分割治疗的治疗计划优化。尽管具有定量能力的SPECT-CT系统已在广泛应用，但由于空间分辨率有限和噪声对SPECT定量性能的影响，减缓了定量SPECT（qSPECT）的应用范围。定量SPECT的工作主要与放疗的内部剂量测量和疾病的随访有关。用于诊断目的的定量SPECT功能成像的软件已有陆续报道，需要进一步评估。

虽然CT成像被认为是治疗计划的参考（见第32 章），但在区分恶性肿瘤和良性病变方面的敏感性和特异性有限。功能成像能够通过识别代谢特性来分辨恶性细胞存在的区域或亚区域。代谢活跃区域有时被称为生物肿瘤体积（BTV），但这个术语有些令人困惑，国际辐射单位和测量委员会（ICRU）并不推荐。当功能成像用于勾画肿瘤靶区时，ICRU 推荐的方法是保持大体肿瘤体积（GTV）的术语（见第31.2.2 节），但要明确用于介绍表征该靶区的特征和细节［例如GTV（PET-CT）］（ICRU 2010）。

对于肿瘤学中PET-CT研究，临床上最常用的正电子发射剂是^{18}F-FDG（18-氟脱氧葡萄糖）。它是一种葡萄糖类似物，其摄取反映了细胞的糖酵解和肿瘤代谢情况，被广泛用于多种癌症的初步诊断、分期、治疗监测和化疗或放疗后反应评估（Fletcher等，2008；Weber，2009）。大多数情况下，在靶区勾画和计划设计中，PET-CT是CT的补充。在肿瘤的早期进展过程中，^{18}F-FDG PET-CT可以在CT图像看到解剖结构变化之前检测到肿瘤代谢升高。另一方面，由于疾病、手术或放疗史（如纤维化或肺不张）等原因，可能会在CT图像上出现显示异常的正常组织，而在PET图像上则不会显示出活跃的组织代谢，从而使非代谢活跃的区域免于被过度治疗。

34.2　放射性核素和放射性药物的选择

用于临床肿瘤学成像的放射性药物开发，依赖于放射性核素的物理特性（产生模式、物理半衰期和发射类型）和放射性药物的生物特性（肿瘤内滞留模式、生物半衰期、体内稳定性和靶向性）。放射性核素靶向的不同机制见第57.2节。本节重点关注用于放射治疗计划的功能PET和SPECT的放射性核素生物标志物。

34.2.1　用于PET成像的放射性药物

^{18}F-FDG从血浆运输到组织中，并被己糖激酶磷酸化。它已被确定为一种常规的放射性成像药物，不仅用于肿瘤分级和分期，而且还用于外照射射放射治疗计划的靶区勾画（见第34.3.4节）。

除了使用^{18}F-FDG检测肿瘤中的糖酵解增加外，还可以通过使用不同示踪剂获得其他生物学功能。许多放射性药物已被用于癌症PET成像，主要目的是用于肿瘤相关的功能成像如乏氧、增殖和坏死等过程。其他放射性示踪剂专门用于妇科、乳腺、内分泌和前列腺癌的雌激素或肽的检测。表34.1和表34.2总结了用于正电子发射成像的放射性药物的主要物理特征。表34.1与纯正电子发射体有关，而表34.2与具有更复杂衰变模式的发射体有关，其中正电子发射与γ射线瞬时发射相结合[2]（Conti和Erikon，2016）。这些表格还显示了目前主要相关的放射性药物和主要的临床应用。

一种新的PET示踪剂开发需要用PET动态成像和示踪剂动力学模型来描述其在生物过程中的行为。例如，可以用^{18}F-FMISO（氟异硝唑）评估乏氧引起的个体辐射抵抗，显示了乏氧细胞的分布，从而使放射治疗定位更加准确。

[2]　当正电子发射或散射γ射线的能量在PET检测窗口内（即约0.511MeV）时，需要对PET数据定量分析进行特定校正。

表 34.1　在放射治疗中 PET 成像主要使用的正电子发射放射性核素及相关放射性药物的物理特性

放射性核素	半衰期	β^+ 能量最大值（MeV）	β^+% 强度	水中的范围最大值/平均值（mm）	典型的放射性药物	典型临床应用
^{11}C	20.4min	0.960	99.8%	4.2/1.2	甲硫氨酸	脑肿瘤
					乙酸或胆碱	前列腺
^{18}F	109.7min	0.634	96.9%	2.4/0.6	氟脱氧葡萄糖（FDG）	葡萄糖代谢
					硝基咪唑（FMISO）	乏氧标志物
					胆碱	前列腺
					氟胸苷（FLT）	增殖
^{64}Cu	12.7h	0.653	17.5%	2.5/0.7	ATSM	乏氧标志物
					单克隆抗体	免疫治疗
^{89}Zr	78.4h	0.902	22.7%	3.8/1.3	单克隆抗体	免疫治疗

表 34.2　用于放射治疗 PET 成像的主要 γ– 正电子发射放射性核素及其相关放射性药物的物理特征

放射性核素	半衰期	β^+ 能量最大值（MeV）	β^+ 强度	水中的范围最大值/平均值（mm）	γ能量（MeV）	γ% 强度	典型的放射学药物	典型临床应用
^{68}Ga	67.8min	1.899	87.7%	9.2/3.5	1.077	3.2%	肽受体特异性膜抗原（PMSA）	神经内分泌肿瘤，前列腺肿瘤
^{76}Br[a]	16.2h	3.382	25.8%	17.4/7.1	0.559	74%	精氨酸–甘氨酸–天冬氨酸（RGD）肽	临床前期免疫治疗
		0.871	6.3%		0.657	16%		免疫治疗
^{86}Ya	14.7h	1.221	11.9%	5.6/1.9	1.077	82.5%	肽受体	免疫治疗
		1.545	5.6%	7.1/2.8	0.627	33%	单克隆抗体	
^{124}I	100.2h	1.535	11.7%	7.1/2.8	0.602	63%		甲状腺癌
		2.138	10.7%	10.0/4.4	1.591	11%		免疫治疗

[a] 不包括产生正电子的其他分支。

短寿命的放射性核素，如^{11}C，主要用于脑成像，需要一个在现场的回旋加速器。另一种选择是使用Ge–68/Ga–68发生器，它广泛用于神经内分泌和前列腺肿瘤成像。

可以根据放射性药物的分布识别不同部位的肿瘤，单个体素显示出影响放射敏感性的单个细胞基因型和表型。乏氧、肿瘤高负荷或高增殖率等特征可以被用于增加放射耐药亚区域的剂量，这在放射肿瘤学中被称为剂量雕刻的模式（Ling等，2000）。这个问题将作为多参数成像方法的一部分来考虑（见第34.6节）。一些放射性药物组合使用也可用于靶向分子结合的放射治疗（MRT）与成像（见第56.5节）。

34.2.2　用于SPECT成像的放射性药物

由于γ相机和检查成像重建算法的持续改进，使放射性核素治疗的诊断和计划设计的新型放射性药物得到了持续的发展（见第56章）。目前，用于qSPECT成像的成熟放射性核素有^{99m}Tc、^{123}I、^{111}In和^{131}I，用于肿瘤或转移瘤（如骨转移、神经内分泌肿瘤和甲状腺癌）成像。表34.3总结了它们的物理性质。

半衰期为数天的放射性核素允许结合多次全身前后采集进行生物分布评估（Ljungberg和Pretorious，2017）。对于使用β发射（^{177}Lu、^{90}Y、^{131}I）或α发射（^{223}Ra）进行的放射性核素治疗，γ发射的相关成像可用于相应治疗剂量的剂量评估。因此，不仅可以得到器官和肿瘤的空间分布，还可以绘制时间活动曲线（TACs）（Beoweed等，2011；Alberti，2012）。qSPECT在外照射放疗中的应用研究较少，SPECT成像主要用于放疗或化疗前后的OAR（如肺、肝脏、心脏和腮腺）的功能评估。

表 34.3 SPECT 中最常用的放射性核素的物理性质及临床应用

放射性核素	半衰期	γ能量（keV）	γ%强度	临床应用
$^{99m}Tc^{a}$	6.02h	140.5	89%	心脏（血流、灌注）
				治疗前计划设计（肺、肝）
$^{123}I^{a}$	13.22h	159	83%	多巴胺能系统中的神经信号传递
$^{111}In^{a}$	2.80d	171	91%	淋巴瘤，肽受体
		245	94%	
$^{177}Lu^{b}$	6.65d	208	10%	神经内分泌或前列腺肿瘤的治疗
$^{90}Y^{b}$	64.1h	113	6%	淋巴瘤，肝栓塞（β^{-} E_{max} = 2.28MeV）
$^{223}Ra^{b}$	11.4d	269		骨转移的治疗（α）
$^{131}I^{b}$	8.02d	364	82%	治疗［β^{-}（95%）E_{max} = 0.66MeV］

[a]用于诊断的放射性核素。
[b]用于内部放射治疗的qSPECT成像（见J部分）。

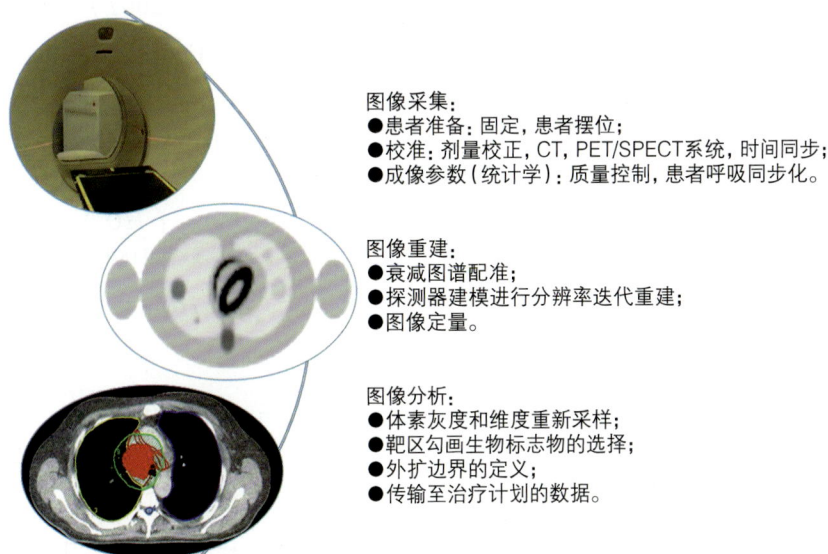

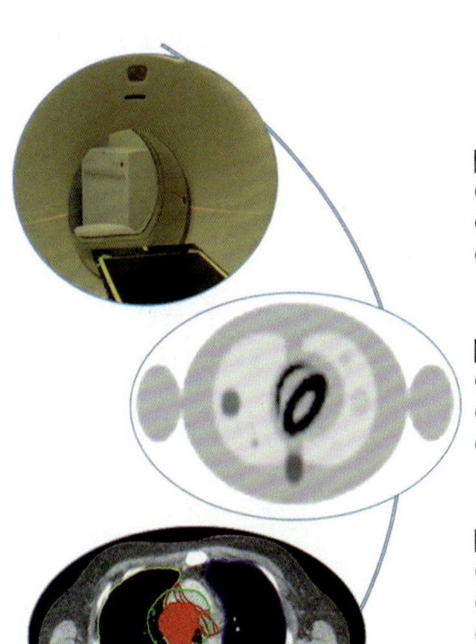

图像采集：
●患者准备：固定，患者摆位；
●校准：剂量校正，CT，PET/SPECT系统，时间同步；
●成像参数（统计学）：质量控制，患者呼吸同步化。
图像重建：
●衰减图谱配准；
●探测器建模进行分辨率迭代重建；
●图像定量。
图像分析：
●体素灰度和维度重新采样；
●靶区勾画生物标志物的选择；
●外扩边界的定义；
●传输至治疗计划的数据。

图 34.1 图像引导放疗计划范围内影响检查和 PET 定量的因素示意图

34.3 融合核素成像的定量分析

34.3.1 定量参数

PET或SPECT图像应反映体内局部活性浓度。理想情况下，图像应该显示每个体素中的绝对浓度。基于这些定量信息，应该有可能实现对GTV的一致勾画。

对于PET成像，通常用于量化放射性示踪剂局部吸收的度量标准是标准化摄取值（SUV），定义为放射性浓度与净注射活性的比率除以与患者体内放射性示踪剂稀释体积相关的标准化因子：

$$\text{SUV} = \frac{\text{重建体素中的放射性浓度（Bq/ml）}}{\text{注射的放射性活度（Bq）/患者体积（ml）}} \quad (34.1)$$

重要的是，重建体素中浓度和注射活度都被物理衰减修正到一个共同时间起源，通常是在注射时。从公式34.1可知，SUV是无量纲的。然而，用于归一化的患者体积有多种定义：可以用全身身体质量（或体重）以公斤表示，或体表面积（BSA，平方米），或净体重（LBM），即不包括脂肪组织，因为脂肪中无^{18}F–FDG的摄取。假设患者是由水组成（1kg/L），如果放射性示踪剂均匀分布在全身，扫描后SUV将相等统一。在感兴趣区域，大于1的值表明存在高浓度放射性示踪剂，因此存在高葡萄糖高代谢率。

同样，SUV_{BW}（kg/ml），SUV_{BSA}（m²/ml）和SUV_{LBM}（kg/ml）在临床上也被广泛应用。通过比较特定肿瘤治疗前后的变化，特别是^{18}F–FDG，被用来评估肿瘤治疗有效的半定量指标（Nestle等，2009）。目前特别关注SUV计算的标准化，以便在纵向研究和临床试验中进行比较（Makris等，2013）。SUV通常用于指导GTV勾画（见第34.3.4节）。

PET（和SPECT）图像由一个涉及采集、重建和后处理参数的复杂序列获得（见图34.1）。所有这些参数都必须得到严格控制。这对于提高放疗过程中所有步骤的准确性至关重要，如图像配准、治疗传输的图像引导和治疗过程中的早期肿瘤反应评估。在临床试验中定义的PET定量标准化，如定量成像生物标志物联盟（QIBA）（Wahl 等，2009）和EARL计划[3]（Boellaard等，2015b）获得与胸部成像一致的四维（4D）PET数据（见第34.4.3节）是更可靠的个体化肿瘤勾画方案的重要先决条件。发射数据的定量重建包含了影响图像采集的所有物理因素高级模型（见图34.1）。

PET–CT成像的空间分辨率低（通常在6mm左右）是精确定量分析的限制因素（见第34.3.3节）。然而，最近的数字化PET–CT系统提供了低至4mm的空间分辨率，并具有动态成像能力，从而能够获得最佳的GTV范围，以满足现代放射治疗计划的剂量优化要求（Hsu等，2017）。

[3] EARL计划（EANM研究有限公司）由欧洲核医学协会（EANM）于2006年启动。

34.3.2 衰减和散射校正

对于PET成像，由于正电子–负电子重组产生的两个511keV对立的湮灭光子在到达探测器之前被患者衰减，因此需要衰减校正进行精确定量。利用CT图像，通过基于X射线计算PET发射数据的衰减系数对三维定量图像进行校正（Kinahan等，1998）。CT数据的处理依赖于分割和缩放技术，从有效X射线能量约为70keV（120kVp）下获得的豪斯菲尔德单位（HU）转换为511keV下的衰减系数。对于SPECT–CT，运用放射性核素相关的γ射线能量进行类似定量分析。用于各种放射性核素复杂光谱（例如^{111}In）的使用，必须对每个能量窗口执行单独分析。

类似于在存在不均匀性的情况下将HU值转换为电子密度进行剂量计算（见第32.4.1节），一个简单的解决方案是使用一个双线性模型，将能量E和给定组织线性衰减系数m、组织E与其HU值联系起来（Burger等，2002）。对HU值代表空气和水（HU＜0）、HU值代表水和骨（HU＞0）的组织区域分别使用不同的比例因子（图34.2）。根据HU值的定义（见公式32.1），μ^E_{tissue}计算为：

$$\mu^E_{tissue} = \mu^E_{water} + \left(\frac{HU}{1000}\right)\left(\mu^E_{water} - \mu^E_{air}\right) \quad \text{for } HU \leqslant 0 \tag{34.2}$$

$$\mu^E_{tissue} = \mu^E_{water} + \mu^{E_{eff}}_{water}\left(\frac{HU}{1000}\right) \times \left[\frac{\left(\mu^E_{bone} - \mu^E_{water}\right)}{\left(\mu^{E_{eff}}_{bone} - \mu^{E_{eff}}_{water}\right)}\right] \quad \text{for } HU > 0 \tag{34.3}$$

其中E_{eff}是CT和X射线的有效能量，空气、水和骨骼的线性衰减系数可以在相关表中找到（本书表L3.10–12和L3.27）。

衰减校正的误差来源众所周知（Lee等，2016），可能与患者不受控制的运动或内部器官运动（如呼吸和心脏搏动）有关，从而导致发射（PET或SPECT）和CT图像之间的位置不匹配。当部分患者或部分定位装置在CT视野之外时，可能会出现人为误差。CT造影剂或金属植入物的存在也是一个问题。最后，还必须考虑HU值校准或由于射束硬化或X射线产生的不稳定性而导致的CT能谱评估不一致等技术因素（Carney等，2006）。

对于PET-MR系统，由于视野有限且难以从MR图像中提取衰减数据，衰减校正变得更具挑战性（见第33.5.1 节）。可以对MR数据的进行两类（水和空气）分割或从CT图像中执行基于图谱的映射（Boellaard等，2015a）。其他技术正在研究中，比如一种基于飞行时间和活动的最大似然重建技术（Boellaard等，2014）。

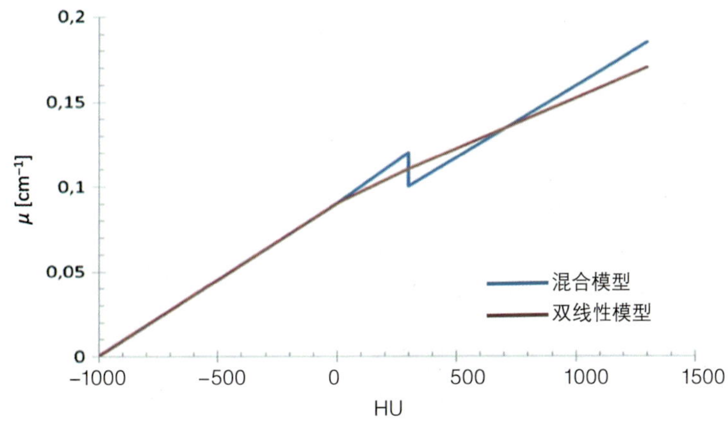

图 34.2 将 CT 值（HU）转换为线性衰减系数 μ 的校准曲线。红色曲线：双线性模型；HU ＞ 0 的斜率是 CT 和 X 射线能量的函数。蓝色曲线：混合模型（Kinahan 等，1998）假设 HU=300 的组织类别分离，每个类别都有一个独特的比例因子，独立于 kV 设置

发射的光子在患者体内散射是另外一个不准确的来源。CT图像可用于模拟PET和SPECT发射投影中散射光子的分布（Zaidi和Koral，2004；Hutton等，2011）。在目前的商业化系统中基本都设置了适当的衰减和散射校正，使用迭代重建算法，来保证精确的定量PET和SPECT成像。

34.3.3 部分容积效应

对于PET来说，图像重建的空间分辨率受到与探测器几何形状相关的因素（如晶体尺寸、光共享和环直径或SPECT中晶体厚度和准直器的设计）的影响，同样也受重构参数影响。发射成像的分辨率差仍然是精确定量的主要物理性限制因素。所谓的部分容积效应（PVE）是主要原因，导致低估了真实的放射性浓度（Soret等，2007）。物体的形状、示踪剂浓度的均匀性，以及周围组织活性分布在体素水平上的部分容积效应中起着重要作用。PVE的另一个组成部分是组织分数效应，在高分辨率成像中也存在。这是因为一个体素可能包含不止一种组织类型（例如空气和肺实质），因此每个单独体素代表一个平均信号。在肿瘤学PET-CT研究中，PVE在直径＜25mm的纵隔病变、直径＜30mm的肺病变的示踪剂摄取量化方面引入了实质性的误差。因此，必须记录肿瘤大小与探测器空间分辨率之间的关系，以避免在治疗期间高估肿瘤的代谢反应和体积收缩。

需要采用PVE校正来评估真实活性。最简单的方法依赖于对感兴趣区域（如肿瘤）的计算，即所谓的恢复系数，定义为峰值测量的活性与真实活性的比值，并从包含均匀活性浓度的已知几何体积的模体测量中获得，该模体测量是使用特定图像设备和协议获得的（Hoffman等，1979）（见图34.3）。该方法可用于PET和SPECT（Geworski等，2000）重建过程中更复杂的PVE校正方法，现在可以在临床系统中使用（Erlansson等，2012），它修改了PET（Hatt等，2012a）和SPECT的体积估计（He和Frey，2010），特别是小病变成像时。

34.3.4 靶区的勾画

对于放射治疗，目前在PET图像上对GTV（分割）的勾画是在表示SUV空间分布的三维数据集上进行的。基于对颜色（或灰度）刻度的手动分割被发现存在太大不确定性，因此首选自动分割。

美国医学物理学家协会（AAPM 2017a）的TG-211报告中，非常全面地对GTV的各种可用的自动分割（PET-AS）算法进行了综述。它们可以分为两类：阈值算法（固定算法或自适应算法）和高级算法。基于阈值的算法适用于所有商业系统，建议使用一个等于固定SUV的阈值（例如SUV＞2.5）（Paulino和Johnstone，2004）。然而，由于各中心之间SUV的不同且PVE非常重要，不推荐这种不考虑放射性背景强度的方法（Thie，2004）。另一种可能性是使用感兴趣区域内最大SUV的一个固定百分比（例如＞40%）（SUV_{max}）（Erdi等，1997）。然而，现在已经明确了固定阈值不能可靠地定义PET代谢性肿瘤体积。此外，SUV_{max}不是很有代表性，因为它与单一体素有关（Vanderhoek等，2012），最好是使用SUV_{peak}，以肿瘤中最明显的摄取区域的SUV值作为SUV_{peak}（Sher等，2016）。

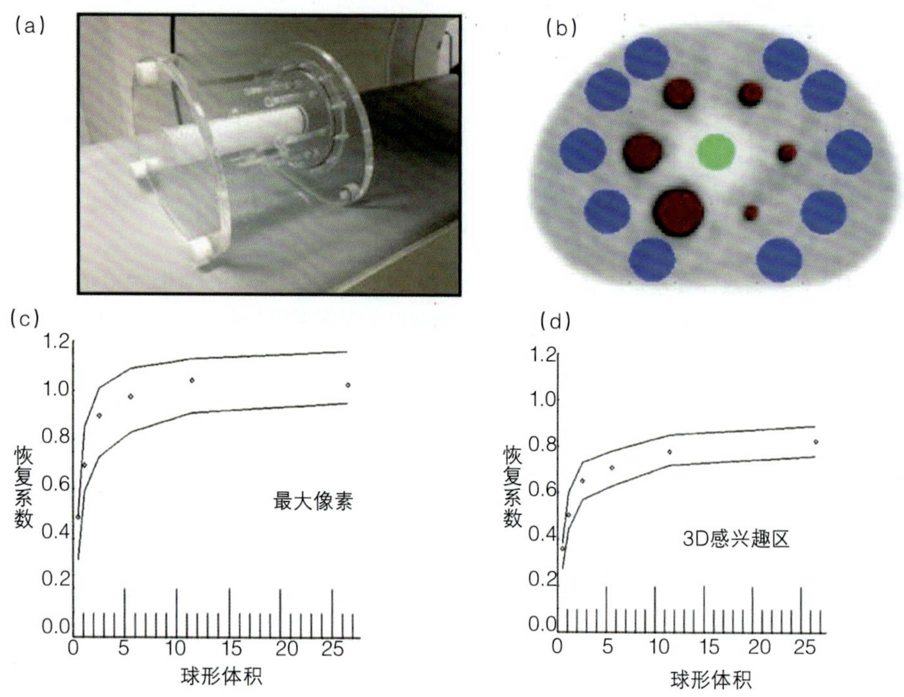

图 34.3 根据 EARL 认证计划定义的质量控制程序分析 PET 恢复系数。（a）带有中央肺插入体的 IEC 模型和直径在10 ～ 37mm 之间的活性球体。（b）肺插入物（绿色中心）、“不同直径的球体”（红色）和背景活动（蓝色外部）的感兴趣区域（ROIs）的勾画。（c）◇代表在不同体积的热球中的“最大像素”的恢复系数。（d）◆表示热球体内 50% 的阈值三维区域的恢复系数（实线表示 EARL 认证计划的上限和下限）（由越南大学 RBoellaard 提供）

虽然更复杂的算法可能会给出更可靠的结果（Nestle等，2005；Tylski等，2010），但AAPM TG-211报告（2017a）认为，勾画GTV的方法尚未得到验证，而且比目前基于CT或MRI的方法的可重复性低，需要更多的临床和模体研究，就如何将PET数据纳入放射治疗计划过程提供明确指导。基于AAPMTG-211报告，一个标准的基准工具包可用于评估PET自动分割算法，其参考轮廓来自模拟数据或具有组织病理学数据的临床研究（Berthon等，2017）。

34.3.5 图像配准问题

PET图像在治疗计划设计中的临床应用要求它们与其他模式获得的图像，特别是CT图像进行配准（见第35.2节）。对于PET- CT, PET和CT图像之间的配准是隐含的，但CT扫描可能未按照治疗计划CT扫描的技术要求进行（例如层厚、视野、造影剂的使用、等中心和射束位置以及参考坐标等；见第32.3.3.4 节），患者可能未在治疗位置成像（Thomas 等，2014）。因此，通常有必要将放射治疗专用模拟定位CT 上获得的数据集与融合CT成像上获得的数据集进行配准。在第35.2节中讨论了用于配准的各种方法。

当PET图像被传输到治疗计划系统（TPS）时，体素密度值可能会发生改变。这是因为一些专有的DICOM标签仍在被PET制造商用来重新缩放像素值（Shin等，2017），而非标准标签可能会被TPS误解[4]。此外，具有不同层厚和不同体素尺寸切片的数据集之间的配准需要体素重采样。因此，可能有必要纠正SUV，以改进对定量数据的解释。对于SPECT研究，外置的多模态工作站尚不支持获得以放射性浓度单位表示的体素强度。对于qSPECT数据，需要将导出的DICOM头文件标准化。

将^{18}F-FDG PET-CT等功能成像整合到TPS需要进行工作人员特定的培训，以控制配准和定量分析的准确性（Thorwarth 等，2012）。器官生理运动和示踪剂摄取的可变性也必须考虑在内，以进行体内精确的活度测量。

34.3.6　性能和稳定性的比较

使用发射成像的定量分析需要各中心之间的标准化和持续的质量保证，以确保性能的稳定性。

美国国家电气制造商协会（NEMA）设计了标准的模体，包括不同大小的球体，嵌入在各种合适形状的容器中（NEMA 2012）。这些设备可用于校准设备和量化PVE（或评估恢复系数）。它们也可以用于多中心研究，例如EARL认证项目（图34.3）（Boellaard等，2015b）。这是在通过调整重建参数或重新校准系统来保持恢复系数在确定的范围内（Kaalep等，2018）。

对于随访研究，理想情况下患者应在相同PET或检查单元上进行扫描。如果无法满足上述要求，则对SUV_{max}或SUV_{mean}等半定量指标或将恢复系数作为肿瘤大小的函数的衍生指标进行交叉校准（图34.3），以直接比较放射性核素摄取系列之间的差异，并标准化分割方法（见35.3节）。

在PET系统的质量控制过程中，活性浓度测量的偏差（即系统误差）必须<5%。这意味着需要设置正确的放射性核素校准器、PET单元时间并适当校准PET重建算法（Bouchet等，2013）。整个测量链必须每月进行验证，并在系统硬件或软件后续修改之后进行验证。

[4]　关于DICOM的介绍见第49章。

34.4　PET成像序列

34.4.1　PET静态成像

静脉注射250～400MBq的^{18}F-FDG后[5]，通常进行 3D全身扫描（3D PET）。在注射和图像采集之间，患者必须在安静环境中休息1小时，这样可以提高肿瘤浓度与背景活度的比值。休息时间对于定量摄取因子的标准化很重要。精确的静态成像先决条件是，当图像采集开始时，放射性药物分布已达到平衡，因为扫描的持续时间约为10～20分钟。

34.4.2　PET动态成像

在PET成像中，描述生理参数的各种指标，如代谢、细胞增殖、受体密度或血液流动，都值得关注。动态成像技术根据正常组织体内摄取和积聚放射性药物的基准值来区分肿瘤细胞和正常细胞的代谢。PET动态数据依赖于^{18}F-FDG 在组织中的代谢，根据血液取样和动态PET成像中获得的血浆和组织中的^{18}F-FDG浓度，可以使用腔室模型测量计算葡萄糖代谢率（MRGlc）（Watabe等，2006）（图34.4）。与葡萄糖不同，^{18}F -FDG被组织摄取，而不会进一步代谢。

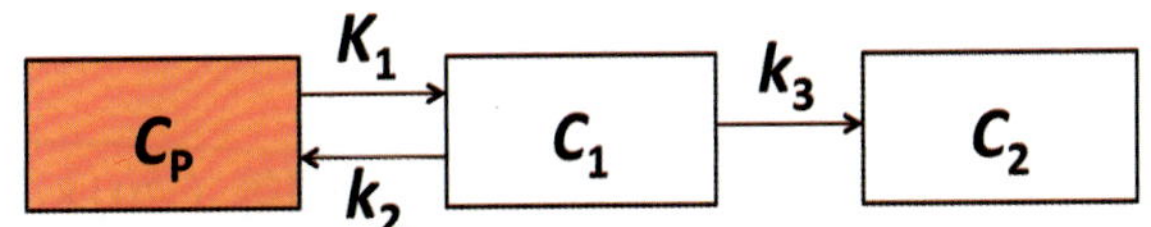

图34.4　标准双组织腔室^{18}F-FDG动力学模型。C_p为血浆室中的^{18}F浓度，和C_1和C_2分别是可交换（游离）和代谢（结合）状态下活性浓度。值得注意的是，C_p可以在远离肿瘤的血管中测量。

模型的速度常数是时间-活动曲线（TAC）分

[5]　现代扫描仪能够以较低活性获得令人满意的图像。英国指南中FDG 成像的最大诊断参考水平（DRL）是400MBq。放射性物质管理咨询委员会（ARSAC）的指导说明见：www.gov.uk/government/publications/arsac- notes-for-guidance.

析中得出的，用于描述单位时间内从一个隔室移动到另一个隔室的示踪剂的分数。速率常数通常用k（min^{-1}）表示，并通过拟合不同室中活性浓度C（t）变化得出。从PET数据中获得组织TAC，C_T（t）是感兴趣区域内血管空间、可逆（游离）和捕获（结合）分布的总和。肿瘤PET动态研究的金标准方法仍然是隔室模型，但仍需要进一步的工作来降低临床实践中采集和分析的复杂性（Lammertsma，2017）。

对于FDG动态研究（Dimitrakopoulou-Strauss等，2012），图形分析可能会有帮助，特别是对于低SUV肝肿瘤，根据Patlak图形分析增强的吸收斜率来区分治疗后残留的肿瘤组织（Patlak等，1983）。

乏氧PET成像已被用于外照射放射治疗，并确立了乏氧GTV（GTVh）的概念，以改善需要更高剂量才能被杀死的乏氧细胞的治疗结果（Lee等，2008）。^{18}F-氟异硝唑（FMISO）成像的低对比度和肿瘤内代谢的可变性阻碍了静态PET成像对鉴别肿瘤表型和引导剂量提升的应用。对于FMISO的研究，隔室模型显示了评估动力学参数和绘制常氧、乏氧和坏死细胞区域的前景。K1用于描述灌注率，K3用于描述与缺氧相关的捕获速率常数（Wang等，2009）。在最近的一项试验中，对人乳头瘤病毒（HPV）阳性口咽癌剂量递减的概念进行了研究。FMISO动态成像显示，有50%的入组患者治疗1周后组织乏氧肿瘤得到控制，并使淋巴结剂量减少了10Gy（Lee等，2016）。

34.4.3 四维（4D）PET成像

Nehmeh和Erdi（2008）及Frood等（2018）已经对放射治疗中的4D-PET成像进行了综述[6]。如果没有4D成像，由于内部运动很可能会产生不准确的SUVs靶区勾画。由于CT与PET扫描的时间不同，来自CT数据的衰减校正也存在一些潜在问题。因此，4D PET成像可明显获益，但Frood等回顾的文献（2018年）并不能完全令人信服。

现代PET-CT设备的每个床位的采集时间可以减少到30～90秒之间，这使得屏气成像成为可能，从而提高了在运动器官附近（如肺基底段或肝脏顶端）示踪剂摄取的可检测性。虽然屏气成像提高了SUV数据的可靠性，但它并没有提供任何关于肿瘤运动的信息。

对于4D成像，必须使用实时位置管理（RPM）装置、胸壁标记物或横膈肌压力带等系统记录呼吸波形（见第32.4.3.3 节）。结合门控射束传递系统（见第48.2.9.3 节），4D PET-CT可能会引导更精确的定位运动目标，从而实现剂量爬坡。呼吸信号与PET（4D PET）和CT（4D CT）的采集的结合可以用于回顾式地重构相位分类数据，以便在重建过程中进行准确衰减校正。

在实践中，由于两个数据集的异步性，无法实现完整的4D PET-CT成像。因此，PET重建的断层影像受到CT（几秒钟）和PET（需要几分钟才能达到足够高的信噪比）之间采集时间差异所固有的图像伪影的影响。通常，每个呼吸周期被分为5个部分，以配合5个PET同步重建（Nyflot等，2015）。

在一项具有真实呼吸波形端到端模体研究中，Bowen等（2015）研究了有和无4D选项的外照射射束剂量传输的误差。用4D PET呼吸运动校正时误差小于2%，没有运动补偿时误差在5%～30%之间。

在不久的将来，高质量集成运动的先进的配准技术，如弹性或光流配准方法有可能在PET-CT（Hatt等，2012b）或PET-MR（Fayad等，2016）的临床设置中使用。基于从PET 数据中获取运动信息的4D PET数据直接重建已被用于肝肿瘤离子治疗中的运动评估（Gianoli等，2016）。

34.5 SPECT成像

SPECT γ成像是用准直闪烁γ相机或基于镉-锌-碲化物（CZT）探测器的半导体系统执行。SPECT-CT定量扫描仪具有先进的重建方案，以补偿准直探测器的响应、散射和衰减，现在可用于临床实践（Zeintl 等，2010；Seret等，2012；Bailey和Willowson, 2014；Zimmermann等，2017）。

[6] 关于4D成像的一般信息见第32.4.3节。

SPECT γ成像已被证明有助于评估心肌功能和纹状体多巴胺受体结合的半定量检查。SPECT-CT的绝对定量可在制造商设置的临床选项中获得（西门子的xQuant QE公司的Q.Metrix，赫尔梅斯医学的SPECT SUV）。它对肿瘤器官的正常功能或治疗反应标准化评估应该有意义。

^{99m}Tc是验证qSPECT的首选放射性核素，一些临床研究已提出在放疗或化疗后不久使用功能SPECT成像可以观察肝癌或肺癌的亚临床变化（Farr等，2015；deBari等，2016）。肺灌注SPECT研究有助于评估区域灌注损伤。乳腺和肺放疗疗效可能受益于肺SPECT扫描，因为灌注缺陷可显示肺灌注损伤与放疗剂量分布之间的相关性（Liss等，2017）。SPECT成像可以帮助优化治疗光束的方向，避开功能良好的肺组织、优先通过功能较差的组织。患者治疗后的灌注研究，可用来检查功能肺剂量的限制（见第37.2.3节）是否有效，肺功能是否得到保留（图34.5）。

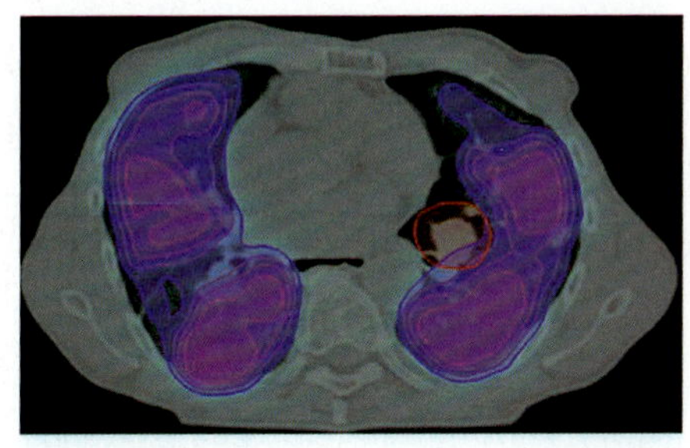
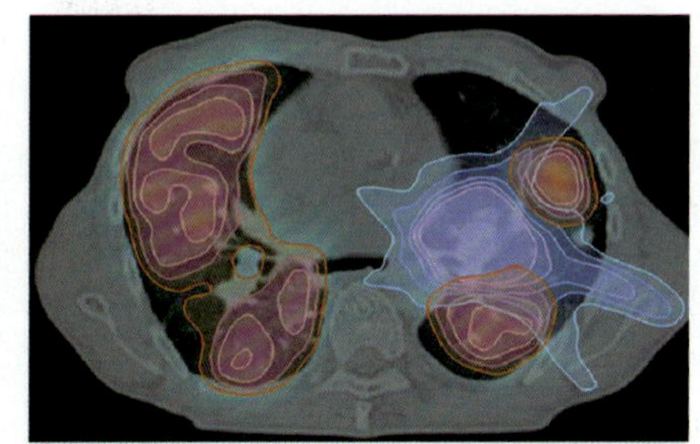

图 34.5　^{99m}Tc-MAA（巨凝白蛋白）SPECT 肺灌注用于引导射束定位。左侧图像显示了治疗前的肺功能（GTV 轮廓为红色，10% 和 50% 等放射性浓度归一化至最大 SPECT 值，以粉红色显示）。右图显示了照射放射治疗后的肺功能，与剂量分布[2Gy 分次的等效剂量（EQD_2）以浅蓝色重新缩放] 配准，显示了正常肺功能的保护情况 [由法国 B de Bari, Besançon 博士提供]

34.6　功能成像和影像组学

34.6.1　用于改进计划的多模态成像

利用无创性成像可增加肿瘤的局部控制，同时减少对周围组织的治疗相关副作用，改善患者对放疗的反应。在治疗计划中引入多模态成像（CT、MRI、PET和SPECT）的方法解决了最佳靶点定义的问题，即用多种成像数据来定义GTV。另一个问题是选择合适成像数据和衍生生物标记物来监测临床实践中对治疗的早期反应（例如，淋巴瘤治疗中的PET成像）。2000年，为了更好地定义靶区，引入了多种放射药物的PET成像（Ling等，2000；Nestle等，2007），但结合这些不同PET数据用于放疗计划并不属于常规实践（Devic，2013）。

稳健、可重复和可重现的成像协议对于定量勾画方法和决策制定的标准化至关重要。定量成像网络和国家癌症研究所的临床试验已经朝着这一方向迈出了重要的一步，从而提高了新的癌症治疗的临床试验有效性。量化成像生物标志物联盟（QIBA）已经建立，以识别有用的生物标志物，然后获得对其使用的共识。QIBA配置文件提供了一种可能导致商定协议的协作结构，其目的是改进跨中心生物标志物的量化使用。此类发展的最初两个例子是在肿瘤学中使用FDG PET-CT的协议（QIBA，2014）和弥散加权磁共振成像（DW-MRI）的开发（见第33.4.3节），以测量脑、肝脏和前列腺的表观扩散系数（ADC）（QIBA 2017）。

与核医学成像相关的空间分辨率差是GTV定义的一个主要限制，CT仍然是重要的参考方式。需要开发适当的度量指标，以便功能成像可以用来定义应该接受提升剂量的亚靶区。在基于CT的GTV定义中，观察者间的一致性差是一个主要问题。为了实现PET稳健的自动分割，各种方法必须根据来自病理和最终CT衍生靶区的参考轮廓数据库进行评估（Schaefer等，2016；Berthon等，2017）。

34.6.2　组织特征与影像组学最佳剂量传递

2012年，“影像组学”一词被指出，作为所谓“大数据革命”的补充，以描述提取来自大型医学影像数据库的定量数据及其与临床结果数据的相关性（Lambin等，2012；Kumar等，2012）。Lambin 等（2017）指出，需要制定严格的评估和报告标准，以确保这一新学科的积极发展。与纯视觉分析相比，对这些数据的计算机分析会产生互补信息。影像组学的目的是开发与临床、基因组和其他数据相关的特异性肿瘤标志物（Gillies等，2016）。为了改善基于PET的剂量处方，已经研究了纹理参数（Hatt等，2011；Orlhac等，2014）。开发用于治疗计划的影像组学衍生生物标志物的一个主要挑战是跨多中心共享图像数据，使计算机学习组织特征用于定义靶区（Peeken等，2017）。

第35章 图像配准、分割和虚拟仿真

Vibeke Nordmark Hansen and Jean-Claude Rosenwald[1]

目录

35.1 引言

在前面三章中，已经介绍了外照射放射治疗计划的主要成像模式。CT成像是最常用的患者数据采集方法，它提供了电子密度信息，这是计划设计过程中剂量计算所必需的。然而，根据第31章中给出的规范，通常会结合几种成像模式，以便更好地勾画靶区和OAR。这些不同模态图像之间需要进行三维（3D）配准，第35.2节介绍了执行图像配准的方法，从而生成多模态3D图像数据集。从这个数据集中提取特定解剖结构的过程称为分割，将在35.3节中讨论。

为了使肿瘤接受较高放疗剂量，同时限制正

[1] 由Vincent Khoo供稿（35.2节）

常组织的辐射剂量，射野必须精确地指向肿瘤靶区，同时最大限度地减少OARs所接受的剂量。在放射治疗的早期阶段，通常直接从模拟定位设备中获取患者图像完成计划射野设计（见第9.2节）。目前大多数情况下都是使用计算机来显示患者的三维重建图像，据此设计射野方向。此过程称为虚拟模拟，并在第35.4节中进行介绍。虚拟模拟允许根据从高分辨率三维影像中获得的肿瘤形状精确调整治疗野形状。针对朝向靶区收敛的多条射束中的每一条重复进行射束塑形，从而形成靶区适形的剂量分布。这种方法通常被称为三维适形放疗。另外一种更先进的放疗技术是通过在每个射野方向组合多个不同形状的子野以优化放疗剂量分布，形成强度调制模式。这个模式将根据预定义标准产生一个最佳剂量分布，这种被称为调强放射治疗（IMRT）的技术将在第37章中进行讨论。

35.2 图像配准

35.2.1 多模态图像配准的基础

尽管CT成像在放疗计划设计中发挥了不可替代的作用（第31章），其他成像模式如MRI（第33章）和PET-CT（第34章）对现代放射治疗计划设计也有重要意义。因为这种多模态方法将解剖信息和功能信息结合起来，以帮助定义大体肿瘤靶区（GTV）和临床靶区（CTV）的范围（见第31.2节）。在多数情况下，原则是使用CT数据集作为参考，并将从其他模式获得的信息“映射”到这个数据集上[2]。几种成像模式的空间对齐过程称为图像配准，它涉及坐标变换，其合并信息的过程通常被称为图像融合。

在某些情况下，将从不同时间获得的同一模式的图像进行配准是有用的，因为这有助于计算在同一区域进行再次照射的患者已经接受的剂量。在治疗过程中进行多次CT扫描很有必要，可以测量肿瘤靶区内部和OARs的分次间运动（例如，在治疗膀胱时评估膀胱充盈状态或在治疗宫颈时评估周围组织）。根据这种运动的大小，可能需要重新设计放疗计划，以使治疗计划适应实时解剖结构（见第48.4节）。Kessler（2006）的报道概述了放射治疗中图像配准和数据融合的许多可能性用途。关于这些技术在治疗计划设计工作流程中整合的更多信息可以在AAPM TG-132报告（AAPM 2017b）中找到。

根据Maintz和Viergever（1998）所述，医学图像配准主要可分为两大类：

- 外部方法，基于在多模态数据集所有图像上可见的外置标记；
- 内部方法，基于所有图像上可见的患者解剖信息。

第三类配准方法为简单地融合多模态图像，即当患者保持相同位置时，同时采集多种模态图像，如PET-CT或同一机房内的CT-MRI。如果各种设备的坐标系相互校准，并且患者完全固定，配准过程就可以简化为对所有患者相同的平移向量的应用。

35.2.2 基于外部标记的图像配准

基于侵入性的标记点（如钻入颅骨的螺钉）或非侵入性的定位框架是常见的用于放疗计划的外部配准方法。它们通常应用于立体定向放疗技术（见第40章）。我们也可以使用皮肤标记物或可植入标记物（粒子）兼容所有感兴趣的应用模式，如有时应用于日常验证和调整患者位置（见第48.2.4.3节）。当使用皮肤标记物时，成像应在同一天进行，同时不能擦除它们。如果必须擦除，标记位置必须记录与拍摄照片、图表和测量相对于可重复的解剖标志位置。非侵入性配准方案（如面罩和皮肤标记物）不如侵入性方法准确。

基于外部方法的配准通常要应用刚性变换（仅限平移和旋转），应用这种方法时必须提前确定辅助定位框架或标记点（前瞻性），如果图像采集时没有定位框架或标记点，说明外部配准这种方案不

[2] 也可以利用CT电子密度信息映射到其他影像模态的解剖或功能信息上。

可行，必须使用内部配准方法。

35.2.3　基于内部标记的图像配准

基于内部标记的三维配准方法较为复杂，在匹配过程中需要考虑许多参数，如患者位置重复性、成像平面的角度、图像对比度和分辨率、图像集的体积，包括每个层面的厚度和层间距。内部配准技术可以回顾性地应用。

内部配准有多种方法，可以是刚性的（只允许平移和旋转），也可以是可变形的（允许沿某些方向变形）。图像变形配准可以是全局配准（应用于完整图像内容），但更常用的是局部配准（不同亚区域的特定配准参数有所不同）。

刚性变形可以手动、自动或半自动地执行（即部分手动引导），而形变配准是自动的，可能是刚性配准的第二步。

全局刚性变换算法在大多数治疗计划系统（TPS）中都可以使用。对于这样的变换，患者摆位相同是十分必要的。需要强调的是，让患者处于一个可重复的位置是一个可靠和稳健的放疗计划与放疗图像匹配的第一步。唯一的例外是颅内结构，不同的模式可以具有不同的患者定位，颅骨可以作为匹配结构，以确保颅内结构的配准精度（见下节中的解剖结构配准）。

通常来说，主要有三类内部配准方法：基于内部标记点的配准、基于解剖结构的配准和基于体素的配准。

35.2.3.1　基于标记点的配准

在基于标记点配准（例如Hill, 1991）的两个图像集中，需要指定一定数量三维解剖参考点（通常至少5个）。这些点最好很容易识别、体积小、不移动，例如骨性标志。参考标记点越多，图像最终配准结果越准确。然而，这些标记点往往很难识别。重要的是，用于配准的标记点在三维空间中要分开，该方法可与外部基准标记（外部方法）相结合。建议在使用外部配准时，也要使用一些内部标记点。一个设计良好的配准算法将提供关于平均点误差和单个点误差的信息，以便使用者能够集中处理那些具有最大不确定性的点。

35.2.3.2　基于解剖结构的配准

在解剖结构配准方面（例如Levin, 1988），一个或多个三维轮廓被勾勒出来（例如，在两个图像集上可视化的外部轮廓和特定的解剖结构），然后在三维空间中聚集在一起，直到实现最佳的数学匹配。获取连续和狭窄的CT图像可以确保良好的空间分辨率和优化结果。然而，解剖结构的边界可能并不是在所有的成像模式中都是相同的。例如，与CT图像相比，MR图像中的外部轮廓可能更容易失真。刚性体表配准法可能是临床上最常用的方法之一，这对头部来说是相当成功的（Pelizzari, 1989）。利用Borgefors（1988）引入的chamfer算法，有效地实现了结构配准。该算法在一种模态上利用自动阈值方法创建骨骼的二进制图像，并在另一种态上自动创建相同结构的轮廓。然后将这个二进制图像制作成一个“距离图”。利用平移、旋转和缩放的迭代方法将距离图“扫描”到属于其他模态图像轮廓上，其最小值（成本函数）即为是最佳配准值。这些算法不需要用户交互，适用于CT–CT、CT–MRI和CT–SPECT[3]配准（van Herk和Kooy, 1994）。此算法对于CT–CT配准特别准确，因此可以用于将CT配准到PET–CT，其中PET和CT数据集会在PET–CT图像处理工作站中自动配准（见第9.5.3节）。

35.2.3.3　基于体素的配准

基于体素强度的配准方法是全自动的，但存在一定挑战，其中之一是体素值在不同模态图像中有截然不同的定义。然而，有几种方法可以解决这一难题，最常用的是互相关和互信息算法。互相关算法是衡量两个图像数据集之间的相似度。数学上，一个数据集与另一个数据集进行卷积，当两者最相似（即在体素值匹配上具有高度相关性）时，卷积（或乘积）将达到最大值。互信息算法（如Studholm, 1996）应用更加普遍，更常用于匹配两种不同的成像模式，如CT到MRI，“共同结构”可能有不同的强度，可通过这些互信息最大化来实现配准。

[3]　单光子发射计算机断层扫描（详见34.5节）。

35.2.3.4 形变配准

虽然刚性图像配准更常用，但当患者没有在相同治疗位置进行成像或患者解剖结构发生改变时，则需要图像形变配准，如摆位过程中患者膀胱体积改变的情况。图像形变配准可以基于解剖结构匹配，也可以是多种方法的“混合”，如结合基于解剖结构和基于体素强度的匹配。对于基于结构的图像形变配准，必须在两个数据集上准确勾画出相同的结构，并为该结构分配一个弹性参数。每个结构都需要处理为一个三角形网格，然后将其变形以匹配其他相应结构。最后将形变矩阵应用于整个图像。

对于“混合型”形变配准，不需要勾画相应结构，但是勾画结构可用来限制基于强度的可变形配准。

35.2.4 图像配准评估

手动配准方法很耗时，需要高水平专业技能和定期练习才能保证配准精度。自动化方法可能实现更有效的配准，但如果没有熟练的技能，自动配准中出现的错误可能会被忽视。无论使用何种方法，一旦配准完成，重要的是要仔细进行视觉检查，以验证它是否达到令人满意的结果。为此，能够准确比较多个图像模态配准结果的特定工具十分有用（West, 1996）。

在大多数TPS上都有图形可视化的解决方案，可以实现对3D图像数据集进行扫描，并立即显示从任何方向获得的二维（2D）横断面、冠状面和/或矢状面结果。由于这些来自两种（或更多）模态的二维图像是配准过程的结果，因此它们自然地配准到相同坐标系中。然后，可以使用多种工具，例如：

- 并排显示两种模态图像，通过链接的鼠标光标指向解剖点在不同模态中的位置。
- Alpha混合，其中每种模式的叠加图像可以在每个图像上显示可变的透明度，并且可以从100%～0%逐渐调节。
- 热融合，其中一种模态以灰度显示，而另一种模式的像素强度被映射到彩色比例尺。
- 分离图像，其中一条线可以自由地在图像上平移和旋转。这条线将显示分为两个部分，每个部分来自不同模态。或者也可以使用两条正交的线产生四个部分。
- 棋盘格，基于类似原理，每个图像以正方形显示，不同模式的图像在相邻方块中交替出现。
- 透镜，其中一个正方形或圆形光标包含一种模态，用另一种模态作为背景。这对于检查特定点的配准结果很有用。

其中一些工具如图35.1所示。

这些工具在图像分割阶段（见第35.3节）非常有用，可以动态检查配准结果一致性。此外，将显示的图像从一种模式即时切换到另一种模式对于勾画肿瘤靶区和OARs非常有用。

除了标记点配准之外，很难进行配准精度的定量评估，在点-标记点配准中，一旦使用了超过三对标记点，就可以通过匹配对之间的平均距离来计算估计值。对于图像形变配准，一个好的测试是将形变图像映射到形变前原始图像集，并评估变形矢量场的差异以量化其与原始图像集的差异程度。

35.3 图像分割

35.3.1 感兴趣体积 - 结构

在第31.2节中，已经定义了与靶区（GTV、CTV、PTV）和OARs（OAR和PRV）相关的感兴趣体积。PTV和PRV[4]来源于解剖学或功能定义的体积（GTV、CTV和OAR），这些体积可以在与患者相关图像数据集中“看到”。理想情况下，这些体积将从数据集中自动提取（自动分割）。然而，尽管正在努力开发稳健和准确的分割算法，手工分割以上感兴趣体积仍然在TPS中占据主导地位。由于这是一项耗时的任务，因此使用操作性便捷的系统非常重要。在某些情况下，辅助性的半自动化分割工具有助于加速勾画过程并改善患者之间的一致性。

[4] PTV：计划靶区，PRV：计划OARs。

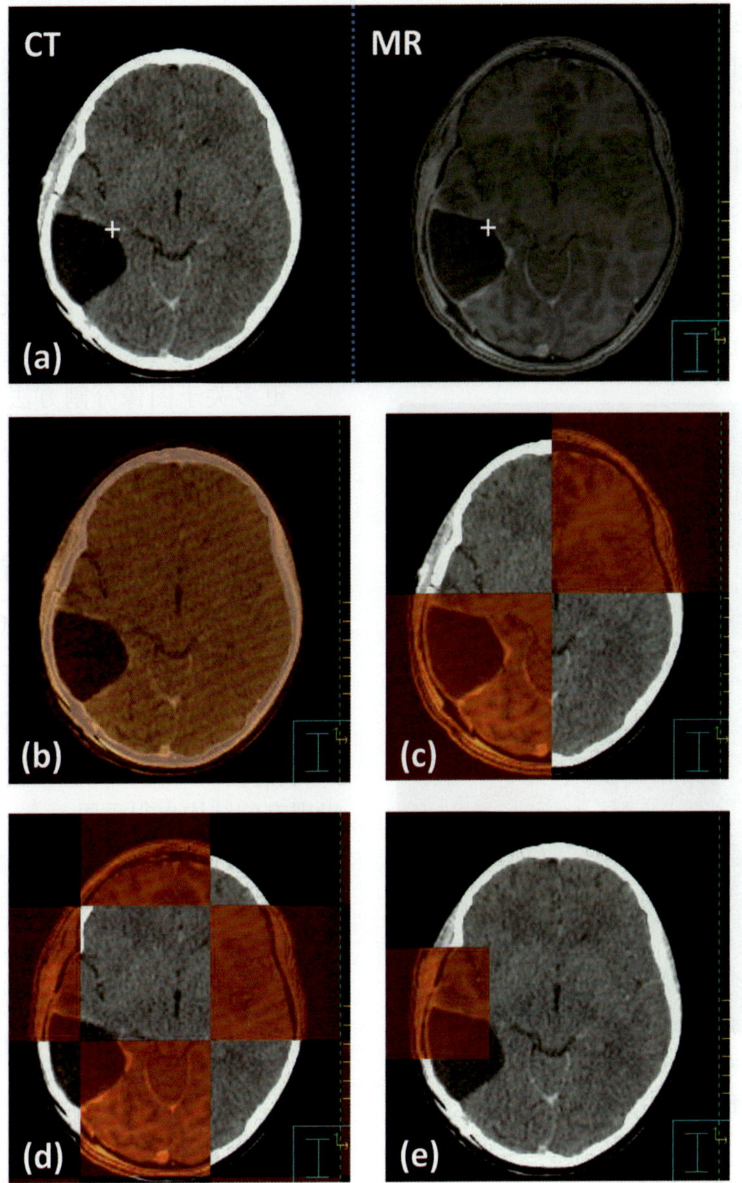

图 35.1 用于检查不同模态之间配准效果的图形化工具示例：CT（灰度）和 MRI（彩色）。（a）灰度比例的并排显示，以小十字链接光标表示（CT 左，MRI 右）；（b）alpha 混合；（c）分离图像；（d）棋盘格（3×3）；（e）方形透镜

除靶区和OARs外，还必须从图像数据集中提取其他感兴趣的体积。计算剂量时，通常需要识别由患者皮肤表面所确定的“body”体积（见F部分），计算其他危及区（RVR）中的剂量分布也很有用（见第31.2.9节）。它有助于重建患者三维解剖结构的一些方向性展示（有时称为空间视角或观察者视角），其中射野方向和射野与患者皮肤的交叉点也可以可视化（见图35.2）。如F部分所示，大多数现代剂量计算方法可直接利用体素密度，而不需要测量患者不均匀性。勾画肺相对较为简单，因为它们通常可以被认为是一种OAR，并且为患者的定位提供了有用信息。这同样也适用于一些骨结构，可以作为标记点，并包括在射野视图（BEV）中（见35.4.2节），以帮助患者摆位。对于所有这些结构，自动分割算法通常都是非常有用的。

治疗计划所需的所有感兴趣体积都被视为结构。一个结构通常可以用其名称和类型（“body”、“PTV”、“OAR”等）来表征，可以在x，y坐标中定义它的平面轮廓，加上z坐标的平行截面，就可以勾画出立体轮廓。为了显示方便，不同结构可以有不同的颜色和线条样式，还可以考虑其他属性。为了方便不同工作站之间的交换，所有相关信息都是标准化格式的，并包含在一个名为“DICOM-RT Structure set”的DICOM-RT对象中（见第49.4.1节）。在科室以及不同医院之间采用一致的命名方式也非常重要，AAPM（2018）TG 263号报告建议的命名标准化将有助于促进医院之间和临床试验组织之间的交流（见第45.8节）。

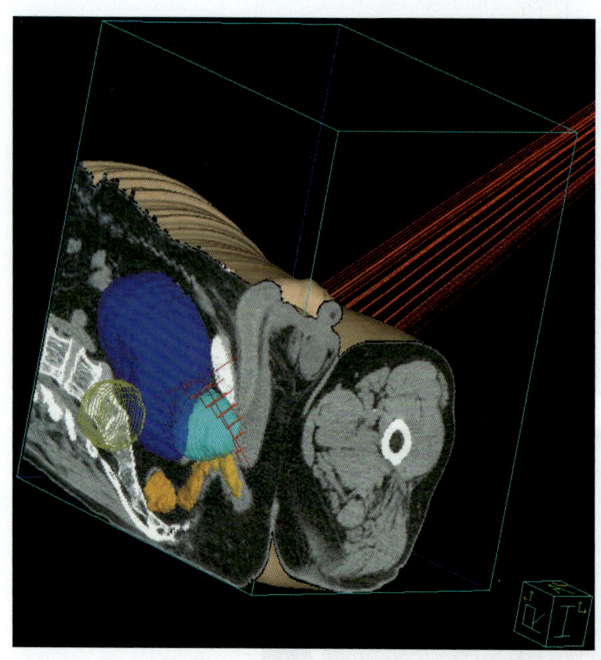

图35.2 患者CT切片的空间视角，包括PTV（蓝绿色）、膀胱（蓝色）、直肠（橙色）和右股骨头（外线框、卡其色）的三维结构

35.3.2 用于结构勾画的工具

目前，通过鼠标在工作站的显示器上逐层手动勾画GTV等结构（Goitein和Abrams, 1983）。

一些类似于图形编辑软件中的勾画工具（如Photoshop©）通常是可用的。除了标准铅笔勾画，还可以使用笔刷来填充感兴趣区域，并用橡皮擦进行擦除或修改。勾画过程可能会有一些半自动辅助功能，比如勾画像素强度相似的区域，或者使用磁性工具手动跟踪像素强度阈值限定的区域。这种半自动化程序可以在二维或三维的勾画中使用。对于三维分割，区域增长方法是一种有效的解决方案，即从手动或自动定位的种子开始，逐渐包含具有相似强度的相邻体素，直到体素强度变化大于指定阈值。

对于“body”，一个简单的Hounsfield unit（HU）阈值-200通常可以应用于CT数据集。对于“lung”，可以再次应用一个阈值，但需将气管排除在肺体积之外。

在层面之间插值轮廓，从一个层面复制到下一个层面，在轴向平面上追踪轮廓，而且在多平面方向（如矢状面和冠状面）都是有用的选择。

更多关于图像分割方法应用于放疗信息可以在很多文献中找到，例如Yang（2009），McNutt（2013）和Sharp（2014）。

35.3.3 结构编辑 - 外放边界的应用

对于给定结构，自动化或半自动化的分割可能会失败，因此必须有接受或拒绝结果的可能性。无论是为了纠正自动化流程的不一致，还是在重新考虑先前的工作后的结构调整，拥有有效的工具来编辑现有的结构也很重要。

创建CTV、PTV和PRV的一个重要特性是通过添加外放边界来增加现有结构（通常是GTV或OAR）。应该认识到，将给定的外放边界（各向同性或各向异性）应用于结构并不是一个简单轴向轮廓的二维扩展，而是需要进行三维处理。一种典型的三维扩展算法可以被认为是一个球（可能直径根据方向不同）围绕着内部结构的原始表面进行（如CTV）；CTV是由GTV向外扩展得到的。（Stroom 和Storchi，1997；Belshi，1997）。

一些专用的工作站或TPS可以利用布尔运算在现有结构上取交集或并集等以创建新的结构。对于由几个子体积组成的结构，需要计算整体的剂量-体积分布（见第43.3节），这可能非常有用。

35.3.4 共识指南 - 基于图集（Atlas）的分割

为了得到可靠的图像分割，需要在特定轮廓中包含什么内容上达成共识。对包括CTV在内的许多结构进行分割的共识已以指南的形式发表；例如盆腔正常组织（Gay等，2012）、盆腔淋巴结（Harris等，2015）、生殖器和肛门癌（brooks等，2015）、前列腺切除术后前列腺CTV（Michalski等，2010）、头颈部OAR

（Brouwer等，2015）、头颈部淋巴结（Gregoire等，2003，2006，2014）。

最近，基于解剖结构图集（Atlas）的勾画方法被越来越多地使用，并作为高级TPS的标配，有许多不同的实现方法（Schipaanboord等, 2019）。一种方法是基于轮廓集通过形变图像配准得到新的勾画。还有更先进的学习解剖图集算法，其中图集更新是基于修正以前的勾画结果。

基于图集的分割算法已经成功开发用于脑部（Conson等，2014）、胸部（Yang等，2013）和骨盆区域（Young等，2011；Greenham等，2014；Delpon等，2016），以及头颈部淋巴结的分割（Sjöberg等，2013；Daisne和Blumhofer，2013）。尽管有共识指南，但勾画轮廓仍存在差异。因此，并非所有临床医生都支持基于图集的轮廓；实际上，得到的轮廓可能不正确（Langmack等，2014；Hoang Duc等，2015）。然而，机器学习应用于基于多模态的图像分割，效果较好。

随着自适应在线计划的日益流行（见第48.4节），需要改进图像的自动分割。然而，对于在线自适应，最好的出发点是使用患者的原计划CT轮廓集作为参考，这已经可以在许多计划系统上完成，并且通常根据患者形变产生精确分割。这种形变很可能是轻微的，因为患者被摆位在相同的位置，而且可能只发生了内部解剖结构的变化。

Meyer等（2018）综述了深度学习方法在解剖结构自动分割中的应用，以及在放疗流程中的更一般应用。

35.4 虚拟模拟与三维适形放疗

35.4.1 虚拟模拟原理

当患者数据已经获得并确定要治疗的靶区后，下一步需要确定射野并给予处方剂量，同时保持射野尽可能少地照射OARs和其余正常组织。

虚拟模拟在大多数情况下用作传统模拟过程的替代，通常作为治疗计划过程的一部分进行（见第32.3节）。虚拟模拟的基础是在患者处于治疗位置时，获得一个完整的解剖CT（或多模态）数据集。为了更好地了解基本解剖结构和各种解剖结构的三维范围，三维计划系统（Goitein等，1983；Mohan等，1988；Galvin等. 1995）和专用工作站提供了查看图像数据的可能性，不仅可在横断面（即原始CT切片中）查看，而且还可以在矢状面和冠状面中查看。根据CT的厚度，矢状面和冠状面在头脚方向能显示出更粗糙的分辨率。

在虚拟模拟方法中，必须使用第35.3节中介绍的一种分割方法以在所有层面上勾画出靶区和OARs。这些轮廓的投影显示在横切面（定义它们的位置）、矢状面和冠状面上，可以显示为轮廓或颜色填充。在许多3D计划系统中，用户可以打开或关闭任何结构，这非常有用，因为覆盖的结构可能会相互遮挡和遮盖底层的灰度CT数据。除了三个正交2D视图外，还有一个3D表面渲染视图对于结构来说也是很有帮助的。特别是，对于从不同角度查看3D体积以决定束流方向非常有用。

虚拟模拟的一个明显优势是，可以在没有额外照射或增加患者痛苦的情况下，比较几种治疗方法或射野方向。

35.4.2 射野轴方向 – 射野方向观的概念

在某些情况下，可以使用“标准”射野角度（例如用切线射束治疗乳腺癌），但在其他情况下，治疗计划设计者需为个别患者选择合适的射野入射方向。计划设计者需要找到治疗PTV的射野方向，同时最好避免OAR照射，这可以通过使用各种计算机可视化来实现。

一种非常有用的表示方法是射野方向观（BEV）的概念，它填补了横切面中射野不可见的短板（Goitein等，1983；Mc Shan等，1990）。射野方向观指的是当你的眼睛位于源位置时，显示你“看到”的东西。包括取一个垂直于射野轴的平面，并计算射野在PTV和OARs等结构在该平面上的锥形投影（图35.3）。随着射野方向和治疗床角度的交互更改，结构投影相对于射野边缘移动，直到实现覆盖PTV和避免OAR之间的最佳折中。此外，BEV实现了在保护OARs的同时，根据靶区（PTV）的形状来确定射野形状。它为3D

适形放射治疗开辟了道路（Webb，1993，1997和第37.1节）。

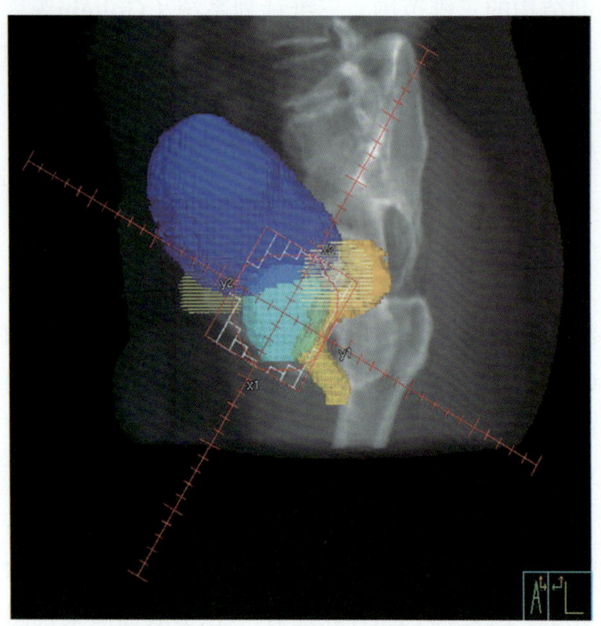

图35.3 前列腺治疗的适形射野；与图35.2相同的患者和射野。前列腺+5mm外放边界为PTV（绿松石色）、直肠（橙色）、膀胱（蓝色）和左右股骨头（线框、卡其色）。射野形状的轮廓和MLC的位置（使用平均拟合方法）用白色表示

35.4.3 射野形状

对于每个射野方向，通过在PTV的投影上添加一个外放边界来生成BEV的形状，以考虑射束的半影（Brewster等，1993）。这种边界的理想宽度取决于射野大小和深度以及射野是否共面。在共面的情况下，边界将需要在4mm和6mm之间。所需屏蔽通常由定制的低熔点合金块提供，制造方法是使用打印模板手工设计挡块，或将治疗计划系统中的数字化形状发送到挡块切割器。现在，它几乎完全通过多叶准直器（MLC）实现（见第11.5.2节）。MLC不会产生平滑的等剂量分布。这一现象在第一代MLC中更为普遍，因为每片叶片的宽度通常为1cm。如今，0.5cm或更小的宽度很常见。MLC叶片的几何投影近似地确定了50%等剂量；因此，首先必须对PTV施加外放边界（～6mm）以建立所需的射野形状。MLC使用几种形状拟合算法中的一种来拟合这个射野的形状。一般来说，TPS支持将叶片拟合到MLC叶片外侧、内侧或中间（见图35.4和23.5.4节）。此外，一些TPS允许对曝光过度和曝光不足区域进行平均。同时，优化准直器角度，以获得更好靶区形状也是一个选项。在所有情况下，剂量分布与PTV一致性是决定叶片最佳位置的主要标准。

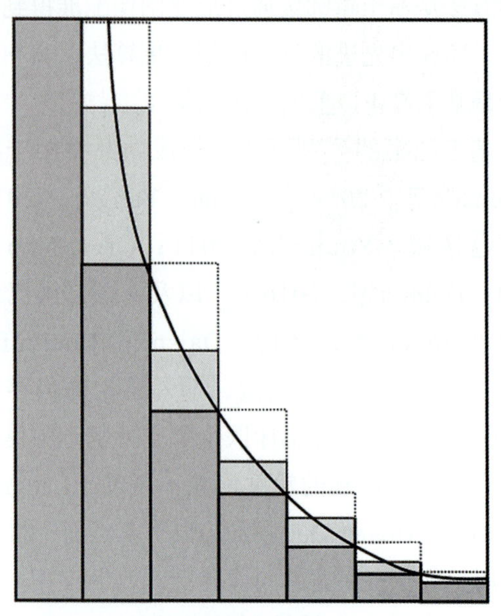

图35.4 拟合到光滑射野孔径的多叶准直器（MLC）。这里，孔径是椭圆的（只显示一个象限）。显示了MLC的三种拟合可能性：孔径外部（实心粗体线、深灰色阴影）、中间（浅灰色阴影）和内部（虚线）。应该记住，必须在射野和PTV之间施加一个外扩边界来解决射野的半影区问题

对于大多数MLC设计，主铅门仍然存在。必须调整主铅门以尽可能减少叶片之间的泄漏，而不遮盖MLC划定的区域。原则上，这种调整在治疗计划设计期间进行。通常，TPS提供主铅门自动定位选项。在与叶片移动平行的方向上，通常在最外侧叶片外增加5～10mm的安全允许误差。在垂直方向上，射野边缘可以由一个铅门来定义，但应避免将主铅门的边缘与叶片侧面重叠，因为在剂量计算算法中可能会不恰当地考虑这一点。如图35.5所示，是主铅门相对于由MLC确定的射野形状进行定位的典型例子。

对于IMRT，射野形状不再由计划设计人员确定，它作为逆向计划设计过程的一部分自动计算（参见第37.3节）。

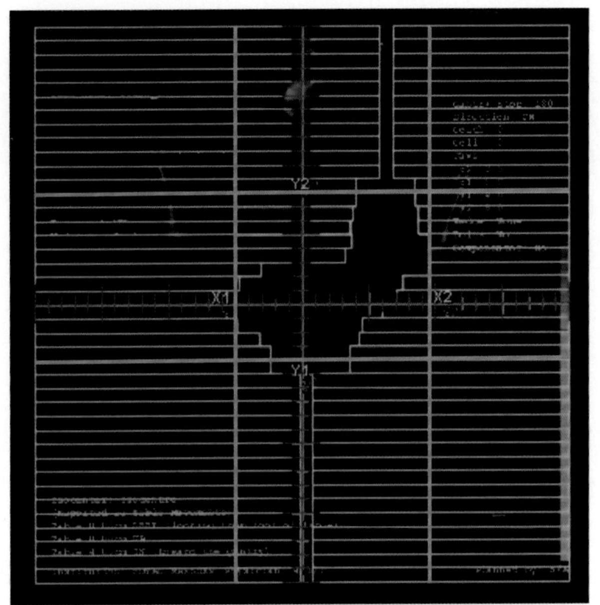

图35.5　Elekta直线加速器（MLCi多叶准直器）的主铅门（表示为蓝线）与MLC形状推荐位置。请注意，主铅门隐藏在图的上部和下部的叶间泄漏区域

35.4.4　数字重建X线片（DRRs）

就像真实患者模拟使用荧光透视或传统的X光片一样，虚拟模拟使用DRR来使治疗射野与患者的解剖可视化。患者处于治疗体位的CT数据集产生的DRR可以用于验证患者相对于治疗射野的位置（见第48.2.3节），这确保了治疗计划所计算的剂量分布与实际射野照射之间的一致性。然而，为了在临床中成为有用的工具，DRR必须具有与常规X线片相当的质量。了解DRR是如何产生的将确保用户能够更好地利用软件来创建和增强DRR。

DRR是通过将从虚拟光源穿过三维患者模型（CT数据集）到达DRR平面上某一点的每条射线的影像厚度相加而生成的。有关原理的概述，请参阅图35.6。用于制作DRR的几何结构和所需的数学变换公式由Siddon（1981，1985）描述。沿着射线方向的衰减可以从以下HU的定义得到（见32.2.1和Killoran，2001）：

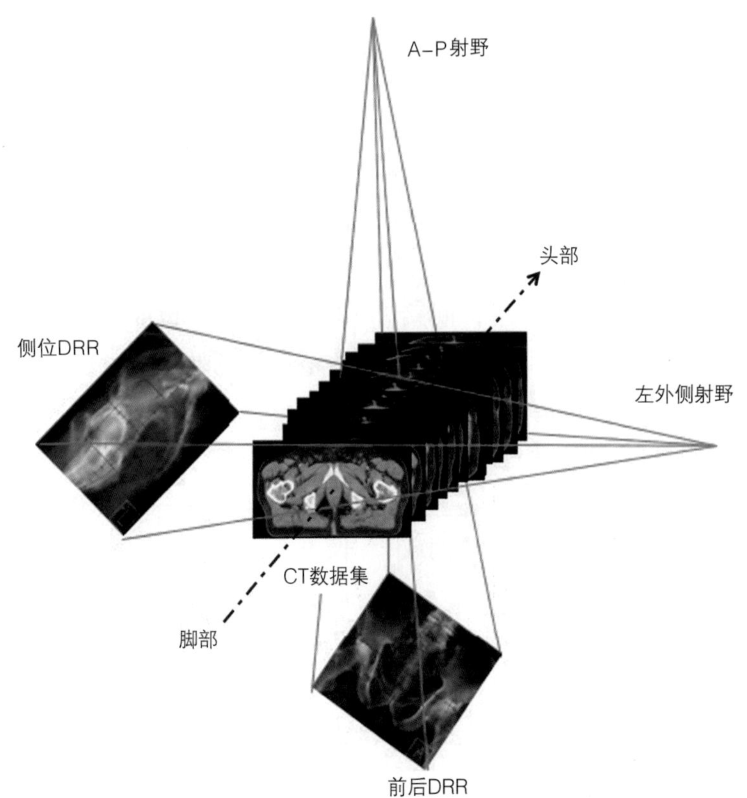

图 35.6　数字重建的 X 线片（DRRs）是通过对 CT 图像数据集的射线追踪生成的。这个例子显示了一个盆腔治疗的前后（A-P）和左外侧 DRR

$$HU = 1000\frac{\mu - \mu_w}{\mu_w} \quad (35.1)$$

可以反推为：

$$\mu = \mu_w\left(\frac{HU}{1000}+1\right) \quad (35.2)$$

式中，μ和μ_w分别为组织和水在产生CT能量时的有效线性衰减系数。

沿着射线线性衰减是射线路径中所有体素衰减的总和。值得注意的是，CT扫描的能量大约是常规X光片的两倍，光电效应与康普顿效应的比率大大降低。因此，本质上骨增强在DRR中要低得多。

利用线性衰减系数与能量的关系，根据射线质重新计算辐射厚度图，可以生成类似于模拟机的kV图像（光电）和MV图像（康普顿）的DRR。还可以对CT HU值和相对电子密度之间的映射进行修改，以突出不同的解剖特征。有关详细信息，请参考Sherouse等，1990；Cheng等，1987；Cullip等，1993；Killoran等，2001；Staub和Murphy，2013。

DRR质量受到与数据采集和重建算法许多相关因素的影响：

- CT数据体积：对于射野定义和虚拟模拟，CT数据集应包含身体表面并延伸到整个治疗区域，特别是在使用非共面射野时，该区域可能超出肿瘤一定距离。
- CT的层厚：这决定了纵向分辨率，间接地限制了DRR质量。但使用螺旋多层CT扫描仪，切片厚度很少超过3mm，可低至0.75mm，从而提供良好的DRR质量。
- 射线追踪模式：它使用最近的CT体素强度进行快速重建，并在相邻层面的体素之间或8个最近体素之间进行插值。
- 步长：在计算衰减系数生成DRR时沿射线使用增量的大小。
- DRR的分辨率：生成的DRR行或列上的像素密度［每厘米（cm）的像素数］。

根据不同结构的相对密度，有选择地改变其可见性，从而提高DRR质量是可行的。这通常被称为数字合成射线片（DCR）。例如，通过抑制软组织可以产生骨组织DCR，或者通过抑制骨组织可以产生软组织DCR（图35.7）。也可以只根据给定深度范围内遇到的体素生成DCR，从而增强该范围内结构对比。一些计划系统结合了这些特征，例如原则上可以使气道和骨骼同时增强，而传统物理模拟X光片是不可能做到的。

随着放射治疗部门CT设备数量增加，X射线模拟器趋于消失，虚拟模拟目前也用于简单的治疗，例如平行对穿。它提高了治疗准确性，并减少了患者需要在治疗科室花费的时间。

DRR也有助于减少患者使用造影剂。其中一个比较特别的部位是对腹主动脉旁淋巴结的治疗，保护肾脏至关重要。DRR既可以获得患者CT扫描图像，又避免了使用静脉造影来显示肾脏的范围。然后通过同时观察冠状面重建（见图35.8）和DRR进行计划设计，可以充分了解肾脏相对于腹主动脉旁淋巴结的位置（通过浏览冠状重建），并允许手动定位MLC叶片来屏蔽它们。如果PTV和其他结构已在CT数据集上勾画出来，则可以使用BEV方法将其覆盖在DRR上。由适形挡块或MLC确定的射野形状也可以叠加添加，如图35.9所示。

DRR的主要用途是在射野照射过程中提供一种检查患者摆位的方法。DRR代表了在治疗机上应该达到的效果，可以与机载影像进行比较（见第13章）。DRR与二维平面图像的配准可以通过叠加一些参考结构（主要是肺、骨标志或其他标记物）来实现。在DRR上，既可以直接绘制在图像上，也可以通过BEV投影从CT分割中获取。然后叠加在机载影像上，射野边缘之间的偏差代表了摆位误差（见第48.2.3节）。重要的是，DRR需要由技术熟练和经验丰富的工作人员操作，因为需要时间测试可用的增强工具，并与将使用图像的临床医生和影像技师联系。

尽管DRR重建在逻辑上几乎完全基于CT图像数据集，但包含来自其他成像模式的信息可能很有用（参见Chen等，2007a）。

35.4.5　用于乳腺治疗的切线野

尽管欧洲放射治疗和肿瘤学会（ESTRO）对早期乳腺靶区勾画已有共识指南（Offersen等，2015），但在许多乳腺放射治疗中心，使用DRR解剖标志定义射野仍然是常规做法，此时整个乳腺都包含在治疗区域内。

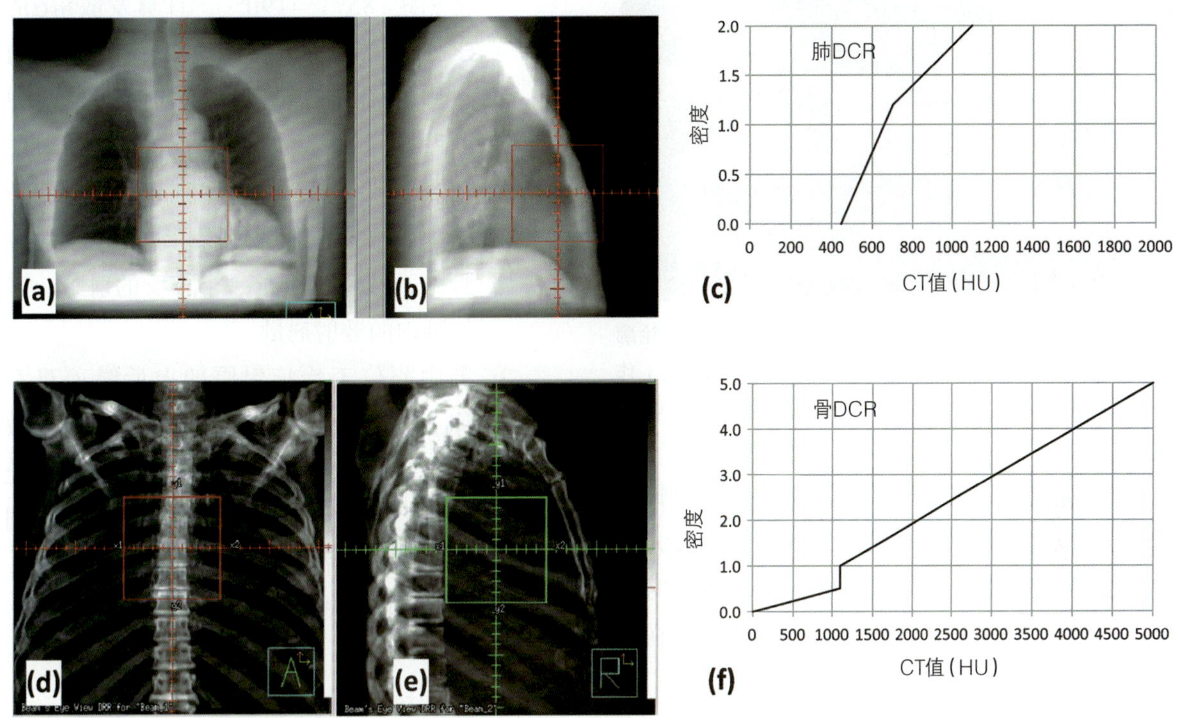

图 35.7　通过更改 CT 值（HU）和对应密度之间的查找表，如（c）和（f）所示，可以创建出适合各种类型结构的数字合成射线片（DCR）。（a）和（b）显示从曲线（c）获得的软组织 DCR，其中所有 CT 值低于 450HU 和高于 1100HU 的组织都被排除了。（d）和（e）显示了从曲线（f）中获得的骨 DCR，其中 CT 数大于 1100HU 的组织的密度随着 CT 数的函数呈线性增强

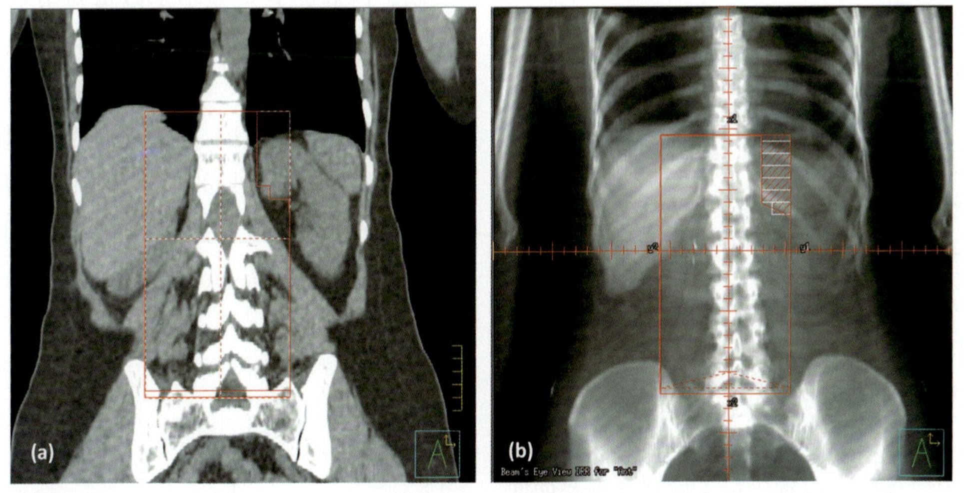

图 35.8　主动脉旁淋巴结放疗，冠状面分别为 CT 图像数据集（a）和前后方向 DRR（b），在（a）上可以清楚地看到肾脏，可以通过浏览整个数据集，并在 DRR 上勾画需要保护区域的确切形状

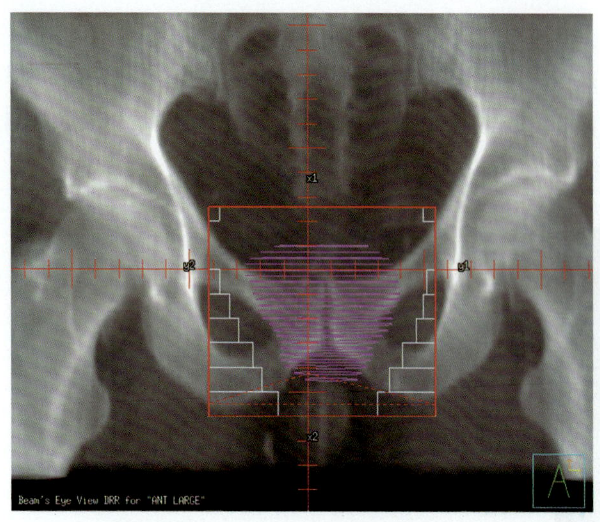

图35.9　前列腺适形放疗的前向视野DRR，包括PTV轮廓（水平紫色线）、主铅门（红色矩形）和MLC（白色）作为BEV叠加投影

为了使用虚拟模拟或荧光成像模拟切线野乳腺治疗，可以在TPS中定位射野或实时显示荧光调整射野位置，找到覆盖乳房的机架角度，同时使射野内肺组织的体积最小化。铅标记物放置在可触及的乳房边缘皮肤上，可以加快这一过程。乳房周围可以用一根金属丝标记，或者内侧、下和外侧边界用不透明标记标记。

对侧射野应呈一定角度，使其内部射束边缘不发散，并包括最小体积肺。这是通过确保射野后缘是由连接内侧和外侧边界的直线定义来实现的。下缘由放置在患者身上的下标记来定义，确保乳房下方至少有1cm空气间隙，上缘位于胸骨凹陷的水平位置。

对于乳腺切向射野，在上缘保持非发散或垂直的射线边缘也是有利的，这样可以增加腋窝射野（即使这不是首选治疗，以后也可以增加）。这可以使用三角几何学来实现，通过调整切线射野的床角和准直角来补偿，或者可以使用半束射野挡块（以实现非对称隔膜），前提是射野长度不受限制（参见第36.8.3节）。

在实践中，等中心位置决定了计划者需要如何确保朝向肺和上方的非发散性边界。如果在计划申请中包括了锁窝上野和/或对腋窝淋巴结的照射，则该上限特别重要。

选择乳腺计划等中心位置的三种最常用的技术方法是：

1. 等中心位于乳腺组织的中心位置。这给出了近似对称的射野大小，但相反的切线野需要补偿后面的发散；因此，射野通常相距185°～190°。计算发散角α的数学公式是sin（α）= x/SAD，其中x是射野从中心轴到后缘的距离，SAD是源到轴的距离（对于大多数直线加速器来说是100cm）。
2. 等中心放置在乳房射野后缘（半不对称射野）；然后，给予一个相反的射野，以降低肺内的散射剂量。
3. 等中心位于治疗射野的上后缘（双不对称）。这确保了朝向肺和上方的非发散边界，使得锁骨上和/或轴位射野容易匹配。锁骨上射野将使用与切线乳房射野相同的等中心，并在中轴上有一个剂量匹配，作为共同的边界。

技术1和技术3如图35.10所示。

对于技术1或2，调整治疗床和准直器角度需要实现一个非发散上边界。对于所有三个等中心位置，都有可能得到非发散的上、后边界。使用技术3的一个可能的缺点是对非对称半射野[5]的大小有限制，因此，它可能不足以覆盖整个乳房体积。关于乳房计划更全面和详细的讨论，见Donovan等（2012）的报道。

射野设置完成后，必须通过计算剂量分布来验证其有效性。对计划的小调整（即射野权重，射野调制器或屏蔽区域），无需再模拟。但是，如果是对计划进行大的调整（即射束方向），可能需要再模拟。

[5] 在大多数直线加速器上，最大值是20cm，也有一部分只有11cm。

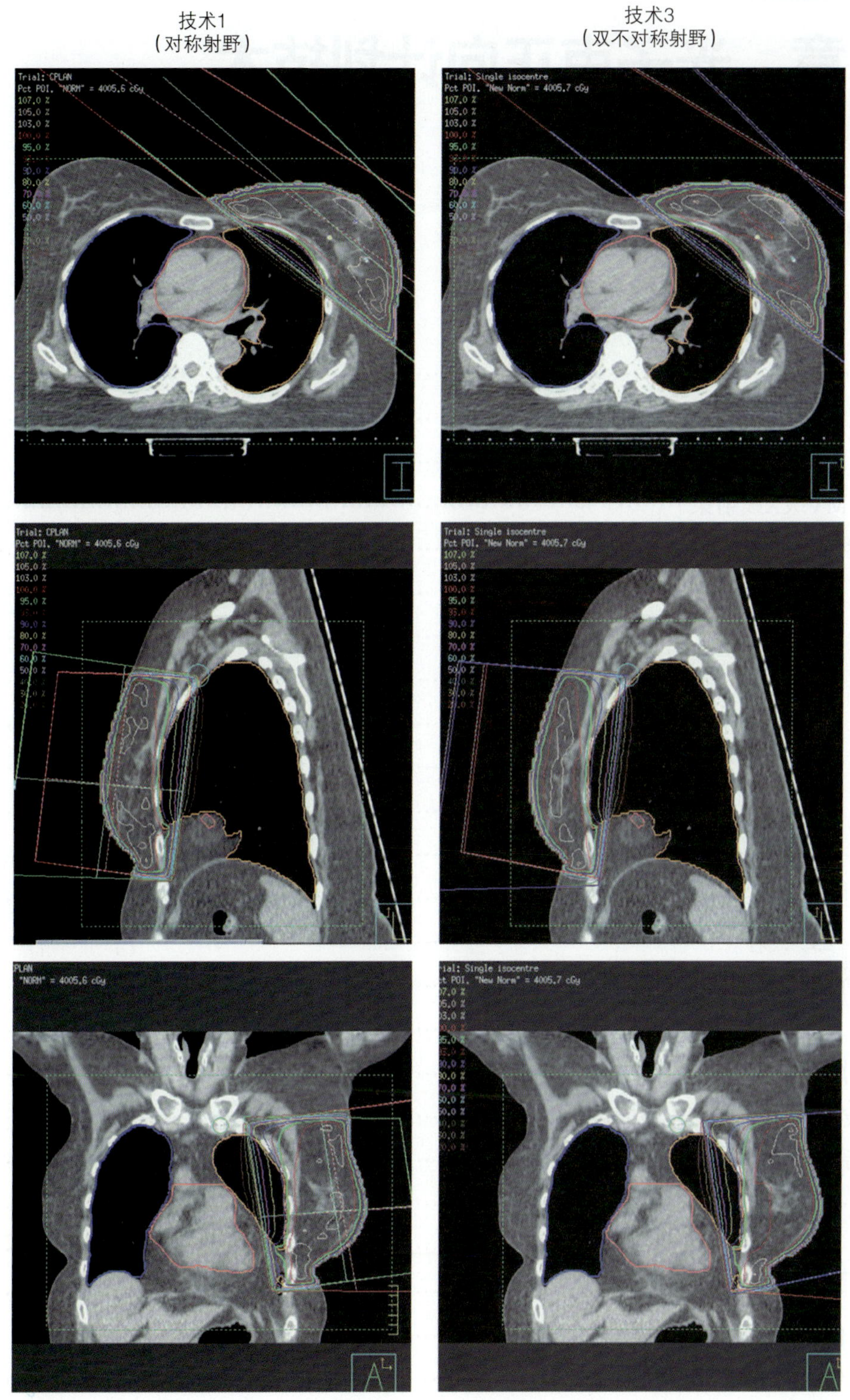

图 35.10　基于 CT 的多平面切线野乳腺放疗。左侧图中，等中心位于乳房的中心位置（技术 1）。在右侧图中，等中心位于射野的上后缘（技术 3）。这两种处理方法都是共平面野设置，没有床角旋转

第 36 章　光子束正向计划技术

Peter Childs ang Christine Lord

目录

36.1　引言

放射治疗计划设计的目的是设计一种合理射线束组合，将为指定的计划靶区（PTV）提供高均匀剂量，同时确保正常组织接受较低剂量，如OARs接受的剂量需要低于其耐受剂量。国际辐射单位和测量委员会50号报告（ICRU1993）建议剂量变化范围为参考剂量的7%～–5%之间，参考剂量是以PTV的中心、等中心、中心平面或其他适当的点（见第31.4.2节）作为标准。这是通过适当选择治疗模式（光子或电子）、射束能量、射束排列、楔形板的使用以及调强技术（见第37章）等方法来实现的。由于ICRU

50号报告并不总是切实可行的，因此可以接受某些妥协，这取决于放射治疗的最终目标。例如：当姑息治疗时可以忽略辐射的长期生物效应，则设置简单的照射野就足够了。但如果治疗是根治性的，在局部控制肿瘤的同时，需要考虑辐射对人体的长期影响，这需要制定更复杂的放疗方案，在选择光子束或电子束以及质子束治疗的方面也可能受到限制。

通过等剂量曲线，可以轻松观察到单一射束的剂量分布。在临床上通常适用于电子束和kV级X射线束的治疗计划。对于光子束，通常需要多射束的结合。计算机化的治疗计划系统（TPS）提供了对剂量分布的快速计算的能力，我们可以迅速添加或重新配置射野、改变射野权重、增加楔形板、生成子野操作并进行快速计算，从而允许放疗计划设计者实时调整方案。实时查看三维（3D）剂量分布以及剂量体积直方图也增加了放疗计划设计的质量（见第43.3节），可以对计划不断地试错并优化，这种方式通常被称为正向计划设计。这个过程不同于逆向计划，逆向计划中剂量学目标是通过预设的（例如在PTV中预设均匀剂量，限制OARs的剂量和正常组织最小剂量）数值，并让TPS找到最佳的射束组合和强度调制以达到这个目标（见第37.2节）。

无论选择何种射束组合，对射束的屏蔽都可以保护OARs。当射野被设计成接近从BEV方向看到的PTV的形状［例如使用多叶准直器（MLC）］，该技术通常称为三维适形放射治疗技术（3D CRT）。

在本章中，我们将探讨基于光子束放射治疗技术的基本原理，这些原理适用于放射治疗最常见的癌症类型。重点是射束的方向和组合，而不会涉及到目前在3D CRT（三维适形放射治疗）中使用的射束塑形技术。电子束和质子束技术将分别在第38章和第39章中讨论。虽然使用逆向调强技术已经成为标准的计划设计方法，但我们仍然有必要充分了解更传统的技术，从而设计出更加安全有效的治疗方案。

36.2　单射束X线治疗

36.2.1　kV级X线射束

kV级射束（见第22章）通常采用单一射野，主要用于治疗浅表肿瘤。射束能量随着深度的增加剂量也随之下降，最大剂量在人体皮肤表面。1cm深度的剂量在120kV 为标准剂量的80%，150kV为90%，300kV为95%。由于光电效应导致骨骼的剂量的吸收不同，因此骨组织的治疗应该采用电子线治疗而不是kV级X线治疗[1]。潜在的高皮肤剂量是非浅表肿瘤治疗的一个限制因素。

36.2.2　MV级X线射束

- 与kV级X线射束相比，MV级高能光子束可以保护皮肤，因为其累积效应（见第23.3.1节）随着深度而增加。最大深度剂量（d_{max}）和较大深度剂量随着射线能量的增加而增加。MV级X线能量在4～25MV范围内（高能X线束深度-剂量参数见表36.1和表L4）。尽管有时可以考虑使用高能和低能光子束的组合以达到中间能量，但在实际应用中，这种情况相对较少见。

表36.1　在100cm SSD下，10cm × 10cm射野的典型高能光子束参数。更详细的数据见表L4

标称能量（MV）	d_{max}（cm）	%深度剂量（5cm处）	%深度剂量（10cm处）
^{60}Co	0.5	80.4	58.7
4	1.0	83.9	63.0
6	1.5	86.9	67.5
8	2.0	89.6	71.0
10	2.3	91.4	73.0
15	2.9	94.5	77.0
25	3.8	98.5	83.0

引自：British Institute of Radiology, Br. J. Radiol.，Suppl. 25，1996.

单光子束的典型深度剂量梯度很大，6MV的X线下降约为每厘米4%，剂量的同质性可能会低于ICRU 50号报告的建议。因此，单射束不适合治疗深层肿瘤。尽管处方剂量可以被指定为所需的治疗深度的某一个点，但这可能导致最大剂量深度d_{max}处和任何与PTV重叠的正常组织的剂量过高。而使用更高的能量将使分布更加均匀（见图36.1a和

[1]　由于需要角膜防护罩，眼睛部位例外（见第22.5节）。

b）。对于靠近表面的病灶，可以添加组织补偿物以确保PTV不位于射线的建成区。组织补偿物材料近似于“组织等效”，可以在CT扫描之前放置在患者身上，或者在计划过程中使用TPS软件添加。

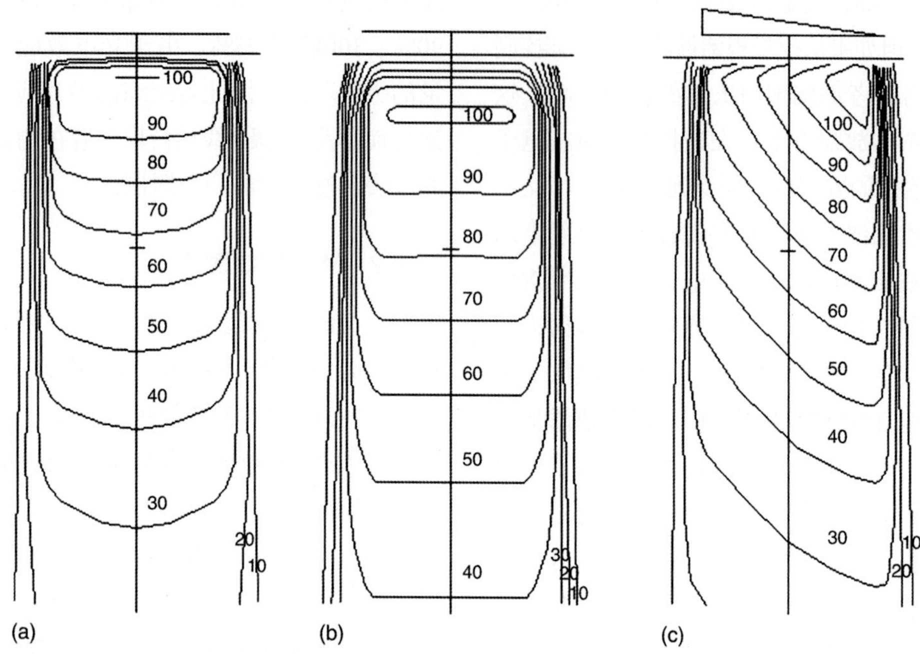

图 36.1 单光子束在中心平面（等剂量线）上的剂量分布：（a）6MV 光子束；（b）25MV 光子束；（c）6MV 45° 楔形光子束。100% 在射束轴上的 d_{max} 处。10cm 的深度用束轴上的标记点表示。给定能量的等剂量线的一般形状可能会根据扁平化滤波器的设计而有显著不同（见图 23.9）

在给定深度（例如在等中心深度）的射野尺寸通常是由相对于相同深度中心轴上的剂量的50%定义的，因此在设计靶区适形的射束时，必须向PTV添加边缘区域，使其不位于射束的半影区内。对于X射线（不包括^{60}Co），该边界会随能量变化而略有增加，但典型值为6mm（见第35.4.3节）。

单束X线提供了一种简单的治疗模式，它可适用于某些临床病例。如治疗乳腺淋巴结（结合乳房切线野；见图36.16）及颈下淋巴结和锁骨上淋巴结（同时治疗对侧颈上淋巴结）。

使用单射束的另一个例子是治疗脊柱的肿瘤。可以使用一个长且狭窄的后野，深度可达5cm。由于源皮距（SSD）和脊髓深度的变化而改变，沿治疗方向的脊髓剂量的变化可大于10%。更均匀的剂量可以通过使用专门制造的补偿器来实现：比如适当形状的铅挡。然后将补偿器放置在加速器附件托盘上（见第26.6.3节）。然而，对单个区域的补偿可以通过使用覆盖在单个射野上的较小补偿块，使用非对称准直器，或使用MLC进行复杂的调强来实现。这些补偿方法现在通常应用于除最简单的单射束或多射束计划外的所有方法，以提供更均匀的目标剂量分布（见第36.3.4节）。

36.3 双射野照射

36.3.1 平行对穿射野

对于更深的靶区，可以使用两个180° 的对穿射束，以在PTV中产生更均匀的剂量，然而，这种方法可能会导致正常组织在路径上受到高剂量辐射，尤其是最高剂量区域在皮肤表面附近时。平行对穿的等剂量线的形状为沙漏状（见图36.2a），对于前后、横向面和矢状面的对穿射野都是如此。平行对穿治疗被广泛应用于所有部位的治疗中，它可用于整个治疗过程，特别是当是采用姑息性治疗时，或是两阶段根治性治疗的第一阶段。随着患者靶区的深度增加，剂量分布的均匀性降低，靠近表面的剂量会增加。这可能导致正常组织接受更高的辐射剂量，或者PTV内的剂量分布不均匀。如果选择更高能量的射束，则可以降低剂量分布的不均匀性。

36.3.2　射野权重

如果PTV的中心不在患者的中心横截面，那么射野的权重可以根据不同的方式进行分配（见图36.2b）。射野权重的定义取决于所使用的计划系统或计算技术。它可以与射束开始照射的时间成正比（即直线加速器的跳数MU设置），或与射束对特定点的剂量贡献成比例，也可以与该射束对特定点（通常是等中心[2]）的剂量贡献成正比。对于等中心位于中间平面的平行射野，在没有不均匀性的情况下，按照“设置MU”进行加权将使射野开启时间和剂量对等中心的贡献保持2：1的比例。然而，加权到不同的点将导致不同的射野权重值，这取决于使用的加权系统。增加位于PTV一侧的射野权重通常会导致相对于位于PTV另一侧的正常组织剂量的增加。如果按照不在中平面的PTV中心定义的等权重分配射束，可能会导致位于另一侧的正常组织接受过多的剂量。在这种情况下，通过显著增加最靠近PTV一侧的射野权重来进行补偿是必要的。

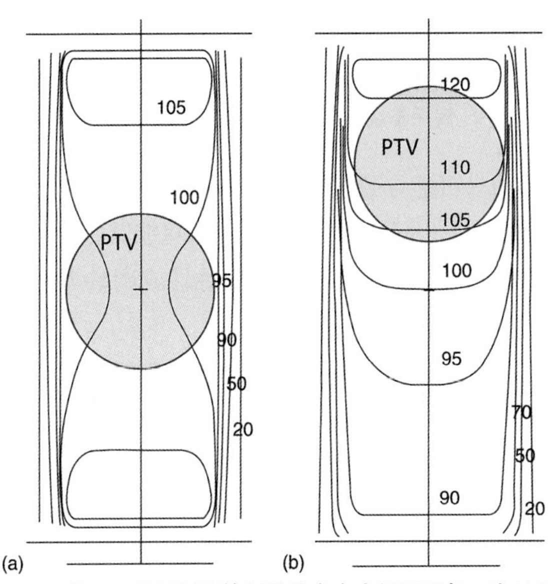

图36.2　将6MV平行射野等剂量分布在中间平面归一为100，显示射束加权的影响；分离度为20cm。（a）等权重，（b）中间平面2：1权重，其中较大的权重在PTV一侧（上射束）。在案例（b）中，如果权重被定义在PTV的中心，则需要一个更大比率的权重（3：1）来产生相同的剂量分布

[2]　MU的定义见第21.2节。

36.3.3　楔形板

当相反的射野被应用于倾斜的表面时，例如在喉部或乳房中，有必要对不规则表面区域进行补偿（见图36.3）。最简单的方法是使用楔形板来实现垂直于射野方向的均匀剂量分布。楔形野的效果是产生倾斜的等剂量曲线（见图36.1c）。在这些情况下，楔形板的作用是补偿治疗射野与不规则表面接触时可能导致的“缺失的组织”（见图36.3和36.5a）。关于楔形板的详细介绍可以在第23.6.1和23.6.2节中找到。

对于乳房和喉部的放射治疗，楔形板的方向是在横平面上，但原则上，楔形板可以用于任何方向的补偿。比如，对于矢状面的治疗，楔形板方向是为了补偿胸部上部的倾斜表面。引入楔形板可以加速治疗计划的制定，但需要注意的是，它们仅限于在一个平面上提供不同轮廓的均匀补偿。对于像乳房这样的复杂的三维形状，不规则平面的补偿需要在多于两个平面上进行，并且通常在每个平面上要求都有所不同。

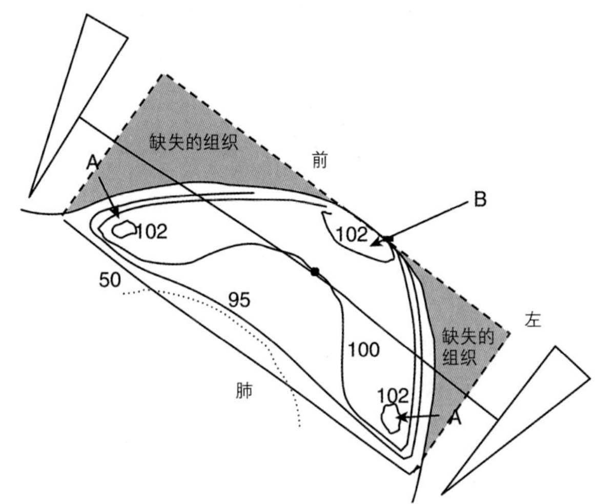

图36.3　6MV乳腺切向射束，在等中心处（乳腺中部）归一为100。注意照射区的定位指示（前和左），这应该始终出现在任何治疗计划中。“缺失的组织”（相对于垂直于射束轴的平面）用虚线表示

36.3.4　分野

分野可为跨目标靶区提供更精确的补偿[3]。它们可以提供一种替代方法来产生与楔形相同的效果，在实际应用中，常被用来“补充”剂量到接受

[3]　这种技术也经常被称为野中野技术。

低剂量的PTV体积。分野技术的效果随TPS软件的不同而不同，但通常遵循图36.4所示的过程，从开放野计划中的剂量分布进行审查，并确定需要更高剂量的体积（这最好在射野中可视化而不是在平面图像中），创建一个新的射野，并引入多叶片准直器（MLC）以覆盖高剂量区域。新射野提供的剂量将是开野剂量的百分之几，但具有向低剂量区域增加剂量的效果。要在患者复杂的解剖结构中产生非常均匀的剂量分布，可能需要几个射野来实现，但通常一个或两个射野已经能够产生令人满意的效果。如果需要多个分野，最好使用TPS的逆向调强方法（见第37章），尽管在这种情况下需要定义一个PTV。在实践中，这些射野由TPS分割为单个野并分段照射，即使使用多个分野，它们通常比物理楔形板射野传递的更加高效。这是由于射野不会由于楔形板的衰减而造成效率损失。在后面的章节中，当提到“楔形板”时，均可以通过使用分野得到相同或更好的剂量分布。

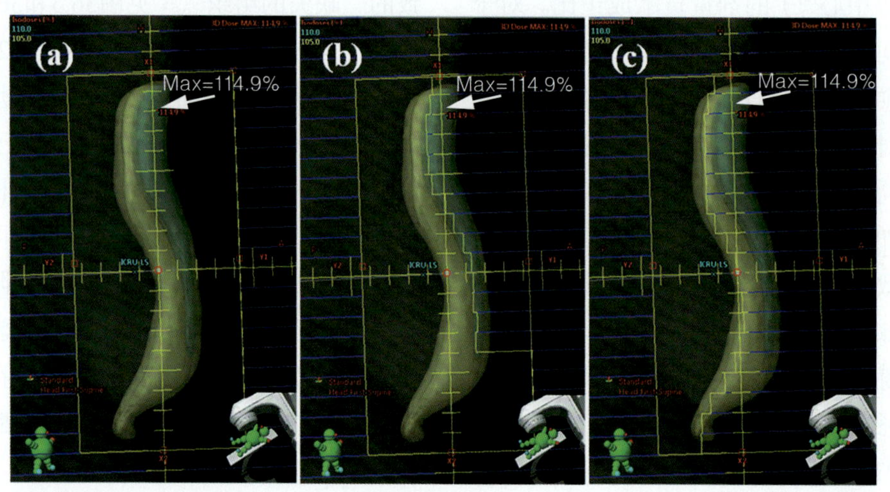

图 36.4　6MV 乳房放射治疗的分野过程：内侧切向野的射束视野图（BEV）表示，包括乳腺数字放射重建（DRR）（见第 35.4.4 节）和垂直于束轴中间平面的剂量分布。在开放的矩形区域（a）中，乳房较薄的部分剂量过量（110% 为绿色，105% 为黄色）。为了提高剂量均匀性，约 90% 的剂量采用开放野照射（a）；另外 5% 的剂量使用 MLC 适形 110% 等剂量线的照射（b）；最后，5% 的剂量采用符合 105% 等剂量线的 MLC 进行照射（c）。请注意，对于这三个图片，仍然是相对于开放野（a）的剂量分布（Varian Eclipse 系统，由皇家伯克郡 NHS 信托基金提供）

36.3.5　切线野

乳房和胸壁的放疗（保乳术后）通常使用两个切线野进行。这两个射野可以被设置为后缘不完全对齐，以确保射束尽可能地不会照射到肺部，从而避免增加肺部的辐射剂量。要实现射野边缘的对齐，可以通过将等中心放置在射野后缘或者通过倾斜旋转机架，使射野的后缘平行来实现。尽管分野使用越来越多（第36.3.4节），但通过射束补偿不同的组织厚度（见图36.3），可以实现更均匀的剂量分布。此外，还需要考虑射野内肺组织的受量，由于肺组织对辐射的敏感性，肺组织的低密度会导致图36.3中A点的热点出现。需要注意的是，并不是所有的TPS都考虑了X射线在空气中的散射缺失的情况，而当X射线斜入射患者体内时，这是需要考虑的，因为可能导致B点的剂量被高估[4]。通常，两束射野被给予相同的权重，但有时也可能需要改变某个射束的权重以调整乳房的不对称性或调整等中心的位置以优化剂量分布。

乳房放疗可能包括乳腺、锁骨上及腋窝淋巴结前部照射，还可能有后方推量野，可以在切向射野上设置适合的准直器和治疗床角度，以便为淋巴区域产生一个垂直的匹配平面。此外，为了实现垂直匹配平面，也可以通过将等中心点放置在切线射野的上边界，来匹配非对称野的形状，从而避免其扩散到相邻的射野区域（见第35.4.5节）。

[4]　使用较老的计划系统计算乳房计划，不允许 B 点的剂量减少，将导致需要用更厚的楔形板以实现更均匀的剂量分布。对于现代治疗计划系统，通常使用 15° ～ 20° 之间的楔形板，而对于旧系统，通常使用 30° 甚至 45° 的楔形板。

36.3.6 楔形成对射野

楔形成对射野在头颈部放射治疗中很常用，如腮腺、口腔和上颌窦。这些射野常具有一定的倾角，但大部分情况下倾角小于180°。在这种情况下，楔形板不仅用于补偿不规则的平面，更可以用于射束照射位置在患者的一侧需要照射的情况。这样可以避免开野的等剂量线相互平行，从而减少在射束入射点附近出现的热点问题。倾角越小，使PTV获得均匀剂量所需的楔形角度就越大。在理想情况下，如果不需要对缺失的部位进行补偿，楔形角应为（90° -1/2倾角）。图36.5b展示了一个示例，对于靠近表面的靶区，这是一个很好的射野分布，因为它可使正常组织所受的剂量最小。

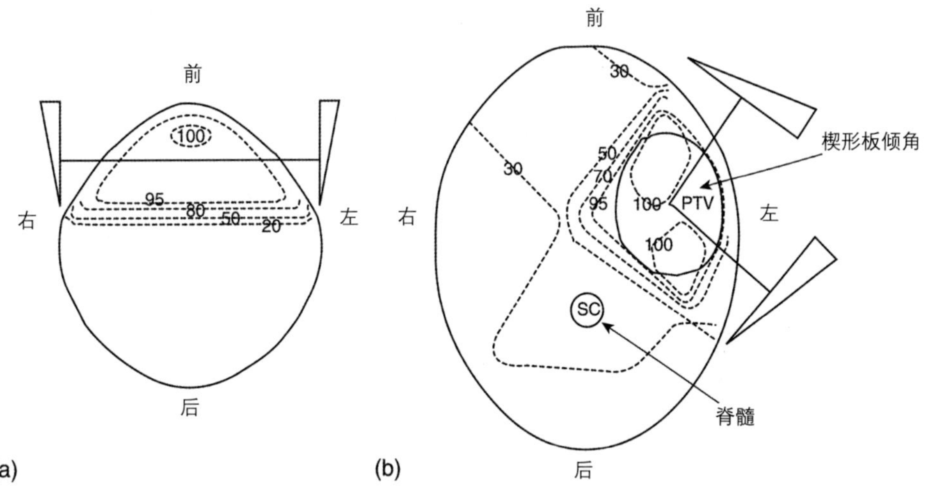

图 36.5 来自两个楔形野的 6MV 头颈部剂量分布在等中心处归一化到 100。（a）一对平行射野喉部治疗。（b）治疗腮腺的典型射野布置（标记 PTV）。在（a）中，楔形板用于补偿缺失的组织；在（b）中，楔形板倾角约为 90°，它们也用于减少位于两个入射点之间的区域的剂量

36.3.7 光子和电子束混合野

光子和电子线可以叠加在一起治疗同一部位。与仅使用电子线治疗相比，皮肤保护增加，且百分深度剂量比仅使用光子治疗获得的剂量更低。例如，腮腺（从而减少对侧腮腺和脊髓的受照剂量）和纵隔中内乳区的放射治疗。

36.4 多共面野

与平行对穿照射相比，使用三射束或更多射束可以降低照射区域内的正常组织所受到的剂量。特别是当射束穿过某个OARs，如膀胱、直肠、脊髓、肺等结构时，降低正常组织受量是尤为重要的。通过在治疗规划中采用适当的入射角度、射束权重以及楔形板的应用，可以在靶区内获得高度均匀的辐射剂量，同时相对减少了邻近危及器官区域的辐射剂量。因此，对射野的具体分布要取决于临床情况等因素（Bedford等，1999）。

36.4.1 三野照射

三野照射一般用于盆腔（前列腺和膀胱）、腹部、胸部以及大脑的肿瘤治疗。

射野排列取决于治疗部位，但盆腔区域的典型结构是前射野或后射野加上两个侧向或侧向斜野（见图36.6）。在盆腔放疗中（前列腺或膀胱的治疗），三野排布应确保没有射束穿过直肠。侧向野或侧斜野的楔形板确保了PTV的均匀剂量分布，同时还补偿了患者周围射野的不均匀区域。图36.7展示了一种三野支气管治疗，其射束排列以避开脊髓和对侧肺。

食道治疗可以分为两个阶段，第一个阶段是前后平行对穿射野，第二阶段是带有楔形板的前斜野和两个后斜野。第一阶段使肺所受照射剂量最小，第二阶段则避免脊髓受到照射。分段治疗的次数选择应确保肺部和脊髓的辐射剂量维持在可接受范围内。

在多射野计划中，可以使用不同的射野能量，或选择一个较低能量的射野，以减少出射剂量

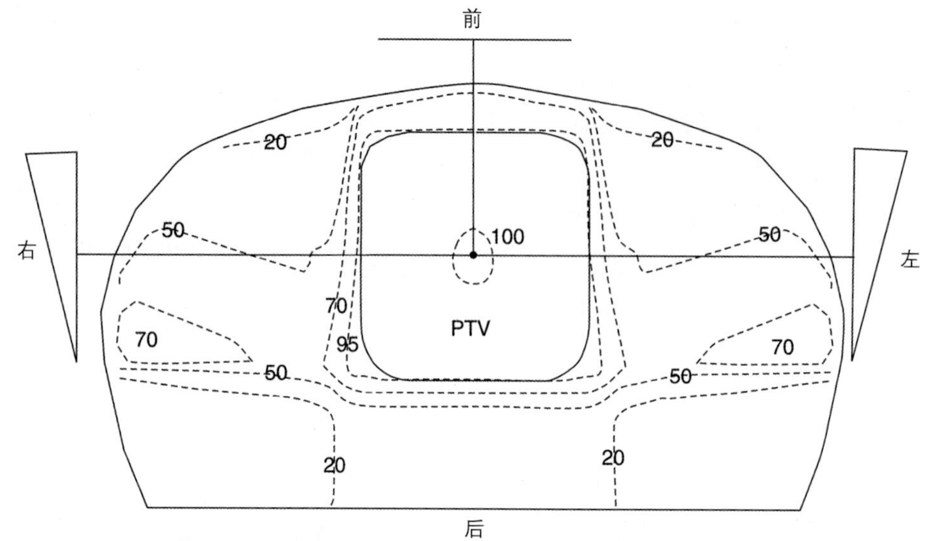

图 36.6　用于治疗膀胱（PTV）的 6MV 三野剂量分布图，在等中心处剂量归一化为 100。侧向楔形板主要用于补偿前向射束的贡献

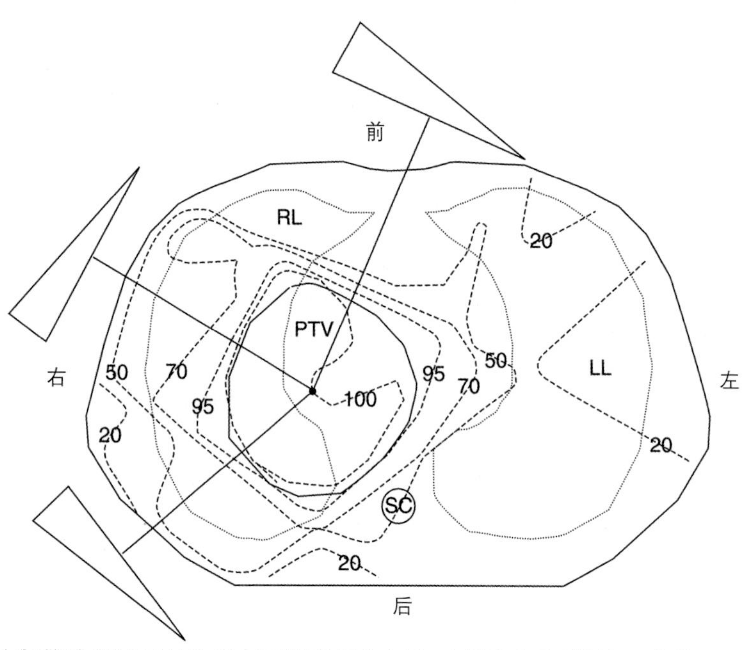

图 36.7　用于治疗右侧支气管肿瘤（PTV）的 6MV 三野剂量分布图，在等中心处剂量归一化为 100。射野分布应避免对侧肺，并使脊髓（SC）的剂量保持在耐受量以下。RL 为右肺，LL 为左肺

（例如，在前列腺放疗中穿越直肠的前野），但需要增加表面和入射剂量。

36.4.2　四野照射

四野照射可用于盆腔区域，包括一个前野、一个后野和两个侧斜野（见图36.8）。楔形板可以用来补偿损失的组织器官显著的内部异质性（如骨）。如果射束方向、路径长度和组织密度不同，但需要它们对靶区贡献相等的剂量时，那么射束应该具有不同的权重。

36.4.3　多于四野的照射

使用超过四野进行正向计划是很少见的，而通过使用逆向调强计划可以更好地实现超过四野的照射（见第37 章）。随着射野数量的增加，虽然射线照射的范围内正常组织的平均剂量减小，但受照射的正常组织的体积增加。因此，虽然在特定情况下多野照射具有某些优点，但由于计划时间的增加（如使用多个等中心）和出束时间的增加，整体治疗时间将会更长。

实现旋转或弧形治疗是多射野照射的最终目

标，因为对于现代放疗加速器来说，多野照射是复杂的剂量分布的最有效的实现方法。如果治疗计划非常复杂，逆向计划是一种切实可行的优化方法。

六野照射的一个例子是前列腺调强治疗，这是RT01试验的分支之一（Sydes等，2004）（见图36.9）。这是两程前列腺治疗的第二阶段。第一阶段是使用传统的三野照射计划，剂量为64Gy。第二阶段由两束侧斜野组成，左右前后斜野，仅治疗GTV至10Gy。这两个阶段都包括矩形射野。虽然计划设计简单，但被认为效率较低，已不再被认为是一种最佳实践[5]。

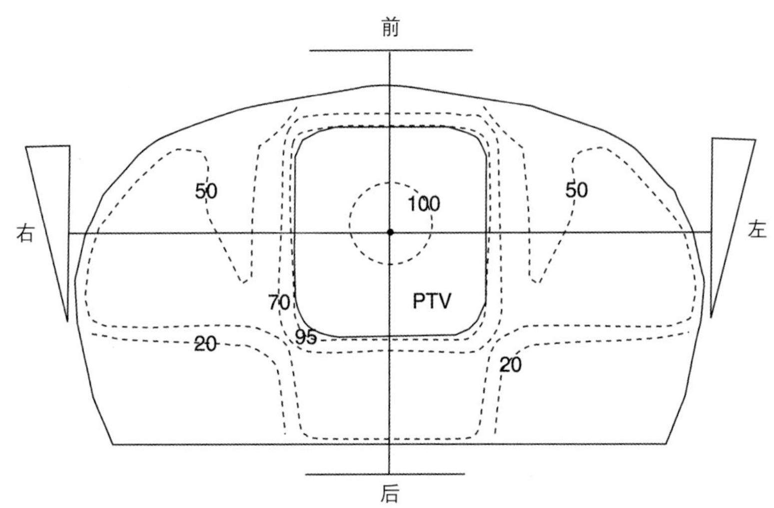

图 36.8　用于治疗盆腔区域的 6MV 四野照射（也称为盒式技术）的剂量分布图，在等中心处剂量归一化为 100，治疗的患者和 PTV 与图 36.6 相同

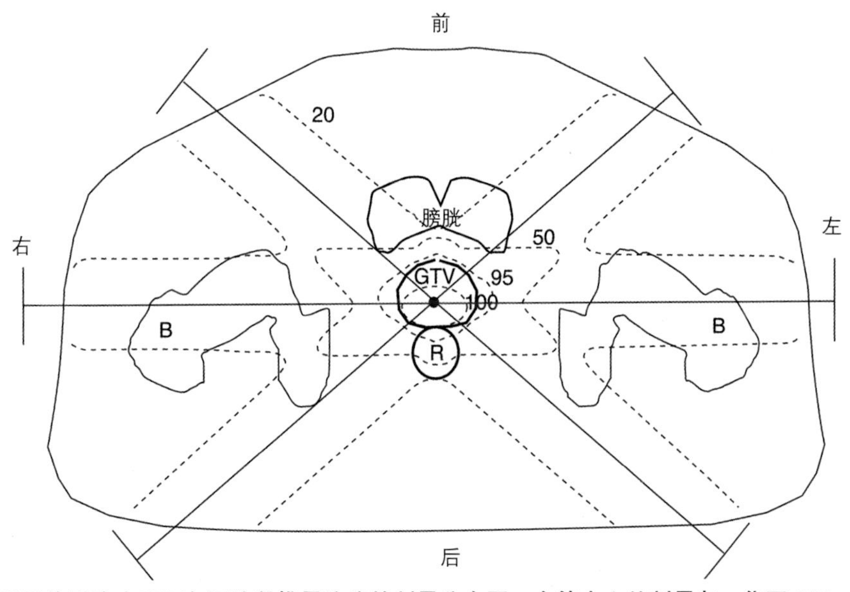

图 36.9　采用六野用于前列腺（GTV）两阶段推量治疗的剂量分布图，在等中心处剂量归一化至 100；R 表示直肠，B 表示骨盆骨（和股骨头）。值得注意的是，相对于图 36.6 和图 36.8，正常组织的剂量降低，但随之而来的是正常组织辐照体积的增加

36.5　非共面射野

在前面所有的例子中，射野轴都在同一平面内，因此它们是共面的。然而即使在相对简单的治疗方法中，如通过加入一对前斜野治疗喉癌，都可能需要非共面照射。治疗床可能需要旋转5°或10°，以避免射束穿过肩膀。这种射束是非共平

[5]　通过调强技术，前列腺PTV的剂量可增加至多80Gy左右，同时保持直肠和膀胱内可接受的剂量分布（见第37.6.1节）。

面的。在传统的二维（2D）计划中，只考虑一个切面，这些小角度往往在剂量计算中被忽略。然而，三维治疗计划系统可以轻松地准确建模照射角度，前提是它们有患者的多层CT数据。如果数据要在计划系统和加速器之间进行传输，那么使用正确角度信息的3D计划是至关重要的（见第48.1节和49.4.2节）。

虽然使用多个共面射野可以显著减少对正常组织的高剂量辐射，但通常很难避免一个射野的出射剂量所引起的另一个相反的入射剂量。更重要的是，如果所有的射野都在一个平面上（通常是水平平面），那么在引导多个射束指向靶区（PTV）的同时，避免危及器官区域受到照射几乎是不可能的。为了克服这些问题，可以采用非共面射束排列。在颈部下方，非共面射野的使用可能性受到机架与患者或患者支持系统之间潜在碰撞的位置限制。任何从非水平平面进入的射束都有可能增加到达PTV的路径长度，导致受到辐照体积增加。然而，非共面射束可以用于治疗小的肺肿瘤，有助于避免正常的肺组织受量。

在头部治疗中这种问题已有所减少，因为尽管头部治疗患者的支撑系统（面罩或立体定向框架）可能会限制患者的射野选择，但头部仍然可以被看作是一个近似球体。头部包含有多个危及器官，有可能从任何方向被照射，因此，在治疗计划设计的过程中，能够进行三维可视化显示这些结构是至关重要的。剂量分布分析也必须在三维图像中进行，因为仅仅考虑通过等中心的横轴面、矢状面和冠状面的剂量平面可能会错过这些平面外的重要信息。因此，使用诸如剂量体积直方图和三维图形（见第43章）等工具在计划制作过程中已经成为理想工具。理想的射束配置可以采用四个射束的四面体排列，这样可以最小化射束之间的重叠。然而，一些限制条件，例如甲状腺和眼睛等辐射敏感器官，可能会限制射束方向的自由度。而对于适形射束，它们的设计需要考虑到相邻的关键器官风险区域的屏蔽以及在治疗靶区内实现均匀剂量分布的问题。研究发现，当使用适形射野时，静态射野的数量增加到超过4个只能轻微改善正常的大脑损伤，如垂体（Perks等，1999）。因此，为了进一步减少对特定邻近正常组织的辐射剂量，可能需要大量的适形射束。旋转弧逆向计划的非共面射束为被关键结构包围的复杂形状目标提供了最佳解决方案，其设计超出了正向计划的能力。第40.3和40.4节进一步讨论了脑部病变的立体定向治疗。第40.5节讨论了使用立体定向方法治疗腹部和肺部等颅外病变的可能性。

36.6 固定源皮距技术与等中心照射技术

任何治疗计划的一个重要组成部分都应将剂量分布和射野排列与患者的外部参考标记联系起来（见第32.3.3节）。对于多野照射，最好能够在一开始就设置患者的治疗位置，并且只在射野之间移动机架和准直器，而不是调整患者的位置和治疗床的运动。

如图36.10b所示，对于四野照射，使用等中心激光器和光距尺（ODI）将等中心设置到皮肤的参考标记处。治疗设备的激光器以等中心为中心，激光线与患者相交，这样侧标记就可以确保在设置其余射束之前患者不会旋转。虽然ODI 对于设置剩余射野不必要，但它作为辅助检查是有用的，因为每个射束的SSD可以从治疗计划中获得。对于固定的SSD设置（见图36.10a），必须通过横向和垂直移动治疗床将ODI和激光设置到每个射束的入射点，并需要单独测量以确保患者不旋转。

因为等中心只需要设置一次，因此，等中心计划更容易实现。这意味着患者的位置适用于所有射束，不需要多次重新定位。此外，等中心计划有助于提高PTV剂量的准确性，原因如下：（i）由于相对射束的等中心设置，不准确的患者位置将对两束射束的剂量贡献产生相反的影响，从而互相抵消；（ii）最初用于计划的患者体积的变化只会对组织的辐射吸收产生影响，而不会影响到PTV的距离，这一距离将保持不变，因此剂量预测更加准确。

在实施3D CRT前，通常使用固定SSD。在实践中，大多数情况下都建议进行等中心治疗。对于单野治疗和体型大的患者或大型固定装置，如果患者或设备可能与加速器机头发生潜在的碰撞，使用固定的SSD可能是首选[6]。

[6] SSD技术目前也用于电子束（见第38章）。

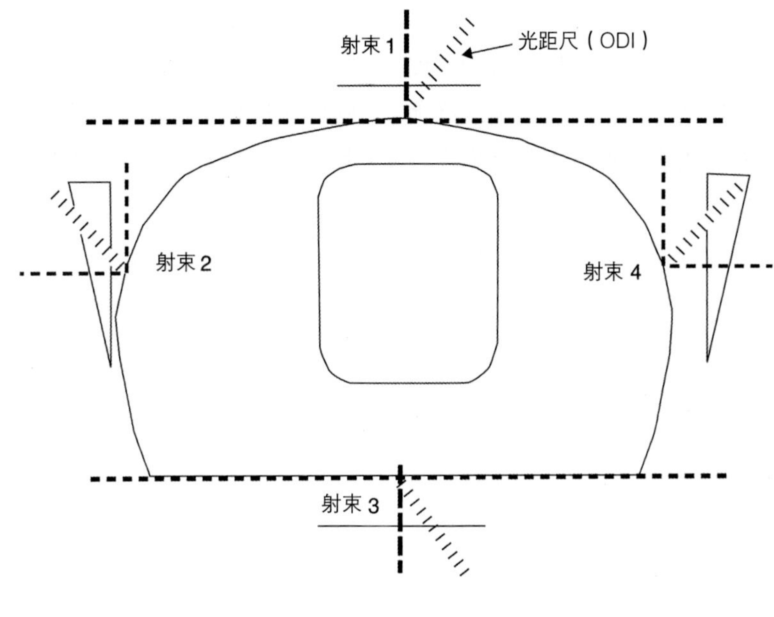

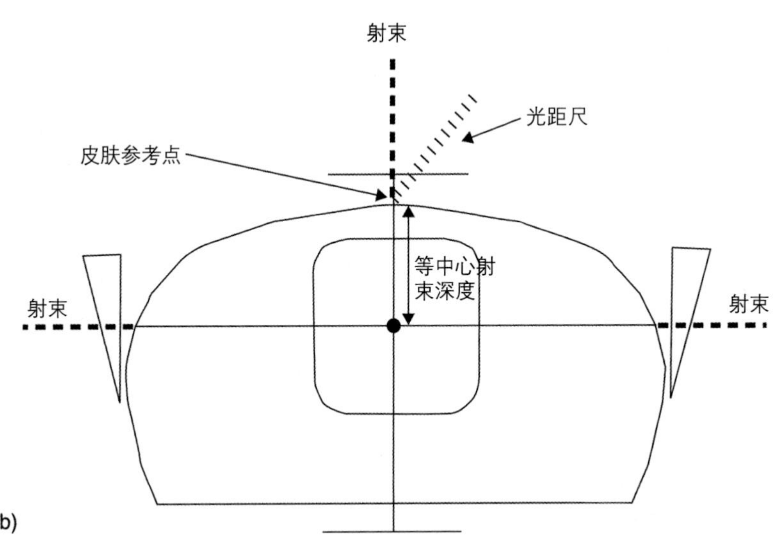

图 36.10　比较四野固定 SSD 设置和四野等中心设置之间的区别。对于固定 SSD 设置（a），必须为每个射束使用光距尺（ODI）；对于任何一个射束以及 SSD 等于 SAD 的情况，中心轴在皮肤上的投影与壁挂激光的投影的交叉点重合（用粗虚线表示）。对于等中心设置（b），ODI 可用于调整或检查前射束的垂直位置，也可用于检查任何射束方向的等中心深度，但设置主要依赖于激光投影，旋转机架时不移动治疗床。等中心的设置是首选的，因为它可能更准确

36.7　扩展的源皮距技术

固定SSD设置对扩大射野也很有用。当需要一个射束来覆盖较大的PTV，而标准SSD设置下无法满足时，增加源到轴的距离（扩展SSD）可以避免多个射束的重叠，同时有效利用射束的散射效应。长PTV的例子包括治疗整个中枢神经系统的脊柱和肉瘤，其中一些从骨盆延伸到膝盖，长度可能超过50cm。增加SSD几何形状会增加射野大小，但会导致剂量输出呈平方反比下降。例如，一个40cm长的射野（在标准的100cm的距离）在130cm的SSD处将变成52cm长。因此，应对百分深度剂量的变化进行适当的修正，如第26.4.2节所述。在扩展SSD下治疗取决于治疗设备本身的灵活性，因为需要大范围的治疗床移动。升高和降低治疗床将会增加垂直射野的尺寸，但对于水平射野，横向治疗床运动的范围通常会更受限制。由于患者通常在仰卧或俯卧时接受治疗（以获得可重复的摆位），前后射野的扩展SSD范围会更大。在治疗过程中，可能很难准确地可视化每个射野下患者的正确位置，因此计划设计应确保射束尽可能简单。

扩展的SSD射野可以设置为倾斜的机架角度，通过结合治疗床的横向和垂直运动，为给定的治疗设备提供了最大的SSD。当使用扩展SSD处的斜野时，治疗设备等中心距患者表面相当远，需要详细的摆位说明，以确保从皮肤参考点垂直和横向移动治疗床。图36.11显示了治疗大腿肉瘤时的射束结构。横平面的病变范围意味着只有一小部分腿部正常组织免受照射，保护这个小体积对于防止下肢截肢至关重要，射束的角度倾斜以实现射束的非发散边缘，因此，从PTV到正常组织有一个急剧变化的剂量梯度。然而，这意味着摆位的准确性至关重要，需要更突出地强调横向和垂直方向治疗床位置运动的准确性和可重复性，以及在可能超过80cm范围内的显示尺度的重要性。

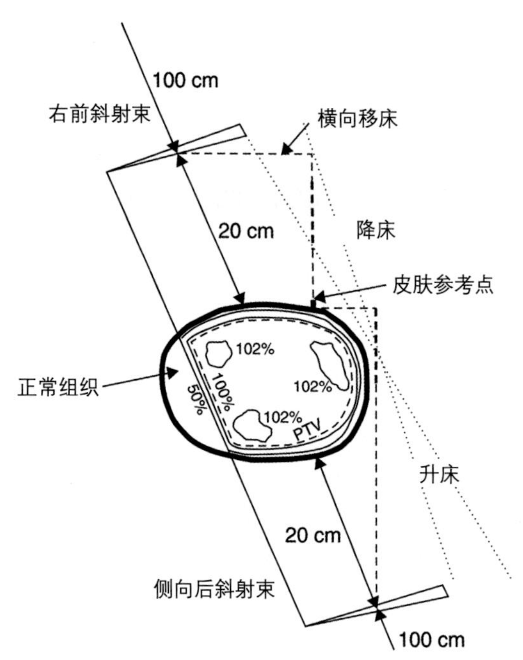

图36.11　对大腿的扩展SSD治疗，显示了从皮肤参考点单独设置每个区域所需的方向的横向和垂直床位运动。对于这种治疗，不对称准直器（或倾斜射束）被用于提供前后射野边缘的完美匹配，以更好地保护正常组织（见第36.8.1节）

36.8　衔接野

即使在扩展的SSD下，当治疗一个长度大于单个射野也无法覆盖的PTV时，可能需要结合相邻射野。另一个常见的射野衔接需求是治疗以往放疗过的体积区域。在这种情况下，比较以前治疗的CT数据集与当前计划的数据集时必须小心，因为患者的解剖结构和/或位置可能已发生改变。通常很难在所有深度实现完美衔接射野，在确定射野间隙时，确定过量的正常组织受照剂量是需要考虑的重要因素。

36.8.1　平行射野轴的衔接

当具有平行中心轴（CAX）的对称射野相邻时，有必要计算在皮肤表面所需的射野边缘之间的间隔距离，以防止底层组织的剂量过量或剂量不足。由于射束会发散，精确接野只能发生在某一特定深度（见图36.12a）。因此，当计算间隙时，必须明确指定将被衔接的射野的深度。通常，这些射野在中间平面深度进行衔接。或者，接野涉及某一个关键的结构的特定深度（例如脊柱），并计算出该间隙，以确保结构的任何部分接收到的剂量都不超过总剂量的50%。射野之间的距离可以定义为皮肤表面射野边缘之间的间隙或与射束中心轴之间的距离（图36.12a）。为了计算间隙，必须了解定义射束尺寸的深度，即每束射束的等中心线深度。间隙的计算是基于使用射野边缘的几何发散的相似三角形原理。

如果一个平行的射野被衔接到一个相反的射野时，所有的射束轴都是平行的（例如，在纵隔上淋巴结和纵隔下淋巴结治疗的连接处），在这种情况下，前向和后向的射束散度之间发生补偿，从而产生相当均匀的深度剂量，前提是在中平面深度处衔接，且射野大小没有太大差异。当衔接小野时，可以使用非对称准直器来实现几乎完美的衔接，以消除连接处的射束散度，并使两个射野在所有深度提供均匀的剂量（见图36.12b）。另一种方法是将发散野边缘与非对称野相衔接，如图36.12c所示，但这可能会受到准直器行程的限制和最大射野尺寸的限制。它的风险是，当在射野布置中出现一个小误差时可能导致很大的重叠体积，因为其中两个射野都贡献了剂量。对于没有发散的非对称连接射束，一个缺点是不相邻射束的边缘会有更多的发散，从而照射更多的正常组织。这种效应如图36.12c和

图36.11所示，其中非发散射野边缘意味着正常组织区域发生急剧的剂量下降。然而，在治疗中，另一侧的过度发散出现在空气中，所以没有影响。乳房治疗通常使用非发散的射野边缘，如图35.10所示。它也用于衔接颈部照射与单一垂直束对头的照射与平行对穿水平射束。

值得注意的是，在所选择的深度下，接野通常是中心轴剂量的50%。这与50%等剂量线并不相同，如图36.13所示，其中展示了80cm SSD钴射束的50%等剂量线。50%的递减线代表中心轴剂量的50%，也可以称为50%的剂量递减线。对于大多数放射治疗射束，50%的剂量递减线与射束的散射（即射束的几何边缘）几乎完全一致（详见第23.5.1节）。

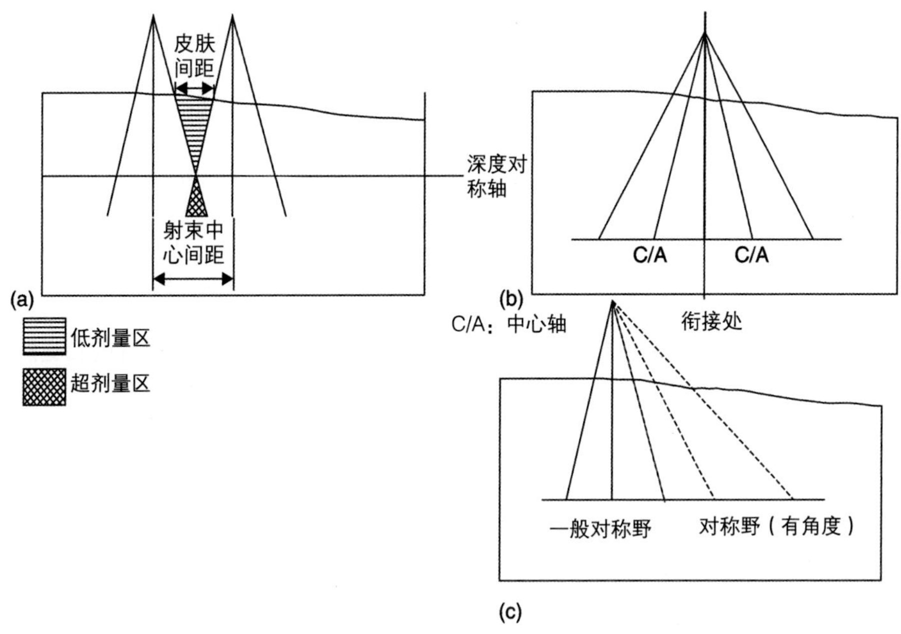

图 36.12　衔接野：（a）使用皮肤间隙或中心轴（CAX）分离的指定深度的对称射野连接，（b）使用非对称准直器消除衔接处的散射，（c）使用非对称准直器或倾斜射束衔接处的散射。在（b）以中心轴表示的线与准直器旋转轴不同。它们表示从非对称射野的中心定义的虚拟轴。通过旋转机架，对称野可以得到类似的边缘衔接，但这仅限于横向平面

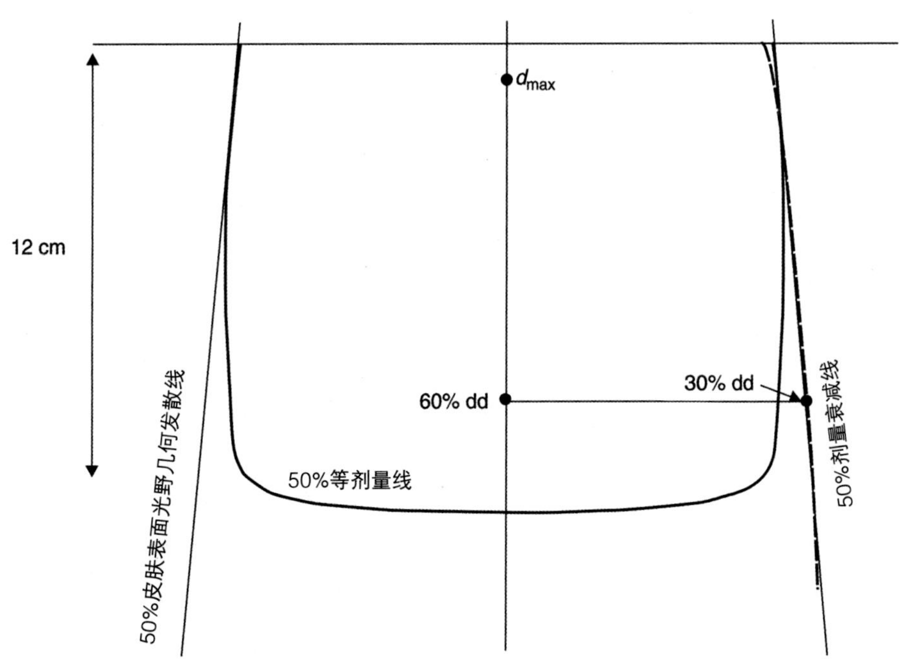

图 36.13　^{60}Co 束（80cm SSD）显示 50% 等剂量线和 50% 剂量衰减线。深度剂量值（dd）在束轴的 d_{max} 处进行归一化处理。50% 衰减线几乎完全匹配射束的几何边缘

36.8.2 单射野与平行对穿射野的衔接

由于相互矛盾，因此不可能在平行对穿射野和单一相邻射野之间提供令人满意的50%剂量衔接，临床医生必须确定组织可能的剂量过量或不足，才能确定间隙。图36.14显示了一个毗邻肿瘤50%剂量水平的射野，导致后野入射点处的剂量过量。

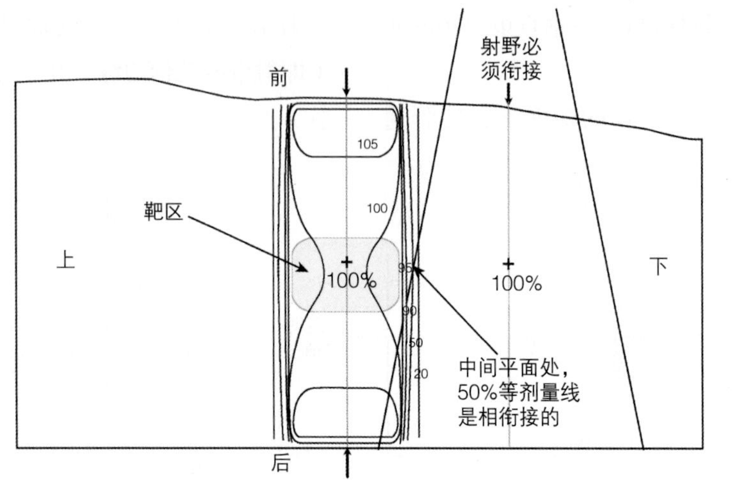

图 36.14 将单个野与之前治疗过的前后等中心平面相衔接，如图所示，说明了在单野的出口处剂量可能过量

36.8.3 倾斜平面上相邻射野的衔接

对于倾斜靶区的适形治疗，如乳房和某些头颈部肿瘤，最佳的适形治疗设计是垂直于体积纵轴平面的射野。通过选择合适的治疗床、准直器和机架角度，可以在倾斜的平面上排列任何角度的共面射束。这种方法最初是由Fleming和Orchard（1974）所提出的，并由Casebow（1976）和Siddon（1981）进一步发展。

在一般情况下，PTV的长轴与水平轴倾斜，并绕着患者的纵轴旋转。这两个角度的投影可以通过虚拟模拟来测量。参见图36.15，α是PTV轴与水平面的投影角度（在矢状面上测量），β是相对于纵轴的横向投影角度（在水平面上测量）。从患者左侧（患者仰卧）看，顺时针旋转为正。设 θ 为治疗面上设计的平面射束角度（如果在该平面上执行计划），则加速器的机架角度（GA）、治疗床角度（TA）和准直器角度（CA）由下式给出：

$$\cos GA = \cos\gamma\ \cos\theta \qquad (36.1)$$

$$\tan(TA+\beta) = \frac{\sin\gamma}{\tan\theta} \qquad (36.5)$$

$$\tan CA = \frac{\tan\gamma}{\sin\theta} \qquad (36.6)$$

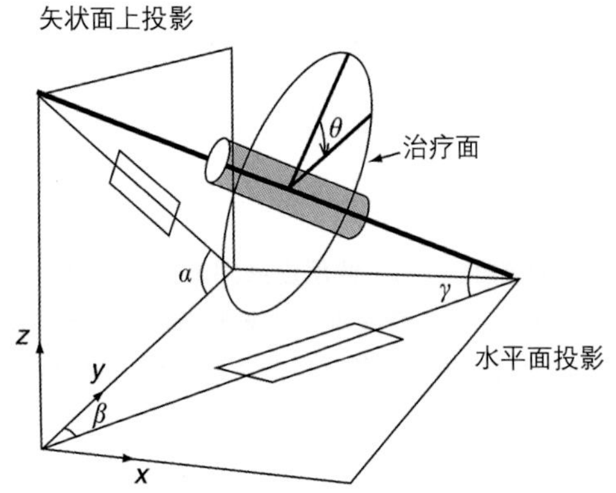

图36.15 显示的是一个（圆柱形）PTV，相对于水平面倾斜γ角，并显示该PTV在水平（前面）和垂直（矢状）平面上的投影。治疗平面垂直于PTV的轴线。直线加速器的参考系由IEC定义的坐标*x*、*y*、*z*给出（见图11.89）。角度*θ*表示治疗平面上计划的机架角度（引自：Casebow，M.P.，Br J Radiol, 49，278–280，1976）

如果PTV在矢状面，通常情况下，β=0和γ=α。

当一个倾斜的PTV与相邻的淋巴结区域一起治疗时，重要的是射野边缘之间没有间隙或重叠，即使这两个靶区使用了不同的射野排列。如果有不对称铅门，通常可以使用单个等中心衔接相邻机架（见第35.4.5节），但这就减少了可用的射野，或者可能将等中心放置在难以设置的位置。在这些情况下，可以使用适当的角度来衔接射野边缘（Siddon，1981；Casebow，1984）。该方法被广泛用于乳腺切向野与锁骨上野和腋窝淋巴结野的衔接。

要衔接的射野如图36.16所示，其中左右切向射野和外侧切向射野的束轴在头尾方向上是倾斜的，而不是位于横切面上。射束发散角ε为：

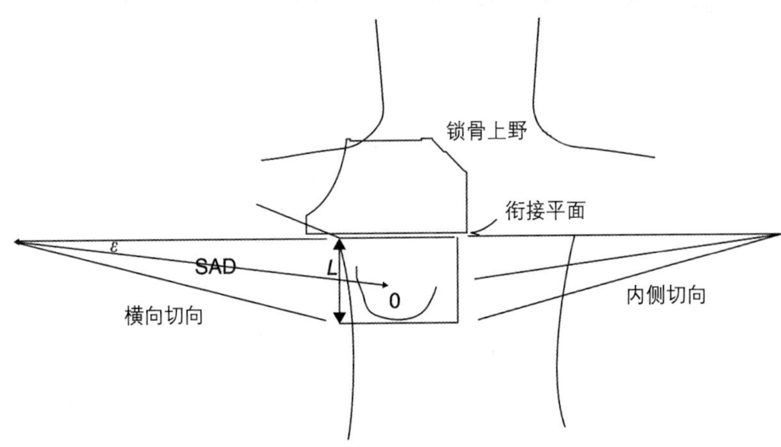

图 36.16　乳腺照射的典型布野图，其中切线野向上倾斜（即通过旋转治疗床）并旋转使其上边缘相互平行，并与锁骨上野的下边缘对齐。靶到等中心的距离 SAD 通常为 100cm。如果使用了倾斜的乳腺托架，就可以避免需要与前后方向的边缘相衔接的准直器旋转

$$\varepsilon = \arctan\left(\frac{L}{2\ SAD}\right)$$

其中：

L为野长度（在等中心）；

SAD为源轴距。

离机架最近的射束边缘的ε被视为正值（它对射束的上边缘是正的，对下边缘是负的）。重要的是，切向射野不应照射到锁骨上野，它们的后边界对齐，也不应照射到肺。为了实现这一点，患者的背部被抬高，从而使胸骨水平，切向野的平面垂直（见图35.10）。然而，如果诊断CT 扫描孔径太小，不能容纳乳腺托架，可让患者躺平，切向野在一个倾斜的平面上与锁骨上野相衔接。Casebow（1984）进一步导出方程，以确保切向野的上缘不发散，并位于相对于垂直线倾斜γ角的平面上，该平面与锁骨上野的下缘相衔接：

$$GA = \arccos(\cos\theta\ \cos\gamma\ \cos\varepsilon - \sin\gamma\ \sin\varepsilon) \quad (36.4)$$

$$TA = -\arcsin\left(\frac{\sin\gamma\ \cos GA + \sin\varepsilon}{\cos\gamma\ \sin GA}\right) \quad (36.5)$$

$$CA = -\arcsin\left(\frac{\sin\varepsilon\ \cos GA + \sin\gamma}{\cos\varepsilon\ \sin GA}\right) \quad (36.6)$$

使用IEC 61217标准（见图11.89），将360°添加到负的机架角中。角度CA被添加到准直器角的未旋转值中，该值由切向野的楔形方向定义。如果患者位于乳腺托架上，衔接平面是垂直的，γ角为零，可使方程简化。现代计划系统的可视化工具（例如如图35.2所示显示束边缘的3D图像）使放疗计划能够手动实现最佳的射束角度。

36.8.4　电子与光子野的衔接

电子束剖面曲线和光子束剖面曲线在不同深度处其半影区的形状存在显著差异。因此，即使其几何边缘相接，也有可能出现热点和冷点。对于大多数临床电子束能量，通常在皮肤上设置2mm的小间隙通常可以提供最佳的折中方案，但根据剂量过量或剂量不足两种情况哪个是主要的临床关注点，也可以分别采用不设置间隙或在皮肤表面使用多达5mm的间隙。与光子束的接野一样，对射束衔接的担忧可能会通过综合考虑采取适度剂量来平衡；例如，当20Gy颈部淋巴结电子束与总剂量60Gy的光子束衔接时。电子束的衔接将在38.5节讨论。

第 37 章 调强放射治疗和逆向计划设计

Helen Mayles, John Fenwick, and Steve Webb [1]

目录

[1] 本章的一些内容取自Steve Webb在第一版中所撰写的有关IMRT的章节。

37.1 引言

37.1.1 三维适形放射治疗（3D-CRT）的局限性

三维适形放射治疗（3D-CRT）（见第35.4节）的目标是达到和计划靶区（PTV）形状适形的剂量分布，同时确保危及器官（organs-at-risk，OARs）（可能和PTV紧密接近）获得足够低的剂量，从而不会引起严重的并发症。如果PTV和OARs之间接受到的剂量差别足够大，那么PTV的剂量可以增加，从而得到期望中的更高的肿瘤控制概率（tumour control probability, TCP），同时保持更低的正常组织辐射损伤的风险［即正常组织并发症概率（normal-tissue complication probability, NTCP），见第44章］。

在世纪之交，光子束逆向计划设计技术被引入，该技术结合CT和MR成像技术的进展，以及结合描述生存率和毒性率随剂量和辐照正常组织体积变化的数据，改变了治疗计划的形式。经典的3D- CRT集中于将剂量包绕PTV，具有相对均匀的剂量分布，正常组织剂量由射野的边缘特征和射束的相对权重确定，同时可能使用到楔形板（见第36章）。如图37.1所示，治疗前列腺周边的“蝴蝶形”凹形PTV，使用经典的3D-CRT是不可能实现的，3D-CRT只能实现凸形靶区，不可避免地会导致直肠和膀胱接受高剂量照射。20世纪90年代多叶准直器（MLC）的引入开启了调制射束通量的可能 性，并可以产生更加复杂的剂量分布。除简单的情况（见第37.5.1节）外，手动设计此类计划（例如，定义如何调制通量以获得所需的剂量分布）是无法实现的；因此有必要找到一个解决方案，该方案通过为计划设定剂量学目标，然后计划系统（treatment planning system, TPS）自动计算所需的射野参数（包括通量调制）——设计3D-CRT计划的“逆向”过程。

37.1.2 调强放射治疗（IMRT）的原理

在20世纪90年代，直线加速器制造商开发了针对光子束的多叶准直器（MLC）（见第11.5.2节）。起初MLCs被用来代替铅块进行射野遮挡，但很快其调制射束通量的潜力被发掘出来。如图37.2所示，可以设计从不同方向进行强度调制的光子射束来产生“蝴蝶形”的剂量分布。[2]

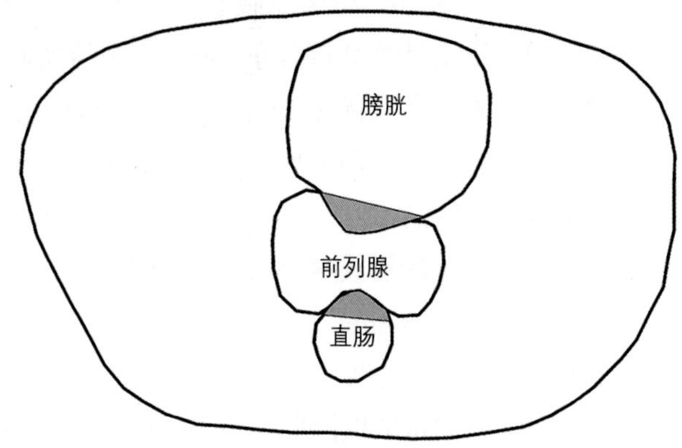

图37.1 为什么前列腺需要IMRT。直肠和膀胱毗邻前列腺凹型PTV。使用3D-CRT治疗PTV时，避免对直肠和膀胱的阴影部分施加高剂量是不可能的

在新千年初，放疗计划质量迅速改善的原因很大程度上是得益于放射治疗（RT）链的所有必要要素的同时发展。适形放射治疗的过程就像一个有许多环节组成的链，如果想要成功，所有这些环节都必须稳固和可靠（图37.3）。调强放射治疗（IMRT）的引入，可以认为是一种复杂的适形放疗形式，要求所有这些环节都准确到位。

适形放射治疗主要包括以下环节：

i. 高质量的三维（3D）医学图像用来定位肿瘤的位置和邻近的正常组织（见第32、33和34章）。理想情况下，尽可能多地包括以下模态的图像：X射线计算机断层扫描（CT）、磁共振图像（MRI）、单光子发射计算机断层扫描（SPECT）和正电子发射计算机断层扫描（PET）。所有三维成像模式相互联网，并与计划工作站相连。应该配备可以自动勾画PTV和OARs的工具，并可以在3D图像上手动编辑勾画（见第35.3节）。

ii. 计划系统工作站应允许所有任务以3D的形式执行。它应该包括实现射野方向和照

[2] 在这个过程中，根据期望的剂量分布计算出所需的强度调制，也可以看作是与CT扫描机原理“相反的”，其中调制（即由探测器测量的透射）是已知的，并且通过结合所有调制强度分布来重建CT图像。

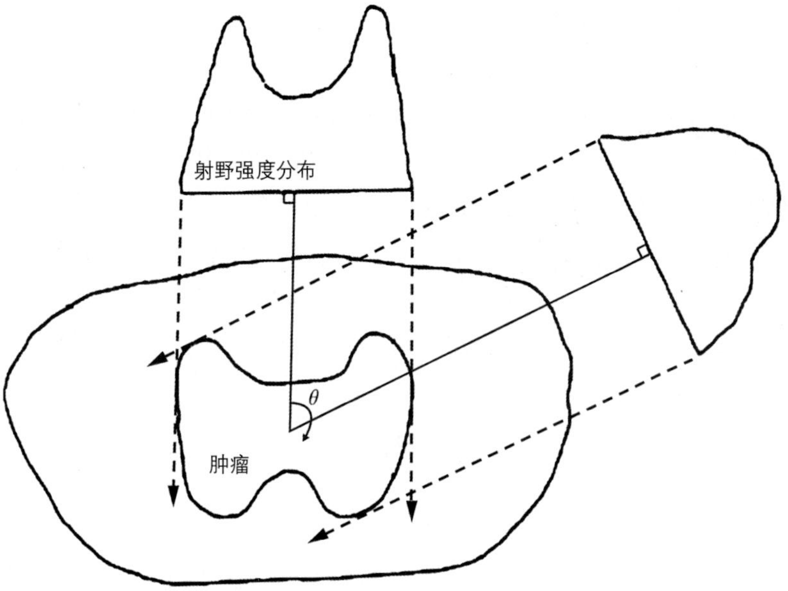

图 37.2　射束强度调制的概念。显示了两个具有一维强度调制的射束，以及相关的强度分布，照射一个二维切面（而不是一组具有二维强度调制的射束）。这些射束结合起来形成了一个包绕 PTV（标记为“肿瘤”）的高剂量治疗体积，它有一个凹形轮廓，OARs 可能在其中。这种均匀的凹形高剂量形状如果没有强度调制的射束是不可能实现的

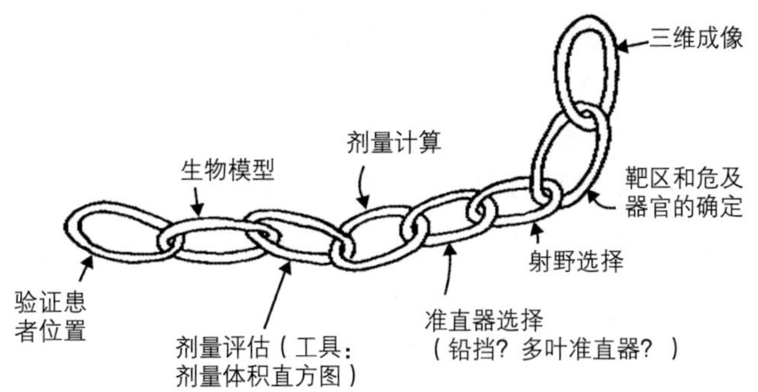

图 37.3　适形放射治疗的过程链（从右到左），说明放射治疗的物理基础取决于每个阶段的良好表现

射野形状优化的工具、优化射野权重的工具、 在精细空间优化射野通量的工具（对于IMRT），以及将射野参数传输到治疗设备的功能（见第48.1节）。

iii. 计划系统工作站需要具备精确的算法来计算剂量。理想情况下，应该包括现代卷积算法（见第28.5节）和蒙特卡罗算法或基于网格的确定性剂量计算模型（见第30章）。

iv. 计划工作站应包括评估治疗计划的工具，特别是基于不同选择相互竞争的治疗计划。工具应该包括计算和显示剂量体积直方图、剂量平面显示、等剂量线图、三维表面剂量分布和体积剂量数据（见第43章），以及通过合适的、准经验模型对生物结果（TCP和NTCP）的预测（见第44章）。

v. 治疗时的患者位置应通过电子射野成像系统和/或锥形束CT进行验证。应存在工具来量化治疗位置和计划位置之间的差异，评估结果并进行修正（见第48.2节）。

37.1.3　IMRT的过程

正向计划的主要缺点是没有办法知道所产生的计划是否是所能获得的“最好的”。没有足够的时间让计划设计者去探索所有选择。正向计划的第二个主要缺点是无法实现复杂的计划。计划中的变量数目过于庞大。当几个具有二维（2D）强度调制的射野方向组合在一起时，需要确定数百个射束权重。因此，从IMRT的早期开始，逆向计划就已被提出来（Lax和Brahme，1982；Brahme，1988）。指定所需三维剂量分布，计算机通过编写的程序计算出

所能实现的最优计划，比如，一组射线束单元的权重（见第37.2.2.1节），在光子和组织相互作用的物理特性允许的前提下，提供最接近处方的三维剂量分布。

图37.4总结了IMRT的过程。计划目标的定义是根据靶区处方剂量和OARs的限量要求，从而得到所需剂量分布。IMRT中勾画的结构，主要有两种类型：最小和最大剂量限制的靶区和最大剂量或剂量体积限制的需要避开的器官。计划靶区可以是整个PTVs或指定剂量减少的OARs计划体积（PRV）[3]与PTV之间的重叠部分。避开的器官可以是OARs或创建的虚拟结构，如PTV外的环。为了实现计划的目标，需要在计划系统中给相关结构定义剂量优化目标函数（见第37.2.3.1节）。

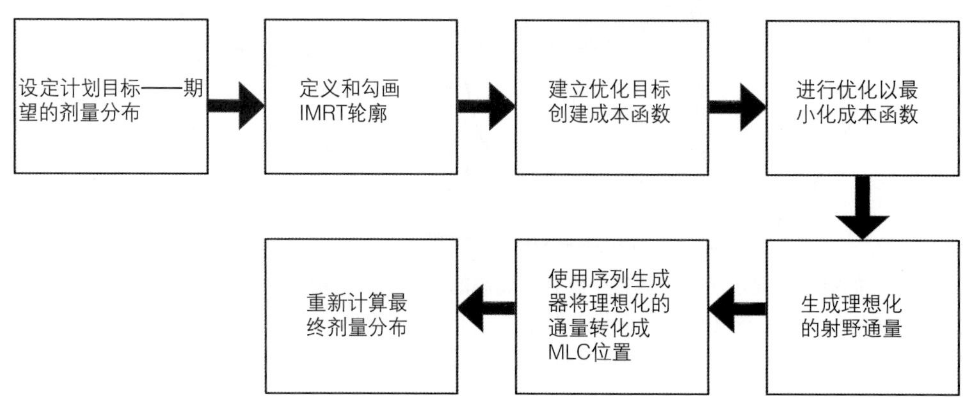

图 37.4　调强放疗（IMRT）逆向计划过程的流程图（见文本）

接下来的过程分两个阶段进行：优化和序列生成。优化器优化目标函数并计算出最佳射野通量，以最小化成本函数（见第37.2.3.3节）。它显示了由此产生的剂量分布。序列生成器考虑到MLC的约束并将这些“理想”通量转换为MLC叶片孔径排列，称为子野，或MLC运动序列。前者被称为步进式（step-and-shoot），后者被称为滑窗式（sliding-window）。最后重新计算剂量分布。如果所得结果并不令人满意，计划将被修改，修改目标函数和/或权重（见第37.2.3.2节），重新进行优化、序列生成和计算剂量。通常序列生成会使计划的质量下降，优化和序列生成过程可以同时进行，即称为直接孔径优化（direct aperture optimisation）；见第37.3.4节。

37.2　逆向计划设计方法

37.2.1　总体目标

在回顾一些关键技术之前，应该解决一个基本问题：当前的逆向计划是否真的产生了最佳的治疗计划？答案是“否”（Rowbottom等，1999）。为了实现一个最佳的计划，计算机必须尝试无限范围的射野方向、无限的射野数量、广泛的射野能量、不同能量的射束组合、不同的粒子组合（光子、电子、质子和重离子），以及IMRT中无限灵活的射线束单元和通量单元。现实情况中不会这样做。相反，所有的逆向优化都固定了某些参数，然后优化剩余的自由参数；例如，通常射野的能量是先验选择的。对于固定野IMRT，射野的数目和方向是设定好的。然后，计算机优化射野的权重。这个结果被称为最优计划。然而，如果要改变最初的假设，可能会产生一个新的和“更好”的最优计划。如果改变优化目标函数（见第37.2.3.3节），也会发生同样的情况。这将导致两个计划中的一个比另一个“更最优”，这违反语言逻辑。然而，计划设计者知道他们的意思。最佳计划应该指TCP为一，NTCP是零，这通常是无法实现的。然而，优化的术语已经成为习惯的表达，不太可能被改变。因此，优化和优化计划的术语在这里使用带着以上警告。

[3]　参见31.2.7节。

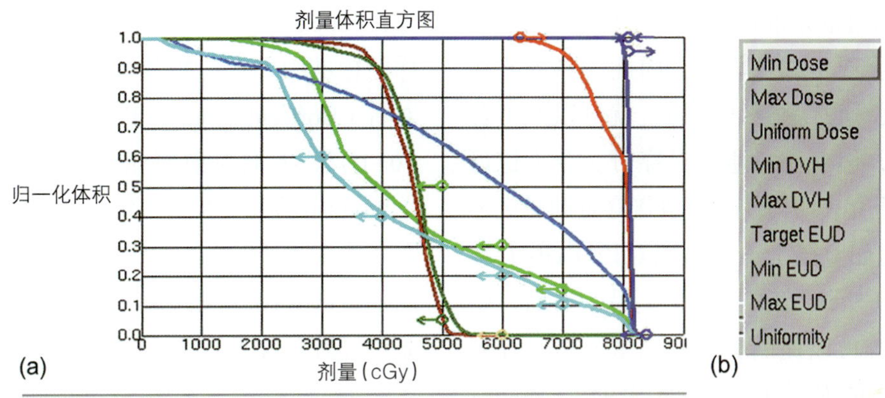

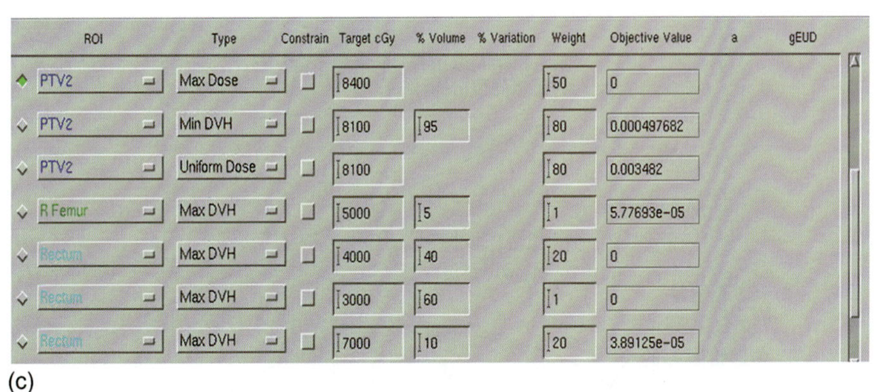

ROI	Type	Constrain	Target cGy	% Volume	% Variation	Weight	Objective Value	a	gEUD
PTV2	Max Dose		8400			50	0		
PTV2	Min DVH		8100	95		80	0.000497682		
PTV2	Uniform Dose		8100			80	0.003482		
R Femur	Max DVH		5000	5		1	5.77693e-05		
Rectum	Max DVH		4000	40		20	0		
Rectum	Max DVH		3000	60		1	0		
Rectum	Max DVH		7000	10		20	3.89125e-05		

(c)

图 37.5 Pinnacle TPS（飞利浦）中前列腺计划的“优化目标页面”的屏幕截图。（a）显示在当前的优化阶段的 DVH 图（见第 43.3.1 节）。优化目标显示为小箭头。包括靶区的最小剂量值（从左到右指向的箭头，分别为蓝色和红色）或针对 OARs 的最大剂量值（从右到左的箭头）。几个剂量体积目标显示为标记（从右到左的箭头），表示预定义的 OAR 体积分数百分比的最大期望剂量（如 10%、10%、20%、40% 和 60% 的直肠体积 – 浅蓝色）。（b）可用的优化目标（包括生物指数 EUD）的下拉列表。（c）显示可能用到的不同类型的优化目标及其相对权重因子（要查看所有的优化目标需在这个显示界面上下滚动）

37.2.2 什么可以被优化？

射野的很多参数可以被优化，包括射野的通量、能量、射野数量及其方向（机架和床的角度）、准直器角度和铅门的大小。后者可以设置为覆盖最大的MLC孔径或跟随MLC运动。需要注意的是，随着射野数量的增加，射野能量变得不那么重要，6MV或10MV能量能够满足IMRT计划，并避免中子污染问题（见第60.1.1.4节）。对于质子束，也可以优化单个射野的能量（见第39.2.2.4节）。另一个可能的概念是优化光子束和质子束的组合（Unkelbach等，2018a）。

37.2.2.1 射野通量

射野通量是优化的主要终点。对于固定野IMRT，计划系统首先计算总的剂量分布，假设权重相等和非强度调制通量。为了优化射束的通量，射野被划分为小的矩形元素，称为射线束单元（bixels）[4]。射线束单元权重与患者中计算出的剂量有关（见图37.6）。在优化过程中，射线束单元权重被改变，直到剂量分布与所期望的剂量分布接近。每个射束都会创建一个理想的通量图。

37.2.2.2 射野方向

IMRT最初被设想为是连续旋转出束的形式（Brahme等，1982；Cormack和Cormack, 1987）。但在实际的优化中，使用了有限数量的离散角度，

[4] 射线束单元（对于射束组成单元）的名称类似于图像数据集的图片元素（像素）或体积元素（体素）。射线束单元（或子射束）有时被定义为单一射束与垂直于射束轴平面的二维交点。虽然，严格地说，调制包括改变子野的权重，但射线束单元和子射束经常被互换使用。

类似于将连续的通量分布分成有限的子野。增加射束角度的数量会逐步减少收益，因此，只需要从几个机架角度，通常为5～9之间，就可以产生合理的剂量分布，但要注意避免对穿野。令人惊讶的是，已经有研究表明即使射野直接穿过和靶区邻近的OARs（比如直肠），仍可以对该OARs有良好的剂量保护（Stein等，1997）。另一方面，螺旋断层放疗系统可以提供更好的剂量分布，计划使用51个等间距的射野并连续旋转出束（Fenwick等，2006）。从基于Chebyshev多项式和Nyquist抽样的标准中计算射野数目的上限，分别在20和50左右（Bortfeld，2010；Fenwick和Pardo Montero，2011）。人们对射野角度的优化一直很感兴趣（Woudstra等，2005；Thor等，2012），该优化可在一些商业计划系统中实现，但尚未被广泛使用，固定野IMRT通常根据以往的经验和类解决方案先验设置射野角度（见37.5.2.5）。

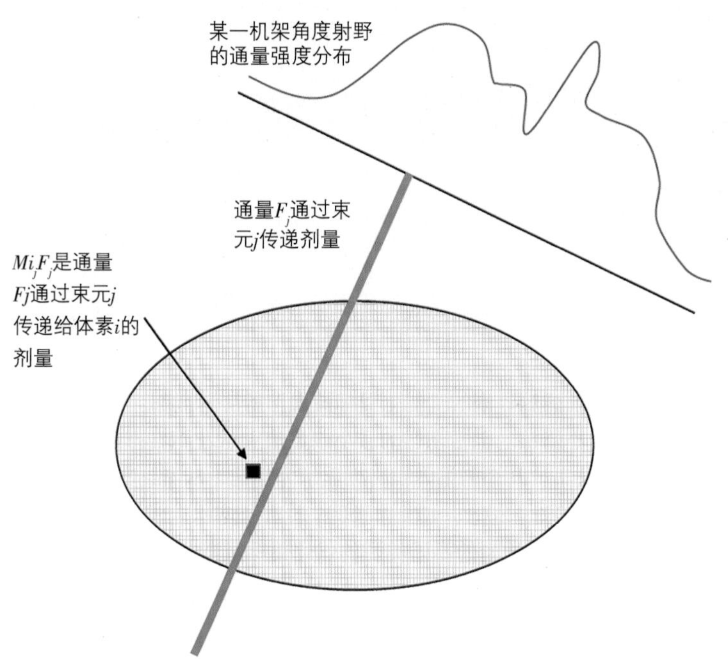

图 37.6　显示了射线束单元 j 的通量与传递到患者体素 i 的剂量之间的关系（见文本）

37.2.2.3　*容积旋转调强放疗*

在容积旋转调强放疗（volumetric modulated arc therapy，VMAT）中，所有可能的射野方向都被有效地用于优化，治疗以单弧或多弧的形式进行，机架的速度和剂量率以及强度调制的通量可以同时发生变化（更详细信息见第37.3.5 节）。

37.2.3　强度调制-优化标准

理想情况下，计划的目标是最大化TCP和最小化NTCP（见第44章）。因此，生物终点比剂量更有意义。实际上，一些计划系统中包括最大和最小等效均匀剂量（equivalent uniform dose, EUD）优化目标（见第44.2.12节）。然而，将各种肿瘤和OARs相关联的生物终点与剂量之间的模型仍在开发中（见第44.4.4.3节），而根据剂量分布来评估计划在临床上是众所周知的，因此目前优化目标主要是基于物理剂量。很难完整地指定计划所需的3D剂量分布，因此，目标是根据所需的最大和最小剂量以及与靶区或OAR结构相关的剂量体积目标来设定的（见第43.4节）。

37.2.3.1　*优化目标*

优化目标被定义为对结构的“软”剂量约束；它们为优化器提供了建立目标函数所需的信息（ICRU 2010）。结构的位置、形状和体积将影响优化目标控制优化的程度。有几种类型的优化目标：最大和最小剂量、剂量均匀性和基于剂量体积（即给予体积百分比的剂量必须大于或小于给定值）。图37.5说明了如何为典型计划设置这些目标，以及它们在剂量体积直方图（DVH）上的含义[5]。此处摘录的大部分结构来源于IMRT中的PTV或OARs。

37.2.3.2 重要性因子

靶区和需保护组织的剂量会发生冲突，因此优化目标会被赋予重要性因子或权重，以“引导”优化过程。一些优化目标（如脊髓的最大剂量）是不可妥协的，这些目标可以单独指定为“不可侵犯的”（或“硬性的”）约束或指定最大权重。

37.2.3.3 成本函数

优化器使用优化目标来建立期望剂量分布和实际剂量分布差值的二次方程式，详细信息见第37.2.4.1节。

37.2.4 优化算法

37.2.4.1 构建和最小化成本函数

逆向问题涉及由这些因素产生的数据集的测量中量化因果因素：例子包括从投影“图像”重建断层图像，由声学数据获取声源，由引力场分布图获取行星的密度分布。这一术语是由物理学家 Victor Ambartsumian提出的，他写了一篇介绍“逆”Sturm–Liouville问题的论文，根据弦的特征值确定控制弦振动的方程（Ambartsumian，1929）。

IMRT计划设计最初被认定为逆向问题，尤其是通过特定的射野组合实现最佳的剂量分布并确定产生该剂量分布所需要的强度通量分布，因此，IMRT 计划被广泛描述为逆向计划。如果一个计划中所有射野的（2D）通量分布写成向量（或者一维矩阵）F，其中F_j是照射野内射线束单元集B中第j个射线束单元的权重，并且（3D）剂量分布被写成另外一个向量 D，其中D_i描述的是传递到N个体素的第i体素的剂量，那么 D 通过系统矩阵M和F联系到一起的因果关系由下式表示：

$$\mathbf{D} = \mathbf{M}\,\mathbf{F} \text{ 或 } D_i = \sum_{j=1}^{B} M_{ij}\, F_j \qquad (37.1)$$

其中M_{ij} 描述的是当单位通量通过射线束单元j给予体素i 的剂量（见图 37.6）。

理论上，逆向问题可通过对矩阵反推的方法解决，比如计算$[\mathbf{M}]^{-1}$，矩阵 **M** 的逆矩阵，然后计算所需的通量：

$$\mathbf{F} = [\mathbf{M}]^{-1}\mathbf{D} \qquad (37.2)$$

然而，这样的逆过程对于IMRT是不可能的，因为最优的可执行的剂量分布是未知的，并且公式37.2中不可实施的剂量分布将会导致负的通量元素[6]。作为替代的是，公式37.1 通过迭代的方法解决，通过平方差之和的最小化来估计 $\mathbf{F}_{\text{best}}$：

$$\sum_{i=1}^{N}\left(D_{\text{best}_i} - \sum_{j=1}^{B} M_{ij} F_{\text{best}_j}\right)^2 \qquad (37.3)$$

其中，$\mathbf{D}_{\text{best}}$ 是“最佳”预期剂量分布（在N中的i点）。公式37.3可以使用多种成熟的算法进行最小化。这种方法的障碍在于，实际上可输送的“最佳”剂量分布在计划之前是未知的：显然，将高剂量输送到肿瘤而其他组织剂量为零的最佳剂量分布是无法实现的。因此，在实践中，所需的通量F_{best_j} 是通过最小化称为成本函数（或目标函数）的其他量来计算的，一个简单的例子是：

$$C = \sum_{i \in \text{tumour}}\left(D_{\text{tumour}} - \sum_{j=1}^{B} M_{ij} F_{\text{best}_j}\right)^2 + \sum_{k=1}^{R} \lambda_k \sum_{i \in NT_k}\left(D_{NT_k} - \sum_{j=1}^{B} M_{ij} F_{\text{best}_j}\right)^2 \qquad (37.4)$$

其中：

D_{tumour} 是分配给肿瘤中每个体素i的“靶区”剂量水平的剂量；

D_{NTk} 是分配给某一正常组织NT_k 中每个体素i在给定区域k的低剂量水平剂量（共有R个这样

[5] 有关剂量体积直方图的更多详细信息，请参见第43.3节。

[6] 物理上，不可能有负的射线束（见Goldman等，2005.“基于矩阵求逆的可能解决方案”）。

的区域，包括OARs）；

λ_k 是权重因子（见37.2.3.2）中，它定义了最小化成本函数C的第k项的权重。

最小化成本函数C的问题更容易被认为是一个优化问题，而不是一个逆向问题（Censor和Unkelbach，2012）。更复杂的数学术语可以构建到成本函数中。比如，惩罚因子，用于限制器官的最大剂量（D_{max}），或者限制高于某个耐受剂量阈值D_{cut}的体积，可以用来替换公式37.4中的第二项，同正常区域k相关，表达式为：

$$\lambda_k \sum_{i\in NT_k} P_{ki}\left(D_{NT_k} - \sum_{j=1}^{B} M_{ij} F_{\text{best}_j}\right)^2 \text{ 或 } \quad \lambda_k \sum_{i\in NT_k} P_{ki}(D_{NT_k} - D_i)^2 \qquad (37.5)$$

其中，P_{ki}为结构k的体素i的惩罚项，计算如下：

- 对于D_{max}的惩罚因子：

$$P_{ki} = \text{Max}\left[0, D_i - D_{max}\right] \qquad (37.6)$$

  $D_i < D_{max}$时值为0，当$D_i \geqslant D$max时值为1。

- 对于剂量体积惩罚因子，必须低于V% 结构的体积接收到高于 D_{cut}的剂量，第一步，所有体素$i \in NT_k$ 按照剂量 D_i升序排列。在NT_k中对体素进行搜索以确定 i_{cut}，其中接受剂量$D_i > D_{cut}$ 体素的累积量代表总体素数的V%。最终，惩罚因子如下：

$$P_{ki} = 0 \quad \text{如果 } i \leqslant i_{cut}$$
$$P_{ki} = D_i - D_{cut} \quad \text{如果 } i > i_{cut} \text{ 和必须的 } D_i > D_{cut}) \qquad (37.7)$$

成本函数构建的更多细节，参见Spirou 和Chui（1998）的报道。

如果剂量分布与肿瘤控制率和并发症之间的关系是准确已知的，并且如果肿瘤控制率和避免出现不同的并发症可以被客观地优先考虑，那么原则上，可以构建一个成本函数，其最小化将产生真正的“最佳”剂量分布。在实践中，这些关系通常是未知的，因此，如第37.2.3节所述，目前成本函数是根据剂量学术语建立的，这些术语仅与结果相关，例如最大脊髓剂量、平均肺剂量或根据简单的辐射响应模型计算的结构EUDs（见第44.3.3和Thieke等，2003）。在目前的实践中，权重因子λ_k 是可以改变的，而不是客观定义的，其值是根据以往的经验选择的，如果最初给患者制定的计划需要进一步改进时，则可能需要修改。

存在许多迭代算法最小化多变量的成本函数。大多数算法可以归类为确定性方法，而模拟退火算法（见37.2.4.3部分）是随机性方法[7]。所有算法都是从某个选定的初始通量分布开始的（例如，所有权重F_j等于0或1）；然后，常见的确定性算法迭代地使用关于成本函数相对于通量分布的梯度和Hessian[8]信息，计算出在一系列步骤中向哪个方向移动以及移动距离，从而有效地实现成本函数的最小化（见第37.2.4.2节）。另一方面，模拟退火算法尝试随机移动，总是允许那些降低成本函数的移动，但有时也会增加成本函数。配置良好的模拟退火算法可以保证成本函数达到全局最小值，而确定性算法可能会陷入局部最小值[9]。然而，确定性算法通常更快，并且对于某些类别的成本函数（例如那些仅由具有最大和最小剂量限制的线性和二次项构建的，并且描述从固定射束角度治疗的算法），不存在局部最小值，因此，全局最小值更容易被找到（Bortfeld，1999）。

37.2.4.2 梯度下降法

梯度下降法是迭代确定性方法，通常用于搜索成本函数C的最小值，即找到其一阶导数为零且二阶导数为正的位置。梯度下降迭代技术如图37.7所示。在图中，变量w代表射线束单元的通量权重。从近似解 w_0开始，调整w直到C最小化。在迭代过程中，从第m次迭代过程中得到w_m值，搜索应该沿着一个方向并在一定距离下进行，使得C减小，越来越接近C_{min}，直到C的变化变得可以忽略不计（小于给定的ε值）。这是通过选择方向 $-\nabla C(w_m)$

[7] 确定性方法总是在相同的初始条件下得到相同的解，而随机方法通过随机重复逼近解，可能给出不同结果。

[8] Hessian 是包含一个函数的所有二阶偏导数的矩阵。

[9] C的全局最小值是调整后参数变化范围内所有局部最小值的最小值。

来实现的，该方向与C的梯度相反，对应“最陡下降”。下一个迭代是 $w_{m+1}=w_m-s\times\nabla C(w_m)$，其中$s$与步长有关。步长的大小必须经过优化，如果步长太大，可能会错过最小值；如果太小，将需要更多的时间来达到最小值。

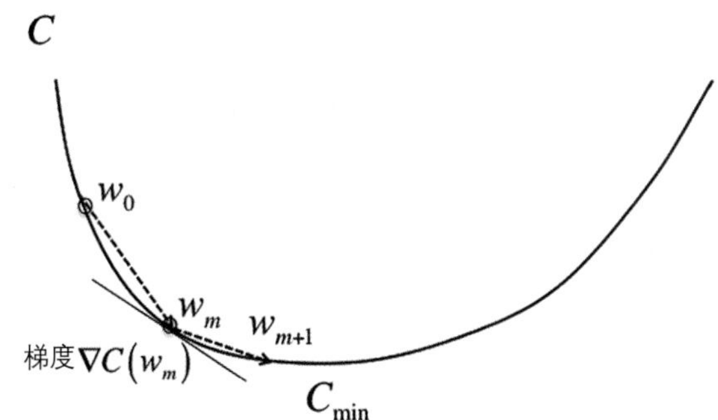

图37.7 梯度下降法的示意图。成本函数C通过与梯度相反方向的迭代改变射线束单元的权重w，直到这个改变可以忽略不计，找到最小的C_{min}

有很多方法加速该过程（Xing等，1998；Xing等，2005），比如使用共轭梯度，接下来的每一步都是前一步的共轭方向（Spirou和Chui，1998；Cotrutz等，2001）。

这些方法被广泛应用到逆向优化计划系统中。

37.2.4.3 模拟退火

这项技术在20世纪80年代末被引入放射治疗中（Webb，1989，1991）。当时，它被开发为最小化二次剂量成本函数。方法是基于 Barrett等（1984）介绍的重建核医学图像的方法。从那时起，凸成本函数很明显只有一个全局最小值（用于射野权重优化），因此梯度下降方法运行良好，不需要复杂的模拟退火算法。然而，尽管这种算法很慢，仍然是合理的，需要它来优化射野方向，并使用某些基于生物学的成本函数来优化，在这种情况下，局部最小值是可以达到预期的。它存在可理解性。很容易描述和看到正在发生的事情。最小二乘法优化作为它的变量，同样是透明的。

使用与37.2.4.2章节相同的符号，C_m 是与第m次迭代的剂量分布 D_i 相关的成本函数。预期该成本函数的形式是这样的，即它具有几个局部最小值。目标是得到射野权重的分布以及得到全局极小值并避免陷入局部极小值中。

该过程开始于空的数值，比如，通量值为0。通量的数值随机增大。增量的数值特别的小，比如预期最大值的1%，以得到最终稳定的强度分布。3D的剂量分布通过所有受照射的层面计算得到，并由C表示的函数中推导出相对应的成本函数。

如果增量使成本函数减小，则增量被接受。人们可能会认为，相反的情况将被拒绝，即若造成成本函数的增加将导致变化被拒绝。然而，事实并非如此。设定 ΔC_m 为在第m次迭代中成本函数的变化值。当 ΔC_m为负值时，改变被接受。当 ΔC_m为正值时，改变被接受的概率为exp－（ΔC_m）/kT，其中 kT 是一个控制参数，其维度同 ΔC_m相同。T 可被认为是“退火温度”，k是玻尔兹曼常数。在迭代开始时，“温度”设置的很高，因此许多错误方向（或上坡）的变化被接受。“温度”在迭代过程中逐渐降低，以至于在过程结束时，温度非常低，无论ΔC_m有多小，变化都会被拒绝。该过程受到冷却的影响，并且可以表明，如果冷却比迭代次数的对数的倒数慢，那么将达到全局最小值。该技术模拟金属或晶体的缓慢“退火”，晶体状态代表全局能量最低状态，多晶状态代表更高能量的局部最低状态[10]。这样避免了局部极小值，迭代总是达到全局极小值。

正的增量和负的增量都需要被添加，以便可以在迭代早期删除创建的结构。使用随机数随机选择正的增量和负的增量。随着迭代的进行，射线束单元权重的正约束很容易被应用。增量值可以在迭代过程中减小，所以后期的变化非常小。

另一个被认为有用的类比是：想象成本函数迭代向最小化的过程像滑雪者下山。山顶的起点表示与初始条件相关的成本（比如空的射线束）。随着调制射束的构建，成本函数减小，对应滑雪者下降的“成本斜率”。目标是让滑雪者到达山脚下（全局最低成本点），然而，在途中，会有小颠簸创造的局部最小值。如果滑雪者只接受走下坡路（降低成本），那么他们将被困在这样的颠簸面，因为他们知道自己处于局部而不是全局的最小值，但无法逃脱。接受错误方向的移动是滑雪者逃脱的机制，

[10] 这个类比解释了“模拟退火”这个名字的来源。

即必须偶尔在滑雪过程中上坡，这在最小化问题中是反原则的，但对于达到全局最小值是绝对必要的。如图37.8所示。

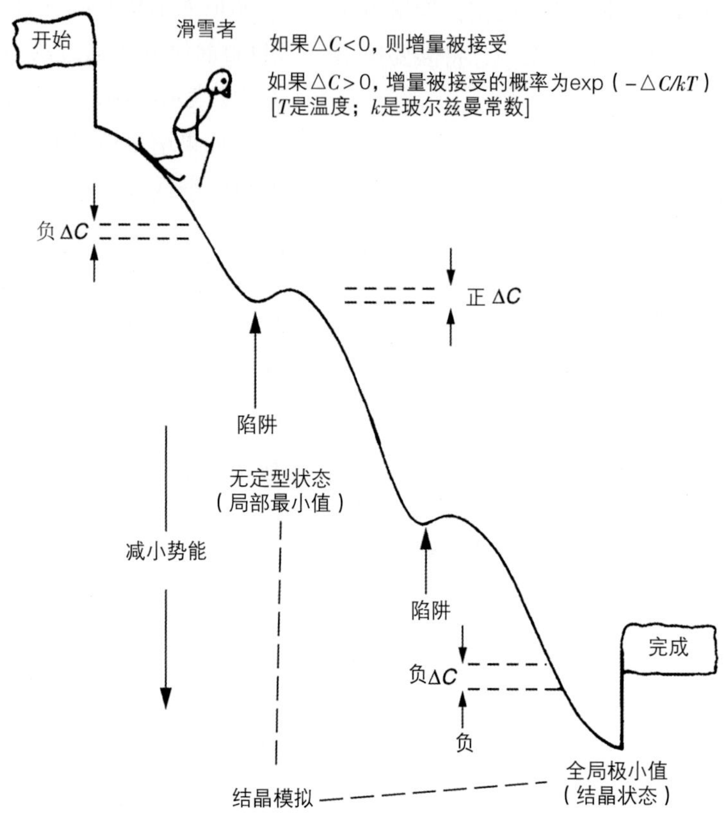

图 37.8　通过模拟退火最小化成本函数和滑雪者从斜坡上滑下的技术之间的类比（详见文本）。当“滑雪者”沿着斜坡下降时，成本函数减小，所以 ΔC 是负的，直到达到一个陷阱

所述的技术是经典的模拟退火机制。另一种方法是快速模拟退火。在这种情况下，“温度”降低得要快得多，但增量是从Cauchy分布中选择的，该分布最初宽度很大，随着迭代的进行而减小。这样做的效果是允许系统通过隧道效应跳出局部最小值。

37.2.4.4　剂量计算问题

在优化期间，成本函数的评估要求在迭代过程中的每一步重新计算所有射束对感兴趣结构每个体素的剂量贡献。因此，必须使用快速剂量计算算法，并设计解决方案来加快这一过程。

如果忽略射束散射的贡献，可以使用射线跟踪算法。对于这样的算法，当权重因子改变时，不需要完全重新计算剂量；可以进行简单的校正。当考虑散射线贡献时，可以仅评估相邻射线束单元引起的变化，其精确度足以满足要求（Spirou和Chui，1998）。由于位于同一射束上的所有体素都受到其权重变化的类似影响，因此在考虑下一个射线束单元之前，顺序或递归地处理它们，可以提高算法效率（Xing 等，1998）。

处理时间随着剂量计算点数的增加而增加。这些点可以有规律地放置在三维网格上，但大多数情况下，它们是在感兴趣的结构中随机选择的。在这两种情况下，它们的密度必须足够高，以使成本函数代表所需的剂量分布，但不能太大，以避免不可接受的处理时间。类似的考虑与射线束单元采样相关（Spirou和Chui，1998）。

由于上述原因，作为优化过程中的一部分的剂量计算通常是近似的。因此，需要使用更精细的网格和更复杂的射束模型进行后续计算，进行最终计划评估。

37.2.4.5 多目标优化和Pareto最优解

产生“最佳”剂量分布的权重因子λ_k在某种程度上是基于特定患者的，反映患者解剖结构的变化。由于缺乏基于先验知识生成最佳权重因子的方法，减缓了IMRT计划设计的过程，有可能降低计划的质量，除非λ_k值在多轮优化之间进行调整。理想情况下，计划调整是快速和直接的，能够使得特定区域的特定剂量减少；在实践中，重新优化是比较耗时的，并且可能需要重复，原因是为了减少特定剂量，单个权重因子被改变的程度通常是未知的。

实际上，IMRT的优化问题并没有单一的解决方案。存在一个基于不同妥协的解决方案空间。一个计划如果至少需要牺牲另外一个指标为代价时才能得到改进，称作Pareto最优。λ_k的具体选择可以看作是使用不同权重因子集生成的一系列Pareto最优计划（Pareto最优解集）之一。这些计划中的每一个都非常好，以至于任何一个成本函数项进一步改善（例如，将惩罚输送到特定正常组织的高剂量）都必须以恶化另一个项为代价。

给定一整套预先计算的Pareto最优计划，临床医生可以从中选择最好的计划。对于总共有T个独立项的成本函数，Pareto最优解集是（T–1）维的，因此需要大量的计算和存储空间。然而，对包含5至10项的成本函数的Pareto最优解集，研究发现，在每个最优解集，所有的Pareto最优计划都可以很好地近似为大约20个此类计划的线性组合。因此，在适当的用户界面的帮助下，临床医生可以通过线性混合20个预先优化的计划，使用软件的滑杆条来选择他们最喜欢的组合，从而交互式地探索整个范围内“接近最佳”的剂量分布。由于Pareto最优解集近似的表示，所得到的计划可能略次优，但可以通过最终的重新优化步骤来完善（Bokrantz和Miettinen, 2015）。

37.3 生成可执行的射野

尽管IMRT的理论益处众所周知，但在20世纪90年代早期之前，还没有执行这种治疗的自动化方法。然而，随着多MLCs的出现，人们探索了几种方法，以下方法目前已经商业化：

1. 多个射野，可以是步进式或者动态MLC运动；
2. 容积旋转调强放疗（VMAT）；
3. 螺旋断层放射治疗（见14.3节）；
4. Cyberknife（见14.2节）；
5. 扫描或笔形束（用于调强质子技术，见25.4节和 39.2.2节）。

37.3.1 射野照射技术和序列生成

37.3.1.1 序列生成器的作用

通量分布通过最小化成本函数实现。为了将这些通量分布转换成可实施的计划，序列生成器[11]生成叶片孔径和跳数（MUs）的组合，产生与所需通量分布良好近似的剂量分布。序列生成器的设计和操作已经在其他地方进行了系统的介绍（例如，Webb 2001b, 2005），这里将仅简要概述。本质上，在考虑了叶片和铅门的透射以及叶片间漏射等影响后，MUs[12]和孔径设置（子野）与优化的通量曲线非常接近。考虑到设备的实际限制，它们的交付顺序应尽可能快（见第37.3.2节），存在两类序列生成器：步进式（step and shoot）和滑窗式（sliding window）。

37.3.1.2 步进式技术

步进式序列生成器通过简单的非强度调制的静态子野合成强度调制的通量：射束通过一个孔径照射，然后射束关闭，MLC叶片运动到下一个孔径，开始第二个孔径的照射，依此类推。生成的序列虽然是离散的，但却能很好地接近优化的通量曲线。需要在射束实施的快速性和通量分布的间隔尺度上达成妥协。

这个序列生成器可以通过考虑一维（1D）情况来理解。在 1D上，强度调制光束可以通过顺

[11] 有时被称为编译器。

[12] 实际照射的射束由MUs的设置控制。对于序列生成器，从逆向计划中生成的通量图可以替代的认为是MU图（比如每个射线束单元的给定MUs）。

序实施不同宽度的开野来产生，每个开野由一对MLC叶片产生。通过使用其他MLC 叶片拓展到2D上。图37.10显示了产生图37.9所示所需通量的两种可能配置。显示图37.10b所示需要较少的叶片运动。

Bortfeld和Art Boyer（Bortfeld 等，1994a, 1994b）是这种方法的创始人。叶片对最初可以认为是独立作用的，因此需要2D强度调制的3D剂量传递问题需要分解成一组1D强度调制的2D剂量传递问题，剂量实施可以由一系列2D逆向计划问题来处理。所介绍的系统简单的假设叶片可以相互交错（见37.3.2.1部分），并忽略了凹凸槽问题（见37.3.2.2部分），因此需要额外的约束。另一种方法是使用一个开野尽可能多的照射，然后通过小面积的射野加量以实现理想的通量分布 （见37.5.1.2节）。

对于步进式技术序列，只需要精确的位置控制。足够多的子野可以快速传递，离散化的分步传递是可行的。Bortfeld–Boyer算法将MU和叶片运动的行程最小化，从而减少漏射和治疗时间。

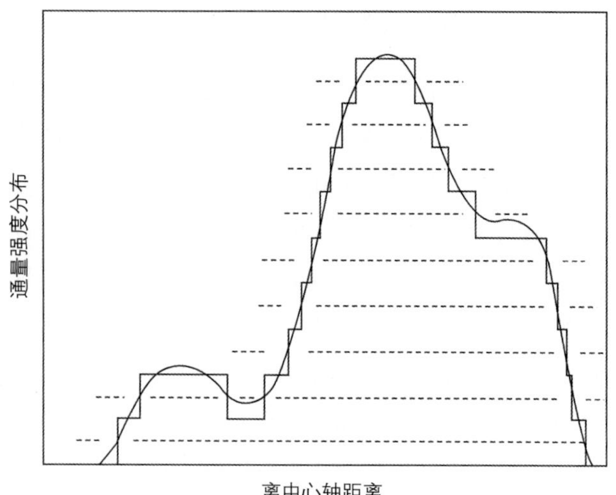

图37.9　显示了如何通过使用叶片对设置的组合创建1D强度调制。横轴是叶片移动的距离，在射束的等中心处测量。纵轴是X射线通量（或MUs数）。实线是期望的强度调制，表示为距离的连续函数，由某种逆向计划方法产生的离散调制（强度图）插值而来。水平虚线是通量的离散区间。在虚线与连续通量曲线相交的地方创建垂直线，从而给出一组离散的距离，在这些距离上发生离散的通量增加或减少。这些是通过设置左右MLC叶片的位置来实现的。请注意，所有左侧叶片出现在通量增加的位置，所有右侧叶片出现在通量减少的位置

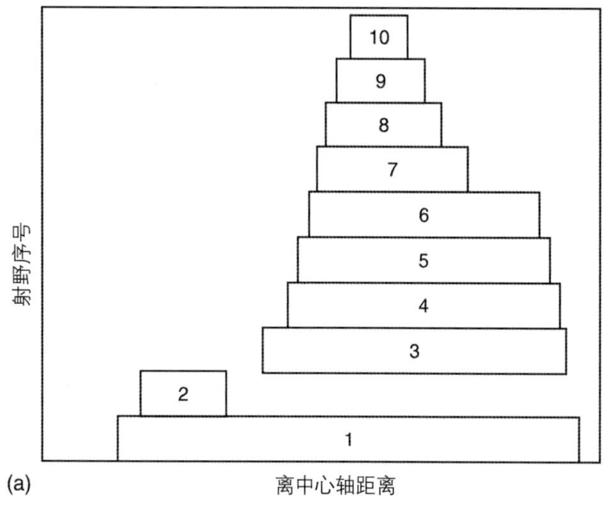

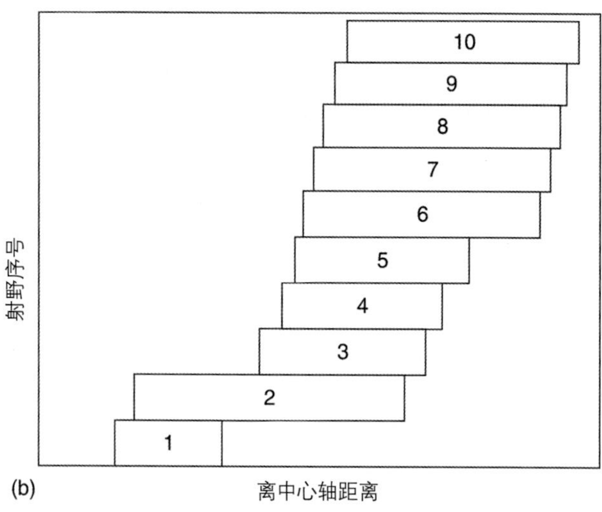

图 37.10　显示了 10 个独立的射野，当组合时，将给出图 37.9 所示的通量分布。每个矩形代表一个射野，左右垂直边缘是左右叶片的位置。(a)该技术直接来自图 37.9，是最简单的计算，被称为逼近技术。(b)该技术在射束传递方面更有效，被称为叶片扫描技术

37.3.1.3　滑窗技术

第二类是滑窗式序列生成器，出束的同时叶片连续移动[13]。叶片位置和速度通过叶片移动方向上的不同辐照间隙内的时间长度（或MUs）来定义通量分布。想象一下，当所有的叶片都闭合的时候，在一个区域的最左边辐射被打开。右边的叶片开始向右移动，射野暴露在辐射下，随后在一段时间后，左边的叶片开始移动。左右叶片移动，不断地改变它们的速度，直到两组叶片都停在射野右侧的闭合位置。对于第一种近似，传递到射野中某个点的主要强度或者通量是由该点被前导叶片没有被覆盖的时间与该点再次被跟随叶片覆盖的时间之差得到，前提是剂量率是均匀的。因此，任何任意的2D强度调制都可以通过改变每对叶片的速度分布来产生（Convery和Rosenbloom, 1992）。原理非常简单，但有许多实际的复杂性。

首先，有必要说明在理想情况下叶片运动的规律。想象一下，2D强度调制是由一组沿x轴的1D强度调制产生的，它们中的每一个，$I(x)$，都是由一对叶片产生的。然后，将注意力放到那对叶片上：

$$I(x)=t_1(x)-t_2(x) \qquad (37.8)$$

其中：

$t_1(x)$是前导叶片到达x的时间；

$t_2(x)$是跟随叶片到达x的时间。

强度和时间（或MUs）以相同的单位测量。为了产生任意的1D强度调制，前导叶片的速度$v_1(x)$和跟随叶片的速度$v_2(x)$用以下公式计算：

$$v_2(x)=v_{\max}$$

$$v_1(x)=\frac{v_{\max}}{[1+v_{\max}(\mathrm{d}I/\mathrm{d}x)]} \quad 如果\ \frac{\mathrm{d}I}{\mathrm{d}x}>0$$

和 (37.9)

$$v_1(x)=v_{\max}$$

$$v_2(x)=\frac{v_{\max}}{[1-v_{\max}(\mathrm{d}I/\mathrm{d}x)]} \quad 如果\ \frac{\mathrm{d}I}{\mathrm{d}x}<0$$

其中，v_{max}是最大叶片速度。这意味着当通量分布增加时，前导叶片以最大速度运动，跟随叶片进行强度调制。然而当通量分布减小时，跟随叶片以最大速度运动，前导叶片提供强度调制。这个算法是由不同国家的三个小组同时发现和发表的（Stein等，1994；Svensson 等，1994；Spirou和Chui，1994）。已经表明这是最有效率的实施方式，并且可以将总的出束时间计算为叶片对扫过整个射野所需要的时间加上高通量部分所需要时间的总和（Stein 等，1994）。轨迹图描述了辐照传输的特征（图37.11）。Webb（2001a）著作的第3章对这些方程进行了特别形象的展示。

实践中，有很多设备方面的限制需要考虑；比如，方程式显示叶片会突然加速。因此，加速度可能会超过限制，但有很多办法解决这个问题。这些方程式也考虑了在辐射主要通量上的强度调制。

更重要的是，方程中只显示了为达到所需主要通量所需要的运动。在实践中，叶片的漏射、机头和体模的散射都会对出束的通量有影响。处理这些问题的方法依赖于迭代过程，首先叶片的运动形成所需要的主要通量。然后，通过模型计算实际传递的通量；修改主要通量，使得方程在第二次运行后实际通量更接近所需要的通量，重复该迭代过程直到实际通量收敛到所需要的通量。

滑窗技术可以提供连续变化的通量模式而不是离散的通量模式；但为保证正确的通量调制，必须精确控制叶片的速度和位置。在滑窗技术实施过程中，叶片的速度通过检查特定MUs时叶片是否通过特定控制点来确认，类似于在步进式治疗中检查在开始下一个子野MU照射之前，叶片是否到达特定的控制点位置。

37.3.2　与机器相关的约束

对于步进式和滑窗式两种方法，序列生成器需要考虑设备的实际限制，特别是MLC的设计。

[13]　这种方法也被称为动态照射。

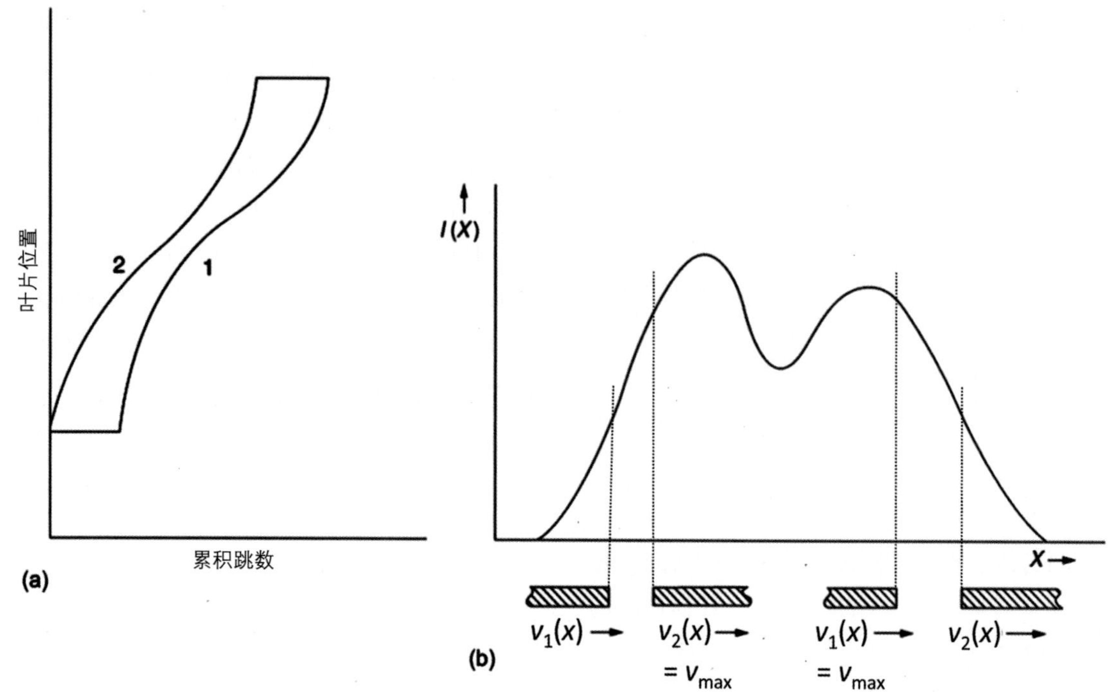

图 37.11 （a）此图显示了滑窗技术中两个相对叶片的位置同累积 MU 之间的函数关系（跟随叶片的编号为 1）。横轴表示累积 MUs，代表时间 t。纵轴是位置 x 的度量值。在任意位置 x 处，两条曲线之间的水平宽度给出了射束调制强度（公式 37.8）。（b）当强度剖面 I（x）的分布梯度 dI/dx 为正值时，前导叶片（2）应以最大速度 v_{max} 移动；相反，当强度剖面 I（x）的分布梯度 dI/dx 为负值时，跟随叶片（1）应以最大速度 v_{max} 移动。公式 37.9 在图的下方通过显示两个不同位置的一对叶片的示意图来说明强度分布

37.3.2.1　最小叶片间距和叶片交错对插

最小叶片间距是相对叶片闭合时允许的最小距离。一些MLCs的设计要求几毫米的间距以避免碰撞。因此，即使序列生成器“要求”将剂量设置为零，叶片的顶端之间也会有一些漏射。这种影响可以被减弱，当序列生成器要求相对叶片的闭合在射野的一侧时，尽可能在铅门之下。

叶片的交错对插指属于相对（左和右）的两个相邻叶片 （i和$i+1$）重叠的可能性（见图37.12）。如果MLC不允许这种配置，必须告知序列生成算法。

37.3.2.2　凹凸槽效应

叶片边缘呈阶梯状以便叶片像地板一样互锁（见第11.5.2.6节）。这一设计成功地将叶片间泄漏降至最低。然而，如图37.12所示，当相邻的步进式子野或滑窗式孔径组合时，重叠区域中的一些点（例如P）可能保持“隐藏”。依据 MLC 的设计，如果P在射束的整个持续时间内被凸槽（或凹槽）屏蔽，那么该点的剂量将减少大约85%（尽管小于在叶片中心大约98%的完全衰减）。这种所谓的凹凸槽效应将导致局部剂量不足，会造成高达10%的欠量（Deng等，2001）。

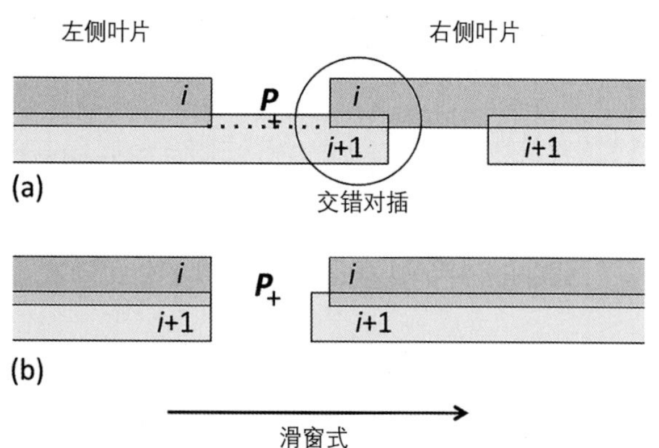

图37.12　显示了两个相邻的MLC叶片对。在（a）中右的第 i 叶片和左侧的第（$i+1$）叶片显示为交错对插，这种排列在最初的10mm宽的Elekta MLC上是不允许的。同样显示了凹凸槽效应：如果图（a）所示的序列从左向右移动（滑窗技术），像P这样的点将始终保持“隐藏”，并且存在局部剂量不足。如果使用等效（同步）模式（b）而不是（a），这种情况几乎完全被消除了

对于滑窗技术，凹凸槽效应可以通过“同步”一对叶片而不是分别处理每对叶片来减弱，以增加出束时间和增加相关的漏射剂量为代价（Van Santvoort和Heijmen，1996；Webb等，1997）。智能的序列生成器已经被研发出来，它同时利用叶片和铅门，从而可以在一个射野内创建一个主要通量为零的区域（忽略漏射）（Convery和Webb，1998）。这可以潜在解决凹凸槽效应造成的不足，并且可以避免MLCs的交错。在多个射野的治疗中，多个射野的组合和摆位的不确定性的结果是可以抵消一些剂量，凹凸槽效应造成的剂量损失可以忽略不计（Deng等，2001）。然而，大多数现代剂量计算算法都对这种效应进行了建模（见第37.7.1节）。

37.3.2.3 叶片的超行程

在大多数MLC设计中，MLC叶片不能进入大野内的所有部分。例如，在Elekta加速器上，MLC不能越过中心轴一定的距离（见表11.9），而在Varian加速器上，限制是最大延伸和最大缩回距离（在大多数Varian MLC上为15cm）。实际上，后者可能更具有限制性。因为相对的叶片之间的间隙必须放在铅门后0.5cm处，所以有效的最大不受限制的区域尺寸是14.5cm。为了克服这一限制，MLC安装在一个可移动的托架上。使整组叶片都可以移动。Malhotra等（2005）很好地阐述了这方面的细节。

在设计IMRT射野时大多数计划系统可以考虑到MLC的限制。就Varian加速器而言，这包括将一个大野分割成多个子野[14]。有人指出这种分野的方式会产生一条匹配线，在这条线上可能会出现不足或过量的情况。为了避免该问题，一些研究者提出了2cm的重叠区域，使得通量可以被羽化（比如模糊）（Wu 等，2000；Hong 等，2002），这已经被结合到商业算法中。Kamath等（2007）提出了最优分野方案理论，尽管他们的专利技术似乎还没有商业化。还有人指出，对于具有多个射束方向的IMRT，如果PTV的每个部分都被一些射束覆盖，则没有必要每个射束都包含PTV的整个投影（Abate等，2009；Lee等，2011；Srivastava等，2011）。特别是在VMAT中（见第37.3.5节），托架的移动是不切实际的。治疗计划设计者可设置最大射野宽度，可以在15～22cm之间。Varian推荐15cm但是设置更大的尺寸是常见的做法，因为更大的射野宽度会减少MU，从而减少出束时间，尽管更大的射野可能带来适形度的损失（Huang等，2014）。Ugurlu和Temelli（2020）建议使用四个VMAT半弧来改善大野的适形度。在保护正常组织上一点小的改进是可以使用铅门跟随技术来减小叶片间的漏射（Wu等，2016；Yao等，2019），这是一些Varian加速器上的可选项。

37.3.2.4 叶片速度

在直线加速器中，MLC叶片以某个最大cm/s的速度移动。设计的子野需要尽量减少它们之间的移动，以免延长治疗时间。对于滑窗技术，最大叶片速度是序列生成器中使用的一个重要参数（见公式37.9）。

37.3.2.5 每个子野的剂量

对于步进式技术，照射在子野切换之间关闭。每个子野接受到的剂量将受到直线加速器射野特性和射束开启时MU的线性影响。每个子野将有最小的MUs，以确保正确的剂量传递（见第37.5.4.2节）。

37.3.2.6 机架限制

涉及机架旋转的技术还需考虑到最大剂量率（MU/min）下机架旋转速度（每秒度数）的限制。如果使用非共面射野，机架和治疗床碰撞的风险也会增加。

37.3.3 重新计算剂量分布-MLC相关的剂量学参数

序列生成器被设计为近似接近理想的通量，在此过程之后，考虑到直线加速器的输送特性，需要重新计算剂量分布。由于叶片漏射和透射，步进

[14] 在一些Varian机器中，分野可通过线加速器本身自动完成（称为LFIMRT）。

式技术子野外的剂量将增加。铅门保持跟随，或保持在一个固定的位置，该位置需要包含所有子野。对于动态MLC治疗（滑窗技术），在IMRT剂量计算中有两个参数是至关重要的：叶片透射（leaf transmission）和照射野的偏移（RFO, radiation field offset）（LoSasso等，1998）。这可以通过图37.11a来阐述：

- 曲线1和2之间的水平距离代表给定点暴露于射束开放部分的时间（或MUs）。该点可以在相当长的时间内保持“隐藏”，在此期间，它主要接收叶片的透射剂量（通常约为2%），忽略此贡献将会造成大的错误。在最终重新计算剂量时可以将其考虑在内，但也可以在逆向计划过程中通过对曲线1和2进行适当的水平偏移，减小曲线之间的间隙，以补偿叶片偏移引起的剂量增加，从而进行迭代计算（Papatheodorou等，2000）。
- 纵轴表示叶片的位置。很明显，这个位置的一个小偏移也会显著改变曲线之间的距离，比如剂量。实际上，大多数MLC都有弧形的端面（见第11.5.2.5节）。因此，在叶片几何位置（比如光野投影）和照射野（比如50%透射率）之间存在RFO（Vial等，2006）[15]。RFO几乎与叶片位置无关，可以通过减小曲线1和2之间的垂直间隙来补偿。由于RFO会同时影响两个相对的叶片1和2，两条曲线之间的距离必须减少2 × RFO，对于Varian加速器和TPS，这通常被称为剂量学叶片分离（dosimetric-leaf-separation, DLS）（Lossaso等，1998；Chauvet等，2005）或剂量学叶片间隙（dosimetric-leaf-gap, DLG）（Lee 等，2007；Kielar 等，2012；Middlebrook等，2017；Lin等，2018）。

DLS（或DLG）的值通常在2mm左右。根据Varian的建议，可以通过在参考深度的中心放置一个电离室，使用一个狭窄、细长的MLC射野测量获得。这个射野的宽度是不同的，剂量（减去叶片透射的校正）相对于射野宽度绘制曲线（LoSasso等，1998；Middlebrook等，2017）。剂量与射野宽度的曲图应该是线性的，在剂量轴上有一个负截距。然而已经发现，使用基准测试来调整DLS的值（叶片的透射值已给定）更准确，直到发现测量和计算之间有良好的一致性（Chauvet等，2005；Vial等，2006；Kielar等，2012；Middlebrook等，2017）。Papatheodorou等（2000）用一个2cm的细长射野进行基准测试，以恒定的速度扫过10cm；如果忽略叶片透射和DLS，计算剂量被低估了15%；如果考虑叶片的透射，仍然低估10%；当同时考虑叶片透射和DLS时，一致性控制在0.5%内。重要的是要认识到，对于小的叶片间隙（通常小于2cm），目前在滑窗技术和VMAT技术中发现，需要对DLS进行亚毫米调整；对于2cm的叶片间隙，如果DLS变化0.2mm，剂量通常会改变1%。出于同样的原因，必须非常仔细地对MLC进行校准，并定期检查（见Mei等，第413.1和46.3.5节）。

有时可以考虑对叶片端面精确建模来提高剂量计算的准确性（Cadman等，2005）。然而，研究发现有必要调整MLC偏移和叶片端面的半径，以在计算和测量之间达到更好的一致性（Young等，2016）。

由于早期的系统使用简化的模型来计算所需的通量（见第37.2.4.4节），叶片序列生成后计算的最终剂量可能与初始计算的剂量有高达5%的差异，因此该计划不再被接受。一种解决方案是使用一个更准确的射束模型，每隔几次迭代后更新一次剂量计算。在所有情况下测定序列生成后的剂量分布只是优化的剂量分布的近似值；因此，将射野传递特性纳入到优化中结果更令人满意。这种新技术被称为直接孔径优化（Direct Aperture Optimization, DAO）或直接机器参数优化（Direct Machine Parameter Optimisation, DMPO）。

[15] 正如Vial等（2012）所讨论的，RFO本质上是通过使用直线加速器软件的部分校正查找表来进行补偿的。如果没有适当地考虑到这一点，就有可能进行两次修正的风险。

37.3.4　直接孔径优化

DAO是前述IMRT两步优化法的可替代方案。很容易计算出一个孔径传递的单位MU的通量分布。因此，使用一系列传递MUs的孔径代替如公式37.4中的成本函数通量分布F_{best}就足够简单了，然后使用优化算法如模拟退火算法来优化孔径形状和MUs，最小化成本函数（Shepard等，2002）。通过直接优化孔径和通量，DAO可以产生与通量优化和序列生成类似的剂量分布，但使用的子野要少得多（Abate等，2009）。因此，由此产生的计划可以更快地实施，对漏射剂量和凹凸槽效应或小MUs子野的担忧更少。

DAO方法已被证实在使用常规加速器开发进行容积旋转调强放疗方法中发挥了很大的作用（Earl等，2003；Otto, 2008）。虽然螺旋断层放疗加速器的扇形形状的射束和二元气动MLC允许加速器旋转过程中相邻射野之间的通量调制发生很大的变化（Fenwick等，2006），但常规锥形束直线加速器的MLC的速度（每秒几cm）限制了机架旋转过程中孔径形状随机架角度变化的程度。早期旋转调强放疗（IMAT）期望是通过直接最小化成本函数，优化由大量等角度间隔射束构建的通量分布；然后这些通量分布可以转换成一组孔径形状，这些孔径形状随着机架角度缓慢而逐渐变化，允许使用多个弧进行治疗。然而，在实践中，由无约束优化算法对许多等间距射束生成的通量分布通常是有尖的、不规则的，并且难以生成几个弧（Earl等，2003；Yu，1995）。然而，情况不一定都是这样，因为相似的剂量分布可以由许多不同的通量分布组合产生。使用DAO方法，考虑到在相邻机架角度上孔径形状变化限制，可以直接生成序列，该序列允许使用常规加速器快速实施高质量的旋转计划，其叶片位置、机架角度和剂量率同时发生变化，被称为容积旋转调强放疗（Earl等，2003；Otto，2008）。

37.3.5　容积旋转调强放疗（VMAT）

VMAT是IMRT的一种形式，在机架围绕患者旋转出束的过程中射野的强度同时发生变化。在出束过程中，机架速度、剂量率和MLC叶片速度都可以发生改变。根据制造商的不同，约束条件包括最大叶片速度和机架速度、叶片的最大允许行程，以及叶片运行方向上准直器最大推荐宽度（见第37.3.2节）。VMAT计划优化是直接孔径优化的一种形式。它是由IMAT的概念发展而来的，在这个概念中机架围绕患者旋转，MLC的形状是每个机架角度下的射野方向观（Yu，1995）。

最初的VMAT优化方式是由Karl Otto（2008）设计提出。其目的是在机架角度逐步增加的过程中产生一系列的控制点，每个控制点定义了MLC叶片的位置和跳数。在出束过程中，加速器在控制点之间线性移动。Otto指出为进行准确的剂量计算，需要1°的机架角度和5mm 的MLC叶片位置的分辨率，尽管Murtaza等（2017）指出4°就足够了。然而，从这个分辨率级别开始将花费很长时间，并且会导致不收敛。因此，在优化开始时，360°弧被分成很多弧段，例如60个弧段，在30°、90°等处定义MLC位置。按照Gersem等（2001）介绍的方法，对于每个机架位置，初步定义了射野方向观（BEV）的 MLC形状，其形状同靶区适形并遮挡了OARs（例如，BEV为前列腺减去直肠部分）。每次迭代的优化包括随机选择一个机架角度，改变该机架角度下MU权重或者MLC位置。系统检查有没有超过加速器的机械限制。例如，如果机架旋转的最大速度为6度/秒，叶片最大运动速度为3cm/s，将MLC叶片的最大运动速度限制在每度5mm，可以保证在VMAT执行过程中机架不降速。如果允许更改，系统将计算剂量分布和成本函数。如果该更改减小了成本函数，改变则被接受，如果没有，则被拒绝。经过多次迭代后，在两个现有位置之间增加一个额外的机架角度位置，例如在30°。适当调整相邻机架位置的权重，并继续优化。重复这个过程，直到实现了所需的分辨率。

VMAT已经被证实比传统的动态IMRT（滑窗）需要更少的机器跳数，一个360°的弧可以在1分钟多一点内完成，1分钟为国际电工委员会所允许的在任何情况下机架旋转一圈的最小时间（见第11.9.2.3节）。

37.4 其他射野出束系统

37.4.1 螺旋断层放疗系统（TomoTherapy）

TomoTherapy的概念（见第14.3节）代表了一种实现IMRT完全不同的方法。TomoTherapy使用的是很窄的扇形束，该扇形束在等中心处围绕着患者旋转。射野强度的调制是由二元多叶准直器实现，其可以被打开或关闭。治疗床沿着旋转的射束缓慢运动，相对于患者形成螺旋运动。该方法是在威斯康辛大学提出和开发的（Mackie等，1993）。优化考虑的因素包括扇形束的宽度（1cm、2.5cm或5cm）和旋转的螺距（比如，机架每旋转一圈，床移动的距离与射野宽度的比值）以及调制强度因子（例如，Skorska 和 Piotrowski，2013）。优化是通过专用软件完成的，该软件基于对多个可能的射线束单元进行分析。TomoTherapy同VMAT比较的研究有Rao等（2010）、Scobioala 等（2016）和 Liu 等（2017），研究发现两者具有可比性，尽管VMAT的速度更快。

37.4.2 CyberKnife

CyberKnife（见第14.2节）提供了一种有效的IMRT实现形式，其剂量分布由来自多个方向的圆形小野组成。这类似于最初的IMAT概念。该系统的最新进展为配备有小型的MLC，它可以提供一种IMRT的实现方式，使用多个射束。治疗计划的设计使用专用软件（见第14.2.2节）。

37.5 IMRT计划设计实例

37.5.1 正向IMRT计划

37.5.1.1 IMRT替代补偿器

多年来，金属补偿器用于补偿身体的不规则形状，尤其是在头部、颈部和胸部（见第23.6.3节）。缺失组织的补偿现在更容易通过使用MLC来实现。这种方法最常见的是用单个或两个对穿野用于治疗较长的脊柱或颈部淋巴结。主野的子野以低权重创建，其中MLC用于遮挡高剂量体积、提高低剂量区的剂量并改善PTV的剂量一致性。用于乳腺切线治疗的子野技术，作为楔形滤波器补偿的2D扩展（见第36.3.4节），也是正向IMRT的一种形式。

37.5.1.2 野中野

当有意创建子野改变PTV的剂量分布时，可以通过更进一步创建MLC形状作为组织补偿器替代的想法实现，这是手动直接孔径优化的一种形式。这种野中野技术用于改善不规则形状PTV的剂量均匀性，或者用于PTV个别区域的加量。前者的一个例子如图37.13所示。

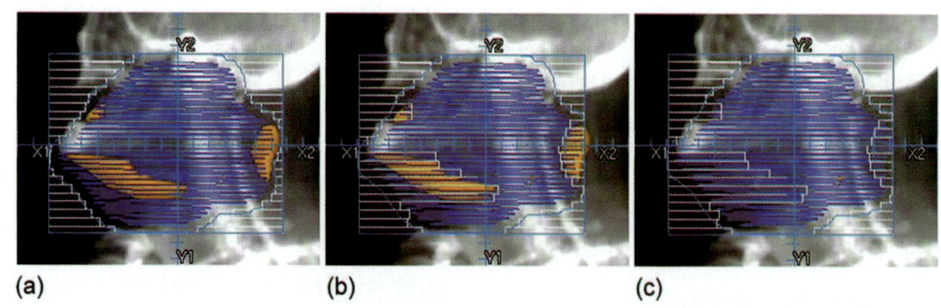

图 37.13 颈部 3D-CRT 中三个侧向射野。PTV 是蓝色的。MLC 是白色的。（a）107% 等剂量显示为橙色（见箭头），认为是不可接受的。（b）显示为复制前幅图像的射线并将叶片覆盖 107% 等剂量曲线部分。给予这个子野一个很低的权重，为 4%。（c）是重新计算剂量的结果，显示 107% 等剂量已消失

熟练的计划设计者利用他们的经验来设置最佳的射野方向，并最小化所需的子野数量，但即使如此，当有三个以上的射野和每个方向需要两个以上的子野时，这种正向IMRT是低效的。逆向计划设计的算法可以自动地实现该过程。

37.5.2 临床逆向计划设计

如第37.2.1节所述，逆向计划设计的目标是通

过优化过程实现一定的剂量分布。优化目标定义的剂量分布越充分，优化器的效果就越好。优化目标有两个组成部分：给出空间信息的体积或结构，以及剂量和约束的处方（见图37.5）。

37.5.2.1 用于IMRT优化的结构

定义剂量学目标函数所需的基本临床结构包括临床靶区体积（CTVs）、外扩后的PTVs和OAR。串行OAR外扩生成PRVs。这些临床结构通常在CT（或MR或PET图像）上勾画。

使用虚拟结构创建额外的优化目标。例如，PTV外的环以增加适形性，将OARs细分为与PTV重叠部分和PTV之外的部分（一个例子见图37.14，第37.6.2节），或简化OARs以创建需要避开的体积（例如将肠袢合并生成肠袋）。

在优化过程中，算法可能会将剂量沉积在不需要的地方，从而进一步增加避让结构或扩大小的临床结构。后者的一个例子是眼睛的晶体，生成PRV时最好在前部有充足的外扩，使得其超出体外，这样剂量就不会在眼睛前部沉积。

37.5.2.2 皮肤相关问题

头颈部肿瘤治疗中的CTV通常靠近患者的体表，所以当它们外扩成PTV时，它会靠近或扩展到身体轮廓之外。如果在优化过程中使用这样的PTV，后者情况将试图增加剂量建成区的剂量，从而给患者的皮肤带来不可接受的剂量。这个问题的解决方案是由Thomas和Hoole（2004）提出的，至今仍被普遍使用。当PTV和皮肤的距离小于6mm时，具有一定密度的“bolus”人为的添加在身体轮廓上，仅用于优化，并移除用于计算（和治疗）。这样，如果患者移动使得等中心离开体表，CTV仍将被治疗等剂量线所包围。另一个解决方案是优化PTV的子体积“PTV_IMRT”，它是PTV除去皮肤95%剂量建成区深度的部分。对于6MV光束，这大约是6mm。选择哪种解决方案在一定程度上取决于临床决策，第二种解决方案出错的风险较小，但会降低体表附近肿瘤控制的可能性。

这个问题比较常见的另外一个部位是乳腺。如果要使用IMRT，射野大小需要涵盖治疗过程中的呼吸和肿胀。这将在第37.6.3节中详细讨论。

37.5.2.3 剂量目标

在考虑剂量目标组成时，通常将结构分为两类：靶区和需要避开的结构。靶区接受一定的处方剂量，或者至少接受预定范围内的剂量。理想情况下，需避开的结构不接受剂量（见第37.2.3节）。但这显然是无法实现的，重要的是使其接受到的剂量足够低，以避免临床毒性的出现。

首要的靶区体积是PTV，其目的是给予规定的处方剂量。所以，PTV的剂量目标通常为最小和最大剂量或均匀剂量[16]。剂量可以用DVH图上的点来表示（接近最小剂量为98%的体积所接受到的剂量，接近最大剂量为2%的体积所接受到的剂量）[17]。值得注意的是，要考虑是否使用均匀剂量目标，剂量均匀性将与剂量适行性形成竞争关系。

其他靶区体积是OARs（或PRVs）和PTVs之间的重叠区域。如果这些重叠区域是单独定义的（大多数计划系统提供布尔运算来实现），并且定义了最大和最小剂量，则优化器运行良好。如果整个PTV被治疗到最低剂量水平，对重叠区域限制高量可以避免这些区域产生高剂量。

需要避开的结构主要是OARs。如果OAR特别敏感或为串行器官，则要对其进行外扩生成PRV（planning organ-at-risk risk volume）。使用最大或平均（或中值）剂量或特定体积最大剂量，为这些结构设定剂量限制目标。一个结构可以使用多个剂量限制目标。串行器官，如眼睛、视神经、脑干或脊髓，使用最大剂量目标。并行器官，如腮腺和肺，使用平均剂量或剂量-体积目标。串行-并行器官，如食管、直肠和膀胱，使用两种类型目标的组合。如果计划目标直接转化为剂量限制目标，这

[16] 基于传统的适形放疗计划，存在一种偏见，即均匀的剂量很重要。这可能是肿瘤与正常组织混合（如乳腺）或 PTV 内有正常组织（如头颈部），但对于实体肿瘤，可能更重要的是确保达到最小剂量（即接受高剂量体积）。给予 PTV 剂量的目的是确保 CTV 达到这一剂量。当考虑鲁棒优化时，这种区别变得很重要（见第 37.5.4.1 节）。

[17] 有关 DVH 和剂量－体积指标的概念及其临床应用的更多细节，请参阅第 43 章。

些目标通常不会实现，因为PTV覆盖和正常组织保护之间的需求相互冲突。为了克服这个问题，可能需要设定更严格的目标函数。

在三维适形放射治疗计划之前，剂量和毒性之间的关系尚不清楚。早期的一篇关于剂量与正常组织耐受性关系的综合性研究（Emami等，1991）在1991年发表，当IMRT计划开始在临床中应用时，该出版物中的数据被广泛使用。很久以后，美国放射肿瘤学会（ASTRO）和美国医学物理学家协会（AAPM）成立了“临床中正常组织效应的定量分析”（QUANTEC）委员会，以修订和更新Emami的指南。2010年，它公布了一份剂量–体积限制数据，可用作在IMRT设定目标的基础（Marks等，2010c）。

37.5.2.4 权重因子

PTV和OAR优化目标间相互竞争，或多或少都很重要，因此，有必要为给它们分配相对权重来引导优化[18]。一个好的起点是将100%的权重分配给PTV最小剂量目标，将50%的权重分配OARs和PTV外环的最大剂量或剂量–体积目标。然后运行优化并调整PTV目标权重，直到达到最小剂量要求。接着调节PTV外环的权重，直到PTV外剂量线是适形的。最后，增加了OAR和其他需要避开结构的权重，直到PTV剂量开始受到影响。请注意，改变包含大体积结构的权重将对剂量分布产生较大的影响。

一些优化者使用具有“无限”权重（比如强限制）的优化目标。在实际应用中应谨慎使用，不要与其他目标产生过度竞争，否则由此产生的剂量分布可能和理想剂量分布差别较大。

关于该问题注意的最后一点是，过多的高权重竞争目标可能会导致优化器崩溃。在优化阶段这可能不太明显，但剂量分布上可能有许多高剂量区域，而且计划可能过于复杂（见第37.5.4节）。

37.5.2.5 类解决方案

可以为常见的治疗部位（如前列腺或头颈部）建立具有射野排列和优化参数的模板，称为类解决方案，以便于常规的IMRT治疗计划设计。调整权重和重新优化的迭代过程是IMRT计划最费力和最主观的步骤。类解决方案利用计划者的经验为特定部位的肿瘤提供合适的优化目标和权重[19]。

37.5.2.6 同步加量

对肿瘤提供放射治疗剂量而不对OARs产生不可接受的毒性的一种方法是对克隆源细胞密度较低的组织给予低剂量处方，并增加肿瘤或瘤床的剂量。在3D–CRT计划时，这种加量通常以相同的分次剂量顺序给予。例如，乳房保乳放疗时，通常会对整个乳房给予50Gy/25次的治疗，然后对瘤床进行16Gy/8次的照射。标准的头颈部3D–CRT计划通常采用大野对全上颌和颈部进行照射，然后采用减少的光子射野对脊髓前和电子射野对脊髓侧面方向进行照射，最后阶段是照射肿瘤原发位置。所有这些阶段都以标准分次剂量进行照射，通常为2Gy。

IMRT非常适合在PTV内产生非均匀剂量的计划。因此，一种解决方案从一开始就为PTV的不同子体积（比如PTV1、PTV2等）给予不同的剂量，保持分次数相同，而不是在基本剂量被给予较大的初始体积之后才增加剂量。这种技术通常被称为同步加量（Simultaneous Integrated Boosts, SIB）技术，例如，较大的PTV单次量为2Gy，而较小的PTV仅局限于肿瘤，单次量2.2Gy。与顺序加量相比，SIB已被证明可以使PTV有更好的适形性，但需要对总剂量进行一些调整，以考虑到单次量的改变对生物学效应带来的影响（Mohan等，2000年；Orlandi等，2010年）。

在IMRT引入期间，使用IMRT的临床试验，如前列腺的“CHHIP”（Dearnaley，2016）、乳腺的“IMPORT High”（Tsang等，2015）、头颈部的“PARSPORT”（Nuting等，2011）和RTOG研究“H–0022”（Zhu等，2004），使用了SIB的这一概念，并证实了这种治疗可提高疗效和降低放疗

[18] λ_k 方程37.4中的值。

[19] 这不同于第43.7.3节中介绍的基于知识的计划，因为对于标准类解决方案方法，没有考虑患者的个体解剖差异。

副作用。

37.5.3 VMAT问题

VMAT治疗的时间短，使其成为IMRT治疗的有利选择。然而，碰撞风险会更大，如果需要全弧，则对等中心位置有限制。这意味着对于外侧或前侧的PTV，等中心不能放置在PTV的中心。弧不一定必须是横向的（比如允许等中心的治疗床旋转），但横向共面的弧是最常用的，可以减少碰撞的风险。但脑部治疗是个例外。弧内的所有器官都会受到照射，因此弧内所有OARs都应被勾画出来，并设置约束条件。“避让区”，即机架旋转时不出束，被用来防止射线照射敏感的器官，如眼睛。VMAT计划的优化可能包括考虑是否使用多个弧。研究发现，旋转准直器可以减少叶片间漏射的影响，并增加射野的长度。对于有两个弧的情况，可以选择使用不同的准直器角度。

37.5.4 执行性问题

IMRT是一种复杂的治疗形式，不可避免的是，随着复杂性的增加，错误的可能性会增加。对于IMRT计划，存在患者的摆位问题和机器的可执行性问题。前者可采用鲁棒性优化来解决，而后者一般通过调整优化参数的方法来解决。

37.5.4.1 鲁棒性优化

IMRT剂量分布[20]可以更精确地定义的靶区体积，因此准确的摆位更加重要。图像引导放疗（见第48.2节）是解决这个问题的一种方法，但也可以在优化IMRT计划时考虑到治疗位置的不确定性（Unkelbach等，2018b）。正如在第39.2.2节中所讨论的，该部分的研究由IMPT驱动的，质子在非均匀组织中的射程增加了摆位误差的潜在不确定性（Lowe等，2017），但对光子IMRT也有潜在的溢出。对靶区体积周围增加剂量可以补偿这种由于位置的不确定性而造成的剂量减少（blurring）（Ahanj等，2016）。Fredriksson（2013）提出了许多不同的方法来考虑位置的不确定性。其中一种优化方法是最小化每个体素在最坏情况下的剂量偏差。然而，Fredriksson等（2011）指出，体素剂量是相关的，因此建议，目标应该是将最坏的情况最小化，考虑到整个分布的等中心的位置不确定性，这被称为极小–极大优化。这个概念后来被扩展（Fredriksson等，2015），以寻找满足在其不确定轨迹内的等中心的任何位置的感兴趣区域都被约束的解决方案。因为可能不存在这样的解决方案，所以算法被扩展以允许减少不确定性范围，直到找到解决方案。这将是在特定的临床限制下所能做到的最好的。这种鲁棒性优化方法并没有广泛用于光子的IMRT，在光子IMRT中简单的扩大PTV边界的方法占主导地位，但是在质子治疗中，由于对鲁棒性优化需求的增加，这种解决方案应该更合适（Mohan和Grosshans, 2017）。这种优化方法的缺点是鲁棒性优化计划的质量总是低于假设没有运动的计划质量，但是这更接近于实际情况。

37.5.4.2 机器执行性问题

IMRT要求治疗机能够精确地执行MLCs（以及VMAT中的机架）的复杂运动。在滑窗式IMRT中，这与MLC叶片能否以所需移动速度，以匹配治疗计划的要求有关。在滑窗式IMRT和步进式IMRT中，它与TPS精确模拟强度调制的能力有关。这是一篇博士论文（Svensson，2011）的研究主题，其中考虑了各种问题。通量图越复杂，MLCs凹凸槽结构的建模、小射野建模以及MLC控制系统控制正确缝隙的能力（Hernandez等，2017）等问题就变得越重要。调制越大，需要的MUs就越多，从而增加了患者的射野外的剂量（见第61.2.3节）。Webb（2003）强调，随着计划复杂性的增加，计划的适形性也会增加，因此不一定需要最小化计划的复杂度。Webb 为步进式IMRT 定义了一个调制指数（Modulation Index，MI），通过比较相邻射线束单元以确定调制程度。McNiven等（2010）定义了一个更广泛使用的调制复杂度评分（MCS），评分项目包括两部分：叶片序列的变化（用叶片之类间间隙的变化性表示）和孔径面积的变化（用最大射野孔径相关的子野数量表示）。

[20] 包括通过质子治疗（IMPT）获得的剂量分布。

分数变化范围为在0到1之间，一个未进行强度调制的开野分数为1。关于复杂性的一个更简单的指标是与实施剂量相关的MUs数和控制点的数量（尽管后者对于VMAT射束来说不是有用的指标）。McGarry等（2016）发现，γ通过率与MCS和总MUs之间存在统计学上显著的负相关。

优化算法可以通过设置叶片之间的最小缝隙、每个子野的最小MUs和总的MUs，来匹配计划的复杂度。当设置了非常难以满足的约束条件时，也可能会产生具有高度复杂性的计划。如果设定的目标要求靶区和周围正常组织之间有非常陡峭的剂量梯度，那么优化就可能面临物理上不可能实现的目标，并且很可能会产生过于复杂的计划。通过调整优化目标，或许通过增加额外的优化体积，可以实现更现实的可执行的计划。

37.5.4.3 *移动的靶区–Interplay效应*

IMRT治疗包括在相当长的一段时间内周期运动的器官如肺和肝，对由多个子野的累积剂量进行传递，如果靶区在射束之间移动（对于这些组织是不可避免的），则特定的体素可能因为移动到相邻射束的路径中而接受到过多的辐射，或者接受到过少的辐射。这被称为互动效应（Interplay），因为它与MLC叶片运动和靶区运动之间的“相互作用”有关。Bortfeld（2002）的研究表明，这种效应在多分次治疗中被减弱。Duan等（2006）和Selvaraj等（2015）描述了在一天接受过高剂量和在另一天接受过低剂量对放射生物学的影响问题。然而，对于大分割治疗仍然存在问题，因为至少需要三个分次的放疗才能削弱该效应的影响（AAPM 2006；Ong等，2013）。如果治疗的速度变慢，该效应就会降低（Selvaraj等，2013）。第37.6.4节将进一步讨论这些问题在肺部治疗中的具体影响。

在IMRT和传统适形放射治疗中，常见的靶区移动的影响是造成肿瘤边缘剂量模糊。第48.2.9节讨论了这个问题。

37.5.5 增强的自动计划设计

虽然在逆向优化中也可以采用一些自动化处理，但最终计划的质量仍然主要依赖于计划制定者的技巧和经验。如第37.5.2.4节所述，计划的优化参数的相对权重和产生的剂量分布之间没有可预测的关系。当类解决方案不能产生令人满意的计划时，重复迭代是很耗时的，而且最终的计划是否是“最优的”也存在不确定性。因此，商业系统进一步引入了自动化的解决方案。其中一种方法是Pareto-front方案（见第37.2.4.5节），由计划系统提出一套优化计划，其中每一个计划优化一个目标将导致另一个目标的变差（Craft等，2006）。然后临床医生可以选择他们更喜欢哪一个计划。该解决方案已作为rayNavigator®在Raysearch治疗计划系统中应用。

还有一种图形驱动的解决方案，从标准的临床目标和OAR结构开始，通过勾画出需要修改剂量的区域或通过调整DVH图显示的期望变化，进一步引导优化过程（Cotrutz和Xing, 2003）。因此，惩罚因子被应用于相关的体素中，并且进行微调，几次迭代后计划有所改进。Xhaferllari等（2013）开发了另一种微调方法：在标准优化后，识别热点和冷点体积，并用于构建新的优化虚拟结构，作为进一步改善和消除这些热点和冷点的基础。通过使用定制的脚本，整个过程完全自动化。这种方法可能会提高复杂IMRT计划设计的效率。

Pinnacle治疗计划系统（飞利浦）提供了一个名为Auto-Plan®的自动计划模块。它包括一个先进的优化模块。该模块的作用是通过称为“Technique”定义的优先级优化目标来实现的，其会自动探索靶区和OAR之间的最佳权衡，试图模仿有经验的计划设计者的决策过程（Gintz等，2016）。热点和冷点区域的减少也采用了类似于Xhaferllari等（2013）描述的过程。“Technique”参数是通过测试患者进行调整，但系统不会从以前的计划中“学习”。自动计划系统已经在各个部位中进行了测试，主要是头部和颈部（Hazell等，2016；Gintz 等，2016；Hansen等，2016；Kusters等，2017a, b），也包括前列腺（Nawa等，2017）和脑部（Krayenbuehl等，2017；Wang等，2017）。总的来说，“自动计划”优于“人工计划”，尤其是在复杂情况下需要对OAR保护时。

“自动计划”方法不同于Eclipse治疗计划系统（Varian）中基于先验知识的 RapidPlan®算法。后者使用预先优化的计划数据库，该数据库建立了解剖特征（例如PTV到OAR的距离）和剂量分布之间的相关性，并用于后续计划（见第43.7.3节），研究结果似乎具有可比性（Wu等，2017）。在所有情况下，增强的自动化优化减少了计划时间，减少了计划者之间的差异，并通过标准化提高了计划质量。

37.5.6　IMRT计划评估和IMRT剂量报告

与适形计划相比，IMRT计划中的结构更多、更复杂，等剂量线是波浪状的，因此仅仅通过观察横轴面的等剂量线来评估 PTV的覆盖是不够的（Pawlicki等，2005）。在评估IMRT计划时，应使用第43章中提到的所有工具，特别是PTV和OARs的DVHs，并通过剂量统计（也称为剂量–体积指标）对DVHs进行总结。如果PTV靠近皮肤并包括剂量建成区，如图37.14所示，则构建一个修改后的PTV用于DVH评估，如图37.15所示。如果将剂量统计与剂量显示的颜色系统相结合，对于区分哪些位置达到了剂量要求，哪些位置没有，很重要。DVHs不能提供空间信息，所以需要使用不同平面上的等剂量线和颜色填充的组合来检查三维剂量分布，如肺VMAT计划图37.19和37.20所示。由于计划设计者对PTV外热点的确切位置以及PTV内高剂量和低剂量体积的控制较少，计划检查应该包括检查整个辐射体积，以检查剂量是否沉积在OAR附近。在紧邻OAR或PRV的PTV内具有高剂量体积的方案可能看起来可以接受，但会减少计划的鲁棒性。如果剂量分布有异常，应检查目标函数和虚拟结构是否存在矛盾，特别是在重叠体积的优先级或虚拟结构的构造方面。在大多数计划系统中，分次数是由操作员输入的，必须独立于剂量分布之外进行检查，因为一个不正确的值会导致严重的治疗错误。

关于剂量处方和报告的重点提示：在IMRT计划中，等剂量线可以选择绝对剂量或剂量归一化到任意点来表示。相对剂量显示允许剂量分布以百分比表示，但不反映PTV受到的绝对剂量，因为这是由优化器设置的。如ICRU 83号报告（ICRU 2010年）所述，PTV的报告剂量为中位剂量。如果PTV中存在其他PTV，则剂量报告应同时包括整个PTV和减去的PTV（详见第31.4.3节和图37.16）。

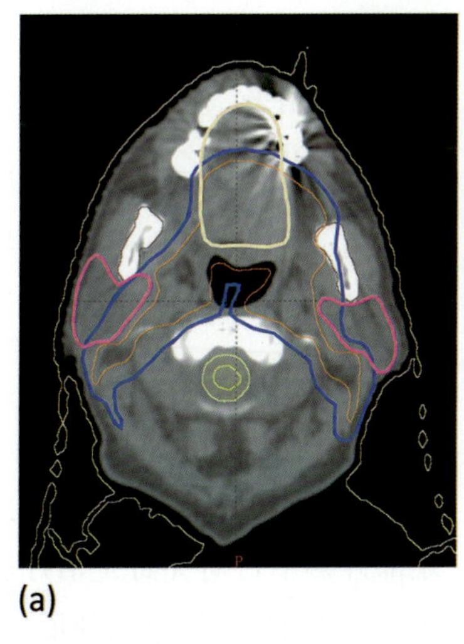

(a)

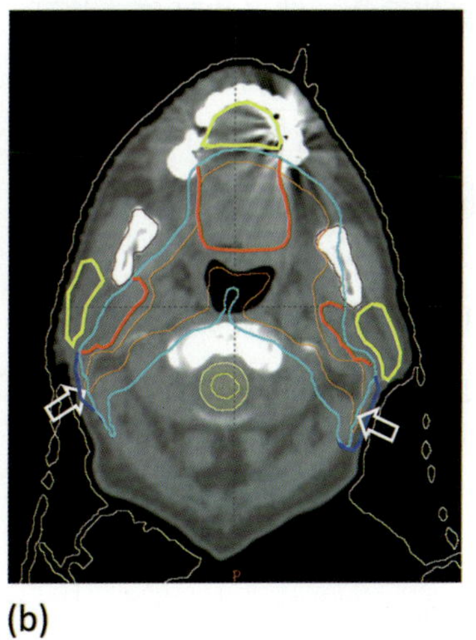

(b)

图 37.14　口咽部肿瘤放疗轮廓的勾画，显示了如何创建子体积，以便设定更明确的优化目标。（a）CTV 用一条细橙色线表示，PTV 用深蓝色表示，口腔为浅黄色，脊髓 PRV 为细黄色线，腮腺为粗紫色线。白色的外部结构包括一个低密度的固定面罩，这在这个 CT 窗宽的图像中是不可见的。（b）深蓝色的 PTV 从两侧的体表略微修剪（见箭头），形成一个浅蓝色的“PTV_IMRT”；腮腺和口腔被细分为红色的“重叠体积”和黄色“减去体积”

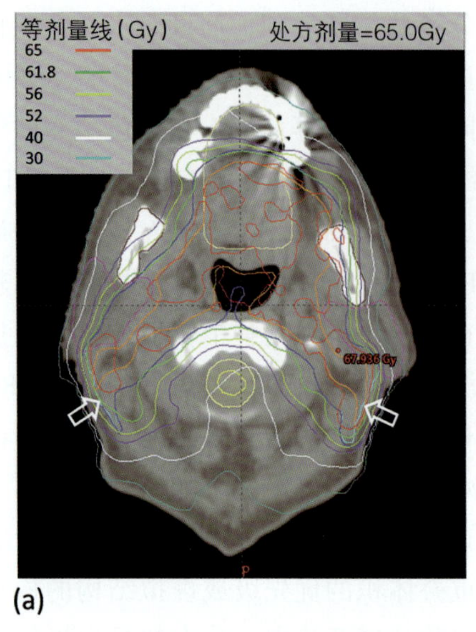

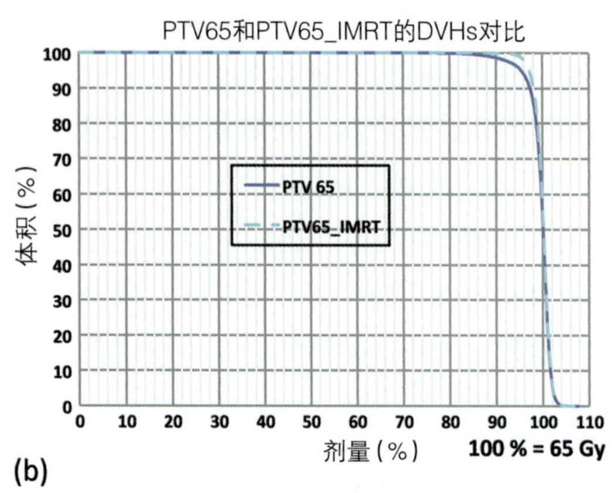

图 37.15　图 37.14 中处方剂量为 65Gy 的口咽癌放疗的剂量分布：（a）以 Gy 为单位的等剂量线分布和（b）PTV65 和 PTV65_IMRT 的 DVHs 的比较。后者用于评估覆盖率，而前者用于剂量报告（并表明 CTV 的覆盖率在体表附近受到了影响）

37.6　特定部位的计划设计问题

37.6.1　前列腺IMRT

前列腺IMRT计划可以很好地说明逆向计划的益处和实际实施过程。已经开发了临床方案，使用同步加量的概念，给予前列腺 PTV 比精囊腺更高的剂量。主要的 OARs 是膀胱、直肠和股骨头。膀胱和直肠经常与前列腺相重叠，精囊腺可移动并可能环绕直肠。计划设计者可以通过创建一个重叠结构，通过优化来控制前列腺和精囊腺PTVs与直肠和膀胱重叠区域的剂量，并增加这个重叠区域之外的剂量梯度。

如果使用固定野IMRT，五个斜入射方向的射野就足够了，有助于减少股骨头的剂量，如果使用VMAT，一个弧通常就足够了。90% 的前列腺治疗可以用相同的射野方向和相同的类解决方案来实现，从而节省了计划时间。无论使用6MV或 10MV的能量，剂量无显著变化。

图37.16显示了如何将OAR（本例中的直肠）细分为重叠区域，以增加提供给优化器的信息。橙色的重叠区域被指定为靶区，而绿色的重叠区域被指定为OAR，最小化其剂量。以上取自一项临床试验（“Pivotal Boost”，Onjukka等，2017）。该临床试验剂量分次为20次，并包括前列腺内的加量体积。

接受髋关节置换术的患者也有适合的类解决方案，以避免IMRT射野穿过髋关节假体进入。单个髋关节假体的计划应该和没有假体的计划一样好。那些使用双假体的患者将不可避免地导致直肠和膀胱的剂量升高。

前列腺和盆腔淋巴结计划说明了如何优化一个可移动的OAR（即肠道）的治疗计划。单独的肠管被勾画出来，并结合起来形成肠的回避结构，以减少盆腔淋巴结之间的剂量。肠袢用于评估优化计划中的肠道的剂量。

37.6.2　头颈部IMRT

头颈部肿瘤放疗的两个长期副作用是口腔干燥（口干）和吞咽困难（吞咽障碍）（Dirix和Nuyts，2010）。咽或鼻咽的3D-CRT计划包括上颈部外侧平行对穿野（治疗肿瘤）和下颈部前野（给颈部淋巴结较低的剂量）。前野包含一个铅档区域，以保护喉部、食管和其他的中部关键结构。使用IMRT治疗这些肿瘤的目的是为了减少对唾液分泌腺体的毒性，特别是腮腺的毒性，并提高原发部位和淋巴结CTVs的剂量适形度（见图37.16和Gregoire等，2007）。

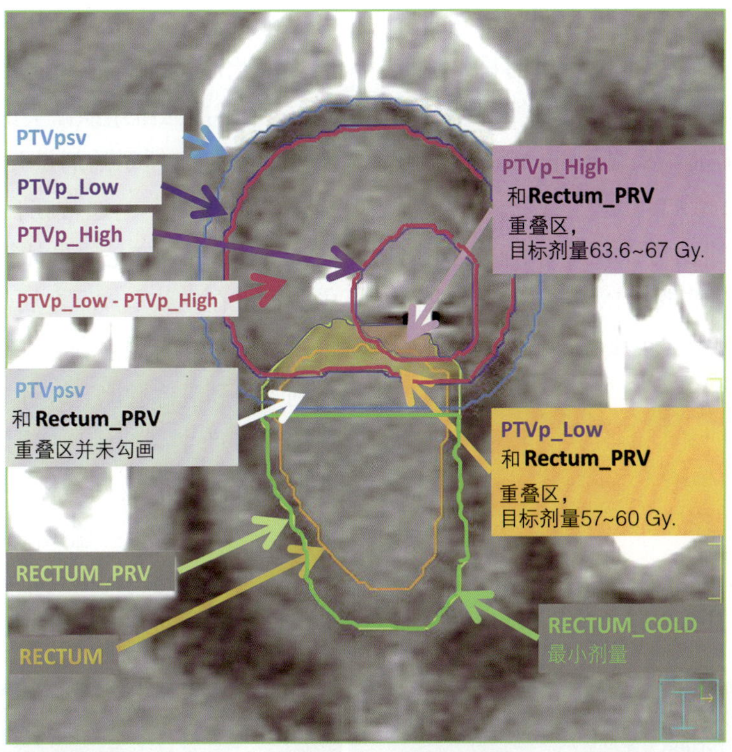

图 37.16 Pivotal Boost 前列腺临床试验的计划目标示意图：三个靶区 PTVpsv（前列腺 + 精囊）、PTVp_Low 和 PTVp_High- 剂量分别为 47Gy, 60Gy 和 67Gy。它们与直肠重叠，并创建了两个子体积（用粉红色和黄色的框识别），以便“靶区”目标可以用来控制这些重叠区域的剂量，在 PTVpsv 之外，创建一个子体积，“RECTUM_COLD”（绿色）允许计划设计者设定一个优化目标，尽量减少直肠的剂量。大多数计划设计者会在直肠和 PTVpsv 的重叠（用浅灰色框识别）中创建一个适当的剂量梯度，因此没必要为该区域设置剂量目标。还要注意的是，减去的体积“PTVp_Low – PTVp_High”（紫色轮廓）用于评估排除高剂量区域的 PTVp_Low 中的剂量（经许可引自 RTQA 的 Pivotal Boost 试验指南）

逆向优化的IMRT计划将待治疗的体积分为原发肿瘤和I级、II级和III级淋巴结。在淋巴结的勾画上已做了大量工作，一个国际专家小组在2003年发布了指南（Gregoire等，2013），随后由Gregoire等（2014）添加了相关内容。2017年增加了关于原发肿瘤勾画的共识指南（Gregoire等，2018a, b）。共识是使用同步加量技术，对原发肿瘤给予最高剂量。对于治疗原发肿瘤的实际剂量，国家之间和国家内部仍然存在差异。临床试验，如“PARSPORT”（Nuting等，2011）、“ARTDECO”（Gujral等，2014）、“DARS”（Petkar等，2016）和“NIMRAD”（Thomson等，2014），使得在英国对剂量处方进行一定程度的监督和协调成为可能，RTOG研究“H-0022”也有相关建议（Zhu等，2004）。

需要考虑OAR是串行OAR，如脊髓、脑干、视神经和下颌骨（可以自动勾画出来），还是并行OAR，如腮腺、口腔、喉、咽和吞咽结构（这些也可能是PTV的一部分，见第37.5.2.3节）。

一种IMRT计划解决方案是只对上颈部使用IMRT计划，下颈部使用单前野照射并且射野中间被铅块遮挡（Schwartz等，2010）。另一个解决方案是使用IMRT计划照射全部体积。单一计划的解决方案避免了射野衔接的问题，但会使吞咽结构接受更高的剂量，这可能会增加吞咽困难的风险（Caudell 等，2010）。组合射野的解决方案计划很麻烦，可能会使颈部淋巴结无法充分照射（Webster等，2018），并且需要比较长的治疗时间。然而，当使用单一的计划时，需要注意控制吞咽结构和腮腺的剂量（Peponi等，2011；Petkar等，2016；Gujral和Nuting，2018）。

对于口咽部位肿瘤，可以采用7或9个共面IMRT射野或单弧VMAT或两个弧VMAT获得良好的计划。对于鼻咽部位，添加非共面射野或弧能改善计划（Wild等，2015），但会增加治疗时间。图37.14和37.15说明了口咽部肿瘤治疗的轮廓勾画和由此产生的剂量分布。

VMAT的优势在这个部位最为明显，该部位解剖结构复杂、体表轮廓形状变化明显，固定野照射时间很长。单侧肿瘤可以使用半弧治疗，McQuaid等（2016）研究结果显示部分弧VMAT优于六野IMRT计划和3D-CRT计划。

对于脑和颅底肿瘤的分次治疗，与更常用的共面VMAT方案相比，非共面IMRT方案有可能通过更好地避开脑干和视神经束来提高计划的适形度（Zhong-Hua等，2015）。

37.6.3 乳腺癌IMRT

37.6.3.1 正向计划设计

多年来，乳腺癌计划一直使用一对切向楔形野（见图36.3），相对于中央横切面，射野呈圆柱形；由此产生的高剂量是可以接受的。通过使用MLCs来解决二维组织缺失的正向计划技术，可以实现如图37.17所示的剂量分布。第36.3.4节中已经描述的过程如下：通常在自由呼吸中进行的计划CT的扫描，该CT是剂量计算的基础。在扫描过程中，可以在皮肤上放置金属丝来标记射野的边缘。设置两个对穿野照射乳腺，并确保射野的大小能考虑到呼吸和乳腺肿胀，并计算剂量。这将在乳房最薄的地方产生高剂量。如图37.18a和b所示，利用在射野方向观上显示等剂量线的功能，使用MLCs创建低权重子野，并遮挡高剂量。通常，一个或两个子野足以创建均匀的剂量分布（见图37.18c）。

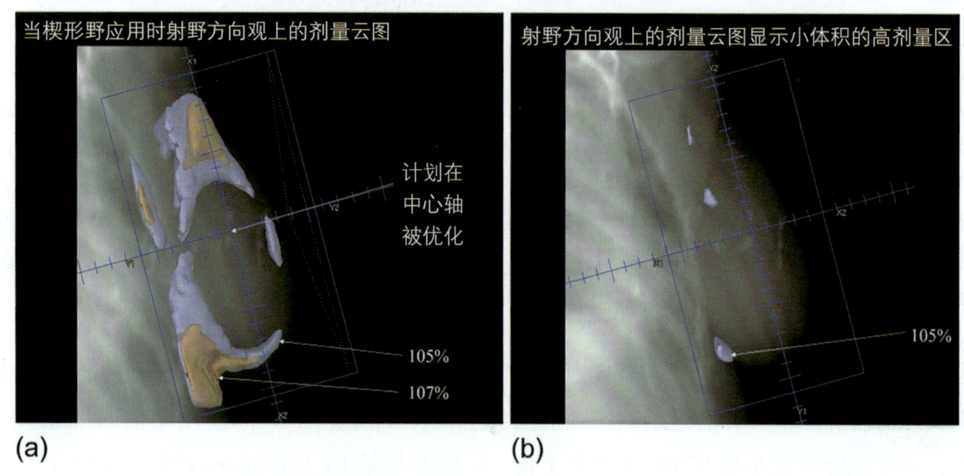

图 37.17 （a）一个三维乳房计划的切线野的侧向 BEV 视图，使用一对楔形板进行优化。剂量云显示紫色为 105%，橙色为 107%。（b）当使用基于三维正向计划的 MLC 技术时均匀性增加

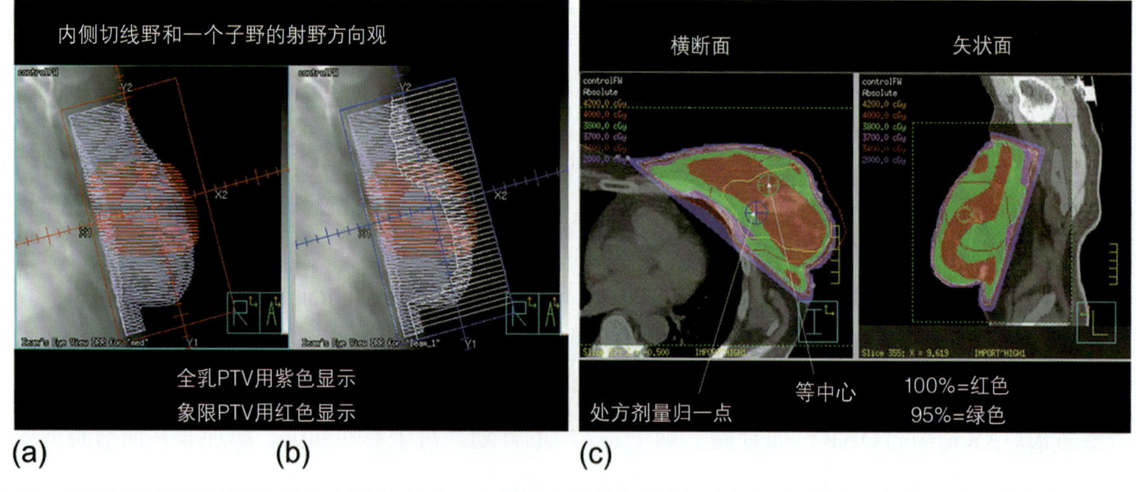

图 37.18 乳腺正向计划过程示意图。开野和其中一个低权重子野分别见（a）和（b）。横向和矢状面的剂量分布如（c）所示。这些治疗计划通常没有列明确勾画出 PTV。计划剂量被归一到一个点（“处方剂量点”），该点应该靠近乳腺的中心（“等中心”），并且当乳腺的中心是最大剂量点时，可能需要向后移动（例如 1cm）

37.6.3.2 逆向计划设计

对于左侧乳腺癌患者，采用第37.6.3.1节中所述的方法通常会给予心脏高剂量。此外，如果瘤床需要同时加量，或者乳腺淋巴结将被包括在PTV中，需要治疗的体积将变得更加复杂。而一个逆向计划的解决方案可能会更令人满意。计划可以用切向IMRT、VMAT或两者结合的混合技术来执行（Tyran等，2015；Jost等，2015；Jeulink等，2015；Fogliata等，2017）。在这个部位上使用逆向计划将面临以下问题：CTV是表浅的，随着呼吸而显著移动，并在治疗期间可能出现肿胀。如果使用切向射野，乳腺形状变化的问题可通过以下方式被考虑到计划设计中：通过扩大前向的通量，如在滑窗技术中，或通过使用虚拟的组织补偿，像在头颈部肿瘤计划中。Nicolini等（2011）研究展示了如何将虚拟组织补偿的概念扩展到VMAT中，并且显示在乳腺肿胀问题上计划具有足够的鲁棒性。如果可以的话，使用深吸气屏气技术（见第32.4.3.2节）可以消除呼吸运动，并减少心脏、正常肺和对侧乳房的受量。

37.6.4 肺癌IMRT——运动和低密度问题

肺部肿瘤的形状不规则以及脊髓、食管和周围正常肺的位置限制了3D-CRT计划的适形度和均匀性。逆向计划有更好的适形度和均匀性，同时对OARs也有更好的保护（Zhang等，2011）。VMAT计划也是如此（见图37.19和37.20）。然而，治疗区内低密度组织的问题和呼吸运动的问题仍有待解决（见第32.4.3节）。逆向计划包括多个按顺序实施的子野，因此在大分割计划中可能受到Interplay效应的影响（见第37.5.4.3节）。

因此，有一些人不愿意使用VMAT来治疗会发生运动的肿瘤。适形弧（或IMAT）被尝试用于治疗运动的肿瘤，其在机架旋转过程中MLC形状与PTV适形。然而，一些研究将模体放置在可移动的平台上（Ong等，2011；Riley等，2014），他们的结果显示Interplay效应对于治疗分次数超过3次和肿瘤运动平均小于2cm的治疗来说，对靶区平均剂量的影响不大，因为每天每个分次开始时的呼吸周期都是不同的。Rao等（2012）和Ehrbar等（2016）使用内靶区概念（见第31.2.4节）的计划与使用四维（4D）剂量积累的计划进行了比较，得出了相同的结论，即Interplay作用对剂量分布没有显著影响。唯一需要注意的是，需使用非均整器（FFF）射束。Ong等（2013）研究显示了随着剂量率的增加，当只使用一个弧时，单次的最大剂量偏差为9.4%。他们建议当使用FFF模式时应用两个弧进行大分割治疗。

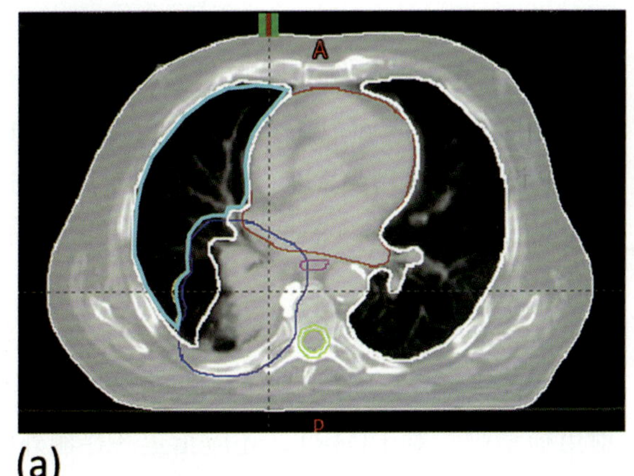

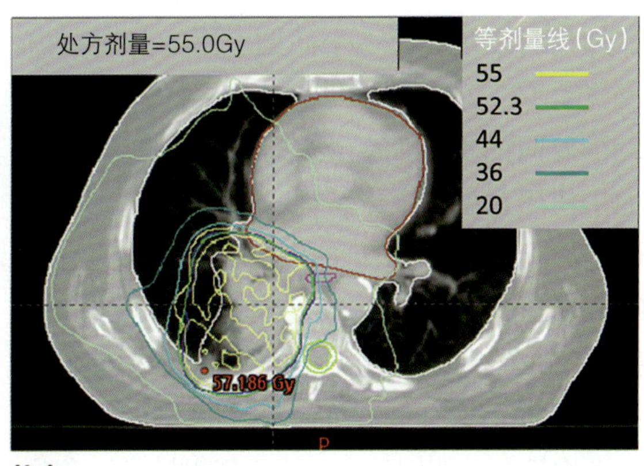

图 37.19 肺肿瘤的部分弧 VMAT 计划（处方剂量 =55Gy）。（a）PTV 为深蓝色，脊髓为黄色，食道为粉红色，心脏为棕色，正常肺为白色。为了达到优化的目的，通过从正常肺中减去 PTV，创建了一个回避结构“Lung_opt”（浅蓝色）。（b）所得到的剂量分布即使在低密度组织下也显示出良好的覆盖率和适形度［剂量分布计算采用 AAA 算法（“类型 b”），参见第 28.5.6 节］

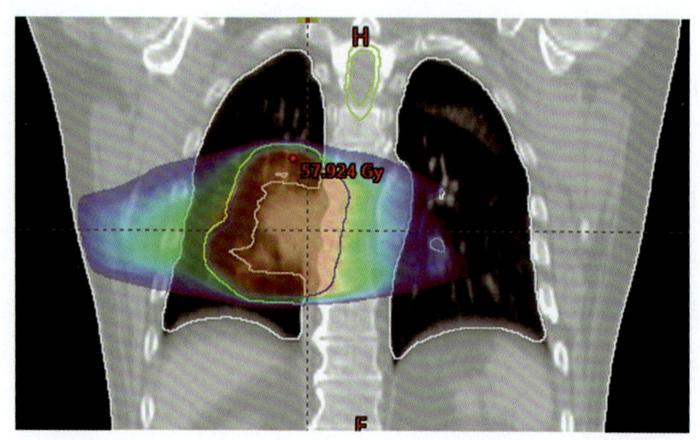

图37.20　图37.19中VMAT计划的冠状视图，以剂量填充的形式显示。截止剂量为20Gy。VMAT优化使剂量更适形于PTV形状，并最小化接受超过20Gy剂量的体积（由蓝色云图分隔）

在肺部肿瘤中，从3D-CRT转换为IMRT计划时，一个显著的效果是IMRT计划有着更好的PTV覆盖度。例如，在图37.19中，3D-CRT计划95%的剂量线很难覆盖肿瘤的右侧[21]，而对于VMAT计划，PTV被充分覆盖，如图37.19和37.20。这是优化器在低密度体积提高剂量的结果。如果在治疗过程中患者位置或形状发生微小的变化，可能会出现不期望的高剂量体积。Edmunds和Bedford（2013）通过移动等中心并重新计算剂量的方法进行了研究。他们观察到最大点剂量增加了24%。他们提出，在优化过程中将低密度的组织密度改为1.0，计算出的最大点剂量的增加减少到10%。Wiant等（2014）在使用Eclipse AAA 算法计算被肺包围的小实体肿瘤时发现了另一个问题。因为肿瘤在内靶区内移动（ITV见第31.2.4和32.4.3节），ITV内的密度随时间的推移而变化，但肿瘤密度没有变化。如果使用自由呼吸或平均强度投影CT（见第32.3.6.2 节），将导致对低密度区域剂量的低估。像Edmunds和Bedford一样，他们建议将PTV的密度替换为GTV的密度（或者将ITV设置为GTV的密度，将GTV和PTV之间的体积设置为肺密度和GTV密度的平均值）。他们认为，这不仅提供了一个改进的优化计划，而且比使用平均强度CT计算靶区剂量更加接近实际情况。由于优化器不同，这些类型的计划应该在调试过程中通过独立计算验证每个呼吸阶段的剂量和累积剂量，像Wiant等所介绍的一样。

胸部肿瘤的另一个问题是低“剂量浴”，特别是对健康的肺。这可以通过使用只包括患侧的半弧使其最小化。这还可以降低机架与治疗床碰撞的风险。

37.7　IMRT的实施

37.7.1　调试

在开始IMRT治疗之前，有许多问题需要解决。IMRT提供的剂量的分布完全取决于已配置好的计划系统。因此，相关参数配置的好坏是至关重要的。第一步应确保靶区和OARs的轮廓被正确勾画。因此，临床医生需要了解需求，并接受器官勾画方面的培训。来自临床试验质量保证的经验（见第45.8节）证实了此种培训的必要性。IMRT计划规范的另一部分是设定合适的PTV处方剂量和OARs的可接受剂量。对于每个部位的肿瘤，都需要一个明确的协议，详细描述这些协议，并指出在哪些方面具有灵活性。

准确和快速的勾画是基本要求。与3D-CRT相比，勾画CTV和OARs所花费的时间将大大增加，因为所有需要保护的组织都要勾画出，因此调试和使用计划系统提供的自动勾画工具很重要。由于MR在分辨软组织方面优于CT，因此使用MR设备和使用MR进行计划设计对于先进的IMRT计划至关重要（Ken等，2013；Christiansen等，2017）。

从物理学角度来看，需要确定计划系统的剂量计算和优化符合预期，测量的机器参数正确记录在射束模型中。对于IMRT，还应指定一些额外的参数（请参见第37.3.2节），包括以下几项：

- 叶片宽度；
- 叶片速度约束；
- 叶片是否能相互交错；
- 叶片行程的限制；
- 叶端形状的影响，以剂量学上的叶片间隙表

[21]　图37.19和图37.20中的计划是用“b型”剂量计算算法计算的，该算法考虑了次级电子的输运，次级电子的输运被组织的不均匀性而修正（见第27.4节和图28.21节）。这比早期的“a型”算法更真实地展现了剂量的覆盖范围。

示；

- 对最低叶片分离程度的限制；
- 凹凸槽设计及叶片间漏射情况；
- 叶片透射；
- 铅门是否（或必须）跟随叶片；
- 备用光栅的安排，如果存在的话。

应按照第46.3.5至46.3.8节所述的对IMRT治疗机进行特定的质量控制测试，并建立持续的质量控制方案。

一旦必要的参数被输入到TPS中，员工就需要接受制造商的培训，以便他们了解软件是如何操作的。物理师必须执行TPS的调试，并与剂量师合作，熟悉该软件，并确定哪些特性将在实践中使用（见第47.5节）。应测试优化算法的局限性，以及理解控制剂量下降率的方法，如PTV或OARs的优先级，以及是否可以用更少的优化目标或迭代来实现同样好的计划。用户的培训应考虑到这些功能以及软件操作中碰到的特定问题（见第37.7.2 节）。需要制定一个明确IMRT计划设计流程和检查过程。应对每个新的临床部位进行调试。应制定基于仿真模体的临床病例的测试计划，并基于已制定的计划方案进行端到端测试。这些应特别集中在实施问题上（见第37.5.4节）。在引入IMRT的早期阶段，应进行单个患者的模体剂量测量（见第47.7.3节），但这仅适用于每个新临床部位的前几个患者。

37.7.2　培训

IMRT计划的设计需要很多技巧，并需要对计划设计者和临床工作人员进行培训。需要培训足够的工作人员来执行和检查CT与MR或CT与PET/CT 的图像配准（见第35.2 节）。计划设计者需要了解优化目标和成本函数、优化器的工作原理、其限制是什么以及如何判断其是否产生了不够优化的计划方案，而不仅是限于确定楔形角和射束权重。有时需要个体化的计划解决方案，但应保持在最低限度，并应留出足够的时间来制定类解决方案。在优化过程中，计划设计者需要不断更新能够实现更快和更好的计划优化的功能，例如在优化过程中修改DVH目标参数的功能（Zarepisheh 等，2013）。

第 38 章　电子束治疗计划技术

Alan McKenzie and David Thwaites（由 Philip Mayles更新）

目录

38.1　引言

电子束具有独特的百分深度-剂量曲线（PDD），使其在临床应用中具有较高的价值。这种特性使电子束能够在从体表到达深层的合理范围内将相对均匀的剂量输送到治疗区域。电子束能量在深度超过实际治疗区域时会迅速衰减，从而能有效保护靶区后的正常组织（见图 24.1）。在电子能量超过20MeV时，高、低剂量区域的间隔变得越来越窄，电子束就丧失了低能量条件下深度–剂量曲线的梯度优势。尽管更高能量的电子束可用于治疗深部肿瘤，但这些肿瘤通常使用MV级（MV）光子束照射技术来替代。因此，临床中直线加速器产生的电子束能量范围通常在 4～20MeV 之间，本章将重点讨论这个能量范围的电子束。该能量范围内的电子束可将高剂量（大于约 90% 的深度剂量）传送到深度约 1～6cm的治疗区域。因此，临床中电子束通常用于皮肤癌、唇癌以及附带胸壁和外周淋巴区域乳腺癌的临床治疗。电子束还可以用于对疤痕区域、结节和各类头颈癌和其他浅表部位的治疗中进行剂量推量。临床中最常使用的是中等能量的电子束。

第 24 章介绍了临床中使用的电子束的基本物理学特征。本章将从技术和问题解决的角度讨论：如何利用这些物理特征进行电子治疗计划的设计。在以下讨论中，术语“治疗计划”指的是使用单射野的电子束进行治疗；实际上，使用单射野电子束治疗涵盖了绝大部分的临床应用场景。

38.2 电子束治疗计划设计核查清单

当进行电子束计划设计时，可使用下列清单作为辅助工具，重点关注的项目包括：

- 特殊技术。是否需要电子束与光子束联合治疗这类特殊技术？
- 治疗源皮距（SSD）。选择合适的电子束治疗距离。患者解剖结构或系统可用的限光筒尺寸是关键因素。对于 Varian 加速器，标准治疗距离一般为100cm，这意味着限光筒和皮肤表面之间有50mm间隙[1]。但是，对于 Elekta直线加速器，通常使用SSD为95cm，限光筒下缘紧贴着患者皮肤。
- 射野倾斜入射。如果电子束以较大倾斜角照射患者，则需要额外注意，如第38.4.4节所述。
- 不规则体表。如果治疗区域表面不规则，则需要侧向散射补偿。或者使用补偿材料填充不规则表面，形成垂直于电子束的平坦表面。
- 能量选择。电子束能量的确定，以及表面补偿膜的厚度通常由治疗区表面剂量和所需的治疗深度处剂量来决定。
- 射野大小。必须将射野边缘附近剂量的减少考虑在内。
- 计算机器输出跳数（MU）。必须仔细计算治疗处方的剂量。ICRT 71号报告建议处方剂量为最大剂量的 100%（ICRU 2004年）。必须将限光筒射野塑形或修改纳入到机器跳数的计算范畴内。
- OARs。在治疗期间可能需要屏蔽的高危器官。

38.3 肿瘤靶区的射野大小和覆盖范围

电子限光筒尺寸通常根据测量电子束穿过限光筒投射到治疗部位体表的皮肤上的范围来定义得到。该几何尺寸与皮肤表面 50% 等剂量定义的射野的大小相当。限光筒也可以使用铅或低熔点合金制成的插件来缩小孔径。

ICRU 50号报告（1993）建议：对于光子治疗的计划靶区体积（PTV）应由 95%或更好的等剂量覆盖。但如果在电子治疗中使用相同的标准，通常意味着 PTV 周围会有大范围不可接受的高剂量。ICRU 71号报告（2004）认识到并解决了这一难题，该报告建议：PTV覆盖剂量与处方剂量的最小百分比应由临床医生选择。对于电子束治疗，ICRU建议覆盖率为 85%（IAEA 1997），AAPM 建议覆盖率为 90%（AAPM 1991）。实际上，在电子束计划中，通常的做法是用 90% 的等剂量覆盖计划靶区体积。在某些情况下，可以选择较低覆盖率，例如在胸壁照射中，可以选择 80%的等剂量位于肺表面以减少对肺的照射，从而减少肺总剂量。如果任何危及组织（例如脊髓）位于靶体积正下方，则必须同时考虑靶区内和邻近组织的相对剂量限值，来选择最佳电子束能量进行临床治疗。

如图 38.1 所示，在体表，90% 等剂量线平坦区域的宽度远小于 50%等剂量线宽度。90% 等剂量线的表面区域通常在50% 等剂量线内侧约 2E mm处开始变平（见图 38.1），其中E是以 MeV 为单位的标称电子能量。因此，为了保证靶区体积接受与 90% 深度中心轴同样均匀剂量照射，需要使用比靶区体积宽约 4E mm 大小的射野。在临床实践中，由于靶区外放边界较大，通常选择比PTV大10mm的射野，使靶区体积位于射野的剂量平坦区。然而，4E mm尺寸的重要性在于，对于小于 4E mm 的限光筒，90% 等剂量线平坦区不足以覆盖靶区体积。这意味着小于 4E mm 的限光筒与较大限光筒相比，在 90% 等剂量深度处平坦剂量区的宽度不足以覆盖靶区体积，因此在使用这些相对较小的限光筒或在任何形状区域尺寸接近此临界值时，应格外小心。图 38.1 还说明了第 24.2.2 节中所讨论的第 2，3，4，5 规则，使用电子束能量来估计各类等剂量线深度。

但也不应盲从这些应用规则，治疗计划者应始终从临床应用方面考虑靶区体积的覆盖范围。射野边缘外剂量应得到足够重视，特别是当射野与邻近

[1] 此 SSD 是标称值，通常等于壁挂式激光器相交处的源轴距离，由机器几何形状决定。如第 24.2.6 节所述，有效 SSD 将随能量和射野大小而变化。

正常组织距离较近时（OARs）。在这种情况下，可能需要对射野大小和位置做出一些妥协。

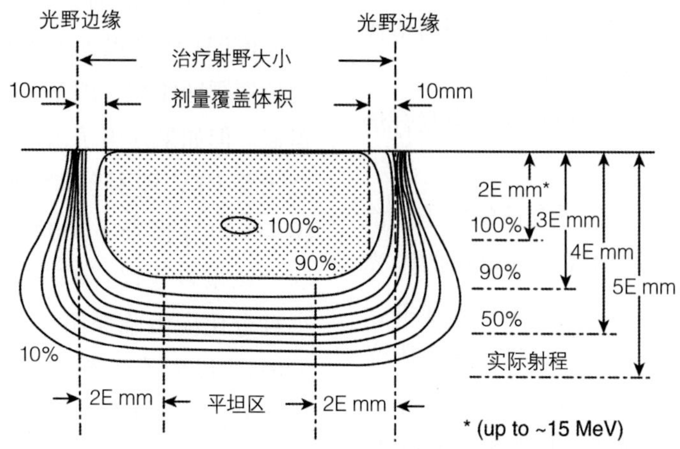

图 38.1　剂量归一化到射束轴上的最大剂量点得到中心平面典型的电子束等剂量曲线。90% 等剂量曲线平坦区域小于 4E mm 范围，其中 E 是以 MeV 为单位的入射能量。在实践中，通常使用 10mm 外扩来治疗带圆形边缘的 PTV（显示为阴影）。图中还显示关键百分比剂量的近似深度。等剂量线数值以 10% 的间隔显示

38.4　电子治疗计划设计的示例

38.4.1　示例A：标准单射野照射

将电子束核查清单应用于相对简单的腮腺肿瘤的治疗计划，腮腺肿瘤通常在 4 周内接受单次 2.75Gy，共20次放射治疗（图 38.2）。PTV 前后方向长80mm，头脚方向长80mm，在皮肤表面下深度为 49mm。

参照核查清单，特殊技术、治疗 SSD或倾斜三项可不予考虑。剩余项目包括：

- 不规则表面。因为耳朵不是主要治疗目标，所以没有必要提供侧向散射补偿，使用胶带将耳朵尽可能平坦地贴上。但是，需要使用耳塞来防止电子束从外耳道进入。
- 能量的选择。该PTV的深度为49mm，可使用18MeV电子束，该电子束使用200mm × 200mm限光筒的90%等剂量线深度可达55mm（见表38.1），100mm × 100mm限光筒为53mm。18MeV 射束表面剂量为 88%，见表 38.1。然而，并不是要对皮肤表面进行治疗，目标治疗区域距体表不超过 4mm，从表 38.1 中，PTV区域超过 90% 等剂量区域1mm。

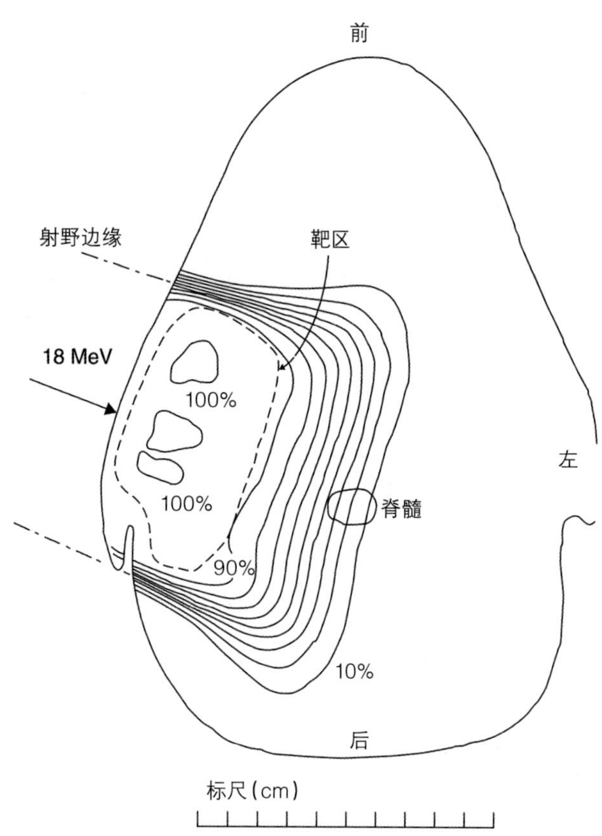

图 38.2　在这个治疗腮腺的例子中，90mm宽的视野足以治疗 80mm宽的靶区。等剂量值是相对于束轴上的最大剂量（在深度d_{max}处）进行归一化的，并以 10% 的间隔显示

表 38.1　电子计划的典型参数

入射电子束能量	6MeV	9MeV	12MeV	15MeV	18MeV	22MeV
垂直入射时表面剂量$D_{0,\ s}$，与垂直入射时d_{max}剂量的百分比值，SSD均为100cm	75%	86%	87%	87%	88%	88%
45°入射和SSD为105cm条件下的表面剂量$D_{45,\ s}$，与 垂直入射和SSD为100cm时d_{max}剂量的百分比	83%	85%	87%	89%	90%	90%
在垂直入射和SSD为100cm条件下，将体表剂量提高到最大剂量的90%时所需的表面建成厚度（单位mm）（例如组织补偿厚度）	6mm	5mm	4mm	1mm	1mm	1mm
45° 入射和SSD为105cm条件下，将体表剂量提高到最大剂量（SSD=100cm）的90%时所需的表面建成厚度（单位mm）	2mm	2mm	1mm	1mm	0mm	0mm
在正常入射和SSD为100cm 条件下，最大剂量值的 90%的剂量能到达的深度$d_{0,\ 90\%}$	17mm	27mm	38mm	45mm	55mm	63mm
45° 入射和SSD为105cm条件下，最大剂量值（SSD=100cm）的 90%的剂量能到达的深度 $d_{45,\ 90\%}$	7mm	11mm	17mm	23mm	26mm	30mm
使用第 4 行定义厚度的体表组织补偿，45° 入射和SSD为105cm条件下，最大剂量值（SSD=100cm）的 90%的剂量能到达的深度 d_{max}	5mm	9mm	16mm	22mm	26mm	30mm

对于每个能量，这些数据包括：在皮肤表面剂量，90%等剂量的深度（在45°的入射角和105cmSSD）和最大剂量（即在d_{max}处）是在垂直入射，SSD为100cm和使用200mm × 200mm限光筒测量得到的（见图 38.6）。体表组织补偿厚度应保证表面剂量达到 90%。虽然加速器和入射倾斜角度等可能与此处列出的参数有所不同，但该表可作为电子束治疗计划的首选方法。

- 射野大小。使用 PTV 周围外扩 10mm的标准，射野大小应为100mm × 100mm。但是，由于PTV 已在最大深度处位于90%等剂量线内的平坦区，因此也可使用90mm × 90mm 的射野进行治疗。
- 机器跳数的计算。剂量处方点位于治疗束的中心轴上，深度为d_{max}，即对于该直线加速器为 22mm。这意味着会在中心轴上，深度为22mm处给予100%的2.75Gy剂量。

  如果没有90mm × 90mm的铅模，可以通过将铅条放置到100mm × 100mm限光筒的边缘以适当减射野尺寸。尽管经验表明：在射野边缘引入的限光条情况下，射野输出可能不会有显著变化，但是应尽可能测量新制作的铅条的输出（以Gy/MU为单位）。
- OARs。前面提到的耳塞是用来保护外耳道的。脊髓的剂量必须限定在临床可接受范围内。

38.4.2　示例 B：使用内部屏蔽

患有面部基底细胞癌的患者可使用直径 40mm 的圆形限光筒进行电子束治疗。脸颊的整个厚度都需要治疗，从病变区域体表面到脸颊内侧的距离为 20mm（图 38.3）。

- 表面不规则。病变本身是从周围正常皮肤凸起的。蜡块[2]将被用来消除脸颊表面不规则部位（图38.3）。
- 能量的选择。从表 38.1 中可以看出，在垂直入射时，9MeV 光束的 90% 深度剂量为 27mm。病变表面必须覆盖 5mm的蜡块补偿材料（使用表 38.1），保证肿瘤体积后边缘恰好在电子束90%等剂量范围内，这样，9MeV电子束就足够了。
- 射野大小。使用 4E规则，不影响中心轴深度剂量的最小射野尺寸为4 × 9 = 36mm。因

[2] 尽管蜡是令人满意的组织等效材料（Zhang等，2013b），且易于生成各种形状的组织补偿，但是更推荐基于其他材料的3D打印技术来生成组织补偿（Albantow等，2020）。

此，考虑到接受 PTV在治疗深度处依然在限光筒圆形边缘内，直径4cm的限光筒应该是满足临床要求的。

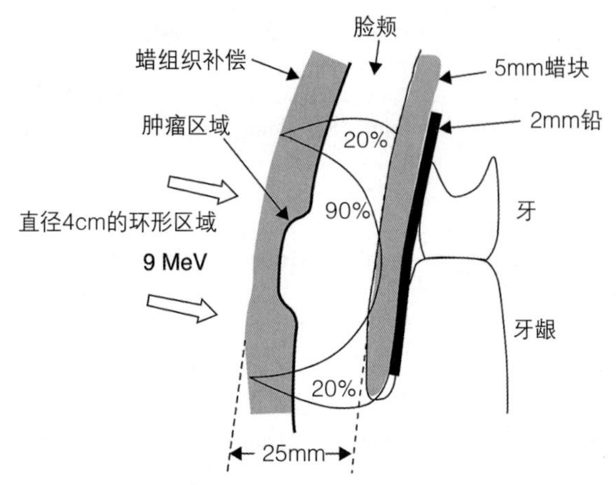

图 38.3 如示例中所述，使用脸颊后面的内部屏蔽时的辐照情况说明

- OARs。可使用铅屏蔽来保护牙龈。然而，由于铅材料造成的反向散射作用（见第 24.4.2 节），会导致口腔内黏膜表面接收的剂量增加，因此铅和脸颊之间需要一层蜡。Saunders 和 Peters（1974）建议用5mm蜡覆盖在铅屏蔽层表面，足以抑制在铅界面处能量为 3.5MeV 或更低的电子束的反向散射。实际上，这也适用于大多数临床应用，记住内部铅屏蔽通常不会用于入射能量高于 9MeV 的射野。

计算铅皮与5mm蜡的组合是具有临床意义的。一般使用 5mm蜡组织补偿位于体表，中间层是 20mm厚的脸颊，而铅放置于深度为 30mm最深层。粗略计算，使用9MeV电子束足以覆盖靶区。能量 9MeV 电子束在等效水介质中的实际射程约为45mm[3]，电子束在到达铅屏蔽时能量约为 9×（1 -30/45）MeV≈3MeV。

使用Klevenhagen等（1982）给出的公式（见第 24.4.2 节），电子反向散射因子（EBF）定义为：

$$EBF_{(\text{at shield})} = 1 + 0.735\,e^{-0.052\bar{E}_s} = 1 + 0.735\,e^{-0.052\times 3} = 1.63 \qquad (38.1)$$

其中，E_s是屏蔽处电子平均能量，单位为 MeV。换句话说，反向散射能量密度是表面入射能量密度的63%。对于 1MeV 和9MeV之间的屏蔽能量，Lambert 和Klevenhagen（1982）给出了屏蔽层上游的电子反向散射的指数表达式：

$$EBF_{(\text{at } t \text{ mm upstream})} = e^{(-kt)}$$

其中，k（mm^{-1}）由以下关系给出：

$$k = 0.61\bar{E}_s^{-0.62} \qquad (38.2)$$

因此，在本例中，k = 0.31mm^{-1}，因此铅屏蔽层的前 5mm 处的反向散射$e^{-0.31\times 5}$ = 0.21，即是铅屏蔽层处反向散射的 21%。因此，铅屏蔽层的前5mm处的最终反向散射是 63% 的 21%，或是体表入射通量的13%。由于屏蔽器上的入射通量（深度为 30mm）为 80%（来自深度剂量曲线），脸颊的黏膜表面将受到13% × 80% = 10% 的反向散射。然而，来自直接入射射束（深度为 25mm）的剂量为 95%（来自深度剂量表）。所以加上铅屏蔽和5mm蜡组织补偿后，黏膜总剂量是d_{max}剂量的105%，这是完全可以接受的。

一般而言，当需要使用屏蔽时，入射射束的能量会更低，因此铅屏蔽上5mm蜡块的保护通常就足够了。同样，2mm厚的铅通常也能提供足够的屏蔽（在这种情况下，它完全能够吸收剩余的 3MeV 能量）。

38.4.3 示例C：单射野和不规则体表

图 38.4是耳廓治疗示意图。参考核查清单没有SSD或者倾斜问题，也不需要其他特别技术。核查单上的其他需要考虑的项目包括：

- 不规则体表。为了避免照射突出的耳廓（见第24.6节）而引起剂量分布不均匀的问题，制作了一个贴合的蜡块来封闭耳廓的前后表面。在实践中，这可以通过制作两个半块蜡，将耳廓夹在中间来实现。凡士林有助于消除任何剩余气隙，但有些放射治疗中心不

[3] 根据关系计算：实际射程（mm）= 5×入射能量（MeV）（见图 38.1）。

喜欢使用它，因为它很难清理。

- 能量的选择。耳廓从尖端到根部延伸 20mm。从表 38.1 中，最小适当能量为 9MeV，其中 90% 的深度为 27mm，因此蜡块必须超出耳廓尖端 7mm。这也大于根据表 38.1 将剂量增加到耳廓尖端 90% 所需的 5mm。
- 射野大小。待治疗耳廓前后尺寸仅为 10mm 数量级。然而，根据 4E规则，只有在表面野尺寸为 4 × 9mm + 10mm = 46mm 时才能实现90%平坦的等剂量。在实践中，使用 60mm × 60mm 限光筒，并且耳前和耳后区域用铅屏蔽。由于铅屏蔽放置在 90% 等剂量深度处，尽管它会影响通过孔径的低能量电子射线，但铅屏蔽小孔径不会影响 90% 等剂量本身，如图 38.4 所示。

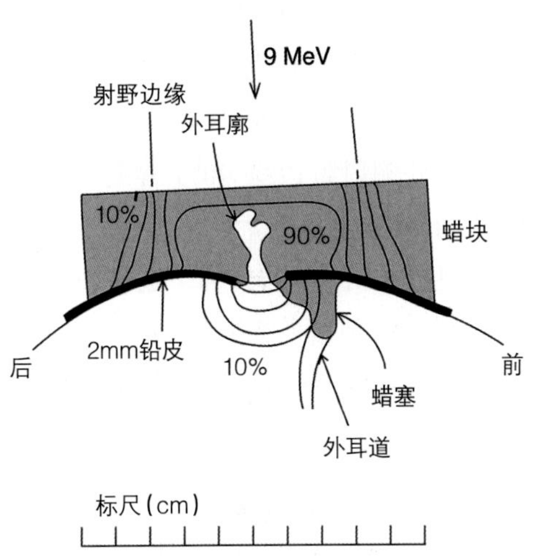

图38.4　耳廓处于图中所示位置时，必须使用一个合适的蜡块来提供必要的侧向散射。铅片保护周围的皮肤，但外耳道的塞子仍然是必要的，以防止可能发生的电子隧道效应。图中给出了10%、20%、50%、80% 和 90%（铅屏蔽上方和下方）的等剂量曲线

- OARs。虽然使用铅来保护正常组织免受入射电子束影响，但从图 38.4中可以看出，铅下方孔仍然会漏射电子束。因此，正确的做法是在外耳道中放置一个耳塞以防止可能产生的隧道效应。耳塞可以由蜡材料制成，也可以使用浸泡过橄榄油的棉絮。在这种情况下，因为体表足够厚度的蜡组织补偿会将电子能量降低到入射的 9MeV能量的一半以下，2mm厚的铅可为正常组织提供足够的保护。一般来说，铅屏蔽所需的厚度（以mm为单位）约为入射到铅屏蔽层的电子束能量（以 MeV 为单位）数值的1/2。

38.4.4　示例 D：倾斜入射的单电子射野

现在来分析乳房切除术后胸壁的电子束治疗。从图 38.5 中可以看出，PTV后表面与肺表面存在一定距离，可减少肺接收的剂量，下文将详细论述。由于一部分肺相对靠近皮肤表面，而且靶区体积向患者的后部有很大延伸，因此在使用一对对穿光子束切线射野（见图 36.3）治疗胸壁时，意味着部分肺将受到不可耐受的高剂量治疗，有伴随发生放射性肺炎的风险。

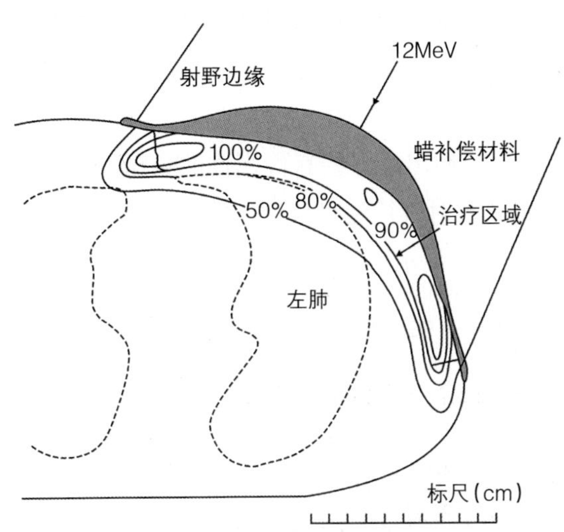

图38.5　使用单电子射野治疗弯曲的胸壁时，通常需要使用一个中间较厚，并沿着射野边缘逐渐变薄的组织补偿。剂量归一化射野束轴上最大剂量，图中显示 50%、80%、90% 和 100%的等剂量曲线。在射野的任一边缘由 100% 等剂量定义的两个区域的最大剂量为 105%

和以前一样，我们依次考虑核查清单中的要点，并在适当情况下使用它们来说明一般原则。本示例中不存在表面不规则问题。

- 特殊技术。尽管乳腺形态变化确实需要复杂的计划（参见第 38.6 节），电子束弧形照射法是经常使用的治疗技术。胸壁治疗的其他替代方法将在第 38.6.3 节中详细讨论。然而，如果不具备实施电子束弧形照射条件时，静态射野是一种简单可行的治疗方法。Kirova 等详细介绍了居里研究所使用的单电子束治疗技术（2007）。

- 治疗的SSD。可以在射野中心轴上距离体表50mm 的地方使用限光筒。然而，体表的曲面意味着外围部分区域可能比50mm的标准距离更远（见下一条）。因此需要在体表增加蜡组织补偿，保证体表与限光筒距离均为50mm[4]。
- 倾斜。体表的曲面意味着射野边缘的电子束将以相当大的倾斜度进行照射。由于倾斜问题随着倾斜角度增加而变得越来越重要（McKenzie等，1979），如图所示在横向平面上当两个射野倾斜角均较大时，在不与其他临床因素条件冲突的情况下，最好设置两个射野的入射角度大致相等。在这种情况下，30° 的机架入射角度是适当的，并且射野可以被当成是置在皮肤上。

表38.1给出了一些有代表性的数据，这些数据在使用斜入射进行治疗计划的手动计算方法中很有用。图 38.6 显示了这些数据的几何结构。

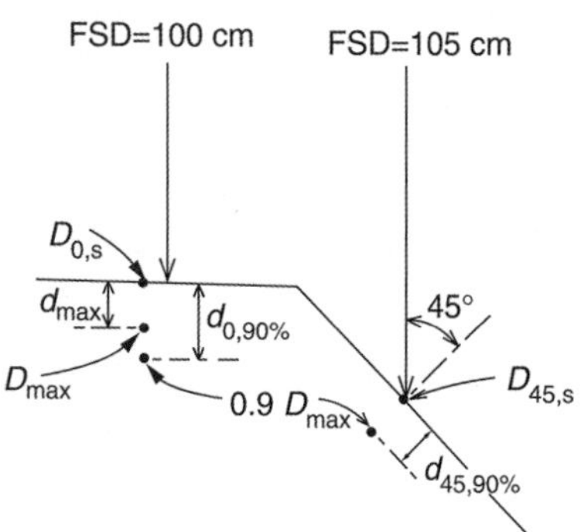

图38.6　此图展示了用于构建表 38.1 的几何图形。使用 Varian Clinac 2500直线加速器使用 200mm × 200mm 限光筒进行测量，表 38.1 中的数据在应用于其他直线加速器时只能作为参考

- 能量的选择。在斜入射中，通常是在射野边缘（在这种情况下在野的横向边缘处为16mm）皮肤下方的计划靶区体积的深度决定了所需的入射能量。12MeV 45° 斜射束（表 38.1 的最后一栏）从皮肤到 90% 深度剂量的穿透距离为 16mm。因此，使用此能量，再加上皮肤表面 1mm的积聚，将皮肤剂量从 87% 提高到 90%（使用表 38.1）。在中心轴处，所需的蜡块厚度根据表 38.1 确定，方法是从垂直入射时的 90% 穿透深度（表 38.1 中的 38mm）中减去中心轴上靶区的深度（16mm）。

  使用治疗计划计算机，并在这些限制下，设计所需的准确形状的补偿物以更贴近PTV的等剂量线，可能需要进行一至两次试验。图 38.5中的蜡块形状产生了所示的等剂量分布，这使得高剂量侵入肺的程度可以接受。请注意，射野边缘的最大剂量为105%。如果与源距离增加并没有减轻倾斜的影响，这个值会接近 120%。随着基于CT三维成像的广泛应用，可以设计更复杂的个体化补偿物（参见第 38.6.3 节）。
- 射野大小。在SSD 107cm处，200mm × 200mm限光筒的射野边缘提供的几何（50%）覆盖大小为 214mm。这足以提供内侧和外侧射野边缘 90% 等剂量之间所需的 200mm 覆盖范围。
- 机器跳数（MU）的计算。通常没有必要计算这种治疗剂量所需MU，因为使用TPS计算等剂量分布时会自动计算MU。然而，在中心轴上距补偿组织表面100cm SSD 处，MU将简单地由在100cm SSD 的标准距离处，200mm × 200mm限光筒局部确定的设置给出。此参数可能与计算机生成的参数不完全一致（因为曲面影响），但它会接近且可被可接受[5]。
- OARs。肺不均匀性不会显著影响其上方等剂量分布，但肺的低密度仍然在治疗计划的设计中需要有足够重视。在该计划中，靶区和肺表面之间留有一定边界，因此 70% 或 80% 等剂量与肺表面重合而不是 90%。如果 90% 等剂量距离肺表面仅几毫米，这会将 80% 等剂量进一步引入到肺体积内，增加发生放射性肺炎的风险。

[4]　在添加蜡块之前将 SSD 设置到皮肤表面是另一种选择。无论使用哪种技术，都应明确指定用于治疗交付。

[5]　在没有组织补偿的条件下，计算的MU值会略低于根据源到补偿器距离的平方反比定律计算的值（每5mm通常小于1%）。

38.5　射野衔接

通常相邻射野必须衔接调制，以避免剂量过大或剂量不足的情况发生。需要射野衔接的情况包括：

- 使用不同能量的电子束来提供不同穿透力；
- 照射比限光筒更大的区域；
- 治疗与先前治疗过的相邻区域；
- 治疗曲面区域时，需减少较大倾斜造成的影响。

射野重叠区域应远离关键正常器官。如果可行，可以考虑交错连接（即在不同治疗分次，使用不同位置重叠区域）。一种改进的衔接方法是通过增加 SSD距离来产生更宽半影区域，但该方法需要对其他射野边缘进行表面调制以得到锐利半影区，也可能导致射线束平坦度变差。Kalend等（1985）、Kurup等（1992，1993）和 Feygelman等（1994）提出了几种解决该问题的方法。

Ulin、Palisa（1996）和Lachance等（1997）提出了拓宽射野边缘半影的技术。该技术需对限光筒设计进行修改，然而限光筒优化不仅取决于限光筒本身，而且射野交叉区域之间留下的重叠或间隙对限光筒细节设计要求也很高。此外，如果要使用到计划系统进行计算，则需要增加对不同尺寸限光筒和不同能量电子束物理数据的采集。

一个简单的替代方案是在电子限光筒的末端添加一块聚甲基丙烯酸甲酯（PMMA）材料（又称为整流板）来加宽射野半影。该方法的优点是：

- 整流板设计不受限光筒限制，只要整流板足够大，可以完全覆盖限光筒孔径即可。
- 相邻射野不需要重叠或间隔设计，因为无论限光筒尺寸或 SSD大小，射野边缘始终是匹配的。
- 无需修改治疗计划系统的物理参数或增加额外的射野数据测量，即可使用计划治疗系统计算整流板对射野剂量的影响。

图38.7展示了使用整流板电子束照射情况下，人体内剂量分布的两个重要特征。这些特性是通用的，因为与 SSD、限光筒尺寸、入射到整流板上的电子能量和整流板厚度无关（假设厚度没有大到使电子束变得完全扩散，这在实践中是应该避免的）。概括起来，这些特征是：

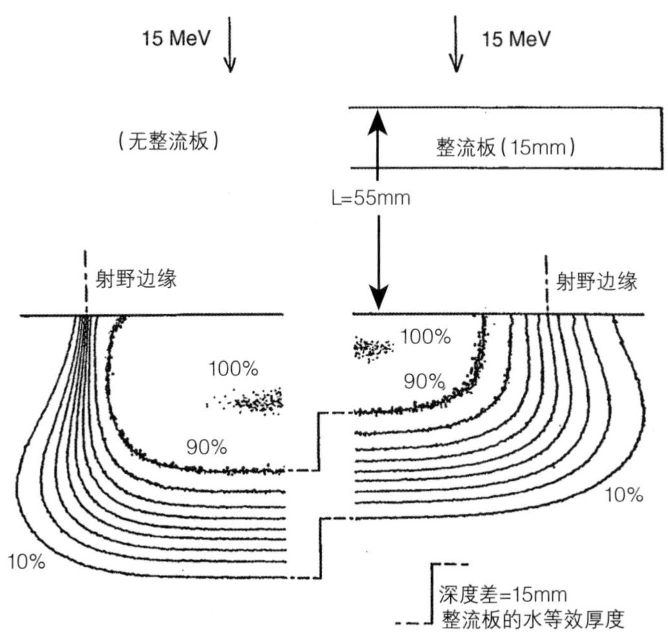

图 38.7　电子束整流板下等剂量分布特性的图示。射束边缘标记了表面 50% 等剂量的位置，等剂量表面平坦部分的深度是通过从没有整流板光束中相应等剂量的深度减去整流板的有效厚度来给出的。尺寸 L 在图 38.8 中定义。等剂量归一到射束轴上的最大剂量，以 10% 的间隔显示（请注意，图中中间指示的步骤不代表连续等剂量线 – 图的两半是分开的）（经许可引自：McKenzie, AL, Phys. Med. Biol.，43，3456–3478，1998）

- 射束边缘与组织表面的 50% 等剂量线高度重合。
- 通过从没有整流板照射组织中的相应等剂量深度减去整流板的组织等效厚度，可以得到通过整流板照射组织中分布平坦部分的等剂量深度。

这些简单特征在使用了整流板电子束治疗中特别有用。第一个特点是确保电子束边缘与组织表面重合来衔接。第二个特点是使用整流板增加体表剂量，可能省去额外使用体表补偿材料。

另一个优点是，无论使用或不使用整流板，除了整流板厚度造成限光筒与体表距离变化外，给定的组织吸收剂量，所需的机器跳数相同。

McKenzie（1998）给出半影宽度p的计算公式：

$$p = 1.2Lz^{1/2}E^{-1} \qquad (38.2)$$

其中：

p是半影区20%～80% 的宽度，单位是mm；

L是整流板内侧（所述一个更接近电子源）与半影区测量点间的距离，单位是mm（参见图38.8）；

z是整流板的组织等效厚度，单位为mm；

E是电子入射到整流板前表面的能量（MeV）。

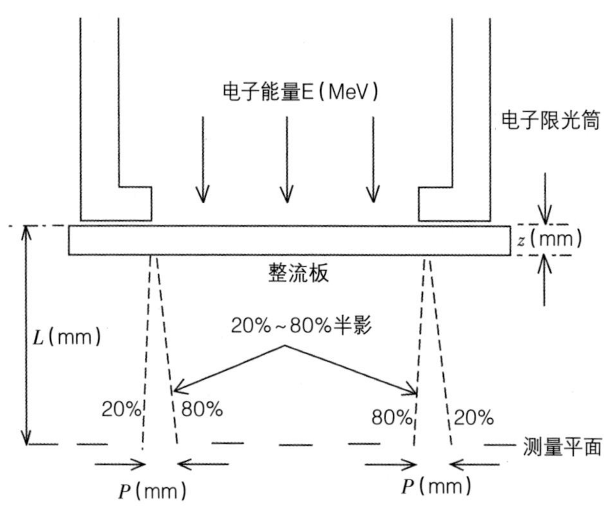

图 38.8 射野衔接的用电子射束整流板几何形状以及公式 38.2 中使用的整流板尺寸说明（经许可引自：McKenzie, AL, Phys. Med. Biol.，43，3456–3478，1998）

半影宽度对L，z和E 的依赖与预测笔形束通过厚吸收器拓宽的理论是一致的。该等式可用于计算相邻重叠或间隙的射野间偏移的允许误差。

图 38.9 显示交角为 0° 的两个 9MeV电子束射野，使用10mm 整流板在交界处等剂量分布示意图。虽然两个电子束射野边缘重叠了 5mm，但测得最大剂量热点仅为 110%。

使用整流板进行射野衔接的一个优点是：治疗计划系统可以使用 Fermi–Eyges算法（Hogstrom 等，1981）或最新的非均匀校正算法（见第 29.2 节）或蒙特卡罗算法（见第 30.3 节），来计算带整流板的二维电子束治疗计划。如果治疗计划系统具备电子束剂量调节模块，那么使用带整流板的电子束进行治疗计划计算就很简单。如果没有电子束剂量调节模块，那么可以同样简化为：设置与整流板厚度相对应的组织厚度下的气隙。图 38.10a 展示了通过使用两个交角为90°带10mm整流板的电子束治疗一个圆柱形模体的效果。模体直径为160mm，被认为是头皮的典型直径尺寸。

为了进行比较，图38.10b显示了图38.10a中射野条件下的剂量分布。值得注意的是，即使在交角为90°极端条件下，模体中测得的最大剂量仅为116%（在 110% 等剂量曲线内的一点），在治疗计划系统也计算得到相对一致的剂量结果。

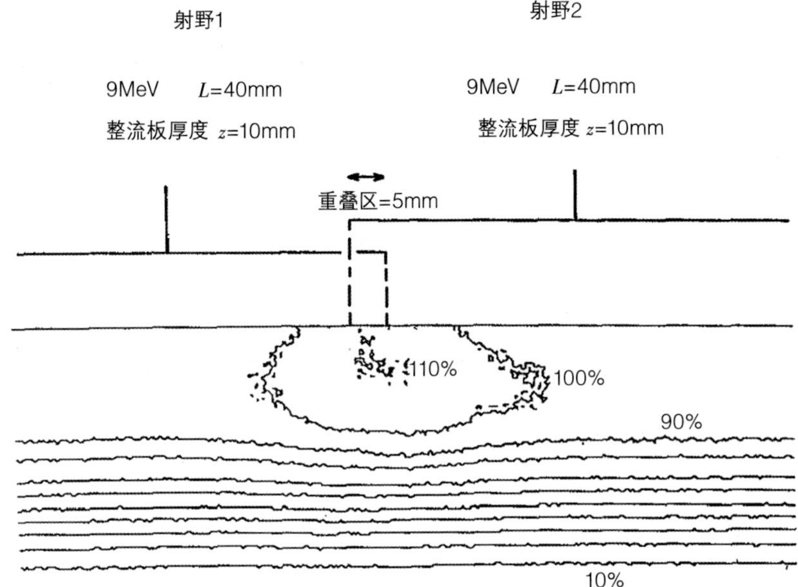

图 38.9　即使当两个射野交角为 0°（在这种情况下为 5mm）时，由于整流板引入的半影加宽，高剂量也很小。剂量被归一到射野轴上的最大剂量，并以 10% 的间隔显示（经许可引自：McKenzie, AL, Phys. Med. Biol.，43，3456–3478，1998）

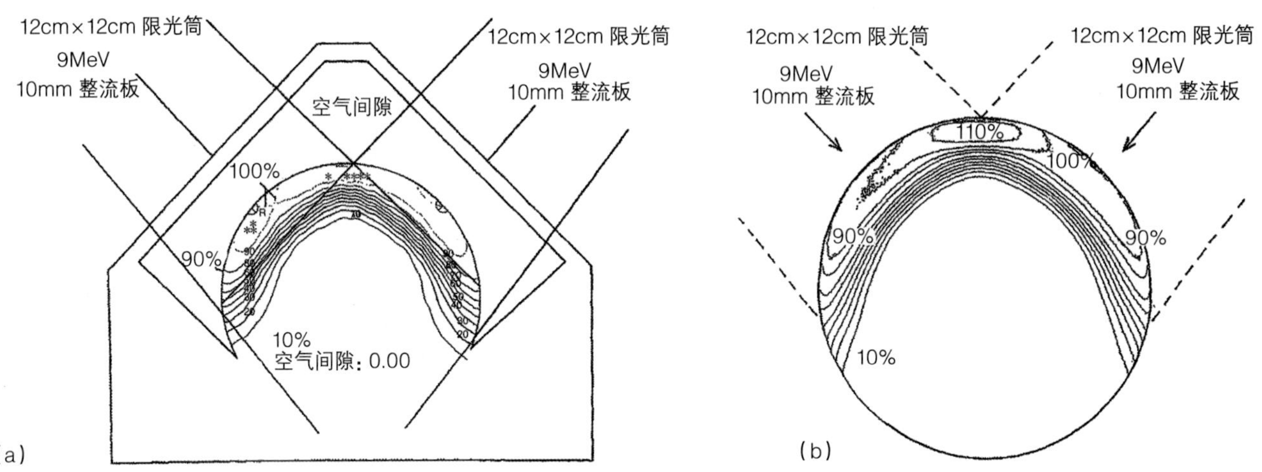

图 38.10　如果治疗计划系统没有剂量调制模块，仍然可以通过设置与射野整流板厚度相同的组织厚度下创建一个气隙来模拟整流板。（a）显示了使用气隙技术的剂量分布，该技术使用 160mm 直径圆柱形体模和 90°的极大入射交角。最大剂量值为 110%，就在两个射野交点边缘的下方。（b）显示了通过测量（a）中的射野排列获得的剂量分布。最大剂量值（在 110% 等剂量曲线内）为 116%。两种情况下等剂量线均归一到射野轴上的最大剂量，并以 10% 的间隔显示（经许可引自：McKenzie, AL, Phys. Med. Biol.，43，3456–3478，1998）

如果是在胸壁电子照射中使用交叉射野，则衔接点处的剂量过量的情况通常较少，一部分原因是射野交叉角度较小，另一部分原因是胸壁曲率半径较大，意味着交叉点与射束中心轴上的最大剂量相比，是距离放射源更远的点，这种情况减少了交点剂量超量的概率。但是，在交叉射野治疗曲面靶区情况下，应保证在治疗前使用模体或在治疗期间在患者身上进行预测剂量测量，因为来自一个射野的电子束可能会散射到邻接射野的中央而增加总剂量。

使用整流板时，如果只使用产生足够宽的半影所需最小整流板厚度，可能导致 90% 剂量的深度过大，则还应在体表使用组织补偿。一个带9MeV电子束10mm整流板可以很好地用于胸壁照射治疗中。由于整流板会拓展射野所有边缘的半影，因此应考虑使用屏蔽材料来保护非交叉边界以外的正常组织。

38.6 特殊电子照射技术

如前所述，在使用大射野，特别是倾斜入射的大射野时，电子束剂量均匀性是一个问题，例如，在照射乳腺切除术后的胸壁区域，PTV深度随着治疗射野变化而变化时，射野均匀性难以实现。多种先进技术用于解决这些困难，但这些技术通常需要复杂的测量和更详尽的质量保证流程。尽管使用光子束可能会增加OAR的受量，但使用光子束的调强放射治疗（IMRT）［或容积旋转调强放射治疗（VMAT）］和电子束进行混合治疗，在临床中切实可行，也是最为简便的治疗方法。下面将对该方法做简要介绍。

38.6.1 电子束的弧形放疗

Leavitt等在1980 年代研发了电子束的弧形放疗法（Leavitt，1985，Lam，1987，Leavitt，1996）。由于在机架旋转时无法始终保证标准限光筒与患者体表之间保持足够间距，这种电子束弧形放疗方法必须使用定制的电子限光筒。如果电子束绕治疗中心（即在等中心点处）旋转的曲面近似为圆柱形曲面，则可得到均匀剂量分布。由于人体胸壁近似为圆柱形曲面，因此使用电子束弧形治疗是一种可行的治疗方法。

下面评估表面曲率半径对给定深度d处剂量的影响，假设辐射圆柱体模半径为r。特别是，需考虑圆盘形的体积（包含中央治疗平面），其扩展角度$\Delta\theta$的方向垂直于射野旋转平面（见图38.11）。在深度d处，在一个完整旋转过程中，通过角度$\Delta\theta$的扇区传递到增量深度 Δd的电子能量将均匀地分布在体积为$2\pi(r-d)(f-r+d)\Delta d\Delta\theta$的区域。因为剂量与质量呈倒数关系，取决于能量分布体积。在半径r的表面下方，深度d处的剂量$D(r, d)$的变化将由下式给出：

$$D(r,d)\propto(r-d)^{-1}(f-r+d)^{-1} \qquad (38.3)$$

从上式可以看出剂量对半径的依赖性，在曲率半径减小和距源距离增加两项竞争因素中，前一种因素影响更大。总之，曲率半径减小将导致剂量增加。

由于胸壁曲率半径约为12cm，半径变化 1cm会造成剂量约 10%的改变。然而，胸壁并非一个完美的圆柱体，不同区域的曲率半径变化很大。克服这一困难的一种方法是使用可变准直器，以便狭窄射束可以在纵轴方向上改变宽度，但这进一步增加了技术复杂性。Olivares-Pla等（1997）提出了一种使用标准准直器产生窄电子束的方法，Pla等（1988）展示了如何将深度剂量与射束宽度和等中心点深度联系起来的方法。

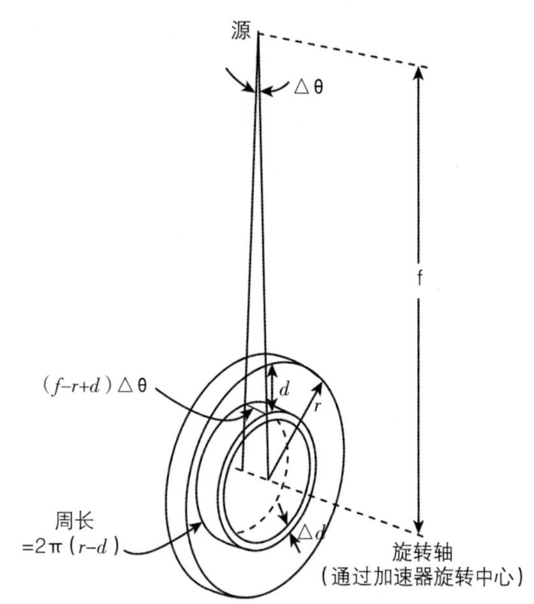

图 38.11 患者横截面（曲率半径r）的示意图，用于解释其对电子束弧形放疗期间输送的剂量的影响。在完整的旋转中，在深度d处输送的剂量与$(r-d)^{-1}-(f-r+d)^{-1}$成正比（见正文）

38.6.2 光子束和电子束的联合使用

Akazawa（1989）开发了一种全头皮照射技术，并由 Tung等（1993）等进行了改进。使用水平对穿的横向光子束与中间电子束一起治疗头皮的平坦部分，并使用一个中间屏蔽电子束形状的光子束来治疗头顶。该技术的实现需要大量准备工作，临床中使用近距离放射治疗模具或VMAT光子束来治疗整个头皮更容易实现（Wojcicka等，2009）。

38.6.3 剂量调制的电子束放射治疗

Ma等（2000）参照光子束IMRT治疗技术，提出了使用内部定制的MLC实现电子束强度调制治疗方法。该方法使用逆向优化来实现电子束和光子束综合治疗方案（见第 37.2 节）。许多放疗中心使用光子VMAT技术进行胸壁放射治疗，然后部分剂量使用电子束照射替代，可以最大限度地减少心脏和肺的辐射剂量。自 2000 年以来，Gauer等使用定制的 MLC（Gauer，2010，Miguez，2017）来实现这项技术。Salguero（2009），Klein（2009）和Mueller等（2017）的研究表明：使用标准MLC也可实现电子束的剂量调制。由于当前商业TPS中没有提供电子束剂量调制的优化模块，因此只能使用内部开发的软件来实现，一定程度限制了该技术的广泛应用。

Low 等使用另一种算法设计组织补偿，来调整电子束穿透深度（1992），这类组织补偿通常可以使用蜡块（Perkins，2001）或3D 打印技术来实现（Su，2014；Zhao，2017）。

38.7 不均匀性和电子束剂量计算算法

在临床情况下主要需要考虑组织材料成分和形状的不均匀性两种方式所致的剂量分布改变。第一种是吸收剂量随着组织材料的均匀性变化，等剂量线变化，在均匀性变化较大的组织中最明显。第二种是由于不同材料间的散射差异（界面或边缘效应），对于较大不均匀性或邻近较大不均匀性组织的边缘最为明显。后者的物理特性和一些基本效应已在第 24.6 节中讨论过。剂量分布取决于不均匀性大小、形状和组成（原子序数和电子密度）以及射束的能量和射野大小。根据具体计划系统配置，可以考虑使用笔形束算法或蒙特卡罗算法。可以使用简单手动方法进行粗略估计或对更复杂的方法进行近似检查（例如，参见Klevenhagen, 1985；Thwaites, 2000）。

第 29 章和 30.3 节分别讨论和回顾了笔形束算法（Pencil-beam algorithm）和蒙特卡罗（Monte Carlo）算法。Jette（1996）和 Ma（1999）分别给出了电子束笔形束算法和电子束蒙特卡罗模型的综合评价。Thwaites（2000）给出了电子束算法的简明总结，并简要回顾了其准确性（另见第 29.5 节）。当前在临床应用中，笔形束算法的精度通常要求在 ± 5% 或 ± 5mm 以内，而较新的算法表现出更好的性能。在更简单情况下，可参照光子剂量算法的精度要求（ICRU 1987），笔形束算法可以实现 ± 2% 或 ± 2mm 的精度。然而，对于平行于射束长边的不均匀窄电子束，在穿透深度更大地方可观察到 10% 数量级的偏差（并且有可能更大）。尽管笔形束算法会逐渐被蒙特卡罗算法所取代，临床计划系统仍然主要使用笔形束算法计算电子束剂量（Kawrakow，2001；Cygler，2004）。临床中使用了不同版本的笔形束算法，但是用户必须确保系统和算法进行本地测试，并且充分了解这些算法的局限性。第 47.5 节中将给出笔形束算法的调试、测试的方法和建议。

38.8 电子束放疗的处方和报告

电子束处方通常取决于临床要求，一般定义在剂量最大点，但也可以使用其他百分深度剂量。应该注意的是，在某些情况下，低能电子束由于能量散射的原因，最大剂量点可能会在非常靠近体表的地方，不适合作为处方点。建议使用ICRU 报告建议的射束轴上最大剂量点作为参考点，并且应该是剂量分布的归一化点（100%）（参见第 31.4.2 节）。然而，对于光子束，ICRU 建议 PTV 内剂量变化应限制在参考点剂量的 +7% 和 −5% 内，对于电子束，−10% 或 −15%的偏差在临床上是可以接受的。

参照ICRU光子束治疗的推荐指南，ICRU 71 号报告（2004）将电子束分成三个级别进行介绍。然而，对于电子束级别之间的差异仅在于剂量计算的准确性和范围差异。在所有情况下，都应给出峰值吸收剂量，即射束轴上的最大剂量，因为这与机器上设置的机器跳数直接相关。该ICRU参考点通常与峰值剂量一致。此外，应报告 PTV 的最大和最小剂量以及OAR的剂量。对于斜入射束，应记录垂直入射到体表的峰值吸收剂量，尽管这可能与 ICRU 参考点剂量不同（ICRU 建议除非可以用计算机计算剂量分布，否则应避免倾斜入射）。

第 39 章　质子束治疗计划设计

Francesca Albertini, Alessandra Bolsi, and Juliane Daartz

目录

39.1 引言

多年来，质子和重带电粒子治疗仅限于少数设备。先驱机构是Lawrence Berkeley实验室（1954）、Uppsala加速器（1957）和Harvard Cyclotron实验室（1961），他们使用了最初以研究为目的而设计的加速器，并将其进行改进以满足临床需求（见第15章和第25章）。1990年左右出现了专用医疗设备。到2020年，19个国家的100多个机构在临床上使用了这种治疗方式。总共有超过24万名患者接受了重离子治疗，其中大部分是质子束（86%）和碳离子束（13%）[1]。在2019年，超过2万名患者采用了这种技术治疗。由于绝大多数患者都接受质子治疗，接下来，我们专门讨论质子束治疗计划的特殊性。

如第25章所述，放射治疗中使用质子束的基本原理是布拉格峰的存在，其剂量在接近质子轨迹的末端突然上升，随后急剧下降。侧向散射很少，比电子束半影要小。这些特性与光子、电子或中子束非常不同，利用这种特性可以在保证靶区高剂量的同时保护邻近OARs，并减少额外危及器官体积（见第31.2.9节）的受照射剂量。

质子束的第一个临床应用是小体积脑占位的立体定向放射手术治疗。它们最初是基于cross-fire技术，没有考虑布拉格峰的特性，只是利用了半影小的优势（Larsson等，1958）。布拉格峰的优势本质上开始应用是在立体定向颅内治疗（Lawrence等，1958；Kjellberg等，1968）和周围毗邻OARs的眼葡萄膜肿瘤的治疗（Gragoudas等，1977）。此外，质子治疗是颅底肿瘤（如脊索瘤和软骨肉瘤）的最佳治疗选择，可以很好地保护脊髓（Munzenrider等，1985）。从那时起，质子治疗的适应证逐渐扩大，开始用于包括前列腺、乳腺、肺和头颈部肿瘤的治疗。由于质子治疗固有的整体低剂量的特点，儿童肿瘤也是其适应证之一。为了更好地了解质子治疗的适应证，读者可以参考*Seminars in Radiation and Oncology*期刊里的文章（Brada和Bortfeld, 2013）。这本期刊中也有一些关于质子治疗临床实践的文章（如DeLaney和Khoo, 2007；Allen 等，2012；Mishra 等，2017；Weber 等，2016）。在本章中，我们也会给出一些临床病例（见第39.3节）。

第一代用于质子治疗的设备是基于固定的射束，通常是水平方向的。因此，患者的定位设计比较复杂，治疗椅或治疗床尽可能提供六个自由度。随着安装在机架上的射束（见第15.6节）和精确的机器人解决方案用于患者定位方式（见第48.2.7节）的出现，需要高精度的设置，以充分利用质子束的物理锐束特性。值得注意的是，质子治疗的开创性发展（Goitein和Miller, 1983）引领了第35.4节中介绍的现代三维（3D）适形放射治疗。光子的剂量递送系统从产生静态均匀剂量分布（见第25.3节）演变到具有动态调制能力的系统（见第25.4节）。光子和质子IMRT技术的主要区别是，前者能量是固定的，只能调整通量，而后者通量和能量（即布拉格峰的深度和扩展范围）都是可以调整的。与光子类似，质子治疗计划设计过程可以是正向的，也可以是逆向的。正向计划采用劳动密集型试错法，主要基于操作员的经验和技能。逆向计划则基于类似于光子使用的复杂逆向计划算法（见第37.2节）。

质子束在提供高精确度的同时，也有其缺点：它对患者解剖结构和固定框架高度敏感。事实上，与使用光子束相比，在治疗计划和质子束传输过程的各个步骤中所有固有的不确定性（例如组织密度和结构的不确定性、摆位误差和患者解剖的变化）将对最终剂量分布产生更大影响。因此，计划设计鲁棒性是一个主要的关注点。

在本章中，将首先描述被动散射和主动扫描

[1] 数据来自粒子治疗协作组（PTCOG），可在www.ptcog.ch/检索。

计划的计划特征，突出其差异和相似之处。最后，我们将给出一些临床的例子，并讨论一些具体的问题，例如如何处理金属植入物、解剖变化和患者的运动。关于质子和重离子治疗的最新知识，读者请参考*Medical Physics*杂志特刊第45卷（11）中Parodi和Farr（2018）的论文及其他论文。

39.2 质子束计划设计的基本原则

质子束的一般性质见第25章。与光子不同，单个质子照射野可以为整个靶体积提供均匀的剂量分布。

39.2.1 被动散射质子治疗的计划

在被动散射质子治疗中（见第25.3.2节），加速器产生的窄粒子束通过在射束修整装置中散射而横向扩散（见图39.1）。这些宽束（直径可达25cm）随后通过定制的孔径进行侧向适形以紧贴靶区（图39.2b）。单能质子束可以通过射程调制轮（range modulator wheels）等设备进行能量调制，从而扩散到不同深度，然后通过轮廓射程补偿器（图39.2c）使图39.2a所示的扩展布拉格峰（spread-out Bragg peak, SOBP）与靶区的远端边界一致。

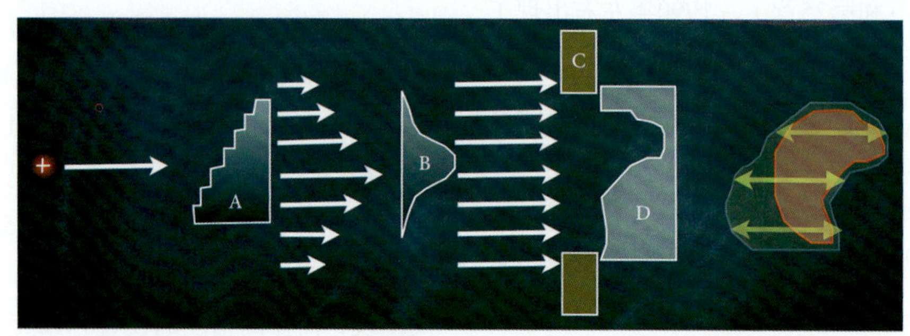

图 39.1 双散射质子束治疗头的基本元件。A：用于能量调制的射程旋转调制轮，B：创建均匀强度面的轮廓二级散射体（上行的初级散射体未显示），C：用于横向适形的定制孔径，D：用于远端适形的定制射程补偿器

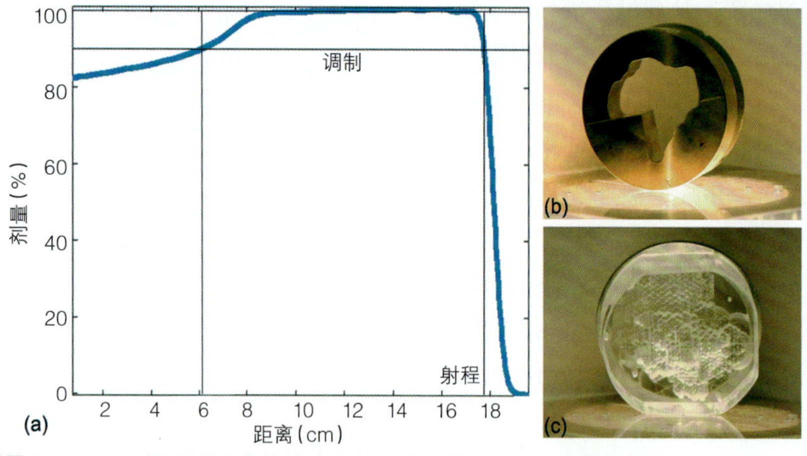

图 39.2 （a）最大剂量下 160MeV 调制质子束的被动散射深度剂量曲线，即扩展布拉格峰（SOBP）。图上显示了射程（通常定义为远端剂量跌落至 90% 的深度）和调制宽度（通常定义为近端 90% 与远端 90% 之间或近端 90% 与远端 98% 之间的距离）；（b）用于侧向适形的黄铜孔；（c）用于远端适形的树脂射程补偿器

39.2.1.1 计划设计

质子治疗计划的任务是确定质子束入射角度、射程、调制宽度、孔径和射程补偿器形状，以产生尽可能接近临床要求的剂量分布。计划方法是一种反复调整、手动的正向计划的方式，其结果高度依赖于计划者的经验。

39.2.1.2 射野角度选择

第一步是选择射野入射角度。除了对靶区、OAR形状和位置的几何考虑外，还要考虑各种其他因素。其中涉及许多不确定性，将在本章后面详细介绍（见第39.2.2.5节）。虽然被动散射计划通常比主动扫描计划更稳定，但考虑到异质性、远端边缘设置和密度变化方面的影响，建议对两者采用相同的限制原则。被动散射野的一个固有限制是缺乏近端适形性（见图39.1）。图39.3说明了如何选择射野角度以尽量减少高剂量照射体积。图39.3a显示了右侧横野的剂量分布。图39.3b为右前斜野。使用斜野提高了适形度，因为靶区在该入射方向上辐射深度变化最小。

最后优化射野的数量。一个射野的“缺点”可能会与另一个射野的“优势”相平衡。在被动散射中，每个照射野向靶区传递均匀的剂量，因此没有必要每天照射所有的野。在实际工作中，照射野的子野在治疗过程中被递送和旋转。例如，如果一个野比另一个野更能避开关键结构，则该危及器官的每日剂量可能会因所选择的照射野子野而发生变化（Engelsman 等，2011），从而产生更大的放射生物学效应。

39.2.1.3 孔径设计

孔径必须包括靶区外一定边界，以考虑半影宽度。相关半影是在靶区所在深度定义的，随着质子越来越接近其射程终点（即布拉格峰附近），半影会增加。靶区周围的额外边界通常会提高摆位不确定度的稳定性。需要注意的是，这与光子治疗中使用的计划靶体积（planning target volume, PTV）概念类似，但并不完全一致，因为质子的剂量分布强烈依赖于局部组织密度，并不是一成不变的（见39.2.2.5节）。

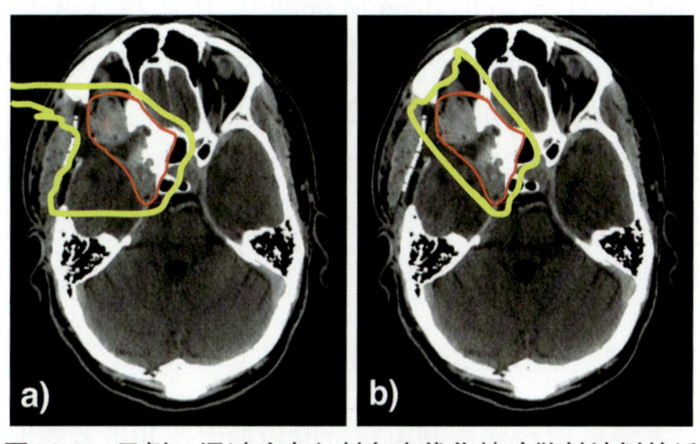

图39.3 示例：通过改变入射角度优化被动散射计划的近端适形度。粗黄线表示90%的等剂量线；红色的轮廓表示靶区。斜野（b）相对横野（a）减少了照射体积，更好地保护了脑组织

39.2.1.4 射程补偿器设计

补偿器的设计适用于靶区远端适形，对于单野被动散射计划近端适形是无法实现的。如图39.4所示，照射野在靶区截面上具有相同的调制宽度。在治疗计划中使用多野可以克服这一缺陷，并产生适形的剂量分布。

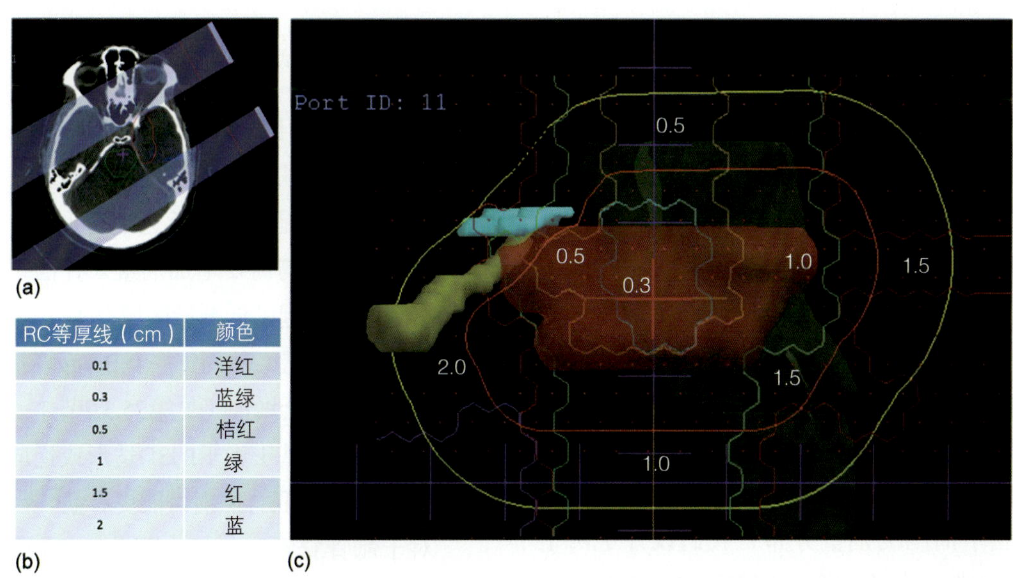

RC等厚线（cm）	颜色
0.1	洋红
0.3	蓝绿
0.5	桔红
1	绿
1.5	红
2	蓝

图 39.4 左前斜野（a）治疗颅内靶区的孔径和射程补偿器（range compensator, RC）。在图（c）中，孔径（白色线条）适形靶区（红色渲染体积），但避开了左侧视神经（黄色渲染体积）和视交叉（青色渲染体积）。图中还显示了射程补偿器的等厚度线，厚度在图（c）和表（b）中用 cm 表示。黄色轮廓表示在标准成像位置拍摄 X 线片时在成像面板上的孔径投影，目的是为了验证治疗时孔径形状

射程补偿器的形状大多是通过简单射束追踪来计算的。这可以通过迭代算法改进，根据所得到的剂量分布修改补偿器形状。

图39.4显示了一个颅内靶区射程补偿器设计示例。考虑到患者定位和不确定性（见第39.2.2.5节），计算出的形状需经过平滑处理（见图25.12），也被称为“涂抹（smearing）”（Urie等，1984；Tabibian等，2015）。为每个点建立涂抹距离，即平滑过程中考虑的周围点的距离。例如，前列腺靶区位置的变化比颅内肿瘤大，因此前列腺照射时涂抹距离更大。

39.2.1.5 射程选择和调制

原始射程和调制由穿过射程补偿器和患者的射线追踪来确定（见图39.1）。考虑到在确定辐射路径长度时的系统误差和机器照射的随机不确定性，需要额外边界。数据库检索到多种信息，Paganetti（2012）对这些进行了概述。表39.1列出了不同机构的射程不确定性（用于定义深度边界）的示例。

表39.1 不同质子治疗中心应用的射程不确定性（用于深度边界）的数值

机构	射程不确定性
马萨诸塞州综合医院	3.5%+1mm
位于休斯顿的安德森质子治疗中心	3.5%+3mm
洛玛琳达大学医学中心	3.5%+3mm
宾夕法尼亚大学的罗伯茨质子治疗中心	3.5%+3mm
佛罗里达大学质子治疗研究所	2.5%+1.5mm

摘自Paganetti H. Phys. Med. Biol. 57（11）：R99–117，2012.

相对值（作为治疗野射程百分比）考虑阻止本领的不确定性；绝对值（mm）考虑机器照射的不确定性。

39.2.1.6 补丁野

使用被动散射的质子野治疗形状和位置复杂的靶区，需要更复杂的射野设计。如图39.5a显示，为了适形脑干周围的剂量分布，我们设计了两个（或更多）射野，每个射野只照射靶区一部分。一个射野的远端边缘衔接另一个射野的横向边界，这种方法被称为“拼接”。由此产生的复合剂量分布对“穿透野”和“补丁野”衔接中的任何不确定性都非常敏感。为了尽量减少这种不确定性的总体影响，任何一种补丁野的剂量都不应占过高比例。在这种治疗计划中通常使用多个照射位置不同的补丁野组合。

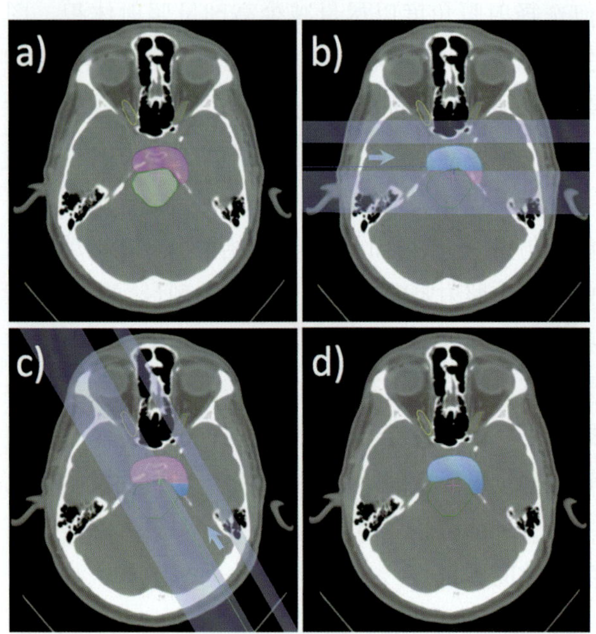

图39.5 （a）颅脊索瘤和软骨肉瘤的典型靶区形状；绿色：脑干；洋红色：环绕着脑干的靶区。（b）“穿透野”孔径避开脑干。射野只照射蓝色突出显示的靶区部分。（c）修改后斜方“补丁野”孔径和射程补偿器，以覆盖“穿透野”未照射到的体积。（d）复合剂量分布覆盖整个靶区并环绕脑干

39.2.1.7 混合模式

在某些情况下，当靶区靠近患者体表时，被动散射计划的皮肤剂量可能与处方剂量一样高，甚至更高。这可能是由于缺乏近端适形性（如图39.1所示），也可能与需要增加剂量来补偿靶体积内由组织不均匀性引起的低剂量区域有关。原始Bragg峰皮肤剂量相对较低，然而，一旦Bragg峰扩展到几厘米，皮肤剂量就会增加（见第25.3.2节）。因此，对于这些患者采用基于光子的3D适形或逆向调强放疗（IMRT）计划的联合照射可能更有益[2]。

对于骶骨脊索瘤，加入部分IMRT可能有助于限制皮肤剂量，且不会显著增加低剂量范围。

[2] 另一种减少皮肤剂量的方法是使用多个野。

在头颈部肿瘤被动散射的质子治疗中，可采用三维适形光子束前野照射下颈部淋巴结，同时顶部与质子束衔接，目的是为了减少皮肤毒性（Kooy和Adams, 2008）。

39.2.2　主动扫描质子治疗的计划

除了被动散射，另一种拓宽狭窄质子束的解决方案是使用磁铁使质子偏转，在治疗区域进行照射（见第25.4节）。点扫描方法［也称为笔形束扫描（pencil-beam scanning, PBS）］使每个点（即原始布拉格峰）以不同的能量（即位置）传递，因此，比被动散射技术能更精确地适应靶区形状。通过这种扫描和能量变化的结合，布拉格峰可以有效地放置在肿瘤三维空间中的任何位置。可以通过数学优化每个笔形束通量和能量来改善剂量均匀性。

主动扫描与传统被动散射技术相比有许多优点。首先，它可以完全自动化和计算机调控，只需停止在肿瘤靶区的布拉格峰传递而不需要使用准直器和补偿器来实现剂量制定。其次，它比被动散射更有效，因为实现给定的肿瘤总剂量需要更少的质子，因此正常组织受到的照射剂量更少（见图39.6和39.7）。最后，主动扫描本质上是一种比被动散射更灵活的技术，因为可以独立优化每一个单

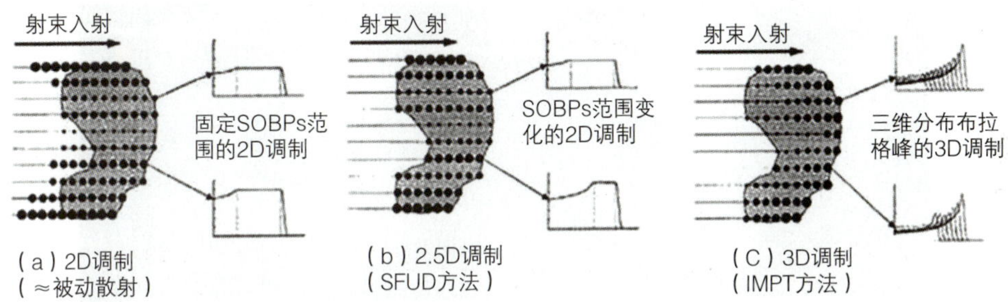

图 39.6　三种点扫描方法，用于对不同能量的点使用不同的权重产生均匀的靶区剂量。实心圆位置代表单个布拉格峰的位置，圆的直径表示相对强度。（a）：所有笔形束具有相同的调制（SOBP 范围），每个笔形束的强度不同；（b）：类似于（a）每个笔形束适应靶区厚度的调制，使每个射野独立于其他任何射野给靶区提供均匀的剂量；（c）：每个点都有不同的强度。（a）提供类似于被动散射技术入射剂量；（b）和（c）显示了单野均匀剂量（single field, uniform dose, SFUD）和逆向调强质子治疗（intensity modulated proton therapy, IMPT）方法可以实现的效果。更多细节见第 39.2.2.4 节（改编自：Lomax A., Phys. Med. Biol., 44（1）, 185–205, 1999.）

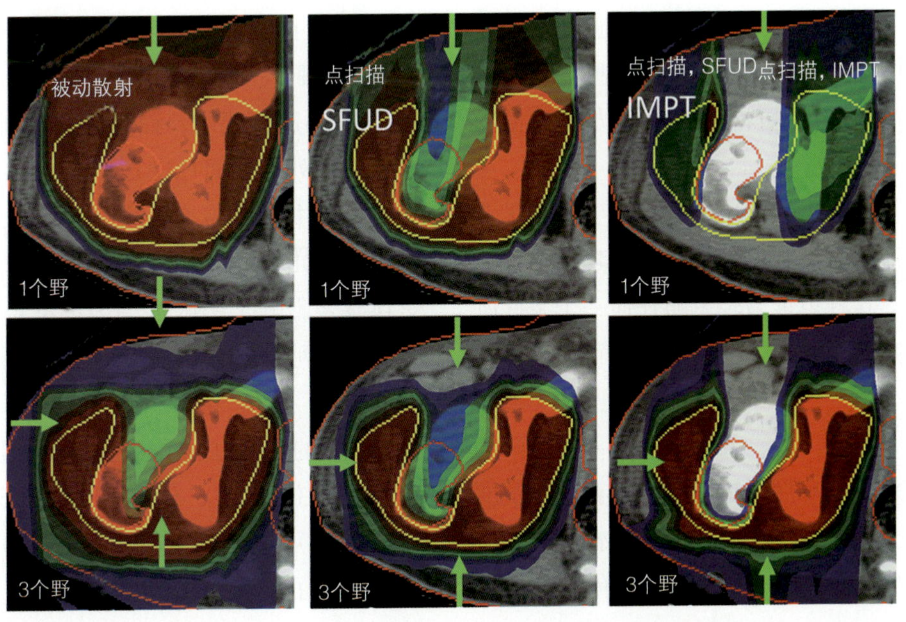

图 39.7　被动散射与主动扫描临床示例比较。在被动散射中，必须对整个靶区使用相同的调制（SOBP 范围），从而导致入射处高剂量。通过主动扫描、单野均匀剂量（SFUD）技术以及质子调强治疗（IMPT）技术，可以使剂量完全适形靶体积（黄色轮廓）（图由 A. Lomax 提供）

独笔形束的贡献[3]。

39.2.2.1 计划设计

在主动扫描的质子治疗计划中，主要任务是选择入射野角度和治疗方式（见第39.2.2.4节），并选择要使用的边界。

39.2.2.2 射野角度选择

在选择射野位置和方向时，必须考虑几个方面（也针对被动散射）：

- 避免“接触”关键结构（即注意深度）。
- 避免主要的密度异质性。
- 到靶区的路径长度最小化。
- 避开在治疗过程中位置/填充可能发生变化的解剖结构。
- 尽量减少运动的影响。
- 避免穿过关键结构。

这些方面都应该被视为指导方针；通常要权衡这些条件。下面展示选择射野位置和方向的重要性的例子。

图39.8给出了一个必须保护脊髓的椎管旁肿瘤的例子。对于一个直接后野，对CT值（HU）的很小的高估将导致不可接受的脊髓超量。

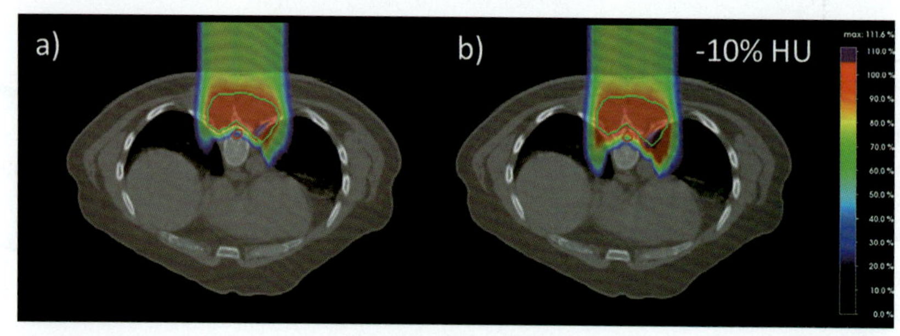

图 39.8 单后野治疗椎旁肿瘤的计划。（a）质子射程小于脊髓（红圈）的深度。（b）如果 HU 值降低 10%，射程增加，导致脊髓剂量过高。当 HU 值转换到质子阻止本领的校准曲线出现错误时，就可能会发生这种情况（见第 32.4.1 节）

图39.9a和b说明了到靶区路径长度最小化的重要性，因为它减少了投照在正常组织的整体剂量。对于在治疗过程中密度或位置上可能发生变化的结构，设计射野时尽可能避免通过这些结构。例如，照射野应避免穿过鼻腔，避开膀胱、肠道或直肠，而应选择更稳健的射野方向（见图39.9c和d）。

通常情况下需要做出妥协，并且接受不满足上述所有标准的照射野。在这种情况下，建议在计划中设计多个野。这样就能减轻忽略任何一个条件所产生的不良影响。

39.2.2.3 多野计划的鲁棒性

剂量分布对计划和照射过程中的固有不确定度的敏感性是很多学者建议采用多野技术的主要原因（Malyapa等，2016）；这是一种有效减少运动效应的方法（Knopf等，2011）。在治疗过程中穿过易变化解剖结构的情况也是如此。图39.10显示了同一患者的两个计划，在治疗过程中鼻腔填充发生了变化。在图39.10a中SFUD计划使用了三个前野，其中两个野略微倾斜，所有野都根据图39.6b进行调制，而第二个计划（图39.10c）是星形排列的四野IMPT计划（见39.2.2.4节）。治疗过程中鼻腔填充发生变化对计划的影响分别如图39.10b和39.10d所示。第一个计划剂量分布受到显著影响（靶区远端剂量覆盖范围减少），而星形排列的计划对这些变化不太敏感（即鲁棒性更强）。

同样的原则也适用于考虑照射过程中的不确定性。在图39.11中，通过统计机器运行文件（或日志文件）得出的传输剂量和标称剂量之间的差异，比较了单野和多野计划（即当所有四个野都被加在一起时）。单野计划中有高达4%的差异，而多野计划的差异仅为1%（Belosi等，2017）。

[3] 也有一些缺陷，如小深度会产生更大的半影以及对运动器官有相互作用（interplay）的风险。

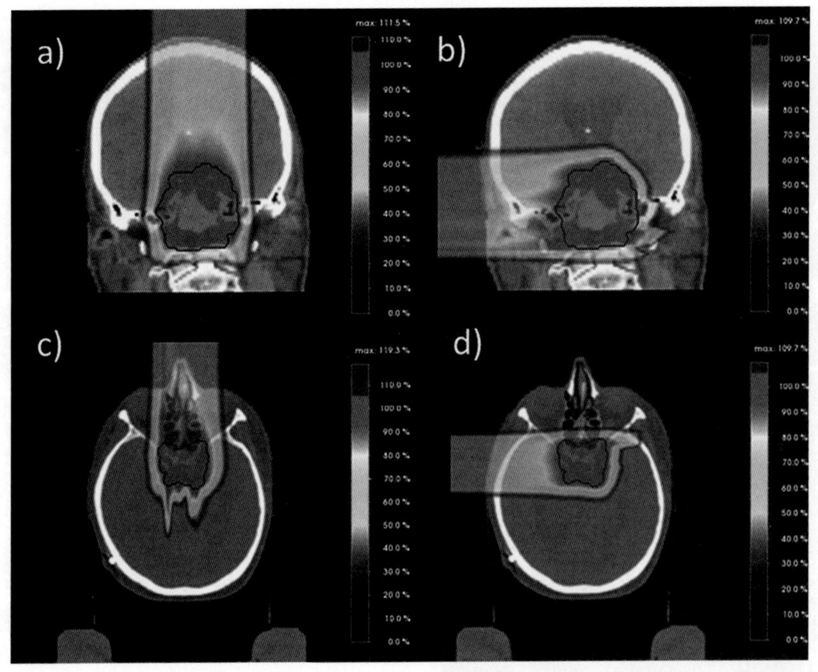

图 39.9　中心位置脊索瘤（红色）的各种照射野的比较：（a）穿过患者路径较长的枕后部野；（b）路径长度缩短的侧野；（c）通过鼻腔的前野，在治疗期间鼻腔填充物可能会发生变化；（d）路径相当均匀的侧向野。其中（b）和（d）是首选照射野

与光子治疗相比，质子治疗计划中使用超过4个野通常没有显著优势。在大多数情况下，使用更多的野将会增加积分剂量和投照时间。

39.2.2.4　剂量分布的优化选项：SFUD、SFO和IMPT

如前所述，质子主动扫描技术以三种“特色”的形式应用（Lomax，2008a）（见图39.6）。第一种方法是优化传输点，以便在整个靶区范围中提供均匀剂量。这种方法被称为单野均匀剂量照射（SFUD）。与被动散射相比，它增加了灵活性，相对来说更有效，因为只在靶区内（或接近靶区）布拉格峰才被投照。我们可以把这看作是许多SOBP小野投照，但每个SOBP范围与沿射束方向靶区厚度相匹配。然而，在实践中，有必要分别优化每个投照小野权重（通量），以在任意复杂形状的靶区体积内形成均匀剂量。一个完整的多野治疗计划由单独优化野的线性相加组成。

使用SFUD方法，优化者的唯一目标是在靶区体积内提供均匀剂量。这种方法可以扩展到单野优化（single field optimisation, SFO）计划，其中每个野单独优化，为整个靶区体积提供均匀剂量，额外目标是降低邻近OARs剂量。SFO计划的使用在保持计划鲁棒性（即降低计划对不确定性的敏感性）和保护关键结构之间取得了良好平衡。这种方法对于与靶区体积没有或仅有少量重叠的OARs具有很好的保护效果。

对于更复杂的计划，例如对于被靶区包围的OARs，优化过程像光子IMRT一样，必须同时考虑所有野对靶区的剂量贡献。这种方法被称为质子调强治疗（intensity-modulated proton therapy, IMPT）[4]。

用于确定单个小野的最优权值和射程的优化算法与光子逆向算法非常相似（见第37.2节），一般的原则是最小化目标（或评估）函数。尽管有些研究实现了照射野角度自动优化（Cao等，2012），但在大多数临床实践中，物理师仍需根据几何形状和实践经验事先手动选择照射野方向，如前所述（见第39.2.2.2节）。

图39.12显示了椎体周围的脊索瘤，保护靶区中间的脊髓很重要。在这种情况下，IMPT是一个很好的治疗计划方式。

与光子IMRT类似，每个IMPT野提供一个高度不规则的通量模式，只有当所有野组合时，才能实现患者体内所需的剂量分布。

[4]　严格地说，SFUD或SFO可以被看作是IMPT的一种形式。然而，IMPT目前只定义为对所有野进行全局优化，从而导致了单个野的不均匀通量。

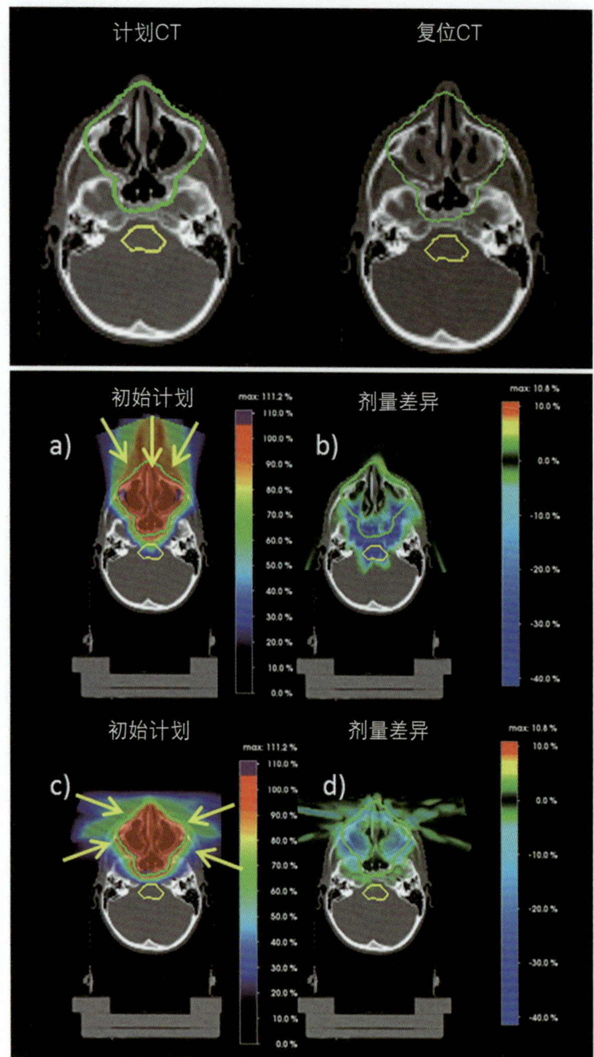

图39.10　治疗过程中鼻腔填充物变化的影响示例。“计划CT”（左上）显示空鼻窦，而几周后“复位CT”（右上）显示大量的填充。（a）和（c）代表基于“计划CT”的两种不同计划。（b）和（d）表示使用复位CT重新计算后的剂量分布差异。（a）显示了一个三野SFUD计划，所有的野都从前方向入射；（b）说明了沿射野路径密度增加导致靶区后部剂量不足。（c）显示了一个四野IMPT计划。（d）说明了该计划对鼻腔填充差异的影响较小。射野方向用黄色箭头表示；靶区和脑干分别用绿色和黄色突出显示。请注意，本图中IMPT计划更优的原因在于多方向照射野的应用，而不是IMPT技术的具体使用

图39.13显示了对脑干（红色轮廓）附近的靶区（绿色轮廓），SFUD、SFO和IMPT计划之间的比较。计划采用了一个侧野和两个颅顶野。在图39.13a（SFUD）中，因为对OAR没有进行任何剂量限制，因此它接受了过量的照射，剂量主要来自颅顶野。在图39.13b（SFO）中，通过对OAR剂量应用限制条件来减少OAR的剂量。在图39.13c

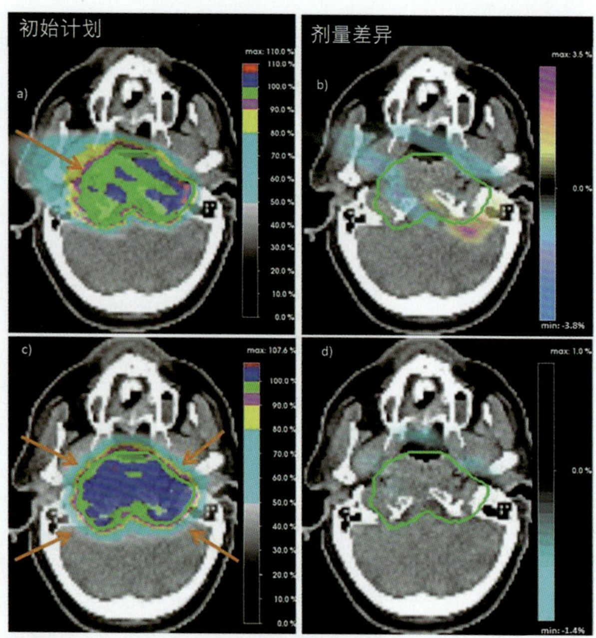

图39.11　实际治疗时对微小变化的剂量分布敏感性（基于日志文件）。单野计划（a）的剂量分布差异（b）大于四野计划（c）的差异（d）。箭头表示射野的入射方向。（图由M.F. Belosi.提供）

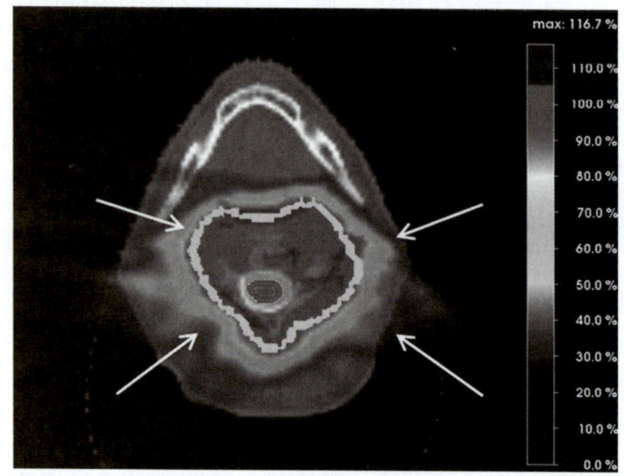

图39.12　包绕脊髓的脊索瘤靶区的示例（绿色轮廓），包括脊髓（红色轮廓），用四个IMPT照射野治疗，如箭头所示。IMPT计划可以实现中间脊髓保护的剂量分布

（IMPT）中，通过降低每个野照射在整个靶区体积的均匀性约束，关闭从后方直接穿过OAR的小野，从而保护这个器官。通过适当地调节横野小野通量，可以实现靶区内均匀剂量。

对于相同的射野设置，SFUD和SFO计划对射程和摆位的不确定性不太敏感。因此，在大多数机构中经常会使用这两种计划方式。IMPT只用于有严格限制的复杂计划（例如，OAR非常接近靶区）。IMPT还可以作为光子、质子被动散射或SFUD/SFO计划的补充。

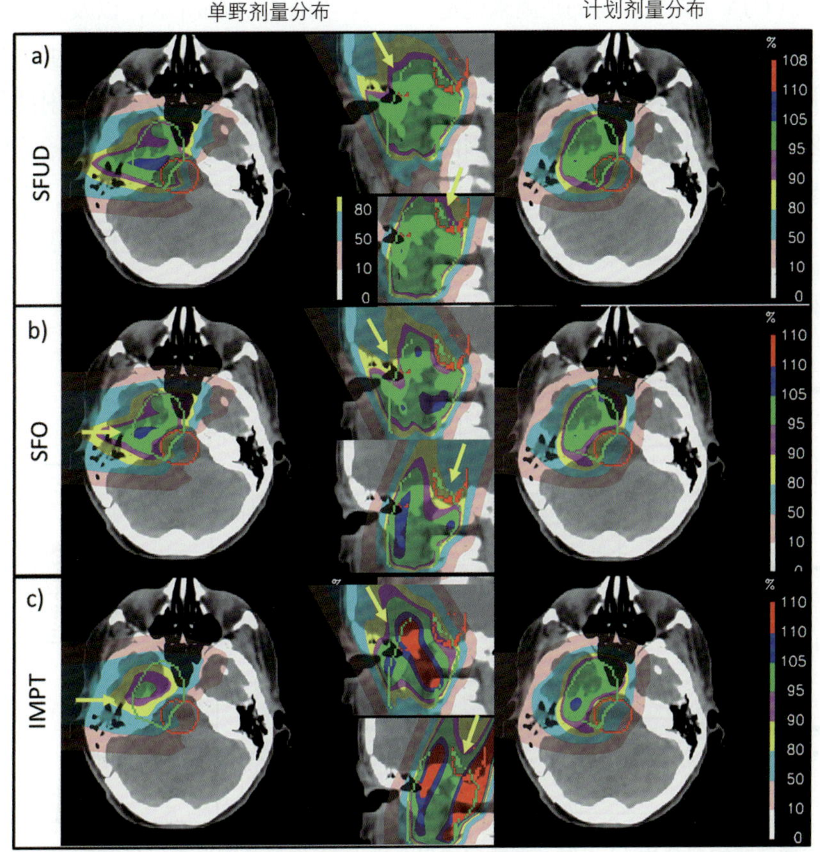

图 39.13　SFU（a）、SFO（b）和 IMPT（c）技术优化的比较。靶区体积用绿色表示，OAR（脑干）用红色表示。左边的两列代表单个野剂量分布（黄色箭头所示为一个侧野和两个斜颅野）。最右边的一栏显示了整合剂量分布。SFO 和 IMPT 计划在保护脑干的同时实现了靶区内剂量均匀，但如左列所示，IMPT 单个野都受到了高度调制，而 SFUD 或 SFO 并非如此

如前所述，质子计划比光子计划对不确定性更敏感。因此，一些作者建议将计划鲁棒性作为优化过程中的一个附加标准（Cao 等，2012；Unkelbach等，2007，2009，2018b；Fredriksson 等，2011，2015；Fredriksson, 2012；Liu等，2012，2013）。在优化过程中也应考虑可行性（即射野投照时的任何技术限制）。

在逆向计划中，用于设置约束条件（靶区和OAR）的体积的勾画，对优化结果具有重大影响。纯粹基于解剖学结构的体积可能会导致不可接受的计划。因此，为了引导优化算法达到预期的目标，可以临时调整勾画体积或者创建新的辅助结构[5]。这种辅助结构的使用在很大程度上取决于投照系统特征（即扫描点之间的间隔尺寸及形状、横向半影）以及治疗计划系统（TPS）中使用的优化算法和输入的参数（即扫描点之间的间隔和PTV剂量覆盖范围）。我们将在39.3节将给出一些临床实例。

39.2.2.5　不确定度和边界

在治疗计划设计中，计划的剂量分布只是对患者实际受照射剂量的估计。因此，在计划的设计和评估过程中，除了评估三维剂量分布，还应确定不确定度并评估其对治疗剂量分布的影响。

不确定度有许多来源，可分为两类：

- 与深度–剂量分布有关的不确定度，这主要依赖于射野路径遇到的异质性。这些不确定性会影响到射程确定。另一个射程计算的不确定性来源与HU值转换为质子阻止本领有关（见第32.4.1节，Moyers等，2010和Paganetti, 2012）。
- 与患者摆位和内部运动相关的不确定度。从本质上讲，这与光子束非常相似，可以采用对

[5]　在第37章中，它们被称为辅助结构，又细分为避让结构、靶区周围的外围结构等。

临床靶区体积（CTV）外扩一定的距离来创建计划靶区体积（PTV）概念（见第31.2节）。但是必须意识到，患者垂直于射野方向的微小位移会对射野呈现的不均匀性产生影响，因此可能会影响靶区覆盖深度（见图39.14）。

如图39.14b所示，以及在早期文献中所介绍的（Urie等，1986年），不均匀性可以改变布拉格峰，也可以改变（多次）散射的量，特别是存在复杂不均匀性时，如在头颈部治疗中遇到的骨结构。在分析质子剂量计算算法中，有很多时候并没有准确地考虑到这一点（见Lomax，2008b）。

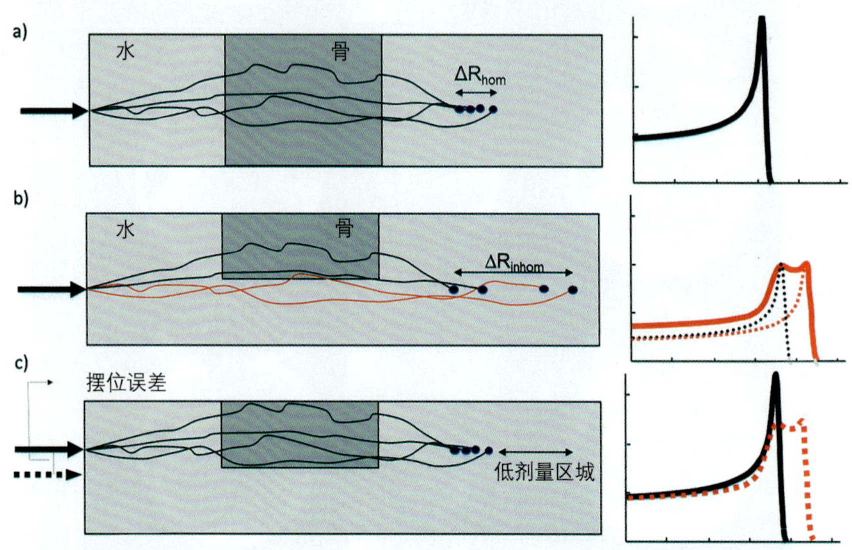

图 39.14 当射束通过横向非均匀介质（b）时，使横向均匀介质（a）中最初定义良好的布拉格峰变差的示意图。图中描述了由射程偏离（ΔR）引起的峰值展宽。笔形束位置由图左侧黑色粗箭头指示。存在摆位误差（c）时，由于笔形束只穿过均匀介质，布拉格峰的形状可以恢复，导致在靶区末端剂量不足［改编自：Lomax, A.J., Phys. Med. Biol. 53（4）：1027–1042，2008.］

在质子治疗中，侧向和远端边界都是必需的。由于它们各自的功能不同（前者考虑运动和摆位的不确定性，后者考虑射程的不确定性），因此，直接应用第31.2.5节中描述的PTV概念很困难。关于质子束治疗的ICRU 78报告（ICRU 2007）强调了这一点，其中建议针对CTV进行照射野设计，而PTV只包括侧向边界并用于剂量报告，以确保与光子和电子束治疗实践的一致性（见Unkelbach等，2018b）。然而，这些建议还没有广泛应用于临床实践。边界的定义通常是由机构确定的。

对于SFUD或SFO计划，使用PTV可以保证足够的靶区覆盖率，而对于IMPT计划，情况则不是这样，其高梯度剂量主要位于CTV内的热点或冷点处（Albertini等，2011）。

当使用优化软件时，不确定性的影响可以被纳入优化算法，即鲁棒性优化（见第37.5.4.1节）。该计划基于CTV（而不是PTV）进行优化（Unkelbach等，2007，2009，2018b；Fredriksson等，2011，2015；Fredriksson, 2012和第39.4.4.1节）。由于目前大多数商业的治疗计划系统都有鲁棒性优化，这种方法已被广泛使用（Tasson等，2018；Tommasino等，2020）。在这种情况下，标称计划的质量通常会由于引入额外鲁棒性限制而降低。定义标称计划质量和鲁棒性之间可接受的权衡工作正在进行中。

39.3 临床示例

本节选择了一些临床实例来讨论被动和主动扫描技术。选择这些例子是为了突出与质子治疗计划相关的具体问题。随着这一领域的迅速发展，选定计划方式在出版时可能已经过时，但是技术讨论仍然适用。

39.3.1 颅内靶区

质子常用于各种良性和恶性颅内肿瘤靶区。图

39.15显示了位于蝶鞍及其周围的病变。根据病变的位置和形状，一般使用3～5个射束方向。

质子治疗两个最重要的适应证是颅底脊索瘤和软骨肉瘤，如图39.5所示。由于处方剂量通常为70～76Gy_{RBE}，对脑干和视觉系统的剂量约束显著限制了靶区的覆盖[6]。这些病变通常包裹着脑干。当使用被动散射技术治疗这些部位时，需要复杂照射野设计，如拼接野，以使剂量分布沿OARs周围环绕（如39.2.1.6节所述）。

在主动扫描技术中，可以通过单独使用IMPT计划或与多野SFUD/SFO计划结合的方式来实现预期的剂量分布。在图39.16显示了一个由两个序贯计划组成的计划示例。第一阶段是一个三野SFUD计划，向靶区体积（即CTV加边界）提供54Gy_{RBE}的均匀剂量。第二阶段是一个四野IMPT计划，对GTV加边界额外加照16Gy_{RBE}，显著降低脑干和视觉系统的剂量。在这种情况下，联合治疗提供的总剂量为70Gy_{RBE}，如图39.16c所示。

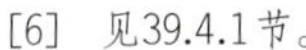

[6]　见39.4.1节。

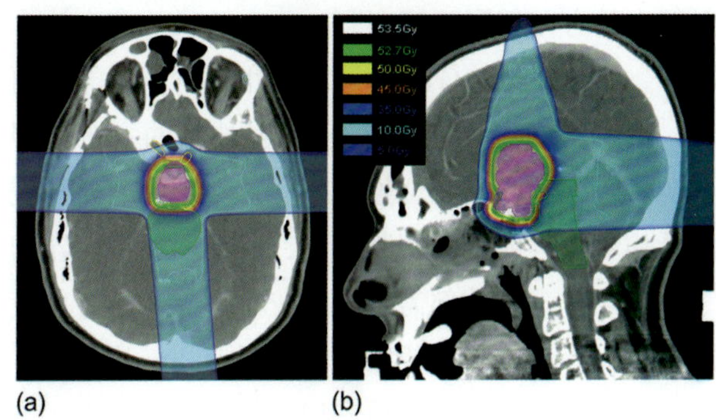

图39.15　（a）横断面和（b）矢状面显示被动分散的颅内靶区的剂量分布（靶区：洋红色阴影体积；绿色：处方等剂量线=52.7Gy）[7]

[7]　编者注：选择处方剂量的等剂量线是为了保证处方剂量完全覆盖靶区。它导致靶区中心（即ICRU参考点）的剂量更高。ICRU 78号报告（ICRU 2007）的建议接受了这一点，但应就其含义提供更多细节（使用所谓目标剂量），并就剂量报告提供更多细节（如给出中位剂量）。

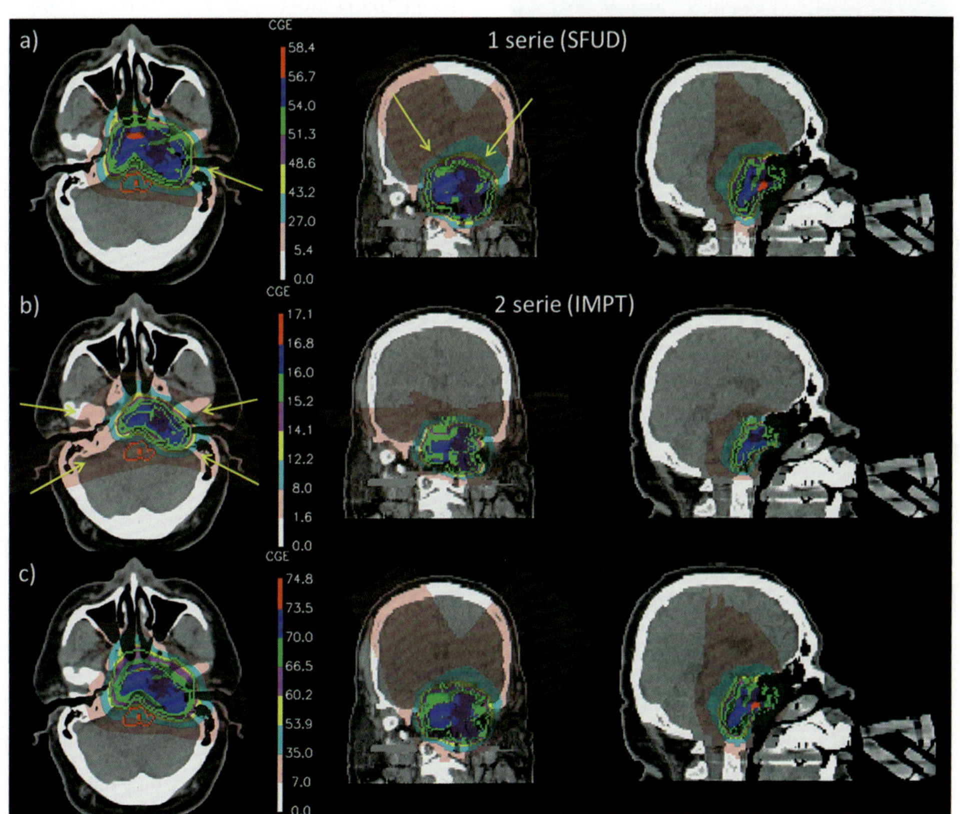

图 39.16　处方剂量为 70Gy_{RBE} 的软骨肉瘤的主动扫描质子治疗计划的示例。（a）第一阶段：对 CTV 加边界照射 54Gy_{RBE} 的三野 SFUD 计划；（b）第二阶段：对 GTV 加边界照射 16Gy_{RBE} 的四野 IMPT 计划；（c）累积剂量分布。黄色箭头表示每个计划的射束方向；靶区体积用绿色轮廓表示

39.3.2 前列腺肿瘤

前列腺的放疗计划是最简单的计划之一。入射射束的方向仅限于横向野。两个阶段（一个治疗CTV，另一个治疗GTV）通常使用平行相对的横向野。图39.17显示了使用被动散射技术的一个典型示例。考虑到前列腺位置的高变异性，高剂量区域包括相对较大射程和调制边界，并采用了补偿器的“涂抹”。直肠前部需要使用较小边界来进行剂量限制。另一种方式是使用直肠球囊或间隔片来减少暴露于高剂量范围的直肠体积。

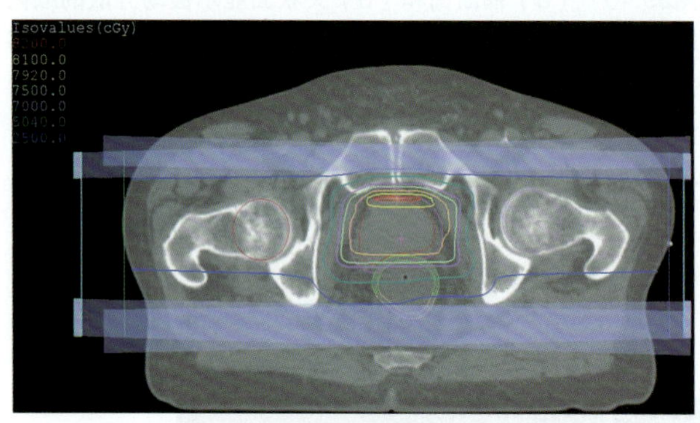

图39.17 典型前列腺计划的剂量分布：左右对穿侧野

关于在体射程验证研究正在进行中（Hoesl等，2016；Knopf和Lomax，2013）（见第48.3.6节）。这使前野的使用成为可能，前野可以提供足够的靶区覆盖范围，但由于前束路径上解剖结构高度多变，目前应避免使用前向治疗野，因为可能会出现直肠前部过量照射[8]。

39.3.3 头颈部肿瘤

对于头颈部治疗，典型的OARs是眼睛和脊髓等，因此推荐采用IMPT计划。计划应包括多个照射野（通常是3～4个），以提高计划的质量和鲁棒性（见第39.2.2.3节和Malyapa等，2016）。所有照射野均可以采用非共面方式，以避开肩部，因为即使颈部和肩部固定，其位置也不能很好地再现。应仔细考虑可能存在的金属植入物和牙科填充物（见第39.4.2节）。为了防止治疗野穿过牙齿填充物，可以定义辅助结构来遮挡部分野（见图39.18a）。这些体积剂量限制可设为零。IMPT计划也可以对PTV不同的部分使用不同的射束进行优化（相当于39.2.1.6节中的“补丁”技术）[9]。如图39.18b和c所示，在PTV颅骨部分，也就是牙体填充物所在部分，可以用2个后斜野进行治疗，而最尾部的PTV部分可以用4个斜野（包括2个前野）进行治疗。这在保证了PTV剂量均匀性的同时保护了脊髓。

由于这些临床部位的被动散射计划高度复杂，经常采用多个衔接和补丁野以及混合调制方法。

39.3.4 全脑全脊髓肿瘤

全脑全脊髓肿瘤照射是质子的另一个有优势的标志性应用（见图39.19）。全脑主要用两个后斜野照射。如图39.19所示，与光子治疗不同的是：没有“剂量浴”延伸到胸腹部。

根据脊柱长度，被动散射计划需要1～5个衔接的后-前脊柱野。为了“羽化”不确定性，剂量分为三个阶段投照，每个阶段都是在相邻孔径边缘移动后执行。这只对被动散射野是必需的，因为孔径边缘产生的剂量梯度非常陡峭。因此，两个相邻野的复合分布对定位误差相当敏感。在这些病例中，治疗计划过程非常耗时。由于脊柱是弯曲的，在衔接处会出现冷热点。

笔形束扫描可以进一步改善剂量。IMPT优化可以减少脊柱弯曲引起的冷热点。不需要为不同剂量水平定义不同的衔接处位置，因为在两个相邻野的边缘可以获得一个平滑梯度，这样较小的定位误差不会对累积剂量产生显著影响。通过笔形束扫描可以在保证脊髓处方剂量的同时减少椎体受照射剂量。

对于全脑全脊髓区，头部区域最佳的侧野不能用于脊髓靶区，因为这将增加健康组织剂量。解决这个问题的一种方法是使用类似于头颈部病例的方法（见第39.3.3节），分别勾画全脑和椎旁区域的子PTV（见图39.20）。对于这些子PTV使用不同的照射野，但需要仔细评估整个PTV内部衔接边缘的鲁棒性。为了降低计划对摆位误差的敏感性，子

[8] 尽管前列腺肿瘤治疗在一些中心占了很大一部分工作量，但对于目前技术，质子治疗是否优于光子IMRT仍存在争议。一项Ⅲ期临床试验正在进行中，评估接受IMRT或质子治疗的患者是否有相同的副反应发生率。

[9] 相当于“补丁”技术（见39.2.1.6节）。

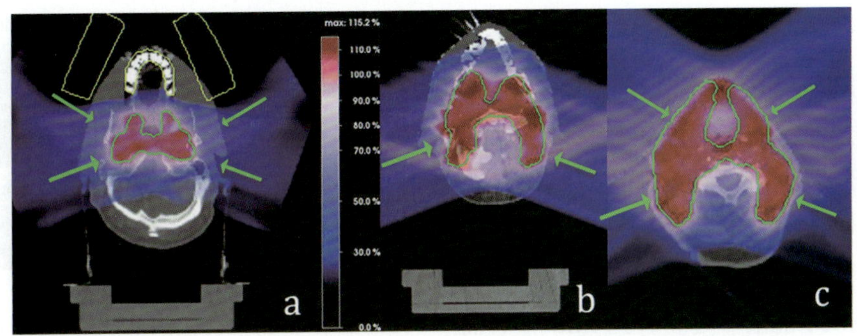

图 39.18　头颈部病例横断面上的剂量分布。（a）基于 PTV（绿色轮廓）的 IMPT 优化，包括两个前斜野和两个后斜野；使用辅助结构（黄色轮廓）避开金属植入物。（b）另一个计划的轴向视图，使用与（a）相同的照射野，但在金属牙齿的水平上，两个前斜野不参与优化过程。（c）图与（b）图是同一个计划，下部分 PTV 是所有采用四野照射。绿色箭头表示射束的方向

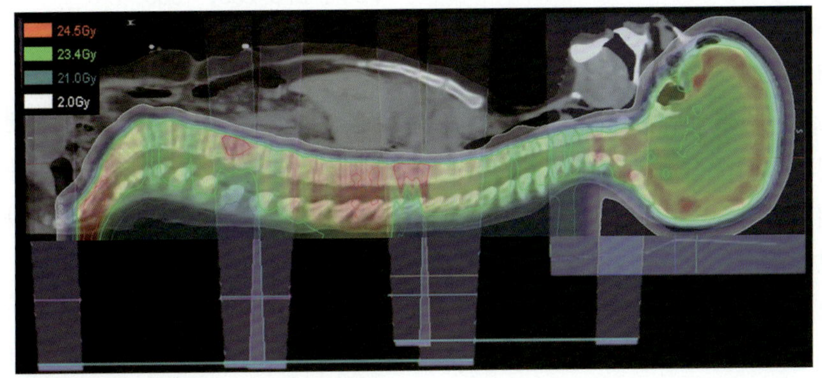

图 39.19　被动性散射技术使用 2 个后斜全脑野和 3 个后前脊柱野进行全脑全脊髓照射的矢状面剂量分布

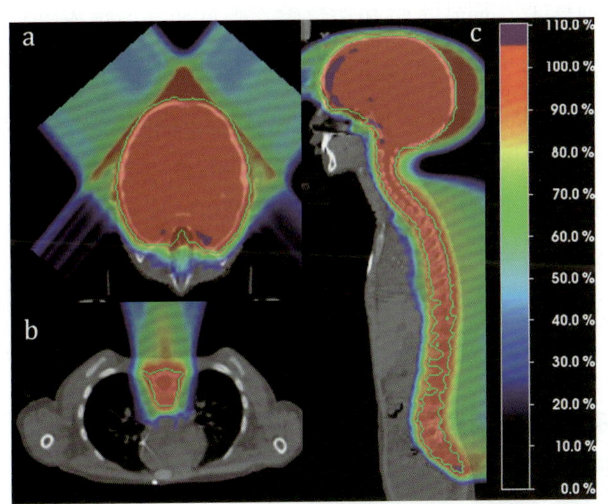

图39.20　IMPT的全脑全脊髓病例，患者俯卧位：（a）计算从垂直方向 ± 40° 射束方向照射头颅子PTV的剂量分布；（b）计算从垂直方向 ± 15° 射束方向照射下段子PTV的剂量分布；（c）矢状面的叠加剂量分布

PTV必须重叠1～2cm，并且计划必须在整个PTV上进行优化。

优化这种剂量分布的另一种方法是定义一个辅助块（图39.21中黄色轮廓），将其作为一个辅助结构来关闭从侧面入射人体的射束。结果如图39.21所示。在头部区域的IMPT剂量分布是通过两个横向和两个小角度后野形成的。IMPT用于保护先前治疗过的头部区域。与前一种方法相比，该方法的主要缺点是需要手动勾画辅助块，前一种方法的整个计划过程可以自动化。

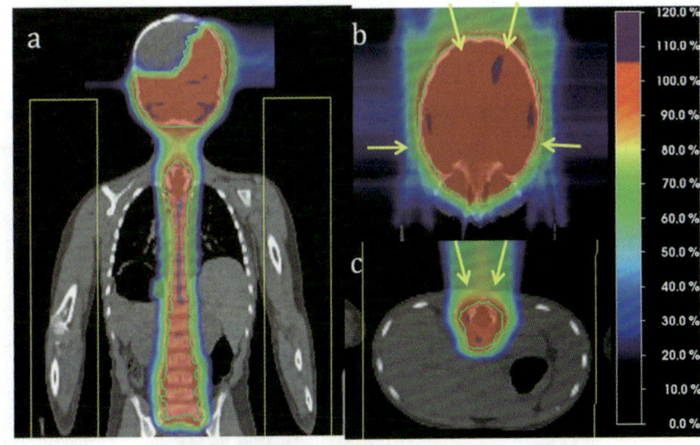

图39.21　俯卧位IMPT脑脊髓病例：（a）冠状面剂量分布，因为既往有放疗史，保护了部分大脑；（b）脑部的剂量分布（黄色箭头表示射束方向，从垂直方向 ± 90° 和 ± 10° ）；（c）脊髓区域的剂量分布，侧方辅助结构（黄色，在（a）和（c）上可见）阻止了来自侧野的射束

39.3.5 眼部肿瘤

眼部肿瘤病变是最早受益于质子治疗的病变之一，质子治疗主要用于治疗葡萄膜黑色素瘤（Gragoudas等，1978）。基于专用软件和患者摆位（Goitein和Miller, 1983），对于眼部治疗开发了一种特定的方法。这种方法被世界各地的多个中心采用，其优点是只需要相对较低的质子能量（通常小于70MeV），而且一个简单的水平被动散射野就足够。

眼肿瘤的照射需要小野、低能量和高剂量率，以投照较高的分次剂量，最常见的是10或15Gy_{RBE}，一个疗程4～5次。在治疗前通过外科手术将不透明的射频夹缝合到眼巩膜上，以引导靶区定位。正交X线图像用于识别肿瘤区域并校正患者体位；患者坐在至少有四个自由度的椅子上，患者的视线由一个小型LED引导。在整个照射过程中对眼睛进行近距离视频监控。通常用一种特殊牵引器将眼睑从射野路径上移开。

治疗计划通常采用单一的前直野，配备患者特定的孔径（见图39.22）。治疗计划是基于CT衍生的眼睛几何模型，与超声和荧光素血管造影成像相结合。根据肿瘤尺寸选择射程和调制宽度。应用的边界取决于病变位置和射野半影。孔径边界的典型值为3～4mm，射程边界的典型值为2.5～4mm。读者可以参考Hrbacek等（2016）的文章了解各种眼科治疗技术的细节。

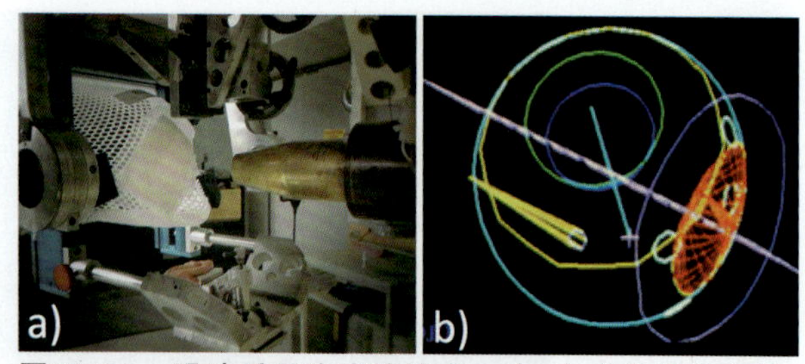

图39.22 眼睛质子治疗的技术。（a）患者通常坐着，用热塑罩固定，咬块，（b）治疗计划是基于眼睛和肿瘤的几何模型。左下角红色网：靶区；紫色椭圆形轮廓：射野边界的孔径；小的白色圆形轮廓代表用于靶区定位的手术夹。（b）图来自Goitein M.和Miller T.，Med. Phys.10（3）：275–283，1983.

39.3.6 质子放射外科手术

放射外科是利用被动散射技术在一两个治疗阶段投照12～20Gy_{RBE}高剂量，其目的是对小靶区提供一个消融剂量。最大限度地减少计划边界至关重要，因此，对患者定位和射野投照系统的准确性和精度要求非常高（见第40章）。

治疗通常仅限于头颅部位，但也可以针对脊柱病变。计划设计类似于前面介绍的技术，要注意鲁棒性选择和小的边界。除了靶区剂量的适形度外，另外需要注意的问题是：因为治疗仅用一到两个分次，无法平均不确定性，应避免采用高级计划技术，如补丁野和衔接野。常见的适应证有动静脉畸形（Hattangadi-Gluth等，2014）、垂体腺瘤（Wattson等，2014）、前庭神经鞘瘤（典型剂量分布见图39.23）和脑膜瘤（Halasz等，2011）。据报道，小的中央型非小细胞肺癌也已成功地用10个分次的质子治疗（Kharod等，2020）。

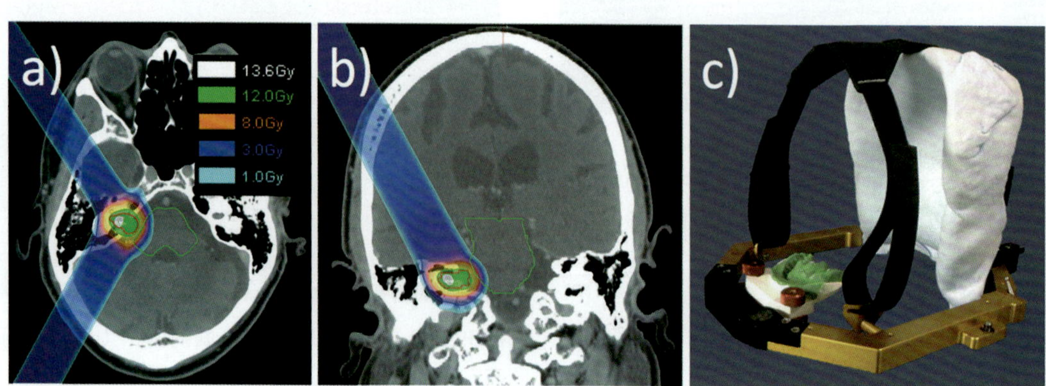

图 39.23 （a 和 b）前庭神经鞘瘤三野放射治疗的横断面典型的剂量分布。（c）改良 Gill-Thomas-Cosman 框架（见第 40.3.2 节），使用定制垫子和咬块确保高度稳定的颅骨固定（摘自：Winey B.，Daartz J.，Dankers F. 和 Bussiere M.，J.Appl. Clin.Med.Phys.，13，3，3690，2012.）

大多数剂量计算算法都难以解决小野建模问题，如随着照射野尺寸减小出现横向散射平衡的损失和布拉格峰的“侵蚀”（见图25.9a）。测量小野剂量和评估剂量计算的准确性是至关重要的。

39.4 特殊问题

39.4.1 RBE加权剂量概念

虽然质子束的优势在于其有利的物理剂量分布，但也应该考虑放射生物学上的差异。临床质子束SOBP中心部分的线性能量传递（LET）约为2keV/μm，而光子和电子束是在0.3keV/μm左右（见第6.11.5节）。尽管LET增加了近10倍，质子仍被认为是低LET模式，即相对生物效应（RBE）相对恒定，类似于MV级电子和光子（见图6.17）。

Paganetti等（2002）分析了已发表的体外和在体生物学终点的RBE数值。体外细胞存活分数表明，在不同细胞系之间存在显著差异。在所有剂量水平上，SOBP中间值的平均值在体外约为1.2，在体约为1.1。体外和在体的数据都表明，在低分次剂量情况下，RBE会显著增加，这种增加在在体情况下要小得多，在最后几毫米的SOBP中RBE会显著增加，伴随质子能量降低LET会逐渐增加。在体实验数据表明，继续使用RBE值1.10（相对于^{60}Co γ射线）是合理的（Raju, 1980）。这一结论已在ICRU 78号报告（ICRU 2007）中得到认可，建议从SOBP的表面到远端处，使用常数RBE 1.10，AAPM TG256（AAPM 2019）也认可这一建议。为了区分物理和放射生物等效剂量，ICRU建议在临床实践中使用RBE加权剂量，并通过附加“RBE”指定该单位，而不是物理的“Gy”[10]。60Gy的物理吸收剂量将产生66Gy_{RBE}的RBE加权剂量。

使用单个RBE值只是一个近似值，严格地说，RBE会根据布拉格峰的位置而变化（Grassberger等，2011；Paganetti, 2014；Jones, 2015；AAPM, 2019）。在目前看来，这种近似似乎是合理的，并且具有这样的优点：无论是采用物理剂量还是用RBE加权剂量来表示，质子束相对剂量分布是相同的，只有“绝对”剂量有所不同，相差一个常数因子1.10。

RBE值在正常组织中的晚期效应明显高于肿瘤组织，这种晚期效应的RBE依赖于LET，通常在SOBP中部约为1.2（Jones, 2017）。根据Jones的说法，临床实践中应该考虑到这一点，以免增加正常组织毒性（包括位于GTV周围安全外放边界内的正常组织）。

对于用于放射治疗的重离子束（即比氦离子重），情况则有所不同，它们是高LET射线，LET值显著高于10keV/μm。与低LET射线相比，因为氧增强比（OER）更低，有可能提高某些辐射抗性肿瘤的治疗效果（见第6.11.5节和IAEA 2008）。此外，与质子束不同，LET随深度变化（由于粒子能量降低）不能被忽略。这导致了相关RBE增加（见表39.2）。为了在靶区体积上获得均匀的放射生物学效应，射野调制的设计方式是物理深度剂量在SOBP中逐渐减小，这种减小被RBE的增加精确地补偿，从而获得一个平坦的RBE加权SOBP。

表39.2 在290 MeV/amu碳离子束的SOBP的不同深度下，典型的线性能量转移（LET）和相对生物效应（RBE）值（相对于光子）。LET和RBE随深度的增加而增加

位置	LET（keV/μm）	RBE值		
		单次分割		4次分割
		细胞培养	皮肤反应	皮肤反应
SOBP入射处（6cm）	22	1.8	2.0	–
近端	42	2.1	2.1	2.3
中间	48	2.2	2.3	–
远端	65	2.6	2.3	2.9
远端跌落	100	–	–	3.5

摘自：after Table 4.1 in International Atomic Energy Agency（IAEA）Technical Report Serics n° 461, Vienna 2008.

39.4.2 金属植入物的处理

一些拟采用质子束治疗的患者体内会有骨结构

[10] 尽管ICRU使用Gy（RBE），我们更建议使用Gy_{RBE}，因为这样更像个单位的符号。

中的金属植入物或牙科金属填充物[11]。这些植入物有两个主要影响：

- 表现为密度非常高的不均匀性，因此很难准确确定其对剂量分布的影响。
- 经常在计划CT上产生条纹伪影。

在第32.4.2节中已经说明了相应的处理方式。这种扰动并不是质子束所特有的，但对质子的影响比对光子更大。理想情况下应该选择避开这些区域射束角度。如果不可避免时，可以采取以下几种解决方案。

39.4.2.1 金属植入物扰动影响的处理

前面已经强调过，HU值必须转换为质子阻止本领，这一过程是不确定性来源（见39.2.2.5节）。转化是通过由为生物组织等效材料设计的特定校准曲线（或查找表）进行的（Schneider等，1996；Schaffner和Pedroni，1998年）。然而，所有的金属植入物，无论密度和组成如何，都会使CT衍生图像饱和，从而使校准曲线失效。

解决方案是修正曲线，将植入物金属的质子阻止本领（从文献中查或测量特定的质子能量）指定为所有HU值都大于饱和阈值。这只适用于所有植入物使用相同的金属（如钛），不同的金属必须使用不同的曲线[12]。

这种方法难以应用于牙齿填充或种植，其组成并不总是已知的，即使知道，质子的阻止本领也很难确定。对于笔形束扫描的逆向计划，当无法设计避开这些位置的射束方向时，可以定义牙科种植物体积和/或额外的辅助结构。如果对这些体积设置了低剂量限制，优化器将关闭通过它们的笔形束（见图39.18）。

39.4.2.2 条纹伪影的处理

理想情况下，计划应该基于无伪影的图像，许多算法可以减少伪影；也可以使用MV-CT或双能CT（见第32.4.2.3节）。

如果伪影无法避免，可以勾画出伪影的区域。这些区域可以被手动设置为替换组织（通常为软组织，很少是骨）的平均HU值（见图39.24）。这种方法虽然非常简单，但在模体研究中已经得出了良好的结果（Dietlicher等，2014）。

双能CT对于质子治疗具有潜在优势，因为它可以提供准确的组织成分测定，而不需要基于HU值的校准曲线（Andersson等，2014；Yang等，2010）。

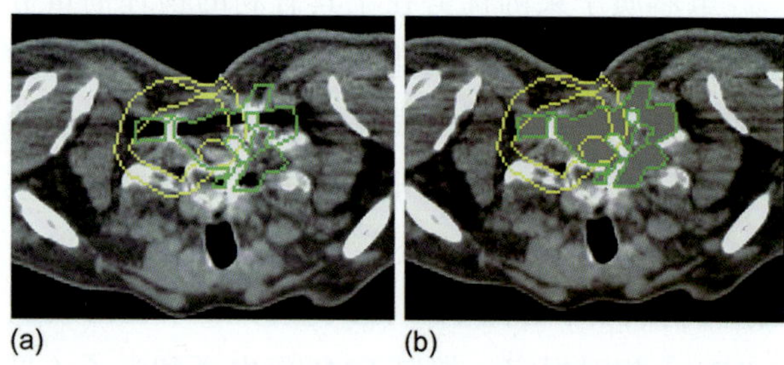

图39.24 接受脊髓金属植入治疗的患者的横断面视图。黄色的轮廓代表靶区体积；绿色的轮廓显示了伪影的边界。（a）为原始CT图像，（b）为伪影校正后的图像，在绿色轮廓内，伪影区域的HU值被软组织对应的HU值覆盖（均匀灰度）。

39.4.3 运动-相互作用效应

器官运动是笔形束质子扫描治疗中最具挑战性的问题之一，主要原因有两个：

- 质子束对不均匀性很敏感。在位于“空气样密度”肺里的“水样密度”靶区的边缘，由于运动的影响，射程差异很容易达到几厘米左右。
- 笔形束扫描存在相互作用效应的问题（Phillips等，1992）。照射和器官运动之间会产生干扰，从而在靶区体积中产生计划预料外的热点和冷点。

应该认识到有两类运动靶区：

- 位于相对均匀区域里的病变，如肝脏和胰腺，相对容易治疗。
- 位于不均匀区域和低密度区域的病变，即肺或膈膜里的靶区，治疗难度相对较大。

[11] 显然，非金属植入物（如主要由碳纤维组成）是首选。
[12] 在一些情况下，可以使用HU的“扩展”值，使数值高于常用阈值。

用来评估和限制光子束照射中运动的方法（见第32.4.3节）也适用于质子束。在大多数情况下，对于所有类型运动靶区，四维（4D）CT评估靶区运动非常有用。对于运动位移相对较小的靶区，可以根据射程和孔径边界变化采用不同的策略设计计划（如Flampouri等，2014）。为确保移动靶区覆盖所必需的边界，被动散射计划的剂量适形度可能很差，治疗体积比光子治疗计划更大。在预定义的运动阈值之上，可以应用其他方法，如第32.4.3节中讨论的方法（即屏气、门控和追踪）。

相互作用效应也已经在IMRT章节中讨论过（见第37.5.4.3节）。它对质子更为重要。有几种方法可以缓解这种影响，例如使用多个射野，重新扫描（即在每个分次内扫描同一射野区域数次）和/或利用门控或呼吸控制技术进行治疗。

笔形束扫描解决方案的例子可以在文献中找到（Suh等，2008；Riboldi等，2012；Knopf等2010，2011，2013；Zhang等，2012；Dowdell等，2013；Bernatowicz等，2013；Bert等，2014；Dueck等，2016）。所有这些方法都可以单独使用，联合使用效果更好。

没有通用方法来解决这个问题，但在所有情况下，都必须仔细考虑运动对剂量分布的潜在不利影响。根据设施的独特特点，特别是根据照射中运动，必须采取适当的减轻运动策略。

39.4.4　分次间的解剖变化-自适应质子治疗

在放射治疗过程中，除了分次内运动外，还可能发生分次间解剖改变（如鼻腔充盈改变、肠道或膀胱不同的充盈改变、肿瘤缩小或生长）。这些变化是导致射程不确定性的最重要因素之一（Zhang等，2007；Lomax, 2008c）。

有多种方法可以处理这些变化（见第48.4节），但一般原则有三方面：

- 尽量减少这些变化的影响。
- 评估这些变化对剂量分布的影响。
- 必要时调整计划。

图39.25说明了在治疗过程中可能发生的重要变化。

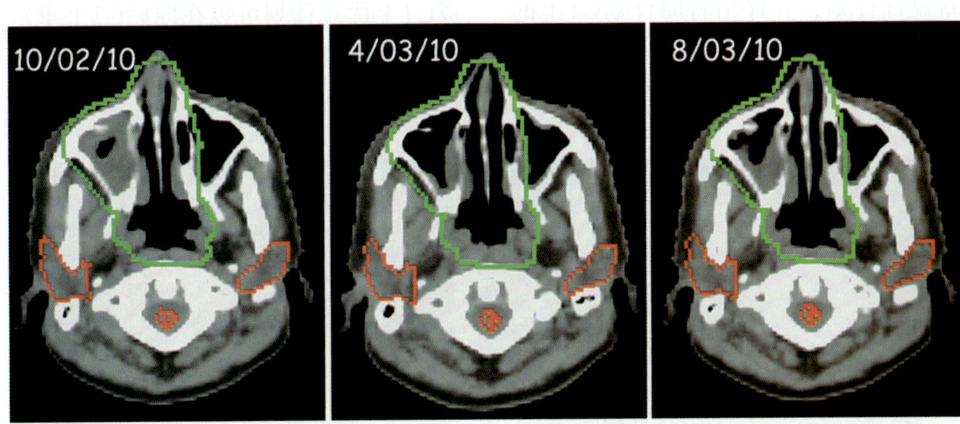

图 39.25　鼻咽癌治疗的例子，图中显示了最初的治疗计划 CT（2010 年 2 月 10 日）和在治疗第一周的 CT。鼻腔内黏膜，特别是右上颌窦（图左侧），在每次 CT 扫描都有明显的不同。中央的绿色轮廓表示 PTV；红色轮廓表示 OARs（腮腺和脊髓）

39.4.4.1　最小化解剖学变化的影响

通过使用多野和避免直接通过治疗过程中可能发生变化的解剖区域射束方向可以减轻解剖变化的影响。如第39.2.2.3节所述，使用鲁棒性的计划是最必需的。图39.10c所示的星形排列四野是这种方案的一个示例，其中四个野中至少两个野的入射路径上鼻腔位于PTV的远端。

在高度调制的IMPT计划中，这些变化的影响可能非常大，解剖结构的变化可能导致靶区中心的剂量分布不均匀。一种解决方法是在优化过程中（如van de Water等，2018）将解剖变化纳入鲁棒性优化过程（见39.2.2.4节）。

实际工作中应定期采集三维图像来检查空腔，在检测到变化情况下应重新计算剂量分布。对于临床上显著的变化，除非一个鲁棒性计划可以充分补偿这些变化，否则必须如前面所建议的一样重新计划。

39.4.4.2　对变化影响的评估

评估解剖变化影响最准确的方法之一是重复采集3D CT图像，例如每周采集一次。一旦获得这些数据，就可以在重复CT上重新计算剂量分布，并估算出原始计划和重新计算的剂量差异。该方法可以应用于患者体重变化（Albertini等，2008），也可以应用于其他解剖变化，如肿瘤缩小或空腔填充变化（窦腔填充或肠道填充）（Placidi等，2017）。通过比较新的和原始剂量-体积直方图（DVHs）以及两个计划剂量分布之间的局部差异来评估剂量学差异。

39.4.4.3　自适应计划

对于PTV覆盖率降低、OAR剂量增加或不均匀性增加（即正常组织中出现不可接受的热点）而导致剂量变化显著，则必须进行重新计划。根据新的解剖结构重新设计计划，并评估将原计划CT上的计划与重新扫描CT上优化的新剂量分布相结合计算出累积剂量分布。正确计算累积剂量分布需要使用形变算法（Wang等，2005；Balter等，1998）。

整个过程可能涉及不同程度复杂性，这取决于可用的计划工具和所需的质量保证（QA）程序，并可能因为使用新计划CT和解剖结构而导致治疗延迟。例如，对于累及鼻腔的肿瘤患者，每天都可能发生鼻腔内容物的变化，因此，重新计划过程应该遵循相同时间尺度。由于这可能极具挑战性，因此在计划CT期间识别可能在治疗期间发生的解剖变化非常重要，这可以避免或限制治疗过程中需要重新计划的次数。

例如，对于腰椎和骶骨区椎旁肿瘤接受后野治疗的患者，直肠内容物的变化和空气的存在会影响剂量分布。对于这些病例，可以用近似水的HU值覆盖整个直肠体积，在这样的合成CT上设计初始计划（见图39.26）。如果进行这种修改，直肠内容物和空气存在的每日变化将不会显著影响计划的剂量分布。然而，在计划设计过程中应考虑到，对原始计划CT的这种改变将导致剂量分布超出PTV，可能会影响某些OARs（如直肠）的剂量。因此，应该针对每个病例仔细评估治疗方案。在合成CT上优化计划可以在原始CT上重新计算，以评估特定因素（如直肠内的空气）的影响。

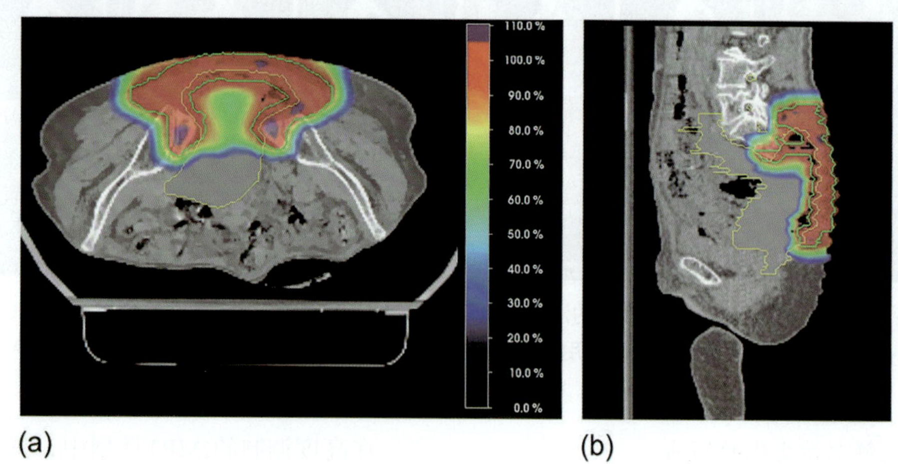

图 39.26　骶部后野质子治疗一例俯卧位患者的横断面（a）和矢状面（b）剂量分布。PTV（绿色轮廓）包括直肠后壁（黄色轮廓），直肠已被人为地指定了一个接近水的 HU 值（HU=15）（见白色箭头）

对于涉及鼻腔的肿瘤可以采用类似的方法，通过人工填充鼻腔，而不是使用鲁棒性的计划设计。然而，对于椎旁病例，人工填充空腔会导致靶区远端的超量。如果标称计划是用来自不同方向的多野（三到四个野）计算的，空腔的密度设置为水的密度，那么整体效应将是PTV周围和附近的OARs的超量（即视神经、视交叉和脑干）。在这些情况下，人工填充腔和随之而来的超量可能对保护

OARs极为不利。因此，可采用部分填充和鲁棒性计划设计方式（van de Water等，2018）。

对于质子束自适应放射治疗，一般至少需要2～3天的时间来准备一个新的临床投照计划，在这段时间内，患者的解剖结构可能会发生进一步的变化，如图39.25所示。最优的解决方案是在每个分次内调整计划（在线自适应放疗）（Albertini等，2020）。然而，这种方法仍然在研究中，在可供临床使用之前，需要优化整个治疗工作流程。每日自适应计划需要获取患者每天的室内3D成像，然后将这些图像与参考图像进行比较。如果发现差异显著，则必须立即根据新的解剖结构计算并优化新的计划。最后必须执行所有必要的QA检查。为了提高效率，所有过程都应在几分钟内完成。这在最近的治疗计划系统中已经可行，该系统包含了先进的工具用于执行鲁棒性和自适应计划，包括质子治疗（见Jagt等，2018；Tryggestad等，2020）以及其他放疗方式（见第48.4节）。与此同时，磁共振成像（MRI）在质子治疗中的应用也受到了越来越多的临床关注（Hoffmann等，2020）。

第 40 章　颅内和体部立体定向放射治疗

Jim Warrington and Vivian Cosgrove

目录

40.1　引言

“立体定向”是指通过基于固定框架的x、y、z笛卡尔坐标系或r、θ、ϕ极坐标系，对空间某一特定点的三维（3D）定位。历史上，曾使用“立体定向框架”辅助空心探针、引导电极或活检针用于动物或人类脑部的精确位置。这种基于附加框架的平面正交X射线胶片分析法（Siddon和Barth，1987）引导探针的方法，在立体定向神经外科手术中已经广泛应用，属于精细手术工具，包括激光技术，常用于精准切除术。

在20世纪50年代早期，Leksell开创发展了非侵入性立体定向放射外科（SRS），使用多个窄束钴^{60}Co γ射线，聚焦在颅内小靶区（Leksell，1951），这种开创性治疗技术是后来几十年里发展起来的γ刀的雏形（见第12.2.2节）。自20世纪80年代中期以来，用于放射治疗的直线加速器（linacs）MV级X射线束及其他聚焦照射（Lutz等，1988；Thomson等，1990），使得许多拥有放射性治疗设备的医院都有机会使用这种技术。随着可重复定位头部固定框架的应用，并与具有基准标记系统CT扫描相结合，精确计划和精准的分次治疗开始用于治疗脑部小肿瘤，并在许多肿瘤中心得以开展。这种技术被称为立体定向放射治疗（SRT），最初只适用于脑部肿瘤，偶尔也用于头部的其他病变（ACR 2016）。

自20世纪90年代以来，随着直线加速器的迅速发展，其MV级X射线传输系统与各种影像成像技术以及精确的计算机控制和准直器系统相结合，使对全身各部位的小肿瘤（通常小于4cm）进行立体定向高精度放疗成为可能。现在，“立体定向”一词常用于描述任何精确的、图像引导的放射治疗技术，用于治疗采用单次或少量多次方案（通常最多5次）。广泛使用的术语“立体定向体部放射治疗”（SBRT）或“立体定向消融放射治疗”（SABR）用于描述此类技术（ACR 2014）。

本文不介绍立体定向技术在近距离放射治疗和质子或重离子束治疗中的应用[1]。

40.2 立体定向放疗设备

40.2.1 颅内立体定向放射外科（SRS）和放射治疗（SRT）

20世纪80年代中期之前，放射外科手术几乎完全由γ刀治疗完成（见12.2.2和图40.1）。γ刀的特点是由分布在半球阵列中的201个针源的窄束^{60}Co γ射线（Walton等，1987；Novotny等，2008），通过准直器，高度聚焦到一点，直径仅有几个毫米，能够有效保护靶区周围正常脑组织。最新一代γ刀（Gamma Knife Icon）包括自动准直器、移动治疗床和CBCT成像系统。

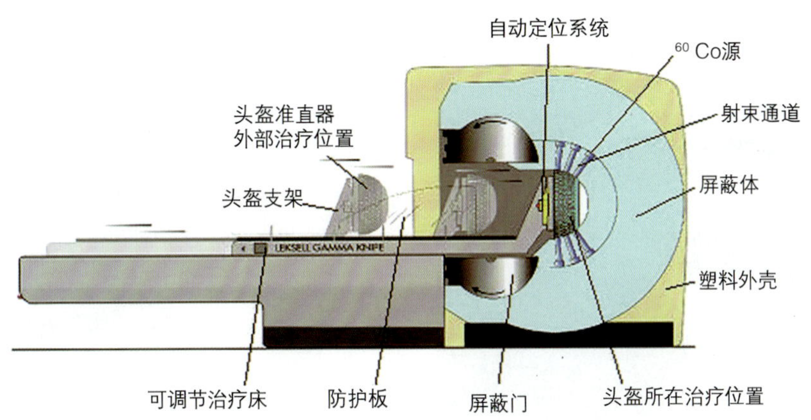

图 40.1 附着在患者头部的立体定向框架，使用二级准直的γ刀操作原理示意图（Elekta AB, Stockholm, Sweden.）

当直线加速器（linacs）开始用于单次SRS或多次SRT时，通过多个非共面弧形野聚焦到机架旋转等中心处照射，治疗直径约为1cm的病变，获得类似于γ刀的剂量分布（见图40.2），需要配备高精度可拆卸、圆锥形铅或钨块的三级准直器。自20世纪90年代中期以来，三级微型多叶准直器已经用于小的、不规则形状肿瘤的适形治疗（见图40.3和Cosgrove等，1999）。

40.2.2 立体定向放疗多功能设备

在直线加速器治疗头上安装高分辨率多叶准直器（MLCs），多叶准直器在等中心处宽度为5mm或更小（Sen和West，2009；Kim等，2012；Wen等，2015；Narayanasamy等，2016），用于大部分SRT治疗，包括SBRT治疗。

早期基于直线加速器系统使用神经外科的支撑架（见图40.2），使患者头部在三维方向精确移动，以将患者病变中心坐标与直线加速器等中心对准。在过去三十年里，直线加速器制造商开发了更高精度的个体化专用设备，这些设备具有与γ刀相当的精度，但在全身范围内具有更大的治疗部位灵活性。然而，基于C型直线加速器，因为操作复杂及机械结构复杂性，需要更多的质量控制程序（Tsai等，1991；Warrington等，1994；AAPM 1995；IPEM 2006；AAPM 2008，2009；Solberg等，2012；SFPM 2019）。

[1] 参见Schwarz等（2012）关于脑立体定向近距离放射治疗和第39.3.6节质子放射外科。

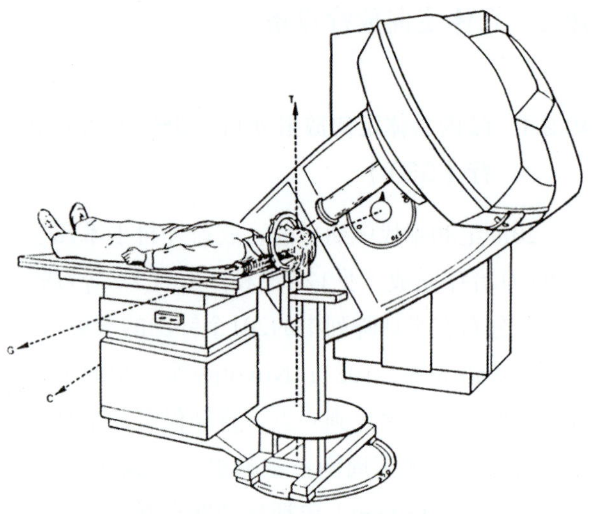

图40.2 早期安装的放射外科支撑架直线加速器，其为加速器治疗头圆形三级准直器（经许可引自：Lutz W.，Winston, K.R. and Maleki, N.，Int.J.Radiat.Oncol.Biol. Phys.，14（2），373-381，1988.）

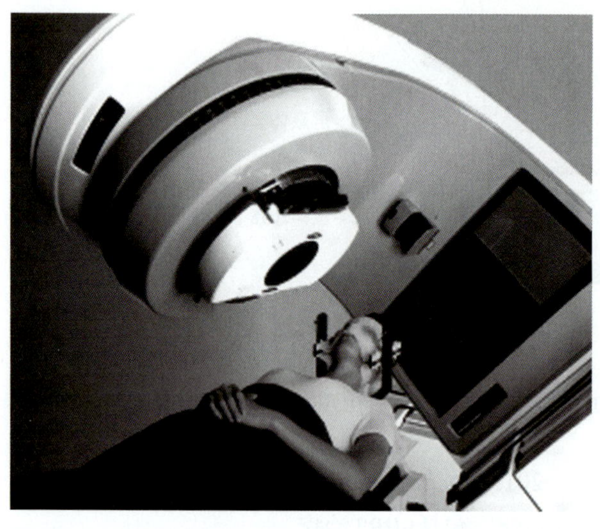

图40.3 在1966年前后，在Varian直线加速器治疗头上固定的BrainLAB m3微型多叶准直器（标准准直器附件）和患者SRT头部固定装置

SRS和SBRT最紧凑的直线加速器是Cyberknife（Accuray, Sunnyval, CA, USA），这是一个安装在机械臂上的小型X波段直线加速器和智能治疗床（见14.2节和Jang等，2016）（图40.4a）。小型治疗头，具有无碰撞、非共面射束，围绕患者实现亚mm级治疗。治疗室中有两个固定kV X射线系统，可以监测反馈基准标记物或骨解剖结构信息，以便在治疗期间持续监测患者位置。准直器有三种选择：圆锥筒、孔径可换准直器和微型叶片准直器。

断层放疗设备（Accuray, Madison, USA）是一种小型直线加速器，电动二元MLC，使用连续螺旋弧形照射、实现高质量的共面调强放疗（IMRT）（见14.3节和Sharma等，2007）（图40.4b）。

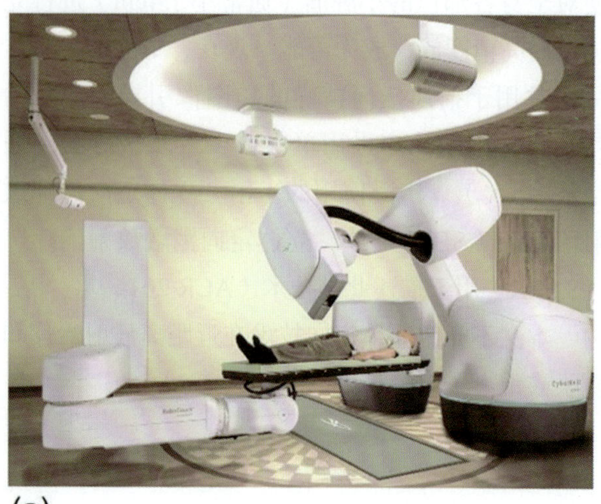

(a)

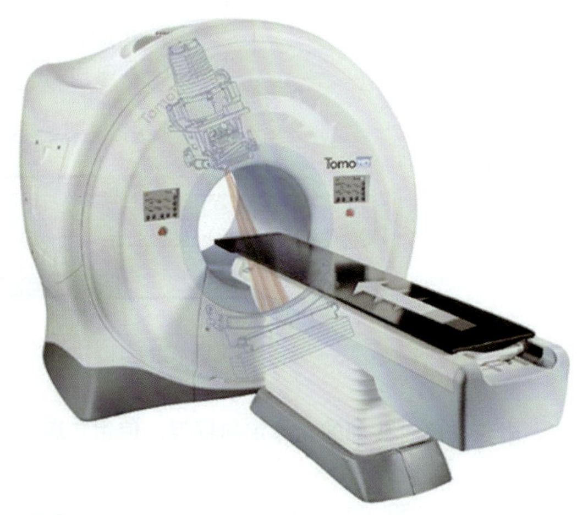

(b)

图40.4 （a）Cyberknife；（b）断层放疗设备（Accuray, USA）

在传统医用直线加速器基础上，在治疗室内整合了IGRT系统（见Tanabe等，2018，图40.5，第13章和48.2节）。这些进展往往倾向于减少使用重复定位立体定向框架，并更多地使用传统底座上有5个固定点的热塑膜固定系统。

基于直线加速器的SRS/SRT中，常用的患者位置准确性验证的成像方式有：

i. MV级X射线电子成像装置，主要用于验证骨性解剖结构的位置，可用于共面剂量验证（见48.2.4节）。

ii. 锥形束CT（CBCT）成像装置（用于与计划CT数据配准的三维体积成像）（见48.2.5

节）。

iii. 治疗室内安装的正交kV–X射线成像系统（通过骨性解剖结构或植入标记物进行快速、有效、低剂量位置验证）。

iv. 用于颅外SRT的专用超声系统，是一种低成本的有效选择（见48.2.6.1节）。

v. 基于体表相机的3D光学表面和基准表面标记点成像匹配（用于患者初始摆位和监测患者治疗中的位置）（见9.6.4和48.2.2节）。

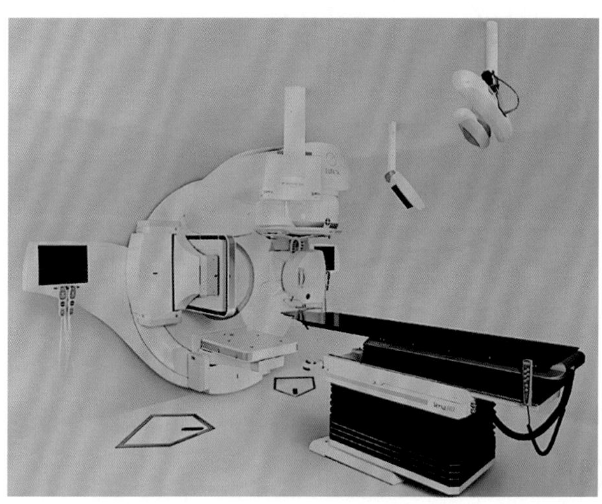

图40.5　基于直线加速器SRT/SBRT/SABR的治疗系统。加速器配备了一个高分辨率MLC，安装了正交的X线球管，锥形束CT（Elekta Oncology Systems, Crawly, UK）；治疗室内安装正交kV级X射线系统（球管安装在地板上）；及6D移动床，以提高患者摆位精度（BrainLAB, Feldkirchen, Germany）。

基于直线加速器SRT的其他特点：

i. 具有六个自由度的治疗床（即自动倾斜角、方位角和横滚角及左右、头脚和前后三个平移方向）。对于患者体位，治疗床理论上需要在三维空间调整，但在实践中，如果使用高质量固定系统，患者配合时，治疗床三维方向移动是可以满足临床要求的。治疗患者脑部病变时，治疗床的一端应使患者头部凸出于治疗床，这样可以在非共面照射时有最大限度的无碰撞空间。治疗床面和固定装置应采用低密度材料，以尽量减少对X射线束的衰减。

ii. 治疗室内安装有与加速器等中心重合的精细可调激光十字线系统，用于患者摆位。

iii. 通过去除X射线束均整器，提高剂量率减少治疗时间（见23.7节）。无均整器模式（FFF）对于放射外科使用的分次大剂量照射和用于受呼吸运动显著影响的颅外部位大分割门控技术非常有效。

用于SRT的其他设备装置包括各种立体定向定位框架和头部热塑膜固定系统、基准标记、支撑支架、一组圆锥形准直器和一组定制的质量保证（QA）工具，如包括半导体或电离室矩阵的用于端到端的几何和剂量测量检查模体（见18.6和46.3.10节）[2]。射线束采集系统需要有小野辐射探测器，定期用于等中心检测和剂量验证。胶片和热释光计（见18.3节和17.2节）也很有用，以及与二级标准剂量测定实验室比对的丙氨酸剂量测定（Garcia等，2012）用于临床调试中检查小野参考剂量（见19.5节）。

40.3　颅内SRS和SRT的立体定向框架

40.3.1　神经外科有创框架

立体定向框架精确固定在患者头部，早期是通过框架上的3～4个孔，用钢钉固定在患者颅骨上来实现的（例如Leksell, Fischer 或BRW/CRW框架[3]）。虽然需要局部或全身麻醉进行体位固定，但对于单次SRS最稳定。主要的缺点是，在整个计划和治疗过程中都要携带框架，通常需要在一天内完成。使用这种有创的固定方式，不需要治疗室内辅助成像装置检查患者治疗等中心位置。

40.3.2　可重复框架

对于分次SRT治疗，需要简单又精确的“可重复定位”装置固定患者。这些临床需求促进了一系列可重复固定装置的发展（Gill等，1991；Kooy等，1994；Sweeney等，2001；AAPM 2005），从传统的热塑头膜到固定患者上颌牙齿的框架，如Gill–

[2]　关于γ刀设备质量保证的讨论见12.5.2节。

[3]　BRW和CRW为发明者名字的首字母缩写：Brown–Roberts–Wells（BRW）和Cosman–Roberts–Wells（CRW）。

Thomas重复定位器（图40.6），上颌牙齿模具的使用已经被纳入商业化的头部固定系统，如Elekta可重复定位框架，但基于牙印模的框架准确性受到牙齿发育不良的影响明显。商用热塑头膜与治疗室内的集成成像系统一起使用，可以满足临床精细化需求。

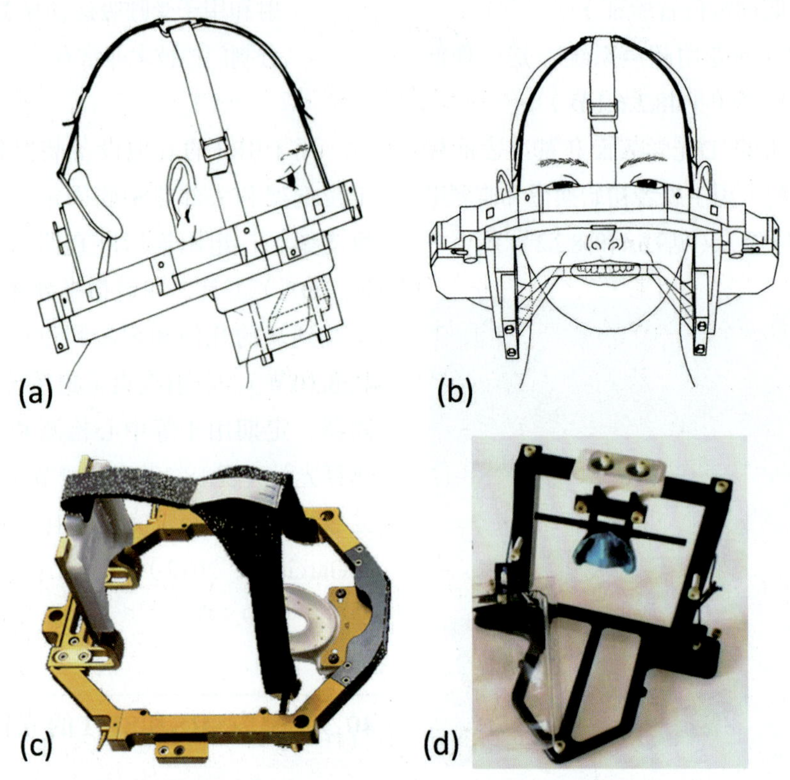

图 40.6 （a）和（b）Gill-Thomas 框架原型图，个体化上牙齿咬块、枕托和绑带。（c）Gill-Thomas-Cosman（GTC）框架图。（d）新型碳纤维弧形框头架，通过真空泵将牙齿模具与患者固定

颅内立体定向治疗原理可以应用到头颈部病变（Kassee等，2003）。其固定方式可以使用头颈肩热塑膜精确固定，结合应用加速器EPID，在很大程度上取代了专用立体定向头颈框架。

可重复固定系统的精确性取决于医务人员对患者框架的选择、面罩及热塑膜制作，及患者的配合。为患者提供舒适和放松的固定系统，是精确放疗的基本条件。通常要求，可重复定位框架，每天重复摆位精度应在1mm以内。

基于治疗室墙壁上或天花板上摄像头、激光和反射标志物位置重现的放射影像方法，利用光学体表和标志物配准装置，可提高定位精度（见48.2.2节）。

40.4 颅内SRS和SRT的基准系统

传统立体定向方法的核心是需要在固定患者的立体定向系统上配准基准参考标记物，并在CT图像上成像显示，为治疗计划提供等中心坐标及准确的几何信息。通常以杆（或管，或嵌入式）的形式位于固定头环塑料框架侧面。立体定向基准系统要求：

i. 在扫描图像上没有明显扫描伪影或干扰；
ii. 精确快速地安装患者的固定系统；
iii. 基准系统成像清晰（例如不依赖CT成像窗宽），标记线排列简单，几何形状清晰，头脚纵轴（z）方向能够手动或自动检查并计算靶坐标；
iv. 能够纠正机架不垂直于扫描床及由于患者体重床面下沉对扫描影像的影响。

简单的例子是镶刻在聚甲基丙烯酸甲酯盒子表面，夹角53.1° 的“V”型CT基准系统（PMMA，有机玻璃），该盒子固定在立体定向框架上，框架又固定在患者头部。立体定向坐标是通过基准线和

CT图像上"V"形标志简单线性测量得到，如图40.7所示。此盒子用于校准加速器室激光灯十字线与照射等中心重合（即靶区中心）。同样常见的是基于杆状或管状的基准系统，BRW/CRW系统如图40.8所示，通过斜杆与垂直杆距离获得沿治疗床方向位置坐标*z*。

如果由于治疗床轻微下沉或扭曲，CT扫描与基准架略有倾斜，根据扫描层面获得4个不同*z*值，通过应用已知的系统三维几何形状，可以计算出该倾斜面中靶点的唯一坐标。

使用数字X线血管造影，是一种可用于观察动静脉畸形（AVMs）的放射外科方式，利用基准架内4个面上小于1mm的标记物或标尺的方法非常有用，具有灵活的病变成像能力，且不受X射线球管位置、患者和探测器位置的限制。

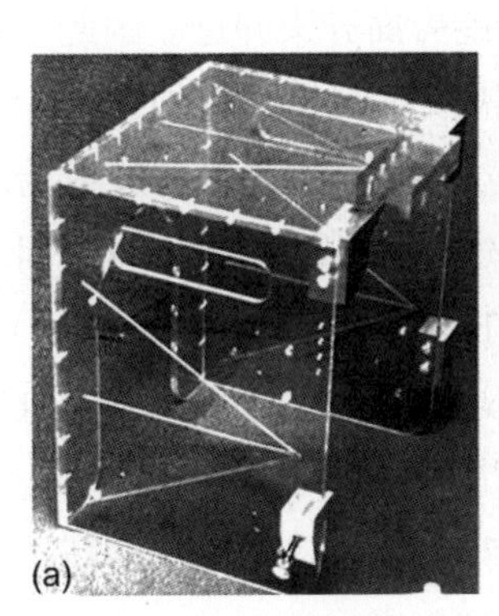

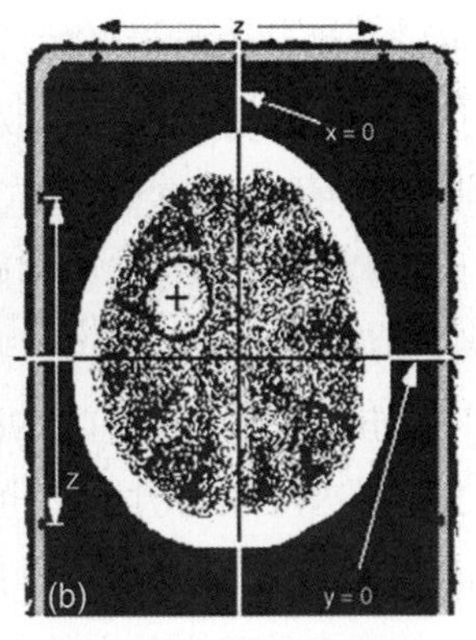

图40.7 （a）将镶刻"V"形基准线盒子固定在立体定向框架上，进行CT扫描。（b）测量靶区参考CT层面（即等中心）坐标；图像中"V"形镶刻线之间的距离（左侧双箭头）用于确定图像的*z*（即纵方向）位置；非倾斜的十字线用于定义（*x*、*y*）坐标系；等中心坐标为*x*=-20mm、*y*=14mm、*z*=80mm

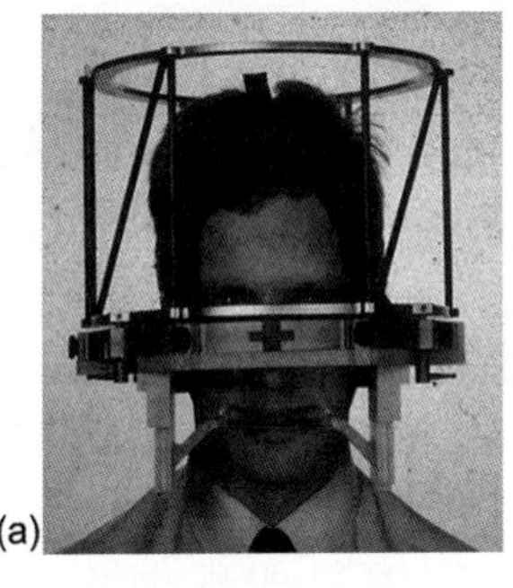

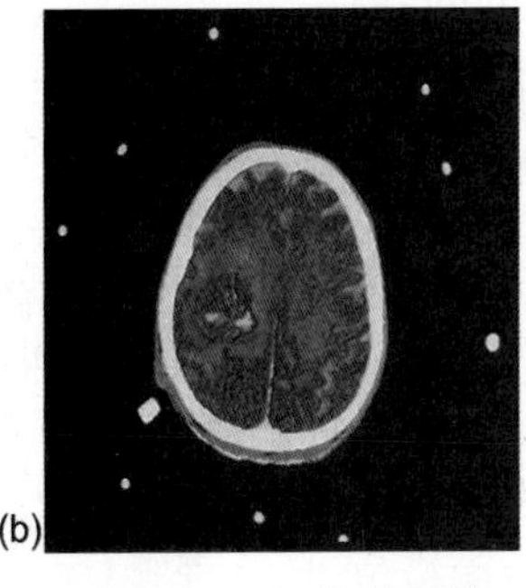

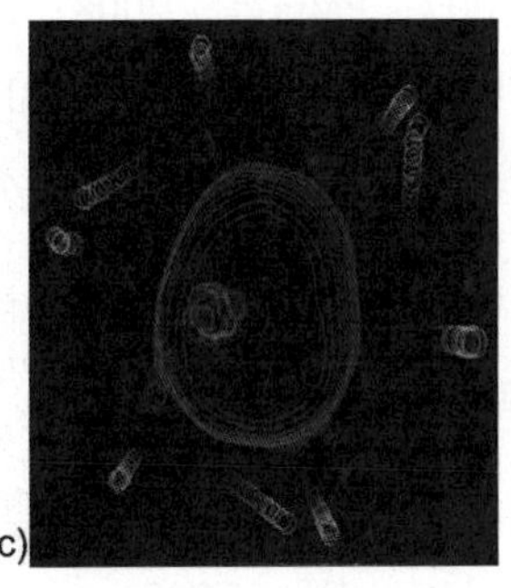

图 40.8 （a）连接到 Gill-Thomas 框架上的 BRW 基准杆。（b）典型的 CT 扫描层面，白色点为倾斜杆。（c）各层面外轮廓叠加后，可以清晰看到倾斜杆

在大多情况下，使用多种成像模式之间的配准。它可以参照第35.2节实现，只要包含在所有模式上的可见基准（例如装有恰当液体的细管用于MRI），可以提高框架精度，对于脑损伤，MRI是首选的方式，但须纠正图像失真（见33.5.3节）。

40.5 颅外立体定向体部放射治疗（SBRT）

40.5.1 从颅内SRT到体部SBRT

得益于恶性肿瘤的早期诊断和检测，治疗的靶区（PTV）较小时，可以将立体定向方法用于颅外的其他部位病变。应用更聚焦的旋转射束，及提高放射生物学效应的大分割模式，可以在不增加毒副作用的情况下提高肿瘤控制概率，AAPM（2010）TG-101报告中表II比较了IMRT与SBRT[4]。

SBRT的典型部位是肺、肝、前列腺、肾、胰腺、头颈部、寡转移和脊柱等部位肿瘤（SABR 2019）。目前，几乎所有的SBRT都在临床试验阶段，这主要是因为正在采用的技术的复杂性及放疗分割方式与传统分割方式不同。低分次大剂量照射还没有成熟的临床经验，应该在严格控制条件下应用。与常规分割相比，相邻正常组织器官单次高剂量效应不确定，治疗后需要5～10年随访期。为了获得杀死癌细胞的最大潜在收益，需要在影像、

[4] 如第40.1节所述，立体定向体部放射疗法（SBRT）的另一种常用名称是立体定向消融放射疗法或立体定向消融体部放射外科，简称为SABR。虽然术语"消融"可能反映了手术意图，但SBRT和SABR之间没有显著差异。

治疗计划和治疗设备的功能方面齐头并进。因此，任何SBRT技术的实施都需要参与患者计划、治疗和随访的临床肿瘤学家、医学物理学家和放射治疗技师高水平的培训和团队合作，专业团体之间的良好沟通至关重要（Timmerman等，2006；Kirkbride等，2011；Solberg等，2012；SABR 2019；SFPM 2019）。此外，针对新参与的中心有特别的安全要求，早期实施者应对每一种新技术的安全性建立独立的审核制度。

SBRT应用于腹部和肺等部位的一个主要问题是靶区移动，这样就违背了立体定向的基本原则，即PTV与参考框架之间有固定的几何关系。应用四维（4D）CT用于治疗计划（见32.4.3.3节）及集成在加速器上的CBCT成像系统，可以监测靶区运动，并在必要时进行校正（Bissonnette等，2008；Lehmann等，2007；Palta等，2008；Brandner等，2017）。现在实施的许多SBRT/SABR临床试验都归功于20世纪90年代之后的许多新技术发展，如第40.2.2节和以下章节中所讨论的内容。

40.5.2 患者固定

患者的固定和支持系统已有显著改进，如低密度真空垫（Solberg等，2008），治疗床位置定位孔[5]，精准的治疗床面运动和减少呼吸运动影响的监测和调整技术。根据瑞典Lax等早期发明的（Blomgren等，1995）立体定向体部框架通常采用真空垫，其中包含等量空气和膨胀聚苯乙烯（聚苯乙烯泡沫）颗粒。患者躺在真空袋内，外部有刚性支架并有基准标记杆嵌入。患者随同真空垫和固定架及隔膜腹压装置一起进行CT扫描和治疗，隔膜腹压装置可以尽量减少治疗期间的呼吸运动。早期这种类型固定装置如图40.9a所示。现在，这种刚性支撑架大部分已被真空袋支撑系统所取代（Siva等，2014；Foster等，2013），如图40.9b所示，可将使用MV光子束照射的皮肤剂量和衰减量减到最小。在患者较多的治疗中心，可以使用标准泡沫支撑系统结合个体化真空袋，如图40.9c所示，最好能够使用治疗床上的定位孔，使患者能够快速和可重复摆位。

[5] 治疗床位置定位孔：用于固定患者附件与治疗床相对位置的重复固定。

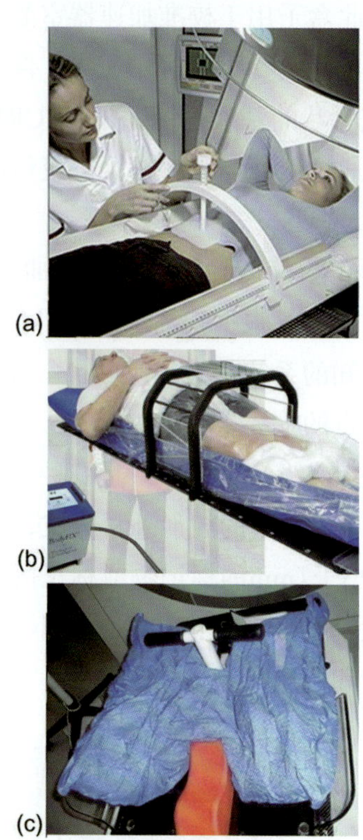

图40.9 SBRT固定系统的示意图，通常包括聚苯乙烯泡沫珠真空袋。（a）卡罗林斯卡医院早期开发的“定位盒子”系统（Blomgren et al.1995；Elekta Oncology Systems, Sweden）。（b）桥式基准架和真空塑料固定装置（MedTec, USA）。（c）标准固定垫、支撑手握把及个体化的真空固定系统（courtesy of Leeds Cancer Centre, UK）。

40.6 治疗计划和射束调试

SBRT的发展得益于多模态成像勾画靶区，及用于放疗计划的专用CT扫描设备，最重要的是包括对肺和腹部肿瘤的呼吸运动管理方法。应用4D CT非常重要（Solberg等，2012），在这种情况下，应该对所使用的4D CT系统进行全面检查，包括监测患者呼吸周期的方法（例如绑在患者胸部的绑带上的压力传感器）。4D CT扫描是将呼吸周期分为不同时相（见图40.10），完整呼吸的靶区范围为内靶区体积（ITV）（见31.2.4节）。有必要使用可移动的组织等效QA模体，具有正弦–纵向运动周期，可以检查重建数据。

SBRT最常见的需要呼吸管理的例子是I期和II期外周型非小细胞肺癌（NSCLC）的根治性放射治疗，通常直径为2～5cm。有关此技术的有用文献和报告可供参考（AAPM 2006；Galvin and Bednara

2008；Hurkmans 等，2009；SABR 2019）。无论是使用门控还是屏气技术，治疗中确定肿瘤位置都非常重要（见第32.4.3节）。自主呼吸控制的技术要求较低，但显然会产生更大的靶区体积，尽管这样漏照肿瘤的可能性风险较低，也可以接受，但受照射正常肺组织体积较大。

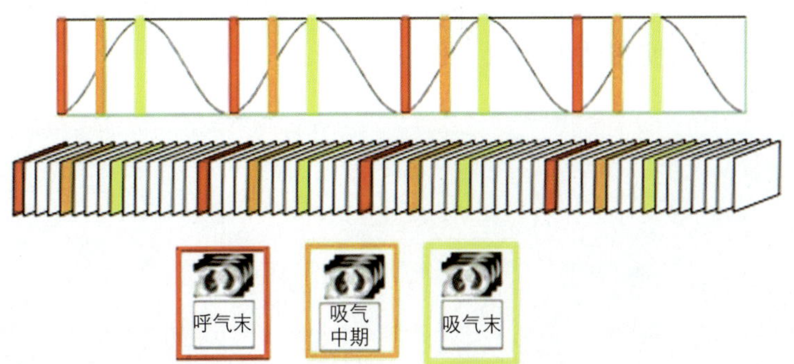

图 40.10　西门子 4D CT 系统慢速 CT 扫描采集的原理。在 CT 采集过程中记录呼吸信号，并对每个图像进行索引，可以对 CT 图像进行排序，获取与呼吸周期时相一致 CT 的数据集（由英国 Leeds 癌症中心提供）。

用于立体定向照射的治疗计划系统（TPSs）通常是专用计划系统，对于颅内SRS，该治疗计划系统是一个完整立体定向外科（近距离放射治疗或放射外科）装置的一部分。如果传统TPS可以提供与用户的立体定向参考系统兼容的模块以计算靶标坐标，则也可以使用传统TPS。

TPS具有可以接收和配准不同模态（CT、MRI和PET）的图像的功能（Kooy等）（见35.2节）。提供如基于图谱自动勾画各种解剖结构的功能，多模态成像集合大数据的有效勾画功能（见35.3节）。实时操作模拟患者，以交互式方式在虚拟的射束方向观察（BEV）和显示靶区体积和OARs是必需且标准的（见35.4节），尽管射束优化软件（逆向计划）包含了剂量约束（见37.2节）。用于快速计算剂量-体积数据的计划分析工具，及对不同分割方案的优化代价函数评估工具（见44.4.3节）也非常重要。

治疗计划设计者必须了解给定治疗机几何形状的限制，以防止可能的准直器-治疗床碰撞。可设定软件提醒计划者直线加速器禁止碰撞的区域，这非常重要（见47.5.2.2节）。

传统剂量计算算法不一定能适合小射野的剂量计算，特别是涉及肺或气腔时。更精确有效的剂量计算算法[6]，通常基于迭代/卷积或蒙特卡罗方法（见28.5节和30.3节），可为剂量提升方案提供更好的可信度。精准的计算网格通常小于3mm。

MV级光子小野射束的测量和输入通常包括测量射束平坦度曲线和中心轴深度剂量或组织最大比曲线（见20.2节）。因光子束小野照射缺少侧向电子平衡，需要具有高空间分辨率的小型探测器（McKerracher和Thwaites，1999；Serago等，1992；Verhaegen和Seuntjens，2003；IPEM 2010）。小体积（≤$0.1cm^3$）电离室、p型半导体或金刚石探测器通常适用于深度剂量或组织最大比数据测量。小野测量中，非屏蔽电子二极管通常首选光子二极管（Godson等，2016），计算机控制的水箱与半导体探测器一起使用可获得尺寸小于10mm的射野数据。小野测量包括相对输出因子测量，可以使用放射性胶片、立体定向专用小型半导体或钻石探头。改变探测器类型时，如从胶片到半导体或从半导体到小电离室，所测量的射野尺寸范围应有一定重叠。在采集数据中也应考虑调强照射中偏中心小野和非对称适形野测量。对于加速器提供的FFF模式测量尤其重要，因为对于距离等中心位置较远的外周靶区的影响高达30%。

将处方剂量准确实施到靶点，最重要的是射束输出剂量，表示为Gy/MU。小野输出剂量测量需要特定方法（见19.5.3节和IAEA 2017）。

40.7　优化剂量分布

尽管逆向计划算法很有用[7]，但仍有必要在各

[6]　立体定向射束的剂量计算算法的详细讨论见ICRU 91号报告中，关于使用小野光子束立体定向治疗剂量规范（ICRU 2017）。

[7]　专用逆向治疗计划系统可用于γ刀和Cyberknife的治疗，如Elekta用于γ刀的Lightning系统（Sjolund等，2019）。

种治疗类型中定义标准治疗技术（或射束配置），可以用于所有相关患者，通常称为类解决方案。由于SBRT 患者通常被纳入临床试验，与大多数放疗临床试验一样，都需要一种方法来评估计划的临床可接受性。通常需要对靶区使用适形指数（例如50%的等剂量体积与处方等剂量体积的比）和OARs剂量体积限制（见43.5节和43.4节）。一般来说，除了高剂量体积与PTV适形外，还应使中间剂量体积区域值最低（见图40.11）。

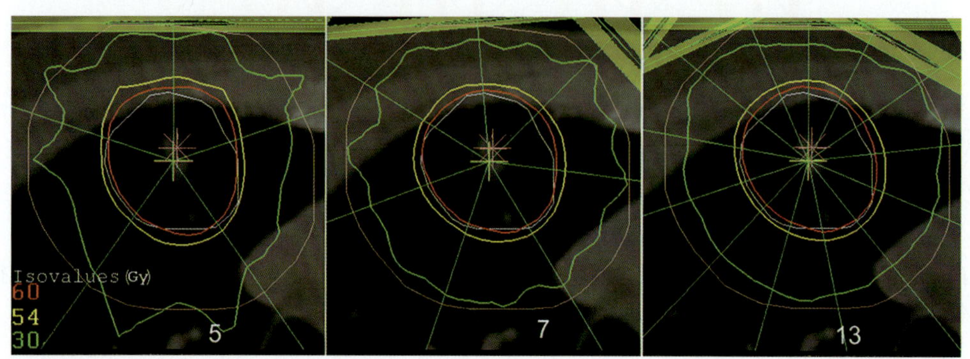

图 40.11　比较选择最佳射束数的计划（5、7 或 13），选择 7 野，因为其中间剂量（绿色）等剂量线（即等中心剂量的 50%）位于 PTV 周围的 2cm 边缘（圆形粉红色轮廓）内，避免了 13 射野计划射野多的复杂性。

通常SBRT使用的固定野射束比传统技术要多（一般为7～9个左右射束），有时可选择非共面野，但这样会使患者摆位复杂，并增加治疗时间。现在越来越多的调强方式应用于临床，特别是使用弧形照射技术，如容积调强放疗（VMAT）（见37.3.5节）联合高剂量率FFF射束（Budgell 等，2016）。图40.12显示了NSCLC靶区的两种治疗方式；图40.12a显示了多个固定适形野照射，图40.12b为连续180°，FFF VMAT弧形治疗。尽管治疗计划质量相似，但计划（b）治疗时间不到2分钟，大约是计划（a）时间的1/5。

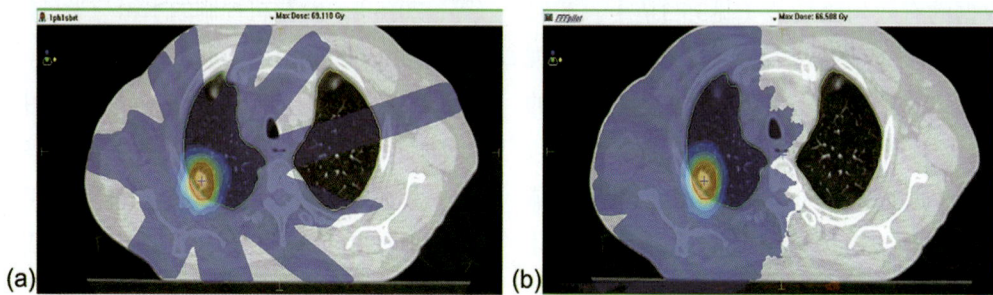

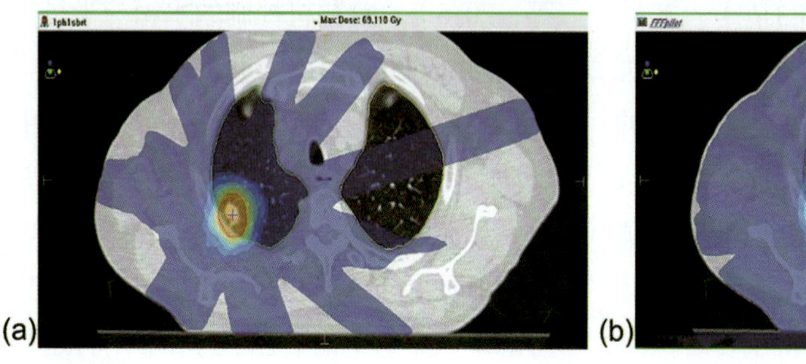

图 40.12　使用两种 SBRT 方案治疗肺癌的比较：（a）共面 7 个固定适形野；（b）180°　FFF VMAT 弧形照射（由英国 Leeds 癌症中心提供）。

40.8　患者摆位和治疗

在可接受的临床治疗计划获得批准后，患者治疗必须完全按照该计划执行。当使用基准系统时，可以从CT图像中获得靶区等中心坐标（见图40.7）。使用最初的颅内靶区定位方法，按坐标值移动与立体定向框架相连的基准盒子，这个过程可以通过贴附在框架每个面上自动打印的带有清晰交叉的标记来自动实现。然后，通过使这些标记与墙上的激光线重合一致（0°的治疗床）来实现患者的定位。

图像引导放射治疗（IGRT）时（见48.2节和ICRU 2017），治疗床的参数与所有其他机器参数一样，输入到自动控制系统中，通常是在一个独立工作站上离线输入，精确调整治疗室内激光线与机器等中心重合，通过在治疗计划阶段添加在头部轮廓或定位盒上的标记点或标记确认治疗位置。基准标记附着在患者身体固定系统内，有时可将不透射线的标记物（通常为金标粒子）植入肿瘤中心（见48.2.4.3节）。当病变容易受呼吸运动或邻近器官充盈（如前列腺）影响而发生移动或扭曲时，这些方法对于监测靶区位置特别有用。然而，将标记物放置到肺部肿瘤中，有可能会给患者带来一些不可接受的风险，例如有一小部分植入标记物可能会在组织内发生迁移。应用MV级电子成像或其治疗室内kV成像，根据植入标记物或骨性解剖结构与治疗计划过程的数字重建X线图像（DRRs）配准，调整治疗摆位，可最终确定患者的位置（见35.4.4节），也可以使用CBCT执行此过程（见48.2.5.1节），或使用其他光学方法，快速获得治疗前验证。

加速器集成的CBCT可降低PTV外放边界，有时允许PTV与GTV相一致。当等中心设置在靶区中心时，对于外周型靶区，集成的CBCT成像装置如果靠近治疗床，就会有碰撞风险。因此，对于这样的靶区，等中心可能需要设置在患者中线，注意，这需要使用精确离轴射束数据（见20.2.4节）。图40.13显示与每个分次治疗前相关的关键的CBCT成像过程。

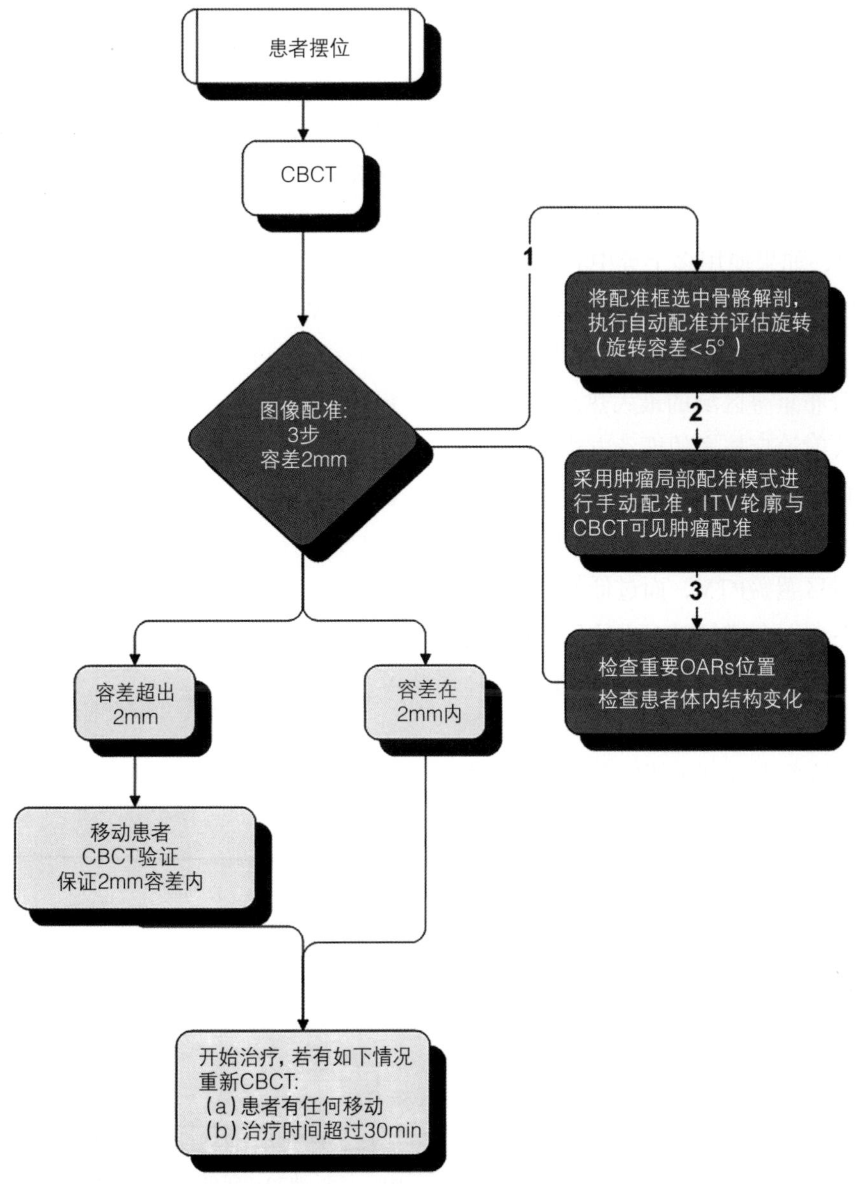

图 40.13　SBRT 治疗前 CBCT 典型位置检查流程图［图中数字发表在 2016 年版本的英国 SABR 联盟指南中，最近被 2019 年的 6.1 版所取代（见 www.sabr.org.uk）］

40.9 准确性、剂量处方和报告

应特别强调QA的重要性，基于直线加速器系统的总体精度应为 ± 1mm（Tsai等，1991；Warrington等，1994；Hartmann等，1994）。然而，在SRT治疗中，靶体积的定位仍然存在很大的不确定性，从临床角度来看SRT的准确性是非常重要的。评估给定系统的精度涉及到合理化的小累积误差效应，误差应该在0.5～1mm之内，通常在临床实践中考虑为病变周围2～3mm的外放边界。使用最新的IGRT系统，与治疗计划参考图像配准的精度取决于图像分辨率和之后的位置调整。理想情况下，颅内SRS精度应在1mm以内，SBRT的精度应在2mm以内。

通常，在SRT治疗中，PTV外放边界不确定，因为需要折中考虑附近关键器官的关系，因PTV应被处方剂量所覆盖，通常处方剂量归一到最大剂量50%～80%之间，如果使用多个等中心、锥形筒旋转照射，则要侧重考虑靶区适形度而牺牲靶区剂量均匀性。在这种情况下，处方等剂量线可能是两个球形剂量分布重叠区域的最大热点的50%。这种方法与其他放射治疗技术的推荐方法有很大不同（见31.4.2和31.4.3节）。此外，关于处方等剂量线，目前有不同的选择方式，尚未达成共识。不允许太高的剂量区覆盖PTV，而过低的处方等剂量线（通常50%左右）会增加PTV内的剂量不均匀性，并可能增加OAR的剂量（Widder等，2010；Liu等，2016）。ICRU 91号（ICRU 2017）针对SRT支持处方剂量按参考等剂量线给定的方法，尽管认为按照IMRT推荐的GTV中按吸收剂量中位数给定，可能是比较好的选择，但不推荐任何百分比值（见31.4.4节；Lacornerie等，2014；Eaton等，2015），然而，ICRU报告对剂量报告给出了明确建议。

在立体定向治疗报告中，应介绍每个治疗计划剂量处方、OAR剂量和适形度等参数，用于患者治疗后回顾性分析。虽然这些参数取决于治疗机的类型（如γ刀、Cyberknife或专用直线加速器），但记录参数（以脑转移瘤为例）包括：

- 处方剂量（Gy）和处方等剂量线（%）；
- 分次数；
- PTV体积（cm^3）；
- 接近最小吸收剂量覆盖了98%PTV体积；
- 接近最大吸收剂量覆盖了2%PTV体积；
- 适形度指数和梯度指数（Feuvret等，2006；Paddick和Lippitz，2006）；
- 正常脑组织和局部OARs，如视神经、脑干、耳蜗和选定的颅神经的剂量-体积数据（见31.4.3节）。

随着TPSs发展和日益复杂，可以在给定的临床试验中快速有效地定制获取许多临床参数（例如，SBRT肺癌试验，见表40.1）。

表40.1 非小细胞肺癌临床试验剂量体积参数限制示例

参数	目标值	单位	计划值
V_PTV	–	cm^3	19.3
$D_{95\%}$ PTV	54.0	Gy	54.1
$D_{99\%}$ PTV	48.6	Gy	52.8
R50	12.00		7.25
R100	1.25		1.07
D2cm	35.1	Gy	28.6
Dlung-mean		Gy	6.1
V_L 30		%	2.8
V_L 20	5.0	%	6.3
V_L 12.5		%	14.2
V_L 10		%	18.4
V_L 5		%	30.6
Dptv最大值	59.4～75.6	Gy	67.6
Dptv 最小值		Gy	50.9
Dptv平均		Gy	58.9
脊髓 D_{max}	18.0	Gy	9.7
心脏D_{max}	24.0	Gy	21.4
食管 D_{max}	24.0	Gy	15.4
气道D_{max}	30.0	Gy	20.4
臂丛 D_{max}	24.0	Gy	0.0

资料来源：该表发表在2016年版本的英国SABR联盟指南中，最近被2019年的6.1版所取代（见www.sabr.org.uk）。

表40.1显示NSCLC SBRT临床试验中使用的剂量（D）和体积（V）参数。例如，R50是50%等剂

量体积与PTV的比值，V_L20是接受剂量大于等于20Gy的肺体积的百分比。注：表中“目标值”与“计划值”不同，计划值需要在计划生成后进行审核，对于设计满意的治疗计划，可能会受到以下因素的影响：

- 肺组织校正和计算网格；
- 使用非共面或共面固定野或旋转弧以及射束或弧数目；
- MLC分辨率；
- 器官运动管理方案和患者体位固定系统；
- 使用FFF射束可以在较少呼吸周期或呼气控制时间内，提供更短的治疗时间。

对于参与临床试验，很可能需要一个折中方案，以满足肿瘤放疗中心内的旧技术的要求，同时也能满足试验的基本要求。

40.10 质量保证

治疗设备和治疗过程质量保证对于确保立体定向技术所需的高精确度至关重要。质量保证的要求和方法基本上与常规放射治疗相似（见H部分），但容差范围可能更严格（例如，用于小野和准直器的校准）。

质量保证方法依赖于治疗设备，对于γ刀，更多细节请参见第12.5.2节，除了第18.6节中介绍的通用的质量控制模体（例如，Delta4 ® ScandiDos, Uppsala, Sweden 或 ArCheck® Sun Nuclear Corporation, USA）外，还研发出了一些特定工具（见ICRU 2017）。对于患者照射剂量验证，电子成像设备（EPID）可以提供理想解决方案（见48.3.4节）。

第 41 章　全身照射

Philip Mayles[1]

目录

41.1　临床目标

全身照射（TBI）主要用于治疗白血病，半身照射可用于疼痛控制。对于白血病治疗，清髓性TBI的目的是破坏患者白血病骨髓（靶点），然后用骨髓移植取代。系统性疾病如白血病通常采用化疗，而TBI对于白血病的治疗有以下两个作用（Barrett 1995；Hill–Kayser等，2011）：

- 杀死白血病细胞；
- 抑制免疫系统，以对抗移植骨髓排异反应。

活性骨髓在人体中分布不均匀，其分布与年龄有关（见表41.1），该表显示，活性骨髓存在于身体所有部位，这证明了全身照射的必要性。然而，对于成年人来说，由于四肢末端没有活跃骨髓，应用从头到脚覆盖全身的复杂照射技术时，可以排除在外。

美国放射学学会/美国放射肿瘤学学会（ACR–ASTRO）实践参数（ACR 2017）确定了TBI作为骨髓移植调节治疗的一部分，其优势有：

- 均匀剂量照射到全身（可以根据需要选择保护特定器官），而不依赖于特定区域血液供应。
- 不受生理影响，可精确控制照射剂量。
- 与其他化疗药物发生交叉耐药的可能性较小。

[1] 见41.5.2节，由Ginette Marinello提供。

表41.1 不同部位骨骼中的活性骨髓占身体中活性骨髓的百分比表示

骨	不同年龄段活性骨髓的百分比						
	0	1	5	10	15	25	40
颅骨	25.3（27.0）[a]	24.2（25.1）	15.9	11.6	9.2	7.7	7.6
下颌骨	2.5（2.5）	2.4（2.4）	1.6	1.1	0.9	0.8	0.8
肩胛骨	2.3（2.7）	2.5（2.7）	2.7	2.9	3.3	2.9	2.8
锁骨	0.7（0.8）	0.8（0.8）	0.9	0.9	1.0	0.8	0.8
胸骨	1.4（0.0）	1.5（0.8）	1.7	2.1	2.7	3.0	3.1
肋椎	7.0（9.2）	7.6（8.9）	8.8	10.9	13.6	15.2	16.1
颈椎	1.7（3.4）	1.9（2.8）	2.2	2.7	3.3	3.7	3.9
胸椎	7.1（8.3）	7.7（8.4）	8.9	10.9	13.7	15.3	16.1
腰椎	5.4（2.4）	5.9（4.3）	6.8	8.4	10.5	11.7	12.3
骶骨	4.3（0.1）	4.7（2.4）	5.5	6.7	8.4	9.4	9.9
髋骨	11.2（9.2）	12.1（11.1）	13.1	15.6	18.5	19.5	17.5
股骨上半部分	3.3（3.7）	3.9（4.1）	6.8	9.4	9.2	7.4	6.7
股骨下半部分	3.3（3.7）	3.6（3.9）	6.3	6.1	2.0	0	0
胫骨、腓骨、髌骨	7.0（8.0）	8.1（8.7）	9.0	5.5	0	0	0
踝关节和足骨	7.2（8.3）	4.4（4.7）	2.5	0	0	0	0
肱骨上半部分	2.2（2.3）	2.3（2.4）	2.4	2.5	3.1	2.5	2.3
肱骨下半部分	2.2（2.3）	2.2（2.3）	2.2	1.6	0.7	0	0
尺骨和桡骨	2.4（2.5）	2.4（2.5）	2.0	1.1	0	0	0
手腕和手骨	3.4（3.6）	1.9（1.9）	0.9	0	0	0	0

资料来源：Cristy, M.，Phys. Med. Biol., 26，3，389–400，1981.

[a]前两列数据括号内的数字是基于实验数据对模型值进行调整的数值。

41.2 剂量和剂量率

如果健康人群接受4Gy全身照射剂量，大多数会出现急性症状反应[2]，如果不给予医疗干预，预计其中50%的患者将在照射后几个月内死于造血系统并发症（Anno等，2003）。因为治疗性TBI照射需要更高的剂量，所以需要延长治疗时间（降低剂量率或使用分次治疗），并进行重症监护、入住层流病房隔离患者和相关骨髓移植。

依据两种情况确定处方剂量，如果采用清髓策略，分次治疗处方剂量在12Gy和15Gy之间（或单次剂量按比例减少）；如果主要考虑免疫抑制的目的，那么所需的剂量将会更低（Novitzky等，2004），而老年患者处方剂量趋向于降低，以降低与放疗相关毒性（D'Souza等，2017）。但Mikell等（2014）发现，减少剂量的患者生存率无明显变化。Vriesendorp（1990，2003）对这些问题进行了阐述，使用剂量低至单次2Gy的分次照射（Sun等，2017），英国Haplo研究[3]在一项非随机研究中比较了12Gy/8次与2Gy/次低剂量的清髓照射。

剂量限制的关键器官通常是肺，因为辐射剂量过高可能诱发间质性肺炎。肺炎与化疗和移植物抗宿主病相关，而且很难建立确切的辐射剂量–反应关系。对于单次TBI而言，有证据表明剂量率是一个重要因素。Barrett等（1983）认为，Royal Marsden医院间质性肺炎导致的死亡率较低，为

[2] 急性症状是指“在非常短的时间内出现的症状”。

[3] clinicaltrials.gov/ct2/show/NCT01597219

4.5%，而Seattle（Thomas等，1977）的早期报道为35%，可能是与使用剂量率（2.5cGy/min与5.5cGy/min和8.0cGy/min）有关。然而，这种死亡率差异可能与总剂量略低或与患者选择有关。Kim等（1985）比较了接受^{60}Co治疗机4.7～6.3cGy/min治疗的患者与使用加速器上采用扫描束技术治疗的患者的结果，该技术与瞬时剂量率为21～23.5cGy/min相关。治疗患者的结果表明，第一组有2/11死于肺炎，而第二组为8/11。Ringden等（1983）获得的结果是7cGy/min组患者死亡率显著高于4cGy/min组。Beyzadeoglu等（2004）也发现小于4cGy/min发生间质性肺炎明显较少，而对肺的中位总剂量从8.9～10.9Gy，并不是一个重要的因素。O'Donoghue（1986）出于放射生物学考虑，提出了需要更低剂量率的建议。在非常低的剂量率下进行治疗非常耗时，而且大多数没有专用设备的中心都选择了分次治疗。有证据表明，单次治疗可能提供更有效杀伤白血病细胞的能力（Cosset等，1990），但毒性更大（Hill-Kayser等，2011）。然而，Aristei等（2016）发现，在4天内，14.5Gy/12次治疗的复发率低于单次8Gy治疗，毒性相似。单次8～10Gy剂量通常被认为是等效于总剂量约为12Gy的分次照射[4]。Beyzadeoglu等（2002）研究显示，即使是分次TBI，在剂量率超过4cGy/min时，白内障发生率的增加有统计学意义。在Ozsahin等（1996）的一项研究中，剂量率影响明显不依赖于分次。他们报告了低剂量率（＜4.8cGy/min）在控制疾病方面效果较差，但高剂量率（＞9cGy/min）对肺部的毒性更大。因此，他们建议剂量率限制在这两个值之间使用。Carruthera 和Wallington（2004）也证实了分次TBI剂量率的影响，15cGy/min与7.5cGy/min相比，肺炎发生率显著增加。肺炎发生率除受辐射剂量率的影响外，也受化疗方案影响。Safwat等（1996）使用小鼠模型发现，当TBI与环磷酰胺联合使用时，低剂量率对肺的毒性更大，而不与化疗联合时，高剂量率对肺的毒性更大。Nevelsky等（2009）应用EQD_2概念（见44.3.7节），评估了治疗方案变化的影响。他们比较了分次和单次放疗方案剂量率对脊髓耐受性的影响，发现剂量率对分次方案影响并不重要，而且低剂量率＜20cGy/min对单次治疗的毒性更小。

对于分次治疗，ACR-ASTRO指南（ACR 2017）推荐使用超分割，每天多分次治疗。

41.3 剂量标定

指定剂量点是一个重要的因素，Dutreix、Broerse（1982）和Leer等（1990）建议剂量点选在腹部中心，但在一些治疗中心，如Royal Marsden医院，更倾向于将最大剂量指定到肺部，因为肺是剂量限制器官[5]。这取决于肺部是否使用屏蔽来控制肺剂量，如果不使用肺屏蔽剂量，那么将最大剂量规定给肺是有意义的。相比之下，ACR实践指南（ACR 2001）没有指定剂量处方点，但建议剂量指定点在腹部脐水平。在任何情况下，建议记录头、颈、肩、胸部、腹部、骨盆和踝关节的剂量（Briot等，1990），及记录大腿上部和膝盖的剂量。关于TBI治疗和报告指南已经发表（Quast，2006；Wong等，2018）。

通常不测定骨髓剂量（骨髓由嵌入在骨小梁中水等效的微观细胞组成），因为测量相当困难且不准确（见27.3.2节中的讨论），通常做法是只报告水吸收剂量。

一些临床医生认为剂量均匀性很重要（Doughty等，1987），但也有学者（Barrett，1995）认为不重要，因为他们认为治疗的目的是要给予最可能控制疾病的区域尽可能高的剂量，这可以通过剂量推量来实现（Lapidot等，1988）。ACR-ASTRO指南（ACR 2017）建议剂量均匀性在±10%范围内。

41.4 可用技术

Quast（1987，2006）、Thomas（1990）和Peters等（2015）对正在使用的许多技术进行了综

[4] 有关这些问题的讨论见第8.3.3节。

[5] 在Leer等（1990）进行的调查中，18个治疗中心只有2个遵循了后一种做法。

述。Studinski等（2017）对加拿大使用的技术进行了调查，其中报告了各种各样的治疗技术和剂量处方。图41.1显示了使用的不同的治疗技术（Quast, 1987）。

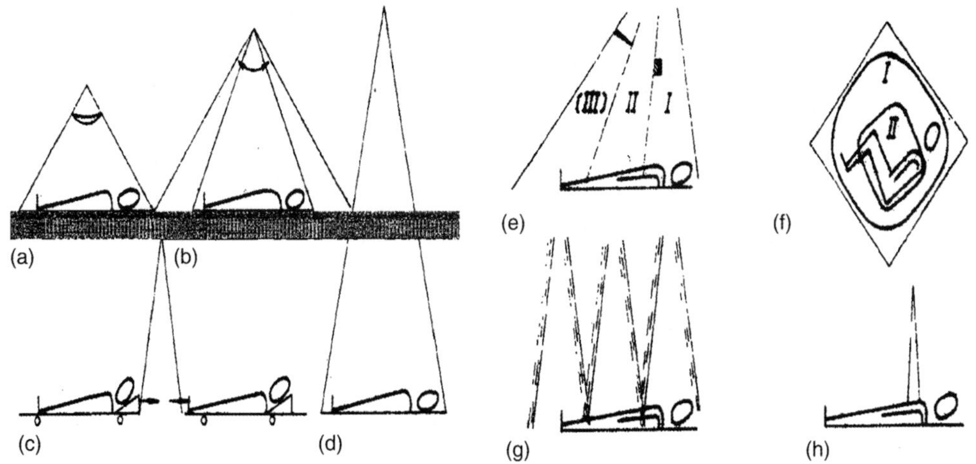

图41.1 TBI方法：（a）大孔径，垂直射束；（b）中等大孔径扫描束，钟摆射束；（c）患者移动穿过射束；（d）中等大孔径，延伸照射距离；（e）类似（b）的照射方式；（f）缩野，水平照射；（g）类似与（c）的照射方式；（h）局部小野补充或再次治疗（经许可引自：Quast, U.，Radiother.Oncol.，9，91-106，1987）

41.4.1 专用治疗设备

早期TBI是使用专门针对TBI定制的设备，Royal Marsden医院有两台780 ^{60}Co治疗机治疗头安装在一个框架上，在垂直方向相距8米（Edser，1988；Lewis 和Rosenbloom，1988）[6]。Seattle（Thomas等，1977）和Boston（Joint Center）也有专用设施。

41.4.2 水平照射技术

大多数治疗都使用水平射束，患者尽可能远离放射源，射野大小取决于患者与放射源距离。在设计治疗室时，可以将机器的旋转等中心偏向治疗室的一侧，放射源到患者的距离最大。在传统治疗机上，准直器可以旋转到45°，这样有最大的射野尺寸（对角线）。患者采用侧卧位，前后（AP）射束治疗，仰卧位侧面左右（LR）治疗，然后患者体位旋转后前（PA）、右左（RL）平行的相对射束照射[7]。患者膝盖可以弯曲以减少患者身体长度（见图41.1f）；患者侧躺（见图41.2a和b），这样可以增加大腿和小腿的表观厚度，使腹部相关的剂量更均匀。在一些中心，患者坐在椅子上。从患者重复摆位来看，仰卧位无疑更优越，但缺点是侧向体厚总是大于前后方向，当使用低能射线（如^{60}Co）时可能存在一些问题。为了提高患者侧卧时摆位重复性，可以使用由有机玻璃背板组成的框架（见图41.2）。另一种方法是患者取站立位，更利于AP方向治疗（Miralbell等，1994），这样做的优点是患者在AP方向厚度更小，利于肺屏蔽[8]。

在直线加速器上进行TBI时，采取分次治疗或者在周末进行，首选分次治疗方法（见41.2节），因为这样可以降低剂量率效应。如果使用单次TBI，要重视降低剂量率；这通常可以通过改变加速器的脉冲重复频率（PRF）来实现（见11.4.5节）。对于患者仰卧位侧向射束，头部剂量通常会过高[9]，这可以通过患者一侧或某种形式的补偿均整器（见41.5.5节）来修正。对于分次TBI，仰卧位明显优于侧卧位，因为更易于摆位。如果使用单次照射，难以使患者在3小时内保持完全相同的位置，使用任何其他形式的补偿都是不切实际的。

[6] 此机器不再使用（见第41.4.4节）。

[7] TBI延长治疗距离方法通常是通过一个靠近治疗室墙壁的治疗床来实现，因此，不使用机架等中心旋转来实现。

[8] 当患者仰卧位或俯卧位使用固定垂直射束时，肺屏蔽是最容易实现的。困难的是水平照射时，挡块必须安装在垂直板前面，固定比较困难（见41.5.5节）。

[9] 因为水平照射时，头部厚度通常在12cm左右，比厚度通常大于30cm的腹部（参考点平面处）要小得多。

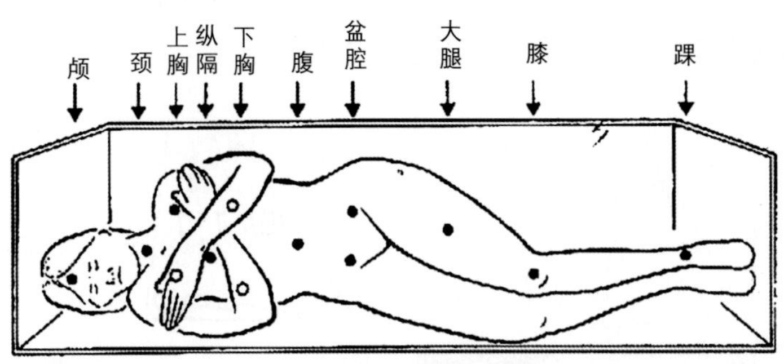

(a)患者侧卧位前野照射(显示前面剂量测量点位置)

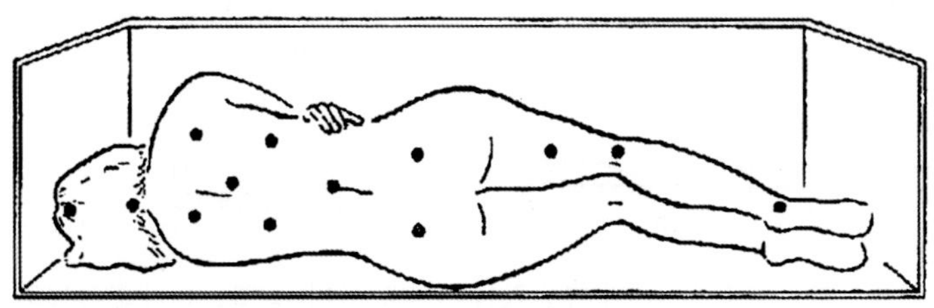

(b)患者侧卧位后野照射(显示后面剂量测量点位置)

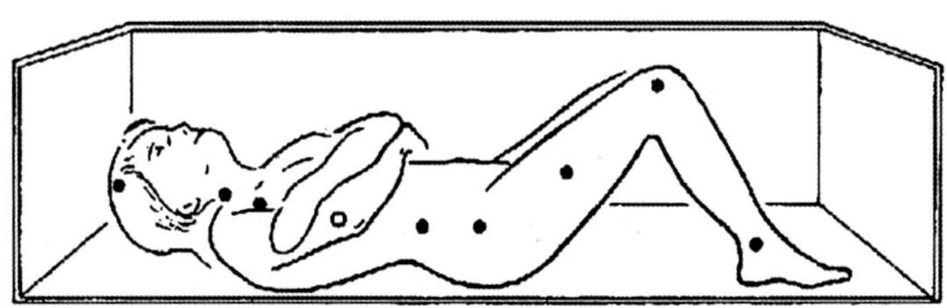

(c)患者仰卧位侧野照射(显示侧面剂量测量点位置)

图 41.2　在 Royal Marsden 医院进行全身照射的体内剂量测量的例子：实心圆点表示剂量计靠近照射源的位置，空心圆表示由手臂遮挡的剂量计。(引自：Rosenbloom, M.，Hickling, P.A.，Chow, M.，Chittenden, S.，Machardy, J. et al.，J.Eur. Radiother.，3，246-248，1982.)

Doughty等（1987）介绍了St.Bartholomew医院使用的技术，旨在确保全身剂量均匀性在5%内。

因为在射束边缘（传统平坦射束）剂量分布有“角”存在，所以有必要使用逆向滤过器（Dougty等，1987），以实现一个平坦射束。这个附加的均整器的设计应基于深度测量（例如10cm），而不是基于空气测量。均整器采用一系列有机玻璃同心环形式，可以安装在加速器托盘上。在每次治疗前，检查射束平坦度和对称性，可以使用相同的半导体剂量计，方便对患者体内剂量进行监测（见41.5.3节）。

41.4.3　加速器垂直照射技术

如果治疗室的大小不允许使用侧束延长源皮距离（SSD）治疗，或认为患者定位和/或肺屏蔽有困难，可以在靠近治疗室地板的治疗床上治疗患者，必要时可以使用多个射束（见图41.1b, e和g）。一些治疗中心设计了移动治疗床，让患者通过固定垂直射束进行照射（Umek等，1996；Ahmed等，2016年和图41.1c）[10]，在这种方法中（Umek等），治疗床速度会根据患者厚度而改变。后来（Ahmed等，2016）利用改变多叶准直器叶片运动实现补偿照射，类似于患者平移通过射束的照射范围（MLC叶片，自上向下方向移动），照射剂量与叶片打开成正比（见37.3.1.3节）。有些治疗中心使用固定治疗床，应用弧形技术按患者身体长度进行照射（Jahnke等，2014；Hartl等，2016）。

[10]　在整个治疗过程中，某个射野不能完全覆盖患者身体（例如移动治疗床或分割射野），基本假设是骨髓细胞循环不是足够快，忽略留在野外区域或接受多次照射治疗以引起的风险。

41.4.4　调强照射技术

TBI优选螺旋断层放疗设备（见14.3节）。螺旋断层设备可以针对患者解剖的特定部位进行治疗，原则上是骨髓照射，同时保护敏感组织，如肺（Hui等，2005年；Penagaricano 等，2011；Gruen 等，2013；Sun等，2017）。许多作者已经研究使用VMAT进行治疗（见37.2.2.3节），也可以在传统加速器上使用VMAT（Han等，2012），但计划计算所需的时间可能比TomoTherapy要长得多（Springer 等，2016）。

当使用逆向计划计算剂量分布时，必须仔细考虑给予患者皮肤剂量的PTV范围，因为计划优化将寻求增加皮肤权重，以补偿建成效应，这是临床上不希望出现的（Takenaka等，2016）。还有一个问题是，更多限制剂量分布是否会导致肿瘤组织剂量不足，ACR-ASTRO指南建议这些技术的使用应该在临床试验背景下进行（ACR 2017）。

41.5　剂量计算和剂量测量

41.5.1　一般注意事项

常规放射治疗采用较短的SSD和较小照射野，因此，用传统方法对TBI剂量分布评估可能会导致一些问题。Briot等（1990）和Van Dyk（1983，1987）做了一些分析，认为在立方体模体中进行的测量不合适，因为对于瘦长体形患者，散射线将影响剂量分布。尽管研究结果显示使用MV级X射线（Houdek和Piciotta 1987；Jani 和Pennington，1991；Fog等，2019）优于^{60}Co射束，但剂量计算也有一定困难。除了这些问题，还有散射线、肺密度的影响。由于肺是患者发生损伤风险最高的区域，而不同患者的肺密度不同，因此尽可能实现准确剂量评估非常重要。由于这些原因，通常做法是在治疗前一天进行剂量测试，以检查测量和监测的计算值。对于^{60}Co γ射束，空气中散射电子与大射野尺寸相关（Kassee等，2001），足以消除由于剂量建成引起的表面剂量不足的风险。然而，如果使用加速器，则需要使用射束扰流板，例如在患者前放置PMMA板，但它与患者距离并不是特别重要（Planskoy等，1996）。放置1cm厚的有机玻璃板，足以使8MV X线射束表面剂量达到99%。

41.5.2　能量选择

射束能量通常取决于有效能量，使用高能射线设备的优点是，减少了患者中线剂量和d_{max}剂量的差异。表41.2比较了患者体厚30cm，使用^{60}Co、6MV X射线和10MV X射线，对穿射野的中线剂量（即最小剂量）与最大剂量的比值，该表清楚地说明了使用高能射线设备的优点。

表41.2　平行对穿野治疗30cm厚患者的最小与最大剂量之比

	SSD=2.5m	SSD=3.5m
^{60}Co	0.909	0.923
6MV X射线	0.940	0.953
10MV X射线	0.967	0.976

41.5.3　剂量测量

在这种有潜在危及生命的全身照射治疗中，准确的剂量测量非常重要，通常需要体内剂量测量（AAPM 1986；ESTRO 1987；Indovina等，1989；Briot等，1990；Mege 等，1994；Planskoy等，1996；Mangili等，1999）。Sengupta等（2020）证明了体内剂量测量在检测误差方面的重要性。准确评估TBI治疗中剂量比较困难，因为：

- 使用非常大的射野，这就要求患者位于非常接近地板或治疗室墙壁的位置，可能会产生显著的反向散射电子和光子成分，对患者皮肤产生影响（Lam等，1979；van Dyk等，1980；van Dam等，1988）。
- 需要修正组织不均匀性（Marinello等，1982），并对OAR（肺、肝等）的剂量进行监测。
- 患者摆位重复性及在治疗期间移动的可能性，特别是在低剂量率的单次治疗中。

体内剂量测量可以用于验证计算剂量，计算剂量也可以验证体内测量剂量。

由于治疗技术是为临床而设计，探测器和皮肤之间的建成区须尽可能小。因此，建成区平衡帽要求很薄，甚至某些剂量计无需此建成帽（由于TBI体内检测器引起的衰减剂量误差很小）。

体内剂量测量通常包括对患者皮肤不同区域入射点和出射点的剂量测量（见图41.2和48.3.3节）。测量点的选择，须验证指定点剂量（通常在盆腔或腹部中部），并使用48.3.3.5节介绍的方法评估沿患者头脚方向中线剂量分布的均匀性（参见ESTRO 2006）。对于单个射野的治疗，可以认为入射点和出射点剂量的几何平均值最接近中线剂量（Mijnheer，1996）。然而，对于患者不同部位，最好的方法是使用中线剂量图。理论上，肺剂量可以从入射点和出射点剂量推导出来，但已有作者报道通过单个点剂量估算的不准确性的问题（Marinello等，1982；Briot等，1990；Planskoy等，1996）。

如果医疗机构有专业剂量分析系统，可使用二极管探测器或热释光剂量计（TLD），丙氨酸剂量计特别合适，可以无创读取电子自旋共振信号，只需要每天在患者同一位置上应用相同的剂量计，有利于监测分次治疗中的剂量增量，并且得出总剂量（Indovina等，1989）。

二极管探测器（见17.3节）可提供实时剂量响应，用于立即纠正患者体位。在屏蔽块后面进行测量时必须小心，因为剂量中有低能量散射线贡献，这可能会引起剂量计响应与能量（低能）的变化，导致剂量测量误差。对于单次TBI使用低剂量率，精确平衡二极管测量电路以最小化偏移电流非常重要。考虑温度（见17.3.4.7节）对二极管探测器的影响也很重要，因为二极管探测器与患者皮肤长时间接触，几乎会达到体温水平，这可能会影响二极管的偏移电流和灵敏度。在TBI过程中的二极管探测器校准，应考虑二极管探测器具有方向不对称性，因为照射时，其中电子污染和散射光子贡献可能比标准SSD射野尺寸照射时要大得多。二极管探测器类型必须根据使用的能量选择，常规推荐应用适合低能量射线测量的二极管探测器，因为由于散射线增加或射束扰流板会导致建成的减少（见41.5.1节）。

TLD（见17.2节）可以同时多点位测量，甚至在屏蔽块后面可以测得精确结果，因为TLD应用能量范围广，接近等效组织。使用医用自动TLD读数仪，可以在照射后15～30分钟获得剂量读数。此外大多数TLD读数仪都可以与计算机相联，在读出数据后立即进行数据存储处理，并将结果直接集成到患者的病历文件中。

其他常用剂量计包括金属氧化物半导体场效应晶体管（MOSFETs）（Scalchi 和Francescon 1998；Satlil 2012）（见17.4节）和光致发光（OSL）探测器（Narayanasamy 2016）（见17.5节）。

头、肺、腹部和盆腔的最大剂量（见41.3节），都应测量或定期测量。当使用加速器水平射束时，重要的是要考虑来自治疗室墙壁低能量反向散射线的影响。可以通过在患者和墙壁之间放置低原子序数吸收材料来减少反向散射线影响（van Dam等，1988）。无论何种方法，探测器校准都必须在TBI照射范围内进行。

可使用计算机摄像板（CR）拍摄剂量分布影像，进行剂量均匀性评估（Sgonorotto等，1996）（见18.5节）。通过分析获得患者出射表面的剂量分布。如果通过患者身体的射束强度是均匀的，那么均匀出射剂量代表均匀的中线剂量，因为中线剂量接近于入射剂量和出射剂量的平均值。然而，如果使用补偿器，则会导致剂量分析复杂，有时不均匀的出射剂量并不意味着中线剂量不均匀。一些作者提出使用体内特定点的剂量测量和影像相结合来克服这个问题（Essers和Mijnheer，1999；Mangili等，1999）。

使用电离室测量大野剂量时，应注意杆效应和电缆效应（van Dyk，1987；Planskoy等，1996），可以使用屏蔽电离室的方法来评估来自电离室以外的电荷量（见16.4.4节），计算出由于屏蔽而导致的预期剂量减少范围，并与实际测量结果进行比较。

不同的治疗机构之间比较剂量时，重要的是要弄清楚，究竟是如何测量或计算剂量的，如Wong等（2018）所述。对于所使用的射束布置，使用的点剂量及其他基于CT剂量计算方法，在不同的治疗机构之间有很大的差异，由于照射方法上的差异可能会对临床实际剂量产生很大的影响。

41.5.4 剂量计算

目前已有许多对扩展SSD的TBI剂量计算方法，van Dyk（1983，1987）和AAPM 17号报告

（1986）对手工计算的问题进行了详细分析。比较满意的方法是用全尺寸[11]模拟患者模体，固定源到电离室距离处进行测量。由测量值生成相对于如5cm深度处测量值的组织模体比曲线图（见26.2.7节）。然后，只需测量5cm深度的绝对剂量，就能够计算出腹部中线处的剂量。如果患者摆位总是固定的源到中线的距离，计算就特别方便。为了获得肺部剂量，可以使用CT数据集，通过简单的等效路径长度计算，得到令人满意的结果。

由于缺乏散射剂量，四肢剂量和靠近肺部的剂量会减少。因为电子线污染虽然对患者皮肤表面剂量有影响，但并不影响中线剂量计算（van Dyk 1987）。因此，要特别注意，对于非常年轻的患者治疗时，需要考虑散射剂量的缺失。

许多作者研究了使用标准计划系统来进行完整的三维剂量计算（Bloemen-van Gurp等，2007年；Patel等，2014）。对于Eclipse（Varian）计划系统，Hussain等（2010）指出，当射束数据是在SSD 100cm下测量时，如果扩展的SSD超过130cm的剂量计算，只能计算到140cm的最大距离。然而，Hussain等使用SSD 100cm测量数据对SSD80cm有良好的一致性。Lamichhane等（2016）发现，当将SSD扩展到400cm时，尽管相对剂量分布一致，但绝对测量剂量相比有10%的偏差。Lavallee等（2009）介绍了为Pinnacle3（Philips）开发的扩展SSD模型，剂量计算误差在2%之内。

41.5.5 剂量补偿

为使患者获得均匀的全身照射剂量，通常使用不同形式补偿，由于皮肤不需要保护，可以使用组织补偿。在St.Bartholomew技术中（Doughty等，1987年），广泛使用组织补偿，目的是获得均匀剂量，其缺点是以牺牲中线处剂量为代价，增加表面剂量均匀性。对于肺，可以使用铅橡胶，通常附着在靠近患者的有机玻璃板上，或者可以根据所需厚度制作铜补偿器，安装在加速器的机头上，由于边界不是很锐利，但与肺边界的模糊度相一致，缺点是小挡块容易出现位置误差。也可以使用四分之一分次的全屏蔽肺挡块（Yao等，2012），肺挡块的形状可以根据CT影像设计[12]。对于单次TBI，简单有效的肺挡块是使用垂直射束（或患者侧躺的水平射束），患者双臂交叉放在胸部。

治疗机上提供的患者透视影像，可以用来设计肺补偿器（Hussein和Kennelly, 1996），以准确反映射线通过患者的情况。Galvin等（1980）根据患者身体不同部位的组织模体比和射束均匀性的要求设计制造了铅补偿器。

吸收材料会增加射线的衰减，可能存在加速器射束边界模糊相关问题。Van Dyk（1987）报告（有效的）线性衰减系数变化约为10%，这取决于射野大小，设计滤过板和补偿器时应考虑到这一点（参考表L3）。

另一种补偿方法是使用野中野技术（见36.3.4节和37.5.1.2节），Onal等（2012）介绍了这种技术。Fog等（2019）报道了一种由Royal Marsden医院和Rigs医院等联合开发的技术，扩展SSD野中野正向计划，可以控制剂量的不均匀性。

41.6 剂量精度

TBI采用的是一种具有潜在致命剂量的照射方式，因此，剂量准确性尤为重要。其中一个危及生命的副作用是放射性肺炎，因此评估肺区域剂量特别重要。当参考其他治疗中心确定的处方剂量时，必须考虑采用在同样的治疗方式、剂量率和分次情况下确定的剂量。因为化疗同样会产生副作用，所以还必须要确保化疗方案也是相同的。

必须在TBI条件下进行测量，而不是在标准SSD条件下进行，由于射野大，靠近表面的电子污染问题也需要考虑；因此，以深度测量为基础来确定剂量至关重要。应考虑大野边缘射线软化问题。与其他放射治疗一样，独立的剂量评估方法很重要，如果计算是剂量评估的主要方法，可以通过体内剂量测量来验证，反之亦然。

[11] 可以使用接近电离室的固态水和硬质纤维或大容器的水，以勾画患者的其余形状。

[12] 在广泛使用CT扫描之前，传统是使用卤化银胶片，但这种类型的胶片越来越少，可用放射性自显影胶片（见18.3节）或计算机摄像板（见18.5节）来替代。

第 42 章　全身皮肤电子线照射

David Thwaites and Alan Mckenzie（由Philip Mayles更新）

目录

42.1　引言

全身皮肤电子线照射[1]（TSEI）技术用于治疗部分皮肤或全身皮肤受累的多种恶性肿瘤。目的是以均匀的剂量分布治疗患者皮肤，根据患者现病史、分期等临床情况，要求皮肤表面剂量高，从最大剂量d_{max}深度处到所需治疗深度剂量均匀（等于或接近表面剂量）分布，以及对所需治疗深度的均匀穿射和递送剂量。同时，治疗应保护其他器官，并尽量减少射束轫致辐射X线成分在全身的剂量。

TSEI主要用来治疗皮肤蕈样霉菌病，以及相关疾病（Szur，1964；Hoppe等，1977）。蕈样霉菌病是一种皮肤T细胞淋巴瘤，每年每百万人口中仅有极少数人患病，然而，一些其他罕见的恶性疾病也需要类似的治疗方法，包括炎性乳腺炎和卡波西肉瘤。TSEI技术也被用于治疗其他方法无效的大面积的皮肤病（Kavanagh等，1997）。欧洲癌症研究和治疗组织（EORTC）的共识指南建议在8～10周内给予30～36Gy治疗剂量（Trautinger等，2017）。还指出治疗剂量3周内10～12Gy, 1Gy/次的方案也能成功地控制疾病，该方案与高剂量方案未作疗效比较，然而，因较低剂量而出现复发需进行多次重复治疗（Hoppe等，2015；Chowdhary等，2016；Morris等，2017）。分次剂量和分次方案通常根据临床需求、治疗技术和治疗时间综合决定。TSEI并没有被广泛应用，因为该技术仅适用于这些罕见疾病，再就是因为该技术临床测试复杂，治疗摆位复杂，治疗时间长。

美国医学物理学家协会TG-30报告（AAPM 1987）回顾了实施TSEI照射技术和关于剂量均匀性建

[1]　也称为全皮肤电子线治疗（TSET）或全皮肤电子束治疗（TSEBT）。

议，发布在EORTC指南（Jones等，2002）和国际淋巴瘤辐射肿瘤学组指南中（Specht等，2015）。

42.2 一般临床及患者相关的问题

与患者相关的问题主要是体表面形状不规则，及身体不同区域的横截面不同，从本质上导致难以实现剂量均匀分布。身体的某些部位由于患者位置原因（如患者站立，脚底部），不能接受任何剂量，其中所有或部分射束是呈切线入射（如头顶部），照射深度被降低，或者身体的某一部分被另一部分自我屏蔽（如会阴部），也会导致低剂量。如果临床需要，这些区域需要用小的射野进行后续补量。接受TSEI治疗者大多数为老年患者，可能无法长时间站立，或者为减少自我屏蔽，需要复杂困难的体位姿势。TSEI患者可以在疾病的不同阶段接受治疗（如蕈样霉菌病，从仅仅表面受累，斑块阶段，肿瘤阶段）。因此，不同的患者可能需要不同的照射深度，对一些已经接受过电子线或kV级X射线照射病变区域的患者，可能仅需要治疗身体内某些部分区域（排除其他区域）或特定屏蔽区域（如指甲、脚趾甲和眼睛），同一患者可能还需要后续治疗其他部位或进行重复治疗。

42.3 照射技术

覆盖患者整个身长，通常将手臂放置在头部上方（范围约为80cm × 220cm），需要 ± 5%均匀剂量分布，现有多种方式可以实现，这些技术综述已有发表（Piotrowski等，2013；Chowdhary等，2016）。

42.3.1 斯坦福技术

斯坦福大学（Karzmark，1964）技术是应用最广泛的照射技术，Hoppe（2003）总结了斯坦福技术。Chen等（2004）介绍了耶鲁大学最初的照射技术，使用治疗距离为7m的单一水平射束，转换为更常用的两夹角射束的方法，该技术如图42.1所示，患者站立位治疗，源皮距（SSD）约为3m，需要大约2m高射野，因此需要水平上下两个有角度射束，如图42.1所示，在这种情况下，由于空气散射，未修正射束剖面曲线近似于宽的高斯分布。散射材料的效果如图42.2所示。距离和角度取决于治疗室空间大小。Hensley等（2014）描述了如何通过水平射束测量剖面曲线并使用电子表格计算组合角度效应来计算产生均匀剂量分布所需的适当角度。房间地板的散射线可能会增加腿部剂量，在患者和地板之间使用聚苯乙烯泡沫塑料，或类似材料平台，可以减少散射剂量。对剂量不足的特定解剖部位增加剂量，同时有必要保护眼睛和指甲（AAPM 1987）。

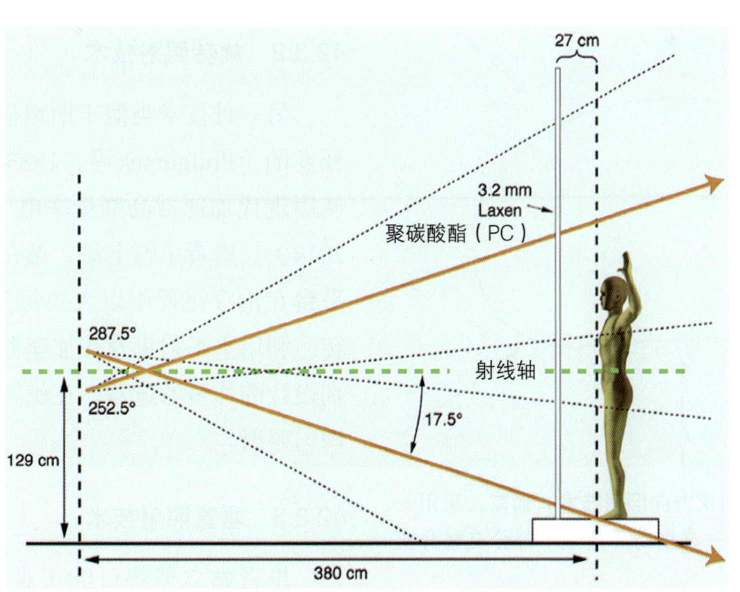

图 42.1 斯坦福技术的双机架角射束技术，数据来自 Chen 等（2004）

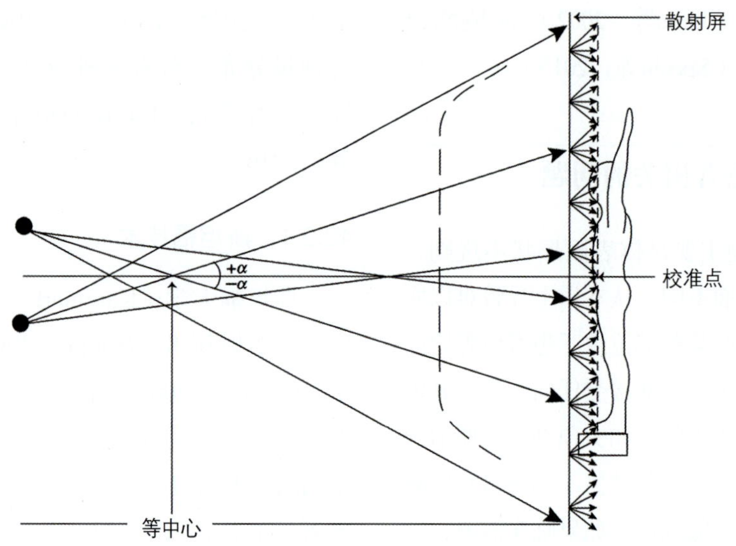

图 42.2　双射束技术的示意图，显示了两个散射射束分布如何组合在患者长轴方向上产生均匀的分布

在扩展源皮距照射中，需要考虑空气的影响，3m距离增加的射束展角不大，但侧向距离已超过3m，因此，不限制直线加速器治疗头散射束区域，靶区外空气中的电子散射可以有助于维持靶区内射束均匀性。

早期报道，在患者周围使用两个或四个射束方向，患者体内剂量分布不确定，特别是在射野边缘，越来越斜的入射电子，最终呈切线，穿透力最小。为了克服这个问题，使用了6个射野，如图42.3所示。患者姿势如图42.4所示。

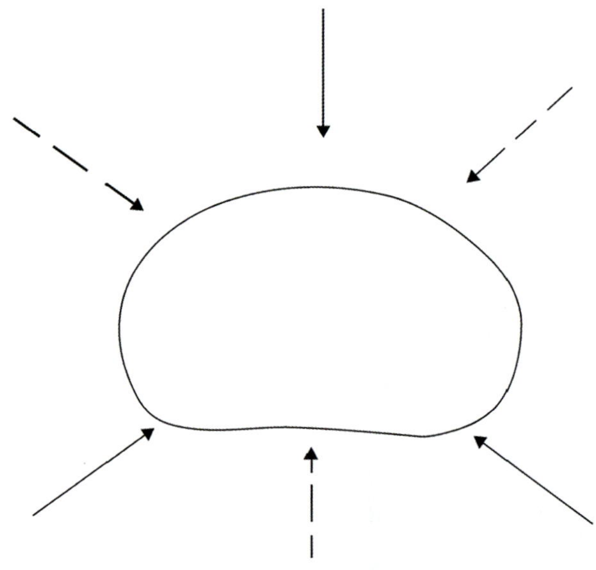

图42.3　围绕患者的6个射束方向照射技术，通常，采用一半射野（实线）部分与另一半射野（虚线）部分交替分次照射

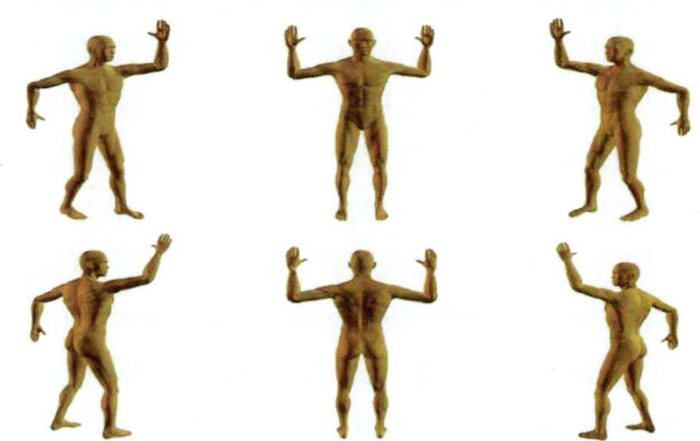

图42.4　图示为图42.3所示的6个射束技术及患者的姿势（引自：Specht, L.，Dabajia, B.，Illidge, T.，Wilson, L.D.和Hoppe, R.T.，Int.J.Radiat.Oncol.Biol.Phys.，92，1，32–39，2015）

42.3.2　旋转照射技术

另一种技术类似于斯坦福技术是在McGill大学开发的（Podgorsak等，1983），该技术在2005年使用现代加速器高剂量率电子线模式（Evans等，2014）。患者手臂上举，站在一个旋转平台上，该平台在治疗过程中以大约每分钟3转的速度持续旋转，利用水平射束及在加速器附件托盘上安装有特别设计的均整滤过器，在旋转结束后，患者接受到均匀照射。

42.3.3　垂直照射技术

患者站立姿势可能很难保持，因此设计了许多患者躺在放射源下方的垂直照射方法，这种方法的问题是，放射源到患者的最大距离约为1.5m，而电子束不够宽，不足以治疗2m高的患者。除此之外，一些治疗室不能满足站立照射技术条件。Williams等（1979）开发了一种移动治疗床技术。最近，Wu等（1997）使用了SSD为230cm两个角度斜野照射，患者躺在加速器下方。Mayo医疗机构也使用了一种类似的技术，使用三个角度射束，并在加速器治疗头上安装铜均整器来扩展射束（Deufel和Antolak 2013；Evans等 2016）。螺旋断层技术也被应用（Hsieh等 2013），但还没有得到广泛实施。

42.4 射束特征

42.4.1 射束能量

射线的穿透力需要与临床所需治疗深度相匹配。一般来说，仅对于浅表受累或浅层斑块，需要治疗范围（见24.2.2节）在3～6mm之间。射束穿透力是指不同位置和方向所有射野总合所实现的最终有效穿透力。尽管实际射程和轫致辐射是相似的，并且所有其他条件都相同的情况下，由于斜入射（见24.2.7节）、散射的影响，产生的最大剂量深度和治疗范围明显比单一射野小。用于TSEI射束能量通常选择加速器6～10MeV范围内，通常在患者皮肤表面减少到3～6MeV，由于射线在空气的能量损失（约0.25MeV/m），或在接近患者（大约20cm间隙）[2]附加了5～10mm厚的降低能量的材料。单射野深度剂量随射束的入射角度而变化（如图42.5所示；Bjarngard等，1977；Pla等，1988）。

使用双机架角射束技术，在射线中心轴上穿透力会减少，最终的有效深度剂量将取决于所有射束从入射到某点射束贡献权重，还取决于所采用的照射技术（见图42.6），有效射束穿透力变化可以通过改变附加降低能量的材料厚度来实现。

患者周围的射束分布和射束穿透力会随患者的不同解剖位置的横截面大小的不同而有所差异，对于较短SSD的技术更为明显。

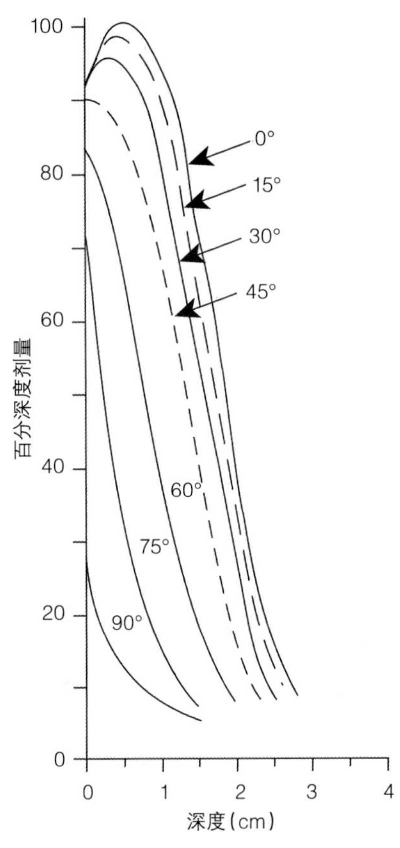

图42.5　标称4.5MeV射束TSEI临床测试，不同角度的深度–剂量百分比曲线，每条曲线按0° 时的100%值进行归一。

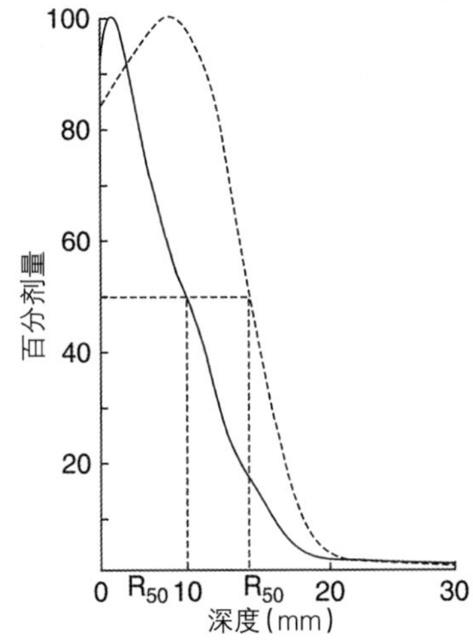

图42.6　单野入射表面能量3MeV（虚线）的深度剂量与六野双角照射的复合深度剂量对比（AAPM 23号报告修订，1987）

42.4.2 X线污染

通常，对于初始能量在6～10MeV的射束，电

[2]　附加降低能量材料可以保持皮肤表面剂量高，增加散射线，从而增加射线不易照射的区域，改善剂量分布。

子深度–剂量曲线尾部的轫致辐射约为最大剂量的1%（0.5%～2%）。对于TSEI治疗，X线将照射患者整个身体，来自每个射野的剂量贡献会相加，使用的射野越多，每个射野的给定剂量应越低。相对于典型的多野照射，或旋转技术，在患者中线测量的剂量，单野X线贡献大约是其2倍，约占TSEI总剂量的2%（1%～4%）（Holt和Perry，1982；Podgorsak 等，1983）。双机架角射束技术具有将X线贡献的影响最小化的优点，因为X线主要是向前的照射（见3.4.4节），主要是向患者上方或下方倾斜入射。

42.4.3 剂量率和治疗时间

一些较短的SSD技术是由可用剂量率决定的，由于散射，延长SSD导致的剂量率降低大于因平方反比定律引起的剂量率减低，因此选择SSD时也应避免治疗时间过长。然而，目前大多数多模式加速器上，至少有一种电子能量挡可以使用高剂量率模式，在适当的安全联锁下，通常在SSD为100cm处可提供常规剂量率近10倍的高剂量率。这样就可以使在SSD为3～5m距离之间的剂量率达到1Gy/min。然而，对于任何一种短或长SSD技术，摆位和治疗都比较复杂，通常在治疗室内时间都很长。因此，因加速器工作量较大、不能进行单次治疗的医疗机构，往往会采取折中的方法，在这种情况下，并不是所有射野都在每次治疗接受照射，例如，斯坦福6野技术中（如果采用双角度技术，实际上有6个射野）可以在一次照射中照射3个射野，另一次照射其余3个射野，交替照射，主要射野每周有4个分次，第5天是对剂量不足的区域进行照射。通过这种方式可获得均匀剂量分布，在治疗周期内任何一天都可以进行治疗。

42.5 射束校准和剂量测量

AAPM（1987）概述了TSEI的剂量测量问题，除了第42.3和42.4节中讨论的射束均匀性、深度剂量和X射线污染外，还必须在TSEI治疗距离、降低能量等条件下，使用合适的电离室对单个射束进行校准（剂量/MU），通常是使用平行板电离室（见16.3.2.3节）。必须仔细检查电缆效应，并在大射野中使照射电缆效应最少（Das等，1994；Fiorino等，1994）。明确合成射束每MU（机器跳数）照射的皮肤剂量，在圆形模体表面使用胶片或热释光剂量计（TLD）测量值与单野剂量比（称为重叠因子），重叠因子取决于治疗技术，但可以通过计算不同射束贡献的权重之和来核查（Pla等，1984）。

使用TLD测量，必须仔细计划剂量计放置位置，TLD正确的测量不是放置在模体内，而是放置在模体表面，薄TLD最适合这种特殊的应用，准确的测量在第48.3.3.2节中有介绍（Marshall和Docherty, 1971；Marinello等，1980；El–Khatib等，1995）。也可以使用小片胶片，但不太方便。还可以使用体内剂量计，剂量计封闭在薄的保护袋中，附着在患者不同的测量点上，以检查剂量分布均匀性和绝对剂量，必须注意，在皮肤和剂量计之间不能有空气，否则，测量结果不能代表表面剂量。

第一次治疗的体内测量结果，可以用于核查治疗中的患者摆位（TSEI摆位复杂），如果必要，可以对随后的治疗采取纠正措施。在所有治疗中进行的一系列体内测量，可以确定所有皮肤区域累积照射剂量，特别是找出患者某些不可避免的过量或剂量不足区域。例如，可以从体内测量推导出大腿内侧剂量不足，需要在大腿内部补充追加剂量。

42.6 治疗实施

许多TSEI技术都是由斯坦福技术演变而来（Karzmark，1964），本章已经概述了这些技术原理，但要重申一些要点，在最初的斯坦福治疗技术中，在距加速器治疗头端3m处，放置2m高和0.8m宽的有机玻璃板。加速器治疗头端放置一个1mm厚的铝散射体，及用于降低电子能量到所需水平的一块足够厚的组织等效材料板，由此产生的射束扩散，足以达到横向均匀覆盖治疗平面，但在垂直平面，覆盖是通过相邻的两个射束，上方射束中心轴方向瞄准患者脚下方，下方射束中心轴方向瞄准患者头部上方，使用水平射束向下和向上约20° 照射，在实践中，可以根据SSD、射束布置和治疗单位具体情况，使用胶片测量重叠区域剂量分布，选定合适的角度。

如42.4.2节所述，该双机架角射束具有降低X射线污染的优点，在治疗平面X线污染强度低于电子剂量峰值的1%，而每个射束中心轴上约为2%，这是一个重要因素，因为患者周围的剂量可以通过围绕患者间隔60° 排列的6个射束来实现足够的均匀剂量。三个射束通常有助于获得表面电子剂量，但6个射束X线剂量是双束X线剂量（X射线污染百分比）的一倍。对于双射束0.7%的X线污染，在典型的36Gy处方皮肤剂量下，将产生的X线剂量为2 × 0.7% × 36Gy=0.5Gy，临床上是可以接受的。

从加速器机头到患者的总能量损失，包括散射引起的能量降低，通常为2～4MeV。考虑射线斜入射的原因，在一个典型的6射束治疗中，治疗平面处的入射电子能量为4MeV, 90%剂量深度仅为2～3mm，最大剂量深度为1mm或更少。使用6个射束，在圆柱形模体内测量，射野中心轴上最大剂量深度处的平均剂量通常是单射野的2.5～3倍。

患者通过握着框架或上举抓棒来支撑自己手臂的位置，以最大限度地减少手臂所导致的自我屏蔽。分次照射中手臂需要交替更换放置（见图42.4）。

在整个治疗过程中，必须考虑需要保护部位的累积剂量，通常包括指甲，手和脚，及排除在治疗之外没有疾病的区域。对于位于眼睑下保护晶体的眼内罩，会造成反向散射的问题。另一种保护眼睑的方法是使用低kV级X射线提升剂量，将2～3mm的铅块放在靠近或贴附在患者的皮肤上进行屏蔽防护，而不是靠近加速器治疗头。在治疗过程中，应使用剂量计来监测剂量，如放置在治疗平面附近的电离室（例如附在降能材料上）。如果需要，TLD可用于需要监测部位的剂量监测。仔细评估剂量不足区域的剂量，如果临床认为需要增加剂量时，为计算剂量提供依据，但应注意，一些中心只在特殊的情况下增加剂量，但报告的结果并不比其他治疗中心差。

42.7 质量保证

TSEI是一种复杂的治疗技术，永远无法完全实现理想目标。在一个足够大的可以覆盖患者的区域内，可以轻松实现剂量均匀性为 ± 5%的基本剂量分布。然而，在大小不同的身体截面上，剂量分布是不同的，最多通常为 ± 10%。即使在最好的情况下，也会有不确定的剂量不足区域，所以即使在这些区域补充增加剂量，剂量变化可能仍然会在+10%和−25%之间。如果剂量不足的区域没有补充加量，变化可能会更显著。

TSEI所使用的技术都是专用技术，并且治疗时间长，还需要广泛开发剂量测量、计划、治疗和质量控制。通常，将患者转诊到专门从事TSEI的中心进行治疗是首选方案，从而可以在实施和维护这些技术及患者数量之间取得平衡。Ibanez-Rosello等（2017）已经按照AAPM第100号报告的建议进行了失败模式和效果分析（见45.6.3节），最高的失败模式风险优先等级与患者体位相关。

第 43 章　放射治疗计划剂量评估

Margaret Bidmead and Jean-Claude Rosenwald[1]

目录

43.1　引言

理想的放射治疗计划应在均匀覆盖靶区体积的同时，周围正常组织没有显著的受照剂量。在治疗计划中应用CT、MR和PET（见第32至34章）以及快速的计算机硬件（包括计划和剂量传输），标志着三维（3D）计划被常规使用。非共面射野设计中更多的自由度、强度调制的引入（见第37章）和各种放疗方式的使用（质子束-见第39章），使计划比较和评估变得更加复杂。又好又快的计划评估工具对于简化这一过程至关重要。接下来在本章中将讨论现有的几种计划评估工具。

43.2　等剂量显示

在三维治疗计划中，等剂量信息以等剂量面

[1]　由David Eaton负责撰写（第43.5和43.6节）。

的形式显示，对应二维计划中的等剂量线。如果治疗计划中已经定义处方剂量，等剂量面以绝对剂量（Gy）显示，如果剂量是参考剂量百分比的相对剂量，则可以用相对剂量来显示等剂量面。相对剂量显示的一个优点是对任何处方剂量都有效，但在计算机化计划中用处不大，因为就绝对剂量而言，改变处方剂量可以轻松实现整体剂量分布的快速重新计算。所选择的显示方式取决于本地协议，也可能取决于是否需要多个疗程放疗。

计算剂量分布需要一个个点组成的网格，网格覆盖剂量计算的全部体积。这些点应包含在患者的体表内，网格点数量和空间分辨率是权衡计算精度和计算速度的结果，也取决于所使用的剂量计算算法。这些点的x和y是指在横断面（也称为“轴向”）的坐标，因为受到采集图像层厚[2]限制，z坐标需要插值。在给定的计算平面或等剂量面上，等剂量轮廓通常是对矩阵中点进行线性插值产生。

[2] 此处使用的坐标系是dicom（医学数字成像和通信）标准（见第32.3.3.1 节），而不是国际电工委员会推荐的坐标系（见图11.89）。

因此点与点的间距应该足够小以保证线性插值的精确性。如果剂量计算算法对于实时精准显示太慢，则可以在计划优化过程中采用低分辨率网格快速实时显示，高分辨率网格用于最终剂量计算。在这种情况下，最终计划可用于详细评估所选择的等剂量线覆盖计划靶区体积（PTV）、OAR的情况，以及剂量分布中热点或冷点的位置。

尽管在整个治疗过程中，建议采用绝对剂量来显示剂量分布，但也可以采用归一化方式来显示。通过调整射野权重使预定义点剂量达到100%，预定义点可以是国际辐射单位和测量委员会（ICRU）定义的参考点（见第31.4.2节），与设定权重或射野组合的方法无关，计算结束时剂量可以重新归一到ICRU 参考点上。这有助于查看剂量偏离处方剂量的百分比范围（比如在95%～107%之间），进而评估PTV的剂量均匀度。

剂量分布可以在多平面视图中显示，如图43.1所示，特别是在横断面（a）、矢状面（b）和冠状面（c）。它还可以是解剖结构和等剂量面的三维显示（见图43.2）。

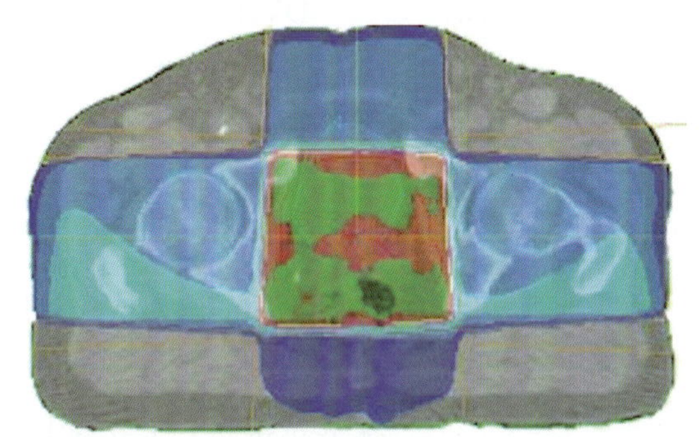

(a) 横断面

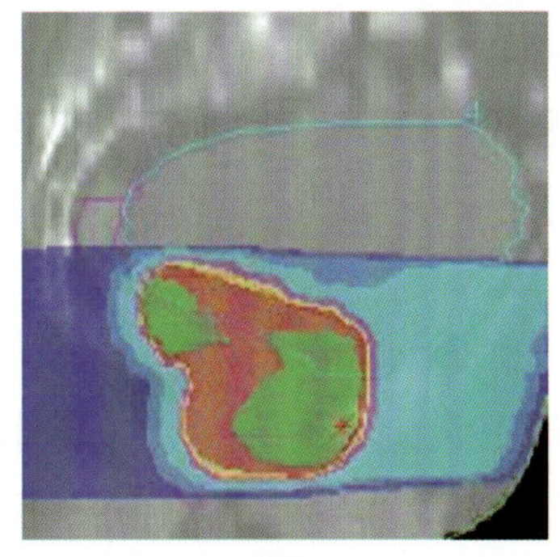

(b) 矢状面

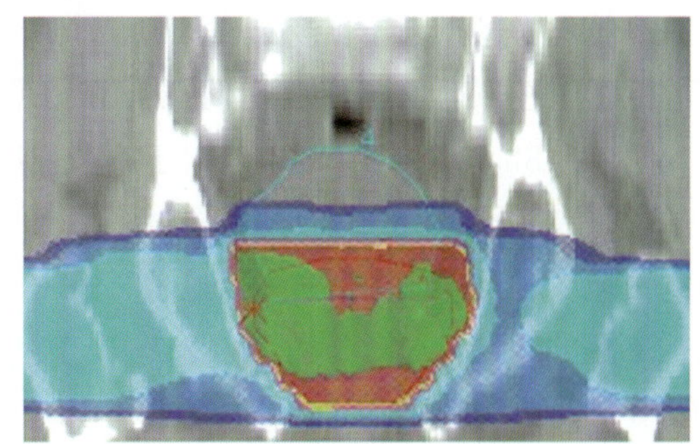

(c) 冠状面

图 43.1　患者在三个计算平面上剂量分布的剂量云图：每种颜色对应于一个预定义的剂量范围。在相邻颜色边界上可以看到对应的等剂量线。这种显示可能比常规的等剂量线更容易理解；但基于颜色范围的选择也可能具有一定误导性（比如突显热点或“隐藏”低剂量区域）

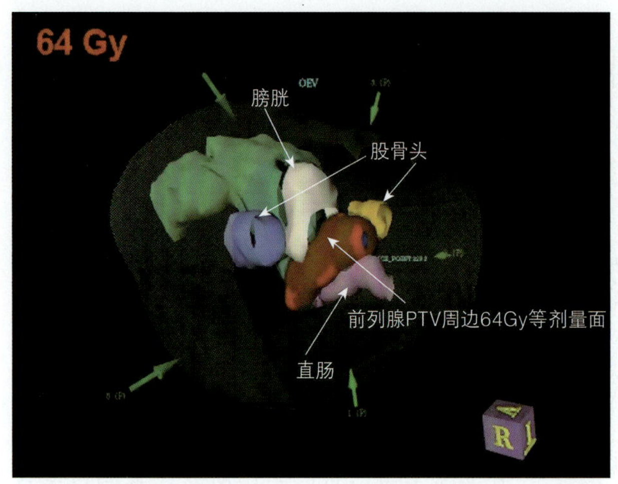

图43.2　5野前列腺治疗计划解剖结构的三维表面色彩填充和64Gy等剂量面。注意图片右下角的立方体是表示患者的方向（右、前、上）

任何一个现代的治疗计划系统都应具备可以选择不同剂量分布和解剖结构显示方式的功能（Drzymala等，1994）。一些有用的功能如下：

- 不透明剂量色阶显示，应与传统等剂量线切换使用，虽然在剂量分布上有很好的整体显示效果，但会遮盖靶区体积。
- 半透明的剂量色阶显示是叠加在CT灰度信息上，可以通过窗口滑块调整。
- 缩放和平移工具，在缩放区域中具有可变计算分辨率。
- 等剂量面的三维表面色彩填充，能够在实时图像处理的图形设备上，将线框或半透明色彩填充叠加在器官体积表面上（见图43.2）。
- 阈值量表示，是一种应用于表面显示剂量分布的剂量减少技术：选择一个可接受的剂量水平，接收剂量超过该剂量水平的那部分器官将被突出显示（Shalev等，1988）。对于OAR器官，这是一个单边测试，显示超过设定剂量的区域。对于靶区体积，可以显示剂量过高或不足的区域。这对于使用VMAT时检查PTV覆盖效果显著，比如SBRT。

理想情况下，计划评估应使用实时显示的剂量分布。在交互式控制台上同时显示横断面、矢状面和冠状面有助于克服在2D媒介上显示3D图像的局限性。这需要特殊图像硬件，其中所有图像都被加载到图像内存中并可以快速访问。实时功能能为用户提供在3D显示上移动的错觉（Emami等，1991）。其他可能性也被探索过，如在射野方向观（BEV）视图上实时显示剂量轮廓（McShan等，1990），或剂量填充表面显示。使用并排显示或其他形式的图形比较（例如，剂量差显示）有助于在视觉上直观比较计划的剂量分布。

43.3　剂量–体积分析

43.3.1　剂量–体积直方图的定义及应用

三维治疗计划系统（TPS）计算体积可提供大量剂量信息，然而当其分别显示为横断面、矢状面和冠状面的等剂量线时就难以解释和评估。三维剂量分布数据以图形显示就会简单很多，该图表显示特定感兴趣体积内剂量分布，这样便可以总结和分析三维数据（Chen，1988）。这种图表被称为剂量–体积直方图（DVH）。

DVH可以用于表示剂量与体积之间的关系：

某一剂量区间内出现的矩阵单元体积之和；而剂量区间等分。

这是微分DVH，直接显示每个剂量间隔（盒）中的绝对或相对体积。

然而，更常用的是积分剂量–体积直方图，用来表示接受大于或等于给定剂量的矩阵单元体积之和。体积累积是从最高剂量对应的体积数开始，一直到剂量为零时对应的体积，最终总体积达100%（见图43.3 和43.4）。通常，体积以总体积的百分比表示；但是在某些情况下，绝对体积可能更合适[3]。

计划设计过程中DVH可以用来检查靶区体积是否有足够和均匀的剂量，以及周围正常组织中任何剂量热点的范围和数值。由于不显示位置信息，不应该作为唯一评估方法。DVH是一种计划评估

[3] 例如，使用绝对体积（即cm^3）可以在同一幅图上比较各种解剖结构相对体积的重要性。

工具，可以在一幅图表上比较不同计划中器官和靶区的受量。

DVH图中PTV整体体积应显示一致的高剂量。靶区的积分DVH近似于一个阶跃函数，陡峭的坡度表明绝大多数比例的体积具有相似剂量。一个理想曲线应在处方剂量附近跌落，如图43.3所示，比较了两种不同射野分布下前列腺PTV的积分DVH。

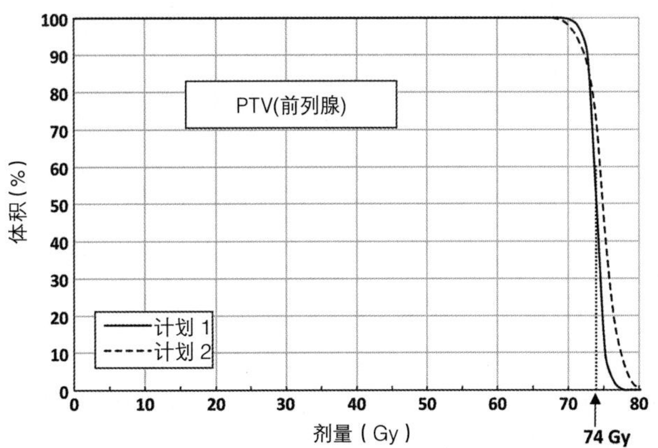

图43.3 两个处方剂量均为74Gy前列腺计划中PTV积分DVH。计划1的靶区覆盖率较计划2更好。

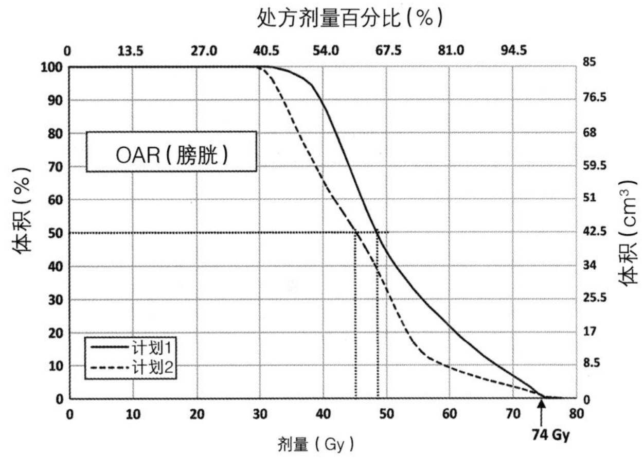

图43.4 与图43.3所示的相同计划的膀胱积分DVH比较。在膀胱保护方面，计划2较计划1更优，但是从图43.3中可以看出这是通过牺牲靶区覆盖率获得的

DVH图中需要保护的OARs最好具有“凹形”外观，即小体积的相对高剂量或大体积的低剂量是可被接受的。图43.4比较了图43.3前列腺治疗中的膀胱DVH，其中处方剂量为74Gy。比如，可以看到这两个治疗计划中50%的膀胱体积接受超过45Gy或48Gy的剂量。在一幅图上同时显示绝对剂量和绝对体积以及归一化值非常有用，可以使用非线性体积轴分析DVH微小差异。

DVH最初用于分析早期调强技术（Chin等 1981）或者质子、重离子治疗的效果（Goiten和Miller，1983；Chen等，1984；Austin-Seymour等，1986）。

DVH是目前评估和优化所有外照射适形计划的首选方法，特别是调强放射治疗（IMRT）（见第37.2.3.1和37.5.2.3 节）。

43.3.2 剂量-体积直方图计算方法

43.3.2.1 采样方法

感兴趣结构的采样方式决定了计算DVH可以使用两种方法，分别为网格采样法和随机采样法（Niemierko和Goitein，1990）。

网格采样法（Chen等 1984；Drzymala等，1991）是以适当的分辨率系统地计算覆盖感兴趣结构的三维网格上每个点的剂量。这个网格通常来源于CT扫描，其中体素在x和y方向上等距，但z方向上不一定等距。用x和y网格间距与图像层厚的乘积来定义体素体积。特定结构的总体积对应该结构内体积元素（体素）体积之和。对于常规的解剖结构体积，合理的网格间距是2～3mm。网格采样法是为等剂量显示而进行的剂量计算的自然扩展（见第43.2节）。

随机采样法（Niemierko和Goiten，1990；Kooy等，1993）是在感兴趣结构周围设置一个足以覆盖该结构的平行六面体，在这个平行六面体中随机挑选点（即x, y, z，需要在预设极限范围内x_{min}, x_{max}, y_{min}, y_{max}, z_{min}, z_{max}选取）。假设N个点被选择的概率相同，其中每个点代表一个体积元素$\Delta V=V/N$，其中V是平行六面体的总体积（$V=(x_{max}-x_{min})\times(y_{max}-y_{min})\times(z_{max}-z_{min})$）。如果$N$个点中有$N'$个点在该结构中，结构体积近似于$N'\times\Delta V$。通过计算$N'$个点剂量，可以绘制DVH。

这两种方法的优缺点一直是文献中争议的焦点（Jackson 等，1993；Lu和Chin，1993；Niemierko和Goitein，1993c）。现在很确定的是随机采样法更有效（采用更少的计算点[4]达到同等代表性水平的剂量-体积分布）。考虑结构的形状或方向因素，随机采样法可变性较小。因为独立于等剂量计算并能随时开始，所以它更灵活[5]。对于这两种方法，都可以通过比较从纯粹几何学考虑计算出的结构体积和用于DVH计算的体素体积之和来表明计算的有效性。

43.3.2.2 剂量区间和图形显示

根据第43.3.1节的定义，在生成直方图时，有必要将期望剂量值的范围划分为相等间隔。对于每个间隔，接收该区间内的剂量体素体积被累积在相应元素的数组或区间。积分DVH是通过将每个区间中累积的体积与更高剂量区间的所有区间中的体积相加得到的。微分DVH将每个区间中的体积作为一个单独的量，作为第一近似值，对于以绝对总剂量（通常大于40Gy）表示的剂量分布而言，2～5Gy的剂量间隔是合理的。对于积分DVH，合理的剂量区间间隔取决于感兴趣结构的剂量-响应曲线，0.5Gy的间隔被证明是合理的，而2Gy的间隔则太宽了。由剂量区间生成的微分DVH和积分DVH如图43.5所示。

这种方法意味着在计算开始时就要仔细选择区间的大小，或者一个结构内所有采样点剂量值在被分配到适当的区间之前就被存储。Niemierko和Goiten（1994）提出，这不是最佳的解决方案，因为在体积采样后还要进行不必要的剂量采样过程（即剂量汇总）。他们建议用所谓的剂量-体积分布（DVD）来替代DVH，根据剂量值对计算点进行简单排序，通过为每个剂量值分配相应累积体积来绘制（见图43.6）[6]。

在实践中，这两种方法之间没有太大区别，但DVD可以用于所有情况，当采样点很少时具有绝对优势。

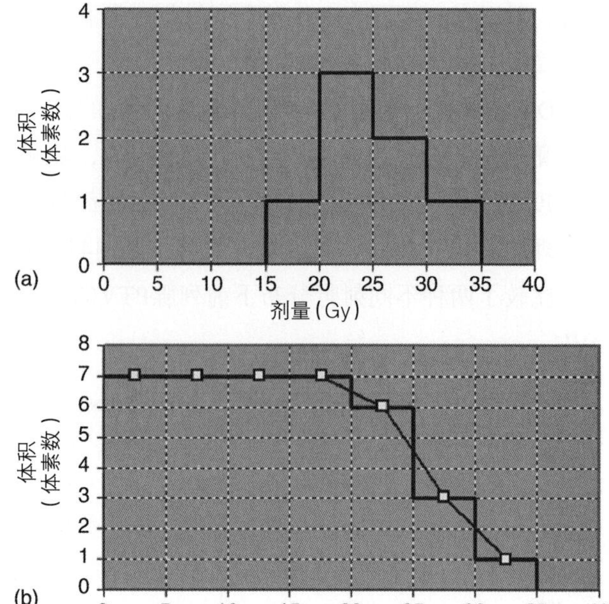

图43.5 剂量-体积直方图（DVH），假设计算平均分布在结构体积中7个点的剂量，剂量值分别为16、21、23、24、27、28和32Gy。横坐标轴表示以Gy为单位的剂量，剂量间距为5Gy。纵坐标是以任意单位表示的体积（即体素数）。（a）表示微分DVH，（b）表示积分DVH。较细的实线是将直方图绘制为曲线（为了说明该方法减少了计算点数和剂量间隔）

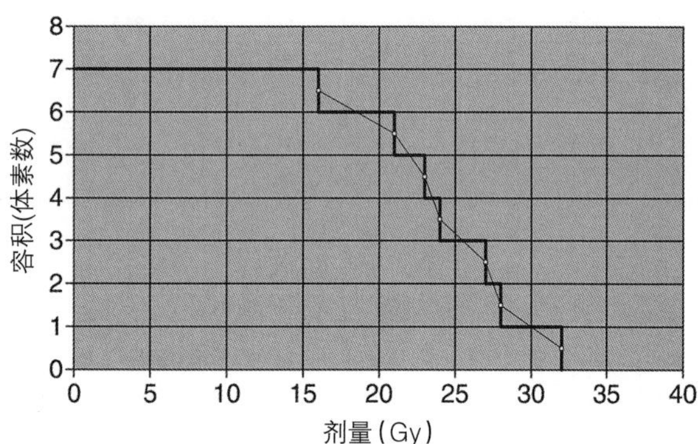

图43.6 图43.5对应的剂量-体积分布图（DVD）。每个点代表单个剂量计算点的精确剂量，假设剂量计算点对应全部体素剂量。DVD图可以通过这些点绘制成一条连续的曲线来得到，也可以用直方图“步骤”（沿体积轴而不是剂量轴均匀分布）来绘制。实践中使用大量的点进行绘制，两种方式的区别可以忽略不计

43.3.2.3 剂量-体积直方图计算中结构的布尔运算

对于完全或部分包含在另一个结构中的结构，有时获取DVH信息是有用的。例如直肠壁而不是直肠所包含的体积（即直肠壁表面的所有点）；

[4] 对于一个给定结构，要达到合适精度通常需要400个左右的剂量计算点。如果在结构内存在高梯度区域（例如在光束边缘），应该增加到至少1000或2000，特别是体积大且复杂的器官（例如肺）。对于小体积，网格采样法可能会因为点数太少而不准确。

[5] 实时DVH计算在稳定状态下可以追踪和中断。

[6] 如果有必要，可以直接从积分DVD中提取微分DVD。

在直肠肿瘤中计算DVH需要将正常直肠与肿瘤分开；或双肺合并的DVH。这不能通过融合每个结构的单独DVH来实现。要做到这一点就需要布尔运算系统，例如与，或，非，内部和外部。然后，DVH计算查看每个采样点，并确定该点所在的逻辑区域。

当一个结构包含在另一个结构中时，另一种方法是为每个结构分配结构层次编号，最高数字代表最重要的结构。剂量矩阵中每个元素都给定一个标签值，更重要的点给定一个更高值，这样在计算过程中任何同时出现在两个结构中的点，感兴趣结构中的点具有最高优先级。比如通过给内部结构分配比外部结构更高的优先级来扣除另一个结构内部的结构。

43.4　剂量-体积参数

无论是靶区还是OAR，描述一个结构剂量最简单的形式是选择一个代表该结构内剂量分布的点。这是ICRU最初选择的方法，是在特定中心或多个中心之间获得统一剂量报告的方法（见第31.4.2 节）。目前它仍然应用于手动治疗图表或验证记录系统中，以确保PTV参考点剂量累积达到处方剂量和OAR剂量在预定的耐受范围内（见表48.1）。然而，这种方法并没有提供任何关于结构内剂量均匀度的信息。

从那时起，随着3D治疗计划和IMRT的发展，ICRU已经认识到大多数归类为“2级”的治疗计划是根据DVH提供的信息进行报告的。在其83号报告（ICRU 2010）中，ICRU建议使用一定数量的与靶区和OAR剂量-体积分布相关的指标（或剂量统计数据）（见第31.4 节）。ICRU建议，对于靶区剂量计算以PTV为参考，对于OAR剂量计算以OAR的计划体积PRV为参考，两者均考虑安全边界（见第31.2节）。图43.7和表43.1说明了目前用于三维剂量评估的主要剂量-体积参数。

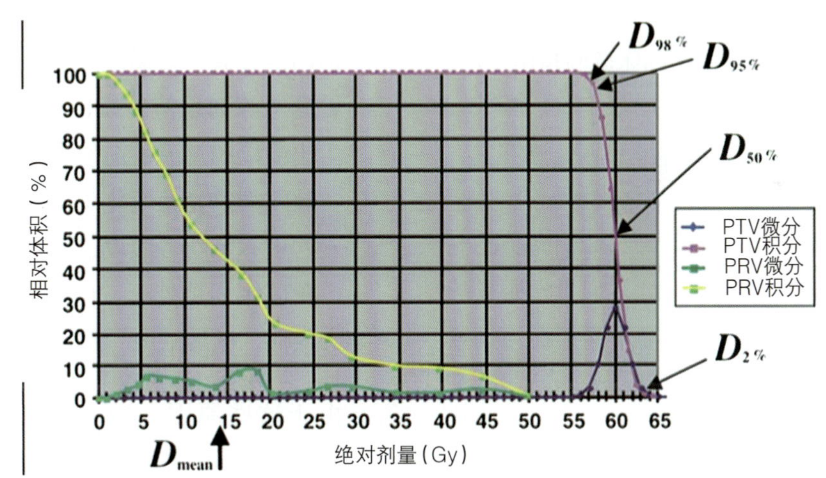

图 43.7　PTV 和 PRV 的典型 DVH 示例（包括积分和微分 DVH），对于 PTV 分别显示接近于最小吸收剂量值 $D_{98\%}$，平均剂量 $D_{50\%}$，接近于最大吸收剂量值 $D_{2\%}$（分别是 57Gy, 60Gy 和 63Gy），PRV 平均剂量 D_{mean}（14Gy）（在 2010 年 ICRU83 号报告后）

表 43.1　一个特定结构剂量参数实例［计划靶区体积（PTV），或计划 OAR 体积（PRV）］

统计数据	定义
总体积V_{tot}（cm^3）	在一组边界轮廓内所有DVH体素体积之和。可以与直接从轮廓中获得的体积比较，作为获得DVH计算置信度的一种方法。
平均剂量D_{mean}	分配给每个体素的剂量总和除以体素总数。D_{mean}主要是给OAR定义一个可接受的剂量上限（参见$D_{near-max}$和V_D）。
模态剂量D_{mod}	最多的体素对应的剂量。D_{mod}过去被认为是器官最具代表性照射量；它已经不再流行应用，并已被D_{median}广泛取代。

续表

统计数据	定义
绝对剂量D_V	覆盖特定体积V（%）的吸收剂量。这意味着所有体素的剂量都大于D_V，V=95%时可以表示PTV的处方剂量（见图43.7）。
中位剂量D_{median}= $D_{50\%}$	高于此剂量和低于此剂量具有相同体素数的剂量值；即覆盖总体积V_{tot}的50%。对于PTV，D_{median}通常是非常接近D_{mean}（或D_{mod}），而对于PRV来说会很不相同。在大多数情况下，它是目前PTV处方和报告的首选推荐剂量。
接近于最小剂量 $D_{near-min}$= $D_{98\%}$	覆盖98%总体积的剂量。$D_{near-min}$被认为比D_{min}=$D_{100\%}$更具有代表性，D_{min}对体素大小和剂量计算算法过于敏感。$D_{near-min}$只对靶区有意义。
接近于最大剂量 $D_{near-max}$= $D_{2\%}$	覆盖2%总体积的剂量。$D_{near-max}$被认为比D_{max}=$D_{0\%}$更具有代表性，D_{max}对体素大小和剂量计算算法过于敏感。它已经取代了之前ICRU对D_{max}的定义，排除了那些体积太小（例如＜1cm^3）的热点。D_{max}主要用于OARs，特别是串行器官。
V_D，接受大于等于剂量D的所有体素之和	D通常以Gy来表示。V_D可以用绝对体积来表示，但通常情况会以总体积的百分比来表示。V_D主要用于OAR，特别是并行器官（例如肺，我们将尝试实现V_{20Gy}＜30%）（通常简写为V_{20}）。

表43.1中剂量统计数据给出了特定结构剂量的简化视图。它们在三维计划评估中有很大价值。它们提供的信息并不比DVH多，但由于它们直接以数字形式表达，所以更易操作。这些统计数据构成了逆向计划方法与IMRT技术相结合的剂量优化基础（见第37.2.3.1节），被广泛用于临床试验指南中。

43.5 适形指数和均匀度指数

考虑到需要大量参数来表征解剖结构完整的三维剂量分布，最好定义能够概括计划剂量学质量的全局指标。关于PTV可以考虑两个不同指标：剂量分布的适形度和均匀度。

43.5.1 适形指数

43.5.1.1 定义

适形指数（CI）是美国肿瘤放射治疗协作组织（RTOG）于1993年提出的（Shaw等，1993）。它被ICRU（1999）所采用，其定义如下：

$$CI = \frac{V_{RI}}{V_{PTV}}$$

其中：

V_{RI}为治疗体积，是指“能达到治疗目的”的参考等剂量RI所包含的治疗体积（见第31.2.8节）；

V_{PTV}是计划靶区PTV的体积。

CI=1时适形度最好，说明参考等剂量精确地覆盖PTV；如果CI＜1，则靶区剂量不足；如果CI＞1，则对正常组织有潜在损伤风险。

但CI定义有严重局限性：

- 参考等剂量值，以ICRU参考点剂量的百分比或以PTV最小剂量表示，这是随意的，会导致其值显著变化（Knoos等，1998）。
- 这里有个隐含假设，即参考等剂量线相对于靶区体积是处于“中心”状态[7]，这意味着任何“区域缺失”都不会改变CI值。

由于这些原因，曾多次尝试使用不同的名称，并考虑对正常组织的照射，来定义更有优势的适形指数。第一个是由van’t Riet等提出的（1997），他们考虑了参考等剂量线所包绕的PTV体积的比例。Feuvret等（2006）详细回顾了各种适形指数的定义。同样的研究可见于Zhang等（2013）和Park等（2014）。

除立体定向放疗外，不推荐使用参考等剂量的概念（见第31.4.3节）；如ICRU 83号报告（2010）所述，适形指数在非立体定向放疗中的适用相当有限。

[7] ICRU（1999）62号报告中明确指出，该定义暗示了治疗体积完整地包绕靶区体积。

43.5.1.2　颅内立体定向放疗

立体定向放疗的目的是非常精确地将高剂量集中于小靶区中（见第40章），常见做法仍然是设定PTV外围参考等剂量为处方剂量（见第31.4.4 节）。这个等剂量通常表示为PTV最大（或接近最大）剂量的百分比，成为界定处方等剂量体积（PIV）的处方等剂量[8]。基于PIV，已经提出了多种适形度和剂量跌落指数；这里只介绍最常见的。

如前所述，RTOG在立体定向放射外科（SRS）质量保证指南中将适形指数定义为PIV与PTV的体积比值（Shaw等，1993）。RTOG建议该指数的可接受值在1～2之间，0.9～2.5被认为是一个微小浮动。由于该指数没有提供关于靶区和治疗体积重叠的信息，Paddik（2000）提出了一个包含覆盖不足和覆盖过度[9]的新指数。所谓的Paddik适形指数（PCI）引入了治疗靶区体积（TTV），TTV定义为处方等剂量线覆盖的PTV体积。PCI的定义为：

$$PCI=覆盖率\times选择率$$

其中：

覆盖率是TTV和PTV的体积之比；

选择率[10]是TTV和PIV的体积之比。

PCI的理论最大值为1，$PCI>0.85$被认为是γ刀SRS的理想值（Torrens等，2014）。为了更符合常规适形指数的定义，值越大（>1）意味着覆盖率越高，所以建议PCI值用其倒数代替（即$1/PCI$），有时被称为新适形指数（nCI）。

剂量跌落快是立体定向放射治疗中另一个重要问题，因为很多病灶进入或接近于重要的正常组织。梯度指数（GI）值定义为：

$$GI = PIV_{half} / PIV$$

其中，PIV_{half}对应于50%处方剂量线所包绕的体积（Paddick和Lippitz，2006）。该指标与靶区体积和处方剂量无关。GI<3.0 被认为是γ刀SRS的理想值（Torrens 等，2014）。

[8]　PIV常用于立体定向治疗，与ICRU中治疗体积的定义相同。

[9]　该指标与van't Riet等定义的适形指数相同（1997）。

[10]　选择率的倒数有时也被称为改进的CI（mCI）或剂量溢出。

43.5.1.3　体部立体定向放射治疗（SBRT）

尽管所有立体定向放疗的概念都是相似的（ICRU 2017），但SBRT采用了不同的命名协议。例如，传统适形指数称为$R_{100\%}$（其中100% 代表处方等剂量）。在RTOG 0618肺部SBRT试验中（Timmerman等，2006），$R_{50\%}$被定义为 50%处方等剂量线包绕的体积（类似于PIV_{half}）与PTV体积之比。这样做的好处是结合了靶区过度覆盖和剂量跌落梯度，从而使计划间存在更大差异。然而像$R_{100\%}$一样，$R_{50\%}$也对靶区覆盖不足不敏感。事实上，基于$R_{50\%}$值，即使靶区覆盖率有所降低，计划看起来也得到了改善。因此，分母用TTV（也称为PTV V100%）代替PTV，可以给出一个更稳健的修正后梯度指数，类似于修正的适形指数或剂量溢出（即Paddik适形指数对SRS定义的选择率的倒数）（见SABR 2019）。

43.5.2　均匀度指数

在整个靶区范围中获得均质的（或均匀的）剂量通常被认为是“高质量”计划的一个重要指标。因此，有必要提出一个评估均匀度的特定指数。

Thilmann等（2003）定义了一个均匀度指数，$HI_{95\%/107\%}$，也就是ICRU参考点吸收剂量高于95%和低于107%的靶区体积比。这个定义没有给出任何剂量不足或过量的信息。Wu等（2004）建议使用按ICRU参考点归一化后的最大和最小吸收剂量之间的差异。由于这个参考点处方不再推荐（特别是IMRT，靶区剂量可能比非调制更不均匀），ICRU（2010）给出了类似定义，其中：

$$HI=\frac{D_{near\text{-}max}-D_{near\text{-}min}}{D_{median}}=\frac{D_{2\%}-D_{98\%}}{D_{50\%}}$$

HI等于0意味着整个靶区体积内的剂量是均匀一致的。一个典型例子，处方剂量D_{median}=60Gy，$D_{near-max}$=63Gy，$D_{near-min}$=57Gy，HI=0.1（10%不均匀度）。

在SRS和SBRT研究中也经常用到HI，最简单的例子是最大吸收剂量与处方剂量的比值（Khoo等，1999b；Murphy 等，2001）。然而并没有临床证据表明好的均匀度计划是可取的；相反它们可能会限制可达到的适形度，见第43.5.1节所述。

一般来说，任何计划指标都不应单独考虑，因为所有指标都有局限性；应该结合其他指标一起指导临床决策。

然而，与临床结果相关的一致性指标报告对未来的指导和预后价值也是非常重要的（见第43.7节）。

43.6 剂量-体积直方图的局限性

在比较使用不同剂量优化参数或不同算法计算的计划时需要注意，因为DVH的计算和显示总是存在一些不确定性。不同的剂量计算算法可能会以不同的方式处理不均匀性或半影等；剂量采样分辨率或剂量区间也会影响DVH的结果，特别是在剂量梯度陡峭的区域（Rosewall等，2014）。一个测试剂量计算准确性的好方法是使用CT扫描图像或已知尺寸的虚拟测试模体来计算剂量分布（见第47.5.5节）。可用的模体设计包括一组已知体积的同心圆和立方体。

DVH计算一致性也受用于评估剂量-体积指标的体积变化的影响。例如，Kirisits等（2007）使用多种近距离放射治疗计划系统比较使用CT和MRI扫描的已知几何形状模体的体积。在体积计算方面，通常存在2%～5%的差异，与不同操作者勾画轮廓的差异类似，导致接近于最大吸收剂量存在1%～5%的差异[11]。作为临床试验质量保证的一部分，Ebert等（2010）使用一个虚拟人体盆腔模体回顾了多个中心的数据。对于最小的体积（＜50cm^3）计算出的体积差异高达4%，最小剂量存在1%～2%的差异，不过最大剂量和平均剂量差异都在1%以内。与其他不确定度相比，其精确性被认为是可接受的，作者得出可以实现体积5%和剂量2%的一致性。

另一个潜在缺陷来自患者位置的不确定性和自由呼吸及器官日常的变化（例如直肠充盈程度）导致的器官运动。DVH提供的是基于计划图像剂量分布的静态表示，而对于真正的治疗，靶区和OARs有可能不在相同位置，或者在治疗过程中发生运动。原则上可以用PTV和PRV的概念来解释，但一个更真实的计划评估应该是基于每天的CTV和OAR，同时要考虑呼吸运动（Cho等，2002；Li等，2006；Jaffray等，2010；Godley等，2012）[12]。如第48.2.8.4节所述，每天的IGRT使之成为可能。当实时验证患者位置时，可以重新计算实际治疗过程中DVH，如果与参考DVH相差过大，可以起到预警作用（van der Bijl等，2017）。

尽管存在这些局限性，最重要的不确定性是来自不同操作者勾画靶区的差异（Vinod等，2016），特别是临床靶区（CTV）。可以通过特定的几何指标来量化（例如Kouwenhoven等，2009）。考虑到这是差异的主要来源，可以通过制定适当的准则[13]、培训项目[14]和使用半自动或全自动解决方案（例如基于图谱的解决方案）来减少这种差异是很重要的（Allozi等，2010；Rosewall等，2015）。

DVH将结构内剂量分布图形化，但不包含空间信息。它们可以显示存在的热点和冷点，但不会给出这些热点和冷点的位置，也不知道在哪些地方存在多个小的高剂量或低剂量区域，还是只有一个大的区域。为了克服这一困难，有人设计了一个与DVH相关的交互式3D剂量显示（Kessler等，1994）；一些TPS可以在DVH的剂量轴上选择剂量“窗口”，从而在3D界面上显示相应体素。另一种方法是由Cheng和Das（1999）提出的空间DVH（zDVH）概念。

如第43.3.2.3节所强调的，空腔器官（例如膀胱

[11] Kirisits等将该剂量定义为体积2cm^{3}对应的剂量，而不是$D_{2\%}$。

[12] 从同一患者单个静态图像数据集（如重复或4D扫描）中计算单独的DVH很容易。但如何将它们合并并不简单，这需要复杂的形变配准模型。

[13] 欧洲癌症研究与治疗组织（EORTC）和肿瘤放射治疗协作组织（RTOG）等发布了这些指南。

[14] 欧洲放射治疗与肿瘤学学会（ESTRO）和美国放射肿瘤学会（ASTRO）等机构定期组织特定的勾画培训班。

或直肠）需要特别的考虑（Rosewall等，2015）；因此，在这些结构中剂量表面（或剂量壁）直方图可以代替DVH（Li 等，1997；Fenwick等，2001；Tucker等，2004a）。对于一些较长而细的器官可以使用剂量长度直方图（Drzymala等，1991）。

DVH的纵坐标可以用绝对体积或占器官总体积的百分比来表示。如果使用器官总体积的百分比，器官勾画完整就很重要。这就需要有足够的CT图像来覆盖整个器官。绝对DVH或相对DVH哪个更合适取决于所涉及的器官。例如对于肺（或通常对于并行器官），肺总体积的百分比通常被认为更合适（见第43.7节）。对于多个操作者之间的比较，使用绝对体积会更合适（Kristensen等，2017）。

DVH既不能显示射野分布的复杂性，也不包含治疗床或准直器的角度信息，单独用于临床作用有限。因此，DVH必须与其他治疗计划评估方法联合使用，特别是那些带有空间信息的方法。

43.7 剂量-体积分析的临床应用

43.7.1 剂量-体积参数与临床结果的相关性

有明确临床证据表明，OAR的剂量-体积数据与并发症发生率和严重程度相关。例如 Graham等（1999）和 Yorke等（2002）发现，放射性肺炎发生率与同侧肺的V_{20Gy}具有良好相关性。在前列腺放疗中直肠壁DVH已被广泛用于评估直肠出血的风险（例如Boersma等，1998；Fenwick等，2001；Jackson等，2001；Cozzarini等，2003；Tucker等，2004a）。多年来一直采用Emami等的研究（1991）作为剂量-体积耐受量水平的“金标准”。从那时起，基于包括剂量-体积分析在内的许多临床试验结果都发表了新的建议，例如QUANTEC报告中对常规适形放疗的建议[15]（Marks等，2010c）或在特定出版物中关于体部立体定向放疗（SBRT）[16]的建议（Grimm，2016）。这些数据需要定期更新（见 Brodin等，2018；Olsson等，2018）。它们可用于推导生物学上重要的指标，主要是正常组织并发症概率（NTCP）（见第44.3节）。对于肿瘤，包括DVH分析在内的剂量递增试验对于获得基于临床的肿瘤控制概率（TCP）很有用（见第44.2节）。

43.7.2 剂量-体积直方图比较工具

DVH的解释并不简单，并且有些主观。剂量-体积参数、适形度和均匀度指标更容易使用。它们可以被认为是更一般的函数曲线或目标函数的简单形式，然后用来评估或优化治疗计划（见第37.2.3节）。

可以将同一患者的不同计划或不同患者计划的DVH叠加到同一个DVH上来直观地比较DVH。前者对最优计划选择很有用，而后者对于说明一个特定技术在保护OARs上的优势很有用。应提供图形辅助按钮来打开和关闭任何一条或一组曲线的显示，计算和显示DVH之间的差异也有用。

这类工具通常是所有现代治疗计划系统的一部分。然而，能够收集不同类别患者和不同机构的数据也很重要。因此开发了特定的独立计算机平台，其中一些包括TCP和NTCP计算功能（Sanchez-Nieto和Nahum，2000；Deasy等，2003；Tsougos等，2009；Pyakuryal等，2010；Ebert等，2010；Oinam等，2011；Uzan和Nahum，2012）。这类软件的商业版本也已开发出来（例如Aquilab的艺术视图），通过使用标准dicom格式（见第49章）和被广泛接受的AAPM-RTOG格式，使不同平台之间数据交换变得更加容易[17]（Deasy等，2003）。

当分析患者群体DVH时，量化患者间的差异很有用。一个方便的解决方案是将数据集划分为四分位数。对于任何给定的指标（例如D_V）排序并分为四组，每组都包含相同数量的数据元素。第一

[15] 美国放射肿瘤学会（ASTRO）和美国医学物理学家协会（AAPM）联合在International Journal of Radiation Oncology, Biology, Physics 发布的报告‘Quantitative Analysis of Normal Tissue Effects in the Clinic’（Volume 76, Issue 3, Supplement, S1-S160, 2010）

[16] Seminars in Radiation Oncology专题版特刊（Vol. 26, issue 2, A1-A6, 87-172, 2016）。

[17] itc.wustl.edu/exchange_files/tapeexch400.htm

组和第二组之间的界限是第一个（或低的）四分位数Q_1。第二组和第三组之间的界限是第二个（或中位数）四分位数Q_2。类似地，上四分位数Q_3可将较低的75%数据从较高的25%中分离出来。这些可以用箱形图表示，如图43.8所示。类似的概念可以用于显示包含阴影区域的统计DVH，阴影区域表示基于四分位数的范围，任何给定的DVH都可以与之比较（Mayo等，2016）。

DVH的主成分分析（PCA）提供了一种补充方法（Sohn等，2007a）。这是使用基于相关性的统计方法提取DVH数据的主成分（PC），即那些导致患者DVH差异的主成分。这些成分可以替代（或补充）表43.1中的常规使用指标来对计划质量进行排序。

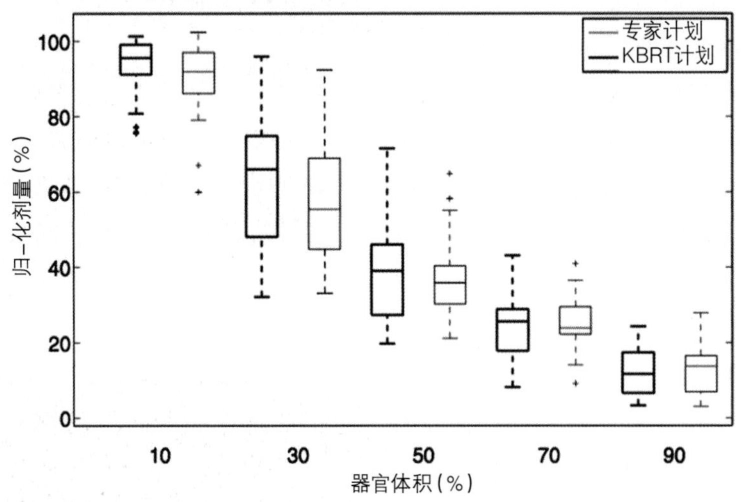

图 43.8　比较 30 例前列腺计划中直肠 D_V（V=10，30，50，70 和 90）的典型箱式图，这些计划是由专家或者第 43.7.3 节中介绍的基于经验知识自动化（KBRT）设计的 VMAT 放疗计划（VMAT），箱体高度代表四分位数范围（IQR）（即 Q_1–Q_3 区间）。Q_2（D_{median}）代表箱体的中位数。上边缘是 Q_3+1.5IQR，下边缘是 Q_1–1.5IQR。* 表示超出箱体划定范围的异常值，异常值计划不代表常规分布，需要进一步评估是否需要重新计划或者禁止治疗（引自：Nwankwo, O.，Mekdash, H.，Sihono, D. S.，Wenz, F. and Glatting, G.，Radiat. Oncol.，10，111，2015.）

43.7.3　基于经验知识的放疗计划

在IMRT时代之前，早期就曾尝试将决策过程自动化。Willoughby等（1996）描述了一种使用人工神经网络对放射治疗计划进行评估和评分的系统。放射肿瘤专家使用5分制对治疗计划进行打分。利用神经网络从大量优质医生数据中训练生成DVH，并在另一组计划上进行网络测试。神经网络在评分计划中的准确性可以与临床评分的重复性相当；该系统有望生成可靠的临床相关的指标（见Munley等，1999）。Gopal和Starkschall（2002）使用图形表示，考虑靶区覆盖率和正常组织受照量，对计划进行排序并帮助决策。受试者工作特征曲线（ROC）方法也被用作计划评分工具（Platoni等，1999；Dejean等，2001；Mavroidis等，2004）。

DVH计算现在已经被系统地用于大多数接受治疗的患者中，无论是作为单个机构的规范或者多个机构定义的共识指南，尝试从获得的临床经验（知识）中尽可能多地获益都有意义。这构成了基于经验知识的放疗计划（KBRT或KBP）的基础，与第37章中介绍的IMRT逆向计划方法密切相关。

逆向计划过程的原则包括定义处方剂量，靶区和OAR剂量–体积约束值，然后采用优化算法为患者生成个体化“最佳”治疗计划。然而，“优化”计划是复杂的权衡结果；它取决于IMRT设备和技术、计划系统和患者解剖结构。因此，IMRT优化实际上是一个不断试错的结果，该过程中可以严格或放宽剂量学目标，并调整各种约束之间的优先级（见第37.5.2.4节）。因此，结果过分依赖于操作者，即使优化过程上花费了更多时间，产生的计划也有可能是次优的（Nelms等，2012；Batumalai

等，2013）。

从以前经验中发现的一个难点是，患者与患者之间解剖结构的显著差异。如果一个OAR很接近于靶区，那么在靶区高剂量和OAR低剂量上很难达到让临床医师满意的平衡（Hunt等，2006）。

为了克服这个困难，Wu等（2009）试图找到一个简单的靶区到OAR距离的几何指标。他们定义了重叠体积直方图（OVH），是通过在PTV周围创建一个环并改变其大小（扩大或缩小的PTV）而获得的。环和OAR相交的那部分体积被绘制成r的函数，r是环和PTV之间的（正或负）边界。得到的图形是一条S型曲线，当环足够小而不与OARs相交时等于0，当环完全包含OARs时等于1。OARs的DVH将反映这一指标：对于一个给定的体积百分比，如果我们比较计划1 和计划2，其中$r_{V,1} > r_{V,2}$，我们希望$D_{V,1} < D_{V,2}$，其中$D_{V,1}$和$D_{V,2}$见表43.1中D_V的定义。下一步就是选择属于特定病种和治疗方案的临床计划（类别解决方案），并使用这些病例构建一个参考数据库，系统地记录OVH和DVH。当数据库中有足够数量的计划时，可以计算任何新计划的OVH和DVH，并与数据库里的OVH和DVH进行比较。基于OVH属性，如果DVH排序与OVH结果比较不一致，那么该计划很可能是次优的。Wu等（2009）已经在头颈部患者同步加量治疗中通过采用OVH的方法实现了对腮腺的保护（见37.5.2.6节）；32例患者中有21例计划是次优的，在没有显著降低靶区覆盖率和OAR限值的前提下，重新计算腮腺剂量明显降低；这种改善主要是通过对OVH–DVH关系反复计算以降低腮腺$D_{50\%}$来实现的。

其他研究小组基于与OVH相似的几何指标设计了类似的方法，像距离–靶区直方图（DTH）（Zhu等，2011）或重叠分数（Moore等，2011）。在所有情况下，基于解剖结构的机器学习过程的预测价值都是有效的。Yuan等（2012）基于DTH和DVH的相关性，结合主成分分析法开发的计划排序和DVH预测方法，已作为RapidPlan®模型纳入到Eclipse TPS（Varian）中（见图43.9）。

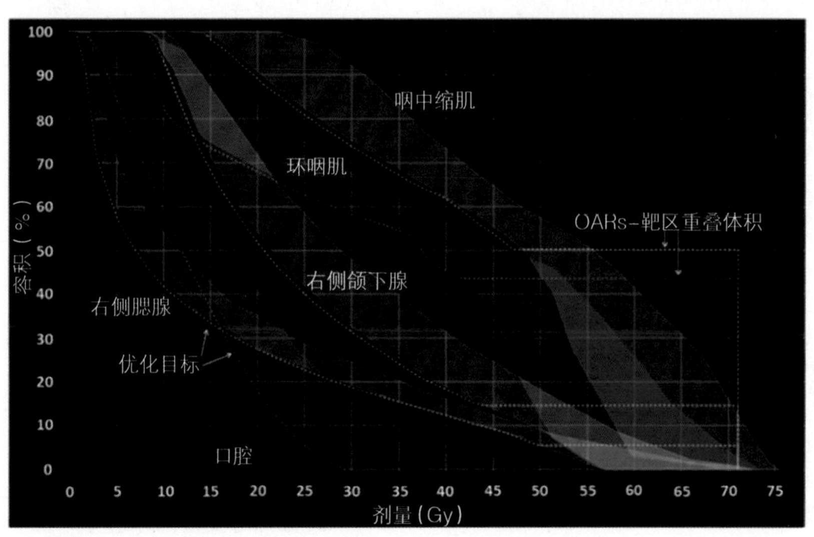

图 43.9 基于 20 例头颈部患者参考数据集的典型快速计划。阴影区域显示了不同 OARs 的预测 DVH 范围。用于搜索基于经验知识的“最优”计划的优化目标函数被设置为预测范围下限（虚线）（引自：Tol, J. P.，Dahele, M.，Delaney, A. R.，Slotman, B. J. and Verbakel, W. F.，Radiat. Oncol.，10，234，2015.）

对正常器官保护的改善（同时保证PTV有良好覆盖率）已经在一些临床病例（主要是头颈部和前列腺）和各种技术中进行了评估（Lian等，2013；Tol等，2015；Fogliata等，2017）。大家普遍认为该系统在大多数情况下有效，它减少了计划设计者之间的差异和计划设计时间的差异，但器官轮廓勾画的个体化差异仍然是一个问题（Schubert等，2017）。在所有情况下，针对个别患者的计划仍须仔细审查。

基于经验知识的治疗计划在概念上不同于用于改进优化算法结果的迭代技术，例如，Pinnacle TPS（Philips）使用的自动计划功能（见第37.5.5

节）。现在判断这是否会成为未来治疗计划设计的标准方法还为时过早，但毫无疑问，将大量数据（“大数据”）整合到医院信息系统中，结合相关的数据挖掘和分析技术，将会得到越来越广泛的应用，从而直接推动放疗技术的进步（Mayo等，2016；McNutt 等，2018）。

对于单个患者或患者群体，靶区和OAR三维剂量体积分布的方法学分析，对于优化治疗方案很有价值（Deasy等，2002）。然而，由于对DVH的解释相对主观，DVH间微小差异的含义还没有被很好地理解。因此，多年前（Munzenrider等，1991）很多学者就开始建议应使用像TCP或NTCP这些客观数字评分对计划的有效性进行比较排序（见第44章）。

第 44 章　放射生物学评价与治疗方案优化

Alan Nahum and Eva Onjukka[1]

目录

[1]　杰拉尔德 ·库彻的合著者，第 36 章“治疗计划的生物评估”的工作得到了认可。

44.1 引言

放射肿瘤学专家在开具放疗处方时，要考虑靶区的（均匀）剂量以及对一个或多个OARs的剂量限制（见第31.4节和37.5.2.3节）。然而，在放疗中与临床关系最大的观察终点不是处方剂量和剂量分布，而是局部肿瘤控制概率（TCP）和正常组织并发症概率（NTCP）。本章介绍了TCP和NTCP数学模型，如何使用这些模型，以及未来如何使用这些模型改善临床疗效。

下面列举了需要建立TCP和NTCP模型的一些原因（所引用的参考文献并不详尽）

- 三维（3D）中的剂量分布在本质上是复杂的，必须以某种方式评估这些获得的大量信息（Mauro 等，1989；Goitein，1992）。
- 不均匀的肿瘤剂量分布的影响需要量化（Brahme，1984；Sanchez-Nieto和Nahum 1999；Tomé和Fowller，2000）。
- 克隆源分析的 α 值（对肿瘤尤其重要）和

α / β 值既可以从这些模型中提取，也可以输入这些模型（Deacon 等，1984；Peters 等，1988；Mauro等，1989；West，1995；Bentzen，1997；Fenwick，1998；Sanchez-Nieto等，2001a；Buffa等，2001；Levegrün 等，2000，2001，2003；Xiong等，2005；Carlone 等，2006）（另见章节8.3）。

- 可以估计乏氧对肿瘤局部控制的影响，以及来自功能成像的其他辅助信息（Popple等，2002；Nahum等，2003；Ruggieri，2004；Nioutsikou等，2005；Ruggieri和Nahum，2006；Stavreva等，2005；Ruggieri等，2012）。
- 通过使用现代射束传输技术［如多叶准直器（MLCs）和调强放疗（IMRT）］、3D治疗计划系统（TPSs）和其他可以被量化的辐射方式（近距离治疗、质子、碳离子）改善剂量分布的临床效果（Webb，1993；Lee 等，1994；Isacsson等，1998；Gagliardi，1998；Gagliardi等，2001；King 等，2000；De Meerleer 等，2000；Nahum和Glimelius，2001；Nutting等，2002；Warkentin等，2004；Vzan和Nahum，2012；Fiorino和Rancati，2019）。
- 可根据“生物学”标准进行优化/逆向计划，如NTCP低固定值的最高TCP，等效均匀剂量（EUD）等（Källman，1992；Nahum和Toit，1992；Mohan等，1992；Brahme，1999，2001；De Gersem等，1999；Engelsman等，2001；Jori，2001；Sanchez-Nieto等，2001a；Schwarz等，2003；Peñagarícano等，2005；Kim，Tomé 2006；Hoffmann等，2006；Allen Li，2012；Nahum和Vzan，2012）。

目前放射治疗技术的进步已经逐渐转化为肿瘤剂量的提升，但这绝大多数是通过“一刀切”的方法，也就是各种不同的治疗方式（例如，采用适形放疗，IMRT，VMAT或质子治疗）都是将每个患者的处方总剂量D_{presc}增加到一个相同的值，或以相同的方式改变每个患者的分割次数（例如，由于肿瘤 α / β 值较低而导致的前列腺或乳房的低分割次数-见第8.3.3节）。

尽管我们提高了保护正常组织和精准定位肿瘤的能力，但给予肿瘤的处方剂量方式几乎没有改变。除了极少数病例外，我们还必须遵循严格的计划协议。这些规定要求：对于特定的肿瘤类型，应在严格的均匀性范围内传输精确辐射剂量，计划靶区（PTV）应包含95%等剂量曲线内，并以固定数量的分次实施（在周一至周五之间每天照射）。这些对总剂量和分次总剂量（D_{presc}和 d_{presc}）的严苛的质量控制，决定了肿瘤局部控制概率，但同时也使我们无法进行改善治疗结果的另一种尝试：即增加个体患者的肿瘤剂量和分次剂量大小。

在不考虑患者存在个体化差异的情况下，剂量的增加可以适度提高肿瘤局部控制率，这已经在中晚期前列腺肿瘤中取得了一些比较满意的效果，而且并发症发生率并没有增加甚至是减少了（主要是直肠癌）。但正如第44.4.4.1节表述的那样，由于患者存在个体化差异，严格的预定义处方剂量有可能使一些患者剂量不足，即肿瘤控制欠佳；而对于另一些患者来说有可能因剂量过量而产生不良影响。基于不同水平的（放射）生物学优化（Nahum Uzan，2012；参见第44.4.4节），这种严格的剂量处方确定方法可以被认为属于“零级”优化。

44.2　肿瘤控制概率（TCP）模型

44.2.1　简介

与“符合”临床观察到的S型剂量-效应曲线的经验表达式相反，本章的重点是介绍被业界广泛认可的 “Marsden” TCP模型，其中所有参数都具有放射生物学意义。本节简要叙述了肿瘤反应模型的建模历史，并介绍了泊松统计及其与肿瘤控制的相关性。“Marsden” TCP模型是基于细胞杀伤和肿瘤克隆源辐射敏感度 α 和 β 值的线性二次（LQ）方程表达，并明确了所有的假设条件。它展示了这个模型是如何通过使用辐射敏感性分布来描述异质性肿瘤群体的反应，其特征参数是 σ_α。此外，本章还讨论了拟合临床“剂量-效应曲线”相对较浅斜率的其他方法。

然后将“Marsden”TCP模型的数学表达式扩展到处理不均匀的肿瘤剂量分布；输入数据是由现代治疗计划系统生成的（差分）剂量-体积直方图（DVHs）的数据。在延长的多次照射中，克隆源的增殖是以一种简单的方式被纳入模型。Marsden TCP模型强调了“种群”的特点。本节还介绍了Marsden模型的一些应用，同时还重点介绍了Biosuite软件；Biosuite软件是根据靶区的DVH数据、肿瘤特异性放射生物学参数和分次数量来评估此TCP模型的。

44.2.2 TCP模型的理想属性

为了使TCP模型在（外照射）放射治疗中真正有用，我们要求其能够考虑到：

- 可变总剂量和可变分次数；
- 肿瘤克隆源的放射敏感性α和β值；
- 克隆源体积/肿瘤体积初始数量的变化；
- 非均匀剂量分布；
- 克隆源增殖和总治疗时间的可变性；
- 乏氧亚靶区和/耐辐射性亚群（克隆源）；
- 一个肿瘤群体和单个肿瘤。

所有这些特征都可以纳入基于泊松分布的LQ肿瘤控制概率种群机制模型，称为“Marsden登”模型（Nahum和Tait，1992；Webb和Nahum，1993；Nahum和Sanchez-Nieto，2001；Nahum等，2003；Nahum和Uzan, 2012）。

44.2.3 经验方法与机制方法对比

临床肿瘤控制与剂量曲线大致呈“S型”。一种建模方法是使用一个数学函数来拟合肿瘤控制对吸收剂量的S型依赖性（例如Carlone等，2006；Roberts和Hendry，2007）。

逻辑表达式为（Roberts和Hendry，2007）：

$$TCP = \frac{1}{1+\exp 2E} \tag{44.1}$$

其中，E是对辐射生物学效应的相关参数，即是一个剂量函数。Carlone等给出了一个所谓基于概率Probit形式的TCP的表达式：

$$TCP = \frac{1}{2}\operatorname{erfc}\left[\sqrt{\pi}\gamma_{50}\left(\frac{D_{50}}{D}-1\right)\right] \tag{44.2}$$

其中erfc代表余差函数，是正态分布的积分：

$$\operatorname{erfc}(x) = \frac{2}{\sqrt{\pi}}\int_x^{\infty} e^{-t^2}\,dt$$

正如稍后将会讨论的，γ_{50}代表TCP与剂量曲线梯度的度量，而D_{50}代表导致TCP达到50%的剂量。Carlone等打算将这个TCP表达式应用于特定的人群。

以往那些经验方法并没有提供任何明确的方法来纳入基本参数变化，如肿瘤细胞辐射敏感性、剂量分布不均匀性、肿瘤体积变化或克隆细胞密度，因为经验表达式中的系数可能与第6～8章所述的细胞死亡放射生物学没有关系。因此需要我们为TCP开发一个准机制模型，该模型要包含我们对（克隆源）细胞辐射反应的所有认识。Niemierko和Goitein（1993a），Källman（1992）和Källman等（1992）开发了这样一个模型，与此处详细介绍的模型有些相似（Nahum和Tait，1992；Webb和Nahum 1993；Nahum和Sanchez-Nieto，2001）。相比之下，各种正常组织并发症发生率模型一般都是基于经验性的（见第44.3.3节）。

44.2.4 “无存活的克隆源”假说和泊松统计

当“无存活的克隆源”时，可以说肿瘤是“被控制的”（Munro和Gilbert，1961）。放射治疗的目的是使每一个肿瘤克隆源不能再进一步分裂[2]。Munro和Gilbert通过细胞存活率Ns的平均值在数学上制定了这个条件，目标是精确计算零个细胞存活的概率。我们需要用泊松统计表达式（例如Bland，2000）给出当平均事件数为N时，恰好事件y发生的概率$P(N, y)$：

$$P(N,y) = \frac{e^{-N}N^{y}}{y!} \tag{44.3}$$

[2] Zaider和Hanin（2011）认为，放射治疗结束时所有克隆源肿瘤细胞消亡是治愈的充分条件，但不是必要条件，主要依据是这是一个不可逆的事件。

将事件数量y设定为零，就可以得到：

$$P\left(\bar{N}_S,0\right)=\exp\left(-\bar{N}_S\right) \qquad (44.4)$$

在这种情况下，这是当辐照后平均数量为$\bar{N}_S$时，无克隆源存活的概率。因此，TCP将由以下公式给出：

$$TCP=\exp\left(-\bar{N}_s\right) \qquad (44.5)$$

现在，如果肿瘤在照射开始前含有N_0个克隆源，照射剂量D后的存活分数为SF（D），公式44.5可以写成：

$$TCP\left(N_0,D\right)=\exp\left[-N_0SF\left(D\right)\right] \qquad (44.6)$$

这个表达有效的前提是N_0足够大，细胞存活是一个小概率事件，并且每个细胞的死亡随机独立于其他细胞（Hillen等，2010）。在多数条件下，例如，如果N_0不是足够大，细胞存活就不是一个小概率事件，那么二项式分布就适用于下式：

$$TCP=\left[1-SF\left(D\right)\right]^{N_0} \qquad (44.7)$$

如果现在$N_0\to\infty$和SF（D）→0，则TCP的二项表达式与泊松表达式一致（公式44.5）。

泊松表达式的正确性已经通过计算机模拟得到证明（Tucker等，1990；Bentzen，2019），尽管Tucker等、Deasy（1996）、Zaider和Minerbo（2000）以及Hillen等（2010）已强调，如果在治疗过程中存在显著克隆源增殖的情况下，泊松统计并不是严格有效（见第44.2.12节）。

将一些数字代入公式44.5中，可以说明问题。对于平均仅有一个存活的克隆源，$TCP=e^{-1}=0.37$或37%。对于两个存活的克隆源，$TCP=e^{-2}=0.135$ 或13.5%；3 个，$TCP=5.0\%$；5个，$TCP=0.7\%$。考虑到初始克隆源数通常在数千万或数亿左右，提示我们，即使是极小的存活分数也可能不足以实现显著大于零的局部控制概率。下一节将展示如何估计$\bar{N}_S$。

44.2.5 生存分数的线性二次方程

强有力的证据表明线性二次（LQ）模型在大多数剂量范围内有效（第6章；Chapman和Nahum，2015；McMahon，2019）：

$$SF\left(D\right)=\bar{N}_S/N_0=\exp\left(-\alpha D-\beta D^2\right) \qquad (44.8)$$

其中，SF（D）是均匀剂量D辐射后的细胞存活分数。这里假设亚致死损伤修复时间比半衰时间短；即细胞杀伤为β机制杀伤（二次打击模式）（见第6.11.2节）。

此处开发的TCP模型将主要应用于外照射放射治疗方案，即给予N_f次相同分次的剂量d的照射，总剂量D；因此$D=N_f\times d$。只要亚致死性损伤修复已在分次间隔完成[3]，在第N_f分次后的存活分数SF（D，d）表示为：

$$\begin{aligned}SF\left(D,d\right)&=\left[\exp\left(-\alpha d-\beta d^2\right)\right]^{N_f}\\&=\exp\left(-\alpha dN_f-\beta d^2N_f\right)\end{aligned} \qquad (44.9)$$

将$d\times N_f$表示为总剂量D，于是有：

$$SF\left(D,d\right)=\exp\left(-\alpha D-\beta Dd\right) \qquad (44.10a)$$

可以改写为：

$$SF\left(D,d\right)=\exp\left\{-\alpha D\left(1+\frac{\beta}{\alpha}d\right)\right\} \qquad (44.10b)$$

对于总剂量为D的肿瘤剂量，以相同分次剂量d辐照N_f次，可以注意到，如果（α/β）$\times d<<1$，那么公式44.10b括号内的项可以省略；这将是非常小分次剂量（极端超分次）和高α/β值的组合，或低剂量率（LDR）连续照射的情况，对于这种情况β≈0（见第6章和第55章）。

现在我们将把一些实际数值代入公式44.10b。大多数肿瘤克隆源α值在0.1～0.5Gy^{-1}之间（6.11.2节；Chapman和Nahum，2015），我们假设α/β=10Gy，选择α=0.2603Gy^{-1}和β=0.031Gy^{-2}，以前列腺肿瘤为例（Nahum等，2003），图44.1（曲线d）显示了在剂量大于60Gy（2Gy分量）时，存活分数是如何降低到10^{-7}左右。肿瘤克隆源初始数量

[3] 大多数估计表明，这应该不少于6小时（Joiner和 van der Kogel， 2019）；每个工作日是一个分次治疗标准的临床时间表。

的合理估计在10^6～10^9之间（Bentzen等，1990），因此预测TCP值（来自公式44.6），对于与图44.1中阴影区域相交的各种“曲线”所给出的总剂量，TCP值将显著高于零，即在40～80Gy区域。这个剂量范围（以2Gy分次传输）产生的局部控制对大多数肿瘤来说都显著大于零，这为定量放射生物学模型提供了一定的可信度。

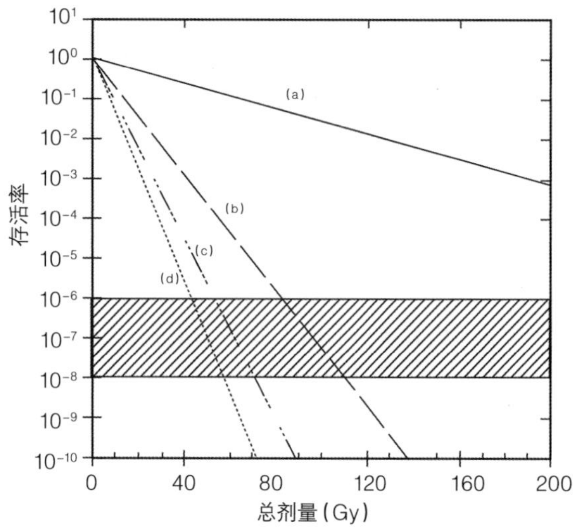

图44.1　存活分数*SF*（*D*, *d*）对总剂量*D*的依赖性，由公式44.10b评估，分次量*d*=2Gy，总剂量贯穿整个外照射剂量范围，对不同的α和β值：（a）α=0.036Gy^{-1}，β=0；（b）α=0.149Gy^{-1}，β=0.00293Gy^{-2}，这对应于乏氧的前列腺克隆源（Chapman和Nahum 2015）；（c）α=0.2603Gy^{-1}，β= 0，（d）α=0.2603Gy^{-1}，β=0.031Gy^{-2}。对于*SF*在10^{-6}和10^{-8}之间阴影区域，表示对具有实际初始克隆源数量为N_0的肿瘤可能实现局部控制的区域［改编自：Nahum, A. E. and Chapman, J. D.，Int. J. Radiat. Oncol. Biol. Phys，58（5），1637-1639，2004］

44.2.6　肿瘤控制概率的“标准模型”

在分次放疗结束时，克隆源存活的平均数量N_S，是通过将初始克隆数N_0，乘以存活分数*SF*（*D*, *d*）给出。通过结合公式44.5和44.10b，我们得到：

$$TCP=\exp\left\{-N_0\exp\left[-\alpha D\left(1+\frac{\beta}{\alpha}d\right)\right]\right\} \quad (44.11)$$

其中，*D*为总肿瘤剂量，以相同分次剂量递送，*d*为分次剂量。这有时被称为肿瘤控制概率标准模型（Bentzen，2019）。由于一些明显的原因，我们将之称为标准“个体化”（TCP）模型。

根据公式44.11可得出TCP与总剂量D呈“*S*型”依赖关系。如果克隆细胞的初始数量$N_0=10^9$（例如，Munro和Gilbert，1961；Bentzen等，1990），α值从0.1～1Gy^{-1}（见前面），为简单起见，β≈0（对应一个非常高的α/β值），得到图44.2所示*S*型曲线；可以看出其形状非常陡峭。例如，对于α=0.35曲线，所有传输剂量低于55Gy的TCP几乎为零，而对于所有高于65Gy的剂量，TCP几乎为100%。然而，临床剂量-效应曲线大部分要浅得多（Bentzen，2019）。这种重要的差异将在第44.2.7节讨论。

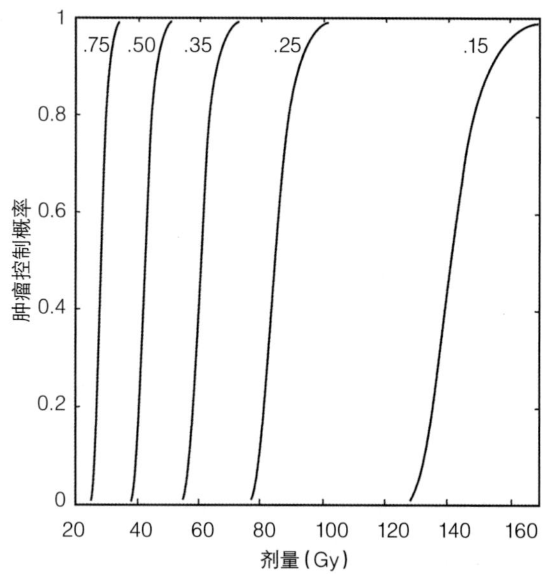

图44.2　TCP 是总剂量*D*的函数，分次剂量*d*=2Gy，根据公式44.11计算，范围从0.15～0.75Gy^{-1}，β=0（α值标记曲线），$N_0=10^9$个克隆源［改编自：Nahum, A. E.and Sanchez-Nieto, B.，Phys. Med.，17（Suppl 2），13-23，2001］

44.2.7　斜率的理论分析 vs. 临床TCP vs. 剂量曲线

在讨论肿瘤反应与剂量曲线的梯度的理论与临床应用之前，非常有必要先介绍一下归一化的剂量-效应梯度γ_{TCP}，Brahme（1984）将其定义为：

$$\gamma=D\frac{\mathrm{d}P}{\mathrm{d}D} \quad (44.12)$$

其中，*P*是响应概率，即TCP，当剂量*D*每增加1%，TCP就会增加 γ%。通常在TCP值为37%或

50%时进行评估，分别用γ_{37}和γ_{50}表示。Brahme表明，在连续恒定分次剂量条件下，γ_{37}可以从下式计算得出：

$$\gamma_{37} \approx \frac{\ln N_0}{\mathrm{e}} \quad (44.13)$$

当$N_0=10^9$时，$\gamma_{37}=7.6$，这与图44.2中的陡峭曲线相一致。

肿瘤剂量-效应曲线斜率已受到了相当大的关注（Munro和Gilbert，1961；Herring，1975；Fischer和Moulder，1975；Stewart和Jackson，1975；Zagars等，1987；Bentzen等，1990；Suit等，1992；Yaes，1999；Bentzen，2009）。这些学者都指出临床的剂量-效应曲线的梯度比公式44.13中理论估计要浅得多。例如，表 7.1给出了根据临床数据评估得到的一系列肿瘤类型的γ_{37}值；比较有代表性的典型的γ_{37}值从0.4（霍奇金淋巴瘤）到4.6（T2期声门癌），大多数在2.5～3.5之间。也有个唯一例外情况，口咽鳞状细胞癌的$\gamma_{37}=7.3$，而人乳头瘤病毒（HPV）阳性的口咽鳞状细胞癌的γ值仅为1.6。

Roberts和Hendry（2007）总结的文献共识是，患者群体中同一类型的肿瘤克隆源放射敏感性的异质性为临床出现剂量-效应曲线的“扁平化”提供了自然解释。此外，肿瘤群体中N_0的变化也会对剂量-效应曲线有影响，但通过修正公式44.11 后如下：

$$TCP = \exp\left\{-\exp\left[-\alpha D\left(1+\frac{\beta}{\alpha}d\right)+\log N_0\right]\right\} \quad (44.14)$$

很明显，αD和$\log N_0$ 的变化对TCP有相似影响，但相对于初始值N_0而言，影响相对较小。

44.2.8　“Marsden”群体化TCP模型：N_0，$\bar{\alpha}$和σ_α之间的关系

处理未分层的肿瘤人群中辐射敏感性分布的一种方法是将这一明显特征纳入TCP模型中。“Marsden”TCP模型（Nahum和Tait，1992；Webb和Nahum，1993；Nahum和Sanchez-Nieto，2001）假设辐射敏感性α是呈正态分布（在任何一种类型肿瘤群体中），平均值为$\bar{\alpha}$，标准差为σ_α。Marsden模型还假设α/β在这个群体中恒定，因此，系数β也将呈正态分布，即$\sigma_\beta/\bar{\beta}=\sigma_\alpha/\bar{\alpha}$。

本质上“Marsden”TCP模型就是一个群体化模型。对于给定总剂量D和分次剂量d的情况下，根据方程44.11对（正态）分布中的每个α值计算出TCP。然后从（Sanchez-Nieto和Nahum，2000；Nahum和Sanchez-Nieto，2001）中得到群体化的平均TCP，$\overline{TCP}_{\mathrm{pop}}(N_0, D, d, \bar{\alpha}, \sigma_\alpha, \alpha/\beta)$。

$$\overline{TCP}_{\mathrm{pop}} = \frac{1}{\sigma_\alpha\sqrt{2\pi}}\int_{\bar{\alpha}-2\sigma_\alpha}^{\bar{\alpha}+2\sigma_\alpha}\exp\left\{-\rho_{\mathrm{clon}}V\exp\left[-\alpha D\left(1+\frac{\beta}{\alpha}d\right)\right]\right\} \times \exp\left[\frac{-(\alpha-\bar{\alpha})^2}{2\sigma_\alpha{}^2}\right]\mathrm{d}\alpha \quad (44.15)$$

其中，N_0被克隆源密度ρ_{clon}和肿瘤体积V的乘积所取代，积分限制在$\alpha \pm 2\sigma_\alpha$[4]。

公式44.15描述了“均匀剂量”“Marsden”TCP模型，如图44.3所示。该图展示了有限值σ_α的影响，即相对于剂量变化的TCP曲线被“平坦化”。

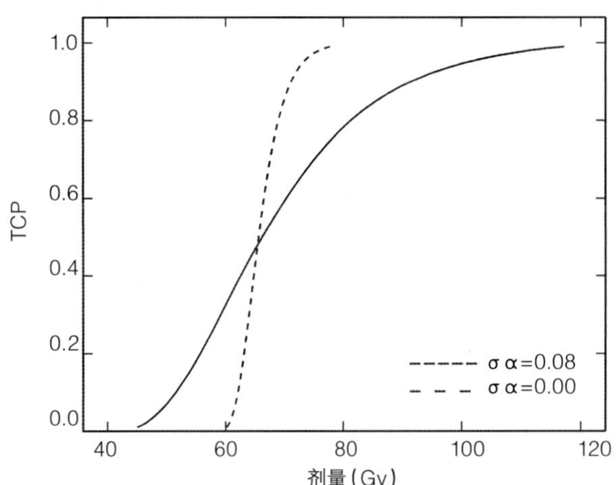

图44.3　TCP作为剂量D的函数，由公式44.15得出，$\bar{\alpha}=0.35\mathrm{Gy}^{-1}$，β=0，$\rho_{\mathrm{clon}}=10^7\mathrm{cm}^{-3}$，$V=320\mathrm{cm}^3$，$\sigma_\alpha=0$，$\sigma_\alpha=0.08\mathrm{Gy}^{-1}$（改编自：Clon Nahum, A. E. and Tait, D. M.，in Tumour Response Monitoring and Treatment Planning, edited by A. Breit et al.，pp：425-431. Heidelberg：Springer, 1992）

[4]　α为负值时不切实际，必须加以防止。

通过这个例子可以得出，当α从零增加到0.08Gy^{-1}时，γ_{37}从7.4下降到1.5，其中$\bar{\alpha}$=0.35Gy^{-1}。每立方厘米10^7个克隆源的密度相当于假设每100个肿瘤细胞中约有1个是克隆源（Bentzen等，1990）。此外，$\bar{\alpha}$=0.35Gy^{-1}是$\bar{\alpha}$的一个合理的平均值（Deacon等，1984年和第6章）。

图44.3中的示例演示了如何使用各种参数（肿瘤体积、克隆源密度、放射敏感性等）的合理估计值可以得到"临床水平"的TCP值。以总剂量64Gy，每次2Gy为例，对于几种常见肿瘤类型，局部控制率约为50%。表44.1列出了人类肿瘤细胞系的体内平均α、β和α/β值（Chapman，2014）。

44.2.9 N_0，$\bar{\alpha}$和σ_α之间的关系

α¯放射敏感性的标准偏差σ_α可以被认为是一个"自由参数"，它的选择是为了使TCP与总剂量D的曲线及临床观察得出的相应数据相匹配。图44.3中的σ_α=0.08Gy^{-1}，正是通过将肿瘤控制与Battermann等（1981）提供的光子束治疗膀胱癌的剂量数据进行对比得出的（Nahum和Tait，1992；Webb和Nahum，1993）。然而，如下显示，一个给定局部控制率与剂量曲线可以通过几种不同参数集进行很好的拟合。

下面的参数被用来生成一个"参考"的TCP vs.剂量曲线：N_0=10^9，$\bar{\alpha}$ = 0.25Gy^{-1}，α/β=10Gy，σ_α = 0.06Gy^{-1}，在单次2Gy剂量下，选择不同的N_0值（从10^{10}到100），可对参考曲线进行"最佳拟合"。对于表44.2中的每一个参数集，都可以生成一系列无差别的S型曲线。

表44.1 典型人类肿瘤细胞系（即体外）的内在辐射敏感性参数

肿瘤组织学	$\bar{\alpha}$ Parameter Gy^{-1}	$\sqrt{\beta}$ Parameter Gy^{-1}	$\bar{\alpha}/\bar{\beta}$ Gy
A组和B组：淋巴瘤、骨髓瘤、神经母细胞瘤、髓母细胞瘤和小细胞肺癌	0.73 ± 0.23	0.241	12.6
C组和D组：乳腺癌、膀胱癌、宫颈癌、胰腺癌、结直肠癌和肺鳞癌	0.36 ± 0.25	0.241	6.2
E组：黑色素瘤、骨肉瘤、胶质母细胞瘤和肾癌	0.26 ± 0.17	0.241	4.5
宫颈癌	0.35 ± 0.21	0.241	6.0
头颈部癌	0.40 ± 0.21	0.241	6.9
前列腺癌	0.26 ± 0.17	0.177	8.3

资料来源：改编自Chapman, J. D., J. Radiat. Res., 55（1），2–9，2014.

表 44.2 与 TCP 和剂量曲线一一对应的参数集（D_{50} = 70Gy；γ_{50} = 1.94）

初始克隆源数N_0	10^{10}	10^9	10^8	10^7	10^6	10^5	10^4	10^3	100
$\bar{\alpha}$（Gy^{-1}）	0.279	**0.25**	0.224	0.196	0.169	0.142	0.114	0.087	0.058
σ_α（Gy^{-1}）	0.066	**0.06**	0.055	0.049	0.040	0.032	0.023	0.016	（≈0）
$\sigma_\alpha/\bar{\alpha}$	0.236	**0.240**	0.246	0.250	0.236	0.225	0.201	0.183	–

TCP是根据公式44.15计算的，恒定分次剂量d = 2Gy，恒定α/β=10Gy。"参考参数"一一对应于10^9个克隆源——用黑体表示。

对于给定$\bar{\alpha}$但σ_α不同的TCP曲线围绕TCP=0.50旋转，更简单的公式44.11被用来计算相应于不同的N_0的常数D_{50}的α。图44.4显示了α和logN_0之间的确切比例关系。

最佳拟合"参考"TCP与剂量曲线的σ_α值（未显示）是通过无数次尝试得出的。直到克隆源数量下降到N_0= 10^3前，曲线拟合一直都很完美，而在σ_α设置为零时，即使只有100个克隆源的情况也可以接受。因此［N_0 = 100，α（=$\bar{\alpha}$）= 0.058Gy^{-1}，σ_α =0］组合产生的TCP曲线与参考参数组合（N_0=10^9，α=0.25Gy^{-1}，α/β=10Gy，σ_α=0.06Gy^{-1}）产生的曲线几乎没有区别。表44.5显示了logN_0与σ_α

之间的准线性关系。

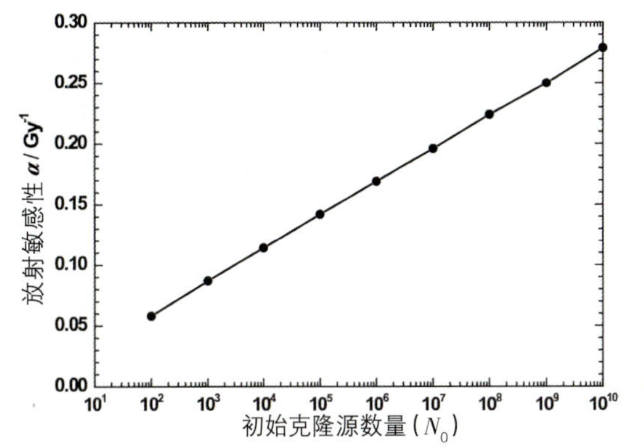

图44.4　不同组α和N_0给出了相同的D_{50}值，它是由公式44.11计算得出的TCP 50%的（总）剂量，分次剂量d = 2Gy，α/β = 10Gy

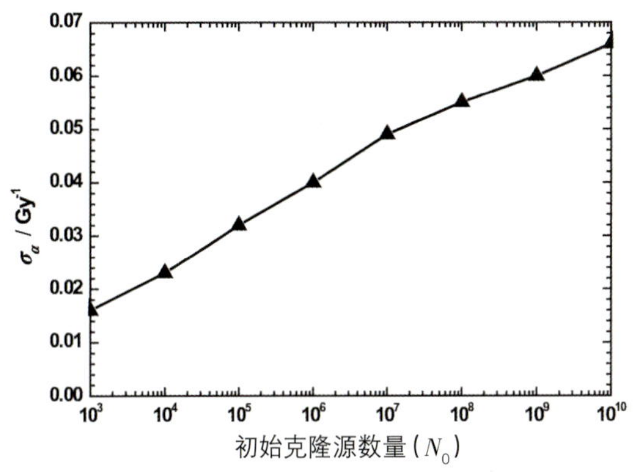

图44.5　σ_α与N_0的变化相对应的TCP vs. 剂量曲线基本相似；数值取自表44.2

这种唯一性的缺乏反映在有关推导放射生物学参数的“最佳临床数据”值的文献中（如Roberts和Hendry，2007）。正如我们在上述数值实践中所看到的，参考TCP vs. 剂量曲线的拟合参数N_0、$\bar{\alpha}$和σ_α是相互关联的。

据报道，α的测定值比表44.1中给出的体外值要低一个数量级（如Brenner，1993）。如果用类似于“标准模型”（公式44.11）的TCP模型来拟合临床结果数据，就会得到非常低的α值，该模型隐含地假设（患者）群体中每个肿瘤克隆源具有相同的辐射敏感性，尽管所有实验证据都与此相反（例如Chapman和Nahum，2015）。正如Webb（1994）以及这里给出的数据所示，当患者之间的辐射敏感性变化被纳入TCP模型（通过σ_α），再加上对初始克隆源数量N_0的合理估计，得到的α值与体外测定值基本一致（见表44.1Webb和Nahum，1998）。

图44.6旨在通过公式44.15所示的人群TCP模型的特性提供一些见解。结果显示了40Gy、60Gy和80Gy三种不同（总）剂量下TCP与α的变化（根据公式44.11对2Gy分次剂量和10^8个初始克隆源进行评估，即真实临床情景）。首先来看60Gy的曲线，我们可以看到所有α≤0.23Gy^{-1}的TCP都为零，而所有α＞0.32Gy^{-1}的TCP迅速上升到100%，图中还画出了$\bar{\alpha}$=0.30Gy^{-1}和σ_α=0.06Gy^{-1}时的正态分布。从60Gy曲线沿α轴的位置，我们可以推断出，在正态分布中，不到一半的α值处，TCP=100%，几乎相当于人群中50%的患者；一小部分患者，α值在0.22～0.32Gy^{-1}之间，其TCP值在0～1之间，而所有α＜0.22Gy^{-1}患者的TCP为零，因此总体TCP_{pop}≈72.8%。

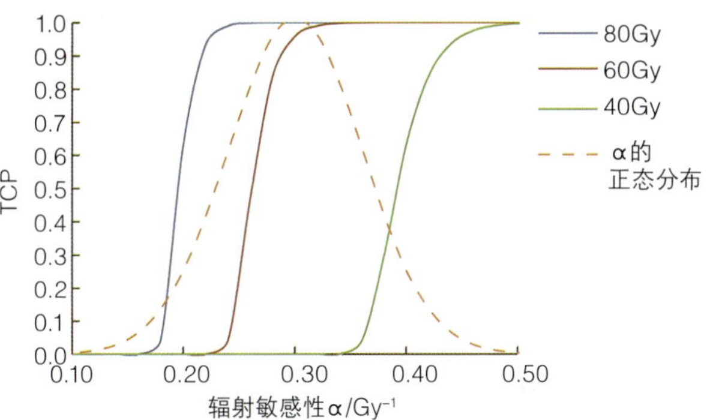

图44.6　不同总剂量下，TCP对α的依赖性（从右到左）D=40Gy、60Gy和80Gy（分次剂量2Gy）；α/β=10Gy和 N_0=10^8个克隆源。α值正态分布，α=0.3Gy^{-1}，σ_α=0.06Gy^{-1}，叠加在三条TCP曲线上。这三条曲线上这些α和σ_α的TCP_{pop}值在40Gy时为5.6%，60Gy时为72.8%，80Gy时为96.8%。

对40Gy的情况进行类似推理，只有很少一部分患者的放射敏感性高到足以导致TCP值不为零（公式44.15得出TCP_{pop}=5.6%）。在80Gy情况下，TCP vs. α曲线的位置非常靠左，α中大部分数值都会产生100%的TCP，TCP_{pop}的精确值为96.8%[5]。

West（1995）和West等（1997）证明个别（原位癌）患者结果与从大型患者队列活检中得出的SF_{2Gy}数值有高度相关性。在后续研究中，Buffa等（2001）首先证实使用公式44.11计算出TCP值的相

[5]　公式44.15使用BioSuite软件进行评估（Uzan和Nahum，2012）。

关性甚至强于上述相关性，其次，个体患者放射敏感性以近似高斯分布方式分布。

44.2.9.1 结合非均匀性剂量的模型剂量：基于体素和DVH图

到目前为止，无论是对于单个“个体”（公式44.11）还是对于人群（公式44.15）的辐射敏感性，所有表达式都假设总剂量D（以d大小的分次给量）是均匀的。进一步改进临床上可以应用的TCP模型是将非均匀肿瘤剂量纳入其中。最普遍的方法是假设一个肿瘤由大量体素组成的，使第i个体素中的所有克隆源都接受相同剂量D_i，分次剂量大小为d_i。体素控制概率值VCP_i由公式44.11得出。

$$VCP_i = \exp\left\{-\rho_i V_i \exp\left[-\alpha_i D_i\left(1+\left(\frac{\beta}{\alpha}\right)_i d_i\right)\right]\right\}$$

（44.16）

其中：

V_i是体积；

ρ_i是克隆源密度；

α_i和（α/β）是第i个体素的辐射敏感度。

整个肿瘤的控制概率值，TCP，由n个VCP_i的乘积给出：

$$TCP = \prod_{i=1}^{n} VCP_i \qquad (44.17)$$

从公式44.17可以看出，任何单一体素接受低剂量或零剂量都会导致肿瘤控制概率非常低或为零，因为（整体）TCP永远不会大于最小VCP_i值。

这种“个体 ”TCP模型的表述可以适应体素间的辐射敏感性（例如由于局部缺氧）和克隆源密度的差异；这特别适用于基于磁共振（MR）和正电子发射断层成像（PET）检测的前列腺肿瘤中的显性前列腺内病变（DILs）（Bauman等，2013；Ushan等，2016；Onjukka等，2017）。这种形式的TCP模型是基于微环境中肿瘤内变化的放射生物学优化所必需的（见第44.4节）。

44.2.9.2 不均匀剂量在放疗治疗计划中的应用

在假设整个肿瘤的克隆源密度或辐射敏感性没有变化的情况下，我们可以在一个狭窄剂量区间内将所有体素组合在一起——这些体素的体积不一定相等。这种剂量分组可以采用所有放疗治疗计划设计者都熟悉的剂量-体积直方图（DVH）（见第43.3节）。图44.7是一个微分DVH的示意图。

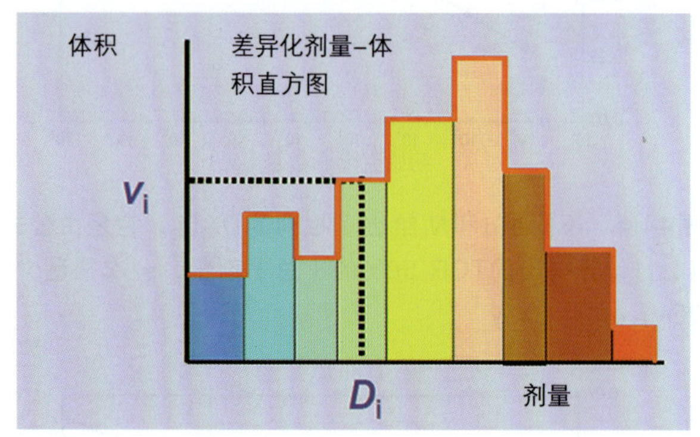

图44.7 微分剂量-体积直方图（dDVH）的示意图。不同颜色代表不同剂量区，在放疗治疗计划系统中，其宽度通常为0.5Gy。在典型肿瘤DVH准均匀剂量分布中，剂量范围非常窄，任何小于处方剂量95%的剂量单元体积为零。更常见的表示方法是积分DVH，它是1 – dDVH的积分（见43.3.1节）。

第i个剂量区间的（剂量）控制概率，BCP_i，将由以下公式给出：

$$BCP_i = \exp\left\{-\rho_{tum} V_i \exp\left[-\alpha_{tum} D_i\left(1+\left(\frac{\beta}{\alpha}\right)_{tum} d_i\right)\right]\right\}$$

（44.18）

其中，V_i是总（分）剂量为D_i（d_i）的第i个剂量单元在该单元中点的体积；下标‘tum’（代表肿瘤）表示克隆源密度ρ_{um}和放射性敏感度α_{um}和（α/β）$_{tum}$假定在整个肿瘤中是不变的。

那么整个肿瘤的控制概率值为：

$$TCP = \prod_{i=1}^{n} BCP_i \qquad (44.19)$$

$$TCP = \prod_{i=1}^{n} \exp\left\{-\rho_{tum} V_i \exp\left[-\alpha_{tum} D_i\left(1+\left(\frac{\beta}{\alpha}\right)_{tum} d_i\right)\right]\right\}$$

（44.20）

用微分DVH表示非均匀剂量的TCP表达式的另一种方式可以通过计算每个剂量单元中存活的克隆

源数量$N_{S,i}$得到。从公式44.10b中，可以得出以下结论：

$$\bar{N}_{S,tum}=\rho_{tum}V_i\times SF(D_i,d_i)=\rho_{tum}V_i\exp\left\{-\alpha_{tum}D_i\left(1+\left(\frac{\beta}{\alpha}\right)_{tum}d_i\right)\right\}$$

（44.21）

将n个剂量单元数据相加，整个存活的肿瘤克隆源的平均数量$\bar{N}_{S,tum}$为：

$$\bar{N}_{S,tum}=\sum_{i=1}^{n}\left[\rho_{tum}V_i\exp\left\{-\alpha_{tum}D_i\left(1+\left(\frac{\beta}{\alpha}\right)_{tum}d_i\right)\right\}\right]$$

（44.22）

根据$TCP=\exp(-\bar{N}_s)$，我们可以得出：

$$TCP=\exp\left(-\sum_{i=1}^{n}\left[\rho_{tum}V_i\exp\left\{-\alpha_{tum}D_i\left(1+\left(\frac{\beta}{\alpha}\right)_{tum}d_i\right)\right\}\right]\right)$$

（44.23）

在数值上与公式44.20相同。

44.2.10　“Marsden”机制群体-TCP模型的完整表达式

现在将不均匀剂量分布的表达式与患者群体中辐射敏感性分布进行平均的表达式结合起来。结合公式44.23和44.15，我们可以得到（Nahum和Sanchez-Nieto，2001）：

$$\overline{TCP}_{pop}=\frac{1}{\sigma_\alpha\sqrt{2\pi}}\times\int_{\bar{\alpha}-2\sigma_\alpha}^{\bar{\alpha}+2\sigma_\alpha}\exp\left(-\sum_{i=1}^{n}\left[\rho_{tum}V_i\exp\left\{-\alpha_{tum}D_i\left(1+\left(\frac{\beta}{\alpha}\right)_{tum}d_i\right)\right\}\right]\right)\times\exp\left[\frac{-(\alpha-\bar{\alpha})^2}{2\sigma_\alpha^{\ 2}}\right]d\alpha$$

（44.24）

其中，这里求和的肿瘤体积包含微分DVH的所有n个单元，所有符号如前所述。另外，如果有关于体素密度和/或辐射敏感性在这些体素上变化的数据，可以先在体素上进行求和（见公式44.16）。

44.2.11　基于治疗过程中群体化再增殖的改进模型

到目前为止，我们一直隐含着这样的假设：在分次治疗中，没有克隆源细胞再增殖（或增生）。第8.5节讨论了这个问题，其中有明确的证据表明，头颈癌和非小细胞肺癌（NSCLC）在治疗的第3周后会有明显的细胞增殖现象（见图8.8）。在上一节中所述的TCP模型中用有效初始克隆源数量$N_{0,eff}$代替初始克隆源数量N_0（根据克隆源密度ρ_{clon}和肿瘤体积V的乘积估计——参见公式44.15）可以很好地解释该原因，并说明这一点。

$$N_{0,eff}=N_0\times2^{[(T-T_{del})/T_p]}\qquad(44.25)$$

其中：

T是整个治疗时间；

T_{del}是指从治疗开始到克隆源开始增殖时间（“延迟”）；

T_p是潜在的肿瘤倍增时间（见第8.5节）。

在TCP表达式中，N_0由$V\times\rho_{clon}$（如公式44.15）或$V_i\times\rho_{clon}$（如公式44.24）替代，$\rho_{clon,eff}$应替代ρ_{clon}，这两个量与公式44.25中各自的克隆源数量完全相关。然而，周末中断治疗的影响必须通过计算每次治疗后存活克隆源数量来模拟，以便考虑周五和周一之间克隆源数量的增长。从图44.8中可以清楚地看到周末中断治疗对TCP的影响，即通过增加更多的（工作日）单次量（2.75Gy）来增加总剂量，使曲线出现不连续。第一个不连续点只出现在第20次分次后，因为这是克隆源开始增殖后的第一个周末，假设是从第1个分次治疗开始后的第3周。当然，在恒定分次剂量曲线中没有不连续性。

44.2.12　肿瘤剂量异质性对TCP的影响

Brahme（1984）估计了（靶区）剂量分布的不均匀性和吸收剂量测定中的不确定性对TCP的影响。Nahum和Sanchez-Nieto（2001）使用“Marsden”TCP模型进行了类似的工作（见前几节）。假定由10^9个具有均匀辐射敏感性的克隆源细胞组成的靶区的剂量分布遵循正态分布；即$N_{0,i}$作为D_i的函数正态变化，分布宽度以σ_D/D表示（图44.9中的x轴）。这四条曲线对应于σ_α的范围从0～0.15Gy^{-1}，平均总剂量保持在60Gy不变。

首先要注意的是，在平均剂量不变时，TCP总是随着σ_D/D增加而减少。因此，对于给定的平均剂量，当剂量均匀时，TCP为最大值；正如Webb等（1994）和Sanchez-Nieto和Nahum（1999）所指出的，热点和冷点不会相互补偿。该图显示，对于一组具有相同辐射敏感性的肿瘤患者，即σ_α=0.0，剂量的微小不均匀性会严重降低TCP；这与图44.2中非常陡峭的剂量-效应曲线相对应。

临床上更现实的σ_α值，如0.10Gy^{-1}，随着剂量不均匀性增加或“扩大”，TCP下降幅度会小得多。

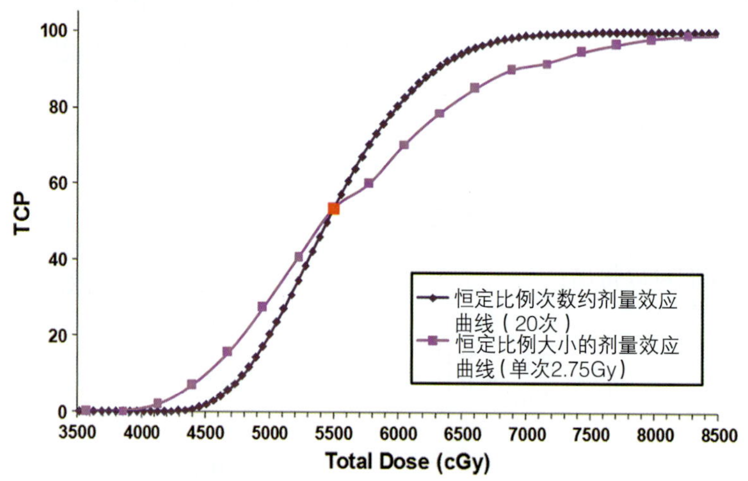

图 44.8 根据“Marsden”模型，非小细胞肺癌的剂量“提升”的肿瘤控制概率（即剂量 - 效应曲线 -DRC）可以通过增加 20 个分次的分次剂量（图中用菱形表示）或增加单次 2.75Gy 的分次数量（用方块表示）；开始增殖的时间，T_{del}=21 天；潜在克隆源倍增时间，T_p=3.7 天；TCP 用 BioSuite 计算（Ushan 和 Nahum，2012）

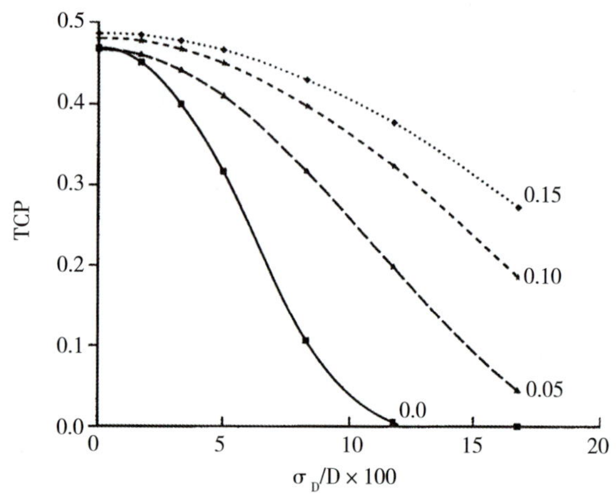

图44.9 肿瘤剂量分布不均匀性对TCP的影响以σ_D/D表示，患者间放射敏感性参数σ_α的值从0～0.15Gy。平均靶区剂量为60Gy，平均α=0.35Gy^{-1}，β=0，N_0=10^9［经许可摘自：Nahum, A. E. and Sanchez-Nieto, B.，Phys. Med.，17（2），13-23，2001.］

这里要说明的是，通过参数σ_α表示的患者之间的放射敏感度变化，大大减少了因偏离靶区剂量均匀性而造成的TCP损失。这方面的推论是由Brahme（1984年）总结得出——对于某些具有陡峭剂量-效应曲线的肿瘤，特别是喉部肿瘤（归一化剂量梯度γ_{37}＞4），只允许与均匀剂量有非常小的偏差[6]。

一般而言，肿瘤控制概率取决于靶体积内最小剂量。这一假设可以用上述TCP模型来研究。Nahum和Sanchez-Nieto（2001）分析了43个膀胱癌的典型治疗方案，并使用与图44.3中实际曲线相同的参数值计算了每个计划的大体肿瘤体积（GTV）的TCP。对于每个计划，记录了平均剂量D_{mean}、最小剂量D_{min}和有效剂量D_{eff}；最后一个量是产生与实际剂量分布相同TCP的均匀剂量。因此可以得出结论，D_{eff}[7]总是位于D_{min}和D_{mean}之间，并且平均而言，D_{eff}更接近于D_{mean}而不是D_{min}，因此只要肿瘤剂量合理均匀（正如他们分析的那样），平均剂量比最小剂量更适合作为衡量临床

[6] 如果对一个非零的β值重复进行产生图 44.9 的计算，那么随着剂量不均匀性增加，TCP 的下降率也会增加（通讯作者：W. Xiong）。

[7] D_{eff} 等同于 Niemierko（1997）提出的等效均匀剂量（EUD）。

疗效的指标。

Terahara等（1999）分析了132名颅底脊索瘤患者肿瘤剂量不均匀性对局部控制的影响，他们采用光子和质子联合治疗，处方剂量从66.6～79.2Gy_{RBE}不等（见第39.4.1节）。局部控制与平均剂量和处方剂量等指标之间的相关性较差。然而，与最小剂量（低P值）和等效均匀剂量（EUD）有较强相关性（Niemierko，1997；Wang 和 Li，2003）。EUD是靶区中的均匀剂量，它给出了与全局剂量分布相同的细胞杀伤水平；它涉及到用以公式44.22相同的方式将DVH中剂量单元的贡献累加，因此与TCP[8]密切相关。根据这里介绍的模型，Terahara等的研究为非均匀剂量分布对TCP的影响提供了有效的临床支持。

44.2.13　用于评估TCP的靶区选取

在一个放疗计划中，通常要确定三个“靶区”：计划靶区（PTV）、临床靶区（CTV）和大体肿瘤区（GTV）（见第31.2节）。将上述TCP模型应用于PTV的DVH，意味着克隆源细胞密度在整个PTV中恒定，也就是说，我们可以根据$V_{0,i}$和ρ_{clon}（即ρ_{tum}）在计划靶区DVH中的乘积，计算出剂量D_i时的克隆细胞数$N_{0,i}$，如公式44.21。然而，这种ρ_{clon}恒定的假设不可能是正确的，因为PTV包含CTV之外的外放边界来考虑几何/摆位误差，并且CTV包含了一个边界（在GTV上）来处理微观扩散——这在图44.10中有所说明。

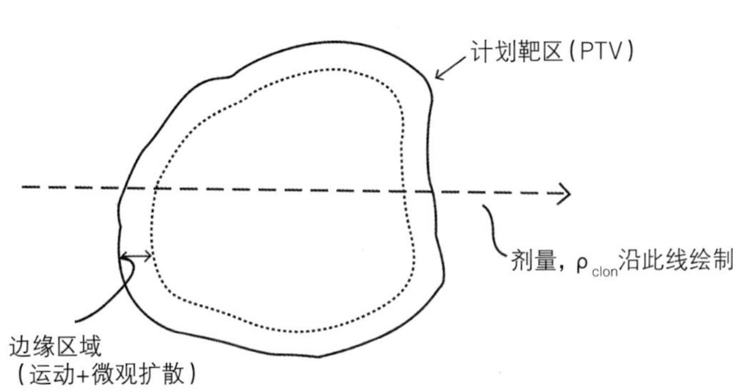

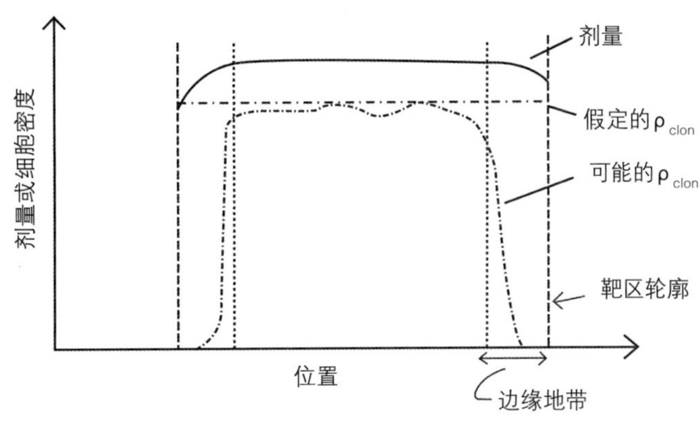

图 44.10　说明 PTV 边缘的克隆细胞密度变化问题的示意图；图中显示了通过 PTV 中心的假设剂量和细胞密度剖面曲线的关系［经许可摘自：Nahum, A. E. and Sanchez-Nieto, B.，Phys. Med.，17（2），13–23，2001.］

虽然我们不知道整个PTV内克隆源的密度如何变化，但TCP模型可以用来评估这种变化对局部控制概率的影响。一种方法是计算补偿克隆源细胞密度变化的剂量变化，即ρ_{clon}，从而使体素控制概率（VCP）在一定细胞体积单元中保持不变。图44.11显示了与虚线曲线所给出的克隆细胞密度下降相符合的等VCP剂量。我们可以看到，对于ρ_{clon}的大幅下降，允许的剂量下降相对温和。Brahme和Ågren（1987）也得出了类似结论。

[8]　Ebert（2000）讨论了EUD和TCP这两个指标的相对有效性。

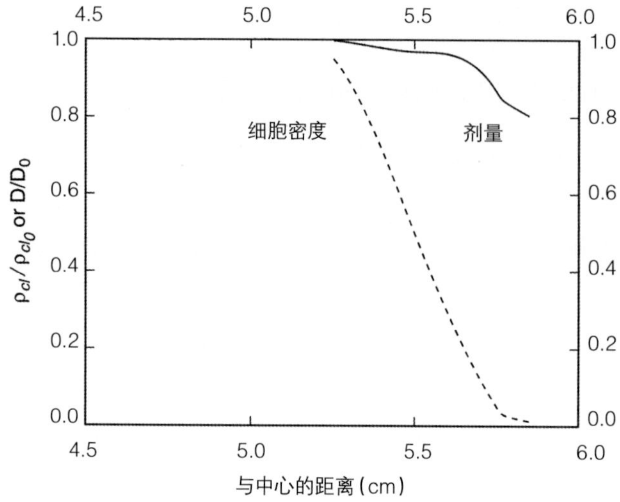

图44.11　虚线曲线给出了相对于肿瘤中心克隆细胞密度的假设变化，即 ρ_{clon} / ρ_{clon0}，对应于肿瘤等效VCP条件下的剂量变化。中心目标剂量D_0为64Gy，α平均值为0.35，实线表示相对剂量D/D_0变化，使得肿瘤体积细胞控制概率（VCP）保持不变（经许可摘自：Webb, S. and Nahum, A. E.，Phys. Med. Biol.，38，653–666，1993.）

可以说，相关DVH不是PTV的DVH，而是临床肿瘤体积（CTV）的DVH；也就是说，我们不应该包括为考虑患者运动而增加的外放边界。另一个问题是隐含假设，即克隆细胞密度（ρ_{clon}）在肿瘤或靶区的边界是恒定的。也就是说，克隆细胞密度在GTV外一定会骤然下降，因此位于PTV–CTV–GTV“边缘区域”的剂量较低，恰好是对应较低的克隆源密度值，也即相对少量的克隆源。因此，在TCP计算中加入与DVH中的这个“边缘”区域相对应的冷点（如PTV），将极大地降低整体TCP。

在分析临床治疗计划时，一般一个合理的方法是从GTV体积中估计初始克隆源的数量，但从PTV的DVH中得出肿瘤剂量分布。后者可以近似地表示治疗期间肿瘤位移的影响。当然，对队列中所有患者采用同样的方法很重要。

Selvaraj等（2013）使用“Marsden”TCP模型分析了肿瘤位移作为边缘大小的函数对肿瘤控制的影响。PTV–CTV区域的大小导致TCP的≤ 1%的损失被作为计算系统性（Σ）和随机性（σ）肿瘤位移函数，适用于可变分次和可变斜率γ_{50}的TCP–剂量曲线，van Herk 总结说（van Herk等，2000），除了非常小分次剂量和大的γ_{50} 组合外，其他都不是必要的，参见第48.2.8.2节。

44.2.14　TCP模型在新的患者数据中的应用

当一个TCP模型应用于一组新的患者数据（即DVHs）预测结果时，最本质的要求是模型中参数必须使模型产生的TCP值与已知局部控制数据一致。这种方法在图44.12中得到了说明。图中收集了各种治疗方案的局部控制数据，将各种分次剂量的总剂量转化为2Gy的等效总剂量（假设α/β=10Gy）。由于克隆源增殖的延迟时间T_{del}为21天，潜在倍增时间T_p为3.7天（NSCLC肿瘤的标准值），“Marsden”TCP模型对三维适形放疗（3D CRT）和立体定向消融放疗（SABR）的综合数据进行了最佳分析得出的结果（Baker等，2015）：

$$\bar{\alpha} = 0.293\ \text{Gy}^{-1} \quad \sigma_{\alpha} = 0.051\ \text{Gy}^{-1}$$

早期对一组有限数据（不包括任何SABR结果）的分析结果是（Nahum等，2011）：

$$\bar{\alpha} = 0.307\ \text{Gy}^{-1} \quad \sigma_{\alpha} = 0.037\ \text{Gy}^{-1}$$

虽然α平均值非常相似，但Baker等（2015）分析得出的σ_α值显著偏高，对应于具有较浅斜率的TCP vs. 剂量曲线。这是一个随着更多临床数据的出现，TCP模型参数的估计值会如何发生变化的例子。

Buffa等（2001）使用“Marsden”TCP模型重新分析了最初由West等在1995年与1997年报告的宫颈癌放疗结果。Buffa等证明，当TCP取代存活分数SF_{2Gy}时，结果数据拟合的准确性有所提高。

一些作者将乏氧引起的细胞抗辐射能力增加纳入了TCP模型。Nahum等（2003）对前列腺肿瘤外照射放疗的建模研究，通过假设在这些后期阶段严重乏氧的肿瘤比例较高，可以解释临床上观察到的（T3，T4）肿瘤局部控制率较低的情况。Movsas（2002），Ruggieri（2004），Ruggieri和Nahum（2006）对乏氧的影响进行了更复杂的建模，明确包括了再氧合（见6.9.2节）。

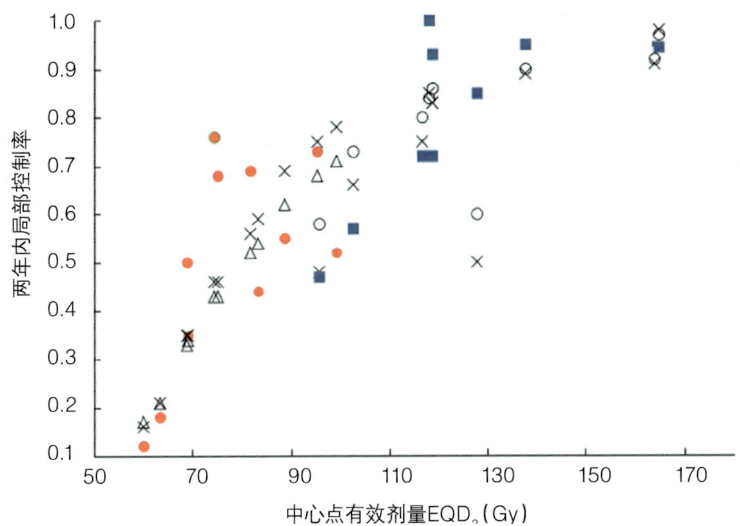

图 44.12　文献中报道的 TCP 模型预测与 2 年内局部控制率比较：已发表的混合分期的 3D CRT（●）、已发表的 1 期 SABR（■）、与 3D-CRT 和 SABR 数据组合的参数拟合（×）、仅 3D-CRT 拟合（△）、仅 SABR 拟合（○）（经许可转载自：Baker, C.，Carver, A. and Nahum, A.，Radiat. Oncol.，115（Suppl 1），S471，2015.）

Ruggieri等（2017）在对肺部肿瘤进行立体定向体外放射治疗（SBRT）的最佳剂量和分次数的放射生物学分析中认为，即使在SBRT中采用非常大的分次剂量，LQ模型也能充分拟合细胞存活数据。当肿瘤氧合变化被包括在它们的生物信息学模型中时，治疗比在5～8分次时达到最大值，而不是在经常使用的3分次计划中（Ruggieri等，2012）；这符合他们的观点。这与Fischer和Moulder（1975）对616只大鼠诱发的横纹肌肉瘤（15%乏氧比例）的实验结果一致，此实验分别用1、3、5、7、10、15和22分次的时间表进行照射，后来Stavreva等（2005）采用“Zaider–Minerbo”TCP模型（2000）进行模拟。这被称为反剂量–分次效应。

44.3　正常组织并发症概率（NTCP）

44.3.1　放疗副反应的发病机制

现代放疗技术一般不会产生明显副作用或副作用较小，但也有少数患者在放疗后出现严重副作用（Hendry等，2006）。对心脏照射可能导致危及生命的缺血性心肌病（Gagliardi等，2010），对脊髓照射可能导致瘫痪（Kirkpatrick等，2010）。肺功能受损（Sarna等，2004）、直肠损伤（Dunberger等，2010；Michalski等，2010b）、吞咽困难（Rancati等，2010；Werner–Wasik等，2010）以及由辐照引起的其他症状会严重降低生活质量。然而，目前使用的治疗方案确保了这种严重副作用的风险较低（Hendry等，2006）。但在实践中，这些低风险限制了传输到肿瘤的辐射剂量，因为周围正常组织剂量和肿瘤剂量之间密切相关。因此，研究正常组织对辐射的耐受性很重要，这样就不会不必要地限制那些解剖结构发生并发症风险低的患者肿瘤剂量，因为这将降低实现局部肿瘤控制的机会。

44.3.1.1　组织损伤

放疗与化疗一样，是一种细胞毒性治疗，目的是通过诱导有增殖能力的细胞死亡来防止肿瘤细胞的增殖。由于正常组织不可避免地受到一定程度照射，细胞功能紊乱和细胞死亡会导致组织损伤和器官衰竭。放疗过程中所提供的剂量一般会导致有丝分裂细胞死亡；也就是说，细胞增殖能力会丧失。然而，所有被照射的细胞在其正常寿命内都会不间断地发挥其正常功能（Nias，1998；Phillips，1998）。有丝分裂过程是对辐射最敏感的细胞阶段，因为细胞核中的染色体是唯一的，而有丝分裂依赖于染色体的完整性；相反，维持其他细胞功能的细胞血浆成分通常大量存在，并且容易在细胞再生（Nias，1998；Vens等，2019；也见第6.5和6.7节）。因此，有理由认为放疗后的正常细胞功能仍然存在直至死亡，即使是有丝分裂已被不可逆转地破坏的细胞也是如此（Nias，1998）。然而，受损的干细胞无法通过有丝分裂增殖，因此组织最终将耗尽细胞。例如，在肺部，正常组织的影响在放疗后2～4个月之间表现出来（Rubin，1984；Phillips，1998）。

细胞在辐照后的生存能力可以在体外通过集落形成能力来评估（Nias，1998）。一个不能保留全部增殖能力的细胞将不会对未来细胞的代际作出贡献。一个细胞系内在辐射敏感性是通过计算对一组细胞进行递增剂量辐射后其保留集落形成能力的细胞比例来确定的（见第6.1和6.2节）。

器官和组织不仅由增殖细胞构成，也由成熟的有丝分裂后细胞构成（Rubin，1984）。在一些器官中，这些细胞有能力在必要时开始增殖，而在其他器官中，细胞群不断更新是为了补偿自然损失的细胞。没有任何细胞群更新的组织特别耐辐射，因为其没有增殖能力。然而，通常的结论是更新慢的组织通常比更新快的组织更耐辐射，这是一种误导（Nias，1998）；唯一的区别是，如果用高剂量辐照，后一种细胞类型的组织严重损伤出现得更早。然而，由于组织完整性取决于细胞损失、细胞增殖和细胞迁移的综合影响，如果细胞损失比细胞迁移快得多，那么在早期反应组织中，周期特别短的细胞群可能会经历更严重的影响，正如Partridge（2008年）所述。

44.3.1.2 器官衰竭

区分组织损伤和并发症发病率很重要（Travis，2001）。皮肤湿性脱屑和直肠溃疡是可以直接观察到的症状性组织损伤的例子。这种并发症通常被称为解剖/结构性器官衰竭（Hopewel和Trott，2000）。在其他器官中，组织损伤和器官衰竭之间的联系就不那么简单了。器官功能可能由多个亚单位“并行”完成，如肺部的肺泡、肾脏的肾小球和肝脏的肝小管。这意味着，随着组织损伤增加，器官功能会逐渐丧失，因为器官未损伤部分不受影响，但必须应付日益增加的工作负荷（Stewart和Dörr，2009）。另一种说法是，这些器官有一个“功能储备”，只有当器官的重要部分被损坏时，才会出现并发症（Marks，1996）。

Marks（1996）还讨论了一个特定器官内不同组织的相对重要性。器官衰竭可能是由于器官内甚至是器官外任何基本细胞群的过度损伤造成的。因此，并发症概率与剂量分布有复杂关系。器官功能障碍的发生可能是由于大量辐射敏感细胞在相对较低剂量辐照下而造成损伤。另一方面，如果被照射体积较小，但小区域接受了非常高的剂量，对辐射敏感度较低的细胞群可能也会受到影响。另外，由于类似症状可能来自于不同细胞群损伤，所以通常很难确定某一特定并发症的病因（Hopewell和Trott, 2000）。一个器官的不同部分可能以不同方式对其功能做出贡献；如果患病，情况更是如此。因此，对一个器官的不同部分进行照射可能会产生不同效果。膀胱、股骨、肺和肾是一些器官的例子，这些器官通常会因内部结构的放射治疗而出现并发症，可能导致对辐照的异质性反应（Marks, 1996）。在人群层面上，处方剂量以OARs耐受性为指导（见第7章）。适形放疗（即射束塑形，使其“符合”肿瘤形状）的理由是，如果照射体积减少，器官耐受剂量（假设是均匀的部分器官照射）往往会增加。这种现象被称为“体积效应”（Alber和Nüsslin，2001年的数学分析），可以由几个不同机制引起（Withers等，1988；Hendry等，2006）。首先，一个器官的剂量-体积反应在很大程度上取决于所谓的功能储备。如果功能储备大，并发症概率与受损组织的相对体积有关，而如果功能储备小，即使是小体积组织损伤也会引起并发症发病。Alber和Nüsslin（1999）将这种对功能储备的依赖称为第一类体积效应。其次，对于解剖/结构损伤，组织修复往往依赖于有活力的细胞迁移到受损体积内，在这种情况下，当体积内受损的距离超过细胞可迁移距离时，修复能力就会饱和。因此，关键辐照体积与个体大小无关也就不足为奇了（Hopewell和Trott，2000）。第三，辐射损伤的随机性会导致某些组织的体积效应（Withers等，1988；Hendry等，2006），称为第二类体积效应（Alber和Nüsslin, 1999）。如果并发症是由一定量连续组织损伤引发的，就会出现这种情况，因为如果有更大体积被照射，那么在器官的某个地方，关键的连续体积被损伤的可能性就会增加。最后，辐射对组织的损害也可能有间接成分（Withers等，1988），例如，由炎症细胞因子产生的氧自由基（也可引起“野外”效应）（Travis，2001）。如果更多细胞被辐照，辐照范围内细胞因子数量可能会增加，导致额外的组织损伤。这里列出的一种或多种效应可能对单个器官效应反应很重要。很明显，不仅是细胞杀伤，而且OAR结构和生理特点也可以在决定放疗并发症风险中发挥重要作用（Hopewell和Trott，2000；Travis，2001）。

44.3.2　器官结构模型

44.3.2.1　功能亚单元

根据Withers等（1988）的论述，“器官功能取决于细胞聚集成的功能亚单位”。每个功能亚单元（FSU）执行相同功能，但如果某一个FSU受损，该FSU就不能被邻近FSU的干细胞所拯救。一个FSU可以被定义为可由单个干细胞再生的组织体积。此外，一些组织结构可以用结构亚单位来描述，独立地执行组织功能（但可能需要几个有活性的干细胞）。重要的是，FSU是为了组织修复目的而确定的，而结构亚单位是解剖学上的定义。在某些情况下，结构亚单位可能与FSU相同，如肾脏的肾小管似乎就是如此；另一方面，睾丸的一个小管（结构亚单位）由多个FSU组成，在某些情况下，FSU包括几个结构亚单位（如肠隐窝或毛囊）（Withers等，1988）。

组织损伤和器官功能障碍之间的关系取决于组织中FSU组织（Travis，2001）。有时将FSU比作一个电气元件有助于理解，它可以与其他元件串联或并联，见图44.13。串行器官结构的特点是FSU被组织成一条线，器官功能通常是结构性的，这意味着任何一个FSU损失都会导致并发症。另一方面，在并行器官中，FSU对器官功能的贡献是独立的，少量FSU丧失不会导致器官功能完全丧失。因此，串行器官，如脊髓，有非常小的功能储备，而并行器官，如肺，可以有很大的功能储备。

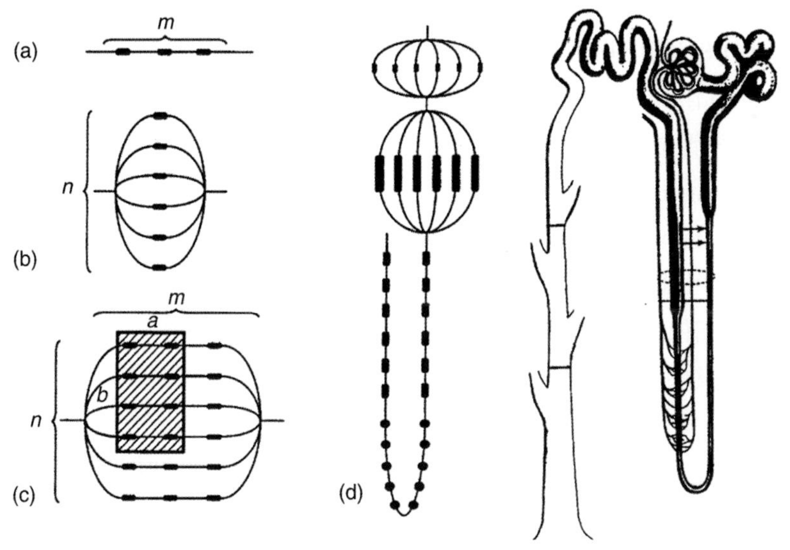

图44.13　一个器官中功能亚单位的（a）串行、（b）并行和（c）并行－串行组织的概念示意图；（d）适用于肾脏功能亚单位——肾小球的并行－串行模型（经许可摘自：Källman, P.，Ågren, A. and Brahme, A.，Int. J. Radiat. J. Radiat. Biol.，62，249-262，1992.）

这些不同类型的组织结构也被分别比作链条和绳索，因为绳索有一定冗余度，而链条则取决于所有环节是否完好（Raphael, 1992）。然而，由于不同器官结构和功能差别很大，这种类比只能有限地使用，尽管FSU的概念似乎在描述大多数器官时都很有用，但与电路的类比有很大局限性。因此，用功能储备大小来描述一个器官，而不是将其作为一个串行/并行器官，可能更有用，误导性也更少（Schultheiss, 2001）。

由于根据定义，一个FSU可以由一个存活干细胞再生，导致组织损伤的剂量不仅取决于细胞内在辐射敏感性，还取决于FSU中干细胞的数量（Niemierko和Goitein, 1993b；Travis, 2001）。如果FSU的干细胞很少，它们在受到辐照时更有可能失去所有干细胞，因此一些FSU更有可能被摧毁。相反，如果每个FSU中有许多干细胞，所有FSU都可能存活，在这种情况下，即使许多细胞被杀死，组织仍能保持完整性。与公式44.4相类似，对于用公式44.10b计算的局部剂量相对应的存活分数（SF），得出根除一个FSU的概率为：

$$p = e^{-N_{sc} SF} \qquad (44.26)$$

如第44.3.1.2节所述，一个器官的功能一般取决于一个以上细胞群，虽然一种FSU可能包括不同种类的细胞，如肺上皮的I型和II型肺上皮细胞，但在某些情况下，用不同的FSU群来描述一个器官组织更为合适。这种FSU群体可以有不同的结构和功能储备；一个典型的例子是肾脏实质和血管（Yorke等，1993），或者类似地，肺实质和支气管树。如果一些肺泡的所有肺泡细胞被辐射杀死，其影响是实质层FSU相应损失，这些FSU在很大程度上相互独立运作。相反，支气管树结构使得对中央肺的大支气管损害比对外围支气管损害要厉害得多，因为在前者的情况下，所有下游的气道都会受到影响（Timmerman等，2007；Milano等，2008）。辐射引起的直肠损伤证据表明，不同FSU群体可以相互依存，微血管内皮损伤可以引起黏膜上皮细胞的继发性损伤（Paris等，2001）。

Jackson等（1993）、Niemierko和Goitein（1991，1993b）以及Källman等（1992；见第44.3.2.4节）已经开发了串行和并行器官不均匀剂量分布的NTCP表达式。在此，简要介绍一下Jackson解决方案背后的推理。从一般不均匀剂量分布开始，Jackson得出了风险直方图（DVH的延伸），它代表了那些器官的分次体积，其FSU被消除的概率等于或大于某个概率。利用风险直方图，能够通过统计学方法计算出根除M个且只有M个FSU的概率P（M）。P（M）是器官结构和辐射条件的一个复杂函数，感兴趣的读者应该参考Jackson等的进一步细节。然而，重要的一点是，一旦知道了这个函数，就可以用它来推导出串行或并行正常器官的并发症概率（以及肿瘤控制概率）。例如，NTCP的计算方法是将$P(M)$从下限L（产生并发症所需被根除的FSU最小数量）与N（器官中FSU的总数）相加。

$$NTCP = \sum_{M=L}^{N} P(M) \qquad (44.27)$$

如果L=1，我们得到一个连续并发症模型，其中一个单一FSU的根除足以产生一个并发症。如果L大于1，我们就有一个并行并发症模型，其中至少有L个FSU必须被根除才会发生并发症。由于FSU数量通常相当大，为10^4～10^9（Thames和Hendry，1987），因此产生的剂量-效应曲线非常陡峭。如果我们将这一结果解释为某个体器官的剂量反应，那么就有可能通过对患者群体平均化来获得更真实的剂量-效应曲线（参考第44.2.8节所述的TCP模型）。例如，我们可以在一个器官功能储备分布上平均NTCPs，或者我们可以在器官内或器官间的放射敏感度平均分布。这种方法导致模型至少有四个参数，两个用于局部响应函数，两个用于每个人群分布，尽管对于一个系列模型来说可能更少（Niemierko和Goitein，1991）（见44.3.3节）。

44.3.2.2 临界体积模型

这里的介绍有些形式化和笼统。我们可以通过遵循Withers对串行模型的论证获得一些启示（例如图44.13a）。在对N个FSU进行均匀辐照而对其余FSU不进行辐照时，根除一个或多个FSU的概率为1减去未根除任何FSU的概率：

$$NTCP = 1 - (1 - p)^N \qquad (44.28)$$

其中，p是根除单一FSU的概率（公式44.26）。这种关系产生了一个NTCP与剂量的“S型曲线”关系。随着受照射FSU数量增加（即随着受照射器官体积增加），S曲线向左移动（即在一定剂量下并发症概率增加）。此外，部分体积的剂量-效应曲线随着体积增加而变得更加陡峭。Niemierko和Goitein（1991）还表明，串行模型可以以一种相当直接的方式扩展到不均匀辐射，而且串行模型和Lyman-Kutcher-Burman（LKB；第44.3.3.2和44.3.3节）模型在低并发症概率下，即在临床上有意义的领域一致。最后，对于连续的情况，整个器官的剂量-效应曲线可以被证明是唯一决定器官的体积效应。

临界体积模型通常被应用于脊髓，脊髓通常被认为是一个串行器官的代表。然而，某些实验数据表明，当小体积或不连续脊髓受到辐照时，这一假设是不成立的。已有一些人尝试用替代模型来解释这些数据。Stavreva等（2001）调整了临界体积模型以考虑FSU的连续性，van Luijk等（2005a）Alber和Belka（2006）开发的模型考虑了组织修复影响。后者的“连续重建单元”模型后来也被成功地应用于直肠出血的预测（Söhn等，2007b）。

44.3.2.3　临界体积/并行结构模型

在并联器官中，也使用二项式统计模型进行均匀辐照（Yorke等，1993）和非均匀辐照（Jackson等，1993；Niemierko和Goitein, 1993），如果被根除的FSU比例超过某个阈值，即器官功能储备，就会出现并发症。肾脏、肝脏和肺被认为是并行器官。由于这些器官FSU数量总是很大（Thames和Hendry, 1987），器官功能储备可以用被根除的FSU比例而不是数量来确定。此外，如前所述，这种功能储备很可能因患者群体而异。例如，肝脏功能将会因个人年龄和饮酒量而有所不同。放射敏感性也有可能因患者群体不同而有差异（参见第44.2.7节），或者存在着器官内的变化，尽管Jackson等（1993）已经表明这种变化发挥的作用可以忽略不计。为简单起见，如果我们假设只有功能储备人群分布（即没有辐射敏感性），那么观察到的NTCP将与特定水平局部损害超过功能储备的患者比例成正比，即：

$$NTCP = H(f) \qquad (44.29)$$

其中：

H是人群功能储备的累积分布；

f是FSU的损害比例，由以下公式给出：

$$f = \sum_i p(D_i)(V_i / V_{tot}) \qquad (44.30)$$

其中，V_{tot}是器官总体积，V_i是接受剂量D_i的器官体积，损伤概率为$p(D_i)$（例如公式44.26）。

公式44.29和44.30可以解释如下。为了从DVH中获得NTCP，我们首先利用器官的DVH和局部反应函数$p(D)$，从公式44.30中计算出损害概率。通过计算损害比例超过功能储备的人群比例，就可以得到NTCP。举个例子，f可能代表肝脏中被辐照过的比例，而H则代表功能储备完全耗尽的放射性肝炎患者的比例。在这种表述中，我们有一个四参数模型，其中两个参数代表分布H（平均值和宽度），两个参数代表$p(D_i)$；见第44.3.3.5节。

在Fenwick（1999）开发的直肠出血并行模型中，用一个S型函数来建模局部组织损伤（毛细血管扩张）的风险，NTCP由基于辐射诱导的毛细血管扩张数量的第二个S型函数给出。它与集群模型有许多相似之处（见第44.3.5节）。Rutkowska等（2010）进一步在一个三维模型中应用了通过存活FSU的临界体积来模拟体积效应的原理。

44.3.2.4　串行器官相关模型

所谓的串行器官相关模型（Källman 等，1992）是构建NTCP准机制模型的另一种尝试，明确考虑了器官的结构或功能架构。如图44.13所示，假设FSU以串行、并行或串行与并行相结合的方式排列。该模型包括一个参数s，反映了FSU结构被认为是串行（$s = 1$）或并行（$s \to 0$）的程度。Källman等首先表述了肿瘤（即TCP）和正常组织（NTCP）的剂量-效应关系，包括累积正态函数、Logit和Poisson模型，后者表示为：

$$P(D_{tot}) = 2^{-\exp[e\gamma(1 - D_{tot}/TD_{50})]} \qquad (44.31)$$

其中：

$P(D)$是没有细胞存活的概率（这里我们保留大写的Källman等的概率符号）；

D_{tot}是总照射剂量；

TD_{50}是引起50%反应率的剂量（与LKB模型中TD_{50}相同；见第44.3.3节）；

γ_{ist} 是归一化的剂量–效应梯度（见第44.2.7节）。

Källman等从分次剂量照射后存活分数的LQ模型（公式44.10b）推导出公式44.31，然后通过泊松统计学得到根除所有细胞的概率（即公式44.5）[9]。

这些作者随后推断，一个器官的NTCP 纯粹是由具有局部反应P_i的m个序列亚单位组成的，NTCP将由（参考公式44.28）下式给出：

$$NTCP = 1 - \prod_{i=1}^{m}(1 - P_i) \qquad (44.32)$$

而对于一个有n个并行亚单位和局部反应率P_j的器官来说：

$$NTCP = \prod_{j=1}^{n} P_j \qquad (44.33)$$

对于一个有$n \times m$个并行和串行功能子单元矩阵的器官（见图44.13c），总的并发症概率将由以下公式给出：

$$NTCP = \prod_{j=1}^{n}\left[1 - \prod_{i=1}^{m}(1 - P_{ij})\right] \qquad (44.34)$$

Källman等现在假设所有亚单位都具有相同敏感性，并且进一步假设剂量在器官中分布均匀。写出所有 $P_{ij} = P_\Delta$，然后可以将公式44.34转换为：

$$NTCP = \left[1 - (1 - P_\Delta)^m\right]^n \qquad (44.35)$$

然后，通过反向求解公式44.35，局部反应P_Δ可以用器官反应，即NTCP来表示：

$$P_\Delta = 1 - \left(1 - NTCP^{1/n}\right)^{1/m} \qquad (44.36)$$

在推导中，作者引入了更多近似值，使得模型的性质更加经验性。基本单元的身份从FSU转变为简单的体积元素即体素。Källman等随后引入参数s，描述器官或组织相对连续性。研究表明，$s=1/n$，一个器官子单元v的响应函数Pv可以写成：

$$P_v = \left[1 - \left(1 - P(D_{tot})^s\right)^v\right]^{1/s} \qquad (44.37)$$

其中：

$P(D_{tot})$由公式44.31给出；

v是亚单位的分数体积。

经过进一步代数操作，表明对于M个相同体积元素的分数体积Δv：

$$NTCP = \left[1 - \left(1 - (P_{\Delta v})^s\right)^M\right]^{1/s} \qquad (44.38)$$

最后，将方程44.37推广到非均匀剂量分布，并用方程44.36将整个器官的 $P_{\Delta v}(D_i)$ 用$P(D_i)$表示，就可以得到相对连续性NTCP最终表达式：

$$NTCP = \left[1 - \prod_{i=1}^{M}\left[1 - P(D_i)^s\right]^{\Delta v_i}\right]^{1/s} \qquad (44.39)$$

其中$P(D_i)$由公式44.31评估，剂量为D_i时的分数体积Δvi最容易从微分DVH的M个剂量单元中得到。

Källman等（1992）根据Emami等（1991）对临床并发症数据汇编，给出了7个器官/终点的TD_{50}、γ和s值（见44.3.11节）。举例来说，对于食道，s=3.4，这对应于一个具有高度串行结构的器官，对于肺，s=0.0061，这相当于一个高度并行结构的器官。

相对连续性模型已被广泛用于治疗计划的分析和将临床结果与NTCP预测相关联（如Gagliardi等，1996；MacKay等，1997；Gagliardi，1998；Gagliardi等，2000）。例如，对于心脏损伤和心脏死亡终点，Gagliardi等（2001）得出TD_{50}=52.3Gy，γ=1.28和s=1.00；这些数值是通过分析乳腺放疗两个随机试验的患者数据得到的（关于心脏并发症的进一步讨论，见第61.3节）。

44.3.3 经验性的剂量–体积响应模型

在建立NTCP模型时，正常组织中吸收剂量与

[9] Källman 等表明 $\gamma = (\ln N_0 + \beta \bar{D}^2/n)/e$ 和 $TD_{50} \approx \ln N_0 / (\alpha + 2\beta \bar{D}/n)$，$n$ 代表分次数，D 代表平均剂量，在此处用了符号 D 而不是 D_{tot}，D_{50} 而不是 TD_{50}，但为了与本章的其他部分保持一致，在这里做了修改。

癌症幸存者经历的不良反应之间联系不明确，导致了许多不同的终点。有许多例子说明如何通过建模来改善对这些联系的理解，但大多数终点充其量只是准机制模型，因为许多机制尚未被定义，更不用说以数学术语表达。鉴于第44.3.1节所探讨的正常组织中不同水平的相互作用，完全机制化的NTCP模型（即器官结构模型）应包括许多不同参数；期望这些参数值可以通过直接拟合临床结果数据来获得并不现实。可用于模型测定的数据集大多数包括多达几百名患者，通常观察到的并发症发生率很低。因此，这种数据集的临床信息最好由一个参数较少的模型来提取，其目的主要是对不良反应进行统计，而不是机制描述。

经验性NTCP模型面临的核心挑战是如何捕捉不同终点的“体积效应”（见第44.3.1.2节），以成功处理非均匀剂量分布。放疗计划评估经常以DVH为唯一指标来表示正常组织中剂量分布的不均匀性。作为第一近似值，在建立剂量–体积反应模型时，很自然使用DVH，在40年的NTCP建模历史中，许多关注点都集中在寻找最佳方法来将DVH中包含的信息转化为可以通过S型函数与临床结果相关联的单一参数。因此，大多数基于DVH的NTCP模型在假设一个特定终点的体积效应决定了与剂量分布特定关系下，将DVH“简化”为一个单一的综合度量。隐含或明确的DVH简化方案假定了一个特定局部剂量效应机制。例如，如果一个组织被认为在阈值剂量xGy以上被破坏，但在低于该阈值剂量时可以豁免，那么DVH简化方案将采用阶梯函数，DVH的重要指标将是Vx（至少接受xGy的体积）。同样，如果选择器官平均剂量作为综合度量，则假设对组织的影响随着剂量的增加而线性增加（见44.3.3.3节）。Alber（2008年）表明，治疗计划优化可以基于最小化所选择的综合度量，而不必计算NTCP。然而，将综合度量与实际风险估计联系起来往往是有用的。

44.3.3.1 S型人群响应曲线

一般来说，DVH简化方案中使用一个或两个参数。然后将所得综合度量通过一个*S*型函数转换为NTCP，这涉及到两个额外参数：综合度量值导致人群中50%并发症概率和这一点上的曲线斜率。用于二元数据建模最常见的S型函数是Logistic和正态累积分布（CDF）函数（Collett，2003），而在NTCP建模中，通常使用二项式指数或泊松函数（Källman等，1992；Hill等，2001；Deasy等，2002），因为通过线性二次（LQ）模型提供了与辐射细胞杀伤的直接联系（见B部分）。正如Bentzen和Tucker（1997）所评述的那样，有人认为指数函数由于可以解释机理而成为一个更好的选择，而Logistic函数的优势在于计算的简单性（Collett，2003；Rancati等，2004）。此外，后者还提供了一种自然方法，可以将非剂量预测因子纳入其中（见第44.3.6节）。然而，最常用的NTCP模型，Lyman–Kutcher–Burman（LKB）模型（Lyman，1985；Kutcher和Burman，1989）使用了累积概率函数（CDF）[10]，这与放射生物学有关，因为其近似于累积二项式函数，该函数已被用来建模损坏FSU的概率（Stavrev等，2005）。

对于一个选定的 DVH综合度量，φ，CDF给出的 NTCP为：

$$NTCP_{\mathrm{CDF}} = \frac{1}{\sqrt{2\pi}} \int_{-\infty}^{t} \mathrm{e}^{-x^2/2}\,\mathrm{d}x \qquad (44.40)$$

其中：

$$t = \frac{\varphi - \varphi_{50}}{m\varphi_{50}} \qquad (44.41)$$

在公式44.41中，与人群中50% NTCP相关的φ值，即φ_{50}，以及相对标准差，即m，是与临床数据匹配的两个参数。基于CDF模型假设φ_{50}的正态概率分布，而曲线斜率（也就是m）表示其方差。图44.14显示了这个函数所给出的“*S*型”曲线。

另外，用logistic函数，NTCP可以表示为。

$$NTCP_{\mathrm{Logistic}} = \frac{1}{1 + \mathrm{e}^{-4\gamma_{50}(\varphi/\varphi_{50}-1)}} \qquad (44.42)$$

在这里，提供曲线斜率的参数是50%NTCP点处的归一化斜率，即γ_{50}，但文献中存在其他参数化形式。

尽管NTCP建模文献在参数化和命名方面缺

[10] CDF是指一个随机变量值小于或等于某个特定值的概率。

乏共识，但本章试图以类似于Seppenwoolde等（2003）、Söhn等（2007b）和Onjukka等（2015）的方式，一致地呈现模型/模型组，以方便读者。第 44.3.3.2 至 44.3.3.5 节总结了一些最常用的DVH简化方案，包括公式44.40和 44.41（CDF 模型）或公式 44.42（Logistic 模型）。

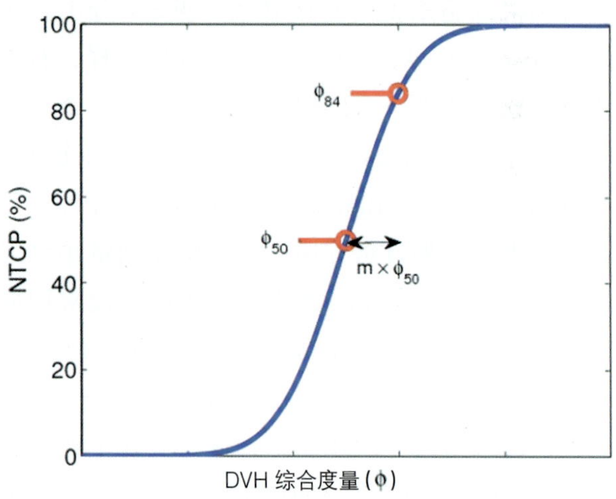

图44.14 正态累积分布函数（CDF）给出的S型曲线图，其平均值为φ_{50}，相对标准差为m。一个标准差，即$\varphi_{50} \times m$，是NTCP变化34个百分点时与φ_{50}的差距

由于所有的模型都使用了前文所述的S型函数来将DVH综合度量转换为NTCP，因此这些模型之间的体积效应和局部剂量效应机制的假设有所不同。但首先，我们将关注广泛使用的LKB模型的发展，它从均匀辐照开始，发展到正常组织非均匀辐照。

在接下来的介绍中，假设所有剂量都是以2Gy分次大小的等效剂量（EQD2）来表示的，如第44.3.7节所述。

44.3.3.2 LKB模型–均匀辐照

Lyman（1985）认为，NTCP既取决于体积，也取决于剂量，可以方便地用剂量和体积中的CDF来表示。对于用均匀剂量D照射部分体积V/V_{tot}，其余部分剂量为零的器官，出现并发症的概率可以用公式44.40和44.41表示，公式44.41的参数为：

$$t = \frac{D - TD_{50}(V/V_{tot})}{m TD_{50}(V/V_{tot})} \qquad (44.43)$$

$$TD_{50}(V/V_{tot}) = \frac{TD_{50}(V_{tot})}{(V/V_{tot})^n} \qquad (44.44)$$

这个模型的三个参数分别是：

- TD_{50}（V_{tot}），整个器官剂量，这将导致50%的人出现并发症［注意TD_{50}（V/V_{tot}）应理解为部分体积V/V_{tot}时的TD_{50}值］；
- m，代表剂量–效应曲线陡度的参数；
- n，幂律中的体积指数，它与整个器官和部分器官均匀照射的耐受剂量有关。

参数n代表体积效应：当n接近1时，体积效应大，而当它接近零时，体积效应小。我们将发现，大的体积效应意味着NTCP与平均剂量相关，而小的体积效应则意味着NTCP与器官中的最大剂量相关。参照前面描述的结构模型（见图44.13），一个并行结构器官的n值较大，一个串行器官的n值较小。

图44.15显示了由Lyman模型生成的函数。这张图由Lyman构建，以表示当时对心脏部分体积耐受剂量的当前估计值（Lyman, 1985）。它还用于说明Lyman模型的几个特点。对50%心脏体积进行均匀辐照后的S型曲线显示，5%耐受剂量，TD_5（即5%的并发症概率）在45Gy左右，TD_{50}在53Gy左右。对于部分容积为1的情况，S型并发症曲线在30Gy左右上升到零以上，在略超过50Gy时达到100%。随着部分体积值的降低，S型曲线向高剂量移动。曲线移动越多（每单位部分体积的变化），体积效应就越大，即n值越大（也见第44.3.3.3节）。相反，对于一个具有小体积效应的器官，即小n，在不同部分体积值下S曲线非常接近，见图44.16a。

Lyman模型中部分器官辐照的NTCP是基于对不同剂量和体积的部分均匀辐照的器官耐受性临床估计。这种数据是很难得到的。然而，Emami等（1991）从文献和未公布的临床经验中估计了耐受剂量。他们选择将数据转化为三分之一、三分之二和整个器官的耐受性，而不是使用文献中报告的百分数，这迫使对公布的数据进行插值计算。参数TD_{50}、m和n的值在Burman等（1991）中以大量器官和端点形式被列出，这些参数为Lyman模型与Emami等部分器官耐受性的最佳结合提供了条件。

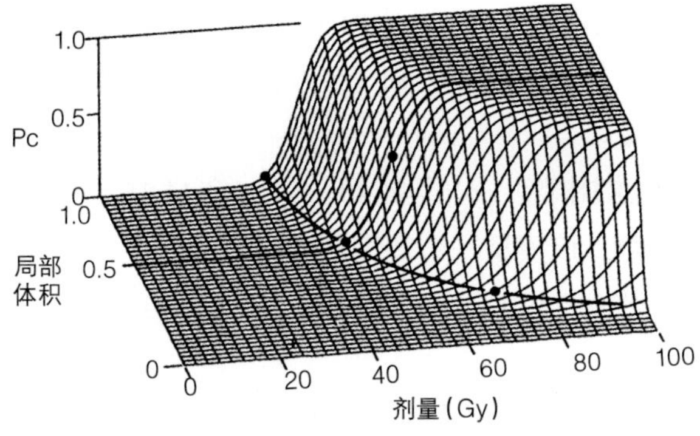

图44.15 Lyman模型（公式44.40）的三维表面表示，即一个器官（本例中为心脏）部分体积均匀照射的并发症概率（标记为Pc）与体积和剂量的关系。画在表面曲线代表了50%的体积和5%的并发症概率（见文本）（经许可摘自：Lyman, J. T.，Radiat. Res.，104，S13–S19，1985.）

*n*的值各不相同，有些器官（如脊髓）接近零，有些大型器官（如肝脏和肺）约为0.7或更大。图44.16给出了Lyman模型使用Burman等的参数预测并发症概率的两个例子。

Emami等（1991）和Burman等（1991）明确强调了部分器官耐受剂量，以及由此得出的参数，都有很大不确定性。更多的最新数据在第44.3.11节中进行了总结。

44.3.3.3 LKB模型–非均匀辐照

由于Lyman模型中的部分体积均匀辐照要求，这种方法实际上只适用于有限数量的治疗，可能是那些用平行对穿野治疗的器官。例如，针对头颈部癌症患者使用对穿横向射野，大部分腮腺可以接受准均匀剂量，而其余的接受低（虽然非零）散射剂量。然而，如今大多数治疗技术产生的剂量分布不均匀，因此搭建部分体积均匀辐照模型并不适用。事实上，从Emami的文献中可以得知，数据选择的困难之一是剂量均匀性往往没有得到满足。

因此，需要找到一种方法，将Lyman模型应用于所研究器官或组织剂量不均匀的一般情况中。LKB模型得名于Kutcher和Burman（1989）提出的DVH简化幂律方案，该方案使用了Lyman引入的同一参数*n*。他们的DVH综合度量是有效体积。然而，同一组研究者后来提出了一种不同但等效的DVH综合度量（Mohan等，1992），并且已成为该模型的参数化选择。Mohan等将此综合度量称为有效均匀剂量，但为了避免与辐射防护中使用的量混淆，Niemierko（1999）后来将其称为等效均匀剂量（EUD）[11]，将在这里使用：

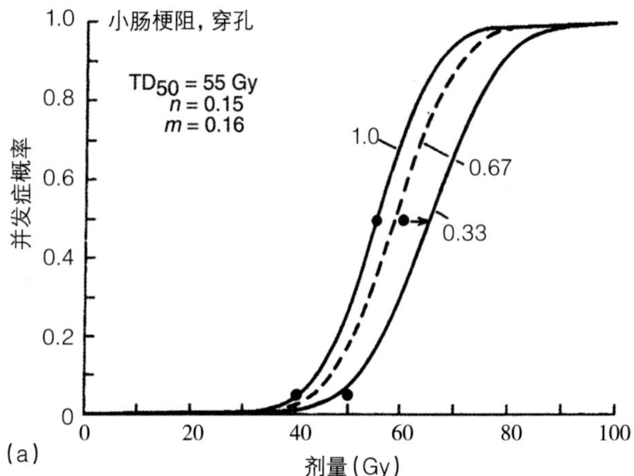

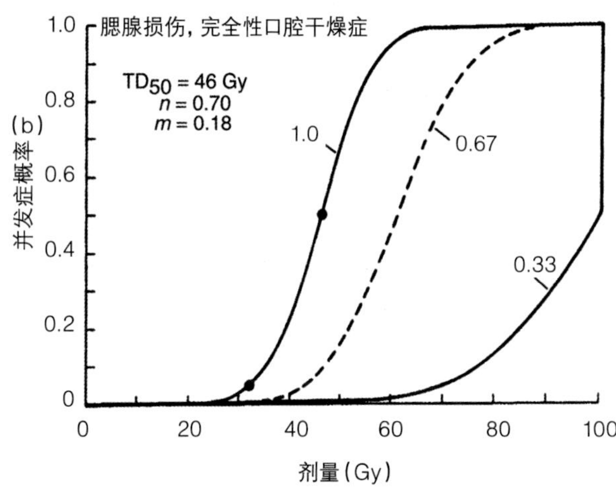

图44.16 两个器官的并发症概率或NTCP与剂量的关系示意图，根据Lyman NTCP模型评估，对整个（1.0）、三分之二（0.67）和三分之一（0.33）的器官，对于（a）小肠的梗阻或穿孔，其体积效应小（*n* = 0.15）；而对于（b）腮腺损伤完全性口腔干燥症，其体积效应大（*n* = 0.70）。所有参数均取自Burman等（1991年）对临床数据的拟合（经许可摘自：Kutcher, G. J.，Burman, C.，Brewster, L.，Goitein, M.，and Mohan, R.，Int. J. Radiat. J. Radiat. Oncol. Biol. Phys.，21，137–146，1991.）

[11] Niemierko采用参数*a*，等于1/*n*。EUD是用户在特定的TPS情况下选择一个*a*值来得出的。在这种情况下，一个高的值对应于一个小的体积效应，而一个接近零的值对应于一个大的体积效应（使用一个负值来表示肿瘤反应缺乏任何放射生物学依据，不推荐使用）。在文献中，*n*的值通常会给出，而不是只有*a*的值。

$$EUD = \left(\sum_i D_i^{1/n} \frac{V_i}{V_{tot}}\right)^n \qquad (44.45)$$

其中：

D_i和V_i分别为DVH中的每个区间的总剂量和体积；

V_{tot}是感兴趣结构的总体积；

n 是Lyman体积效应参数；

EUD是指如果向整个器官传输均匀的剂量，将产生与实际非均匀剂量相同的NTCP的剂量。

图44.17说明了从DVH中导出的EUD值，假设n有两个不同值；（a）中由于n较低，推导出的EUD值更接近最大剂量，而（b）中的EUD值更接近平均剂量。

LKB模型（公式44.40、44.41和44.45）涉及三个参数；该模型一个特例是平均剂量模型，只有两个参数（D_i和 V_i）：n=1，EUD等于平均剂量：

$$EUD_{n=1} = \sum_i D_i \frac{V_i}{V_{tot}} \qquad (44.46)$$

图44.18中说明了LKB模型所假设的局部剂量效应与平均剂量模型之间的差异。

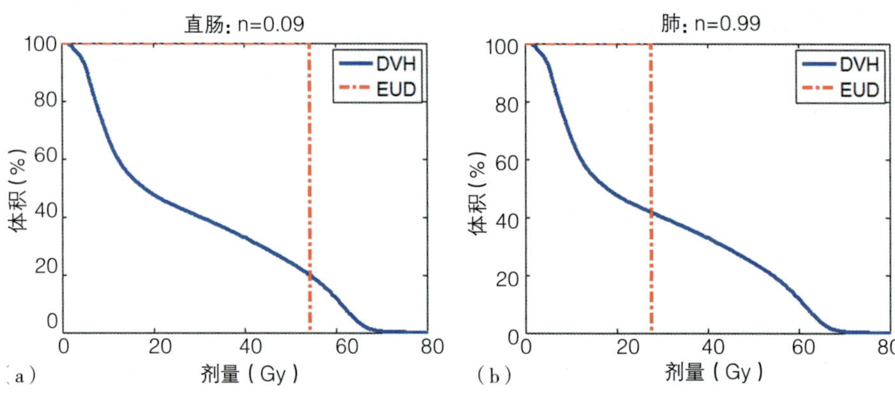

图 44.17　从一个给定 DVH 推导出 EUD 的值取决于端点特定的参数 n。在这里，由于 n 值不同，虽然 DVH 相同，但推导出了不同的 EUD 值：（a）表示直肠（≥ 2 级以上直肠出血模型），$EUD \approx 55$Gy 或（b）总肺体积（≥ 2 级以上放射性肺炎模型）$EUD \approx 28$Gy

对于平均剂量模型，这是一条直线，而完整的LKB模型假设了一个幂律的局部剂量效应函数。在这两种情况下，局部组织损伤随剂量增加而不饱和，这从生物学的角度来看是违反直觉的。对于低程度局部组织损伤，这些函数图像可能充分近似S型曲线（Schultheiss等，1983），但对于某些器官，如果小体积、高级别局部组织损伤是可以接受的，在这种情况下，LKB模型中DVH简化方案所提出的线性或幂律近似会产生不切实际的结果。第44.3.3.5节中临界体积模型的内容提供了局部剂量效应函数的替代形状。

44.3.3.4　EUD的替代定义

尽管CDF常被用来进行NTCP建模，但EUD（就像其他DVH综合度量指标一样）也可以与逻辑或泊松函数结合使用。并且n值并不依赖于这些函数的选择，因为体积效应在建模时是相同的，这已经通过将不同EUD模型拟合到一个数据集得到了证实（Rancati等，2004；Söhn等，2007b；Defraene等，2012）。

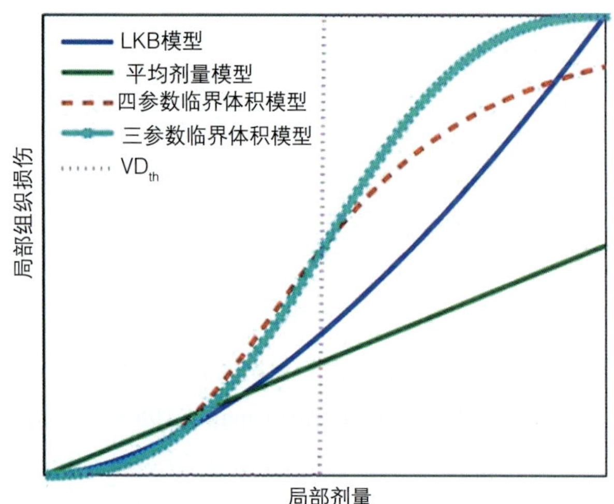

图44.18　局部剂量效应函数的形状由LKB模型、平均剂量模型、四参数临界体积模型、三参数临界体积模型组成，显示的是分别采用了不同DVH简化方案的局部组织损伤情况，$V_{D_{th}}$表示接受剂量大于阈值剂量D_{th}的器官体积

前文给出的等效均匀剂量定义并不是唯一的。从定义来看，它对整个器官的影响是由不均匀剂量分布产生的。因此，正如Niemierko（1997）和Seppenwoolde（2003）等的研究所示，EUD可以从任意首选的局部剂量效应函数$f(D_i)$中推导得出，如下所示：

$$\sum_i f(D_i)\frac{V_i}{V_{\text{tot}}}=f(EUD)\Leftrightarrow EUD=f^{-1}\left(\sum_i f(D_i)\frac{V_i}{V_{\text{tot}}}\right)$$

公式44.45是局部剂量效应幂次定律函数的等效均匀剂量表示，由Niemierko（1999）作为广义EUD引入，因为他建议此公式也可以适用于带有负值n（见前页的脚注说明）的靶区体积。

44.3.3.5　临界体积模型

临界体积模型是一个基于LQ模型和泊松统计的机制模型（见44.3.2.3节）。这里重点介绍的是荷兰癌症研究所（NKI）小组使用的经验模型（Boersma等，1994；Seppe nwoolde 等，2003）；它是从原始关键结构模型的简化中推导出来的。采用了一个S型局部剂量效应函数（见图44.18）：

$$f(D_i)=\frac{1}{1+(D_{50}/D_i)^k} \qquad (44.47)$$

与CDF中一起使用的综合度量为相对受损体积：

$$\varphi=\sum_i f(D_i)\frac{V_i}{V_{\text{tot}}} \qquad (44.48)$$

该模型以临界受损体积参数φ_{50}命名，即人群的平均功能储备。临界体积模型的其他三个参数为m（如前所述），剂量造成的50%局部组织损伤参数D_{50}，以及局部剂量效应函数的斜率参数k。当该模型拟合到临床或实验数据时，往往很难找到两个局部效应参数的唯一最优评估，尤其是对于参数k（Seppenwoolde等，2003；van Luijk 等，2003；Tucker等，2004）。因此，通过假设曲线斜率已知，可以固定一个参数。得到一个阶跃函数的形状，如$V_{D_{\text{th}}}$模型。该模型假定接受D_{50}剂量高于D_{50}以上的体积（也就是$D_{\text{th}}=D_{50}$区域）受损，而低剂量体积被保护。局部剂量效应函数（见图44.18）为：

$$f(D_i)=\begin{cases}0 & \text{for } D_i<D_{50}\\ 1 & \text{for } D_i\geqslant D_{50}\end{cases} \qquad (44.49)$$

在本节中，提出了两个替代的局部剂量效应函数的公式（式44.47和44.49）及第三个函数（Jin等，2010）在图44.18（三参数临界体积模型）中进一步说明。临界体积模型的三个版本都可以拟合到一个数据集上，并且可以根据预测结果选择性能最好的版本，这在后面内容会有阐述。

44.3.4　剂量–体积效应模型之间的关系

LKB模型已被广泛用于放疗中剂量–体积效应之间的建模，对于许多临床相关终点，文献中可以找到参数值。相对连续性模型作为集群模型也已经在准机制模型中被描述。LKB模型和相对连续性模型（例如Rancati等，2004；Defraene等，2012；Onjukka等，2015）有许多相似之处；值得注意的是，它们都基于幂律直方图简化方案。对于前者，表现为方程44.45的DVH简化过程，而对于后者，则表现为方程44.39的概率体积直方图的简化过程。

图44.18表明在本节的局部剂量效应在经验NTCP模型中的隐式或显式使用。当并发症的风险取决于受损组织体积时（通常实质），对局部FSU失活水平进行S型建模相当于对临界体积（CV）模型的准机制解释（第44.3.3.5节）。在CV模型中，假定失活FSUs的体积是副反应的唯一预测因子，局部剂量效应关系是一个阶梯函数。事实上，这是在治疗计划评估中应用V_x参数（至少接受xGy的体积）的DVH限制时隐含的假设，例如肺DVH的V_{20}。因此，使用NTCP模型进行计划评估与使用传统DVH条件限制非常相似，并且可能对局部剂量效应函数做出不同假设。

如果NTCP模型的参数值取自文献，则通常无法为与临床治疗计划相关的NTCP估计提供置信区间。因此，如果有几个可用模型，那么计算值的范围就可以给出NTCP估计的不确定性。此外，本章还强调了当前所有NTCP模型在本质上都是“群体”；它们表明DVH使用患者中出现特定并发症的比例。

44.3.5 基于经验的DVH模型的局限性

所有经验性NTCP模型的一个潜在的局限性是，有关剂量分布的信息仅由相关器官或组织的DVH表示。因此，无法提供空间信息；相同剂量、相同总体积的连续和离散区域之间也是无法区分的。在分布区域中即使是连续的也不能考虑到器官中高剂量区域；据研究显示，在肺（Seppenwoolde 等，2004年）和腮腺（van Luijk等，2015年）病例中这种局限非常明显。由于大多数治疗技术之间的相似性，这种空间信息缺乏可能没有看起来的那么重要，但消除这种限制的方法仍是需要考虑和探索的。

对于像直肠这样的管状器官来说，一种方法是将曲面展开到平面上，这可以与Mercator投影中地球表面的地图被重新格式化的方式相比较。这个想法由Sanchez-Nieto等提出（2001），并由Hoogeman等进一步开发（2004），如图44.19所示。它能够明确区分完全围绕直肠周围的高剂量区域和不围绕直肠周围的高剂量区域。基于从剂量图或三维剂量分布中提取的空间参数创建TCP（例如，Buettner等，2009；Palorini等，2016）和NTCP（Witte等，2010）模型似乎都很有前景。

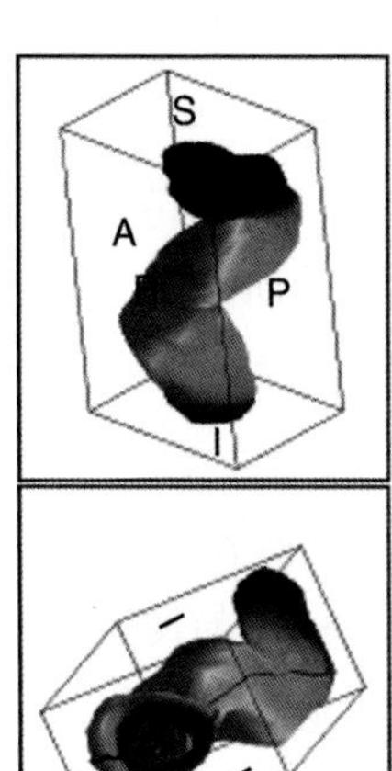

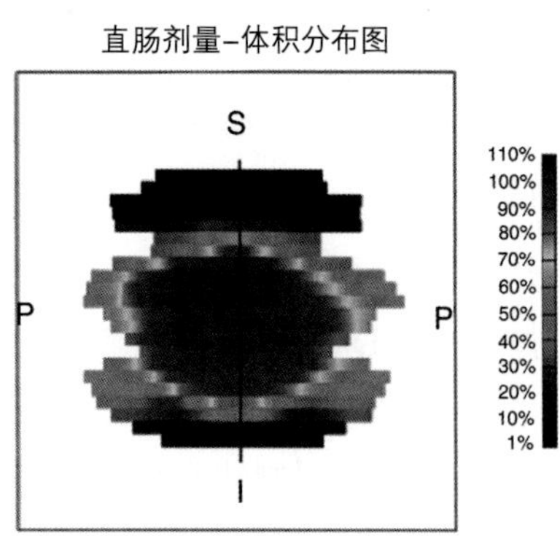

图44.19 前列腺癌的三维治疗计划计算出的直肠剂量-体积分布图（Sanchez -Nieto 等，2001b）；高剂量区域空间信息不同于DVH（或剂量表面）图，得到了保留（摘自：GUINESS, a treatment plan analysis software tooldeveloped by Stefano Gianolini at the Institute of Cancer Research, Sutton.）

在集群模型中，Thames等（2004）采用了受损的FSUs必须连续才能发生并发症的具体原则，也就是说，NTCP取决于连续受损的最大FSUs的集群大小。该模型起初应用于脊髓损伤引起的瘫痪，后来应用于直肠出血（Tucker等，2006）。脊髓被认为是一维排列的FSUs，直肠壁是二维排列。为了证明空间效应，通过将模型与DVH相似但结果不同的患者的匹配临床数据进行拟合，可以推导出导致直肠出血数据的临界体积大小。

Rutkowska等已经将临界体积模型（2010）直接应用于三维剂量分布，而不是DVH。在该模型中考虑到剂量空间分布，存活FSUs的数量是在一个器官连续分次临界体积中进行评估的，该体积的大小改变了器官对热点的敏感性和其他剂量分布特征。为了表示这些端点的演变机制，我们基于局部剂量效应和FSU同一性、人群分布的功能储备来推断放射性肺炎（Rutkowska等，2012）和直肠出血（Rutkowska, 2010）病例的决定性参数。由于需要大量参数，该模型不适合拟合临床数据；相反，它可以用于生成大型虚拟临床数据集，以探索经验模型的走势。

对于某些终点，可能与整个器官系统的剂量相关。有证据表明，心脏在被辐射的同时，肺功能也会受到影响（van Luijk等，2005b；Huang等，2011），反之亦然（Mcdonan等，1995），但是这尚未在目前接受类似放疗剂量分布的人群中得到确切的证明（Vogelius和Bentzen, 2012；Tucker 等，2014）。这种器官之间的相互依赖性可以通过在模型中不同辐射结构的几种DVH综合度量来表示。

44.3.6 合并非剂量学变量

除了少数模型外，文献中NTCP模型完全基于DVHs，即剂量-体积指标。当患者在放疗后出现并发症时，自然认为可以用器官吸收的相关辐射剂量来解释，一般来说，文献中发表的参数值不考虑该并发症概率的其他影响因素。然而，非剂量学因素对并发症风险的影响现在已经确定了几个终点（例如，Dehing-Oberije等，2009；Valdagni等，2009；Rancati等，2010）。化疗的增加、患者治疗前机体状态、患者基因谱（另见第44.4.4.5节）是这些影响因素的例子。剂量学和非剂量学参数的相对重要性似乎在不同年龄组人群研究中有所不同。例如，如果治疗计划为所有患者提供相同的NTCP（等剂量处方-见第44.4.3节），剂量学参数不能预测并发症（Alber, 2008），因为在整个人群中有非常相似的值。如果遵循严格剂量限制，也可以观察到这一点，因为原则上，患者不应该在所选剂量水平上出现并发症（Dehing-Oberije等，2009）。对于仅使用剂量变量的模型，非剂量变量作为混杂因素，在不同年龄组人群中可能有不同的分布。Onjukka等的模拟（2015）表明，如果在NTCP模型中包含这些混杂因素，ROC曲线下的面积（见第44.3.9节）可以从0.6～0.7增加到接近1。此外，考虑到混杂因素，这可能使我们确定最佳的DVH简化方案，同时在其他许多模型中也非常适用。

使用CDF模型，例如LKB模型，可以包括N个非剂量学变量X_i（例如，McCullagh和Nelder，1983）用公式44.41代替：

$$t = \frac{\varphi - \varphi_{50}}{m\ \varphi_{50}} + \beta_1 X_1 + \cdots + \beta_N X_N \qquad (44.50)$$

其中，$\beta_{i\,(i=1,\,\cdots,\,N)}$是在DVH优化方案中与$\varphi_{50}$和$m$一起拟合到临床数据中的参数。这种方法假设所有预测因子都是独立的。$NTCP_{CDF}$由公式44.40给出。

类似地，非剂量学变量可以包含在使用逻辑函数模型中：

$$NTCP_{\text{Logistic}} = \frac{1}{1 + e^{-\left[4\gamma_{50}(\varphi/\varphi_{50} - 1) + \beta_1 X_1 + \cdots + \beta_N X_N\right]}} \qquad (44.51)$$

多变量模型可以包括一个以上剂量学变量和多个非剂量学变量。然而应该认识到，在文献中发表的参数值可以或多或少地适用于其他同类人群。与参数较少的模型相比，具有多个参数的模型可以对数据集提供更好的拟合，但其中一些参数可由数据集中的统计噪声决定，当这些相同的参数应用于不同但等效的剂量学数据集时，可能无法很好地预测结果—见第44.3.8节。

Appelt与Vogelius（2012）和Appelt等（2014）提出了一种对于同类人群控制差异特征的简单方法。他们表明NTCP逻辑中不考虑非剂量学因素而导出的参数可以转换为“剂量学”参数，从而消除混杂因素的影响。随后，任何非剂量学相关的因素都可以以优势比的形式添加，允许将模型应用于另一类人群（或个体）[12]。因此，NTCP的计算可以根据：

$$NTCP_{\text{total}} = \frac{NTCP_{\text{dosimetric}}\, OR_{\text{total}}}{NTCP_{\text{dosimetric}}\left(OR_{\text{total}} - 1\right) + 1} \qquad (44.52)$$

其中：

$NTCP_{\text{dometyic}}$是仅使用剂量学参数估计的NTCP值；

OR_{total}是所有与非剂量学因素相关的优势比因素的乘积。

这提出了一种不仅可以在荟萃分析中评估非剂量学因素的方法，还可以将一个中心的经验转化为另一个中心的方法。图44.20给出了Appelt等从QUANTEC NTCP模型（见第 4 4 .3.11节）中提取放射性肺炎（无危险因素）的剂量学参数的一个例子，然后他们将NTCP模型与所有可用的优势比一起应用，以显示高危患者的差异。请注意，这种方法忽略了预测因子之间的交互作用，这可能会导致在校准不良的模型中高估个别预测因子对模型的影响。

44.3.7　分次次数的影响

NTCP模型应该能够根据每个OAR的放射生物学当前知识一致地预测不同分次次数的影响（见第8.3节）。在44.2节描述的TCP模型中，该模型自动考虑了分次次数的影响，具体表现为辐射细胞的存活分数LQ表达式被直接用于模型中，其中分次次数和克隆源的α/β作为输入变量。Emami编译的耐受剂量临床数据是基于给肿瘤提供单分次1.8～2.0Gy剂量（Emami等，1991）。然而，在LKB和相对连续性NTCP模型中，没有一种明确的方法将式中分次次数的影响包含在理论表达式中，因为分次次数和α/β比值都没有明确地出现于

[12]　优势比是事件发生的概率与事件不发生的概率之比。在这种情况下，它是有和没有混杂因素并发症出现的概率之比。

任何地方。

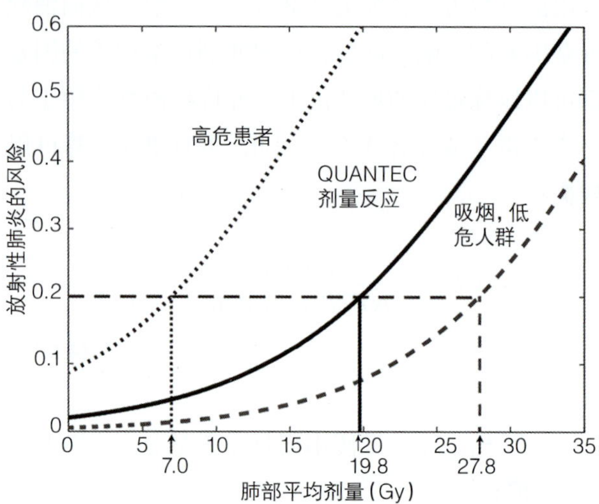

图44.20 由量化技术系统分析得出的放射性肺炎症状NTCP模型和低危/高危患者的模型（分别为虚线和点线），该图是通过在模型中添加相关优势比因素推导出来的（引自：Appelt A.et al, Acta Oncol.，53，605–612，2014.）

Fowler（2001）强调，无论使用何种NTCP模型，至关重要的是将分配给单个体素的总剂量需使用LQ公式校正为2Gy分次的生物等效剂量（称为EQD_2；Fowler，1989）[13]。Fowler 指出，这可以通过重新缩放DVH剂量轴来实现。我们在这里给出了Wheldon等所介绍的公式（1998）：

$$EQD_2 = \frac{D_{tot,j}\left(\alpha/\beta + d_j\right)}{\alpha/\beta + 2} \qquad (44.53)$$

其中：

$D_{tot,\,j}$为总剂量；

d_j是DVH中第j个剂量单元在总剂量下的分次剂量大小。

将公式44.53应用于DVH的效果如图44.21所示。所有剂量低于分次剂量为2Gy的总剂量（这种情况下为≈40Gy）的体积都会向更较低EQD_2剂量转移，而所有超过这个（处方）剂量的体积都会向更高的EQD_2剂量转移。

根据公式44.53，正常组织DVH在不同分次大小下，可以在表44.3给出的例子中清楚地看到总剂量转化为EQD_2对NTCP值的影响。相关的器官是直肠，并使用Rancati等（2004）所给的直肠炎终点的参数。前列腺的参考处方是74Gy，以2Gy为分次剂量。为了保持总处方剂量对α/β=3Gy等效，分次从7～50不等。本例DVH的NTCP值，考虑了整个正常组织分次次数变化，基本保持恒定（7.3%～8.0%），而没有任何生物校正剂量的NTCP值在15.7%～0.1%之间。

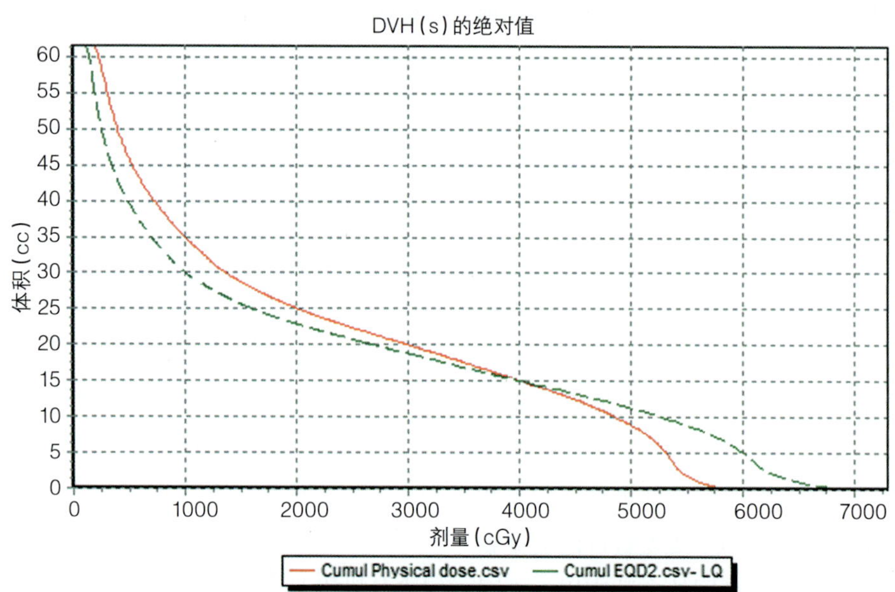

图 44.21 将一个（累积的）剂量体积直方图（全曲线）转换为“每分次剂量 2Gy”的等效的 DVH，α/β=3Gy，（EQD_2-校正为虚线曲线表示）和 3D-CRT 中的肺；使用 BioSuite 获得的数据（Uzan and Nahum 2012）

[1] 一些作者提到了将 EQD_2 作为 $LQED_2$。

表44.3 用EQD_2校正直肠/直肠炎NTCP的影响

次数	处方总剂量（Gy）	$NTCP_{LKB}$（%）	
		非生物校正	使用EQD_2校正
50	80.32	15.7	8.0
37	74.0	9.0	7.9
20	61.10	2.1	7.6
12	51.05	0.5	7.5
7	41.46	0.1	7.3

使用LKB模型评估一个DVH的NTCP值，因为等效处方剂量（α/β=3Gy）总量的分次数量不同；所使用的参数为TD_{50}=81.9Gy；m=0.19；n=0.23。所使用的DVH是由生物计划模型评估软件中OAR.dvh文件提供的（Sances-Nieto and Nahum 2000；Rancati et al，2004）。

可以注意到，分次次数校正后的NTCP值并不特别恒定，而是随着分次次数减小而缓慢减小。这是由于Withers公式中用于推导等效总剂量的单分次剂量d通常被设置为肿瘤剂量的分次剂量大小的结果（见公式8.5b，例如Bentzen和Joiner，2019），而任何正常组织中的有效剂量几乎总是低于这个值。因此，当分次剂量大于2Gy时，Withers公式往往会低于真正的等效剂量，因此在较大分次剂量时NTCP值将是亚等效的（Hoffmann和Nahum，2013）。第8.4节给出了对正常组织更详细的等效应方法。

44.3.8 参数拟合

模型开发是数据统计中一个完整的子领域，本章不能全部介绍。本章介绍了逻辑回归、最大似然估计和模型性能评估的基础知识，但当我们在分析数据集时应寻求此方面专家帮助。更复杂类型的模型可能是合适的，“积极”（高估优势比）和“过拟合”应该使用惩罚最大似然拟合、参数收缩、参数组合、自举分析等方法来解决。自举分析法是一种可以解决模型开发中许多问题的技术，本文在第44.3.9.1节中进行了解释。

44.3.8.1 最大似然法

通常使用最大似然法将二进制结果数据拟合到LKB、临界体积、相对连续性等模型。（如Collett，2003）。最佳参数估计值是通过最大化观察到实际结果数据的可能性来推导相应剂量分布D_i的。对于有特定并发症的患者，令其Q_i=1，对于没有并发症患者Q_i=0，$NTCP_i$（D_i, a）为给定剂量分布和向量参数集a下的NTCP估计。然后，观察到NTCP=Q的似然可能性P表示为：

$$P=\prod_i NTCP_i^{Q_i}\left(1-NTCP_i\right)^{1-Q_i} \qquad (44.54)$$

其中，i=（1，2，...，N）代表数据集中的患者。为找到最优参数，根据参数集a或44.54方程得到方程44.54的自然对数（称为对数似然）：

$$L=\sum_i Q_i \ln\left(NTCP_i\right)+\left(1-Q_i\right)\ln\left(1-NTCP_i\right) \qquad (44.55)$$

最大似然参数估计是全概率分布中的一个点（涵盖所有可能的参数值组合）。图44.22显示了对一个样本群体进行评估的双参数均值剂量模型（方程44.40、44.41和4 4.4 6）的概率分布。这个概率曲面是由似然函数创建的，对于所选参数空间中的所有参数值组合，通过将分布除以其积分进行归一化（Gagliardi, 1998；Schil stra 和 Meertens, 2001）。参数值的最大似然估计位于曲面峰值处（另一种参数估计方法见 Schilstra和Meer tens, 2001）。

如果最大似然是通过最小化-L来确定的，也就是不计算全概率分布，那么必须使用收敛到全局最小值的优化算法，例如模拟退火算法，因为一些数据集产生了具有多个局部最小值的概率分布。在有些情况下，对于某些参数根本无法找到最小值，同时置信区间将变得无限大。

参数值的置信区间可以从概率分布来确定，也可以从使用自举分析法（见第44.3.9.1节）或数据集的Monte-Carlo 模拟的方差中来确定（例如. Gagliardi，1998），其中模型被反复拟合到多个人工数据集。这些方法的缺点是评估全概率分布的计算成本非常昂贵。然而，“由于高度复杂的放射生物学和生理学影响，（概率分布）是治疗、患者和疾病相关因素的一个非常复杂的非线性函数”（ElNaqa 等，2006），这意味着概率分布不能假定为正态分布。因此，当推导参数或NTCP值的置信区间时，不能依赖于方差和协方差矩阵，另外，我们应该考虑本节中描述的方法之一。

44.3.8.2　NTCP估计的置信区间

图44.22中的概率分布也可以用于估计给定DVH的NTCP值及其置信区间。然后取与概率分布相同的m和TD_{50}值，并计算DVH的NTCP值，请参见图44.23a中的示例。此外，根据概率分布中相应的似然值加权计算NTCP分布的直方图。图44.23b中得到的NTCP直方图给出了图44.23a对应的DVH的NTCP估计值和置信区间。

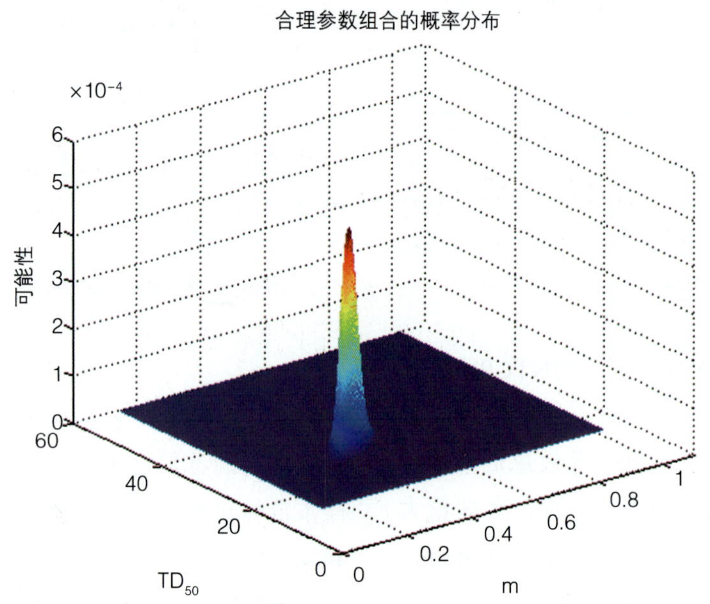

图 44.22　≥ 2 级的放射性肺炎平均剂量模型数据拟合的概率分布

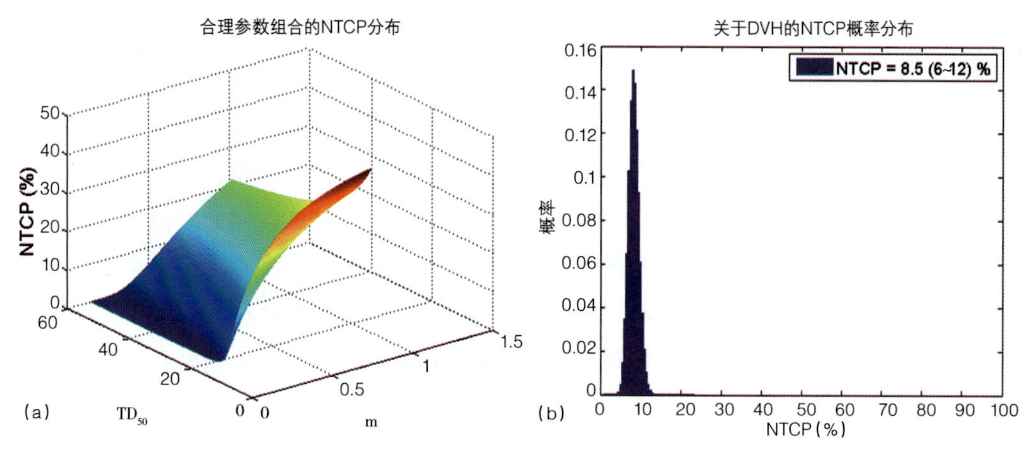

图 44.23　（a）DVH 的 NTCP 分布（参数为 TD_{50} 和 m）；（b）NTCP 直方图的替代组合，根据之前收集的临床数据，给出了给定剂量分布的 NTCP 估计值和置信区间（见图 44.22）

图44.23b中的NTCP估计不仅仅是最大似然估计，而是基于模型参数值的全概率分布。置信区间表示基于用于构建概率分布的数据集中收集的临床经验时，该估计值的确定程度。置信区间的解释是，如果假设许多患者接受了OAR的剂量分布，给予完全相同的DVH，并（随机）分组，20个组中有19组发生并发症，那么发生率在95%置信区间内。

一个合适的经验模型应该为DVH创建较大的置信区间，这与用于创建概率分布数据集中的DVH非常不同（Schilstra 和 Meertens，2001；Seppenwoolde等，2003）。例如，如果将LKB模型拟合到一个接受均匀照射的OAR数据集中，那么在该数据集中将很难了解器官体积效应，而体积参数n将有一个很大的置信区间。这将导致剂量分布不均匀的新患者比剂量分布均匀的患者产生更大置信区间。使用这种方法，可以通过确保患者NTCP置信区间的上限不超过临床耐受性水平来探索新的治疗技术。然而，由于基于DVH的模型不太可能从数据集中提取所有重要的剂量-体积反馈信息，所以这种对置信区间的判定可能不合理。因此，使用者了解NTCP模型的局限性很重要，例如，模型不能捕捉到哪些剂量分布的特征，并且他们也要熟悉模型拟合数据的特征。

44.3.9 模型性能

对于连续响应变量，模型性能使用相关系数r^2评估，但该参数不能应用于二进制响应变量，因为在这种情况下，模型拟合的目的不是尽可能接近数据点绘制曲线。相反，可以使用Nagelkerke的广义r^2系数（Nagelkerke，1991）来估计该模型的方差。由ElNaqa 等提倡的Spearman等级相关系数（2006）可以作为模型性能的度量参数。然而，相关系数没有给出模型残差或鉴别能力，因此不应该作为模型性能的唯一估计。

似然比统计量（LR）对于比较在同一数据集上替代模型的性能非常有用：

$$LR = -2(L_1 - L_2) \qquad (44.56)$$

其中L_1和L_2是这两个模型的最大对数似然度。正如LR遵循一个χ^2分布时，可以估计出差异的显著性。这通常被用于正向或反向变量选择中，其中变量的使用或排除是根据LR变化的显著性来确定的。一个模型的拟合好坏也可以通过与无效模型比较来进行估计，其中无效模型为一个有唯一常数作为预测的逻辑回归模型，也相当于平均预测模型（也称为截距模型）（Collett, 2003；Steyerberg, 2009）。与适用于所有患者的总体假设均值方法相比，该方法可以检验候选模型是否能更好地预测患者数据。Akaike信息标准（AIC）是一种拟合度的类似度量方法，但它用许多参数对模型进行惩罚，以防止过拟合：

$$AIC = 2N_{par} - 2L \qquad (44.57)$$

其中，N_{par}是拟合参数值。AIC值越低，模型的拟合度越好。

除了很好地拟合数据外，一个良好的模型还应该清楚地区分有无响应。图44.24显示了拟合到一个样本数据集的四种模型——所有模型似乎都很好地拟合数据，但不同的是，它们具有不同鉴别能力。显然，斜率更陡的模型更有用，因为它们可以将更多治疗计划归类为安全或不安全的。对于二进制数据，通常是由ROC曲线下的面积来评估的。

为了创建ROC曲线，我们计算了一系列NTCP截止值的真阳性比（TPR）和假阳性比（FPR）。该曲线为FPR与TPR之间的关系，截止值随着NTCP从100%下降到0%时递减，见图44.25。响应者和非响应者被模型分离得越好，曲线就越靠近左上角。相比之下，如果ROC曲线是沿对角线分布，那么此模型就并不优于随机标记的阳性和阴性标签。曲线下面积（AUC）是模型性能的直观衡量标准，因为它显示随机选择的响应者比随机选择的非响应者应有更高的NTCP值概率。一般来说，大于0.9是好的，在0.7～0.9之间中等，低于0.7为差。AUC是一个排序统计量，当用梯形规则计算时，它与双样本Mann-Whitney的U统计相同（DeLong等，1988）。DeLong等（1988）给出了一种求取AUC估计置信区间的计算方法，并对两个模型之间差异进行了显著性检验。

多种性能度量参数和方法的使用反映了性能的定义与搭建模型目的有关。在拟合数据集和独立验证数据集中鉴别能力通常具有重要临床意义。然而，验证数据集的AUC值可能较低，这意味着模型的通用性存在问题。通用性也受到过拟合或校准能力差的影响，这在小样本数据集上开发的模型中普遍存在，即使使用高AUC值，验证数据集中NTCP也可能会出现过高或过低。外部验证对于确定模型的通用性至关重要。Bradley等就说明了这一点（2007），他们发现适用于一个机构的收集的数据集模型对另一个机构的数据集拟合较差，而合并数据集模型可以很好地拟合两个单个数据集。

剂量。在接下来十年中，立体定向放射治疗技术受到了研究者的关注，他们尝试每次使更小的体积获得更高的剂量。因此，有必要使NTCP参数适应这些技术。这些可以通过同一期刊中出版的一期特刊来查询（Grimm等，2021）。

44.3.11.1 非直肠并发症

关于放疗后直肠并发症的研究大多是基于前列腺癌患者进行的，由于存在不确定性，研究终点最多的是晚期直肠出血。其他并发症，如大便失禁和稀便，虽然也会对幸存者的生活质量产生严重影响，但这些并发症直到最近才被研究建模。直肠出血和排便频率似乎与直肠所受剂量有关，大便失禁与肛管剂量有关（Peeters等，2006a）。其中，直肠出血的n值最低，这意味着与其他终点相比，n值越低，体积参数影响较小（Peeters等，2006b），如混合直肠副作用模型44.4表中所示，可以明显看出是由直肠出血的剂量–体积参数决定的。然而，关于直肠出血体积效应还有一点需要说明，因为一些研究表明，如果辐射体积较小，人体可以有更高的剂量耐受性，中等剂量似乎也在并发症的研究过程中发挥重要作用（Michalski等，2010b）。

表 44.4 QUANTEC 中列出了 NTCP 参数值，荟萃分析值为粗体。TD_{50} 是 NTCP 50% 对应的 OAR 剂量（例如 EUD）；m、k 或 γ 为斜率参数，取决于模型类型，n 或 s 为体积效应参数

副作用	OAR	模型	TD_{50}（Gy）	m, k 或 γ	n或s
听力损失	内耳	Logistic	48（平均剂量）	γ_{50}：0.7（0.22～1.18）	
感音神经性听力损失	同侧内耳	Logistic	53.2	γ_{50}：2.74	
喉水肿	喉	LKB	46.3（SD：1.8）	m：0.16（SD：0.05）	0.45（SD：0.28）
喉水肿	喉	Logistic	46.0（SD：1.85）	k：9.95（SD：3.49）	0.47（SD：0.3）
吞咽困难	声带	Logistic	57.5	k：6.57	1
放射性肺炎	**双肺**	**Logistic**	**30.8（28.7～33.9）**	**γ_{50}：0.97（0.83～1.12）**	**1**
放射性肺炎	**双肺**	**LKB**	**31.4（29.0～34.7）**	**m：0.45（0.39～0.51）**	**1**
心包炎/心包积液	心包膜	LKB	50.6（–9～23.1）	m：0.13（–0.07～0.13）	0.64（–0.58～3）
缺血性心脏病/心肌梗死	心脏	Relative seriality	52.3（49～57）	γ：1.28（1.04～1.64）	1（0.61～1）
缺血性心脏病/心肌梗死（Hodgkin病+乳房损伤）	心脏	Relative seriality	63	γ：0.94	1
缺血性心脏病/心肌梗死（Hodgkin病+乳房损伤）	心脏	Relative seriality	70.3	γ：0.96	1
心肌灌注损伤	左心室	Relative seriality	12（8～24）	γ：0.6（0.4～4.6）	1（0.6～1）
心肌灌注损伤	左心室	LKB	29（18～44）	m：0.41（0.28～1.21）[a]	0.16（0.10～0.4）[a]
食管炎≥2级	食道	LKB	51（29～82）	m：0.32（0.19～0.57）	0.44（0.11～1.41）
食管炎≥2级	食道	LKB	47（41～60）	m：0.36（0.25～0.55）	0.69（0.18～6.3）
放射性肝炎（HBV–，Child–Pugh A级）	肝	LKB	39.8～46.1	m：0.12～0.31	0.86～1.1
放射性肝炎（HBV+，Child–Pugh B级）	肝	LKB	23～50	m：0.4～0.43	0.26～0.7
胃出血	胃	LKB	59	m：0.30	0.09
多重直肠损伤	**直肠**	**LKB**	**76.9（73.7～80.1）**	**m：0.13（0.10～0.17）**	**0.09（0.04～0.14）**

[a]从原始值重新参数化

一旦获得相关剂量效应的表示，就应该能更好地理解直肠剂量–体积响应；正如第44.3.5节所讨论的，剂量分布的空间特征可能很重要，需要在比仅使用DVH数据更复杂的分析中加以考虑。考虑两种极端的直肠结构：如果直肠的FSUs是如图44.27a所示排列的，那么并发症将需要完全环周放射治疗，而如果FSUs的排列如图44.27b所示，那么即使是部分区域放射治疗也就足够了。Dale等（1999）就这一点进行讨论。其他问题包括真正提供剂量与治疗计划给出的剂量有多接近，因为后者通常被用作模型输入，以及假设直肠体积包括任何直肠内容物的影响。直肠位置的每日变化已被证明是导致前列腺癌患者计划剂量和实际剂量之间存在较大差异的原因（Scaife等，2015）。模型可以通过使用每日成像和可变形的图像配准来校正该器官的每日放射剂量。

44.3.11.2　放射性肝病（放射性肝炎）

Jackson等（1995）将93例肝癌放疗患者数据进行了临界体积模型拟合，发现该模型能够很好的对数据进行描述（见图44.28）。模型终点是放射性肝病（RILD，也称为放射性肝炎），对功能储备分布的最佳拟合表明，在观察到并发症之前必须超过约1/3的阈值放射体积。并发症仅在一些接受全肝照射患者的人群中出现。仅给予部分体积照射患者中不存在并发症，这表明通过适形治疗技术提升剂量来提高局部控制，对这些患者来说是可行的。

密歇根大学的这项研究被扩展到总数为203名患者群体（Dawson等，2002），但其仅用LKB模型进行了分析。患者患有不可切除的肝癌或来自结直肠癌的肝转移，所有患者均按照剂量递增方案接受每日治疗两次。61例患者接受全肝照射治疗，其中20例患者接受后续对部分肝体积的增量照射，其余142例接受部分肝照射治疗。分别使用氟脱氧尿苷或溴脱氧尿苷作为前4周的辐射增敏剂。对于整个群体来说，≥3级放射性肝炎的LKB参数值为 TD_{50}=43.3Gy（41.9～52.8Gy），m=0.18（0.14～0.24）和n=1.1（0.88～1.6）。这与表44.4中Child-Pugh A级或肝功能更好且无乙型肝炎病毒感染患者的相对较小值范围一致（QUANTEC, Pan等，2010），但其与Burman等研究参数非常不同（1991）。n增大可能表明平均肝脏剂量将是一个很好的损伤预测因子，但也同时发现了一个阈值体积影响因素。

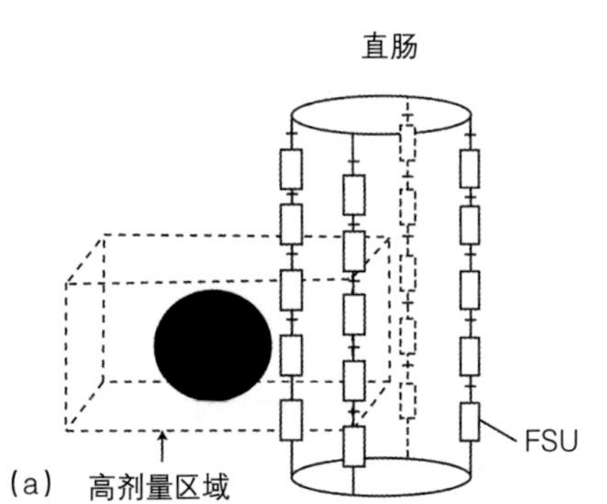

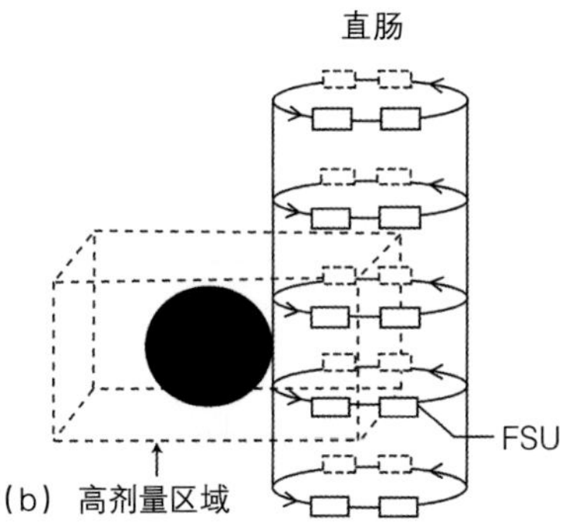

图 44.27　直肠 FSUs 的两种可能排列：（a）沿纵向连续排列，（b）沿直肠壁的环周连续排列；前列腺由黑色球体表示（引自：Dale, E. et al.，Int. J. Radiat. Oncol. Biol. Phys.，43，385–391，1999.）

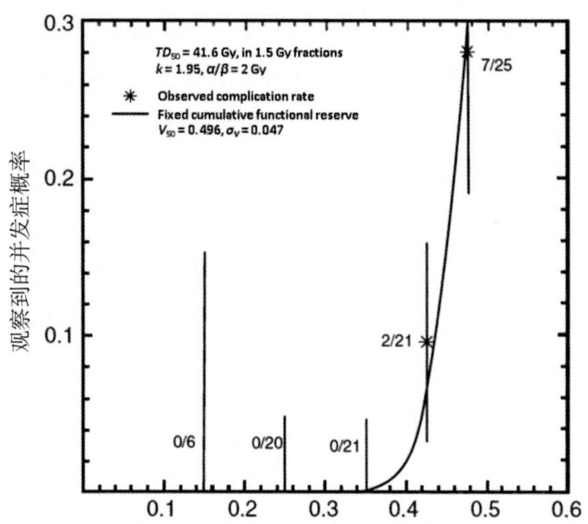

图44.28　观察到的放射性肝炎并发症率作为基于临界体积模型计算中肝受损分数的函数。这些数字代表了每个并发症级别患者数量。这些数字代表了数据里每类病人的数量（经许可引自：Jackson, A. et al.，Int. J. Radiat. Oncol. Biol. Phys.，31，883–891，1995.）

44.3.11.3　放射性肺炎

文献中最广泛的建模终点是放射性肺炎；现在文献对大体积效应有了统一的共识，因此与肺剂量平均值显著相关（根据分次的大小进行调整）。肺通常被认为是一个单一的成对器官。接受放射治疗的肺肿瘤、食道肿瘤、乳腺肿瘤或恶性淋巴瘤患者有发生放射性肺炎的风险。图44.29显示了QUANTEC对有症状的放射性肺炎荟萃分析所包含的数据（Marks等，2010b）–参见表44.4中的参数值。

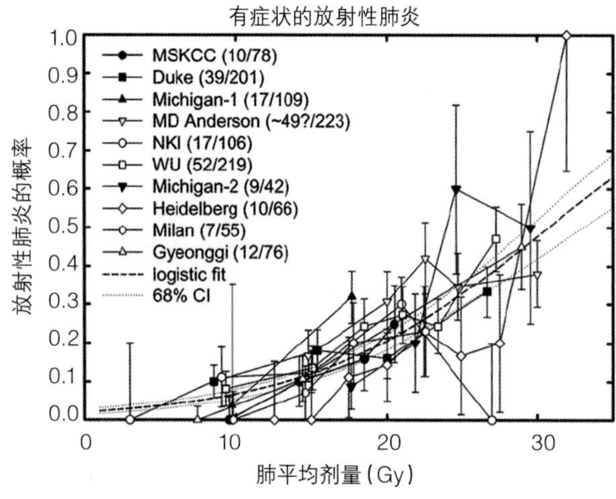

图44.29　放射性肺炎的荟萃分析，导致模型参数在该图所覆盖剂量范围内的置信区间非常小（引自：Marks, L. B. et al.，Int. J. Radiat. Oncol. Biol. Phys.，76（3），S70–S76，2010.）

在比较了NTCP替代模型性能后，Seppenwoolde等（2003）得出的结论是，放射性肺炎潜在局部剂量效应关系为线性的（即肺的平均受量最适合），而不是在13Gy剂量的阶跃函数。然而，平均肺剂量与V_{13Gy}（r^2= 0.82）之间有显著的相关性，因此，在临床实践中，这两个参数（或V_{20Gy}）可用于预测肺炎。

所有涉及剂量–体积数据的分析都受到剂量计算本身准确性的影响。在涉及肺组织的治疗计划中，这可能是一个问题，因为肺组织的平均密度大约是水的三分之一；这种情况应作为剂量计算算法的关键考虑因素（见图28.21）。De Jaeger等（2003）使用更准确的三维卷积/叠加光子束算法（见第28.5节）重新评估了已公开的放射性肺炎剂量–效应关系，该算法考虑了低密度肺组织中次级电子射程的增加。他们发现，等效路径长度（EPL）算法始终将肺到肿瘤边界的剂量高估10%。使用卷积叠加算法的重新评估显示，肺部并发症发生在12%～14%的低剂量区。因此，TD_{50} 从34.1Gy下降到29.2Gy。随着更准确剂量计算方法，如三维卷积、Acuros和Monte Carlo模拟（见第30章）取代了不准确的方法，这种重新检验评估可能会变得更加常用。

44.4　TCP和NTCP模型在放疗治疗计划设计中的应用

44.4.1　数据管理

考虑到解剖结构、肿瘤位置、并存症等因素，每位患者TCP和NTCP之间的最佳平衡可以通过个体化处方剂量来实现。如前几节所讨论的，模型的成功开发在很大程度上取决于结果报告标准化（Bentzen，1998；Jackson等，2010a）、OAR定义（Skwarchuk等，2000；Jackson等，2010a）和剂量处方（ICRU 2010）等因素的标准化。重要的是在剂量–体积效应的研究中应遵循指导规则，以便使更多的放射治疗人群可以从方案中尽可能受益，例如通过QUANTEC等荟萃分析。其他需要考虑的问题请参见Jackson等的研究（2010）。在临床试验中，通过前瞻性随访可以更好地控制数据的质量，而在日常临床实践中则很难做到。然而，临床试验的纳入标准往往比较严格，这意味着一个患者不能代表一般患者群体。因此需要通过分别拟合临床试验数据和常规临床数据对模型进行相互补充。

现代放射治疗部门的计算机基础设施极大地改善了对本地治疗数据的访问。但另一方面，由于需要通过医疗记录进行手动搜索，并且访问费用昂贵，治疗结果数据积累的自动化程度较低，而且在结构化数据库中缺乏广泛的注册认证，这限制了可用于模型拟合的数据集大小。对于NTCP来说，随着对剂量-体积效应的进一步了解，改变了患者的治疗方式，减少了临床并发症，这使得从现代数据中研究这些效应变得更加困难。对大多数诊疗机构来说，观察统计上有用的并发症或复发数量所需数据集大小令人生畏，这激发了在许多医疗中心汇集数据的倡议。所涉及中心之间的实践差异也是数据多样性的一个来源，这有利于某些类型的模型开发（Deasy等，2010）。

一个模型的预测能力在很大程度上取决于它所拟合的数据集。当然，决定TCP和NTCP的最重要因素是剂量分布，但如前面所示，三维剂量分布的参数化远非易事，而非剂量学因素对某些终点也可能非常重要。因此，就有了一个对于大型数据集（包括研究效应的许多事件）的需求（Deasy等，2002，2010；Skripcak等，2014），可用于开发多因素模型，特别是当模型中包含放射组学特征（见第34.6.2节）时（Peeken等，2018）。由于严格的纳入标准和特定设计，个别放疗机构甚至多个医学研究中心的需求不容易得到满足。这促使研究者致力于开发数据库的研究，其中有与常规治疗相关的大量治疗方案和从多个研究中心输入的患者数据，目前遇到的困难有基础设施、术语和数据注册缺乏标准化以及数据共享的法律阻碍（Santanam等，2012；Meldolesi等，2014；Roelofs等，2014；Skripcak等，2014；Nyholm等，2016）。有了这样规模的访问数据，放疗计划和治疗可以真正成为基于证据，临床医生可以获得的基于证据的、经过验证的复杂决策支持工具（Oberije等，2014）。

44.4.2　放射生物学模型的质量保证

剂量-体积效应的临床经验可以通过TCP和NTCP模型应用于后续治疗。随着时间的推移和治疗技术、患者选择的不断变化，一个经验模型可能会过时。但是在许多情况下，放射生物学模型仍然是可用的最佳选择，并且可以作为一个预测模型（van der Schaaf等，2015）。当结果数据可用时，需要对新技术和患者选择进行验证。如果推测模型不适合新数据，那么就需创建一个新模型应用于未来的治疗；请参见图4 4.30。这可以看作是对模型的定期质量控制。

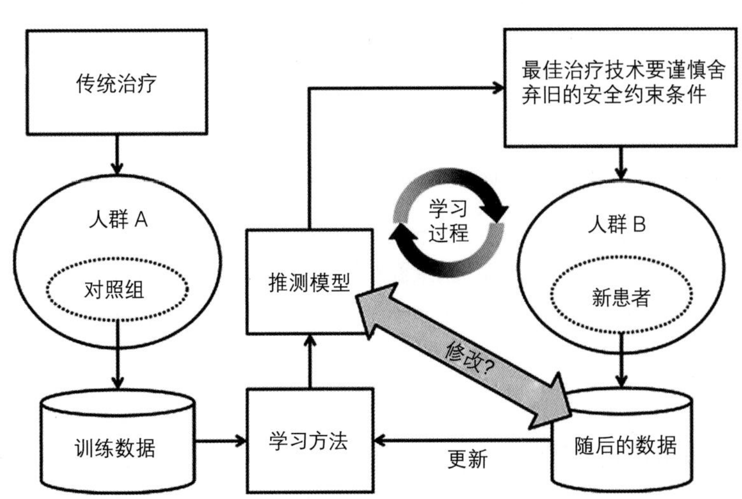

图 44.30　Schaaf 等提出的用于治疗计划评估的 NTCP 模型管理（2015 年）：回顾性数据作为该模型的训练数据，如果治疗技术发生改变，则认为该模型是一个推测模型。来自新技术的随访数据用于验证该模型，并在必要时及时更新模型（引自：van der Schaaf, A. et al.，Int. J. Radiat.Oncol. Biol. Phys.，91（3），468–471，2015.）

44.4.3 放射生物学优化

TCP和NTCP的模型（见前几节）绝大多数被用于评估放射治疗计划，而不是设计计划。对于特定的肿瘤类型，标准的计划设计方法是遵循一个本地协议，该协议指定了总剂量和次数，其也被称为处方。例如，对于前列腺肿瘤治疗，这种处方通常是70Gy/35分次。无论是正向还是逆向计划优化，都是专注于达到靶区的处方剂量，通常是PTV，同时遵循协议规定的对关键正常组织的剂量限制，现在通常根据积分DVH来定义，例如，最多60%的正常组织体积可以接受超过50Gy的放射剂量。这种方法旨在确保放射治疗是“安全”的，即发生严重并发症风险非常低。然而，在大多数情况下，这种方法将不能在低并发症风险下实现局部肿瘤控制概率最大化。

基于每个患者NTCP的“安全”上限，如今研究者已经提出了个性化处方剂量（Nahum和Tait 1992；Ten Haken等，1993；Deasy 等，2002；Peñagarícano等，2005；van Baardwijk等，2010；Nahum和Uzan，2012；Zindler等，2016；Tommasino等，2017），因此我们应该认识到一个有利的解剖结构或更加符合要求的治疗计划比一个不太有利的解剖结构或不太符合要求的治疗计划更有可能向肿瘤体积提供更高剂量。与标准方法相比，该方法可以预期得到更高的肿瘤控制率，标准方法的处方剂量是基于普遍人群的，并固定在只有最不利的病例才会出现并发症的水平（Malik 等，2007；Fenwick等，2009）。在荷兰进行的一项临床试验（van Baardwijk等，2010）和在英国进行的两项试验，IDEAL-CRT试验（Landau等，2016）和I-START试验（Lester等，2012）都是基于等毒性方案的（例如，iso-NTCP）个性化处方剂量（D_{presc}）。图44.31说明了这个概念。对于具有相同指定靶区和OAR体积的同一患者，D_{presc}≈50Gy时3D-CRT会比较“安全”。而调强（或可能是质子束）计划允许将处方剂量D_p增加到≈72Gy，以获得相同的可接受的预测期发症风险。从TCP曲线上可以看出，D_{presc}的增加将导致TCP从≈43%增加到≈90%。

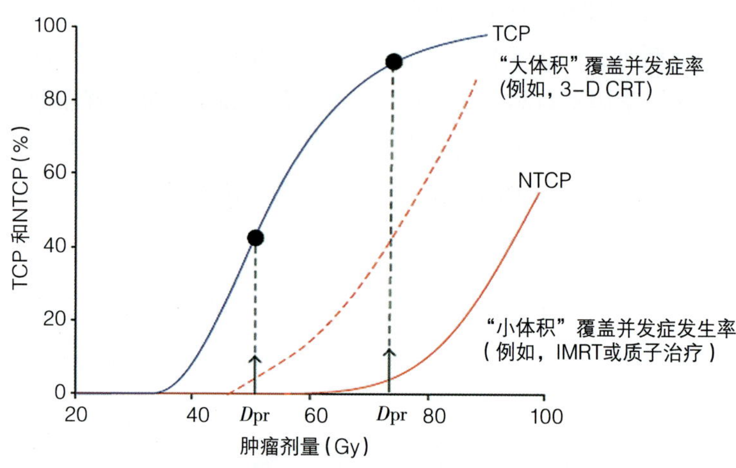

图 44.31　基于 TCP/NTCP 处方剂量个性化的潜在趋势示例；“肿瘤剂量”轴上两个箭头表示两种不同的“等毒性”处方剂量 D_{presc}，它们与 OAR 的“大体积”和“小体积”剂量覆盖相对应的实线和虚线 NTCP 曲线相关联。肿瘤剂量的增加将导致 TCP 从≈ 43% 提升到≈ 90%（经放可改编自：Nahum, A. E. and Uzan, J.，Comput. Math. Methods Med.，2012，329214，2012.）

44.4.4 不同“水平”的放射生物学优化

Nahum和Uzan（2012）提出了放射生物学计划优化的五个不同水平等级，其优化水平越来越复杂并且越来越具有潜在有效性：

Ⅰ级：基于标准分次和等毒性（即iso-NTCP）的个体化D_{presc}。

Ⅱ级：基于等毒性和D_{presc}的个体化分次次数。

Ⅲ级：在逆向计划算法中使用放射生物学函数

（EUD或NTCP和TCP），例如最大化用户选择的NTCP的TCP。

Ⅳ级：来自患者功能成像（PET、MR）的特异性信息被添加到放射生物逆向计划优化算法中（通常称为剂量雕刻）。

Ⅴ级：基于患者个体化的生物信息，例如来自基因组学，被补充到上述任何一种情况。

这五个级别将在以下章节中进行展开论述。

44.4.4.1　基于等毒性的个体化处方剂量（Ⅰ级）

使用NTCP模型对肿瘤选择“最佳”剂量的想法并不是创新性的（Nahum和Tait，1992；Källman等，1992；Ten Haken 等，1993；Marks，1996；Alber和Nüsslin，1999；Sanchez-Nieto 等，2001a；Peñagarícano 等，2005）。然而，等毒性方案直到最近才被应用于临床实践（van Baardwijk 等，2010；Lester 等，2012；Landau 等，2016）。其基本思想如图44.32和44.33所示。Karia（2018）已经详细探讨了等毒性。

在英国，非小细胞肺癌根治性放疗的一种常见方案是在4周内用20个分次完成55Gy总剂量治疗（Fenwick 等，2009）。图44.32显示了2005–2006年间在Clatterbridge癌症中心治疗的24例患者的NTCP值（2级放射性肺炎）；它是通过使用LKB-NTCP模型从全肺减去GTV的DVH中计算的NTCP数据值（见 44.3.3.3 节），使用了De Jaeger等计算的参数（2003），并使用α/β=3Gy对 DVHs中不同分次次数进行校正（见第44.3.7节）。这些NTCP值的变化显而易见，从低至约2%到高至约22%，这是由于患者之间肿瘤大小和位置的差异导致的正常肺照射覆盖度差异引起的。在任何意义上都不能说这些患者“耐受治疗”。局部控制率估计在35%左右（通讯作者：Z.Malik）。

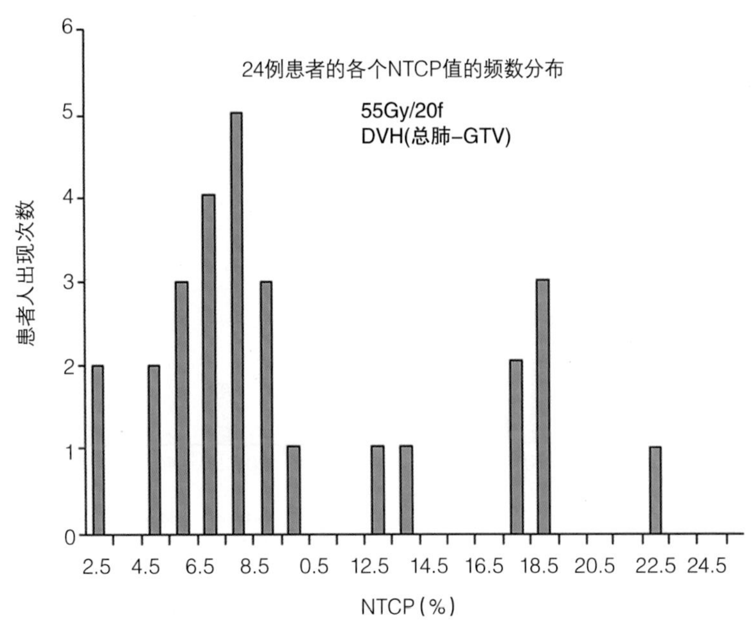

图 44.32　Clatterbridge 癌症中心非小细胞肺癌患者的一系列 NTCP 值（2 级放射性肺炎）估计分布，所有患者的处方剂量 D_{presc} 均为 55Gy/20 次；使用 LKB 模型，参数为 α/β=3Gy；TD_{50}= 24.5Gy；m=0.n=1（De-Jaeger 等，2003）。NTCP 的极端变化只是反映了肿瘤大小、肿瘤位置以及在放疗中肺体积的巨大变化。请注意，平均 NTCP 为 9.5%（经许可摘自：Nahum, A. E. and Uzan, J.，Comput. Math. Methods Med.，2012，329214，2012.）

对于同一类人群，处方剂量被重新调整，使每个病例预测NTCP为10%。对于少数治疗计划，D_{presc} 由于食管的限制（设置为$D_{max\ (oesophagus)}$=63Gy为20分次）降低到其等毒性时的D_{presc}。另一个限制是不允许TCP超过99.0%，这将D_{presc}的最高值限制在约85Gy左右。分次数量保持为20。处方剂量范围如图44.33a所示。只有2例患者剂量保持在≈55Gy。

图44.33b显示了在处方剂量个体化之前的TCP值（浅蓝色）和之后的TCP值（褐红色），使用

第44.2.8节中介绍的TCP模型进行估计，参数如下：ρ_{clon}= 10^7cm^{-3}；α=0.037Gy^{-1}，δ_α= 0.037Gy^{-1}，α/β=10Gy；T_p= 3.7天；T_{del}= 20.9天。在恒定的D_{presc}为55Gy的情况下，TCP相对较小的扩展是由于GTV体积的变化（=N_0 ×ρ_{clon}）。等毒性处方剂量TCP范围为≈5%～99%。对于55Gy/20次的临床处方，患者群体平均TCP约为44%，而对于等毒性处方剂量，则平均TCP约为60%，而平均NTCP并未增加，对于临床55Gy处方和等毒性个体化处方剂量，平均NTCP均约为10%。在临床实践中，平均局部控制率的增加可能会更大，因为在建模过程中，许多患者的D_{presc}的降低可能没有应用于临床治疗。

在英国，已经进行了两项基于等毒性个体化剂量的非小细胞肺癌根治性放射治疗的Ⅰ/Ⅱ期试验。IDEAL-CRT试验（Fenwick等，2009；Panettieri 等，2010；Fenwick 等，2020）在6周内每天一次，共30次，D_{presc}确定为非受累肺部的NTD_{mean}（平均归一化总剂量），等于18.2Gy；这相当于2级放射性肺炎发生率为20%或更高。然后D_{presc}减少10%来补偿同步化疗的影响。此外，D_{presc}被限制在63～73Gy内。使用I-start（等毒性加速器放射治疗）方案（Lester 等，2012）对Ⅱ到Ⅲb期的非小细胞肺癌患者进行为期4周的20分次放射治疗。在满足对心脏、脊髓和食管剂量限制的条件下，通过令NTD_{mean}=17.0Gy，并且剂量限制在58～65Gy之间来对D_{presc}进行选择。这两种方案都是针对固定分次数量进行。在Van Baardwijk等（2010）的研究中，其中包括166名Ⅲ期非小细胞肺癌患者，通过增加分次数量（1.8Gy每天两次）来提升总剂量，直到达到未受累的肺和脊髓的限制剂量。据报道，1年和2年总生存率结果较好，并且毒性可接受。Van Diessen等（2018）也报道了一项Ⅱ期剂量递增随机试验的急性和慢性毒性结果；在PET引导增强下采用等毒性同步推量的总剂量≥72Gy/24分次的副作用在接受的范围内。

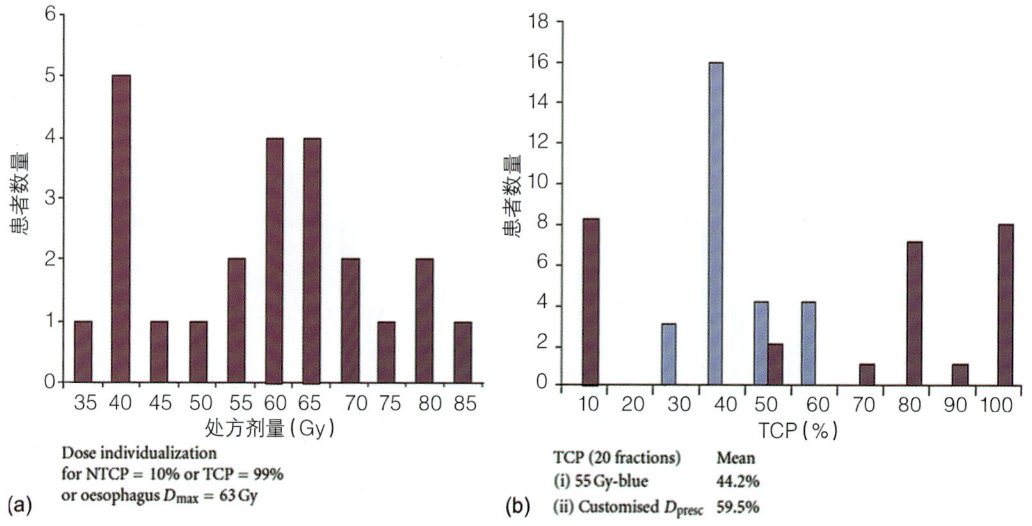

图 44.33 （a）表示为 24 例患者的等毒性 NTCP=10%（2 级放射性肺炎）或 TCP=99% 或 $D_{max\ (oesophagus)}$=63Gy（以最低者为准）所导致的 D_{presc} 的分布。图（b）55Gy 处方剂量（蓝色）和图 44.32 中显示的个性化 D_{presc} 的 TCP 值。与患者样本相比，平均 TCP 有所增加，而平均 NTCP 没有变化（引自：Nahum, A. E. and Uzan, J., Comput. Math. Methods Med.，2012，329214，2012.）

基于等毒性的优化确保了治疗计划的适形性增加，例如，从三维适形到IMRT，从固定野IMRT到旋转IMRT（如TomoTherapy或VMAT），或从MV级光子到质子，自动转化为目标剂量增加，从而潜在改善了临床疗效。

44.4.4.2 基于等毒性的人群个性化分次次数（Ⅱ级）

在外照射放射治疗中，分次次数本质上是一个放射生物学变量（见第8章）。本文使用Bio Suite软件研究了在等毒性条件下改变放疗分次数量的影响（Uzan和Nahum，2012）。图44.34和44.35显示了放射性肺炎中TCP随放疗分次数量的变化情况，NTCP（$NTCP_{RP}$）在2例非小细胞肺癌患者的治疗计划中始终等于10%。在图44.34中，55Gy固定剂量的20分次处方中，TCP=48.0%，$NTCP_{RP}$=6.6%。现在选择$NTCP_{RP}$=10%，我们可以看到，由于克隆源增殖，TCP在15个分次左右达到最大，然后随着分次数量增加而下降（T_{del}=21天，假设T_p=3天）。TCP在15分次时达到最高，即3周治疗效果最好。随着分次数量减少到15以下，TCP再次下降。在恒定NTCP下，TCP的上升和下降有效地说明了克隆源增殖性肿瘤的“经典放射生物学”原理（见B部分）。

图44.35中分析的治疗计划也适用于非小细胞肺癌，在本例中，肿瘤更小，位置更有利，使非受累的肺组织（双肺）的辐射剂量明显减少，这导致了TCP对分次数量的依赖有显著不同。正常肺组织有效剂量明显低于肿瘤剂量，从而使应用传统的Withers等效应公式无效（见8.4；Hoffmann 和Nahum，2013年）。

这两个图中的例子说明了一个患者和另一个患者之间等毒性的TCP是如何产生不同的。一个结论是，当主要OAR以并行方式表现（见44.3.2节），并与显著的克隆源增殖（见44.2.11节）相关时，存在分次数量个体化的适用范围（Vogelius等，2010）。在所谓的立体放疗（SABR，也称为SBRT–见第40章）中使用极低分次用于早期非小细胞肺癌（如Fowler等，2004；Dahele 和 McLaren，2015；Nahum，2015）是有效的例子，尽管肿瘤剂量罕有个体化的示例。然而，对于许多一系列已报道的SABR治疗，局部控制率如此之高，并发症发生率在可接受的低水平，因此可能不太需要基于等毒性进行剂量定制（Baumann 等，2009；Dahele 和 McLaren，2015）。

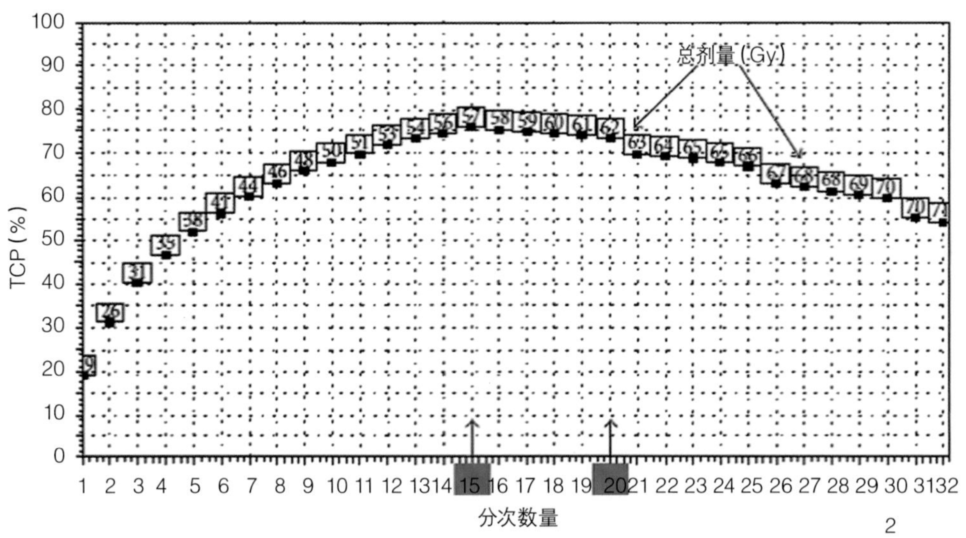

图 44.34　在本示例中，该模块由 BioSuite 设计。对于保持等毒性的总剂量值（小正方形中的数字，以 Gy 为单位），TCP 随分次数量增加而变化，在本例中对于 2 级放射性肺炎，在 10% NTCP（NTCP 参数如图 44.32 所示）的情况下，标准的 55Gy/20 次处方剂量产生的结果是 TCP = 48%，$NTCP_{RP}$ = 6.6%（摘自：Nahum, A. E. and Uzan, J.，Comput. Math. Methods Med.，2012，329214，2012.）

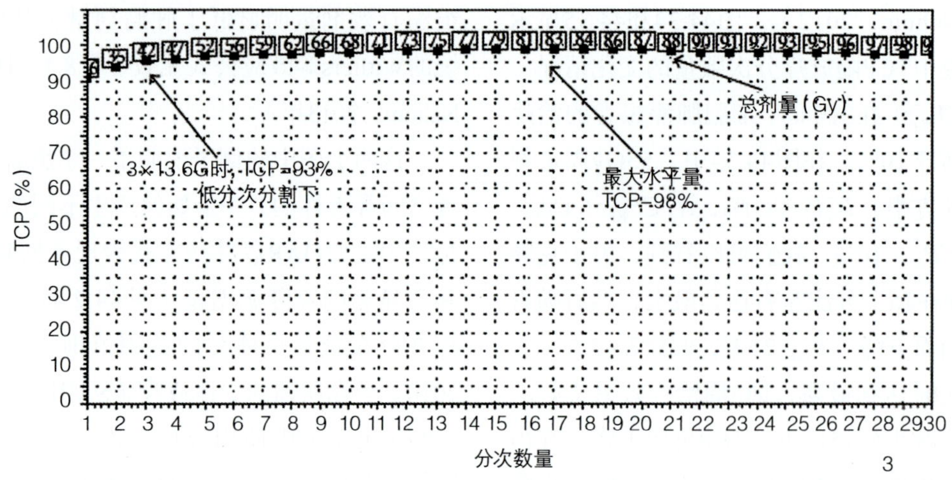

图 44.35 该模块由 BioSuite 设计。在本例中对于 2 级放射性肺炎，保持 10% NTCP 等毒性的总剂量（小方框中的数字）的情况下，TCP 随分次数量的变化。对于该患者（肿瘤比图 44.34 的患者小）使用 55Gy/20 次处方剂量，产生的结果是 *TCP*= 50.4%，$NTCP_{RP}$=4.3%（经授权摘自：Nahum, A. E. and Uzan, J.，Comput. Math. Methods Med.，2012，329214，2012.）

Hoffmann等（2012）进行了一项与前一节介绍的研究相类似（见图44.32和44.33）的关于肿瘤计算机模拟的研究；通过考虑到肺、脊髓、食道、臂丛和心脏的剂量限制，对处方剂量进行个体化设计。他们选择了3种不同分次的方案：15次、20次和33次，研究发现，在79%的病例中，剂量上调是可行的。

44.4.4.3 基于TCP、NTCP和EUD的逆向计划（Ⅲ级）

在Ⅰ级或Ⅱ级优化中，治疗计划不能修改，即相对剂量分布不变，只有（总）剂量和分次数的绝对值被修改。Ⅲ级则更进一步优化，涉及强度调制，利用TCP和NTCP函数的数学特性创建逆向计划（如Stick等，2019）。与基于剂量-体积的逆向计划相比，优化器可用的自由度显著增加。现在可以调整构成计划的小子野强度，以产生放射生物学上的“最优”计划。因此，目标可以是“在最大化TCP的同时保持NTCP低于*x*%”。优化器可以自由探索减少放射靶区相邻重要正常组织的剂量，同时增加放射靶区本身其他部分剂量的解决方案（Schwarz等，2005），取消了靶区均匀剂量的约束，提升了治疗效果。

Ⅲ级放射生物优化方案目前应用于Eclipse（美国Varian医疗放射治疗计划系统）、Monaco（瑞典Elekta放射治疗计划系统）和Raystation（瑞典Raysearch实验室放射治疗系统）等治疗计划系统。图44.36显示了使用放射生物学优化方案将导致不均匀的靶区剂量（蓝色虚线曲线），产生更高的TCP（从67%增加到73%），而主要OARs的NTCP变化完全可以忽略不计（3%或4%）。然而，目前还没有商业TPS提供逆向放射生物学优化，其中分次数量也是一个变量（见图44.34）。

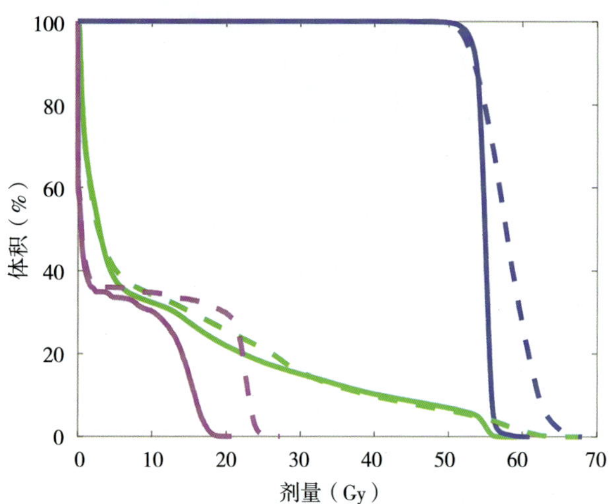

图44.36 两种可供选择的用于治疗肺部肿瘤的VMAT（放疗技术）计划的PTV、全肺和脊髓剂量的DVHs：实线表示对PTV使用常规的均匀剂量；虚线则表示在全肺维持类似NTCP（正常组织并发症概率）时，对PTV使用放射生物学优化计划中实现的非均匀剂量

44.4.4.4 基于将功能成像中的患者特异性信息添加到放射生物学逆向计划中（Ⅳ级）

一些利用功能成像显示患者肿瘤个体差异信

息来修改靶区的特定区域的剂量的方法已经被提出（Søvike等，2007；Iori等，2010；Kim和Tom，2010；Bentzen和Gregoire，2011）。例如，如果被成像的特异性信息是克隆源密度的函数，那么增加剂量到克隆源密度增加的子体积可能是有意义的。如果图像数据与乏氧程度有关，则应降低这些子体积中克隆源的放射敏感性，从而影响整个TCP，剂量雕刻技术这个术语经常被用到。

以下是Clatterbridge癌症中心关于中、高危前列腺肿瘤的研究项目。前列腺内主要的病变（DILs）是通过结合弥散加权MR、胆碱PET和组织学活检来确定的。BIOPROP方案（Uzan等，2016；Onjukka等，2017）使用的是Pinnacle Research Interface（Philips Oncology Systems）内部开发的放射生物学逆向优化计划。目标函数试图最大化DILs中的TCP（见图44.37），同时使直肠的NTCP值的两个不同终点（出血和大便失禁）中的每个终点都保持在7%以下。此外，在DILs外和在PTV内存在74Gy最小剂量的物理剂量限制，尿道最大剂量限制为74Gy。在初始阶段，治疗分37个分次进行（Uzan等，2016）；后来被修改为20个分次（Onjukka等，2017）。

由于Pinnacle Research Interface未获批准用于临床，因此计划实施治疗基于RapidArc™（一种旋转调强放疗形式）（见第37.3.5节）计划在Eclipse TPS（Varian医疗系统，美国）上进行。Pinnacle所得到的剂量水平被用来“驱动”RapidArc优化器。生成的DVH示例如图44.37所示。对于前5个BIOPROP治疗的分析得出平均TCP值为84.7%，对应于从82.4～87.4Gy的DILs的最大剂量，而标准74Gy治疗的TCP值为70%～71%（TCP模型中假设的参数为$\bar{\alpha}$=0.185Gy^{-1}，σ_α=0.053Gy^{-1}，α/β=3Gy，ρ_{clon}=10^7cm^{-3}——从Dearnaley等2007年报告的临床结果拟合得到）。

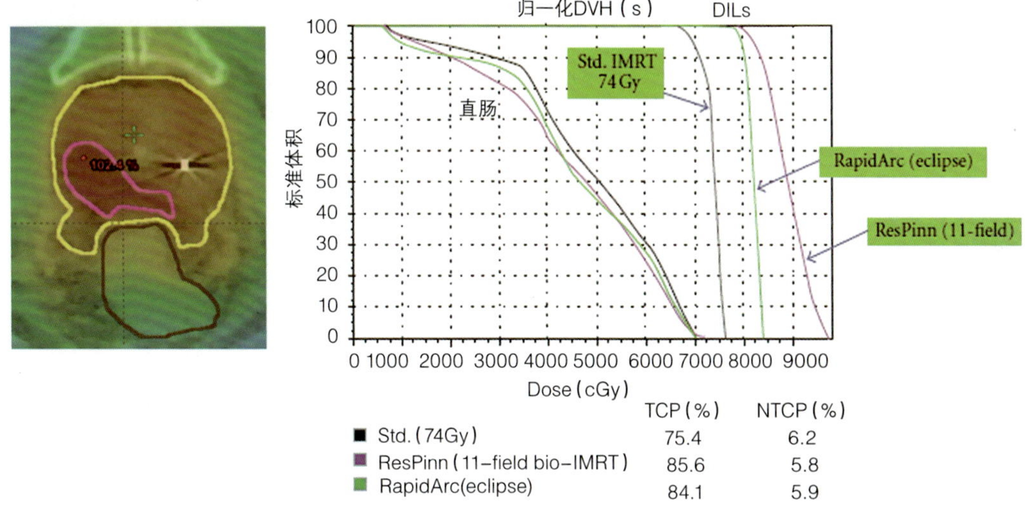

图 44.37 Clatterbridge 癌症中心 BIOPROP 方案放射生物学优化计划中绘制的前列腺 DVH 示例。左侧以粉红色轮廓显示的是前列腺内病变（DIL）。右边显示的是标准计划和剂量定制计划的 DVHs。TCP 值计算时假设所有克隆源都包含在 DIL 中（或者更确切地说，外部的任何克隆源都是受基础剂量 100% 控制的）。表中显示的 NTCP 值对应于直肠出血（经授权摘自：Nahum, A. E. and Uzan, J.，Comput. Math. Methods Med.，2012，329214，2012.）

44.4.4.5 基于患者个体化的“生物学信息”，例如，将来自基因组学的生物信息添加到之前的任何一个优化等级（V级）

目前使用的TCP和NTCP模型是混合模型，因为它们对特定治疗计划（即从该计划计算出的DVH）进行预测，这些预测更准确地说是有相同DVH患者群体的平均值。然而，如果已知正在接受治疗的患者的肿瘤克隆源辐射敏感性以及辐射敏感性和克隆源密度随肿瘤体积变化，那么肿瘤控制的可能性将会更精确地被预测，TCP值在非常小的剂量范围内从0迅速增加到1（见图44.2）。这将有可能利用最低处方剂量达到肿瘤控制效果，例如，选择TCP＞99%。类似地，6%的并发症发生率意味对于特定的正常组织DVH，每100名患者中就有6人会发生并发症。如果我们掌握了有关个体患者对辐射的生物反应信息，就可以更准确地预测该患者出现并发症的可能性。Lambin等（2010）、Rutkowska（2010）和Her等（2020）对这些概念进行了论述。

Tucker等（2013）报道，单核苷酸多态性（SNPs）可以显著改善LKB模型对放射性肺炎的预测。Tucker等（2008）的一项关于临床风险因素的研究表明，包括患者吸烟史在内的广义Lyman模型产生的NTCPs与那些仅基于剂量–体积指标的模型差异高达27%。Valdagni等（2009）试图探讨为什么尽管根据直肠DVH预测晚期直肠出血（LRB）的风险很低，但某些前列腺癌患者仍会出现晚期直肠出血，而其他DVH预测晚期直肠出血的高风险患者却不会出血。他们鉴定出了两个能预测辐射敏感性增强的特别基因和一个预测辐射抗性增强的基因。诸如此类的研究可能会导致NTCP模型对“生物学上不同的”但DVHs却非常相似的患者产生不同的预测（参见44.3.6节）。最后，这些改进的模型应该被用于本文讨论的不同水平的放射生物学的优化（Rancati等，2011；Tommasino等，2017；West等，2007；Burnet等，2019）。

G 部分：参考文献

AAPM (American Association of Physicists in Medicine). Report 17. The Physical Aspects of Total and Half Body Photon Irradiation. Task Group 29 – see Van Dyk et al. 1986.

AAPM. Report 23. Total Skin Electron Therapy: Technique and Dosimetry. Task Group 30. College Park, MD: AAPM, 1987. www.aapm.org/pubs/reports/RPT_23.pdf

AAPM. Report 32. Clinical electron-beam dosimetry. Task Group 25 – see Khan et al. 1991.

AAPM. Report 54. Stereotactic Radiosurgery. Task Group 42 - see Schell et al. 1995.

AAPM. Report 271. Intracranial stereotactic positioning systems. Task Group 68 – see Lightstone et al. 2005.

AAPM. Report 91. The Management of Respiratory Motion in Radiation Oncology. Task Group 76 – see Keall et al. 2006.

AAPM. Report 106. Accelerator beam data commissioning equipment and procedures.Task Group 106 – see Das et al. 2008.

AAPM. Report 142. Quality assurance of medical accelerators. Task Group 142 2009 – see Klein et al. (2009a).

AAPM. Report 101. Stereotactic body radiation therapy. Task Group 101. 2010a – see Benedict et al. (2010).

AAPM. Report 100. Acceptance Testing and Quality Assurance Procedures for Magnetic Resonance Imaging Facilities. MR Subcommittee Task Group 1. 2010b – see Jackson et al. (2010).

AAPM. Report 211. Classification and evaluation strategies of auto-segmentation approaches for PET. Task Group 211. 2017a – see Hatt et al. (2017).

AAPM. Report 132. Use of image registration and fusion algorithms and techniques in radiotherapy. Task Group 132. 2017b - see Brock et al. (2017).

AAPM. Report 263. Standardizing Nomenclatures in Radiation Oncology. Task Group 263 – see Mayo et al. 2018.

AAPM. Report 256. The relative biological effectiveness of proton beams in radiation therapy. Task Group 256 – see Paganetti et al. 2019.

Abate, A., Pressello, M. C., Benassi, M. and Strigari, L. Comparison of IMRT planning with two-step and one-step optimization: a strategy for improving therapeutic gain and reducing the integral dose. *Phys. Med. Biol.* **54** (23):7183–7198, 2009. doi:10.1088/0031-9155/54/23/010

ACR (American College of Radiology). ACR Practice Guideline for the Performance of Total Body Irradiation. Reston, VA: American College of Radiology, 2001.

ACR. MR Accreditation Program Phantom Test Guidance. Reston, VA: American College of Radiology, 2005.

ACR. *ACR - ASTRO Practice Parameter for the Performance of Stereotactic Body Radiation Therapy.* Reston, VA: ACR, 2014. www.acr.org/-/media/ACR/Files/Practice-Parameters/SBRT-RO.pdf

ACR. ACR Practice Parameter for the Performance of Brain Stereotactic Radiosurgery. Reston, VA: American College of Radiology, 2016. www.acr.org/-/media/ACR/Files/Practice-Parameters/SBRT-RO.pdf

ACR. ACR-ASTRO Practice Parameter for the Performance of Total Body Irradiation. Reston, VA: American College of Radiology, 2017.

Ahanj, M., Bissonnette, J. P., Heath, E. and McCann, C. Robustness assessment of a novel IMRT planning method for lung radiotherapy. *Phys. Med.* **32** (6):749–757, 2016. doi:10.1016/j.ejmp.2016.03.013

Ahmed, S., Brown, D., Ahmed, S. B., Kakakhel, M. B., Muhammad, W. and Hussain, A. Translating bed total body irradiation lung shielding and dose optimization using asymmetric MLC apertures. *J. Appl. Clin. Med. Phys.* **17** (2):112–122, 2016. doi:10.1120/jacmp.v17i2.5951

Akazawa, C. Treatment of the scalp using photon and electron beams. *Med. Dosim.* **14** (2):129–131, 1989.

Albantow, C., Hargrave, C., Brown, A. and Halsall, C. Comparison of 3D printed nose bolus to traditional wax bolus for cost-effectiveness, volumetric accuracy and dosimetric effect. *J Med Radiat Sci.* **67** (1):54–63, 2020. doi:10.1002/jmrs.378

Alber, M. Normal tissue dose-effect models in biological dose optimisation. *Z. Med. Phys.* **18** (2):102–110, 2008. doi:10.1016/j.zemedi.2007.08.002

Alber, M. and Nüsslin, F. An objective function for radiation treatment optimization based on local biological measures. *Phys. Med. Biol.* **44** (2):479–493, 1999. doi:10.1088/0031-9155/44/2/014

Alber, M. and Nüsslin, F. A representation of an NTCP function for local complication mechanisms. *Phys. Med. Biol.* **46** (2):439–447, 2001. doi:10.1088/0031-9155/46/2/311

Alber, M. and Belka, C. A normal tissue dose response model of dynamic repair processes. *Phys. Med. Biol.* **51** (1):153–172, 2006. doi:10.1088/0031-9155/51/1/012

Alberti, C. From molecular imaging in preclinical/clinical oncology to theranostic applications in targeted tumor therapy. *Eur. Rev. Med. Pharmacol. Sci.* **16** (14):1925–1933, 2012.

Albertini, F., Bolsi, A., Lomax, A. J., Rutz, H. P., Timmerman, B. and Goitein, G. Sensitivity of intensity modulated proton therapy plans to changes in patient weight. *Radiother. Oncol.* **86** (2):187–194, 2008. doi:10.1016/j.radonc.2007.11.032

Albertini, F., Hug, E. B. and Lomax, A. J. Is it necessary to plan with safety margins for actively scanned proton therapy? *Phys. Med. Biol.* **56** (14):4399–4413, 2011. doi:10.1088/0031-9155/56/14/011

Albertini, F., Matter, M., Nenoff, L., Zhang, Y. and Lomax, A. Online daily adaptive proton therapy. *Br. J. Radiol.* **93** (1107):20190594, 2020. doi:10.1259/bjr.20190594

Alderliesten, T., Sonke, J. J., Betgen, A., Honnef, J., Vliet-Vroegindeweij, C. and Remeijer, P. Accuracy evaluation of a 3-dimensional surface imaging system for guidance in deep-inspiration breath-hold radiation therapy. *Int. J. Radiat. Oncol. Biol. Phys.* **85** (2):536–542, 2013. doi:10.1016/j.ijrobp.2012.04.004

Allen, A. M., Pawlicki, T., Dong, L., Fourkal, E., Buyyounouski, M., Cengel, K. et al. An evidence based review of proton beam therapy: the report of ASTRO's emerging technology committee. *Radiother. Oncol.* **103** (1):8–11, 2012. doi:10.1016/j.radonc.2012.02.001

Allen, L. X., Alber, M., Deasy, J. O., Jackson, A., Ken Jee, K. W., Marks, L. B. et al. The use and QA of biologically related models for treatment planning: short report of the TG-166 of the therapy physics committee of the AAPM. *Med. Phys.* **39** (3):1386–1409, 2012. doi:10.1118/1.3685447

Allozi, R., Li, X. A., White, J., Apte, A., Tai, A., Michalski, J. M. et al. Tools for consensus analysis of experts' contours for radiotherapy structure definitions. *Radiother. Oncol.* **97** (3):572–578, 2010. doi:10.1016/j.radonc.2010.06.009

Ambartsumian, V. Ueber eine Frage der Eigenwerttheorie. *Zeitschr. Phys.* **53**:690–695, 1929. doi:10.1007/BF01330827

Amzalag, G., Rager, O., Tabouret-Viaud, C., Wissmeyer, M., Sfakianaki, E., de Perrot, T. et al. Target definition in salvage radiotherapy for recurrent prostate cancer: the role of advanced molecular imaging. *Front. Oncol.* **6**:73, 2016. doi:10.3389/fonc.2016.00073

Anderson, J. W., Xia, J., Flynn, R. T., Modrick, J. M., Bhatia, S. K., Jacobson, G. M. et al. High resolution (3 Tesla) MRI-guided conformal brachytherapy for cervical cancer: consequences of different high-risk CTV sizes. *J. Contemp. Brachytherapy* **5** (2):101–109, 2013. doi:10.5114/jcb.2013.36180

Andersson, K. M., Ahnesjö, A. and Vallhagen, D. C. Evaluation of a metal artifact reduction algorithm in CT studies used for proton radiotherapy treatment planning. *J. Appl. Clin. Med. Phys.* **15** (5):4857, 2014. doi:10.1120/jacmp.v15i5.4857

Anno, G. H., Young, R. W., Bloom, R. M. and Mercier, J. R. Dose response relationships for acute ionizing-radiation lethality. *Health Phys.* **84** (5):565–575, 2003.

Appelt, A. L. and Vogelius, I. R. A method to adjust radiation dose-response relationships for clinical risk factors. *Radiother. Oncol.* **102** (3):352–354, 2012. doi:10.1016/j.radonc.2011.08.031

Appelt, A. L., Vogelius, I. R., Farr, K. P., Khalil, A. A. and Bentzen, S. M. Towards individualized dose constraints: adjusting the QUANTEC radiation pneumonitis model for clinical risk factors. *Acta Oncol.* **53** (5):605–612, 2014. doi:10.3109/0284186X.2013.820341

Aristei, C., Carotti, A., Palazzari, E., Amico, L., Ruggeri, L., Perrucci, E. et al. The total body irradiation schedule affects acute leukemia relapse after matched T cell-depleted hematopoietic stem cell transplantation. *Int. J. Radiat. Oncol. Biol. Phys.* **96** (4):832–839, 2016. doi:10.1016/j.ijrobp.2016.07.025

ARSAC. Notes for guidance on the clinical administration of radiopharmaceuticals and use of sealed radioactive sources. Administration of Radioactive Substances Advisory Committee 2020. www.gov.uk/government/publications/arsac-notes-for-guidance

Artignan, X., Rastkhah, M., Balosso, J., Fourneret, P., Gilliot, O. and Bolla, M. Quantification of prostate movements during radiotherapy. *Cancer Radiother.* **10** (6–7):381–387, 2006. doi:10.1016/j.canrad.2006.08.003

Aruga, T., Itami, J., Aruga, M., Nakajima, K., Shibata, K., Nojo, T. et al. Target volume definition for upper abdominal irradiation using CT scans obtained during inhale and exhale phases. *Int. J. Radiat. Oncol. Biol. Phys.* **48**:465–469, 2000. doi:10.1016/S0360-3016(00)00610-6

Aspradakis, M. M., Byrne, J. P., Palmans, H., Duane, S., Conway, J., Warrington, A. P. et al. IPEM Report 103. Small Field MV Photon Dosimetry. York: IPEM, 2010.

Aubin, M., Morin, O., Chen, J., Gillis, A., Pickett, B., Aubry, J. F. et al. The use of megavoltage cone-beam CT to complement CT for target definition in pelvic radiotherapy in the presence of hip replacement. *Br. J. Radiol.* **79** (947):918–921, 2006. doi:10.1259/bjr/19559792

Austin-Seymour, M. M., Chen, G. T., Castro, J. R., Saunders, W. M., Pitluck, S., Woodruff, K. H. et al. Dose volume histogram analysis of liver radiation tolerance. *Int. J. Radiat. Oncol. Biol. Phys.* **12** (1):31–35, 1986. doi:10.1016/0360-3016(86)90412-8

Axente, M., Paidi, A., Von Eyben, R., Zeng, C., Bani-Hashemi, A., Krauss, A. et al. Clinical evaluation of the iterative metal artifact reduction algorithm for CT simulation in radiotherapy. *Med. Phys.* **42** (3):1170–1183, 2015. doi:10.1118/1.4906245

Bailey, D. L. and Willowson, K. P. Quantitative SPECT/CT: SPECT joins PET as a quantitative imaging modality. *Eur. J. Nucl. Med. Mol. Imaging* **41** Suppl 1:S17–S25, 2014.

Baker, C., Carver, A. and Nahum, A. Local control prediction for NSCLC using a common LQ-based TCP model for both SABR and 3D-CRT fractionation. 3rd ESTRO Forum 2015, Barcelona. *Radiother. Oncol.* **115** (Suppl 1):S471, (abstract) 2015.

Balter, J. M., Lam, K. L., McGinn, C. J., Lawrence, T. S. and Ten Haken, R. K. Improvement of CT-based treatment-planning models of abdominal targets using static exhale imaging. *Int. J. Radiat. Oncol. Biol. Phys.* **41**:939–943, 1998. doi:10.1016/S0360-3016(98)00130-8

Bär, E., Lalonde, A., Zhang, R., Jee, K. W., Yang, K., Sharp, G., et al. Experimental validation of two dual-energy CT methods for proton therapy using heterogeneous tissue samples. *Med. Phys.* **45** (1):48–59, 2018. doi:10.1002/mp.12666

Barentsz, J. O., Engelbrecht, M. R., Witjes, J. A., de la Rosette, J. J. and van der Graaf, M. MR imaging of the male pelvis. *Eur. Radiol.* **9** (9):1722–1736, 1999. doi:10.1007/s003300050916

Barrett, A. Total-body irradiation. In *The Oxford Textbook of Oncology*, edited by M. Peckham, H. M. Pinedo and U. Veronesi, MR imaging of the male pelvis, pp. 744–755. Oxford: Oxford University Press, 1995.

Barrett, A., Depledge, M. H. and Powles, R. L. Interstitial pneumonitis following bone marrow transplantation after low dose rate total body irradiation. *Int. J. Radiat. Oncol. Biol. Phys.* **9** (7):1029–1033, 1983. doi:10.1016/0360-3016(83)90393-0

Barrett, H. H., Barber, H. B., Ervin, P. A., Myers, K. J. and Paxman, R. G. New directions in coded aperture imaging. In *Information Processing in Medical Imaging: Proceedings of the 8th Conference*, edited by F. Deconinck, pp. 106–129. Dordrecht: Martinus Nijhoff, 1984.

Barrett, A., Dobbs, J., Morris, S. and Roques, T. *Practical Radiotherapy Planning*. 4th edition. Boca Raton, FL: Taylor & Francis, 2009.

Battermann, J. J., Hart, G. A. and Breur, K. Dose-effect relations for tumour control and complication rate after fast neutron therapy for pelvic-tumours. *Br. J. Radiol.* **54** (646):899–904, 1981. doi:10.1259/0007-1285-54-646-899

Battista, J. J., Rider, W. D. and Van Dyk, J. Computed tomography for radiotherapy planning. *Int. J. Radiat. Oncol. Biol. Phys.* **6**:99–107, 1980. doi:10.1016/0360-3016(80)90211-4

Batumalai, V., Jameson, M. G., Forstner, D. F., Vial, P. and Holloway, L. C. How important is dosimetrist experience for intensity modulated radiation therapy? A comparative analysis of a head and neck case. *Pract. Radiat. Oncol.* **3** (3):e99–e106, 2013. doi:10.1016/j.prro.2012.06.009

Bauman, G., Haider, M., van der Heide, U. A. and Menard, C. Boosting imaging defined dominant prostatic tumors: a systematic review. *Radiother. Oncol.* **107** (3):274–281, 2013. doi:10.1016/j.radonc.2013.04.027

Baumann, P., Nyman, J., Hoyer, M., Wennberg, B., Gagliardi, G., Lax, I. et al. Outcome in a prospective phase II trial of medically inoperable stage I non-small-cell lung cancer patients treated with stereotactic body radiotherapy. *J. Clin. Oncol.* **27** (20):3290–3296, 2009. doi:10.1200/JCO.2008.21.5681

Bazalova, M., Carrier, J. F., Beaulieu, L. and Verhaegen, F. Dual-energy CT-based material extraction for tissue segmentation in Monte Carlo dose calculations. *Phys. Med. Biol.* **53** (9):2439–2456, 2008. doi:10.1088/0031-9155/53/9/015

Bazalova, M. and Graves, E. E. The importance of tissue segmentation for dose calculations for kilovoltage radiation therapy. *Med. Phys.* **38** (6):3039–3049, 2011. doi:10.1118/1.3589138

Beauregard, J. M., Hofman, M. S., Pereira, J. M., Eu, P. and Hicks, R. J. Quantitative (177)Lu SPECT (QSPECT) imaging using a commercially available SPECT/CT system. *Cancer Imaging* **11**:56–66, 2011. doi:10.1102/1470-7330.2011.0012

Bedford, J. L., Khoo, V. S., Oldham, M., Dearnaley, D. P. and Webb, S. A comparison of coplanar four-field techniques for conformal radiotherapy of the prostate. *Radiother. Oncol.* **51** (3):225–235, 1999. doi:10.1016/S0167-8140(99)00057-2

Beeksma, B., Truant, D., Holloway, L. and Arumugam, S. An assessment of image distortion and CT number accuracy within a wide-bore CT extended field of view. *Australas. Phys. Eng. Sci. Med.* **38** (2):255–261, 2015. doi:10.1007/s13246-015-0353-6

Beets-Tan, R. G., Lettinga, T. and Beets, G. L. Pre-operative imaging of rectal cancer and its impact on surgical performance and treatment outcome. *Eur. J. Surg. Oncol.* **31** (6):681–688, 2005. doi:10.1016/j.ejso.2005.02.015

Belosi, M. F., van der Meer, R., Garcia de Acilu, L. P., Bolsi, A., Weber, D. C. and Lomax, A. J. Treatment log files as a tool to identify treatment plan sensitivity to inaccuracies in scanned proton beam delivery. *Radiother. Oncol.* **125** (3):514–519, 2017. doi:10.1016/j.radonc.2017.09.037

Belshi, R., Pontvert, D., Rosenwald, J. C. and Gaboriaud, G. Automatic three-dimensional expansion of structures applied to determination of the clinical target volume in conformal radiotherapy. *Int. J. Radiat. Oncol. Biol. Phys.* **37** (3):689–696, 1997. doi:10.1016/S0360-3016(96)00608-6

Benedict, S. H., Yenice, K. M., Followill, D., Galvin, J. M., Hinson, W., Kavanagh, B. et al. Stereotactic body radiation therapy: the Report of AAPM Task Group 101. *Med. Phys.* **37** (8):4078–4101, 2010. doi:10.1118/1.3438081

Benedict, S. H., Schlesinger, D. J., Goetsch, S. J. and Kavanagh, B. D. *Stereotactic Radiosurgery and Stereotactic Body Radiation Therapy*. Boca Raton, FL: Taylor & Francis, 2015.

Bentzen, S. M. Potential clinical impact of normal-tissue intrinsic radiosensitivity testing. *Radiother. Oncol.* **43** (2):121–131, 1997. doi:10.1016/S0167-8140(97)01899-9

Bentzen, S. M. Towards evidence based radiation oncology: improving the design, analysis, and reporting of clinical outcome studies in radiotherapy. *Radiother. Oncol.* **46** (1):5–18, 1998. doi:10.1016/S0167-8140(97)00226-0

Bentzen, S. M. Radiation dose-response relationships. In *Basic Clinical Radiobiology*, edited by M. C. Joiner and A. J. van der Kogel, pp: 44–53. Boca Raton, FL: CRC Press, Taylor & Francis, 2019.

Bentzen, S. M., Thames, H. D. and Overgaard, J. Does variation in the in vitro cellular radiosensitivity explain the shallow clinical dose-control curve for malignant melanoma? *Int. J. Radiat. Biol.* **57** (1):117–126, 1990. doi:10.1080/09553009014550391

Bentzen, S. M. and Tucker, S. L. Quantifying the position and steepness of radiation dose-response curves. *Int. J. Radiat. Biol.* **71** (5):531–542, 1997. doi:10.1080/095530097143860

Bentzen, S. M., Constine, L. S., Deasy, J. O., Eisbruch, A., Jackson, A., Marks, L. B. et al. Quantitative Analyses of Normal Tissue Effects in the Clinic (QUANTEC): an introduction to the scientific issues. *Int. J. Radiat. Oncol. Biol. Phys.* **76**:S3–S9, 2010. doi:10.1016/j.ijrobp.2009.09.040

Bentzen, S. M. and Grégoire, V. Molecular imaging-based dose painting: a novel paradigm for radiation therapy prescription. *Semin. Radiat. Oncol.* **21** (2):101–110, 2011. doi:10.1016/j.semradonc.2010.10.001

Bentzen, S. M. and Joiner, M. C. The linear quadratic model in clinical practice. In *Basic Clinical Radiobiology*, edited by M. C. Joiner and A. J. van der Kogel, pp: 112–124. Boca Raton, FL: CRC Press, Taylor & Francis, 2019.

Berbeco, R. I., Nishioka, S., Shirato, H., Chen, G. T. and Jiang, S. B. Residual motion of lung tumours in gated radiotherapy with external respiratory surrogates. *Phys. Med. Biol.* **50** (16):3655–3667, 2005. doi:10.1088/0031-9155/50/16/001

Berberat, J., McNamara, J., Remonda, L., Bodis, S. and Rogers, S. Diffusion tensor imaging for target volume definition in glioblastoma multiforme. *Strahlenther. Onkol.* **190** (10):939–943, 2014. doi:10.1007/s00066-014-0676-3

Bernatowicz, K., Lomax, A. J. and Knopf, A. Comparative study of layered and volumetric rescanning for different scanning speeds of proton beam in liver patients. *Phys. Med. Biol.* **58** (22):7905–7920, 2013. doi:10.1088/0031-9155/58/22/7905

Bert, C., Graeff, C., Riboldi, M., Baroni, G., Nill, S. and Knopf, A. C. Advances in 4D treatment planning for scanned particle beam therapy – report of dedicated workshops. *Technol. Cancer Res. T.* **13** (6):485–495, 2014. doi:10.7785/tcrtexpress.2013.600274

Berthon, B., Spezi, E., Galavis, P., Shepherd, T., Apte, A., Hatt, M. et al. Toward a standard for the evaluation of PET-Auto-Segmentation methods following the recommendations of AAPM task group No. 211: requirements and implementation. *Med. Phys.* **44** (8):4098–4111, 2017. doi:10.1002/mp.12312

Beyzadeoglu, M., Dirican, B., Oysul, K., Arpaci, F. and Pak, Y. Evaluation of fractionated total body irradiation and dose rate on cataractogenesis in bone marrow transplantation. *Haematologia (Budap.)* **32** (1):25–30, 2002. doi:10.1163/156855902760262736

Beyzadeoglu, M., Oysul, K., Dirican, B., Arpaci, F., Balkan, A., Surenkok, S. et al. Effect of dose-rate and lung dose in total body irradiation on interstitial pneumonitis after bone marrow transplantation. *Tohoku J. Exp. Med.* **202** (4):255–263, 2004. doi:10.1620/tjem.202.255

Bir, S. C., Ambekar, S., Maiti, T. K. and Nanda, A. Clinical outcome and complications of gamma knife radiosurgery for intracranial arteriovenous malformations. *J. Clin. Neurosci.* **22** (7):1117–1122, 2015. doi:10.1016/j.jocn.2014.12.017

BIR (British Institute of Radiology). *BJR Supplement 25. Central Axis Depth Dose Data for Use in Radiotherapy.* London, UK: BIR. 1996.

BIR (British Institute of Radiology). *Geometric Uncertainties in Radiotherapy.* London: BIR, 2003.

Bissonnette, J. P., Moseley, D., White, E., Sharpe, M., Purdie, T. and Jaffray, D. A. Quality assurance for the geometric accuracy of cone-beam CT guidance in radiation therapy. *Int. J. Radiat. Oncol. Biol. Phys.* **71** (1 Suppl):S57–S61, 2008. doi:10.1016/j.ijrobp.2007.06.086

Bjärngard, B. E., Chen, G. T., Piontek, R. W. and Svensson, G. K. Analysis of dose distributions in whole body superficial electron therapy. *Int. J. Radiat. Oncol. Biol. Phys.* **2** (3–4): 319–324, 1977. doi:10.1016/0360-3016(77)90090-6

Bland, M. *An Introduction to Medical Statistics.* 3rd edition. Oxford: Oxford Medical Publications, 2000.

Bloemen-van Gurp, E. J., Mijnheer, B. J., Verschueren, T. A. and Lambin, P. Total body irradiation, toward optimal individual delivery: dose evaluation with metal oxide field effect transistors, thermoluminescence detectors, and a treatment planning system. *Int. J. Radiat. Oncol. Biol. Phys.* **69** (4):1297–1304, 2007. doi:10.1016/j.ijrobp.2007.07.2334

Blomgren, H., Lax, I., Näslund, I. and Svanström, R. Stereotactic high dose fraction radiation therapy of extracranial tumors using an accelerator. Clinical experience of the first thirty-one patients. *Acta Oncol.* **34** (6):861–870, 1995. doi:10.3109/02841869509127197

Blomqvist, L., Holm, T., Nyrén, S., Svanström, R., Ulvskog, Y. and Iselius, L. MR imaging and computed tomography in patients with rectal tumours clinically judged as locally advanced. *Clin. Radiol.* **57** (3):211–218, 2002. doi:10.1053/crad.2001.0736

Boas, F. E. and Fleischmann, D. Evaluation of two iterative techniques for reducing metal artifacts in computed tomography. *Radiology* **259** (3):894–902, 2011. doi:10.1148/radiol.11101782

Boas, F. E. and Fleischmann, D. CT artefacts: causes and reduction techniques. *Imaging Med.* **4** (2):229–240, 2012. www.edboas.com/science/CT/0012.pdf

Boda-Heggemann, J., Knopf, A. C., Simeonova-Chergou, A., Wertz, H., Stieler, F., Jahnke, A. et al. Deep inspiration breath hold-based radiation therapy: a clinical review. *Int. J. Radiat. Oncol. Biol. Phys.* **94** (3):478–492, 2016. doi:10.1016/j.ijrobp.2015.11.049

Boellaard, R., Hofman, M. B., Hoekstra, O. S. and Lammertsma, A. A. Accurate PET/MR quantification using time of flight MLAA image reconstruction. *Mol. Imaging Biol.* **16** (4):469–477, 2014. doi:10.1007/s11307-013-0716-x

Boellaard, R., Rausch, I., Beyer, T., Delso, G., Yaqub, M., Quick, H. H. et al. Quality control for quantitative multicenter whole-body PET/MR studies: a NEMA image quality phantom study with three current PET/MR systems. *Med. Phys.* **42** (10):5961–5969, 2015a. doi:10.1118/1.4930962

Boellaard, R., Delgado-Bolton, R., Oyen, W. J., Giammarile, F., Tatsch, K., Eschner, W. et al. FDG PET/CT: EANM procedure guidelines for tumour imaging: version 2.0. *Eur. J. Nucl. Med. Mol. Imaging* **42** (2):328–354, 2015b. doi:10.1007/s00259-014-2961-x

Boersma, L. J., Damen, E. M., de Boer, R. W., Muller, S. H., Roos, C. M., Valdes Olmos, R. A. et al. Dose-effect relations for local functional and structural changes of the lung after irradiation for malignant lymphoma. *Radiother. Oncol.* **32** (3):201–209, 1994. doi:10.1016/0167-8140(94)90019-1

Boersma, L. J., van den Brink, M., Bruce, A. M., Shouman, T., Gras, L., te Velde, A. et al. Estimation of the incidence of late bladder and rectum complications after high-dose (70-78 GY) conformal radiotherapy for prostate cancer, using dose-volume histograms. *Int. J. Radiat. Oncol. Biol. Phys.* **41** (1):83–92, 1998. doi:10.1016/S0360-3016(98)00037-6

Boersma, L. J., Janssen, T., Elkhuizen, P. H., Poortmans, P., van der Sangen, M., Scholten, A. N. et al. Reducing interobserver variation of boost-CTV delineation in breast conserving radiation therapy using a pre-operative CT and delineation guidelines. *Radiother. Oncol.* **103** (2):178–182, 2012. doi:10.1016/j.radonc.2011.12.021

Bokrantz, R. and Miettinen, K. Projections onto the Pareto surface in multicriteria radiation therapy optimization. *Med. Phys.* **42** (10):5862–5870, 2015. doi:10.1118/1.4930252

Bondar, L., Intven, M., Burbach, J. P., Budiarto, E., Kleijnen, J. P., Philippens, M. et al. Statistical modeling of CTV motion and deformation for IMRT of early-stage rectal cancer. *Int. J. Radiat. Oncol. Biol. Phys.* **90** (3):664–672, 2014. doi:10.1016/j.ijrobp.2014.06.040

Borgefors, G. Hierarchical chamfer matching: a parametric edge matching algorithm. *IEEE Trans. Pattern Anal. Mach. Intell.* **10** (6):849–865, 1988. doi:10.1109/34.9107

Borghetti, P., Pedretti, S., Spiazzi, L., Avitabile, R., Urpis, M., Foscarini, F. et al. Whole brain radiotherapy with adjuvant or concomitant boost in brain metastasis: dosimetric comparison between helical and volumetric IMRT technique. *Radiat. Oncol.* **11**:59, 2016. doi:10.1186/s13014-016-0634-6

Bortfeld, T. Optimized planning using physical objectives and constraints. *Semin. Radiat. Oncol.* **9** (1):20–34, 1999. doi:10.1016/S1053-4296(99)80052-6

Bortfeld, T. The number of beams in IMRT–theoretical investigations and implications for single-arc IMRT. *Phys. Med. Biol.* **55** (1):83–97, 2010. doi:10.1088/0031-9155/55/1/006

Bortfeld, T., Boyer, A. L., Schlegel, W., Kahler, D. L. and Waldron, T. J. Realization and verification of three-dimensional conformal radiotherapy with modulated fields. *Int. J. Radiat. Oncol. Biol. Phys.* **30** (4):899–908, 1994a. doi:10.1016/0360-3016(94)90366-2

Bortfeld, T. R., Kahler, D. L., Waldron, T. J. and Boyer, A. L. X-ray field compensation with multileaf collimators. *Int. J. Radiat. Oncol. Biol. Phys.* **28** (3):723–730, 1994b. doi:10.1016/0360-3016(94)90200-3

Bortfeld, T., Jokivarsi, K., Goitein, M., Kung, J. and Jiang, S. B. Effects of intra-fraction motion on IMRT dose delivery: statistical analysis and simulation. *Phys. Med. Biol.* **47** (13):2203–2220, 2002. doi:10.1088/0031-9155/47/13/302

Bouchet, F., Geworski, L., Knoop, B. O., Ferrer, L., Barriolo-Riedinger, A., Millardet, C., et al. Calibration test of PET scanners in a multi-centre clinical trial on breast cancer therapy monitoring using 18F-FLT. *PLoS.One.* **8** (3):e58152, 2013. doi:10.1371/journal.pone.0058152

Bouilhol, G., Ayadi, M., Rit, S., Thengumpallil, S., Schaerer, J., Vandemeulebroucke, J. et al. Is abdominal compression useful in lung stereotactic body radiation therapy? A 4DCT and dosimetric lobe-dependent study. *Phys. Med.* **29** (4):333–340, 2013. doi:10.1016/j.ejmp.2012.04.006

Bowen, S. R., Nyflot, M. J., Herrmann, C., Groh, C. M., Meyer, J., Wollenweber, S. D. et al. Imaging and dosimetric errors in 4D PET/CT-guided radiotherapy from patient-specific respiratory patterns: a dynamic motion phantom end-to-end study. *Phys. Med. Biol.* **60** (9):3731–3746, 2015. doi:10.1088/0031-9155/60/9/3731

Brada, M. and Bortfeld, T. Proton therapy: the present and the future. *Semin. Radiat. Oncol.* **23** (2):75–76, 2013. doi:10.1016/j.semradonc.2012.11.001

Bradley, J. D., Nofal, A. N., El Naqa, I. M., Lu, W., Liu, J., Hubenschmidt, J. et al. Comparison of helical, maximum intensity projection (MIP), and averaged intensity (AI) 4D CT imaging for stereotactic body radiation therapy (SBRT) planning in lung cancer. *Radiother. Oncol.* **81**:264–268, 2006. doi:10.1016/j.radonc.2006.10.009

Bradley, J. D., Hope, A., El Naqa, I., Apte, A., Lindsay, P. E., Bosch, W. et al. A nomogram to predict radiation pneumonitis, derived from a combined analysis of RTOG 9311 and institutional data. *Int. J. Radiat. Oncol. Biol. Phys.* **69** (4):985–992, 2007. doi:10.1016/j.ijrobp.2007.04.077

Brahme, A. Dosimetric precision requirements in radiation therapy. *Acta Radiol. Oncol.* **23** (5):379–391, 1984. doi:10.3109/02841868409136037

Brahme, A. Optimization of stationary and moving beam radiation therapy techniques. *Radiother. Oncol.* **12** (2):129–140, 1988. doi:10.1016/0167-8140(88)90167-3

Brahme, A. Optimized radiation therapy based on radiobiological objectives. *Semin. Radiat. Oncol.* **9** (1):35–47, 1999. doi:10.1016/S1053-4296(99)80053-8

Brahme, A. Individualizing cancer treatment: biological optimization models in treatment planning and delivery. *Int. J. Radiat. Oncol. Biol. Phys.* **49** (2):327–337, 2001. doi:10.1016/S0360-3016(00)01501-7

Brahme, A., Roos, J. E. and Lax, I. Solution of an inte gral equation encountered in rotation ther apy. *Phys. Med. Biol.* **27** (10):1221–1229, 1982 doi:10.1088/0031-9155/27/10/002

Brahme, A. and Ågren, A. K. Optimal dose distribution fo eradication of heterogeneous tumours. *Acta Oncol.* **2** (5):377–385, 1987. doi:10.3109/02841868709104364

Brandner, E. D., Chetty, I. J., Giaddui, T. G., Xiao, Y. and Huc M. S. Motion management strategies and technical issue associated with stereotactic body radiotherapy of thoraci and upper abdominal tumors: a review from NRG oncol ogy. *Med. Phys.* **44** (6):2595–2612, 2017. doi:10.1002/ mp.12227

Brenner, D. J. Dose, volume, and tumor-control predictions i radiotherapy. *Int. J. Radiat. Oncol. Biol. Phys.* **26** (1):171 179, 1993. doi:10.1016/0360-3016(93)90189-3

Brewster, L., Mageras, G. S. and Mohan, R. Automatic gen eration of beam apertures. *Med. Phys.* **20** (5):1337–1342 1993. doi:10.1118/1.596983

Briot, E., Dutreix, A. and Bridier, A. Dosimetry for total bod irradiation. *Radiother. Oncol.* **18 Suppl 1**:16–29, 199(doi:10.1016/0167-8140(90)90175-V

Brizel, D. M., Dodge, R. K., Clough, R. W. and Dewhirst M. W. Oxygenation of head and neck cancer: change during radiotherapy and impact on treatment outcome *Radiother. Oncol.* **53** (2):113–117, 1999. doi:10.1016/ S0167-8140(99)00102-4

Brock, K. K., Mutic, S., McNutt, T. R., Li, H. and Kessler, M L. Use of image registration and fusion algorithms an techniques in radiotherapy: Report of the AAPM Radiatio Therapy Committee Task Group No. 132. *Med. Phys.* **4** (7):e43–e76, 2017. doi:10.1002/mp.12256

Brodin, N. P., Kabarriti, R., Garg, M. K., Guha, C. and Tome W. A. Systematic Review of Normal Tissue Complicatio Models Relevant to Standard Fractionation Radiatio Therapy of the Head and Neck Region Published After th QUANTEC Reports. *Int. J. Radiat. Oncol. Biol. Phys.* **10** (2):391–407, 2018. doi:10.1016/j.ijrobp.2017.09.041

Brooks, C., Hansen, V. N., Riddell, A., Harris, V. A. and Tait D. M. Proposed genitalia contouring guidelines in ana cancer intensity-modulated radiotherapy. *Br. J. Radiol.* **8** (1051):20150032, 2015. doi:10.1259/bjr.20150032

Brouwer, C. L., Steenbakkers, R. J., Bourhis, J., Budach, W., Grau C., Grégoire, V. et al. CT-based delineation of organs at risk i the head and neck region: DAHANCA, EORTC, GORTEC HKNPCSG, NCIC CTG, NCRI, NRG Oncology an TROG consensus guidelines. *Radiother. Oncol.* **117** (1):83 90, 2015. doi:10.1016/j.radonc.2015.07.041

Budgell, G., Brown, K., Cashmore, J., Duane, S., Frame J., Hardy, M. et al. IPEM Topical Report 1: guid ance on implementing flattening filter free (FFF) radio therapy. *Phys. Med. Biol.* **61** (23):8360–8394, 201(doi:10.1088/0031-9155/61/23/8360

Buettner, F., Gulliford, S. L., Webb, S., Sydes, M. R Dearnaley, D. P. and Partridge, M. Assessing correlation between the spatial distribution of the dose to the rec tal wall and late rectal toxicity after prostate radiotherapy an analysis of data from the MRC RT01 trial (ISRCTN 47772397). *Phys. Med. Biol.* **54** (21):6535–6548, 200(doi:10.1088/0031-9155/54/21/006

Buettner, F., Gulliford, S. L., Webb, S. and Partridge, M. Using Bayesian logistic regression to evaluate a new type of dosimetric constraint for prostate radiotherapy treatment planning. *Med. Phys.* **37** (4):1768–1777, 2010. doi:10.1118/1.3367013

Buffa, F. M., Davidson, S. E., Hunter, R. D., Nahum, A. E. and West, C. M. Incorporating biologic measurements (SF(2), CFE) into a tumor control probability model increases their prognostic significance: a study in cervical carcinoma treated with radiation therapy. *Int. J. Radiat. Oncol. Biol. Phys.* **50** (5):1113–1122, 2001. doi:10.1016/S0360-3016(01)01584-X

Burger, C., Goerres, G., Schoenes, S., Buck, A., Lonn, A. H. and von Schulthess, G. K. PET attenuation coefficients from CT images: experimental evaluation of the transformation of CT into PET 511-keV attenuation coefficients. *Eur. J. Nucl. Med. Mol. Imaging* **29** (7):922–927, 2002. doi:10.1007/s00259-002-0796-3

Burman, C., Kutcher, G. J., Emami, B. and Goitein, M. Fitting of normal tissue tolerance data to an analytic function. *Int. J. Radiat. Oncol. Biol. Phys.* **21** (1):123–135, 1991. doi:10.1016/0360-3016(91)90172-Z

Burnet, N. G., Barnett, G. C., Summersgill, H. R., Dunning, A. M. and West, C. M. L. RAPPER – A Success Story for Collaborative Translational Radiotherapy Research. *Clin. Oncol.* **31** (7):416–419, 2019. doi:10.1016/j.clon.2019.04.013

Buus, S., Rylander, S., Hokland, S., Søndergaard, C. S., Pedersen, E. M., Tanderup, K. et al. Learning curve of MRI-based planning for high-dose-rate brachytherapy for prostate cancer. *Brachytherapy* **15** (4):426–434, 2016. doi:10.1016/j.brachy.2016.03.011

Byrne, T. E. A review of prostate motion with considerations for the treatment of prostate cancer. *Med. Dosim.* **30** (3):155–161, 2005. doi:10.1016/j.meddos.2005.03.005

Cadman, P., McNutt, T. and Bzdusek, K. Validation of physics improvements for IMRT with a commercial treatment-planning system. *J. Appl. Clin. Med. Phys.* **6** (2):74–86, 2005. doi:10.1120/jacmp.v6i2.2083

Cao, W., Lim, G. J., Lee, A., Li, Y., Liu, W., Ronald, Z. X. et al. Uncertainty incorporated beam angle optimization for IMPT treatment planning. *Med. Phys.* **39** (8):5248–5256, 2012. doi:10.1118/1.4737870

Carlone, M. C., Warkentin, B., Stavrev, P. and Fallone, B. G. Fundamental form of a population TCP model in the limit of large heterogeneity. *Med. Phys.* **33** (6):1634–1642, 2006. doi:10.1118/1.2193690

Carlone, M., Nahum, A. and Stavrev, P. TCP modelling – why is it important? *Acta Oncol.* **49** (8):1205, 2010.doi:10.3109/0284186X.2010.527041

Carney, J. P., Townsend, D. W., Rappoport, V. and Bendriem, B. Method for transforming CT images for attenuation correction in PET/CT imaging. *Med. Phys.* **33** (4):976–983, 2006. doi:10.1118/1.2174132

Carruthers, S. A. and Wallington, M. M. Total body irradiation and pneumonitis risk: a review of outcomes. *Br. J. Cancer* **90** (11):2080–2084, 2004. doi:10.1038/sj.bjc.6601751

Casebow, M. P. The angulation of radiotherapy machines in the treatment of inclined lesions. *Br. J. Radiol.* **49** (579):278–280, 1976. doi:10.1259/0007-1285-49-579-278

Casebow, M. P. Matching of adjacent radiation beams for isocentric radiotherapy. *Br. J. Radiol.* **57** (680):735–740, 1984. doi:10.1259/0007-1285-57-680-735

Caudell, J. J., Schaner, P. E., Desmond, R. A., Meredith, R. F., Spencer, S. A. and Bonner, J. A. Dosimetric factors associated with long-term dysphagia after definitive radiotherapy for squamous cell carcinoma of the head and neck. *Int. J. Radiat. Oncol. Biol. Phys.* **76** (2):403–409, 2010. doi:10.1016/j.ijrobp.2009.02.017

Censor, Y. and Unkelbach, J. From analytic inversion to contemporary IMRT optimization: radiation therapy planning revisited from a mathematical perspective. *Phys. Med.* **28** (2):109–118, 2012. doi:10.1016/j.ejmp.2011.04.002

Chapman, J. D. Can the two mechanisms of tumor cell killing by radiation be exploited for therapeutic gain? *J. Radiat. Res.* **55** (1):2–9, 2014. doi:10.1093/jrr/rrt111

Chapman, J. D. and Nahum, A. E. *Radiotherapy Treatment Planning: Linear Quadratic Radiobiology.* London: Taylor and Francis, 2015.

Chauvet, I., Petitfils, A., Lehobey, C., Kristner, J. Y., Brunet, Y., Lembrez, R. et al. The sliding slit test for dynamic IMRT: a useful tool for adjustment of MLC related parameters. *Phys. Med. Biol.* **50** (4):563–580, 2005. doi:10.1088/0031-9155/50/4/001

Chavhan, G. B., Babyn, P. S., Thomas, B., Shroff, M. M. and Haacke, E. M. Principles, techniques, and applications of T2*-based MR imaging and its special applications. *Radiographics* **29** (5):1433–1449, 2009. doi:10.1148/rg.295095034

Chawla, S., Kim, S., Dougherty, L., Wang, S., Loevner, L. A., Quon, H. et al. Pretreatment diffusion-weighted and dynamic contrast-enhanced MRI for prediction of local treatment response in squamous cell carcinomas of the head and neck. *AJR Am. J. Roentgenol.* **200** (1):35–43, 2013. doi:10.2214/AJR.12.9432

Chen, G. T. Dose volume histograms in treatment planning. *Int. J. Radiat. Oncol. Biol. Phys.* **14** (6):1319–1320, 1988. doi:10.1016/0360-3016(88)90413-0

Chen, G. T. Y., Austin-Seymour, M. M., Castro, J. R., Collier, J. M., Lyman, J. T., Pitluck, S. et al. Dose volume histograms in treatment planning evaluation of carcinoma of the pancreas. In *Proceedings of the VIIIth International Conference on Uses of Computers in Radiation Therapy (ICCR)*, pp. 264–268. Los Angeles: IEEE Computer Society Press, 1984.

Chen, L., Nguyen, T. B., Jones, E., Chen, Z., Luo, W., Wang, L. et al. Magnetic resonance-based treatment planning for prostate intensity-modulated radiotherapy: creation of digitally reconstructed radiographs. *Int. J. Radiat. Oncol. Biol. Phys.* **68** (3):903–911, 2007a. doi:10.1016/j.ijrobp.2007.02.033

Chen, S., Zhou, S., Yin, F. F., Marks, L. B. and Das, S. K. Investigation of the support vector machine algorithm to predict lung radiation-induced pneumonitis. *Med. Phys.* **34** (10):3808–3814, 2007b. doi:10.1118/1.2776669

Chen, Z., Agostinelli, A. G., Wilson, L. D. and Nath, R. Matching the dosimetry characteristics of a dual-field Stanford technique to a customized single-field Stanford technique for total skin electron therapy. *Int. J. Radiat. Oncol. Biol. Phys.* **59** (3):872–885, 2004. doi:10.1016/j.ijrobp.2004.02.046

Cheng, C. W., Chin, L. M. and Kijewski, P. K. A coordinate transfer of anatomical information from CT to treatment simulation. *Int. J. Radiat. Oncol. Biol. Phys.* **13** (10):1559–1569, 1987. doi:10.1016/0360-3016(87)90325-7

Cheng, C. W. and Das, I. J. Treatment plan evaluation using dose-volume histogram (DVH) and spatial dose-volume histogram (zDVH). *Int. J. Radiat. Oncol. Biol. Phys.* **43** (5):1143–1150, 1999. doi:10.1016/S0360-3016(98)00492-1

Cheng, K., Montgomery, D., Feng, Y., Steel, R., Liao, H., McLaren, D. B. et al. Identifying radiotherapy target volumes in brain cancer by image analysis. *Healthc. Technol. Lett.* **2** (5):123–128, 2015. doi:10.1049/htl.2015.0014

Chin, L. M., Kijewski, P., Svensson, G. K., Chaffey, J. T., Levene, M. B. and Bjärngard, B. E. A computer-controlled radiation therapy machine for pelvic and para-aortic nodal areas. *Int. J. Radiat. Oncol. Biol. Phys.* 7 (1):61–70, 1981. doi:10.1016/0360-3016(81)90061-4

Cho, B. C., van Herk, M., Mijnheer, B. J. and Bartelink, H. The effect of set-up uncertainties, contour changes, and tissue inhomogeneities on target dose-volume histograms. *Med. Phys.* **29** (10):2305–2318, 2002. doi:10.1118/1.1508800

Choong, E. S., Bownes, P., Musunuru, H. B., Rodda, S., Richardson, C., Al Qaisieh, B. et al. Hybrid (CT/MRI based) vs. MRI only based image-guided brachytherapy in cervical cancer: Dosimetry comparisons and clinical outcome. *Brachytherapy* **15** (1):40–48, 2016. doi:10.1016/j.brachy.2015.09.002

Chowdhary, M., Chhabra, A. M., Kharod, S. and Marwaha, G. Total skin electron beam therapy in the treatment of mycosis fungoides: a review of conventional and low-dose regimens. *Clin. Lymphoma Myeloma Leuk.* **16** (12):662–671, 2016. doi:10.1016/j.clml.2016.08.019

Christiansen, R. L., Jensen, H. R. and Brink, C. Magnetic resonance only workflow and validation of dose calculations for radiotherapy of prostate cancer. *Acta Oncol.* **56** (6):787–791, 2017. doi:10.1080/0284186X.2017.1290275

Chung, N. N., Ting, L. L., Hsu, W. C., Lui, L. T. and Wang, P. M. Impact of magnetic resonance imaging versus CT on nasopharyngeal carcinoma: primary tumor target delineation for radiotherapy. *Head Neck* **26** (3):241–246, 2004. doi:10.1002/hed.10378

Citrin, D., Ning, H., Guion, P., Li, G., Susil, R. C., Miller, R. W. et al. Inverse treatment planning based on MRI for HDR prostate brachytherapy. *Int. J. Radiat. Oncol. Biol. Phys.* **61** (4):1267–1275, 2005. doi:10.1016/j.ijrobp.2004.11.024

Collett, D. *Modelling Binary Data*. Boca Raton: Chapman and Hall, 2003.

Colliez, F., Neveu, M. A., Magat, J., Cao Pham, T. T., Gallez, B. and Jordan, B. F. Qualification of a noninvasive magnetic resonance imaging biomarker to assess tumor oxygenation. *Clin. Cancer Res.* **20** (21):5403–5411, 2014. doi:10.1158/1078-0432.CCR-13-3434

Conson, M., Cella, L., Pacelli, R., Comerci, M., Liuzzi, R., Salvatore, M. et al. Automated delineation of brain structures in patients undergoing radiotherapy for primary brain tumors: from atlas to dose-volume histograms. *Radiother. Oncol.* **112** (3):326–331, 2014. doi:10.1016/j.radonc.2014.06.006

Conti, M. and Eriksson, L. Physics of pure and non-pure positron emitters for PET: a review and a discussion. *EJNMMI Phys.* **3** (1):8, 2016. doi:10.1186/s40658-016-0144-5

Convery, D. J. and Rosenbloom, M. E. The generation of intensity-modulated fields for conformal radiotherapy by dynamic collimation. *Phys. Med. Biol.* **37** (6):1359, 1992. doi:10.1088/0031-9155/37/6/012

Convery, D. J. and Webb, S. Generation of discrete beam-intensity modulation by dynamic multileaf collimation under minimum leaf separation constraints. *Phys. Med. Biol.* **43** (9):2521–2538, 1998. doi:10.1088/0031-9155/43/9/007

Coolens, C. and Childs, P. J. Calibration of CT Hounsfield units for radiotherapy treatment planning of patients with metallic hip prostheses: the use of the extended CT-scale. *Phys. Med. Biol.* **48** (11):1591–1603, 2003. doi:10.1088/0031-9155/48/11/308

Cormack, A. M. and Cormack, R. A. A problem in rotation therapy with X-rays: dose distributions with an axis of symmetry. *Int. J. Radiat. Oncol. Biol. Phys.* **13** (12):1921–1925, 1987. doi:10.1016/0360-3016(87)90361-0

Cosgrove, V. P., Jahn, U., Pfaender, M., Bauer, S., Budach, V. and Wurm, R. E. Commissioning of a micro multi-leaf collimator and planning system for stereotactic radiosurgery. *Radiother. Oncol.* **50** (3):325–336, 1999. doi:10.1016/S0167-8140(99)00020-1

Cosset, J. M., Girinsky, T., Malaise, E., Chaillet, M. P. and Dutreix, J. Clinical basis for TBI fractionation. *Radiother. Oncol.* **18** Suppl 1:60–67, 1990. doi:10.1016/0167-8140(90)90179-Z

Cotrutz, C., Lahanas, M., Kappas, C. and Baltas, D. A multiobjective gradient-based dose optimization algorithm for external beam conformal radiotherapy. *Phys. Med. Biol.* **46** (8):2161–2175, 2001. doi:10.1088/0031-9155/46/8/309

Cotrutz, C. and Xing, L. IMRT dose shaping with regionally variable penalty scheme. *Med. Phys.* **30** (4):544–551, 2003. doi:10.1118/1.1556610

Cozzarini, C., Fiorino, C., Ceresoli, G. L., Cattaneo, G. M., Bolognesi, A., Calandrino, R. et al. Significant correlation between rectal DVH and late bleeding in patients treated after radical prostatectomy with conformal or conventional radiotherapy (66.6–70.2 Gy). *Int. J. Radiat. Oncol. Biol. Phys.* **55** (3):688–694, 2003. doi:10.1016/S0360-3016(02)03518-6

Craft, D. L., Halabi, T. F., Shih, H. A. and Bortfeld, T. R. Approximating convex pareto surfaces in multiobjective radiotherapy planning. *Med. Phys.* **33** (9):3399–3407, 2006. doi:10.1118/1.2335486

Cristy, M. Active bone marrow distribution as a function of age in humans. *Phys. Med. Biol.* **26** (3):389–400, 1981. doi:10.1088/0031-9155/26/3/003

Crook, J., McLean, M., Yeung, I., Williams, T. and Lockwood, G. MRI-CT fusion to assess postbrachytherapy prostate volume and the effects of prolonged edema on dosimetry following transperineal interstitial permanent prostate brachytherapy. *Brachytherapy* **3** (2):55–60, 2004. doi:10.1016/j.brachy.2004.05.001

Cullip, T. J., Symon, J. R., Rosenman, J. G. and Chaney, E. L. Digitally reconstructed fluoroscopy and other interactive volume visualizations in 3-D treatment planning. *Int. J. Radiat. Oncol. Biol. Phys.* **27** (1):145–151, 1993. doi:10.1016/0360-3016(93)90432-U

Curran, W. J., Hackney, D. B., Blitzer, P. H. and Bilaniuk, L. The value of magnetic resonance imaging in treatment planning of nasopharyngeal carcinoma. *Int. J. Radiat. Oncol. Biol. Phys.* **12** (12):2189–2196, 1986. doi:10.1016/0360-3016(93)90432-U

Cygler, J. E., Daskalov, G. M., Chan, G. H. and Ding, G. X. Evaluation of the first commercial Monte Carlo dose calculation engine for electron beam treatment planning. *Med. Phys.* **31** (1):142–153, 2004. doi:10.1118/1.1633105

Dahele, M. and McLaren, D. B. Stereotactic body radiotherapy. *Clin. Oncol. (R. Coll. Radiol.)* **27** (5):249–250, 2015. doi:10.1016/j.clon.2015.02.002

Daisne, J. F., Duprez, T., Weynand, B., Lonneux, M., Hamoir, M., Reychler, H. et al. Tumor volume in pharyngolaryngeal squamous cell carcinoma: comparison at CT, MR imaging, and FDG PET and validation with surgical specimen. *Radiology* **233** (1):93–100, 2004. doi:10.1148/radiol.2331030660

Daisne, J. F. and Blumhofer, A. Atlas-based automatic segmentation of head and neck organs at risk and nodal target volumes: a clinical validation. *Radiat. Oncol.* **8**:154, 2013. doi:10.1186/1748-717X-8-154

Dale, E., Olsen, D. R. and Fossa, S. D. Normal tissue complication probabilities correlated with late effects in the rectum after prostate conformal radiotherapy. *Int. J. Radiat. Oncol. Biol. Phys.* **43** (2):385–391, 1999. doi:10.1016/S0360-3016(98)00400-3

Das, I. J., Copeland, J. F. and Bushe, H. S. Spatial distribution of bremsstrahlung in a dual electron beam used in total skin electron treatments: errors due to ionization chamber cable irradiation. *Med. Phys.* **21** (11):1733–1738, 1994. doi:10.1118/1.597215

Das, I. J., Cheng, C. W., Watts, R. J., Ahnesjö, A., Gibbons, J., Li, X. A. et al. Accelerator beam data commissioning equipment and procedures: Report of the TG-106 of the Therapy Physics Committee of the AAPM. *Med. Phys.* **35** (9):4186–4215, 2008. doi:10.1118/1.2969070

Das, I. J., Andersen, A., Chen, Z. J., Dimofte, A., Glatstein, E., Hoisak, J. et al. State of dose prescription and compliance to international standard (ICRU-83) in intensity modulated radiation therapy among academic institutions. *Pract. Radiat. Oncol.* **7** (2):e145–e155, 2017. doi:10.1016/j.prro.2016.11.003

Dawson, L. A., Normolle, D., Balter, J. M., McGinn, C. J., Lawrence, T. S. and Ten Haken, R. K. Analysis of radiation-induced liver disease using the Lyman NTCP model. *Int. J. Radiat. Oncol. Biol. Phys.* **53** (4):810–821, 2002. doi:10.1016/S0360-3016(02)02846-8

de Almeida, C. E., Fournier-Bidoz, N., Massabeau, C., Mazal, A., Canary, P. C., Kuroki, I. R. et al. Potential benefits of using cardiac gated images to reduce the dose to the left anterior descending coronary during radiotherapy of left breast and internal mammary nodes. *Cancer Radiother.* **16** (1):44–51, 2012. doi:10.1016/j.canrad.2011.07.244

De Bari, B., Jumeau, R., Deantonio, L., Adib, S., Godin, S., Zeverino, M. et al. Role of functional imaging in treatment plan optimization of stereotactic body radiation therapy for liver cancer. *Tumori* **102** (5):e21–e24, 2016. doi:10.5301/tj.5000523

de Bondt, R. B., Hoeberigs, M. C., Nelemans, P. J., Deserno, W. M., Peutz-Kootstra, C., Kremer, B. et al. Diagnostic accuracy and additional value of diffusion-weighted imaging for discrimination of malignant cervical lymph nodes in head and neck squamous cell carcinoma. *Neuroradiology* **51** (3):183–192, 2009. doi:10.1007/s00234-008-0487-2

De Gersem, W. R., Derycke, S., Colle, C. O., De Wagter, C. and De Neve, W. J. Inhomogeneous target-dose distributions: a dimension more for optimization? *Int. J. Radiat. Oncol. Biol. Phys.* **44** (2):461–468, 1999. doi:10.1016/S0360-3016(98)00464-7

De Gersem, W., Claus, F., De Wagter, C. and De Neve, W. An anatomy-based beam segmentation tool for intensity-modulated radiation therapy and its application to head-and-neck cancer. *Int. J. Radiat. Oncol. Biol. Phys.* **51** (3):849–859, 2001. doi:10.1016/S0360-3016(01)01727-8

De Jaeger, K., Hoogeman, M. S., Engelsman, M., Seppenwoolde, Y., Damen, E. M., Mijnheer, B. J. et al. Incorporating an improved dose-calculation algorithm in conformal radiotherapy of lung cancer: re-evaluation of dose in normal lung tissue. *Radiother. Oncol.* **69** (1):1–10, 2003. doi:10.1016/S0167-8140(03)00195-6

de Margerie-Mellon, C., de Bazelaire, C., Montlahuc, C., Lambert, J., Martineau, A., Coulon, P. et al. Reducing radiation dose at chest CT: comparison among model-based type iterative reconstruction, hybrid iterative reconstruction, and filtered back projection. *Acad. Radiol.* **23** (10):1246–1254, 2016. doi:10.1016/j.acra.2016.05.019

De Marzi, L., Lesven, C., Ferrand, R., Sage, J., Boule, T. and Mazal, A. Calibration of CT Hounsfield units for proton therapy treatment planning: use of kilovoltage and megavoltage images and comparison of parameterized methods. *Phys. Med. Biol.* **58** (12):4255–4276, 2013. doi:10.1088/0031-9155/58/12/4255

De Meerleer, G. O., Vakaet, L. A., De Gersem, W. R., De Wagter, C., De Naeyer, B. and De Neve, W. Radiotherapy of prostate cancer with or without intensity modulated beams: a planning comparison. *Int. J. Radiat. Oncol. Biol. Phys.* **47** (3):639–648, 2000. doi:10.1016/S0360-3016(00)00419-3

De Vries, L. S. and Bydder, G. M. Tumors of the central nervous system. In *Magnetic Resonance Imaging (MRI)*, edited by C. C. Partain, R. R. Price and J. A. Patton, pp. 144–168. Philadelphia: W.B. Saunders, 1988.

Deacon, J., Peckham, M. J. and Steel, G. G. The radioresponsiveness of human tumours and the initial slope of the cell survival curve. *Radiother. Oncol.* **2** (4):317–323, 1984. doi:10.1016/S0167-8140(84)80074-2

Dean, J. A., Wong, K. H., Welsh, L. C., Jones, A. B., Schick, U., Newbold, K. L. et al. Normal tissue complication probability (NTCP) modelling using spatial dose metrics and machine learning methods for severe acute oral mucositis resulting from head and neck radiotherapy. *Radiother. Oncol.* **120** (1):21–27, 2016. doi:10.1016/j.radonc.2016.05.015

Dearnaley, D. P., Sydes, M. R., Graham, J. D., Aird, E. G., Bottomley, D., Cowan, R. A. et al. Escalated-dose versus standard-dose conformal radiotherapy in prostate cancer: first results from the MRC RT01 randomised controlled trial. *Lancet Oncol.* **8** (6):475–487, 2007. doi:10.1016/S1470-2045(07)70143-2

Dearnaley, D., Syndikus, I., Mossop, H., Khoo, V., Birtle, A., Bloomfield, D. et al. Conventional versus hypofractionated high-dose intensity-modulated radiotherapy for prostate cancer: 5-year outcomes of the randomised, non-inferiority, phase 3 CHHiP trial. *Lancet Oncol.* **17** (8):1047–1060, 2016. doi:10.1016/S1470-2045(16)30102-4

Deasy, J. Poisson formulas for tumor control probability with clonogen proliferation. *Radiat. Res.* **145** (3):382–384, 1996. doi:10.2307/3578994

Deasy, J. O., Niemierko, A., Herbert, D., Yan, D., Jackson, A., Ten Haken, R. K. et al. Methodological issues in radiation dose-volume outcome analyses: summary of a joint AAPM/NIH workshop. *Med. Phys.* **29** (9):2109–2127, 2002. doi:10.1118/1.1501473

Deasy, J. O., Blanco, A. I. and Clark, V. H. CERR: a computational environment for radiotherapy research. *Med. Phys.* **30** (5):979–985, 2003. doi:10.1118/1.1568978

Deasy, J. O., Bentzen, S. M., Jackson, A., Ten Haken, R. K., Yorke, E. D., Constine, L. S. et al. Improving normal tissue complication probability models: the need to adopt a 'data-pooling' culture. *Int. J. Radiat. Oncol. Biol. Phys.* **76** (3 Suppl):S151–S154, 2010. doi:10.1016/j.ijrobp.2009.06.094

Defraene, G., Van den Bergh, L., Al Mamgani, A., Haustermans, K., Heemsbergen, W., Van den Heuvel, F. et al. The benefits of including clinical factors in rectal normal tissue complication probability modeling after radiotherapy for prostate cancer. *Int. J. Radiat. Oncol. Biol. Phys.* **82** (3):1233–1242, 2012. doi:10.1016/j.ijrobp.2011.03.056

Dehing-Oberije, C., De Ruysscher, D., van Baardwijk, A., Yu, S., Rao, B. and Lambin, P. The importance of patient characteristics for the prediction of radiation-induced lung toxicity. *Radiother. Oncol.* **91** (3):421–426, 2009. doi:10.1016/j.radonc.2008.12.002

Dejean, C., Lefkopoulos, D., Foulquier, J. N., Schlienger, M. and Touboul, E. Automatic definition of prescription isodose for stereotaxic radiation of arteriovenous malformations. (Définition automatique de l'isodose de prescription pour les irradiations stéréotaxiques de malformations artérioveineuses.) *Cancer Radiother.* **5** (2):138–149, 2001. doi:10.1016/S1278-3218(00)00053-6

DeLaney, T. F. and Kooy, H. M. *Proton and Charged Particle Radiotherapy.* Philadelphia: Lippincott, Williams and Wilkins, 2007.

DeLong, E. R., DeLong, D. M. and Clarke-Pearson, D. L. Comparing the areas under two or more correlated receiver operating characteristic curves: a nonparametric approach. *Biometrics* **44** (3):837–845, 1988. doi:10.2307/2531595

Delpon, G., Escande, A., Ruef, T., Darreon, J., Fontaine, J., Noblet, C. et al. Comparison of automated atlas-based segmentation software for postoperative prostate cancer radiotherapy. *Front. Oncol.* **6**:178, 2016. doi:10.3389/fonc.2016.00178

Dempsey, C., Govindarajulu, G., Sridharan, S., Capp, A. and O'Brien, P. Implications for dosimetric changes when introducing MR-guided brachytherapy for small volume cervix cancer: a comparison of CT and MR-based treatments in a single centre. *Australas. Phys. Eng. Sci. Med.* **37** (4):705–712, 2014. doi:10.1007/s13246-014-0307-4

Deng, J., Pawlicki, T., Chen, Y., Li, J., Jiang, S. B. and Ma, C. M. The MLC tongue-and-groove effect on IMRT dose distributions. *Phys. Med. Biol.* **46** (4):1039–1060, 2001. doi:10.1088/0031-9155/46/4/310

Deufel, C. L. and Antolak, J. A. Total skin electron therapy in the lying-on-the-floor position using a customized flattening filter to eliminate field junctions. *J. Appl. Clin. Med. Phys.* **14** (5):115–126, 2013. doi:10.1120/jacmp.v14i5.4309

Devic, S. Towards biological target volumes definition for radiotherapy treatment planning: Quo Vadis PET/CT? *Nucl. Med. Radiat. Ther.* **4** (3):158, 2013. doi:10.4172/2155-9619.1000158

Dietlicher, I., Casiraghi, M., Ares, C., Bolsi, A., Weber, D. C., Lomax, A. J. et al. The effect of surgical titanium rods on proton therapy delivered for cervical bone tumors: experimental validation using an anthropomorphic phantom. *Phys. Med. Biol.* **59** (23):7181–7194, 2014. doi:10.1088/0031-9155/59/23/7181

Dimitrakopoulou-Strauss, A., Pan, L. and Strauss, L. G. Quantitative approaches of dynamic FDG-PET and PET/CT studies (dPET/CT) for the evaluation of oncological patients. *Cancer Imaging* **12**:283–289, 2012. doi:10.1102/1470-7330.2012.0033

Dimitriadis, A., Kirkby, K. J., Nisbet, A. and Clark, C. H. Current status of cranial stereotactic radiosurgery in the UK. *Br. J. Radiol.* **89** (1058):20150452, 2016. doi:10.1259/bjr.20150452

Dirix, P., Vandecaveye, V., De Keyzer, F., Stroobants, S., Hermans, R. and Nuyts, S. Dose painting in radiotherapy for head and neck squamous cell carcinoma: value of repeated functional imaging with (18)F-FDG PET, (18)F-fluoromisonidazole PET, diffusion-weighted MRI, and dynamic contrast-enhanced MRI. *J. Nucl. Med.* **50** (7):1020–1027, 2009. doi:10.2967/jnumed.109.062638

Dirix, P. and Nuyts, S. Evidence-based organ-sparing radiotherapy in head and neck cancer. *Lancet Oncol.* **11** (1):85–91, 2010. doi:10.1016/S1470-2045(09)70231-1

Disselhorst, J. A., Bezrukov, I., Kolb, A., Parl, C. and Pichler, B. J. Principles of PET/MR imaging. *J. Nucl. Med.* **55** (Supplement 2):2S–10S, 2014. doi:10.2967/jnumed.113.129098

Dixon, R. L., Anderson, J. A., Bakalyar, D. M., Boedeker, K., Boone, J. M., Cody, C. C., et al. Comprehensive Methodology for the Evaluation of Radiation Dose in X-Ray Computed Tomography. Report of Task Group 111: The Future of CT Dosimetry. College Park, MD: American Association of Physicists in Medicine., 2010. www.aapm.org/pubs/reports/RPT_111.pdf

Donovan, E., Coles, C., Westbury, C. and Yarnold, J. Breast. In *Radiotherapy in Practice – External Beam Therapy.* 2nd edition, edited by P. Hoskin, pp. 49–100. Oxford: Oxford University Press, 2012.

Doran, S. J., Charles-Edwards, L., Reinsberg, S. A. and Leach, M. O. A complete distortion correction for MR images: I. Gradient warp correction. *Phys. Med. Biol.* **50** (7):1343–1361, 2005. doi:10.1088/0031-9155/50/7/001

Doughty, D., Lambert, G. D., Hirst, A., Marks, A. M. and Plowman, P. N. Improved total-body irradiation dosimetry. *Br. J. Radiol.* **60** (711):269–278, 1987. doi:10.1259/0007-1285-60-711-269

Dowdell, S., Grassberger, C., Sharp, G. C. and Paganetti, H. Interplay effects in proton scanning for lung: a 4D Monte Carlo study assessing the impact of tumor and beam delivery parameters. *Phys. Med. Biol.* **58** (12):4137–4156, 2013. doi:10.1088/0031-9155/58/12/4137

Dowling, J. A., Lambert, J., Parker, J., Salvado, O., Fripp, J., Capp, A. et al. An atlas-based electron density mapping method for magnetic resonance imaging (MRI)-alone treatment planning and adaptive MRI-based prostate radiation therapy. *Int. J. Radiat. Oncol. Biol. Phys.* **83** (1):e5–11, 2012. doi:10.1016/j.ijrobp.2011.11.056

Drzymala, R. E., Mohan, R., Brewster, L., Chu, J., Goitein, M., Harms, W. et al. Dose-volume histograms. *Int. J. Radiat. Oncol. Biol. Phys.* **21** (1):71–78, 1991. doi:10.1016/0360-3016(91)90168-4

Drzymala, R. E., Holman, M. D., Yan, D., Harms, W. B., Jain, N. L., Kahn, M. G. et al. Integrated software tools for the evaluation of radiotherapy treatment plans. *Int. J. Radiat. Oncol. Biol. Phys.* **30** (4):909–919, 1994. doi:10.1016/0360-3016(94)90367-0

D'Souza, A., Lee, S., Zhu, X. and Pasquini, M. Current use and trends in hematopoietic cell transplantation in the United States. *Biol. Blood Marrow Transplant.* **23** (9):1417–1421, 2017. doi:10.1016/j.bbmt.2017.05.035

du Plessis, F. C., Willemse, C. A., Lotter, M. G. and Goedhals, L. The indirect use of CT numbers to establish material properties needed for Monte Carlo calculation of dose distributions in patients. *Med. Phys.* **25** (7 Pt 1):1195–1201, 1998. doi:10.1118/1.598297

Duan, J., Shen, S., Fiveash, J. B., Popple, R. A. and Brezovich, I. A. Dosimetric and radiobiological impact of dose fractionation on respiratory motion induced IMRT delivery errors: a volumetric dose measurement study. *Med. Phys.* **33** (5):1380–1387, 2006. doi:10.1118/1.2192908

Dueck, J., Knopf, A. C., Lomax, A., Albertini, F., Persson, G. F., Josipovic, M. et al. Robustness of the voluntary breath-hold approach for the treatment of peripheral lung tumors using hypofractionated pencil beam scanning proton therapy. *Int. J. Radiat. Oncol. Biol. Phys.* **95** (1):534–541, 2016. doi:10.1016/j.ijrobp.2015.11.015

Dunberger, G., Lind, H., Steineck, G., Waldenstrom, A. C., Nyberg, T., al Abany, M. et al. Fecal incontinence affecting quality of life and social functioning among long-term gynecological cancer survivors. *Int. J. Gynecol. Cancer* **20** (3):449–460, 2010. doi:10.1111/IGC.0b013e3181d373bf

Dutreix, A. and Broerse, J. J. Summary of round table discussion on physical aspects of total body irradiation. *J. Eur. Radiother.* **2**:262–264, 1982.

Earl, M. A., Shepard, D. M., Naqvi, S., Li, X. A. and Yu, C. X. Inverse planning for intensity-modulated arc therapy using direct aperture optimization. *Phys. Med. Biol.* **48** (8):1075–1089, 2003. doi:10.1088/0031-9155/48/8/309

Eaton, D. J., Naismith, O. F. and Henry, A. M. Need for consensus when prescribing stereotactic body radiation therapy for prostate cancer. *Int. J. Radiat. Oncol. Biol. Phys.* **91** (1):239–241, 2015. doi:10.1016/j.ijrobp.2014.09.025

Ebert, M. A. Viability of the EUD and TCP concepts as reliable dose indicators. *Phys. Med. Biol.* **45** (2):441–457, 2000. doi:10.1088/0031-9155/45/2/313

Ebert, M. A., Haworth, A., Kearvell, R., Hooton, B., Hug, B., Spry, N. A. et al. Comparison of DVH data from multiple radiotherapy treatment planning systems. *Phys. Med. Biol.* **55** (11):N337–N346, 2010. doi:10.1088/0031-9155/55/11/N04

Edelman, R. R., Wielopolski, P. and Schmitt, F. Echo-planar MR imaging. *Radiology* **192** (3):600–612, 1994. doi:10.1148/radiology.192.3.8058920

Edmunds, K. and Bedford, J. Assessment of the robustness of volumetric-modulated arc therapy for lung radiotherapy. *Br. J. Radiol.* **86** (1023):20120498, 2013. doi:10.1259/bjr.20120498

Edser, E. The development of the double-headed cobalt machine for total body irradiation. (Abstract). *Br. J. Radiol.* **61** (732):1192, 1988.

Ehrbar, S., Lang, S., Stieb, S., Riesterer, O., Stark, L. S., Guckenberger, M. et al. Three-dimensional versus four-dimensional dose calculation for volumetric modulated arc therapy of hypofractionated treatments. *Z. Med. Phys.* **26** (1):45–53, 2016. doi:10.1016/j.zemedi.2015.06.010

Ehricke, H. H. and Schad, L. R. MRA-guided stereotactic radiation treatment planning for cerebral angiomas. *Comput. Med. Imaging Graph.* **16** (2):65–71, 1992. doi:10.1016/0895-6111(92)90119-T

Einstein, D. B., Wessels, B., Bangert, B., Fu, P., Nelson, A. D., Cohen, M. et al. Phase II trial of radiosurgery to magnetic resonance spectroscopy-defined high-risk tumor volumes in patients with glioblastoma multiforme. *Int. J. Radiat. Oncol. Biol. Phys.* **84** (3):668–674, 2012. doi:10.1016/j.ijrobp.2012.01.020

El-Khatib, E., Hussein, S., Nikolic, M., Voss, N. J. and Parsons, C. Variation of electron beam uniformity with beam angulation and scatterer position for total skin irradiation with the Stanford technique. *Int. J. Radiat. Oncol. Biol. Phys.* **33** (2):469–474, 1995. doi:10.1016/0360-3016(95)00112-C

El Majdoub, F., Neudorfer, C., Blau, T., Hellmich, M., Bührle, C., Deckert, M. et al. Stereotactic interstitial brachytherapy for the treatment of oligodendroglial brain tumors. *Strahlenther. Onkol.* **191** (12):936–944, 2015. doi:10.1007/s00066-015-0887-2

El Naqa, I., Bradley, J., Blanco, A. I., Lindsay, P. E., Vicic, M., Hope, A. et al. Multivariable modeling of radiotherapy outcomes, including dose-volume and clinical factors. *Int. J. Radiat. Oncol. Biol. Phys.* **64** (4):1275–1286, 2006. doi:10.1016/j.ijrobp.2005.11.022

El Naqa, I., Li, R. and Murphy, M. J. *Machine learning in radiation oncology – theory and applications.* Switzerland Springer International. 2015.

Emami, B., Lyman, J., Brown, A., Coia, L., Goitein, M., Munzenrider, J. E. et al. Tolerance of normal tissue to therapeutic irradiation. *Int. J. Radiat. Oncol. Biol. Phys.* **21** (1):109–122, 1991. doi:10.1016/0360-3016(91)90171-Y

Emami, B., Sethi, A. and Petruzzelli, G. J. Influence of MRI on target volume delineation and IMRT planning in nasopharyngeal carcinoma. *Int. J. Radiat. Oncol. Biol. Phys.* **57** (2):481–488, 2003. doi:10.1016/S0360-3016(03)00570-4

Engelsman, M., Remeijer, P., van Herk, M., Lebesque, J. V., Mijnheer, B. J. and Damen, E. M. Field size reduction enables iso-NTCP escalation of tumor control probability for irradiation of lung tumors. *Int. J. Radiat. Oncol. Biol. Phys.* **51** (5):1290–1298, 2001. doi:10.1016/S0360-3016(01)01729-1

Engelsman, M., DeLaney, T. F. and Hong, T. S. Proton radiotherapy: the biological effect of treating alternating subsets of fields for different treatment fractions. *Int. J. Radiat. Oncol. Biol. Phys.* **79** (2):616–622, 2011. doi:10.1016/j.ijrobp.2010.03.051

Erdi, Y. E., Mawlawi, O., Larson, S. M., Imbriaco, M., Yeung, H., Finn, R. et al. Segmentation of lung lesion volume by adaptive positron emission tomography image thresholding. *Cancer* **80** (12 Suppl):2505–2509, 1997. onlinelibrary.wiley.com/doi/epdf/10.1002/%28SICI%291097-0142%2819971215%2980%3A12%2B%3C2505%3A%3AAID-CNCR24%3E3.0.CO%3B2-F

Eriksen, J. G., Salembier, C., Rivera, S., De Bari, B., Berger, D., Mantello, G. et al. Four years with FALCON – an ESTRO educational project: achievements and perspectives. *Radiother. Oncol.* **112** (1):145–149, 2014. doi:10.1016/j.radonc.2014.06.017

Essers, M. and Mijnheer, B. J. In vivo dosimetry during external photon beam radiotherapy. *Int. J. Radiat. Oncol. Biol. Phys.* **43** (2):245–259, 1999. doi:10.1016/S0360-3016(98)00341-1

ESTRO (European Society for Radiotherapy and Oncology). Proceedings of the Symposium on Total Body Irradiation. 5th meeting of ESTRO. *Radiother. Oncol.* **9** (85):135, 1987.

ESTRO (European Society for Radiotherapy and Oncology). ESTRO Booklet No 1. Methods for In Vivo Dosimetry in External Radiotherapy – see Van Dam and Marinello. 2006.

Evans, J. D., Haley, L. L., Locher, S. E., Grams, M. P., Deufel, C. L., Antolak, J. A. et al. Clinical application of lying-on-the-floor total skin electron irradiation for frail patients with cutaneous lymphoma: an emphasis on the importance of in vivo dosimetry. *Adv. Radiat. Oncol.* **1** (2):101–105, 2016. doi:10.1016/j.adro.2016.03.005

Evans, M. D., Hudon, C., Podgorsak, E. B. and Freeman, C. R. Institutional experience with a rotational total skin electron irradiation (RTSEI) technique – a three decade review (1981–2012). *Rep. Pract. Oncol. Radiother.* **19** (2):120–134, 2014. doi:10.1016/j.rpor.2013.05.002

Fargeas, A., Albera, L., Kachenoura, A., Drean, G., Ospina, J. D., Coloigner, J. et al. On feature extraction and classification in prostate cancer radiotherapy using tensor decompositions. *Med. Eng. Phys.* **37** (1):126–131, 2015. doi:10.1016/j.medengphy.2014.08.009

Farr, K. P., Møller, D. S., Khalil, A. A., Kramer, S., Morsing, A. and Grau, C. Loss of lung function after chemo-radiotherapy for NSCLC measured by perfusion SPECT/CT: correlation with radiation dose and clinical morbidity. *Acta Oncol.* **54** (9):1350–1354, 2015. doi:10.3109/0284186X.2015.1061695

Fayad, H., Lamare, F., Merlin, T. and Visvikis, D. Motion correction using anatomical information in PET/CT and PET/MR hybrid imaging. *Q. J. Nucl. Med. Mol. Imaging* **60** (1):12–24, 2016.

Feng, Y., Welsh, D., McDonald, K., Carruthers, L., Cheng, K., Montgomery, D. et al. Identifying the dominant prostate cancer focal lesion using image analysis and planning of a simultaneous integrated stereotactic boost. *Acta Oncol.* **54** (9):1543–1550, 2015. doi:10.3109/0284186X.2015.1063782

Fenwick, J. D. Predicting the radiation control probability of heterogeneous tumour ensembles: data analysis and parameter estimation using a closed-form expression. *Phys. Med. Biol.* **43** (8):2159–2178, 1998. doi:10.1088/0031-9155/43/8/012

Fenwick, J. D. Biological Modeling of Pelvic Radiotherapy: Potential Gains from Conformal Techniques. PhD, University of London, 1999.

Fenwick, J. D., Khoo, V. S., Nahum, A. E., Sanchez-Nieto, B. and Dearnaley, D. P. Correlations between dose-surface histograms and the incidence of long-term rectal bleeding following conformal or conventional radiotherapy treatment of prostate cancer. *Int. J. Radiat. Oncol. Biol. Phys.* **49** (2):473–480, 2001. doi:10.1016/s0360-3016(00)01496-6

Fenwick, J. D., Tomé, W. A., Soisson, E. T., Mehta, M. P. and Rock, M. T. Tomotherapy and other innovative IMRT delivery systems. *Semin. Radiat. Oncol.* **16** (4):199–208, 2006. doi:10.1016/j.semradonc.2006.04.002

Fenwick, J. D., Nahum, A. E., Malik, Z. I., Eswar, C. V., Hatton, M. Q., Laurence, V. M. et al. Escalation and intensification of radiotherapy for stage III non-small cell lung cancer: opportunities for treatment improvement. *Clin. Oncol. (R. Coll. Radiol.)* **21** (4):343–360, 2009. doi:10.1016/j.clon.2008.12.011

Fenwick, J. D. and Pardo-Montero, J. Numbers of beam angles required for near-optimal IMRT: theoretical limits and numerical studies. *Med. Phys.* **38** (8):4518–4530, 2011. doi:10.1118/1.3606457

Fenwick, J. D., Landau, D. B., Baker, A. T., Bates, A. T., Eswar, C., Garcia-Alonso, A., et al. Long-Term Results from the IDEAL-CRT Phase 1/2 Trial of Isotoxically Dose-Escalated Radiation Therapy and Concurrent Chemotherapy for Stage II/III Non-small Cell Lung Cancer. *Int. J. Radiat. Oncol. Biol. Phys.* **106** (4):733–742, 2020. doi:10.1016/j.ijrobp.2019.11.397

Ferri, M., Laghi, A., Mingazzini, P., Iafrate, F., Meli, L., Ricci, F. et al. Pre-operative assessment of extramural invasion and sphincteral involvement in rectal cancer by magnetic resonance imaging with phased-array coil. *Colorectal Dis.* **7** (4):387–393, 2005. doi:10.1111/j.1463-1318.2005.00787.x

Feuvret, L., Noel, G., Mazeron, J. J. and Bey, P. Conformity index: a review. *Int. J. Radiat. Oncol. Biol. Phys.* **64** (2):333–342, 2006. doi:10.1016/j.ijrobp.2005.09.028

Feygelman, V., Mandelzweig, Y. and Baral, E. Matching electron beams without secondary collimation for treatment of extensive recurrent chest-wall carcinoma. *Med. Dosim.* **19** (1):23–27, 1994. doi:10.1016/0958-3947(94)90029-9

Finnigan, D. I., Tanner, S. F., Dearnaley, D. P., Edser, E., Horwich, A., Khoo, V. S. et al. Distortion-corrected magnetic resonance images for pelvic radiotherapy treatment planning. In *Quantitative Imaging in Oncology*, edited by K. Faulkner, B. Carey, A. Crellin and R. M. Harrison, pp. 72–76. London: BIR Publications, 1996.

Fiorino, C., Cattaneo, G. M., del Vecchio, A., Fusca, M., Longobardi, B., Signorotto, P. et al. Cable-induced effects on plane-parallel ionization chamber measurements in large clinical electron beams. *Med. Dosim.* **19** (2):73–74, 1994. doi:10.1016/0958-3947(94)90074-4

Fischer, J. J. and Moulder, J. E. The steepness of the dose-response curve in radiation therapy. Theoretical considerations and experimental results. *Radiology* **117** (1):179–184, 1975. doi:10.1148/117.1.179

Flampouri, S., Hoppe, B. S., Slopsema, R. L. and Li, Z. Beam-specific planning volumes for scattered-proton lung radiotherapy. *Phys. Med. Biol.* **59** (16):4549–4566, 2014. doi:10.1088/0031-9155/59/16/4549

Fleming, J. S. and Orchard, P. G. Isocentric radiotherapy treatment planning where the treatment axis is not horizontal. *Br. J. Radiol.* **47** (553):34–36, 1974. doi:10.1259/0007-1285-47-553-34

Flentje, M., Zierhut, D., Schraube, P. and Wannenmacher, M. Integration of coronal magnetic resonance imaging (MRI) into radiation treatment planning of mediastinal tumors. *Strahlenther. Onkol.* **169** (6):351–357, 1993.

Fletcher, J. W., Djulbegovic, B., Soares, H. P., Siegel, B. A., Lowe, V. J., Lyman, G. H. et al. Recommendations on the use of 18F-FDG PET in oncology. *J. Nucl. Med.* **49** (3):480–508, 2008. doi:10.2967/jnumed.107.047787

Fog, L. S., Hansen, V. N., Kjaer-Kristoffersen, F., Berlon, T. E., Petersen, P. M., Mandeville, H., et al. A step and shoot intensity modulated technique for total body irradiation. *Tech.Innov.Patient Support Radiat Oncol* **10**:1–7, 2019. doi:10.1016/j.tipsro.2019.05.002

Fogliata, A., Seppala, J., Reggiori, G., Lobefalo, F., Palumbo, V., De Rose, F. et al. Dosimetric trade-offs in breast treatment with VMAT technique. *Br. J. Radiol.* **90** (1070):20160701, 2017. doi:10.1259/bjr.20160701

Fortuin, A. S., Deserno, W. M., Meijer, H. J., Jager, G. J., Takahashi, S., Debats, O. A. et al. Value of PET/CT and MR lymphography in treatment of prostate cancer patients with lymph node metastases. *Int. J. Radiat. Oncol. Biol. Phys.* **84** (3):712–718, 2012. doi:10.1016/j.ijrobp.2011.12.093

Foster, R., Meyer, J., Iyengar, P., Pistenmaa, D., Timmerman, R., Choy, H. et al. Localization accuracy and immobilization effectiveness of a stereotactic body frame for a variety of treatment sites. *Int. J. Radiat. Oncol. Biol. Phys.* **87** (5):911–916, 2013. doi:10.1016/j.ijrobp.2013.09.020

Fowler, J. F. The linear-quadratic formula and progress in fractionated radiotherapy. *Br. J. Radiol.* **62** (740):679–694, 1989. doi:10.1259/0007-1285-62-740-679

Fowler, J. F. Normal tissue complication probabilities: how well do the models work? *Phys. Med.* **17** (Suppl 2):24–34, 2001.

Fowler, J. F., Tomé, W. A., Fenwick, J. D. and Mehta, M. P. A challenge to traditional radiation oncology. *Int. J. Radiat. Oncol. Biol. Phys.* **60** (4):1241–1256, 2004. doi:10.1016/j.ijrobp.2004.07.691

Frank, S. J., Forster, K. M., Stevens, C. W., Cox, J. D., Komaki, R., Liao, Z. et al. Treatment planning for lung cancer: traditional homogeneous point-dose prescription compared with heterogeneity-corrected dose-volume prescription. *Int. J. Radiat. Oncol. Biol. Phys.* **56** (5):1308–1318, 2003. doi:10.1016/S0360-3016(03)00337-7

Fredriksson, A. A characterization of robust radiation therapy treatment planning methods – from expected value to worst case optimization. *Med. Phys.* **39** (8):5169–5181, 2012. doi:10.1118/1.4737113

Fredriksson, A. Robust Optimization of Radiation Therapy Accounting for Geometric Uncertainty. PhD, KTH Engineering Sciences, Stockholm, 2013. kth.diva-portal.org/smash/get/diva2:621570/FULLTEXT01.pdf

Fredriksson, A., Forsgren, A. and Hårdemark, B. Minimax optimization for handling range and setup uncertainties in proton therapy. *Med. Phys.* **38** (3):1672–1684, 2011. doi:10.1118/1.4921998

Fredriksson, A., Forsgren, A. and Hårdemark, B. Maximizing the probability of satisfying the clinical goals in radiation therapy treatment planning under setup uncertainty. *Med. Phys.* **42** (7):3992–3999, 2015. doi:10.1118/1.4921998

Frood, R., Prestwich, R., Tsoumpas, C., Murray, P., Franks, K. and Scarsbrook, A. Effectiveness of respiratory-gated positron emission tomography/computed tomography for radiotherapy planning in patients with lung carcinoma – a systematic review. *Clin. Oncol. (R. Coll. Radiol.)* 2018. doi:10.1016/j.clon.2018.01.005

Fyles, A. W., Milosevic, M., Wong, R., Kavanagh, M. C., Pintilie, M., Sun, A. et al. Oxygenation predicts radiation response and survival in patients with cervix cancer. *Radiother. Oncol.* **48** (2):149–156, 1998. doi:10.1016/S0167-8140(98)00044-9

Gademann, G., Schad, L. R. and Schlegel, W. The definition of target volume in tumours of the brain, based on skull and facial area by means of MRI: its impact on precision radiotherapy. In *Three Dimensional Treatment Planning*, edited by P. Minet, pp. 47–55. Liège: European Association of Radiology (now European Society of Radiology), 1993.

Gagliardi, G. Modeling Heart and Lung Complication Data in Radiotherapy of the Breast. PhD, Stockholm University, 1998. doi:10.1118/1.598870

Gagliardi, G., Lax, I., Ottolenghi, A. and Rutqvist, L. E. Long-term cardiac mortality after radiotherapy of breast cancer – application of the relative seriality model. *Br. J. Radiol.* **69** (825):839–846, 1996. doi:10.1259/0007-1285-69-825-839

Gagliardi, G., Bjöhle, J., Lax, I., Ottolenghi, A., Eriksson, F., Liedberg, A. et al. Radiation pneumonitis after breast cancer irradiation: analysis of the complication probability using the relative seriality model. *Int. J. Radiat. Oncol. Biol. Phys.* **46** (2):373–381, 2000. doi:10.1016/S0360-3016(99)00420-4

Gagliardi, G., Lax, I. and Rutqvist, L. E. Partial irradiation of the heart. *Semin. Radiat. Oncol.* **11** (3):224–233, 2001. doi:10.1053/srao.2001.23483

Gagliardi, G., Constine, L. S., Moiseenko, V., Correa, C., Pierce, L. J., Allen, A. M., et al. Radiation dose-volume effects in the heart. *Int. J. Radiat. Oncol. Biol. Phys.* **76** (3 Suppl):S77–S85, 2010. doi:10.1016/j.ijrobp.2009.04.093

Galvin, J. M., D'Angio, G. J. and Walsh, G. Use of tissue compensators to improve the dose uniformity for total body irradiation. *Int. J. Radiat. Oncol. Biol. Phys.* **6** (6):767–771, 1980. doi:10.1016/0360-3016(80)90238-2

Galvin, J. M., Sims, C., Dominiak, G. and Cooper, J. S. The use of digitally reconstructed radiographs for three-dimensional treatment planning and CT-simulation. *Int. J. Radiat. Oncol. Biol. Phys.* **31** (4):935–942, 1995. doi:10.1016/0360-3016(94)00503-6

Galvin, J. M. and Bednarz, G. Quality assurance procedures for stereotactic body radiation therapy. *Int. J. Radiat. Oncol. Biol. Phys.* **71** (1 Suppl):S122–S125, 2008. doi:10.1016/j.ijrobp.2007.10.002

Garcia, T., Anton, M. and Sharpe, P. EURAMET.RI(I)-S7 comparison of alanine dosimetry systems for absorbed dose to water measurements in gamma- and x-radiation at radiotherapy levels. *Metrologia* **49** (1A):06004, 2012. doi:10.1088/0026-1394/49/1A/06004

Gauer, T., Engel, K., Kiesel, A., Albers, D. and Rades, D. Comparison of electron IMRT to helical photon IMRT and conventional photon irradiation for treatment of breast and chest wall tumours. *Radiother. Oncol.* **94** (3):313–318, 2010. doi:10.1016/j.radonc.2009.12.037

Gay, H. A., Barthold, H. J., O'Meara, E., Bosch, W. R., El Naqa, I., Al Lozi, R. et al. Pelvic normal tissue contouring guidelines for radiation therapy: a Radiation Therapy Oncology Group consensus panel atlas. *Int. J. Radiat. Oncol. Biol. Phys.* **83** (3):e353–e362, 2012. doi:10.1016/j.ijrobp.2012.01.023

Geets, X., Tomsej, M., Lee, J. A., Duprez, T., Coche, E., Cosnard, G. et al. Adaptive biological image-guided IMRT with anatomic and functional imaging in pharyngo-laryngeal tumors: impact on target volume delineation and dose distribution using helical tomotherapy. *Radiother. Oncol.* **85** (1):105–115, 2007. doi:10.1016/j.radonc.2007.05.010

Geworski, L., Knoop, B. O., de Cabrejas, M. L., Knapp, W. H. and Munz, D. L. Recovery correction for quantitation in emission tomography: a feasibility study. *Eur. J. Nucl. Med.* **27** (2):161–169, 2000. doi:10.1007/s0025900 50022

Ghadimi, M. and Sapra, A. *Magnetic Resonance Imaging (MRI), Contraindications. [Updated 2019 Nov 20], StatPearls* [Internet]. Treasure Island, FL StatPearls Publishing 2020. www.ncbi.nlm.nih.gov/books/NBK551669/

Gianoli, C., Kurz, C., Riboldi, M., Bauer, J., Fontana, G., Baroni, G. et al. Clinical evaluation of 4D PET motion compensation strategies for treatment verification in ion beam therapy. *Phys. Med. Biol.* **61** (11):4141–4155, 2016. doi:10.1088/0031-9155/61/11/4141

Gierga, D. P., Turcotte, J. C., Sharp, G. C., Sedlacek, D. E., Cotter, C. R. and Taghian, A. G. A voluntary breath-hold treatment technique for the left breast with unfavorable cardiac anatomy using surface imaging. *Int. J. Radiat. Oncol. Biol. Phys.* **84** (5):e663–e668, 2012. doi:10.1016/j.ijrobp.2012.07.2379

Gill, S. S., Thomas, D. G., Warrington, A. P. and Brada, M. Relocatable frame for stereotactic external beam radiotherapy. *Int. J. Radiat. Oncol. Biol. Phys.* **20** (3):599–603, 1991. doi:10.1016/0360-3016(91)90076-G

Gillies, R. J., Kinahan, P. E. and Hricak, H. Radiomics: images are more than pictures, they are data. *Radiology* **278** (2):563–577, 2016. doi:10.1148/radiol.2015151169

Gintz, D., Latifi, K., Caudell, J., Nelms, B., Zhang, G., Moros, E. et al. Initial evaluation of automated treatment planning software. *J. Appl. Clin. Med. Phys.* **17** (3):331–346, 2016. doi:10.1120/jacmp.v17i3.6167

Giraud, P., Antoine, M., Larrouy, A., Milleron, B., Callard, P., De Rycke, Y. et al. Evaluation of microscopic tumor extension in non-small-cell lung cancer for three-dimensional conformal radiotherapy planning. *Int. J. Radiat. Oncol. Biol. Phys.* **48** (4):1015–1024, 2000. doi:10.1016/S0360-3016(00)00750-1

Glynne-Jones, R., Tan, D. and Goh, V. Pelvic MRI for guiding treatment decisions in rectal cancer. *Oncology (Williston. Park)* **28** (8):667–677, 2014. www.cancernetwork.com/oncology-journal/pelvic-mri-guiding-treatment-decisions-rectal-cancer

Godley, A., Ahunbay, E., Peng, C. and Li, X. A. Accumulating daily-varied dose distributions of prostate radiation therapy with soft-tissue-based kV CT guidance. *J. Appl. Clin. Med. Phys.* **13** (3):3859, 2012. doi:10.1120/jacmp.v13i3.3859

Godson, H. F., Ravikumar, M., Sathiyan, S., Ganesh, K. M., Ponmalar, Y. R. and Varatharaj, C. Analysis of small field percent depth dose and profiles: comparison of measurements with various detectors and effects of detector orientation with different jaw settings. *J. Med. Phys.* **41** (1):12–20, 2016. doi:10.4103/0971-6203.177284

Goitein, M. The comparison of treatment plans. *Semin. Radiat. Oncol.* **2** (4):246–256, 1992. doi:10.1016/1053-4296(92)90022-D

Goitein, M., Wittenberg, J., Mendiondo, M., Doucette, J., Friedberg, C., Ferrucci, J. et al. The value of CT scanning in radiation therapy treatment planning: a prospective study. *Int. J. Radiat. Oncol. Biol. Phys.* **5**:1787–1798, 1979. doi:10.1016/0360-3016(79)90562-5

Goitein, M. and Abrams, M. Multi-dimensional treatment planning: I. Delineation of anatomy. *Int. J. Radiat. Oncol. Biol. Phys.* **9** (6):777–787, 1983. doi:10.1016/0360-3016(83)90002-0

Goitein, M., Abrams, M., Rowell, D., Pollari, H. and Wiles, J. Multi-dimensional treatment planning: II. Beam's eye-view, back projection, and projection through CT sections. *Int. J. Radiat. Oncol. Biol. Phys.* **9** (6):789–797, 1983. doi:10.1016/0360-3016(83)90003-2

Goitein, M. and Miller, T. Planning proton therapy of the eye. *Med. Phys.* **10** (3):275–283, 1983. doi:10.1118/1.595258

Goldman, S. P., Chen, J. Z. and Battista, J. J. Feasibility of a fast inverse dose optimization algorithm for IMRT via matrix inversion without negative beamlet intensities. *Med. Phys.* **32** (9):3007–3016, 2005. doi:10.1118/1.2030427

Gomez-Iturriaga, A., Casquero, F., Urresola, A., Ezquerro, A., Lopez, J. I., Espinosa, J. M. et al. Dose escalation to dominant intraprostatic lesions with MRI-transrectal ultrasound fusion High-Dose-Rate prostate brachytherapy. Prospective phase II trial. *Radiother. Oncol.* **119** (1):91–96, 2016. doi:10.1016/j.radonc.2016.02.004

Gopal, R. and Starkschall, G. Plan space: representation of treatment plans in multidimensional space. *Int. J. Radiat. Oncol. Biol. Phys.* **53** (5):1328–1336, 2002. doi:10.1016/S0360-3016(02)02866-3

Gragoudas, E. S., Goitein, M., Koehler, A. M., Verhey, L., Tepper, J., Suit, H. D. et al. Proton irradiation of small choroidal malignant melanomas. *Am. J. Ophthalmol.* **83** (5):665–673, 1977. doi:10.1001/archopht.1978.03910060217006

Gragoudas, E. S., Goitein, M., Koehler, A., Constable, I. J., Wagner, M. S., Verhey, L. et al. Proton irradiation of choroidal melanomas: preliminary results. *Arch. Ophthalmol.* **96** (9):1583–1591, 1978. doi:10.1016/0002-9394(77)90133-7

Graham, M. V., Purdy, J. A., Emami, B., Harms, W., Bosch, W., Lockett, M. A. et al. Clinical dose-volume histogram analysis for pneumonitis after 3D treatment for non-small cell lung cancer (NSCLC). *Int. J. Radiat. Oncol. Biol. Phys.* **45** (2):323–329, 1999. doi:10.1016/S0360-3016(99)00183-2

Grassberger, C., Trofimov, A., Lomax, A. and Paganetti, H. Variations in linear energy transfer within clinical proton therapy fields and the potential for biological treatment planning. *Int. J. Radiat. Oncol. Biol. Phys.* **80** (5):1559–1566, 2011. doi:10.1016/j.ijrobp.2010.10.027

Greenham, S., Dean, J., Fu, C. K., Goman, J., Mulligan, J., Tune, D. et al. Evaluation of atlas-based auto-segmentation software in prostate cancer patients. *J. Med. Radiat. Sci.* **61** (3):151–158, 2014. doi:10.1002/jmrs.64

Grégoire, V., Coche, E., Cosnard, G., Hamoir, M. and Reychler, H. Selection and delineation of lymph node target volumes in head and neck conformal radiotherapy. Proposal for standardizing terminology and procedure based on the surgical experience. *Radiother. Oncol.* **56** (2):135–150, 2000. doi:10.1016/S0167-8140(00)00202-4

Grégoire, V., Levendag, P., Ang, K. K., Bernier, J., Braaksma, M., Budach, V. et al. CT-based delineation of lymph node levels and related CTVs in the node-negative neck: DAHANCA, EORTC, GORTEC, NCIC, RTOG consensus guidelines. *Radiother. Oncol.* **69**:227–236, 2003. doi:10.1016/j.radonc.2003.09.011

Grégoire, V., Eisbruch, A., Hamoir, M. and Levendag, P. Proposal for the delineation of the nodal CTV in the node-positive and the post-operative neck. *Radiother. Oncol.* **79** (1):15–20, 2006. doi:10.1016/j.radonc.2006.03.009

Grégoire, V., De Neve, W., Eisbruch, A., Lee, N., Van den Weyngaert, D. and Van Gestel, D. Intensity-modulated radiation therapy for head and neck carcinoma. *Oncologist* **12** (5):555–564, 2007. doi:10.1634/theoncologist.12-5-555

Grégoire, V., Ang, K., Budach, W., Grau, C., Hamoir, M., Langendijk, J. A. et al. Delineation of the neck node levels for head and neck tumors: a 2013 update. DAHANCA, EORTC, HKNPCSG, NCIC CTG, NCRI, RTOG, TROG consensus guidelines. *Radiother. Oncol.* **110** (1):172–181, 2014. doi:10.1016/j.radonc.2013.10.010

Grégoire, V., Evans, M., Le, Q. T., Bourhis, J., Budach, V., Chen, A., et al. Delineation of the primary tumour Clinical Target Volumes (CTV-P) in laryngeal, hypopharyngeal, oropharyngeal and oral cavity squamous cell carcinoma: AIRO, CACA, DAHANCA, EORTC, GEORCC, GORTEC, HKNPCSG, HNCIG, IAG-KHT, LPRHHT, NCIC CTG, NCRI, NRG Oncology, PHNS, SBRT, SOMERA, SRO, SSHNO, TROG consensus guidelines. *Radiother. Oncol.* **126** (1):3–24, 2018a. doi:10.1016/j.radonc.2017.10.016

Grégoire, V. and Grau, C. In reply to "A Long-Awaited Guideline for the Delineation of Primary Tumor in Head and Neck Cancer, and a Few Concerns about It" by Sezin Yuce Sari et al. *Radiother. Oncol.* **127** (3):508, 2018b. doi:10.1016/j.radonc.2018.03.029

Grimm, J. Dose tolerance for stereotactic body radiation therapy. *Semin. Radiat. Oncol.* **26**:87–88, 2016. doi:10.1016/j.semradonc.2015.12.001

Grimm, J., Marks, L. B., Jackson, A., Kavanagh, B. D., Xue, J. and Yorke, E. High Dose per Fraction, Hypofractionated Treatment Effects in the Clinic (HyTEC): An Overview. *Int. J. Radiat. Oncol. Biol. Phys.* **110** (1):1–10, 2021. doi:10.1016/j.ijrobp.2020.10.039

Gruen, A., Ebell, W., Wlodarczyk, W., Neumann, O., Kuehl, J. S., Stromberger, C. et al. Total Body Irradiation (TBI) using Helical Tomotherapy in children and young adults undergoing stem cell transplantation. *Radiat. Oncol.* **8**:92, 2013. doi:10.1186/1748-717X-8-92

Gujral, D. M., Miah, A. B., Bodla, S., Richards, T. M., Welsh, L., Schick, U. et al. Final long-term results of a phase I/II study of dose-escalated intensity-modulated radiotherapy for locally advanced laryngo-hypopharyngeal cancers. *Oral Oncol.* **50** (11):1089–1097, 2014. doi:10.1016/j.oraloncology.2014.07.018

Gujral, D. M. and Nutting, C. M. Patterns of failure, treatment outcomes and late toxicities of head and neck cancer in the current era of IMRT. *Oral Oncol.* **86**:225–233, 2018. doi:10.1016/j.oraloncology.2018.09.011

Gulliford, S. L., Webb, S., Rowbottom, C. G., Corne, D. W. and Dearnaley, D. P. Use of artificial neural networks to predict biological outcomes for patients receiving radical radiotherapy of the prostate. *Radiother. Oncol.* **71** (1):3–12, 2004. doi:10.1016/j.radonc.2003.03.001

Habermehl, D., Henkner, K., Ecker, S., Jäkel, O., Debus, J. and Combs, S. E. Evaluation of different fiducial markers for image-guided radiotherapy and particle therapy. *J. Radiat. Res.* **54 Suppl 1**:i61–i68, 2013. doi:10.1093/jrr/rrt071

Haie-Meder, C., Pötter, R., Van Limbergen, E., Briot, E., De Brabandere, M., Dimopoulos, J. et al. Recommendations from Gynaecological (GYN) GEC-ESTRO Working Group (I): concepts and terms in 3D image based 3D treatment planning in cervix cancer brachytherapy with emphasis on MRI assessment of GTV and CTV. *Radiother. Oncol.* **74** (3):235–245, 2005. doi:10.1016/j.radonc.2004.12.015

Halasz, L. M., Bussière, M. R., Dennis, E. R., Niemierko, A., Chapman, P. H., Loeffler, J. S. et al. Proton stereotactic radiosurgery for the treatment of benign meningiomas. *Int. J. Radiat. Oncol. Biol. Phys.* **81** (5):1428–1435, 2011. doi:10.1016/j.ijrobp.2010.07.1991

Hallac, R. R., Zhou, H., Pidikiti, R., Song, K., Stojadinovic, S., Zhao, D. et al. Correlations of noninvasive BOLD and TOLD MRI with pO2 and relevance to tumor radiation response. *Magn. Reson. Med.* **71** (5):1863–1873, 2014. doi:10.1002/mrm.24846

Han, C., Schultheisss, T. E. and Wong, J. Y. Dosimetric study of volumetric modulated arc therapy fields for total marrow irradiation. *Radiother. Oncol.* **102** (2):315–320, 2012. doi:10.1016/j.radonc.2011.06.005

Hansen, C. R., Bertelsen, A., Hazell, I., Zukauskaite, R., Gyldenkerne, N., Johansen, J. et al. Automatic treatment planning improves the clinical quality of head and neck cancer treatment plans. *Clin. Transl. Radiat. Oncol.* **1**:2–8, 2016. doi:10.1016/j.ctro.2016.08.001

Hardy, T. L., Brynildson, L. R., Gray, J. G. and Spurlock, D. Three-dimensional imaging for brachytherapy planning. *Stereotact. Funct. Neurosurg.* **59** (1–4):179–181, 1992. doi:10.1159/000098938

Harisinghani, M. G., Saini, S., Weissleder, R., Hahn, P. F., Yantiss, R. K., Tempany, C. et al. MR lymphangiography using ultrasmall superparamagnetic iron oxide in patients with primary abdominal and pelvic malignancies: radiographic-pathologic correlation. *AJR Am. J. Roentgenol.* **172** (5):1347–1351, 1999. doi:10.2214/ajr.172.5.10227514

Harris, V. A., Staffurth, J., Naismith, O., Esmail, A., Gulliford, S., Khoo, V. et al. Consensus guidelines and contouring atlas for pelvic node delineation in prostate and pelvic node intensity modulated radiation therapy. *Int. J. Radiat. Oncol. Biol. Phys.* **92** (4):874–883, 2015. doi:10.1016/j.ijrobp.2015.03.021

Hartl, P. M., Treutwein, M., Hautmann, M. G., Marz, M., Pohl, F., Kolbl, O. et al. Total body irradiation – an attachment free sweeping beam technique. *Radiat. Oncol.* **11**:81, 2016. doi:10.1186/s13014-016-0658-y

Hartmann, G. H., Bauer-Kirpes, B., Serago, C. F. and Lorenz, W. J. Precision and accuracy of stereotactic convergent beam irradiations from a linear accelerator. *Int. J. Radiat. Oncol. Biol. Phys.* **28** (2):481–492, 1994. doi:10.1016/0360-3016(94)90075-2

Hastie, T., Tibshirani, R. and Friedman, J. *The Elements of Statistical Learning: Data Mining, Inference and Prediction.* New York: Springer Science + Business Media, 2001.

Hatt, M., Cheze-le Rest, C., van Baardwijk, A., Lambin, P., Pradier, O. and Visvikis, D. Impact of tumor size and tracer uptake heterogeneity in ^{18}F-FDG PET and CT non-small cell lung cancer tumor delineation. *J. Nucl. Med.* **52** (11):1690–1697, 2011. doi:10.2967/jnumed.111.092767

Hatt, M., Le Pogam, A., Visvikis, D., Pradier, O. and Cheze, L. R. Impact of partial-volume effect correction on the predictive and prognostic value of baseline 18F-FDG PET images in esophageal cancer. *J. Nucl. Med.* **53** (1):12–20, 2012a. 10.2967/jnumed.111.092775

Hatt, M., Maitre, A. L., Wallach, D., Fayad, H. and Visvikis, D. Comparison of different methods of incorporating respiratory motion for lung cancer tumor volume delineation on PET images: a simulation study. *Phys. Med. Biol.* **57** (22):7409–7430, 2012b. doi:10.1088/0031-9155/57/22/7409

Hatt, M., Lee, J. A., Schmidtlein, C. R., El Naqa, I., Caldwell, C., De Bernardi, E. et al. Classification and evaluation strategies of auto-segmentation approaches for PET: Report of AAPM Task Group No. 211. *Med. Phys.* **44** (6):e1–e42, 2017. doi:10.1002/mp.12124

Hattangadi-Gluth, J. A., Chapman, P. H., Kim, D., Niemierko, A., Bussiere, M. R., Stringham, A. et al. Single-fraction proton beam stereotactic radiosurgery for cerebral arteriovenous malformations. *Int. J. Radiat. Oncol. Biol. Phys.* **89** (2):338–346, 2014. doi:10.1016/j.ijrobp.2014.02.030

Hazell, I., Bzdusek, K., Kumar, P., Hansen, C. R., Bertelsen, A., Eriksen, J. G. et al. Automatic planning of head and neck treatment plans. *J. Appl. Clin. Med. Phys.* **17**:272–282, 2016. doi:10.1120/jacmp.v17i1.5901

He, B. and Frey, E. C. The impact of 3D volume of interest definition on accuracy and precision of activity estimation in quantitative SPECT and planar processing methods. *Phys. Med. Biol.* **55** (12):3535–3544, 2010. doi:10.1088/0031-9155/55/12/017

Hedayati, V., Tunariu, N., Collins, D. and Koh, D. M. Diffusion-weighted MR imaging in oncology. *Curr. Radiol. Rep.* **2** (5):44–54, 2014. doi:10.1007/s40134-014-0044-1

Heenan, S. D. Magnetic resonance imaging in prostate cancer. *Prostate Cancer Prostatic Dis.* 7 (4):282–288, 2004. doi:10.1038/sj.pcan.4500767

Heesters, M. A., Wijrdeman, H. K., Struikmans, H., Witkamp, T. and Moerland, M. A. Brain tumor delineation based on CT and MR imaging. Implications for radiotherapy treatment planning. *Strahlenther. Onkol.* **169** (12):729–733, 1993.

Hendry, J. H., Jeremic, B. and Zubizarreta, E. H. Normal tissue complications after radiation therapy. *Rev. Panam. Salud Publica* **20** (2–3):151–160, 2006. scielosp.org/article/rpsp/2006.v20n2-3/151-160/en/

Hensley, F. W., Major, G., Edel, C., Hauswald, H. and Bischof, M. Technical and dosimetric aspects of the total skin electron beam technique implemented at Heidelberg University Hospital. *Rep. Pract. Oncol. Radiother.* **19** (2):135–143, 2014. doi:10.1016/j.rpor.2013.07.002

Her, E. J., Haworth, A., Rowshanfarzad, P. and Ebert, M. A. Progress towards Patient-Specific, Spatially-Continuous Radiobiological Dose Prescription and Planning in Prostate Cancer IMRT: An Overview. *Cancers (Basel)* **12**, 854, 2020. doi:10.3390/cancers12040854

Hernandez, V., Vera-Sánchez, J. A., Vieillevigne, L. and Saez, J. Commissioning of the tongue-and-groove modelling in treatment planning systems: from static fields to VMAT treatments. *Phys. Med. Biol.* **62** (16):6688–6707, 2017. doi:10.1088/1361-6560/aa7b1a

Herring, D. F. The consequences of dose response curves for tumor control and normal tissue injury on the precision necessary in patient management. *Laryngoscope* **85** (7):1112–1118, 1975. doi:10.1288/00005537-197507000-00002

Herrlin, K., Ling, L. B., Pettersson, H., Willen, H. and Rydholm, A. Gadolinium-DTPA enhancement of soft tissue tumors in magnetic resonance imaging. *Acta Radiol.* **31** (3):233–236, 1990. doi:10.1080/02841859009171983

Hill, D. L., Hawkes, D. J., Crossman, J. E., Gleeson, M. J., Cox, T. C., Bracey, E. E. et al. Registration of MR and CT images for skull base surgery using point-like anatomical features. *Br. J. Radiol.* **64** (767):1030–1035, 1991. doi:10.1259/0007-1285-64-767-1030

Hill, D. L., Hawkes, D. J., Gleeson, M. J., Cox, T. C., Strong, A. J., Wong, W. L. et al. Accurate frameless registration of MR and CT images of the head: applications in planning surgery and radiation therapy. *Radiology* **191** (2):447–454, 1994. doi:10.1148/radiology.191.2.8153319

Hill, R. P., Rodemann, H. P., Hendry, J. H., Roberts, S. A. and Anscher, M. S. Normal tissue radiobiology: from the laboratory to the clinic. *Int. J. Radiat. Oncol. Biol. Phys.* **49** (2):353–365, 2001. doi:10.1016/S0360-3016(00)01484-X

Hillen, T., de Vries, G., Gong, J. and Finlay, C. From cell population models to tumor control probability: including cell cycle effects. *Acta Oncol.* **49** (8):1315–1323, 2010. doi:10.3109/02841861003631487

Hill-Kayser, C. E., Plastaras, J. P., Tochner, Z. and Glatstein, E. TBI during BM and SCT: review of the past, discussion of the present and consideration of future directions. *Bone Marrow Transplant.* **46** (4):475–484, 2011. doi:10.1038/bmt.2010.280

Hoang Duc, A. K., Eminowicz, G., Mendes, R., Wong, S. L., McClelland, J., Modat, M. et al. Validation of clinical acceptability of an atlas-based segmentation algorithm for the delineation of organs at risk in head and neck cancer. *Med. Phys.* **42** (9):5027–5034, 2015. doi:10.1118/1.4927567

Hobday, P., Hodson, N. J., Husband, J., Parker, R. P. and Macdonald, J. S. Computed tomography applied to radiotherapy treatment planning: techniques and results. *Radiology* **133**:477–482, 1979. doi:10.1148/133.2.477

Hoesl, M., Deepak, S., Moteabbed, M., Jassens, G., Orban, J., Park, Y. K. et al. Clinical commissioning of an in vivo range verification system for prostate cancer treatment with anterior and anterior oblique proton beams. *Phys. Med. Biol.* **61** (8):3049–3062, 2016. doi:10.1088/0031-9155/61/8/3049

Hoffman, E. J., Huang, S. C. and Phelps, M. E. Quantitation in positron emission computed tomography: 1. Effect of object size. *J. Comput. Assist. Tomogr.* **3** (3):299–308, 1979.

Hoffmann, A. L., Siem, A. Y. D., Hertog, D., Kaanders, J. H. A. M. and Huizenga, H. Derivative-free generation and interpolation of convex Pareto optimal IMRT plans. *Phys. Med. Biol.* **51** (24):6349–6369, 2006. doi:10.1088/0031-9155/51/24/005

Hoffmann, A. L., Troost, E. G., Huizenga, H., Kaanders, J. H. and Bussink, J. Individualized dose prescription for hypofractionation in advanced non-small-cell lung cancer radiotherapy: an in silico trial. *Int. J. Radiat. Oncol. Biol. Phys.* **83** (5):1596–1602, 2012. doi:10.1016/j.ijrobp.2011.10.032

Hoffmann, A. L. and Nahum, A. E. Fractionation in normal tissues: the (alpha/beta)eff concept can account for dose heterogeneity and volume effects. *Phys. Med. Biol.* **58** (19):6897–6914, 2013. doi:10.1088/0031-9155/58/19/6897

Hoffmann, A., Oborn, B., Moteabbed, M., Yan, S., Bortfeld, T., Knopf, A., et al. MR-guided proton therapy: a review and a preview. *Radiat. Oncol.* **15** (1):129, 2020. doi:10.1186/s13014-020-01571-x

Hofmann, M., Bezrukov, I., Mantlik, F., Aschoff, P., Steinke, F., Beyer, T. et al. MRI-based attenuation correction for whole-body PET/MRI: quantitative evaluation of segmentation- and atlas-based methods. *J. Nucl. Med.* **52** (9):1392–1399, 2011. doi:10.2967/jnumed.110.078949

Hogstrom, K. R., Mills, M. D. and Almond, P. R. Electron beam dose calculations. *Phys. Med. Biol.* **26** (3):445–459, 1981. doi:10.1088/0031-9155/26/3/008

Holland, R., Veling, S. H., Mravunac, M. and Hendriks, J. H. Histologic multifocality of Tis, T1-2 breast carcinomas. Implications for clinical trials of breast-conserving surgery. *Cancer* **56** (5):979–990, 1985. doi:10.1002/1097-0142%2819850901%2956%3A5%3C979%3A%3AAID-CNCR2820560502%3E3.0.CO%3B2-N

Holt, J. G. and Perry, D. J. Some physical considerations in whole skin electron beam therapy. *Med. Phys.* **9** (5):769–776, 1982. doi:10.1118/1.595135

Hong, L., Alektiar, K., Chui, C., LoSasso, T., Hunt, M., Spirou, S., et al. IMRT of large fields: whole-abdomen irradiation. *Int. J. Radiat. Oncol. Biol. Phys.* **54** (1):278–289, 2002. doi:10.1016/s0360-3016(02)02921-8

Hoogeman, M. S., van Herk, M., de Bois, J., Muller-Timmermans, P., Koper, P. C. and Lebesque, J. V. Quantification of local rectal wall displacements by virtual rectum unfolding. *Radiother. Oncol.* **70** (1):21–30, 2004. doi:10.1016/j.radonc.2003.11.015

Hopewell, J. W. and Trott, K. R. Volume effects in radiobiology as applied to radiotherapy. *Radiother. Oncol.* **56** (3):283–288, 2000. doi:10.1016/S0167-8140(00)00236-X

Hoppe, R. T. Mycosis fungoides: radiation therapy. *Dermatol. Ther.* **16** (4):347–354, 2003. doi:10.1111/j.1396-0296.2003.01647.x

Hoppe, R. T., Fuks, Z. and Bagshaw, M. A. The rationale for curative radiotherapy in mycosis fungoides. *Int. J. Radiat. Oncol. Biol. Phys.* **2** (9–10):843–851, 1977. doi:10.1016/0360-3016(77)90182-1

Hoppe, R. T., Harrison, C., Tavallaee, M., Bashey, S., Sundram, U., Li, S. et al. Low-dose total skin electron beam therapy as an effective modality to reduce disease burden in patients with mycosis fungoides: results of a pooled analysis from 3 phase-II clinical trials. *J. Am. Acad. Dermatol.* **72** (2):286–292, 2015. doi:10.1016/j.jaad.2014.10.014

Hoskin, P. J., Saunders, M. I., Goodchild, K., Powell, M. E., Taylor, N. J. and Baddeley, H. Dynamic contrast enhanced magnetic resonance scanning as a predictor of response to accelerated radiotherapy for advanced head and neck cancer. *Br. J. Radiol.* **72** (863):1093–1098, 1999. doi:10.1259/bjr.72.863.10700827

Hoskin, P. J., Carnell, D. M., Taylor, N. J., Smith, R. E., Stirling, J. J., Daley, F. M. et al. Hypoxia in prostate cancer: correlation of BOLD-MRI with pimonidazole immunohistochemistry – initial observations. *Int. J. Radiat. Oncol. Biol. Phys.* **68** (4):1065–1071, 2007. doi:10.1016/j.ijrobp.2007.01.018

Houdek, P. V. and Pisciotta, V. J. A comparison of calculated and measured data for total body irradiation by 10 MV x-rays. *Phys. Med. Biol.* **32** (9):1101–1108, 1987. doi:10.1088/0031-9155/32/9/003

Hrbacek, J., Mishra, K. K., Kacperek, A., Dendale, R., Nauraye, C., Auger, M., et al. Practice Patterns Analysis of Ocular Proton Therapy Centers: The International OPTIC Survey. *Int. J. Radiat. Oncol. Biol. Phys.* **95** (1):336–343, 2016. doi:10.1016/j.ijrobp.2016.01.040

Hricak, H. Role of imaging in the evaluation of pelvic cancer. In *Important Advances in Oncology.* edited by V.T. DeVita Jr, S. Hellman and S.S. Rosenberg, pp: 103–133. New York: J.B.Lippincott, 1991.

Hsieh, C. H., Shueng, P. W., Lin, S. C., Tien, H. J., Shiau, A. C., Chou, Y. H. et al. Helical irradiation of the total skin with dose painting to replace total skin electron beam therapy for therapy-refractory cutaneous CD4+ T-cell lymphoma. *Biomed. Res. Int.* 2013:717589, 2013. doi:10.1155/2013/717589

Hsu, D. F. C., Ilan, E., Peterson, W. T., Uribe, J., Lubberink, M. and Levin, C. S. Studies of a Next-Generation Silicon-Photomultiplier-Based Time-of-Flight PET/CT System. *J. Nucl. Med.* **58** (9):1511–1518, 2017. doi:10.2967/jnumed.117.189514

Huang, B., Fang, Z., Huang, Y., Lin, P. and Chen, Z. A dosimetric analysis of volumetric-modulated arc radiotherapy with jaw width restriction vs 7 field intensity-modulated radiotherapy for definitive treatment of cervical cancer. *Br. J. Radiol.* **87** (1039):20140183, 2014. doi:10.1259/bjr.20140183

Huang, E. X., Hope, A. J., Lindsay, P. E., Trovo, M., El Naqa, I., Deasy, J. O., et al. Heart irradiation as a risk factor for radiation pneumonitis. *Acta Oncol.* **50** (1):51–60, 2011. doi:10.3109/0284186X.2010.521192

Huch Böni, R. A., Boner, J. A., Debatin, J. F., Trinkler, F., Knönagel, H., Von Hochstetter, A. et al. Optimization of prostate carcinoma staging: comparison of imaging and clinical methods. *Clin. Radiol.* **50** (9):593–600, 1995. doi:10.1016/S0009-9260(05)83287-8

Hui, S. K., Kapatoes, J., Fowler, J., Henderson, D., Olivera, G., Manon, R. R. et al. Feasibility study of helical tomotherapy for total body or total marrow irradiation. *Med. Phys.* **32** (10):3214–3224, 2005. doi:10.1118/1.2044428

Hünemohr, N., Paganetti, H., Greilich, S., Jäkel, O. and Seco, J. Tissue decomposition from dual energy CT data for MC based dose calculation in particle therapy. *Med. Phys.***41** (6):061714, 2014. doi:10.1118/1.4875976

Hunt, M. A., Jackson, A., Narayana, A. and Lee, N. Geometric factors influencing dosimetric sparing of the parotid glands using IMRT. *Int. J. Radiat. Oncol. Biol. Phys.* **66**:296–304, 2006. doi:10.1016/j.ijrobp.2006.05.028

Hurkmans, C. W., Cuijpers, J. P., Lagerwaard, F. J., Widder, J., van der Heide, U. A., Schuring, D. et al. Recommendations for implementing stereotactic radiotherapy in peripheral stage IA non-small cell lung cancer: report from the Quality Assurance Working Party of the randomised phase III ROSEL study. *Radiat. Oncol.* **4**:1, 2009. doi:10.1186/1748-717X-4-1

Hussain, A., Villarreal-Barajas, E., Brown, D. and Dunscombe, P. Validation of the Eclipse AAA algorithm at extended SSD. *J. Appl. Clin. Med. Phys.***11** (3):3213, 2010. doi:10.1120/jacmp.v11i3.3213

Hussein, S. and Kennelly, G. M. Lung compensation in total body irradiation: a radiographic method. *Med. Phys.* **23** (3):357–360, 1996. doi:10.1118/1.597799

Hutton, B. F., Buvat, I. and Beekman, F. J. Review and current status of SPECT scatter correction. *Phys. Med. Biol.* **56** (14):R85–112, 2011. doi:10.1088/0031-9155/56/14/R01

IAEA (International Atomic Energy Agency). Absorbed Dose Determination in Photon and Electron Beams: An International Code of Practice. Technical Report Series No. 277. Revised version. Vienna: IAEA, 1997.

IAEA (International Atomic Energy Agency). Technical Report Series 461. Relative Biological Effectiveness in Ion Beam Therapy. Vienna: IAEA, 2008. www-pub.iaea.org/MTCD/publications/PDF/trs461_web.pdf

IAEA (International Atomic Energy Agency). Quality Assurance Programme for Computed Tomography Diagnostic and Therapy Applications. Human Health Series No. 19. Vienna: IAEA, 2012. www-pub.iaea.org/MTCD/Publications/PDF/Pub1557_web.pdf

IAEA (International Atomic Energy Agency). Computed tomography. In *Diagnostic Radiology Physics: A Handbook for Teachers and Students*, edited by D. R. Dance, S. Christofides, A. D. A. Maidment, I. D. McLean and K. H. Ng. Vienna: IAEA, 2014a. www-pub.iaea.org/MTCD/Publications/PDF/Pub1564webNew-74666420.pdf

IAEA (International Atomic Energy Agency). *Nuclear Medicine Physics: A Handbook for Teachers and Students*, edited by D. L. Bailey, J. L. Humm, A. Todd-Propropek and A. van Aswegen. Vienna: IAEA, 2014b. www-pub.iaea.org/MTCD/Publications/PDF/Pub1617web-1294055.pdf

IAEA (International Atomic Energy Agency). Dosimetry of Small Static Fields Used in External Beam Radiotherapy. Technical Report Series No. 483. Vienna: IAEA, 2017. www-pub.iaea.org/MTCD/Publications/PDF/D483_web.pdf

Ibanez-Rosello, B., Bautista, J. A., Bonaque, J., Perez-Calatayud, J., Gonzalez-Sanchis, A., Lopez-Torrecilla, J. et al. Failure modes and effects analysis of total skin electron irradiation technique. *Clin. Trans. Oncol.* **20** (3):330–365, 2017. doi:10.1007/s12094-017-1721-3

ICRP (International Commission on Radiological Protection). Publication 23. Report of the Task Group on Reference Man. Bethesda, MD: ICRP, 1975. journals.sagepub.com/pb-assets/cmscontent/ANI/P_023_1975_Report_on_the_Task_Group_on_Reference_Man_rev0.pdf

ICRP. Publication 73. Diagnostic Reference Levels in Medical Imaging. New York: Elsevier, 2001. journals.sagepub.com/doi/pdf/10.1177/ANIB_26_2

ICRU (International Commission on Radiation Units and Measurements). Report 29. Dose Specification for Reporting External Beam Therapy with Photons and Electrons. Bethesda, MD: ICRU, 1978. doi:10.1093/jicru/os15.2.Report29

ICRU. Report 42. Use of Computers in External Beam Radiotherapy Procedures with High-energy Photons and Electrons. Bethesda, MD: ICRU, 1987. doi:10.1093/jicru/os22.1.Report42

ICRU. Report 44. Tissue Substitutes in Radiation Dosimetry and Measurement. Bethesda, MD: ICRU, 1989. doi:10.1093/jicru/os23.1.Report44

ICRU. Report 46. Photon, Electron, Proton and Neutron Interaction Data for Body Tissues, Bethesda, MD: ICRU, 1992. doi:10.1093/jicru/os24.1.Report46

ICRU. Report 50. Prescribing, Recording and Reporting Photon Beam Therapy. Bethesda, MD: ICRU, 1993. doi:10.1093/jicru/os26.1.Report50

ICRU. Report 62. Prescribing, Recording and Reporting Photon Beam Therapy. Bethesda, MD: ICRU, 1999. doi:10.1093/jicru/os32.1.Report62

ICRU. Report 71. Prescribing, Recording, and Reporting Electron Beam Therapy. *J. ICRU* **4** (1), 2004. doi:10.1093/jicru/4.1.Report71

ICRU. Report 78. Prescribing, Recording, and Reporting Proton-Beam Therapy. *J. ICRU* 7 (2), 2007. doi:10.1093/jicru/ndm032

ICRU. Report 83. Prescribing, Recording, and Reporting Photon-Beam Intensity-Modulated Radiation Therapy (IMRT). *J. ICRU* **10** (1), 2010. doi:10.1093/jicru/10.1.Report83

ICRU. Report 87. Radiation dose and image-quality. Assessment in computed tomography. The International Commission on Radiation Units and Measurements. *J. ICRU* **12** (1), 2012. doi:10.1093/jicru/ndt006

ICRU. Report 91. Prescribing, Recording, and Reporting of Stereotactic Treatments with Small Photon Beams. *J. ICRU* **14** (2), 2017. doi:10.1093/jicru/ndx017

IEC. IEC 61217:2011 Radiotherapy equipment - Coordinates, movements and scales. (Also available as: BS EN 61217:2012). Geneva: IEC, 2011.

IEC. IEC 61223-3-5:2004. Evaluation and routine testing in medical imaging departments – Part 3- 5: Acceptance tests – imaging performance of computed tomography X-ray equipment. (Also available as: BS EN 61223-3-5:2004.) Geneva: IEC, 2013.

Indovina, P. L., Benassi, M., Giacco, G. C., Primavera, A. and Rosati, A. In vivo ESR dosimetry in total body irradiation. *Strahlenther. Onkol.* **165** (8):611–616, 1989.

Iori, M. Methods for physical and radiobiological optimisation in radiotherapy with intensity modulation. *Phys. Med.* **17** (Suppl 2):55–73, 2001.

Iori, M., Botti, A., Paiusco, M., Fiorino, F., Cagni, E., Grassi, E. F. M. et al. ^{18}F-fluorocholine (FCHO) PET-guided dose painting of prostate tumours using either TCP or EUD optimized to account for spatial clonogen redistribution. *Radiother. Oncol.* **96** (Suppl 1):S125, 2010.

IPEM (Institute of Physics and Engineering in Medicine). Code of practice for electron dosimetry for radiotherapy beams of initial energy from 4 to 25 MeV based on an absorbed dose to water calibration – see Thwaites et al. 2003.

IPEM. Report 88. Guidance on the Establishment and Use of Diagnostic Reference Levels for Medical X-Ray Examinations. York: IPEM, 2004.

IPEM. Report 94. Acceptance Testing and Commissioning of Linear Accelerators – see Kirby et al. 2007.

IPEM. Report 103. Small Field MV photon dosimetry - see Aspradakis et al. 2010.

Isacsson, U., Lennernas, B., Grusell, E., Jung, B., Montelius, A. and Glimelius, B. Comparative treatment planning between proton and x-ray therapy in esophageal cancer. *Int. J. Radiat. Oncol. Biol. Phys.* **41** (2):441–450, 1998. doi:10.1016/S0360-3016(98)00047-9

Jackson, A., Kutcher, G. J. and Yorke, E. D. Probability of radiation-induced complications for normal tissues with parallel architecture subject to non-uniform irradiation. *Med. Phys.* **20** (3):613–625, 1993. doi:10.1118/1.597056

Jackson, A., Ten Haken, R. K., Robertson, J. M., Kessler, M. L., Kutcher, G. J. and Lawrence, T. S. Analysis of clinical complication data for radiation hepatitis using a parallel architecture model. *Int. J. Radiat. Oncol. Biol. Phys.* **31** (4):883–891, 1995. doi:10.1016/0360-3016(94)00471-4

Jackson, A., Skwarchuk, M. W., Zelefsky, M. J., Cowen, D. M., Venkatraman, E. S., Levegrün, S. et al. Late rectal bleeding after conformal radiotherapy of prostate cancer. II. Volume effects and dose-volume histograms. *Int. J. Radiat. Oncol. Biol. Phys.* **49** (3):685–698, 2001. doi:10.1016/S0360-3016(00)01414-0

Jackson, A. S., Parker, C. C., Norman, A. R., Padhani, A. R., Huddart, R. A., Horwich, A. et al. Tumour staging using magnetic resonance imaging in clinically localised prostate cancer: relationship to biochemical outcome after neo-adjuvant androgen deprivation and radical radiotherapy. *Clin. Oncol. (R. Coll. Radiol.)* **17** (3):167–171, 2005. doi:10.1016/j.clon.2004.08.007

Jackson, A., Marks, L. B., Bentzen, S. M., Eisbruch, A., Yorke, E. D., Ten Haken, R. K. et al. The lessons of QUANTEC: recommendations for reporting and gathering data on dose-volume dependencies of treatment outcome. *Int. J. Radiat. Oncol. Biol. Phys.* **76** (3 Suppl):S155–S160, 2010a. doi:10.1016/j.ijrobp.2009.08.074

Jackson, E. F., Bronskill, M. J., Drost, D. J., Och, J., Pooley, R. A., Sobol, W. T., et al. Acceptance Testing and Quality Assurance Procedures for Magnetic Resonance Imaging Facilities. AAPM Report 100. College Park, MD: AAPM, 2010b. www.aapm.org/pubs/reports/RPT_100.pdf

Jaffray, D. A., Lindsay, P. E., Brock, K. K., Deasy, J. O. and Tomé, W. A. Accurate accumulation of dose for improved understanding of radiation effects in normal tissue. *Int. J. Radiat. Oncol. Biol. Phys.* **76**:S135–S139, 2010. doi:10.1016/j.ijrobp.2009.06.093

Jagt, T., Breedveld, S., van Haveren, R., Heijmen, B. and Hoogeman, M. An automated planning strategy for near real-time adaptive proton therapy in prostate cancer. *Phys. Med. Biol.* **63** (13):135017, 2018. doi:10.1088/1361-6560/aacaa7

Jahnke, A., Jahnke, L., Molina-Duran, F., Ehmann, M., Kantz, S., Steil, V. et al. Arc therapy for total body irradiation – a robust novel treatment technique for standard treatment rooms. *Radiother. Oncol.* **110** (3):553–557, 2014. doi:10.1016/j.radonc.2013.12.009

Jang, S. S., Huh, G. J., Park, S. Y., Yang, P. S., Chung, H. N., Seo, J. H. et al. Reconstitution of internal target volumes by combining four-dimensional computed tomography and a modified slow computed tomography scan in stereotactic body radiotherapy planning for lung cancer. *Radiat. Oncol.* **9**:106, 2014. doi:10.1186/1748-717X-9-106

Jang, S. Y., Lalonde, R., Ozhasoglu, C., Burton, S., Heron, D. and Huq, M. S. Dosimetric comparison between cone/Iris-based and InCise MLC-based CyberKnife plans for single and multiple brain metastases. *J. Appl. Clin. Med. Phys.* **17** (5):184–199, 2016. doi:10.1120/jacmp.v17i5.6260

Jani, S. K. and Pennington, E. C. Depth dose characteristics of 24-MV x-ray beams at extended SSD. *Med. Phys.* **18** (2):292–294, 1991. doi:10.1118/1.596673

Jansen, J. F., Schoder, H., Lee, N. Y., Wang, Y., Pfister, D. G., Fury, M. G. et al. Noninvasive assessment of tumor microenvironment using dynamic contrast-enhanced magnetic resonance imaging and 18F-fluoromisonidazole positron emission tomography imaging in neck nodal metastases. *Int. J. Radiat. Oncol. Biol. Phys.* **77** (5):1403–1410, 2010. doi:10.1016/j.ijrobp.2009.07.009

Jena, R., Price, S. J., Baker, C., Jefferies, S. J., Pickard, J. D., Gillard, J. H. et al. Diffusion tensor imaging: possible implications for radiotherapy treatment planning of patients with high-grade glioma. *Clin. Oncol. (R. Coll. Radiol.)* **17** (8):581–590, 2005. doi:10.1016/j.clon.2005.04.012

Jeong, D., Malalis, C., Arrington, J. A., Field, A. S., Choi, J. W. and Kocak, M. Mean apparent diffusion coefficient values in defining radiotherapy planning target volumes in glioblastoma. *Quant. Imaging Med. Surg.* **5** (6):835–845, 2015. doi:10.3978/j.issn.2223-4292.2015.12.05

Jerrold, T., Bushberg, J., Seibert, J. A., Leidholt, E. M. and Boone, J. M. *The Essential Physics of Medical Imaging*. 3rd edition. Philadelphia: Lippincott Williams & Wilkins (Wolters Kluwer), 2012.

Jette, D. Electron beam dose calculations. In *Radiation Therapy Physics*, edited by A. R. Smith, pp. 95-121. Berlin: Springer-Verlag, 1996.

Jeulink, M., Dahele, M., Meijnen, P., Slotman, B. J. and Verbakel, W. F. Is there a preferred IMRT technique for left-breast irradiation? *J. Appl. Clin. Med. Phys.* **16** (3):5266, 2015. doi:10.1120/jacmp.v16i3.5266

Jia, Y., Zhao, L., Cheng, C. W., McDonald, M. W. and Das, I. J. Dose perturbation effect of metallic spinal implants in proton beam therapy. *J. Appl. Clin. Med. Phys.* **16** (5):333–343, 2015. doi:10.1120/jacmp.v16i5.5566

Jin, J. Y., Kong, F. M., Chetty, I. J., Ajlouni, M., Ryu, S., Ten Haken, R., et al. Impact of fraction size on lung radiation toxicity: hypofractionation may be beneficial in dose escalation of radiotherapy for lung cancers. *Int. J. Radiat. Oncol. Biol. Phys.* **76** (3):782–788, 2010. doi:10.1016/j.ijrobp.2009.02.079

Johansson, A., Karlsson, M. and Nyholm, T. CT substitute derived from MRI sequences with ultrashort echo time. *Med. Phys.* **38** (5):2708–2714, 2011. doi:10.1118/1.3578928

Johansson, A., Garpebring, A., Karlsson, M., Asklund, T. and Nyholm, T. Improved quality of computed tomography substitute derived from magnetic resonance (MR) data by incorporation of spatial information – potential application for MR-only radiotherapy and attenuation correction in positron emission tomography. *Acta Oncol.* **52** (7):1369–1373, 2013. doi:10.3109/0284186X.2013.819119

Joiner, M. C. and van der Kogel, A. J. *Basic Clinical Radiobiology. 5th Edition, Basic Clinical Radiobiology*. Boca Raton, FL: CRC Press, Taylor & Francis. 2019.

Jones, B. Towards achieving the full clinical potential of proton therapy by inclusion of LET and RBE models. *Cancers (Basel)* **7** (1):460–480, 2015. doi:10.3390/cancers7010460

Jones, B. Proton radiobiology and its clinical implications. *Ecancermedicalscience*. **11**:777, 2017. doi:10.3332/ecancer.2017.777

Jones, G. W., Kacinski, B. M., Wilson, L. D., Willemze, R., Spittle, M., Hohenberg, G. et al. Total skin electron radiation in the management of mycosis fungoides: consensus of the European Organization for Research and Treatment of Cancer (EORTC) Cutaneous Lymphoma Project Group. *J. Am. Acad. Dermatol.* **47** (3):364–370, 2002. doi:10.1067/mjd.2002.123482

Jonsson, J. H., Akhtari, M. M., Karlsson, M. G., Johansson, A., Asklund, T. and Nyholm, T. Accuracy of inverse treatment planning on substitute CT images derived from MR data for brain lesions. *Radiat. Oncol.* **10**:13, 2015. doi:10.1186/s13014-014-0308-1

Joon, D. L., Butcher, M., Marr, M., Quong, G., Feigen, M., Wada, M. et al. Evaluation of the use of CT planning vs orthogonal films in the treatment of rectal carcinoma. In *Proceedings of the 12th International Congress of Radiation Research (ICRR), Brisbane, Australia*, pp. 258, 2003.

Jost, V., Kretschmer, M., Sabatino, M., Wurschmidt, F., Dahle, J., Ueberle, F. et al. Heart dose reduction in breast cancer treatment with simultaneous integrated boost: comparison of treatment planning and dosimetry for a novel hybrid technique and 3D-CRT. *Strahlenther. Onkol.* **191** (9):734–741, 2015. doi:10.1007/s00066-015-0874-7

Kaalep, A., Sera, T., Oyen, W., Krause, B. J., Chiti, A., Liu, Y. et al. EANM/EARL FDG-PET/CT accreditation – summary results from the first 200 accredited imaging systems. *Eur. J. Nucl. Med. Mol. Imaging* **45** (3):412–422, 2018. doi:10.1007/s00259-017-3853-7

Kagawa, K., Lee, W. R., Schultheiss, T. E., Hunt, M. A., Shaer, A. H. and Hanks, G. E. Initial clinical assessment of CT-MRI image fusion software in localization of the prostate for 3D conformal radiation therapy. *Int. J. Radiat. Oncol. Biol. Phys.* **38** (2):319–325, 1997. doi:10.1016/S0360-3016(96)00620-7

Kalend, A. M., Zwicker, R. D., Wu, A. and Sternick, E. S. A beam-edge modifier for abutting electron fields. *Med. Phys.* **12** (6):793–798, 1985. doi:10.1118/1.595667

Kalender, W. A. *Computed Tomography: Fundamentals, System Technology, Image Quality, Applications*. 3rd edition. Erlangen: Publicis Corporate Publishing, 2011.

Källman, P. Optimization of Radiation Therapy Planning Using Physical and Biological Objective Functions. PhD, Stockholm University, 1992. www.diva-portal.org/smash/record.jsf?pid=diva2%3A1273101&dswid=-665

Källman, P., Ågren, A. and Brahme, A. Tumour and normal tissue responses to fractionated non-uniform dose delivery. *Int. J. Radiat. Biol.* **62** (2):249–262, 1992. doi:10.1080/09553009214552071

Kamath, S., Sahni, S., Li, J., Ranka, S. and Palta, J. Generalized field-splitting algorithms for optimal IMRT delivery efficiency. *Phys. Med. Biol.* **52** (18):5483–5496, 2007. doi:10.1088/0031-9155/52/18/002

Kanematsu, N., Matsufuji, N., Kohno, R., Minohara, S. and Kanai, T. A CT calibration method based on the polybinary tissue model for radiotherapy treatment planning. *Phys. Med. Biol.* **48** (8):1053–1064, 2003. doi:10.1088/0031-9155/48/8/307

Kapanen, M., Collan, J., Beule, A., Seppala, T., Saarilahti, K. and Tenhunen, M. Commissioning of MRI-only based treatment planning procedure for external beam radiotherapy of prostate. *Magn. Reson. Med.* **70** (1):127–135, 2013.doi:10.1002/mrm.24459

Karia, D. "Radiobiological Optimization of Lung and Prostate Radiotherapy Treatments - A Macroscopic Approach." PhD, University of Liverpool 2018. livrepository.liverpool.ac.uk/3030908/

Karzmark, C. J. Large-field superficial electron therapy with linear accelerators. *Br. J. Radiol.* **37**:302–305, 1964. doi:10.1259/0007-1285-37-436-302

Kassaee, A., Das, I. J., Tochner, Z. and Rosenthal, D. I. Modification of Gill-Thomas-Cosman frame for extracranial head-and-neck stereotactic radiotherapy. *Int. J. Radiat. Oncol. Biol. Phys.* **57** (4):1192–1195, 2003. doi:10.1016/S0360-3016(03)00774-0

Kassaee, A., Xiao, Y., Bloch, P., Goldwein, J., Rosenthal, D. I. and Bjärngard, B. E. Doses near the surface during total-body irradiation with 15 MV X-rays. *Int. J. Cancer* **96 Suppl**:125–130, 2001. doi:10.1002/ijc.10349

Kattapuram, S. V., Khurana, J. S., Scott, J. A. and El-Khoury, G. Y. Negative scintigraphy with positive magnetic resonance imaging in bone metastases. *Skeletal Radiol.* **19** (2):113–116, 1990. doi:10.1007/BF00197616

Kavanagh, G. M., Matheson, L. M., Thwaites, D. J. and Hunter, J. A. Electron beam therapy in Arndt-Gottron's scleromyxoedema. *Br. J. Dermatol.* **137** (1):152–154, 1997. doi:10.1111/j.1365-2133.1997.tb03723.x

Kawrakow, I. VMC++ electron and photon Monte Carlo calculations optimized for radiation treatment planning. In *Advanced Monte Carlo for Radiation Physics, Particle Transport Simulation and Applications*, edited by A. Kling, F. J. C. Barão, M. Nakagawa, L. Távora and P. Vaz. Berlin: Springer, 2001.

Keall, P. J., Mageras, G. S., Balter, J. M., Emery, R. S., Forster, K. M., Jiang, S. B. et al. The management of respiratory motion in radiation oncology: Report of AAPM Task Group 76. *Med. Phys.* **33** (10):3874–3900, 2006. doi:10.1118/1.2349696

Ken, S., Vieillevigne, L., Franceries, X., Simon, L., Supper, C., Lotterie, J. A. et al. Integration method of 3D MR spectroscopy into treatment planning system for glioblastoma IMRT dose painting with integrated simultaneous boost. *Radiat. Oncol.* **8**:1, 2013. doi:10.1186/1748-717X-8-1

Kessler, M. L. Image registration and data fusion in radiation therapy. *Br. J. Radiol.* **79 Spec No 1**:S99–S108, 2006. doi:10.1259/bjr/70617164

Kessler, M. L., Ten Haken, R. K., Fraass, B. A. and McShan, D. L. Expanding the use and effectiveness of dose-volume histograms for 3-D treatment planning. I: Integration of 3-D dose-display. *Int. J. Radiat. Oncol. Biol. Phys.* **29** (5):1125–1131, 1994. doi:10.1016/0360-3016(94)90409-X

Khan, F. M., Doppke, K. P., Hogstrom, K. R., Kutcher, G. J., Nath, R., Prasad, S. C. et al. Clinical electron-beam dosimetry: Report of AAPM Radiation Therapy Committee Task Group No. 25. *Med. Phys.* **18** (1):73–109, 1991. doi:10.1118/1.596695

Kharod, S. M., Nichols, R. C., Henderson, R. H., Morris, C. G., Pham, D. C., Seeram, V. K., et al. Image-guided hypofractionated double-scattering proton therapy in the management of centrally-located early-stage non-small cell lung cancer. *Acta Oncol.* **59** (10):1164–1170, 2020. doi: 10.1080/0284186X.2020.1759821

Khoo, V. S., Padhani, A. R., Tanner, S. F., Finnigan, D. J., Leach, M. O. and Dearnaley, D. P. Comparison of MRI with CT for the radiotherapy planning of prostate cancer: a feasibility study. *Br. J. Radiol.* 72 (858):590–597, 1999a. doi:10.1259/bjr.72.858.10560342

Khoo, V. S., Oldham, M., Adams, E. J., Bedford, J. L., Webb, S. and Brada, M. Comparison of intensity-modulated tomotherapy with stereotactically guided conformal radiotherapy for brain tumors. *Int. J. Radiat. Oncol. Biol. Phys.* **45** (2):415–425, 1999b. doi:10.1016/S0360-3016(99)00213-8

Khoo, V. S., Adams, E. J., Saran, F., Bedford, J. L., Perks, J. R., Warrington, A. P. et al. A comparison of clinical target volumes determined by CT and MRI for the radiotherapy planning of base of skull meningiomas. *Int. J. Radiat. Oncol. Biol. Phys.* **46** (5):1309–1317, 2000. doi:10.1016/S0360-3016(99)00541-6

Khoo, V. S. and Joon, D. L. New developments in MRI for target volume delineation in radiotherapy. *Br. J. Radiol.* **79 Spec No 1**:S2–15, 2006. doi:10.1259/bjr/41321492

Kielar, K. N., Mok, E., Hsu, A., Wang, L. and Luxton, G. Verification of dosimetric accuracy on the TrueBeam STx: rounded leaf effect of the high definition MLC. *Med. Phys.* **39** (10):6360–6371, 2012. doi:10.1118/1.4752444

Killoran, J. H., Baldini, E. H., Beard, C. J. and Chin, L. A technique for optimization of digitally reconstructed radiographs of the chest in virtual simulation. *Int. J. Radiat. Oncol. Biol. Phys.* **49** (1):231–239, 2001. doi:10.1016/S0360-3016(00)01362-6

Kim, H. J., Yoo, S. Y., Jeon, T. Y. and Kim, J. H. Model-based iterative reconstruction in ultra-low-dose pediatric chest CT: comparison with adaptive statistical iterative reconstruction. *Clin. Imaging* **40** (5):1018–1022, 2016. doi:10.1016/j.clinimag.2016.06.006

Kim, J., Wen, N., Jin, J. Y., Walls, N., Kim, S., Li, H. et al. Clinical commissioning and use of the Novalis Tx linear accelerator for SRS and SBRT. *J. Appl. Clin. Med. Phys.* **13** (3):3729, 2012. doi:10.1120/jacmp.v13i3.3729

Kim, J. Y. and Harisinghani, M. G. MR imaging staging of pelvic lymph nodes. *Magn. Reson. Imaging Clin. N. Am.* **12** (3):581–586, 2004. doi:10.1016/j.mric.2004.03.001

Kim, T. H., Rybka, W. B., Lehnert, S., Podgorsak, E. B. and Freeman, C. R. Interstitial pneumonitis following total body irradiation for bone marrow transplantation using two different dose rates. *Int. J. Radiat. Oncol. Biol. Phys.* **11** (7):1285–1291, 1985. doi:10.1016/0360-3016(85)90243-3

Kim, Y. and Tomé, W. A. Risk-adaptive optimization: selective boosting of high-risk tumor subvolumes. *Int. J. Radiat. Oncol. Biol. Phys.* **66** (5):1528–1542, 2006. doi:10.1016/j.ijrobp.2006.08.032

Kim, Y. and Tomé, W. A. Dose-painting IMRT optimization using biological parameters. *Acta Oncol.* **49** (8):1374–1384, 2010. doi:10.3109/02841861003767539

Kinahan, P. E., Townsend, D. W., Beyer, T. and Sashin, D. Attenuation correction for a combined 3D PET/CT scanner. *Med. Phys.* **25** (10):2046–2053, 1998. doi:10.1118/1.598392

King, A. D., Ahuja, A. T., Yeung, D. K., Fong, D. K., Lee, Y. Y., Lei, K. I. et al. Malignant cervical lymphadenopathy: diagnostic accuracy of diffusion-weighted MR imaging. *Radiology* **245** (3):806–813, 2007.doi:10.1148/radiol.2451061804

King, C. R., DiPetrillo, T. A. and Wazer, D. E. Optimal radiotherapy for prostate cancer: predictions for conventional external beam, IMRT, and brachytherapy from radiobiologic models. *Int. J. Radiat. Oncol. Biol. Phys.* **46** (1):165–172, 2000. doi:10.1016/S0360-3016(99)00406-X

Kirby, D., Ryde, S. and Hall, C. Acceptance Testing and Commissioning of Linear Accelerators. IPEM Report 94. York: IPEM, 2007.

Kirisits, C., Siebert, F. A., Baltas, D., De Brabandere, M., Hellebust, T. P., Berger, D. et al. Accuracy of volume and DVH parameters determined with different brachytherapy treatment planning systems. *Radiother. Oncol.* **84** (3):290–297, 2007. doi:10.1016/j.radonc.2007.06.010

Kirkbride, P., Burton, K., Cassoni, A., Cooper, T. and Eccles, C. National Radiotherapy Implementation Group Report, Stereotactic Body Radiotherapy Guidelines for Commissioners, Providers and Clinicians in England. London: Cancer Action Team NHS, 2011.

Kirkpatrick, J. P., van der Kogel, A. J. and Schultheiss, T. E. Radiation dose-volume effects in the spinal cord. *Int. J. Radiat. Oncol. Biol. Phys.* **76** (3 Suppl):S42–S49, 2010. doi:10.1016/j.ijrobp.2009.04.095

Kirova, Y. M., Campana, F., Fournier-Bidoz, N., Stilhart, A., Dendale, R., Bollet, M. A. et al. Postmastectomy electron beam chest wall irradiation in women with breast cancer: a clinical step toward conformal electron therapy. *Int. J. Radiat. Oncol. Biol. Phys.* **69** (4):1139–1144, 2007. doi:10.1016/j.ijrobp.2007.05.007

Kitajima, K., Hartman, R. P., Froemming, A. T., Hagen, C. E., Takahashi, N. and Kawashima, A. Detection of local recurrence of prostate cancer after radical prostatectomy using endorectal coil MRI at 3 T: addition of DWI and dynamic contrast enhancement to T2-weighted MRI. *AJR Am. J. Roentgenol.* **205** (4):807–816, 2015. doi:10.2214/AJR.14.14275

Kjellberg, R. N., Shintani, A., Frantz, A. G. and Kliman, B. Proton-beam therapy in acromegaly. *N. Engl. J. Med.* **278** (13):689–695, 1968.10.1056/NEJM196803282781301

Klein, E. E., Mamalui-Hunter, M. and Low, D. A. Delivery of modulated electron beams with conventional photon multi-leaf collimators. *Phys. Med. Biol.* **54** (2):327–339, 2009a. doi:10.1088/0031-9155/54/2/010

Klein, E. E., Hanley, J., Bayouth, J., Yin, F. F., Simon, W., Dresser, S. et al. Task Group 142 Report: quality assurance of medical accelerators. *Med. Phys.* **36** (9):4197–4212, 2009b. doi:10.1118/1.3190392

Klevenhagen, S. C. *Physics of Electron Beam Therapy.* Bristol: Adam Hilger, 1985.

Klevenhagen, S. C., Lambert, G. D. and Arbabi, A. Backscattering in electron beam therapy for energies between 3 and 35 MeV. *Phys. Med. Biol.* **27** (3):363–373, 1982. doi:10.1088/0031-9155/27/3/003

Knöös, T., Kristensen, I. and Nilsson, P. Volumetric and dosimetric evaluation of radiation treatment plans: radiation conformity index. *Int. J. Radiat. Oncol. Biol. Phys.* **42** (5):1169–1176, 1998. doi:10.1016/s0360-3016(98)00239-9

Knopf, A., Bert, C., Heath, E., Nill, S., Kraus, K., Richter, D. et al. Special report: workshop on 4D-treatment planning in actively scanned particle therapy – recommendations, technical challenges, and future research directions. *Med. Phys.* **37** (9):4608–4614, 2010. doi:10.1118/1.3475944

Knopf, A. C., Hong, T. S. and Lomax, A. Scanned proton radiotherapy for mobile targets – the effectiveness of re-scanning in the context of different treatment planning approaches and for different motion characteristics. *Phys. Med. Biol.* **56** (22):7257–7271, 2011. doi:10.1088/0031-9155/56/22/016

Knopf, A. C. and Lomax, A. In vivo proton range verification: a review. *Phys. Med. Biol.* **58** (15):R131–R160, 2013. doi:10.1088/0031-9155/58/15/R131

Knopf, A. C., Boye, D., Lomax, A. and Mori, S. Adequate margin definition for scanned particle therapy in the incidence of intrafractional motion. *Phys. Med. Biol.* **58** (17):6079–6094, 2013. doi:10.1088/0031-9155/58/17/6079

Kokoves, L. Assessment of Geometrical Distortion in MR Images – Investigation for the Future Applications in Radiotherapy Treatment Planning. MSc, University of Surrey, 1991.

Kooy, H. M., Nedzi, L. A., Alexander, E., III, Loeffler, J. S. and Ledoux, R. J. Dose-volume histogram computations for small intracranial volumes. *Med. Phys.* **20** (3):755–760, 1993. doi:10.1118/1.597029

Kooy, H. M., Dunbar, S. F., Tarbell, N. J., Mannarino, E., Ferarro, N., Shusterman, S. et al. Adaptation and verification of the relocatable Gill-Thomas-Cosman frame in stereotactic radiotherapy. *Int. J. Radiat. Oncol. Biol. Phys.* **30** (3):685–691, 1994a. doi:10.1016/0360-3016(92)90956-I

Kooy, H. M., van Herk, M., Barnes, P. D., Alexander, E., III, Dunbar, S. F., Tarbell, N. J. et al. Image fusion for stereotactic radiotherapy and radiosurgery treatment planning. *Int. J. Radiat. Oncol. Biol. Phys.* **28** (5):1229–1234, 1994b. doi:10.1016/0360-3016(94)90499-5

Kooy, H. M. and Adams, J. A. Treatment planning: passive scattering. In *Proton and Charged Particle Radiotherapy*, edited by T. F. DeLaney and H. M. Kooy, pp: 88–97. Philadelphia: Wolters Kluwer, Lippincott Williams and Wilkins, 2008.

Koulis, T. A., Doll, C. M., Brown, D., Traptow, L., Bhayana, D., Nelson, G. et al. Implementation and validation of a combined MRI-CT-based cervical cancer brachytherapy program using existing infrastructure. *Brachytherapy* **15** (3):319–326, 2016. doi:10.1016/j.brachy.2016.01.005

Kouwenhoven, E., Giezen, M. and Struikmans, H. Measuring the similarity of target volume delineations independent of the number of observers. *Phys. Med. Biol.* **54** (9):2863–2873, 2009.doi:10.1088/0031-9155/54/9/018

Kovacs, G., Pötter, R., Prott, F. J., Lenzen, B. and Knocke, T. H. The Münster experience with magnetic resonance imaging assisted treatment planning used for high dose rate afterloading therapy of gynecological and nasopharyngeal cancer. In *Tumor Response Monitoring and Treatment Planning*, edited by A. Breit, A. Heuck, P. Lukas, P. Kneschaurek and M. Mayr, pp: 661–665. Berlin, Heidelberg: Springer, 1992.

Krayenbuehl, J., Di Martino, M., Guckenberger, M. and Andratschke, N. Improved plan quality with automated radiotherapy planning for whole brain with hippocampus sparing: a comparison to the RTOG 0933 trial. *Radiat. Oncol.* **12**:161, 2017. doi:10.1186/s13014-017-0896-7

Krempien, R. C., Daeuber, S., Hensley, F. W., Wannenmacher, M. and Harms, W. Image fusion of CT and MRI data enables improved target volume definition in 3D-brachytherapy treatment planning. *Brachytherapy* **2** (3):164–171, 2003. doi:10.1016/S1538-4721(03)00133-8

Kristensen, I., Nilsson, K., Agrup, M., Belfrage, K., Embring, A., Haugen, H. et al. A dose based approach for evaluation of inter-observer variations in target delineation. *Techn. Innov. Pat. Supp. Radiat. Oncol.* **3**:41–47, 2017. doi:10.1016/j.tipsro.2017.10.002

Kuchenbecker, S., Faby, S., Sawall, S., Lell, M. and Kachelriess, M. Dual energy CT: how well can pseudo-monochromatic imaging reduce metal artifacts? *Med. Phys.* **42** (2):1023–1036, 2015. doi:10.1118/1.4905106

Kumar, V., Gu, Y., Basu, S., Berglund, A., Eschrich, S. A., Schabath, M. B. et al. Radiomics: the process and the challenges. *Magn. Reson. Imaging* **30** (9):1234–1248, 2012.doi:10.1016/j.mri.2012.06.010

Kurup, R. G., Wang, S. and Glasgow, G. P. Field matching of electron beams using plastic wedge penumbra generators. *Phys. Med. Biol.* **37** (1):145–153, 1992. doi:10.1088/0031-9155/37/1/009

Kurup, R. G., Glasgow, G. P. and Leybovich, L. B. Design of electron beam wedges for increasing the penumbra of abutting fields. *Phys. Med. Biol.* **38** (6):667–673, 1993. doi:10.1088/0031-9155/38/6/002

Kusters, J. M. A. M., Bzdusek, K., Kumar, P., van Kollenburg, P. G. M., Kunze-Busch, M. C., Wendling, M. et al. Automated IMRT planning in Pinnacle: a study in head-and-neck cancer. *Strahlenther. Onkol.* **193**:1031–1038, 2017a. doi:10.1007/s00066-017-1187-9

Kusters, J. M. A. M., Bzdusek, K., Kumar, P., van Kollenburg, P. G. M., Kunze-Busch, M. C., Wendling, M., et al. Correction to: Automated IMRT planning in Pinnacle: a study in head-and-neck cancer. *Strahlenther. Onkol.* **193** (12):1077–1078, 2017b. doi:10.1007/s00066-017-1230-x

Kutcher, G. J. and Burman, C. Calculation of complication probability factors for non-uniform normal tissue irradiation: the effective volume method. *Int. J. Radiat. Oncol. Biol. Phys.* **16** (6):1623–1630, 1989. doi:10.1016/0360-3016(89)90972-3

Kutcher, G. J., Burman, C., Brewster, L., Goitein, M. and Mohan, R. Histogram reduction method for calculating complication probabilities for three-dimensional treatment planning evaluations. *Int. J. Radiat. Oncol. Biol. Phys.* **21** (1):137–146, 1991. doi:10.1016/0360-3016(91)90173-2

Lachance, B., Tremblay, D. and Pouliot, J. A new penumbra generator for electron fields matching. *Med. Phys.* **24** (4):485–495, 1997. doi:10.1118/1.597932

Lacornerie, T., Lisbona, A., Mirabel, X., Lartigau, E. and Reynaert, N. GTV-based prescription in SBRT for lung lesions using advanced dose calculation algorithms. *Radiat. Oncol.* **9**:223, 2014. doi:10.1186/s13014-014-0223-5

Lagerwaard, F. J., Van Sornsen de Koste, J. R., Nijssen-Visser, M. R., Schuchhard-Schipper, R. H., Oei, S. S., Munne, A. et al. Multiple 'slow' CT scans for incorporating lung tumor mobility in radiotherapy planning. *Int. J. Radiat. Oncol. Biol. Phys.* **51** (4):932–937, 2001. doi:10.1016/S0360-3016(01)01716-3

Lalonde, A., Simard, M., Remy, C., Bar, E. and Bouchard, H. The impact of dual- and multi-energy CT on proton pencil beam range uncertainties: a Monte Carlo study. *Phys. Med. Biol.* **63** (19):195012, 2018. doi:10.1088/1361-6560/aadf2a

Lam, K. S., Lam, W. C., O'Neill, M. J., Lee, D. J. and Zinreich, E. Electron arc therapy: beam data requirements and treatment planning. *Clin. Radiol.* **38** (4):379–383, 1987. doi:10.1016/S0009-9260(87)80228-3

Lam, W. C., Lindskoug, B. A., Order, S. E. and Grant, D. G. The dosimetry of ^{60}Co total body irradiation. *Int. J. Radiat. Oncol. Biol. Phys.* **5** (6):905–911, 1979. doi:10.1016/0360-3016(79)90076-2

Lambert, G. D. and Klevenhagen, S. C. Penetration of backscattered electrons in polystyrene for energies between 1 and 25 MeV. *Phys. Med. Biol.* **27** (5):721, 1982. doi:10.1088/0031-9155/27/5/007

Lambin, P., Petit, S. F., Aerts, H. J., van Elmpt, W. J., Oberije, C. J., Starmans, M. H. et al. The ESTRO Breur Lecture 2009. From population to voxel-based radiotherapy: exploiting intra-tumour and intra-organ heterogeneity for advanced treatment of non-small cell lung cancer. *Radiother. Oncol.* **96** (2):145–152, 2010. doi:10.1016/j.radonc.2010.07.001

Lambin, P., Rios-Velazquez, E., Leijenaar, R., Carvalho, S., van Stiphout, R. G., Granton, P. et al. Radiomics: extracting more information from medical images using advanced feature analysis. *Eur. J. Cancer* **48** (4):441–446, 2012. doi:10.1016/j.ejca.2011.11.036

Lambin, P., Leijenaar, R. T. H., Deist, T. M., Peerlings, J., de Jong, E. E. C., van Timmeren, J. et al. Radiomics: the bridge between medical imaging and personalized medicine. *Nat. Rev. Clin. Oncol.* **14** (12):749–762, 2017. doi:10.1038/nrclinonc.2017.141

Lamichhane, N., Patel, V. N. and Studenski, M. T. Going the distance: validation of Acuros and AAA at an extended SSD of 400 cm. *J. Appl. Clin. Med. Phys.* **17** (2):63–73, 2016. doi:10.1120/jacmp.v17i2.5913

Lammertsma, A. A. Forward to the past: the case for quantitative PET imaging. *J. Nucl. Med.* **58** (7):1019–1024, 2017. doi:10.2967/jnumed.116.188029

Landau, D. B., Hughes, L., Baker, A., Bates, A. T., Bayne, M. C., Counsell, N. et al. IDEAL-CRT: a phase 1/2 trial of isotoxic dose-escalated radiation therapy and concurrent chemotherapy in patients with stage II/III non-small cell lung cancer. *Int. J. Radiat. Oncol. Biol. Phys.* **95** (5):1367–1377, 2016. doi:10.1016/j.ijrobp.2016.03.031

Langmack, K. A., Perry, C., Sinstead, C., Mills, J. and Saunders, D. The utility of atlas-assisted segmentation in the male pelvis is dependent on the interobserver agreement of the structures segmented. *Br. J. Radiol.* **87** (1043):20140299, 2014. doi:10.1259/bjr.20140299

Lapidot, T., Singer, T. S., Salomon, O., Terenzi, A., Schwartz, E. and Reisner, Y. Booster irradiation to the spleen following total body irradiation. A new immunosuppressive approach for allogeneic bone marrow transplantation. *J. Immunol.* **141** (8):2619–2624, 1988.

Larsson, B., Leksell, L., Rexed, B., Sourander, P., Mair, W. and Andersson, B. The high-energy proton beam as a neurosurgical tool. *Nature* **182** (4644):1222–1223, 1958. doi:10.1038/1821222a0

Lau, H. Y., Kagawa, K., Lee, W. R., Hunt, M. A., Shaer, A. H. and Hanks, G. E. Short communication: CT-MRI image fusion for 3D conformal prostate radiotherapy: use in patients with altered pelvic anatomy. *Br. J. Radiol.* **69** (828):1165–1170, 1996. doi:10.1259/0007-1285-69-828-1165

Lavallée, M. C., Gingras, L., Chrétien, M., Aubin, S., Côté, C. and Beaulieu, L. Commissioning and evaluation of an extended SSD photon model for PINNACLE3: an application to total body irradiation. *Med. Phys.* **36** (8):3844–3855, 2009. doi:10.1118/1.3171688

Lawrence, J. H., Tobias, C. A., Born, J. L., McCombs, R. K., Roberts, J. E., Anger, H. O. et al. Pituitary irradiation with high-energy proton beams: a preliminary report. *Cancer Res.* **18** (2):121–134, 1958. cancerres.aacrjournals.org/content/18/2/121.full-text.pdf

Lax, I. and Brahme, A. Rotation therapy using a novel high-gradient filter. *Radiology* **145** (2):473–478, 1982. doi:10.1148/radiology.145.2.7134454

Leach, M. Magnetic resonance spectroscopy applied to clinical oncology. *Technol. Health Care* **2** (4):235–246, 1994. doi:10.3233/THC-1994-2403

Leavitt, D. D. Physics of electron arc therapy. In *Radiation Therapy Physics*, edited by A. R. Smith, pp. 139–154. Berlin: Springer-Verlag, 1996.

Leavitt, D. D., Peacock, L. M., Gibbs, F. A., Jr. and Stewart, J. R. Electron arc therapy: physical measurement and treatment planning techniques. *Int. J. Radiat. Oncol. Biol. Phys.* **11** (5):987–999, 1985. doi:10.1016/0360-3016(85)90122-1

Lee, A. W., Ng, W. T., Pan, J. J., Poh, S. S., Ahn, Y. C., AlHussain, H. et al. International guideline for the delineation of the clinical target volumes (CTV) for nasopharyngeal carcinoma. *Radiother. Oncol.* **126** (1):25–36, 2017. doi:10.1016/j.radonc.2017.10.032

Lee, C. C., Wu, A., Garg, M., Mutyala, S., Kalnicki, S., Sayed, G., et al. A new approach to reduce number of split fields in large field IMRT. *Med Dosim.* **36** (1):1–5, 2011. doi:10.1016/j.meddos.2009.10.001

Lee, C. C., Reardon, M. A., Ball, B. Z., Chen, C. J., Yen, C. P., Xu, Z. et al. The predictive value of magnetic resonance imaging in evaluating intracranial arteriovenous malformation obliteration after stereotactic radiosurgery. *J Neurosurg.* **123** (1):136–144, 2015. doi:10.3171/2014.10.JNS 141565

Lee, F. K., Yeung, D. K., King, A. D., Leung, S. F. and Ahuja, A. Segmentation of nasopharyngeal carcinoma (NPC) lesions in MR images. *Int. J. Radiat. Oncol. Biol. Phys.* **61** (2):608–620, 2005. doi:10.1016/j.ijrobp.2004.09.024

Lee, J. W., Choi, K. S., Hong, S., Kim, Y. L., Chung, J. B., Lee, D. H. et al. Effects of static dosimetric leaf gap on MLC-based small-beam dose distribution for intensity-modulated radiosurgery. *J. Appl. Clin. Med. Phys.* **8** (4):2397, 2007. doi:10.1120/jacmp.v8i4.2397

Lee, J. Y., Spratt, D. E., Liss, A. L. and McLaughlin, P. W. Vessel-sparing radiation and functional anatomy-based preservation for erectile function after prostate radiotherapy. *Lancet Oncol.* **17** (5):e198–e208, 2016. doi:10.1016/S1470-2045(16)00063-2

Lee, M., Wynne, C., Webb, S., Nahum, A. E. and Dearnaley, D. A comparison of proton and megavoltage X-ray treatment planning for prostate cancer. *Radiother. Oncol.* **33** (3):239–253, 1994. doi:10.1016/0167-8140(94)90359-X

Lee, N. Y., Mechalakos, J. G., Nehmeh, S., Lin, Z., Squire, O. D., Cai, S. et al. Fluorine-18-labeled fluoromisonidazole positron emission and computed tomography-guided intensity-modulated radiotherapy for head and neck cancer: a feasibility study. *Int. J. Radiat. Oncol. Biol. Phys.* **70** (1):2–13, 2008. doi:10.1016/j.ijrobp.2007.06.039

Leer, J. W., Broerse, J. J., De Vroome, H., Chin, A., Noordijk, E. M. and Dutreix, A. Techniques applied for total body irradiation. *Radiother. Oncol.* **18** Suppl 1:10–15, 1990. doi:10.1016/0167-8140(90)90174-U

Lehmann, J., Perks, J., Semon, S., Harse, R. and Purdy, J. A. Commissioning experience with cone-beam computed tomography for image-guided radiation therapy. *J. Appl. Clin. Med. Phys.* **8** (3):2354, 2007. doi:10.1120/jacmp.v8i3.2354

Leksell, L. The stereotaxic method and radiosurgery of the brain. *Acta Chir. Scand.* **102** (4):316–319, 1951.

Lester, J. F., Nixon, L., Mayles, P., Mayles, H., Tsang, Y., Ionescu, A. et al. The I-START trial: ISoToxic Accelerated RadioTherapy in locally advanced non-small cell lung cancer (Abstract). *Lung Cancer* **75** (Suppl 1):S51, 2012. doi:10.1016/S0169-5002(12)70157-5

Leunens, G., Menten, J., Weltens, C., Verstraete, J. and van der Schueren, E. Quality assessment of medical decision making in radiation oncology: variability in target volume delineation for brain tumours. *Radiother. Oncol.* **29** (2):169–175, 1993. doi:10.1016/0167-8140(93)90243-2

Levegrün, S., Jackson, A., Zelefsky, M. J., Venkatraman, E. S., Skwarchuk, M. W., Schlegel, W. et al. Analysis of biopsy outcome after three-dimensional conformal radiation therapy of prostate cancer using dose-distribution variables and tumor control probability models. *Int. J. Radiat. Oncol. Biol. Phys.* **47** (5):1245–1260, 2000. doi:10.1016/S0360-3016(00)00572-1

Levegrün, S., Jackson, A., Zelefsky, M. J., Skwarchuk, M. W., Venkatraman, E. S., Schlegel, W. et al. Fitting tumor control probability models to biopsy outcome after three-dimensional conformal radiation therapy of prostate cancer: pitfalls in deducing radiobiologic parameters for tumors from clinical data. *Int. J. Radiat. Oncol. Biol. Phys.* **51** (4):1064–1080, 2001. doi:10.1016/S0360-3016(01)01731-X

Levin, D. N., Pelizzari, C. A., Chen, G. T., Chen, C. T. and Cooper, M. D. Retrospective geometric correlation of MR, CT, and PET images. *Radiology* **169** (3):817–823, 1988. doi:10.1148/radiology.169.3.3263666

Levivier, M., Massager, N., Wikler, D. and Goldman, S. Modern multimodal neuroimaging for radiosurgery: the example of PET scan integration. *Acta Neurochir. Suppl.* **91**:1–7, 2004. doi:10.1007/978-3-7091-0583-2_1

Lewis, M. A. and Rosenbloom, M. E. A double-headed cobalt-60 unit for large-field irradiation. (Abstract). *Br. J. Radiol.* **61** (732):1192, 1988. doi:10.1259/0007-1285-61-732-1192

Li, H., Noel, C., Chen, H., Harold, L. H., Low, D., Moore, K. et al. Clinical evaluation of a commercial orthopedic metal artifact reduction tool for CT simulations in radiation therapy. *Med. Phys.* **39** (12):7507–7517, 2012. doi:10.1118/1.4762814

Li, S., Boyer, A., Lu, Y. and Chen, G. T. Analysis of the dose-surface histogram and dose-wall histogram for the rectum and bladder. *Med. Phys.* **24** (7):1107–1116, 1997. doi:10.1118/1.598014

Li, X., Zhang, P., Mah, D., Gewanter, R. and Kutcher, G. Novel lung IMRT planning algorithms with nonuniform dose delivery strategy to account for respiratory motion. *Med. Phys.* **33** (9):3390–3398, 2006. doi:10.1118/1.2335485

Lian, J., Yuan, L., Ge, Y., Chera, B. S., Yoo, D. P., Chang, S. et al. Modeling the dosimetry of organ-at-risk in head and neck IMRT planning: an intertechnique and interinstitutional study. *Med. Phys.* **40** (12):121704, 2013. doi:10.1118/1.4828788

Liauw, S. L., Amdur, R. J., Mendenhall, W. M., Palta, J. and Kim, S. The effect of intravenous contrast on intensity-modulated radiation therapy dose calculations for head and neck cancer. *Am J Clin.Oncol* **28** (5):456–459, 2005. doi:10.1097/01.coc.0000170796.89560.02

Lightstone, A. W., Benedict, S. H., Bova, F. J., Solberg, T. D. and Stern, R. L. Intracranial stereotactic positioning systems: Report of the American Association of Physicists in Medicine Radiation Therapy Committee Task Group No. 68. *Med. Phys.* **32** (7Part1):2380–2398, 2005. doi:10.1118/1.1945347

Lim Joon, D., Nguyen, B., Khoo, V., Lim Joon, M., See, A., Wada, M. et al. Assessing the impact of MRI on determination of planning volumes for conformal prostate radiotherapy. *Int. J. Radiat. Oncol. Biol. Phys.* **63**:S331, 2005. doi:10.1016/j.ijrobp.2005.07.567

Lin, C. Y., Shiau, A. C., Ji, J. H., Lee, C. J., Wang, T. H., Hsu, S. H., et al. A simple method for determining dosimetric leaf gap with cross-field dose width for rounded leaf-end multileaf collimator systems. *Radiat. Oncol.* **13** (1):222, 2018. doi:10.1186/s13014-018-1164-1

Ling, C. C., Humm, J., Larson, S., Amols, H., Fuks, Z., Leibel, S. et al. Towards multidimensional radiotherapy (MD-CRT): biological imaging and biological conformality. *Int. J. Radiat. Oncol. Biol. Phys.* **47** (3):551–560, 2000. doi:10.1016/S0360-3016(00)00467-3

Lischalk, J. W., Kole, T. P., Anjum, H. M., Obayomi-Davies, O., Rashid, A. and Unger, K. Four-dimensional computed tomography prediction of inter- and intrafractional upper gastrointestinal tumor motion during fractionated stereotactic body radiation therapy. *Pract. Radiat, Oncol*, **6** (3):176–182, 2016. doi:10.1016/j.prro.2015.10.006

Liss, A. L., Marsh, R. B., Kapadia, N. S., McShan, D. L., Rogers, V. E., Balter, J. M. et al. Decreased lung perfusion after breast/chest wall irradiation: quantitative results from a prospective clinical trial. *Int. J. Radiat. Oncol. Biol. Phys.* **97** (2):296–302, 2017. doi:10.1016/j.ijrobp.2016.10.012

Liu, A. J., Vora, N., Suh, S., Liu, A., Schultheiss, T. E. and Wong, J. Y. Effect of CT contrast on volumetric arc therapy planning (RapidArc and helical tomotherapy) for head and neck cancer. *Med. Dosim.* **40** (1):32–36, 2015. doi:10.1016/j.meddos.2014.07.003

Liu, Q., Liang, J., Stanhope, C. W. and Yan, D. The effect of density variation on photon dose calculation and its impact on intensity modulated radiotherapy and stereotactic body radiotherapy. *Med. Phys.* **43** (10):5717, 2016. doi:10.1118/1.4963207

Liu, W., Zhang, X., Li, Y. and Mohan, R. Robust optimization of intensity modulated proton therapy. *Med. Phys.* **39** (2):1079–1091, 2012. doi:10.1118/1.3679340

Liu, W., Frank, S. J., Li, X., Li, Y., Zhu, R. X. and Mohan, R. PTV-based IMPT optimization incorporating planning risk volumes vs robust optimization. *Med. Phys.* **40** (2):021709, 2013. doi:10.1118/1.4774363

Liu, X., Huang, E., Wang, Y., He, Y., Luo, H., Zhong, M. et al. Dosimetric comparison of helical tomotherapy, VMAT, fixed-field IMRT and 3D-conformal radiotherapy for stage I-II nasal natural killer T-cell lymphoma. *Radiat. Oncol.* **12** (1):76, 2017. doi:10.1186/s13014-017-0812-1

Ljungberg, M. and Sjögreen Gleisner, K. Personalized dosimetry for radionuclide therapy using molecular imaging tools. *Biomedicines* **4** (4)2016. doi:10.3390/biomedicines4040025

Ljungberg, M. and Pretorius, P. H. SPECT/CT: an update on technological developments and clinical applications. *Br. J. Radiol.* **91** (1081):20160402, 2017. doi:10.1259/bjr.20160402

Lomax, A. Intensity modulation methods for proton radiotherapy. *Phys. Med. Biol.* **44** (1):185–205, 1999. doi:10.1088/0031-9155/44/1/014

Lomax, A. J. Treatment planning: intensity modulated proton therapy. In *Proton and Charged Particle Radiotherapy*, edited by T. F. DeLaney and H. M. Kooy, pp. 98-107. Philadelphia: Wolters Kluwer, Lippincott Williams and Wilkins, 2008a.

Lomax, A. J. Intensity modulated proton therapy and its sensitivity to treatment uncertainties 1: the potential effects of calculational uncertainties. *Phys. Med. Biol.* **53** (4):1027–1042, 2008b. doi:10.1088/0031-9155/53/4/014

Lomax, A. J. Intensity modulated proton therapy and its sensitivity to treatment uncertainties 2: the potential effects of inter-fraction and inter-field motions. *Phys. Med. Biol.* **53** (4):1043–1056, 2008c. doi:10.1088/0031-9155/53/4/015

LoSasso, T., Chui, C. S. and Ling, C. C. Physical and dosimetric aspects of a multileaf collimation system used in the dynamic mode for implementing intensity modulated radiotherapy. *Med. Phys.* **25** (10):1919–1927, 1998. doi:10.1118/1.598381

Lovelock, D. M., Zatcky, J., Goodman, K. and Yamada, Y. The effectiveness of a pneumatic compression belt in reducing respiratory motion of abdominal tumors in patients undergoing stereotactic body radiotherapy. *Technol. Cancer Res. Treat.* **13** (3):259–267, 2014. doi:10.7785/tcrt.2012.500379

Low, D. A., Starkschall, G., Bujnowski, S. W., Wang, L. L. and Hogstrom, K. R. Electron bolus design for radiotherapy treatment planning: bolus design algorithms. *Med. Phys.* **19** (1):115–124, 1992. doi:10.1118/1.596885

Lowe, M., Aitkenhead, A., Albertini, F., Lomax, A. J. and MacKay, R. I. A robust optimisation approach accounting for the effect of fractionation on setup uncertainties. *Phys. Med. Biol.* **62** (20):8178–8196, 2017. doi:10.1088/1361-6560/aa8c58

Lu, X. Q. and Chin, L. M. Sampling techniques for the evaluation of treatment plans. *Med. Phys.* **20** (1):151–161, 1993. doi:10.1118/1.597096

Lutz, W., Winston, K. R. and Maleki, N. A system for stereotactic radiosurgery with a linear accelerator. *Int. J. Radiat. Oncol. Biol. Phys.* **14** (2):373–381, 1988. doi:10.1016/0360-3016(86)90521-3

Lyatskaya, Y., Cormack, R. and Bellon, J. Validation of align RT system for breast radiation therapy with deep inspiration breath hold (DIBH) technique. (Abstract). *Med. Phys.* **38** (6):3564, 2011. doi:10.1118/1.3612287

Lyman, J. T. Complication probability as assessed from dose-volume histograms. *Radiat. Res. Suppl.* **8**:S13–S19, 1985. doi:10.2307/3576626

Ma, C.-M. and Jiang, S. B. Monte Carlo modelling of electron beams from medical accelerators. *Phys. Med. Biol.* **44** (12):R157–R189, 1999. doi:10.1088/0031-9155/44/12/201

Ma, C. M., Pawlicki, T., Lee, M. C., Jiang, S. B., Li, J. S., Deng, J. et al. Energy- and intensity-modulated electron beams for radiotherapy. *Phys. Med. Biol.* **45** (8):2293–2311, 2000. doi:10.1088/0031-9155/45/8/316

Mack, M. G., Balzer, J. O., Straub, R., Eichler, K. and Vogl, T. J. Superparamagnetic iron oxide-enhanced MR imaging of head and neck lymph nodes. *Radiology* **222** (1):239–244, 2002. doi:10.1148/radiol.2221010225

MacKay, R. I., Hendry, J. H., Moore, C. J., Williams, P. C. and Read, G. Predicting late rectal complications following prostate conformal radiotherapy using biologically effective doses and normalized dose-surface histograms. *Br. J. Radiol.* **70** (833):517–526, 1997. doi:10.1259/bjr.70.833.9227235

Mackie, T. R., Holmes, T., Swerdloff, S., Reckwerdt, P., Deasy, J. O., Yang, J. et al. Tomotherapy: a new concept for the delivery of dynamic conformal radiotherapy. *Med. Phys.* **20** (6):1709–1719, 1993. doi:10.1118/1.596958

Mah, D., Hanley, J., Rosenzweig, K. E., Yorke, E., Braban, L., Ling, C. C. et al. Technical aspects of the deep inspiration breath-hold technique in the treatment of thoracic cancer. *Int. J. Radiat. Oncol. Biol. Phys.* **48** (4):1175–1185, 2000. doi:10.1016/S0360-3016(00)00747-1

Maintz, J. B. and Viergever, M. A. A survey of medical image registration. *Med Image Anal.* **2** (1):1–36, 1998. doi:10.1016/S1361-8415(01)80026-8

Makris, N. E., Huisman, M. C., Kinahan, P. E., Lammertsma, A. A. and Boellaard, R. Evaluation of strategies towards harmonization of FDG PET/CT studies in multicentre trials: comparison of scanner validation phantoms and data analysis procedures. *Eur. J. Nucl. Med. Mol. Imaging* **40** (10):1507–1515, 2013. doi:10.1007/s00259-013-2465-0

Malhotra, H. K., Raina, S., Avadhani, J. S., deBoer, S. and Podgorsak, M. B. Technical and dosimetric considerations in IMRT treatment planning for large target volumes. *J. Appl. Clin. Med. Phys.* **6** (4):77–87, 2005. doi:10.1120/jacmp.v6i4.2129

Malik, Z., Eswar, C., Dobson, J., Fenwick, J. and Nahum, A. E. 31 Dose-individualisation for lung cancer radiotherapy – are we ready? *Lung Cancer* **57**:S9, 2007. doi:10.1016/S0169-5002(07)70357-4

Malyapa, R., Lowe, M., Bolsi, A., Lomax, A. J., Weber, D. C. and Albertini, F. Evaluation of robustness to setup and range uncertainties for head and neck patients treated with pencil beam scanning proton therapy. *Int. J. Radiat. Oncol. Biol. Phys.* **95** (1):154–162, 2016. doi:10.1016/j.ijrobp.2016.02.016

Manavis, J., Sivridis, L. and Koukourakis, M. I. Nasopharyngeal carcinoma: the impact of CT-scan and of MRI on staging, radiotherapy treatment planning, and outcome of the disease. *Clin. Imaging* **29** (2):128–133, 2005. doi:10.1016/j.clinimag.2004.04.004

Mangili, P., Fiorino, C., Rosso, A., Cattaneo, G. M., Parisi, R., Villa, E. et al. In-vivo dosimetry by diode semiconductors in combination with portal films during TBI: reporting a 5-year clinical experience. *Radiother. Oncol.* **52** (3):269–276, 1999. doi:10.1016/S0167-8140(99)00104-8

Marinello, G., Barret, C. and Le Bourgeois, J. P. Lithium borate discs for skin dose measurements: application to total body superficial electron beam therapy. *Nucl. Instrum. Methods* **175**:198–200, 1980. doi:10.1016/0029-554X(80)90304-3

Marinello, G., Barrie, A. M. and Le Bourgeois, J. P. Measurements and calculation of lung dose in total body irradiation performed with Cobalt-60. *J. Eur. Radiother.* **3**:174–182, 1982.

Marks, L. B. The impact of organ structure on radiation response. *Int. J. Radiat. Oncol. Biol. Phys.* **34** (5):1165–1171, 1996. doi:10.1016/0360-3016(95)02186-8

Marks, L. B., Yorke, E. D., Jackson, A., Ten Haken, R. K., Constine, L. S., Eisbruch, A. et al. Use of normal tissue complication probability models in the clinic. *Int. J. Radiat. Oncol. Biol. Phys.* **76** (3 Suppl):S10–S19, 2010a. doi:10.1016/j.ijrobp.2009.07.1754

Marks, L. B., Bentzen, S. M., Deasy, J. O., Kong, F. M., Bradley, J. D., Vogelius, I. S. et al. Radiation dose-volume effects in the lung. *Int. J. Radiat. Oncol. Biol. Phys.* **76** (3 Suppl):S70–S76, 2010b. doi:10.1016/j.ijrobp.2009.06.091

Marks, L. B., Ten Haken, R. K. and Martel, M. K. Guest editor's introduction to QUANTEC: a users guide. *Int. J. Radiat. Oncol. Biol. Phys.* **76** (3 Suppl):S1–S2, 2010c. doi:10.1016/j.ijrobp.2009.08.075

Marshall, M. and Docherty, J. Measurement of skin dose from low energy beta and gamma radiation using thermoluminescent discs. *Phys. Med. Biol.* **16** (3):503–510, 1971. doi:10.1088/0031-9155/16/3/012

Martin, J. M., Joon, D. L., Ng, N., Grace, M., Gelderen, D. V., Lawlor, M. et al. Towards individualised radiotherapy for Stage I seminoma. *Radiother. Oncol.* **76** (3):251–256, 2005. doi:10.1016/j.radonc.2005.08.005

Matsuo, M., Miwa, K., Tanaka, O., Shinoda, J., Nishibori, H., Tsuge, Y. et al. Impact of [11C]methionine positron emission tomography for target definition of glioblastoma multiforme in radiation therapy planning. *Int. J. Radiat. Oncol. Biol. Phys.* **82** (1):83–89, 2012. doi:10.1016/j.ijrobp.2010.09.020

Mauro, F., Arcangeli, G., D'Angelo, L., Marino, C. and Benassi, M. Mathematical models of cell survival after ionizing radiation: application to radiotherapy planning. *Health Phys.* **57** (Suppl 1):355–361, 1989. doi:10.1097/00004032-198907001-00050

Mavroidis, P., Lind, B. K., Theodorou, K., Laurell, G., Fernberg, J. O., Lefkopoulos, D. et al. Statistical methods for clinical verification of dose-response parameters related to esophageal stricture and AVM obliteration from radiotherapy. *Phys. Med. Biol.* **49** (16):3797–3816, 2004. doi:10.1088/0031-9155/49/16/023

Mayo, C. S., Kessler, M. L., Eisbruch, A., Weyburne, G., Feng, M., Hayman, J. A. et al. The big data effort in radiation oncology: data mining or data farming? *Adv. Radiat. Oncol.* **1** (4):260–271, 2016. doi:10.1016/j.adro.2016.10.001

Mayo, C. S., Moran, J. M., Bosch, W., Xiao, Y., McNutt, T., Popple, R., et al. Standardizing Nomenclatures in Radiation Oncology. Task Group 263. Alexandria, VA: American Association of Physicists in Medicine, 2018. www.aapm.org/pubs/reports/RPT_263.pdf

McCullagh, P. and Nelder, J. A. *Generalised Linear Models.* London: Chapman and Hall, 1983.

McDonald, S., Rubin, P., Phillips, T. L. and Marks, L. B. Injury to the lung from cancer therapy: clinical syndromes, measurable endpoints, and potential scoring systems. *Int. J. Radiat. Oncol. Biol. Phys.* **31** (5):1187–1203, 1995. doi:10.1016/0360-3016(94)00429-O

McGarry, C. K., Agnew, C. E., Hussein, M., Tsang, Y., McWilliam, A., Hounsell, A. R. et al. The role of complexity metrics in a multi-institutional dosimetry audit of VMAT. *Br. J. Radiol.* **89** (1057):20150445, 2016. doi:10.1259/bjr.20150445

McKenzie, A. L. Air-gap correction in electron treatment planning. *Phys. Med. Biol.* **24** (3):628–635, 1979. doi:10.1088/0031-9155/24/3/014

McKenzie, A. L. A simple method for matching electron beams in radiotherapy. *Phys. Med. Biol.* **43** (12):3465–3478, 1998. doi:10.1088/0031-9155/43/12/006

McKerracher, C. and Thwaites, D. I. Assessment of new small-field detectors against standard-field detectors for practical stereotactic beam data acquisition. *Phys. Med. Biol.* **44** (9):2143–2160, 1999. doi:10.1088/0031-9155/44/9/303

McLaughlin, P. W., Narayana, V., Meirovitz, A., Troyer, S., Roberson, P. L., Gonda, R., Jr. et al. Vessel-sparing prostate radiotherapy: dose limitation to critical erectile vascular structures (internal pudendal artery and corpus cavernosum) defined by MRI. *Int. J. Radiat. Oncol. Biol. Phys.* **61** (1):20–31, 2005. doi:10.1016/j.ijrobp.2004.04.070

McMahon, S. J. The linear quadratic model: usage, interpretation and challenges. *Phys. Med. Biol.* **64** (1):01TR01, 2018. doi:10.1088/1361-6560/aaf26a

McNiven, A. L., Sharpe, M. B. and Purdie, T. G. A new metric for assessing IMRT modulation complexity and plan deliverability. *Med. Phys.* **37** (2):505–515, 2010. doi:10.1118/1.3276775

McNutt, T. R. Basic segmentation. In *Image Processing in Radiation Therapy*, edited by K. K. Brock. Boca Raton: CC Press, Taylor and Francis. 2013.

McNutt, T. R., Benedict, S. H., Low, D. A., Moore, K., Shpitser, I., Jiang, W., et al. Using Big Data Analytics to Advance Precision Radiation Oncology. *Int. J. Radiat. Oncol. Biol. Phys.* **101** (2):285–291, 2018. doi:10.1016/j.ijrobp.2018.02.028

McQuaid, D., Dunlop, A., Nill, S., Franzese, C., Nutting, C. M., Harrington, K. J. et al. Evaluation of radiotherapy techniques for radical treatment of lateralised oropharyngeal cancers: dosimetry and NTCP. (Untersuchung von Strahlentherapieverfahren zur radikalen Bestrahlung von unilateralen Oropharynxtumoren : Dosimetrie und Komplikationswahrscheinlichkeit in Normalgeweben.) *Strahlenther. Onkol.* **192** (8):516–525, 2016. doi:10.1007/s00066-016-0980-1

McShan, D. L., Fraass, B. A. and Lichter, A. S. Full integration of the beam's eye view concept into computerized treatment planning. *Int. J. Radiat. Oncol. Biol. Phys.* **18** (6):1485–1494, 1990. doi:10.1016/0360-3016(90)90325-E

Mege, J. P., Marinello, G., Chossière, L., Piedbois, P. and Le Bourgeois, P. Correlation between measured and prescribed doses in vivo: application to TBI before bone marrow transplant (Correlation Entre Doses Prescrites and Doses Mesurées in vivo: Application Aux Irradiations Corporelles Totales Avant Greffe de Moelle.) *Bull. Cancer Radiother.* **81**:468, 1994.

Mehranian, A., Arabi, H. and Zaidi, H. Vision 20/20: magnetic resonance imaging-guided attenuation correction in PET/MRI: challenges, solutions, and opportunities. *Med. Phys.* **43** (3):1130–1155, 2016. doi:10.1118/1.4941014

Mei, X., Nygren, I. and Villarreal-Barajas, J. E. On the use of the MLC dosimetric leaf gap as a quality control tool for accurate dynamic IMRT delivery. *Med. Phys.* **38** (4):2246–2255, 2011. doi:10.1118/1.3567148

Meldolesi, E., Van Soest, J., Dinapoli, N., Dekker, A., Damiani, A., Gambacorta, M. A. et al. An umbrella protocol for standardized data collection (SDC) in rectal cancer: a prospective uniform naming and procedure convention to support personalized medicine. *Radiother. Oncol.* **112** (1):59–62, 2014. doi:10.1016/j.radonc.2014.04.008

Menard, C., Susil, R. C., Choyke, P., Gustafson, G. S., Kammerer, W., Ning, H. et al. MRI-guided HDR prostate brachytherapy in standard 1.5T scanner. *Int. J. Radiat. Oncol. Biol. Phys.* **59** (5):1414–1423, 2004. doi:10.1016/j.ijrobp.2004.01.016

Meyer, P., Noblet, V., Mazzara, C. and Lallement, A. Survey on deep learning for radiotherapy. *Comput. Biol. Med.* **98**:126–146, 2018. doi:10.1016/j.compbiomed.2018.05.018

Michalski, J. M., Lawton, C., El Naqa, I., Ritter, M., O'Meara, E., Seider, M. J., et al. Development of RTOG consensus guidelines for the definition of the clinical target volume for postoperative conformal radiation therapy for prostate cancer. *Int. J. Radiat. Oncol. Biol. Phys.* **76** (2):361–368, 2010a. doi:10.1016/j.ijrobp.2009.02.006

Michalski, J. M., Gay, H., Jackson, A., Tucker, S. L. and Deasy, J. O. Radiation dose-volume effects in radiation-induced rectal injury. *Int. J. Radiat. Oncol. Biol. Phys.* **76** (3 Suppl):S123–S129, 2010b. doi:10.1016/j.ijrobp.2009.03.078

Michie, D. *Machine Learning, Neural and Statistical Classification*. New York: Ellis Horwood, 1994.

Middlebrook, N. D., Sutherland, B. and Kairn, T. Optimization of the dosimetric leaf gap for use in planning VMAT treatments of spine SABR cases. *J. Appl. Clin. Med. Phys.* **18** (4):133–139, 2017. doi:10.1002/acm2.12106

Míguez, C., Jiménez-Ortega, E., Palma, B. A., Miras, H., Ureba, A., Arráns, R. et al. Clinical implementation of combined modulated electron and photon beams with conventional MLC for accelerated partial breast irradiation. *Radiother. Oncol.* **124** (1):124–129, 2017. doi:10.1016/j.radonc.2017.06.011

Mijnheer, B. J. Present and future applications of in vivo dosimetry. Proceedings of the 15th meeting of ESTRO, Vienna. *Radiother. Oncol.* **40** (Suppl 1):S26, 1996.

Mikell, J. L., Waller, E. K., Switchenko, J. M., Rangaraju, S., Ali, Z., Graiser, M. et al. Similar survival for patients undergoing reduced-intensity total body irradiation (TBI) versus myeloablative TBI as conditioning for allogeneic transplant in acute leukemia. *Int. J. Radiat. Oncol. Biol. Phys.* **89** (2):360–369, 2014. doi:10.1016/j.ijrobp.2014.02.032

Milano, M. T., Constine, L. S. and Okunieff, P. Normal tissue toxicity after small field hypofractionated stereotactic body radiation. *Radiat. Oncol.* **3**:36, 2008. doi:10.1186/1748-717X-3-36

Miralbell, R., Rouzaud, M., Grob, E., Nouet, P., Bieri, S., Majno, S. B. et al. Can a total body irradiation technique be fast and reproducible? *Int. J. Radiat. Oncol. Biol. Phys.* **29** (5):1167–1173, 1994. doi:10.1016/0360-3016(94)90414-6

Mirowitz, S. A., Lee, J. K., Brown, J. J., Eilenberg, S. S., Heiken, J. P. and Perman, W. H. Rapid acquisition spin-echo (RASE) MR imaging: a new technique for reduction of artifacts and acquisition time. *Radiology* **175** (1):131–135, 1990. doi:10.1148/radiology.175.1.2315472

Mishra, M. V., Aggarwal, S., Bentzen, S. M., Knight, N., Mehta, M. P. and Regine, W. F. Establishing evidence-based indications for proton therapy: an overview of current clinical trials. *Int. J. Radiat. Oncol. Biol. Phys.* **97** (2):228–235, 2017. doi:10.1016/j.ijrobp.2016.10.045

Mizowaki, T., Nagata, Y., Okajima, K., Murata, R., Yamamoto, M., Kokubo, M. et al. Development of an MR simulator: experimental verification of geometric distortion and clinical application. *Radiology* **199** (3):855–860, 1996. doi:10.1148/radiology.199.3.8638017

Mohan, R., Barest, G., Brewster, L. J., Chui, C. S., Kutcher, G. J., Laughlin, J. S. et al. A comprehensive three-dimensional radiation treatment planning system. *Int. J. Radiat. Oncol. Biol. Phys.* **15** (2):481–495, 1988. doi:10.1016/S0360-3016(98)90033-5

Mohan, R., Mageras, G. S., Baldwin, B., Brewster, L. J., Kutcher, G. J., Leibel, S. et al. Clinically relevant optimization of 3-D conformal treatments. *Med. Phys.* **19** (4):933–944, 1992. doi:10.1118/1.596781

Mohan, R., Wu, Q., Manning, M. and Schmidt-Ullrich, R. Radiobiological considerations in the design of fractionation strategies for intensity-modulated radiation therapy of head and neck cancers. *Int. J. Radiat. Oncol. Biol. Phys.* **46** (3):619–630, 2000. doi:10.1016/S0360-3016(99)00438-1

Mohan, R. and Grosshans, D. Proton therapy – present and future. *Adv. Drug Deliv. Rev.* **109**:26–44, 2017. doi:10.1016/j.addr.2016.11.006

Moore, K. L., Brame, R. S., Low, D. A. and Mutic, S. Experience-based quality control of clinical intensity-modulated radiotherapy planning. *Int. J. Radiat. Oncol. Biol. Phys.* **81** (2):545–551, 2011. doi:10.1016/j.ijrobp.2010.11.030

Mori, S., Inaniwa, T., Furukawa, T., Takahashi, W., Nakajima, M., Shirai, T. et al. Amplitude-based gated phase-controlled rescanning in carbon-ion scanning beam treatment planning under irregular breathing conditions using lung and liver 4DCTs. *J. Radiat. Res.* **55** (5):948–958, 2014. doi:10.1093/jrr/rru032

Morris, S., Scarisbrick, J., Frew, J., Irwin, C., Grieve, R., Humber, C. et al. The results of low-dose total skin electron beam radiation therapy (TSEB) in patients with mycosis fungoides from the UK cutaneous lymphoma group. *Int. J. Radiat. Oncol. Biol. Phys.* **99** (3):627–633, 2017. doi:10.1016/j.ijrobp.2017.05.052

Movsas, B., Chapman, J. D., Hanlon, A. L., Horwitz, E. M., Greenberg, R. E., Stobbe, C. et al. Hypoxic prostate/muscle pO_2 ratio predicts for biochemical failure in patients with prostate cancer: preliminary findings. *Urology* **60** (4):634–639, 2002. doi:10.1016/S0090-4295(02)01858-7

Moyers, M. F., Sardesai, M., Sun, S. and Miller, D. W. Ion stopping powers and CT numbers. *Med Dosim.* **35** (3):179–194, 2010. doi:10.1016/j.meddos.2009.05.004

Mueller, S., Fix, M. K., Joosten, A., Henzen, D., Frei, D., Volken, W. et al. Simultaneous optimization of photons and electrons for mixed beam radiotherapy. *Phys. Med. Biol.* **62** (14):5840–5860, 2017. doi:10.1088/1361-6560/aa70c5

Müller-Schimpfle, M., Layer, G., Koster, A., Brix, G., Kimmig, B., Kauczor, H. U. et al. MRI and MRA in treatment planning of subdiaphragmatic radiation therapy. *J. Comput. Assist. Tomogr.* **16** (1):110–119, 1992. doi:10.1007/978-3-642-48681-4_101

Mundt, A. J. and Roeske, J. C. *Intensity Modulated Radiation Therapy. A Clinical Perspective.* Hamilton, Ontario: BC Decker Inc., 2005.

Munley, M. T., Lo, J. Y., Sibley, G. S., Bentel, G. C., Anscher, M. S. and Marks, L. B. A neural network to predict symptomatic lung injury. *Phys. Med. Biol.* **44** (9):2241–2249, 1999. doi:10.1088/0031-9155/44/9/311

Munro, T. R. and Gilbert, C. W. The relation between tumour lethal doses and the radiosensitivity of tumour cells. *Br. J. Radiol.* **34**:246–251, 1961. doi:10.1259/0007-1285-34-400-246

Munzenrider, J. E., Austin-Seymour, M., Blitzer, P. J., Gentry, R., Goitein, M., Gragoudas, E. S. et al. Proton therapy at Harvard. *Strahlentherapie* **161** (12):756–763, 1985.

Munzenrider, J. E., Brown, A. P., Chu, J. C., Coia, L. R., Doppke, K. P., Emami, B. et al. Numerical scoring of treatment plans. *Int. J. Radiat. Oncol. Biol. Phys.* **21** (1):147–163, 1991. doi:10.1016/0360-3016(91)90174-3

Murgic, J., Chung, P., Berlin, A., Bayley, A., Warde, P., Catton, C. et al. Lessons learned using an MRI-only workflow during high-dose-rate brachytherapy for prostate cancer. *Brachytherapy* **15** (2):147–155, 2016. doi:10.1016/j.brachy.2015.12.004

Murphy, M. J., Chang, S., Gibbs, I., Le, Q. T., Martin, D. and Kim, D. Image-guided radiosurgery in the treatment of spinal metastases. *Neurosurg. Focus* **11** (6):e6, 2001. doi:10.3171/foc.2001.11.6.7

Murtaza, G., Toftegaard, J., Khan, E. U. and Poulsen, P. R. Volumetric modulated arc therapy with dynamic collimator rotation for improved multileaf collimator tracking of the prostate. *Radiother. Oncol.* **122** (1):109–115, 2017. doi:10.1016/j.radonc.2016.11.004

Nagelkerke, N. J. D. A note on a general definition of the coefficient of determination. *Biometrika* **78** (3):691–692, 1991. doi:10.1093/biomet/78.3.691

Nahum, A. E. The radiobiology of hypofractionation. *Clin. Oncol. (R. Coll. Radiol.)* **27** (5):260–269, 2015. doi:10.1016/j.clon.2015.02.001

Nahum, A. E. and Tait, D. M. Maximising local control by customised dose prescription for pelvic tumours. In *Tumor Response Monitoring and Treatment Planning*, edited by A. Breit, A. Heuck, P. Lukas, P. Kneschaurek and M. Mayr, pp. 425-431. Heidelberg: Springer, 1992.

Nahum, A. E. and Glimelius, B. Biological models applied to the comparison of proton and photon treatments. *Phys. Med.* **17** (Suppl 2):126–130, 2001.

Nahum, A. E. and Sanchez-Nieto, B. Tumour control probability modelling: basic principles and applications in treatment planning. *Phys. Med.* **17** (Suppl 2):13–23, 2001.

Nahum, A. E., Movsas, B., Horwitz, E. M., Stobbe, C. C. and Chapman, J. D. Incorporating clinical measurements of hypoxia into tumor local control modeling of prostate cancer: implications for the alpha/beta ratio. *Int. J. Radiat. Oncol. Biol. Phys.* **57** (2):391–401, 2003. doi:10.1016/S0360-3016(03)00534-0

Nahum, A. E. and Chapman, J. D. In response to Dr. Orton. *Int. J. Radiat. Oncol. Biol. Phys.* **58** (5):1637–1639, 2004. doi:10.1016/j.ijrobp.2003.12.020

Nahum, A. E., Uzan, J., Jain, P., Malik, Z., Fenwick, J. and Baker, C. SU-E-T-657: quantitative tumour control predictions for the radiotherapy of non-small-cell lung tumours (Abstract). *Med. Phys.* **38** (6Part21):3641, 2011. doi:10.1118/1.3612620

Nahum, A. E. and Uzan, J. (Radio)biological optimization of external-beam radiotherapy. *Comput. Math. Methods Med.* 2012:329214, 2012. doi:10.1155/2012/329214

Nakagawa, K., Haga, A., Kida, S., Masutani, Y., Yamashita, H., Takahashi, W. et al. 4D registration and 4D verification of lung tumor position for stereotactic volumetric modulated arc therapy using respiratory-correlated cone-beam CT. *J. Radiat. Res.* **54** (1):152–156, 2013. doi:10.1093/jrr/rrs058

Narayana, A., Chang, J., Thakur, S., Huang, W., Karimi, S., Hou, B. et al. Use of MR spectroscopy and functional imaging in the treatment planning of gliomas. *Br. J. Radiol.* **80** (953):347–354, 2007. doi:10.1259/bjr/65349468

Narayanasamy, G., Saenz, D., Cruz, W., Ha, C. S., Papanikolaou, N. and Stathakis, S. Commissioning an Elekta Versa HD linear accelerator. *J. Appl. Clin. Med. Phys.* **17** (1):179–191, 2016a. doi:10.1120/jacmp.v17i1.5799

Narayanasamy, G., Cruz, W., Saenz, D. L., Stathakis, S., Papanikolaou, N. and Kirby, N. Effect of electron contamination on in vivo dosimetry for lung block shielding during TBI. *J. Appl. Clin. Med. Phys.* **17** (3):486–491, 2016b. doi:10.1120/jacmp.v17i3.6128

Nawa, K., Haga, A., Nomoto, A., Sarmiento, R. A., Shiraishi, K., Yamashita, H. et al. Evaluation of a commercial automatic treatment planning system for prostate cancers. *Med. Dosim.* **42** (3):203–209, 2017. doi:10.1016/j.meddos.2017.03.004

Nehmeh, S. A. and Erdi, Y. E. Respiratory motion in positron emission tomography/computed tomography: a review. *Semin. Nucl. Med.* **38** (3):167–176, 2008. doi:10.1053/j.semnuclmed.2008.01.002

Nelms, B. E., Robinson, G., Markham, J., Velasco, K., Boyd, S., Narayan, S. et al. Variation in external beam treatment plan quality: an inter-institutional study of planners and planning systems. *Pract. Radiat. Oncol.* **2** (4):296–305, 2012. doi:10.1016/j.prro.2011.11.012

NEMA (National Electrical Manufacturers Association). *Standard Publication NU2. Performance Measurements of Positron Emission Tomographs.* Rosslyn, VA: NEMA, 2012.

Nestle, U., Kremp, S., Schaefer-Schuler, A., Sebastian-Welsch, C., Hellwig, D., Rübe, C. et al. Comparison of different methods for delineation of 18F-FDG PET-positive tissue for target volume definition in radiotherapy of patients with non-small cell lung cancer. *J. Nucl. Med.* **46** (8):1342–1348, 2005. jnm.snmjournals.org/content/46/8/1342.long

Nestle, U., Schaefer-Schuler, A., Kremp, S., Groeschel, A., Hellwig, D., Rübe, C. et al. Target volume definition for 18F-FDG PET-positive lymph nodes in radiotherapy of patients with non-small cell lung cancer. *Eur. J. Nucl. Med. Mol. Imaging* **34** (4):453–462, 2007. doi:10.1007/s00259-006-0252-x

Nestle, U., Weber, W., Hentschel, M. and Grosu, A. L. Biological imaging in radiation therapy: role of positron emission tomography. *Phys. Med. Biol.* **54** (1):R1–25, 2009. doi:10.1088/0031-9155/54/1/R01

Nevelsky, A., Bar-Deroma, R. and Kuten, A. Radiobiological effects of total body irradiation on the spinal cord. *Radiat. Environ. Biophys.* **48** (4):385–389, 2009. doi:10.1007/s00411-009-0238-8

Nias, A. H. W. *An Introduction to Radiobiology.* Chichester, UK: John Wiley and Sons, 1998.

Nicolini, G., Fogliata, A., Clivio, A., Vanetti, E. and Cozzi, L. Planning strategies in volumetric modulated arc therapy for breast. *Med. Phys.* **38** (7):4025–4031, 2011. doi:10.1118/1.3598442

Niemierko, A. Reporting and analyzing dose distributions: a concept of equivalent uniform dose. *Med. Phys.* **24** (1):103–110, 1997. doi:10.1118/1.598063

Niemierko, A. A generalized concept of equivalent uniform dose (EUD). (Abstract AAPM Annual Meeting.) *Med. Phys.* **26**:1100, 1999.

Niemierko, A. and Goitein, M. Random sampling for evaluating treatment plans. *Med. Phys.* **17** (5):753–762, 1990. doi:10.1118/1.596473

Niemierko, A. and Goitein, M. Calculation of normal tissue complication probability and dose-volume histogram reduction schemes for tissues with a critical element architecture. *Radiother. Oncol.* **20** (3):166–176, 1991. doi:10.1016/0167-8140(91)90093-V

Niemierko, A. and Goitein, M. Implementation of a model for estimating tumor control probability for an inhomogeneously irradiated tumor. *Radiother. Oncol.* **29** (2):140–147, 1993a. doi:10.1016/0167-8140(93)90239-5

Niemierko, A. and Goitein, M. Modeling of normal tissue response to radiation: the critical volume model. *Int. J. Radiat. Oncol. Biol. Phys.* **25** (1):135–145, 1993b. doi:10.1016/0360-3016(93)90156-P

Niemierko, A. and Goitein, M. Comments on 'Sampling techniques for the evaluation of treatment plans' [Med. Phys. 20, 151–161 (1993)]. *Med. Phys.* **20** (5):1377–1380, 1993c. doi:10.1118/1.597103

Niemierko, A. and Goitein, M. Dose-volume distributions: a new approach to dose-volume histograms in three-dimensional treatment planning. *Med. Phys.* **21** (1):3–11, 1994. doi:10.1118/1.597361

Nioutsikou, E., Partridge, M., Bedford, J. L. and Webb, S. Prediction of radiation-induced normal tissue complications in radiotherapy using functional image data. *Phys. Med. Biol.* **50** (6):1035–1046, 2005. doi:10.1088/0031-9155/50/6/001

Noblet, C., Delpon, G., Supiot, S., Potiron, V., Paris, F. and Chiavassa, S. A new tissue segmentation method to calculate 3D dose in small animal radiation therapy. *Radiat. Oncol.* **13** (1):32, 2018. doi:10.1186/s13014-018-0971-8

Nordsmark, M., Bentzen, S. M., Rudat, V., Brizel, D., Lartigau, E., Stadler, P. et al. Prognostic value of tumor oxygenation in 397 head and neck tumors after primary radiation therapy. An international multi-center study. *Radiother. Oncol.* **77** (1):18–24, 2005. doi:10.1016/j.radonc.2005.06.038

Novitzky, N., Thomas, V., Stubbings, H., Hale, G. and Waldmann, H. Radiotherapy-based conditioning is effective immunosuppression for patients undergoing transplantation with T-cell depleted stem cell grafts for severe aplasia. *Cytotherapy.* **6** (5):450–456, 2004. doi:10.1080/14653240410004970

Novotny, J., Bhatnagar, J. P., Niranjan, A., Quader, M. A., Huq, M. S., Bednarz, G. et al. Dosimetric comparison of the Leksell Gamma Knife Perfexion and 4C. *J. Neurosurg.* **109 Suppl**:8–14, 2008. doi:10.3171/JNS/2008/109/12/S3

Nutting, C. M., Corbishley, C. M., Sanchez-Nieto, B., Cosgrove, V. P., Webb, S. and Dearnaley, D. P. Potential improvements in the therapeutic ratio of prostate cancer irradiation: dose escalation of pathologically identified tumour nodules using intensity modulated radiotherapy. *Br. J. Radiol.* **75** (890):151–161, 2002. doi:10.1259/bjr.75.890.750151

Nutting, C. M., Morden, J. P., Harrington, K. J., Urbano, T. G., Bhide, S. A., Clark, C. et al. Parotid-sparing intensity modulated versus conventional radiotherapy in head and neck cancer (PARSPORT): a phase 3 multicentre randomised controlled trial. *Lancet Oncol.* **12** (2):127–136, 2011. doi:10.1016/S1470-2045(10)70290-4

Nwankwo, O., Mekdash, H., Sihono, D. S., Wenz, F. and Glatting, G. Knowledge-based radiation therapy (KBRT) treatment planning versus planning by experts: validation of a KBRT algorithm for prostate cancer treatment planning. *Radiat. Oncol.* **10**:111, 2015. doi:10.1186/s13014-015-0416-6

Nyflot, M. J., Lee, T. C., Alessio, A. M., Wollenweber, S. D., Stearns, C. W., Bowen, S. R. et al. Impact of CT attenuation correction method on quantitative respiratory-correlated (4D) PET/CT imaging. *Med. Phys.* **42** (1):110–120, 2015. doi:10.1118/1.4903282

Nyholm, T., Olsson, C., Agrup, M., Björk, P., Björk-Eriksson, T., Gagliardi, G. et al. A national approach for automated collection of standardized and population-based radiation therapy data in Sweden. *Radiother. Oncol.* **119** (2):344–350, 2016. doi:10.1016/j.radonc.2016.04.007

Oberije, C., Nalbantov, G., Dekker, A., Boersma, L., Borger, J., Reymen, B. et al. A prospective study comparing the predictions of doctors versus models for treatment outcome of lung cancer patients: a step toward individualized care and shared decision making. *Radiother. Oncol.* **112** (1):37–43, 2014. doi:10.1016/j.radonc.2014.04.012

O'Donoghue, J. A. Fractionated versus low dose-rate total body irradiation. Radiobiological considerations in the selection of regimes. *Radiother. Oncol.* 7 (3):241–247, 1986. doi:10.1016/S0167-8140(86)80035-4

Oechsner, M., Odersky, L., Berndt, J., Combs, S. E., Wilkens, J. J. and Duma, M. N. Dosimetric impact of different CT datasets for stereotactic treatment planning using 3D conformal radiotherapy or volumetric modulated arc therapy. *Radiat. Oncol.* **10**:249, 2015. doi:10.1186/s13014-015-0557-7

Offersen, B. V., Boersma, L. J., Kirkove, C., Hol, S., Aznar, M. C., Biete, S. A. et al. ESTRO consensus guideline on target volume delineation for elective radiation therapy of early stage breast cancer. *Radiother. Oncol.* **114** (1):3–10, 2015. doi:10.1016/j.radonc.2014.11.030

Ogino, T., Nawano, S., Shimizu, W. and Moriyama, N. Cine MRI in radiotherapy treatment planning of brain tumors. *Radiat. Med.* **11** (5):201–205, 1993.

Oinam, A. S., Singh, L., Shukla, A., Ghoshal, S., Kapoor, R. and Sharma, S. C. Dose volume histogram analysis and comparison of different radiobiological models using in-house developed software. *J. Med. Phys.* **36**:220–229, 2011. doi:10.4103/0971-6203.89971

Olivares-Pla, M., Podgorsak, E. B. and Pla, C. Electron arc dose distributions as a function of beam energy. *Med. Phys.* **24** (1):127–132, 1997. doi:10.1118/1.597922

Olsson, C. E., Jackson, A., Deasy, J. O. and Thor, M. A Systematic Post-QUANTEC Review of Tolerance Doses for Late Toxicity After Prostate Cancer Radiation Therapy. *Int. J. Radiat. Oncol. Biol. Phys.* **102** (5):1514–1532, 2018. doi:10.1016/j.ijrobp.2018.08.015

Onal, C., Sonmez, A., Arslan, G., Sonmez, S., Efe, E. and Oymak, E. Evaluation of field-in-field technique for total body irradiation. *Int. J. Radiat. Oncol. Biol. Phys.* **83** (5):1641–1648, 2012. doi:10.1016/j.ijrobp.2011.10.045

Ong, C., Verbakel, W. F., Cuijpers, J. P., Slotman, B. J. and Senan, S. Dosimetric impact of interplay effect on RapidArc lung stereotactic treatment delivery. *Int. J. Radiat. Oncol. Biol. Phys.* **79** (1):305–311, 2011. doi:10.1016/j.ijrobp.2010.02.059

Ong, C. L., Dahele, M., Slotman, B. J. and Verbakel, W. F. Dosimetric impact of the interplay effect during stereotactic lung radiation therapy delivery using flattening filter-free beams and volumetric modulated arc therapy. *Int. J. Radiat. Oncol. Biol. Phys.* **86** (4):743–748, 2013. doi:10.1016/j.ijrobp.2013.03.038

Onjukka, E., Baker, C. and Nahum, A. The performance of normal-tissue complication probability models in the presence of confounding factors. *Med. Phys.* **42** (5):2326–2341, 2015. doi:10.1118/1.4917219

Onjukka, E., Uzan, J., Baker, C., Howard, L., Nahum, A. and Syndikus, I. Twenty fraction prostate radiotherapy with intra-prostatic boost: results of a pilot study. *Clin. Oncol. (R. Coll. Radiol.)* **29** (1):6–14, 2017. doi:10.1016/j.clon.2016.09.009

Orlandi, E., Palazzi, M., Pignoli, E., Fallai, C., Giostra, A. and Olmi, P. Radiobiological basis and clinical results of the simultaneous integrated boost (SIB) in intensity modulated radiotherapy (IMRT) for head and neck cancer: a review. *Crit. Rev. Oncol. Hematol.* **73** (2):111–125, 2010. doi:10.1016/j.critrevonc.2009.03.003

Orlhac, F., Soussan, M., Maisonobe, J. A., Garcia, C. A., Vanderlinden, B. and Buvat, I. Tumor texture analysis in 18F-FDG PET: relationships between texture parameters, histogram indices, standardized uptake values, metabolic volumes, and total lesion glycolysis. *J. Nucl. Med.* **55** (3):414–422, 2014. doi:10.2967/jnumed.113.129858

Osman, S. O., Hol, S., Poortmans, P. M. and Essers, M. Volumetric modulated arc therapy and breath-hold in image-guided locoregional left-sided breast irradiation. *Radiother. Oncol.* **112** (1):17–22, 2014. doi:10.1016/j.radonc.2014.04.004

Ospina, J. D., Zhu, J., Chira, C., Bossi, A., Delobel, J. B., Beckendorf, V. et al. Random forests to predict rectal toxicity following prostate cancer radiation therapy. *Int. J. Radiat. Oncol. Biol. Phys.* **89** (5):1024–1031, 2014. doi:10.1016/j.ijrobp.2014.04.027

Otto, K. Volumetric modulated arc therapy: IMRT in a single gantry arc. *Med. Phys.* **35** (1):310–317, 2008. doi:10.1118/1.2818738

Ozsahin, M., Belkacemi, Y., Pene, F., Laporte, J., Rio, B., Leblond, V. et al. Interstitial pneumonitis following autologous bone-marrow transplantation conditioned with cyclophosphamide and total-body irradiation. *Int. J. Radiat. Oncol. Biol. Phys.* **34** (1):71–77, 1996. doi:10.1016/0360-3016(95)02063-2

Paddick, I. A simple scoring ratio to index the conformity of radiosurgical treatment plans. Technical note. *J. Neurosurg.* **93 Suppl 3**:219–222, 2000. doi:10.3171/jns.2000.93.supplement

Paddick, I. and Lippitz, B. A simple dose gradient measurement tool to complement the conformity index. *J. Neurosurg.* **105 Suppl**:194–201, 2006. doi:10.3171/sup.2006.105.7.194

Padhani, A. R., Khoo, V. S., Suckling, J., Husband, J. E., Leach, M. O. and Dearnaley, D. P. Evaluating the effect of rectal distension and rectal movement on prostate gland position using cine MRI. *Int. J. Radiat. Oncol. Biol. Phys.* **44** (3):525–533, 1999. doi:10.1016/S0360-3016(99)00040-1

Pafundi, D. H., Laack, N. N., Youland, R. S., Parney, I. F., Lowe, V. J., Giannini, C. et al. Biopsy validation of 18F-DOPA PET and biodistribution in gliomas for neurosurgical planning and radiotherapy target delineation: results of a prospective pilot study. *Neuro. Oncol.* **15** (8):1058–1067, 2013. doi:10.1093/neuonc/not002

Paganetti, H. Range uncertainties in proton therapy and the role of Monte Carlo simulations. *Phys. Med. Biol.* **57** (11):R99–117, 2012. doi:10.1088/0031-9155/57/11/R99

Paganetti, H. Relative biological effectiveness (RBE) values for proton beam therapy. Variations as a function of biological endpoint, dose, and linear energy transfer. *Phys. Med. Biol.* **59** (22):R419–R472, 2014. doi:10.1088/0031-9155/59/22/R419

Paganetti, H., Niemierko, A., Ancukiewicz, M., Gerweck, L. E., Goitein, M., Loeffler, J. S. et al. Relative biological effectiveness (RBE) values for proton beam therapy. *Int. J. Radiat. Oncol. Biol. Phys.* **53** (2):407–421, 2002. doi:10.1016/S0360-3016(02)02754-2

Paganetti, H., Blakely, E., Carabe-Fernandez, A., Carlson, D. J., Das, I. J., Dong, L., et al. Report of the AAPM TG-256 on the relative biological effectiveness of proton beams in radiation therapy. *Med. Phys.* **46** (3):e53–e78, 2019. doi:10.1002/mp.13390

Palorini, F., Cozzarini, C., Gianolini, S., Botti, A., Carillo, V., Iotti, C. et al. First application of a pixel-wise analysis on bladder dose-surface maps in prostate cancer radiotherapy. *Radiother. Oncol.* **119** (1):123–128, 2016. doi:10.1016/j.radonc.2016.02.025

Palta, J. R., Liu, C. and Li, J. G. Current external beam radiation therapy quality assurance guidance: does it meet the challenges of emerging image-guided technologies? *Int. J. Radiat. Oncol. Biol. Phys.* **71** (1 Suppl):S13–S17, 2008. doi:10.1016/j.ijrobp.2007.06.084

Pan, C. C., Kavanagh, B. D., Dawson, L. A., Li, X. A., Das, S. K., Miften, M. et al. Radiation-associated liver injury. *Int. J. Radiat. Oncol. Biol. Phys.* **76** (3 Suppl):S94–100, 2010. doi:10.1016/j.ijrobp.2009.06.092

Panettieri, V., Malik, Z. I., Eswar, C. V., Landau, D. B., Thornton, J. M., Nahum, A. E. et al. Influence of dose calculation algorithms on isotoxic dose-escalation of non-small cell lung cancer radiotherapy. *Radiother. Oncol.* **97** (3):418–424, 2010. doi:10.1016/j.radonc.2010.06.015

Papatheodorou, S., Rosenwald, J. C., Zefkili, S., Murillo, M. C., Drouard, J. and Gaboriaud, G. Dose calculation and verification of intensity modulation generated by dynamic multileaf collimators. *Med. Phys.* **27** (5):960–971, 2000. doi:10.1118/1.598960

Paradis, E., Cao, Y., Lawrence, T. S., Tsien, C., Feng, M., Vineberg, K. et al. Assessing the dosimetric accuracy of magnetic resonance-generated synthetic CT images for focal brain VMAT radiation therapy. *Int. J. Radiat. Oncol. Biol. Phys.* **93** (5):1154–1161, 2015. doi:10.1016/j.ijrobp.2015.08.049

Pardo, F. S., Aronen, H. J., Kennedy, D., Moulton, G., Paiva, K., Okunieff, P. et al. Functional cerebral imaging in the evaluation and radiotherapeutic treatment planning of patients with malignant glioma. *Int. J. Radiat. Oncol. Biol. Phys.* **30** (3):663–669, 1994. doi:10.1016/0360-3016(92)90953-F

Paris, F., Fuks, Z., Kang, A., Capodieci, P., Juan, G., Ehleiter, D. et al. Endothelial apoptosis as the primary lesion initiating intestinal radiation damage in mice. *Science* **293** (5528):293–297, 2001. doi:10.1126/science.1060191

Park, J. M., Park, S. Y., Ye, S. J., Kim, J. H., Carlson, J. and Wu, H. G. New conformity indices based on the calculation of distances between the target volume and the volume of reference isodose. *Br. J. Radiol.* **87** (1043):20140342, 2014. doi:10.1259/bjr.20140342

Parodi, K. and Farr, J. B. Current challenges and prospects in particle therapy. *Med. Phys.* **45** (11):e923–e924, 2018. doi:10.1002/mp.13194

Partridge, M. A radiation damage repair model for normal tissues. *Phys. Med. Biol.* **53** (13):3595–3608, 2008. doi:10.1088/0031-9155/53/13/014

Patel, R. P., Warry, A. J., Eaton, D. J., Collis, C. H. and Rosenberg, I. In vivo dosimetry for total body irradiation: five-year results and technique comparison. *J. Appl. Clin. Med. Phys.* **15** (4):4939, 2014. doi:10.1120/jacmp.v15i4.4939

Patlak, C. S., Blasberg, R. G. and Fenstermacher, J. D. Graphical evaluation of blood-to-brain transfer constants from multiple-time uptake data. *J. Cereb. Blood Flow Metab.* **3** (1):1–7, 1983. doi:10.1038/jcbfm.1983.1

Paudel, M. R., Mackenzie, M., Fallone, B. G. and Rathee, S. Clinical evaluation of normalized metal artifact reduction in kVCT using MVCT prior images (MVCT-NMAR) for radiation therapy treatment planning. *Int. J. Radiat. Oncol. Biol. Phys.* **89** (3):682–689, 2014. doi:10.1016/j.ijrobp.2014.02.040

Paulino, A. C. and Johnstone, P. A. FDG-PET in radiotherapy treatment planning: Pandora's box? *Int. J. Radiat. Oncol. Biol. Phys.* **59** (1):4–5, 2004. doi:10.1016/j.ijrobp.2003.10.045

Paulson, E. S., Erickson, B., Schultz, C. and Allen, L. X. Comprehensive MRI simulation methodology using a dedicated MRI scanner in radiation oncology for external beam radiation treatment planning. *Med. Phys.* **42** (1):28–39, 2015. doi:10.1118/1.4896096

Paulus, D. H., Oehmigen, M., Gruneisen, J., Umutlu, L. and Quick, H. H. Whole-body hybrid imaging concept for the integration of PET/MR into radiation therapy treatment planning. *Phys. Med. Biol.* **61** (9):3504–3520, 2016. doi:10.1088/0031-9155/61/9/3504

Pawlicki, T., Le, Q. T. and King, C. Plan evaluation. In *Intensity Modulated Radiation Therapy*, edited by A. J. Mundt and J. C. Roeske. Hamilton, Ontario: BC Decker Inc., 2005.

Peeken, J. C., Nüsslin, F. and Combs, S. E. 'Radio-oncomics': the potential of radiomics in radiation oncology. ('Radio-oncomics': Das Potenzial von Radiomics in der Strahlenonkologie.) *Strahlenther. Onkol.* **193** (10):767–779, 2017. doi:10.1007/s00066-017-1175-0

Peeken, J. C., Bernhofer, M., Wiestler, B., Goldberg, T., Cremers, D., Rost, B. et al. Radiomics in radiooncology – challenging the medical physicist. *Phys. Med.* **48**:27–36, 2018. doi:10.1016/j.ejmp.2018.03.012

Peeters, S. T., Hoogeman, M. S., Heemsbergen, W. D., Hart, A. A., Koper, P. C. and Lebesque, J. V. Rectal bleeding, fecal incontinence, and high stool frequency after conformal radiotherapy for prostate cancer: normal tissue complication probability modeling. *Int. J. Radiat. Oncol. Biol. Phys.* **66** (1):11–19, 2006a. doi:10.1016/j.ijrobp.2006.03.034

Peeters, S. T., Lebesque, J. V., Heemsbergen, W. D., van Putten, W. L., Slot, A., Dielwart, M. F. et al. Localized volume effects for late rectal and anal toxicity after radiotherapy for prostate cancer. *Int. J. Radiat. Oncol. Biol. Phys.* **64** (4):1151–1161, 2006b. doi:10.1016/j.ijrobp.2005.10.002

Pelizzari, C. A., Chen, G. T., Spelbring, D. R., Weichselbaum, R. R. and Chen, C. T. Accurate three-dimensional registration of CT, PET, and/or MR images of the brain. *J. Comput. Assist. Tomogr.* **13** (1):20–26, 1989. doi:10.1097/00004728-198901000-00004

Peñagarícano, J. A., Papanikolaou, N., Wu, C. and Yan, Y. An assessment of biologically-based optimization (BORT) in the IMRT era. *Med. Dosim.* **30** (1):12–19, 2005. doi:10.1016/j.meddos.2004.10.003

Peñagarícano, J. A., Chao, M., Van Rhee, F., Moros, E. G., Corry, P. M. and Ratanatharathorn, V. Clinical feasibility of TBI with helical tomotherapy. *Bone Marrow Transplant* **46** (7):929–935, 2011. doi:10.1038/bmt.2010.237

Peponi, E., Glanzmann, C., Willi, B., Huber, G. and Studer, G. Dysphagia in head and neck cancer patients following intensity modulated radiotherapy (IMRT). *Radiat.Oncol.* **6**:1, 2011. doi:10.1186/1748-717X-6-1

Perkins, G. H., McNeese, M. D., Antolak, J. A., Buchholz, T. A., Strom, E. A. and Hogstrom, K. R. A custom three-dimensional electron bolus technique for optimization of postmastectomy irradiation. *Int. J. Radiat. Oncol. Biol. Phys.* **51** (4):1142–1151, 2001. doi:10.1016/S0360-3016(01)01744-8

Perks, J. R., Jalali, R., Cosgrove, V. P., Adams, E. J., Shepherd, S. F., Warrington, A. P. et al. Optimization of stereotactically-guided conformal treatment planning of sellar and parasellar tumors, based on normal brain dose volume histograms. *Int. J. Radiat. Oncol. Biol. Phys.* **45** (2):507–513, 1999. doi:10.1016/S0360-3016(99)00156-X

Peters, L. J., Brock, W. A., Chapman, J. D., Wilson, G. and Fowler, J. F. Response predictors in radiotherapy: a review of research into radiobiologically based assays. *Br. J. Radiol. Suppl.* **22**:96–108, 1988.

Peters, M., Taylor, B. and Turner, E. An evidence-based review of total body irradiation. *J. Med. Imaging Radiat. Sci.* **46** (4):442–449, 2015. doi:10.1016/j.jmir.2015.09.007

Petkar, I., Rooney, K., Roe, J. W., Patterson, J. M., Bernstein, D., Tyler, J. M. et al. DARS: a phase III randomised multicentre study of dysphagia-optimised intensity-modulated radiotherapy (Do-IMRT) versus standard intensity-modulated radiotherapy (S-IMRT) in head and neck cancer. *BMC Cancer* **16** (1):770, 2016. doi:10.1186/s12885-016-2813-0

Phillips, M. H., Pedroni, E., Blattmann, H., Boehringer, T., Coray, A. and Scheib, S. Effects of respiratory motion on dose uniformity with a charged particle scanning method. *Phys. Med. Biol.* **37** (1):223–234, 1992. doi:10.1088/0031-9155/37/1/016

Phillips, T. L. Radiation fibrosis. In *Pulmonary Diseases and Disorders*, edited by A. P. Fishman. New York: McGraw Hill, 1998.

Piotrowski, T., Milecki, P., Skórska, M. and Fundowicz, D. Total skin electron irradiation techniques: a review. *Postepy Dermatol. Alergol.* **30** (1):50–55, 2013. doi:10.5114/pdia.2013.33379

Pirzkall, A., Li, X., Oh, J., Chang, S., Berger, M. S., Larson, D. A. et al. 3D MRSI for resected high-grade gliomas before RT: tumor extent according to metabolic activity in relation to MRI. *Int. J. Radiat. Oncol. Biol. Phys.* **59** (1):126–137, 2004. doi:10.1016/j.ijrobp.2003.08.023

Pla, C., Heese, R., Pla, M. and Podgorsak, E. B. Calculation of surface dose in rotational total skin electron irradiation. *Med. Phys.* **11** (4):539–546, 1984. doi:10.1118/1.595524

Pla, M., Pla, C. and Podgorsak, E. B. The influence of beam parameters on percentage depth dose in electron arc therapy. *Med. Phys.* **15** (1):49–55, 1988. doi:10.1118/1.596150

Placidi, L., Bolsi, A., Lomax, A. J., Schneider, R. A., Malyapa, R., Weber, D. C. et al. Effect of anatomic changes on pencil beam scanned proton dose distributions for cranial and extracranial tumors. *Int. J. Radiat. Oncol. Biol. Phys.* **97** (3):616–623, 2017. doi:10.1016/j.ijrobp.2016.11.013

Planskoy, B., Bedford, A. M., Davis, F. M., Tapper, P. D. and Loverock, L. T. Physical aspects of total-body irradiation at the Middlesex Hospital (UCL group of hospitals), London 1988–1993: I. Phantom measurements and planning methods. *Phys. Med. Biol.* **41** (11):2307–2326, 1996a. doi:10.1088/0031-9155/41/11/005

Planskoy, B., Tapper, P. D., Bedford, A. M. and Davis, F. M. Physical aspects of total-body irradiation at the Middlesex Hospital (UCL group of hospitals), London 1988–1993: II. In vivo planning and dosimetry. *Phys. Med. Biol.* **41** (11):2327–2343, 1996b. doi:10.1088/0031-9155/41/11/006

Platoni, K., Lefkopoulos, D., Grandjean, P. and Schlienger, M. Adaptation de l'analyse ROC pour l'évaluation quantitative des plans de traitement en radiothérapie stéréotaxique. [Implementation of receiver operating characteristics for the quantitative evaluation of stereotactic radiotherapy treatment plans.] *Cancer Radiother.* **3** (6):494–502, 1999. doi:10.1016/S1278-3218(00)88257-8

PNNL (Pacific Northwest National Laboratory). *Compendium of Material Composition Data for Radiation Transport Modeling*. Revision 1 ed R. J. McConn, Jr., C. J. Gesh, R. T. Pagh, R. A. Rucker and R. G. Williams III: PNNL

(Pacific Northwest National Laboratory), 2011. www.pnnl.gov/main/publications/external/technical_reports/pnnl-15870rev1.pdf

Podgorsak, E. B., Pla, C., Pla, M., Lefebvre, P. Y. and Heese, R. Physical aspects of a rotational total skin electron irradiation. *Med. Phys.* **10** (2):159–168, 1983. doi:10.1118/1.595296

Poels, K., Dhont, J., Verellen, D., Blanck, O., Ernst, F., Vandemeulebroucke, J. et al. A comparison of two clinical correlation models used for real-time tumor tracking of semi-periodic motion: a focus on geometrical accuracy in lung and liver cancer patients. *Radiother. Oncol.* **115** (3):419–424, 2015. doi:10.1016/j.radonc.2015.05.004

Polo, A., Cattani, F., Vavassori, A., Origgi, D., Villa, G., Marsiglia, H. et al. MR and CT image fusion for postimplant analysis in permanent prostate seed implants. *Int. J. Radiat. Oncol. Biol. Phys.* **60** (5):1572–1579, 2004. doi:10.1016/j.ijrobp.2004.08.033

Popple, R. A., Ove, R. and Shen, S. Tumor control probability for selective boosting of hypoxic subvolumes, including the effect of reoxygenation. *Int. J. Radiat. Oncol. Biol. Phys.* **54** (3):921–927, 2002. doi:10.1016/S0360-3016(02)03007-9

Pötter, R., Heil, B., Schneider, L., Lenzen, H., Al-Dandashi, C. and Schnepper, E. Sagittal and coronal planes from MRI for treatment planning in tumors of brain, head and neck: MRI assisted simulation. *Radiother. Oncol.* **23** (2):127–130, 1992. doi:10.1016/0167-8140(92)90344-T

Pötter, R., Federico, M., Sturdza, A., Fotina, I., Hegazy, N., Schmid, M. et al. Value of magnetic resonance imaging without or with applicator in place for target definition in cervix cancer brachytherapy. *Int. J. Radiat. Oncol. Biol. Phys.* **94** (3):588–597, 2016. doi:10.1016/j.ijrobp.2015.09.023

Prell, D., Kyriakou, Y., Kachelrie, M. and Kalender, W. A. Reducing metal artifacts in computed tomography caused by hip endoprostheses using a physics-based approach. *Invest. Radiol.* **45** (11):747–754, 2010. doi:10.1097/RLI.0b013e3181e94384

Press, W. H., Teukolsky, S. A., Vetterling, W. T. and Flannery, B. P. *Numerical Recipes: The Art of Scientific Computing.* Cambridge, UK: Cambridge University Press, 2007.

Prior, P., Chen, X., Botros, M., Paulson, E. S., Lawton, C., Erickson, B. et al. MRI-based IMRT planning for MR-linac: comparison between CT- and MRI-based plans for pancreatic and prostate cancers. *Phys. Med. Biol.* **61** (10):3819–3842, 2016. doi:10.1088/0031-9155/61/10/3819

Pyakuryal, A., Myint, W. K., Gopalakrishnan, M., Jang, S., Logemann, J. A. and Mittal, B. B. A computational tool for the efficient analysis of dose-volume histograms from radiation therapy treatment plans. *J. Appl. Clin. Med. Phys.* **11** (1):3013, 2010. doi:10.1120/jacmp.v11i1.3013

QIBA (Quantitative Imaging Biomarkers Alliance). FDG PET/CT. Vn 2.0. Uniform Protocols for Imaging in Clinical Trials (UPICT). Quantitative Imaging Biomarkers Alliance RSNA, 2014. qibawiki.rsna.org/images/7/71/UPICT_Oncologic_FDG-PETCTProtocol_Dec-2014a.pdf

QIBA (Quantitative Imaging Biomarkers Alliance). Diffusion-Weighted Magnetic Resonance Imaging (DWI) Profile Initial Draft. Quantitative Imaging Biomarkers Alliance RSNA, 2017. qibawiki.rsna.org/images/1/1d/QIBADWIProfilev1.45_20170427_v5_accepted.pdf

Quast, U. Total body irradiation – review of treatment techniques in Europe. *Radiother. Oncol.* **9** (2):91–106, 1987. doi:10.1016/S0167-8140(87)80197-4

Quast, U. Whole body radiotherapy: A TBI-guideline. *J. Med. Phys.* **31** (1):5–12, 2006. doi:10.4103/0971-6203.25664

Raju, M. R. *Heavy Particle Radiotherapy.* Cambridge, MA: Academic Press, 1980.

Rancati, T., Fiorino, C., Gagliardi, G., Cattaneo, G. M., Sanguineti, G., Borca, V. C. et al. Fitting late rectal bleeding data using different NTCP models: results from an Italian multi-centric study (AIROPROS0101). *Radiother. Oncol.* **73** (1):21–32, 2004. doi:10.1016/j.radonc.2004.08.013

Rancati, T., Schwarz, M., Allen, A. M., Feng, F., Popovtzer, A., Mittal, B. et al. Radiation dose-volume effects in the larynx and pharynx. *Int. J. Radiat. Oncol. Biol. Phys.* **76** (3 Suppl):S64–S69, 2010. doi:10.1016/j.ijrobp.2009.03.079

Rancati, T., Fiorino, C., Fellin, G., Vavassori, V., Cagna, E., Casanova, B. V. et al. Inclusion of clinical risk factors into NTCP modelling of late rectal toxicity after high dose radiotherapy for prostate cancer. *Radiother. Oncol.* **100** (1):124–130, 2011. doi:10.1016/j.radonc.2011.06.032

Rancati, R. and Fiorino, C. *Modelling Radiotherapy Side Effects, Practical Applications for Planning Optimisation.* Boca Raton, FL: CRC Press 2019.

Rao, M., Cao, D., Chen, F., Ye, J., Mehta, V., Wong, T. et al. Comparison of anatomy-based, fluence-based and aperture-based treatment planning approaches for VMAT. *Phys. Med. Biol.* **55** (21):6475–6490, 2010. doi:10.1088/0031-9155/55/21/009

Rao, M., Wu, J., Cao, D., Wong, T., Mehta, V., Shepard, D. et al. Dosimetric impact of breathing motion in lung stereotactic body radiotherapy treatment using intensity modulated radiotherapy and volumetric modulated arc therapy [corrected]. *Int. J. Radiat. Oncol. Biol. Phys.* **83** (2):e251–e256, 2012. doi:10.1016/j.ijrobp.2011.12.001

Raphael, C. Mathematical modelling of objectives in radiation therapy treatment planning. *Phys. Med. Biol.* **37** (6):1293–1311, 1992. doi:10.1088/0031-9155/37/6/007

Rasch, C., Barillot, I., Remeijer, P., Touw, A., van Herk, M. and Lebesque, J. V. Definition of the prostate in CT and MRI: a multi-observer study. *Int. J. Radiat. Oncol. Biol. Phys.* **43** (1):57–66, 1999. doi:10.1016/S0360-3016(98)00351-4

RCR (Royal College of Radiologists). Evidence-based indications for the use of PET-CT in the United Kingdom 2016. London: RCR, 2016.

Regini, F., Gourtsoyianni, S., Cardoso, D. M., Charles-Edwards, G. D., Griffin, N., Parikh, J. et al. Rectal tumour volume (GTV) delineation using T2-weighted and diffusion-weighted MRI: implications for radiotherapy planning. *Eur. J. Radiol.* **83** (5):768–772, 2014. doi:10.1016/j.ejrad.2014.02.007

Reinsberg, S. A., Doran, S. J., Charles-Edwards, E. M. and Leach, M. O. A complete distortion correction for MR images: II. Rectification of static-field inhomogeneities by similarity-based profile mapping. *Phys. Med. Biol.* **50** (11):2651–2661, 2005. doi:10.1088/0031-9155/50/11/014

Riboldi, M., Orecchia, R. and Baroni, G. Real-time tumour tracking in particle therapy: technological developments and future perspectives. *Lancet Oncol.* **13** (9):e383–e391, 2012. doi:10.1016/S1470-2045(12)70243-7

Rietzel, E., Schardt, D. and Haberer, T. Range accuracy in carbon ion treatment planning based on CT-calibration with real tissue samples. *Radiat. Oncol.* **2**:14, 2007. doi:10.1186/1748-717X-2-14

Riley, C., Yang, Y., Li, T., Zhang, Y., Heron, D. E. and Huq, M. S. Dosimetric evaluation of the interplay effect in respiratory-gated RapidArc radiation therapy. *Med. Phys.* **41** (1):011715, 2014. doi:10.1118/1.4855956

Ringdén, O., Båryd, I., Johansson, B., Gahrton, G., Groth, C. G., Lundgren, G. et al. Increased mortality by septicemia, interstitial pneumonitis and pulmonary fibrosis among bone marrow transplant recipients receiving an increased mean dose rate of total irradiation. *Acta Radiol. Oncol.* **22** (6):423–428, 1983. doi:10.3109/02841868309135965

Rischke, H. C., Eiberger, A. K., Volegova-Neher, N., Henne, K., Krauss, T., Grosu, A. L. et al. PET/CT and MRI directed extended salvage radiotherapy in recurrent prostate cancer with lymph node metastases. *Adv. Med. Sci.* **61** (2):212–218, 2016. doi:10.1016/j.advms.2016.01.003

Roach, M., III, Faillace-Akazawa, P., Malfatti, C., Holland, J. and Hricak, H. Prostate volumes defined by magnetic resonance imaging and computerized tomographic scans for three-dimensional conformal radiotherapy. *Int. J. Radiat. Oncol. Biol. Phys.* **35** (5):1011–1018, 1996. doi:10.1016/0360-3016(96)00232-5

Roberts, S. A. and Hendry, J. Inter-tumour heterogeneity and tumour control. In *Radiobiological Modelling in Radiation Oncology*, edited by R. G. Dale and B. Jones, pp. 169–195. London: BIR Publications, 2007.

Rodrigues, L. M., Howe, F. A., Griffiths, J. R. and Robinson, S. P. Tumor R2* is a prognostic indicator of acute radiotherapeutic response in rodent tumors. *J. Magn. Reson. Imaging* **19** (4):482–488, 2004. doi:10.1002/jmri.20024

Roelofs, E., Dekker, A., Meldolesi, E., van Stiphout, R. G. P. M., Valentini, V. and Lambin, P. International datasharing for radiotherapy research: an open-source based infrastructure for multicentric clinical data mining. *Radiother. Oncol.* **110** (2):370–374, 2014. doi:10.1016/j.radonc.2013.11.001

Rosenbloom, M., Hickling, P. A., Chow, M., Chittenden, S., Machardy, J., Povall, J. et al. Total body irradiation at the Royal Marsden Hospital Sutton. *J. Eur. Radiother.* **3**:246–248, 1982.

Rosenwald, J. C., Gaboriaud, G. and Pontvert, D. Conformal radiotherapy: principles and classification. *Cancer Radiother.* **3** (5):367–377, 1999. doi:10.1016/S1278-3218(00)87975-5

Rosewall, T., Bayley, A., Catton, C., Chung, P., Currie, G., Heaton, R. et al. Delineating the inner bladder surface using uniform contractions from the outer surface under variable bladder filling conditions. *Br. J. Radiol.* **88** (1053):20140818, 2015.

Rosewall, T., Kong, V., Heaton, R., Currie, G., Milosevic, M. and Wheat, J. The Effect of Dose Grid Resolution on Dose Volume Histograms for Slender Organs at Risk during Pelvic Intensity-modulated Radiotherapy. *Journal of Medical Imaging and Radiation Sciences* **45** (3):204–209, 2014. doi:10.1016/j.jmir.2014.01.006

Rowbottom, C. G., Webb, S. and Oldham, M. Is it possible to optimize a radiotherapy treatment plan? *Int. J. Radiat. Oncol. Biol. Phys.* **43** (3):698–699, 1999. doi:10.1016/S0360-3016(98)00473-8

Rubin, P. The Franz Buschke lecture: late effects of chemotherapy and radiation therapy: a new hypothesis. *Int. J. Radiat. Oncol. Biol. Phys.* **10** (1):5–34, 1984. doi:10.1016/0360-3016(84)90408-5

Ruggieri, R. Hypofractionation in non-small cell lung cancer (NSCLC): suggestions from modelling both acute and chronic hypoxia. *Phys. Med. Biol.* **49** (20):4811–4823, 2004. doi:10.1088/0031-9155/49/20/011

Ruggieri, R. and Nahum, A. E. The impact of hypofractionation on simultaneous dose-boosting to hypoxic tumor subvolumes. *Med. Phys.* **33** (11):4044–4055, 2006. doi:10.1118/1.2358205

Ruggieri, R., Stavreva, N., Naccarato, S. and Stavrev, P. Applying a hypoxia-incorporating TCP model to experimental data on rat sarcoma. *Int. J. Radiat. Oncol. Biol. Phys.* **83** (5):1603–1608, 2012. doi:10.1016/j.ijrobp.2011.10.015

Ruggieri, R., Stavrev, P., Naccarato, S., Stavreva, N., Alongi, F. and Nahum, A. E. Optimal dose and fraction number in SBRT of lung tumours: a radiobiological analysis. *Phys. Med.* **44**:188–195, 2017. doi:10.1016/j.ejmp.2016.12.012

Rutkowska, E. Mechanistic Simulation of Normal Tissue Damage in Radiotherapy. PhD, University of Liverpool, 2010. livrepository.liverpool.ac.uk/3061692/

Rutkowska, E., Baker, C. and Nahum, A. Mechanistic simulation of normal-tissue damage in radiotherapy – implications for dose-volume analyses. *Phys. Med. Biol.* **55** (8):2121–2136, 2010. doi:10.1088/0031-9155/55/8/001

Rutkowska, E. S., Syndikus, I., Baker, C. R. and Nahum, A. E. Mechanistic modelling of radiotherapy-induced lung toxicity. *Br. J. Radiol.* **85** (1020):e1242–e1248, 2012. doi:10.1259/bjr/28365782

SABR (UK SABR Consortium). Stereotactic Ablative Body Radiation Therapy (SABR): A Resource. Version 6.1. Endorsed by The Faculty of Clinical Oncology of The Royal College of Radiologists. UK SABR Consortium, 2019. www.sabr.org.uk/wp-content/uploads/2019/03/SABRconsortium-guidelines-2019-v6.1.0.pdf

Safwat, A., Nielsen, O. S., El-Badawy, S. and Overgaard, J. Effect of radiation dose rate and cyclophosphamide on pulmonary toxicity after total body irradiation in a mouse model. *Int. J. Radiat. Oncol. Biol. Phys.* **34** (1):85–91, 1996. doi:10.1016/0360-3016(95)02078-0

Sakurai, K., Fujita, N., Harada, K., Kim, S. W., Nakanishi, K. and Kozuka, T. Magnetic susceptibility artifact in spin-echo MR imaging of the pituitary gland. *AJNR Am. J. Neuroradiol.* **13** (5):1301–1308, 1992.

Salguero, F. J., Palma, B., Arrans, R., Rosello, J. and Leal, A. Modulated electron radiotherapy treatment planning using a photon multileaf collimator for post-mastectomized chest walls. *Radiother. Oncol.* **93** (3):625–632, 2009. doi:10.1016/j.radonc.2009.08.021

Sanchez-Nieto, B. and Nahum, A. E. The delta-TCP concept: a clinically useful measure of tumor control probability. *Int. J. Radiat. Oncol. Biol. Phys.* **44** (2):369–380, 1999. doi:10.1016/S0360-3016(99)00029-2

Sanchez-Nieto, B. and Nahum, A. E. BIOPLAN: software for the biological evaluation of radiotherapy treatment plans. *Med. Dosim.* **25** (2):71–76, 2000. doi:10.1016/S0958-3947(00)00031-5

Sanchez-Nieto, B., Nahum, A. E. and Dearnaley, D. P. Individualization of dose prescription based on normal-tissue dose-volume and radiosensitivity data. *Int. J. Radiat. Oncol. Biol. Phys.* **49** (2):487–499, 2001a. doi:10.1016/S0360-3016(00)01508-X

Sanchez-Nieto, B., Fenwick, J. D., Nahum, A. E. and Dearnaley, D. P. Biological dose surface maps: evaluation of 3D dose data for tubular organs (Abstract). *Radiother. Oncol.* **61** (Suppl):S52, 2001b.

Sannazzari, G. L., Ragona, R., Ruo Redda, M. G., Giglioli, F. R., Isolato, G. and Guarneri, A. CT-MRI image fusion for delineation of volumes in three-dimensional conformal radiation therapy in the treatment of localized prostate cancer. *Br. J. Radiol.* **75** (895):603–607, 2002. doi:10.1259/bjr.75.895.750603

Santanam, L., Hurkmans, C., Mutic, S., Vliet-Vroegindeweij, C., Brame, S., Straube, W. et al. Standardizing naming conventions in radiation oncology. *Int. J. Radiat. Oncol. Biol. Phys.* **83** (4):1344–1349, 2012. doi:10.1016/j.ijrobp.2011.09.054

Sarna, L., Evangelista, L., Tashkin, D., Padilla, G., Holmes, C., Brecht, M. L. et al. Impact of respiratory symptoms and pulmonary function on quality of life of long-term survivors of non-small cell lung cancer. *Chest* **125** (2):439–445, 2004. doi:10.1378/chest.125.2.439

Satory, P. R. Calculation of midplane dose for total body irradiation from entrance and exit dose MOSFET measurements. *Australas. Phys. Eng. Sci. Med.* **35** (1):101–104, 2012. doi:10.1007/s13246-012-0126-4

Saunders, J. E. and Peters, V. G. Back-scattering from metals in superficial therapy with high energy electrons. *Br. J. Radiol.* **47** (560):467–470, 1974. doi:10.1259/0007-1285-47-560-467

Scaife, J. E., Thomas, S. J., Harrison, K., Romanchikova, M., Sutcliffe, M. P., Forman, J. R. et al. Accumulated dose to the rectum, measured using dose-volume histograms and dose-surface maps, is different from planned dose in all patients treated with radiotherapy for prostate cancer. *Br. J. Radiol.* **88** (1054):20150243, 2015. doi:10.1259/bjr.20150243

Scalchi, P. and Francescon, P. Calibration of a mosfet detection system for 6-MV in vivo dosimetry. *Int. J. Radiat. Oncol. Biol. Phys.* **40** (4):987–993, 1998. doi:10.1016/s0360-3016(97)00894-8

Schad, L., Lott, S., Schmitt, F., Sturm, V. and Lorenz, W. J. Correction of spatial distortion in MR imaging: a prerequisite for accurate stereotaxy. *J. Comput. Assist. Tomogr.* **11** (3):499–505, 1987a. doi:10.1097/00004728-198705000-00025

Schad, L. R., Boesecke, R., Schlegel, W., Hartmann, G. H., Sturm, V., Strauss, L. G. et al. Three dimensional image correlation of CT, MR, and PET studies in radiotherapy treatment planning of brain tumors. *J. Comput. Assist. Tomogr.* **11** (6):948–954, 1987b.

Schad, L. R., Bluml, S., Hawighorst, H., Wenz, F. and Lorenz, W. J. Radiosurgical treatment planning of brain metastases based on a fast, three-dimensional MR imaging technique. *Magn. Reson. Imaging* **12** (5):811–819, 1994. doi:10.1016/0730-725X(94)92206-3

Schaefer, A., Vermandel, M., Baillet, C., Dewalle-Vignion, A. S., Modzelewski, R., Vera, P. et al. Impact of consensus contours from multiple PET segmentation methods on the accuracy of functional volume delineation. *Eur. J. Nucl. Med. Mol. Imaging* **43** (5):911–924, 2016. doi:10.1007/s00259-015-3239-7

Schaffner, B. and Pedroni, E. The precision of proton range calculations in proton radiotherapy treatment planning: experimental verification of the relation between CT-HU and proton stopping power. *Phys. Med. Biol.* **43** (6):1579–1592, 1998. doi:10.1088/0031-9155/43/6/016

Schell, M. C., Bova, F. J., Larson, D. A., Leavitt, D. D., Lutz, W. R., Podgorsak, E. B., et al. Stereotactic Radiosurgery. Report of AAPM Task Group 42, Radiation Therapy Committee. College Park, MD: American Association of Physicists in Medicine, 1995. www.aapm.org/pubs/reports/rpt_54.pdf

Schilstra, C. and Meertens, H. Calculation of the uncertainty in complication probability for various dose-response models, applied to the parotid gland. *Int. J. Radiat. Oncol. Biol. Phys.* **50** (1):147–158, 2001. doi:10.1016/S0360-3016(00)01553-4

Schipaanboord, B., Boukerroui, D., Peressutti, D., van Soest, J., Lustberg, T., Dekker, A., et al. An evaluation of atlas selection methods for atlas-based automatic segmentation in radiotherapy treatment planning. *IEEE Trans. Med. Imaging* 2019. doi:10.1109/TMI.2019.2907072

Schlegel, W. and Mahr, A. *3D Conformal Radiation Therapy. Multimedia Introduction to Methods and Techniques*, 2nd edition. Springer Nature, 2007.

Schneider, U., Pedroni, E. and Lomax, A. The calibration of CT Hounsfield units for radiotherapy treatment planning. *Phys. Med. Biol.* **41** (1):111–124, 1996. doi:10.1088/0031-9155/41/1/009

Schubert, C., Waletzko, O., Weiss, C., Voelzke, D., Toperim, S., Roeser, A. et al. Intercenter validation of a knowledge based model for automated planning of volumetric modulated arc therapy for prostate cancer. The experience of the German RapidPlan Consortium. *PLoS One* **12** (5):e0178034, 2017. doi:10.1016/j.ijrobp.2008.11.054

Schubert, L. K., Westerly, D. C., Tomé, W. A., Mehta, M. P., Soisson, E. T., Mackie, T. R. et al. A comprehensive assessment by tumor site of patient setup using daily MVCT imaging from more than 3,800 helical tomotherapy treatments. *Int. J. Radiat. Oncol. Biol. Phys.* **73**:1260–1269, 2009. doi:10.1371/journal.pone.0178034

Schultheiss, T. E. The controversies and pitfalls in modeling normal tissue radiation injury/damage. *Semin. Radiat. Oncol.* **11** (3):210–214, 2001. doi:10.1118/1.595312

Schultheiss, T. E., Orton, C. G. and Peck, R. A. Models in radiotherapy: volume effects. *Med. Phys.* **10** (4):410–415, 1983. doi:10.1118/1.595312

Schwartz, D. L., Hutcheson, K., Barringer, D., Tucker, S. L., Kies, M., Holsinger, F. C., et al. Candidate dosimetric predictors of long-term swallowing dysfunction after oropharyngeal intensity-modulated radiotherapy. *Int. J. Radiat. Oncol. Biol. Phys.* **78** (5):1356–1365, 2010. doi:10.1016/j.ijrobp.2009.10.002

Schwarz, M., Bos, L. J., Mijnheer, B. J., Lebesque, J. V. and Damen, E. M. Importance of accurate dose calculations outside segment edges in intensity modulated radiotherapy treatment planning. *Radiother. Oncol.* **69** (3):305–314, 2003. doi:10.1016/j.radonc.2003.09.002

Schwarz, M., Alber, M., Lebesque, J. V., Mijnheer, B. J. and Damen, E. M. Dose heterogeneity in the target volume and intensity-modulated radiotherapy to escalate the dose in the treatment of non-small-cell lung cancer. *Int. J. Radiat. Oncol. Biol. Phys.* **62** (2):561–570, 2005. doi:10.1016/j.ijrobp.2005.02.011

Schwarz, S. B., Thon, N., Nikolajek, K., Niyazi, M., Tonn, J. C., Belka, C. et al. Iodine-125 brachytherapy for brain tumours–a review. *Radiat. Oncol.* 7:30, 2012. doi:10.1186/1748-717X-7-30

Scobioala, S., Kittel, C., Wissmann, N., Haverkamp, U., Channaoui, M., Habibeh, O. et al. A treatment planning study comparing tomotherapy, volumetric modulated arc therapy, Sliding Window and proton therapy for low-risk prostate carcinoma. *Radiat. Oncol.* **11** (1):128–128, 2016. doi:10.1186/s13014-016-0707-6

Scott, J. G., Berglund, A., Schell, M. J., Mihaylov, I., Fulp, W. J., Yue, B., et al. A genome-based model for adjusting radiotherapy dose (GARD): a retrospective, cohort-based study. *Lancet Oncol.* **18** (2):202–211, 2017. doi:10.1016/S1470-2045(16)30648-9

Selvaraj, J., Uzan, J., Baker, C. and Nahum, A. Loss of local control due to tumor displacement as a function of margin size, dose-response slope, and number of fractions. *Med. Phys.* **40** (4):041715, 2013. doi:10.1118/1.4795131

Selvaraj, J., Uzan, J., Baker, C. and Nahum, A. 4D radiobiological modelling of the interplay effect in conventionally and hypofractionated lung tumour IMRT. *Br. J. Radiol.* **88** (1045):20140372, 2015. doi:10.1259/bjr.20140372

Sen, A. and West, M. K. Commissioning experience and quality assurance of helical tomotherapy machines. *J. Med. Phys.* **34** (4):194–199, 2009. doi:10.4103/0971-6203.56078

Sengupta, A., Wilke, D. R., Cherpak, A., Chytyk-Praznik, K., Schella, J., Yewondwossen, M., et al. Surface Dosimetry of Patients Undergoing Total Body Irradiation: A Retrospective Analysis for Quality Assurance. *Cureus.* **12** (2):e6900, 2020. doi:10.7759/cureus.6900

Seppenwoolde, Y., Shirato, H., Kitamura, K., Shimizu, S., van Herk, M., Lebesque, J. V. et al. Precise and real-time measurement of 3D tumor motion in lung due to breathing and heartbeat, measured during radiotherapy. *Int. J. Radiat. Oncol. Biol. Phys.* **53** (4):822–834, 2002. doi:10.1016/S0360-3016(02)02803-1

Seppenwoolde, Y., Lebesque, J. V., De Jaeger, K., Belderbos, J. S., Boersma, L. J., Schilstra, C. et al. Comparing different NTCP models that predict the incidence of radiation pneumonitis. Normal tissue complication probability. *Int. J. Radiat. Oncol. Biol. Phys.* **55** (3):724–735, 2003. doi:10.1016/S0360-3016(02)03986-X

Seppenwoolde, Y., De Jaeger, K., Boersma, L. J., Belderbos, J. S. and Lebesque, J. V. Regional differences in lung radiosensitivity after radiotherapy for non-small-cell lung cancer. *Int. J. Radiat. Oncol. Biol. Phys.* **60** (3):748–758, 2004. doi:10.1016/j.ijrobp.2004.04.037

Serago, C. F., Houdek, P. V., Hartmann, G. H., Saini, D. S., Serago, M. E. and Kaydee, A. Tissue maximum ratios (and other parameters) of small circular 4, 6, 10, 15 and 24 MV x-ray beams for radiosurgery. *Phys. Med. Biol.* **37** (10):1943–1956, 1992. doi:10.1088/0031-9155/37/10/010

Seret, A., Nguyen, D. and Bernard, C. Quantitative capabilities of four state-of-the-art SPECT-CT cameras. *EJNMMI Res.* **2** (1):45, 2012. doi:10.1186/2191-219X-2-45

SFPM (Société Française de Physique Médicale). Qualité et sécurité des radiochirurgies et des radiothérapies stéréotaxiques. Report No 35. ed Veronique Dedieu, Guillaume Beldjoudi, Céline Bramoulle, Catherine Jenny, Stéphanie Josset and Jocelyne Mazurier. Paris: SFPM, 2019. en.calameo.com/read/00000613128590033b064

Sgouros, G., Chiu, S., Pentlow, K. S., Brewster, L. J., Kalaigian, H., Baldwin, B. et al. Three-dimensional dosimetry for radioimmunotherapy treatment planning. *J. Nucl. Med.* **34** (9):1595–1601, 1993. jnm.snmjournals.org/content/34/9/1595.long

Shah, C., Badiyan, S., Berry, S., Khan, A. J., Goyal, S., Schulte, K. et al. Cardiac dose sparing and avoidance techniques in breast cancer radiotherapy. *Radiother. Oncol.* **112** (1):9–16, 2014. doi:10.1016/j.radonc.2014.04.009

Shalev, S., Bartel, L., Therrien, P., Hahn, P. and Carey, M. The objective evaluation of alternative treatment plans: I. Images of regret. *Int. J. Radiat. Oncol. Biol. Phys.* **15** (3):763–767, 1988. doi:10.1016/0360-3016(88)90324-0

Sharma, R., D'Souza, M., Jaimini, A., Hazari, P. P., Saw, S., Pandey, S. et al. A comparison study of (11)C-methionine and (18)F-fluorodeoxyglucose positron emission tomography-computed tomography scans in evaluation of patients with recurrent brain tumors. *Indian J. Nucl. Med.* **31** (2):93–102, 2016. doi:10.4103/0972-3919.1782

Sharma, S. C., Ott, J. T., Williams, J. B. and Dickow, D. Commissioning and acceptance testing of a CyberKnife linear accelerator. *J. Appl. Clin. Med. Phys.* **8** (3):2473, 2007. doi:10.1120/jacmp.v8i3.2473

Sharp, G., Fritscher, K. D., Pekar, V., Peroni, M., Shusharina, N., Veeraraghavan, H. et al. Vision 20/20: perspectives on automated image segmentation for radiotherapy. *Med. Phys.* **41** (5):050902, 2014. doi:10.1118/1.4871620

Shaw, E., Kline, R., Gillin, M., Souhami, L., Hirschfeld, A., Dinapoli, R. et al. Radiation Therapy Oncology Group: radiosurgery quality assurance guidelines. *Int. J. Radiat. Oncol. Biol. Phys.* **27** (5):1231–1239, 1993. doi:10.1016/0360-3016(93)90548-A

Shepard, D. M., Earl, M. A., Li, X. A., Naqvi, S. and Yu, C. Direct aperture optimization: a turnkey solution for step-and-shoot IMRT. *Med. Phys.* **29** (6):1007–1018, 2002. doi:10.1016/0360-3016(93)90548-A

Sher, A., Lacoeuille, F., Fosse, P., Vervueren, L., Cahouet-Vannier, A., Dabli, D. et al. For avid glucose tumors, the SUV peak is the most reliable parameter for [(18) F]FDG-PET/CT quantification, regardless of acquisition time. *EJNMMI Res.* **6** (1):21, 2016. doi:10.1186/s13550-016-0177-8

Sherouse, G. W., Novins, K. and Chaney, E. L. Computation of digitally reconstructed radiographs for use in radiotherapy treatment design. *Int. J. Radiat. Oncol. Biol. Phys.* **18** (3):651–658, 1990. doi:10.1016/0360-3016(90)90074-T

Shin, H. B., Sheen, H., Lee, H. Y., Kang, J., Yoon, D. K. and Suh, T. S. Digital Imaging and Communications in Medicine (DICOM) information conversion procedure for SUV calculation of PET scanners with different DICOM header information. *Phys. Med.* **44**:243–248, 2017. doi:10.1016/j.ejmp.2017.05.063

Siddon, R. L. Solution to treatment planning problems using coordinate transformations. *Med. Phys.* **8** (6):766–774, 1981. doi:10.1118/1.594853

Siddon, R. L. Fast calculation of the exact radiological path for a three-dimensional CT array. *Med. Phys.* **12** (2):252–255, 1985. doi:10.1118/1.595715

Siddon, R. L. and Barth, N. H. Stereotaxic localization of intracranial targets. *Int. J. Radiat. Oncol. Biol. Phys.* **13** (8):1241–1246, 1987. doi:10.1016/0360-3016(87)90201-X

Signorotto, P., del Vecchio, A., Fiorino, C., Mangili, P. and Calandrino, R. Diodes and portal-films in TBI in-vivo dosimetry. Proceedings of the 15th meeting of ESTRO, Vienna. *Radiother. Oncol.* **40** (Suppl 1):S126, 1996.

Siva, S., Devereux, T., Kron, T., Gill, S., MacManus, M., Bressel, M. et al. Vacuum immobilisation reduces tumour excursion and minimises intrafraction error in a cohort study of stereotactic ablative body radiotherapy for pulmonary metastases. *J. Med. Imaging Radiat. Oncol.* **58** (2):244–252, 2014. doi:10.1111/1754-9485.12112

Sjöberg, C., Lundmark, M., Granberg, C., Johansson, S., Ahnesjö, A. and Montelius, A. Clinical evaluation of multi-atlas based segmentation of lymph node regions in head and neck and prostate cancer patients. *Radiat. Oncol.* **8**:229, 2013. doi:10.1186/1748-717X-8-229

Sjölund, J., Riad, S., Hennix, M. and Nordström, H. A linear programming approach to inverse planning in Gamma Knife radiosurgery. *Med. Phys.* **46** (4):1533–1544, 2019. doi:10.1002/mp.13440

Skorska, M. and Piotrowski, T. Optimization of treatment planning parameters used in tomotherapy for prostate cancer patients. *Phys. Med.* **29** (3):273–285, 2013. doi:10.1016/j.ejmp.2012.03.007

Skripcak, T., Belka, C., Bosch, W., Brink, C., Brunner, T., Budach, V. et al. Creating a data exchange strategy for radiotherapy research: towards federated databases and anonymised public datasets. *Radiother. Oncol.* **113** (3):303–309, 2014. doi:10.1016/j.radonc.2014.10.001

Skwarchuk, M. W., Jackson, A., Zelefsky, M. J., Venkatraman, E. S., Cowen, D. M., Levegrün, S. et al. Late rectal toxicity after conformal radiotherapy of prostate cancer (I): multivariate analysis and dose-response. *Int. J. Radiat. Oncol. Biol. Phys.* **47** (1):103–113, 2000. doi:10.1016/S0360-3016(99)00560-X

Slotman, B. J., Lagerwaard, F. J. and Senan, S. 4D imaging for target definition in stereotactic radiotherapy for lung cancer. *Acta Oncol.* **45** (7):966–972, 2006. doi:10.1080/02841860600902817

Söhn, M., Alber, M. and Yan, D. Principal component analysis-based pattern analysis of dose-volume histograms and influence on rectal toxicity. *Int. J. Radiat. Oncol. Biol. Phys.* **69** (1):230–239, 2007a. doi:10.1016/j.ijrobp.2007.04.066

Söhn, M., Yan, D., Liang, J., Meldolesi, E., Vargas, C. and Alber, M. Incidence of late rectal bleeding in high-dose conformal radiotherapy of prostate cancer using equivalent uniform dose-based and dose-volume-based normal tissue complication probability models. *Int. J. Radiat. Oncol. Biol. Phys.* **67** (4):1066–1073, 2007b. doi:10.1016/j.ijrobp.2006.10.014

Solberg, T. D., Medin, P. M., Mullins, J. and Li, S. Quality assurance of immobilization and target localization systems for frameless stereotactic cranial and extracranial hypofractionated radiotherapy. *Int. J. Radiat. Oncol. Biol. Phys.* **71** (1 Suppl):S131–S135, 2008. doi:10.1016/j.ijrobp.2007.05.097

Solberg, T. D., Balter, J. M., Benedict, S. H., Fraass, B. A., Kavanagh, B., Miyamoto, C. et al. Quality and safety considerations in stereotactic radiosurgery and stereotactic body radiation therapy: executive summary. *Pract. Radiat. Oncol.* **2** (1):2–9, 2012. doi:10.1016/j.prro.2011.06.014

Soret, M., Bacharach, S. L. and Buvat, I. Partial-volume effect in PET tumor imaging. *J. Nucl. Med.* **48** (6):932–945, 2007. doi:10.2967/jnumed.106.035774

Søvik, Å., Malinen, E., Bruland, O. S., Bentzen, S. M. and Olsen, D. R. Optimization of tumour control probability in hypoxic tumours by radiation dose redistribution: a modelling study. *Phys. Med. Biol.* **52** (2):499–513, 2007. doi:10.1088/0031-9155/52/2/013

Spadea, M. F., Baroni, G., Gierga, D. P., Turcotte, J. C., Chen, G. T. and Sharp, G. C. Evaluation and commissioning of a surface based system for respiratory sensing in 4D CT. *J. Appl. Clin. Med. Phys.* **12** (1):3288, 2010. doi:10.1120/jacmp.v12i1.3288

Specht, L., Dabaja, B., Illidge, T., Wilson, L. D. and Hoppe, R. T. Modern radiation therapy for primary cutaneous lymphomas: field and dose guidelines from the International Lymphoma Radiation Oncology Group. *Int. J. Radiat. Oncol. Biol. Phys.* **92** (1):32–39, 2015. doi:10.1016/j.ijrobp.2015.01.008

Spirou, S. V. and Chui, C. S. Generation of arbitrary intensity profiles by dynamic jaws or multileaf collimators. *Med. Phys.* **21** (7):1031–1041, 1994. doi:10.1118/1.597345

Spirou, S. V. and Chui, C. S. A gradient inverse planning algorithm with dose-volume constraints. *Med. Phys.* **25** (3):321–333, 1998. doi:10.1118/1.597345

Springer, A., Hammer, J., Winkler, E., Track, C., Huppert, R., Bohm, A. et al. Total body irradiation with volumetric modulated arc therapy: dosimetric data and first clinical experience. *Radiat. Oncol.* **11**:46, 2016. doi:10.1186/s13014-016-0625-7

Srivastava, S. P., Das, I. J., Kumar, A. and Johnstone, P. A. Dosimetric comparison of split field and fixed jaw techniques for large IMRT target volumes in the head and neck. *Med Dosim.* **36** (1):6–9, 2011. doi:10.1016/j.meddos.2009.10.002

Staub, D. and Murphy, M. J. A digitally reconstructed radiograph algorithm calculated from first principles. *Med. Phys.* **40** (1):011902, 2013. doi:10.1118/1.4769413

Stavrev, P., Stavreva, N., Sharplin, J., Fallone, B. G. and Franko, A. Critical volume model analysis of lung complication data from different strains of mice. *Int. J. Radiat. Biol.* **81** (1):77–88, 2005. doi:10.1080/09553000400027910

Stavreva, N., Niemierko, A., Stavrev, P. and Goitein, M. Modelling the dose-volume response of the spinal cord, based on the idea of damage to contiguous functional subunits. *Int. J. Radiat. Biol.* **77** (6):695–702, 2001. doi:10.1080/09553000110047555

Stavreva, N. A., Warkentin, B., Stavrev, P. V. and Fallone, B. G. Investigating the effect of clonogen resensitization on the tumor response to fractionated external radiotherapy. *Med. Phys.* **32** (3):720–725, 2005. doi:10.1118/1.1861523

Steenbakkers, R. J., Deurloo, K. E., Nowak, P. J., Lebesque, J. V., van Herk, M. and Rasch, C. R. Reduction of dose delivered to the rectum and bulb of the penis using MRI delineation for radiotherapy of the prostate. *Int. J. Radiat. Oncol. Biol. Phys.* **57** (5):1269–1279, 2003. doi:10.1016/S0360-3016(03)01446-9

Stein, J., Bortfeld, T., Dorschel, B. and Schlegel, W. Dynamic X-ray compensation for conformal radiotherapy by means of multi-leaf collimation. *Radiother. Oncol.* **32** (2):163–173, 1994. doi:10.1016/0167-8140(94)90103-1

Stein, J., Mohan, R., Wang, X. H., Bortfeld, T., Wu, Q., Preiser, K. et al. Number and orientations of beams in intensity-modulated radiation treatments. *Med. Phys.* **24** (2):149–160, 1997. doi:10.1118/1.597923

Stewart, F. A. and Dörr, W. Milestones in normal tissue radiation biology over the past 50 years: from clonogenic cell survival to cytokine networks and back to stem cell recovery. *Int. J. Radiat. Biol.* **85** (7):574–586, 2009. doi:10.1080/09553000902985136

Stewart, J. G. and Jackson, A. W. The steepness of the dose response curve both for tumor cure and normal tissue injury. *Laryngoscope* **85** (7):1107–1111, 1975. doi:10.1288/00005537-197507000-00001

Steyerberg, E. W. *Clinical Prediction Models.* New York: Springer Science+Business Media, 2009.

Stick, L. B., Vogelius, I. R., Modiri, A., Rice, S. R., Maraldo, M. V., Sawant, A., et al. Inverse radiotherapy planning based on bioeffect modelling for locally advanced left-sided breast cancer. *Radiother. Oncol.* **136**:9–14, 2019. doi:10.1016/j.radonc.2019.03.018

Stroom, J. C. and Storchi, P. R. Automatic calculation of three-dimensional margins around treatment volumes in radiotherapy planning. *Phys. Med. Biol.* **42** (4):745–755, 1997. doi:10.1088/0031-9155/42/4/011

Studholme, C., Hill, D. L. G. and Hawkes, D. J. Incorporating connected region labelling into automated image registration using mutual information. In *Mathematical Methods in Biomedical Image Analysis,* pp. 23–31. Los Alamitos, CA: IEEE Computer Society Press, 1996.

Studinski, R. C. N., Fraser, D. J., Samant, R. S. and MacPherson, M. S. Current practice in total-body irradiation: results of a Canada-wide survey. *Curr. Oncol.* **24** (3):181–186, 2017. doi:10.3747/co.24.3484

Su, S., Moran, K. and Robar, J. L. Design and production of 3D printed bolus for electron radiation therapy. *J. Appl. Clin. Med. Phys.* **15** (4):4831, 2014. doi:10.1120/jacmp.v15i4.4831

Suh, Y., Weiss, E., Zhong, H., Fatyga, M., Siebers, J. V. and Keall, P. J. A deliverable four-dimensional intensity-modulated radiation therapy-planning method for dynamic multileaf collimator tumor tracking delivery. *Int. J. Radiat. Oncol. Biol. Phys.* **71** (5):1526–1536, 2008. doi:10.1016/j.ijrobp.2008.04.018

Suit, H., Skates, S., Taghian, A., Okunieff, P. and Efird, J. T. Clinical implications of heterogeneity of tumor response to radiation therapy. *Radiother. Oncol.* **25** (4):251–260, 1992. doi:10.1016/0167-8140(92)90244-O

Sun, R., Cuenca, X., Itti, R., Nguyen, Q. S., Vernant, J. P., Mazeron, J. J. et al. First French experiences of total body irradiations using helical TomoTherapy(R). *Cancer Radiother.* **21** (5):365–372, 2017. doi:10.1016/j.canrad.2017.01.014

Sundfør, K., Lyng, H., Tropé, C. G. and Rofstad, E. K. Treatment outcome in advanced squamous cell carcinoma of the uterine cervix: relationships to pretreatment tumor oxygenation and vascularization. *Radiother. Oncol.* **54** (2):101–107, 2000. doi:10.1016/S0167-8140(99)00175-9

Svensson, E. Evaluation of complexity and deliverability of IMRT-treatment plans. PhD, The Sahlgrenska Academy, University of Gothenburg, 2011. radfys.gu.se/digitalAssets/1345/1345314_elin-svensson-rapport-exjobb-vt-2011.pdf

Svensson, R., Källman, P. and Brahme, A. An analytical solution for the dynamic control of multileaf collimators. *Phys. Med. Biol.* **39** (1):37–61, 1994. doi:10.1088/0031-9155/39/1/003

Sweeney, R. A., Bale, R., Auberger, T., Vogele, M., Foerster, S., Nevinny-Stickel, M. et al. A simple and non-invasive vacuum mouthpiece-based head fixation system for high precision radiotherapy. *Strahlenther. Onkol.* **177** (1):43–47, 2001. doi:10.1007/PL00002357

Sydes, M. R., Stephens, R. J., Moore, A. R., Bidmead, A. M., Warrington, A. P. J., Dearnaley, D. P. et al. Implementing the UK Medical Research Council (MRC) RT01 trial (ISRCTN 47772397): methods and practicalities of a randomised controlled trial of conformal radiotherapy in men with localised prostate cancer. *Radiother. Oncol.* **72** (2):199–211, 2004. doi:10.1016/j.radonc.2004.04.007

Sykes, J. Reflections on the current status of commercial automated segmentation systems in clinical practice. *J Med Radiat Sci.* **61** (3):131–134, 2014. doi:10.1002/jmrs.65

Sze, G. Gadolinium-DTPA in spinal disease. *Radiol. Clin. North Am.* **26** (5):1009–1024, 1988.

Szur, L. Radiotherapy of the skin reticuloses. *Br. J. Dermatol.* **76**:10–20, 1964. doi:10.1111/j.1365-2133.1964.tb13969.x

Tabibian, A. A., Powers, A., Dolormente, K., Oommen, S., Tiwari, A., Palmer, M. et al. Is there a clinical benefit with a smooth compensator design compared with a plunged compensator design for passive scattered protons? *Med. Dosim.* **40** (1):37–43, 2015. doi:10.1016/j.meddos.2014.07.004

Takenaka, R., Yamashita, H., Toya, T., Haga, A., Shibata, S., Kurokawa, M. et al. Unique radiation dermatitis related to total body irradiation by helical tomotherapy. *J. Dermatol.* **43** (11):1376–1377, 2016. doi:10.1111/1346-8138.13396

Tanabe, S., Umetsu, O., Sasage, T., Utsunomiya, S., Kuwabara, R., Kuribayashi, T., et al. Clinical commissioning of a new patient positioning system, SyncTraX FX4, for intracranial stereotactic radiotherapy. *J. Appl. Clin. Med. Phys.* **19** (6):149–158, 2018. doi:10.1002/acm2.12467

Tan, J., Lim, J. D., Fitt, G., Wada, M., Lim, J. M., Mercuri, A. et al. The utility of multimodality imaging with CT and MRI in defining rectal tumour volumes for radiotherapy treatment planning: a pilot study. *J. Med. Imaging Radiat. Oncol.* **54** (6):562–568, 2010. doi:10.1111/j.1754-9485.2010.02212.x

Tanner, S. F., Finnigan, D. J., Khoo, V. S., Mayles, P., Dearnaley, D. P. and Leach, M. O. Radiotherapy planning of the pelvis using distortion corrected MR images: the removal of system distortions. *Phys. Med. Biol.* **45** (8):2117–2132, 2000. doi:10.1088/0031-9155/45/8/305

Tasson, A., Laack, N. N. and Beltran, C. Clinical Implementation of Robust Optimization for Craniospinal Irradiation. *Cancers.(Basel)* **10** (1)2018. doi:10.3390/cancers10010007

Taylor, A., Rockall, A. G., Reznek, R. H. and Powell, M. E. Mapping pelvic lymph nodes: guidelines for delineation in intensity-modulated radiotherapy. *Int. J. Radiat. Oncol. Biol. Phys.* **63** (5):1604–1612, 2005. doi:10.1016/j.ijrobp.2005.05.062

Taylor, N. J., Baddeley, H., Goodchild, K. A., Powell, M. E., Thoumine, M., Culver, L. A. et al. BOLD MRI of human tumor oxygenation during carbogen breathing. *J. Magn. Reson. Imaging* **14** (2):156–163, 2001. doi:10.1002/jmri.1166

Ten Haken, R. K., Thornton, A. F., Jr., Sandler, H. M., LaVigne, M. L., Quint, D. J., Fraass, B. A. et al. A quantitative assessment of the addition of MRI to CT-based, 3-D treatment planning of brain tumors. *Radiother. Oncol.* **25** (2):121–133, 1992. doi:10.1016/0167-8140(92)90018-P

Ten Haken, R. K., Martel, M. K., Kessler, M. L., Hazuka, M. B., Lawrence, T. S., Robertson, J. M. et al. Use of Veff and iso-NTCP in the implementation of dose escalation protocols. *Int. J. Radiat. Oncol. Biol. Phys.* **27** (3):689–695, 1993. doi:10.1016/0360-3016(93)90398-F

Terahara, A., Niemierko, A., Goitein, M., Finkelstein, D., Hug, E., Liebsch, N. et al. Analysis of the relationship between tumor dose inhomogeneity and local control in patients with skull base chordoma. *Int. J. Radiat. Oncol. Biol. Phys.* **45** (2):351–358, 1999. doi:10.1016/S0360-3016(99)00146-7

Thames, H. D. and Hendry, J. H. *Fractionation in Radiotherapy.* London: Taylor & Francis, 1987.

Thames, H. D., Zhang, M., Tucker, S. L., Liu, H. H., Dong, L. and Mohan, R. Cluster models of dose-volume effects. *Int. J. Radiat. Oncol. Biol. Phys.* **59** (5):1491–1504, 2004. doi:10.1016/j.ijrobp.2004.04.001

Thie, J. A. Understanding the standardized uptake value, its methods, and implications for usage. *J. Nucl. Med.* **45** (9):1431–1434, 2004. jnm.snmjournals.org/content/45/9/1431.full

Thieke, C., Bortfeld, T., Niemierko, A. and Nill, S. From physical dose constraints to equivalent uniform dose constraints in inverse radiotherapy planning. *Med. Phys.* **30** (9):2332–2339, 2003. doi:10.1118/1.1598852

Thilmann, C., Zabel, A., Milker-Zabel, S., Schlegel, W., Wannenmacher, M. and Debus, J. Number and orientation of beams in inversely planned intensity-modulated radiotherapy of the female breast and the parasternal lymph nodes. *Am. J. Clin. Oncol.* **26** (5):e136–e143, 2003. doi:10.1097/01.coc.0000091354.75297.42

Thomas, C. M., Pike, L. C., Hartill, C. E., Baker, S., Woods, E., Convery, D. J., et al. Specific recommendations for accurate and direct use of PET-CT in PET guided radiotherapy for head and neck sites. *Med. Phys.* **41** (4):041710, 2014. doi:10.1118/1.4867856

Thomas, E. D. Total body irradiation regimens for marrow grafting. *Int. J. Radiat. Oncol. Biol. Phys.* **19** (5):1285–1288, 1990. doi:10.1016/0360-3016(90)90245-F

Thomas, E. D., Buckner, C. D., Banaji, M., Clift, R. A., Fefer, A., Flournoy, N. et al. One hundred patients with acute leukemia treated by chemotherapy, total body irradiation, and allogeneic marrow transplantation. *Blood* **49** (4):511–533, 1977. www.bloodjournal.org/content/49/4/511.long

Thomas, S. J. Relative electron density calibration of CT scanners for radiotherapy treatment planning. *Br. J. Radiol.* **72** (860):781–786, 1999. doi:10.1259/bjr.72.860.10624344

Thomas, S. J. and Hoole, A. C. The effect of optimization on surface dose in intensity modulated radiotherapy (IMRT). *Phys. Med. Biol.* **49** (21):4919–4928, 2004. doi:10.1088/0031-9155/49/21/005

Thomson, D., Bolton, S., West, C., Slevin, N., Yang, H., Miles, E. et al. NIMRAD – a phase III trial to investigate the use of nimorazole hypoxia modification with intensity-modulated radiotherapy in head and neck cancer. *Clin. Oncol.* **26** (6):344–347, 2014. doi:10.1016/j.clon.2014.03.003

Thomson, E. S., Gill, S. S. and Doughty, D. Stereotactic multiple arc radiotherapy. *Br. J. Radiol.* **63** (754):745–751, 1990. doi:10.1259/0007-1285-63-754-745

Thor, M., Benedek, H., Knöös, T., Engstrom, P., Behrens, C. F., Hauer, A. K. et al. Introducing multiple treatment plan-based comparison to investigate the performance of gantry angle optimisation (GAO) in IMRT for head and neck cancer. *Acta Oncol.* **51** (6):743–751, 2012. doi:10.3109/0284186X.2012.673733

Thorwarth, D., Beyer, T., Boellaard, R., De Ruysscher, D., Grgic, A., Lee, J. A. et al. Integration of FDG-PET/CT into external beam radiation therapy planning: technical aspects and recommendations on methodological approaches. *Nuklearmedizin* **51** (4):140–153, 2012. doi:10.3413/Nukmed-0455-11-12

Thwaites, D. I. Electron beam treatment-planning techniques. In *Radiotherapy Physics in Practice.* 2nd edition, edited by J. R. Williams and D. I. Thwaites, pp. 220–246. Oxford: Oxford University Press, 2000.

Thwaites, D. I., DuSautoy, A. R., Jordan, T., McEwen, M. R., Nisbet, A., Nahum, A. E. et al. The IPEM code of practice for electron dosimetry for radiotherapy beams of initial energy from 4 to 25 MeV based on an absorbed dose to water calibration. *Phys. Med. Biol.* **48** (18):2929–2970, 2003. doi:10.1088/0031-9155/48/18/301

Tian, Y., Wang, Z., Ge, H., Zhang, T., Cai, J., Kelsey, C. et al. Dosimetric comparison of treatment plans based on free breathing, maximum, and average intensity projection CTs for lung cancer SBRT. *Med. Phys.* **39** (5):2754–2760, 2012. doi:10.1118/1.4705353

Tien, R. D., Buxton, R. B., Schwaighofer, B. W. and Chu, P. K. Quantitation of structural distortion of the cervical neural foramina in gradient-echo MR imaging. *J. Magn. Reson. Imaging* **1** (6):683–687, 1991. doi:10.1002/jmri.1880010611

Timmerman, R., Galvin, J., Michalski, J., Straube, W., Ibbott, G., Martin, E. et al. Accreditation and quality assurance for Radiation Therapy Oncology Group: multicenter clinical trials using Stereotactic Body Radiation Therapy in lung cancer. *Acta Oncol.* **45** (7):779–786, 2006. doi:10.1080/02841860600902213

Timmerman, R., Bastasch, M., Saha, D., Abdulrahman, R., Hittson, W. and Story, M. Optimizing dose and fractionation for stereotactic body radiation therapy. Normal tissue and tumor control effects with large dose per fraction. *Front. Radiat. Ther. Oncol.* **40**:352–365, 2007. doi:10.1159/000106046

Tol, J. P., Dahele, M., Delaney, A. R., Slotman, B. J. and Verbakel, W. F. Can knowledge-based DVH predictions be used for automated, individualized quality assurance of radiotherapy treatment plans? *Radiat. Oncol.* **10**:234, 2015. doi: 10.1186/s13014-015-0542-1

Tomé, W. A. and Fowler, J. F. Selective boosting of tumor subvolumes. *Int. J. Radiat. Oncol. Biol. Phys.* **48** (2):593–599, 2000. doi:10.1016/S0360-3016(00)00666-0

Tommasino, F., Nahum, A. and Cella, L. Increasing the power of tumour control and normal tissue complication probability modelling in radiotherapy: recent trends and current issues. *Transl. Cancer Res.* **6** (Suppl 5 (July)):S807–S821, 2017. doi:10.21037/tcr.2017.06.03

Tommasino, F., Widesott, L., Fracchiolla, F., Lorentini, S., Righetto, R., Algranati, C., et al. Clinical implementation in proton therapy of multi-field optimization by a hybrid method combining conventional PTV with robust optimization. *Phys. Med. Biol.* **65** (4):045002, 2020. doi:10.1088/1361-6560/ab63b9

Tong, X., Chen, X., Li, J., Xu, Q., Lin, M. H., Chen, L. et al. Intrafractional prostate motion during external beam radiotherapy monitored by a real-time target localization system. *J. Appl. Clin. Med. Phys.* **16** (2):5013, 2015. doi:10.1120/jacmp.v16i2.5013

Torrens, M., Chung, C., Chung, H. T., Hanssens, P., Jaffray, D., Kemeny, A. et al. Standardization of terminology in stereotactic radiosurgery: Report from the Standardization Committee of the International Leksell Gamma Knife Society: special topic. *J. Neurosurg.* **121 Suppl**:2–15, 2014. doi:10.3171/2014.7.GKS141199

Tran, L. B., Bol, A., Labar, D., Karroum, O., Mignion, L., Bol, V. et al. DW-MRI and (18) F-FLT PET for early assessment of response to radiation therapy associated with hypoxia-driven interventions. Preclinical studies using manipulation of oxygenation and/or dose escalation. *Contrast Media Mol. Imaging* **11** (2):115–121, 2016. doi:10.1002/cmmi.1670

Trautinger, F., Eder, J., Assaf, C., Bagot, M., Cozzio, A., Dummer, R. et al. European Organisation for Research and Treatment of Cancer consensus recommendations for the treatment of mycosis fungoides/Sezary syndrome – Update 2017. *Eur. J. Cancer* 77:57–74, 2017. doi:10.1016/j.ejca.2017.02.027

Travis, E. L. Organizational response of normal tissues to irradiation. *Semin. Radiat. Oncol.* **11** (3):184–196, 2001. doi:10.1053/srao.2001.25243

Tryggestad, E. J., Liu, W., Pepin, M. D., Hallemeier, C. L. and Sio, T. T. Managing treatment-related uncertainties in proton beam radiotherapy for gastrointestinal cancers. *J Gastrointest.Oncol* **11** (1):212–224, 2020. doi:10.21037/jgo.2019.11.07

Tsai, J. S., Buck, B. A., Svensson, G. K., Alexander, E., III, Cheng, C. W., Mannarino, E. G. et al. Quality assurance in stereotactic radiosurgery using a standard linear accelerator. *Int. J. Radiat. Oncol. Biol. Phys.* **21** (3):737–748, 1991. doi:10.1016/0360-3016(91)90694-Y

Tsang, Y., Ciurlionis, L., Kirby, A. M., Locke, I., Venables, K., Yarnold, J. R., et al. Clinical impact of IMPORT HIGH trial (CRUK/06/003) on breast radiotherapy practices in the United Kingdom. *Br. J. Radiol.* **88** (1056):20150453, 2015. doi:10.1259/bjr.20150453

Tsien, C. I., Brown, D., Normolle, D., Schipper, M., Piert, M., Junck, L. et al. Concurrent temozolomide and dose-escalated intensity-modulated radiation therapy in newly diagnosed glioblastoma. *Clin. Cancer Res.* **18** (1):273–279, 2012. doi:10.1158/1078-0432.CCR-11-2073

Tsougos, I., Grout, I., Theodorou, K. and Kappas, C. A free software for the evaluation and comparison of dose response models in clinical radiotherapy (DORES). *Int. J. Radiat. Biol.* **85** (3):227–237, 2009. doi:10.1080/09553000902748567

Tu, J. V. Advantages and disadvantages of using artificial neural networks versus logistic regression for predicting medical outcomes. *J. Clin. Epidemiol.* **49** (11):1225–1231, 1996. doi:10.1016/S0895-4356(96)00002-9

Tucker, S. L., Thames, H. D. and Taylor, J. M. How well is the probability of tumor cure after fractionated irradiation described by Poisson statistics? *Radiat. Res.* **124** (3):273–282, 1990. doi:10.2307/3577839

Tucker, S. L., Dong, L., Cheung, R., Johnson, J., Mohan, R., Huang, E. H. et al. Comparison of rectal dose-wall histogram versus dose-volume histogram for modeling the incidence of late rectal bleeding after radiotherapy. *Int. J. Radiat. Oncol. Biol. Phys.* **60** (5):1589–1601, 2004. doi:10.1016/j.ijrobp.2004.07.712

Tucker, S. L., Zhang, M., Dong, L., Mohan, R., Kuban, D. and Thames, H. D. Cluster model analysis of late rectal bleeding after IMRT of prostate cancer: a case-control study. *Int. J. Radiat. Oncol. Biol. Phys.* **64** (4):1255–1264, 2006. doi:10.1016/j.ijrobp.2005.10.029

Tucker, S. L., Liu, H. H., Liao, Z., Wei, X., Wang, S., Jin, H. et al. Analysis of radiation pneumonitis risk using a generalized Lyman model. *Int. J. Radiat. Oncol. Biol. Phys.* **72** (2):568–574, 2008. doi:10.1016/j.ijrobp.2008.04.053

Tucker, S. L., Li, M., Xu, T., Gomez, D., Yuan, X., Yu, J., et al. Incorporating single-nucleotide polymorphisms into the Lyman model to improve prediction of radiation pneumonitis. *Int. J. Radiat. Oncol. Biol. Phys.* **85** (1):251–257, 2013. doi:10.1016/j.ijrobp.2012.02.021

Tucker, S. L., Liao, Z., Dinh, J., Bian, S. X., Mohan, R., Martel, M. K. et al. Is there an impact of heart exposure on the incidence of radiation pneumonitis? Analysis of data from a large clinical cohort. *Acta Oncol.* **53** (5):590–596, 2014. doi:10.3109/0284186X.2013.831185

Tung, S. S., Shiu, A. S., Starkschall, G., Morrison, W. H. and Hogstrom, K. R. Dosimetric evaluation of total scalp irradiation using a lateral electron-photon technique. *Int. J. Radiat. Oncol. Biol. Phys.* **27** (1):153–160, 1993. doi:10.1016/0360-3016(93)90433-V

Tylski, P., Stute, S., Grotus, N., Doyeux, K., Hapdey, S., Gardin, I. et al. Comparative assessment of methods for estimating tumor volume and standardized uptake value in (18)F-FDG PET. *J. Nucl. Med.* **51** (2):268–276, 2010. doi:10.2967/jnumed.109.066241

Tyran, M., Mailleux, H., Tallet, A., Fau, P., Gonzague, L., Minsat, M. et al. Volumetric-modulated arc therapy for left-sided breast cancer and all regional nodes improves target volumes coverage and reduces treatment time and doses to the heart and left coronary artery, compared with a field-in-field technique. *J. Radiat. Res.* **56** (6):927–937, 2015. doi:10.1093/jrr/rrv052

Ugurlu, B. T. and Temelli, O. The impact of the field width on VMAT plan quality and the assessment of half field method. *J. Appl. Clin. Med. Phys.* **21** (3):115–122, 2020. doi:10.1002/acm2.12834

Ulin, K. and Palisca, M. The use of scattering foil compensators in electron beam therapy. *Int. J. Radiat. Oncol. Biol. Phys.* **35** (4):785–792, 1996. doi:10.1016/0360-3016(96)00153-8

Umek, B., Zwitter, M. and Habic, H. Total body irradiation with translation method. *Radiother. Oncol.* **38** (3):253–255, 1996. doi:10.1016/0167-8140(95)01697-X

Unkelbach, J., Chan, T. C. and Bortfeld, T. Accounting for range uncertainties in the optimization of intensity modulated proton therapy. *Phys. Med. Biol.* **52** (10):2755–2773, 2007. doi:10.1088/0031-9155/52/10/009

Unkelbach, J., Bortfeld, T., Martin, B. C. and Soukup, M. Reducing the sensitivity of IMPT treatment plans to setup errors and range uncertainties via probabilistic treatment planning. *Med. Phys.* **36** (1):149–163, 2009. doi:10.1118/1.3021139

Unkelbach, J., Bangert, M., De Amorim, B. K., Andratschke, N. and Guckenberger, M. Optimization of combined proton-photon treatments. *Radiother. Oncol.* **128** (1):133–138, 2018a. doi:10.1016/j.radonc.2017.12.031

Unkelbach, J., Alber, M., Bangert, M., Bokrantz, R., Chan, T. C. Y., Deasy, J. O., et al. Robust radiotherapy planning. *Phys. Med. Biol.* **63** (22):22TR02, 2018b. doi:10.1088/1361-6560/aae659

Urban, M., Rosen, H. R., Holbling, N., Feil, W., Hochwarther, G., Hruby, W. et al. MR imaging for the preoperative planning of sphincter-saving surgery for tumors of the lower third of the rectum: use of intravenous and endorectal contrast materials. *Radiology* **214** (2):503–508, 2000. doi:10.1148/radiology.214.2.r00fe08503

Urie, M., Goitein, M. and Wagner, M. Compensating for heterogeneities in proton radiation therapy. *Phys. Med. Biol.* **29** (5):553–566, 1984. doi:10.1088/0031-9155/29/5/008

Urie, M., Goitein, M., Holley, W. R. and Chen, G. T. Degradation of the Bragg peak due to inhomogeneities. *Phys. Med. Biol.* **31** (1):1–15, 1986. doi:10.1088/0031-9155/31/1/001

Uzan, J. and Nahum, A. E. Radiobiologically guided optimisation of the prescription dose and fractionation scheme in radiotherapy using BioSuite. *Br. J. Radiol.* **85** (1017):1279–1286, 2012. doi:10.1259/bjr/20476567

Uzan, J., Nahum, A. E. and Syndikus, I. Prostate dose-painting radiotherapy and radiobiological guided optimisation enhances the therapeutic ratio. *Clin. Oncol. (R. Coll. Radiol)* **28** (3):165–170, 2016. doi:10.1016/j.clon.2015.09.006

Valdagni, R., Rancati, T., Ghilotti, M., Cozzarini, C., Vavassori, V., Fellin, G. et al. To bleed or not to bleed. A prediction based on individual gene profiling combined with dose-volume histogram shapes in prostate cancer patients undergoing three-dimensional conformal radiation therapy. *Int. J. Radiat. Oncol. Biol. Phys.* **74** (5):1431–1440, 2009. doi:10.1016/j.ijrobp.2008.10.021

van Baardwijk, A., Wanders, S., Boersma, L., Borger, J., Ollers, M., Dingemans, A. M. et al. Mature results of an individualized radiation dose prescription study based on normal tissue constraints in stages I to III non-small-cell lung cancer. *J. Clin. Oncol.* **28** (8):1380–1386, 2010. doi:10.1200/JCO.2009.24.7221

Van Dam, J., Rijnders, A., Vanuytsel, L. and Zhang, H. Z. Practical implications of backscatter from outside the patient on the dose distribution during total body irradiation. *Radiother. Oncol.* **13** (3):193–201, 1988. doi:10.1016/0167-8140(88)90056-4

Van Dam, J. and Marinello, G. *Methods for In Vivo Dosimetry in External Radiotherapy. ESTRO Booklet No 1. Edition 2.* Brussels: ESTRO, 2006.

van de Water, S., Albertini, F., Weber, D. C., Heijmen, B. J. M., Hoogeman, M. S. and Lomax, A. J. Anatomical robust optimization to account for nasal cavity filling variation during intensity-modulated proton therapy: a comparison with conventional and adaptive planning strategies. *Phys. Med. Biol.* **63** (2):025020, 2018. doi:10.1088/1361-6560/aa9c1c

van den Bos, W., Muller, B. G., de Bruin, D. M., Castro Abreu, A. L., Chaussy, C., Coleman, J. A. et al. Salvage ablative therapy in prostate cancer: international multidisciplinary consensus on trial design. *Urol. Oncol.* **33** (11):495–497, 2015. doi:10.1016/j.urolonc.2015.06.015

van der Bijl, E., van Oers, R. F. M., Olaciregui-Ruiz, I. and Mans, A. Comparison of gamma- and DVH-based in vivo dosimetric plan evaluation for pelvic VMAT treatments. *Radiother. Oncol.* **125** (3):405–410, 2017. doi:10.1016/j.radonc.2017.09.014

van der Schaaf, A., Langendijk, J. A., Fiorino, C. and Rancati, T. Embracing phenomenological approaches to normal tissue complication probability modeling: a question of method. *Int. J. Radiat. Oncol. Biol. Phys.* **91** (3):468–471, 2015. doi:10.1016/j.ijrobp.2014.10.017

van Diessen, J., De Ruysscher, D., Sonke, J. J., Damen, E., Sikorska, K., Reymen, B., et al. The acute and late toxicity results of a randomized phase II dose-escalation trial in non-small cell lung cancer (PET-boost trial). *Radiother. Oncol.* **131**:166–173, 2019. doi:10.1016/j.radonc.2018.09.019

Van Dyk, J. Magna-field irradiation: physical considerations. *Int. J. Radiat. Oncol. Biol. Phys.* **9** (12):1913–1918, 1983. doi:10.1016/0360-3016(83)90362-0

Van Dyk, J. Dosimetry for total body irradiation. *Radiother. Oncol.* **9** (2):107–118, 1987. doi:10.1016/S0167-8140(87)80198-6

Van Dyk, J., Leung, P. M. and Cunningham, J. R. Dosimetric considerations of very large cobalt-60 fields. *Int. J. Radiat. Oncol. Biol. Phys.* **6** (6):753–759, 1980. doi:10.1016/0360-3016(80)90236-9

Van Dyk, J., Galvin, J. M., Glasgow, G. P. and Podgorsak, E. B. The Physical Aspects oF Total and Half Body Photon Irradiation. AAPM Report 17. New York: American Institute of Physics, 1986. www.aapm.org/pubs/reports/RPT_17.pdf

van Elmpt, W., Landry, G., Das, M. and Verhaegen, F. Dual energy CT in radiotherapy: current applications and future outlook. *Radiother. Oncol.* **119** (1):137–144, 2016. doi:10.1016/j.radonc.2016.02.026

van Herk, M. Errors and margins in radiotherapy. *Semin. Radiat. Oncol.* **14** (1):52–64, 2004. doi:10.1053/j.semradonc.2003.10.003

van Herk, M. and Kooy, H. M. Automatic three-dimensional correlation of CT-CT, CT-MRI, and CT-SPECT using chamfer matching. *Med. Phys.* **21** (7):1163–1178, 1994. doi:10.1118/1.597344

van Herk, M., Remeijer, P., Rasch, C. and Lebesque, J. V. The probability of correct target dosage: dose-population histograms for deriving treatment margins in radiotherapy. *Int. J. Radiat. Oncol. Biol. Phys.* **47** (4):1121–1135, 2000. doi:10.1016/S0360-3016(00)00518-6

van Luijk, P., Delvigne, T. C., Schilstra, C. and Schippers, J. M. Estimation of parameters of dose-volume models and their confidence limits. *Phys. Med. Biol.* **48** (13):1863–1884, 2003. doi:10.1088/0031-9155/48/13/301

van Luijk, P., Bijl, H. P., Konings, A. W., van der Kogel, A. J. and Schippers, J. M. Data on dose-volume effects in the rat spinal cord do not support existing NTCP models. *Int. J. Radiat. Oncol. Biol. Phys.* **61** (3):892–900, 2005a. doi:10.1016/j.ijrobp.2004.10.035

van Luijk, P., Novakova-Jiresova, A., Faber, H., Schippers, J. M., Kampinga, H. H., Meertens, H. et al. Radiation damage to the heart enhances early radiation-induced lung function loss. *Cancer Res.* **65** (15):6509–6511, 2005b. doi:10.1158/0008-5472.CAN-05-0786

van Luijk, P., Pringle, S., Deasy, J. O., Moiseenko, V. V., Faber, H., Hovan, A. et al. Sparing the region of the salivary gland containing stem cells preserves saliva production after radiotherapy for head and neck cancer. *Sci. Transl. Med.* 7 (305):305ra147, 2015. doi:10.1126/scitranslmed.aac4441

van't Riet, A., Mak, A. C., Moerland, M. A., Elders, L. H. and van der Zee, W. A conformation number to quantify the degree of conformality in brachytherapy and external beam irradiation: application to the prostate. *Int. J. Radiat. Oncol. Biol. Phys.* **37** (3):731–736, 1997. doi:10.1016/s0360-3016(96)00601-3

van Santvoort, J. P. and Heijmen, B. J. Dynamic multileaf collimation without 'tongue-and-groove' underdosage effects. *Phys. Med. Biol.* **41** (10):2091–2105, 1996. doi:10.1088/0031-9155/41/10/017

Vandecaveye, V., Dirix, P., De Keyzer, F., Op de Beeck, K., Vander, P. V., Hauben, E. et al. Diffusion-weighted magnetic resonance imaging early after chemoradiotherapy to monitor treatment response in head-and-neck squamous cell carcinoma. *Int. J. Radiat. Oncol. Biol. Phys.* **82** (3):1098–1107, 2012. doi:10.1016/j.ijrobp.2011.02.044

Vanderhoek, M., Perlman, S. B. and Jeraj, R. Impact of the definition of peak standardized uptake value on quantification of treatment response. *J. Nucl. Med.* **53** (1):4–11, 2012. doi:10.2967/jnumed.111.093443

Vanderstraeten, B., Chin, P. W., Fix, M., Leal, A., Mora, G., Reynaert, N. et al. Conversion of CT numbers into tissue parameters for Monte Carlo dose calculations: a multicentre study. *Phys. Med. Biol.* **52** (3):539–562, 2007. doi:10.1088/0031-9155/52/3/001

Veldkamp, W. J., Joemai, R. M., van der Molen, A. J. and Geleijns, J. Development and validation of segmentation and interpolation techniques in sinograms for metal artifact suppression in CT. *Med. Phys.* **37** (2):620–628, 2010. doi:10.1118/1.3276777

Veninga, T., Huisman, H., van der Maazen, R. W. and Huizenga, H. Clinical validation of the normalized mutual information method for registration of CT and MR images in radiotherapy of brain tumors. *J. Appl. Clin. Med. Phys.* **5** (3):66–79, 2004. doi:10.1120/jacmp.v5i3.1959

Vennarini, S., Fournier-Bidoz, N., Aristei, C., de Almeida, C. E., Servois, V., Campana, F. et al. Visualisation of the left anterior descending coronary artery on CT images used for breast radiotherapy planning. *Br. J. Radiol.* **86** (1025):20120643, 2013. doi:10.1259/bjr.20120643

Vens, C., Koritzinsky, M. and Wouters, B. G. Irradiation-induced damage and the DNA damage response. In *Basic Clinical Radiobiology*, edited by M. C. Joiner and Kogel van der, pp: 9-20. Boca Raton, FL: CRC Press, 2019.

Verellen, D., Depuydt, T., Gevaert, T., Linthout, N., Tournel, K., Duchateau, M. et al. Gating and tracking, 4D in thoracic tumours. *Cancer Radiother.* **14** (6–7):446–454, 2010. doi:10.1016/j.canrad.2010.06.002

Verhaegen, F. and Seuntjens, J. Monte Carlo modelling of external radiotherapy photon beams. *Phys. Med. Biol.* **48** (21):R107–R164, 2003. doi:10.1088/0031-9155/48/21/R01

Vial, P., Oliver, L., Greer, P. B. and Baldock, C. An experimental investigation into the radiation field offset of a dynamic multileaf collimator. *Phys. Med. Biol.* **51** (21):5517–5538, 2006. doi:10.1088/0031-9155/51/21/009

Viani, G. A., Stefano, E. J. and Afonso, S. L. Higher-than-conventional radiation doses in localized prostate cancer treatment: a meta-analysis of randomized, controlled trials. *Int. J. Radiat. Oncol. Biol. Phys.* **74** (5):1405–1418, 2009. doi:10.1016/j.ijrobp.2008.10.091

Vilarino-Varela, M. J., Taylor, A., Rockall, A. G., Reznek, R. H. and Powell, M. E. A verification study of proposed pelvic lymph node localisation guidelines using nanoparticle-enhanced magnetic resonance imaging. *Radiother. Oncol.* **89** (2):192–196, 2008. doi:10.1016/j.radonc.2008.07.023

Vinod, S. K., Min, M., Jameson, M. G. and Holloway, L. C. A review of interventions to reduce inter-observer variability in volume delineation in radiation oncology. *J. Med. Imaging Radiat. Oncol.* **60** (3):393–406, 2016. doi:10.1111/1754-9485.12462

Vogelius, I. R. and Bentzen, S. M. A literature-based meta-analysis of clinical risk factors for development of radiation induced pneumonitis. *Acta Oncol.* **51** (8):975–983, 2012. doi:10.3109/0284186X.2012.718093

Vogelius, I. S., Westerly, D. C., Cannon, G. M. and Bentzen, S. M. Hypofractionation does not increase radiation pneumonitis risk with modern conformal radiation delivery techniques. *Acta Oncol.* **49** (7):1052–1057, 2010. doi:10.3109/0284186X.2010.498835

Vriesendorp, H. M. Prediction of effects of therapeutic total body irradiation in man. *Radiother. Oncol.* **18** Suppl 1:37–50, 1990. doi:10.1016/0167-8140(90)90177-X

Vriesendorp, H. M. Aims of conditioning. *Exp. Hematol.* **31** (10):844–854, 2003. doi:10.1016/S0301-472X(03)00229-7

Wachter, S., Wachter-Gerstner, N., Bock, T., Goldner, G., Kovacs, G., Fransson, A. et al. Interobserver comparison of CT and MRI-based prostate apex definition. Clinical relevance for conformal radiotherapy treatment planning. *Strahlenther. Onkol.* **178** (5):263–268, 2002. doi:10.1007/s00066-002-0907-x

Wahl, R. L., Jacene, H., Kasamon, Y. and Lodge, M. A. From RECIST to PERCIST: evolving considerations for PET response criteria in solid tumors. *J. Nucl. Med.* **50** Suppl 1:122S–150S, 2009. doi:10.2967/jnumed.108.057307

Walton, L., Bomford, C. K. and Ramsden, D. The Sheffield stereotactic radiosurgery unit: physical characteristics and principles of operation. *Br. J. Radiol.* **60** (717):897–906, 1987. doi:10.1259/0007-1285-60-717-897

Wang, B. H., Hua, W., Gu, X., Wang, X. L., Li, J., Liu, L. Q., et al. Dosimetric study of different radiotherapy planning approaches for hippocampal avoidance whole-brain radiation therapy (HA-WBRT) based on fused CT and MRI imaging. *Australas. Phys. Eng. Sci. Med.* **38** (4):767–775, 2015. doi:10.1007/s13246-015-0397-7

Wang, H., Dong, L., Lii, M. F., Lee, A. L., de Crevoisier, R., Mohan, R. et al. Implementation and validation of a three-dimensional deformable registration algorithm for targeted prostate cancer radiotherapy. *Int. J. Radiat. Oncol. Biol. Phys.* **61** (3):725–735, 2005. doi:10.1016/j.ijrobp.2004.07.677

Wang, J. Z. and Li, X. A. Evaluation of external beam radiotherapy and brachytherapy for localized prostate cancer using equivalent uniform dose. *Med. Phys.* **30** (1):34–40, 2003. doi:10.1118/1.1527674

Wang, S., Zheng, D., Zhang, C., Ma, R., Bennion, N. R., Lei, Y. et al. Automatic planning on hippocampal avoidance whole-brain radiotherapy. *Med Dosim.* **42** (1):63–68, 2017. doi:10.1016/j.meddos.2016.12.002

Wang, W., Georgi, J. C., Nehmeh, S. A., Narayanan, M., Paulus, T., Bal, M. et al. Evaluation of a compartmental model for estimating tumor hypoxia via FMISO dynamic PET imaging. *Phys. Med. Biol.* **54** (10):3083–3099, 2009. doi:10.1088/0031-9155/54/10/008

Wang, Y. Y. and Zhe, H. Clinical application of multimodality imaging in radiotherapy treatment planning for rectal cancer. *Cancer Imaging* **13** (4):495–501, 2013. doi:10.1102/1470-7330.2013.0046

Warkentin, B., Stavrev, P., Stavreva, N., Field, C. and Fallone, B. G. A TCP-NTCP estimation module using DVHs and known radiobiological models and parameter sets. *J. Appl. Clin. Med. Phys.* **5** (1):50–63, 2004. doi:10.1120/jacmp.v5i1.1970

Warrington, A. P., Laing, R. W. and Brada, M. Quality assurance in fractionated stereotactic radiotherapy. *Radiother. Oncol.* **30** (3):239–246, 1994. doi:10.1016/0167-8140(94)90464-2

Watabe, H., Ikoma, Y., Kimura, Y., Naganawa, M. and Shidahara, M. PET kinetic analysis--compartmental model. *Ann. Nucl. Med.* **20** (9):583–588, 2006. doi:10.1007/BF02984655

Wattson, D. A., Tanguturi, S. K., Spiegel, D. Y., Niemierko, A., Biller, B. M., Nachtigall, L. B. et al. Outcomes of proton therapy for patients with functional pituitary adenomas. *Int. J. Radiat. Oncol. Biol. Phys.* **90** (3):532–539, 2014. doi:10.1016/j.ijrobp.2014.06.068

Webb, S. Optimisation of conformal radiotherapy dose distributions by simulated annealing. *Phys. Med. Biol.* **34** (10):1349–1370, 1989. doi:10.1088/0031-9155/34/10/002

Webb, S. Optimization of conformal radiotherapy dose distributions by simulated annealing: 2. Inclusion of scatter in the 2D technique. *Phys. Med. Biol.* **36** (9):1227–1237, 1991. doi:10.1088/0031-9155/36/9/005

Webb, S. *The Physics of Three Dimensional Radiation Therapy: Conformal Radiotherapy, Radiosurgery and Treatment Planning*. (Reprinted with corrections 2001.) Boca Raton, FL: CRC Press, 1993.

Webb, S. Optimum parameters in a model for tumour control probability including interpatient heterogeneity. *Phys. Med. Biol.* **39** (11):1895–1914, 1994. doi:10.1088/0031-9155/52/1/019

Webb, S. *The Physics of Conformal Radiotherapy: Advances in Technology*: Boca Raton, FL: CRC Press, 1997.

Webb, S. *Intensity-Modulated Radiation Therapy*. Boca Raton, FL: IoP Publishing, Taylor & Francis, 2001a.

Webb, S. Concepts for shuttling multileaf collimators for intensity-modulated radiation therapy. *Phys. Med. Biol.* **46** (3):637–651, 2001b.

Webb, S. Use of a quantitative index of beam modulation to characterize dose conformality: illustration by a comparison of full beamlet IMRT, few-segment IMRT (fsIMRT) and conformal unmodulated radiotherapy. *Phys. Med. Biol.* **48** (14):2051–2062, 2003.

Webb, S. *Contemporary IMRT: Developing Physics and Clinical Implementation*. Bristol, UK: IoP Publishing, 2005.

Webb, S. and Nahum, A. E. A model for calculating tumour control probability in radiotherapy including the effects of inhomogeneous distributions of dose and clonogenic cell density. *Phys. Med. Biol.* **38** (6):653–666, 1993. doi:10.1088/0031-9155/38/6/001

Webb, S., Evans, P. M., Swindell, W. and Deasy, J. O. A proof that uniform dose gives the greatest TCP for fixed integral dose in the planning target volume. *Phys. Med. Biol.* **39** (11):2091–2098, 1994. doi:10.1088/0031-9155/39/11/018

Webb, S., Bortfeld, T., Stein, J. and Convery, D. The effect of stair-step leaf transmission on the 'tongue-and-groove problem' in dynamic radiotherapy with a multileaf collimator. *Phys. Med. Biol.* **42** (3):595–602, 1997. doi:10.1088/0031-9155/42/3/011

Webb, S. and Nahum, A. Regarding, Wu, Chua, Sham et al., IJROBP 37(4):913-920; 1997. *Int. J. Radiat. Oncol. Biol. Phys.* **40** (4):1009–1010, 1998. doi:10.1016/S0360-3016(97)00944-9

Weber, D. C., Malyapa, R., Albertini, F., Bolsi, A., Kliebsch, U., Walser, M., et al. Long term outcomes of patients with skull-base low-grade chondrosarcoma and chordoma patients treated with pencil beam scanning proton therapy. *Radiother. Oncol.* **120** (1):169–174, 2016. doi:10.1016/j.radonc.2016.05.011

Weber, W. A. Assessing tumor response to therapy. *J. Nucl. Med.* **50 Suppl 1**:1S–10S, 2009. doi:10.2967/jnumed.108.057174

Wen, N., Li, H., Song, K., Chin-Snyder, K., Qin, Y., Kim, J. et al. Characteristics of a novel treatment system for linear accelerator-based stereotactic radiosurgery. *J. Appl. Clin. Med. Phys.* **16** (4):125–148, 2015. doi:10.1120/jacmp.v16i4.5313

Werner-Wasik, M., Yorke, E., Deasy, J., Nam, J. and Marks, L. B. Radiation dose-volume effects in the esophagus. *Int. J. Radiat. Oncol. Biol. Phys.* **76** (3 Suppl):S86–S93, 2010. doi:10.1016/j.ijrobp.2009.05.070

Wertz, H. and Jäkel, O. Influence of iodine contrast agent on the range of ion beams for radiotherapy. *Med. Phys.* **31** (4):767–773, 2004. doi:10.1118/1.1650871

West, C. M. Invited review: intrinsic radiosensitivity as a predictor of patient response to radiotherapy. *Br. J. Radiol.* **68** (812):827–837, 1995. doi:10.1259/0007-1285-68-812-827

West, C. M., Davidson, S. E., Burt, P. A. and Hunter, R. D. The intrinsic radiosensitivity of cervical carcinoma: correlations with clinical data. *Int. J. Radiat. Oncol. Biol. Phys.* **31** (4):841–846, 1995. doi:10.1016/0360-3016(94)00508-7

West, C. M., Davidson, S. E., Roberts, S. A. and Hunter, R. D. The independence of intrinsic radiosensitivity as a prognostic factor for patient response to radiotherapy of carcinoma of the cervix. *Br. J. Cancer* **76** (9):1184–1190, 1997. www.ncbi.nlm.nih.gov/pmc/articles/PMC2228123

West, C. M., Elliott, R. M. and Burnet, N. G. The genomics revolution and radiotherapy. *Clin. Oncol. (R. Coll. Radiol.)* **19** (6):470–480, 2007. doi:10.1016/j.clon.2007.02.016

West, J. B., Fitzpatrick, J. M., Yang Wang, M., Dawant, B. M., Maurer, C. R., Kessler, R. M. et al. Comparison and evaluation of retrospective intermodality image registration techniques. Proceedings Volume 2710, Medical Imaging 1996 Image Processing, Vol. 2710. SPIE Digital Library, 1996. doi:10.1117/12.237936

Wheldon, T. E., Deehan, C., Wheldon, E. G. and Barrett, A. The linear-quadratic transformation of dose-volume histograms in fractionated radiotherapy. *Radiother. Oncol.* **46** (3):285–295, 1998. doi:10.1016/S0167-8140(97)00162-X

White, R. D., Ehman, R. L. and Weinreb, J. C. Cardiovascular MR imaging: current level of clinical activity. *J. Magn. Reson. Imaging* **2** (3):365–370, 1992. doi:10.1002/jmri.1880020319

Wiant, D., Vanderstraeten, C., Maurer, J., Pursley, J., Terrell, J. and Sintay, B. J. On the validity of density overrides for VMAT lung SBRT planning. *Med. Phys.* **41** (8):081707, 2014. doi:10.1118/1.4887778

Widder, J., Hollander, M., Ubbels, J. F., Bolt, R. A. and Langendijk, J. A. Optimizing dose prescription in stereotactic body radiotherapy for lung tumours using Monte Carlo dose calculation. *Radiother. Oncol.* **94** (1):42–46, 2010. doi:10.1016/j.radonc.2009.11.008

Wild, E., Bangert, M., Nill, S. and Oelfke, U. Noncoplanar VMAT for nasopharyngeal tumors: plan quality versus treatment time. *Med. Phys.* **42** (5):2157–2168, 2015. doi:10.1118/1.4914863

Williams, P. C., Hunter, R. D. and Jackson, S. M. Whole body electron therapy in mycosis fungoides – a successful translational technique achieved by modification of an established linear accelerator. *Br. J. Radiol.* **52** (616):302–307, 1979. doi:10.1259/0007-1285-52-616-302

Willoughby, T. R., Starkschall, G., Janjan, N. A. and Rosen, I. I. Evaluation and scoring of radiotherapy treatment plans using an artificial neural network. *Int. J. Radiat. Oncol. Biol. Phys.* **34** (4):923–930, 1996. doi:10.1016/0360-3016(95)02120-5

Winey, B., Daartz, J., Dankers, F. and Bussiere, M. Immobilization precision of a modified GTC frame. *J. Appl. Clin. Med. Phys.* **13** (3):3690, 2012. doi:10.1120/jacmp.v13i3.3690

Withers, H. R., Taylor, J. M. and Maciejewski, B. Treatment volume and tissue tolerance. *Int. J. Radiat. Oncol. Biol. Phys.* **14** (4):751–759, 1988. doi:10.1016/0360-3016(88)90098-3

Witte, M. G., Heemsbergen, W. D., Bohoslavsky, R., Pos, F. J., Al Mamgani, A., Lebesque, J. V. et al. Relating dose outside the prostate with freedom from failure in the Dutch trial 68 Gy vs. 78 Gy. *Int. J. Radiat. Oncol. Biol. Phys.* **77** (1):131–138, 2010. doi:10.1016/j.ijrobp.2009.04.040

Wojcicka, J. B., Lasher, D. E., McAfee, S. S. and Fortier, G. A. Dosimetric comparison of three different treatment techniques in extensive scalp lesion irradiation. *Radiother. Oncol.* **91** (2):255–260, 2009. doi:10.1016/j.radonc.2008.09.022

Wolthaus, J. W., Schneider, C., Sonke, J. J., van Herk, M., Belderbos, J. S., Rossi, M. M. et al. Mid-ventilation CT scan construction from four-dimensional respiration-correlated CT scans for radiotherapy planning of lung cancer patients. *Int. J. Radiat. Oncol. Biol. Phys.* **65** (5):1560–1571, 2006. doi:10.1016/j.ijrobp.2006.04.031

Wolthaus, J. W., Sonke, J. J., van Herk, M. and Damen, E. M. Reconstruction of a time-averaged midposition CT scan for radiotherapy planning of lung cancer patients using deformable registration. *Med. Phys.* **35** (9):3998–4011, 2008. doi:10.1118/1.2966347

Wood, M. L. Thoracic and abdominal motion artefacts. In *Magnetic Resonance Imaging*, edited by D. D. Stark and W. G. Bracley, pp. 792–803. St Louis: Mosby, 1988.

Woodard, H. Q. and White, D. R. The composition of body tissues. *Br. J. Radiol.* **59** (708):1209–1218, 1986. doi:10.1259/0007-1285-59-708-1209

Woudstra, E., Heijmen, B. J. and Storchi, P. R. Automated selection of beam orientations and segmented intensity-modulated radiotherapy (IMRT) for treatment of oesophagus tumors. *Radiother. Oncol.* 77 (3):254–261, 2005. doi:10.1016/j.radonc.2005.06.028

Wu, B., Ricchetti, F., Sanguineti, G., Kazhdan, M., Simari, P., Chuang, M. et al. Patient geometry-driven information retrieval for IMRT treatment plan quality control. *Med. Phys.* **36** (12):5497–5505, 2009. doi:10.1118/1.3253464

Wu, B., Kusters, M., Kunze-Busch, M., Dijkema, T., McNutt, T., Sanguineti, G. et al. Cross-institutional knowledge-based planning (KBP) implementation and its performance comparison to Auto-Planning Engine (APE). *Radiother. Oncol.* **123** (1):57–62, 2017. doi:10.1016/j.radonc.2017.01.012

Wu, J. M., Leung, S. W., Wang, C. J. and Chui, C. S. Lying-on position of total skin electron therapy. *Int. J. Radiat. Oncol. Biol. Phys.* **39** (2):521–528, 1997. doi:10.1016/S0360-3016(97)00141-7

Wu, H., Jiang, F., Yue, H., Hu, Q., Zhang, J., Liu, Z., et al. A comparative study of identical VMAT plans with and without jaw tracking technique. *J Appl.Clin Med Phys* **17** (5):133–141, 2016. doi:10.1120/jacmp.v17i5.6252

Wu, Q., Arnfield, M., Tong, S., Wu, Y. and Mohan, R. Dynamic splitting of large intensity-modulated fields. *Phys. Med. Biol.* **45** (7):1731–1740, 2000. doi:10.1088/0031-9155/45/7/302

Wu, V. W., Sham, J. S. and Kwong, D. L. Inverse planning in three-dimensional conformal and intensity-modulated radiotherapy of mid-thoracic oesophageal cancer. *Br. J. Radiol.* 77 (919):568–572, 2004. doi:10.1259/bjr/19972578

Xhaferllari, I., Wong, E., Bzdusek, K., Lock, M. and Chen, J. Automated IMRT planning with regional optimization using planning scripts. *J. Appl. Clin. Med. Phys.* **14** (1):4052, 2013. doi:10.1120/jacmp.v14i1.4052

Xing, L., Hamilton, R. J., Spelbring, D., Pelizzari, C. A., Chen, G. T. and Boyer, A. L. Fast iterative algorithms for three-dimensional inverse treatment planning. *Med. Phys.* **25** (10):1845–1849, 1998. doi:10.1118/1.598374

Xing, L., Wu, Q., Yang, Y. and Boyer, A. L. Physics of IMRT. In *Intensity Modulated Radiation Therapy*, edited by A. J. Mundt and J. C. Roeske. Hamilton, Ontario: BC Decker Inc., 2005.

Xiong, W., Li, J. and Ma, C. M. Effect of patient variation on standard- and hypo-fractionated radiotherapy of prostate cancer. *Phys. Med. Biol.* **50** (7):1483–1492, 2005. doi:10.1088/0031-9155/50/7/011

Xu, C. J., van der Schaaf, A., Schilstra, C., Langendijk, J. A. and Van't Veld, A. A. Impact of statistical learning methods on the predictive power of multivariate normal tissue complication probability models. *Int. J. Radiat. Oncol. Biol. Phys.* **82** (4):e677–e684, 2012. doi:10.1016/j.ijrobp.2011.09.036

Yaes, R. J. The slope of the sigmoid dose response curve for tumor control. *Int. J. Radiat. Oncol. Biol. Phys.* **44** (2):470–471, 1999. doi:10.1016/S0360-3016(99)00045-0

Yahya, N., Ebert, M. A., Bulsara, M., House, M. J., Kennedy, A., Joseph, D. J. et al. Statistical-learning strategies generate only modestly performing predictive models for urinary symptoms following external beam radiotherapy of the prostate: a comparison of conventional and machine-learning methods. *Med. Phys.* **43** (5):2040, 2016. doi:10.1118/1.4944738

Yang, D., Zheng, J., Nofal, A., Deasy, J. and El Naqa, I. M. Techniques and software tool for 3D multimodality medical image segmentation. *J. Radiat. Oncol. Inf.* **1** (1), 2009. doi:10.5166/jroi-1-1-4

Yang, J., Amini, A., Williamson, R., Zhang, L., Zhang, Y., Komaki, R. et al. Automatic contouring of brachial plexus using a multi-atlas approach for lung cancer radiation therapy. *Pract. Radiat. Oncol.* **3** (4):e139–e147, 2013. doi:10.1016/j.prro.2013.01.002

Yang, M., Virshup, G., Clayton, J., Zhu, X. R., Mohan, R. and Dong, L. Theoretical variance analysis of single- and dual-energy computed tomography methods for calculating proton stopping power ratios of biological tissues. *Phys. Med. Biol.* **55** (5):1343–1362, 2010. doi:10.1088/0031-9155/55/5/006

Yao, R., Bernard, D., Turian, J., Abrams, R. A., Sensakovic, W., Fung, H. C. et al. A simplified technique for delivering total body irradiation (TBI) with improved dose homogeneity. *Med. Phys.* **39** (4):2239–2248, 2012. doi:10.1118/1.3697526

Yao, S., Zhang, Y., Chen, T., Zhao, G., Hu, Z., Lu, X., et al. Dosimetric Comparison Between Jaw Tracking and No Jaw Tracking in Intensity-Modulated Radiation Therapy. *Technol. Cancer Res Treat.* **18**:153303381984l061, 2019. doi:10.1177/1533033819841061

Yorke, E. D., Kutcher, G. J., Jackson, A. and Ling, C. C. Probability of radiation-induced complications in normal tissues with parallel architecture under conditions of uniform whole or partial organ irradiation. *Radiother. Oncol.* **26** (3):226–237, 1993. doi:10.1016/0167-8140(93)90264-9

Yorke, E. D., Jackson, A., Rosenzweig, K. E., Merrick, S. A., Gabrys, D., Venkatraman, E. S. et al. Dose-volume factors contributing to the incidence of radiation pneumonitis in non-small-cell lung cancer patients treated with three-dimensional conformal radiation therapy. *Int. J. Radiat. Oncol. Biol. Phys.* **54** (2):329–339, 2002. doi:10.1016/S0360-3016(02)02929-2

Young, A. V., Wortham, A., Wernick, I., Evans, A. and Ennis, R. D. Atlas-based segmentation improves consistency and decreases time required for contouring postoperative endometrial cancer nodal volumes. *Int. J. Radiat. Oncol. Biol. Phys.* **79** (3):943–947, 2011. doi:10.1016/j.ijrobp.2010.04.063

Young, L. A., Yang, F., Cao, N. and Meyer, J. Rounded leaf end modeling in Pinnacle VMAT treatment planning for fixed jaw linacs. *J. Appl. Clin. Med. Phys.* **17** (6):149–162, 2016. doi:10.1120/jacmp.v17i6.6343

Yu, C. X. Intensity-modulated arc therapy with dynamic multileaf collimation: an alternative to tomotherapy. *Phys. Med. Biol.* **40** (9):1435–1449, 1995. doi:10.1088/0031-9155/40/9/004

Yu, E., DiPetrillo, T. A., Ramey, S. and Leonard, K. L. Comparison of endorectal ultrasound versus pelvic magnetic resonance imaging for radiation treatment planning in locally advanced rectal cancer. *Pract. Radiat. Oncol.* **5** (5):e451–e455, 2015. doi:10.1016/j.prro.2015.04.005

Yu, V. Y., Tran, A., Nguyen, D., Cao, M., Ruan, D., Low, D. A. et al. The development and verification of a highly accurate collision prediction model for automated noncoplanar plan delivery. *Med. Phys.* **42** (11):6457–6467, 2015. doi:10.1118/1.4932631

Yuan, L., Ge, Y., Lee, W. R., Yin, F. F., Kirkpatrick, J. P. and Wu, Q. J. Quantitative analysis of the factors which affect the interpatient organ-at-risk dose sparing variation in IMRT plans. *Med. Phys.* **39**:6868–6878, 2012. doi:10.1118/1.4757927

Zagars, G. K., Schultheiss, T. E. and Peters, L. J. Inter-tumor heterogeneity and radiation dose-control curves. *Radiother. Oncol.* **8** (4):353–361, 1987. doi:10.1016/S0167-8140(87)80186-X

Zaider, M. and Hanin, L. Tumor control probability in radiation treatment. *Med. Phys.* **38** (2):574–583, 2011. doi:10.1088/0031-9155/45/2/303

Zaider, M. and Minerbo, G. N. Tumour control probability: a formulation applicable to any temporal protocol of dose delivery. *Phys. Med. Biol.* **45** (2):279–293, 2000. doi:10.1118/1.3521406

Zaidi, H. and Koral, K. F. Scatter modelling and compensation in emission tomography. *Eur. J. Nucl. Med. Mol. Imaging* **31** (5):761–782, 2004. doi:10.1007/s00259-004-1495-z

Zarepisheh, M., Li, N., Cervino, L., Moore, K., Jia, X. and Jiang, S. SU-E-T-588: a novel IMRT plan optimization algorithm for physician-driven plan tuning. *Med. Phys.* **40** (6Part20):340, 2013. doi:10.1118/1.4815016

Zeintl, J., Vija, A. H., Yahil, A., Hornegger, J. and Kuwert, T. Quantitative accuracy of clinical 99mTc SPECT/CT using ordered-subset expectation maximization with

3-dimensional resolution recovery, attenuation, and scatter correction. *J. Nucl. Med.* **51** (6):921–928, 2010. doi:10.2967/jnumed.109.071571

Zhang, G. G., Ku, L., Dilling, T. J., Stevens, C. W., Zhang, R. R., Li, W. et al. Volumetric modulated arc planning for lung stereotactic body radiotherapy using conventional and unflattened photon beams: a dosimetric comparison with 3D technique. *Radiat. Oncol.* **6**:152, 2011. doi:10.1186/1748-717X-6-152

Zhang, L., Hub, M., Mang, S., Thieke, C., Nix, O., Karger, C. P., et al. Software for quantitative analysis of radiotherapy: overview, requirement analysis and design solutions. *Comput Methods Programs Biomed.* **110** (3):528–537, 2013a. doi:10.1016/j.cmpb.2013.03.002

Zhang, R. R., Feygelman, V., Harris, E. R., Rao, N., Moros, E. G. and Zhang, G. G. Is wax equivalent to tissue in electron conformal therapy planning? A Monte Carlo study of material approximation introduced dose difference. *J. Appl. Clin. Med. Phys.* **14** (1):3991, 2013b. doi:10.1120/jacmp.v14i1.3991

Zhang, X., Dong, L., Lee, A. K., Cox, J. D., Kuban, D. A., Zhu, R. X. et al. Effect of anatomic motion on proton therapy dose distributions in prostate cancer treatment. *Int. J. Radiat. Oncol. Biol. Phys.* **67** (2):620–629, 2007. doi:10.1016/j.ijrobp.2006.10.008

Zhang, Y., Boye, D., Tanner, C., Lomax, A. J. and Knopf, A. Respiratory liver motion estimation and its effect on scanned proton beam therapy. *Phys. Med. Biol.* **57** (7):1779–1795, 2012. doi:10.1088/0031-9155/57/7/1779

Zhao, Y., Moran, K., Yewondwossen, M., Allan, J., Clarke, S., Rajaraman, M. et al. Clinical applications of 3-dimensional printing in radiation therapy. *Med. Dosim.* **42** (2):150–155, 2017. doi:10.1016/j.meddos.2017.03.001

Zhong-Hua, N., Jing-Ting, J., Xiao-Dong, L., Jin-Ming, M., Jun-Chong, M., Jian-Xue, J. et al. Coplanar VMAT vs. noncoplanar VMAT in the treatment of sinonasal cancer. *Strahlenther. Onkol.* **191** (1):34–42, 2015. doi:10.1007/s00066-014-0760-8

Zhu, X., Ge, Y., Li, T., Thongphiew, D., Yin, F. F. and Wu, Q. J. A planning quality evaluation tool for prostate adaptive IMRT based on machine learning. *Med. Phys.* **38** (2):719–726, 2011. doi:10.1118/1.3539749

Zhu, X. R., Schultz, C. J. and Gillin, M. T. Planning quality and delivery efficiency of sMLC delivered IMRT treatment of oropharyngeal cancers evaluated by RTOG H-0022 dosimetric criteria. *J. Appl. Clin. Med. Phys.* **5** (4):80–95, 2004. doi:10.1120/jacmp.v5i4.2014

Zimmerman, B. E., Grosev, D., Buvat, I., Coca Perez, M. A., Frey, E. C., Green, A. et al. Multi-centre evaluation of accuracy and reproducibility of planar and SPECT image quantification: an IAEA phantom study. *Z. Med. Phys.* **27** (2):98–112, 2017. doi:10.1016/j.zemedi.2016.03.008

Zindler, J. D., Thomas, C. R., Jr., Hahn, S. M., Hoffmann, A. L., Troost, E. G. and Lambin, P. Increasing the therapeutic ratio of stereotactic ablative radiotherapy by individualized isotoxic dose prescription. *J. Natl. Cancer Inst.* **108** (2)2016. doi:10.1093/jnci/djv305

H 部分：质量控制

概述

质量保证（QA）是放射治疗过程的重要组成部分。近年来，人们已经意识到，质量保证不仅是为了确保放射治疗设备被正确地校准，而且还包括了治疗过程的各个环节。有许多国家已经建立了放射治疗设备的ISO 9000标准（Bleehen 1991；ESTRO 1998）。由于本书不是一本质量保证手册，所以仅在45章介绍了质量和安全管理的一般原则，随后有关治疗的章节仅限于介绍外照射准备和传输过程中需要重点控制的一些质量体系的因素。在这些章节中，我们将重点介绍放射治疗过程中每个步骤的质量控制（QC）的物理学方面的内容。

第46章涉及外照射高能射束的质量保证，包括一些关于剂量测量的实际指导，其细节已经在D部分中描述过。本章还涵盖了用于室内患者成像设备的质量控制。

第47章涉及治疗计划中的质量控制（QA），包括计算机治疗计划系统的购买和调试，放射治疗系统治疗过程中的QC和单个患者计划的QC。

在治疗计划完成和审查批准后，下一步是实际的治疗交付，详见第48章。其挑战在于，要尽可能准确地将计划的剂量传输给真实的患者，并考虑到如下因素：

- 传输到治疗机的射束参数的一致性（第48.1节）；
- 患者相对于射束的位置（第48.2节）；
- 实际传输给患者的剂量（第48.3节）。

在“传统”的方法中，几何形状和剂量的验证都是被动的（即错误被记录下来，但只有大的错误才会被纠正）。但随着数字成像系统的出现，在治疗过程中纠正设置的错误已成为可能。这些技术被称为自适应放射治疗，将在第48.4节中进行讨论，自适应放射治疗可以在治疗过程中修正治疗计划，以补偿治疗过程中患者解剖结构的变化。

网络数据传输对减少放射治疗中的误差有重要作用。数据通信主要采用DICOM（医学数字成像和通信）标准，该标准涵盖了治疗患者所需的所有数据。对该标准的基本理解对于确保安全的数据传输至关重要，这方面的内容详见第49章。

第 45 章　质量和安全管理

Philip Mayles, David Thwaites, and Jean-Claude Rosenwald

目录

45.1 引言

在全球范围内，2018年有1810万例新诊断癌症病例[1]。2040年预计将增加到2950万例。据估计，约有一半的癌症患者将受益于放疗带来的部分疾病的根治、局部控制或缓解（Atun等，2015；Barton等，2014）。由于辐射具有损伤正常组织的潜在危险，因此在放射治疗时应格外小心。

在过去几年中，大多数癌症得以治愈且无并发症，都归因于更精确的靶区精度，靶区精度提高都是源于前几章中介绍的令人印象深刻的技术进步。但随着设备越来越精密，过程变得越来越复杂，出错的可能性也在不断增加。因此，确保放疗过程的整体质量至关重要。作为质量体系的一部分，质量保证（QA）的必要性已被认可了多年（WHO 1988；AAPM 1994a；Thwaites等，1995）。放射治疗质量保证是许多国家/地区的法律要求。例如，《欧洲原子能共同体2013年第59号指令》（ECD 2013）第60条规定，“成员国应确保……实施适当的质量保证项目，保证剂量评估以及对已施行活度的确认……”。

最近，QA引入了更广泛的质量管理概念，以涵盖质量保证体系的所有方面，该体系有望为患者提供最佳治疗，同时将事故风险降至最低。有关放射治疗质量和安全各个方面的全面概述，读者可以参考专业文献（例如，Pawlicki等，2011）[2]。

在下文中，我们将主要讨论外照射放疗实施的

[1] globocan.iarc.fr

[2] 读者可能还希望查阅美国医学物理学家协会（AAPM）实践指南和美国放射医师学会（ACR）实践指南，这些指南可在其官方网站上找到。（www.aapm.org/pubs/ACR AAPMCollaboration.asp, www.acr.org/Clinical-Resources/Practice-Parameters-and-Technical-Standards/Practice-Parameters-by-Subspecialty.）

质量保证体系的各个方面，其中大多数陈述和建议也适用于近距离放射治疗（见第 I 部分）和非密封源治疗（见第 J 部分）。

45.2　定义

本节介绍与质量体系相关的术语。图45.1总结了典型质量管理系统的主要组成部分。

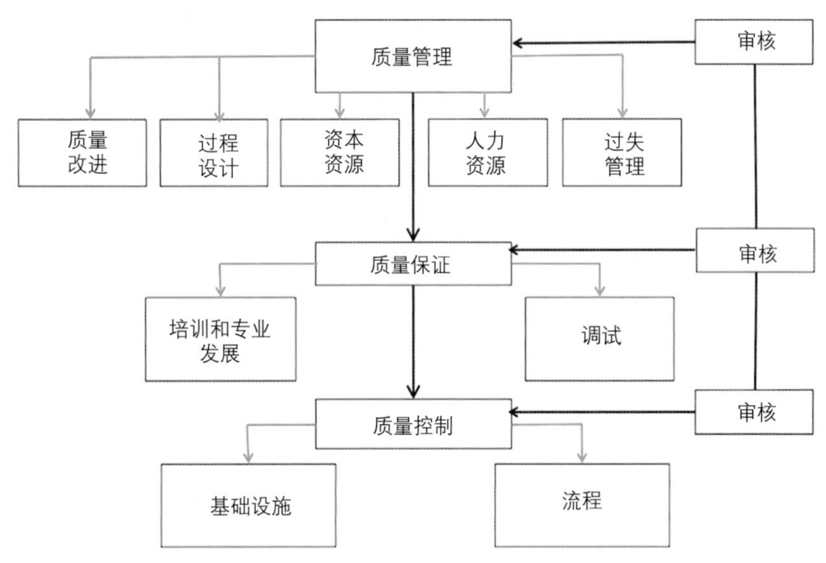

图 45.1 综合质量管理体系的一般组织（引自：Dunscombe, P. and Cooke, D., in Quality and Safety in Radiotherapy, Taylor and Francis, CRC Press, Boca Raton, 2011）

45.2.1　质量控制（QC）

国际标准化组织（ISO）将质量控制（QC）定义为“用于满足质量要求的操作技术和活动”（ISO 9001：2015）。

QC的目的是测量实际质量性能并与现有标准进行比较，采取必要措施来保持和重新获取与标准的一致性（实际测量保持和维系与标准一致）。此类标准由一系列操作组成，可以根据这些标准评估相关活动的质量。QC是QA的一部分，可应用于基础设施（即设备、软件工具、建筑物等）和流程。

45.2.2　质量保证（QA）

ISO 将 QA 定义为“在质量体系内实施的所有计划和系统的活动，这些活动可以证明产品或服务满足质量要求”（ISO 9001：2015）。

应用于放射治疗，QA“是指那些所有涉及确保医疗处方一致性和该处方安全履行的程序。包括对肿瘤靶区的剂量，以及对正常组织的剂量限制、最少的人员暴露和患者的充分监测，旨在确定最终治疗结果”（WHO 1988）。

如图 45.1所示，除了 QC 程序外，QA 还包括员工培训和专业发展，以及设备及过程的验收和调试（见第 45.7.3 节）。

45.2.3　质量管理（QM）

质量管理（QM）是所有旨在保证生产质量的活动的组合和管理，包含 QA所有内容。它需要配备足够的人力和资本资源。ICRP 第112号报告（ICRP 2009）鼓励使用质量管理的概念，并将技术问题和组织问题的质量保证包括在内。

45.2.4　质量审核

质量审核是对 QM、QA 和 QC 项目的独立审查，理想情况下，这种审查应独立于被审查过程或过程的一部分，即使用独立程序并由不负责被审查产品或过程性能的独立人员执行（例如，参见 IAEA 2007中的“放射治疗应用”）。

45.2.5　安全

ISO 将安全定义为“不存在不可接受的风险”

（ISO 14971：2007）。由于风险完全不存在是不可能的，因此安全管理体系的目标是将有害事件的风险降至最低，这种风险是发生伤害的概率（或发生率）和严重程度的联合评估。安全措施包括防止事故发生的行动，以及在事故发生时采取减轻其后果的措施。虽然它需要特定方法，但可以将安全管理视为质量体系的一个组成部分。

45.2.6 准确性、精确性和允许误差

放射治疗中的"准确性"一词经常被随意使用。自 1995 年以来，在国际计量局（BIPM）主办的计量指南联合委员会的支持下，国际上一直在努力澄清该概念。目前两个相关的出版物是 BIPM（2008）［测量不确定度指南（GUM）］和 BIPM（2012）［国际测量词汇（VIM）］[3]，尽管这些文件正在修订中（Ehrlich，2014；Lira，2016）。GUM 提供了描述测量不确定度的概念，在第 45.2.6.1 节中进行了介绍。第 45.2.6.2 至 45.2.6.5 节中介绍了其他一些支持概念。有关剂量测量和放射治疗不确定性的定义和实际评估的更多详细信息，请参见Mijnheer等（1987）；IAEA（2004）；ICRU（2006）；IAEA（2008）；Andreo（2011）；Dewerd等（2011）；Thwaites（2013，2018）和IAEA（2016）的报告。

45.2.6.1 不确定度测量

不确定度是对测量结果怀疑的量化（NPL 2001）。临床上不可能通过测定患者体内某个点来提供准确的处方剂量。考虑到从束流校准开始到实际剂量传输结束的复杂链条，对于任何患者个体而言，未能实现这一目标的原因有很多。此外，患者接受的真实剂量将始终是个未知数。而结合测量和计算（见第21章）得出的真实剂量估计值会有所不同。

针对重复实例（例如，多次测量、多次治疗分数、多名患者等），不确定度被定义为表征估计值与真实值之间偏差（或错误[4]）的参数。在计量学中，通常会区分 A 类和 B 类不确定度（NIST 2001，2015；BIPM 2008）。

A 类不确定度是可以通过统计分析来评估的，而 B类不确定度是通过其他方法来评估的。这样的描述并不能反映严格的定义，通常的做法是使用术语"A类型的随机不确定度"和"B类型的系统不确定度"。

A类不确定度的评估相对简单。对于给定数量"x"（称为"被测量"）的一系列独立观测，从 n 个测量值中估计出的"x"值（$X_{i=1\cdots n}$）是样本均值：

$$x=\overline{X}=\frac{1}{n}\sum_{i=1}^{n}X_i \qquad (45.1)$$

与"x"评估相关的标准不确定度是平均值的估计标准差：

$$u(x)=s(\bar{X})=\left(\frac{1}{n(n-1)}\sum_{i=1}^{n}\left(X_i-\bar{X}\right)^2\right)^{\frac{1}{2}} \qquad (45.2)$$

对于高斯概率分布，标准不确定度对应于大约 68%的置信概率，这意味着真值位于区间[$x-u(x)$，$x+u(x)$]中的概率为 68%。这个值写成 $x\pm u(x)$。在图45.2（虚线）中，测量值的平均值为 −1，其标准偏差为 0.4。

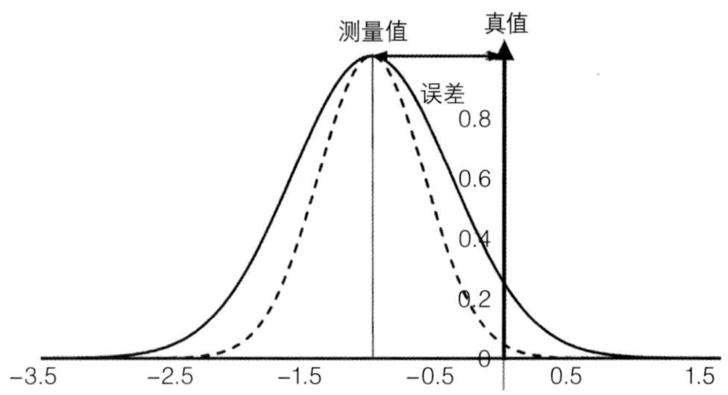

图45.2 关于"不确定度"的说明。虚线表示与实际测量值相关的概率密度函数，这些值受 A 类不确定度的影响，即通常所说的随机误差。实线代表 A 类和 B 类不确定度的组合（即组合不确定度）。误差是估计的测量值与真实的测量值之间的差值。真实值的位置和误差的大小都无法准确知道

[3] "NIST 常数、单位和不确定度参考"，通过NIST 指南和 BIPM 网站链接可以（physics.nist.gov/cuu/Uncertainty）找到。

[4] "错误"这个词在一般的上下文中用于表示错的（参见第 45.6.1 节）。在不确定度分析背景下，错误并不意味着就是错的——因此 GUM 更倾向于使用"不确定度"这一术语。

另一方面，B 类不确定度只能通过对所考虑的过程进行分析、使用外部信息源或为参数分配“合理的”变化来估计，因为根据定义，这些不确定度无法准确量化。导出的标准不确定度应分配给大约 68% 的置信概率。在图 45.2 中，B类不确定度的标准偏差估计为 0.447，因此组合不确定度为（$0.4^2+0.447^2$）$^{0.5}$ = 0.6。

在前面的公式中，u（x）与量x具有相同维度。大多数情况下，人们会使用相对标准不确定度，定义为：

$$u_r(x)=\frac{u(x)}{|x|} \tag{45.3}$$

其中，$x\neq0$。

对于由多个步骤组成的过程，每个步骤都与一个给定的不确定度相关联，相对组合标准不确定度$U_{c,r}$的估计是通过将各个相对标准不确定度进行平方和开方（即取其平方和的根）来获得的。在组合不确定度时，建议对 A 类不确定度和 B 类不确定度进行同等对待（BIPM 2008）。

45.2.6.2 覆盖系数

由于标准不确定度仅给出了 68% 左右的置信概率，因此可以通过扩大区间来增加置信概率。然后，通过将$U_{c,r}$乘以覆盖系数k来获得由此产生的相对扩展不确定度U。对于高斯分布，k=2对应约95% 的置信区间，k=3对应大于 99% 的置信区间[5]。在引用不确定值时，应始终指明k值。

45.2.6.3 重复性和再现性

- 重复性是当同一操作员在短时间内使用相同设置进行单独测量时对测量结果可变性的度量（BIPM 2012）。它由测量值的标准偏差来衡量，产生 A 类不确定度[6]。
- 再现性是当不同的操作者使用不同的设备在不同的时间或地点使用相同的方法进行单独测量时，对测量可变性的度量（ISO 1994）。它也可以通过测量值的标准偏差来衡量，代表 A 类不确定度。

45.2.6.4 精度和准确性

因为这两个概念经常被误用，英国国家物理实验室（NPL）良好实践指南 11（Bell，2001）不鼓励使用“精度”和“准确性”这两个术语。“准确性”用于描述“测量结果与测量真实值之间一致性的接近程度，是一个没有值的定性概念”（BIPM 2008）[7]。“精度”用于描述重复测量的可变性（见第 45.2.6.3 节）。

准确性是观察的定性特征，其中估计值（原则上是经过适当校正的样本平均值）接近参考值。在下文中，准确性常用于更一般的意义，要求与参考值偏差较小，且统计离散度较小。对于放射治疗，在同一机构和同一种模式放疗中，为所有患者提供一致的肿瘤控制和不过度增加并发症风险的概率是必要的。

然而，在将经验从一个中心转移到另一个中心，或在中心之间或模式之间相互比较时，例如在临床试验中，就共同参考达成一致并尽可能减少所有不确定度是至关重要的。基于这些原因，专家们在协调中心之间的实践规程及其建议方面做了很大努力。例如，可通过推荐参考剂量测定实践规程（第19章）或靶区的定义和剂量报告的建议（第31章）来实现。第45.8节进一步讨论了临床试验中的QA。

45.2.6.5 容忍值和响应级别

作为质量体系一部分，许多参数是通过定期测量或观察进行检查的（见第 45.7.4 节）。如果结果与参考值存在显著偏差（即超出允许误差），则必须采取纠正措施，并辅以预防措施，以避免再次出现不可接受的偏差。

正如IAEA（IAEA）关于放射治疗准确性要求和不确定度的报告（IAEA 2016年）中所讨论的，用于质量控制目的的容忍区间或置信区间的严格定

[5] 通常通过在样本均值 x 的两侧添加 1.96u（x）来获得置信区间。这实际上相当于 k = 2（即 95% 置信区间）。

[6] 请注意，该值$\sigma(\bar{X})$不同于公式 45.2 中定义的均值的标准偏差$s(\bar{X})$。这两个量之间的关系是：$s(\bar{X})=\sigma(\bar{X})/\sqrt{n}$。$\sigma(\bar{X})$通常被错误地称为（BIPM 2008）平均值的标准误差——GUM更倾向于用于表示平均值的实验标准偏差，因为误差总是未知的。

[7] 在某些出版物中，它等同于测量误差。

义存在多种解释[8]。IAEA 文件中，推荐“响应级别”这一概念和术语。

在实践中，对于一个给定观察或测量结果的响应水平是“应采取干预措施的水平”（IAEA 2007b）。应该根据对观察到的偏差可能造成的后果评估决定，同时还应考虑目前在测量精度方面可实现的目标（参见第 45.5 节）。IAEA（2016a）推荐的响应级别通常选择为 95% 置信区间，即覆盖系数 k=2。欧洲放射治疗和肿瘤学会（ESTRO）在其第10号手册中对“独立剂量计算系统”进行了更详细的介绍，为测量或计算之间不确定度的各种值建立了响应级别（或响应界限）和剂量学容忍限度的（即临床可接受的剂量范围）关系（ESTRO 2010）。

根据这种方法，如果执行检查测量（或计算），测量剂量的真实值会产生一定置信区间。要求是，在一个给定特定测量剂量的情况下，我们认为“真实”剂量在临床可接受剂量范围内的确信度为95%。我们假设容忍剂量是规定剂量的 ± 8%，如果可以进行完美测量，则响应界限将为 ± 8%。然而，如果测量标准不确定度不是 0%，而是 1.5%，对应于 ± 3% 的 95% 置信区间（k=2），在95% 的耐受剂量限制内，则响应界限必须更小并设置为 ± 5%。因此，随着测量不确定度增加，响应界限值会降低（另见 Andreo，2011）。

第 46.1.3 节讨论了这些概念在实际 QA 程序中的应用。

45.3 放射治疗质量管理体系要求

45.3.1 一般要求

引入和发展与放射治疗相关的QM 的目的是保持治疗质量一致性和连续性。在这种情况下，质量被认为是在肿瘤控制概率（TCP）最大化的同时将正常组织并发症概率（NTCP）保持在临床可接受水平内，并最大限度地提高患者舒适度，以实现最佳治疗。因此，我们必须尽可能准确地在需要处方剂量的位置提供处方剂量[9]。这一目标需要剂量和几何位置的精度。

高级管理人员致力于领导质量体系的实施，是建立一个良好质量体系的基础。必须考虑诸如过程设计以及过失和事故管理等工作内容。应该有一个质量持续改进的目标。另一个基本组成部分是在所有工作流程中建立和维护有效和高效的文档系统（参见第 45.7.2 节）。

国际标准化组织在 ISO 9000 系列标准（ISO 9000：2015、ISO 9001：2015、ISO 9004：2018 年）中广泛描述了质量管理的一般原则。ISO 13485：2016 标准对医疗器械的特定质量管理体系进行了介绍。这些医疗器械的特定安全管理系统在 ISO 14971：2007 标准中也有所规定。尽管这些标准主要是为工业制定的，但这些标准也可能适用于放射治疗（Bleehen，1991；ESTRO，1998；ASN，2009；Bogusz-Czerniewicz 和 Kaźmierczak，2012；Pourel等，2016）。英国标准协会根据 ISO 实验室服务标准（ISO 15189：2012 和 ISO 17025：2005[10]）制定了用于医学物理学的特定标准（BS 70000：2017）

45.3.2 过程方法

ISO9001：2015标准要求应阐述导致该结果的流程，并应理解不同流程之间的相互关系。例如，与调强放疗（IMRT）计划制定和传输相关的流程需要与提供IMRT放疗的治疗机QA流程相匹配。单个的进程输入可能来自前一个过程本身和产生的输出，这些输入可能反过来进入下一步过程中。通过识别流程和记录其实施情况，可以确定改进流程方式并识别会干扰结果正确实施的风险因素。

45.3.3 持续改进

在建立了与放射治疗相关的流程后，需要确保质量体系不断发展，既要以安全和系统化的方式采用新

[8] 例如，在加拿大的建议（CPQR 2016）中，“容忍区间”一词用于表示可能暂时超出的下限，而“响应级别”是指超出后“会对临床产生显著影响”的水平。这与欧洲放射治疗和肿瘤学会（ESTRO）手册（ESTRO 2010）中的用法相反。

[9] 在姑息治疗中，由于要解决患者的舒适度问题，可能会使最大限度地提高TCP和实现准确提供治疗的要求无法实现。

[10] 这个标准现在有一个 2017 年的版本，但这一版本（BS70000）是基于 2005 年的版本而来。

技术，又要在实践中进行持续改进。这要求质量管理者应咨询患者和负责他们治疗的专业人员，以确保系统达到用户的实际要求，而不是放射治疗技术人员认为他们应该想要的。必须承认，医生既是该系统的使用者，也是该系统持续改进的推动者。

45.3.4 审核

审核是持续维护质量体系的基础。审核的目的是确定质量保证体系是否遵循了流程，更重要的是，是否实现了所要达到的目标。第一个目标的一个例子是对直线加速器上的QC进行审核，检查规定测试是否及时进行。第二个目标的例子是审核一种新的临床技术的结果，以查看预期改善是否发生。独立剂量测量审核是确保医院之间剂量一致的重要措施。IAEA多年来一直采用热释光剂量计（TLD）进行了此类审核（Izewska等，2004，2016）。英国的一次审核（Thwaites等，1992）发现有200多名患者受照剂量超过了25%（IAEA 2000 – 第10号事件）。在英国部门间审核已经持续了35年，并已经发展到测试更复杂的剂量测量场景（Clark等，2015）。审核也是临床试验质量保证的基本组成部分（Bekelman等，2012；Eaton等，2017；见第45.8节）。

45.3.5 文档

与之前的标准相比，新的ISO9001 标准对详细文档的重视程度较低。文档需要足以确保正确清晰的流程，流程的描述应易于理解。质量检查的文档记录是必要的，以提供规定的检查是否已被执行的证据（另见第45.7.2节）。

45.3.6 培训

对工作人员进行充分培训的要求已纳入欧盟立法和质量体系要求。当新技术被引入时，培训应该包括端到端测试，以便确保工作人员在对患者进行现场治疗前已经接受了该技术的培训。在IAEA第17号安全报告中（IAEA 2000）记录的18%的严重事件中，培训不足被确定为导致严重事件的主要因素。培训不仅应涵盖正常情况，还应包括如何处理异常情况和事故。

45.4 放射治疗准确性

45.4.1 剂量效应关系

在任何的放射治疗情况下，剂量与肿瘤控制之间的关系（见第44. 2节）、剂量与正常组织并发症之间的关系都非常重要（见第44.3节）。每一种都具有图 45. 3所示的特征形式。曲线展示了阈值剂量、相对陡峭的上升区和高剂量饱和区[11]。最常见的实际放射治疗情况是曲线沿剂量轴的重叠区域，由此可知放射治疗的目的是试图最大限度地控制肿瘤，同时将正常组织并发症维持在可接受水平（另见第7.5节）。

通过考虑剂量-效应关系的陡度，可以得到对准确性的一般要求。这种陡度，对于n%的剂量响应，可以通过归一化的剂量反应梯度γ来量化（见第7.6.1、44.2.7节和IAEA 2016a）。很明显，对于这种一般类型关系，如果治疗剂量与规定剂量存在显著偏差，那么肿瘤控制概率可能降低，亦或正常组织并发症的发生率增加，这取决于偏差的方向。因此，临床精度要求必须确保这些不确定度最小，从而在曲线陡峭部分具有较高的准确性和精度（图45.3）。

在20世纪80年代，许多学者对临床剂量效应数据进行了审核（如Johansson等，1982；Moore等，1983；Mijnheer等，1987；Brahme等，1988）。图45.4 给出了一些示例，其中将不同分割方案剂量校正为等效剂量。这些曲线虽然受到许多不确定度的影响，但剂量-效应曲线依然有明显的陡峭度。在本手册的B部分和IAEA的人类健康系列第31号报告（IAEA 2016a）中给出了更多最新的参考资料和细节。

45.4.2 吸收剂量实施所需的准确性

我们有必要根据在常规临床情况下遇到的更陡峭的剂量-效应关系提出准确性建议，这些建议通常适用于正常组织。ICRU在第24号报告（ICRU

[11] 这种说明肿瘤控制概率和正常组织并发症之间关系的方法是由Holthusen在1935年提出的，并在1975年被Bloomer和Hellman采用。Chagari等（2016）对这些问题进行了最新讨论。

1976）中审查了当时可提供的有限资料。提出将吸收剂量投照到靶区体积时要求 ± 5%的准确性，并且在关键情况下，准确性需要达到 ± 2%。然而，人们认识到在当时实践中 ± 2%的标准通常是无法实现的。Mijnheer等（1987）通过考虑正常组织效应，获得了所需准确性的数值。他们评估了剂量–效应曲线的陡度，即吸收剂量增加的百分比，使NTCP从25%提高到50%，该相对不确定性的代表性值为7%，并得出结论：如果吸收剂量总体不确定度大于该值，任何一个实施基于此吸收剂量的计划方案的医疗机构都将发生不可接受的并发症风险。指定覆盖系数k=2，得到k=1值时的不确定性为3.5%。Brahme等（1988）考虑了经典剂量值变化对肿瘤控制的影响，根据剂量测量不准确性引入的肿瘤控制的TCP最大损失水平，建议将患者吸收剂量的3%（k=1）作为实施剂量准确性的容忍值，以保持TCP的变化在可接受的范围内。

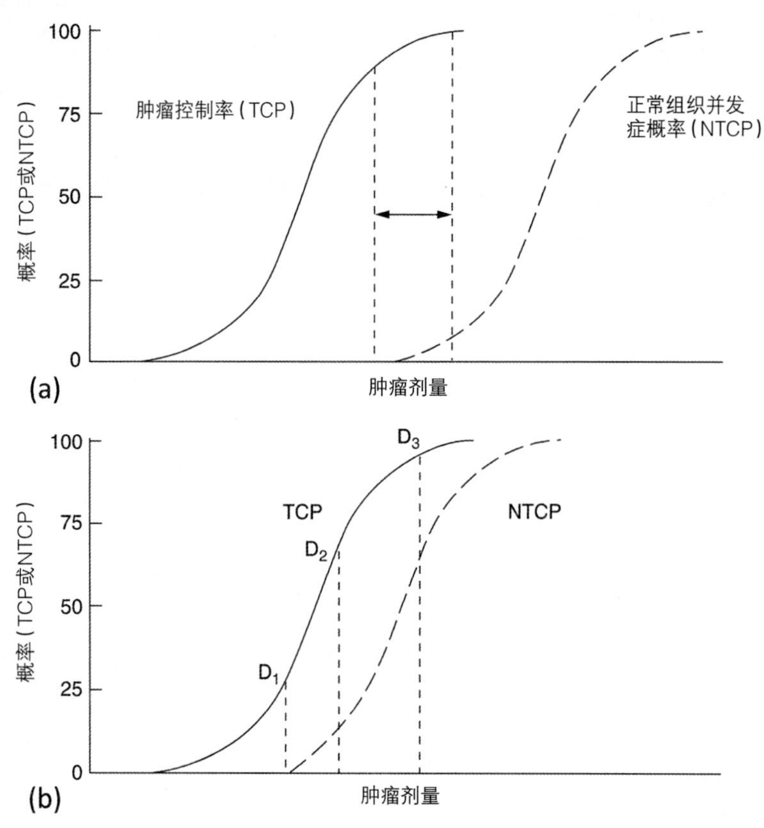

图 45.3 针对特定的治疗技术和治疗方式，以肿瘤剂量为函数的肿瘤控制率和正常组织并发症概率的剂量 – 效应曲线。两条曲线均为 S 型，为了简单起见，假设它们具有相同的形状和梯度。图（a）展示了一个对患者的有利的情况：在两个箭头所示的范围内选择的肿瘤剂量将获得高肿瘤控制率和一个可接受的低并发症概率。图（b）显示了一个不太有利的情况，尽管已经尽可能减少正常组织照射暴露，D_1、D_2 或 D_3 指示的三种肿瘤剂量水平都不能同时实现高肿瘤控制率和正常组织低并发症概率

最近，人们基于TCP和NTCP模型估计了最大容忍剂量不确定度γ_n 值（IAEA 2016a）。其目的是保证TCP损失小于3%，NTCP增加不超过3%，对系统偏差和围绕预期剂量随机不确定度的结果进行了区分。结论表明，对于2Gy/次的经典治疗体系，最大偏差应在预期剂量的−2%到+5%范围内。对于低分次治疗，最大偏差应仅限于−1.5%～+3%范围（≥3Gy/次）内。此外，标准差应小于5%，以确保标准条件下正常组织保护，而对于分层良好的患者，应小于3%（例如，要进行临床试验）。

虽然很难从这些估计中得出确切结论，但3%左右的总体数值（k=1）可以作为目前推荐的在剂量指定点实施给患者的剂量值的准确性要求，虽然

有轻微不对称，但可以避免剂量不足的风险。这意味着，采用k=2，在更陡峭的剂量–效应关系的情况下，有95%会出现±6%左右的剂量变化。这也与更多临床观察中由于剂量偏差导致意外剂量变化的表现相一致。

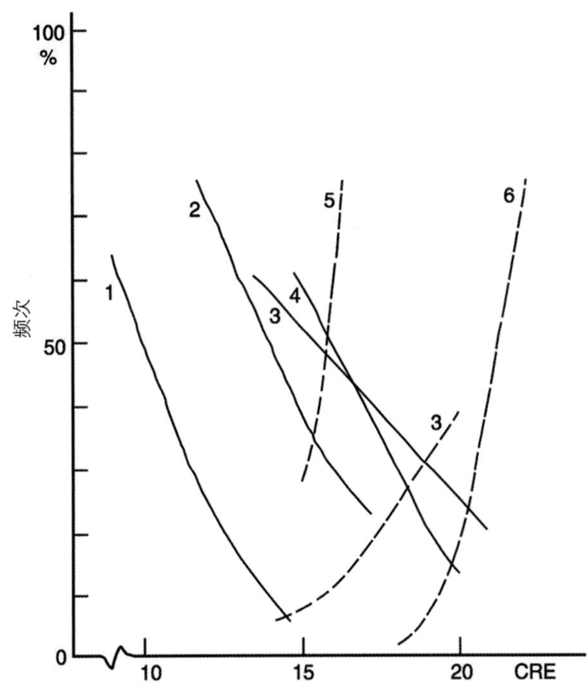

图45.4　从临床文献中收集的局部复发率（实线）和并发症率（虚线）与累积照射效应（CRE）的剂量–效应曲线。1.恶性淋巴瘤，Fuks和 Kaplan（1973）；2。鼻咽癌，Moench和Phillips（1972）；3.膀胱癌，Morrison（1975）；4.扁桃体癌，Shukovsky和Fletcher（1973）；5.皮肤反应，turessen和Notter（1984）；6.臂丛神经，Svensson等（1975）（引自：Johansson L, et al.，Int. J. Radiat. Biol. Relat. Stud. Phys. Chem. Med.，41，411–420，1982）

总之，人们普遍认为±10%（即约k=3）是导致临床损伤的极限。为了“安全”，作为理想和可实现剂量之间的“合理妥协”，处方剂量和实施剂量之间的偏差不应超过±5%（Dutreix，1987；Wambersie等，1994）。

45.4.3　吸收剂量分布所需的准确性

除了吸收剂量总体水平变化外，靶区体积内剂量分布的变化可能会影响疗效，并改变实际剂量–效应关系的梯度。Brahme（1984）考虑了均匀肿瘤体积上不同吸收剂量分布的影响，认为剂量分布的标准偏差需要在3%～5%的范围内。

45.4.4　放疗中所需的几何准确性

几何不确定度的产生有多种原因，包括治疗机参数和容忍值、模拟定位和治疗摆位、治疗期间患者或器官的运动，以及分次治疗间患者解剖结构的变化等（BIR 2003）。关于这些变化对治疗结果影响的临床信息有限。肿瘤的几何误差会显著降低TCP，如果肿瘤与相邻正常结构重叠，特别是关键器官重叠，在并发症方面是有害的。一般来说，考虑到这些不确定度，允许在靶区体积周围有适当外放。尽管确实存在定性证据，但是很难找到关于不确定影响的明确数据（de Crevoisier等，2005；Engels等，2009；Zelefsky等，2012）。因此，对所需准确性的估计必须基于建模研究（例如Brahme等，1988）。

另一个困难是剂量和体积之间的明显的相互依赖性。现代放射治疗广泛使用剂量–体积约束，对于给定百分比（例如90%）的PTV必须受到超过规定的剂量。相反，一个给定百分比（例如30%）的OARs不应该超过给定的剂量（第7.5节）。很明显，肿瘤体积的几何缺失可能导致有复发风险的剂量冷点，而向OARs的几何偏移会导致并发症风险增加的热点。Tome和Fowler（2002）对此前一种情况进行了调查。根据他们的模型，IAEA人类健康31号报告（IAEA2016a）提出了建议：为了避免TCP损失高于3%，接受低于90%处方剂量的体积应保持在12%以下（对于更陡峭的肿瘤控制剂量–效应为6%）。然而，这样的结论很难转化为一个实际建议。

最后，对于小靶区和大靶区或姑息性放疗，所需几何精度是不同的。一个合理的估计是：在根治性治疗中，几何精度应该在1～5mm范围内，但它本质上取决于在实践中可以实现的目标（见第45.5节）。

45.4.5　总体准确性要求

在目前总结所有可用的证据并简化为一个指南时，可以就放射治疗准确性提出以下一般性建议：

- 在指定点提供的吸收剂量精度在3%以内；
- 在靶区体积中剂量精度均在5%以内；
- 射野边缘相对于靶区体积的位置精度偏差在4mm以内。

所有这些都是针对k=1提供的，并且都是常规临床实践的一般要求。但在某些情况下（例如，姑息治疗），更高的值也是可以接受的。然而，对于不同治疗技术采用不同的准确性标准通常是不切实际的。因此这些值被广泛应用。在某些特殊情况下，如质子治疗（第39章）或立体定向治疗（第40章），涉及非常陡峭的并发症曲线或需要严格控制的几何容差，可能需要更小的不确定度。

必须认识到，这些数字是放疗过程中涉及的所有影响因素的综合效果，决定了给予患者的最终剂量，这意味着单个因素对总剂量实施准确性的贡献必须更优。剂量测定流程从初级剂量测定标准和所需基础物理数据开始，通过剂量计校准、参考条件下的治疗射束校准、所有其他条件下的相对剂量测定，以及治疗计划过程，包括患者数据获取以及治疗体积和剂量的确定。最后，在治疗过程中，每天按日常条件向患者提供处方、计划和治疗。整个过程中每部分的准确性要求必须显著优于总体建议，以达到推荐的最终值。

上面给出的数字是关于临床所需准确性的指导方针。更普遍地说，必须遵循IAEA人类健康31号报告（IAEA 2016a）中的首要建议：“所有形式的放射治疗都应尽可能合理准确地应用（ALARA原则），并考虑到技术和生物学因素。”

45.5 目前可实现的准确性

45.5.1 常规

在所有剂量测定流程中引入不确定度。总体累积不确定度可以通过以下两种互补的方式之一来估计：

1. 通过先验方法，考虑每个阶段潜在不确定度的来源，使用所有可用信息来分配合理的实际值，或者在最坏情况下，在缺乏可靠数据时做出有根据的估计；
2. 通过适当的剂量学比较或检查，以评估不同水平的不确定性累积度（越接近治疗条件进行相互比较，包括的影响因素就越多）。

不同层次上不确定度的差异可以提供关于干预步骤中引入的信息。例如，机构间的相互比较不能检测到核查系统和被核查机构所共有的任何系统误差。不可避免的是，在机构间剂量学的相互比较中也遗漏了一些临床因素，因为这些因素只能用于调查有限的临床治疗条件组合（Thwaites等，1992；Ebert等，2009）。因此，这种外部审计应由QC内部程序加以补充，如使用在线平面成像和在体剂量测量（见第48.2和48.3节），这些工作必须持续监测，以提供在日常实践中实际达到的准确性估计。

在使用质子或重离子治疗中，布拉格峰末端的剂量急剧下降会使治疗计划更明显地受到不确定度的影响，需要特别注意它们的评估，并关注鲁棒性优化的概念（见第39.2.2.5节和AAPM 2020d）。

45.5.2 对剂量实施可实现的不确定度的估计

45.5.2.1 一般原则

实施剂量可实现的不确定度在很大程度上取决于设备、程序和当地环境。可以基于以下解决方案中的一个或多个组合来尝试进行估计：

- 将放疗过程分解为单独步骤，并针对各个影响因素估计各个级别的不确定度。
- 使用模体或对患者进行体内剂量评估，对整个流程进行端到端评估。

为了涵盖多种评估方法，分析由国家或国际组织进行的多机构比较结果（例如与临床试验之间的关系）非常有用。在早期试图估计累积不确定度之后（Brahme，1984；Dutreix，1984；Mijnheer 等，1987；Brahme等，1988），最近有人尝试从更广泛的数据中提取这些信息，包括用于IMRT技术的数据（例如Thwaites，2013；IAEA 2016a）。

放射治疗过程中可以估计不确定度的主要步骤

如下：

1. 参考剂量测定（见第19章）；
2. 相对剂量测定（见第20章）；
3. 剂量计算（详见第26章和第27章）；
4. 治疗实施（见第48章）。

45.5.2.2 参考剂量不确定度

不确定度的主要信息来自初级和二级剂量测定标准实验室（PSDLs 和 SSDLs）（见第19章）、原子能机构组织的剂量测定核查（Izewska，2003），以及影像和放射肿瘤机构（IROC–Huston）（Ibbott等，1997；Kerns，2016；见第45.8节）。

根据IAEA（2016a）基于BIPM的数据，由SSDLs剂量校准参考仪器的校准证书在^{60}Co γ射束条件下给出的不确定度小于1.2%（k=1），平均值为0.7%（k=1）。当应用到用于临床定期检查射束校准的射野仪器时，MV射束在参考条件下的剂量精度为1.0%～1.5%（k=1）、电子束剂量精度为1.4%～2.1%（k=1）（Andreo，2011）。IPEM（2020）MV光子射束实践规定，次级标准电离室估计参考剂量测定相对标准不确定度为0.8%（k=1），临床射束校准的射野电离室为0.9%。

WHO和IAEA（Izewska 等，2003，2008）经TLD核查，分析了2001—2010年应用$N_{D,w}$剂量测定规范的多家机构，包括631个^{60}Co射束和1557个高能X射线射束的结果。它们的不确定度分别为2.4%（k=1）和2.0%（k=1）（IAEA 2016a）。在IROC审查中也发现了类似结果（Ibbott等，1997）。这一结果与ESTRO（2008）1982—2005年发表的11项国家、区域和国际研究中收集的数据一致，在这些研究中，参考条件剂量不确定度在1.2%～3.8%（k=1）之间。

因此，对于高能X射线束，对这一步骤可实现的不确定度合理范围约为2%。

45.5.2.3 相对剂量不确定度

为了计算患者任意处方点的剂量，必须获得一些数据（即深度剂量、剂量分布、输出因子、楔形因子等），这些数据与参考剂量有关。这些参考剂量是构成不确定度的另一个来源。

这种不确定度可以通过对测量过程的分析来评估，包括剂量测量设备的特性和测量程序（摆位、设备参数、不稳定性等）。对于大多数参数，不确定度可以视为约1%（k=1），通常认为输出测量的实际水平为2%（AAPM 2009a；Moran和 Ritter，2011）。

这一数字与2004—2005年IAEA组织的多机构TLD试点研究相一致，在该研究中使用离轴位置电离室比较剂量，改变射野大小并增加楔形板（Izewska等，2007）。在超过9个国家20多个高能光子射束中共进行了203次测量。实际上，所有结果都证实，TLD与电离室之间一致性均好于1%，平均不确定度为0.9%（k=1）。这证实了相对剂量测量可实现的不确定度约为1%（k=1）。

45.5.2.4 剂量计算不确定度

相对剂量测量被用作评估患者体内剂量计算算法的输入。考虑到通过算法和解剖情况，很难对可实现的精度做出任何一般陈述，原则上，剂量计算算法应该能够紧密匹配简单水模体中的相对剂量分布（如1%或2%以内），因此，Venselaar等（2001）建议，相对剂量测量和剂量计算之间的容忍水平为2%～5%，这取决于计算环境实际情况（见47.3.3.1节），当存在显著不均匀性（即肺）时，则为5%。

ESTRO收集了1987—2005年期间在人体仿真模体中进行的使用传统和适形放疗技术7项研究的结果，将测量剂量与规定剂量进行了比较（例如用治疗计划系统计算的剂量）。预期剂量为1Gy的平均测量剂量在0.979～1.035Gy之间，标准差在1.3%～3.5%范围。这些结果包含了所有与整个过程相关的不准确度。如果只考虑剂量计算步骤的贡献，标准差显著减小。例如，在澳大利亚的一项研究中，头颈部模体的标准偏差由3.5%下降到2.3%，前列腺模体由3.3%下降到1.9%（Kron等，2002）。

2007—2012年，IAEA在8个欧洲国家进行了多机构核查，使用胸腔模体分别在15个对比点和各种射束组合下，比较了电离室测量结果和TPS剂量计算结果（Gershkevitsh等，2014）。共计从60个放射治疗机构收集了190个数据集。对于考虑了肺内次级电子传递修饰的“class b”算法（见第28.5.3.3节），平均偏差为0.5%，不确定度为1.7%（*k*=1）。然而，在大约10%的数据集中，差异高于容忍值（例如大于2%～5%的Venselaar标准，具体取决于所选的点和相应实际情况），高于容忍值的原因通常是由于射束输入数据差或射束校准问题。与ESTRO报告中引用的研究一样，IAEA的核查是一项端到端测试，包括放疗过程中所有可能的不确定度，包括患者数据采集和射束校准。

因此，可以合理地估计，使用最新的算法，由TPS计算的剂量（并归一化到参考点）可实现的不确度约为2%（*k*=1）。如果是明显累及肺组织的病变，可以达到5%（*k*=1）。

45.5.2.5 剂量投照的不确定度

与模体研究相比，治疗过程会导致与患者摆位和运动相关的额外不确定度。

投照给患者的实际剂量可以通过在体测量来评估。这种测量本身就包括了放射治疗过程中的所有步骤。然而，从在体测量中得出患者某些感兴趣点的剂量并不容易（见第48. 3节）。因此与在体剂量测定相关的不确定度和第45.5.2.1节中列出的所有步骤所产生的组合不确定度具有相同的数量级。

45.5.2.6 总体不确定度

表45.1总结了估计的不确定度，如前一节所述。

表45.1 放射治疗过程中每个主要步骤的可实现的数量级的总结

过程的步骤	不确定度（*k*=1）
水模体内参考剂量	2.0%
非参考条件下水中相对剂量	1.0%
模体内剂量计算	
没有明显的不均匀性	2.0%
明显累及肺组织	5.0%
模体整体不确定度（正交组合）	
没有明显的不均匀性	3.0%
明显累及肺组织	5.5%

之前也发表过类似的逐步方法，基于英国剂量测定相互比较和审计的结果（Thwites，2013）。患者实施剂量的总体不确定度估计在1.7%～ 3.1%（*k*=1）范围，当涉及肺组织时增加到5.1%（*k*=1）。这些结果可以与IAEA在其最终总结表中的评估进行比较，表中模体剂量可实现的总体不确定度在3%～10%（*k*=1）（IAEA 2016a，表15）。

在同一表中，“专家共识”估计的患者剂量递送范围为5%～10%（*k*=1）。

IAEA引用的上限值（10%）相当大。目前还不清楚是如何获得的。它可能包括在极端情况下使用不充分算法来修正不均匀性，因为在同一合成表中，这一步骤的不确定度是2%～20%（*k*=1）。它还可能包括更新的治疗技术，如IMRT，人们担心不确定度可能会增加，如在一些研究中发现的那样（Ibbott等，2008）。然而，似乎随着这些技术越来越标准化并与全面的QA协议相关联，剂量实施准确性通常小于5%（*k*=1），仍有相关性（Thwites，2013；Ibbott和Thwites，2015）。

45.5.2.7 近距离放射治疗的不确定度

在近距离放射治疗中，评估准确性更加困难，因为一个非常小的几何误差可能会导致一个较大的剂量误差（见第53章）。AAPM TG-138报告（AAPM 2011a）估计低能近距离放射治疗剂量计算的总不确定度为4.4%（*k*=1），高能治疗源的剂量计算的总不确定度为3.4%（*k*=1）。对于前者，最大的影响来自TPS插值的不确定度，而对于这两种能量，剂量测量的不确定度是一个主要的影响因素（分别为3.6%和3.0%）。在一项Interlace近距离放射治疗试验的相关核查中（Diez等，2017），测量距离高剂量率源和脉冲剂量率源20mm的测量点剂量，并将其与遵循英国实践规范的医院的TPS计算剂量和源校准剂量进行比较（见第51.4.2节），来自44个机构的测量剂量比计算剂量高出1.1% ± 1.4%（*k*=1）。由此得出剂量实施已经满足不确定度5%以内的目标，对于患者的治疗，这可能是有益的。

45.5.2.8 投照剂量可接受的偏差

从前面关于所要求和可实现准确性的讨论来

看，值得注意的是，实施剂量的 ± 5%不确定度（k=1）与目前已接受的与规定剂量的最大偏差大致相同。正如Andreo（2011）所指出的那样，这两个概念之间存在混淆风险。

± 5%的准确性要求并不能反映剂量传输的不确定性，它是一个基于生物学和临床考虑的“可接受”剂量偏差的经验估计值。这种容忍区间是在20世纪70年代初被提出的（Wambersie等，1969；Herring和 Compton，1971），仍可被认为是相关的（IAEA 2016a）。如果转化为放射生物学反应，相当于约95%的患者群体（即k=2）具有可接受的TCP的概率。

传输剂量中 ± 5%不确定度（k=1）代表了由于涉及许多步骤的复杂过程而不可避免地缺乏精确度，每个步骤都导致了全局不确定度。如第45.2.6.5节所述，要考虑到这种不确定度，有必要将响应级别限制设置为较小间隔。然而，设置如此小的限制（例如最终结果通常低于 ± 3%）很难转化为实际指导方针。来自体内测量的结果（Huyskens等，2001；Thwaites等，2003a；vanElmpt等，2008；IAEA 2013a）证实，对于很大一部分患者，测量剂量不确定度位于 ± 5%区间，但由于测量剂量不确定度相似（见45.5.2.5节），目前尚不清楚体内测量是可以作为评估过程不确定度的手段，还是仅可作为避免错误和事故的保障措施。

在实践中，解决方案是尽可能准确地实现剂量传输，同时为整个放射治疗过程中进行的大多数验证设置“合理”的响应级别（见第46～48章）。这也适用于几何要求的不确定度。

45.5.3 可实现的几何不确定度的估计

至于剂量，可以通过考虑各种不确定度的来源来对可实现的几何精度进行估计，将它们组合起来，可以得到一个整体值。在此基础上，AAPM（1994b）描述了一个对应于几何不确定度为5mm（k=1）的示意图，如图45.5所示。

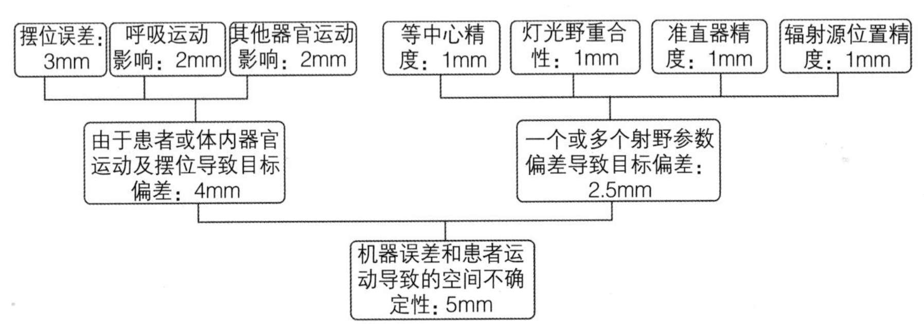

图 45.5　外照射治疗中的累积几何位置不确定度（经许可摘自：AAPM，TU 13 报告，放射物理质量保证，美国物理研究所，纽约，1994b）

一项主要综述（BIR 2003）提供了一般几何不确定度和特定治疗部位不确定度的详细讨论。总体几何不确定度从几毫米到1～2cm（k=1），取决于位置、技术、固定方法。在IAEA（2016a）最近进行的评估中，机械相关空间不确定度为1～2mm，治疗计划的计算机断层扫描（CT）几何不确定度小于2mm，使用现代室内影像后提供的典型位置不确度约为1～2mm。以下给出了不同解剖部位患者（重新）校位不确定性的具体数字：颅内病变1～2mm；胸腔10～20mm 。总之，根据本报告，患者的总体几何不确定度（k=1）约为5mm。对于模体“治疗”，它将减少到2mm左右。尽管有这些估计，考虑到根据解剖位置和重新校位成像系统的类型而造成的巨大差异，必须在每个机构评估实际的几何不确定度。

随着调强放射治疗发展，从剂量-体积限制的引入中可以明显看出，剂量与位置结构的关系越来越密切（见第37.2.3.1节）。因此产生了γ指数的概念（Low等，1998），用于同时表征剂量和位置偏差。在引入调强放射治疗之前几何位置误差只会影响射野边缘，但由于调强放射治疗能够产生凹面剂量分布，剂量梯度可以出现在靶体积的任何点上。γ指数用于比较治疗前患者特定QA中计划和实现的剂量分布（见第45.7.5节）。根据剂量和距离偏差（例如3%/3mm或5%/5mm）组合进行计算，当偏差超过这些限制时，它大于1。当γ指数在辐照区域很大一部分大于1时，应采取纠正措施（见第47.3.3.3节）。但很难确定这些限制性实践的科学合理的依据（Hussein等，2017），实践的选择也或多或少是在所需准确度和可实现准确度之间“合理”妥协。

45.6 辐射事故

45.6.1 辐射事故术语

尽管将患者剂量和摆位中的不确定性降至最低很重要，但在患者治疗中偶尔会出现明显的错误[12]。因此，质量管理体系中必须包括安全部分，以将发生此类错误的可能性降至最低。

用于描述放射治疗错误的术语一直在演变。在放射治疗中，不正确的治疗可能不会对治疗结果产生积极影响，或者相反，可能会显著增加严重并发症的风险或复发风险（在未发现明显的剂量不足时），这可以被认为是一次事故。AAPM描述了放射治疗事故的特征（AAPM 1993a），分别为：严重的A类事故，其照射剂量超过规定剂量至少25%；B类事故，其剂量比规定剂量大5%～25%；另外一种是剂量不足的情况。根据其偏离预期剂量的程度和可检测性，可以确定它们属于哪一种类型。ICRP第112号报告（ICRP 2009）也使用了“事故”一词。2008年，法国核安全局为“评估影响接受放射治疗程序的患者的辐射防护事件评级”（ASN 2010）定义了事件等级（ASN-SFRO等级）。该量表由7个等级组成，其中0级和1级无临床后果，2级和3级为事件，4级至7级为事故。在法国，该量表用于限定所有发生的计划外或意外的事件，且必须在“重大”事件（属于AAPM“事故”特征事件）发生后立即报告。欧盟委员会辐射防护报告181（EC 2015）指出，“事故”一词具有不可预测和不可避免的含义。他们首选的术语是不良错误事件，因为事件是可预测和可预防的。这与欧洲指令2013/59（EC 2013）第63条中的用法一致，该条要求“成员国应确保……承诺尽快向主管当局报告主管当局定义的重大事件”。NHS England（2015）提到了患者安全事件，定义为“可能已经或曾经导致一名或多名患者受损伤的任何意外或意外事件”。美国放射肿瘤学安全信息系统（ROSIS）（Cunningham等，2010）和放射治疗事故报告分析系统（RIRAS）也使用“事件”一词。

45.6.2 从经验和报告事件中学习

在放射治疗发展早期，当事件发生时不一定会报告。现在我们必须从世界范围内发生的事件中吸取教训，因为其中一些后果非常严重。IAEA发表了关于一些严重放射治疗事故的详细报告（IAEA 1998，2001，2004b）。IAEA还发表了一份关于从放射治疗意外照射中吸取教训的报告（IAEA 2000），并根据原因对事故进行分类。ICRP也采取了类似做法，委员会根据对各种已知事件和事故的分析发表了一份报告，并就应采取的预防措施提出了建议（辐射防护委员会，2000）。

10年后，在其他一些严重事故发生后（Mayles，2007；Ash，2007；Derreumaux等，2008），ICRP发布的另一份报告介绍了“新”技术的风险（ICRP 2009），报告清楚地表明，虽然技术可能增加不良错误事件的风险，但主要原因是人为错误。这些错误与治疗机构的组织结构管理失职有关，特别是在工作人员培训方面。错误的一个重要原因是对系统行为或结果的误解，特别是涉及计算机系统时。

英国皇家放射科医师学院（RCR 2008）的一份报告得出了类似结论，该报告提供了2000—2006年期间英国报告事故的统计数据，并对此类事件的重要例子进行了简要描述。报告建议即使没有对患者造成伤害，也应报告放射治疗事件。根据事件严重程度分为五个级别，第1级和第2级代表患者伤害事件，而第4级是未遂事件。报告提出了一种编码

[12] 不幸的是，错误一词被用来介绍科学上的不确定性，这是不可避免的。而错误处理则不是。虽然“错误”一词通常用于辐射事故，但我们选择使用“错误”一词来强调两者的区别。

方案以识别涉及的过程和步骤。

同年，在WHO发布了一份文件（WHO 2008），描述了1976—2007年间20起“导致患者严重不良事件（如辐射损伤和死亡）的重大放射治疗事件”。事件中共有3125名患者受到影响，据报道有38人死于过量辐射损伤。将这些事件根据治疗过程阶段进行分类（见图45.6），55%的事故发生在计划设计过程中，25%发生在新系统或设备引入（调试）阶段，10%发生在使用该设备进行治疗期间。相当多的事故（9%）是由于信息传输有误造成的。

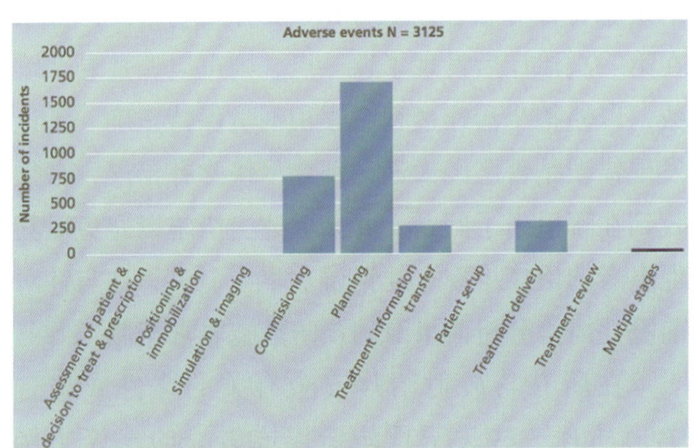

图45.6　根据治疗过程的不同阶段，对1976–2007年期间3125名患者报告的重大放射治疗事故进行分类（经许可引自：Radiotherapy Risk Profile. A Technical Manual, WHO, Geneva, 2008.）

对数据的收集和分析是有用的，因为在给定环境中发生的错误很有可能在类似或不同的情况下再次发生。了解以前犯过的错误，同时更加关注频繁发生或更严重的错误，有助于制定预防措施。因此，强烈鼓励放射治疗机构报告严重和不太严重的故障，包括未遂事件（即可能导致不正确治疗但在对患者造成伤害之前已被识别的事件）。应强调在地方、国家或国际之间建立可共享的报告系统。在英国，国家报告和学习系统（NRLS）记录所有患者安全事件，法国辐射安全局（ASN 2010）记录重大放射治疗事件。ROSIS（Cunningham等，2010）由ESTRO成立，SAFRON[13]由IAEA成立，作为放射治疗事件的国际自愿报告系统。欧洲指令2013/59（ECD 2013）第63条要求：在向有管辖权的国家主管当局报告重大事件后，“应建立机制，及时发布与医疗照射辐射防护相关的信息以从重大事件中吸取教训”（有关报告要求的进一步讨论，请参见第59.2.6节和附录K1第A1.3.6节）。许多国家由于一系列原因（包括文化或避免潜在诉讼），人们一直不愿报告事件，但既定报告方案的成功运行正在逐渐改变这一点。例如美国RIRAS系统（Kapoor等，2016）现在接受匿名和非匿名报告。在后一种情况下，小组跟进报告并采取后续行动，以确保完整性并提供建议。

在运行良好的部门中，将有一名员工负责整理内部报告，并评估质量体系可能发生的变化。该人员通常被称为质量主管，负责与其他人协商，进行内部或外部报告。

45.6.3　风险评估

经验学习方法有一个明显的局限性，不能防止不同类型事件的发生。随着技术的发展，这种局限性更加明显，这将导致与事件相关的错误可能性成倍增加。同时流程复杂性越来越高，不能仅仅基于对设备性能的验证来确保质量和系统安全，这会导致对物理和技术资源的需求不断增加，以执行过度或不可行的检查。

出于以上这些原因，应通过前瞻性方法来补充传统的回顾性方法，从而使事先评估风险成为一种趋势。欧洲指令2013/59（ECD 2013）第63条确认了这种方法的重要性，其中要求“对于放射治疗实践，质量保证计划包括对意外或非预期辐射风险的研究”。

已有一些正式的方法进行此类风险分析，ICRP出版物112（ICRP 2009）中简要描述了三种方法：故障模式和影响分析（FMEA）、概率安全评估和风险矩阵法。2016年发布的AAPM TG–100报告介绍了FMEA方法的细节，并说明了如何将其应用于IMRT治疗（AAPM 2016）。该方法的主要步骤如下：

1. 建立一个多学科小组，负责现有流程的分析，并从一般流程开始，将其细分为更小的步骤，绘制流程图。
2. 对于这些步骤中的每一步，根据本地和外部经验，利用参与者的专业知识，确定潜在故障列表（“一切可能出错的事情”）。
3. 在相同的基础上，为每个潜在故障分配一

[13] 放射肿瘤学安全；www.iaea.org/resources/rpop/resources/databases and learning systems/safron

个风险优先级数字（RPN），计算结果为如下三个数量的乘积：

- O=发生次数，表征故障发生的可能性；
- S=严重性，与故障后果相关；
- D=可检测性（缺乏）。

每个量都在1～10的范围内得分，导致RPN值在1～1000之间。

4. 分析结果，重点关注最高的RPN分数和最高的S值，而不考虑RPN，这可以通过设计故障树来说明。
5. 基于所需资源和风险严重性之间的平衡，决定是否必须为更关键的步骤采取额外安全措施。这些措施的设计可降低故障发生概率，提高其可检测性和/或减轻其后果。

FMEA方法或类似方法已由多个机构或团体成功实施，例如《ASN风险评估指南》（2009）。

这种方法对于那些试图使用的人来说似乎过于复杂和令人沮丧。为了避免这种情况，TG-100建议为避免突然的变化，从小项目开始改进。它还建议从外部审查和“质量部门”那里寻求帮助。

还有其他更简单的风险评估方法，涉及事件发生概率和后果严重程度的级别（最多五个级别）。所有这些系统的目的是识别最严重风险，并引入屏障，以防止它们导致患者伤害。EC辐射防护181报告（EC 2015）及其补充附件为风险评估提供了指导，并介绍了许多不同方法。本报告是作为ACCIRAD项目的一部分编制的，Malicki等（2017）对其进行了总结。IAEA（2016b）还发布了基于风险矩阵方法的放射治疗风险评估指南。他们的方案增加了为降低风险而引入的屏障失效的概率。西班牙已开发了一个在线工具，采用该方法进行风险分析[14]。该工具为风险矩阵分析提供了一种系统化方法，其中包含内置潜在错误、建议频率缩减器以及障碍和后果缩减器，并允许将其贡献添加到系统中。

除了严格应用该方法外，每次启动新流程或修改现有流程时，都必须考虑变更的潜在风险及其可能后果。相关指南可在WHO放射治疗风险简介文件（WHO 2008）中找到，其中与放射治疗过程的各个步骤相关的81个风险被列为高风险或中等风险，低风险被忽略。此外，在本书第46～48章中，将分别讨论设备、计划过程和治疗实施过程相关风险的方法。

45.6.4 纠正和预防措施

纠正措施是对实际发生的错误的回顾性反应。在某些情况下，当错误发生在流程早期阶段时，可以进行纠正以补偿错误，减轻其后果。例如，在为给定患者计算机器跳数（MU）时发生错误，如果在第一次治疗后发现了这一点，则可以调整剩余跳数，以使整个治疗过程中累积剂量保持正确。无论发现错误是否已经太迟，都要尽快弥补错误，必须找到在哪里出了问题，并采取适当措施以避免对其他患者的治疗出现重复错误。本质上讲，这与针对前瞻性风险分析而采取的预防措施非常相似。

在所有与放射治疗安全有关的文件或报告中，都有一些关于预防错误或事故的建议（例如：ICRP 2000，2009；WHO 2008；2008a；ASN 2009；ASTRO 2012；AAPM 2016）。这些解决方案属于以下一个或几个类别，它们构成了图45.1所示的一般质量管理体系的基础：

- 更好地定义程序、责任、组织架构和沟通，正式的验证程序都基于书面文件[15]和签字；
- 基于记录良好的程序，加强设备的质量和安全检查；
- 设置屏障、联锁和冗余安全层（深度防御）；
- 强调教育和培训（一般和具体）；
- 进行内部和外部审查。

其中一些措施可能是强制性的，即国家法律中规定的或基于良好实践标准的（例如：SFPM 2012；Fong de Los Santos等，2015；BSI 2017）。通过冗余独立计算确认计算出的MU数（见第47.7.2节），使用EPID成像和在体剂量测量（见第48.3节）检查治疗传输是实践推荐（或强制）的范例，对防御重大不良事件有重大贡献。在定义响应级

[14] foroiberam.org/en/sevrra

[15] “书面文件”包括数字化文件，这种形式越来越普遍。

别时找到可接受的折中方案，以捕获错误（真阳性），而不会被太多的假阳性所淹没，是与此方法相关的困难。

一般而言，倡导一种安全文化至关重要，在这种文化中，所有参与放射治疗过程的专业人员都应不断意识到有可能出现的问题。对计划外事件的系统记录和正式分析可以在很大程度上促进这种意识心态的形成。

尽管采取了预防措施，如果还是发生了不良错误事件，专业人员必须立即识别并通知管理层、患者和主管部门（见第59.2.6节）。

45.7 放射治疗质量体系中医学物理师的职责

45.7.1 放射治疗中的角色和责任

放射治疗过程涉及多个类别的专业人员。其中三个类别具有关键作用：

- 放射肿瘤学家[16]是专门从事肿瘤学和放射治疗的医生，对患者的治疗负有医疗责任，例如决定选择放射治疗作为主要或次要治疗方式、确定靶区和OARs、处方剂量、批准治疗计划以及治疗期间和治疗后的随访[17]。
- 放射治疗技术人员是经过专门培训的医疗辅助人员，专门负责放射治疗实施。主要负责患者的日常治疗，还参与治疗的准备阶段（如患者数据采集）以及一些地方和国家系统的治疗计划设计。根据国家的不同，他们的称谓不同，如放射治疗师或（治疗）放射技师。
- 医学物理师（或医学物理学专家）是接受过系统的物理学教育，包括辐射物理学，并专门从事辐射的医学应用的专业人员。负责优化设备和系统的使用，并负责确保向患者准确提供规定剂量的计划。他们必须接受专门放射治疗培训，然后才能成为具有临床资格的放射肿瘤学专业的医学物理师（IAEA 2009a）。他们在工作中可能会得到其他专业人员的协助，这些专业人员可能被称为物理助理、剂量技师、临床技师或技术员，他们负责患者的剂量测量、设备质量控制和/或个别患者的治疗计划设计。

关于这些专业人员各自作用和职责的更多详情可在各种文件（如WHO 2008；IAEA 2008b）中找到，其中一些文件专门针对医学物理学家（如AAPM 1993b；IAEA 2013b；AAPM 2011b）。第59.3.4节讨论了在欧盟立法中关于医学物理师的职责。

医学物理师“负责剂量测量”，并利用其专业知识在放射治疗质量保证、计划安全实施、监测和持续改进中发挥重要作用（EC 2013）。

除了前几节给出的质量和安全管理的一般原则外，以下几节将讨论医学物理师在工作中应特别关注的保障治疗质量的一些重要方面。

45.7.2 文件和记录管理

文件是任何全面质量体系的基石，通常分为两类文件：

- 介绍性文件，为参与放射治疗过程的工作人员提供指导；
- 记录性文件，其中包含与该过程相关的所有活动的结果。

随着流程日益复杂，许多风险被确定为与专业人员之间沟通不良有关，介绍性文件对于流程的定义至关重要。此类文件分为几个层次，从操作模式的详细说明（即如何执行QC）到组织架构的一般说明。为了提高效率，文件由多学科小组编写，由负责人正式批准，得到所有利益相关者认可，并易于获取。因此必须有一个结构良好的文件管理系统。

跟踪所做的事情也很重要。应仔细收集和记录临床设备使用过程的每个步骤（见第45.7.3节）、质量控制的所有结果（见第45.7.4节）、治疗计划和治疗实施的所有数据、所有不合格事件等。这种可追溯性可用于对临床意外结果的原因进行回顾性

[16] 在英国，主管医生通常被称为“临床肿瘤学家”，因为他们也开具化疗处方。我们选择使用“放射肿瘤学家”这一更具体的术语来表示特定于放射治疗的专家。

[17] 放射肿瘤学家对靶区体积定义的不确定性是导致整体不确定性的最主要原因之一。即使对于未参加临床试验的患者（见第 45.8 节），靶区定义也应遵循标准化协议，并提交同行审查（如 RCR 2017）。

评估，或用于研究目的。这通常是法律要求，并且在发生严重不良事件的情况下非常有价值。

理想情况下，介绍性文件和记录性文件的数据管理（Fahrner等，2013）应借助计算机化数据库，有专用的软件解决方案，便于信息访问和定期更新。在实施这种解决方案时，需要仔细地进行初步分析，以确定文件的最佳分类和编码。在整个过程中所有利益相关者之间实现统一命名也有助于质量改进（Denton和Conron, 2016）。放射治疗部门相关文件的分类指南可在ESTRO（1998）和法国医学物理学会（SFPM 2012）的出版物中找到。

45.7.3 从设备购置到临床使用

设备是放射治疗过程的重要组成部分，成像设备和治疗机使用先进的复杂技术（见C部分）。它们很贵，因此必须实施这些质量控制程序，以确保它们能够很好地适应临床需要，并且能够准确、安全地使用。

45.7.3.1 规格

在新设备采购和临床使用之前，必须采取几个步骤：采购应始终基于定义明确的项目、特征、特性清单，用户和供应商必须就这些清单达成一致，这是签订任何正式订单之前所需的规格。

45.7.3.2 验收

设备交付和安装后必须进行一系列验收试验，其目的是确保设备符合先前商定的规格。在验收过程中，用户不需要涵盖临床应用的所有方面。

45.7.3.3 调试

对于复杂系统，如治疗机或计算机TPS，在验收后需要很长的时间进行测量、调整和测试后才能用于临床，称之为调试阶段。此时必须评估系统在可靠性、准确性和安全性方面满足临床要求的能力，并收集治疗计划所需的束流数据。

调试不应仅限于参数调整和设备性能验证，而应包括所有相关系统，如成像系统及其互连性。由于患者治疗是一系列紧密相关联步骤的结果，整个过程的验证必须包括在调试中。因此，根据ESTRO第10号手册（2010年）中建议的术语，调试应结合多样化检查（即与过程的一个组成部分相关的检查，例如特定步骤或设备的质量控制）和压缩检查（即将几个步骤组合并检查最终产品）。压缩检查（端到端验证）的最终示例是“治疗”完成，使用体模代替患者，考虑了从数据采集到治疗机实际设置和照射的所有步骤，其中可以测量剂量并评估几何精度（Gillis 等，2005；AAPM 2009b）。理想情况下，端到端测试应由参与患者治疗的工作人员执行，而不是由不经常执行治疗任务的物理学家执行。前瞻性风险分析也应该是调试过程的一部分。

45.7.4 设备的初审和持续性质量控制（QC）

45.7.4.1 质量控制程序

设备调试后仍需保持受控状态，以确保不会无意中改变原有特性。这是通过设置阶段性QC 检查来完成的，定期或在每次重大事件（例如维修或软件更新）之后执行。调试中的一部分内容可以作为初始 QC数据，随后的QC本质上是稳定性检查，每个参数必须保持在预定允许误差范围内。

质量体系的一个基本原则是，这些允许误差的设置应该与所检测项目的目标相适应。在这种情况下，质量体系的目的是提供具有临床所需精度的放射治疗，并确定必要的允许误差以评估这些临床需求。在某些检测项目中，允许误差可能不是临床所需的准确度，而是目前可达到的准确度，那么就应该对这些项目进行集中优化。

许多调试和QC程序可用于具体质控或专用设备。这些质控源文件是由国际组织［如国际电工委员会（IEC）或IAEA］或某些国家或地区的专业组织（AAPM、IPEM或ESTRO）编写的。在某些情况下，QC流程的具体细节应被纳入国家法规（比如SFPM 2012年）。对于要检测的设备，建议中通常会列出要检查的参数或功能，对于每个参数或功能，介绍了其质控方法和预期性能（允许误差限值），可能还会说明重复测试的频率（比如每日、每周、每月或每年）。

IEC文件要么是公开性标准（说明应如何测量

和声明性能），要么是符合性标准（定义了参数的最低要求）。这些文件主要针对医疗设备制造商。制造商必须遵守这些标准才能通过认证（比如欧洲CE认证，美国FDA认证等）。如果没有这样的认证，通常不允许制造商在相应的地区销售此类产品。IEC区分了交付前必须在工厂进行的类型试验和在设备交付后在本地向用户演示的现场试验，现场试验可以是类型试验中的一部分。这些标准可以作为用户设计QC程序的参考。一些观点可以从第46～48章、Pawlicki等（2011）和IPEM（2018）中找到。

必须强调的是，以上所述不应被仅视为执行QC的操作手册，而是应将它们作为一个衡量各个部门质量体系的标准。良好的程序必须根据使用的特殊情况、设备和治疗技术进行调整。同样，当质量控制测试是法律要求时，应进行合理判断，并记住，这样做主要是为了保证质量和安全，而不仅仅是为了遵守法规。

45.7.4.2 监控质量控制结果

当QC的结果高于预定义的响应级别时，应进行测试以重新建立一致性。在某些情况下，可能会有多个响应级别。比如：当检查治疗机输出时，如果有一个较低的响应级别（例如2%），需要在几天内进行纠正，但如果有一个较高的响应组别（例如3%以上），则需要立即中断临床治疗工作[18]。

然而，有时轻信单次的QC结果是非常危险的。例如，如果直线加速器的每日输出检查产生了较大差异（见第46.8.1.3节），可能是由于测量误差或暂时外部影响引起的（例如大气压的突然反弹），那么立即纠正它是不合适的。因此，需要连续监测QC测试结果，以确定总体趋势，比如一个给定参数缓慢漂移，最好使用图形方式表示（图45.7）。

这种连续监测具有预测价值，并可用于预测即将发生的故障。统计过程控制方法提供了一个明确的解决方案，以在必要时做出“最佳”决策（Pawlicki等，2005；Pawlicki和Whitaker，2008；Breen和Gérard，2011；Abl等，2016）。它可以检查质控的相应处理是否处于控制状态，即不受不可预测的特殊情况的影响，并且还包含一个图形表示（称为控制图），如图45.8所示。可以从这些数据中提取性能指数，这就可以查看处理流程是否仍在规定范围内，并在参数超出允许误差之前做出反应。统计过程控制方法也可用于针对患者的QA（Sanghangthum等，2013；Fuangrod 等，2017）。

45.7.5 针对患者的质量保证（QA）

在IMRT时代之前，人们普遍认为对治疗过程中的单个组成部分（基本上是治疗机和TPS）进行调试和定期QC就足够了，并假定每日剂量输出与治疗计划是一致的（WHO 1988，AAPM 1994a）。对治疗设备额外的几何验证通常是通过获取射野图像来执行的，有时，在体剂量测量也可以作为补充（ESTRO 2006）。

当IMRT开始用于临床后，MLC序列由每个患者的每个治疗疗程所决定，多叶准直器序列的复杂性（见37.3 节）可能引起了一系列担忧，即由此产生的剂量分布可能与TPS预测的分布有显著不同。因此，建议在治疗前进行系统测量，将相应的计划子野序列投照到模体中（Burman 等，1997；Van Esch等，2002；Zefkili等，2004；ESTRO 2008）。针对患者计划的QA方法在47.7.3节中介绍。AAPM TG218号报告包含了IMRT验证的允许误差水平和具体方法。

随着临床机构在实践活动的逐渐增加，以及其他质控解决方案的开发，如IMRT中MU的独立计算方法（47.7.2节）和在体测量方法（48.3.4节），对所有患者进行这种系统检查的必要性受到了质疑（Budgell等，2005；Siochi等，2013）。为减少此类检查，需要使用当前的可用工具，在直线加速器上执行特定IMRT QC程序（见第45.7.6节）。在审查IMRT的QA时，应进行详细风险评估，以确保QA方案涵盖所有潜在的故障模式。

由于患者治疗是基于存储在所谓的记录和验证（R&V）系统中的数据（见第48.1节），因此在这些数据被传输和用于治疗之前，对它们进行详细验证至关重要。一个有效方法是利用检测列表进行验证，这个检测列表由回顾性和前瞻性风险分析方法所构建（AAPM 2015a）。

[18] 在 IPEM 81 号报告中，分别定义了所谓的响应限值和中断限值。

验方案进行治疗的患者中，有70%存活2年。在病例开始治疗后对试验的QA进行审查，这使得纠正问题变得困难。他们的结论是，在实验机构参与临床试验之前，对其进行机构认证，对减少实验方案偏差很重要，尽管Farichild等（2012）并未证实这一点。Abrams等（2012）在一项胰腺试验中认为，如果不遵守该方案，中位生存期从1.74年降低到1.46年，但这种差异并不总是如此。Ebert等（2015）在一项前列腺癌试验中调查了违反方案的影响，没有发现显著差异。在对多项试验的回顾分析中，Weber等（2012）发现，9项试验中有5项显示了无可争议的证据并表明，违反方案的患者结果更差，只有1项试验没有影响。Fairchild等（2013）发现，14个试验中有7个显示了违反方案会带来更差的结果。然而，QA是所有这些试验的一部分，如果QA成功了，它应该可以避免与试验偏差相关的不良结果。尽管有明确证据表明，QA在临床试验中是有益的，但在大多数Cochrane审查[20]中并没有考虑到试验QA（Abdul Rahim等，2017），这反映出那些没有放疗经验的人员对这些问题缺乏理解。

许多国家现在都成立了试验QA组织。例如，1982年，欧洲癌症研究和治疗组织（EORTC）成立了一个小组来监督欧洲的试验（Weber等，2011）。英国国家癌症研究所（NCRI）放射治疗试验QA（RTTQA）小组成立于2009年，尽管有些医疗中心已将QA作为几个早期试验的一部分（例如Aird等，1995；Mayles等，2004）。Trans Tasman放射肿瘤学组于1989年在澳大利亚成立，在临床试验中也很活跃。国际性临床试验一直在增加，2010年全球协调小组（GHG）成立，并与IAEA合作，以协调这些国际间不同试验QA小组的工作（Melidis 2014a）。Santanam等（2012）已经代表该小组发表了一项关于临床试验量的命名公约，尽管该公约并未被普遍采纳。随后，由AAPM TG263（AAPM 2018b）通过国际合作发布了综合命名方案。Melidis等（2014b）试图实现临床试验QA流程命名的一致性。

GHG分类（Melidis等，2014b）确定了10个流程。

i. 设备调查：设备问卷调查旨在调查每个机构的工作量、QA设备和流程。这可能包括提交关于试验的内部工作说明，以确保实验机构了解试验方案。

ii. 射野输出检查：射野输出检查包括独立检查治疗机器是否在参考点校准输出到预期剂量。

iii. 基准案例：确定了两种形式的基准案例。对于基准的划定，参与试验临床医生需要勾画一个测试解剖数据集，并将其与公认勾画进行比较。在一个集中的工作场所中，当临床医生聚集在一起时，这种方法比较有效。在关于IMRT故障模式分析的TG-100报告（AAPM 2016）和许多其他出版物中，对组织结构轮廓的准确勾画已被确认为是一个重要问题（比如Groum等，2017）。基准案例的第二种形式是计划基准，需要一个机构根据所提供的勾画轮廓制作一个治疗计划，重要的是，必须由定期执行计划设计的工作人员完成这项工作。

iv. 模拟运行：GHG将模拟运行定义为利用内部患者数据执行计划的过程（术语“模拟运行”也被用来描述根据参考数据集进行计划的过程）。在医院中，这是所有新技术QA的重要组成部分。

v. 治疗剂量测量综合检查：为了检查复杂计划的剂量测量，需要向每个机构发送了一个通用模体，用统一提供的探测器测量剂量。这样各机构之间的数据可以进行比较。

vi. 虚拟模体：这里的“虚拟”模体与项目（v）中的不同，使用的模体是内部模体[21]。

vii. 单个病例审查：试验小组可以在治疗前、

[20] 在Cochrane审查支持下，对已发表的临床数据进行了系统审查。

[21] 有些人可能会认为这里用“虚拟”这个词来描述非常奇怪。

治疗间或治疗完成后进行对病例逐个审查。治疗前病例审查显然是最有用的，因为这样可以在治疗计划开始前得到纠正，但在不耽误治疗情况下，在逻辑上很难实现。

viii.患者治疗记录审查：对患者治疗记录和其他数据进行集中审查，以确认方案的符合性。

ix. 现场检查方案的符合性：理想情况下，QA团队应进行现场审查，以便详细检查与试验相关的流程，其中可能包括检查计算和患者摆位验证等。

x. 剂量的现场检查：当现场审查时，QA团队可以对患者治疗数据进行本地测量。

另一种可能在未来使用得比较多的方法是基于网络的培训（Pham等，2016），其中包括一套培训包，用于介绍实验的关键内容。

使用这种方法执行QA的程度，以及使用哪些QA流程，取决于试验的复杂性和新技术使用程度。为了减少不同试验所需的QA，已经形成了一种针对特定治疗类型进行机构认证的观念。例如，Eton等（2017）介绍了IMRT和VMAT的认证过程。IROC机构使用传统的γ指数标准的方法评估IMRT治疗，以7%和4mm作为通过与否的标准，但该机构一直在考虑寻求一个更高的标准（Carso等，2016），这得到了AAPM TG218（2018a）的支持。然而，GHG在分析了γ指数标准后（Hussein等，2017），已经对此标准的普适性提出了质疑。在澳大利亚，Miri等（2017）正在提出一种基于电子射野影像系统（EPID）的剂量测定认证系统。

第 46 章　外照射高能束流的质量控制

Edwin Aird, Philip Mayles, and Cephas Mubata

目录

46.1 引言

本章中所描述的测试可用于质量控制（QC）的各个领域。本书的目的不是提供QC的详细手册，而是给出对特定领域进行测试的简要说明，并对测试参数超出允许误差（容差）时所出现的问题进行讨论。

这些方法的详细信息和相关讨论也可以在其他出版物中找到（AAPM 1994；AAPM 2009；IPEM 2018）。本章未涉及质子束QC，但AAPM TG224报告和185报告提供了实用性参考（AAPM 2019，2020）。

46.1.1 直线加速器和^{60}Co治疗机的质量控制

在早期MV级射束放疗中，^{60}Co治疗设备被广泛使用，此设备只需要有限的QC检查项目，主要包括每月剂量率检查和机械校准。直线加速器的出现则需要更频繁且详细的QC措施。虽然最初主要是保证输出剂量的准确度，但专家们很快就意识到如果要使治疗总体准确性在放射肿瘤学家所期望的容差范围内，其他参数也需要定期检查。总之，这些容差（见第45.4节）包括：

- 在特定点输出剂量的准确性±3%（k=1）；
- 在靶区内其他所有点输出剂量的准确性为±5%（k=1）；
- 射束边缘和屏蔽挡块相对于靶区的位置精度为±2mm（k=1）；
- 治疗的总体几何精度为±5mm（k=1）。

在使用^{60}Co治疗机进行复杂治疗技术（见第12.2.1.4节）的情况下，尽管^{60}Co治疗机对射束剂量学控制要求会更简单，但其几何精度要求与直线加速器基本相同。以下表格是直线加速器QC的相关内容，类似的QC规程也可适用于^{60}Co治疗机。

许多QC协议已经编写出来，这些协议通常在推荐的检测频率方面有所不同（例如，AAPM 1994；AAPM 2009；Dunscombe等，2007；CPQR 2015，2016；SGSMP 2014；IPEM 2018）。表46.1总结了其中的一些建议。对于每个独立机构，物理师有必要进行一系列连贯而全面的检查。在一些国家，有法律要求进行一系列最低限度的检查（另见第45.7.4.1节）。此外，物理师专业机构可能发表了完全不具有法律效力的规范指南。第45.2.6.5节讨论了容差和响应级别的概念。在荷兰（NCS 1996），定义了一个被视为强制性的最低级别。加拿大的指南（CPQR 2016）也给出了容差和响应级别（见第45.2.6.5节中的脚注）[1]。而在英国，也提出了类似的响应级别和暂停级别的概念（IPEM 2018）[2]。在这些规范指南中还给出了测试频率。在规定每个机构合适的测试频率时，需要考虑以下因素：

- 本机构正在使用的治疗技术和剂量分割模式等；
- 正在使用的设备（例如寿命、稳定性、控制系统等）；
- QC需要的时间、资源和设备。

QC过程的目的是确保患者得到准确治疗。例如，如果一台机器常用于立体定向大剂量治疗，则需要更频繁地进行机械校准和弧形旋转稳定性相关的QC检查，甚至在每次治疗之前都需要检查。另一方面，对于为期6周的治疗，2～3分次的3%剂量误差可以很容易得到补偿，较低的检查频率是合适

[1] 在原始出版物中被指定为标准，但现在被称为指南。
[2] 在接下来的内容中，术语“响应级别”和“暂停级别”将在如医学物理与工程研究所（IPEM）文件中使用。

的。实际上，很难将频率调整到这种程度。已经有报告对与检查频率相关的问题进行了分析（IPEM 2006）。有些检查执行得很快，有些检查可能需要几个小时，显然，应仔细考虑后者的要求是否有意义。在某些情况下，例如调强放射治疗（IMRT）（见第37 章）或电子线放疗（第38 章），可能适合进行患者个体化的QC测量（第45.7.5节）。

表 46.1　不同协议中的容差和频率 [a]

频率	测试	英国	美国	加拿大	瑞士
每天	输出剂量稳定性	5%[b]	3%	2%	3%
	灯光野[c]（mm）	2	2	1	2
	十字叉丝和激光灯重合度（mm）	2	1.5	1	2
	光距尺（cf激光器）（mm）	3	2	1	2
	动态楔形板（快速）	–	–	1%	3%
每月	独立剂量计的输出稳定性	2%	2%	2%	2%
	机架和准直器到位精度	0.5°	1°	0.5°	0.5°
	治疗床位置（纵向和横向）误差读数（mm）	1	2	1	2
	治疗床垂直移动误差（mm）	2	1	3	2
	治疗床旋转精度	1°	1°	0.5°	0.5°
	机架0° 时输出剂量的平坦度和对称性[d]	2%	1%[e]（年）	2%	3%（简要检查）
	能量检测（使用TPR或等效值进行快速检查）	1%	1%（年）	1	1
	等中心快速检测（mm）	2	1（年）	1（年）	2
	楔形因子（小野）	–	2%	–	1%[f]
	灯光野射野一致性（mm）				
	对称野	1[g]	2（1%）	1	2
	非对称野	–	1（1%）	–	2
每年	水中参考剂量测量[h]	1%	1%	1%	1%
	机架角度相关的输出稳定性	2%	1%	1%	1%
	监测电离室线性	1%	2%	1%	1%
	治疗床等中心（mm）	2	1	1	2（月）
	负载下治疗床的偏移（mm）	5	2（从基线开始）	3	2
	三维水箱测量				
	深度剂量	2	1%（TG=51）	1%（TG–51）	1%
	剖面曲线	2	1%	2%	2%
	能量检测：所有机架角度下的快速检测	1%	–	1%	–
	输出因子与射野大小	1%	2%<4×4cm^2 1%>4×4cm^2	1%	1%
	楔形因子（全套）	–	2%	1%	1%

[a]英国：IPEM（2018）；美国：AAPM（2009a）；加拿大：CPQR（2016）；瑞士：SGSMP（2014）。

[b]IPEM（2018）建议每周使用具有3%漂移水平的独立剂量计进行测试。

[c]每天执行不同的灯光野。

[d]每月应使用不同的机架角度。

[e]AAPM指出与基准值的差异。

[f]瑞士指南建议在不同机架角度和每月楔形剖面曲线下设置完整的动态楔形。

[g]虽然不是直接测量，但校准是从其他测量中得出。

[h]IPEM将此称为最可靠的校准。

请注意，这并不是来自不同机构建议的完整列表。

除了保证剂量输出的持续准确性外，QC还向放射治疗部门提供了与放疗中心治疗安全相关的宝贵记录，以便在发生故障时消除机器错误。这可以通过使用商用或机器内部的QC数据库来实现。

46.1.1.1 新技术/方法

现代直线加速器允许使用IMRT、容积旋转调强放射治疗（VMAT）、立体定向放射外科（SRS）和立体定向体部放射治疗（SBRT）或立体定向消融放射治疗（SABR）等技术进行治疗。这些技术的质量保证（QA）将在接下来的章节中进行讨论。一些与特定放射治疗机器相关的质量保证，如Cyberknife和Tomotherapy将在第14章中讨论。

新设备，如专用模体内二维（2D）阵列和三维（3D）剂量测量（见第46.3.10节），正在提高更广泛的质量保证的执行速度。随着放疗技术变得越来越复杂，必须通过某种形式的风险分析来考量一些用于评估所有检测项目和频率的方法（Williamson等，2008–北美观点，Mills和Colligan 2016–英国）。故障模式和效果分析的过程可允许基于各中心自身风险分析对其测试进行控制修改（IAEA 2016b；AAPM 2016；第45.6.3节）。

专业机构编制的质量保证文件将在审计、认证或法律案件下用作最佳实践指南。虽然这些是有价值的文件，但大多数是基于现有实践的调查，使其成为标准具有一定的风险，应对其进行持续审核。

46.1.2 职责

一名合格医学物理师（具体而言，是欧洲委员会认可的医学物理专家）应该能够在维护工程师或技术人员的配合协助下完成QC检查，并且对患者治疗产生的偏差做出解释（见第45.7.1节）。放射技师/技术人员在日常QC中也应发挥重要作用，在操作设备时需要保持警惕，记录任何错误信息或功能异常。

46.1.3 容差

第45.2.6.5节讨论了与容差有关的术语。对于治疗机上的QA程序，当测量值超过或接近容差限值时，必须向工作人员提供明确的干预指导。AAPM（2009a）提供了三个响应级别，但允许酌情决定哪一个更适合。最低级别为检查操作，当常规监测表明参数的预期值发生变化，但仍然处于容差范围内时适用此级别。当一个参数反复接近容差（如表46.1所列）或仅在单次情况下略微超过容差时，需要根据预案操作。最后，暂停治疗。根据机器使用情况，需要引入不同容差。加拿大高质量放射治疗成员组织（CPQR 2016）为每个参数定义了容差水平（如表46.1所列）和响应级别（通常是容差水平的两倍）。瑞士的报告引用了此容差限值，但建议在达到容差限值之前采取行动。在英国，医学物理与工程研究所（IPEM）提出了两个响应级别，分别称为响应界限和暂停界限，前者所介绍的响应级别需要采取非紧急措施，以使参数在可控范围内；后者需要立即采取紧急措施（IPEM 2018年）。IPEM报告规定了响应界限（如表46.1所列），其在概念上与加拿大报告的容差水平基本相同。类似术语见欧洲辐射防护委员会第162号辐射防护报告（EC 2012）。

欧洲指令2012/59（ECD 2013）第60条（2）要求各部门制定“设备可接受的具体标准”。表46.2给出了一些欧洲规范的示例（EC 1997，2012）。在1997年的报告引用了“补救响应级别”的数值。2012年的报告则更为详细（更多项目，请参见报告），引用的值为暂停级别。在后一份报告中，当检查结果超出暂停级别，则必须停止使用设备，直到该问题得到纠正，或者进行适当的书面风险评估，并适当限制了设备使用。在机器验收过程中，根据设备厂家机器规格使用不同容差值。

因为许多参数测量不需要特殊技术，将不再进一步讨论。在接下来的内容中，我们将讨论一些参数评估，而其评估结果需要更深层次的理解。第一部分阐述常规治疗一般QA的细节；第二部分包含对IMRT和VMAT的具体QA。

表 46.2　欧盟委员会（EC）推荐的直线加速器及 ^{60}Co 治疗机 QC 参数的可接受标准

试验	EC（1997）	EC（2012）
机架和准直器旋转指示	± 1°	>0.5°
Yoke旋转（仅限^{60}Co治疗机）	± 0.2°	>0.1°
等中心直径（mm）	± 2	2[a]（0.5> SRS）
源皮距和射束指示器（mm）	± 2	± 2
射野大小数字指示器（mm）	± 2	>3或1.5%
灯光野与照射野重合性（mm）	± 2	2（SRS为0.5）
治疗床到位精度（mm）	2	>2%
在负载下治疗床的偏移（mm）	5	>5%
固定附件装置（例如，铸件等）（mm）	± 2	>2（SRS为0.5）
参考点处剂量校准	± 3%（光子），± 4%（电子）	>2%
输出稳定性（包括直线加速器、^{60}Co治疗机和正电压）	± 2%	>2%
钴机计时器（最小）	± 0.01	± 0.01
剂量监测系统：重复性	± 0.5%	>0.5%
剂量监测系统：均匀性	± 1%	>2%
剂量监测系统：剂量率影响	± 2%	
剂量监测系统：稳定性	± 2%	± 2%
剂量监测系统：随机架角度的变化	± 3%	>3%（光子），>2%（电子）
射束平坦度（最大值/最小值）（见第11.6.3节）	± 3%	1.06
射束对称性（最大值/最小值）（见第11.6.4节）	± 3%	1.03
正电压辐射束对称性	± 6%	>5%
楔形板或补偿器透射因子	± 2%	2%

摘自EC（1997，2012）。EC（1997）将表格中的这些值描述为"补救响应级别"，允许在采取校正措施之前可以继续治疗。EC（2012）将表格引用值定义为更严格的"暂停级别"，如果偏差大于规定值，则需要立即采取措施。EC（2012）中的术语是基于IEC（2008）而来（有关完整列表，请参阅这些报告）。

[a]在EC（2012）中，等中心精度的定义有多种方式：辐射束中心轴与等中心的最大位移为2mm（与IEC 2007定义一致）；机械等中心>1mm；等中心指示>2mm；SRS等中心指示>0.5mm。

46.2　等中心治疗设备

现代MV级加速器使用的是等中心安装方式。其目的是使准直器、机架和治疗床的旋转轴通过一个被称为等中心的点。由于机械限制，这一目标无法完全实现，因此等中心被定义为一个球体的中心，该中心是机架、准直器和治疗床等组件旋转轴的交点。此球体（等球体）的直径定义为等中心大小。等中心的位置通常由两个或多个正交激光灯以光学方式显示，这些激光灯应通过安装设置使其交叉中心指向该球体的中心。

对于多数治疗，目标是将患者体内肿瘤靶区的中心置于治疗设备的等中心位置。如果机架、准直器和床都围绕该点旋转，通过旋转治疗设备的这些组件，可以得到不同方向射束，这些射束仍然以治疗靶区为中心。因此，除了这些机械旋转轴一致性外，辐射源必须在准直器旋转轴上并且电子束撞击靶的方向与准直器旋转轴一致。

由于射束不可见，因此治疗设备设计了光学系统来指示射束位置并用于患者摆位。对于有多叶准直器（MLC）的现代电子直线加速器来说，以照射野在皮肤表面的边界为参考进行摆位已不常见。患者治疗摆位的目的是确保治疗设备的等中心位于肿瘤内治疗计划的治疗中心点。现代电子直线加速器包含等中心点的球体直径的标准规格小于2mm。现在用于立体定向治疗的直线加速器的等中心直径可以小于1mm。照射野和灯光野的一致性对于患者摆位而言不如过去那么重要，在设备参数符合性检测时，应更加重视射线束和准直器的一致性（尽管如此，经过仔细调整的光学系统仍然提供了一种快速评估辐射束对准的方法）。第46.2.3节讨论了辐射束对准的方法。

与等中心相关测试可能有以下三个目标：

- 在设备安装或出现问题时设置和优化等中心点；
- 定期检查加速器等中心精度；
- 检查等中心位置的光学指示是否正确。

在安装时，或当发现等中心精度低于要求的标准时，可以采取什么样的措施取决于加速器的机械设计。所有设备都有一定的可能性来优化等中心球体的尺寸和等中心点的位置，这些优化工作必须在安装期间进行，通常由制造商安装工程师执行。他们可能会执行以下一项或多项操作：

- 通过松开或拧紧连接螺栓，使准直器相对于机架稍微旋转或倾斜。
- 在某些机器上，可以调整机架旋转轴（例如，通过调节环形机架上的导向轮）。
- 改变旋转机架的平衡重量。
- 可以借助垫片调整加速器与地板的间隙。
- 可以调整治疗床位置，使其旋转轴与准直器的旋转轴重合（与机架旋转轴垂直）。

一旦等中心球体尺寸被最小化，就将该球体中心定义为等中心点。等中心的位置是空间中最优的点，该点使治疗床、机架和准直器在旋转时出现的偏移最少，并根据等中心位置设置光学和机械指示（见第46.2.1.2节）。

如果认为不可能使等中心偏移维持在允许的容差范围内（因为机器轴承磨损），则有必要限制直线加速器的使用范围，不适用于需要高精度或小野的治疗类型。

质量控制的最终目标是确定辐射等中心位置和辐射等中心球体的尺寸，但由于在不使用辐射束的情况下最容易进行调整，而且使机械和光学等中心对准的系统方法可以使射束等中心正确对准，因此，在第46.2.1节中将重点介绍不需要射束的情况下，等中心的相关测试方法。

46.2.1 设备机械等中心的校准

46.2.1.1 光学系统的一致性检查

常规光学指示器一致性的日常检查是评估治疗设备机械精度的最简单方法。但是，如果想通过此方法发现问题，则需要更详细的检查方法（如第46.2.1.2节所述）。在任何治疗距离处，灯光野十字叉丝投影都应与准直器旋转轴重合。检查如下：

- 将一块上面标有清晰黑色十字线的白板放在治疗床面上的等中心位置（即与源距离100cm）。
- 使用准直器前面的水平仪（或通过其他方法）将机架设置为完全垂直。将白板上的黑色十字与光学中心轴指示的十字线的投影对准；然后旋转准直器，并记录每90°光学十字与白板黑色十字的偏移量，不应超过规定的容差（例如1mm）。
- 假设射野灯与中心轴光学指示十字线之间的连线与准直器旋转轴重合。当机架处于垂直位置（0°）时，在等中心位置设置一个可旋转的检测板（见图46.1），可以通过将机架旋转到90°和270°来检测光束中心随角度的偏移——检测板还可用于检查壁式激光束是否正确指示到等中心点。

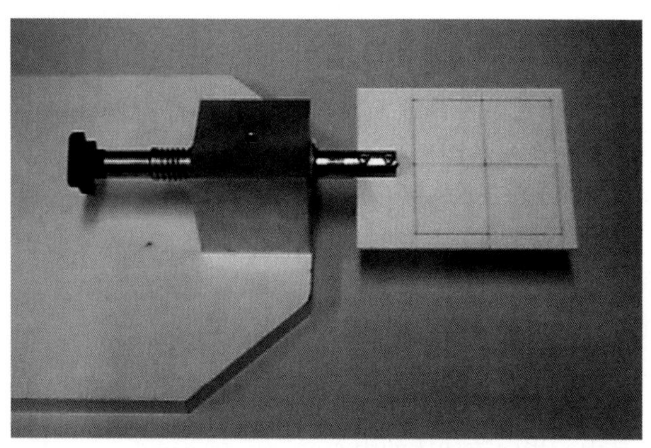

图46.1　用于评估光学等中心精度的可旋转检测板（照片由Clatterbridge癌症中心提供）

46.2.1.2　机械等中心准确性的测量

如果上述光学检查的最后一步发现问题，则需要对等中心点进行机械检查。直线加速器等中心的基本原理是准直器和机架旋转轴相交。该测试的目的是确定这两个轴的机械关系。

可以使用连接到治疗机头部的机械前指针（参见图46.2）和连接到治疗床端的刚性指针（例如针头）对机械等中心进行明确评估。床末端的静态指针用于检测机头固定的旋转指针在空间中的运动。首先必须调整前指针，使旋转指针与准直器旋转轴重合。这一过程是通过调整指针直到在准直器旋转时检测不到其尖端移动，通常可以毫无困难地实现。

完成以上操作后，就可以评估机架旋转的情况。随着机架的旋转，机架结构会发生弯曲，这会导致机械前指针尖端发生平行于机架轴方向和垂直于机架轴方向的移动。首先，调整旋转指针尖端与机头的距离，使当机架在90° 和270° 时其尖端在同一点上。然后将固定指针设置到该点，并将其高度调整到旋转指针尖端放置在机架0° 和180° 之间的中间位置。然后旋转机架，观察两个指针之间的相对运动，可以在观察过程中进一步调整固定指针的位置，以便给出等中心的最佳指示位置。最后，调整激光指示器指向该位置。

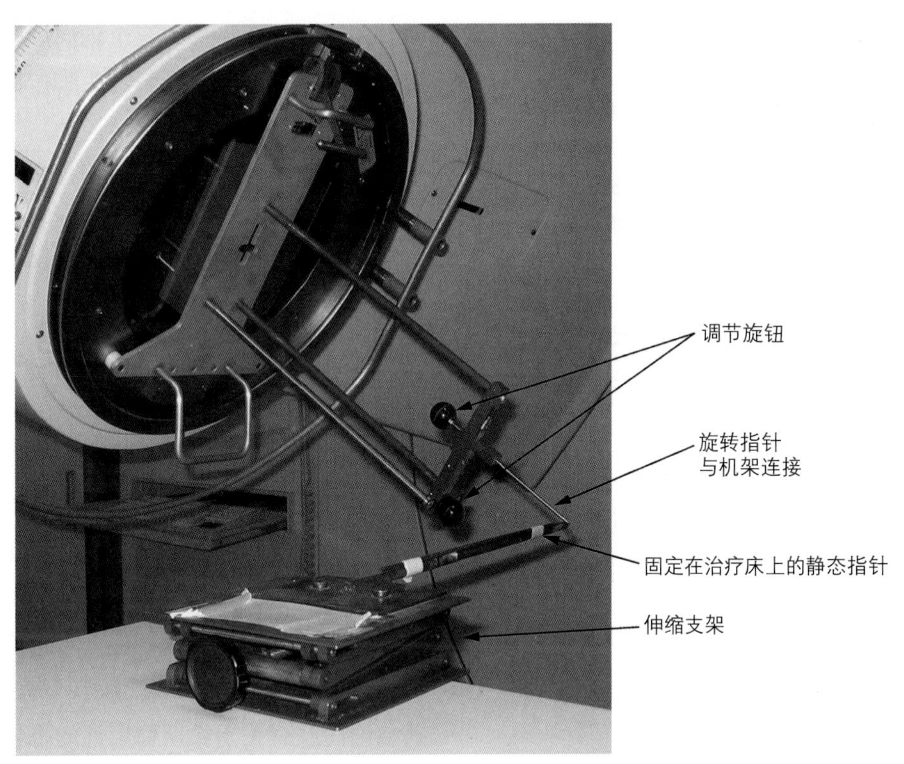

图 46.2　适用于机械等中心测量的精密前指针。指针连接到准直器前端，通过旋钮调节使其位于准直器旋转轴的中心（见正文）。放置在治疗床上的伸缩装置可以精确移动固定指针的位置

如果按照以上方法所确定的固定指针的位置与旋转指针在机架为90° 或270° 的位置重合，则机械等中心没问题。但是，通常会发现机架在90° 或270° 时旋转指针的高度低于机架0° 和180° 之间的中间位置[3]，如图46.3所示。由于许多治疗的机架都是在这四个基本角度（0° ，90° ，180° ，270° ）之一上进行的，因此可以将等中心点的指

[3]　出现高度低于此点的原因是，在垂直于大机架轴的平面，在射束中心轴水平时支撑臂的弯曲通常比射束中心轴垂直时更明显。然而，在平行于大机架旋转轴的方向上，当射束从0° 旋转到180° 时，弯曲的方向是相反的。通常可以观察到旋转指针的尖端沿机架旋转轴略微向外移动，在 90° 或 270° 的平均位置形成了最佳的折中位置。

示设置为机架90° 或270° 旋转指针位置的中点，因为这可以有效指示这些射野方向射束中心的高度。由于这种选择，射线源与等中心的距离在机架为0° 时较大（180° 时较小）。如果辐射源到机架旋转轴的距离变化小于2～3mm，这一点可能是等中心的最佳选择（图46.3）。

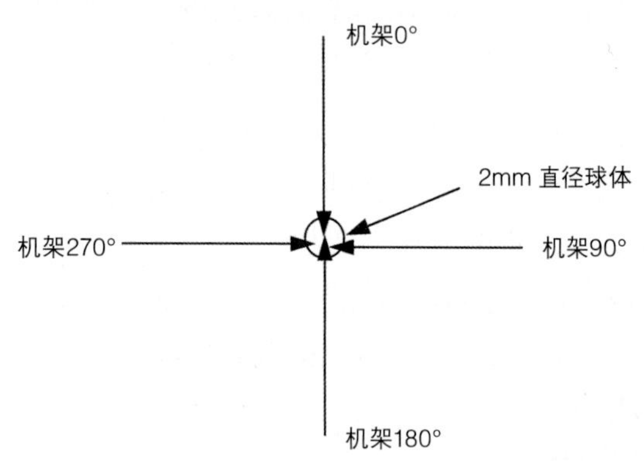

图46.3 图中显示为在机架四次旋转后旋转指针尖端的可能位置。将等中心点水平激光指示设置在与机架在90°或270° 的位置的平均值上比机架在0° 和180° 之间的中间点I处更合适。该指示应在容差范围内，如以I为中心的2mm球体的所示

此方法还可用于评估等中心点指示的准确性。在这种情况下，将固定指针设置在指示位置，然后需在每个机架检测角度（即每30° 或 45° ），测量并记录指针在横向平面和纵向平面上的移动距离。可以在极坐标系中绘制这些移动距离并与验收标准进行比较，也可以定义一个移动限值（例如2mm），如果指针移动范围超过限值，就应该采取适当措施。

46.2.1.3 治疗床等中心旋转轴

如果在治疗室进行非共面治疗或床面有倾斜度的治疗（见第36.5节和第36.8.3节）时，将治疗床旋转纳入等中心的一致性检测中是非常重要的。可以使用治疗床上的机械前指针（见脚注[4]）和坐标纸检查治疗床的旋转轴。旋转治疗床并记录前指针的偏移，旋转治疗床时必须注意不要横向或纵向移动治疗床。通常情况下，床旋转的等中心精度不如准直器旋转准确，这对于开展立体定向治疗可能是一个问题。

46.2.1.4 垂直轴的建立

治疗床在垂直方向的精确移动也很重要，并且在机架垂直情况下，射线束的光学指示也是垂直的。治疗床的垂直移动可以使用铅垂线来建立，因为铅锤点悬挂的支撑点不会随着线的延伸而移动，治疗床上下移动时通过查看射束指示在铅垂线上的投影来检查治疗床的垂直轴。

46.2.1.5 六个自由度的治疗床面

为了能够校正患者的体位旋转，治疗床现在已经设计成可进行六个运动自由度（6DoF）的运动，即包括三个平移和三个轴向旋转（即除了治疗床旋转轴之外的左右倾斜和头脚俯仰），可以使用数字水平仪来检查这些旋转运动。

该系统的设计可以补偿治疗床位移时出现的高度变化，通过一个适当的指示器与等中心激光线对齐，并验证检查在头脚俯仰的调整范围内是否与激光线一致。

六维床每天都要进行快速检查，并且每月要进行全面检查。Schmidhalter等在文献中叙述了对6DoF 治疗床的详细检测评估（2013）。他们在治疗床上有或没有200kg负重的条件下，使用了一个简单立方体模体和成像系统进行检查。在平移维度，移动范围在-4～+4cm之间，在旋转维度，旋转角度在 -3° ～+3° 之间。他们的结论是，平移偏差通常为0.1 ± 0.2mm，旋转偏差小于0.1° ，但其结论尚没有关于长期稳定性的报告[5]。

46.2.1.6 关于机械等中心的注意事项

如果其中一项光学等中心测量值超出容差，明确漂移发生的原因和方式非常重要。调整一个光学指示器与另一个不准确的光学指示器对准，只会使设置越来越不令人满意。在进行任何等中心调整之前，通常需要重新评估机械等中心点的准确性。

在决定等中心点的中心位置时，放射技师/技

[4] 在已经证明十字线的旋转中心与准直器的旋转中心重合的条件下，选择这种方法最为方便。

[5] IPEM 81号报告（IPEM 2018)建议移动偏差分别为2mm和1°。

术人员必须了解等中心点与壁式激光装置的关系。这些激光线必须在整个长度上与等中心点对齐，而不仅仅是在等中心点位置。必须将激光准确地投射在墙壁的正确位置，不能仅通过改变激光束的角度来实现。激光水平仪从治疗床面位置发出一条横穿房间的水平线对此检查操作很有用（也可以使用透明塑料管的水位作为参考）

与大机架角度90° 和270° 处的检查相关的一个重要点是，这些角度的电子指示器可能已经发生漂移，电子角度指示器应该根据照机械角度指示器进行检查。如果机械角度指示器仍然存在一些不确定，则对照确定真实的垂直和水平位置，有激光工具也可进行此检查。

在规定值内床面无论添加多少重量，检查治疗床面是否水平也很重要（参见IEC 2007，2008）。虽然矢状面中的一些偏转不可避免，但应该能够在横向平面上将治疗床面设置为完全水平。

46.2.2　胶片在质量保证中的使用

传统方法，辐射束的位置是用卤化银胶片来测量的，但卤化银胶片变得越来越难以得到。现在经常使用的是辐射变色胶片（参见第18.3节）（Niroomand-Rad等，1998；Mayer等，2012；Crijns等，2013；Devic等，2016）。另外，某些测试可以使用电子射野成像设备（EPID）进行测量；例如，Liu等（2004）和Sun（2015）等使用EPID测试机械和辐射等中心点的一致性，并描述了EPID在每日QC中的用途。

在下文中使用“胶片”一词时，通常应将其解释为常规胶片或放射变色胶片，通常也可以理解为EPID成像。

46.2.3　辐射束的校准

46.2.3.1　辐射等中心

最终，决定治疗准确性的是辐射束的等中心。辐射束等中心可以使用星形野胶片或 Winston-Lutz 测试直接评估。许多机构现在通常使用放射变色胶片进行测试。

星形野胶片是通过将胶片垂直安装在机架旋转平面内的聚甲基丙烯酸甲酯（PMMA，又称为有机玻璃）支架中，其中心位于等中心指示位置（现在可用商业星形胶片支架）。设置尽可能窄的野[6]，并用机架在0° 、120° 和240° 照射胶片[7]（脚注）。PMMA 支架可以在中心钻孔，并在中心周围以120° 增量钻孔，这些孔的位置与照射方向一致，用于刺穿胶片以辅助分析。如果使用辐射变色胶片，可以在支架中加入基准标记。胶片上图像将是一个星形，在胶片上画线表示每个光束的中心非常容易，这些线都应在标记的等中心点相交。如果将胶片扫描到计算机中，则可以进行自动分析。辐射角度增量为50° 的示例如图46.4所示。应当注意的是，该方法没有给出与旋转平面正交方向上的误差指示。

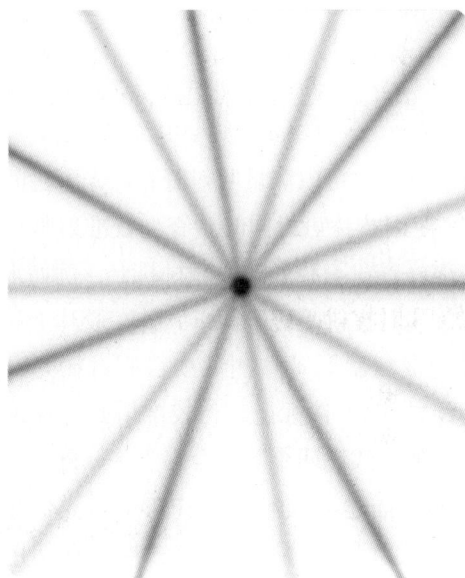

图46.4　机架角度以50° 增量曝光的星形野胶片。图中将胶片放置在PMMA支架中，该平面通过机器等中心点，即垂直于机架旋转轴

另一种方法是最初为立体定向放射治疗开发的Winston-Lutz测试（Lutz等，1988）。如图46.5所示，Winston-Lutz 测试最初是使用圆形准直器进行的。将圆形准直器连接到加速器机头部位并在等中心点悬挂一个轴承滚珠，可以旋转机架并使胶片以适当角度曝光。很容易观察到滚珠图像相对于圆形

[6]　由于受标准准直器最小野尺寸的限制，可能需要使用MLC形成窄野。

[7]　这些描述没有明确规定（例如参见图46.4）。

野的明显位移。对于立体定向治疗，治疗床和准直器旋转中心也可以用不同的曝光方式来检测。圆形野可以使用MLC和一系列类似的装置（比如一个小的方形野）形成。胶片也可使用EPID来替代。

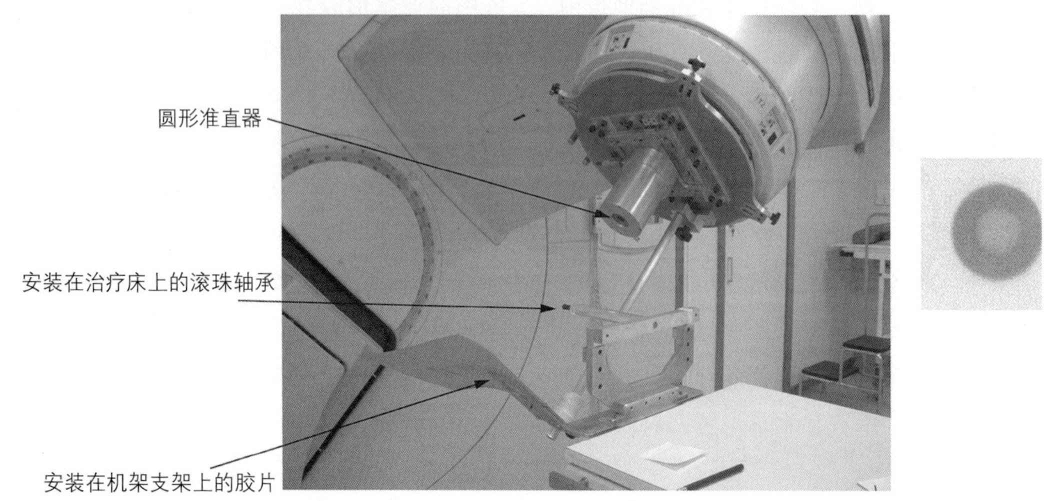

图 46.5　使用立体定向准直器和头部定位环进行 Winston-Lutz 测试的示例。右图显示了与圆形准直器中心与滚珠的重合图像

46.2.3.2　光射野一致性校准

有多种方法可以测量照射野和灯光野之间的重合性[8]，使用胶片可以同时检查、校准射野尺寸。胶片必须放置在一些反向散射材料上，例如水等效塑料板（同时提供平坦表面），并在胶片上放置适当厚度建成材料。一些测试项目通过在光野对准的野边缘放置铅/钨标记，将校准射野尺寸指示、光野和射野一致性两个测试合二为一。Prisciandaro 等（2003）描述了如何使用EPID通过类似测试项目来测量照射野与灯光野的重合性。在使用由封装袋包裹的卤化银胶片时，可以对灯光野位置进行压力标记。当使用坐标纸时，需要设置一个固定野大小，然后放置测试对象，使其交叉点与野中心一致。这样可以相对于等中心点建立照射野位置，并且可以使用坐标纸单独评估灯光野。对于每月检测，通常情况至少需要测量参考野尺寸（10cm × 10cm），也可以轮流使用不同的野尺寸来测量，同时可使用软件扫描胶片来分析。也有使用商用二极管探测器来评估照射野的一致性情况，这些二极管应该设置在距离野中心5cm处，可以在射野中心读取50%的剂量。此类设备的准确性应通过与胶片方法比对来验证。

46.2.3.3　射线校准的注意事项

射野大小和半影宽度可以使用扫描显像密度计或胶片扫描仪测量（现在常使用免冲洗胶片和专门扫描仪进行测量）。任何偏差最有可能是灯光野的问题引起而非是X射线的问题，因为X射线偏差可以在检测射线平坦度时发现（见第46.4节）。如果X射线准直器存在偏差或发生机械移动，X射线和灯光野都会受到影响。如果X射线准直器的角度因老化或机械冲击而略微倾斜，X射线半影可能会受到影响。许多中心现在用探测器阵列进行这些检测（见46.3.10节）。

测量射野大小参数（即X线照射野大小、灯光野大小和半影宽度）的第二种方法是使用置于空气中的扫描仪，测量时将电离室放置在模体中，测量中心距射线源100cm（Aird 等，1995）。通过观察灯光野边缘50%的位置，将其与测量射野大小进行比较来确定灯光野和照射野的一致性。

将夹具连接到机架上方法的优点是，可以在任何机架角度下测量射线参数。

[8]　照射野和灯光野的重合可能不太重要，因为大多数现代治疗不使用光场的边缘进行精确摆位。

46.2.3.4　校准检查

下述一些测试结果可能表明该设备存在校准的问题。本节将介绍可能出现的校准问题及情形。如果其中一项测试发现存在问题，在解决处理之前执行所有相关测试非常重要。设备发生偏差的原因相当复杂，这一处的偏差可能通过另一处偏差来补偿掩盖掉。此处给出的例子不可能包括出现的所有情形。校准系统的第一步是确保准直器旋转时十字叉丝的投影固定不动。

十字叉丝或光源不在准直器轴上：光源和十字叉丝都必须位于准直器机械旋转轴（准直器轴）上。测试程序及其变化取决于光源是否设计为随（如Elekta和Varian直线加速器）或不随准直器旋转（如Siemens直线加速器）。

如果十字叉丝不在准直器轴上，其投影将始终随着准直器旋转而移动。如果光源固定，十字叉丝投影却总是移动，则表明十字叉丝的位置不对，应调整十字叉丝直到其投影固定为止。如果光源旋转，也可能导致十字叉丝投影发生移动。事实上，如果十字叉丝和光源位置都不对，在特殊距离可能会发生投影不移动的情况（见图46.6），但是在其他距离，这种情况就不一定会发生。在两个不同的距离测量投影圆的直径可以判断是需要调整光源还是十字叉丝。如果圆的直径增加与离光源的距离成正比，则表明十字叉丝位置不对；如果直径的增加与离十字叉丝的距离成正比，则表明源不在准直器轴上。另一种特别有效的方法是在射束轴上悬挂一个50cm焦距透镜，以便将清晰的光源图像投射到地板（或墙壁）上。投射图像的具体位置并不重要。当准直器旋转时，如果光源位于旋转轴上，光源图像会保持不动。

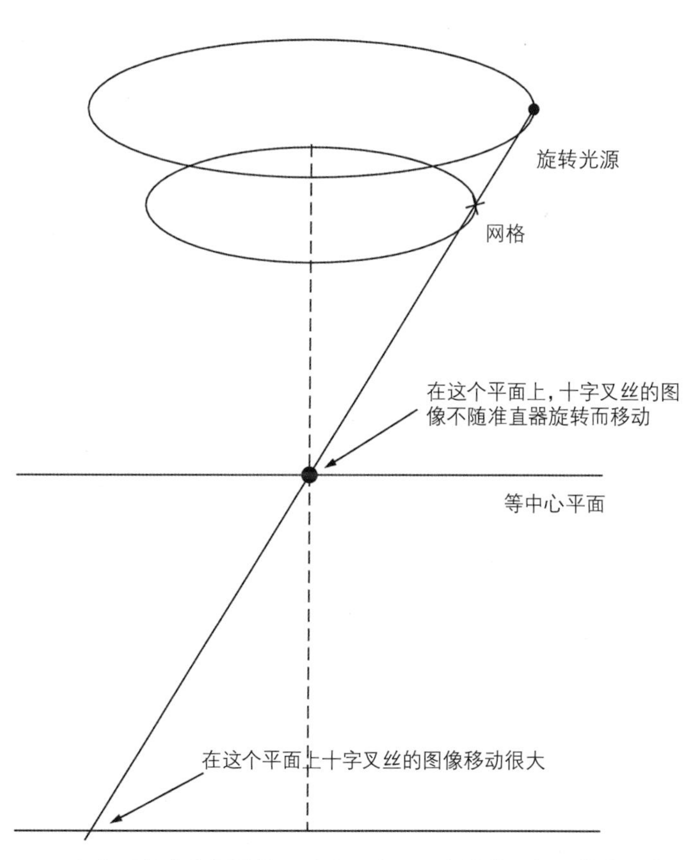

图 46.6　十字叉丝或光源错位可以在一个平面内补偿，但不能在所有平面内补偿

当不旋转的光源错位时，如果十字叉丝在准直器轴上，投影会保持不动。检测这种情况的一种解决方案是用水平仪将准直器底座调到水平位置（即与机架垂直），然后使用铅垂线检查束轴是否垂直于机架。

光源与等中心的距离不正确：在这种情况下，非等中心处射野大小将与等中心处射野大小不成比例，并且非等中心处照射野和灯光野一致性不好。

光源安装松动：如果光源随机架转动而移动，在不同机架角度光源位置会不一样。这可以通过检查照射野和灯光野的一致性是否在机架旋转时保持不变来检测[9]，例如机架角度在0° 和180° 。

灯光野去边器插入射束中过多、过少或不对称：较旧的机器使用灯光野去边器[10]来确保照射野和灯光野之间的精确一致性。不过灯光野去边器可能会令人困惑，因为它可以轻松掩盖一些重要偏差。通过照射野和灯光野之间大小差异可以检查出去边器的设置是否正确。如果它们设置不对称，灯光野将不对称，当准直器旋转180° 时，不对称的铅门会伴随转动。如果对此有疑问，可以调整灯光野去边器，使其完全不进入射束，并确保在调整灯光野之前照射野大小设置正确。

辐射源不在机器中心轴上：辐射源不随准直器旋转而移动。如果辐射源不在准直器旋转轴上，此时假设光源在准直器旋转轴上，则与灯光野相比，照射野是不对称的。当准直器旋转180° 时，对于正确设置的一对铅门来说，这种不对称程度一样，方向相反，并且将在相同方向上偏移。这可以在46.2.3.1节中进行确认。照射野和灯光野发生偏差问题可以通过在不同SSD处拍胶片验证发现。对于光子束，更容易发现射线偏差的测试是射束平整度（见第46.4节）。因为如果射束中心与均整器没有对齐，射束中间会有明显不对称。对于无均整器的射束（第46.9.2节），射束中心的偏差将更加明显。

电子束未垂直打靶：如果电子束以错误角度打靶，这会导致射束剖面曲线不对称。平坦度扫描将显示射束中心（见图23.9）与几何中心（前提是检测仪设置正确，保证中心轴指示正确）的极小偏差和较差的射束平坦度（见第46.4节）。如果需要补偿相关的能量时，可能还会存在与错误打靶角度相关的能量变化。这些问题将导致射束剖面曲线在边缘处不对称。因此，非常有必要在调整灯光野之前检查射束剖面曲线以及在任何射束调整之后检查灯光野和照射野的一致性。

准直器不对称：当准直器旋转180° 时，相对于等中心的灯光野和照射野的不对称性都会发生改变。

准直器侧面未与光源对齐：如果准直器未与射束边缘对齐，半影宽度会增加。也可以通过目视检查准直器来发现明显角度变化。

机架下垂、滚筒或机架轴承变形：机架是否变形可以通过观察射束在0° 和180° 处的重合性来发现。也可以通过机械前指针或在0° 时标记胶片，180° 时拍胶片来发现。前者是发现机架轴承存在问题最有效的方法，可以观察到前指针会突然跳动。

准直器轴承有故障导致不能绕轴正确旋转：准直器旋转时中心十字移动不稳定，表明准直器轴承有问题。

机架和准直器的旋转轴不相交：当机架旋转到180° 时，这将导致准直器旋转轴横向移动（即垂直于机架旋转轴）。

46.3 多叶准直器的校准和质控

MLCs需要特殊质控措施，这取决于它们的应用。静态MLC的质控推荐最早见于AAPM TG-50（2001a）报告。对于简单适形要求较低，可通过每天使用光学指示器进行简单的MLC形状测试。然而在调强放射治疗中，叶片到位错误会导致照射剂量存在问题（Mu等，2008；Rangel和Dunscombe，2009）。随着调强放射治疗（IMRT）中叶片校准的重要性日益凸显，现在有了许多更进一步的建议（IPEM 2008；AAPM 2009，2009b；SFPM 2010a；AAPM 2011c；IPEM 2018）。许多人开发了涉及EPIDs的测试方法（Samant等，2002；Vieira等，2002，2003；Chang等，2004；Baker等，2005；Budgell等，2005b；Mamalui-Hunter等，2008）。下面将首先讨论较基本的测试，在第46.3.5和46.3.6节中讨论了IMRT的具体要求。

46.3.1 MLC叶片校准

在进行叶片校准时，分为两个阶段：先设置

[9] 如果光源随准直器旋转，可以通过检查准直器在机架0° 和180° 旋转时十字叉丝投影的移动来更方便地检测。

[10] 如果灯光野被设置为显示80%的剂量水平，这尤为重要。然而，由于使用非对称野，这种灯光野大小规定在现在的设备上并不实用，在MLCs上，灯光野去边器也不实用。

整组叶片的平均位置，然后设置单个叶片的位置（有时称为小偏移量）。还必须确定叶片平均位置和备用铅门（如有的话）位置之间的关系。在进行MLC叶片校准时必须考虑的几个因素：

- 对于具有圆形末端的MLC（如Varian和Elekta的MLC），射束边缘的叶片随射束移动，因此有必要在相对于射束中心不同位置测试叶片的对齐情况（Graves等，2001）。
- 不能使用灯光野去边器来调整灯光野，因为一旦调整光学元件，使（虚拟）光源位于光束的中心轴上，灯光野与照射野之间就不能再进一步调整了。
- 正如Jordan和Williams（1994）所讨论的，当使用叶片与备用铅门共同组成矩形野时（如Elekta设计），其产生的50%剂量线的位置与当仅使用叶片形成矩形野时产生的50%剂量线位置相比，二者不一样。对于IMRT而言，最关键的因素是相对叶片之间的关系，因为这是动态铅门通过多个小子野组成复合野的基础。

一个普遍使用的测试方法是使用一系列相邻的带状野（通常为20mm宽）照射胶片，有时称为栅栏测试（SFPM 2010a）。叶片的任何偏差都会显示为辐照后所产生的胶片不均匀性。进行叶片校准的具体方法取决于特定MLC。Varian MLC的叶片校准程序由Chui等（1996）和Mubata等（1997）描述。Elekta MLC由Hounsell和Jordan（1997年）以及Sastre Padro等（2004）描述。Siemens MLC由Samant等（2002）和Bayouth等（2003）描述。Cosgrove等（1999）介绍了微型MLC的特殊问题，也可以使用EPID进行MLC叶片校准（Chang等，2004）。

46.3.2　MLC与机器中心轴校准

MLC叶片必须对准以保证其分别平行和垂直于准直器。此外，备用光栅的中心必须与机器的中心轴对准。但在Varian设计中，叶片安装在移动托架上，它们可能在使用过程中出现偏差，这在调试时需要注意。Mubata等（1997）和MamaluiHunter等（2008）认为这种问题可以偶尔进行检测。当使用可拆卸的小型MLC时，每次安装准直器时都必须进行测试。一种快速检测方法是设置一个射野，其中射野的左上区域和右下区域是开放的，其他两个区域是关闭的。建议使用EPID拍摄图像，准直器旋转到180° 时拍摄第二张图像。如果使用EPID，则必须将第二幅图像添加到第一幅图像上，如果使用胶片只需留在原位即可记录这两幅图像。两幅图像的重合程度表示MLC的对准精度。

46.3.3　叶片间漏射

叶片间漏射是MLC设计中的重要标准之一（Jordan和Williams, 1994）。如果提供了备用铅门，可以认为叶间泄漏不太重要，但目前只有Elekta机器设计为可以使用备用铅门跟随叶片。对于Siemens机器，在叶片移动方向上没有备用铅门，对于Elekta束流调制器，在这两个方向上都没有备用铅门。对于其他MLC，通常在IMRT治疗期间将主铅门固定在一个位置。MLC漏射主要在调试时测量，但有必要不时地检查漏射是否因磨损而增加（Hounsell和Jordan，1997，SFPM 2010a）。对于具有双层MLC的机器来说，叶间漏射不是一个问题（见第11.5.2.4节）。

这些测试是在准直器关闭的情况下进行的。它们每年进行一次，并与验收时的测量结果进行比较。可以使用二维阵列或EPID测量叶片透射或叶片间漏射。测量设备和验收时使用的一样，因为测量结果需要与验收时测量结果作比较，而不是任何绝对值（LoSasso等，2001）。所有光子能量下的叶片平均和最大叶片透射值都需要检测。对于所有光子能量来说，叶片的平均和最大漏射值都可以用于相邻和相向叶片。

MLC叶片设计为凹凸排列（第11.5.2.6节），以最大程度减少叶间漏射。不过当两个MLC子野邻接时可能会导致剂量不足，其具体数值与公用边界的长度和每个子野的强度有关。Deng等（2001）讨论了动态调强中的这些问题，Que等（2004）讨论了静态调强中的这些问题。Deng等得出结论，如果照射角度小于5个，由叶片凹凸设计导致的剂量不足约为10%，但由于多个射束的互补效应，这一比例可降低到约1.5%。

46.3.4 机架角度引起的变化

MLC中叶片很重，许多参数可能随机架角度而变化，包括叶片校准、叶片间漏射和叶片移动速度。因此有时需要在机架角度为90° 或270° 时及不同准直器角度下进行测试（Mubata等，1997；Hounsell和Jordan, 1997）。也可在不同机架角度下进行动态狭缝试验（第46.3.5.2节）（Chauvet等，2005）。

46.3.5 IMRT的QA

使用MLC来实施IMRT会产生一些特定的QA要求。Palta等（2008）和IPEM（2008）对这些要求进行了综述。当IMRT还处于起步阶段时，标准做法是对每个患者计划进行测量（LoSasso等，2001；Agazaryan等，2003；Ramsey和Dube, 2003；Miles等，2005），但随着技术的成熟，一旦测试了一定数量的给定类型的计划，就不再需要这样做了（Budgell等，2005a；NCS 2013, 2015）。AAPM TG-120（AAPM 2011c）的报告中包含了一篇有关用于IMRT验收测试和QA各种测量所使用的剂量计的综述文章。

从根本上讲，在开始执行IMRT时需要定期检查IMRT剂量递送系统的重要测试项目如下（可能日后会降低某些测试的频率）：

- 相向叶片对的相对空间位置；
- 动态叶片控制；
- 机械完整性，尤其是MLC及其托架完整性；
- 射束稳定性：在所有机架角度和低MU值下输出的平坦度和对称性；
- 叶片间漏射和透射；
- 小野剂量的准确性。

46.3.5.1 相向叶片对的相对空间位置

在静态调强中，调强野是通过多个小子野累加组成的。如果相向的叶片对没有对准，可能会存在小面积的剂量不足或剂量过量，这将取决于调强野的复杂性。栅栏测试（46.3.1节）可以检测对准程度。

46.3.5.2 动态叶片移动和照射剂量

在动态IMRT照射中，相向叶片对之间的间隙会扫过整个射野。在适形放疗中，叶片间距的误差对照射剂量影响很小。另一方面，对于动态IMRT照射，照射剂量与叶片间距成正比，因此叶片间距误差会导致剂量误差。如果叶片平均间距为w，且间距存在δw的误差，则剂量误差为$\delta w/w$。表46.3列出了IMRT中MLC使用的容差列表。

表46.3 响应和停止级别列表

测试项目	响应级别	停止级别
静态MLC		
MLC叶片到位精度（mm）	1	2
叶片到位重复性（mm）	0.2	0.5
叶片间隙宽度（mm）	0.2	0.5
机架，MLC和床的等中心（mm）	0.75	1
射束稳定性＜2MU	2%	3%
对称性＜2MU	2%	3%
动态MLC		
叶片到位精度（mm）	0.5	1
重复性（mm）	0.2	0.5
叶片间隙宽度（mm）	0.2	0.5
叶片速度（mm/s）	±0.1	±0.2
射束输出	3%	5%
射束对称性	2%	3%

来源：Palta, J.R. et al., in IMRT：the State of the Art, Medical Physics Publishing, CO, 2003.

[a] 定义见第45.2.6.5节。IMRT的容差比适形放疗更严格

当IMRT使用动态调强模式时，有必要验证叶片运动速度，特别是相向叶片对的相对速度。如果与另一侧叶片相比，一侧叶片移动得比计划的速度快，会导致照射剂量比计划的要大或小，这取决于哪侧叶片移动的速度快。叶片运动速度可以通过在不同叶片速度下对胶片照射相同剂量（Chu等，1996）或通过细缝从射野一侧运动到另一侧过程中测量电离室的剂量来进行测试

（LoSasso 等，1998，2001；Chauvet等，2005）。使用TomoTherapy来进行的动态治疗（见14.3节）有许多必须考虑的额外特殊要求（Fenwick等，2004，2005；AAPM 2010a；NCS 2017；SFPM，2018），如治疗中发生故障时能否及时恢复等问题，这是所有IMRT的问题。

现在已有各种形式的栅栏测试在使用。LoSasso等（1998）最初是这样做栅栏测试的，使用1mm宽的射野扫描最大宽度射野区域，每20mm进行一次曝光，从而在免冲洗胶片上形成一系列高剂量线。如果存在大于0.2mm的误差，可以很容易地进行视觉评估。Vieira等（2002）每天使用机器自带的EPID［带有电荷耦合器件（CCD）相机和屏幕］进行叶片验证；他们发现这种方法非常高效，其可以检测小至0.1～0.2mm的误差。他们发现所有测量值都在0.1mm以内。最近，Christophides等（2016）介绍了他们使用EPID自动检测MLC位置误差的情况，但仅声称能够测量的范围在0.5mm以内。然而，Li等（2017）进行了更广泛的分析，包括叶片速度和间隙宽度，研究发现使用EPID能够检测出0.1mm量级的误差。Litzenberg等（2002）和Agnew等（2014）介绍了在Varian加速器上使用EPID结合MLC日志文件（见46.3.11节）进行分析的方法。

照射期间缓慢移动的叶片会影响间隙宽度，导致出现不可接受的剂量分布。可以通过让所有叶片以最大速度运动来直观地发现运动速度慢的叶片。用不同的总MU和剂量率进行栅栏测试可以检测出叶片速度误差。LoSasso（2003）还介绍了一种使用叶片序列文件进行检测的技术，其以恒定速度移动成对叶片，速度可设置为由低速到高速。如果叶片速度恒定，则产生的剂量分布（在胶片或EPID上）应该是均匀的。如果叶片速度有任何问题，剂量分布会出现波动。还可以从日志文件中监测叶片速度（Litzenberg等，2002）。

一些专业机构（如CPQR 2016）建议使用剂量分布图将叶片速度、间隙宽度和间隙位置的检测结合在一起，具体是在极端调制条件下使用放射性变色胶片或EPID来测试系统。

46.3.5.3　机械完整性

对于IMRT来说，所有机械部件，如机架、患者支持系统和MLC（表46.3）的所需要求都更高，必须对其定期检查。

46.3.5.4　射束输出与对称性

对于较低的MU，射束输出和对称性可能与其长时间照射的结果不同。Nithya等（2016）在Synergy直线加速器上测量了这些参数，发现1～100MU之间的输出变化小于1%，使用带有139个二极管的Profiler Array[11]测量发现低至1MU时对称性在1%以内，大于3MU时平坦度小于3%。其他作者报告了Varian和Siemens直线加速器的类似结果（Li等，2012；Kemikler和Acun, 2011；Fujimoto等，2013）。这些结果比开始实施IMRT技术时的性能有所改善。

46.3.5.5　叶片间漏射和透射

尽管这在短期内不太可能发生变化，但叶片间漏射、叶片透射以及叶片圆端效应对IMRT有很大影响，特别是当调制复杂性增加时（Mohan等，2000）。因此在计划系统中建立一个有效模拟这些因素的模型很重要。

46.3.5.6　小野剂量测量

与小野剂量测量相关的问题已在第19.5节中介绍。IAEA TRS 483（IAEA 2017）是小野剂量测量的全面指南，其中包括国际测量实践准则。国际辐射单位和测量委员会以及法国医学物理学会（ICRU 2017；SFPM 2019）的立体定向放射治疗报告中也有小野剂量测量的相关讨论。Drzymala等（2015）为了选择最合适的剂量，对美国9个γ刀中心之间的剂量进行了对比研究，这些中心遵循4种不同校准协议。他们发现尽管标准TG-51-直线加速器校准协议（其指定条件在γ刀中无法满足）与其他协议存在差异，但测试协议之间总体上具有良好的一致性，他们认为不应将其用于此目的。Dufreneix等（2021）根据IAEA TRS 498实践准则

[11]　Sun Nuclear, Florida

从涉及23个放射治疗中心的多个不同直线加速器的相互比较中获得了射野大小在0.5～3cm之间的参考输出数据。IPEM–103报告（IPEM 2016）提供了测量方面的建议。蒙特卡罗计算可以帮助我们更好地理解小野方面的数据，甚至可以代替一些测量（Underwood等，2013；Czarnecki和Zink, 2013）。

小野模型准确性是调强放疗剂量准确测量的基础。尽管小野剂量测量的精确度较低，但如果测量是自恰的，即小野测量与较大野是连续的，由于强度调制野本身不是小野，而是所有小野的总和，我们也可以实现复合剂量的精确计算。

除了准确确定绝对剂量外，我们还需要考虑百分深度剂量、组织最大剂量比、profile（剖面曲线）和散射因子来确定相对剂量（IAEA 2017）。小体积探测器必不可少，理想情况下其具有低能量灵敏度、剂量和剂量率依赖性小的特点。这包括小型电离室和半导体电离室。微型电离室需要仔细检查漏射和信噪比水平。半导体电离室需要多组校正因子来保证能量敏感度（Sauer和Wilbert, 2007）。AAPM TG–106（2008）介绍了各种探测器。应定期对调试测量中的部分项目进行测量。

小野剂量测量的关键问题是：

- 缺乏侧向带电粒子平衡（Bouchard等，2015a, b）；
- 准直器阻挡了部分放射源，减少了总的照射剂量；
- 要求探测器必须对射野内某一点剂量进行正确测量；
- 需要对探测器造成的扰动进行修正（Bouchard等，2015b）。

46.3.6 旋转IMRT的QA

旋转IMRT在机架围绕患者旋转时使用不同的叶片速度、剂量率和机架角变化率。为了保证VMAT剂量的准确性，可以使用标准测试，例如用对称性来确定机器性能。机架旋转中得到的栅栏测试结果可以用来与静态机架角的结果进行比较。

针对Varian的RapidArc（Ling 等，2008；VanEsch 等，2011；SFPM 2018）和Elekta的VMAT（Bedford和Warrington，2009）开发了验证旋转IMRT剂量准确性的测试方法。Ling等确定了VMAT成功治疗需要测试的三个要求：

- 在机架旋转过程中MLC叶片位置的准确性；
- 改变叶片和机架运动速度的性能；
- 改变MLC叶片速度的性能。

为满足这些要求需要进行很多测试（必要的射束文件可以从Varian公司获得）。将静态野与旋转野的栅栏测试结果比对得到MLC精度。他们发现机架旋转对叶片精度影响很小（＜0.2mm）。使用间隔为20mm的宽18mm的野，在不同剂量率下连续旋转出束成功出现条纹。调整每个条纹旋转角度，使出束剂量相同，例如90° 时剂量率是111MU/min, 45° 时是222MU/min。当7条条纹的平坦度和对称性被修正后，平均偏差为0.7%。对于叶片速度测试，通过对射野宽度为30mm的滑窗计划实施照射，其叶片移动速度为0.46cm/s，剂量率为138MU/min。第二个计划是以原叶片速度和剂量率的两倍进行照射，然后再以4倍的叶片速度和剂量率进行照射。最后一个条纹计划以6倍叶片速度、4倍剂量率照射，其相应射野宽度增加为45mm。本测试中出束剂量的平均偏差为0.4%。

Bedford和Warrington（2009）最初对射束平坦度和对称性进行了常规的直线加速器QC测试（在研究VMAT QA之前由专业机构推荐），并采用了VMAT所需的可变剂量率。当使用低至75MU/min的剂量率时，射束对称性优于3%。然后使用动态处方研究MLC校准。将滑动窗口小野累积剂量测量值与计算值进行比较。采用动态治疗处方来评估旋转精度，这需要机架和MLC叶片的精确运动。最后，比较和评估了测量和计算的VMAT治疗计划的剂量分布。

结果显示，滑窗技术得到的累积剂量在计算剂量的3%内。旋转精度试验表明，外周剂量大多在局部控制点剂量的4%内或约为总的中心剂量的 ± 0.2%。一个前列腺病例的双弧计划计算和测量值之间的绝对剂量差异小于3%，在γ指数容差（3%和3mm）范围内（见第47.3.3.3节）通过验证的点超过95%。

除了这些测试外，一些研究小组还认为需要进行同步测试以检查剂量率、叶片位置和机架角度与预期一致（VanEsch等，2011；Bedford等，2015；NCS 2015；Mans等，2016；IPEM，2018）。VanEsch等提出了一种“snooker cue”测试，其中安装一根直径为5mm的球形电极头的薄金属棒，其投影超过治疗床末端，尖端位于等中心外侧50mm，上方100mm。MLC被编程为具有10mm的叶片间隙，间隙中心在几个特定机架角度上设置为杆上。叶片在指定机架角度以最大叶片速度移动到位置，然后杆的图像在间隙中间，就像在每个机架角度相关的EPID图像上看到的那样。当此测试失败时，它们会提供额外测试来帮助定位问题。Bedford等（2015）介绍了一项类似测试，使用一根直径12mm的杆连接到治疗床上，位于等中心外侧80mm，但他们的方法将系统程序设置在所有机架角度上以杆为中心。调整每个控制点的MU，使EPID上图像密度与机架角度无关。这个版本的测试考虑了所有机架角度，但更难理解。

常规QA的一部分应该用来证明在VMAT治疗期间中断后完成治疗的准确性不会降低。可使用包含阵列探测器的模体，一个简便方法是将不间断“治疗”作为参考，并测量其与治疗中断时的差异。在中心体积及附近的剂量应在±1%以内。

46.3.7 静态IMRT测试协议

TG142（AAPM 2009a）给出了对静态IMRT的建议，但不包括VMAT，因为当时该技术还太新。对于标准IMRT，他们建议每月进行不同机架角度、叶片速度和剂量率的栅栏测试，并对特定计划进行端到端测试。正如在第46.3.5节中所讨论的，该测试与个别患者计划的测试重复，我们需要进行适当选择。NCS Report 22也为静态IMRT（NCS 2013）提出了建议。TG119（AAPM 2009b）开发了一套可以通过端到端测试来验证IMRT调试的测试用例。Wen等（2014）和Avgousti等（2017）已经演示了如何在实践中使用这些数据。

46.3.8 VMAT协议

荷兰辐射剂量测定委员会（NCS）和法国物理医学协会（SFPM）已经发表了关于VMAT质量保证的报告（NCS 2015；SFPM 2018）；前一份报告的摘要已经发表（Mans等，2016）。除了用于测试直线加速器准确性的标准测试，尤其是MLC和射束平坦度与对称性以及在VMAT治疗中断后系统是否可以恢复正常的这些项目外，他们提出的测试方案依赖于重复使用一组固定的临床计划，如果这些临床计划测试出了问题，则使用专家计划测试。另外Bedford等（2009）也认为需要检测射束中断处理，建议每月进行一到两次测试。第二版IPEM 81号报告（IPEM 2018）建议每季度进行一次同步测试，半年进行一次剂量准确性测试（第46.3.5.2节）和射束中断恢复测试。NCS还发表了关于TomoTherapy的具体建议（NCS 2017），其中包括更新的TG-148报告（AAPM 2010a）中推荐的参考剂量测定方面的建议。

46.3.9 外部独立核查

端到端测试的外部核查是一种有用的保障措施。这通常是作为临床试验QA过程的一部分，但在调试一个新系统时也应这样做。Ibbott等（2008）的报告表明，在对美国的医疗机构进行核查发现，当γ指数通过标准为7%、4mm时，端对端测试结果失败率为30%。英国国家癌症研究所放射治疗试验QA组（RTTQA）为了表明放疗中心有能力开展IMRT，已经为身体不同的部位开发了9个QA模块。该小组与国家物理实验室合作，对34家机构的43个治疗系统进行了核查。构建一个包含不同体积（5个PTV和1个OAR）的虚拟模体（Tsang等，2013），对该模体各体积分别照射不同的剂量来测试VMAT算法。临床计划也同样在该模体上进行计算。基于这些临床计划对PTW Octavius II 模体进行照射。模体内平均点剂量差异为 0.1%±2.6%（k=1），临床计划的平均点剂量差异为 0.2%±2.0%，24/43的虚拟模体计划在γ指数标准为3%/3mm下的通过率为95%时，42/43的临床计划可以通过该标准核查（Clark等，2014）。

46.3.10 IMRT QC商用测量模体

现在有许多设备可以高效地进行MLC QA，以及IMRT和VMAT测试（AAPM 2011c）。有一些方便有效的阵列探测器已取代了胶片（见第18.6节）。但是，在设备调试需要更高分辨率时或如立体定向放射治疗这种特殊QC的情况下，胶片仍是最佳选择（见第46.2.2节）。

平板探测器可以用于单个IMRT射野强度的测量。其中包括MAPCHECK（SunNuclear公司产品），它共有445个半导体电离室，在6cm范围内是5mm × 5mm的矩阵排列，22cm范围内是10mm × 10mm排列。还包括PTW 729，它有729个直径为5mm的电离室，在27cm × 27cm范围内是10mm × 10mm排列。EPID也可以作为平板探测器使用。

为了测量复合分布（只有VMAT），多数模体中内置探测器并允许插入胶片。这些模体可用于测量值与计划值差异比较的端到端测试等不同类型的测试。不同品牌的探测器包括：

- ArcCheck（SunNuclear），呈圆柱形，直径21cm，表面分布1386个探头。其允许电离室放在模体中心（Elith等，2014）；
- Delta4（Scandidos），直径22cm，1069个探头分布在两个近乎正交的平面上。（Bedford等，2009）；
- MatriXX（Wolfsberger等，2010）和MatriXX（FFF）（Sekar等，2018）
- Octavius II 模体有1405个探头，其还有一个可随机架同步旋转的“4D”型号。

Hussein等（2013b）已经对几种商业系统中的γ分析算法进行了对比。

这些设备都配有相应的软件，可以进行γ分析和其他剂量测量参数的显示。此外，还开发了一些软件用于计算患者体内的真实剂量分布（使用CT数据集）及剂量体积直方图的显示。

46.3.11 MLC日志文件

可以使用MLC日志文件检查MLC到位精度。其记录了每个MLC叶片的实际位置与其预期位置的差异。例如，Kerns等（2014）分析了来自6个机构3种治疗技术的日志文件。使用Fraction Check分析了收集到的超过85 000份的治疗日志[12]，并记录了“误差”与治疗参数，包括叶片平均和最大速度、机架角度、射束开启时间、叶片平均误差和子野数间相关性。他们认为限制叶片最大速度有助于提高MLC性能，并且认为对于所有治疗技术而言，叶片到位误差和误差发生次数均方根值应比TG–142中要求的更严格（AAPM 2009a）。Stell 等在2004年对Varian直线加速器静态IMRT子野的照射误差进行了系统的日志文件分析，发现大于1mm的误差在剂量率为600MU/min时频繁发生，但没有发现明显临床意义。Agnew等（2014）比较了使用日志文件和使用EPID监测MLC位置误差的结果。他们发现，尽管使用EPID测量的标准偏差大于日志文件，但EPID能够检测到由于连接电机与叶片t型螺母磨损而产生的误差，而这些误差在日志文件中并不明显。Pasler等（2015）开发了一种VMAT基准计划，该计划能够检测叶片控制点错误，并已在多个机构进行测试。

46.4 光子束平坦度和对称性

平坦度和对称性的稳定对加速器在均整和非均整的情况下都十分重要。尽管在后一种情况下，平坦度应该用射束剖面曲线形状来解释。第46.9.2节有关于均整和非均整射束的介绍。

46.4.1 平坦度和对称性的QC

根据IEC（2007，2008）规范，对于均整后的射束平坦度和对称性如图46.7所示。平坦度定义为$F=D_{max}/D_{min}$，其中D_{max}和D_{min}是平坦区域内最大和最小吸收剂量值（见图46.7[13]）。一些国家使用平坦度的其他定义（NACP 1980）。

[12] Mobius医疗系统LP，休斯顿。

[13] 平坦度用百分数来表示，应在1cm^{2}的面积上取最大值和最小值的平均值。

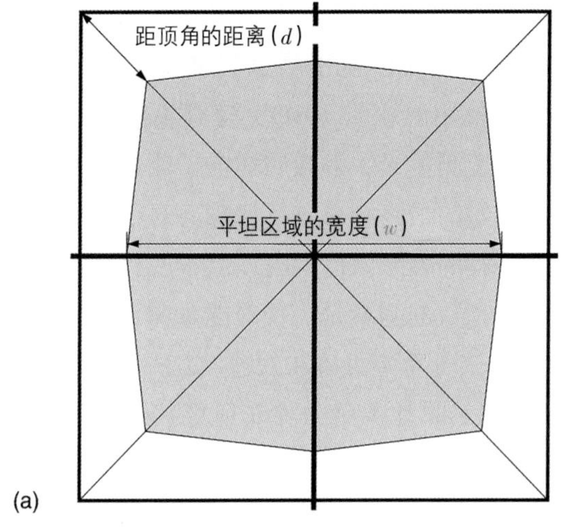

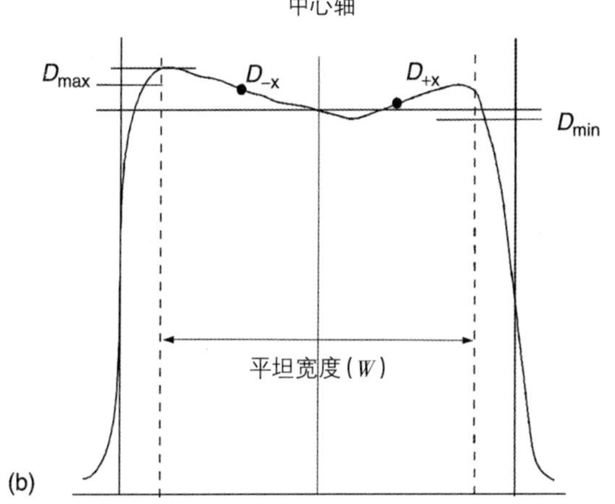

图46.7　（a）IEC（IEC 2007）平坦区域的定义（阴影部分）。对于10～30cm之间的射野大小，*W*为射野宽度的80%。对于＜10cm的射野，*W*比射野尺寸小2cm，对于＞30cm的射野，*W*比射野尺寸小6cm。对于大小在10～30cm之间的野，*d*为沿着对角线的一段距离，其从顶角开始，在野宽20%处停止。对于＜10cm的射野，d是2cm，对于＞30cm的射野，*d*是6cm；（b）IEC定义的平坦度和对称性。平坦度是D_{max}和D_{min}的比值，用百分比表示。对称性是D_{-x}与D_{+x}之比的最大绝对值（其中D_{-x}表示射束中心轴一侧距离*x*处的剂量率值，D_{+x}是射束轴另一侧相应点的剂量率值）。最大不对称性可能是在平坦区域内的任何一点；它不一定会在图中D_{+x}所示的位置

对于常规的QC，通常是沿最大野的主轴测量平坦度，与对称性检查一起进行，其中对称性的定义为：

在平坦区域内与射束轴对称的任意两个位置上高剂量与低剂量之比的最大值（IEC 2007）。

当进行更广泛的QC检查时，例如保养和年检时，应增大平坦度和对称性检查范围，包括最大野对角线和四种主要机架角（0°、90°、180°和270°）都要检查。

最准确的平坦度测量是在水箱中使用电离室进行的，通常电离室放于水深为10cm处（这个位置源到探头距离为100cm），此时水面与源距离为90cm。不过这种方法主要用于很严格的测试和年检中。

一种不太严格的方法［在连续超分割加速放射治疗（CHART）的多中心试验QA项目中被广泛应用，Aird等，1995］是使用置于空气中的线性扫描仪测量。电离室放置在水模体中10cm深的位置。当扫描仪连接到加速器机头部时，它可以在机架任何角度使用。除了平坦度未定义的射束边缘部分外，其所得到的剖面曲线与水中的非常相似。

一些机构也使用这种在空气中直接测量平坦度的原理，不过有所不同的是，电离室四周没有其他的任何物体。结果得到的剖面曲线与水中扫描的不同，在最大剂量深度有更大的角（剂量峰值偏向射束边缘），这种状况是由于测量主要反映初级辐射通量所致。如果根据同时用水箱进行的测试得到的基准线对结果进行解释，则此类测量是令人满意的。同样地，当使用胶片来测量平坦度和对称性时，必须十分小心，因为胶片不如电离室测量准确。胶片的优点在于可以在整个射束横平面生成二维剂量图。

第46.3.10节中介绍的二极管或电离室阵列也可以用来测量平坦度。Sun Nuclear Profiler在测量整个野的平坦度时可以将两个面积为20cm的正方形阵列用螺栓连接在一起。这类设备的软件可以根据国际电化学委员会（IEC）规定的平坦度和对称性测量方法来自动出示结果。当射束稳定时，在软件上可以观察到平坦度随时间的变化。这对需要射束快速稳定的情况很重要，如IMRT。一些多探测器阵列有增加深度的探测器（如使用不锈钢吸收器实现），可以同时测量能量（见第46.5节）。

平板成像设备原则上也可以用于平坦度快速检查。但这样做会存在一些问题，因为平板成像软件旨在校正射束中的缺陷，通常对成像器进行校准以显示均匀野。如果设备可以进行快速一致性检测或者厂家专门开发了这一功能，那会很方便（Liu等，2002）。

46.4.2 光子束平坦度和对称性调整

平坦度和对称性对治疗的准确性影响非常大。同时平坦度和对称性也是加速器故障功能的诊断参数，尤其是这种束流偏转的治疗机器的重要参数。虽然监测电离室与其相关电子设备旨在通过这些机器中的伺服控制来保持平坦度（见第11.4.7节），但是电离室电流和控制放大器也会发生偏移。

测量平坦度深度需要注意。如果要根据机器规格或验收时的基线测量进行测试，则通常要在10cm深度进行常规测试。然而，有一些主要用于头颈部治疗的低能加速器，在5cm深度测量射束平坦度可能更合适。

任何可能需要进行平坦度或对称性的调整都需要维修工程师和医学物理师合作完成。意识到射束控制系统（集中、转向和能量）的相互作用会影响平坦度和对称性非常重要。协议应作为质量保证体系的一部分来编写，以确保正确调整，避免对这些重要参数管理不当。

在评估射束不对称原因时，可以在移除均整器后进行扫描来查找原因。但必须注意在临床治疗前，将均整器恢复到其正常位置并检查是否到位。使用计算机控制的加速器或专门为无均整器（FFF）而设计的加速器，去除均整器通常只需要在键盘上输入一个命令就可实现。所得到的扫描结果将清楚地显示峰值剂量分布是否在正确的中心，以及是否对称。

46.5 X线射束能量

虽然X线射束的能量名义上可以用MV来表示，但这不是一个可以直接测量的参数。如第19.4.4.1节所述，射线质通常是用质量指数或$TPR_{20,10}$方面来表征剂量学。在标准深度下的百分深度剂量通常是作为特定加速器类型的能量表示。在治疗计划计算机中，百分深度剂量更容易与临床数据相联系，但与射束质量指数相关的测量可能更容易用作快速检查，因为它很容易获得高精度测量。任意固定的在不同深度的两个电离室测量读数的比值就可以得到射线质。理想系统是在电离室上方放置10cm和20cm（电离室下方至少5cm）的水等效塑料模体直接测量$TPR_{20,10}$。Speight等（2011）使用射线质（BQ）检查模体[14]与星型检测阵列快速测量光子射线质和电子能量，并将其与水箱内测量的最终结果进行比较。对于光子束，结果是在推荐的容差值范围内，但不如$TPR_{20,10}$好。

质量指数的测量是一种对能量非常敏感和非常精确的测试（重复性在0.2%左右）。然而，能量变化超过1%非常少见，除非射束控制电流在主程序测试时发生改变。当测量平坦度时，射束能量变化也需要特别注意，因为均整器是为每一档能量专门优化的。如果观察到射束边缘平坦度发生变化，尤其是在深度d_{max}而不是在10cm处非常显著，很可能是射束能量发生了变化。

46.6 电子束的QC

46.6.1 电子束平坦度和对称性

研究电子束平坦度的最佳方法是在水箱中测试。然而，如果要在不同机架角度定期测量平坦度，则必须使用固定在治疗机架上的扫描夹具（或阵列），但通常准直器与测量探头有一定距离，比如说5cm。如果将电离室置于水等效模体中在峰值剂量深度进行测量，其平坦度曲线与在水中非常相似。当改变射束能量时，必须记住水等效模体的深度，才可以得到准确的均匀性和对称性。然而，除非能量有很大变化，否则均匀性变化很少见，所以对于常规测量，更重要的是对称性。这可以用几种能量深度的折中来实现，这个深度总是低于或接近峰值剂量深度。国际组织对对称性的容差值设为3%。IEC对平坦度的定义是指在野内最大剂量深度的最大剂量与中轴线剂量的比值，而不是最小剂量（如图46.7所示）。然而，正如在IPEM报告81（IPEM 2018）中所指出的，这个定义对于一些情况并不令人满意，例如最大剂量在中心轴上，剂量在射野边缘迅速跌落的情况[15]。因此，建议将射束

[14] PTW Feiburg，德国。

[15] 在第一版的IPEM 81号报告中，由Alam Mcrenzie指出。在这种情况下，他建议记录与中心轴的最大差异。

平坦度与机器验收时测量曲线进行比较。

46.6.2 电子束能量

电子束能量至关重要。它不仅决定了电子束治疗深度和穿透深度（这对当重要器官接近电子束的实际射程时非常重要），而且还决定了用于绝对剂量测量的电离室校准系数。

46.6.2.1 能量选择

在典型的放射治疗直线加速器中，电子束的能量由灯丝温度、波导频率和偏转电流决定（见第11.2.9节）。

当射线穿过治疗机架并通过准直器到达患者表面时，其能量已被射束中和边缘的各种物体所改变。测量治疗能量的唯一方法是水模体中的深度-电离或深度-剂量曲线。然后，能量由第19.4.4.2节所述来确定。用于QC的任何检测都必须在相同情况下进行，以便可以根据适当的深度-剂量或电离曲线建立基线。

46.6.2.2 电子束能量的QC

可以使用胶片或电离室法来检查能量的稳定性。在两个或三个深度处使用电离室测量是最简单的方法，不依赖胶片分析就可以快速给出结果。电离室不用在不同深度移动，因为用来确定能量的是曲线的斜率，而不是绝对深度剂量。使用三个不同深度可以提供更多信息，测量结果也更准确。另一个需要测量但是频率不用这么高的参数是在超过电子射程范围深度处的轫致辐射污染水平。商用设备配有多个探测器，可以即时读取能量。

对能量变化范围的容忍度至关重要。0.5MeV能量变化将导致约2mm深度-剂量的变化。每个电子能量应每个月在机架角度0° 处进行测量。此外，每年应在机架角度90° 和270° 下检查能量。

46.6.3 限光筒因子

限光筒因子的测量（即相对输出因子，见第24.7节）更多在验收时，而不是QC，但比起X线输出因子更需要定期测量，因为电子束限光筒因子更容易发生改变。这些因素对射束材料的任何变化都非常敏感，比如治疗机架头末端塑料薄膜厚度，或第二薄膜位置。类似理论也适用于电子限光筒输出因子。对于大多数射野尺寸，标准的校准深度输出与相同深度标准野输出（通常为10cm × 10cm）的比值足够准确。然而，对于小射野尺寸，尤其是高能量，在最大剂量处的测量很重要。这些比值应每年检查，或在任何可能改变比值的维修或调整后检查。如果存在不确定性，决定是否测量所有尺寸的快速检测方法是测量变化最大的限光筒或端面。在进行年检时，应检查最大剂量深度。限光筒因子也取决于相关准直器设置，这需要在机器调试时记录。

46.7 百分深度剂量的测量

百分深度剂量测量是机器调试过程的一部分（见第20.2.2节和45.7.3.3节）。然而，它需要不时地重复检测，特别是在加速器维护后。下面给出了一些提示。

深度剂量测量是在一个大型水箱中进行的，在这个水箱中，所有测量探头的运动都可以远程驱动（见第20.1.3.1、20.2.2和20.3.2节）。操作员是否使用特定水箱，熟悉其操作，知道如何准确地进行设置至关重要。以下是在尝试使用垂直射束测量百分深度剂量之前至少要进行的检查清单：

- 射野尺寸校准检测（使用三维水箱或常用QC方法）。
- 水箱内扫描结构是否具有刚性，深度方向的运动是否真正垂直？
- 扫描运动，特别是深度运动，是否平滑和准确？ 是否对运动进行了校准？
- 水箱装满水后是否设置水平？水箱置入支撑系统后，最好停留一段时间（15～30分钟，如果水与室温差距较大，则更久）。
- 必须设置垂直尺度，使零位置与水面位置一致，并考虑到探测器敏感体积中心的位置。
- 应在软件中对有效测量点进行适当修正（见第19.4.2.2节）。
- 在一天测量中，水会逐渐蒸发，水面会进一步下降，定期检查表面距离很重要。
- 是否使用了合适的探测器？最好使用电离室

测量参考射束深度剂量，用二极管测量结果同样会令人满意，并且可以提供更好的分辨率。对于电子束深度剂量测量，最合适的探测器是无屏蔽半导体电离室（见第20.1.5节）。

- 参考探测器（见第20.1.3.1节）是否位于适当的位置（即接收足够信号，但不因为射束衰减干扰测量）?
- 机架是否正好在0°，使射束从机头垂直向下通过水箱?
- 使用某深度简单的剖面扫描来检查射束和扫描仪纵轴是否对齐。
- 即使一切看起来都很完美，也要测试测量探头是否可以垂直移动到水下30cm或40cm处。
- 使用电离室测量电子束时，必须在电离值和剂量值之间进行适当转换。

测量百分深度剂量时，应将特定深度处剂量与调试时记录的剂量进行比较。对于电子束，通常可以使用分析软件自动提取R_{85}和R_{50}等重要值（参见第24.2.2节和图24.1）。

46.8 治疗单位输出的QC

辐射输出的测量和输出稳定性[16]是治疗单元QC的基础。如第19章所述，遵循基于国家实践规范的校准协议来测定参考剂量（例如IPEMB 1996；IAEA 1997a, b, 2006；AAPM 1999，2001b, 2014；IPEM 2003b, 2020）。在对装置进行最终校准时，必须严格遵守协议，可以为日常校准定义更简单的方法。在本节中，考虑了实际情况中正确的校准方法。

46.8.1 治疗单位剂量校准的QC策略

依次考虑这些情况，定义三种不同类型的校准：

- 标准校准：如果没有与之前校准对比，有可能忽略严重校准误差。这种情况常发生在：新机调试、检测新的电离室、安装或更换新^{60}Co时。
- 常规校准：使用拥有可追溯的国家标准程序来校准机器。
- 稳定性检查：使用快速检查设备来确定机器输出没有显著漂移。

[16] 在19章介绍的词条“输出”在整个章节指“参考剂量”或“参考剂量率”。

46.8.1.1 精确校准

在英国发生的一次^{60}Co源错误校准事件后，开始开展对精确校准进行了规定（Bleehen, 1991）。IPEM目前的建议可以在IPEM 81报告（2018）的附录A中找到。校准应由经验丰富的医学物理师执行，他们应确保对校准可能产生影响的所有其他QC程序都已被满意地执行。这是必要的，因为如等中心指示（见第46.2.1节）或射束平坦度（见第46.4节和46.6.1节）的参数均可能对校准产生影响。应严格遵守国家或国际协议（见第19章），并使用校准可追溯到二级标准实验室（见第19.2.3.1节）的参考级别电离室（见第16.3.2.2节）。校准应由独立的剂量仪和医学物理师重复进行，从而降低深度偏差的影响（IAEA 2000）。用于校准的设备应在这两次校准之间完全移除。

在标准校准的情况下，如果与之前校准没有对比，则有可能忽略严重的校准误差。在可能的情况下，应进行适当的交叉检查（IAEA 2000）。例如，更换新的^{60}Co源，会有源证书。旧源的名义输出与标准校准剂量率之间比值可以与新源的相应比值进行比较。对于新加速器，可以将加速器中的校准设置与相同类型的其他加速器进行比较。虽然可能有所不同，但应该相当接近。当没有其他交叉检查可用时，应使用邮寄剂量测定服务，例如由国际原子能机构（IAEA）和欧洲放射治疗与肿瘤学会（ESTRO）运营的热释光剂量测定（TLD）服务或由国家物理实验室运行的丙氨酸辐射剂量仪比对服务。丙氨酸有一个特别优势，几乎不依赖能量，校准精度在 1% 左右，有可追溯的国家标准。

在选择要遵循的校准协议时，建议遵循国家专业机构的标准。这些是与国家标准化实验室联合制定的，是一致的。例如，在英国，国家物理实验室提供了水吸收剂量的校准系数，该系数定义在水下深度腔室中心。当使用以这种方式校准的剂量仪时，不适合按照 IAEA 空气比释动能系数（IAEA 1997a）规定的有效测量点修正。

46.8.1.2 常规校准

第二级校准是常规校准，通常至少每月一次（IPEM 2017），建议每周一次。应该使用具有可追溯校准的独立电离室进行，但可以使用带有适当校正的简化设置。此类修正可能包括对使用小型 PMMA 模体而非 30cm立方体水的修正。重要的是，此类修正不应是任意的（即，可以通过考虑与标准校准设置的差异来估算修正系数）或不应与单位值有显著差异，否则会存在系统误差。进行此类校准的工作人员必须接受有关剂量测定原理的培训。

46.8.1.3 稳定性检查

第三级校准是稳定性检查，通常每日进行。如果输出在定义限度内，仪器会简单地显示为绿灯，但是为了监控趋势，可以选择具有结果输出功能的仪器。必须使用标准校准方法进行比较，以建立稳定性检查显著因子的预期读数。这种比较应在标准校准时进行，并以适当的间隔重复进行。

有许多测量稳定性的装置可供使用，例如能快速放置的半导体电离室或空腔电离室。重要的是，这种设备必须具有稳定性和可靠性，否则，在处理机器偏差时会浪费大量时间。有人认为：相比用一个精确性较低的方式，使用指形电离室执行适当的校准，减少额外工作。然而，许多稳定性检查设备具有不止一个探测器，因此可以提供射束平坦度信息。在波兰发生了一起严重事故，监测电离室的高电压供应和互锁二极管（断电后的互锁二极管）损坏，导致患者（接受）过剂量电子束照射，因此IAEA重新修订：每当发生意外的电力故障时，应进行稳定性检查（IAEA 2004b），能够识别加速器有关的不符合IEC当前要求的误差（IEC 2007，2008）。

46.8.1.4 检查频率

进行输出检查的频率因机构而异。大多数机构至少每周测量一次。每个机构需要定期审查其检查结果（见第 45.7.4.2 节）。如果输出非常稳定，不需要其他校准。如果输出不稳定，需要其他检查，偏差3%是停止级别，偏差2%是响应级别。

46.8.2 用电离室进行输出校准

电离室（参见第16章）是测量辐射束所传输的剂量的最可靠方法。对于光子束的绝对剂量测量，优选具有石墨帽的电离室。每个科室应具有特定参考级电离室和静电计，作为科室标准，并在二级标准剂量实验室（SSDL）进行校准，校准可追溯至初级标准剂量实验室（PSDL）（见第19.1节）。锶检查源应与腔室一起使用，定期检查使其保持稳定性，用于标准校准（参见第46.8.1.1节）。在放射治疗中使用的电离室是未密封的，因此需要使用基于理想气体定律的标准公式（参见16.4.5节），校正值需要校正温度和压力：

$$k_{\theta P}=\frac{101.325}{P}\times\frac{\theta+273.2}{293.2}$$

其中：

P 是压力，单位是kPa；

θ 是温度，单位是℃。

请注意，根据校准证书，次级标准剂量仪校准在20℃和101.325kPa参考气压下读取。必须注意确保使用的气压是测量科室的当前气压，而不是当地平均气压。当地气压数据有可能来源于机场，这会导致测量错误，因为水平面不同，气压不同。最好使用经过适当校准的无液气压计或维护良好的 Fortin 气压计。要注意，温度必须是放置在模体中的腔室温度。如果将模体保存在寒冷储藏室中而不是治疗室中，则可能存在很大的温差，应避免这种情况。为了准确测量，在测量开始之前，使模体和电离室达到室温是必不可少的操作。其他修正在第16.4节中讨论。

46.8.3 光子校准中的实践问题

对于光子束标准校准，将电离室放置在协议中定义的参考条件中。对于≥10MV的能量深度至少为5cm，若小于5cm可能发生电子束污染；对于更高能量深度至少为7cm。大多数国际协议建议所有能量深度为10cm（参见第 19.1 节）。

关于如何定义加速器 MU 没有普遍共识（见第 21.2.2 节）。一些机构方法为：1MU定义为在10cm × 10cm方野、10cm参考深度等中心处的1cGy[17]。另一个常见方法是将1MU定义为SSD100cm最大剂量深度处1cGy。无论选择哪种方法，测量必须将参考深度测量的剂量转换为最大剂量深度的剂量，转换时使用标准的临床深度剂量表（见第 26.5.2节）。有些人可能会通过测量百分深度剂量比来进行校准，这与临床数据无关，不建议这么做。

一个直线加速器需要有一个双剂量测量系统，使得机器剂量输出量有两个独立的测量通道（见第 11.4.2 节）。一个通道用于治疗时进行终止治疗，另一个通道作为备用。两个通道应当独立校准，而不是使其彼此相等。应该偶尔检查第二个通道是否会以预期方式终止射束。如果唯一可用的方法是更改其中一个通道校准系数，则最好更改备用通道而不是主通道。这种检查应在非常仔细的监督下进行。

监测电离室可以是密封的，也可以具有内置的温度和气压校正功能。密封室可能会变得不密封，检验是否不密封的方法是：定期将温度和气压校正后的读数与未校正的读数进行比较，如果校准随着大气压变化而变化，则表明腔室已不密封。还应将复合校正（和电子极性校正）应用于测量电离室的读数（参见第 16.4 和 46.10.1 节）。如果使用不同剂量率，则必须评估其对监测电离室的影响。

除了定期检查0° 机架外，还应至少每年检查一次机架角变化，0° 机架和 ± 90° 机架之间的机器剂量输出的变化应不超过2%。这应该包括使用楔形板的检查。此外，每年应按照标准校准程序进行校准。

46.8.4 由计时器控制的单位校准

一些旧的kV X射线装置和^{60}Co装置由计时器控制，而不是由透射剂量仪控制。除了低kV下运行的装置，现代kV装置具有透射剂量监测仪。通常，剂量率需要一段时间才能稳定下来，因此最开始1分钟的剂量率通常与出束一段时间后的不同。这种差异被称为计时器结束错误（见第10.4.2节），对于^{60}Co装置，称为源传输时间（见第12.4节）。有两种方法可以校正。第一种是双曝光法，首先测量开始1分钟剂量，然后测量2分钟，两个读数之间的差值为瞬时剂量率，计时器校正瞬时剂量率（单位：cGy/min）与出束1分钟后测得的剂量率之间的差值。在第二种方法中，首先打开光束，然后使用静电计上的开始和停止按钮，测量固定时间内的剂量。

46.8.5 电子线输出

根据第16.3.2.3和19.4.2.4节的解释，建议使用平板电离室进行标准校准电子束，在校准高能量射束的情况下，才使用指形电离室校准。与英国国家物理实验室（Du Sautoy，2003年）的水吸收剂量标准进行比较，建议仅使用Roos电离室（Roos等，1993）和NACP（Mattsson 1981；NACP 1981）进行绝对剂量测量，更先进的Markus电离室[18]已经设计出来，以克服先前报道的问题。有必要确保在正确的深度处进行测量，并且基于此目的，应使用能够通过远程控制使电离室垂直移动的小型水箱。应在液态水中进行测量，这样消除了塑料模体中测量电荷存储的相关问题。然而，对于常规校准，为了方便测量，使用水等效塑料模体。塑料模体应由薄板制成，而不是固体块（参见第19.10.3节）。

由于剂量随深度迅速下降，以及电子能量随深度变化，导致电离室校准系数发生变化。绝对校准必须在校准协议定义的正确深度进行。然而，为了快速检查剂量的稳定性，对于不同能量使用相同的深度很方便，因此应当建立一个可以直接比较的模体因子，这样，指形电离室就可以用于所有的能量测量。

对于小野，剂量最大深度可能与大野的标准值有很大不同。使用能够远程移动的电离室以找到最

[17] 一些老的单位使用未密封电离室没有这样的修正。这种情况下可将读数校正到标准条件来减少偏差。

[18] PTW型号为4045。

大值深度。还必须考虑射束剖面的曲线形状，对于小野，剂量在射野边缘跌落。诸如Roos之类的电离室可能不适合于这些情况，可以适当使用具有更小的区域Markus电离室。

至少每周应对临床上使用的每个电子能量输出进行检查。一些机构将其中经常用到的能量范围纳入日常QC。输出检查同样可以在用于X射线输出检查的模体中执行，这样就不会浪费时间更换模体和电离室。如果模体由位于不同深度孔的等效塑料截面制成，所有输出都使用折中深度（例如1cm），则可以轻松实现这一点。通常使用标准的10cm×10cm敷贴，应为每种能量确定静电计和电离室组合校准系数，并使用水中适当的参考级电离室进行标准校准。重要的是，要提供一个典型的治疗剂量水平，例如2Gy或3Gy。测量剂量应在校准剂量2%的范围内，尽管一些机构使用3%的响应级别（用于每日稳定性检查时）甚至是5%。

46.9　特殊情况

46.9.1　机器无法创建10cm×10cm方野

一些设备如Tomotherapy和Cyber Knife 设备不能提供10cm×10cm方野。Alfonso等（2008）已经提出，在这种情况下可以定义机器特定参考野，使用尽可能接近的相同射束能量的机器，在标准10cm×10cm参考野中校准电离室。然后应用校正因子来校正机器特定参考野和标准参考野中电离室响应的差异。这种方法记录在TRS-483国际原子能机构的小野测量实践准则（IAEA 2017）中。平坦度等测量是不相关的，但TRS-483报告介绍了“典型计划参考野”的概念，这是一种调强“射束”，设计用来产生均匀剂量分布，从而通过复合“野”实现带电粒子平衡，为未来项目留下了详细指导。IPEM（2020）实践规范支持关于MV级光子剂量测量的概念，特别是对于TomoTherapy，尽管IPEM没有定义典型计划参考野。

46.9.2　无均整器模式（FFF）射束

如第23.7节所述，提出了FFF射束QA的一些具体问题。对于FFF射束来说，平坦度定义不再适用，但对称性仍然很重要。FFF射束的参数列于表23.5中。测量机器的输出时，有几个重要的问题：

- 由于在剖面中心剂量达到峰值，所以必须确保探测器与射束轴对齐。如果使用长电离室，如Famer电离室，应该考虑射束在长轴上的变化。
- 射束射线质可能与具有相同标称能量的扁平射束不同，因此有必要测量FFF射束$TPR_{20,10}$。
- 由于剂量率增加，再复合效应将更大（参见第16.4.1节）。
- 液体电离室和EPID可在较高剂量率下饱和。

46.10　剂量仪检查

46.10.1　电离室

保持用于绝对和相对剂量测量的所有电离室（分别为参考级部门标准和场地剂量仪）的定期检查和数据校准很重要。大多数电离室可以与静电计断开（常规检查最好始终保持连接）。必须使用文件来记录电离室序列号及其静电计序列号的校准系数。

^{90}Sr检查可用于定期检查电离室/静电计组合响应稳定性的维护情况。每6个月检查一次，偏差应该小于1%。然而，重要的是要认识到，即使电离室在低能量下对光子敏感性发生显著变化时，电离室对β粒子敏感性也可能保持不变。根据所用参考源（^{90}Sr或其他长寿命放射性核素）的衰减来校正读数至关重要。

应在SSDL中定期进行部门标准与二级标准的交叉校准，间隔为1～3年（或如果对特定电离室或静电计有任何疑问时）。交叉校准时，还应检查极性效应、复合效应和杆效应。复合效应的测量可采用双极化电压法（Boag和Currant，1980；Weinhous和Meli，1984），但建议在多个不同电压下进行测量，验证该方法是否适用于特定电离室——应获得极化电压校正的线性图（见第16.4.1节）。离子复合效应通常在0.2%～0.6%之间（FFF光束校正可能更高）。只有当电离室响应与外加电压接近线性时，此校准才有效。有证据表明，在极化电压超过100V情况下使用的一些平板电离室校准无效。严格地说，应对二次标准和现场仪器的读数相互比较，然后在进行剂量测量时对现场仪器进行重组校正。但是，如果剂量测量的每脉冲剂量（或剂量率）与相互比较时相同，则场室复合校正取消，将二级标准的复合校正作为最终校正系数。

表46.4中给出了应停止使用剂量测定设备的参数值指示。

表46.4 剂量测定设备的暂停级别

设备	参数	暂停级别
电离室	漏电流	>0.1%（可忽略不计）
	线性	>0.5%
	稳定性检查	>1%
	校准	>1%
射束数据采集系统	位置确认	>1mm
	其他参数	如上所述
配件	温度校准	>0.5 ℃
	距离校准	>1mbar

来源：改编自欧盟委员会（能源总局），辐射防护编号162，欧盟委员会，布鲁塞尔，2012年，表4-8（见表46.2注释）和IPEM（医学物理与工程研究所），报告81，放射治疗QC的物理方面，第二版，IPEM，纽约，2018年，表11.1。

每次使用前，应进行目视检查和灵敏的触摸检查，以确保套管不发生破损。众所周知，石墨套在敲击时会裂开，而裂痕会在一段时间后才变得明显。

46.10.2 热释光剂量仪

如果采用适当的校准方法，热释光剂量仪（TLD）可以提供精确剂量测定。详情见第17.2.4节、第48.3.3.1节和AAPM 191报告（2020a）。根据所需测量精度选取校准方案。无论采用何种系统，处理TLD材料都必须非常小心，并注意细节。如果圆盘或芯片表面被润滑油或任何其他物质污染，输出将发生显著变化。芯片很容易损坏，最好用真空镊子处理。

众所周知，TLD工作充满了挑战。对于特定用途，要在开始时采用良好的处理、读取和退火程序，并设计可再现的校准过程。否则，误差源可能很难找到，因为存在多种可能性。需要记住并检查的要点包括：

- 读出、退火和控制冷却的烘箱温度；
- TLD和托盘清洁度；
- 注意TLD储存。

46.10.3 二极管电离室

第17.3.4节介绍了在校准二极管电离室时必须考虑的问题。定期校准对于用于患者剂量测定和QC测量的二极管电离室都是必不可少的。在不同情况下需要不同的校准系数——例如输入和输出测量——但相对值可以在很长时间内稳定（但见第48.3.3.1节）。然而，标准剂量校准应定期检查，其频率由传递到二极管电离室的剂量决定。用于体内剂量测定的二极管电离室的温度校正因子也应定期检查[19]。

二极管电离室阵列可用于光子或电子束的平坦度测量。只需要验证阵列中每个二极管电离室保持了其响应的恒定性，并且任何辐射损伤对每个半导体电离室的影响都是相同的。然而，在一段时间内，不可避免地，由阵列中心部分接收到的辐射量将会比边缘部分接收到的总剂量要大很多。应当进行常规检查以确保射束强度梯度（例如，由楔形产生），然后180° 旋转阵列，并检查两个阵列位置的输出是否相同。另一种方法是，将整个阵列移动一个探测器的距离。每个脉冲剂量也可能影响灵敏度，应进行检查。至少每年进行一次更严格的检查：通过使用狭窄辐射束来检查每个二极管电离室的灵敏度。

当使用二极管电离室测量光子束深度剂量时，必须检查响应随深度、野大小和能量的变化，因为不同能量的散射量会随这些参数变化而变化。在每次测量基本调试数据时，建议将这些深度剂量与来自电离室的深度剂量进行比较。除非在十分必要情况下，比如非常小的射野，否则不建议使用二极

[19] 如果二极管电离室每月进行重新校准，则应每年进行温度校准检测。

管电离室测量深度剂量数据作为光子束的初始测量数据。对于电子束没有这样的要求，其中未屏蔽二极管对5～25MeV电子束的响应几乎是恒定的。然而，仍然建议检查校正后的电离室深度剂量与二极管读数的能量范围。

46.10.4 稳定性测量设备

通常可用稳定性测量设备，即封闭电离室或二极管电离室，来代替现场仪器进行日常检查，例如，MV级光子和电子束的输出、能量或平坦度。它们比现场设备更稳定，而且设置和使用也很简单。正如名字所示，其只被设计用于检查一个特定参数的稳定性或恒定性，而不是绝对值。

使用稳定性测量设备的读数应通过在水或水替代材料中的电离室校准，以进行输出、能量和平坦度测量。应建立稳定性测量设备上的对应测量参数最大或最小容差的读数（例如，用电离室测量输出2%的变化可能不是稳定性测量设备上读数2%的变化）。

46.10.5 二极管或电离室阵列测试

二极管易受到辐射损坏，具有能量、射野大小、角度和剂量率依赖性，所有这些都需要定期检查（Zhu等，1997）。Low等（AAPM 2011c）在TG120的报告中给出了Mapcheck的校准和使用建议（这些建议可适用于任何阵列）[20]：

- 应根据制造商的建议流程每月校准一次。
- 只有在IMRT技术预先使用更高分辨率的探测器（如辐射变色胶片）的地方，阵列对常规QA非常有效。
- 所有测量应使用校准时的脉冲重复频率进行。

Spezi等（2005）介绍了PTW 729[21]开放式电离室阵列（“开放”的意思是需要进行压力和温度校正）。他们检查了短期重复性（＜0.2%）；中长期重复性（＜1%）；剂量线性（2MU与500MU之间的线性关系）；最有趣的是，野输出因子与2cm × 2cm 和 27cm × 27cm 的PinPiont电离室相比局部剂量最大差异为 0.5%。他们还发现，在测试准直器尺寸时，灵敏度＜1mm。该阵列允许实时测量剂量和剂量率（高达8Gy/min）。由制造商使用标准^{60}Co源对其进行校准。当地用户可获得校正中心使用的射束质量的校正因子。但并未说明对整个阵列的定期测试，许多作者（如AAPM 2011c）建议至少每月对此类装置进行校准检查。

46.11 模体和模体材料

特定剂量测量协议中对首选模体材料做了说明。在英国的协议中，以水为首选，模体最小尺寸为30cm × 30cm × 30cm。如果模体不防水，则电离室应配备由PMMA制成且厚度不超过1mm的薄防水护套。

对于塑料材料（主要是PMMA和聚苯乙烯），必须进行适当修正。应避免使用由树脂基材料制成的水等效塑料作确定性校准。塑性材料可用于相对测量，包括常规输出检查。在进行这些检查时，由于不同材料之间的成分和密度存在差异，使用水等效塑料进行QC时必须予以注意。

当前大多数协议都指出了非水模体的问题，但需要注意的是：

- 材料密度和电子密度会影响深度剂量、阻止本领等。
- 不同散射特性会影响电子注量的积累。
- 这些塑料中有许多是绝缘体，具有电荷存储效应，可以改变测量的电离。通过使用由许多薄片代替整块制成的模体，可以最大限度地减少影响。

Seuntjens等（2005）提供了对于固体模体使用的校正因子指南。

46.12 影像设备的质量保证

与放射诊断学相比，放射肿瘤学更强调定位的准确性[22]。而定位精度取决于解剖结构定位的辨识

[20] Sun Nuclear，弗罗里达。

[21] PTW. Freiburg. Germang.

[22] 这种方法目前被命名为图像引导放射治疗（IGRT）（见第48.2节）。

度。用于验证患者位置和剂量传输的影像系统的质量保证应包括：

- 设备机械方面的监控，以确保患者和工作人员的安全；
- 用于本地化的软件包；
- 设备在调试阶段及随时间产生变化的影像质量监控；
- 影像剂量；
- 检查数字影像存储设施的完整性。

监测影像系统的程序或协议的开发保证了从系统获得信息的准确性。通常系统在安装后，会根据供应商提供的模体和几何工具进行一系列验收测试，然后将其用作后续QA检查基准。在多数情况下，尽管有时需要额外的QA，但一般情况下供应商提供的模体就已经足够。测试频率和容差取决于系统临床使用。例如，在每天早上用于治疗患者前，确保从影像系统得出治疗床位移值的准确性很重要。与常规乳腺治疗的系统相比，用于SRS和SBRT治疗的影像系统具有更严格的机械容差。表46.5提供了影像系统的检查建议小结。代表欧洲医学物理组织联合会（EFOMP）、ESTRO和IAEA的CBCT 质量控制共识指南已经出版（de las Heras Gala等，2017）。

表 46.5　用于放射治疗的室内影像系统进行质量保证检查的建议

参数	描述	频率
碰撞联锁	检查碰撞报警是否正常工作	每天，每月
探测器和源机械装置	验证源和探测器相对于等中心点位置的重复性	每月
IGRT软件	验证来自影像的配准及发送到患者支持系统的摆位校正参数是正确的	每天治疗前
面板校准	厂家推荐的探测器校准	每月
影像和治疗坐标的重合性	评估影像系统与治疗射束的重合度（检查基准）	每天（每月）
影像质量：平面影像	检查影像缩放比例、空间分辨率、对比度、均匀性和噪声	每月
影像质量：CBCT	几何失真、HU值、空间分辨率、对比度、均匀性和噪声	每月（稳定时每6个月）
影像剂量	kVp、mAs 设置、数值和剂量的验证，获取MV影像所需MU的验证	每年

46.12.1　机械稳定性

无论是MV、kV级二维成像，还是CBCT断层扫描，每个成像设备都有自己的几何坐标系统，这些坐标系应该与治疗射束的几何坐标系重合。通常，影像坐标系统通过校准过程与治疗坐标系相关联。必须定期验证探测器和源（对于 kV 成像系统）位置的重复性。根据探测器支撑系统，必须检查成像板几何中心位置是否与直线加速器轴重合。对于具有可以改变源到探测器距离的支撑臂的Varian OBI系统，还必须检查探测板在允许距离范围内的跟踪情况。例如，对于CBCT，可以将小球模体放置于直线加速器辐射等中心点以验证重合性（必须首先建立辐射等中心点）。

大多数系统都配备了碰撞传感器，需要定期检查碰撞传感器，通过防碰撞来确保患者的安全。

46.12.2　应用程序/软件检查

确保用于图像处理的软件不仅能正确计算摆位偏移，而且还可以指明正确的等中心点。针对系统的每天晨检，可以对模体进行 CT 扫描，并在计划系统上生成具有适当参考影像的计划几何图形，然后将其作为机器晨检的一部分。模体大小必须合适以便快速摆位。此过程可以很容易通过已知的位移移动模体，并使用软件和床运动验证位移来完成。此外还需验证数字网格线与影像中心的重合性。

46.12.3　影像质量评估

影像质量的常规定义反映了影像用于预期工作任务的有效性。探测器获取的影像展示了被检查人体或模体不同结构衰减特性的分布。探测器性能通过不同组织之间的对比度、空间分辨率和噪声来评估。成像设备的性能可以通过已知物体的影像来评估，分析可以基于观察者的参与（主观），也可以基于使用计算机的数学模型评估（客观）。

46.12.3.1　影像的主观分析

最早的影像质量测试工具之一是由Lutz和Bjarngard（1985）开发的。测试工具由一系列具有不同对比度的物体组成。评估过程涉及识别哪些物体是可见的。Harrison和Lambert（1994）的细节对比度模体、Leszcynski和Shalev（1989）的Las Vegas模体由一块带有不同直径和不同深度孔洞的铝块组成。这些模体主要用于MV成像。Las Vegas模体的典型影像如图46.8a所示。然而，对这些模体影像的分析仍然是主观的。随着人们对孔洞模型的熟悉，很容易看到未显示的孔。需要使用受试者工作特征（ROC）方法（ICRU 1996）更全面的程序分析孔模型，以获得更有意义的Las Vegas模体结果。对于kV级探测器，通常用于透视的Leeds TOR-18模体还可用于监测空间分辨率和低对比度分析（图46.8b）。当建立图像可视化分析基准时，明确射野几何形状、显示滤过器以及在kV影像情况下，所使用的kV和mAs非常重要。

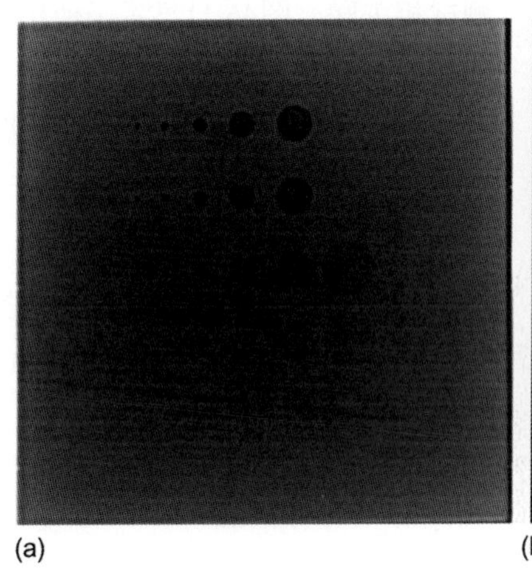
(a)

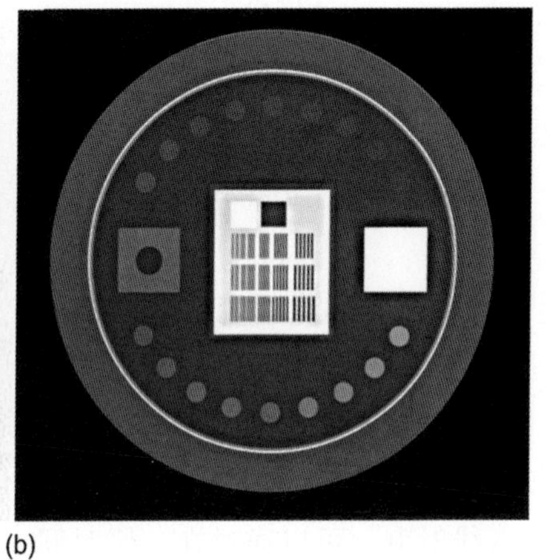
(b)

图 46.8　（a）使用 6MV 光子束获取的 Las Vegas 模体图像（b）以 70kV X 线射束获取的 Leeds-TOR-18 模体图像

46.12.3.2　影像的客观分析

针对MV影像，Shalev等1997年提出并设计了一种模体，该模体为EPID影像评估提供了一个完全客观的测试。获取的影像通过计算机程序分析，并将结果与厂家参数或调试时获得的基准值进行比较。因此，影像质量指数不易受主观因素的影响。图46.9a显示了基于Shalev等（1997）设计的QC-3测试模体图像[23]。该模体由垂直和水平分层的有机玻璃（PMMA）板组成，具有不同厚度的铅，可提供每毫米0～1.5线对范围的空间分辨率、20%～80%的对比度。基于相同的概念，Standard Imaging公司为kV影像开发了QC-3的QCkV版本（见图 46.9b）。

[23]　由美国米德尔顿的 Standard Imaging 公司销售。

可以使用计算机程序对图像进行分析。使用PIPSPRO[23]等计算机软件或内部开发的程序来确定与频率相关的方波调制传递函数（SWMTF），从中导出50% f（50）的调制频率。SWMTF由Droege（1983）和Rajapakshe（1996）等使用的方法确定。

$$\mathrm{SWMTF}=\frac{\Delta E(f)}{\Delta E_0} \qquad (46.2)$$

其中：

ΔE_0是系统调制输入；

ΔE（f）是系统调制输出。

可以通过修改公式46.2获得调制传递函数的相对测量（RMTF），此函数仅用于监测目的，由下式给出：

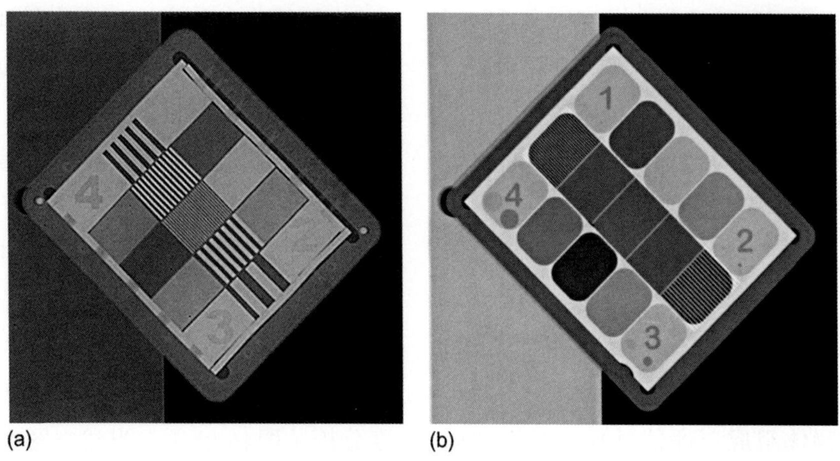

图 46.9 （a）Shalev 等人设计的 QC-3（1997 年）模体和（b）QCKV 模体。

$$\mathrm{RMTF}(f)=\frac{\Delta E(f)}{\Delta E(f_1)} \qquad (46.3)$$

在这种情况下，$\triangle E$（f_1）被视为最高输出频率调制。f（50）由RMTF（f）与频率数据的线性插值获得。

该调制传递函数提供了影像系统空间细节传递特性的度量。其分析在没有经过信号处理的原始图像上进行。图46.10显示了Varian aS1000的典型RMTF曲线，分别使用QC3和QCkV模体评估了6MV光子和70kV X线射束。可以通过在一段时间内测量f（50）值，用这种简单可重复测试来监测系统的稳定性。

对于3D影像系统，通常使用Catphan®503、504和600型模体，该模体由直线加速器厂商随影像系统一起提供。CT图像的分析提供了各种定量信息，包括均匀性和噪声、HU稳定性、空间分辨率、几何失真、层厚、低对比度可见性和可检测性。在执行测试时，在影像系统上使用临床相关的设置以及可重复的几何形状。对于CBCT影像，环形和杯状伪影会影响图像均匀性。环形伪影通常是由探测器元件故障引起的，而杯状伪影（即均匀物体图像中心看起来比外围更暗）主要由散射引起。均匀密度模体定期扫描可用于确定均匀性是否满足厂家的基准值。在图像引导的自适应放疗中，如果CBCT图像用于剂量计算，则HU值稳定性检查尤为重要。

这些检查的基准值可以在调试时建立或与调试测试相关联。图46.11显示了使用Varian CBCT系统采集的Catphan 504模体的扫描。可执行多次重复测试并取平均值以建立基准和容差水平。最初测试应该每月一次，但建立的参数一旦稳定，就可以减少测试频率。

用于显示影像的设备也应进行QC（AAPM 2019d, 2020e；Bevins等，2020），当影像用于诊断时，这一点尤其重要。

46.12.4 影像剂量

辐射剂量的定期监测取决于成像方式。对于MV影像，使用治疗射束获取图像。通常不需要直接测量剂量，因为针对图像采集的MU设置与经过直线加速器校准的剂量相关。对于kV成像系统，剂量取决于管电压或管电流设置。通过测量不同平面成像协议的mAs、kVp、HVL以及使用Unfors/RaySafe®等检测器可以间接监测成像剂量（见图46.12）。在某些情况下，可以直接测量以mGy为单位的剂量，然后将结果与调试期间测量的基准值进行比较。成像系统的 CT剂量可以通过使用如Raysafe X2或GafChromic XRQA2胶片电离室进行监测。CT剂量可以表示为计算机断层扫描剂量指数（CTDI）或剂量长度乘积（DLP）。CTDI表示在整个检测期间沉积在单个扫描层内某个点的总剂量，同时考虑了相关测量点上层和下层的散射贡献。DLP是CTDI和扫描长度的乘积。CBCT的剂量问题在第61.2.2.2节中讨论（另见第 48.2.10 节）。

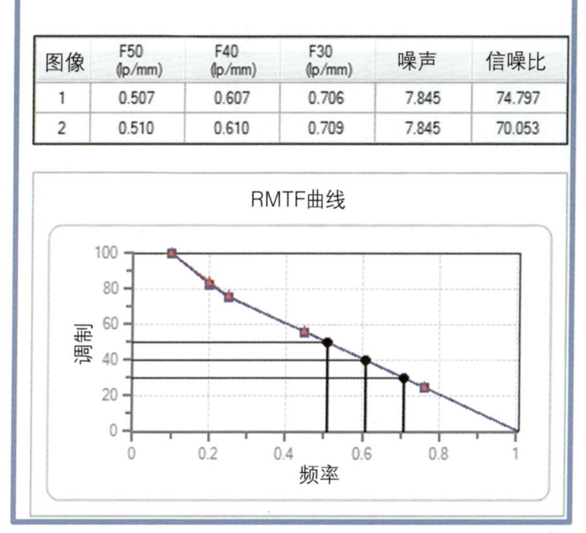

图像	F50 (lp/mm)	F40 (lp/mm)	F30 (lp/mm)	噪声	信噪比
1	0.507	0.607	0.706	7.845	74.797
2	0.510	0.610	0.709	7.845	70.053

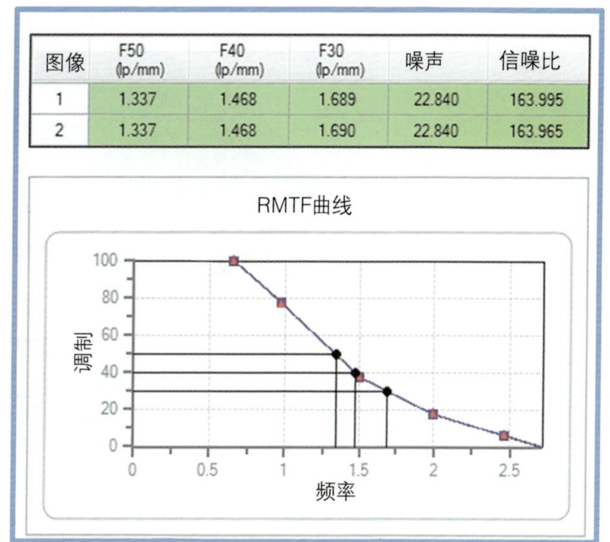

图像	F50 (lp/mm)	F40 (lp/mm)	F30 (lp/mm)	噪声	信噪比
1	1.337	1.468	1.689	22.840	163.995
2	1.337	1.468	1.690	22.840	163.965

图 46.10　图 46.9 中显示的不同模体获得的 RMTF 曲线

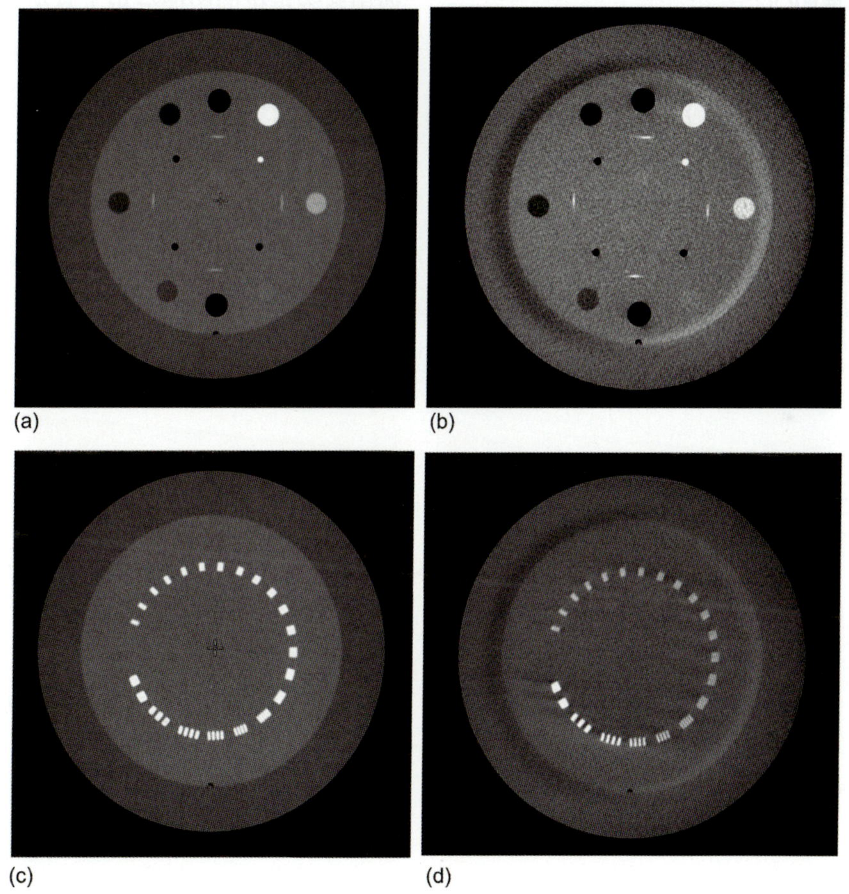

图 46.11　使用 GE optima CT 扫描仪（a, c）和 Varian OBI 系统（b, d）获取的 Catphan-504 模体的横断面图像，显示了用于几何失真、低对比度可见性、HU 和空间分辨率评估的图像。在图像（b）和（d）中 CBCT 上可以看到环形伪影

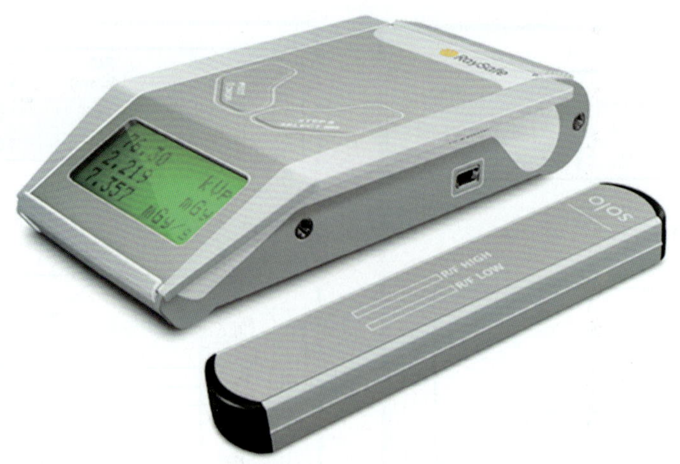

图 46.12　RaySafe Xi R/F（射线照相 / 荧光透视）检测器用于同时测量 kVp、剂量、剂量率、脉冲、脉冲率、剂量 / 帧、时间、HVL、总过滤和波形（RaySafe Xi 已于 2018 年 12 月被 RaySafe X2 取代）

46.12.5　影像数据的QC

射野影像系统具有完善的图像处理系统，可用于操作、存储、导入和导出。图像以无损压缩格式存储在系统中，可以在一段时间内监测所获取和存储的图像像素值来检查存储和检索数据的完整性。使用系统提供的图像分析工具来实现此项工作。可以选择感兴趣区域，使用系统工具获得统计结果并记录一段时间。还有其他方法可以检查文件存储和检索准确性，例如对图像文件执行校验。

第 47 章　治疗计划流程的质量控制

Jean-Claude Rosenwald

目录

47.1 治疗计划设计过程

47.1.1 治疗计划设计定义

术语“治疗计划”有时的定义比较局限，仅指产生与治疗计划（剂量计划）选择相关的等剂量分布。但它也用于描述从患者数据采集到治疗验证的整个技术过程（AAPM 1998）。本节所使用的“治疗计划”是基于第二个定义。

图47.1说明了外照射放射治疗的治疗计划设计过程。它包含所有步骤，从做出外照射放射治疗决定后立即开始，到治疗验证和传输一切准备就绪后结束。从原理上讲，它可以分为三个子过程，如图 47.1 所示，用灰色阴影框表示：

1. 患者数据采集（见第 31 至 34 章）；
2. 模拟定位和治疗计划（见第 35 至 44 章）；
3. 治疗前验证。

作为治疗前验证的一部分，数据被传输到记录和验证（R&V）系统中，可以继续进行实际治疗，该治疗通常持续几周，并会受到患者摆位和患者剂量监测现场验证的影响（见第 48 章）。

图47.1中的顺序会根据不同实践而有所不同。3D CRT（第 35 和 36 章）和IMRT（第 37 章）典型顺序之间的区别如图 47.1 所示。但是，可能还有其他选择。该过程通常是迭代的，因为在许多情况下，必须根据后续步骤对前一步骤进行更正。这在 3D CRT 的计划设计阶段时得到了说明，随后修改射束参数以获得所需剂量分布。对于 IMRT，虽然预计射束参数会从优化过程中自动导出，但在放射肿瘤学家和医学物理师在共同接受计划之前，可能需要对靶区进行修订（参见例如第 37.5.2 节）。在验证阶段发现误差时，需要审查之前的一些步骤[1]。

47.1.2 设备和数据交互

如图 47.1 所示，放射治疗过程涉及使用多种结合硬件和软件的不同设备或系统。

- 用于患者固定和数据采集的成像设备和辅助设备；
- 治疗计划系统（TPS）或用于模拟定位和剂量计划设计的专用工作站；
- 用于比较预期和测量（或观察）参数的各种特定的质量保证系统。

质量保证（QA）流程是针对设备的个别项目定义的，此外，必须特别注意它们之间的数据交互，如图 47.1 所示。必须确保整个治疗计划过程的数据连接质量和系统安全。

[1] 靶区范围和OARs的定义是放射医疗医师的责任（参见45.7.1），这是治疗计划QA的重要组成部分，但是并不能全部覆盖。

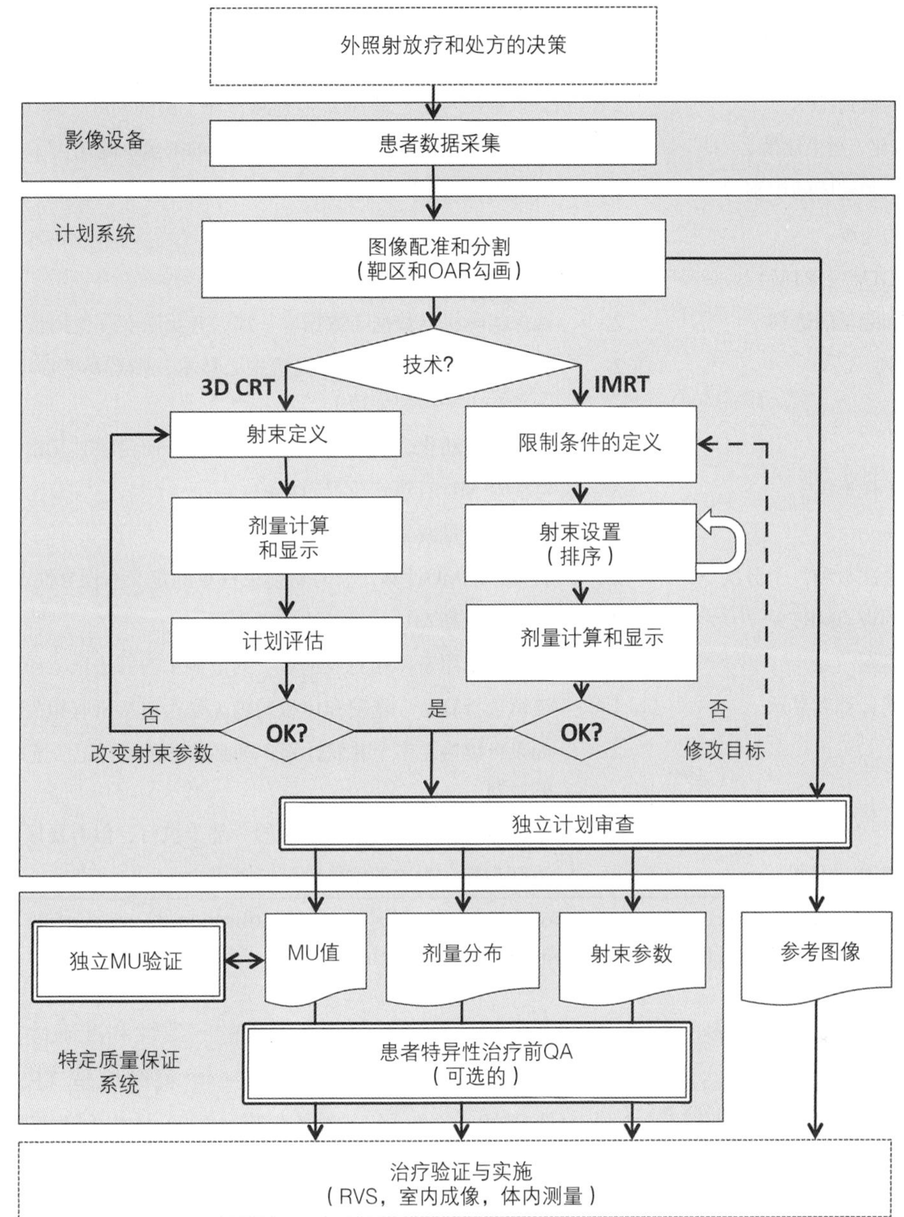

图 47.1　外照射治疗过程的典型流程图。治疗计划过程（用灰色阴影框表示）包括在决定治疗和确定处方之后及治疗实施之前进行的所有准备步骤（见正文）

47.1.3　治疗计划的质量保证

为整个过程制定全面的QA 计划意味着要考虑许多要素，例如明确的靶区定义、适当的人员配备水平和资格、职责的定义、详细的书面记录管理等（参见第 45 章）。这里讨论的大多数问题都与治疗计划设备的质量保证有关，尤其是治疗计划系统（TPS）的QA。但是，还必须确保对于个别患者，不会出现由于错误数据输入、错误结果解释或无意/未检测到设备故障而导致的错误。因此，还需要与个人计划相关的质量保证程序。在图 47.1 中显示为带有粗双线轮廓的框，并在第 47.7 节中进行了讨论。

47.1.4　治疗计划设计过程的风险分析

计算机辅助治疗计划的引入直接或间接导致了几起严重放射治疗事故（见第 45.6.2 节和例如 IAEA 2000，ICRP 2009）。因此，按照第 45.6.3 节的建议，对计划过程进行系统的前瞻性风险分析非常重要。

针对个别部门治疗计划过程的详细风险分析，不在本章范围内；然而，表 47.1 说明了该过程中

表 47.1 治疗计划过程的主要步骤以及与每个步骤相关的风险因素的评估

步骤	风险因素	评论
患者数据采集和传输到 TPS	2	一个主要问题是患者摆位/方向管理（例如俯卧、脚在前等）
射束数据库的参数化（射束建模）	3	关键步骤，特别注意每个机器跳数的剂量、输出因子和楔形因子
不均匀区域的形状和密度的识别	1	对MU计算的影响
靶区和危及器官的勾画	1	对剂量体积分析和射束设置的影响
扩展结构（例如 CTV => PTV）	1	对剂量体积分析和射束设置的影响
治疗机器、方式和能量的选择	2	确保实际机器数据与数据库一致，并反映实际使用情况
技术选择/射束排列	2	如果使用 SSD 技术而不是等中心技术，则需要小心。检查坐标显示的一致性（平移和旋转）
射野轮廓定义	1	如果是自动化，或者如果在射野轮廓方向错误时互相锁定，则风险低
射束修整器选择（楔形等）	3	可能对 MU 计算产生严重影响
剂量参考点选择	3	避开低剂量或半影区的点
调整射束贡献（总次数和每个分次）	2	直接影响MU计算，有时对射束权重的定义有误导性
定义优化标准和约束 (IMRT)	2	计划质量和 MU 计算的决定性因素
剂量分布计算和显示	1	谨慎选择用于（相对或绝对）剂量显示的算法选项和单位
剂量体积直方图的计算和显示	1	谨慎选择算法、选项和体积勾画（是否包括所有相关体积？）
计划批准	2	如果可以接受多个并发计划，则必须清楚地标记所选的是用于实际治疗的计划
机器跳数计算	3	通常作为治疗计算剂量分布的一部分执行，但需要仔细验证
数据从 TPS 到治疗机的传输	3	关键步骤，参数的整体验证必不可少

引自：SFPM rapport No. 27 ‘Recommandations pour la mise en service et l’utilisation d’un système de planification de traitement en radiothérapie’, Société Française de Physique Médicale, 2010b..

更关键步骤的一些提示。该表的第二列给出了简化风险因素（1～3 之间）的估计值，其意图与第 45.6.3 节中简要介绍的正式风险评估方法中使用的风险优先级数（RPN）非常相似。将此风险因素设置为 3 的步骤值得特别注意，因为它们更有可能发生并产生严重后果。它们主要与机器跳数（MU）计算相关，因为MU[2]对传输到靶区的剂量有直接影响（另见 AAPM 2011d 中的表 I）。

为了尽可能降低治疗计划过程中的错误风险，重要的是在开始临床使用前对设备和流程进行统一调试，包括使用体模进行端到端测试，并在临床活动开始后实施高效的质量体系。

47.2 患者数据采集的质量保证

QA 在此阶段的重要性有时会被忽视。下文讨论了在计划过程的一致性和准确性方面值得特别注意的一些要点。一个关键点是 TPS 对患者数据的解释，这将在第 47.5.3.1 节中进行更详细的讨论。另一个重要要求是数据采集所使用的设备已经得到了正确的校准。

47.2.1 患者数据采集所用设备的质量保证

用于患者数据采集的设备在第 9 章中进行了描述。在第 32、33 和 34 章中分别介绍了CT、MR和放射性核素成像用于治疗计划目的的实际用途。

对于放射治疗计划设计以及诊断目的，获得高质量的图像至关重要。因此，必须实施特定的质量保证程序以保证最佳结果和整体稳定性。这些程序的描述可以在与这 3 种模式之一有关的具体报告中找到，例如，国际原子能机构（IAEA 2012；IAEA 2009b；IAEA 2009c）、美国放射学会（ACR 2017；ACR 2015）和各个国家学会（IPEM 2003a；SFPM 2007，2008；AAPM；2010b，

[2] 对于MU的定义详见21.2节,对于MU的计算详见26.5节。

2017b,2019a, 2019b, 2019c, 2019e）。大多数测试是通过拍摄专门用于研究图像质量的各种参数（例如图像均匀性、噪声和空间分辨率）而设计的模体图像进行的。这些模体由制造商提供或从第三方供应商处购买。还应考虑图像引导过程中的剂量贡献（参见第 32.4.4 和 61.2 节）。

对于高能光子束的不均匀性校正，由于大多数患者组织的康普顿效应很突出，需要电子密度（参见第 27.2.1 节）。对于粒子束（电子和质子），相关量是组织质量阻止本领比（参见第 3.2 节和 AAPM 2020c，2020d）或散射功率系数（参见第 3.6 节）。最适合获取此信息的成像模式是 CT。Hounsfield 单位（HU）值与这些量之间的关系必须通过使用具有已知密度和成分的插入物的模体来建立，如第 32.4.1 节所述。应定期重复此校准。理想情况下，每天对HU值预计为 0 的水模体进行校准，容差通常为 ± 5HU。对于光子束，对于低密度材料，剂量计算对 CT 校准变化的敏感性并不高（Guan等，2002；Das等，2017），建议容差为 ± 20HU（IAEA 2008c, 2012）。对于高于 100HU 的高密度结构，校准更依赖于 kVp 设置。重要的是应采用与临床使用过程相同的设置进行校准，并检查 TPS 中使用的校准曲线是否与此校准一致。这应该每年至少重复一次。其他 CT 参数对于确保由CT 图像准确重建患者信息很重要，如下所示：

- 能够再现物体实际尺寸；
- 无失真；
- 图像切片位置的再现性和准确性；
- 图像切片厚度的准确性；
- 机架旋转和治疗床旋转刻度的精度（最好固定在 0°）；
- 激光定位设备的对准。

检查这些点的方法可以从用于治疗机器的机械检查和用于放射诊断学目的的 CT 扫描仪的质量控制（QC）程序的开发来进行。使用带有不透射线标记的简单实体模体，并在CT控制台显示屏上执行适当测量，其中大多数都相对容易实现。但要求比诊断应用更严格，精度目标通常在 1～2mm 之间或 0.1° ～0.2° 之间（AAPM 2003a；IAEA 2004a, 2012；SFPM 2009）。对于非 CT 模态，应达到类似容差水平，其中应使用特定的测试对象，特别是检测多模态图像配准的准确性（例如 SFPM 2007）。

47.2.2 患者数据采集程序

患者数据采集程序在第 32、33 和 34 章中进行了描述。在数据采集时患者摆位的准确性对治疗的整体质量至关重要。可在需要时使用患者辅助定位装置。固定装置与重新定位设备是有区别的，前者的作用是保证患者在治疗期间不会移动，而后者则有助于恢复患者在解剖数据采集时的位置。使用皮肤标记，并由经验丰富的放射技师进行操作，是一种用于患者重新定位的原始且有效的方法。最初基于在患者皮肤上描绘射野边缘，后来这些通常被有限数量的纹身标记所取代，定义参考坐标系可以将患者信息从计划系统转移到治疗系统中。

系统照片对于核查患者身份和确认患者使用的其他任何定位设备也非常有帮助。最终，诸如立体定向框架（参见第 40.3 节）之类的设备可确保患者有效固定和准确的重新定位。在所有情况下，用于治疗的设备也须用于患者数据采集，这包括成像系统床面，它应尽可能类似于治疗床床面。激光指示器等定位辅助设备也必不可少。如果需要 bolus（填充物）用于治疗（参见第 20.1.2 和 24.5 节），最好在获取患者数据时即有bolus。

正如前几章所讨论的，患者内部运动是另一个潜在的不准确性来源。在治疗计划早期阶段必须考虑诸如第 32.4.3 节中所述的解决方案。

47.2.3 将数据传输到计划系统

多模态图像配准、解剖结构勾画和射束定义（模拟定位）（见第 35 章）可以在专用工作站上执行。但是，大多数情况下，它们作为单独会话执行，使用与剂量计算相同的TPS，需要在剂量计算时提供有关患者摆位的图像和信息。

这些数据通常使用 DICOM 标准格式通过本地网络传输（参见第 49.3 节）。由于在传输过程中存在数据损坏风险，因此应将特定测试设计为整个治疗计划过程调试的一部分，包括从成像系统到计划系统的模体数据传输（参见第 47.5.5 节）。一个关键问题是患者相对于成像设备和治疗机器方向的管理。因此，必须针对临床使用的所有可能的方向重复此类测试。

47.3 治疗计划系统

47.3.1 硬件

计算机化的 TPS 由基本工作站组成，配备大型高分辨率彩色显示器和快速处理器，适用于图像处理和剂量计算所需的苛刻性能。多核处理器已成为标配。

以前是用胶片分析软件和胶片扫描仪输入患者的数据或定义射野形状，但随着数字图像、多叶准直器（MLC）和网络解决方案的普及，已不再需要这些过时的设备。打印机/绘图仪和硬拷贝设备也正在慢慢消失。随着多个查看控制台的实施以及 TPS 与图片存档和通信系统（PACS）和医院信息系统（HIS）的集成，无纸化解决方案在总体上已成为可能。

在大多数部门，需要多个工作站。其中一些可以专用于特定任务（如图像配准、分割或剂量计算）。它们通常是托管中央数据库的服务器的客户端。一些制造商（例如Varian）提供的 TPS 完全集成到连接治疗机器的部门 R&V 系统中（参见第 48.1.7 节）。

出于安全考虑，必须备份所有数据。这需要巨大的存储容量，因为 3D 图像处理的要求很高。当考虑到患者呼吸的4D 治疗计划的发展时，这更是一个问题。验证恢复程序是否有效也很重要。中长期存档需要慎重考虑，是否所有用于轮廓勾画的图像都应该保留。尽管 DICOM 标准化大大提高了异构平台之间的兼容性，但重新使用从旧系统存档的治疗计划数据可能很困难。

为了在放射治疗部门的各种设备之间进行良好的通信，必须优化网络的物理和逻辑特性。因此，有必要与负责医院网络的相关专家建立联系，并确保网络基础设施足以满足 TPS 要求。如有必要，可以通过适当的桥接器将本地网络与医院综合网络部分隔离。

47.3.2 软件功能

除了硬件组件，软件显然是获得所需功能的基础。最初，TPS 的功能主要限于给定射束设置的剂量计算。目前要求已大大扩展，包括准备临床计划所需的各种功能。表 47.2 列出了所需的主要功能。对于与其他设备的数据交换，强烈建议与 DICOM RT 标准（见第 49.4 节）完全兼容。

表 47.2 典型治疗计划系统的主要功能

患者解剖
显示和处理从患者数据采集设备（CT、MR 等）传输的图像
这些图像的同步配准
身体外轮廓的自动勾画
不均匀性和/或密度映射的自动勾画
靶区的手动或半自动勾画（靶区的自动勾画仍在进展中）
OAR的手动或半自动勾画
在结构周围自动添加 3D 外扩
射束（3D CRT）
射束的手动或半自动定位（共面、非共面）
射束孔径的手动或自动勾画
MLC 设置的确定
包含光束修整器（挡块、楔形板、填充物、补偿器等）

续表

射束贡献的定义（射束权重）
射束（IMRT）
射束布置的定义（等中心、固定野或弧形野）
靶区和OAR剂量限制的定义
优化射束参数（例如 MLC、机架旋转）以匹配约束条件进行的剂量计算
剂量
计算提供处方剂量的 MU 数量
各种点、平面和 3D 的最终剂量计算
叠加在解剖图像上的 2D 等剂量显示
解剖结构和等剂量表面的 3D 表面渲染
计算/显示感兴趣区的剂量体积直方图
生物指标的计算
辅助患者摆位和射束传输
打印输出（可选）并将射束参数传输到 R&V 系统，包括 MU 和 MLC 设置
生成和导出用于患者定位的参考图像，例如，数字重建射线照片 (DRR)
打印输出（可选）和传输参考剂量数据以与传输剂量的测量值进行比较

此表并不能反映给定功能的易用性。设计良好的用户界面很重要。这应该允许以最大灵活性随时更改任何参数，并立即查看对剂量分布的影响。还需要其他功能和工具：例如，准备和检查由剂量计算算法处理的射束基本数据，以确保与射束测量数据的一致性。

47.3.3　准确性和容差

另一个重要问题是考虑到几何和剂量学的不确定性，TPS 再现患者体内实际剂量分布的准确性。目标是从射束校准开始到治疗完成结束，TPS 不应为过程中已经存在的错误引入额外的显著误差。这将导致几何图形误差一般介于 ±2～±3mm之间，计算剂量介于 ±2% ～±3% 之间（参见表 27.1 和第 45.5 节）。然而，所需准确性取决于临床目标。例如，立体定向病例的计划比姑息治疗的计划要求高很多。此外，出于实际原因，在复杂情况或特定区域（见第 47.3.3.1 节）更大的容差是可以接受的。在所有情况下，用户有责任在特定情况下决定结果是否为临床上可接受。

最终，计算出的剂量分布应可以反映传输给患者的实际剂量分布（以Gy 为单位）。虽然体内剂量测定可能有助于检查是否存在显著偏差（见第 48.3 节），但没有直接方法以所需的精度执行此类测量验证。因此，一般方法是使用模体并将计算值与测量值进行比较，无论是针对单个射束还是针对给定全局排列的射束。对单个射束进行比较可能更容易实现，有助于对结果的解释。如果单束剂量分布正确，则求和不太可能有误差，前提是治疗机器的特性在允许误差范围内，并假设患者在摆位后不会移动。尽管如此，作为调试过程的一部分（参见第 47.5.5 节）以及在 IMRT 和容积调强放疗（VMAT）治疗的少数情况下，建议对多射束计划进行全局剂量评估，其中复合剂量分布可能更相关。

47.3.3.1　表示偏差和设置容差

如前所述，TPS在模体中的“绝对”计算剂量分布应代表在具有相同几何形状的同一模体中测量的“绝对”剂量分布。因此，以测量的剂量分布为参考，计算出剂量分布的任何偏差也应表示为“绝对”值（即Gy）。这种比较并不总是直接的，因为 TPS 不允许计算给定数量MU的剂量。然后，将剂量分布用归一化点处的相应剂量来表示。然而，所有现代 TPS 都允许计算在给定几何形状中在给定点处提供规定剂量所需的 MU 数量。这可用于将计算出的相对剂量分布转换为绝对剂量分布（ESTRO 2004）。下面介绍该方法的原理。

首先，必须检查剂量计算算法是否已正确“校准”（参见第 26.5.2 和 27.3.1 节）。这是通过计算参考条件下参考点处规定剂量所需的 MU 数量来实现的。在执行第 46.8.1.1 节中定义的最终校准时测量的参考剂量 D_{ref} 应小于 0.1%，每个机器跳数对应的剂量结果应相等。如果不是，则必须调整射束数据（参见第 47.5.2.3 节）。

为了产生绝对剂量，用于比较的测量剂量分布必须始终与 D_{ref} 相关，并对测量时机器输出的任何变化进行校正。我们称 D_{meas}（P）为给定几何形状在 P 点测量的最终绝对剂量（Gy/MU）。

在具有相同几何形状的同一点计算的绝对剂量 D_{comp}（P）（Gy/MU）可通过以下方式获得：

$$D_{comp}(P)=\frac{1}{100}\times D_{comp}^{\%}(P)\times\frac{D_0}{N_0} \quad (47.1)$$

其中：

$D_{comp}^{\%}(P)$ 是在P点计算的相对剂量，表示为在归一化点 P_0处的剂量百分比；

D_0 是在 P_0 处规定的以Gy 为单位的任意剂量；

N_0 是在具有相同几何形状 P_0 处输送剂量 D_0 所需的 MU 数量。

下面的示例说明了此方法：

假设要检测 6MV射束、110cm SSD 和 30cm × 30cm 射野的计算深度剂量曲线（PDDs），以获得简单平面几何水等效模体数据。偏差用相对于相同条件下测量的深度剂量曲线表示。

执行射束校准，将 $D_{cal}^{SSD}=1cGy/MU$设置在 d_{max} 处，对应于 100cm SSD 处的10cm × 10cm射野和10cm深度的参考剂量 $D_{ref}^{SSD}=0.673cGy/MU$（等于在相同条件下计算的剂量，小于 0.1%）。

对于SSD 110cm处的30cm × 30cm 射野大小，测量了10cm深度归一化的相对深度剂量，在 d_{max}=1.5cm 时为 136.6%，在 15cm 深度时为 80.4%。同一天，发现相同射束配置（即 D_{ref}^{110SSD}）在10cm深度处的测量剂量为参考剂量 D_{ref}^{SSD} 的 96.7%。

因此，在d_{max} = 1.5cm 时，测得的剂量为：

$$D_{meas}(P_{d=1.5})=0.673\times0.967\times1.366=0.889cGy/MU \quad (47.2)$$

在d = 15cm 处，测量的剂量为：

$$D_{meas}(P_{d=15})=0.673\times0.967\times0.804=0.523cGy/MU \quad (47.3)$$

同时，在d_{max}处归一化的深度剂量曲线由 TPS 计算而得。15cm 处PDD 为 $D_{comp}^{\%}(P_{d=15})$=55.1%，在 d_{max}给定处方剂量10Gy，TPS 计算为 1096MU（即 0.912cGy/MU）。那么在 15cm 处计算的绝对剂量为：

$$D_{comp}(P_{d=15})=\frac{1}{100}\times55.1\times\frac{1000}{1096}=0.503\ cGy/MU \quad (47.4)$$

因此，15cm 深度处的绝对偏差为 0.503 - 0.523 = -0.020cGy/MU，而在 d_{max}处为 0.912 - 0.889 = 0.023cGy/MU。在这个例子中，两条未归一化的深度-剂量曲线交叉；TPS 高估了入射区域剂量（d_{max}处为 +2.6%），并低估了深部剂量（15cm 处为 –3.8%）。

如前所述，给定偏差的允许范围在很大程度上取决于临床背景和剂量水平。然而，作为指导原则，将其表示为标准化为相关“参考剂量”D_{meas}（P_{ref}）的百分比非常有用[3]。然后，计算和测量剂量之间偏差百分比的一般表达式为：

$$\delta(P)=100\times\frac{D_{comp}(P)-D_{meas}(P)}{D(P_{ref})} \quad (47.5)$$

[3] 这一剂量的不同在于束流校准中定义的参考剂量D_{ref}（见第19章）。

对于偏差的归一化，有许多不同的选择是可能的。AAPM TG-53（1998）建议所有偏差都以 D（P_{ref}）作为中心轴归一化剂量（即在图 47.2 归一化点处接受的剂量）表示。Venselaar等的研究（2001）表明，这可能导致在低剂量区域提出不切实际的过于宽松的要求。他们建议将 D（P_{ref}）作为内部区域的局部剂量（即感兴趣点处的测量剂量），并作为低剂量区域（即射束限制之外或屏蔽下的区域）中具有相同深度处的中心轴剂量。可以看出，这些定义将导致评估标准显著不同，即使这些建议在原则上实际已达成一致。

一些出版物（Van Dyk 等，1993；AAPM 1998；Venselaar 等，2001；ESTRO 2004）已经考虑了射束不同区域的适当允许误差。人们普遍同意按图 47.2 所示和表 47.3 中的说明划分射束区域。表 47.4 根据 Venselaar 等的表格给出了可能标准的示例（2001）。

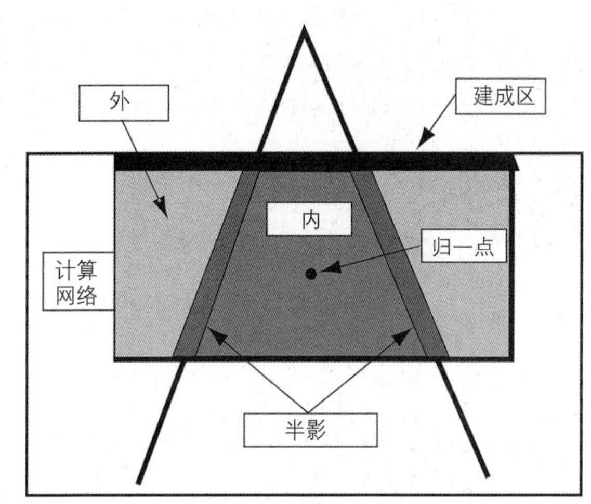

图 47.2　可以设置允许误差级别的单个射束区域。"归一点"是用于计算和测量剂量分布并在公式 47.1 中定义的归一点 P0。更多细节包含在表 47.4 中（引自：Fraass, B. A. et al.，Int. J. Radiat. Oncol. Biol. Phys.，42，651–659，1998b）

表 47.3　射束区域的描述如图 47.2 所示

区域名字	定义	剂量水平	剂量梯度
建成区	深度 < 最大剂量深度	高	高
内区域	射束的中心高剂量部分	高	低
半影区域	射束几何界限内外 5mm	高	高
射束边缘	半影的 50%～90% 区域	高	高
外区域	半影外或剂量小于中心轴剂量 7% 的区域	低	低
中心轴	开放野中心	高	低
归一点	定义绝对剂量的点	高	低

来源：Definitions following AAPM TG-53（AAPM 1998）and Venselaar et al.（2001）.

在理想状态下，容差不应取决于治疗的复杂性，而应基于临床要求。但是，如果要在实践中满足复杂治疗的标准，则可能需要扩大允许误差。请注意，如果表示为中心轴剂量的百分比，则外部区域的容差值与中心区域相似。

由于AAPM TG-53（1998）和 Venselaar等（2001）比较了在同一点 P0 归一化的测量和计算剂量（即 $D^{\%}$ 而不是从公式 47.1 计算的"绝对"值 D），因此未考虑"真实"剂量（Gy/MU）的偏差。因此，在归一点指定了一个额外的容差（见表 47.4 的最后一行）。当由"绝对"值计算偏差时，此标准会自动包含在其他标准中。

在剂量梯度高的半影区，很小的几何偏差（例如由射野尺寸校准的微小变化导致）导致大的剂量偏差。因此，使用距离标准而不是剂量标准比较合适，如表 47.4 所示。表达高剂量梯度区域偏差和容差的一种更通用的方法是使用一致性距离（DTA）指数（Van Dyk等，1993；Harms 等，1998）。对于计算剂量的每个感兴趣点，DTA 定义为该点与测量剂量具有相同值的所有周围点之间的最小距离。

表 47.4 容差标准示例

区域	均匀、简单的几何形状	复杂的几何形状（不均匀、楔形板、不对称、挡块或 MLC）	更复杂的几何形状（不止一种复杂性）
建成区	2mm或10%	3mm或15%	3mm或15%
内区域	2%	3%	4%
半影区域	2mm或10%	3mm或15%	3mm或15%
射束边缘	2mm	3mm	3mm
外区域	30% (3%)	40% (4%)[a]	50% (5%)[a]
中心轴	2%	3%	4%
归一点	0.50%	1%	2%

引自：Adapted from Venselaar et al., Radiat. Oncol., 60（2）, 191–201, 2001, taking into account also AAPM TG-53（AAPM 1998）.

[a] 对于野外区域，容差显示为括号中局部剂量与中心轴剂量的百分比。

像表 47.4这样的表格有助于执行逐点基准测试，例如 IAEA 推荐的用于 TPS 调试的测试（IAEA 2008c 和第 47.5.5 节）。然而，其不足以全面接受 TPS 剂量计算算法。

47.3.3.2 验收标准：置信度限制概念

剂量计算算法的验证要求针对不同情况计算出许多点的剂量。但要求所有点都必须在容差范围内可能过于严格。实际上，对于给定的一组位置的剂量，有几个点超出容差是可以接受的，前提是相应的偏差不会比容差阈值大太多。Venselaar等（2001）因此建议统计置信度限制应定义如下：

$$\Delta = \left|\bar{\delta}\right| + 1.5\sigma \qquad (47.6)$$

其中：

- $\bar{\delta}$ 是预期（即测量）和计算剂量之间偏差的算术平均值，$\left|\bar{\delta}\right|$ 是其绝对值；
- σ 是对应的标准差；
- Δ 包括A类（随机）和 B 类（系统性）偏差。Δ 的典型值在简单的几何形状的情况下约为 3%，在复杂的几何形状的情况下约为 4%。

IAEA（2007b）建议制造商使用这种方法作为验收的一部分（见第 47.4.2 节）。

47.3.3.3 全局剂量分布的评估：γ指数

当单射束的剂量分布以不可预测的方式发生变化时，例如使用 IMRT野，不可能先验地知道该点位于低梯度区域还是高梯度区域，因此无法决定哪个标准应该被选中。专家提出了一种结合剂量标准和距离标准的解决方案，并引入了γ指数（Low 等，1998）。

图 47.3说明了γ指数概念。对于以测量剂量为给定参考空间区域中的任何点 P_m，γ指数分两步定义：

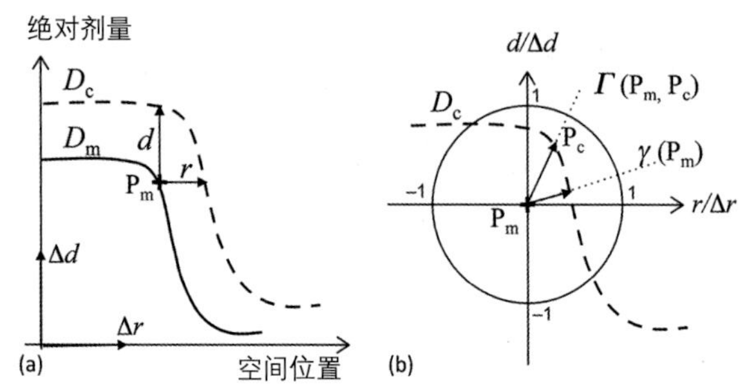

图47.3 γ指数概念的一维（例如，剂量分布）图示：（a）D_m是测量点P_m的剂量；d是测量点剂量D_m和同一点计算点剂量D_c的差异；r 是到计算点（最小）距离（DTA），其中剂量为D_m；Δd和Δr分别为剂量容差和空间容差。(b) 使用P_m作为原点的相同表示，并相对于其容差值Δd和Δr缩放d和r；对所有邻接点P_c，计算Γ函数(见文本)。在本例中，γ是P_m点附近Γ的最小值，小于1，并且计算出的P_m点周围的剂量分布在容差范围内

1. 对于所有围绕在 P_m 周围的 P_c 点，

$$\Gamma(P_m, P_c) = \sqrt{\left(\frac{d}{\Delta d}\right)^2 + \left(\frac{r}{\Delta r}\right)^2}。$$

2. 查找 P_c 周围所有点中最小值，

$$\gamma(P_m)=\min\left[\Gamma(P_m,P_c)\right]。$$

其中，d，r，Δd，Δr 在图47.3中进行了定义。

Δd 和 Δr 的常用值分别为 3% 和 3mm。在这种情况下，可以说“γ指数小于1的所有点都满足 3% 或 3mm的γ标准”。如果γ指数高于 1 的，就表明计算和测量之间偏差比较明显。然后可以用图形表示，例如使用彩色比例尺、给定区域中γ值的映射或根据其频率（直方图）分布γ值，在某些情况下允许预定义的一小部分点（例如 2%）超出容差（Spezi和Lewis，2006）。

γ指数概念并不经常用于 TPS 的基本调试，但它广泛用于 IMRT调试和患者特定 QA（参见第 47.5.4.3 节和第 47.7.3 节）。它也可用作验证新治疗技术的工具。最初，γ指数计算算法需要大量计算机资源，但它们已经被不同的作者改进（Van Esch 等，2002；Depuydt 等，2002；Bakai 等，2003；Wendling 等，2007；Ju 等，2008）并且现在在大多数 TPS 和患者特定 QA 系统中都可以使用。Low（2010）的论文是更好地理解这一概念的有用参考，AAPM TG 218 对γ指数的优缺点进行了深入阐述（AAPM 2018a）。

47.4　治疗计划系统的实施

47.4.1　技术规格书和采购流程

获取新的 TPS 应从仔细准备规范说明开始。该规范应该是评估设备性能和设计QA系统的基础。根据当地组织不同，会有不同安排，但无论如何，必须指定一组人员来准备未来系统的规范说明。这个小组应该在治疗计划方面非常有经验并直接参与系统未来的使用。例如，小组成员可由一名物理师、一名剂量师和一名放射肿瘤学家组成。应考虑现有或可预见的成像、治疗设备以及在临床实践中当前或可预见应用的程序来确定基本要求。表 47.2 为检查应考虑的主要特性提供了有用参考。

有时必须在单一多用途 TPS 和专业技术（例如近距离放射治疗或立体定向放疗）的专用多个独立系统之间进行选择。虽然多用途系统是更便宜的选择，但还必须考虑其他的重要方面。单一系统可能不太适合所有情况，可能需要多人同时访问系统的不同模块。如果有专用系统，这可能更容易些，反之，具有多个终端的单个系统可以提供更大的灵活性。

随着网络化 R&V 系统的发展（参见第 48.1 节），一些制造商（例如Varian）提供了一个集成的网络系统，在网络上某些工作站是专业化的，并配备了治疗计划所需的所有功能。这种方法提高了所有组件之间的兼容性，意味着用户必须对整个系统行为有一个全面了解，尤其是当某些组件无法正常工作或需要更新时。

在准备详细规格说明之前，组织参观或演示目前市面上一些可用的系统很有用。这样就更容易弄清楚可以提供什么，并以适当级别编写要求以满足当地需求，同时还要考虑现有的商业化产品。

正如美国医学物理学家协会（AAPM）的 TG53（AAPM 1998）报告中所强调的那样，创建现代 3D TPS 的规范是一项艰巨任务，只能给出一些通用指南。应考虑的主要项目如下：

- 计算机硬件描述[4]：
  - 控制台数量；
  - 与其他设备的连接；
  - 用于存档和备份数据的存储容量和访问权限。
- 软件要求：
  - 这些应该被足够详细地描述以避免任何模糊的回答。IAEA TRS 430 报告（IAEA 2004a）第 4 章中给出的表格可作为辅助备忘录。详细信息必须根据本地要求进行调整。这些问题的措辞通常应要求回答是或否，但在许多情况下，允许制造商提出改进意见也很有用。
- 性能要求：
  - 准确性或速度等要求应以可以通过运行适

[4]　大多数情况下，指定特定类型的计算机或操作系统是不合适的，因为重要的一点是确保系统能实现其目的，无论制造商选择何种技术解决方案。

当的基准测试为准（参见第 47.4.2 节）。

尽管有些过时，但在IAEA题为“建立放射治疗计划”（IAEA 2008b）报告的附录 III 中也可以找到一个要求清单的有用示例。

在购买之前对 TPS 进行详尽测试是不切实际的。因此，准备一份足够详细的要求规范很重要，以便制造商明确承诺预期提供的配置。制造商或供应商可能会被要求进行初步测试，并在购买或验收阶段向用户演示其中一些测试，如 ESTRO 手册第7号附录A4（ESTRO 2004）和 IAEA TECDOC 1540 报告（IAEA 2007b）所推荐的那样。后者基于国际电工委员会（IEC）62083 标准（IEC 2009），并区分了类型测试和现场测试（类型测试的子集），前者由制造商在工厂完成，后者由安装者和用户共同完成，作为验收过程的一部分（参见第47.4.2节）。TPS必须符合 IEC 要求，根据 IAEA 建议是简单而有效的。供应商提供的文档和培训应包含在规格说明中。

47.4.2 治疗计划系统的验收

验收测试的第一步是检查交付是否与订单一致。这是基于交付文档和目视检查。随系统提供的文档必须包括所需数据和算法的全面细节，以及标准的使用说明。必须仔细阅读这些说明，因为如果不按预期方式使用 TPS，则可能会产生意外结果（IAEA 2001）。制造商还必须提供适当的培训，尤其是对负责计划数据的医学物理学家进行培训。

第二步包括测试硬件功能并根据规格说明评估系统的完整性。由于验收要在几天内完成，因此不可能等到用户的射束数据库已被导入TPS，也不应期望在此阶段进行系统的全面评估。

在 ESTRO 手册第7号（ESTRO 2004）中，建议供应商提供使用通用机器数据的典型计划（即从治疗机器获得的数据，不一定可供用户使用，但可由制造商用于测试 TPS）。这些通用数据可用于类型测试，供应商表明测试已经完成，用户确认测试已经完成。这些数据也可用于必须向用户演示的现场测试。类型测试和现场测试预计足以确定主要缺陷。验证与其他设备的连通性也应作为验收过程的一部分。

IAEA TECDOC 1540（IAEA，2007b）中也推荐采用同样的办法。在本报告中，通用机器数据可以从CD上获得，也可以通过互联网以测试包的形式下载。这些数据与^{60}Co机器和来自直线加速器的6MV、10MV和18MV束流有关。理想情况下，制造商应准备好射束数据库，并为每种能量和18种情况(正方形、矩形或不规则野，有无楔形板，有无不均匀性）提供结果。8个案例的子集将作为强制性现场测试向用户演示，提供EXCEL表格；允许以表格和图形格式自动评估结果，包括计算置信区间限值，并将其与推荐的容差（参见图47.4）进行比较（见第47.3.3.2节）。在撰写本文时，还没有用于调强放射治疗的测试包。

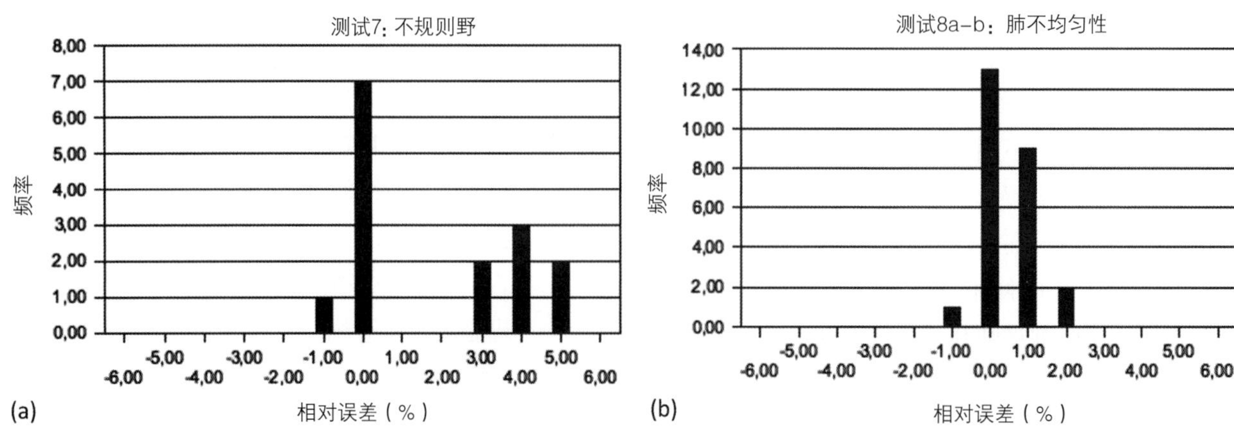

图 47.4 从与 TECDOC 1540 文件（IAEA 2007b）一起提供的 IAEA 测试包中提供的 Excel 电子表格直接获得的一些结果示例。数值结果如表 47.5 所示。（a）不规则野的偏差分布；（b）肺不均匀性导致的偏差分布

表 47.5　从与图 47.4 相关的 IAEA 电子表格中摘录后并重新格式化

测试数	描述	平均值（%）	标准差（%）	置信限值（%）	容差（%）
1. a–c	方野	−0.13	1.01	1.65	3.00
2. a, b	矩形野	0.12	1.03	1.67	3.00
3.	短源皮距（85cm）	0.08	0.87	1.39	3.00
4.	楔形野	−0.93	1.51	3.20	4.00
5.	中心挡块	1.35	1.09	2.99	4.00
6.	偏心平面	0.88	1.81	3.60	4.00
7.	不规则挡块	2.13	2.34	5.64	4.00
8. a, b	肺非均匀性	0.49	0.63	1.44	4.00
8. c	骨非均匀性	0.83	0.36	1.38	4.00
9.	斜入射	1.36	0.54	2.06	4.00

置信限值是根据平均值的绝对值+标准偏差 × 1.5之和计算得出的（公式 47.6）。在此示例中，除了测试编号7（用粗体显示的不规则野），其置信限值超过容差外，所有测试结果均在容差范围内（最后一列）

签署验收文件意味着系统已从供应商交付给用户方，除非另有明确约定，保修期即刻开始。然而，这绝不意味着 TPS 已准备好用于临床。

47.5　治疗计划系统调试

47.5.1　调试的目的

在这里，调试被理解为准备新的 TPS、新的软件版本或一组新的射束数据所需的步骤，以便可以安全地用于患者计划。数据收集和数据输入计划系统的过程被视为一个过程。保证TPS 使用的束流数据与本地数据的一致性至关重要。调试阶段是一个特殊的机会，可以非常小心地调整这些参数，并在许多临床相关情况下检查其整体准确性。

由于使用 TPS 存在许多风险，因此必须由合格且经验丰富的人员进行调试，并且必须有足够的时间来执行整个过程。

销售和安装的TPS大多已受到认证机构的某种认证，例如美国食品和药物管理局（FDA）和欧洲 CE 认证。根据当地法规，此类认证对于临床使用是强制性的。但是，认证所需测试仅限于确保系统有据可查，并且其行为与描述相符。这种测试并不能防止在当地临床实践中出现大的不确定性或错误（IAEA 2001）。

随着TPS 复杂性不断增加，并非所有情况都可以涵盖，并且不时会发现具有严重影响的计算机故障，最常见的原因是对 TPS 的特殊性了解不足或缺乏防止误用软件互相连锁功能（ICRP 2009）。已发布的建议通常包含详尽的测试列表，以检测可能出现的问题。表 47.6～47.8 中将给出一些示例。作者认为，当旨在检测软件可能的缺陷时，这种广泛的测试主要是制造商的职责，可在临床测试站点的帮助下进行（ESTRO 2004）。然而，用户进行类似的测试也有必要性，与其说是检测软件中的错误，不如说是熟悉系统并确保输入的射束数据可以产生预期结果，应特别关注最关键的步骤（见表 47.1）。关于光子和电子束推荐的最小剂量测定的测试的实际描述可以在AAPM医学物理实践指南5.a（AAPM 2015b）中找到，在质子束方面可以在AAPM TG–185报告中找到（AAPM 2020c）。

表 47.6　检查患者解剖数据录入治疗计划系统有效性的测试实例

	条目	范围	程序
1.	识别	检查TPS的图像识别是否正确和明确	了解从成像设备（即患者/检查/系列/图像）获取的图像标记是如何组织的。使用所有可用协议，将图像传输到 TPS 并验证这些与 TPS 图像识别的关系
2.	图像系列	检查一致性	生成一系列具有混合特征的扫描（例如重复层数、不同扫描视野、不同方向、有或没有对比剂等）并确保 TPS 拒绝、生成警告或处理任何不一致
3.	患者方向	检查TPS是否正确理解和处理该方向	使用测试对象（例如，在不同侧面刻有或突出标记的立方体）并以不同的患者方向（例如仰卧/俯卧，头/脚在前 – 参见第 32.3.2 节）进行扫描。检查在 TPS 中执行的 2D 或 3D 图像重建中的显示方式
4.	图像的几何表示	检查距离或失真没有显著改变	使用适当工具将成像控制台上测量的距离与 TPS 上测量的距离进行比较（可以使用已知尺寸的实体模体）
5.	CT组织密度	检查 TPS 的密度计算值是否与原始 HU 数据一致	将 CT 控制台上测量的原始 HU 值与 TPS 上测量的 HU（最好使用密度模体）以及从 HU 值手动导出的密度与（电子）密度曲线进行比较（参见第 32.4.1 节）

表 47.7　检查解剖数据处理的测试示例

	条目	范围	过程
1.	结构勾画	检查手动或自动勾画的各种选项是否提供准确的结果	使用患者或模体图像，使用不同的工具练习 2D 轮廓勾画。查看覆盖在原始图像上所生成轮廓的位置。使用测量工具检查模体图像上已知的尺寸。分析分叉结构的形状（即同一结构在单个切片上分成不同的轮廓）
2.	图像重建	检查平面图像重建，如矢状面或冠状面是否准确	使用可以在每个平面中识别足够的标志物的患者或模体图像，检查距离是否正确再现以及每个平面的位置是否可以满意显示。还要检查重建轮廓与重建图像的关系
3.	结构扩展（体积增长）	检查在给定结构周围添加边距是否是基于这些边距实际值的 3D 过程	从给定的简单结构开始，为不同的层面厚度创建具有对称或不对称边缘的其他结构。查看不同重建平面中的结果（例如，具有对称外扩的点状原始结构应扩展为球体）。应用4个连续的 10mm 外扩所获得的体积应与一步应用40mm外扩所获得的体积相同。射束方向观视图也是检查 3D 边缘的有用方法
4.	填充物[a]	检查填充物覆盖范围和厚度是否正确，以及它是否可以与单个射束相关联	使用患者或模体数据并创建给定厚度的填充物。检查它的显示方式以及如何影响相关射束的深度、SSD 和剂量分布
5.	图像配准	检查不同模式的图像是否可以合并到患者的一个一致模型中	使用在两种模式中具有足够可识别标志物的患者或模体图像，以在配准后比较它们在两个系列中的位置。如果以不同的方向（例如矢状面和冠状面）查看这两个系列，则比较更容易。用具有已知几何关系的两个数据集也很有用

[a] 填充物可被视为对患者解剖结构的补充或射束附件

表 47.8　检查射束几何特性的测试示例

	条目	范围	过程
1.	射束位置	测试用来确定射束位置和方向的各种方法	对患者或模体模型使用不同的技术和不同的射束方向和位置来定位射束。检查入射点的图形或数字位置（在皮肤上）和等中心深度。检查纵向方向的射束运动是否正确表示，包括不同的断面厚度。模拟非共面射束并检查治疗床旋转时的图形和数字显示

续表

	条目	范围	过程
2.	准直器设置	用于准直器打开和旋转约定的测试	对于不同的技术和不同的 SSD，设置一个已知尺寸的矩形野并检查图形和数字显示。了解如何定义野大小（在什么距离处）。检查最大和最小野尺寸、对称和非对称模式、电子限光筒的使用等。还需要检查显示器如何再现不同平面中准直器旋转引起的变化
3.	楔形滤过器	测试楔形板选择和方向	向开放射束中添加楔形滤过器。更改楔形方向或旋转准直器。在楔形板打开时选择另一台机器/能量。检查显示和楔形变化的识别
4.	适形野	测试射野孔径的射束方向观设计	使用各种可用方法（例如图像数字化、手动或自动勾画、编辑现有形状）手动或自动准备自定义射野形状，并检查所得孔径的形状和大小。检查它如何对机器、技术、准直器旋转、距离等的修改做出反应。检查信息如何传输和用于构建个性化挡块的应用
5.	MLC	测试生成的MLC文件内外一致性	从给定的显示或虚拟野形状（即从结构的射束方向观投影自动获得的形状）中，为不同的叶片拟合选项和旋转准直器生成 MLC 叶片位置。以图形方式检查叶片位置是否符合预期。测试最小和最大孔径限制，包括交叉有关的限制。检查与主铅门的关系。检查与主铅门或备用铅门位置的一致性
6.	射束权重[a]	测试权重的确切含义（通常与射束归一化点相关联）	研究单个和多个射束权重的含义。确定权重与总剂量、分次剂量和 MU的关系。对于百分比和分次权重，确定相关的参考值的多少，以及射束特性，如楔形板、屏蔽块和托盘、不均匀性等是否包含在权重中。检查射束加权点（或射束归一化点）的位置及其与整体归一化的关系。还要考虑不同层面中有多个加权点的情况

[a] 该参数与射束相关联，但严格来说，它也是一个剂量的测定量。然而，它之所以包含在这个列表中，是因为这个列表涉及理解如何处理整个系列的射束参数。

基本上，调试的目的有三个：

- 全面了解TPS 的各项功能和局限性，从而定义标准程序并避免错误途径；
- 根据本地要求对系统进行参数设置——射束数据库的准备最重要，以确保所需精度；
- 检查简单病例以及多种临床相关情况下的几何和剂量准确性。

47.5.2 射束数据库的构建

调试过程的第一步是建立与本地治疗机器相对应的完整射束数据集，并验证这些数据在治疗计划系统中的表示。这是射束数据库和相关实用软件的功能。该库包含数据识别、几何数据和剂量测量数据。应保证只有经授权的人员（原则上为医学物理师）才能访问这些数据，如果相应射束数据没有由合格的医学物理师进行充分验证，则无法制定治疗计划。专用的数据管理系统对于射束数据库的存储和验证非常有帮助（Adnani，2010）。

47.5.2.1 与设备识别相关的数据

随着网络化解决方案的重要性日益增加，应特别注意机器的名称、射束模式和能量以及楔形板、屏蔽块托盘、电子限光筒或 MLC 等附件。这些名称必须明确无歧义，并且与 R&V 系统使用的名称一致（参见第 48.1 节）。

用于数据采集的 CT 扫描仪标识有时也需要并包含在此库中，因为允许将 HU 转换为电子密度或阻止本领比的校准曲线必须与该设备相关联，不得含糊。可能会给出几个名称以反映具有各种不同校准曲线协议的使用。

47.5.2.2 几何数据

为了准确模拟本地治疗机允许的运动，必须在尽可能准确地描述TPS中的几何数据。这包括：

- 坐标系、平移和旋转比例尺定义；
- 允许的运动及范围（例如准直器旋转、铅门不对称、机架旋转、治疗床旋转和平移）；

MLC 值得特别关注，因为有机械限制，例如相向叶片对交叉之间的最小距离等（见第 37.3.2 节）；
- 某些距离（例如源和准直器之间的距离）取决于剂量计算算法（除某些蒙特卡罗代码外，通常不需要详细描述机头组件，如组成、形状和距离）。

这些数据可以从制造商的手册中获得，但应尽可能在本地机器上进行核查。

尽管业界已经做出很大努力以达到一致的国际标准（IEC 2011），但仍有一些部门在使用不同制造商的机器，或者是同一制造商的不同年代机器。虽然TPS可以根据这些信息进行定制，但是，如果在两台不同配置的机器上对患者进行治疗，并且同一计划不同射束比例约定不同，则可能会导致混淆，这时需要做出一些妥协以在计划系统内实现统一标准。但是准直器铅门设置（特别是在非对称野模式下）、楔形板设置和治疗床旋转等的几何数据很难统一。

另一个重要问题是定义这些不同数据的允许范围。理想情况下，不应该制定出无法实施的计划。如果制定了在机器上无法实现的计划，则会浪费时间。对于需要旋转治疗床的非共面射束，这种限制可能更为重要，如果数据设置有误，会增加治疗机头与治疗床组件甚至患者身体之间发生碰撞的风险。已经设计了一些软件解决方案来避免此类风险，如基于治疗单元几何形状的建模，包括治疗床，及患者完整解剖结构的几何建模，结合治疗区域 CT 数据和基于图谱的扩展以覆盖从头到脚全身（Nioutsikou等，2003）。诸如房间内视角表示之类的图形辅助工具也很有用（Humm 等，1995；Tsiakalos 等，2001）。从患者表面成像设备（Padilla 等，2015；Yu 等，2015；Cardan 等，2017）获得的补充数据可能会提供更高程度的安全性。

47.5.2.3 剂量测量数据

TPS数据库中包含的剂量测量数据在很大程度上取决于剂量计算算法（参见 F 部分），并以 TPS 供应商指定的最小实验数据集为基础。即使对于蒙特卡罗算法等基本模型，基本实验数据除了校准参考剂量 D_{ref}（参见第 26.3.1 节）外，还将包括深度剂量曲线（或组织模体比）、射野离轴比，如射野输出因子（见第 20 章）。如果不直接用作算法的输入，则需要这些数据来支持迭代过程，从而调整剂量计算参数（包括能量谱），直到计算出的剂量与实验数据匹配（Starkschall 等，2000；Van Esch 等，2006）。还可能需要进行特定的测量，以便能够对均整器、准直装置形状、挡块或托盘等剂量传输的影响进行建模。相对剂量分布（%）必须通过治疗时间或 MU 计算与绝对剂量（Gy）相关联，并且为此必须测量适当数据（即剂量输出）（参见第 19 章和第 27.3.1 节）。质子束所需测量的详细信息可以在 AAPM TG-185（AAPM 2020c）的报告中找到。

计算机化的 3D 水模体型（参见第 20.1.3.1 节）对于执行这些测量必不可少，并且数据可以作为电子文件传输到 TPS。然而，重要的是整套测量数据集是自洽的，且代表治疗机器的正常行为。为了实现这一点，可能需要对数据进行一些重新归一化和平滑处理。例如，测量数据中小的不对称通常应该被平均掉。由于没有广泛接受的标准，必须确保从水模体软件导出的电子文件可以用作TPS中专用于射束库数据管理程序的输入。

测量、输入、处理和检查射束数据的过程非常耗时。为了协助这个过程，需要许多软件工具来启用系数的交互式调整，以在实验和计算的剂量分布之间产生可接受的匹配。比较这些分布最直接的方法是将计算和实验的深度剂量曲线和剖面以适当比例重叠绘制。第 47.3.3 节中介绍的比较方法和容差值也很有用。

创建射束模型的过程取决于算法和模型，可以通过调整各种参数来控制精确度。因为这些参数通常相互依赖，所以最终的结果往往是一种多方妥协的结果。

执行此程序时必须非常小心，因为其结果将对所有后续剂量计算的质量产生重大影响。它必须由训练有素的工作人员负责执行，并全权负责结果。此过程必须完整记录，因为它将用作未来软件发布或治疗机器特性或附件更改的参考。

构建模型所需的基本测量数据取决于系统要求

（见表 20.1）。可能需要测量矩形野和不同源皮距（SSD）、准直或射束修整器等的剂量分布。即使不作为基本数据的一部分，这些测量对于确认剂量计算的整体有效性仍然是必要的。这些额外测量通常被称为参考数据而不是基础数据。它们用于评估剂量建模的准确性（参见第 47.5.4.1 节）。

随着设备标准化程度提高，也可以使用治疗机制造商提供的所谓黄金数据，或者在同一机构的几台机器“匹配”时则可以避免重复全套测量（Sjöström 等，2009；Das 等，2012）。如果仍然执行基于最少测量次数的验证，并且在发现不可接受的差异时执行了数据（或机器）调整，则是可以接受的。在所有情况下，将现场测量值与等效治疗机器的数据进行比较，是一种很好的做法，可以解决任何存在的显著差异（Dufrenix 等，2021）。

47.5.3　非剂量学特征验证

在早期的TPS，治疗计划系统调试的非剂量学方面经常被忽视。自 AAPM TG-53 报告（AAPM 1998）发布以来，它们被认为是调试过程的重要组成部分（IAEA 2004a；NCS 2005；IAEA 2008c），特别是随着适形放射治疗的发展，几何数据问题变得至关重要（见第 35.4 节）。此处列出的测试纯粹仅供参考，并非详尽无遗。如前所述，进行基于非剂量学特征的不同测试的主要好处是可以探索软件的各种功能，有助于用户了解可能性、限制和隐患。作为培训计划的一部分，可以对模拟临床病例进行许多此类测试。

47.5.3.1　解剖数据

表 47.6 总结了相关解剖数据准确性的建议测试。在第 47.2 节中已经讨论了在患者数据采集过程中要采取的一般预防措施。这些测试的目的是确保 TPS 正确传输和解析解剖数据。

在计划过程中，这些数据将受到进一步处理的影响，可以通过表 47.7 中列出的测试来探索这些影响。

47.5.3.2　射束定义和表示

对于单个计划，必须指定射束参数，包括以下内容：

- 机器、模式和能量；
- 治疗技术（SSD、等中心、弧形放疗）；
- 射束方向和位置；
- 准直器设置，包括 MLC 叶片；
- 附加射束限制或射束修整装置。

表 47.8 给出了一些测试示例，这些示例应该有助于理解和检查与射束相关特征的 TPS 行为。其中一些测试只有在使用相应技术时才进行。在实施诸如 IMRT 之类的特殊技术时，需要进行更广泛的测试。

虽然这些测试的主要目的是研究非剂量学特性，但也需要与射束相关的剂量学数据。如果是这种情况，则不必等到本地射束数据库准备就绪。取而代之的是，使用由计划系统提供并需要接受的通用机器数据会很方便（参见第 47.4.2 节）。这有助于理解射束权重在计划系统中的确切定义以及其与所得剂量分布的关系。

47.5.4　剂量学特性的验证

47.5.4.1　使用参考数据对简单情况的准确性进行评估

很难对测量和计算之间的比较范围给出准确建议。多位作者（Van Dyk 等，1993；AAPM 1998；IPEM 2018；ESTRO 2004）建议了一些参考数据列表，目的是尽可能全面地涵盖尽可能多的临床情况。然而，为了减少工作量，有时会指定简单情况的最小子集（IAEA 2008c；AAPM 2015b）。

表 47.9 更为笼统，并非规定性的。由于在射束数据库的构建过程中已经进行了很多基本比较（例如Fogliata等，2006），应该使用参考数据来探索可能在临床上使用的其他情况的样本，但作者认为使用参考数据的目的仍然是检查射束数据库的有效性，用户应对此负责。因此，表 47.9 中排除了对倾斜度或不均匀性校正等问题的考虑，这将在第 47.5.4.2 节中进行论述。

表 47.9 参考射束数据集示例

	条目	范围	范围和分析
1.	开野（光子）	检查临床范围内的基本剂量分布和 MU（或治疗时间）计算	最小到最大射野，包括一些矩形射野。源轴距离和SSD技术，包括扩展SSD。特别要注意小野 中央平面或垂直于射束轴的平面中的剂量分布。将给定剂量传输到野中某个点所需MU随射野大小的变化。MU随技术和距离的变化
2.	楔形板	检查楔形（包括电动和虚拟楔形板）的剂量分布和 MU（或治疗时间）	至少有一个射野大小的楔形剂量分布（最好与开放野的范围相同）。应特别注意具有不同宽度和长度的较大射野 在楔形和非楔形方向上的剂量分布。使用和不使用楔形（楔形因子的倒数）不同野大小的 MU 计算。应特别注意虚拟楔形板的楔形输出因子与射野宽度和长度之间的关系
3.	挡块（如果有）	检查挡块和托盘的影响	对于每种能量，与没有挡块的剂量相比，对于小于和大于挡块的射野，测量挡块下的剂量。托盘的影响（主要是 MU 计算）、挡块边缘的半影，可以使用简化地幔型几何形状，确保用于测量的挡块与临床使用挡块相似
4.	对称铅门	检查不对称性对剂量分布和 MU（或治疗时间）计算的影响	对于有限数量的非对称野，测量中央或垂直平面中的剂量分布 当给定的方形野被设置在从中心到外围（包括对角线）的不同位置时，给定剂量在射野轴上的MU变化
5.	MLC	检查 MLC 的存在及形状对剂量分布和 MU（或治疗时间）计算的影响	使用开野的一些值，由 MLC 定界，准直器旋转 0° 和 45° 垂直于射束轴平面的剂量分布、半影区、叶片下剂量、主准直器或备用铅门的影响、开放野和非对称野的 MU 计算
6.	电子束	检查剂量分布和 MU 计算	与光子的开野相同，如果使用限光筒和插入物，请特别注意 X 射线铅门的位置，尤其是小野

正如第 47.3.3.1 节中建议的，为了精确评估计算剂量和测量剂量之间的差异，理想情况下，比较应以给定数量的MU的绝对剂量为基础。然而，相对剂量分布（适当归一化）的比较有时更容易实现。在这种情况下，必须将由于 MU 计算而产生的额外差异包括在评估中（Starkschall 等，2000）。相对剂量分布的容差范围可以参考Venselaar 等的建议（见表 47.4）。

47.5.4.2 患者相关扰动准确度的评估

这些测试的目的是探索临床感兴趣的情况，这些情况可能在计算值和现实值之间存在显著差异，但原则上不受射束数据库调整的影响。这种情况包括组织不均匀性、侧向散射损失和斜入射。当然，认识到算法的局限性和不准确性是有意义的，并且专家已经提出了几种解决方法：

- 一种方法是使用大量已发布的参考数据集以及构建射束数据库所需的所有数据（AAPM 1995；SGSMP 1997；Venselaar 和 Welleweerd，2001；NCS 2005）。但这一方法的问题在于 TPS 用户将不得不花费大量时间来调整永远不会在临床上使用的射束数据库参数，这对于个人用户来说是不切实际的，但可以作为 TPS 的给定用户组的合作探索来执行。或者，供应商可以提供相应射束数据库以及一系列测试用例，最好还提供适当的分析工具（参见 IAEA 2007b 和图 47.4）。
- 用户可以不使用已发布的数据，而是执行一系列测量，以创建与已发布数据相同的数据集，用于相同的测试情况。然后这些数据将与本地治疗机保持一致。然而，对于大多数中心来说，这样的测量非常困难且耗时，是不现实的。

在这两种情况下，如果发现任何显著差异（前提是实验数据得到了充分验证），则原因是与先验相关的射束数据库（在所谓的简单情况下已经通过验证）和剂量计算算法（用户不能更改）。

Caneva 等提出了另一种解决方法（2000），其中算法处理不均匀性等能力是独立于射束数据进行测试的。其原理是定义一个扰动因子，代表参考情况下的剂量扰动，是由修改模体形状或成分产生的。通过在许多不同能量的射束中测量这个扰动因子，可以将其表示为射束质量指数的函数（见第 19.4.4 节）。如果存在一个独立于其他机器特性的平滑变化，则可以推断任何射束质量的扰动因子。然后，任何用户都可以直接在 TPS 上模拟相同的参考和修改情况，计算相应扰动因子并将其与相同质量指数的"预期"扰动因子进行比较。该方法已成功应用于光子束，并用于 TPS 之间的比对，用于缺失组织扰动（Caneva 等，2000）、空气平板后电子失衡（Caneva 等，2006）和低密度介质中的半影扩大（Tsiakalos 等，2004）。如图 47.5 所示。

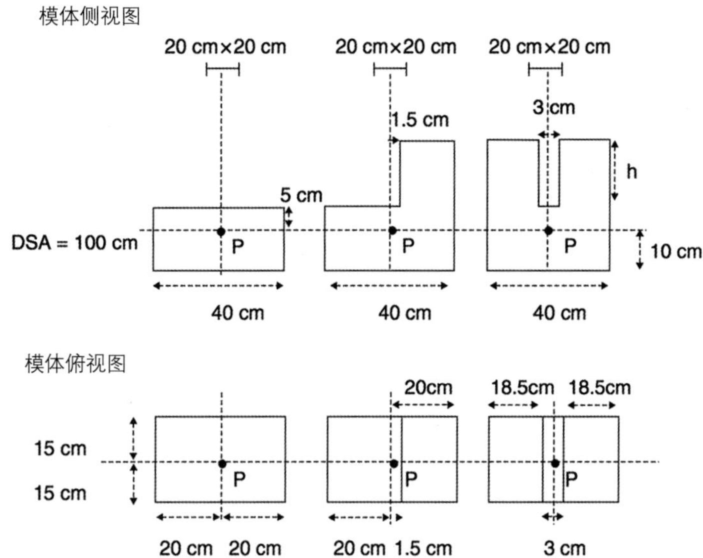

图 47.5　与参考情况（左图）相比，设计用于研究 P 点侧向散射影响的实验装置。每个模体和多个射束能量只进行一次一系列测量。这些数据允许确定和发布作为射束质量指数的平滑函数绘制的扰动因子（有和没有侧向散射的剂量比）。对于任何射束质量，都可以在所研究的 TPS 中针对图中所示情况执行绝对剂量计算，提取计算出的扰动因子，将其与作为质量指数函数的插值获得的预期值进行比较（经许可摘自：Caneva, S. et al.，Med. Phys.，27，1018–1024，2000）

由于市售的治疗机和 TPS 类型不多，个人用户也可以查看与自己配置相似的已发布数据。这些论文通常会比较测量数据和计算数据，无论是在简化几何形状（例如 Boyd等，2001；Carrasco等，2004，2007）还是在仿人模体中（例如 Bedford 等，2003；Breitman等，2007；Davidson等，2008）。一些作者没有使用实验数据作为参考数据，而是使用基于蒙特卡罗模拟的数据集作为参考数据（Antolak 等，2002；Knöös 等，2006；Aarup 等，2009）。后一种方法在测量结果不准确或不符合实际的情况下特别有用。然而，作为一个初步步骤，对于前面提到的简单情况，仍然需要在蒙特卡罗剂量计算和实验值之间进行比较，在这些情况下，测量仍然是强制性的。

由于探索复杂的临床情况的难度很大，在许多中心，这些将不包括在调试过程中。用户通常会依赖 TPS 制造商实施的 QA 系统或 Beta 站点测试人员发布的资料。但是，用户仍有责任确保本中心的患者得到安全治疗。用户不应该开展复杂的治疗，除非能够确定其版本的计划系统算法的充分验证已经针对该治疗配置进行了适当的测试。

47.5.4.3　调强放射治疗的准确性评估

用于 IMRT 计划剂量计算算法基本上与用于非 IMRT 计划相同，将调制射束的剂量结果视为许多单个静态射束剂量分布的总和。然而，一些参数对于 IMRT 更为关键，其中小孔径通常与大量 MU 结合使用。例如，在滑窗技术和一些立体定向放疗技术中，必须仔细调整叶片透射率和叶间隙的剂量测定值（Van Esch 等，2002；Chauvet 等，2005；Hillman 等，2018）。

目前尚无为 IMRT 计划调试 TPS 普遍接受的推荐协议。对于滑窗技术，Van Esch 等（2002）建议生成具有椅子状图案的剂量分布，以检查系统再现不同宽度的均匀条纹状剂量分布的能力。对于调强质子治疗（IMPT），AAPM TG-185（AAPM 2020c）的报告中详细介绍了其他注意事项。AAPM TG-119报告（2009b）建议使用固体几何水样模体进行两次初步测试以检查非 IMRT 条件。然后进行五次临床病例模拟，包括处方剂量测试。通常，最常见的是使用几何和/或仿人实体模体机执行端到端测试，包括从患者数据采集到射束传输的所有步骤，并将计算与测量结果进行比较（ESTRO 2008；IPEM 2008；AAPM 2011c, 2020a）。用于这些测量的工具通常是用于参考点绝对剂量的指型电离室，结合用于相对剂量分布测量的 2D 或 3D 探测器（见第 18 章和第 47.7.3 节）。通常使用第 47.3.3.3 节中定义的γ指数方法进行分析。作为补充验证，通常建议执行第 47.7.3 节中所述的患者特定的 QA 测试。

47.5.5 治疗计划系统的端到端评估

即使对于非IMRT计划，在允许TPS用于临床计划之前，也必须对整个链条进行全面验证。

如果之前没有完成，应从模体扫描或直接使用患者扫描开始，包括转移到 TPS。之后，应制定一些典型计划，尽可能代表当前的临床实践。随后应将数据传输到任何外部设备，例如挡块切割机、铣床、MLC、R&V 系统等。

绝对剂量的总体验证尤为重要。例如，包括为简单模体准备计划，目的是在参考点处（通常是射束加权点，也称为射束归一化点）提供规定剂量并计算相应 MU 数量（或治疗时间）。然后在模体中测量并与预期剂量进行比较。应针对各种能量和一定范围的射束参数（尤其是有或没有 MLC、楔形滤过器、挡块等）重复此类测量。

鉴于整个调试过程的复杂性，IAEA在其 TECDOC 1583 文件（IAEA 2008c）中描述了八个“临床”案例的详细程序。在这些案例中，应使用推荐的仿人模体（CIRS 002LFC）进行端到端测试，这些检查包括计划计算值与电离室测量值之间的几何检查和剂量比较（见图 47.6）。

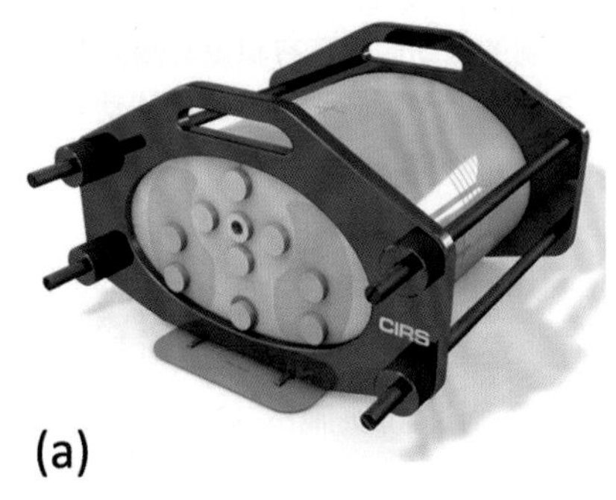

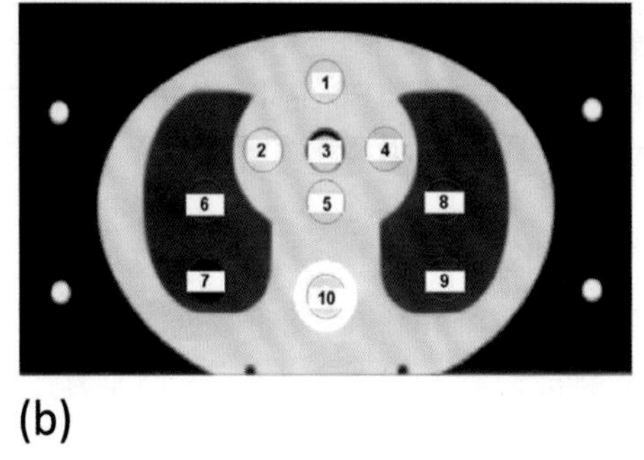

图 47.6 IAEA 推荐用于 TPS 调试的胸部模体（CIRS 型号 002LFC：CIRS，诺福克，弗吉尼亚州）：（a）模体的一般视图。（b）CT 扫描显示用于电离室测量值和剂量值计算之间比较的点位置（来自：IAEA TECDOC 1583 report, Vienna, 2008c）

比较是在模体均质和非均质部分的不同测量点进行的。建议进行 30 次测量。

该文件还提供了使用该方法进行的试点研究结果：该研究针对来自 9 种不同 TPS 的 14 种不同剂量计算算法进行；根据有没有自动设置，实现测量的最短估计时间分别为 150 分钟和 240 分钟，对于双能机器，执行整个序列所需的时间估计约为两个工作日。研究发现有相当比例的病例超出容差范围，尤其是位于肺部的点，一些偏差大于 10%。在该文件中还给出了类似于推荐验收（IAEA 2007b）的特定射束计算检查清单；这些测试旨在帮助解释发现的差异。

Wexler等（2017）建议，如果制造商可以提供与 TPS 一致的预加载的射束数据库，则整个调试过程可以自动化，前提是使用基于 EPID 的剂量测量检查所得到的剂量分布（参见第 47.7.3 节）。他们对手动和自动化流程进行了风险比较分析，并得出结论，自动化解决方案将减少时间、精力和错误数量，并可以提高准确性。他们坚持认为医学物理师必须对自动化测试有基本了解并仔细审查结果。然而，人们担心过多自动化会不利于完全熟悉 TPS 功能的基本要求。

在执行临床验证时，应特别注意与治疗计划相关的各种显示和文件。例如，人们应该确保所有文件的标识都唯一的，并且可以明确地与相应计划和正确的患者相关联。应比较 2D 和 3D 剂量分布，以确保它们与相应剂量体积直方图（DVH）一致。如果有任何疑问，或者如果临床决策要基于 DVH，可以进行进一步测试以评估 DVH 计算的准确性，这可能要研究感兴趣结构中网格大小、采样点数或剂量梯度等敏感参数的影响（Panitsa等，1998）。

47.6　治疗计划系统的定期检查

47.6.1　定期质量控制检查

在TPS完成调试并投入临床使用后，用户必须保持警惕。变化不大可能自发出现。当经常使用时，绘图仪或数字化仪等输入或输出设备可能会漂移，需要定期检查并在必要时重新校准。对于现代TPS的无纸化集成解决方案，这已不再是一个严重问题。就计算机本身而言，任何文件损坏都可能（但不确定）导致程序崩溃或其他明显错误。为这种极不可能随时发生的事件设置耗时的系统性质量控制程序并不合理。但是，如果有必要的软件可用，则可以毫不费力地执行自动校验和验证。

尽管如此，最好准备一些典型的复合计划（参考计划），包括 MU 计算，尽可能多地利用目前临床实践中遇到的各种选项和情况，并将它们用作进一步测试的参考。这样很容易在给定的时间间隔（通常每季度）或在有疑问时系统地再现它们——参见 IAEA TECDOC 1583 文件（IAEA 2008c）的附录 D。这些参考计划对于追溯 TPS 在其演变过程中的历史记录也非常有用。

47.6.2　射束数据库更改后

如果出现了重大变化，需要不时更新射束数据库。例如安装了新治疗机，但也可能是附件的修改（例如托盘厚度）或参数更改以提高剂量测定准确性。在任何情况下，都必须非常小心，因为即使是很小变化也会在剂量结果或 MU 计算中产生意想不到的变化。理想情况下，应该重新进行全面调试，但这并不现实。

为避免出现重大错误，可以重复前面提到的参考计划，并调整原始版本和新版本之间的任何小差异。为此，调试期间存储文档是非常有价值的。在任何情况下，射束数据库的所有更改和相关测试的结果都应仔细存档和记录。

47.6.3　新软件发布后

在安装新软件版本后，问题有点类似。在有重要版本发布的情况下，可能需要经过验收和调试过程的许多步骤。一些简化可能可以接受，例如，如果已宣布剂量计算算法未更改，并且如果在某些参考射束中确认了这一点，则可以假设它将对其他射束产生的影响相同。

要进行测试的数量和类型很大程度上取决于个人对软件演变相关风险的评估。每个新版本通常应提供对先前版本所做更改的详细列表。初步确定需要进一步关注的关键点非常有帮助。但是，这并不能防止其他地方出现意外错误，因为 TPS 软件非常复杂并且包含多组高度相互依赖的模块。

同样，必须在日志中系统记录每个新版软件发布期间和之后所做的工作，这也会涉及到硬件的更换或升级问题。最后，在开始临床使用新版本时必须小心；强烈建议合格的物理师密切关注新版本制定的计划，还应负责确保更新本地程序以符合软件中的任何更改。如果必须在单个工作站上安装软件，确保所有工作站都正确升级非常重要。

47.6.4　现有治疗计划系统的更换

当 TPS 已使用给定剂量计算算法多年后，它的替换（或引入新算法）会引发特定问题，因为可能会产生重大临床后果。最关键的一点是与高能光子束和小射束在肺中的剂量有关，因为在前几代剂量计算算法（有时称为“a 型”算法）中没有适当地考虑电子平衡的缺乏（参见第 27.4 节和图 28.21）。在这种情况下，重要的是，除了标准任务流程，还需按照以下程序进行新旧系统的比较：

1. 评估典型参考数据的绝对剂量分布差异（包括 MU 计算）（参见第 47.5.4.1 节）。如果两个系统的射束数据库参数设置正确，则偏差应该可以忽略不计。
2. 对代表性临床病例（例如骨盆、乳腺和肺）进行类似评估，并量化每组患者偏差。
3. 如果系统地发现一组患者存在显著偏差（通常大于 3%），通知临床医生并共同决定是否改变处方以获得相同的临床结果。详细记录任何修改。

可以观察到，“a 型”算法通常会高估肺部剂量，从而导致低估达到规定剂量所需的 MU 数量（Ding 等，2007；Aarup 等，2009；Herman 等，2011；Chaikh和Balosso，2016）。使用“新”算法保持相同处方可能会提供更高的剂量，对于用高能光子治疗的肺肿瘤，可能高达 15%[5]。

47.7 患者治疗前特定的质量保证

AAPM TG 275报告（AAPM 2020f）考虑了有效计划审查的策略。他们建议计划检查应基于故障模式和影响分析的风险评估（参见第 45.6.3 节）。

47.7.1 独立计划审查

尽管制造商为 TPS 开发制定了 QA 程序，并且在当地进行了调试工作，但仍然存在某些个体患者计划出错的重大风险。可能出现错误的两个主要原因是软件错误和数据错误。

软件错误（bug）可能不会被检测到，直到特定操作序列出现，它们是系统中未经测试的部分。这主要发生在新人使用该软件或异常临床病例需要使用未开发的程序或功能时。在最好的情况下，系统会崩溃从而使错误很明显。在其他情况下，计划将被完成但是有误。

如果在系统中输入了不正确参数，则会发生数据错误。造成此类错误的原因有很多，从简单的输入错误到不适当的成像程序。这些错误的后果非常严重，应实施程序检测。

虽然无法保证系统完全无差错，但通过对个别计划进行系统审查和对最关键数据应用独立核查方法，可以显著降低风险（参见第 47.7.2 节）。

独立计划审查（见图 47.1）应由经验丰富的专家进行（AAPM 2020f 建议由合格的医学物理师执行，QMP，相当于 MPE），他们对各种参数的影响和临床病例预期剂量分布有深入的了解。可以对印刷文件进行审查，也可以使用计算机显示器进行审查，前提是有电子签名机制可用。对于复杂计划，在计算机上查看计划必不可少。

审阅者应确保所检查的计划版本是已获批准或（最好）即将提交给负责医师的最终版本。还应检查患者和计划标识。审查主要包括审查所有可用数据，检查其内部一致性并比较所有相关文件。应特别注意射束参数（包括附件）、处方值（剂量、权重、点位置、归一化等），以及解剖结构、射束和等剂量的图形显示。审阅者还应检查是否使用了适当的算法（如果有选择），并根据需要应用不均匀性校正。对于 IMRT 计划，也可以有效地检查所使用的目标函数。

为了帮助进行这样的系统性验证，设计检查清单很有用，这些清单可以基于回顾性和前瞻性风险分析[6]。验证机制可以部分自动化（Covington 等，2016）。另一种方法包括定义治疗计划的“类别”，并自动将当前计划与“标准”协议或先前创建的属于同一“类别”的计划进行自动比较（Olsen 等，2014；Court 等，2018；Kissling 等，2019）。

[5] 具有讽刺意味的是，如果以前没有进行肺部校正，则差异可能会更小，因为较低的射束衰减会增加剂量，而电子失衡会降低剂量，两者之间可能存在补偿。

[6] 在使用清单时，必须小心陷入“非自愿的自动化”，因为检查人员一般只看到或听到他们期望的内容，所以尽管存在错误，但仍需检查清单（Toft和Macie-Taylor，2005）。

47.7.2　机器跳数的独立计算

MU（治疗时间）计算值得特别关注，因为它会直接影响给予患者的最终剂量。因此，强烈建议（在某些国家/地区有法律要求）执行独立的机器跳数验证（见图 47.1）。

多年来，人们已经认识到需要将独立 MU 验证作为完整 QA 计划的一部分。最初，它是由与主要负责 MU 计算的人员不同的第二个人（通常是有经验的物理学家）通过手工或基于电子表格计算来实现的。最近，为了应对放射治疗过程复杂性增加和若干放射治疗事故的严重性（见第 45.6 节），独立计算的重要性和详细要求得到了强调。ESTRO 和 AAPM TG 114 都发布了有关该主题的综合报告（ESTRO 2010；AAPM 2011d）。同时，已经开发了专用的商业系统。最初仅限于非 IMRT 技术，最近它们已经发展到包含 IMRT（包括 VMAT）。

如何确保验证系统真正“独立”并没有明确的建议，但该方法必须不同于主要的计算方法，原则上，基本射束数据库（射束库），甚至用于构建该数据库的测量，都应该是独立的（Olofsson 等，2006）。然而，参考射束校准（即参考条件下的Gy/MU）显然对所有系统都通用，因此必须通过独立检查仔细验证（参见第 46.8.1.1 节）。对基于使用 MLC（包括 IMRT）的治疗技术，无法将射束参数手动输入到独立系统中。相反，通常通过 DICOM-RT 标准从 TPS 传输到该系统和治疗机器（参见第 49.4 节）。因此，它们对于 TPS 和独立验证系统通用，并且它们在传输前进行验证是第 47.7.1 节中所述的独立审查过程的重要组成部分。

用于独立 MU 计算的方法可能不如计划系统计算准确：

1. 考虑单个比较点是可以接受的，前提是该点位置经过精心选择，例如遵循国际辐射单位和测量委员会（ICRU）的建议（参见第 31.4.2 节）。
2. 患者数据可以简化，几何形状和组成可以像水等效立方体模体一样简单。进一步的复杂性可能包括在存在不均匀性情况下引入放射学深度（等效路径长度）或传输基于 DICOM 的患者完整的CT数据集。
3. 剂量计算方法可以类似于第 26.5 节中所述的光子束的基本计算，或者类似于 TPS 当前使用的方法（参见第 28 至 30 章）。AAPM TG 114（AAPM 2011d）建议使用简单的基于测量的方法，以便更好地了解 MU 计算中涉及的各种参数的影响。

无论采用何种解决方案，都必须正确调试独立的计算系统。此类调试程序是第 47.5 节中所述程序的简化版本。

独立 MU 验证的实际实施需要定义响应级别，超过该级别必须调查主要 MU 计算和独立计算之间显著偏差的原因。根据剂量计算方法简化程度、正在使用的患者数据的性质和临床病例，这些响应级别应该有所不同。TG-114 报告（AAPM 2011d）中提供了指导方针以及一些临床实例。通常，这些指示性响应级别在2%～5%范围内，但明确指出每个机构必须根据当地实践设定自己的限值。要选择这些值，首先按照 ESTRO 手册第 10 号（ESTRO 2010）的建议从一个或多个中心收集所有数据是有帮助的。使用统计过程控制方法（参见第 45.7.4.2 节）进行此类评估和追踪也是一种很好的做法（Nordström 等，2012）。

47.7.3　IMRT 计划的模体验证

AAPM TG 1144报告中关于 MU 计算独立验证的方法（AAPM 2011d）明确适用于“非 IMRT”放射治疗。对于 IMRT 治疗，准确性不仅取决于 TPS，还取决于治疗实施（Kung 和 Chen，2000；Budgell 等，2001；Low 等，2011）。此外，在计算 IMRT 剂量分布时，许多因素（例如小野剂量测定和 MLC 叶片建模）比标准治疗更为重要。因此，当 IMRT 开始用于临床时，人们担心传输的剂量分布与计划不一致。一般做法是通过对每位患者的计划系统计算和模体内测量值进行比较来检查个人计划（AAPM 2003b；Ramsey 和 Dube，2003；Zefkili，2004；Gillis，2005；ESTRO 2008；IPEM 2008）。

仿人模体通常用于 IMRT 调试（参见第 47.5.4.3 节），但对于特定患者的QC，几何固态水等效模体通常是首选。有各种商业解决方案可用，其中包括立方体、八面体或圆柱体模体。

原则是为每个应用于患者的射束进行设置，并使用几何模体制定特定计划（有时称为混合计划）。然后将这些计划与相同条件下的测量结果进行比较。这种比较可以在逐个射束基础上或在全局范围内进行，累积所有射束的剂量（ESTRO 2008）。对于逐个射束的比较，使用垂直入射可能更容易（Van Esch 等，2002），尽管在与叶片重力效应相关问题上是不允许的。理想情况下，应使用 3D 模体（AAPM 2009b）。

可用圆柱形电离室验证一个参考点的绝对剂量（Gy）。然而，由于高度调制的剂量分布，测量点的位置至关重要，尤其是在逐束验证时（Woo 和 Nico，2005）。当所有射束组合在一起时，将探测器保持在同一位置，累积剂量通常会被平滑化，而并非单个射束的高剂量梯度。然而，即使对于这样的组合，模体也应该近似于患者形状，因为如果尺寸非常不同，不同射束相对贡献可能会失真以致剂量不再均匀。

为了验证剂量分布，使用了 2D 或 3D 剂量测量系统（参见第 18 章和 AAPM 2011c, 2018a）。包括插入模体的放射变色胶片、二极管或电离室阵列。或者，电子射野成像设备（EPID），可用于将 EPID 图像与 EPID 平面中的计算预测的剂量分布进行比较（Van Esch 等，2004），或者将 EPID 信号在所计算的模体中间平面上进行反投影并转换为剂量（McDermott 等，2006；Renner 等，2005；Renner，2007；Varatharaj 等，2010）。最初，只有 2D 模体和探测器可用，后来又发展了3D 系统，其中一些系统包含 1000 多个探测器。可以使用各种探测器布局：例如正交斜面（Scandidos Delta-4）、螺旋排列（Sun Nuclear ArcCHECK）（Feygelman等，2014）或与机架同步的旋转平面（PTW Octavius 4D）（Van Esch 等，2014）。3D 系统对于 VMAT 技术特别有用。只要经过校准，大多数 2D 和 3D 系统都包括绝对剂量比较。

计算和测量之间偏差的分析通常是通过应用γ指数方法来实现的（参见第 47.3.3.3 节和图 47.7）。γ标准的规范应包括：

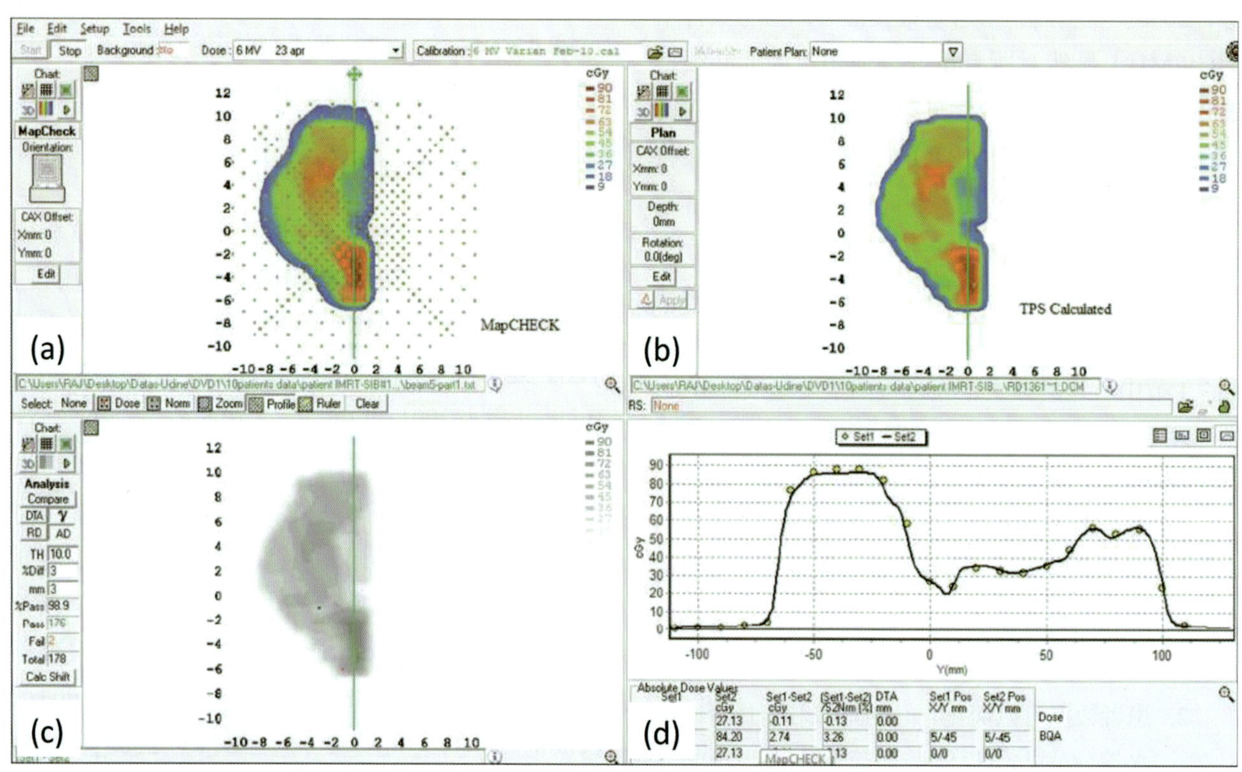

图 47.7　对于前列腺病例典型 IMRT 的多野计划，在 5cm 水等效深度处，（a）测量的剂量（SunNuclear MapCHECK）和（b）计算的剂量分布之间的比较（c）使用 3mm 和 3% 标准的γ指数图；γ＜1 的点所占百分比为 98.9%。（d）沿头脚轴的剖面比较（引自：Varatharaj, C. et al，J. Med. Phys.，35，189–196，2010）

- 达到协议的可接受距离；
- 可接受的剂量差异百分比；
- 满足在可接受范围内的百分比分数要求；
- 低于剂量阈值时，该阈值对γ的贡献将被忽略。

尽管早期进行了一些尝试（Palta 等，2003），但对响应级别的建议值还是模棱两可。AAPM TG 119报告（AAPM 2009b）建议大约 90% 的点通过 3% 和 3mm γ指数标准且阈值剂量为 10% 是合理的，而 IPEM 81号报告（IPEM 2018）建议使用 20% 的阈值剂量应该可以实现基于直线加速器 IMRT 的通过率百分比。大多数将被拒绝与不可接受临床计划相关联的尝试都没有成功（例如 Stasi 等，2012年；Nelms等，2013）。AAPM TG 218 发布了对IMRT QA验证分析方法的详细分析（AAPM 2018a）。他们建议使用 3% 和 2mm 的γ标准，阈值剂量为 10%，容差水平为 95%，响应级别为 90%。他们回顾了 IMRT QA 测量技术的各种方法，并建议最好在将完整治疗计划传输到 3D 模体的情况下进行测量。但是，对于静态野 IMRT，如果使用的探测器没有对射束方向进行灵敏度校正，则可以使用平面阵列分析单个射束。上述γ指数容差限制没有考虑剂量差异的几何位置。因此，他们建议，如果违反了响应级别，应对高γ区域进行更详细的几何分析，以确定差异是否具有临床意义。另一种方法是结合从模体测量中观察到的偏差后重建基于剂量体积的指标（例如脊髓最大剂量）（Zhen 等，2011；Stasi 等，2012）。这可能会提供更多的临床相关决策标准。最后，有时可以将几种方法组合作为检测临床显著偏差的最佳解决方案（Visser 等，2014；Defoor 等，2017）。

尽管各种治疗前的验证方法自动化程度很高，但如果系统地应用于所有患者计划，仍然非常耗时。因此，对于大多数 IMRT 技术，出现了减少或停止此类治疗前验证测量的趋势（Niemierko 2004；Budgell 等，2005a；Georg 等，2007；Arumugam 等，2013；NCS 2013，2015）以及实施独立计算方法。此步骤的先决条件是：仔细调试 IMRT 系统；对治疗机器 IMRT 相关功能进行定期质量控制；通过使用此类解决方案（NCS 2015）以及实施独立计算方法后，大量代表性临床病例的治疗前验证结果令人满意；使用体内测量方法可以进行实际剂量递送的有利验证，这些方法也已经被开发出来并且非常适用于 IMRT 治疗（参见第 48.3.4 节）。Ford等（2012）研究了可能对治疗计划进行的各种检查的有效性。他们发现物理师对治疗计划的审查（见第 47.7.1 节）在发现问题方面最有效，而治疗前 IMRT 模体测量效果欠佳。

第 48 章　治疗实施的质量保证

Margaret Bidmead[1]，Nathalie Fournier-Bidoz[2]，Ginette Marinello[3]，Jean-Claude Rosenwald[2, 3]，Helen Mayles[4]

目录

[1] 负责48.1节的撰写。
[2] 负责48.2节的撰写（感谢第1版中Philip Evans的贡献）。
[3] 负责48.3节的撰写。
[4] 负责48.4节的撰写。

48.1 射束参数的验证和治疗排程

48.1.1 外照射放射治疗的记录和验证

为了通过尽可能多地消除错误，以提高治疗实施的安全性，计算机辅助检查系统在20世纪70年代开始用于放射治疗设备（Rosenberg等，1977；Klein等，1998）。治疗错误可能是由人为失误或机器故障造成，因此联锁和检查系统现在已成为治疗实施系统的一个组成部分，以帮助减少这些故障。记录和验证（R &V）系统现在已纳入肿瘤信息系统（OIS）的功能中，连接直线加速器和治疗计划系统（TPS）、医院信息系统（HIS）、放射信息系统（RIS）、放射治疗成像、图片存档和通信系统（PACS）以及患者预约。验证系统组件可以确保机器设置将在整个治疗过程中重复进行，并启用确保不超过编程总剂量的操作。这给第一次输入和检查数据输入的工作人员带来了很大负担，因为任何错误都可能在整个治疗过程中重复出现（见第48.1.3.2节）。治疗计划数据和患者详细资料的部分或全部信息通常是由HIS、RIS、PACS或CT扫描仪导入的。

根据一个部门内信息系统的使用程度，可能挖掘出许多不同类型数据，包括不同部门所需的统计数据。对治疗剂量、分次和剂量递送技术的数据挖掘也是可行的，有专家对此也进行了一些研究（Divalent等，2013；Bibulous等，2016；Blusterer等，2017）。

48.1.2 治疗设备控制系统的监测

所有现代直线加速器都是由计算机控制，并有电子监控电路来监测机器的故障，诸如射束平坦度、对称性、双监测电离室的输出、剂量率和机械位置联锁等参数，这些都是计算机控制下的特征。

使用动态楔形板、IMRT和VMAT，涉及到同时控制准直器、叶片和机架运动以及剂量率，需要密切和精确的监测和验证系统。超越联锁的问题将在第48.1.5.3节讨论，该节涉及到与患者有关的验证。

R&V系统的最初目的是比较每天治疗设置参数和计划参数，如果两者不一致，就制止治疗或发出警告信号（Rosenberg等，1977）。从那时起，系统已经从监测所使用的参数发展到使用它们来控制直线加速器用户界面，从而实现辅助摆位和自动化治疗。在治疗过程结束时，除了记录所使用的参数外，系统还将记录任何越控操作，以及执行越控操作者的身份、累积剂量和治疗分次数。

48.1.3 记录和验证系统的实施

48.1.3.1 *放疗科的工作流程*

典型的工作流程如下[5]：

1. 患者预约数据和管理数据被输入系统。
2. 患者进行放疗（RT）成像（CT和/或MR），并将其存储和发送到TPS。
3. 在TPS中设计一个患者计划，检查并批准。
4. 治疗计划数据直接从TPS输出到OIS中，并在患者进行第一次治疗前再次由独立操作者核查。

[5] 请注意，这个顺序在很大程度上取决于系统的配置。例如，一些商业系统将管理数据库和TPS集成到验证系统中，因此不需要进行数据传输。

5.用于监测摆位误差的参考图像也可以通过网络传输。

6.当患者第一次治疗时，通过输入患者唯一的ID来访问数据，然后将相关数据显示在直线加速器控制台上。

7.调用每个射束，然后显示计划数据以及治疗机的实际设置。

8.通过使用辅助设置设施，加快了不同治疗射束的设置，该设施使机器的一些功能自动化，如机架、MLC和托架运动。

9.如果由于某种原因，某些实际参数不在分配给计划参数的容差范围内，则会发出警告，需要在开始治疗之前进行干预。

10.当治疗结束时，系统将所有设置参数和实际输出剂量（基于记录的机器跳数MU）记录到数据库中。

表48.1中列出了在系统中进行验证的典型参数。

表 48.1　验证的典型参数

患者身份识别	患者姓名、医院编号、出生日期、患者地址	
处方	治疗计划阶段，临床协议	
	剂量	总剂量
		累计剂量
	单个分次治疗数据	次数
		对靶区剂量的贡献
		参考点剂量（可选）
单个射束数据	射束识别	射束能量和模式、静态、动态、IMRT、弧形调强
	剂量信息	机器跳数-开放野
		机器跳数-楔形野
		剂量率
	楔形板数据	物理或动态楔形板
		楔形板的方向
	准直器设置	准直器设置X1和X2，Y1和Y2
		准直器旋转
		单个MLC叶片位置
	机架设置	机架角度
	治疗床设置	侧向
		纵向
		高度
		等中心旋转
		俯仰和侧倾
	附件	电子限光筒和插件

48.1.3.2　*数据输入和核对*

有一个远离治疗机的独立终端，用于数据信息输入或核查，对于工作繁忙的治疗机构来说是非常有用的。机器故障和紧急治疗意味着有时不可能在第一次治疗前输入患者数据。在这种情况下，有可能在没有验证系统情况下进行治疗，或使用直接数据输入模式，只需要输入射束定义的基本数据。一些软件有这样的功能：唯一需要输入的数据是患者标识信息和射束的标识及MU，当被要求输入时，系统会自动将当前机器设置复制到数据库中。不鼓励将这种做法作为放射治疗机的常规做法，但在机器发生故障时，如果在下一次治疗前仔细检查数据，这种做法非常有用。手动输入MLC叶片设置显然不现实，有些机器可以使用USB存储设备进行数据传输。

应该对与放疗有关的患者数据进行审核，在审核过程中，要对预先设定的数据进行审查，并与实际传输的参数进行对比。然后可以审查任何显示数

正在越来越多地使用照片和条形码识别。

2.不正确的数据。不正确的数据可能出现在许多不同方面。数据传输软件的错误可能导致数据被错误传输。问题也可能与人为错误有关。使用第48.1.3.2节中提到的复制设置设施也可能导致数据不正确。进行端对端测试对于测试患者治疗路径的整个过程至关重要（见第47.5.5节和IAEA 2013a）。

3.不正确的位置。通常的做法是使用一个参考点，然后相对于这个点进行移动。有可能忘记了进行移动，如果设定了宽泛的容差，验证系统可能不会识别出这是一个错误（Fontanel 等，1996）。如果容差设置的比较严格，在这种情况下导致错误治疗的机率就会减少（见第48.1.4.2节）。由于通过影像验证患者的位置，需要移动床位，最好在移动后重复影像验证，以检查移动是否在治疗前正确执行。现代软件应从图像匹配数据中自动计算出所需的移动大小，但一些摆位-校正协议可能需要一些人工干预（见第48.2.8节）。

4.不正确的射束修整装置。尽管大多数射束修整装置（均整器、楔形板、补偿器等）如今已被嵌入治疗机或被IMRT技术所取代，但其中一些装置（如填充物）仍需要手动摆放，并被遗忘或保留在原地而没有被移除。这种类型的错误不是R&V系统所特有的；如果采用与系统连接的条码阅读器，实际上可以消除患者的这些个性化设备的影响。

48.1.5.2　培训要求

员工培训对于接受和有效使用的任何新系统都是非常重要的，特别是信息系统往往是更多的新技术组合的一部分。重要的是，每天使用该系统的工作人员要有时间进行培训来熟悉该系统的各个方面，并能与培训师或系统经理联系，以便对软件和硬件问题作出及时反应。当数据需要手动输入时，重要的是输入信息要有标准格式，以帮助准确和快速输入。对一个部门的所有直线加速器拥有相同的用户界面是很有用的，即使这些直线加速器来自不同的制造商。

每个制造商都有自己特定的商业系统，基本都不能完全符合特定部门的要求。可接受性取决于软件设计和计算机硬件的可靠性。整个系统既要对用户友好，又要足够强大，以应对许多操作者。理智的做法是，在最初运行系统时只使用最低限度功能，然后在系统熟悉后再增加功能。最初，当引入一个验证系统时，患者的吞吐量会下降，直到工作人员熟悉该系统。然而，这只是暂时的，患者的吞吐量很快就会上升，特别是在使用辅助摆位的情况下。

48.1.5.3　越控工具的使用

有时，在治疗时，射束的设置可能需要修改；例如，改变每天的剂量或减少野的大小。在这种情况下，一个越控工具权限允许用户改变参数。由于检查系统已被禁用，使用超越权限是导致错误的一个重要原因。重要的是，要有人工检查被越控工具权限修改的数据。同样重要的是，软件要明确哪些项目被授权；当辅助摆位进行到一半时，授权所有项目会导致一些项目被无意地忽略。只要密码在任何时候都被正确使用，系统就能提供有用的审查跟踪。

当机器控制系统出现故障时，也可以使用越控工具权限功能，但必须非常小心，而且要确定知道故障原因。当发生变化时，使用它来加快治疗速度是不可接受的[7]。在维修模式下绝对不能对患者进行治疗。

48.1.6　质量保障和验证系统记录

虽然R&V系统通常可以减少治疗过程中的错误风险，但如果调试不当或使用不当，它们可能会造成严重不良后果（ICRP 2009）。因此，在一个部门引入新的验证系统时，必须对一般工作流程进行彻底分析，并评估该系统的引入将如何改变流程。在国际原子能机构（IAEA）人类健康第7号报告（IAEA 2013）和医学物理与工程研究所（IPEM）第93号报告（IPEM 2006）中可以找到一些关于R&V系统验收和调试的建议，在AAPM

[7]　由于不适当地使用越控工具权限，发生了严重的错误治疗事件。

TG-185报告（AAPM 2020）中可以找到关于质子治疗的建议。

安装后，持续的质量保证（QA）程序可以确保故障（如因断电而导致数据损坏等）保持在最低限度，并且不会对患者的治疗产生重大影响。各个QA方案将取决于所使用的系统。表48.4给出了一个建议的检查清单，当系统对科室来说相对较新时，可以由受过训练的人员进行检查。随着人们对系统信心和熟悉程度的提高，一些质量保证检查频率可以减少（IPEM 2018，第2.2.7节）。IPEM报告93（2006）和IAEA人类健康报告第7页（IAEA 2013）提供了进一步的建议。

表 48.4 典型的持续质量保证方案

定期检查：
1. 在治疗开始前：
使用辅助摆位（使操作员熟悉系统）治疗测试患者，检查日常记录，确保按规定操作如下：
– 使用辅助摆位获得的参数
– 传输的机器跳数
–治疗的次数
– 累积剂量
2. 每次治疗后：
– 查看屏幕和每天的结果（如果已经完成）然后进入签字模式
– 在治疗前检查参数显示
– 要特别注意超限值的参数
3. 在一天结束时：
– 使用打印件或通过检查屏幕上的数据，检查当天的治疗记录。
– 备份和检查患者数据库
治疗过程结束时的检查：
– 检查治疗的次数和累积剂量是否符合计划
– 如果使用R&V系统的话，检查记录是否与治疗单相同
周检：
– 备份和验证系统文件
– 从机器记录的打印结果中检查和统计机器的性能
月检：
– 备份和验证定制程序（如容差表一致性）
– 通过系统运行一个测试QC患者

48.1.7 网络部门

48.1.7.1 放射治疗专用网络

为了有效地使用R&V，治疗前验证放疗的成像设备、治疗计划系统和治疗机之间必须联网。由于在大多数情况下，治疗机是联网的，因此可以将患者从一台机器切换到另一台机器，而不必重新输入数据。由于计划系统和CT扫描设备的网络连接，就不再需要现场输入参数，患者可以用已经成像和计划的相同数据进行治疗。在治疗机上获得患者定位验证和剂量测定图像（分别在第48.2和48.3.4节中介绍）也应存储在同一网络上，以便可从所有直线加速器获得。

关于最好的联网方法，人们有不同的看法。有些系统在每个单元上都有一个主数据库，其他单元可以访问其数据，但不能传输给它们。这确保了一个患者的数据不能同时存在于两个单元中。其他单元则有一个储存所有患者的中央主数据库，以及每个单元的独立数据库，储存目前正在治疗的患者的数据。如果这两个数据库不一致，在对患者进行治疗前会显示警告。总体趋势是建立一个可以从任何地方访问的单一关系型数据库。这就对可靠性和安全性提出了很高要求。对于单一的数据库，记录锁应该确保不能同时访问两个单元的数据。一个典型的中型放疗网络如图48.1所示。

仅就患者数据传输而言（即主要是文本文件），一个小型科室的典型网络将有一个枢纽和一个星形网络配置，使用100Base-T的双绞线。图像处理和传输需要更大容量的电缆和存储系统（文件服务器）。目前，1000Base-T的电缆对于在合理时间内完成图像传输必不可少。任何距离超过98米的网络布线都需要使用光纤电缆。

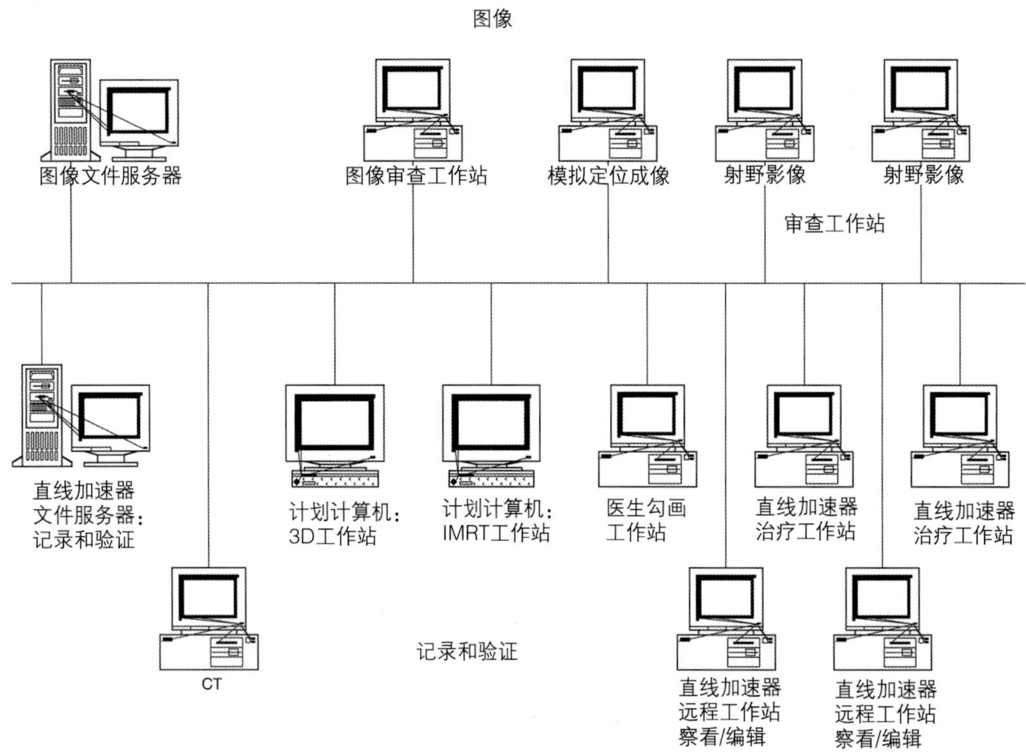

图 48.1 一个典型的放疗网络，工作站与两个直线加速器相连。用于验证患者定位的系统（见第 48.2 节）显示在图中上部。R&V 系统显示在图的下半部分。一台 MR 扫描仪和一台 PET/CT 扫描仪也可能是该网络的一部分

用于数据交换的协议和格式应尽可能标准化，DICOM标准的发展，包括用于放射治疗的特定DICOM对象（COMEDIC-RT），是一个重大的进步，提供了最佳的灵活性和互操作性。用于放射治疗的DICOM标准将在第49.4节中介绍。

一个有争议的问题是，该网络是否应与医院主网络相联系。放疗网络中的病毒感染可能是灾难性的，需要严格控制以防止攻击。实际中这可能很困难，因为一些系统供应商不愿意授权在他们的设备上使用防病毒软件，因为存在测试问题和对实时控制系统产生不良影响的风险。最好的做法是使用防火墙或虚拟局域网（VLAN），将放疗网络与医院内部网络隔离。一些制造商还通过防火墙将治疗工作站与放疗网络进行了隔离。

48.1.7.2 与医院信息系统整合

理想情况是，最好有一个综合放疗系统，其中一个中央数据库包含所有患者数据，包括临床预约、测试结果等，该数据库连接到所有治疗单元、放射治疗成像设备和治疗计划的计算机，并能处理来自这些系统的影像。这可能是一个昂贵的设置，因为它不仅需要一个强大数据库和位于治疗单元、办公室和医疗机构房间的链接工作站，还需要一个复杂的备份系统，以便在计算机发生故障时能够继续治疗。重要的是要安装足够强大的不间断电源（UPS），以在断电时维持系统足够长的时间保持数据的完整性。对于一个完全集成的系统，计算能力应足以处理图像文件，如CT、MRI、平面图像、射野方向观（BEV）和数字重建影像片（DRRs）。大多数放射科网络化解决方案的发展，主要是基于PACS，有利于放射治疗的发展及应用。在某些情况下，与其他医院站点的连接也是非常有用的。

随着这些系统的引入，工作人员的培训需要包括强调所有部门工作人员输入数据之间的相互关系。例如，文秘可以输入新患者的一般信息，而负责患者数据采集的工作人员则使用该系统来预订模拟定位、模具室工作和治疗。数据库完全整合也许不太可能，但确保数据自动传输是可能的。应避免重复输入数据，因为这可能导致产生两个不同版本的数据。治疗计划人员应负责输入治疗设置的数据参数。

治疗结束后，可添加随访数据，以便进行结果统计分析。重要的是，负责分析的人要建立一个系统，确保输入的数据适合于预期的分析。

48.2　患者位置的验证

48.2.1　历史背景

在治疗患者时，必须按照治疗计划，在每个疗程中在肿瘤的确切位置提供剂量，同时尽可能地避开OAR。在放射治疗的早期，患者的摆位几乎完全基于外部标志（如皮肤标记）。作为额外的验证，使用治疗束获得放射图像（所谓的门户图像），从而可以检查解剖结构的位置，如骨性标志、软组织、肺或气腔相对于射野边缘的位置。这经常需要两次曝光，一次是治疗野的视野（包括屏蔽块或MLC），另一次是更大的视野，以方便结构的相互显示。在EPID出现之前（见第13章），有必要等到放射胶片处理完毕。因此，任何所需的矫正往往被推迟到第二天。有了EPID，实时校正成为可能（Langmuir，2001）。

基于计算机的成像技术的发展极大地改变了患者位置验证的方法：以患者用于治疗计划的三维模型获得的图像为参考，使用复杂的室内图像采集和处理方法，允许量化任何错位和补偿任何重大错误。这种新的放射治疗方法被命名为图像引导放射治疗（IGRT）（Ding 等，2006；Chen 等，2009；As 等，2014）。另一个重要的发展是在室内安装额外的成像设备（见第13章和第14章）。有了IGRT，患者定位更加准确，这样就有可能在靶区周围使用更严格的外放边界，从而增加肿瘤的剂量，同时减少并发症的风险。因此，治愈率提高，发病率降低。

无论使用哪种验证方法，图像比较过程的一般原则是相似的。图48.2说明了这一点。

从这个图中可以看出，比较的结果可以用三种方式来使用。

1.可以通过比较参考图像和治疗图像来验证治疗的准确性。

2.治疗的可重复性可以通过比较治疗过程中不同时间获取的一系列图像来评估。

3.可以用干预方案来纠正治疗错误。有两种方式可以实施干预。每个治疗都可以在线纠正。或者，在几个治疗疗程中测量的误差可以用来修正未来的治疗（见第48.2.8节）。

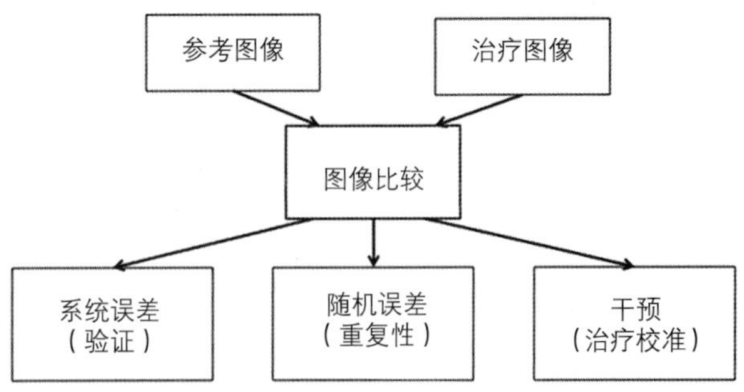

图48.2　图像配准的使用说明。其结果用于初步摆位验证，治疗测量的可重复性和/或应用校正

这些数据可以用来得出临床靶区（CTV）和计划靶区（PTV）之间的外放边界（见第48.2.8.2节）。

在接下来的内容中，我们将介绍用于验证患者摆位和纠正错位的各种方法。在回顾了可行性策略（如成像的频率）后，我们将解释现在如何能够进行分次内验证，并讨论成像对患者剂量额外贡献所引发的问题。关于所用设备的更多技术信息可以在第13章以及美国医学物理学家协会的报告TG–104和TG–179中找到（AAPM 2009，2012）。

48.2.2 患者初始摆位

治疗室中的患者初始摆位应尽可能地接近用于治疗计划设计患者数据采集时的位置。虽然可以使用各种成像方式辅助，但CT成像为患者摆位提供了最准确的解剖信息。因此，在下文中，我们将介绍基于计划CT的患者解剖和位置[8]。

与计划数据相比，患者解剖结构和位置在治疗过程中都会发生变化。因此，使用与CT采集时相同的定位装置，应尽可能使患者位置可重复，这至关重要（见第32.3节）。应确保患者体位固定且舒适，以便患者在治疗过程中不太可能发生移动。

在治疗室里，将患者置于治疗床上或固定装置上，利用外部标记和室内激光进行视觉校准，以确保患者中线（头脚方向）的校准，并尽量减少旋转。

在使用热塑性塑料面罩摆位时，必须注意尽量减少患者旋转，并确保面罩贴合良好。在计划CT扫描准备过程中制作的皮肤纹身（或标记），有助于重现使用室内激光重现CT扫描时确定的参考位置。参考位置被用来定义患者坐标系统。从这个位置开始，进行治疗床移动，以调整固定SSD照射技术源面距离（SSD）[9]，或等中心照射技术等中心位置（见第36.6节）；从中线横向移动和治疗床高度（即治疗床和激光在等中心平面的距离）是从计划中获得的有用参数，并再现治疗。

除激光外，更复杂的解决方案有时也被用于基于身体外部标志的精确初始摆位。例如，在CT采集过程中，红外反射器（如Exact™系统[10]）被放置在患者皮肤、面罩或其他固定装置的特定位置。它们的位置由金属标记识别，记录在CT图像上。在治疗室里，反射器被空间校准的红外摄像机“看到”。反射器位置的自动配准提供了重现计划摆位所需的床位移动和旋转的定量信息（Poetess 等，2002；Gupta 等，2007）。另外，三维（3D）光学表面成像系统（如Align™[11]）能够检测患者表面形状和空间位置，可以将其与计划CT中提取的数据进行配准，用于提高治疗准确性，特别是在乳腺和粒子治疗方面（Schrieffer 等，2007；Giant 等，2012；Capella 等，2016；Batin 等，2016；Khoisan 等，2018；Padilla 等，2019）。

在大多数情况下，基于外部标记的患者摆位并不能以确保内部结构相对于射束的位置与计划的位置相同，因此需要额外的成像系统。

48.2.3 基于治疗野平面成像的验证

48.2.3.1 一般原则

摆位验证可以基于治疗野的平面图像。这基本上是一个射束的二维（2D）验证，旨在确保相对于解剖结构的射野轮廓形状和位置与计划一致。

用作参考的图像过去曾是用传统模拟机拍摄的kV X射线胶片。在这种图像上，骨性结构对比度相对于软组织来说有所增强。而在高能X线平面图像中，骨质结构不太明显，而空气与皮肤界面以及内部气道（如肺、支气管和气腔）则最容易被发现（见图48.3）。然而，可以使用kV级的X射线设置，以加强气道和/或皮肤轮廓的可视化。对于基于CT的计划，标准的方法包括计算DRRs，作为参考（见35.4.4节）。可以调整DRR的质量，以便于与室内成像的配准，从而提高图像的配准（Bastion–Camilla 等，2011，2015）。

为了验证电子束，最常使用的是皮肤表面临床标记。然而，如果技术上可行的话（例如，在皮肤上放置铅线），在治疗开始时可以进行射束的X射线验证，以便在复发和再治疗时记录受照射的区域。

在使用X射线胶片时，创建所有治疗区域的

[8] 在某些情况下，改变“自然”解剖结构以改善靶区体积和OAR之间的分离可能是有用的。一个例子是肺部或乳腺治疗时的屏气状态（见第32.4.3.2节）。另一个例子是在前列腺和直肠壁之间插入间隔物进行前列腺放射治疗（Panamanian 等，2017）。

[9] 也被称为源皮距。

[10] Brain, Kitchener, Germany.

[11] Vision RT Ltd., London, UK。

平面图像，最常用的是双重曝光，这是唯一可行的方法。当EPID投入使用后，这种方法还在继续使用。双重曝光，特别是对于有一个前束、两个前后平行的束或左-右/右-左束的治疗摆位，非常有价值。另外，X射线胶片作为患者记录的一部分，在记录视野形状和法律诉讼中也很有用。

在EPID时代之前，治疗和参考图像的比较往往是纯视觉的，基于挂在灯箱上的胶片并排显示。而现在的数字化成像的比较更加容易。然而，简单图像叠加是不切实际的，第一步应从参考图像中提取典型的有用解剖标志，这些标志在治疗图像中也可以看到，用于两个图像配准。

48.2.3.2 匹配结构和配准方法

如第35.4.4节所述，DRRs可以与先前在CT切片上勾画的典型解剖结构的BEV投影图重叠在一起。或者，可以直接在DRRs上画出所要匹配的结构轮廓。这些轮廓使用特定颜色勾画。这些结构也必须在MV能量获取的平面图像上清晰可见。直接在DRR上绘制结构可能不太准确，因为根据显示窗位和窗宽的选择，可能会被错位。

由于配准的目的是检查这些结构相对于射野边缘的位置，一个直接的方法是将计划和实际的射野轮廓叠加起来，并测量匹配结构的移动程度。然而，更实际的方法是在EPID图像上手动对准参考匹配结构的轮廓，并测量射野轮廓的移动。因此，用软件算法从EPID图像中提取射野边缘，并自动计算出使该射野轮廓与TPS输出的射野轮廓相匹配所需的位移，是非常有用的。射野边缘的提取可以基于一种搜索50%强度的方法（Evans 等，1992），但如果患者厚度在整个射野内有变化，这种方法就无能为力了。这时可以通过双曝光图像之间的减影来提取（Steersmen 等，1990）或基于梯度的方法，包括直方图分析（Billfold 等，1991）。

图48.4显示了使用匹配结构的一个例子，是前列腺治疗的一个侧视图。同样的方法适用于任何治疗射束。

对于乳腺的切线射束，应在身体外表面做重要的标记。对患者摆位的验证通常是通过比较每个计划的DRR和其相应的室内EPID图像来进行的。这个过程可以测量放射学参数，如射野边界在中央处左右方向上与肺边缘的距离CLD；射野边界在中央处与乳腺头脚方向上边缘的距离（CCD），及射野边界在中央处与乳腺边缘的距离（见图48.3）[12]。

48.2.4 基于特定摆位野的验证

48.2.4.1 正交摆位野的基本原理

基于治疗领域平面图像的验证的一个主要缺点是难以纠正患者的旋转。例如，在乳腺切线射束的情况下，患者围绕（房间）纵轴的不必要的旋转会引起射野上边缘的误差，可能影响与锁骨上缘交界处的剂量。这一问题可通过使用两个正交的射束来解决。这种射束不用于治疗，只用于成像目的。它们被称为摆位野，特别适用于等中心技术，因为患者（和治疗床）不会在两个区域之间移动，而且在整个治疗束序列中也保持在相同的位置。对于越来越流行的VMAT（见第37.3.5节），由于治疗过程中机架会旋转，不可能对单个治疗野进行成像，因此使用正交摆位野是一个很好的解决方案。

正交摆位野必须包括在治疗计划中（或者可以创建一个单独的摆位计划）。准直器的开口必须足够大，以足够包括相关的解剖结构进行配准（例如，肺部肿瘤的颈部或膈肌）。然而，必须优化其大小，以避免对邻近的OARs进行不必要的照射（见第48.2.10节）。通常情况下，正交视图是前后和侧位视图，在这些视图中看到的解剖结构很容易识别，如果出现旋转也很容易被发现和纠正。然而，在某些临床情况下，当肩膀或髋关节假体阻碍了侧视图时，可以使用斜向正交视图。导出摆位射束的DRRs，包括匹配的结构叠加，以便与室内影像进行比较。

[12] 对于乳腺切向野，在不可接受偏差情况下，患者摆位的校正并不直接：因为射束是斜的，必须结合横向和纵向转换，以达到与图像平行的转换。检查SSD值是一个很好的解决方案，以确保可重复的等中心摆位。

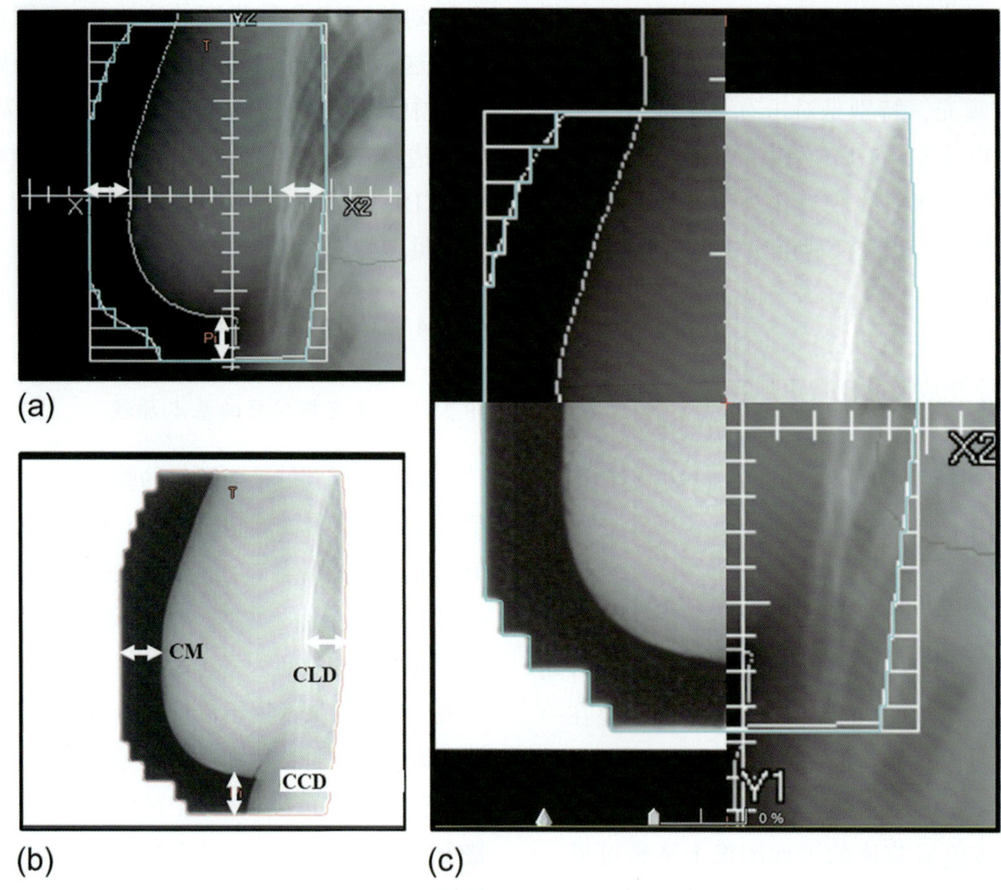

图 48.3 乳房切向射束验证。（a）DRR，计划射野边缘为蓝色；（b）EPID 图像，检测到的射野边缘为红色；（c）根据射野轮廓对两幅图像进行配准，用棋盘式方法进行验证（见 35.2.4 节）。CCD：头脚方向射野边界在中央处与乳腺头脚方向的距离；CLD：射野边界在中央处左右方向与肺边缘距离；CM：射野边界在中央处与乳腺的距离。与重建的 DRR 相比，高能 X 射线下皮肤表面和肺部更清楚，从 CT 图像中提取的外部轮廓以白线的形式叠加（由法国巴黎居里研究所提供）

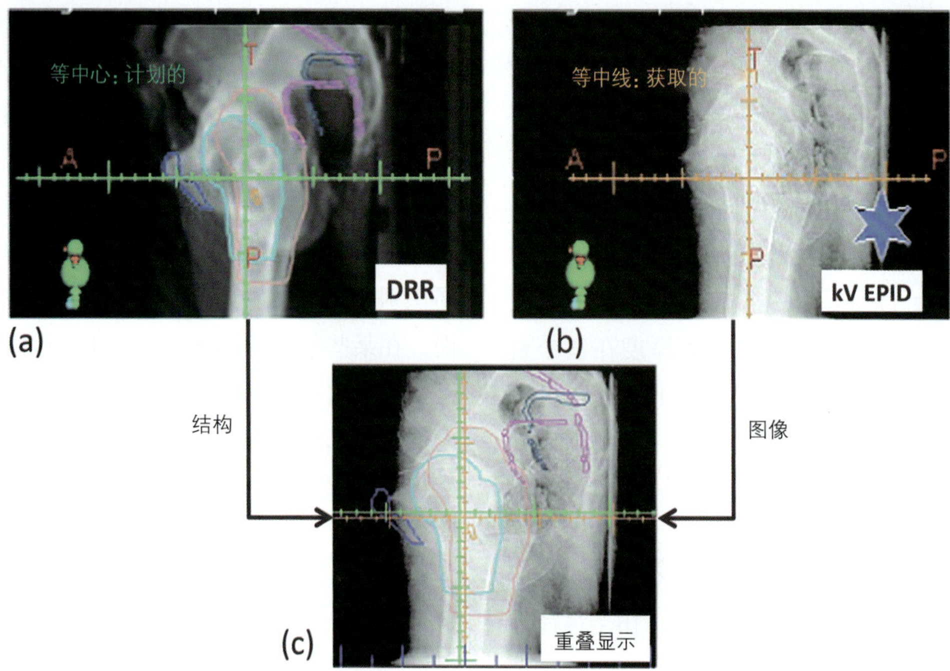

图 48.4 前列腺的摆位与轮廓线。（a）输出的侧位 DRR，具有骶骨前缘（品红色）、髂嵴（深蓝色和品红色）、耻骨联合（蓝色）、股骨头（浅蓝色和粉红色）的轮廓线。（b）室内 EPID 侧向中能 X 线图像。（c）配准结构和室内图像重叠显示。绿色和橙色区域之间的分离说明了所需移动（法国巴黎居里研究所提供）

48.2.4.2 使用匹配结构进行配准

当一台直线加速器上有几种中能量X线可用时，最低的能量可用于EPID图像。通常情况下，1～3MU足以产生高质量图像。当直线加速器配备了一个额外X射线管和探测器时，两者都位于与治疗光束成90° 的位置［如第13.3.3节所述的机载成像器®（OBI）装置］，kV图像比MV图像具有更好的对比度，使得与DRRs的比较更加有效。

第13.3.4节所述的另一种选择是使用安装在地面或天花板上的正交X射线管（如Exact™系统）。这些球管相对于治疗机的位置必须在调试时准确确定，并用于计算几何上相关的DRR配准。

kV或MV验证图像和DRRs之间的配准必须迅速进行，以减少患者在摆位和治疗之间移动的风险。对于MV图像，如果DRR生成对比度与该能量范围的预期对比度一致，可能会有优势（Kitsch等，1997），但这可能是一个主观偏好。对于kV图像，DRRs必须增强诊断图像中固有的骨的对比度。这种配准可以按照第48.2.3.2节所述的方法，在匹配结构基础上手动或自动进行。

图48.4说明了一个前列腺病例侧视图上的结构配准。对于前列腺治疗，骨性解剖配准并不能准确描述前列腺位置，因为它会受肠道和直肠运动的影响。因此，采用这种方法，在靶区周围保持足够的PTV边界很重要（Alfonso Marriageable等，2007）。

48.2.4.3 使用植入的标记物配准

对于前列腺治疗，由于骨性标志物价值有限，而且粒子植入该器官相对容易，因此可使用软组织替代物，如金属植入标志物。如今，植入假体的日常EPID成像被广泛用于前列腺癌放射治疗；已被证明可以提高治疗的准确性（Chiffonier 等，2007；O'Neill 等，2016），并允许使用更窄的PTV边缘（Chung 等，2004；Asgard 等，2010）。与没有植入标记物的IMRT相比，与基于标记物的IGRT相关IMRT改善了肿瘤控制，减少了晚期毒性（Chayefsky 等，2012）。

至少需要三个不同平面的标记物（或靶标），以实现三维配准。前列腺标记物是在经直肠超声引导下植入的，通常是3mm长，直径约1mm。标记物的设计和插入方式在治疗过程中不会移动。这个程序至少在计划CT前两周进行，以避免标记物植入后的水肿残留。标记在计划期间被识别，并以类似于匹配结构方式输出到DRR上重叠部分。一般来说，对于治疗，首先要进行骨性配准，然后进行手动调整，使计划位置与靶标的治疗位置相匹配。在kV平面图像上，植入的标记物也可以自动检测并叠加在DRR的图像或标记物轮廓上，加快患者摆位（Smolensk 等，2010）。

这方面有大量的文献，不仅适用于前列腺，也适用于肺或肝脏等局部（Samurai等，2005；Jackson等，2016；Oath 等，2016）。市面上有各种粒子、线圈或绳索形状的标记物。一些作者讨论了金、碳和基于聚合物的标记物的相对优势（Fieldsman 等，2012；Chan 等，2015年）。应该注意的是，标记物会在计划CT上造成伪影，可能会影响剂量分布的轮廓和准确性，特别是在粒子治疗计划中（Huang 等，2011）。粒子应该容易被识别，并在验证图像上形成最小的伪影。必须根据治疗定位系统和方案仔细选择尺寸和材料，因为粒子可以用于正交的kV或MV图像，也可以用于治疗野的门户图像或基于三维成像的验证（见第48.2.5节）。

图48.5显示了正交（前后和横向）DRRs和机载成像设备（OBI®，美国Varian公司）kV图像之间的比较，在其中可见植入前列腺的三个金标。

另一种可能是使用斜向正交视图，如图48.6所示，用室内Exact™系统拍摄验证图像。

比较DRRs和平面图像有时被称为2D到2D的配准，以表明参考图像和验证图像都是2D的。

48.2.5 基于三维容积成像的验证

48.2.5.1 锥形束计算机断层成像（CBCT）

通过机架连续旋转，可以获得室内容积影像，而不是只使用两个二维正交的射束。图像重建的原理与CT类似，只是射束是锥形的，而不是由限光筒纵向限制的（即扇形射束）。这种采集方法被命

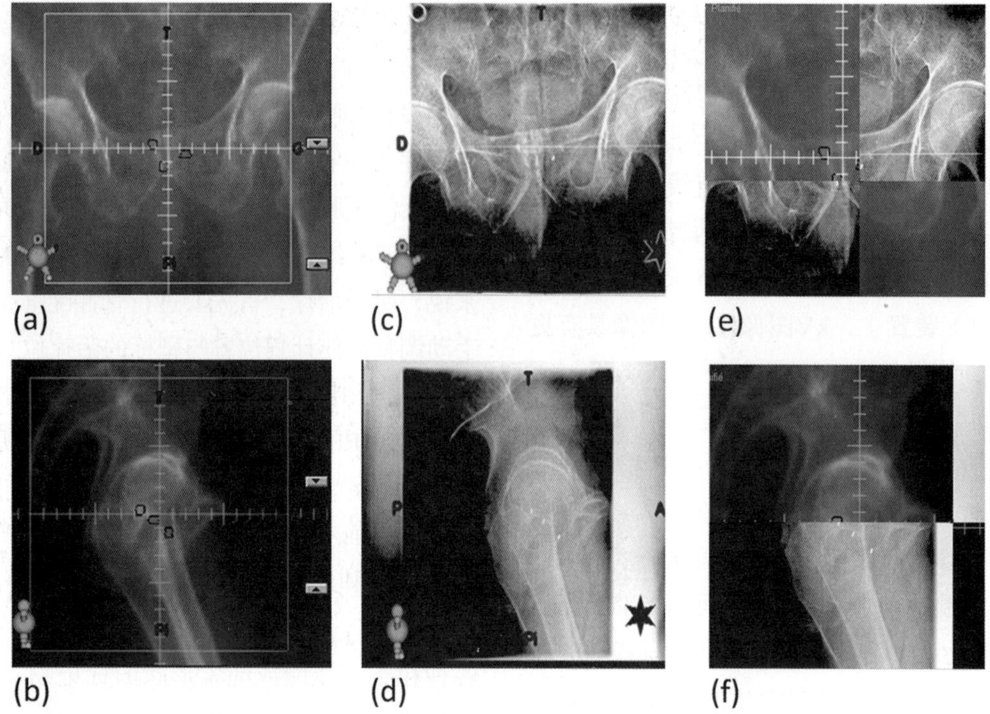

图 48.5 植入标记物的前列腺治疗摆位的验证。（a）和（b）分别为正交摆位射束的 DRR，前后视图和侧视图，其中植入前列腺的三个金标已被勾勒出来。（c）和（d）用室内正交 kV X 射线（OBI ™）拍摄的相同视图。（e）和（f）使用棋盘式方法进行图像配准验证。金标记长 3mm，直径 0.8mm（由法国巴黎居里研究所提供）

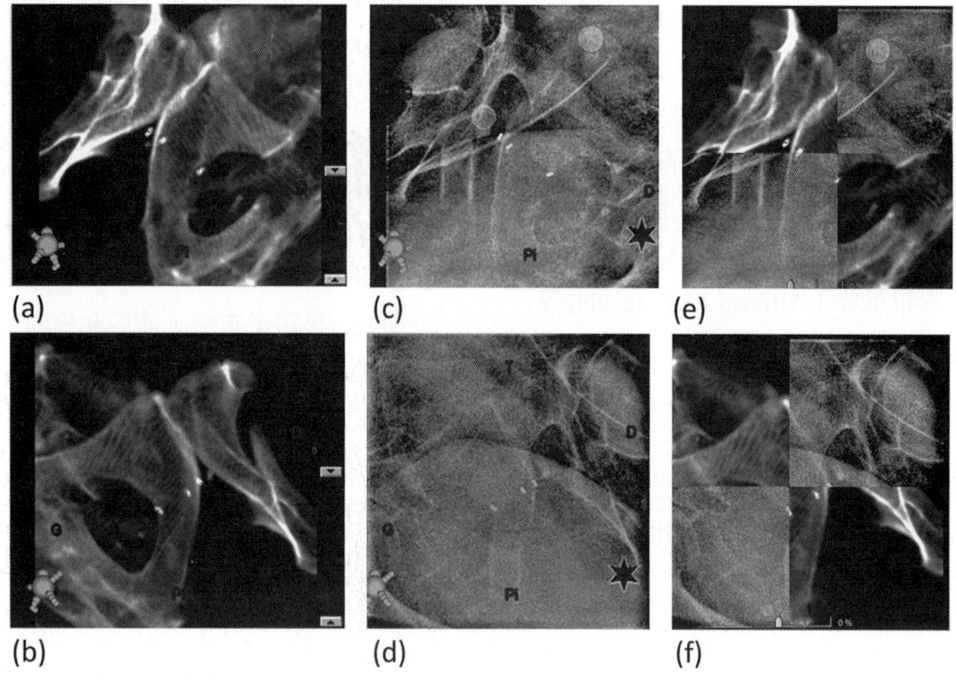

图 48.6 用植入的标记物和斜视图验证前列腺治疗摆位。（a）和（b）斜向正交设置射束的 DRRs。（c）和（d）用室内斜向正交 kV X 射线（ExacTrac ™）拍摄的相同视图。（e）和（f）使用棋盘式方法进行图像匹配验证（由法国圣克卢居里研究所提供）

名为锥形束计算机断层扫描（CBCT）（见13.3节）。它可以使用治疗束（MV-CBCT）或额外的X射线管（如果有的话）（kV-CBCT）进行。也可以同时获取kV和MV图像，结合这两种方式的优势（Hunt 等，2016）。机架旋转可能被限制在一个小的弧度范围内，以加快过程并减少对患者的剂量（锥形束数字断层扫描）（Pang 等，2008；Winey 等，2009）。

有了CBCT选项，就有可能在计划CT和室内CBCT之间进行三维图像配准（3D-3D）。这个选项的优点可实现软组织可视化，从而改善患者定位（Verellen 等，2008；Korreman 等，2010；Srinivasan 等，2014；Batumalai 等，2016）。

然而，也有研究表明，对于前列腺，基于软组织的图像调节可能不如使用植入的标记物准确（Shi等，2011），但三维CBCT成像促进了标记物自动配准（Koch 等，2008）。

用于容积验证和调整患者位置的方法需要配准算法，与用于患者数据采集的多模态图像的配准算法相同（见35.2节）。需要对结果进行视觉检查。同样，可以使用第35.2.4节中介绍的相同工具。图48.7展示了一个骨盆病例，对计划CT和kV-CBCT之间的配准进行检查。这种验证不仅可以在轴向断层上进行，也可以在矢状面和冠状面的断层上进行。

48.2.5.2 MVCT成像（MVCT）

当进行螺旋治疗技术时（如Tomo Therapy®[13]；见第14.3节），有可能产生不同厚度的扇形束MV-CT图像（如2mm、4mm或6mm）。纵向扫描范围不一定涵盖靶区体积的整个头脚方向长度，然而，它足以检查患者在靶区的高剂量区域的摆位。虽然使用了中能光子，但当成像参数得到优化时，图像对比度可使骨和软组织得到满意的观察（Woodford 等，2007）。MV-CT或MV-CBCT的优点是对高原子序数材料（如骨材料）的敏感度低于kV模式，允许验证标记物附近的软组织或靶区。另一方面，kV图像可以更好地检测低对比度的细节。

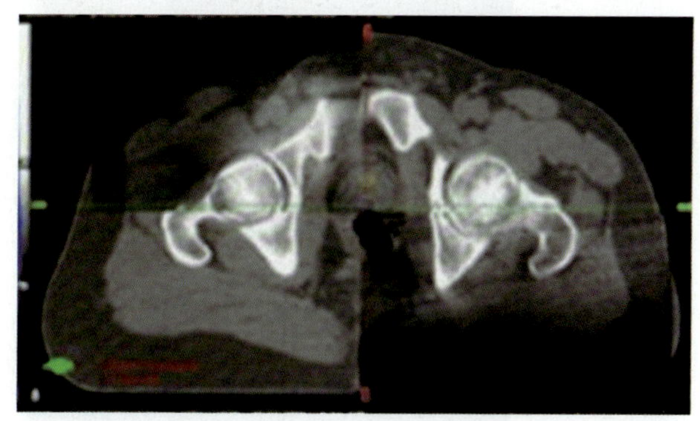

图48.7 kV-CBCT（OBI®，Varian）和计划CT在骨盆部位的配准。图像左上角和右下角来自CBCT；另外两个角属于计划CT

图48.8说明了用TomoTherapy机器获得的头颈部MV-CT和计划CT之间3D-3D图像配准。通常情况下，这种配准的结果是一个具有三个方向平移和三个方向旋转的变换。TomoTherapy治疗床只有三个自由度，但侧倾误差可以通过对光束施加角度偏移来纠正。因此，TomoTherapy配准使用四个自由度：三个平移和一个旋转（侧倾）。

用于患者定位的容积验证设备和程序很复杂，需要专门QA程序。AAPM TG-179报告（AAPM 2012）是有用的参考资料，可以获得有关这种方法的额外信息，并实施专门的质量保证计划。

48.2.6 用非电离辐射成像方式进行验证

48.2.6.1 *超声成像*

超声成像成像被广泛用于前列腺癌的插植治疗（见第54.4节）。它具有避免患者接触电离辐射的优势，可以在日常工作中用来纠正前列腺的分次间运动（Lattanzi 等，1999；Serago 等，2002）。

[13] Accuray Inc.，美国。

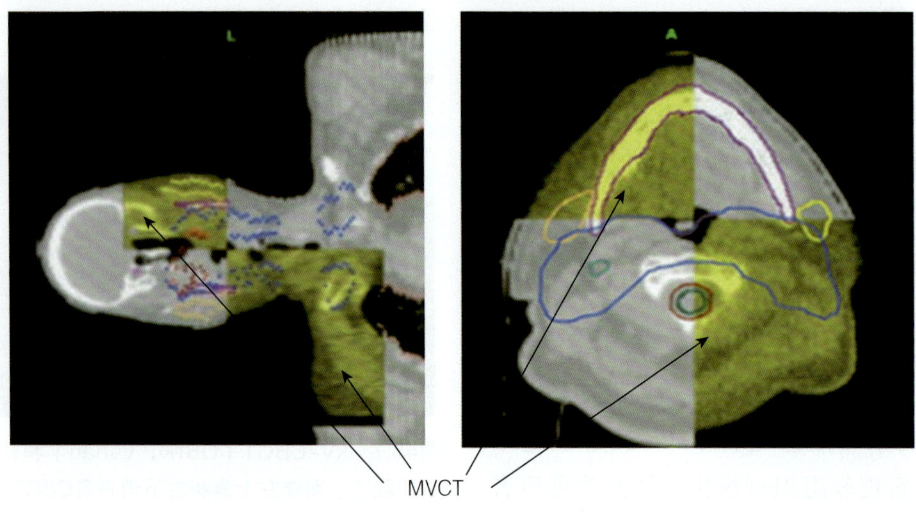

图 48.8 头颈部 MVCT（TomoTherapy®）和计划 CT 融合图像。黄色的图像是 MVCT。图像的其他部分来自计划 CT 扫描

与前列腺近距离治疗或植入标记物不同，经直肠超声可采用经腹探头，连接在一个支架上，并对其进行校准，使其位置与机器相关的坐标系统（BAT™超声系统[14]）配准。采集前列腺的横断位和矢状面图，并将图像实时叠加到从TPS导入的前列腺轮廓上，从而计算出患者重新对准所需位移。BAT系统的最新版本是多探头的，并集成了一个安装在天花板上的光学摄像头，用于配准探头的位置。Elekta公司还销售一种基于超声波的配准系统（Clarity®），可用于乳腺（Wong等，2011），也可用于前列腺，有一个专用的会阴探头（Lachaine和Falco，2013；Richardson和Jacobs，2017）。

室内超声成像已被用于评估前列腺分次内和分次间运动（Huang等，2002）。然而，根据Fuss等的研究，使用超声引导的前列腺摆位改进程度与操作者经验有关（Fuss 等，2003）。这个问题可以通过使用相邻血管结构作为替代物（Fuss 等，2004）或通过自动配准的三维超声（Kaar 等，2013）而得到一定程度的克服。超声成像可能是一种改进摆位的选择，作为一种替代侵入性植入标记物的方法。

48.2.6.2 *磁共振成像*

MRI的优点是可以提供高分辨率的软组织图像。它经常被单独使用或与CT成像一起用于患者数据采集（见第9.4节和第33章）。MRI已经与远程^{60}Co机相结合（Acharya 等，2016），现在正被整合到直线加速器中（Arivarasan 等，2017年），为改善患者定位提供了很好的解决方案（见第14.4节）。开发这种机器的理由清楚地表明了放疗界对患者准确定位的重视程度（Kerkmeijer 等，2016）。

48.2.7 纠正错位的方法

当参考图像和验证图像之间存在明显偏差时，需要采取纠正措施。原则上，对于传统直加速器来说，射束参数是固定的（见第48.1节），重新调整是通过调整患者位置来完成的。

放射治疗机的标准床面可以沿空间三个方向移动（即平移）：纵向、横向和垂直。如果是电动的，可以在房间外进行控制。有时，治疗床的旋转也是可能的（例如等中心），但它是为促进非共面技术而设计，对调整患者位置没有用。因此，患者的重新调整传统上是由技术员在治疗床移动基础上进行的，但偶尔他们也要根据自身经验或多或少地抬起和旋转患者身体，以提高摆位的一致性（也见第48.2.2节）。当使用面罩时，它们可以被固定到头颈肩面膜板上，即在计划期间有一个固定的位置，并在治疗时被复制。在这种情况下，虽然仍有可能进行一些轻微移动，但相对于治疗床而言，移动患者是不可能的。

在现代设备上，可以设计一个集成或额外的治疗床面，以提供六个自由度（三个方向平移和三个方向旋转），并在室外控制这些运动

[14] Best-Nomos公司。

（Linthout 等，2007；Meyer 等，2007；Wilbert 等，2010）。这种基于机器人技术的解决方案在很大程度上源于了质子治疗的创新发展（Devicienti 等，2010），特别适合立体定向治疗和放射外科。在最复杂的系统中，从配准算法中计算出的平移和/或旋转可以转换为应用于患者支持系统的运动。

根据用于验证的方法（2D-2D、3D-3D或中间解决方案），我们可以获得不同的自由度。原则上，2D-2D配准可以在与胶片平行平面内获得两个方向平移和一个方向旋转。然而，当一对正交二维图像与三个或更多植入标记物一起使用时，配准算法提供了六个自由度：三个方向平移和三个方向旋转。一些配准软件产品也能在不使用标记情况下从二维正交图像中获得相同信息。Verisuite®产品就是这种情况[15]。它需要将完整的计划3D-CT导入到图像配准工作站中。参考DRRs和室内X射线图像之间的2D-2D配准可以得到三个方向平移和两个方向旋转，不包括侧倾。滚动是通过侧倾校正的计划CT中主动创建新的DRRs而得到的。然后将得出的CT校正向量转化为具有六个自由度的治疗床校正向量。

TomoTherapy或CyberKnife等设备的情况则有些不同。研究表明，对于TomoTherapy，患者的轴向旋转（侧倾）可以通过机架旋转的偏移来补偿（见第48.2.5.2节）[16]。对于第14.2节所述的CyberKnife®，由于治疗头安装在机械臂上，射束偏移只能通过调整患者的位置，而不是调整机械臂。

48.2.8 患者摆位校正的策略

48.2.8.1 一般原则

决定应该多长时间进行一次患者摆位核查，并根据结果决定是否必须进行校正，这一过程很复杂。人们能想到的最佳策略是每天进行成像，并立即进行校正以补偿所有错位。随着kV成像技术的最新发展，以及相关软件对验证和位置校正过程的部分自动化，这种方法已经变得可行，对患者的吞吐量影响有限，特别是对接受复杂放疗的患者。然而，对于非常繁忙的科室来说，这可能不现实。此外，还会增加患者辐射暴露（见第48.2.10节），而且可能无法正确阐明分次内运动问题。在任何情况下，都需要一个优化验证和校正过程的策略。

文献中已经使用和介绍了几种方法。一个有用的参考是由医学物理和工程研究所（IPEM）、放射学会和学院以及皇家放射学院（RCR 2021）联合出版的 “On Target”报告。基本上有两种方法用于患者摆位的验证和校正，即离线和在线策略。

- 离线策略是指图像采集后不立即进行分析和决策。任何纠正措施都被推迟到下一个疗程或甚至更晚。在EPID出现之前，这曾经是标准做法，因为需要患者在治疗床上等待，直到放射线胶片处理完毕，这样并不舒适，而且也比较低效。现在主要被用来纠正系统性错误（见第48.2.8.3节）。
- 在线策略意味着在进行治疗之前，通过与参考图像比较，立即对图像进行分析。任何必要修正都在治疗前进行。显然，它要求采集、分析和校正总时间尽可能地短。

另一方面，实时验证应被理解为在射束开启时监测患者的位置（见第48.2.9节）。

一个常用的策略包括两个步骤：通过在第一个疗程前或期间进行的核查来消除较大的误差，随后评估系统误差，以弥补这些误差。必须理解的是，单一治疗不能代表整个治疗，因此，对任何系统性移位的评估应基于几次治疗，通常在治疗第一周内的3～5个治疗之间。此后，建议每周进行一次验证，以避免任何系统性误差漂移[17]（如体重下降）或无意的修改。

图48.9是这种策略的一个典型流程图。对于第一个分次，可以在不进行任何治疗的情况下进行验证，而不是流程图上的在线验证。虽然这可能被认为是浪费时间，但能更好地处理重大错误，而且经常用于低分次治疗计划，如立体定向体外放射治

[15] MedCom，德国达姆施塔特。

[16] Accuray Inc.，Sunnyvale，CA，USA。

[17] 这种误差漂移通常被称为“时间趋势”。正如de Boer和Heijmen（2001年）所讨论的那样，很难将这种趋势从随机摆位误差中分离出来，也很难确定其真实性（2001）。

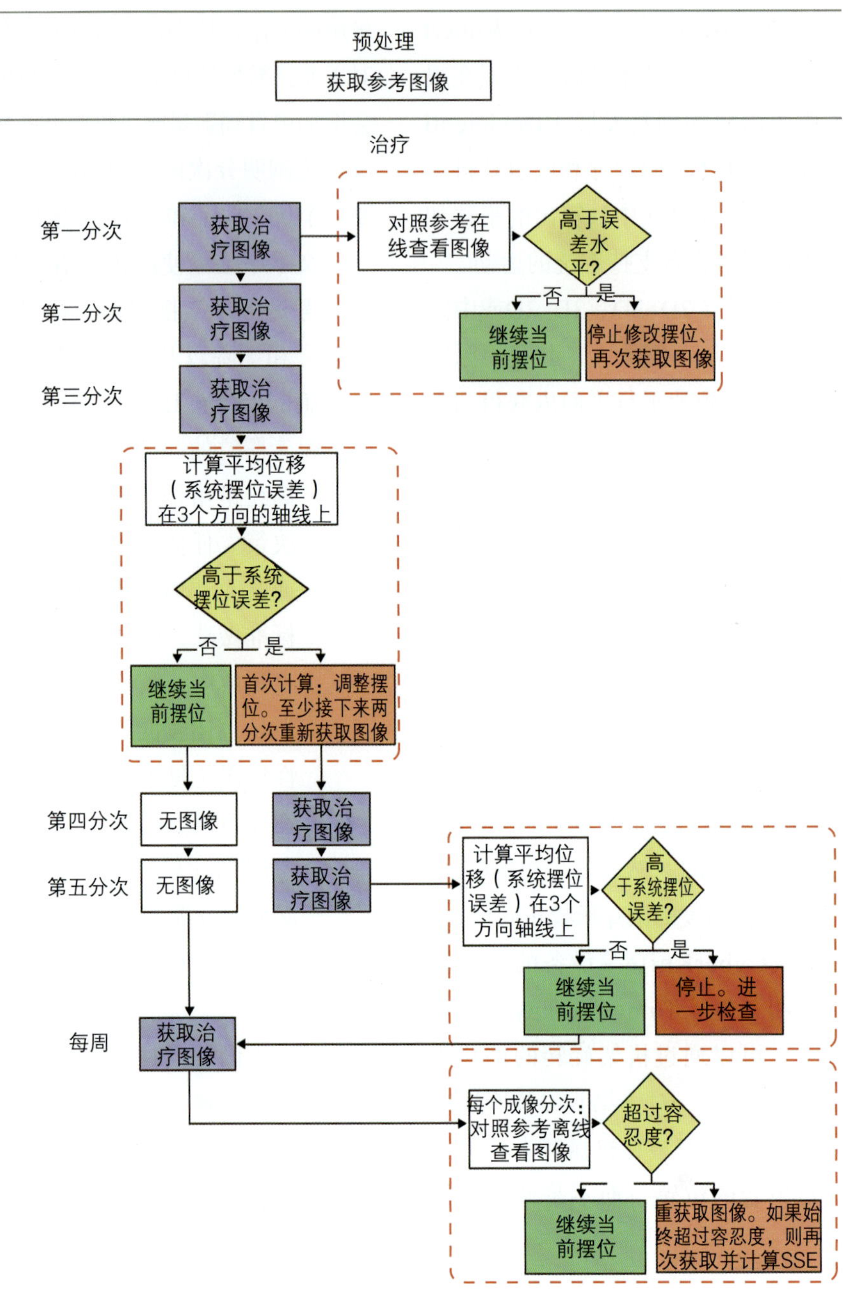

图 48.9　摆位核查和纠正的流程图示例（离线）。它代表了对第 48.2.8.3 节中介绍的扩展无响应水平（eNAL）协议调整（基于三张图像），如果从这三张图像中计算出的系统摆位误差（SSE）高于预定阈值，则认为有必要进行反复验证（摘自皇家放射学会，On target：ensuringgeometric accuracy in radiotherapy, RCR, London, 2008 年 .）

疗，因为它能提供一些时间来分析图像并作出正确决定。

从这个图中可以清楚地看到，重复验证几个连续分次治疗而不进行校正，对于决定是否应该对接下来的分次治疗进行系统校正来说非常重要。只有当系统摆位误差被消除（或减少到一个小值，如＜2mm），成像频率才可以减少到每周一次。

是否进行纠正的决定可以根据预先确定的响应水平来做出（见第45.2.6.5）。对于严重错误和系统性错误，响应级别应该有所不同，它也可能取决于响应类型（重新成像、重新对准、中断治疗直至解决误差等）。总误差通常在1cm左右，应评估（并尽量减少）系统性和随机性误差，然后可用于得出与特定治疗类型和当地实践相关的CTV-PTV边界（Hurkmans 等，2001）。BIR（2003）和RCR（2021）的出版物中可以找到系统和随机摆位误差评估方法以及典型的特定位置的几何验证协议。

图48.10给出了系统误差和随机误差之间的区别说明。平均误差（红叉）被认为是代表（未知）系统误差。随着图像数量增加，它向内收敛。当随机误差较小时，这种收敛速度更快（患者2）。应该注意的是，系统误差会导致剂量分布平移，而随机误差会导致剂量分布的模糊。

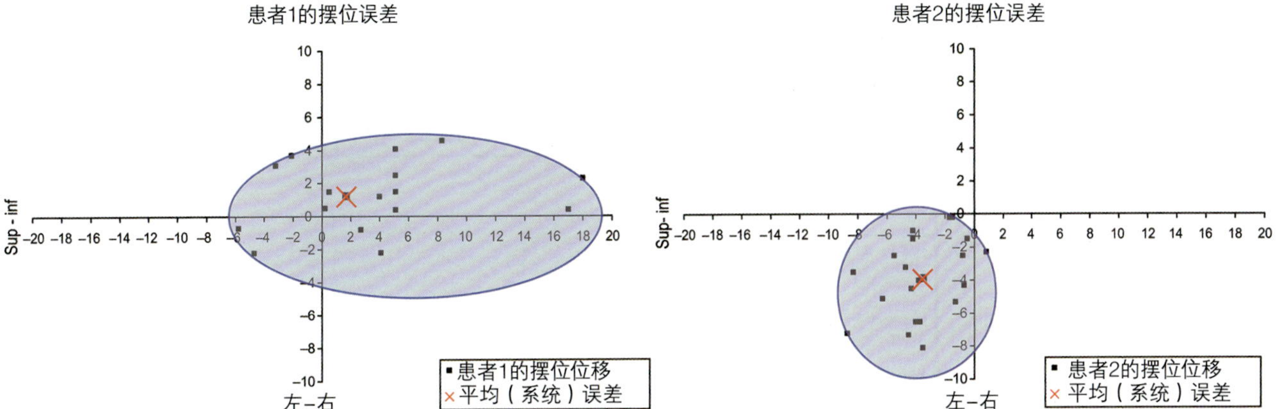

图 48.10　说明了两个任意患者的随机和系统摆位误差之间的差异。（黑色）点代表在前后验证图像上测量的左右和上下方向的每日摆位误差（mm）。（红色）十字叉是平均误差。患者 1 的分散性（随机误差）比患者 2 大得多，尽管平均偏差较小。可以看出，应该避免基于单一图像而进行响应，因为它可能导致过度矫正（摘自：英国皇家放射学会，On target：ensuring geometric accuracy in radiotherapy, RCR, London, 2008.）

在对图48.10所示的错误进行分析后，可以决定响应级别和处理幅度。单个验证图的响应级别通常为随机误差标准差的两倍左右（英国放射学会，2003年）。当分析几张图像时，可能会更少。

48.2.8.2　CTV到PTV外扩的原则

为了保证CTV得到充分治疗，需要在CTV和PTV之间留有一定外放边界（第31.2节和35.3.3节）。边界的大小取决于系统治疗准备误差和与日常摆位相关随机误差的大小（见第45.2.6.1节关于误差组合的讨论，包括“误差”一词的含义）。van Herk（2004）对与这些误差大小有关的协议进行了审查，但其中最广泛使用的可能是van Herk等（2000）提出的。

$$\text{CTV至PTV外放边界} = 2.5\Sigma + 0.7\sigma \qquad (48.1)$$

其中：

Σ表示系统误差；

σ表示随机误差。

公式48.1的基础是，对于90%患者人群，CTV的最小剂量必须至少达到国际辐射单位和测量委员会（ICRU）推荐的参考点处剂量的95%（见31.4.2节）。关于Σ和σ的详细解释，以及如何计算这些误差大小的工作实例，可以在BIR（2003）和RCR（2021）出版的报告中找到[18]。

治疗准备错误包括肿瘤学家勾画的靶区体积的不确定性（通常是最大原因，但其大小只能是估计的），以及计划CT和治疗摆位之间的系统性差异。这些误差与随机摆位误差是分开的，因为在整个治疗过程中，靶区体积的位置会有系统性移动。2.5的系数是基于90%患者的“真实”CTV被包含在边缘容积内的目标值。用2.5Σ扩展的CTV可以称为扩大的临床靶区容积（Van Herk 等，2000）或系统性靶区容积（BIR, 2003）。在公式48.1中，系统误差的权重（2.5）比随机误差的权重（0.7）高3.5倍；这说明对这部分误差校正的重要性。

如图48.10所示，治疗执行随机误差大小可以通过审查每日摆位修正来估计。这些误差的影响可

[18] BIR关于日常在线IGRT几何不确定性的出版资料（BIR 2020年）更新了早期报告（BIR 2003年）。它包括关于测量与靶区划分、多模态图像共同配准、结构匹配和技术传递有关的系统误差和随机误差的建议，还包括旋转误差和分次内运动。对不确定性条款值进行了更明确的定义，并对处理IMRT和单次治疗提出了建议。

以看作是模糊了射束的半影。原则上，这种影响可以通过修改既定射束剖面并将该影响内置到剂量计算中。然而，这是不切实际的，所以Van Herk等将射束半影建模，以阶跃函数与宽度为σ_p的高斯函数作卷积，如图48.11所示（对于大多数直线加速器，σ_p≈3.2mm）。然后将其与摆位误差的标准偏差求积，计算出一个综合标准偏差S。van Herk等（2000）给出了更精确的公式：

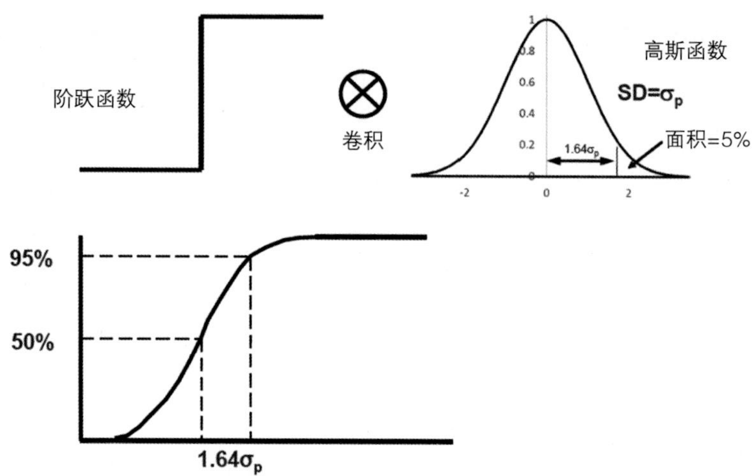

图 48.11　将射束半影建模为高斯函数与阶跃函数卷积的示意图（引自：McKenzie A. L.，van Herk, M. and Mijnheer, B. Phys. Med.Biol. 45（11）：3331–3342，2000.）

$$\text{CTV至PTV外放边界} = 2.5\Sigma + \beta\left(\sqrt{\sigma_{\text{setup}}^2 + \sigma_{\text{p}}^2} - \sigma_{\text{p}}\right) \quad (48.2)$$

其中：当外放边界超过所有射束的半影时，β为1.64。1.64σ与标准差σ的高斯分布一侧下5%的面积有关（见图48.11）。βσ将是系统靶区体积与50%等剂量定义的射野边缘之间的边界。然而，在计算机设计计划时，将在PTV边界和射野边缘之间增加βσ_p的边界，以适合95%的等剂量边界；因此有了–σ_p这一项。McKenzie等（2000）指出，对于多射束来说，1.64σ是必要边界的高估值，他们提供了一个β值表格，用于多达5个射野的各种排列方式，最小β值为0.5。考虑一个简单三射束计划，有一个前野和两个侧野（如图36.6）。横穿前束侧边边缘，剂量从前束下降，但其他两束的贡献大致不变，所以95%的点是在前束剖面90%点达到的。因此β的值应该是1.28（从高斯分布表格中得出）。对于在横向平面上共面的射束，所有射束将在矢状方向上同时下降，因此1.64是该方向上β的合适值。对于IMRT和VMAT光束，情况更为复杂，因为各个射束的半影被调制而改变。

考虑两种假设的情况是有意义的。如果射束剖面是一个阶跃函数，σ_p将是零，随机误差造成的CTV到PTV的额外外放边界将从约2mm增加到约5mm。如果没有随机误差，那么摆位误差为零，则附加CTV到PTV的外放边界将为零[19]。

这种方法也可应用于建立一个允许肺部肿瘤内部运动的外放边界（Wolthaus等，2008），射束以肿瘤的平均中间位置为中心，σ_{motion}值被定义为0.358A，其中A是运动振幅（van Herk 等，2003）。σ值增加到$\sqrt{\sigma_{\text{setup}}^2 + \sigma_{\text{p}}^2 + \sigma_{\text{motion}}^2}$。

另一种方法是考虑摆位误差对肿瘤控制概率的影响（van Herk 等，2002；Selvaraj 等，2013）。这种方式表明，公式48.1（或48.2）的物理外放边界方案在大多数情况下提供了一个安全的外放边界。Selvaraj等（2015）也将类似方法用于分析相互作用效应（见37.5.4.3节）。

48.2.8.3　离线校正协议

使用最广泛的离线协议是减小的响应级别（SAL）和无响应级别（NAL）协议（见Greener 2003）。

在SAL协议（Bel等，1993）中，我们的想法

[19]　PTV到射野边的边界仍为1.64σ_p，但这将由计划系统来应用。

是随着治疗的进行，以提高患者摆位的准确性。SAL协议是基于这样一个概念：如果进行了N次测量，不确定性将按 $1/\sqrt{N}$ 比例减少。因此，随着测量次数增加，要进行修正的响应级别可以逐步降低。在每个分次之后，计算平均偏差μ并与 $\alpha/\sqrt{N}$ 进行比较，其中α是初始响应级别。如果μ $>\alpha/\sqrt{N}$ ，则进行$-\mu$的修正，并将N的值重置为1。一旦进行了N_{max}+1次测量而不需要修正，就不再拍摄其他图像。Bel等指出，如果α被选为测量标准偏差的两倍，并且N_{max}被设置为2，则偏差$>3\sigma$的摆位误差少于5%，但其他中心使用N_{max}=4（Bel等，1996）。SAL协议的缺点是需要大量图像，并且不能有效地利用在该过程前几个阶段获得的图像。与系统偏差相比，当随机误差较大时，它的效率更高。

NAL协议更简单、更有效，特别是当系统误差占主导地位时（de Boer和Heijmen，2001）。它包括决定在治疗开始后连续拍摄多少张图像（通常在3～5次治疗）。在获得这一系列图像后，计算出平均偏差，并对所有后续分次治疗进行系统性校正[20]。在600名前列腺癌患者中，发现使用三张图像，只有2%的患者平均三维摆位误差大于5mm，而如果使用SAL协议，则有27%。在该方案第一个版本中，一旦进行了校正，就不会再出现进一步的误差。然而，他们发现有时修正是错误的，并引入了进一步的验证图像（de Boer和Heijmen，2002）。这个方案仍然没有考虑到患者摆位中可能存在的时间趋势，因此他们在所谓拓展NAL（或eNAL）协议中引入了每周重复图像（de Boer和Heijman，2007）。这个协议实际上与图48.9所示的流程图一致。

在不同解剖部位的临床应用有几个NAL协议的例子（de Boer 等，2005；Ludbrook 等，2005；Lozano等，2011；Petillion 等，2015）。对于前列腺，Ludbrook等发现，在30分次分割治疗的情况下，在前五次治疗中进行的成像可以很好地评估系统误差，但如果超过五个验证图像，其收益微乎其微。

通过离线协议，可以在有限的时间内进行验证成像，减少了成像的工作量和曝光量。这些协议旨在检测和减少系统性的摆位误差，但在大的随机摆位误差情况下，它们并不十分有效（de Boer 等，2001）。为了减少随机误差，必须使用更有效的系统（如辅助重新定位和固定装置，见Hurkmans等，2001），或者考虑每天成像。

48.2.8.4 在线校正协议

在在线校正方案中，每天的影像都是在治疗前（或在治疗开始时）拍摄。与只校正系统误差的离线方案不同，在线方案在每次分次治疗前校正总的摆位误差（系统+随机）。这些方案特别适合于低分次治疗。

虽然在线校正比较耗时，但当靶区可以在摆位图像上显示出来时，或通过验证图像可见肿瘤位置替代物，如骨（例如脑）或植入靶标来识别时，这一程序在临床上是有效的，因为这样可以减少CTV-PTV的外扩。这种验证策略的一个典型例子是使用植入标记物的前列腺或肝脏每日EPID正交图像。与离线校正相比，每日在线校正的优点和缺点需要慎重考虑，当然还应该考虑可用的设备、工作量和对患者的潜在益处（Prasad 等，2014；Qin等，2015；Martens等，2015；Saha等，2016）。

尽管由于验证方案和成像技术改进，摆位误差已经降到最低，但应该强调的是，CTV-PTV 外扩并不仅仅取决于患者摆位。外扩还必须包括来自靶区轮廓、多模态图像配准、直线加速器机械和剂量偏差、TPS算法的系统和随机不确定性（Stroom等，1999；van Herk等，2002；第48.2.8.2节）。

48.2.9 分次内的实时运动检测

治疗前图像验证只提供了靶区（或靶区替代物）位置的快照，在治疗过程中，由于器官移动或变形，位置可能会发生变化。此外，患者在治疗过程中可能会移动。目前，通过在治疗室内使用辅助监测系统或成像选项，已经可以进行分次内核查。

[20] 然而，他们接受如果在第一个分次中发现严重错误，可以立即纠正。另外，小的修正（如小于1mm）也不一定适用图像引导。

48.2.9.1 外部运动检测

在治疗过程中可以通过使用放置在患者皮肤上的红外反射器或使用患者表面的光学检测系统来检测患者的移动。这些系统可以帮助初始患者摆位（见第48.2.2节），也可以持续监测患者的位置并可以检测不希望出现的移动。当患者移动到预定容差之外时，射束可以自动关闭（Schönecker等，2016年）。

48.2.9.2 内部运动检测

通过使用植入的电磁传感器，可以在治疗过程中评估由于肠道运动或胃或直肠气泡引起的内部运动。Calypso®4D定位系统[21]可以实时跟踪前列腺或肝脏运动，这得益于可以植入前列腺或肝脏的Beacon®传感器。传感器的检测频率约为10Hz。该系统已被用于放疗期间对前列腺的连续监测（Kupelian 等，2007）和肝脏的门控引导立体定向消融放疗（James 等，2016），也有助于在低分割前列腺治疗中选择适当的边界（Wu 等，2013）。MR–linacs（见第14.4节）也可以提供实时监测。

48.2.9.3 呼吸管理

第32.4.3节主要讨论了呼吸管理的各种技术（Keall 等，2006）。呼吸管理分为三种，分别为自由呼吸法、屏气法和门控法。关键的技术难点在于实时验证它们的有效性。

当以自由呼吸方式进行治疗时，例如对于肺部靶区的治疗，传统的X射线验证图像只是提供了一个快照，并不能保证靶区在一个完整的呼吸周期内保持在内靶区（ITV）内。当肿瘤在X线片上是可见的，或者当肺部或肝脏肿瘤中有植入的标记物时，可以通过透视图像来检查肿瘤在几个呼吸周期内的移动情况。可以在每个治疗疗程中重复进行，并与实时门控相结合（Seppenwoolde等，2002；Lin等，2009；McNair等，2012）。也可以与实时追踪方法一起使用[22]，其中机器人解决方案允许患者接受照射，同时通过调整射束位置和轨迹来跟踪目标运动（即CyberKnife或MLC追踪）（Fast 等，2016）。或通过调整患者的支持系统，也可以校准呼吸运动（Buzurovic 等，2012；McNamara 等，2013）。当使用CBCT时，与呼吸周期（5秒左右）相比，采集时间较长（1分钟左右），因此，采集数据是结合了几个靶区位置的投影数据，重建出的图像是模糊的。虽然它可以提供肿瘤运动范围的指示，但图像质量并不理想，无法进行准确验证或校正（Vergalasova等，2011）。呼吸相关的CBCT图像（或4D–CBCT）可以提供更好的准确性（Sweeney 等，2012；Thengumpallil等，2016），但建议检查其性能（Nielsen 等，2016）。

原则上，呼吸门控技术更容易验证，因为可以在运动被最小化时获得图像。然而，在治疗过程中，呼吸运动特征有时会发生变化（Ozhasoglu和Murphy，2002），说明用重复快照或透视对肿瘤位置进行分次内的实时验证是有道理的。比较或结合使用几个标记物也是解决这种呼吸相关问题的一种手段（Hughes等，2009；Chang 等，2011）。在某些情况下（如肝脏），MRI引导下的放疗在未来可能会被证明优于基于标记物的运动追踪（Paganelli等，2015）。

48.2.10 剂量问题

当成像仅用于患者治疗前的数据采集和室内患者位置初步验证时，与治疗时的高剂量相比，由成像产生的患者剂量暴露被认为可以忽略不计。然而，随着用于摆位验证的室内成像发展，包括容积影像采集和日常检查，现在必须认真考虑剂量这个问题（Ravindran，2007；AAPM 2007），文献中有许多关于评估和优化此类成像程序剂量贡献的参考资料（Alaei和Spezi，2015）。

空间剂量分布因成像模式而异，因此，剂量可采用不同的量来进行评估。

- MV平面成像的剂量随深度缓慢下降，由于

[21] 美国Varian医疗系统公司。

[22] 很多时候，“跟踪”一词被不恰当地用来指代门控治疗，即只有当靶区处于相对于治疗区域的正确位置时，才会进行照射。

MV光子的剂量建成效应，皮肤剂量相对较低。然后可以用中线或等中心剂量来表示。

- kV平面成像的剂量在皮肤处最大，并随着深度增加而迅速减少。出射剂量可以小于入射剂量（皮肤剂量）的1%。入射剂量（或更常见的是空气表面）通常用于量化此类模式对患者暴露的贡献。
- 容积采集方法（kV或MV-CBCT, kV或MV-CT）的剂量几乎均匀地分布在整个身体上（外围比中心区域略高）。一般来说，它是通过模体内测量获得的，并使用一个称为加权CT剂量指数（$CTDI_W$）的标准化数量来表示。

表48.5中给出了来自图像的剂量贡献的数量级。

表 48.5 用于患者摆位验证的成像系统所产生的额外剂量贡献的数量级

模式	参考文献	剂量说明	剂量/图像（mGy）	验证方案	剂量/治疗（等中心点mGy）
平面MV（正交）（非晶硅EPID）	（a），（b），（c）	等中心	10～30	第1周每天2次，然后每周1次（共6周）。	200～600
平面KV（非晶硅EPID）	（a），（c）	皮肤	<1	每日1次，每次30～50个图像对（如Cyberknife）	在等中心可忽略不计
kV-CBCT（头颈部）	（a），（d），（e）	等中心（$CTDI_W$）	1～3	每日-30分次	30～90
kV-CBCT（骨盆）	（a），（d），（e）	等中心（$CTDI_W$）	8～30	每日-30分次	200～800
MV-CBCT	（a），（f）	等中心（$CTDI_W$）	5～40	每日-30分次	150～1200
MV-CT（例如TomoTherapy）	（a），（g）	等中心（$CTDI_W$）	7～30	每日-30分次（例如TomoTherapy）	200～900
实时透视检查	（a），（h），（i）	皮肤	10mGy/min	每天2 x 5分钟，30分次	200～400

参考文献：（a）AAPM 2007；（b）Walter等，2007；（c）Ding和Munro，2013；（d）Alaei等，2014；（e）Spezi 等，2012；（f）Pouliot等，2005；（g）Shah 等，2012；（h）Crocker 等，2012；（i）Shirato等，2000

从表48.5可以看出，在整个治疗过程中，用于摆位验证图像的剂量贡献可能高达约1000mGy（1Gy），这通常占处方剂量的2%左右（或常规分次治疗剂量的50%），因此不应该被忽视。除了验证成像剂量外，还必须考虑其他伴随患者的照射源：治疗前成像的照射和野外辐射的照射（治疗头和房间泄漏以及患者散射）（见第61.2节）。它们通常只占治疗剂量的0.5%以下。

所有伴随的辐射暴露后果都是双重的：它们可能影响治疗结果（对靶区的剂量），它们可能对远离靶区的健康组织构成风险，可能导致诱发第二种癌症（见第61.5节）。

关于对靶区剂量贡献核算的最佳策略，目前还没有普遍共识。当使用治疗束进行验证时（第48.2.3节），尽管可能存在微小差异（如能量低于治疗束或双重曝光），还是有相应的解决方案，如可以从治疗束的MU中减去用于成像的MU数量。有时，R&V系统会加入特定功能来计算这种额外剂量。其他成像方式（正交摆位射束、CT或CBCT和透视）会使较大组织体积暴露在辐射中，由于靶区必然包括在这些体积中，只要对靶区剂量贡献进行评估，就可以将其考虑在内，并用于对处方剂量进行修正。然而，当使用IMRT或VMAT时，情况会变得很复杂，理想情况是，患者摆位验证产生的临时剂量分布应该被放进逆向计划算法中（Varadhan等，2009；Dzierma等，2014）。

根据ALARA原则，应将患者剂量保持在可实现的最低合理水平（见第58.3.2节），这一原则也适用于健康组织，成像方案应在这方面进行优化。对于诊断性成像方式，可以通过评估眼球晶状体、甲状腺和性腺等重要器官剂量来评估辐射危险（Hyer等，2010；Ding和Munro，2013；Nelson和Ding，2014），并由此评估有效剂量（见第58.1.3节）（AAPM 2007；Gu等，2008；Sawyer等，2009；Hess 等，2016）。

48.3 剂量递送的在体剂量验证

48.3.1 简介

在体剂量测定被认为是一种补充患者摆位验证的QA工具，并有助于确定传输给靶区剂量的偏差。它可用于标准治疗，如欧洲放射肿瘤学会手册n° 1和n° 5（ESTRO 2001，2006）以及AAPM（2005）的TG-62报告中所述。它也适用于复杂治疗，如IMRT（Vinall等，2010；IAEA 2013；Mijnheer等，2013）。其主要优势是在治疗过程的最后阶段执行，因此包含了在之前任何阶段可能发生的偏差或错误（即：射束校准、患者数据采集、MU计算、数据传输或患者摆位）。虽然有时会考虑成本-效益（MacKay和Williams，2009），但在大多数国家它被推荐作为一种补充检查（AAPM 2005；MacDougall等，2017），并且其中一些项目是强制性的（ASN 2014）。

除了靶区剂量外，还可以评估关键结构（如晶状体或性腺）或者当计算机计算无法实现或存在可疑的剂量时（如皮肤）。在体剂量测量也可用于监测特殊照射技术，如全身照射（见第41章）或全皮肤电子照射（见第42章）。

尽管模体内剂量测量对于调试、质量审查（见45.3.4节）和质量控制的预处理（见47.7.3节）以及剂量计校准都很有用，但本节致力于回顾在常规治疗期间递送至患者的在体剂量验证所使用的主要探测器和方法。

48.3.2 探测器的选择

首先，探测器材料和方法应尽可能简单，以减少时间、精力和成本（Kesteloot等，1993；Malicki等，2009）。其次，应事先确定容许偏差和响应级别（见第45.2.6.5节）。一般来说，必须为每种治疗情况定义一个最大剂量偏差水平，所有超过这个水平的偏差都必须进行核查和解释。这意味着在选择探测器和相关的读出系统时需要相当谨慎，必须允许剂量测量的总体不确定度低于所需的响应级别（见第 48.3.5.1节）。

总体不确定度（见第45.2.6.1节）是通过结合A类不确定性（即平均值的标准差，原则上可以通过增加单个读数数量来减少）和B类不确定性（即与测量仪器和方法有关的不确定度，可能会影响系统测量值）进行评估。为了尽量减少B类不确定度的所有来源，剂量计应在与患者测量尽可能接近的情况下进行校准。

在实践中，显示总体不确定度高于 ± 3%的探测器要么质量较差，要么是处理不当。它们只能用于检测较大的错误，如楔形滤波器的泄漏或严重的机器故障。检测小的系统误差或在治疗期间验证剂量分布的均匀性需要小于5%的容差。这意味着要使用高质量探测器和一种非常适合预期应用的实验方法。在任何可能的情况下，应在特殊或仿人形模体中对该方法进行初步检查。

可用于在体剂量测定的探测器可分为：

- 点探测器，用来测量某个点的剂量（点剂量测定法）。
- 二维探测器，测量一个平面上的剂量分布，放置在射束通过患者后方的平面上（面剂量测定法）。

48.3.2.1 点剂量测定的探测器

对于点剂量测定，电离室并不适合，因为其易碎，并且需要使用偏置电压，这对患者来说是很危险的，因此应使用固态探测器，如二极管探测器、金属氧化物半导体场效应晶体管（MOSFETs）或光致发光（OSL）或热释光剂量计（TLDs）（见第17章）。这四种类型的探测器已经在国际原子能机构（IAEA）协调的研究项目（CRP）框架内进行了测试，该项目有八个国家参与（IAEA 2013）。表48.6总结了这四种剂量计的主要特点及其优缺点。

表 48.6 国际原子能机构协调研究项目框架内使用 ^{60}Co、6MV 和 15MV X 射线束测试的在体剂量计的主要特性总结

参数	剂量计特性或校正系数			
	二极管探测器	MOSFET	热释光剂量计（TLD）	光致发光剂量计（OSLD）
可重复性	＜1%	＜2%	＜2%	＜2%
剂量率依赖性	忽略不计[a]	忽略不计	忽略不计	忽略不计
非线性剂量响应（1～4Gy）	忽略不计	忽略不计	~8%	4%～8%
衰变（3天）	n/a	忽略不计	＜2%	＜2%
入射角[b]（60° ）	高达10%	＜2%	~2%	8%～10%
源皮距	＜1%	＜2%	忽略不计	＜2%
射野尺寸5cm × 5cm至40cm × 40cm	± 4%	± 2%	忽略不计	忽略不计
楔形板	＜5%	忽略不计	忽略不计	忽略不计
托盘	＜2%	忽略不计	忽略不计	忽略不计
特别预防措施	温度依赖性	在2/3寿命时重新校准	需要谨慎退火和处理	信号衰减较早（＜10分钟）
主要优点	再现性好，在线读取	实时读取；耐辐射	无电线，退火后可重复使用，校正少	无需电线，读数可重复使用
主要缺点	校正繁琐，修正次数多；使用电线	使用寿命有限；价格昂贵	需要累积剂量测量；TLD价格昂贵	使用寿命较短；有累计剂量依赖性

来源：国际原子能机构，2013

[a]在测量不确定度之内

[b]对安装在实体模体表面上建成帽的探测器进行的测试

a.二极管探测器

患者在治疗床上时可用二极管探测器检测是否存在重要的系统或人为错误，从而可以立即采取纠正措施（Ciocca等，1991；Heukelom等，1991，1992；Mijnheer等，1994；Noel等，1995；Loncol等，1996；Georg等，1999；Lanson等，1999；Verney和Morgan，2001）。由于它们具有方向性效应，当在切向野中必须小心使用（Heukelom等，1991），并且它们不应用于高剂量梯度区域。一些学者（Shackford和Bjärngard，1995）也提到了二极管信号可能会受到直线加速器产生的射频辐射干扰，尽管这对设计良好的电子产品来说应该不是问题。只要定期检查二极管响应稳定性，并对二极管使用的每一种射束进行单独校准，那么常规测量的总体不确定度应在3%～5%之间。实际上，一个好的解决方案包括为每个治疗单元分配一个静电计加二极管，并为每种照射条件分配一个校正因子（例如用于标准野的校正因子和用于霍奇金病的大挡块射野的校正因子等）。

b.热释光剂量计（TLDs）

热释光剂量计可用于检测放射治疗中的重大系统或人为误差，在正确选择和使用时，总体不确定度为 ± 3%或更低（Bascuas等，1977；Marinello等，1992；Loncol等，1996）。由于热释光剂量计尺寸小，能量响应变化小，且无方向性效应等特点，因此适合于大多数临床测量。它们可以用于有或没有射束修整器的大或小野，不规则形状的射野，切线野，高剂量梯度区域如半影区（尽管需要非常慎重地定位精度），衔接野，不均匀野，调强放疗等。由于TLDs对剂量率不敏感，由射束修整器、SSD变化或患者解剖而产生的剂量变化不会改变它们的响应。

c.场效应管（MOSFETs）

利用MOSFETs进行在体剂量测定是比较前沿的技术，研究表明，MOSFETs可以用于调强放疗（Chuang等，2002；Kohno等，2008；Qi等，2009）、Tomotheray（Qi 等，2011）、质子放疗（Kohno等，2012），SRS（Sors等，2014）和术中电子线放疗（López-Tarjuelo等，2016）。用于质子治疗时，需要对其线性能量转移（LET）依赖性进行校正（Lu 等，2010）。

d.电子自旋共振（ESR）

对于近距离放射治疗，丙氨酸电子自旋共振（ESR）剂量计是一种可考虑的选择（Kuntz等，1996；Baffa和Kinoshita，2014；Wagner等，2017），也可以使用塑料闪烁体或钻石（Lamber等，2007；Therriault-Proulx等，2017）。

e.辐射变色胶片

第18.3节中介绍的辐射致变色胶片（如Gafchromic）可用于在体剂量验证，它们属于二维探测器，并且可分割成小块并用作点状探测器（Moylan等，2013；Zolfaghari等，2017；AAPM 2020），可用于皮肤剂量测量或各种能量和模式下的术中技术（Ciocca等，2003；Avanzo等，2012，2013；Liu等，2015）。然而，在质子或碳离子等粒子束中，胶片响应的淬火取决于粒子LET，且必须加以修正（Martišíkovsá和Jäkel，2010；Fiorini等，2014；Reinhardt等，2015；Castriconi等，2017）。

48.3.2.2 传输剂量测定的探测器

在远离患者一段距离的出射处放置探测器的想法并不新奇。早期尝试使用平面胶片作为剂量计的尝试也不是很有说服力（Van Dam等，1992；Huyskens等，1994），因为卤化银X射线胶片响应不稳定且胶片分析耗时。随着EPIDs（最初设计用于成像）的发展，获取实时信息成为可能（Hansen等，1996；Boellaard等，1998；Nijsten等，2004）。然而，只有当非晶硅（aSi）EPIDs被广泛应用时，其特性（见第18.7.3节）才使得传输剂量测量法成为验证患者剂量的有效工具（van Elmpt等，2008）。

在传输剂量测量中，探测器并不在患者身体上。因此，有些人并不认为它是一种在体剂量测定的方法。然而，它特别适用于IMRT和VMAT技术，并在放疗界逐渐获得广泛认可（MacDougall等，2017；Olaciregui-Ruiz，2020）。对于这些技术，它通常被认为比预治疗验证更有效且高效（见第47.7.3节）（Mijnheer等，2013；Hanson等，2014）。

48.3.3 点剂量测量方法

由于一些显而易见的原因，只能在有限情况下使用点探测器直接测量患者剂量，而且主要限于皮肤或腔内剂量测量。然而，对于涉及有限数量的非调制光子束技术，通过结合入射和出射处剂量测量数据，可以获得肿瘤或OAR的剂量信息。考虑到该方法的特性，只要它们得到正确处理，并且对其响应进行校正，该方法的原理适用于所有类型的探测器。然而，选择探测器类型取决于要执行的应用程序和预定义的操作级别。体内测量不得干扰治疗，而且由于界面效应，测量时应该避免靠近金属结构，如牙齿填充物或假体。

48.3.3.1 光子束的校准程序及校正因子

用于体内剂量测量的点探测器给出的读数（实时或离线）必须与吸收剂量相关，因此需要校准。这种校准必须定期重复（或验证），其频率取决于剂量计的长期稳定性（见第17章）。通常，对于二极管探测器，应该每月进行一次校准。对于热释光剂量计，应该在每次退火后再使用。在实际应用中，校准频率应该作为体内剂量测量系统调试的一部分。

校准系数定义为在参考条件下，剂量测量参考点处的吸收剂量与相同条件下探测器测得的水吸收剂量之比（AAPM 2005）。因此，它被表示为每次读数的Gy值。参考点的选择并非易事。对于入射剂量测量（第48.3.3.3节），通常选择在射束中心轴上d_{max}深度处的点。相应校准系数可以称为入射校准系数，原则上应该只用于这些测量。对于其他类型测量（如出射剂量或腔内），可以确定其他校准系数。然而，对每个探测器都有一个单一的校准系数，对未在相同条件进行的所有测量值都应用该校正因子。

不建议在剂量参考点处直接测量剂量D_{max}，应在参考深度（通常为10cm）用参考电离室进行剂量测量（见第19章），并通过将测量剂量除以相应的百分比深度剂量计算出d_{max}处的剂量。或者，它可以使用TPS计算加速器上设置的MU数量，前提是MU值的每日变化被考虑在内（第46.8节）。图48.12表示多个剂量计入射校准的典型设置。

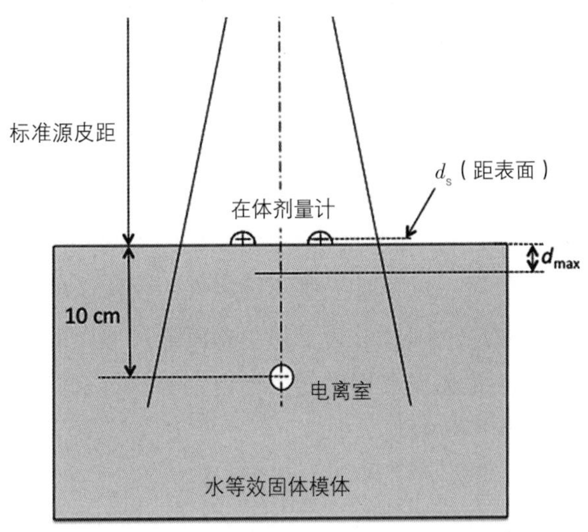

图48.12　在标准源皮距下进行在体剂量计入射校准的常规设置，模体必须提供足够的横向散射和背向散射。模体表面射野大小通常为10cm × 10cm。封装在建成帽上的剂量计在模体表面呈圆形设置。圆半径必须足够小，以使读数能代表射束轴上的剂量。剂量计之间的距离必须足够大（例如>1cm），以避免扰动

在临床条件下，剂量计测得的剂量是通过将读数乘以校准系数获得的。然而，由于临床设置与校准设置不同，必须应用许多校正因子。它们可分为两大类：剂量计自身固有校正和与射束相关的校正（IAEA 2013）：

- 固有校正补偿了非线性、能量依赖性和剂量衰减。还需要校正用于校准的温度（由于体温的增加）与治疗时温度之间的差异（例如二极管）[23]。
- 与射束相关的校正补偿了源皮距（SSD）、射野大小、角度和楔形的相关性。

第三种类型是AAPM（2005）所考虑的。这些是与患者相关的校正，如身体轮廓和厚度。

所有需要的校正因子必须通过在模体测量中进行实验评估。关于二极管探测器的详细信息可以在ESTRO手册第5页（2001）和AAPM TG-62报告（AAPM 2005）中找到。同样的方法适用于其他类型探测器（IAEA 2013）。

无需使用温度校正因子，可以在加温水模体（通常37℃）表面校准探测器。这样的模体在市面上可以买到。

距离的校正可分为两部分：第一部分是电子污染和散射影响，其随着SSD变化而变化。对于具有适宜建成帽的二极管半导体探测器，该校正值通常小于0.5%（IAEA 2013a）。第二部分涉及二极管的敏感体积比在最大剂量深度处参考点更临近放射源。因此，二极管实际探测剂量高于参考点报告剂量，这可以通过应用平方反比定律精确验证。国际原子能机构（IAEA）报告建议在二极管探测器校准时，将在SSD_{cal}处测量的剂量乘以$((SSD_{cal}-d_s)/(SSD_{cal}+d_{max}))^{-2}$，从而获得与二极管敏感体积位置$d_s$相关的校准系数，而不是与$d_{max}$相关的校准系数（见图48.12）。当在$SSD_{meas}$处测量时，必须应用逆校正校准系数$((SSD_{meas}-d_s)/(SSD_{meas}+d_{max}))^2$，当通过选择$d_{max}$（见前面）剂量测量参考点来定义校准系数时，该参考点和SSD_{meas}剂量通过使用$[((SSD_{meas}-d_s)(SSD_{cal}+d_{max}))/((SSD_{cal}-d_s)(SSD_{meas}+d_{max}))]^2$修正系数来获得。另外，通过在不同SSD上重复校准，可以直接测量SSD全局校正因子[24]。由于二极管半导体探测器位置和剂量测量参考点、散射条件和射束质量变化之间的关系存在差异，这种距离校正不能直接应用于出射或腔内剂量测量，而是需要特定校正因子。

48.3.3.2　皮肤剂量测量

皮肤剂量测量尤其适用于单独使用电子束或在

[23]　当一个小电流（1mA）通过二极管时，二极管上的压降与结点温度呈线性相关，这一特性可用于在剂量读数之前自动测量结点温度（Welsh和Reinstein，2001）。

[24]　例如，对于一个10MV的光束（d_{max}= 2cm），二极管（d_s=0.4cm）在100cm处校准，在80cm处进行测量时这个校正因子应该是0.988。

患者大体积乳腺表面或全皮肤的电子束照射。在一些有限的情况下，它们也可以用于光子束测量来解释皮肤异常反应或出现疤痕的剂量等。

无论所使用的电离辐射性质和能量如何，皮肤剂量或表面剂量的定义是在皮下0.5mm处。这意味着应该用非常薄的探测器来测量，例如TL芯片或包裹在塑料或kapton（Dupont聚酰亚胺膜）袋中的薄层TL粉末、薄透明纸制袋、单涂层感光乳剂或辐射变色胶片。尽管二极管非常薄（如专用于电子束测量的二极管），但不能用于高能光子束测量，因为它们的响应在很大程度上会受到此类射束中存在的电子污染影响（Sjögren和Karlson，1998）。在所有情况下，探测器都是直接贴在患者皮肤上，注意尽量减少皮肤和剂量计包膜之间的空气间隙，并且不需要建成帽。

如果探测器（敏感部分加覆盖物）的水当量厚度＜0.5mm，则必须在其上方添加一薄层组织当量材料以达到足够厚度。另一方面，当使用厚度＞0.5mm的探测器时，必须对其响应应用修正因子，以考虑其有效测量点不在表面以下0.5mm处（Kron等，1993）。校正系数的实验测定，只适用于厚度恒定且已知的探测器。

48.3.3.3 入射剂量测量

入射剂量测量是为了获得光子束或电子束在轴线上对应于剂量最大值的等效深度d_{max}处的剂量D_{max}（或$D_{entrance}$），无论是单独使用还是与其他束联合使用（ESTRO 2001）。它们主要用于检查外照射治疗不同分次间患者摆位和机器输出的可重复性，屏蔽物的定位与患者位置的偏差，或者当使用相邻射野时，检查射野衔接。结合使用点探测器测量的出射剂量（见第48.3.3.4节），可以使用适当协议（ESTRO 2006）计算靶区剂量或中线剂量。

a.单光子束

当介质受到单光子束照射时，剂量逐渐从表面的低值增加到深度D_{max}处的最大值，D_{max}取决于能量、准直器孔径、SSD，以及射束穿过修整装置（存在或不存在）或靠近入射口表面的不均匀性（图48.13）。d_{max}深度可以从几毫米到几厘米不等。由于探测器敏感部分通常非常薄，因此不能直接将探测器放在患者裸露的皮肤上进行入射剂量测量。为了实现电子平衡，必须在探测器前面和周围放置一个由组织等效材料制成的建成帽。这个建成帽的尺寸很大程度上取决于照射条件。针对每种类型射束，必须仔细确定适当的厚度。用于检查外照射治疗的建成帽厚度为2～3mm（^{60}Co），4MV X射线约为10mm。对于18～25MV之间的X射线，当射野大小从30cm × 30cm减少到5cm × 5cm时，所需建成帽厚度将从20mm增加到35mm（ESTRO 2006）。还应该注意的是，尽管需要使用非常厚的建成帽来提供电子平衡，但可能会导致治疗区域剂量不足以及小区域内失去皮肤保护效果（Nilsson等，1988）。通过对不同分次治疗使用稍微不同的探测器位置，以牺牲一些不确定性为代价来减少此效应。因此，为了减小探测器尺寸，通常做法是在建成帽中使用不锈钢等材料来代替组织等效材料。

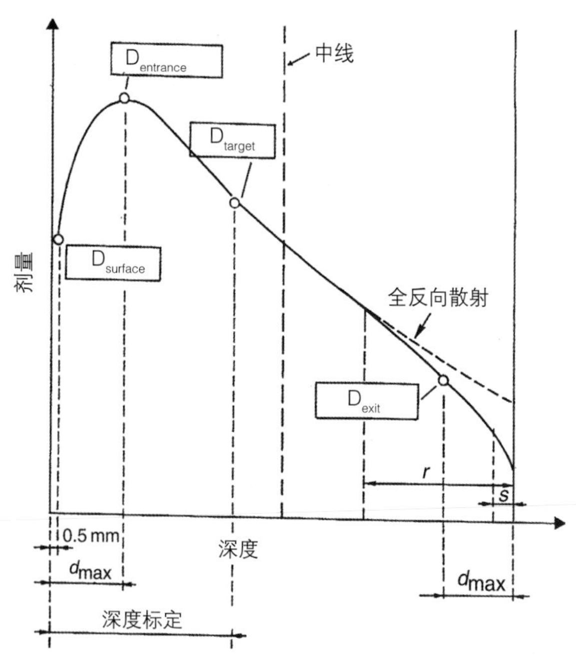

图48.13 单一光子束穿过由均匀组织等效材料制成的有限厚度模体沿轴线的剂量分布。表面剂量（$D_{surface}$）定义在入射口表面以下0.5mm处，在d_{max}处的入射口剂量（$D_{entrance}$），在剂量标定深度处的靶区剂量（D_{target}），以及在射束轴上距离出射口表面d_{max}处的出射口剂量（D_{exit}）（引自：Van Dam, J. and Marinello, G.，Methods for In Vivo Dosimetry in External Radiotherapy，ESTRO Booklet Number 1，ESTRO, Brussels, 2006）

b. 对穿光子束

当在探测器仍保持在同一位置的情况下，使用对穿射束时，射束的贡献和各自权重值都会改变深度d_{max}，从而需要调整建成帽厚度。射束穿射不均匀性较大的介质时也可以改变电子平衡的条件（Marinello等，1982）。因此，最好的解决方案是在尽可能接近临床应用的条件下进行d_{max}实验测定，并从这些测量中推断出建成帽的最佳尺寸。然而，在实践中，商用二极管提供了一种有限的建成帽的选择（见表17.4和ESTRO 2001）。

c. 电子和质子束

一般来说，电子束入射剂量是沿着单个束轴线确定的，该轴线单独使用或与其他射束相邻使用以覆盖有限厚度的靶区体积。实际上，d_{max}深度从几毫米到几厘米，其取决于能量、电子准直器类型、SSD、是否存在修整器等。为了获得代表d_{max}处的剂量响应，探测器必须被一定厚度的组织等效材料包围，但必须注意，因为超过几毫米厚度的建成帽可以引起相对显著的散射伪影，并可能由于电子多次散射而改变剂量分布。因此，最好从表面剂量测量（第48.3.3.2节）中推导入射剂量，采用在与患者相同的照射条件下照射的模体中建立的校正因子。使用的校正因子是探测器在表面上的响应与束轴上最大剂量深度处的响应之比。

对于质子束，可以使用与电子束相同的探测器。然而，存在LET依赖关系，如果不是在相同条件下进行校准，则需要进行特定的校正（Grusell和Medin，2000；Cheng等，2010）。

48.3.3.4 出射剂量测量

出射剂量点测量主要用于光子束照射，通常与入射剂量测量同时进行。在出射口区域，存在一种与缺乏反向散射电子和患者身后空气中反向散射光子相关的建成效应（图48.13）。出射剂量D_{exit}的确定位置（即出射剂量校准的剂量测量参考点）不如$D_{entrance}$那么明显。它从出口表面d_{max}处取值，即相对于中线对称的入射剂量。由于与第48.3.3.3节中讨论的光子类似的原因，必须在探测器后面和周围覆盖足够的等效材料，以确保电子完全反向散射（否则探测器将处于过高的剂量梯度中，将会降低精度）。出射剂量测量所需的建成帽尺寸原则上应与入射剂量测量所用的尺寸不同，但在实践中通常在两种情况下使用相同的建成帽。此外，必须认识到，对于非对称剂量计（例如，二极管平坦面必须与皮肤侧接触），辐射是通过剂量计的背面进行的，从而产生显著方向效应。然后，可以使用不同于入射剂量校准系数（或入射系数的修正系数）的校准系数来评估出射剂量，该校准系数必须通过实验确定（见第48.3.3.1节）。由于光子能谱随着深度和射野大小的变化而变化，对于一些探测器来说，校正可能取决于患者厚度。

当定位探测器以同时进行入射和出射剂量测量时，有必要通过使它们相互轻微抵消来避免阴影效应。

48.3.3.5 靶区和中平面剂量

测量出射剂量的主要优点是可以结合入射剂量，得出患者体内剂量，例如中平面（或中线或中厚度）剂量。主要有两种方法（SFPM 2000）。

第一种方法是计算 $T_{in\ vivo} = D_{exit} / D_{entrance}$ 的比值，这代表了人体内束流在光束轴上的传输比，将这个比值与两个传输曲线系列进行比较，这些曲线是根据不同射野尺寸的组织模体比（TPR）数据（见第26.2.7节）绘制的，校正了平方反比定律和出射处缺乏反向散射的影响：一个系列，T_{exit}，用于出射面，另一个系列，$T_{1/2}$，用于中平面。当T_{exit}（d_w）=T_{invivo}时，d_w是患者水当量厚度（或深度）。然后，将中平面剂量取为 $D_{entrance} \times T_{1/2}(d_w/2)$。同样的方法也可用于评估其他深度的剂量。Rizzotti等（1985）、Leunens等（1994）和Van Dam和Marinello（ESTRO 2006）描述了这种方法，以及各种能量的传输数据。

另一种方法是计算入射处和出射处剂量之间

的算术平均值：$\bar{D}=(D_{entrance}+D_{exit})/2$。从图48.13可以清楚地看出，如果深度-剂量变化在入射和出射参考点之间的剂量变化是线性的，这个值将代表均匀水模体中的中平面剂量。然而，由于在光子束中，深度-剂量变化是指数衰减、平方反比定律和深度-散射变化的组合，因此，近似线性是不准确的。解决方法是将$\bar{D}$乘以一个修正系数，这个修正系数取决于射野大小和患者厚度，根据TPR数据和平方反比定律计算得出（Noel等，1995）。均值剂量法的优点是校正因子随射束特性和患者摆位参数的变化而缓慢变化。校正因子不是通过计算得出，而是通过实验评估得出，即将各种射野尺寸和水当量模体厚度的测量中平面剂量与入射和出射探测器读数的算术平均值（每个读数都乘以适当的校准系数）的比率。这样的实验校正因子包含了固有校正因子和与射束相关的校正因子。在任何情况下，如果使用楔形板则必须进行校正。这种方法的一种变体是用几何平均$(D_{entrance}\times D_{exit})^{1/2}$来代替算术平均，这样做的理由是如果入射和出射剂量参考点之间的深度剂量变化是指数级的，那么它将严格执行。根据Tung等（2010）的经验，对于一些临床病例，算术平均或几何平均可以不用进一步校正。

利用透射法中水当量厚度法，考虑到均值剂量法校正因子的缓慢变化，不要求患者的身体是水等效的。然而，在所有情况下，基本的假设是，患者解剖结构（即非均匀结构）相对于中线是对称的，因此，当非均匀结构是不对称的时，对中平面剂量或靶剂量的评估更值得怀疑。对于一对同等权重的对穿射束，这个问题就不再那么重要了，因为两束射束的误差会相互抵消。

48.3.3.6 腔内和组织间插植剂量测量

在体腔内（如口腔、鼻咽、食道、阴道、直肠等）的剂量测量可以用于外照射治疗，包括IMRT和近距离放疗。也可以使用带有额外针头或导管（植入剂量计）的小型探测器。

对于这类测量，必须获得特定校准和校正因子。它们通常来源于模体内剂量测量，例如在校准电离室和剂量计之间使用替代方法。在近距离放射治疗中（见54.2.5.3节），应特别注意能量依赖性，包括能谱随源距离变化而变化（Tanderup等，2013）。

剂量计放置的位置必须用合适的成像技术来检查。对于X射线成像，有时使用不透射线标记是有优势的（见图48.14）[25]，但需要注意的是，高原子序数材料存在时，散射辐射的增加可能导致吸收剂量中几个百分点的不确定性，当然这种情况是允许出现的。

对于头颈部外照射，将TLDs（Engström等，2005；Gagliardi等，2009）或MOSFETs（Marcié等，2005）密封进防水导管插入鼻腔或口腔中。在腹盆部位，阴道腔使用二极管可用于妇科肿瘤治疗剂量的测定（Settineri等，1999）；在前列腺癌治疗中，采用MOSFETs评估直肠剂量（Hardcastle等，2010；Legge等，2017），在肛门直肠治疗中采用TLDs评估直肠剂量（Dipasquale等，2014）。现在使用可以直接植入前列腺的无线MOSFETs（Den等，2012；Buzurovic等，2013）。

近距离放射治疗中，植入的TLDs已用于乳房植入物（见图48.14）（Marinello等，1975；Hamers等，1993）。直肠和膀胱内置二极管已用于妇科治疗（Waldhäusl等，2005），二极管探测器用于前列腺高剂量率近距离放射治疗（Seymour 等，2011）。然而，大多数最新的测量都是使用MOSFETs（Qi等，2007）或塑料闪烁体（Lambert等，2007；Cartwright等，2010）进行的。MOSFETs和塑料闪烁体（Therriault Proulx等，2011，2017）都可以用于低剂量率（例如，^{125}I 前列腺粒子植入）（Cygler等，2006）和高剂量率（Qi等，2012；Mason等，2016）近距离放射治疗。也有人尝试使用特殊的MOSFETs，通过与电磁场（Reniers等，2012）相互作用来确定其在患者体内的确切位置。尽管已经有这方面的相关报道，但在近距离放射治疗中的腔内剂量测定并不是一种常见做法。Tanderup等（2013）和 Kertzscher等（2014）综述了该技术的现状和可能进展。

[25] 这张X线片中所示的Ir线源已不再在市售（见第51.2.4节），保留该图是为了说明将组织间插植在体剂量测定法与组织间插植近距离放射治疗相结合的可能性。

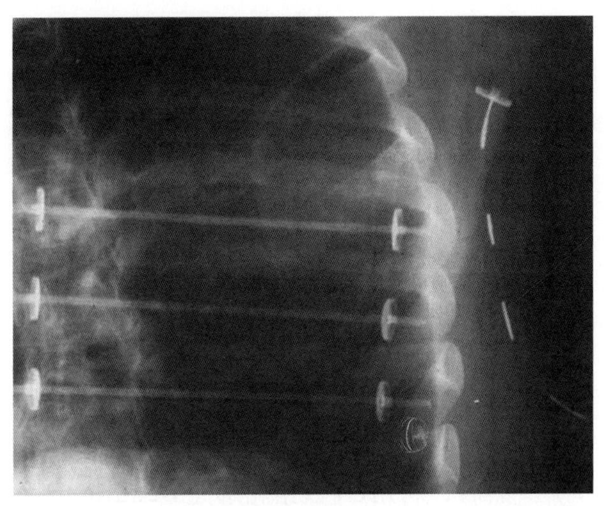

图48.14　采用薄导管包裹氟化锂（LiF）粉进行乳腺癌近距离放射治疗时，使用TLDs测定腋窝的体内剂量。考虑氟化锂（LiF）无法在X线片成像，使用铅标记显示剂量计的位置十分必要

48.3.4　基于EPID的透射剂量测定方法

48.3.4.1　EPID校准

下面，我们将只考虑在第13.2.3节中描述的a-Si EPIDs的情况，这些探测器具有灵敏度高、稳定性好和信噪比（SNR）高的特点。它们的剂量与响应呈线性关系（见第13.5节）。在将它们用于剂量测量时，存在的两个主要问题是：高原子序数成分引起的能量依赖性，以及在临床中使用的大多数X射线能量缺乏电子平衡（见第18.7.3节）。这些特性导致了EPIDs信号随射野大小的变化很大，尤其是在高能范围内。随着模体（或患者）厚度增加，EPIDs信号也会受到离轴射束软化或硬化的影响（Nijsten等，2007）。可以通过移除入口荧光屏或使用额外建成帽（如几厘米的水当量材料或3mm的铜）来减少这种影响（Vial等，2009；Sabet等，2010）。当然，由于EPIDs也能同时成像，所以它更容易使用，且不需要任何修改。

出于成像目的，需要进行一些EPID校准。通常包括通过获取暗野来减去噪声和通过获取大区域野（开放野图像）来消除图像上的基础波动。对于剂量测量，还需要“平坦”剂量剖面，并使用特定的采集模式避免饱和效应（Van Esch等，2004；Berger等，2006）。经过这些初步步骤之后，必须将EPID信号［Varian EPID的校准单位（CU）表示］与预先设定参考条件下的剂量相关联。将剂量学参考点（DRP）设于探测器位置，以d_{max}下水中剂量作为参考点，会有一些优势（Chen等，2006；François等，2011）。这样就可以利用平方反比定律在其他距离上计算剂量，利用组织最大比（TMR）在其他深度上计算剂量（见第26.2.7节）。典型校准设置如图48.15所示。

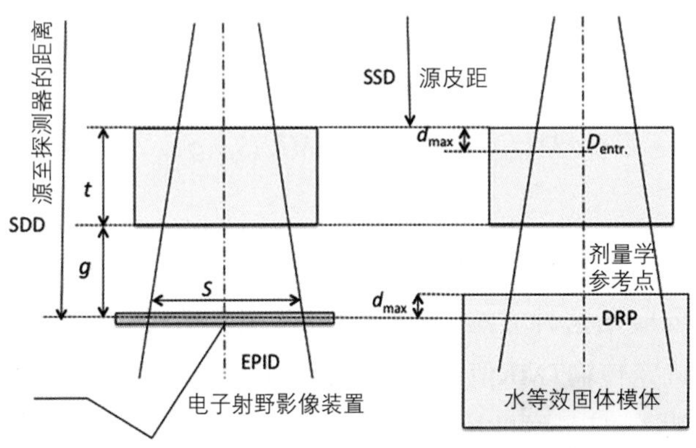

图48.15　EPID校准的典型设置是在水等效固体模体中，参考相同距离和深度d_{max}的剂量，即剂量参考点（DRP）。初始校准系数定义为覆盖模体厚度t=0和在探测器表面（从源到SDD）定义的参考射野大小S（例如10cm×10cm）。考虑射野大小S和厚度t变化时，校正因子是必需的

校准系数（例如Gy/CU）定义为在没有覆盖模体的参考射野中，DRP处水剂量除以EPID探测器中心部分的EPID信号（例如按平均25像素）。为了弥补电子平衡和能量依赖性缺失，当探测器表面射野大小S（cm×cm）和水当量厚度t（cm）变化时，需要乘以一个修正系数k（S，t）。根据François等（2011）的说法，以10cm×10cm射野大小作为参考，这个修正因子可以非常显著。例如在6MV（5cm×5cm，30cm）时k=1.19，或在20MV（20cm×20cm，30cm）时k=0.87。对于离轴透射测量，可能需要进一步修正，包括考虑来自EPID臂的反向散射（Ko等，2004；Camilleri等，2016）。

48.3.4.2　用于计算患者体内剂量的反向投影方法

在最大深度d_{max}和距离源SDD处（如48.3.4.1节所述），将电子射野影像转换为水剂量D_w，在患者内部进行反向投影并不是直接的。主要问题是，

在成像仪上的d_{max}处的剂量基本上是通过人体后的初级辐射和散射的总和，后者的贡献强烈依赖于射线离开患者的表面和探测器之间的距离 g（见图48.15）。当g=0时，根据TPR或TMR数据，很容易计算出剂量参考点随t变化的剂量偏差（见26.3.2节）。François等（2011）通过引入一个新参考量TMR来说明患者散射的变化，或着说TMR^{t}不仅取决于厚度t和射野大小S，还有距离g。然后，忽略射野大小S和入射野之间的反向散射差异，可以计算出在SSD处的患者入射剂量：

$$D_{\text{entrance}} = D_{\text{w,max}} \times \left[TMR^{t}(S,t,g)\right]^{-1} \times \left(\frac{SDD}{SSD + d_{\max}}\right)^{2} \quad (48.3)$$

要应用这种方法，必须对大范围参数进行试验以确定传输TMR值TMR^t。然而，François等的研究表明，可以通过以下表达式得到精确的拟合：

$$TMR^{t}(t+g,S) = a(S,t)\log(t+g) + b(S,t) \quad (48.4)$$

其中，系数a和b是通过在每个S和t的组合中仅使用两个g值的测量实验获得的。

从入射处剂量，可以重新计算患者体内射线轴上任何一点的剂量。然而，在没有CT数据时，对于体内点剂量测定，不均匀性被当作等效水厚度来处理，而不可能解释这些结构的确切深度位置。

这种方法，由居里研究所开发，在这里以一种非常简化形式呈现。在初级辐射和散射分量分离的基础上，它被进一步扩展到离轴点和不规则射野（见第28.4节）（Boissard，2012）。其准确性与体内点剂量法相当（Boissard等，2013）。已经进一步开发出支持IMRT和VMAT的方法，并已被整合为一种商业化产品，也已取得了令人满意的临床结果（Celi等，2016；Ricketts等，2016；Held等，2018）。通过创建一个由50多个射束组成的数据库，这些射束来自不同机器并具有不同能量，以它们的质量指数为表征，这样大大减少了获得校正因子k（S, t）和TMR^t（S, t, g）实验的尝试，只需要有限的实验验证就可以得到一致的黄金数据（Celi，2016）。

其他研究小组也开发了类似方法（例如Piermattei等，2006，意大利；Renner，2007，美国；Wendling等，2006；van Elmpt等，2007，荷兰）。这些团体也逐步扩展了他们的方法。意大利小组致力于数据标准化，以减少实验工作（Cilla等，2011；Fidanzio等，2011），并实施了基于EPID的IMRT（Greco等，2013）和VMAT（Fidanzio等，2014）的剂量学测定。荷兰小组首先对IMRT射束进行了中平面二维计划剂量分布和相应的反向投影剂量分布的比较。Wendling等（2006）使用γ指数法分析了偏差（见第47.3.3.3节）。然后，利用CT数据轮廓（Wendling等，2009）将该方法扩展到3D，并对其进行了改进以考虑不均匀性（van Elmpt等，2007；Wendling等，2012），它也适用于VMAT技术（Mans等，2010）。

基于EPID的体内剂量测量比基于点测量的方法有许多优点。不需要在患者身上安装探测器，而且剂量分布不会受干扰，因此可以根据需要重复测量。基于EPID的在体剂量测量提供实时2D信息，可用于IMRT和VMAT。主要缺点可能是缺乏对SSD误差的敏感性。然而，通过与其他射束方向（包括VMAT）比较，很容易检测出患者在一个射束方向上的偏移量。多年来，EPID剂量测量一直被视为一个研究课题，需要大量努力和重要资源，才能在临床上实施。目前情况已不再是这样，可能会有更多中心逐步采用这种方法（Mac Dougall等，2017）。

48.3.5 外照射放射治疗的临床应用

无论探测器的类型和方法如何，应首先通过在由组织等效材料制成的仿人体模体内进行测量，并在尽可能接近治疗患者使用的条件下进行照射，以检查方法的有效性。合适模体的详细资料可以在ICRU 44号报告（1989）和48号报告（1992）中找到。躯干和四肢横截面可以通过选择适当半径的椭圆形或圆柱形的模体来模拟，但应该认识到，具有规则形状的均匀模体并不能很好地代表真实的患者情况。最好使用仿人体模体来确认用于体内测量的方法，该模体钻有孔并切成几段，允许在其中插入剂量计（见图48.16）。也可以使用更简单的带有非均匀切片的几何模体，如在TPS调试时推荐的（见第47.5.5节和图47.6节）也可以使用。

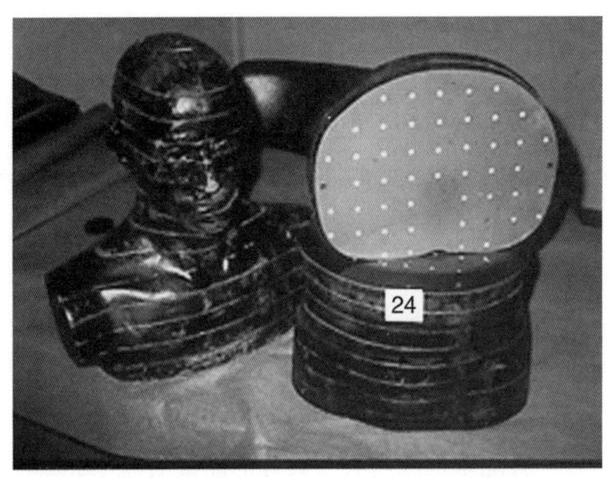

图48.16 仿人体模体（Alderson）实例，包含不均匀性组织。胶片可以被插在相邻板片之间，或者固体剂量计可以被放置在孔洞中（横截面上显示的白点），这些孔洞通常被组织等效物填充

在对各种校正因子进行初始校准和评估之后，体内剂量测量系统的准确性必须通过与模体内剂量测量或与TPS计算的经过验证的剂量分布进行比较来检查。必须考虑到模体状况和患者状况（例如温度和内部运动）之间的差异。校准的稳定性必须通过持续质量保证（QA）程序进行检查（或纠正）。

48.3.5.1 外照射放疗的靶区剂量验证

在外照射放疗中进行在体剂量测量的主要目的是通过检测实际剂量是否等于预期剂量，以捕捉在计划制作和治疗实施阶段的任何可能被忽略的错误，如果没有超出不确定性的范围，可以接受小偏差。

比较测量的入射剂量与计算剂量是比较容易的（第48.3.3.3节）。为此，必须使用TPS来计算入射处剂量。依据系统，它可以自动计算出标准剂量计算点；如果不是，应为每个射束在d_{max}选择一个剂量计算点。如果系统不能自动显示单个射束的点剂量贡献，则有必要进行单独的逐射束计算。剂量应表示为每部分的剂量（例如使用靶区处方剂量的百分比）。或者，也可以使用独立MU计算系统（参见第47.7.2节）。

在这一过程中，比较入射剂量对捕捉过程中的大多数误差非常有效。然而，正确的入射剂量并不能保证靶区剂量与预期相符，因为它不能检测出患者厚度、成分或剂量计算算法不足等误差。要获取这些误差，需要测量出射剂量或透射剂量。出射剂量还可以用于检测治疗过程中的变化（如患者体重减轻），并适时调整治疗以补偿这些变化（Rozendaa等，2015）（见第48.4节）。如果不仅对处方点剂量进行比较，而且还对整个3D剂量分布进行比较，就可以达到额外的安全级别，可通过将更先进的反投影算法与基于EPID的剂量测量相结合来实现。然而，应该意识到，这种“测量”的剂量分布通常涉及使用计划CT数据，并不一定能反映患者在治疗期间的解剖结构。通过结合每日成像和体内剂量测量这种更先进的方法可以帮助解决这一难点（van Elmpt等，2009；Ali等，2013）。

已有很多关于患者不同解剖部位的在体剂量测量结果的报道（Noel等，1995；Fiorino 等，2000；Nijsten等，2007；Mans 等，2010；Mijnheer等，2015；Celi等，2016；McCurdy等，2017）。结果最常以测量剂量和预期剂量之间的百分比偏差分布的形式呈现[26]（见图48.17）。

难点在于分析偏差原因（例如，对于特定设备或解剖部位），并建立响应级别与相关策略，以避免在个体或患者群体水平上超出耐受性治疗。

在进行模体验证之后，实施大规模在体剂量测量之前，必须对有限数量的患者进行试验研究，最好从简单的解剖部位（如颅骨或骨盆）开始。通过试验研究验证该方法，并确定相关的响应级别。一般认为5%的响应级别适合于大多数的情况（大约相当于两个标准偏差，即k=2）。对于乳腺切线野射束治疗，在体剂量测量具有挑战性，因为存在皮肤倾角、楔形板（或野中野技术）以及由于缺少组织而缺乏散射（Heukelom等，1991；Fiorino等，2000；Herbert等，2003；Fidanzio等，2010；Spreeuw 等，2015；Celi等，2016），因此，响应级别一般应提高到7%（IAEA 2013）。IAEA（2013）建议，在对结果进行分析后，如果需要干预的测量少于2%～3%，可以降低响应级别。相反，如果超过15%～20%的测量需要干预，则应将响应级别设定得更高。

[26] 一般表示为：$\left(\dfrac{D_{\text{measured}}-D_{\text{expected}}}{D_{\text{expected}}}\right)\times 100$

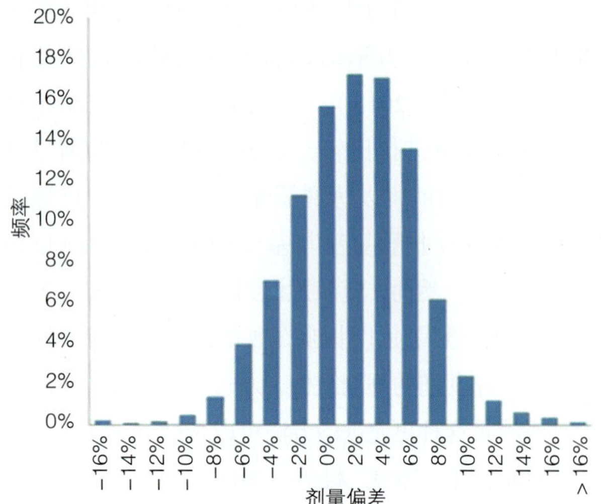

图48.17 两年内居里研究所治疗的3163名患者的EPID测量剂量和预期目标剂量之间的偏差分布。平均偏差为1.9%±5.2%［引自：Celi, S et al.，J. Appl.Clin.Med. Phys.，17（3），262–276，2016］

原则上，如果响应级别被触发，则在找到并解决偏差的原因之前，治疗将被中断，但可能需要同时定义一个响应级别和一个更高的暂停级别（见章节45.2.6.5和46.1.3）。建议制定明确的决策方案，例如以流程图的形式（ESTRO 2001；Celi等，2016）。

大规模进行在体剂量测量的工作量巨大。为了提高效率，尽快分析结果非常重要，最好是实时分析。因此，值得投入资源来探索快速判读和自动分析方法（Olaciregui–Ruiz等，2013；Spreeuw等，2016）。选择适当的响应级别通常是很复杂的，因为应该在避免太多假阳性和错过太多的假阴性之间取得平衡。需要技术解决方案以帮助识别观测偏差的可能根本原因（例如Olaciregui–Ruiz等，2017）。同样重要的是，要清楚主要目标是为了防止严重错误还是在治疗计划和实施中识别小的误差。实现后者的可能性取决于在体剂量测量系统的准确性。在实践中，只有通过分析不同患者的多个测量值的平均偏差，才能识别出微小的不准确性。

48.3.5.2 递送至照射野邻近或以外的OARs的剂量

在体剂量测定法的一种非常常见的用途是对敏感器官的剂量测量，对这些器官来说，相对较小的辐射剂量是不可取的。这些测量中最常见的是传输给生殖腺和眼睛的剂量。

a.生殖腺施照剂量

精原细胞瘤、霍奇金和非霍奇金淋巴瘤的治疗通常涉及膈下淋巴结区照射。尽管性腺在照射野之外，但也会受到低剂量的辐射。这是由于散射（其能量比主射束低，可能由被辐射体、机器部分部件和房间墙壁产生）以及机器屏蔽和准直器漏射（图48.18）。正如不同作者所指出的那样，TLD是最适合在该区域进行体内测量的剂量计，因为它们体积小，灵敏度高，没有方向依赖性，并且在相关能量范围内具有良好的能量响应（Sharma等，1981；Marcié 等，1995；Amies等，1995）。为测量位于照射野之外的OAR剂量而专门设计的二极管，也可以在市场上买到（见表17.4）。由于二极管在低能量区具有增强响应和方向依赖性（第17.3.4.8和17.3.4.9节），在体使用之前，必须使用模体测量来评估其响应的有效性。

b.眼睛的施照剂量

当需要评估眼睛的受照剂量时，必须记住敏感组织是晶状体而不是眼睑，眼睑是最容易进行剂量测量的部位。Harnett等（1987）进行的一项模体研究表明，在侧向照射时，剂量计放置在外眦处可能比放置在眼睑上更能准确估计晶体剂量。如果使用前向射束（Galbraith等，1985），测量射束边缘外侧的表面剂量实际上会高估晶状体的受照剂量，因为到达剂量计的辐射有电子污染。在进行体内测量之前，有必要在接近患者使用的照射条件下进行模体测量，以减少对晶状体剂量评估的不可避免的不准确性。由于TLDs在小体积内具有高灵敏度和剂量学特性，它也是最适合这种测量的剂量计。辐射变色胶片（Butson等，2008；AAPM 2020）和MOSFETs（Park等，2014）也可以作为选择。还可以使用二极管，在解释结果时要注意方向依赖性（第17.3.4.9节）。

其他解剖部位的剂量评估也已引起了一些学者的兴趣，如单侧乳房治疗时对侧乳房的剂量评估（Wagner等，2017）。另一个应用领域是评估起搏器的所受剂量（见第61.7节）。

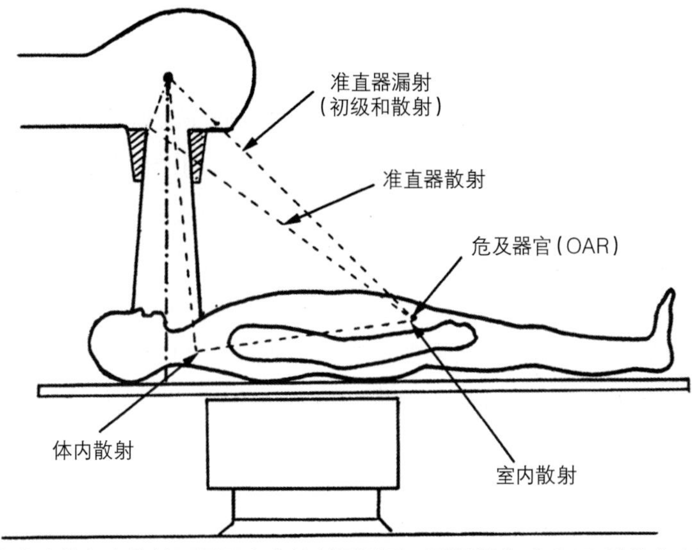

图 48.18　在治疗体积之外的不同距离点的剂量测量：不同部分对 OAR 的代表点的剂量贡献

48.3.5.3　术中照射

术中放射治疗（IORT）是指在外科手术中使用能量6～17MeV电子束或50～300kV的X射线进行的一种复杂放射治疗技术。也可以使用球形适配器或球囊进行电子线近距离治疗（见第10.7节）。整个剂量在单次照射中以一种复杂的设置传递，包括近距离照射，因此是高剂量梯度，这使得剂量控制很棘手，但却必不可少。在体剂量测量常被用作一种补充检查，甚至是监测剂量传输。在IORT中进行体内测量存在一些特定问题：探测器必须小巧，具有较小的角度和温度依赖性。必须能够对它们进行消毒，而且不应显著干扰剂量分布。探测器准确定位至关重要。在AAPM TG-292（AAPM 2020）号报告和Hensley（2017）的一篇综述文章及其附加文件中可以找到相关信息，其中有一个表格，列出了来自2003—2016年发表的16篇论文数据。在这些论文中使用的探测器[27]包括辐射变色胶片（9）、场效应管（8）、热释光剂量计（2）和光致发光剂量计（1）。对于每一种探测器，表格提供了涉及的解剖部位和设备的信息、患者数量或测量、测量数量、预期的剂量偏差、不确定性和响应级别。

48.3.6　质子射程的验证[28]

因为在质子射程结束时，剂量下降非常快，质子射程的不确定性可能是质子治疗的一个限制因素。例如，在治疗前列腺时，最有效的射束方向是前野，且布拉格峰远端处在前列腺和直肠交界面位置。然而，质子射程的不确定性意味着目前在实践中更喜欢使用较低效的射束横向扩展，虽然它几乎没有任何优势，甚至不如光子的IMRT治疗。更紧迫的例子是脊髓肿瘤治疗，后野可能会影响脊髓或脑干附近的脑肿瘤治疗。Mackay（2018）发表了一篇关于各种选择的综述，这也是AAPM TG-202（AAPM 2020）报告的一个主要议题。

为了达到剂量计算的最佳射程精度，CT值校准需要尽可能匹配患者的每个CT体素相对于水的质子阻止本领比（SPR）。Schneider等（1996）介绍的使用专用模体和化学计量学[29]，运用单能或双能CT将患者CT值转换为SPR是最常用的方法。事实上，双能扫描的前景应用（Hünemohr等，2014；Wohlfahrt等，2017；Taasti等，2018；AAPM 2020）最近已被提出，可以提高质子射程建模的准确性。双能CT通过在不同能量下增加额外测量，与单能CT相比，提供了额外信息，即有效原子数或平均激发能的对数，以计算质子SPR用于剂量计算，特别是在CT中存在金属伪影的情况下（也见第32.4.2.3和39.4.2.2节）。

质子射线摄像和质子计算机断层成像也可以在改进质子射程验证方面发挥重要作用，并在20

[27]　一些出版资料引用了几种不同的探测器。

[28]　贡献这部分由Ludovic de Marzi是公认的。

[29]　基于组织化学成分的化学计量方法（见第32.4.1.2节）。

世纪90年代提出用于质子治疗计划（Schneider和Pedroni，1995）。质子射线成像使用完全横穿患者的高能束流。患者术后的剩余能量或残余射程可以从质子X线片中提取，从而可以直接测量相对SPRs。将X射线CT值转换为质子SPR是一个主要的不准确性来源，导致系统射程不确定度为3%～5%。最近的研究已经证明，使用质子（而不是X射线）作为放射探针以最小化SPR不确定性是可行的，并将射程误差降低到1%。目前，由于质子在照射体积内的散射导致的空间分辨度有限，以及质子计算机断层扫描所需仪器的复杂性和成本，限制了质子成像在临床常规中的更广泛应用。

许多测量体质子射程的方法是由Knopf和Lomax（2013）和Mohan等（2017）提出的。虽然植入式剂量计有一些好处（例如Lu，2008），但非侵入性技术更值得关注。在实践中使用的第一种方法是正电子发射断层扫描（PET）成像，具有各种检测系统（束内，室内或离线）。一小部分质子与原子核相互作用，产生了发射正电子的放射性核素，如^{11}C、^{13}N和^{15}O，半衰期分别约为20分钟、10分钟和2分钟。常规PET扫描仪（见9.5节）可以用于^{11}C治疗后的成像（离线验证），但对于其他短寿命同位素，如^{15}O，需要室内PET扫描或束内成像设备。已开发出无需重新定位患者的束内双源探测器，用于在照射期间或照射后的测量（Sportelli等，2014）。确切元素组成的依赖性意味着测量的活动度分布必须与蒙特卡罗计算的分布进行比较（Knopf等，2009）。其他因素，如由于内部组织运动和生物冲洗过程造成的信号模糊，可能会导致图像问题。Cho 等（2017）提出，可利用1分钟延时和3分钟采集时间的扫描与21分钟延时和10分钟采集时间的扫描之间的差值，获取有意义的^{13}N信号。他们声称，用这种方法可以测量质子射程，而不需要蒙特卡罗模拟。Dendooven（2015）建议使用^{12}N进行成像，其半衰期为11ms，但这是一项基于体外的研究。

另一种专业方法是利用椎体骨髓中的MR可见脂肪信号（Gensheimer等，2010）或肝脏中的MR信号强度变化（Yuan等，2013）。这些测量是在治疗完成后进行的，但正在考虑在治疗完成前进行验证的方法。

一种潜在发展的方法是使用瞬发γ成像，它可以显示质子实际到达的位置。质子和原子核之间的相互作用产生了激发态原子核，这些原子核随后衰变到基态，并释放出瞬发的γ射线，几乎是瞬间释放出来的。有许多方法可以分析瞬发γ线。一种带有适当闪烁探测器的“刀口”缝隙孔径和γ成像原型已成功用于患者测量（Richter等，2016；Priegnitz等，2016；Xie等，2017）。康普顿成像是一种不需要准直器的方法（Draege等，2018；Krimmer 等，2018）。它使用两个探测器，在第一个探测器中，康普顿相互作用产生散射光子，在第二个探测器中被吸收。根据散射中沉积的能量、随后吸收和散射角信息，有可能将瞬发γ源放在锥形束表面上，锥形束尖端位于散射相互作用的位置。通过多个散射光子，可以建立瞬发γ源的图像。其他正在开发的利用瞬发γ的方法包括光谱学（Verburg和Seco，2014）、飞行-时间背景抑制（Biegun等，2012）或时间展宽测量（Hueso-Gonzalez等，2016）。

对布拉格峰位置的离子声速监测（Assmann等，2015）也可以用于临床相关质子束能量验证。应用这种技术的原理是，治疗用质子束引起的局部热效应和热膨胀，以及产生的声波，可以用亚毫米分辨率的声学传感器进行检测。

48.4 自适应放射治疗

48.4.1 基本原理

自适应放疗的基本原理包括几个方面。其中之一是所有适形放射治疗的共同目标：减少外扩[30]，以便在减少正常组织剂量的同时，能够提高靶区剂量。有一些患者比其他患者有更稳定的治疗体积，如果可以根据在线成像后来确定外扩，这将实现最小外扩（Yan 等，1997）。其次，即使有基于测量摆位不确定性的PTV外扩，所有患者的CTV也不会

[30] 直径为 4cm 的球体体积为 33.5cm^3，而直径为 4.5cm 的球体体积增大约 42%。因此，减少外扩的动机相当大。

接受处方剂量。通过每天测量实际放疗的体积与预期靶区之间的关系，就有可能补偿摆位的不确定性（见48.2.8.4节）。然而，自适应治疗的主要挑战是在治疗过程中患者解剖结构的变化，包括肿瘤和正常组织。这些变化降低了计划质量和肿瘤控制概率（TCP），增加了正常组织并发症概率（NTCP）。在治疗过程中获取3D容积图像可监测这些变化，并为调整治疗计划以防止放疗精度下降提供了技术手段。然而，除非这个过程高效完成，否则这些收益将会受到损害。虽然自适应并不是一个新概念，而且有证据表明计划质量得到了改善，但仍需要收集相关证据来证明患者预后得到了改善。

自适应放疗可以在线进行，每天在治疗前进行更改，也可以离线进行，即在不同分次间分析数据，并在下一个分次前采取适当的措施。

48.4.2 在线自适应——目标

图48.19 总结了在线自适应的理想过程。这是一个自动化过程，即在治疗计划设计阶段获这是参考图像中的结构将被形变到当天的3D验证图像（例如CBCT）上，通过射野剂量测量系统来测量传输的剂量，并重新计算剂量分布。如果剂量变化很明显，现有的计划将被修改以改善剂量分布，并根据新计划继续治疗。新的剂量分布将会形变到参考图像，并在治疗过程中累积剂量。

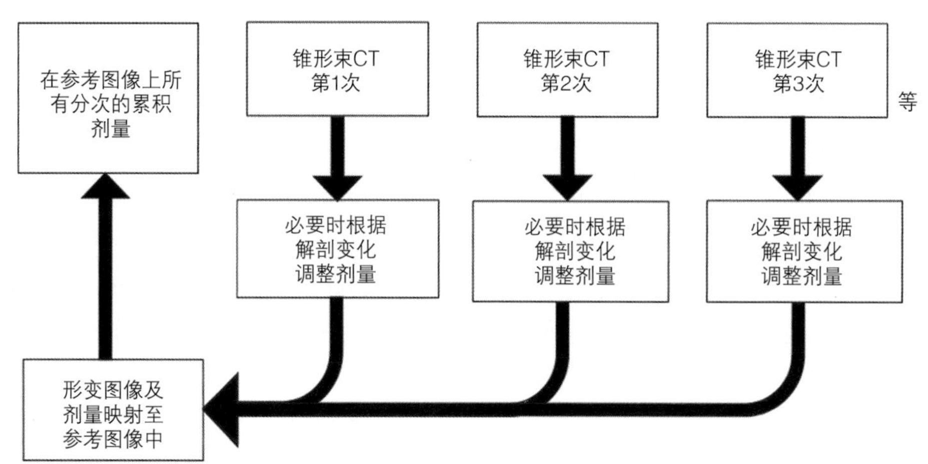

图 48.19 在线自适应的理想方案：从定期锥形束 CT（CBCT）采集（例如每日采集）可能辅以 EPID 剂量测量，根据新形状修改治疗计划，并将得到的图像和解剖数据重新导入累积计划

为了实现这一理想目标，人们正在大量研究，并基于这些原则编写了用于剂量形变的软件（Rozendaal等，2015）。利用EPID测量的出射通量和当日3D图像，可以在线计算每日剂量分布。然而，如果需要的话，可以修改计划和进行必要的检查，但很费时。目前，这种理想的过程仍然是一种愿望。

48.4.3 自适应放疗策略

Yan（2010）指出自适应放疗有四个子过程：

- 治疗剂量分布评估；
- 识别计划治疗偏差，并评估其重要性；
- 修改治疗决策；
- 自适应治疗修改（如果认为合适）。

自适应放疗可采用多种策略（Fiorino等，2016）。最简单的方法是对多个分次治疗进行成像，然后修改PTV，使所有分次治疗都能充分覆盖CTV（Yan 等，199年）。对于前列腺治疗，Nuver等（2007）将这一概念扩展到直肠OARs。Thörnqvist等（2016）发表了一篇关于骨盆自适应放疗技术的全面综述。

在日常解剖结构会发生变化的地方，如膀胱或宫颈癌，已广泛实行每日计划的概念。Murthy等（2011）进行了一项小型研究，为每个膀胱患者准备了6个计划，并在CBCT后选择最合适的计划进行治疗。这种方法也正在随机的混合膀胱试验中进行测试（Huddart等，2013），该试验已于

2017年完成。在本试验中，患者行排空膀胱CT扫描，并根据试验处方在CTV上添加外扩，产生小、中、大膀胱PTV。创建了三个计划并存储在R&V系统中。每天做一次CBCT，检查膀胱大小，并采用最合适的膀胱大小的计划。Buschmann等（2018）和Vestergaard等（2013）分别介绍了一种类似的治疗宫颈癌和膀胱癌放射治疗的方法。Nováková等（2017）调查了宫颈需要多少个“库计划”，得出的结论是，除了子宫运动＞30mm的地方，有两种备选计划就足够了。

对于前列腺癌，问题在于，虽然前列腺本身可以视为一个刚体，但精囊和淋巴结（如果治疗）会随着时间而改变形状，因此自适应性放疗技术在前列腺癌治疗中的应用也比较广泛（McVicar等，2016），但由于精囊和淋巴结的治疗并不那么重要，因此是否值得采用自适应性放疗值得商榷（Fiorino等，2016）。当使用低分次放疗技术时，在线自适应的可能性变得更加可行，这已在澳大利亚的SPARK试验中进行了测试（Keall等，2017）。

在头颈癌中，体位固定不是什么大问题，但需考虑患者的体重减轻、肿瘤消退、腮腺形状改变。减少对腮腺、唾液腺和黏膜的剂量有相当大的潜在益处。对于这个环节，离线重新计划是最合适的方法（Castelli等，2015；Surucu等，2017）。

对于肺部肿瘤，肿瘤移动会增加并发症（Sonke和Belderbos，2010）。门控等技术要求肿瘤运动是稳定的，因此如果肿瘤运动发生变化，就有必要调整计划。

图48.19的每日重新计划概念已被Ahunbay等（2009，2016）付诸实施。然而，每天的重新计划需要非常快速的计算硬件和算法来进行快速形变配准，以实现常规化使用。显然，相关风险也会增加（见第48.4.5节）。形变和累积剂量的最后一步特别有争议（例如，Schultheiss等，2012）。在Yan（2010）之前介绍的流程列表中，他将剂量累积纳入了治疗剂量评估过程中。人们对可变形配准算法有相当大兴趣，其在评估OARs的准确性方面已被认为是可接受的，但对靶区需要更多的干预（Hardcastle等，2012）。随着剂量的形变，有效性评估变得更加困难。应该可以逆转形变，最终得到原始值（逆一致性），对于三种图像，也应该可以从一个转到另一个，并返回到原始值（称为传递性），这已由Hardcastle等（2014）进行了评估，并提出了一种专利算法来改善这种情况（Bende等，2012）。Taylor等（2013）注意到结构外轮廓可以被正确形变的可能性，但这些轮廓中的软组织体积很难验证，他们还指出，当涉及密度变化时，剂量形变可能不那么准确。

48.4.4 计划自适应过程

图48.20 显示了一个通用的离线自适应计划调整流程，且可用于治疗的常规质量保证。它是基于Clatterbridge癌症中心的使用流程。

一些患者在治疗期间体重减轻[31]，他们的外形逐渐改变，会发生两种情况：组织丢失，内部器官可能形变，例如，颈部曲度变大。仅从CBCT难以断定可见变化是否会导致剂量分布变差，因此制定了一些规则，如“OARs（OAR）的很大一部分超出了计划OAR体积（PRV）的边缘”（见第31.2.7节）。这些规则可以指导操作者了解何时要求进行计划审查。一种有效的方法是使用可形变配准将计划CT图像映射到CBCT上。现在可以使用导出的形变矩阵将选定结构映射到CBCT上。大体肿瘤靶区（GTV）、CTV和OARs被映射并进行外扩，以创建新的PTV和PRV。等中心被映射，并在CBCT或形变计划CT上重新计算原始计划。应制定内部协议，以指导计划者就剂量变化何时是不可接受的作出一致性决定。这将取决于对OARs剂量的增加，PTV剂量的减少以及患者治疗进展的程度。虽然CBCT被认为足以进行计划审查，但除非CBCT的CT值是可靠的，并且视野包括外部轮廓（患者和固定装置），否则就需要一个新计划CT来进行适应性计划。修改后的计划可以从之前的优化参数开始，以节省时间，但需要经过部门的审查流程。

[31] 这种情况在头颈部治疗中尤其明显，放疗过程中吞咽会变得疼痛难耐。

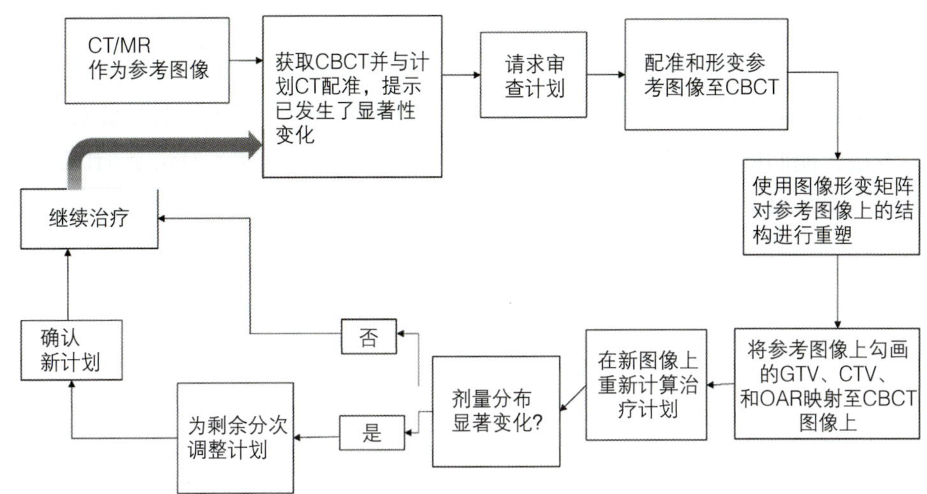

图 48.20 半自动化离线自适应：如果观察到显著解剖变化，就会产生一个新计划（离线）。如果所产生的剂量分布发生显著变化，则适用于剩余分次的治疗

这种反应性自适应过程也可用于巨大解剖结构的突然变化，如肺部治疗可能发生的变化。在图48.21中，GTV大小和密度是否减少并不明显，也不清楚GTV是否向前移动。CBCT质量明显不够，无法做出决策，因此迫切需要制定新的计划CT。

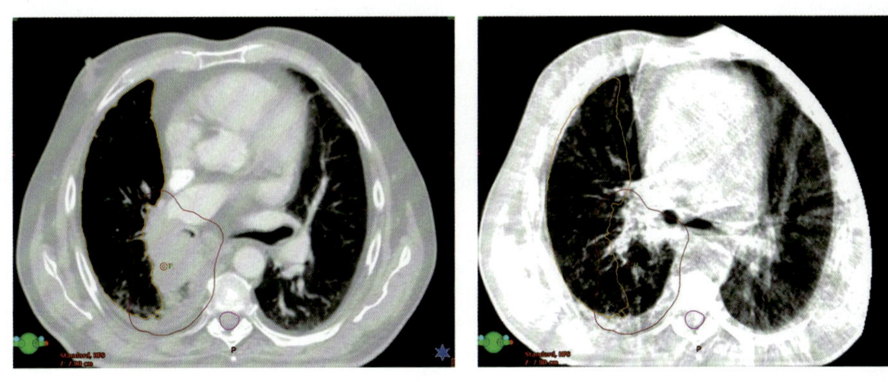

图 48.21 左侧图示存在部分肺不张的肺肿瘤。右侧图示使用 kV 级 CBCT 引导的治疗显示肺已经复张。然而，CBCT 的视野不包括整个身体，图像质量不足以重新定义靶体积，需要一个新的计划 CT（见文本）

48.4.5 质量和安全问题

半自动化过程，例如第48.4.4节中介绍的人工调整过程，会增加错误风险（Hunt等，2012）。这种风险需要通过对流程进行充分的验证、对员工进行培训以及针对每种情况所遵循的规程来解决。Brock等（2017）描述了形变过程的系统质量保证。伴随着商用自动化软件的普及，建议医疗机构应验证、调试并接受自动化的概念。对于涉及重新计划的在线自适应放疗，在使用新计划之前对剂量分布进行模体内验证显然不切实际，QA方面的考虑限制了这种方法的引入。Noel 等（2014）对风险进行了失效模式和影响分析（FMEA）评估（见章节45.6.3），他们指出，Ford 等（2012）在治疗计划QA评估中发现，单个患者治疗前的模体测量是获取误差的最无效的方法（见第47.7.3节）。他们得出的结论是，尽管自适应放疗的风险得分高于IMRT，且在实施自适应放疗前并没有进行模体内测量，但这些风险可以得到充分控制，考虑到潜在的优势，承受这些风险也是合理的。

自适应放射治疗通过快速自动分割解剖结构，可以评估患者在治疗过程不同阶段解剖结构的可能变化。因此，重要的是自动分割算法（见第35.3.4

节）要给出预期结果。评估它们的一个比较大的难点是建立基准，要考虑到不同临床医生的分割存在相当大的差异性。Warfield等（2004）提出了一种解决这一问题的方法，他们使用了一种称为同时真实和性能水平估计（STAPLE）的算法。这一算法使用期望最大化来确定最可能的解决方案，同时对每个分割进行评分。Taha等（2015）比较评估了许多不同的比较分割的方法，其中最常用的是Dice相似系数（DSC）、Hausdorff 距离和平均距离的一致性。1945年L.R. Dice首次用Dice相似系数描述了物种间的生态关联。它是两个体积（或区域）共享的体素（或像素）的数量与两个体积（或区域）中体素（或像积）的平均数量的比率。它也可以根据假阳性或假阴性体素的数量来定义，这取决于哪一个被认为最相关。Hausdorff 距离是两个体积最远处点之间的距离，尽管通常会拒绝最远处5%的点以避免噪声分割中的异常值（95% Hausdorff 距离）。这些量化措施的一个缺点是它们对差异发生的位置不敏感。在许多情况下，有些差异比其他差异在临床上更有意义：例如，在低剂量区域对一个危及器官进行分割，不需要像接近高剂量区域的分割那样精确。

第 49 章　基于 DICOM 的数据通信

John Sage, John N.H. Brunt and Philip Mayles

目录

49.1 引言

除非一个部门中使用的所有设备都来自一个软件供应商，否则就要求图像和其他数据应该可以在不同的计算系统之间传输，从而能够被不同软件所解释。医学数字成像和通信（DICOM）标准旨在提供一种标准格式，是目前已普遍接受的数据传输标准。本章重点介绍在DICOM标准的背景下放疗中的数据传输要求。

DICOM标准始于1985年，是美国放射学会和国家电气制造商协会（ACR与NEMA）最早提出的用于CT图像传输的标准。随着数字成像技术发展，ACR与NEMA标准的范围得到了扩展，成为了今天的DICOM标准。标准的具体内容可以在DICOM网站上找到[1]，但它是用专业语言编写的，使用像www.dclunie.com这样的非专业术语DICOM解读网站可能更有帮助。瑞士放射生物学和医学物理学会开设的一门课程的课堂讲稿可以在ssrpm.ch/cours-dicom-rt/上找到。已发表的关于DICOM文章（Bidgood等，1997；Mildenberger 等，2002；Law和Liu，2009；Pianykh，2012）也是一个有用的信息来源。

本章旨在介绍放射治疗物理学家需要理解的一些概念，以促进放射治疗通信标准的广泛使用。本章首先介绍了标准模块的构建，然后介绍了其在放射治疗中的应用。

49.2 标准要素

DICOM标准有三个主要组成部分：数据格式、数据处理的定义和数据通信的协议[2]。该标准应用了面向对象的编程语言的概念，定义了一系列数据对象和可能对它们进行的操作。

49.2.1 数据格式

与任何数据库一样，每个真实世界的对象都可以用信息对象来描述。该标准的第3部分包含了一系列信息对象定义（IOD），它们指定了所有DICOM对象结构。该标准的第10部分介绍了一种磁盘文件格式。

真正面向对象的数据结构应该仅包含与该对象相关的信息项。例如，关于患者的信息（如姓名和出生日期）将包含在患者对象中，而关于图像的信息（如像素大小和位置）将包含在单独图像对象中。一些简单的对象类型，如打印作业或系统消息也都遵循这些原则，但像图像这样的对象被定义为复合对象。这意味着图像格式在其头文件中包含与图像相关的所有对象详细信息，比如患者的详细信息和临床医生姓名，以及图像详细信息（或属性），比如像素大小和图像位置。因为每个对象都作为单独个体在事件中发送或存储在单独的文件中，所以复合对象读写速度更快。

[1] NEMA PS3/ISO 12052，医学数字成像与通信(DICOM)标准，国家电气制造商协会，罗斯林,弗吉尼亚州,美国（可在www.dicomstandard.org/免费下载）。该标准由DICOM标准委员会不断更新。放射治疗模块的介绍详见附录的第3部分（C8.8节）。

[2] 最初主要作为一种数据传输协议，其方式与HTTP相同，但将数据以DICOM格式存储在磁盘上的做法越来越普遍。

DICOM文件中的项或数据元素都由标签组成，该标签指明是什么类型数据，指示数据长度，最后是表单中的数据组成。

Tag 1	Tag 2	VR	Value Length	Data
16bit	16bit	16bit	16bit	Variable

该标签由两个16位整数组成。例如，标签（0010，0020）表示一个患者识别号。第一个数字表示数据组，0010数据组包含与患者相关的所有标签[3]。所有定义的标记列表均包含在数据字典中（标准的第6部分），对特定数据对象的应用包含在IODs中（第3部分）。接下来的两个整数提供了数据表示法的定义。在标准的原始ACR NEMA版本中，数据或值表示（VR）的类型是在数据字典中查找的，值长度是32位整数。这种数据类型定义方法称为隐式VR。在新版本标准中，一种称为显式VR的方法成为首选。在这里，前16位定义数据类型，或VR，第二个表示长度。VRs使用两个字母代码表示数据类型。例如，患者姓名是PN类型，整数为IS类型。还为可变长度作了规定。DICOM标准旨在提供向下兼容性，因此这两种方法都是允许的。DICOM数据字典定义了三种数据类型。类型1数据必须存在，不接受空白值。类型2数据元素也是必需的，但是允许它们的值为空。类型3数据是可选的。1型和2型数据都可以是条件性的（如1C型数据），表明只有在满足某些条件时才需要它们存在。

不同计算机系统使用不同的存储方法来存储大于8位（1字节）的数据。一些计算机，例如基于Windows系统的PC机，首先使用最不重要的字节存储（或传输）2字节数字。这被称为小端[4]存储格式。另一种方法仍然在许多UNIX工作站中使用，是反转两个字节，这被称为大端存储格式。DICOM为这两种表示方法都提供了支持，但是默认情况下使用的是小端存储格式。

要检查DICOM数据，必须首先以part-10格式获取数据，这并不容易；两个系统可以通过DICOM传输数据，但内部不使用DICOM文件。许多放射治疗系统都有一个中间步骤，在此步骤中，数据以文件形式存储，直到用户明确导入它们。也可以在PC上设置DICOM服务，该服务将接收DICOM数据并存储为文件[5]。在一定程度上，可以使用标准文本编辑器来理解DICOM文件头中的文本字段，但是需要DICOM转储程序（可从ERL或OFFIS获得）来进行任何彻底的分析。

49.2.2　数据组织

DICOM数据结构基本是一个分层的数据结构。顶层是患者数据。患者数据进一步被分解为一系列的检查或研究。因此，MR研究可能包含T1加权序列和T2加权序列。由于多层图像的每个切片在DICOM中是一个单独的复合对象，因此所有这些相关对象都在单个系列中分组。如后面所述（图49.2），DICOM RT对象，例如DICOM RT Plan，存储在系列级别。

49.2.3　DICOM操作（服务类）

要使两个系统之间通信，必须定义多个事项。对于复合信息对象，例如图像，允许的事项包括STORE、GET、MOVE、FIND和ECHO。这些基本服务被称为DICOM消息服务元素（DIMSEs）。任何实际任务都可能涉及这些事务的序列，这些事务被称为服务类。像Query/Retrieve这样的服务类由三个基本服务组成：FIND、GET和MOVE。服务在数据对象上执行，服务的执行方式取决于服务的数据对象。因此，服务和对象形成了一个服务-对象对（SOP）类。SOP类的一个典型例子是CT图

[3] DICOM标准只指定偶数组，所有奇数组都提供给公司用于DICOM对象定义中所不包括的专有数据。所有这类私有组都已注册，是为了确保制造商之间不存在数据误读。如果对象是图像，最后的标记(7fe0,0010)是作为连续像素数据。读取图像数据所需的信息(图像大小，位深度等)包含在DICOM头的0028组中。

[4] 这个词源于《格列佛游记》，指的是半熟鸡蛋应该从大端还是小端打开的问题。

[5] 这类软件以中央测试节点（CTN）的形式提供，可从马林克罗特研究所电子放射学实验室(www.mir.wustl.edu/research/research-laboratories/electronic-radiology-laboratoryerl/our-research/centraltest-node- documentation)或OFFIS(http://dicom.offis.de / dcmtk.php.en)获取。

像存储。

49.2.4 DICOM标识符（唯一标识符）

DICOM标准包含了一个系统，能够以这样方式识别对象，即每个生成数据的系统都可以为保证唯一数据创建一个标识符。这称为唯一标识符（UID）。UID可以用作允许将对象链接在一起的指南。每个制造商都注册了一个唯一的UID根。制造商有责任确保组成完整UID的其余数字也是唯一的。每个SOP实例都有自己存储在数据元素（0008，0018）中的UID。如果一个对象被用作创建新对象的基础，例如，一个基于CT图像的结构集，那么该结构集将引用DICOM头文件中的CT图像UID。还有研究和系列UID，通过这些UID，数据库可以准确地确定哪些对象属于一类。在UID帮助下，相关数据对象可以通过不同通路发送到存档系统，并可以在到达指定位置后恢复连接。

49.2.5 数据通信

DICOM标准是建立在国际标准化组织开放互联系统（ISOOSI）七层模型的基础上，在该模型中，数据从应用程序到物理传输层要经过不同层。DICOM处理应用层，它的一些术语，如应用程序实体标题（AE title）就是由此派生而来的。在实际应用中，该标准基于传输控制协议/互联网协议（TCP/IP）网络。每个系统都有一个固定IP地址，服务类提供者（SCP）（见章节49.2.5.1）将在指定TCP端口上监测DICOM关联。DICOM通信的标准端口是104端口，但只要所选端口不是专用于其他网络服务（如ping、ftp和telnet）的端口，则可以选择任何端口。一个系统可能在不同的TCP端口上同时运行不同的DICOM服务。

49.2.5.1 服务类用户和服务类提供者

DICOM通信总是在两台计算机之间进行，其中一台是用户（或客户端），另一台是特定事务的提供者（或服务器）。它们被称为服务类用户（SCU）和服务类提供者（SCP）。DICOM消息接收方被称为提供者，因为它必须在接收到用户消息时执行某些操作。因此，希望传输数据的CT扫描仪被定义为SCU，而图像存档和通信系统（PACS）存档或治疗计划系统被定义为SCP。一台给定的计算机可以同时是SCP和SCU。例如，计划系统还可以查询CT扫描设备数据库并检索图像。对于该类事务，CT扫描设备是查询/检索SCP，而计划系统是查询/检索SCU。

在与之关联的其他所有系统中，每个系统都维护一个列表。这个列表有三个必需字段：IP地址、TCP端口和DICOM服务的应用程序实体（AE）标题。在软件中为每个DICOM应用程序设置AE标题。它可以是任何东西，但明智的做法是确保每个系统都有不同且具有代表性的AE标题。一些系统根据AE标题在内部对列表进行排序，因此具有相同AE标题的条目会导致严重的问题。

49.2.5.2 DICOM数据传输

使用DICOM传输数据包括三个阶段。

1.第一阶段是两台计算机之间的连接操作，这被称为建立关联。每个SCU和SCP都有一个定义好的AE标题。SCP监测计算机上已定义的端口，因此SCU必须知道SCP AE标题、端口号和标识计算机的IP地址。SCU首先请求与SCP建立关联，提供有关其自身AE标题和IP地址信息。根据SCP中包含的保护程度，如果AE标题或SCU主机IP地址不被识别，则该关联可能被拒绝，但SCP可以设置为接受任何关联。

2.下一步是协商所需的操作（SOP类）和数据的传输语法（例如VR小端）。在协商的这个阶段，通信也可能被拒绝。

3.一旦确定数据是兼容的，就会传输数据。SCP现在将尝试执行所请求的SOP类。但如果缺少某些数据元素，数据就无法传输，在这种情况下，可能会返回一条错误消息。然而，错误消息不一定是数据传输失败的指示，因为它可能指的是一些不符合要求的数据。同样，由于某些数据问题，已显示的成功数据传输可能实际上并不成功。这方面的一个例子是，不同的系统使用不同的方法来确定两个图像是否不同。如果接收端使用了发送系统未传输的可选DICOM元素（参见章节49.2.1和章节49.2.6），则后续成功传输的图像会相互覆盖。

49.2.6　DICOM一致性的声明

鉴于DICOM标准的广泛适用性，与DICOM数据交互的软件不可能支持该标准中定义的所有数据类型。对于给定的数据对象，定义了某些强制参数，如果要支持该数据对象，则必须包含这些参数，但还可以包含其他选项。因此，每个软件供应商都需要生成DICOM一致性声明，其中定义了所支持的对象和所使用的可选项。一致性声明还应列出所采取的操作以及必须满足的任何特定需求。根据两个软件的DICOM一致性声明，可以确定软件系统是否能够相互通信，以及预期的互操作性程度。在49.2.5.2节给出的示例中，图像可以在系统之间进行传输，但由于图像存储不当，无法实现互操作性。互操作性失败的另一个例子是，有关图像放大的数据没有以接收系统使用的形式传输。通过比较两种一致性声明，判断通信是否成功相对容易些。然而，由于DICOM中有许多可选项，并且经常出现对标准的误解，互操作性只能通过实时数据传输测试以及对传输数据的仔细评估来确认可靠性。

DICOM端口还需要与医院信息系统等进行通信。已经建立了一个国际组织来评估互联互通性，称为医疗健康信息集成规范（IHE），IHE也有自己的连接马拉松测试（IHE Connectathons），将不同系统聚集在一起进行互联互通性测试。IHE是解决互联互通问题的一个有用的数据来源（www.ihe.net/Resources）。IHE开发概要文件描述了临床实践中使用的工作流程，然后安排这些概要文件在多个供应商系统之间进行连接马拉松测试。这种情况的一个例子是2012年放射肿瘤学多模态配准（MMRO–II）[6]。

49.2.7　数据转换与质量保证

人们通常认为，如果系统进行了适当检查（如校验），以确保数据的完整性，那么电子数据传输就不会出错。但事实并非如此，因为数据传输过程很可能涉及数据从一种标准到另一种标准的转换[7]（例如，见第49.4.2节）。因此，必须仔细测试每个DICOM接口，以确保传输的数据符合预期。

49.3　DICOM 应用于诊断影像数据

放射治疗计划中使用了许多不同来源的影像数据，数据来源包括CT、MR、PET、SPECT、超声和平面X射线图像。DICOM标准中最成熟的部分是与CT数据相关的部分。如前所述（第49.2.1节），DICOM图像格式由一个头文件组成，其中大部分是以ASCII格式表示，它定义了患者姓名、图像标识以及关于图像类型和格式等详细信息。CT数据集的每个层面存储为一个单独文件，文件扩展名通常为dcm或img。除了轴向断层数据外，DICOM还定义了一种二次捕获数据类型，称为DICOM SC，它允许几乎任何二维（2D）图像类型存储为DICOM文件。有些图像只能作为位图格式文件使用，如TIFF或BMP，将这些图像转换为DICOM SC格式并附加适当头文件信息的方法非常有用。DICOM图像文件查看器随处可见，许多都是免费的（Escott和Rubinstein，2003；Haak等，2016）。

49.3.1　DICOM工作列表

DICOM工作列表提供了一种简化诊断部门工作的方法，并使CT扫描仪或其他图像采集系统（模式）的工作负载更容易地与PACS或放射学信息系统（RIS）紧密集成。当不同模态影像设备通过DICOM工作列表从RIS获得相同的患者的统计信息时，这消除了随后在档案中关联来自同一患者的数据中偶然出现类型差异的问题（另见章节49.5）。所执行的过程步骤允许成像系统记录所请求的成像操作开始和完成。图像报告的定义也有格式（Hussein等， 2004），该标准后面添加的功能是存储承诺许可，这在将图像发送到存档时非常有

[6] wiki.ihe.net/index.php/Multimodality_Registration_for_Radiation _Oncology_2012.

[7] 使用DICOM标准进行数据内部存储越来越常见。这将减少数据转换的需求，提高了安全性。

用。CT扫描设备发送一个存储请求许可，存档文件响应确认数据令人满意并提交存储，然后CT扫描设备就可以安全地删除图像了。DICOM工作列表也可用于放射治疗CT扫描设备。

49.3.2 存储媒介

该标准包括如何将图像和其他数据存储在各种可移动媒介上的定义，如DVD和CD-R。这使得在没有PACS的情况下，数据能以一种相对可靠的方式存档，可以很容易地传输到不同的治疗中心和外部医疗机构，或提供给患者。

49.3.3 磁共振图像

磁共振成像与其他成像方式的不同之处在于，同一解剖层面的图像可以有多个不同信息的图像，图像可以从任何方向获取。

49.3.3.1 对放疗计划设计有用的MR功能序列的DICOM问题

放疗计划设计中常用的MR序列包括T2加权、T1加权增强和STIR（短程反转恢复）。许多其他MR序列可能有利于计划设计，但注意计划系统可能在获取DICOM标签中的信息以生成有用的图像显示方面可能会遇到困难。例如，PACS中的MR弥散加权成像（DWI），这一直是个问题，在这种情况下，DICOM标签的私有关键信息可能会从MR扫描设备中传输出去。

49.3.3.2 非轴向MR序列的获取

通常情况下，获取MR图像的最佳平面不是横断面。相关解剖可以在不同的平面上进行更高效的扫描，以在相同的检查时间内获得更好的图像质量，或者缩短MR检查时间以改善患者舒适度。计划系统通常接受横断面的MR图像，但可能无法高效地处理非横断面的图像，或者根本无法接受它们。基于计划系统对DICOM的方向声明的观察，即使序列方向仅与完全横轴方向略有不同，也可能会出现这样的问题。

49.3.3.3 无CT影像的MR放疗计划

计划系统可能要求主要图像在其DICOM头文件中声明其为CT图像。当使用MR图像而不使用CT扫描时，可能会出现DICOM识别问题。因此，MR系列可以转换成伪CT影像，像素自动分割成有限数量的组织类型，包括骨骼、空气、脂肪和富含水分的软组织。在该系统中，MR图像值被指定的Hounsfield单位所代替，该单位表示分割算法所表示的组织类型。传输的图像在DICOM中形成伪CT图像，因为这样可以像CT图像一样用于计划设计。其他商业系统中，MR是解剖图像信息的主要来源，如MRI直线加速器（见第14.4节）。

49.3.4 DICOM打印功能

DICOM定义了一个打印影像的标准，该标准可用于在任何支持该标准的打印机上获得拷贝图像，但这对激光成像仪特别有用。任何具有DICOM打印输出的软件系统都可以在成像设备上产生高质量图像。

49.4 放射治疗数据对象

虽然影像本身是放射诊断学的主要兴趣所在，但在放射治疗中，像素数据元素大小也很重要。此外，指示感兴趣区域的覆盖层需要单独数据对象提供，即所谓的结构，以便在治疗计划设计中使用它们。为此，1997年，DICOM委员会决定在标准中增加一组放射治疗专用对象（Neumann, 2002）。图49.1显示了放射治疗部分的数据流和传输的相关DICOM对象。

49.4.1 DICOM RT结构集

为了进行放射治疗计划，需要明确放疗靶区和OAR。这个层面图像的分割过程产生了一组结构，这些结构是由DICOM RT结构集对象定义的。数据结构允许有不同的轮廓类型，包括身体或外部轮廓和靶区作为计划肿瘤靶区（PTV）、临床肿瘤靶区（CTV）或大体肿瘤靶区（GTV）。结构也可以定义为避让结构。这些结构具有特殊含义，必须跨不同计算系统保持这些含义。一个结构集被链接到一组图像中（如章节49.4.9所述）。除轮廓线以

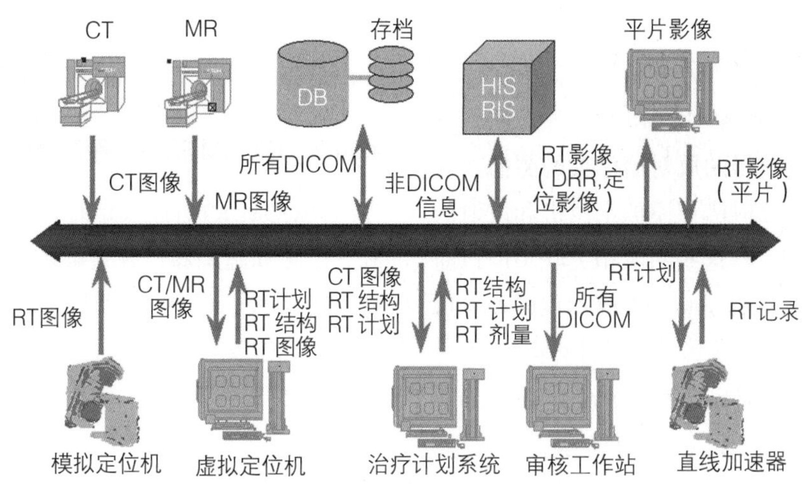

图 49.1　在治疗计划和剂量传输过程的不同阶段的 DICOM 数据的传输，还可以添加一个 DICOM 打印机。设备之间的数据传输意味着它们之间已经建立了特定连接，可以在每个设备和存档之间建立接口，这样就可以在设备之间提供连接（必须注意确保在直线加速器治疗患者之前获得批准，否则治疗计划无法完成传输）（模拟定位机目前正被 CT 所取代）

外，该标准还允许定义各种标记和等中心，尽管对这些标记和等中心的解释略有不同。

49.4.2　DICOM RT计划

治疗计划设计过程会涉及由DICOM RT计划对象定义的一系列治疗束定义，这包括等中心位置的指示、射野尺寸和射束方向，并提供容差表的定义。还会定义机器跳数的数量，以及描述肿瘤靶区和OAR剂量和计划分次的方法。治疗床移动可以是相对的，也可以是绝对的。DICOM标准要求，除了坐标系统的定义外，所有射束的定义都遵循国际电化学委员会（IEC）1217标准（IEC 2011，见第11.9.1节）。在DICOM中，正z方向沿着治疗床指向机架，而在IEC1217中，这是y方向。在IEC1217中，正z方向是前方（对于仰卧位患者），而在DICOM中，正y方向是后方。x方向不变。这个问题可能会导致混乱（见第32.3.3和47.2节）。

RT计划传输可能需要进行多次数据转换，这些可能包括治疗室、楔形板和任何电子适配器的名称。因此，在建立连接时要非常小心地验证这些数据传输，并随后采取适当的预防措施。对于多段治疗，如IMRT束和自动楔形治疗，可能需要改变段数。例如，治疗计划系统可能将一次步进式IMRT治疗由4段组成，而直线加速器可能把这个作为一个具有8个控制点的序列，在每段的开头和结尾，因为加速器需要三个额外的仅移动段。加速器本身使用DICOM约定。

治疗计划设计对计划批准状态作了规定，但并不是强制执行的。

还有一个特定用于离子束治疗的模块，类似于RT Plan模块，但为离子束治疗提供了额外的信息（AAPM 2020c）。

49.4.3　DICOM RT剂量

治疗计划系统计算的剂量分布是矩阵内的点与相关剂量。这些剂量网格文件由DICOM RT剂量对象提供。DICOM RT剂量规范中也有定义，通过剂量体积直方图和剂量感兴趣区（ROI）统计存储剂量和结构之间的关系数据。也可以定义等剂量曲线。DICOM RT剂量功能正在缓慢实施中，并已用于整理临床试验数据（如Carilllo等2019年使用了VODCA软件）和建立通用数据分析平台（如Cutright等，2018）。

49.4.4　DICOM RT图像

在放射治疗中，X射线平面图像与治疗相关射野的几何设置密切相关。RT图像是X平面射线格式的扩展，提供了额外的关于图像的严格几何信息，如到源的距离，并结合与特定射束相关的DICOM RT计划对象的字段定义模块的图像。通过这种方式，解剖图像可以被要处理的该治疗区域的解剖形状以及任何解剖结构的覆盖。也可以将射野表示为曲线对象，但用处不大。

这样的图像可以通过多种方式生成。治疗计划系统将生成数字重建X线片（DRRs），显示从垂直于患者上方的平面上获得的放射治疗束的图像。这些图像的其他来源是放射治疗模拟定位机和放射治疗设备机载成像装置。与这些图像相关联（但目前未被DICOM格式覆盖）的是相关射野摆位误差，这些误差是通过与计划中RT图像的比较计算得出的。

为了提供向下兼容性，许多系统允许将其覆盖合并到图像像素中，并以DICOM SC格式存储图像。然后可以在不解释RT图像元素的系统上查看图像。这是一个令人不太满意的解决方案，因为图像数据会丢失，而射束信息只能以视觉形式保留。

49.4.5 DICOM空间配准对象

DICOM配准对象虽然不是严格意义上的DICOM RT对象，但与放疗有着特殊的相关性（见第35.2节），因为它记录了两组数据集矩阵之间的配准计算。每个数据集都由系列UID表示，其中一个系列被标识为基于配准坐标系统的参考数据集。

49.4.6 DICOM RT治疗记录

DICOM RT治疗记录对象确定了可用数据对象的列表。包括近距离放射治疗记录和治疗摘要。治疗记录数据也可以存储在电子病历记录中。

49.4.7 DICOM RT在近距离放射治疗中的应用设置

DICOM RT近距离治疗对象描述了治疗设备、源、屏蔽和施源器，源列被称为通道；描述了六种技术（内腔、腔内、间质、接触、血管内和永久性），并定义了剂量率（见第52.3节）。源通过其序列号及相关源活度、活度日期和时间来确定。

49.4.8 其他数据格式

大多数治疗计划制造商都有自己的内部专有数据格式，但他们现在已越来越多地使用DICOM格式来存储内部数据，有时还包括私有对象（见章节49.2.1）。DICOM不支持人口统计学数据，因此需要与HL7[8]等标准进行互通（见章节49.2.6）。如果使用了不同的内部存储格式，那么验证数据的正确传输是很重要的（参见第49.7节）。

49.4.9 DICOM RT依赖关系

在放射治疗计划过程中，会产生大量DICOM对象。有一个依赖关系系统，其中每个DICOM RT对象都包含与其相关的DICOM对象的引用。如图49.2所示。

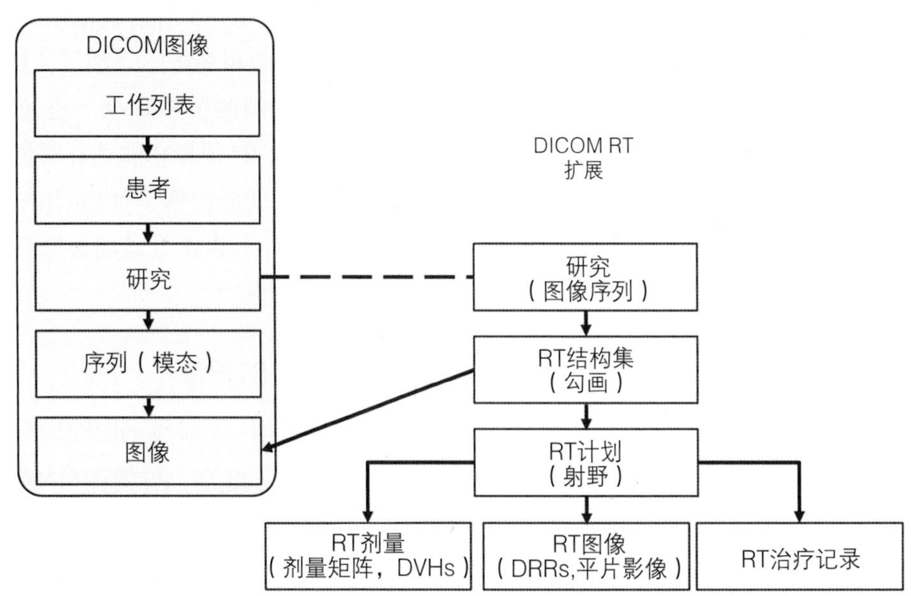

图 49.2 将 DICOM RT 扩展到原始标准 DICOM 的简化模型，显示了信息对象定义（IOD）模块之间最重要的关系。该研究通常是一个计划 CT，可以有不同结构集，用于多阶段治疗（该标准正逐步被第二代 RT-DICOM 所取代 - 见章节 49.8）

[1] www.HLT.org

49.5　放疗过程中的数据可视化

虽然在诊断领域数据可视化的要求已经很明确，但除了使用放射治疗专用软件外，使用其他方式查看放射治疗数据目前还处于初级阶段。然而，由DICOM RT提供的标准化，为使用符合标准的通用的可视化工具来查看放射治疗数据提供了机会。在本节中，将介绍这些设施的使用方式。

如果不能支持特定对象可视化，那么存储系统只能接受所有对象，而且不能修改，并能够根据需要将不经修改的对象传输到其他计算机系统。由于一些计算机系统不能接收特定的对象，所以由存储系统传输的对象必须是可选择的（即必须有可能将任何对象组合传输到指定接收方）。同样重要的是，存储在不同对象中的患者标识符应该是一致的。接收系统通常需要能够识别属于同一患者数据集中不同的DICOM对象。因此，对于所有对象来说，应用于诸如名称之间和字段末尾的空格等问题的规范必须相同。

49.5.1　肿瘤靶区

放射治疗专家有时可能是异地的医疗机构为患者做远程会诊，他希望远程操作制定治疗计划的电脑，并希望能够审查和修改所定义的肿瘤靶区，并与多学科团队的同事进行讨论。这需要显示DICOM RT结构集叠加，以及编辑它们的可能性。这个问题的一个解决方案是使用远程访问服务器，使其远程使用肿瘤中心的设施成为可能。

49.5.2　放疗计划图像查看

对于模拟计划的患者，放射肿瘤学家将需要查看在模拟定位时获得的RT图像，以确定该计划是否令人满意。他们需要查看相关的射束叠加的图像，并能够编辑准直器位置和任何屏蔽装置。对于CT计划的患者，DRR将构成完整计划审查的一部分，肿瘤医生需要看到结构和射野覆盖。

49.5.3　计划剂量

所有DICOM对象的可用性对于剂量计划至关重要。为了能够使用已定义的轮廓，结构集必须以适当DICOM格式存储。由DICOM RT提供的标准化协议允许在计划系统之间交换数据，并实现剂量计算的独立验证（Spezi等，2002）。

49.5.4　计划剂量查看

计划剂量将由专门剂量计算系统生成。该计划剂量需要由放射治疗专家核查，并批准（或不批准）适合治疗。以后无论何时查看患者剂量，这些剂量的显示都可用于审查。需要三维（3D）视图来显示剂量分布及其与肿瘤靶区和OAR体积的关系，以及在横断面图像和重建的冠状面和矢状面图像上叠加的二维显示。

49.5.5　治疗验证图像查看

验证图像可用于与参考图像或DRRs进行比较。成像软件通常包括进行此类图像比较和测量图像或射野设置误差差异的设施。这可以通过使用射野形状和患者解剖的叠加或自动配准软件（参见48.2.3.2）来完成。射野设置误差的值需要与图像一起存储。一种方法是将匹配的模板图像存储为DICOM-SC对象，以便审查者能够看到匹配过程的最终结果。

49.5.6　记录批准

放疗对象可视化的主要目的之一是让临床肿瘤学家审查计划、剂量和图像，并批准已经制定的计划。一旦开始治疗，临床肿瘤学家可以将平面图像与计划参考图像结合起来查看，并批准继续治疗。放射治疗对象的审批状态非常重要，纳入了DICOM标准。临床医生可通过电子签名批准对象，明确表明批准治疗。

49.6　DICOM的匿名化

在很多情况下，需要去除患者的身份信息。最常见的是当临床试验数据被发送到数据中心时，当数据用于培训时，或者如果需要将数据发送给软件公司帮助解决软件问题时，则需要确保无法从数据中提取出患者的身份信息。DICOM的官方术语是去识别，DICOM标准补充的142（DICOM 2011）

涵盖了去识别。有两种类型的去识别方法：①伪匿名化，在这种情况下，给定一个单独的数据密钥，就可以检索到患者的身份；②完全匿名化，不可能查明患者是谁。当数据分析可能会产生对患者有益的信息时，前者是有用的。Aryanto等（2015）分析了几个声称对数据进行匿名化的免费软件包，发现其中一些软件包存在缺陷。在审查的一揽子方案中，最令人满意的是北美放射学会（RSNA）提供的方案（Aryanto等，2012）[8]。

匿名化程度需要根据具体情况进行调整，例如，治疗计划系统可能声称对数据进行了匿名化，因为所有患者姓名都已更改，但系统仍然可以识别患者，因为UID未更改。为了使CT数据集完全不可追溯，除了患者特定的标识符外，还需要删除所有可能识别扫描完成时间和操作人员姓名等的字段（如果需要随后检索数据，补充120指定了在已识别的数据集中加密患者识别信息的方法）。为了避免无意识别，所有自由文本和私有对象也需要被删除。一些图像，例如超声图像，有些数据已转变为灰度图像，匿名化要求这些数据也要被删除。然而，这种完全匿名可能会使数据无法用于预期目的。例如，如果某些对象被移除或设置为空，或者CT扫描仪的ID被消除，那么计划软件可能无法导入数据。DICOM RT对象的决策树结构（图49.2）意味着，当数据被匿名化时，树中所有UID和相关的交叉引用需要一起更改。如49.2.4节所述，确保UID唯一性的方法是，生成它的软件用唯一根标识符登记。因此，生成新ID的软件也必须登记[9]。控制患者重命名也是有用的，这样头颈部病例可以被称为，例如，HN1，HN2等，以便易于识别及培训。也可以使用患者试验号，但数据不是完全匿名。为这种重命名制定一种策略是很重要的，否则在需要数据时很难找到它们。DICOM匿名器的规范应该列出哪些对象将被匿名，哪些对象不被匿名。应描述图49.2所示的树结构中的对象，并且应该指定如何进行匿名化，以便数据元素是自洽的；例如，指示数据变量长度的标签必须被更改，以匹配更改后变量的新长度（见章节49.2.1）。一些患者特定的数据可能需要保留；例如，PET标准化摄取值（SUV）数据可能需要与患者身高和体重相关。因为匿名化很容易删除查看所需的数据链接，所以测试匿名化数据以确保能对数据执行预期的操作很重要。

[8] 关于此软件的信息，可见 mircwiki.rsna.org/index.php?title=MIRC_CTP

[9] 详 见 dicom.nema.org/dicom/2013/output/chtml/part05/chapter_ C.html

49.7 质量保证相关问题

DICOM标准提供了一种增强的放射治疗中计算机系统之间互操作性的方法。然而，尽管图像传输通常是无缝操作，将放射治疗向标准化发展的复杂性意味着对每个数据链进行单独测试是必要的。关于此类测试的建议可以在医学物理与工程研究所（IPEM）报告93（IPEM 2006b）和AAPM TG-185报告（AAPM 2020c）中找到。电子数据传输比通过键盘输入的人工数据传输更可靠，但由于在数据传输过程中发生了许多转换，无法保证准确性。可以考虑制定适当的协议，以确保执行适当检查。需要开发独立于DICOM的电子数据验证方法。现在，DICOM标准已很好地建立，更标准化的数据查阅方法正在出现，这有助于使电子数据得到更广泛的应用。然而，由于在放射治疗中存在严重的潜在危害，在完全实施无纸化系统之前应谨慎应用。

可能有必要在两个系统之间迁移一个组织的DICOM对象存档。相关供应商对DICOM标准的遵从极大地便利了这一过程。尽管如此，组织在PACS迁移中遇到的困难促进了供应商中立档案（VNA）的开发和营销，其中DICOM提供的标准化允许其他系统访问供应商中立的文件。为了使VNA对肿瘤中心有用，其支持所有DICOM对象（包括DICOM RT）的能力必须得到验证。

49.8 第二代RT对象

第49.4节中介绍的第一代放疗对象有许多相互依赖的关系，当所有环节都必须更新时，这可能会造成问题。此外，第一代结构是基于C型臂直线加速器，即无法与Tomotherapy和Cyberknife等兼容。

第二代对象定义始于附录147（2018），进一步的补充正在开发过程中。下列要素在DICOM标准第3部分的第7.14节中定义：

- RT Course–治疗一个或一组肿瘤的顶层设计；
- RT Physicion Intott–包括处方剂量、模式和治疗技术；
- Conceptual Volume–所治疗的解剖区域；
- RT Segment Annotation–感兴趣的子体积（结构）；
- RT Radiation Set–以分次形式给出一组放射治疗束；
- RT Radiation–将独立射野描述为一组连续的“控制点”；
- RT Radiation Record–记录每一个分次的照射记录，通常是RT Radiation副本；
- RT Treatment Phase–在此期间从多个RT Radiation Set中传递多个Treatment Fraction的时间段；
- RT Treatment Session，RT Treatment Fraction–RT Treatment Phase的细分；
- Dosimetric Objective–剂量体积限制或MU限制。

H 部分：参考文献

AAPM (American Association of Physicists in Medicine). Report of Task Group 35. Medical Accelerator Safety Considerations. New York, NY: American Institute of Physics, 1993a. doi:10.1118/1.596977

AAPM. Report 38. The Role of a Physicist in Radiation Oncology. New York, NY: American Institute of Physics, 1993b. www.aapm.org/pubs/reports/RPT_38.pdf

AAPM. Report 46. Comprehensive QA for radiation oncology. Task Group 40. 1994a – see Kutcher et al. (1994).

AAPM. Report 13. Physical Aspects of Quality Assurance in Radiation Therapy. Task Groups 22 and 44. New York, NY: American Institute of Physics, 1994b. www.aapm.org/pubs/reports/RPT_13.pdf

AAPM. Report 55. Radiation Treatment Planning Dosimetry Verification. Task Group 23 – see Miller et al. 1995.

AAPM. Report 62. Quality assurance for clinical radiotherapy treatment planning. Task Group 53 – see Fraass et al. 1998.

AAPM. Report 67. AAPM's TG-51 protocol for clinical reference dosimetry of high-energy photon and electron beams – see Almond et al. 1999.

AAPM. Report 72. Basic applications of multileaf collimators. Task Group 50. 2001a – see Boyer et al. (2001).

AAPM. Report 76. AAPM protocol for 40-300 kV x-ray dosimetry in radiotherapy and radiobiology. Task Group 61. 2001b – see Ma et al. (2001).

AAPM. Report 83. Quality assurance for computed-tomography simulators and the computed-tomography-simulation process. Task Group 66. 2003a – see Mutic et al. (2003).

AAPM. Report 82. Guidance document on delivery, treatment planning, and clinical implementation of IMRT: IMRT Subcommittee of the AAPM Radiation Therapy Committee. 2003b – see Ezzell et al. (2003).

AAPM. Report No 87. Diode In Vivo Dosimetry for Patients Receiving External Beam Radiation Therapy. Task Group 62 – see Yorke et al. 2005.

AAPM. Report 95. The management of imaging dose during image-guided radiotherapy. Task Group 75 – see Murphy et al. 2007.

AAPM. Report 106. Accelerator beam data commissioning equipment and procedures. Task Group 106 – see Das et al. 2008.

AAPM. Report 142. Quality assurance of medical accelerators. Task Group 142. 2009a – see Klein et al. (2009).

AAPM. Report 119. IMRT commissioning: multiple institution planning and dosimetry comparisons. Task Group 119. 2009b – see Ezzell et al. (2009).

AAPM. Report 104. The Role of In-Room kV X-Ray Imaging for Patient Setup and Target Localization. Task Group 104. 2009c – see Yin et al. (2009).

AAPM. Report 148. QA for helical tomotherapy. Task Group 148. 2010a – see Langen et al. (2010).

AAPM. Report 100. Acceptance Testing and Quality Assurance Procedures for Magnetic Resonance Imaging Facilities. MR Subcommittee Task Group 1. 2010b – see Jackson et al. (2010).

AAPM. Report 138. A dosimetric uncertainty analysis for photon-emitting brachytherapy sources. Task Group 138. 2011a – see DeWerd et al. (2011).

AAPM. Report No 197S. The Essential Medical Physics Didactic Elements for Physicists Entering the Profession through an Alternative Pathway. 2011b – see Maughan et al. (2011).

AAPM. Report 120. Dosimetry tools and techniques for IMRT. Task Group 120. 2011c – see Low et al. (2011).

AAPM. Report 114. Verification of monitor unit calculations for non-IMRT clinical radiotherapy. Task Group 114. 2011d – see Stern et al. (2011).

AAPM. Report 179. Quality assurance for image-guided radiation therapy utilizing CT-based technologies. Task Group 179 – see Bissonnette et al. 2012.

AAPM. Addendum to TG 51 Code of practice – see McEwen et al. 2014.

AAPM. Practice Guideline 4.a: Development, implementation, use and maintenance of safety checklists. 2015a – see Fong de Los Santos et al. (2015).

AAPM. Practice Guideline 5.a: Commissioning and QA of Treatment Planning Dose Calculations – 2015b see Smilowitz et al. (2015).

AAPM. Report 283. Application of risk analysis methods to radiation therapy quality management. Task Group 100 – see Huq et al. 2016.

AAPM. Report 132. Use of image registration and fusion algorithms and techniques in radiotherapy. Task Group 132. 2017a – see Brock et al. (2017).

AAPM. Report 211. Classification and evaluation strategies of auto-segmentation approaches for PET. Task Group 211. 2017b – see Hatt et al. (2017).

AAPM. Report 218. Tolerance limits and methodologies for IMRT measurement-based verification QA. Task Group No. 218. 2018a – see Miften et al. (2018).

AAPM. Report No 263. Standardizing Nomenclatures in Radiation Oncology. Task Group 263. 2018b – see Mayo et al. (2018).

AAPM. Report 174. Utilization of 18FFluorodeoxyglucose Positron Emission Tomography (18FFDG-PET) in Radiation Therapy. Task Group 174. 2019a – see Das et al. (2019).

AAPM. Report 177. Acceptance Testing and Annual Physics Survey Recommendations for Gamma Camera, SPECT, and SPECT/CT Systems. Task Group 177. 2019b – see Halama et al. (2019).

AAPM. Report 233. Performance Evaluation of Computed Tomography Systems. Task Group 233. 2019c – see Samei et al. (2019).

AAPM. Report 270. Display quality assurance. Task Group 270. 2019d – see Bevins et al. (2019).

AAPM. Report 126. PET/CT Acceptance Testing and Quality Assurance. Task Group 126. 2019e – see Mawlawi et al. (2019).

AAPM. Report 224. Comprehensive proton therapy machine quality assurance. Task Group 224. 2019f – see Arjomandy et al. (2019).

AAPM. Report 191. Clinical Use of Luminescent Dosimeters: TLDs and OSLDs. Task Group 191. 2020a – see Kry et al. (2020).

AAPM. Report 235. Radiochromic Film Dosimetry: An Update to TG-55. 2020b – see Niroomand-Rad et al. (2020).

AAPM. Report185. Clinical commissioning of intensity modulated proton therapy systems. Task Group 185. 2020c – see Farr et al. (2021).

AAPM. Report 202. Physical Uncertainties in the Planning and Delivery of Light Ion Beam Treatments. Task Group 202. 2020d – see Moyers et al. (2020).

AAPM. Report 270A. Practical application of AAPM Report 270 in display quality assurance. Task Group 270. 2020e – see Bevins et al. (2020).

AAPM. Report 275. Strategies for effective physics plan and chart review in radiation therapy. Task Group 275. 2020f – see Ford et al. (2020).

AAPM. Report 291. Principles and applications of multienergy CT. Task Group 291. 2020g – see McCollough et al. (2020).

AAPM. Report 292. Dose-rate considerations for the INTRABEAM electronic brachytherapy system. 2020h – see Culberson et al. (2020).

Aarup, L. R., Nahum, A. E., Zacharatou, C., Juhler-Nottrup, T., Knöös, T., Nystrom, H. et al. The effect of different lung densities on the accuracy of various radiotherapy dose calculation methods: implications for tumour coverage. *Radiother. Oncol.* **91** (3):405–414, 2009. doi:10.1016/j.radonc.2009.01.008

Abdul Rahim, M. R., James, M. L. and Hickey, B. E. Intervention quality is not routinely assessed in Cochrane systematic reviews of radiation therapy interventions. *J. Med. Imaging Radiat. Oncol.* **61** (5):662–665, 2017. doi:10.1111/1754-9485.12589

Able, C. M., Baydush, A. H., Nguyen, C., Gersh, J., Ndlovu, A., Rebo, I. et al. A model for preemptive maintenance of medical linear accelerators – predictive maintenance. *Radiat. Oncol.* **11**:36, 2016. doi:10.1186/s13014-016-0602-1

Abrams, R. A., Winter, K. A., Regine, W. F., Safran, H., Hoffman, J. P., Lustig, R. et al. Failure to adhere to protocol specified radiation therapy guidelines was associated with decreased survival in RTOG 9704 – a phase III trial of adjuvant chemotherapy and chemoradiotherapy for patients with resected adenocarcinoma of the pancreas. *Int. J. Radiat. Oncol. Biol. Phys.* **82** (2):809–816, 2012. doi:10.1016/j.ijrobp.2010.11.039

Acharya, S., Fischer-Valuck, B. W., Kashani, R., Parikh, P., Yang, D., Zhao, T. et al. Online magnetic resonance image guided adaptive radiation therapy: first clinical applications. *Int. J. Radiat. Oncol. Biol. Phys.* **94** (2):394–403, 2016. doi:10.1016/j.ijrobp.2015.10.015

ACR (American College of Radiology). 2015 MRI Quality Control Manual. Edited by R. Price, J. Allison, G. Clarke, M. Dennis, E. Hendrick, C. Kenner et al. Reston, VA: American College of Radiology, 2015.

ACR. 2017 Computed Tomography. Quality Control Manual. Edited by C. Dillon, W. Breeden, J. Clements, D. Cody, D. Gress, K. Kanal et al., Reston, VA: American College of Radiology, 2017.

Adnani, N. Design and clinical implementation of a TG-106 compliant linear accelerator data management system and MU calculator. *J. Appl. Clin. Med. Phys.* **11** (3):3212, 2010. doi:10.1120/jacmp.v11i3.3212

Agazaryan, N., Solberg, T. D. and DeMarco, J. J. Patient specific quality assurance for the delivery of intensity modulated radiotherapy. *J. Appl. Clin. Med. Phys.* **4** (1):40–50, 2003. doi:10.1120/1.1525243

Agnew, A., Agnew, C. E., Grattan, M. W., Hounsell, A. R. and McGarry, C. K. Monitoring daily MLC positional errors using trajectory log files and EPID measurements for IMRT and VMAT deliveries. *Phys. Med. Biol.* **59** (9):N49–N63, 2014. doi:10.1088/0031-9155/59/9/N49

Ahunbay, E. E., Peng, C., Godley, A., Schultz, C. and Li, X. A. An on-line replanning method for head and neck adaptive radiotherapy. *Med. Phys.* **36** (10):4776–4790, 2009. doi:10.1118/1.3215532

Ahunbay, E. E., Ates, O. and Li, X. A. An online replanning method using warm start optimization and aperture morphing for flattening-filter-free beams. *Med. Phys.* **43** (8):4575, 2016. doi:10.1118/1.4955439

Aird, E. G., Williams, C., Mott, G. T., Dische, S. and Saunders, M. I. Quality assurance in the CHART clinical trial. *Radiat. Oncol.* **36** (3):235–244, 1995. doi:10.1016/0167-8140(95)01598-B

Alaei, P., Spezi, E. and Reynolds, M. Dose calculation and treatment plan optimization including imaging dose from kilovoltage cone beam computed tomography. *Acta Oncol.* **53** (6):839–844, 2014. doi:10.3109/0284186X.2013.875626

Alaei, P. and Spezi, E. Imaging dose from cone beam computed tomography in radiation therapy. *Phys. Med.* **31** (7):647–658, 2015. doi:10.1016/j.ejmp.2015.06.003

Alber, M., Broggi, S., De Wagter, C., Eichwurzel, I., Engström, P., Fiorino, C. et al. *Guidelines for the Verification of IMRT. ESTRO Booklet No 9.* Edited by B. Mijnheer and D. Georg. Brussels: ESTRO, 2008.

Alfonso, R., Andreo, P., Capote, R., Huq, M. S., Kilby, W., Kjäll, P. et al. A new formalism for reference dosimetry of small and nonstandard fields. *Med. Phys.* **35** (11):5179–5186, 2008. doi:10.1118/1.3005481

Ali, A. S., Dirkx, M. L. P., Cools, R. M. and Heijmen, B. J. M. Accurate IMRT fluence verification for prostate cancer patients using 'in-vivo' measured EPID images and in-room acquired kilovoltage cone-beam CT scans. *Radiat. Oncol.* **8**:211, 2013. doi:10.1186/1748-717X-8-211

Almond, P. R., Biggs, P. J., Coursey, B. M., Hanson, W. F., Huq, M. S., Nath, R. et al. AAPM's TG-51 protocol for clinical reference dosimetry of high-energy photon and electron beams. *Med. Phys.* **26** (9):1847–1870, 1999. doi:10.1118/1.598691

Alonso-Arrizabalaga, S., Brualla González, L., Roselló Ferrando, J. V., Pastor Peidro, J., López Torrecilla, J., Planes Meseguer, D. et al. Prostate planning treatment volume margin calculation based on the ExacTrac X-Ray 6D image-guided system: margins for various clinical implementations. *Int. J. Radiat. Oncol. Biol. Phys.* **69**:936–943, 2007. doi:10.1016/j.ijrobp.2007.06.063

Althof, V., De Ost, B., Reynaert, N., Schubert, K., Sterpin, E. and van der Kamer, J. B. Quality Assurance for Tomotherapy Systems. Report 27 of the Netherlands Commission on Radiation Dosimetry Netherlands Commission on Radiation Dosimetry, 2017. doi:10.25030/ncs-027

Amies, C. J., Mameghan, H., Rose, A. and Fisher, R. J. Testicular doses in definitive radiation therapy for localized prostate cancer. *Int. J. Radiat. Oncol. Biol. Phys.* **32** (3):839–846, 1995. doi:10.1016/0360-3016(95)00524-3

Andreo, P. Accuracy Requirements in Medical Radiation Dosimetry. International Symposium on Standards, Applications and Quality Assurance in Medical Radiation Dosimetry. November 2010. Vienna: IAEA, 2011.

Antolak, J. A., Bieda, M. R. and Hogstrom, K. R. Using Monte Carlo methods to commission electron beams: a feasibility study. *Med. Phys.* **29** (5):771–786, 2002. doi:10.1118/1.1469626

Apicella, G., Loi, G., Torrente, S., Crespi, S., Beldì, D., Brambilla, M. et al. Three-dimensional surface imaging for detection of intra-fraction setup variations during radiotherapy of pelvic tumors. *Radiol. Med.* **121** (10):805–810, 2016. doi:10.1007/s11547-016-0659-9

Arivarasan, I., Anuradha, C., Subramanian, S., Anantharaman, A. and Ramasubramanian, V. Magnetic resonance image guidance in external beam radiation therapy planning and delivery. *Jpn. J. Radiol.* **35** (8):417–426, 2017. doi:10.1007/s11604-017-0656-5

Arjomandy, B., Taylor, P., Ainsley, C., Safai, S., Sahoo, N., Pankuch, M., et al. AAPM task group 224: Comprehensive proton therapy machine quality assurance. *Med. Phys.* **46** (8):e678–e705, 2019. doi:10.1002/mp.1362

Arumugam, S., Xing, A., Goozee, G. and Holloway, L. Independent calculation-based verification of IMRT plans using a 3D dose-calculation engine. *Med. Dosim.* **38** (4):376–384, 2013. doi:10.1016/j.meddos.2013.04.005

Aryanto, K. Y. E., Broekema, A., Oudkerk, M. and van Ooijen, P. M. A. Implementation of an anonymisation tool for clinical trials using a clinical trial processor integrated with an existing trial patient data information system. *Eur. Radiol.* **22** (1):144–151, 2012. doi:10.1007/s00330-011-2235-y

Aryanto, K. Y. E., Oudkerk, M. and van Ooijen, P. M. A. Free DICOM de-identification tools in clinical research: functioning and safety of patient privacy. *Eur. Radiol.* **25** (12):3685–3695, 2015. doi:10.1007/s00330-015-3794-0

Ash, D. Lessons from Epinal. *Clin. Oncol. (R. Coll. Radiol)* **19** (8):614–615, 2007. doi:10.1016/j.clon.2007.06.011

ASN (Autorité de Sureté Nucléaire). Guide No 4. Guide to risk self-assessment in external beam radiotherapy. Montrouge, France: ASN, 2009. www.french-nuclear-safety.fr/References/ASN-Guides-non-binding/ASN-Guide-No.-4

ASN. Guide No 16. Significant radiation protection events affecting patients in radiotherapy (criterion 2.1): notification and ASN-SFRO scale rating. Montrouge, France:ASN, 2010. www.french-nuclear-safety.fr/References/ASN-Guides-non-binding/ASN-Guide-No.-16

ASN. *In vivo dosimetry – Patient Safety Newsletter No.5.* Montrouge, France: ASN, 2014. www.french-nuclear-safety.fr/Information/Publications/Publications-for-the-professionals

Assmann, W., Kellnberger, S., Reinhardt, S., Lehrack, S., Edlich, A., Thirolf, P. G. et al. Ionoacoustic characterization of the proton Bragg peak with submillimeter accuracy. *Med. Phys.* **42** (2):567–574, 2015. doi:10.1118/1.4905047

ASTRO (American Society for Radiation Oncology). Safety Is No Accident. A Framework for Quality Radiation Oncology and Care. Arlington, VA: ASTRO, 2012. www.astro.org/uploadedFiles/Main_Site/Clinical_Practice/Patient_Safety/Blue_Book/SafetyisnoAccident.pdf

Atun, R., Jaffray, D. A., Barton, M. B., Bray, F., Baumann, M., Vikram, B. et al. Expanding global access to radiotherapy. *Lancet Oncol.* **16** (10):1153–1186, 2015. doi:10.1016/S1470-2045(15)00222-3

Avanzo, M., Rink, A., Dassie, A., Massarut, S., Roncadin, M., Borsatti, E. et al. In vivo dosimetry with radiochromic films in low-voltage intraoperative radiotherapy of the breast. *Med. Phys.* **39** (5):2359–2368, 2012. doi:10.1118/1.3700175

Avanzo, M., Drigo, A., Ren Kaiser, S., Roggio, A., Sartor, G., Chiovati, P. et al. Dose to the skin in helical tomotherapy: results of in vivo measurements with radiochromic films. *Phys. Med.* **29** (3):304–311, 2013. doi:10.1016/j.ejmp.2012.04.004

Avgousti, R., Armpilia, C., Floros, I. and Antypas, C. Evaluation of intensity modulated radiation therapy delivery system using a volumetric phantom on the basis of the Task Group 119 Report of American Association of Physicists in Medicine. *J. Med. Phys.* **42** (1):33–41, 2017. doi:10.4103/0971-6203.202419

Baffa, O. and Kinoshita, A. Clinical applications of alanine/electron spin resonance dosimetry. *Radiat. Environ. Biophys.* **53** (2):233–240, 2014. doi:10.1007/s00411-013-0509-2

Bakai, A., Alber, M. and Nusslin, F. A revision of the gamma-evaluation concept for the comparison of dose distributions. *Phys. Med. Biol.* **48** (21):3543–3553, 2003. doi:10.1088/0031-9155/48/21/006

Baker, S. J., Budgell, G. J. and Mackay, R. I. Use of an amorphous silicon electronic portal imaging device for multileaf collimator quality control and calibration. *Phys. Med. Biol.* **50** (7):1377–1392, 2005. doi:10.1088/0031-9155/53/2/013

Barthelemy-Brichant, N., Sabatier, J., Dewé, W., Albert, A. and Deneufbourg, J. M. Evaluation of frequency and type of errors detected by a computerized record and verify system during radiation treatment. *Radiother. Oncol.* **53** (2):149–154, 1999. doi:10.1016/S0167-8140(99)00141-3

Barton, M. B., Jacob, S., Shafiq, J., Wong, K., Thompson, S. R., Hanna, T. P. et al. Estimating the demand for radiotherapy from the evidence: a review of changes from 2003 to 2012. *Radiother. Oncol.* **112** (1):140–144, 2014. doi:10.1016/j.radonc.2014.03.024

Bascuas, J. L., Chavaudra, J., Vauthier, G. and Dutreix, J. The value of routine in vivo measurements in radiotherapy (author's transl). (Intérêt des mesures in vivo systématiques en radiothérapie). *J. Radiol. Electrol. Med. Nucl.* **58** (11):701–708, 1977.

Bastida-Jumilla, M. C., Larrey-Ruiz, J., Verdú-Monedero, R., Morales-Sánchez, J. and Sancho-Gómez, J. L. DRR and portal image registration for automatic patient positioning in radiotherapy treatment. *J. Digit. Imaging* **24** (6):999–1009, 2011. doi:10.1007/s10278-011-9376-z

Bastida-Jumilla, M. C., Larrey-Ruiz, J., Verdú-Monedero, R., Morales-Sánchez, J. and Sancho-Gómez, J. L. Erratum to: DRR and portal image registration for automatic patient positioning in radiotherapy treatment. *J. Digit. Imaging* **28**:127, 2015. doi:10.1007/s10278-014-9729-5

Batin, E., Depauw, N., MacDonald, S. and Lu, H. M. Can surface imaging improve the patient setup for proton postmastectomy chest wall irradiation? *Pract. Radiat. Oncol.* **6**:e235–e241, 2016. doi:10.1016/j.prro.2016.02.001

Batumalai, V., Holloway, L. and Delaney, G. P. A review of setup error in supine breast radiotherapy using cone-beam computed tomography. *Med. Dosim.* **41**:225–229, 2016. doi:10.1016/j.meddos.2016.05.001

Bayouth, J. E., Wendt, D. and Morrill, S. M. MLC quality assurance techniques for IMRT applications. *Med. Phys.* **30** (5):743–750, 2003. doi:10.1118/1.1564091

Bedford, J. L., Childs, P. J., Nordmark, H. V., Mosleh-Shirazi, M. A., Verhaegen, F. and Warrington, A. P. Commissioning and quality assurance of the Pinnacle(3) radiotherapy treatment planning system for external beam photons. *Br. J. Radiol.* **76** (903):163–176, 2003. doi:10.1259/bjr/42085182

Bedford, J. L. and Warrington, A. P. Commissioning of volumetric modulated arc therapy (VMAT). *Int. J. Radiat. Oncol. Biol. Phys.* **73** (2):537–545, 2009. doi:10.1016/j.ijrobp.2008.08.055

Bedford, J. L., Lee, Y. K., Wai, P., South, C. P. and Warrington, A. P. Evaluation of the Delta 4 phantom for IMRT and VMAT verification. *Phys. Med. Biol.* **54** (9):N167–N176, 2009. doi:10.1088/0031-9155/54/9/N04

Bedford, J. L., Chajecka-Szczygielska, H. and Thomas, M. D. Quality control of VMAT synchronization using portal imaging. *J. Appl. Clin. Med. Phys.* **16** (1):5238, 2015. doi:10.1120/jacmp.v16i1.5238

Bekelman, J. E., Deye, J. A., Vikram, B., Bentzen, S. M., Bruner, D., Curran, W. J., Jr. et al. Redesigning radiotherapy quality assurance: opportunities to develop an efficient, evidence-based system to support clinical trials – report of the National Cancer Institute Work Group on Radiotherapy Quality Assurance. *Int. J. Radiat. Oncol. Biol. Phys.* **83** (3):782–790, 2012. doi:10.1016/j.ijrobp.2011.12.080

Bel, A., van Herk, M., Bartelink, H. and Lebesque, J. V. A verification procedure to improve patient set-up accuracy using portal images. *Radiother. Oncol.* **29** (2):253–260, 1993. doi:10.1016/0167-8140(93)90255-7

Bel, A., Vos, P. H., Rodrigus, P. T., Creutzberg, C. L., Visser, A. G., Stroom, J. C. et al. High-precision prostate cancer irradiation by clinical application of an offline patient setup verification procedure, using portal imaging. *Int. J. Radiat. Oncol. Biol. Phys.* **35** (2):321–332, 1996. doi:10.1016/0360-3016(95)02395-X

Bell, S. Measurement Good Practice Guide No. 11 (Issue 2). Teddington: National Physical Laboratory, 2001. publications.npl.co.uk/npl_web/pdf/mgpg11.pdf

Bender, E. T., Hardcastle, N. and Tomé, W. A. On the dosimetric effect and reduction of inverse consistency and transitivity errors in deformable image registration for dose accumulation. *Med. Phys.* **39** (1):272–280, 2012. doi:10.1118/1.3666948

Berger, L., François, P., Gaboriaud, G. and Rosenwald, J-C. Performance optimization of the Varian aS500 EPID system. *J. Appl. Clin. Med. Phys.* 7 (1):105–114, 2006. doi:10.1120/jacmp.v7i1.2158

Bevins, N. B., Flynn, M. J., Silosky, M. S., Marsh, R. M., Walz-Flannigan, A. I. and Baldano, A. Display Quality Assurance. The Report of AAPM Task Group 270. Alexandria, VA: American Association of Physicists in Medicine, 2019. www.aapm.org/pubs/reports/RPT_270.pdf

Bevins, N. B., Silosky, M. S., Badano, A., Marsh, R. M., Flynn, M. J. and Walz-Flannigan, A. I. Practical application of AAPM Report 270 in display quality assurance: A report of Task Group 270. *Med. Phys.* **47** (9):e920–e928, 2020. doi:10.1002/mp.14227

Bibault, J. E., Giraud, P. and Burgun, A. Big Data and machine learning in radiation oncology: state of the art and future prospects. *Cancer Lett.* **382** (1):110–117, 2016. doi:10.1016/j.canlet.2016.05.033

Bidgood, W. D., Horii, S. C., Prior, F. W. and Van Syckle, D. E. Understanding and using DICOM, the data interchange standard for biomedical imaging. *J. Am. Med. Inform. Assoc.* **4** (3):199–212, 1997. www.ncbi.nlm.nih.gov/pmc/articles/PMC61235

Biegun, A. K., Seravalli, E., Lopes, P. C., Rinaldi, I., Pinto, M., Oxley, D. C. et al. Time-of-flight neutron rejection to improve prompt gamma imaging for proton range verification: a simulation study. *Phys. Med. Biol.* **57** (20):6429–6444, 2012. doi:10.1088/0031-9155/57/20/6429

Bijhold, J., Gilhuijs, K. G., van Herk, M. and Meertens, H. Radiation field edge detection in portal images. *Phys. Med. Biol.* **36** (12):1705–1710, 1991. doi:10.1088/0031-9155/36/12/015

BIPM (Bureau International des Poids et Mesures). Evaluation of measurement data – Guide to the expression of uncertainty in measurement (GUM). Sèvres, France: BIPM, 2008. www.bipm.org/utils/common/documents/jcgm/JCGM_100_2008_E.pdf

BIPM. International vocabulary of metrology – Basic and general concepts and associated terms (VIM). 3rd edition. Sèvres, France: BIPM, 2012. www.bipm.org/utils/common/documents/jcgm/JCGM_200_2012.pdf

BIR (British Institute of Radiology). *Geometric Uncertainties in Radiotherapy.* London: BIR, 2003.

BIR. Geometric Uncertainties in Daily Online IGRT Refining the CTV PTV Margin Calculation for Contemporary Photon Radiotherapy - see Tudor et al. 2020.

Bissonnette, J. P., Balter, P. A., Dong, L., Langen, K. M., Lovelock, D. M., Miften, M. et al. Quality assurance for image-guided radiation therapy utilizing CT-based technologies: a report of the AAPM TG-179. *Med. Phys.* **39** (4):1946–1963, 2012. doi:10.1118/1.3690466

Bleehen, N. Quality assurance in radiotherapy – Report of a Working Party of the Standing Subcommittee on Cancer of the Standing Medical Advisory Committee, May 1991. London: UK Department of Health, 1991.

Boag, J. W. and Currant, J. Current collection and ionic recombination in small cylindrical ionization chambers exposed to pulsed radiation. *Br. J. Radiol.* **53** (629):471–478, 1980. doi:10.1259/0007-1285-53-629-471

Boellaard, R., Essers, M., van Herk, M. and Mijnheer, B. J. New method to obtain the midplane dose using portal in vivo dosimetry. *Int. J. Radiat. Oncol. Biol. Phys.* **41** (2):465–474, 1998. doi:10.1016/S0360-3016(98)00048-0

Bogusz-Czerniewicz, M. and Kazmierczak, D. Organizational, technical, physical and clinical quality standards for radiotherapy. *Rep. Pract. Oncol. Radiother.* **17** (4):190–199, 2012. doi:10.1016/j.rpor.2012.05.001

Boissard, P. Dosimétrie in vivo en radiothérapie externe avec imageurs portals au silicium amorphe: de la méthode à la validation clinique. Université de Toulouse III Paul Sabatier, 2012. www.theses.fr/2012TOU30086

Boissard, P., François, P., Rousseau, V. and Mazal, A. Evaluation and implementation of in vivo transit dosimetry with an electronic portal imaging device. (Evaluation et mise en oeuvre de la dosimetrie in vivo de transmission par imageurs portals.). *Cancer Radiother.* **17** (7):656–663, 2013. doi:10.1016/j.canrad.2013.03.009

Bouchard, H., Seuntjens, J., Duane, S., Kamio, Y. and Palmans, H. Detector dose response in megavoltage small photon beams. I. Theoretical concepts. *Med. Phys.* **42** (10):6033–6047, 2015a. doi:10.1118/1.4930053

Bouchard, H., Kamio, Y., Palmans, H., Seuntjens, J. and Duane, S. Detector dose response in megavoltage small photon beams. II. Pencil beam perturbation effects. *Med. Phys.* **42** (10):6048–6061, 2015b. doi:10.1118/1.4930798

Boyd, R. A., Hogstrom, K. R., Antolak, J. A. and Shiu, A. S. A measured data set for evaluating electron-beam dose algorithms. *Med. Phys.* **28** (6):950–958, 2001. doi:10.1118/1.1374245

Boyer, A., Biggs, P., Galvin, J., Klein, E., LoSasso, T., Low, D. et al. AAPM Report No 72. Basic applications of multileaf collimators. Madison, WI: Medical Physics Publishing for the American Association of Physicists in Medicine, 2001. aapm.org/pubs/reports/RPT_72.pdf

Brahme, A. Dosimetric precision requirements in radiation therapy. *Acta Radiol. Oncol.* **23** (5):379–391, 1984. doi:10.3109/02841868409136037

Brahme, A., Chavaudra, J., Landberg, T., McCullough, E. C., Nusslin, F., Rawlinson, G. et al. Accuracy requirements and quality assurance of external beam therapy with photons and electrons. *Acta Oncol.* **27** (Suppl 1):7–76, 1988. doi:10.3109/02841868809105002

Breen, S. L. and Gérard, K. Process control and quality imporvement. In *Quality and Safety in Radiotherapy*, edited by T. Pawlicki, P. B. Dunscombe, A. J. Mundt and P. Scalliet, pp. 37–43. Boca Raton: Taylor and Francis, CRC Press, 2011.

Breitman, K., Rathee, S., Newcomb, C., Murray, B., Robinson, D., Field, C. et al. Experimental validation of the Eclipse AAA algorithm. *J. Appl. Clin. Med. Phys.* **8** (2):76–92, 2007. doi:10.1120/jacmp.v8i2.2350

Brock, K. K., Mutic, S., McNutt, T. R., Li, H. and Kessler, M. L. Use of image registration and fusion algorithms and techniques in radiotherapy: Report of the AAPM Radiation Therapy Committee Task Group No. 132. *Med. Phys.* **44** (7):e43–e76, 2017. doi:10.1002/mp.12256

Bruinvis, I. A. D., Keus, R. B., Lenglef, W. J. M., Meijer, G. J., Mijnheer, B. J., van't Veld, A. A. et al. Quality assurance of 3-D treatment planning systems for external photon and electron beams. NCS Report 15 NCS 2005. radiationdosimetry.org/ncs/documents/ncs-15-3d-tps-for-external-photon-and-electron-beams

BSI (British Standards Institution). BS 70000:2017. Medical physics, clinical engineering and associated scientific services in healthcare – requirements for quality, safety and competence. London: BSI, 2017.

Budgell, G. J., Martens, C. and Claus, F. Improved delivery efficiency for step and shoot intensity modulated radiotherapy using a fast-tuning magnetron. *Phys. Med. Biol.* **46** (11):N253–N261, 2001. doi:10.1088/0031-9155/46/11/402

Budgell, G. J., Perrin, B. A., Mott, J. H., Fairfoul, J. and Mackay, R. I. Quantitative analysis of patient-specific dosimetric IMRT verification. *Phys. Med. Biol.* **50** (1):103–119, 2005a. doi:10.1088/0031-9155/50/1/009

Budgell, G. J., Zhang, Q., Trouncer, R. J. and Mackay, R. I. Improving IMRT quality control efficiency using an amorphous silicon electronic portal imager. *Med. Phys.* **32** (11):3267–3278, 2005b. doi:10.1118/1.2074227

Burman, C., Chui, C. S., Kutcher, G., Leibel, S., Zelefsky, M., LoSasso, T. et al. Planning, delivery, and quality assurance of intensity-modulated radiotherapy using dynamic multileaf collimator: a strategy for large-scale implementation for the treatment of carcinoma of the prostate. *Int. J. Radiat. Oncol. Biol. Phys.* **39** (4):863–873, 1997. doi:10.1016/S0360-3016(97)00458-6

Buschmann, M., Majercakova, K., Sturdza, A., Smet, S., Najjari, D., Daniel, M. et al. Image guided adaptive external beam radiation therapy for cervix cancer: evaluation of a clinically implemented plan-of-the-day technique. *Z. Med. Phys.* **28** (3):184–195, 2018. doi:10.1016/j.zemedi.2017.09.004

Butson, M. J., Cheung, T., Yu, P. K., Price, S. and Bailey, M. Measurement of radiotherapy superficial X-ray dose under eye shields with radiochromic film. *Phys. Med.* **24** (1):29–33, 2008. doi:10.1016/j.ejmp.2007.11.001

Buzurovic, I., Yu, Y., Werner-Wasik, M., Biswas, T., Anne, P. R., Dicker, A. P. et al. Implementation and experimental results of 4D tumor tracking using robotic couch. *Med. Phys.* **39**:6957–6967, 2012. doi:10.1118/1.4758064

Buzurovic, I., Showalter, T. N., Studenski, M. T., Den, R. B., Dicker, A. P., Cao, J. et al. Commissioning and implementation of an implantable dosimeter for radiation therapy. *J. Appl. Clin. Med. Phys.* **14** (2):3989, 2013. doi:10.1120/jacmp.v14i2.3989

Camilleri, J., Mazurier, J., Franck, D., Dudouet, P., Latorzeff, I. and Franceries, X. 2D EPID dose calibration for pretreatment quality control of conformal and IMRT fields: a simple and fast convolution approach. *Phys. Med.* **32** (1):133–140, 2016. doi:10.1016/j.ejmp.2015.10.094

Caneva, S., Rosenwald, J. C. and Zefkili, S. A method to check the accuracy of dose computation using quality index: application to scatter contribution in high energy photon beams. *Med. Phys.* **27** (5):1018–1024, 2000. doi:10.1118/1.598967

Caneva, S., Tsiakalos, M. F., Stathakis, S., Zefkili, S., Mazal, A. and Rosenwald, J. C. Application of the quality index methodology for dosimetric verification of build-up effect beyond air-tissue interface in treatment planning system algorithms. *Radiother. Oncol.* **79** (2):208–210, 2006. doi:10.1016/j.radonc.2006.04.011

Cardan, R. A., Popple, R. A. and Fiveash, J. A priori patient-specific collision avoidance in radiotherapy using consumer grade depth cameras. *Med. Phys.* **44** (7):3430–3436, 2017. doi:10.1002/mp.12313

Carillo, V., Cozzarini, C., Perna, L., Calandra, M., Gianolini, S., Rancati, T. et al. Contouring variability of the penile bulb on CT images: quantitative assessment using a generalized concordance index. *Int. J. Radiat. Oncol. Biol. Phys.* **84** (3):841–846, 2012. doi:10.1016/j.ijrobp.2011.12.057

Carrasco, P., Jornet, N., Duch, M. A., Weber, L., Ginjaume, M., Eudaldo, T. et al. Comparison of dose calculation algorithms in phantoms with lung equivalent heterogeneities under conditions of lateral electronic disequilibrium. *Med. Phys.* **31** (10):2899–2911, 2004. doi:10.1118/1.1788932

Carrasco, P., Jornet, N., Duch, M. A., Panettieri, V., Weber, L., Eudaldo, T. et al. Comparison of dose calculation algorithms in slab phantoms with cortical bone equivalent heterogeneities. *Med. Phys.* **34** (8):3323–3333, 2007. doi:10.1118/1.2750972

Carson, M. E., Molineu, A., Taylor, P. A., Followill, D. S., Stingo, F. C. and Kry, S. F. Examining credentialing criteria and poor performance indicators for IROC Houston's anthropomorphic head and neck phantom. *Med. Phys.* **43** (12):6491, 2016. doi:10.1118/1.4967344

Cartwright, L. E., Suchowerska, N., Yin, Y., Lambert, J., Haque, M. and McKenzie, D. R. Dose mapping of the rectal wall during brachytherapy with an array of scintillation dosimeters. *Med. Phys.* **37** (5):2247–2255, 2010. doi:10.1118/1.3397446

Castelli, J., Simon, A., Louvel, G., Henry, O., Chajon, E., Nassef, M. et al. Impact of head and neck cancer adaptive radiotherapy to spare the parotid glands and decrease the risk of xerostomia. *Radiat. Oncol.* **10**:6, 2015. doi:10.1186/s13014-014-0318-z

Castriconi, R., Ciocca, M., Mirandola, A., Sini, C., Broggi, S., Schwarz, M. et al. Dose-response of EBT3 radiochromic films to proton and carbon ion clinical beams. *Phys. Med. Biol.* **62** (2):377–393, 2017. doi:10.1088/1361-6560/aa5078

Celi, S. Contribution à la radiothérapie adaptative par analyse systématique de la fluence en entrée et de la dose en sortie du patient. Université de Toulouse III Paul Sabatier, 2016. thesesups.ups-tlse.fr/3101/1/2016TOU30037.pdf

Celi, S., Costa, E., Wessels, C., Mazal, A., Fourquet, A. and François, P. EPID based in vivo dosimetry system: clinical experience and results. *J. Appl. Clin. Med. Phys.* **17** (3):262–276, 2016. doi:10.1120/jacmp.v17i3.6070

Chaikh, A. and Balosso, J. Statistic and dosimetric criteria to assess the shift of the prescribed dose for lung radiotherapy plans when integrating point kernel models in medical physics: are we ready? *Transl. Lung Cancer Res.* **5** (6):681–687, 2016. doi:10.21037/tlcr.2016.11.03

Chan, M. F., Cohen, G. N. and Deasy, J. O. Qualitative evaluation of fiducial markers for radiotherapy imaging. *Technol. Cancer Res. Treat.* **14** (3):298–304, 2015. doi:10.1177/1533034614547447

Chang, J., Obcemea, C. H., Sillanpaa, J., Mechalakos, J. and Burman, C. Use of EPID for leaf position accuracy QA of dynamic multi-leaf collimator (DMLC) treatment. *Med. Phys.* **31** (7):2091–2096, 2004. doi:10.1118/1.1760187

Chang, Z., Liu, T., Cai, J., Chen, Q., Wang, Z. and Yin, F. F. Evaluation of integrated respiratory gating systems on a Novalis Tx system. *J. Appl. Clin. Med. Phys.* **12** (3):3495, 2011. doi:10.1120/jacmp.v12i3.3495

Chauvet, I., Petitfils, A., Lehobey, C., Kristner, J. Y., Brunet, Y., Lembrez, R. et al. The sliding slit test for dynamic IMRT: a useful tool for adjustment of MLC related parameters. *Phys. Med. Biol.* **50** (4):563–580, 2005. doi:10.1088/0031-9155/50/4/001

Chen, G. T. Y., Sharp, G. C. and Mori, S. A review of image-guided radiotherapy. *Radiol. Phys. Technol.* **2** (1):1–12, 2009. doi:10.1007/s12194-008-0045-y

Chen, J., Chuang, C. F., Morin, O., Aubin, M. and Pouliot, J. Calibration of an amorphous-silicon flat panel portal imager for exit-beam dosimetry. *Med. Phys.* **33** (3):584–594, 2006. doi:10.1118/1.2168294

Cheng, C. W., Wolanski, M., Zhao, Q., Fanelli, L., Gautam, A., Pack, D. et al. Dosimetric characteristics of a single use MOSFET dosimeter for in vivo dosimetry in proton therapy. *Med. Phys.* **37** (8):4266–4273, 2010. doi:10.1118/1.3467753

Cho, J., Grogg, K., Min, C. H., Zhu, X., Paganetti, H., Lee, H. C. et al. Feasibility study of using fall-off gradients of early and late PET scans for proton range verification. *Med. Phys.* **44** (5):1734–1746, 2017. doi:10.1002/mp.12191

Christophides, D., Davies, A. and Fleckney, M. Automatic detection of MLC relative position errors for VMAT using the EPID-based picket fence test. *Phys. Med. Biol.* **61** (23):8340–8359, 2016. doi:10.1088/0031-9155/61/23/8340

Chuang, C. F., Verhey, L. J. and Xia, P. Investigation of the use of MOSFET for clinical IMRT dosimetric verification. *Med. Phys.* **29**:1109–1115, 2002. doi:10.1118/1.1481520

Chui, C. S., Spirou, S. and LoSasso, T. Testing of dynamic multileaf collimation. *Med. Phys.* **23** (5):635-641, 1996. doi:10.1118/1.597699

Chung, P. W. M., Haycocks, T., Brown, T., Cambridge, Z., Kelly, V., Alasti, H. et al. On-line aSi portal imaging of implanted fiducial markers for the reduction of interfraction error during conformal radiotherapy of prostate carcinoma. *Int. J. Radiat. Oncol. Biol. Phys.* **60** (1):329–334, 2004. doi:10.1016/j.ijrobp.2004.03.038

Cilla, S., Fidanzio, A., Greco, F., Sabatino, D., Russo, A., Gargiulo, L. et al. Calibration of Elekta aSi EPIDs used as transit dosimeter. *Technol. Cancer Res. Treat.* **10** (1):39–48, 2011. doi:10.7785/tcrt.2012.500178

Ciocca, M., Landoni, L., Italia, C., Montanaro, P., Canesi, P. and Valdagni, R. Quality control in the conservative treatment of breast cancer: patient dosimetry using silicon detectors. *Radiother. Oncol.* **22** (4):304–307, 1991.

Ciocca, M., Orecchia, R., Garibaldi, C., Rondi, E., Luini, A., Gatti, G. et al. In vivo dosimetry using radiochromic films during intraoperative electron beam radiation therapy in early-stage breast cancer. *Radiother. Oncol.* **69** (3):285–289, 2003. doi:10.1016/j.radonc.2003.09.001

Clark, C. H., Hussein, M., Tsang, Y., Thomas, R., Wilkinson, D., Bass, G. et al. A multi-institutional dosimetry audit of rotational intensity-modulated radiotherapy. *Radiother. Oncol.* **113** (2):272–278, 2014. doi:10.1016/j.radonc.2014.11.015

Clark, C. H., Aird, E. G., Bolton, S., Miles, E. A., Nisbet, A., Snaith, J. A. et al. Radiotherapy dosimetry audit: three decades of improving standards and accuracy in UK clinical practice and trials. *Br. J. Radiol.* **88** (1055):20150251, 2015. doi:10.1259/bjr.20150251

Cosgrove, V. P., Jahn, U., Pfaender, M., Bauer, S., Budach, V. and Wurm, R. E. Commissioning of a micro multi-leaf collimator and planning system for stereotactic radiosurgery. *Radiother. Oncol.* **50** (3):325–336, 1999. doi:10.1016/S0167-8140(99)00020-1

Court, L. E., Kisling, K., McCarroll, R., Zhang, L., Yang, J., Simonds, H. et al. Radiation planning assistant – a streamlined, fully automated radiotherapy treatment planning system. *J. Vis. Exp.* (134) 2018. doi:10.3791/57411

Covington, E. L., Chen, X., Younge, K. C., Lee, C., Matuszak, M. M., Kessler, M. L. et al. Improving treatment plan evaluation with automation. *J. Appl. Clin. Med. Phys.* **17** (6):16–31, 2016. doi:10.1120/jacmp.v17i6.6322

CPQR (Canadian Partnership for Quality Radiotherapy). Quality Assurance Guidelines for Canadian Radiation Treatment Programs. QRT.2015.12.03. CPQR, 2015. www.cpqr.ca/wp-content/uploads/2013/09/QRT2015-12-03.pdf

CPQR. Technical Quality Control Guidelines for Canadian Radiation Treatment Centres. MLA.2016.07.03. CPQR, 2016. www.cpqr.ca/wp-content/uploads/2017/01/TQC-2016-05-01.pdf

Crijns, W., Maes, F., van der Heide, U. A. and Van den Heuvel, F. Calibrating page sized Gafchromic EBT3 films. *Med. Phys.* **40** (1):012102, 2013. doi:10.1118/1.4771960

Crocker, J. K., Ng, J. A., Keall, P. J. and Booth, J. T. Measurement of patient imaging dose for real-time kilovoltage x-ray intrafraction tumour position monitoring in prostate patients. *Phys. Med. Biol.* **57** (10):2969–2980, 2012. doi:10.1088/0031-9155/57/10/2969

Culberson, W. S., Davis, S. D., Gwe-Ya Kim, G., Lowenstein, J. R., Ouhib, Z., Popovic, M. et al. Dose-rate considerations for the INTRABEAM electronic brachytherapy system: Report from the American association of physicists in medicine task group no. 292. *Med. Phys.* **47** (8):e913–e919, 2020. doi:10.1002/mp.14163

Cunningham, J., Coffey, M., Knöös, T. and Holmberg, O. Radiation Oncology Safety Information System (ROSIS) – profiles of participants and the first 1074 incident reports. *Radiother. Oncol.* **97** (3):601–607, 2010. doi:10.1016/j.radonc.2010.10.023

Cutright, D., Gopalakrishnan, M., Roy, A., Panchal, A. and Mittal, B. B. DVH Analytics: A DVH database for clinicians and researchers. *J. Appl. Clin. Med. Phys.* **19** (5):413–427, 2018. doi:10.1002/acm2.12401

Cygler, J. E., Saoudi, A., Perry, G., Morash, C. and Choan, E. Feasibility study of using MOSFET detectors for in vivo dosimetry during permanent low-dose-rate prostate implants. *Radiother. Oncol.* **80**:296–301, 2006. doi:10.1016/j.radonc.2006.07.008

Czarnecki, D. and Zink, K. Monte Carlo calculated correction factors for diodes and ion chambers in small photon fields. *Phys. Med. Biol.* **58** (8):2431–2444, 2013. doi:10.1088/0031-9155/58/8/2431

Das, I. J., Cheng, C. W., Watts, R. J., Ahnesjö, A., Gibbons, J., Li, X. A. et al. Accelerator beam data commissioning equipment and procedures: report of the TG-106 of the Therapy Physics Committee of the AAPM. *Med. Phys.* **35** (9):4186–4215, 2008. doi:10.1118/1.2969070

Das, I. J., Njeh, C. F. and Orton, C. G. Point/counterpoint: vendor provided machine data should never be used as a substitute for fully commissioning a linear accelerator. *Med. Phys.* **39** (2):569–572, 2012. doi:10.1118/1.3658740

Das, I. J., Andersen, A., Chen, Z. J., Dimofte, A., Glatstein, E., Hoisak, J. et al. State of dose prescription and compliance to international standard (ICRU-83) in intensity modulated radiation therapy among academic institutions. *Pract. Radiat. Oncol.* 7:e145–e155, 2017. doi:10.1016/j.prro.2016.11.003

Das, S., Liu, T., Jani, A. B., Rossi, P., Shelton, J., Shi, Z. et al. Comparison of image-guided radiotherapy technologies for prostate cancer. *Am. J. Clin. Oncol.* **37** (6):616–623, 2014. doi:10.1097/COC.0b013e31827e4eb9

Das, S. K., McGurk, R., Miften, M., Mutic, S., Bowsher, J., Bayouth, J. et al. Task Group 174 Report: Utilization of ^{18}F-Fluorodeoxyglucose Positron Emission Tomography (^{18}F-FDG-PET) in Radiation Therapy. *Med. Phys.* **46** (10):e706–e725, 2019. doi:10.1002/mp.13676

Davidson, S. E., Popple, R. A., Ibbott, G. S. and Followill, D. S. Technical note: heterogeneity dose calculation accuracy in IMRT: study of five commercial treatment planning systems using an anthropomorphic thorax phantom. *Med. Phys.* **35** (12):5434–5439, 2008. doi:10.1118/1.3006353

de Boer, H. C. and Heijmen, B. J. A protocol for the reduction of systematic patient setup errors with minimal portal imaging workload. *Int. J. Radiat. Oncol. Biol. Phys.* **50** (5):1350–1365, 2001. doi:10.1016/S0360-3016(01)01624-8

de Boer, H. C., van Sornsen de Koste, J. R., Senan, S., Visser, A. G. and Heijmen, B. J. Analysis and reduction of 3D systematic and random setup errors during the simulation and treatment of lung cancer patients with CT-based external beam radiotherapy dose planning. *Int. J. Radiat. Oncol. Biol. Phys.* **49** (3):857–868, 2001. doi:10.1016/S0360-3016(00)01413-9

de Boer, H. C., van Os, M. J., Jansen, P. P. and Heijmen, B. J. Application of the No Action Level (NAL) protocol to correct for prostate motion based on electronic portal imaging of implanted markers. *Int. J. Radiat. Oncol. Biol. Phys.* **61** (4):969–983, 2005. doi:10.1016/j.ijrobp.2004.09.035

de Boer, H. C. and Heijmen, B. J. eNAL: an extension of the NAL setup correction protocol for effective use of weekly follow-up measurements. *Int. J. Radiat. Oncol. Biol. Phys.* **67** (5):1586–1595, 2007. doi:10.1016/j.ijrobp.2006.11.050

de Boer, J. C. and Heijmen, B. J. A new approach to off-line setup corrections: combining safety with minimum workload. *Med. Phys.* **29** (9):1998–2012, 2002. doi:10.1118/1.1500399

de Crevoisier, R., Tucker, S. L., Dong, L., Mohan, R., Cheung, R., Cox, J. D. et al. Increased risk of biochemical and local failure in patients with distended rectum on the planning CT for prostate cancer radiotherapy. *Int. J. Radiat. Oncol. Biol. Phys.* **62** (4):965–973, 2005. doi:10.1016/j.ijrobp.2004.11.032

Defoor, D. L., Stathakis, S., Roring, J. E., Kirby, N. A., Mavroidis, P., Obeidat, M. et al. Investigation of error detection capabilities of phantom, EPID and MLC log file based IMRT QA methods. *J. Appl. Clin. Med. Phys.* **18** (4):172–179, 2017.12114 doi:10.1002/acm2.12114

de Las Heras Gala, H., Torresin, A., Dasu, A., Rampado, O., Delis, H., Hernandez, G. I. et al. Quality control in cone-beam computed tomography (CBCT) EFOMP-ESTRO-IAEA protocol (summary report). *Phys.Med.* **39**:67–72, 2017. doi:10.1016/j.ejmp.2017.05.069 (Full document: 10.19285/CBCTEFOMP.V1.0.2017.06)

Den, R. B., Nowak, K., Buzurovic, I., Cao, J., Harrison, A. S., Lawrence, Y. R. et al. Implanted dosimeters identify radiation overdoses during IMRT for prostate cancer. *Int. J. Radiat. Oncol. Biol. Phys.* **83** (3):e371–e376, 2012. doi:10.1002/acm2.12114

Dendooven, P., Buitenhuis, H. J., Diblen, F., Heeres, P. N., Biegun, A. K., Fiedler, F. et al. Short-lived positron emitters in beam-on PET imaging during proton therapy. *Phys. Med. Biol.* **60** (23):8923–8947, 2015. doi:10.1088/0031-9155/60/23/8923

Deng, J., Pawlicki, T., Chen, Y., Li, J., Jiang, S. B. and Ma, C. M. The MLC tongue-and-groove effect on IMRT dose distributions. *Phys. Med. Biol.* **46** (4):1039–1060, 2001. doi:10.1088/0031-9155/46/4/310

Denton, E. and Conron, M. Improving outcomes in lung cancer: the value of the multidisciplinary health care team. *J. Multidiscip. Healthc.* **9**:137–144, 2016. doi:10.2147/JMDH.S76762

Depuydt, T., Van Esch, A. and Huyskens, D. P. A quantitative evaluation of IMRT dose distributions: refinement and clinical assessment of the gamma evaluation. *Radiother. Oncol.* **62** (3):309–319, 2002. doi:10.1016/S0167-8140(01)00497-2

Derreumaux, S., Etard, C., Huet, C., Trompier, F., Clairand, I., Bottollier-Depois, J. F. et al. Lessons from recent accidents in radiation therapy in France. *Radiat. Prot. Dosimetry* **131** (1):130–135, 2008. doi:10.1093/rpd/ncn235

Devic, S., Tomic, N. and Lewis, D. Reference radiochromic film dosimetry: review of technical aspects. *Phys. Med.* **32** (4):541–556, 2016. doi:10.1016/j.ejmp.2016.02.008

Devicienti, S., Strigari, L., D'Andrea, M., Benassi, M., Dimiccoli, V. and Portaluri, M. Patient positioning in the proton radiotherapy era. *J. Exp. Clin. Cancer Res.* **29**:47, 2010. doi:10.1186/1756-9966-29-47

DeWerd, L. A., Ibbott, G. S., Meigooni, A. S., Mitch, M. G., Rivard, M. J., Stump, K. E. et al. A dosimetric uncertainty analysis for photon-emitting brachytherapy sources: report of AAPM Task Group No. 138 and GEC-ESTRO. *Med. Phys.* **38** (2):782–801, 2011. doi:10.1118/1.3533720

DICOM (Digital Imaging and Communications in Medicine). Supplement 142: Clinical Trial De-identification Profiles, 142. Rosslyn, Virginia: DICOM Standards Committee, 2011. ftp://medical.nema.org/medical/dicom/final/sup142_ft.pdf

Diez, P., Aird, E. G. A., Sander, T., Gouldstone, C. A., Sharpe, P. H. G., Lee, C. D. et al. A multicentre audit of HDR/PDR brachytherapy absolute dosimetry in association with the INTERLACE trial (NCT015662405). *Phys. Med. Biol.* **62** (23):8832–8849, 2017. doi:10.1088/1361-6560/aa91a9

Ding, G. X., Duggan, D. M., Lu, B., Hallahan, D. E., Cmelak, A., Malcolm, A. et al. Impact of inhomogeneity corrections on dose coverage in the treatment of lung cancer using stereotactic body radiation therapy. *Med. Phys.* **34** (7):2985–2994, 2007. doi:10.1118/1.2745923

Ding, G. X. and Munro, P. Radiation exposure to patients from image guidance procedures and techniques to reduce the imaging dose. *Radiother. Oncol.* **108** (1):91–98, 2013. doi:10.1016/j.radonc.2013.05.034

Dipasquale, G., Nouet, P., Rouzaud, M., Dubouloz, A., Miralbell, R. and Zilli, T. In vivo quality assurance of volumetric modulated arc therapy for ano-rectal cancer with thermoluminescent dosimetry and image-guidance. *Radiother. Oncol.* **111** (3):406–411, 2014. doi:10.1016/j.radonc.2014.04.014

Draeger, E., Mackin, D., Peterson, S., Chen, H., Avery, S., Beddar, S. et al. 3D prompt gamma imaging for proton beam range verification. *Phys. Med. Biol.* **63** (3):035019, 2018. doi:10.1088/1361-6560/aaa203

Droege, R. T. A practical method to routinely monitor resolution in digital images. *Med. Phys.* **10** (3):337–343, 1983. doi:10.1118/1.595263

Drzymala, R. E., Alvarez, P. E., Bednarz, G., Bourland, J. D., DeWerd, L. A., Ma, L. et al. A round-robin gamma stereotactic radiosurgery dosimetry interinstitution comparison of calibration protocols. *Med. Phys.* **42** (11):6745–6756, 2015. doi:10.1118/1.4934376

Du Sautoy, A., McEwen, M. R., Jordan, T., Nahum, A. E., Nisbet, A., Pearce, J. et al. Current issues in electron dosimetry. *Radiother. Oncol.* **68**:S11, 2003. doi:10.1016/S0167-8140(03)80023-3

Dufreneix, S., Bellec, J., Josset, S. and Vieillevigne, L. Field output factors for small fields: A large multicentre study. *Phys. Med.* **81**:191–196, 2021. doi:10.1016/j.ejmp.2021.01.001

Dunscombe, P., Johnson, H., Aresnault, C., Mawko, G., Bissonnette, J. P. and Seuntjens, J. The development of quality control standards for radiation therapy equipment in Canada. *J. Appl. Clin. Med. Phys.* **8** (1):108–118, 2007. doi:10.1120/jacmp.v8i1.2380

Dunscombe, P. and Cooke, D. Perspective on quality and safety management. In *Quality and Safety in Radiotherapy*, edited by T. Pawlicki, P. B. Dunscombe, A. J. Mundt and P. Scalliet. Boca Raton: Taylor and Francis, CRC Press, 2011.

Dutreix, A. When and how can we improve precision in radiotherapy? *Radiother. Oncol.* **2** (4):275–292, 1984. doi:10.1016/S0167-8140(84)80070-5

Dutreix, A. Prescription, precision, and decision in treatment planning. *Int. J. Radiat. Oncol. Biol. Phys.* **13** (9):1291–1296, 1987. doi:10.1016/0360-3016(87)90218-5

Dzierma, Y., Nuesken, F., Otto, W., Alaei, P., Licht, N. and Rube, C. Dosimetry of an in-line kilovoltage imaging system and implementation in treatment planning. *Int. J. Radiat. Oncol. Biol. Phys.* **88** (4):913–919, 2014. doi:10.1016/j.ijrobp.2013.12.007

Eaton, D. J., Tyler, J., Backshall, A., Bernstein, D., Carver, A., Gasnier, A. et al. An external dosimetry audit programme to credential static and rotational IMRT delivery for clinical trials quality assurance. *Phys. Med.* **35**:25–30, 2017. doi:10.1016/j.ejmp.2017.02.012

Eaton, D. J., Bass, G., Booker, P., Byrne, J., Duane, S., Frame, J. et al. IPEM code of practice for high-energy photon therapy dosimetry based on the NPL absorbed dose calibration service. *Phys. Med. Biol.* **65** (19):195006, 2020. doi:10.1088/1361-6560/ab99e3

Ebert, M. A., Harrison, K. M., Cornes, D., Howlett, S. J., Joseph, D. J., Kron, T. et al. Comprehensive Australasian multicentre dosimetric intercomparison: issues, logistics and recommendations. *J. Med. Imaging Radiat. Oncol.* **53** (1):119–131, 2009. doi:10.1111/j.1754-9485.2009.02047.x

Ebert, M. A., Bulsara, M., Haworth, A., Kearvell, R., Richardson, S., Kennedy, A. et al. Technical quality assurance during the TROG 03.04 RADAR prostate radiotherapy trial: are the results reflected in observed toxicity rates? *J. Med. Imaging Radiat. Oncol.* **59** (1):99–108, 2015. doi:10.1111/1754-9485.12212

EC (Directorate-General for Energy). Radiation Protection N° 162. Criteria for acceptability of medical radiological equipment used in diagnostic radiology, nuclear medicine and radiotherapy. Brussels: European Commission. 2012.

EC. *Radiation Protection 91: Criteria for Acceptability of Radiological (Including Radiotherapy) and Nuclear Medicine Installations.* Luxembourg; Lanham, MD: Office for the Official Publications of the European Communities, 1997. ec.europa.eu/energy/sites/ener/files/documents/091_en.pdf

EC. *Radiation Protection No 181. General Guidelines on Risk Management in External Beam Radiotherapy.* Brussels: European Commission; Directorate-General for Energy, 2015. ec.europa.eu/energy/sites/ener/files/documents/RP181web.pdf

ECD. Council Directive 2013/59/Euratom of 5th December 2013 laying down basic safety standards for protection against the dangers arising from exposure to ionising radiation. Official Journal of the European Union OJ No. L13/1, 2013. eur-lex.europa.eu/legal-content/EN/TXT/PDF/?uri=CELEX:32013L0059&qid=1533211725007&from=EN

Ehrlich, C. Terminological aspects of the Guide to the Expression of Uncertainty in Measurement (GUM). *Metrologia* **51** (4):S145–S154, 2014. doi:10.1088/0026-1394/51/4/S145

Elith, C. A., Dempsey, S. E., Cao, F., Farshadi, A. and Warren-Forward, H. M. The quality assurance of volumetric modulated arc therapy (VMAT) plans for early stage prostate cancer: a technical note. *J. Med. Radiat. Sci.* **61** (4):261–266, 2014. doi:10.1002/jmrs.78

Engels, B., Soete, G., Verellen, D. and Storme, G. Conformal arc radiotherapy for prostate cancer: increased biochemical failure in patients with distended rectum on the planning computed tomogram despite image guidance by implanted markers. *Int. J. Radiat. Oncol. Biol. Phys.* **74** (2):388–391, 2009. doi:10.1016/j.ijrobp.2008.08.007

Engström, P. E., Haraldsson, P., Landberg, T., Sand, H. H., Aage, E. S. and Nyström, H. In vivo dose verification of IMRT treated head and neck cancer patients. *Acta Oncol.* **44** (6):572–578, 2005. doi:10.1080/02841860500218983

Escott, E. J. and Rubinstein, D. Free DICOM image viewing and processing software for your desktop computer: what's available and what it can do for you. *Radiographics* **23** (5):1341–1357, 2003. doi:10.1148/rg.235035047

ESTRO (European Society for Radiotherapy and Oncology). Booklet No 4. Practical guidelines for the Implementation of a QUALITY System in Radiotherapy – see Leer et al. 1998.

ESTRO. Booklet No 5. Practical guidelines for the Implementation of in vivo dosimetry with diodes in external Radiotherapy with photon beams – see Huyskens et al. 2001.

ESTRO. Booklet No 7. Quality Assurance of Treatment Planning Systems-Practical Examples for External Photon Beams – see Mijnheer et al. 2004.

ESTRO. ESTRO Booklet No 1. Methods for In Vivo Dosimetry in External Radiotherapy – see Van Dam and Marinello 2006.

ESTRO. Booklet No 9. Guidelines for the verification of IMRT – see Alber et al. 2008.

ESTRO. Booklet No 10. Independent Dose Calculations Concepts and Models – see Karlsson et al. 2010.

Evans, P. M., Gildersleve, J. Q., Morton, E. J., Swindell, W., Coles, R., Ferraro, M. et al. Image comparison techniques for use with megavoltage imaging systems. *Br. J. Radiol.* **65** (776):701–709, 1992. doi:10.1259/0007-1285-65-776-701

Ezzell, G. A., Galvin, J. M., Low, D., Palta, J. R., Rosen, I., Sharpe, M. B. et al. Guidance document on delivery, treatment planning, and clinical implementation of IMRT: report of the IMRT Subcommittee of the AAPM Radiation Therapy Committee. *Med. Phys.* **30** (8):2089–2115, 2003. doi:10.1118/1.1591194

Ezzell, G. A., Burmeister, J. W., Dogan, N., LoSasso, T. J., Mechalakos, J. G., Mihailidis, D. et al. IMRT commissioning: multiple institution planning and dosimetry comparisons, a report from AAPM Task Group 119. *Med. Phys.* **36** (11):5359–5373, 2009. doi:10.1118/1.3238104

Fahrner, H., Kirrmann, S., Rohner, F., Schmucker, M., Hall, M. and Heinemann, F. Multimodal document management in radiotherapy. (Multimodales Dokumentenmanagement in der Strahlentherapie.) *Strahlenther. Onkol.* **189** (12):1032–1039, 2013. doi:10.1007/s00066-013-0451-x

Fairchild, A., Collette, L., Hurkmans, C. W., Baumert, B., Weber, D. C., Gulyban, A. et al. Do results of the EORTC dummy run predict quality of radiotherapy delivered within multicentre clinical trials? *Eur. J. Cancer* **48** (17):3232–3239, 2012. doi:10.1016/j.ejca.2012.06.002

Fairchild, A., Straube, W., Laurie, F. and Followill, D. Does quality of radiation therapy predict outcomes of multicenter cooperative group trials? A literature review. *Int. J. Radiat. Oncol. Biol. Phys.* **87** (2):246–260, 2013. doi:10.1016/j.ijrobp.2013.03.036

Farr, J. B., Moyers, M. F., Allgower, C. E., Bues, M., Hsi, W. C., Jin, H., et al. Clinical commissioning of intensity-modulated proton therapy systems: Report of AAPM Task Group 185. *Med. Phys.* **48** (1):e1-e30, 2021. doi:10.1002/mp.14546

Fast, M. F., Kamerling, C. P., Ziegenhein, P., Menten, M. J., Bedford, J. L., Nill, S. et al. Assessment of MLC tracking performance during hypofractionated prostate radiotherapy using real-time dose reconstruction. *Phys. Med. Biol.* **61** (4):1546–1562, 2016. doi:10.1088/0031-9155/61/4/1546

Fenwick, J. D., Tomé, W. A., Jaradat, H. A., Hui, S. K., James, J. A., Balog, J. P. et al. Quality assurance of a helical tomotherapy machine. *Phys. Med. Biol.* **49** (13):2933–2953, 2004. doi:10.1088/0031-9155/49/13/012

Fenwick, J. D., Tomé, W. A., Kissick, M. W. and Mackie, T. R. Modelling simple helically delivered dose distributions. *Phys. Med. Biol.* **50** (7):1505–1517, 2005. doi:10.1088/0031-9155/50/7/013

Feygelman, V., Stambaugh, C., Opp, D., Zhang, G., Moros, E. G. and Nelms, B. E. Cross-validation of two commercial methods for volumetric high-resolution dose reconstruction on a phantom for non-coplanar VMAT beams. *Radiother. Oncol.* **110** (3):558–561, 2014. doi:10.1016/j.radonc.2013.12.011

Fidanzio, A., Greco, F., Mameli, A., Azario, L., Balducci, M., Gambacorta, M. A. et al. Breast in vivo dosimetry by EPID. *J. Appl. Clin. Med. Phys.* **11** (4):3275, 2010. doi:10.1120/jacmp.v11i4.3275

Fidanzio, A., Cilla, S., Greco, F., Gargiulo, L., Azario, L., Sabatino, D. et al. Generalized EPID calibration for in vivo transit dosimetry. *Phys. Med.* **27** (1):30–38, 2011. doi:10.1016/j.ejmp.2010.02.002

Fidanzio, A., Porcelli, A., Azario, L., Greco, F., Cilla, S., Grusio, M. et al. Quasi real time in vivo dosimetry for VMAT. *Med. Phys.* **41** (6):062103, 2014. doi:10.1118/1.4875685

Fiorini, F., Kirby, D., Thompson, J., Green, S., Parker, D. J., Jones, B. et al. Under-response correction for EBT3 films in the presence of proton spread out Bragg peaks. *Phys. Med.* **30** (4):454–461, 2014. doi:10.1016/j.ejmp.2013.12.006

Fiorino, C., Corletto, D., Mangili, P., Broggi, S., Bonini, A., Cattaneo, G. M. et al. Quality assurance by systematic in vivo dosimetry: results on a large cohort of patients. *Radiother. Oncol.* **56** (1):85–95, 2000. doi:10.1016/S0167-8140(00)00195-X

Fiorino, C., Cozzarini, C. and Passoni, P. The promise of adaptive radiotherapy for pelvic tumors: 'too high cost for too little result' or 'a low cost for a significant result'? *Acta Oncol.* **55** (8):939–942, 2016. doi:10.1080/0284186X.2016.1203460

FitzGerald, T. J. What we have learned: the impact of quality from a clinical trials perspective. *Semin. Radiat. Oncol.* **22** (1):18–28, 2012. doi:10.1016/j.semradonc.2011.09.004

Fogliata, A., Nicolini, G., Vanetti, E., Clivio, A. and Cozzi, L. Dosimetric validation of the anisotropic analytical algorithm for photon dose calculation: fundamental characterization in water. *Phys. Med. Biol.* **51** (6):1421–1438, 2006. doi:10.1088/0031-9155/51/6/004

Fong de Los Santos, L. E., Evans, S., Ford, E. C., Gaiser, J. E., Hayden, S. E., Huffman, K. E. et al. Medical Physics Practice Guideline 4.a: Development, implementation, use and maintenance of safety checklists. *J. Appl. Clin. Med. Phys.* **16** (3):5431, 2015. doi:10.1120/jacmp.v16i3.5431

Fonseca, G. P., Johansen, J. G., Smith, R. L., Beaulieu, L., Beddar, S., Kertzscher, G. et al. *In vivo* dosimetry in brachytherapy: Requirements and future directions for research, development, and clinical practice. *Physics and Imaging in Radiation Oncology* **16**:1–11, 2020. doi:10.1016/j.phro.2020.09.002

Fontenla, D. P., Curran, J., Yaparpalvi, R. and Vikram, B. Customization of a radiation management system to support in vivo patient dosimetry using diodes. *Med. Phys.* **23** (8):1425–1429, 1996. doi:10.1118/1.597744

Ford, E. C., Terezakis, S., Souranis, A., Harris, K., Gay, H. and Mutic, S. Quality control quantification (QCQ): a tool to measure the value of quality control checks in radiation oncology. *Int. J. Radiat. Oncol. Biol. Phys.* **84** (3):e263–e269, 2012. doi:10.1016/j.ijrobp.2012.04.036

Ford, E., Conroy, L., Dong, L., Fong de Los Santos, L. Greener, A., Gwe-Ya, K. G. et al. Strategies for effective physics plan and chart review in radiation therapy: Report of AAPM Task Group 275. *Med. Phys.* **47** (6):e236–e272, 2020. doi:10.1002/mp.14030

Fraass, B. A. QA issues for computer-controlled treatment delivery: this is not your old R/V system any more! *Int. J. Radiat. Oncol. Biol. Phys.* **71** (1 Suppl):S98–S102, 2008. doi:10.1016/j.ijrobp.2007.05.089

Fraass, B., Doppke, K., Hunt, M., Kutcher, G., Starkschall, G., Stern, R. et al. American Association of Physicists in Medicine Radiation Therapy Committee Task Group 53: quality assurance for clinical radiotherapy treatment planning. *Med. Phys.* **25** (10):1773–1829, 1998a. doi:10.1118/1.598373

Fraass, B. A., Lash, K. L., Matrone, G. M., Volkman, S. K., McShan, D. L., Kessler, M. L. et al. The impact of treatment complexity and computer-control delivery technology on treatment delivery errors. *Int. J. Radiat. Oncol. Biol. Phys.* **42** (3):651–659, 1998b. doi:10.1016/S0360-3016(98)00244-2

François, P., Boissard, P., Berger, L. and Mazal, A. In vivo dose verification from back projection of a transit dose measurement on the central axis of photon beams. *Phys. Med.* **27** (1):1–10, 2011. doi:10.1016/j.ejmp.2010.06.002

Fritsch, D. S., Raghavan, S., Boxwala, A., Earnhart, J., Tracton, G., Cullip, T. et al. Benchmark test cases for evaluation of computer-based methods for detection of setup errors: realistic digitally reconstructed electronic portal images with known setup errors. *Int. J. Radiat. Oncol. Biol. Phys.* **37** (1):199–204, 1997. doi:10.1016/S0360-3016(96)00479-8

Fuangrod, T., Greer, P. B., Simpson, J., Zwan, B. J. and Middleton, R. H. A method for evaluating treatment quality using in vivo EPID dosimetry and statistical process control in radiation therapy. *Int. J. Health Care Qual. Assur.* **30** (2):90–102, 2017. doi:10.1108/IJHCQA-03-2016-0028

Fujimoto, K., Tateoka, K., Yaegashi, Y., Shima, K., Suzuki, J., Saito, Y. et al. Effects of beam startup characteristics on dose delivery accuracy at low monitor units in step-and-shoot intensity modulated radiation therapy. *Int. J. Med. Phys. Clin. Eng. Radiat. Oncol.* **2** (1):1–5, 2013. doi:10.4236/ijmpcero.2013.21001

Fuks, Z. and Kaplan, H. S. Recurrence rates following radiation therapy of nodular and diffuse malignant lymphomas. *Radiology* **108** (3):675–684, 1973. doi:10.1148/108.3.675

Fuss, M., Cavanaugh, S. X., Fuss, C., Cheek, D. A. and Salter, B. J. Daily stereotactic ultrasound prostate targeting: inter-user variability. *Technol. Cancer Res. Treat.* **2** (2):161–170, 2003. doi:10.1177/153303460300200213

Fuss, M., Salter, B. J., Cavanaugh, S. X., Fuss, C., Sadeghi, A., Fuller, C. D. et al. Daily ultrasound-based image-guided targeting for radiotherapy of upper abdominal malignancies. *Int. J. Radiat. Oncol. Biol. Phys.* **59** (4):1245–1256, 2004. doi:10.1016/j.ijrobp.2003.12.030

Gagliardi, F. M., Roxby, K. J., Engstrom, P. E. and Crosbie, J. C. Intra-cavitary dosimetry for IMRT head and neck treatment using thermoluminescent dosimeters in a naso-oesophageal tube. *Phys. Med. Biol.* **54** (12):3649–3657, 2009. doi:10.1088/0031-9155/54/12/003

Galbraith, D. M., Aget, H., Leung, P. M. and Rider, W. D. Eye sparing in high energy X ray beams. *Int. J. Radiat. Oncol. Biol. Phys.* **11** (3):591–595, 1985. doi:10.1016/0360-3016(85)90193-2

Gensheimer, M. F., Yock, T. I., Liebsch, N. J., Sharp, G. C., Paganetti, H., Madan, N. et al. In vivo proton beam range verification using spine MRI changes. *Int. J. Radiat. Oncol. Biol. Phys.* **78** (1):268–275, 2010. doi:10.1016/j.ijrobp.2009.11.060

Georg, D., De Ost, B., Hoornaert, M. T., Pilette, P., Van Dam, J., Van Dycke, M. et al. Build-up modification of commercial diodes for entrance dose measurements in 'higher energy' photon beams. *Radiother. Oncol.* **51** (3):249–256, 1999. doi:10.1016/S0167-8140(99)00058-4

Georg, D., Stock, M., Kroupa, B., Olofsson, J., Nyholm, T., Ahnesjö, A. et al. Patient-specific IMRT verification using independent fluence-based dose calculation software: experimental benchmarking and initial clinical experience. *Phys. Med. Biol.* **52** (16):4981–4992, 2007. doi:10.1088/0031-9155/52/16/018

Gershkevitsh, E., Pesznyak, C., Petrovic, B., Grezdo, J., Chelminski, K., Lopes, M. do C. et al. Dosimetric inter-institutional comparison in European radiotherapy centres: results of IAEA supported treatment planning system audit. *Acta Oncol.* **53** (5):628–636, 2014. doi:10.3109/0284186X.2013.840742

Gillis, S., De Wagter, C., Bohsung, J., Perrin, B., Williams, P. and Mijnheer, B. J. An inter-centre quality assurance network for IMRT verification: results of the ESTRO QUASIMODO project. *Radiother. Oncol.* **76** (3):340–353, 2005. doi:10.1016/j.radonc.2005.06.021

Glicksman, A. S., Reinstein, L. E., McShan, D. and Laurie, F. Radiotherapy Quality Assurance Program in a cooperative group. *Int. J. Radiat. Oncol. Biol. Phys.* 7 (11):1561–1568, 1981. doi:10.1016/0360-3016(81)90089-4

Graves, M. N., Thompson, A. V., Martel, M. K., McShan, D. L. and Fraass, B. A. Calibration and quality assurance for rounded leaf-end MLC systems. *Med. Phys.* **28** (11):2227–2233, 2001. doi:10.1118/1.1413517

Greco, F., Piermattei, A., Azario, L., Placidi, L., Cilla, S., Caivano, R. et al. aSi-EPID transit signal calibration for dynamic beams: a needful step for the IMRT in vivo dosimetry. *Med. Biol. Eng. Comput.* **51** (10):1137–1145, 2013. doi:10.1007/s11517-013-1094-x

Greener, A. G. Practical determination of systematica and random setup errors, $\Sigma_{set\text{-}up}$ and $\sigma_{set\text{-}up}$, using portal imaging. In *Geometric uncertainties in radiotherapy*, pp: 36–43. London: British Institute of Radiology, 2003.

Groom, N., Wilson, E. and Faivre-Finn, C. Effect of accurate heart delineation on cardiac dose during the CONVERT trial. *Br. J. Radiol.* **90** (1073):20170036, 2017. doi:10.1259/bjr.20170036

Grusell, E. and Medin, J. General characteristics of the use of silicon diode detectors for clinical dosimetry in proton beams. *Phys. Med. Biol.* **45** (9):2573–2582, 2000. doi:10.1088/0031-9155/45/9/310

Gu, J., Bednarz, B., Xu, X. G. and Jiang, S. B. Assessment of patient organ doses and effective doses using the VIP-Man adult male phantom for selected cone-beam CT imaging procedures during image guided radiation therapy. *Radiat. Prot. Dosimetry* **131** (4):431–443, 2008. doi:10.1093/rpd/ncn200

Guan, H., Yin, F. F. and Kim, J. H. Accuracy of inhomogeneity correction in photon radiotherapy from CT scans with different settings. *Phys. Med. Biol.* **47** (17):N223–N231, 2002. doi:10.1088/0031-9155/47/17/402

Gupta, T., Phurailatpam, R., Ajay, M., Rajeshri, P., Pranshu, M. and Supriya, C. Quality assurance and commissioning of an infrared marker-based patient positioning system for frameless extracranial stereotactic radiotherapy. *Int. J. Biomed. Sci.* **3** (4):298–301, 2007. www.ncbi.nlm.nih.gov/pmc/articles/PMC3614655

Haak, D., Page, C. E. and Deserno, T. M. A survey of DICOM viewer software to integrate clinical research and medical imaging. *J. Digit. Imaging* **29** (2):206–215, 2016. doi:10.1007/s10278-015-9833-1

Halama, J. R., Graham, D., Harkness, B. A., Kappadath, S. C., Madsen, M. T., Massoth, R. J. et al. Acceptance Testing and Annual Physics Survey Recommendations for Gamma Camera, SPECT, and SPECT/CT Systems. Report of AAPM Task Group 177. AAPM, Alexandria, VA. 2019. doi:10.37206/184

Hamers, H. P., Johansson, K. A., Venselaar, J. L., de Brouwer, P., Hansson, U. and Moudi, C. In vivo dosimetry with TLD in conservative treatment of breast cancer patients treated with the EORTC protocol 22881. *Acta Oncol.* **32** (4):435–443, 1993. doi:10.3109/02841869309093622

Handsfield, L. L., Yue, N. J., Zhou, J., Chen, T. and Goyal, S. Determination of optimal fiducial marker across image-guided radiation therapy (IGRT) modalities: visibility and artifact analysis of gold, carbon, and polymer fiducial markers. *J. Appl. Clin. Med. Phys.* **13** (5):3976, 2012. doi:10.1120/jacmp.v13i5.3976

Hansen, V. N., Evans, P. M. and Swindell, W. The application of transit dosimetry to precision radiotherapy. *Med. Phys.* **23** (5):713–721, 1996. doi:10.1118/1.597719

Hanson, I. M., Hansen, V. N., Olaciregui-Ruiz, I. and van Herk, M. Clinical implementation and rapid commissioning of an EPID based in-vivo dosimetry system. *Phys. Med. Biol.* **59** (19):N171–N179, 2014. doi:10.1088/0031-9155/59/19/N171

Hardcastle, N., Cutajar, D. L., Metcalfe, P. E., Lerch, M. L., Perevertaylo, V. L., Tomé, W. A. et al. In vivo real-time rectal wall dosimetry for prostate radiotherapy. *Phys. Med. Biol.* **55** (13):3859–3871, 2010. doi:10.1088/0031-9155/55/13/019

Hardcastle, N., Tomé, W. A., Cannon, D. M., Brouwer, C. L., Wittendorp, P. W., Dogan, N. et al. A multi-institution evaluation of deformable image registration algorithms for automatic organ delineation in adaptive head and neck radiotherapy. *Radiat. Oncol.* 7:90, 2012. doi:10.1186/1748-717X-7-90

Hardcastle, N., Bender, E. T. and Tomé, W. A. The effect on dose accumulation accuracy of inverse-consistency and transitivity error reduced deformation maps. *Australas. Phys. Eng. Sci. Med.* **37** (2):321–326, 2014. doi:10.1007/s13246-014-0262-0

Harms, W. B., Sr., Low, D. A., Wong, J. W. and Purdy, J. A. A software tool for the quantitative evaluation of 3D dose calculation algorithms. *Med. Phys.* **25** (10):1830–1836, 1998. doi:10.1118/1.598363

Harnett, A. N., Hirst, A. and Plowman, P. N. The eye in acute leukaemia. 1. Dosimetric analysis in cranial radiation prophylaxis. *Radiother. Oncol.* **10** (3):195–202, 1987. doi:10.1016/S0167-8140(87)80005-1

Harrison, R. M. and Lambert, G. D. A method and contrast-detail phantom for the quantitative assessment of radiotherapy portal imaging systems. *Br. J. Radiol.* **67** (796):384–388, 1994. doi:10.1259/0007-1285-67-796-384

Hatt, M., Lee, J. A., Schmidtlein, C. R., Naqa, I. E., Caldwell, C., De Bernardi, E. et al. Classification and evaluation strategies of auto-segmentation approaches for PET: Report of AAPM Task Group No. 211. *Med. Phys.* **44** (6):e1–e42, 2017. doi:10.1002/mp.12124

Held, M., Cheung, J., Perez, A. A., Husson, F. and Morin, O. Commissioning and Evaluation of an Electronic Portal Imaging Device-Based In-Vivo Dosimetry Software. *Cureus.* **10** (2):e2139, 2018. doi:10.7759/cureus.2139

Hensley, F. W. Present state and issues in IORT Physics. *Radiat. Oncol.* **12** (1):37, 2017. doi:10.1186/s13014-016-0754-z

Herbert, C. E., Ebert, M. A. and Joseph, D. J. Feasible measurement errors when undertaking in vivo dosimetry during external beam radiotherapy of the breast. *Med. Dosim.* **28** (1):45–48, 2003. doi:10.1016/S0958-3947(02)00241-8

Herman, T., Hibbitts, K., Herman, T. and Ahmad, S. Evaluation of pencil beam convolution and anisotropic analytical algorithms in stereotactic lung irradiation. *J. Med. Phys.* **36** (4):234–238, 2011. doi:10.4103/0971-6203.89974

Herring, D. F. and Compton, D. M. J. The degree of precision required in the radiation dose delivered in cancer therapy. In *Computers in Radiotherapy*, edited by A. S. Glicksman, M. Cohen and J. R. Cunningham. London: British Journal of Radiology Special Report Series No. 5, 1971.

Hess, C. B., Thompson, H. M., Benedict, S. H., Seibert, J. A., Wong, K., Vaughan, A. T. et al. Exposure risks among children undergoing radiation therapy: considerations in the era of image guided radiation therapy. *Int. J. Radiat. Oncol. Biol. Phys.* **94** (5):978–992, 2016. doi:10.1016/j.ijrobp.2015.12.372

Heukelom, S., Lanson, J. H. and Mijnheer, B. J. Comparison of entrance and exit dose measurements using ionization chambers and silicon diodes. *Phys. Med. Biol.* **36** (1):47–59, 1991a. doi:10.1088/0031-9155/36/1/005

Heukelom, S., Lanson, J. H., van Tienhoven, G. and Mijnheer, B. J. In vivo dosimetry during tangential breast treatment. *Radiother. Oncol.* **22** (4):269–279, 1991b. doi:10.1016/0167-8140(91)90162-A

Heukelom, S., Lanson, J. H. and Mijnheer, B. J. In vivo dosimetry during pelvic treatment. *Radiother. Oncol.* **25** (2):111–120, 1992. doi:10.1016/0167-8140(92)90017-O

Hillman, Y., Kim, J., Chetty, I. and Wen, N. Refinement of MLC modeling improves commercial QA dosimetry system for SRS and SBRT patient-specific QA. *Med. Phys.* **45** (4):1351–1359, 2018. doi:10.1002/mp.12808

Hoisak, J. D. P. and Pawlicki, T. The Role of Optical Surface Imaging Systems in Radiation Therapy. *Semin. Radiat. Oncol.* **28** (3):185–193, 2018. doi:10.1016/j.semradonc.2018.02.003

Hounsell, A. R. and Jordan, T. J. Quality control aspects of the Philips multileaf collimator. *Radiother. Oncol.* **45** (3):225–233, 1997. doi:10.1016/S0167-8140(97)00100-X

Huang, E., Dong, L., Chandra, A., Kuban, D. A., Rosen, I. I., Evans, A. et al. Intrafraction prostate motion during IMRT for prostate cancer. *Int. J. Radiat. Oncol. Biol. Phys.* **53** (2):261–268, 2002. doi:10.1016/S0360-3016(02)02738-4

Huang, J. Y., Newhauser, W. D., Zhu, X. R., Lee, A. K. and Kudchadker, R. J. Investigation of dose perturbations and the radiographic visibility of potential fiducials for proton radiation therapy of the prostate. *Phys. Med. Biol.* **56** (16):5287–5302, 2011. doi:10.1088/0031-9155/56/16/014

Huddart, R., McDonald, F., Lewis, R. and Hall, E. HYBRID – evaluating new radiation technology in patients with unmet needs. *Clin. Oncol. (R. Coll. Radiol.)* **25** (9):546–548, 2013. doi:10.1016/j.clon.2013.04.008

Hueso-Gonzalez, F., Fiedler, F., Golnik, C., Kormoll, T., Pausch, G., Petzoldt, J. et al. Compton camera and prompt gamma ray timing: two methods for in vivo range assessment in proton therapy. *Front. Oncol.* **6**:80, 2016. doi:10.3389/fonc.2016.00080

Hughes, S., McClelland, J., Tarte, S., Lawrence, D., Ahmad, S., Hawkes, D. et al. Assessment of two novel ventilatory surrogates for use in the delivery of gated/tracked radiotherapy for non-small cell lung cancer. *Radiother. Oncol.* **91** (3):336–341, 2009. doi:10.3389/fonc.2016.00080

Humm, J. L., Pizzuto, D., Fleischman, E. and Mohan, R. Collision detection and avoidance during treatment planning. *Int. J. Radiat. Oncol. Biol. Phys.* **33** (5):1101–1108, 1995. doi:10.1016/0360-3016(95)00155-7

Hünemohr, N., Paganetti, H., Greilich, S., Jäkel, O. and Seco, J. Tissue decomposition from dual energy CT data for MC based dose calculation in particle therapy. *Med. Phys.* **41** (6):061714, 2014. doi:10.1118/1.4875976

Hunt, M. A., Pastrana, G., Amols, H. I., Killen, A. and Alektiar, K. The impact of new technologies on radiation oncology events and trends in the past decade: an institutional experience. *Int. J. Radiat. Oncol. Biol. Phys.* **84** (4):925–931, 2012. doi:10.1016/j.ijrobp.2012.01.042

Hunt, M. A., Sonnick, M., Pham, H., Regmi, R., Xiong, J. P., Morf, D. et al. Simultaneous MV-kV imaging for intrafractional motion management during volumetric-modulated arc therapy delivery. *J. Appl. Clin. Med. Phys.* **17** (2):473–486, 2016. doi:10.1120/jacmp.v17i2.5836

Huq, M. S., Fraass, B. A., Dunscombe, P. B., Gibbons, J. P., Jr., Ibbott, G. S., Mundt, A. J. et al. The report of Task Group 100 of the AAPM: application of risk analysis methods to radiation therapy quality management. *Med. Phys.* **43** (7):4209, 2016. doi:10.1118/1.4947547

Hurkmans, C. W., Remeijer, P., Lebesque, J. V. and Mijnheer, B. J. Set-up verification using portal imaging; review of current clinical practice. *Radiother. Oncol.* **58** (2):105–120, 2001. doi:10.1016/S0167-8140(00)00260-7

Hussein, M., Adams, E. J., Jordan, T. J., Clark, C. H. and Nisbet, A. A critical evaluation of the PTW 2D-ARRAY seven29 and OCTAVIUS II phantom for IMRT and VMAT verification. *J. Appl. Clin. Med. Phys.* **14** (6):4460, 2013a. doi:10.1120/jacmp.v14i6.4460

Hussein, M., Rowshanfarzad, P., Ebert, M. A., Nisbet, A. and Clark, C. H. A comparison of the gamma index analysis in various commercial IMRT/VMAT QA systems. *Radiother. Oncol.* **109** (3):370–376, 2013b. doi:10.1016/j.radonc.2013.08.048

Hussein, M., Clementel, E., Eaton, D. J., Greer, P. B., Haworth, A., Ishikura, S. et al. A virtual dosimetry audit – towards transferability of gamma index analysis between clinical trial QA groups. *Radiother. Oncol.* **125**:398–404, 2017. doi:10.1016/j.radonc.2017.10.012

Hussein, R., Engelmann, U., Schroeter, A. and Meinzer, H. P. DICOM structured reporting: Part 1. Overview and characteristics. *Radiographics* **24** (3):891–896, 2004. doi:10.1148/rg.243035710

Huyskens, D., Van Dam, J. and Dutreix, A. Midplane dose determination using in vivo dose measurements in combination with portal imaging. *Phys. Med. Biol.* **39** (7):1089–1101, 1994. doi:10.1088/0031-9155/39/7/003

Huyskens, D. P., Bogaerts, R., Verstraete, J., Lööf, M., Nyström, H., Fiorino, C. et al. Practical guidelines for the implementation of in vivo dosimetry with diodes in external radiotherapy with photon beams. ESTRO Booklet No 5. Brussels: ESTRO, 2001.

Hyer, D. E. and Hintenlang, D. E. Estimation of organ doses from kilovoltage cone-beam CT imaging used during radiotherapy patient position verification. *Med. Phys.* **37** (9):4620–4626, 2010. doi:10.1118/1.3476459

IAEA (International Atomic Energy Agency). Absorbed dose determination in photon and electron beams: An International Code of Practice. TRS277. Revised version. Vienna: IAEA, 1997a.

IAEA. The use of plane parallel ionization chambers in high-energy electron and photon beams: An international code of practice. TRS381. Vienna: IAEA, 1997b.

IAEA. Accidental overexposure of radiotherapy patients in San José, Costa Rica. Special Report Series. Vienna: IAEA, 1998. www-pub.iaea.org/MTCD/publications/PDF/P027_scr.pdf

IAEA. Lessons Learned from Accidental Exposures in Radiotherapy. Safety Reports Series No 17. Vienna: IAEA, 2000. www-pub.iaea.org/MTCD/Publications/PDF/Pub1084_web.pdf

IAEA. Investigation of an accidental exposure of radiotherapy patients in Panama. Special Report Series. Vienna: IAEA, 2001. www-pub.iaea.org/MTCD/Publications/PDF/Pub1114_scr.pdf

IAEA. Commissioning and quality assurance of computerized planning systems for radiation treatment of cancer. TRS 430. Vienna: IAEA, 2004a. www-pub.iaea.org/MTCD/Publications/PDF/pub1296_web.pdf

IAEA. Accidental Overexposure of Radiotherapy Patients in Bialystok. Vienna: IAEA, 2004b. www-pub.iaea.org/MTCD/publications/PDF/Pub1180_web.pdf

IAEA. Absorbed dose determination in External Beam Radiotherapy. An international code of practice for dosimetry based on standards of absorbed doses to water. Vn12 (First issued 2000). IAEA Technical Report Series 398. Vienna: IAEA, 2006. www-naweb.iaea.org/nahu/DMRP/documents/CoP_V12_2006-06-05.pdf

IAEA. Comprehensive Audits of Radiotherapy Practices: A Tool for Quality Improvement. Quality Assurance Team for Radiation Oncology (QUATRO). Vienna: IAEA, 2007a. www-pub.iaea.org/MTCD/Publications/PDF/Pub1297_web.pdf

IAEA. Specification and Acceptance Testing of Radiotherapy Treatment Planning Systems. TECDOC 1540. Vienna: IAEA, 2007b. www-pub.iaea.org/MTCD/Publications/PDF/te_1540_web.pdf

IAEA. Measurement Uncertainty: A Practical Guide for Secondary Standards Dosimetry Laboratories, TECDOC-1585. Vienna: IAEA, 2008a. www-pub.iaea.org/MTCD/Publications/PDF/te_1585_web.pdf

IAEA. Setting up a radiotherapy programme: Clinical, medical physics, radiation protection and safety aspects. Vienna: IAEA, 2008b. www-pub.iaea.org/MTCD/Publications/PDF/pub1296_web.pdf

IAEA. Commissioning of Radiotherapy Treatment Planning Systems: Testing for Typical External Beam Treatment Techniques. TECDOC-1583. Vienna: IAEA, 2008c. www-pub.iaea.org/MTCD/Publications/PDF/te_1583_web.pdf

IAEA. Clinical training of medical physicists specializing in radiation oncology. Training Course Series 37. Vienna: IAEA, 2009a. www-pub.iaea.org/MTCD/publications/PDF/TCS-37_web.pdf

IAEA. Quality Assurance for SPECT Systems. IAEA Human Health Series No. 6. Vienna: IAEA, 2009b. www-pub.iaea.org/MTCD/Publications/PDF/Pub1394_web.pdf

IAEA. Quality Assurance for PET and PET/CT Systems. IAEA Human Health Series No 1. Vienna: IAEA, 2009c. www-pub.iaea.org/MTCD/Publications/PDF/Pub1393_web.pdf

IAEA. Quality Assurance Programme for Computed Tomography Diagnostic and Therapy Applications. Human Health Series No. 19. Vienna: IAEA, 2012. www-pub.iaea.org/MTCD/Publications/PDF/Pub1557_web.pdf

IAEA. Development of procedures for in vivo dosimetry in radiotherapy. Human Health Reports No 8. Vienna: IAEA, 2013a. www-pub.iaea.org/MTCD/Publications/PDF/Pub1606_web.pdf

IAEA. Roles and Responsibilities, and Education and Training Requirements for Clinically Qualified Medical Physicists. Human Health Series No 25. Vienna: IAEA, 2013b. www-pub.iaea.org/MTCD/Publications/PDF/Pub1610_web.pdf

IAEA. Record and Verify Systems for Radiation Treatment of Cancer: Acceptance Testing, Commissioning and Quality Control. Human Health Reports No 7. Vienna: IAEA, 2013c. www-pub.iaea.org/MTCD/Publications/PDF/Pub1607_web.pdf

IAEA. Accuracy Requirements and Uncertainties in Radiotherapy. Human Health Series No 31. Vienna: IAEA, 2016a. www-pub.iaea.org/MTCD/Publications/PDF/P1679_HH31_web.pdf

IAEA. Application of the Risk Matrix Method to Radiotherapy. TECDOC-1685. Vienna: IAEA, 2016b. www-pub.iaea.org/MTCD/Publications/PDF/pub1296_web.pdf

IAEA. Dosimetry of Small Static Fields Used in External Beam Radiotherapy. Technical Report Series No. 483. Vienna: IAEA, 2017. www-pub.iaea.org/MTCD/Publications/PDF/D483_web.pdf

Ibbott, G. S., Attix, F. H., Slowey, T. W., Fontenla, D. P. and Rozenfeld, M. Uncertainty of calibrations at the accredited dosimetry calibration laboratories. *Med. Phys.* **24** (8):1249–1254, 1997. doi:10.1118/1.598146

Ibbott, G. S., Followill, D. S., Molineu, H. A., Lowenstein, J. R., Alvarez, P. E. and Roll, J. E. Challenges in credentialing institutions and participants in advanced technology multi-institutional clinical trials. *Int. J. Radiat. Oncol. Biol. Phys.* **71** (1 Suppl):S71–S75, 2008. doi:10.1016/j.ijrobp.2007.08.083

Ibbott, G. S. and Thwaites, D. I. Audits for advanced treatment dosimetry. *J. Phys. Conf. Ser.* **573** (1):012002, 2015. doi:10.1088/1742-6596/573/1/012002

ICRP (International Commission on Radiological Protection). Publication 86. Prevention of accidents to patients undergoing radiation therapy. *Ann. ICRP* **30** (3), 2000.

ICRP. Publication 112. Preventing accidental exposures from new external beam radiation therapy technologies. *Ann. ICRP* **39** (4), 2009.

ICRU (International Commission on Radiation Units and Measurements). Report 24. Determination of absorbed dose in a patient irradiated by beams of X or gamma rays in radiotherapy procedures. Bethesda, MD: ICRU, 1976. doi:10.1093/jicru/os13.1.Report24

ICRU. Report 44. Tissue Substitutes in Radiation Dosimetry and Measurement. Bethesda, MD: ICRU, 1989. doi:10.1093/jicru/os23.1.Report44

ICRU. Report 48. Phantoms and computational models in therapy, diagnosis and protection. *J. ICRU* **os25** (1), 1992. doi:10.1093/jicru/os25.1.Report48

ICRU. Medical imaging – the assessment of image quality. 54. Bethesda, MD: Internation Commission on Radiation Units and Measurements, 1996. doi:10.1093/jicru/os28.1.Report54

ICRU. Report 76. Measurement quality assurance for ionizing radiation dosimetry. *Ann. ICRU* **6** (2), 2006. doi:10.1093/jicru/6.2.Report76

ICRU. Report 91. Prescribing, Recording, and Reporting of Stereotactic Treatments with Small Photon Beams. *Journal of the ICRU* 14 (2)2017. doi:10.1093/jicru/ndx017

IEC (International Electrotechnical Commission). IEC 60976:2007. Medical electrical equipment. Medical electron accelerators. Functional performance characteristics. (Also available as: BS EN 60976:2007.) Geneva: IEC, 2007.

IEC. PD IEC/TR 60977:2008. Medical electrical equipment. Medical electron accelerators. Guidelines for functional performance characteristics. Geneva: IEC, 2008.

IEC. IEC 62083:2009. Medical electrical equipment – Requirements for the safety of radiotherapy treatment planning systems. (Also available as: BS EN 62083:2009.) Geneva: IEC, 2009.

IEC. IEC 61217:2011. Radiotherapy equipment – Coordinates, movements and scales. (Also available as: BS EN 61217:2012.) Geneva: IEC, 2011.

Imura, M., Yamazaki, K., Shirato, H., Onimaru, R., Fujino, M., Shimizu, S. et al. Insertion and fixation of fiducial markers for setup and tracking of lung tumors in radiotherapy. *Int. J. Radiat. Oncol. Biol. Phys.* **63** (5):1442–1447, 2005. doi:10.1016/j.ijrobp.2005.04.024

IPEM (Institute of Physics and Engineering in Medicine). Report 32. Measurement of the performance characteristics of diagnostic X-ray systems used in medicine. Part III Computed tomography X-ray scanners. York: IPEM, 2003a.

IPEM. Code of practice for electron dosimetry for radiotherapy beams of initial energy from 4 to 25 MeV based on an absorbed dose to water calibration – see Thwaites et al. 2003b.

IPEM. Report 92 *Balancing costs and benefits of checking in radiotherapy*. 2006a – see McKenzie et al. (2006).

IPEM. Report 93. Guidance for Commissioning and QA of a Networked Radiotherapy Department. 2006b – see Kirby et al. (2006).

IPEM. Report 96. Guidance for the Clinical Implementation of Intensity Modulated Radiotherapy – see James et al. 2008.

IPEM. Report 81. Physics Aspects of Quality Control in Radiotherapy. 2nd edition. Edited by I. Patel, S. Weston, A. L. Palmer, W.P.M. Mayles, P. Whittard, R. Clements et al. York: IPEM, 2018.

IPEM. IPEM code of practice for high-energy photon therapy dosimetry based on the NPL absorbed dose calibration service — see Eaton et al. 2020.

IPEMB (Institute of Physics and Engineering in Medicine and Biology). Code of practice for for the determination of absorbed dose for x-rays below 300 kV generating potential (0.035 mm Al-4 mm Cu HVL; 10-300 kV generating potential). 1996 – see Klevenhagen et al. (1996).

ISO (International Organization for Standardization). ISO 5725-2:1994. Accuracy (trueness and precision) of measurement methods and results – Part 2: Basic method for the determination of repeatability and reproducibility of a standard measurement method. Geneva: ISO, 1994.

ISO. ISO 17025:2005. General requirements for the competence of testing and calibration laboratories. (Also available as BS EN ISO 17025:2005.) Geneva: ISO, 2005.

ISO. ISO 14971:2007. Medical devices – Application of risk management to medical devices. (Also available with small modifications as BS EN ISO 14971:2012.) Geneva: ISO, 2007.

ISO. ISO 15189:2012. Medical laboratories – Requirements for quality and competence. (Also available as BS EN ISO 15189:2012.) Geneva: ISO, 2012.

ISO. ISO 9001:2015. Quality management systems – Requirements. (Also available as BS EN ISO 9001:2015.) Geneva: ISO, 2015.

ISO. ISO 13485:2016. Medical devices – Quality management systems – Requirements for regulatory purposes. (Also available as BS EN ISO 13485:2016.) Geneva: ISO, 2016.

ISO. ISO 9004:2018. Quality management – Quality of an organization – Guidance to achieve sustained success. Geneva: ISO, 2018.

Izewska, J., Andreo, P., Vatnitsky, S. and Shortt, K. R. The IAEA/WHO TLD postal dose quality audits for radiotherapy: a perspective of dosimetry practices at hospitals in developing countries. *Radiother. Oncol.* **69** (1):91–97, 2003. doi:10.1016/S0167-8140(03)00245-7

Izewska, J., Vatnitsky, S. and Shortt, K. R. IAEA/WHO postal dose audits for radiotherapy hospitals in Eastern and South-Eastern Europe. *Cancer Radiother.* **8** (Suppl 1):S36–S43, 2004.

Izewska, J., Georg, D., Bera, P., Thwaites, D., Arib, M., Saravi, M. et al. A methodology for TLD postal dosimetry audit of high-energy radiotherapy photon beams in non-reference conditions. *Radiother. Oncol.* **84** (1):67–74, 2007. doi:10.1016/j.radonc.2007.06.006

Izewska, J., Hultqvist, M. and Bera, P. Analysis of uncertainties in the IAEA/WHO TLD postal dose audit system. *Radiat. Meas.* **43** (2):959–963, 2008. doi:10.1016/j.radmeas.2008.01.011

Izewska, J., Wesolowska, P., Azangwe, G., Followill, D. S., Thwaites, D. I., Arib, M. et al. Testing the methodology for dosimetry audit of heterogeneity corrections and small MLC-shaped fields: results of IAEA multi-center studies. *Acta Oncol.* **55** (7):909–916, 2016. doi:10.3109/0284186X.2016.1139180

Jackson, E. F., Bronskill, M. J., Drost, D. J., Och, J., Pooley, R. A., Sobol, W. T. et al. Report 100. Acceptance Testing and Quality Assurance Procedures for Magnetic Resonance Imaging Facilities. MR Subcommittee Task Group 1. College Park, MD: AAPM, 2010. www.aapm.org/pubs/reports/RPT_100.pdf

Jackson, P., Steinfort, D. P., Kron, T. and Siva, S. Practical assessment of bronchoscopically inserted fiducial markers for image guidance in stereotactic lung radiotherapy. *J. Thorac. Oncol.* **11** (8):1363–1368, 2016. doi:10.1016/j.jtho.2016.04.016

James, H., Beavis, A., Budgell, G., Clark, C., Convery, D., Dearnaley, D. et al. *Guidance for the Clinical Implementation of Intensity Modulated Radiotherapy.* York: IPEM, 2008.

James, J., Cetnar, A., Dunlap, N. E., Huffaker, C., Nguyen, V. N., Potts, M. et al. Technical note: validation and implementation of a wireless transponder tracking system for gated stereotactic ablative radiotherapy of the liver. *Med. Phys.* **43** (6):2794–2801, 2016. doi:10.1118/1.4948669

Johansson, L., Carlsson, J. and Nilsson, K. Radiosensitivity of human B-lymphocytic lymphomas in vitro. *Int. J. Radiat. Biol. Relat. Stud. Phys. Chem. Med.* **41** (4):411–420, 1982. doi:10.1080/09553008214550451

Jordan, T. J. and Williams, P. C. The design and performance characteristics of a multileaf collimator. *Phys. Med. Biol.* **39** (2):231–251, 1994. doi:10.1088/0031-9155/39/2/002

Ju, T., Simpson, T., Deasy, J. O. and Low, D. A. Geometric interpretation of the gamma dose distribution comparison technique: interpolation-free calculation. *Med. Phys.* **35** (3):879–887, 2008. doi:10.1118/1.2836952

Kaar, M., Figl, M., Hoffmann, R., Birkfellner, W., Stock, M., Georg, D. et al. Automatic patient alignment system using 3D ultrasound. *Med. Phys.* **40** (4):041714, 2013. doi:10.1118/1.4795129

Kapoor, R., Burkett, D., Leidholdt, E., Palta, J. and Hagan, M. SU-F-T-223: Radiotherapy Incident Reporting and Analysis System (RIRAS): early experience. *Med. Phys.* **43** (6 Part16):3513–3513, 2016. doi:10.1118/1.4956362

Karlsson, M., Ahnesjö, A., Georg, D., Nyholm, T. and Olofsson, J. *Independent Dose Calculations Concepts and Models. ESTRO Booklet No 10.* Brussels: ESTRO, 2010.

Keall, P. J., Mageras, G. S., Balter, J. M., Emery, R. S., Forster, K. M., Jiang, S. B. et al. The management of respiratory motion in radiation oncology report of AAPM Task Group 76. *Med. Phys.* **33** (10):3874–3900, 2006. doi:10.1118/1.2349696

Keall, P., Nguyen, D. T., O'Brien, R., Booth, J., Greer, P., Poulsen, P. et al. Stereotactic prostate adaptive radiotherapy utilising kilovoltage intrafraction monitoring: the TROG 15.01 SPARK trial. *BMC Cancer* **17** (1):180, 2017. doi:10.1186/s12885-017-3164-1

Kemikler, G. and Acun, H. Beam characteristics of megavoltage beams at low monitor unit settings. *Phys. Med.* **27** (4):203–208, 2011. doi:10.1016/j.ejmp.2010.10.007

Kerkmeijer, L. G., Fuller, C. D., Verkooijen, H. M., Verheij, M., Choudhury, A., Harrington, K. J. et al. The MRI-linear accelerator consortium: evidence-based clinical introduction of an innovation in radiation oncology connecting researchers, methodology, data collection, quality assurance, and technical development. *Front. Oncol.* **6** (Article 215):215, 2016. doi:10.3389/fonc.2016.00215

Kerns, J. R., Childress, N. and Kry, S. F. A multi-institution evaluation of MLC log files and performance in IMRT delivery. *Radiat. Oncol.* **9**:176, 2014. doi:10.1186/1748-717X-9-176

Kerns, J. R., Followill, D. S., Lowenstein, J., Molineu, A., Alvarez, P., Taylor, P. A. et al. Agreement between institutional measurements and treatment planning system calculations for basic dosimetric parameters as measured by the Imaging and Radiation Oncology Core-Houston. *Int. J. Radiat. Oncol. Biol. Phys.* **95** (5):1527–1534, 2016. doi:10.1016/j.ijrobp.2016.03.035

Kertzscher, G., Rosenfeld, A., Beddar, S., Tanderup, K. and Cygler, J. E. In vivo dosimetry: trends and prospects for brachytherapy. *Br. J. Radiol.* **87** (1041):20140206, 2014. doi:10.1259/bjr.20140206

Kesteloot, K., Dutreix, A. and van der Schueren, E. A model for calculating the costs of in vivo dosimetry and portal imaging in radiotherapy departments. *Radiother. Oncol.* **28** (2):108–117, 1993. doi:10.1016/0167-8140(93)90002-P

Kirby, M., Carpenter, D., Lawrence, G., Poynter, A. and Studdart, P. *Guidance for Commissioning and QA of a Networked Radiotherapy Department. IPEM Report 93.* York: IPEM, 2006.

Kisling, K., Johnson, J. L., Simonds, H., Zhang, L., Jhingran, A., Beadle, B. M. et al. A risk assessment of automated treatment planning and recommendations for clinical deployment. *Med. Phys.* 2019. doi:10.1002/mp.13552

Klein, E. E., Drzymala, R. E., Williams, R., Westfall, L. A. and Purdy, J. A. A change in treatment process with a modern record and verify system. *Int. J. Radiat. Oncol. Biol. Phys.* **42** (5):1163–1168, 1998. doi:10.1016/S0360-3016(98)00252-1

Klein, E. E., Hanley, J., Bayouth, J., Yin, F. F., Simon, W., Dresser, S. et al. Task Group 142 report: quality assurance of medical accelerators. *Med. Phys.* **36** (9):4197–4212, 2009. doi:10.1118/1.3190392

Klevenhagen, S. C., Aukett, R. J., Harrison, R. M., Moretti, C., Nahum, A. E. and Rosser, K. E. The IPEMB code of practice for the determination of absorbed dose for x-rays below 300 kV generating potential (0.035 mm Al-4 mm Cu HVL; 10-300 kV generating potential). *Phys. Med. Biol.* **41** (12):2605–2625, 1996. doi:10.1088/0031-9155/41/12/001

Knöös, T., Wieslander, E., Cozzi, L., Brink, C., Fogliata, A., Albers, D. et al. Comparison of dose calculation algorithms for treatment planning in external photon beam therapy for clinical situations. *Phys. Med. Biol.* **51** (22):5785–5807, 2006. doi:10.1088/0031-9155/51/22/005

Knopf, A., Parodi, K., Bortfeld, T., Shih, H. A. and Paganetti, H. Systematic analysis of biological and physical limitations of proton beam range verification with offline PET/CT scans. *Phys. Med. Biol.* **54** (14):4477–4495, 2009. doi:10.1088/0031-9155/54/14/008

Knopf, A. C. and Lomax, A. In vivo proton range verification: a review. *Phys. Med. Biol.* **58** (15):R131–R160, 2013. doi:10.1088/0031-9155/58/15/R131

Ko, L., Kim, J. O. and Siebers, J. V. Investigation of the optimal backscatter for an aSi electronic portal imaging device. *Phys. Med. Biol.* **49** (9):1723–1738, 2004. doi:10.1088/0031-9155/49/9/010

Koch, M., Maltz, J. S., Belongie, S. J., Gangadharan, B., Bose, S., Shukla, H. et al. Automatic coregistration of volumetric images based on implanted fiducial markers. *Med. Phys.* **35** (10):4513–4523, 2008. doi:10.1118/1.2975153

Kohno, R., Hirano, E., Nishio, T., Miyagishi, T., Goka, T., Kawashima, M. et al. Dosimetric evaluation of a MOSFET detector for clinical application in photon therapy. *Radiol Phys Technol.* **1** (1):55–61, 2008. doi:10.1007/s12194-007-0007-9

Kohno, R., Hotta, K., Matsubara, K., Nishioka, S., Matsuura, T. and Kawashima, M. In vivo proton dosimetry using a MOSFET detector in an anthropomorphic phantom with tissue inhomogeneity. *J. Appl. Clin. Med. Phys.* **13** (2):3699, 2012. doi:10.1120/jacmp.v13i2.3699

Korreman, S., Rasch, C., McNair, H., Verellen, D., Oelfke, U., Maingon, P. et al. The European Society of Therapeutic Radiology and Oncology-European Institute of Radiotherapy (ESTRO-EIR) report on 3D CT-based in-room image guidance systems: a practical and technical review and guide. *Radiother. Oncol.* **94** (2):129–144, 2010. doi:10.1016/j.radonc.2010.01.004

Krimmer, J., Dauvergne, D., Létang, J. M. and Testa, É. Prompt-gamma monitoring in hadrontherapy: A review. *Nucl. Instrum. Methods Phys. Res. A* **878**:58–73, 2018. doi:10.1016/j.nima.2017.07.063

Kron, T., Elliot, A., Wong, T., Showell, G., Clubb, B. and Metcalfe, P. X-ray surface dose measurements using TLD extrapolation. *Med. Phys.* **20** (3):703–711, 1993. doi:10.1118/1.597019

Kron, T., Hamilton, C., Roff, M. and Denham, J. Dosimetric intercomparison for two Australasian clinical trials using an anthropomorphic phantom. *Int. J. Radiat. Oncol. Biol. Phys.* **52** (2):566–579, 2002. doi:10.1016/S0360-3016(01)02682-7

Kry, S. F., Alvarez, P., Cygler, J. E., DeWerd, L. A., Howell, R. M., Meeks, S., et al. AAPM TG 191 Clinical Use of Luminescent Dosimeters: TLDs and OSLDs. *Med. Phys.* **47** (2):e19–e51, 2020. doi:10.1002/mp.13839

Kung, J. H. and Chen, G. T. Intensity modulated radiotherapy dose delivery error from radiation field offset inaccuracy. *Med. Phys.* **27** (7):1617–1622, 2000. doi:10.1118/1.599028

Kuntz, F., Pabst, J. Y., Delpech, J. P., Wagner, J. P. and Marchioni, E. Alanine-ESR in vivo dosimetry: a feasibility study and possible applications. *Appl. Radiat. Isot.* **47** (11–12):1183–1188, 1996. doi:10.1016/S0969-8043(96)00171-6

Kupelian, P., Willoughby, T., Mahadevan, A., Djemil, T., Weinstein, G., Jani, S. et al. Multi-institutional clinical experience with the Calypso System in localization and continuous, real-time monitoring of the prostate gland during external radiotherapy. *Int. J. Radiat. Oncol. Biol. Phys.* **67** (4):1088–1098, 2007. doi:10.1016/j.ijrobp.2006.10.026

Kutcher, G. J., Coia, L., Gillin, M., Hanson, W. F., Leibel, S., Morton, R. J. et al. Comprehensive QA for radiation oncology: report of AAPM Radiation Therapy Committee Task Group 40. *Med. Phys.* **21** (4):581–618, 1994. doi:10.1118/1.597316

Lachaine, M. and Falco, T. Intrafractional prostate motion management with the Clarity autoscan system. *Med. Phys. Int. J.* **1** (1):72–80, 2013. mpijournal.org/pdf/2013-01/MPI-2013-01-p072.pdf

Lambert, J., Nakano, T., Law, S., Elsey, J., McKenzie, D. R. and Suchowerska, N. In vivo dosimeters for HDR brachytherapy: a comparison of a diamond detector, MOSFET, TLD, and scintillation detector. *Med. Phys.* **34** (5):1759–1765, 2007. doi:10.1118/1.2727248

Langmack, K. A. Portal imaging. *Br. J. Radiol.* **74** (885):789–804, 2001. doi:10.1259/bjr.74.885.740789

Lanson, J. H., Essers, M., Meijer, G. J., Minken, A. W., Uiterwaal, G. J. and Mijnheer, B. J. In vivo dosimetry during conformal radiotherapy: requirements for and findings of a routine procedure. *Radiother. Oncol.* **52** (1):51–59, 1999. doi:10.1016/S0167-8140(99)00074-2

Lattanzi, J., McNeeley, S., Pinover, W., Horwitz, E., Das, I., Schultheiss, T. E. et al. A comparison of daily CT localization to a daily ultrasound-based system in prostate cancer. *Int. J. Radiat. Oncol. Biol. Phys.* **43** (4):719–725, 1999. doi:10.1016/S0360-3016(98)00496-9

Law, M. Y. and Liu, B. Informatics in radiology: DICOM-RT and its utilization in radiation therapy. *Radiographics* **29** (3):655–667, 2009. doi:10.1148/rg.293075172

Leer, J.-W. H., McKenzie, A., Scalliet, P. and Thwaites, D. I. *Practical Guidelines for the Implementation of a QUALITY System in Radiotherapy. ESTRO Booklet No 4.* Brussels: ESTRO, 1998.

Legge, K., Greer, P. B., O'Connor, D. J., Wilton, L., Richardson, M., Hunter, P. et al. Real-time in vivo rectal wall dosimetry using MOSkin detectors during linac based stereotactic radiotherapy with rectal displacement. *Radiat. Oncol.* **12** (1):41, 2017. doi:10.1186/s13014-017-0781-4

Leszcynski, K. and Shalev, S. Digital contrast enhancement for on-line portal imaging. *Med. Biol. Eng. Comput.* **277**:507–512, 1989. doi:10.1007/BF02441470

Leunens, G., Van Dam, J., Dutreix, A. and van der Schueren, E. Importance of in vivo dosimetry as part of a quality assurance program in tangential breast treatments. *Int. J. Radiat. Oncol. Biol. Phys.* **28** (1):285–296, 1994. doi:10.1016/0360-3016(94)90169-4

Li, J., Wiersma, R. D., Stepaniak, C. J., Farrey, K. J. and Al Hallaq, H. A. Improvements in dose accuracy delivered with static-MLC IMRT on an integrated linear accelerator control system. *Med. Phys.* **39** (5):2456–2462, 2012. doi:10.1118/1.3701778

Li, Y., Chen, L., Zhu, J., Wang, B. and Liu, X. A quantitative method to the analysis of MLC leaf position and speed based on EPID and EBT3 film for dynamic IMRT treatment with different types of MLC. *J. Appl. Clin. Med. Phys.* **18** (4):106–115, 2017. doi:10.1002/acm2.12102

Lin, T., Cervino, L. I., Tang, X., Vasconcelos, N. and Jiang, S. B. Fluoroscopic tumor tracking for image-guided lung cancer radiotherapy. *Phys. Med. Biol.* **54** (4):981–992, 2009. doi:10.1088/0031-9155/54/4/011

Ling, C. C., Zhang, P., Archambault, Y., Bocanek, J., Tang, G. and LoSasso, T. Commissioning and quality assurance of RapidArc radiotherapy delivery system. *Int. J. Radiat. Oncol. Biol. Phys.* **72** (2):575–581, 2008. doi:10.1016/j.ijrobp.2008.05.060

Linthout, N., Verellen, D., Tournel, K., Reynders, T., Duchateau, M. and Storme, G. Assessment of secondary patient motion induced by automated couch movement during on-line 6 dimensional repositioning in prostate cancer treatment. *Radiother. Oncol.* **83** (2):168–174, 2007. doi:10.1016/j.radonc.2007.04.015

Lira, I. The GUM revision: the Bayesian view toward the expression of measurement uncertainty. *Eur. J. Phys.* **37** (2):025803,2016.doi:10.1088/0143-0807/37/2/025803

Litzenberg, D. W., Moran, J. M. and Fraass, B. A. Verification of dynamic and segmental IMRT delivery by dynamic log file analysis. *J. Appl. Clin. Med. Phys.* **3** (2):63–72, 2002. doi:10.1120/1.1449362

Liu, G., van Doorn, T. and Bezak, E. Assessment of flatness and symmetry of megavoltage x-ray beam with an electronic portal imaging device (EPID). *Australas. Phys. Eng. Sci. Med.* **25** (2):58–66, 2002. doi:10.1007/BF03178467

Liu, G., van Doorn, T. and Bezak, E. The linear accelerator mechanical and radiation isocentre assessment with an electronic portal imaging device (EPID). *Australas. Phys. Eng. Sci. Med.* **27** (3):111–117, 2004. doi:10.1007/BF03178670

Liu, H. W., Grafe, J., Khan, R., Olivotto, I. and Barajas, J. E. Role of in vivo dosimetry with radiochromic films for dose verification during cutaneous radiation therapy. *Radiat. Oncol.* **10**:12, 2015. doi:10.1186/s13014-014-0325-0

Loncol, T., Greffe, J. L., Vynckier, S. and Scalliet, P. Entrance and exit dose measurements with semiconductors and thermoluminescent dosemeters: a comparison of methods and in vivo results. *Radiother. Oncol.* **41** (2):179–187, 1996. doi:10.1016/S0167-8140(96)01826-9

López-Tarjuelo, J., Morillo-Macías, V., Bouché-Babiloni, A., Boldo-Roda, E., Lozoya-Albacar, R. and Ferrer-Albiach, C. Implementation of an intraoperative electron radiotherapy in vivo dosimetry program. *Radiat. Oncol.* **11**:41, 2016. doi:10.1186/s13014-016-0621-y

LoSasso, T. IMRT delivery system QA. In *Intensity Modulated Radiation Therapy: The State of the Art*, J.R. Palta, T.R. Mackie and Z. Chen (Eds.), pp. 561–591. Madison, WI: Medical Physics Publishing, 2003.

LoSasso, T., Chui, C. S. and Ling, C. C. Physical and dosimetric aspects of a multileaf collimation system used in the dynamic mode for implementing intensity modulated radiotherapy. *Med. Phys.* **25** (10):1919–1927, 1998. doi:10.1118/1.598381

LoSasso, T., Chui, C. S. and Ling, C. C. Comprehensive quality assurance for the delivery of intensity modulated radiotherapy with a multileaf collimator used in the dynamic mode. *Med. Phys.* **28** (11):2209–2219, 2001. doi:10.1118/1.1410123

Low, D. A. Gamma dose distribution evaluation tool. *J. Phys. Conf. Ser.* **250** (1):012071, 2010. doi:10.1088/1742-6596/250/1/012071

Low, D. A., Harms, W. B., Mutic, S. and Purdy, J. A. A technique for the quantitative evaluation of dose distributions. *Med. Phys.* **25** (5):656–661, 1998. doi:10.1118/1.598248

Low, D. A., Moran, J. M., Dempsey, J. F., Dong, L. and Oldham, M. Dosimetry tools and techniques for IMRT. *Med. Phys.* **38** (3):1313–1338, 2011. doi:10.1118/1.3514120

Lozano, E. M., Perez, L. A., Torres, J., Carrascosa, C., Sanz, M., Mendicote, F. et al. Correction of systematic set-up error in breast and head and neck irradiation through a no-action level (NAL) protocol. *Clin. Transl. Oncol.* **13** (1):34–42, 2011. doi:10.1007/s12094-011-0614-0

Lu, H. M. A point dose method for in vivo range verification in proton therapy. *Phys. Med. Biol.* **53** (23):N415–N422, 2008. doi:10.1088/0031-9155/53/23/N01

Lu, H. M., Mann, G. and Cascio, E. Investigation of an implantable dosimeter for single-point water equivalent path length verification in proton therapy. *Med. Phys.* **37** (11):5858–5866, 2010. doi:10.1118/1.3504609

Ludbrook, J. J., Greer, P. B., Blood, P., D'Yachkova, Y., Coldman, A., Beckham, W. A. et al. Correction of systematic setup errors in prostate radiation therapy: how many images to perform? *Med Dosim.* **30** (2):76–84, 2005. doi:10.1016/j.meddos.2005.03.003

Lustberg, T., van Soest, J., Jochems, A., Deist, T., van Wijk, Y., Walsh, S. et al. Big Data in radiation therapy: challenges and opportunities. *Br. J. Radiol.* **90** (1069):20160689, 2017. doi:10.1259/bjr.20160689

Lutz, W. R. and Bjarngard, B. E. A test object for evaluation of portal films. *Int. J. Radiat. Oncol. Biol. Phys.* **11** (3):631–634, 1985 doi:10.1016/0360-3016(85)90200-7

Lutz, W., Winston, K. R. and Maleki, N. A system for stereotactic radiosurgery with a linear accelerator. *Int. J. Radiat. Oncol. Biol. Phys.* **14** (2):373–381, 1988. doi:10.1016/0360-3016(86)90521-3

Ma, C. M., Coffey, C. W., DeWerd, L. A., Liu, C., Nath, R., Seltzer, S. M. et al. AAPM protocol for 40-300 kV x-ray beam dosimetry in radiotherapy and radiobiology. *Med. Phys.* **28** (6):868–893, 2001. doi:10.1118/1.1374247

MacDougall, N. D., Graveling, M., Hansen, V. N., Brownsword, K. and Morgan, A. In vivo dosimetry in UK external beam radiotherapy: current and future usage. *Br. J. Radiol.* **90** (1072):20160915, 2017. doi:10.1259/bjr.20160915

Mackay, R. I. Image guidance for proton therapy. *Clin. Oncol. (R. Coll. Radiol.)* **30** (5):293–298, 2018. doi:10.1016/j.clon.2018.02.004

Mackay, R. I. and Williams, P. C. The cost effectiveness of in vivo dosimetry is not proven. *Br. J. Radiol.* **82**:265–266, 2009. doi:10.1259/bjr/58443203

Malicki, J., Litoborski, M., Bogusz-Czerniewicz, M. and Swiezewski, A. Cost-effectiveness of the modifications in the quality assurance system in radiotherapy in the example of in-vivo dosimetry. *Phys. Med.* **25** (4):201–206, 2009. doi:10.1016/j.ejmp.2009.02.001

Malicki, J., Bly, R., Bulot, M., Godet, J. L., Jahnen, A., Krengli, M. et al. Patient safety in external beam radiotherapy, results of the ACCIRAD project: current status of proactive risk assessment, reactive analysis of events, and reporting and learning systems in Europe. *Radiother. Oncol.* **123** (1):29–36, 2017. doi:10.1016/j.radonc.2017.02.016

Mamalui-Hunter, M., Li, H. and Low, D. A. MLC quality assurance using EPID: a fitting technique with subpixel precision. *Med. Phys.* **35** (6):2347–2355, 2008. doi:10.1118/1.2919560

Mans, A., Remeijer, P., Olaciregui-Ruiz, I., Wendling, M., Sonke, J. J., Mijnheer, B. et al. 3D dosimetric verification of volumetric-modulated arc therapy by portal dosimetry. *Radiother. Oncol.* **94** (2):181–187, 2010. doi:10.1016/j.radonc.2009.12.020

Mans, A., Schuring, D., Arends, M. P., Vugts, C. A. J. M., Wolthaus, J. W. H., Lotz, H. T. et al. Code of practice for the quality assurance and control for volumetric modulated arc therapy. NCS report 24. Delft, The Netherlands:

Nederlandse Commissie Voor Stralingsdosimetrie (Netherlands Commission on Radiation Dosimetry), 2015. doi:10.25030/ncs-024

Mans, A., Schuring, D., Arends, M. P., Vugts, C. A., Wolthaus, J. W., Lotz, H. T. et al. The NCS code of practice for the quality assurance and control for volumetric modulated arc therapy. *Phys. Med. Biol.* **61** (19):7221–7235, 2016. doi:10.1088/0031-9155/61/19/7221

Marcié, S., Costa, A. and Lagrange, J. L. Protection of testes during radiation treatment by irregular and focused fields of 25 MV x-rays: in vivo evaluation of the absorbed dose. *Med Dosim.* **20** (4):269–273, 1995. doi:10.1016/0958-3947(95)02003-9

Marcié, S., Charpiot, E., Bensadoun, R. J., Ciais, G., Herault, J., Costa, A. et al. In vivo measurements with MOSFET detectors in oropharynx and nasopharynx intensity-modulated radiation therapy. *Int. J. Radiat. Oncol. Biol. Phys.* **61** (5):1603–1606, 2005. doi:10.1016/j.ijrobp.2004.12.034

Marinello, G., Raynal, M., Brule, A. M. and Pierquin, B. Use of lithium fluoride in clinical dosimetry. Application to the measurement of the dose delivered to axilla by iridium 192 with endocurietherapy for carcinoma of the breast. (Utilisation du fluorure de lithium en dosimétrie clinique. Application à la mesure de la dose délivrées à la région axillaire par l'iridium 192 dans l'endocuriethérapie des cancers du sein.) *J. Radiol. Electrol. Med. Nucl.* **56** (11):791–796, 1975.

Marinello, G., Barrie, A. M. and Le Bourgeois, J. P. Measurements and calculation of lung dose in total body irradiation performed with Cobalt-60. *J. Eur. Radiother.* **3**:174–182, 1982.

Marinello, G., Barthe, J., Pollack, J. and Portal, G. 'PCL' a new automatic fast reader suitable for in vivo dosimetry. *Radiother. Oncol.* **25** (1):63–66, 1992. doi:10.1016/0167-8140(92)90197-3

Martens, D., Luesink, M., Huizenga, H. and Pasma, K. L. eNAL++: a new and effective off-line correction protocol for rotational setup errors when using a robotic couch. *J. Appl. Clin. Med. Phys.* **16** (6):177–185, 2015. doi:10.1120/jacmp.v16i6.5583

Martišíkovsá, M. and Jäkel, O. Dosimetric properties of Gafchromic EBT films in monoenergetic medical ion beams. *Phys. Med. Biol.* **55** (13):3741–3751, 2010. doi:10.1088/0031-9155/55/13/011

Mason, J., Mamo, A., Al Qaisieh, B., Henry, A. M. and Bownes, P. Real-time in vivo dosimetry in high dose rate prostate brachytherapy. *Radiother. Oncol.* **120** (2):333–338, 2016. doi:10.1016/j.radonc.2016.05.008

Mattsson, L. O., Johansson, K. A. and Svensson, H. Calibration and use of plane-parallel ionization chambers for the determination of absorbed dose in electron beams. *Acta Radiol. Oncol.* **20** (6):385–399, 1981. doi:10.3109/02841868109130228

Maughan, R. L., Burmeister, J. W., Gerbi, B. J., Jackson, E. F., Paliwal, B. R., Dunscombe, P. B. et al. AAPM Report No 197S. The Essential Medical Physics Didactic Elements for Physicists Entering the Profession through an Alternative Pathway: A Recommendation from the AAPM Working Group on the Revision of Reports 44 & 79. (Supplement to Report TG-197 Academic Program Recommendations for Graduate Degrees in Medical Physics) American Association of Physicists in Medicine, 2011. www.aapm.org/pubs/reports/RPT_197S.pdf

Mawlawi, O. R., Kemp, B. J., Jordan, D. W., Campbell, J. M., Halam, J. R., Massoth, R. J. et al. PET/CT Acceptance Testing and Quality Assurance. The Report of AAPM Task Group 126. American Association of Physicists in Medicine, Alexandria, VA. 2019. doi:10.37206/193

Mayer, R. R., Ma, F., Chen, Y., Miller, R. I., Belard, A., McDonough, J. et al. Enhanced dosimetry procedures and assessment for EBT2 radiochromic film. *Med. Phys.* **39** (4):2147–2155, 2012. doi:10.1118/1.3694100

Mayles, W. P. The Glasgow incident – a physicist's reflections. *Clin. Oncol. (R. Coll. Radiol.)* **19** (1):4–7, 2007. doi:10.1016/j.clon.2006.12.003

Mayles, W. P., Moore, A. R., Aird, E. G., Bidmead, A. M., Dearnaley, D. P., Griffiths, S. E. et al. Questionnaire based quality assurance for the RT01 trial of dose escalation in conformal radiotherapy for prostate cancer (ISRCTN 47772397). *Radiother. Oncol.* **73** (2):199–207, 2004. doi:10.1016/j.radonc.2004.08.017

Mayo, C. S., Moran, J. M., Bosch, W., Xiao, Y., McNutt, T., Popple, R. et al. Standardizing Nomenclatures in Radiation Oncology. Task Group 263. Alexandria, VA: American Association of Physicists in Medicine, 2018. www.aapm.org/pubs/reports/RPT_263.pdf

McCollough, C. H., Boedeker, K., Cody, D., Duan, X., Flohr, T., Halliburton, S. S. et al. Principles and applications of multienergy CT: Report of AAPM Task Group 291. *Med. Phys.* **47** (7):e881–e912, 2020. doi:10.1002/mp.14157

McCurdy, B. M. C. and McCowan, P. M. In vivo dosimetry for lung radiotherapy including SBRT. *Phys. Med.* **44**:123–130, 2017. doi:10.1016/j.ejmp.2017.05.065

McDermott, L. N., Wendling, M., van Asselen, B., Stroom, J., Sonke, J. J., van Herk, M. et al. Clinical experience with EPID dosimetry for prostate IMRT pre-treatment dose verification. *Med. Phys.* **33** (10):3921–3930, 2006. doi:10.1118/1.2230810

McEwen, M., DeWerd, L., Ibbott, G., Followill, D., Rogers, D. W., Seltzer, S. et al. Addendum to the AAPM's TG-51 protocol for clinical reference dosimetry of high-energy photon beams. *Med. Phys.* **41** (4):041501, 2014. doi:10.1118/1.4866223

McKenzie, A. L., van Herk, M. and Mijnheer, B. The width of margins in radiotherapy treatment plans. *Phys. Med. Biol.* **45** (11):3331–3342, 2000. doi:10.1088/0031-9155/45/11/315

McKenzie, A., Briggs, G., Buchanan, R., Harvey, L., Iles, A., Kirby, M. et al. *Balancing Costs and Benefits of Checking in Radiotherapy. IPEM Report 92.* York: IPEM, 2006.

McNair, H. A., Kavanagh, A., Powell, C., Symonds-Tayler, J. R., Brada, M. and Evans, P. M. Fluoroscopy as a surrogate for lung tumour motion. *Br. J. Radiol.* **85** (1010):168–175, 2012. doi:10.1259/bjr/14026195

McNamara, J. E., Regmi, R., Michael, L. D., Yorke, E. D., Goodman, K. A., Rimner, A. et al. Toward correcting drift in target position during radiotherapy via computer-controlled couch adjustments on a programmable Linac. *Med. Phys.* **40** (5):051719, 2013. doi:10.1118/1.4802736

McVicar, N., Popescu, I. A. and Heath, E. Techniques for adaptive prostate radiotherapy. *Phys. Med.* **32** (3):492–498, 2016. doi:10.1016/j.ejmp.2016.03.010

Meertens, H., Bijhold, J. and Strackee, J. A method for the measurement of field placement errors in digital portal images. *Phys. Med. Biol.* **35** (3):299–323, 1990. doi:10.1088/0031-9155/35/3/001

Meijer, G. J., van Kleffens, H. J. and Mijnheer, B. Quality Control of Medical Linear Accelerators. Current practice and minimum requirements. NCS Report 9. Nederlandse Commissie Voor Stralingsdosimetrie (Netherlands Commission on Radiation Dosimetry), 1996. doi:10.25030/ncs-009

Melidis, C., Bosch, W. R., Izewska, J., Fidarova, E., Zubizarreta, E., Ishikura, S. et al. Radiation therapy quality assurance in clinical trials – Global Harmonisation Group. *Radiother. Oncol.* **111** (3):327–329, 2014a. doi:10.1016/j.radonc.2014.03.023

Melidis, C., Bosch, W. R., Izewska, J., Fidarova, E., Zubizarreta, E., Ulin, K. et al. Global harmonization of quality assurance naming conventions in radiation therapy clinical trials. *Int. J. Radiat. Oncol. Biol. Phys.* **90** (5):1242–1249, 2014b. doi:10.1016/j.ijrobp.2014.08.348

Meyer, J., Wilbert, J., Baier, K., Guckenberger, M., Richter, A., Sauer, O. et al. Positioning accuracy of cone-beam computed tomography in combination with a HexaPOD robot treatment table. *Int. J. Radiat. Oncol. Biol. Phys.* **67** (4):1220–1228, 2007. doi:10.1016/j.ijrobp.2006.11.010

Miften, M., Olch, A., Mihailidis, D., Moran, J., Pawlicki, T., Molineu, A. et al. Tolerance limits and methodologies for IMRT measurement-based verification QA: Recommendations of AAPM Task Group No. 218. *Med. Phys.* **45** (4):e53–e83, 2018. doi:10.1002/mp.12810

Mihailidis, D. and Papanikolaou, N. Tolerance levels and methodologies for IMRT verification QA. *Phys. Med.* **32** (Supplement 3):184, 2016. doi:10.1016/j.ejmp.2016.07.312

Mijnheer, B., Olszewska, A., Fiorino, C., Hartmann, G., Knöös, T., Rosenwald, J-C. et al. *Quality Assurance of Treatment Planning Systems-Practical Examples for External Photon Beams. ESTRO Booklet No.7.* Leuven, Belgium: ESTRO, Garant Publishers, 2004.

Mijnheer, B., Beddar, S., Izewska, J. and Reft, C. In vivo dosimetry in external beam radiotherapy. *Med. Phys.* **40** (7):070903, 2013. doi:10.1118/1.4811216

Mijnheer, B. J. Possibilities and limitations of in vivo dosimetry. In *Radiotherapy from prescription to delivery (Proceedings of an Interregional Seminar for Europe, the Middle East and Africa, Leuven, 16-20 September 1991), IAEA TECDOC Series No. 734.* Vienna: IAEA, 1994.

Mijnheer, B. J., Battermann, J. J. and Wambersie, A. What degree of accuracy is required and can be achieved in photon and neutron therapy? *Radiother. Oncol.* **8** (3):237–252, 1987. doi:10.1016/S0167-8140(87)80247-5

Mijnheer, B. J., Gonzalez, P., Olaciregui-Ruiz, I., Rozendaal, R. A., van Herk, M. and Mans, A. Overview of 3-year experience with large-scale electronic portal imaging device-based 3-dimensional transit dosimetry. *Pract. Radiat. Oncol.* **5** (6):e679–e687, 2015. doi:10.1016/j.prro.2015.07.001

Mildenberger, P., Eichelberg, M. and Martin, E. Introduction to the DICOM standard. *Eur. Radiol.* **12** (4):920–927, 2002. doi:10.1007/s003300101100

Miles, E. A., Clark, C. H., Urbano, M. T., Bidmead, M., Dearnaley, D. P., Harrington, K. J. et al. The impact of introducing intensity modulated radiotherapy into routine clinical practice. *Radiother. Oncol.* 77 (3):241–246, 2005. doi:10.1016/j.radonc.2005.10.011

Miller, D. W., Bloch, P. H., Cunningham, J. R., Curran, B. H., Ibbott, G. S., Jones, D. et al. Radiation treatment planning dosimetry verification. AAPM Task Group 23. Woodbury, NY: American Institute of Physics, 1995. www.aapm.org/pubs/reports/RPT_55.pdf

Mills, J. A. and Colligan, S. J. Megavoltage quality control, resources and demand: a pragmatic review. *Br. J. Radiol.* **89** (1059):20150709, 2016. doi:10.1259/bjr.20150709

Miri, N., Lehmann, J., Legge, K., Vial, P. and Greer, P. B. Virtual EPID standard phantom audit (VESPA) for remote IMRT and VMAT credentialing. *Phys. Med. Biol.* **62** (11):4293–4299, 2017. doi:10.1088/1361-6560/aa63df

Moench, H. C. and Phillips, T. L. Carcinoma of the nasopharynx. Review of 146 patients with emphasis on radiation dose and time factors. *Am J Surg.* **124** (4):515–518, 1972. doi:10.1016/0002-9610(72)90077-3

Mohan, R., Arnfield, M., Tong, S., Wu, Q. and Siebers, J. The impact of fluctuations in intensity patterns on the number of monitor units and the quality and accuracy of intensity modulated radiotherapy. *Med. Phys.* **27** (6):1226–1237, 2000. doi:10.1016/0002-9610(72)90077-3

Mohan, R., Das, I. J. and Ling, C. C. Empowering intensity modulated proton therapy through physics and technology: an overview. *Int. J. Radiat. Oncol. Biol. Phys.* **99** (2):304–316, 2017. doi:10.1016/j.ijrobp.2017.05.005

Moore, J. V., Hendry, J. H. and Hunter, R. D. Dose-incidence curves for tumour control and normal tissue injury, in relation to the response of clonogenic cells. *Radiother. Oncol.* **1** (2):143–157, 1983. doi:10.1016/S0167-8140(83)80017-6

Moran, J. M. and Ritter, T. Limits of precision and accuracy of radiation delivery systems. In *Uncertainties in External Beam Radiation Therapy (AAPM 2011 Summer School)*, edited by J. R. Palta and T. R. Mackie. Madison, WI: Medical Physics Publishing, 2011.

Morrison, R. The results of treatment of cancer of the bladder – a clinical contribution to radiobiology. *Clin. Radiol.* **26** (1):67–75, 1975. doi:10.1016/S0009-9260(75)80017-1

Moyers, M. F., Toth, T. L., Sadagopan, R., Chvetsov, A., Unkelbach, J., Mohan, R. et al. Physical Uncertainties in the Planning and Delivery of Light Ion Beam Treatments. The Report of AAPM Task Group 202. American Association of Physicists in Medicine, Alexandria, VA. 2020. doi:10.37206/200

Moylan, R., Aland, T. and Kairn, T. Dosimetric accuracy of Gafchromic EBT2 and EBT3 film for in vivo dosimetry. *Australas. Phys. Eng. Sci. Med.* **36** (3):331–337, 2013. doi:10.1007/s13246-013-0206-0

Mu, G., Ludlum, E. and Xia, P. Impact of MLC leaf position errors on simple and complex IMRT plans for head and neck cancer. *Phys. Med. Biol.* **53** (1):77–88, 2008. doi:10.1088/0031-9155/53/1/005

Mubata, C. D., Childs, P. and Bidmead, A. M. A quality assurance procedure for the Varian multi-leaf collimator. *Phys. Med. Biol.* **42** (2):423–431, 1997. doi:10.1088/0031-9155/42/2/014

Muller-Runkel, R. and Watkins, S. S. Introducing a computerized record and verify system: its impact on the reduction of treatment errors. *Med. Dosim.* **16** (1):19–22, 1991. doi:10.1016/0958-3947(91)90072-A

Murphy, M. J., Balter, J., Balter, S., BenComo, J. A., Jr., Das, I. J., Jiang, S. B. et al. The management of imaging dose during image-guided radiotherapy: report of the AAPM Task Group 75. *Med. Phys.* **34** (10):4041–4063, 2007. doi:10.1118/1.2775667

Murthy, V., Master, Z., Adurkar, P., Mallick, I., Mahantshetty, U., Bakshi, G. et al. 'Plan of the day' adaptive radiotherapy for bladder cancer using helical tomotherapy. *Radiother. Oncol.* **99** (1):55–60, 2011. doi:10.1016/j.radonc.2011.01.027

Mutic, S., Palta, J. R., Butker, E. K., Das, I. J., Huq, M. S., Loo, L. N. et al. Quality assurance for computed-tomography simulators and the computed-tomography-simulation process: report of the AAPM Radiation Therapy Committee Task Group No. 66. *Med. Phys.* **30** (10):2762–2792, 2003. doi:10.1118/1.1609271

NACP (Nordic Association for Clinical Physics). Procedures in external radiation therapy dosimetry with electron and photon beams with maximum energies between 1 and 50 MeV recommendations by the Nordic Association of Clinical Physics (NACP). *Acta Radiol. Oncol.* **19** (1):55–79, 1980. doi:10.3109/02841868009130136

NACP. Electron beams with mean energies at the phantom surface below 15 MeV. Supplement to the recommendations by the NACP 1980. *Acta Radiol. Oncol* **20** (6):401–415, 1981. doi:10.3109/02841868109130229

NCS (Netherlands Commission on Radiation Dosimetry). Report 9. Quality Control of Medical Linear Accelerators. Current practice and minimum requirements – see Meijer et al. 1996.

NCS. Report 15. Quality assurance of 3-D treatment planning systems for external photon and electron beams – see Bruinvis et al. 2005.

NCS. Report 22. Code of Practice for the Quality Assurance and Control for Intensity Modulated Radiotherapy – see van der Wal et al. 2013.

NCS. Report 24. Code of practice for the quality assurance and control for volumetric modulated arc therapy – see Mans et al. 2015.

NCS. Report 27. Quality Assurance for Tomotherapy Systems – see Althof et al. 2017.

Nelms, B. E., Chan, M. F., Jarry, G., Lemire, M., Lowden, J., Hampton, C. et al. Evaluating IMRT and VMAT dose accuracy: practical examples of failure to detect systematic errors when applying a commonly used metric and action levels. *Med. Phys.* **40** (11):111722, 2013. doi:10.1118/1.4826166

Nelson, A. P. and Ding, G. X. An alternative approach to account for patient organ doses from imaging guidance procedures. *Radiother. Oncol.* **112** (1):112–118, 2014. doi:10.1016/j.radonc.2014.05.019

Neumann, M. DICOM – current status and future developments for radiotherapy. *Z. Med. Phys.* **12** (3):171–176, 2002. doi:10.1016/S0939-3889(15)70464-2

NHS England. Serious Incident Framework. Supporting learning to prevent recurrence. NHS England, 2015. england.nhs.uk/patient-safety/serious-incident-framework/

Nielsen, M., Hansen, C. R., Brink, C., Bertelsen, A. S., Kristiansen, C., Jeppesen, S. S. et al. Efficient and accurate stereotactic radiotherapy using flattening filter free beams and HexaPOD robotic tables. *J. Radiosurg. SBRT* **4** (2):153–161, 2016. www.ncbi.nlm.nih.gov/pmc/articles/PMC5658877

Niemierko, A. Quality assurance and validation of individual IMRT treatment plans before delivery. *Med. Phys.* **31** (2):421–422, 2004. doi:10.1118/1.1637732

Nijsten, S. M., Minken, A. W., Lambin, P. and Bruinvis, I. A. Verification of treatment parameter transfer by means of electronic portal dosimetry. *Med. Phys.* **31** (2):341–347, 2004. doi:10.1118/1.1640972

Nijsten, S. M., van Elmpt, W. J., Jacobs, M., Mijnheer, B. J., Dekker, A. L., Lambin, P. et al. A global calibration model for a-Si EPIDs used for transit dosimetry. *Med. Phys.* **34** (10):3872–3884, 2007. doi:10.1118/1.2776244

Nilsson, B., Rudén, B. I. and Sorcini, B. Characteristics of silicon diodes as patient dosemeters in external radiation therapy. *Radiother. Oncol.* **11** (3):279–288, 1988. doi:10.1016/0167-8140(88)90011-4

Nioutsikou, E., Bedford, J. L. and Webb, S. Patient-specific planning for prevention of mechanical collisions during radiotherapy. *Phys. Med. Biol.* **48** (22):N313–N321, 2003. doi:10.1088/0031-9155/48/22/N02

Niroomand-Rad, A., Blackwell, C. R., Coursey, B. M., Gall, K. P., Galvin, J. M., McLaughlin, W. L. et al. Radiochromic film dosimetry: recommendations of AAPM Radiation Therapy Committee Task Group 55. American Association of Physicists in Medicine. *Med. Phys.* **25** (11):2093–2115, 1998. doi:10.1118/1.598407

Niroomand-Rad, A., Chiu-Tsao, S. T., Grams, M. P., Lewis, D. F., Soares, C. G., Van Battum, L. J., et al. Radiochromic Film Dosimetry: An Update to TG-55. *Med. Phys.* **47** (12):5986–6025, 2020. doi:10.1002/mp.14497

NIST (National Institute of Standards and Technology). NIST Technical Note 1297. Guidelines for Evaluating and Expressing the Uncertainty of NIST Measurement Results — see Taylor and Kuyatt 2001.

NIST. NIST Technical Note 1900. Simple Guide for Evaluating and Expressing the Uncertainty of NIST Measurement Results — see Possolo 2015.

Nithya, L., Raj, N. A. and Rathinamuthu, S. Analyzing the characteristics of 6 MV photon beam at low monitor unit settings. *J. Med. Phys.* **41** (1):34–37, 2016. physics.nist.gov/cuu/Uncertainty/index.html

Noel, A., Aletti, P., Bey, P. and Malissard, L. Detection of errors in individual patients in radiotherapy by systematic in vivo dosimetry. *Radiother. Oncol.* **34** (2):144–151, 1995. doi:10.1016/0167-8140(94)01503-U

Noel, C. E., Santanam, L., Parikh, P. J. and Mutic, S. Process-based quality management for clinical implementation of adaptive radiotherapy. *Med. Phys.* **41** (8):081717, 2014. doi:10.1118/1.4890589

Nordström, F., af Wetterstedt, S., Johnsson, S., Ceberg, C. and Bäck, S. J. Control chart analysis of data from a multicenter monitor unit verification study. *Radiother. Oncol.* **102** (3):364–370, 2012. doi:10.1016/j.radonc.2011.11.016

Nováková, E., Heijkoop, S. T., Quint, S., Zolnay, A. G., Mens, J. W. M., Godart, J. et al. What is the optimal number of library plans in ART for locally advanced cervical cancer? *Radiother. Oncol.* **125** (3):470–477, 2017. doi:10.1016/j.radonc.2017.08.033

NPL (National Physical Laboratory). Measurement Good Practice Guide No. 36. Estimating Uncertainties in Testing. An Intermediate Guide to Estimating and Reporting Uncertainty of Measurement in Testing. Edited by Keith Birch. Teddington, UK: NPL, 2001. www.npl.co.uk/resources/gpgs/estimating-uncertainties-in-testing

Nuver, T. T., Hoogeman, M. S., Remeijer, P., van Herk, M. and Lebesque, J. V. An adaptive off-line procedure for radiotherapy of prostate cancer. *Int. J. Radiat. Oncol. Biol. Phys.* **67** (5):1559–1567, 2007. doi:10.1016/j.ijrobp.2006.12.010

Ohta, K., Shimohira, M., Murai, T., Nishimura, J., Iwata, H., Ogino, H. et al. Percutaneous fiducial marker placement prior to stereotactic body radiotherapy for malignant liver tumors: an initial experience. *J. Radiat. Res.* **57** (2):174–177, 2016. doi:10.1093/jrr/rrv099

Olaciregui-Ruiz, I., Rozendaal, R., Mijnheer, B., van Herk, M. and Mans, A. Automatic in vivo portal dosimetry of all treatments. *Phys. Med. Biol.* **58** (22):8253–8264, 2013. doi:10.1088/0031-9155/58/22/8253

Olaciregui-Ruiz, I., Rozendaal, R., van Oers, R. F. M., Mijnheer, B. and Mans, A. Virtual patient 3D dose reconstruction using in air EPID measurements and a back-projection algorithm for IMRT and VMAT treatments. *Phys. Med.* **37**:49–57, 2017. doi:10.1016/j.ejmp.2017.04.016

Olaciregui-Ruiz, I., Beddar, S., Greer, P., Jornet, N., McCurdy, B., Paiva-Fonseca, G. et al. In vivo dosimetry in external beam photon radiotherapy: Requirements and future directions for research, development, and clinical practice. *Physics and Imaging in Radiation Oncology* **15**:108–116, 2020. doi:10.1016/j.phro.2020.08.003

Olofsson, J., Nyholm, T., Georg, D., Ahnesjö, A. and Karlsson, M. Evaluation of uncertainty predictions and dose output for model-based dose calculations for megavoltage photon beams. *Med. Phys.* **33** (7):2548–2556, 2006. doi:10.1118/1.2207316

Olsen, L. A., Robinson, C. G., He, G. R., Wooten, H. O., Yaddanapudi, S., Mutic, S. et al. Automated radiation therapy treatment plan workflow using a commercial application programming interface. *Pract. Radiat, Oncol,* **4** (6):358–367, 2014. doi:10.1016/j.prro.2013.11.007

O'Neill, A. G., Jain, S., Hounsell, A. R. and O'Sullivan, J. M. Fiducial marker guided prostate radiotherapy: a review. *Br. J. Radiol.* **89** (1068):20160296, 2016. doi:10.1259/bjr.20160296

Ozhasoglu, C. and Murphy, M. J. Issues in respiratory motion compensation during external-beam radiotherapy. *Int. J. Radiat. Oncol. Biol. Phys.* **52** (5):1389–1399, 2002. doi:10.1016/S0360-3016(01)02789-4

Padilla, L., Pearson, E. A. and Pelizzari, C. A. Collision prediction software for radiotherapy treatments. *Med. Phys.* **42** (11):6448–6456, 2015. doi:10.1118/1.4932628

Padilla, L., Havnen-Smith, A., Cervino, L. and Al Hallaq, H. A. A survey of surface imaging use in radiation oncology in the United States. *J. Appl. Clin. Med. Phys.* **20** (12):70–77, 2019. doi:10.1002/acm2.12762

Padmanabhan, R., Pinkawa, M. and Song, D. Y. Hydrogel spacers in prostate radiotherapy: a promising approach to decrease rectal toxicity. *Future Oncol.* **13** (29):2697–2708, 2017. doi:10.2217/fon-2017-0073

Paganelli, C., Summers, P., Bellomi, M., Baroni, G. and Riboldi, M. Liver 4DMRI: a retrospective image-based sorting method. *Med. Phys.* **42** (8):4814–4821, 2015. doi:10.1118/1.4927252

Palta, J. R., Kim, S., Li, J. G. and Liu, C. Tolerance limits and action levels for planning and delivery of IMRT. In *IMRT: The State of the Art*, edited by J. R. Palta and T. R. Mackie, pp. 593–612. Madison, WI: Medical Physics Publishing, 2003.

Palta, J. R., Liu, C. and Li, J. G. Quality assurance of intensity-modulated radiation therapy. *Int. J. Radiat. Oncol. Biol. Phys.* **71** (1 Suppl):S108–S112, 2008. doi:10.1016/j.ijrobp.2007.05.092

Pang, G., Bani-Hashemi, A., Au, P., O'Brien, P. F., Rowlands, J. A., Morton, G. et al. Megavoltage cone beam digital tomosynthesis (MV-CBDT) for image-guided radiotherapy: a clinical investigational system. *Phys. Med. Biol.* **53** (4):999–1013, 2008. doi:10.1088/0031-9155/53/4/012

Panitsa, E., Rosenwald, J. C. and Kappas, C. Quality control of dose volume histogram computation characteristics of 3D treatment planning systems. *Phys. Med. Biol.* **43** (10):2807–2816, 1998. doi:10.1088/0031-9155/43/10/010

Park, J. M., Lee, J., Kim, H. S., Ye, S. J. and Kim, J. I. Development of an applicator for eye lens dosimetry during radiotherapy. *Br. J. Radiol.* **87** (1042):20140311, 2014. doi:10.1259/bjr.20140311

Pasler, M., Kaas, J., Perik, T., Geuze, J., Dreindl, R., Kunzler, T. et al. Linking log files with dosimetric accuracy – a multi-institutional study on quality assurance of volumetric modulated arc therapy. *Radiother. Oncol.* **117** (3):407–411, 2015. doi:10.1016/j.radonc.2015.11.005

Patton, G. A., Gaffney, D. K. and Moeller, J. H. Facilitation of radiotherapeutic error by computerized record and verify systems. *Int. J. Radiat. Oncol. Biol. Phys.* **56** (1):50–57, 2003. doi:10.1016/S0360-3016(02)04418-8

Pawlicki, T., Whitaker, M. and Boyer, A. L. Statistical process control for radiotherapy quality assurance. *Med. Phys.* **32** (9):2777–2786, 2005. doi:10.1118/1.2001209

Pawlicki, T. and Whitaker, M. Variation and control of process behavior. *Int. J. Radiat. Oncol. Biol. Phys.* **71** (1 Suppl):S210–S214, 2008. doi:10.1016/j.ijrobp.2007.05.096

Pawlicki, T., Dunscombe, P. B., Mundt, A. J. and Scalliet, P. *Quality and Safety in Radiotherapy.* Boca Raton: Taylor and Francis, 2011.

Perez, C. A., Gardner, P. and Glasgow, G. P. Radiotherapy quality assurance in clinical trials. *Int. J. Radiat. Oncol. Biol. Phys.* **10** (Suppl 1):119–125, 1984. doi:10.1016/0360-3016(84)90460-7

Peters, L. J., O'Sullivan, B., Giralt, J., FitzGerald, T. J., Trotti, A., Bernier, J. et al. Critical impact of radiotherapy protocol compliance and quality in the treatment of advanced head and neck cancer: results from TROG 02.02. *J. Clin. Oncol.* **28** (18):2996–3001, 2010. doi:10.1200/JCO.2009.27.4498

Petillion, S., Verhoeven, K., Weltens, C. and Van den Heuvel, F. Efficacy and workload analysis of a fixed vertical couch position technique and a fixed-action-level protocol in whole-breast radiotherapy. *J. Appl. Clin. Med. Phys.* **16** (2):5265, 2015. doi:10.1120/jacmp.v16i2.5265

Pham, D., Hardcastle, N., Foroudi, F., Kron, T., Bressel, M., Hilder, B. et al. A multidisciplinary evaluation of a web-based elearning training programme for SAFRON II (TROG 13.01): a multicentre randomised study of stereotactic radiotherapy for lung metastases. *Clin. Oncol. (R. Coll. Radiol.)* **28** (9):e101–e108, 2016. doi:10.1016/j.clon.2016.03.005

Pianykh, O. S. Digital imaging and communications in medicine (DICOM) [electronic book]: a practical introduction and survival guide. New York, NY: Springer Nature. 2012.

Piermattei, A., Fidanzio, A., Stimato, G., Azario, L., Grimaldi, L., D'Onofrio, G. et al. In vivo dosimetry by an aSi-based EPID. *Med. Phys.* **33** (11):4414–4422, 2006. doi:10.1118/1.2360014

Podmaniczky, K. C., Mohan, R., Kutcher, G. J., Kestler, C. and Vikram, B. Clinical experience with a computerized record and verify system. *Int. J. Radiat. Oncol. Biol. Phys.* **11** (8):1529–1537, 1985. doi:10.1118/1.2360014

Possolo, A. NIST Technical Note 1900. Simple Guide for Evaluating and Expressing the Uncertainty of NIST Measurement Results. NIST 2015. doi:10.6028/NIST.TN.1900

Pouliot, J., Bani-Hashemi, A., Chen, J., Svatos, M., Ghelmansarai, F., Mitschke, M. et al. Low-dose megavoltage cone-beam CT for radiation therapy. *Int. J. Radiat. Oncol. Biol. Phys.* **61** (2):552, 2005. doi:10.1016/j.ijrobp.2004.10.011

Pourel, N., Meyrieux, C. and Perrin, B. Quality and safety management for radiotherapy. (Démarches d'amélioration de la qualité et gestion des risques en radiothérapie.) *Cancer Radiother.* **20** (Suppl):S20–S26, 2016. doi:10.1016/j.canrad.2016.07.062

Prasad, D., Das, P., Saha, N. S., Chatterjee, S., Achari, R. and Mallick, I. Image guidance in prostate cancer – can offline corrections be an effective substitute for daily online imaging? *J. Cancer Res. Ther.* **10**:21–25, 2014. doi:10.4103/0973-1482.131342

Priegnitz, M., Helmbrecht, S., Janssens, G., Perali, I., Smeets, J., Vander, S. F. et al. Detection of mixed-range proton pencil beams with a prompt gamma slit camera. *Phys. Med. Biol.* **61** (2):855–871, 2016. doi:10.1088/0031-9155/61/2/855

Prisciandaro, J. I., Herman, M. G. and Kruse, J. J. Utilizing an electronic portal imaging device to monitor light and radiation field congruence. *J. Appl. Clin. Med. Phys.* **4** (4):315–320, 2003. doi:10.1120/1.1621374

Purdy, J. A., Biggs, P. J., Bowers, C., Dally, E., Downs, W., Fraass, B. A. et al. Medical accelerator safety considerations: Report of AAPM Radiation Therapy Committee Task Group No. 35. *Med. Phys.* **20** (4):1261–1275, 1993. doi:10.1118/1.596977

Qi, Z. Y., Deng, X. W., Cao, X. P., Huang, S. M., Lerch, M. and Rosenfeld, A. A real-time in vivo dosimetric verification method for high-dose rate intracavitary brachytherapy of nasopharyngeal carcinoma. *Med. Phys.* **39** (11):6757–6763, 2012. doi:10.1118/1.4758067

Qi, Z. Y., Deng, X. W., Huang, S. M., Lu, J., Lerch, M., Cutajar, D. et al. Verification of the plan dosimetry for high dose rate brachytherapy using metal-oxide-semiconductor field effect transistor detectors. *Med. Phys.* **34**:2007-2013, 2007. doi:10.1118/1.2736288

Qi, Z. Y., Deng, X. W., Huang, S. M., Shiu, A., Lerch, M., Metcalfe, P. et al. Real-time in vivo dosimetry with MOSFET detectors in serial tomotherapy for head and neck cancer patients. *Int. J. Radiat. Oncol. Biol. Phys.* **80** (5):1581–1588, 2011. doi:10.1016/j.ijrobp.2010.10.063

Qi, Z. Y., Deng, X. W., Huang, S. M., Zhang, L., He, Z. C., Li, X. A. et al. In vivo verification of superficial dose for head and neck treatments using intensity-modulated techniques. *Med. Phys.* **36**:59–70, 2009. doi:10.1118/1.3030951

Qin, A., Sun, Y., Liang, J. and Yan, D. Evaluation of online/offline image guidance/adaptation approaches for prostate cancer radiation therapy. *Int. J. Radiat. Oncol. Biol. Phys.* **91** (5):1026–1033, 2015. doi:10.1016/j.ijrobp.2014.12.043

Que, W., Kung, J. and Dai, J. 'Tongue-and-groove' effect in intensity modulated radiotherapy with static multileaf collimator fields. *Phys. Med. Biol.* **49** (3):399–405, 2004. doi:10.1088/0031-9155/49/3/004

Rajapakshe, R., Luchka, K. and Shalev, S. A quality control test for electronic portal imaging devices. *Med. Phys.* **23** (7):1237–1244, 1996. doi:10.1118/1.597866

Ramsey, C. and Dube, S. It is necessary to validate each individual IMRT treatment plan before delivery. Point – Counterpoint. *Med. Phys.* **30** (9):2271–2273, 2003. doi:10.1118/1.1600740

Rangel, A. and Dunscombe, P. Tolerances on MLC leaf position accuracy for IMRT delivery with a dynamic MLC. *Med. Phys.* **36** (7):3304–3309, 2009. doi:10.1118/1.3134244

Ravindran, P. Dose optimisation during imaging in radiotherapy. *Biomed. Imaging Interv. J.* **3** (2):e23, 2007. doi:10.2349/biij.3.2.e23

RCR (Royal College of Radiologists), BIR (British Institute of Radiology), IPEM (Institute of Physics and Engineering in Medicine), NPSA (National Patient Safety Agency) and SCoR (Society and College of Radiographers). *Towards Safer Radiotherapy.* London: RCR, 2008a. www.rcr.ac.uk/system/files/publication/field_publication_files/Towards_saferRT_final.pdf

RCR, IPEM and SCoR. On target: ensuring geometric accuracy in radiotherapy. London: RCR, 2008b.

RCR. Radiotherapy target volume definition and peer review – RCR guidance. London: RCR, 2017. www.rcr.ac.uk/publication/radiotherapy-target-volume-definition-and-peer-review

RCR, IPEM and SCoR. On target2: updated guidance for image-guided radiotherapy. London: RCR, 2021. www.rcr.ac.uk/sites/default/files/radiotherapy-board-on-target-2-updated-guidance-image-guided-radiotherapy.pdf

Reinhardt, S., Würl, M., Greubel, C., Humble, N., Wilkens, J. J., Hillbrand, M. et al. Investigation of EBT2 and EBT3 films for proton dosimetry in the 4-20 MeV energy range. *Radiat. Environ. Biophys.* **54** (1):71–79, 2015. doi:10.1007/s00411-014-0581-2

Reniers, B., Landry, G., Eichner, R., Hallil, A. and Verhaegen, F. In vivo dosimetry for gynaecological brachytherapy using a novel position sensitive radiation detector: feasibility study. *Med. Phys.* **39** (4):1925–1935, 2012. doi:10.1118/1.3693049

Renner, W. D. 3D dose reconstruction to insure correct external beam treatment of patients. *Med Dosim.* **32** (3):157–165, 2007. doi:10.1016/j.meddos.2007.02.005 doi:10.1016/j.meddos.2007.02.005

Renner, W. D., Norton, K. and Holmes, T. A method for deconvolution of integrated electronic portal images to obtain incident fluence for dose reconstruction. *J. Appl. Clin. Med. Phys.* **6** (4):22–39, 2005. doi:10.1120/jacmp.v6i4.2104

Richardson, A. K. and Jacobs, P. Intrafraction monitoring of prostate motion during radiotherapy using the Clarity((R)) Autoscan Transperineal Ultrasound (TPUS) system. *Radiography (Lond)* **23** (4):310–313, 2017. doi:10.1016/j.radi.2017.07.003

Richter, C., Pausch, G., Barczyk, S., Priegnitz, M., Keitz, I., Thiele, J. et al. First clinical application of a prompt gamma based in vivo proton range verification system. *Radiother. Oncol.* **118** (2):232–237, 2016. doi:10.1016/j.radonc.2016.01.004

Ricketts, K., Navarro, C., Lane, K., Moran, M., Blowfield, C., Kaur, U., et al. Implementation and evaluation of a transit dosimetry system for treatment verification. *Phys. Med.* **32** (5):671–680, 2016. doi:10.1016/j.ejmp.2016.04.010

Rizzotti, A., Compri, C. and Garusi, G. F. Dose evaluation to patients irradiated by ^{60}Co beams, by means of direct measurement on the incident and on the exit surfaces. *Radiother. Oncol.* **3** (3):279–283, 1985. doi:10.1016/S0167-8140(85)80036-0

Roos, M., Derikum, K. and Lange, B. A new ionisation chamber construction for electron dosimetry (Eine neue Flachkammerkonstruktion fur die Elektronendosimetrie). In *Medizinische Physik 24. Wissenschaftliche Tagung der Deutschen Gesellschaft für Medizinische Physik (DGMP) Erlangen*, pp: 364. Erlangen: Institut für Radiologie, 1993.

Rosenbloom, M. E., Killick, L. J. and Bentley, R. E. Verification and recording of radiotherapy treatments using a small computer. *Br. J. Radiol.* **50** (597):637–644, 1977. doi:10.1259/0007-1285-50-597-637

Rozendaal, R. A., Mijnheer, B. J., Hamming-Vrieze, O., Mans, A. and van Herk, M. Impact of daily anatomical changes on EPID-based in vivo dosimetry of VMAT treatments of head-and-neck cancer. *Radiother. Oncol.* **116** (1):70–74, 2015. doi:10.1016/j.radonc.2015.05.020

Sabet, M., Menk, F. W. and Greer, P. B. Evaluation of an a-Si EPID in direct detection configuration as a water-equivalent dosimeter for transit dosimetry. *Med. Phys.* **37**:1459–1467, 2010. doi:10.1118/1.3327456

Saha, A., Mallick, I., Das, P., Shrimali, R. K., Achari, R. and Chatterjee, S. Evaluating the need for daily image guidance in head and neck cancers treated with helical tomotherapy: a retrospective analysis of a large number of daily imaging-based corrections. *Clin. Oncol. (R. Coll. Radiol.)* **28** (3):178–184, 2016. doi:10.1016/j.clon.2015.11.014

Samant, S. S., Zheng, W., Parra, N. A., Chandler, J., Gopal, A., Wu, J. et al. Verification of multileaf collimator leaf positions using an electronic portal imaging device. *Med. Phys.* **29** (12):2900–2912, 2002. doi:10.1118/1.1515760

Samei, E., Bakalyar, D., Boedeker, K. L., Brady, S., Fan, J., Leng, S. et al. Performance evaluation of computed tomography systems: Summary of AAPM Task Group 233. *Med. Phys.* **46** (11):e735–e756, 2019. doi:10.1002/mp.13763

Sanghangthum, T., Suriyapee, S., Srisatit, S. and Pawlicki, T. Statistical process control analysis for patient-specific IMRT and VMAT QA. *J. Radiat. Res.* **54** (3):546–552, 2013. doi:10.1093/jrr/rrs112

Santanam, L., Hurkmans, C., Mutic, S., Vliet-Vroegindeweij, C., Brame, S., Straube, W. et al. Standardizing naming conventions in radiation oncology. *Int. J. Radiat. Oncol. Biol. Phys.* **83** (4):1344–1349, 2012. doi:10.1016/j.ijrobp.2011.09.054

Sastre-Padro, M., van der Heide, U. A. and Welleweerd, H. An accurate calibration method of the multileaf collimator valid for conformal and intensity modulated radiation treatments. *Phys. Med. Biol.* **49** (12):2631–2643, 2004. doi:10.1088/0031-9155/49/12/011

Sauer, O. A. and Wilbert, J. Measurement of output factors for small photon beams. *Med. Phys.* **34** (6):1983–1988, 2007. doi:10.1118/1.2734383

Sawyer, L. J., Whittle, S. A., Matthews, E. S., Starritt, H. C. and Jupp, T. P. Estimation of organ and effective doses resulting from cone beam CT imaging for radiotherapy treatment planning. *Br. J. Radiol.* **82** (979):577–584, 2009. doi:10.1259/bjr/62467578

Schiffner, D. C., Gottschalk, A. R., Lometti, M., Aubin, M., Pouliot, J., Speight, J. et al. Daily electronic portal imaging of implanted gold seed fiducials in patients undergoing radiotherapy after radical prostatectomy. *Int. J. Radiat. Oncol. Biol. Phys.* **67** (2):610–619, 2007. doi:10.1016/j.ijrobp.2006.09.042

Schmidhalter, D., Fix, M. K., Wyss, M., Schaer, N., Munro, P., Scheib, S. et al. Evaluation of a new six degrees of freedom couch for radiation therapy. *Med. Phys.* **40** (11):111710, 2013. doi:10.1118/1.4823789

Schneider, U. and Pedroni, E. Proton radiography as a tool for quality control in proton therapy. *Med. Phys.* **22** (4):353–363, 1995. doi:10.1118/1.597470

Schneider, U., Pedroni, E. and Lomax, A. The calibration of CT Hounsfield units for radiotherapy treatment planning. *Phys. Med. Biol.* **41** (1):111–124, 1996. doi:10.1088/0031-9155/41/1/009

Schöffel, P. J., Harms, W., Sroka-Perez, G., Schlegel, W. and Karger, C. P. Accuracy of a commercial optical 3D surface imaging system for realignment of patients for radiotherapy of the thorax. *Phys. Med. Biol.* **52** (13):3949–3963, 2007. doi:10.1088/0031-9155/52/13/019

Schönecker, S., Walter, F., Freislederer, P., Marisch, C., Scheithauer, H., Harbeck, N. et al. Treatment planning and evaluation of gated radiotherapy in left-sided breast cancer patients using the Catalyst(TM)/Sentinel(TM) system for deep inspiration breath-hold (DIBH). *Radiat. Oncol.* **11**:143–143, 2016. doi:10.1186/s13014-016-0716-5

Schultheiss, T. E., Tomé, W. A. and Orton, C. G. Point/counterpoint: it is not appropriate to "deform" dose along with deformable image registration in adaptive radiotherapy. *Med. Phys.* **39** (11):6531–6533, 2012. doi:10.1118/1.4722968

Sekar, Y., Thölking, J., Eckl, M., Kalichava, I., Sihono, D. S. K., Lohr, F. et al. Characterization and clinical evaluation of a novel 2D detector array for conventional and flattening filter free (FFF) IMRT pre-treatment verification. *Z. Med. Phys.* **28** (2):134–141, 2018. doi:10.1016/j.zemedi.2017.08.003

Selvaraj, J., Uzan, J., Baker, C. and Nahum, A. Loss of local control due to tumor displacement as a function of margin size, dose-response slope, and number of fractions. *Med. Phys.* **40** (4):041715, 2013. doi:10.1118/1.4795131

Selvaraj, J., Uzan, J., Baker, C. and Nahum, A. 4D radiobiological modelling of the interplay effect in conventionally and hypofractionated lung tumour IMRT. *Br. J. Radiol.* **88** (1045):20140372, 2015. doi:10.1259/bjr.20140372

Seppenwoolde, Y., Shirato, H., Kitamura, K., Shimizu, S., van Herk, M., Lebesque, J. V. et al. Precise and real-time measurement of 3D tumor motion in lung due to breathing and heartbeat, measured during radiotherapy. *Int. J. Radiat. Oncol. Biol. Phys.* **53** (4):822–834, 2002. doi:10.1016/S0360-3016(02)02803-1

Serago, C. F., Chungbin, S. J., Buskirk, S. J., Ezzell, G. A., Collie, A. C. and Vora, S. A. Initial experience with ultrasound localization for positioning prostate cancer patients for external beam radiotherapy. *Int. J. Radiat. Oncol. Biol. Phys.* **53** (5):1130–1138, 2002. doi:10.1016/S0360-3016(02)02826-2

Settineri, N., Pergolizzi, S., Raffaele, L., Maisano, R. and Russi, E. G. External radiation therapy boost to the vaginal vault: feasibility of intracavitary dosimetry using a commercial diode system. *Int. J. Radiat. Oncol. Biol. Phys.* **44** (1):221–226, 1999. doi:10.1016/S0360-3016(98)00480-5

Seuntjens, J., Olivares, M., Evans, M. and Podgorsak, E. Absorbed dose to water reference dosimetry using solid phantoms in the context of absorbed-dose protocols. *Med. Phys.* **32** (9):2945–2953, 2005. doi:10.1118/1.2012807

Seymour, E. L., Downes, S. J., Fogarty, G. B., Izard, M. A. and Metcalfe, P. In vivo real-time dosimetric verification in high dose rate prostate brachytherapy. *Med. Phys.* **38** (8):4785–4794, 2011. doi:10.1118/1.3615161

SFPM (Société Française de Physique Médicale). Guide pour la mise en oeuvre en radiothérapie externe de l'assurance de qualité, par mesures in vivo par dosimètres thermoluminescents et semi-conducteurs Report No 18. ed Dominique Goyet, Andrée Dusserre, Serge Marcié, Pascale Telenczak and Serge Waultier. Paris: SFPM, 2000.

SFPM. Contrôle de qualité spécifique en IRM: Développement et réalisation d'un objet-test multimodal. Evaluation des séquences IRM. Report no 23, ed Véronique Dedieu, Jacques Bonnet, Isabelle Buchheit, Sylvaine Confort-Gouny, Jacques de Certaines, Brigitte Lacaze et al. Paris: SFPM, 2007.

SFPM. Contrôle de qualité et mesure des performances en tomographie d'émission de positons. Report No 24. ed C. Comtat, S. Balduyck, G. Bonniaud, L. Ferrer, Y. Laffont, Y. Petegnief et al., Paris: SFPM, 2008.

SFPM. Contrôle de qualité d'une installation de Simulation Virtuelle. Report No 25. ed Jean-Nöel Foulquier, Norbert Allieres, Alain Batalla and Stephane Beaumont. Paris: SFPM, 2009.

SFPM. Contrôles de qualité en radiothérapie conformationnelle avec modulation d'intensité. (Quality Control for IMRT). Report No 26. ed Danielle Valinta, Jerome Caron, Dominique Corsetti, Catherine Dejean, Serge Marcié, Jocelyne Mazurier et al. Paris: SFPM, 2010a.

SFPM. Recommandations pour la mise en service et l'utilisation d'un système de planification de traitement en radiothérapie (TPS). Report No 27. ed Jean-Claude Rosenwald, Laurent Bonvalet, Jocelyne Mazurier and Christine Metayer. Paris: SFPM, 2010b.

SFPM. *Guide des Bonnes Pratiques de Physique Médicale.* Paris: EDP Sciences, 2012.

SFPM. Assurance qualité en radiothérapie par modulation d'intensité rotationnelle (Quality Assurance in Rotational Intensity Modulation Radiation Therapy (VMAT)) – Report No 34. ed Jean-Luc Dumas, Guillaume Auzac, Karen Brune, Christophe Legrand and Camille Llagostera, Paris: SFPM, 2018.

SFPM. Qualité et sécurité des radiochirurgies et des radiothérapies stéréotaxiques. (Quality and safety of radiosurgery and stereotactic radiotherapy) - Rapport No. 35. ed Veronique Dedieu, Guillaume Beldjoudi, Céline Bramoulle, Catherine Jenny, Stéphanie Josset and Jocelyne Mazurier, Paris: SFPM, 2019.

SGSMP (Swiss Society of Radiobiology and Medical Physics). Quality control of treatment planning systems for teletherapy, Recommendations No. 7. Lausanne: SGSMP, 1997. ssrpm.ch/wp-content/uploads/2016/01/SGSMP_Empfehlung7.pdf

SGSMP. Quality Control of Medical Electron Accelerators. Recommendations No 11. Lausanne: SGSMP, 2014. ssrpm.ch/wp-content/uploads/2014/08/r11qca-e.pdf

Shackford, H. and Bjarngärd, B. E. Disturbance of diode dosimetry by radiofrequency radiation. *Med. Phys.* **22** (6):807, 1995. doi:10.1118/1.597482

Shah, A., Aird, E. and Shekhdar, J. Contribution to normal tissue dose from concomitant radiation for two common kV-CBCT systems and one MVCT system used in radiotherapy. *Radiother. Oncol.* **105** (1):139–144, 2012. doi:10.1016/j.radonc.2012.04.017

Shalev, S., Rajapakshe, R. and Luchka, K. 1997. Techniques for commissioning electronic portal imaging devices. Salt Lake City, Utah, USA.

Sharma, S. C., Williamson, J. F., Khan, F. M. and Lee, C. K. Measurement and calculation of ovary and fetus dose in extended field radiotherapy for 10 MV x rays. *Int. J. Radiat. Oncol. Biol. Phys.* **7** (6):843–846, 1981. doi:10.1016/0360-3016(81)90484-3

Shi, W., Li, J. G., Zlotecki, R. A., Yeung, A., Newlin, H., Palta, J. et al. Evaluation of kV cone-beam ct performance for prostate IGRT: a comparison of automatic grey-value alignment to implanted fiducial-marker alignment. *Am. J. Clin. Oncol.* **34** (1):16–21, 2011. doi:10.1097/COC.0b013e3181d26b1a

Shirato, H., Shimizu, S., Kunieda, T., Kitamura, K., van Herk, M., Kagei, K. et al. Physical aspects of a real-time tumor-tracking system for gated radiotherapy. *Int. J. Radiat. Oncol. Biol. Phys.* **48** (4):1187–1195, 2000. doi:10.1016/S0360-3016(00)00748-3

Shiu, A. S., Tung, S., Hogstrom, K. R., Wong, J. W., Gerber, R. L., Harms, W. B. et al. Verification data for electron beam dose algorithms. *Med. Phys.* **19** (3):623–636, 1992. doi:10.1118/1.596808

Shukovsky, L. J. and Fletcher, G. H. Time-dose and tumor volume relationships in the irradiation of squamous cell carcinoma of the tonsillar fossa. *Radiology* **107** (3):621–626, 1973. doi:10.1148/107.3.621

Siochi, R. A., Pennington, E. C., Waldron, T. J. and Bayouth, J. E. Radiation therapy plan checks in a paperless clinic. *J. Appl. Clin. Med. Phys.* **10** (1):2905, 2009. doi:10.1120/jacmp.v10i1.2905

Siochi, R. A., Molineu, A. and Orton, C. G. Point/Counterpoint. Patient-specific QA for IMRT should be performed using software rather than hardware methods. *Med. Phys.* **40** (7):070601, 2013. doi:10.1118/1.4794929

Sjögren, R. and Karlsson, M. Influence of electron contamination on in vivo surface dosimetry for high-energy photon beams. *Med. Phys.* **25**:916–921, 1998. doi:10.1118/1.598270

Sjostrom, D., Bjelkengren, U., Ottosson, W. and Behrens, C. F. A beam-matching concept for medical linear accelerators. *Acta Oncol.* **48** (2):192–200, 2009. doi:10.1080/02841860802258794

Skarsgard, D., Cadman, P., El Gayed, A., Pearcey, R., Tai, P., Pervez, N. et al. Planning target volume margins for prostate radiotherapy using daily electronic portal imaging and implanted fiducial markers. *Radiat. Oncol.* **5**:52, 2010. doi:10.1186/1748-717X-5-52

Slagmolen, P., Hermans, J., Maes, F., Budiharto, T., Haustermans, K. and van den Heuvel, F. Fast, accurate, and robust automatic marker detection for motion correction based on oblique kV or MV projection image pairs. *Med. Phys.* **37** (4):1554–1564, 2010. doi:10.1118/1.3355871

Smilowitz, J. B., Das, I. J., Feygelman, V., Fraass, B. A., Kry, S. F., Marshall, I. R. et al. AAPM Medical Physics Practice Guideline 5.a.: commissioning and QA of treatment planning dose calculations – megavoltage photon and electron beams. *J. Appl. Clin. Med. Phys.* **16** (5):14–34, 2015. doi:10.1120/jacmp.v16i5.5768

Soete, G., Van de Steene, J., Verellen, D., Vinh-Hung, V., Van den Berge, D., Michielsen, D. et al. Initial clinical experience with infrared-reflecting skin markers in the positioning of patients treated by conformal radiotherapy for prostate cancer. *Int. J. Radiat. Oncol. Biol. Phys.* **52** (3):694–698, 2002. doi:10.1016/S0360-3016(01)02642-6

Sonke, J. J. and Belderbos, J. Adaptive radiotherapy for lung cancer. *Semin. Radiat. Oncol.* **20** (2):94–106, 2010. doi:10.1016/j.semradonc.2009.11.003

Sors, A., Cassol, E., Latorzeff, I., Duthil, P., Sabatier, J., Lotterie, J. A. et al. An optimized calibration method for surface measurements with MOSFETs in shaped-beam radiosurgery. *Phys. Med.* **30** (1):10–17, 2014. doi:10.1016/j.ejmp.2013.03.005

Speight, R. J., Esmail, A. and Weston, S. J. Quality assurance of electron and photon beam energy using the BQ-CHECK phantom. *J. Appl. Clin. Med. Phys.* **12** (2):3366, 2011. doi:10.1120/jacmp.v12i2.3366

Spezi, E., Lewis, D. G. and Smith, C. W. A DICOM-RT-based toolbox for the evaluation and verification of radiotherapy plans. *Phys. Med. Biol.* **47** (23):4223–4232, 2002. doi:10.1088/0031-9155/47/23/308

Spezi, E., Angelini, A. L., Romani, F. and Ferri, A. Characterization of a 2D ion chamber array for the verification of radiotherapy treatments. *Phys. Med. Biol.* **50** (14):3361–3373, 2005. doi:10.1088/0031-9155/50/14/012

Spezi, E. and Lewis, D. G. Gamma histograms for radiotherapy plan evaluation. *Radiother. Oncol.* **79** (2):224–230, 2006. doi:10.1016/j.radonc.2006.03.020

Spezi, E., Downes, P., Jarvis, R., Radu, E. and Staffurth, J. Patient-specific three-dimensional concomitant dose from cone beam computed tomography exposure in image-guided radiotherapy. *Int. J. Radiat. Oncol. Biol. Phys.* **83** (1):419–426, 2012.

Sportelli, G., Belcari, N., Camarlinghi, N., Cirrone, G. A., Cuttone, G., Ferretti, S. et al. First full-beam PET acquisitions in proton therapy with a modular dual-head dedicated system. *Phys. Med. Biol.* **59** (1):43–60, 2014. doi:10.1088/0031-9155/59/1/43

Spreeuw, H., Rozendaal, R., Camargo, P., Mans, A., Wendling, M., Olaciregui-Ruiz, I. et al. Portal dosimetry in wedged beams. *J. Appl. Clin. Med. Phys.* **16** (3):5375, 2015. doi:10.1120/jacmp.v16i3.5375

Spreeuw, H., Rozendaal, R., Olaciregui-Ruiz, I., González, P., Mans, A., Mijnheer, B. et al. Online 3D EPID-based dose verification: proof of concept. *Med. Phys.* **43** (7):3969, 2016. doi:10.1118/1.4952729

Srinivasan, K., Mohammadi, M. and Shepherd, J. Applications of linac-mounted kilovoltage cone-beam computed tomography in modern radiation therapy: a review. *Pol. J. Radiol.* **79**:181–193, 2014. doi:10.12659/PJR.890745

Starkschall, G., Steadham, R. E., Jr., Popple, R. A., Ahmad, S. and Rosen, I. I. Beam-commissioning methodology for a three-dimensional convolution/superposition photon dose algorithm. *J. Appl. Clin. Med. Phys.* **1** (1):8–27, 2000. doi:10.1120/1.308246

Stasi, M., Bresciani, S., Miranti, A., Maggio, A., Sapino, V. and Gabriele, P. Pretreatment patient-specific IMRT quality assurance: a correlation study between gamma index and patient clinical dose volume histogram. *Med. Phys.* **39** (12):7626–7634, 2012. doi:10.1118/1.4767763

Stell, A. M., Li, J. G., Zeidan, O. A. and Dempsey, J. F. An extensive log-file analysis of step-and-shoot intensity modulated radiation therapy segment delivery errors. *Med. Phys.* **31** (6):1593–1602, 2004. doi:10.1118/1.1751011

Stern, R. L., Heaton, R., Fraser, M. W., Goddu, S. M., Kirby, T. H., Lam, K. L. et al. Verification of monitor unit calculations for non-IMRT clinical radiotherapy: report of AAPM Task Group 114. *Med. Phys.* **38** (1):504–530, 2011. doi:10.1118/1.3521473

Stroom, J. C., de Boer, H. C., Huizenga, H. and Visser, A. G. Inclusion of geometrical uncertainties in radiotherapy treatment planning by means of coverage probability. *Int. J. Radiat. Oncol. Biol. Phys.* **43** (4):905–919, 1999. doi:10.1016/S0360-3016(98)00468-4

Sun, B., Goddu, S. M., Yaddanapudi, S., Noel, C., Li, H., Cai, B. et al. Daily QA of linear accelerators using only EPID and OBI. *Med. Phys.* **42** (10):5584–5594, 2015. doi:10.1118/1.4929550

Suntharalingam, N. and Johansson, K. A. International Clinical Trials in Radiation Oncology. Quality assurance/physics/dosimetry. *Int. J. Radiat. Oncol. Biol. Phys.* **14** (Suppl 1):S21–S24, 1988. www.redjournal.org/article/0360-3016(88)90162-9/pdf

Surucu, M., Shah, K. K., Roeske, J. C., Choi, M., Small, W., Jr. and Emami, B. Adaptive radiotherapy for head and neck cancer. *Technol. Cancer Res. Treat.* **16** (2):218–223, 2017. doi:10.1177/1533034616662165

Svensson, H., Westling, P. and Larsson, L. G. Radiation-induced lesions of the brachial plexus correlated to the dose-time-fraction schedule. *Acta Radiol. Ther. Phys. Biol.* **14** (3):228–238, 1975. doi:10.3109/02841867509132663

Sweeney, R. A., Seubert, B., Stark, S., Homann, V., Muller, G., Flentje, M. et al. Accuracy and inter-observer variability of 3D versus 4D cone-beam CT based image-guidance in SBRT for lung tumors. *Radiat. Oncol.* 7:81, 2012. doi:10.1186/1748-717X-7-81

Taasti, V. T., Muren, L. P., Jensen, K., Petersen, B. B., Jr., Thygesen, J., Tietze, A. et al. Comparison of single and dual energy CT for stopping power determination in proton therapy of head and neck cancer. *Phys. Imag. Radiat. Oncol.* **6**:14–19, 2018. doi:10.1016/j.phro.2018.04.002

Taha, A. A. and Hanbury, A. Metrics for evaluating 3D medical image segmentation: analysis, selection, and tool. *BMC Med Imaging* **15**:29, 2015. doi:10.1186/s12880-015-0068-x

Tanderup, K., Beddar, S., Andersen, C. E., Kertzscher, G. and Cygler, J. E. In vivo dosimetry in brachytherapy. *Med. Phys.* **40** (7):070902, 2013. doi:10.1118/1.4810943

Taylor, B. N. and Kuyatt, C. E. NIST Technical Note 1297. Guidelines for Evaluating and Expressing the Uncertainty of NIST Measurement Results NIST 2001. (Originally published in 1994) nvlpubs.nist.gov/nistpubs/Legacy/TN/nbstechnicalnote1297.pdf

Taylor, M. L., Yeo, U. J., Kron, T., Supple, J., Siva, S., Pham, D. et al. Comment on 'it is not appropriate to "deform" dose along with deformable image registration in adaptive radiotherapy' [Med. Phys. 39, 6531-6533 (2012)]. *Med. Phys.* **40** (1):017101, 2013. doi:10.1118/1.4771962

Thengumpallil, S., Germond, J. F., Bourhis, J., Bochud, F. and Moeckli, R. Impact of respiratory-correlated CT sorting algorithms on the choice of margin definition for free-breathing lung radiotherapy treatments. *Radiother. Oncol.* **119** (3):438–443, 2016. doi:10.1016/j.radonc.2016.03.015

Therriault-Proulx, F., Briere, T. M., Mourtada, F., Aubin, S., Beddar, S. and Beaulieu, L. A phantom study of an in vivo dosimetry system using plastic scintillation detectors for real-time verification of ^{192}Ir HDR brachytherapy. *Med. Phys.* **38**:2542–2551, 2011. doi:10.1118/1.3572229

Therriault-Proulx, F., Beaulieu, L. and Beddar, S. Validation of plastic scintillation detectors for applications in low-dose-rate brachytherapy. *Brachytherapy* **16** (4):903–909, 2017. doi:10.1016/j.brachy.2017.04.002

Thompson, R. F., Valdes, G., Fuller, C. D., Carpenter, C. M., Morin, O., Aneja, S. et al. Artificial intelligence in radiation oncology imaging. *Int. J. Radiat. Oncol. Biol. Phys.* **102** (4):1159–1161, 2018. doi:10.1016/j.ijrobp.2018.05.070

Thörnqvist, S., Hysing, L. B., Tuomikoski, L., Vestergaard, A., Tanderup, K., Muren, L. P. et al. Adaptive radiotherapy strategies for pelvic tumors – a systematic review of clinical implementations. *Acta Oncol.* **55** (8):943–958, 2016. doi:10.3109/0284186X.2016.1156738

Thwaites, D. I. Accuracy required and achievable in radiotherapy dosimetry: have modern technology and techniques changed our views? *J. Phys. Conf. Ser.* **444** (1):012006, 2013. doi:10.1088/1742-6596/444/1/012006

Thwaites, D. I. Quality assurance and its conceptual framework. In *Physics Aspects of Quality Control in Radiotherapy. IPEM Report 81.* 2nd Edition, edited by I. Patel, S. Weston, A. L. Palmer, W. P. M. Mayles, P. Whittard, R. Clements et al., pp. 1–25, York: IPEM, 2018.

Thwaites, D. I., Williams, J. R., Aird, E. G., Klevenhagen, S. C. and Williams, P. C. A dosimetric intercomparison of megavoltage photon beams in UK radiotherapy centres. *Phys. Med. Biol.* **37** (2):445–461, 1992. doi:10.1088/0031-9155/37/2/011

Thwaites, D., Scalliet, P., Leer, J. W. and Overgaard, J. Quality assurance in radiotherapy. European Society for Therapeutic Radiology and Oncology Advisory Report to the Commission of the European Union for the 'Europe Against Cancer Programme'. *Radiother. Oncol.* **35** (1):61–73, 1995. doi:10.1016/0167-8140(95)01549-V

Thwaites, D. I., Bums, D. T., Klevenhagen, S. C., Nahum, A. E. and Pitchford, W. G. The IPEMB code of practice for electron dosimetry for radiotherapy beams of initial energy from 2 to 50 MeV based on an air kerma calibration. *Phys. Med. Biol.* **41** (12):2557–2603, 1996. doi:10.1088/0031-9155/41/12/001

Thwaites, D. I., Blyth, C., Carruthers, L., Elliott, P. A., Kidane, G., Millwater, C. J. et al. Experience with in vivo diode dosimetry for verifying radiotherapy dose delivery: the practical implementation of cost effective approaches (IAEACN- 96/131P). In *Standards and Codes of Practice in Medical Dosimetry*, Vol. II, pp. 415–423. Vienna: IAEA, 2003a. inis.iaea.org/search/search.aspx?orig_q=RN:34017955

Thwaites, D. I., DuSautoy, A. R., Jordan, T., McEwen, M. R., Nisbet, A., Nahum, A. E. et al. The IPEM code of practice for electron dosimetry for radiotherapy beams of initial energy from 4 to 25 MeV based on an absorbed dose to water calibration. *Phys. Med. Biol.* **48** (18):2929–2970, 2003b. doi:10.1088/0031-9155/48/18/301

Toft, B. and Mascie-Taylor, H. Involuntary automaticity: a work-system induced risk to safe health care. *Health Serv.Manage.Res* **18** (4):211–216, 2005. doi:10.1258/095148405774518615

Tomé, W. A. and Fowler, J. F. On cold spots in tumor subvolumes. *Med. Phys.* **29** (7):1590–1598, 2002. doi:10.1118/1.1485060

Tsang, Y., Ciurlionis, L., Clark, C. and Venables, K. Development of a novel treatment planning test for credentialing rotational intensity-modulated radiotherapy techniques in the UK. *Br. J. Radiol.* **86** (1022):20120315, 2013. doi:10.1259/bjr.20120315

Tsiakalos, M. F., Scherebmann, E., Theodorou, K. and Kappas, C. Graphical treatment simulation and automated collision detection for conformal and stereotactic radiotherapy treatment planning. *Med. Phys.* **28** (7):1359–1363, 2001. doi:10.1118/1.1381552

Tsiakalos, M. F., Theodorou, K., Kappas, C., Zefkili, S. and Rosenwald, J. C. Analysis of the penumbra enlargement in lung versus the quality index of photon beams: a methodology to check the dose calculation algorithm. *Med. Phys.* **31** (4):943–949, 2004. doi:10.1118/1.1669085

Tudor, G. S. J., Bernstein, D., Riley, S., Rimmer, Y., Thomas, S. J., van Herk, M., et al. Geometric Uncertainties in Daily Online IGRT Refining the CTV PTV Margin Calculation for Contemporary Photon Radiotherapy. London: British Institute of Radiology, 2020. www.bir.org.uk/publications/geometric-uncertainties.aspx

Tung, C. J., Yu, P. C., Chiu, M. C., Yeh, C. Y., Lee, C. C. and Chao, T. C. Midline dose verification with diode in vivo dosimetry for external photon therapy of head and neck and pelvis cancers during initial large-field treatments. *Med. Dosim.* **35** (4):304–311, 2010. doi:10.1016/j.meddos.2010.03.007

Turesson, I. and Notter, G. The influence of fraction size in radiotherapy on the late normal tissue reaction – II: Comparison of the effects of daily and twice-a-week fractionation on human skin. *Int. J. Radiat. Oncol. Biol. Phys.* **10** (5):599–606, 1984. doi:10.1016/0360-3016(84)90290-6

Underwood, T. S., Winter, H. C., Hill, M. A. and Fenwick, J. D. Detector density and small field dosimetry: integral versus point dose measurement schemes. *Med. Phys.* **40** (8):082102, 2013. doi:10.1118/1.4812687

Valentini, V., Dinapoli, N. and Damiani, A. The future of predictive models in radiation oncology: from extensive data mining to reliable modeling of the results. *Future Oncol.* **9** (3):311–313, 2013. doi:10.2217/fon.12.197

Van Dam, J., Vaerman, C., Blanckaert, N., Leunens, G., Dutreix, A. and van der Schueren, E. Are port films reliable for in vivo exit dose measurements? *Radiother. Oncol.* **25** (1):67–72, 1992. doi:10.1016/0167-8140(92)90198-4

Van Dam, J. and Marinello, G. *Methods for In Vivo Dosimetry in External Radiotherapy. ESTRO Booklet No 1. Edition 2.* Brussels: ESTRO, 2006.

Van den Heuvel, F., Wu, Q. and Cai, J. In modern linacs monitor units should be defined in water at 10 cm depth rather than at d_{max}. *Med. Phys.* **45** (11):4789–4792, 2018. doi:10.1002/mp.13015

van der Wal, E., Wiersma, J., Ausma, A. H., Cuijpers, J. P., Tomsej, M., Bos, L. J. et al. Code of Practice for the Quality Assurance and Control for Intensity Modulated Radiotherapy. NCS Report 22. Nederlandse Commissie Voor Stralingsdosimetrie (Netherlands Commission on Radiation Dosimetry), 2013. doi:10.25030/ncs-022

Van Dyk, J., Barnett, R. B., Cygler, J. E. and Shragge, P. C. Commissioning and quality assurance of treatment planning computers. *Int. J. Radiat. Oncol. Biol. Phys.* **26** (2):261–273, 1993. doi:10.1016/0360-3016(93)90206-B

van Elmpt, W. J., Nijsten, S. M., Dekker, A. L., Mijnheer, B. J. and Lambin, P. Treatment verification in the presence of inhomogeneities using EPID-based three-dimensional dose reconstruction. *Med. Phys.* **34** (7):2816–2826, 2007. doi:10.1118/1.2742778

van Elmpt, W., McDermott, L., Nijsten, S., Wendling, M., Lambin, P. and Mijnheer, B. A literature review of electronic portal imaging for radiotherapy dosimetry. *Radiother. Oncol.* **88** (3):289–309, 2008. doi:10.1118/1.2742778

van Elmpt, W., Nijsten, S., Petit, S., Mijnheer, B., Lambin, P. and Dekker, A. 3D in vivo dosimetry using megavoltage cone-beam CT and EPID dosimetry. *Int. J. Radiat. Oncol. Biol. Phys.* **73**:1580–1587, 2009. doi:10.1016/j.ijrobp.2008.11.051

Van Esch, A., Bohsung, J., Sorvari, P., Tenhunen, M., Paiusco, M., Iori, M. et al. Acceptance tests and quality control (QC) procedures for the clinical implementation of intensity modulated radiotherapy (IMRT) using inverse planning and the sliding window technique: experience from five radiotherapy departments. *Radiother. Oncol.* **65** (1):53–70, 2002. doi:10.1016/S0167-8140(02)00174-3

Van Esch, A., Depuydt, T. and Huyskens, D. P. The use of an aSi-based EPID for routine absolute dosimetric pre-treatment verification of dynamic IMRT fields. *Radiother. Oncol.* **71** (2):223–234, 2004. doi:10.1016/j.radonc.2004.02.018

Van Esch, A., Tillikainen, L., Pyykkonen, J., Tenhunen, M., Helminen, H., Siljamaki, S. et al. Testing of the analytical anisotropic algorithm for photon dose calculation. *Med. Phys.* **33** (11):4130–4148, 2006. doi:10.1016/j.radonc.2004.02.018

Van Esch, A., Huyskens, D. P., Behrens, C. F., Samsoe, E., Sjolin, M., Bjelkengren, U. et al. Implementing RapidArc into clinical routine: a comprehensive program from machine QA to TPS validation and patient QA. *Med. Phys.* **38** (9):5146–5166, 2011. doi:10.1118/1.3622672

Van Esch, A., Basta, K., Evrard, M., Ghislain, M., Sergent, F. and Huyskens, D. P. The Octavius1500 2D ion chamber array and its associated phantoms: dosimetric characterization of a new prototype. *Med. Phys.* **41** (9):091708, 2014. doi:10.1118/1.4892178

van Herk, M. Errors and margins in radiotherapy. *Semin. Radiat. Oncol.* **14** (1):52–64, 2004. doi:10.1053/j.semradonc.2003.10.003

van Herk, M., Remeijer, P., Rasch, C. and Lebesque, J. V. The probability of correct target dosage: dose-population histograms for deriving treatment margins in radiotherapy. *Int. J. Radiat. Oncol. Biol. Phys.* **47** (4):1121–1135, 2000. doi:10.1016/S0360-3016(00)00518-6

van Herk, M., Remeijer, P. and Lebesque, J. V. Inclusion of geometric uncertainties in treatment plan evaluation. *Int. J. Radiat. Oncol. Biol. Phys.* **52** (5):1407–1422, 2002. doi:10.1016/S0360-3016(01)02805-X

van Herk, M., Witte, M., van der Geer, J., Schneider, C. and Lebesque, J. V. Biologic and physical fractionation effects of random geometric errors. *Int. J. Radiat. Oncol. Biol. Phys.* **57** (5):1460–1471, 2003. doi:10.1016/j.ijrobp.2003.08.026

Varadhan, R., Hui, S. K., Way, S. and Nisi, K. Assessing prostate, bladder and rectal doses during image guided radiation therapy – need for plan adaptation? *J. Appl. Clin. Med. Phys.* **10** (3):2883, 2009. doi:10.1120/jacmp.v10i3.2883

Varatharaj, C., Moretti, E., Ravikumar, M., Malisan, M. R., Supe, S. S. and Padovani, R. Implementation and validation of a commercial portal dosimetry software for intensity-modulated radiation therapy pre-treatment verification. *J. Med. Phys.* **35** (4):189–196, 2010. doi:10.4103/0971-6203.71758

Venselaar, J. and Welleweerd, H. Application of a test package in an intercomparison of the photon dose calculation performance of treatment planning systems used in a clinical setting. *Radiother. Oncol.* **60** (2):203–213, 2001. doi:10.1016/S0167-8140(01)00304-8

Venselaar, J., Welleweerd, H. and Mijnheer, B. Tolerances for the accuracy of photon beam dose calculations of treatment planning systems. *Radiother. Oncol.* **60** (2):191–201, 2001. doi:10.1016/S0167-8140(01)00377-2

Verburg, J. M. and Seco, J. Proton range verification through prompt gamma-ray spectroscopy. *Phys. Med. Biol.* **59** (23):7089–7106, 2014. doi:10.1088/0031-9155/59/23/7089

Verellen, D., De Ridder, M., Tournel, K., Duchateau, M., Reynders, T., Gevaert, T. et al. An overview of volumetric imaging technologies and their quality assurance for IGRT. *Acta Oncol.* **47** (7):1271–1278, 2008. doi:10.1080/02841860802244182

Vergalasova, I., Maurer, J. and Yin, F. F. Potential underestimation of the internal target volume (ITV) from free-breathing CBCT. *Med. Phys.* **38** (8):4689–4699, 2011. doi:10.1118/1.3613153

Verney, J. N. and Morgan, A. M. Evaluation of in vivo dose measurements for patients undergoing electron boost treatments. *Radiother. Oncol.* **59** (3):293–296, 2001. doi:10.1016/S0167-8140(01)00323-1

Vestergaard, A., Muren, L. P., Søndergaard, J., Elstrøm, U. V., Høyer, M. and Petersen, J. B. Adaptive plan selection vs. re-optimisation in radiotherapy for bladder cancer: a dose accumulation comparison. *Radiother. Oncol.* **109** (3):457–462, 2013. doi:10.1016/j.radonc.2013.08.045

Vial, P., Gustafsson, H., Oliver, L., Baldock, C. and Greer, P. B. Direct-detection EPID dosimetry: investigation of a potential clinical configuration for IMRT verification. *Phys. Med. Biol.* **54** (23):7151–7169, 2009. doi:10.1088/0031-9155/54/23/008

Vieira, S. C., Dirkx, M. L., Pasma, K. L. and Heijmen, B. J. Fast and accurate leaf verification for dynamic multileaf collimation using an electronic portal imaging device. *Med. Phys.* **29** (9):2034–2040, 2002. doi:10.1118/1.1501141

Vieira, S. C., Dirkx, M. L., Pasma, K. L. and Heijmen, B. J. Dosimetric verification of x-ray fields with steep dose gradients using an electronic portal imaging device. *Phys. Med. Biol.* **48** (2):157–166, 2003. doi:10.1088/0031-9155/48/2/302

Vinall, A. J., Williams, A. J., Currie, V. E., Van Esch, A. and Huyskens, D. Practical guidelines for routine intensity-modulated radiotherapy verification: pre-treatment verification with portal dosimetry and treatment verification with in vivo dosimetry. *Br. J. Radiol.* **83** (995):949–957, 2010. doi:10.1259/bjr/31573847

Visser, R., Wauben, D. J., de Groot, M., Steenbakkers, R. J., Bijl, H. P., Godart, J. et al. Evaluation of DVH-based treatment plan verification in addition to gamma passing rates for head and neck IMRT. *Radiother. Oncol.* **112** (3):389–395, 2014. doi:10.1016/j.radonc.2014.08.002

Wagner, D., Hermann, M. and Hille, A. In-vivo dosimetry with alanine/electron spin resonance dosimetry to evaluate the urethra dose during high-dose-rate brachytherapy. *Brachytherapy* **16** (4):815–821, 2017a. doi:10.1016/j.brachy.2017.04.003

Wagner, D. M., Hüttenrauch, P., Anton, M., Voigts-Rhetz, P., Zink, K. and Wolff, H. A. Feasibility study of entrance and exit dose measurements at the contra lateral breast with alanine/electron spin resonance dosimetry in volumetric modulated radiotherapy of breast cancer. *Phys. Med. Biol.* **62**:5462–5472, 2017b. doi:10.1088/1361-6560/aa6ee2

Waldhäusl, C., Wambersie, A., Pötter, R. and Georg, D. In-vivo dosimetry for gynaecological brachytherapy: physical and clinical considerations. *Radiother. Oncol.* 77 (3):310–317, 2005. doi:10.1016/j.radonc.2005.09.004

Walter, C., Boda-Heggemann, J., Wertz, H., Loeb, I., Rahn, A., Lohr, F. et al. Phantom and in-vivo measurements of dose exposure by image-guided radiotherapy (IGRT): MV portal images vs. kV portal images vs. cone-beam CT. *Radiother. Oncol.* **85** (3):418–423, 2007. doi:10.1016/j.radonc.2007.10.014

Wambersie, A., Dutreix, J. and Dutreix, A. Dosimetric precision required in radiotherapy. Consequences of the choice and performance required of detectors. (Précision dosimétrique requise en radiothérapie: conséquences concernant le choix et les performances exigées des détecteurs.) *J. Belge Radiol.* **52** (2):94–104, 1969.

Wambersie, A., Van Dam, J., Hanks, G., Mijnheer, B. J. and Battermann, J. J. What accuracy is needed in dosimetry? In *IAEA TECDOC-734. Radiation Dose in Radiotherapy from Prescription to Delivery*, pp, 11–35. Vienna: IAEA (International Atomic Energy Agency), 1994.

Wambersie, A., Van Dam, J., Hanks, G., Mijnheer, B. J. and Battermann, J. J. What accuracy is needed in dosimetry? In *IAEA TECDOC-734. Radiotherapy from Prescription to Delivery*, pp. 11–13. Vienna: IAEA, 2018.

Warfield, S. K., Zou, K. H. and Wells, W. M. Simultaneous truth and performance level estimation (STAPLE): an algorithm for the validation of image segmentation. *IEEE Trans. Med. Imaging* **23** (7):903–921, 2004. doi:10.1109/TMI.2004.828354

Weber, D. C., Poortmans, P. M., Hurkmans, C. W., Aird, E., Gulyban, A. and Fairchild, A. Quality assurance for prospective EORTC radiation oncology trials: the challenges of advanced technology in a multicenter international setting. *Radiother. Oncol.* **100** (1):150–156, 2011. doi:10.1016/j.radonc.2011.05.073

Weber, D. C., Tomsej, M., Melidis, C. and Hurkmans, C. W. QA makes a clinical trial stronger: evidence-based medicine in radiation therapy. *Radiother. Oncol.* **105** (1):4–8, 2012. doi:10.1016/j.radonc.2012.08.008

Weinhous, M. S. and Meli, J. A. Determining P_{ion}, the correction factor for recombination losses in an ionization chamber. *Med. Phys.* **11** (6):846–849, 1984. doi:10.1118/1.595574

Welsh, K. T. and Reinstein, L. E. The thermal characteristics of different diodes on in vivo patient dosimetry. *Med. Phys.* **28** (5):844–849, 2001. doi:10.1118/1.1367862

Wen, N., Zhao, B., Kim, J., Chin-Snyder, K., Bellon, M., Glide-Hurst, C. et al. IMRT and RapidArc commissioning of a TrueBeam linear accelerator using TG-119 protocol cases. *J. Appl. Clin. Med. Phys.* **15** (5):4843, 2014. doi:10.1120/jacmp.v15i5.4843

Wendling, M., Louwe, R. J., McDermott, L. N., Sonke, J. J., van Herk, M. and Mijnheer, B. J. Accurate two-dimensional IMRT verification using a back-projection EPID dosimetry method. *Med. Phys.* **33** (2):259–273, 2006. doi:10.1118/1.2147744

Wendling, M., Zijp, L. J., McDermott, L. N., Smit, E. J., Sonke, J. J., Mijnheer, B. J. et al. A fast algorithm for gamma evaluation in 3D. *Med. Phys.* **34** (5):1647–1654, 2007. doi:10.1118/1.2721657

Wendling, M., McDermott, L. N., Mans, A., Sonke, J. J., van Herk, M. and Mijnheer, B. J. A simple backprojection algorithm for 3D in vivo EPID dosimetry of IMRT treatments. *Med. Phys.* **36** (7):3310–3321, 2009. doi:10.1118/1.3148482

Wendling, M., McDermott, L. N., Mans, A., Olaciregui-Ruiz, I., Pecharroman-Gallego, R., Sonke, J. J. et al. In aqua vivo EPID dosimetry. *Med. Phys.* **39** (1):367–377, 2012. doi:10.1118/1.3665709

Wexler, A., Gu, B., Goddu, S., Mutic, M., Yaddanapudi, S., Olsen, L. et al. FMEA of manual and automated methods for commissioning a radiotherapy treatment planning system. *Med. Phys.* **44** (9):4415–4425, 2017. doi:10.1002/mp.12278

WHO (World Health Organization). Quality Assurance in Radiotherapy. A report following a workshop at Schloss Reisensburg, 1984. Geneva: WHO, 1988. apps.who.int/iris/handle/10665/40423

WHO. Radiotherapy Risk Profile. Technical Manual. Geneva: WHO, 2008. www.who.int/patientsafety/activities/technical/radiotherapy_risk_profile.pdf

Wiant, D., Pursley, J. and Sintay, B. The accuracy of AlignRT guided set-up for whole breast and chestwall irradiation. *Med. Phys.* **39** (6Part3):3617–3618, 2012. doi:10.1118/1.4734687

Wilbert, J., Guckenberger, M., Polat, B., Sauer, O., Vogele, M., Flentje, M. et al. Semi-robotic 6 degree of freedom positioning for intracranial high precision radiotherapy; first phantom and clinical results. *Radiat. Oncol.* **5**:42, 2010. doi:10.1186/1748-717X-5-42

Williamson, J. F., Dunscombe, P. B., Sharpe, M. B., Thomadsen, B. R., Purdy, J. A. and Deye, J. A. Quality assurance needs for modern image-based radiotherapy: recommendations from 2007 interorganizational symposium on 'quality assurance of radiation therapy: challenges of advanced technology'. *Int. J. Radiat. Oncol. Biol. Phys.* **71** (1 Suppl):S2–12, 2008. doi:10.1016/j.ijrobp.2007.08.080

Winey, B., Zygmanski, P. and Lyatskaya, Y. Evaluation of radiation dose delivered by cone beam CT and tomosynthesis employed for setup of external breast irradiation. *Med. Phys.* **36** (1):164–173, 2009. doi:10.1118/1.3036113

Wohlfahrt, P., Mohler, C., Stutzer, K., Greilich, S. and Richter, C. Dual-energy CT based proton range prediction in head and pelvic tumor patients. *Radiother. Oncol.* **125** (3):526–533, 2017. doi:10.1016/j.radonc.2017.09.042

Wolfsberger, L. D., Wagar, M., Nitsch, P., Bhagwat, M. S. and Zygmanski, P. Angular dose dependence of Matrixx TM and its calibration. *J. Appl. Clin. Med. Phys.* **11** (1):3057, 2010. doi:10.1120/jacmp.v11i1.3057

Wolthaus, J. W., Sonke, J. J., van Herk, M., Belderbos, J. S., Rossi, M. M., Lebesque, J. V. et al. Comparison of different strategies to use four-dimensional computed tomography in treatment planning for lung cancer patients. *Int. J. Radiat. Oncol. Biol. Phys.* **70** (4):1229–1238, 2008. doi:10.1016/j.ijrobp.2007.11.042

Wong, P., Muanza, T., Reynard, E., Robert, K., Barker, J. and Sultanem, K. Use of three-dimensional ultrasound in the detection of breast tumor bed displacement during radiotherapy. *Int. J. Radiat. Oncol. Biol. Phys.* **79** (1):39–45, 2011. doi:10.1016/j.ijrobp.2009.10.023

Woo, M. K. and Nico, A. Impact of multileaf collimator leaf positioning accuracy on intensity modulation radiation therapy quality assurance ion chamber measurements. *Med. Phys.* **32** (5):1440–1445, 2005. doi:10.1118/1.1901843

Wu, Q. J., Li, T., Yuan, L., Yin, F. F. and Lee, W. R. Single institution's dosimetry and IGRT analysis of prostate SBRT. *Radiat. Oncol.* **8**:215, 2013. doi:10.1186/1748-717X-8-215

Xie, Y., Bentefour, E. H., Janssens, G., Smeets, J., Vander, S. F., Hotoiu, L. et al. Prompt gamma imaging for in vivo range verification of pencil beam scanning proton therapy. *Int. J. Radiat. Oncol. Biol. Phys.* **99** (1):210–218, 2017. doi:10.1016/j.ijrobp.2017.04.027

Xing, L., Thorndyke, B., Schreibmann, E., Yang, Y., Li, T. F., Kim, G. Y. et al. Overview of image-guided radiation therapy. *Med. Dosim.* **31** (2):91–112, 2006. doi:10.1016/j.meddos.2005.12.004

Yan, D. Adaptive radiotherapy: merging principle into clinical practice. *Semin. Radiat. Oncol.* **20** (2):79–83, 2010. doi:10.1016/j.semradonc.2009.11.001

Yan, D., Wong, J., Vicini, F., Michalski, J., Pan, C., Frazier, A. et al. Adaptive modification of treatment planning to minimize the deleterious effects of treatment setup errors. *Int. J. Radiat. Oncol. Biol. Phys.* **38** (1):197–206, 1997. doi:10.1016/S0360-3016(97)00229-0

Yin, F. F., Wong, J. W., Balter, J., Benedict, S. H., Bissonnette, J. P., Craig, T. et al. *The Role of In-Room kV X-Ray Imaging for Patient Setup and Target Localization: A report of AAPM TG-104*, College Park, MD:AAPM. 2009. www.aapm.org/pubs/reports/RPT_104.pdf

Yu, V. Y., Tran, A., Nguyen, D., Cao, M., Ruan, D., Low, D. A. et al. The development and verification of a highly accurate collision prediction model for automated noncoplanar plan delivery. *Med. Phys.* **42** (11):6457–6467, 2015. doi:10.1118/1.4932631

Yuan, Y., Andronesi, O. C., Bortfeld, T. R., Richter, C., Wolf, R., Guimaraes, A. R. et al. Feasibility study of in vivo MRI based dosimetric verification of proton end-of-range for liver cancer patients. *Radiother. Oncol.* **106** (3):378–382, 2013. doi:10.1016/j.radonc.2013.01.016

Zefkili, S., Tomsej, M., Aletti, P., Bidault, F., Bridier, A., Marchesi, V. et al. Recommendations for a head and neck IMRT quality assurance protocol. (Recommandations pour un protocole d'assurance de qualité de la radiothérapie conformationnelle avec modulation d'intensité des cancers de la tete et du cou.) *Cancer Radiother.* **8** (6):364–379, 2004. doi:10.1016/j.canrad.2004.10.006

Zelefsky, M. J., Kollmeier, M., Cox, B., Fidaleo, A., Sperling, D., Pei, X. et al. Improved clinical outcomes with high-dose image guided radiotherapy compared with non-IGRT for the treatment of clinically localized prostate cancer. *Int. J. Radiat. Oncol. Biol. Phys.* **84** (1):125–129, 2012. doi:10.1016/j.ijrobp.2011.11.047

Zhen, H., Nelms, B. E. and Tomé, W. A. Moving from gamma passing rates to patient DVH-based QA metrics in pre-treatment dose QA. *Med. Phys.* **38** (10):5477–5489, 2011. doi:10.1118/1.3633904

Zhu, T. C., Ding, L., Liu, C. R., Palta, J. R., Simon, W. E. and Shi, J. Performance evaluation of a diode array for enhanced dynamic wedge dosimetry. *Med. Phys.* **24** (7):1173–1180, 1997. doi:10.1118/1.598019

Zolfaghari, S., Francis, K. E., Kairn, T. and Crowe, S. B. Commissioning a hobby cutting device for radiochromic film preparation. *Australas. Phys. Eng. Sci. Med.* **40** (2):449–453, 2017. doi:10.1007/s13246-017-0545-3

I 部分：近距离放射治疗

概述

本部分涉及所有形式的密封源近距离放射治疗。

电子近距离放射治疗（见第10.7节）在第50.5节中简要提及，但没有做详细介绍。更多有用的信息可以在TG-253报告中找到，该报告由美国医学物理协会AAPM和欧洲放射治疗与肿瘤学近距离放射治疗委员会GEC-ESTRO联合发布（AAPM 2020b）；与剂量校准相关的论述见AAPM TG-292号报告（AAPM 2020c）。

第50章介绍了密封源近距离放射治疗的临床应用。第51章讨论了近距离放射治疗所用到的放射源，第52章论述了后装的实施方法。可以手动或通过计算机来设计近距离放射治疗计划，这两方面分别在53和54章作了论述。最后，在第55章中，有一节介绍了近距离放射治疗的放射生物学，因为近距离放射治疗的独特模式有许多特殊的因素需要考虑。

对放射肿瘤学家来说，密封源近距离放射治疗非常耗时，用于手动后装的放射源也越来越难以获得。由于这些原因导致近距离放射治疗的发展衰退。然而随着能够使用步进源（见第52章）进行剂量分布优化的后装系统投入使用，人们对近距离放射治疗的兴趣再次高涨（Mazeron，2005；Hoskin和 Bownes，2006；Guedea 等，2007）。基于3D影像进行剂量计算的方法开始研发（第54章，IAEA 2015和Tanderup 等，2017），并将组织不均匀校正方法考虑进去（第53.4节）。3D打印技术也促进了体表模板的设计（Jones等，2017；Zhao等，2017，第54.3.4节）。

Bentzen等（2005）意识到在近距离放射治疗需求方面有更多的工作要做，进而促成了Guedea等（2007）在近距离放射治疗模式上的精细研究，该研究明确了近距离放射治疗需要更多的资源投入。

近距离放射治疗是最适形的治疗模式，尤其随着可利用到的优化手段的增加，其优势愈加明显。然而任何优化技术都无法克服植入物偏离计划靶区几何形状的问题，参与近距离治疗的相关物理学家必须在传统近距离放射治疗技术中积累坚实的经验，还要充分了解摒弃传统框架所带来的危害。

第 50 章　近距离放射治疗的临床应用

Peter Hoskin

目录

50.1　近距离放射治疗的历史和基本原理

1896年科学家发现了放射性，1898年发现镭（见第2章），之后人们很快就意识到了利用放射源进行放射治疗的潜力。镭-226能够非常稳定地放射出 γ 射线，随着新疗法探索，镭得到广泛应用。其中首先是妇科肿瘤的腔内治疗、皮肤和乳腺肿瘤的体表治疗。对于辐射剂量学及其潜在危害的初期认知探索，在很大程度上要归功于近距离放射治疗的先驱们，他们在20世纪初期承受了如今无法接受的辐射剂量。

值得注意的是，早期的文献中很快就有了治疗成功的报道，并且这种治疗方式得到了推广。很明显，放射源分布和排序至关重要，根据曼彻斯特、巴黎和斯德哥尔摩以及美国纽约纪念医院的工作，出现了不同的近距离放射治疗流派。1938年发布的“曼彻斯特系统”定义了成功植入镭的要求。巴黎、斯德哥尔摩和休斯顿也开发了其他类似系统，这些系统在临床实践中被证明安全有效，并且构成了现代近距离放射治疗的基础。

由于镭具有半衰期过长、衰变过程中产生放射性气体氡的不利因素，伴随着核工业发展，人们获得了更新、更安全的人工放射性核素：铯-137、钴-60，随后又获得了铱-192。后装概念随后出现，最初是简单手动后装系统，后来被遥控后装取代，预示着进入了现代高剂量率近距离放射治疗时代。

剂量率是近距离放射治疗中的一个主要争议，传统基于镭的低剂量率（LDR）模式的支持者与提倡使用高剂量率（HDR）遥控后装治疗的新浪潮的理念相互冲突。近距离放射治疗剂量率从低到中高的发展，对放射生物学提出了挑战，放射生物学模型与临床实践的结合揭示出了许多不确定性。很明显，当剂量率增加时需要进行剂量调整，而且在高剂量率模式下必须进行分次治疗。然而，这些剂量调整和分割模式应用往往并不完善，在20世纪后期，随着中剂量率铯后装机和高剂量率铱源后装机取代了镭源，临床近距离放射治疗技术发展有了突破式进步。

随着计算机技术的发展、三维成像技术的引入以及步进式放射源治疗设备的广泛应用，近距离放射治疗在21世纪得到了进一步发展。近距离放射治疗不再被神秘的惯例所掩盖，引入了靶区体积定义和OARs限量、3D成像和计算机剂量计算的概念，可以与最复杂的体外照射技术相比肩。

随着外照射技术的进一步发展，调强放疗（IMRT）、立体定向放疗（SBRT）乃至质子放疗已变得非常普及，但对于可接近的部位，近距离放射治疗仍然是提供高适形度剂量分布的最佳手段，因此，重申近距离放射治疗的基本原则和基础原理仍然很重要。近距离放射治疗的基础是平方反比定律，它主导着植入物的辐射剂量分布。由于不存在外照射那样剂量从体外进入或离开人体的路径区域以及源外剂量的迅速跌落，近距离治疗能够在源周提供精确的局部区域剂量照射。来自个别源点或后装源路径上驻留点的剂量累积形成了最终剂量分布。如果植入物位置准确，可以实现靶区内高剂量而OAR受量最小化，这是光子和质子束治疗都无法实现的。如果源能够完美地放入人体解剖位置中，物理学基本定律总是有利于计算及评估近距离放射治疗的剂量分布。

50.2 腔内近距离放射治疗

宫腔内近距离放射治疗是最早应用辐射治疗恶性肿瘤的方法之一。

宫颈癌常规治疗方法为外照射联合宫腔内近距离放射治疗，随着图像引导近距离放射治疗的发展，这一领域在过去十年中发生了巨大变化。传统上，宫颈癌治疗采用梨形剂量分布，覆盖宫颈口，并使用施源器延伸至子宫体。尽管局部设计不同，但基本上包括一个中间宫腔管施源器和阴道施源器，后者典型的设计是环形施源器或一对卵形帽施源器[1]。ICRU 38（1985）规定了处方剂量点和膀胱、直肠、盆骨侧壁的剂量报告。A点是一个广泛认可的处方剂量点，由Meredith和Massey在曼彻斯特剂量系统中首次提出，定义为宫颈口往上并侧移2cm。然而大多数宫颈癌肿瘤显然并非对称分布在子宫颈周边由A点定义的4cm区域内，现在可以使用MR成像定义肿瘤靶区，实现更为适形和有效的近距离放射治疗。近距离放射治疗中的靶区定义为肿瘤体积（GTV），高危临床靶区体积（HR-CTV）和中危临床靶区体积（IR-CTV），其中考虑了外照射治疗前的原始肿瘤体积。在施源器重建后进行个体化治疗计划设计，优化HR-CTV剂量覆盖率同时维持OAR在限量范围内。

显然宫颈癌的局控率，以及小肠、膀胱、阴道并发症概率都与剂量的高低直接相关。对于大体积肿瘤（＞5cm直径），至少应向HR-CTV投照85Gy，最好超过90Gy累积剂量。这只能通过近距离治疗来实现，使用传统“宫腔管加环形施源器”或“宫腔管加卵形帽施源器”，并根据病情决定是否联合额外的宫旁和阴道内的组织间插植针来获得最佳的剂量分布。

子宫癌的最佳治疗方法是子宫切除术及双侧输卵管卵巢切除术。然而，尽管在麻醉、手术和术后护理方面取得了进展，但仍有少数患者不适合手术。这种情况下，放射治疗仍然是一种潜在的治疗方法，腔内近距离放射治疗是这种治疗的重要组成部分。对于局限于子宫内的Ⅰ期肿瘤，单独近距离放疗有效。需要一种与宫颈癌不同的放射源分布，以确保整个子宫壁和上阴道的剂量。对于小体积子宫可用传统的宫腔管施源器来实施治疗；但对于体积较大的宫体，需要专用的Y形施源器或者囊状放射容器（Heymans或NormanSimon放射囊）填充进宫腔中来实现治疗目的。处方剂量点定义为子宫肌层M点，或者现如今用影像引导的方法确定的包括整个子宫和上阴道的CTV上。

腔内近距离放射治疗最常见的情况是术后阴道容器的阴道内治疗。术后可根据肌层浸润深度、组织学和淋巴血管浸润情况对患者进行分类。对于中度风险患者，定义为子宫肌层深部浸润（＞50%）和1级或2级子宫内膜腺癌，阴道穹窿近距离放射治疗可降低局部复发风险，其毒性远低于外照射治疗。这项技术在大多数情况下很简单，使用圆柱形阴道施源器，施源器中心为源通道。处方剂量点定

[1] 串联（tandem）一词来源于马匹的驾驭方式，即将马匹一匹接一匹地链起来。这与将镭放射源管按序排列形成线性源相类似（见图52.3）。

义为施源器表面外5mm处。然而，风险最高的区域位于阴道穹窿顶部，这可能需要延长顶端驻留点的驻留时间，以在圆柱施源器顶部获得足够剂量。也可使用多通道阴道施源器，特别适用于偏心的阴道壁上肿瘤；当然也包括复发宫颈癌或原发的阴道癌。腔内近距离治疗也适合其他部位。其中一个例子是鼻咽癌，近距离放射治疗被用于外照射剂量推量和放疗后复发的治疗。其他鼻窦癌也可以用近距离放射治疗，特别是再程治疗的情况，因为如果再次通过邻近正常组织进行外照射治疗是有风险的。

使用球囊导管进行乳腺近距离放射治疗也可以被认为是腔内近距离放射治疗的一种形式。这些设备可用于早期乳腺癌保乳术后的空腔内治疗。在通常的简易模式中，它们由一个带球囊的单线源组成，球囊充气膨胀后填充术后空腔，充当组织间隔物并将导管固定到位。多通道器件已被开发用于更复杂形状的空腔。它们由于很难准确定位，并且使用受到限制，因此还没有得到广泛应用，在使用时需要与皮肤表面保持最小距离，以避免皮肤表面出现剂量热点。

50.3　组织间插植近距离放射治疗

组织间插植后装技术在近距离放射治疗中涵盖的范围很广泛，近年来，组织间插植近距离放射治疗适应证发生了重大变化，在头颈部癌症中使用此方法的人数大幅下降，而在前列腺癌和乳腺癌中的应用越来越多，并超出了头颈部肿瘤患者的下降数量。

前列腺近距离放射治疗可采用LDR或HDR技术。经会阴经直肠超声引导技术可直接在实时超声引导下放置LDR粒子或HDR后装导管。前列腺癌LDR近距离放射治疗仍然是少数直接植入放射源的治疗方法之一。由于采用的放射同位素γ射线能量低，对于放射防护的担忧很小。最常用的放射核素是碘（^{125}I），其他的包括钯（^{103}Pd）和铯（^{131}Cs）。插植技术可用于植入粒子，对于体积为40～50cm^{3}的前列腺可平均植入80～100个粒子。市场上可获得各种商业化解决方案用于粒子植入的预装设备、定制链接的粒子或个体化布源。LDR近距离放射治疗对于低危和中危前列腺癌都是一种高效治疗方法，在疗效上可与手术和内分泌治疗相比肩，尿失禁和勃起功能障碍的发生率更低。也可以与外照射一起使用以获得更高的剂量。

前列腺癌HDR近距离放射治疗广泛用于中、高危前列腺癌的外照射治疗后提量强化治疗。这是增加患者剂量非常有效的方法，与增加外照射IMRT治疗剂量和次数的方案相比更有利，IMRT无法实现近距离放射治疗可达到的超高剂量，在低α/β（见第44.3.7节）情况下能够实现超过100Gy EQD$_2$（单次2Gy分割的等效剂量）。HDR近距离放射治疗也可以单独使用，但目前，由于需要分次治疗，妨碍了其广泛应用。

LDR和HDR近距离放射治疗都是局限期前列腺癌局部治疗的重要手段，而对于其在患者局部复发后挽救性再程放射治疗中的作用仍在研究中。

在过去十年中，随着低风险乳腺癌患者采用保守治疗方案照射部分腺体的观念普及，多导管乳腺插植近距离放射治疗的应用有了大幅增长。由于乳腺癌大多数复发部位都在原发肿瘤处，放疗可以将复发率降低到＜5%的水平。因此，正在研究利用传统外照射切线野仅对瘤床照射而非整个乳房，以减少晚期副作用，如美容效果差、对心脏功能的影响和继发恶性肿瘤。在这种情况下，近距离放射治疗在减少健侧乳腺、胸壁、心脏和肺剂量方面具有相当大的优势。局部切除后进行组织间插植近距离放射治疗，每天两次，经过4天治疗，在适当筛选的患者中与全乳腺外照射放射治疗一样有效。

不太常见的是，近距离放射治疗可用于全乳腺外照射后推量治疗，或用于局部复发的姑息治疗。

头颈部近距离放射治疗在今天已非常罕见，因为随着技术进步，早期疾病治疗中外科手术已经取代了近距离放射治疗。然而对于一些部位，如唇部，近距离放射治疗仍然具有优势，能够获得优异的疗效。

其他少见的组织间插植近距离放射治疗的应用范围包括膀胱、阴茎、外阴道肿瘤和软组织肉瘤，儿童的膀胱、前列腺和阴道胚胎性横纹肌肉瘤化疗后的放射治疗。

50.4 管腔内近距离放射治疗

管腔内近距离放射治疗通常采用一个线源，通过放置在管腔器官（如食管、支气管、直肠或胆道）内的后装导管进行近距离放射治疗。线源采用相等的驻留时间会形成雪茄形剂量分布，这样两端的剂量会较低，因此在定义CTV时应考虑到这一点；按照常规，处方剂量点位于源中心轴旁1cm处。显然这意味着这项技术的应用仅限于能够被直径为2cm高剂量圆柱体所覆盖的肿瘤。还存在与导管在管腔内的位置异常相关的问题，为此已经设计了通过利用球囊导管或伞状导管的各种装置，以使线源在管腔内居中。

对于不适合根治性治疗的食管癌，单剂或两次的腔内近距离放射治疗比腔内支架或体外照射缓解吞咽困难的疗效更持久。相比之下，在不能手术的肺癌中，腔内近距离放射治疗与姑息性外照射相比没有优势，支气管内近距离放射治疗通常用于外照射后复发肿瘤的姑息性治疗。

在直肠癌中，管腔内近距离放射治疗使用10Gy的单次剂量就可以很好地缓解晚期疾病。对于不能或不愿意进行根治性手术切除的患者，也可将其纳入联合放化疗中。早期浅表直肠癌的另一种治疗方法是在局部切除后使用近距离放疗，从而可以避免根治性手术。近距离放射治疗在替代外照射行术前放射治疗方面的研究也在评估中。

50.5 体表近距离放射治疗

在近距离放射治疗发展的早期，直接将放射源放到要治疗的部位用于控制皮肤癌，此技术对工作人员和邻近患者造成了相当大的辐射。在现代实践中，浅表X射线和电子线的使用比近距离放射治疗更受欢迎。然而，对于基底部和鳞状皮肤癌的体表近距离放射治疗已积累了丰富的经验，近距离放射治疗具有很好的美容效果。在一些特殊情况下，如高度弯曲的表面和有紧密底层肌腱（如手指）的地方，近距离放疗与外照射技术相比具有明显优势。头皮上的多发病变也可以利用模具通过体表近距离放射治疗技术得到很好的治疗，这样就不用再采用在颅骨凸面上的多个外照射野匹配复杂的颅骨照射技术。

传统近距离放射治疗使用塑料模具来安置放射源，可将放射源在有限的时间内绑在相应区域上，在使用低剂量率放射源时，通常会重复几天。可以利用HDR或PDR（脉冲剂量率）在模具中的导管内实现类似技术的后装治疗。已有商业化制作的施源器，用小罩包裹肿瘤（Valencia施源器），或者使用内置源通道的柔性塑料板（例如Freiberg片）治疗体积较大的肿瘤。

体表近距离放射治疗的另一种可选方案是直接应用X射线束来实现。在近距离放射治疗的定义上如何与传统的外照射相区别，一直存在相当大争议。有人提议将小于10cm的治疗距离作为近距离放射治疗的定义，以涵盖这些新颖的体表放射治疗技术。

用于直肠癌治疗的Papillon技术，将接触式X射线设备限光筒罩在病灶上，用低能X线进行治疗。并且已经有报道，其在早期直肠癌的直肠保留方面有出色的效果。

一种电子线近距离放射治疗系统（Esteya，Elekta医疗系统）已经开发出来，通过利用微型浅表X线球管产生辐射治疗皮肤癌。迄今为止相对有限的经验表明，这也是一种非常有效的治疗方法。

50.6 眼部施源器

眼部施源器在治疗有限厚度的眼部黑色素瘤方面已经非常成功。在美国，大多数治疗都是采用^{125}I或^{103}Pd的低能γ射线来实施，而在欧洲，通常使用^{100}Ru β敷贴[2]。少量浅表病变用^{90}Sr敷贴来治疗。

50.7 近距离放射治疗与体外放射治疗的整合

近距离放射治疗可在植入部位提供适形的局部高剂量照射，而周围组织的剂量迅速下降。虽然近

[2] 敷贴近距离治疗技术的临床回顾可在美国近距离治疗协会共识指南（ABS 2014年）中找到。

距离放射治疗在治疗局部肿瘤方面有优势，但不能用于治疗整个需要照射的区域，因此通常联合近距离放射治疗与外照射用于治疗存在显著疾病风险的区域。典型的例子包括宫颈癌、前列腺癌和头颈部肿瘤。将这两种模式结合起来可能具有挑战性。外照射治疗剂量均匀、范围明确、半影小，使用每天1.8～2Gy的单次低剂量，将均匀剂量提供给具有小半影的明确定义的靶区。相比之下，近距离放射治疗剂量不均匀、治疗体积小、剂量从源向外跌落需要一定距离，并且主要以单次大剂量（HDR）或连续脉冲（PDR）的形式进行辐射治疗。

过去两种治疗方式的结合曾用于宫颈癌治疗，采用复杂方法来遮挡保护中心的器官，例如保护后期会受到后装照射的膀胱和直肠。然而，治疗过程充满了不确定性，因为需要后装治疗的位置刚好在正中心，这几乎不可能实现。现在人们已认识到，只要关注正常组织的耐受剂量，则不需要进行此类操作。现在能够实现将外照射计划中3D图像整合到近距离放射治疗计划中，以此确保合成的剂量可以接受。

在联合治疗中，外照射和近距离放射治疗的排序尚未达成共识。在宫颈癌中，放化疗5周后发现的肿瘤大量消退，被认为是进行近距离放疗可行且有效的重要因素，重点在于残余肿瘤体积较小。在前列腺癌中，在某些方案中使用了联合治疗，近距离放射治疗在外照射治疗之前进行，其理由是，如果近距离放射治疗不能令人满意，则可以对外照射方案进行适当调整。然而，其他研究组在外照射治疗后成功地进行了前列腺近距离放射治疗，而无明显的问题或结果差异。

外照射治疗与近距离放射治疗对给定剂量的生物学效应不同，直接将剂量相加成最终剂量是不合理的。通用的办法是将外照射和近距离放射治疗的剂量转换为EQD_2，然后将其相加得到临床医生容易理解的最终剂量。然而，该方法也存在缺陷，它依赖于等效生物剂量（BED）公式（见第55.4节）的应用，公式中辐射响应的因素（α/β比值）是由测量得到的。更复杂的模型添加了其他参数，以说明分次间的再群体化和再修复，但只有估测的参数能使用。当HDR近距离放射治疗采用高剂量/次的模式时，进一步担忧的就是，大剂量可能不符合由BED公式导出的线性二次响应曲线。另一个很少涉及的基本问题是用于EQD_2计算的剂量通常是基于处方剂量线，但这并不能代表近距离放射治疗的全部剂量，一些中心区域剂量要高得多。虽然已经开发了数学转换来定量这一点，例如等效均匀剂量（EUD），但它们很少被纳入到临床特定治疗EQD_2计算所使用的电子表格中。

50.8　剂量率效应

在现代近距离放射治疗中，过去与剂量率相关的问题随着低剂量率和中剂量率（MDR）后装机和放射源的淘汰而基本消失。常见的LDR近距离放射治疗的主要应用是前列腺癌近距离放射治疗中的永久性LDR粒子植入。在临床实践中，剂量率可分为两组：中低剂量率（LDR/MDR/PDR），治疗时间超过几个小时；或高剂量率（HDR），治疗时间仅需几分钟。

PDR采用特有脉冲方式实施高剂量率超分割治疗（通常为每小时一次），效果其实与^{226}Ra（0.7Gy/h）或^{137}Cs（约1Gy/h）低剂量率治疗相似。相比之下，HDR使用高放射性^{192}Ir或^{60}Co源，其辐射剂量率与直线加速器大致相同（1Gy/min）。关于PDR的文献比HDR的少很多，并且与其他模式相比没有一级随机对照研究证据。有一种假设是，每小时实施一次小剂量的HDR脉冲治疗的累积总剂量，就生物学效应而言，等效于连续LDR治疗。实验数据表明，在修复时间较短的正常组织中，PDR比LDR更具破坏性，除非每次脉冲剂量保持在1Gy以下。相反，其他模型研究表明，如果再修复中位时间为4小时或更长，则HDR可能优于LDR。不幸的是，这些模型中所包含的生物学参数仍然存在不确定性，凸显了在不同模型与临床实践中（评估肿瘤控制和毒性方面的等效性）等效剂量的不确定性。

PDR的临床实施流程和投照方式与HDR有很大区别。PDR和LDR治疗过程持续数天，需要住院，此期间需要对患者进行与放射治疗相关的标准护理。将治疗模式从LDR转变为PDR，使这些辅助工作变得更加简单，每小时一次的脉冲照射减少了护理人员和探视者的额外辐射。

长时间治疗存在插植体保留和固定有关的质量保证方面的问题。相比之下，HDR近距离放射治疗需要分次治疗，带来的额外挑战要么是植入流程需要多次重复，要么就是如果通过同样的施源器实施的分次重复照射，要在治疗期间保留植入物一段时间。

选择安装PDR还是HDR系统取决于许多因素，不只是根据以往的经验和放疗科可用到的设施，还要精心推演并牢固掌握生物学论点。虽然基于HDR的长期临床经验，已经基本上消除了这些问题，但显然，如果能采用完善剂量安排的方法，这两种方法可以提供大致相似的结果。

在成本效益方面，PDR的设备能力有限，一名患者在整个治疗期间都要占用设备和治疗室。相反，运行良好的HDR设备具有更大的执行能力，对于高负荷运转的放疗部门，无疑会有更好的成本效益。

50.9 展望

在过去十年中，近距离放射治疗与外照射放射治疗都已取得了巨大的进步。现代成像技术的引入和三维立体剂量的应用已经彻底改变了妇科近距离放射治疗领域，并已被推广到其他部位。这些方法将成为未来近距离放射治疗的基础。近距离放射治疗的主要治疗方式很可能是HDR伴随少量PDR。其中一个例外是LDR前列腺近距离放射治疗，这种治疗方式目前尚未受到HDR单独治疗中低危前列腺癌方式的严重挑战，不过这种治疗方式被替代迟早会发生。重要的是，未来类似这样的改变必须得到高层次的临床实践证据支持。

目前放射性核素仍将是近距离放疗的临床使用基础：^{192}Ir和^{60}Co用于后装机中，而^{125}I用于LDR粒子。如果工艺足够完善，每名患者所承担的成本与现在放射源的成本相当，则电子近距离放射治疗系统可能会成为核素应用的主要竞争对手。

治疗计划系统越来越精确先进，它采用蒙特卡罗算法并结合了组织不均匀性校正，能够将外照射与近距离放射治疗剂量相结合的“生物剂量”与物理剂量分布同时常规显示出来[3]。

近距离放射治疗持续发展的主要障碍不是技术，而是人力需求以及对这种方式理念的认可，在立体定向技术（SBRT）和质子技术的吸引下，许多人认为这种近距离放射治疗方式简单又粗糙。近距离放射治疗需要特定的技能和培训，而在许多国家，这些资源很少。现在放射治疗培训计划不再要求放射肿瘤学家在获得认证时必须具备近距离放射治疗能力，而是更加侧重于认证后的培训。近距离放射治疗的安全有效实施需要一支技术娴熟的团队，包括近距离放射治疗物理师、放射技师和护理人员，他们都需掌握近距离放射治疗过程中的专业知识。包括进入手术室环境中，无论是安置后装治疗器械或者围手术服务阶段也是必要的，熟练的麻醉技术和术后疼痛控制是病人治疗期间护理的重要保证。参与近距离放射治疗的所有专业团队必须高度重视技术人员的培训、招聘和留住近距离放射治疗技术熟练的人员。

[3] Cuhna等人对近距离放射治疗的发展做的进一步的探讨（2020年）发表在放射肿瘤学研讨会的特刊上。

第 51 章　放射源的校准和质量保证

Colin H. Jones[1] 和 Chris D. Lee

目录

[1] 这一章最初是由Colin H. Jones写的，他于2016年不幸去世。

51.1 引言

近距离放射治疗主要是通过密封放射源镭（Ra）和氡（Rn）的使用发展起来的。在20世纪50年代，获得了人工放射性核素（见第2.4.1节），逐渐用^{137}铯（^{137}Cs）、^{192}铱（^{192}Ir）、^{60}钴（^{60}Co）、^{138}金（^{198}Au）、^{125}碘（^{125}I）放射源（Trott，1987；Godden，1988）取代了Ra和Rn。尽管目前已不再使用Ra和Rn，当前使用的许多技术都是基于60多年来从这些源的应用中获得的临床经验。第二节提供了各种类型放射源的辐射特点和放射性定量相关的基本信息。L部分中的表L5给出了当前使用的许多近距离放射源的数据。

51.2 特殊放射源

51.2.1 镭-226（^{226}Ra）

近来，^{226}Ra医用放射源是将干燥硫酸镭粉末双重封装在铂铱合金制成的密封容器中制成的。惰性填料用于促进放射性核素在源容器中的均匀分布。^{226}Ra的半衰期为1620年，相当于每17年衰变约1%，所以在实践中镭源使用寿命取决于其机械性能，而不是放射性衰变率。^{226}Ra衰变情况复杂，包括产生α、β和γ辐射的衰变。密封源中存在的^{226}Ra及其衰变产物发射的许多β粒子能量较高。因此对用于近距离放射治疗的放射源，需要用重金属进行屏蔽（通常是0.5mm或1mm的铂），进而使此类放射源的实际最小直径约为2mm。屏蔽厚度为0.5mm的铂可将β粒子的剂量降低至γ辐射剂量的1%左右。^{226}Ra自身及其一系列衰变产物，包括^{222}Ru，都会释放α射线。虽然少量的屏蔽即可将α辐射吸收，但植入患者体内的镭源如果发生破裂则可能导致Ra沉积在骨骼中，而氡气可溶于组织具有高毒性，会使局部细胞受到高剂量的辐射。镭的另一个缺点是在封装内衰变产生的核素^{214}Pb（RaB）和^{214}Bi（RaC）辐射能量较高，因此需要较大厚度的铅或其他防护材料来进行辐射屏蔽以达到防护目的。由于这些原因，加之镭的最大浓度相对较低，高活度放射源无法适用于近距离放射治疗技术，镭源已经被低危放射性核素所替代。

51.2.2 氡-222（^{222}Rn）

Rn具有Ra的许多特性，每一次辐射都来自于相同的放射平衡衰减产物（见第2.3.2.4节）。每单位体积的实际最大放射性活度大约是Ra的70倍，因此可实现制作出小体积高活度的Rn源。Rn源的半衰期为3.825天。传统上，Rn源被制作成粒子或线源，通常置于末端卷曲的金制壁厚0.5mm的细长管中。

51.2.3 铯-137（^{137}Cs）

在自动后装设备投入商业使用和发展之前，具有类似形状和等效活度的^{137}Cs通常被用作常规腔内和组织间插植治疗中镭的直接替代品。图51.1说明了一个典型的^{137}Cs源管和针的构造。^{137}Cs是核裂变的产物，是核燃料再处理的副产品。它发射β射线和0.662MeV γ射线，半衰期为30.17年，源强足够临床使用10年左右；源活度每年减少2%。铯是一种有毒的低熔点碱性金属；早期来源是由溶于水的氯化铯或硫酸铯制成的。源最初双重封装在铂铱合金，后来封装在不锈钢中。在点源或小胶囊源情况下，铯经过制作被加入到玻璃或陶瓷中；在这种状态下铯不会溶解。^{137}Cs玻璃的最大活度约为450GBq/g且活度浓度为1.2GBq/mm^3，因此可以用于高强后装源。^{137}Cs加入到磷酸锆中可以得到较低的活度，最大活度约180MBq/mm^3；这种有时用于制作组织间插植所用的针和管。微量的^{134}Cs（通常少于1%）释放β粒子，因此源需要一个0.1mm厚的铂来进行屏蔽。

^{137}Cs粒子也可以直接使用。典型粒子长5mm，外直径0.5mm。活性部分是长3mm、直径0.3mm的压制金线，内部均匀分布^{137}Cs，外部被0.076mm铂屏蔽和0.1mm不锈钢外壁包裹。

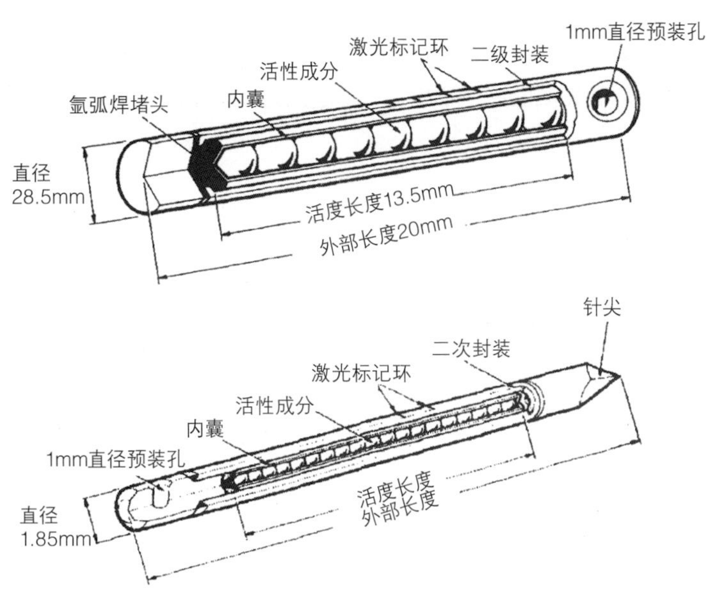

图 51.1　^{137}Cs 针和管的典型结构

51.2.4　铱-192（^{192}Ir）

^{192}Ir的半衰期为 73.8 天，发射的γ光子能量范围为9～884.5keV，但^{192}Ir近距离放射治疗源的加权平均能量为397keV（Goetsch等，1991年）。^{192}Ir最大活性浓度高达330GBq/mm^3，适用于高活性的后装源。它还可以装入尼龙管中做成粒子形式，然而这种方式变得越来越昂贵。以铱/铂丝的形式使用时，被切割成一定长度，然后封闭在塑料管中，或以发夹或单针的形式，也可以被切割成一定长度并直接植入组织中。^{192}Ir线的销售已经中断了，先是Amersham安玛西亚公司（GE医疗）停供，之后是Bebig公司在2014年也停供了。

51.2.5　钴-60（^{60}Co）

^{60}Co用于一些高剂量率遥控后装机上，因为活性浓度可高达130GBq/mm^3；^{60}Co发射0.318MeV的β射线和1.17MeV与1.33MeV的γ射线，半衰期为5.27年。由于钴具有腐蚀性，通常要镀镍；需要用0.1～0.2mm铂当量的屏蔽来过滤β粒子。

51.2.6　金-198（^{198}Au）

^{198}Au由核反应堆辐照纯金产生：可产生7.4GBq/mm^{3}的活性浓度。活性材料直径通常为0.5mm，利用壁厚为0.1～0.2mm的铂覆盖，以有效屏蔽β射线。^{198}Au发射β射线和412 keV γ射线；半衰期为2.7天。能够获得的源形状分别像谷物、种子和线。谷物状源通常为长2.5mm，直径0.8mm，提供在可直接装入市售植入枪的弹匣中。金线也被用于食道腔内的治疗。

51.2.7　碘-125（^{125}I）

^{125}I的光子能量为0.03MeV，半衰期59.4天。最初衰变是通过电子俘获，产生35.5keV的γ辐射，但随后是K和L壳层的去激发，产生主要能量为27.4keV（来自K壳层）的辐射。封装材料的特征X射线使光谱更加复杂。同位素由^{124}Xe在反应堆内辐照产生；通过压缩活性碘离子交换珠（bead）能够获得高达3.7GBq/mm^{3}的活性浓度。在前列腺、眼内和头颈部恶性肿瘤的治疗中，^{125}I的密封源被用作临时或永久性植入。许多封装源的设计仍在开发中，其中一些现已过时。如图51.2展示了OncoSeed型号 6711（安玛西亚公司，现在GE医疗）和Isoseed®型号I25.S06（Eckert & Ziegler BEBIG）两种源的样式。6711型粒子由^{125}I吸附在不透射线银棒表面，并封装在钛管内组成。S06Bebig IsoSeed采用了金标记线，有效能量稍高（30keV与27.4keV相比）。鉴于^{125}I低能光子辐射和可用到

不同的源类型，^{125}I粒子的剂量测定引起了广泛关注。实验研究（Burns和Raeside，1988；Nath等，1993）和蒙特卡罗计算（Burns和Raeside，1987）表明，粒子模型的横向轴向剂量分布几乎相同，但纵向轴向剂量分布显著不同。有关^{125}I粒子剂量测定的进一步讨论，请参见第53.3.4节。

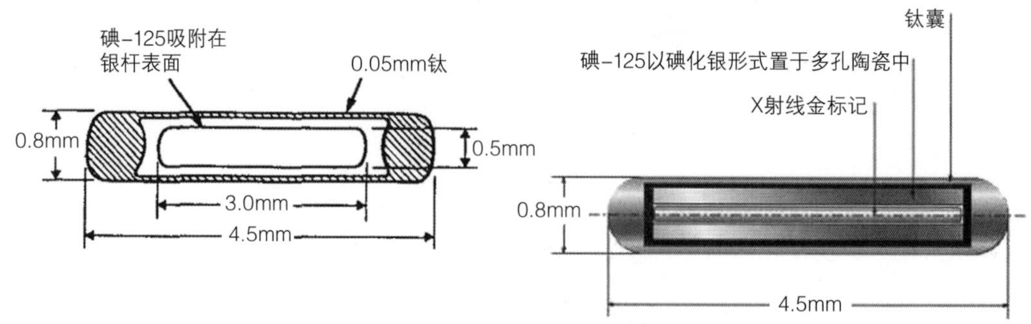

图51.2 （a）OncoSeed 6711（Amersham）和（b）IsoSeed®I25.S06（Bebig）^{125}I粒子的构造。金和银增强了粒子的可见度：金更适合CT图像（没有CT伪影），而银更适合常规X射线（对比度更高）

51.2.8 β源：锶-90（^{90}Sr）、钇-90（^{90}Y）、钌-106（^{106}Ru）和磷-32（^{32}P）

虽然^{90}Sr的β能量相对较低，最大值为546keV，但它与次生元素处于放射性平衡状态，后者^{90}Y最大β能量为2.27MeV。这意味着即使^{90}Y半衰期只有64小时，但在^{90}Sr 29年半衰期内，β射线能量更大。它已被专门设计制造用于覆盖眼角膜的眼科施源器（Jones和Dermentzoglou, 1971）。施源器包含^{90}Sr耐熔化合物，采用轧制银片，嵌入非活性银壳中。根据设计不同，放射源盘会从施源器正面或背面发出辐射，用于屏蔽低能β射线的银厚度为0.1mm。

^{106}Ru的使用形式与^{90}Sr敷贴器相似，但3.54MeV的β粒子更具穿透性，在组织中最大范围为18mm，而^{90}Sr的最大范围为12mm。设计用于治疗眼内肿瘤和睫状体黑色素瘤的施源器（Davelaar等，1992）为一层^{106}Ru薄膜包含在一片1mm厚纯银中。施源器呈半径为7.5或10mm的半球形。^{106}Ru的半衰期为368天。

^{90}Y可以通过核裂变产生，并以棒的形式用于垂体消融（Jones等，1963年）。源由氧化钇组成，压制并烧结成直径1～2mm、长度4～5mm的棒状。通常情况下，两个或三个具有150MBq活性的棒被永久植入垂体中。

^{32}P是一种纯β放射源，半衰期14.3天，平均和最大能量分别为694.8和1710keV。它是在核反应堆中以快中子轰击硫-32（$^{32}S+n \rightarrow ^{32}P+p$）产生。^{32}P圆盘可以用来治疗皮肤病变，皮肤表面剂量率可高达12～25Gy/h。^{32}P以金属丝形式被用于近距离放射治疗血管术后狭窄（IVB）。

51.2.9 其他放射源

如下文所述，一些其他放射源已经被使用或即将投入使用。这些放射源在美国以外还没有被广泛使用。

51.2.9.1 钯-103（^{103}Pd）

该核素平均能量为20.9keV，半衰期为17天，制成的粒子强度高达110MBq。其封装件由一个直径0.8mm、长4.5mm（0.06mm厚壁）、带有激光焊接端盖的钛管组成。^{103}Pd包含在两个石墨小球表面的电镀钯层中，中间有一个铅标记（见图51.3）。钛壁和铅标对光子的吸收，以及钯自身屏蔽导致各方向上的射线有差异，结果是轴向通量远低于沿横断轴通量（Chiu Tsao和Anderson，1991）。Nath等（1992）回顾了使用^{103}Pd粒子与^{125}I粒子的一些细节，它们具有相同的尺寸，并用于相似的治疗。

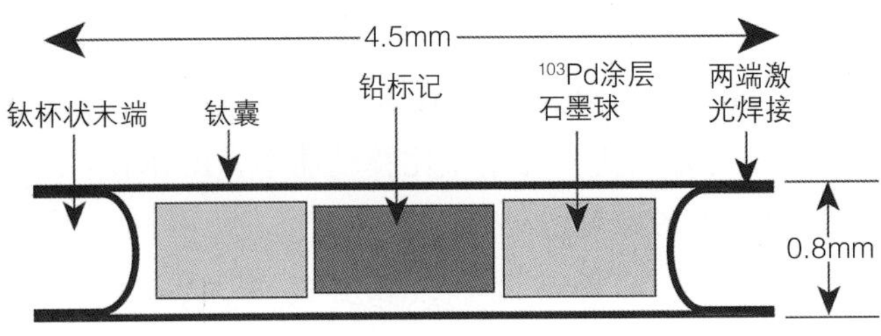

图51.3　治疗模型200 ^{103}Pd粒子

51.2.9.2　钐−145（^{145}Sm）

^{145}Sm是由中子辐照^{144}Sm（96.5%富集度）产生的；其衰变是通过电子捕获的形式完成，每100次裂变中会产生140×10^3条能量在38～45keV范围的X线和13条的61keV的γ射线。半衰期为340天。

Fairchild 等（1987）报道成功生产了封装在0.8mm×4.5mm钛管中的源，强度高达111MBq。人们对^{145}Sm辐射源的开发感兴趣，部分原因是其提供的低能光子源，可能适合于最大限度地通过胸腺嘧啶核苷类似物、碘化脱氧尿苷提高其放射敏感度。通过在碘的K层吸收边缘（33.2keV）上激发光子的俄歇级联，有望增强增敏效果。人们认为，这种技术可能对治疗脑肿瘤特别有效，因为正常脑组织并不合成DNA。

51.2.9.3　镅−241（^{241}Am）

密封源^{241}Am主要发射60keV的γ射线。对于能量小于30keV 的光子，水中衰减远远大于散射剂量的建成，吸收剂量随深度的减小比平方反比定律的预期要快。然而，对于水中的^{241}Am光子，多重康普顿散射事件与光电效应有效地竞争。康普顿相互作用产生的散射光子能量与入射光子的能量基本相同（见第4.3.2节），因此在介质中发生多级光子散射，从而产生随深度增加的能量吸收，导致观察到水中剂量分布与^{137}Cs源产生的剂量分布相似。然而，^{241}Am γ射线主要通过光电效应与铅等高原子序数材料相互作用。^{241}Am的半值厚度（HVT）仅为0.125mm的铅，因此与^{137}Cs或^{60}Co相比，更容易实现射线屏蔽。人们对^{241}Am放射源的兴趣主要是基于这样一个事实，即它可以更有效地屏蔽腔内照射中的重要OAR；建议对于体内膀胱和直肠的保护上，使用高原子序数材料如羟脯氨酸溶液和硫酸钡来实现射线屏蔽。然而，^{241}Am也会发射α粒子衰变，半衰期为432.2年，其光子的空气比释动能速率常量（见第51.3节）较低，且源材料和封装中光子的自吸收较高。尽管如此，现已经开发并研究了化学式为AmO_2的实验放射性源，其与铝粉混合封装进钛内，以供临床使用（Nath等，1987）。

51.2.9.4　镱−169（^{169}Yb）

^{169}Yb已被用作为近距离放射源（Mason等，1992）；该核素是半衰期32天，光子能谱在49.8～307.7keV之间，平均能量为93keV的镧系元素（稀土）。该核素由氧化镱（Yb_2O_3）的中子活化产生，并且可能产生非常高的浓度（与^{192}Ir浓度相当）。唯一的主要放射污染核素是^{175}Yb，其半衰期较短，为4.2天。这些特性适用于高剂量率后装治疗中高活性放射源和永久植入性插植放射源。此外，在多源植入物中，由于其均匀的剂量累积特性，镱植入物中的预期剂量均匀性可能优于使用更高或更低能量的核素获得的剂量均匀性。相比之下，对于^{125}I，^{169}Yb光子更具穿透性，铅的HVL为1.7mm，并且辐射源周围的辐射分布各向异性效应较低。由于^{169}Yb半衰期比^{125}I短，^{169}Yb永久性植入物的初始剂量率相对较高。这在临床上可能有利，因为有证据表明，在某些肿瘤中，较低的剂量率可能会削弱疾病的控制率。

51.2.9.5　锎−252（^{252}Cf）

^{252}Cf是在高通量反应堆中用中子轰击^{239}Pu产生的放射性核素。放射性核素通过释放α粒子衰变，半衰期为2.64年，通过自发裂变发射中子，半衰期为85年。α衰变决定了放射源实际寿命，但正是中子发射使该核素成为人们关注的对象，因为这些粒子具有潜在放射性生物效应（见第6.11.5节）。中子裂变谱的平均能量约为2MeV，模态能量为1MeV。相关的γ射线在0.5～1MeV之间。^{252}Cf粒子已预装于塑料管中，粒子之间的间距为10mm。粒子本身的壁上有0.25mm厚的10%铱铂合金，这对β射线和γ射线的吸收剂量分布产生了强烈的角度依赖性。蒙特卡罗计算技术和实

验测量已用于确定从点源和线性源输送到组织的中子剂量（Krishnaswamy，1972）。

51.2.9.6 铯-131（^{131}Cs）

^{131}Cs产生低能X射线辐射，在29～34keV区域具有显著峰值，半衰期为9.7天。近距离放射治疗粒子源（通常为长4.5mm×直径0.8mm）主要用于永久性前列腺植入。^{131}Cs有更短的半衰期、更高的平均X射线能量和更高的有效生物剂量，与^{125}I和^{103}Cs粒子相比，被认为在生物有效性方面具有优势（Murphy 等，2004；Rivard，2007）。

51.2.9.7 铥-170（^{170}Tm）

^{170}Tm是用于近距离放射治疗的潜在放射性核素（Enger等，2011）。它通过β发射（99.9%）和电子俘获衰变，半衰期为128.6天，具有高活性。它是在核反应堆中通过中子活化^{169}Tm靶产生的。释放电子和光子，平均电子能量为260.5keV，平均光子能量为46.5keV（如果除去低于5keV的能量）。^{170}Tm以可植入粒子的形式使用（0.2mm×0.6mm×4mm ^{170}Tm在0.8mm×0.7mm×7mm的钛管内），与早期体内研究的^{125}I相比，已显示出有前景的结果（Ayoub和Shani, 2009年）。然而，在高剂量率（HDR）应用中一个主要缺点是光子与电子的产率比低。

51.3 近距离放射治疗源的强度规范

历史上，密封放射源的强度是根据放射性活度（mCi或MBq）或镭等效质量（mg RaEq）规定的。镭管和镭针最初是根据其所含^{226}Ra的实际质量规定的，使用镭替代品（如^{137}Cs和^{192}Ir）的放射源是根据镭的等效质量规定的，即在距放射源10mm处提供相同的剂量率。源表观活度或有效活度的数量也被广泛使用。然而，当考虑封装源时，这些活度定义方法可能会令人困惑。

1973年，Wambersie等提出，源强度应根据发射的辐射量来确定。这将避免由于源活度和辐射之间关系的不确定性而产生的误差，并减少封装材料屏蔽和源材料本身吸收校正的不确定性。为此，多个国家和国际机构建议使用空气比释动能来确定放射源强度（CFMRI 1983；BCRU 1984；ICRU 1985）。

推荐定义为参考空气比释动能率（RAKR），由ICRU（1985）定义为：

“空气比释动能率，在空气中，参考距离1m，校正空气衰减和散射。”

对于针、管、线和其他刚性源，从源中心到参考点的方向，应与源的长轴成直角且在源活性区域平分面上。对于线源，建议将RAKR指定为1mm（或1cm）长的线（BIR 1993）。RAKR的国际单位制为1m处的Gy/s，但就源规范而言，对于低剂量率（LDR）源，1m处使用μGy/h；对于HDR应用，1m处使用μGy/s和mGy/h更为方便。

AAPM TG32号报告（AAPM 1987）和43号报告（AAPM 1995）推荐了一个稍有不同的量：空气比释动能强度（S_K）。其定义如下：

“自由空间空气比释动能率与到校准点距离平方的乘积”。

规定校准测量必须在探测器和源之间距离足够大时进行，以便源可以被视为点源，探测器可以被视为点探测器。通常，如果源到电离室距离至少是源长度的10倍，则满足此条件。AAPM建议空气比释动能强度以$\mu Gy \cdot m^2 \cdot h^{-1}$（或数值相同的$cGy \cdot cm^2 \cdot h^{-1}$）为单位表示，用符号U表示。实际上，空气比释动能强度和RAKR在数值上相同，但尺寸不同（AAPM 2004）[2]。在本书中，除非另有规定，否则将使用RAKR。

对于RAKR，$\dot{K}_\delta$与源活度相关的数值A（Bq）关系如下：

$$\dot{K}_\delta = \frac{\Gamma_\delta A}{d_{\text{ref}}^2} \quad (51.1)$$

其中：

[2] 在AAPM 2004中，δ值为5keV。这包含在公式51.1 $\dot{K}_\delta$ 的定义中。符号 $\dot{K}_\delta$ 遵照ICRU（2011）使用。在许多出版物中使用符号 $\dot{K}_R$（R=参考）。

Γ_δ 是特定放射性核素的空气比释动能率常数（$\mu Gy \cdot h^{-1} \cdot Bq^{-1} \cdot m^2$）；下标$\delta$用于表示在确定RAKR（ICRU 2011）时，仅考虑能量大于δ的光子（以keV表示）；

d_{ref}（=1）是参考距离，单位为米（m），如脚注所述[3]。

由于放射性活度测量的不确定性，空气比释动能率常数 Γ_δ 及其（现已过时）对应照射量率常数难以精确测量，应尽可能避免使用。RAKR可与距离为1m的真空中的照射量率$\dot{X}_R$相关：

$$\dot{K}_\delta = \dot{X}_R \frac{W_{air}}{e}(1-g)^{-1} \qquad (51.2)$$

其中：

W_{air}是在干燥空气中产生的离子对平均能量；

e是电子的电荷（W_{air}/e的值为33.97J/C）；

g是在校准条件下转换为空气中轫致辐射的次级带电粒子动能的分数。

（$1-g$）项的取值，^{60}Co为0.997，^{137}Cs为0.999，^{192}Ir为1.000（NCS 1991）。

为了符合辐射防护要求，或将RAKR与制造放射源的定量相关联，以MBq为单位定义放射性活度可能很有用。为此，RAKR（单位：$\mu Gy \cdot h^{-1} \cdot m^2$）应除以表51.1中给出的空气比释动能率常数。

对于某些剂量计算方法，仍然需要使用传统的活性单位。第53.6节对此进行了讨论。

[3] RAKR和源强度本身从理论上讲，取决于测量距离和1m之间遵循的平方反比定律。然而，由于RAKR的测量是在离源足够远的地方，将其视为点源并包含对空气衰减的校正（IAEA 2002），满足了该条件。后来有了尺寸差异。目前，仍然有关于RAKR正确定义的讨论（原子能机构，2002）。在法国委员会"辐射电离测量"（CFMRI 1983）的原始定义中，RAKR的单位为$\mu Gy \cdot m^2 \cdot h^{-1}$，将定义中的表达式"在1m处"解释为单位$m^2$必须附加到空气比释动能率单位，但这在ICRU（1985）中已被删除。当使用RAKR在不同于1m距离处计算比释动能率时，有必要避免因尺寸差异而产生的混淆，这可以通过将系数d_{ref}（=1m）按需求插入一些方程中，或通过遵循CFMRI解释来实现。尽管ICRU将RAKR定义为在1m处的测量，但我们还是强调一下d_{ref}作为提醒。

表 51.1　空气比释动能率常数

核素	空气比释动能率常数（$\mu Gy \cdot h^{-1} \cdot MBq^{-1} \cdot m^2$）
^{60}Co	0.30_6
^{137}Cs	0.077_2
^{192}Ir	0.108
^{125}I	0.033_7

资料来源：ICRU（国际辐射单位和测量委员会），报告组织间插植治疗的剂量和体积规范，ICRU58号报告（ICRU，华盛顿，1997），已经获许可。

51.4　近距离放射治疗源的校准

在临床使用之前，应由用户测量放射源（AAPM 1994，1997；ESTRO 2004）。原则上，有两种方法经常用于源校准。通常选择使用井型电离室。空气中空气比释动能测量也可以在离源已知距离的电离室中进行。在后一种情况下，必须对电离室腔体积进行校正；当源到电离室腔的距离与电离室腔的大小相比较小时，该修正系数可能很大。

用井型电离室进行校准

低强度源首选测量装置是井型电离室（同位素校准器）（IAEA 2002）。这种电离室围绕着一个圆柱形空腔，源被放置在其中，这样几乎所有方向辐射都通过电离室。井型电离室的校准应可追溯至国家标准实验室，并定期以已知强度的放射源进行校准。对于低强度源，最好通过在国家标准实验室用一个或多个放射源来实现校准。Rossiter等（1991）介绍了在英国国家物理实验室（NPL）对小的^{60}Co、^{137}Cs、^{226}Ra和^{192}Ir源的空气比释动能率校准。^{60}Co、^{137}Cs、^{226}Ra的总体估算不确定度（95%置信水平）为±1.4%，^{192}Ir为±1.5%。在美国，国家标准与技术研究所（NIST）［前身为国家标准局（NBS）］一直致力于开发各种可追溯的标准，包括^{192}Ir、^{125}I和^{103}Pd粒子的标准。

用于源校准的井型电离室应在其整个测量区间内呈线性响应；必须知道其能量响应，并注意确保在测量高活度时灵敏度不会下降。使用前，应通过实验确定电离室腔灵敏度与腔内放射源位置的关系。通常，电离室腔灵敏度随着离井底的距离增加而提高，直到最大值且此处响应相对均匀，然后随着放射源接近电离室腔入口而下降[4]。这种形式的特征响应需要进行测量，以确定腔室如何响应不同长度的源。应使用聚甲基丙烯酸甲酯（PMMA，称为有机玻璃或合成树脂）作为放射源支架，以确保每次测量放射源都在腔室中的相同位置。通常情况下，放射源置于灵敏度最高区域，且随放射源移位的响应变化最小。理想情况下，井型电离室应位于距离可能导致辐射散射相邻物体至少300mm的位置。用户应注意，电离室响应也取决于源的屏蔽和封装（Williamson等，1982）。

校准方法取决于放射性核素及其放射活度。可能需要有一个或多个长半衰期源用于检查电离室的重复性。应每6个月使用已知强度的源进行电离室校准检查。如果井型电离室暴露在空气中，则必须进行温度和气压修正。在国际原子能机构（IAEA 2002）进行的为期2年的测量表明，使用经过校准的^{137}Cs源测量井型电离室响应的重复性通常在0.5%以内。

使用指形电离室进行校准

校准测量也可以在空气中进行，在一定距离内，使用指形电离室（见第16.3.2.2节）。尽管RAKR是规定在1m处的数量，但在该距离处进行测量并不总是切实可行的。RAKR，$\dot{K}_\delta$，可通过在空气中使用以下方程式进行的测量来确定：

$$\dot{K}_\delta = N_K\left(\frac{M_u}{t}\right)k_{air}k_{scatt}k_n\left(\frac{d}{d_{ref}}\right)^2 \quad (51.3)$$

其中：

N_K是电离室在实际光子能量下的空气比释动能校准系数（见第19.3.2节）；

M_u是在t时间内测量到的经过温度、气压修正后的电荷值，包含了传输期间的源损耗和传输效应（对于远程后加载系统）；

k_{air}是源和电离室之间主光子在空气中衰减的校正；

k_{scatt}是对墙壁、地板、测量装置、空气等散射辐射校正。

k_n 是在腔室收集体积内进行不均匀性校正；

d 是测量距离（单位：m），即源中心和电离室中心之间的距离；

d_{ref} 是1m处的参考距离。

IAEA技术文件1274（IAEA 2002）中给出了确定这些参数的方法和一些典型值。该文件介绍了确定房间散射的方法，以及Kondo和Randolph（1960）和Bielajew（1990）关于点源光子束电离室校正因子的调查数据。源到电离室的距离取决于源强度和电离室灵敏度，但对于体积达到30cm^{3}的电离室，源到电离室的距离通常在5～20cm之间。对于LDR源，需要大体积电离室（30～100cm^3）以获得足够信号。如果泄漏电流大于信号的0.1%，则必须测量并考虑泄漏电流。对于非常大的电离室，非均匀性校正系数的不确定性通常很大，可能会限制其使用。

对于HDR源，可使用约1cm^{3}的电离室（例如0.6cm^{3}指型电离室），校准系数现在可从校准实验室获得，目前已不再推荐这种校准方法，除非没有校准过的井形电离室。Chang等（2016）对空气测量方法进行了回顾。

应测量空气比释动能率（和/或源放射性），并与制造商试验报告中的RAKR进行比较。应进一步研究大于制造商规定精度限值的差异。测量单个源最合适的方法在很大程度上取决于源的类型。以下小节介绍了一些典型示例。对于半衰期较短的源，如^{192}Ir，在校准日期和计算所需的治疗时间时，必须包括源衰变的校正。

51.4.1 长半衰期低活度的放射源（^{226}Ra、^{137}Cs和^{60}Co）

对于此类低放射性源，建议使用井形电离室。理想情况下，用户应为每种待测放射性核素和每种源类型配备校准标准源。这几乎是不可能的，如果用户只有一个校准源，则必须使用校正系数，以考虑井形电离室的能量响应、源几何形状的变化以及源封装的任何差异。应使用适当的标准将标准源和

[4] 对于一些电离室，在电离室底部也收集电离，在那里可以找到最大响应区。

待校准源顺序放置在井形电离室的相同位置，可借助PMMA支架将源定位在中心位置，可以通过个别放射源（如^{137}Cs）来测定电离室剂量率响应在5%范围内。放射性衰变校准应以适当的频率间隔执行：建议^{60}Co源每月校正一次，^{137}Cs源每年校正两次。

51.4.2 用于自动后装系统的放射源（^{137}Cs、^{192}Ir和^{60}Co）

对于自动后装系统（见第52.3节），在传输过程中，将源传送到测量位置过程中会对井形或离子电离室产生辐射。如果在源停止移动后，测量系统没有使用外部触发的静电剂在源驻留后开始收集电荷，那么必须进行校正，以定量在源进出其测量位置的传输过程中传输到探测器的剂量。这只需通过不同间隔两个读数相减来消除两者共同的传输剂量。

通常有四种类型的情况，其中3是现在最常见的：

1.预装源链（如^{137}Cs的Curietron型放射源）。它们由小的点状源组成，与非活性小球间隔预装在柔性源支架中。可做成不同活性长度以满足临床需求。理想情况下，用户应该在使用这些源之前对其进行校准。如果无法执行，制造商应该保证每个加载到源链中的放射源的活度差异相差不超过5%。条件允许的话，用户应通过放射自显影和辐射成像技术确认源序列中单个源的位置，并使用胶片、热释光剂量计（TLD）或辐射变色剂量计胶片检查每个序列的等剂量参数。还可以通过采用高度准直探测器的装置，记录沿源链的单个源的位置和相对活度。

2.多中等活度放射源（如在LDR/MDRSemon中选用的^{137}Cs放射源）。它们由活度几乎完全相同的小球形源组成，其储存在后装机储源罐中。治疗时，通过气动系统选定源球生成源链。从供应商收到源后，应用井形电离室测量各个源之间的活度差异。同批次中源间强度差异应小于3.5%。用户应向制造商索取源活度一致性证明，并确认与测量数据一致。对于剂量分布计算，应确定加权平均空气比释动能率。

3.单一高活度放射源（如用于HDR遥控后装设备^{192}Ir源，ElektaHDR或PDR所使用的microSelectron 或Flexitron型后装机、VarianGammaMed后装机；^{60}Co源，BEBIG的Saginova后装机）。高活性放射源可在英国实践规范中推荐的校准后的井形电离室内测量，或通过使用Farmer型电离室在已知距离处测量源活度。

2010年，医学物理与工程研究所（IPEM）发布了一份基于NPL空气比释动能标准（IPEM 2010年）的HDR^{192}Ir近距离放射源RAKR测定实施规程。

实施规程推荐了一种^{192}Ir源HDR近距离放射治疗设备的校准方法，用HDR^{192}Ir源，可直接追溯到空气比释动能标准。这个方法减少了用户间的系统差异，通过推荐使用井形电离室进行源校准可将不确定度降至最低。它取代了之前提到的由1992年英国放射学会/医学物理科学研究所（BIR/IPSM）报告（BIR 1993年）中介绍的指形电离室测量方法。需要对井形电离室和静电计都进行校准。

当使用电离室测量时，必须对房间散射、空气衰减和电离室尺寸进行修正。然而，无论采用什么方法用于校准HDR源，在临床使用之前，新源应从两组独立的测量中进行校准，常规剂量率测量应至少每月进行一次。除了按照英国推荐的方法使用井形电离室来校准HDR源外，井形电离室也可以方便地用于周期性、常规质量保证流程（QA检查）。

51.4.3 短半衰期低活度的放射源（^{198}Au、^{192}Ir以及^{125}I）

选择合适的长半衰期放射源作为参考源。然后，采用一个恰当标定后的短半衰期同位素在同等条件下按顺序置于井形电离室内，与参考源测量进行比对。这样，就可以确定系统对这两个源的相对灵敏度。然后可以用于特定放射性核素的校准，并可以使用长半衰期参考源来验证短半衰期源衰变后电离室是否正常工作。

如果短半衰期核素不能作为标准，则可能需要通过测量典型源的空气比释动能率来测量源强度。一般来说，如果空气比释动能率太低，无法进行高精度测量，则需要在距离各种源的较远地方测量空气比释动能率；可借助井形电离室确定每个源的相对活度。

当用电离室校准短半衰期源或验证将用于临床的源强度时，都要用长半衰期参考源来测量。适当时，应对测量值进行校正，以确定参考源的衰减。

低能放射性核素（如^{125}I、^{103}Pd或^{131}Cs）源强度的校准存在许多问题（AAPM 2008，NCS 2012，RCR 2012，GEC-ESTRO 2019）。一个问题是一些厚壁井形电离室（例如核医学中使用的高压电离室）对发射光谱微小变化的响应发生了重大变化（NCS 2012年）。例如，对于^{125}I，观察到的差异高达10%，这取决于金与银的存在（见图51.2），再加上其他因素，这可能导致传输剂量存在更大的差异。因此，建议使用具有相同设计的源对电离室进行校准，并使用重新校准频率为2年的非密封井形电离室（air-filled vented）（RCR 2012；GEC-ESTRO 2019）。

另一个问题是，对于永久性植入，每个患者可能用多达100个粒子，通过无菌“弹药筒”（cartridges）或“股线”（strands）实施治疗，这导致测量单个粒子是不切实际的。通常主要是参考AAPM 98号报告（AAPM 2008年）的建议，选择同一批粒子中的样本来测量（可能为此订购特定粒子）。根据无菌包装，推荐的样本量为5～10个粒子（或粒子总量的5%～10%）。正在研究更复杂的方法，以评估最佳分析采样规模（GEC-ESTRO 2009年，附录Ⅱ）。

51.4.4 眼部施源器

眼部施源器，或敷贴，可以使用来源于^{125}I、^{103}Pd、^{131}Cs的低能光子；或者^{90}Sr、^{106}Ru的β粒子。AAPM TG-221报告（AAPM 2020a）为两种类型治疗探头提供了剂量测定和质量保证指南。虽然源供应商提供了活度证明，但在患者接受治疗之前，用户有义务核实源的强度。这种方法的使用取决于如下第51.4.4.1节和第51.4.4.2节中所述的施源器的类型。

51.4.4.1 β射线施源器

β射线敷贴是一种随时可用的放射源，在使用前应使用可追溯的探测器测量其剂量率。ISO 21439标准（ISO2009）建议使用闪烁体探测器、辐射显影胶片或者半导体探测器（如立体定向野半导体）进行测量，这些半导体探测器在垂直于施源器方向上的尺寸小于1mm。标准推荐的敷贴校准方法是在其表面2mm处测量。由于剂量率急剧下降，眼科施源器校准也存在问题。Soares等（2001）在一次国际校准中表明，β敷贴的校准差异约为14%，标准实验室引用的不确定度高于其他测量。ISO标准建议，应在距离治疗探头1mm处测量完整的中心轴深度剂量曲线，并将其与供应商提供的预期曲线进行比较，以便识别异常情况。Kaulich等（2005）描述了一个系统质量控制程序，该程序确定了供应商校准系统中的重大缺陷。

英国NPL是目前唯一为眼部施源器提供吸收剂量校准的国家测量机构。他们使用薄丙氨酸颗粒（直径5mm，厚度<0.5mm）。使用一列颗粒为每个施源器建立中心轴深度剂量曲线，通过对这些测量值分析，可以得出0mm和2mm处的吸收剂量率值。根据等效组织绝对剂量的水-石墨量热计对颗粒进行校准。

β射线施源器的剂量计算基于2mm处校准和中心轴上的深度剂量曲线。剂量分布也是最需要关注的，但需要输入整个敷贴（plaque）的活性分布，尽管如果没有这些数据，这可以被认为是一致的。软件应用程序“敷贴模拟器”（Astrahan，2003）可用于显示剂量分布[5]。

51.4.4.2 基于辐射光子型种子的施源器

对于这种类型施源器，种子通常被单独输送，并在患者接受治疗之前装入施源器。种子设计与用于永久种植的相同（见图51.2），但活性高5～10倍。由于这些源非无菌且可重复使用，它们可以在第51.4.3节所述的良好类型电离室中单独测量。一

[5] “敷贴模拟器”可以从eyephysics.com/PS/Index.html获得，并在苹果电脑上运行。它不是一种医疗设备，因此不应被用来确定治疗的持续时间。

且施源器被加载，它就可以以类似于β敷贴的方式测量剂量率。

最常用的种子敷贴是那些为眼部黑色素瘤研究（COMS）设计的敷贴，其中种子被手动装入直径从12～20mm的标准化硅盘的凹槽中，共有8～24个凹槽。在圆盘的顶部安装了一个金帽，以包含种子，并避免不必要的暴露。关于这些敷贴的剂量学详细建议见AAPM TG-129（AAPM 2012）的报告。采用AAPM TG-43U1（AAPM 2004）的方法计算剂量。处方是基于肿瘤顶端的剂量，但建议也记录1mm和5mm的深度剂量。剂量计算也可以使用蒙特卡罗技术进行。TG-221指出，对于种子来说，同时对眼睛和敷贴本身结构进行密度修正很重要，当使用真实密度时，剂量会变化约8%。“敷贴模拟器”最初是为种子施源器编写的（Astrahan，1990），最新版本包括密度校正（Astrahan，2005）。

51.5　密封源的质量保证

近距离放射治疗的质量保证包括程序和测试，用以确保源的安全（包括唯一识别源的系统），保持源的完整性，并在临床可接受的范围内提供患者的剂量测定。放射源储存和使用必须提供最大限度的患者和人员安全。尽管所有这些事项都很重要，但本节只涉及那些与单个源校准相关的方面。这些检查包括检查泄漏和污染，以及通过测量确定源中放射性分布。与源储存、操作、清洁和消毒相关的QA检查没有被涵盖，也没有涉及与多种源的临床剂量学相关程序。

51.5.1　泄漏和污染检查

这些测试是为了确认源没有泄漏放射性，而且源表面没有被自由放射性污染。所有密封源，如铯管和针头，必须符合ISO 2919：2012（ISO 2012）。从制造商那里获得的源都有泄漏试验证书，其中描述了已经进行的浸渍和擦拭试验。该标准要求制造商指定源的推荐工作寿命。如果超过了推荐寿命，就需要进行评估，以确保源适合继续使用，包括泄漏和污染测试。安全等级的上限为200Bq。新的封装源应用拭子或组织湿润的水或乙醇擦拭，并用能够检测200Bq的Geiger-Muller或闪烁计数器进行测量。来自密封的非气体源或防泄漏容器的泄漏可以通过将擦拭试验中测量的总活度乘以10倍来估计。如果测试表明自由活度高于2kBq，则必须认为源有泄漏，并必须立即密封在密封容器中并返回给制造商。对于封装长寿命源，泄漏试验之间的最长时间应为2年，即使泄漏源可能不在临床使用；每年也需要对已经使用了好几年的旧源进行一次测试。

在自动后装系统中使用的低活度密封源应每年进行拭子测试，或者如果不可能，应定期检查源导管是否有污染。拭子很难检测高活度后装源，在换源时必须依赖导管监测和擦拭试验。

51.5.2　辐射成像和放射自显影

这些测试提供了关于源容器内放射性物质分布的信息，以及关于放射源链和施源器中单个源的位置数据。放射自显影也有助于检查放射性粒子构成的线或条带的均匀性。虽然制造商通常会提供密封源放射自显影成像，但用户在临床使用前应该对所有新源进行放射自显影成像，并评估放射自显影成像，以确认源在整个组织内均匀分布（没有超出10%的热点或冷点）。放射变色胶片（见第18.3节）对放射自显影成像很有帮助，因为它们可以同时进行视觉检查。重要的是要确保源和胶片之间距离很小以避免图像模糊，对于定量评估而言，需要保持恒定。

辐射成像和放射自显影成像可同时进行，用于检查预装源链或施源器中的单个和多个源的布局。对于可编辑源位置的后装机器，应在调试、机器维修或更换导管后进行放射自显影检查（见第52.5.1节和图52.6节）。

第 52 章　近距离放射治疗的后装设备

Margaret Bidmead

目录

52.1　引言

近距离放射治疗采用后装技术，是为了减少放射治疗团队如执行近距离治疗的医生和参与手术植入的工作人员所受到的辐射剂量。最开始采用的手动后装的方法是先将无放射性的施源器或插植针置于患处，之后手动将放射源放入施源器内实施治疗。之后随着遥控后装技术发展，进一步减少了其他工作人员如护士、放射源管理员、准备放射源链的技术人员所受到的辐射剂量。以下章节将讨论不同的治疗技术和其临床所使用的施源器。

52.2　手动后装

尽管手动后装在最早期就用于各种近距离放射治疗技术中，但直到Henschke等（1963）对技术进行革新、Horwitz等（1964）将微型铯源投入到腔内治疗后，此项技术才成为主流。尽管手动后装已经减少了工作人员受照的剂量，但后来发展起来的遥控后装技术不仅消除了工作人员所受到的辐射，而且获取适用的微型放射源也不再是难点，这两点对近距离放射治疗的发展具有里程碑意义。

后装已用于所有类型的近距离放射治疗，包括组织间、腔内和模具型治疗。组织间后装治疗是使用插植针或导管（直径较细）插入瘤体中，之后将放射性线源或粒子装入其中进行治疗。人身体中有许多体积较大的空腔器官能够容纳施源器，因此设计了多种多样的施源器用于腔内后装治疗。法国Gustave Roussy研究所的Chassagne和Pierquin（1966）设计了一种用塑料制成的阴道施源器，如图52.1所示，可以将^{192}Ir线源或^{137}Cs源后装入施源器中实施治疗。这需要对每个患者用丙烯酸制作专用模具。可弯曲的源链通过塑料软管插入到模具内。这种模具非常合适，患者在治疗期间甚至可以下床运动；通过额外的导管进行日常阴道冲洗以保证局部卫生。图52.1也展示了一系列Delouche施源器。与个体化的模具不同，Delouche施源器以标准尺寸（Delouche和 Gest，1974）批量制造，且为一次性耗材。这两种类型的施源器都能用于手动后装，也能够与遥控后装机相连（如图52.3）。在这些方法中，剂量分割方式本质上基于低剂量率的巴黎系统模型。手动后装最常用的同位素是切割成一定长度并密封在塑料管中的^{192}Ir线源。不过现在已无法再获得^{192}Ir线源了（见51.2.4节）。

过去用手动后装近距离放射治疗成功地治疗了口腔肿瘤，但改进后的手术方案对这种方法带来了强力的冲击（见第50.3节），并且缺乏^{192}Ir线源和发夹形技术（hairpins）意味着如果使用近距离放射治疗，则需使用遥控后装技术。

使用发夹形技术和巴黎剂量系统治疗舌头小肿瘤（见第54.1.2节）。在全身麻醉下，将不锈钢开槽发夹形标志物插入患者体内。可在透视下对这些无放射性的标志物位置进行优化。放射肿瘤医师在插入放射源的同时拆除了发夹形标志物。然后进行成像，用于施源器重建和剂量计算。

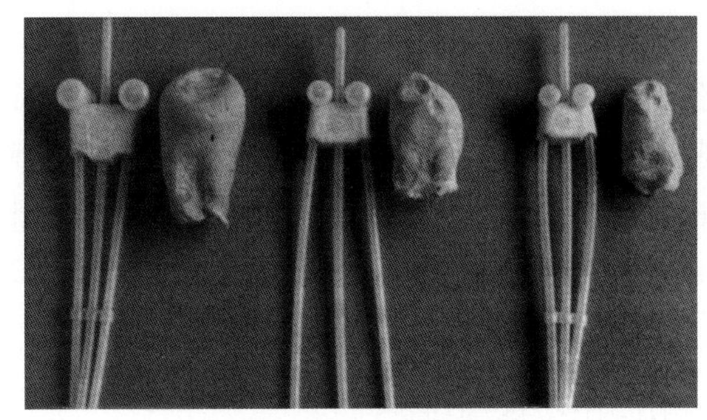

图52.1 Gustave Roussy学院开发的不同尺寸的Chassagne阴道模具与可拆卸的Delouch施源器并排展示，其设计使用三种不同直径的圆柱形塑料卵形体来适应不同尺寸的阴道腔，提供了六种可能的间隔。图中未显示将源引导至模具的柔性塑料管。它们类似于Delouche中心管（子宫导管），如果使用^{192}Ir，则可能更细

对于体积较大的肿瘤，需使用平行的^{192}Ir线源。不锈钢针经皮肤插入肿瘤，然后穿出皮肤。然后用尼龙线穿过针头，将一根塑料导管拉入到位，贯穿肿瘤。皮肤表面用不透明的垫圈识别，同时作为塑料导管的固定点。之后将模拟标记线送入塑料导管中作为标尺，通过射线成像确定放射源长度和位置。之后将线源加载，按照计算时间保持源位置进行放射治疗。这些技术特别适用于口腔黏膜肿瘤、下肺叶、颈部淋巴结复发和乳腺局部植入（Pierquin和Marinello, 1997），也用于大范围乳腺植入（图48.14所示为用于射线显影的垫圈和标记线的照片示例）

52.3 遥控后装

52.3.1 中低剂量率

历史上有一些低、中剂量率的后装设备。其中包括Curietron治疗机、Buchler后装系统和低、中剂量率设备，通过气动或线缆来驱动放射源。然而，因为经济因素促使人们更加偏好高剂量率（HDR）或脉冲系统。

52.3.2 高剂量率

历史上，TEM Cathetron是首批商用的HDR遥控后装机之一。通过将密封^{60}Co源连接到导管上，治疗时间从数小时缩短到几分钟。其基本元件包括一个源的安全设备和一组不锈钢导管，不锈钢导管通过柔性软管与源安全设备相连。源安全设备位于治疗室，存储多达9个独立^{60}Co源，每个都在源棒（source pencil）内，源棒能够容纳最大长度为100mm的单个源。典型源活度为100～200GBq［参考空气比释动能（RAKR）10.8～21.6mGy·h^{-1}·m^{2}］。

HDR近距离放射治疗的许多开创性工作是用Cathetron型后装机完成的（O' Connell等，1967；Joslin等，1972）。这台设备功能可靠，但其局限性在于源的配置，在源活度和分布方面，仅限于选择9个源棒。

近年来，在HDR工作中，^{60}Co大多已被^{192}Ir所取代。与^{60}Co相比，^{192}Ir的优点是易于辐射防护，设备体积较小，但缺点是半衰期较短。Nucletron公司的（现Elekta）HDR Microelectron和Flexitron以及GammaMed 12i和VariSource等其他机器使用单个370GBq（RAKR=40mGy·h^{-1}·m^{2}）^{192}Ir源（1mm x 4mm长）或74GBq（RAKR=22.6mGy·h^{-1}·m^{2}）^{60}Co源，计算机驱动放射源从储源罐进入患者治疗的施源器并返回储源罐。图52.2显示了Microelectron型后装机的机械装置和VariSource型后装机连接管。可以通过编程让源以步进方式通过一个或多个导管。该系统设计用于腔内、组织间、管内和术中近距离放射治疗。表52.1显示了上述四个后装系统的主要特征。此外，后装系统还包括Eckert & Ziegler BEBIG（Kanani等，2019）的Saginova系统（可以使用^{60}Co或^{192}Ir源）和Varian的Bravos系统（Bellezo等，2019）。

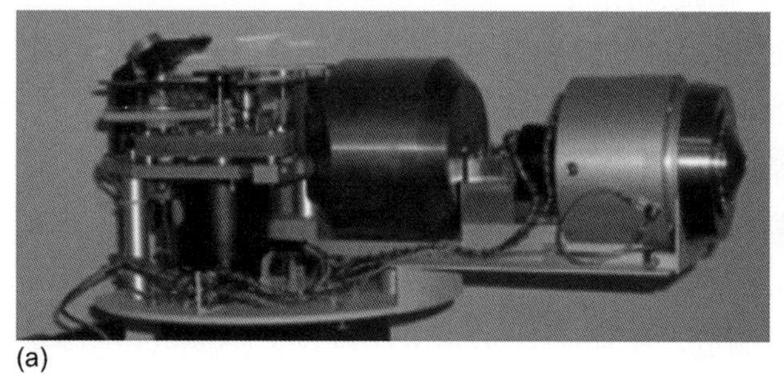
(a)

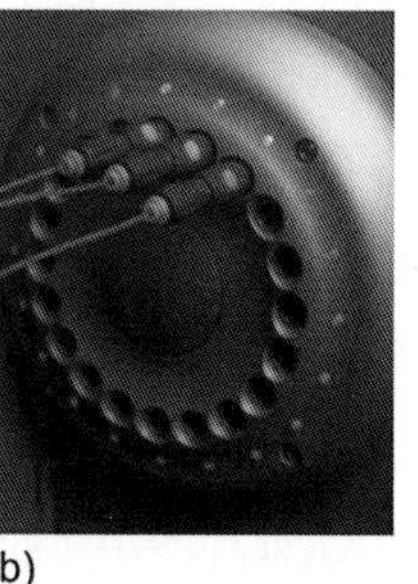
(b)

图 52.2 （a）MicroSelectron（Nucletron，现 Elekta）型后装机的机械构造，图片中间部分是储源罐。（b）VariSource（Varian）型后装机输源管的连接部分

表 52.1 典型后装系统的主要特征

	GammaMed 12i	VariSource	HDR microSelectron	Flexitron
HDR	✓	✓	✓	✓
PDR	✓	×	✓	×
通道数量	24	20	18	最多40
高度可调	✓	✓	✓	×
步长（mm）	1～10	可变	2.5mm, 5mm, 10mm（±1mm）	1
源直径（mm）	0.9	0.6	1.1	0.85
位置检查	电脑通过位置控制板来控制	摄像和标尺	手动控制模拟源	摄像和标尺

当使用HDR系统进行近距离放射治疗时，程序是将施源器或导管插入患者体内，获取CT和/或MRI图像用于剂量计算，一旦治疗计划得到批准，将输源管与患者体内施源器对应连接。之后模拟源依次通过每个治疗通道进入施源器，按顺序测试所有源移动距离，并检查是否存在障碍物和未正确连接的施源器、针或导管。通常可以对其进行编辑，以便在每个通道的真源运行之前立即进行测试，或者在真源离开储源罐之前测试所有通道。使用哪种方法通常取决于植入物类型和导管数量。只

有在测试成功后，才能让真源进入治疗。单独、体积小但活度高的放射源编程连续通过1～40个的选定通道（取决于机器品牌），每个通道中可多达60个不同驻留点，每个位置的驻留时间最长可达999秒，各种刚性施源器、针以及外径1mm的柔性管可用于许多种不同类型的临床技术应用。源的位置精度可控制在1mm以内，并可编辑为步进方式移动（通常为1mm、2.5mm、5.0mm或10.0mm）。每个通道中的驻留时间和位置都可独立编辑，这种模式实现了极其灵活的定制剂量传输。

^{192}Ir半衰期较短，需要定期换源，通常每3个月更换一次。换源可以在不给操作员带来任何相关风险的情况下完成。但是，每次换源都需要执行QA和校准。使用^{60}Co源意味着更换的频率更低（每5～8年一次）。

后装设备必须满足医疗设备安全使用的监管要求，例如FDA（食品和药品管理局）、CE标志和NRC（核管理委员会）。AAPM TG 167号报告（AAPM 2016）对近距离放射治疗设备组成部件和要求进行了描述。

HDR机器包括以下特点：

- 通道数量多；
- 单源或双源应用能力；
- 辐射屏蔽安全；
- 重复循环运行次数保证（不同制造商的设备有差异）；
- 小尺寸放射源，允许更窄的导管和针；
- 尽可能增大最小曲率；
- 源快速传送（每秒300～630mm）；
- 源步进间距小（1～2.5mm）；
- 多重联锁、源撤回装置、内置辐射探测器和安全设施；
- 检测源安全回收的独立测量系统；
- 储源罐等安全设施的辐射泄漏符合国家标准；
- 网络连接（治疗计划系统导入/导出和/或肿瘤学管理系统）；
- 检查（模拟源）驱动线缆；
- 分度器，它控制着源在导管之间的运动–分度器的长度为分度盘和源最远处之间的差值。
- 传输导管；
- 施源器；
- 治疗控制系统。

妇科肿瘤的HDR治疗很普遍，治疗时间约为15分钟。生物效应剂量的减少应在常规曼彻斯特系统剂量的50%～70%之间，并且治疗分为几个分次进行。将刚性施源器（通常CT/MR兼容）插入治疗部位并固定。

直肠牵引或填塞通常用于增强对直肠的保护。HDR后装系统（通常为受防护保护的手术室）治疗室的防护等级取决于房间大小和位置（见第60.2.1节）。因为能量低，治疗时间短，^{192}Ir的γ射线只需要比^{137}Cs和^{60}Co辐射更薄的防护屏蔽。通过电视监控观察患者，同时可以监测脉搏和呼吸。放射源独立驱动，并在预设时间结束时自动返回。

52.3.3　脉冲剂量率

脉冲剂量率（PDR）系统是基于类似HDR后装系统机械原理的后装机。该机器能够以固定规律间隔（通常为每小时）自动重复整个治疗过程（所谓的“脉冲”）。这样做的基本原理是，这种分割方案被视为等同于低剂量率治疗，总治疗时间持续几天（60Gy妇科治疗通常为6天）。脉冲[1]持续时间为每小时10～30分钟。当使用^{192}Ir源时，该脉冲持续时间随着源衰减而增加，总治疗时间保持不变。初始放射活度通常约为20GBq（RAKR=2.2mGy·h^{-1}·m^{2}），源每2或3个月更新一次，以保证两个脉冲之间至少20分钟的间隔。此间隔用于患者护理和探视。

PDR后装机的实际实施与HDR设备非常不同。它们必须安装在独立房间内，必须根据国家法规进行防护屏蔽，以限制走廊和相邻房间的辐射暴露。由于治疗持续数天，因此需要实时监测，包括夜间监测。因此，远程报警器必须安装在方便的位置，护理人员必须接受应对意外情况的适当培训。

[1]　"脉冲"一词用于表述持续时间有些误导，但它已被普遍接受为标准名称。

通常需要配备随叫随到的服务团队（如医学物理师和工程师）。

PDR相对于HDR的主要优势在于患者舒适性和便利性，也可能有治疗优势[2]，晚期毒性似乎较低，但这尚未得到正式证明（Balgobind等，2015）。

52.4 施源器

临床中有许多不同的施源器是根据临床需求而设计的。由于口径和接头通常不同，因此不同厂家的治疗机和施源器无法通用。然而，施源器的基本设计通常是相似的。X线和MR兼容的标记线可用于大多数施源器，有助于计划设计时识别导管和精确定义源的位置。厂家网站应能够查询目前可用到的施源器，其中许多是与个别临床医生合作设计的。

52.4.1 妇科施源器

用于宫颈癌治疗的施源器的基本设计是基于最初的Manchester–Fletcher套装施源器，其样式为一个宫腔中央管和两个侧面卵形帽。图52.3显示了与曼彻斯特镭系统相比的一些早期示例[3]。标准卵形帽直径为20mm，还可提供25mm和30mm两种型号。有一些带屏蔽的设计有助于减少膀胱和直肠的剂量。环形施源器设计（图52.4a）基于ICRU 2016中介绍的原始斯德哥尔摩镭系统，正变得越来越流行。环形施源器不包含屏蔽，但通过调整驻留位置可减少OAR的剂量。

宫腔管的长度从2～8cm不等，其角度通常分别为15°、30°和45°。现代的施源器都是CT、MR兼容的，对这些施源器最新的改进是在卵形帽或环形施源器上钻孔，以允许在宫旁增加额外插植针（Kirisits等，2006），这有助于覆盖侧面增加的肿瘤区域。一些系统也有定制的直肠牵引器，它可以组装到施源器上（见图52.4b）。

[2] 取决于患者对治疗期延长的偏好。

[3] ICRU报告89（2016）中对每种原始镭系统进行了简要描述。

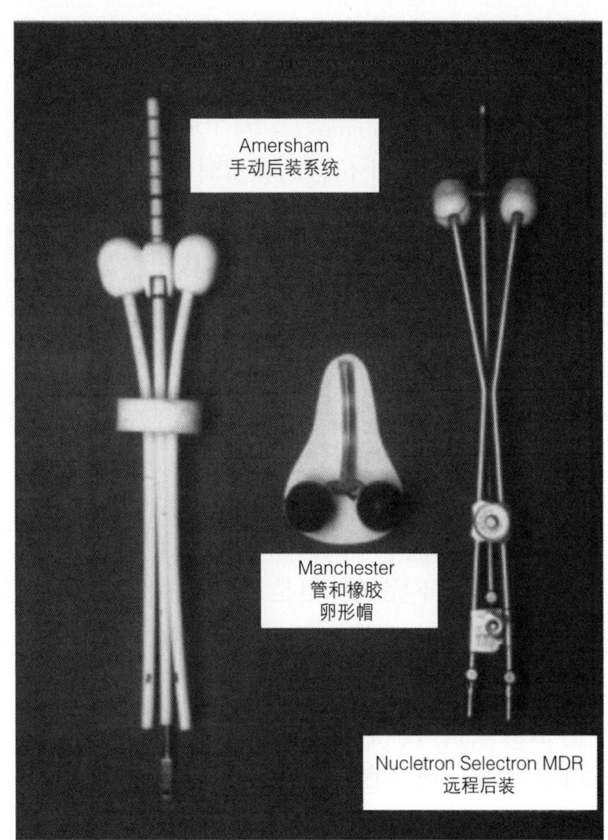

图52.3 Amersham和Selectron施源器与曼彻斯特镭系统的比较

阴道癌治疗需要圆柱形施源器，有时顶端为半球圆顶，通常由若干节段（20～25mm长）组成，可以组合起来构成所需的治疗长度（见图54.8）。这些施源器的替代版本可以在中心有多个平行通道，有从分段部分突出的弯曲管，或者在分段周围不同直径环上有导管孔，以此来为额外导管或针提供支持。外部模板类似于前列腺植入所用的模板（见图54.14），也可以用于添加额外的导管。

52.4.2 插植针

针可以是钢制或塑料的，钝的、斜切或锋利的，可以单独使用，也可以配合施源器使用。针的长度非常关键，必须注意堵头区，以确保源的驻留位置是正确的。

52.4.3 直肠施源器

直肠施源器是一个充气气囊，周围装有多个通道，允许不同通道进入，以在直肠治疗时提供不对称的剂量分布。

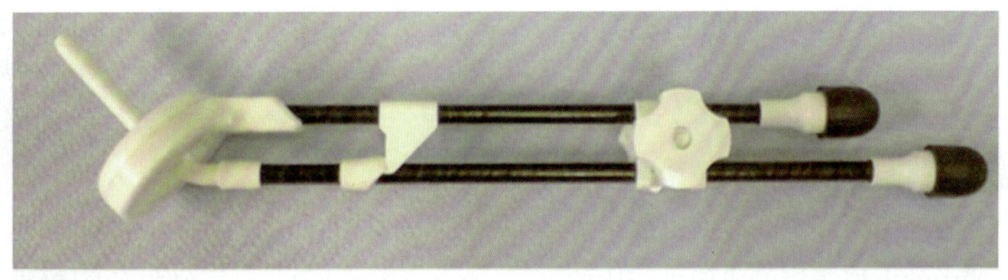

(a)

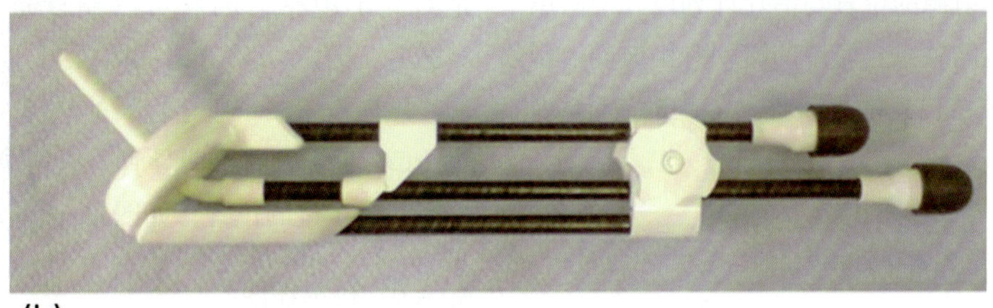

(b)

图 52.4 CT/MR 兼容环形施源器。(a)带宫腔管的简易环形施源器。(b)装有直肠撑垫的施源器(图片由 Chris D.Lee 提供)

52.4.4 支气管施源器

对于支气管治疗，直径为5Fr或6Fr（即1.7～2mm）[4]、长1～1.5m的塑料管通常通过特定的金属装置连接到后装机面板上，直接连接到分度器中。该施源器非常小，可以通过支气管镜导入，并且末端是封闭的。

52.4.5 食管施源器

食管施源器的直径在5～20mm之间（最常见的是10mm），由内外管组成，内管为源通道，外管直径更大，以提供额外支撑，并将食道与源通道分离。

52.4.6 鼻咽和口咽施源器

已开发出特殊设计的施源器，将导管放置在尽可能靠近鼻咽和口咽的病变部位。

52.4.7 乳腺治疗施源器

传统利用模板来固定，依照巴黎剂量系统，将塑料或金属通道平行用于患处。还有一种不同类型的可用系统：包括一个球囊，中心带有一根导管，可以充气以适应肿块切除后留下的空腔。最近的发展包括低能kV级X射线源，可在术中治疗（AAPM 2020b）。

[4] Fr是指所谓的法国导管刻度，以0.33mm为增量。

52.4.8 皮肤施源器

类似Leipzig和Valencia施源器的设计，可用于治疗较小的皮肤病变，通常用HDR源在钨锥顶端定义的驻留位置实现治疗。

52.5 后装系统的质量保证

所有QA程序共有四个要素。即：

1.由一名在近距离放射治疗应用方面有经验的物理师负责起草质量保证计划，并确保其符合要求。

2.应保存质量保证工作的详细记录，详列要遵守的程序、要进行的测试及频率，并且以可追溯的格式记录所有测试的结果。

3.放射源只能在符合当地、国家和/或国际标准时使用。

4.应注意已发生或可能影响治疗精度或放射源安全使用的意外事件，并对其进行内部或外部报告（取决于报告标准），以便根据经验修改计划。定期审查整个方案，特别是在安装新软件或硬件版本时。

有关QA程序的具体领域可在欧洲放射治疗和肿瘤学会第8号手册（ESTRO 2004）和荷兰辐射剂量测定委员会第30号报告（NCS 2018）中找到。以下各节对其进行了讨论，并在表52.2中进行了总结。

52.5.1 源定位

当使用后装技术时，源的定位和源位置的再现性非常重要。置于施源器中的源的放射自显影成像图应与同一施源器中的虚拟源辐射成像进行比较，以确定治疗时放射源的位置与治疗计划设计中所用的虚拟标记之间的关系。简单的蜡和有机玻璃模型可用于检查施源器位置的再现性，如图52.5至52.7所示。

表52.2 推荐测试项目的汇总

频率	测试项目	要求
日检	房间安全、门联锁、报警系统	功能正常
	控制器功能、电池、开关、打印机	功能正常
	施源器视觉检测	无损坏
月检	源和虚拟源位置的一致性	1mm
	源定位的再现性	1mm
换源检测	校准	3%
	定时器功能，包括传输时间	1%
	源在施源器中的位置	1mm
	施源器的机械完整情况	无损坏
年检	剂量计算算法	3%，1mm
	紧急情况模拟	功能正常
	审查文件，审查程序	如有需要则更新
	测量检查与计划系统比对	5%以内
	端对端测试，进行标准计划设计并实施	5%以内

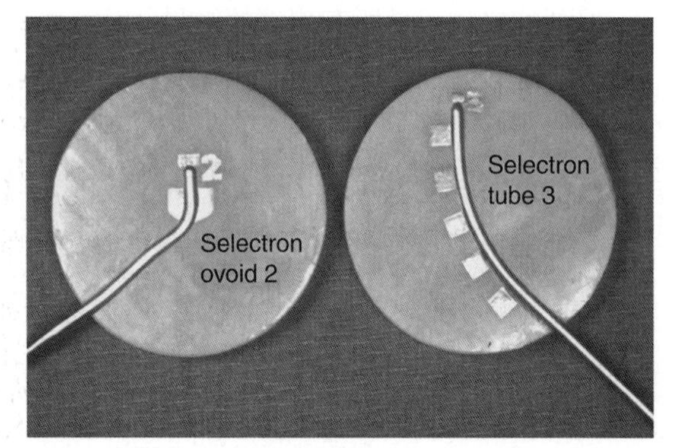

图 52.5 蜡模体用于施源器内源定位精度的质控。铅箔标记嵌入蜡模体表面，用于在胶片上提供标记和显影。一旦安放好施源器，将（辐射变色）胶片粘在模型上。铅箔标记物的二次电子发射将在胶片上显影

所有临床用施源器都应以这种方式进行测试。放射自显影技术应该用于各种临床放射源的检测。这应在维修或保养后定期进行，以检查机器的功能。

对于HDR系统，由于剂量率高，可使用如Detex和Gafchromic材料的辐射敏感胶片。优点是对光不敏感，因此可以在日光下使用。对于370GBq放射源，曝光时间需要300秒左右。

可以设置一个基于标尺的系统，使用闭路摄像机（CCTV）查看透明导管，以记录源相对于标尺执行多个步进的位置，如图52.6（b）所示。

52.5.2 机器功能

必须定期检查机器本身的功能，并做好检查记录。这些检查将以不同频率进行，有日检、周检、月检和一些季检。这些检查应包括：

- 联轴器和连接器；
- 导管和施源器；
- 治疗计时器，包括计时器误差测量；
- 停电或空气压力故障时的安全保障装置（例如备用电池）；
- 源的位置和治疗长度限制；
- 房间和机器联锁；
- 编辑和执行模拟治疗；
- 源传输时间的测量；
- 测量中间表面和储源罐1m附近的辐射泄露水平。

52.5.3 配套设施检查

房间防护应足以维持周围区域达到可接受的剂量水平（见第60.2.1节）。在调试和结构改变后必须进行辐射水平检测。应在显著位置显示辐射警告标志。治疗室内应配备独立的辐射监测器。每次使用机器，当放射源出来时都应激活警示辐射状态。房间外应有一台剂量监测器，定期进行测试，以便在紧急情况下使用。

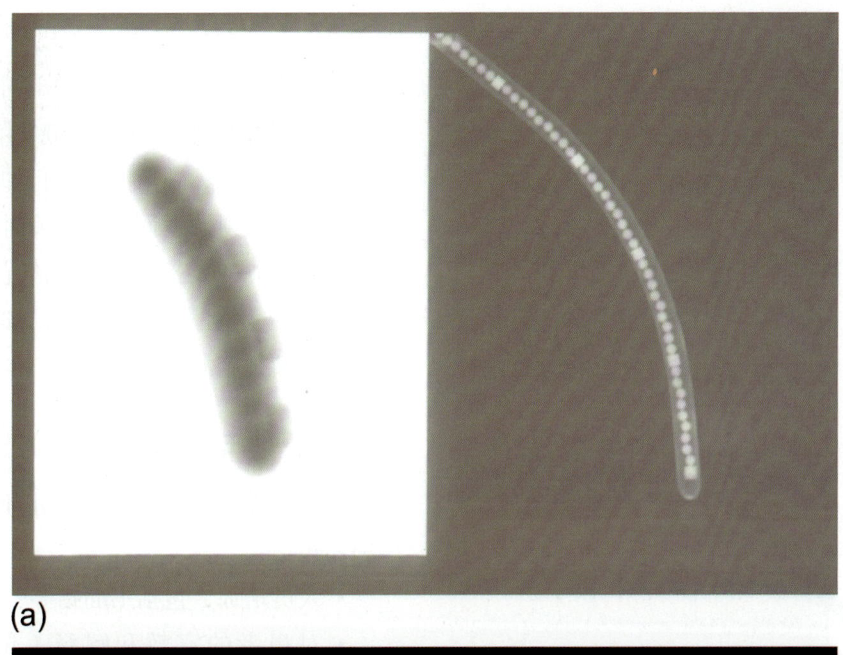

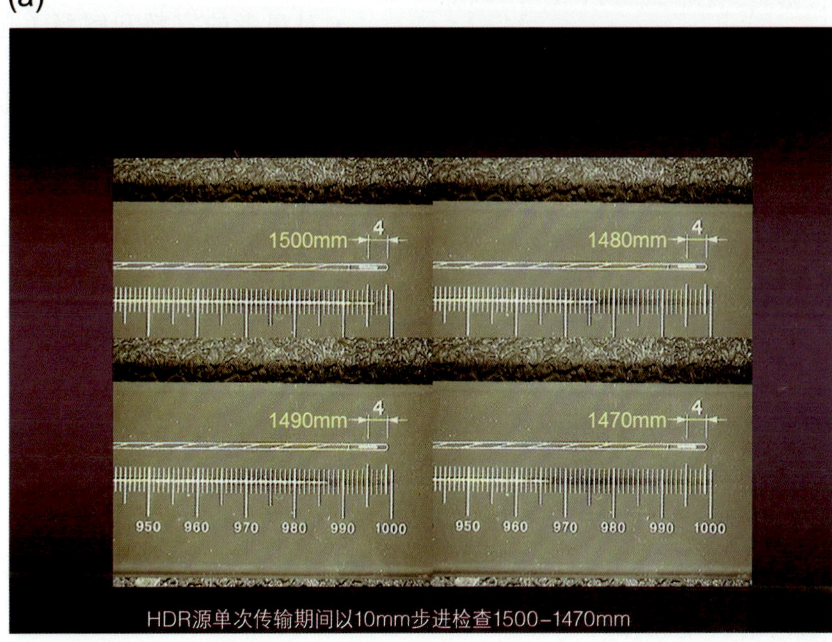

图 52.6　（a）（左侧）源的放射自显影成像图和（右侧）模拟源 X 线图（b）单次传输期间 HDR 源步进检查的图像。放射源在透明导管中移动，并通过闭路电视摄像机进行观察

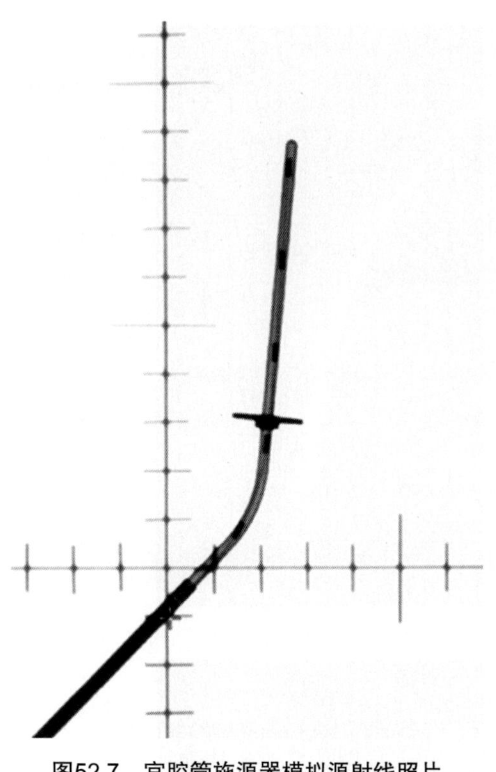

图52.7　宫腔管施源器模拟源射线照片

52.5.4　应急程序

应详细介绍后装机的多种不同应急程序，并将其张贴在显著位置（另见第60.4.1节）。应定期进行应急程序演练，并对人员进行如何应对紧急情况的培训。在放射源返回出现故障时，应有用于移除和储存放射源的设备。大多数情况下，常见的程序是保持系统完整性（如，除非已知放射源的位置，否则不要断开施源器）。

52.5.5　其他注意事项

对后装设备的安全操作和处理至关重要的其他事项还包括：

- 人员培训，包括书面指导、演示等。
- 对患者的宣教和解释（包括对陪护的宣教）；
- 对执行的检查进行全面记录和审查。

第 53 章 近距离放射治疗源的剂量计算

Philip Mayles

引言

53.1 引言

本章列出了近距离放射治疗源所提供剂量的计算方法。物理师能够透彻理解这些计算的理论基础很重要，这样无论他们是应用手动计算系统还是计算机方法，都能对算法中隐含的以及必须正确使用的校正因子完全理解。

近距离放射治疗的剂量计算已经发展了很

多年。曼彻斯特系统理论（Paterson 和 Parker，1967）基于表格剂量，尽管对于妇科治疗，该系统是围绕总活度设计的。这些表格可以通过解析法计算得到，这种计算方法被广泛用于计算能量高于200keV的光子发射体的剂量。诸如^{125}I之类的低能量辐射源出现，需要一种新的基于蒙特卡罗模拟的方法，便有了AAPM（AAPM 1995年）的TG 43号报告（TG-43）提出的计算方法。最近，正在开发类似于外照射治疗中使用的基于模型的方法。上述每一种计算方法都将依次讨论。

53.2 传统的分析计算方法

采用分析方法是有指导意义的，因为它提供了对控制剂量因素的理解，这些因素在 TG-43报告中的方法可能不太明显。

53.2.1 点源剂量

水中剂量率，距点源距离为r，可以表示为$\dot{D}(r)$，距源r_{ref}处的剂量率$\dot{D}_{\text{ref}}$，通过简单的关系式：

$$\dot{D}(r) = \dot{D}_{\text{ref}} \frac{r_{\text{ref}}^2}{r^2} f(r) \qquad (53.1)$$

参考距离r_{ref}通常被认为是1m，$\dot{D}_{\text{ref}}$是在真空中获得的水吸收剂量率[1]，即没有衰减和散射。如第5.4节所述，如果$\dot{K}_\delta$是源的参考空气比释动能率（RAKR）（参见第51.3节），则：

$$\dot{D}_{\text{ref}} = \dot{K}_\delta \left(\frac{\mu_{\text{tr}}}{\rho}\right)_{\text{air}}^{\text{water}} (1-g) \qquad (53.2)$$

其中：

$(\mu_{\text{tr}}/\rho)_{\text{air}}^{\text{water}}$是水的质能传递系数与空气的质能传递系数的比值；

（1-g）是一个校正因子，用于解释次级电子在水中韧致辐射的能量损失。

这种方法是由英国放射学研究所的一个工作组（BIR 1993）正式确定的。（1-g）因子大多已被忽略（见第 51.3 节），因此将从后续公式中省略。在150keV和1.5MeV能量之间，质能传递系数的比值介于 1.107～1.112 之间，BIR 工作组建议除了对^{125}I建议使用1.02外，所有常见放射性核素使用值 1.11[2]。

$f(r)$因子是水中的衰减和散射校正因子。由于衰减和散射，距离源 1cm 处的实际剂量率相比于从空气比释动能直接转换为水中的剂量预测值，可能更高（对于^{192}Ir）或更低（对于^{125}I）。当该因子大于1时，表明与衰减相比，散射辐射对剂量的贡献占主导地位。最初由Meisberger等（1968）提出的$f(r)$公式是：

$$f(r) = a + br + cr^2 + dr^3 \qquad (53.3)$$

其中a、b、c和d如表53.1所示。

BIR 工作组建议使用Sakelliou等（1992）给出的$f(r)$值，如表 53.1 所示。然而，这些数据与Dale（1982）的数据一样，是根据《放射化学手册》第 2 版（Wilson 1966）中发表的不正确的衰减图表计算得出的。图 53.1 以图形形式显示了表53.1 中给出的数据。所有数据都已按1cm处数值为1.0进行了重新归一化[3]。

结合公式 53.1和公式53.2 并省略韧致辐射校正因子，可以得到：

$$\dot{D}(r) = \dot{K}_\delta \left(\frac{\mu_{\text{tr}}}{\rho}\right)_{\text{air}}^{\text{water}} \left(\frac{100}{r}\right)^2 f(r) \qquad (53.4)$$

其中，r以厘米（cm）为单位，因为 RAKR在μGy/h $\dot{D}(r)$中通常明确规定单位为μGy/h［注意，为了方便，将（100/r）^{2}项替换为（1/r）^{2}（即通过等式两边分别除以 10 000），其中r仍以cm表示，$\dot{D}(r)$的单位变为cGy/h］。和以前一样，$(\mu_{\text{tr}}/\rho)_{\text{air}}^{\text{water}}$对于^{192}Ir为 1.11，对于^{125}I为 1.02。

[1] 关于组织类型对剂量计算的影响参见第53.4.1节。

[2] Rivard等（2009）曾指出，离源很近（5mm以内）时，不满足电子平衡条件，高能量剂量和比释动能可能相差5%。

[3] 对于点源，$f(r)$的归一化值严格等于TG-43报告中使用的径向剂量函数 $g(r)$（如公式 53.9 中所示）。

表53.1　剂量率随距源距离变化的多项式系数

系数	*a*	*b*	*c*	*d*
Sakelliou				
钴-60	1.000	–0.013350	–0.0003451	
铯-137	1.000	–0.005767	–0.0008628	
金-198	1.000	0.006678	–0.0015270	
铱-192	1.000	0.012500	–0.0018340	
Meisberger				
钴-60	0.99423	–0.005318	–0.002610	0.0001327
铯-137	1.00910	–0.009015	–0.000.459	–0.00002817
金-198	1.03060	–0.008134	0.001111	–0.0001597
铱-192	1.01280	0.005019	–0.001178	–0.00002008
TG–43				
铱-192	0.989054	0.00881319	0.00351778	–0.00146637[a]

数据来源：Sakelliou, L.，Saklliariou, K.，Sarigiannis, K.，Angelopoulos, A.，Perris, A.，and Zarris, G.，Phys. Med. Biol.，37，1859–1872，1992；Meisberger, L. L.，Keller, R. J. and Shalek, R. J.，Radiology, 90，953–957，1968；Nath, R.，Anderson, L. L.，Luxton, G.，Weaver, K. A.，Williamson, J. F.，and Meigooni, A. S.，Med. Phys.，22，209–234，1995.

表格中给出了公式$f(r)=a+br+cr^2+dr^3$中的系数，比较了Sakelliou 等（1992）和历史悠久的Meisberger等（1968）给出的值。同时也给出了TG–43报告中^{192}Ir的$g(r)$系数，与其他系数的不同之处在于，归一化为距源1cm处的值。

[a] TG–43 添加了系数为 0.000092437 的四阶项。

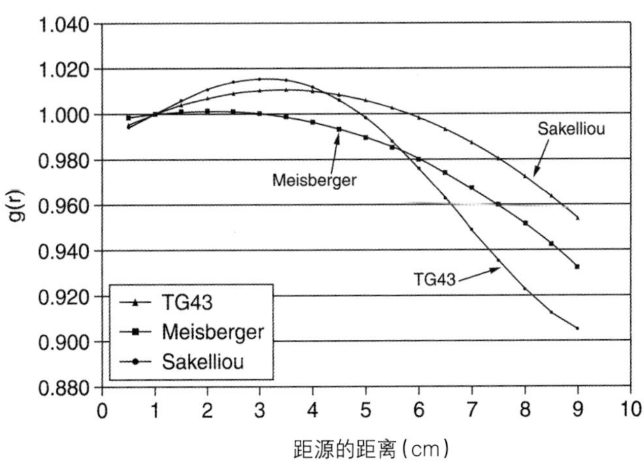

图53.1　图表显示了使用表 53.1中数据计算的^{192}Ir径向剂量函数$g(r)$（所有数据均在1cm处归一化为 1.0）。在r=1cm处没有归一化，根据 Sakeliou给出的值，$f(r)$=1.01，根据 Meisberger给出的值，$f(r)$=1.017

53.2.2　线源的扩展

如图53.2所示，考虑均匀分布在长度L的线源上活度，暂时忽略封装的自吸收和衰减。线源可以分解为单位长度（dL），并考虑以每厘米RAKR表示的源的线性活度。忽略水中的衰减和散射［即假设$f(r)=1$］，在P点处的单位剂量率 $\mathrm{d}\dot{D}_\mathrm{P}$ 由下式给出：

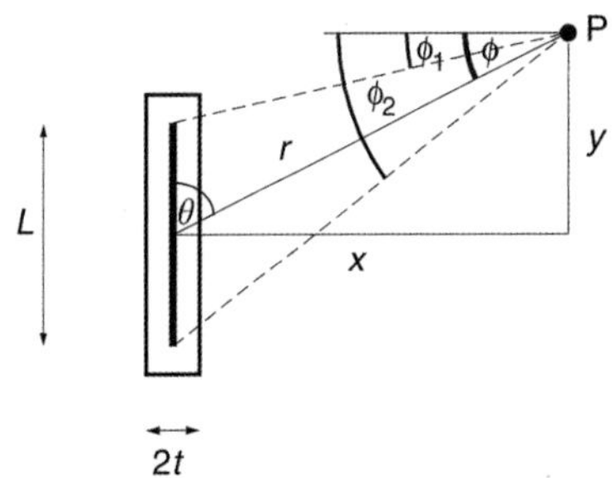

图53.2　线源剂量率计算。L是源活度部分的长度，t是源的半径（包括其封装）

$$\mathrm{d}\dot{D}_\mathrm{P}=\left(\frac{\mu_\mathrm{tr}}{\rho}\right)_\mathrm{air}^\mathrm{water}\dot{K}'_\delta\,\mathrm{d}L\frac{1}{r^2} \qquad (53.5)$$

其中，$\dot{K}'_\delta$是1m处每单位长度源的RAKR，单位为μGy·h^{-1}·cm^{-1}，D_p单位为cGy/h，r和L单位均为cm。用以下因式在极坐标中改写方程：

$$r=x\sec\phi \quad y=x\tan\phi \quad \mathrm{d}L=\mathrm{d}y=x(\sec^2\phi)\mathrm{d}\phi$$

得到：

$$\begin{aligned}\dot{D}_\mathrm{P}&=\left(\frac{\mu_\mathrm{tr}}{\rho}\right)_\mathrm{air}^\mathrm{water}\dot{K}'_\delta\int_{-L/2}^{+L/2}\frac{1}{r^2}\mathrm{d}L\\&=\frac{(\mu_\mathrm{tr}/\rho)_\mathrm{air}^\mathrm{water}\dot{K}'_\delta}{x}\int_{\phi_1}^{\phi_2}\mathrm{d}\phi\\&=\frac{(\mu_\mathrm{tr}/\rho)_\mathrm{air}^\mathrm{water}\dot{K}'_\delta}{x}(\phi_2-\phi_1)\end{aligned} \qquad (53.6)$$

其中，ϕ单位为弧度，x单位为cm（注意，此处用ϕ而不是更常见的θ，以指出相比于53.3节中所述的TG–43，该方法使用了不同的定义）。

现在考虑封装壳的衰减影响，但暂时仍忽略介质中的衰减和散射。如果t为源的半径，包括封装壳，那么该衰减为$e^{-\mu t\sec\phi}$，其中μ是封装壳材料的线性衰减系数（假定其与放射性材料的线性衰减系数相同）。公式53.5变为：

$$\mathrm{d}\dot{D}_{\mathrm{P}}=\left(\frac{\mu_{\mathrm{tr}}}{\rho}\right)_{\mathrm{air}}^{\mathrm{water}}\dot{K}_{\delta}^{\prime}\ \mathrm{d}L\frac{1}{r^{2}}\frac{\mathrm{e}^{-\mu t\sec\phi}}{\mathrm{e}^{-\mu t}} \quad (53.7)$$

注意，因为RAKR的定义包括垂直于线源方向的衰减效应测量，因此有必要除以$e^{-\mu t}$。转换为极坐标后，给出以下结果：

$$\dot{D}_{\mathrm{P}}=\frac{(\mu_{\mathrm{tr}}/\rho)_{\mathrm{air}}^{\mathrm{water}}\dot{K}_{\delta}^{\prime}}{x\,\mathrm{e}^{-\mu t}}\int_{\phi_1}^{\phi_2}\mathrm{e}^{-\mu t\sec\phi}\mathrm{d}\phi \quad (53.8)$$

积分项为Sievert积分，只能通过数值求解。

Sievert 积分的表格以多种形式提供（参见第54.1.3 节），例如曼彻斯特系统表（Paterson 和 Parker，1967）、法国蜗牛曲线（Schlienger 等，1970）和牛津正交线曲线（Hall 等，1966；Welsh 等，1983 ）。与公式53.7一样，曼彻斯特和牛津表格忽略了组织衰减和散射的影响。法国蜗牛曲线专门用于^{192}Ir线源，忽略了封装壳的倾斜衰减（oblique attenuation）（公式53.5），但考虑了组织衰减和散射。

使用计算机，很容易将源分成多个小段并将每个小段视为一个点源，在这种情况下，可以使用公式 53.4，同时校正倾斜过滤（oblique filtration），以考虑源和封装壳衰减。

53.3 AAPM TG-43号报告中的方法

53.3.1 TG-43报告概述

该分析方法对于高能源，如^{192}Ir和^{137}Cs，效果相当好。在开发基于模型的算法之前（见第53.4节），它是用于可变几何形状源（如^{192}Ir线源）的最方便的方法。然而，简单的Sievert积分（方程53.8）忽略了组织衰减和散射的影响，对于低能源，这将导致重大错误，需要额外的散射和衰减项（Williamson，1996）。此外，对于此类低能源，发射光子能谱分布对源结构中的微小差异非常敏感。对于固定几何形状的源，为了提高计算精度，TG-43报告提出了一种系统，为每种类型源提供了蒙特卡罗计算数据表（AAPM 1995），并对原始文件进行了多次更新（TG-43U1，AAPM 2004；TG-43U1S1，AAPM 2007；TG-43U1S2，AAPM 2017），其中引入了一些小改动，并提供了其他源的数据。下面的说明包括这些更改。

53.3.2 TG-43报告体系

TG-43建议使用线源公式并将剂量计算的组成部分分为几何形状、组织衰减和散射以及各向异性：

$$\dot{D}(r,\theta)=S_{\mathrm{K}}\Lambda\frac{G_{\mathrm{L}}(r,\theta)}{G_{\mathrm{L}}(r_0,\theta_0)}g_{\mathrm{L}}(r)F(r,\theta) \quad (53.9)$$

其中：

$\dot{D}(r,\theta)$是在距离为r厘米的线源处，水中的剂量率，以cGy/h表示，θ的定义如图53.2所示。

S_K是以U表示的源的空气比释动能强度（即μGy·h^{-1}·cm^{-1}）；

Λ是剂量率常数，以cGy·h^{-1}·U^{-1}表示；

G_L（r，θ）是几何函数；

r_0，θ_0为参考位置，定义为r_0=1cm和θ_0=90°；

$g_L(r)$是径向剂量函数；

$F(r,\theta)$是各向异性函数。

下标 L 表示这些因子是针对线源的。对于点源，下标L替换为P（AAPM 2004）。

空气比释动能强度的概念在第 51.3 节中已讨论过。在数值上与 RAKR 相同。剂量率常数定义为一单位空气比释动能强度的源在参考位置处对水的剂量率。它包含了源尺寸、源封装和散射的影响。使用公式53.4，对于点源，它就等于$(\mu_{\mathrm{tr}}/\rho)_{\mathrm{air}}^{\mathrm{water}}\times f(1.0)$。[4]

点源几何函数G（r，θ）表示为平方反比定律，而对于线源，比率是：

$$\frac{(\phi_2-\phi_1)}{L\times x}=\frac{(\phi_2-\phi_1)}{L\times r\sin\theta} \quad (53.10)$$

如公式53.6所示。注意在公式53.9中，G（r，

[4] 即，对于能量处于150keV和1.5MeV之间为1.11×f（1.0），对于^{125}I为1.02×f（1.0）。如第53.3.4.1节所述，对于^{125}I，标准实验室校准的变化使情况变得复杂。

θ）为相对于中心轴平面1cm处的值。

径向剂量函数g（r）是定义在中心轴平面内（即，对于$\theta=\theta_0=90°$）。它包括水的散射和衰减影响，但不包括几何因素。对于更复杂的源活度分布，应同时计算G（r，θ）和$g_L(r)$，但线源近似通常足够。在任何情况下，G（r，θ）的计算是纯几何计算，不包括源中的任何衰减（或介质中）。

各向异性函数F（r，θ）描述了由于源内衰减引起的各向异性。必须为每种单独类型源导出各向异性函数—报告中包含了常见源的数据。如果各向异性因子不可用，则可以通过计算或测量得到。

53.3.3　TG-43报告在 ^{192}Ir剂量测量中的应用

对于^{192}Ir，初始TG-43报告（AAPM 1995）仅提供了不锈钢封装^{192}Ir粒子的数据，但随后提供了所有HDR源的数据（见第53.3.6节）。除了后装机中使用的封装^{192}Ir源固定几何结构外，GEC-ESTRO数据库中有限长度直线导线的一些数据可用（见第53.3.6节）。然而，对于任何长度的弯曲导线，“传统分析”方法更适合。此类导线不再在市场上出售（见第51.2.4节）。

53.3.4　TG-43报告在^{125}I剂量测量中的应用

^{125}I剂量测量一直比发射高能辐射的放射性核素具有更高的不确定性。TG-43 的引入涉及在距粒子一定距离处计算的剂量减少10%。这主要是由于Amersham源剂量率常数和各向异性因子（或旧剂量测定方案中的等效量）的推荐值发生了变化，在当时几乎只使用这些值（Kubo 等，1998；Williamson 等，1999）。Bice等（1998）建议将前列腺植入物的参考剂量从 160Gy 更改为144Gy，以便在使用TG-43报告方案时保持相同的临床结果。

Λ值取决于源设计，因为这可能会影响源舱实际发出的辐射，导致1cm处的剂量差异，不同类型源值范围介于0.94～1.04cGy·h^{-1}·U^{-1}之间（AAPM 2004）。

53.3.4.1　对^{125}I粒子源校准的更改

1999年1月1日，由于国家标准与技术研究所（NIST）将^{125}I的标准校准更改了11.5%（Kubo等，1998；Williamson等，1999），出现了进一步的复杂情况。这是因为早期标准受到4.5keV钛特征X射线的影响，不会影响距离源1mm以外水中的剂量。TG-43U1中AAPM对源强度的定义明确排除了5keV以下低能X射线的影响，具体取决于应用情况（AAPM 2004）。影响包括两个方面：首先，有必要确定供应商在指定源强度时使用的是哪个版本的标准[5]。第二，如果使用新标准，则必须通过增加用于剂量计算的剂量率的常数值来补偿这一变化。为了避免误解，这些新建议的Λ值通过为符号指定下标“99std”（Williamson 等，1999）或“N99S”（TG-43U1 AAPM 2004）来表示。与基于旧标准的引用值相比，Λ值应增加1.115（Williamson等，1999）。TG-43Ul提供了一组一致的值。已对用于不同源设计的剂量率常数值进行了进一步细化，应参考第53.3.6节中的数据资源以获取最新值。目前正在考虑制定水吸收剂量的校准，这可能导致常数的进一步修订（Sander，2014）。

53.3.4.2　粒子的方向性

对于不包含在导管中的粒子源，源可能是随机定向的。在这种情况下，一种实用的解决方案是将它们视为点源并忽略各向异性因子。这将不可避免地导致计算出的剂量与实际传输的剂量略有不同。最初的 TG-43 报告建议通过将横向平面中的剂量率乘以所有θ值的平均各向异性因子来解决这个问题。这被称为各向异性常数（命名为 $\bar{\phi}_{an}$）。它的值由TG-43报告给出，对于^{192}Ir粒子，其值为0.98。然而，Rivard 等（AAPM 2004）指出，各向异性因子实际上随着距源的距离而变化，特别是对于小于10mm的距离。因此，他们建议使用以下公式：

$$\phi_{an}(r)=\int_0^{\pi}\dot{D}(r,\theta)\frac{\sin\theta\,d\theta}{2\dot{D}(r,\theta_0)} \qquad (53.11)$$

用来计算$\phi_{an}(r)$。每种类型粒子的F（r，θ）表中提

[5]　到目前为止，所有供应商都应该使用新标准。

供了该因子的值。

53.3.5 对TG-43报告计算的更正

53.3.5.1 其他源的屏蔽

标准算法都没有考虑到其他源或施源器对源的屏蔽。Markman等（2001）比较了妇科应用的剂量分布的蒙特卡罗算法，在考虑和不考虑^{137}Cs手动后装串联的施源器和其他源相互作用的两种情况，发现差异约为 10%。通过预先计算整个施源器及其内容物的剂量分布，然后将这些剂量分布加在一起，则能够将误差降低到 4%。许多作者已经评估了前列腺植入物中其受他粒子影响产生的衰减（例如 Chibani 等，2005；Carrier 等，2006；Mason 等，2014a）。一般结论是，对于^{125}I植入物，实际剂量比忽略粒子间衰减的计算值低约3%，尽管确切数量取决于植入物，对于^{103}Pd，差异可能高出 2%（Chibani 等，2005）。

53.3.5.2 施源器屏蔽

妇科施源器通常由不锈钢制成。这将使^{192}Ir（Markman 等，2001）的辐射衰减约 2%。标准源模型没有考虑这一点，但可以通过略微减少源活度来进行适当校正（尽管不考虑倾斜过滤）。还发现这个2% 的衰减同样适用于 Selectron ^{137}Cs 源。

53.3.5.3 不均匀性修正

TG-43 中给出了基于水等效模体的$g(r)$表。Meigooni 和 Nath（1992）研究了20mm厚聚苯乙烯腔对^{103}Pd, ^{125}I, ^{241}Am和^{192}Ir引起的对剂量率的影响。他们发现腔对用^{192}Ir源剂量的计算几乎没有影响，但对于^{103}Pd、^{125}I和^{241}Am，腔外剂量分别增加了 130%、55% 和 10%。他们提出了一种简单的计算方法，用修正值代替均质介质$g(r)$。对于一个具有不均匀性的点源，它从离源距离r_1开始，到r_2结束，如图 53.3 所示。适合用于公式 53.9 的$g(r)$值为：

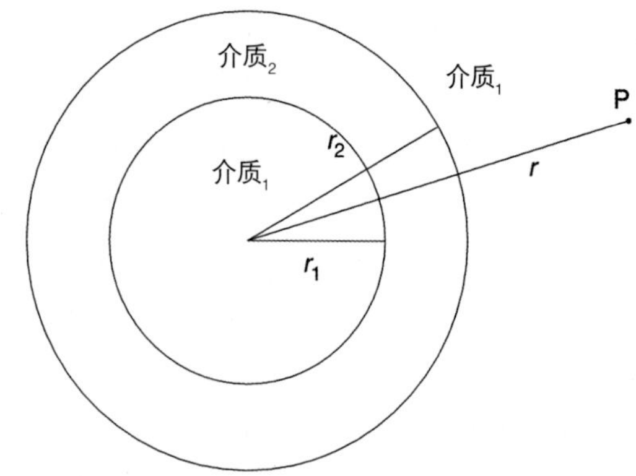

图53.3 计算具有不均匀性的圆柱体，从其中心的粒子源到点P的剂量计算。Medium$_2$代表Medium$_1$中的不均匀性

$$
\begin{cases}
g_{\mathrm{medium}_1}(r) & \text{对于 } r < r_1 \\
g_{\mathrm{medium}_2}(r)\dfrac{g_{\mathrm{medium}_1}(r_1)}{g_{\mathrm{medium}_2}(r_2)} & \text{对于 } r_1 < r < r_2 \\
g_{\mathrm{medium}_1}(r)\dfrac{g_{\mathrm{medium}_2}(r_2)\,g_{\mathrm{medium}_1}(r_1)}{g_{\mathrm{medium}_2}(r_1)\,g_{\mathrm{medium}_1}(r_2)} & \text{对于 } r > r_2
\end{cases}
$$

$g_{\mathrm{medium}_1}(r)$的适当值可以从文献中获得（例如 Dale，1983；Meigooni 和 Nath，1992）或使用蒙特卡罗算法从头计算。

其他工作人员提出了一种基于分离主要贡献和散射贡献的方法（Russell 和 Ahnesjö，1996；Williamson，1996；Anagnostopoulos等，2003）。Anagnostopoulos 等建议将公式 53.9 中的$\Lambda g(r)$替换为以下公式：

$$
\frac{\sum_i n_i E_i \left(\dfrac{\mu_{\mathrm{en}}(E_i)}{\rho}\right)_{\mathrm{medium}} \mathrm{e}^{-\mu_{\mathrm{medium}}(E_i)r}\left[1 + SPR_{\mathrm{medium}}(E_i, r)\right]}{\sum_i n_i E_i \left(\dfrac{\mu_{\mathrm{en}}(E_i)}{\rho}\right)_{\mathrm{air}}} \frac{1}{r^2}
$$

其中：

n_iE_i是放射性核素的能谱；

SPR 是介质中的散射初始比，它是散射剂量除以距离源 r 处的初始剂量比率；

$\mu_{\mathrm{medium}}(E_i)$ 是介质中所考虑的能量下的线性衰减系数；

$\mu_{\mathrm{en}}(E_i)/\rho$是对应的质能吸收系数。

尽管原则上需要针对每个源和介质来评估这些值，但作者已经表明，对于^{192}Ir，散射初始比与密度成比例，并由以下等式给出：

$$SPR_{\text{medium}}(\rho r) = 0.121\,(\rho r) + 0.0068\,(\rho r)^2 \quad (53.12)$$

其中，ρ是介质密度，单位为g/cm^3，r的单位为cm。公式 53.12 中的值严格来说是水的值，但 Anagnostopoulos 等发现该等式同样适用于其他介质。

53.3.6　TG-43报告的源数据

TG-43 的连续更新中提供了不同的源数据。2017年的更新（AAPM 2017）是与欧洲放射治疗组（GEC）-ESTRO 共同编写的，包含了更多的源数据，同时也指出源数据的三个在线来源。官方 AAPM 批准的数据可以在以下位置找到rpc.mdanderson.org/RPC/BrachySeeds/Source_Registry.htm, GEC-ESTRO 数据可在www.estro.org/About/ESTRO-Organisation-Structure/Committees/GECESTRO-Committee/GEC-ESTRO-BRAPHYQS上找到，并链接到Valencia大学网站，可以找到进一步研究数据。其中大部分数据的来源是Carleton大学网站，www.physics.carleton.ca/clrp/seed_database，并且该网站包含的数据分辨率比其他网站高，但由于是单一机构的网站，没有其他两个网站的同行评审概览。

53.4　基于模型的剂量计算

为外照射治疗开发的一些算法，如CCC（见第28.5节）和基于蒙特卡罗算法或基于网格的确定性算法（见第30章），可应用于近距离放射治疗剂量计算，并可能克服第53.3.5节中列出的TG-43的限制。AAPM任务组186报告（AAPM 2012b）为这些技术的“早期采用者”提供了指导。对于^{192}Ir，计算的剂量没有显著差异，除了在乳腺植入物（TG-43高估约5%）靠近皮肤表面的剂量和肺内植入物靠近皮肤表面的剂量的情况下。对于以光电效应为主的^{125}I和^{103}Pd，差异可能更大。对于前列腺植入物^{125}I，通过蒙特卡罗方法计算的剂量约低6%，或在钙化情况下剂量更高（Miksys等，2017）。TG-186旨在为选定的源提供一些基准数据，但为每个源-算法组合提供基准数据是不切实际的。Enger等（2020）给出了基于模型的剂量计算算法的综述。

53.4.1　介质的选择

基于模型的剂量计算得到的是相对于介质的剂量，而对于TG-43剂量测定，计算的介质假定为水。如果介质不均匀，则计算介质内小体积水的剂量$D_{w,m}$可能是适宜的，因为这可能更好地代表细胞靶组织。可以使用小腔碰撞阻止功率比或大腔的质能吸收系数比（见第 5.7 节）转换为介质中相对于水的剂量。在后一种情况下，低能量如30keV的转换随组织类型的不同则变化很大，而对于小腔，因为阻止功率相似，组织依赖性要低得多。由于适当腔尺寸的不确定性，TG-186 报告建议仅公布相对于介质的剂量（$D_{m,m}$）。Tedgren 和 Alm Carlsson（2013）对这些问题进行过讨论。TG-186 报告还提出应注意从 CT 数据中识别组织类型的难度。Mann-Krzisnik 等（2018）指出许多人使用的组织成分数据不准确（例如 ICRP 1975），并强调当不均匀性校正影响临床治疗时需要准确的数据。

53.4.2　传输问题

基于模型的计算方法可以提供比 TG-43方法更准确的剂量计算[6]。然而，在考虑使用这些新算法时，重要的是要记住，大多数临床经验是基于广泛接受的 TG-43 模型，剂量处方是基于以这种方式计算的剂量。如果计算方法之间的相对剂量在患者之间保持一致，则可以简单地按比例更改处方剂量。但是，如果患者之间的比例存在显著差异，则更有理由采用新方法，但任何改变都应在临床试验中进行。

53.5　衰减修正

在前面的计算中，没有提到放射性衰减（见第 2.3.2 节）。要修正衰减，则使用以下公式：

$$\dot{K} = \dot{K}_0\, e^{\left(\frac{-0.693\,t}{T}\right)} \quad (53.13)$$

[6]　可以在 Enger 等（2020）的研究中找到关于不同临床情况预期差异的讨论。

可用于计算治疗时的 RAKR，其中 $\dot{K}$ 是RAKR $\dot{K}_0$ 测量t天后的RAKR（活度日期），T是放射性核素的半衰期（见表 L5）。对于HDR植入，活度时间应该是照射发生的时间，这通常在软件中自动完成。对于手动后装植入，可以计算治疗开始时的剂量率 $\dot{D}$（公式 53.9）。总剂量由下式给出：

$$D=\dot{D}\int_0^{t_1} e^{\frac{-0.693\,t}{T}}\,dt=\dot{D}\frac{T}{0.693}\left(1-e^{\frac{-0.693\,t_1}{T}}\right) \quad (53.14)$$

其中，t_1是植入持续时间。

对于半衰期约为 2 个月（具有代表性的为^{192}Ir或^{125}I）的放射治疗中使用的源，1周治疗期间的衰减校正约为 4%。如果T与t_1相比较大，则指数项近似为1+（$0.693t_1/T$），因此公式 53.14 简化为 $D=\dot{D}t_1$，正如人们所期望的一样。在实践中，根据植入时的 RAKR 对植入持续时间进行初始计算并使用以下公式计算所需要的额外时间 Δt是很方便的：

$$\Delta t=\frac{-\ln\left(1-0.693\frac{t_1}{T}\right)}{0.693}T-t_1 \quad (53.15)$$

可以将 Δt作为t_1的函数编制表格。当t_1延长到T的2%以上时，Δt修正就会大于 1%。

对于永久性植入，公式 53.14 括号中的项为1.0，植入的有效持续时间是放射性核素的平均寿命（1.44T），对于^{125}I约为 87 天（参见第 2.3.2.2 节）。然而，正如 Wallner 等（2002）所讨论的，这种延长治疗的效果受生物因素和物理剂量双重影响。

53.6 单位之间的换算系数

多年来，近距离放射治疗仅使用^{226}Ra源进行。因此，数据被广泛用于计算Ra源的剂量率。如果源衰减和散射被忽略，源活度是以毫克镭当量（mg-RaEq）指定，并且这个单位是合理明确的，则这些数据还可用于其他放射性核素。因为镭已逐步被淘汰，按照辐射防护法规应以国际单位制表示活度单位，并提出了以 MBq 或 mCi 为单位的活度规范。空气比释动能的规范已被普遍采用，其减少了与现代剂量计算方法相关的歧义。为了重现历史的完整性，这里根据 Williamson 和 Nath（1991）的论文对这些早期单位进行了简要讨论，读者可以参考该论文以获得更多的解释。

53.6.1 伦琴

因为许多用于剂量计算的表格被定义为提供以伦琴为单位的照射量率R，所以有必要将以R/h为单位的值转换为空气比释动能率，然后再转换为吸收剂量率。要获得以cGy/h为单位表示的空气比释动能率，必须将用R/h表示的照射量率乘以在空气中产生一对离子所需的平均能量（除以电子电荷），W_{air}/e，并将其除以（1–g），其中g是产生韧致辐射的分次能量损失（参见第 5.3.2 节中的公式 5.9 和公式 51.2）。前一个量的值为 33.97J/C，转换系数为0.876/（1–g）cGy/R。随后转换为剂量需要应用公式 53.2。可以推导出水中^{192}Ir的值为1.11 ×（1–g）× 0.875/（1–g）=0.97cGy/R。

53.6.2 镭当量

由于大多数早期近距离放射治疗使用的是^{226}Ra，而镭活度以放射源中镭的质量来表示，因此mg–RaEq 的概念被广泛使用。另一个复杂的问题是，镭采用不同封装厚度，从0.5mm厚的铂滤片到2mm厚的铂滤片，但0.5mm厚是曼彻斯特系统的基础，因此在定义等效时所指的就是0.5mm的封装厚度。等效是根据具有相同的 RAKR 来定义的。由于距离用0.5mm厚铂封装的1mg ^{226}Ra 1cm处照射量率为8.25R/h，则空气比释动能率在1cm处为8.25 × 0.876 × 0.998=7.21cGy/h，即1m处的 RAKR为7.21μGy/h。因此，对于任何放射性核素，可以通过乘以 7.21 将 mg–RaEq 转换为 RAKR。

53.6.3 活度单位

尽管现代剂量计算方法需要以 RAKR 为单位进行规范，但辐射防护法规更常用活度单位来编写。从 RAKR 到 MBq 或 mCi 的转换并不简单，转换因子取决于放射性核素。供应商可以同时引用活度和 RAKR。活度可以指定为内含活度或外观活度。前者是在移除任何源封装层后测量的活度。外观活度定义为与封装源具有相同 RAKR 的相同放射性核素的未封装的点源的活度。要将内含活度转换为 RAKR，需要计算由源封装引起的衰减，然后乘以空气比释动能率常数。如果更有可能引用外观活度，那么原则上转换系数就是空气比释动能率常数[7]。表51.1给出了当前空气比释动能率常数的最佳估计值，但它们不应该用于剂量计算。

[7]　对于^{192}Ir，关于空气比释动能率常数的适当值存在一些混淆，其值为：（0.1136μGy · h^{-1} · m^2 · MBq^{-1}）（4.80R · h^{-1} · m^2 · mCi^{-1}）和（0.1099μGy · h^{-1} · m^2 · MBq^{-1}）（4.64R · h^{-1} · m^2 · mCi^{-1}），均出现在文献中。前者是从1982年版《放射化学手册》中发表的衰变方案推导出的，而后者是根据当前版本计算得出的。尽管人们可能认为最合适的值是当前的最佳估计值，但情况并非一定如此。制造商对^{192}Ir的校准实际上是基于空气比释动能测量，而活度是使用引用的空气比动能率常数并由此推导出来的，因此，这是用于从活度转换回 RAKR时要使用的因子。一些商业软件会要求活度以 mCi 或 MBq为单位，然后根据空气比动能率常数隐式或显式地进行计算。在这种情况下，当从 RAKR 转换为 mCi 时，使用的因子应该是软件供应商使用的空气比动能率常数。因为这样会引起混淆，因此目前在参考距离上普遍采用空气比释动能率。

第 54 章　近距离放射治疗计划

Margaret Bidmead, Dorothy Ingham, Peter Bownes and Chris D. Lee

目录

54.1 组织间插植

54.1.1 简介

组织间插植技术可用来治疗人体内许多不同部位的肿瘤。这种技术在给予肿瘤高剂量照射的同时，还需要有效地保护周围正常组织和OAR。在本节中，我们只探讨暂时性的低剂量率（LDR）组织间插植。高剂量率（HDR）技术和主要用于前列腺癌近距离放射治疗的永久性插植分别在54.3和54.4节探讨。这种插植治疗的剂量均匀性不同于外照射放射治疗，因为在植入源的周围有非常高的剂量区。该高剂量区在肿瘤治疗靶区内，没有临床意义。为了确保肿瘤区域有足够的剂量覆盖，同时保护OAR，应优化源的几何形状和治疗时间，以确保靶区接受至少等于处方剂量的剂量。

在20世纪30年代，Patersom和Parker（1934，1938）开发了曼彻斯特系统，Edith Quimby在此基础上开发了Quimby系统（Quimby和Castro，1953；Goodwin等，1970），专用于镭针。这两种系统有独特的植入规则和剂量标定，但各成体系，多年来被用于计算组织剂量。1988年，Godden完整地描述了曼彻斯特剂量系统及其植入规则。

其他的放射性核素，如^{137}Cs，^{60}Co（Fletcher等，1954；Horsler等，1964）和^{192}Ir（Pierquin和Chassagne，1962；Pierquin，1976）也曾作为放射源用来开发其他剂量学系统及植入规则。计算机剂量计算的出现以及多平面等剂量分布的使用为肿瘤放射治疗医生提供了关于治疗靶区内剂量变化的更全面信息。现在三维（3D）剂量分布被常规使用，剂量-体积直方图（DVH）也被用来对OAR的剂量进行评估。人们开发了组织间插植治疗计划系统，以确保植入放射源之间的可重复性和肿瘤区域充分覆盖，前提是尽可能严格遵守已制定规则。铱源作为植入放射源，最常用于由Pierquin等开发的巴黎剂量系统（1978）。

后装技术，是将不带放射性的施源器或空载施源器放置在肿瘤内的最佳位置，并在计算剂量分布后装载放射源，这样做可以有更大的灵活性，并且可对剂量分布进行优化。这些组织间插植放射治疗技术的先驱是美国的Henschke 和法国的Pierquin。

54.1.2 巴黎剂量系统

巴黎剂量系统（Pierquin等，1978）是为柔性金属丝放射源特别是^{192}Ir开发的，并且是标准插植治疗的基础。除了标准规则外，有时候还需要特殊剂量计算。虽然现在不再使用Ir源，但巴黎系统的几何形状和处方方法对现代后装系统有深远影响。特别是具有恒定步长和驻留时间的步进源可以被认为是线源，其长度是源驻留位置的数量乘以步长（Paul等，1989）。步长和/或驻留时间变化的能使线性剂量变得非均匀，从而具有更大的灵活性（Van der Laarse，1994）。

54.1.2.1 基本原则

最早的巴黎系统基本植入规则是：

1. 放射源是直线源且相互平行。
2. 源之间距离相等。
3. 每个源的线性活度是均匀且相同的。
4. 每个源都应超出靶区范围，从而使参考等剂量线包绕靶区。
5. 通过源中点的平面应与每个源的轴线成直角。
6. 在同一插植中，源应该等距，但从一个植体到另一个植体，源间距允许范围是5～20mm[1]。
7. 对于多平面插植，通过中心平面产生的横截面分布应该是等边三角形或正方形。
8. 任何使用Ir植入物的最大活度都不应超过5.5GBq［最大参考空气比释动能率（RAKR）为每米550μGy/h］。

以上这些是基本植入规则，但还有一些来自临床经验的其他指南，可以帮助在肿瘤区域中放置和选择放射源（Dutreix等，1982）。当使用步进源后

[1] 源之间的最大距离受到限制导线周围高剂量套管的限制（如第54.1.2.2节所述），这将距离限制在20mm左右。另一方面，如果源在一起太近，可能很难保持导线沿其长度足够平行，以避免热点和冷点。对于单平面植入物，导线之间的距离决定了治疗靶区的厚度（见第54.1.2.3节）。

装系统时，规则3、4和8可以放松并对驻留时间进行优化。

54.1.2.2　单一线源的剂量分布

单一线源周围剂量变化取决于其长度。在非常接近线源时，剂量率由线源局部活性决定，长度影响较小。当距离线源较远时，从源较远部分有相对较大的贡献。Dutreix等（1982）建议，如果线源直径不超过10mm（8mm更安全），则可以在线源周围耐受剂量率为治疗剂量率两倍的高剂量套管（“manchon de Surdose”）。如果我们将此高剂量套管限制为8mm，则可通过单线源安全治疗的圆柱形靶区直径从1cm长源的12mm到10cm长源的16mm不等。治疗有效长度是活性长度的0.7倍。远程后装允许不均匀加载，但活性长度仍然需要比所需的高剂量区域延伸一小段距离。如需治疗更大体积，则需要多根线源植入。

54.1.2.3　单平面和多平面插植

在巴黎系统中，可以改变不同放射源之间的间隔，从而实现更大剂量的均匀性和最佳的肿瘤覆盖范围。一般来说，线源越长，线源间的间距越大，上限为2.0cm。如果源之间的距离为s, n为有效长度L的线源数，则治疗靶区的尺寸为长度l、厚度t、宽度w和横向切缘d。这些参数取决于源间距。所有植入物形状边缘的治疗边缘为0.37s，而在平面间，d减少到0.15s。图54.1显示了单平面和双平面插植的靶区尺寸。

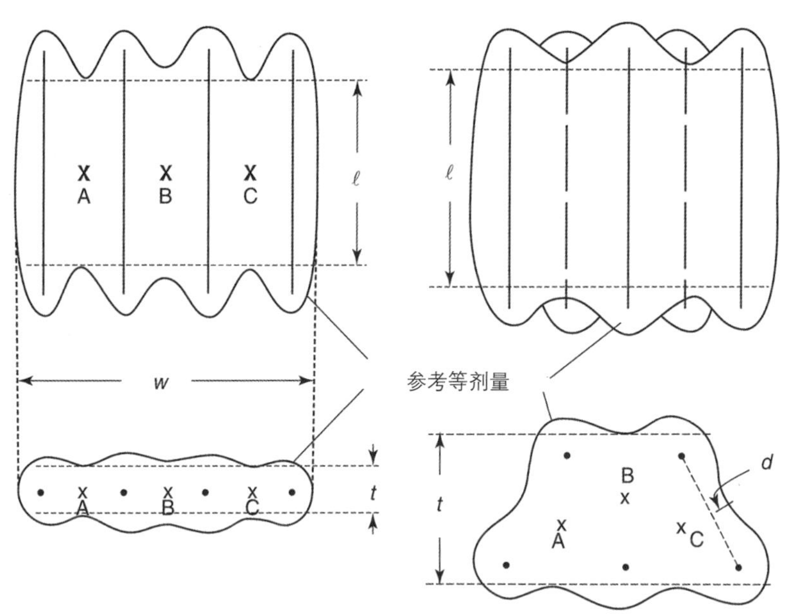

图 54.1　单平面（左侧）和双平面（右侧）^{192}Ir 金属丝植入物规定的基础剂量点位置（见 5.1.2.5 节）、参考等剂量和体积尺寸（$l \times w \times t$）。（十字表示基本剂量计算点）（引自：Pierquin, B.，Dutreix, A.，Paine, C. H.，Chassagne, D.，Marinello, G.，and Ash, D.，Acta Radiol. Oncol. Radiat. Phys. Biol.，17，33–48，1978.）

54.1.2.4　非平面植入物

有时需要用相互平行的、直的放射源来治疗圆柱形体积，如阴道和直肠。在这些情况下，处方剂量的等剂量线选择通常被选择为优先限制OAR的剂量，而不是采用严格的巴黎剂量系统。

54.1.2.5　剂量标定及计算

植入源中心平面定义为垂直于源的平面，与源长轴成直角，位于其长度中间，如图54.2所示。剂量标定基于源在这个中心平面上的剂量分布。

基础剂量率（BDR）是指治疗靶区中心剂量率，是治疗计划剂量基础。它是从源在中心平面位置计算出来的，并且是一对或一组源之间最小的剂量率。对于单平面插植，剂量最小值出现在中心平面源之间的中点。对于两个或多个平面上的插植，可以在源与中心平面的交叉处形成三角形，并在三

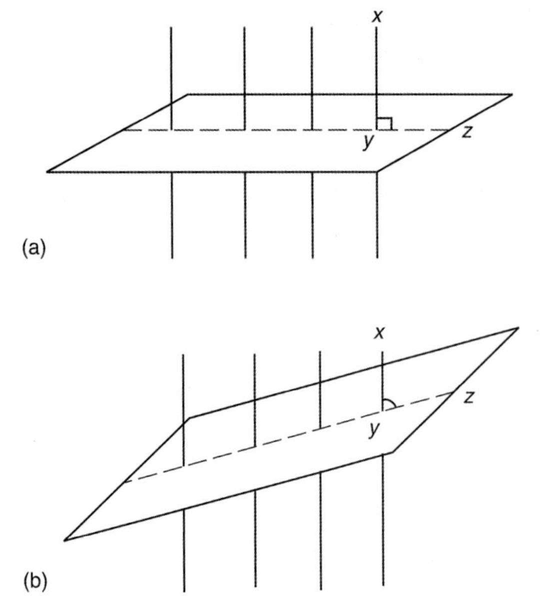

图54.2 （a）中的中心平面是正确的，其中xyz是直角，而（b）中中心平面是锐角。在（b）中，将使用不正确的源间距来计算基础剂量率

角形中线相交的地方取基础剂量点。然后，BDR是三角形各个中点剂量率的平均值，如图54.3a, b所示。

当线源与中心平面相交形成正方形时，BDR为正方形中点剂量率的平均值，如图54.3c, d所示。为了获得可接受的均匀性，整个插植范围中不同基础剂量点剂量率值应在BDR 的±10%以内。BDR取决于源的数量、源活度（Ci）和长度以及它们与计算点的距离。

参考剂量率（RDR）是用作处方剂量的基础剂量率，也用于计算植入物的总时间。RDR被定义为BDR的85%。参考剂量率应是包含在靶区周围的一个轮廓。在源几何形状范围内，85%是在从包绕治疗边缘向其内部BDR传递的剂量梯度过陡和包绕治疗的轮廓波动过大之间的一个折中（见图54.4）。

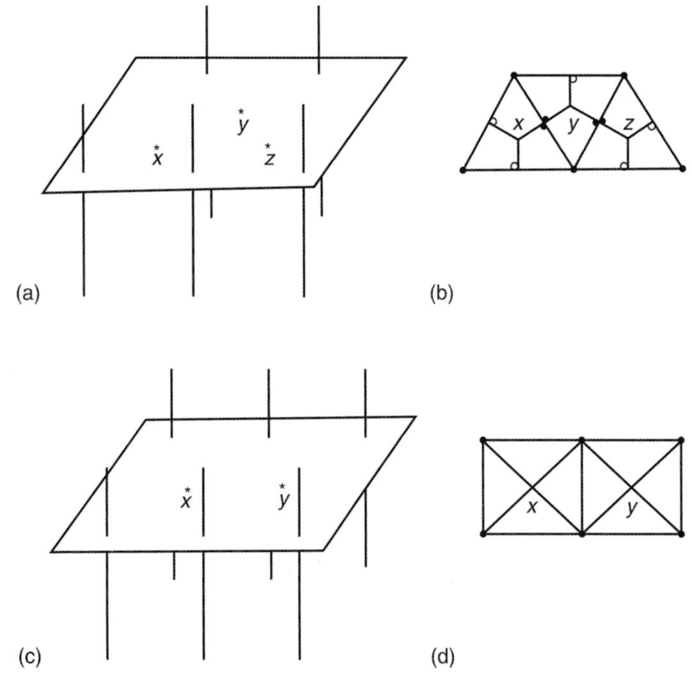

图 54.3 （a, b）是五线二平面植入，源呈三角形排列。这样的三角形应该是等边的。无论它们是否是严格的等边三角形，BD 都存在于点 x, y 和 z 处，即三角形垂直等分线相交的地方。（c, d）六线两平面植入，源按正方形排列。BD 位于每个正方形的中心（在 x 和 y 处）

治疗体积定义为由85%参考等剂量线所包绕的体积。所生成的等剂量线最小尺寸应尽可能准确地与靶区最小尺寸相对应。对于单平面，宽度w是中心平面中参考等剂量的最大宽度。它等于最侧向源之间的距离加上添加到每侧源之间的距离的37%。

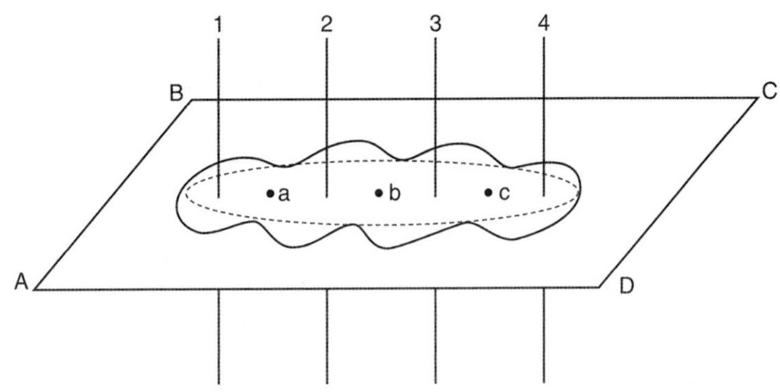

图 54.4 横切中心平面（A、B、C、D）四个线源（1、2、3、4），在其上进行剂量计算。基础剂量率（BDR）是 a、b 和 c 处剂量率平均值。参考剂量率（85% BDR）具有不规则轮廓（波浪实线）并完全包围靶区体积（虚线）

54.1.3 植入放射源的剂量计算

一旦根据之前的规则确定了肿瘤区域内的源位置，就必须确定给参考等剂量提供处方剂量所需的治疗时间。首先可以从理论中获得一个预估值，但必须根据以下方法来获取源的真实几何形状以计算最终的治疗时间，包括直接测量（对于浅表植入物），或通过正交或立体X线片或CT重建的方法（见第54.5.2节）。

在计算机出现之前，手动剂量计算可以使用剂量率与距离线源的距离图来进行。这些可能是所谓的牛津横线曲线（Hall等，1966）或法国的蜗牛曲线（Schlienger等，1970）。

一旦计算出了每个基础剂量点的剂量率，BDR就是在所有这些点上获得的值的平均值。应用时的实际RDR为根据源衰减进行修正的BDR的85%（见第53.5节）。然后从该RDR确定给予的治疗时间（或者，如果使用后装机则是源的驻留时间）[2]。

平行源插植通常与理想插植有偏离，而且一般插植通常不严格遵守巴黎系统规则。如果剂量仅基于BDR，这可能会产生热点和冷点面积增加，因此，在多个平面上产生等剂量分布对于评估至关重要。

为了克服与非理想插植相关的问题，Mayles等（1985）开发了一种剂量优化方法，通过使用不同线性活度源或在插植期间在不同时间拔出相同线性活度的源，实现了临床上可接受的剂量分布。通过使用具有高剂量率（HDR）或脉冲剂量率（PDR）的单一高活度源远程后装机（见第52.3.2 和52.3.3 节）可以实现剂量优化，这些内容将在本章后面讨论。用于阴道和直肠的组织间插植治疗（Prisciandaro等，2020），经常使用圆形模板，其中RDR通常在距离源的（如1cm）圆形平面上确定。剂量往往会受到最接近的OAR的剂量限制。

[2] 采用 ^{192}Ir 线源，需选择源强度 RDR 约为每天 10Gy （42cGy/h）。

54.1.4 ICRU对组织间近距离放射治疗剂量和靶区标定的建议

国际辐射单位和测量委员会（ICRU）就组织间近距离放射治疗提出了建议（ICRU, 1997）并发表了58号报告。其中，一般概念与巴黎系统相似，早在ICRU 50号报告（1993）中就已经定义了治疗靶区（见第31.2节）。这些报告允许植入放射源遵循不同的剂量系统，但需用相同术语来描述。

54.1.4.1 治疗靶区的定义

计划靶区（PTV）被认为与组织区域内临床靶区（CTV）相同。对于短程治疗，重要的是CTV应该在植入之前进行定义，而不是根据实际植入的区域来进行定义。放射治疗医生将确定一个等剂量面，代表了最小目标剂量，理想情况下应包括CTV。这个等剂量面决定了治疗体积。

54.1.4.2 参考剂量

最小目标剂量可能设置在任何平面，以确保

CTV被充分覆盖，但这也将面临植入源中存在高剂量区的风险。为了提供更客观的参考，我们定义了平均中心剂量。这与巴黎系统的基础剂量率完全相同。参考剂量（或者处方剂量）是基于平均中心剂量的。为了确定平均中心剂量，有必要准确地确定植入源的中心平面，如图54.2所示。ICRU设想可能需要复杂植入源时，将植入源分成两部分并识别每个部分的中心平面。中心剂量定义为植入区域内中心平面上的源之间局部最小值的算术平均值。

确保有客观参考的第二种方法是要求计算植入源的总参考空气比释动能（TRAK）（此概念在第54.2.6.7节中有详细的介绍）。

54.1.4.3 高、低剂量区

植入源后在每个单独源的周围会存在高剂量区域。由于这些高剂量区域的大小会影响植入源的毒性，因此有必要进行测量。为此，每根植入源周围的高剂量体积被定义为与平均中心剂量的150%对应的等剂量所包含的体积[3]。测量应报告所有平面中最大剂量区域的最大范围，通常是在一个平行于线源的方向上。

也可能有部分CTV没有达到最小目标剂量。CTV内接受小于处方剂量90%的体积被定义为低剂量区。在一个设计良好的植入源中规定的最小目标剂量（遵循巴黎系统），一般不会有低剂量区。

54.1.4.4 剂量均匀性

近距离放射治疗的目标是向CTV提供相对均匀的剂量。然而，可以接受的是，靠近放射源的剂量率将明显更高。为了表示植入物的均匀性，建议使用两个参数：

- 用于计算中心平面上的平均中心剂量的单个剂量的扩展范围，以平均中心剂量的百分比表示；
- 剂量均匀性指数，定义为最小目标剂量与平均中心剂量的比值。

遵循巴黎系统，放射源剂量均匀性指数应全部为85%，但该报告给出了两种植入物的该剂量指数略高于70%的例子。

54.1.4.5 植入持续时间

应记录照射的总体时间和时间模式。辐照时间是指患者体内存在放射源的时间。总治疗时间是从第一次照射开始到最后一次照射结束所经过的总时间。瞬时剂量率是每分段剂量除以该分段辐照时间。平均总治疗剂量率为总剂量除以总治疗时间。

54.2 妇科腔内治疗

54.2.1 简介

腔内近距离放射治疗是将放射源插入自然体腔的治疗技术。许多部位的治疗都采用这种方式，包括直肠、胃窦、食道、鼻咽部等。这项技术最广泛的应用是在妇科恶性肿瘤的治疗中。然而，这意味着对于广泛期肿瘤，近距离放射治疗只能是治疗的一部分，而外照射治疗通常在腔内照射前（或偶尔在之后）进行。

最初的近距离放射治疗技术（斯特哥尔摩系统（Heyman，1929，1935）和巴黎系统（Regaud，1929）是使用密封放射源治疗子宫癌。两种方法均采用Ra插入子宫和阴道穹窿，但在活度、Ra源的分布和治疗时间方面存在重要差异。剂量计划系统是基于毫克小时（mg・h）的概念，即总活度（以mg为单位）乘以小时（h）为单位的时间。然而，当腔内和外照射治疗相结合时，考虑到不同剂量率的放射生物学效应，需要计算组织中的吸收剂量（见第55.4节）。

54.2.2 历史背景：曼彻斯特系统

经典曼彻斯特系统是第一个尝试将可重复剂量实施到指定点的系统。Tod和Meredith（1953）开始计算骨盆不同部位的伦琴“剂量”，决定对直肠或膀胱不做剂量限制，而是限制对子宫血管穿过输尿管区域的宫颈旁三角形区域的剂量（图54.5a）。该区域也经常是疾病早期浸润的部位。这形成了A点和B点的定义。

[3] Dutreix等，1982的《manchon de urdosage》（见54.1.2.2）是170%。

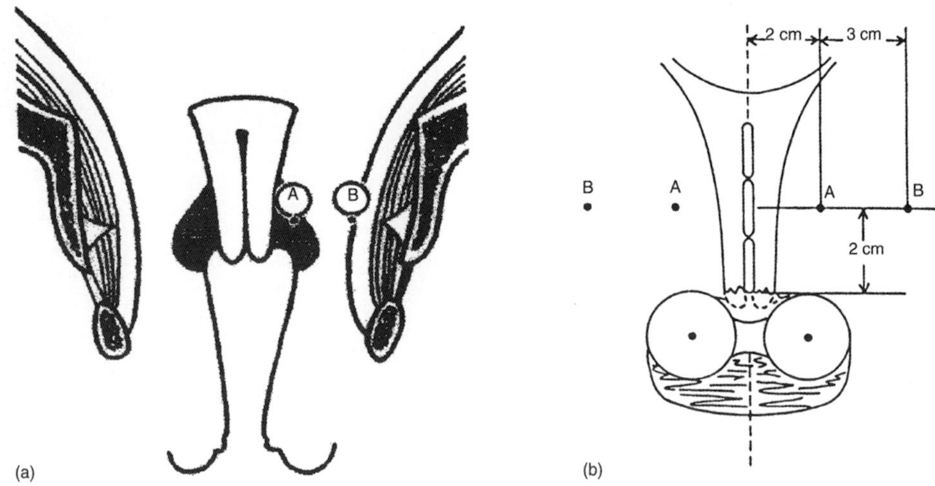

图 54.5　（a）骨盆区域的解剖图，显示了 A 点和 B 点的大致位置；（b）曼彻斯特系统显示 A 和 B 点的位置及其与腔内源的关系

- A点定义为位于子宫颈管中心外侧2cm处，距离子宫平面阴道外侧穹窿黏膜2cm处一个点（图54.5b）。A点是几何点，而不是解剖点；它的位置只能根据理想的或参考几何形状中的施源器来定义。它的处方是按剂量而不是mg・h进行治疗。A点的剂量可视为大量潜在荷瘤组织表面的最小剂量。
- B点定义为距中线5cm，距两侧穹窿黏膜2cm处。这表明除了闭孔淋巴结附近盆腔壁附近的剂量外，有效剂量的横向扩散。

无论子宫和阴道形状和大小以及使用的施源器如何，都需要使A点的剂量相同，因此需要制定加载子宫和阴道放射源的规则。

为了在A点保持恒定的剂量率，曼彻斯特系统定义了每个宫腔管和阴道容器中串联使用源的辐射单位数（见第50.2节）。长、中、短宫腔管的辐射负荷分别为（10+10+15）mg、（10+15）mg和20mg。大、中、小阴道容器分别加22.5mg、20mg和17.5mg。当使用短宫腔管（～2cm）时，A点规定的剂量将至少会减少13%。这是因为A点的剂量率并不能代表标准插植，因为此点的相对剂量率是由宫腔管和阴道容器共同贡献的[4]。

在曼彻斯特系统中，需要两个分次剂量相等的治疗，A点标准总“剂量”为144小时（6天）的辐射量为8000R（以伦琴表示，见章节53.6.1），此时剂量率为55.5R/h。B点剂量在A点剂量的25%～30%之间。通常，宫腔管器A点“剂量”率在27R/h和34R/h，阴道容器大约为19R/h。这些“剂量”率适用于理想植入，但是由于病灶的原因，常常不能完美到位。A点总是垂直于宫腔管，距离它2cm的位置，而B点相对于患者的中线保持不变。Wilkinson等（1983）指出，当特定的植入在没有达到完美几何形状时，即使源位置不正确，A 点计算的剂量率也是可以用来确定治疗时间的。

54.2.3　将曼彻斯特系统扩展到远程后装

54.2.3.1　几何考虑

当使用现代PDR或HDR后装系统时，尽管所使用的施源器几何形状都更加刚性，曼彻斯特系统的原理仍然适用。20世纪80年代后Ra系统被^{137}Cs后装系统取代。图54.6是Selectron施源器的X射线照片，它是将^{137}Cs放射源远程插入到刚性施源器中[5]。中间施源器有宫颈口法兰，可作为定义A点的基线；虽然这并不完全和侧向穹窿位置一致，但可以在X线和CT图像上识别（见图54.6）。计划系

[4]　在这种情况下，输卵管最上部与外侧穹窿黏膜表面的距离与A点相同，且剂量分布不再是图 54.7 所示的典型梨形分布，因此 A 点剂量率下降速度比通常更快。

[5]　之前由核通公司（现在的 Elekta）销售的 LDR 设备已经不再上市。

统能够自动插入单个放射源位置，并可以根据放射源活度以及阴道容器和宫腔管的相对时间对剂量分布进行一些微小调整。图54.7显示了一个经典的剂量分布。

54.2.3.2 早期的优化方法

使用LDR Selectron，可以进行剂量分布的优化，为患者提供个性化治疗。与外照射治疗相比，腔内治疗中改变剂量分布的选择相对较少。但是，可以通过改变放射源数量及其在每个施源器中的位置，对剂量分布进行一些修改，使其适合患者个体解剖结构。例如，如果直肠剂量过高，阴道容器中放射源可以从位置3移动到位置4、5、6或7（或完全去除），使等剂量曲线变化。由于高剂量梯度影响，直肠前壁剂量可以通过这个变化而改变，而骨盆的高剂量几乎没有变化。但是膀胱的剂量有可能会过量。

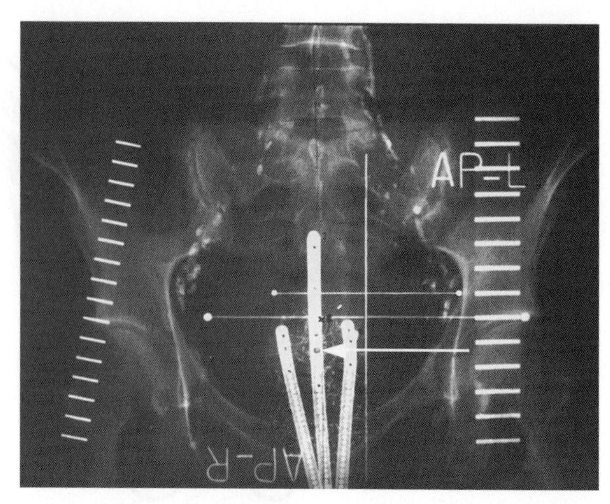

图54.6 宫腔管和阴道容器的典型X线片。在施源器中心轴上可分辨的黑点是将被数字化点的位置，以便重建施源器和法兰的位置——后者是中心管水平线上最下端的点，白色箭头位置。小十字和大十字（水平线末端有白点）以及刻度是用于从正交射线照片重建植入物几何结构的铅标记的投影（见第54.5.2节）

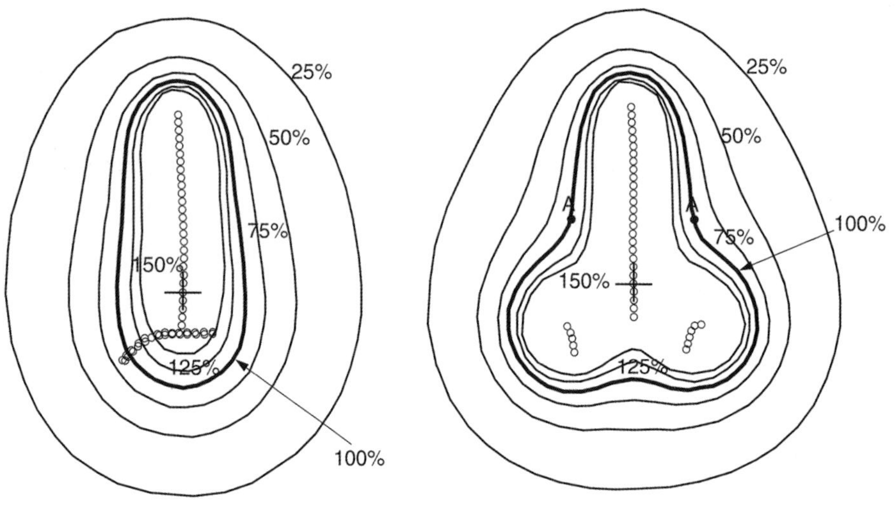

图 54.7 LDR 植入的侧位（左侧）和前后（右侧）等剂量线分布。等剂量线以 A 点剂量百分比表示

54.2.4 妇科癌症的HDR治疗

54.2.4.1 宫颈癌的治疗

现在，宫颈癌放射治疗中的近距离放射治疗部分通常是在HDR机器上实现的，它是用步进^{192}Ir源在与CT/ MR兼容的宫腔管和阴道容器或环形施源器中进行。施源器以固定的、可复制的几何形状锁在一起，并可在治疗期间固定在治疗床上。施源器需要在全身麻醉或脊髓麻醉情况下植入在患者体内。如果肿瘤处于广泛期，则可以将额外插植针插入环形管（见图52.4a）或阴道容器中，来扩大高剂量区域。如无禁忌证，患者应在磁共振成像（MRI）和CT图像引导下进行近距离放射治疗（Fields等，2020）。根据制定好的成像规则，扫

描近距离放射治疗计划的定位CT或MR，层间距和宽度不应超过2mm。对患者进行扫描时，应尽可能使患者保持治疗体位平躺在扫描床上。

施源器通常通过CT图像重建，因为它在CT图像中显示为白色，而MR图像中为黑色。对于某些施源器，可以使用计划系统中的治疗计划库来完成重建，该计划系统还定义了施源器中源的相对位置。知道源的第一个位置到每个施源器尖端的距离很重要，这样能保持源位置的一致性和精确性。

在MR/CT配准和融合（见35.2节）之后，靶区可以通过MR勾画，因为MR能更好地识别软组织，而OAR通常通过CT勾画：如果MR和CT图像采集之间有超过30分钟间隔，则可能造成OAR的充盈程度和位置不同。

高危CTV（HR-CTV）应包括近距离放射治疗时总肿瘤体积（GTV）、临床评估的整个宫颈和宫颈外伸展，以及近距离放疗MR图像中的子宫旁、子宫和阴道的灰色区域。中危CTV（IR-CTV）根据肿瘤大小和位置包括HR-CTV，及其外扩 5～15mm的安全边界（见第54.2.5.1节）。

需要进行剂量学评估的OAR包括膀胱、直肠、乙状结肠以及其他相关肠道。

目前在临床应用中有几种不同的分次方法，包括从3个分次一次性插入（即在每一次插入时将施源器留在原位）到4分次的四次分别插入（见表54.1）。治疗流程往往会影响插入数量。是否采用MR定位也是一个限制因素。目前广泛使用的EmbraceⅡ协议（Embrace 2016）推荐的外照射剂量为45Gy/25次，随后追加近距离放射治疗，使HR-CTV的$D_{90\%}$总剂量至少达到85Gy_{10}，目标是90Gy_{10}（EQD_2-参见第44.3.7节）[6]。45Gy/25次的EQD_2值为44.25Gy，因此近距离放射治疗剂量应为4个分次每次7.7Gy，或3个分次每次9.4Gy，以达到90Gy。这个剂量还需要考虑正常组织受量或临床个体化的限制。

图像引导的近距离放射治疗是按靶区进行的，并通过剂量-体积参数进行描述，尽管A点有最小剂量限制，但不再正式规定A点剂量，且应记录A点剂量，以便进行回顾比较。欧洲放射治疗协会/欧洲放射治疗和肿瘤学会（GEC-ESTRO）指南（GEC- ESTRO 2005，2006）先后提出在添加外照射剂量基础上的EQD_2剂量限制。表54.1给出了不同分次下EQD_2值的示例[7]。

在进行第一次治疗之前，会根据患者特定图像生成一个“标准”计划。表54.2给出了宫腔管和阴道容器“标准”驻留位置和权重的示例，表54.3给出了宫腔管和环的驻留位置和权重示例。

然后对标准宫腔管和阴道容器/环的权重进行修改（“优化”见第54.2.4.2节），以覆盖勾画的HR-CTV，并满足HR-CTV和OARs剂量-体积限制。Embrace II协议规定了曼彻斯特系统定义的A点平均值最小剂量为65Gy_{10}。优化中，源位置或驻留时间是可以改变的，或两者都可以改变。一般可以使用手动方法或通过软件进行优化。驻留时间是根据源的实际活度计算的。

如果病灶集中在宫颈周围，宫腔管施源器中源的驻留时间可以增加。还需注意优化技术，因为基于标准规则收集的临床数据所确定的源位置和处方剂量已经使用多年。当剂量分布被量身定制以适形治疗靶区时，这些规则不再适用。然而，剂量优化可使肿瘤局部控制和减少正常组织损伤的潜在收益相当大。

阴道容器或环形管的驻留时间和权重有时确实需要减少，或者为0，以使直肠剂量在耐受范围内。如果HR-CTV很大且/或横向延伸，则需要使用通过环或阴道容器的插植针进行插植治疗。

治疗计划的评估使用类似于外照射的剂量-体积限量要求（见第43.4节）。典型的限量要求为：

[6]　当将外照射剂量叠加到近距离放射治疗剂量时，可以使用EQD_2求和。EQD_2在概念上与生物有效剂量（BED，见第8.3.1和55.4节）相同，但不是以无限小的分数给出的剂量，而是以2Gy/次给出的等效剂量。$EQD_2 = BED \Big/ \left(1+\frac{2}{\alpha/\beta}\right)$，也就是当α/β=10时，BED/1.2。这给出了临床医生可能更熟悉的值（Fowler，2009）。如果合适，BED还可用于增加近距离放射治疗和外照射剂量（下标Gy_{10}表示计算中使用的α/β值为10Gy）。

[7]　虽然使用图像引导的近距离放射治疗处方剂量覆盖率能达到$D_{90\%}$，但许多文献仍然会给出A点的处方（Albuquerque等，2019）。

表 54.1 比较三种不同剂量分割方案的累积 EQD_2、每分次物理剂量和每分次生物 EQD_2 的参考剂量图

	EMBRACE Ⅱ					
	45Gy/25次+3次近距离放射治疗		45Gy/25次+4次近距离放射治疗		50.4Gy/28次+4次近距离放射治疗	
	可接受	理想	可接受	理想	可接受	理想
$D_{90\%}$（合计）[a]	$85Gy_{10}$	$90Gy_{10}$	$85Gy_{10}$	$90Gy_{10}$[b]	$85Gy_{10}$	$90Gy_{10}$
单次	8.7Gy	9.4Gy	7.1Gy	7.7Gy	6.5Gy	7.1Gy
EQD_2[c]	$13.6Gy_{10}$	$15.2Gy_{10}$	$10.2Gy_{10}$	$11.4Gy_{10}$	$8.9Gy_{10}$	$10.1Gy_{10}$
D_{2cc}直肠[a]	$75Gy_3$	$65Gy_3$	$75Gy_3$	$65Gy_3$	$75Gy_3$	$65Gy_3$
单次	5.9Gy	4.7Gy	5.0Gy	3.9Gy	4.5Gy	3.3Gy
EQD_2[c]	$10.6Gy_3$	$7.3Gy_3$	$8.0Gy_3$	$5.5Gy_3$	$6.7Gy_3$	$4.2Gy_3$
D_{2cc}膀胱[a]	$90Gy_3$	$80Gy_3$	$90Gy_3$	$80Gy_3$	$90Gy_3$	$80Gy_3$
单次	7.5Gy	6.5Gy	6.3Gy	5.4Gy	5.9Gy	5.0Gy
EQD_2[c]	$15.6Gy_3$	$12.3Gy_3$	$11.7Gy_3$	$9.2Gy_3$	$10.4Gy_3$	$7.9Gy_3$

资料来源：改编自Tan and Hoskin e-learning for Health.

[a] 以EQD_2形式表达

[b] 必须＜$95\%Gy_{10}$

[c] 单次剂量

中间两列是基于EMBRACE II协议，并给出了直肠和膀胱的剂量限制条件（在EMBRACE协议中，对于不能移动的小肠和乙状结肠以及直肠-阴道点有额外的限制）。外侧一列是具有相同总EQD_2值的备选方案。第一行显示的EQD_2由外照射剂量和近距离放射治疗剂量组合产生，表示HR-CTV的$D_{90\%}$的EQD_2。"单次"这一行显示了实现这一目标每个分次的物理剂量，随后的一行是每个分次近距离放射治疗的EQD_2剂量。标着"理想"的一栏是计划目标。

表 54.2 宫腔管和阴道容器的标准驻留位置和权重

施源器	源位置	相对权重
阴道容器	3和4	1.0
4cm宫腔管	1，3，5和7	0.5
	9，11，13和15	0.33
5cm宫腔管	1，3，5和7	0.5
	9，11，13，15，17和19	0.33
6cm宫腔管	1，3，5和7	0.5
	9，11，13，15，17，19，21和23	0.33

驻留位置步长为2.5mm，即除阴道容器外，每5mm有一个源的驻留位置

表 54.3 宫腔管和环形管的标准驻留位置和权重

施源器	源位置	相对重量
26mm环形管	1，3，5和7	0.5
	21，23，25和27	
30mm环形管	2，4，6和8	0.5
	24，26，28和30	
34mm环形管	4，6，8和10	0.5
结合4cm的宫腔管	27，29，31和33	

续表

施源器	源位置	相对重量
34mm环形管 结合6cm的宫腔管	1，3，5和7 21，23，25和27	0.5
4cm宫腔管	1，3，5和7	1.0
	9，11和13	0.66
6cm宫腔管	1，3，5和7	1.0
	9，11，13，15，17，19和21	0.66

- 对于CTVs：
  - o $D_{90\%}$和$D_{100\%}$（给定CTV百分比体积中所接受的最小剂量）；
  - o $V_{100\%}$，$V_{150\%}$，$V_{200\%}$，（CTV接受给定百分比处方剂量的体积）；
- 对于OARs：
  - o D_{2cc}, D_{1cc}, $D_{0.1cc}$（OAR的一个小部分所接受的最小剂量，以cm^3表示）；
  - o $D_{2\%}$，$D_{1\%}$（在给定OAR百分比体积中的最小剂量）

54.2.4.2　优化

大多数现代计算机系统可使用软件进行剂量分布优化。然而，优化器可能会产生一个在数学上满足剂量限制的计划，但在临床上并不合适，尤其是在使用图形优化时。图形优化，就是可以直接拖拽等剂量线到其所需位置，并由计划系统计算出新的驻留时间来实现所需要剂量分布。图形优化也可以在矢状面和冠状面视图上进行。将等剂量线移动一小部分远离重要器官，对于不超过5mm的移动非常有用。通过手动优化，可以更好地控制驻留权重和位置，但合适的剂量分布可能需要长时间优化才能实现[8]。

在计划优化时，需要考虑以下几点：

- 注意分析A点与HR-CTV和OARs的关系。如果计划被归一化到A点，则HR-CTV距施源器较远的部分将始终小于100%处方剂量。在这些情况下，处方修改可以用来增加HR-CTV $D_{90\%}$或者是为了减少OAR剂量。
- 驻留时间应尽可能平滑分布。
- 任何一个驻留位置的最大驻留时间都应该是有限的，因为这可能会导致在施源器附近的热点。
- 注意通常未定义的OAR中的沉积剂量（如小肠或阴道上部）。
- 避免从几个驻留位置提供所有剂量。
- 源加载方式应满足所需的剂量目标和/或限制，不能修改。
- 注意与已使用多年的传统加载方式类型的区别。
- 增加插植针可以有助于改善肿瘤剂量覆盖，但加载方式应主要是腔内计划。该计划应首先优化加载腔内施源器。然后，可以尽可能轻地加载插植针，以达到预期的结果，最初目标是相对驻留权重为10%（与腔内施源器的驻留时间相比）。相对驻留权重＞20%时应谨慎使用（Kirisits等，2006）。
- 有必要提供临床输入，以便在必要时知道在PTV覆盖范围上的妥协。

修改计划的一些常见方法是：

- 将阴道容器向更后方向移动，以改善后面部分剂量覆盖范围或减少膀胱剂量，但要注意直肠剂量增加。
- 对于非对称疾病，应使用不对称阴道容器的驻留时间/权重，但要注意阴道容器的表面剂量。
- 增加一个额外阴道容器，以提高体积庞大肿瘤的覆盖范围，但要注意阴道容器的表面剂量。

[8]　使用环形施源器可以实现更大的优化灵活性（见图 52.4 和表 54.3）。

- 增加宫腔管权重以提高子宫内膜中部或上部大体积肿瘤的覆盖范围，因此在阴道容器位置会形成梨形剂量，因为它们对归一点贡献不那么大，但有必要知道临床医生是否关心宫旁剂量，这可能没有在HR-CTV中描述。

54.2.4.3　子宫内膜或阴道癌的治疗

对于子宫内膜癌和阴道癌的放射治疗，可以在门诊仅使用局部麻醉剂进行HDR治疗。施源器通常是宫腔管和Dobbie施源器（见图54.8）或椭圆形施源器。驻留时间根据标准表计算而来，标准表是使用已知日期的特定活度产生的，它是在源距离处方剂量的位置给出剂量率。每次治疗时的剂量率都会根据治疗日期源活度进行校正。处方剂量规定在施源器表面，可根据与源距离的不同选取不同直径的特定施源器。可以拍摄平面图像检查施源器的位置，但有时也可以对广泛期肿瘤或位置不确定的患者进行CT扫描。

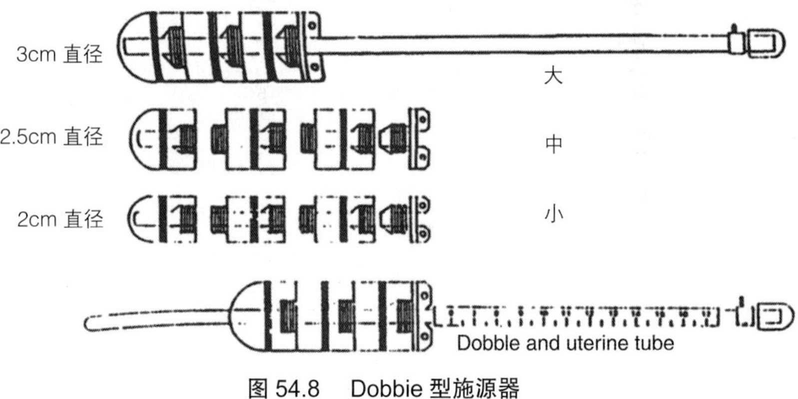

图 54.8　Dobbie 型施源器

54.2.4.4　腔内和外照射治疗

腔内治疗通常与外照射治疗联合使用，外照射通常在近距离放射治疗前进行。当进行剂量分布叠加时，在叠加近距离放射治疗和外照射剂量之前，须将所照射剂量转换为放射生物学上的等效剂量[9]。当采用腔内治疗技术时，剂量可受膀胱和直肠耐受的影响。在某些情况下先进行腔内治疗，然后行外照射治疗。这时候外照射治疗通常要做屏蔽和补偿，以避开由于腔内治疗照射的靶区，但现在近距离放射治疗通常被视为额外加量。

54.2.5　ICRU对妇科近距离放射治疗的建议

ICRU发表了关于宫颈癌近距离放射治疗处方、记录和报告的89号报告（2016），该报告将早期38号报告（1985）扩展到3D计划近距离放射治疗。这些报告建议使用ICRU 83号报告（2010）第31.2节中用于外照射治疗的术语和定义（见31.2节）。这只在有限范围内是可行的，因为腔内源附近高剂量梯度使得靶区内特定点的吸收剂量与外照射治疗相比没有意义。因此有必要对各种体积定义的方式进行修改。

54.2.5.1　靶区的定义

ICRU 38（1985）早于ICRU 83（2010），定义了靶体积、治疗体积、照射体积和60Gy参考体积。ICRU 89基于GEC-ESTRO文件（GEC-ESTRO 2005），更倾向于采用熟悉的GTV、CTV和PTV概念。该方法为Embrace临床试验（Embrace 2016）奠定了基础。现在常见的做法是在近距离放射治疗之前进行外照射治疗和化疗，这样可使肿瘤缩小。为了说明这点，诊断时的GTV被指定为GTV-T_{init}，在近距离治疗时，残留的肿瘤被指定为GTV-T_{res}。将GTV-T_{res}外扩边界形成HR-CTV（见第54.2.4节）[10]。

ICRU 89强调了54.2.2节中给出的A点的原始定义，也就是说原点在阴道容器或环形施源器上部。这样A点的剂量分布在平行于子宫的方向上不会快

[9]　一旦转换为EQD_2（或BED），它们就可以简单相加了。

[10]　GTV-T通常被缩写为GTV。

速变化。

54.2.5.2 膀胱的剂量

妇科恶性肿瘤的受照剂量会受到膀胱和直肠可耐受辐射剂量的限制。ICRU 89建议以D_{2cc}和$D_{0.1cc}$来评估剂量。然而，我们认识到，如果进行多次插入，器官高剂量区可能不会落在同一位置，因此，计算ICRU 38中定义的膀胱参考点剂量是有意义的。这是由Chassagne和Horiot（1977）最初提出的。插入Foley导管，并部分填充7cm^{3}的放射不透明液体。导管向下拉，使球囊紧贴尿道。在前后位（AP）X线片上，参考点放置在球囊的中心。在侧位X线片上，参考点放置在膀胱中心沿AP线在球囊的后表面（见图54.9）。

54.2.5.3 直肠的剂量

同样，直肠剂量也使用D_{2cc}和$D_{0.1cc}$限量，但也可以将ICRU 38直肠点的剂量记录下来。直肠点位于阴道后壁后5mm处，如图54.9所示。对直肠剂量点的了解意味着需要重新定位放射源或施源器，以使直肠剂量低于A点剂量的65%，且总剂量小于65Gy。

在实际使用中，很难在侧位X线片上识别阴道后壁。因此，直肠参考点通常在穹窿后5mm进行计算，如果有填塞，则在填塞材料后5mm。

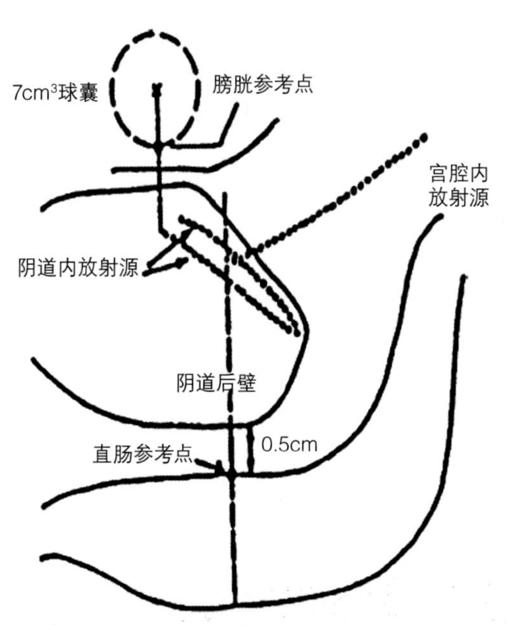

图54.9 用于确定膀胱和直肠参考点的侧视图（见正文）（摘自：ICRU 38报告，ICRU, Bethesda, MD, 1985）

如果要进行直肠和膀胱剂量的体内测量，应注意以下几个问题：

1.施源器通常在截石位插入，在这个位置，剂量点填充和测量比较容易。对于低、脉冲或中等剂量率治疗，治疗应让患者平躺，可使关键解剖结构处于不同的位置。

2.当使用高活度源后装系统时，必须使用微型源测量剂量点。这意味着工作者会受到一些辐射。使用微型源也意味着有必要测量0.05cGy/s量级剂量率（3cGy/h），这在技术上很难实现。如果使用电离室进行测量，则测量体积约为0.6cm^3，对于临床使用来说太大了。其他固态和发光剂量计通常依赖于温度和能量，所以这些测量器械必须小心使用。使用插入直肠导管的热释光剂量计（TLD）在不同中心进行测量时，该导管在插入过程中保持原位（见第48.3.3.6节）。但这也只给出了整个腔内治疗的回顾性平均剂量，并不一定是直肠前壁接受的最大剂量。

3.当使用直探针测量时，需要扩大解剖结构。但这也很难确定是否测量了最大剂量。

一些中心在病人CT扫描中放置施源器，通过在相关的横断面上叠加等剂量曲线来确定膀胱和直肠最大剂量点。这是一种很好的方法，但实际上很难实现，而且在常规基础上成本很高。CT和MRI等影像引导在近距离放射治疗计划中的使用越来越普遍，可直接计算膀胱和直肠的体积剂量。

54.2.5.4 乙状结肠剂量点

确定乙状结肠的最高剂量并不容易，因为需要进行对比来准确地识别。所以，没有达成一致的乙状结肠参考点。

54.2.5.5 阴道剂量

ICRU 89推荐了阴道上、中、下的参考点。阴道上段剂量点指定在阴道穹窿外侧5mm处并在阴道穹窿表面。阴道上端后壁的剂量点是与ICRU直肠点是一致的，这被重新命名为直肠阴道参考点。阴道中、下两个点分别位于耻骨联合（PIBS）后下缘2cm和上缘2cm处。

54.2.5.6 盆腔结构的剂量

淋巴结参考点的定义与盆腔骨性结构相关（见图54.10）。它们是骶骨外淋巴结（R和L EXT）、腹主动脉旁区域（R和L PARA）和骶髂联合旁总淋巴结（R和L COM）。骨盆壁参考点（见图54.11）表示子宫旁远端和闭孔淋巴结处的吸收剂量。当腔内治疗与外照射治疗联合时，评估这些剂量非常有用。

表54.4显示了这些盆腔的经典剂量点，以A点剂量的百分比表示。

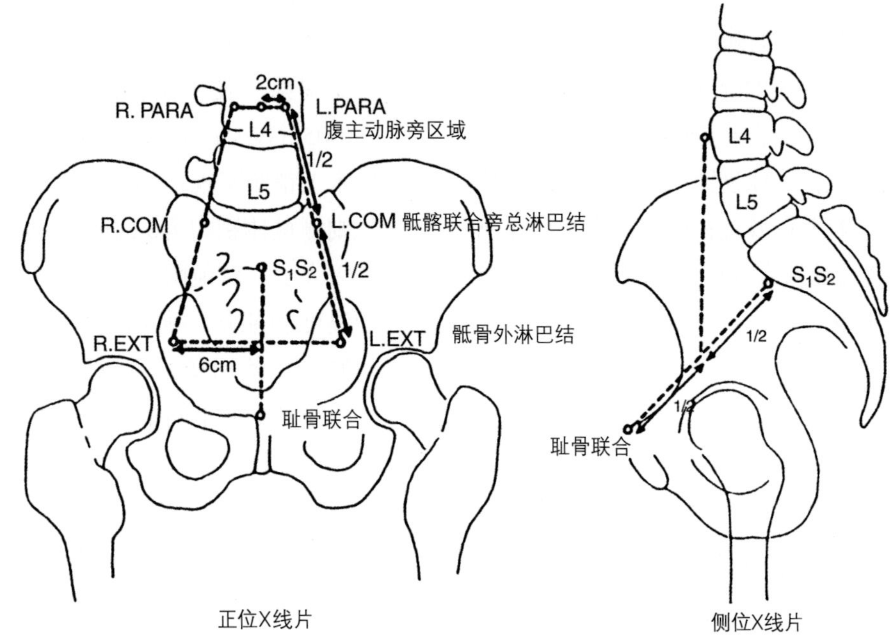

图 54.10 淋巴引流区确定。左边是前后视图，右边是侧视图。

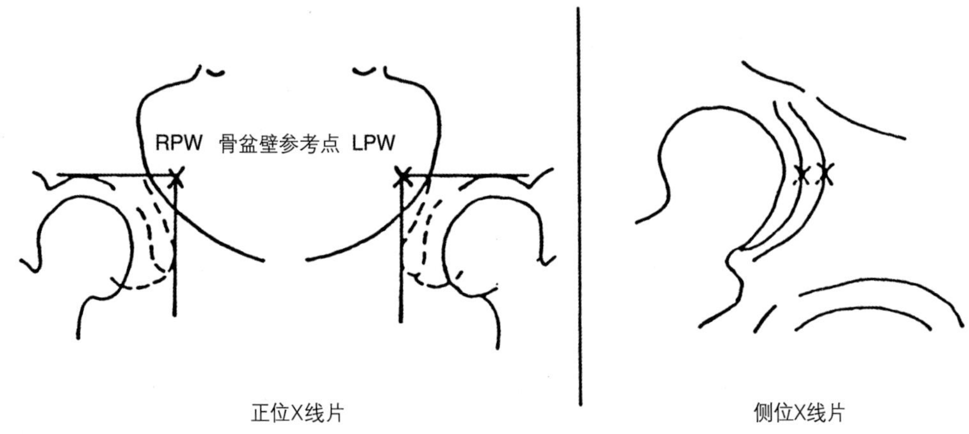

图 54.11 右侧（RPW）和左侧（LPW）骨盆壁参考点的确定

表 54.4 经典剂量占 A 点剂量的百分比（见图 54.9、54.10 和 54.11）

A点	直肠	膀胱	RPW/LPW	R/L EXT	R/L COM	R/L PARA
100%	65%	60%～80%	25%	25%	15%	5%

54.2.5.7 总参考空气比释动能（TRAK）

在放射源区域有很大的剂量梯度，因此不建议根据某一点剂量来确定治疗方法。推荐使用总空气比释动能作为腔内治疗指标。源的RAKR是指空气中参考距离为1m的空气比释动能率，并需要根据空气衰减和散射进行校正（见第51.3节）。TRAK是总照射时间内每个源的参考空气比释动能。它在概念上类似于传统系统中规定的mg・h数。

例如，一个含有1mg镭的点源，使用0.5mm铂滤过板，在1cm处曝光率为8.25R/h，在1m处的RAKR为7.2μGy/h（空气比释动能的转换系数为0.873cGy/R）。

经典的曼彻斯特系统给出的插入75mm半径和1mm铂滤过板（滤过板差异使剂量率降低0.93）将在1m处产生的空气比释动能率为：

$$75 \times 8.25 \times 0.873 \times 0.93 = 502 \mu Gy/h$$

假设源在原地放置72小时，那么对于一个经典的曼彻斯特系统，在1m处TRAK为3.6cGy。

TRAK独立于源的几何形状，并与患者总剂量成正比。它提供了一个有用的量来比较一个中心内或不同中心之间的治疗，并可以解释在实施剂量或治疗体积方面可能存在的差异。它还可以作为工作人员辐射防护的重要指标。通过应用平方反比定律，它还可以以一个合理近似值用于评估在距离源10～20cm处治疗期间实施的总吸收剂量（Dutreix等，1982）。然而，它不能用于计算肿瘤或靶区体积（即靠近源的位置）的吸收剂量。

54.2.5.8　报告

ICRU89定义了三个报告级别。第1级是记录TRAK、A点剂量、直肠阴道和膀胱参考点剂量。第2级与三维计划的剂量分布有关。附加剂量报告包括CTV-HR和CTV-IR的剂量和阴道点剂量，以及盆壁点和淋巴引流区的剂量。第3级（研究）报告是OAR的体积剂量和其他解剖点的剂量。

54.2.5.9　时间-剂量模式

对于特定类型腔内系统的处方方式不能简单地从一个系统推广到另一个系统。因此，记录已使用的特定时间-剂量模式很重要。对于所有腔内治疗，无论是连续低剂量率（LDR）还是分次高剂量率（HDR），处方都应包括总照射剂量、治疗时间和重复治疗次数。通常，腔内治疗是与外照射治疗联合治疗的一部分，因此外照射的剂量也应该被记录下来。

近距离放射治疗可以使用不同剂量率进行。ICRU剂量率的定义如下：

低剂量率	0.4～2Gy/h
中剂量率	2～12Gy/h
高剂量率	高于12Gy/h

经典的曼彻斯特系统给出的A点的剂量率为53cGy/h，这显然是LDR疗法。具有高活性^{137}Cs源的现代后装机器的剂量率在1.5～2.0Gy/h之间。根据ICRU定义，这被称为低剂量率，但临床经验表明，需要减少剂量来维持与标准治疗相同的等效应（Roberts等，2004）。因此，建议更改这个定义，以便剂量率分类可以反映出与标准活度系统给出的剂量相比，应减少剂量的要求（Potter等，2001），从而使中剂量率和高剂量率系统之间有一个更清晰的区别。

54.3　非妇科肿瘤的高剂量率技术

^{192}Ir源的物理尺寸小，因此适合在其他可以用小直径施源器的区域使用。

54.3.1　支气管癌和食管癌

适合使用HDR近距离放射治疗的患者是那些支气管内局部病变，肿瘤近端和远端都可以通过支气管镜下识别。这种治疗主要是姑息治疗，结果表明，它至少与外照射姑息治疗一样有效，可以实现同样的咯血、咳嗽和呼吸困难缓解，但相关并发症发病率较低。对正常组织的不良影响仅限于支气管周围的组织。采用高剂量率治疗时患者的住院时间和治疗时间更短（因为剂量是以单次给予的），同时保留了多分次的可能性。腔内治疗也可与外照射治疗联合使用。许多中心使用这种技术，并在Christie医院进行了一项大型临床试验（Stout 等，2000）。治疗技术通常是在治疗床上对患者进行支气管镜检查（前提是治疗室有X线设备）。对患者进行筛查，同时将含有假源导丝的导管放置于正确位置进行治疗。取出支气管镜，对患者重新筛查以检查导管位置。确定待治疗肿瘤的体积长度，包括（通常）两端10mm的治疗边缘。为了计算剂量，可以拍摄前位X线片和两张斜位X线片，这样可以清楚地看到虚拟源和导管。移除导丝，从标准表中计算出的剂量分布因源活度而衰减。食管癌的治疗程序是相似的，差别只是施源器外直径为10mm，剂量通常规定在离源10mm处。然而，对这种技术的需求已经下降，主要是由于其他成本较低且有效的支气管镜消融技术的推广，包括激光、氩等离子体凝固术、电灼和冷冻疗法。然而，它仍然在一些中心在进行（Guarnaschelli和Jose，2010）。近距离放射治疗对食管癌有良好的治疗效果。西班牙放射肿瘤学会（SEOR）和西班牙医学学会（SEFM）之间的协商会议就食道内近距离放射治疗的适应证、剂量、分次时间表、处方和报告达成一致的共识并发表了建议书（Rovirosa等，2015）。

54.3.2 鼻咽癌

通过在鼻腔内插入两个导管，进行CT扫描，并选择相关驻留位置。该技术已被用于鼻咽癌的推量治疗（Levendag等，1997）。GEC-ESTRO头颈部工作组发表了关于LDR、PDR和HDR近距离放射治疗头颈部癌症的共识建议（GEC-ESTRO 2009）。随着该领域的发展，这些建议随后已被更新，以反映最新的知识（GEC-ESTRO 2017），这包括：

- 剂量和分次；
- 近距离放射治疗与近距离放射治疗和外照射治疗的选择等方面；
- 质量保证（QA）问题。

这些建议有助于指导近距离放疗唇、口腔、口咽、鼻咽和浅表部癌症的临床治疗。

54.3.3 乳腺癌

HDR对于乳腺癌治疗非常有用，可以使用模板和刚性导管或柔性导管。先进行肿瘤切除术，在皮肤缝合之前，沿着瘤床放置一个单一的金属导入器，以获得正确的模板方向。然后缝合皮肤，让针留在瘤床中。剩下的针通过模板插入，乳房可能会被稍微压缩。针被固定在适当位置。通过测量，可以计算出源活性长度。通常在皮肤表面以下允许5mm的皮肤保护（因此，源导向的相对于皮肤表面的可重复定位非常重要）。治疗可以使用柔性导管来代替，可以通过CT图像进行引导。传统的^{192}Ir线源是通过沿针以5mm间隔步进源来模拟计算驻留位置和时间，以实现基于巴黎系统的剂量分布。使用分次治疗模式，治疗时间约为几分钟。机器计算后，进行测试运行来检查驻留位置和时间。

还有几种施源器可以使用，其中包括（例如气囊）空腔壁与源隔开的方法。CT引导下的治疗计划设计和优化使组织间插植近距离放射治疗已成为治疗乳腺癌的一种非常有用的技术（Major和Polgar，2017）。

54.3.4 专业模具和施源器

临床上可以为特定的应用制造模具和施源器，如可移动施源器，可用于治疗硬腭的模具或只用于皮肤表面的施源器都特别有用，这样患者就可以在门诊进行治疗。尽管在真源用于治疗之前，虚拟源用于检查源路径，但源必须通过的角度可能会限制治疗。制造模具时，将导管与皮肤保持几毫米的距离，以增加患者体内的相对深度剂量。剂量计划是基于曼彻斯特或巴黎系统进行设计的。

非黑色素瘤皮肤癌（NMSC）是白种人中最常见的癌症类型（Alam等，2011）。在英国，每年有超过14.7万例确诊病例，其主要原因是暴露于太阳UVB辐射下[11]。约75%的NMSCs是基底细胞癌（BCC），位于表皮最深处，而鳞状细胞癌（SCC）多位于浅层，约占25%（Guix等，2000）。常见部位包括头皮、手背和面部，发病率往往随着年龄增长而增加。其余病例（1%）为少数更罕见的类型，包括Merkel细胞癌、卡波西肉瘤（与艾滋病毒相关）和皮肤T细胞淋巴瘤。

近年来，随着现代后装设备的出现，HDR近

[11] 2015年的数据可从以下网址找到：www.cancerresearchuk.org/health-profes- sional/cancer-statistics/statistics-by-cancer-type/non- melanoma-skin-cancer

距离放射治疗已成为NMSC的一种常用的治疗选择（Leung，1997；Guix等，2000；Liebmann等，2007）。由于小型步进源的物理优势，更适合治疗病变的表面，这些表面往往是凹凸、起伏、弯曲的。例如，头皮大面积区域或鼻子周围面部区域的病变，特别适合采用皮肤近距离放射治疗技术，因为对于这些部位，其他更传统的外照射治疗计划难以提供均匀的剂量。AAPM Report 253（AAPM 2020b）回顾了表面近距离放射治疗方法，包括“电子近距离放射治疗”（见第10.7节）。

图54.12显示了一个用于BCC治疗的鼻子定制模具的示例。由患者面部印模制成一个标准丙烯酸真空成型外壳，并标记要治疗的区域以及治疗所需的平行导管排布。蜡用于制作导管必要的支架，并且在蜡中形成凹槽以允许正确放置用于连接到后装机的塑料导管。导管通常间距为10mm，但具体范围可以根据治疗区域的大小设置为5～20mm。

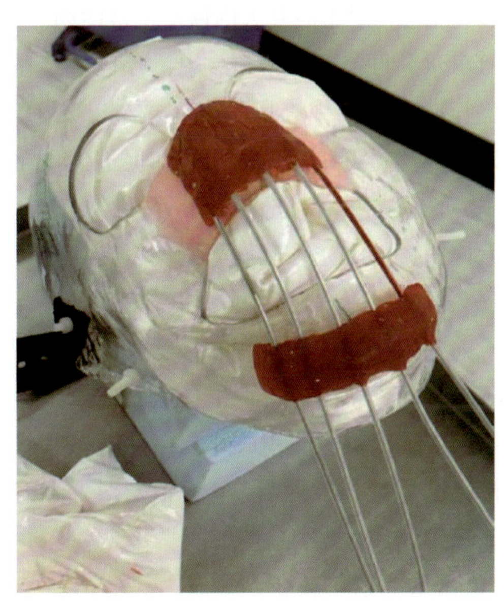

图54.12 治疗鼻部基底细胞癌的定制模具，显示导管排布和蜡支撑结构

理想情况下，患者应使用最终模具进行CT扫描，并将数据传输至计划系统。通常将剂量规定于皮肤表面，80%等剂量轮廓覆盖CTV，深度通常在3～7mm之间。图54.12所示模具的剂量分布如图54.13所示。

正如美国近距离放射治疗学会（ABS）工作组报告（Ouhib等，2015）所述，用于皮肤近距离放射治疗的剂量、分次和照射时间表存在很大差异，典型每日分次示例如下：48Gy/16分次，45Gy/10分次，40Gy/10分次。

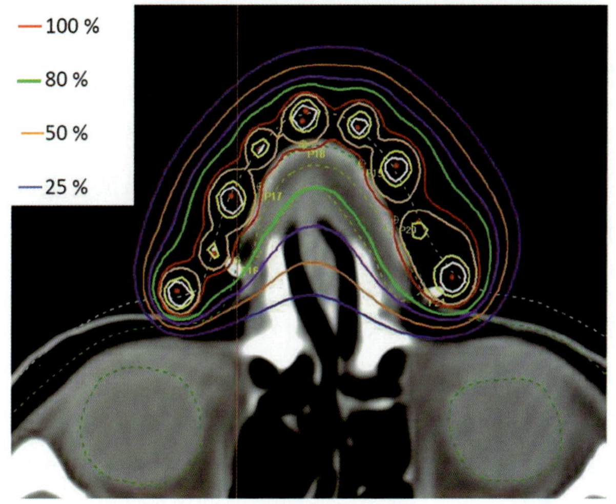

图54.13 治疗鼻部基底细胞癌的剂量分布（图54.12），显示了100%等剂量与表面形状和治疗深度（80%等剂量）相一致

皮肤近距离放射治疗中一个越来越受关注的领域是3D打印。它可以代替手工定制模具，将患者CT数据传输至商用软件中以创建带有导管孔的表面模具。然后，这些数据可以导出到3D打印机，并使用合适的材料打印模具。这种生产方法的优点是导管位置精确，几何再现性更好，并且与手动模具制造工艺相比，所需资源更少。

除了介绍的定制模具外，HDR 表面治疗还可以使用制造商提供的施源器进行治疗，例如Leipzig 或 Valencia 施源器（Elekta AB）。此外，使用低能X 线的近距离放射治疗是治疗小病灶的一种解决方案（AAPM 2020b, c），产生的剂量分布与 Valencia 施源器相似。

皮肤近距离放射治疗还可用于治疗瘢痕疙瘩，这是由于瘢痕组织过度生长形成的良性病症，Guix等进行了7年的研究，结果显示HDR近距离放射治疗瘢痕疙瘩获得了良好的疗效（2001）。通常手术切除瘢痕疙瘩，并将近距离放射治疗导管插入伤口中央，在皮肤和源位置之间留有 5mm间隙。植入物的长度与伤口相同，以防止任何新的皮肤损伤。对于手术切除的瘢痕疙瘩，Guix等报道了在导管轴下10mm处，在24小时内使用12Gy/4次剂量的良好结果。

54.4 前列腺癌近距离放射治疗

54.4.1 简介

近距离放射治疗是公认的前列腺癌根治性局部治疗的有效手段，在过去的几十年里被广泛使用。永久性粒子LDR近距离放射治疗（^{125}I, ^{103}Pd，和^{131}Cs）和暂时性HDR（^{192}Ir）植入物都可用于单一疗法或在治疗高风险患者时与外照射放射治疗联合使用。前列腺癌近距离放射治疗是在超声实时引导下通过会阴间隙给予治疗的方法，既可以利用对前列腺剂量高度适形的物理优势，又可以使尿道和直肠剂量最小。

前列腺近距离放射治疗的兴起主要是由于图像引导、治疗计划和治疗设备技术的进步。永久性粒子近距离放射治疗（Stone和Stock, 2002；Zelefsky等，2007；Henry 等，2010；Morris等，2017；Rodda等，2017；McLaughlin和Narayana, 2020）和暂时性HDR植入物（Demanes 等，2011； Martinez等，2011；Morton 等，2011；Hoskin等，2012；Shahid 等，2017；Crook 等，2020）的疗效和成功都得益于适当患者的选择；基于模板的多平面超声图像导引下精确施源器/源的研制；以及有助于确保一致高质量植入的实时治疗计划的应用。

前列腺癌近距离放射治疗的最新进展包括将其用于局部环境，或者作为包含主要前列腺内病变（dominant intraprostatic lesion, DIL）的亚靶区的聚焦整体增强（Crook等，2014），或仅作为前列腺内肿瘤的局部性治疗（Cosset等，2013）。目前相关领域正在进行一些临床试验。前列腺近距离放射治疗也被用于初次治疗后复发的姑息性治疗。有一些已发表的小型系列研究证实，这是安全有效的（Kaljouw 等，2016）。

近距离放射治疗的局部和姑息性治疗是通过使用多个来源的附加诊断信息发展而来的，包括多参数MR、经会阴平面图像引导的组织活检和正电子发射断层扫描（PET）图像。

54.4.2 低剂量率永久性粒子植入的前列腺癌近距离放射治疗

LDR永久性粒子近距离放射治疗作为单一疗法，主要用于T1或T2期局部前列腺癌的低中风险患者，且治愈率较高（Ash 等，2000；GEC-ESTRO 2007；AAPM 2009）。通常，治疗在一天内完成，患者一般能够在手术后几天内恢复正常活动。

LDR永久性粒子近距离放射治疗也可与外照射放射治疗联合用于中高风险患者。ASCENDE-RT临床试验显示，近距离放射治疗在促进生化无进展生存率方面有显著疗效（Morris等，2017），尽管该组治疗相关的泌尿系统疾病发病率更高。

永久性植入物是指^{125}I、^{103}Pb或^{131}Cs粒子一直存在于前列腺靶区内，在源有效活度周期内辐照剂量。在技术上，所有类型的源植入技术都是相同的。表54.5显示了所使用放射源特性的一些差异，包括初始剂量率和半衰期差异，以及对处方剂量的影响和达到90%处方剂量的时间。

表 54.5 永久粒子植入物所用的源的特性

源	有效的光子能量（keV）	半衰期（天）	空气比释动能（U）[a]	初始剂量率（cGy/h）	单次治疗100%处方剂量（Gy）	达到90%处方剂量所用的时间（天）
^{131}I	28	59.49	0.4～1.0	7.0	145	197
^{103}Pb	21	16.991	1.3～2.2	21.0	125	56
^{131}Cs	30	9.689	1.6～2.2	30.0	115	32

[a]1U=1cGy · cm^2 · h^{-1}。

54.4.2.1 治疗计划

各治疗中心在使用前列腺近距离放射治疗治疗计划的过程中可以遵循以下方法，这些方法是由美国近距离放射治疗协会（ABS）推荐使用的（Nag等，2001）：

- 预计划：一个需要延迟执行的治疗计划，程序分为两步。

- 术中：预计划，然后在单一疗程内立即执行计划（在计划和植入之间患者或超声探头没有移动）。
- 交互计划：根据实际植入针的位置逐步细化计划。
- 动态剂量计算：基于持续粒子沉积反馈的计划的渐进式细化。

无论进行什么样的计划过程，在开始治疗前，必须知道要植入的靶区体积和要植入粒子的理想位置。靶区定义采用经直肠超声检查，患者处于截石位（见图54.14）。探头放置于一个步进单元中，可逐步移动探头，并可动态地链接到计划系统。与步进单元相连的针通过平板的笛卡尔网格（5mm间距）被传输到超声图像上，并记录到计划系统中以用于帮助实时引导前列腺内的粒子沉积。前列腺被准确地定位，尿道通常位于平板一列的中间位置，前列腺后边界位于模板的第一行上。从前列腺基部（上）到前列腺顶端（下）获得一系列超声图像，这些图像直接传输到计划系统中。

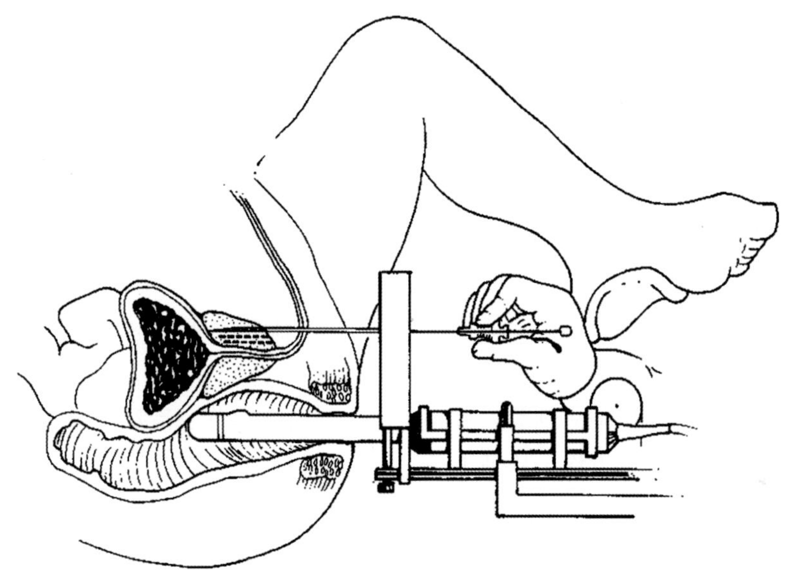

图 54.14　前列腺植入物的患者经典体位。经直肠超声探头提供了前列腺和插入针在横向或矢状面的实时图像。可以控制针位置和装在前列腺胶囊中的粒子。这些针由一个间距为 5mm 的笛卡尔网格的平板引导（After Blasko, J.C.，Mate, T.，Sylvester, J.E.，Grimm, P.D.，and Cavanagh, W.，Semin. Radiat. Oncol.，12，81–94，2002.）

使用这些图像，可以根据当前的推荐（GEC-ESTRO2007）定义以下体积：

- 建议尽可能保持GTV轮廓。
- 对于T1～T2前列腺癌，CTV是前列腺体加各个方向3mm外扩边界。该体积可局限于后侧直肠（图54.15）和头侧膀胱颈。
- PTV包括CTV加外放边界以补偿治疗中的不确定性。在近距离放射治疗中尽可能使其最小化，因为修正错误的机会很小（特别是在植入和计划在单一疗程内执行，使用超声和透视下实时引导图像）。此项推荐中承认永久性植入物治疗存在争议。该推荐还指出，不必外扩CTV，即CTV=PTV。

推荐在植入前阶段定义OAR：

- 直肠：至少勾画出直肠壁的外部轮廓。
- 前列腺尿道：常见做法是使用导尿管或充气凝胶显示尿道，并在其周围勾画轮廓。

一旦在计划系统中定义了以上体积，也就确定了针道和每个针道内粒子的位置。表54.5列出了可用于永久性粒子近距离放射治疗的三种放射性核素经典源的特性。尽管计划不经常使用剂量计划规则，但已开发了更多的控制系统。定义这些规则以确定粒子位置的方法有外周装载、均匀装载、修正的外周装载。Stock等（1995）报告了一种基于植

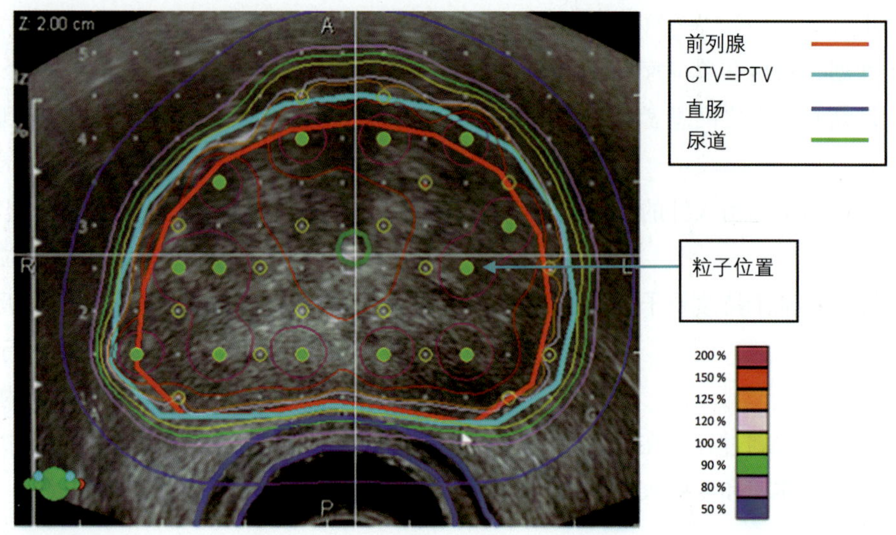

图 54.15 横断面超声图像显示了 ^{125}I 永久性粒子植入前列腺 LDR 的剂量分布，标准剂量 145Gy 为 100% 等剂量。引导平板的图像叠加在图像上（间隔 5mm 小白点网格，前后方向标记为 1～5 的行，左右方向标记为 A～G 的列）。针显示为小黄圈，其中一些装满了粒子（纯绿色）

入系统的诺莫图，其中总活度根据前列腺体积计算，主要采用计算机相连的装载方式，60%～70%的活度分布在接近前列腺外表面位置。常见的还有改进后计算机相连的装载方法，它可以在顶部和底部实现足够剂量覆盖，同时通过减少中央粒子数量来降低（CTV的）$V_{150\%}$，从而降低中央剂量。目前计划系统也提供了一套自动优化的方法，从基于一组几何规则的几何针放置到使用基于优先级剂量体积参数的逆向体积优化。植入粒子数量取决于前列腺体积、粒子的RAKR和源类型。通常，对于使用0.5U源强度的^{125}I植入物，可以植入60～120颗粒子。其他指南如下：

- 最好避免在相邻针中有相同深度的粒子。
- 最好使中央针比外周针粒子间隔更大，因为外周前列腺轮廓变化更大。
- 通常的做法是避免把粒子放置在靠近前列腺直肠界面或靠近尿道。

^{125}I作为单一治疗植入物，推荐的主要治疗计划目标和剂量限制已在表54.6给出。

历史上，大多数有长期数据的中心之前都记录了前列腺的$V_{100\%}$，通常，对于前列腺体积，$V_{100\%}$至少应该是99%。$V_{150\%}$通常在40%～65%之间。另外，一些中心记录了阴囊和/或神经血管束剂量，但仍在研究中。

表 54.6 植入前阶段治疗计划建议的目标和剂量限制，^{125}I 作为单一治疗植入物时，处方剂量为 145Gy（100%）

体积	剂量体积参数	推荐值（GEC-ESTRO 2007）	说明
CTV（=PTV）	$V_{100\%}$	≥95%	CTV处方剂量符合性
	$D_{90\%}$	＞100%	覆盖CTV 90%的剂量
	$V_{150\%}$	≤50%	接受150%处方剂量的CTV百分比 衡量剂量均匀性
直肠	D_{2cc}	＜100%	主要参数是受照最多的2cm³直肠体积的最小剂量
	$D_{0.1cc}$	＜200Gy	主要参数是受照最多的0.1cm³直肠体积的最小剂量
尿道	$D_{10\%}$	＜150%	主要参数是受照最多的10%前列腺尿道的最小剂量
	$D_{30\%}$	＜130%	主要参数是受照最多的30%前列腺尿道的最小剂量

推荐的单一疗法处方剂量（GEC–ESTRO 2007；AAPM 2009）是100%等剂量线预期剂量，对^{125}I为145Gy，^{103}Pd为125Gy，^{131}Cs为115Gy，100%等剂量线一般覆盖在CTV周围。

对于已接受45～50Gy外照射治疗的患者，通常在采用^{125}I、^{103}Pb和^{131}Cs永久性粒子植入的近距离放射治疗时，其剂量可分别减少到110Gy、100Gy和85Gy。

粒子周围剂量计算细节在53.3.4章节中讨论。目前，该计算基于TG–43U1报告（AAPM 2004），其中某一点处剂量为每个粒子剂量之和，忽略与其他粒子的相互作用，例如粒子间的衰减和散射，并且假设周围组织是水。治疗计划系统（TPS）的评估算法已有最新研究（AAPM 2012b），对于用在永久性粒子植入的近距离放射治疗中的低能放射源，大量粒子和前列腺中的钙化可能导致DVH参数降低多达几个百分点（Mason等，2014a）。剂量降低会影响到周围剂量，但是与操作流程中的其他不确定因素相比，这些剂量降低范围相对很小。

54.4.2.2　放射源的植入

传统上，放射源以串或链形式传输，通常粒子之间间隔1cm，或松散放置于Mick施源器中。医学物理师必须确保源经过校准核查（见章节51.4.3）。

粒子植入在实时超声图像引导下按计划进行，患者取截石位，如图54.14所示。与步进单元相连的平板用于引导植入针定位到计划的X–Y坐标。Z坐标是针深度，通过前列腺与膀胱基部相遇的基部平面确定。通过预装针，粒子立即沉积到前列腺内，通常从前面的针开始。对于Mick施源器系统，先定位针（或者所有针，或者一次一行）。Mick施源器与每个针相连，然后逐步伸缩，沉积粒子。可以实时追踪粒子沉积情况，植入物剂量分布也可以根据沉积粒子的实际位置进行调整。虽然这些人工方法仍然是标准方法，机器人解决方案也在逐步实现（AAPM 2014）。

随着术中单步技术的使用，可以最小化患者的摆位误差，但在植入过程中，仍然存在其他可能影响粒子沉积的因素：

- 耻骨联合干扰；
- 因针或生理运动造成的前列腺变化（直线或旋转的），可通过稳定植入针减少影响；
- 出血和钙化，可能会影响粒子和针的超声成像；
- 粒子迁移；
- 粒子干扰，可能会影响粒子放置或改变源与源间的距离；
- 植入过程中和植入后前列腺水肿。

因此，必须在治疗中评估粒子沉积并相应地更新剂量分布，或者在植入完成后评估冷点，这一工作必不可少。通过增加粒子或修改计划可以减少冷点。可在植入完成后使用透视检查，以确保所有粒子都被考虑并均匀分布在前列腺内，如图54.16a所示。

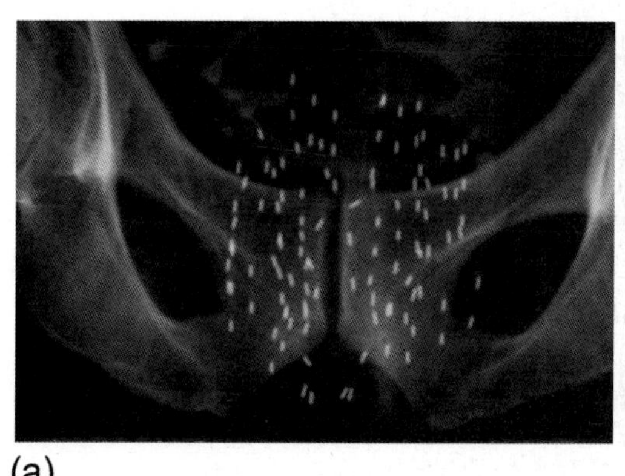
(a)

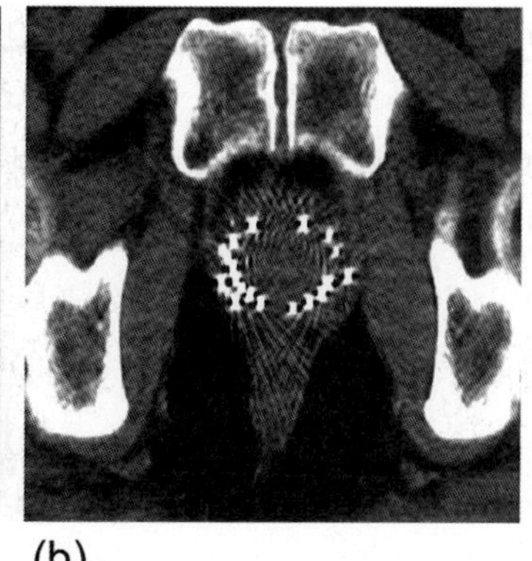
(b)

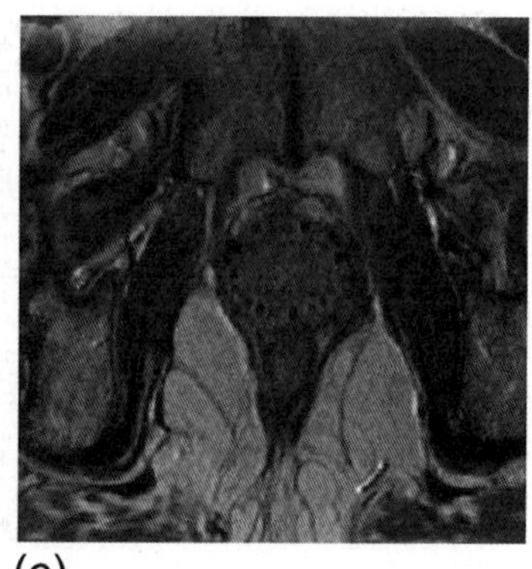
(c)

图 54.16　永久性粒子植入后的图像：（a）X 线，（b）CT，（c）MR

54.4.2.3 植入后剂量计算

一旦粒子被植入，就不可能再更改植入物产生的效果，因此分析剂量分布和评估植入质量很重要。推荐所有永久性粒子近距离放射治疗在植入术后进行剂量计算（GEC-ESTRO 2007；RCR 2012），允许：

- 确定近距离放射治疗植入物的实际剂量；
- 分析计划的和已实现的剂量分布之间的关系；
- 将实际剂量-体积参数与临床结果相关联。

植入后剂量计算允许医生在治疗失败情况下评估失败是由于技术不理想还是由于患者选择不当导致的。它还允许不断改进治疗方法，从而提高临床疗效，并更好地理解剂量分布的关键特征。历史上，在植入后4～6周进行上述工作，以等待植入后水肿的消失。然而，目前一些研究中心在植入当天进行上述工作。CT、MRI和超声被用于植入后的剂量计算，CT和MR图像序列配准为金标准。MRI是靶区勾画的最佳成像方式，CT是粒子重建的最佳成像方式（见图54.16）。推荐记录的剂量-体积参数（GEC-ESTRO 2007）是：

- $D_{90\%\ \mathrm{prostate}}$（覆盖前列腺90%的剂量）；
- $V_{100\%\ \mathrm{prostate}}$（至少接受处方剂量的前列腺体积百分比）；
- $V_{150\%\ \mathrm{prostate}}$（至少接受150%处方剂量的前列腺体积百分比）；
- 前列腺外扩边界3mm的$D_{90\%}$、$V_{100\%}$和$V_{150\%}$（即推荐CTV）；
- $D_{2\mathrm{cc\ rectum}}$（受照最多的2cm³直肠中的最小剂量）；
- $D_{10\%\ \mathrm{urethra}}$（受照最多的10%前列腺尿道的最小剂量）。

英国皇家放射学家学院定义了一个令人满意的植入标准，植入后指数为：$D_{90\%\ \mathrm{prostate}}>90\%$，$V_{100\%\ \mathrm{prostate}}>80\%$且$D_{2\mathrm{cc\ rectum}}<$处方剂量（RCR 2012）。一项回顾性研究中由Leeds团队实施的案例（Henry等，2015）反对上述标准，案例显示在由多个临床医师组成的团队中，可以用QA提高和维持植入质量的一致性。

一些研究显示，前列腺$D_{90\%}$存在剂量响应；Mount Sinai团队（Stock等，1998）的研究显示，$D_{90\%}$的临界值为140Gy，更高的$D_{90\%}$可使无病生存率提高至92%，而$D_{90\%}<140$Gy时，无病生存率仅为62%。

该操作涉及的不确定度在之前讨论过，并由GEC-ESTRO/AAPM进一步综述（Kirisits等，2014），他们讨论了不确定度来源，并举例说明了近距离放射治疗操作中所有类型的总体不确定性。对永久性^{125}I粒子给出的例子，在给予剂量时总体不确定度为11%（k=1）。不确定度来自放射源校准、治疗计划相关不确定度，包括粒子间衰减、影像（术中和植入术后）、靶区勾画、解剖学改变。

54.4.3 高剂量率^{192}Ir遥控后装前列腺癌近距离放射治疗

54.4.3.1 技术描述

暂时性HDR前列腺近距离放射治疗主要与外照射相结合使用，可以作为一种提升剂量的治疗手段（Martinez等，2011；Morton等，2011；Hoskin等，2012），通过局部近距离放射治疗可使外照射剂量能覆盖任何潜在的显微扩散区域，这些显微扩散区域也是肉眼可见肿瘤的组成部分。GEC-ESTRO在推荐中指出，外照射放射治疗与HDR近距离放射治疗相结合，可作为中高风险患者的治疗选择，纳入标准为T1b-T3b分期、任何Gleason评分和任何初始PSA水平升高（GEC-ESTRO 2013）。HDR单一疗法（Demanes等，2011）也被使用并作为粒子单一疗法的替代选择。然而，在HDR单一疗法相关文献中缺乏成熟的临床数据（Crook等，2020）。

对于HDR前列腺近距离放射治疗，一旦所有导管就位，就可以进行全部剂量计算。通过制定放射源驻留位置和每个位置的驻留时间，HDR遥控后装单元能提供比永久性粒子植入更灵活的剂量分布。

HDR后装单元剂量率大约为1Gy/min，与直线加速器相似。当前的治疗分次为1～4次。对于分次治疗，最重要的是每个分次治疗中植入物几何与剂量特征的重复性（GEC-ESTRO 2013）。有些中心采用单次植入的办法，并使用固定设备维持每个分次之间针的位置，其他中心采用每个分次中单独植入的方法。加拿大一项研究报告了单分割疗法，该方法短期、中期和长期耐受性良好（Morton等，2011），已被越来越多地采用。

54.4.3.2　植入程序

患者体位和植入过程与之前介绍的永久性粒子近距离放射治疗相似。插入导管后使用固定板固定导管位置。硬钢或塑料导管在超声引导下经会阴插入。导管主要位于外周，少数位于中央，以保证前列腺基部和顶部覆盖剂量，一般导管间隔不大于1cm。一些中心仅在外周区域放置导管。

靶区定义和治疗计划可以在术中使用超声图像制定，或在术后使用CT（和/或MRI）图像制定。执行此程序的优点是，可在专门手术室进行治疗，患者不需要移动，减少了治疗用时，相当于减少了患者的潜在移动、导管位移和解剖结构变化（Milickovic等，2011）。另一个优点是，患者仍处于麻醉中时，可以通过增加或调整导管实施计划调整。

植入导管后，进行成像，由临床医师定义相关靶区。GEC-ESTRO（GEC-ESTRO 2013）推荐，对于所有患者，CTV包括：

- 全部前列腺；
- 任何肉眼可见的囊外延伸或精囊受累；
- 外扩3mm边界以包括潜在显微病变，外扩受直肠和膀胱限制。

其他靶结构，如GTV，可根据之前诊断影像定义，推荐中也介绍了CTV子体积，其中可能包括加大外周区域体积或其他已被确定有明显肿瘤负荷的体积。

在需要准确外放边界以扩展CTV到PVT时，过程中的不确定度，例如图像配准和导管重建，应该仔细检查。

OAR必须包括直肠和尿道，也可以包括阴囊、膀胱颈和神经血管束。

勾画靶区轮廓后，导管在选定图像类型中重建，并在CTV内激活驻留位置。然后使用基于优先级的剂量-体积参数驱动的体积优化技术计算剂量分布。优化过程会迭代求解驻留时间以产生一个可接受的剂量分布，从而满足计划目标。

推荐指出现存文献报告中有各种HDR分割方案，并认为不可能就剂量计划目标给出明确建议（GEC-ESTRO 2013）。GEC-ESTRO提出了表54.7中列出的剂量计划的目标和OAR剂量限制。

表 54-7　在与外照射放射治疗相结合时，HDR 前列腺近距离放射治疗计划的推荐目标和 OAR 剂量限值

体积	剂量-体积参数	推荐	说明
CTV	$V_{100\%}$	≥95%	处方剂量符合CTV
	$D_{90\%}$	>100%	剂量覆盖90%的CTV
直肠	D_{2cc}	≤75Gy EQD_2	包括外照射剂量
尿道	$D_{0.1cc}$	≤120Gy EQD_2	包括外照射剂量
	$D_{10\%}$	≤120Gy EQD_2	
	$D_{30\%}$	≤105Gy EQD_2	

OAR限制为2Gy当量剂量（EQD_2），包括外照射剂量（GEC-ESTRO 2013）

目前使用TG43报告中的水介质相关方法计算剂量分布（AAPM 2004），目的是用100%等剂量线覆盖CTV边界，并符合早期列出的计划要求。GEC-ESTRO推荐，将实际计划的$D_{90\%\ CTV}$作为处方剂量（GEC-ESTRO 2013）。

以下是一个英国使用的计划目标示例，示例采用15Gy的单次分割HDR治疗与37.5Gy的15次分割外照射治疗相结合，该示例基于加拿大课题组（Morton等 2011）的研究：

- 每次15Gy被规定为100%等剂量线；
- $V_{100\%}$ CTV≥95%；
- $D_{90\%}$ CTV≥95%；
- $D_{2cc\ rectum}$<12Gy（包括外照射治疗的总EQD_2为74.7$Gy_{3.5}$）；
- $D_{10\%\ urethra}$<17.5Gy。

由于潜在的优化可能性，相比粒子植入，HDR计划剂量分布更均匀，这可使前列腺$V_{150\%}$更低（通常更低40%，Morton等，2011），如图54.17所示。通过优化，HDR的灵活性和控制也增强了其在姑息性局部近距离放射治疗中的潜力。

尽管可以基于模型进行剂量计算（见章节54.5.1），但HDR前列腺植入物中使用的高能放射源对辐射散射或导管衰减不像其他部位那样敏感（Rivard等，2009）。Mason等（2014a）的发现支持以上结论，即蒙特卡罗方法计算的全腺体HDR前列腺计划，其剂量体积直方图参数与TG43中数值相比减少了1.5%。

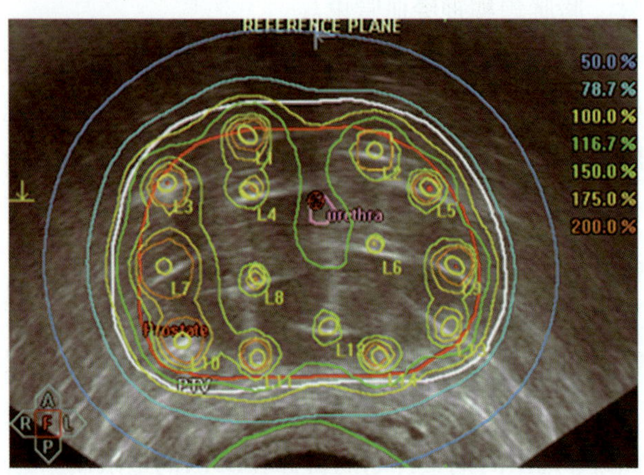

图54.17　一个基于3D超声的100%等剂量线为15Gy的HDR前列腺癌植入物的剂量分布示例

一旦批准治疗计划，导管即与用于传送放射源的HDR遥控后装单元相连。关键是要确保在治疗之前进行QA，以保证针与计划审查时相比没有相对于前列腺的位移，从而确保计划的剂量分布与实际一致。体内剂量测量是近距离放射治疗中日益受到关注的领域，并已用于HDR前列腺近距离放射治疗中作为一种剂量传输的验证工具（Fonseca等，2020）。在额外的中央区针内使用了金属氧化物半导体场效应管（MOSFET），并在测量不确定度时显示了良好的一致性（Mason等，2016）。另一方案是，MOSkin探测器与肠镜结合，用于直肠壁表面的体内剂量测定（Carrara等，2016）。

54.4.3.3　HDR前列腺癌近距离放射治疗中的不确定度

Kirisits等（2014）回顾了HDR前列腺近距离放射治疗的不确定度。其案例中，患者在手术室内全程保持相同体位，超声探头在前列腺平板上保持不动。评估所给剂量的总体不确定度为5%（k=1），包括放射源强度校准以及治疗计划相关的不确定度（包括组织不均匀度、基于超声图像的导管重建和位置准确性、超声图像总体不确定度、靶区勾画和从计划审查到实施期间导管相对于解剖结构的位置改变）。

对于基于CT/MR的计划途径，患者位置会随其从麻醉中恢复而发生改变，这将对植入物造成几何学影响。这一途径通常会使植入和治疗时间更长，且QA测量在评估导管相对于靶体积的位移量时至关重要（Simnor等，2009）。因此，该途径的不确定度与Kirisits等报告的基于超声图像途径不同。

54.4.4　前列腺癌的局部近距离治疗

前列腺癌近距离放射治疗的靶区通常是整个前列腺，或作为单一疗法，或与外照射放射治疗相结合，因为前列腺癌通常被认为是局部多发疾病。多参数MRI和PET图像的进步，以及基于模板经会阴活检引导图像，可使前列腺内的肿瘤特征和轮廓勾画得更好。这些发展增加了人们对局部近距离治疗的兴趣，目的是在控制前列腺靶区内肿瘤灶的同时减少对OAR的剂量以及保留前列腺正常组织。适当选择低风险、小体积的局部病灶将有效治疗整个腺体，同时减少治疗相关毒性。

2012年举行的一个共识小组会议（Langley等，2012）提出了三种近距离放射治疗方法：

- 超局部治疗，仅针对包含主要病变的子靶区；
- 半腺体局部治疗，针对包含肿瘤的一半腺体；
- 聚焦治疗，给确诊病灶[12]标准剂量，对侧给予较低剂量（当单侧有确诊病灶，且对侧存在不具有明确临床意义的病变时适用）。

局部近距离放射治疗仍被认为是实验性的，因

[12] 是指前列腺内最大的肿瘤病灶。有证据表明，确诊病灶会促进前列腺癌的自然进程（Ahmed，2009）。超过一个病灶也符合确诊病灶的标准，但严格来说只有数量为1才可以定义为确诊病灶。主要前列腺内病变（DIL）边界与确诊病灶的意义相同，但常用于超过一个此类病灶的情况中。

为目前尚无长期随访数据。一些临床试验目前正在研究各种形式的局部原发治疗。

局部近距离放射治疗的计划剂量研究，不论是永久性粒子近距离放射治疗，还是HDR疗法，都提示超局部和半腺体技术与全腺体方法相比，有效减少了OAR剂量（Mason等，2014b；Al-Qaisieh等，2015）。这些研究也显示，使用局部疗法可以给予局部靶区更高的$D_{90\%}$，但对放射源位置的误差更敏感。

进一步可采用的方法有：对DIL提高局部剂量的同时仍然给予全腺体标准剂量并限制OAR的剂量。这一方法背后的根本原因是DIL是常见的复发区域，因此增加此处的剂量可提高肿瘤局部控制率。

Memorial Sloan Kettering团队报告了使用^{125}I永久性粒子进行局部巩固的近距离放射治疗的成熟数据（随访中位数86.4个月），其中给予可疑前列腺内区域（基于MR波普成像）的剂量相对于处方剂量上升到150%（King等，2016）。研究表明，长期生化控制极佳，但需要注意与尿道相关的高剂量区域，因为这些病例晚期泌尿系统毒性反应的风险升高。

HDR前列腺近距离放射治疗也被用于局部推量治疗。Crook等的研究显示，勾画的DIL剂量增高到处方剂量的125%～130%是可行的，但需符合OAR的剂量限值（Crook等，2014）。Mason等描述了另一个提高靶区剂量的计划策略，即将前列腺分为多个分区，并提高包含肿瘤分区的剂量。该研究比较了相关分区增加剂量与局部PTV剂量（局部GTV边界外扩4.5mm以包括靶区勾画和图像配准的不确定度）。尽管分区提高计划所提高的剂量稍低且与靶区相关度较低，但与局部PTV的计划相似（Mason等， 2015）[13]。

54.4.5 前列腺癌的姑息性近距离放射治疗

一些早期出版的系列研究表明，在粒子植入或外照射的局部放射治疗失败后，可将近距离放射治疗作为姑息性治疗。因为文献提供的经验有限，目前没有关于姑息性疗法的官方指南。姑息性治疗通常作为局部治疗失败区域的一种重要疗法。

图54.18所示为一个粒子植入治疗局部失败后的局部姑息治疗示例。

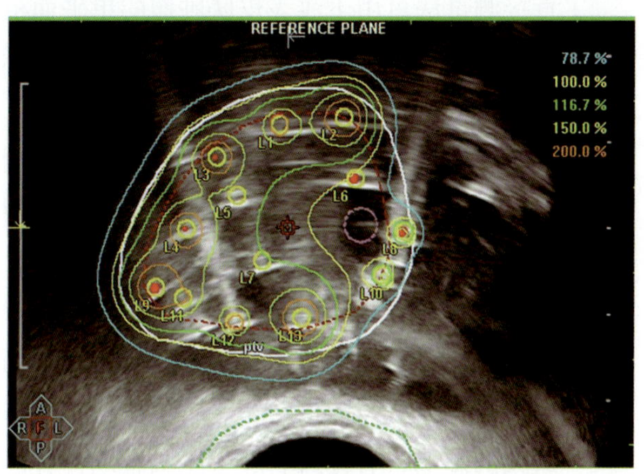

图 54.18 局部姑息性治疗的剂量分布

54.5 一般情况下近距离放射治疗的计划剂量考虑

54.5.1 密封放射源的剂量计算

计算密封放射源周围剂量分布的方法已在第53章中讨论。目前的方法是基于TG45-U1报告给出的公式（AAPM）。TG-186提出的基于模型计算方法（AAPM 2012 – 见章节53.4）尚未广泛应用于临床。一些不同算法的比较研究正在进行中，例如一篇文章（Jacob等，2017）报告了从临床过渡到模型计算的相关研究，该研究对比了基于剂量公式的标准TG-43方法与使用基于模型剂量算法（MBDCA）的基于CT串联治疗计划。一旦实施，患者特异性CT数据和屏蔽材料将被包括在剂量分布计算中。必须仔细推导出新的公式以减少差异和变化。测试的最低要求和目标应该是任何基于MBDCA的TPS都可重现TG-43中基于水体几何条件的结果。目前的建议是，模体和基于蒙特卡罗计算的大型数据库应该对所有人开放。

54.5.2 植入物重建的影像学方法

54.5.2.1 平面成像方法

获取用于近距离放射治疗计划几何信息的现代方法，是使用CT或MR产生的3D图像数据。传

[13] PIVOTALboost 试验（Syndikus 等，2020）将使用前列腺巩固治疗外照射放射治疗的技术与近距离放射治疗进行了比较。

统影像学方法受到胶片可用性的限制，但如果没有3D成像工具，也可以使用数字平面图像（IAEA 2015b）。下面简要总结现有的方法：

1.直接测量法可用于浅表皮肤肿瘤的单平面植入，刚性塑料平板或夹具与刚性引入器在标准模式下使用（如乳腺植入）。

2.正交图像使用最多，其视角互成直角，尽量平行或垂直于植入平面。一对正交图像共用一个坐标轴，因此x和y维度来自一幅图像，y和z维度来自另一幅图像。两幅图像共用参考基线，必须定义参考基线，通常垂直于两图像交叉线且与图像边缘平行。考虑到图像放大的影响，有标尺、环等工具辅助计算。仿真标记线可置于塑料管和施源器中以直接确定需要装载的活度导线长度。仿真标记线也可用于确定植入物或插入物平面放大率。

为使该技术结果准确，两图像必须互相垂直；中心射束应该与成像板垂直，和其他方法一样，患者不可在曝光间歇中改变体位。另外，也有必要控制射束的发散。

3.等中心（可变角度）技术有助于分离多个放射源（如前列腺中多个^{125}I粒子或植入乳腺中的多个导管），并且在骨或其他组织可能遮挡源的情况下，或不能得到良好侧位图像时，有助于可视化放射源。这一技术应该使用模拟器（见章节9.2），因为在扫描检查同时选取最佳平面，几何形状也更容易控制，所以放射源或施源器可清晰成像而不会互相遮挡。当两射束之间成90°角，该方法可达到最高准确度。有时拍摄三幅图像可以更有效地识别放射源，通常重建过程只需要两幅图像。

4.半正交方法使用带标记的专用重建盒，特别适用于没有准确标尺和位移的移动X线系统。

5.立体平移胶片，取两个AP位胶片的测量距离并在两个胶片上投影一个公共的参考点，如果存在多个放射源，可对放射源进行定位。

54.5.2.2 3D成像方法

用于植入物重建最简单和最常见的方法是使用CT或MR扫描技术。这样可以得到中心轴上不同放射源之间的关系以及相关的解剖结构，例如乳腺治疗中的肺和腔内治疗技术中的膀胱和直肠。目前可以通过CT扫描直接生成的一系列横断面图像或矢状位、冠状位重建图像，直接追踪放射源和施源器的位置。利用CT图像重建施源器更为精准，但在某些情况下也可以谨慎使用MR图像。知晓施源器的长度有利于对其进行重建，知晓施源器尖端的封闭空间也至关重要，这有利于精准确认第一次停留位置。使用已知施源器库和停留位置可以减少重建错误。然而，关键是将3D重建的施源器正确地放在专用图像上。Hellebust等（2007）分析了重建方法的影响并发现使用重建库比标准方法得到的标准差更小。但是，测试中所有重建方法导致的计算剂量标准差都＜4%，与近距离放射治疗相比这一数值很小。在输入放射源位置到计划系统工作站时，重要的是保证坐标轴方向正确并正确识别每个活性放射源端点和施源器。必须建立虚拟放射源和真实放射源之间的关系（Hellebust等，2010）。有一些计算机程序可以在确定施源器的坐标后，自动将活性放射源放置在施源器内指定位置，并在放射源被重建完成后自动确定中心剂量测定平面。

重建方法的质量控制可以使用几何模体进行（Roue等，2006）。

54.5.3 计算机化的剂量计划

近年来剂量计算算法已经发展到可以计算3D放射源周围的剂量分布，允许显示各种平面和方向的横截面剂量分布。Stovall和Shalek（1972）描述了当时多种可用的计算机技术。这些技术目前已经扩展到平面图像放射源坐标计算、多种粒子和导管分类排序，有助于前列腺植入。

Welsh等（1983）报告了他们的计算机治疗计划系统，在导线排列相同情况下可重复计算剂量分布，个别点处剂量可能会产生高达5%的剂量差异，但平均差异远小于该值（＜3%）。这些差异已被证明是数字化位置数据和计算平面位置的微小变化造成的。因此，应仔细输入放射源位置，为处方剂量选取参考剂量率，以将计算误差减小到3%以下。除了对TPS输入输出设备进行严格的QA检查外，还应该对放射源和施源器进行QA检查，以减少这些误差。

为了验证计算机运算结果，需要个体测量数据库或合适的公开数据。对于外照射放射治疗，数据通常是个别要使用的直线加速器。然而，近距离放射治疗与之不同，在这种情况下，在近距离放射治疗放射源周围，较短的临床相关距离内，难以确定剂量率，并且测量中存在很大的不确定性。已开发了一些模体用于检查剂量分布的一致性，但绝对剂量是更大的难题。计算机剂量计算中的一些误差，是因为输入参数不正确，特别是使用了不正确的RAKR。重要的是要知晓计算机使用了哪些内部参数，是否使用了组织修正算法，是否可以对非线性放射源进行建模，以及放射源、施源器和电缆是否存在自吸收。也有不少用于表示放射源强度的不同计量单位，每一本关于近距离放射治疗方面的书籍都提供了相应的单位转换方案（见章节53.6），对于特定的治疗计划计算机，使用正确的计量单位至关重要。有时用户会受限于所用软件提供的概念以及算法有效性（IAEA 2004；ESTRO 2004），因此应用一个与软件设计者假设一致的放射源校准方法至关重要。更多与治疗计划系统的质量保证相关的信息在章节54.7中给出描述。

54.6　后装近距离放射治疗的优化

近距离放射治疗计划的目的是获得最佳剂量分布，将期望的剂量率提供给所需的目标剂量，同时最小化周围正常组织的剂量。在组织间插植技术中，很少能达到理想插植效果，因此在植入针完成操作后采取一种优化方案是有益的。

近距离放射治疗一直是一种几何适形治疗，可以认为是肿瘤运动最小的最终调强放射治疗（IMRI）。放置在治疗体积内的施源器可以在避开正常组织的同时给予很高的小体积辐射剂量。近距离放射治疗系统提供3D剂量分布，可以多平面显示，并使用剂量体积直方图（DVHs）进行评估。

微型步进放射源可用于模拟传统放射源的排列，例如巴黎或曼彻斯特系统，或者用于每个位置驻留时间可变的系统，从而提供优化的剂量分布。植入治疗剂量可以通过优化尽量均匀地覆盖整个植入体积，或者被优化为在一系列图像上包绕体积的轮廓。对于后者，植入体积中的剂量可能非常不均匀。

54.6.1　与外照射放射治疗的对比

在现代外照射放射治疗中，广泛使用了靶区体积DVHs和OARs（见章节43.3），这是IMRT计划优化的基础（见章节37.2）。类似的方法在近距离放射治疗中行不通，不能优化靶区体积内的剂量分布。

图54.19所示对比了近距离放射治疗与外照射放射治疗间的PTV的典型累积DVHs。两条曲线在低剂量区重合，平台末端代表PTV接受的最小剂量。平台区外，二者显著不同。对于外照射，曲线快速下降，这表明剂量分布均匀，它有一个定义很好的最大值。对于近距离放射治疗，曲线呈指数型缓慢下降，这表明非常高的剂量给予了一小部分靶区体积（根据平方反比定律，这一部分将不可避免地接近放射源）。因此，近距离放射治疗的优化目标并不是让PTV内有均匀的剂量分布。

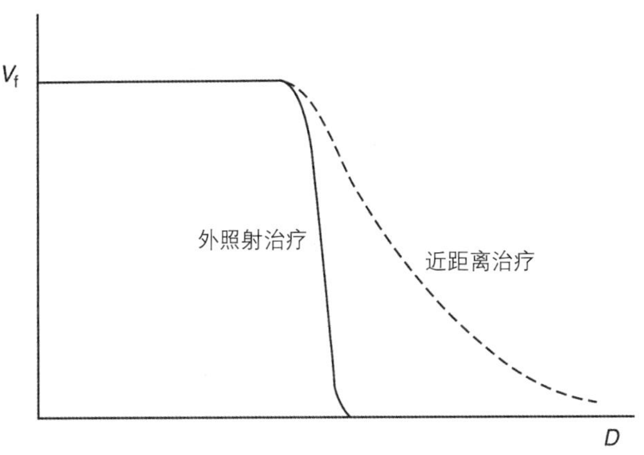

图54.19　外照射和近距离放射治疗的靶体积累积DVH图。除了靶区的剂量外，剂量分布差异很大

临床经验表明，只要高剂量区域涉及体积不大，植入物内部的这种高剂量区是可以接受的。这意味着，植入肿瘤内的放射源之间的距离不应该太大（或者说肿瘤内植入物的数量不应该太少）。这构成了巴黎系统的基础（见章节54.1.2）。如果处方剂量较大，例如剂量递增试验，应严格限制高剂量区范围。另一方面，应避免PTV内剂量不足。因上述原因，在近距离放射治疗中，靶区内高剂量体积可能有用，但解释其作用可能比外照射放射治疗更

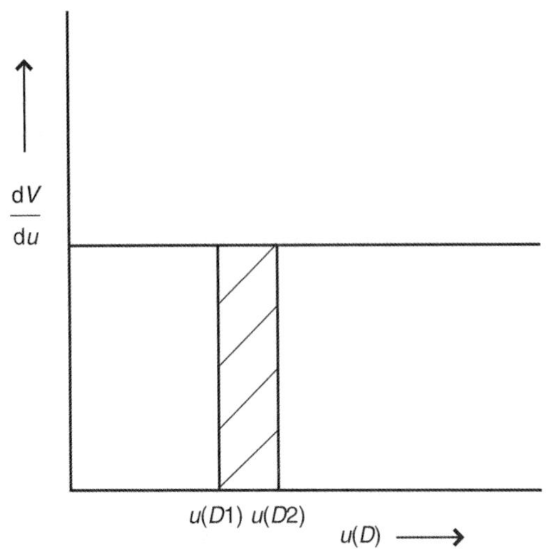

图54.22 DVH图。阴影区域表示体积接受大于D1且小于D2的剂量。u（D）是公式54.1中的定义

由于点源辐射与距离成平方反比定律，植入物中剂量梯度达到最大时，表示为如图54.22中的水平线，当有多个放射源时，存在剂量均匀区域，并且在自然DVH中存在剂量峰值（可见理想条件下表现如图54.23）。在植入体积外，dV/du缓慢下降，直到最终达到恒定值$(4/3)\pi D_{1\mathrm{cm}}^{3/2}$，其中$D_{1\mathrm{cm}}$是1cm处剂量，单位cGy，如果植入物的所有活度集中于一点——则使用公式54.1计算。靠近导线时，剂量率将会相当大，但dV/du会趋近于0。

直方图提供了对治疗计划的直观评估方法。具有常规形状施源器和均匀剂量覆盖的计划的特征是高尖峰值，而宽而浅的峰代表更大的非均匀性。

Anderson定义了低剂量值LD和高剂量值HD，如图54.23所示。峰值剂量分布（D_{peak}）大致与巴黎系统基准剂量（见章节54.1.2.5）相符合（Langmack和Thomas，1995）。LD与HD之间，以及HD与D_{peak}之间的相对于处方剂量的差异提供了一个植入物均匀性的指示。

使用自然DVHs给出处方剂量有三种可行的办法：

- 处方剂量（PD）由直方图上的自然处方剂量（NPD）得到，如图54.23所示，在曲线变为水平处一点[14]。
- 处方剂量（PD）可以被定义为靶体积中的最小剂量，然后与NPD值进行对比。
- 处方剂量（PD）可以取为$0.85D_{peak}$。

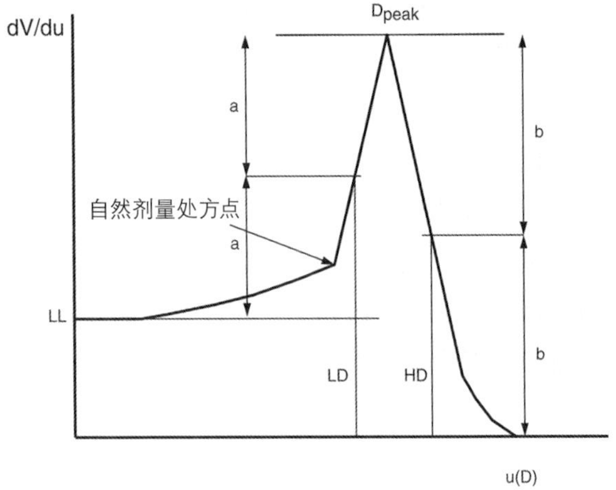

图54.23 多放射源植入的理想自然剂量体积直方图。LL（下限）代表dV/du在距离放射源足够远处，将放射源看作单点源时取值。自然处方剂量点在峰值的低剂量基线处，表示高剂量体积的边缘。HD（高剂量）和LD（低剂量）分别代表高剂量的最大值和低剂量的峰值边缘的一半。一些作者（例如Moerland等，2000）以与HD取值相同的方式，在峰值一半处取值得出LD，这造成了对植入结果不必要的悲观看法，这显然不符合Anderson的意图

Anderson还介绍了一个均匀性指数：

$$U=\frac{V_{(\mathrm{PD\ to\ HD})}/\big(u(\mathrm{PD})-u(\mathrm{HD})\big)}{V_{(\mathrm{above\ PD})}/\big(u(\mathrm{PD})-u(\infty)\big)} \quad (54.2)$$

Tomadsen等（1994）修改了该公式，并引入与处方剂量相互独立的品质因子，公式如下：

$$U=\frac{V_{(\mathrm{LD\ to\ HD})}/\big(u(\mathrm{LD})-u(\mathrm{HD})\big)}{V_{(\mathrm{above\ LD})}/\big(u(\mathrm{LD})-u(\infty)\big)} \quad (54.3)$$

为了实践这一概念，考虑使用17个导管进行前列腺癌插植操作。插植情况如图54.24所示。几何优化用于在靶体积表面的剂量点上实现处方剂量（虚线代表剂量分布）。靶区的累积直方图显示（图54.25）该靶区是否被所选剂量率包绕。图54.25中的PD标记表示处方剂量的位置。

自然DVH（图54.26）显示，处方剂量相当于$0.85D_{peak}$，且NPD在曲线拐点。可见从各点剂量平均值得到的处方剂量PD，高于NPD但低于$0.85D_{peak}$。这是因为故意避让了尿道。一种测量植

[14] NPD点被认为是曲线梯度改变的点（通过在曲线的低剂量部分画一条直线可以观察梯度改变）。其位置可以是不明确的，特别是对于质量较差的植入物（见图54.27示例），这可能是目前的实践中不将其作为处方剂量的原因之一。

入物质量的方法是自然剂量比（NDR），即NPD/PD的比值。如果NDR＞1，说明植入物剂量过量；如果NDR＜1，说明处方剂量可能偏低。

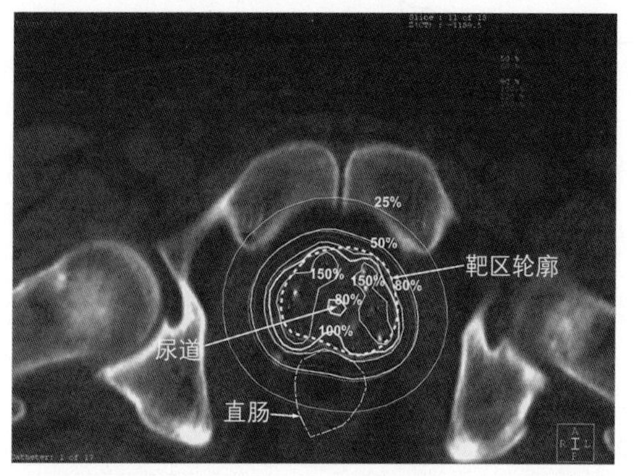

图54.24　前列腺中植入的17个导管。虚线表示期望的靶体积，粗线表示处方剂量的100%等剂量线。注意避开前列腺中央尿道，仅对其给予80%的剂量

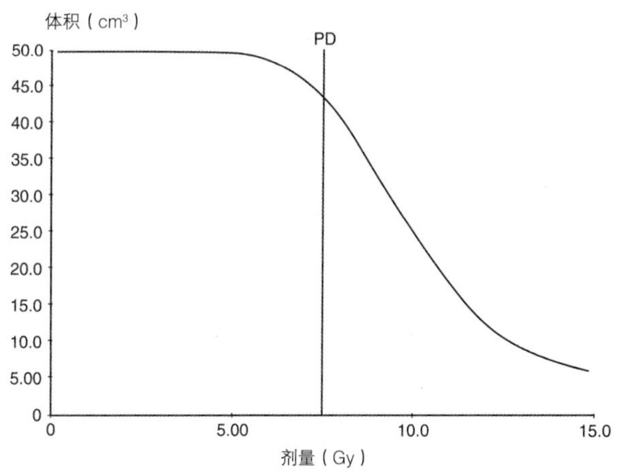

图54.25　图54.24中植入物的累积直方图。PD是处方剂量（图54.24中的100%等剂量线）

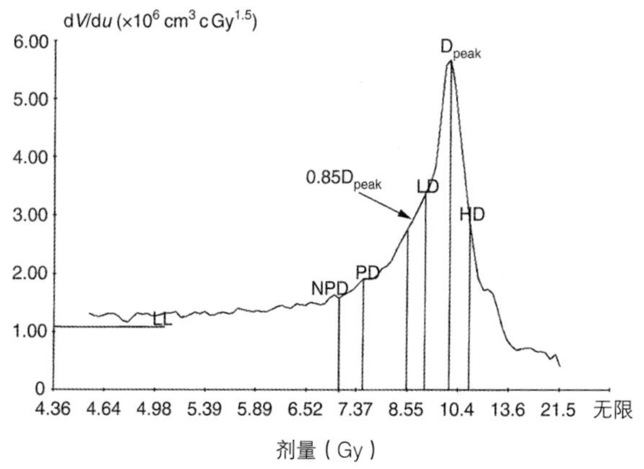

图54.26　图54.24中植入物的自然剂量体积直方图。D_{peak}是与直方图峰值相一致的剂量。PD是基于剂量点均值的处方剂量。NPD是自然处方剂量。LL、LD和HD在图54.23中定义。注意基于85% D_{peak}得到的处方剂量偏高

为了说明自然DVHs是如何表示低质量植入物的，图54.27展示了图54.20中直肠植入剂量不足的直方图。宽而平缓的峰说明靶体积内的剂量不均匀性。峰值位置处剂量是处方剂量的两倍，直方图中处方剂量为PD。品质因子和均匀度指数都很低。

DVH分析广泛用于外照射放射治疗计划的评估中，可以详细比较所制定的不同计划。它还可以提供靶区覆盖剂量和OAR剂量信息，而不是使用固定参考点的剂量。

在近距离放射治疗中，由于需要分析几个体积，因此DVH曲线的复杂性导致需要使用特定剂量-体积对（例如$D_{90\%}$、$D_{100\%}$），这可以从DVH曲线中读取（GEC-ESTRO 2006）。

DVH参数分析可以评估处方剂量、$D_{90\%}$（90%的CTV最小剂量）、$D_{100\%}$（最小靶区剂量）和$V_{100\%}$（接受剂量≥100%处方剂量的体积），例如CTV。对于OAR，假设器官外壁已勾画轮廓，则可以从相应的DVHs中得到某些值，例如0.1cm³、1cm³、2cm³固定体积的OAR剂量。

尽管DVHs和其他参数对于计划评估很有帮助，但仍有必要查看多个平面3D剂量分布，以确保批准的最终治疗计划令人满意。

54.7　近距离放射治疗计划系统的质量保证

对近距离放射治疗TPS的大量测试必须在试运行阶段进行，要对基线性能进行评估。随后QA应该定期执行，在计划系统的任何软硬件更改后也要进行QA工作。

QA至少包括：

- 核查精确的特定放射源模型；
- 核查与实际放射源相关的基准数据集（例如剂量，剂量率常数，径向剂量函数，各向异性因子）；
- 验证独立放射源周围的剂量分布计算（与人工计算和/或公开数据进行对比）；
- 验证放射源衰变表、计算RAKR与临床实际RAKR一致性；
- 验证数据的导入和导出；
- 核查剂量显示和DVH数据；

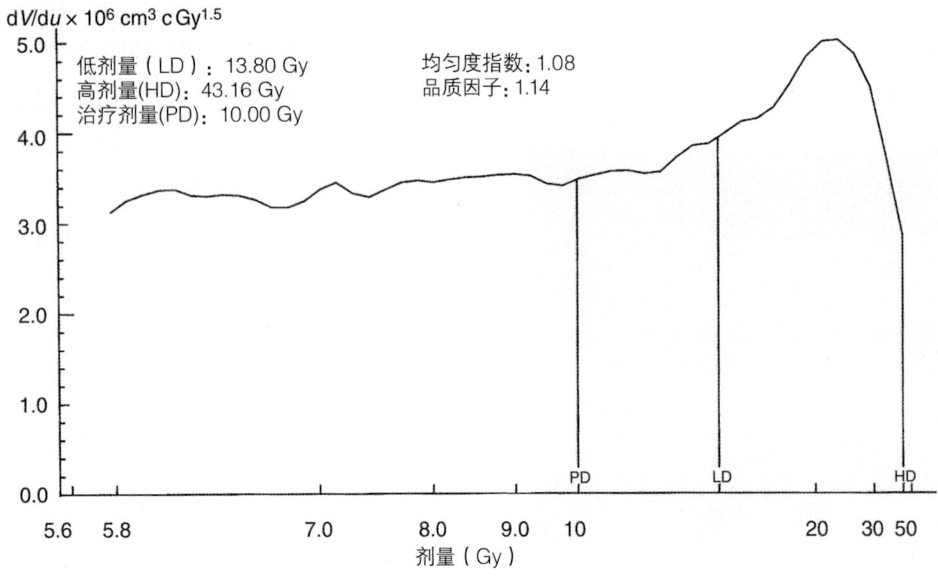

图 54.27　图 54.20 中插植效果不佳案例的自然 DVH 图。PD 是处方剂量，LD 和 HD 在图 54.23 中定义。均匀度指数在公式 54.2 中定义，品质因子在 54.3 中定义

- 核查采用的优化技术；
- 内部或外部审查的全局评估。

在核查剂量计算算法的准确性时，应排除放射源定位误差（例如，通过键盘输入放射源位置信息）。放射源的参数应该与公开数据进行对比。可以采用逐步方法，可先验证单个放射源，然后验证一系列不同配置的多个放射源。

为了检查3D重建，可用扫描模体所得数据（例如Baltas模体[15]，Roué等，2006）检查几何重建技术。对于MR数据集的重建还有其他可用的模体。

在临床使用软件之前，必须检查施源器重建、放射源输入和几何精度、剂量计算算法。软件升级之后，负责的医学物理专家（MPE）在研究了软件发布说明之后，决定是否有必要进一步测试。

DVH数据和等剂量线显示可以通过扫描、计划和评估已知的形状和体积进行检查（Kirisits等，2007）。

可以通过设置自动计算驻留时间以获得指定的剂量分布，对优化进行测试。

标准治疗计划的端到端计算和传输，是对过程和传输的综合检查。应该包括：

- 成像过程；
- 导管重建；
- 选用新校准放射源；
- 指定点剂量优化；
- 计划传输到治疗设备；
- 理想情况下，将计划传输给在一点或多点上有相关测量模体（例如Palmer等，2015；Diez等，2019）。

当新软件交付使用时，这些阶段的一部分将被执行，以便交付已重建的导管和标准计划的驻留权重，并将点剂量与预期剂量进行对比。

一旦验证了该过程，每个临床计划必须在治疗前以某种形式进行独立验证。这可以是人工计算或独立计算机计算点剂量，即修正到当前RAKR或基于期望TRAK的库计划（见章节54.2.6.7）。在治疗前，对分布范围内相关点的剂量进行独立于计划系统的验证。剂量点核查结果应该与计划系统值偏差在 ± 5%以内。如果差异大于这个值，应该在对患者进行治疗前讨论和调整计划系统。每个临床计划的QA包括：

- 患者ID；
- 处方剂量；
- 植入日期和操作；

[15]　π 医疗有限公司。

- 正常结构的剂量；
- 算法识别；
- 放射源描述；
- 向治疗设备数据传输；
- 治疗剂量的独立验证。

可选择由不参与初始治疗计划的第二人执行这些核查。至少在TPS的整个使用期限中，记录QA结果和相应细节。无论是作为临床试验参与结果，还是作为常规剂量学审计的一部分，外部审查都是很好的做法。这样可以提供独立的评估、认证和保障。

总之，近距离放射治疗计划系统QA必须符合目的，重点必须放在与治疗计划实施的临床场景相关的问题上。

第 55 章　近距离放射治疗的放射生物学

Roger Dale

目录

55.1　引言

近距离放射治疗的基础放射生物学与外照射放射治疗基本相同，因此本章应与B部分一起阅读。特别是对于近距离放射治疗，平方反比定律的普适性意味着在物理和放射生物学方面之间存在着更复杂的相互作用。这种相互作用影响了从绝对和相对剂量两个方面评估近距离放射治疗的方式。在制定任何近距离放射治疗计划的过程中，可以说源的几何形状至少与任何放射生物学考虑因素一样重要，因为后者在应用于几何形状差或源错位治疗时通常没有什么影响。

本章涵盖物理学和放射生物学之间相互作用的一些方面；关于近距离放射治疗中使用的修复模型更详细的讨论可以在其他地方找到（Dale, 2019）。由于线性二次（LQ）剂量效应模型仍然是评估放射生物效应的标准方法，因此将在此处使用该模型。在放射生物学中仍存在许多未被正确理解的因素（例如，见Annede等2020年的综述），定量放射生物学评估虽然有用，但应谨慎使用，它应该被用于协助临床决策，而不是取而代之。

55.2　α/β比值

对于任何类型的放射治疗，生物效应的主要决定因素之一是组织 α/β 比值（见8.3）。有时被称为分割因子，α/β比值提供给定肿瘤或器官对剂量率以及分次剂量变化的敏感性的指示。α（单位为 Gy^{-1}）和β（单位为Gy^{-2}）是LQ模型中使用的两个放射敏感性系数，分别是基础细胞存活曲线的初始斜率和向下曲率（弯曲度）的度量。肿瘤的α/β比值（典型范围5～25Gy）通常高于晚反应正常组织（特别是1～4Gy）。而乳腺癌和前列腺癌是关于肿瘤归纳性α/β比值的重要特例，它们的α/β比值分别约为3Gy（Yarnold，2019）和2Gy（Bentzen 和 Ritter，2005；Nahum，2015）。

低α/β比值的组织比高比值组织有更高的剂量耐受性。这意味着在低α/β组织中，分次剂量或剂量率的降低带来细胞杀伤减少会相对更大。因此，相比于大多数肿瘤，晚反应组织在接受低分割或低剂量率治疗时会优先被保护（preferentially spared）。

所涉及的原理如图55.1和55.2所示。可以看出，由于剂量率降低而产生的保护效应表现为细胞存活曲线的拉直，类似于在外照射治疗中使用多个低剂量分次治疗所产生的保护效应。传统连续低剂量率（CLDR）治疗在几天内进行，其临床效果通常很好，从图表中可以清楚地看出对CLDR实现了本质上的模拟，因此超分割治疗的预期效果也可以根据图表获得。在这两种情况下，α/β比值较低的组织可能具有相对较高的放射生物学保护（sparing）效应，当剂量率降低或分次增加时，存活分数的变化较大即证明了这一点。此外，在大多数CLDR植入治疗中，放射源分布在肿瘤内，使得肿瘤内剂量和剂量率最大化。相邻正常结构通常受到较低的剂量和剂量率。这是近距离放射治疗的物理特性，也可以用来解释CLDR的良好临床效果。

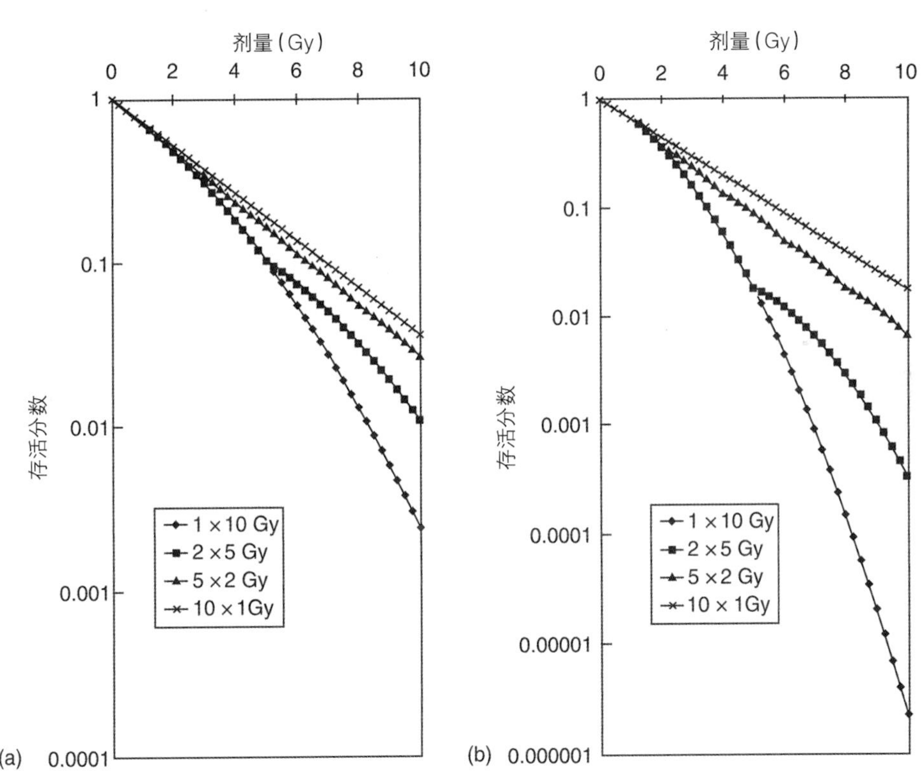

图 55.1　（a）分次对肿瘤治疗的影响；（b）分次对晚反应正常组织的影响

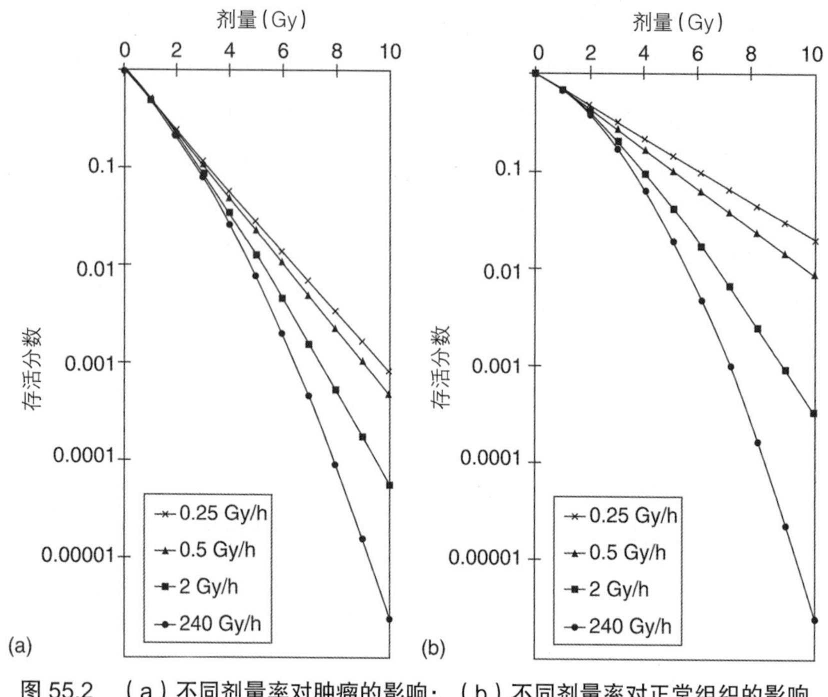

图 55.2 （a）不同剂量率对肿瘤的影响；（b）不同剂量率对正常组织的影响

55.3 修复率（μ值）

辐射可同时导致细胞致死（不可修复）和亚致死（潜在可修复）的DNA损伤。修复只有在足够的时间下才能进行。然而，如果在早期损伤修复之前，受到进一步的损伤累积，则亚致死损伤被转换成为致死损伤。虽然这是对修复过程的简单解释，但它可以帮助理解临床放疗的几个方面。

哺乳动物组织的平均半修复时间通常约为0.5～3小时，越来越多的证据表明，肿瘤的半修复时间很可能比晚反应正常组织更短。如果假设修复过程可以表示为单指数，则修复率（μ）与半修复时间（$T_{1/2}$）的关系表示如下：

$$\mu = \frac{\ln 2}{T_{1/2}}$$

在传统外照射放射治疗中（每天分次治疗间通常相隔约24小时），每一分次后剩余的亚致死性损伤基本上在下一分次治疗时就已经完全修复了。在CLDR治疗中，修复机制和持续辐射诱发的进一步损伤相互竞争；也就是说，在治疗过程中进行了一定修复。这些过程为图58.1和图58.2中曲线的形状做出了解释。

55.4 生物剂量定义

生物剂量是由LQ模型中依据生物效应剂量（BED）定义而来。BED测量单位就物理剂量而言，是gray（Gy）。在任何特定的接受辐照的组织中，BED与细胞存活分数对数相关。无论所涉及的放射治疗类型如何，BED 始终按以下方式从总物理剂量（TD）中计算得出：

生物效应剂量（BED）=总物理剂量（TD）

×相对有效性（RE）

即 BED（单位为 Gy）=TD（单位为 Gy）× RE（无量纲）

BED用于在各种不同放疗方案间相互比较的生物学影响（Fowler，2010）。它也可用于不同类型放射治疗间相互比较（例如，在外照射和近距离放射治疗之间，在外照射和永久性放射性核素植入之间，等）。尽管这是一个并非完全严格的定义，但BED可以被理解为，把辐射按照许多非常小的分次进行实施的理论上的物理剂量。

RE因子考虑了治疗的其他物理细节（例如，分次剂量、剂量率等），也包括一些与被辐照组织或器官有关的放射生物学因子（α/β，μ等）。因为放射生物学因子具有组织特异性，所以通常情况下两种相邻组织分别在接受相同总剂量、分次剂量和剂量率时将会与不同的BED值相关联。

如果正常组织α/β比值小于肿瘤，当分别对两种组织给予相同剂量和辐照模式（即，剂量率和/或分次数），正常组织的BED则几乎总是超过肿瘤。这并不意味着正常组织接受了更高生物剂量；只是反映了之前讨论的问题，即，如果分次剂量（或剂量率）降低，那么正常组织会有更大的潜力实现优先损伤保护（spared）。BED和物理剂量之间的数值差异是衡量组织潜在免受辐射损伤能力的一种度量。

有时在BED及其数值后加上后缀用来表示计算中使用的α/β值会有所帮助，即，BED_3，BED_{10}，$100Gy_3$，$72Gy_{10}$等。

55.4.1　细胞再群体化对生物剂量的影响

不考虑物理剂量，如果被辐照组织中的细胞在治疗过程中发生再群体化，那么该组织因此而产生的生物剂量要低于不发生再群体化的剂量。这是因为在对抗治疗期间发生细胞再群体化时，一些传输剂量将被浪费，结果总体上被杀死的细胞更少。将再群体化效应纳入 BED 方程是通过减去再群体化因子来（RF）实现，该因子考虑了治疗时间和再群体化率

$$BED = TD \times RE - RF$$

在许多肿瘤类型中，再群体化都是一个重要的现象，特别是当治疗时间被延长时，其影响会更加明显。再群体化与总治疗时间（T为天数）相关并表示为：

$$RF = kT$$

参数k可以被理解为每天用于杀灭当天新生细胞的生物总剂量。是在治疗过程中单纯为阻止肿瘤进一步生长的每日BED。对于头颈部鳞状细胞癌来说，k值可能需要多达0.9Gy/d，并且需要从治疗开始持续21～28天，但是对于其他肿瘤部位可用的数据很少（Roberts 和 Hendry，1993；Dale等，2002）。如果在治疗过程中k发生了改变，那么在再群体化因子中则需使用一个平均k值，或者在快速再群体化开始前给持续时间一个明确的界定。

55.4.2　分次高剂量率（FHDR）近距离治疗

就如8.3.1节中说明的那样，对于任何分次治疗（外照射治疗或近距离治疗），每个剂量分次都是在很短时间内完成的，相对有效性因子表示为：

$$RE = 1 + \frac{d}{\alpha/\beta}$$

其中，d表示分次剂量。

由此，因BED=（$TD \times RE$）$-RF$，得出

$$BED = Nd\left[1 + \frac{d}{(\alpha/\beta)}\right] - kT \qquad (55.1)$$

其中，N表示分次数。

公式55.1只有在分次间有足够时间允许亚致死损伤在连续分次间能够完成恢复时才有效。这个限制条件在治疗涉及每天有两次或多分次时可能并不适用，因为分次间的间隔时间仅有几个小时。

55.4.3　剂量率效应

对于任何给定物理剂量的传输，降低剂量率意味着治疗时间成比例地延长。随着治疗时间延长，就会有更多时间可用于细胞内修复发生，这将降低所提供剂量的生物有效性。对于任何给定物理剂量，BED 值将小于暴露时间较短时的值。因此，剂量率效应的关键特征（辐射效应随着剂量率的降低而降低）本质上是因为有更多时间可以用于亚致死损伤修复，而不是剂量率降低本身。这是很重要的一点，在考虑剂量率效应时，这一点经常被忽视或误解。剂量传输时间随着剂量率的降低而增加，从而允许更多的修复（因此导致更少的细胞被杀死），这一事实也解释了图 55.2 中存活曲线的变化模式。

除了细胞内修复外，细胞周期进程和再群体化现象也与剂量率有关。主要影响作用的大致时间尺度如下：

1. 细胞内修复：从几分钟到几小时；
2. 细胞周期进程：几十或几百小时；
3. 再群体化：数天或数周。

就定量影响而言，影响 1 和 3容易理解，同时可能也是最重要的。发生肿瘤再群体化时，在分次高剂量率（FHDR）治疗中可能更显著，因为这些治疗的持续时间通常比 CLDR 更长。

细胞周期进程会导致剂量率反比效应，即随着剂量率降低，放射敏感性会增加而不是降低。尽管在体外观察到了这种效应，但它在临床实践中的影响尚不确定。对于 CLDR 近距离放射治疗而言，由于存在不可避免的剂量率不稳定性，其影响可能很小。

55.4.4 连续低剂量率（CLDR）和永久性植入近距离放射治疗

对于持续数天的连续近距离放射治疗，再群体化效应通常微不足道，因此可以忽略不计。从而有，$BED=TD\times RE$。

CLDR相对有效性用公式表示为：

$$RE=1+\frac{2R}{\mu(\alpha/\beta)}$$

因此：

$$BED=RT\left[1+\frac{2R}{\mu(\alpha/\beta)}\right] \quad (55.2)$$

其中：

R 为剂量率（Gy/h）；

T 为治疗时间（h）；

μ 为潜在亚致死损伤修复的修复率（h^{-1}）。

公式55.2是一个更为复杂表达式的简化形式，当时间T超过大约12小时时可以被使用（Dale，1985；Thames，1985）。

公式55.2假设细胞内修复遵循单指数模式。有证据表明，某些组织类型中可能同时存在几种修复。如果有m种指数修复组成部分，每种修复率常数为μ_i，分次次数为a_i，则：

$$\sum_{i}^{m}a_i=1$$

公式55.2变为：

$$\mathrm{BED}=RT\left[1+\frac{2R}{(\alpha/\beta)}\sum_{i=1}^{m}\left(\frac{a_i}{\mu_i}\right)\right] \quad (55.3)$$

另一种可能性（同样合理）是，亚致死性修复不是多指数的，而是遵循二阶过程，从损伤产生的那一刻起，修复率随着时间增加而不断降低。Dale 等（1999）和 Fowler（1999，2002）讨论了在这一过程中可能涉及的机制和介绍此类过程的数学表达式。

上述方程式与治疗期间放射源没有明显放射性衰变（剂量率保持不变）以及在规定时间后从患者身上移除放射源的情况有关。在永久性植入近距离放射治疗中，放射源从未被移除，剂量率随着植入放射源指数衰减而逐渐下降。对于这样的治疗，假设修复呈单指数，BED值由下式给出：

$$BED=\frac{R_0}{\lambda}\left[1+\frac{R_0}{(\mu+\lambda)(\alpha/\beta)}\right] \quad (55.4)$$

其中：

R_0 为初始剂量率（Gy/h）；

λ为所用放射性核素的放射性衰变常数（h^{-1}）。

对于永久性植入物中使用的大多数放射性核素（例如碘-125，半衰期为60天），发生细胞灭杀所需时间可能很长（几个半衰期），并且在对抗任何正在进行的肿瘤再群体化时可能会浪费大量剂量。在这种情况下，在治疗期间可能会出现剩余剂量率不足以对任何剩余细胞进行灭杀的情况，考虑到这一点，需要对公式55.4进行修改（Dale，1989；Ling，1992；Armpilia 等，2003；Knaup 等，2011）。

55.5 等效性概念

特定类型治疗（治疗 A）将与肿瘤和关键正常组织中特定生物效应模式相关联。如果给予替代治疗（治疗 B）并产生完全相同的生物效应模式，则可以说这两种治疗是等效的。等效剂量并不意味着两种治疗在所有受辐照结构中产生的生物损伤量相同；相反，这意味着治疗A和B产生相同损伤差异模式（differential pattern）。

实际上，在替代治疗之间实现真正的等效几乎不可能。代替治疗可以使治疗 A 和 B 对肿瘤产生相似的效果（肿瘤控制率不变）或相似的正常组织反应（并发症发生率不变），但很少两者兼而有之。通常，可以将两种或多种治疗设计为仅对一个特定生物学终点等效。通过分别考虑每个关键结构的放射生物学结果，定量评估替代治疗的相对优点可以实现，例如，通过使用 BED 值来回顾治疗指数的可能变化。

在寻求用更新的替代方法替换现有治疗（例如 CLDR）时通常会考虑等效性。在一些早期文献中，治疗之间的等效性概念使用不精确；下一节中的示例可能有助于使所涉及的主要问题更清晰易懂。

55.6　CLDR和FHDR之间的相互比较

在许多中心，CLDR的使用已被FHDR近距离治疗所取代。现代高剂量率（HDR）后装系统能够在完全受保护的房间内使用短持续时间的分次来治疗患者。然而，切实可行的FHDR治疗只有在分次数相对较少情况下才有可能实现，这通常需要相对较大的分次剂量。

但传统的放射生物学知识表明，最好避免大分次剂量，这是否意味着分次数少的FHDR近距离放射治疗是一种不安全的选择？

答案是物理剂量梯度有时可能对患者有利，如下例所示。

［例1］

一个在144小时内投照60Gy的CLDR治疗。使用6次FHDR获得对肿瘤类似生物效应所需的总剂量是多少？

为了回答这个问题，我们首先计算肿瘤和正常组织关于初始治疗的BED值（对肿瘤和正常组织使用通用α/β值，分别为10Gy和3Gy，两种组织的修复率μ=0.5h^{-1}。忽略任何再群体化影响）。

对于CLDR，剂量率（R）为：

$$60/144=0.417\text{Gy/h}$$

从公式55.2得到：

$$BED_{10}=60\left[1+\frac{2\times 0.417}{0.5\times 10}\right]=70.0\ \text{Gy}_{10}$$

$$BED_{3}=60\left[1+\frac{2\times 0.417}{0.5\times 3}\right]=93.4\ \text{Gy}_{3}$$

提供相同肿瘤效应6分次的FHDR治疗必须达到相同的BED_{10}值，根据公式55.1计算，省略表达式（因为假设不会发生再群体化）：

$$6d\left[1+\frac{d}{10}\right]=70.0\ \text{Gy}_{10}$$

得到d=6.91Gy，即FHDR总物理剂量为6 × 6.91=41.46Gy。

对于这样的治疗，BED_3的值：

$$BED_{3}=41.46\left[1+\frac{6.91}{3}\right]=137.0\ \text{Gy}_{3}$$

即，相对于最初CLDR治疗，这种FHDR方案明显使得关键晚反应正常组织受到过量剂量（BED_3增加47%）。这确实表明尝试以少分次进行治疗时，每个分次的剂量相应的变得较大，是一个糟糕的选择。

然而，假设可以定位FHDR施源器，以便为关键正常组织提供0.8的物理保护；即这些结构的剂量减少20%。0.8的保护因子对总剂量和分次剂量都起作用，因此，修正后的BED_3：

$$BED_{3}=41.46\times 0.8\times\left[1+\frac{0.8\times 6.91}{3}\right]=94.3\ \text{Gy}_{3}$$

该BED_3值仅比初始FHDR治疗高1%[1]。因此，FHDR适度的额外几何保护（物理效应）几乎完全抵消了潜在危险的放射生物学劣势。

与其他情况相比，在妇科中通常更容易实现正

[1]　当然，使用 LDR 时 BED_3 为 86./Gy_3，因此可能实现 20% 的保护。虽然 FHDR 与 LDR 相对剂量相差 9%，仍可获得 47% 的显著改善。

常结构的几何保护。

［例2］

一个CLDR治疗需要在144小时内投照60Gy。为了获得类似生物效应，假设修复率为μ=0.5h^{-1}，采用^{103}Pd（半衰期为17天）进行永久性植入的TD是多少？

放射性衰变常数是：

$$\lambda=0.693/17=0.04076d^{-1}=1.699\times10^{-3}h^{-1}$$

为了得到所需物理剂量，需要用到公式55.4来确定，将会给出所需的初始剂量率，根据例1为70.0Gy$_{10}$：

$$\frac{R_0}{1.699\times10^{-3}}\left[1+\frac{R_0}{(0.5+0.001699)\times10}\right]=70.0$$

得出R_0=0.1162Gy/h，因此总剂量（R_0/λ）为68.4Gy。

对于接受相同剂量（和初始剂量率）的相邻晚反应正常结构，相关 BED$_3$ 值为：

$$BED_3=68.4\times\left[1+\frac{0.1162}{(0.5+0.001699)\times3}\right]=73.7\ Gy_3$$

该值低于例 1 中为 CLDR 计算的 BED$_3$值（即 94.3Gy$_3$）。因此，给予肿瘤等效剂量（BED_{10}=7Gy$_{10}$）的^{103}Pd植入可以在不改变物理剂量分布的同时获得比原始CLDR治疗更好的治疗指数。这是因为尽管需要更高的物理剂量（68.4Gy代替 60Gy），但钯在比 CLDR 治疗所需的6天的更长时间内提供该剂量，从而为正常组织保护提供了更大的机会。

这些计算忽略了再群体化因子（RF）。如前所述，当放射性核素用于永久性植入时，肿瘤再群体化可能成为一个重要因素，并可能降低潜在获益（Dale，1989；Ling，1992；Armpilia等，2003）。放射性核素半衰期越长，这种影响就越大。

55.7 脉冲近距离放射治疗

脉冲近距离放射治疗［通常被错误地命名为脉冲剂量率（PDR）近距离放射治疗］旨在提供与CLDR 相同的临床优势，但无需在整个治疗期间限制患者和工作人员的进入。脉冲近距离放射治疗的目的是实现与 CLDR 相似的放射生物学效应。CLDR 提供的剂量在总时间段内本应相同，但实际情况是，剂量由一系列短分次（脉冲）组成，脉冲之间存在无辐射的间隙。

由于脉冲数和每脉冲剂量成反比，因此随着脉冲数的增加，使用大量紧密间隔脉冲的治疗接近于 CLDR 治疗。然而，为了实现脉冲近距离放射治疗主要实际好处之一（患者可以自由地接待探视者或在不同分次之间走动），需要保持较短的脉冲持续时间和较长的脉冲间间隔时间。基本的放射生物学问题是：在治疗比率（相对于CLDR）显著降低之前允许每脉冲最大剂量和最大脉冲的间隔是多少？

尽管已经建立了相应理论和临床指南（Fowler和 Mount，1992；Millar等，1996；Balgobind等，2015），这个问题也并不容易回答。相比于FHDR 或 CLDR，近距离脉冲放射治疗的放射生物学（以及相关数学）在更为复杂，并且在预测可靠性方面更依赖于放射生物学假设（Underwood 等，2011）。亚致死损伤修复机制尤其如此；由于脉冲间隔很近，分次之间的修复是未完成的，随着治疗的进展，这会导致大量额外的细胞致死。

假如对总剂量进行了修改，如果把脉冲近距离放射治疗仅作为根治性治疗的一个组成部分进行使用，则长达3小时的间隔足够。如果脉冲近距离放射治疗作为全部治疗方案，则需要不超过1小时的间隙（Visser等，1996）。

55.8 剂量梯度对生物响应的影响

在大多数近距离放射治疗应用中，生物响应点上的剂量处方（或平均中心剂量的百分比）将在等剂量表面，该表面包围的组织体积接受剂量将在源附近迅速上升。显然，这意味着物理剂量及其放射生物学对应BED值仅在处方点被正确定义。在该点任一侧几毫米处，剂量率（以及投照剂量和

BED）可能差异很大。

这是否意味着BED概念在应用于近距离放射治疗时毫无意义？答案是，虽然剂量梯度有显著影响，但剂量梯度引起的BED净增量是可以量化的，在大多数临床病例中很少有超过 15%～30% 的情况。因此，计算得到的参考点BED可以通过使用考虑到特定治疗条件的乘数因子进行校正。所涉及的问题在别处进行了深入讨论（Dale 等，1997），表55.1 和 55.2 总结了适用于多种情况的BED乘数因子。这些因子源自基于理想的单源几何形状的纯分析方法，但围绕多源的临床妇科应用对真实 BED 的直接评估表明，理论值代表了实践中发生的情况。

表55.1　FHDR近距离放射治疗的BED乘数因子

分次剂量（Gy）	N=1	N=2	N=4	N=6	N=8	N=10
2	1.72	1.54	1.39	1.32	1.27	1.24
4	1.55	1.39	1.27	1.21	1.18	1.15
6	1.45	1.31	1.21	1.16	1.13	1.11
8	1.38	1.26	1.17	1.13	1.10	1.09
10	1.33	1.22	1.14	1.10	1.08	1.07

假设α/β=20Gy，α=0.35Gy^{-1}。N为分次数。为得到“净”BED，在参考点位置计算得到的BED需乘上表中的因子。

表 55.2　CLDR 近距离放射治疗的 BED 乘数因子

剂量率（Gy/h）	T=25h	T=50h	T=75h	T=100h	T=125h	T=150h	T=175h	T=200h
0.2	1.48	1.35	1.28	1.25	1.21	1.19	1.17	1.16
0.4	1.35	1.24	1.19	1.16	1.14	1.12	1.11	1.10
0.6	1.28	1.19	1.15	1.12	1.10	1.09	1.08	1.08
0.8	1.24	1.16	1.12	1.10	1.09	1.07	1.07	1.06
1.0	1.21	1.14	1.10	1.08	1.07	1.06	1.06	1.05

假设α/β=20Gy，α=0.35Gy^{-1}，μ=1h^{-1}。T为治疗时间。

“等效” BED（即处方点 BED 乘以表格中相关系数）是与均匀物理剂量相关的生物剂量，该剂量必须应用于相同体积的组织以产生和近距离放射治疗相同的细胞存活分数。因此，它类似于用于量化外照射治疗中非均匀剂量分布的等效均匀剂量概念（EUD 参见第 44.3 节）（Niemierko，1997）。综合生物响应应[2]概念在近距离放射治疗与外照射相结合时特别有用，允许更真实地把两个部分提供的各自的有效生物剂量累加。

对于FHDR，乘数因子是分次剂量（d）和分次数（N）的函数。与参考剂量相关的BED需使用最合适的放射生物学因素的通常方式计算获得。通过将未修正的BED乘以相应表格中的值，可以得到参考等效表面包围体积内的等效BED。与BED不同，乘数因子对放射生物学参数变化相对不敏感。Armpilia 等（2006）对BED乘数因子及其衍生的BED之间的关系进行了更详细的研究，在该篇文章中同时讨论了CLDR、FHDR 和脉冲近距离放射治疗。

55.9　近距离放射治疗过程中动态变化的重要性

在近距离放射治疗过程中，肿瘤体积可能会缩小（由于细胞损耗）或变大（由于水肿）。如果治疗涉及在肿瘤内直接放置放射源或后装施源器，则由于各自影响，剂量可能会显著增加或减少（Dale 和 Jones，1994）。

在伪指数收缩时，如果线性收缩率为z（d^{-1}），则将公式55.1和公式55.2分别改写为公式55.5和公式55.6：

- 对于FHDR近距离放射治疗（N个分次，单

[2]　综合生物响应是通过考虑与每个体素中 BED 相关的细胞杀伤获得的，这允许计算等效 BED。对于简单几何形状，可以通过使用表中乘数因子来获得等效 BED。由于细胞杀伤与剂量之间存在非线性关系，所以等效 BED 不是每个体素中 BED 的平均值（Dale 等，1997）。

次剂量d）

$$BED = N\,d\,X\left[1+\frac{dX}{(\alpha/\beta)}\right] \qquad (55.5)$$

其中：

$X=1+(N-1)zt$；

t是连续分次间的平均时间间隔。

• 对于CLDR近距离放射治疗（在时间T期间剂量率为R）

$$BED = R\,T\,Y\left[1+\frac{2RY}{\mu(\alpha/\beta)}\right] \qquad (55.6)$$

其中：

$Y=1+zT$

一些影像学研究表明，在近距离放射治疗之前进行一个疗程化疗，肿瘤的缩小确实会随时间呈指数级增加（Tan 等，1996）。

在近距离放射治疗导致肿瘤短期肿胀（水肿）而不是收缩时，可以使用相同的方程，但需要将正 z替换为适当的负系数。Kehwar 等（2013）和 Mountris 等（2017）对前列腺近距离放射治疗植入中水肿的影响进行了详细研究。

55.10 近距离放射治疗中的RBE

虽然在近距离放射治疗评估中通常忽略相对生物效应（RBE）因子（见第6.11.15节），但它们可能非常重要。一些用于近距离放射治疗的放射性核素所发射的辐射比用于外照射治疗的常规X射线更能有效地产生生物损伤（Scalliet 和 Wambersie，1987；Ling 等，1995；Wuu 和 Zaider，1998；Wuu 和 Chen，2006）。因此，放射性核素需要较小的物理剂量才能产生特定生物效应，效应的提高以RBE来衡量。例如，^{125}I, RBE值约为1.45，只需提供（1/1.45）=0.69Gy就能产生与常规X射线1Gy相同的效果。RBE考虑因素也与术中使用低能X射线的接触式近距离放射治疗相关（Marthinsen 等，2010；Armoogum等，2016）。

在实践中，由于RBE随剂量（或剂量率）的变化而变化，因此RBE允许误差可能存在潜在问题，RBE值在非常低的剂量（或剂量率）下最高。幸运的是，通过改变所有 BED 方程中从[1+⋯]到[RBE_{max}+⋯]的相对有效性表达式的格式，可以轻松地将 RBE 现象纳入 LQ 方程中，RBE_{max}是剂量为零时出现的最大RBE。例如，公式55.4可以改写为：

$$BED = \frac{R_0}{\lambda}\left[RBE_{\max}+\frac{R_0}{(\mu+\lambda)(\alpha/\beta)}\right]$$

这种对 BED 方程简单通用的改写允许适当考虑 RBE 随剂量（或剂量率）的变化，并且BED 值可用于与使用常规X射线治疗相关的直接互相比较。Dale 和 Jones（1999）描述了将 RBE 纳入放射生物学方程，Antipas 等（2001）和 Armpilia 等（2003）研究了与永久性植入近距离放射治疗相关的实际意义。Holloway 和 Dale（2013）针对各种放射治疗类型对 RBE 在放射生物学等效关系中的特殊作用进行了详细的理论研究。

I 部分：参考文献

AAPM (American Association of Physicists in Medicine). Report 21. Specification of brachytherapy source strength. Task Group 32 – see Nath et al. 1987.

AAPM. Report 46. Comprehensive QA for radiation oncology. Task Group 40 1994 – see Kutcher et al. 1994.

AAPM. Report 51. Dosimetry of interstitial brachytherapy sources. Task Group 43 – see Nath et al. 1995.

AAPM. Report 59. Code of practice for brachytherapy physics. Task Group 56 – see Nath et al. 1997.

AAPM. Report 84. A revised AAPM protocol for brachytherapy dose calculations. Task Group 43-U1 – see Rivard et al. 2004.

AAPM. Report 84S. Supplement to the 2004 update of the AAPM Task Group No. 43 Report. Task Group 43-U1S1 – see Rivard et al. 2007.

AAPM. Report 98. Third-party brachytherapy source calibrations and physicist responsibilities: Report of the AAPM Low Energy Brachytherapy Source Calibration Working Group – see Butler et al. 2008.

AAPM. Report 137. Recommendations on dose prescription and reporting methods for permanent interstitial brachytherapy for prostate cancer. Task Group 137 – see Nath et al. 2009.

AAPM. Report 129. Dosimetry of (125)I and (103)Pd COMS eye plaques for intraocular tumors. Task Group 219. 2012a – see Chiu-Tsao et al. (2012).

AAPM. Report 186. Model-based dose calculation methods in brachytherapy beyond the TG-43 formalism: current status and recommendations for clinical implementation. Task Group 186. 2012b – see Beaulieu et al. (2012).

AAPM. Report 192. AAPM and GEC-ESTRO guidelines for image-guided robotic brachytherapy. Task Group 192 – see Podder et al. 2014.

AAPM. Report 167. Guidelines by the AAPM and GEC-ESTRO on the use of innovative brachytherapy devices and applications. Task Group 167 – see Nath et al. 2016.

AAPM. Report 84S2. Supplement 2 for the 2004 update of the AAPM Task Group No. 43 Report: Joint recommendations by the AAPM and GEC-ESTRO. Task Group 43-U1S2 – see Rivard et al. 2017 and erratum 2018.

AAPM. Report 221. AAPM recommendations on medical physics practices for ocular plaque brachytherapy. Task Group 221. 2020a – see Thomson et al. (2020).

AAPM. Report 253. Surface brachytherapy: Joint report of the AAPM and the GEC-ESTRO. Task Group 253. 2020b – see Fulkerson et al. (2020).

AAPM. Report 292. Dose-rate considerations for the INTRABEAM electronic brachytherapy system. 2020c – see Culberson et al. (2020).

ABS (American Brachytherapy Society). The American Brachytherapy Society consensus guidelines for plaque brachytherapy of uveal melanoma and retinoblastoma. *Brachytherapy* **13** (1):1–14, 2014. doi:10.1016/j.brachy.2013.11.008

Ahmed, H. U. The index lesion and the origin of prostate cancer. *N. Engl. J. Med.* **361** (17):1704–1706, 2009. doi:10.1056/NEJMcibr0905562

Aird, E. G., Jones, C. H., Joslin, C. A. F., Klevenhagen, S. C., Rossiter, M. J., Welsh, A. D. et al. Recommendations for brachytherapy dosimetry: report of a joint working party of the BIR and the IPSM. British Institute of Radiology, London, 1993.

Albuquerque, K., Hrycushko, B. A., Harkenrider, M. M., Mayadev, J., Klopp, A., Beriwal, S., et al. Compendium of fractionation choices for gynecologic HDR brachytherapy-An American Brachytherapy Society Task Group Report. *Brachytherapy* **18** (4):429–436, 2019. doi:10.1016/j.brachy.2019.02.008

Al Qaisieh, B., Mason, J., Bownes, P., Henry, A., Dickinson, L., Ahmed, H. U. et al. Dosimetry modeling for focal low-dose-rate prostate brachytherapy. *Int. J. Radiat. Oncol. Biol. Phys.* **92** (4):787–793, 2015. doi:10.1016/j.ijrobp.2015.02.043

Alam, M., Nanda, S., Mittal, B. B., Kim, N. A. and Yoo, S. The use of brachytherapy in the treatment of nonmelanoma skin cancer: a review. *J. Am. Acad. Dermatol.* **65** (2):377–388, 2011. doi:10.1016/j.jaad.2010.03.027

Anagnostopoulos, G., Baltas, D., Karaiskos, P., Pantelis, E., Papagiannis, P. and Sakelliou, L. An analytical dosimetry model as a step towards accounting for inhomogeneities and bounded geometries in ^{192}Ir brachytherapy treatment planning. *Phys. Med. Biol.* **48** (11):1625–1647, 2003. doi:10.1088/0031-9155/48/11/310

Anderson, L. L. A 'natural' volume-dose histogram for brachytherapy. *Med. Phys.* **13** (6):898–903, 1986. doi:10.1118/1.595815

Annede, P., Cosset, J. M., Van Limbergen, E., Deutsch, E., Haie-Meder, C. and Chargari, C. Radiobiology: Foundation and New Insights in Modeling Brachytherapy Effects. *Semin. Radiat. Oncol.* **30** (1):4–15, 2020. doi:10.1016/j.semradonc.2019.08.009

Antipas, V., Dale, R. G. and Coles, I. P. A theoretical investigation into the role of tumour radiosensitivity, clonogen repopulation, tumour shrinkage and radionuclide RBE in permanent brachytherapy implants of ^{125}I and ^{103}Pd. *Phys. Med. Biol.* **46** (10):2557–2569, 2001. doi:10.1088/0031-9155/46/10/304

Armoogum, K., Evans, S. and Morgan, D. Modelling the radiobiological effect of intraoperative X-ray brachytherapy for breast cancer using an air-filled spherical applicator. *J. Contemp. Brachytherapy* **8** (4):313–318, 2016. doi:10.5114/jcb.2016.61758

Armpilia, C. I., Dale, R. G., Coles, I. P., Jones, B. and Antipas, V. The determination of radiobiologically optimized half-lives for radionuclides used in permanent brachytherapy implants. *Int. J. Radiat. Oncol. Biol. Phys.* **55** (2):378–385, 2003. doi:10.1016/S0360-3016(02)04208-6

Armpilia, C., Dale, R. G., Sandilos, P. and Vlachos, L. Radiobiological modelling of dose-gradient effects in low dose rate, high dose rate and pulsed brachytherapy. *Phys. Med. Biol.* **51** (17):4399–4411, 2006. doi:10.1088/0031-9155/51/17/018

Ash, D., Flynn, A., Battermann, J., de Reijke, T., Lavagnini, P. and Blank, L. ESTRO/EAU/EORTC recommendations on permanent seed implantation for localized prostate cancer. *Radiother. Oncol.* **57** (3):315–321, 2000. doi:10.1016/S0167-8140(00)00306-6

Astrahan, M. A., Luxton, G., Jozsef, G., Kampp, T. D., Liggett, P. E., Sapozink, M. D., et al. An interactive treatment planning system for ophthalmic plaque radiotherapy. *Int. J. Radiat. Oncol. Biol. Phys.* **18** (3):679–687, 1990. doi:10.1016/0360-3016(90)90077-w

Astrahan, M. A. A patch source model for treatment planning of ruthenium ophthalmic applicators. *Med. Phys.* **30** (6):1219–1228, 2003. doi:10.1118/1.1573971

Astrahan, M. A. Improved treatment planning for COMS eye plaques. *Int. J. Radiat. Oncol. Biol. Phys.* **61** (4):1227–1242, 2005. doi:10.1016/j.ijrobp.2004.09.062

Ayoub, A. and Shani, G. Development of New Radioactive Seeds Tm-170 for Brachytherapy. In *World Congress on Medical Physics & Biomedical Engineering, September 7 - 12, 2009, Munich, Germany*. Heidelberg: Springer, 2009. doi:10.1007/978-3-642-03474-9_1

Balgobind, B. V., Koedooder, K., Ordonez, Z. D., Davila, F. R., Rasch, C. R. and Pieters, B. R. A review of the clinical experience in pulsed dose rate brachytherapy. *Br. J. Radiol.* **88** (1055):20150310, 2015. doi:10.1259/bjr.20150310

BCRU (British Committee on Radiation Units and Measurements). Specification of brachytherapy sources. Memorandum from the British Committee on Radiation Units and Measurements. *Br. J. Radiol.* **57**:941–942, 1984. doi:10.1259/0007-1285-57-682-941

Beaulieu, L., Carlsson, T. A., Carrier, J. F., Davis, S. D., Mourtada, F., Rivard, M. J. et al. Report of the Task Group 186 on model-based dose calculation methods in brachytherapy beyond the TG-43 formalism: current status and recommendations for clinical implementation. *Med. Phys.* **39** (10):6208–6236, 2012. doi:10.1118/1.4747264

Bellezzo, M., Baeza, J. A., Voncken, R., Reniers, B., Verhaegen, F. and Fonseca, G. P. Mechanical evaluation of the Bravos afterloader system for HDR brachytherapy. *Brachytherapy* **18** (6):852–862, 2019. doi:10.1016/j.brachy.2019.06.005

Bentzen, S. M., Heeren, G., Cottier, B., Slotman, B., Glimelius, B., Lievens, Y. et al. Towards evidence-based guidelines for radiotherapy infrastructure and staffing needs in Europe: the ESTRO QUARTS project. *Radiother. Oncol.* **75** (3):355–365, 2005. doi:10.1016/j.radonc.2004.12.007

Bentzen, S. M. and Ritter, M. A. The alpha/beta ratio for prostate cancer: what is it, really? *Radiother. Oncol.* **76** (1):1–3, 2005. doi:10.1016/j.radonc.2005.06.009

Bice, W. S., Jr., Prestidge, B. R., Prete, J. J. and Dubois, D. F. Clinical impact of implementing the recommendations of AAPM Task Group 43 on permanent prostate brachytherapy using ^{125}I. American Association of Physicists in Medicine. *Int. J. Radiat. Oncol. Biol. Phys.* **40** (5):1237–1241, 1998. doi:10.1016/S0360-3016(97)00949-8

Bidmead, M., Briot, E., Burger, J., Ferreira, I., Kirisits, C., Kneschaurek, P. et al. A Practical Guide to Quality Control of Brachytherapy Equipment. ESTRO Booklet No 8, edited by J. Venselaar and J. Pérez-Calatayud. Brussels: ESTRO, 2004. www.estro.org/binaries/content/assets/estro/school/publications/booklet-8---a-practical-guide-to-quality-control-of-brachytherapy-equipment.pdf

Bidmead, A. M., Sander, T., Locks, S. M., Lee, C. D., Aird, E. G., Nutbrown, R. F. et al. The IPEM code of practice for determination of the reference air kerma rate for HDR (192)Ir brachytherapy sources based on the NPL air kerma standard. *Phys. Med. Biol.* **55** (11):3145–3159, 2010. doi:10.1088/0031-9155/55/11/011

Bielajew, A. F. Correction factors for thick-walled ionisation chambers in point-source photon beams. *Phys. Med. Biol.* **35** (4):501, 1990. doi:10.1088/0031-9155/35/4/003

BIR (British Institute of Radiology). Recommendations for brachytherapy dosimetry. Report of a Joint Working Party of the BIR and the IPSM. – see Aird et al. 1993.

Blasko, J. C., Mate, T., Sylvester, J. E., Grimm, P. D. and Cavanagh, W. Brachytherapy for carcinoma of the prostate: techniques, patient selection, and clinical outcomes. *Semin. Radiat. Oncol.* **12** (1):81–94, 2002. doi:10.1053/srao.2002.28667

Boone, J. M., Strauss, K. J., Cody, D. D., McCollough, C. H., McNitt-Gray, M. F. and Toth, T. L. Size Specific Dose Estimates (SSDE) in Pediatric and Adult Body CT Examinations. Report of AAPM Task Group 204. College Park, MD: American Association of Physicists in Medicine, 2011. www.aapm.org/pubs/reports/RPT_204.pdf

Burns, G. S. and Raeside, D. E. Monte Carlo simulation of the dose distribution around ^{125}I seeds. *Med. Phys.* **14** (3):420–424, 1987. doi:10.1118/1.596059

Burns, G. S. and Raeside, D. E. Two-dimensional dose distribution around a commercial ^{125}I seed. *Med. Phys.* **15** (1):56–60, 1988. doi:10.1118/1.596151

Butler, W. M., Bice, W. S., Jr., DeWerd, L. A., Hevezi, J. M., Huq, M. S., Ibbott, G. S., et al. Third-party brachytherapy source calibrations and physicist responsibilities: report of the AAPM Low Energy Brachytherapy Source Calibration Working Group. *Med. Phys.* **35** (9):3860–3865, 2008. doi:10.1118/1.2959723

Carrara, M., Tenconi, C., Rossi, G., Borroni, M., Cerrotta, A., Grisotto, S. et al. In vivo rectal wall measurements during HDR prostate brachytherapy with MOSkin dosimeters integrated on a trans-rectal US probe: comparison with planned and reconstructed doses. *Radiother. Oncol.* **118** (1):148–153, 2016. doi:10.1016/j.radonc.2015.12.022

Carrier, J. F., Beaulieu, L., Therriault-Proulx, F. and Roy, R. Impact of interseed attenuation and tissue composition for permanent prostate implants. *Med. Phys.* **33** (3):595–604, 2006. doi:10.1118/1.2168295

CFMRI (Comité Français "Mesures des Rayonnements Ionisants"). Raport No 1. Recommandations pour la détermination des doses absorbées en curiethérapie. Chiron, Paris: Bureau National de Metrologie, 1983.

Chang, L., Ho, S. Y., Lee, T. F., Ding, H. J. and Chen, P. Y. Ir-192 Calibration in Air with Farmer Chamber for HDR Brachytherapy. *J Med Biol Eng* **36**:145–152, 2016. doi:10.1007/s40846-016-0117-0

Chassagne, D. and Horiot, J. C. Proposals for common definitions of reference points in gynecological brachytherapy (author's transl). *J. Radiol. Electrol. Med. Nucl.* **58** (5):371–373, 1977.

Chassagne, D. and Pierquin, B. Plesiocurietherapy of vaginal cancers by plastic mold with iridium 192 (non-radioactive preparation). (Preliminary note.) *J. Radiol. Electrol. Med. Nucl.* **47** (1):89–93, 1966.

Chibani, O., Williamson, J. F. and Todor, D. Dosimetric effects of seed anisotropy and interseed attenuation for ^{103}Pd and ^{125}I prostate implants. *Med. Phys.* **32** (8):2557–2566, 2005. doi:10.1118/1.1897466

Chiu-Tsao, S. T. and Anderson, L. L. Thermoluminescent dosimetry for ^{103}Pd seeds (model 200) in solid water phantom. *Med. Phys.* **18** (3):449–452, 1991. doi:10.1118/1.596692

Chiu-Tsao, S. T., Astrahan, M. A., Finger, P. T., Followill, D. S., Meigooni, A. S., Melhus, C. S., et al. Dosimetry of (125) I and (103)Pd COMS eye plaques for intraocular tumors: report of Task Group 129 by the AAPM and ABS. *Med. Phys.* **39** (10):6161–6184, 2012. doi:10.1118/1.4749933

Cosset, J. M., Cathelineau, X., Wakil, G., Pierrat, N., Quenzer, O., Prapotnich, D. et al. Focal brachytherapy for selected low-risk prostate cancers: a pilot study. *Brachytherapy* **12** (4):331–337, 2013. doi:10.1016/j.brachy.2013.02.002

Crook, J., Ots, A., Gaztanaga, M., Schmid, M., Araujo, C., Hilts, M. et al. Ultrasound-planned high-dose-rate prostate brachytherapy: dose painting to the dominant intraprostatic lesion. *Brachytherapy* **13** (5):433–441, 2014. doi:10.1016/j.brachy.2014.05.006

Crook, J., Marban, M. and Batchelar, D. HDR Prostate Brachytherapy. *Semin. Radiat. Oncol.* **30** (1):49–60, 2020. doi:10.1016/j.semradonc.2019.08.003

Culberson, W. S., Davis, S. D., Gwe-Ya, K. G., Lowenstein, J. R., Ouhib, Z., Popovic, M., et al. Dose-rate considerations for the INTRABEAM electronic brachytherapy system: Report from the American Association of Physicists in Medicine Task Group 292. *Med. Phys.* **47** (8):e913–e919, 2020. doi:10.1002/mp.14163

Cunha, J. A. M., Flynn, R., Belanger, C., Callaghan, C., Kim, Y., Jia, X., et al. Brachytherapy Future Directions. *Semin. Radiat. Oncol.* **30** (1):94–106, 2020. doi:10.1016/j.semradonc.2019.09.001

Dale, R. G. A Monte Carlo derivation of parameters for use in the tissue dosimetry of medium and low energy nuclides. *Br. J. Radiol.* **55** (658):748–757, 1982. doi:10.1259/0007-1285-55-658-748

Dale, R. G. Some theoretical derivations relating to the tissue dosimetry of brachytherapy nuclides, with particular reference to iodine-125. *Med. Phys.* **10** (2):176–183, 1983. doi:10.1118/1.595297

Dale, R. G. The application of the linear-quadratic dose-effect equation to fractionated and protracted radiotherapy. *Br. J. Radiol.* **58** (690):515–528, 1985. doi:10.1259/0007-1285-58-690-515

Dale, R. G. Radiobiological assessment of permanent implants using tumour repopulation factors in the linear-quadratic model. *Br. J. Radiol.* **62** (735):241–244, 1989. doi:10.1259/0007-1285-62-735-241

Dale, R. G. Radiation repair models for clinical application. *Br. J. Radiol.* **92** (1093):20180070, 2019. doi:10.1259/bjr.20180070

Dale, R. G. and Jones, B. The effect of tumour shrinkage on biologically effective dose, and possible implications for fractionated high dose rate brachytherapy. *Radiother. Oncol.* **33** (2):125–132, 1994. doi:10.1016/0167-8140(94)90066-3

Dale, R. G., Coles, I. P., Deehan, C. and O'Donoghue, J. A. Calculation of integrated biological response in brachytherapy. *Int. J. Radiat. Oncol. Biol. Phys.* **38** (3):633–642, 1997. doi:10.1016/S0360-3016(97)00096-5

Dale, R. G., Fowler, J. F. and Jones, B. A new incomplete-repair model based on a 'reciprocal-time' pattern of sublethal damage repair. *Acta Oncol.* **38** (7):919–929, 1999a. doi:10.1080/028418699432608

Dale, R. G. and Jones, B. The assessment of RBE effects using the concept of biologically effective dose. *Int. J. Radiat. Oncol. Biol. Phys.* **43** (3):639–645, 1999b. doi:10.1016/S0360-3016(98)00364-2

Dale, R. G., Hendry, J. H., Jones, B., Robertson, A. G., Deehan, C. and Sinclair, J. A. Practical methods for compensating for missed treatment days in radiotherapy, with particular reference to head and neck schedules. *Clin. Oncol. (R. Coll. Radiol.)* **14** (5):382–393, 2002. doi:10.1053/clon.2002.0111

Dale, R. G., Jones, B. and Carabe-Fernandez, A. Why more needs to be known about RBE effects in modern radiotherapy. *Appl. Radiat. Isot.* **67** (3):387–392, 2009. doi:10.1016/j.apradiso.2008.06.013

Davelaar, J., Schaling, D. F., Hennen, L. A. and Broerse, J. J. Dosimetry of ruthenium-106 eye applicators. *Med. Phys.* **19** (3):691–694, 1992. doi:10.1118/1.596898

Delouche, G. and Gest, J. Treatment of uterine cancer by Curietron. *Nouv. Presse Med.* **3** (10):597–600, 1974.

Demanes, D. J., Martinez, A. A., Ghilezan, M., Hill, D. R., Schour, L., Brandt, D., et al. High-dose-rate monotherapy: safe and effective brachytherapy for patients with localized prostate cancer. *Int. J. Radiat. Oncol. Biol. Phys.* **81** (5):1286–1292, 2011. doi:10.1016/j.ijrobp.2010.10.015

Diez, P., Aird, E. G. A., Sander, T., Gouldstone, C. A., Sharpe, P. H. G., Lee, C. D., et al. A multicentre audit of HDR/PDR brachytherapy absolute dosimetry in association with the INTERLACE trial (NCT015662405). *Phys. Med. Biol.* **62** (23):8832–8849, 2017. doi:10.1088/1361-6560/aa91a9

Dixon, R. L., Anderson, J. A., Bakalyar, D. M., Boedeker, K., Boone, J. M., Cody, C. C., et al. Comprehensive Methodology for the Evaluation of Radiation Dose in X-Ray Computed Tomography. Report of Task Group 111: The Future of CT Dosimetry. College Park, MD: American Association of Physicists in Medicine, 2010. www.aapm.org/pubs/reports/RPT_111.pdf

Dutreix, A., Marinello, G. and Wambersie, A. *Dosimétrie en Curiethérapie*. Paris: Masson, 1982.

Edmundsen, G. K. Geometry based optimisation for stepping source implants. In *Brachytherapy HDR and LDR*, edited by A. A. Martinez, C. G. Orton and R. F. Mould, pp. 184–192. Veenendahl: Nucletron, 1990.

Embrace, II. Image guided intensity modulated external beam radiochemotherapy and MRI based adaptive brachytherapy in local advanced cervical cancer, 2016. www.embracestudy.dk/UserUpload/PublicDocuments/EMBRACE%20II%20Protocol.pdf

Enger, S. A., D'Amours, M. and Beaulieu, L. Modeling a hypothetical ^{170}Tm source for brachytherapy applications. *Med. Phys.* **38** (10):5307–5310, 2011. doi:10.1118/1.3626482

Enger, S. A., Vijande, J. and Rivard, M. J. Model-Based Dose Calculation Algorithms for Brachytherapy Dosimetry. *Semin. Radiat. Oncol.* **30** (1):77–86, 2020. doi:10.1016/j.semradonc.2019.08.006

ESTRO (European Society for Radiotherapy and Oncology). Booklet No 8. A Practical Guide to Quality Control of Brachytherapy Equipment – see Bidmead et al. 2004.

Fairchild, R. G., Kalef-Ezra, J., Packer, S., Wielopolski, L., Laster, B. H., Robertson, J. S. et al. Samarium-145: a new brachytherapy source. *Phys. Med. Biol.* **32** (7):847–858, 1987. doi:10.1088/0031-9155/32/7/005

Fields, E. C., Hazell, S., Morcos, M., Schmidt, E. J., Chargari, C. and Viswanathan, A. N. Image-Guided Gynecologic Brachytherapy for Cervical Cancer. *Semin. Radiat. Oncol.* **30** (1):16–28, 2020. doi:10.1016/j.semradonc.2019.08.010

Fletcher, G. H., Wootton, P., Storey, W. H. and Shalek, R. J. Physical factors in the use of cobalt-60 in interstitial and intracavitary therapy. *Am J Roentgenol.Radium Ther Nucl Med* **71** (6):1021–1037, 1954.

Fowler, J. F. Is repair of DNA strand break damage from ionizing radiation second-order rather than first-order? A simpler explanation of apparently multiexponential repair. *Radiat. Res.* **152** (2):124–136, 1999. doi:10.2307/3580085

Fowler, J. F. Sensitivity analysis of parameters in linear-quadratic radiobiologic modeling. *Int. J. Radiat. Oncol. Biol. Phys.* **73** (5):1532–1537, 2009. doi:10.1016/j.ijrobp.2008.11.039

Fowler, J. F. Repair between dose fractions: a simpler method of analyzing and reporting apparently biexponential repair. *Radiat. Res.* **158** (2):141–151, 2002. doi:10.1667/0033-7587(2002)158%5B0141%3ARBDFAS%5d2.0.CO%3b2

Fowler, J. F. 21 years of biologically effective dose. *Br. J. Radiol.* **83** (991):554–568, 2010. doi:10.1259/bjr/31372149

Fowler, J. and Mount, M. Pulsed brachytherapy: the conditions for no significant loss of therapeutic ratio compared with traditional low dose rate brachytherapy. *Int. J. Radiat. Oncol. Biol. Phys.* **23** (3):661–669, 1992. doi:10.1016/0360-3016(92)90026-E

Fulkerson, R. K., Pérez-Calatayud, J., Ballester, F., Buzurovic, I., Kim, Y., Niatsetski, Y., et al. Surface brachytherapy: Joint report of the AAPM and the GEC-ESTRO Task Group No. 253. *Med. Phys.* **47** (10):e951–e987, 2020. doi:10.1002/mp.14436

GEC-ESTRO (Groupe Européen de Curiethérapie and European SocieTy for Radiotherapy & Oncology). Recommendations from Gynaecological (GYN) GEC-ESTRO Working Group (I): concepts and terms in 3D image based 3D treatment planning in cervix cancer brachytherapy with emphasis on MRI assessment of GTV and CTV – see Haie-Meder et al. 2005.

GEC-ESTRO. Recommendations from gynaecological (GYN) GEC ESTRO working group (II): concepts and terms in 3D image-based treatment planning in cervix cancer brachytherapy-3D dose volume parameters and aspects of 3D image-based anatomy, radiation physics, radiobiology– see Pötter et al. 2006.

GEC-ESTRO. Tumour and target volumes in permanent prostate brachytherapy - see Salembier et al. 2007.

GEC-ESTRO. Recommendations for brachytherapy for head and neck squamous cell carcinomas – see Mazeron et al. 2009.

GEC-ESTRO. Recommendations on high dose rate afterloading brachytherapy for localised prostate cancer: an update – see Hoskin et al. 2013.

GEC-ESTRO. GEC-ESTRO ACROP recommendations for head & neck brachytherapy in squamous cell carcinomas: 1st update - Improvement by cross sectional imaging based treatment planning and stepping source technology – see Kovács et al. 2017.

GEC-ESTRO. GEC-ESTRO ACROP recommendations on calibration and traceability of LE-LDR photon-emitting brachytherapy sources at the hospital level - see Pérez-Calatayud et al. 2019.

Godden, T. J. *Physical Aspects of Brachytherapy, Medical Physics Handbook*. Bristol and Philadelphia: Adam Hilger, 1988.

Goetsch, S. J., Attix, F. H., Pearson, D. W. and Thomadsen, B. R. Calibration of ^{192}Ir high-dose-rate afterloading systems. *Med. Phys.* **18** (3):462–467, 1991. doi:10.1118/1.596649

Goodwin, P. N., Quimby, E. H. and Morgan, R. H. Dosage with radioactive materials. In *Physical Foundation of Radiology 4th Edition*, P.N. Goodwin, E.H. Quimby, R.H. Morgan and O. Glasser (Eds.), pp. 241–284. New York: Harper & Row, 1970.

Guarnaschelli, J. N. and Jose, B. O. Palliative high-dose-rate endobronchial brachytherapy for recurrent carcinoma: the University of Louisville experience. *J. Palliat. Med.* **13** (8):981–989, 2010. doi:10.1089/jpm.2009.0411

Guedea, F., Ellison, T., Venselaar, J., Borras, J. M., Hoskin, P., Poetter, R. et al. Overview of brachytherapy resources in Europe: a survey of patterns of care study for brachytherapy in Europe. *Radiother. Oncol.* **82** (1):50–54, 2007. doi:10.1016/j.radonc.2006.11.011

Guix, B., Finestres, F., Tello, J., Palma, C., Martínez, A., Guix, J. et al. Treatment of skin carcinomas of the face by high-dose-rate brachytherapy and custom-made surface molds. *Int. J. Radiat. Oncol. Biol. Phys.* **47** (1):95–102, 2000. doi:10.1016/S0360-3016(99)00547-7

Guix, B., Henríquez, I., Andrés, A., Finestres, F., Tello, J. I. and Martínez, A. Treatment of keloids by high-dose-rate brachytherapy: a seven-year study. *Int. J. Radiat. Oncol. Biol. Phys.* **50** (1):167–172, 2001. doi:10.1016/S0360-3016(00)01563-7

Haie-Meder, C., Pötter, R., Van Limbergen, E., Briot, E., De Brabandere, M., Dimopoulos, J. et al. Recommendations from Gynaecological (GYN) GEC-ESTRO Working Group (I): concepts and terms in 3D image based 3D treatment planning in cervix cancer brachytherapy with emphasis on MRI assessment of GTV and CTV. *Radiother. Oncol.* **74** (3):235–245, 2005. doi:10.1016/j.radonc.2004.12.015

Hall, E. J., Oliver, R. and Shepstone, B. J. Routine dosimetry with tantalum 182 and iridium 192 wires. *Acta Radiol. Ther. Phys. Biol.* **4** (2):155–160, 1966. doi:10.3109/02841866609133140

Haworth, A., Mears, C., Betts, J. M., Reynolds, H. M., Tack, G., Leo, K. et al. A radiobiology-based inverse treatment planning method for optimisation of permanent l-125 prostate implants in focal brachytherapy. *Phys. Med. Biol.* **61** (1):430–444, 2016. doi:10.1088/0031-9155/61/1/430

Hellebust, T. P., Tanderup, K., Bergstrand, E. S., Knutsen, B. H., Røislien, J. and Olsen, D. R. Reconstruction of a ring applicator using CT imaging: impact of the reconstruction method and applicator orientation. *Phys. Med. Biol.* **52** (16):4893–4904, 2007. doi:10.1088/0031-9155/52/16/012

Hellebust, T. P., Kirisits, C., Berger, D., Pérez-Calatayud, J., De Brabandere, M., De Leeuw, A. et al. Recommendations from Gynaecological (GYN) GEC-ESTRO Working Group: considerations and pitfalls in commissioning and applicator reconstruction in 3D image-based treatment planning of cervix cancer brachytherapy. *Radiother. Oncol.* **96** (2):153–160, 2010. doi:10.1016/j.radonc.2010.06.004

Henry, A. M., Al Qaisieh, B., Gould, K., Bownes, P., Smith, J., Carey, B. et al. Outcomes following iodine-125 monotherapy for localized prostate cancer: the results of Leeds 10-year single-center brachytherapy experience. *Int. J. Radiat. Oncol. Biol. Phys.* **76** (1):50–56, 2010. doi:10.1016/j.ijrobp.2009.01.050

Henry, A. M., Rodda, S. L., Mason, M., Musunuru, H., Al Qaisieh, B., Bownes, P. et al. The effect of dose and quality assurance in early prostate cancer treated with low dose rate brachytherapy as monotherapy. *Clin. Oncol. (R. Coll. Radiol.)* **27** (7):382–386, 2015. doi:10.1016/j.clon.2015.03.004

Henschke, U. K., Hilaris, B. S. and Mahan, G. D. Afterloading in interstitial and intracavitary radiation therapy. *Am. J. Roentgenol. Radium Ther. Nucl. Med.* **90**:386–395, 1963.

Heyman, J. The technique in the treatment of cancer uteri at radiumhemmet. *Acta Radiologica* **os-10** (1):49–64, 1929. doi:10.1177/028418512901000102

Heyman, J. The so-called Stockholm method and the results of treatment of uterine cancer at the radiumhemmet. *Acta Radiologica* **os-16** (2):129–148, 1935. doi:10.1177/028418513501600202

Holloway, R. P. and Dale, R. G. Theoretical implications of incorporating relative biological effectiveness into radiobiological equivalence relationships. *Br. J. Radiol.* **86** (1022):20120417, 2013. doi:10.1259/bjr.20120417

Horsler, A. F., Jones, J. C. and Stacey, A. J. Caesium 137 sources for use in intracavitary and interstitial radiotherapy. *Br. J. Radiol.* **37**:385–390, 1964. doi:10.1259/0007-1285-37-437-385

Horwitz, H., Kerejakes, J. G., Bahr, G. K., Cuxton, S. E. and Barrett, C. M. An afterloading system utilizing cesium - 137 for the treatment of carcinoma of the cervix. *Am. J. Roentgenol. Radium Ther. Nucl. Med.* **91**:176–191, 1964.

Hoskin, P. J. and Bownes, P. Innovative technologies in radiation therapy: brachytherapy. *Semin. Radiat. Oncol.* **16** (4):209–217, 2006. doi:10.1016/j.semradonc.2006.04.003

Hoskin, P. J., Rojas, A. M., Bownes, P. J., Lowe, G. J., Ostler, P. J. and Bryant, L. Randomised trial of external beam radiotherapy alone or combined with high-dose-rate brachytherapy boost for localised prostate cancer. *Radiother. Oncol.* **103** (2):217–222, 2012. doi:10.1016/j.radonc.2012.01.007

Hoskin, P. J., Colombo, A., Henry, A., Niehoff, P., Paulsen, H. T., Siebert, F. A. et al. GEC/ESTRO recommendations on high dose rate afterloading brachytherapy for localised prostate cancer: an update. *Radiother. Oncol.* **107** (3):325–332, 2013. doi:10.1016/j.radonc.2013.05.002

IAEA (International Atomic Energy Agency). Calibration of Photon and Beta Ray Sources Used in Brachytherapy. Guidelines on standardized procedures for the calibration of brachytherapy sources at Secondary Standard Dosimetry Laboratories (SSDLs) and hospitals. (Updating TECDOC-1079) TECDOC-1274, Vienna: IAEA, 2002. www-pub.iaea.org/MTCD/Publications/PDF/te_1274_prn.pdf

IAEA. Commissioning and quality assurance of computerized planning systems for radiation treatment of cancer. TRS 430. Vienna: IAEA, 2004. www-pub.iaea.org/MTCD/Publications/PDF/pub1296_web.pdf

IAEA. The transition from 2-D to 3-D high dose rate brachytherapy. Human Health Series No. 12. Vienna: IAEA. 2015a. www.iaea.org/publications/10705/the-transition-from-2-d-brachytherapy-to-3-d-high-dose-rate-brachytherapy

IAEA. Implementation of high dose rate brachytherapy in limited resource settings. Human Health Series No. 30. Vienna: IAEA, 2015b. www.iaea.org/publications/10355/implementation-of-high-dose-rate-brachytherapy-in-limited-resource-settings

ICRP (International Commission on Radiological Protection). Publication 23. Report of the Task Group on Reference Man. Bethesda, MD: ICRP. 1975. journals.sagepub.com/pb-assets/cmscontent/ANI/P_023_1975_Report_on_the_Task_Group_on_Reference_Man_rev0.pdf

ICRU (International Commission on Radiation Units and Measurements). Report 38. Dose and volume specification for reporting intracavitary therapy in gynecology. Bethesda, MD: ICRU, 1985. doi:10.1093/jicru/os20.1.Report38

ICRU. Report 50. Prescribing, recording and reporting photon beam therapy. Bethesda, MD: ICRU, 1993. doi:10.1093/jicru/os26.1.Report50

ICRU. Report 58. Dose and volume specification for reporting interstitial therapy. Washington, DC: ICRU, 1997. doi:10.1093/jicru/os30.1.Report58

ICRU. Report 83. Prescribing, Recording, and Reporting Photon-Beam Intensity-Modulated Radiation Therapy (IMRT). *Journal of the ICRU* **10** (1) 2010. doi:10.1093/jicru/10.1.Report83

ICRU. Report 85a. Fundamental Quantities and Units for Ionizing Radiation (Revised). *Journal of the ICRU* **11** (1) 2011. doi:10.1093/jicru/ndr012

ICRU. Report 89. Prescribing, recording, and reporting brachytherapy for cancer of the cervix. Bethesda, MD: ICRU, 2016. doi:10.1093/jicru/ndw042

IPEM (Institute of Physics and Engineering in Medicine). Code of practice for determination of the reference air kerma rate for HDR (192)Ir brachytherapy sources based on the NPL air kerma standard - see Bidmead et al. 2010.

ISO (International Organization for Standardization). ISO 21439:2009. Clinical dosimetry — Beta radiation sources for brachytherapy. (Also available as BS EN ISO 21439:2009). Geneva: ISO. 2009.

ISO. ISO 2919:2012 Radiological protection. Sealed radioactive sources. General requirements and classification. (Also available as BS EN ISO 2919:2014.) Geneva: ISO, 2012.

Jacob, D., Lamberto, M., DeSouza, L. L. and Mourtada, F. Clinical transition to model-based dose calculation

Nag, S., Ciezki, J. P., Cormack, R., Doggett, S., DeWyngaert, K., Edmundson, G. K. et al. Intraoperative planning and evaluation of permanent prostate brachytherapy: Report of the American Brachytherapy Society. *Int. J. Radiat. Oncol. Biol. Phys.* **51** (5):1422–1430, 2001. doi:10.1016/S0360-3016(01)01616-9

Nahum, A. E. The radiobiology of hypofractionation. *Clin. Oncol. (R. Coll. Radiol.)* **27** (5):260–269, 2015. doi:10.1016/j.clon.2015.02.001

Nath, R., Anderson, L., Jones, D., Ling, C. C., Loevinger, R., Williamson, J. F., et al. Specification of Brachytherapy Source Strength. Report of AAPM Task Group No. 32. New York, NY: American Institute of Physics, 1987a. www.aapm.org/pubs/reports/rpt_21.pdf

Nath, R., Gray, L. and Park, C. H. Dose distributions around cylindrical ^{241}Am sources for a clinical intracavitary applicator. *Med. Phys.* **14** (5):809–817, 1987b. doi:10.1118/1.596007

Nath, R., Meigooni, A. S. and Melillo, A. Some treatment planning considerations for ^{103}Pd and ^{125}I permanent interstitial implants. *Int. J. Radiat. Oncol. Biol. Phys.* **22** (5):1131–1138, 1992. doi:10.1016/0360-3016(92)90820-8

Nath, R., Meigooni, A. S., Muench, P. and Melillo, A. Anisotropy functions for ^{103}Pd, ^{125}I, and ^{192}Ir interstitial brachytherapy sources. *Med. Phys.* **20** (5):1465–1473, 1993. doi:10.1118/1.597110

Nath, R., Anderson, L. L., Luxton, G., Weaver, K. A., Williamson, J. F. and Meigooni, A. S. Dosimetry of interstitial brachytherapy sources: recommendations of the AAPM Radiation Therapy Committee Task Group No. 43. American Association of Physicists in Medicine. *Med. Phys.* **22** (2):209–234, 1995. doi:10.1118/1.597458

Nath, R., Anderson, L. L., Meli, J. A., Olch, A. J., Stitt, J. A. and Williamson, J. F. Code of practice for brachytherapy physics: report of the AAPM Radiation Therapy Committee Task Group No. 56. American Association of Physicists in Medicine. *Med. Phys.* **24** (10):1557–1598, 1997. doi:10.1118/1.597966

Nath, R., Bice, W. S., Butler, W. M., Chen, Z., Meigooni, A. S., Narayana, V. et al. AAPM recommendations on dose prescription and reporting methods for permanent interstitial brachytherapy for prostate cancer: report of Task Group 137. *Med. Phys.* **36** (11):5310–5322, 2009. doi:10.1118/1.3246613

Nath, R., Rivard, M. J., DeWerd, L. A., Dezarn, W. A., Thompson, H. H., Ibbott, G. S. et al. Guidelines by the AAPM and GEC-ESTRO on the use of innovative brachytherapy devices and applications: report of Task Group 167. *Med. Phys.* **43** (6):3178–3205, 2016. doi:10.1118/1.4951734

NCS (Netherlands Commission on Radiation Dosimetry). Recommendations for dosimetry and quality control of radioactive sources used in brachytherapy. NCS Report, 4, The Netherlands Measurement Institute Delft, 1991. radiationdosimetry.org/files/documents/0000011/136-ncsreport20-rev201206.pdf

NCS. Report 20. Dosimetry and quality control of brachytherapy with low-energy photon sources (^{125}I). NCS Report, Netherlands Commission on Radiation Dosimetry, Delft, The Netherlands 2012. doi:10.25030/ncs-020

NCS. Report 30. Code of Practice for Quality Assurance of Brachytherapy with Ir-192 Afterloaders. NCS Report, Netherlands Commission on Radiation Dosimetry, Delft, The Netherlands 2018. doi:10.25030/ncs-030

Niemierko, A. Reporting and analyzing dose distributions: a concept of equivalent uniform dose. *Med. Phys.* **24** (1):103–110, 1997. doi:10.1118/1.598063

O'Connell, D., Joslin, C. A., Howard, N., Ramsey, N. W. and Liversage,W. E.Thetreatmentofuterinecarcinomausingthe Cathetron. Part I. Technique. *Br. J. Radiol.* **40** (480):882–887, 1967. doi:10.1259/0007-1285-40-480-882

Ouhib, Z., Kasper, M., Perez, C. J., Rodriguez, S., Bhatnagar, A., Pai, S. et al. Aspects of dosimetry and clinical practice of skin brachytherapy: the American Brachytherapy Society working group report. *Brachytherapy* **14** (6):840–858, 2015. doi:10.1259/0007-1285-40-480-882

Palmer, A. L., Diez, P., Gandon, L., Wynn-Jones, A., Bownes, P., Lee, C., et al. A multicentre 'end to end' dosimetry audit for cervix HDR brachytherapy treatment. *Radiother. Oncol.* **114** (2):264–271, 2015. doi:10.1016/j.radonc.2014.12.006

Paterson, R. and Parker, H. M. A dosage system for gamma ray therapy. *Br. J. Radiol.* 7 (82):592–632, 1934. doi:10.1259/0007-1285-7-82-592

Paterson, R. and Parker, H. M. A dosage system for interstitial radium therapy. *Br. J. Radiol.* **11** (124):252–266, 1938. doi:10.1259/0007-1285-11-124-252

Paterson, R. and Parker, H. M. *Radium Dosage: the Manchester System.* 2nd edition. Edinburgh: Livingstone, 1967.

Paul, J. M., Philip, P. C., Brandenburg, R. W. and Koch, R. F. Comparison between continuous and discrete sources in the Paris system of implants. *Med. Phys.* **16** (3):414–424, 1989. doi:10.1118/1.596350

Pérez-Calatayud, J., Ballester, F., Carlsson, T. A., Rijnders, A., Rivard, M. J., Andrassy, M., et al. GEC-ESTRO ACROP recommendations on calibration and traceability of LE-LDR photon-emitting brachytherapy sources at the hospital level. *Radiother. Oncol.* **135**:120–129, 2019. doi:10.1016/j.radonc.2019.02.008

Pierquin, B. The destiny of brachytherapy in oncology. *AJR Am J Roentgenol.* **127** (3):495–499, 1976. doi:10.2214/ajr.127.3.495

Pierquin, B. and Chassagne, D. [Technic of plesiocurietherapy of cancers of the maxillary sinus by iridium-192 wires]. *J Radiol Electrol.Med Nucl* **43**:664–668, 1962. www.ncbi.nlm.nih.gov/pubmed/13943437

Pierquin, B., Dutreix, A., Paine, C. H., Chassagne, D., Marinello, G. and Ash, D. The Paris system in interstitial radiation therapy. *Acta Radiol. Oncol. Radiat. Phys. Biol.* **17** (1):33–48, 1978. doi:10.3109/02841867809127689

Pierquin, B. and Marinello, G. *A Practical Manual of Brachytherapy.* Madison, WI: Medical Physics Publishing, 1997.

Podder, T. K., Beaulieu, L., Caldwell, B., Cormack, R. A., Crass, J. B., Dicker, A. P., et al. AAPM and GEC-ESTRO guidelines for image-guided robotic brachytherapy: report of Task Group 192. *Med. Phys.* **41** (10):101501, 2014. doi:10.1118/1.4895013

Pötter, R., Van Limbergen, E., Gerstner, N. and Wambersie, A. Survey of the use of the ICRU 38 in recording and reporting cervical cancer brachytherapy. *Radiother. Oncol.* **58** (1):11–18, 2001. doi:10.1016/S0167-8140(00)00266-8

Pötter, R., Haie-Meder, C., Van Limbergen, E., Barillot, I., De Brabandere, M., Dimopoulos, J. et al. Recommendations from gynaecological (GYN) GEC ESTRO working group (II): concepts and terms in 3D image-based treatment planning in cervix cancer brachytherapy-3D dose volume parameters and aspects of 3D image-based anatomy, radiation physics, radiobiology. *Radiother. Oncol.* **78** (1):67–77, 2006. doi:10.1016/j.radonc.2005.11.014

Prisciandaro, J. I., Zhao, X., Dieterich, S., Hasan, Y., Jolly, S. and Al Hallaq, H. A. Interstitial High-Dose-Rate Gynecologic Brachytherapy: Clinical Workflow Experience From Three Academic Institutions. *Semin. Radiat. Oncol.* **30** (1):29–38, 2020. doi:10.1016/j.semradonc.2019.08.001

Quimby, E. H. and Castro, V. The calculation of dosage in interstitial radium therapy. *Am. J. Roentgenol. Radium Ther. Nucl. Med.* **70** (5):739–749, 1953.

RCR (Royal College of Radiologists). Quality assurance practice guidelines for transperineal LDR permanent seed brachytherapy of prostate cancer. London: The Royal College of Radiologists Board of the Faculty of Clinical Oncology, 2012. www.rcr.ac.uk/publication/quality-assurance-practice-guidelines-transperineal-ldr-permanent-seed-brachytherapy

Regaud, C. Radium therapy of cancer at the Radium Institute of Paris. *Am. J. Roentgenol.* **21**:1, 1929.

Rivard, M. J. Brachytherapy dosimetry parameters calculated for a ^{131}Cs source. *Med. Phys.* **34** (2):754–762, 2007. doi:10.1118/1.2432162

Rivard, M. J., Coursey, B. M., DeWerd, L. A., Hanson, W. F., Huq, M. S., Ibbott, G. S. et al. Update of AAPM Task Group No. 43 Report: A revised AAPM protocol for brachytherapy dose calculations. *Med. Phys.* **31** (3):633–674, 2004. doi:10.1118/1.1646040

Rivard, M. J., Butler, W. M., DeWerd, L. A., Huq, M. S., Ibbott, G. S., Meigooni, A. S. et al. Supplement to the 2004 update of the AAPM Task Group No. 43 Report. *Med. Phys.* **34** (6):2187–2205, 2007. doi:10.1118/1.2736790

Rivard, M. J., Venselaar, J. L. and Beaulieu, L. The evolution of brachytherapy treatment planning. *Med. Phys.* **36** (6):2136–2153, 2009. doi:10.1118/1.3125136

Rivard, M. J., Ballester, F., Butler, W. M., DeWerd, L. A., Ibbott, G. S., Meigooni, A. S., et al. Supplement 2 for the 2004 update of the AAPM Task Group No. 43 Report: Joint recommendations by the AAPM and GEC-ESTRO. *Med. Phys.* **44** (9):e297–e338, 2017. doi:10.1002/mp.12430 Erratum published in Med. Phys. 45 (2): 971-974, 2018. doi:10.1002/mp.12728

Roberts, S. A. and Hendry, J. H. The delay before onset of accelerated tumour cell repopulation during radiotherapy: a direct maximum-likelihood analysis of a collection of worldwide tumour-control data. *Radiother. Oncol.* **29** (1):69–74, 1993. doi:10.1016/0167-8140(93)90175-8

Roberts, S. A., Hendry, J. H., Swindell, R., Wilkinson, J. M. and Hunter, R. D. Compensation for changes in dose-rate in radical low-dose-rate brachytherapy: a radiobiological analysis of a randomised clinical trial. *Radiother. Oncol.* **70** (1):63–74, 2004. doi:10.1016/j.radonc.2003.11.010

Rodda, S., Tyldesley, S., Morris, W. J., Keyes, M., Halperin, R., Pai, H. et al. ASCENDE-RT: an analysis of treatment-related morbidity for a randomized trial comparing a low-dose-rate brachytherapy boost with a dose-escalated external beam boost for high- and intermediate-risk prostate cancer. *Int. J. Radiat. Oncol. Biol. Phys.* **98** (2):286–295, 2017. doi:10.1016/j.ijrobp.2017.01.008

Rossiter, M. J., Williams, T. T. and Bass, G. A. Air kerma rate calibration of small sources of ^{60}Co, ^{137}Cs, ^{226}Ra and ^{192}Ir. *Phys. Med. Biol.* **36** (2):279–284, 1991. doi:10.1088/0031-9155/36/2/011

Roué, A., Ferreira, I. H., Van Dam, J., Svensson, H. and Venselaar, J. L. The EQUAL-ESTRO audit on geometric reconstruction techniques in brachytherapy. *Radiother. Oncol.* **78** (1):78–83, 2006. doi:10.1016/j.radonc.2005.12.004

Rovirosa, Á., Anchuelo, J., Crispin, V., Gutiérrez, C., Herreros, A., Herruzo, I. et al. Recommendations of the Spanish Brachytherapy Group of SEOR for HDR endoluminal treatments. Part 1: Oesophagus. *Clin. Trans. Oncol.* **17** (8):581–589, 2015. doi:10.1007/s12094-015-1284-0

Russell, K. R. and Ahnesjö, A. Dose calculation in brachytherapy for a ^{192}Ir source using a primary and scatter dose separation technique. *Phys. Med. Biol.* **41** (6):1007–1024, 1996. doi:10.1088/0031-9155/41/6/005

Sakelliou, L., Sakellariou, K., Sarigiannis, K., Angelopoulos, A., Perris, A. and Zarris, G. Dose rate distributions around ^{60}Co, ^{137}Cs, ^{198}Au, ^{192}Ir, ^{241}Am, ^{125}I (models 6702 and 6711) brachytherapy sources and the nuclide ^{99m}Tc. *Phys. Med. Biol.* **37** (10):1859–1872, 1992. doi:10.1088/0031-9155/37/10/004

Salembier, C., Lavagnini, P., Nickers, P., Mangili, P., Rijnders, A., Polo, A. et al. Tumour and target volumes in permanent prostate brachytherapy: a supplement to the ESTRO/EAU/EORTC recommendations on prostate brachytherapy. *Radiother. Oncol.* **83** (1):3–10, 2007. doi:10.1016/j.radonc.2007.01.014

Sander, T. Air kerma and absorbed dose standards for reference dosimetry in brachytherapy. *Br. J. Radiol.* **87** (1041):20140176, 2014. doi:10.1259/bjr.20140176

Scalliet, P. and Wambersie, A. Which RBE for iodine-125 in clinical applications? *Radiother. Oncol.* **9** (3):221–230, 1987. doi:10.1016/S0167-8140(87)80234-7

Schlienger, M., Rosenwald, J-C., Miclutia, M., Quint, R. and Pierquin, B. Dosimetric control in brachycurie therapy by the means of 'escargot' isodoses. *Acta Radiol. Ther. Phys. Biol.* **9** (3):282–288, 1970. doi:10.3109/02841867009129105

Shahid, N., Loblaw, A., Chung, H. T., Cheung, P., Szumacher, E., Danjoux, C. et al. Long-term toxicity and health-related quality of life after single-fraction high dose rate brachytherapy boost and hypofractionated external beam radiotherapy for intermediate-risk prostate cancer. *Clin. Oncol. (R. Coll. Radiol.)* **29** (7):412–420, 2017. doi:10.1016/j.clon.2017.01.042

Shalek, R. J. and Stovall, M. Use of computers for the calculation of dose from iridium 192 implants. In *Afterloading: 20 Years of Experience 1955-1975*, edited by B. S. Hilaris, pp. 87–89. New York: Memorial Sloan-Kettering, 1975.

Simnor, T., Li, S., Lowe, G., Ostler, P., Bryant, L., Chapman, C. et al. Justification for inter-fraction correction of catheter movement in fractionated high dose-rate brachytherapy treatment of prostate cancer. *Radiother. Oncol.* **93** (2):253–258, 2009. doi:10.1016/j.radonc.2009.09.015

Soares, C. G., Vynckier, S., Jarvinen, H., Cross, W. G., Sipila, P., Fluhs, D. et al. Dosimetry of beta-ray ophthalmic applicators: comparison of different measurement methods. *Med. Phys.* **28** (7):1373–1384, 2001. 10.1118/1.1376441

Stock, R. G., Stone, N. N., Wesson, M. F. and DeWyngaert, J. K. A modified technique allowing interactive ultrasound-guided three-dimensional transperineal prostate implantation. *Int. J. Radiat. Oncol. Biol. Phys.* **32** (1):219–225, 1995. doi:10.1016/0360-3016(95)00521-Y

Stock, R. G., Stone, N. N., Tabert, A., Iannuzzi, C. and DeWyngaert, J. K. A dose-response study for I-125 prostate implants. *Int. J. Radiat. Oncol. Biol. Phys.* **41** (1):101–108, 1998. doi:10.1016/S0360-3016(98)00006-6

Stone, N. N. and Stock, R. G. Permanent seed implantation for localized adenocarcinoma of the prostate. *Curr. Urol. Rep.* **3** (3):201–206, 2002. doi:10.1007/s11934-002-0065-9

Stout, R., Barber, P., Burt, P., Hopwood, P., Swindell, R., Hodgetts, J. et al. Clinical and quality of life outcomes in the first United Kingdom randomized trial of endobronchial brachytherapy (intraluminal radiotherapy) vs. external beam radiotherapy in the palliative treatment of inoperable non-small cell lung cancer. *Radiother. Oncol.* **56** (3):323–327, 2000. doi:10.1016/S0167-8140(00)00252-8

Stovall, M. and Shalek, R. J. A review of computer techniques for dosimetry of interstitial and intracavitary radiotherapy. *Comput. Programs Biomed.* **2** (3):125–136, 1972. doi:10.1016/0010-468X(72)90024-4

Syndikus, I., Cruickshank, C., Staffurth, J., Tree, A., Henry, A., Naismith, O., et al. PIVOTALboost: A phase III randomised controlled trial of prostate and pelvis versus prostate alone radiotherapy with or without prostate boost (CRUK/16/018). *Clin Transl.Radiat Oncol* **25**:22–28, 2020. doi:10.1016/j.ctro.2020.08.003

Tan, L. T., Jones, B., Green, J. A., Kingston, R. E. and Clark, P. I. Treatment of carcinomas of the uterine cervix which remain bulky after initial external beam radiotherapy: a pilot study using integrated cytotoxic chemotherapy prior to brachytherapy. *Br. J. Radiol.* **69** (818):165–171, 1996. doi:10.1259/0007-1285-69-818-165

Tanderup, K., Menard, C., Polgar, C., Lindegaard, J. C., Kirisits, C. and Potter, R. Advancements in brachytherapy. *Adv. Drug Deliv. Rev*, **109**:15–25, 2017. doi:10.1016/j.addr.2016.09.002

Tedgren, A. C. and Carlsson, G. A. Specification of absorbed dose to water using model-based dose calculation algorithms for treatment planning in brachytherapy. *Phys. Med. Biol.* **58** (8):2561–2579, 2013. doi:10.1088/0031-9155/58/8/2561

Thames, H. D. An 'incomplete-repair' model for survival after fractionated and continuous irradiations. *Int. J. Radiat. Biol. Relat. Stud. Phys. Chem. Med.* **47** (3):319–339, 1985. doi:10.1080/09553008514550461

Thomadsen, B. R., Houdek, P. V., Van der Laarse, R., Edmundson, G. K., Kolkman-Deurloo, I. K. and Visser, A. G. Treatment planning and optimisation. In *High Dose Rate Brachytherapy: A Textbook*. edited by Subir Nag. pp. 79–145. New York: Futura, 1994.

Thomson, R. M., Furutani, K. M., Kaulich, T. W., Mourtada, F., Rivard, M. J., Soares, C. G., et al. AAPM recommendations on medical physics practices for ocular plaque brachytherapy: Report of task group 221. *Med. Phys.* **47** (5):e92–e124, 2020. doi:10.1002/mp.13996

Tod, M. and Meredith, W. J. Treatment of cancer of the cervix uteri, a revised Manchester method. *Br. J. Radiol.* **26** (305):252–257, 1953. doi:10.1259/0007-1285-26-305-252

Trnková, P., Baltas, D., Karabis, A., Stock, M., Dimopoulos, J., Georg, D. et al. A detailed dosimetric comparison between manual and inverse plans in HDR intracavitary/interstitial cervical cancer brachytherapy. *J. Contemp. Brachytherapy* **2** (4):163–170, 2010. doi:10.5114/jcb.2010.19497

Trott, N. G. Radionuclides in brachytherapy: radium and after. *Br. J. Radiol. Suppl.* **21**:1–54, 1987.

Underwood, T. S., Dale, R. G., Bidmead, A. M., Nalder, C. A. and Blake, P. R. Pulsed brachytherapy: a modelled consideration of repair parameter uncertainties and their influence on treatment duration extension and daytime-only 'block-schemes'. *Br. J. Radiol.* **84** (1001):449–456, 2011. doi:10.1259/bjr/58276427

Van der Laarse, R. The stepping source dosimetry systems as an extension of the Paris system. In *Brachytherapy from Radium to Optimisation*, pp. 319–330. Veenendahl: Nucletron, 1994.

Visser, A. G., van den Aardweg, G. J. and Levendag, P. C. Pulsed dose rate and fractionated high dose rate brachytherapy: choice of brachytherapy schedules to replace low dose rate treatments. *Int. J. Radiat. Oncol. Biol. Phys.* **34** (2):497–505, 1996. doi:10.1016/0360-3016(95)02054-3

Wallner, K., Merrick, G., True, L., Cavanagh, W., Simpson, C. and Butler, W. I-125 versus Pd-103 for low-risk prostate cancer: morbidity outcomes from a prospective randomized multicenter trial. *Cancer J.* **8** (1):67–73, 2002. www.researchgate.net/publication/11468717_I-125_versus_Pd-103_for_low-risk_prostate_cancer_Morbidity_outcomes_from_a_prospective_randomized_multicenter_trial

Wambersie, A., Prignot, M. and Gueulette, J. Replacement of radium by cesium-137 in gynecologic curietherapy. *J. Radiol. Electrol. Med. Nucl.* **54** (3):261–270, 1973.

Welsh, A. D., Dixon-Brown, A. and Stedeford, J. B. Calculation of dose distributions for iridium-192 implants. *Acta Radiol. Oncol.* **22** (4):331–336, 1983. doi:10.3109/02841868309134049

Wilkinson, J. M., Moore, C. J., Notley, H. M. and Hunter, R. D. The use of Selectron afterloading equipment to simulate and extend the Manchester System for intracavitary therapy of the cervix uteri. *Br. J. Radiol.* **56** (666):409–414, 1983. doi:10.1259/0007-1285-56-666-409

Williamson, J. F. The Sievert integral revisited: evaluation and extension to ^{125}I, ^{169}Yb, and ^{192}Ir brachytherapy sources. *Int. J. Radiat. Oncol. Biol. Phys.* **36** (5):1239–1250, 1996. doi:10.1016/S0360-3016(96)00417-8

Williamson, J. F., Khan, F. M., Sharma, S. C. and Fullerton, G. D. Methods for routine calibration of brachytherapy sources. *Radiology* **142** (2):511–515, 1982. doi:10.1148/radiology.142.2.7054845

Williamson, J. F. and Nath, R. Clinical implementation of AAPM Task Group 32 recommendations on brachytherapy source strength specification. *Med. Phys.* **18** (3):439–448, 1991. doi:10.1118/1.596691

Williamson, J. F., Coursey, B. M., DeWerd, L. A., Hanson, W. F., Nath, R. and Ibbott, G. Guidance to users of Nycomed Amersham and North American Scientific, Inc., I-125 interstitial sources: dosimetry and calibration changes: recommendations of the American Association of Physicists in Medicine Radiation Therapy Committee Ad Hoc Subcommittee on Low-Energy Seed Dosimetry. *Med. Phys.* **26** (4):570–573, 1999. doi:10.1118/1.598570

Wilson, B. J. *The Radiochemical Manual.* Amersham: The Radiochemical Centre, 1966.

Wuu, C. S. and Zaider, M. A calculation of the relative biological effectiveness of ^{125}I and ^{103}Pd brachytherapy sources using the concept of proximity function. *Med. Phys.* **25** (11):2186–2189, 1998. doi:10.1118/1.598415

Wuu, C. S. and Chen, J. Calculated microdosimetric characteristics of ^{125}I and ^{103}Pd brachytherapy seeds at different depths in water. *Radiat. Prot. Dosimetry* **122** (1–4):506–508, 2006. doi:10.1093/rpd/ncl392

Yarnold, J. Changes in radiotherapy fractionation-breast cancer. *Br. J. Radiol.* **92** (1093):20170849, 2019. doi:10.1259/bjr.20170849

Zelefsky, M. J., Kuban, D. A., Levy, L. B., Potters, L., Beyer, D. C., Blasko, J. C. et al. Multi-institutional analysis of long-term outcome for stages T1-T2 prostate cancer treated with permanent seed implantation. *Int. J. Radiat. Oncol. Biol. Phys.* **67** (2):327–333, 2007. doi:10.1016/j.ijrobp.2006.08.056

Zhao, Y., Moran, K., Yewondwossen, M., Allan, J., Clarke, S., Rajaraman, M. et al. Clinical applications of 3-dimensional printing in radiation therapy. *Med. Dosim.* **42** (2):150–155, 2017. doi:10.1016/j.meddos.2017.03.001

J 部分：非密封源治疗

概述

使用非密封源放射性核素治疗疾病［如今有时被称为分子放疗（MRT）］的最早记录是在1913年：静脉注射镭（MacKee, 1921）。早期大多数的治疗包括静脉或口服给药，称为全身放射性核素治疗。这些全身治疗依赖于肿瘤对放射性标记药物的优先摄取和清除延迟，形成较高的肿瘤/正常组织的剂量比。MRT可潜在破坏已转移到远离原发灶的其他部位。这与外照射或近距离放疗有明显的不同；正如本书之前的许多章节所述，外照射或近距离放疗都需要瞄准肿瘤或插入肿瘤组织内。

随着治疗用放射性核素的更广泛的可得性及新型肿瘤特异性药物的发展，人们对治疗用非密封放射性核素治疗肿瘤的兴趣逐渐增加。常用术语放射性核素靶向治疗是指通过将放射性核素标记到生物靶向分子上，选择性地将放射性核素治疗输送到肿瘤细胞。

MRT被广泛应用于各种恶性肿瘤和疼痛的管理（Yeong等，2014）。如碘-131（或^{131}I）利用甲状腺吸收碘化物的天然特性，是甲状腺毒症和甲状腺癌的标准治疗形式之一；^{32}P、^{89}Sr和^{223}Ra等放射性核素治疗被广泛应用于缓解骨痛。本部分的两个章节简要介绍了MRT的科学基础。第56章重点介绍放射性核素的选择，包括β粒子发射体（第56.2节，特别是图56.1所示β粒子射程的作用）、俄歇电子（第56.3节）或α粒子（第56.4节）。此外，第56.5节涵盖了治疗用和显像用放射性核素的“配对”。第57章涵盖MRT临床应用的全部关键点。第57.2节进行了各种放射性核素分子靶向的综述，如“亲骨”特性；剂量学见第57.3节，定量显像见第57.4节，治疗计划见第57.5节，生物学见第57.6节。

物理和生物机制都可实现组织靶向浓聚。通过选择最合适的放射性核素，实现物理靶向性的改进（第56章）。选择的基础是将释放粒子的物理范围与待治疗肿瘤（或微小瘤）的大小匹配（图56.1），充分考虑放射性核素在肿瘤内宏观水平和细胞水平上的分布。通过更直接的给药途径（如动脉内、腔内和病灶内），也可改善物理靶向性。生物靶向性的改进可通过开发新的载体分子来实现，这些载体分子可提供肿瘤部位的选择性靶向，如在细胞表面膜受体、细胞质或细胞核内。生物靶向（或细胞定向）放射治疗有望直接将辐射剂量输送给肿瘤细胞，从而充分保护正常组织。

放射性核素治疗的传统方法是给予固定活度的放射性核素。活度的量要么基于以往的经验，要么通过逐渐加量来确定，直至观察到不可接受的毒性。最近，已引入治疗前示踪剂检查的方法，测量放射性核素在不同器官和组织中的摄取。这使得治疗处方不是根据给药活度，而是根据肿瘤吸收剂量或风险器官的剂量限值确定（如同外照射和近距离放疗）（Jentzen等，2017）。与传统方法相比，这虽然是显著的改进，但需要强调的是，如第57.3节所述，由于使用过度简化的模型，肿瘤剂量的估计存在很大的不确定性。在配备定量断层显像和多模态图像配准设施的中心，最新方法是使用更实际的模型，生成个体化的患者三维剂量分布图（第57.7节）。

第56章 分子靶向放射治疗的放射性核素选择

Caroline Stokke[1]

目录

56.1 引言

分子靶向放射治疗的放射性核素选择需要考虑其物理和化学性质。本章主要介绍放射性核素的物理性质，即辐射的类型、产量和能量、子核和物理半衰期。根据载体分子、临床适应证和靶点，特定放射性核素可能更适合特定治疗。放射性核素和载体分子的特性，如物理和生物半衰期，也要匹配。第57.2节将进一步讨论生物变量。与靶分子偶联和结合稳定性相关的各种化学性质也很重要。将放射性核素整合入载体分子（放射性标记）的方法有直接标记和间接标记，前者将放射性核素直接与分子上的化学基团相连，后者使用前共轭和后共轭的方法，有时涉及复杂反应和纯化。如果放射性核素可能与载体分子分离，应考虑单纯放射性核素的聚集、滞留和清除情况。此外，与放射性活度水平相关的生产方法和特定临床应用所需的化学纯度和放化纯度非常重要。例如，不同程序之间的比活度的要求不同。

具有分子靶向放射治疗应用潜能的放射性核素衰变类型包括发射β粒子（负电子或正电子）、俄歇电子和α粒子。这些粒子被认为是非穿透性辐射；即其动能在辐射源周围较小区域内被吸收。这与X和γ射线相反，后者是穿透性辐射，即这些粒子与介质相互作用并传递能量之前可移动相对较长距离（见第4章）。β发射体^{131}I和^{32}P是过去最常用的放射性核素（Sawin和Becker，1997；Lawrence，1940），但其物理性质不是很理想。近几十年来，包括^{90}Y和^{177}Lu在内的β粒子发射体放射性核素已成功引入临床，其他放射性核素也在研究中。α粒子发射体^{223}Ra的应用越来越多（Parker等，2013），这种发射体和其他α发射体可能将更广泛应用。诊断示踪剂与治疗用放射性核素药物具有相似的生物分布，对治疗计划或反应监测至关重要。第56.5节将讨论“显像和治疗配对”。诊断用和治疗用放射性核素的配对常用于诊疗一体化（见第56.5和57.5.5节）。

56.2 β发射体

用于分子靶向放射治疗的β放射性核素种类繁多，因此有相当多的属性可供选择。表56.1列出了分子靶向放射治疗中已应用或有应用潜能的β发射体的物理特性。放射性核素按β能量递增的顺序列出，只包括最丰富的β和γ辐射。表56.1中列出的$E_{光子}$和$E_{电子}$值分别表示γ射线、X射线和湮灭光子

[1] Maggie Flower，Jamal Zweit和Mark Atthey对第一版相应章节的贡献得到了认可。

（穿透性辐射为主）和β粒子、俄歇电子和内转换电子（即非穿透性辐射）每次衰变所发射的平均总能量。这些值是每次分裂所有跃迁的平均能量总和。第57.3.1节讨论了这些参数。这些值是每种放射性核素相对于β吸收剂量的γ吸收剂量值。然而，并非穿透性辐射释放的所有能量都对患者的吸收剂量有贡献。

表 56.1 发射 β 放射性核素的物理性质

放射性核素	$T_{1/2}$	$n_{主β}$（/nt）	$E_{主β}$（MeV）	$n_{主光子}$（/nt）	$E_{主光子}$（MeV）	$E_{电子}$（MeV/nt）	$E_{光子}$（MeV/nt）
低能β发射体							
^{191}Os	15.4d	1.00	0.038	0.31	0.065	0.137	0.084
^{35}S	87.5d	1.00	0.049	–	–	0.049	–
^{33}P	25.3d	1.00	0.076	–	–	0.076	–
^{45}Ca	162.7d	1.00	0.077	–	–	0.077	–
^{199}Au	3.1d	0.72	0.082	0.40	0.158	0.145	0.096
^{169}Er	9.4d	0.55	0.101	–	–	0.103	–
^{67}Cu	61.8h	0.57	0.116	0.49	0.185	0.150	0.115
^{47}Sc	3.3d	0.68	0.143	0.68	0.159	0.162	0.109
^{177}Lu	6.6d	0.79	0.149	0.11	0.208	0.148	0.035
^{161}Tb	6.9d	0.64	0.157	0.23	0.026	0.203	0.037
^{105}Rh	35.4h	0.75	0.179	0.19	0.319	0.153	0.077
中能β发射体							
^{131}I	8.0d	0.89	0.192	0.82	0.364	0.192	0.383
^{153}Sm	46.5h	0.50	0.225	0.32	0.042	0.270	0.064
^{77}As	38.8h	0.97	0.229	0.02	0.239	0.226	0.008
^{198}Au	2.7d	0.99	0.315	0.96	0.412	0.328	0.403
^{143}Pr	13.6d	1.00	0.315	–	–	0.315	–
^{159}Gd	18.5h	0.62	0.327	0.11	0.363	0.310	0.054
^{186}Re	3.7d	0.71	0.359	0.09	0.137	0.336	0.021
^{109}Pd	13.7h	1.00	0.361	0.19	0.022	0.438	0.012
^{111}Ag	7.5d	0.92	0.364	0.07	0.342	0.354	0.026
^{149}Pm	53.1h	0.96	0.369	0.03	0.286	0.365	0.012
高能β发射体							
^{165}Dy	2.3h	0.83	0.454	0.05	0.048	0.447	0.027
^{89}Sr	50.5d	1.00	0.585	–	–	0.585	–
^{166}Ho	26.8h	0.50	0.694	0.07	0.081	0.696	0.030
^{32}P	14.3d	1.00	0.695	–	–	0.695	–
^{114m}In	49.5d	0.99[a]	0.779[a]	0.18	0.024	0.919[a]	0.083[a]
^{188}Re	17.0h	0.70	0.795	0.16	0.155	0.780	0.061
^{142}Pr	19.1h	0.96	0.834	0.04	1.576	0.810	0.058
^{90}Y	64.1h	1.00	0.933	–	–	0.933	–
^{76}As	1.1d	0.51	1.264	0.45	0.559	1.067	0.417

来源：数据来自ICRP（International Commission on Radiological Protection），Ann. ICRP, 38（3），2008.

n和E分别是最高丰度辐射的产率和平均能量。$E_{电子}$和$E_{光子}$分别是电子（β粒子、内转换电子和俄歇电子）和光子（γ射线、X射线和湮灭光子）每次核转换（nt）发射的总能量。

[a]包括子核。

β衰变（见第2.2.4节）产生β（即电子或正电子）能量的连续光谱。Cross等（1983）报告了光谱的详细资料。对于有更复杂衰变方案的放射性核素，产生的光谱是每个β发射的连续光谱之和。每个β发射的平均能量约为最大能量的1/3。在水或软组织中的最大射程（单位：mm）约等于最大能量（单位：MeV）乘以5（Adelstein和Kassis, 1987）。Cole（1969）和Prestwich等（1985）给出了射程和β能量之间更精确的关系。常用连续减速近似法（CSDA）计算最大射程（见第3.5.3节），并被称为CSDA射程。然而，后者不考虑β粒子与介质相互作用时的“扭曲”路径（主要通过多次小角散射，见第3.6节）或衰变方式（即能量最大的β粒子可能不是最多的）。除了最大射程外，在分子靶向放射治疗中还应用另外两个参数（平均射程和X_{90}）来描述大多数β能量沉积的距离。平均射程常指光谱中具有平均能量β粒子的CSDA射程。X_{90}值定义为90%发射能量被吸收的球体半径（Simpkin和Mackie, 1990；Papadimitroulas等，2012）。可应用Monte-Carlo模拟从全能谱中计算平均射程和X_{90}值（见第30章）。表56.2可见示例。

纯β发射体（如^{32}P、^{89}Sr和^{90}Y）是提供局部高吸收剂量、同时保护一定距离组织的理想选择。然而，除β粒子外，发射γ射线的放射性核素（如^{131}I、^{153}Sm和^{177}Lu）的优点是体外探头测量和显像技术能评估治疗用放射性核素的摄取和分布（Buckley等，2009；Dewaraja等，2013；Ljungberg等，2016）。缺点是γ射线增加了正常组织的吸收剂量，在某些情况下（如^{131}I），高辐照率需采取辐射防护措施。根据治疗程序、放射性活度水平和当地立法，可能会限制患者与他人接触或住院几天。第60章进一步讨论辐射防护注意事项。在这方面，如^{153}Sm和^{177}Lu γ射线的低辐照率和能量比^{131}I更有利。但这基于相似活度水平的假设。在不同的程序中，放射性活度可能有很大不同，对于使用不同放射性核素标记的同一载体分子，应考虑潜在变化。应注意，^{131}I常用于靶向代谢过程的分子放射治疗，螯合剂的引入可改变其在体的生物动力学（第57.2.1节）。此外，如用示踪剂量的放射治疗剂本身进行治疗计划，则需要较高光子产率（Stokke等，2017）。例如，可使用^{131}I-tositumomab的示踪剂量给药和成像（Dewaraja等，2010），类似于^{90}Y-替伊莫单抗治疗非霍奇金淋巴瘤前，需^{111}In-替伊莫单抗示踪显像（Tennvall等，2007）。定量成像和图像校正程序（在第57.4节中讨论）也受产量和能量影响。技术发展使^{90}Y等纯β发射体的直接定量成像成为可能（Elschot等，2013；Willowson等，2015），但这与发射γ射线的放射性核素成像相比，仍是一项艰巨的任务。

表56.2　β最大射程和X_{90}的例子

放射性核素	最大能量（MeV）	最大射程[a]（mm）	X_{90}[b]（mm）
^{33}P	0.25	0.62	0.22
^{199}Au	0.45	1.53	0.36
^{67}Cu	0.56	2.07	0.63
^{47}Sc	0.60	2.27	0.73
^{177}Lu	0.50	1.75	0.63
^{131}I	0.81	3.37	0.90
^{153}Sm	0.81	3.38	1.15
^{143}Pr	0.93	4.07	1.66
^{186}Re	1.07	4.81	1.93
^{111}Ag	1.04	4.63	1.91
^{32}P	1.71	8.32	3.74
^{188}Re	2.12	10.46	4.89
^{90}Y	2.28	11.27	5.53

来源：数据来自ICRP（International Commission on Radiological Protection），2008. Nuclear Decay Data for Dosimetric Calculations. ICRP Publication 107. Ann. ICRP 38（3）.

[a] 应用Prestwich等的 A.18公式计算最大能量粒子的CSDA 射程（1989）。

[b] 源自Manuel Bardiès提供的β光谱和Mark Atthey编写的Monte-Carlo 代码［应用Electron Gamma Shower，版本4（EGS4）］。

β粒子的射程与拟治疗病变的大小有关（Wheldon, 1993；O’Donoghue 等，1995；Nahum, 1996）。高能β粒子（见表56.1）提供了更大体积的辐射交叉火力，可减轻大肿瘤中常见的不均质摄取对疗效的影响。射程较长的β粒子更适合治疗大病灶。如果β发射体在整个肿瘤中均匀分布，则整个体积的吸收剂量率也是均匀的，但边缘除外（因电子平衡不再存在）（Nahum，1996），如图56.1所示。对于非常小的肿瘤（直径小于几毫米），肿瘤内释放的高能β粒子的大部分能量沉积在周围组织。因此，如果活度分布均匀，短射程电子和α发射体更适合治疗微转移灶。与肿瘤大小相关的最佳射程的临床效果研究很少，需要关于每种核素释放能量的对照组——在体内受病变特异性摄取和有效半衰期的影响。基于不同放射性核素治疗方法总体性能的比较更常见。例如，已在进行 ^{90}Y 和 ^{177}Lu 标记PSMA（前列腺特异性膜抗原）抗体治疗前列腺癌的I期临床试验（Bander等，2005；Milowsky等，2004）。

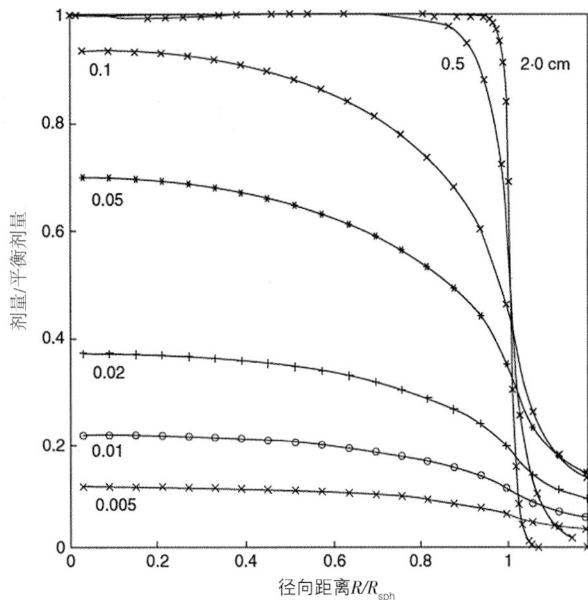

图56.1　半径为 R_{sph} 的球体均匀填充 ^{131}I 的β剂量分布。该图显示了β剂量（表示为平衡剂量的一部分）是不同 R_{sph} 值（0.005～2.0cm）的径向缩放距离 R/R_{sph} 的函数（经许可引自：Nahum, A.E.，Phys. Med. Biol.，41，1957–1972，1996.）

56.3　俄歇电子发射体

通过电子俘获或内转换衰变的放射性核素会发射低能特征X射线和俄歇电子（见第1.4.4节），在某些情况下，还发射低能量转换电子。多数俄歇电子射程极短（<1μm），因此，如果治疗用放射性核素位于细胞靶点附近，将最适合。表56.3列出了俄歇电子发射体的物理特性，其中一些已被考虑用于分子放射治疗。表56.3分别列出了每次衰变发射的俄歇电子总能量（$E_{俄歇}$）与所有非穿透辐射发射的总能量（$E_{电子}$）。

表56.3　俄歇电子发射体的物理特性

放射性核素	$T_{1/2}$	$n_{俄歇}$ (/nt)	$E_{俄歇}$ (MeV/nt)	$E_{电子}$ (MeV/nt)	$E_{光子}$ (MeV/nt)
^{51}Cr	27.7d	5.8	0.004	0.004	0.033
^{67}Ga	3.3d	5.0	0.007	0.036	0.160
^{71}Ge	11.4d	5.2	0.005	0.005	0.004
^{75}Se	119.8d	7.8	0.006	0.014	0.389
^{77}Br	57.0h	6.6	0.005	0.009	0.321
^{80m}Br	4.4h	9.6	0.008	0.062	0.024
^{99m}Tc	6.0h	4.4	0.001	0.016	0.127
^{103}Pd	17.0d	7.4	0.006	0.006	0.015
^{103m}Rh	56min	5.9	0.003	0.038	0.002
^{111}In	2.8d	7.4	0.007	0.035	0.406
^{113m}In	1.7h	4.7	0.002	0.136	0.261
^{115m}In	4.5h	6.5	0.003	0.175	0.163
^{117m}Sn	13.8d	14.2	0.006	0.162	0.158
^{119}Sb	38.2h	23.7	0.009	0.026	0.023
^{123}I	13.3h	13.7	0.007	0.028	0.173
^{125}I	59.4d	23.0	0.012	0.019	0.043
^{131}Cs	9.7d	10.9	0.006	0.006	0.023
^{161}Ho	2.5h	13.6	0.013	0.034	0.058
^{165}Er	10.4h	7.3	0.008	0.008	0.038
^{193m}Pt	4.3d	27.4	0.011	0.137	0.013
^{195m}Pt	4.0d	36.5	0.023	0.185	0.077
^{201}Tl	72.9h	20.9	0.015	0.045	0.094
^{203}Pb	51.8h	13.8	0.012	0.053	0.314

来源：数据来自ICRP（International Commission on Radiological Protection），Ann. ICRP 38（3），2008. With permission.

$n_{俄歇}$ 和 $E_{俄歇}$ 分别为俄歇电子的产率和每次核变换所发射的总能量。$E_{电子}$ 和 $E_{光子}$ 分别为每次核转换（nt）所发射电子（β粒子、内转换电子和俄歇电子）和光子（γ射线、X射线和湮灭光子）的总能量。

对于β发射体，表56.3中列出的 $E_{光子}$ 值表示每次衰变发射穿透辐射的平均总能量。每次衰变释放能量的比较可作为来自不同发射的相对贡献的指示。例如，^{117m}Sn 发射俄歇电子、内转换电子和γ射线。当与二乙烯三胺五乙酸（DTPA）结合时，^{117m}Sn是缓解骨痛的一种有效治疗用放射性核素（Srivastava等，1998），但其足量生产存在问题（Das和Banerjee, 2017）。肽受体放射治疗（PRRT）的初步研究使用俄歇电子发射体^{111}In。然而，后来引入的β发射体^{90}Y和^{177}Lu的类似物在肿瘤消退方面更有前景（Kwekkeboom等，2005）。^{111}In现在主要用于诊断成像。最近一项调查表明，欧洲没有常规使用俄歇电子发射体进行治疗（Sjögreen-Gleisner等，2017）。

生物效应关键取决于俄歇电子发射体的亚细胞和亚核定位（O' Donoghue和Wheldon, 1996）。最初，人们认为俄歇发射体必须非常靠近细胞核才能使DNA链断裂，但间接机制也可能有毒性（Howell, 2008）。因此，提出的靶向方法包括使用DNA前体类似物，如碘代和溴代脱氧尿苷（IUdR和BrdU），以及结合到DNA的分子，如寡核苷酸和其他内化到细胞核的化合物。放射性核素的摄取异质性是限制俄歇电子发射体分子放射治疗成功的一个严重潜在因素。早期实验研究（Neshasteh Riz等，1998）表明，如果肿瘤细胞群存在增殖异质性，^{131}IUdR（产生交叉火力的β辐射）与^{123}IUdR或^{125}IUdR的组合可能比单独使用后两者更有效。然而，可能还需要对旁观者效应进一步研究，以全面评估该方法的潜在临床效果（Sgouros等，2007）。

56.4　α发射体

用于分子放射治疗的α发射体（例如^{211}At、^{213}Bi和^{223}Ra）的优点是射程短（通常为50～90μm，即几个细胞直径）和高线性能量转移（LET），从而导致较高的相对生物学效应（见第6.11.5节）。表56.4列出一些用于分子放射治疗的α发射体的物理特性。α发射体的衰变方式常很复杂，表中还列出了半衰期＜1秒的发射α粒子的子核。一些放射性核素（^{227}Th、^{225}Ac、^{223}Ra和^{224}Ra）也会通过子核发射产生α粒子，从而增加输送的总能量。每次衰变释放的有效总能量需总和所有相关贡献。这些数据可在医学内部辐射剂量委员会（MIRD）放射性核素数据和衰变方式中找到。每个程序都应考虑子核的潜在再分布。α发射体的生产方法包括自然衰变、加速器或回旋加速器（Mulford 等，2005）。一些放射性核素具有从发生器获得的优势，如^{213}Bi可从^{225}Ac/^{213}Bi发生器获得（McDevitt等，1999）。虽然单个α粒子可在直径为10μm的细胞核中沉积约0.25Gy的剂量（Humm, 1986），但α发射体的物理性质需进行微剂量测量或随机分析，以解释其几何结构和活度分布（Sgouros等，2010）。

表56.4　选定α发射体的物理性质

放射性核素	$T_{1/2}$	每个α粒子的能量（MeV）（如产率＜100%）
^{225}Ac	10d	5.8[a]
^{211}At	7.2h	5.9（42%）和7.5（58%）经电子俘获变为^{211}Po
^{212}Bi	61min	6.1（36%）和8.8（64%）经β衰变为^{212}Po
^{213}Bi	45.6min	5.9（2%）和8.4（98%）经β衰变为^{213}Po
^{212}Pb	10.6h	经β衰变为^{212}Bi
^{223}Ra	11.4d	5.7[a]
^{224}Ra	3.6d	5.7[a]
^{149}Tb	4.2h	4.0（17%）
^{227}Th	18.7d	5.9[a]

[a] 子核中释放出来的α粒子。

对α发射体的首个研究集中在^{213}Bi和^{211}At标记的放射性药物，并对卵巢癌、髓系白血病和胶质母细胞瘤患者进行了临床试验（Andersson等，2009；Cordier等，2010；Rosenblat等，2010；Zalutsky等，2008）。对其他α发射体^{212}Pb和^{225}Ac也进行了研究（Meredith等，2018；Jurcic等，2006）。最近，报道了^{225}Ac和^{213}Bi标记的PSMA放射疗法（Kratochwil等，2016；Sathekge等，2017）。模拟研究表明，相对于剂量限制器官中PSMA-617的生物半衰期，^{213}Bi的物理半衰期较短，这可能是其不利因素（Kratochwil等，2018）。

近年来^{223}Ra受到越来越多关注。镭是一种天然亲骨剂，以$^{223}RaCl_2$的形式靶向骨转移（Nilsson等，2005）。ALSYMPCA III期研究表明，与安慰剂相比，$^{223}RaCl_2$提高了转移性去势抵抗性前列腺癌骨痛患者的总体生存率（Parker等，2013），现在这种α发射体已被广泛使用。

56.5 诊疗一体化显像和治疗配对

基于剂量学的分子放射治疗计划依靠对治疗药物或伴随诊断药物进行前瞻性定量在体摄取测量。伴随诊断药物是指诊断（非治疗）用放射性核素标记的配体，其与放射治疗药物的生物分布和药代动力学相似。伴随诊断药物常用于评估患者个体是否适合进行特定分子放射治疗。对于这些匹配对，最好使用与治疗用放射性同位素相同元素的正电子发射体，实现高分辨率正电子发射断层扫描（PET）成像。使用不同元素的放射性同位素，即使连接到相同的载体分子，也应仔细研究其对生物分布的影响。一些适用于标记治疗类似物的PET放射性核素有^{64}Cu、^{83}Sr、^{86}Y和^{124}I（见表56.1）。理想情况下，PET放射性核素应具有较短正电子射程，且不会瞬发（定量测量需要特殊校正）γ射线（Walrand等，2003；Conti和Eriksson, 2016）。同一元素配对最常见例子是^{124}I或γ发射体^{123}I，与^{131}I治疗联合，如用于分化型甲状腺癌或神经外胚层肿瘤（Wierts等，2016；Bombardieri 等，2010）。^{64}Cu是在衰变过程中同时发射β电子、正电子和俄歇电子的极少数放射性核素之一。因此，建议^{64}Cu为匹配PET成像和分子放射治疗的候选放射性核素（Lewis等，2001）。同时具有治疗和诊断特性的药物称为诊疗一体化药物。虽然大多数治疗性放射性核素也显示某些诊断特性（发射），但定量成像可能会受到有限分辨率和过低或过高γ射线强度的影响。第57.5.5节介绍了诊疗一体化方面的内容。

尽管使用同一元素的同位素行治疗前成像可行，但不同放射性核素的配对在产量和物理半衰期方面有优势。这种配对诊断用发射体常是放射性金属（如^{111}In、^{64}Cu和^{68}Ga），其半衰期比传统PET同位素（如^{18}F和^{11}C）长，与载体分子（如肽或抗体）的生物半衰期更接近。可采集不同时间点图像，预测患者治疗过程中的吸收剂量。第34.2.1节介绍了配对PET同位素的物理性质。Wadas等（2010）对几种放射性金属的生产和配位化学进行了综述。

常规使用的伴随诊断药物包括^{111}In-ibritumomab，在^{90}Y-ibritumomab tiuxetan治疗非霍奇金淋巴瘤前一周使用。^{90}Y（64小时）和^{111}In（68小时）的物理半衰期非常匹配，可以假设二者有相同的生物分布（Sjögreen Gleisner 等，2011）。^{111}In标记生长抑素类似物，用于神经内分泌肿瘤患者的诊断和治疗计划，研究证实其药代动力学与^{86}Y-DOTATOC相似（Walrand 等，2011）。尽管^{68}Ga的半衰期（68分钟）对较长时间的重复成像并不理想，但^{68}Ga越来越普及，尤其是对生长抑素类似物，其他示踪剂亦如此（Banerjee和Pomper, 2013）。在研中的PSMA配体治疗前常使用^{68}Ga标记的配体类似物（对应^{177}Lu摄取）进行诊断评估（Okamoto等，2017；Kabasakal等，2015）。虽然尚未确定该患者群体载体分子和诊断放射性核素的最佳组合（Umbricht等，2017），仍迫切需要配套的诊断试剂。实际上许多PSMA配体称为I&T–显像和治疗，强调配对伙伴的互补作用。

最后，局部治疗可能不要求诊断用药物与治疗用药物的放射化学性质相似。如由于有限的再分布和生物洗脱，腔内给药可使用不同的载体分子，物理半衰期无需匹配。对于选择性内放射治疗（SIRT），在将^{90}Y微球经动脉注入肝脏之前，先用^{99m}Tc–聚合白蛋白颗粒模拟^{90}Y微球分布（Chiesa等，2015；Giammarie等，2011；Gnesin等，2016）。

第 57 章　分子靶向放射治疗—临床考虑因素和剂量学[1]

Glenn Flux and Alan Nahum

目录

57.1 引言

放射性药物治疗癌症始于20世纪30年代。继Fermi的研究证实人工放射性核素治疗癌症的可能性之后，临床医生Saul Hertz和物理学家Karl Compton在一次会议上展示了放射性碘同位素；随后，分别在兔子和甲状腺疾病患者身上进行了测试（Hertz, 2016）。大约在同一时间，第一次使用

[1] 由Maggie，Flower，Jamal Zweit和Mark Atthey撰写的第一版章节中关于这个主题的一些材料已经合并到这里；感谢他们的工作。

^{32}P治疗白血病，使用^{89}Sr治疗骨转移（Erf和Lurnes, 1941；Pecher, 1942）。

几十年以来，放射性药物治疗癌症进展缓慢；近年来，随着一系列常见和罕见癌症的新治疗方法出现，放射药物又被重新重视了起来。越来越多的证据表明，其可提高生存期和疾病缓解率（Gray等，2001；Parker等，2013；Ezzidin等，2014），这可能会对医疗保健和卫生经济领域产生重大影响，并对医学物理实践具有重大意义。一般来说，治疗方案遵循与传统化疗药物相同的标准：通常给予固定剂量，并根据患者体重或体表面积进行修改。这与必须进行个体化计划设计的放射治疗形成鲜明对比（见G部分和I部分）。靶向分子放射治疗（TMRT）的多学科性质，加上接受治疗的患者数量相对较少，导致核医学、临床和放射肿瘤科以及内分泌科之间的发展不均衡。部分原因是，TMRT辐射剂量学没有跟上外照射疗法（EBRT）的发展，无法对患者进行明确的个体化剂量测定。

尽管到目前为止，很少有多中心随机对照试验来评估靶器官和正常组织吸收剂量与临床结果之间的可能相关性，但越来越多证据表明，这种相关性确实存在（Strigari等，2014），而且对这些吸收剂量进行一定程度控制是可行的，只是还达不到外照射放疗的水平。

既然认识到TMRT是一种系统性放疗的形式，就需要制定个性化治疗计划。作为一种有效治疗癌症的新方法，其带来的挑战和机遇为放射治疗物理学的研究和发展提供了新的方向。

57.2 放射性核素的靶向性和治疗范围

放射治疗药物的靶向性可分为几类。

57.2.1 代谢过程

最常见的治疗方法是使用放射性碘核素治疗良性甲状腺疾病或分化性甲状腺癌（DTC）。碘是甲状腺素的前体，结合在甲状腺滤泡细胞上。对于DTC患者，在甲状腺切除术后和停止摄碘后，给予放射性碘以消除甲状腺残留组织或用促甲状腺激素刺激甲状腺，这个过程类似计算机的木马病毒，已成为低风险患者的标准治疗，并通常用于有转移的高危患者。DTC患者总体10年生存率为85%（Luster等，2008）。然而，反复给药可能导致“碘阴性”，因此有必要探索其他治疗方案，比如酪氨酸激酶抑制剂。目前正在研究的一种方法是使用MEK抑制剂Selumetinib重新表达碘化钠受体（Ho等，2013；Wadsley等，2017）。

^{131}I-mIBG 是一种去甲肾上腺素类似物，靶点是神经外胚层肿瘤（神经母细胞瘤、嗜铬细胞瘤、副血管瘤和甲状腺髓样癌）。在一个罕见的吸收剂量递增试验中，对患有神经母细胞瘤的儿童和年轻人进行了^{131}I-mIBG全身剂量测定（Lashford等，1992）。已经有研究开发出了基于剂量学的个性化治疗方法（Matthay等，2001；Gaze等，2005）。

57.2.2 放射性肽

放射性肽靶向作用于神经内分泌肿瘤表面表达的生长抑素受体，通常是生长抑素受体亚型2。这种治疗方式作为神经内分泌癌的一种治疗选择正在迅速增加，特别是随着^{177}Lu-和^{90}Y-DOTATE的发展（Bodei等，2008）。

57.2.3 骨示踪剂

多种骨示踪剂已被用于治疗耐受去势治疗的前列腺癌或乳腺癌的骨转移，包括^{32}P, ^{186}Re-羟乙基二膦酸盐（HEDP）和^{188}Re-HEDP, ^{153}Sm, ^{89}Sr，以及最近的α发射体^{223}Ra（Liepe和Kotzerke 2007；Chittenden等，2015）。尽管此类治疗通常旨在缓解骨痛，但一项针对^{223}Ra的大型随机研究（患者接受^{223}Ra或安慰剂治疗）表明，接受^{223}Ra治疗的患者具有生存优势，且毒性很小（Parker等，2013）。其原因和减轻疼痛的机制目前尚不清楚，但^{223}Ra提供高线性能量转移（LET）和短程（约80μm）辐射，可以用来照射靠近骨表面肿瘤细胞，同时保护更深层的骨髓。

57.2.4 抗体

大量放射性标记抗体研发后又很快消失，因为没有太多适应证。尤其是非霍奇金淋巴瘤（NHL）一直是这种治疗方式的研究热点方向。^{90}Y-ibritumomab tiuxetan（Zvalin）和^{131}I–tositumomab（Bexxar）均于2002/2003年获得美国食品和药物管理局（FDA）批准。^{131}I–tositumomab处方剂量根据0.75Gy的全身吸收剂量给予，该剂量是根据全身滞留时间测量或从示踪剂研究获得的一系列平面扫描计算出来的（Dewaraja等，2010）。根据患者的体重计算^{90}Y–ibritumomab tiuxetan的处方剂量（Rizzieri，2016）。已经证明，肿瘤的吸收剂量显示从0.6～242Gy不等，较OAR的吸收剂量范围高达两个数量级（Wiseman等，2001；Delaloye等，2009）。

57.2.5　动脉内输注介入治疗

可以采用放射性标记的^{90}Y微球注入肝动脉来治疗原发性肝脏病变或肝转移瘤。这种治疗的基本原理是肝动脉优先供血肿瘤，而正常肝脏血供则来自门静脉。目前有两种商业产品可供选择：^{90}Y树脂微球（SirSpheres）和^{90}Y玻璃微球（Therpheres）。虽然最初的给药剂量有固定算法，通常基于身体体表面积，但正在研发基于个体化剂量的治疗，重点是提供给病变特定吸收剂量，同时要考虑到正常肝脏的吸收剂量（Chiesa等，2015）。特别重要的是，要确定在介入过程中可能被分流到其他正常器官的吸收剂量，以免靶器官接受不到足量吸收剂量。从小动脉到静脉循环的分流可以使微球进入静脉回流（血液回流到心脏），从而绕过肿瘤最终进入肺部，因此肺部尤其危险。有报道患者因此而死于过度辐射的案例（Cremonesi等，2014）。

57.3　分子放射治疗（MRT）剂量学

57.3.1　MIRD形式

被广泛接受的计算非密封辐射源吸收剂量的方法是由核医学会[2]（SNM）的医学内部辐射剂量测定（MIRD）委员会制定的方案（Stabin，2006；Bolch等，2009）[3]。

[2]　2012年，该协会更名为核医学和分子影像学会（SNMMI）。

[3]　更多信息，包括MIRD出版物更新列表，可在https://www.snmmi.org/AboutSNMMI/CommitteeContent.aspx?ItemNumber=12475

人体既可以作为对放射性药物有显著摄取的源器官，也可以作为由源器官照射的靶器官。值得注意的是，MIRD对靶器官的定义与外照射（EBRT）有很大不同（见第31.2节）。对于非密封源治疗，靶器官包括需要计算吸收剂量的任何感兴趣的器官（或组织），包括正常组织（例如，危及器官）以及肿瘤。

对于可均匀摄取放射性药物的自照射肿瘤，肿瘤平均吸收剂量D（以Gy为单位）由下式给出：

$$D = \frac{\tilde{A}}{m}\sum_i \Delta_i \phi_i \qquad (57.1)$$

其中：

$\tilde{A}$是肿瘤内累积活度（单位：MBq·h）；

m是肿瘤质量（单位：kg）；

Δ_i是每一次核跃迁所释放的平均能量[4]（单位：J·MBq^{-1}·h^{-1}）；

ϕ_i是能量吸收部分。

对于更常见的情况，靶器官从源器官受到的辐射剂量$D_{t\leftarrow s}$（以Gy为单位）由下式给出：

$$D_{t\leftarrow s} = \frac{\tilde{A}_s}{m_t}\sum_i \Delta_i \phi_i \qquad (57.2)$$

其中，下标t和s分别表示靶器官和源器官。单个靶器官的总剂量简单地说就是所有源器官吸收剂量的总和。

累积活度，$\tilde{A}_s$，与源器官中发生的放射性解体总数成正比，并取决于所用活度、器官摄取、滞留和排出，以及放射性核素物理衰变。$\tilde{A}_s$等于该器官活度–时间曲线下的面积。

同时考虑Δ_i和ϕ_i时，将不同发射分解为非穿透辐射（β粒子和电子）和穿透辐射（X射线和γ射线）很有帮助。Δ_i（单位为J·MBq^{-1}·h^{-1}）由下式给出

$$\Delta_i = 5.77\times10^{-4}\, n_i \bar{E}_i \qquad (57.3)$$

其中：

n_i是每次解体释放的第i类粒子平均数；

[4]　Δ过去被称为平衡吸收剂量常数，因为对于无限介质中的无限源，剂量只是单位质量活度和Δ的乘积。

$\bar{E}_i$是每一次发射的平均能量（MeV）。

因子5.77×10^{-4}将E转换为焦耳（1.6022×10^{-13}J/MeV），Bq转换为MBq（106Bq/MBq），秒转换为小时（3.6×10^3s/h）。请注意，E通常不是衰变方案中找到的标称能量。例如，对于β衰变，有一个能量谱（见图2.5），还有其他复杂性；因此可以从每种辐射类型核衰减表中找到Δ。MIRD表（MIRD 1975a）列出了核医学中使用的大多数放射性核素的值[5]。

对于非穿透辐射，当靶器官和源器官不是同一器官时，ϕ_i等于零，当它们是同一器官时，ϕ_i等于1.0。在源-靶界面，ϕ_i被设置为0.5（例如，当考虑包含放射性尿液的膀胱等体腔壁吸收剂量时）。对于穿透辐射，分数ϕ_i很大程度上依赖于辐射能量和源-靶器官的几何形状。从蒙特卡罗计算得出的ϕ_i值可以在MIRD小册子5（MIRD 1978）中找到，它适用于各种放射性核素和源-靶器官配对[6]。

通过引入每单位累积活度的平均剂量$S_{t\leftarrow s}$（单位为Gy・MBq^{-1}・h^{-1}），可以简化公式57.2，其定义为：

$$S_{t\leftarrow s} = \frac{1}{m_t}\sum_i \Delta_i \phi_i \quad (57.4)$$

在标准男性（MIRD 1975b）和儿童（NCRP 1983）中，各种放射性核素和不同源-靶配对的单位累积活度的平均剂量值（称为S值）均已在列表列出。

这种方法很容易识别源和靶区域（具有摄取的区域和需要对其进行吸收剂量计算的区域），并根据源区域r_S，在定义的积分周期T_D内定义特定目标r_T的平均吸收剂量$D(r_T, T_D)$如下：

$$D(r_T, T_D) = \tilde{A}(r_S, T_D) S(r_T, \leftarrow r_S) \quad (57.5)$$

其中：

$D(r_T, T_D)$是时间积分的活度（核转变总数）。

$S(r_T, \leftarrow r_S)$是表示单次变换产生的吸收剂量S值。

该S值是每个变换发射的总能量Δ_i和传递到目标的能量分数$\phi(r_T, \leftarrow r_S)$的函数；它由以下公式给出：

$$S(r_T, \leftarrow r_S) = \sum_i \Delta_i \phi(r_T, \leftarrow r_S, E_i, t) \quad (57.6)$$

对于特定吸收部分：

$$\phi(r_T, \leftarrow r_S, E_i, t) = \phi(r_T, \leftarrow r_S) / M(r_T, t) \quad (57.7)$$

其中$M(r_T, t)$是靶组织随时间变化的质量。

这个系统最初是在1968年开发，命名方法最近进行了更新（Bolch等，2009）。

这个公式的先进之处在于，对于任何给定的情况，许多参数都可以通过查表直接获得。许多成熟的模体和模型都可以确定标准化患者/器官几何形状的S值，并通过调整器官质量来实现一定程度的灵活性（Stabin等，2012；Divoli等，2009）。这些值考虑了核跃迁中释放的能量、比吸收分数和器官质量。仍然需要确定时间积分的活度，这必须通过量化源器官或肿瘤内的摄取和分布获得（图57.1），可以使用软件工具来完成这种计算（例如，MIRD 2014）。

MIRD模式有时被认为过于简单，其假设源区域内活度分布均匀，并且只计算靶区的平均吸收剂量。然而，剂量测量可以在所有尺度上以不同程度的复杂性和准确性进行，通常与放射性药物摄取和吸收剂量沉积平均水平成反比。

57.3.2 全身剂量学

可以说，全身剂量测定是一种最高水平的平均算法，因为它假设给药活度均匀地分布在患者全身，并且仅以这种分布特点来确定平均吸收剂量（Chittenden等，2007）。虽然是一种平均算法，但这种算法却是个性化治疗最常用的方法。与其

---

[5] 这些表格已被 Eckerman，KF 和 Endo，A，MIRD 放射性核素数据和衰变方案（第二版），核医学学会，2008 年（ISBN：978-0932004802）所取代。

[6] The MIRD Pamphlet 5 已被“吸收剂量计算的 MIRD Drimer”所取代，这本书由罗伯特・洛文格・托马斯・F・布丁格和沃森（1991 年修订）出版。

他形式剂量测量相比，全身剂量测量有三个明显的优势。首先，全身吸收剂量已被证实可用来代表红骨髓吸收剂量，红骨髓通常是剂量限制因素（Matthay等，2001；Buffa等，2003；Buckley等，2009；Denis-Bacelar等，2017）。其次，由于初始测量与已知给药剂量相关，所以全身吸收剂量计算误差在5%以内，在量化方面几乎没有问题（Gaze等，2005）。最后，全身剂量测定使用体外计数器，其优势是价格低廉，可以多次进行时间-活度量。

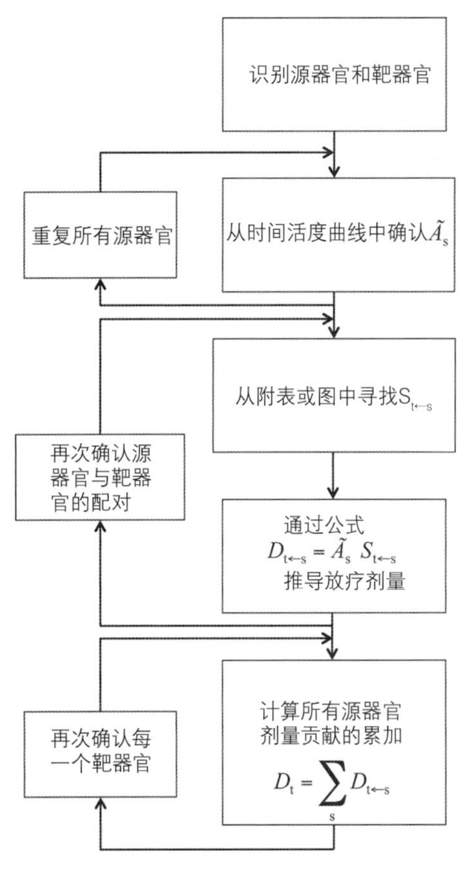

图57.1 流程图说明了MIRD在实践中的应用情况（经许可摘自：Cormack, J., Towson, J. E. C., and Flower, M. A., in Nuclear Medicine in Clinical Diagnosis and Treatment, Murray, I. P. C. and Ell, P.J., Eds., 2nd Ed., Vol. 2, Churchill Livingstone, Edinburgh, 1998.）

57.3.3 正常器官剂量学

红骨髓剂量测定后，OAR定义取决于所使用的放射性药物。在肽受体放射性核素治疗（PRRT）中，OAR主要是肾脏（Konijnenberg等，2007），而^{131}I-MIBG治疗，OARs主要是甲状腺或肝脏（Coleman等，2009）。正常器官剂量测定通过靶向药物的摄取和代谢成像而变得相对容易，这正是MRT的独特之处。然而，图像量化被认为是基于图像剂量学测定中最大的不确定性因素（Li等，2017）。有关各种放射性核素和放射性药物在器官中的剂量估算数据，可在MIRD委员会1973—2009年发表的一系列“剂量估算报告”中找到[7]。

57.3.4 肿瘤剂量学

肿瘤吸收剂量计算与正常器官剂量测定相同。然而，在这种情况下，肿瘤自身剂量远超其他器官，因此源/靶配置的几何形状并不相关。然而，由于没有可靠的肿瘤参考剂量，有必要勾画出任何靶点病变，这在闪烁成像中可能具有挑战性。勾画通常在解剖影像（CT，MRI）上进行，从SPECT或PET配准到相应的靶区域（这一过程随着混合成像出现而变得更容易）。S值通常是在球面几何的假设下确定的。

57.3.5 体素剂量测定

与EBRT和近距离放射治疗不同，平均吸收剂量计算不考虑吸收剂量分布的不均匀性。体素剂量学，即每个体素都被认为是一个目标，理论上可弥补平均吸收剂量计算的缺点。其优势在于，体素的体积可以被很好地定义，但是成像系统因空间分辨率差而导致部分容积效应，使精确量化成为难点。确定吸收剂量的分布可以产生剂量-体积直方图，然后可以用来估算肿瘤控制概率和正常组织并发症概率（Cremonesi等，2014；Dewaraja等，2013；另见第44章和第57.7节）。

57.4 定量成像[8]

γ相机是设计用来定量成像低水平^{99m}Tc的，^{99m}Tc主要发射140keV能量的光子。然而，内部剂量学需要对高能量^{131}I（峰值能量364keV）、^{177}Lu（113keV和208keV）和^{90}Y（需要韧致辐射成像β

[7] 参见 https://www.snmmi.org/AboutSNMMI/CommitteeContent.aspx?ItemNumber=12475

[8] 本主题将在第 34 章中进行更详细的介绍。

发射体）进行量化。高能成像一般可通过多级准直器来实现，这样会伴随一定程度上的散射和图像质量下降。患者、晶体和准直器中的光子散射以及反向散射可能导致^{131}I成像空间分辨率低至1cm，这会由于产生的部分容积效应而降低靶区勾画的准确性（Dewaraja等，2013）。

为了解决这一难题，已经开展了大量研究。相机具备当活度达到一定量自动停止的功能（Delpon等，2002）。因为必然存在某个阈值，超过这个阈值不可能获得准确图像。图像量化通常是通过扫描一系列校准模体确定恢复系数来获取（Dewaraja等，2013）。在定量迭代图像重建中，图像后期处理也很有必要，包括三个能量窗的散射校正和衰减校正。

57.5 治疗计划

既然MRT被认为是放射治疗的一种形式，那么就需要制定个体化治疗计划。虽然方法有所不同，但原则相同。其目的是将最大吸收剂量传输到目标靶区，同时将OAR吸收剂量保持在可接受的较低水平。MRT和EBRT优缺点的比较具有临床指导意义（参见表57.1）。

表 57.1 靶向分子放射治疗（MRT）与外照射（EBRT）的比较

程序/参数靶区	MRT	EBRT
与靶区剂量的适形性	优秀。不需要CTV和PTV	靶区覆盖具有挑战性，只能包含边缘的微浸润灶
靶区吸收剂量的均匀性	可变的，取决于体重和吸收。难以直接影响	优秀
剂量对运动的适应	优秀，吸收剂量随靶区运动而变化	较差，改进的技术正在开发中
OAR	为变量，且不接近靶区体积	靠近靶区和射束路径
自适应治疗计划	正在研究中	正研究中
剂量评估的准确性	相对于EBRT较差	在 ± 5%内
所提供的吸收剂量的范围	在没有个性化剂量测量的患者队列研究，患者体内的吸收剂量有数量级变化	正在通过临床试验研究分次治疗时间表的变化
图像引导处理	正在研究中	已经成为标准实践
放射生物学	正在研究中	用作分次放疗的基础，但有尚未解决的问题
放射敏感性	正在研究中	几十年前尝试过，没有成功，已被重新评估
剂量响应	只要已知患者的特定剂量分布，就可以对所提供的吸收剂量范围进行相关性研究	已基于人群水平建立了良好的剂量响应，而不是基于个别患者

CTV：临床靶区；PTV：计划靶区。

特别值得注意的是，EBRT计划的“终极目标”，即吸收剂量与靶体积的一致性，在MRT计划中更容易实现，因为放射性药物可以通过靶区周围的血供，准确地分布到特定受体表达或特定组织类型的细胞中。而且，这种分布不会受呼吸或其他运动及摆位误差的影响。MRT全身给药的方式，确保了肿瘤及亚临床病灶的照射剂量。MRT缺点是难以提供规定的吸收剂量。

制定MRT计划时必须考虑多方面因素，如第57.5.1至57.5.4节所述。

57.5.1 放射性核素

放射性核素是否能达到最佳治疗效果，受两个主要特征的影响。第一个是放射出射线的射程，从α粒子的小于100μm到高能β粒子超过1cm不等。第二个是物理半衰期，它决定了吸收剂量的传输时间。总治疗时间长短直接影响放射生物学后果——在给定总剂量下，低剂量率会降低细胞杀伤率。

57.5.2 放射性药物

放射性药物治疗效果取决于被摄取的程度。

在许多情况下，可以利用一系列摄取机制来增强疗效。神经内分泌肿瘤可以被PRRT靶向，这取决于生长抑素受体的表达，或者通过去甲肾上腺素转运体内化的^{131}I-MIBG。骨示踪剂可以掺入到骨基质的羟基磷灰石晶体结构中，也可作为磷酸盐使用。

57.5.3 治疗强度

当前以队列为基础的给药方案是一种一刀切的治疗方法（Jentzen等，2017）。结果是，活度由耐受最差的患者决定。因此，基于剂量学的个体化治疗计划将不可避免地需要对大多数患者给予更高的剂量。一个典型例子，是基于^{131}I-MIBG的全身耐受剂量治疗儿童和年轻人，在外周干细胞（PBSC）支持下，最大治疗剂量已经达到了标准剂量7400MBq的4倍（Gaze等，2005；Matthay等，2001；George等，2016）。

57.5.4 治疗频率

各种治疗方案的最佳给药频率有很大差异，是一个有争议的问题。对于疾病未完全缓解的高危患者，可以每隔6～8个月给予放射性碘治疗，通常完全缓解或疾病转为碘阴性。使用^{90}Y-DOTATE的PRRT通常只接受两次，间隔6～8周，^{177}Lu-PSMA（Lutathera）是根据公司推荐的方案进行的，即每6周4次。一项关于高活性^{186}Re-HEDP学术研究表明，在外周干细胞支持下进行了单次高活性给药；接受3.5GBq以上的患者平均生存期为20.1个月（Denis-Bacelar等，2017）。相反，^{223}Ra每月给药6次，剂量较低，目的是将毒性降至最低。

57.5.5 吸收剂量和生物分布

对于给定的放射性药物和治疗，最佳给药取决于预测和修正传输到正常器官吸收剂量的能力。有几种方法可以实现这一点。对于^{90}Y微球，治疗前示踪给药^{99m}Tc-大颗粒聚合白蛋白（MAA）可用于预测药物的生物分布。^{111}In和正电子发射体^{86}Y均被用作^{90}Y的替代品，用于非霍奇金淋巴瘤和PRRT抗体治疗。^{131}I-NaI示踪剂水平可用于预测^{131}I-NaI治疗甲状腺良恶性疾病治疗水平的剂量分布，同时要注意避免所谓的眩晕效应。^{123}I-MIBG已被证明可以在^{131}I-MIBG之前使用，预测全身吸收剂量的误差在10%以内。或者在连续给药时，有大量证据表明，虽然放射性药物生物分布在不同患者之间存在很大差异，但患者内部异质性很低（Chittenden等，2015）。这为适应性治疗计划设计提供了可能性，从而根据放射性药物的摄取和保留以及监测到的毒性来修改顺序给药。

图像引导治疗，这是一个相对较新的名称，几十年来一直是MRT的核心（Verburg等，2014）。它被定义为使用患者个体水平生物信息来指导治疗。通过考虑配对诊断和治疗放射性核素，可以减轻高能发射γ线放射性核素定量成像的挑战（另见第56.5节）。理想配对将具有相似的有效衰减率（如果有效衰变以生物衰变为主）和相似的放射化学性质，以确保诊断和治疗药物在治疗过程中保持相似的放射性标记。

57.6 分子靶向放射治疗的放射生物学

与分次、高剂量率EBRT相比，放射性核素治疗以相对较低的剂量率提供持续照射。此外，剂量率在治疗期间中有所不同，最初在摄取阶段增加，然后开始下降，下降速率取决于放射性核素物理半衰期和放射性标记化合物的生物清除率。

从放射生物学角度来看（Wheldon和O’Donoghue，1990），持续低剂量率照射可被视为一种特别有效的放射治疗类型，因为它可确保肿瘤和正常组织之间放疗反应的差异最大化。如果持续给予较低剂量率，会降低生物效应，但这种降低幅度因组织不同而各异。对于早期反应组织（骨髓和上皮），影响很小；对于晚期反应组织（血管内皮细胞、神经组织和肾脏），影响可能很大。只有在放射性核素治疗后期阶段，当剂量率较低时，才能最大限度地发挥低剂量率的有利作用（即，在保护晚期反应的正常组织方面）。Dale（1996）指出，低剂量率的有益作用可能会因肿瘤细胞的增殖而减弱。有关这些问题的进一步讨论，请参阅第55.4.4节。

细胞存活的线性二次（LQ）模型（见第6章和第8章）通常应用于外照射和近距离放射治疗，自然也可以应用于放射性核素治疗。当应用于放射性核素治疗时，必须对放射性核素在感兴趣组织中的积聚时间进行修改，并且必须考虑正常组织和肿瘤组织的增殖和修复率。Howell 等（1998）的研究表明，改进的LQ模型可能在特定类型的放射性核素治疗（如放射免疫治疗）选择时可能会很有帮助。特别是，对于给定的肿瘤治疗效果，寿命长的放射性核素（即较低的总剂量率）对骨髓的损害影响可能比寿命短的放射性核素小。最佳物理半衰期大约是治疗性化合物在肿瘤中生物清除半衰期的2～3倍。

MRT和EBRT的吸收剂量分布模式不同。MRT剂量在数小时、数天或数周内以持续降低的剂量率递减。虽然到目前为止还没有与QUANTEC放射治疗数据相当的值（Marks等，2010；见第44.3.11节）。然而，尽管如此，人们普遍认为，在这些低剂量率下发射的辐射对组织的损害小于以2Gy剂量的照射（β系数随着照射时间的增加而趋于零——见第8.8节）。到目前为止进行的放射生物学一直是基于LQ模型，采用了为EBRT开发的模型。持续低剂量率放射治疗可以更好地修复辐射过程中的亚致死性损伤。重要的是，放射生物学分析要考虑核素的摄取、分布和清除动力学。

为了能够相互比较不同治疗程序提供的吸收剂量，并与EBRT提供的吸收剂量进行比较，通常使用生物有效剂量（BED）。适用于靶向MRT的公式考虑了初始剂量率R_0、修复系数μ和衰减常数λ。一种简化的形式由以下方式给出：

$$BED = \frac{R_0}{\lambda}\left[1 + \frac{R_0}{(\mu+\lambda)(\alpha/\beta)}\right] \qquad (57.8)$$

其中，α/β值表示α型（单次打击，不可修复）和β型（两个可修复的亚致死损伤的组合）损伤的系数（在线性二次模型中–参见第6.11.2节）（Dale，2004；Dale和Carabe–Fernandez，2005；另见第8章和第55章）。公式57.8可以在没有显著再群体化并且当有效衰减是单指数变化时使用。

57.7 未来展望

相对于EBRT，MRT研究投入不足，留下了许多需要进一步研究的问题。一种很有前景的研究是MRT与调强放疗（IMRT）相结合。患者在治疗中同时接受两种治疗方式的情况并不少见；这为联合治疗计划设计提供了可能性（Bodey等，2004，2005；Cremonesi等，2014）。不同的放射性核素和不同性质的放射性药物组合也越来越受到关注（Lechner等，2008；Kunikowska等，2011）。此外，对于某些疗法，放射增敏剂的使用正在研究中（Gaze等，2005；Matthay等，2009）。由于提供吸收剂量的范围广泛和剂量测定所需的程序链，因此让人们更加重视对放射性核素的不确定度分析，而且达到了前所未有的严格程度（Gustafsson等，2015）。定量成像和剂量计算的蒙特卡罗模拟日益受到关注，例如“Open Gate”合作（Buvat和Lazaro, 2006）。生物动力学建模也与治疗程序相关，扩展了以前局限于正常生理学的生物分布分析的工作（Klett等，2015）。归根结底，MRT中的放射物理研究是否能得到持续发展，不仅取决于MRI潜在的治疗效果，还取决于监测治疗计划是否会增加的健康经济学。如果MRT不是更具成本效益的治疗方法，就应减少不必要的和无效的核素使用。

对MRT的认识正在发生转变，以前被认为是热化疗的一种形式，现在被认为是全身性放射治疗。大量商业化产品目前正在开发中或处于早期的Ⅰ/Ⅱ期临床试验阶段。迫切需要进行临床试验，为已有的放射治疗药物建立最佳治疗方案，在大多数情况下，这些治疗方案仍待确定。商业化剂量计划软件已经开始出现（例如Huizing等，2018；Mora–Ramirez等，2018）。这类软件与越来越多的证据表明所提供的吸收剂量与临床结果之间具有相关性，医疗物理学家的参与为这一领域的发展前景增加了前所未有的潜力。

J 部分：参考文献

Adelstein, S. J. and Kassis, A. I. Radiobiologic implications of the microscopic distribution of energy from radionuclides. *Int. J. Rad. Appl. Instrum. B* **14** (3):165–169, 1987. doi:10.1016/0883-2897(87)90038-9

Andersson, H., Cederkrantz, E., Back, T., Divgi, C., Elgqvist, J., Himmelman, J. et al. Intraperitoneal alpha-particle radioimmunotherapy of ovarian cancer patients: pharmacokinetics and dosimetry of ^{211}At-MX35 F(ab')2 – a phase I study. *J. Nucl. Med.* **50** (7):1153–1160, 2009. doi:10.2967/jnumed.109.062604

Bander, N. H., Milowsky, M. I., Nanus, D. M., Kostakoglu, L., Vallabhajosula, S. and Goldsmith, S. J. Phase I trial of ^{177}lutetium-labeled J591, a monoclonal antibody to prostate-specific membrane antigen, in patients with androgen-independent prostate cancer. *J. Clin. Oncol.* **23** (21):4591–4601, 2005. doi:10.1200/JCO.2005.05.160

Banerjee, S. R. and Pomper, M. G. Clinical applications of gallium-68. *Appl. Radiat. Isot.* **76**:2–13, 2013. doi:10.1016/j.apradiso.2013.01.039

Bodei, L., Lam, M., Chiesa, C., Flux, G., Brans, B., Chiti, A. et al. EANM procedure guideline for treatment of refractory metastatic bone pain. *Eur. J. Nucl. Med. Mol. Imaging* **35** (10):1934–1940, 2008. doi:10.1007/s00259-008-0841-y

Bodey, R. K., Evans, P. M. and Flux, G. D. Application of the linear-quadratic model to combined modality radiotherapy. *Int. J. Radiat. Oncol. Biol. Phys.* **59** (1):228–241, 2004. doi:10.1016/j.ijrobp.2003.12.031

Bodey, R. K., Evans, P. M. and Flux, G. D. Spatial aspects of combined modality radiotherapy. *Radiother. Oncol.* **77** (3):301–309, 2005. doi:10.1016/j.radonc.2005.10.006

Bolch, W. E., Eckerman, K. F., Sgouros, G. and Thomas, S. R. MIRD pamphlet No. 21: a generalized schema for radiopharmaceutical dosimetry – standardization of nomenclature. *J. Nucl. Med.* **50** (3):477–484, 2009. doi:10.2967/jnumed.108.056036

Bombardieri, E., Giammarile, F., Aktolun, C., Baum, R. P., Bischof, D. A., Maffioli, L. et al. ^{131}I/^{123}I-metaiodobenzylguanidine (mIBG) scintigraphy: procedure guidelines for tumour imaging. *Eur. J. Nucl. Med. Mol. Imaging* **37** (12):2436–2446, 2010. doi:10.1007/s00259-010-1545-7

Buckley, S. E., Chittenden, S. J., Saran, F. H., Meller, S. T. and Flux, G. D. Whole-body dosimetry for individualized treatment planning of ^{131}I-MIBG radionuclide therapy for neuroblastoma. *J. Nucl. Med.* **50** (9):1518–1524, 2009. doi:10.2967/jnumed.109.064469

Buffa, F. M., Flux, G. D., Guy, M. J., O'Sullivan, J. M., McCready, V. R., Chittenden, S. J. et al. A model-based method for the prediction of whole-body absorbed dose and bone marrow toxicity for ^{186}Re-HEDP treatment of skeletal metastases from prostate cancer. *Eur. J. Nucl. Med. Mol. Imaging* **30** (8):1114–1124, 2003. doi:10.1007/s00259-003-1197-y

Buvat, I. and Lazaro, D. Monte Carlo simulations in emission tomography and GATE: an overview. *Nucl. Instr. Meth. Phys. Res. Sect. A* **569** (2):323–329, 2006. doi:10.1016/j.nima.2006.08.039

Chiesa, C., Mira, M., Maccauro, M., Spreafico, C., Romito, R., Morosi, C. et al. Radioembolization of hepatocarcinoma with ^{90}Y glass microspheres: development of an individualized treatment planning strategy based on dosimetry and radiobiology. *Eur. J. Nucl. Med. Mol. Imaging* **42** (11):1718–1738, 2015. doi:10.1007/s00259-015-3068-8

Chittenden, S. J., Pratt, B. E., Pomeroy, K., Black, P., Long, C., Smith, N. et al. Optimization of equipment and methodology for whole body activity retention measurements in children undergoing targeted radionuclide therapy. *Cancer Biother. Radiopharm.* **22** (2):243–249, 2007. doi:10.1089/cbr.2006.315

Chittenden, S. J., Hindorf, C., Parker, C. C., Lewington, V. J., Pratt, B. E., Johnson, B. et al. A Phase 1, open-label study of the biodistribution, pharmacokinetics, and dosimetry of ^{223}Ra-dichloride in patients with hormone-refractory prostate cancer and skeletal metastases. *J. Nucl. Med.* **56** (9):1304–1309, 2015. doi:10.2967/jnumed.115.157123

Cole, A. Absorption of 20-eV to 50,000-eV electron beams in air and plastic. *Radiat. Res.* **38** (1):7–33, 1969. doi:10.2307/3572707

Coleman, R. E., Stubbs, J. B., Barrett, J. A., de la Guardia, M., Lafrance, N. and Babich, J. W. Radiation dosimetry, pharmacokinetics, and safety of ultratrace Iobenguane I-131 in patients with malignant pheochromocytoma/paraganglioma or metastatic carcinoid. *Cancer Biother. Radiopharm.* **24** (4):469–475, 2009. doi:10.1089/cbr.2008.0584

Conti, M. and Eriksson, L. Physics of pure and non-pure positron emitters for PET: a review and a discussion. *EJNMMI. Phys.* **3** (1):8, 2016. doi:10.1186/s40658-016-0144-5

Cordier, D., Forrer, F., Bruchertseifer, F., Morgenstern, A., Apostolidis, C., Good, S. et al. Targeted alpha-radionuclide therapy of functionally critically located gliomas with ^{213}Bi-DOTA-[Thi8,Met(O2)11]-substance P: a pilot trial. *Eur. J. Nucl. Med. Mol. Imaging* **37** (7):1335–1344, 2010. doi:10.1007/s00259-010-1385-5

Cormack, J., Towson, J. E. C. and Flower, M. A. Radiation protection and dosimetry in clinical practice. In *Nuclear Medicine in Clinical Diagnosis and Treatment.* 2nd edition, edited by I. P. C. Murray and P. J. Ell, pp. 1651–1677. Edinburgh: Churchill Livingstone, 1998.

Cremonesi, M., Chiesa, C., Strigari, L., Ferrari, M., Botta, F., Guerriero, F. et al. Radioembolization of hepatic lesions from a radiobiology and dosimetric perspective. *Front. Oncol.* **4**:210, 2014a. doi:10.3389/fonc.2014.00210

Cremonesi, M., Ferrari, M., Botta, F., Guerriero, F., Garibaldi, C., Bodei, L. et al. Planning combined treatments of external beam radiation therapy and molecular radiotherapy. *Cancer Biother. Radiopharm.* **29** (6):227–237, 2014b. doi:10.1089/cbr.2014.1607

Cross, W. G., Ing, H. and Freedman, N. A short atlas of beta-ray spectra. *Phys. Med. Biol.* **28** (11):1251–1260, 1983. doi:10.1088/0031-9155/28/11/005

Dale, R. G. Dose-rate effects in targeted radiotherapy. *Phys. Med. Biol.* **41** (10):1871–1884, 1996. doi:10.1088/0031-9155/41/10/001

Dale, R. Use of the linear-quadratic radiobiological model for quantifying kidney response in targeted radiotherapy. *Cancer Biother. Radiopharm.* **19** (3):363–370, 2004. doi:10.1089/1084978041425070

Dale, R. and Carabe-Fernandez, A. The radiobiology of conventional radiotherapy and its application to radionuclide therapy. *Cancer Biother. Radiopharm.* **20** (1):47–51, 2005. doi:10.1089/cbr.2005.20.47

Das, T. and Banerjee, S. Radiopharmaceuticals for metastatic bone pain palliation: available options in the clinical domain and their comparisons. *Clin. Exp. Metastasis* **34** (1):1–10, 2017. doi:10.1007/s10585-016-9831-9

Delaloye, A. B., Antonescu, C., Louton, T., Kuhlmann, J. and Hagenbeek, A. Dosimetry of ^{90}Y-ibritumomab tiuxetan as consolidation of first remission in advanced-stage follicular lymphoma: results from the international phase 3 first-line indolent trial. *J. Nucl. Med.* **50** (11):1837–1843, 2009. doi:10.2967/jnumed.109.067587

Delpon, G., Ferrer, L., Lisbona, A. and Bardies, M. Correction of count losses due to deadtime on a DST-XLi (SmVi-GE) camera during dosimetric studies in patients injected with iodine-131. *Phys. Med. Biol.* **47** (7):N79–N90, 2002. doi:10.1088/0031-9155/47/7/402

Denis-Bacelar, A. M., Chittenden, S. J., Dearnaley, D. P., Divoli, A., O'Sullivan, J. M., McCready, V. R. et al. Phase I/II trials of ^{186}Re-HEDP in metastatic castration-resistant prostate cancer: post-hoc analysis of the impact of administered activity and dosimetry on survival. *Eur. J. Nucl. Med. Mol. Imaging* **44** (4):620–629, 2017. doi:10.1007/s00259-016-3543-x

Dewaraja, Y. K., Schipper, M. J., Roberson, P. L., Wilderman, S. J., Amro, H., Regan, D. D. et al. ^{131}I-tositumomab radioimmunotherapy: initial tumor dose-response results using 3-dimensional dosimetry including radiobiologic modeling. *J. Nucl. Med.* **51** (7):1155–1162, 2010. doi:10.2967/jnumed.110.075176

Dewaraja, Y. K., Ljungberg, M., Green, A. J., Zanzonico, P. B., Frey, E. C., Bolch, W. E. et al. MIRD pamphlet No. 24: Guidelines for quantitative ^{131}I SPECT in dosimetry applications. *J. Nucl. Med.* **54** (12):2182–2188, 2013. doi:10.2967/jnumed.113.122390

Divoli, A., Chiavassa, S., Ferrer, L., Barbet, J., Flux, G. D. and Bardies, M. Effect of patient morphology on dosimetric calculations for internal irradiation as assessed by comparisons of Monte Carlo versus conventional methodologies. *J. Nucl. Med.* **50** (2):316–323, 2009. doi:10.2967/jnumed.108.056705

Elschot, M., Vermolen, B. J., Lam, M. G., de Keizer, B., van den Bosch, M. A. and de Jong, H. W. Quantitative comparison of PET and Bremsstrahlung SPECT for imaging the in vivo yttrium-90 microsphere distribution after liver radioembolization. *PLoS One* **8** (2):e55742, 2013. doi:10.1371/journal.pone.0055742

Erf, L. A. and Lawrence, J. H. Clinical studies with the aid of radioactive phosphorus. I. The absorption and distribution of radio-phosphorus in the blood and its excretion by normal individuals and patients with leukemia. *J. Clin. Invest.* **20** (5):567–575, 1941. doi:10.1172/JCI101249

Ezziddin, S., Attassi, M., Yong-Hing, C. J., Ahmadzadehfar, H., Willinek, W., Grunwald, F. et al. Predictors of long-term outcome in patients with well-differentiated gastroentero-pancreatic neuroendocrine tumors after peptide receptor radionuclide therapy with 177Lu-octreotate. *J. Nucl. Med.* **55** (2):183–190, 2014. doi:10.2967/jnumed.113.125336

Gaze, M. N., Chang, Y. C., Flux, G. D., Mairs, R. J., Saran, F. H. and Meller, S. T. Feasibility of dosimetry-based high-dose ^{131}I-meta-iodobenzylguanidine with topotecan as a radiosensitizer in children with metastatic neuroblastoma. *Cancer Biother. Radiopharm.* **20** (2):195–199, 2005. doi:10.1089/cbr.2005.20.195

George, S. L., Falzone, N., Chittenden, S., Kirk, S. J., Lancaster, D., Vaidya, S. J. et al. Individualized ^{131}I-mIBG therapy in the management of refractory and relapsed neuroblastoma. *Nucl. Med. Commun.* **37** (5):466–472, 2016. doi:10.1097/MNM.0000000000000470

Giammarile, F., Bodei, L., Chiesa, C., Flux, G., Forrer, F., Kraeber-Bodere, F. et al. EANM procedure guideline for the treatment of liver cancer and liver metastases with intra-arterial radioactive compounds. *Eur. J. Nucl. Med. Mol. Imaging* **38** (7):1393–1406, 2011. doi:10.1007/s00259-011-1812-2

Gnesin, S., Canetti, L., Adib, S., Cherbuin, N., Silva, M. M., Bize, P. et al. Partition model-based ^{99m}Tc-MAA SPECT/CT predictive dosimetry compared with ^{90}Y TOF PET/CT posttreatment dosimetry in radioembolization of hepatocellular carcinoma: a quantitative agreement comparison. *J. Nucl. Med.* **57** (11):1672–1678, 2016. doi:10.2967/jnumed.116.173104

Gray, B., Van Hazel, G., Hope, M., Burton, M., Moroz, P., Anderson, J., et al. Randomised trial of SIR-Spheres plus chemotherapy vs. chemotherapy alone for treating patients with liver metastases from primary large bowel cancer. *Ann. Oncol.* **12** (12):1711–1720, 2001. academic.oup.com/annonc/article-pdf/12/12/1711/19478894/12-12-1711.pdf

Gustafsson, J., Brolin, G., Cox, M., Ljungberg, M., Johansson, L. and Sjögreen Gleisner, K. Uncertainty propagation for SPECT/CT-based renal dosimetry in ^{177}Lu peptide receptor radionuclide therapy. *Phys. Med. Biol.* **60** (21):8329–8346, 2015. doi:10.1088/0031-9155/60/21/8329

Hertz, B. Dr. Saul Hertz (1905-1950) discovers the medical uses of radioactive iodine: the first targeted cancer therapy. In *Thyroid Cancer – Advances in Diagnosis and Therapy*, pp. 1–14. IntechOpen, 2016. doi: 10.5772/64609

Ho, A. L., Grewal, R. K., Leboeuf, R., Sherman, E. J., Pfister, D. G., Deandreis, D. et al. Selumetinib-enhanced radioiodine uptake in advanced thyroid cancer. *N. Engl. J. Med.* **368** (7):623–632, 2013. doi:10.1056/NEJMoa1209288

Howell, R. W. Auger processes in the 21st century. *Int. J. Radiat. Biol.* **84** (12):959–975, 2008. doi:10.1080/09553000802395527

Howell, R. W., Goddu, S. M. and Rao, D. V. Proliferation and the advantage of longer-lived radionuclides in radioimmunotherapy. *Med. Phys.* **25** (1):37–42, 1998. doi:10.1118/1.598171

Huizing, D. M. V., de Wit-van der Veen, B. J., Verheij, M. and Stokkel, M. P. M. Dosimetry methods and clinical applications in peptide receptor radionuclide therapy for neuroendocrine tumours: a literature review. *EJNMMI Res* **8** (1):89, 2018. doi:10.1186/s13550-018-0443-z

Humm, J. L. Dosimetric aspects of radiolabeled antibodies for tumor therapy. *J. Nucl. Med.* **27** (9):1490–1497, 1986. jnm.snmjournals.org/content/27/9/1490.long

ICRP (International Commission on Radiological Protection). Publication 107. Nuclear decay data for dosimetric calculations. *Ann. ICRP* **38** (3), 2008. www.icrp.org/publication.asp?id=ICRP Publication 107

Jentzen, W., Nahum, A. E., Bockisch, A., Binse, I. and Tulchinsky, M. Fixed 3.7-GBq ^{131}I activity for metastatic thyroid cancer therapy ignores science and history. *J. Nucl. Med.* **58** (9):1530, 2017. doi:10.2967/jnumed.117.192872

Jurcic, J. G., McDevitt, M. R., Pandit-Taskar, N., Divgi, C. R., Finn, R. D., Sgouros, G. et al. Alpha-particle immunotherapy for acute myeloid leukemia (AML) with bismuth-213 and actinium-225. *Cancer Biother. Radiopharm.* **21** (4):396, 2006.

Kabasakal, L., AbuQbeitah, M., Aygun, A., Yeyin, N., Ocak, M., Demirci, E. et al. Pre-therapeutic dosimetry of normal organs and tissues of ^{177}Lu-PSMA-617 prostate-specific membrane antigen (PSMA) inhibitor in patients with castration-resistant prostate cancer. *Eur. J. Nucl. Med. Mol. Imaging* **42** (13):1976–1983, 2015. doi:10.1007/s00259-015-3125-3

Kletting, P., Maass, C., Reske, S., Beer, A. J. and Glatting, G. Physiologically based pharmacokinetic modeling is essential in ^{90}Y-labeled anti-CD66 radioimmunotherapy. *PLoS One* **10** (5):e0127934, 2015. doi:10.1371/journal.pone.0127934

Konijnenberg, M., Melis, M., Valkema, R., Krenning, E. and de Jong, M. Radiation dose distribution in human kidneys by octreotides in peptide receptor radionuclide therapy. *J. Nucl. Med.* **48** (1):134–142, 2007. jnm.snmjournals.org/content/48/1/134.long

Kratochwil, C., Bruchertseifer, F., Giesel, F. L., Weis, M., Verburg, F. A., Mottaghy, F. et al. ^{225}Ac-PSMA-617 for PSMA-targeted alpha-radiation therapy of metastatic castration-resistant prostate cancer. *J. Nucl. Med.* **57** (12):1941–1944, 2016. doi:10.2967/jnumed.116.178673

Kratochwil, C., Schmidt, K., Afshar-Oromieh, A., Bruchertseifer, F., Rathke, H., Morgenstern, A. et al. Targeted alpha therapy of mCRPC: dosimetry estimate of ^{213}Bismuth-PSMA-617. *Eur. J. Nucl. Med. Mol. Imaging* **45** (1):31–37, 2018. doi:10.1007/s00259-017-3817-y

Kunikowska, J., Krolicki, L., Hubalewska-Dydejczyk, A., Mikolajczak, R., Sowa-Staszczak, A. and Pawlak, D. Clinical results of radionuclide therapy of neuroendocrine tumours with ^{90}Y-DOTATATE and tandem ^{90}Y/^{177}Lu-DOTATATE: which is a better therapy option? *Eur. J. Nucl. Med. Mol. Imaging* **38** (10):1788–1797, 2011. doi:10.1007/s00259-011-1833-x

Kwekkeboom, D. J., Mueller-Brand, J., Paganelli, G., Anthony, L. B., Pauwels, S., Kvols, L. K. et al. Overview of results of peptide receptor radionuclide therapy with 3 radiolabeled somatostatin analogs. *J. Nucl. Med.* **46** (Suppl. 1):62S–66S, 2005. jnm.snmjournals.org/content/46/1_suppl/62S.long

Lashford, L. S., Lewis, I. J., Fielding, S. L., Flower, M. A., Meller, S., Kemshead, J. T., et al. Phase I/II study of iodine 131 metaiodobenzylguanidine in chemoresistant neuroblastoma: a United Kingdom Children's Cancer Study Group investigation. *J. Clin. Oncol.* **10** (12):1889–1896, 1992. doi:10.1200/JCO.1992.10.12.1889

Lawrence, J. H. Nuclear physics and therapy: preliminary report on a new method for the treatment of leukemia and polycythemia. *Radiology* **35** (1):51–60, 1940. doi:10.1148/35.1.51

Lechner, A., Blaickner, M., Gianolini, S., Poljanc, K., Aiginger, H. and Georg, D. Targeted radionuclide therapy: theoretical study of the relationship between tumour control probability and tumour radius for a ^{32}P/^{33}P radionuclide cocktail. *Phys. Med. Biol.* **53** (7):1961–1974, 2008. doi:10.1088/0031-9155/53/7/011

Lewis, J., Laforest, R., Buettner, T., Song, S., Fujibayashi, Y., Connett, J. et al. Copper-64-diacetyl-bis(N4-methylthiosemicarbazone): an agent for radiotherapy. *Proc. Natl. Acad. Sci. U. S. A.* **98** (3):1206–1211, 2001. doi:10.1073/pnas.98.3.1206

Li, T., Ao, E. C. I., Lambert, B., Brans, B., Vandenberghe, S. and Mok, G. S. P. Quantitative imaging for targeted radionuclide therapy dosimetry – technical review. *Theranostics* **7** (18):4551–4565, 2017. doi:10.7150/thno.19782

Liepe, K. and Kotzerke, J. A comparative study of ^{188}Re-HEDP, ^{186}Re-HEDP, ^{153}Sm-EDTMP and ^{89}Sr in the treatment of painful skeletal metastases. *Nucl. Med. Commun.* **28** (8):623–630, 2007. doi:10.1097/MNM.0b013e32825a6adc

Ljungberg, M., Celler, A., Konijnenberg, M. W., Eckerman, K. F., Dewaraja, Y. K., Sjögreen Gleisner, K. et al. MIRD pamphlet No. 26: joint EANM/MIRD guidelines for quantitative ^{177}Lu SPECT applied for dosimetry of radiopharmaceutical therapy. *J. Nucl. Med.* **57** (1):151–162, 2016. doi:10.2967/jnumed.115.159012

Luster, M., Clarke, S. E., Dietlein, M., Lassmann, M., Lind, P., Oyen, W. J. et al. Guidelines for radioiodine therapy of differentiated thyroid cancer. *Eur. J. Nucl. Med. Mol. Imaging* **35** (10):1941–1959, 2008. doi:10.1007/s00259-008-0883-1

Willowson, K. P., Tapner, M. and Bailey, D. L. A multicentre comparison of quantitative ^{90}Y PET/CT for dosimetric purposes after radioembolization with resin microspheres: The QUEST Phantom Study. *Eur. J. Nucl. Med. Mol. Imaging* **42** (8):1202–1222, 2015. doi:10.1007/s00259-015-3059-9

Wiseman, G. A., White, C. A., Sparks, R. B., Erwin, W. D., Podoloff, D. A., Lamonica, D. et al. Biodistribution and dosimetry results from a phase III prospectively randomized controlled trial of Zevalin radioimmunotherapy for low-grade, follicular, or transformed B-cell non-Hodgkin's lymphoma. *Crit. Rev. Oncol. Hematol.* **39** (1–2):181–194, 2001. doi:10.1016/S1040-8428(01)00107-X

Yeong, C. H., Cheng, M. H. and Ng, K. H. Therapeutic radionuclides in nuclear medicine: current and future prospects. *J. Zhejiang. Univ. Sci. B* **15** (10):845–863, 2014. doi:10.1631/jzus.B1400131

Zalutsky, M. R., Reardon, D. A., Akabani, G., Coleman, R. E., Friedman, A. H., Friedman, H. S. et al. Clinical experience with alpha-particle emitting ^{211}At: treatment of recurrent brain tumor patients with ^{211}At-labeled chimeric antitenascin monoclonal antibody 81C6. *J. Nucl. Med.* **49** (1):30–38, 2008. doi:10.2967/jnumed.107.046938

K 部分：放射治疗中的辐射防护

概述

在考虑放射治疗的辐射防护时，必须在降低风险与其所需措施的成本之间取得平衡。对此进行评估需要了解与放射治疗相关的患者、工作人员和公众的风险因素，这是第58章的主题。

辐射应用受法规体系的监管，第59章讨论了监管问题。每个国家的法规体系各不相同，但原则都是相同的。在涉及法规问题时，为了提供融贯性语境，有时会提到英国和欧洲的法律，但已尽可能写成普遍适用的。关于英国法规的总结见附录K1。

第60章讨论了这些原则在放射治疗中保护工作人员和公众方面的应用。其中包括治疗室的设计以及外照射放射治疗与密封源和非密封源治疗设备及方法有关的某些实际问题。对于非密封源，人员将面临外照射和内照射污染的辐射风险。非密封放射源可能通过皮肤表面污染、吸入或食入进入身体组织，从而形成内照射污染。对此类风险的保护问题见第60.4.2节。放射治疗室设计中所必需的计算示例见附录K2。附录K3给出了一套典型的制备非密封源的当地规则。

本部分主要涉及尽量减少工作人员和公众的辐射，也包括一些罕见情况，例如怀孕的患者进行放疗需要考虑对胎儿的防护。当然，辐射防护也包括对患者的防护，以确保肿瘤的放疗剂量符合预期，同时尽量减少正常组织的受照剂量。第61章的第一部分讨论对患者正常组织的影响。不必要的剂量（正常组织的受照剂量）的最小化（或最优化）是第H部分中质量保证措施的目的，也是辐射安全监管机构对放射治疗监督和关注的原因。第61.4节涉及孕妇治疗的具体问题。众所周知，辐射可以诱发癌症，也能治愈癌症；人们对放射治疗可能诱发恶性肿瘤越来越关注，应设法尽量减少诱发癌症的风险（Hoekstra等，2018），相关问题见第61.5节和第61.6节。最后，植入电子设备（如起搏器）患者治疗的有关问题详见第61.7节。

国际原子能机构提供了关于医学诊断和治疗辐射防护问题的一般指南（IAEA，2018a）。

第 58 章　辐射防护的理论基础

Mike Rosenbloom[1]和Philip Mayles

目录

[1]　本章原文由 Mike Rosenbloom 编写的，第 2 版已由 Philip Mayles 进行了更新。

58.1 基本概念

58.1.1 确定性效应和随机性效应

第6.5节和第6.6节中已介绍了电离辐射直接作用于细胞核的DNA，导致细胞死亡的过程，以及后续修复的机制。对于大剂量的辐射，在机体生命早期或晚期可能发生的损伤基本是可预测的，其严重程度取决于剂量的大小和照射时间。因此，这种组织反应被描述为确定性的。一般来说，剂量-效应曲线是S形的，并存在阈值。该阈值远大于工作人员和公众可能受到的剂量，除了接受治疗的孕妇的胎儿和眼晶状体的剂量外，确定性效应很少发生。在医院实践中通常不关心确定性效应，除非考虑患者的防护（见第61章）。然而，关于大剂量损伤是可预测的并取决于剂量大小的说法过于简化。对单个细胞的损伤是随机确定的，并且其效应可以在照射后被修复（ICRP 2012）。器官损伤是由大量个体细胞的损伤造成的，通过对随机波动的平滑处理，产生了众所周知的S形曲线（如图7.2）。曲线的梯度表明了该过程的统计性质。因此，国际辐射防护委员会103号报告（ICRP 2007a）优先推荐的术语为组织或器官反应，而不是目前使用的确定性效应。

低剂量时，细胞修复机制通常会起作用，机体不会受到损害。偶尔，可能由于细胞修复过程不完善，导致DNA编码错误的细胞保留其复制能力，从而导致后代细胞中复制错误，其结果最终可能导致癌症，如果涉及到性腺细胞，则后代中可能产生遗传效应。

损伤后果对发生损伤的个人而言可能是灾难性的。由于只需要一个细胞核受损就可能导致癌症或遗传效应，因此，剂量大小决定了其可能性，而不是严重程度，所以这种性质的损伤被描述为随机的（即由偶然决定的）。

为了估计低剂量辐射效应，需要知道其诱发癌症或遗传效应的风险（即概率）与辐射剂量的关系。

58.1.2 当量剂量

讨论低剂量辐射对人体的影响前，首先要考虑表达剂量的适合单位。电离辐射效应不仅取决于器官个体的生物敏感性，还取决于细胞核附近的电离密度。如α粒子和中子等粒子为高密度电离，表现为粒子的线性能量转移（LET）很高（另见第6.11.5节）。自由线性能量密度定义为dE/dl，其中dE 是带电粒子在穿越距离 dl时损失的能量。高LET粒子可以在单个细胞中产生多重损伤，相对于给定的物理剂量所造成的损伤更大。因此，ICRP给出了品质因数$Q(\boldsymbol{L})$的定义（2007a），品质因数为自由线性能量密度L的函数。通常，光子或电子等低LET辐射的品质因数设为1。ICRP推荐的品质因数如下：

$L < 10$　　　　$Q(L) = 1$

$L \geqslant 10$且$\leqslant 100$，　$Q(L) = (0.32L - 2.2)$

$L > 100$　　　　$Q(L) = 300/\sqrt{L}$

其中L 的单位是 keV/μm。

出于辐射防护目的，需要一个更简单的量，并不需要知道确切的L值。为此，1962年（ICRU 1962）将剂量和品质因数的乘积定义为剂量当量。1990年，ICRP（ICRP 1990）定义了当量剂量H_T[2]。对于器官T，受照于多种射线R，则H_T为：

$$H_T = \sum_R w_R D_{T,R} \qquad (58.1)$$

其中：

w_R 是射线R的辐射权重因子，无量纲；

$D_{T,R}$ 是器官T的受照剂量（Gy）。

为了区分当量剂量与第5.3.1节中定义的（物理）吸收剂量，其单位给予专有名称，即希沃特（Sv）。当$D_{T,R}$ 单位为戈瑞（Gy）时，H_T的单位为Sv。辐射防护中通常需要使用毫希沃特（mSv）

[2] 术语当量剂量和剂量当量经常可以互换使用。然而，剂量当量为吸收剂量和品质因数的乘积，而当量剂量为吸收剂量和辐射权重因子的乘积。个人剂量计测量的实用量是个人剂量当量，$H_p(d)$，即 d cm 深度处的剂量当量。对于全身监测，d 为 10mm（原文为 10cm，有误），对皮肤剂量 d 为 0.07mm（原文为 0.07cm，有误）。对于环境监测，推荐周围剂量当量，$H^*(10)$—— 参见 ICRP 2007a 或 ICRU 1998。

或微希沃特（μSv）。

对于光子和电子，w_R的值为1，因此，（物理）剂量（Gy）和当量剂量（Sv）在数值上完全相同。对于质子，w_R 是2，对于α粒子、裂变产物和重离子，w_R 是20。对于中子来说，w_R 值是变化的，能量很低时为2.5，在1MeV时峰值为20.7，能量很高时为 5左右。可以用下式表示（ICRP 2007a）：

当中子能量E_n≥1MeV且≤50MeV时：

$$w_R = 5.0 + 17.0\exp\left[\frac{-[\ln(2E_n)]^2}{6}\right] \quad (58.2)$$

当E_n<1MeV时：

$$w_R = 2.5 + 18.2\exp\left[\frac{-(\ln E_n)^2}{6}\right] \quad (58.3)$$

当E_n>50MeV时：

$$w_R = 2.5 + 3.25\exp\left[\frac{-[\ln(0.04E_n)]^2}{6}\right] \quad (58.4)$$

58.1.3　有效剂量

以上都是假设所有身体组织都受到相同的辐射，但事实并非如此，因此有必要评估单个器官的剂量效应。为此，提出了有效剂量[3]的概念。

个体的有效剂量E定义为：

$$E = \sum_T w_T H_T \quad (58.5)$$

其中，T为体内的某一个器官，H_T 是公式58.1中定义的当量剂量，w_T是该器官对全身损伤风险贡献的权重因子。根据定义，得出：

$$\sum_T w_T = 1 \quad (58.6)$$

不同器官的电离辐射敏感性有差异，公式58.5中的求和用于计算非均匀辐射对身体的辐射效应。w_T值详见表58.1，w_T 值的推导将在第58.2.9节中说明，但我们首先需要讨论风险估计的问题。

[3]　1962 年建议中相应的量是“有效剂量当量”。

表58.1　ICRP推荐的不同身体器官的权重因子

器官	权重，w_T（ICRP 2007a）	权重，w_T（ICRP 1990）
性腺	0.08	0.20
红骨髓	0.12	0.12
结肠	0.12	0.12
肺	0.12	0.12
胃	0.12	0.12
膀胱	0.04	0.05
乳房	0.12	0.05
肝脏	0.04	0.05
食道	0.04	0.05
甲状腺	0.04	0.05
皮肤	0.01	0.01
脑	0.01	包含在其余器官中
唾液腺	0.01	未明确包含
骨表面	0.01	0.01
其余器官	0.12[b]	0.05[a]

[a]其余器官为肾上腺、脑、升结肠、小肠、肾脏、肌肉、胰腺、脾脏、胸腺和子宫。

[b]ICRP（2007a）清单包括肾上腺、胸外气道、胆囊、心壁、肾脏、淋巴结、肌肉、口腔黏膜、胰腺、前列腺、小肠、脾脏、胸腺和子宫/子宫颈。

58.2　风险估计

X射线和γ射线穿过防护屏蔽时会呈指数衰减，这意味着不可能完全消除医用电离辐射对工作人员和公众的照射，何况他们总会受到天然本底辐射的照射。天然本底辐射的全球平均剂量为每年2.4mSv，其中1.2mSv是由于氡及其子体（Thorne，2003）。辐射遗传效应的相关风险小于诱发癌症的风险（UNSCEAR 2001），因此后者是确定剂量限值的主要考虑因素。同样重要的是，对降低照射至某一特定水平而付出的成本与所获得的收益（即减少癌症的额外发病率）进行权衡。如果不了解照射诱发患癌症的风险，则无法进行成本–收益分析。

为了计算辐射相关的风险，有必要建立辐射效应模型。受人口数量、年龄和性别等因素影响，对于某一特定未受辐射的人群，存在一定的癌症发病率。风险估计系统旨在确定特定有效剂量的辐射造成死于癌症的额外风险及相关发病率。联合国原子辐射效应科学委员会（UNSCEAR）报告（2000，2001）和Little（2003）的综述研究对有关问题进行了阐述。

58.2.1 风险估计的数据来源

各种来源的定性证据表明了电离辐射的致癌性，数据来源见表58.2。虽然上述数据大多数毫无疑问地证明电离辐射是致癌的，但优质的定量数据甚少，客观地说，几乎所有的风险评估均来自日本广岛和长崎原爆幸存者（包括其在子宫受到辐射或随后出生的孩子）的寿命研究（LSS）（Ozasa等，2019）。这些研究依赖于癌症额外发病率的观察，以及观察结果与照射评估的相关性，照射评估基于数学模型和热释光剂量学（使用爆炸时照射的建筑材料）。这些风险评估的缺陷是，数据实际上来自受到瞬间大剂量辐射照射的人，而我们主要关注小剂量长期照射的效应。其他的缺陷还包括剂量估计（许多受照人员仍然活着[4]并可能发展为癌症）以及不同人群辐射反应差异的精确性差。

表58.2 用于风险估计的数据来源

受照群体
原子弹
日本原爆幸存者（寿命研究）
马歇尔岛民
医学治疗
盆腔放射治疗（宫颈）
脊柱放射治疗（强直性脊柱炎）
颈部和胸部放射治疗（甲状腺）
霍奇金病治疗
头皮放射治疗（头癣）
乳房放射治疗
镭疗
医学诊断
多次荧光屏透视（乳房）
产前照射
注射二氧化钍造影剂
儿童CT扫描
职业
铀矿工人
镭的摄入（仪表盘涂抹工）
注册放射工作人员

大样本工作人员群体低水平职业性照射的研究正在得出一些结果。然而，由于数据的不确定性过大，得出的风险系数与原爆幸存者研究得到的风险系数并不一致（Cardis等，1995；NRPB 2000）。最近英国的一项更大规模的分析也与这些数据一致（Muirhead等，1999）。UNSCEAR（2000，2016）和其他机构提供了大量不同来源的监测数据。

58.2.2 遗传效应

没有证据表明原爆幸存者的后代有遗传性损害，但对基因效应风险估计是基于小鼠的动物研究以及最近对人类突变率的了解。这些证据已经由UNSCEAR（2001）进行了评估，其研究结果已被纳入ICRP103号报告（ICRP 2007a），并为辐射效应研究委员会所采纳（BRER 2006）。2013年UNSCEAR报告（UNSCEAR 2013）证实了缺乏遗传效应的证据。这些报告的结论非常一致，总结在表58.3中。风险估计采用以下公式：

$$\text{单位剂量风险} = \frac{P}{DD} \times MC \times PCRF \quad (58.7)$$

其中：

*P*是该效应的基线频率；

*DD*是翻倍剂量，即使自然突变率翻倍的剂量；

*MC*是突变成分，即单位突变率增加导致的效应相应增加；

*PCRF*是潜在可恢复性修正因子，即与活产匹配的突变比例。

目前对*DD*的最佳估计是0.82Gy，这是从小鼠和人类研究中估计得到的，但报告建议继续使用1Gy来强调该数字的不确定性。*PCRF* 约为0.3，如果疾病频率加权则为0.15。孟德尔（遗传性）疾病的相对增长大于更常见的多因素疾病。

[4] 截至2013年，30%的幸存者、35%在子宫内受到辐射的儿童和90%随后出生的儿童仍然活着（Ozasa等，2018）。

表 58.3 每百万活产者的效应频率

疾病类别	基线	第一代		第二代	
		估计值下限	估计值上限	估计值下限	估计值上限
孟德尔					
常染色体显性遗传	15 000	750	1500	500	1000
X染色体相关	1500				
常染色体隐性遗传	7500	0	0	0	0
染色体	4000	包括在孟德尔遗传疾病和先天性遗传性疾病中			
多因素					
先天性异常	60 000	2000	2000	400	1000
慢性多器官疾病	650 000	250	1200	250	1200

基线是在未受辐射的人群中估计的事件数。估计的事件数假设第一代受翻倍剂量（1Gy）照射。数据基于UNSCEAR 2000和BRER 2006。

58.2.3 剂量和剂量率效应因子

当前的风险评估基于假设风险是剂量（或当量剂量）的线性二次函数：

$$f(D)=(\alpha_1 D+\alpha_2 D^2)\exp\left[-(\beta_1 D+\beta_2 D^2)\right] \quad (58.8)$$

其中：

$f(D)$ 是剂量D对应的风险估计值；

α_1和α_2是产生随机性效应的线性二次项的系数；

β_1和β_2是代表大剂量时细胞杀伤的系数（UNSCEAR 2000）。

在寿命研究的最新癌症发病率报告（Grant等，2017）发表之前，人们一直认为，虽然观察到白血病发病率作为剂量的函数确实是线性二次函数，但对于实体肿瘤，线性关系与数据符合得更好。然而，Grant等发现，通过修正的剂量学和更长时间的随访，线性二次关系更适用于男性数据，而线性关系则适用于女性。对于低剂量率情况下的职业照射和公众照射，预计修复过程可以减轻辐射的影响，从而使其效应小于原爆幸存者受到的高剂量（>200mSv）效应。因此，为了体现低剂量时效应减弱，可以通过所谓剂量和剂量率效应因子（DDREF）来调低风险评估。ICRP（2007a）建议，基于大剂量照射估计的风险应降低约两倍左右。

58.2.4 低剂量阈值理论

辐射诱发的癌症发病率比其自然发病率低，几乎没有直接证据表明剂量低于200mSv会存在风险。辐射无害的阈值是一个饱受争议的话题。一些大队列研究，如对英国放射科医生的研究，未能显示出任何与他们接受的低剂量相关的风险增加（Berrington等，2001）。一些人认为，考虑到天然本底辐射的存在，非常小剂量的辐射甚至可能是有益（所谓的辐射刺激）（Cameron和Moulder，1998；Siegel等，2017）。然而，BRER（2006）、ICRP（1990、2007a）和辐射防护界的观点是，在没有明确的相反证据时，应该假定线性无阈模型。Johansson（2003）对这些问题进行了精彩的论述。还有一种观点认为，线性模型低估了低剂量辐射的影响（Hall等，2004），然而寿命研究（Grant等，2017）的最新证据并不支持这一点。内照射辐射风险评估委员会（CERRIE 2004）的多数意见是，线性无阈模型是最合适的。

58.2.5 相对风险和绝对风险

诱发癌症的风险既可以表示为相对于正常发生癌症风险的一种超额绝对风险，也可以表示为超额倍增风险。超额绝对风险（EAR）模型假设受到单位照射时导致的癌症绝对数量增加。超额相对风险（ERR）模型将风险定义为受到单位照射时相对于无辐射情况下特定人群中的某一癌症自然风险的倍增因数。该模型的合理解释来自于癌症诱导可能是一个多步骤的过程，其中辐射不是唯一的因素。从日本原爆幸存者群体（其中服兵役年龄的男性不具代表性）的风险推断到世界其他地区癌症自然发病率不相同的其他人群时，首选相对风险模型。对于年轻时的受照，相对风险也特别合适（BRER 2006）。然而，特定的病例，如乳腺癌（Preston等，2002）和白血病（Little，2003）的一些证据表明，超额绝对风险模型比超额相对风险模型能更好地反映癌症发病率和照射的相关性。无论怎样，其目的是估计特定人群中风险的绝对增加。

58.2.6 照射年龄影响和终生风险

辐射诱发癌症存在潜伏期，实体癌通常需要10 年，白血病为2年。可以预期，一次辐射发生后死于癌症的风险将在几年后达到峰值，然后恢复到本底水平。这只在白血病中得到了证实（NCRP 1993）。对于其他癌症，辐射影响似乎持续至少60 年（Ozasa等，2012；Grant等，2017），依然没有恢复到本底水平的迹象。因为癌症可能发生在受照后的任意时间，我们需要考虑额外的终生风险（ELR）。然而，因为每个人都必定死于某种原因，因此所有原因的ELR等于零，例如，癌症死亡增加与心脏病死亡减少有关。UNSCEAR报告（2000）建议将照射致死风险（REID）作为一种衡量辐射照射影响的标准。另外可能需要关注预期寿命损失（LLE）。可以预见，由于有更长时间发生癌症，年轻时受照的人群额外癌症死亡数将高于晚年时受照人群。然而，尽管儿童时期受照的风险增加，对于成年人来说，REID随照射年龄的变化较小（UNSCEAR 2000）。尽管最近的寿命研究报告（Ozasa等，2012）发现，照射年龄每增加10年，实体癌的超额绝对风险降低大约20%。这种差异可以基于癌症诱导所必需的多重因素来考量，因此老年人潜伏期将比年轻人短（BRER 2006）。当涉及放射治疗相关的诱发癌症时，这一点尤其明显（见第61.5节）。

58.2.7 损害的概念

为了量化与辐射相关的风险，有必要对辐射所造成的损害进行一些测量。辐射的负面影响因严重程度从死亡到容易治愈的癌症而异。ICRP利用损害的概念来衡量照射群体及其后代受到辐射照射后最终会对健康产生的全部负面影响。ICRP 26号报告（1977）中对损害的最初定义使用了由辐射引起的健康影响的预期病例数，并根据影响的严重程度进行加权。对死亡的加权因子为1，对其他较不严重的影响的加权因子较小。虽然由一定量的辐射造成的癌症死亡人数相对明确，但非致命性癌症的影响难以量化，因此，ICRP 103号报告（2007a）中使用的损害计算相当复杂，将在第58.2.9节中加以考虑。

58.2.8 全身照射的风险系数

为了计算与辐射照射相关的损害，有必要知道给定剂量造成伤害的概率。每单位当量剂量造成的伤害或损伤（损害）的概率称为特定器官照射的风险系数。效应的大小通过受到当量剂量和风险系数的乘积计算，ICRP（2007a）目前推荐的风险系数见表58.4。表中还列出了以前的ICRP报告（1990）的值。

表 58.4 1Sv 全身照射随机性效应的百分比

受照射人群	调整后的名义危害风险系数（$10^{-2}Sv^{-1}$）			
	癌症相关	非致命性癌症[b]	严重的遗传效应	总数
成年工人	4.1（4.0）[a]	（0.8）[b]	0.1（0.8）[a]	4.2（5.6）[a]
整个人群	5.5（5.0）[a]	（1.0）[b]	0.2（1.3）[a]	5.7（7.3）[a]

资料来源：ICRP（国际辐射防护委员会），*Ann. ICRP*, 37，2007。

[a] 括号内的数字是已被取代的ICRP 60号报告（ICRP 1990）中的值。其他数字意味着，如果对整个人群受1Sv照射，5.5%的人要么死于癌症，要么，如果他们存活下来，将遭受成比例的生活质量损失。

[b] 在ICRP 103号报告中，致命性和非致命性癌症的损害共同通过估计与非致命性癌症相关的损害而实现的，而在ICRP 60号报告中，非致命性癌症单独处理，第一列仅针对致命性癌症。

58.2.9　身体局部照射的风险系数

因为癌症对单个器官的影响差异非常大，为了得出全身的风险系数，必须结合单个器官的影响。ICRP 60号和103号报告中损害的计算基于下式（见ICRP 2007a附件A第A141段）：

$$D_{\mathrm{T}}=\left(R_{\mathrm{F}}+q\,R_{\mathrm{NF}}\right)l \qquad (58.9)$$

其中：

D_{T}是对组织T的损害；

R_{F}是该组织患致命性疾病的风险；

R_{NF}是患非致命性疾病的风险；

q是与疾病存活相关的非致命性权重，其值介于0～1之间。（权重系数在数值上等于ICRP 60中的致死率，即$q=k$）；

l是个体癌症导致的人口平均生命损失年数除以所有癌症导致的平均生命损失数。

在ICRP 103号报告中，q值的计算公式如下：

$$q=q_{\min}+k\left(1-q_{\min}\right) \qquad (58.10)$$

其中：

$q_{\min}$是非致命性癌症的最小权重，皮肤为0，甲状腺为0.2，所有其他部位为0.1；

k是致死率（导致死亡的癌症所占的比例）。

例如，肺的总体危害值计算如下。肺癌的发病率，即万人中每Sv的肺癌数为114例，致死率k为0.89（见表58.5），相对平均寿命损失l为0.8。因此，致命性癌症的数量为0.89×114=101例（见表58.5）。所有非致命性癌症的数量为13例，并且根据公式（58.10），可得出：

$$q=0.1+0.89\left(1-0.1\right)=0.901$$

由公式（58.9），受照1Sv每1万人的损害为：

表 58.5　对单个器官的致命风险概率和危害

器官	ICRP 26（1977）致命性癌症	ICRP 60（1990）			ICRP 103 （2007）		
		致命性癌症[a]	致死率（$k=q$）	危害	致命性癌症[a]	致死率（k）	危害
性腺		100[b]		133.3	16[b]	0.80	25.4
卵巢		10	0.67	14.6	6	0.57	9.9
红骨髓	20	50	0.99	104.0	28	0.67	61.5
结肠		85	0.55	102.7	31	0.48	47.9
肺	20	85	0.87	80.3	101	0.89	90.3
胃		110	0.90	100.0	66	0.83	67.7
膀胱		30	0.50	29.4	12	0.29	16.7
乳房	25	20	0.50	36.4	32	0.29	79.8
肝脏		15	0.95	15.8	29	0.95	26.6
食道		30	0.95	24.2	14	0.93	13.1
甲状腺	5	8	0.10	15.2	2	0.07	12.7
皮肤		2	0.00	4.0	2	0.002	4.0
骨表面	5	5	0.70	6.5	3	0.45	5.1
其他器官	50	50	0.71	58.9	71	0.49	113.5
总数	125	500[b]		725.3	398[b]		574.1

资料来源：数据来自ICRP, *Ann ICRP*, 1，1977；*Ann ICRP*, 21，1990；*Ann ICRP*, 37，2007。

[a] “致命性癌症”是指接受全身剂量1Sv的所有年龄段中的癌症死亡总数。

[b] 注意，性腺的值是与遗传效应相关的死亡。这些值还没有被添加到总数中。

$$D_{\text{lung}} = (101 + 0.901 \times 13) \times 0.8 = 90.2^{[5]}$$

所有器官的对应值见表58.5[6]。总危害对应于表58.4最后一列的值。表58.1中计算有效剂量的组织权重因子基于相对危害，并有所简化。

ICRP基于有效剂量计算身体局部或全身照射的终生风险，其目的是用于计算对大量人口——无论是职业照射的成年人，还是整个人群的辐射效应。对于特定个体的照射，风险应根据器官的剂量和ICRP 103号报告或其他数据来源的对应性别和人群的效应表进行计算，尽管通常做法是使用有效剂量给出近似风险值。有效剂量不适用于单个器官受到高剂量照射（ICRP 2007；CERRIE 2004）。

注意ICRP 1990报告和ICRP 2007a报告之间的癌症治愈率有所改善。对辐射引起的乳腺癌数量估计的增加也值得注意。目前对遗传效应的估计显著减少。这是因为缺乏该效应的证据，可能与突变细胞的无法存活有关（见第58.2.2节）。

58.2.10 发育中的胎儿和儿童的辐射效应

对广岛和长崎原子弹爆炸时有身孕母亲的后代研究表明，对发育中的胎儿大脑有一些确定性效应。在NCRP 9号报告（NCRP 1994）、ICRP 84号报告（2000）和90号报告（2003）中对这些效应进行了总结。产生的效应与胎儿矫正胎龄密切相关，其中包括智力迟钝、智商（IQ）下降（每Gy约25分）和小头症。发病率在受孕后8～15周期间最大，在16～25周之间较小，之后则非常低或不存在（Otake和Schull，1998）。这些效应发生在低剂量时，可能低至100mSv，其发生率或符合线性或有相同的剂量阈值。在受孕后2周内，最可能的辐射效应是胚胎重新吸收。无论是成年人还是刚出生时，辐射都可能导致随后的生长迟缓。

人们长期以来认为，X射线诊断时子宫受照与儿童癌症的额外风险有关（Stewart等，1958）。Wakeford和Little（2003）得出结论，有充分的证据表明胎儿受10mSv照射后癌症风险增加。然而，对日本原子弹爆炸导致其在子宫内受照儿童的研究表明，在子宫内和6岁前年被照射的风险是相似的（Delongchamp等，1977）。但这些研究也支持在怀孕头三个月风险较高的可能性。儿童期的照射风险是成年期的10倍（Little，2003），但2013年的UNSCEAR报告（UNSCEAR 2013）发现风险增加的程度取决于癌症类型，对于某些癌症，其风险与成年期相同。Pearce等（2012）发现，白血病与脑肿瘤和儿童计算机断层扫描（CT）扫描之间具有高度统计学意义的联系。研究表明，风险与在寿命研究中发现的风险一致。如小于5岁的儿童每1000次头部CT扫描中就有一例会发生癌症，但没有发现霍奇金淋巴瘤有这样的联系（Berrington de Gonzalez等，2017）。然而，Journy等（2015）指出，患者进行CT扫描的原因可能与癌症的诱发风险有关。考虑到这一点后，他们发现没有观察到与CT扫描有关的显著额外风险。Siegel等（2017b）也质疑了CT扫描剂量的效应。

58.2.11 体内放射性核素的剂量估算

虽然第57.3节所述的医学内照射剂量学（MIRD）方法适用于计算与放射性核素医学应用相关的体内器官剂量，但从辐射防护角度，其他方法也可用于估算所摄入放射性核素的剂量。该方法基于整个人群可能面临的风险，详见ICRP的系列出版物。以前版本的ICRP建议是基于ICRP60号报告（1990）中的值w_T，但ICRP 103号报告（2007a）的发表使得有必要更新基于30号出版物（ICRP 1979）的系列出版物。此外，ICRP 103号报告建议内照射剂量应基于CT数据的实际解剖结构，而不是基于数学模型。男性和女性参考模型发表在110号出版物（ICRP 2009）上。更新系列中与剂量相关的第一个出版物是130号出版物第1部分（ICRP 2015），其中对该方法进行了介绍。包括对生物动力学模型的更新和使用107号出版物（ICRP 2008）中提出的新放射性衰变方案。当摄入放射性核素时，人的受照剂量是无法改变

[5] 90.2和90.3（表中）的差别是由于四舍五入。

[6] 在ICRP 60和ICRP 26中，关于致命性癌症总数的数据如表58.5所示。在ICRP 103中，提供的原始数据是癌症总发病率。由于ICRP 26没有这些数据，因此ICRP 103的数据调整方法是将发病率乘以致死率，以便所提供的所有数据都具有可比性。请读者参考报告本身来完整地讨论所使用的概念。此处给出了略有简化的讨论，以提出要点，帮助读者理解这些报告。

的（除非进行干预，如放射性碘摄入时服用非活性碘），因此可以确定待积有效剂量，单位是Sv/Bq摄入。后续系列报告包括第2部分（134号出版物ICRP 2016）、第3部分（137号出版物，ICRP 2017）和第4部分（141号出版物，ICRP 2019）[7]，提供了关于单个放射性核素的生物动力学及估算的有效剂量的详细数据。在基本安全标准指令（BSSD）（ECD 2013）发布时，还没有新的ICRP建议值，因此在全面更新的数据发布之前，可以继续使用ICRP 60号出版物的值。

58.3　辐射防护原理

58.3.1　照射分类

在以前的ICRP报告中，照射被分为实践和干预。实践是导致辐射照射增加或风险增加的受控人类活动。干预是指辐射照射是由自然发生的（如氡照射）或意外、无意的人为污染（如福岛灾难）造成的情况，其中需要采取干预措施以减少照射。ICRP 103报告认为这种分类无用。取而代之的是，将照射分为计划照射、紧急照射和现存照射。现存照射包括自然本底辐射和过去实践的残留物。ICRP认为，消除危害的人力成本可能大于降低辐射剂量的收益。

接下来，只考虑涉及计划照射剂量管理中的辐射防护部分。

58.3.2　剂量管理的依据

辐射损伤无剂量阈值的假设使我们得出结论，任何剂量都不能认为是安全的（见第58.2.4节）。然而，又不可能把工作人员、患者和公众的剂量降低到零。问题在于找到可接受的妥协方案，使患者（和其他人）从受照射中获得的收益与工作人员和公众不可避免的潜在危害相平衡。

ICRP 103号报告（2007a）为我们提供了必要的框架，通过正当性、最优化和剂量限值三个原则实现：

- 正当性：除非引入的计划照射产生净利益，否则不得进行。
- 最优化：考虑到经济和社会因素，所有风险照射量应保持在合理可行尽量低的水平[8]（ALARA）。
- 个人剂量限值：个人的剂量当量不得超过适当情况下推荐的剂量限值。

最优化原则描述了在考虑到辐射防护措施的成本后，净收益最大化的过程。这将在第58.3.7节中进行进一步的讨论。剂量限值的大小见第59.2.3节。本章将讨论这些限值的理论基础。

58.3.3　工作人员的剂量限值

设定限值是为了确保不发生确定性效应，并使随机性效应的风险保持在可接受的低水平。

为避免确定性效应，设定限值是一个相对简单的方法，因为只需要确保任何器官或身体部位接受的剂量都远远低于任何确定性效应阈值。

如果没有安全阈值剂量，对由照射决定的不良反应设定限值必须进行收益分析。对于工作人员，假设受照个人获得了一些收益，即有报酬的就业，剂量水平设定在具有一定程度可接受的风险水平。对已知怀孕的职业照射育龄妇女设定了额外限值，以确保胎儿接受不大于普通公众成员的剂量。

剂量限值用于计划照射，对于紧急照射和现存照射，使用参考水平控制剂量。紧急情况的参考水平，表示在特定紧急情况下接受的总剂量，应在全国确定，ICRP建议不应超过100mSv。

58.3.4　公众的剂量限值

对于公众照射，没有个人收益；因此，剂量限值必须远远低于工作人员。大量人群受照射比只有少数人受照射的损害更大。这一限值考虑了与整个群体照射相关的遗传负担。

当患者以外的某些群体因医疗或诊断而受照时，低公众剂量限值会造成问题。这些人可以被归类为陪护者和探视者，在第59.2.3.4节中进行讨论。

[7]　撰写时，第 5 部分正在等待发表。

[8]　这是 ICRP（2007a）和欧盟法规（ECD 2013）所使用的措辞。英国法规已将其修改为合理现实尽量低的水平（ALARP）（IPEM 2002；HSE 2017），以强调成本 – 收益考虑的必要性。

58.3.5 剂量约束

最优化过程可能涉及对任何特定实践中产生的单个剂量施加限制。剂量约束是用于计划的预期值，代表了单一实践可以允许的最大目标值。虽然指定了最大值看似是一种限制，但最大值低于适用于个体的总剂量限值，并且不具有限制的法律效力。公众从单一实践中受到的剂量约束值（例如）为0.3mSv，以防止有其他可能的人工辐射源出现时，剂量超出1mSv的限值（见第59.2.3.2节）。

如果优化目标是最小化集体剂量，即所有个体所有剂量的总和，约束也适用于个体剂量。同样，对任何单一实践，0.3mSv的约束应能防止所有公众受到1.0mSv的法定限值。其他使用约束和限值的例子见第59.2.3.2节和第60.4.3节。辐射防护中约束的概念类似于在计划放射治疗时对OARs所接受剂量的考虑，尽管在医疗照射情况下没有法律限制。

58.3.6 风险评估

风险评估是辐射防护实践的重要组成部分。放射学风险评估应充分考虑由单一实践产生的所有风险，并考虑以前的相关知识和程序。应特别注意每个安全控制系统故障的可能性，评估此种故障的后果，并制定应急计划，以将可预见故障的后果降低到可接受的水平。

国际原子能机构（IAEA）（1996）列出了下列必须纳入风险评估的问题：

- 潜在照射的性质、规模及其发生的可能性；
- 源的运行限制和技术条件；
- 与防护或安全相关的结构、系统、部件和程序可能单独或组合失效，或以其他方式导致潜在照射的途径，以及此类故障的后果；
- 环境变化可能影响防护或安全的方式；
- 与防护或安全相关的操作程序可能错误，以及错误的后果；
- 任何拟议修改的防护和安全的影响。

英国健康与安全执行局发布了一份关于风险评估过程五个步骤的简单指南（HSE 2014），其中包括：

- 识别危害；
- 决定谁可能受到伤害以及如何受到伤害；
- 评估风险，并决定现有预防措施是否充分或需要改进；
- 记录调查结果；
- 审查评估，必要时进行修改。

包括对可能受到的辐射剂量的估算是辐射风险评估的基础。法规8核准实施条例中的电离辐射工作（HSE 2018a）给出了一份附加备忘录。

风险评估应列出为减轻任何已确定风险而建议采取的行动。如果风险评估确定了辐射事故的可能性[9]，必须为该情况制定应急计划。

58.3.7 成本–收益分析

风险评估可能与已确定的任何其他保护措施的成本–收益分析相关联。关于此话题的文献资料还十分匮乏。Hansson（2013）在一篇综述提到了最低[10]剂量水平的概念，建议为每年0.01mSv（Kocher，1987；IAEA 1999）。它可以被认为是微不足道的，意味着小于此值的剂量可以免受监管体系的约束。最近被称为豁免水平（ICRP 2007a）。然而，ICRP更喜欢强调优化的概念，尽管在ICRP 104号报告（ICRP 2007b）中指出，每年0.01mSv的值是合适的。Hansson（2013）介绍了在判断是否满足ALARA原则时的其他考虑因素。英国健康和安全执行局发布了一份名为《降低风险-保护人民》（HSE 2001）的文件，该文件阐述了评估风险的方法。其中，风险被分为不可接受、可容忍和广泛接受。最后一类代表了在日常生活中被认为微不足道的风险。另外还可用成本–收益分析检查表（HSE 2014）。需要强调，成本–收益分析不能用来作为不遵循良好实践的理由。他们的评估是，癌症死亡的成本为267.36万英镑（即约300万欧元）。如果代价是“不成比例的”，则认为成本超过了收益，用一个1～10之间的因子表示。

[9] 在英国法规中，事故是指“需要立即采取行动，防止或减少员工或任何其他人员接受电离辐射照射”。关于哪些会构成事故的讨论见第 45.6.1 节。

[10] 从法律上的表达“最低限度法律”来看，法律制度不关心琐事。

第 59 章　辐射防护管理

Mike Rosenbloom[1] and Philip Mayles

目录

[1]　本章原文由 Mike Rosenbloom 撰写，由 Philip Mayles 进行了更新。

59.1 法规体系

本章概述了辐射防护的法律要求，主要基于欧盟的法规，由于它是基于国际原子能机构（IAEA）的《基本安全标准》，因此适用范围更广。需要强调的是，本章只给出了法律概要，要获取更具体的要求，读者可参考立法文本。

许多国际组织都关心辐射防护。国际放射防护委员会（ICRP）最初由国际放射学会（ISR）于1928年创立，是一个具有慈善地位的国际机构，其职责是作为一个咨询机构，提供关于辐射防护的建议和指导。它通过一系列为具体任务而召集的工作组来运转，由一个主委员会和四个常设委员会组成，这四个常设委员会分别处理辐射效应、辐射剂量、医学防护和ICRP[2]各项建议的应用。其兄弟组织——国际辐射单位和测量委员会（ICRU[2]），主要处理与电离辐射测量相关的问题。

IAEA[2]成立于1957年，是促进核领域科学技术合作的世界主要政府间论坛，是民用核计划核保障和核查措施实施情况的国际监察机构。IAEA致力于核能的安全生产，确立了许多所需的程序和标准。国际原子能机构关于辐射防护的建议见《基本安全标准》（BSS，IAEA，2014[3]）。BSS是一项国际公认的标准，以ICRP建议为基础，原则上已被所有成员国接受。BSS规定了各国辐射安全管理体系的要求，其中，对于放射治疗应用，必须调查以下内容：

“任何医学治疗时患者选择错误或患者的组织或器官错误，或使用错误的药物，或活度、剂量、剂量分割次数与放射医师规定的数值相差很大（高或低[4]）或可能导致不适当的严重副作用。”

对放射诊断也提出了类似的要求，且需要通知患者本人。若成员国提出要求，IAEA将进行事故调查（如IAEA 2001）。

在美国，辐射防护立法是每个州的责任，且毗邻州之间差异显著。美国国家辐射防护与测量委员会[5]（NCRP）以类似于英国公共卫生部门[5]（PHE）的方式向立法者提供建议。

在欧盟内，立法要求是通过指令的方式强加给成员国的，这些指令规定了实现某些目标的义务，但并不直接制定实现这些目标的立法。ICRP 26号文件（1977）的出版直接导致了欧盟于1980年通过了理事会指令80/836/欧洲原子能共同体（ECD 1980），随后经理事会指令84/467/欧洲原子能共同体（ECD 1984b）修订。该指令规定了保护工作人员和公众免受电离辐射危险的基本安全标准，被称为《基本安全标准（BSS）指令》。1996年通过了新的基本安全标准（BSS），并作为理事会指令96/29/欧洲原子能共同体（ECD 1996）发布。与此同时，患者的防护见1984年指令84/466/ 欧洲原子能共同体（ECD 1984a）和后来的1997年医疗照射指令97/43/欧洲原子能共同体（ECD 1997），统称为《患者指令》。最新的BSS指令2013/59/欧洲原子能共同体（ECD 2013）于2013年12月5日发布，纳入了《患者指令》和高活度密封源（HASS）指令的有关规定。在欧洲部长理事会指令发布后，各成员国均有责任将该指令转化为本国的法规体系[6]。在以下内容中，英国立法通常被用作一般原则的说明。此外，附录K1对英国执行该指令的情况进行了更为全面的阐述，以作为立法体系的一个例子。[7]

59.2 工作人员和公众的防护

59.2.1 分区

辐射照射的控制部分是通过对可能存在潜在照射风险的工作区分区实现。

BSS（ECD 2013；IAEA 2014）划分了两个工作区：控制区，这些区域“需遵守为辐射防护或

[2] 这些机构的详细信息见各自的网站：ICRP 见 www.icrp.org；ICRU 见 www.icru.org；IAEA 见 www.iaea.org。

[3] 尽管目前的国际原子能机构基本安全标准（IAEA BSS）的日期是2014年，但大部分文本自2009年即可获得，接近最终的版本于2010年1月发布。眼晶状体剂量限值根据2011年9月的国际放射防护委员会（ICRP）建议进行了修订，实际上，早于2013年的欧盟基本安全标准（EU BSS）。

[4] 报告剂量不足是一项新要求。

[5] 详见网站：NCRP 见 www.ncrponline.org. PHE 见 www.gov.uk/guidance/radiation-products-and-services.

[6] 2013年指令必须在2018年2月8日之前引入国家立法。

[7] 尽管英国已脱离欧盟组织，但从国际放射防护委员会（ICRP）和国际原子能机构（IAEA）的规定分析，英国的辐射防护立法可能与欧盟保持一致。

阻止污染扩散制定的规章，且进出此区域需受控制”；监督区，需要对其职业照射条件不断进行审查。欧洲理事会指令要求成员国需要对控制区情况提供指导。在英国[8]，该指南将控制区定义为人员可能暴露于任何适用剂量限值十分之三以上的区域（即：年有效剂量大于6mSv，或眼晶状体年当量剂量为15mSv），但要求所有可能超过1mSv公众剂量限值的区域（HSE 2017）应被定为监督区。对于非限制区，法规（ECD 2013；HSE 2017）规定年剂量限值为1mSv，但在指南（HSE 2018；IPEM 2002）中建议任何单一辐射源年剂量限值为0.3mSv。医学和牙科指导手册（MDGN，IPEM 2002，见附录K1）提供了有关分区的详细建议。对于剂量限值的考虑涉及三个相关的概念：①瞬时剂量率（IDR），即1分钟内的平均剂量率。②时间平均剂量率（TADR），即一天8小时内的平均剂量率，需要考虑到使用和工作量，但居留因子为1（TADR在房间设计中的使用，参见第60.1.3节）。③TADR 2000，为考虑所有因素的平均居留因子后2000小时的平均剂量率，其中2000小时是工作人员的年工作时间。尽管IDR是唯一可以直接测量的量，NCRP 2005年报告中认为，IDR不是决定分区的可靠依据，但英国法规建议将IDR＞100μSv/h的区域划为控制区。TADR 2000为3μSv/h，意味着年有效剂量为6mSv。

控制区的划分可以采用外照射剂量率控制值、核素空气浓度或表面污染控制水平（潜在内照射），也可以是两者的结合。

控制区的进入必须进行充分界定，仅限于专职工作人员或根据书面工作制度进入的人员，以限制他们的受照。必须建立本地规则（见附录K3），以确保限制所有进入相应分区的人员的剂量。必须任命一名或多名辐射防护官员或监督人员，以确保工作符合这些本地规则。

59.2.2 本地规则

本地规则必须充分描述工作区域以及在该区域内应遵循的程序。规则中应包含辐射防护监督员的姓名。所有受这些规则管理的工作人员均必须阅读这些规则。必须监测到位，证明剂量受到充分限制，必须包括外部工作人员。

[8] 该指南不适用于北爱尔兰。

59.2.3 工作人员和公众的剂量限制

工作人员和公众的剂量限值根据其有效剂量限值设置，以限制随机性效应，同时根据器官的当量剂量设置，以限制确定性效应。ICRP（2007a）推荐且被广泛接受的针对特定群体的剂量限值见第59.2.3.1节和第59.2.3.2节。

59.2.3.1 工作人员（放射工作人员）[9]

对于A类工作人员（见第59.2.3.3节），欧盟和ICRP建议年剂量限值设置如下：5年内平均年有效剂量（见第58.1.3节）为20mSv[10]，但年剂量限值为50mSv；特定器官当量剂量（见第58.1.2节）的限值为眼晶状体20mSv[11]，手、前臂、足、脚踝和任何皮肤区域在1cm^{2}平均为500mSv。B 类工作人员的剂量限值减少为上述值的十分之三，但眼晶状体剂量限值变为15mSv。雇主有义务在收到雇员怀孕通知后，确保雇员在其剩余怀孕期间胎儿可能的受照剂量不超过1mSv，且雇员在母乳喂养期间，不会受到严重的放射性污染。

有效剂量的目前限值低于过去定义的限值[12]，因为ICRP 60号文件取代ICRP 26号文件时改变了风险系数。尽管确定性效应的剂量阈值没发生变化，但计算皮肤剂量的平均面积已从100cm^{2}减少到1cm^2，有效地降低了皮肤剂量限值。

59.2.3.2 其他人员（公众）

虽然没有明确定义可忽略的风险阈值（见第

[9] 在英国立法中，“雇主”和“雇员”两个词代替了欧盟《基本安全标准》（ECD 2013）中的“企业”和“工人”。在后续内容中可以互换使用。

[10] 在英国法律中，这个 5 年内平均年有效剂量并不一律适用。如果在任何一年内受照剂量超过 20mSv，则要求雇主必须证明将年剂量保持在 20mSv 以下是不可行的。

[11] 根据 ICRP 第 118 号报告（2012）的建议，眼晶状体的剂量限值已经降低，并被纳入《基本安全标准》（ECD 2013）中。5 年内有效剂量平均剂量限值为 20mSv，但每年有效剂量不可超过 50mSv。

[12] 1990 年以前，年有效剂量设置为 50mSv。

58.3.7节），从大众行为分析可知，在一定范围内可忽略个人所从事活动的风险。根据目前公认的公众风险估计（见表58.4），1mSv的有效剂量平均可导致5×10^{-5}的风险，并已被ICRP推荐为公众年剂量限值（不包括天然辐射照射）。年剂量限值0.3mSv（见第58.3.5节）适用于所有新实践的公众照射。

由于公众不受同一控制系统的约束，故易累积来自不同辐射源的剂量。且由于公众包括儿童，与工作人员的剂量限值相比，手、前臂、足、脚踝和皮肤的剂量限值降低了10倍，降低为50mSv，眼晶状体的剂量限值为15mSv。

对于那些因长期接触放射性物质治疗患者而受到辐射的人员，年有效剂量限值为1mSv不适用。这些人（包括儿童）因为接触出院的患者而受到照射，所以可放宽该限值，这些人被称为陪护者和探视者（见第59.2.3.4节和第60.4.3节）。

59.2.3.3 工作人员的分类和监测

对工作人员的监测取决于他们预期接受的剂量水平。欧洲理事会指令将接受的年有效剂量可能大于6mSv或超过特定器官当量剂量限值的十分之三（眼晶状体为15mSv）的定义为A类工作人员[13]，将剂量小于上述值的定义为B类工作人员。A类工作人员必须接受系统的剂量监测和健康监护，以确保其适合从事放射工作；而对于B类工作人员，监测只需足以证明他们被正确归类为B类工作人员即可。A类工作人员必须年满18岁，16岁以下的工作人员不得被列为放射工作人员。此外，学徒、学生和怀孕人员不得被划分为A类工作人员。

为把剂量限制到相应水平，对控制区内工作的B类工作人员的剂量监测是很有意义的，故正常情况下，这些工作人员均需要佩戴个人剂量计。医疗工作者很少被归类为A类工作人员，但个别情况需要这样做，特别是那些操作放射性药物的工作人员。由于2013EU BSS（ECD 2013）中引入的眼晶状体剂量限值，过去一些未分类的工作人员可能需要归类为A类工作人员。皮肤受照剂量被定义成为$1cm^2$皮肤上的平均剂量，故也可能需要重新划分。值得一提的是，应考虑监测指尖的受照剂量，而不是手或中指的受照剂量。

59.2.3.4 特殊情况下的剂量限制：陪护者和探视者

以非专业人员身份接触医疗照射的个人称为陪护者和探视者。他们的受照被归类为医疗照射，这些人员不受1mSv的年有效剂量限制，但必须采取一切合理措施将其受照剂量降至最低。当幼儿住院接受非密封源放射治疗，希望父母陪护时，这一点尤其重要。他们同意接受照射时，必须事先向他们解释清楚风险。欧盟立法要求，陪护人员在知情和自愿情况下的受照剂量适用剂量限值。2013BSS（ECD 2013）引入了此类照射必须正当（即显示足够的净收益）的要求。建议每次治疗的剂量限值为3～5mSv。

Singleton等（2003）就应遵循的原则提供了指导，并对在不同治疗情况下可能接受的剂量大小进行了评估。其结论是，除非使用放射源治疗，否则超过1mSv限值的可能性很小。医学和牙科指导手册（IPEM 2002）中也提供了有关适用限值的指导。一种特别常见的情况是，患者在接受放射性药物治疗返回家中后，其家庭成员会受到辐射照射，第60.4.3节中会有详细介绍。

59.2.4 辐射防护专家（或辐射防护顾问）

当伴随有电离辐射的工作即将开始时，雇主需征求辐射防护专家[14]的建议，以审查工作计划，接受新的辐射源，并定期校准检查（ECD 2013）。通常，下列情况需要一名辐射防护专家的指导，比如辐射工作场所的分区（见第59.2.1节）或者任何有重大应用的电离辐射的场所。所有开展放射治疗的医院均需要配备一名国家认可的辐射防护专家。辐射防护专家责任重大，包括评估电离辐射应用的所有过程，并为降低剂量采取的适当屏蔽和其他防护措施提出建议。特定领域见 EU BSS第82条（ECD 2013）。

[13] 在英国，A类工作人员被称为专职工作人员。

[14] 英国称为辐射防护顾问（RPA）。

59.2.5 风险评估

BSS（ECD 2013）中暗示有义务进行风险评估，而英国法律则对此有明确要求。风险评估应包括对意外或非预期照射的风险研究。必须对所有风险评估进行适当记录。在第58.3.6节中对需要考虑的细节进行了讨论，若需进一步的建议可参阅医学和牙科指导手册（IPEM 2002）。

59.2.6 设备的验收检测

BSS规定，应由辐射防护专家对新装设备进行有计划的验收检测，该专家还应参与事先的风险评估。在 IAEA BSS和英国法律中，系统验收检测的要求更加明确。在英国，由设备安装人员承担此责任。表59.1指出了任何新装设备均应考虑的辐射防护问题。

表 59.1 设备使用前需进行验收检测的部件

联锁装置	警告系统	安全设计功能	屏蔽
门联锁	警告信号	曝光终止	迷路设计和入口门安装的位置
急停按钮或开关	进入警告标志	球管或治疗头的泄漏辐射	
射束关闭/禁用按钮	射束出束指示	均整器和准直器	主屏蔽和次屏蔽（邻近区域保护的的位置和充分性）
微动开关联锁	选定参数的指示（例如能量高剂量率、球管）	防止曝光开关意外激活	防护柜和移动防护屏
校准和均整器联锁	明确的标记	透视检查（终止剂量和最大皮肤剂量率限值）	加热、通风、空调和电缆穿墙孔（沟）
确认无人的复位系统		自动曝光控制（AEC）（剂量率终止、备用定时器、腔室/模式选择）	配备足够的个人防护用品（防护帘、围裙、防护罩）

资料来源：改编自 IPEM (Institute of Physics and Engineering in Medicine), Medical and Dental Guidance Notes, A good practice guide to implement ionising radiation protection legislation in the clinical environment, IPEM, York, 2002.。

59.2.7 意外和非预期照射

如果发生意外或临床上严重的意外照射，则需要通知转诊者、执业医师和患者。同时还必须及时通知主管部门，并向其提供调查结果（另见第45.6.1节）。

59.3 患者防护

59.3.1 医疗照射的正当化

患者的医疗照射没有固定限值。然而，指令（ECD 2013）明确了转诊者的职责，转诊者是转诊医生或其他健康专业人员，处方医生（通常是放射肿瘤医生或放射科医生）负责对照射进行正当性、最优化和临床评估[15]。处方医生可以将照射实践委托给其他合适的人（英国为技师）。个人医疗辐射暴露正当化和最优化一直是标准放射治疗实践的组成部分，但是该指令将此作为一项法律义务，这也包括放射诊断。

正当性要求辐射实践对患者有净利益。对于研究目的的辐射实践，如果患者个人可能没有净利益，则要求由伦理委员会考虑辐射实践的正当性。第61章将进一步讨论对患者的辐射防护。

59.3.2 照射的最优化

医疗辐射实践不仅要做到正当化，该指令要求做到最优化。最优化是指，在信息足够的基础上，选择适当的设备和技术，在符合临床要求时尽可能降低辐射剂量。它还要求正确的质量保证。最优化过程中，需要考虑经济和社会因素。该指令要求辐射实践是个体化的。对非靶器官的辐射剂量应处于合理可行的尽量低的水平。

[15] 英国法律使用略有差异的术语，相关讨论见附件K1。

59.3.3 诊断参考水平

诊断参考水平（DRL）是采用广泛应用的设备对典型患者或标准模体进行检查时的医学放射诊断实践的剂量水平或使用放射性药物的活度水平。当一个良好或正常的诊断和技术实践付诸实施时，剂量水平预计不会超过DRL，但DRL并不代表绝对剂量限值。ICRP在73号出版物（ICRP 1996）中提出的诊断参考水平，可作为指导降低放射诊断中剂量的一种手段。随后的出版物辅助性指南2（ICRP 2001）和ICRP 105号报告（2007c）都对DRL的使用提供了进一步的指导。DRL的应用和审核已载入立法（ECD 2013）。欧洲的DRL可以在辐射防护180号报告（EC 2015）中找到，并且国家出版物（例如PHE 2019[16]）也有很多。核医学程序DRL见ARSAC（2020）。DRL是放射诊断中的一个重要控制指标，如果经常超过该水平，则应该进行科学的调查研究。

医学物理与工程研究所（IPEM）建议（2002），DRL不适用于放射治疗模拟定位或CT扫描，因为在随后的放射治疗中患者的剂量要高得多。但仍有义务进行辐射实践的最优化。

59.3.4 医学物理专家

对医学物理专家（MPE）的要求在以前的立法中已经存在，但立法中建议的细节有些模糊。在2013年的BSS中，与辐射防护专家一样，医学物理专家也需要获得国家认定。医学物理专家需要负责剂量测定、患者辐射防护的最优化、质量保证、设备选择和患者鉴别分类（ECD 2013第83条）。作为欧盟资助项目下的一部分，欧盟委员会发布了欧洲医学物理专家指南（EC 2014），欧洲医学物理组织联合会（EFOMP）随后发布了一份关于医学物理师和医学物理专家的职责和能力的政策声明（EFOMP 2018）。另见第45.7.1节。

59.3.5 其他要求

欧洲理事会的指令还有一些其他的具体要求：

- 对于接受放射性核素治疗后离开医院的患者，必须为其提供书面告知，从而降低可能接触患者的人员的剂量。
- 医疗照射前，必须询问所有患者是否可能怀孕或哺乳，除非可以出于明显原因排除怀孕或哺乳或与放射学程序无关。
- 必须进行临床审核。
- 必须保存放射学设备的清单。
- 必须为员工提供充分的培训并做好记录；培训必须包括持续的专业发展。
- 医疗照射必须有书面程序，以及每种设备、每种类型的放射实践的书面规程。
- MV级治疗设备必须有验证系统。
- 诊断设备必须有显示患者受照剂量的装置，并能将该剂量记入患者档案。
- 《欧洲原子能条约》要求成员国监测环境中的放射活度水平。

59.4 许可管理

IAEA BSS（2014）引入了放射设备监管分级方法的概念，监管水平与风险相适应。尽管许多国家已经建立了正式的许可制度，但EU BSS（ECD 2013）规定这些制度是强制性的。有两种情形，登记和许可，后者意味着更严格的控制。放射性物质管理和高活度密封源的许可是强制性的，但成员国可以根据需要确定其他实践属于登记或许可。许可证发放管理因国家而异，但有一个共同目标，即确保辐射应用得到有效控制。

59.4.1 放射性物品的储存

放射性物品的储存需要得到许可。放射性物品储存及应用和放射性废物的存储需要不同的许可，通常不鼓励储存放射性废物。必须对拟使用的放射源和被归类为废物的放射源进行细致的记录。应定期检查所有放射源，近距离放射治疗用密封放射源应定期进行泄漏测试；测试频率根据使用情况决定。可能使用放射性物质制造脏弹的风险增加了放射性物质管理的重要性，也对使用高活度密封源（HASS）提出了额外要求。判断是否为HASS

[16] CT扫描数据来自PHE-CRCE-013（PHE 2014），放射显像数据来自HPA-CRCE-034（PHE 2012）。

源，由放射源活度（A）与危险源阈值（D）的比值决定。例如，^{192}Ir的D值是80GBq，所以800GBq的^{192}Ir源是第2类HASS源。放射源的分类见IAEA BSS（IAEA 2014）。

59.4.2 放射性废物的处置

由于在诊断或治疗患者时使用了非密封放射源，一些放射性物质可能被排放到环境中。排放的数量将部分取决于该物质的物理半衰期和生理半衰期。通常，可以通过储存废物使短半衰期核素进行物理衰变来减少排放。排放和收集将由相关的政府机构管理。任何向环境排放大量放射性物质的组织都必须获得相关许可。如果检查人员认为排放是正当的并充分考虑了放射性废物，则将给予授权。授权将限制排放速度和放射性废物在现场堆积的时间。

可以确定多种排放路线，其中包括排放到大气中、作为低放射性废物处置在垃圾填埋场掩埋、就地或异地焚烧以及排放到下水道中。许可请求会要求列出每条路线的排放量清单，并确认每条路线的辐射影响评估。

患者住院接受放射性核素治疗尤其是接受^{131}I治疗，可导致GBq量级的核素通过尿液排出。^{131}I长达8天的半衰期意味着几乎没有物理衰变，如不采取相关防护措施，患者服用的大多数^{131}I就会被排入下水系统。

减少（减轻）^{131}I向环境排放的措施依赖于其在排放前存储期间的放射性衰变。这将需要直接收集尿液进行储存，或者需要水箱系统来储存来自治疗室或病房的污水（Leung和Nikolic, 1998; Golddard，1999）。直接收集尿液可能涉及使用瓶子、化学厕所或可以快速冷冻内容物并随后转移到大型冰柜中进行放射性衰变的厕所。在世界各地都可以找到所有这些系统的例子。然而，允许^{131}I在排放到环境中之前进行物理衰变的系统操作，要么不胜其烦，要么造价昂贵，或者兼而有之。ICRP 94号报告（ICRP 2004）建议立即将尿液排入下水道，并建议不要使用衰变池或储存罐。对将尿液排入下水道进行适当的辐射评估通常会证明，对于任一种受照剂量最多的关键人群，如休闲游泳者、渔民或污水工人，他们受到的剂量将小于原子能机构确定的每年10μSv的最低剂量（IAEA 1999）。因此，在大多数情况下，可将尿液直接排入下水道，没有理由采取其他做法。如果核素治疗场所排放的水最终被下游抽取用于饮用，这个过程涉及水库中大量的稀释和储存，结果再次表明，群体所受剂量非常小，没必要采取衰减程序。

放射源作为废物处置和将放射源转移给另一个组织是有区别的。例如，未使用的近距离放射治疗源通常会返回给制造商。而对于永久性植入物，如^{125}I前列腺植入物，患者将在植入物到位后出院。此类情况在监管上并不归类为废物处置（见第60.4.3节）。

59.4.3 放射性物质的使用

必须控制对患者使用放射性物质。这些物质只能在持有必要执照的合格医生指导下使用，该医生持有必要的执照，并且所在中心人员和设备配备符合最低要求且经过行政部门的批准。总之，治疗的处方活度应由临床医生进行专业判断。

59.5 放射性物质的运输

该法律区分了放射性物质的转移和运输。运输是指涉及公共公路或公共场所的术语。由于某批货物的运输可能会影响许多不同的国家，管理运输的条例应更加协调一致，并以原子能机构的安全标准（IAEA 2018b）为基础。这些规定不适用于诊断或治疗后患者体内的放射性物质。第60.4.3节将讨论已服用放射性物质的病人出院行程的管理。

运输条例与向医院运送放射性物质有关，还与远距离放射治疗和近距离放射治疗密封源的递送和返回有关。

放射性物质的运输必须在特殊的容器（A型）中进行，容器的设计和测试需满足严格的条件，以确保在任何合理可预见时放射性物质不会在运输过程中扩散。当只涉及少量货物时，这些条件可以放宽，允许以例外货包进行运输，但例外货包的运输在大多数方面仍受运输法规的控制。而用于治疗的放射性物质运输条件则不会放宽，应始终在A型容器中进行。A型容器可以根据外部剂量率进一步分类（见表59.2）。这些容器的标签将给出外部剂量率的一些指示，以及对司机处理它们的限制。除了对只装有白色标签货包的车辆的停放条件较为宽松外，对不同类别的A型货包的承运人的要求差别不大。单个容器或一组容器的运输指数在数值上等于1m处当量剂量率（单位为mSv/h）再乘以100[17]。

表59.2　放射性物质的运输类别

类型	表面最大剂量率	最大运输指数[a]	例外
Ⅰ（白色）	＜5μSv/h	–	Ⅱ或Ⅲ类可裂变物质
Ⅱ（黄色）	＜500μSv/h	1.0	Ⅲ类可裂变物质
Ⅲ（黄色）	＜2mSv/h	10.0	
Ⅲ（黄色）[b]	＜10mSv/h	＞10	

[a] 运输指数是指放射性物质货包外1m处的剂量率（单位为mSv/h）再乘以100。

[b] 此类货包必须以专用方式运输；即：该货包只可以通过单一发货人或收货人负责的车辆运送。

相关的欧盟指令是理事会指令2008/68/EC（ECD 2008）。当前强制执行的是联合国欧洲经济委员会（UNECE）编制的ADR[18]的当前版本（目前为ADR 2021）。ADR当前版本可用于危险物质的国际运输的管理，由于跨境运输是其重要组成部分，因此在每个国家都适用。放射性物质属于第7类危险货物。准则要求在放射性货物托运或运输时任命危险货物安全顾问（DGSA），而对于低活度的少量运输，可以免除这一要求。准则还规定了发货人和承运人的义务，明确了培训、一般文件、记录和包装要求，并要求制定在运输过程中出现问题时的应急计划。另外还介绍了在运输过程中保管放射性物质和防止放射性物质运输对无关人员照射的预防措施。当密封源在欧盟国家之间运输时，必须从接收国的许可主管机构获得证书，以确认收货人已获得持有相关源的许可。这是为了符合理事会条例1493/93（ECR 1993）。

高活度远距离治疗放射源必须以B类货包运输，应采用更严格的法规。运送放射源的专业公司必须遵守这些法规。

[17] 运输指数最初是剂量率单位为mrem/h时定义的（1mrem=0.01mSv）。

[18] ADR代表“国际危险货物道路运输条例”（道路危险货物）或全称为“危险货物国际道路运输欧洲公约”，一般用其缩写指代。它每两年更新一次。

第 60 章 工作人员和公众的辐射防护

Mike Rosenbloom[1] and Philip Mayles

目录

[1] 本章原文由 Mike Rosenbloom* 撰写，由 Philip Mayles 进行了更新。

60.1 外照射治疗设施设计

在设计放射治疗设施时，必须考虑与放射治疗直接相关的工作人员、其他工作人员和广大公众的防护，无论这些人员是医院的访客还是邻近的人员。工作人员和公众的防护主要是通过使用有屏蔽的房间和警告装置，将患者以外的人员排除在高剂量区域之外。

人员防护可能不是唯一的要求。直线加速器会产生脉冲辐射，即使为人员提供了足够的防护，但是计数器和γ相机等辐射敏感设备也可能受到这些脉冲的影响，这些脉冲通常是间歇性的，有可能导致虚假读数或图像伪影。

下面将介绍设计治疗室的一般方法。更详细的方法参见医学物理与工程研究所（IPEM）75号报告第二版（IPEM 2017）或国家辐射防护和测量委员会（NCRP）151号报告（NCRP 2005）。国际标准化组织（ISO）标准ISO16645：2016和德国标准化研究所标准DIN6847-2：2014-03（DIN 2014）也可以参考。在《辐射防护手册》（RSAC 1971号）、NCRP 49号报告和51号报告（NCRP 1976、1977）以及BS4094第1部分和第2部分（BSI 1996、1971）也能找到一些有用的数据。国际辐射防护委员会127号报告（ICRP 2014）讨论了质子和重离子的辐射防护。

60.1.1 辐射的组成

需要屏蔽的包括三个主要部分，即主射束、泄漏辐射和散射辐射。对于高能加速器，也可能有明显的中子产额。高能直线加速器中光子轰击部件可能诱发感生放射性，进而对维护人员造成危害。许多直线加速器也可以产生电子束，但对光子束的辐射防护设计将足以屏蔽电子束。

60.1.1.1 主射束

主射束是屏蔽设计的首要因素。为了将治疗室外主射束几何投影内人员所受的剂量减少到可接受的水平，需要对超过设备准直系统所确定的最大对角线宽度采取适当的防护。

kV级X射线设备（见第10章）通常被设计为使用时光束方向不受限制。这就要求所有外墙都要有足够的厚度来衰减主射束，要特别关注防护门，通常需要使用铅或其他足够厚度的屏蔽材料。

对于MV级X射线，现在几乎所有的设备都是等中心安装的[2]。所以主屏蔽墙（厚度足以衰减主射束）的面积受到了限制。通过使用安装在X射线治疗头对面机架上的主射束挡块，可以大幅减薄墙厚，但对靠近患者有限制作用；因为现代成像设备都安装在机架上，所以目前也不能采用这种方法。因此，在大多数治疗室中，主屏蔽是治疗室墙的一部分。对于封闭机架，如断层治疗机（见第14.3节）和Varian Halcyon加速器（见第11.9.2.3节），主射束挡块减少了所需的主屏蔽。对于Cyberknife（见第14.2节），主射束可以指向多个方向，因此

[2] 一些专门装置，如那些专门为全身照射设计的，可能不是等中心安装，但这些装置的移动可能更受限制，此段内容同样适用。

大部分墙都需要按主屏蔽设计，尽管使用因子（见第60.1.3.1节）可以略微修正厚度（IPEM 2017）。

对于装有机架的直线加速器，主屏蔽宽度取决于最大野大小。应在射束两侧的屏蔽宽度上各增加30cm，以允许射束的低角度散射。主准直器通常将射束的直径限制到小于准直器开口的尺寸，比如最大野尺寸为40cm × 40cm对应的直径为50cm。

通常可以通过建在地下或靠着土堤来实现屏蔽费用最小化，但需要注意确保在未来的场地开发时，该屏蔽不会被无意中移除。如果是在旧机房安装新设备，在机房屏蔽方面可能有特别的弱点，因此可能需要对应用进行限制或者限制进入外部区域。

60.1.1.2　泄漏辐射

泄漏辐射是指除了有用的射束（即主射束）之外，从辐射源屏蔽装置中泄漏出的任何其他的辐射。在kV级X射线设备中，泄漏辐射完全来自靶，并且由韧致辐射垂直方向发射的侧叶产生。泄漏辐射会被内部铅屏蔽衰减。对于kV级设备，泄漏和散射辐射（见第60.1.1.1.3节）不是问题，因为除非可以限制机器的运动，以避免指向特定的方向，否则墙体通常都是主屏蔽。

对于装有放射源的设备（见第12章），放射源的各个方向都会产生泄漏辐射。在贮存位置，做好泄漏辐射的防护对保护房间内的人员具有重要意义，故必须有足够的自屏蔽。在某些设备设计中，特别是那些放射源进入治疗位置的设计中，为了节省空间和重量，放射源在辐照位置的屏蔽可能小于在贮存位置的屏蔽。在这种设备中，必须使用辐照时放射源的泄漏辐射来计算治疗室的屏蔽体厚度（参见第12.4.1.1节）。

对于直线加速器，泄漏辐射可以来自多种内部源，包括波导、射频源、射束传输系统、靶、滤过、准直器等（见第11.2.10.1节和第11.3节）。为防止泄漏辐射而提供充分的保护是一项技术挑战，因为所需的屏蔽材料可能很重，并会占用相当大的空间。国际电工委员会（IEC）规范（IEC 2016）规定，泄漏量应小于有用射束的0.1%，而现代加速器的泄漏量通常更少。由于自屏蔽的过滤效应，泄漏辐射的能量通常和主射束接近。在保守设计中，假设上述情况成立，并且如果假设利用因子（见第60.1.3.1节）相同，导致次屏蔽的厚度比主屏蔽薄三个什值层（第60.1.3.4节讨论了泄漏辐射与主射束具有相同能量的假设的有效性）。在设计计算中，通常假设泄漏辐射是各向同性的。表60.1列出了一般适用的泄漏限值。

表60.1　远距离治疗设备的泄漏限值

能量	距离表面5cm	距离靶1m
X射线发生器		
＜500kVp	300mGy/h	10mGy/h
＞500kVp		主射束的0.1%[a]
γ射线装置		
关	0.2mGy/h	0.02mGy/h
开		10mGy/h或主射束的0.1%

[a] ＞500kVp 是指直线加速器MV射束的值。

60.1.1.3　散射辐射

散射可能来自机房的墙体（包括地板和室顶）或患者。散射辐射的能量低于泄漏辐射，并且可以在机房设计中合理地假设，任何可以防护泄漏辐射的屏蔽都足以防护散射辐射（但见第60.1.4.3节）。由于散射是由康普顿效应产生的，对于90° 散射，散射辐射的能量约为0.5MeV，反散射辐射的能量约为0.25MeV（NCRP 1977）（参见第4.3.2.1节）。

需要特别考虑进出机房的通道。如果迷路能提供至少一次或在可能的情况下提供两次主射束照射经任何表面的反射，则该迷路通常能提供足够的散射防护。有时由于空间限制无法建造所需的迷路，这种情况下可能需要使用防护门。防护门通常很重，会给患者一种禁闭的感觉，如果可能的话，应避免出现这种情况[3]。如果现有的机房用于安装更高能量的设备，可能无法提供合适的迷路。迷路中剂量率的计算内容见第60.1.3.5节。

60.1.1.4　中子和感生放射性

中子是高能（＞8.5MV）直线加速器的一个

[3]　在英国，机房有防护门是罕见的。在其他国家，机房普遍都有防护门。

特殊问题，对该问题的探讨可参考NCRP 79号报告（NCRP 1984）和美国医学物理师协会报告TG-27（AAPM 1986）。

中子可以由高能电子或光子与原子核之间的相互作用产生（见第4.3.4节），也可以通过光子和电子诱导的比铋更重的元素裂变来产生。当出束时这些过程会产生中子通量，也会导致感生放射性，以致生成的电子束（或轫致辐射）轰击的设备部件，即使在射束关闭后也会产生辐射。也有可能在患者、患者支持系统或治疗室的结构中产生感生放射性。AAPM TG-136报告调查了与感生放射性相关的问题（AAPM 2014）。人们普遍认为，对于10MV加速器来说中子不是问题，尽管在此能量下中子产额很小，但仍然应该进行测量来证实这一点（Rudd等，2007；Brockstedt等，2015）。Followill等（2003）对各种加速器中子进行了广泛的测量。关于中子剂量的详细讨论和测量无用中子剂量的建议参见AAPM的TG-158报告（AAPM 2017）。

大多数中子会出现在治疗头内，主要来自X射线靶。可近似认为中子是各向同性发射，并在大多数方向上穿透光子屏蔽。光子屏蔽通常是由铅或钨制成的，其能量损失的唯一来源是非弹性散射和（n, 2n）反应。Brockstedt等（2015）的研究表明，在最新的加速器中，10MV处中子的增加可能与多叶片准直器（MLC）中使用了钨有关。治疗头屏蔽的作用是将平均中子能以屏蔽厚度的指数函数形式降低。

虽然治疗头屏蔽降低了中子的平均能量，但粒子的数量基本保持不变。这是少量（~15%）的衰减和（n, 2n）反应的竞争效应的结果。多次散射导致中子从治疗头近似各向同性发射，所以屏蔽中的小间隙不会产生准直中子束。

在治疗室内，治疗头可以近似看作是中子点源，其平均能量已从约4MeV（对于15MeV的电子）降低到约1MeV。该分量的强度将根据平方反比定律下降。治疗室的混凝土墙将产生散射中子通量，其平均能量约为该值的四分之一。散射中子通量在房间近似是均匀的。这些中子会对患者造成产生辐射。

一般来说，中子在等中心的贡献很少超过主射束的0.5%，混凝土吸收中子的什值层厚度（TVT）比光子的小。因此，对光子的屏蔽将足以防护中子。

但是屏蔽中子的一个特殊问题是迷路散射。以下三种成分对迷路中的剂量有贡献：

1.治疗室中存在的初始高能中子；

2.由多次散射产生的热中子；

3.中子俘获γ射线。

这些组成部分的相对贡献很难区分，大多数情况下，可以认为它们大致相等。

当在治疗室安装高能直线加速器时，为低能直线加速器设计的迷路可能无法对中子提供足够的防护。在迷路中增加多种措施，可以提高对中子的防护效果。额外的挡板可以增加迷路的有效长度，迷路内安装含硼或锂的聚乙烯可以降低快中子的能量，也可以俘获热中子。如果设置在迷路靠治疗室一端，将更有效。最后，可能需要一道门。该门应该含有中子吸收材料（含有高氢的成分）和硼，还有一层吸收中子俘获γ射线的铅。此类门会很重，需要复杂而昂贵的驱动机器。

感生放射性存在于加速器结构中，尤其是治疗头（Powell等，1987；AAPM 2014）。它也可能存在于波束传输系统组件中。其活度会随着直线加速器运行时间的延长而增加，并在照射后随时间而衰减。感生放射性对维护人员是一种特别的危害，当直线加速器在高能运行后对治疗头的部件进行维护或维修工作时，应始终注意确保其在可接受的低水平。由于调强放疗（IMRT）照射时间较长，该问题更明显（Rawlinson等，2002；参见第61.5节），这也是质子或中子治疗设施的一个突出问题（Yudelev等，1995，1997）。

60.1.2 屏蔽衰减

为了计算将辐射衰减到可接受水平所需的材料厚度，需要关于屏蔽穿透的信息。衰减取决于辐射的能量。kV级X射线束衰减测量见第22.2.2节。在该节中重点介绍如何避免任何散射辐射到达探测器，以便只测量主射束的衰减。这被称为窄束衰减。在辐射防护中，相关的是宽束衰减。宽射束通常比窄射束情况下预期的衰减幅度要小，因为散射辐射仍然是射束的一部分。其区别有时通过对宽束衰减使用半值层厚度（HVT），对窄束使用半值层

（HVL）进行强调，此处使用该惯例。对于辐射防护，如果需要衰减几个数量级，通常要记录什值层厚度（TVT），即将剂量率减少10倍所需的厚度。当辐射衰减时，由于辐射的平均能量降低，第二个和随后的TVT将低于第一个。这与第22.2节中介绍的效果相反，在该节中，由于透射辐射以散射为主，因此通过过滤增加了平均能量。在衰减表（如NCRP 2005）中，TVT的变化可以采用第1个什值厚度（TVT_1）和平衡什值厚度（TVT_e）。如第60.1.1.3节所述，对在到达治疗室室壁之前被散射的辐射，其能量低于主射束的能量，这种情况应使用不同的TVT值。

60.1.3 治疗室设计的计算

60.1.3.1 一般原则

屏蔽计算的实例，请参考附录K2。此处，我们只讨论指导原则。治疗室设计的出发点是考虑其使用。对新建机房和用新机器替换旧机器，约束条件有所不同。应考虑人体工程学因素，如机房的大小、特别是手推车上患者的进入方式以及便于接近患者，并且也应考虑机房与其他设施的关系。

辐射防护设计应首先考虑设备的能量和总工作量，通常表示为单位时间（日、周或年）剂量分割数目和每分割平均剂量的乘积。应始终采用保守的预测，并且正常情况下所有计算中可以忽略患者的衰减。关注人员所在位置的防护是非常重要的。

对于主射束，根据国家规定，可以认为主射束在给定方向为一个分数时间，称为使用因子。因为考虑到未来治疗技术的演变，这些因子是高估的。例如，通常垂直射束方向因子为0.5，而其他方向因子为0.25，但应考虑到房间的任何特殊用途而选择合理的因子。放射治疗数据系统允许根据真实数据对假设进行测试。因为使用因子是高估的，其总和将大于1。如果别无选择，低居留区域屏蔽层可以减薄：可以通过在屏蔽厚度计算中加入适当的居留因子来减少屏蔽厚度。推荐的居留因子见IPEM 75号报告（2017）。

将高能装置安装在屋顶较薄的单层建筑中，并严格限制人员进入屋顶可以节省屏蔽成本。在这种此情况下，应特别注意天空反散射，即穿透室顶的辐射可以通过空气散射回地面（见第60.1.3.7节）。同样重要的是，无论现在还是将来，要考虑到主射束的投影范围内附近的高层建筑有人居留的情况，特别是相邻的房地产项目。如果屋顶得到足够的防护，将主射束穿透减少到短期居留不会导致过量剂量，则残留的穿透主屏蔽的辐射不会在地面造成天空反散射的危险。然而，该水平仍可能高到足以干扰敏感的辐射计数设备，特别是在核医学部门使用的设备。如果情况发生了变化，妥善的做法是增厚屏蔽。

根据英国的规定，屏蔽设计的目的是将2000小时的时间平均剂量率（TADR 2000）降低到可接受的水平，同时确保瞬时剂量率（IDR）不过高[4]。在瑞典，针对一般公众的设计目标是每年0.1mSv（Brockstedt等，2015）。而在英国，目标值通常是0.3mSv。不参与放疗的工作人员应被视为公众。考虑到怀孕工作人员在怀孕剩余期间不应接受超过1mSv的要求，寻求将控制区的剂量限制在每年1mSv是有意义的。NCRP的建议是将非控制区的每周剂量减少到0.02mSv，控制区的每周0.1mSv（NCRP 2005），以Gy计算每周的工作负荷。现代加速器的剂量率最高可达6Gy/min，无均整器（FFF）射束时最高可达30Gy/min。然而，等中心的高剂量率也会减少出束时间。假设50个2.4Gy分割可以在一天8小时内照射完成，等中心深度剂量约为50%，等中心TADR约为0.5Gy/min或30Gy/h。如果进行大量的调强放疗治疗，出束时间将更长，因此应该增加副屏蔽厚度（Followill等，1997；Price等，2003；Stathakis等，2005；NCRP 2005）。对于主屏蔽，前面给出的计算仍然近似有效，因为单个野范围内的平均剂量没有增加；事实上，接受治疗的患者数量可能会更少。然而，当计算对泄漏辐射的防护时，工作负荷可能需要增加5倍——通常称为调强因子（IMTR factor）。还需要考虑在调试期间连续出束一段时间时输出的剂量。在此期间可以应用临时限制。

60.1.3.2 剂量率的考虑事项

在评估辐射屏蔽时，有必要测量辐射屏蔽两侧

[4] 关于TADR和IDR的详细讨论，请参见第59.2.1节。

的剂量率。在实践中，测得治疗机等中心的输出是（$\dot{D}_{iso}$），并应用平方反比定律计算在没有屏蔽时辐射屏蔽体外的剂量率。通过测量出束时屏蔽体外的剂量率（$\dot{D}_{atten}$），可以推导出屏蔽体的衰减。辐射防护法规一般规定了基于每年总剂量的剂量限值（见第59.2.3节）。

对于每周工作40小时，每年工作50周，相当于2000小时。对于辐照长期不变的放射源，每年的剂量简单计算为$2000 \times \dot{D}_{atten}$。但是，对间断性辐照的放射治疗和诊断源，有必要建立机器的占空比（J）。每年的剂量为$2000 \times J \times \dot{D}_{atten}$。在评估屏蔽时，测量整年的剂量显然是不可行的，因此人们希望可以限制IDR的形式指定可接受的剂量率水平。在实践中，有时不可避免对该剂量率进行平均。通常的做法是将IDR定义为测量1分钟的平均剂量率。直到最近，$\dot{D}_{iso}$的剂量率被限制在5Gy/min，但现在可以高达30Gy/min（见60.1.3.1节）。如果持续出束，每年0.3mSv的公众剂量限值将要求IDR限制在300/2000=0.15μSv/h。降低$\dot{D}_{atten}$到这一水平，将需要相当大的屏蔽，其成本不符合成本利益的考虑。许多报告指出，基于平均1分钟的屏蔽计算不恰当（NCRP 2005；Sutton等，2012；IPEM 2017）。考虑到占空比，更现实的做法是基于平均1小时的屏蔽计算。

60.1.3.3　*主屏蔽*

针对主射束的典型屏蔽厚度的计算可基于以下公式：

$$\dot{D}_p = \frac{BF_u F_o r_{iso}^2}{r_s^2}\dot{D}_{iso} \tag{60.1}$$

其中：

$\dot{D}_p$是防护区域内允许的TADR 2000；

B是入射辐射穿过屏蔽的分数；

F_u是使用因子（治疗时射束可能朝屏蔽点照射所占的比例）；

F_o是居留因子；

r_{iso}是源到等中心点的距离（一般为1m）；

r_s是源到关注点的距离；

$\dot{D}_{iso}$是该占空比下输出到等中心点的平均剂量率。

一台直线加速器在等中心点处输出为30Gy/h。对于一个距源6m（距等中心5m）的点，居留因子为0.25、使用因子为0.3，其目标是实现TADR 2000为0.15μSv/h。屏蔽墙透射确保所需衰减为2.4×10^{-6}，对6MV射束这相当于约1.9m的混凝土（对标准的2.35g/cm^{3}混凝土[5]，从表60.2 查得TVT约为338mm）。对于15MV，厚度将增加25%。

60.1.3.4　*次屏蔽*

泄漏辐射衰减计算公式为：

$$\dot{D}_L = \frac{B\,k\,F_o\,r_{iso}^2}{r^2}\dot{D}_{iso} \tag{60.2}$$

其中，k（通常为10^{-3}）是泄漏辐射占主射束的比例。

注意，没有使用因子，r通常取到等中心的距离，表示靶的平均位置。工作人员、公众或患者可能停留的所有区域均应提供防止泄漏辐射的衰减措施。泄漏辐射的能量是一个关键因素。IPEM 75号报告（2017）提供的证据表明，泄漏辐射的能量等于主射束能量的假设有些保守，这与Nelson和LaRiviere（1984）的研究结果一致。对于距等中心5m的点，假设能量等于主射束的能量，6MV加速器的屏蔽厚度为1.3m，但更符合实际的计算可能是1.1m。如果可能，采取保守做法是明智的，因为在安装机器后增加屏蔽厚度可能会非常昂贵。然而，对次屏蔽的假设通常比对主屏蔽的假设更为保守。如第60.1.1.3节所述，由于散射辐射能量远远低于主射束能量，任何为泄漏辐射设计的屏蔽也足以屏蔽散射辐射，尽管低角度散射时情况可能不一样。

60.1.3.5　*治疗室入口：散射辐射防护*

当考虑迷路入口处的剂量率时，散射辐射是重点。迷路中辐射衰减的精确计算最好通过蒙特

[5]　屏蔽材料密度通常采用t/m^3，其中1t为1000kg。在一些国家被称为公吨（如美国），而在其他国家（如英国）则是吨。t/m^{3}在数值上等于g/cm^3。

卡罗计算来实现（Al Affan和Smith 1996；Al Affan等，1998；Al Affan，2000），但是NCRP 51号报告（1977）中提出的近似方法给出了合理的结果，尽管Al Affan发现这种方法往往低估了迷路入口的剂量率。其公式为：

$$\dot{D}_{\mathrm{m}}=\frac{\dot{D}_{\mathrm{iso}}}{d_1^2}\frac{\alpha_1 A_1}{d_2^2}\frac{\alpha_2 A_2}{d_3^2}\frac{\alpha_3 A_3}{d_4^2} \tag{60.3}$$

其中：

$\dot{D}_{\mathrm{m}}$ 是迷路入口处的剂量率；

$a_{i=1,\ 3}$ 是初次散射材料的反射系数；

$A_{i=1,\ 3}$ 是散射材料的相应面积（m^2）；

$d_{i=1,\ 4}$ 为图60.1所示的距离（m），假设源到等中心的距离为1m。

IPEM 75号报告（2017）中有非常详细和清晰的关于迷路入口处估计剂量率的分析，其中考虑到迷路墙的散射、患者的散射、泄漏辐射和对迷路墙的透射。然而，适当简化有助于对迷路设计中该重要问题的理解。进入迷路的辐射来自加速器治疗头的泄漏辐射、来自混凝土主屏蔽和机房内的空气的散射，以及当患者接受治疗时来自患者的散射。所有这些来源都可以认为是来自患者以外的区域（图60.1中的矩形灰色阴影区域）。对于40cm × 40cm的射野，A_1可取0.25m^2，a_1约为0.003。剩下的A_i（A_2和A_3）约为12m^2，α_i大约是0.008，因此$\alpha_2 A_2 \approx \alpha_3 A_3 \approx 0.1$。从这个简化分析可以得出一些关于降低迷路外口剂量率的推论。迷路入口的剂量率：

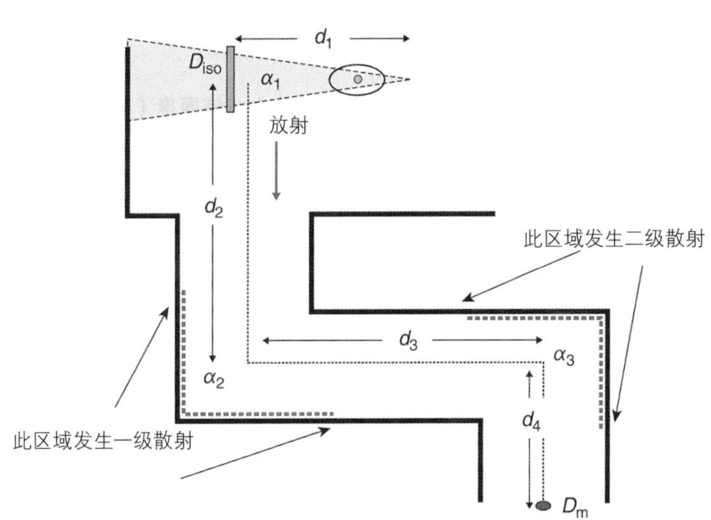

图 60.1　迷路中散射光子的剂量率衰减示意图。经患者和主屏蔽的散射进入迷路。这些应该分别处理，但对于数量级计算可以通过考虑散射来自图中矩形灰色区域（见正文）（图由 J.E. Shaw 博士提供）

- 与射野的面积成正比；
- 与长度d_3和d_4的平方成反比；
- 在迷路中每个转弯处减少约10%；
- 随迷路横截面积成比例减少。

60.1.3.6　*治疗室入口：中子防护*

在能量超过8.4MV时，有必要考虑中子的影响。如第60.1.1.4节所述，中子穿透屏蔽体的剂量率总是低于光子的透射剂量率，但中子在墙壁上发生多次反射，因此迷路衰减比光子小。此外，以Sv当量剂量表示的组织对中子的放射敏感性是光子的20倍（见第58.1.2节）。迷路对中子剂量影响的计算方法见IPEM 75号报告（2017）。NCRP 51号报告（1977）提供了根据迷路设计（即转弯的个数）及其面积和长度得出的迷路衰减图。Kersey（1979）介绍了另一种经验方法。他假设中子在治疗室内根据平方反比定律衰减，并且衰减的平衡TVT为5m长度迷路。然而，对于短迷路，3m可能更合适（Carinou等，1999）。尽管在文献中可以找到更精确的数值，在估计与主射束光子剂量率相关的中子剂量率时，可合理假设能量超过10MV的等中心处中子剂量率约1.2mSv/Gy（McGinley，2002；Followill等，2003；Waller，2003；Waller 等，2003a）。如果发现迷路入口处

率）。主射束投影的测量应该在没有模体或其他衰减材料时进行，但对于散射剂量的测量，应该在射束中放置一个与水等效的散射体。测量应涵盖所有可能的工作条件，确保足够的机器方向范围。还应全面检查所有联锁、显示器、警告标志和标记。最后，如果由其他人执行，测量结果应向辐射防护专家［辐射防护顾问（RPA）］报告。

中子可以通过活化、径迹蚀刻探测器、过热液滴探测器、二极管、TLD和电离探测器来测量（AAPM 2017）。大多数探测器主要对热中子作出反应（能量低于0.5eV）。高能中子需慢化成热中子进行检测。因为通常会是光子和中子混合束，理想的探测器应对光子不敏感；因此，前三种探测器类型是首选。然而，二极管探测器和电离室是常用的直读性剂量计。理想情况下，中子探测器应该具有不同中子能量的灵敏度曲线，并与当量剂量（第58.1.2节）而不是物理剂量相匹配。

活化探测器利用如铟（半衰期=54分钟）或金（半衰期=2.7天）等具有高中子吸收的材料。辐照后，可以计算所产生的活度，以给出中子通量测量值。通过慢化剂的不同效应可以区分热中子与快中子（见第4.4节），探测器可以纳入慢化剂，也可能不纳入。

径迹蚀刻探测器的原理是，中子在合适的材料（如硼）中被俘获时，作为次级辐射产生的带电粒子（质子）造成的微观辐射损伤。用腐蚀性溶液蚀刻会使这种损伤表现为可以计数的凹坑。某些径迹蚀刻探测器使用聚碳酸酯箔，但最近开发的CR-39塑料或PADC（聚烯丙醇二甘醇碳酸酯）可以检测中子的反冲质子，能量阈值约为150keV。热中子通过与支撑物中的氮核相互作用来检测，该探测器对光子有很好的分辨能力（Spurny等，1996；Kralik和Turek，2004）。

过热液滴探测器是将过热液滴均匀地悬浮在粘弹性凝胶中，当中子与凝胶相互作用时，液滴成核形成肉眼可见的气泡。剂量是通过计算气泡的数量来估计的，而气泡的数量与μSv表示的剂量直接相关，每个μSv大约产生一个气泡（d' Errico和Alberts，1994）。

二极管有可能被中子发射的次级重粒子破坏，因此，电学性能的变化可能与中子通量有关（Yudelev等，2004）。必须非常小心以避免因主光子辐照而导致误读。含^{6}Li的TLD比常用的含^{7}Li的TLD对中子更敏感（Horst等，2015）。

由充满空气的腔室组成的电离室主要对光子响应，而充满三氟化硼的正比计数器则对热中子响应；如果周围有适当的慢化剂，它们对高能中子的敏感性会增强。由于对脉冲光子场敏感，这些电离室不能用于测量有脉冲光子场的地方，而只能局限于治疗室外或迷路远端的测量。

60.2 密封和非密封源治疗设施设计

近距离放射治疗包括使用密封放射源，从活度为几十个MBq、γ射线能量25keV的^{125}I籽粒到使用数百GBq、γ射线能量超过1MeV的^{60}Co源的后装机（见第一部分）。使用的治疗方案非常广泛，从持续几天的持续照射（永久植入甚至是数周）到多分割的分段治疗，每次治疗只需要几分钟。治疗可能使用不易从患者身上取出的放射源，也可能使用高剂量率远程后装机，其放射源可在需要时立即取出。显然，屏蔽要求各不相同，设计概要中需要考虑到这些因素。NCRP 155号报告（2006）提供此类设施的设计指导。

过去，低剂量率的治疗在开放病房中进行，但是现在不采用这种做法，除了^{125}I籽粒或等效的低能量辐射核素^{103}Pb或^{131}Cs治疗。对于中高剂量率后装机，必须要有特别设计的设施（见第60.2.2节）。无论如何，都必须精准划分控制区和监督区（见第59.2.1节），对工作人员进行分类（见第59.2.3.3节），并向A类和B类工作人员提供个人剂量计（见第60.3.3.3节）。

关于近距离放射治疗放射防护方面的建议可以参考《GEC-ESTRO近距离放射治疗手册》（GEC-ESTRO 2014）和NCRP 155号报告（2006），其中也涵盖了非密封源治疗。

60.2.1 远程后装

治疗室的屏蔽计算将大致遵循与外部照射治疗相同的原则，只是去除了使用因子（第60.1.3节）。由于辐射近似各向同性发射，屏蔽需要覆盖所有方向。另一方面，除了高剂量率的设备外，总活度和辐照时间的乘积可能导致这样的结果，屏蔽厚度不太可能超过400mm厚混凝土。该厚度与自由安装的中电压设备所需的厚度相当。不应该忽略的是，地板和天花板可能也需要屏蔽。如果需要多个房间，可以通过相邻设置来最小化屏蔽总量。但是，仍然必须考虑到穿透隔墙的辐射。当一名患者接受治疗时，可能会影响到照顾另一名患者的工作人员。一些监管当局还要求，一旦患者的治疗完成，患者应按公众成员的要求进行防护。

高剂量率的后装机可能需要500～800mm厚的混凝土墙，取决于机房的大小和使用的核素。机房的门通常会含有铅板，以利用其光电吸收而产生更大的质量衰减。通过确保患者体内的辐射不会直接照射到门上，可以最小化铅的厚度和门的重量。这可以通过内部迷路来实现。Perez-Calatayud等（2004）已经证明了对于^{192}Ir后装，迷路中光子的能量只有100keV，因此门的衰减厚度可以更低。

后装机可以位于改装或共享的外照射治疗室，但在这种情况下，必须安装适当的联锁，以确保不混淆。

为保护工作人员的安全，设备和机房门应联锁，并有警示指示灯。机房内应安装剂量率监测仪，在源未能返回到安全位置时报警。工作人员应了解患者周围的剂量率。闭路电视和双向音频通信可以减少员工进入机房的次数。

房间设计应考虑对访客的安排和可能需要移除放射源的医疗紧急情况的应急计划。

60.2.2　非密封源治疗设施

理想情况下，高活度非密封放射源，特别是^{131}I的放射治疗，应在专门设计的墙壁、地板和天花板有足够屏蔽的病房中进行。

其中某三床专用单元的规划如图60.2所示。每

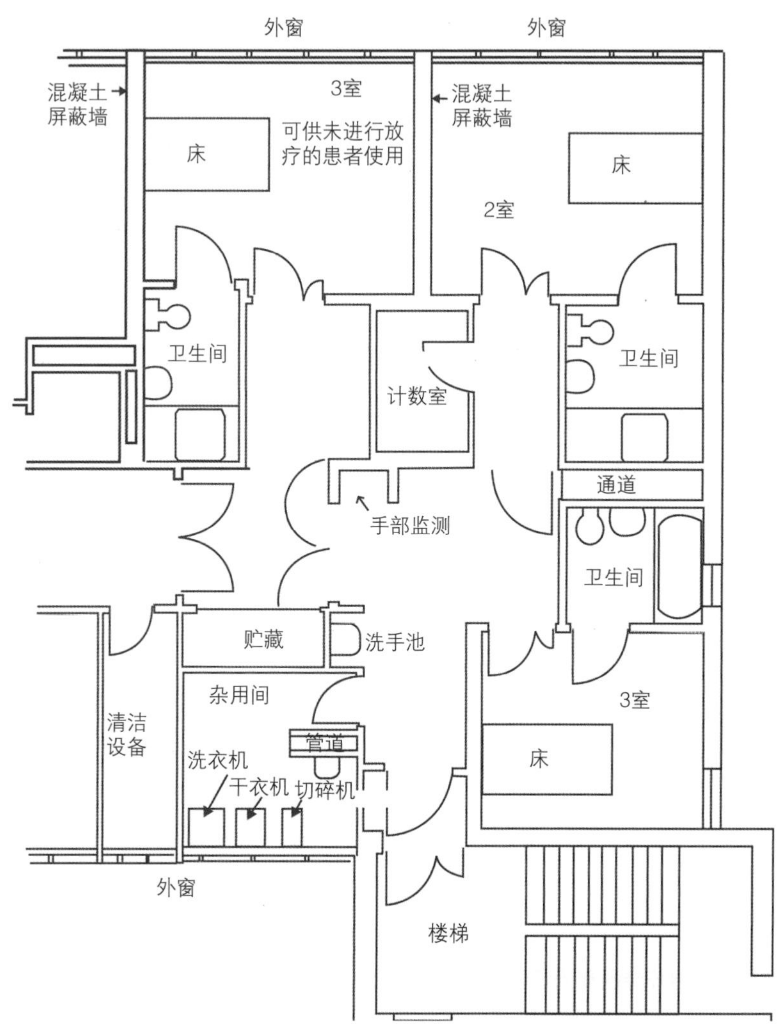

图 60.2　非密封放射源治疗病房设计。该设施也可用于手动后装近距离放射治疗

个房间都内置浴室和厕所，将交叉污染的可能性降到最低。厕所连接到储存设施，使得排出的放射性物质在进入主下水道之前衰变（见第59.4.2节），但国际辐射防护委员会（ICRP 2004）不再建议这种做法。所有表面必须光滑且易于清洁。可以在每个床上方的天花板上安装一个全身计数器（补偿盖革-弥勒管），以测量患者体内的残留活度。

除了病房的设计外，提供一个带有洗衣机和干衣机的杂用间（允许对潜在放射性污染的日用品进行单独清洗）和一个用于处理轻度污染废物（例如一次性的陶器、尿布和敷料）切碎机，有助于符合辐射卫生要求。

幼儿的治疗，特别是使用mIBG等药物（见第57.2.1节），会带来特殊问题，因为他们会有不安情绪。采用既让父母得到充分保护又可与孩子在一起的设施可以减少情感创伤。图60.3列举了一个此类设施，父母可以看到孩子，但只能隔一堵墙和孩子分开睡，墙的长度满足防止穿透辐射而确保足够的防护。

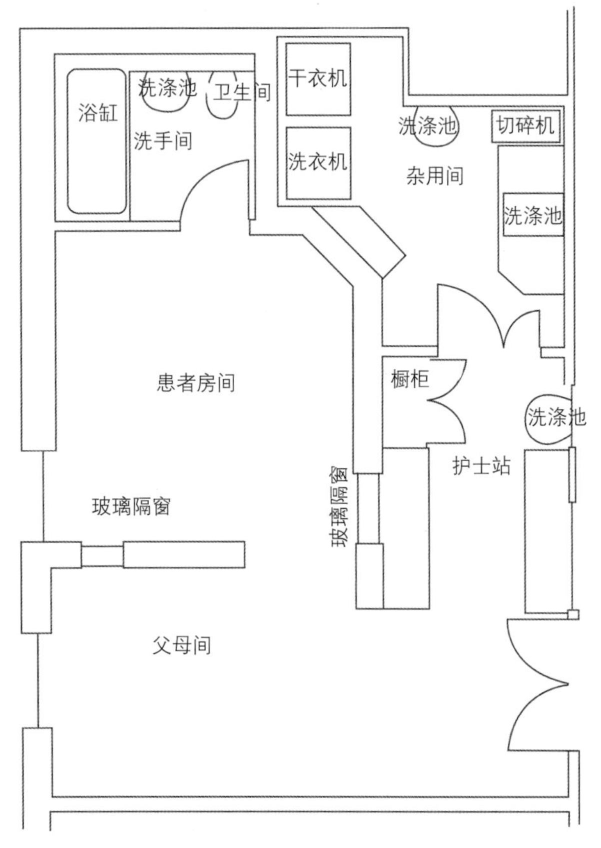

图60.3 儿科非密封源治疗专科单元设计

除这些设施外，还需要适当的放射性药物制备设施（见第60.3.3.1节）。

60.3 设备及放射源的操作

60.3.1 后装机

因为后装对工作人员的辐射安全会产生很大的影响，对其应用必须进行持续监测，以确保辐射安全。特别是，应定期检查所有联锁，并验证退源和出源一致性（另请参见第52.5节）。此外，源的更换有特殊的程序，当然，对于高剂量率的后装机，换源通常由制造商负责。

为源传输机构可能的故障制定相应的应急计划是非常重要的。对于脉冲剂量后装系统，设备通常由护理人员管理，必须对护理人员进行适当的培训以处理紧急情况。在发生故障时，应考虑为源提供应急储存设施。当然需要仔细考虑其使用的必要性，因为可能会对施源器造成损害，使源难以恢复。

60.3.2 低活度近距离放射治疗源的操作

现代后装设备是减少操作人员剂量的最有效手段。然而，植入或人工后装的固体源，如^{125}I籽粒和^{103}Pd籽粒等，仍然是很常见。对于此类放射源，主要考虑的因素是：

- 操作源时工作人员（特别是手）的辐射；
- 医务人员和护理人员在处理患者时的受照；
- 源泄漏造成污染的可能性；
- 源的安全；
- 源的无菌性。

源应尽可能保存在屏蔽容器中，并应提供屏蔽源的备用设施。应建立操作源的系统，充分利用时间、距离和屏蔽等减少剂量的标准方法。通过提供合适的操作设备和提供符合人体工程学的环境，可以尽量减少操作源所需的时间。使用长柄镊子可以增加距离，但不能使用自夹镊子，因为它们可能会破坏源的包封。屏蔽应设计为操作快速且容易使用，否则，会有明显的时间损失[8]。可以考虑使用自动操作设施，从而减少操作人员的受照。

所有与密封源有关的设备都应进行污染监测。如发现污染，应确定污染源，并采取纠正措施。在这种情况下，第60.3.3.3节中所述的程序也与使用密封源有关。

除了安全操作所需的预防措施外，还需要仔细核查，以确保源不丢失。定期核查应采用适当的间隔（通常为每月核查），并由高级人员独立进行年度核查[9]。

源的无菌性是植入粒籽的一个特有的问题，这些粒籽通常是预先由制造商消毒。可以使用蒸汽消毒法对^{125}I源进行再消毒，但效果并不理想。

60.3.3　非密封源

非密封源治疗的辐射防护中，外照射的防护措施与密封源相同，但主要考虑潜在的污染。意外泄漏有可能会污染表面、工作人员和患者，并导致放射性物质的摄入或吸入。这种泄漏司空见惯，尤其是使用注射器进行注射时。

60.3.3.1　非密封放射性物质的分配和处理

放射性药物的制备需要全面的药品设施和辐射防护。因此，许多医院将此类工作的防辐射限制在分配制备好的溶液阶段。重要的是要做好预防泄漏的准备，可以采用深托盘来容纳。用于提取放射性液体的注射器应进行屏蔽。治疗性同位素很可能是β发射体，其中有一种合适的屏蔽是透明的聚甲基丙烯酸甲酯（PMMA，称为Perspex™或Lucite™有机玻璃），因为其产生的韧致辐射比用于γ发射体的铅或钨屏蔽要少。分配完成后，应使用适当的探测器检查表面是否有污染（见第60.3.3.2节）。附录K3中给出的地方法规指出了应采取的其他预防措施。

从配药实验室运送到给药间（理想情况下是在附近）时，放射性药物必须进行防护和包装，以避免发生泄漏事故。为此可以使用结实的手推车，也可以放在屏蔽容器中手工携带。为防止发生事故，运送治疗水平级放射性药物，应有两人在场。

^{131}I的情况比较特殊。口服高活度^{131}I可用于治疗甲状腺癌。典型的活度在3～10GBq范围，但随着当地实践和疾病治疗阶段的不同，活度差异很大。^{131}I会产生穿透性强γ射线（360keV），因此屏蔽要求较厚，同时，碘元素具有挥发性。由于很容易结合到正常功能的甲状腺组织中，所以它构成了一种特殊的危险。治疗量^{131}I应该使用通风柜（或类似设备）实体屏蔽进行操作。采用液体或胶囊形式得到所需数量的碘可以减少工作负荷。

^{131}I也用于标记mIBG，可以治疗神经嵴肿瘤（见第57.2.1节）。由于经常用高活度的^{131}I（可高达35GBq），因此会出现外照射等诸多问题，但是只有辐射分解形成的游离碘化物（即约5%～10%）会被甲状腺吸收。接受mIBG治疗的患者可以通过使用非放射性碘化物来阻断甲状腺对放射性碘的摄取。

60.3.3.2　非密封放射性同位素监测仪

污染和照射量率监测仪（对每种放射性核素校准，如用每年摄入的限制）必须随时可用，并可在治疗程序所有阶段使用。例如，薄窗盖革计数器适用于β发射体的污染监测，侧窗式盖革计数器及闪烁探测器适用于γ发射体。正确安装和屏蔽的监测仪应可用于检查手部污染。虽然^{223}Ra是一种α发射体，但同时产生γ射线，也可以被检测到。

60.3.3.3　非密封放射性物质操作人员监测

在治疗用放射性药物的制备、给药和使用过程中，建议监测手指的剂量；可以通过使用小型氟化锂TLD实现。为了评估外照射剂量，必须佩戴个人剂量计。如果使用屏蔽，且预计剂量率高于屏蔽水平，建议在身体的屏蔽和无屏蔽部分上佩戴两个剂量计。这些预防措施也适用于密封源。

将个人剂量计与直读和剂量率报警仪进行集成，在高剂量率下非常实用。在怀疑或可能吸入挥

[8]　表 L4 提供了几种放射性核素的一些铅衰减数据。^{125}I TVL 大约是 0.06mm，所以一张 0.6mm 的铅箔将使剂量率降低 10 个数量级（译者注：此处计算有误，原文 1000 倍应为 10 个数量级）。用于 ^{192}Ir（TVL ≈ 12mm）和 ^{60}Co（TVL ≈ 35mm）防护更具挑战性，这是此类放射性核素使用远程后装的一个重要原因。

[9]　在当前的国际安全环境下，源的保管变得更加重要。

发性放射性核素（如^{131}I）时，建议工作人员使用校准的碘化钠闪烁探测器监测其胸部（辐照后立即测）和甲状腺（24小时后测）。治疗药物的有效半衰期通常是以天计算，进行定期的全身计数可以提供保障。

60.3.3.4　应急预案

大多数医院内的非密封源泄漏的事件不需要采取紧急行动，但可以由在该区域工作的训练有素的工作人员使用泄漏包（装有用于对人员和设备进行去污的物品）进行处理。但是，必须制定应急计划，以涵盖发生严重事件的所有可能性。在此情况下，必须通知该区域的辐射防护主管，必须提供用于非密封源紧急场合的设备（如呼吸器、限制进入的障碍物、便携式监测仪和用到的电话号码清单）。使用低活度源进行训练演习，可以检验应急计划的有效性。

60.4　放射性核素治疗患者的管理

放射性核素的使用方式包括静脉注射、口服或作为固体源的植入物，或作为永久（籽粒）植入物或使用高剂量率的后装机[10]。除自动后装外，护理所有形式的放射性核素治疗患者的原则是相似的，但需要根据所涉及的风险水平进行调整。

60.4.1　自动后装

与外照射治疗类似，高剂量率后装在具有适当联锁的屏蔽室进行。治疗持续几分钟，陪护员没有后续的辐射防护问题。ICRP已经发表了关于高剂量率近距离放射治疗安全性的建议（ICRP 2005a）。对于脉冲剂量率（和低剂量率）后装，照射时患者在治疗床上，护士可以操作设备，因此，原则上，护士与患者在一起时，对他们没有危险。然而，当施源器安装不正确时，施源器就有可能被移位，并且需要一个应急计划来处理源没有返回到安全位置时的情况。需要提供远程操作工具和应急使用的铅罐。

[10]　没有适当的来源导致放弃使用^{192}Ir线源的手动后装技术。

60.4.2　放射性核素患者住院

对于放射性核素治疗，存在两个问题：外照射剂量率和污染，或者在籽粒植入的情况下，籽粒（随尿液）排出。NCRP 155号报告（2006）强调，挽救生命的努力优先于人员受照的考虑，但也指出，除非患者遵守必要的预防措施，否则不应进行放射性核素治疗。

60.4.2.1　外照射剂量率管理

外照射剂量率的危险程度取决于放射性核素。对^{125}I前列腺植入，患者腹部剂量率可超过100μSv/h（ICRP 2005b）。^{103}Pb略小，可以使用一层薄铅板（或铅围裙）进行控制。对于^{131}I和^{18}F，取决于活度[11]，剂量率可能更高。^{223}Ra是α辐射源，其危害可以忽略不计。在任何情况下，患者应该待在单独的房间里，这对控制污染特别重要（见第60.4.2.2节）。应张贴警告标志，指明该区域类别（控制区或监督区）并说明：

- 所使用的放射性核素的性质和活度；
- 用药日期和时间；
- 针对主治医师的说明，例如怎样使用防护服；
- 建议接近患者的最长时间（考虑到每年接受治疗的患者数量、患者体内的剩余活度和工作人员的剂量限制）。

在出院前，住院患者应用专用的标识（如戴腕带）进行区别，表明他们是有放射性的。

移动铅屏蔽可以用于保护近距离接触患者的工作人员。它们也可以放置在房间的门口，提供一个分界线以保护探视者。对于非密封源，如果患者需要导尿或收集尿液（没有配备专用厕所时），尿袋应放在（带盖）铅罐中，以减少工作人员受照，并减少全身计数的测量误差。

60.4.2.2　污染管理

对于前列腺籽粒植入，籽粒有可能随尿液排

[11]　一个有用的计算患者附近剂量率的计算器见 www.doseinfo-radar.com/ExposureCalculator.html

出。植入后，建议立即对尿液进行过滤以检查粒籽，因为医院可能没有授权用这种方式处理粒籽。

控制非密封源污染的必要措施应通过风险评估来确定。患者的所有体液，如尿液、汗液、呕吐物、唾液、血液和粪便，都具有放射性，从而产生污染风险。虽然不同中心的做法可能有所不同，但下文所述的预防措施代表了最高水平的污染预防，可能只对^{131}I甲状腺癌治疗是必须的，但原则对所有的都是一样的。^{223}Ra是α辐射源，所以主要的问题是摄入。

在使用放射性核素之前，应该在患者厕所周围的地板上和其他很可能有污染的表面贴上塑料衬垫吸收纸。给药后，应在治疗设施周围进行放射性测量。

患者必须被限制在他们自己的套间内，以控制可能的污染，直到他们的活度不超过可能导致他人过量受照的水平。作为指导，当每次衰变发射的光子能量和体内总活度的乘积超过150MBq・MeV时，就达到了限制水平，对^{131}I其活度为400MBq（IPEM 2002），但对于探视限制，剂量率测量是决定性标准。如果患者被要求到医院的另一个地方（例如，去做扫描检查），他们应由受过适当辐射防护培训的工作人员陪同。在离开病房之前，患者应该先洗澡，然后换上干净的衣服，并穿上鞋套，回来后应脱掉鞋套。

床单和衣服应经常更换，并放进塑料袋里。每一件物品都应进行监测，如果受到污染，应用指定的洗衣机清洗、干燥并重新监测。被污染的物品可以放在贴有标签的塑料袋里，并储存在指定的上锁的房间里，直到残余的活度可以忽略。受污染的废物应切碎后作为液体废物处置，或装袋以后作为固体放射性废物处置。

所有进入病房的工作人员都应穿戴塑料鞋套、围裙和手套，并将其丢弃在房间出口的指定塑料袋中，并作为放射性废物处理。如果进入患者房间的工作人员处理潜在的污染物品，他们应该立即监测自己的污染情况。除非经训练有素的工作人员先行检查污染，否则不得从患者房间移走任何物品。如果发现物品被污染，最好储存，直到衰变到合适的水平，然后处理或清洁。

如果可能的话，应避免体液取样，特别是在治疗的头几天，这可能是放射性较高的时候。应监测样品，必要时应给测试样品的实验室提供操作说明。

应定期评估患者的残留活度，不断更新允许工作人员在患者附近的停留时间，并确定安全出院的时间。可以根据初始活度计算剩余的活度，或者优选采用手持式测量仪测量。如果有安装在天花板上的全身计数器，也可以用于测量残留活度（见第60.2.2节）。

有些患者可能需要特别的重症监护。在这种情况下，应进行详细的个人风险评估，并采取适当预防措施。Greaves和Tindale（2001）的论文中有一个例子说明了需要考虑的问题，其中还讨论了患者死亡后的相关问题（参见第60.4.5节）。

住院患者出院后，应对治疗室进行污染监测，必要时，使用Decon™（稀释1：100）等专用清洁剂进行清洁。难以充分去污的可移动物品可以进行储存，直到残留活度可以忽略不计。不可移动的污染可以用粘合性塑料薄膜（如Fablon™）覆盖。

60.4.3 患者出院

除了护理要求外，患者，特别是那些接受甲状腺癌^{131}I治疗的患者，可能需要住院，因为他们是可能导致其他人受到外照射或污染，因此是潜在辐射源。患者通常归心似箭，而且面临腾出病床来治疗其他人的压力。因此，一旦没有安全问题，患者就可以回家。在确定适当的活度水平时，需要考虑在医院和家庭中是否有适当的设施，以及患者个人和陪护人员的意见（EC 1998；NCRP 2006）。虽然制定一般指导非常有意义（取决于国家法规），但也应考虑每个患者的个人情况。

让患者出院时，有责任保护那些可能与他们接触的人员。公众的法定年限值为1mSv，这通常被解释为要求来自单一来源的剂量限值为0.3mSv。然而，对所有与患者密切接触的人员，将剂量限制在该水平有可能不切实际。因此，欧盟基本安全标准指令（BSSD）（ECD 2013）引入了陪护者和探视者的概念。认为那些指定的陪护者和探视者的接触是一种医疗照射，因此不受1mSv的限制，但与其他医疗照射一样，既要求知情同意，同时也要求照射实践的正当化，使得利益大于危害。BSSD要求欧盟成员国确保对此类照射施加约束（英国法律要求辐射雇主确定约束值）。国际原子能机构（IAEA 2009）和英国公共卫生部门建议，最大限值应为5mSv。另一方面，国际原子能机构认可欧洲委员会准则（EC 1998）中确定某些人群的建议：

- 2岁以下的儿童（他们可能会有更多的时间与父母和亲属密切接触）；
- 年龄在3～10岁之间的儿童（因为儿童接受辐射时诱发癌症的风险是成年人接受辐射时的2～3倍）；
- 孕妇（胎儿相当于年幼的婴儿）；
- 伴侣；
- 60岁以上的伴侣（因为他们感染癌症或传递遗传损伤的可能性要低3～10倍）；
- 其他必须被当作公众成员对待的人。

该指南提出的约束条件如表60.3所示。

表60.3　每次^{131}I治疗的公众、陪护者和慰问者的剂量约束

相关群体	剂量约束（mSv）
公众成员	0.3
10岁以下儿童（包括未出生儿童）	1
60岁以下的成年人	3
60岁以上的老年人	15

资料来源：Radiation Protection No 97. Radiation Protection Following Iodine-131 Therapy (Exposures Due to Out-Patients or Discharged In-Patients), Nuclear Safety and Civil Protection European Commission. Directorate-General Environment, Brussels, 1998.

虽然风险评估应基于这些剂量约束，但活度方面的指示值是有用的。表60.4取自1988年的《英国指导说明》（NRPB 1988），显示了活度的数量级，但最终决定应以实现剂量约束为基础。除^{131}I外，放射性核素的限值是基于每次衰变时发射的光子能量和活度的乘积（Mountford，1997）。如果该乘积不超过10MBq·MeV，则不建议采取辐射防护措施。在大于此水平时，患者可能会出院，但在出院后必须遵守某些限制。150MBq·MeV的活度能量乘积需要在患者1m范围设定为控制区。

表 60.4　非密封源放射治疗后患者出院的阈值活度水平（MBq）

放射性核素	可以重返辐射敏感相关的工作[a]，可以与儿童接触，＜10MBq·MeV	除了不能重返辐射敏感的工作[a]以及与儿童接触外，没有限制，＜50MBq·MeV	可以乘坐公共交通旅行＜150MBq·MeV	可以通过私人交通工具旅行＜300MBq·MeV
^{32}P	300	1500	4500	9000
^{90}Y	100	500	1500	3000
^{131}I	30	150	400	800[b]
^{198}Au	30	150	400	800

数据来源：NRPB (National Radiological Protection Board), Guidance Notes for the Protection of Persons against Ionising Radiations Arising from Medical and Dental Use, HMSO, London, 1988.（虽然此文档现在已过时，但相对值仍然有用）

[a] 辐射敏感相关的工作，例如包括放射性核素分析、辐射监测或使用放射性材料的工作。

[b] 欧盟委员会指导方针（EC 1998）建议为400MBq。

60.4.4　对患者和陪护者的建议

在使用放射性物质之前，最好向患者及其亲属清楚地解释他们在医院里会发生什么以及对探视者的限制。讨论应包括患者出院的安排，并提供出院后有关辐射卫生的有用信息。还应询问患者有关其家庭环境和家庭设施性质的信息。尤其重要的是解释与儿童密切接触的限制。同样重要的是，应小心地解释患者过早死亡后的要求（见第60.4.5节）。

出院时，建议给患者一张带有以下信息的卡片（IPEM 2002）：

- 患者的姓名和地址；

- 医院名称、地址、电话号码；
- 有困难时医院联系人姓名；
- 主治医师的姓名；
- 给予核素的类型和数量；
- 用药日期；
- 应遵守的限制，特别是关于与幼儿的接触；
- 适用限制的时间段。

一个新出现的问题是，由于存在利用放射性物质污染公共区域的潜在恐怖主义威胁，因此，许多机场和其他地方都安装了辐射探测器，这些探测器经常可以检测到有放射性的患者。因此，明智的做法是应询问患者是否会在有可能存在放射性的期间去旅行，并就如何处理这种情况提供建议。

另一个需要考虑的因素是受到污染的风险。对大小便失禁的^{223}Ra患者可能尤其严重。应该给患者和陪护者一些关于如何处理这个问题的建议。最好的方法是将此类垃圾冲进马桶，清洗或丢弃脏衣物等，并应该劝告患者不要储存物品。

Dauer等（2010）对其他^{125}I和^{103}Pd籽粒植入患者剂量进行了详细的分析，发现这些剂量与患者植入了哪种粒籽的关系非常大。他们得出的结论是，对于大多数采用^{103}Pd治疗的患者来说，不需要采取预防措施。采用^{125}I治疗的患者应该在约1个半月内避免把孩子长期抱在腿上，2个月内避免睡觉时靠近怀孕的伴侣。然而，对于一些患者，需要更严格的限制，他们提供了一个相关的指导建议（另见ICRP 2005b）。

建议籽粒植入患者如果在植入后一两周发现籽粒掉出，应避免与籽粒进行物理接触，将籽粒放在密闭的容器中并送回医院，尽管ICRP报告（2005b）指出，如果粒籽被冲进马桶，几乎没有危险，并且头几天不建议过滤。IPEM 106号报告（2012）提供了英国的指导。籽粒可在射精时排出，患者在植入后一周内应避免性交，并在前五次射精时应使用避孕套（ICRP 2005b）。

60.4.5　含放射性物质患者的死亡

如果患者在接受放射性物质治疗后不久死亡，应立即通知合格的辐射防护专家（RPA）。关于如何处理具有放射性的已故患者有广泛的建议，各国之间甚至在各国内部都有很大的差异。国际原子能机构和红十字国际研究所的国际建议应承认这些差异。有许多问题需要考虑：如在尸检或防腐处理中与尸体的大量接触，以及殡葬的方法，如埋葬、火葬、碱性水解。此时是家庭的敏感时刻，要避免不必要的监管。虽然人们普遍认为，实践应该以风险评估为基础，但基于风险的分析却很少。然而，IPEM 106号报告（IPEM 2012）中包含了对^{125}I前列腺治疗的详细风险评估。加拿大核安全委员会（CNSC 2018）提供了特别明确的指导，给出了每种放射性核素用药后不需要预防措施的时间，以及有关尸检、防腐、火葬和碱性水解的具体建议。建议认为，埋葬总是可以接受的，因为放射性将包含在棺材内，即使在自然埋葬（尸体在地下自然分解）时，活度也会在成为危害之前衰减到安全水平。然而，建议指出，CNSC并不是一个监管机构，并且在加拿大的三个省是不允许火葬的。如果有些国家允许火葬，则必须向火葬场经营者就如何处理遗骸提出具体建议。在美国，无论何种放射性核素，如果患者活度$<$74MBq，则通常允许火化（IAEA 2009），尽管一些州完全禁止火化。AAPM和ACR[12]在回应Yu等（2019）一篇文章的联合声明中，关于“如果对火葬场工作人员采取预防措施”的表述是：“对火葬场工作人员的伤害风险非常小，以致无法衡量。”。Que（2001）表明，^{125}I对公众造成的风险很小。也许最谨慎的国家管理体系是在英国（IPEM 2002，2012），即使是埋葬也有活度限制，虽然大多活度限制高于英国所有现行的治疗方法。Singleton等（2007，2013）已经对此类问题进行了很好的综述。

[12] www.acr.org/Advocacy-and-Economics/ACR-Position-Statements/AAPM-ACR-Statement-on-JAMA-Article-on-Radioactive-Materialin-Cremated-Patients

第 61 章　患者的辐射防护

Philip Mayles and Uwe Schneider[1]

目录

61.1　引言

本章讨论放射治疗中患者的辐射防护。欧洲基本安全标准指令（BSSD）（ECD 2013）要求来自于医疗照射的患者剂量必须正当化，这就需要详细了解相关的剂量。患者受到的辐射剂量，除了放射治疗的照射外，还包括诊断和计划检查及验证成像的剂量。同时，BSSD也要求陪护者和慰问者的剂量（从立法角度被视为医疗照射）正当化，主要涉及放射性核素治疗（见第60.4节）。对于体外射束放射治疗，尤其是涉及可能怀孕的妇女时，则需要考虑不必要的散射剂量。一旦确定了受照剂量，辐射实践的正当化就需要考虑与之相关的辐射危害，这是本章后半部分的主题。

[1] 本章部分内容由 Mike Rosenbloom 撰写，但已经进行了大量修改。第 61.5 节由 Uwe Schneider 撰写。

61.2 患者的非靶剂量

61.2.1 计算机体层成像装置（CT）扫描

医学影像检查对每个人接受的平均有效剂量有重要贡献。美国国家辐射防护和测量委员会分别于1980年、2006年和2016年评估了美国医疗照射的剂量（NCRP 2009，2019；Mettler等，2020），使用ICRP 60（1990）组织权重因子，人均年平均有效剂量从1980年的0.53mSv增加到2006年的2.92mSv（其中50%由CT扫描贡献）。到2016年，人均年有效剂量已减少至2.3mSv[2]（其中63%由CT扫描贡献），尽管由于每次扫描的平均有效剂量从7.0mSv减少到6.3mSv，但是CT扫描次数增加了10%。欧盟（EU）在2004年和2011年进行了调查（Masjedi等，2020）。2004年人均平均有效剂量为0.73mSv（其中48%由CT扫描贡献），2011年为0.89mSv（其中71%由CT扫描贡献），这与CT扫次数增加50%有关，尽管人均扫描次数仍是美国的一半。此期间每次CT扫描的平均有效剂量略有增加，从5.1mSv升高到6.2mSv。在英国，监管机构一直相当重视减少剂量。1997年，医学影像对人均平均年剂量的贡献为0.33mSv（其中39%是由CT扫描贡献），2008年为0.4mSv（其中68%是由CT扫描贡献），每次扫描的剂量从6.4mSv减少到5mSv（PHE 2014）。显然，通过使用诊断参考水平（DRL，见第32.4.4节）来优化技术，可以减少CT扫描的剂量。此外，新的自适应扫描技术在扫描身体较薄的部位时降低剂量率和其他技术发展（Kalender 2014）正在产生效果。然而，Kalender指出，“必须应用正确的剂量水平，不能降低诊断的准确性”。

对CT扫描的剂量的评估通常是基于计算机断层成像剂量指数（CTDI）（AAPM 1990）。CTDI最初是为单层轴向扫描仪开发的，使用了两个圆柱形聚甲基丙烯酸甲酯（PMMA）模体：一个直径为32cm，代表身体，一个直径为16cm，代表成人头部和儿科患者[3]。模体外围有四个、中心有一个用于放电离室的孔。一个100mm长的圆柱形电离室用来测量扫描时单次旋转的剂量。最初，CTDI是为单层扫描设备定义的，电离室测得的剂量主要来自断层扫描的主射束，也包括泄漏辐射形成的杂散辐射和断层扫描主射束外的其他散射。CTDI是进入到100mm长腔室的剂量积分：

$$CTDI_{100}=\frac{1}{T}\int_{-50}^{50}D(z)dz \qquad (61.1)$$

其中：

T是标称切片宽度；

$D(z)$是贯穿整个腔室的点剂量分布；

z是到腔室中心的距离。

从概念上讲，CTDI值可以代表沿纵轴分布单个轴向切片的累积剂量，就好像它们都在标称切片宽度内。对于连续的轴向扫描，每个切片中心的平均剂量（除了靠近扫描区域的末端）等于CTDI。对于现代的多层CT，扫描仪旋转一周同时扫描多个（n个）切片。如果扫描宽度小于笔型电离室的长度，则可以采用类似的方法，公式61.1变成：

$$CTDI_{100}=\frac{1}{nT}\int_{-50}^{50}D(z)dz=\frac{M\times N_{k}\times L}{nT} \qquad (61.1a)$$

其中：

M是剂量计的校正后的读数（见第16.4节），M与收集到的电荷成正比；

N_k是电离室的校准因子；

L是电离室的长度（例如100mm）。

电离室的校准因子可以是空气比释动能校准因子，N_k，表示电离室内空气的平均剂量，也可以是空气比释动能长度（mGy·mm），后一种情况，必须删除L项。虽然国际电工委员会（IEC）的CTDI定义指的是空气吸收剂量（IEC 2016）[4]，

[2] 2.2mSv，使用ICRP103（2007a）权重。

[3] 在实践中，16cm的模体被用作插件以提供体部模体的中心。

[4] IEC的CTDI定义经常更新：最初是在标准60601-244：1999（第一版）中定义的；公式61.2发表于2002年的第二版第1号修正案中；我们在此参考了2016年发布的最新合并版本（修订版3.2）。

但人们认为很难精确测量。IEC认为，空气比释动能非常近似于PMMA模体中的吸收剂量。国际辐射单位和测量委员会在其74号报告（ICRU 2005）和国际原子能机构457号TRS（IAEA 2007）中更倾向于确切使用CT空气比释动能指数，而不是CTDI。

如果扫描宽度小于40mm，公式61.1a为确定患者器官剂量提供了合适的基础[5]。然而，对于更宽的扫描宽度，单次旋转扫描的一些剂量被传递到电离室的敏感体积之外[6]。如果扫描宽度（$n \times T$）超过40mm，则使用光束宽度ref=20mm（或者最接近但不超过20mm）测量体模内的CTDI，然后乘以宽射野测量的自由空气CTDI与参考光束宽度测量的自由空气CTDI的比值（IEC 2016）：

$$CTDI_{100,nT} = CTDI_{100,ref} \times \left(\frac{CTDI_{\text{free-in-air},nT}}{CTDI_{\text{free-in-air},ref}} \right) \quad (61.2)$$

其中：第一个下标表示是用体模（100）或在自由空气中进行测量，第二个下标表示扫描宽度。如果$n \times T > 60$mm，为了测量$CTDT_{\text{free-in-air},nT}$，100mm长的电离室应纵向移动，以累积2到3个连续位置的剂量，覆盖积分全长200mm，如果$n \times T \geq 160$mm，则为300mm。

为了更好地表示患者的剂量，引入加权平均值，$CTDI_w$，由在外围孔中测量的平均CTDI和在中心测量的CTDI计算得到：

$$CTDI_w = \frac{1}{3} CTDI_{100,\text{ centre}} + \frac{2}{3} CTDI_{100,\text{periphery}} \quad (61.3)$$

为了涵盖螺旋CT采集的情况，其中螺距（pitch）可能不等于1（见第32.2.3节），使用$CTDI_{VOL}$，定义为：

$$CTDI_{vol} = \frac{CTDI_w}{pitch} \quad (61.4)$$

Bauhs等（2008）提供了关于CTDI的教材，CT剂量学的详细介绍见美国医学物理学家协会96号报告（AAPM 2008）、IAEA人类健康报告第5号（2011）、人类健康系列第19号（IAEA 2012）和Kalender（2014）。

要求制造商在CT控制台上显示每一位患者扫描的$CTDI_{VOL}$估计值。它表示扫描区域的平均剂量，但为了估计扫描的危害，把CTDI乘以扫描长度，得出剂量长度乘积（DLP），也要显示在CT控制台上。使用DLP可以计算出与扫描相关的有效剂量（见第58.1.3节）。Shrimpton等（2009）指出，有效剂量是用于辐射防护的目的，评估辐射对人群的影响。其在CT扫描中的使用应仅限于评估“标准方案下参考患者的典型剂量”。如果需要估算单个患者的风险，可以计算相关器官的剂量，并使用诸如电离辐射生物效应委员会（BEIR）VII（BRER 2006，参见第58.2.9节）等出版物的年龄和性别分类数据来计算风险。AAPM 96号报告（2008）建议，在实践中，有效剂量提供了有用的风险近似指示，但不应使用超过1～2位有效数字，以强调不确定性。

有几种根据详细的扫描协议参数和扫描设备的估算有效剂量的软件。使用最多的是电子表格IMPCT[7]以及CT-Expo（Stamm和Nagel，2002）。这两种都是基于对特定扫描设备的蒙特卡罗计算。美国国家癌症研究所开发了一套解剖模体和软件（NCICT）[8]，可免费用于研究目的（Lee等，2015）。更好的剂量估算软件包正在开发中。有效剂量估算最常用的办法是将DLP乘以因子k来获得，该因子k用来计算参考患者不同解剖结构部位的扫描。参考患者可以是数学模体：美国橡树岭国家实验室（ORNL）/医学内照射剂量学（MIRD）体模或国际放射防护委员会（ICRP）参考男性和

[5] 为了获得组织中的剂量，AAPM 96号报告（2008）建议使用剂量与空气比释动能的比为1.06。在IEC或国际原子能机构的文件中没有明确的建议。然而，可以得出结论，对空气的剂量（显示在CT控制台上）是一个合理的接近组织剂量的近似值。

[6] 随着CT技术的发展，用CTDI评估剂量的便利性越来越差，如AAPM TG-111报告（AAPM 2010）所建议的那样，将来可能被平衡剂量或累积剂量等指标所取代，用更标准（例如0.6cm^3）的电离室测量。另请参见第61.2.2.2节。

[7] 该IMPACT电子表格需要来自英国公共卫生部门的NRPB-SR250数据；www.gov.uk/government/publications/computedtomography-ct-data-analysis-software-to-assess-radiation-doses. IMPACT软件已不可下载，但已被广泛用于剂量计算。

[8] https://ncidose.cancer.gov/#home

女性患者（ICRP 2009）。*k*的值可根据ICRP60组织权重因子或ICRP103因子计算（见表58.1）。表61.1给出了多个来源的数据。美国国家放射保护委员会（NRPB）（HPA 2005），McCullough等（AAPM 2008）和Deak等（2010）给出了从新生儿到10岁的儿科患者的转换因子。

表 61.1 文献中不同检查区域（体模）DLP 转换为有效剂量的 *k* 值

来源	EU2004	每DLP的有效剂量（$mSv \cdot mGy^{-1} \cdot cm^{-1}$）						
		Shrimpton等（2016）				Deak等（2010）		Homolka等（2014）
ICRP报告	60	60	103	60	103	60	103	103
体模	ORNL	ICRP	ICRP	ORNL	ORNL	ORNL	ORNL	ORNL
头部	0.0023	0.0022	0.0020	0.0027	0.0022	0.0016	0.0019	0.0020
颈部	0.0054	0.0048	0.0057	0.0058	0.0060	0.0057	0.0051	0.0079
胸部	0.0170	0.0230	0.0270	0.0170	0.0190	0.0136	0.0145	0.0190
腹部	0.0150	0.0210	0.0240	0.0180	0.0190	0.0155	0.0153	0.0170
骨盆	0.0190	0.0200	0.0180	0.0170	0.0160	0.0167	0.0129	0.0210

资料来源：数据来自Bongartz, S.J. et al., European Guidelines for Multislice Computed Tomography, 2004; Shrimpton, P.C. et al., Br. J. Radiol., 89, 20150346, 2016; Deak, P.D. et al., Radiology, 257, 158–166, 2010) Homolka, P. et al., Z. Med. Phys., 24, 224–230, 2014.

当编制此表时，并非所有的来源都以完全相同的方式记录位置。例如，Shrimpton等提供更多的具体检查数据。

必须强调的是，CTDI不是对特定患者的剂量。显然，对每一位患者的剂量不仅取决于CTDI，还取决于患者的身材。AAPM 204任务组（2011）提出了一种考虑患者身材的方法，给出了扫描特定剂量估计（SSDE）。要使用他们的数据，患者的尺寸可以通过以下一种方式定义：

- 患者的前后尺寸（AP）和横向尺寸的总和；
- 患者的AP尺寸；
- 患者的横向尺寸；
- 患者的有效直径（计算为$\sqrt{AP \times 横向}$）。

对于每个参数，都提供了一个表，给出了和CTDI相乘的因子，以补偿实际患者大小和CTDI模体直径之间的差异（提供了直径32cm的模体和直径16cm的模体）[9]。对于难以测量真实值的情况，还提供了18岁以下的不同年龄患者相对应的有效直径表。扫描剂量对儿童患者尤其重要，引起了“轻柔（低剂量）显像”运动[10]。

61.2.2 与放射治疗验证相关的剂量

显然，无论该扫描是为了诊断目的还是为了放射治疗计划，从CT扫描中估计剂量的过程都是相同的。另一方面，来自验证设置的剂量是针对特定放射治疗的。有许多不同的验证方法，其剂量水平各异（参见第48.2.10节）。AAPM TG- 75号报告（AAPM 2007）考虑了此类显像的所有方面。

61.2.2.1 MVCT

兆伏级CT（MVCT）的优点是提供与治疗束的衰减直接相关的患者衰减数据。MVCT用于断层治疗（见第14.3.3节）以及Varian Halcyon直线加速器（第11.9.2.3节）。在治疗验证方式中，MVCT给予的患者剂量最高。AAPM 180任务组（2018）的报告建议，如果超过5%[11]计划的治疗剂量，则应将显像剂量添加到计算的治疗剂量中。使用标准计划系统算法计算MVCT的剂量贡献相对容易（AAPM 2018）。

[9] 在使用扫描仪上显示的CTDI时，必须记录它是指直径16cm的体模还是直径32cm的体模。

[10] imagegently.org

[11] 有些人可能会认为该阈值太高了。

61.2.2.2 kV锥形束CT

从千伏锥形束CT（CBCT）计算单个器官的剂量比较困难，因为计划系统算法没有针对kV锥形束进行优化，而且由于光电效应，骨骼存在相当大的吸收差异（Ding等，2008；Zhang等，2012）。许多出版物提供了Varian（如Nelson和Ding，2014）和Elekta（Spezi等，2012；Marchant和Joshi，2017）的典型的计算剂量。Alaei和Spezi（2015）以及AAPM 180工作组（2018）提供了广泛的临床情况的数据。TG-180报告指出患者之间的差异相对较小，经过实际使用的扫描参数进行适当的修正，他们的数据可以给出误差20%以内的患者剂量估计。

TG-180报告建议，这些数据可以用来得到足够精确的器官剂量。另外，诊断CT采用的DLP法也可用来估算CBCT有效剂量。Abuhaimed和Martin（2018）提供了适用于CBCT的*k*值（见表61.2）。

表61.2 锥形束CT从DLP转换为有效剂量的*k*值

部位	每DLP的有效剂量（$mSv \cdot mGy^{-1} \cdot cm^{-1}$）				
	0岁	1岁	5岁	10岁	成人
头	0.011	0.0067	0.0040	0.0032	0.0021
颈	0.017	0.012	0.011	0.0079	0.0059
胸部	0.039	0.026	0.018	0.013	0.014
腹部/骨盆	0.049	0.030	0.020	0.015	0.015

资料来源：Abuhaimed, A. and Martin, C.J.，*J Radiol.Prot.*，38，189–206，2018.

CBCT的CTDI值测量存在争议。如第61.2.1节所述，CTDI最初是用于单层扫描设备的，当断层宽度超过4cm时，测量就会出现问题。对于CBCT，断层宽度通常大于标准CT电离室的10cm长度。一种方法是使用Farmer型的腔室来测量CTDI体模的中间（纵向）的剂量，最好是用额外的材料来扩展该体模。此处假设剂量沿扫描长度大体一致（AAPM 2010；Buckly等，2018）。在实践中，该方法测量的是最大剂量，或许可以达到测量目的。也可以使用第61.2.1节中介绍的IEC/IAEA方法（Buckley等，2018）。

Spezi等（2012）使用Elekta显像系统发现，骨盆扫描的剂量在1～3cGy之间，但头部扫描的剂量可能低至0.2cGy。对于每日超过40个分割的CBCT，他们发现典型的显像剂量为1～2Gy，最大为7Gy。Marchand和Joshi（2016）计算了单个器官的剂量，与扫描参数有关，单次前列腺扫描的有效剂量为3～5mSv，骨盆扫描的有效剂量为7mSv。头部扫描剂量低于0.1mSv。采用Varian显像系统，Nelson和Ding（2014）计算了不同解剖学部位CBCT扫描的平均器官剂量（记为$D_{50\%}$）和最大剂量（记为$D_{10\%}$）。股骨头扫描的剂量为4.6cGy，前列腺扫描的平均剂量约为2cGy，头部扫描约为0.3Gy。

61.2.2.3 MV平板显像

MV平板成像是第一个得到应用的显像验证方法。在早期，剂量很高，如果要拍摄多张图像，应该将显像剂量计入总靶区剂量。然而，使用现代非晶硅板（见第13.2.3节），可以使用1个或更少跳数（MU）获得足够的图像。如果要获得正确的位置信息，可能需要打开准直器来显示治疗射野周围的区域，但理想情况下，应使用准直器显像，以尽量减少靶区外组织的剂量。

61.2.2.4 kV平板显像

kV平板显像产生的额外剂量最小。可以像诊断放射学一样，通过计算体表剂量和使用适当的转换因子来估算剂量。在等中心放置一个电离室，可以很方便地测量相应kV下每毫安秒的空气剂量。由此，可以根据以下公式计算入射体表剂量（*ESD*）：

$$ESD = D_{iso}(kV) \cdot mAs \cdot BSF \cdot k^{air}_{tissue}$$

其中：

D_{iso}（kV）是等中心处1mAs的空气比释动能；

*BSF*是背散射因子；

k^{air}_{tissue}是从空气比释动能到组织剂量的转换因子。

由此，可以计算剂量面积乘积（DAP）（和诊断放射学一样，一些系统自动记录DAP）。通过转换因子，采用DAP或入射体表剂量可以估算有效剂量（Hart等，2010）[12]。LeHeron（1992）发现，由于受照面积是一个重要的因素，所以采用DAP得到的估算结果更可靠。除非必须照射次数很多，剂量一般可以忽略不计。

61.2.3 射野外的剂量

治疗计划系统（TPS）受到提供给它们的数据范围的限制。这意味着在辐射束附近（即约3cm）的剂量计算很可能是不准确的。Howell等（2010）和Huang等（2013）发现TPS低估了约45%的剂量。当测量射野外的剂量时，通常假定被测量的辐射与主射束的能量相同。Skrobala等（2017）已经证明了事实并非如此。例如，在中心轴深8cm处，6MV射线束的平均能量约为1.2MeV，但在距离射野中心20cm处，约为0.2MeV。射野外的剂量，使用机械楔形滤过器时会增加，无均整器时则减少（Covinton等，2016）。AAPM 36任务组关于胎儿剂量的报告（AAPM 1995）提供了射野外不同距离的数据。Schneider等（2017）和Harrison（2017）给出了来自Eurados项目的最新数据。AAPMTG-158（2017）提供了关于射野外剂量的测量和计算的详细信息，包括质子。

Van der Giessen（1996）发表了一种能够对各种设备进行计算的方法，后来这些数据纳入了名为Peridose的程序中（Van der Giessen，2001）。

61.3 组织反应

人们早就知道，急性辐射会对各种器官，如视神经、脊髓、肺、肝脏和肾脏，造成损伤。然而，最近，心脏辐射的晚期效应已经被确定。在一项关于乳腺放射治疗的荟萃分析中，Cuzick等（1994）发现，尽管放射治疗改善了局部控制，但由于与心脏问题相关的死亡人数的增加，放射治疗并没有提高生存率。此后有了更多直接的心脏损伤的证据，显然心脏的剂量应该被最小化（Gagliardi等，2001；Adams等，2003）。通过观察乳腺癌患者，Darby等（2013）发现每Gy平均心脏剂量的主冠状动脉事件增加了7.4%，van Nimwegen等（2016）在霍奇金淋巴瘤患者中也发现了类似的结果。目前尚不确定哪部分与心脏相关。Moiner等（2015）发现冠状动脉狭窄每Gy增加4.9%。Cutter等（2015）发现瓣膜性心脏病和瓣膜剂量之间有很强的关联，van Nimwegen等（2017）发现每Gy左心室剂量有9%的相关性。平均心脏剂量可能是目前最有用的统计数据，但Duane等（2017）提出了心脏结构勾画的指南，可能会有助于今后进行更详细的评估。

ICRP 118号报告（ICRP 2012）中详细介绍了组织反应。表61.3总结了部分与放射治疗紧密相关的组织反应。本表中所示的剂量代表了1%发病率所需的剂量。

遗传效应相关证据的论述见第58.2.2节。

表61.3 放疗患者的组织反应

部位	反应	时间范围	剂量（Gy）
皮肤	短暂性红斑	＜24小时	2
	大面积红斑	～1.5周	6
	暂时性脱发	～3周	3
	永久脱发	～3周	7
	湿性脱皮	4～6周	18
眼睛	晶状体混浊	20年	0.5
性腺	睾丸暂时性不育	3～9周	0.1
	睾丸永久性不育	3周	6
	卵巢不育	＜1周	3
心血管疾病	颈动脉疾病[a]	10年	0.5
	心血管疾病[a]	10～15年	0.5
骨髓	血细胞生成减少	3～7天	0.5
	不治而亡	30～60天	1

资料来源：改编自ICRP 118号报告，*Ann. ICRP*, 41, 2012.

数值通常是取自照射整个器官或器官的敏感部分。对于并行器官（见第7.9节），保留部分器官功能可以大大降低影响。

数据是关于急性照射的，但对于许多反应，剂量也与分次照射有关。

[a]致命的

[12] Hart等给出了基于ICRP103（ICRP 2007a）有效剂量因子的DAP和ESD，而LeHeron给出了基于ICRP60的（ICRP 1990）的有效DAP剂量数据。NRPB-R250同时给出了DAP和ESD转换因子，但已不再容易获得。

61.4 育龄患者的放射治疗

如果准备接受放射治疗的患者怀孕，胎儿将面临辐射的直接风险。还有一种可能是，对父母性腺的辐射损伤可能导致不育或备孕孩子的基因损伤。如果母亲正在母乳喂养，那么治疗药物可以通过母乳传递给婴儿。以下各段对上述问题进行讨论。

61.4.1 可能怀孕妇女的体外射束治疗

当妇女怀孕时，应避免进行放射治疗。可考虑的替代选择包括终止妊娠、其他治疗方法或推迟放射治疗。放射治疗对胎儿造成的风险（见第58.2.10节）必须与替代治疗造成的相应风险和妊娠期母亲发生激素变化的风险相权衡。采用的合适的方案应通过患者、肿瘤医师和物理师之间的讨论决定。因此，可能会存在某些情况决定继续进行治疗。此时，必须估算胎儿的受照剂量，同时采取预防措施尽量降低剂量。

尽管很少对孕妇进行放射治疗，但关键在于，物理师应该考虑到其可能性，以便在需要时提供适当的建议。AAPM 36工作组对该主题进行了广泛的综述（AAPM 1995），指导参见ICRP 84号报告（2000）。胎儿的剂量显然取决于子宫接近靶器官的程度。对胎儿的剂量来源于治疗头的泄漏、杂散辐射和来自患者自身组织的散射[13]。文献中有大量的杂散剂量数据，因此胎儿剂量可以作为射野大小、射束能量、机器类型、治疗容积和距离射野边缘的大概距离（系数约为2）的函数来计算（Ngu等，1992；Sneed等，1995；Van der Giessen，1996，1997；Kourinou等，2015）。Owrangi等（2016）以及Mazonakis和Damilakis（2017）讨论了屏蔽对减少胎儿剂量的效果。考虑到风险评估存在固有不确定性，对于风险建议的目的来说，这是足够准确的。一个常见的治疗部位是乳腺，有人认为所接受的剂量不太可能导致胎儿面临不可接受的高风险；当然也到不了推荐流产的水平（Antypas等，1998；Greskovich和Macklis，2000；Fenig等，2001）。Geng等（2016）研究了母亲脑肿瘤在接受光子和质子治疗时对胎儿的剂量。他们发现，用笔型束扫描的质子对胎儿的最低剂量约为（≈0.0025mSv）。而光子（≈0.035mSv）和被动散射质子（≈0.2mSv）的剂量则显著增加。对胎儿来说，1Sv辐射诱发癌症的风险约为15%。

胎儿的受照剂量取决于治疗设备类型和楔形滤过器等附件的使用。通过选择适当的治疗方案以及可能的附加屏蔽，可以尽量降低胎儿受照剂量。例如，因为治疗头泄漏辐射的贡献较大，应该避免采用调强放射治疗（IMRT）。射束治疗方案一旦确定，就应该进行体模测量来确认预测。治疗期间，应进行体内测量以验证计算结果（见第48.3.3.5节）。

[13] 还必须考虑治疗计划和验证显像时所接受的剂量。这些剂量可能很小，但很可能涉及治疗区域外的身体部位的照射。

61.4.2 孕期或哺乳期母亲的非密封源治疗

用于治疗的放射性药物可能能够穿过胎盘屏障，导致胎儿直接摄取，也可能通过母亲体内吸收药物的穿透辐射对胎儿造成照射。使用医学内照射剂量学（MIRD）方法（见第57.3.1节）可以估算该剂量。显然，在此情况下，并未考虑对胎儿的屏蔽。需要特别注意哺乳期的母亲，因为放射性同位素会进入母乳。暂停母乳喂养可以避免摄取母乳的风险。关于各种同位素暂停时间的指南见放射性物质管理咨询委员会（ARSAC）实用指南（ARSAC 2020）第7节，但对于^{131}I，建议完全停止母乳喂养。

61.4.3 对性腺的辐射

一般的建议是应该对性腺的外照射进行屏蔽。对将来可能健康生活和为人父母的年轻人进行治疗时，需要尽量减少性腺的剂量，并应估计其大小。睾丸或卵巢大剂量照射可导致暂时或永久的不育。女性的卵子在生命形成早期受照可能导致基因损伤，在后代显现。尽管收效甚微，睾丸的屏蔽还是可以减少性腺的剂量。储存精子和卵子的现代技术提供了另一种解决方案。也可以在治疗前通过手术移除卵巢。

在放射性核素治疗期间，应避免受孕，直到父亲或母亲的体内所有放射性明显消除。等待的时间根据使用的核素和活度而有所不同。相关内容同样见ARSAC实用指南（ARSAC 2020）。

61.5 放射治疗对患者个体诱发癌症的风险

61.5.1 诱发癌症风险评估

可以预计，放射治疗存在诱发癌症的风险。欧洲理事会医疗照射指令（ECD 2013）认为，必须强调放射治疗的最优化和正当性，并且强调放射治疗相关风险意识的重要意义。另一个重要原因是过去几十年放射治疗质量的稳步提高，因此在临床治疗计划和新的治疗设备及模式的设计中应该考虑诱发癌症风险。由于癌症的治愈率有所提高，特别是对儿科患者（Mariotto等，2009），预计儿科患者在未来将进一步增加（Noonee等，2018），因此，现在有许多长期的癌症存活者面临着来自放疗晚期效应的风险，包括诱发癌症。这些恶性肿瘤与化疗和医疗照射有关。据估计，16～44岁之间的人群中有超过0.1%是儿童癌症的存活者（Wolden等，1998），因此，诱发癌症可能是癌症治疗的一个重要副作用，可是直到最近才意识到这个问题。

大多数关于放射治疗后诱发癌症的信息来自过去20～50年的放射治疗患者的流行病学研究（另见第61.6节）。这类文献报道非常多。然而，只有少数研究深入探究了癌症诱导的剂量-效应关系。其原因之一是缺乏历史治疗的三维剂量分布。大多数数据来自霍奇金淋巴瘤和前列腺癌患者，少数来自乳腺癌和精原细胞瘤患者。NRPB（2000）、辐射效应研究委员会（BRER 2006）和Suit等（2007）对不断增长的涉及这类主题的相关文献进行了回顾。所有结论都是，放射治疗患者比普通人群患实体癌的风险更高。这是一个重要发现，由于遗传或生活方式的原因，癌症患者可能对癌症的易感性增加，很难直接证明放射治疗和诱发癌症之间的因果关系。研究还发现，儿童患辐射诱发癌症的风险要比成年人大得多，与预期相反，相当数量的诱发肿瘤发生在原放疗区域的边界内或边界处（Dörr和Herrmann，2002）。

目前的证据表明，低剂量的风险水平与第58.2节中所述原子弹数据得出的风险水平相同。然而，有些作者（例如，Aird，2004；Harrison，2004；Fisher和Fahey，2017）注意到，对于放疗患者个体而言，使用有效剂量概念（第58.1.3节）和基于人群的统计数据存在问题。对于放射治疗而言，放疗诱导癌症的剂量-效应关系尚不清楚，而且放射治疗通常采用分割照射，因此放射治疗患者不应使用有效剂量概念。

另一个问题是，现在开发新的放射治疗方式的时间尺度短于辐射诱导实体癌的潜伏期（约15年）。因此，显然，从几十年前放射治疗患者中获得的流行病学研究结果不能直接应用于现代放射治疗技术，如IMRT、容积调强放射治疗（VMAT）、图像引导放射治疗（IGRT）、质子和重离子治疗。然而，辐射诱导恶性肿瘤是一个值得关注的问题，特别是对新的治疗技术。许多作者指出，IMRT涉及更高的射野外剂量，IMRT治疗可能会增加诱发癌症的数量（Verellen 和Vanhavere，1999；Followill等，2003；Hall和Wuu，2003）。另一个问题是质子治疗中的次级中子沉积的能量。由于中子在癌症诱导方面具有潜在的高生物学效应，小中子剂量可能非常重要（Binns和Hough，1997；Agosteo等，1998；Schneider等，2002；Yan等，2002）。显然，考虑到这些困难，对于最先进的放射治疗，使用生物物理模型似乎是预测诱发癌症的唯一方法。这些模型将从流行病学研究中获得的既有放射治疗技术的癌症风险数据外推到现代治疗模式。为此，必须考虑分割效应，并可以通过考虑细胞再增殖和剂量分割之间的修复将其纳入模型（Sachs和Brenner，2005；Shuryak等，2009a、2009b；Schneider，2009；Schneider等，2011）。再增殖和修复可以抵消细胞杀伤，并解释了癌症诱导的标准模型（图61.1中的实线）与诱发癌症数据（Hall，2000；Lindsay等，2001）之间的巨大差异。所有模型都在低剂量限制下重现了原子弹幸存者的数据，但不幸的是，在高剂量区域（例如在治疗射野的边界）容易出现严重的不确定性。为了研究模型预测的可靠性，通常采用两种剂量-效应关系，此处称为风险当量剂量[14]（RED）模型。

[14] 风险当量剂量（RED）定义为“与风险成正比的剂量度量，如果整个器官平均，则等于器官当量剂量”（Schneider和Walsh 2017）。风险与RED成正比。对于低剂量（通常低于1Gy），RED等于器官的剂量。对于较大剂量，RED小于吸收剂量，因为风险与剂量是次线性的（特别是在没有修复时）。

一种模型假设没有修复，代表癌症诱导的标准模型（“钟形”），另一种模型假设完全修复（“平稳形”），如图61.1所示。据认为，实际的剂量-效应关系介于这两种极端情况之间（Schneider和Walsh，2008；Rechner等，2012；Murray等，2013）。

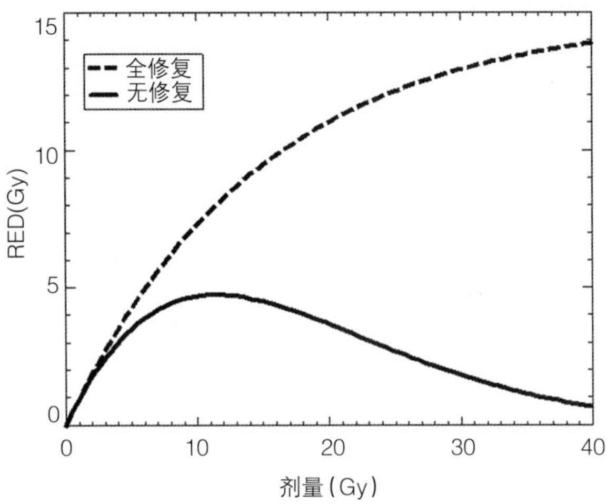

图61.1　放射诱导癌症完全修复和无修复的剂量-效应关系（RED）。对于低剂量，患诱发癌症的风险随剂量呈线性增加，RED等于器官的剂量。对于更高的剂量，RED增加得更缓慢，并最终减少，特别是在没有修复时

Nguyen等（2015）分析了诱发癌症模型的不确定性。他们发现，癌症风险模型中剂量-效应曲线的不确定性使得目前预测个体外照射疗法的绝对风险不现实（误差≈100%）。另一方面，两种模式之间的绝对风险比值对风险模型中的不确定性不那么敏感，可以提供具有统计学意义的估计值（误差≈5%）。

放射治疗的最优化通常包括针对特定患者的不同治疗计划进行比较。然而，在治疗计划优化中通常不包括绝对诱发癌症风险的估计。通过使用癌症风险模型比较剂量-效应关系，可以大大简化上述比较。例如，广义剂量参数器官当量剂量（OED）可以定义为与单个器官照射相关的风险导致的癌症的总体风险，类似于当量均匀剂量（EUD，第44.3.3节），EUD和OED分别用于比较治疗计划的正常组织并发症和诱发癌症。如果已知一个器官诱发癌症的剂量体积直方图$V(D)$和剂量-效应关系$RED(D)$，则可以通过将剂量体积直方图与RED卷积得到绝对风险：

$$\begin{aligned}风险 &= \frac{\beta\,\mu(e,a,s)}{V_{\mathrm{T}}}\sum_i V(D_i)RED(D_i) \\ &= \frac{\beta\,\mu(e,a,s)}{V_{\mathrm{T}}}OED\end{aligned} \tag{61.5}$$

其中：

β是癌症诱导的器官特异性风险系数（第58.2.9节）；

μ是修正函数，依赖于变量照射时的年龄（e）、已达到的年龄（a）和性别（s）；

V_{T}是器官的总体积。

总和计算了感兴趣器官的剂量体积直方图$V(D)$的所有数据点（bin）。应注意，公式61.5中的风险可以是流行病学数量的超额绝对风险（EAR）或超额相对风险（ERR）。因此，使用RED或OED，单位都是Gy，避免了治疗计划比较时年龄和性别修正功能的不确定性以及器官特异性风险因子的不确定性。

决定放射治疗风险估计的不确定性的另一个重要问题是剂量分布的误差。该问题直到最近才得到考虑，是因为与风险模型的不确定性相比时，以前假设剂量误差是可以忽略的（Schneider等，2015）。虽然邻近靶区的剂量分布是精确的（误差≈3%，第45.5.2节），但对于治疗射野边界以外的位置，不确定性增加到大约20%～50%（van der Giessen，1996；Joosten等，2011）。因此，光子治疗的周围剂量以及质子治疗的中子剂量目前正在进行实验研究，以开发新的和改进的预测算法（Pérez-Andújar等，2013；Jagitic和Newhauser，2015；Hauri等，2016）。有趣的是，风险模型的不确定性在高剂量区域最大，而剂量的不确定性在低剂量区域最大。

当年轻患者接受治疗时，会出现一个特殊的问题。有充分证据表明诱发癌症的例子是接受斗篷射野治疗的霍奇金淋巴瘤患者，他们患乳腺癌等实体癌的风险显著增加（Bhatia等，1996；Dores等，2002），特别是在30岁以下接受放疗者（Aiseng等，1997）。图61.2显示了年龄修正的乳腺癌发病率μ随年龄下降呈近指数级增加。也观察到儿科患者或年轻人其他实体癌症如此大的诱发癌症发病率。因此，可以认为，在儿科患者中诱发恶性肿瘤是辐射的一个主要的副作用，应在治疗计划过程中加以考虑。

61.5.2　治疗方式对诱发癌症的影响

许多作者已经研究了调强治疗技术对诱发癌症的潜在影响。IMRT涉及准直器散射和泄漏剂量的增加，而VMAT所需MU处于三维适形放射治疗（3D CRT）和IMRT之间。另一方面，由于更好的剂量限制导致辐照的容积较小，使用调强治疗的患者散射较低。此外，IMRT和VMAT对低剂量区域的影响尚不完全了解。然而，如果癌症诱导的剂量-效应关系在大剂量时趋平，如图61.1所示，那么对正常组织小容积给予大剂量可能比对大容量给予小剂量更好。因此，如果有任何影响，将不利于调强技术。另一方面，对IMRT/VMAT后诱发癌症的最新预测，如果有的话，10MV以下X射线诱发性恶性肿瘤的可能性只有轻微增加（Timlin等，2015；Ardenfors等，2014；Abo-Madyan等，2014；Schneider，2006）。

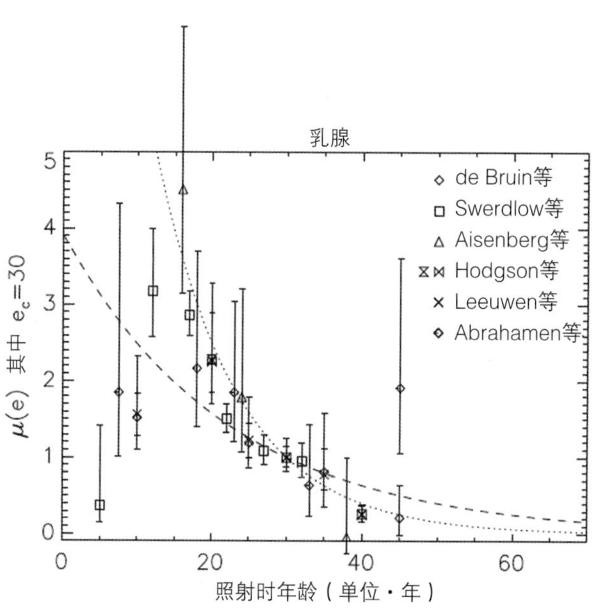

图61.2　年龄修正的乳腺癌发病率与照射时年龄的函数，按30岁归一化。点线和虚线表示公式61.5中使用的模型

如果将更高能量的X射线（＞10MV）用于患者治疗，同时会产生光中子。虽然患者体表剂量当量H_p（10）很大（≈1mSv/15MV光子治疗Gy），但随着深度的增加而迅速减少（患者中心≈10^{-2}mSv/治疗Gy），当能量增加到18MV时，乘以约为2的因子（d'Errico等，2001；Hälg等，2014）。然而，不同治疗技术（3D CRT、IMRT和VMAT）的中子剂量大致相等（Hälg等2014），至少在测量误差范围内（30%），比光子周围剂量要小一个数量级。不同制造商之间的中子剂量存在显著差异（Hälg等，2014）。

而质子治疗的情况则有所不同。质子通过与线束内以及患者体内的物质发生非弹性核相互作用而产生中子（见第25.2节）。扫描质子治疗的中子剂量一般只来自患者产生的中子，而在被动散射质子治疗中，大部分能量是由束线上游产生的中子沉积的。这些差异如图61.3所示，被动质子治疗的中子剂量当量可以大一个数量级。图61.3还分别显示了低能量三维CRT和IMRT治疗的周围光子剂量。显然，质子治疗的中子剂量低于光子治疗中的散射和泄漏之和。然而，需要注意的是，图61.3并没有包括质子照射导致的快速γ辐射的剂量。综上所述，与光子治疗相比，质子治疗产生的中子剂量被质子的积分剂量优势很好地平衡了（第39.1节）。因此，预计质子治疗后诱发癌症不会更高，在使用笔形束扫描时甚至可能更低（≈50%）。这与Chung等（2013）发表的流行病学结果基本一致。

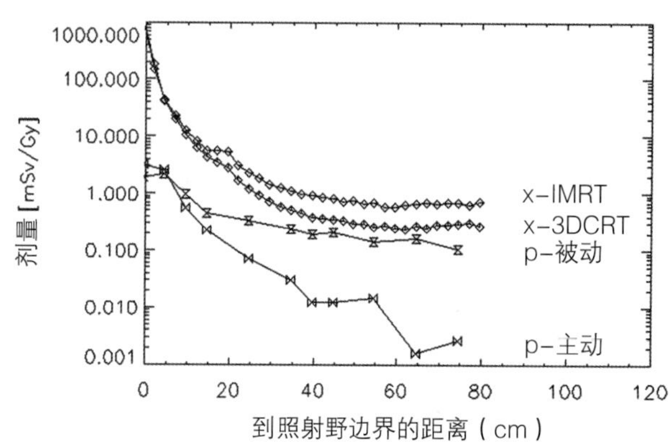

图61.3　10MV以下低能光子治疗和质子治疗中周围剂量当量的比较。X-IMRT和X-3D CRT的剂量是光子散射和泄漏，p-被动和p-主动的剂量当量来自中子

61.5.3　显像剂量对诱发癌症的影响

放射治疗的整体剂量随着在治疗过程中引入更

多的显像程序而增加。IGRT利用了许多不同的显像技术，使用了如门静脉显像、透视和不同的CT技术（扇束、锥束、MV、kV等），涉及从单一设置图像到部分肿瘤内跟踪不同临床应用的方案。因此，患者所接受的总显像剂量可能包括计划制定多次CT扫描、预处理透视分析肿瘤运动，以及一系列靶定位的组间和组内显像。AAPM 75任务组（2007）不鼓励将评价总显像剂量与评价总治疗剂量相结合。相反，显像剂量应使用有效剂量的概念单独分析，或与治疗剂量进行同等定量比较。

在图61.4中，对于小体积前列腺治疗，来自几种图像验证模式（符号）的剂量被绘制为到射野边缘距离的函数（Hälg等，2014，Schneider和Hälg，2015）；其变化超过四个数量级，取决于到射野边缘的距离和模式，一般在10^{-3}mGy和10mGy。在给定的距离下，如果显像剂量小于治疗所输出剂量的不确定性，则可以认为是可以忽略不计的。例如，对于IMRT治疗的2Gy分割，在30cm距离处的剂量约为3mGy。治疗剂量的不确定性为3%，3 × 0.03=0.09mGy的显像贡献将被认为是可以忽略不计的。对所有距离重复此过程将得到标记为$0.03*D_{IMRT}$的实线。所有低于此限值的显像剂量都可以完全忽略。

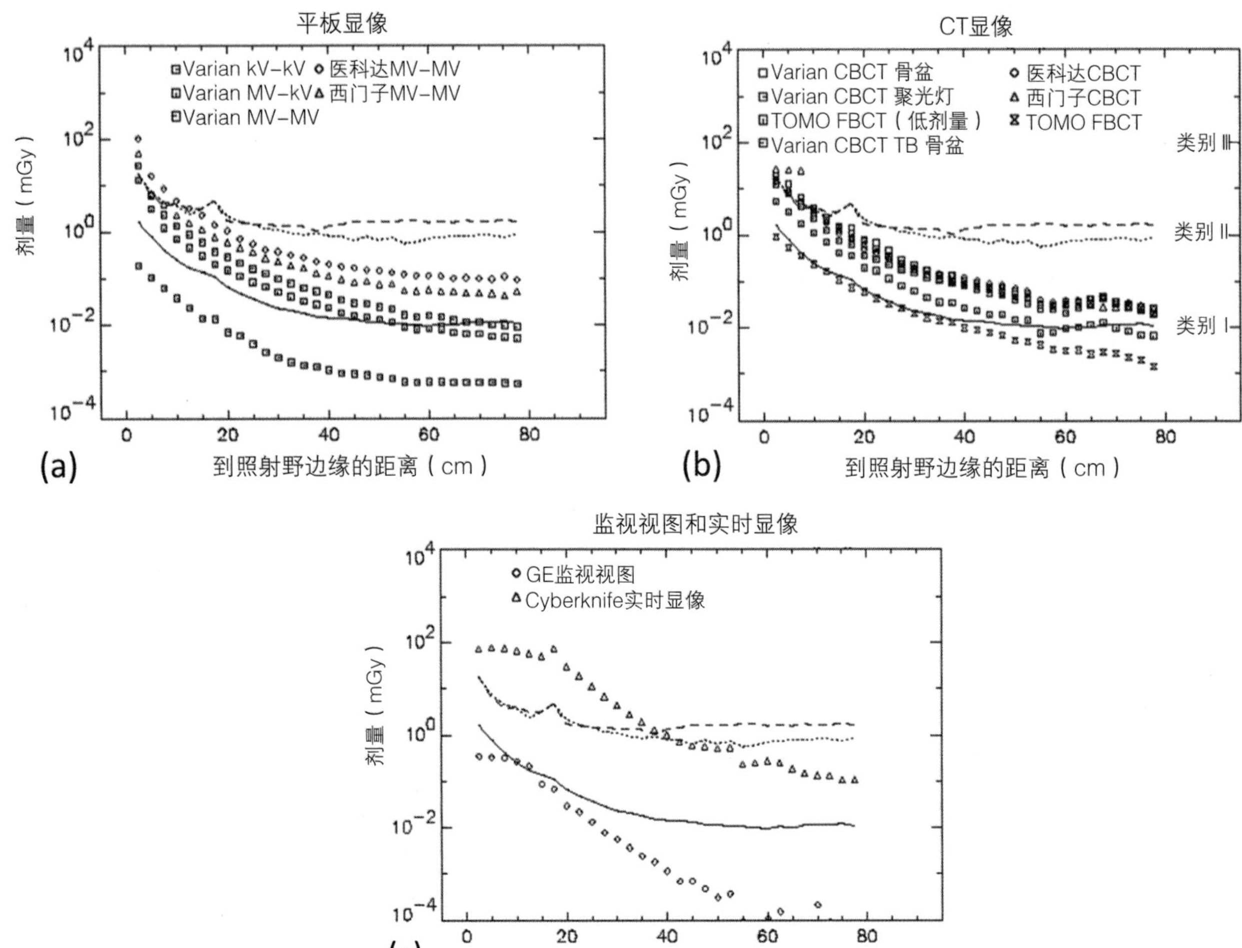

图 61.4　各种符号用于表示来自典型前列腺放射治疗的不同显像方式的剂量，作为到射野边缘距离的函数。实线是 IMRT 计划中 2Gy 分割的局部周围剂量的 3% 计算出的剂量，虚线表示该 IMRT 计划与 3D CRT 计划之间的剂量差。（a）平板显像方式，（b）CT 显像，以及（c）监视视图和 Cyberknife“实时”显像（实时）

为了显示治疗技术对射野外剂量（与显像剂量相比）的影响，绘制了一条虚线；它表示IMRT和解D-CRT相比的额外剂量（所有距离约为1mSv）。本例中，大多数显像剂量都低于该限值，但可以认为这是一个阈值，超过此阈值，应该加强验证显像的正当性判断。

总之，常规显像作为IGRT方案的一部分所产生的额外剂量还不能与治疗剂量一起进行风险分析。相反，建议仅对显像剂量使用有效剂量估计来评估患者的风险。然而，有时可能有必要将显像产生的风险与放射治疗本身不可避免的风险进行比较。为此，将影像学剂量与治疗剂量可接受的剂量的变化同等比较可能会有所帮助。然而，由于各中心所使用的显像方式和技术不同，每个中心都应该审查所应用的显像方式，并提供内部指南。

61.6 放射治疗后群体诱发癌症风险的流行病学研究

尽管流行病学研究存在困难，但它们提供了一些与放射治疗相关的诱发癌症的有价值的证据。NRPB（2000）对诱发癌症的研究得出结论，对于大多数癌症部位，日本寿命研究的风险系数代表了与放射治疗相关风险的上限。在1319例接受放射治疗的霍奇金淋巴瘤患者中，有181例被发现诱发恶性肿瘤，15～20年后额外风险继续上升，且没有出现平台期的迹象（Ng等，2002）。他们还发现，联合化疗增加相对风险。在一项平行的研究中，Van Leeuwen等（2003）发现，对于单独接受放射治疗的患者，剂量超过38Gy，诱发乳腺癌的风险就会继续增加，但化疗可以降低该风险，他们认为这可能是由于激素的原因。对前列腺癌，Brenner等（2000）对大约5万名接受放射治疗的患者和7万名接受手术治疗的患者进行研究，发现放射治疗组随后的实体肿瘤增加了6%。存活至少5年的人相对风险超过15%，存活至少10年的人相对风险超过34%。由于DNA修复，与不分割治疗相比，分割治疗在低剂量（＜2Gy）时风险更低，此时突变率占主导地位，在剂量＞4Gy时预测风险更高，此时细胞杀伤占主导地位（Dasu等，2005）。

一些有用的见解来自监测、流行病学和最终结果（SEER）数据库。Berrington de Gonzalez等（2011）报告了1973年至2002年间647 672名5年存活者，其中9%患上了诱发癌症，其中8%被认为与放射治疗有关。这意味着0.5%的所有接受放射治疗的患者将发展为诱发癌症[15]。SEER数据库已被应用于研究IMRT是否比3D-CRT具有更大的诱发癌症风险的问题（Journy等，2016）。

虽然随访的时间仅为2～10年[16]，但他们发现，IMRT治疗队列中的诱发癌症数量（6.1%）低于3D-CRT治疗队列（10.9%）。一项基于美国国家癌症数据库的类似研究观察了450 373名患者，中位随访时间为5.1年（Xiang等，2020）。他们发现，大多数接受3D-CRT和IMRT治疗的患者的诱发癌症风险没有差异，但头颈部IMRT患者的诱发癌症风险显著降低。他们还发现，接受质子治疗的患者，特别是前列腺癌患者的风险显著降低。风险为1.5/10万人·年，相当低。

一项对每日和每周IGRT治疗前列腺癌的随机对照试验（NCT00433706）给出了诱发癌症与验证显像相关的直接证据。该试验招募了470名患者，中位随访时间为4年。虽然在日常显像手段中，晚期直肠毒性和生化及临床无进展生存期得到了改善，但无诱发癌症时间和总生存期变差（de Crevoisier等，2018）。

61.7 可植入式电子设备

放射治疗可能会影响可植入式电子设备的功能。主要关注的是心脏植入式电子设备（CIED），原因是其潜在的致命后果，但其他设备，如深部脑刺激器（Guy等，2014）和脊髓刺激器（Walsh等，2011），可能也有类似的问题。本节主要介绍CIED。

这个问题近几年更加严重，原因是由于接受放射治疗的患者中戴起搏器的人越来越多，以及辐射会使起搏器的驱动设备功能降低。早期对起搏器的辐射损伤的评估报告显示不存在问题（Wak等，1975），但现代起搏器使用CMOS逻辑，比原来型号的起搏器对辐射损伤更敏感。由于制造商在不断强化其设备的抗辐射能力，现在情况变得不那么严重了。因此，10年或更多年前获得的证据可能

[15] 许多接受治疗的患者存活的时间不足够长，无法发展为诱发癌症，其潜伏期在10～15年之间。

[16] 对两个队列来说都是一样的。

不再相关。辐射对半导体的影响见辐射剂量学，对二极管（第17.3节），电流可以反向流动，对金属氧化物半导体场效应晶体管（MOSFET）（第17.4节），可以对器件造成永久性损伤，但复杂电子电路的反应不太明显。

CIED可分为起搏器或心脏复律除颤器（ICD）。起搏器提供相对较低的功率输入来帮助心脏起搏，而ICD可以提供强大的刺激来使心脏再次正常跳动。更复杂的起搏器最多有三条线连接到心肌的不同部位，从而实现重新同步。Brambatti等（2015）估计，0.8%的放射治疗患者有CIED，其中约20%是ICD。Grant等（2015）记录的ICD比例大约是前者的两倍。

辐射可能导致设备发生灾难性故障，最常见的影响是重置到默认起搏模式（Bagur等，2017）。表61.4列出了除完全失效之外的一些可能影响（Hurkmans等，2005a、b）。有些影响只发生在照射期间，而其他一些可能需要干预对设备重新编程和/或发生在放射治疗分割完成后。德国放射肿瘤学会（DEGRO）和德国心脏病学会（DGK）指南列出了截至2014年已发表的体内或体外研究（DEGRO/DGK 2015）。

表61.4 辐射对CIED的影响

起搏器	心脏复律除颤器
脉冲持续时间、频率和振幅变化	冲击能量减小
传感器阈值变化	感应阈值的变化
起搏抑制	电池充电时间的增加
暂时或永久性的遥测丢失	
漏电量增加而造成的电池问题	

资料来源：Hurkmans, C.W. et al., *Radister. Oncol.*, 76（1），93–98，2005；Hurkmans, C.W. et al., *Int. J.Radiat. Oncol. Biol. Phys.*, 63（1），282–289，2005.

在一些体外研究中，设备在实验室进行辐射照射，通常会增加剂量，直到记录到完全失效或达到剂量限制。Mouton等（2002）用18MV光子辐照起搏器，0.2Gy/min照射0.15Gy时记录到了严重缺陷，在剂量低于2Gy时，也有许多其他的故障。Zecchin等（2016）也使用能量超过10MV光子照射了两种类型的CIED，发现了类似的结果。Hurkmans等（2005a）的起搏器最低剂量效应在6MV辐射下为10Gy，但大多数设备能够承受更高的剂量。对于ICD, Hurkmans等（2005b）观察到0.5Gy时来自制造商（Biotronik）的多个设备出现故障，另一设备在0.5Gy时完全失效。其他制造商的设备更坚固耐用。Zaremba等（2014）同时使用6MV和18MV，发现18MV组从30Gy开始有多次重置，但6MV组只在120Gy出现了一个故障。他们得出的结论是，与较高能量相关的中子显然更容易引起故障。Kapa等（2008）在6MV下照射20个ICD到4Gy，没有出现任何故障。Sundar等（2005）的一篇综述列出了一些关于起搏器照射的报告，大部分来自20世纪90年代。Ngu等（1993）用^{60}Co射束将起搏器照射到70Gy。他们没有发现任何问题，并得出结论，最好不要使用直线加速器，这一建议得到了Last（1998）的赞同。然而，现代加速器不太可能产生显著的电磁干扰，最近的论文也不支持这一结论。

也有一些报告显示，对病人实施放疗时，会对CIED产生影响。其中许多患者遵循了将起搏器的剂量保持在2Gy以下的指南，但也有个别患者报告，在6MV情况下10Gy（Hristova等，2017）以及在5～15Gy之间（Scobioala等，2015）没有问题。Bagur等（2017）报告了7%患者的CIED有问题。虽然他们报告说接受高剂量的肿瘤患者更可能出现CIED问题，但他们没有报告CIED的剂量或正在使用的能量。Grant等（2015）报告了涉及产生中子的辐照的CIED故障发生率为21%，但较低能量时则为0%。Brambatti等（2015）报道的患者中有4名（1.5%）有问题，其中1名患者（使用15MV光子治疗）有更严重的问题——他们没有具体说明其他3名患者使用的能量。Prisciandaro等（2015）报道了一项对69例患者的研究，其中36例接受了16MV射束治疗。在这些患者中，有2例患者进行了设备重置，而在6MV下进行治疗的患者没有一例出现问题。Zweng等（2009）报告了一个失控的心动过速，起搏器的剂量仅为0.11Gy。他们的论文没有说明能量，但据DEGRO/DGK的出版物是18MV（DEGRO/DGK 2015）。也有一些关于CT扫描时瞬态超感的报道（Yamaji等，2006；McCollough

等，2007；Porres等，2009），这证实了应将CIED置于射野之外的必要性。

从这些数据中可以清楚地看出，中子的存在极大地增加了CIED出现故障的风险。也有可能，尤其是中子对这些设备的损害是随机的，因此，风险随着剂量的增加而增加，但在相当低的剂量下偶尔会发生问题。不幸的是，许多体内研究没有记录CIED的剂量或辐射能量的细节，但这两者对结果有明显的影响。Hurkmans等（2005b）的数据表明，不同的设备有不同的抗辐射性。这反映在制造商对剂量限制的声明中，尽管一些作者质疑其可靠性（Mouton等2002；Solan等2004；Hudson等2010）。

有一些关于良好实践的正式建议（Marbach等，1994；Hurkmans等，2012；Lester等，2014；DEGRO/DGK 2015），并且AAPM 203号报告已经发布了一份非常详细的报告（AAPM 2019）。当CIED患者接受放射治疗时，应获得有关起搏器细节和患者依赖程度的信息。Agilera等（2011）初步提供了起搏器的放射影像学外观，可以帮助识别设备的类型。重要的是要告知患者潜在的故障，以便他们有意识地报告任何不寻常的事情。一旦制定了治疗计划，物理师应计算起搏器的剂量，从而使起搏器的剂量最小化（见第61.2.3节）。

人们普遍认为，ICD的剂量应该限制在1Gy，起搏器应该限制在2Gy（尽管荷兰和美国建议两者都使用2Gy），而且CIED不应该处于主射束中。建议将患者分为不同风险类别。根据起搏器的预测剂量，不依赖起搏器的患者可分为低、中、高风险。AAPM（2019）提出了2Gy和5Gy作为鉴别剂量，而Hurkmans等（2012）将高限值设为10Gy，这也是英国建议中的限制（Lester等2014）。如果低于高限值，依赖起搏器的患者被认为是中风险，如果超过高限值，所有患者都被视为高风险。对于高风险患者，建议考虑将起搏器从射野移出[17]。对于ICD，建议在放射治疗期间使用磁铁或临时重编程进行暂停。对于所有患者，建议在第一次分割照射时进行视听和心电图监测，对于中、高风险患者，每一次分割照射都要进行视听和心电图监测，并每周进行心脏病学CIED检查。治疗结束后2周，应在心内科进行检查，随后按适当的时间间隔，间隔最长达6个月进行检查。对于中、高风险患者，荷兰和美国的指南建议在治疗期间应有急救小车，心脏病医师或技术人员应能在10分钟内到位。DEGRO指南强调了心脏病医师到位的必要性，如果发现缺陷，应更换CIED。

心律协会已经制作了一份详细的共识文件（Indik等，2017）。该共识考虑了起搏器在磁共振（MR）显像、CT显像和放射治疗中的安全性。虽然他们声明MR扫描时，CIED都是不安全的，但有越来越多的CIED符合有条件的MR；即如果满足某些条件，可以进行MR扫描。他们指出，MR扫描通常对患者有相当大的好处，应该与CIED的任何故障风险进行权衡。对于大多数此类设备，需要在扫描前将其置于MR模式。MR扫描时，CIED可能会发生一些暂时的和可逆的故障。在CT扫描中也可以观察到一些瞬时效应，但这些效应不太可能引起问题。对于放射治疗，应强调使用高能光束时与中子相关的风险以及与移出CIED相关的风险；可将5Gy作为考虑可能移出设备的阈值。

[17] 需要将与此相关的风险和将CIED放在原处相关的风险进行权衡（Indik等，2017）。

附录 K1　监管框架（以英国为例）

Philip Mayles

目录

K1.1 引言

如第59.1节所述，欧盟中所有辐射防护法规的制定都是基于欧盟（部长）理事会的指导方针，这些方针随后被阐释为单独的国家法律框架。每个成员国都以略微不同的方式来解释该法规。本附录介绍了英国的辐射防护法规[1]，并全面概述了一个自洽的法律框架。读者应注意到文中与法规原文的微小区别。本文并非对法规的全面陈述，建议读者参考文中所引用的法规的详细条目。

该法规同样适用于治疗和诊断，但在这里只考虑在治疗方面的应用。附录应与第59章一起学习，其中给予了更国际化的处理。如果这一简短的法规摘要不能替代原文，读者应参考具体法规及其相关时间表。

辐射防护监督问题是由政府部门负责的。劳动和养老金部门全面负责卫生和安全立法，卫生和社会保健部门负责保护病人和社会环境、监督食品和农村放射性废物。这些职能需要如下文所述的几个机构联合执行。

由于引入议会新法案过程复杂而耗时，所有辐射保护条例都是根据1974年提交给议会的健康和工作安全法案制定的。尽管这是一个相对简单的过程，但也花了几年的时间。1974年《健康与安全法案》指导成立了健康与安全委员会（HSC）及其业务部门健康与安全执行局（HSE）。HSC是由劳动和养老金部门成立的机构。它有一名全职主席和10名兼职成员，包括来自用人单位、工会、地方当局和公益部门的代表。该机构的职能是负责确保工作人员和公众的健康、安全和福利，是部长们和HSE之间的联系纽带。HSE是由HSC指定并经主管部门同意任命的三人组成的正式机构。它为委员会提供职能上的咨询和协助，并也有具体法定责任，特别是在执行健康和安全法方面。HSE一词也被用来描述其工作人员（约4000人），其中包括检查员、政策顾问、技术人员、科学和医学专家。HSE确保了员工和公众安全，使其避免在医院和其他地方受到电离辐射。HSE负责核监管办公室，该办公室成立于2011年，负责监督核工业，负责放射性材料的道路运输，包括那些与核工业无直接相关的材料。

环境署成立于1996年，是一个独立机构，负责保护环境不受各种潜在破坏因素影响，包括电离辐射，负责环境、食品和农村事务部。

卫生和社会保健部（DHSC）管理公众暴露于电离辐射的医疗状况。DHSC于2013年成立英国公共卫生机构（PHE），其职责是保护国家免受公共卫生危害。它是国家放射防护委员会（1970–2003年）和健康保护局的继承组织。它还包括放射性物质管理咨询委员会（ARSAC），该委员会直接关注所有出于医疗目的向患者施用放射性物质的问题。DHSC还成立了独立的卫生监管机构即护理质量委员会，负责执行英国的电离辐射（医疗暴露）条例（K1.3节）。

K1.2 2017年电离辐射条例

2017年电离辐射条例（IRR 2017）（HSE 2017）于2018年1月1日生效（并于1月31日进行了修订）。它们起源于欧盟基本安全标准条例（BSSD）（ECD2013）。虽然BSSD已将与健康有关和与一般工作有关的标准条例合并，但英国政府仍在继续执行由不同政府部门管理的两套不同的法规。IRR 2017规定了对工作人员和公众的保护要求，同样适用于医院和其他辐射从业人员。这些法规附有一份经批准的业务守则（ACoP）（HSE 2018a），其中规定了遵守法律的方法以及指导说明。那些选择背离该法典的人必须表明自己的方法也是一种满足法律要求的同样有效的方式。

K1.2.1 注册和许可

在2017年法规出台之前，有关单位只需要通知HSE正在进行电离辐射的工作。BSSD介绍了分级监管方法的概念（见第59.4节）。在英国，电离辐射监管分为三个级别：通知、注册和许可（或批准同意）。在实际工作中，注册是kV级能量X射线设备用于放射治疗活动的最低监管水平（法规第6

[1] 这里所介绍的是严格意义上的英国法律。英格兰、苏格兰和威尔士的详细法规制定得很复杂，但是在辐射保护方面是相似的。在北爱尔兰的法规中存在着一些微小的差异。尽管英国脱离了欧盟，但这项法规已经开始实施。

条）。某些做法需要获得批准（法规第7条）。其中可能与放射治疗相关的有：

- 放射性核素管理；
- 放射性药物学研究；
- 粒子加速器的操作；
- 使用高活度密封源［例如高剂量（HDR）近距离放射治疗］；
- 将大量放射性物质排放到环境中（例如10GBq ^{99m}Tc–参见HSE2018b附表7第5列）。

每个单位只需要一次注册，但每种设备或技术都需要单独的许可。一份许可书将覆盖多个站点上的多个加速器。

注册时需要声明已采取适当安全措施。这些包括：

- 意识到工作人员可能接受的剂量以及需要尽量减少这些剂量；
- 适当的风险评估（见第58.3.6节），根据需要指定控制和监督区域，制定相应的岗位制度和可预见性事故的合理应急预案；
- 任命一名辐射防护顾问（辐射安全专家）；
- 对从事相关工作的工作人员（包括未直接参与的工作人员）进行适当培训，并安排长期训练。

有关单位若要获得许可，需要发布一份更详细的声明，除上文要求之外，有关单位还需做到：

- 工作人员将接受剂量的大致范围；
- 需要进行适当监督和审查，并任命相关负责人员；
- 制定适当的质量控制计划，包括工程控制；
- 声明工作人员已被告知对其健康有可能造成的任何潜在风险。

K1.2.2 剂量限制

工作人员和公众的剂量限制载于法规第12条和附表3，并在第59.2.3节中列出。根据欧盟BSSD（ECD 2013）定义，每年可能获得超过6mSv辐射剂量的A类工人在英国被称为专职工人（第21条）。专职工人必须接受医疗监督（第25条）并保存详细记录（第22条）。他们的剂量记录必须由经批准的剂量测定服务机构保存至少30年。尽管有正规的剂量限制，但首要的前提是保持合理可行的低剂量（第9条）。

K1.2.3 调查

要求在一年中当员工首次接受超过15mSv（或所规定的低剂量限值）辐射剂量时进行调查（第9条），以核实员工的剂量确实是否合理。如果工作人员过度照射（第26条）或者执业人员的剂量计丢失或者损坏（第23条），这种情况必须进行调查。发生第一种情况，需要向HSE报告该事件。

K1.2.4 区域控制

这些法规规定了控制区域和监督区域的要求（第17条）。欧盟立法将这些区域的定义由各个国家来定义。在IRR 2017中，控制区域被定义为可能每年接受6mSv[2]剂量或为辐射安全需要特定程序的区域。监督区域是可能达到1mSv剂量的区域。控制区域和监督区域都必须有适当标志（第19条），控制区域必须进行物理划分，如果不可行，则通过其他合适的方法划定界限。对指定区域的剂量率需要进行充分的监测（第20条）。

K1.2.5 设备

在设备安装前，必须进行风险评估（第8条）。风险评估是辐射安全的基本组成部分。风险评估应确定设备可能导致的辐射事故的任何风险，如果有则必须制定应急预案以降低风险（第13条）。安装人员有义务与自己的放射防护顾问（RPA；参见第K1.2.6节）或与医院的RPA（第32条）一起对设备进行严格的检查[3]。要求医院确保对与设备相关的联锁装置等进行维护和质量控制（第11条）[4]。同时，应就质量保证方案的适用性

[2] 对应于眼睛的晶状体为15mSv，四肢为150mSv。

[3] 设备安装人员对设备的严格检查不是欧盟法规的特点，但它要求“事先对计划进行严格审查”，并根据RPA的建议接受测试。

[4] 第33条涉及的医疗设备，包括“远远大于预期”的照射，但该规定于2018年2月6日被删除，现在被《电离辐射（医疗照射）条例》所替代——参见第K1.3.6和K1.3.8节。

咨询RPA，其中应包括对任何密封源的泄漏测试（第28条）。

K1.2.6 辐射防护顾问

如果要用电离辐射，法规要求任命一名RPA（BSSD中的辐射防护专家）（第14条）。遵守法律的义务仍然属于医疗机构，原则上他们可以无视RPA的建议（尽管只有在极少数情况下才会这样做）。RPA必须持有相应的能力证书，获得该证书需要证明学术理解和实际应用或获得国家职业资格（NVQ）。该法规的附表4列出了必须考查RPA的问题：

- 受控制和受监督的区域；
- 新装置，包括辐射屏蔽和联锁装置；
- 校准和正确使用监控设备；
- 测试联锁和其他安全功能。

RPA还可就更广泛的问题提供建议，包括风险评估、剂量估计调查、高暴露调查和培训。在ACoP中给出了一个更完整的列表。

RPA必须经RPA2000（独立机构）认证合格。为了保证该项工作，必须每5年提交一系列证明材料以供批准更新。

K1.2.7 辐射防护监督员

对辐射工作的日常监督由用人单位任命的辐射防护监督员（RPS）负责（第18条）。负责本地规则的应用（见第59.2.2节和K1.2.1节）。

K1.2.8 培训

法规要求用人单位确保员工得到充分培训（第15条）。培训必须适合于正在进行的工作，但必须对那些作为RPS的人进行特别培训。对于那些因工作需要而进入受控制区域的人，也要进行培训。必须对所有可能受到辐射的工作人员进行培训，并有一个定期更新的方案。

K1.2.9 外部工人

根据法规第16条规定要求，对于外部工人，用人单位之间应该合作，要求接收外部工人的单位的雇主对他们的安全负责。这意味着在所有方面都应将外部工人视为工作人员，如培训和剂量监测，以及在两个用人单位之间信息共享等。

K1.3 2017 电离辐射（医疗照射）条例

电离辐射（医疗照射）条例（IR（ME）R 2017）（DHSC 2017）源自欧盟BSSD（ECD 2013）的医疗条例。他们制定了管理患者安全的法规。法规执行的指导说明已发布（DHSC 2018a）。关于IR（ME）R 2017应用的专业指导将由医疗和牙科指南（IPEM 2002正在修订）提供，该指南将涵盖IRR 2017的医疗应用。这是由医学物理与工程研究所（IPEM）的一个工作组与PHE、HSE、卫生部门和环境机构，以及皇家放射学家学院和放射技师学院共同合作制定的。该条例在法律地位方面低于与IRR 2017（HSE2018a）相关的ACoP和卫生部指南（DHSC2018a）。英国皇家放射科医师学院制作了一份关于IR（ME）R 2000的指南，该指南主要适用于新版本（RCR 2008）。

K1.3.1 角色定义

该规定定义了（第2条）几种对放射治疗（和诊断）专业有贡献的角色。这些角色相关的职责在第6条至第8条、第10条中都有定义。内容如下：

1. 用人单位被定义为“任何……让他人进行”医疗照射或 “实际操作”的人。用人单位负有全部责任。
2. 推荐人员被定义为“有权根据用人单位的程序将个人转诊给医生的医疗专业注册人员。”推荐人员送患者接受治疗，需要提供足够的临床信息，以证明治疗的合理性。用人单位必须向所有有资格的推荐人员提供推荐指南。
3. 专业人员被定义为“有权按照用人单位的程序对个人辐射治疗负责的卫生保健专业注册人员”。专业人员负责治疗的临床监督，并证明任何辐射暴露的合理性[5]。
4. 操作人员被定义为“根据用人单位程序有权

[5] “专业人员”这个词的使用不太妥当，因为容易与卫生服务专业团体的角色相混淆。“监督人员”这个词也许能更恰当地描述这个角色。

开展实际工作的人，包括医学物理专家，以及在受充分培训的人员直接监督下，作为实践培训的一分子参与实践方面的人”。操作人员执行治疗过程的任何方面（例如，机器校准或制定治疗计划）[6]。法规明确规定，所有操作人员都要对自己以及对患者治疗的辐射暴露负责。

5.医学物理专家（MPE）被定义为“拥有知识和经验，受过培训，能够就应用于照射的辐射物理有关事项采取行动或提供建议的个人或群体，他们在这方面的能力应已得到主管部门的认可”。MPE 作为操作者，必须“密切参与”除核医学标准化治疗实践以外的所有放射治疗。

该法规没有规定谁可以担任该角色，但要求每个用人单位应保存操作人员和专业人员的培训记录（第17条）。

用人单位须制定书面程序（第6条），涵盖与患者治疗安全相关的不同领域，包括（附表2）确定那些有权担任2～4（在前面列表中）角色的人，确保正确识别患者。如患者有生育能力，应询问她们的怀孕和哺乳状况（另见第59.3.5节），并根据法规要求进行优化等过程。用人单位也对设备负责（第15条）。用人单位的首要责任是确保遵守所规定的程序，并确保工作人员接受充分的一般和特定设备培训，并通过持续专业培训来保持他们的专业能力。

员工必须遵守规定程序（第10条）。操作人员必须识别患者身份，在将患者暴露于辐射之前（第11条），应确保照射是合理和授权的。

操作人员可根据专业人员给定的治疗方案对患者进行照射。

K1.3.2 医学物理专家

根据以往规定，医学物理专家（MPE）的资格由用人单位认证。根据新法规，MPE必须得到卫生和社会保健部门的认可，并且公示相关安排（DHSC 2018b）。目前，那些被认定为MPEs的名单由RPA 2000以类似于RPAs的方式管理（见K1.2.6节）。然而，确定MPE个人是否适合特定角色是用人单位的责任。MPE必须就剂量测定和质量保证、用于评估剂量的物理测量和医疗放射设备提供建议[7]。

MPE的职责：

- 优化，包括使用诊断参考水平（DRLs）（见第59.3.3 节）[8]；
- 对设备的监控、验收与测试的设备质量保证的定义和执行；
- 设备技术规范、装置设计和设备选择；
- 审查意外发生的照射情况；
- 对从业人员和其他工作人员进行辐射防护培训；
- 向用人单位提供遵守有关法规的建议。

K1.3.3 照射的正当性

第11条规定，专业人员必须考虑到照射的目的、可能造成的损害以及实现适当的较少的辐射暴露的潜在替代方法，专业人员必须证明照射有足够的净收益，也应考虑社会效益。

K1.3.4 优化

第12条涉及优化照射，包括要求选择适当的治疗设备独立计划治疗照射，以确保非靶组织的剂量尽可能低，要求对每次照射的临床结果进行评估。通常将治疗照射定义为整个放疗过程，包括必要的计划和验证成像照射。

K1.3.5 护理人员和照护人员

护理人员和照护人员是指那些在帮助和照护患者的同时有意和自愿地被照射的人（不允许工作人员执行此功能）。用人单位必须确保对此类照射

[6] 在欧盟条例中并没有明确承认这一作用。操作者不一定是实施治疗的人，其强调的是医学物理学家为操作者。

[7] 这与 BSSD 中关于 MPE“负责剂量测定”的要求在细节上有所不同。英国法规的重点关注的是用人单位的责任。

[8] 法规不要求使用放射治疗照射相关的 DRL，但它们可能有助于将非靶区的剂量保持在合理可行的最低水平。

有适当的指导（第12条），其中应包括护理人员和照护人员被照射的情况。剂量限值（见第58.5.3节）必须根据当地的情况设置建立。“在大多数情况下，认为5mSv的剂量限值是合适的”（DHSC 2018a），但如果需要更高的限值时，则应根据具体情况进行评估。每一次接受这样的照射都必须由从业者单独证明。

K1.3.6 事故调查

当发生临床意义重大的非预期或意外辐射时，必须告知用人单位、推荐人员、专业人员和被照射的患者（或他们的代表），并告知暴露分析的结果。众所周知，在某些特殊情况下，应告知可能会对患者的健康产生不利影响。在这种情况下，专业人员和推荐人员都应参与决策，并应被完整记录下来（DHSC 2018a），并应尽可能通知患者代表。要求记录和研究对这些事件的分析，以减少再次发生。法规还要求，当暴露明显高于或低于通常认为的符合治疗的辐射时，用人单位必须对其进行调查并向相关执法机构报告（见K1.3.10节）（第8条），由相关执法机构负责调查（如果因违反规定而造成事故，可能对个人进行起诉）。2020年8月（CQC 2020）发布了关于构成意外或意外暴露的第二版指南。对于剂量误差，显著性被定义为整个放疗过程中10%的剂量不足或过量，或单次剂量偏差超过20%。该指南还包括考虑位置错误和其他影响治疗的问题。BSSD第63条将报告此类事件的要求称为重大事件报告，也包含在国际原子能机构（IAEA）BSS（IAEA 1996）中，但各个国家自行决定需要报告的重大事件的定义。在欧洲其他国家，对报告的要求可能不具有非常高的法律效力。

K1.3.7 培训

要求员工接受充分培训是该法规的核心部分，因为它是欧盟方针的一部分。工作人员培训的全面记录必须与推荐人员、专业人员和操作人员名单一起保存（第17条）。培训必须涵盖的主题列表见附表3。专业人员和操作人员有责任不执行他们未受过培训的工作。

K1.3.8 设备

用人单位需要编制设备清单，其中包括有关制造商、序列号、制造和安装年份的信息（第15条）。在BSSD之后，现在要求直线加速器要有验证系统，并且诊断（和治疗计划）放射设备必须有显示输出剂量[9]的方法（第16条）。

K1.3.9 质量保证

用人单位必须确保在设备首次使用前对其进行充分测试，并确保执行设备质量保证计划（第15条）。DHSC 2018a规定程序应记录在案并应定义：

- 谁负责代表用人单位授权该文件；
- 谁向授权人负责文件内容准确性、文件审查和确保文件的及时性；
- 进行变更的正式流程；版本号；
- 上次和下一次计划审查的日期；
- 页码。

K1.3.10 执行机构

在英国的执行机构是护理质量委员会；在苏格兰是健康改善机构，在威尔士是医疗保健检查机构。在北爱尔兰，有一个独立的版本是于2018年2月发布的电离辐射（医疗照射）条例（北爱尔兰）。执行机构是北爱尔兰卫生部，该部门已将此授权给了质量监管和改进局。

K1.4 给患者使用放射性物质

关于给患者使用放射性物质的管理条例目前含括在《电离辐射（医疗接触）条例》中[10]。第5条涵盖了有关许可证的要求，用人单位和专业人员必须持证上岗。关于操作人员的许可证，放射性物质管理咨询委员会（ARSAC）建议应取得PHE的认证。专业人员的认证机构是英国卫生部和北爱尔兰卫生部。用人单位正在进行管理的每个地点都应该

[9] 这仅对新安装的设备是必需的。

[10] 申请表可以在以下网址找到：www.gov.uk/government/publications/arsac-application-forms

有单独的许可证[11]，而颁发许可证的条件是在该地点使用放射性物质的所有条件都已符合要求。英国个别地区的许可机构是不同的。专业人员从事的每一个治疗程序都需要有许可证，用人单位有责任规定哪项工作必须持有ARSAC颁发的许可证，并有责任证明照射要求是正当合理的。

K1.4.1 研究暴露

除了试验参与者作为正常治疗的一部分给予放射性核素外，每一个涉及使用放射性核素的临床试验都需要获得ARSAC授权。这将需要MPE对将接受的剂量及对患者可能的影响进行评估。参与此类评估的MPE必须经过专门培训并获得授权。使用放射性核素的医院需要获得进行管理研究的许可，而专业人员也需要获得相关程序许可（但不是在专门的研究领域）。这取代了所有参与试验的专业人员都需要一个单独的研究授权的要求。

K1.5 辐射（应急准备和公共信息）条例2001

辐射（应急准备和公共信息）条例（REPPIR）（HSE 2019）主要是为了确保核工业有适当的应急预案。它要求当源活度超过某一水平时，用人单位应制定合适的应急预案。非分散源（即由于物理或化学形式在任何合理可预见的事件中不会造成紧急辐射情况的放射源），例如^{192}Ir和^{60}Co治疗源，除在运输时，医院不太可能有这些规定要求。

电离辐射（医疗照射）条例现已涵盖与向患者施用放射性物质有关的条例。第5条涵盖了对许可证的要求，用人单位和专业人员必须持有许可证。

K1.6 环境保护法规：源的储存和废物处置

在英格兰和威尔士，放射性物质的储存和处置受环境部门管理。根据《污染预防和控制法》（EA 1999）和《水法》（EA 2014）制定的法规2016[12]（英格兰）（EA2016、2018）。这些条例涵盖了各种环境问题，但与放射性物质有关的问题见于附表23中。环境署授予进行特定放射源活动的许可证，也允许处理废物。为了更换治疗源，许可中应允许新源和衰减源同时存在。在申请废物许可证之前，医院需要通过供水系统污染程度的评估等，这将涉及对任何废物处理进行风险评估。环境署（EA 2012）提供了有关此类评估的建议。此外，环境署检查人员将根据要求提供最新版本的EA剂量评估电子表格。不再使用的治疗源被归为废物，并计入可能持有的废物数量。因此，有必要制定处置计划，最好由供应商回收衰减源。对于那些申请废物处置授权的人，环境署要求对他们评估，以表明已采用现有最佳技术（BAT）[13]最大限度地减少处置废物的影响。申请流程指南可在EA 2011中找到。

环境许可条例的附表23的第5部分包含了高活性密封源（HASS）条例（见第59.4.1节）。用户必须保存HASS来源的记录，并在发生任何变化时每5年将这些记录复制并提交到环境署。根据HASS来源的级别，也有安全要求，其中包括来自国家反恐安全办公室（NaCTSO）的建议。其中包括有两扇上锁的门以防止人员接近源，并根据源的情况设置不同级别的入侵警报，还需要通过工作人员识别并进行清除隐患的检查。

K1.7 危险货物运输条例2009

有关放射性物质运输的法规是《危险货物运输条例2009》（EA2009）。但是，由于货物必须跨境运输，《国际道路危险货物运输条例》（ADR 2021）实际上是监管的主要依据[14]。ADRare要求的详细信息在第59.5节中进行了介绍。公路运输的执行机构是核监管办公室（见第K1.1节）。

[11] 但如果在同一地址有多个部门，则不需要。

[12] 在苏格兰，相关立法是2018年环境授权（苏格兰）条例（SEPA 2018）。在苏格兰，执法机构是苏格兰环境保护局（SEPA）。

[13] BAT取代了苏格兰仍在使用的最佳可行方法（BPM）旧概念。

[14] 铁路运输的ADR相当于《国际铁路危险货物运输条例》（RID）。

附录 K2　壁厚计算示例

Philip Mayles

图K2.1显示了1970年左右最初设计用来安置4MV加速器的治疗机房。从那时起，4MV加速器已被5MV所取代，并对A点旁边的混凝土墙进行了加厚。它现在被用于一个现代的6MV加速器。该房间将被用来说明在设计一个直线加速器治疗室时需要考虑的因素［关于治疗机房的更多示例，请参考IPEM 75号报告（IPEM2017）］。

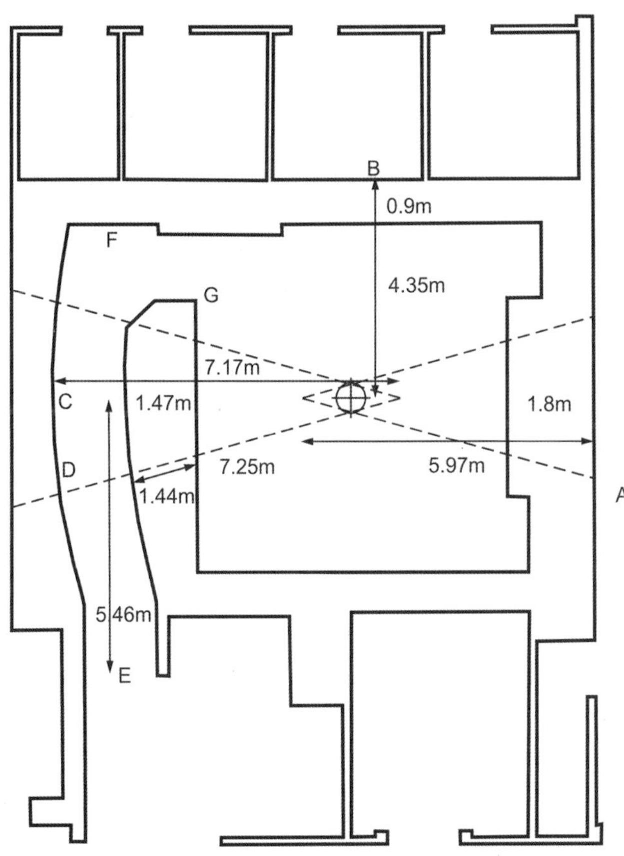

图K2.1　将5mV治疗室升级为6mV治疗室的示意图。带圈的十字是等中心的位置，虚线表示当机架处于90°和270°时，主光束的几何限值。墙壁由标准混凝土制成

在5MV直线加速器位置下，进行测量以确认壁厚。首先，要考虑位于医院主走廊上的A点剂量。等中心（距源1m处）剂量率为3.70Gy/min。从源到点A距离为5.97m，因此未衰减剂量率为：

$$\frac{3.70\times 1^2}{5.97^2}=0.104\ \text{Gy/min} \qquad (\text{K2.1})$$

根据表60.2中的插值，标准混凝土在5MV下的插值层（TVL）为324mm。该墙壁有1.8m厚，因此衰减的瞬时剂量率应为：

$$0.104\times e^{\frac{-\ln(10)\times 1.8\times 1000}{324}}\times 60\times 10^6 = 17.4\ \mu\text{Sv/h} \qquad (\text{K2.2})$$

此时实际测量的剂量率为50μSv/h。这说明墙体中混凝土的密度在施工时没有进行质量控制，因此有效厚度仅为1.65m左右。对于现代6MV加速器，剂量率为6.0Gy/min，且6MV的TVL为338mm，因此A点衰减剂量率有望增加到约133μSv/h。要计算时间平均剂量率（TADR），应考虑：

- 机器占空比：3.7Gy/min约10%和6Gy/min约7%。
- 一个方向因子：对于标准使用，0.33的因子基本合适。

这导致对于5MV机器TADR为1.7μSv/h，而6MV机器的TADR为3.1μSv/h。TADR 2000可以包括一个占用率因子，对于繁忙的走廊来说，该因子的值为0.2值可能是合适的（注意占用率不需要指代一个人）。因此，两台机器计算的TADR 2000分别为0.3μSv/h和0.6 μSv/h。

对于5MV机器，最初计算的年剂量仅为0.2mSv，这是可以接受的，尽管随后测量显示其

剂量为0.6mSv，超过了单一照射源0.3mSv的目标。对于6MV机器，这种情况显然是不可接受的，因为预测年剂量达1.2mSv，瞬时剂量率超过100μSv/h（HSE 2018a）。在走廊里设置监督区域不切实际。对于新的6MV机器，当应遵循当前的建议时，推荐至少增加一个额外TVL，从而将年剂量减少到0.06mSv。这可以用100mm的钢板来实现。

在B点，我们考虑辐射泄露。为此，通常测量距等中心的距离而不是距源的距离，而这个最近点是4.35m。辐射泄露通常小于射束中剂量率的0.1%，因此，5MV机器在B点的未衰减剂量率为：

$$\frac{3.7\times1^2}{4.35^2\times1000}=0.0002\ \mathrm{Gy/min} \qquad (\mathrm{K2.3})$$

该点墙壁厚度为0.9m，辐射泄露TVL为295mm。因此，瞬时剂量率计算如下：

$$0.00020\times e^{\frac{-\ln(10)\times0.9\times1000}{295}}\times60\times10^6 = 10\ \mu\mathrm{Sv/h} \qquad (\mathrm{K2.4})$$

此时的实际剂量率为1.5μSv/h。在墙内侧，剂量率为20mSv/h，与预期差不多，因此，辐射泄露穿透率比预期要小了近10倍[15]。原因还不清楚。

现在考虑迷路入口处的剂量率。对于5MV机器，C点的剂量率计算为：

$$\frac{3.7\times1^2}{7.17^2}\times e^{\frac{-\ln(10)\times1.47\times1000}{324}}\times60\times10^6 = 125\ \mu\mathrm{Sv/h} \qquad (\mathrm{K2.5})$$

而D点的剂量率为：

$$\frac{3.7\times1^2}{7.25^2}\times e^{\frac{-\ln(10)\times1.44\times1000}{324}}\times60\times10^6 = 152\ \mu\mathrm{Sv/h} \qquad (\mathrm{K2.6})$$

沿着迷路，剂量率下降，在迷路入口（点E）处可以使用公式60.3计算出剂量率的近似估计值。该条件下散射函数（来自IPEEM 2017）为0.004，因此，取公式K2.5和K2.6的平均值，即迷路入口处的预期剂量率，不包括距离主射束中心轴5.46m的整个迷路长度的剂量率，将为：

$$138\times\frac{0.004\times7}{3.7^2}=0.3\ \mu\mathrm{Sv/h} \qquad (\mathrm{K2.7})$$

其中迷路面积为7m^2，从射束的投射边缘到迷路入口的距离为3.7m。事实上，射野最大时，在迷路入口处测量的剂量率约为29μSv/h，因此，显然迷路墙壁的穿透并不是造成高剂量率的原因。F点的测量显示，当散射模体放置在等中心时，反射剂量率为32mSv/h，检查图显示，从等中心到墙有一条直接的视线，允许辐射只需一次反射就能进入迷路入口。这可以通过在G点的迷路墙上添加一个笔尖来解决，使F点剂量率降低到1.65mSv/h，并将迷路入口处的剂量率降低到3μSv/h。

[15] 在IPEM报告75第1版（IPEM 1997）中记录了类似的发现。为了获得测量的剂量率，根据公式K2.4计算出的TVL将是230mm而不是295mm，因此辐射可能根本不是来自主射束的能量。

附录 K3　处理放射源的地方规则示例

Mike Rosenbloom and Philip Mayles

以下是可以在非密封源制备实验室中层压和显示的本地规则的示例：

1.只有授权人员才能进入实验室，并且必须始终佩戴个人剂量计。

2.实验室外套必须穿好并整理好。

3.禁止饮食、饮酒、吸烟和使用化妆品。

4.必须使用提供的纸巾，而非自己的，并在使用前监测双手。

5.开放性伤口必须用防水敷料覆盖。

6.必须佩戴橡胶/聚氯乙烯手套。在离开辐射区域之前，必须清除和处理，以防止可能的污染扩散。

7.工作期间和工作之后，应经常或立即监测手套和表面，受污染的手套应立即更换。

8.离开工作区域前洗手并检查双手。

9.必须充分使用适当保护装置，例如注射器护罩、铅罐、搬运工具和屏蔽装置。放射性材料应在符合安全的最远距离处处理，并尽量减少暴露时间。

10.不要单独在受控区域内工作，除非另一名工作人员知道这一情况，并能够在需要时提供协助。

11.在可能情况下，应使用二次密封来处理和移动未密封源。如果发生泄漏或疑似污染，请遵循当地法规中给出的泄漏程序处理。

12.正在处理放射性物质的工作人员的工作不应被打断。辐射防护主管是John Smith。如果有工作人员的年累积年剂量超过2mSv，则必须进行调查[1]。

[1] 规定的调查水平应大于在该地区工作的工作人员预期接受的剂量。

K 部分：参考文献

AAPM (American Association of Physicists in Medicine). Report 19. Neutron Measurements Around High Energy X-Ray Radiotherapy Machines. Task Group 27 – see Nath et al. 1986.

AAPM. Report 31. Standardized Methods for Measuring Diagnostic X-Ray Exposures. Task Group 8 – see Chu et al. 1990.

AAPM. Report 50. Fetal Dose from Radiotherapy with Photon Beams. Task Group 36 – see Stovall et al. 1995.

AAPM. Report 95. The management of imaging dose during image-guided radiotherapy. Task Group 75 – see Murphy et al. 2007.

AAPM. Report 96. The Measurement, Reporting, and Management of Radiation Dose in CT. Task Group 23 – see McCollough et al. 2008.

AAPM. Report 111. Comprehensive Methodology for the Evaluation of Radiation Dose in X-Ray Computed Tomography. Task Group 111 – see Dixon et al. 2010.

AAPM. Report 204. Size Specific Dose Estimates (SSDE) in Pediatric and Adult Body CT Examinations. Task Group 204 – see Boone et al. 2011.

AAPM. Report 136. Potential hazard due to induced radioactivity secondary to radiotherapy. Task group 136 – see Thomadsen et al. 2014.

AAPM. Report 158. Measurement and calculation of doses outside the treated volume from external-beam radiation therapy. Task Group 158 – see Kry et al. 2017.

AAPM. Report 180. Image guidance doses delivered during radiotherapy: Quantification, management, and reduction. Task Group 180 – see Ding et al. 2018.

AAPM. Report 203. Management of radiotherapy patients with implanted cardiac pacemakers and defibrillators. Task Group 203 – see Miften et al. 2019.

Abo-Madyan, Y., Aziz, M. H., Aly, M. M., Schneider, F., Sperk, E., Clausen, S. et al. Second cancer risk after 3D-CRT, IMRT and VMAT for breast cancer. *Radiather. Oncol.* **110** (3):471–476, 2014. doi:10.1016/j.radonc.2013.12.002

Abuhaimed, A. and Martin, C. J. Evaluation of coefficients to derive organ and effective doses from cone-beam CT (CBCT) scans: a Monte Carlo study. *J. Radiol. Prot.* **38** (1):189–206, 2018. doi:10.1088/1361-6498/aa9b9f

Adams, M. J., Lipshultz, S. E., Schwartz, C., Fajardo, L. F., Coen, V. and Constine, L. S. Radiation-associated cardiovascular disease: manifestations and management. *Semin. Radiat. Oncol.* **13** (3):346–356, 2003. doi:10.1016/S1053-4296(03)00026-2

ADR. ADR European Agreement concerning the International Carriage of Dangerous Goods by Road (2021). United Nations Economic Commission for Europe (UNECE), 2019. (Updated every 2 years.) unece.org/transportdangerous-goods/adr-2021-files

Agosteo, S., Birattari, C., Caravaggio, M., Silari, M. and Tosi, G. Secondary neutron and photon dose in proton therapy. *Radiother. Oncol.* **48** (3):293–305, 1998. doi:10.1016/S0167-8140(98)00049-8

Aguilera, A. L., Volokhina, Y. V. and Fisher, K. L. Radiography of cardiac conduction devices: a comprehensive review. *Radiographics* **31** (6):1669–1682, 2011. doi:10.1148/rg.316115529

Aird, E. G. Second cancer risk, concomitant exposures and IRMER (2000). *Br. J. Radiol.* 77 (924):983–985, 2004. doi:10.1259/bjr/56613233

Aisenberg, A. C., Finkelstein, D. M., Doppke, K. P., Koerner, F. C., Boivin, J. F. and Willett, C. G. High risk of breast carcinoma after irradiation of young women with Hodgkin's disease. *Cancer* **79** (6):1203–1210, 1997. doi:10.1002/(SICI)1097-0142(19970315)79:6%3C1203::AID-CNCR20%3E3.0.CO;2-2

Al Affan, I. A. M. and Smith, C. W. Radiation quality of scattered photons at the maze entrance of radiotherapy rooms for photon beams of energy 0.5-30 MeV. *Radiat. Prot. Dosimetry* **67** (4):299–302, 1996. doi:10.1093/oxfordjournals.rpd.a031833

Al Affan, I. A. M., Smith, C. W., Morgan, H. M. and Lillicrap, S. C. Dose rate and energy distributions of X rays from a linear accelerator at the maze entrance of a radiotherapy room by measurement and Monte Carlo simulation. *Radiat. Prot. Dosimetry* **78** (4):273–277, 1998. doi:10.1093/oxfordjournals.rpd.a032360

Al Affan, I. A. Estimation of the dose at the maze entrance for x-rays from radiotherapy linear accelerators. *Med. Phys.* **27** (1):231–238, 2000. doi:10.1118/1.598887

Alaei, P. and Spezi, E. Imaging dose from cone beam computed tomography in radiation therapy. *Phys. Med.* **31** (7):647–658, 2015. doi:10.1016/j.ejmp.2015.06.003

Antypas, C., Sandilos, P., Kouvaris, J., Balafouta, E., Karinou, E., Kollaros, N. et al. Fetal dose evaluation during breast cancer radiotherapy. *Int. J. Radiat. Oncol. Biol. Phys.* **40** (4):995–999, 1998. doi:10.1016/S0360-3016(97)00909-7

Ardenfors, O., Josefsson, D. and Dasu, A. Are IMRT treatments in the head and neck region increasing the risk of secondary cancers? *Acta Oncol.* **53** (8):1041–1047, 2014. doi:10.3109/0284186X.2014.925581

ARSAC (Administration of Radioactive Substances Advisory Committee). Notes for Guidance on the Clinical Administration of Radiopharmaceuticals and Use of Sealed Radioactive Sources. ARSAC, 2020. www.gov.uk/government/publications/arsac-notes-for-guidance

Bagur, R., Chamula, M., Brouillard, E., Lavoie, C., Nombela-Franco, L., Julien, A. S. et al. Radiotherapy-induced cardiac implantable electronic device dysfunction in patients with cancer. *Am. J. Cardiol.* **119** (2):284–289, 2017. doi:10.1016/j.amjcard.2016.09.036

Bauhs, J. A., Vrieze, T. J., Primak, A. N., Bruesewitz, M. R. and McCollough, C. H. CT dosimetry: comparison of measurement techniques and devices. *Radiographics* **28** (1):245–253, 2008. doi:10.1148/rg.281075024

Berrington, A., Darby, S. C., Weiss, H. A. and Doll, R. 100 years of observation on British radiologists: mortality from cancer and other causes 1897-1997. *Br. J. Radiol.* **74**(882):507–519, 2001. doi:10.1259/bjr.74.882.740507

Berrington de Gonzalez, A., Curtis, R. E., Kry, S. F., Gilbert, E., Lamart, S., Berg, C. D. et al. Proportion of second cancers attributable to radiotherapy treatment in adults: a cohort study in the US SEER cancer registries. *Lancet Oncol.* **12** (4):353–360, 2011. doi:10.1016/S1470-2045(11)70061-4

Berrington de Gonzalez, A., Journy, N., Lee, C., Morton, L. M., Harbron, R. W., Stewart, D. R. et al. No association between radiation dose from pediatric CT scans and risk of subsequent Hodgkin lymphoma. *Cancer Epidemiol. Biomarkers Prev.* **26** (5):804–806, 2017. doi:10.1158/1055-9965.EPI-16-1011

Bhatia, S., Robison, L. L., Oberlin, O., Greenberg, M., Bunin, G., Fossati-Bellani, F. et al. Breast cancer and other second neoplasms after childhood Hodgkin's disease. *N. Engl. J. Med.* **334** (12):745–751, 1996. doi:10.1056/NEJM199603213341201

Binns, P. J. and Hough, J. H. Secondary dose exposures during 200 MeV proton therapy. *Radiat. Prot. Dosimetry* **70** (1–4):441–444, 1997. doi:10.1093/oxfordjournals.rpd.a031993

Bongartz, G., Golding, S. J., Jurik, A. G., Leonardi, M., van Persijn van Meerten, R., Rodriguez, K. et al. European Guidelines for Multislice Computed Tomography. Contract Number FIGM-CT2000-20078-CT-TIP, European Commission, 2004. www.drs.dk/guidelines/ct/quality/index.htm

Boone, J. M., Strauss, K. J., Cody, D. D., McCollough, C. H., McNitt-Gray, M. F. and Toth, T. L. Size Specific Dose Estimates (SSDE) in Pediatric and Adult Body CT Examinations. Report of AAPM Task Group 204. College Park, MD: American Association of Physicists in Medicine, 2011. www.aapm.org/pubs/reports/RPT_204.pdf

Brambatti, M., Mathew, R., Strang, B., Dean, J., Goyal, A., Hayward, J. E. et al. Management of patients with implantable cardioverter-defibrillators and pacemakers who require radiation therapy. *Heart Rhythm* **12** (10):2148–2154, 2015. doi:10.1016/j.hrthm.2015.06.003

Brenner, D. J., Curtis, R. E., Hall, E. J. and Ron, E. Second malignancies in prostate carcinoma patients after radiotherapy compared with surgery. *Cancer* **88** (2):398–406, 2000. doi:10.1002/%28SICI%291097-0142%2820000115%2988%3A2%3C398%3A%3AAID-CNCR22%3E3.0.CO%3B2-V

BRER (Board on Radiation Effects Research). Health Effects from Exposure to Low Levels of Ionizing Radiations. Committee to Access Health Risks from Exposure to Low Levels of Ionizing Radiations. BEIR VII (Biological Effects of Ionizing Radiation). Washington, DC: National Academy of Sciences, National Research Council, National Academy Press, 2006. www.nap.edu/read/11340/chapter/1

Brockstedt, S., Holstein, H., Jakobsson, L., Tomaszewicz, A. and Knöös, T. Be aware of neutrons outside short mazes from 10-MV linear accelerators X-rays in radiotherapy facilities. *Radiat. Prot. Dosimetry* **165** (1–4):464–467, 2015. doi:10.1093/rpd/ncv046

BSI (British Standards Institution). BS 4094-1:1966. Recommendation for Data on Shielding from Ionizing Radiation. Shielding from Gamma Radiation (Corrigendum March 2015 and Being Revised). London: BSI, 1966.

BSI (British Standards Institution). BS 4094-2:1971. Recommendation for Data on Shielding from Ionizing Radiation. Shielding from X-radiation. London: BSI, 1971.

Buckley, J. G., Wilkinson, D., Malaroda, A. and Metcalfe, P. Investigation of the radiation dose from cone-beam CT for image-guided radiotherapy: a comparison of methodologies. *J. Appl. Clin. Med. Phys.* **19** (1):174–183, 2018. doi:10.1002/acm2.12239

Cameron, J. R. and Moulder, J. E. Proposition: radiation hormesis should be elevated to a position of scientific respectability. *Med. Phys.* **25** (8):1407–1410, 1998. doi:10.1118/1.598312

Cardis, E., Gilbert, E. S., Carpenter, L., Howe, G., Kato, I., Armstrong, B. K. et al. Effects of low doses and low dose rates of external ionizing radiation: cancer mortality among nuclear industry workers in three countries. *Radiat. Res.* **142** (2):117, 1995. doi:10.2307/3579020

Carinou, E., Kamenopoulou, V. and Stamatelatos, I. E. Evaluation of neutron dose in the maze of medical electron accelerators. *Med. Phys.* **26** (12):2520–2525, 1999. doi:10.1118/1.598787

Caruana, C. J., Tsapaki, V., Damilakis, J., Brambilla, M., Martin, G. M., Dimov, A. et al. EFOMP policy statement 16: the role and competences of medical physicists and medical physics experts under 2013/59/EURATOM. *Phys. Med.* **48**:162–168, 2018. doi:10.1016/j.ejmp.2018.03.001

CERRIE (Committee Examining Radiation Risks of Internal Emitters). Report of the Committee Examining Radiation Risks of Internal Emitters. London: CERRIE, 2004. www.rachel.org/lib/cerrie_report.041015.pdf

Chu, Y. L., Fisher, J., Archer, B. J., Conway, B. J., Goodsitt, M. M., Glaze, S., et al. Report 31. Standardized Methods for Measuring Diagnostic X-Ray exposures. Report of AAPM Task Group 8, Diagnostic X-ray Imaging Committee. New York, NY: American Institute of Physics, 1990. www.aapm.org/pubs/reports/RPT_31.pdf

Chung, C. S., Yock, T. I., Nelson, K., Xu, Y., Keating, N. L. and Tarbell, N. J. Incidence of second malignancies among patients treated with proton versus photon radiation. *Int. J. Radiat. Oncol. Biol. Phys.* **87** (1):46–52, 2013. doi:10.1016/j.ijrobp.2013.04.030

CNSC (Canadian Nuclear Safety Commission), REGDOC-2.7.3: Radiation Protection Guidelines for Safe Handling of Decedents. Ottawa, Canada: CNSC, 2018. nuclearsafety.gc.ca/eng/acts-and-regulations/regulatory-documents/published/html/regdoc2-7-3/index.cfm

COMARE (Committee on Medical Aspects of Radiation in the Environment). Patient Radiation Dose Issues Resulting from the Use of CT in the UK. COMARE 16th Report.

London: COMARE, 2014. assets.publishing.service.gov.uk/government/uploads/system/uploads/attachment_data/file/343836/COMARE_16th_Report.pdf

Covington, E. L., Ritter, T. A., Moran, J. M., Owrangi, A. M. and Prisciandaro, J. I. Technical report: evaluation of peripheral dose for flattening filter free photon beams. *Med. Phys.* **43** (8):4789, 2016. doi:10.1118/1.4958963

CQC (Care Quality Commission), Significant accidental and unintended exposures under IR(ME)R. Guidance for employers and duty-holders. London, UK: CQC, 2020. www.cqc.org.uk/sites/default/files/20200826_saue_guidance_updated_aug20.pdf

Cutter, D. J., Schaapveld, M., Darby, S. C., Hauptmann, M., van Nimwegen, F. A., Krol, A. D. et al. Risk of valvular heart disease after treatment for Hodgkin lymphoma. *J. Natl. Cancer Inst.* **107** (4), 2015. doi:10.1093/jnci/djv008

Cuzick, J., Stewart, H., Rutqvist, L., Houghton, J., Edwards, R., Redmond, C. et al. Cause-specific mortality in long-term survivors of breast cancer who participated in trials of radiotherapy. *J. Clin. Oncol.* **12** (3):447–453, 1994. doi:10.1200/JCO.1994.12.3.447

Darby, S. C., Ewertz, M. and Hall, P. Ischemic heart disease after breast cancer radiotherapy. *N. Engl. J. Med.* **368** (26):2527, 2013. doi:10.1056/NEJMc1304601

Dasu, A., Toma-Dasu, I., Olofsson, J. and Karlsson, M. The use of risk estimation models for the induction of secondary cancers following radiotherapy. *Acta Oncol.* **44** (4):339–347, 2005. doi:10.1080/02841860510029833

Dauer, L. T., Kollmeier, M. A., Williamson, M. J., St Germain, J., Altamirano, J., Yamada, Y. et al. Less-restrictive, patient-specific radiation safety precautions can be safely prescribed after permanent seed implantation. *Brachytherapy* **9** (2):101–111, 2010. doi:10.1016/j.brachy.2009.06.006

de Crevoisier, R., Bayar, M. A., Pommier, P., Muracciole, X., Pene, F., Dudouet, P. et al. Daily versus weekly prostate cancer image-guided radiotherapy: phase 3 multicenter randomized trial. *Int. J. Radiat. Oncol. Biol. Phys.*, 2018. doi:10.1016/j.ijrobp.2018.07.2006

Deak, P. D., Smal, Y. and Kalender, W. A. Multisection CT protocols: sex- and age-specific conversion factors used to determine effective dose from dose-length product. *Radiology* **257** (1):158–166, 2010. doi:10.1148/radiol.10100047

DEGRO/DGK (Deutschen Gesellschaft für Radioonkologie/Deutschen Gesellschaft für Kardiologie). Guideline for radiotherapy in patients with cardiac implantable electronic devices – see Gauter-Fleckenstein et al., 2015.

Delongchamp, R. R., Mabuchi, K., Yoshimoto, Y. and Preston, D. L. Cancer mortality among atomic bomb survivors exposed in utero or as young children, October 1950-May 1992. *Radiat. Res.* **147** (3):385–395, 1997. doi:10.2307/3579348

d'Errico, F. and Alberts, W. G. Superheated-drop (bubble) neutron detectors and their compliance with ICRP-60. *Radiat. Prot. Dosimetry* **54** (3/4):357, 1994. doi:10.1093/rpd/54.3-4.357

d'Errico, F., Luszik-Bhadra, M., Nath, R., Siebert, B. R. and Wolf, U. Depth dose-equivalent and effective energies of photoneutrons generated by 6-18 MV X-ray beams for radiotherapy. *Health Phys.* **80** (1):4–11, 2001.

DHSC (Department of Health and Social Care). Ionising Radiation (Medical Exposure) Regulations (IR(ME)R). London: DHSC, 2017. www.legislation.gov.uk/uksi/2017/1322/contents/made

DHSC. Ionising Radiation (Medical Exposure) Regulations 2017: Guidance. London: DHSC, 2018a. www.gov.uk/government/publications/ionising-radiation-medical-exposure-regulations-2017-guidance

DHSC. Medical Physics Experts Recognition Scheme. Statement on How the DHSC Will Recognise Medical Physics Experts in Radiation Safety. London: DHSC, 2018b. assets.publishing.service.gov.uk/government/uploads/system/uploads/attachment_data/file/681551/Medical_Physics_Experts_Recognition_Scheme_guidance.pdf

DIN (Deutsches Institut für Normung). DIN 6847-2:2014-03 Medical Electron Accelerators – Part 2: Rules for Construction of Structural Radiation Protection, 2014.

Ding, G. X., Duggan, D. M. and Coffey, C. W. Accurate patient dosimetry of kilovoltage cone-beam CT in radiation therapy. *Med. Phys.* **35** (3):1135–1144, 2008. doi:10.1118/1.2839096

Ding, G. X., Alaei, P., Curran, B., Flynn, R., Gossman, M., Mackie, T. R. et al. Image guidance doses delivered during radiotherapy: quantification, management, and reduction: Report of the AAPM Therapy Physics Committee Task Group 180. *Med. Phys.* **45** (5):e84–e99, 2018. doi:10.1002/mp.12824

Dixon, R. L., Anderson, J. A., Bakalyar, D. M., Boedeker, K., Boone, J. M., Cody, C. C., et al. Comprehensive Methodology for the Evaluation of Radiation Dose in X-Ray Computed Tomography. Report of Task Group 111: The Future of CT Dosimetry. College Park, MD: American Association of Physicists in Medicine, 2010. www.aapm.org/pubs/reports/RPT_111.pdf

Dores, G. M., Metayer, C., Curtis, R. E., Lynch, C. F., Clarke, E. A., Glimelius, B. et al. Second malignant neoplasms among long-term survivors of Hodgkin's disease: a population-based evaluation over 25 years. *J. Clin. Oncol.* **20** (16):3484–3494, 2002. doi:10.1200/JCO.2002.09.038

Dörr, W. and Herrmann, T. Cancer induction by radiotherapy: dose dependence and spatial relationship to irradiated volume. *J. Radiol. Prot.* **22** (3A):A117–A121, 2002. doi:10.1088/0952-4746/22/3A/321

Duane, F., Aznar, M. C., Bartlett, F., Cutter, D. J., Darby, S. C., Jagsi, R. et al. A cardiac contouring atlas for radiotherapy. *Radiother. Oncol.* **122** (3):416–422, 2017. doi:10.1016/j.radonc.2017.01.008

EA (Environment Agency). Radioactive Substances Act 1993. Environmental Legislation, 1993. www.legislation.gov.uk/ukpga/1993/12/contents

EA. Pollution Prevention and Control Act 1999. Environmental Legislation, 1999. www.legislation.gov.uk/ukpga/1999/24/pdfs/ukpga_19990024_en.pdf

EA. The Packaging, Labelling and Carriage of Radioactive Material by Rail Regulations 2002. Environmental Legislation, 2002. www.legislation.gov.uk/uksi/2002/2099/pdfs/uksi_20022099_en.pdf

EA. The Carriage of Dangerous Goods and Use of Transportable Pressure Equipment Regulations 2009. 2009 No. 1348, Statutory Instruments, 2009. www.legislation.gov.uk/uksi/2009/1348/pdfs/uksi_20091348_en.pdf

EA. Environmental Permitting Guidance. Radioactive Substances Regulation. Vn 2. Environment Agency, 2011. assets.publishing.service.gov.uk/government/uploads/system/uploads/attachment_data/file/69503/pb13632-ep-guidance-rsr-110909.pdf

EA. Principles for the Assessment of Prospective Public Doses Arising from Authorised Discharges of Radioactive Waste to the Environment. Environment Agency, 2012. assets.publishing.service.gov.uk/government/uploads/system/uploads/attachment_data/file/296390/geho1202bklh-e-e.pdf

EA. Water Act 2014. Environmental Legislation, 2014. www.legislation.gov.uk/ukpga/2014/21/pdfs/ukpga_20140021_en.pdf

EA. The Environmental Permitting (England and Wales) Regulations 2016. Environmental Legislation, 2016. www.legislation.gov.uk/uksi/2016/1154/pdfs/uksi_20161154_en.pdf

EA. The Environmental Permitting (England and Wales) (Amendment) Regulations 2018. Environmental Legislation, 2018. www.legislation.gov.uk/ukdsi/2018/9780111163023/contents

EC (European Commission). Radiation Protection No 97. Radiation Protection Following Iodine-131 Therapy (Exposures Due to Out-Patients or Discharged In-Patients). Brussels: Nuclear Safety and Civil Protection European Commission. Directorate-General Environment, 1998. ec.europa.eu/energy/sites/ener/files/documents/097_en.pdf

EC. Radiation Protection No. 174. European Guidelines on Medical Physics Expert. Brussels: European Commission. Directorate-General for Energy, 2014. ec.europa.eu/energy/sites/ener/files/documents/174.pdf

EC. Radiation Protection No. 180. Medical Radiation Exposure of the European Population. Brussels: European Commission. Directorate-General for Energy, 2015. ec.europa.eu/energy/sites/ener/files/documents/RP180web.pdf

ECD (European Council Directive). Council Directive 80/836/Euratom of 15 July 1980 laying down the basic safety standards for the health protection of the general public and workers against the dangers of ionizing radiation. Official Journal of the European Communities OJ L 246/1, 1980.

ECD. Council Directive 84/466 Euratom of 3 September 1984 laying down basic measures for the radiation protection of persons undergoing medical examination or treatment, 1984a.

ECD. Council Directive 84/467/Euratom of 3 September 1984 as regards the basic safety standards for the health protection of the general public and workers against the dangers of ionizing radiation. Official Journal of the European Communities OJ No. L265/4, 1984b.

ECD. Council Directive 96/29/Euratom of 13 May 1996 laying down basic safety standards for the protection of the health of workers and the general public against the dangers arising from ionizing radiation. Official Journal of the European Communities OJ No. L159/1, 1996.

ECD. Council Directive 97/43/Euratom of 30 June 1997 on health protection of individuals against the dangers of ionizing radiation in relation to medical exposure. Official Journal of the European Communities OJ No. L180/22, 1997.

ECD. Directive 2008/68/EC of the European Parliament and of the Council of 24 September 2008 on the inland transport of dangerous goods. Official Journal of the European Union OJ No. L 260/13, 2008. eur-lex.europa.eu/legal-content/EN/TXT/?uri=celex%3A32008L0068

ECD. Council Directive 2013/59/Euratom of 5th December 2013 laying down basic safety standards for protection against the dangers arising from exposure to ionising radiation. Official Journal of the European Union OJ No. L13/1, 2013. eur-lex.europa.eu/legal-content/EN/TXT/PDF/?uri=CELEX:32013L0059&qid=1533211725007&from=EN

ECR (European Council Regulation). Council Regulation (Euratom) No 1493/93 of 8 June 1993 on shipments of radioactive substances between Member States. Official Journal of the European Communities OJ No. L 148/1, 1993. eur-lex.europa.eu/legal-content/EN/TXT/PDF/?uri=CELEX:31993R1493&qid=1533212482898&from=EN

EFOMP (European Federation of Organisations for Medical Physics). Policy statement 16: The role and competences of medical physicists and medical physics experts under 2013/59/EURATOM – see Caruana et al. 2018.

Fenig, E., Mishaeli, M., Kalish, Y. and Lishner, M. Pregnancy and radiation. *Cancer Treat. Rev.* **27** (1):1–7, 2001. doi:10.1053/ctrv.2000.0193

Fisher, D. R. and Fahey, F. H. Appropriate Use of Effective Dose in Radiation Protection and Risk Assessment. *Health Phys.* **113** (2):102–109, 2017. doi:10.1097/HP.0000000000000674

Followill, D., Geis, P. and Boyer, A. Estimates of whole-body dose equivalent produced by beam intensity modulated conformal therapy. *Int. J. Radiat. Oncol. Biol. Phys.* **38** (3):667–672, 1997.

Followill, D. S., Stovall, M. S., Kry, S. F. and Ibbott, G. S. Neutron source strength measurements for Varian, Siemens, Elekta, and General Electric linear accelerators. *J. Appl. Clin. Med. Phys.* **4** (3):189–194, 2003. doi:10.1016/S0360-3016(97)00012-6

Gagliardi, G., Lax, I. and Rutqvist, L. E. Partial irradiation of the heart. *Semin. Radiat. Oncol.* **11** (3):224–233, 2001. doi:10.1053/srao.2001.23483

Gauter-Fleckenstein, B., Israel, C. W., Dorenkamp, M., Dunst, J., Roser, M., Schimpf, R. et al. DEGRO/DGK guideline for radiotherapy in patients with cardiac implantable electronic devices. *Strahlenther. Onkol.* **191** (5):393–404, 2015. doi:10.1007/s00066-015-0817-3

GEC-ESTRO (Groupe Européen de Curiethérapie and European SocieTy for Radiotherapy & Oncology). 2014. "Handbook of Brachytherapy. 2nd Edition (Electronic Book)." Edited by Erik Van Limbergen, Richard Pötter, Peter Hoskin and Dimos Baltas. Brussels: GEC-ESTRO. user-swndwmf.cld.bz.

Geng, C., Moteabbed, M., Xie, Y., Schuemann, J., Yock, T. and Paganetti, H. Assessing the radiation-induced second cancer risk in proton therapy for pediatric brain tumors:

the impact of employing a patient-specific aperture in pencil beam scanning. *Phys. Med. Biol.* **61** (1):12–22, 2016. doi:10.1088/0031-9155/61/1/12

Goddard, C. The use of delay tanks in the management of radioactive waste from thyroid therapy. *Nucl. Med Commun.* **20** (1):85–94, 1999.

Grant, J. D., Jensen, G. L., Tang, C., Pollard, J. M., Kry, S. F., Krishnan, S. et al. Radiotherapy-induced malfunction in contemporary cardiovascular implantable electronic devices: clinical incidence and predictors. *JAMA Oncol.* **1** (5):624–632, 2015. doi:10.1001/jamaoncol.2015.1787

Grant, E. J., Brenner, A., Sugiyama, H., Sakata, R., Sadakane, A., Utada, M., et al. Solid Cancer Incidence among the Life Span Study of Atomic Bomb Survivors: 1958–2009. *Radiat. Res.* **187** (5):513–537, 2017. doi:10.1667/RR14492.1

Greaves, C. and Tindale, W. Radioiodine therapy: care of the helpless patient and handling of the radioactive corpse. *J. Radiol. Prot.* **21** (4):381–392, 2001.

Greskovich, J. F., Jr. and Macklis, R. M. Radiation therapy in pregnancy: risk calculation and risk minimization. *Semin. Oncol.* **27** (6):633–645, 2000. doi:10.1088/0952-4746/22/2/101

Guy, J. B., Levy, A., Malkoun, N., Chargari, C., Bigot, L. and Magne, N. Preventing radiotherapy-induced side effects on deep brain stimulators: the need for a multidisciplinary management. *Br J Neurosurg.* **28** (1):107–109, 2014. doi:10.3109/02688697.2013.801395

Hälg, R. A., Besserer, J. and Schneider, U. Systematic measurements of whole-body imaging dose distributions in image-guided radiation therapy. *Med. Phys.* **39** (12):7650–7661, 2012. doi:10.1118/1.4758065

Hälg, R. A., Besserer, J., Boschung, M., Mayer, S., Lomax, A. J. and Schneider, U. Measurements of the neutron dose equivalent for various radiation qualities, treatment machines and delivery techniques in radiation therapy. *Phys. Med. Biol.* **59** (10):2457–2468, 2014. doi:10.1088/0031-9155/59/10/2457

Hall, E. J. Radiation, the two-edged sword: cancer risks at high and low doses. *Cancer J.* **6** (6):343–350, 2000.

Hall, E. J. and Wuu, C. S. Radiation-induced second cancers: the impact of 3D-CRT and IMRT. *Int. J. Radiat. Oncol. Biol. Phys.* **56** (1):83–88, 2003. doi:10.1016/S0360-3016(03)00073-7

Hall, E. J. Henry S. Kaplan Distinguished Scientist Award 2003. The crooked shall be made straight; dose-response relationships for carcinogenesis. *Int. J. Radiat. Biol.* **80** (5):327–337, 2004. doi:10.1080/09553000410001695895

Hansson, S. O. ALARA: What is reasonably achievable? *Social and Ethical Aspects of Radiation Risk Management*, Volume 19 (Radioactivity in the Environment), pp. 143–145. Elsevier, 2013. doi: 10.1016/B978-0-08-045015-5.00009-5

Harrison, R. Out-of-field doses in radiotherapy: input to epidemiological studies and dose-risk models. *Phys. Med* **42**:239–246, 2017. doi:10.1016/j.ejmp.2017.02.001

Hauri, P., Hälg, R. A., Besserer, J. and Schneider, U. A general model for stray dose calculation of static and intensity-modulated photon radiation. *Med. Phys.* **43** (4):1955, 2016. doi:10.1118/1.4944421

Hoekstra, N., Fleury, E., Merino Lara, T. R., van der Baan, P., Bahnerth, A., Struik, G. et al. Long-term risks of secondary cancer for various whole and partial breast irradiation techniques. *Radiather. Oncol.* **128** (3):428–433, 2018. doi:10.1016/j.radonc.2018.05.032

Homolka, P., Leithner, R., Billinger, J. and Gruber, M. Results of the Austrian CT dose study 2010: typical effective doses of the most frequent CT examinations. *Z. Med. Phys.* **24** (3):224–230, 2014. doi:10.1016/j.zemedi.2013.12.005

Horst, F., Czarnecki, D. and Zink, K. The influence of neutron contamination on dosimetry in external photon beam radiotherapy. *Med. Phys.* **42** (11):6529–6536, 2015. doi:10.1118/1.4933246

Howell, R. M., Kry, S. F., Burgett, E., Hertel, N. E. and Followill, D. S. Secondary neutron spectra from modern Varian, Siemens, and Elekta linacs with multileaf collimators. *Med. Phys.* **36** (9):4027–4038, 2009. doi:10.1118/1.3159300

Howell, R. M., Scarboro, S. B., Taddei, P. J., Krishnan, S., Kry, S. F. and Newhauser, W. D. Methodology for determining doses to in-field, out-of-field and partially in-field organs for late effects studies in photon radiotherapy. *Phys. Med. Biol.* **55** (23):7009–7023, 2010. doi:10.1088/0031-9155/55/23/S04

Hristova, Y., Kühn, J., Preuß, S., Rödel, C. and Balermpas, P. A clinical example of extreme dose exposure for an implanted cardioverter-defibrillator. Beyond the DEGRO guidelines. *Strahlenther. Onkol.* **193** (9):756–760, 2017. doi:10.1007/s00066-017-1152-7

HSE (Health and Safety Executive). Reducing Risks, Protecting People. Series Code: R2P2, HSE, 2001. www.hse.gov.uk/risk/theory/r2p2.pdf

HSE. Risk Assessment. A Brief Guide to Controlling Risks in the Workplace. Series Code: INDG163 (rev4), HSE, 2014. www.hse.gov.uk/pubns/indg163.pdf

HSE. Ionising Radiation Regulations 2017. HSE, 2017. www.legislation.gov.uk/uksi/2017/1075/contents/made

HSE. Work with Ionising Radiation. Ionising Radiations Regulations 2017. Approved Code of Practice and Guidance. Series Code: L121, 2nd edition, HSE, 2018a. www.hse.gov.uk/pubns/priced/l121.pdf

HSE. Ionising Radiations Regulations 2017 – guidance for notifications, registrations and consents. Health and Safety Executive 2018b. webcommunities.hse.gov.uk/connect.ti/radiationcom/viewdocument?docid=666661&showVersionInfo=Y

HSE. Radiation (Emergency Preparedness and Public Information Regulations 2019 (REPPIR). Health and Safety Executive 2019. www.legislation.gov.uk/uksi/2019/703/contents/made

Huang, J. Y., Followill, D. S., Wang, X. A. and Kry, S. F. Accuracy and sources of error of out-of field dose calculations by a commercial treatment planning system for intensity-modulated radiation therapy treatments. *J. Appl. Clin. Med. Phys.* **14** (2):4139, 2013. doi:10.1120/jacmp.v14i2.4139

Hudson, F., Coulshed, D., D'Souza, E. and Baker, C. Effect of radiation therapy on the latest generation of pacemakers and implantable cardioverter defibrillators: a systematic review. *J. Med. Imaging Radiat. Oncol.* **54** (1):53–61, 2010. doi:10.1111/j.1754-9485.2010.02138.x

Hurkmans, C. W., Scheepers, E., Springorum, B. G. and Uiterwaal, H. Influence of radiotherapy on the latest generation of pacemakers. *Radiother. Oncol.* **76** (1):93–98, 2005a. doi:10.1016/j.radonc.2005.06.011

Hurkmans, C. W., Scheepers, E., Springorum, B. G. and Uiterwaal, H. Influence of radiotherapy on the latest generation of implantable cardioverter-defibrillators. *Int. J. Radiat. Oncol. Biol. Phys.* **63** (1):282–289, 2005b. doi:10.1016/j.ijrobp.2005.04.047

Hurkmans, C. W., Knegjens, J. L., Oei, B. S., Maas, A. J., Uiterwaal, G. J., van der Borden, A. J. et al. Management of radiation oncology patients with a pacemaker or ICD: a new comprehensive practical guideline in The Netherlands. Dutch Society of Radiotherapy and Oncology (NVRO). *Radiat. Oncol.* 7:198, 2012. doi:10.1186/1748-717X-7-198

IAEA (International Atomic Energy Agency). International Basic Safety Standards for protection against ionizing radiation and for the safety of radiation sources. IAEA Safety Series Number 115. Vienna: IAEA, 1996.

IAEA. Application of Radiological Exclusion and Exemption Principles to Sea Disposal. The concept of 'de minimis' for radioactive substances under the London Convention 1972. Technical Document 1068. Vienna: IAEA, 1999. www-pub.iaea.org/MTCD/Publications/PDF/te_1068_prn.pdf

IAEA. Investigation of an Accidental Exposure of Radiotherapy Patients in Panama. Special Report Series. Vienna: IAEA, 2001. www-pub.iaea.org/MTCD/Publications/PDF/Pub1114_scr.pdf

IAEA. Dosimetry in Diagnostic Radiology: An International Code of Practice. Technical Report Series 457. Vienna: IAEA, 2007. www-pub.iaea.org/MTCD/publications/PDF/TRS457_web.pdf

IAEA. Release of Patients after Radionuclide Therapy. Safety Reports Series 63. Vienna: IAEA, 2009. www-pub.iaea.org/MTCD/publications/PDF/pub1417_web.pdf

IAEA. Quality Assurance Programme for Computed Tomography Diagnostic and Therapy Applications. Human Health Series No.19. Vienna: IAEA, 2012. www-pub.iaea.org/MTCD/Publications/PDF/Pub1557_web.pdf

IAEA. Radiation Protection and Safety of Radiation Sources: International Basic Safety Standards. General Safety Requirements GSR Part 3. Vienna: IAEA, 2014. www-pub.iaea.org/MTCD/publications/PDF/Pub1578_web-57265295.pdf

IAEA. Radiation protection and safety in medical uses of ionizing radiation. Specific Safety Guide SSG-46. 2018a. www-pub.iaea.org/MTCD/Publications/PDF/PUB1775_web.pdf

IAEA. Regulations for the Safe Transport of Radioactive Material. Specific Safety Requirements SSR-6 (Rev. 1). IAEA Safety Standards Series, Vienna: IAEA, 2018b. www-pub.iaea.org/MTCD/publications/PDF/Pub1798_web.pdf

ICRP (International Commission on Radiological Protection). Publication 26. Recommendations of the International Commission on Radiological Protection. *Ann. ICRP* **1** (3), 1977. www.icrp.org/publication.asp?id=ICRP Publication 26

ICRP. Publication 30. Limits for Intakes of Radionuclides by Workers (Part 1). *Ann. ICRP* **2** (3–4):1–116, 1979.

ICRP. Publication 60. Recommendations of the International Commission on Radiological Protection. *Ann. ICRP* **21** (1–3), 1990. www.icrp.org/publication.asp?id=ICRP Publication 60

ICRP. Publication 73. Radiological Protection and Safety in Medicine. *Ann. ICRP* **26** (2), 1996. www.icrp.org/publication.asp?id=ICRP Publication 73

ICRP. Publication 84. Pregnancy and Medical Radiation. *Ann. ICRP* **30** (1), 2000. www.icrp.org/publication.asp?id=ICRP%20Publication%2084

ICRP. Radiation and Your Patient: A Guide for Medical Practitioners ICRP Supporting Guidance 2. *Ann. ICRP* **31** (4), 2001. www.icrp.org/publication.asp?id=ICRP%20Supporting%20Guidance%202

ICRP. Publication 90. Biological Effects after Prenatal Irradiation (Embryo and Fetus). *Ann. ICRP* **33** (1–2), 2003. www.icrp.org/publication.asp?id=ICRP%20Publication%2090

ICRP. Publication 94. Release of Patients after Therapy with Unsealed Radionuclides. *Ann. ICRP* **34** (2), 2004. www.icrp.org/publication.asp?id=ICRP Publication 94

ICRP. Publication 97. Prevention of High-Dose-Rate Brachytherapy Accidents. *Ann. ICRP* **35** (2), 2005a. www.icrp.org/publication.asp?id=ICRP Publication 97

ICRP. Publication 98. Radiation Safety Aspects of Brachytherapy for Prostate Cancer Using Permanently Implanted Sources. *Ann. ICRP* **35** (3), 2005b. www.icrp.org/publication.asp?id=ICRP Publication 98

ICRP. Report 103. The 2007 Recommendations of the International Commission on Radiological Protection. *Ann. ICRP* **37** (2–4), 2007a. www.icrp.org/publication.asp?id=ICRP Publication 103

ICRP. Publication 104. Scope of Radiation Protection Measures. *Ann. ICRP* **37** (5), 2007b. www.icrp.org/publication.asp?id=ICRP%20Publication%20104

ICRP. Publication 105. Radiation Protection in Medicine. *Ann. ICRP* **37** (6), 2007c. www.icrp.org/publication.asp?id=ICRP Publication 105

ICRP. Publication 107. Nuclear decay data for dosimetric calculations. *Ann. ICRP* **38** (3), 2008. www.icrp.org/publication.asp?id=ICRP Publication 107

ICRP. Publication 110. Adult Reference Computational Phantoms. *Ann. ICRP* **39** (2), 2009. www.icrp.org/publication.asp?id=ICRP Publication 110

ICRP. Publication 118. ICRP Statement on Tissue Reactions and Early and Late Effects of Radiation in Normal Tissues and Organs – Threshold Doses for Tissue Reactions in a Radiation Protection Context. *Ann. ICRP* **41** (1/2), 2012. www.icrp.org/publication.asp?id=ICRP Publication 118

ICRP. Publication 130. Occupational Intakes of Radionuclides: Part 1. *Ann. ICRP* **44** (2), 2015. www.icrp.org/publication.asp?id=ICRP Publication 130

ICRP. Publication 134. Occupational Intakes of Radionuclides: Part 2. *Ann. ICRP* **45** (3/4), 2016. www.icrp.org/publication.asp?id=ICRP Publication 134

ICRP. Publication 137. Occupational Intakes of Radionuclides: Part 3. *Ann. ICRP* **46** (3/4), 2017. www.icrp.org/publication.asp?id=ICRP Publication 137

ICRP. Publication 141. Occupational Intakes of Radionuclides: Part 4 *Ann. ICRP* **48** (2/3) 2019 doi:10.1177/0146645319834139

ICRU (International Commission on Radiation Units and Measurements). Report 60. Fundamental Quantities and Units for Ionizing Radiation. ed A. Allisy, W. A. Kellerer A. M. Jennings, J. W. Muller, H. H. Rossi and S. M. Seltzer, Bethesda, MD: ICRU, 1998. doi:10.1093/jicru/os31.1.Report60

ICRU. Report 74. Patient Dosimetry for X Rays used in Medical Imaging. *Journal of the ICRU* **5** (2):1–104, 2005.

IEC (International Electrotechnical Commission). IEC 60601-2-1:2009+A1:2014 Medical Electrical Equipment – Part 2-1: Particular Requirements for the Basic Safety and Essential Performance of Electron Accelerators in the Range 1 MeV to 50 MeV (also available as BS EN 60601-2-1:2015). Geneva: IEC, 2014.

IEC. IEC 60601-2-44:2009+AMD1:2012+AMD2:2016. (Consolidated version.) Particular Requirements for the Basic Safety and Essential Performance of X-ray Equipment for Computed Tomography (also available as BS EN 60601-2-44:2009+A2:2016). Geneva: IEC, 2016.

Indik, J. H., Gimbel, J. R., Abe, H., Alkmim-Teixeira, R., Birgersdotter-Green, U., Clarke, G. D. et al. 2017 HRS expert consensus statement on magnetic resonance imaging and radiation exposure in patients with cardiovascular implantable electronic devices. *Heart Rhythm* **14** (7):e97–e153, 2017. doi:10.1016/j.hrthm.2017.04.025

IPEM (Institute of Physics and Engineering in Medicine). Report 75. Design and Shielding of Radiotherapy Treatment Facilities. Radiotherapy. 1st edition. Edited by B. Stedeford, H. M. Morgan and W. P. M. Mayles. York: IPEM, 1997.

IPEM. Medical and Dental Guidance Notes. A Good Practice Guide to Implement Ionising Radiation Protection Legislation in the Clinical Environment (new edition to be published in 2021). York: IPEM, 2002.

IPEM. Report 106. UK Guidance on Radiation Protection Issues Following Permanent Iodine-125 Seed Prostate Brachytherapy. Edited by P. Bownes, I. Coles, A. Doggart and T. Kehoe. York: IPEM, 2012.

IPEM. Report 75. Design and Shielding of Radiotherapy Treatment Facilities. Radiotherapy. 2nd Edition. Edited by P. Horton and D. Eaton. York: IPEM, 2017.

ISO (International Organization for Standardization). ISO 16645:2016. Radiological Protection – Medical Electron Accelerators – Requirements and Recommendations for Shielding Design and Evaluation. Geneva: ISO, 2016.

Jagetic, L. J. and Newhauser, W. D. A simple and fast physics-based analytical method to calculate therapeutic and stray doses from external beam, megavoltage x-ray therapy. *Phys. Med. Biol.* **60** (12):4753–4775, 2015. doi:10.1088/0031-9155/60/12/4753

Johansson, L. Hormesis, an update of the present position. *Eur. J. Nucl. Med. Mol. Imaging* **30** (6):921–933, 2003. doi:10.1007/s00259-003-1185-2

Joosten, A., Bochud, F., Baechler, S., Levi, F., Mirimanoff, R. O. and Moeckli, R. Variability of a peripheral dose among various linac geometries for second cancer risk assessment. *Phys. Med. Biol.* **56** (16):5131–5151, 2011. doi:10.1088/0031-9155/56/16/004 doi:10.1088/0031-9155/56/16/004

Journy, N., Rehel, J. L., Ducou, L. P., Lee, C., Brisse, H., Chateil, J. F. et al. Are the studies on cancer risk from CT scans biased by indication? Elements of answer from a large-scale cohort study in France. *Br. J. Cancer* **112** (1):185–193, 2015. doi:10.1038/bjc.2014.526

Journy, N. Y., Morton, L. M., Kleinerman, R. A., Bekelman, J. E. and Berrington de Gonzalez, A. Second primary cancers after intensity-modulated vs 3-dimensional conformal radiation therapy for prostate cancer. *JAMA Oncol.* **2** (10):1368–1370, 2016. doi:10.1001/jamaoncol.2016.1368

Kalender, W. A. Dose in x-ray computed tomography. *Phys. Med. Biol.* **59** (3):R129–R150, 2014. doi:10.1088/0031-9155/59/3/R129

Kapa, S., Fong, L., Blackwell, C. R., Herman, M. G., Schomberg, P. J. and Hayes, D. L. Effects of scatter radiation on ICD and CRT function. *Pacing Clin. Electrophysiol.* **31** (6):727–732, 2008. doi:10.1111/j.1540-8159.2008.01077.x

Kersey, R. W. Estimation of neutron and gamma radiation doses in the entrance mazes of SL75-20 linear accelerator treatment rooms. *Medicamundi* **24**:151–155, 1979.

Kocher, D. C. A proposal for a generally applicable de minimis dose. *Health Phys.* **53** (2):117–121, 1987.

Kourinou, K. M., Mazonakis, M., Lyraraki, E. and Damilakis, J. Photon-beam radiotherapy in pregnant patients: can the fetal dose be limited to 10 cGy or less? *Phys. Med.* **31** (1):85–91, 2015. doi:10.1016/j.ejmp.2014.10.005

Kralik, M. and Turek, K. Characterisation of neutron fields around high-energy x-ray radiotherapy machines. *Radiat. Prot. Dosimetry* **110** (1–4):503–507, 2004. doi:10.1093/rpd/nch274

Kry, S. F., Bednarz, B., Howell, R. M., Dauer, L., Followill, D., Klein, E. et al. AAPM TG 158: measurement and calculation of doses outside the treated volume from external-beam radiation therapy. *Med. Phys.* **44** (10):e391–e429, 2017. doi:10.1002/mp.12462

Last, A. Radiotherapy in patients with cardiac pacemakers. *Br. J. Radiol.* **71** (841):4–10, 1998. doi:10.1259/bjr.71.841.9534692

Le Heron, J. C. Estimation of effective dose to the patient during medical x-ray examinations from measurements of the dose-area product. *Phys. Med. Biol.* **37** (11):2117–2126, 1992. doi:10.1088/0031-9155/37/11/008

Lee, C., Kim, K. P., Bolch, W. E., Moroz, B. E. and Folio, L. NCICT: a computational solution to estimate organ doses for pediatric and adult patients undergoing CT scans. *J. Radiol. Prot.* **35** (4):891–909, 2015. doi:10.1088/0952-4746/35/4/891

Lester, J. F., Evans, L. M., Yousef, Z., Penney, A., Brown, P. N. and Perks, R. A national audit of current cardiac device policies from radiotherapy centres across the UK. *Clin. Oncol. (R. Coll. Radiol.)* **26** (1):45–50, 2014. doi:10.1016/j.clon.2013.09.004

Leung, P. M. and Nikolic, M. Disposal of therapeutic 131I waste using a multiple holding tank system. *Health Phys.* **75** (3):315–321, 1998. doi:10.1097/00004032-199809000-00012

Lindsay, K. A., Wheldon, E. G., Deehan, C. and Wheldon, T. E. Radiation carcinogenesis modelling for risk of treatment-related second tumours following radiotherapy. *Br. J. Radiol.* **74** (882):529–536, 2001. doi:10.1259/bjr.74.882.740529

Little, M. P. Risks associated with ionizing radiation. *Br. Med. Bull.* **68**:259–275, 2003. doi:10.1093/bmb/ldg031

Marbach, J. R., Sontag, M. R., Van Dyk, J. and Wolbarst, A. B. Management of radiation oncology patients with implanted cardiac pacemakers: Report of AAPM Task Group No. 34. American Association of Physicists in Medicine. *Med. Phys.* **21** (1):85–90, 1994. doi:10.1118/1.597259

Marchant, T. E. and Joshi, K. D. Comprehensive Monte Carlo study of patient doses from cone-beam CT imaging in radiotherapy. *J. Radiol. Prot.* **37** (1):13–30, 2017. doi:10.1088/1361-6498/37/1/13

Mariotto, A. B., Rowland, J. H., Yabroff, K. R., Scoppa, S., Hachey, M., Ries, L. et al. Long-term survivors of childhood cancers in the United States. *Cancer Epidemiol. Biomarkers Prev.* **18** (4):1033–1040, 2009. doi:10.1158/1055-9965.EPI-08-0988

Masjedi, H., Zare, M. H., Keshavarz Siahpoush, N., Razavi-Ratki, S. K., Alavi, F. and Shabani, M. European trends in radiology: investigating factors affecting the number of examinations and the effective dose. *Radiol. Med.* **125** (3):296–305, 2020. doi:10.1007/s11547-019-01109-6

Mazonakis, M. and Damilakis, J. Estimation and reduction of the radiation dose to the fetus from external-beam radiotherapy. *Phys. Med.* **43**:148–152, 2017. doi:10.1016/j.ejmp.2017.09.130

McCollough, C. H., Zhang, J., Primak, A. N., Clement, W. J. and Buysman, J. R. Effects of CT irradiation on implantable cardiac rhythm management devices. *Radiology* **243** (3):766–774, 2007. doi:10.1148/radiol.2433060993

McCullough, C., Cody, D., Edyvean, S., Geise, R., Gould, B., Keat, N. et al. Report 96. The Measurement, Reporting, and Management of Radiation Dose in CT. Report of AAPM Task Group 23: CT Dosimetry American Association of Physicists in Medicine, College Park, MD, 2008. www.aapm.org/pubs/reports/RPT_96.pdf

McGinley, P. H. *Shielding Techniques for Radiation Oncology Facilities.* 2nd edition. Madison, WI: Medical Physics Publishing, 2002.

Mettler, F. A., Jr., Mahesh, M., Bhargavan-Chatfield, M., Chambers, C. E., Elee, J. G., Frush, D. P., et al. Patient Exposure from Radiologic and Nuclear Medicine Procedures in the United States: Procedure Volume and Effective Dose for the Period 2006–2016. *Radiology* **295** (2):418–427, 2020. doi:10.1148/radiol.2020192256

Miften, M., Mihailidis, D., Kry, S. F., Reft, C., Esquivel, C., Farr, J., et al. Management of radiotherapy patients with implanted cardiac pacemakers and defibrillators: A Report of the AAPM TG-203. *Med. Phys.* **46** (12):e757–e788, 2019. doi:10.1002/mp.13838

Moignier, A., Broggio, D., Derreumaux, S., Beaudré, A., Girinsky, T., Paul, J. F. et al. Coronary stenosis risk analysis following Hodgkin lymphoma radiotherapy: a study based on patient specific artery segments dose calculation. *Radiother. Oncol.* **117** (3):467–472, 2015. doi:10.1016/j.radonc.2015.07.043

Mountford, P. J. Risk assessment of the nuclear medicine patient. *Br. J. Radiol.* **70** (835):671–684, 1997. doi:10.1259/bjr.70.835.9245878

Mouton, J., Haug, R., Bridier, A., Dodinot, B. and Eschwege, F. Influence of high-energy photon beam irradiation on pacemaker operation. *Phys. Med. Biol.* **47** (16):2879–2893, 2002. doi:10.1088/0031-9155/47/16/304

Muirhead, C. R., Goodill, A. A., Haylock, R. G. E., Vokes, J., Little, M. P., Jackson, D. A. et al. Occupational radiation exposure and mortality: second analysis of the National Registry for Radiation Workers. *J. Radiol. Prot.* **19** (1):3–26, 1999. doi:10.1088/0952-4746/19/1/002

Murphy, M. J., Balter, J., Balter, S., BenComo, J. A., Jr., Das, I. J., Jiang, S. B. et al. The management of imaging dose during image-guided radiotherapy: Report of the AAPM Task Group 75. *Med. Phys.* **34** (10):4041–4063, 2007. doi:10.1118/1.2775667

Murray, L., Henry, A., Hoskin, P., Siebert, F. A. and Venselaar, J. Second primary cancers after radiation for prostate cancer: a review of data from planning studies. *Radiat. Oncol.* **8**:172, 2013. doi:10.1186/1748-717X-8-172

Nath, R., Boyer, A. L., La Riviere, P. D., McCall, R. C. and Price, K. W. Neutron Measurements Around High Energy X-Ray Radiotherapy Machines. A Report of Task Group 27. New York, NY: American Institute of Physics, 1986. www.aapm.org/pubs/reports/rpt_19.pdf

NCRP (National Council on Radiation Protection and Measurements). Report 49. Structural Shielding Design and Evaluation for Medical Use of X Rays and Gamma Rays of Energies up to 10 MeV. Bethesda, MD: NCRP, 1976.

NCRP. Report 51. Radiation protection design guidelines for 0.1 to 100 MeV particle accelerator facilities. Washington, DC: NCRP, 1977.

NCRP. Report 79. Neutron Contamination from Medical Electron Accelerators. Bethesda, MD: NCRP, 1984.

NCRP. Report 115. Risk Estimates for Radiation Protection. Bethesda, MD: NCRP, 1993.

NCRP. NCRP Commentary No 9. Considerations Regarding the Unintended Radiation Exposure of the Embryo, Fetus or Nursing Child. Bethesda, MD: NCRP, 1994.

NCRP. Report 151. Structural Shielding Design and Evaluation for Megavoltage X- and Gamma Ray Radiotherapy Facilities. Bethesda, MD: NCRP, 2005.

NCRP. Report 155. Management of Radionuclide Therapy Patients. Bethesda, MD: NCRP, 2006.

NCRP. Report 160. Ionizing Radiation Exposure of the Population of the United States in 2006. Bethesda, MD: NCRP, 2009.

NCRP. Report 184. Medical Radiation Exposure of Patients in the United States. Bethesda, MD: NCRP, 2019.

Nelson, A. P. and Ding, G. X. An alternative approach to account for patient organ doses from imaging guidance procedures. *Radiother. Oncol.* **112** (1):112–118, 2014. doi:10.1016/j.radonc.2014.05.019

Nelson, W. R. and LaRiviere, P. D. Primary and leakage radiation calculations at 6, 10 and 25 MeV. *Health Phys.* **47** (6):811–818, 1984.

Ng, A. K., Bernardo, M. V., Weller, E., Backstrand, K., Silver, B., Marcus, K. C. et al. Second malignancy after Hodgkin disease treated with radiation therapy with or without chemotherapy: long-term risks and risk factors. *Blood* **100** (6):1989–1996, 2002. doi:10.1182/blood-2002-02-0634

Ngu, S. L., Duval, P. and Collins, C. Foetal radiation dose in radiotherapy for breast cancer. *Australas. Radiol.* **36** (4):321–322, 1992. doi:10.1111/j.1440-1673.1992.tb03209.x|

Ngu, S. L., O'Meley, P., Johnson, N. and Collins, C. Pacemaker function during irradiation: in vivo and in vitro effect. *Australas. Radiol.* **37** (1):105–107, 1993. doi:10.1111/j.1440-1673.1993.tb00027.x|

Nguyen, J., Moteabbed, M. and Paganetti, H. Assessment of uncertainties in radiation-induced cancer risk predictions at clinically relevant doses. *Med. Phys.* **42** (1):81–89, 2015. doi:10.1118/1.4903272

Noone, A. M., Howlander, N., Krapcho, M., Miller, D., Brest, A., Yu, M. et al. SEER Cancer Statistics Review, 1975-2015. Bethesda, MD: National Cancer Institute, 2018. seer.cancer.gov/csr/1975_2015/

NRPB (National Radiological Protection Board). Guidance Notes for the Protection of Persons against Ionising Radiations Arising from Medical and Dental Use. London: HMSO, 1988.

NRPB. Document No 11. Risks of Second Cancer in Therapeutically Irradiated Populations. Comparison with Cancer Risks in the Japanese Atomic Bomb Survivors and in Other Exposed Groups. Report of an Advisory Group on Ionizing Radiation. Chilton: NRPB, 2000.

O'Brien, P., Michaels, H. B., Gillies, B., Aldrich, J. E. and Andrew, J. W. Radiation protection aspects of a new high-energy linear accelerator. *Med. Phys.* **12** (1):101–107, 1985. doi:10.1118/1.595793

O'Connor, M., Blackwell, C. R. and Kisrow, K. Fetal dose for patients undergoing irradiation for Hodgkin's disease. *Med. Dosim.* **12**:9–11, 1987.

Otake, M. and Schull, W. J. Radiation-related brain damage and growth retardation among the prenatally exposed atomic bomb survivors. *Int. J. Radiat. Biol.* **74** (2):159–171, 1998. doi:10.1080/095530098141555

Owrangi, A. M., Roberts, D. A., Covington, E. L., Hayman, J. A., Masi, K. M., Lee, C. et al. Revisiting fetal dose during radiation therapy: evaluating treatment techniques and a custom shield. *J. Appl. Clin. Med. Phys.* **17** (5):34–46, 2016. doi:10.1120/jacmp.v17i5.6135

Ozasa, K., Shimizu, Y., Suyama, A., Kasagi, F., Soda, M., Grant, E. J., et al. Studies of the mortality of atomic bomb survivors, Report 14, 1950-2003: an overview of cancer and noncancer diseases. *Radiat. Res.* **177** (3):229–243, 2012. doi:10.1667/RR2629.1

Ozasa, K., Grant, E. J. and Kodama, K. Japanese Legacy Cohorts: The Life Span Study Atomic Bomb Survivor Cohort and Survivors' Offspring. *J Epidemiol.* **28** (4):162–169, 2018. doi:10.2188/jea.JE20170321

Ozasa, K., Cullings, H. M., Ohishi, W., Hida, A. and Grant, E. J. Epidemiological studies of atomic bomb radiation at the Radiation Effects Research Foundation. *Int. J. Radiat. Biol.* **95** (7):879–891, 2019. doi:10.1080/09553002.2019.1569778

Pearce, M. S., Salotti, J. A., Little, M. P., McHugh, K., Lee, C., Kim, K. P. et al. Radiation exposure from CT scans in childhood and subsequent risk of leukaemia and brain tumours: a retrospective cohort study. *Lancet* **380** (9840):499–505, 2012. doi:10.1016/S0140-6736(12)60815-0

Pérez-Andújar, A., Zhang, R. and Newhauser, W. Monte Carlo and analytical model predictions of leakage neutron exposures from passively scattered proton therapy. *Med. Phys.* **40** (12):121714, 2013. doi:10.1118/1.4829512

Pérez-Calatayud, J., Granero, D., Ballester, F., Casal, E., Crispin, V., Puchades, V. et al. Monte Carlo evaluation of kerma in an HDR brachytherapy bunker. *Phys. Med. Biol.* **49** (24):N389–N396, 2004. doi:10.1088/0031-9155/49/24/N01

PHE (Public Health England). Frequency and collective dose for medical and dental X-ray examinations in the UK 2008. HPA-CRCE-012, edited by D. Hart, B. F. Wall, M. C. Hillier and P. C. Shrimpton, Public Health England, 2010. assets.publishing.service.gov.uk/government/uploads/system/uploads/attachment_data/file/340154/HPA-CRCE-012_for_website.pdf

PHE. Doses to patients from radiographic and fluoroscopic x-ray imaging procedures in the UK – 2010 review. HPA-CRCE-034, edited by D. Hart, M. C. Hillier and P. C. Shrimpton, Public Health England, 2012. assets.publishing.service.gov.uk/government/uploads/system/uploads/attachment_data/file/342780/HPA-CRCE-034_Doses_to_patients_from_radiographic_and_fluoroscopic_x_ray_imaging_procedures_2010.pdf

PHE. Doses from computed tomography examinations in the UK (2011 review). PHE-CRCE-013, edited by P. C. Shrimpton, M. C. Hillier, S. Meeson and S. J. Golding, Public Health England, 2014. assets.publishing.service.gov.uk/government/uploads/system/uploads/attachment_data/file/349188/PHE_CRCE_013.pdf

PHE. National Diagnostic Reference Levels (NDRLs). Public Health England, 2019. www.gov.uk/government/publications/diagnostic-radiology-national-diagnostic-reference-levels-ndrls

Porres, J. M., Cerezuela, J. L., Luque, O. and Marco, P. Computed tomography scan and ICD interaction. *Case. Rep. Med.* 2009:189429, 2009. doi:10.1155/2009/189429

Powell, N. L., Newing, A., Bullen, M. A., Sims, C. and Leaton, S. F. A radiation safety survey on a Clinac-20 linear accelerator. *Phys. Med. Biol.* **32** (6):707–718, 1987. doi:10.1088/0031-9155/32/6/004

Preston, D. L., Mattsson, A., Holmberg, E., Shore, R., Hildreth, N. G. and Boice, J. D., Jr. Radiation effects on breast cancer risk: a pooled analysis of eight cohorts. *Radiat. Res.* **158** (2):220–235, 2002. doi:10.1667/0033-7587%282002%29158%5B0220%3AREOBCR%5D2.0.CO%3B2

Price, R. A., Chibani, O. and Ma, C. M. Shielding evaluation for IMRT implementation in an existing accelerator vault. *J. Appl. Clin. Med. Phys.* **4** (3):231–238, 2003. doi:10.1120/1.1591151

Prisciandaro, J. I., Makkar, A., Fox, C. J., Hayman, J. A., Horwood, L., Pelosi, F. et al. Dosimetric review of cardiac implantable electronic device patients receiving radiotherapy. *J. Appl. Clin. Med. Phys.* **16** (1):5189, 2015. doi:10.1120/jacmp.v16i1.5189

Que, W. Radiation safety issues regarding the cremation of the body of an I-125 prostate implant patient. *J. Appl. Clin. Med. Phys.* **2** (3):174–177, 2001. doi:10.1120/jacmp.v2i3.2611

Rawlinson, J. A., Islam, M. K. and Galbraith, D. M. Dose to radiation therapists from activation at high-energy accelerators used for conventional and intensity-modulated radiation therapy. *Med. Phys.* **29** (4):598–608, 2002. doi:10.1118/1.1463063

RCR (Royal College of Radiologists). A Guide to Understanding the Implications of the Ionising Radiation (Medical Exposure) Regulations in Radiotherapy. London: The Royal College of Radiologists, 2008. www.rcr.ac.uk/publication/guide-understanding-implications-ionising-radiation-medical-exposure-regulations-0

Rechner, L. A., Howell, R. M., Zhang, R., Etzel, C., Lee, A. K. and Newhauser, W. D. Risk of radiogenic second cancers following volumetric modulated arc therapy and proton arc therapy for prostate cancer. *Phys. Med. Biol.* **57** (21):7117–7132, 2012. doi:10.1088/0031-9155/57/21/7117

RSAC (Radioactive Substances Advisory Committee). *Handbook of Radiological Protection.* London: HMSO, 1971.

Rudd, P. J., Prior, D. and Austin-Smith, S. Neutron contamination of 10 MV X-rays: its relevance to treatment room door and maze design. *Br. J. Radiol.* **80** (954):469–475, 2007. doi:10.1259/bjr/17350806

Sachs, R. K. and Brenner, D. J. Solid tumor risks after high doses of ionizing radiation. *Proc. Natl. Acad. Sci. U. S. A.* **102** (37):13040–13045, 2005. doi:10.1073/pnas.0506648102

Schneider, C. W., Newhauser, W. D., Wilson, L. J., Schneider, U., Kaderka, R., Miljanic, S. et al. A descriptive and broadly applicable model of therapeutic and stray absorbed dose from 6 to 25 MV photon beams. *Med. Phys.* **44** (7):3805–3814, 2017. doi:10.1002/mp.12286

Schneider, U. Mechanistic model of radiation-induced cancer after fractionated radiotherapy using the linear-quadratic formula. *Med. Phys.* **36** (4):1138–1143, 2009. doi:10.1118/1.3089792

Schneider, U., Agosteo, S., Pedroni, E. and Besserer, J. Secondary neutron dose during proton therapy using spot scanning. *Int. J. Radiat. Oncol. Biol. Phys.* **53** (1):244–251, 2002. doi:10.1016/S0360-3016(01)02826-7

Schneider, U., Lomax, A., Pemler, P., Besserer, J., Ross, D., Lombriser, N. et al. The impact of IMRT and proton radiotherapy on secondary cancer incidence. *Strahlenther. Onkol.* **182** (11):647–652, 2006. doi:10.1007/s00066-006-1534-8

Schneider, U. and Walsh, L. Cancer risk estimates from the combined Japanese A-bomb and Hodgkin cohorts for doses relevant to radiotherapy. *Radiat. Environ. Biophys.* **47** (2):253–263, 2008. doi:10.1007/s00411-007-0151-y

Schneider, U., Sumila, M. and Robotka, J. Site-specific dose-response relationships for cancer induction from the combined Japanese A-bomb and Hodgkin cohorts for doses relevant to radiotherapy. *Theor. Biol. Med. Model.* **8**:27, 2011. doi:10.1186/1742-4682-8-27

Schneider, U., Hälg, R. and Besserer, J. Concept for quantifying the dose from image guided radiotherapy. *Radiat. Oncol.* **10** (1):188, 2015. doi:10.1186/s13014-015-0492-7

Schneider, U. and Walsh, L. Risk of secondary cancers: Bridging epidemiology and modeling. *Phys. Med.* **42**:228–231, 2017. doi:10.1016/j.ejmp.2017.03.011

Scobioala, S., Ernst, I., Moustakis, C., Haverkamp, U., Martens, S. and Eich, H. T. A case of radiotherapy for an advanced bronchial carcinoma patient with implanted cardiac rhythm machines as well as heart assist device. *Radiat. Oncol.* **10**:78, 2015. doi:10.1186/s13014-015-0378-8

SEPA (Scottish Evironment Protection Agency). Environmental Authorisations (Scotland) Regulations 2018. Edinburgh: SEPA 2018. www.legislation.gov.uk/ssi/2018/219/contents/made

Shrimpton, P. C., Wall, B. F., Yoshizumi, T. T., Hurwitz, L. M. and Goodman, P. C. Effective dose and dose-length product in CT. *Radiology* **250** (2):604–605, 2009. doi:10.1148/radiol.2502081340

Shrimpton, P. C., Jansen, J. T. and Harrison, J. D. Updated estimates of typical effective doses for common CT examinations in the UK following the 2011 national review. *Br. J. Radiol.* **89** (1057):20150346, 2016. doi:10.1259/bjr.20150346

Shuryak, I., Hahnfeldt, P., Hlatky, L., Sachs, R. and Brenner, D. A new view of radiation-induced cancer: integrating short- and long-term processes. Part I: approach. *Radiat. Environ. Biophys.* **48** (3):263–274, 2009a. doi:10.1007/s00411-009-0230-3

Shuryak, I., Hahnfeldt, P., Hlatky, L., Sachs, R. K. and Brenner, D. J. A new view of radiation-induced cancer: integrating short- and long-term processes. Part II: second cancer risk estimation. *Radiat Environ. Biophys.* **48** (3):275–286, 2009b. doi:10.1007/s00411-009-0231-2

Siegel, J. A., Pennington, C. W. and Sacks, B. Subjecting radiologic imaging to the linear no-threshold hypothesis: a non sequitur of non-trivial proportion. *J. Nucl. Med.* **58** (1):1–6, 2017a. doi:10.2967/jnumed.116.180182

Siegel, J. A., Sacks, B., Pennington, C. W. and Welsh, J. S. Dose optimization to minimize radiation risk for children undergoing CT and nuclear medicine imaging is misguided and detrimental. *J. Nucl. Med.* **58** (6):865–868, 2017b. doi:10.2967/jnumed.117.195263

Singleton, M., Griffiths, C., Morrison, G. and Soanes, T. Research Report RR155. Dose Constraints for Comforters and Carers. Norwich: HSE Books, 2003. www.hse.gov.uk/research/rrpdf/rr155.pdf

Singleton, M., Start, R. D., Tindale, W., Richardson, C. and Conway, M. The radioactive autopsy: safe working practices. *Histopathology* **51** (3):289–304, 2007. doi:10.1111/j.1365-2559.2007.02768.x

Singleton, M. A., Richardson, C. I., Bownes, P. J., Tindale, W. B. and Burton, J. L. The Radioactive Autopsy. In *Essentials of Autopsy Practice*, edited by Rutty G., pp. London: Springer, 2013. doi:10.1007/978-0-85729-519-4_3

Skrobala, A., Adamczyk, S., Kruszyna-Mochalska, M., Skorska, M., Konefal, A., Suchorska, W. et al. Low dose out-of-field radiotherapy, part 2: calculating the mean photon energy values for the out-of-field photon energy spectrum from scattered radiation using Monte Carlo methods. *Cancer Radiother.* **21** (5):352–357, 2017. doi:10.1016/j.canrad.2017.04.010

Sneed, P. K., Albright, N. W., Wara, W. M., Prados, M. D. and Wilson, C. B. Fetal dose estimates for radiotherapy of brain tumors during pregnancy. *Int. J. Radiat. Oncol. Biol. Phys.* **32** (3):823–830, 1995. doi:10.1016/0360-3016(94)00456-U

Solan, A. N., Solan, M. J., Bednarz, G. and Goodkin, M. B. Treatment of patients with cardiac pacemakers and implantable cardioverter-defibrillators during radiotherapy. *Int. J. Radiat. Oncol. Biol. Phys.* **59** (3):897–904, 2004. doi:10.1016/j.ijrobp.2004.02.038

Spezi, E., Downes, P., Jarvis, R., Radu, E. and Staffurth, J. Patient-specific three-dimensional concomitant dose from cone beam computed tomography exposure in image-guided radiotherapy. *Int. J. Radiat. Oncol. Biol. Phys.* **83** (1):419–426, 2012.

Spurný, F., Johansson, L., Sätherberg, A., Bednár, J. and Turek, K. The contribution of secondary heavy particles to the absorbed dose from high-energy photon beams. *Phys. Med. Biol.* **41** (12):2643–2656, 1996. doi:10.1016/j.ijrobp.2011.06.1972

Stamm, G. and Nagel, H. D. CT-expo – a novel program for dose evaluation in CT. *Rofo* **174** (12):1570–1576, 2002. doi:10.1055/s-2002-35937

Stathakis, S., Price, R., Jr. and Ma, C. M. Dosimetry validation of treatment room shielding design. *Med. Phys.* **32** (2):448–454, 2005. doi:10.1118/1.1853632

Stewart, A., Webb, J. and Hewitt, D. A survey of childhood malignancies. *Br. Med. J.* **1** (5086):1495–1508, 1958. www.ncbi.nlm.nih.gov/pmc/articles/PMC2029590/

Stovall, M., Blackwell, C. R., Cundiff, J., Novack, D. H., Palta, J. R., Wagner, L. K., et al. Report 50. Fetal Dose from Radiotherapy with Photon Beams. Report of AAPM Radiation Therapy Committee Task Group 36. *Med. Phys.* **22** (1):63–82, 1995. doi:10.1118/1.597525 Erratum 10.1118/1.597557

Suit, H., Goldberg, S., Niemierko, A., Ancukiewicz, M., Hall, E., Goitein, M. et al. Secondary carcinogenesis in patients treated with radiation: a review of data on radiation-induced cancers in human, non-human primate, canine and rodent subjects. *Radiat. Res.* **167** (1):12–42, 2007. doi:10.1667/RR0527.1

Sundar, S., Symonds, R. P. and Deehan, C. Radiotherapy to patients with artificial cardiac pacemakers. *Cancer Treat. Rev.* **31** (6):474–486, 2005. doi:10.1016/j.ctrv.2005.05.002

Sutton, D. G., Martin, C. J., Williams, J. R. and Peet, D. J. Radiation Shielding for Diagnostic Radiology. 2nd edition. Report of a BIR working party. London: British Institute of Radiology, 2012.

Thomadsen, B., Nath, R., Bateman, F. B., Farr, J., Glisson, C., Islam, M. K. et al. Potential hazard due to induced radioactivity secondary to radiotherapy: the Report of task group 136 of the American Association of Physicists in Medicine. *Health Phys.* **107** (5):442–460, 2014. doi:10.1097/HP.0000000000000139

Thorne, M. C. Background radiation: natural and man-made. *J. Radiol. Prot.* **23** (1):29–42, 2003. doi:10.1088/0952-4746/23/1/302

Timlin, C., Warren, D. R., Rowland, B., Madkhali, A., Loken, J., Partridge, M. et al. 3D calculation of radiation-induced second cancer risk including dose and tissue response heterogeneities. *Med. Phys.* **42** (2):866–876, 2015. doi:10.1118/1.4905158

UNSCEAR (United Nations Scientific Committee on the Effects of Atomic Radiation). Sources and Effects of Ionizing Radiation. 2000 Report to the General Assembly. Vol II Effects. New York: United Nations, 2000. www.unscear.org/unscear/en/publications/2000_2.html

UNSCEAR. Hereditary Effects of Radiation. 2001 Report to the General Assembly. New York: United Nations, 2001. www.unscear.org/unscear/en/publications/2001.html

UNSCEAR. Effects of Radiation Exposure of Children. 2013 Report to the General Assembly, Vol. II. New York: United Nations, 2013. www.unscear.org/unscear/en/publications/2013_2.html

UNSCEAR. Sources, Effects and Risks of Ionizing Radiation. 2016 Report to the General Assembly. New York: United Nations, 2016. www.unscear.org/unscear/en/publications/2016.html

Van der Giessen, P. H. A simple and generally applicable method to estimate the peripheral dose in radiation teletherapy with high energy x-rays or gamma radiation. *Int. J. Radiat. Oncol. Biol. Phys.* **35** (5):1059–1068, 1996. doi:10.1016/0360-3016(96)00254-4

Van der Giessen, P. H. Measurement of the peripheral dose for the tangential breast treatment technique with Co-60 gamma radiation and high energy X-rays. *Radiother. Oncol.* **42** (3):257–264, 1997. doi:10.1016/S0167-8140(96)01884-1

Van der Giessen, P. H. Peridose, a software program to calculate the dose outside the primary beam in radiation therapy. *Radiother. Oncol.* **58** (2):209–213, 2001. doi:10.1016/S0167-8140(00)00326-1

van Leeuwen, F. E., Klokman, W. J., Stovall, M., Dahler, E. C., van't Veer, M. B., Noordijk, E. M. et al. Roles of radiation dose, chemotherapy, and hormonal factors in breast cancer following Hodgkin's disease. *J. Natl. Cancer Inst.* **95** (13):971–980, 2003. doi:10.1093/jnci/95.13.971

van Nimwegen, F. A., Schaapveld, M., Cutter, D. J., Janus, C. P., Krol, A. D., Hauptmann, M. et al. Radiation dose-response relationship for risk of coronary heart disease in survivors of Hodgkin lymphoma. *J. Clin. Oncol.* **34** (3):235–243, 2016. doi:10.1200/JCO.2015.63.4444

van Nimwegen, F. A., Ntentas, G., Darby, S. C., Schaapveld, M., Hauptmann, M., Lugtenburg, P. J. et al. Risk of heart failure in survivors of Hodgkin lymphoma: effects of cardiac exposure to radiation and anthracyclines. *Blood* **129** (16):2257–2265, 2017. doi:10.1182/blood-2016-09-740332

Verellen, D. and Vanhavere, F. Risk assessment of radiation-induced malignancies based on whole-body equivalent dose estimates for IMRT treatment in the head and neck region. *Radiother. Oncol.* **53** (3):199–203, 1999. doi:10.1016/S0167-8140(99)00079-1

Wakeford, R. and Little, M. P. Risk coefficients for childhood cancer after intrauterine irradiation: a review. *Int. J. Radiat. Biol.* **79** (5):293–309, 2003. doi:10.1080/0955300031000114729

Waller, E. J. Neutron production associated with radiotherapy linear accelerators using intensity modulated radiation therapy mode. *Health Phys.* **85** (5 Suppl):S75–S77, 2003. doi:10.1097/00004032-200311002-00006

Waller, E. J., Jamieson, T. J., Cole, D., Cousins, T. and Jammal, R. B. Experimental and computational determination of neutron dose equivalent around radiotherapy accelerators. *Radiat. Prot. Dosimetry* **107** (4):225–232, 2003a. doi:10.1093/oxfordjournals.rpd.a006394

Waller, E. J., Jamieson, T. J., Cole, D., Cousins, T. and Jammal, R. B. Effectiveness of customised neutron shielding in the maze of radiotherapy accelerators. *Radiat. Prot. Dosimetry* **107** (4):233–238, 2003b. doi:10.1093/oxfordjournals.rpd.a006395

Walsh, L., Guha, D., Purdie, T. G., Bedard, P., Easson, A., Liu, F. F. et al. Spinal cord stimulators and radiotherapy: first case report and practice guidelines. *Radiat. Oncol.* **6**:143, 2011. doi:10.1186/1748-717X-6-143

Walz, B. J., Reder, R. E., Pastore, J. O., Littman, P. and Johnson, R. Cardiac pacemakers. Does radiation therapy affect performance? *JAMA* **234** (1):72–73, 1975. doi:10.1001/jama.1975.03260140074020

Wolden, S. L., Lamborn, K. R., Cleary, S. F., Tate, D. J. and Donaldson, S. S. Second cancers following pediatric Hodgkin's disease. *J. Clin. Oncol.* **16** (2):536–544, 1998. doi:10.1200/JCO.1998.16.2.536

Xiang, M., Chang, D. T. and Pollom, E. L. Second cancer risk after primary cancer treatment with three-dimensional conformal, intensity-modulated, or proton beam radiation therapy. *Cancer* **126** (15) 3560–3568, 2020. doi:10.1002/cncr.32938

Yamaji, S., Imai, S., Saito, F., Yagi, H., Kushiro, T. and Uchiyama, T. Does high-power computed tomography scanning equipment affect the operation of pacemakers? *Circ. J.* **70** (2):190–197, 2006. doi:10.1253/circj.70.190

Yan, X., Titt, U., Koehler, A. M. and Newhauser, W. D. Measurement of neutron dose equivalent to proton therapy patients outside of the proton radiation field. *Nucl. Instrum. Methods Phys. Res. A* **476** (1–2):429–434, 2002. doi:10.1016/S0168-9002(01)01483-8

Yu, N. Y., Rule, W. G., Sio, T. T., Ashman, J. B. and Nelson, K. L. Radiation Contamination Following Cremation of a Deceased Patient Treated With a Radiopharmaceutical. *JAMA* **321** (8):803–804, 2019. doi:10.1001/jama.2018.21673

Yudelev, M., Maughan, R. L. and Dunlap, K. Shielding and radiation safety around a superconducting cyclotron neutron therapy facility. *Health Phys.* **69** (1):130–136, 1995. doi:10.1097/00004032-199507000-00015

Yudelev, M., Maughan, R. L., Jordan, L. E. and Saxena, R. Dose equivalents to neutron therapy facility staff due to induced activation. *Health Phys.* **72** (3):361–367, 1997. doi:10.1097/00004032-199703000-00003

Yudelev, M., Alyousef, K., Brandon, J., Perevertailo, V., Lerch, M. L. and Rosenfeld, A. B. Application of semiconductors for dosimetry of fast-neutron therapy beam. *Radiat. Prot. Dosimetry* **110** (1–4):573–578, 2004. doi:10.1093/rpd/nch223

Zaremba, T., Jakobsen, A. R., Thogersen, A. M., Oddershede, L. and Riahi, S. The effect of radiotherapy beam energy on modern cardiac devices: an in vitro study. *Europace* **16** (4):612–616, 2014. doi:10.1093/europace/eut249

Zecchin, M., Morea, G., Severgnini, M., Sergi, E., Baratto, R. A., Bianco, E. et al. Malfunction of cardiac devices after radiotherapy without direct exposure to ionizing radiation: mechanisms and experimental data. *Europace* **18** (2):288–293, 2016. doi:10.1093/europace/euv250

Zhang, G., Javedan, K., Moros, E., Latifi, K., Feygelman, V. and Moffitt, H. L. SU-E-T-479: skin dose from flattening filter free beams: a Monte Carlo investigation. *Med. Phys.* **39** (6Part17):3815, 2012. doi:10.1118/1.4735568

Zweng, A., Schuster, R., Hawlicek, R. and Weber, H. S. Life-threatening pacemaker dysfunction associated with therapeutic radiation: a case report. *Angiology* **60** (4):509–512, 2009. doi:10.1177/0003319708315305

L部分：常用数据表格

表格 L1：物理常量与常用数据

这些表格汇集了放射治疗研究与应用的物理学家所感兴趣的主要物理常量与数据。这些数据中的大部分来自A部分涵盖的基本原理。表L1.1和L1.2汇总了国际单位制（SI）[1]框架中定义的主要物理常量和单位。表L1.3给出了过去使用过但现在已过时的物理常量对应关系。为了简化非常小或非常大数量级的数字表达，在表L1.4中列出了部分国际单位制前缀（十进制倍数和十进制约数）；最后，表L1.5和L1.7给出了最重要的常量值；表L1.6可用于能量转换。

表L1.1　国际单位制基本单位

物理量名称	单位名称[a]	单位符号[b]
时间[c]	秒	s
长度	米	m
质量	千克	kg
电流	安培	A
热力学温度	开尔文	K
物质量	摩尔	mol
发光强度	坎德拉	cd

[a]根据SI系统，单位名称类似于普通名词（即用小写的正体字母书写，如果合适则用复数）。

[b]单位符号以正体小写字母书写，除非它们源自专有名称（例如安培或开尔文），在这种情况下，第一个字母为大写（“公升”除外）符号，可写为“L”。

[c]分钟（min）、小时（h）和天（d）是国际单位制接受的非SI单位。

表L1.2　具有特殊名称和符号的常用国际单位制衍生单位

参数名称	单位名称	单位符号	其他国际单位
平面角	弧度	rad[a]	无（m/m）
立体角	球面度	sr	无（m^2/m^2）
频率	赫兹	Hz	s^{-1}
力	牛顿	N	$m \cdot kg \cdot s^{-2}$
压强	帕斯卡	Pa	$N \cdot m^{-2}$
能量	焦耳	J	N · m
功率	瓦特	W	$J \cdot s^{-1}$
电荷	库伦	C	A · s
电位差[b]	伏特	V	$W \cdot A^{-1}$
电容	法拉	F	$C \cdot V^{-1}$
磁通量密度	特斯拉	T	$kg \cdot s^{-2} \cdot A^{-1}$
摄氏温度	摄氏度[c]	℃	K
放射性活度[d]	贝克勒尔	Bq	S^{-1}
吸收剂量，比释动能	戈瑞	Gy	$J \cdot kg^{-1}$
剂量当量	希沃特[e]	Sv	$J \cdot kg^{-1}$

[a]弧度（rad）不应与吸收剂量（rad）的旧单位混淆。

[b]这个常量在许多国家也称为“电压”，在一些国家也称为“电张力”或简称为“张力”。

[c]摄氏度是开尔文的特殊名称，用于表示摄氏温度（0K=−273.15℃）。当以摄氏度或开尔文表示时，温差或温度区间的数值相同。

[d]这个常量有时被错误地称为放射性。

[e]参见CIPM 2002和Allisy–Roberts（2005）。

[1] 关于国际单位制的完整介绍，可以在国际计算局的官方手册中找到（BIPM 2019）。

表 L1.3　旧单位转换（所有系数均为精确值）

物理量	旧单位	系数	国际单位
活度	1Ci（居里）	3.7×10^{10}	Bq
曝光量[a]	1R（伦琴）	2.58×10^{-4}	$C\ kg^{-1}$（空气中）
比释动能或吸收剂量	1rad	1×10^{-2}	Gy
剂量当量	1rem	1×10^{-2}	Sv

要将旧单位的常量转换为国际单位制的常量，请乘以相关系数。在第53.6节中讨论了与近距离放射治疗中规范相关的其他旧单位。

[a]空气比释动能是曝光量的现在替代量（见第 5.3.2 节）。

表 L1.4　国际单位制前缀

十进制倍数			十进制约数		
系数	名称[a]	符号[b]	系数	名称[a]	符号[b]
10^{1}	十	da	10^{-1}	分	d
10^{2}	百	h	10^{-2}	厘	c
10^{3}	千	k	10^{-3}	毫	m
10^{6}	兆	M	10^{-6}	微	μ
10^{9}	吉（咖）	G	10^{-9}	纳（诺）	n
10^{12}	太（拉）	T	10^{-12}	皮（可）	p
10^{15}	拍（仑）	P	10^{-15}	飞（母托）	f
10^{18}	艾（可萨）	E	10^{-18}	阿（托）	a
10^{21}	泽（它）	Z	10^{-21}	仄（普托）	z
10^{24}	尧（它）	Y	10^{-24}	幺（科托）	y

附加在单位符号上的前缀成分可与原单位符号组成一个新的不可分割的单位符号，前缀可以用于表达该单位的倍数或分数，并且可以与其他单位符号组合形成复合单位符号。

示例：$5mGy/\mu s = 5mGy \cdot \mu s^{-1} = 5mGy \cdot (\mu s)^{-1} = 5 \times (10^{-3}Gy) \times (10^{-6}s)^{-1} = 5 \times 10^{-9}Gy/s$

[a] 所有前缀名称都以小写字母书写（句首除外）。

[b] 除da、h和k外，所有多重前缀符号均为大写；所有约数符号均为小写。

表 L1.5　常用物理常量

常量	符号	值（不确定度）[a]	单位	注释
阿伏伽德罗常数	N_A	$6.022\ 140\ 76 \times 10^{23}$	mol^{-1}	精确值
碳的摩尔质量	$M(^{12}C)$	$11.999\ 999\ 995\ 8\ (36) \times 10^{-3}$	$kg \cdot mol^{-1}$	
原子质量常数[b]	m_u	$1.660\ 539\ 066\ 60\ (50) \times 10^{-27}$	kg	
真空中光速（n.u.）[c]	c（或 c_0）	299 792 458	$m \cdot s^{-1}$	精确值
电子质量（n.u. 和a.u.）[c]	m_e	$9.109\ 383\ 701\ 5\ (28) \times 10^{-31}$	kg	
元电荷（a.u.）[c, d]	e	$1.602\ 176\ 634 \times 10^{-19}$	C	精确值（电子或质子电荷）

续表

常量	符号	值（不确定度）[a]	单位	注释
经典电子半径	r_e	2.817 940 326 2（13）$\times 10^{-15}$	m	
普朗克常数	$\boldsymbol{h}$	6.626 070 15 $\times 10^{-34}$	J·s	精确值
玻尔兹曼常数	$\boldsymbol{k}$	1.380 649 $\times 10^{-23}$	$J \cdot K^{-1}$	精确值
真空介电常数[e]	ε_0	8.854 187 812 8（13）$\times 10^{-12}$	$F \cdot m^{-1}$	
标准重力加速度	g_n	9.806 65	$m \cdot s^{-2}$	精确值
标准大气	atm	101 325	Pa	精确值
0℃干燥空气密度[f]	ρ_{air}	1.292	$kg \cdot m^{-3}$	在273.15K，101325Pa
标准空气密度（在20℃时）[f]		1.200	$kg \cdot m^{-3}$	在293.15K，101325Pa（50%相对空气湿度）
在干燥空气中每形成一对离子所消耗的平均能量[g]	W_{air}			
•光子和电子[h]		33.97（12）	eV	
•质子[h]		34.44（14）	eV	
•碳离子[h]		34.71（52）	eV	

除非另有说明，否则这些值是基本物理常量的“2018 CODATA 推荐值”［于2019年5月20日发布（Newell 等，2017；Mohr 等，2018；CODATA 2018）］。需要注意的是，粗体字母的五个常量（N_A, c, e, h 和 k）是具有固定值的“定义常量”，与两个额外的定义常量（此处未显示）一起定义所有SI单位。

[a] 根据SI，常量x的标准不确定度（即估计的标准偏差）表示为u（x）或可以使用“简洁形式”给出（如此处），其中引用的最后一位数值指的是u（x），它适用于前面的最后两位数值。例如，对于电子质量，u（m_e）= 0.000 000 000 028 $\times 10^{-31}$。

[b] 代表基态^{12}C未结合原子质量的1/12。它等于M（^{12}C）/N_A的1/12。也可用作单位使用（见表L1.7）。

[c] 这些基于实验的常量也可用作粒子物理学中使用的“自然单位”（n.u.）或原子物理学中用作其他量参考的“原子单位”（a.u.）（参见例如表L1.7）。

[d] 该值还用于将能量从电子伏特（eV）转换为焦耳（J）（见表 L1.6）。

[e] 也称为自由空间介电常数或电常数。

[f] 各种来源的近似值。

[g] 摘自ICRU报告90（ICRU 2016）。该常量通常使用的单位是eV，也可以使用表L1.6与焦耳（J）进行转换。

[h] 电子能量＞10keV，光子能量＞100keV，质子和重离子能量＞20MeV/u。

表 L1.6 能量转换

	等价⇒	质量（m）	波长（λ）	频率（v）	温度（T）
	关系⇒	mc^2	hc/λ	hv	kT
单位⇒	J	kg	m	Hz	K
1J	1	1.112 7 $\times 10^{-17}$	1.985 8 $\times 10^{-25}$	1.509 2 $\times 10^{33}$	7.243 0 $\times 10^{22}$
1eV	1.602 2 $\times 10^{-19}$	1.782 7 $\times 10^{-36}$	1.239 4 $\times 10^{-6}$	2.418 0 $\times 10^{14}$	1.160 5 $\times 10^{4}$

该表显示了质量、波长、频率和温度与能量的关系。例如，1kg的能量为1/1.112 7 $\times 10^{-17}$J。此表中的值已四舍五入到小数点后4位的最高有效数字。

表 L1.7　以国际制单位和原子单位表示的粒子静止质量和能量

常量	国际单位中的值（不确定性）	国际单位	原子单位的四舍五入值
原子质量单位	$1.660\,539\,066\,60(50)\times10^{-27}$	kg	符号=u
电子质量（m_e）	$9.109\,383\,701\,5(28)\times10^{-31}$	kg	1/1823u
质子质量（m_p）	$1.672\,621\,923\,69(51)\times10^{-27}$	kg	1.0073u
中子质量（m_n）	$1.674\,927\,498\,04(95)\times10^{-27}$	kg	1.0087u
α 粒子质量	$6.644\,657\,335\,7(20)\times10^{-27}$	kg	4.0015u
电子当量能量[a]	$8.187\,105\,776\,9(25)\times10^{-14}$	J	0.510 999MeV
质子当量能量[a]	$1.503\,277\,615\,98(46)\times10^{-10}$	J	938.272MeV

[a] 源自 $E=mc^2$。

表格 L2：带电粒子阻止本领和范程

a.电子阻止本领、范程和辐射场

表L2a.1到L2a.27给出了许多医学上感兴趣的电子在不同介质中的阻止本领、范程和辐射场。首先是物质元素（L2a.1到L2a.7），然后是化合物和混合物，包括空气、水和模体组织（L2a.8到L2a.27），严格按照字母顺序排列——参见表L2。电子能量从0.01MeV（10keV）扩展到50MeV，涵盖了放射治疗的能量范围。在能量低于10keV时，电子阻止本领Bethe–Bloch公式的有效性受到质疑，尤其是在高原子序数材料中。

除了空气、碳（石墨）和水的数值取自国际辐射学单位委员会90号报告（ICRU 2016）中给出的最新数据外，所有数据均使用ESTAR数据库获得，通过访问http：//physics.nist.gov/PhysRefData/Star/Text/ESTAR.html获取，其中给出了计算程序的完整细节（Berger等，2005）。

每种物质的数据还包含质量密度ρ，比率〈Z/A〉、平均激发能I（见第3.2.2节）和每种物质的原子组成（Z–f_w），其中f_w是Z元素在材料中的重量分数–所有数据均源自ESTAR数据库。质量阻止本领以MeV cm^2/g为单位给出，这是放射治疗中最常用的单位，与以MeV表示的束流能量一致。线性阻止本领，即MeV/cm，通过乘以质量密度ρ（g/cm^3）得出。

ICRU 90号（2016）遵循ICRU 37号报告（1984），其中指出，对于动能E>100keV电子阻止本领相对标准不确定性为0.5%～1.0%，对于100keV ≥E≥10keV的相对标准不确定性为1.0%～1.5%。E<2MeV辐射阻止本领的不确定性“可能约为3%”（ICRU 1984），而对于2MeV<E<50MeV，“可能在 1%～3%”。

电子阻止本领，S_{el}/ρ，在3.2节中有详细介绍，辐射阻止本领S_{rad}/ρ和辐射场在3.4节中详细介绍，CSDA范程R_{csda}（或r_0）在第3.5.3节中详细介绍。ESTAR代码中用于计算S_{el}/ρ的表达式与公式3.7（第 3.2.2节）相同；表L2a.1到表L2a.27中的值可以通过评估公式3.7中的 <Z/A>、I和所讨论材料以及动能密度效应校正因子 δ 来验证。

b.质子阻止本领、范程和迂回系数

表L2b.1到L2b.19给出了许多具有医学意义材料中的质子阻止本领、范程和绕行系数[1]。首先是物质元素（L2b.1到L2b.6），然后是化合物和混合物，包括空气、水和模体组织（L2b.7到L2b.19），严格按照字母顺序排列–请参阅下表。（动能）能量从0.1MeV到 300MeV，涵盖了放射治疗的能量范围。

除了空气、碳（石墨）和水的数据取自ICRU 90号报告[2]外，所有值均使用PSTAR数据库获得，通过访问http：//physics.nist.gov/PhysRefdData/Star/Text/PSTAR.html，其中给出了计算程序的全部细节（Berger等，2005）。

关于S_{el}/ρ相对不确定性的估计，ICRU 90号报告（2016）和ICRU 49号报告（1993）指出，对于E ≥ 1MeV，相对标准不确定性为1%～3%；对于1MeV >E≥100keV，相对标准不确定性为3%～6%。对于核阻止本领S_{nucl}/ρ，ICRU 90号报告（2016）指出，对于E≥100keV，相对标准不确定性为3%。

一般注解

ICRU 90号报告中详述的计算方法与ESTAR和

[1] 绕行系数定义为平均渗透深度（或预测范程）除以 CSDA 范程（ICRU 1993）。

[2] 感谢NIST的Steve Selter的协助，他提供了额外能量的数据，例如0.7和0.9MeV，我们对此表示感谢。

PSTAR数据库中采用的方法基本相同，但有以下区别：

- Bethe的带电粒子电子（碰撞）阻止本领理论中的关键参数，即平均激发能量I经过审查，结果表明：空气的I= 85.7eV（与之前的建议相同），碳的I=81eV（之前的推荐值为78eV），液态水的I=78eV（之前的推荐值为75eV）。
- 碳中电子阻止本领密度效应校正值δ对应ρ=2.25g/cm^{3}而不是ρ=1.7g/cm^{3}的质量密度，并假定每个原子只有一个传导电子而不是两个。然而，在评估线性阻止本领时，应使用所讨论样品的实际（或体积）质量密度，例如1.7g/cm^3。
- 电子的辐射阻止本领S_{rad}参见Seltzer和Berger（1986）。
- 碳中质子的电子阻止本领参见Nečas等（1993）。

表 L2　电子和质子相互作用的主要数据

	电子	质子
物质元素（按原子序数增加的顺序）		
碳（石墨）	L2a.1	L2b.1
铝	L2a.2	L2b.2
硅	L2a.3	L2b.3
铁	L2a.4	L2b.4
铜	L2a.5	
钨	L2a.6	L2b.5
铅	L2a.7	L2b.6
化合物和混合物*		
A-150（组织等效材料）	L2a.8	L2b.7
脂肪组织	L2a.9	L2b.8
空气（干燥）	L2a.10	L2b.9
致密，骨（ICRU）	L2a.11	L2b.10
皮质，骨（ICRU）	L2a.12	L2b.11
C-552（空气等效材料）	L2a.13	L2b.12
玻璃（耐热）	L2a.14	
玻璃（铅）	L2a.15	
氟化锂（LiF）	L2a.16	L2b.13
四硼酸锂（$Li_2B_4O_2$）	L2a.17	
肺组织（ICRP）	L2a.18	
骨骼肌（ICRP）	L2a.19	L2b.14
横纹肌（ICRU）	L2a.20	L2b.15
感光乳剂（核素标准）	L2a.21	L2b.16
聚甲基丙烯酸甲酯（PMMA、有机玻璃、荧光树脂）	L2a.22	L2b.17
聚苯乙烯	L2a.23	L2b.18
皮肤（ICRP）	L2a.24	
软组织（ICRP）	L2a.25	
软组织（ICRP 4部分）	L2a.26	
水（液体）	L2a.27	L2b.19

* 材料成分主要取自ESTAR或XCOM数据库。对于生物组织，ICRU 和ICRP参考文献分别与ICRU 44号报告（1989）和ICRP 23 号出版物（1975）相关。

表 L2a.1　碳（石墨）中的电子

〈Z/A〉：0.49954；ρ：2.265[a] g/cm^3；I：81.0eV；组成成分（Z–f_w）：6–1.0000

动能（MeV）	阻止本领（MeV·cm^2·g^{-1}）			CSDA范程（g/cm^2）	辐射场	密度效应参数δ
	电子	辐射	全部			
0.010	1.999×10	3.142×10^{-3}	1.999×10	2.845×10^{-4}	8.720×10^{-5}	2.634×10^{-3}
0.015	1.460×10	3.152×10^{-3}	1.461×10	5.813×10^{-4}	1.204×10^{-4}	4.085×10^{-3}
0.020	1.169×10	3.164×10^{-3}	1.169×10	9.668×10^{-4}	1.512×10^{-4}	5.622×10^{-3}
0.030	8.572	3.181×10^{-3}	8.575	1.980×10^{-3}	2.080×10^{-4}	8.946×10^{-3}
0.040	6.908	3.200×10^{-3}	6.911	3.289×10^{-3}	2.604×10^{-4}	1.259×10^{-2}
0.050	5.866	3.227×10^{-3}	5.869	4.866×10^{-3}	3.097×10^{-4}	1.654×10^{-2}
0.060	5.150	3.256×10^{-3}	5.153	6.690×10^{-3}	3.566×10^{-4}	2.079×10^{-2}
0.070	4.626	3.289×10^{-3}	4.629	8.742×10^{-3}	4.016×10^{-4}	2.531×10^{-2}
0.080	4.266	3.324×10^{-3}	4.229	1.101×10^{-2}	4.449×10^{-4}	3.011×10^{-2}
0.090	3.910	3.361×10^{-3}	3.913	1.347×10^{-2}	4.869×10^{-4}	3.517×10^{-2}
0.10	3.654	3.400×10^{-3}	3.657	1.611×10^{-2}	5.277×10^{-4}	4.047×10^{-2}
0.15	2.871	3.619×10^{-3}	2.875	3.174×10^{-2}	7.175×10^{-4}	7.039×10^{-2}
0.20	2.473	3.871×10^{-3}	2.476	5.059×10^{-2}	8.913×10^{-4}	1.052×10^{-1}
0.30	2.076	4.462×10^{-3}	2.081	9.513×10^{-2}	1.213×10^{-3}	1.847×10^{-1}
0.40	1.886	5.148×10^{-3}	1.891	1.458×10^{-1}	1.518×10^{-3}	2.708×10^{-1}
0.50	1.778	5.911×10^{-3}	1.784	2.004×10^{-1}	1.818×10^{-3}	3.580×10^{-1}
0.60	1.712	6.734×10^{-3}	1.718	2.576×10^{-1}	2.117×10^{-3}	4.438×10^{-1}
0.70	1.669	7.611×10^{-3}	1.676	3.165×10^{-1}	2.419×10^{-3}	5.271×10^{-1}
0.80	1.640	8.533×10^{-3}	1.648	3.767×10^{-1}	2.724×10^{-3}	6.075×10^{-1}
0.90	1.620	9.497×10^{-3}	1.629	4.378×10^{-1}	3.032×10^{-3}	6.849×10^{-1}
1.0	1.606	1.050×10^{-2}	1.617	4.994×10^{-1}	3.345×10^{-3}	7.593×10^{-1}
1.5	1.582	1.596×10^{-2}	1.598	8.113×10^{-1}	4.970×10^{-3}	1.090
2.0	1.586	2.204×10^{-2}	1.608	1.124	6.686×10^{-3}	1.364
3.0	1.609	3.552×10^{-2}	1.645	1.739	1.033×10^{-2}	1.798
4.0	1.634	5.023×10^{-2}	1.684	2.339	1.417×10^{-2}	2.136
5.0	1.656	6.582×10^{-2}	1.722	2.927	1.814×10^{-2}	2.414
6.0	1.675	8.203×10^{-2}	1.757	3.501	2.219×10^{-2}	2.653
7.0	1.692	9.878×10^{-2}	1.790	4.065	2.629×10^{-2}	2.863
8.0	1.706	1.160×10^{-1}	1.822	4.619	3.043×10^{-2}	3.051
9.0	1.718	1.335×10^{-1}	1.852	5.163	3.459×10^{-2}	3.223
10	1.729	1.514×10^{-1}	1.881	5.699	3.876×10^{-2}	3.381
15	1.770	2.442×10^{-1}	2.014	8.266	5.953×10^{-2}	4.033
20	1.797	3.410×10^{-1}	2.138	1.067×10	7.980×10^{-2}	4.533
30	1.832	5.419×10^{-1}	2.374	1.511×10	1.181×10^{-1}	5.279
40	1.856	7.489×10^{-1}	2.605	1.913×10	1.533×10^{-1}	5.828
50	1.874	9.599×10^{-1}	2.834	2.281×10	1.854×10^{-1}	6.260

[a]这是推荐用于计算电子阻止本领的纯碳微晶（或晶粒）密度（ICRU 2016）。碳的堆积密度要小得多并且取决于其孔隙率。这种堆积密度通常约为 1.7g/cm^3。

表 L2a.2　铝中的电子

〈Z/A〉：0.48181；ρ：2.699g/cm^3；I：166.0eV；组成成分（Z–f_w）：13–1.0000

动能（MeV）	阻止本领（MeV·cm^2·g^{-1}）			CSDA范程（g/cm^2）	辐射场	密度效应参数δ
	电子	辐射	全部			
0.010	1.649×10	6.559×10^{-3}	1.650×10	3.539×10^{-4}	2.132×10^{-4}	3.534×10^{-4}
0.015	1.220×10	6.798×10^{-3}	1.221×10	7.111×10^{-4}	3.017×10^{-4}	6.538×10^{-4}
0.020	9.844	6.926×10^{-3}	9.851	1.170×10^{-3}	3.840×10^{-4}	1.031×10^{-3}
0.030	7.287	7.059×10^{-3}	7.294	2.367×10^{-3}	5.353×10^{-4}	2.005×10^{-3}
0.040	5.909	7.133×10^{-3}	5.916	3.900×10^{-3}	6.736×10^{-4}	3.246×10^{-3}
0.050	5.039	7.191×10^{-3}	5.046	5.738×10^{-3}	8.022×10^{-4}	4.732×10^{-3}
0.060	4.439	7.243×10^{-3}	4.446	7.855×10^{-3}	9.232×10^{-4}	6.440×10^{-3}
0.070	3.998	7.295×10^{-3}	4.005	1.023×10^{-2}	1.038×10^{-3}	8.351×10^{-3}
0.080	3.661	7.350×10^{-3}	3.668	1.284×10^{-2}	1.147×10^{-3}	1.045×10^{-2}
0.090	3.394	7.411×10^{-3}	3.401	1.568×10^{-2}	1.252×10^{-3}	1.271×10^{-2}
0.10	3.177	7.476×10^{-3}	3.185	1.872×10^{-2}	1.353×10^{-3}	1.513×10^{-2}
0.15	2.513	7.865×10^{-3}	2.521	3.659×10^{-2}	1.816×10^{-3}	2.907×10^{-2}
0.20	2.174	8.344×10^{-3}	2.183	5.804×10^{-2}	2.231×10^{-3}	4.525×10^{-2}
0.30	1.839	9.487×10^{-3}	1.849	1.083×10^{-1}	2.982×10^{-3}	8.116×10^{-2}
0.40	1.680	1.082×10^{-2}	1.691	1.652×10^{-1}	3.678×10^{-3}	1.190×10^{-1}
0.50	1.592	1.230×10^{-2}	1.604	2.260×10^{-1}	4.349×10^{-3}	1.569×10^{-1}
0.60	1.540	1.390×10^{-2}	1.554	2.894×10^{-1}	5.009×10^{-3}	1.943×10^{-1}
0.70	1.507	1.560×10^{-2}	1.522	3.545×10^{-1}	5.664×10^{-3}	2.307×10^{-1}
0.80	1.486	1.739×10^{-2}	1.503	4.206×10^{-1}	6.319×10^{-3}	2.661×10^{-1}
0.90	1.473	1.925×10^{-2}	1.492	4.874×10^{-1}	6.976×10^{-3}	3.005×10^{-1}
1.0	1.465	2.119×10^{-2}	1.486	5.546×10^{-1}	7.636×10^{-3}	3.339×10^{-1}
1.5	1.460	3.177×10^{-2}	1.491	8.913×10^{-1}	1.100×10^{-2}	4.898×10^{-1}
2.0	1.475	4.350×10^{-2}	1.518	1.224	1.449×10^{-2}	6.349×10^{-1}
3.0	1.510	6.924×10^{-2}	1.580	1.869	2.173×10^{-2}	9.145×10^{-1}
4.0	1.540	9.702×10^{-2}	1.637	2.491	2.918×10^{-2}	1.183
5.0	1.564	1.263×10^{-1}	1.690	3.092	3.675×10^{-2}	1.433
6.0	1.583	1.567×10^{-1}	1.739	3.675	4.436×10^{-2}	1.661
7.0	1.599	1.879×10^{-1}	1.787	4.242	5.197×10^{-2}	1.868
8.0	1.613	2.200×10^{-1}	1.833	4.795	5.955×10^{-2}	2.055
9.0	1.625	2.526×10^{-1}	1.877	5.334	6.708×10^{-2}	2.226
10	1.636	2.858×10^{-1}	1.921	5.861	7.454×10^{-2}	2.384
15	1.676	4.574×10^{-1}	2.134	8.328	1.105×10^{-1}	3.016
20	1.704	6.357×10^{-1}	2.340	1.056×10	1.438×10^{-1}	3.484
30	1.743	1.003	2.746	1.450×10	2.027×10^{-1}	4.168
40	1.769	1.379	3.148	1.790×10	2.528×10^{-1}	4.669
50	1.789	1.761	3.550	2.089×10	2.959×10^{-1}	5.068

表 L2a.3　硅中的电子

＜Z/A＞：0.49848；ρ：2.330g/cm^3；I：173.0eV；组成成分（Z–f_w）：14–1.0000

动能（MeV）	阻止命令（MeV·cm^2·g^{-1}）			CSDA范程（g/cm^2）	辐射场	密度效应参数δ
	电子	辐射	全部			
0.010	1.689×10	7.255×10^{-3}	1.690×10	3.461×10^{-4}	2.289×10^{-4}	1.037×10^{-3}
0.015	1.251×10	7.555×10^{-3}	1.252×10	6.946×10^{-4}	3.252×10^{-4}	1.641×10^{-3}
0.020	1.010×10	7.720×10^{-3}	1.011×10	1.142×10^{-3}	4.151×10^{-4}	2.298×10^{-3}
0.030	7.480	7.892×10^{-3}	7.487	2.308×10^{-3}	5.807×10^{-4}	3.766×10^{-3}
0.040	6.067	7.988×10^{-3}	6.075	3.802×10^{-3}	7.322×10^{-4}	5.424×10^{-3}
0.050	5.175	8.061×10^{-3}	5.183	5.592×10^{-3}	8.731×10^{-4}	7.257×10^{-3}
0.060	4.559	8.123×10^{-3}	4.568	7.653×10^{-3}	1.006×10^{-3}	9.252×10^{-3}
0.070	4.107	8.185×10^{-3}	4.116	9.964×10^{-3}	1.131×10^{-3}	1.139×10^{-2}
0.080	3.761	8.248×10^{-3}	3.769	1.251×10^{-2}	1.251×10^{-3}	1.368×10^{-2}
0.090	3.487	8.317×10^{-3}	3.496	1.526×10^{-2}	1.366×10^{-3}	1.608×10^{-2}
0.10	3.265	8.389×10^{-3}	3.274	1.822×10^{-2}	1.476×10^{-3}	1.861×10^{-2}
0.15	2.583	8.821×10^{-3}	2.592	3.561×10^{-2}	1.981×10^{-3}	3.271×10^{-2}
0.20	2.236	9.349×10^{-3}	2.245	5.646×10^{-2}	2.433×10^{-3}	4.868×10^{-2}
0.30	1.892	1.062×10^{-2}	1.903	1.054×10^{-1}	3.249×10^{-3}	8.402×10^{-2}
0.40	1.729	1.209×10^{-2}	1.741	1.606×10^{-1}	4.003×10^{-3}	1.216×10^{-1}
0.50	1.638	1.374×10^{-2}	1.652	2.197×10^{-1}	4.728×10^{-3}	1.599×10^{-1}
0.60	1.585	1.551×10^{-2}	1.600	2.812×10^{-1}	5.441×10^{-3}	1.980×10^{-1}
0.70	1.551	1.740×10^{-2}	1.568	3.444×10^{-1}	6.148×10^{-3}	2.355×10^{-1}
0.80	1.529	1.938×10^{-2}	1.549	4.086×10^{-1}	6.855×10^{-3}	2.721×10^{-1}
0.90	1.516	2.145×10^{-2}	1.537	4.734×10^{-1}	7.564×10^{-3}	3.077×10^{-1}
1.0	1.507	2.360×10^{-2}	1.531	5.386×10^{-1}	8.275×10^{-3}	3.424×10^{-1}
1.5	1.502	3.533×10^{-2}	1.538	8.652×10^{-1}	1.190×10^{-2}	5.020×10^{-1}
2.0	1.518	4.833×10^{-2}	1.567	1.188	1.565×10^{-2}	6.439×10^{-1}
3.0	1.558	7.682×10^{-2}	1.634	1.812	2.340×10^{-2}	8.976×10^{-1}
4.0	1.591	1.076×10^{-1}	1.699	2.412	3.134×10^{-2}	1.131
5.0	1.618	1.399×10^{-1}	1.758	2.991	3.937×10^{-2}	1.351
6.0	1.639	1.735×10^{-1}	1.813	3.551	4.742×10^{-2}	1.557
7.0	1.657	2.081×10^{-1}	1.865	4.095	5.546×10^{-2}	1.748
8.0	1.672	2.435×10^{-1}	1.916	4.624	6.344×10^{-2}	1.925
9.0	1.685	2.795×10^{-1}	1.965	5.139	7.136×10^{-2}	2.088
10	1.697	3.161×10^{-1}	2.013	5.642	7.919×10^{-2}	2.239
15	1.740	5.057×10^{-1}	2.245	7.992	1.168×10^{-1}	2.858
20	1.769	7.023×10^{-1}	2.472	1.011×10	1.514×10^{-1}	3.323
30	1.809	1.108	2.917	1.383×10	2.123×10^{-1}	4.003
40	1.837	1.523	3.360	1.702×10	2.638×10^{-1}	4.501
50	1.858		3.802	1.982×10	3.077×10^{-1}	4.897

表 L2a.4　铁中的电子

〈Z/A〉：0.46556；ρ：7.874g/cm^3；I：286.0eV；组成成分（Z–f_w）：26–1.0000

动能（MeV）	阻止本领（MeV·cm^2·g^{-1}）			CSDA范程（g/cm^2）	辐射场	密度效应参数δ
	电子	辐射	全部			
0.010	1.388×10	1.138×10^{-2}	1.390×10	4.330×10^{-4}	4.203×10^{-4}	2.474×10^{-3}
0.015	1.040×10	1.235×10^{-2}	1.041×10	8.539×10^{-4}	6.151×10^{-4}	3.866×10^{-3}
0.020	8.456	1.296×10^{-2}	8.468	1.390×10^{-3}	8.013×10^{-4}	5.365×10^{-3}
0.030	6.316	1.369×10^{-2}	6.330	2.774×10^{-3}	1.152×10^{-3}	8.696×10^{-3}
0.040	5.149	1.414×10^{-2}	5.163	4.536×10^{-3}	1.478×10^{-3}	1.248×10^{-2}
0.050	4.408	1.446×10^{-2}	4.422	6.637×10^{-3}	1.784×10^{-3}	1.673×10^{-2}
0.060	3.893	1.471×10^{-2}	3.908	9.050×10^{-3}	2.073×10^{-3}	2.143×10^{-2}
0.070	3.514	1.493×10^{-2}	3.529	1.175×10^{-2}	2.348×10^{-3}	2.657×10^{-2}
0.080	3.223	1.512×10^{-2}	3.238	1.471×10^{-2}	2.611×10^{-3}	3.211×10^{-2}
0.090	2.992	1.531×10^{-2}	3.007	1.792×10^{-2}	2.863×10^{-3}	3.801×10^{-2}
0.10	2.804	1.548×10^{-2}	2.820	2.136×10^{-2}	3.106×10^{-3}	4.422×10^{-2}
0.15	2.226	1.639×10^{-2}	2.242	4.149×10^{-2}	4.212×10^{-3}	7.794×10^{-2}
0.20	1.930	1.736×10^{-2}	1.947	6.556×10^{-2}	5.190×10^{-3}	1.127×10^{-1}
0.30	1.636	1.956×10^{-2}	1.656	1.218×10^{-1}	6.923×10^{-3}	1.797×10^{-1}
0.40	1.497	2.209×10^{-2}	1.519	1.851×10^{-1}	8.489×10^{-3}	2.427×10^{-1}
0.50	1.420	2.489×10^{-2}	1.445	2.528×10^{-1}	9.968×10^{-3}	3.027×10^{-1}
0.60	1.374	2.791×10^{-2}	1.402	3.232×10^{-1}	1.140×10^{-2}	3.601×10^{-1}
0.70	1.345	3.112×10^{-2}	1.376	3.952×10^{-1}	1.281×10^{-2}	4.152×10^{-1}
0.80	1.327	3.448×10^{-2}	1.362	4.683×10^{-1}	1.420×10^{-2}	4.682×10^{-1}
0.90	1.316	3.797×10^{-2}	1.354	5.420×10^{-1}	1.559×10^{-2}	5.195×10^{-1}
1.0	1.308	4.160×10^{-2}	1.350	6.159×10^{-1}	1.697×10^{-2}	5.690×10^{-1}
1.5	1.304	6.137×10^{-2}	1.365	9.851×10^{-1}	2.393×10^{-2}	7.962×10^{-1}
2.0	1.317	8.315×10^{-2}	1.400	1.347	3.099×10^{-2}	9.959×10^{-1}
3.0	1.349	1.306×10^{-1}	1.480	2.042	4.527×10^{-2}	1.333
4.0	1.378	1.814×10^{-1}	1.560	2.700	5.954×10^{-2}	1.610
5.0	1.403	2.346×10^{-1}	1.638	3.325	7.361×10^{-2}	1.842
6.0	1.424	2.896×10^{-1}	1.713	3.922	8.738×10^{-2}	2.043
7.0	1.442	3.460×10^{-1}	1.788	4.493	1.008×10^{-1}	2.219
8.0	1.457	4.036×10^{-1}	1.861	5.042	1.139×10^{-1}	2.377
9.0	1.471	4.622×10^{-1}	1.933	5.569	1.266×10^{-1}	2.521
10	1.483	5.216×10^{-1}	2.005	6.077	1.389×10^{-1}	2.652
15	1.529	8.279×10^{-1}	2.357	8.374	1.951×10^{-1}	3.192
20	1.560	1.145	2.704	1.035×10	2.435×10^{-1}	3.610
30	1.600	1.795	3.396	1.365×10	3.221×10^{-1}	4.251
40	1.627	2.460	4.087	1.633×10	3.834×10^{-1}	4.736
50	1.647	3.135	4.782	1.859×10	4.328×10^{-1}	5.126

表 L2a.5　铜中的电子

⟨Z/A⟩：0.45636；ρ：8.960g/cm³；I：322.0eV；组成成分（Z–f_w）：29–1.0000

动能（MeV）	阻止本领（MeV·cm²·g⁻¹）			CSDA范程（g/cm²）	辐射场	密度效应参数δ
	电子	辐射	全部			
0.010	1.318 × 10	1.213×10^{-2}	1.319 × 10	4.601×10^{-4}	4.701×10^{-4}	1.244×10^{-3}
0.015	9.904	1.327×10^{-2}	9.917	9.028×10^{-4}	6.904×10^{-4}	1.938×10^{-3}
0.020	8.066	1.399×10^{-2}	8.080	1.465×10^{-3}	9.019×10^{-4}	2.683×10^{-3}
0.030	6.040	1.488×10^{-2}	6.055	2.914×10^{-3}	1.301×10^{-3}	4.334×10^{-3}
0.040	4.931	1.543×10^{-2}	4.947	4.754×10^{-3}	1.674×10^{-3}	6.220×10^{-3}
0.050	4.226	1.583×10^{-2}	4.242	6.946×10^{-3}	2.025×10^{-3}	8.365×10^{-3}
0.060	3.736	1.615×10^{-2}	3.753	9.459×10^{-3}	2.358×10^{-3}	1.080×10^{-2}
0.070	3.375	1.641×10^{-2}	3.392	1.227×10^{-2}	2.674×10^{-3}	1.354×10^{-2}
0.080	3.098	1.665×10^{-2}	3.114	1.535×10^{-2}	2.977×10^{-3}	1.664×10^{-2}
0.090	2.877	1.688×10^{-2}	2.894	1.868×10^{-2}	3.268×10^{-3}	2.013×10^{-2}
0.10	2.698	1.710×10^{-2}	2.715	2.225×10^{-2}	3.547×10^{-3}	2.404×10^{-2}
0.15	2.146	1.816×10^{-2}	2.164	4.314×10^{-2}	4.822×10^{-3}	5.053×10^{-2}
0.20	1.861	1.926×10^{-2}	1.881	6.807×10^{-2}	5.950×10^{-3}	8.595×10^{-2}
0.30	1.579	2.172×10^{-2}	1.601	1.263×10^{-1}	7.945×10^{-3}	1.604×10^{-1}
0.40	1.444	2.450×10^{-2}	1.469	1.918×10^{-1}	9.741×10^{-3}	2.302×10^{-1}
0.50	1.370	2.757×10^{-2}	1.398	2.617×10^{-1}	1.143×10^{-2}	2.958×10^{-1}
0.60	1.326	3.087×10^{-2}	1.357	3.345×10^{-1}	1.307×10^{-2}	3.581×10^{-1}
0.70	1.298	3.437×10^{-2}	1.333	4.089×10^{-1}	1.467×10^{-2}	4.173×10^{-1}
0.80	1.281	3.803×10^{-2}	1.319	4.843×10^{-1}	1.625×10^{-2}	4.739×10^{-1}
0.90	1.270	4.185×10^{-2}	1.312	5.604×10^{-1}	1.782×10^{-2}	5.280×10^{-1}
1.0	1.263	4.580×10^{-2}	1.309	6.367×10^{-1}	1.938×10^{-2}	5.799×10^{-1}
1.5	1.259	6.733×10^{-2}	1.327	1.017	2.720×10^{-2}	8.121×10^{-1}
2.0	1.273	9.103×10^{-2}	1.364	1.389	3.509×10^{-2}	1.011
3.0	1.305	1.425×10^{-1}	1.448	2.10	5.095×10^{-2}	1.343
4.0	1.334	1.976×10^{-1}	1.531	2.772	6.668×10^{-2}	1.617
5.0	1.358	2.552×10^{-1}	1.613	3.408	8.209×10^{-2}	1.850
6.0	1.378	3.146×10^{-1}	1.693	4.013	9.710×10^{-2}	2.052
7.0	1.396	3.756×10^{-1}	1.771	4.591	1.117×10^{-1}	2.229
8.0	1.411	4.378×10^{-1}	1.849	5.143	1.258×10^{-1}	2.388
9.0	1.424	5.009×10^{-1}	1.925	5.673	1.394×10^{-1}	2.532
10	1.436	5.650×10^{-1}	2.001	6.183	1.526×10^{-1}	2.664
15	1.482	8.949×10^{-1}	2.377	8.472	2.122×10^{-1}	3.194
20	1.513	1.236	2.749	1.043 × 10	2.628×10^{-1}	3.597
30	1.555	1.936	3.491	1.365 × 10	3.437×10^{-1}	4.209
40	1.582	2.650	4.233	1.624 × 10	4.059×10^{-1}	4.676
50	1.603	3.375	4.978	1.842 × 10	4.554×10^{-1}	5.054

表 L2a.6　钨中的电子

〈Z/A〉：0.40250；ρ：19.300g/cm^3；I：727.0eV；组成成分（Z–f_w）：74–1.0000

动能（MeV）	阻止本领（MeV·cm^2·g^{-1}）			CSDA范程（g/cm^2）	辐射场	密度效应参数δ
	电子	辐射	全部			
0.010	8.974	1.977×10^{-2}	8.993	7.490×10^{-4}	1.076×10^{-3}	9.911×10^{-4}
0.015	6.945	2.320×10^{-2}	6.968	1.387×10^{-3}	1.639×10^{-3}	1.544×10^{-3}
0.020	5.753	2.563×10^{-2}	5.779	2.179×10^{-3}	2.200×10^{-3}	2.133×10^{-3}
0.030	4.394	2.908×10^{-2}	4.423	4.181×10^{-3}	3.305×10^{-3}	3.417×10^{-3}
0.040	3.631	3.160×10^{-2}	3.662	6.681×10^{-3}	4.381×10^{-3}	4.834×10^{-3}
0.050	3.137	3.364×10^{-2}	3.171	9.627×10^{-3}	5.430×10^{-3}	6.378×10^{-3}
0.060	2.791	3.539×10^{-2}	2.826	1.298×10^{-2}	6.453×10^{-3}	8.041×10^{-3}
0.070	2.533	3.694×10^{-2}	2.570	1.669×10^{-2}	7.453×10^{-3}	9.817×10^{-3}
0.080	2.334	3.834×10^{-2}	2.373	2.075×10^{-2}	8.430×10^{-3}	1.170×10^{-2}
0.090	2.176	3.964×10^{-2}	2.216	2.511×10^{-2}	9.385×10^{-3}	1.369×10^{-2}
0.10	2.047	4.084×10^{-2}	2.088	2.977×10^{-2}	1.032×10^{-2}	1.577×10^{-2}
0.15	1.646	4.595×10^{-2}	1.692	5.668×10^{-2}	1.470×10^{-2}	2.755×10^{-2}
0.20	1.439	5.021×10^{-2}	1.489	8.835×10^{-2}	1.865×10^{-2}	4.131×10^{-2}
0.30	1.234	5.797×10^{-2}	1.292	1.611×10^{-1}	2.558×10^{-2}	7.370×10^{-2}
0.40	1.138	6.565×10^{-2}	1.203	2.416×10^{-1}	3.164×10^{-2}	1.111×10^{-1}
0.50	1.085	7.353×10^{-2}	1.159	3.265×10^{-1}	3.712×10^{-2}	1.515×10^{-1}
0.60	1.055	8.162×10^{-2}	1.136	4.137×10^{-1}	4.221×10^{-2}	1.932×10^{-1}
0.70	1.036	8.993×10^{-2}	1.126	5.022×10^{-1}	4.702×10^{-2}	2.352×10^{-1}
0.80	1.025	9.841×10^{-2}	1.124	5.911×10^{-1}	5.161×10^{-2}	2.768×10^{-1}
0.90	1.019	1.071×10^{-1}	1.126	6.800×10^{-1}	5.602×10^{-2}	3.176×10^{-1}
1.0	1.016	1.159×10^{-1}	1.132	7.686×10^{-1}	6.030×10^{-2}	3.575×10^{-1}
1.5	1.021	1.624×10^{-1}	1.183	1.201	8.022×10^{-2}	5.416×10^{-1}
2.0	1.037	2.117×10^{-1}	1.249	1.613	9.856×10^{-2}	7.015×10^{-1}
3.0	1.072	3.158×10^{-1}	1.388	2.372	1.321×10^{-1}	9.684×10^{-1}
4.0	1.10	4.248×10^{-1}	1.526	3.059	1.625×10^{-1}	1.188
5.0	1.126	5.372×10^{-1}	1.663	3.687	1.902×10^{-1}	1.378
6.0	1.146	6.523×10^{-1}	1.798	4.265	2.157×10^{-1}	1.544
7.0	1.163	7.697×10^{-1}	1.933	4.801	2.393×10^{-1}	1.694
8.0	1.178	8.890×10^{-1}	2.067	5.301	2.612×10^{-1}	1.830
9.0	1.191	1.010	2.201	5.770	2.816×10^{-1}	1.955
10	1.203	1.132	2.335	6.211	3.006×10^{-1}	2.070
15	1.247	1.759	3.006	8.094	3.800×10^{-1}	2.544
20	1.277	2.406	3.682	9.594	4.403×10^{-1}	2.910
30	1.316	3.735	5.051	1.190×10	5.270×10^{-1}	3.471
40	1.343	5.096	6.439	1.365×10	5.871×10^{-1}	3.901
50	1.362	6.477	7.840	1.506×10	6.316×10^{-1}	4.252

表 L2a.7 铅中的电子

〈Z/A〉：0.39575；ρ：11.35g/cm³；I：823.0eV；组成成分（Z–f_w）：82–1.0000

动能（MeV）	阻止本领（MeV·cm²·g⁻¹）			CSDA范程（g/cm²）	辐射场	密度效应参数δ
	电子	辐射	全部			
0.010	8.428	2.045×10^{-2}	8.448	8.255×10^{-4}	1.191×10^{-3}	4.841×10^{-4}
0.015	6.561	2.421×10^{-2}	6.585	1.502×10^{-3}	1.810×10^{-3}	7.491×10^{-4}
0.020	5.453	2.693×10^{-2}	5.480	2.339×10^{-3}	2.432×10^{-3}	1.029×10^{-3}
0.030	4.182	3.086×10^{-2}	4.212	4.445×10^{-3}	3.664×10^{-3}	1.633×10^{-3}
0.040	3.463	3.376×10^{-2}	3.497	7.066×10^{-3}	4.872×10^{-3}	2.294×10^{-3}
0.050	2.997	3.613×10^{-2}	3.034	1.015×10^{-2}	6.055×10^{-3}	3.011×10^{-3}
0.060	2.670	3.817×10^{-2}	2.708	1.365×10^{-2}	7.214×10^{-3}	3.783×10^{-3}
0.070	2.426	3.998×10^{-2}	2.466	1.752×10^{-2}	8.349×10^{-3}	4.608×10^{-3}
0.080	2.237	4.162×10^{-2}	2.279	2.175×10^{-2}	9.461×10^{-3}	5.485×10^{-3}
0.090	2.087	4.313×10^{-2}	2.130	2.629×10^{-2}	1.055×10^{-2}	6.413×10^{-3}
0.10	1.964	4.454×10^{-2}	2.008	3.113×10^{-2}	1.162×10^{-2}	7.392×10^{-3}
0.15	1.583	5.054×10^{-2}	1.633	5.905×10^{-2}	1.664×10^{-2}	1.300×10^{-2}
0.20	1.387	5.555×10^{-2}	1.442	9.180×10^{-2}	2.118×10^{-2}	1.971×10^{-2}
0.30	1.193	6.460×10^{-2}	1.257	1.668×10^{-1}	2.917×10^{-2}	3.579×10^{-2}
0.40	1.102	7.340×10^{-2}	1.175	2.494×10^{-1}	3.614×10^{-2}	5.437×10^{-2}
0.50	1.053	8.228×10^{-2}	1.135	3.361×10^{-1}	4.241×10^{-2}	7.443×10^{-2}
0.60	1.026	9.132×10^{-2}	1.117	4.250×10^{-1}	4.820×10^{-2}	9.529×10^{-2}
0.70	1.009	1.005×10^{-1}	1.110	5.149×10^{-1}	5.363×10^{-2}	1.166×10^{-1}
0.80	1.000	1.098×10^{-1}	1.110	6.050×10^{-1}	5.877×10^{-2}	1.380×10^{-1}
0.90	9.957×10^{-1}	1.193×10^{-1}	1.115	6.949×10^{-1}	6.369×10^{-2}	1.595×10^{-1}
1.0	9.939×10^{-1}	1.290×10^{-1}	1.123	7.843×10^{-1}	6.842×10^{-2}	1.809×10^{-1}
1.5	1.004	1.792×10^{-1}	1.183	1.219	9.009×10^{-2}	2.854×10^{-1}
2.0	1.024	2.319×10^{-1}	1.256	1.629	1.096×10^{-1}	3.855×10^{-1}
3.0	1.063	3.427×10^{-1}	1.406	2.381	1.447×10^{-1}	5.743×10^{-1}
4.0	1.095	4.582×10^{-1}	1.553	3.057	1.761×10^{-1}	7.479×10^{-1}
5.0	1.120	5.773×10^{-1}	1.698	3.673	2.045×10^{-1}	9.061×10^{-1}
6.0	1.142	6.991×10^{-1}	1.841	4.239	2.304×10^{-1}	1.050
7.0	1.160	8.233×10^{-1}	1.983	4.762	2.543×10^{-1}	1.182
8.0	1.175	9.495×10^{-1}	2.125	5.249	2.765×10^{-1}	1.304
9.0	1.189	1.077	2.266	5.705	2.970×10^{-1}	1.417
10	1.201	1.206	2.407	6.133	3.162×10^{-1}	1.523
15	1.246	1.870	3.116	7.954	3.955×10^{-1}	1.964
20	1.277	2.554	3.830	9.399	4.555×10^{-1}	2.310
30	1.318	3.961	5.279	1.161×10	5.412×10^{-1}	2.841
40	1.345	5.402	6.747	1.329×10	6.002×10^{-1}	3.247
50	1.365	6.865	8.231	1.463×10	6.439×10^{-1}	3.579

表 L2a.8 A–150（等效组织物）中的电子

〈Z/A〉：0.54903；ρ：1.127[a]g/cm^3；I：65.1eV；组成成分（Z–f_w）：1–0.101327；6–0.775501；7–0.035057；8–0.052316；9–0.017422；20–0.018378

动能（MeV）	阻止本领（MeV·cm^2·g^{-1}）			CSDA范程（g/cm^2）	辐射场	密度效应参数δ
	电子	辐射	全部			
0.010	2.294×10	3.156×10^{-3}	2.295×10	2.463×10^{-4}	7.529×10^{-5}	0.000
0.015	1.671×10	3.188×10^{-3}	1.671×10	5.055×10^{-4}	1.050×10^{-4}	0.000
0.020	1.335×10	3.205×10^{-3}	1.336×10	8.426×10^{-4}	1.327×10^{-4}	0.000
0.030	9.769	3.232×10^{-3}	9.772	1.731×10^{-3}	1.838×10^{-4}	0.000
0.040	7.863	3.258×10^{-3}	7.866	2.880×10^{-3}	2.311×10^{-4}	0.000
0.050	6.671	3.287×10^{-3}	6.675	4.267×10^{-3}	2.756×10^{-4}	0.000
0.060	5.853	3.319×10^{-3}	5.857	5.871×10^{-3}	3.180×10^{-4}	0.000
0.070	5.256	3.352×10^{-3}	5.259	7.677×10^{-3}	3.586×10^{-4}	0.000
0.080	4.800	3.388×10^{-3}	4.803	9.669×10^{-3}	3.977×10^{-4}	0.000
0.090	4.441	3.427×10^{-3}	4.444	1.184×10^{-2}	4.356×10^{-4}	0.000
0.10	4.150	3.467×10^{-3}	4.153	1.417×10^{-2}	4.723×10^{-4}	0.000
0.15	3.262	3.697×10^{-3}	3.265	2.793×10^{-2}	6.436×10^{-4}	0.000
0.20	2.812	3.959×10^{-3}	2.816	4.452×10^{-2}	8.003×10^{-4}	0.000
0.30	2.369	4.563×10^{-3}	2.373	8.362×10^{-2}	1.089×10^{-3}	0.000
0.40	2.156	5.260×10^{-3}	2.161	1.280×10^{-1}	1.361×10^{-3}	2.970×10^{-2}
0.50	2.033	6.036×10^{-3}	2.039	1.757×10^{-1}	1.628×10^{-3}	9.751×10^{-2}
0.60	1.957	6.875×10^{-3}	1.964	2.258×10^{-1}	1.895×10^{-3}	1.708×10^{-1}
0.70	1.907	7.768×10^{-3}	1.915	2.774×10^{-1}	2.164×10^{-3}	2.464×10^{-1}
0.80	1.874	8.706×10^{-3}	1.883	3.300×10^{-1}	2.436×10^{-3}	3.223×10^{-1}
0.90	1.851	9.687×10^{-3}	1.860	3.835×10^{-1}	2.711×10^{-3}	3.975×10^{-1}
1.0	1.834	1.071×10^{-2}	1.845	4.375×10^{-1}	2.990×10^{-3}	4.712×10^{-1}
1.5	1.803	1.630×10^{-2}	1.819	7.111×10^{-1}	4.447×10^{-3}	8.100×10^{-1}
2.0	1.804	2.252×10^{-2}	1.827	9.856×10^{-1}	5.992×10^{-3}	1.099
3.0	1.827	3.625×10^{-2}	1.863	1.528	9.281×10^{-3}	1.561
4.0	1.852	5.116×10^{-2}	1.903	2.059	1.275×10^{-2}	1.922
5.0	1.874	6.695×10^{-2}	1.941	2.579	1.633×10^{-2}	2.218
6.0	1.894	8.341×10^{-2}	1.977	3.090	2.000×10^{-2}	2.470
7.0	1.911	1.004×10^{-1}	2.011	3.591	2.372×10^{-2}	2.691
8.0	1.926	1.179×10^{-1}	2.044	4.084	2.749×10^{-2}	2.887
9.0	1.939	1.358×10^{-1}	2.075	4.570	3.127×10^{-2}	3.064
10	1.951	1.540×10^{-1}	2.105	5.048	3.508×10^{-2}	3.227
15	1.995	2.488×10^{-1}	2.243	7.348	5.411×10^{-2}	3.885
20	2.024	3.478×10^{-1}	2.372	9.515	7.282×10^{-2}	4.385
30	2.063	5.532×10^{-1}	2.616	1.353×10	1.085×10^{-1}	5.126
40	2.089	7.643×10^{-1}	2.854	1.718×10	1.414×10^{-1}	5.671
50	2.109	9.792×10^{-1}	3.089	2.055×10	1.717×10^{-1}	6.100

[a]如果需要高剂量学精度（见19.10节），首次使用的任何塑料样品的密度都应通过实验确定。

表 L2a.9 脂肪组织（ICRP）中的电子

〈Z/A〉：0.55847；ρ：0.920g/cm^3；I：63.2eV；组成成分（Z–f_w）：1–0.119477；6–0.637240；7–0.007970；8–0.232333；11–0.000500；12–0.000020；15–0.000160；16–0.000730；17–0.001190；19–0.000320；20–0.000020；26–0.000020；30–0.000020

动能（MeV）	阻止本领（MeV·cm^2·g^{-1}）			CSDA范程（g/cm^2）	辐射场	密度效应参数δ
	电子	辐射	全部			
0.010	2.347×10	3.168×10^{-3}	2.347×10	2.406×10^{-4}	7.396×10^{-5}	0.000
0.015	1.709×10	3.194×10^{-3}	1.709×10	4.940×10^{-4}	1.031×10^{-4}	0.000
0.020	1.365×10	3.207×10^{-3}	1.366×10	8.237×10^{-4}	1.301×10^{-4}	0.000
0.030	9.984	3.227×10^{-3}	9.987	1.693×10^{-3}	1.800×10^{-4}	0.000
0.040	8.034	3.249×10^{-3}	8.037	2.818×10^{-3}	2.260×10^{-4}	0.000
0.050	6.816	3.275×10^{-3}	6.819	4.175×10^{-3}	2.693×10^{-4}	0.000
0.060	5.979	3.305×10^{-3}	5.983	5.745×10^{-3}	3.106×10^{-4}	0.000
0.070	5.369	3.338×10^{-3}	5.372	7.513×10^{-3}	3.501×10^{-4}	0.000
0.080	4.903	3.373×10^{-3}	4.906	9.464×10^{-3}	3.881×10^{-4}	0.000
0.090	4.535	3.411×10^{-3}	4.539	1.159×10^{-2}	4.250×10^{-4}	0.000
0.10	4.238	3.452×10^{-3}	4.241	1.387×10^{-2}	4.608×10^{-4}	0.000
0.15	3.330	3.681×10^{-3}	3.334	2.734×10^{-2}	6.277×10^{-4}	0.000
0.20	2.871	3.943×10^{-3}	2.875	4.359×10^{-2}	7.805×10^{-4}	0.000
0.30	2.418	4.547×10^{-3}	2.422	8.190×10^{-2}	1.062×10^{-3}	0.000
0.40	2.204	5.244×10^{-3}	2.209	1.253×10^{-1}	1.328×10^{-3}	0.000
0.50	2.081	6.020×10^{-3}	2.087	1.720×10^{-1}	1.588×10^{-3}	4.193×10^{-2}
0.60	2.005	6.860×10^{-3}	2.011	2.209×10^{-1}	1.848×10^{-3}	1.029×10^{-1}
0.70	1.954	7.753×10^{-3}	1.962	2.712×10^{-1}	2.109×10^{-3}	1.693×10^{-1}
0.80	1.921	8.692×10^{-3}	1.929	3.227×10^{-1}	2.374×10^{-3}	2.383×10^{-1}
0.90	1.897	9.674×10^{-3}	1.907	3.748×10^{-1}	2.642×10^{-3}	3.081×10^{-1}
1.0	1.880	1.070×10^{-2}	1.891	4.275×10^{-1}	2.915×10^{-3}	3.778×10^{-1}
1.5	1.849	1.629×10^{-2}	1.865	6.944×10^{-1}	4.334×10^{-3}	7.070×10^{-1}
2.0	1.850	2.252×10^{-2}	1.873	9.621×10^{-1}	5.842×10^{-3}	9.938×10^{-1}
3.0	1.872	3.626×10^{-2}	1.908	1.491	9.055×10^{-3}	1.460
4.0	1.897	5.120×10^{-2}	1.948	2.010	1.245×10^{-2}	1.825
5.0	1.920	6.701×10^{-2}	1.987	2.518	1.596×10^{-2}	2.125
6.0	1.939	8.350×10^{-2}	2.023	3.017	1.955×10^{-2}	2.379
7.0	1.956	1.005×10^{-1}	2.057	3.507	2.319×10^{-2}	2.601
8.0	1.972	1.181×10^{-1}	2.090	3.990	2.688×10^{-2}	2.798
9.0	1.985	1.360×10^{-1}	2.121	4.465	3.059×10^{-2}	2.976
10	1.997	1.542×10^{-1}	2.151	4.933	3.432×10^{-2}	3.138
15	2.042	2.492×10^{-1}	2.291	7.183	5.300×10^{-2}	3.790
20	2.073	3.485×10^{-1}	2.421	9.305	7.138×10^{-2}	4.282
30	2.113	5.544×10^{-1}	2.668	1.324×10	1.065×10^{-1}	5.012
40	2.141	7.661×10^{-1}	2.907	1.683×10	1.389×10^{-1}	5.552
50	2.161	9.815×10^{-1}	3.143	2.013×10	1.688×10^{-1}	5.979

表 L2a.12　骨皮质（ICRP）中的电子

〈Z/A〉：0.52130；ρ：1.850g/cm^3；I：106.4eV；组成成分（Z- f_w）：1-0.047234；6-0.144330；7-0.041990；8-0.446096；12-0.002200；15-0.104970；16-0.003150；20-0.209930；30-0.000100

动能（MeV）	阻止本领（MeV·cm^2·g^{-1}）			CSDA范程（g/cm^2）	辐射场	密度效应参数δ
	电子	辐射	全部			
0.010	1.972×10	5.461×10^{-3}	1.972×10	2.909×10^{-4}	1.468×10^{-4}	0.000
0.015	1.447×10	5.664×10^{-3}	1.447×10	5.911×10^{-4}	2.095×10^{-4}	0.000
0.020	1.162×10	5.778×10^{-3}	1.162×10	9.795×10^{-4}	2.683×10^{-4}	0.000
0.030	8.546	5.907×10^{-3}	8.552	1.997×10^{-3}	3.775×10^{-4}	0.000
0.040	6.904	5.989×10^{-3}	6.910	3.308×10^{-3}	4.781×10^{-4}	0.000
0.050	5.873	6.054×10^{-3}	5.879	4.884×10^{-3}	5.723×10^{-4}	0.000
0.060	5.163	6.113×10^{-3}	5.169	6.703×10^{-3}	6.614×10^{-4}	0.000
0.070	4.643	6.171×10^{-3}	4.649	8.747×10^{-3}	7.463×10^{-4}	0.000
0.080	4.246	6.230×10^{-3}	4.252	1.100×10^{-2}	8.276×10^{-4}	0.000
0.090	3.932	6.292×10^{-3}	3.939	1.345×10^{-2}	9.058×10^{-4}	0.000
0.10	3.679	6.356×10^{-3}	3.685	1.607×10^{-2}	9.814×10^{-4}	0.000
0.15	2.901	6.719×10^{-3}	2.908	3.155×10^{-2}	1.329×10^{-3}	0.000
0.20	2.507	7.140×10^{-3}	2.514	5.015×10^{-2}	1.641×10^{-3}	0.000
0.30	2.119	8.129×10^{-3}	2.127	9.386×10^{-2}	2.206×10^{-3}	0.000
0.40	1.932	9.276×10^{-3}	1.941	1.433×10^{-1}	2.730×10^{-3}	3.416×10^{-2}
0.50	1.825	1.055×10^{-2}	1.836	1.964×10^{-1}	3.236×10^{-3}	9.154×10^{-2}
0.60	1.760	1.194×10^{-2}	1.772	2.510×10^{-1}	3.737×10^{-3}	1.532×10^{-1}
0.70	1.718	1.341×10^{-2}	1.732	3.090×10^{-1}	4.237×10^{-3}	2.167×10^{-1}
0.80	1.690	1.495×10^{-2}	1.705	3.672×10^{-1}	4.740×10^{-3}	2.807×10^{-1}
0.90	1.671	1.657×10^{-2}	1.688	4.262×10^{-1}	5.245×10^{-3}	3.443×10^{-1}
1.0	1.659	1.824×10^{-2}	1.677	4.857×10^{-1}	5.755×10^{-3}	4.071×10^{-1}
1.5	1.638	2.740×10^{-2}	1.665	7.857×10^{-1}	8.382×10^{-3}	6.995×10^{-1}
2.0	1.643	3.755×10^{-2}	1.681	1.085	1.113×10^{-2}	9.535×10^{-1}
3.0	1.670	5.981×10^{-2}	1.730	1.671	1.689×10^{-2}	1.368
4.0	1.697	8.386×10^{-2}	1.781	2.241	2.288×10^{-2}	1.697
5.0	1.720	1.092×10^{-1}	1.829	2.795	2.898×10^{-2}	1.970
6.0	1.740	1.355×10^{-1}	1.876	3.335	3.514×10^{-2}	2.203
7.0	1.758	1.627×10^{-1}	1.921	3.862	4.133×10^{-2}	2.408
8.0	1.773	1.904×10^{-1}	1.964	4.377	4.752×10^{-2}	2.591
9.0	1.787	2.188×10^{-1}	2.006	4.880	5.369×10^{-2}	2.757
10	1.799	2.476×10^{-1}	2.046	5.374	5.983×10^{-2}	2.909
15	1.844	3.971×10^{-1}	2.241	7.707	8.974×10^{-2}	3.525
20	1.874	5.525×10^{-1}	2.427	9.850	1.180×10^{-1}	3.994
30	1.915	8.735×10^{-1}	2.788	1.369×10	1.694×10^{-1}	4.696
40	1.942	1.202	3.144	1.707×10	2.143×10^{-1}	5.217
50	1.962	1.537	3.498	2.008×10	2.538×10^{-1}	5.631

表 L2a.13　C–552 空气等效塑料中的电子

〈Z/A〉：0.49969；ρ：1.760[a]g/cm^3；I：86.8eV；组成成分（Z– f_w）：1–0.024681；6–0.501610；8–0.004527；9–0.465209；14–0.003973

动能（MeV）	阻止本领（MeV·cm^2·g^{-1}）			CSDA范程（g/cm^2）	辐射场	密度效应参数δ
	电子	辐射	全部			
0.010	1.972×10	3.767×10^{-3}	1.972×10	2.890×10^{-4}	1.046×10^{-4}	0.000
0.015	1.442×10	3.812×10^{-3}	1.443×10	5.897×10^{-4}	1.458×10^{-4}	0.000
0.020	1.156×10	3.834×10^{-3}	1.156×10	9.797×10^{-4}	1.839×10^{-4}	0.000
0.030	8.482	3.860×10^{-3}	8.486	2.004×10^{-3}	2.541×10^{-4}	0.000
0.040	6.841	3.883×10^{-3}	6.844	3.326×10^{-3}	3.185×10^{-4}	0.000
0.050	5.813	3.909×10^{-3}	5.816	4.918×10^{-3}	3.789×10^{-4}	0.000
0.060	5.106	3.939×10^{-3}	5.109	6.758×10^{-3}	4.360×10^{-4}	0.000
0.070	4.589	3.973×10^{-3}	4.593	8.827×10^{-3}	4.907×10^{-4}	0.000
0.080	4.194	4.010×10^{-3}	4.198	1.111×10^{-2}	5.431×10^{-4}	0.000
0.090	3.882	4.050×10^{-3}	3.886	1.359×10^{-2}	5.938×10^{-4}	0.000
0.10	3.630	4.093×10^{-3}	3.634	1.625×10^{-2}	6.429×10^{-4}	0.000
0.15	2.859	4.347×10^{-3}	2.863	3.196×10^{-2}	8.705×10^{-4}	0.000
0.20	2.468	4.643×10^{-3}	2.473	5.086×10^{-2}	1.078×10^{-3}	0.000
0.30	2.083	5.336×10^{-3}	2.088	9.535×10^{-2}	1.458×10^{-3}	0.000
0.40	1.899	6.134×10^{-3}	1.906	1.457×10^{-1}	1.815×10^{-3}	1.228×10^{-2}
0.50	1.794	7.020×10^{-3}	1.801	1.998×10^{-1}	2.164×10^{-3}	6.801×10^{-2}
0.60	1.729	7.977×10^{-3}	1.737	2.564×10^{-1}	2.510×10^{-3}	1.308×10^{-1}
0.70	1.687	8.995×10^{-3}	1.696	3.147×10^{-1}	2.858×10^{-3}	1.972×10^{-1}
0.80	1.659	1.006×10^{-2}	1.669	3.742×10^{-1}	3.209×10^{-3}	2.650×10^{-1}
0.90	1.639	1.118×10^{-2}	1.650	4.345×10^{-1}	3.564×10^{-3}	3.331×10^{-1}
1.0	1.626	1.234×10^{-2}	1.638	4.953×10^{-1}	3.923×10^{-3}	4.005×10^{-1}
1.5	1.602	1.871×10^{-2}	1.620	8.030×10^{-1}	5.787×10^{-3}	7.168×10^{-1}
2.0	1.605	2.581×10^{-2}	1.630	1.111	7.758×10^{-3}	9.920×10^{-1}
3.0	1.627	4.144×10^{-2}	1.668	1.717	1.194×10^{-2}	1.440
4.0	1.650	5.840×10^{-2}	1.709	2.310	1.632×10^{-2}	1.794
5.0	1.671	7.633×10^{-2}	1.748	2.888	2.084×10^{-2}	2.086
6.0	1.690	9.501×10^{-2}	1.785	3.454	2.544×10^{-2}	2.335
7.0	1.705	1.143×10^{-1}	1.820	4.009	3.010×10^{-2}	2.552
8.0	1.719	1.341×10^{-1}	1.853	4.554	3.478×10^{-2}	2.745
9.0	1.731	1.543×10^{-1}	1.886	5.089	3.949×10^{-2}	2.920
10	1.742	1.748×10^{-1}	1.917	5.615	4.419×10^{-2}	3.080
15	1.783	2.817×10^{-1}	2.065	8.125	6.748×10^{-2}	3.724
20	1.811	3.931×10^{-1}	2.204	1.047×10	9.002×10^{-2}	4.210
30	1.848	6.235×10^{-1}	2.472	1.475×10	1.321×10^{-1}	4.932
40	1.873	8.601×10^{-1}	2.733	1.859×10	1.702×10^{-1}	5.466
50	1.892	1.10	2.992	2.209×10	2.045×10^{-1}	5.890

[a]如果需要高剂量测定精度，则首次使用的任何塑料样品的密度应通过实验确定（参见第 19.10 节）。

表 L2a.14 玻璃（耐热）中的电子

⟨Z/A⟩：0.49707；ρ：2.230g/cm³；I：134.0eV；组成成分（$Z-f_w$）：5-0.040066；8-0.539559；11-0.028191；13-0.011644；14-0.377220；19-003321

动能（MeV）	阻止本领（$MeV \cdot cm^2 \cdot g^{-1}$）			CSDA范程（g/cm^2）	辐射场	密度效应参数δ
	电子	辐射	全部			
0.010	1.787×10	5.400×10^{-3}	1.788×10	3.236×10^{-4}	1.632×10^{-4}	0.000
0.015	1.317×10	5.548×10^{-3}	1.318×10	6.540×10^{-4}	2.296×10^{-4}	0.000
0.020	1.060×10	5.626×10^{-3}	1.060×10	1.080×10^{-3}	2.914×10^{-4}	0.000
0.030	7.823	5.707×10^{-3}	7.828	2.193×10^{-3}	4.048×10^{-4}	0.000
0.040	6.331	5.759×10^{-3}	6.337	3.624×10^{-3}	5.087×10^{-4}	0.000
0.050	5.393	5.803×10^{-3}	5.399	5.341×10^{-3}	6.055×10^{-4}	0.000
0.060	4.746	5.847×10^{-3}	4.752	7.321×10^{-3}	6.968×10^{-4}	0.000
0.070	4.272	5.893×10^{-3}	4.278	9.543×10^{-3}	7.837×10^{-4}	0.000
0.080	3.909	5.943×10^{-3}	3.915	1.199×10^{-2}	8.667×10^{-4}	0.000
0.090	3.623	5.997×10^{-3}	3.629	1.465×10^{-2}	9.466×10^{-4}	0.000
0.10	3.390	6.055×10^{-3}	3.396	1.750×10^{-2}	1.024×10^{-3}	0.000
0.15	2.679	6.393×10^{-3}	2.685	3.427×10^{-2}	1.378×10^{-3}	0.000
0.20	2.318	6.796×10^{-3}	2.325	5.440×10^{-2}	1.698×10^{-3}	0.000
0.30	1.962	7.749×10^{-3}	1.970	1.016×10^{-1}	2.277×10^{-3}	0.000
0.40	1.793	8.857×10^{-3}	1.802	1.549×10^{-1}	2.814×10^{-3}	9.055×10^{-3}
0.50	1.698	1.009×10^{-2}	1.708	2.121×10^{-1}	3.333×10^{-3}	4.648×10^{-2}
0.60	1.640	1.143×10^{-2}	1.651	2.717×10^{-1}	3.846×10^{-3}	9.011×10^{-2}
0.70	1.603	1.285×10^{-2}	1.616	3.330×10^{-1}	4.359×10^{-3}	1.372×10^{-1}
0.80	1.579	1.434×10^{-2}	1.593	3.953×10^{-1}	4.873×10^{-3}	1.862×10^{-1}
0.90	1.563	1.590×10^{-2}	1.579	4.584×10^{-1}	5.391×10^{-3}	2.361×10^{-1}
1.0	1.552	1.751×10^{-2}	1.570	5.219×10^{-1}	5.913×10^{-3}	2.861×10^{-1}
1.5	1.538	2.636×10^{-2}	1.564	8.418×10^{-1}	8.599×10^{-3}	5.274×10^{-1}
2.0	1.547	3.617×10^{-2}	1.583	1.160	1.141×10^{-2}	7.451×10^{-1}
3.0	1.576	5.771×10^{-2}	1.634	1.782	1.729×10^{-2}	1.114
4.0	1.604	8.102×10^{-2}	1.685	2.384	2.339×10^{-2}	1.419
5.0	1.627	1.056×10^{-1}	1.733	2.970	2.961×10^{-2}	1.680
6.0	1.647	1.311×10^{-1}	1.778	3.539	3.590×10^{-2}	1.907
7.0	1.664	1.574×10^{-1}	1.821	4.095	4.222×10^{-2}	2.110
8.0	1.678	1.844×10^{-1}	1.863	4.638	4.853×10^{-2}	2.292
9.0	1.691	2.119×10^{-1}	1.903	5.169	5.482×10^{-2}	2.459
10	1.703	2.399×10^{-1}	1.943	5.689	6.109×10^{-2}	2.611
15	1.746	3.850×10^{-1}	2.131	8.145	9.159×10^{-2}	3.229
20	1.775	5.360×10^{-1}	2.311	1.040×10	1.204×10^{-1}	3.696
30	1.814	8.477×10^{-1}	2.662	1.442×10	1.725×10^{-1}	4.388
40	1.840	1.167	3.007	1.796×10	2.180×10^{-1}	4.901
50	1.860	1.491	3.351	2.111×10	2.579×10^{-1}	5.310

表 L2a.15 铅玻璃中的电子

<Z/A>：0.4210；ρ：6.220g/cm^3；I：526.4eV；组成成分（Z–f_w）：8–0.156453；14–0.080866；22–0.008092；33–0.002651；82–0.751938

动能（MeV）	阻止本领（MeV·cm^2·g^{-1}）电子	辐射	全部	CSDA范程（g/cm^2）	辐射场	密度效应参数δ
0.010	1.049×10	1.674×10^{-2}	1.050×10	6.065×10^{-4}	7.624×10^{-4}	0.000
0.015	8.008	1.962×10^{-2}	8.028	1.157×10^{-3}	1.181×10^{-3}	0.000
0.020	6.584	2.168×10^{-2}	6.606	1.848×10^{-3}	1.602×10^{-3}	0.000
0.030	4.985	2.466×10^{-2}	5.010	3.608×10^{-3}	2.437×10^{-3}	0.000
0.040	4.098	2.686×10^{-2}	4.125	5.822×10^{-3}	3.258×10^{-3}	0.000
0.050	3.529	2.865×10^{-2}	3.558	8.443×10^{-3}	4.064×10^{-3}	0.000
0.060	3.131	3.020×10^{-2}	3.162	1.143×10^{-2}	4.854×10^{-3}	0.000
0.070	2.837	3.157×10^{-2}	2.869	1.476×10^{-2}	5.629×10^{-3}	0.000
0.080	2.610	3.282×10^{-2}	2.643	1.840×10^{-2}	6.390×10^{-3}	0.000
0.090	2.430	3.397×10^{-2}	2.464	2.232×10^{-2}	7.136×10^{-3}	0.000
0.10	2.283	3.504×10^{-2}	2.318	2.651×10^{-2}	7.868×10^{-3}	0.000
0.15	1.830	3.964×10^{-2}	1.869	5.081×10^{-2}	1.132×10^{-2}	0.000
0.20	1.597	4.351×10^{-2}	1.641	7.952×10^{-2}	1.447×10^{-2}	0.000
0.30	1.367	5.056×10^{-2}	1.418	1.457×10^{-1}	2.005×10^{-2}	7.930×10^{-3}
0.40	1.258	5.746×10^{-2}	1.316	2.192×10^{-1}	2.497×10^{-2}	3.553×10^{-2}
0.50	1.199	6.445×10^{-2}	1.263	2.970×10^{-1}	2.946×10^{-2}	6.527×10^{-2}
0.60	1.164	7.159×10^{-2}	1.236	3.771×10^{-1}	3.363×10^{-2}	9.612×10^{-2}
0.70	1.143	7.886×10^{-2}	1.222	4.585×10^{-1}	3.758×10^{-2}	1.274×10^{-1}
0.80	1.131	8.626×10^{-2}	1.217	5.406×10^{-1}	4.135×10^{-2}	1.589×10^{-1}
0.90	1.123	9.380×10^{-2}	1.217	6.227×10^{-1}	4.497×10^{-2}	1.901×10^{-1}
1.0	1.120	1.015×10^{-1}	1.221	7.048×10^{-1}	4.848×10^{-2}	2.210×10^{-1}
1.5	1.124	1.414×10^{-1}	1.266	1.108	6.485×10^{-2}	3.675×10^{-1}
2.0	1.142	1.836×10^{-1}	1.326	1.494	7.996×10^{-2}	4.998×10^{-1}
3.0	1.179	2.724×10^{-1}	1.452	2.214	1.078×10^{-1}	7.309×10^{-1}
4.0	1.211	3.652×10^{-1}	1.576	2.875	1.334×10^{-1}	9.302×10^{-1}
5.0	1.237	4.610×10^{-1}	1.698	3.486	1.571×10^{-1}	1.107
6.0	1.259	5.591×10^{-1}	1.818	4.055	1.792×10^{-1}	1.265
7.0	1.277	6.591×10^{-1}	1.936	4.588	1.999×10^{-1}	1.409
8.0	1.293	7.609×10^{-1}	2.054	5.089	2.19×10^{-1}	1.540
9.0	1.307	8.639×10^{-1}	2.171	5.563	2.377×10^{-1}	1.662
10	1.319	9.682×10^{-1}	2.287	6.012	2.550×10^{-1}	1.774
15	1.365	1.504	2.869	7.959	3.290×10^{-1}	2.244
20	1.396	2.056	3.453	9.546	3.872×10^{-1}	2.609
30	1.438	3.194	4.632	1.204×10	4.736×10^{-1}	3.166
40	1.467	4.358	5.825	1.396×10	5.354×10^{-1}	3.587
50	1.488	5.541	7.029	1.552×10	5.822×10^{-1}	3.928

表 L2a.16　氟化锂（LiF）中的电子

〈Z/A〉：0.46262；ρ：2.635g/cm^3；I：94.0eV；组成成分（Z–f_w）：3–0.267585；9–0.732415

动能（MeV）	阻止本领（MeV・cm^2・g^{-1}）			CSDA范程（g/cm^2）	辐射场	密度效应参数δ
	电子	辐射	全部			
0.010	1.796×10	3.678×10^{-3}	1.796×10	3.181×10^{-4}	1.117×10^{-4}	0.000
0.015	1.315×10	3.735×10^{-3}	1.316×10	6.480×10^{-4}	1.561×10^{-4}	0.000
0.020	1.055×10	3.762×10^{-3}	1.055×10	1.076×10^{-3}	1.973×10^{-4}	0.000
0.030	7.748	3.792×10^{-3}	7.751	2.198×10^{-3}	2.729×10^{-4}	0.000
0.040	6.252	3.815×10^{-3}	6.256	3.645×10^{-3}	3.423×10^{-4}	0.000
0.050	5.315	3.840×10^{-3}	5.319	5.386×10^{-3}	4.071×10^{-4}	0.000
0.060	4.670	3.867×10^{-3}	4.674	7.397×10^{-3}	4.684×10^{-4}	0.000
0.070	4.198	3.898×10^{-3}	4.202	9.659×10^{-3}	5.269×10^{-4}	0.000
0.080	3.838	3.932×10^{-3}	3.842	1.215×10^{-2}	5.831×10^{-4}	0.000
0.090	3.553	3.970×10^{-3}	3.557	1.486×10^{-2}	6.372×10^{-4}	0.000
0.10	3.323	4.011×10^{-3}	3.327	1.777×10^{-2}	6.896×10^{-4}	0.000
0.15	2.619	4.253×10^{-3}	2.623	3.492×10^{-2}	9.321×10^{-4}	0.000
0.20	2.261	4.540×10^{-3}	2.266	5.555×10^{-2}	1.153×10^{-3}	0.000
0.30	1.907	5.215×10^{-3}	1.912	1.041×10^{-1}	1.558×10^{-3}	2.136×10^{-2}
0.40	1.737	5.992×10^{-3}	1.743	1.591×10^{-1}	1.939×10^{-3}	6.095×10^{-2}
0.50	1.642	6.852×10^{-3}	1.649	2.183×10^{-1}	2.310×10^{-3}	1.098×10^{-1}
0.60	1.583	7.779×10^{-3}	1.591	2.801×10^{-1}	2.679×10^{-3}	1.648×10^{-1}
0.70	1.546	8.765×10^{-3}	1.555	3.437×10^{-1}	3.048×10^{-3}	2.236×10^{-1}
0.80	1.521	9.800×10^{-3}	1.530	4.086×10^{-1}	3.419×10^{-3}	2.846×10^{-1}
0.90	1.503	1.088×10^{-2}	1.514	4.743×10^{-1}	3.794×10^{-3}	3.467×10^{-1}
1.0	1.491	1.200×10^{-2}	1.504	5.406×10^{-1}	4.173×10^{-3}	4.093×10^{-1}
1.5	1.471	1.818×10^{-2}	1.489	8.756×10^{-1}	6.138×10^{-3}	7.142×10^{-1}
2.0	1.474	2.505×10^{-2}	1.499	1.210	8.214×10^{-3}	9.917×10^{-1}
3.0	1.493	4.021×10^{-2}	1.533	1.870	1.262×10^{-2}	1.461
4.0	1.513	5.666×10^{-2}	1.570	2.515	1.725×10^{-2}	1.839
5.0	1.531	7.402×10^{-2}	1.605	3.145	2.202×10^{-2}	2.154
6.0	1.547	9.211×10^{-2}	1.639	3.761	2.687×10^{-2}	2.422
7.0	1.560	1.108×10^{-1}	1.671	4.365	3.178×10^{-2}	2.655
8.0	1.572	1.299×10^{-1}	1.702	4.958	3.672×10^{-2}	2.861
9.0	1.583	1.494×10^{-1}	1.732	5.541	4.168×10^{-2}	3.046
10	1.592	1.693×10^{-1}	1.761	6.113	4.663×10^{-2}	3.214
15	1.629	2.723×10^{-1}	1.901	8.844	7.108×10^{-2}	3.881
20	1.654	3.797×10^{-1}	2.034	1.139×10	9.463×10^{-2}	4.374
30	1.688	6.014×10^{-1}	2.289	1.602×10	1.384×10^{-1}	5.099
40	1.711	8.289×10^{-1}	2.540	2.016×10	1.776×10^{-1}	5.633
50	1.728	1.060	2.788	2.392×10	2.129×10^{-1}	6.057

表 L2a.17 四硼酸锂（$Li_2B_4O_7$）中的电子

〈Z/A〉：0.48485；ρ：2.440g/cm^3；I：94.6eV；组成成分（Z–f_w）：3–0.082081；5–0.255715；8–0.662204

动能（MeV）	阻止本领（MeV·cm^2·g^{-1}）			CSDA范程（g/cm^2）	辐射场	密度效应参数δ
	电子	辐射	全部			
0.010	1.880×10	3.547×10^{-3}	1.880×10	3.040×10^{-4}	1.039×10^{-4}	0.000
0.015	1.377×10	3.582×10^{-3}	1.377×10	6.192×10^{-4}	1.442×10^{-4}	0.000
0.020	1.104×10	3.598×10^{-3}	1.104×10	1.028×10^{-3}	1.815×10^{-4}	0.000
0.030	8.111	3.617×10^{-3}	8.115	2.100×10^{-3}	2.500×10^{-4}	0.000
0.040	6.546	3.638×10^{-3}	6.550	3.482×10^{-3}	3.128×10^{-4}	0.000
0.050	5.565	3.662×10^{-3}	5.568	5.145×10^{-3}	3.716×10^{-4}	0.000
0.060	4.890	3.692×10^{-3}	4.893	7.066×10^{-3}	4.274×10^{-4}	0.000
0.070	4.396	3.725×10^{-3}	4.400	9.226×10^{-3}	4.808×10^{-4}	0.000
0.080	4.019	3.761×10^{-3}	4.022	1.161×10^{-2}	5.321×10^{-4}	0.000
0.090	3.721	3.801×10^{-3}	3.724	1.419×10^{-2}	5.816×10^{-4}	0.000
0.10	3.480	3.843×10^{-3}	3.483	1.697×10^{-2}	6.297×10^{-4}	0.000
0.15	2.742	4.086×10^{-3}	2.746	3.335×10^{-2}	8.528×10^{-4}	0.000
0.20	2.368	4.365×10^{-3}	2.373	5.306×10^{-2}	1.056×10^{-3}	0.000
0.30	1.999	5.013×10^{-3}	2.004	9.941×10^{-2}	1.428×10^{-3}	8.291×10^{-3}
0.40	1.819	5.763×10^{-3}	1.824	1.520×10^{-1}	1.779×10^{-3}	6.448×10^{-2}
0.50	1.717	6.598×10^{-3}	1.724	2.085×10^{-1}	2.121×10^{-3}	1.294×10^{-1}
0.60	1.655	7.504×10^{-3}	1.663	2.676×10^{-1}	2.463×10^{-3}	1.980×10^{-1}
0.70	1.615	8.467×10^{-3}	1.623	3.285×10^{-1}	2.806×10^{-3}	2.680×10^{-1}
0.80	1.588	9.479×10^{-3}	1.597	3.907×10^{-1}	3.152×10^{-3}	3.382×10^{-1}
0.90	1.569	1.054×10^{-2}	1.580	4.536×10^{-1}	3.501×10^{-3}	4.077×10^{-1}
1.0	1.557	1.164×10^{-2}	1.568	5.172×10^{-1}	3.856×10^{-3}	4.760×10^{-1}
1.5	1.534	1.766×10^{-2}	1.552	8.385×10^{-1}	5.695×10^{-3}	7.929×10^{-1}
2.0	1.538	2.435×10^{-2}	1.562	1.160	7.638×10^{-3}	1.067
3.0	1.560	3.909×10^{-2}	1.599	1.793	1.175×10^{-2}	1.515
4.0	1.583	5.508×10^{-2}	1.638	2.411	1.607×10^{-2}	1.870
5.0	1.603	7.197×10^{-2}	1.675	3.014	2.051×10^{-2}	2.163
6.0	1.621	8.958×10^{-2}	1.710	3.605	2.504×10^{-2}	2.415
7.0	1.636	1.078×10^{-1}	1.743	4.184	2.962×10^{-2}	2.635
8.0	1.649	1.264×10^{-1}	1.775	4.752	3.423×10^{-2}	2.831
9.0	1.661	1.455×10^{-1}	1.806	5.311	3.886×10^{-2}	3.008
10	1.671	1.649×10^{-1}	1.836	5.860	4.350×10^{-2}	3.170
15	1.710	2.660×10^{-1}	1.976	8.483	6.649×10^{-2}	3.823
20	1.737	3.716×10^{-1}	2.109	1.093×10	8.879×10^{-2}	4.314
30	1.772	5.900×10^{-1}	2.362	1.541×10	1.305×10^{-1}	5.042
40	1.796	8.142×10^{-1}	2.611	1.943×10	1.683×10^{-1}	5.581
50	1.814	1.042	2.856	2.309×10	2.025×10^{-1}	6.007

表 L2a.18　肺组织中的电子

〈Z/A〉：0.54965；ρ：1.050[a]g/cm³（排气的）[a]；I：75.3eV；组成成分（Z–f_w）：–1–0.10278；6–0.102310；7–0.028650；8–0.757072；11–0.001840；12–0.000730；15–0.000800；16–0.002250；17–0.002660；19–0.001940；20–0.000090；26–0.000370；30–0.000010

动能（MeV）	阻止本领（$MeV \cdot cm^2 \cdot g^{-1}$）			CSDA范程（g/cm^2）	辐射场	密度效应参数δ
	电子	辐射	全部			
0.010	2.232×10	3.842×10^{-3}	2.233×10	2.542×10^{-4}	9.375×10^{-4}	0.000
0.015	1.629×10	3.887×10^{-3}	1.630×10	5.202×10^{-4}	1.311×10^{-4}	0.000
0.020	1.304×10	3.908×10^{-3}	1.304×10	8.657×10^{-4}	1.657×10^{-4}	0.000
0.030	9.552	3.831×10^{-3}	9.556	1.775×10^{-3}	2.293×10^{-4}	0.000
0.040	7.696	3.954×10^{-3}	7.700	2.950×10^{-3}	2.877×10^{-4}	0.000
0.050	6.535	3.981×10^{-3}	6.539	4.365×10^{-3}	3.425×10^{-4}	0.000
0.060	5.737	4.012×10^{-3}	5.741	6.002×10^{-3}	3.945×10^{-4}	0.000
0.070	5.153	4.048×10^{-3}	5.157	7.844×10^{-3}	4.441×10^{-4}	0.000
0.080	4.708	4.087×10^{-3}	4.712	9.876×10^{-3}	4.919×10^{-4}	0.000
0.090	4.357	4.130×10^{-3}	4.361	1.208×10^{-2}	5.381×10^{-4}	0.000
0.10	4.073	4.176×10^{-3}	4.077	1.446×10^{-2}	5.829×10^{-4}	0.000
0.15	3.204	4.440×10^{-3}	3.209	2.847×10^{-2}	7.910×10^{-4}	0.000
0.20	2.764	4.743×10^{-3}	2.769	4.534×10^{-2}	9.808×10^{-4}	0.000
0.30	2.331	5.448×10^{-3}	2.336	8.509×10^{-2}	1.329×10^{-3}	0.000
0.40	2.126	6.263×10^{-3}	2.132	1.301×10^{-1}	1.655×10^{-3}	0.000
0.50	2.013	7.171×10^{-3}	2.020	1.784×10^{-1}	1.973×10^{-3}	3.564×10^{-3}
0.60	1.942	8.156×10^{-3}	1.950	2.288×10^{-1}	2.288×10^{-3}	4.469×10^{-2}
0.70	1.895	9.202×10^{-3}	1.904	2.808×10^{-1}	2.605×10^{-3}	9.560×10^{-2}
0.80	1.864	1.030×10^{-2}	1.874	3.337×10^{-1}	2.925×10^{-3}	1.523×10^{-1}
0.90	1.842	1.145×10^{-2}	1.854	3.874×10^{-1}	3.248×10^{-3}	2.124×10^{-1}
1.0	1.827	1.265×10^{-2}	1.849	4.416×10^{-1}	3.576×10^{-3}	2.741×10^{-1}
1.5	1.800	1.919×10^{-2}	1.819	7.156×10^{-1}	5.279×10^{-3}	5.807×10^{-1}
2.0	1.802	2.646×10^{-2}	1.828	9.899×10^{-1}	7.084×10^{-3}	8.593×10^{-1}
3.0	1.824	4.248×10^{-2}	1.867	1.532	1.092×10^{-2}	1.323
4.0	1.849	5.986×10^{-2}	1.908	2.061	1.495×10^{-2}	1.691
5.0	1.871	7.823×10^{-2}	1.949	2.580	1.911×10^{-2}	1.994
6.0	1.890	9.738×10^{-2}	1.987	3.088	2.335×10^{-2}	2.252
7.0	1.907	1.172×10^{-1}	2.024	3.587	2.765×10^{-2}	2.475
8.0	1.921	1.374×10^{-1}	2.059	4.076	3.198×10^{-2}	2.672
9.0	1.935	1.582×10^{-1}	2.093	4.558	3.634×10^{-2}	2.849
10	1.947	1.793×10^{-1}	2.126	5.032	4.070×10^{-2}	3.010
15	1.992	2.892×10^{-1}	2.281	7.301	6.239×10^{-2}	3.649
20	2.024	4.038×10^{-1}	2.427	9.425	8.349×10^{-2}	4.124
30	2.066	6.413×10^{-1}	2.707	1.332×10	1.232×10^{-1}	4.828
40	2.094	8.851×10^{-1}	2.979	1.684×10	1.593×10^{-1}	5.351
50	2.115	1.133	3.248	2.006×10	1.922×10^{-1}	5.768

[a]临床上遇到的肺密度一般在0.3g/cm³左右；然而，为了评估（S/ρ）$_{el}$，由于密度效应（见第 3.2.3 节），与密度无关大于≈0.5MeV，肺组织的局部或微观密度，即1.05g/cm³，是更正确的使用。然而，正确的线性阻止本领将通过将此表中的值乘以临床测定的肺容积密度给出。充气肺中的小空气质量对由这些数字得出的线性阻止力几乎没有影响，严格地说，这只适用于肺组织。

表 L2a.19 骨骼肌中的电子（ICRP）

〈Z/A〉：0.549378；ρ：1.040g/cm^3；I：75.3eV；组成成分（Z–f_w）：1–0.100637；6–0.107830；7–0.027680；8–0.754773；11–0.000750；12–0.000190；15–0.001800；16–0.002410；17–0.000790；19–0.003020；20–0.000030；26–0.000040；30–0.000050

动能（MeV）	阻止本领（MeV・cm^2・g^{-1}）			CSDA范程（g/cm^2）	辐射场	密度效应参数δ
	电子	辐射	全部			
0.010	2.231×10	3.835×10^{-3}	2.232×10	2.543×10^{-4}	9.365×10^{-4}	0.000
0.015	1.629×10	3.880×10^{-3}	1.629×10	5.204×10^{-4}	1.310×10^{-4}	0.000
0.020	1.303×10	3.901×10^{-3}	1.303×10	8.662×10^{-4}	1.655×10^{-4}	0.000
0.030	9.547	3.924×10^{-3}	9.551	1.776×10^{-3}	2.290×10^{-4}	0.000
0.040	7.692	3.946×10^{-3}	7.696	2.951×10^{-3}	2.874×10^{-4}	0.000
0.050	6.531	3.973×10^{-3}	6.535	4.367×10^{-3}	3.420×10^{-4}	0.000
0.060	5.734	4.004×10^{-3}	5.738	6.005×10^{-3}	3.939×10^{-4}	0.000
0.070	5.151	4.040×10^{-3}	5.155	7.848×10^{-3}	4.435×10^{-4}	0.000
0.080	4.706	4.079×10^{-3}	4.710	9.881×10^{-3}	4.912×10^{-4}	0.000
0.090	4.355	4.122×10^{-3}	4.359	1.209×10^{-2}	5.373×10^{-4}	0.000
0.10	4.071	4.168×10^{-3}	4.075	1.447×10^{-2}	5.820×10^{-4}	0.000
0.15	3.203	4.431×10^{-3}	3.207	2.848×10^{-2}	7.899×10^{-4}	0.000
0.20	2.763	4.734×10^{-3}	2.768	4.537×10^{-2}	9.794×10^{-4}	0.000
0.30	2.330	5.438×10^{-3}	2.335	8.513×10^{-2}	1.327×10^{-3}	0.000
0.40	2.125	6.252×10^{-3}	2.131	1.302×10^{-1}	1.653×10^{-3}	0.000
0.50	2.012	7.158×10^{-3}	2.019	1.785×10^{-1}	1.970×10^{-3}	2.283×10^{-3}
0.60	1.941	8.141×10^{-3}	1.949	2.290×10^{-1}	2.285×10^{-3}	4.259×10^{-2}
0.70	1.895	9.186×10^{-3}	1.904	2.809×10^{-1}	2.601×10^{-3}	9.285×10^{-2}
0.80	1.863	1.028×10^{-2}	1.874	3.339×10^{-1}	2.921×10^{-3}	1.491×10^{-1}
0.90	1.842	1.143×10^{-2}	1.853	3.876×10^{-1}	3.244×10^{-3}	2.087×10^{-1}
1.0	1.827	1.262×10^{-2}	1.839	4.418×10^{-1}	3.571×10^{-3}	2.701×10^{-1}
1.5	1.799	1.916×10^{-2}	1.818	7.158×10^{-1}	5.272×10^{-3}	5.754×10^{-1}
2.0	1.801	2.642×10^{-2}	1.828	9.903×10^{-1}	7.074×10^{-3}	8.534×10^{-1}
3.0	1.824	4.241×10^{-2}	1.866	1.532	1.090×10^{-2}	1.316
4.0	1.848	5.977×10^{-2}	1.908	2.062	1.493×10^{-2}	1.684
5.0	1.870	7.811×10^{-2}	1.948	2.580	1.908×10^{-2}	1.987
6.0	1.889	9.722×10^{-2}	1.987	3.089	2.332×10^{-2}	2.244
7.0	1.906	1.170×10^{-1}	2.023	3.587	2.761×10^{-2}	2.467
8.0	1.921	1.372×10^{-1}	2.058	4.077	3.194×10^{-2}	2.664
9.0	1.934	1.579×10^{-1}	2.092	4.559	3.629×10^{-2}	2.841
10	1.946	1.790×10^{-1}	2.125	5.033	4.065×10^{-2}	3.002
15	1.992	2.887×10^{-1}	2.281	7.303	6.231×10^{-2}	3.640
20	2.023	4.032×10^{-1}	2.427	9.428	8.339×10^{-2}	4.115
30	2.066	6.403×10^{-1}	2.706	1.333×10	1.230×10^{-1}	4.819
40	2.094	8.838×10^{-1}	2.978	1.685×10	1.592×10^{-1}	5.341
50	2.115	1.131	3.247	2.006×10	1.920×10^{-1}	5.758

表 L2a.20　横纹肌中的电子（ICRU）

〈Z/A〉：0.55005；ρ：1.040g/cm^3；I：74.7eV；组成成分（Z–f_w）：1–0.101997；6–0.123000；7–0.035000；8–0.729003；11–0.000800；12–0.002000；15–0.002000；16–0.005000；16–0.005000；19–0.003000

动能（MeV）	阻止本领（MeV·cm^2·g^{-1}）			CSDA范程（g/cm^2）	辐射场	密度效应参数δ
	电子	辐射	全部			
0.010	2.237×10	3.816×10^{-3}	2.238×10	2.536×10^{-4}	9.292×10^{-4}	0.000
0.015	1.633×10	3.862×10^{-3}	1.633×10	5.189×10^{-4}	1.300×10^{-4}	0.000
0.020	1.306×10	3.882×10^{-3}	1.307×10	8.638×10^{-4}	1.642×10^{-4}	0.000
0.030	9.572	3.905×10^{-3}	9.576	1.771×10^{-3}	2.273×10^{-4}	0.000
0.040	7.711	3.928×10^{-3}	7.715	2.943×10^{-3}	2.852×10^{-4}	0.000
0.050	6.547	3.955×10^{-3}	6.551	4.356×10^{-3}	3.396×10^{-4}	0.000
0.060	5.747	3.986×10^{-3}	5.751	5.990×10^{-3}	3.911×10^{-4}	0.000
0.070	5.163	4.022×10^{-3}	5.167	7.828×10^{-3}	4.404×10^{-4}	0.000
0.080	4.717	4.061×10^{-3}	4.721	9.856×10^{-3}	4.878×10^{-4}	0.000
0.090	4.365	4.104×10^{-3}	4.369	1.206×10^{-2}	5.336×10^{-4}	0.000
0.10	4.080	4.150×10^{-3}	4.084	1.443×10^{-2}	5.780×10^{-4}	0.000
0.15	3.210	4.412×10^{-3}	3.214	2.841×10^{-2}	7.845×10^{-4}	0.000
0.20	2.769	4.714×10^{-3}	2.774	4.526×10^{-2}	9.728×10^{-4}	0.000
0.30	2.335	5.415×10^{-3}	2.340	8.494×10^{-2}	1.318×10^{-3}	0.000
0.40	2.129	6.226×10^{-3}	2.136	1.299×10^{-1}	1.642×10^{-3}	0.000
0.50	2.016	7.129×10^{-3}	2.023	1.781×10^{-1}	1.957×10^{-3}	4.347×10^{-3}
0.60	1.945	8.108×10^{-3}	1.953	2.285×10^{-1}	2.271×10^{-3}	4.652×10^{-2}
0.70	1.898	9.148×10^{-3}	1.907	2.803×10^{-1}	2.585×10^{-3}	9.821×10^{-2}
0.80	1.867	1.024×10^{-2}	1.877	3.332×10^{-1}	2.903×10^{-3}	1.555×10^{-1}
0.90	1.845	1.139×10^{-2}	1.856	3.868×10^{-1}	3.224×10^{-3}	2.161×10^{-1}
1.0	1.830	1.257×10^{-2}	1.842	4.409×10^{-1}	3.549×10^{-3}	2.782×10^{-1}
1.5	1.802	1.908×10^{-2}	1.821	7.146×10^{-1}	5.242×10^{-3}	5.857×10^{-1}
2.0	1.804	2.632×10^{-2}	1.830	9.886×10^{-1}	7.035×10^{-3}	8.645×10^{-1}
3.0	1.826	4.225×10^{-2}	1.869	1.530	1.084×10^{-2}	1.328
4.0	1.851	5.954×10^{-2}	1.910	2.059	1.485×10^{-2}	1.696
5.0	1.873	7.782×10^{-2}	1.951	2.577	1.898×10^{-2}	1.999
6.0	1.892	9.686×10^{-2}	1.989	3.084	2.320×10^{-2}	2.256
7.0	1.909	1.165×10^{-1}	2.026	3.583	2.747×10^{-2}	2.479
8.0	1.924	1.367×10^{-1}	2.061	4.072	3.178×10^{-2}	2.676
9.0	1.937	1.574×10^{-1}	2.094	4.553	3.611×10^{-2}	2.853
10	1.949	1.784×10^{-1}	2.127	5.027	4.045×10^{-2}	3.014
15	1.995	2.877×10^{-1}	2.282	7.295	6.202×10^{-2}	3.653
20	2.026	4.018×10^{-1}	2.428	9.418	8.302×10^{-2}	4.129
30	2.068	6.381×10^{-1}	2.706	1.332×10	1.225×10^{-1}	4.833
40	2.097	8.807×10^{-1}	2.977	1.684×10	1.585×10^{-1}	5.357
50	2.118	1.127	3.245	2.005×10	1.913×10^{-1}	5.775

表 L2a.21 感光乳剂（核素标准）中的电子

〈Z/A〉: 0.45453; ρ: 3.815g/cm³; I: 331.0eV; 组成成分（Z–f_w）: 1–0.014100; 6–0.072261; 7–0.019320; 8–0.06610; 16–0.001890; 35–0.349104; 47–0.474105; 53–0.003120						
动能（MeV）	阻止本领（MeV·cm²·g⁻¹）			CSDA范程（g/cm²）	辐射场	密度效应参数δ
	电子	辐射	全部			
0.010	1.302 × 10	1.310×10^{-2}	1.304 × 10	4.665×10^{-4}	4.992×10^{-4}	0.000
0.015	9.798	1.463×10^{-2}	9.812	9.140×10^{-4}	7.494×10^{-4}	0.000
0.020	7.984	1.565×10^{-2}	8.000	1.482×10^{-3}	9.934×10^{-4}	0.000
0.030	5.983	1.697×10^{-2}	6.000	2.945×10^{-3}	1.462×10^{-3}	0.000
0.040	4.887	1.786×10^{-2}	4.905	4.801×10^{-3}	1.906×10^{-3}	0.000
0.050	4.190	1.854×10^{-2}	4.209	7.011×10^{-3}	2.330×10^{-3}	0.000
0.060	3.706	1.910×10^{-2}	3.725	9.543×10^{-3}	2.737×10^{-3}	0.000
0.070	3.349	1.959×10^{-2}	3.369	1.237×10^{-2}	3.128×10^{-3}	0.000
0.080	3.075	2.003×10^{-2}	3.095	1.547×10^{-2}	3.506×10^{-3}	0.000
0.090	2.857	2.044×10^{-2}	2.877	1.883×10^{-2}	3.870×10^{-3}	0.000
0.10	2.680	2.081×10^{-2}	2.701	2.242×10^{-2}	4.224×10^{-3}	0.000
0.15	2.136	2.251×10^{-2}	2.159	4.338×10^{-2}	5.851×10^{-3}	0.000
0.20	1.858	2.405×10^{-2}	1.883	6.833×10^{-2}	7.294×10^{-3}	0.000
0.30	1.585	2.721×10^{-2}	1.612	1.263×10^{-1}	9.822×10^{-3}	0.000
0.40	1.453	3.066×10^{-2}	1.484	1.913×10^{-1}	1.206×10^{-2}	3.297×10^{-2}
0.50	1.381	3.443×10^{-2}	1.415	2.604×10^{-1}	1.415×10^{-2}	7.178×10^{-2}
0.60	1.338	3.846×10^{-2}	1.376	3.322×10^{-1}	1.615×10^{-2}	1.112×10^{-1}
0.70	1.311	4.269×10^{-2}	1.354	4.055×10^{-1}	1.809×10^{-2}	1.505×10^{-1}
0.80	1.295	4.711×10^{-2}	1.342	4.797×10^{-1}	2.000×10^{-2}	1.895×10^{-1}
0.90	1.284	5.168×10^{-2}	1.336	5.544×10^{-1}	2.187×10^{-2}	2.278×10^{-1}
1.0	1.278	5.640×10^{-2}	1.335	6.293×10^{-1}	2.373×10^{-2}	2.652×10^{-1}
1.5	1.278	8.177×10^{-2}	1.360	1.001	3.289×10^{-2}	4.394×10^{-1}
2.0	1.294	1.094×10^{-1}	1.403	1.363	4.193×10^{-2}	5.933×10^{-1}
3.0	1.331	1.687×10^{-1}	1.499	2.053	5.974×10^{-2}	8.560×10^{-1}
4.0	1.363	2.317×10^{-1}	1.595	2.699	7.708×10^{-2}	1.077
5.0	1.390	2.973×10^{-1}	1.687	3.309	9.385×10^{-2}	1.268
6.0	1.412	3.649×10^{-1}	1.777	3.886	1.100×10^{-1}	1.437
7.0	1.431	4.340×10^{-1}	1.865	4.436	1.256×10^{-1}	1.590
8.0	1.448	5.045×10^{-1}	1.952	4.960	1.406×10^{-1}	1.729
9.0	1.462	5.760×10^{-1}	2.038	5.461	1.551×10^{-1}	1.856
10	1.475	6.485×10^{-1}	2.123	5.942	1.690×10^{-1}	1.975
15	1.523	1.022	2.545	8.089	2.312×10^{-1}	2.471
20	1.555	1.407	2.963	9.909	2.834×10^{-1}	2.858
30	1.598	2.202	3.800	1.288 × 10	3.659×10^{-1}	3.451
40	1.626	3.015	4.641	1.526 × 10	4.286×10^{-1}	3.899
50	1.648	3.840	5.488	1.724 × 10	4.781×10^{-1}	4.261

表 L2a.22 聚甲基丙烯酸甲酯（PMMA 或有机玻璃）中的电子

〈Z/A〉：0.53937；ρ：1.190[a]g/cm^3；I：74.0eV；组成成分（Z–f_w）：1–0.080541；6–0.599846；8–0.319613

动能（MeV）	阻止本领（MeV·cm^2·g^{-1}）			CSDA范程（g/cm^2）	辐射场	密度效应参数δ
	电子	辐射	全部			
0.010	2.198×10	3.332×10^{-3}	2.198×10	2.580×10^{-4}	8.330×10^{-5}	0.000
0.015	1.604×10	3.359×10^{-3}	1.604×10	5.282×10^{-4}	1.158×10^{-4}	0.000
0.020	1.283×10	3.372×10^{-3}	1.283×10	8.793×10^{-4}	1.460×10^{-4}	0.000
0.030	9.400	3.391×10^{-3}	9.404	1.803×10^{-3}	2.015×10^{-4}	0.000
0.040	7.573	3.413×10^{-3}	7.576	2.997×10^{-3}	2.526×10^{-4}	0.000
0.050	6.429	3.438×10^{-3}	6.433	4.436×10^{-3}	3.007×10^{-4}	0.000
0.060	5.644	3.468×10^{-3}	5.647	6.100×10^{-3}	3.464×10^{-4}	0.000
0.070	5.070	3.502×10^{-3}	5.073	7.972×10^{-3}	3.901×10^{-4}	0.000
0.080	4.631	3.538×10^{-3}	4.635	1.004×10^{-2}	4.322×10^{-4}	0.000
0.090	4.286	3.577×10^{-3}	4.289	1.228×10^{-2}	4.729×10^{-4}	0.000
0.10	4.006	3.619×10^{-3}	4.010	1.470×10^{-2}	5.125×10^{-4}	0.000
0.15	3.151	3.855×10^{-3}	3.155	2.894×10^{-2}	6.966×10^{-4}	0.000
0.20	2.719	4.126×10^{-3}	2.723	4.610×10^{-2}	8.650×10^{-4}	0.000
0.30	2.292	4.751×10^{-3}	2.297	8.653×10^{-2}	1.175×10^{-3}	0.000
0.40	2.090	5.474×10^{-3}	2.096	1.323×10^{-1}	1.466×10^{-3}	0.000
0.50	1.975	6.278×10^{-3}	1.981	1.815×10^{-1}	1.751×10^{-3}	4.112×10^{-2}
0.60	1.903	7.149×10^{-3}	1.910	2.330×10^{-1}	2.035×10^{-3}	1.005×10^{-1}
0.70	1.856	8.076×10^{-3}	1.864	2.860×10^{-1}	2.320×10^{-3}	1.650×10^{-1}
0.80	1.825	9.050×10^{-3}	1.834	3.401×10^{-1}	2.609×10^{-3}	2.321×10^{-1}
0.90	1.803	1.007×10^{-2}	1.813	3.950×10^{-1}	2.902×10^{-3}	3.001×10^{-1}
1.0	1.788	1.113×10^{-2}	1.799	4.504×10^{-1}	3.199×10^{-3}	3.679×10^{-1}
1.5	1.759	1.693×10^{-2}	1.776	7.308×10^{-1}	4.744×10^{-3}	6.887×10^{-1}
2.0	1.762	2.338×10^{-2}	1.785	1.012	6.383×10^{-3}	9.689×10^{-1}
3.0	1.784	3.761×10^{-2}	1.822	1.567	9.868×10^{-3}	1.425
4.0	1.809	5.307×10^{-2}	1.862	2.109	1.354×10^{-2}	1.783
5.0	1.832	6.943×10^{-2}	1.901	2.641	1.733×10^{-2}	2.077
6.0	1.851	8.648×10^{-2}	1.937	3.162	2.120×10^{-2}	2.327
7.0	1.868	1.041×10^{-1}	1.972	3.673	2.513×10^{-2}	2.545
8.0	1.883	1.222×10^{-1}	2.005	4.176	2.910×10^{-2}	2.739
9.0	1.896	1.407×10^{-1}	2.037	4.671	3.309×10^{-2}	2.914
10	1.908	1.596×10^{-1}	2.067	5.158	3.710×10^{-2}	3.073
15	1.952	2.577×10^{-1}	2.210	7.496	5.709×10^{-2}	3.716
20	1.982	3.603×10^{-1}	2.342	9.693	7.667×10^{-2}	4.202
30	2.022	5.728×10^{-1}	2.595	1.375×10	1.138×10^{-1}	4.927
40	2.049	7.912×10^{-1}	2.840	1.743×10	1.480×10^{-1}	5.463
50	2.069	1.013	3.082	2.081×10	1.792×10^{-1}	5.889

[a]如果需要高剂量测定精度，则首次使用的任何塑料样品的密度应通过实验确定（参见第 19.10 节）

表 L2a.23 聚苯乙烯中的电子

〈Z/A〉：0.53768；ρ：1.060[a]g/cm^3；I：68.7eV；组成成分（Z–f_w）：1–0.077421；6–0.922579

动能（MeV）	阻止本领（MeV·cm^2·g^{-1}）			CSDA范程（g/cm^2）	辐射场	密度效应参数δ
	电子	辐射	全部			
0.010	2.223×10	2.982×10^{-3}	2.224×10	2.546×10^{-4}	7.406×10^{-5}	0.000
0.015	1.621×10	2.999×10^{-3}	1.621×10	5.218×10^{-4}	1.027×10^{-4}	0.000
0.020	1.296×10	3.008×10^{-3}	1.296×10	8.694×10^{-4}	1.292×10^{-4}	0.000
0.030	9.485	3.027×10^{-3}	9.488	1.785×10^{-3}	1.782×10^{-4}	0.000
0.040	7.637	3.048×10^{-3}	7.640	2.968×10^{-3}	2.235×10^{-4}	0.000
0.050	6.481	3.074×10^{-3}	6.484	4.395×10^{-3}	2.662×10^{-4}	0.000
0.060	5.688	3.103×10^{-3}	5.691	6.047×10^{-3}	3.068×10^{-4}	0.000
0.070	5.108	3.135×10^{-3}	5.111	7.905×10^{-3}	3.458×10^{-4}	0.000
0.080	4.666	3.169×10^{-3}	4.669	9.955×10^{-3}	3.834×10^{-4}	0.000
0.090	4.317	3.206×10^{-3}	4.320	1.218×10^{-2}	4.197×10^{-4}	0.000
0.10	4.034	3.244×10^{-3}	4.038	1.458×10^{-2}	4.550×10^{-4}	0.000
0.15	3.172	3.463×10^{-3}	3.176	2.873×10^{-2}	6.199×10^{-4}	0.000
0.20	2.735	3.711×10^{-3}	2.739	4.579×10^{-2}	7.709×10^{-4}	0.000
0.30	2.305	4.284×10^{-3}	2.309	8.598×10^{-2}	1.050×10^{-3}	0.000
0.40	2.10	4.945×10^{-3}	2.106	1.315×10^{-1}	1.312×10^{-3}	2.731×10^{-3}
0.50	1.984	5.680×10^{-3}	1.989	1.805×10^{-1}	1.570×10^{-3}	5.420×10^{-2}
0.60	1.911	6.475×10^{-3}	1.918	2.318×10^{-1}	1.827×10^{-3}	1.152×10^{-1}
0.70	1.864	7.322×10^{-3}	1.871	2.846×10^{-1}	2.087×10^{-3}	1.810×10^{-1}
0.80	1.832	8.212×10^{-3}	1.840	3.385×10^{-1}	2.349×10^{-3}	2.492×10^{-1}
0.90	1.810	9.142×10^{-3}	1.819	3.932×10^{-1}	2.615×10^{-3}	3.179×10^{-1}
1.0	1.794	1.011×10^{-2}	1.804	4.484×10^{-1}	2.885×10^{-3}	3.862×10^{-1}
1.5	1.766	1.541×10^{-2}	1.781	7.281×10^{-1}	4.293×10^{-3}	7.064×10^{-1}
2.0	1.768	2.132×10^{-2}	1.789	1.008	5.788×10^{-3}	9.834×10^{-1}
3.0	1.791	3.435×10^{-2}	1.825	1.562	8.971×10^{-3}	1.431
4.0	1.816	4.852×10^{-2}	1.865	2.104	1.233×10^{-2}	1.782
5.0	1.839	6.353×10^{-2}	1.902	2.635	1.580×10^{-2}	2.070
6.0	1.859	7.919×10^{-2}	1.938	3.156	1.936×10^{-2}	2.316
7.0	1.876	9.539×10^{-2}	1.971	3.667	2.297×10^{-2}	2.531
8.0	1.891	1.120×10^{-1}	2.003	4.171	2.662×10^{-2}	2.722
9.0	1.904	1.290×10^{-1}	2.033	4.666	3.029×10^{-2}	2.896
10	1.916	1.464×10^{-1}	2.062	5.155	3.399×10^{-2}	3.054
15	1.960	2.367×10^{-1}	2.196	7.502	5.249×10^{-2}	3.702
20	1.989	3.311×10^{-1}	2.320	9.717	7.072×10^{-2}	4.196
30	2.027	5.270×10^{-1}	2.554	1.382×10	1.056×10^{-1}	4.933
40	2.053	7.284×10^{-1}	2.782	1.757×10	1.378×10^{-1}	5.478
50	2.073	9.334×10^{-1}	3.006	2.103×10	1.676×10^{-1}	5.908

[a]如果需要高剂量测定精度，则首次使用的任何塑料样品的密度应通过实验确定（参见第 19.10 节）。

表 L2a.24　皮肤中的电子（ICRP）

〈Z/A〉：0.54933；ρ：1.100g/cm³；I：72.7eV；组成成分（Z–f_w）：1–0.100588；6–0.228250；7–0.046420；8–0.619002；11–0.000070；12–0.000060；15–0.000330；16–0.001590；17–0.002670；19–0.000850；20–0.000150；26–0.000010；30–0.000010

动能（MeV）	阻止本领（MeV·cm²·g⁻¹）			CSDA范程（g/cm²）	辐射场	密度效应参数δ
	电子	辐射	全部			
0.010	2.247×10	3.678×10^{-3}	2.247×10	2.523×10^{-4}	8.934×10^{-4}	0.000
0.015	1.639×10	3.718×10^{-3}	1.639×10	5.167×10^{-4}	1.248×10^{-4}	0.000
0.020	1.311×10	3.736×10^{-3}	1.311×10	8.603×10^{-4}	1.577×10^{-4}	0.000
0.030	9.602	3.758×10^{-3}	9.605	1.765×10^{-3}	2.181×10^{-4}	0.000
0.040	7.734	3.780×10^{-3}	7.738	2.934×10^{-3}	2.737×10^{-4}	0.000
0.050	6.565	3.806×10^{-3}	6.569	4.342×10^{-3}	3.259×10^{-4}	0.000
0.060	5.763	3.837×10^{-3}	5.767	5.972×10^{-3}	3.753×10^{-4}	0.000
0.070	5.176	3.872×10^{-3}	5.180	7.805×10^{-3}	4.227×10^{-4}	0.000
0.080	4.729	3.911×10^{-3}	4.733	9.828×10^{-3}	4.682×10^{-4}	0.000
0.090	4.376	3.953×10^{-3}	4.380	1.203×10^{-2}	5.123×10^{-4}	0.000
0.10	4.090	3.997×10^{-3}	4.094	1.439×10^{-2}	5.550×10^{-4}	0.000
0.15	3.217	4.252×10^{-3}	3.221	2.834×10^{-2}	7.538×10^{-4}	0.000
0.20	2.775	4.545×10^{-3}	2.779	4.516×10^{-2}	9.352×10^{-4}	0.000
0.30	2.339	5.225×10^{-3}	2.344	8.476×10^{-2}	1.268×10^{-3}	0.000
0.40	2.133	6.011×10^{-3}	2.139	1.296×10^{-1}	1.581×10^{-3}	0.000
0.50	2.018	6.886×10^{-3}	2.024	1.778×10^{-1}	1.885×10^{-3}	2.256×10^{-2}
0.60	1.945	7.835×10^{-3}	1.953	2.281×10^{-1}	2.189×10^{-3}	7.560×10^{-2}
0.70	1.897	8.843×10^{-3}	1.906	2.800×10^{-1}	2.494×10^{-3}	1.356×10^{-1}
0.80	1.865	9.902×10^{-3}	1.875	3.329×10^{-1}	2.802×10^{-3}	1.995×10^{-1}
0.90	1.843	1.10×10^{-2}	1.854	3.866×10^{-1}	3.114×10^{-3}	2.653×10^{-1}
1.0	1.827	1.216×10^{-2}	1.840	4.407×10^{-1}	3.430×10^{-3}	3.317×10^{-1}
1.5	1.798	1.847×10^{-2}	1.817	7.149×10^{-1}	5.075×10^{-3}	6.519×10^{-1}
2.0	1.800	2.549×10^{-2}	1.826	9.897×10^{-1}	6.818×10^{-3}	9.362×10^{-1}
3.0	1.822	4.094×10^{-2}	1.863	1.532	1.052×10^{-2}	1.403
4.0	1.847	5.771×10^{-2}	1.904	2.063	1.442×10^{-2}	1.772
5.0	1.869	7.545×10^{-2}	1.944	2.583	1.845×10^{-2}	2.075
6.0	1.888	9.393×10^{-2}	1.982	3.092	2.256×10^{-2}	2.331
7.0	1.905	1.130×10^{-1}	2.018	3.592	2.672×10^{-2}	2.554
8.0	1.920	1.326×10^{-1}	2.052	4.084	3.092×10^{-2}	2.751
9.0	1.933	1.527×10^{-1}	2.085	4.567	3.514×10^{-2}	2.929
10	1.945	1.731×10^{-1}	2.118	5.043	3.938×10^{-2}	3.090
15	1.990	2.792×10^{-1}	2.269	7.322	6.045×10^{-2}	3.733
20	2.021	3.901×10^{-1}	2.411	9.459	8.100×10^{-2}	4.213
30	2.062	6.197×10^{-1}	2.682	1.339×10	1.198×10^{-1}	4.926
40	2.090	8.556×10^{-1}	2.946	1.694×10	1.552×10^{-1}	5.455
50	2.111	1.095	3.206	2.020×10	1.875×10^{-1}	5.875

表 L2a.25　软组织中的电子（ICRP）

〈Z/A〉：0.55121；ρ：1.000g/cm^3；I：72.3eV；组成成分（Z–f_w）：1–0.104472；6–0.232190；7–0.024880；8–0.630238；11–0.001130；12–0.000130；15–0.001330；16–0.001990；17–0.001340；19–0.001990；20–0.000230；26–0.000050；30–0.000030

动能（MeV）	阻止本领（MeV·cm^2·g^{-1}）			CSDA范程（g/cm^2）	辐射场	密度效应参数δ
	电子	辐射	全部			
0.010	2.257×10	3.680×10^{-3}	2.257×10	2.512×10^{-4}	8.894×10^{-4}	0.000
0.015	1.646×10	3.721×10^{-3}	1.647×10	5.144×10^{-4}	1.243×10^{-4}	0.000
0.020	1.317×10	3.740×10^{-3}	1.317×10	8.565×10^{-4}	1.571×10^{-4}	0.000
0.030	9.643	3.762×10^{-3}	9.647	1.757×10^{-3}	2.173×10^{-4}	0.000
0.040	7.767	3.785×10^{-3}	7.771	2.921×10^{-3}	2.728×10^{-4}	0.000
0.050	6.593	3.811×10^{-3}	6.597	4.324×10^{-3}	3.248×10^{-4}	0.000
0.060	5.787	3.842×10^{-3}	5.791	5.946×10^{-3}	3.742×10^{-4}	0.000
0.070	5.198	3.877×10^{-3}	5.202	7.772×10^{-3}	4.214×10^{-4}	0.000
0.080	4.749	3.916×10^{-3}	4.753	9.786×10^{-3}	4.668×10^{-4}	0.000
0.090	4.394	3.958×10^{-3}	4.398	1.198×10^{-2}	5.107×10^{-4}	0.000
0.10	4.107	4.002×10^{-3}	4.111	1.433×10^{-2}	5.533×10^{-4}	0.000
0.15	3.230	4.258×10^{-3}	3.235	2.822×10^{-2}	7.515×10^{-4}	0.000
0.20	2.786	4.551×10^{-3}	2.791	4.497×10^{-2}	9.324×10^{-4}	0.000
0.30	2.349	5.232×10^{-3}	2.354	8.441×10^{-2}	1.265×10^{-3}	0.000
0.40	2.142	6.018×10^{-3}	2.148	1.291×10^{-1}	1.576×10^{-3}	0.000
0.50	2.027	6.895×10^{-3}	2.034	1.770×10^{-1}	1.880×10^{-3}	7.184×10^{-3}
0.60	1.955	7.844×10^{-3}	1.963	2.271×10^{-1}	2.182×10^{-3}	5.251×10^{-2}
0.70	1.908	8.854×10^{-3}	1.917	2.787×10^{-1}	2.485×10^{-3}	1.066×10^{-1}
0.80	1.876	9.914×10^{-3}	1.886	3.314×10^{-1}	2.792×10^{-3}	1.657×10^{-1}
0.90	1.854	1.102×10^{-2}	1.865	3.847×10^{-1}	3.102×10^{-3}	2.276×10^{-1}
1.0	1.839	1.218×10^{-2}	1.851	4.385×10^{-1}	3.416×10^{-3}	2.908×10^{-1}
1.5	1.810	1.849×10^{-2}	1.829	7.110×10^{-1}	5.051×10^{-3}	6.012×10^{-1}
2.0	1.812	2.552×10^{-2}	1.838	9.839×10^{-1}	6.784×10^{-3}	8.807×10^{-1}
3.0	1.835	4.099×10^{-2}	1.876	1.523	1.047×10^{-2}	1.343
4.0	1.859	5.778×10^{-2}	1.917	2.050	1.434×10^{-2}	1.710
5.0	1.881	7.553×10^{-2}	1.957	2.566	1.835×10^{-2}	2.012
6.0	1.901	9.404×10^{-2}	1.995	3.073	2.243×10^{-2}	2.268
7.0	1.918	1.132×10^{-1}	2.031	3.569	2.658×10^{-2}	2.491
8.0	1.932	1.328×10^{-1}	2.065	4.058	3.076×10^{-2}	2.688
9.0	1.946	1.528×10^{-1}	2.099	4.538	3.496×10^{-2}	2.865
10	1.958	1.733×10^{-1}	2.131	5.011	3.917×10^{-2}	3.025
15	2.003	2.796×10^{-1}	2.283	7.276	6.014×10^{-2}	3.666
20	2.035	3.905×10^{-1}	2.425	9.401	8.060×10^{-2}	4.144
30	2.077	6.204×10^{-1}	2.697	1.331×10	1.192×10^{-1}	4.853
40	2.105	8.565×10^{-1}	2.961	1.684×10	1.545×10^{-1}	5.379
50	2.126	1.097	3.222	2.008×10	1.867×10^{-1}	5.799

表 L2a.26　软组织（ICRP 4 部分）中的电子

〈Z/A〉：0.54975；ρ：1.000g/cm^3；I：74.9eV；组成成分（Z–f_w）：1–0.10172；6–0.111000；7–0.026000；8–0.761828

动能（MeV）	阻止本领（MeV · cm^2 · g^{-1}）			CSDA范程（g/cm^2）	辐射场	密度效应参数δ
	电子	辐射	全部			
0.010	2.235×10	3.795×10^{-3}	2.235×10	2.538×10^{-4}	9.262×10^{-4}	0.000
0.015	1.631×10	3.837×10^{-3}	1.632×10	5.195×10^{-4}	1.294×10^{-4}	0.000
0.020	1.305×10	3.855×10^{-3}	1.305×10	8.647×10^{-4}	1.635×10^{-4}	0.000
0.030	9.562	3.876×10^{-3}	9.566	1.773×10^{-3}	2.260×10^{-4}	0.000
0.040	7.704	3.897×10^{-3}	7.708	2.946×10^{-3}	2.835×10^{-4}	0.000
0.050	6.541	3.923×10^{-3}	6.545	4.361×10^{-3}	3.374×10^{-4}	0.000
0.060	5.742	3.953×10^{-3}	5.746	5.996×10^{-3}	3.885×10^{-4}	0.000
0.070	5.158	3.989×10^{-3}	5.162	7.836×10^{-3}	4.374×10^{-4}	0.000
0.080	4.712	4.028×10^{-3}	4.717	9.866×10^{-3}	4.844×10^{-4}	0.000
0.090	4.361	4.070×10^{-3}	4.365	1.207×10^{-2}	5.299×10^{-4}	0.000
0.10	4.076	4.116×10^{-3}	4.081	1.444×10^{-2}	5.740×10^{-4}	0.000
0.15	3.207	4.377×10^{-3}	3.211	2.844×10^{-2}	7.790×10^{-4}	0.000
0.20	2.767	4.677×10^{-3}	2.771	4.530×10^{-2}	9.660×10^{-4}	0.000
0.30	2.333	5.374×10^{-3}	2.338	8.502×10^{-2}	1.309×10^{-3}	0.000
0.40	2.128	6.179×10^{-3}	2.134	1.300×10^{-1}	1.631×10^{-3}	0.000
0.50	2.015	7.077×10^{-3}	2.022	1.783×10^{-1}	1.944×10^{-3}	0.000
0.60	1.944	8.050×10^{-3}	1.952	2.286×10^{-1}	2.255×10^{-3}	3.374×10^{-2}
0.70	1.898	9.084×10^{-3}	1.907	2.805×10^{-1}	2.568×10^{-3}	8.114×10^{-2}
0.80	1.867	1.017×10^{-2}	1.877	3.334×10^{-1}	2.883×10^{-3}	1.351×10^{-1}
0.90	1.846	1.131×10^{-2}	1.857	3.870×10^{-1}	3.202×10^{-3}	1.930×10^{-1}
1.0	1.831	1.249×10^{-2}	1.843	4.410×10^{-1}	3.525×10^{-3}	2.529×10^{-1}
1.5	1.803	1.896×10^{-2}	1.822	7.145×10^{-1}	5.205×10^{-3}	5.542×10^{-1}
2.0	1.806	2.615×10^{-2}	1.832	9.884×10^{-1}	6.985×10^{-3}	8.304×10^{-1}
3.0	1.828	4.199×10^{-2}	1.870	1.529	1.077×10^{-2}	1.292
4.0	1.853	5.919×10^{-2}	1.912	2.058	1.475×10^{-2}	1.660
5.0	1.875	7.736×10^{-2}	1.952	2.575	1.885×10^{-2}	1.963
6.0	1.894	9.629×10^{-2}	1.990	3.083	2.305×10^{-2}	2.220
7.0	1.911	1.159×10^{-1}	2.026	3.581	2.729×10^{-2}	2.443
8.0	1.925	1.359×10^{-1}	2.061	4.070	3.158×10^{-2}	2.640
9.0	1.939	1.565×10^{-1}	2.095	4.551	3.588×10^{-2}	2.817
10	1.950	1.774×10^{-1}	2.128	5.025	4.020×10^{-2}	2.978
15	1.996	2.861×10^{-1}	2.282	7.292	6.165×10^{-2}	3.616
20	2.028	3.996×10^{-1}	2.427	9.416	8.255×10^{-2}	4.090
30	2.070	6.347×10^{-1}	2.705	1.331×10	1.219×10^{-1}	4.792
40	2.099	8.761×10^{-1}	2.975	1.684×10	1.577×10^{-1}	5.314
50	2.120	1.122	3.241	2.006×10	1.904×10^{-1}	5.731

表 L2a.27 水（液体）中的电子

〈Z/A〉：0.55509；ρ：0.998[a]g/cm^3；I：78.0eV, 组成成分（Z–f_w）：1–0.111898；8–0.888102

动能（MeV）	阻止本领（MeV·cm^2·g^{-1}）			CSDA范程（g/cm^2）	辐射场	密度效应参数δ
	电子	辐射	全部			
0.010	2.239×10	3.890×10^{-3}	2.239×10	2.537×10^{-4}	9.476×10^{-5}	0.0
0.015	1.635×10	3.928×10^{-3}	1.635×10	5.189×10^{-4}	1.324×10^{-4}	0.0
0.020	1.308×10	3.939×10^{-3}	1.309×10	8.632×10^{-4}	1.670×10^{-4}	0.0
0.030	9.591	3.965×10^{-3}	9.595	1.769×10^{-3}	2.307×10^{-4}	0.0
0.040	7.729	3.987×10^{-3}	7.733	2.939×10^{-3}	2.893×10^{-4}	0.0
0.050	6.564	4.011×10^{-3}	6.568	4.348×10^{-3}	3.442×10^{-4}	0.0
0.060	5.763	4.044×10^{-3}	5.767	5.978×10^{-3}	3.962×10^{-4}	0.0
0.070	5.178	4.081×10^{-3}	5.182	7.811×10^{-3}	4.460×10^{-4}	0.0
0.080	4.731	4.122×10^{-3}	4.735	9.833×10^{-3}	4.939×10^{-4}	0.0
0.090	4.378	4.165×10^{-3}	4.383	1.203×10^{-2}	5.402×10^{-4}	0.0
0.10	4.093	4.211×10^{-3}	4.097	1.439×10^{-2}	5.851×10^{-4}	0.0
0.15	3.221	4.471×10^{-3}	3.226	2.833×10^{-2}	7.936×10^{-4}	0.0
0.20	2.779	4.771×10^{-3}	2.784	4.512×10^{-2}	9.831×10^{-4}	0.0
0.30	2.344	5.482×10^{-3}	2.349	8.464×10^{-2}	1.331×10^{-3}	0.0
0.40	2.138	6.309×10^{-3}	2.144	1.294×10^{-1}	1.657×10^{-3}	0.0
0.50	2.025	7.228×10^{-3}	2.032	1.774×10^{-1}	1.976×10^{-3}	0.0
0.60	1.956	8.221×10^{-3}	1.965	2.275×10^{-1}	2.291×10^{-3}	1.501×10^{-2}
0.70	1.911	9.278×10^{-3}	1.920	2.790×10^{-1}	2.608×10^{-3}	5.338×10^{-2}
0.80	1.880	1.039×10^{-2}	1.891	3.315×10^{-1}	2.927×10^{-3}	1.005×10^{-1}
0.90	1.859	1.155×10^{-2}	1.871	3.847×10^{-1}	3.250×10^{-3}	1.529×10^{-1}
1.0	1.845	1.276×10^{-2}	1.858	4.384×10^{-1}	3.577×10^{-3}	2.086×10^{-1}
1.5	1.819	1.934×10^{-2}	1.838	7.096×10^{-1}	5.275×10^{-3}	4.982×10^{-1}
2.0	1.821	2.666×10^{-2}	1.848	9.811×10^{-1}	7.071×10^{-3}	7.703×10^{-1}
3.0	1.844	4.286×10^{-2}	1.887	1.517	1.089×10^{-2}	1.231
4.0	1.869	6.056×10^{-2}	1.929	2.041	1.493×10^{-2}	1.601
5.0	1.891	7.922×10^{-2}	1.970	2.554	1.910×10^{-2}	1.906
6.0	1.910	9.865×10^{-2}	2.008	3.057	2.336×10^{-2}	2.165
7.0	1.927	1.187×10^{-1}	2.045	3.550	2.768×10^{-2}	2.390
8.0	1.942	1.392×10^{-1}	2.081	4.035	3.203×10^{-2}	2.589
9.0	1.955	1.602×10^{-1}	2.115	4.511	3.640×10^{-2}	2.767
10	1.967	1.816×10^{-1}	2.148	4.980	4.077×10^{-2}	2.928
15	2.013	2.924×10^{-1}	2.305	7.226	6.248×10^{-2}	3.567
20	2.045	4.079×10^{-1}	2.453	9.327	8.357×10^{-2}	4.039
30	2.088	6.472×10^{-1}	2.736	1.318×10	1.232×10^{-1}	4.734
40	2.117	8.936×10^{-1}	3.011	1.667×10	1.592×10^{-1}	5.252
50	2.139	1.145	3.284	1.985×10	1.920×10^{-1}	5.665

[a]这是 20℃ 时水的密度相对于4℃时水的参考密度。

表 L2b.1　碳（石墨）中的质子

〈Z/A〉：0.49954；ρ：2.265[a]g/cm^3；I：81.0eV；组成成分（Z–f_w）：6–1.0000

动能（MeV）	阻止本领（MeV · cm^2 · g^{-1}）			CSDA范程（g/cm^2）	绕行系数
	电子	原子核	全部		
0.10	7.266×10^2	1.149×10	7.277×10^2	1.688×10^{-4}	0.9055
0.15	6.712×10^2	8.200×10^{-1}	6.720×10^2	2.353×10^{-4}	0.9298
0.20	5.986×10^2	6.436×10^{-1}	5.992×10^2	3.097×10^{-4}	0.9451
0.30	4.833×10^2	4.559×10^{-1}	4.837×10^2	4.928×10^{-4}	0.9635
0.40	4.071×10^2	3.561×10^{-1}	4.075×10^2	7.190×10^{-4}	0.9736
0.50	3.546×10^2	2.937×10^{-1}	3.549×10^2	9.828×10^{-4}	0.9797
0.60	3.159×10^2	2.505×10^{-1}	3.161×10^2	1.282×10^{-3}	0.9836
0.80	2.624×10^2	1.943×10^{-1}	2.626×10^2	1.980×10^{-3}	0.9884
1.0	2.261×10^2	1.594×10^{-1}	2.263×10^2	2.803×10^{-3}	0.9910
1.5	1.711×10^2	1.108×10^{-1}	1.712×10^2	5.373×10^{-3}	0.9941
2.0	1.394×10^2	8.541×10^{-2}	1.395×10^2	8.628×10^{-3}	0.9955
3.0	1.035×10^2	5.901×10^{-2}	1.036×10^2	1.706×10^{-2}	0.9967
4.0	8.326×10	4.529×10^{-2}	8.330×10	2.789×10^{-2}	0.9972
5.0	7.010×10	3.685×10^{-2}	7.014×10	4.103×10^{-2}	0.9975
6.0	6.081×10	3.112×10^{-2}	6.084×10	5.638×10^{-2}	0.9977
8.0	4.845×10	2.380×10^{-2}	4.847×10	9.348×10^{-2}	0.9980
10	4.055×10	1.932×10^{-2}	4.057×10	1.388×10^{-1}	0.9981
15	2.925×10	1.320×10^{-2}	2.926×10	2.861×10^{-1}	0.9983
20	2.317×10	1.006×10^{-2}	2.318×10	4.796×10^{-1}	0.9984
30	1.668×10	6.858×10^{-3}	1.669×10	9.960×10^{-1}	0.9985
40	1.323×10	5.221×10^{-3}	1.324×10	1.674×10	0.9986
50	1.107×10	4.225×10^{-3}	1.108×10	2.504×10	0.9986
60	9.591×10	3.553×10^{-3}	9.595×10	3.477×10	0.9987
80	7.675×10	2.703×10^{-3}	7.678×10	5.826×10	0.9987
100	6.486×10	2.186×10^{-3}	6.488×10	8.673×10	0.9988
150	4.843×10	1.486×10^{-3}	4.845×10	1.773×10	0.9988
200	3.994×10	1.130×10^{-3}	3.995×10	2.917×10	0.9989
300	3.125×10	7.686×10^{-4}	3.126×10	5.786×10	0.9990

[a]这是推荐用于计算电子阻止本领的纯石墨微晶（或晶粒）密度（ICRU 2016）。石墨的堆积密度要小得多并且取决于其孔隙率，推荐密度通常约为 1.7g/cm^3。

L2b.2 铝中的质子

〈Z/A〉：0.48181；ρ：2.699g/cm^3；I：166.0eV；组成成分（Z–f_w）：13–1.0000

动能（MeV）	阻止本领（MeV · cm^2 · g^{-1}）			CSDA范程（g/cm^2）	绕行系数
	电子	原子核	全部		
0.10	4.468×10^2	8.837×10^{-1}	4.477×10^2	2.632×10^{-4}	0.8480
0.15	4.045×10^2	6.400×10^{-1}	4.051×10^2	3.808×10^{-4}	0.8880
0.20	3.710×10^2	5.070×10^{-1}	3.715×10^2	5.098×10^{-4}	0.9119
0.30	3.215×10^2	3.632×10^{-1}	3.218×10^2	8.001×10^{-4}	0.9389
0.40	2.842×10^2	2.858×10^{-1}	2.844×10^2	1.131×10^{-3}	0.9535
0.50	2.548×10^2	2.369×10^{-1}	2.550×10^2	1.503×10^{-3}	0.9626
0.60	2.314×10^2	2.030×10^{-1}	2.316×10^2	1.915×10^{-3}	0.9687
0.80	1.966×10^2	1.589×10^{-1}	1.968×10^2	2.856×10^{-3}	0.9764
1.0	1.719×10^2	1.312×10^{-1}	1.720×10^2	3.945×10^{-3}	0.9810
1.5	1.327×10^2	9.232×10^{-2}	1.328×10^2	7.287×10^{-3}	0.9868
2.0	1.094×10^2	7.173×10^{-2}	1.095×10^2	1.146×10^{-2}	0.9895
3.0	8.245×10	5.011×10^{-2}	8.250×10	2.210×10^{-2}	0.9921
4.0	6.703×10	3.877×10^{-2}	6.707×10	3.563×10^{-2}	0.9933
5.0	5.691×10	3.174×10^{-2}	5.695×10	5.188×10^{-2}	0.9940
6.0	4.970×10	2.693×10^{-2}	4.973×10	7.072×10^{-2}	0.9944
8.0	4.002×10	2.075×10^{-2}	4.004×10	1.158×10^{-1}	0.9950
10	3.375×10	1.693×10^{-2}	3.376×10	1.705×10^{-1}	0.9953
15	2.465×10	1.166×10^{-2}	2.466×10	3.462×10^{-1}	0.9958
20	1.968×10	8.940×10^{-3}	1.969×10	5.748×10^{-1}	0.9961
30	1.430×10	6.130×10^{-3}	1.431×10	1.180×10	0.9964
40	1.141×10	4.684×10^{-3}	1.142×10	1.968×10	0.9966
50	9.590×10	3.798×10^{-3}	9.594×10	2.928×10	0.9967
60	8.330×10	3.200×10^{-3}	8.334×10	4.050×10	0.9968
80	6.696×10	2.439×10^{-3}	6.698×10	6.747×10	0.9970
100	5.676×10	1.976×10^{-3}	5.678×10	1.001×10	0.9971
150	4.261×10	1.346×10^{-3}	4.262×10	2.032×10	0.9973
200	3.525×10	1.025×10^{-3}	3.526×10	3.331×10	0.9974
300	2.772×10	6.976×10^{-4}	2.773×10	6.572×10	0.9976

表 L2b.3　硅中的质子

〈Z/A〉：0.49848；ρ：2.330g/cm^3；I：173.0eV；组成成分（Z–f_w）：14–1.0000

动能（MeV）	阻止本领（MeV · cm^2 · g^{-1}）			CSDA范程（g/cm^2）	绕行系数
	电子	原子核	全部		
0.10	5.044×10^2	9.262×10^{-1}	5.053×10^2	2.308×10^{-4}	0.8501
0.15	4.373×10^2	6.720×10^{-1}	4.379×10^2	3.373×10^{-4}	0.8906
0.20	3.884×10^2	5.329×10^{-1}	3.889×10^2	4.588×10^{-4}	0.9150
0.30	3.259×10^2	3.823×10^{-1}	3.263×10^2	7.413×10^{-4}	0.9421
0.40	2.859×10^2	3.010×10^{-1}	2.862×10^2	1.070×10^{-3}	0.9564
0.50	2.567×10^2	2.497×10^{-1}	2.569×10^2	1.439×10^{-3}	0.9649
0.60	2.351×10^2	2.141×10^{-1}	2.353×10^2	1.846×10^{-3}	0.9706
0.80	2.011×10^2	1.677×10^{-1}	2.012×10^2	2.767×10^{-3}	0.9776
1.0	1.753×10^2	1.385×10^{-1}	1.754×10^2	3.835×10^{-3}	0.9817
1.5	1.354×10^2	9.761×10^{-2}	1.355×10^2	7.112×10^{-3}	0.9870
2.0	1.117×10^2	7.590×10^{-2}	1.118×10^2	1.120×10^{-2}	0.9895
3.0	8.428×10	5.307×10^{-2}	8.433×10	2.162×10^{-2}	0.9919
4.0	6.856×10	4.109×10^{-2}	6.860×10	3.485×10^{-2}	0.9930
5.0	5.824×10	3.366×10^{-2}	5.828×10	5.073×10^{-2}	0.9937
6.0	5.088×10	2.857×10^{-2}	5.091×10	6.914×10^{-2}	0.9941
8.0	4.099×10	2.203×10^{-2}	4.101×10	1.132×10^{-1}	0.9947
10	3.458×10	1.798×10^{-2}	3.459×10	1.665×10^{-1}	0.9950
15	2.528×10	1.240×10^{-2}	2.529×10	3.380×10^{-1}	0.9955
20	2.019×10	9.513×10^{-3}	2.020×10	5.608×10^{-1}	0.9958
30	1.469×10	6.529×10^{-3}	1.469×10	1.150	0.9961
40	1.172×10	4.991×10^{-3}	1.173×10	1.918	0.9963
50	9.852	4.049×10^{-3}	9.856	2.852	0.9964
60	8.561	3.411×10^{-3}	8.564	3.944	0.9966
80	6.883	2.602×10^{-3}	6.885	6.568	0.9967
100	5.836	2.108×10^{-3}	5.838	9.737	0.9968
150	4.382	1.436×10^{-3}	4.383	1.977×10	0.9970
200	3.627	1.094×10^{-3}	3.628	3.240×10	0.9972
300	2.852	7.447×10^{-4}	2.853	6.390×10	0.9974

表 L2b.4　铁中的质子

〈Z/A〉：0.46556；ρ：7.874g/cm^3；I：286.0eV；组成成分（Z–f_w）：26–1.0000

动能（MeV）	阻止本领（MeV·cm^2·g^{-1}）电子	原子核	全部	CSDA范程（g/cm^2）	绕行系数
0.10	2.836×10^2	6.645×10^{-1}	2.842×10^2	5.529×10^{-4}	0.7065
0.15	2.915×10^2	4.911×10^{-1}	2.920×10^2	7.251×10^{-4}	0.7620
0.20	2.810×10^2	3.938×10^{-1}	2.813×10^2	8.990×10^{-4}	0.7994
0.30	2.460×10^2	2.864×10^{-1}	2.463×10^2	1.278×10^{-3}	0.8491
0.40	2.148×10^2	2.274×10^{-1}	2.150×10^2	1.714×10^{-3}	0.8808
0.50	1.911×10^2	1.897×10^{-1}	1.913×10^2	2.208×10^{-3}	0.9025
0.60	1.734×10^2	1.634×10^{-1}	1.736×10^2	2.758×10^{-3}	0.9179
0.80	1.485×10^2	1.288×10^{-1}	1.486×10^2	4.008×10^{-3}	0.9380
1.0	1.311×10^2	1.069×10^{-1}	1.313×10^2	5.444×10^{-3}	0.9501
1.5	1.035×10^2	7.595×10^{-2}	1.036×10^2	9.771×10^{-3}	0.9659
2.0	8.652×10	5.944×10^{-2}	8.658×10	1.508×10^{-2}	0.9735
3.0	6.649×10	4.192×10^{-2}	6.653×10	2.840×10^{-2}	0.9806
4.0	5.479×10	3.263×10^{-2}	5.482×10	4.505×10^{-2}	0.9839
5.0	4.696×10	2.684×10^{-2}	4.699×10	6.482×10^{-2}	0.9858
6.0	4.131×10	2.286×10^{-2}	4.133×10	8.757×10^{-2}	0.9871
8.0	3.360×10	1.773×10^{-2}	3.362×10	1.416×10^{-1}	0.9886
10	2.854×10	1.454×10^{-2}	2.856×10	2.064×10^{-1}	0.9896
15	2.109×10	1.011×10^{-2}	2.110×10	4.128×10^{-1}	0.9908
20	1.697×10	7.800×10^{-3}	1.697×10	6.788×10^{-1}	0.9915
30	1.245×10	5.396×10^{-3}	1.245×10	1.377	0.9922
40	9.990	4.146×10^{-3}	9.994	2.279	0.9927
50	8.430	3.376×10^{-3}	8.433	3.374	0.9930
60	7.346	2.853×10^{-3}	7.348	4.648	0.9932
80	5.929	2.185×10^{-3}	5.932	7.699	0.9935
100	5.041	1.775×10^{-3}	5.043	1.137×10	0.9938
150	3.800	1.215×10^{-3}	3.801	2.296×10	0.9942
200	3.152	9.271×10^{-4}	3.153	3.750×10	0.9946
300	2.484	6.330×10^{-4}	2.485	7.371×10	0.9950

表 L2b.5　钨中的质子

〈Z/A〉：0.40250；ρ：19.300g/cm^3；I：727.0eV；组成成分（Z–f_w）：74–1.0000

动能（MeV）	阻止本领（MeV・cm^2・g^{-1}）			CSDA范程（g/cm^2）	绕行系数
	电子	原子核	全部		
0.10	1.160×10^2	3.151×10^{-1}	1.163×10^2	1.405×10^{-3}	0.5184
0.15	1.212×10^2	2.449×10^{-1}	1.214×10^2	1.822×10^{-3}	0.5870
0.20	1.185×10^2	2.026×10^{-1}	1.187×10^2	2.237×10^{-3}	0.6368
0.30	1.067×10^2	1.530×10^{-1}	1.069×10^2	3.123×10^{-3}	0.7071
0.40	9.414×10	1.243×10^{-1}	9.426×10	4.120×10^{-3}	0.7551
0.50	8.500×10	1.054×10^{-1}	8.510×10	5.240×10^{-3}	0.7895
0.60	7.878×10	9.186×10^{-2}	7.887×10	6.463×10^{-3}	0.8149
0.80	6.986×10	7.365×10^{-2}	6.993×10	9.165×10^{-3}	0.8491
1.0	6.350×10	6.187×10^{-2}	6.356×10	1.217×10^{-2}	0.8709
1.5	5.290×10	4.480×10^{-2}	5.294×10	2.084×10^{-2}	0.9017
2.0	4.604×10	3.548×10^{-2}	4.607×10	3.100×10^{-2}	0.9181
3.0	3.731×10	2.541×10^{-2}	3.733×10	5.530×10^{-2}	0.9353
4.0	3.181×10	1.999×10^{-2}	3.183×10	8.443×10^{-2}	0.9445
5.0	2.795×10	1.657×10^{-2}	2.797×10	1.180×10^{-1}	0.9503
6.0	2.506×10	1.420×10^{-2}	2.508×10	1.559×10^{-1}	0.9544
8.0	2.097×10	1.111×10^{-2}	2.098×10	2.435×10^{-1}	0.9597
10	1.818×10	9.170×10^{-3}	1.818×10	3.462×10^{-1}	0.9632
15	1.388×10	6.453×10^{-3}	1.389×10	6.643×10^{-1}	0.9682
20	1.140×10	5.019×10^{-3}	1.140×10	1.064	0.9710
30	8.581	3.513×10^{-3}	8.585	2.088	0.9741
40	7.012	2.722×10^{-3}	7.015	3.385	0.9760
50	5.995	2.231×10^{-3}	5.997	4.933	0.9772
60	5.275	1.895×10^{-3}	5.276	6.715	0.9781
80	4.314	1.464×10^{-3}	4.316	1.093×10	0.9795
100	3.697	1.196×10^{-3}	3.698	1.596×10	0.9804
150	2.820	8.277×10^{-4}	2.821	3.165×10	0.9821
200	2.356	6.363×10^{-4}	2.357	5.117×10	0.9831
300	1.876	4.382×10^{-4}	1.876	9.933×10	0.9846

表 L2b.6　铅中的质子

〈Z/A〉：0.39575；ρ：11.35g/cm^3；I：823.0eV；组成成分（Z–f_w）：82–1.0000

动能（MeV）	阻止本领（MeV · cm^2 · g^{-1}）			CSDA范程（g/cm^2）	绕行系数
	电子	原子核	全部		
0.10	1.211×10^2	2.880×10^{-1}	1.214×10^2	1.365×10^{-3}	0.5193
0.15	1.281×10^2	2.253×10^{-1}	1.283×10^2	1.763×10^{-3}	0.5865
0.20	1.263×10^2	1.872×10^{-1}	1.265×10^2	2.154×10^{-3}	0.6353
0.30	1.133×10^2	1.421×10^{-1}	1.135×10^2	2.985×10^{-3}	0.7048
0.40	9.998×10	1.158×10^{-1}	1.001×10^2	3.925×10^{-3}	0.7529
0.50	8.950×10	9.838×10^{-2}	8.960×10	4.983×10^{-3}	0.7876
0.60	8.137×10	8.589×10^{-2}	8.146×10	6.155×10^{-3}	0.8135
0.80	7.008×10	6.903×10^{-2}	7.015×10	8.814×10^{-3}	0.8488
1.0	6.292×10	5.807×10^{-2}	6.298×10	1.183×10^{-2}	0.8710
1.5	5.222×10	4.216×10^{-2}	5.226×10	2.061×10^{-2}	0.9016
2.0	4.534×10	3.344×10^{-2}	4.537×10	3.091×10^{-2}	0.9174
3.0	3.663×10	2.400×10^{-2}	3.666×10	5.562×10^{-2}	0.9339
4.0	3.118×10	1.890×10^{-2}	3.120×10	8.532×10^{-2}	0.9427
5.0	2.737×10	1.568×10^{-2}	2.739×10	1.196×10^{-1}	0.9483
6.0	2.453×10	1.344×10^{-2}	2.454×10	1.583×10^{-1}	0.9522
8.0	2.051×10	1.053×10^{-2}	2.052×10	2.478×10^{-1}	0.9575
10	1.778×10	8.698×10^{-3}	1.779×10	3.528×10^{-1}	0.9608
15	1.359×10	6.127×10^{-3}	1.359×10	6.780×10^{-1}	0.9658
20	1.116×10	4.770×10^{-3}	1.116×10	1.086	0.9687
30	8.393	3.342×10^{-3}	8.396	2.132	0.9720
40	6.822	2.591×10^{-3}	6.825	3.462	0.9739
50	5.804	2.125×10^{-3}	5.806	5.057	0.9752
60	5.088	1.806×10^{-3}	5.090	6.901	0.9761
80	4.146	1.396×10^{-3}	4.147	1.129×10	0.9775
100	3.551	1.142×10^{-3}	3.552	1.652×10	0.9785
150	2.713	7.905×10^{-4}	2.714	3.284×10	0.9802
200	2.270	6.081×10^{-4}	2.271	5.312×10	0.9813
300	1.810	4.192×10^{-4}	1.810	1.031×10^2	0.9829

表 L2b.7　A–150（组织等效材料）中的质子

〈Z/A〉：0.54903；ρ：1.127[a]g/cm^3（P = 101.325kPa，θ = 20.0 ℃）；I：65.1eV；组成成分（Z–f_w）：1–0.101327；6–0.775501；7–0.035057；8–0.052316；9–0.017422；20–0.018378

动能（MeV）	阻止本领（MeV · cm^2 · g^{-1}）			CSDA范程（g/cm^2）	绕行系数
	电子	原子核	全部		
0.10	9.595×10^2	1.618	9.611×10^2	1.306×10^{-4}	0.9262
0.15	8.536×10^2	1.148	8.548×10^2	1.856×10^{-4}	0.9461
0.20	7.469×10^2	8.982×10^{-1}	7.478×10^2	2.482×10^{-4}	0.9584
0.30	5.956×10^2	6.320×10^{-1}	5.962×10^2	3.991×10^{-4}	0.9726
0.40	5.044×10^2	4.901×10^{-1}	5.049×10^2	5.823×10^{-4}	0.9802
0.50	4.428×10^2	4.020×10^{-1}	4.432×10^2	7.943×10^{-4}	0.9847
0.60	3.920×10^2	3.416×10^{-1}	3.924×10^2	1.034×10^{-3}	0.9877
0.80	3.164×10^2	2.636×10^{-1}	3.166×10^2	1.605×10^{-3}	0.9912
1.0	2.679×10^2	2.154×10^{-1}	2.681×10^2	2.295×10^{-3}	0.9932
1.5	2.008×10^2	1.488×10^{-1}	2.009×10^2	4.476×10^{-3}	0.9955
2.0	1.626×10^2	1.143×10^{-1}	1.627×10^2	7.259×10^{-3}	0.9965
3.0	1.199×10^2	7.864×10^{-2}	1.200×10^2	1.451×10^{-2}	0.9974
4.0	9.604×10	6.022×10^{-2}	9.610×10	2.389×10^{-2}	0.9977
5.0	8.065×10	4.892×10^{-2}	8.070×10	3.530×10^{-2}	0.9980
6.0	6.982×10	4.126×10^{-2}	6.986×10	4.865×10^{-2}	0.9981
8.0	5.548×10	3.151×10^{-2}	5.551×10	8.101×10^{-2}	0.9983
10	4.635×10	2.555×10^{-2}	4.637×10	1.206×10^{-1}	0.9984
15	3.334×10	1.743×10^{-2}	3.336×10	2.497×10^{-1}	0.9985
20	2.637×10	1.328×10^{-2}	2.638×10	4.196×10^{-1}	0.9986
30	1.895×10	9.045×10^{-3}	1.895×10	8.739×10^{-1}	0.9987
40	1.501×10	6.883×10^{-3}	1.502×10	1.471	0.9987
50	1.255×10	5.568×10^{-3}	1.256×10	2.203	0.9988
60	1.086×10	4.682×10^{-3}	1.087×10	3.062	0.9988
80	8.687	3.560×10^{-3}	8.691	5.136	0.9989
100	7.338	2.879×10^{-3}	7.341	7.652	0.9989
150	5.477	1.957×10^{-3}	5.479	1.566×10	0.9990
200	4.516	1.488×10^{-3}	4.518	2.578×10	0.9990
300	3.537	1.011×10^{-3}	3.538	5.114×10	0.9991

[a]如果需要高剂量测定精度，则首次使用的任何材料样品的密度应通过实验确定（参见第 19.10 节）。

表 L2b.8 脂肪组织中的质子

〈Z/A〉：0.55847；ρ：0.920g/cm^3；I：63.2eV；组成成分（Z–f_w）：1–0.119477；6–0.637240；7–0.007970；8–0.232333；11–0.000500；12–0.000020；15–0.000160；16–0.000730；17–0.001190；19–0.000320；20–0.000020；26–0.000020；30–0.000020

动能（MeV）	阻止本领（MeV · cm^2 · g^{-1}）			CSDA范程（g/cm^2）	绕行系数
	电子	原子核	全部		
0.10	1.008×10^3	1.702	1.010×10^3	1.219×10^{-4}	0.9318
0.15	8.950×10^2	1.207	8.962×10^2	1.743×10^{-4}	0.9504
0.20	7.796×10^2	9.436×10^{-1}	7.805×10^2	2.341×10^{-4}	0.9618
0.30	6.123×10^2	6.635×10^{-1}	6.129×10^2	3.798×10^{-4}	0.9750
0.40	5.091×10^2	5.141×10^{-1}	5.096×10^2	5.597×10^{-4}	0.9821
0.50	4.403×10^2	4.215×10^{-1}	4.408×10^2	7.714×10^{-4}	0.9862
0.60	3.904×10^2	3.580×10^{-1}	3.908×10^2	1.013×10^{-3}	0.9889
0.80	3.214×10^2	2.761×10^{-1}	3.217×10^2	1.580×10^{-3}	0.9920
1.0	2.752×10^2	2.255×10^{-1}	2.755×10^2	2.254×10^{-3}	0.9937
1.5	2.060×10^2	1.557×10^{-1}	2.061×10^2	4.379×10^{-3}	0.9958
2.0	1.667×10^2	1.196×10^{-1}	1.668×10^2	7.093×10^{-3}	0.9967
3.0	1.228×10^2	8.224×10^{-2}	1.228×10^2	1.417×10^{-2}	0.9975
4.0	9.829×10	6.296×10^{-2}	9.835×10	2.334×10^{-2}	0.9978
5.0	8.251×10	5.114×10^{-2}	8.257×10	3.448×10^{-2}	0.9980
6.0	7.142×10	4.313×10^{-2}	7.146×10	4.754×10^{-2}	0.9982
8.0	5.673×10	3.293×10^{-2}	5.677×10	7.918×10^{-2}	0.9983
10	4.739×10	2.670×10^{-2}	4.741×10	1.179×10^{-1}	0.9984
15	3.408×10	1.822×10^{-2}	3.409×10	2.442×10^{-1}	0.9986
20	2.694×10	1.388×10^{-2}	2.696×10	4.104×10^{-1}	0.9986
30	1.935×10	9.451×10^{-3}	1.936×10	8.551×10^{-1}	0.9987
40	1.533×10	7.192×10^{-3}	1.534×10	1.440	0.9988
50	1.282×10	5.817×10^{-3}	1.283×10	2.156	0.9988
60	1.109×10	4.891×10^{-3}	1.110×10	2.997	0.9988
80	8.870	3.719×10^{-3}	8.874	5.028	0.9989
100	7.492	3.007×10^{-3}	7.495	7.492	0.9989
150	5.591	2.044×10^{-3}	5.593	1.533×10	0.9990
200	4.610	1.554×10^{-3}	4.611	2.525×10	0.9990
300	3.610	1.056×10^{-3}	3.611	5.009×10	0.9991

表 L2b.9 干燥空气（接近海平面）中的质子[a]

〈Z/A〉：0.49919；ρ：1.2048×10^{-3}g/cm^3（在P = 101.325kPa，θ = 20.0° C）；
I：85.7eV；组成成分（Z–f_w）：6–0.000124；7–0.755267；8–0.231781；18–0.012827

动能（MeV）	阻止本领（MeV·cm²·g⁻¹）			CSDA范程（g/cm²）	绕行系数
	电子	原子核	全部		
0.10	7.290×10^{2}	1.098	7.301×10^{2}	1.842×10^{-4}	0.8839
0.15	6.672×10^{2}	7.861×10^{-1}	6.680×10^{2}	2.554×10^{-4}	0.9133
0.20	5.922×10^{2}	6.183×10^{-1}	5.928×10^{2}	3.349×10^{-4}	0.9320
0.30	4.765×10^{2}	4.390×10^{-1}	4.770×10^{2}	5.240×10^{-4}	0.9544
0.40	4.012×10^{2}	3.435×10^{-1}	4.016×10^{2}	7.536×10^{-4}	0.9668
0.50	3.498×10^{2}	2.836×10^{-1}	3.501×10^{2}	1.021×10^{-3}	0.9743
0.60	3.121×10^{2}	2.423×10^{-1}	3.123×10^{2}	1.324×10^{-3}	0.9793
0.80	2.587×10^{2}	1.885×10^{-1}	2.589×10^{2}	2.031×10^{-3}	0.9852
1.0	2.227×10^{2}	1.548×10^{-1}	2.229×10^{2}	2.867×10^{-3}	0.9886
1.5	1.682×10^{2}	1.080×10^{-1}	1.683×10^{2}	5.479×10^{-3}	0.9926
2.0	1.370×10^{2}	8.340×10^{-2}	1.371×10^{2}	8.792×10^{-3}	0.9943
3.0	1.017×10^{2}	5.778×10^{-2}	1.018×10^{2}	1.737×10^{-2}	0.9959
4.0	8.192×10	4.444×10^{-2}	8.197×10	2.839×10^{-2}	0.9966
5.0	6.905×10	3.621×10^{-2}	6.909×10	4.173×10^{-2}	0.9969
6.0	5.994×10	3.061×10^{-2}	5.997×10	5.731×10^{-2}	0.9972
8.0	4.781×10	2.345×10^{-2}	4.783×10	9.493×10^{-2}	0.9975
10	4.004×10	1.905×10^{-2}	4.006×10	1.408×10^{-1}	0.9976
15	2.892×10	1.304×10^{-2}	2.894×10	2.899×10^{-1}	0.9979
20	2.293×10	9.953×10^{-3}	2.294×10	4.855×10^{-1}	0.9980
30	1.652×10	6.790×10^{-3}	1.653×10	1.007	0.9981
40	1.312×10	5.173×10^{-3}	1.312×10	1.691	0.9982
50	1.098×10	4.187×10^{-3}	1.099×10	2.528	0.9983
60	9.514	3.523×10^{-3}	9.518	3.509	0.9983
80	7.618	2.681×10^{-3}	7.620	5.876	0.9984
100	6.441	2.169×10^{-3}	6.443	8.744	0.9985
150	4.815	1.475×10^{-3}	4.816	1.786×10	0.9986
200	3.975	1.122×10^{-3}	3.976	2.937×10	0.9986
300	3.117	7.631×10^{-4}	3.118	5.816×10	0.9987

[a]《CRC 化学和物理手册》（1979）：78.09% N_2，20.95% O_2，0.93% Ar 和 0.03% CO_2。所有数据均来自 ICRU 第 90 号报告（2016）。

表 L2b.10 致密骨中的质子（ICRU）

〈Z/A〉：0.53010；ρ：1.850g/cm^3；I：91.9eV；组成成分（Z–f_w）：1–0.063984；6–0.278000；7–0.027000；8–0.410016；12–0.002000；15–0.070000；16–0.002000；20–0.147000

动能（MeV）	阻止本领（MeV·cm^2·g^{-1}）			CSDA范程（g/cm^2）	绕行系数
	电子	原子核	全部		
0.10	7.899×10^2	1.356	7.912×10^2	1.621×10^{-4}	0.9011
0.15	7.145×10^2	9.684×10^{-1}	7.154×10^2	2.283×10^{-4}	0.9265
0.20	6.305×10^2	7.602×10^{-1}	6.312×10^2	3.027×10^{-4}	0.9425
0.30	5.035×10^2	5.377×10^{-1}	5.041×10^2	4.812×10^{-4}	0.9614
0.40	4.230×10^2	4.187×10^{-1}	4.234×10^2	6.987×10^{-4}	0.9718
0.50	3.683×10^2	3.445×10^{-1}	3.687×10^2	9.526×10^{-4}	0.9780
0.60	3.281×10^2	2.935×10^{-1}	3.284×10^2	1.241×10^{-3}	0.9821
0.80	2.718×10^2	2.275×10^{-1}	2.720×10^2	1.913×10^{-3}	0.9870
1.0	2.337×10^2	1.864×10^{-1}	2.339×10^2	2.709×10^{-3}	0.9897
1.5	1.763×10^2	1.295×10^{-1}	1.764×10^2	5.200×10^{-3}	0.9930
2.0	1.435×10^2	9.986×10^{-2}	1.436×10^2	8.361×10^{-3}	0.9945
3.0	1.065×10^2	6.903×10^{-2}	1.065×10^2	1.655×10^{-2}	0.9958
4.0	8.571×10	5.303×10^{-2}	8.576×10	2.708×10^{-2}	0.9963
5.0	7.224×10	4.318×10^{-2}	7.228×10	3.984×10^{-2}	0.9967
6.0	6.272×10	3.649×10^{-2}	6.276×10	5.473×10^{-2}	0.9969
8.0	5.005×10	2.795×10^{-2}	5.008×10	9.067×10^{-2}	0.9972
10	4.194×10	2.271×10^{-2}	4.196×10	1.345×10^{-1}	0.9973
15	3.032×10	1.554×10^{-2}	3.033×10	2.768×10^{-1}	0.9976
20	2.405×10	1.187×10^{-2}	2.406×10	4.633×10^{-1}	0.9977
30	1.735×10	8.100×10^{-3}	1.736×10	9.602×10^{-1}	0.9978
40	1.378×10	6.173×10^{-3}	1.378×10	1.612	0.9979
50	1.154×10	4.998×10^{-3}	1.155×10	2.408	0.9980
60	1.000×10	4.205×10^{-3}	1.001×10	3.342	0.9981
80	8.012	3.201×10^{-3}	8.015	5.593	0.9981
100	6.776	2.590×10^{-3}	6.778	8.319	0.9982
150	5.068	1.762×10^{-3}	5.070	1.698×10	0.9983
200	4.185	1.340×10^{-3}	4.186	2.791×10	0.9984
300	3.283	9.116×10^{-4}	3.284	5.525×10	0.9985

表 L2b.11　皮质骨中的质子（ICRP）

〈Z/A〉：0.52130；ρ：1.850g/cm^3；I：106.4eV；组成成分（Z–f_w）：1–0.047234；6–0.144330；7–0.041990；8–0.446096；12–0.002200；15–0.104970；16–0.003150；20–0.209930；30–0.000100

动能（MeV）	阻止本领（MeV・cm^2・g^{-1}）			CSDA范程（g/cm^2）	绕行系数
	电子	原子核	全部		
0.10	7.171×10^2	1.243	7.184×10^2	1.820×10^{-4}	0.8856
0.15	6.535×10^2	8.901×10^{-1}	6.544×10^2	2.546×10^{-4}	0.9144
0.20	5.798×10^2	7.001×10^{-1}	5.805×10^2	3.357×10^{-4}	0.9326
0.30	4.662×10^2	4.966×10^{-1}	4.667×10^2	5.290×10^{-4}	0.9543
0.40	3.936×10^2	3.876×10^{-1}	3.940×10^2	7.634×10^{-4}	0.9663
0.50	3.437×10^2	3.194×10^{-1}	3.440×10^2	1.036×10^{-3}	0.9737
0.60	3.067×10^2	2.725×10^{-1}	3.070×10^2	1.344×10^{-3}	0.9785
0.80	2.547×10^2	2.116×10^{-1}	2.549×10^2	2.063×10^{-3}	0.9843
1.0	2.194×10^2	1.737×10^{-1}	2.196×10^2	2.911×10^{-3}	0.9876
1.5	1.661×10^2	1.210×10^{-1}	1.662×10^2	5.560×10^{-3}	0.9915
2.0	1.354×10^2	9.347×10^{-2}	1.355×10^2	8.912×10^{-3}	0.9933
3.0	1.009×10^2	6.476×10^{-2}	1.009×10^2	1.757×10^{-2}	0.9949
4.0	8.137×10	4.983×10^{-2}	8.142×10	2.868×10^{-2}	0.9956
5.0	6.870×10	4.062×10^{-2}	6.874×10	4.210×10^{-2}	0.9960
6.0	5.972×10	3.436×10^{-2}	5.976×10	5.775×10^{-2}	0.9963
8.0	4.775×10	2.635×10^{-2}	4.777×10	9.545×10^{-2}	0.9966
10	4.006×10	2.143×10^{-2}	4.008×10	1.414×10^{-1}	0.9968
15	2.903×10	1.469×10^{-2}	2.904×10	2.901×10^{-1}	0.9971
20	2.306×10	1.123×10^{-2}	2.307×10	4.847×10^{-1}	0.9973
30	1.667×10	7.673×10^{-3}	1.667×10	1.002	0.9974
40	1.325×10	5.852×10^{-3}	1.326×10	1.680	0.9976
50	1.111×10	4.740×10^{-3}	1.111×10	2.508	0.9976
60	9.631	3.990×10^{-3}	9.635	3.478	0.9977
80	7.721	3.038×10^{-3}	7.724	5.814	0.9978
100	6.534	2.459×10^{-3}	6.536	8.642	0.9979
150	4.892	1.674×10^{-3}	4.893	1.762×10	0.9980
200	4.042	1.273×10^{-3}	4.043	2.894×10	0.9981
300	3.173	8.664×10^{-4}	3.174	5.723×10	0.9983

表 L2b.12　C-552（空气等效材料）中的质子

〈Z/A〉：0.49969；ρ：1.760[a]g/cm^3；I：86.8eV；组成成分（Z-f_w）：1-0.024681；6-0.501610；8-0.004527；9-0.465209；14-0.003973

动能（MeV）	阻止本领（MeV · cm^2 · g^{-1}）			CSDA范程（g/cm^2）	绕行系数
	电子	原子核	全部		
0.10	6.695×10^2	1.169	6.707×10^2	1.973×10^{-4}	0.8947
0.15	6.264×10^2	8.346×10^{-1}	6.272×10^2	2.740×10^{-4}	0.9210
0.20	5.657×10^2	6.553×10^{-1}	5.664×10^2	3.578×10^{-4}	0.9376
0.30	4.651×10^2	4.641×10^{-1}	4.656×10^2	5.534×10^{-4}	0.9574
0.40	3.961×10^2	3.621×10^{-1}	3.965×10^2	7.871×10^{-4}	0.9686
0.50	3.470×10^2	2.984×10^{-1}	3.473×10^2	1.057×10^{-3}	0.9755
0.60	3.101×10^2	2.544×10^{-1}	3.104×10^2	1.362×10^{-3}	0.9801
0.80	2.580×10^2	1.975×10^{-1}	2.582×10^2	2.073×10^{-3}	0.9857
1.0	2.224×10^2	1.619×10^{-1}	2.225×10^2	2.910×10^{-3}	0.9889
1.5	1.682×10^2	1.126×10^{-1}	1.683×10^2	5.524×10^{-3}	0.9927
2.0	1.370×10^2	8.685×10^{-2}	1.371×10^2	8.837×10^{-3}	0.9944
3.0	1.017×10^2	6.005×10^{-2}	1.018×10^2	1.742×10^{-2}	0.9960
4.0	8.186×10	4.614×10^{-2}	8.190×10	2.844×10^{-2}	0.9966
5.0	6.897×10	3.756×10^{-2}	6.901×10	4.180×10^{-2}	0.9970
6.0	5.987×10	3.173×10^{-2}	5.990×10	5.740×10^{-2}	0.9973
8.0	4.776×10	2.429×10^{-2}	4.778×10	9.505×10^{-2}	0.9975
10	4.000×10	1.973×10^{-2}	4.002×10	1.410×10^{-1}	0.9977
15	2.889×10	1.350×10^{-2}	2.891×10	2.902×10^{-1}	0.9979
20	2.291×10	1.030×10^{-2}	2.292×10	4.860×10^{-1}	0.9981
30	1.651×10	7.022×10^{-3}	1.652×10	1.008	0.9982
40	1.310×10	5.348×10^{-3}	1.311×10	1.693	0.9983
50	1.097×10	4.329×10^{-3}	1.098×10	2.531	0.9984
60	9.507	3.641×10^{-3}	9.510	3.512	0.9984
80	7.612	2.770×10^{-3}	7.615	5.881	0.9985
100	6.436	2.241×10^{-3}	6.439	8.751	0.9985
150	4.812	1.524×10^{-3}	4.814	1.787×10	0.9986
200	3.972	1.159×10^{-3}	3.974	2.938×10	0.9987
300	3.115	7.882×10^{-4}	3.116	5.819×10	0.9988

[a]如果需要高剂量测定精度，则首次使用的任何材料样品的密度应通过实验确定（参见第 19.10 节）。

表 L2b.13　氟化锂（LiF）中的质子

〈Z/A〉：0.46262；ρ：2.635g/cm^3；I：94.0eV；组成成分（Z–f_w）：3–0.267585；9–0.732415

动能（MeV）	阻止本领（MeV·cm²·g⁻¹）			CSDA范程（g/cm²）	绕行系数
	电子	原子核	全部		
0.10	5.430×10^2	9.539×10^{-1}	5.440×10^2	2.620×10^{-4}	0.8683
0.15	5.274×10^2	6.824×10^{-1}	5.281×10^2	3.547×10^{-4}	0.8991
0.20	4.888×10^2	5.365×10^{-1}	4.893×10^2	4.529×10^{-4}	0.9188
0.30	4.087×10^2	3.804×10^{-1}	4.091×10^2	6.769×10^{-4}	0.9432
0.40	3.504×10^2	2.971×10^{-1}	3.507×10^2	9.418×10^{-4}	0.9576
0.50	3.091×10^2	2.449×10^{-1}	3.093×10^2	1.246×10^{-3}	0.9667
0.60	2.781×10^2	2.090×10^{-1}	2.783×10^2	1.588×10^{-3}	0.9729
0.80	2.328×10^2	1.625×10^{-1}	2.329×10^2	2.377×10^{-3}	0.9806
1.0	2.012×10^2	1.334×10^{-1}	2.014×10^2	3.303×10^{-3}	0.9850
1.5	1.525×10^2	9.290×10^{-2}	1.526×10^2	6.187×10^{-3}	0.9905
2.0	1.244×10^2	7.172×10^{-2}	1.244×10^2	9.838×10^{-3}	0.9930
3.0	9.238×10	4.966×10^{-2}	9.243×10	1.928×10^{-2}	0.9951
4.0	7.443×10	3.819×10^{-2}	7.447×10	3.142×10^{-2}	0.9961
5.0	6.276×10	3.112×10^{-2}	6.279×10	4.611×10^{-2}	0.9966
6.0	5.451×10	2.630×10^{-2}	5.453×10	6.324×10^{-2}	0.9969
8.0	4.352×10	2.016×10^{-2}	4.354×10	1.046×10^{-1}	0.9973
10	3.648×10	1.638×10^{-2}	3.649×10	1.550×10^{-1}	0.9975
15	2.638×10	1.121×10^{-2}	2.639×10	3.185×10^{-1}	0.9978
20	2.093×10	8.561×10^{-3}	2.093×10	5.329×10^{-1}	0.9979
30	1.510×10	5.843×10^{-3}	1.510×10	1.104	0.9981
40	1.199×10	4.452×10^{-3}	1.199×10	1.853	0.9982
50	1.004×10	3.604×10^{-3}	1.005×10	2.768	0.9982
60	8.704	3.032×10^{-3}	8.707	3.841	0.9983
80	6.972	2.308×10^{-3}	6.975	6.428	0.9984
100	5.897	1.867×10^{-3}	5.899	9.560	0.9984
150	4.411	1.270×10^{-3}	4.412	1.951×10	0.9985
200	3.642	9.661×10^{-4}	3.643	3.207×10	0.9986
300	2.858	6.571×10^{-4}	2.858	6.348×10	0.9987

表 L2b.14 骨骼肌中的质子（ICRP）

〈*Z/A*〉：0.549378；*ρ*：1.040g/cm³；*I*：75.3eV；组成成分（Z–f_w）：1–0.100637; 6–0.107830; 7–0.027680; 8–0.754773; 11–0.000750; 12–0.000190; 15–0.001800; 16–0.002410; 17–0.000790; 19–0.003020; 20–0.000030; 26–0.000040; 30–0.000050

动能（MeV）	阻止本领（MeV·cm²·g⁻¹）			CSDA范程（g/cm²）	绕行系数
	电子	原子核	全部		
0.10	8.412×10^{2}	1.572	8.428×10^{2}	1.543×10^{-4}	0.9096
0.15	7.589×10^{2}	1.118	7.600×10^{2}	2.165×10^{-4}	0.9329
0.20	6.685×10^{2}	8.753×10^{-1}	6.694×10^{2}	2.867×10^{-4}	0.9477
0.30	5.456×10^{2}	6.168×10^{-1}	5.462×10^{2}	4.532×10^{-4}	0.9650
0.40	4.658×10^{2}	4.788×10^{-1}	4.663×10^{2}	6.521×10^{-4}	0.9744
0.50	4.075×10^{2}	3.930×10^{-1}	4.079×10^{2}	8.819×10^{-4}	0.9801
0.60	3.628×10^{2}	3.342×10^{-1}	3.632×10^{2}	1.142×10^{-3}	0.9839
0.80	2.998×10^{2}	2.585×10^{-1}	3.000×10^{2}	1.751×10^{-3}	0.9884
1.0	2.573×10^{2}	2.114×10^{-1}	2.575×10^{2}	2.473×10^{-3}	0.9910
1.5	1.932×10^{2}	1.464×10^{-1}	1.934×10^{2}	4.742×10^{-3}	0.9941
2.0	1.567×10^{2}	1.126×10^{-1}	1.568×10^{2}	7.632×10^{-3}	0.9954
3.0	1.158×10^{2}	7.760×10^{-2}	1.159×10^{2}	1.515×10^{-2}	0.9966
4.0	9.295×10	5.951×10^{-2}	9.301×10	2.485×10^{-2}	0.9971
5.0	7.819×10	4.839×10^{-2}	7.824×10	3.662×10^{-2}	0.9974
6.0	6.779×10	4.084×10^{-2}	6.783×10	5.039×10^{-2}	0.9976
8.0	5.397×10	3.123×10^{-2}	5.400×10	8.368×10^{-2}	0.9979
10	4.514×10	2.534×10^{-2}	4.517×10	1.244×10^{-1}	0.9980
15	3.254×10	1.731×10^{-2}	3.256×10	2.567×10^{-1}	0.9982
20	2.577×10	1.320×10^{-2}	2.578×10	4.307×10^{-1}	0.9983
30	1.855×10	8.996×10^{-3}	1.856×10	8.950×10^{-1}	0.9984
40	1.471×10	6.849×10^{-3}	1.472×10	1.505	0.9985
50	1.231×10	5.541×10^{-3}	1.231×10	2.251	0.9985
60	1.066×10	4.660×10^{-3}	1.066×10	3.127	0.9986
80	8.529	3.545×10^{-3}	8.532	5.240	0.9986
100	7.208	2.867×10^{-3}	7.210	7.802	0.9987
150	5.384	1.949×10^{-3}	5.386	1.595×10	0.9987
200	4.442	1.482×10^{-3}	4.444	2.624×10	0.9988
300	3.481	1.008×10^{-3}	3.483	5.201×10	0.9989

表 L2b.15　横纹肌中的质子（ICRU）

〈Z/A〉：0.55005；ρ：1.040g/cm^3；I：74.7eV；组成成分（Z–f_w）：1–0.101997；6–0.123000；7–0.035000；8–0.729003；11–0.000800；12–0.002000；15–0.002000；16–0.005000；16–0.005000；19–0.003000

动能（MeV）	阻止本领（MeV · cm^2 · g^{-1}）			CSDA范程（g/cm^2）	绕行系数
	电子	原子核	全部		
0.10	8.424×10^2	1.580	8.439×10^2	1.540×10^{-4}	0.9100
0.15	7.598×10^2	1.123	7.610×10^2	2.161×10^{-4}	0.9333
0.20	6.692×10^2	8.794×10^{-1}	6.701×10^2	2.862×10^{-4}	0.9480
0.30	5.471×10^2	6.196×10^{-1}	5.477×10^2	4.525×10^{-4}	0.9652
0.40	4.677×10^2	4.809×10^{-1}	4.682×10^2	6.506×10^{-4}	0.9745
0.50	4.093×10^2	3.947×10^{-1}	4.097×10^2	8.795×10^{-4}	0.9802
0.60	3.643×10^2	3.357×10^{-1}	3.647×10^2	1.139×10^{-3}	0.9839
0.80	3.009×10^2	2.595×10^{-1}	3.012×10^2	1.745×10^{-3}	0.9884
1.0	2.583×10^2	2.122×10^{-1}	2.585×10^2	2.465×10^{-3}	0.9910
1.5	1.939×10^2	1.469×10^{-1}	1.940×10^2	4.725×10^{-3}	0.9941
2.0	1.572×10^2	1.130×10^{-1}	1.573×10^2	7.605×10^{-3}	0.9954
3.0	1.161×10^2	7.790×10^{-2}	1.162×10^2	1.510×10^{-2}	0.9966
4.0	9.323×10	5.973×10^{-2}	9.329×10	2.477×10^{-2}	0.9972
5.0	7.842×10	4.857×10^{-2}	7.847×10	3.651×10^{-2}	0.9975
6.0	6.798×10	4.099×10^{-2}	6.802×10	5.024×10^{-2}	0.9976
8.0	5.412×10	3.134×10^{-2}	5.415×10	8.343×10^{-2}	0.9979
10	4.526×10	2.543×10^{-2}	4.529×10	1.240×10^{-1}	0.9980
15	3.263×10	1.737×10^{-2}	3.264×10	2.560×10^{-1}	0.9982
20	2.583×10	1.325×10^{-2}	2.585×10	4.295×10^{-1}	0.9983
30	1.859×10	9.027×10^{-3}	1.860×10	8.928×10^{-1}	0.9984
40	1.474×10	6.872×10^{-3}	1.475×10	1.501	0.9985
50	1.234×10	5.560×10^{-3}	1.234×10	2.246	0.9985
60	1.068×10	4.676×10^{-3}	1.069×10	3.119	0.9986
80	8.548	3.557×10^{-3}	8.552	5.228	0.9986
100	7.224	2.877×10^{-3}	7.227	7.784	0.9987
150	5.396	1.956×10^{-3}	5.398	1.591×10	0.9988
200	4.452	1.487×10^{-3}	4.453	2.618×10	0.9988
300	3.489	1.011×10^{-3}	3.490	5.190×10	0.9989

表 L2b.16　感光乳剂中的质子（核素标准）

〈Z/A〉：0.45453；ρ：3.815g/cm³；I：331.0eV；组成成分（$Z–f_w$）：1–0.014100；6–0.072261；7–0.019320；8–0.066101；16–0.001890；35–0.349104；47–0.474105；53–0.003120

动能（MeV）	阻止本领（$MeV \cdot cm^2 \cdot g^{-1}$）			CSDA范程（g/cm^2）	绕行系数
	电子	原子核	全部		
0.10	3.524×10^2	6.644×10^{-1}	3.531×10^2	3.715×10^{-4}	0.7812
0.15	3.223×10^2	4.894×10^{-1}	3.228×10^2	5.191×10^{-4}	0.8290
0.20	2.899×10^2	3.918×10^{-1}	2.903×10^2	6.826×10^{-4}	0.8604
0.30	2.415×10^2	2.842×10^{-1}	2.418×10^2	1.062×10^{-3}	0.8988
0.40	2.103×10^2	2.252×10^{-1}	2.105×10^2	1.507×10^{-3}	0.9207
0.50	1.880×10^2	1.875×10^{-1}	1.882×10^2	2.011×10^{-3}	0.9345
0.60	1.710×10^2	1.613×10^{-1}	1.712×10^2	2.569×10^{-3}	0.9439
0.80	1.463×10^2	1.268×10^{-1}	1.464×10^2	3.837×10^{-3}	0.9558
1.0	1.280×10^2	1.051×10^{-1}	1.281×10^2	5.300×10^{-3}	0.9629
1.5	9.775×10	7.438×10^{-2}	9.783×10	9.813×10^{-3}	0.9722
2.0	8.020×10	5.806×10^{-2}	8.026×10	1.549×10^{-2}	0.9768
3.0	6.104×10	4.083×10^{-2}	6.108×10	2.997×10^{-2}	0.9811
4.0	5.053×10	3.173×10^{-2}	5.057×10	4.806×10^{-2}	0.9833
5.0	4.348×10	2.606×10^{-2}	4.351×10	6.946×10^{-2}	0.9845
6.0	3.836×10	2.217×10^{-2}	3.838×10	9.398×10^{-2}	0.9854
8.0	3.133×10	1.716×10^{-2}	3.135×10	1.520×10^{-1}	0.9866
10	2.669×10	1.406×10^{-2}	2.671×10	2.214×10^{-1}	0.9874
15	1.983×10	9.761×10^{-3}	1.984×10	4.415×10^{-1}	0.9885
20	1.599×10	7.524×10^{-3}	1.600×10	7.241×10^{-1}	0.9892
30	1.178×10	5.202×10^{-3}	1.178×10	1.463	0.9900
40	9.471	3.998×10^{-3}	9.475	2.416	0.9905
50	8.003	3.257×10^{-3}	8.007	3.569	0.9909
60	6.982	2.754×10^{-3}	6.985	4.910	0.9912
80	5.646	2.111×10^{-3}	5.648	8.118	0.9916
100	4.807	1.716×10^{-3}	4.808	1.197×10	0.9919
150	3.634	1.176×10^{-3}	3.635	2.410×10	0.9924
200	3.020	8.988×10^{-4}	3.021	3.930×10	0.9928
300	2.389	6.145×10^{-4}	2.390	7.700×10	0.9934

表 L2b.17　聚甲基丙烯酸甲酯（PMMA 或有机玻璃）中的质子

〈Z/A〉：0.53937；ρ：1.190[a]g/cm^3；I：74.0eV；组成成分（Z–f_w）：1–0.080541；6–0.599846；8–0.319613

动能（MeV）	阻止本领（MeV·cm^2·g^{-1}）			CSDA范程（g/cm^2）	绕行系数
	电子	原子核	全部		
0.10	9.168×10^2	1.511	9.183×10^2	1.363×10^{-4}	0.9230
0.15	8.232×10^2	1.074	8.243×10^2	1.935×10^{-4}	0.9436
0.20	7.224×10^2	8.405×10^{-1}	7.232×10^2	2.583×10^{-4}	0.9563
0.30	5.628×10^2	5.923×10^{-1}	5.634×10^2	4.160×10^{-4}	0.9713
0.40	4.634×10^2	4.600×10^{-1}	4.639×10^2	6.128×10^{-4}	0.9793
0.50	4.002×10^2	3.777×10^{-1}	4.006×10^2	8.458×10^{-4}	0.9842
0.60	3.561×10^2	3.213×10^{-1}	3.564×10^2	1.111×10^{-3}	0.9872
0.80	2.945×10^2	2.483×10^{-1}	2.948×10^2	1.731×10^{-3}	0.9908
1.0	2.530×10^2	2.030×10^{-1}	2.532×10^2	2.466×10^{-3}	0.9928
1.5	1.904×10^2	1.405×10^{-1}	1.905×10^2	4.770×10^{-3}	0.9952
2.0	1.545×10^2	1.081×10^{-1}	1.546×10^2	7.702×10^{-3}	0.9962
3.0	1.143×10^2	7.443×10^{-2}	1.143×10^2	1.532×10^{-2}	0.9971
4.0	9.173×10	5.704×10^{-2}	9.179×10	2.515×10^{-2}	0.9975
5.0	7.714×10	4.636×10^{-2}	7.719×10	3.708×10^{-2}	0.9978
6.0	6.686×10	3.912×10^{-2}	6.690×10	5.104×10^{-2}	0.9979
8.0	5.321×10	2.989×10^{-2}	5.324×10	8.480×10^{-2}	0.9981
10	4.450×10	2.425×10^{-2}	4.452×10	1.261×10^{-1}	0.9982
15	3.206×10	1.656×10^{-2}	3.208×10	2.604×10^{-1}	0.9984
20	2.538×10	1.262×10^{-2}	2.539×10	4.369×10^{-1}	0.9985
30	1.826×10	8.595×10^{-3}	1.827×10	9.085×10^{-1}	0.9986
40	1.448×10	6.542×10^{-3}	1.449×10	1.528	0.9986
50	1.212×10	5.293×10^{-3}	1.212×10	2.286	0.9987
60	1.049×10	4.451×10^{-3}	1.050×10	3.176	0.9987
80	8.393	3.385×10^{-3}	8.397	5.323	0.9988
100	7.093	2.737×10^{-3}	7.095	7.927	0.9988
150	5.298	1.861×10^{-3}	5.300	1.620×10	0.9989
200	4.371	1.415×10^{-3}	4.372	2.667×10	0.9989
300	3.425	9.618×10^{-4}	3.426	5.286×10	0.9990

[a] 如果需要高剂量测定精度，则首次使用的任何材料样品的密度应通过实验确定（参见第 19.10 节）。

表 L2b.18　聚苯乙烯中的质子

〈Z/A〉：0.53768；ρ：1.060[a]g/cm^3；I：68.7eV；组成成分（Z–f_w）：1–0.077421；6–0.922579

动能（MeV）	阻止本领（MeV・cm^2・g^{-1}）			CSDA范程（g/cm^2）	绕行系数
	电子	原子核	全部		
0.10	9.149×10^2	1.518	9.164×10^2	1.271×10^{-4}	0.9284
0.15	7.896×10^2	1.078	7.907×10^2	1.859×10^{-4}	0.9490
0.20	6.854×10^2	8.437×10^{-1}	6.863×10^2	2.539×10^{-4}	0.9613
0.30	5.439×10^2	5.942×10^{-1}	5.445×10^2	4.187×10^{-4}	0.9750
0.40	4.652×10^2	4.613×10^{-1}	4.657×10^2	6.185×10^{-4}	0.9820
0.50	4.091×10^2	3.787×10^{-1}	4.094×10^2	8.478×10^{-4}	0.9861
0.60	3.632×10^2	3.220×10^{-1}	3.635×10^2	1.108×10^{-3}	0.9887
0.80	3.000×10^2	2.486×10^{-1}	3.003×10^2	1.716×10^{-3}	0.9918
1.0	2.575×10^2	2.032×10^{-1}	2.577×10^2	2.438×10^{-3}	0.9936
1.5	1.936×10^2	1.405×10^{-1}	1.937×10^2	4.703×10^{-3}	0.9957
2.0	1.570×10^2	1.080×10^{-1}	1.572×10^2	7.587×10^{-3}	0.9966
3.0	1.160×10^2	7.433×10^{-2}	1.161×10^2	1.509×10^{-2}	0.9974
4.0	9.301×10	5.692×10^{-2}	9.306×10	2.478×10^{-2}	0.9978
5.0	7.815×10	4.625×10^{-2}	7.820×10	3.655×10^{-2}	0.9980
6.0	6.768×10	3.901×10^{-2}	6.772×10	5.033×10^{-2}	0.9981
8.0	5.381×10	2.979×10^{-2}	5.384×10	8.370×10^{-2}	0.9983
10	4.498×10	2.416×10^{-2}	4.500×10	1.245×10^{-1}	0.9984
15	3.237×10	1.648×10^{-2}	3.239×10	2.575×10^{-1}	0.9985
20	2.561×10	1.256×10^{-2}	2.562×10	4.324×10^{-1}	0.9986
30	1.841×10	8.550×10^{-3}	1.842×10	9.001×10^{-1}	0.9987
40	1.459×10	6.507×10^{-3}	1.460×10	1.515	0.9988
50	1.220×10	5.263×10^{-3}	1.221×10	2.268	0.9988
60	1.056×10	4.425×10^{-3}	1.057×10	3.151	0.9988
80	8.449	3.365×10^{-3}	8.452	5.284	0.9989
100	7.138	2.721×10^{-3}	7.140	7.870	0.9989
150	5.329	1.850×10^{-3}	5.331	1.610×10	0.9990
200	4.395	1.406×10^{-3}	4.397	2.650×10	0.9990
300	3.443	9.559×10^{-4}	3.444	5.255×10	0.9991

[a] 如果需要高剂量测定精度，则首次使用的任何材料样品的密度应通过实验确定（参见第 19.10 节）。

表 L2b.19　水的质子

〈Z/A〉：0.55509；ρ：0.998[a]g/cm^3；I：78.0eV, 组成成分（Z–f_w）：1–0.111898；8–0.888102

动能（MeV）	阻止本领（MeV·cm^2·g^{-1}）			CSDA范程（g/cm^2）	绕行系数
	电子	原子核	全部		
0.10	8.145×10^2	1.620	8.161×10^2	1.607×10^{-4}	0.9073
0.15	7.360×10^2	1.152	7.372×10^2	2.249×10^{-4}	0.9310
0.20	6.585×10^2	9.016×10^{-1}	6.594×10^2	2.967×10^{-4}	0.9460
0.30	5.435×10^2	6.351×10^{-1}	5.441×10^2	4.645×10^{-4}	0.9635
0.40	4.643×10^2	4.928×10^{-1}	4.648×10^2	6.640×10^{-4}	0.9731
0.50	4.065×10^2	4.043×10^{-1}	4.069×10^2	8.945×10^{-4}	0.9790
0.60	3.624×10^2	3.438×10^{-1}	3.627×10^2	1.155×10^{-3}	0.9829
0.80	2.997×10^2	2.658×10^{-1}	3.000×10^2	1.765×10^{-3}	0.9877
1.0	2.574×10^2	2.173×10^{-1}	2.577×10^2	2.487×10^{-3}	0.9905
1.5	1.934×10^2	1.504×10^{-1}	1.936×10^2	4.753×10^{-3}	0.9938
2.0	1.569×10^2	1.157×10^{-1}	1.570×10^2	7.639×10^{-3}	0.9952
3.0	1.160×10^2	7.972×10^{-2}	1.161×10^2	1.514×10^{-2}	0.9965
4.0	9.319×10	6.113×10^{-2}	9.325×10	2.482×10^{-2}	0.9971
5.0	7.842×10	4.970×10^{-2}	7.847×10	3.656×10^{-2}	0.9974
6.0	6.801×10	4.195×10^{-2}	6.805×10	5.028×10^{-2}	0.9976
8.0	5.417×10	3.208×10^{-2}	5.420×10	8.346×10^{-2}	0.9978
10	4.532×10	2.603×10^{-2}	4.535×10	1.240×10^{-1}	0.9980
15	3.269×10	1.778×10^{-2}	3.271×10	2.558×10^{-1}	0.9982
20	2.589×10	1.356×10^{-2}	2.591×10	4.289×10^{-1}	0.9983
30	1.864×10	9.239×10^{-3}	1.865×10	8.910×10^{-1}	0.9984
40	1.479×10	7.034×10^{-3}	1.479×10	1.498	0.9985
50	1.238×10	5.691×10^{-3}	1.238×10	2.240	0.9985
60	1.072×10	4.786×10^{-3}	1.072×10	3.111	0.9986
80	8.578	3.641×10^{-3}	8.581	5.212	0.9986
100	7.250	2.944×10^{-3}	7.253	7.759	0.9987
150	5.417	2.001×10^{-3}	5.419	1.586×10	0.9987
200	4.470	1.522×10^{-3}	4.471	2.609×10	0.9988
300	3.504	1.035×10^{-3}	3.505	5.170×10	0.9989

[a] 这是 20℃水的密度相对于 4℃时水的参考密度。

表格 L3：光子相互作用系数

表L3.1到L3.27给出了放射治疗中常用材料的光子相互作用系数。材料与表L2相同。首先是物质元素（L3.1 到 L3.7），然后是化合物和混合物，包括空气、水和模体组织（L3.8 至 L3.27），参见表L3。光子能量从0.001MeV（1keV）至50MeV，涵盖了放射治疗的常用范围。部分系数的值［相干（σ_{coh}/ρ）、康普顿（σ_C/ρ）、光电（τ/ρ）、电子对+三重态产生（κ/ρ）］和总质量衰减系数（μ/ρ），可访问网页http：//physics.nist.gov/PhysRefData/Xcom/Text/XCOM.html，使用 XCOM 计算机代码获得，其中提供了完整的计算程序细节（Berger等，2010）。质能转移系数（μ_{tr}/ρ）、质能吸收系数（μ_{en}/ρ）和韧致辐射校正因子（$1-g$）由美国国家标准与技术研究院（NIST）Steve Seltzer 提供；这些是使用Seltzer（1993）、Hubbell和Seltzer（1995）提供的程序进行评估的。

每个表还包含每种物质的质量密度ρ和原子组成（按重量计）。单位为cm^2/g，要转换为 m^2/kg，数字应乘以0.1。要获得线性系数，表中的值应乘以密度ρ。对于此处未包括的物质，可以参考ICRU（1989）、Hubbell和Seltzer（1995）。

第4章详细介绍了各种光子的相互作用过程；宏观量μ/ρ、μ_{tr}/ρ和μ_{en}/ρ分别在第4.5.1和4.5.3节中定义。

表L3　光子相互作用数据

	表
物质元素（按原子序数）	
碳（石墨）	L3.1
铝	L3.2
硅	L3.3
铁/钢	L3.4
铜	L3.5
钨	L3.6
铅	L3.7
化合物和混合物*	
A–150（组织等效塑料）	L3.8
脂肪组织（ICRP）	L3.9
空气（干燥）	L3.10
密质骨（ICRU）	L3.11
皮质骨（ICRP）	L3.12
C–552（空气等效塑料）	L3.13
玻璃（耐热玻璃）	L3.14
玻璃（铅）	L3.15
氟化锂（LiF）	L3.16
四硼酸锂（$Li_2B_4O_7$）	L3.17
肺组织（ICRP）	L3.18
骨骼肌（ICRP）	L3.19
横纹肌（ICRU）	L3.20
感光乳剂（标准核）	L3.21
聚甲基丙烯酸甲酯（PMMA、有机玻璃、荧光树脂）	L3.22
聚苯乙烯	L3.23
皮肤（ICRP）	L3.24
软组织（ICRP）	L3.25
软组织（ICRU–4部分）	L3.26
水（液体）	L3.27

*材料成分主要取自ISTAR或XCOM数据库。对于生物组织，ICRU和ICRP的参考文献分别与ICRU报告44（1989）和ICRP出版物23（1975）相关。

表 L13.1　碳（石墨）中的光子相互作用系数

ρ：1.700[a] g/cm^3，组成成分（Z/f_w）：6–1.0000

K,L, M层	能量 （MeV）	质量系数（cm^2/g）							（1–g）
		相干散射 $\sigma_{coh/\rho}$	康普顿效应 $\sigma_{C/\rho}$	光电效应 τ/ρ	电子对+三重态 κ/ρ	总衰减系数 μ/ρ	质能转移 系数μ_{tr}/ρ	质能吸收 系数μ_{en}/ρ	
	0.0010	1.08	1.26×10^{-2}	2.21×10^{3}	0.00	2.21×10^{3}	2.209×10^{3}	2.209×10^{3}	1.0000
	0.0015	9.59×10^{-1}	2.51×10^{-2}	6.99×10^{2}	0.00	7.00×10^{2}	6.990×10^{2}	6.990×10^{2}	0.9999
	0.0020	8.32×10^{-1}	3.86×10^{-2}	3.02×10^{2}	0.00	3.03×10^{2}	3.017×10^{2}	3.016×10^{2}	0.9999
	0.0030	6.13×10^{-1}	6.41×10^{-2}	8.96×10	0.00	9.03×10	8.964×10	8.963×10	0.9999
	0.0040	4.60×10^{-1}	8.45×10^{-2}	3.72×10	0.00	3.78×10	3.724×10	3.723×10	0.9999
	0.0050	3.59×10^{-1}	9.95×10^{-2}	1.87×10	0.00	1.91×10	1.866×10	1.866×10	0.9999
	0.0060	2.92×10^{-1}	1.10×10^{-1}	1.05×10	0.00	1.09×10	1.055×10	1.054×10	0.9999
	0.0080	2.10×10^{-1}	1.25×10^{-1}	4.24	0.00	4.58	4.243	4.243	0.9998
	0.0100	1.62×10^{-1}	1.35×10^{-1}	2.08	0.00	2.37	2.079	2.078	0.9998
	0.0150	9.79×10^{-2}	1.51×10^{-1}	5.59×10^{-1}	0.00	8.07×10^{-1}	5.628×10^{-1}	5.627×10^{-1}	0.9998
	0.0200	6.48×10^{-2}	1.60×10^{-1}	2.18×10^{-1}	0.00	4.42×10^{-1}	2.239×10^{-1}	2.238×10^{-1}	0.9998
	0.0300	3.36×10^{-2}	1.65×10^{-1}	5.71×10^{-2}	0.00	2.56×10^{-1}	6.616×10^{-2}	6.614×10^{-2}	0.9997
	0.0400	2.05×10^{-2}	1.65×10^{-1}	2.19×10^{-2}	0.00	2.08×10^{-1}	3.344×10^{-2}	3.343×10^{-2}	0.9997
	0.0500	1.37×10^{-2}	1.63×10^{-1}	1.04×10^{-2}	0.00	1.87×10^{-1}	2.398×10^{-2}	2.397×10^{-2}	0.9997
	0.0600	9.81×10^{-3}	1.60×10^{-1}	5.67×10^{-3}	0.00	1.75×10^{-1}	2.099×10^{-2}	2.098×10^{-2}	0.9997
	0.0800	5.71×10^{-3}	1.53×10^{-1}	2.17×10^{-3}	0.00	1.61×10^{-1}	2.038×10^{-2}	2.037×10^{-2}	0.9998
	0.1000	3.72×10^{-3}	1.47×10^{-1}	1.03×10^{-3}	0.00	1.51×10^{-1}	2.148×10^{-2}	2.147×10^{-2}	0.9997
	0.1500	1.68×10^{-3}	1.33×10^{-1}	2.71×10^{-4}	0.00	1.35×10^{-1}	2.450×10^{-2}	2.449×10^{-2}	0.9996
	0.2000	9.54×10^{-4}	1.22×10^{-1}	1.06×10^{-4}	0.00	1.23×10^{-1}	2.657×10^{-2}	2.655×10^{-2}	0.9995
	0.3000	4.26×10^{-4}	1.06×10^{-1}	2.98×10^{-5}	0.00	1.07×10^{-1}	2.872×10^{-2}	2.870×10^{-2}	0.9993
	0.4000	2.40×10^{-4}	9.52×10^{-2}	1.27×10^{-5}	0.00	9.55×10^{-2}	2.953×10^{-2}	2.950×10^{-2}	0.9991
	0.5000	1.54×10^{-4}	8.70×10^{-2}	6.84×10^{-6}	0.00	8.72×10^{-2}	2.973×10^{-2}	2.969×10^{-2}	0.9989
	0.6000	1.07×10^{-4}	8.05×10^{-2}	4.25×10^{-6}	0.00	8.06×10^{-2}	2.960×10^{-2}	2.956×10^{-2}	0.9987
	0.8000	6.02×10^{-5}	7.07×10^{-2}	2.14×10^{-6}	0.00	7.08×10^{-2}	2.890×10^{-2}	2.885×10^{-2}	0.9982
	1.0000	3.85×10^{-5}	6.36×10^{-2}	1.33×10^{-6}	0.00	6.36×10^{-2}	2.798×10^{-2}	2.792×10^{-2}	0.9978
	1.2500	2.47×10^{-5}	5.69×10^{-2}	8.35×10^{-7}	1.44×10^{-5}	5.69×10^{-2}	2.676×10^{-2}	2.669×10^{-2}	0.9972
	1.5000	1.71×10^{-5}	5.17×10^{-2}	6.06×10^{-7}	7.99×10^{-5}	5.18×10^{-2}	2.560×10^{-2}	2.551×10^{-2}	0.9966
	2.0000	9.63×10^{-6}	4.41×10^{-2}	3.83×10^{-7}	3.19×10^{-4}	4.44×10^{-2}	2.357×10^{-2}	2.345×10^{-2}	0.9952
	3.0000	4.28×10^{-6}	3.47×10^{-2}	2.15×10^{-7}	9.25×10^{-4}	3.56×10^{-2}	2.064×10^{-2}	2.048×10^{-2}	0.9922
	4.0000	2.41×10^{-6}	2.89×10^{-2}	1.48×10^{-7}	1.53×10^{-3}	3.05×10^{-2}	1.871×10^{-2}	1.849×10^{-2}	0.9887
	5.0000	1.54×10^{-6}	2.50×10^{-2}	1.12×10^{-7}	2.09×10^{-3}	2.71×10^{-2}	1.736×10^{-2}	1.710×10^{-2}	0.9850
	6.0000	1.07×10^{-6}	2.21×10^{-2}	9.03×10^{-8}	2.60×10^{-3}	2.47×10^{-2}	1.638×10^{-2}	1.607×10^{-2}	0.9811
	8.0000	6.02×10^{-7}	1.81×10^{-2}	6.49×10^{-8}	3.47×10^{-3}	2.15×10^{-2}	1.509×10^{-2}	1.468×10^{-2}	0.9731
	10.0000	3.85×10^{-7}	1.54×10^{-2}	5.06×10^{-8}	4.21×10^{-3}	1.96×10^{-2}	1.429×10^{-2}	1.380×10^{-2}	0.9651
	15.0000	1.71×10^{-7}	1.14×10^{-2}	3.25×10^{-8}	5.59×10^{-3}	1.70×10^{-2}	1.330×10^{-2}	1.258×10^{-2}	0.9458
	20.0000	9.63×10^{-8}	9.14×10^{-3}	2.40×10^{-8}	6.61×10^{-3}	1.58×10^{-2}	1.291×10^{-2}	1.198×10^{-2}	0.9278
	30.0000	4.28×10^{-8}	6.65×10^{-3}	1.57×10^{-8}	8.06×10^{-3}	1.47×10^{-2}	1.276×10^{-2}	1.142×10^{-2}	0.8949
	40.0000	2.41×10^{-8}	5.29×10^{-3}	1.17×10^{-8}	9.08×10^{-3}	1.44×10^{-2}	1.287×10^{-2}	1.113×10^{-2}	0.8654
	50.0000	1.54×10^{-8}	4.41×10^{-3}	9.28×10^{-9}	9.84×10^{-3}	1.43×10^{-2}	1.304×10^{-2}	1.093×10^{-2}	0.8385

*这是石墨的典型堆积密度，取决于其孔隙率，如果用于确定给定样品的衰减，则应通过实验确定。

表 L3.2　铝中的光子相互作用系数

ρ：2.699g/cm^3，组成成分（Z–f_w）：13–1.0000

K, L, M层	能量（Mev）	质量系数（cm^2/g）						质能吸收系数μ_{en}/ρ	（1 – g）
		相干散射 $\sigma_{coh/\rho}$	康普顿效应 $\sigma_{C/\rho}$	光电效应 τ/ρ	电子对+三重态κ/ρ	总衰减系数 μ/ρ	质能转移系数μ_{tr}/ρ		
	0.0010	2.26	1.43×10^{-2}	1.18×10^{3}	0.00	1.19×10^{3}	1.183×10^{3}	1.183×10^{3}	1
	0.0015	2.04	2.48×10^{-2}	4.00×10^{2}	0.00	4.02×10^{2}	4.002×10^{2}	4.001×10^{2}	1
	0.001560	2.01	2.59×10^{-2}	3.60×10^{2}	0.00	3.62×10^{2}	3.600×10^{2}	3.600×10^{2}	1
13K	0.001560	2.01	2.59×10^{-2}	3.96×10^{3}	0.00	3.96×10^{3}	3.829×10	3.829×10^{3}	1
	0.0020	1.84	3.37×10^{-2}	2.26×10^{3}	0.00	2.26×10^{3}	2.204×10	2.204×10^{3}	1
	0.0030	1.52	4.73×10^{-2}	7.87×10^{2}	0.00	7.88×10^{2}	7.732×10^{2}	7.732×10^{2}	1
	0.0040	1.30	5.81×10^{-2}	3.59×10^{2}	0.00	3.60×10^{2}	3.546×10^{2}	3.545×10^{2}	0.9999
	0.0050	1.12	6.79×10^{-2}	1.92×10^{2}	0.00	1.93×10^{2}	1.903×10^{2}	1.902×10^{2}	0.9998
	0.0060	9.64×10^{-1}	7.70×10^{-2}	1.14×10^{2}	0.00	1.15×10^{2}	1.133×10^{2}	1.133×10^{2}	0.9997
	0.0080	7.23×10^{-1}	9.29×10^{-2}	4.95×10	0.00	5.03×10	4.920×10	4.918×10^{2}	0.9995
	0.0100	5.51×10^{-1}	1.06×10^{-1}	2.56×10	0.00	2.62×10	2.544×10	2.543×10^{2}	0.9994
	0.0150	3.14×10^{-1}	1.27×10^{-1}	7.51	0.00	7.96	7.493	7.487	0.9992
	0.0200	2.05×10^{-1}	1.37×10^{-1}	3.10	0.00	3.44	3.097	3.094	0.9990
	0.0300	1.10×10^{-1}	1.46×10^{-1}	8.72×10^{-1}	0.00	1.13	8.790×10^{-1}	8.779×10^{-1}	0.9988
	0.0400	6.86×10^{-2}	1.49×10^{-1}	3.50×10^{-1}	0.00	5.68×10^{-1}	3.606×10^{-1}	3.601×10^{-1}	0.9986
	0.0500	4.68×10^{-2}	1.50×10^{-1}	1.72×10^{-1}	0.00	3.68×10^{-1}	1.843×10^{-1}	1.840×10^{-1}	0.9985
	0.0600	3.39×10^{-2}	1.48×10^{-1}	9.56×10^{-2}	0.00	2.78×10^{-1}	1.101×10^{-1}	1.099×10^{-1}	0.9984
	0.0800	2.00×10^{-2}	1.44×10^{-1}	3.78×10^{-2}	0.00	2.02×10^{-1}	5.520×10^{-2}	5.511×10^{-2}	0.9984
	0.1000	1.32×10^{-2}	1.39×10^{-1}	1.84×10^{-2}	0.00	1.70×10^{-1}	3.801×10^{-2}	3.795×10^{-2}	0.9984
	0.1500	6.12×10^{-3}	1.27×10^{-1}	4.99×10^{-3}	0.00	1.38×10^{-1}	2.832×10^{-2}	2.827×10^{-2}	0.9984
	0.2000	3.50×10^{-3}	1.17×10^{-1}	2.00×10^{-3}	0.00	1.22×10^{-1}	2.750×10^{-2}	2.745×10^{-2}	0.9981
	0.3000	1.58×10^{-3}	1.02×10^{-1}	5.74×10^{-4}	0.00	1.04×10^{-1}	2.823×10^{-2}	2.816×10^{-2}	0.9976
	0.4000	8.93×10^{-4}	9.16×10^{-2}	2.48×10^{-4}	0.00	9.28×10^{-2}	2.870×10^{-2}	2.862×10^{-2}	0.9971
	0.5000	5.73×10^{-4}	8.37×10^{-2}	1.34×10^{-4}	0.00	8.45×10^{-2}	2.878×10^{-2}	2.868×10^{-2}	0.9966
	0.6000	3.99×10^{-4}	7.75×10^{-2}	8.40×10^{-5}	0.00	7.80×10^{-2}	2.863×10^{-2}	2.851×10^{-2}	0.9961
	0.8000	2.25×10^{-4}	6.81×10^{-2}	4.25×10^{-5}	0.00	6.84×10^{-2}	2.792×10^{-2}	2.778×10^{-2}	0.9951
	1.0000	1.44×10^{-4}	6.13×10^{-2}	2.64×10^{-5}	0.00	6.15×10^{-2}	2.702×10^{-2}	2.686×10^{-2}	0.9941
	1.2500	9.21×10^{-5}	5.48×10^{-2}	1.69×10^{-5}	3.13×10^{-5}	5.50×10^{-2}	2.583×10^{-2}	2.565×10^{-2}	0.9928
	1.5000	6.39×10^{-5}	4.98×10^{-2}	1.22×10^{-5}	1.71×10^{-4}	5.01×10^{-2}	2.472×10^{-2}	2.451×10^{-2}	0.9915
	2.0000	3.60×10^{-5}	4.25×10^{-2}	7.63×10^{-6}	6.75×10^{-4}	4.32×10^{-2}	2.291×10^{-2}	2.266×10^{-2}	0.9887
	3.0000	1.60×10^{-5}	3.35×10^{-2}	4.22×10^{-6}	1.93×10^{-3}	3.54×10^{-2}	2.059×10^{-2}	2.024×10^{-2}	0.9827
	4.0000	9.00×10^{-6}	2.79×10^{-2}	2.88×10^{-6}	3.15×10^{-3}	3.11×10^{-2}	1.928×10^{-2}	1.882×10^{-2}	0.9761
	5.0000	5.76×10^{-6}	2.41×10^{-2}	2.18×10^{-6}	4.25×10^{-3}	2.84×10^{-2}	1.852×10^{-2}	1.795×10^{-2}	0.9692
	6.0000	4.00×10^{-6}	2.13×10^{-2}	1.74×10^{-6}	5.25×10^{-3}	2.66×10^{-2}	1.807×10^{-2}	1.739×10^{-2}	0.9623
	8.0000	2.25×10^{-6}	1.74×10^{-2}	1.24×10^{-6}	6.94×10^{-3}	2.44×10^{-2}	1.768×10^{-2}	1.678×10^{-2}	0.9488
	10.0000	1.44×10^{-6}	1.48×10^{-2}	9.66×10^{-7}	8.34×10^{-3}	2.32×10^{-2}	1.763×10^{-2}	1.650×10^{-2}	0.9357
	15.0000	6.40×10^{-7}	1.10×10^{-2}	6.19×10^{-7}	1.09×10^{-2}	2.19×10^{-2}	1.801×10^{-2}	1.631×10^{-2}	0.9052
	20.0000	3.60×10^{-7}	8.82×10^{-3}	4.55×10^{-7}	1.29×10^{-2}	2.17×10^{-2}	1.861×10^{-2}	1.633×10^{-2}	0.8775
	30.0000	1.60×10^{-7}	6.42×10^{-3}	2.97×10^{-7}	1.55×10^{-2}	2.20×10^{-2}	1.980×10^{-2}	1.641×10^{-2}	0.8284
	40.0000	9.00×10^{-8}	5.10×10^{-3}	2.20×10^{-7}	1.74×10^{-2}	2.25×10^{-2}	2.084×10^{-2}	1.637×10^{-2}	0.7857
	50.0000	5.76×10^{-8}	4.26×10^{-3}	1.75×10^{-7}	1.88×10^{-2}	2.31×10^{-2}	2.169×10^{-2}	1.622×10^{-2}	0.7478

表 L3.3 硅中的光子相互作用系数

ρ：2.330g/cm^3，组成成分（Z–f_w）：14–1.0000

K, L, M层	能量（MeV）	质量系数（cm^2/g） 相干散射 $\sigma_{coh/\rho}$	康普顿效应 $\sigma_{C/\rho}$	光电效应 τ/ρ	电子对+三重态 κ/ρ	总衰减系数 μ/ρ	质能转移系数 μ_{tr}/ρ	质能吸收系数 μ_{en}/ρ	（1–g）
	0.0010	2.53	1.32×10^{-2}	1.57×10^{3}	0.00	1.57×10^{3}	1.567×10^{3}	1.567×10^{3}	1
	0.0015	2.29	2.39×10^{-2}	5.33×10^{2}	0.00	5.36×10^{2}	5.332×10^{2}	5.331×10^{2}	1
	0.001839	2.12	3.08×10^{-2}	3.07×10^{2}	0.00	3.09×10^{2}	3.070×10^{2}	3.070×10^{2}	0.9999
14K	0.001839	2.12	3.08×10^{-2}	3.19×10^{3}	0.00	3.19×10^{3}	3.059×10^{3}	3.059×10^{3}	1
	0.0020	2.05	3.39×10^{-2}	2.77×10^{3}	0.00	2.78×10^{3}	2.669×10^{3}	2.669×10^{3}	1
	0.0030	1.67	4.96×10^{-2}	9.77×10^{2}	0.00	9.78×10^{2}	9.517×10^{2}	9.516×10^{2}	1
	0.0040	1.40	6.13×10^{-2}	4.51×10^{2}	0.00	4.53×10^{2}	4.427×10^{2}	4.427×10^{2}	0.9999
	0.0050	1.21	7.11×10^{-2}	2.44×10^{2}	0.00	2.45×10^{2}	2.400×10^{2}	2.400×10^{2}	0.9998
	0.0060	1.05	7.98×10^{-2}	1.46×10^{2}	0.00	1.47×10^{2}	1.440×10^{2}	1.439×10^{2}	0.9997
	0.0080	8.04×10^{-1}	9.51×10^{-2}	6.38×10	0.00	6.47×10	6.316×10	6.313×10	0.9996
	0.0100	6.22×10^{-1}	1.08×10^{-1}	3.31×10	0.00	3.39×10	3.290×10	3.289×10	0.9994
	0.0150	3.59×10^{-1}	1.29×10^{-1}	9.85	0.00	1.03×10	9.802	9.794	0.9992
	0.0200	2.34×10^{-1}	1.40×10^{-1}	4.09	0.00	4.46	4.080	4.076	0.9990
	0.0300	1.25×10^{-1}	1.50×10^{-1}	1.16	0.00	1.44	1.166	1.165	0.9987
	0.0400	7.89×10^{-2}	1.53×10^{-1}	4.69×10^{-1}	0.00	7.01×10^{-1}	4.789×10^{-1}	4.782×10^{-1}	0.9985
	0.0500	5.40×10^{-2}	1.54×10^{-1}	2.31×10^{-1}	0.00	4.38×10^{-1}	2.434×10^{-1}	2.430×10^{-1}	0.9983
	0.0600	3.92×10^{-2}	1.53×10^{-1}	1.29×10^{-1}	0.00	3.21×10^{-1}	1.436×10^{-1}	1.434×10^{-1}	0.9982
	0.0800	2.32×10^{-2}	1.48×10^{-1}	5.12×10^{-2}	0.00	2.23×10^{-1}	6.909×10^{-2}	6.896×10^{-2}	0.9981
	0.1000	1.54×10^{-2}	1.43×10^{-1}	2.50×10^{-2}	0.00	1.84×10^{-1}	4.522×10^{-2}	4.513×10^{-2}	0.9981
	0.1500	7.13×10^{-3}	1.31×10^{-1}	6.81×10^{-3}	0.00	1.45×10^{-1}	3.092×10^{-2}	3.086×10^{-2}	0.9981
	0.2000	4.08×10^{-3}	1.21×10^{-1}	2.74×10^{-3}	0.00	1.28×10^{-1}	2.911×10^{-2}	2.905×10^{-2}	0.9979
	0.3000	1.84×10^{-3}	1.06×10^{-1}	7.88×10^{-4}	0.00	1.08×10^{-1}	2.940×10^{-2}	2.932×10^{-2}	0.9973
	0.4000	1.04×10^{-3}	9.48×10^{-2}	3.41×10^{-4}	0.00	9.61×10^{-2}	2.978×10^{-2}	2.968×10^{-2}	0.9967
	0.5000	6.70×10^{-4}	8.66×10^{-2}	1.85×10^{-4}	0.00	8.75×10^{-2}	2.983×10^{-2}	2.971×10^{-2}	0.9962
	0.6000	4.66×10^{-4}	8.02×10^{-2}	1.16×10^{-4}	0.00	8.08×10^{-2}	2.964×10^{-2}	2.951×10^{-2}	0.9956
	0.8000	2.62×10^{-4}	7.05×10^{-2}	5.85×10^{-5}	0.00	7.08×10^{-2}	2.890×10^{-2}	2.875×10^{-2}	0.9945
	1.0000	1.68×10^{-4}	6.34×10^{-2}	3.64×10^{-5}	0.00	6.36×10^{-2}	2.796×10^{-2}	2.778×10^{-2}	0.9935
	1.2500	1.08×10^{-4}	5.67×10^{-2}	2.33×10^{-5}	3.52×10^{-5}	5.69×10^{-2}	2.673×10^{-2}	2.652×10^{-2}	0.9921
	1.5000	7.47×10^{-5}	5.15×10^{-2}	1.68×10^{-5}	1.91×10^{-4}	5.18×10^{-2}	2.559×10^{-2}	2.535×10^{-2}	0.9907
	2.0000	4.20×10^{-5}	4.40×10^{-2}	1.05×10^{-5}	7.53×10^{-4}	4.48×10^{-2}	2.374×10^{-2}	2.345×10^{-2}	0.9877
	3.0000	1.87×10^{-5}	3.46×10^{-2}	5.80×10^{-6}	2.15×10^{-3}	3.68×10^{-2}	2.141×10^{-2}	2.101×10^{-2}	0.9812
	4.0000	1.05×10^{-5}	2.89×10^{-2}	3.95×10^{-6}	3.51×10^{-3}	3.24×10^{-2}	2.015×10^{-2}	1.963×10^{-2}	0.9742
	5.0000	6.73×10^{-6}	2.49×10^{-2}	2.98×10^{-6}	4.73×10^{-3}	2.97×10^{-2}	1.943×10^{-2}	1.878×10^{-2}	0.967
	6.0000	4.67×10^{-6}	2.20×10^{-2}	2.39×10^{-6}	5.83×10^{-3}	2.79×10^{-2}	1.903×10^{-2}	1.827×10^{-2}	0.9598
	8.0000	2.63×10^{-6}	1.80×10^{-2}	1.70×10^{-6}	7.71×10^{-3}	2.57×10^{-2}	1.875×10^{-2}	1.773×10^{-2}	0.9456
	10.0000	1.68×10^{-6}	1.54×10^{-2}	1.32×10^{-6}	9.25×10^{-3}	2.46×10^{-2}	1.881×10^{-2}	1.753×10^{-2}	0.9319
	15.0000	7.48×10^{-7}	1.14×10^{-2}	8.46×10^{-7}	1.22×10^{-2}	2.35×10^{-2}	1.940×10^{-2}	1.746×10^{-2}	0.9003
	20.0000	4.21×10^{-7}	9.12×10^{-3}	6.22×10^{-7}	1.42×10^{-2}	2.34×10^{-2}	2.015×10^{-2}	1.757×10^{-2}	0.8716
	30.0000	1.87×10^{-7}	6.64×10^{-3}	4.06×10^{-7}	1.72×10^{-2}	2.38×10^{-2}	2.158×10^{-2}	1.772×10^{-2}	0.8208
	40.0000	1.05×10^{-7}	5.28×10^{-3}	3.01×10^{-7}	1.93×10^{-2}	2.45×10^{-2}	2.279×10^{-2}	1.770×10^{-2}	0.7768
	50.0000	6.73×10^{-8}	4.41×10^{-3}	2.39×10^{-7}	2.08×10^{-2}	2.52×10^{-2}	2.378×10^{-2}	1.755×10^{-2}	0.7379

表 L3.4 铁中的光子（钢）[a] 相互作用系数

ρ：7.874g/cm^3，组成成分（Z - f_w）：26 - 1.000									
		质量系数（cm^2/g）							
K, L, M层	能量（MeV）	相干散射 $\sigma_{coh/\rho}$	康普顿效应 $\sigma_{C/\rho}$	光电效应 τ/ρ	电子对+三重态κ/ρ	总衰减系数 μ/ρ	质能转移系数μ_{tr}/ρ	质能吸收系数μ_{en}/ρ	（1−g）
	0.0010	4.54	8.78×10^{-3}	9.081×10^{3}	0.00	9.085×10^{3}	9.053×10^{3}	9.053×10^{3}	1.0000
	0.0015	4.24	1.53×10^{-2}	3.396×10^{3}	0.00	3.400×10^{3}	3.388×10^{3}	3.388×10^{3}	1.0000
	0.0020	3.93	2.12×10^{-2}	1.623×10^{3}	0.00	1.627×10^{3}	1.620×10^{3}	1.620×10^{3}	1.0000
	0.0030	3.54	3.21×10^{-2}	5.543×10^{3}	0.00	5.576×10^{2}	5.535×10^{2}	5.535×10^{2}	1.0000
	0.0040	2.85	4.21×10^{-2}	2.538×10^{2}	0.00	2.567×10^{2}	2.536×10^{2}	2.536×10^{2}	1.0000
	0.0050	2.42	5.13×10^{-2}	1.374×10^{2}	0.00	1.399×10^{2}	1.374×10^{2}	1.374×10^{2}	0.9999
	0.0060	2.07	5.97×10^{-2}	8.272×10	0.00	8.484×10^{2}	8.294×10^{2}	8.292×10^{2}	0.9998
	0.007112	1.75	6.80×10^{-2}	5.138×10	0.00	5.320×10^{2}	5.201×10^{2}	5.199×10^{2}	0.9997
26K	0.007112	1.75	6.80×10^{-2}	4.059×10^{2}	0.00	4.077×10^{2}	2.953×10^{2}	2.952×10^{2}	0.9998
	0.0080	1.54	7.40×10^{-2}	3.040×10^{2}	0.00	3.056×10^{2}	2.311×10^{2}	2.311×10^{2}	0.9998
	0.0100	1.20	8.54×10^{-2}	1.694×10^{2}	0.00	1.707×10^{2}	1.366×10^{2}	1.366×10^{2}	0.9999
	0.0150	7.46×10^{-1}	1.05×10^{-1}	5.623×10	0.00	5.709×10	4.891×10	4.890×10^{2}	0.9997
	0.0200	5.17×10^{-1}	1.16×10^{-1}	2.505×10	0.00	2.568×10	2.257×10	2.255×10^{2}	0.9992
	0.0300	2.85×10^{-1}	1.29×10^{-1}	7.763	0.00	8.176	7.246	7.234	0.9983
	0.0400	1.80×10^{-1}	1.34×10^{-1}	3.316	0.00	3.629	3.156	3.148	0.9975
	0.0500	1.24×10^{-1}	1.36×10^{-1}	1.697	0.00	1.957	1.636	1.631	0.9968
	0.0600	9.18×10^{-2}	1.36×10^{-1}	9.78×10^{-1}	0.00	1.205	9.556×10^{-1}	9.521×10^{-1}	0.9963
	0.0800	5.60×10^{-2}	1.33×10^{-1}	4.06×10^{-1}	0.00	5.952×10^{-1}	4.110×10^{-1}	4.092×10^{-1}	0.9955
	0.1000	3.77×10^{-2}	1.30×10^{-1}	2.05×10^{-1}	0.00	3.717×10^{-1}	2.179×10^{-1}	2.168×10^{-1}	0.9948
	0.1500	1.78×10^{-2}	1.20×10^{-1}	5.86×10^{-2}	0.00	1.964×10^{-1}	7.973×10^{-2}	7.927×10^{-1}	0.9942
	0.2000	1.03×10^{-2}	1.11×10^{-1}	2.43×10^{-2}	0.00	1.460×10^{-1}	4.820×10^{-2}	4.792×10^{-2}	0.9941
	0.3000	4.73×10^{-3}	9.79×10^{-2}	7.27×10^{-3}	0.00	1.099×10^{-1}	3.371×10^{-2}	3.348×10^{-2}	0.9933
	0.4000	2.69×10^{-3}	8.81×10^{-2}	3.21×10^{-3}	0.00	9.400×10^{-2}	3.055×10^{-2}	3.031×10^{-2}	0.9922
	0.5000	1.74×10^{-3}	8.07×10^{-2}	1.76×10^{-3}	0.00	8.415×10^{-2}	2.935×10^{-2}	2.909×10^{-2}	0.9910
	0.6000	1.21×10^{-3}	7.47×10^{-2}	1.11×10^{-3}	0.00	7.704×10^{-2}	2.858×10^{-2}	2.828×10^{-2}	0.9898
	0.8000	6.83×10^{-4}	6.58×10^{-2}	5.65×10^{-4}	0.00	6.699×10^{-2}	2.751×10^{-2}	2.717×10^{-2}	0.9873
	1.0000	4.38×10^{-4}	5.92×10^{-2}	3.51×10^{-4}	0.00	5.995×10^{-2}	2.640×10^{-2}	2.601×10^{-2}	0.9851
	1.2500	2.81×10^{-4}	5.29×10^{-2}	2.26×10^{-4}	7.03×10^{-5}	5.350×10^{-2}	2.524×10^{-2}	2.474×10^{-2}	0.9801
	1.5000	1.95×10^{-4}	4.81×10^{-2}	1.63×10^{-4}	3.58×10^{-4}	4.883×10^{-2}	2.428×10^{-2}	2.355×10^{-2}	0.9697
	2.0000	1.10×10^{-4}	4.11×10^{-2}	1.00×10^{-4}	1.36×10^{-3}	4.265×10^{-2}	2.325×10^{-2}	2.196×10^{-2}	0.9447
	3.0000	4.88×10^{-5}	3.23×10^{-2}	5.45×10^{-5}	3.79×10^{-3}	3.621×10^{-2}	2.254×10^{-2}	2.043×10^{-2}	0.9065
	4.0000	2.75×10^{-5}	2.70×10^{-2}	3.67×10^{-5}	6.09×10^{-3}	3.312×10^{-2}	2.253×10^{-2}	1.991×10^{-2}	0.8838
	5.0000	1.76×10^{-5}	2.33×10^{-2}	2.75×10^{-5}	8.12×10^{-3}	3.146×10^{-2}	2.280×10^{-2}	1.985×10^{-2}	0.8705
	6.0000	1.22×10^{-5}	2.06×10^{-2}	2.19×10^{-5}	9.95×10^{-3}	3.057×10^{-2}	2.319×10^{-2}	1.994×10^{-2}	0.8598
	8.0000	6.87×10^{-6}	1.68×10^{-2}	1.55×10^{-5}	1.31×10^{-2}	2.991×10^{-2}	2.431×10^{-2}	2.050×10^{-2}	0.8433
	10.000	4.40×10^{-6}	1.43×10^{-2}	1.20×10^{-5}	1.56×10^{-2}	2.994×10^{-2}	2.546×10^{-2}	2.112×10^{-2}	0.8297
	15.000	1.95×10^{-6}	1.06×10^{-2}	7.59×10^{-6}	2.03×10^{-2}	3.092×10^{-2}	2.781×10^{-2}	2.220×10^{-2}	0.7982
	20.000	1.10×10^{-6}	8.52×10^{-3}	5.55×10^{-6}	2.37×10^{-2}	3.224×10^{-2}	2.993×10^{-2}	2.297×10^{-2}	0.7677
	30.000	4.89×10^{-7}	6.20×10^{-3}	3.61×10^{-6}	2.85×10^{-2}	3.469×10^{-2}	3.312×10^{-2}	2.353×10^{-2}	0.7103
	40.000	2.75×10^{-7}	4.93×10^{-3}	2.67×10^{-6}	3.17×10^{-2}	3.666×10^{-2}	3.549×10^{-2}	2.338×10^{-2}	0.6587
	50.000	1.76×10^{-7}	4.11×10^{-3}	2.12×10^{-6}	3.42×10^{-2}	3.828×10^{-2}	3.734×10^{-2}	2.301×10^{-2}	0.6162

[a] [μ_{tr}/μ]和[μ_{en}/μ]和[1−g]的比值由PENELOPE Monte–Carlo代码（通讯作者：NIST的Paul Bergstrom）获得；上面给出的[μ_{tr}/ ρ]和[μ_{en} /ρ]是通过应用这些比率从总衰减系数推导出的。

表 L3.5 铜中的光子相互作用系数

ρ：8.960g/cm^3，组成成分（Z–f_w）：29–1.000									
		质量系数（cm^2/g）							
K, L, M层	能量（MeV）	相干散射 $\sigma_{coh/\rho}$	康普顿效应 $\sigma_{C/\rho}$	光电效应 τ/ρ	电子对+三重态 κ/ρ	总衰减系数 μ/ρ	质能转移系数μ_{tr}/ρ	质能吸收系数μ_{en}/ρ	（1–g）
	0.0010	5.05	5.91×10^{-3}	1.06×10^{4}	0.00	1.06×10^{4}	1.049×10^{4}	1.049×10^{4}	1
	0.0010	5.03	6.36×10^{-3}	9.33×10^{3}	0.00	9.33×10^{3}	9.241×10^{3}	9.241×10^{3}	1
	0.001096	5.01	6.84×10^{-3}	8.24×10^{3}	0.00	8.25×10^{3}	8.186×10^{3}	8.186×10^{3}	1
29L1	0.001096	5.01	6.84×10^{-3}	9.34×10^{3}	0.00	9.35×10^{3}	9.282×10^{3}	9.282×10^{3}	1
	0.0015	4.81	1.09×10^{-2}	4.41×10^{3}	0.00	4.42×10^{3}	4.393×10^{3}	4.393×10^{3}	1
	0.0020	4.53	1.59×10^{-2}	2.15×10^{3}	0.00	2.15×10^{3}	2.142×10^{3}	2.142×10^{3}	0.9999
	0.0030	3.95	2.59×10^{-2}	7.45×10^{2}	0.00	7.49×10^{2}	7.431×10^{2}	7.430×10^{2}	0.9999
	0.0040	3.40	3.53×10^{-2}	3.44×10^{2}	0.00	3.47×10^{2}	3.433×10^{2}	3.432×10^{2}	0.9998
	0.0050	2.91	4.39×10^{-2}	1.87×10^{2}	0.00	1.90×10^{2}	1.867×10^{2}	1.866×10^{2}	0.9997
	0.0060	2.50	5.18×10^{-2}	1.13×10^{2}	0.00	1.16×10^{2}	1.129×10^{2}	1.128×10^{2}	0.9996
	0.0080	1.87	6.57×10^{-2}	5.06×10	0.00	5.26×10	5.057×10	5.055×10	0.9995
	0.008979	1.65	7.16×10^{-2}	3.66×10	0.00	3.83×10	3.654×10	3.652×10	0.9994
29K	0.008979	1.65	7.16×10^{-2}	2.77×10^{2}	0.00	2.78×10^{2}	1.825×10^{2}	1.824×10^{2}	0.9999
	0.0100	1.45	7.73×10^{-2}	2.14×10^{2}	0.00	2.16×10^{2}	1.484×10^{2}	1.484×10^{2}	0.9999
	0.0150	8.80×10^{-1}	9.76×10^{-2}	7.31×10	0.00	7.41×10	5.790×10	5.788×10	0.9996
	0.0200	6.06×10^{-1}	1.10×10^{-1}	3.31×10	0.00	3.38×10	2.791×10	2.788×10	0.9992
	0.0300	3.37×10^{-1}	1.23×10^{-1}	1.05×10	0.00	1.09×10	9.367	9.350	0.9982
	0.0400	2.12×10^{-1}	1.29×10^{-1}	4.52	0.00	4.86	4.174	4.163	0.9974
	0.0500	1.47×10^{-1}	1.31×10^{-1}	2.34	0.00	2.61	2.199	2.192	0.9967
	0.0600	1.08×10^{-1}	1.31×10^{-1}	1.35	0.00	1.59	1.295	1.290	0.9960
	0.0800	6.59×10^{-2}	1.29×10^{-1}	5.68×10^{-1}	0.00	7.63×10^{-1}	5.609×10^{-1}	5.581×10^{-1}	0.9951
	0.1000	4.45×10^{-2}	1.26×10^{-1}	2.88×10^{-1}	0.00	4.58×10^{-1}	2.966×10^{-1}	2.949×10^{-1}	0.9943
	0.1500	2.11×10^{-2}	1.17×10^{-1}	8.35×10^{-2}	0.00	2.22×10^{-1}	1.034×10^{-1}	1.027×10^{-1}	0.9932
	0.2000	1.23×10^{-2}	1.09×10^{-1}	3.49×10^{-2}	0.00	1.56×10^{-1}	5.824×10^{-2}	5.782×10^{-2}	0.9927
	0.3000	5.62×10^{-3}	9.58×10^{-2}	1.05×10^{-2}	0.00	1.12×10^{-1}	3.648×10^{-2}	3.619×10^{-2}	0.9918
	0.4000	3.21×10^{-3}	8.63×10^{-2}	4.66×10^{-3}	0.00	9.41×10^{-2}	3.151×10^{-2}	3.122×10^{-2}	0.9906
	0.5000	2.07×10^{-3}	7.90×10^{-2}	2.57×10^{-3}	0.00	8.36×10^{-2}	2.965×10^{-2}	2.933×10^{-2}	0.9893
	0.6000	1.44×10^{-3}	7.32×10^{-2}	1.62×10^{-3}	0.00	7.63×10^{-2}	2.861×10^{-2}	2.826×10^{-2}	0.9880
	0.8000	8.15×10^{-4}	6.44×10^{-2}	8.26×10^{-4}	0.00	6.61×10^{-2}	2.721×10^{-2}	2.681×10^{-2}	0.9854
	1.0000	5.23×10^{-4}	5.80×10^{-2}	5.14×10^{-4}	0.00	5.90×10^{-2}	2.607×10^{-2}	2.562×10^{-2}	0.9828
	1.2500	3.35×10^{-4}	5.19×10^{-2}	3.30×10^{-4}	8.02×10^{-5}	5.26×10^{-2}	2.478×10^{-2}	2.428×10^{-2}	0.9796
	1.5000	2.33×10^{-4}	4.72×10^{-2}	2.38×10^{-4}	4.02×10^{-4}	4.80×10^{-2}	2.371×10^{-2}	2.316×10^{-2}	0.9765
	2.0000	1.31×10^{-4}	4.03×10^{-2}	1.46×10^{-4}	1.51×10^{-3}	4.20×10^{-2}	2.227×10^{-2}	2.160×10^{-2}	0.9702
	3.0000	5.83×10^{-5}	3.17×10^{-2}	7.92×10^{-5}	4.17×10^{-3}	3.60×10^{-2}	2.112×10^{-2}	2.023×10^{-2}	0.9575
	4.0000	3.28×10^{-5}	2.64×10^{-2}	5.32×10^{-5}	6.67×10^{-3}	3.32×10^{-2}	2.106×10^{-2}	1.989×10^{-2}	0.9446

续表

ρ：8.960g/cm³，组成成分（Z–f_w）：29–1.000									
		质量系数（cm^2/g）							
K, L, M层	能量（MeV）	相干散射 $\sigma_{coh/\rho}$	康普顿效应 $\sigma_{C/\rho}$	光电效应 τ/ρ	电子对+三重态 κ/ρ	总衰减系数 μ/ρ	质能转移系数μ_{tr}/ρ	质能吸收系数μ_{en}/ρ	（1–g）
	5.0000	2.10×10^{-5}	2.28×10^{-2}	3.98×10^{-5}	8.88×10^{-3}	3.18×10^{-2}	2.144×10^{-2}	1.998×10^{-2}	0.9320
	6.0000	1.46×10^{-5}	2.02×10^{-2}	3.17×10^{-5}	1.08×10^{-2}	3.11×10^{-2}	2.203×10^{-2}	2.027×10^{-2}	0.9198
	8.0000	8.20×10^{-6}	1.65×10^{-2}	2.24×10^{-5}	1.42×10^{-2}	3.07×10^{-2}	2.343×10^{-2}	2.100×10^{-2}	0.8967
	10.0000	5.25×10^{-6}	1.41×10^{-2}	1.72×10^{-5}	1.69×10^{-2}	3.10×10^{-2}	2.484×10^{-2}	2.174×10^{-2}	0.8750
	15.0000	2.33×10^{-6}	1.04×10^{-2}	1.09×10^{-5}	2.21×10^{-2}	3.25×10^{-2}	2.795×10^{-2}	2.309×10^{-2}	0.8262
	20.0000	1.31×10^{-6}	8.35×10^{-3}	7.99×10^{-6}	2.57×10^{-2}	3.41×10^{-2}	3.048×10^{-2}	2.387×10^{-2}	0.7833
	30.0000	5.83×10^{-7}	6.08×10^{-3}	5.19×10^{-6}	3.08×10^{-2}	3.69×10^{-2}	3.435×10^{-2}	2.443×10^{-2}	0.7112
	40.0000	3.28×10^{-7}	4.83×10^{-3}	3.84×10^{-6}	3.44×10^{-2}	3.92×10^{-2}	3.716×10^{-2}	2.425×10^{-2}	0.6527
	50.0000	2.10×10^{-7}	4.03×10^{-3}	3.05×10^{-6}	3.70×10^{-2}	4.10×10^{-2}	3.934×10^{-2}	2.377×10^{-2}	0.6042

表 L3.6 钨中的光子相互作用系数

ρ：19.30g/cm³，组成成分（Z–f_w）：74–1.000									
		质量系数（cm^2/g）							
K, L, M层	能量（MeV）	相干散射 $\sigma_{coh/\rho}$	康普顿效应 $\sigma_{C/\rho}$	光电效应 τ/ρ	电子对+三重态 κ/ρ	总衰减系数 μ/ρ	质能转移系数μ_{tr}/ρ	质能吸收系数μ_{en}/ρ	（1–g）
	0.0010	1.14×10	4.34×10^{-3}	3.67×10^{3}	0.00	3.68×10^{3}	3.671×10^{3}	3.671×10^{3}	0.9999
	0.0015	1.10×10	7.51×10^{-3}	1.63×10^{3}	0.00	1.64×10^{3}	1.632×10^{3}	1.632×10^{3}	0.9998
	0.001809	1.06×10	9.38×10^{-3}	1.10×10^{3}	0.00	1.11×10^{3}	1.097×10^{3}	1.097×10^{3}	0.9998
74M5	0.001809	1.06×10	9.38×10^{-3}	1.30×10^{3}	0.00	1.32×10^{3}	1.312×10^{3}	1.311×10^{3}	0.9998
	0.001872	1.06×10	9.75×10^{-3}	2.85×10^{3}	0.00	2.86×10^{3}	2.853×10^{3}	2.853×10^{3}	0.9999
74M4	0.001872	1.06×10	9.75×10^{-3}	3.11×10^{3}	0.00	3.12×10^{3}	3.116×10^{3}	3.116×10^{3}	0.9999
	0.0020	1.04×10	1.05×10^{-2}	3.91×10^{3}	0.00	3.92×10^{3}	3.853×10^{3}	3.853×10^{3}	0.9999
	0.002281	1.01×10	1.22×10^{-2}	2.82×10^{3}	0.00	2.83×10^{3}	2.781×10^{3}	2.781×10^{3}	0.9999
74M3	0.002281	1.01×10	1.22×10^{-2}	3.27×10^{3}	0.00	3.28×10^{3}	3.226×10^{3}	3.226×10^{3}	0.9999
	0.002575	9.82	1.39×10^{-2}	2.44×10^{3}	0.00	2.45×10^{3}	2.407×10^{3}	2.407×10^{3}	0.9999
74M2	0.002575	9.82	1.39×10^{-2}	2.59×10^{3}	0.00	2.60×10^{3}	2.558×10^{3}	2.558×10^{3}	0.9999
	0.002820	9.55	1.53×10^{-2}	2.09×10^{3}	0.00	2.10×10^{3}	2.071×10^{3}	2.071×10^{3}	0.9999
74M1	0.002820	9.55	1.53×10^{-2}	2.18×10^{3}	0.00	2.19×10^{3}	2.160×10^{3}	2.160×10^{3}	0.9999
	0.0030	9.36	1.63×10^{-2}	1.89×10^{3}	0.00	1.90×10^{3}	1.873×10^{3}	1.873×10^{3}	0.9999
	0.0040	8.37	2.19×10^{-2}	9.48×10^{2}	0.00	9.56×10^{2}	9.407×10^{2}	9.405×10^{2}	0.9998
	0.0050	7.48	2.71×10^{-2}	5.46×10^{2}	0.00	5.53×10^{2}	5.425×10^{2}	5.423×10^{2}	0.9997
	0.0060	6.70	3.20×10^{-2}	3.45×10^{2}	0.00	3.51×10^{2}	3.429×10^{2}	3.428×10^{2}	0.9996
	0.0080	5.42	4.07×10^{-2}	1.65×10^{2}	0.00	1.71×10^{2}	1.644×10^{2}	1.643×10^{2}	0.9993
	0.0100	4.45	4.79×10^{-2}	9.24×10	0.00	9.69×10	9.213×10	9.204×10	0.9990
	0.01021	4.36	4.86×10^{-2}	8.76×10	0.00	9.20×10	8.733×10	8.724×10	0.9990
74L3	0.01021	4.36	4.86×10^{-2}	2.29×10^{2}	0.00	2.33×10^{2}	1.967×10^{2}	1.966×10^{2}	0.9996

续表

ρ：19.30g/cm^3，组成成分（Z–f_w）：74–1.000									
		质量系数（cm^2/g）							
K, L，M层	能量（MeV）	相干散射 $\sigma_{coh/\rho}$	康普顿效应 $\sigma_{C/\rho}$	光电效应 τ/ρ	电子对+三重态 κ/ρ	总衰减系数 μ/ρ	质能转移系数μ_{tr}/ρ	质能吸收系数μ_{en}/ρ	（1–g）
	0.01154	3.86	5.28×10^{-2}	1.65×10^{2}	0.00	1.69×10^{2}	1.445×10^{2}	1.444×10^{2}	0.9995
74L2	0.01154	3.86	5.28×10^{-2}	2.27×10^{2}	0.00	2.31×10^{2}	1.890×10^{2}	1.889×10^{2}	0.9996
	0.01210	3.68	5.44×10^{-2}	2.03×10^{2}	0.00	2.07×10^{2}	1.700×10^{2}	1.699×10^{2}	0.9996
74L1	0.01210	3.68	5.44×10^{-2}	2.34×10^{2}	0.00	2.38×10^{2}	1.949×10^{2}	1.948×10^{2}	0.9996
	0.0150	2.89	6.20×10^{-2}	1.36×10^{-2}	0.00	1.39×10^{2}	1.173×10^{2}	1.172×10^{2}	0.9994
	0.0200	2.04	7.25×10^{-2}	6.36×10	0.00	6.57×10	5.704×10	5.697×10	0.9989
	0.0300	1.20	8.64×10^{-2}	2.14×10	0.00	2.27×10	1.996×10	1.991×10	0.9975
	0.0400	7.94×10^{-1}	9.43×10^{-2}	9.78	0.00	1.07×10	9.278	9.242	0.9961
	0.0500	5.61×10^{-1}	9.86×10^{-2}	5.29	0.00	5.95	5.077	5.051	0.9948
	0.0600	4.21×10^{-1}	1.01×10^{-1}	3.19	0.00	3.71	3.090	3.070	0.9935
	0.06953	3.32×10^{-1}	1.02×10^{-1}	2.12	0.00	2.55	2.066	2.050	0.9923
74K	0.06953	3.32×10^{-1}	1.02×10^{-1}	1.08×10	0.00	1.12×10	3.228	3.212	0.9951
	0.0800	2.64×10^{-1}	1.03×10^{-1}	7.44	0.00	7.81	2.894	2.880	0.9953
	0.1000	1.81×10^{-1}	1.02×10^{-1}	4.15	0.00	4.44	2.113	2.100	0.9937
	0.1500	8.88×10^{-2}	9.74×10^{-2}	1.40	0.00	1.58	9.489×10^{-1}	9.380×10^{-1}	0.9885
	0.2000	5.29×10^{-2}	9.18×10^{-2}	6.40×10^{-1}	0.00	7.84×10^{-1}	4.997×10^{-1}	4.914×10^{-1}	0.9835
	0.3000	2.51×10^{-2}	8.21×10^{-2}	2.17×10^{-1}	0.00	3.24×10^{-1}	2.027×10^{-1}	1.978×10^{-1}	0.9756
	0.4000	1.46×10^{-2}	7.46×10^{-2}	1.03×10^{-1}	0.00	1.92×10^{-1}	1.136×10^{-1}	1.101×10^{-1}	0.9696
	0.5000	9.54×10^{-3}	6.87×10^{-2}	5.96×10^{-2}	0.00	1.38×10^{-1}	7.719×10^{-2}	7.448×10^{-2}	0.9649
	0.6000	6.71×10^{-3}	6.38×10^{-2}	3.88×10^{-2}	0.00	1.09×10^{-1}	5.910×10^{-2}	5.678×10^{-2}	0.9607
	0.8000	3.84×10^{-3}	5.64×10^{-2}	2.04×10^{-2}	0.00	8.07×10^{-2}	4.227×10^{-2}	4.030×10^{-2}	0.9533
	1.0000	2.48×10^{-3}	5.09×10^{-2}	1.28×10^{-2}	0.00	6.62×10^{-2}	3.463×10^{-2}	3.277×10^{-2}	0.9464
	1.2500	1.60×10^{-3}	4.56×10^{-2}	8.28×10^{-3}	3.23×10^{-4}	5.58×10^{-2}	2.949×10^{-2}	2.767×10^{-2}	0.9380
	1.5000	1.11×10^{-3}	4.15×10^{-2}	5.91×10^{-3}	1.51×10^{-3}	5.00×10^{-2}	2.673×10^{-2}	2.487×10^{-2}	0.9305
	2.0000	6.29×10^{-4}	3.54×10^{-2}	3.57×10^{-3}	4.68×10^{-3}	4.43×10^{-2}	2.460×10^{-2}	2.257×10^{-2}	0.9175
	3.0000	2.81×10^{-4}	2.79×10^{-2}	1.88×10^{-3}	1.07×10^{-2}	4.07×10^{-2}	2.501×10^{-2}	2.238×10^{-2}	0.8951
	4.0000	1.58×10^{-4}	2.33×10^{-2}	1.23×10^{-3}	1.57×10^{-2}	4.04×10^{-2}	2.704×10^{-2}	2.365×10^{-2}	0.8745
	5.0000	1.01×10^{-4}	2.01×10^{-2}	9.04×10^{-4}	1.99×10^{-2}	4.10×10^{-2}	2.937×10^{-2}	2.511×10^{-2}	0.8548
	6.0000	7.03×10^{-5}	1.78×10^{-2}	7.10×10^{-4}	2.35×10^{-2}	4.21×10^{-2}	3.169×10^{-2}	2.649×10^{-2}	0.8360
	8.0000	3.96×10^{-5}	1.46×10^{-2}	4.92×10^{-4}	2.96×10^{-2}	4.47×10^{-2}	3.605×10^{-2}	2.887×10^{-2}	0.8008
	10.0000	2.53×10^{-5}	1.24×10^{-2}	3.75×10^{-4}	3.47×10^{-2}	4.75×10^{-2}	3.998×10^{-2}	3.072×10^{-2}	0.7684
	15.0000	1.13×10^{-5}	9.17×10^{-3}	2.33×10^{-4}	4.44×10^{-2}	5.38×10^{-2}	4.814×10^{-2}	3.361×10^{-2}	0.6981
	20.0000	6.33×10^{-6}	7.36×10^{-3}	1.69×10^{-4}	5.14×10^{-2}	5.89×10^{-2}	5.428×10^{-2}	3.475×10^{-2}	0.6402
	30.0000	2.81×10^{-6}	5.36×10^{-3}	1.08×10^{-4}	6.10×10^{-2}	6.65×10^{-2}	6.309×10^{-2}	3.479×10^{-2}	0.5514
	40.0000	1.58×10^{-6}	4.26×10^{-3}	7.98×10^{-5}	6.76×10^{-2}	7.20×10^{-2}	6.925×10^{-2}	3.373×10^{-2}	0.4870
	50.0000	1.01×10^{-6}	3.56×10^{-3}	6.31×10^{-5}	7.25×10^{-2}	7.62×10^{-2}	7.389×10^{-2}	3.238×10^{-2}	0.4382

表 L3.7　铅中的光子相互作用系数

ρ：11.35g/cm^3，组成成分（Z–f_w）：82–1.000									
		质量系数（cm^2/g）							
K, L, M层	能量（MeV）	相干散射 $\sigma_{coh/\rho}$	康普顿效应 $\sigma_{C/\rho}$	光电效应 τ/ρ	电子对+三重态 κ/ρ	总衰减系数 μ/ρ	质能转移系数μ_{tr}/ρ	质能吸收系数μ_{en}/ρ	（1–g）
	0.0010	1.25×10	3.59×10^{-3}	5.20×10^{3}	0.00	5.21×10^{3}	5.197×10^{3}	5.197×10^{3}	0.9999
	0.0015	1.20×10	6.60×10^{-3}	2.34×10^{3}	0.00	2.36×10^{3}	2.344×10^{3}	2.344×10^{3}	0.9998
	0.0020	1.14×10	9.62×10^{-3}	1.27×10^{3}	0.00	1.29×10^{3}	1.274×10^{3}	1.274×10^{3}	0.9998
	0.002484	1.09×10	1.24×10^{-2}	7.90×10^{2}	0.00	8.01×10^{2}	7.897×10^{2}	7.895×10^{2}	0.9997
82M5	0.002484	1.09×10	1.24×10^{-2}	1.38×10^{3}	0.00	1.40×10^{3}	1.367×10^{3}	1.366×10^{3}	0.9998
	0.002586	1.08×10	1.30×10^{-2}	1.93×10^{3}	0.00	1.94×10^{3}	1.895×10^{3}	1.895×10^{3}	0.9999
82M4	0.002586	1.08×10	1.30×10^{-2}	2.44×10^{3}	0.00	2.45×10^{3}	2.390×10^{3}	2.390×10^{3}	0.9999
	0.0030	1.03×10	1.52×10^{-2}	1.95×10^{3}	0.00	1.96×10^{3}	1.913×10^{3}	1.913×10^{3}	0.9999
	0.003066	1.02×10	1.56×10^{-2}	1.85×10^{3}	0.00	1.86×10^{3}	1.809×10^{3}	1.808×10^{3}	0.9999
82M3	0.003066	1.02×10	1.56×10^{-2}	2.14×10^{3}	0.00	2.15×10^{3}	2.091×10^{3}	2.090×10^{3}	0.9999
	0.003554	9.65	1.81×10^{-2}	1.49×10^{3}	0.00	1.50×10^{3}	1.459×10^{3}	1.459×10^{3}	0.9999
82M2	0.003554	9.65	1.81×10^{-2}	1.57×10^{3}	0.00	1.58×10^{3}	1.546×10^{3}	1.546×10^{3}	0.9999
	0.003851	9.34	1.96×10^{-2}	1.30×10^{3}	0.00	1.31×10^{3}	1.279×10^{3}	1.279×10^{3}	0.9998
82M1	0.003851	9.34	1.96×10^{-2}	1.36×10^{3}	0.00	1.37×10^{3}	1.335×10^{3}	1.335×10^{3}	0.9999
	0.0040	9.18	2.04×10^{-2}	1.24×10^{3}	0.00	1.25×10^{3}	1.221×10^{3}	1.221×10^{3}	0.9998
	0.0050	8.21	2.52×10^{-2}	7.22×10^{2}	0.00	7.30×10^{2}	7.126×10^{2}	7.124×10^{2}	0.9997
	0.0060	7.36	2.97×10^{-2}	4.60×10^{2}	0.00	4.67×10^{2}	4.548×10^{2}	4.546×10^{2}	0.9996
	0.0080	6.00	3.81×10^{-2}	2.23×10^{2}	0.00	2.29×10^{2}	2.208×10^{2}	2.207×10^{2}	0.9994
	0.0100	4.98	4.54×10^{-2}	1.26×10^{2}	0.00	1.31×10^{2}	1.248×10^{2}	1.247×10^{2}	0.9991
	0.01304	3.85	5.44×10^{-2}	6.31×10	0.00	6.70×10	6.279×10	6.271×10	0.9986
82L3	0.01304	3.85	5.44×10^{-2}	1.58×10^{2}	0.00	1.62×10^{2}	1.292×10^{2}	1.291×10^{2}	0.9993
	0.0150	3.31	5.92×10^{-2}	1.08×10^{2}	0.00	1.12×10^{2}	9.108×10	9.100×10	0.9992
	0.01520	3.26	5.96×10^{-2}	1.04×10^{2}	0.00	1.08×10^{2}	8.815×10	8.808×10	0.9992
82L2	0.01520	3.26	5.96×10^{-2}	1.45×10^{2}	0.00	1.49×10^{2}	1.132×10^{2}	1.131×10^{2}	0.9993
	0.01586	3.10	6.11×10^{-2}	1.31×10^{2}	0.00	1.34×10^{2}	1.033×10^{2}	1.032×10^{2}	0.9993
82L1	0.01586	3.10	6.11×10^{-2}	1.52×10^{2}	0.00	1.55×10^{2}	1.181×10^{2}	1.180×10^{2}	0.9994
	0.0200	2.34	6.90×10^{-2}	8.40×10	0.00	8.64×10	6.906×10	6.900×10	0.9990
	0.0300	1.38	8.23×10^{-2}	2.89×10	0.00	3.03×10	2.542×10	2.537×10	0.9978
	0.0400	9.20×10^{-1}	9.02×10^{-2}	1.33×10	0.00	1.44×10	1.216×10	1.211×10	0.9963
	0.0500	6.55×10^{-1}	9.48×10^{-2}	7.29	0.00	8.04	6.776	6.741	0.9948
	0.0600	4.90×10^{-1}	9.73×10^{-2}	4.43	0.00	5.02	4.178	4.150	0.9934

续表

ρ：11.35g/cm³，组成成分（Z–f_w）：82–1.000									
		质量系数（cm^2/g）							
K, L, M层	能量（MeV）	相干散射 $\sigma_{coh/\rho}$	康普顿效应 $\sigma_{C/\rho}$	光电效应 τ/ρ	电子对+三重态 κ/ρ	总衰减系数 μ/ρ	质能转移系数 μ_{tr}/ρ	质能吸收系数 μ_{en}/ρ	（1–g）
	0.0800	3.08×10^{-1}	9.92×10^{-2}	2.01	0.00	2.42	1.934	1.916	0.9907
	0.08801	2.63×10^{-1}	9.93×10^{-2}	1.55	0.00	1.91	1.497	1.482	0.9896
82K	0.08801	2.63×10^{-1}	9.93×10^{-2}	7.32	0.00	7.68	2.175	2.160	0.9929
	0.1000	2.13×10^{-1}	9.89×10^{-2}	5.24	0.00	5.55	1.990	1.976	0.9932
	0.1500	1.05×10^{-1}	9.48×10^{-2}	1.81	0.00	2.01	1.069	1.056	0.9885
	0.2000	6.26×10^{-2}	8.97×10^{-2}	8.46×10^{-1}	0.00	9.99×10^{-1}	5.975×10^{-1}	5.874×10^{-1}	0.9831
	0.3000	2.99×10^{-2}	8.04×10^{-2}	2.93×10^{-1}	0.00	4.03×10^{-1}	2.525×10^{-1}	2.458×10^{-1}	0.9736
	0.4000	1.75×10^{-2}	7.31×10^{-2}	1.42×10^{-1}	0.00	2.32×10^{-1}	1.419×10^{-1}	1.371×10^{-1}	0.9661
	0.5000	1.14×10^{-2}	6.73×10^{-2}	8.26×10^{-2}	0.00	1.61×10^{-1}	9.514×10^{-2}	9.135×10^{-2}	0.9601
	0.6000	8.06×10^{-3}	6.26×10^{-2}	5.41×10^{-2}	0.00	1.25×10^{-1}	7.143×10^{-2}	6.822×10^{-2}	0.955
	0.8000	4.62×10^{-3}	5.54×10^{-2}	2.87×10^{-2}	0.00	8.87×10^{-2}	4.911×10^{-2}	4.647×10^{-2}	0.9461
	1.0000	2.99×10^{-3}	4.99×10^{-2}	1.81×10^{-2}	0.00	7.10×10^{-2}	3.896×10^{-2}	3.655×10^{-2}	0.9380
	1.2500	1.93×10^{-3}	4.48×10^{-2}	1.17×10^{-2}	3.78×10^{-4}	5.88×10^{-2}	3.226×10^{-2}	2.996×10^{-2}	0.9287
	1.5000	1.35×10^{-3}	4.07×10^{-2}	8.32×10^{-3}	1.81×10^{-3}	5.22×10^{-2}	2.873×10^{-2}	2.644×10^{-2}	0.9205
	2.0000	7.63×10^{-4}	3.48×10^{-2}	5.03×10^{-3}	5.45×10^{-3}	4.61×10^{-2}	2.604×10^{-2}	2.362×10^{-2}	0.9071
	3.0000	3.41×10^{-4}	2.74×10^{-2}	2.63×10^{-3}	1.19×10^{-2}	4.23×10^{-2}	2.629×10^{-2}	2.325×10^{-2}	0.8846
	4.0000	1.92×10^{-4}	2.29×10^{-2}	1.72×10^{-3}	1.71×10^{-2}	4.20×10^{-2}	2.837×10^{-2}	2.451×10^{-2}	0.8638
	5.0000	1.23×10^{-4}	1.98×10^{-2}	1.26×10^{-3}	2.16×10^{-2}	4.27×10^{-2}	3.082×10^{-2}	2.601×10^{-2}	0.8439
	6.0000	8.54×10^{-5}	1.75×10^{-2}	9.89×10^{-4}	2.53×10^{-2}	4.39×10^{-2}	3.327×10^{-2}	2.745×10^{-2}	0.8250
	8.0000	4.81×10^{-5}	1.43×10^{-2}	6.84×10^{-4}	3.17×10^{-2}	4.67×10^{-2}	3.788×10^{-2}	2.990×10^{-2}	0.7894
	10.0000	3.08×10^{-5}	1.22×10^{-2}	5.20×10^{-4}	3.70×10^{-2}	4.97×10^{-2}	4.205×10^{-2}	3.182×10^{-2}	0.7567
	15.0000	1.37×10^{-5}	9.02×10^{-3}	3.23×10^{-4}	4.72×10^{-2}	5.66×10^{-2}	5.073×10^{-2}	3.479×10^{-2}	0.6859
	20.0000	7.70×10^{-6}	7.24×10^{-3}	2.33×10^{-4}	5.45×10^{-2}	6.21×10^{-2}	5.728×10^{-2}	3.596×10^{-2}	0.6278
	30.0000	3.42×10^{-6}	5.27×10^{-3}	1.50×10^{-4}	6.48×10^{-2}	7.02×10^{-2}	6.668×10^{-2}	3.595×10^{-2}	0.5391
	40.0000	1.92×10^{-6}	4.19×10^{-3}	1.10×10^{-4}	7.18×10^{-2}	7.61×10^{-2}	7.326×10^{-2}	3.482×10^{-2}	0.4753
	50.0000	1.23×10^{-6}	3.50×10^{-3}	8.70×10^{-5}	7.70×10^{-2}	8.06×10^{-2}	7.818×10^{-2}	3.338×10^{-2}	0.4270

表 L3.8 A–150 等效组织材料中的光子相互作用系数

ρ：1.127[a] g/cm^3，组成成分（Z–f_w）：1–0.101327；6–0.775501；7–0.035057；8–0.052316；9–0.017422；20–0.018378

K, L, M层	能量（MeV）	质量系数（cm^2/g）							(1–g)
		相干散射 $\sigma_{coh/\rho}$	康普顿效应 $\sigma_{C/\rho}$	光电效应 τ/ρ	电子对+三重态 κ/ρ	总衰减系数 μ/ρ	质能转移系数μ_{tr}/ρ	质能吸收系数μ_{en}/ρ	
	0.0010	1.09	1.61×10^{-2}	2.26×10^{3}	0.00	2.26×10^{3}	2.256×10^{3}	2.256×10^{3}	1
	0.0015	9.74×10^{-1}	3.18×10^{-2}	7.27×10^{2}	0.00	7.28×10^{2}	7.267×10^{2}	7.267×10^{2}	1
	0.0020	8.52×10^{-1}	4.86×10^{-2}	3.17×10^{2}	0.00	3.18×10^{2}	3.172×10^{2}	3.172×10^{2}	0.9999
	0.0030	6.38×10^{-1}	7.91×10^{-2}	9.58×10	0.00	9.65×10	9.577×10	9.576×10	0.9999
	0.0040	4.84×10^{-1}	1.02×10^{-1}	4.02×10	0.00	4.08×10	4.021×10	4.021×10	0.9999
	0.004038	4.80×10^{-1}	1.03×10^{-1}	3.91×10	0.00	3.97×10	3.907×10	3.907×10	0.9999
20K	0.004038	4.80×10^{-1}	1.03×10^{-1}	5.57×10	0.00	5.63×10	5.326×10	5.326×10	0.9999
	0.0050	3.80×10^{-1}	1.19×10^{-1}	3.02×10	0.00	3.07×10	2.902×10	2.901×10	0.9999
	0.0060	3.09×10^{-1}	1.31×10^{-1}	1.77×10	0.00	1.81×10	1.709×10	1.708×10	0.9999
	0.0080	2.21×10^{-1}	1.46×10^{-1}	7.55	0.00	7.91	7.337	7.337	0.9999
	0.0100	1.70×10^{-1}	1.57×10^{-1}	3.86	0.00	4.19	3.771	3.771	0.9999
	0.0150	1.03×10^{-1}	1.71×10^{-1}	1.12	0.00	1.39	1.106	1.106	0.9998
	0.0200	6.79×10^{-2}	1.79×10^{-1}	4.60×10^{-1}	0.00	7.07×10^{-1}	4.606×10^{-1}	4.605×10^{-1}	0.9998
	0.0300	3.55×10^{-2}	1.84×10^{-1}	1.29×10^{-1}	0.00	3.48×10^{-1}	1.378×10^{-1}	1.378×10^{-1}	0.9997
	0.0400	2.17×10^{-2}	1.83×10^{-1}	5.19×10^{-2}	0.00	2.56×10^{-1}	6.413×10^{-2}	6.411×10^{-2}	0.9997
	0.0500	1.46×10^{-2}	1.80×10^{-1}	2.55×10^{-2}	0.00	2.20×10^{-1}	4.019×10^{-2}	4.018×10^{-2}	0.9997
	0.0600	1.05×10^{-2}	1.76×10^{-1}	1.42×10^{-2}	0.00	2.01×10^{-1}	3.095×10^{-2}	3.095×10^{-2}	0.9997
	0.0800	6.13×10^{-3}	1.69×10^{-1}	5.63×10^{-3}	0.00	1.80×10^{-1}	2.561×10^{-2}	2.561×10^{-2}	0.9997
	0.1000	4.01×10^{-3}	1.61×10^{-1}	2.75×10^{-3}	0.00	1.68×10^{-1}	2.521×10^{-2}	2.520×10^{-2}	0.9997
	0.1500	1.82×10^{-3}	1.46×10^{-1}	7.51×10^{-4}	0.00	1.48×10^{-1}	2.737×10^{-2}	2.737×10^{-2}	0.9996
	0.2000	1.04×10^{-3}	1.34×10^{-1}	3.03×10^{-4}	0.00	1.35×10^{-1}	2.938×10^{-2}	2.937×10^{-2}	0.9996
	0.3000	4.64×10^{-4}	1.17×10^{-1}	8.73×10^{-5}	0.00	1.17×10^{-1}	3.161×10^{-2}	3.159×10^{-2}	0.9994
	0.4000	2.62×10^{-4}	1.05×10^{-1}	3.79×10^{-5}	0.00	1.05×10^{-1}	3.247×10^{-2}	3.245×10^{-2}	0.9992
	0.5000	1.68×10^{-4}	9.56×10^{-2}	2.06×10^{-5}	0.00	9.58×10^{-2}	3.268×10^{-2}	3.265×10^{-2}	0.9990
	0.6000	1.17×10^{-4}	8.84×10^{-2}	1.29×10^{-5}	0.00	8.86×10^{-2}	3.253×10^{-2}	3.249×10^{-2}	0.9988
	0.8000	6.57×10^{-5}	7.77×10^{-2}	6.51×10^{-6}	0.00	7.78×10^{-2}	3.177×10^{-2}	3.172×10^{-2}	0.9984
	1.0000	4.20×10^{-5}	6.99×10^{-2}	4.05×10^{-6}	0.00	6.99×10^{-2}	3.076×10^{-2}	3.070×10^{-2}	0.998
	1.2500	2.69×10^{-5}	6.25×10^{-2}	2.58×10^{-6}	1.46×10^{-5}	6.25×10^{-2}	2.942×10^{-2}	2.934×10^{-2}	0.9974
	1.5000	1.87×10^{-5}	5.68×10^{-2}	1.87×10^{-6}	8.07×10^{-5}	5.69×10^{-2}	2.813×10^{-2}	2.805×10^{-2}	0.9969
	2.0000	1.05×10^{-5}	4.85×10^{-2}	1.16×10^{-6}	3.21×10^{-4}	4.88×10^{-2}	2.589×10^{-2}	2.578×10^{-2}	0.9957
	3.0000	4.67×10^{-6}	3.81×10^{-2}	6.42×10^{-7}	9.32×10^{-4}	3.91×10^{-2}	2.263×10^{-2}	2.247×10^{-2}	0.9929
	4.0000	2.63×10^{-6}	3.18×10^{-2}	4.37×10^{-7}	1.54×10^{-3}	3.34×10^{-2}	2.046×10^{-2}	2.025×10^{-2}	0.9898
	5.0000	1.68×10^{-6}	2.75×10^{-2}	3.30×10^{-7}	2.11×10^{-3}	2.96×10^{-2}	1.893×10^{-2}	1.867×10^{-2}	0.9864
	6.0000	1.17×10^{-6}	2.43×10^{-2}	2.64×10^{-7}	2.63×10^{-3}	2.69×10^{-2}	1.781×10^{-2}	1.751×10^{-2}	0.9828
	8.0000	6.57×10^{-7}	1.99×10^{-2}	1.88×10^{-7}	3.51×10^{-3}	2.34×10^{-2}	1.632×10^{-2}	1.592×10^{-2}	0.9755
	10.0000	4.21×10^{-7}	1.69×10^{-2}	1.46×10^{-7}	4.26×10^{-3}	2.12×10^{-2}	1.538×10^{-2}	1.489×10^{-2}	0.9681
	15.0000	1.87×10^{-7}	1.25×10^{-2}	9.34×10^{-8}	5.67×10^{-3}	1.82×10^{-2}	1.417×10^{-2}	1.346×10^{-2}	0.9500
	20.0000	1.05×10^{-7}	1.00×10^{-2}	6.86×10^{-8}	6.71×10^{-3}	1.68×10^{-2}	1.366×10^{-2}	1.275×10^{-2}	0.9331
	30.0000	4.67×10^{-8}	7.31×10^{-3}	4.48×10^{-8}	8.19×10^{-3}	1.55×10^{-2}	1.337×10^{-2}	1.206×10^{-2}	0.9021
	40.0000	2.63×10^{-8}	5.81×10^{-3}	3.32×10^{-8}	9.22×10^{-3}	1.50×10^{-2}	1.340×10^{-2}	1.171×10^{-2}	0.8741
	50.0000	1.68×10^{-8}	4.85×10^{-3}	2.64×10^{-8}	1.00×10^{-2}	1.49×10^{-2}	1.353×10^{-2}	1.148×10^{-2}	0.8486

[a] 第一次使用的任何材料样品的密度，如果需要高剂量准确度，应通过实验确定（见第19.10节）。

表 L3.9　脂肪组织中的光子相互作用系数（ICRP）

ρ：0.920g/cm^3，组成成分（Z–f_w）：1–0.119477；6–0.637240；7–0.007970；8–0.232333；11–0.000500；12–0.000020；15–0.000160；16–0.000730；17–0.001190；19–0.000320；20–0.000020；26–0.000020；30–0.000020

K, L, M层	能量（MeV）	质量系数（cm^2/g）							(1–g)
		相干散射 $\sigma_{coh/\rho}$	康普顿效应 $\sigma_{C/\rho}$	光电效应 τ/ρ	电子对+三重态 κ/ρ	总衰减系数μ/ρ	质能转移系数μ_{tr}/ρ	质能吸收系数μ_{en}/ρ	
	0.0010	1.10	1.62×10^{-2}	2.51×10^{3}	0.00	2.51×10^{3}	2.505×10^{3}	2.505×10^{3}	1
	0.001020	1.09	1.67×10^{-2}	2.38×10^{3}	0.00	2.38×10^{3}	2.376×10^{3}	2.376×10^{3}	1
30L3	0.001020	1.09	1.67×10^{-2}	2.38×10^{3}	0.00	2.38×10^{3}	2.376×10^{3}	2.376×10^{3}	1
	0.001043	1.09	1.74×10^{-2}	2.24×10^{3}	0.00	2.24×10^{3}	2.235×10^{3}	2.235×10^{3}	1
30L2	0.001043	1.09	1.74×10^{-2}	2.24×10^{3}	0.00	2.24×10^{3}	2.235×10^{3}	2.235×10^{3}	1
	0.001072	1.08	1.82×10^{-2}	2.07×10^{3}	0.00	2.07×10^{3}	2.073×10^{3}	2.073×10^{3}	1
11K	0.001072	1.08	1.82×10^{-2}	2.08×10^{3}	0.00	2.08×10^{3}	2.076×10^{3}	2.076×10^{3}	1
	0.001194	1.05	2.20×10^{-2}	1.54×10^{3}	0.00	1.55×10^{3}	1.546×10^{3}	1.545×10^{3}	1
30L1	0.001194	1.05	2.20×10^{-2}	1.54×10^{3}	0.00	1.55×10^{3}	1.546×10^{3}	1.546×10^{3}	1
	0.001305	1.03	2.55×10^{-2}	1.21×10^{3}	0.00	1.21×10^{3}	1.207×10^{3}	1.207×10^{3}	1
12K	0.001305	1.03	2.55×10^{-2}	1.21×10^{3}	0.00	1.21×10^{3}	1.207×10^{3}	1.207×10^{3}	1
	0.0015	9.87×10^{-1}	3.21×10^{-2}	8.18×10^{2}	0.00	8.19×10^{2}	8.173×10^{2}	8.173×10^{2}	1
	0.0020	8.69×10^{-1}	4.93×10^{-2}	3.59×10^{2}	0.00	3.60×10^{2}	3.590×10^{2}	3.590×10^{2}	0.9999
	0.002145	8.34×10^{-1}	5.42×10^{-2}	2.93×10^{2}	0.00	2.94×10^{2}	2.928×10^{2}	2.927×10^{2}	0.9999
15K	0.002145	8.34×10^{-1}	5.42×10^{-2}	2.93×10^{2}	0.00	2.94×10^{2}	2.931×10^{2}	2.931×10^{2}	0.9999
	0.002472	7.61×10^{-1}	6.48×10^{-2}	1.94×10^{2}	0.00	1.95×10^{2}	1.936×10^{2}	1.936×10^{2}	0.9999
16K	0.002472	7.61×10^{-1}	6.48×10^{-2}	1.95×10^{2}	0.00	1.96×10^{2}	1.949×10^{2}	1.949×10^{2}	0.9999
	0.002822	6.89×10^{-1}	7.55×10^{-2}	1.32×10^{2}	0.00	1.33×10^{2}	1.319×10^{2}	1.319×10^{2}	0.9999
17K	0.002822	6.89×10^{-1}	7.55×10^{-2}	1.34×10^{2}	0.00	1.35×10^{2}	1.335×10^{2}	1.335×10^{2}	0.9999
	0.0030	6.55×10^{-1}	8.05×10^{-2}	1.12×10^{2}	0.00	1.12×10^{2}	1.115×10^{2}	1.115×10^{2}	0.9999
	0.003607	5.53×10^{-1}	9.60×10^{-2}	6.45×10	0.00	6.51×10	6.434×10	6.433×10	0.9999
19K	0.003607	5.53×10^{-1}	9.60×10^{-2}	6.48×10	0.00	6.55×10	6.464×10	6.463×10	0.9999
	0.0040	4.98×10^{-1}	1.05×10^{-1}	4.75×10	0.00	4.81×10	4.736×10	4.736×10	0.9999
	0.004038	4.93×10^{-1}	1.05×10^{-1}	4.61×10	0.00	4.67×10	4.603×10	4.602×10	0.9999
20K	0.004038	4.93×10^{-1}	1.05×10^{-1}	4.62×10	0.00	4.68×10	4.604×10	4.604×10	0.9999
	0.0050	3.90×10^{-1}	1.22×10^{-1}	2.41×10	0.00	2.46×10	2.406×10	2.406×10	0.9999
	0.0060	3.15×10^{-1}	1.34×10^{-1}	1.38×10	0.00	1.42×10	1.375×10	1.374×10	0.9999
	0.007112	2.57×10^{-1}	1.44×10^{-1}	8.13	0.00	8.53	8.116	8.115	0.9999
26K	0.007112	2.57×10^{-1}	1.44×10^{-1}	8.14	0.00	8.54	8.121	8.120	0.9999
	0.0080	2.23×10^{-1}	1.50×10^{-1}	5.64	0.00	6.01	5.627	5.627	0.9999
	0.009659	1.77×10^{-1}	1.59×10^{-1}	3.12	0.00	3.45	3.115	3.115	0.9998
30K	0.009659	1.77×10^{-1}	1.59×10^{-1}	3.12	0.00	3.46	3.118	3.117	0.9998

续表

ρ：0.920g/cm^3，组成成分（Z–f_w）：1–0.119477；6–0.637240；7–0.007970；8–0.232333；11–0.000500；12–0.000020；15–0.000160；16–0.000730；17–0.001190；19–0.000320；20–0.000020；26–0.000020；30–0.000020

K, L, M层	能量（MeV）	质量系数（cm^2/g）							（1–g）
		相干散射 $\sigma_{coh/\rho}$	康普顿效应 $\sigma_{C/\rho}$	光电效应 τ/ρ	电子对+三重态 κ/ρ	总衰减系数μ/ρ	质能转移系数μ_{tr}/ρ	质能吸收系数μ_{en}/ρ	
	0.0100	1.69×10^{-1}	1.60×10^{-1}	2.80	0.00	3.13	2.794	2.794	0.9998
	0.0150	1.00×10^{-1}	1.75×10^{-1}	7.69×10^{-1}	0.00	1.04	7.724×10^{-1}	7.723×10^{-1}	0.9998
	0.0200	6.65×10^{-2}	1.82×10^{-1}	3.04×10^{-1}	0.00	5.53×10^{-1}	3.104×10^{-1}	3.104×10^{-1}	0.9998
	0.0300	3.48×10^{-2}	1.87×10^{-1}	8.11×10^{-2}	0.00	3.03×10^{-1}	9.119×10^{-2}	9.117×10^{-2}	0.9997
	0.0400	2.12×10^{-2}	1.86×10^{-1}	3.15×10^{-2}	0.00	2.39×10^{-1}	4.437×10^{-2}	4.436×10^{-2}	0.9997
	0.0500	1.42×10^{-2}	1.83×10^{-1}	1.51×10^{-2}	0.00	2.12×10^{-1}	3.025×10^{-2}	3.024×10^{-2}	0.9997
	0.0600	1.02×10^{-2}	1.79×10^{-1}	8.27×10^{-3}	0.00	1.98×10^{-1}	2.539×10^{-2}	2.538×10^{-2}	0.9998
	0.0800	5.96×10^{-3}	1.71×10^{-1}	3.19×10^{-3}	0.00	1.81×10^{-1}	2.354×10^{-2}	2.354×10^{-2}	0.9998
	0.1000	3.89×10^{-3}	1.64×10^{-1}	1.53×10^{-3}	0.00	1.69×10^{-1}	2.438×10^{-2}	2.438×10^{-2}	0.9997
	0.1500	1.77×10^{-3}	1.48×10^{-1}	4.04×10^{-4}	0.00	1.51×10^{-1}	2.749×10^{-2}	2.748×10^{-2}	0.9997
	0.2000	1.00×10^{-3}	1.36×10^{-1}	1.60×10^{-4}	0.00	1.37×10^{-1}	2.974×10^{-2}	2.973×10^{-2}	0.9996
	0.3000	4.48×10^{-4}	1.19×10^{-1}	4.51×10^{-5}	0.00	1.19×10^{-1}	3.211×10^{-2}	3.209×10^{-2}	0.9994
	0.4000	2.53×10^{-4}	1.06×10^{-1}	1.93×10^{-5}	0.00	1.07×10^{-1}	3.301×10^{-2}	3.298×10^{-2}	0.9992
	0.5000	1.62×10^{-4}	9.72×10^{-2}	1.04×10^{-5}	0.00	9.74×10^{-2}	3.323×10^{-2}	3.320×10^{-2}	0.9990
	0.6000	1.12×10^{-4}	9.00×10^{-2}	6.49×10^{-6}	0.00	9.01×10^{-2}	3.309×10^{-2}	3.305×10^{-2}	0.9988
	0.8000	6.33×10^{-5}	7.90×10^{-2}	3.28×10^{-6}	0.00	7.91×10^{-2}	3.231×10^{-2}	3.226×10^{-2}	0.9984
	1.0000	4.05×10^{-5}	7.11×10^{-2}	2.04×10^{-6}	0.00	7.11×10^{-2}	3.129×10^{-2}	3.123×10^{-2}	0.9980
	1.2500	2.59×10^{-5}	6.36×10^{-2}	1.28×10^{-6}	1.45×10^{-5}	6.36×10^{-2}	2.992×10^{-2}	2.985×10^{-2}	0.9975
	1.5000	1.80×10^{-5}	5.78×10^{-2}	9.32×10^{-7}	8.04×10^{-5}	5.79×10^{-2}	2.861×10^{-2}	2.853×10^{-2}	0.9970
	2.0000	1.01×10^{-5}	4.93×10^{-2}	5.86×10^{-7}	3.20×10^{-4}	4.96×10^{-2}	2.633×10^{-2}	2.622×10^{-2}	0.9958
	3.0000	4.51×10^{-6}	3.88×10^{-2}	3.28×10^{-7}	9.31×10^{-4}	3.97×10^{-2}	2.301×10^{-2}	2.285×10^{-2}	0.9931
	4.0000	2.53×10^{-6}	3.24×10^{-2}	2.25×10^{-7}	1.55×10^{-3}	3.39×10^{-2}	2.079×10^{-2}	2.058×10^{-2}	0.9900
	5.0000	1.62×10^{-6}	2.79×10^{-2}	1.71×10^{-7}	2.11×10^{-3}	3.00×10^{-2}	1.922×10^{-2}	1.897×10^{-2}	0.9867
	6.0000	1.13×10^{-6}	2.47×10^{-2}	1.37×10^{-7}	2.62×10^{-3}	2.73×10^{-2}	1.808×10^{-2}	1.778×10^{-2}	0.9832
	8.0000	6.34×10^{-7}	2.02×10^{-2}	9.83×10^{-8}	3.52×10^{-3}	2.37×10^{-2}	1.654×10^{-2}	1.615×10^{-2}	0.9760
	10.0000	4.05×10^{-7}	1.72×10^{-2}	7.65×10^{-8}	4.26×10^{-3}	2.15×10^{-2}	1.558×10^{-2}	1.510×10^{-2}	0.9687
	15.0000	1.80×10^{-7}	1.27×10^{-2}	4.91×10^{-8}	5.67×10^{-3}	1.84×10^{-2}	1.433×10^{-2}	1.362×10^{-2}	0.9510
	20.0000	1.01×10^{-7}	1.02×10^{-2}	3.62×10^{-8}	6.71×10^{-3}	1.69×10^{-2}	1.379×10^{-2}	1.289×10^{-2}	0.9343
	30.0000	4.51×10^{-8}	7.44×10^{-3}	2.37×10^{-8}	8.20×10^{-3}	1.56×10^{-2}	1.347×10^{-2}	1.217×10^{-2}	0.9037
	40.0000	2.53×10^{-8}	5.91×10^{-3}	1.76×10^{-8}	9.23×10^{-3}	1.51×10^{-2}	1.349×10^{-2}	1.182×10^{-2}	0.8762
	50.0000	1.62×10^{-8}	4.94×10^{-3}	1.40×10^{-8}	1.00×10^{-2}	1.50×10^{-2}	1.361×10^{-2}	1.158×10^{-2}	0.8510

表 L3.10 干燥空气中的光子相互作用系数（靠近海平面）[a]

ρ：1.205×10^{-3}g/cm^3（at p =101.325kPa，θ=20.0℃），组成成分（Z–f_w）：6–0.000124；7–0.755267；8–0.231781；18–0.012827

K, L, M层	能量（MeV）	质量系数（cm^2/g） 相干散射 $\sigma_{coh/\rho}$	康普顿效应 $\sigma_{C/\rho}$	光电效应 τ/ρ	电子对+三重态 κ/ρ	总衰减系数 μ/ρ	质能转移系数 μ_{tr}/ρ	质能吸收系数 μ_{en}/ρ	（1–g）
	0.0010	1.36	1.04×10^{-2}	3.60×10^{3}	0.00	3.61×10^{3}	3.599×10^{3}	3.599×10^{3}	1
	0.0015	1.25	2.12×10^{-2}	1.19×10^{3}	0.00	1.19×10^{3}	1.188×10^{3}	1.188×10^{3}	0.9999
	0.0020	1.12	3.34×10^{-2}	5.27×10^{2}	0.00	5.28×10^{2}	5.263×10^{2}	5.262×10^{2}	0.9999
	0.0030	8.63×10^{-1}	5.75×10^{-2}	1.62×10^{2}	0.00	1.62×10^{2}	1.615×10^{2}	1.614×10^{2}	0.9999
	0.003203	8.18×10^{-1}	6.20×10^{-2}	1.33×10^{2}	0.00	1.34×10^{2}	1.330×10^{2}	1.330×10^{2}	0.9999
18K	0.003203	8.18×10^{-1}	6.20×10^{-2}	1.48×10^{2}	0.00	1.48×10^{2}	1.460×10^{2}	1.460×10^{2}	0.9999
	0.0040	6.65×10^{-1}	7.77×10^{-2}	7.72×10	0.00	7.79×10	7.637×10	7.636×10	0.9999
	0.0050	5.22×10^{-1}	9.33×10^{-2}	3.97×10	0.00	4.03×10	3.932×10	3.931×10	0.9998
	0.0060	4.21×10^{-1}	1.05×10^{-1}	2.29×10	0.00	2.34×10	2.271×10	2.270×10	0.9998
	0.0080	2.95×10^{-1}	1.21×10^{-1}	9.51	0.00	9.92	9.448	9.446	0.9998
	0.0100	2.22×10^{-1}	1.32×10^{-1}	4.77	0.00	5.12	4.743	4.742	0.9997
	0.0150	1.31×10^{-1}	1.47×10^{-1}	1.34	0.00	1.61	1.334	1.334	0.9997
	0.0200	8.75×10^{-2}	1.56×10^{-1}	5.35×10^{-1}	0.00	7.78×10^{-1}	5.391×10^{-1}	5.389×10^{-1}	0.9996
	0.0300	4.62×10^{-2}	1.62×10^{-1}	1.45×10^{-1}	0.00	3.54×10^{-1}	1.538×10^{-1}	1.537×10^{-1}	0.9996
	0.0400	2.83×10^{-2}	1.63×10^{-1}	5.71×10^{-2}	0.00	2.49×10^{-1}	6.836×10^{-2}	6.833×10^{-2}	0.9995
	0.0500	1.91×10^{-2}	1.61×10^{-1}	2.76×10^{-2}	0.00	2.08×10^{-1}	4.100×10^{-2}	4.098×10^{-2}	0.9995
	0.0600	1.37×10^{-2}	1.59×10^{-1}	1.52×10^{-2}	0.00	1.87×10^{-1}	3.042×10^{-2}	3.041×10^{-2}	0.9996
	0.0800	8.03×10^{-3}	1.52×10^{-1}	5.92×10^{-3}	0.00	1.66×10^{-1}	2.408×10^{-2}	2.407×10^{-2}	0.9996
	0.1000	5.26×10^{-3}	1.46×10^{-1}	2.85×10^{-3}	0.00	1.54×10^{-1}	2.326×10^{-2}	2.325×10^{-2}	0.9996
	0.1500	2.40×10^{-3}	1.32×10^{-1}	7.61×10^{-4}	0.00	1.36×10^{-1}	2.497×10^{-2}	2.496×10^{-2}	0.9995
	0.2000	1.36×10^{-3}	1.22×10^{-1}	3.03×10^{-4}	0.00	1.23×10^{-1}	2.674×10^{-2}	2.672×10^{-2}	0.9993
	0.3000	6.10×10^{-4}	1.06×10^{-1}	8.61×10^{-5}	0.00	1.07×10^{-1}	2.875×10^{-2}	2.872×10^{-2}	0.9991
	0.4000	3.44×10^{-4}	9.51×10^{-2}	3.70×10^{-5}	0.00	9.55×10^{-2}	2.953×10^{-2}	2.949×10^{-2}	0.9988
	0.5000	2.20×10^{-4}	8.69×10^{-2}	2.00×10^{-5}	0.00	8.71×10^{-2}	2.971×10^{-2}	2.966×10^{-2}	0.9985
	0.6000	1.53×10^{-4}	8.04×10^{-2}	1.25×10^{-5}	0.00	8.06×10^{-2}	2.958×10^{-2}	2.953×10^{-2}	0.9983
	0.8000	8.62×10^{-5}	7.06×10^{-2}	6.30×10^{-6}	0.00	7.07×10^{-2}	2.889×10^{-2}	2.882×10^{-2}	0.9977
	1.0000	5.52×10^{-5}	6.35×10^{-2}	3.92×10^{-6}	0.00	6.36×10^{-2}	2.797×10^{-2}	2.789×10^{-2}	0.9972
	1.2500	3.53×10^{-5}	5.68×10^{-2}	2.48×10^{-6}	1.78×10^{-5}	5.69×10^{-2}	2.675×10^{-2}	2.666×10^{-2}	0.9965
	1.5000	2.45×10^{-5}	5.16×10^{-2}	1.80×10^{-6}	9.85×10^{-5}	5.17×10^{-2}	2.557×10^{-2}	2.547×10^{-2}	0.9958
	2.0000	1.38×10^{-5}	4.41×10^{-2}	1.13×10^{-6}	3.92×10^{-4}	4.45×10^{-2}	2.359×10^{-2}	2.345×10^{-2}	0.9943
	3.0000	6.13×10^{-6}	3.47×10^{-2}	6.28×10^{-7}	1.13×10^{-3}	3.58×10^{-2}	2.076×10^{-2}	2.057×10^{-2}	0.9909
	4.0000	3.45×10^{-6}	2.89×10^{-2}	4.30×10^{-7}	1.87×10^{-3}	3.08×10^{-2}	1.894×10^{-2}	1.870×10^{-2}	0.9871

续表

ρ：1.205×10^{-3}g/cm^3（at p =101.325kPa，θ=20.0℃），组成成分（Z–f_w）：6–0.000124；7–0.755267；8–0.231781；18–0.012827

K, L, M层	能量（MeV）	质量系数（cm^2/g）							
		相干散射 $\sigma_{coh/\rho}$	康普顿效应 $\sigma_{C/\rho}$	光电效应 τ/ρ	电子对+三重态 κ/ρ	总衰减系数 μ/ρ	质能转移系数 μ_{tr}/ρ	质能吸收系数 μ_{en}/ρ	（1–g）
	5.0000	2.21×10^{-6}	2.50×10^{-2}	3.26×10^{-7}	2.54×10^{-3}	2.75×10^{-2}	1.770×10^{-2}	1.740×10^{-2}	0.9831
	6.0000	1.53×10^{-6}	2.21×10^{-2}	2.61×10^{-7}	3.15×10^{-3}	2.52×10^{-2}	1.683×10^{-2}	1.647×10^{-2}	0.9790
	8.0000	8.63×10^{-7}	1.81×10^{-2}	1.87×10^{-7}	4.20×10^{-3}	2.23×10^{-2}	1.571×10^{-2}	1.525×10^{-2}	0.9708
	10.0000	5.52×10^{-7}	1.54×10^{-2}	1.45×10^{-7}	5.07×10^{-3}	2.04×10^{-2}	1.506×10^{-2}	1.450×10^{-2}	0.9627
	15.0000	2.45×10^{-7}	1.14×10^{-2}	9.33×10^{-8}	6.72×10^{-3}	1.81×10^{-2}	1.434×10^{-2}	1.353×10^{-2}	0.9436
	20.0000	1.38×10^{-7}	9.13×10^{-3}	6.87×10^{-8}	7.92×10^{-3}	1.71×10^{-2}	1.415×10^{-2}	1.311×10^{-2}	0.9261
	30.0000	6.14×10^{-8}	6.65×10^{-3}	4.49×10^{-8}	9.63×10^{-3}	1.63×10^{-2}	1.427×10^{-2}	1.277×10^{-2}	0.8948
	40.0000	3.45×10^{-8}	5.29×10^{-3}	3.33×10^{-8}	1.08×10^{-2}	1.61×10^{-2}	1.456×10^{-2}	1.262×10^{-2}	0.8669
	50.0000	2.21×10^{-8}	4.41×10^{-3}	2.65×10^{-8}	1.17×10^{-2}	1.61×10^{-2}	1.488×10^{-2}	1.252×10^{-2}	0.8415

[a]《CRC 化学和物理手册》（1979）：78.09% N_2，20.95% O_2，0.93% Ar和0.03% CO_2。所有数据来自ICRU第90号报告（2016）。

表 L3.11 骨（密质）中的光子（ICRU）相互作用系数

ρ：1.850g/cm^3，组成成分（Z–f_w）：1–0.063984；6–0.278000；7–0.027000；8–0.410016；12–0.002000；15–0.070000；16–0.002000；20–0.147000

K, L, M层	能量（MeV）	质量系数（cm^2/g）							
		相干散射 $\sigma_{coh/\rho}$	康普顿效应 $\sigma_{C/\rho}$	光电效应 τ/ρ	电子对+三重态 κ/ρ	总衰减系数 μ/ρ	质能转移系数 μ_{tr}/ρ	质能吸收系数 μ_{en}/ρ	（1–g）
	0.0010	1.70	1.35×10^{-2}	3.44×10^{3}	0.00	3.44×10^{3}	3.435×10^{3}	3.435×10^{3}	1
	0.001305	1.60	2.10×10^{-2}	1.69×10^{3}	0.00	1.69×10^{3}	1.688×10^{3}	1.688×10^{3}	1
12K	0.001305	1.60	2.10×10^{-2}	1.70×10^{3}	0.00	1.70×10^{3}	1.698×10^{3}	1.698×10^{3}	1
	0.0015	1.55	2.61×10^{-2}	1.16×10^{3}	0.00	1.17×10^{3}	1.163×10^{3}	1.163×10^{3}	1
	0.0020	1.39	3.96×10^{-2}	5.24×10^{2}	0.00	5.25×10^{2}	5.234×10^{2}	5.234×10^{2}	0.9999
	0.002145	1.34	4.35×10^{-2}	4.30×10^{2}	0.00	4.31×10^{2}	4.294×10^{2}	4.293×10^{2}	0.9999
15K	0.002145	1.34	4.35×10^{-2}	5.85×10^{2}	0.00	5.87×10^{2}	5.760×10^{2}	5.760×10^{2}	0.9999
	0.002472	1.25	5.20×10^{-2}	4.00×10^{2}	0.00	4.01×10^{2}	3.947×10^{2}	3.946×10^{2}	0.9999
16K	0.002472	1.25	5.20×10^{-2}	4.04×10^{2}	0.00	4.05×10^{2}	3.981×10^{2}	3.981×10^{2}	0.9999
	0.0030	1.10	6.49×10^{-2}	2.38×10^{2}	0.00	2.40×10^{2}	2.353×10^{2}	2.353×10^{2}	0.9999
	0.0040	8.81×10^{-1}	8.54×10^{-2}	1.06×10^{2}	0.00	1.07×10^{2}	1.048×10^{2}	1.048×10^{2}	0.9999
	0.004038	8.74×10^{-1}	8.61×10^{-2}	1.03×10^{2}	0.00	1.04×10^{2}	1.020×10^{2}	1.020×10^{2}	0.9999
20K	0.004038	8.74×10^{-1}	8.61×10^{-2}	2.36×10^{2}	0.00	2.37×10^{2}	2.155×10^{2}	2.155×10^{2}	0.9999
	0.0050	7.16×10^{-1}	1.01×10^{-1}	1.35×10^{2}	0.00	1.35×10^{2}	1.248×10^{2}	1.248×10^{2}	0.9999
	0.0060	5.94×10^{-1}	1.13×10^{-1}	8.18×10	0.00	8.25×10	7.667×10	7.667×10	0.9999
	0.0080	4.35×10^{-1}	1.29×10^{-1}	3.67×10	0.00	3.73×10	3.496×10	3.495×10	0.9999

续表

ρ：1.850g/cm^3，组成成分（Z–f_w）：1–0.063984；6–0.278000；7–0.027000；8–0.410016；12–0.002000；15–0.070000；16–0.002000；20–0.147000

K, L, M层	能量（MeV）	质量系数（cm^2/g）							(1−g)
		相干散射 $\sigma_{coh/\rho}$	康普顿效应 $\sigma_{C/\rho}$	光电效应 τ/ρ	电子对+三重态 κ/ρ	总衰减系数 μ/ρ	质能转移系数 μ_{tr}/ρ	质能吸收系数 μ_{en}/ρ	
	0.0100	3.37×10^{-1}	1.40×10^{-1}	1.95×10	0.00	1.99×10	1.869×10	1.869×10	0.9998
	0.0150	2.04×10^{-1}	1.56×10^{-1}	5.97	0.00	6.33	5.810	5.809	0.9997
	0.0200	1.36×10^{-1}	1.64×10^{-1}	2.53	0.00	2.83	2.486	2.485	0.9996
	0.0300	7.24×10^{-2}	1.71×10^{-1}	7.39×10^{-1}	0.00	9.82×10^{-1}	7.379×10^{-1}	7.374×10^{-1}	0.9994
	0.0400	4.50×10^{-2}	1.72×10^{-1}	3.04×10^{-1}	0.00	5.21×10^{-1}	3.127×10^{-1}	3.125×10^{-1}	0.9993
	0.0500	3.08×10^{-2}	1.70×10^{-1}	1.52×10^{-1}	0.00	3.52×10^{-1}	1.645×10^{-1}	1.644×10^{-1}	0.9993
	0.0600	2.24×10^{-2}	1.67×10^{-1}	8.56×10^{-2}	0.00	2.75×10^{-1}	1.011×10^{-1}	1.010×10^{-1}	0.9992
	0.0800	1.33×10^{-2}	1.61×10^{-1}	3.45×10^{-2}	0.00	2.09×10^{-1}	5.355×10^{-2}	5.351×10^{-2}	0.9992
	0.1000	8.79×10^{-3}	1.54×10^{-1}	1.70×10^{-2}	0.00	1.80×10^{-1}	3.859×10^{-2}	3.855×10^{-2}	0.9992
	0.1500	4.07×10^{-3}	1.40×10^{-1}	4.73×10^{-3}	0.00	1.49×10^{-1}	3.039×10^{-2}	3.037×10^{-2}	0.9991
	0.2000	2.33×10^{-3}	1.29×10^{-1}	1.92×10^{-3}	0.00	1.33×10^{-1}	2.998×10^{-2}	2.995×10^{-2}	0.9990
	0.3000	1.05×10^{-3}	1.13×10^{-1}	5.61×10^{-4}	0.00	1.14×10^{-1}	3.099×10^{-2}	3.095×10^{-2}	0.9987
	0.4000	5.95×10^{-4}	1.01×10^{-1}	2.45×10^{-4}	0.00	1.02×10^{-1}	3.155×10^{-2}	3.150×10^{-2}	0.9983
	0.5000	3.82×10^{-4}	9.22×10^{-2}	1.33×10^{-4}	0.00	9.28×10^{-2}	3.166×10^{-2}	3.160×10^{-2}	0.9980
	0.6000	2.66×10^{-4}	8.53×10^{-2}	8.35×10^{-5}	0.00	8.57×10^{-2}	3.148×10^{-2}	3.141×10^{-2}	0.9976
	0.8000	1.50×10^{-4}	7.50×10^{-2}	4.24×10^{-5}	0.00	7.52×10^{-2}	3.071×10^{-2}	3.062×10^{-2}	0.9970
	1.0000	9.60×10^{-5}	6.75×10^{-2}	2.64×10^{-5}	0.00	6.76×10^{-2}	2.972×10^{-2}	2.962×10^{-2}	0.9963
	1.2500	6.15×10^{-5}	6.03×10^{-2}	1.69×10^{-5}	2.33×10^{-5}	6.04×10^{-2}	2.842×10^{-2}	2.829×10^{-2}	0.9955
	1.5000	4.27×10^{-5}	5.48×10^{-2}	1.22×10^{-5}	1.27×10^{-4}	5.50×10^{-2}	2.718×10^{-2}	2.704×10^{-2}	0.9946
	2.0000	2.40×10^{-5}	4.68×10^{-2}	7.57×10^{-6}	5.00×10^{-4}	4.73×10^{-2}	2.510×10^{-2}	2.492×10^{-2}	0.9928
	3.0000	1.07×10^{-5}	3.68×10^{-2}	4.16×10^{-6}	1.43×10^{-3}	3.83×10^{-2}	2.220×10^{-2}	2.195×10^{-2}	0.9885
	4.0000	6.01×10^{-6}	3.07×10^{-2}	2.82×10^{-6}	2.35×10^{-3}	3.31×10^{-2}	2.039×10^{-2}	2.006×10^{-2}	0.9838
	5.0000	3.84×10^{-6}	2.65×10^{-2}	2.12×10^{-6}	3.18×10^{-3}	2.97×10^{-2}	1.919×10^{-2}	1.878×10^{-2}	0.9788
	6.0000	2.67×10^{-6}	2.34×10^{-2}	1.70×10^{-6}	3.93×10^{-3}	2.74×10^{-2}	1.836×10^{-2}	1.788×10^{-2}	0.9737
	8.0000	1.50×10^{-6}	1.92×10^{-2}	1.21×10^{-6}	5.22×10^{-3}	2.44×10^{-2}	1.735×10^{-2}	1.672×10^{-2}	0.9634
	10.0000	9.61×10^{-7}	1.63×10^{-2}	9.34×10^{-7}	6.29×10^{-3}	2.26×10^{-2}	1.682×10^{-2}	1.603×10^{-2}	0.9533
	15.0000	4.27×10^{-7}	1.21×10^{-2}	5.96×10^{-7}	8.31×10^{-3}	2.04×10^{-2}	1.633×10^{-2}	1.517×10^{-2}	0.9294
	20.0000	2.40×10^{-7}	9.70×10^{-3}	4.37×10^{-7}	9.78×10^{-3}	1.95×10^{-2}	1.633×10^{-2}	1.482×10^{-2}	0.9073
	30.0000	1.07×10^{-7}	7.06×10^{-3}	2.85×10^{-7}	1.19×10^{-2}	1.89×10^{-2}	1.673×10^{-2}	1.452×10^{-2}	0.8677
	40.0000	6.01×10^{-8}	5.61×10^{-3}	2.11×10^{-7}	1.33×10^{-2}	1.89×10^{-2}	1.723×10^{-2}	1.434×10^{-2}	0.8325
	50.0000	3.84×10^{-8}	4.68×10^{-3}	1.68×10^{-7}	1.44×10^{-2}	1.91×10^{-2}	1.770×10^{-2}	1.418×10^{-2}	0.8008

表 L3.12　骨皮质中的光子（ICRP）相互作用系数

ρ：1.850g/cm^3，组成成分（Z–f_w）：1–0.047234；6–0.144330；7–0.041990；8–0.446096；12–0.002200；15–0.104970；16–0.003150；20–0.209930；30–0.000100

K, L, M层	能量（MeV）	质量系数（cm^2/g）							(1–g)
		相干散射 $\sigma_{coh/\rho}$	康普顿效应 $\sigma_{C/\rho}$	光电效应 τ/ρ	电子对+三重态 κ/ρ	总衰减系数 μ/ρ	质能转移系数 μ_{tr}/ρ	质能吸收系数 μ_{en}/ρ	
	0.0010	1.94	1.28×10^{-2}	3.74×10^{3}	0.00	3.74×10^{3}	3.730×10^{3}	3.730×10^{3}	1
	0.001020	1.93	1.32×10^{-2}	3.55×10^{3}	0.00	3.55×10^{3}	3.545×10^{3}	3.545×10^{3}	1
30L3	0.001020	1.93	1.32×10^{-2}	3.55×10^{3}	0.00	3.55×10^{3}	3.545×10^{3}	3.545×10^{3}	1
	0.001043	1.93	1.37×10^{-2}	3.34×10^{3}	0.00	3.35×10^{3}	3.343×10^{3}	3.343×10^{3}	1
30L2	0.001043	1.93	1.37×10^{-2}	3.34×10^{3}	0.00	3.35×10^{3}	3.343×10^{3}	3.343×10^{3}	1
	0.001194	1.87	1.71×10^{-2}	2.34×10^{3}	0.00	2.34×10^{3}	2.340×10^{3}	2.340×10^{3}	1
30L1	0.001194	1.87	1.71×10^{-2}	2.34×10^{3}	0.00	2.34×10^{3}	2.340×10^{3}	2.340×10^{3}	1
	0.001305	1.84	1.97×10^{-2}	1.84×10^{3}	0.00	1.84×10^{3}	1.844×10^{3}	1.844×10^{3}	1
12K	0.001305	1.84	1.97×10^{-2}	1.85×10^{3}	0.00	1.86×10^{3}	1.855×10^{3}	1.855×10^{3}	1
	0.0015	1.77	2.43×10^{-2}	1.28×10^{3}	0.00	1.28×10^{3}	1.275×10^{3}	1.274×10^{3}	0.9999
	0.0020	1.60	3.66×10^{-2}	5.77×10^{2}	0.00	5.79×10^{2}	5.769×10^{2}	5.768×10^{2}	0.9999
	0.002145	1.55	4.01×10^{-2}	4.74×10^{2}	0.00	4.76×10^{2}	4.739×10^{2}	4.739×10^{2}	0.9999
15K	0.002145	1.55	4.01×10^{-2}	7.08×10^{2}	0.00	7.09×10^{2}	6.939×10^{2}	6.938×10^{2}	0.9999
	0.002472	1.44	4.79×10^{-2}	4.87×10^{2}	0.00	4.89×10^{2}	4.792×10^{2}	4.791×10^{2}	0.9999
16K	0.002472	1.44	4.79×10^{-2}	4.93×10^{2}	0.00	4.95×10^{2}	4.846×10^{2}	4.846×10^{2}	0.9999
	0.0030	1.29	5.98×10^{-2}	2.94×10^{2}	0.00	2.95×10^{2}	2.892×10^{2}	2.892×10^{2}	0.9999
	0.0040	1.04	7.89×10^{-2}	1.32×10^{2}	0.00	1.33×10^{2}	1.301×10^{2}	1.301×10^{2}	0.9999
	0.004038	1.03	7.96×10^{-2}	1.28×10^{2}	0.00	1.29×10^{2}	1.267×10^{2}	1.267×10^{2}	0.9999
20K	0.004038	1.03	7.96×10^{-2}	3.18×10^{2}	0.00	3.19×10^{2}	2.888×10^{2}	2.888×10^{2}	0.9999
	0.0050	8.49×10^{-1}	9.39×10^{-2}	1.83×10^{2}	0.00	1.83×10^{2}	1.685×10^{2}	1.684×10^{2}	0.9999
	0.0060	7.10×10^{-1}	1.05×10^{-1}	1.11×10^{2}	0.00	1.12×10^{2}	1.040×10^{2}	1.040×10^{2}	0.9999
	0.0080	5.23×10^{-1}	1.22×10^{-1}	5.02×10	0.00	5.09×10	4.770×10	4.769×10	0.9998
	0.009659	4.24×10^{-1}	1.31×10^{-1}	2.95×10	0.00	3.00×10	2.824×10	2.823×10	0.9998
30K	0.009659	4.24×10^{-1}	1.31×10^{-1}	2.95×10	0.00	3.01×10	2.825×10	2.824×10	0.9998
	0.0100	4.08×10^{-1}	1.33×10^{-1}	2.67×10	0.00	2.73×10	2.562×10	2.561×10	0.9998
	0.0150	2.47×10^{-1}	1.49×10^{-1}	8.23	0.00	8.63	8.008	8.005	0.9996
	0.0200	1.65×10^{-1}	1.58×10^{-1}	3.50	0.00	3.83	3.436	3.434	0.9995
	0.0300	8.82×10^{-2}	1.66×10^{-1}	1.03	0.00	1.28	1.021	1.020	0.9993

续表

ρ：1.850g/cm^3，组成成分（Z–f_w）：1–0.047234；6–0.144330；7–0.041990；8–0.446096；12–0.002200；15–0.104970；16–0.003150；20–0.209930；30–0.000100

K, L, M层	能量（MeV）	质量系数（cm^2/g）							(1-g)
		相干散射 $\sigma_{coh/\rho}$	康普顿效应 $\sigma_{C/\rho}$	光电效应 τ/ρ	电子对+三重态κ/ρ	总衰减系数 μ/ρ	质能转移系数μ_{tr}/ρ	质能吸收系数μ_{en}/ρ	
	0.0400	5.51×10^{-2}	1.67×10^{-1}	4.23×10^{-1}	0.00	6.45×10^{-1}	4.302×10^{-1}	4.299×10^{-1}	0.9991
	0.0500	3.78×10^{-2}	1.66×10^{-1}	2.11×10^{-1}	0.00	4.15×10^{-1}	2.234×10^{-1}	2.232×10^{-1}	0.999
	0.0600	2.75×10^{-2}	1.63×10^{-1}	1.19×10^{-1}	0.00	3.10×10^{-1}	1.343×10^{-1}	1.342×10^{-1}	0.999
	0.0800	1.64×10^{-2}	1.57×10^{-1}	4.82×10^{-2}	0.00	2.22×10^{-1}	6.683×10^{-2}	6.676×10^{-2}	0.9989
	0.1000	1.09×10^{-2}	1.51×10^{-1}	2.38×10^{-2}	0.00	1.86×10^{-1}	4.496×10^{-2}	4.491×10^{-2}	0.9989
	0.1500	5.04×10^{-3}	1.38×10^{-1}	6.62×10^{-3}	0.00	1.49×10^{-1}	3.184×10^{-2}	3.181×10^{-2}	0.9989
	0.2000	2.89×10^{-3}	1.27×10^{-1}	2.70×10^{-3}	0.00	1.32×10^{-1}	3.028×10^{-2}	3.024×10^{-2}	0.9987
30L3	0.3000	1.31×10^{-3}	1.11×10^{-1}	7.88×10^{-4}	0.00	1.13×10^{-1}	3.071×10^{-2}	3.065×10^{-2}	0.9983
	0.4000	7.41×10^{-4}	9.92×10^{-2}	3.44×10^{-4}	0.00	1.00×10^{-1}	3.113×10^{-2}	3.106×10^{-2}	0.9979
30L2	0.5000	4.76×10^{-4}	9.07×10^{-2}	1.87×10^{-4}	0.00	9.13×10^{-2}	3.119×10^{-2}	3.111×10^{-2}	0.9975
	0.6000	3.31×10^{-4}	8.39×10^{-2}	1.17×10^{-4}	0.00	8.44×10^{-2}	3.099×10^{-2}	3.090×10^{-2}	0.9971
30L1	0.8000	1.87×10^{-4}	7.37×10^{-2}	5.96×10^{-5}	0.00	7.40×10^{-2}	3.022×10^{-2}	$3.011\times10-^{2}$	0.9963
	1.0000	1.20×10^{-4}	6.63×10^{-2}	3.70×10^{-5}	0.00	6.65×10^{-2}	2.924×10^{-2}	2.911×10^{-2}	0.9956
12K	1.2500	7.65×10^{-5}	5.93×10^{-2}	2.37×10^{-5}	2.70×10^{-5}	5.94×10^{-2}	2.795×10^{-2}	2.780×10^{-2}	0.9946
	1.5000	5.32×10^{-5}	5.39×10^{-2}	1.71×10^{-5}	1.46×10^{-4}	5.41×10^{-2}	2.674×10^{-2}	2.657×10^{-2}	0.9936
	2.0000	2.99×10^{-5}	4.60×10^{-2}	1.06×10^{-5}	5.75×10^{-4}	4.66×10^{-2}	2.472×10^{-2}	2.451×10^{-2}	0.9914
	3.0000	1.33×10^{-5}	3.62×10^{-2}	5.84×10^{-6}	1.64×10^{-3}	3.79×10^{-2}	2.199×10^{-2}	2.170×10^{-2}	0.9866
15K	4.0000	7.48×10^{-6}	3.02×10^{-2}	3.96×10^{-6}	2.68×10^{-3}	3.29×10^{-2}	2.033×10^{-2}	1.995×10^{-2}	0.9812
	5.0000	4.79×10^{-6}	2.61×10^{-2}	2.98×10^{-6}	3.62×10^{-3}	2.97×10^{-2}	1.926×10^{-2}	1.879×10^{-2}	0.9756
16K	6.0000	3.33×10^{-6}	2.31×10^{-2}	2.38×10^{-6}	4.48×10^{-3}	2.75×10^{-2}	1.856×10^{-2}	1.800×10^{-2}	0.9699
	8.0000	1.87×10^{-6}	1.89×10^{-2}	1.69×10^{-6}	5.94×10^{-3}	2.48×10^{-2}	1.776×10^{-2}	1.702×10^{-2}	0.9585
	10.0000	1.20×10^{-6}	1.61×10^{-2}	1.31×10^{-6}	7.14×10^{-3}	2.32×10^{-2}	1.739×10^{-2}	1.648×10^{-2}	0.9474
	15.0000	5.32×10^{-7}	1.19×10^{-2}	8.36×10^{-7}	9.41×10^{-3}	2.13×10^{-2}	1.720×10^{-2}	1.585×10^{-2}	0.9212
20K	20.0000	2.99×10^{-7}	9.54×10^{-3}	6.13×10^{-7}	1.10×10^{-2}	2.06×10^{-2}	1.742×10^{-2}	1.563×10^{-2}	0.8973
	30.0000	1.33×10^{-7}	6.95×10^{-3}	3.99×10^{-7}	1.34×10^{-2}	2.03×10^{-2}	1.811×10^{-2}	1.548×10^{-2}	0.8545
	40.0000	7.48×10^{-8}	5.52×10^{-3}	2.96×10^{-7}	1.50×10^{-2}	2.05×10^{-2}	1.881×10^{-2}	1.536×10^{-2}	0.8167
	50.0000	4.79×10^{-8}	4.61×10^{-3}	2.35×10^{-7}	1.62×10^{-2}	2.08×10^{-2}	1.943×10^{-2}	1.521×10^{-2}	0.7828

表 L3.13 C–552（空气等效材料）中的光子相互作用系数

ρ：1.760[a] g/cm^3，组成成分（Z–f_w）：1–0.024681；6–0.501610；8–0.004527；9–0.465209；14–0.003973										
		质量系数（cm^2/g）								
K, L, M层	能量（MeV）	相干散射 $\sigma_{coh/\rho}$	康普顿效应 $\sigma_{C/\rho}$	光电效应 τ/ρ	电子对+三重态 κ/ρ	总衰减系数 μ/ρ	质能转移系数 μ_{tr}/ρ	质能吸收系数 μ_{en}/ρ	（1–g）
	0.0010	1.32	1.07×10^{-2}	3.76×10^{3}	0.00	3.76×10^{3}	3.747×10^{3}	3.747×10^{3}	1
	0.0015	1.21	2.15×10^{-2}	1.28×10^{3}	0.00	1.28×10^{3}	1.276×10^{3}	1.276×10^{3}	1
	0.001839	1.13	2.96×10^{-2}	7.29×10^{2}	0.00	7.30×10^{2}	7.271×10^{2}	7.271×10^{2}	0.9999
14K	0.001839	1.13	2.96×10^{-2}	7.40×10^{2}	0.00	7.42×10^{2}	7.381×10^{2}	7.380×10^{2}	0.9999
	0.0020	1.09	3.36×10^{-2}	5.86×10^{2}	0.00	5.87×10^{2}	5.840×10^{2}	5.840×10^{2}	0.9999
	0.0030	8.57×10^{-1}	5.73×10^{-2}	1.84×10^{2}	0.00	1.85×10^{2}	1.833×10^{2}	1.832×10^{2}	0.9999
	0.0040	6.71×10^{-1}	7.73×10^{-2}	7.89×10	0.00	7.96×10	7.874×10	7.873×10	0.9999
	0.0050	5.33×10^{-1}	9.29×10^{-2}	4.05×10	0.00	4.11×10	4.042×10	4.041×10	0.9998
	0.0060	4.32×10^{-1}	1.05×10^{-1}	2.33×10	0.00	2.38×10	2.328×10	2.327×10	0.9998
	0.0080	3.04×10^{-1}	1.22×10^{-1}	9.64×10	0.00	1.01×10	9.634	9.632	0.9998
	0.0100	2.28×10^{-1}	1.33×10^{-1}	4.82	0.00	5.18	4.818	4.817	0.9997
	0.0150	1.32×10^{-1}	1.49×10^{-1}	1.34	0.00	1.62	1.346	1.346	0.9997
	0.0200	8.73×10^{-2}	1.57×10^{-1}	5.35×10^{-1}	0.00	7.79×10^{-1}	5.411×10^{-1}	5.409×10^{-1}	0.9996
	0.0300	4.60×10^{-2}	1.63×10^{-1}	1.44×10^{-1}	0.00	3.53×10^{-1}	1.532×10^{-1}	1.531×10^{-1}	0.9996
	0.0400	2.82×10^{-2}	1.64×10^{-1}	5.64×10^{-2}	0.00	2.48×10^{-1}	6.781×10^{-2}	6.778×10^{-2}	0.9995
	0.0500	1.90×10^{-2}	1.62×10^{-1}	2.71×10^{-2}	0.00	2.08×10^{-1}	4.062×10^{-2}	4.060×10^{-2}	0.9995
	0.0600	1.36×10^{-2}	1.59×10^{-1}	1.49×10^{-2}	0.00	1.87×10^{-1}	3.017×10^{-2}	3.016×10^{-2}	0.9996
	0.0800	7.98×10^{-3}	1.53×10^{-1}	5.77×10^{-3}	0.00	1.66×10^{-1}	2.396×10^{-2}	2.395×10^{-2}	0.9996
	0.1000	5.22×10^{-3}	1.46×10^{-1}	2.77×10^{-3}	0.00	1.54×10^{-1}	2.321×10^{-2}	2.320×10^{-2}	0.9996
	0.1500	2.38×10^{-3}	1.33×10^{-1}	7.35×10^{-4}	0.00	1.36×10^{-1}	2.496×10^{-2}	2.495×10^{-2}	0.9995
	0.2000	1.35×10^{-3}	1.22×10^{-1}	2.91×10^{-4}	0.00	1.23×10^{-1}	2.675×10^{-2}	2.674×10^{-2}	0.9993
	0.3000	6.06×10^{-4}	1.06×10^{-1}	8.23×10^{-5}	0.00	1.07×10^{-1}	2.877×10^{-2}	2.874×10^{-2}	0.9991
	0.4000	3.42×10^{-4}	9.52×10^{-2}	3.53×10^{-5}	0.00	9.56×10^{-2}	2.956×10^{-2}	2.952×10^{-2}	0.9988
	0.5000	2.19×10^{-4}	8.70×10^{-2}	1.90×10^{-5}	0.00	8.72×10^{-2}	2.974×10^{-2}	2.970×10^{-2}	0.9986
	0.6000	1.52×10^{-4}	8.05×10^{-2}	1.19×10^{-5}	0.00	8.06×10^{-2}	2.961×10^{-2}	2.956×10^{-2}	0.9983
	0.8000	8.57×10^{-5}	7.07×10^{-2}	5.99×10^{-6}	0.00	7.08×10^{-2}	2.892×10^{-2}	2.885×10^{-2}	0.9978
	1.0000	5.49×10^{-5}	6.36×10^{-2}	3.72×10^{-6}	0.00	6.37×10^{-2}	2.800×10^{-2}	2.792×10^{-2}	0.9973
	1.2500	3.51×10^{-5}	5.69×10^{-2}	2.36×10^{-6}	1.72×10^{-5}	5.69×10^{-2}	2.677×10^{-2}	2.668×10^{-2}	0.9966
	1.5000	2.44×10^{-5}	5.17×10^{-2}	1.71×10^{-6}	9.51×10^{-5}	5.18×10^{-2}	2.561×10^{-2}	2.551×10^{-2}	0.9959
	2.0000	1.37×10^{-5}	4.41×10^{-2}	1.08×10^{-6}	3.79×10^{-4}	4.45×10^{-2}	2.360×10^{-2}	2.347×10^{-2}	0.9943
	3.0000	6.10×10^{-6}	3.47×10^{-2}	6.00×10^{-7}	1.09×10^{-3}	3.58×10^{-2}	2.076×10^{-2}	2.057×10^{-2}	0.9908
	4.0000	3.43×10^{-6}	2.89×10^{-2}	4.11×10^{-7}	1.81×10^{-3}	3.08×10^{-2}	1.892×10^{-2}	1.867×10^{-2}	0.9869
	5.0000	2.20×10^{-6}	2.50×10^{-2}	3.12×10^{-7}	2.46×10^{-3}	2.75×10^{-2}	1.766×10^{-2}	1.735×10^{-2}	0.9826

续表

K, L, M层	能量（MeV）	相干散射 $\sigma_{coh/\rho}$	康普顿效应 $\sigma_{C/\rho}$	光电效应 τ/ρ	电子对+三重态 κ/ρ	总衰减系数 μ/ρ	质能转移系数 μ_{tr}/ρ	质能吸收系数 μ_{en}/ρ	（1–g）
ρ：1.760[a] g/cm³，组成成分（Z–f_w）：1–0.024681；6–0.501610；8–0.004527；9–0.465209；14–0.003973									
		质量系数（cm²/g）							
	6.0000	1.53×10^{-6}	2.21×10^{-2}	2.51×10^{-7}	3.05×10^{-3}	2.52×10^{-2}	1.676×10^{-2}	1.640×10^{-2}	0.9782
	8.0000	8.58×10^{-7}	1.81×10^{-2}	1.79×10^{-7}	4.07×10^{-3}	2.21×10^{-2}	1.561×10^{-2}	1.513×10^{-2}	0.9693
	10.0000	5.49×10^{-7}	1.54×10^{-2}	1.40×10^{-7}	4.92×10^{-3}	2.03×10^{-2}	1.494×10^{-2}	1.435×10^{-2}	0.9604
	15.0000	2.44×10^{-7}	1.14×10^{-2}	8.97×10^{-8}	6.51×10^{-3}	1.79×10^{-2}	1.416×10^{-2}	1.330×10^{-2}	0.9391
	20.0000	1.37×10^{-7}	9.14×10^{-3}	6.60×10^{-8}	7.69×10^{-3}	1.68×10^{-2}	1.394×10^{-2}	1.281×10^{-2}	0.9193
	30.0000	6.10×10^{-8}	6.66×10^{-3}	4.32×10^{-8}	9.35×10^{-3}	1.60×10^{-2}	1.401×10^{-2}	1.238×10^{-2}	0.8834
	40.0000	3.43×10^{-8}	5.29×10^{-3}	3.21×10^{-8}	1.05×10^{-2}	1.58×10^{-2}	1.427×10^{-2}	1.215×10^{-2}	0.8515
	50.0000	2.20×10^{-8}	4.42×10^{-3}	2.55×10^{-8}	1.14×10^{-2}	1.58×10^{-2}	1.456×10^{-2}	1.197×10^{-2}	0.8225

[a] 第一次使用的任何材料样品的密度，如果需要高剂量准确度，应通过实验确定（见第19.10节）。

表 L3.14　玻璃（耐热玻璃）中的光子相互作用系数

ρ：2.230g/cm³，组成成分（Z–f_w）：5 - 0.040066；8 - 0.539559；11 - 0.028191；13 - 0.011644；14 - 0.377220；19 - 003321

K, L, M层	能量（MeV）	相干散射 $\sigma_{coh/\rho}$	康普顿效应 $\sigma_{C/\rho}$	光电效应 τ/ρ	电子对+三重态 κ/ρ	总衰减系数 μ/ρ	质能转移系数 μ_{tr}/ρ	质能吸收系数 μ_{en}/ρ	（1–g）
		质量系数（cm²/g）							
	0.0010	1.89	1.08×10^{-2}	3.16×10^{3}	0.00	3.16×10^{3}	3.155×10^{3}	3.155×10^{3}	1
	0.001072	1.86	1.21×10^{-2}	2.63×10^{3}	0.00	2.63×10^{3}	2.627×10^{3}	2.627×10^{3}	1
11K	0.001072	1.86	1.21×10^{-2}	2.79×10^{3}	0.00	2.80×10^{3}	2.790×10^{3}	2.790×10^{3}	1
	0.0015	1.73	2.07×10^{-2}	1.15×10^{3}	0.00	1.15×10^{3}	1.148×10^{3}	1.148×10^{3}	0.9999
	0.001560	1.70	2.20×10^{-2}	1.04×10^{3}	0.00	1.04×10^{3}	1.033×10^{3}	1.033×10^{3}	0.9999
13K	0.001560	1.70	2.20×10^{-2}	1.08×10^{3}	0.00	1.08×10^{3}	1.073×10^{3}	1.073×10^{3}	0.9999
	0.001839	1.61	2.78×10^{-2}	6.87×10^{2}	0.00	6.88×10^{2}	6.845×10^{2}	6.845×10^{2}	0.9999
14K	0.001839	1.61	2.78×10^{-2}	1.77×10^{3}	0.00	1.78×10^{3}	1.723×10^{3}	1.723×10^{3}	1
	0.0020	1.55	3.12×10^{-2}	1.50×10^{3}	0.00	1.50×10^{3}	1.457×10^{3}	1.457×10^{3}	1
	0.0030	1.25	5.08×10^{-2}	5.11×10^{2}	0.00	5.12×10^{2}	5.012×10^{2}	5.011×10^{2}	0.9999
	0.003607	1.10	6.12×10^{-2}	3.07×10^{2}	0.00	3.09×10^{2}	3.036×10^{2}	3.036×10^{2}	0.9999
19K	0.003607	1.10	6.12×10^{-2}	3.11×10^{2}	0.00	3.12×10^{2}	3.067×10^{2}	3.067×10^{2}	0.9999
	0.0040	1.02	6.73×10^{-2}	2.34×10^{2}	0.00	2.35×10^{2}	2.307×10^{2}	2.307×10^{2}	0.9999
	0.0050	8.46×10^{-1}	8.08×10^{-2}	1.25×10^{2}	0.00	1.26×10^{2}	1.235×10^{2}	1.235×10^{2}	0.9998
	0.0060	7.13×10^{-1}	9.19×10^{-2}	7.42×10	0.00	7.50×10	7.339×10	7.337×10	0.9998
	0.0080	5.24×10^{-1}	1.08×10^{-1}	3.21×10	0.00	3.27×10	3.180×10	3.178×10	0.9997
	0.0100	4.00×10^{-1}	1.20×10^{-1}	1.65×10	0.00	1.70×10	1.642×10	1.642×10	0.9996

续表

ρ：2.230g/cm^3，组成成分（Z–f_w）：5 - 0.040066；8 - 0.539559；11 - 0.028191；13 - 0.011644；14 - 0.377220；19 - 003321

K, L, M层	能量（MeV）	质量系数（cm^2/g）							（1-g）
		相干散射 $\sigma_{coh/\rho}$	康普顿效应 $\sigma_{C/\rho}$	光电效应 τ/ρ	电子对+三重态 κ/ρ	总衰减系数 μ/ρ	质能转移系数 μ_{tr}/ρ	质能吸收系数 μ_{en}/ρ	
	0.0150	2.31×10^{-1}	1.38×10^{-1}	4.85	0.00	5.22	4.830	4.828	0.9995
	0.0200	1.52×10^{-1}	1.48×10^{-1}	2.00	0.00	2.30	1.997	1.995	0.9993
	0.0300	8.09×10^{-2}	1.56×10^{-1}	5.62×10^{-1}	0.00	7.99×10^{-1}	5.689×10^{-1}	5.684×10^{-1}	0.9992
	0.0400	5.04×10^{-2}	1.58×10^{-1}	2.25×10^{-1}	0.00	4.34×10^{-1}	2.363×10^{-1}	2.361×10^{-1}	0.9991
	0.0500	3.43×10^{-2}	1.57×10^{-1}	1.11×10^{-1}	0.00	3.02×10^{-1}	1.237×10^{-1}	1.235×10^{-1}	0.9990
	0.0600	2.48×10^{-2}	1.55×10^{-1}	6.16×10^{-2}	0.00	2.42×10^{-1}	7.656×10^{-2}	7.648×10^{-2}	0.9990
	0.0800	1.46×10^{-2}	1.50×10^{-1}	2.44×10^{-2}	0.00	1.89×10^{-1}	4.235×10^{-2}	4.230×10^{-2}	0.9990
	0.1000	9.65×10^{-3}	1.44×10^{-1}	1.19×10^{-2}	0.00	1.66×10^{-1}	3.212×10^{-2}	3.209×10^{-2}	0.9990
	0.1500	4.45×10^{-3}	1.31×10^{-1}	3.22×10^{-3}	0.00	1.39×10^{-1}	2.730×10^{-2}	2.727×10^{-2}	0.9989
	0.2000	2.54×10^{-3}	1.21×10^{-1}	1.29×10^{-3}	0.00	1.25×10^{-1}	2.760×10^{-2}	2.757×10^{-2}	0.9987
	0.3000	1.14×10^{-3}	1.05×10^{-1}	3.71×10^{-4}	0.00	1.07×10^{-1}	2.890×10^{-2}	2.885×10^{-2}	0.9983
	0.4000	6.47×10^{-4}	9.46×10^{-2}	1.60×10^{-4}	0.00	9.54×10^{-2}	2.952×10^{-2}	2.946×10^{-2}	0.9979
	0.5000	4.15×10^{-4}	8.65×10^{-2}	8.68×10^{-5}	0.00	8.70×10^{-2}	2.965×10^{-2}	2.957×10^{-2}	0.9975
	0.6000	2.89×10^{-4}	8.00×10^{-2}	5.42×10^{-5}	0.00	8.04×10^{-2}	2.950×10^{-2}	2.941×10^{-2}	0.9971
	0.8000	1.63×10^{-4}	7.03×10^{-2}	2.74×10^{-5}	0.00	7.05×10^{-2}	2.879×10^{-2}	2.868×10^{-2}	0.9963
	1.0000	1.04×10^{-4}	6.33×10^{-2}	1.71×10^{-5}	0.00	6.34×10^{-2}	2.787×10^{-2}	2.774×10^{-2}	0.9956
	1.2500	6.66×10^{-5}	5.66×10^{-2}	1.09×10^{-5}	2.55×10^{-5}	5.67×10^{-2}	2.664×10^{-2}	2.650×10^{-2}	0.9946
	1.5000	4.63×10^{-5}	5.14×10^{-2}	7.88×10^{-6}	1.39×10^{-4}	5.16×10^{-2}	2.549×10^{-2}	2.533×10^{-2}	0.9935
	2.0000	2.60×10^{-5}	4.39×10^{-2}	4.92×10^{-6}	5.51×10^{-4}	4.45×10^{-2}	2.357×10^{-2}	2.337×10^{-2}	0.9913
	3.0000	1.16×10^{-5}	3.45×10^{-2}	2.72×10^{-6}	1.58×10^{-3}	3.61×10^{-2}	2.098×10^{-2}	2.069×10^{-2}	0.9864
	4.0000	6.51×10^{-6}	2.88×10^{-2}	1.86×10^{-6}	2.59×10^{-3}	3.14×10^{-2}	1.941×10^{-2}	1.904×10^{-2}	0.9809
	5.0000	4.17×10^{-6}	2.49×10^{-2}	1.40×10^{-6}	3.51×10^{-3}	2.84×10^{-2}	1.841×10^{-2}	1.795×10^{-2}	0.9752
	6.0000	2.89×10^{-6}	2.20×10^{-2}	1.12×10^{-6}	4.33×10^{-3}	2.63×10^{-2}	1.775×10^{-2}	1.721×10^{-2}	0.9694
	8.0000	1.63×10^{-6}	1.80×10^{-2}	8.02×10^{-7}	5.75×10^{-3}	2.37×10^{-2}	1.701×10^{-2}	1.629×10^{-2}	0.9577
	10.0000	1.04×10^{-6}	1.53×10^{-2}	6.23×10^{-7}	6.92×10^{-3}	2.22×10^{-2}	1.668×10^{-2}	1.579×10^{-2}	0.9464
	15.0000	4.63×10^{-7}	1.13×10^{-2}	3.99×10^{-7}	9.12×10^{-3}	2.05×10^{-2}	1.654×10^{-2}	1.522×10^{-2}	0.9197
	20.0000	2.60×10^{-7}	9.10×10^{-3}	2.93×10^{-7}	1.07×10^{-2}	1.98×10^{-2}	1.678×10^{-2}	1.503×10^{-2}	0.8954
	30.0000	1.16×10^{-7}	6.62×10^{-3}	1.91×10^{-7}	1.29×10^{-2}	1.96×10^{-2}	1.749×10^{-2}	1.490×10^{-2}	0.8518
	40.0000	6.51×10^{-8}	5.26×10^{-3}	1.42×10^{-7}	1.46×10^{-2}	1.98×10^{-2}	1.818×10^{-2}	1.479×10^{-2}	0.8135
	50.0000	4.17×10^{-8}	4.39×10^{-3}	1.13×10^{-7}	1.57×10^{-2}	2.01×10^{-2}	1.880×10^{-2}	1.465×10^{-2}	0.7792

表 L3.15 玻璃（铅）中的光子相互作用系数

ρ：6.220g/cm³，组成成分（Z–f_w）：8–0.156453；14–0.080866；22–0.008092；33–0.002651；82–0.751938

K, L, M层	能量（MeV）	质量系数（cm²/g）							(1–g)
		相干散射 $\sigma_{coh/\rho}$	康普顿效应 $\sigma_{C/\rho}$	光电效应 τ/ρ	电子对+三重态 κ/ρ	总衰减系数 μ/ρ	质能转移系数μ_{tr}/ρ	质能吸收系数μ_{en}/ρ	
	0.0010	9.89	5.20×10^{-3}	4.81×10^{3}	0.00	4.82×10^{3}	4.804×10^{3}	4.804×10^{3}	0.9999
	0.001323	9.63	8.14×10^{-3}	2.68×10^{3}	0.00	2.69×10^{3}	2.693×10^{3}	2.693×10^{3}	0.9999
33L3	0.001323	9.63	8.14×10^{-3}	2.69×10^{3}	0.00	2.70×10^{3}	2.702×10^{3}	2.702×10^{3}	0.9999
	0.001359	9.60	8.48×10^{-3}	2.55×10^{3}	0.00	2.56×10^{3}	2.556×10^{3}	2.556×10^{3}	0.9999
33L2	0.001359	9.60	8.48×10^{-3}	2.55×10^{3}	0.00	2.56×10^{3}	2.560×10^{3}	2.560×10^{3}	0.9999
	0.0015	9.47	9.85×10^{-3}	2.08×10^{3}	0.00	2.09×10^{3}	2.078×10^{3}	2.078×10^{3}	0.9999
	0.001526	9.45	1.01×10^{-2}	2.00×10^{3}	0.00	2.01×10^{3}	2.002×10^{3}	2.002×10^{3}	0.9999
33L1	0.001526	9.45	1.01×10^{-2}	2.00×10^{3}	0.00	2.01×10^{3}	2.004×10^{3}	2.004×10^{3}	0.9999
	0.001839	9.16	1.31×10^{-2}	1.33×10^{3}	0.00	1.34×10^{3}	1.330×10^{3}	1.330×10^{3}	0.9999
14K	0.001839	9.16	1.31×10^{-2}	1.56×10^{3}	0.00	1.57×10^{3}	1.552×10^{3}	1.552×10^{3}	0.9999
	0.0020	9.00	1.47×10^{-2}	1.31×10^{3}	0.00	1.32×10^{3}	1.298×10^{3}	1.298×10^{3}	0.9999
	0.002484	8.54	1.92×10^{-2}	7.96×10^{2}	0.00	8.04×10^{2}	7.899×10^{2}	7.897×10^{2}	0.9998
82M5	0.002484	8.54	1.92×10^{-2}	1.24×10^{3}	0.00	1.25×10^{3}	1.224×10^{3}	1.223×10^{3}	0.9999
	0.002586	8.44	2.01×10^{-2}	1.63×10^{3}	0.00	1.64×10^{3}	1.600×10^{3}	1.600×10^{3}	0.9999
82M4	0.002586	8.44	2.01×10^{-2}	2.01×10^{3}	0.00	2.02×10^{3}	1.973×10^{3}	1.973×10^{3}	0.9999
	0.0030	8.05	2.38×10^{-2}	1.59×10^{3}	0.00	1.60×10^{3}	1.555×10^{3}	1.555×10^{3}	0.9999
	0.003066	7.98	2.44×10^{-2}	1.50×10^{3}	0.00	1.51×10^{3}	1.469×10^{3}	1.469×10^{3}	0.9999
82M3	0.003066	7.98	2.44×10^{-2}	1.72×10^{3}	0.00	1.73×10^{3}	1.681×10^{3}	1.681×10^{3}	0.9999
	0.003554	7.55	2.84×10^{-2}	1.19×10^{3}	0.00	1.20×10^{3}	1.170×10^{3}	1.170×10^{3}	0.9999
82M2	0.003554	7.55	2.84×10^{-2}	1.26×10^{3}	0.00	1.27×10^{3}	1.236×10^{3}	1.235×10^{3}	0.9999
	0.003851	7.29	3.07×10^{-2}	1.04×10^{3}	0.00	1.05×10^{3}	1.021×10^{3}	1.020×10^{3}	0.9999
82M1	0.003851	7.29	3.07×10^{-2}	1.08×10^{3}	0.00	1.09×10^{3}	1.062×10^{3}	1.062×10^{3}	0.9999
	0.0040	7.16	3.19×10^{-2}	9.87×10^{2}	0.00	9.94×10^{2}	9.711×10^{2}	9.709×10^{2}	0.9999
	0.004966	6.41	3.87×10^{-2}	5.81×10^{2}	0.00	5.88×10^{2}	5.734×10^{2}	5.733×10^{2}	0.9998
22K	0.004966	6.41	3.87×10^{-2}	5.86×10^{2}	0.00	5.92×10^{2}	5.773×10^{2}	5.772×10^{2}	0.9998
	0.0050	6.39	3.89×10^{-2}	5.76×10^{2}	0.00	5.83×10^{2}	5.679×10^{2}	5.678×10^{2}	0.9998
	0.0060	5.72	4.52×10^{-2}	3.66×10^{2}	0.00	3.71×10^{2}	3.613×10^{2}	3.612×10^{2}	0.9997
	0.0080	4.65	5.56×10^{-2}	1.76×10^{2}	0.00	1.81×10^{2}	1.745×10^{2}	1.745×10^{2}	0.9995
	0.0100	3.85	6.40×10^{-2}	9.90×10	0.00	1.03×10^{2}	9.828×10	9.821×10	0.9993
	0.011870	3.27	7.03×10^{-2}	6.33×10	0.00	6.66×10	6.294×10	6.288×10	0.9991
33K	0.011870	3.27	7.03×10^{-2}	6.37×10	0.00	6.70×10	6.314×10	6.308×10	0.9991
	0.013040	2.97	7.38×10^{-2}	4.98×10	0.00	5.29×10	4.942×10	4.937×10	0.9990
82L3	0.013040	2.97	7.38×10^{-2}	1.21×10^{2}	0.00	1.24×10^{2}	9.932×10	9.927×10	0.9995
	0.0150	2.55	7.88×10^{-2}	8.29×10	0.00	8.56×10	6.996×10	6.991×10	0.9994
	0.015200	2.51	7.93×10^{-2}	8.01×10	0.00	8.27×10	6.770×10	6.766×10	0.9994

续表

ρ：6.220g/cm^3，组成成分（Z–f_w）：8–0.156453；14–0.080866；22–0.008092；33–0.002651；82–0.751938

K, L, M层	能量（MeV）	质量系数（cm^2/g）相干散射 $\sigma_{coh/\rho}$	康普顿效应 $\sigma_{C/\rho}$	光电效应 τ/ρ	电子对+三重态 κ/ρ	总衰减系数 μ/ρ	质能转移系数 μ_{tr}/ρ	质能吸收系数 μ_{en}/ρ	（1–g）
82L2	0.015200	2.51	7.93×10^{-2}	1.11×10^{2}	0.00	1.13×10^{2}	8.654×10	8.649×10	0.9995
	0.015860	2.39	8.08×10^{-2}	1.00×10^{2}	0.00	1.02×10^{2}	7.892×10	7.888×10	0.9995
82L1	0.015860	2.39	8.08×10^{-2}	1.15×10^{2}	0.00	1.18×10^{2}	9.002×10	8.998×10	0.9996
	0.0200	1.80	8.85×10^{-2}	6.38×10	0.00	6.57×10	5.256×10	5.253×10	0.9993
	0.0300	1.06	1.01×10^{-1}	2.19×10	0.00	2.31×10	1.931×10	1.927×10	0.9984
	0.0400	7.05×10^{-1}	1.07×10^{-1}	1.01×10	0.00	1.09×10	9.224	9.200	0.9974
	0.0500	5.01×10^{-1}	1.10×10^{-1}	5.52	0.00	6.14	5.138	5.119	0.9964
	0.0600	3.75×10^{-1}	1.12×10^{-1}	3.36	0.00	3.84	3.167	3.153	0.9954
	0.0800	2.35×10^{-1}	1.12×10^{-1}	1.52	0.00	1.87	1.468	1.459	0.9936
	0.088005	2.01×10^{-1}	1.11×10^{-1}	1.17	0.00	1.48	1.137	1.129	0.9929
82K	0.088005	2.01×10^{-1}	1.11×10^{-1}	5.51	0.00	5.82	1.647	1.639	0.9951
	0.1000	1.63×10^{-1}	1.10×10^{-1}	3.94	0.00	4.22	1.506	1.499	0.9953
	0.1500	8.01×10^{-2}	1.04×10^{-1}	1.37	0.00	1.55	8.107×10^{-1}	8.044×10^{-1}	0.9922
	0.2000	4.78×10^{-2}	9.74×10^{-2}	6.37×10^{-1}	0.00	7.82×10^{-1}	4.563×10^{-1}	4.511×10^{-1}	0.9884
	0.3000	2.28×10^{-2}	8.66×10^{-2}	2.20×10^{-1}	0.00	3.30×10^{-1}	1.971×10^{-1}	1.936×10^{-1}	0.9821
	0.4000	1.33×10^{-2}	7.85×10^{-2}	1.07×10^{-1}	0.00	1.98×10^{-1}	1.140×10^{-1}	1.114×10^{-1}	0.9771
	0.5000	8.71×10^{-3}	7.21×10^{-2}	6.21×10^{-2}	0.00	1.43×10^{-1}	7.892×10^{-2}	7.680×10^{-2}	0.9731
	0.6000	6.14×10^{-3}	6.70×10^{-2}	4.07×10^{-2}	0.00	1.14×10^{-1}	6.105×10^{-2}	5.919×10^{-2}	0.9697
	0.8000	3.52×10^{-3}	5.91×10^{-2}	2.16×10^{-2}	0.00	8.42×10^{-2}	4.408×10^{-2}	4.247×10^{-2}	0.9635
	1.0000	2.28×10^{-3}	5.33×10^{-2}	1.36×10^{-2}	0.00	6.91×10^{-2}	3.622×10^{-2}	3.469×10^{-2}	0.9577
	1.2500	1.47×10^{-3}	4.77×10^{-2}	8.79×10^{-3}	2.91×10^{-4}	5.83×10^{-2}	3.088×10^{-2}	2.936×10^{-2}	0.9508
	1.5000	1.03×10^{-3}	4.34×10^{-2}	6.26×10^{-3}	1.39×10^{-3}	5.21×10^{-2}	2.793×10^{-2}	2.638×10^{-2}	0.9445
	2.0000	5.80×10^{-4}	3.71×10^{-2}	3.79×10^{-3}	4.24×10^{-3}	4.57×10^{-2}	2.543×10^{-2}	2.374×10^{-2}	0.9334
	3.0000	2.59×10^{-4}	2.92×10^{-2}	1.98×10^{-3}	9.38×10^{-3}	4.08×10^{-2}	2.498×10^{-2}	2.283×10^{-2}	0.9138
	4.0000	1.46×10^{-4}	2.44×10^{-2}	1.30×10^{-3}	1.35×10^{-2}	3.94×10^{-2}	2.617×10^{-2}	2.344×10^{-2}	0.8958
	5.0000	9.36×10^{-5}	2.10×10^{-2}	9.50×10^{-4}	1.71×10^{-2}	3.92×10^{-2}	2.776×10^{-2}	2.440×10^{-2}	0.8788
	6.0000	6.50×10^{-5}	1.86×10^{-2}	7.44×10^{-4}	2.01×10^{-2}	3.96×10^{-2}	2.945×10^{-2}	2.540×10^{-2}	0.8626
	8.0000	3.66×10^{-5}	1.52×10^{-2}	5.15×10^{-4}	2.53×10^{-2}	4.11×10^{-2}	3.274×10^{-2}	2.725×10^{-2}	0.8322
	10.0000	2.34×10^{-5}	1.30×10^{-2}	3.91×10^{-4}	2.96×10^{-2}	4.30×10^{-2}	3.580×10^{-2}	2.878×10^{-2}	0.8040
	15.0000	1.04×10^{-5}	9.60×10^{-3}	2.43×10^{-4}	3.79×10^{-2}	4.77×10^{-2}	4.231×10^{-2}	3.138×10^{-2}	0.7417
	20.0000	5.86×10^{-6}	7.70×10^{-3}	1.76×10^{-4}	4.38×10^{-2}	5.16×10^{-2}	4.730×10^{-2}	3.258×10^{-2}	0.6888
	30.0000	2.60×10^{-6}	5.61×10^{-3}	1.13×10^{-4}	5.21×10^{-2}	5.77×10^{-2}	5.455×10^{-2}	3.296×10^{-2}	0.6041
	40.0000	1.46×10^{-6}	4.46×10^{-3}	8.28×10^{-5}	5.77×10^{-2}	6.22×10^{-2}	5.968×10^{-2}	3.223×10^{-2}	0.5400
	50.0000	9.37×10^{-7}	3.72×10^{-3}	6.55×10^{-5}	6.19×10^{-2}	6.57×10^{-2}	6.354×10^{-2}	3.114×10^{-2}	0.4900

表 L3.16　氟化锂（LiF）中的光子相互作用系数

ρ：2.635g/cm^3，组成成分（Z–f_w）：3–0.267585；9–0.732415									
		质量系数（cm^2/g）							
K, L, M层	能量（MeV）	相干散射 $\sigma_{coh/\rho}$	康普顿效应 $\sigma_{C/\rho}$	光电效应 τ/ρ	电子对+三重态 κ/ρ	总衰减系数 μ/ρ	质能转移系数μ_{tr}/ρ	质能吸收系数μ_{en}/ρ	（1–g）
	0.0010	1.30	1.29×10^{-2}	4.20×10^{3}	0.00	4.20×10^{3}	4.175×10^{3}	4.175×10^{3}	1
	0.0015	1.21	2.22×10^{-2}	1.47×10^{3}	0.00	1.47×10^{3}	1.460×10^{3}	1.460×10^{3}	1
	0.0020	1.11	3.10×10^{-2}	6.69×10^{2}	0.00	6.70×10^{2}	6.668×10^{2}	6.667×10^{2}	0.9999
	0.0030	9.04×10^{-1}	4.85×10^{-2}	2.13×10^{2}	0.00	2.14×10^{2}	2.122×10^{2}	2.121×10^{2}	0.9999
	0.0040	7.26×10^{-1}	6.49×10^{-2}	9.20×10	0.00	9.28×10	9.190×10	9.188×10	0.9998
	0.0050	5.84×10^{-1}	7.93×10^{-2}	4.75×10	0.00	4.81×10	4.743×10	4.742×10	0.9998
	0.0060	4.75×10^{-1}	9.14×10^{-2}	2.75×10	0.00	2.80×10	2.743×10	2.742×10	0.9998
	0.0080	3.30×10^{-1}	1.09×10^{-1}	1.14×10	0.00	1.19×10	1.142×10	1.142×10	0.9997
	0.0100	2.44×10^{-1}	1.21×10^{-1}	5.74	0.00	6.10	5.735	5.733	0.9997
	0.0150	1.38×10^{-1}	1.37×10^{-1}	1.61	0.00	1.88	1.613	1.612	0.9996
	0.0200	9.05×10^{-2}	1.45×10^{-1}	6.44×10^{-1}	0.00	8.79×10^{-1}	6.497×10^{-1}	6.494×10^{-1}	0.9996
	0.0300	4.78×10^{-2}	1.50×10^{-1}	1.74×10^{-1}	0.00	3.73×10^{-1}	1.827×10^{-1}	1.826×10^{-1}	0.9995
	0.0400	2.93×10^{-2}	1.51×10^{-1}	6.84×10^{-2}	0.00	2.49×10^{-1}	7.895×10^{-2}	7.891×10^{-2}	0.9995
	0.0500	1.97×10^{-2}	1.49×10^{-1}	3.30×10^{-2}	0.00	2.02×10^{-1}	4.543×10^{-2}	4.541×10^{-2}	0.9995
	0.0600	1.42×10^{-2}	1.47×10^{-1}	1.81×10^{-2}	0.00	1.79×10^{-1}	3.225×10^{-2}	3.223×10^{-2}	0.9995
	0.0800	8.31×10^{-3}	1.41×10^{-1}	7.04×10^{-3}	0.00	1.56×10^{-1}	2.386×10^{-2}	2.385×10^{-2}	0.9995
	0.1000	5.45×10^{-3}	1.35×10^{-1}	3.38×10^{-3}	0.00	1.44×10^{-1}	2.230×10^{-2}	2.229×10^{-2}	0.9995
	0.1500	2.49×10^{-3}	1.23×10^{-1}	8.99×10^{-4}	0.00	1.26×10^{-1}	2.333×10^{-2}	2.332×10^{-2}	0.9994
	0.2000	1.42×10^{-3}	1.13×10^{-1}	3.56×10^{-4}	0.00	1.14×10^{-1}	2.485×10^{-2}	2.484×10^{-2}	0.9993
	0.3000	6.35×10^{-4}	9.83×10^{-2}	1.01×10^{-4}	0.00	9.90×10^{-2}	2.666×10^{-2}	2.663×10^{-2}	0.9990
	0.4000	3.59×10^{-4}	8.81×10^{-2}	4.33×10^{-5}	0.00	8.85×10^{-2}	2.737×10^{-2}	2.734×10^{-2}	0.9987
	0.5000	2.30×10^{-4}	8.05×10^{-2}	2.34×10^{-5}	0.00	8.08×10^{-2}	2.753×10^{-2}	2.749×10^{-2}	0.9984
	0.6000	1.60×10^{-4}	7.45×10^{-2}	1.46×10^{-5}	0.00	7.47×10^{-2}	2.741×10^{-2}	2.736×10^{-2}	0.9981
	0.8000	8.99×10^{-5}	6.55×10^{-2}	7.35×10^{-6}	0.00	6.56×10^{-2}	2.678×10^{-2}	2.671×10^{-2}	0.9976
	1.0000	5.76×10^{-5}	5.89×10^{-2}	4.57×10^{-6}	0.00	5.89×10^{-2}	2.592×10^{-2}	2.585×10^{-2}	0.9970
	1.2500	3.68×10^{-5}	5.27×10^{-2}	2.90×10^{-6}	1.67×10^{-5}	5.27×10^{-2}	2.479×10^{-2}	2.470×10^{-2}	0.9963
	1.5000	2.56×10^{-5}	4.79×10^{-2}	2.10×10^{-6}	9.28×10^{-5}	4.80×10^{-2}	2.371×10^{-2}	2.361×10^{-2}	0.9956
	2.0000	1.44×10^{-5}	4.08×10^{-2}	1.32×10^{-6}	3.70×10^{-4}	4.12×10^{-2}	2.186×10^{-2}	2.173×10^{-2}	0.9940
	3.0000	6.40×10^{-6}	3.21×10^{-2}	7.37×10^{-7}	1.07×10^{-3}	3.32×10^{-2}	1.926×10^{-2}	1.907×10^{-2}	0.9903
	4.0000	3.60×10^{-6}	2.68×10^{-2}	5.05×10^{-7}	1.77×10^{-3}	2.86×10^{-2}	1.758×10^{-2}	1.733×10^{-2}	0.9861
	5.0000	2.30×10^{-6}	2.31×10^{-2}	3.83×10^{-7}	2.39×10^{-3}	2.55×10^{-2}	1.644×10^{-2}	1.614×10^{-2}	0.9817
	6.0000	1.60×10^{-6}	2.05×10^{-2}	3.07×10^{-7}	2.97×10^{-3}	2.34×10^{-2}	1.564×10^{-2}	1.528×10^{-2}	0.9770
	8.0000	9.00×10^{-7}	1.67×10^{-2}	2.20×10^{-7}	3.96×10^{-3}	2.07×10^{-2}	1.462×10^{-2}	1.414×10^{-2}	0.9677
	10.0000	5.76×10^{-7}	1.43×10^{-2}	1.71×10^{-7}	4.78×10^{-3}	1.90×10^{-2}	1.403×10^{-2}	1.345×10^{-2}	0.9584
	15.0000	2.56×10^{-7}	1.05×10^{-2}	1.10×10^{-7}	6.32×10^{-3}	1.69×10^{-2}	1.338×10^{-2}	1.253×10^{-2}	0.9362
	20.0000	1.44×10^{-7}	8.47×10^{-3}	8.09×10^{-8}	7.46×10^{-3}	1.59×10^{-2}	1.323×10^{-2}	1.211×10^{-2}	0.9156
	30.0000	6.40×10^{-8}	6.16×10^{-3}	5.29×10^{-8}	9.06×10^{-3}	1.52×10^{-2}	1.336×10^{-2}	1.174×10^{-2}	0.8785
	40.0000	3.60×10^{-8}	4.90×10^{-3}	3.93×10^{-8}	1.02×10^{-2}	1.51×10^{-2}	1.365×10^{-2}	1.154×10^{-2}	0.8454
	50.0000	2.30×10^{-8}	4.09×10^{-3}	3.13×10^{-8}	1.10×10^{-2}	1.51×10^{-2}	1.396×10^{-2}	1.138×10^{-2}	0.8155

表 L3.17 四硼酸锂（$Li_2B_4O_2$）中的光子相互作用系数

ρ：2.440g/cm^3，组成成分（Z–f_w）：3–0.082081；5–0.255715；8–0.662204

K, L, M层	能量（MeV）	质量系数（cm^2/g） 相干散射 $\sigma_{coh/\rho}$	康普顿效应 $\sigma_{C/\rho}$	光电效应 τ/ρ	电子对+三重态 κ/ρ	总衰减系数 μ/ρ	质能转移系数 μ_{tr}/ρ	质能吸收系数 μ_{en}/ρ	（1–g）
	0.0010	1.23	1.23×10^{-2}	3.37×10^{3}	0.00	3.37×10^{3}	3.363×10^{3}	3.363×10^{3}	1
	0.0015	1.13	2.33×10^{-2}	1.13×10^{3}	0.00	1.13×10^{3}	1.124×10^{3}	1.124×10^{3}	0.9999
	0.0020	1.01	3.51×10^{-2}	5.02×10^{2}	0.00	5.03×10^{2}	5.016×10^{2}	5.015×10^{2}	0.9999
	0.0030	7.90×10^{-1}	5.74×10^{-2}	1.55×10^{2}	0.00	1.56×10^{2}	1.553×10^{2}	1.553×10^{2}	0.9999
	0.0040	6.16×10^{-1}	7.60×10^{-2}	6.62×10	0.00	6.69×10	6.613×10	6.612×10	0.9998
	0.0050	4.87×10^{-1}	9.07×10^{-2}	3.38×10	0.00	3.43×10	3.373×10	3.373×10	0.9998
	0.0060	3.95×10^{-1}	1.02×10^{-1}	1.93×10	0.00	1.98×10	1.933×10	1.933×10	0.9998
	0.0080	2.76×10^{-1}	1.18×10^{-1}	7.95	0.00	8.34	7.948	7.946	0.9998
	0.0100	2.07×10^{-1}	1.29×10^{-1}	3.95	0.00	4.29	3.955	3.954	0.9997
	0.0150	1.20×10^{-1}	1.45×10^{-1}	1.09	0.00	1.36	1.096	1.096	0.9997
	0.0200	7.97×10^{-2}	1.53×10^{-1}	4.33×10^{-1}	0.00	6.65×10^{-1}	4.386×10^{-1}	4.384×10^{-1}	0.9997
	0.0300	4.20×10^{-2}	1.59×10^{-1}	1.16×10^{-1}	0.00	3.17×10^{-1}	1.245×10^{-1}	1.244×10^{-1}	0.9996
	0.0400	2.56×10^{-2}	1.59×10^{-1}	4.50×10^{-2}	0.00	2.30×10^{-1}	5.615×10^{-2}	5.612×10^{-2}	0.9996
	0.0500	1.72×10^{-2}	1.57×10^{-1}	2.16×10^{-2}	0.00	1.96×10^{-1}	3.470×10^{-2}	3.469×10^{-2}	0.9996
	0.0600	1.24×10^{-2}	1.54×10^{-1}	1.18×10^{-2}	0.00	1.79×10^{-1}	2.666×10^{-2}	2.665×10^{-2}	0.9996
	0.0800	7.23×10^{-3}	1.48×10^{-1}	4.56×10^{-3}	0.00	1.60×10^{-1}	2.222×10^{-2}	2.221×10^{-2}	0.9996
	0.1000	4.73×10^{-3}	1.42×10^{-1}	2.18×10^{-3}	0.00	1.49×10^{-1}	2.202×10^{-2}	2.201×10^{-2}	0.9996
	0.1500	2.16×10^{-3}	1.29×10^{-1}	5.77×10^{-4}	0.00	1.31×10^{-1}	2.409×10^{-2}	2.408×10^{-2}	0.9995
	0.2000	1.22×10^{-3}	1.18×10^{-1}	2.28×10^{-4}	0.00	1.20×10^{-1}	2.591×10^{-2}	2.589×10^{-2}	0.9994
	0.3000	5.48×10^{-4}	1.03×10^{-1}	6.44×10^{-5}	0.00	1.04×10^{-1}	2.790×10^{-2}	2.787×10^{-2}	0.9991
	0.4000	3.09×10^{-4}	9.24×10^{-2}	2.76×10^{-5}	0.00	9.27×10^{-2}	2.867×10^{-2}	2.863×10^{-2}	0.9989
	0.5000	1.98×10^{-4}	8.44×10^{-2}	1.49×10^{-5}	0.00	8.46×10^{-2}	2.885×10^{-2}	2.881×10^{-2}	0.9986
	0.6000	1.38×10^{-4}	7.81×10^{-2}	9.25×10^{-6}	0.00	7.82×10^{-2}	2.873×10^{-2}	2.868×10^{-2}	0.9984
	0.8000	7.74×10^{-5}	6.86×10^{-2}	4.67×10^{-6}	0.00	6.87×10^{-2}	2.806×10^{-2}	2.800×10^{-2}	0.9979
	1.0000	4.96×10^{-5}	6.17×10^{-2}	2.90×10^{-6}	0.00	6.18×10^{-2}	2.717×10^{-2}	2.710×10^{-2}	0.9973
	1.2500	3.17×10^{-5}	5.52×10^{-2}	1.83×10^{-6}	1.62×10^{-5}	5.52×10^{-2}	2.598×10^{-2}	2.589×10^{-2}	0.9967
	1.5000	2.20×10^{-5}	5.02×10^{-2}	1.33×10^{-6}	8.96×10^{-5}	5.03×10^{-2}	2.484×10^{-2}	2.474×10^{-2}	0.9960
	2.0000	1.24×10^{-5}	4.28×10^{-2}	8.37×10^{-7}	3.57×10^{-4}	4.32×10^{-2}	2.290×10^{-2}	2.278×10^{-2}	0.9945
	3.0000	5.51×10^{-6}	3.37×10^{-2}	4.68×10^{-7}	1.03×10^{-3}	3.47×10^{-2}	2.012×10^{-2}	1.994×10^{-2}	0.9910
	4.0000	3.10×10^{-6}	2.81×10^{-2}	3.21×10^{-7}	1.70×10^{-3}	2.98×10^{-2}	1.832×10^{-2}	1.808×10^{-2}	0.9871
	5.0000	1.98×10^{-6}	2.43×10^{-2}	2.44×10^{-7}	2.32×10^{-3}	2.66×10^{-2}	1.708×10^{-2}	1.678×10^{-2}	0.9829
	6.0000	1.38×10^{-6}	2.14×10^{-2}	1.96×10^{-7}	2.88×10^{-3}	2.43×10^{-2}	1.619×10^{-2}	1.585×10^{-2}	0.9785
	8.0000	7.75×10^{-7}	1.75×10^{-2}	1.40×10^{-7}	3.84×10^{-3}	2.14×10^{-2}	1.505×10^{-2}	1.459×10^{-2}	0.9697
	10.0000	4.96×10^{-7}	1.49×10^{-2}	1.09×10^{-7}	4.64×10^{-3}	1.96×10^{-2}	1.437×10^{-2}	1.381×10^{-2}	0.9609
	15.0000	2.20×10^{-7}	1.11×10^{-2}	7.03×10^{-8}	6.15×10^{-3}	1.72×10^{-2}	1.358×10^{-2}	1.276×10^{-2}	0.9397
	20.0000	1.24×10^{-7}	8.87×10^{-3}	5.17×10^{-8}	7.26×10^{-3}	1.61×10^{-2}	1.334×10^{-2}	1.227×10^{-2}	0.9200
	30.0000	5.51×10^{-8}	6.46×10^{-3}	3.38×10^{-8}	8.84×10^{-3}	1.53×10^{-2}	1.336×10^{-2}	1.182×10^{-2}	0.8844
	40.0000	3.10×10^{-8}	5.13×10^{-3}	2.51×10^{-8}	9.93×10^{-3}	1.51×10^{-2}	1.358×10^{-2}	1.158×10^{-2}	0.8526
	50.0000	1.98×10^{-8}	4.28×10^{-3}	2.00×10^{-8}	1.08×10^{-2}	1.51×10^{-2}	1.385×10^{-2}	1.141×10^{-2}	0.8237

表 L3.18　肺组织中的光子（ICRP）相互作用系数

ρ：1.050g/cm^3（排气的）[a]，组成成分（Z–f_w）：1–0.101278；6–0.102310；7–0.028650；8–0.757072；11–0.001840；12–0.000730；15–0.000800；16–0.002250；17–0.002660；19–0.001940；20–0.000090；26–0.000370；30–0.000010

K, L, M层	能量（MeV）	质量系数（cm^2/g）							(1–g)
		相干散射 $\sigma_{coh/\rho}$	康普顿效应 $\sigma_{C/\rho}$	光电效应 τ/ρ	电子对+三重态 κ/ρ	总衰减系数 μ/ρ	质能转移系数μ_{tr}/ρ	质能吸收系数μ_{en}/ρ	
	0.0010	1.35	1.33×10^{-2}	3.82×10^{3}	0.00	3.82×10^{3}	3.814×10^{3}	3.814×10^{3}	1
	0.001020	1.35	1.37×10^{-2}	3.63×10^{3}	0.00	3.63×10^{3}	3.623×10^{3}	3.623×10^{3}	1
30L3	0.001020	1.35	1.37×10^{-2}	3.63×10^{3}	0.00	3.63×10^{3}	3.623×10^{3}	3.623×10^{3}	1
	0.001043	1.34	1.43×10^{-2}	3.42×10^{3}	0.00	3.42×10^{3}	3.415×10^{3}	3.415×10^{3}	1
30L2	0.001043	1.34	1.43×10^{-2}	3.42×10^{3}	0.00	3.42×10^{3}	3.415×10^{3}	3.415×10^{3}	1
	0.001072	1.33	1.50×10^{-2}	3.18×10^{3}	0.00	3.18×10^{3}	3.174×10^{3}	3.174×10^{3}	1
11K	0.001072	1.33	1.50×10^{-2}	3.19×10^{3}	0.00	3.19×10^{3}	3.184×10^{3}	3.184×10^{3}	1
	0.001194	1.31	1.81×10^{-2}	2.39×10^{3}	0.00	2.39×10^{3}	2.392×10^{3}	2.392×10^{3}	1
30L1	0.001194	1.31	1.81×10^{-2}	2.39×10^{3}	0.00	2.39×10^{3}	2.392×10^{3}	2.392×10^{3}	1
	0.001305	1.29	2.12×10^{-2}	1.88×10^{3}	0.00	1.88×10^{3}	1.881×10^{3}	1.881×10^{3}	1
12K	0.001305	1.29	2.12×10^{-2}	1.89×10^{3}	0.00	1.89×10^{3}	1.885×10^{3}	1.885×10^{3}	1
	0.0015	1.24	2.68×10^{-2}	1.29×10^{3}	0.00	1.29×10^{3}	1.290×10^{3}	1.290×10^{3}	1
	0.0020	1.12	4.18×10^{-2}	5.78×10^{2}	0.00	5.79×10^{2}	5.774×10^{2}	5.773×10^{2}	0.9999
	0.002145	1.09	4.62×10^{-2}	4.74×10^{2}	0.00	4.75×10^{2}	4.729×10^{2}	4.728×10^{2}	0.9999
15K	0.002145	1.09	4.62×10^{-2}	4.75×10^{2}	0.00	4.76×10^{2}	4.745×10^{2}	4.745×10^{2}	0.9999
	0.002472	1.00	5.58×10^{-2}	3.17×10^{2}	0.00	3.18×10^{2}	3.162×10^{2}	3.162×10^{2}	0.9999
16K	0.002472	1.00	5.58×10^{-2}	3.21×10^{2}	0.00	3.22×10^{2}	3.201×10^{2}	3.200×10^{2}	0.9999
	0.002822	9.22×10^{-1}	6.56×10^{-2}	2.19×10^{2}	0.00	2.20×10^{2}	2.183×10^{2}	2.183×10^{2}	0.9999
17K	0.002822	9.22×10^{-1}	6.56×10^{-2}	2.23×10^{2}	0.00	2.24×10^{2}	2.219×10^{2}	2.219×10^{2}	0.9999
	0.0030	8.82×10^{-1}	7.04×10^{-2}	1.87×10^{2}	0.00	1.88×10^{2}	1.861×10^{2}	1.861×10^{2}	0.9999
	0.003607	7.57×10^{-1}	8.52×10^{-2}	1.09×10^{2}	0.00	1.10×10^{2}	1.085×10^{2}	1.084×10^{2}	0.9999
19K	0.003607	7.57×10^{-1}	8.52×10^{-2}	1.11×10^{2}	0.00	1.12×10^{2}	1.103×10^{2}	1.103×10^{2}	0.9999
	0.0040	6.86×10^{-1}	9.36×10^{-2}	8.17×10	0.00	8.25×10	8.127×10	8.126×10	0.9999
	0.004038	6.80×10^{-1}	9.43×10^{-2}	7.94×10	0.00	8.02×10	7.902×10	7.901×10	0.9999
20K	0.004038	6.80×10^{-1}	9.43×10^{-2}	7.95×10	0.00	8.03×10	7.909×10	7.908×10	0.9999
	0.0050	5.41×10^{-1}	1.11×10^{-1}	4.20×10	0.00	4.27×10	4.182×10	4.182×10	0.9998
	0.0060	4.36×10^{-1}	1.24×10^{-1}	2.42×10	0.00	2.48×10	2.413×10	2.412×10	0.9998
	0.007112	3.53×10^{-1}	1.35×10^{-1}	1.44×10	0.00	1.49×10	1.437×10	1.437×10	0.9998
26K	0.007112	3.53×10^{-1}	1.35×10^{-1}	1.45×10	0.00	1.50×10	1.446×10	1.446×10	0.9998
	0.0080	3.03×10^{-1}	1.42×10^{-1}	1.01×10	0.00	1.06×10	1.009×10	1.009×10	0.9998
	0.009659	2.37×10^{-1}	1.51×10^{-1}	5.67	0.00	6.06	5.640	5.639	0.9998
30K	0.009659	2.37×10^{-1}	1.51×10^{-1}	5.67	0.00	6.06	5.641	5.640	0.9998

续表

ρ：1.050g/cm^3（排气的）[a]，组成成分（Z–f_w）：1–0.101278；6–0.102310；7–0.028650；8–0.757072；11–0.001840；12–0.000730；15–0.000800；16–0.002250；17–0.002660；19–0.001940；20–0.000090；26–0.000370；30–0.000010

K, L, M层	能量（MeV）	质量系数（cm^2/g）							(1–g)
		相干散射 $\sigma_{coh/\rho}$	康普顿效应 $\sigma_{C/\rho}$	光电效应 τ/ρ	电子对+三重态 κ/ρ	总衰减系数 μ/ρ	质能转移系数μ_{tr}/ρ	质能吸收系数μ_{en}/ρ	
	0.0100	2.27×10^{-1}	1.53×10^{-1}	5.09	0.00	5.47	5.065	5.063	0.9998
	0.0150	1.32×10^{-1}	1.68×10^{-1}	1.43	0.00	1.72	1.424	1.424	0.9997
	0.0200	8.74×10^{-2}	1.76×10^{-1}	5.70×10^{-1}	0.00	8.33×10^{-1}	5.752×10^{-1}	5.751×10^{-1}	0.9997
	0.0300	4.63×10^{-2}	1.81×10^{-1}	1.55×10^{-1}	0.00	3.82×10^{-1}	1.641×10^{-1}	1.640×10^{-1}	0.9996
	0.0400	2.83×10^{-2}	1.81×10^{-1}	6.07×10^{-2}	0.00	2.70×10^{-1}	7.314×10^{-2}	7.311×10^{-2}	0.9996
	0.0500	1.91×10^{-2}	1.79×10^{-1}	2.93×10^{-2}	0.00	2.27×10^{-1}	4.408×10^{-2}	4.407×10^{-2}	0.9996
	0.0600	1.37×10^{-2}	1.75×10^{-1}	1.61×10^{-2}	0.00	2.05×10^{-1}	3.290×10^{-2}	3.289×10^{-2}	0.9996
	0.0800	8.06×10^{-3}	1.68×10^{-1}	6.27×10^{-3}	0.00	1.82×10^{-1}	2.627×10^{-2}	2.626×10^{-2}	0.9996
	0.1000	5.28×10^{-3}	1.61×10^{-1}	3.01×10^{-3}	0.00	1.69×10^{-1}	2.550×10^{-2}	2.549×10^{-2}	0.9996
	0.1500	2.41×10^{-3}	1.46×10^{-1}	8.04×10^{-4}	0.00	1.49×10^{-1}	2.746×10^{-2}	2.745×10^{-2}	0.9995
	0.2000	1.37×10^{-3}	1.34×10^{-1}	3.19×10^{-4}	0.00	1.36×10^{-1}	2.943×10^{-2}	2.941×10^{-2}	0.9994
	0.3000	6.14×10^{-4}	1.17×10^{-1}	9.07×10^{-5}	0.00	1.17×10^{-1}	3.165×10^{-2}	3.162×10^{-2}	0.9992
	0.4000	3.46×10^{-4}	1.05×10^{-1}	3.90×10^{-5}	0.00	1.05×10^{-1}	3.251×10^{-2}	3.247×10^{-2}	0.9989
	0.5000	2.22×10^{-4}	9.57×10^{-2}	2.10×10^{-5}	0.00	9.59×10^{-2}	3.271×10^{-2}	3.267×10^{-2}	0.9987
	0.6000	1.54×10^{-4}	8.85×10^{-2}	1.31×10^{-5}	0.00	8.87×10^{-2}	3.257×10^{-2}	3.252×10^{-2}	0.9985
	0.8000	8.68×10^{-5}	7.78×10^{-2}	6.63×10^{-6}	0.00	7.79×10^{-2}	3.181×10^{-2}	3.175×10^{-2}	0.998
	1.0000	5.56×10^{-5}	7.00×10^{-2}	4.12×10^{-6}	0.00	7.00×10^{-2}	3.080×10^{-2}	3.072×10^{-2}	0.9975
	1.2500	3.56×10^{-5}	6.26×10^{-2}	2.61×10^{-6}	1.76×10^{-5}	6.26×10^{-2}	2.945×10^{-2}	2.936×10^{-2}	0.9969
	1.5000	2.47×10^{-5}	5.69×10^{-2}	1.89×10^{-6}	9.70×10^{-5}	5.70×10^{-2}	2.816×10^{-2}	2.806×10^{-2}	0.9962
	2.0000	1.39×10^{-5}	4.85×10^{-2}	1.19×10^{-6}	3.86×10^{-4}	4.89×10^{-2}	2.595×10^{-2}	2.582×10^{-2}	0.9948
	3.0000	6.18×10^{-6}	3.82×10^{-2}	6.62×10^{-7}	1.11×10^{-3}	3.93×10^{-2}	2.278×10^{-2}	2.258×10^{-2}	0.9916
	4.0000	3.48×10^{-6}	3.18×10^{-2}	4.53×10^{-7}	1.84×10^{-3}	3.37×10^{-2}	2.070×10^{-2}	2.045×10^{-2}	0.988
	5.0000	2.22×10^{-6}	2.75×10^{-2}	3.43×10^{-7}	2.51×10^{-3}	3.00×10^{-2}	1.927×10^{-2}	1.896×10^{-2}	0.984
	6.0000	1.54×10^{-6}	2.43×10^{-2}	2.76×10^{-7}	3.12×10^{-3}	2.74×10^{-2}	1.824×10^{-2}	1.787×10^{-2}	0.98
	8.0000	8.69×10^{-7}	1.99×10^{-2}	1.97×10^{-7}	4.16×10^{-3}	2.40×10^{-2}	1.689×10^{-2}	1.641×10^{-2}	0.9716
	10.0000	5.56×10^{-7}	1.69×10^{-2}	1.54×10^{-7}	5.03×10^{-3}	2.20×10^{-2}	1.609×10^{-2}	1.550×10^{-2}	0.9633
	15.0000	2.47×10^{-7}	1.25×10^{-2}	9.85×10^{-8}	6.68×10^{-3}	1.92×10^{-2}	1.512×10^{-2}	1.426×10^{-2}	0.9432
	20.0000	1.39×10^{-7}	1.01×10^{-2}	7.25×10^{-8}	7.88×10^{-3}	1.79×10^{-2}	1.478×10^{-2}	1.367×10^{-2}	0.9245
	30.0000	6.18×10^{-8}	7.32×10^{-3}	4.74×10^{-8}	9.60×10^{-3}	1.69×10^{-2}	1.474×10^{-2}	1.312×10^{-2}	0.8905
	40.0000	3.48×10^{-8}	5.82×10^{-3}	3.52×10^{-8}	1.08×10^{-2}	1.66×10^{-2}	1.493×10^{-2}	1.284×10^{-2}	0.8601
	50.0000	2.22×10^{-8}	4.86×10^{-3}	2.80×10^{-8}	1.17×10^{-2}	1.66×10^{-2}	1.519×10^{-2}	1.265×10^{-2}	0.8324

[a] 临床遇到的肺密度一般在0.3g/cm^{3}左右；因此，通过将该表中的值乘以临床的肺体积密度，可以得出正确的线性衰减系数。充气的肺中的空气质量对线性衰减系数值的影响可以忽略不计，但这些系数值只严格适用于肺组织。

表 L3.19 骨骼肌中的光子（ICRP）相互作用系数

ρ：1.040g/cm^3，组成成分（Z–f_w）：1–0.100637；6–0.107830；7–0.027680；8–0.754773；11–0.000750；12–0.000190；15–0.001800；16–0.002410；17–0.000790；19–0.003020；20–0.000030；26–0.000040；30–0.000050

K, L, M层	能量（MeV）	质量系数（cm^2/g）							(1–g)
		相干散射 $\sigma_{coh/\rho}$	康普顿效应 $\sigma_{C/\rho}$	光电效应 τ/ρ	电子对+三重态 κ/ρ	总衰减系数 μ/ρ	质能转移系数 μ_{tr}/ρ	质能吸收系数 μ_{en}/ρ	
	0.0010	1.35	1.33×10^{-2}	3.82×10^{3}	0.00	3.82×10^{3}	3.809×10^{3}	3.809×10^{3}	1
	0.001020	1.34	1.37×10^{-2}	3.63×10^{3}	0.00	3.63×10^{3}	3.619×10^{3}	3.618×10^{3}	1
30L3	0.001020	1.34	1.37×10^{-2}	3.63×10^{3}	0.00	3.63×10^{3}	3.619×10^{3}	3.619×10^{3}	1
	0.001043	1.34	1.43×10^{-2}	3.42×10^{3}	0.00	3.42×10^{3}	3.411×10^{3}	3.411×10^{3}	1
30L2	0.001043	1.34	1.43×10^{-2}	3.42×10^{3}	0.00	3.42×10^{3}	3.411×10^{3}	3.411×10^{3}	1
	0.001072	1.33	1.50×10^{-2}	3.17×10^{3}	0.00	3.17×10^{3}	3.170×10^{3}	3.170×10^{3}	1
11K	0.001072	1.33	1.50×10^{-2}	3.18×10^{3}	0.00	3.18×10^{3}	3.175×10^{3}	3.174×10^{3}	1
	0.001194	1.31	1.81×10^{-2}	2.38×10^{3}	0.00	2.39×10^{3}	2.384×10^{3}	2.384×10^{3}	1
30L1	0.001194	1.31	1.81×10^{-2}	2.38×10^{3}	0.00	2.39×10^{3}	2.384×10^{3}	2.384×10^{3}	1
	0.001305	1.28	2.12×10^{-2}	1.88×10^{3}	0.00	1.88×10^{3}	1.875×10^{3}	1.875×10^{3}	1
12K	0.001305	1.28	2.12×10^{-2}	1.88×10^{3}	0.00	1.88×10^{3}	1.876×10^{3}	1.876×10^{3}	1
	0.0015	1.24	2.68×10^{-2}	1.29×10^{3}	0.00	1.29×10^{3}	1.283×10^{3}	1.283×10^{3}	1
	0.0020	1.12	4.18×10^{-2}	5.75×10^{2}	0.00	5.76×10^{2}	5.740×10^{2}	5.740×10^{2}	0.9999
	0.002145	1.08	4.61×10^{-2}	4.71×10^{2}	0.00	4.72×10^{2}	4.701×10^{2}	4.701×10^{2}	0.9999
15K	0.002145	1.08	4.61×10^{-2}	4.75×10^{2}	0.00	4.76×10^{2}	4.739×10^{2}	4.738×10^{2}	0.9999
	0.002472	1.00	5.58×10^{-2}	3.16×10^{2}	0.00	3.17×10^{2}	3.158×10^{2}	3.158×10^{2}	0.9999
16K	0.002472	1.00	5.58×10^{-2}	3.21×10^{2}	0.00	3.22×10^{2}	3.200×10^{2}	3.199×10^{2}	0.9999
	0.002822	9.20×10^{-1}	6.56×10^{-2}	2.19×10^{2}	0.00	2.20×10^{2}	2.184×10^{2}	2.183×10^{2}	0.9999
17K	0.002822	9.20×10^{-1}	6.56×10^{-2}	2.20×10^{2}	0.00	2.21×10^{2}	2.194×10^{2}	2.194×10^{2}	0.9999
	0.0030	8.80×10^{-1}	7.04×10^{-2}	1.84×10^{2}	0.00	1.85×10^{2}	1.839×10^{2}	1.839×10^{2}	0.9999
	0.003607	7.55×10^{-1}	8.51×10^{-2}	1.07×10^{2}	0.00	1.08×10^{2}	1.070×10^{2}	1.070×10^{2}	0.9999
19K	0.003607	7.55×10^{-1}	8.51×10^{-2}	1.11×10^{2}	0.00	1.11×10^{2}	1.099×10^{2}	1.098×10^{2}	0.9999
	0.0040	6.84×10^{-1}	9.35×10^{-2}	8.14×10	0.00	8.22×10	8.099×10	8.098×10	0.9999
	0.004038	6.78×10^{-1}	9.43×10^{-2}	7.92×10	0.00	7.99×10	7.875×10	7.874×10	0.9999
20K	0.004038	6.78×10^{-1}	9.43×10^{-2}	7.92×10	0.00	8.00×10	7.877×10	7.876×10	0.9999
	0.0050	5.39×10^{-1}	1.11×10^{-1}	4.19×10	0.00	4.25×10	4.166×10	4.165×10	0.9998
	0.0060	4.35×10^{-1}	1.24×10^{-1}	2.41×10	0.00	2.47×10	2.403×10	2.403×10	0.9998
	0.007112	3.52×10^{-1}	1.35×10^{-1}	1.44×10	0.00	1.49×10	1.432×10	1.431×10	0.9998
26K	0.007112	3.52×10^{-1}	1.35×10^{-1}	1.44×10	0.00	1.49×10	1.433×10	1.432×10	0.9998
	0.0080	3.02×10^{-1}	1.42×10^{-1}	1.00×10	0.00	1.05×10	9.986	9.984	0.9998
	0.009659	2.36×10^{-1}	1.51×10^{-1}	5.59	0.00	5.98	5.578	5.577	0.9998
30K	0.009659	2.36×10^{-1}	1.51×10^{-1}	5.60	0.00	5.99	5.584	5.583	0.9998

续表

ρ：1.040g/cm^3，组成成分（Z–f_w）：1–0.100637；6–0.107830；7–0.027680；8–0.754773；11–0.000750；12–0.000190；15–0.001800；16–0.002410；17–0.000790；19–0.003020；20–0.000030；26–0.000040；30–0.000050

K, L, M层	能量（MeV）	质量系数（cm^2/g）							（1–g）
		相干散射 $\sigma_{coh/\rho}$	康普顿效应 $\sigma_{C/\rho}$	光电效应 τ/ρ	电子对+三重态 κ/ρ	总衰减系数 μ/ρ	质能转移系数 μ_{tr}/ρ	质能吸收系数 μ_{en}/ρ	
	0.0100	2.26×10^{-1}	1.53×10^{-1}	5.03	0.00	5.41	5.013	5.012	0.9998
	0.0150	1.31×10^{-1}	1.68×10^{-1}	1.41	0.00	1.71	1.408	1.407	0.9997
	0.0200	8.72×10^{-2}	1.75×10^{-1}	5.63×10^{-1}	0.00	8.25×10^{-1}	5.679×10^{-1}	5.677×10^{-1}	0.9997
	0.0300	4.61×10^{-2}	1.81×10^{-1}	1.52×10^{-1}	0.00	3.79×10^{-1}	1.619×10^{-1}	1.618×10^{-1}	0.9996
	0.0400	2.83×10^{-2}	1.81×10^{-1}	5.97×10^{-2}	0.00	2.69×10^{-1}	7.221×10^{-2}	7.218×10^{-2}	0.9996
	0.0500	1.90×10^{-2}	1.79×10^{-1}	2.88×10^{-2}	0.00	2.26×10^{-1}	4.360×10^{-2}	4.359×10^{-2}	0.9996
	0.0600	1.37×10^{-2}	1.75×10^{-1}	1.58×10^{-2}	0.00	2.05×10^{-1}	3.263×10^{-2}	3.261×10^{-2}	0.9996
	0.0800	8.03×10^{-3}	1.68×10^{-1}	6.15×10^{-3}	0.00	1.82×10^{-1}	2.615×10^{-2}	2.614×10^{-2}	0.9996
	0.1000	5.26×10^{-3}	1.61×10^{-1}	2.96×10^{-3}	0.00	1.69×10^{-1}	2.543×10^{-2}	2.542×10^{-2}	0.9996
	0.1500	2.40×10^{-3}	1.46×10^{-1}	7.88×10^{-4}	0.00	1.49×10^{-1}	2.743×10^{-2}	2.742×10^{-2}	0.9995
	0.2000	1.36×10^{-3}	1.34×10^{-1}	3.13×10^{-4}	0.00	1.36×10^{-1}	2.941×10^{-2}	2.939×10^{-2}	0.9994
	0.3000	6.11×10^{-4}	1.17×10^{-1}	8.88×10^{-5}	0.00	1.17×10^{-1}	3.163×10^{-2}	3.160×10^{-2}	0.9992
	0.4000	3.45×10^{-4}	1.05×10^{-1}	3.81×10^{-5}	0.00	1.05×10^{-1}	3.249×10^{-2}	3.245×10^{-2}	0.9989
	0.5000	2.21×10^{-4}	9.56×10^{-2}	2.06×10^{-5}	0.00	9.59×10^{-2}	3.270×10^{-2}	3.265×10^{-2}	0.9987
	0.6000	1.54×10^{-4}	8.85×10^{-2}	1.28×10^{-5}	0.00	8.86×10^{-2}	3.255×10^{-2}	3.250×10^{-2}	0.9985
	0.8000	8.65×10^{-5}	7.78×10^{-2}	6.49×10^{-6}	0.00	7.78×10^{-2}	3.179×10^{-2}	3.173×10^{-2}	0.998
	1.0000	5.54×10^{-5}	6.99×10^{-2}	4.03×10^{-6}	0.00	7.00×10^{-2}	3.079×10^{-2}	3.071×10^{-2}	0.9975
	1.2500	3.54×10^{-5}	6.25×10^{-2}	2.56×10^{-6}	1.75×10^{-5}	6.26×10^{-2}	2.944×10^{-2}	2.934×10^{-2}	0.9969
	1.5000	2.46×10^{-5}	5.68×10^{-2}	1.85×10^{-6}	9.69×10^{-5}	5.70×10^{-2}	2.815×10^{-2}	2.804×10^{-2}	0.9962
	2.0000	1.38×10^{-5}	4.85×10^{-2}	1.16×10^{-6}	3.85×10^{-4}	4.89×10^{-2}	2.594×10^{-2}	2.581×10^{-2}	0.9948
	3.0000	6.15×10^{-6}	3.82×10^{-2}	6.48×10^{-7}	1.11×10^{-3}	3.93×10^{-2}	2.276×10^{-2}	2.257×10^{-2}	0.9916
	4.0000	3.46×10^{-6}	3.18×10^{-2}	4.44×10^{-7}	1.84×10^{-3}	3.37×10^{-2}	2.069×10^{-2}	2.044×10^{-2}	0.988
	5.0000	2.22×10^{-6}	2.75×10^{-2}	3.36×10^{-7}	2.51×10^{-3}	3.00×10^{-2}	1.925×10^{-2}	1.895×10^{-2}	0.9841
	6.0000	1.54×10^{-6}	2.43×10^{-2}	2.70×10^{-7}	3.11×10^{-3}	2.74×10^{-2}	1.823×10^{-2}	1.786×10^{-2}	0.98
	8.0000	8.65×10^{-7}	1.99×10^{-2}	1.93×10^{-7}	4.15×10^{-3}	2.40×10^{-2}	1.688×10^{-2}	1.640×10^{-2}	0.9717
	10.0000	5.54×10^{-7}	1.69×10^{-2}	1.50×10^{-7}	5.02×10^{-3}	2.19×10^{-2}	1.608×10^{-2}	1.549×10^{-2}	0.9633
	15.0000	2.46×10^{-7}	1.25×10^{-2}	9.65×10^{-8}	6.67×10^{-3}	1.92×10^{-2}	1.510×10^{-2}	1.425×10^{-2}	0.9433
	20.0000	1.38×10^{-7}	1.01×10^{-2}	7.10×10^{-8}	7.87×10^{-3}	1.79×10^{-2}	1.477×10^{-2}	1.365×10^{-2}	0.9246
	30.0000	6.15×10^{-8}	7.32×10^{-3}	4.64×10^{-8}	9.58×10^{-3}	1.69×10^{-2}	1.472×10^{-2}	1.311×10^{-2}	0.8906
	40.0000	3.46×10^{-8}	5.82×10^{-3}	3.45×10^{-8}	1.08×10^{-2}	1.66×10^{-2}	1.491×10^{-2}	1.283×10^{-2}	0.8602
	50.0000	2.22×10^{-8}	4.86×10^{-3}	2.74×10^{-8}	1.17×10^{-2}	1.65×10^{-2}	1.517×10^{-2}	1.263×10^{-2}	0.8326

表 L3.20　横纹肌中的光子（ICRU）相互作用系数

ρ：1.040g/cm^3，组成成分（Z–f_w）：1–0.101997；6–0.123000；7–0.035000；8–0.729003；11–0.000800；12–0.002000；15–0.002000；16–0.005000；16–0.005000

K, L, M层	能量（MeV）	质量系数（cm^2/g）							(1–g)
		相干散射 $\sigma_{coh/\rho}$	康普顿效应 $\sigma_{C/\rho}$	光电效应 τ/ρ	电子对+三重态 κ/ρ	总衰减系数 μ/ρ	质能转移系数μ_{tr}/ρ	质能吸收系数μ_{en}/ρ	
	0.0010	1.34	1.34×10^{-2}	3.76×10^{3}	0.00	3.76×10^{3}	3.753×10^{3}	3.753×10^{3}	1
	0.001072	1.32	1.52×10^{-2}	3.12×10^{3}	0.00	3.13×10^{3}	3.122×10^{3}	3.122×10^{3}	1
11K	0.001072	1.32	1.52×10^{-2}	3.13×10^{3}	0.00	3.13×10^{3}	3.127×10^{3}	3.127×10^{3}	1
	0.001305	1.28	2.14×10^{-2}	1.85×10^{3}	0.00	1.85×10^{3}	1.846×10^{3}	1.846×10^{3}	1
12K	0.001305	1.28	2.14×10^{-2}	1.85×10^{3}	0.00	1.85×10^{3}	1.847×10^{3}	1.847×10^{3}	1
	0.0015	1.23	2.70×10^{-2}	1.27×10^{3}	0.00	1.27×10^{3}	1.263×10^{3}	1.263×10^{3}	1
	0.0020	1.11	4.21×10^{-2}	5.66×10^{2}	0.00	5.67×10^{2}	5.648×10^{2}	5.648×10^{2}	0.9999
	0.002145	1.08	4.65×10^{-2}	4.63×10^{2}	0.00	4.64×10^{2}	4.625×10^{2}	4.625×10^{2}	0.9999
15K	0.002145	1.08	4.65×10^{-2}	4.68×10^{2}	0.00	4.69×10^{2}	4.667×10^{2}	4.667×10^{2}	0.9999
	0.002472	9.95×10^{-1}	5.62×10^{-2}	3.12×10^{2}	0.00	3.13×10^{2}	3.110×10^{2}	3.110×10^{2}	0.9999
16K	0.002472	9.95×10^{-1}	5.62×10^{-2}	3.21×10^{2}	0.00	3.22×10^{2}	3.196×10^{2}	3.196×10^{2}	0.9999
	0.0030	8.73×10^{-1}	7.09×10^{-2}	1.84×10^{2}	0.00	1.85×10^{2}	1.831×10^{2}	1.831×10^{2}	0.9999
	0.003607	7.48×10^{-1}	8.57×10^{-2}	1.07×10^{2}	0.00	1.08×10^{2}	1.067×10^{2}	1.067×10^{2}	0.9999
19K	0.003607	7.48×10^{-1}	8.57×10^{-2}	1.10×10^{2}	0.00	1.11×10^{2}	1.095×10^{2}	1.095×10^{2}	0.9999
	0.0040	6.78×10^{-1}	9.41×10^{-2}	8.12×10	0.00	8.20×10	8.074×10	8.073×10	0.9999
	0.0050	5.35×10^{-1}	1.12×10^{-1}	4.18×10	0.00	4.24×10	4.155×10	4.154×10	0.9998
	0.0060	4.31×10^{-1}	1.25×10^{-1}	2.41×10	0.00	2.46×10	2.399×10	2.398×10	0.9998
	0.0080	3.00×10^{-1}	1.42×10^{-1}	1.00×10	0.00	1.04×10	9.968	9.966	0.9998
	0.0100	2.24×10^{-1}	1.53×10^{-1}	5.01	0.00	5.39	5.001	5.000	0.9998
	0.0150	1.31×10^{-1}	1.68×10^{-1}	1.40	0.00	1.70	1.405	1.404	0.9997
	0.0200	8.67×10^{-2}	1.76×10^{-1}	5.61×10^{-1}	0.00	8.24×10^{-1}	5.668×10^{-1}	5.666×10^{-1}	0.9997
	0.0300	4.59×10^{-2}	1.81×10^{-1}	1.52×10^{-1}	0.00	3.79×10^{-1}	1.616×10^{-1}	1.615×10^{-1}	0.9996
	0.0400	2.81×10^{-2}	1.81×10^{-1}	5.96×10^{-2}	0.00	2.69×10^{-1}	7.212×10^{-2}	7.209×10^{-2}	0.9996
	0.0500	1.89×10^{-2}	1.79×10^{-1}	2.87×10^{-2}	0.00	2.26×10^{-1}	4.358×10^{-2}	4.356×10^{-2}	0.9996
	0.0600	1.36×10^{-2}	1.75×10^{-1}	1.58×10^{-2}	0.00	2.05×10^{-1}	3.262×10^{-2}	3.261×10^{-2}	0.9996

续表

ρ：1.040g/cm^3，组成成分（Z–f_w）：1–0.101997；6–0.123000；7–0.035000；8–0.729003；11–0.000800；12–0.002000；15–0.002000；16–0.005000；16–0.005000

K, L, M层	能量（MeV）	质量系数（cm^2/g）							（1–g）
		相干散射 $\sigma_{coh/\rho}$	康普顿效应 $\sigma_{C/\rho}$	光电效应 τ/ρ	电子对+三重态 κ/ρ	总衰减系数 μ/ρ	质能转移系数μ_{tr}/ρ	质能吸收系数μ_{en}/ρ	
	0.0800	7.98×10^{-3}	1.68×10^{-1}	6.14×10^{-3}	0.00	1.82×10^{-1}	2.616×10^{-2}	2.615×10^{-2}	0.9996
	0.1000	5.23×10^{-3}	1.61×10^{-1}	2.95×10^{-3}	0.00	1.69×10^{-1}	2.545×10^{-2}	2.544×10^{-2}	0.9996
	0.1500	2.39×10^{-3}	1.46×10^{-1}	7.87×10^{-4}	0.00	1.49×10^{-1}	2.746×10^{-2}	2.745×10^{-2}	0.9995
	0.2000	1.36×10^{-3}	1.34×10^{-1}	3.12×10^{-4}	0.00	1.36×10^{-1}	2.944×10^{-2}	2.943×10^{-2}	0.9994
	0.3000	6.08×10^{-4}	1.17×10^{-1}	8.86×10^{-5}	0.00	1.18×10^{-1}	3.167×10^{-2}	3.164×10^{-2}	0.9992
	0.4000	3.43×10^{-4}	1.05×10^{-1}	3.81×10^{-5}	0.00	1.05×10^{-1}	3.253×10^{-2}	3.249×10^{-2}	0.9989
	0.5000	2.20×10^{-4}	9.58×10^{-2}	2.05×10^{-5}	0.00	9.60×10^{-2}	3.274×10^{-2}	3.269×10^{-2}	0.9987
	0.6000	1.53×10^{-4}	8.86×10^{-2}	1.28×10^{-5}	0.00	8.88×10^{-2}	3.259×10^{-2}	3.254×10^{-2}	0.9985
	0.8000	8.60×10^{-5}	7.78×10^{-2}	6.47×10^{-6}	0.00	7.79×10^{-2}	3.183×10^{-2}	3.177×10^{-2}	0.998
	1.0000	5.50×10^{-5}	7.00×10^{-2}	4.02×10^{-6}	0.00	7.01×10^{-2}	3.082×10^{-2}	3.075×10^{-2}	0.9975
	1.2500	3.52×10^{-5}	6.26×10^{-2}	2.55×10^{-6}	1.74×10^{-5}	6.27×10^{-2}	2.947×10^{-2}	2.938×10^{-2}	0.9969
	1.5000	2.45×10^{-5}	5.69×10^{-2}	1.85×10^{-6}	9.64×10^{-5}	5.70×10^{-2}	2.818×10^{-2}	2.808×10^{-2}	0.9963
	2.0000	1.38×10^{-5}	4.86×10^{-2}	1.16×10^{-6}	3.84×10^{-4}	4.90×10^{-2}	2.597×10^{-2}	2.584×10^{-2}	0.9949
	3.0000	6.12×10^{-6}	3.82×10^{-2}	6.47×10^{-7}	1.11×10^{-3}	3.93×10^{-2}	2.279×10^{-2}	2.260×10^{-2}	0.9917
	4.0000	3.44×10^{-6}	3.19×10^{-2}	4.43×10^{-7}	1.83×10^{-3}	3.37×10^{-2}	2.071×10^{-2}	2.046×10^{-2}	0.9881
	5.0000	2.20×10^{-6}	2.75×10^{-2}	3.35×10^{-7}	2.50×10^{-3}	3.00×10^{-2}	1.927×10^{-2}	1.896×10^{-2}	0.9841
	6.0000	1.53×10^{-6}	2.43×10^{-2}	2.69×10^{-7}	3.10×10^{-3}	2.74×10^{-2}	1.823×10^{-2}	1.787×10^{-2}	0.9801
	8.0000	8.60×10^{-7}	1.99×10^{-2}	1.93×10^{-7}	4.13×10^{-3}	2.40×10^{-2}	1.688×10^{-2}	1.641×10^{-2}	0.9718
	10.0000	5.51×10^{-7}	1.69×10^{-2}	1.50×10^{-7}	5.00×10^{-3}	2.19×10^{-2}	1.607×10^{-2}	1.549×10^{-2}	0.9635
	15.0000	2.45×10^{-7}	1.25×10^{-2}	9.63×10^{-8}	6.64×10^{-3}	1.92×10^{-2}	1.509×10^{-2}	1.424×10^{-2}	0.9435
	20.0000	1.38×10^{-7}	1.01×10^{-2}	7.09×10^{-8}	7.83×10^{-3}	1.79×10^{-2}	1.475×10^{-2}	1.364×10^{-2}	0.9249
	30.0000	6.12×10^{-8}	7.33×10^{-3}	4.63×10^{-8}	9.54×10^{-3}	1.69×10^{-2}	1.469×10^{-2}	1.309×10^{-2}	0.891
	40.0000	3.44×10^{-8}	5.82×10^{-3}	3.44×10^{-8}	1.07×10^{-2}	1.65×10^{-2}	1.488×10^{-2}	1.280×10^{-2}	0.8607
	50.0000	2.20×10^{-8}	4.86×10^{-3}	2.74×10^{-8}	1.17×10^{-2}	1.65×10^{-2}	1.513×10^{-2}	1.261×10^{-2}	0.8331

表 L3.21 感光乳剂（核素标准）中的光子相互作用系数

ρ：3.815g/cm^3，组成成分（Z–f_w）：1–0.014100；6–0.072261；7–0.019320；8–0.066101；16–0.001890；35–0.349104；47–0.474105；53–0.003120

K, L, M层	能量（MeV）	质量系数（cm^2/g）							(1–g)
		相干散射 $\sigma_{coh/\rho}$	康普顿效应 $\sigma_{C/\rho}$	光电效应 τ/ρ	电子对+三重态 κ/ρ	总衰减系数 μ/ρ	质能转移系数μ_{tr}/ρ	质能吸收系数μ_{en}/ρ	
	0.0010	5.99	6.60×10^{-3}	4.81×10^{3}	0.00	4.81×10^{3}	4.805×10^{3}	4.805×10^{3}	1
	0.001072	5.94	7.41×10^{-3}	4.08×10^{3}	0.00	4.09×10^{3}	4.094×10^{3}	4.093×10^{3}	1
53M1	0.001072	5.94	7.41×10^{-3}	4.08×10^{3}	0.00	4.09×10^{3}	4.095×10^{3}	4.094×10^{3}	1
	0.0015	5.68	1.27×10^{-2}	1.85×10^{3}	0.00	1.86×10^{3}	1.854×10^{3}	1.854×10^{3}	0.9999
	0.001550	5.64	1.34×10^{-2}	1.71×10^{3}	0.00	1.72×10^{3}	1.714×10^{3}	1.714×10^{3}	0.9999
35L3	0.001550	5.64	1.34×10^{-2}	2.89×10^{3}	0.00	2.90×10^{3}	2.867×10^{3}	2.867×10^{3}	1
	0.001596	5.61	1.40×10^{-2}	2.55×10^{3}	0.00	2.55×10^{3}	2.531×10^{3}	2.531×10^{3}	1
35L2	0.001596	5.61	1.40×10^{-2}	3.07×10^{3}	0.00	3.08×10^{3}	3.048×10^{3}	3.048×10^{3}	1
	0.001782	5.48	1.64×10^{-2}	2.37×10^{3}	0.00	2.38×10^{3}	2.356×10^{3}	2.356×10^{3}	1
35L1	0.001782	5.48	1.64×10^{-2}	2.56×10^{3}	0.00	2.56×10^{3}	2.537×10^{3}	2.536×10^{3}	1
	0.0020	5.32	1.92×10^{-2}	1.93×10^{3}	0.00	1.94×10^{3}	1.917×10^{3}	1.917×10^{3}	0.9999
	0.002472	4.97	2.53×10^{-2}	1.13×10^{3}	0.00	1.14×10^{3}	1.131×10^{3}	1.131×10^{3}	0.9999
16K	0.002472	4.97	2.53×10^{-2}	1.14×10^{3}	0.00	1.14×10^{3}	1.134×10^{3}	1.134×10^{3}	0.9999
	0.0030	4.60	3.16×10^{-2}	6.97×10^{2}	0.00	7.02×10^{2}	6.934×10^{2}	6.933×10^{2}	0.9999
	0.003351	4.37	3.55×10^{-2}	5.23×10^{2}	0.00	5.27×10^{2}	5.210×10^{2}	5.210×10^{2}	0.9999
47L3	0.003351	4.37	3.55×10^{-2}	9.42×10^{2}	0.00	9.47×10^{2}	9.196×10^{2}	9.196×10^{2}	0.9999
	0.003524	4.26	3.74×10^{-2}	8.30×10^{2}	0.00	8.34×10^{2}	8.106×10^{2}	8.105×10^{2}	0.9999
47L2	0.003524	4.26	3.74×10^{-2}	1.03×10^{3}	0.00	1.03×10^{3}	9.988×10^{2}	9.987×10^{2}	0.9999
	0.003806	4.08	4.03×10^{-2}	8.49×10^{2}	0.00	8.53×10^{2}	8.252×10^{2}	8.252×10^{2}	0.9999
47L1	0.003806	4.08	4.03×10^{-2}	9.37×10^{2}	0.00	9.41×10^{2}	9.093×10^{2}	9.092×10^{2}	0.9999
	0.0040	3.97	4.22×10^{-2}	8.30×10^{2}	0.00	8.34×10^{2}	8.062×10^{2}	8.062×10^{2}	0.9999
	0.004557	3.66	4.74×10^{-2}	5.92×10^{2}	0.00	5.96×10^{2}	5.783×10^{2}	5.783×10^{2}	0.9999
53L3	0.004557	3.66	4.74×10^{-2}	5.93×10^{2}	0.00	5.97×10^{2}	5.798×10^{2}	5.797×10^{2}	0.9999
	0.004852	3.51	4.99×10^{-2}	5.04×10^{2}	0.00	5.08×10^{2}	4.925×10^{2}	4.925×10^{2}	0.9999
53L2	0.004852	3.51	4.99×10^{-2}	5.05×10^{2}	0.00	5.09×10^{2}	4.932×10^{2}	4.931×10^{2}	0.9999
	0.0050	3.44	5.11×10^{-2}	4.67×10^{2}	0.00	4.71×10^{2}	4.563×10^{2}	4.562×10^{2}	0.9999
	0.005188	3.35	5.26×10^{-2}	4.24×10^{2}	0.00	4.27×10^{2}	4.147×10^{2}	4.146×10^{2}	0.9999
53L1	0.005188	3.35	5.26×10^{-2}	4.24×10^{2}	0.00	4.28×10^{2}	4.150×10^{2}	4.149×10^{2}	0.9999
	0.0060	3.01	5.86×10^{-2}	2.90×10^{2}	0.00	2.93×10^{2}	2.838×10^{2}	2.838×10^{2}	0.9998
	0.0080	2.36	7.10×10^{-2}	1.34×10^{2}	0.00	1.36×10^{2}	1.320×10^{2}	1.320×10^{2}	0.9997
	0.0100	1.90	8.07×10^{-2}	7.29×10	0.00	7.49×10	7.208×10	7.205×10	0.9995
	0.01347	1.38	9.35×10^{-2}	3.20×10	0.00	3.34×10	3.170×10	3.168×10	0.9993
35K	0.01347	1.38	9.35×10^{-2}	7.57×10	0.00	7.72×10	5.137×10	5.135×10	0.9996
	0.0150	1.21	9.79×10^{-2}	5.71×10	0.00	5.84×10	4.042×10	4.040×10	0.9995

续表

ρ：3.815g/cm^3，组成成分（Z–f_w）：1–0.014100；6–0.072261；7–0.019320；8–0.066101；16–0.001890；35–0.349104；47–0.474105；53–0.003120									
		质量系数（cm^2/g）							
K, L, M层	能量（MeV）	相干散射 $\sigma_{coh/\rho}$	康普顿效应 $\sigma_{C/\rho}$	光电效应 τ/ρ	电子对+三重态 κ/ρ	总衰减系数 μ/ρ	质能转移系数μ_{tr}/ρ	质能吸收系数μ_{en}/ρ	（1–g）
	0.0200	8.37×10^{-1}	1.09×10^{-1}	2.63×10	0.00	2.73×10	2.043×10	2.042×10	0.9993
	0.02551	5.95×10^{-1}	1.17×10^{-1}	1.35×10	0.00	1.42×10	1.106×10	1.105×10	0.9989
47K	0.02551	5.95×10^{-1}	1.17×10^{-1}	3.52×10	0.00	3.59×10	1.664×10	1.663×10	0.9993
	0.0300	4.71×10^{-1}	1.21×10^{-1}	2.30×10	0.00	2.36×10	1.257×10	1.256×10	0.9991
	0.03317	4.06×10^{-1}	1.23×10^{-1}	1.76×10	0.00	1.81×10	1.032×10	1.031×10	0.9990
53K	0.03317	4.06×10^{-1}	1.23×10^{-1}	1.77×10	0.00	1.82×10	1.034×10	1.032×10	0.9990
	0.0400	3.05×10^{-1}	1.26×10^{-1}	1.06×10	0.00	1.10×10	6.920	6.910	0.9986
	0.0500	2.14×10^{-1}	1.29×10^{-1}	5.70	0.00	6.04	4.112	4.104	0.9979
	0.0600	1.58×10^{-1}	1.29×10^{-1}	3.41	0.00	3.69	2.618	2.611	0.9973
	0.0800	9.63×10^{-2}	1.28×10^{-1}	1.49	0.00	1.72	1.243	1.238	0.9960
	0.1000	6.51×10^{-2}	1.25×10^{-1}	7.81×10^{-1}	0.00	9.71×10^{-1}	6.874×10^{-1}	6.840×10^{-1}	0.9950
	0.1500	3.15×10^{-2}	1.16×10^{-1}	2.39×10^{-1}	0.00	3.86×10^{-1}	2.373×10^{-1}	2.356×10^{-1}	0.9930
	0.2000	1.85×10^{-2}	1.08×10^{-1}	1.03×10^{-1}	0.00	2.29×10^{-1}	1.194×10^{-1}	1.184×10^{-1}	0.9917
	0.3000	8.54×10^{-3}	9.50×10^{-2}	3.24×10^{-2}	0.00	1.36×10^{-1}	5.668×10^{-2}	5.612×10^{-2}	0.9901
	0.4000	4.90×10^{-3}	8.57×10^{-2}	1.47×10^{-2}	0.00	1.05×10^{-1}	4.090×10^{-2}	4.044×10^{-2}	0.9888
	0.5000	3.17×10^{-3}	7.85×10^{-2}	8.24×10^{-3}	0.00	8.99×10^{-2}	3.493×10^{-2}	3.449×10^{-2}	0.9874
	0.6000	2.22×10^{-3}	7.28×10^{-2}	5.25×10^{-3}	0.00	8.03×10^{-2}	3.198×10^{-2}	3.153×10^{-2}	0.9859
	0.8000	1.26×10^{-3}	6.41×10^{-2}	2.70×10^{-3}	0.00	6.81×10^{-2}	2.892×10^{-2}	2.842×10^{-2}	0.9829
	1.0000	8.08×10^{-4}	5.77×10^{-2}	1.69×10^{-3}	0.00	6.02×10^{-2}	2.709×10^{-2}	2.655×10^{-2}	0.9799
	1.2500	5.19×10^{-4}	5.16×10^{-2}	1.08×10^{-3}	1.15×10^{-4}	5.33×10^{-2}	2.542×10^{-2}	2.482×10^{-2}	0.9761
	1.5000	3.61×10^{-4}	4.69×10^{-2}	7.77×10^{-4}	5.46×10^{-4}	4.86×10^{-2}	2.419×10^{-2}	2.352×10^{-2}	0.9725
	2.0000	2.03×10^{-4}	4.01×10^{-2}	4.74×10^{-4}	1.94×10^{-3}	4.27×10^{-2}	2.271×10^{-2}	2.192×10^{-2}	0.9653
	3.0000	9.04×10^{-5}	3.15×10^{-2}	2.53×10^{-4}	5.11×10^{-3}	3.70×10^{-2}	2.184×10^{-2}	2.077×10^{-2}	0.9512
	4.0000	5.09×10^{-5}	2.63×10^{-2}	1.68×10^{-4}	8.01×10^{-3}	3.45×10^{-2}	2.211×10^{-2}	2.072×10^{-2}	0.9374
	5.0000	3.26×10^{-5}	2.27×10^{-2}	1.25×10^{-4}	1.06×10^{-2}	3.34×10^{-2}	2.279×10^{-2}	2.106×10^{-2}	0.9240
	6.0000	2.26×10^{-5}	2.01×10^{-2}	9.88×10^{-5}	1.27×10^{-2}	3.30×10^{-2}	2.363×10^{-2}	2.153×10^{-2}	0.9112
	8.0000	1.27×10^{-5}	1.64×10^{-2}	6.93×10^{-5}	1.65×10^{-2}	3.31×10^{-2}	2.547×10^{-2}	2.259×10^{-2}	0.8871
	10.0000	8.15×10^{-6}	1.40×10^{-2}	5.31×10^{-5}	1.96×10^{-2}	3.37×10^{-2}	2.727×10^{-2}	2.358×10^{-2}	0.8645
	15.0000	3.62×10^{-6}	1.04×10^{-2}	3.34×10^{-5}	2.55×10^{-2}	3.59×10^{-2}	3.117×10^{-2}	2.536×10^{-2}	0.8138
	20.0000	2.04×10^{-6}	8.32×10^{-3}	2.43×10^{-5}	2.97×10^{-2}	3.80×10^{-2}	3.424×10^{-2}	2.634×10^{-2}	0.7693
	30.0000	9.06×10^{-7}	6.06×10^{-3}	1.57×10^{-5}	3.55×10^{-2}	4.16×10^{-2}	3.886×10^{-2}	2.700×10^{-2}	0.6948
	40.0000	5.09×10^{-7}	4.81×10^{-3}	1.16×10^{-5}	3.95×10^{-2}	4.43×10^{-2}	4.216×10^{-2}	2.677×10^{-2}	0.6348
	50.0000	3.26×10^{-7}	4.02×10^{-3}	9.21×10^{-6}	4.25×10^{-2}	4.65×10^{-2}	4.469×10^{-2}	2.617×10^{-2}	0.5856

表 L3.22　聚甲基丙烯酸甲酯（PMMA、有机玻璃、荧光树脂）中光子相互作用系数

ρ：1.190[a] g/cm^3，组成成分（Z–f_w）：1–0.080541；6–0.599846；8–0.319613

K, L, M层	能量（MeV）	质量系数（cm^2/g）相干散射 $\sigma_{coh/\rho}$	康普顿效应 $\sigma_{C/\rho}$	光电效应 τ/ρ	电子对+三重态 κ/ρ	总衰减系数 μ/ρ	质能转移系数 μ_{tr}/ρ	质能吸收系数 μ_{en}/ρ	（1−g）
	0.0010	1.16	1.44×10^{-2}	2.79×10^{3}	0.00	2.79×10^{3}	2.788×10^{3}	2.788×10^{3}	1
	0.0015	1.04	2.86×10^{-2}	9.14×10^{2}	0.00	9.15×10^{2}	9.131×10^{2}	9.131×10^{2}	1
	0.0020	9.23×10^{-1}	4.42×10^{-2}	4.03×10^{2}	0.00	4.04×10^{2}	4.024×10^{2}	4.024×10^{2}	0.9999
	0.0030	7.01×10^{-1}	7.31×10^{-2}	1.23×10^{2}	0.00	1.24×10^{2}	1.228×10^{2}	1.228×10^{2}	0.9999
	0.0040	5.35×10^{-1}	9.59×10^{-2}	5.18×10	0.00	5.25×10	5.182×10	5.181×10	0.9999
	0.0050	4.20×10^{-1}	1.13×10^{-1}	2.63×10	0.00	2.68×10	2.627×10	2.627×10	0.9999
	0.0060	3.39×10^{-1}	1.25×10^{-1}	1.50×10	0.00	1.55×10	1.498×10	1.498×10	0.9999
	0.0080	2.39×10^{-1}	1.41×10^{-1}	6.11	0.00	6.49	6.115	6.114	0.9998
	0.0100	1.81×10^{-1}	1.51×10^{-1}	3.02	0.00	3.36	3.027	3.026	0.9998
	0.0150	1.07×10^{-1}	1.66×10^{-1}	8.28×10^{-1}	0.00	1.10	8.326×10^{-1}	8.324×10^{-1}	0.9998
	0.0200	7.10×10^{-2}	1.74×10^{-1}	3.26×10^{-1}	0.00	5.71×10^{-1}	3.329×10^{-1}	3.328×10^{-1}	0.9997
	0.0300	3.72×10^{-2}	1.79×10^{-1}	8.67×10^{-2}	0.00	3.03×10^{-1}	9.649×10^{-2}	9.646×10^{-2}	0.9997
	0.0400	2.27×10^{-2}	1.79×10^{-1}	3.36×10^{-2}	0.00	2.35×10^{-1}	4.600×10^{-2}	4.599×10^{-2}	0.9997
	0.0500	1.52×10^{-2}	1.76×10^{-1}	1.61×10^{-2}	0.00	2.07×10^{-1}	3.068×10^{-2}	3.067×10^{-2}	0.9997
	0.0600	1.09×10^{-2}	1.73×10^{-1}	8.77×10^{-3}	0.00	1.92×10^{-1}	2.530×10^{-2}	2.530×10^{-2}	0.9997
	0.0800	6.38×10^{-3}	1.65×10^{-1}	3.38×10^{-3}	0.00	1.75×10^{-1}	2.303×10^{-2}	2.302×10^{-2}	0.9997
	0.1000	4.17×10^{-3}	1.58×10^{-1}	1.61×10^{-3}	0.00	1.64×10^{-1}	2.369×10^{-2}	2.368×10^{-2}	0.9997
	0.1500	1.89×10^{-3}	1.43×10^{-1}	4.25×10^{-4}	0.00	1.46×10^{-1}	2.658×10^{-2}	2.657×10^{-2}	0.9996
	0.2000	1.07×10^{-3}	1.32×10^{-1}	1.68×10^{-4}	0.00	1.33×10^{-1}	2.874×10^{-2}	2.872×10^{-2}	0.9995
	0.3000	4.81×10^{-4}	1.15×10^{-1}	4.72×10^{-5}	0.00	1.15×10^{-1}	3.102×10^{-2}	3.099×10^{-2}	0.9993
	0.4000	2.71×10^{-4}	1.03×10^{-1}	2.02×10^{-5}	0.00	1.03×10^{-1}	3.188×10^{-2}	3.185×10^{-2}	0.9991
	0.5000	1.74×10^{-4}	9.39×10^{-2}	1.09×10^{-5}	0.00	9.41×10^{-2}	3.210×10^{-2}	3.206×10^{-2}	0.9989
	0.6000	1.21×10^{-4}	8.69×10^{-2}	6.77×10^{-6}	0.00	8.70×10^{-2}	3.195×10^{-2}	3.191×10^{-2}	0.9987
	0.8000	6.79×10^{-5}	7.63×10^{-2}	3.42×10^{-6}	0.00	7.64×10^{-2}	3.121×10^{-2}	3.116×10^{-2}	0.9983
	1.0000	4.35×10^{-5}	6.87×10^{-2}	2.12×10^{-6}	0.00	6.87×10^{-2}	3.022×10^{-2}	3.015×10^{-2}	0.9978
	1.2500	2.78×10^{-5}	6.14×10^{-2}	1.34×10^{-6}	1.52×10^{-5}	6.14×10^{-2}	2.890×10^{-2}	2.882×10^{-2}	0.9973
	1.5000	1.93×10^{-5}	5.58×10^{-2}	9.72×10^{-7}	8.43×10^{-5}	5.59×10^{-2}	2.764×10^{-2}	2.755×10^{-2}	0.9967
	2.0000	1.09×10^{-5}	4.76×10^{-2}	6.12×10^{-7}	3.36×10^{-4}	4.80×10^{-2}	2.544×10^{-2}	2.533×10^{-2}	0.9954
	3.0000	4.83×10^{-6}	3.75×10^{-2}	3.42×10^{-7}	9.75×10^{-4}	3.84×10^{-2}	2.227×10^{-2}	2.210×10^{-2}	0.9925
	4.0000	2.72×10^{-6}	3.12×10^{-2}	2.35×10^{-7}	1.61×10^{-3}	3.29×10^{-2}	2.017×10^{-2}	1.995×10^{-2}	0.9891
	5.0000	1.74×10^{-6}	2.70×10^{-2}	1.79×10^{-7}	2.20×10^{-3}	2.92×10^{-2}	1.870×10^{-2}	1.843×10^{-2}	0.9855
	6.0000	1.21×10^{-6}	2.39×10^{-2}	1.44×10^{-7}	2.73×10^{-3}	2.66×10^{-2}	1.763×10^{-2}	1.731×10^{-2}	0.9818
	8.0000	6.80×10^{-7}	1.95×10^{-2}	1.03×10^{-7}	3.67×10^{-3}	2.32×10^{-2}	1.621×10^{-2}	1.579×10^{-2}	0.9741
	10.0000	4.35×10^{-7}	1.66×10^{-2}	8.02×10^{-8}	4.43×10^{-3}	2.11×10^{-2}	1.534×10^{-2}	1.482×10^{-2}	0.9663
	15.0000	1.93×10^{-7}	1.23×10^{-2}	5.16×10^{-8}	5.90×10^{-3}	1.82×10^{-2}	1.423×10^{-2}	1.348×10^{-2}	0.9475
	20.0000	1.09×10^{-7}	9.87×10^{-3}	3.80×10^{-8}	6.98×10^{-3}	1.68×10^{-2}	1.379×10^{-2}	1.282×10^{-2}	0.9299
	30.0000	4.83×10^{-8}	7.18×10^{-3}	2.49×10^{-8}	8.50×10^{-3}	1.57×10^{-2}	1.358×10^{-2}	1.219×10^{-2}	0.8978
	40.0000	2.72×10^{-8}	5.71×10^{-3}	1.85×10^{-8}	9.57×10^{-3}	1.53×10^{-2}	1.367×10^{-2}	1.187×10^{-2}	0.8689
	50.0000	1.74×10^{-8}	4.77×10^{-3}	1.47×10^{-8}	1.04×10^{-2}	1.51×10^{-2}	1.384×10^{-2}	1.166×10^{-2}	0.8426

[a] 第一次使用的任何材料样品的密度，如果需要高剂量准确度，应通过实验确定（见第19.10节）。

表 L3.23 聚苯乙烯中的光子相互作用系数

ρ：1.060[a] g/cm^3，组成成分（Z–f_w）：1–0.077421；6–0.922579

K, L, M层	能量（MeV）	质量系数（cm^2/g）							（1–g）
		相干散射 $\sigma_{coh/\rho}$	康普顿效应 $\sigma_{C/\rho}$	光电效应 τ/ρ	电子对+三重态 κ/ρ	总衰减系数 μ/ρ	质能转移系数 μ_{tr}/ρ	质能吸收系数 μ_{en}/ρ	
	0.0010	1.02	1.55×10^{-2}	2.04×10^{3}	0.00	2.04×10^{3}	2.038×10^{3}	2.038×10^{3}	1
	0.0015	9.07×10^{-1}	3.08×10^{-2}	6.45×10^{2}	0.00	6.46×10^{2}	6.451×10^{2}	6.450×10^{2}	1
	0.0020	7.87×10^{-1}	4.71×10^{-2}	2.78×10^{2}	0.00	2.79×10^{2}	2.783×10^{2}	2.783×10^{2}	0.9999
	0.0030	5.78×10^{-1}	7.68×10^{-2}	8.27×10	0.00	8.34×10	8.272×10	8.271×10	0.9999
	0.0040	4.33×10^{-1}	9.96×10^{-2}	3.44×10	0.00	3.49×10	3.436×10	3.435×10	0.9999
	0.0050	3.38×10^{-1}	1.16×10^{-1}	1.72×10	0.00	1.77×10	1.722×10	1.721×10	0.9999
	0.0060	2.74×10^{-1}	1.27×10^{-1}	9.73	0.00	1.01×10	9.731	9.730	0.9999
	0.0080	1.96×10^{-1}	1.43×10^{-1}	3.91	0.00	4.25	3.916	3.915	0.9999
	0.0100	1.51×10^{-1}	1.52×10^{-1}	1.92	0.00	2.22	1.919	1.918	0.9998
	0.0150	9.12×10^{-2}	1.68×10^{-1}	5.15×10^{-1}	0.00	7.74×10^{-1}	5.201×10^{-1}	5.200×10^{-1}	0.9998
	0.0200	6.03×10^{-2}	1.75×10^{-1}	2.01×10^{-1}	0.00	4.36×10^{-1}	2.076×10^{-1}	2.075×10^{-1}	0.9998
	0.0300	3.13×10^{-2}	1.80×10^{-1}	5.26×10^{-2}	0.00	2.64×10^{-1}	6.248×10^{-2}	6.247×10^{-2}	0.9998
	0.0400	1.90×10^{-2}	1.79×10^{-1}	2.02×10^{-2}	0.00	2.18×10^{-1}	3.265×10^{-2}	3.264×10^{-2}	0.9998
	0.0500	1.27×10^{-2}	1.76×10^{-1}	9.62×10^{-3}	0.00	1.99×10^{-1}	2.422×10^{-2}	2.421×10^{-2}	0.9998
	0.0600	9.11×10^{-3}	1.73×10^{-1}	5.23×10^{-3}	0.00	1.87×10^{-1}	2.173×10^{-2}	2.172×10^{-2}	0.9998
	0.0800	5.30×10^{-3}	1.65×10^{-1}	2.00×10^{-3}	0.00	1.72×10^{-1}	2.160×10^{-2}	2.160×10^{-2}	0.9998
	0.1000	3.45×10^{-3}	1.58×10^{-1}	9.52×10^{-4}	0.00	1.62×10^{-1}	2.296×10^{-2}	2.296×10^{-2}	0.9998
	0.1500	1.56×10^{-3}	1.43×10^{-1}	2.50×10^{-4}	0.00	1.45×10^{-1}	2.633×10^{-2}	2.632×10^{-2}	0.9997
	0.2000	8.86×10^{-4}	1.31×10^{-1}	9.81×10^{-5}	0.00	1.32×10^{-1}	2.858×10^{-2}	2.857×10^{-2}	0.9996
	0.3000	3.96×10^{-4}	1.14×10^{-1}	2.75×10^{-5}	0.00	1.15×10^{-1}	3.090×10^{-2}	3.088×10^{-2}	0.9994
	0.4000	2.23×10^{-4}	1.02×10^{-1}	1.17×10^{-5}	0.00	1.03×10^{-1}	3.178×10^{-2}	3.175×10^{-2}	0.9992
	0.5000	1.43×10^{-4}	9.36×10^{-2}	6.31×10^{-6}	0.00	9.38×10^{-2}	3.199×10^{-2}	3.196×10^{-2}	0.9990
	0.6000	9.93×10^{-5}	8.66×10^{-2}	3.92×10^{-6}	0.00	8.67×10^{-2}	3.185×10^{-2}	3.182×10^{-2}	0.9988
	0.8000	5.58×10^{-5}	7.61×10^{-2}	1.98×10^{-6}	0.00	7.62×10^{-2}	3.111×10^{-2}	3.106×10^{-2}	0.9985
	1.0000	3.57×10^{-5}	6.84×10^{-2}	1.23×10^{-6}	0.00	6.85×10^{-2}	3.012×10^{-2}	3.006×10^{-2}	0.9981
	1.2500	2.29×10^{-5}	6.12×10^{-2}	7.70×10^{-7}	1.36×10^{-5}	6.12×10^{-2}	2.881×10^{-2}	2.874×10^{-2}	0.9976
	1.5000	1.59×10^{-5}	5.56×10^{-2}	5.59×10^{-7}	7.58×10^{-5}	5.57×10^{-2}	2.755×10^{-2}	2.747×10^{-2}	0.9970
	2.0000	8.94×10^{-6}	4.75×10^{-2}	3.53×10^{-7}	3.02×10^{-4}	4.78×10^{-2}	2.535×10^{-2}	2.524×10^{-2}	0.9959
	3.0000	3.97×10^{-6}	3.73×10^{-2}	1.98×10^{-7}	8.78×10^{-4}	3.82×10^{-2}	2.214×10^{-2}	2.199×10^{-2}	0.9932
	4.0000	2.24×10^{-6}	3.11×10^{-2}	1.36×10^{-7}	1.45×10^{-3}	3.26×10^{-2}	1.999×10^{-2}	1.979×10^{-2}	0.9901
	5.0000	1.43×10^{-6}	2.69×10^{-2}	1.04×10^{-7}	2.00×10^{-3}	2.89×10^{-2}	1.848×10^{-2}	1.824×10^{-2}	0.9868
	6.0000	9.94×10^{-7}	2.38×10^{-2}	8.34×10^{-8}	2.48×10^{-3}	2.63×10^{-2}	1.737×10^{-2}	1.708×10^{-2}	0.9834
	8.0000	5.59×10^{-7}	1.94×10^{-2}	5.99×10^{-8}	3.33×10^{-3}	2.28×10^{-2}	1.588×10^{-2}	1.550×10^{-2}	0.9762
	10.0000	3.58×10^{-7}	1.66×10^{-2}	4.67×10^{-8}	4.03×10^{-3}	2.06×10^{-2}	1.494×10^{-2}	1.448×10^{-2}	0.9690
	15.0000	1.59×10^{-7}	1.23×10^{-2}	3.00×10^{-8}	5.38×10^{-3}	1.76×10^{-2}	1.371×10^{-2}	1.305×10^{-2}	0.9514
	20.0000	8.94×10^{-8}	9.84×10^{-3}	2.21×10^{-8}	6.36×10^{-3}	1.62×10^{-2}	1.318×10^{-2}	1.232×10^{-2}	0.9348
	30.0000	3.97×10^{-8}	7.16×10^{-3}	1.45×10^{-8}	7.77×10^{-3}	1.49×10^{-2}	1.286×10^{-2}	1.163×10^{-2}	0.9044
	40.0000	2.24×10^{-8}	5.69×10^{-3}	1.08×10^{-8}	8.75×10^{-3}	1.44×10^{-2}	1.286×10^{-2}	1.128×10^{-2}	0.8770
	50.0000	1.43×10^{-8}	4.75×10^{-3}	8.56×10^{-9}	9.50×10^{-3}	1.43×10^{-2}	1.296×10^{-2}	1.104×10^{-2}	0.8519

[a] 第一次使用的任何材料样品的密度，如果需要高剂量准确度，应通过实验确定（见第19.10节）。

表 L3.24　皮肤中的光子相互作用系数（ICRP）

ρ：1.100g/cm^3，组成成分（Z-f_w）：1-0.100588；6-0.228250；7-0.046420；8-0.619002；11-0.000070；12-0.000060；15-0.000330；16-0.001590；17-0.002670；19-0.000850；20-0.000150；26-0.000010；30-0.000010

K, L, M层	能量（MeV）	质量系数（cm^2/g）							(1-g)
		相干散射 $\sigma_{coh/\rho}$	康普顿效应 $\sigma_{C/\rho}$	光电效应 τ/ρ	电子对+三重态 κ/ρ	总衰减系数 μ/ρ	质能转移系数 μ_{tr}/ρ	质能吸收系数 μ_{en}/ρ	
	0.0010	1.29	1.38×10^{-2}	3.52×10^{3}	0.00	3.52×10^{3}	3.507×10^{3}	3.507×10^{3}	1
	0.001020	1.28	1.43×10^{-2}	3.34×10^{3}	0.00	3.34×10^{3}	3.331×10^{3}	3.331×10^{3}	1
30L3	0.001020	1.28	1.43×10^{-2}	3.34×10^{3}	0.00	3.34×10^{3}	3.331×10^{3}	3.331×10^{3}	1
	0.001043	1.28	1.48×10^{-2}	3.14×10^{3}	0.00	3.14×10^{3}	3.139×10^{3}	3.138×10^{3}	1
30L2	0.001043	1.28	1.48×10^{-2}	3.14×10^{3}	0.00	3.14×10^{3}	3.139×10^{3}	3.139×10^{3}	1
	0.001072	1.27	1.56×10^{-2}	2.92×10^{3}	0.00	2.92×10^{3}	2.915×10^{3}	2.915×10^{3}	1
11K	0.001072	1.27	1.56×10^{-2}	2.92×10^{3}	0.00	2.92×10^{3}	2.916×10^{3}	2.916×10^{3}	1
	0.001194	1.25	1.88×10^{-2}	2.19×10^{3}	0.00	2.19×10^{3}	2.186×10^{3}	2.186×10^{3}	1
30L1	0.001194	1.25	1.88×10^{-2}	2.19×10^{3}	0.00	2.19×10^{3}	2.186×10^{3}	2.186×10^{3}	1
	0.001305	1.22	2.20×10^{-2}	1.72×10^{3}	0.00	1.72×10^{3}	1.717×10^{3}	1.717×10^{3}	1
12K	0.001305	1.22	2.20×10^{-2}	1.72×10^{3}	0.00	1.72×10^{3}	1.717×10^{3}	1.717×10^{3}	1
	0.0015	1.18	2.77×10^{-2}	1.17×10^{3}	0.00	1.18×10^{3}	1.172×10^{3}	1.172×10^{3}	1
	0.0020	1.06	4.31×10^{-2}	5.23×10^{2}	0.00	5.24×10^{2}	5.226×10^{2}	5.226×10^{2}	0.9999
	0.002145	1.02	4.76×10^{-2}	4.28×10^{2}	0.00	4.29×10^{2}	4.276×10^{2}	4.276×10^{2}	0.9999
15K	0.002145	1.02	4.76×10^{-2}	4.29×10^{2}	0.00	4.30×10^{2}	4.283×10^{2}	4.283×10^{2}	0.9999
	0.002472	9.45×10^{-1}	5.74×10^{-2}	2.85×10^{2}	0.00	2.86×10^{2}	2.848×10^{2}	2.848×10^{2}	0.9999
16K	0.002472	9.45×10^{-1}	5.74×10^{-2}	2.88×10^{2}	0.00	2.89×10^{2}	2.876×10^{2}	2.876×10^{2}	0.9999
	0.002822	8.64×10^{-1}	6.73×10^{-2}	1.96×10^{2}	0.00	1.97×10^{2}	1.958×10^{2}	1.958×10^{2}	0.9999
17K	0.002822	8.64×10^{-1}	6.73×10^{-2}	2.00×10^{2}	0.00	2.01×10^{2}	1.994×10^{2}	1.993×10^{2}	0.9999
	0.0030	8.26×10^{-1}	7.21×10^{-2}	1.68×10^{2}	0.00	1.69×10^{2}	1.671×10^{2}	1.671×10^{2}	0.9999
	0.003607	7.06×10^{-1}	8.70×10^{-2}	9.75×10	0.00	9.83×10	9.718×10	9.717×10	0.9999
19K	0.003607	7.06×10^{-1}	8.70×10^{-2}	9.84×10	0.00	9.92×10	9.797×10	9.796×10	0.9999
	0.0040	6.39×10^{-1}	9.54×10^{-2}	7.24×10	0.00	7.31×10	7.209×10	7.208×10	0.9999
	0.004038	6.33×10^{-1}	9.61×10^{-2}	7.03×10	0.00	7.11×10	7.009×10	7.008×10	0.9999
20K	0.004038	6.33×10^{-1}	9.61×10^{-2}	7.05×10	0.00	7.12×10	7.020×10	7.019×10	0.9999
	0.0050	5.03×10^{-1}	1.13×10^{-1}	3.71×10	0.00	3.78×10	3.701×10	3.701×10	0.9999
	0.0060	4.06×10^{-1}	1.26×10^{-1}	2.14×10	0.00	2.19×10	2.130×10	2.129×10	0.9998
	0.007112	3.28×10^{-1}	1.36×10^{-1}	1.27×10	0.00	1.32×10	1.266×10	1.265×10	0.9998
26K	0.007112	3.28×10^{-1}	1.36×10^{-1}	1.27×10	0.00	1.32×10	1.266×10	1.266×10	0.9998
	0.0080	2.83×10^{-1}	1.43×10^{-1}	8.83	0.00	9.26	8.810	8.808	0.9998
	0.009659	2.22×10^{-1}	1.52×10^{-1}	4.92	0.00	5.29	4.909	4.908	0.9998
30K	0.009659	2.22×10^{-1}	1.52×10^{-1}	4.92	0.00	5.29	4.910	4.909	0.9998

续表

ρ：1.100g/cm^3，组成成分（Z–f_w）：1–0.100588；6–0.228250；7–0.046420；8–0.619002；11–0.000070；12–0.000060；15–0.000330；16–0.001590；17–0.002670；19–0.000850；20–0.000150；26–0.000010；30–0.000010

K, L, M层	能量（MeV）	质量系数（cm^2/g）							(1–g)
		相干散射 $\sigma_{coh/\rho}$	康普顿效应 $\sigma_{C/\rho}$	光电效应 τ/ρ	电子对+三重态 κ/ρ	总衰减系数 μ/ρ	质能转移系数μ_{tr}/ρ	质能吸收系数μ_{en}/ρ	
	0.0100	2.12×10^{-1}	1.54×10^{-1}	4.41	0.00	4.78	4.405	4.404	0.9998
	0.0150	1.24×10^{-1}	1.69×10^{-1}	1.23	0.00	1.52	1.231	1.230	0.9997
	0.0200	8.21×10^{-2}	1.76×10^{-1}	4.89×10^{-1}	0.00	7.48×10^{-1}	4.953×10^{-1}	4.951×10^{-1}	0.9997
	0.0300	4.33×10^{-2}	1.82×10^{-1}	1.32×10^{-1}	0.00	3.57×10^{-1}	1.416×10^{-1}	1.415×10^{-1}	0.9996
	0.0400	2.65×10^{-2}	1.81×10^{-1}	5.15×10^{-2}	0.00	2.59×10^{-1}	6.409×10^{-2}	6.407×10^{-2}	0.9996
	0.0500	1.79×10^{-2}	1.79×10^{-1}	2.48×10^{-2}	0.00	2.21×10^{-1}	3.964×10^{-2}	3.962×10^{-2}	0.9996
	0.0600	1.28×10^{-2}	1.75×10^{-1}	1.36×10^{-2}	0.00	2.02×10^{-1}	3.042×10^{-2}	3.041×10^{-2}	0.9996
	0.0800	7.52×10^{-3}	1.68×10^{-1}	5.28×10^{-3}	0.00	1.81×10^{-1}	2.528×10^{-2}	2.527×10^{-2}	0.9997
	0.1000	4.92×10^{-3}	1.61×10^{-1}	2.53×10^{-3}	0.00	1.68×10^{-1}	2.501×10^{-2}	2.500×10^{-2}	0.9996
	0.1500	2.24×10^{-3}	1.46×10^{-1}	6.73×10^{-4}	0.00	1.49×10^{-1}	2.731×10^{-2}	2.730×10^{-2}	0.9996
	0.2000	1.27×10^{-3}	1.34×10^{-1}	2.67×10^{-4}	0.00	1.36×10^{-1}	2.936×10^{-2}	2.934×10^{-2}	0.9994
	0.3000	5.71×10^{-4}	1.17×10^{-1}	7.56×10^{-5}	0.00	1.17×10^{-1}	3.161×10^{-2}	3.159×10^{-2}	0.9992
	0.4000	3.22×10^{-4}	1.05×10^{-1}	3.24×10^{-5}	0.00	1.05×10^{-1}	3.248×10^{-2}	3.245×10^{-2}	0.999
	0.5000	2.06×10^{-4}	9.56×10^{-2}	1.75×10^{-5}	0.00	9.59×10^{-2}	3.269×10^{-2}	3.265×10^{-2}	0.9988
	0.6000	1.43×10^{-4}	8.85×10^{-2}	1.09×10^{-5}	0.00	8.86×10^{-2}	3.255×10^{-2}	3.250×10^{-2}	0.9985
	0.8000	8.07×10^{-5}	7.77×10^{-2}	5.50×10^{-6}	0.00	7.78×10^{-2}	3.179×10^{-2}	3.173×10^{-2}	0.9981
	1.0000	5.17×10^{-5}	6.99×10^{-2}	3.42×10^{-6}	0.00	7.00×10^{-2}	3.078×10^{-2}	3.071×10^{-2}	0.9976
	1.2500	3.31×10^{-5}	6.25×10^{-2}	2.17×10^{-6}	1.68×10^{-5}	6.26×10^{-2}	2.943×10^{-2}	2.935×10^{-2}	0.997
	1.5000	2.30×10^{-5}	5.68×10^{-2}	1.57×10^{-6}	9.29×10^{-5}	5.69×10^{-2}	2.815×10^{-2}	2.804×10^{-2}	0.9964
	2.0000	1.29×10^{-5}	4.85×10^{-2}	9.87×10^{-7}	3.70×10^{-4}	4.89×10^{-2}	2.593×10^{-2}	2.580×10^{-2}	0.9951
	3.0000	5.74×10^{-6}	3.81×10^{-2}	5.50×10^{-7}	1.07×10^{-3}	3.92×10^{-2}	2.273×10^{-2}	2.255×10^{-2}	0.9919
	4.0000	3.23×10^{-6}	3.18×10^{-2}	3.77×10^{-7}	1.77×10^{-3}	3.36×10^{-2}	2.063×10^{-2}	2.039×10^{-2}	0.9884
	5.0000	2.07×10^{-6}	2.75×10^{-2}	2.86×10^{-7}	2.41×10^{-3}	2.99×10^{-2}	1.918×10^{-2}	1.888×10^{-2}	0.9846
	6.0000	1.44×10^{-6}	2.43×10^{-2}	2.30×10^{-7}	3.00×10^{-3}	2.73×10^{-2}	1.813×10^{-2}	1.778×10^{-2}	0.9806
	8.0000	8.08×10^{-7}	1.99×10^{-2}	1.65×10^{-7}	4.00×10^{-3}	2.39×10^{-2}	1.675×10^{-2}	1.629×10^{-2}	0.9725
	10.0000	5.17×10^{-7}	1.69×10^{-2}	1.28×10^{-7}	4.84×10^{-3}	2.18×10^{-2}	1.591×10^{-2}	1.535×10^{-2}	0.9644
	15.0000	2.30×10^{-7}	1.25×10^{-2}	8.22×10^{-8}	6.43×10^{-3}	1.90×10^{-2}	1.488×10^{-2}	1.406×10^{-2}	0.9448
	20.0000	1.29×10^{-7}	1.01×10^{-2}	6.05×10^{-8}	7.59×10^{-3}	1.76×10^{-2}	1.451×10^{-2}	1.344×10^{-2}	0.9265
	30.0000	5.74×10^{-8}	7.32×10^{-3}	3.96×10^{-8}	9.25×10^{-3}	1.66×10^{-2}	1.440×10^{-2}	1.286×10^{-2}	0.8931
	40.0000	3.23×10^{-8}	5.81×10^{-3}	2.94×10^{-8}	1.04×10^{-2}	1.62×10^{-2}	1.455×10^{-2}	1.256×10^{-2}	0.8633
	50.0000	2.07×10^{-8}	4.85×10^{-3}	2.34×10^{-8}	1.13×10^{-2}	1.61×10^{-2}	1.478×10^{-2}	1.236×10^{-2}	0.8361

表 L3.25　软组织中的光子相互作用系数（ICRP）

ρ：1.000g/cm^3，组成成分（Z–f_w）：1–0.104472；6–0.232190；7–0.024880；8–0.630238；11–0.001130；12–0.000130；15–0.001330；16–0.001990；17–0.001340；19–0.001990；20–0.000230；26–0.000050；30–0.000030

		质量系数（cm^2/g）							
K, L, M层	能量（MeV）	相干散射 $\sigma_{coh/\rho}$	康普顿效应 $\sigma_{C/\rho}$	光电效应 τ/ρ	电子对+三重态 κ/ρ	总衰减系数 μ/ρ	质能转移系数μ_{tr}/ρ	质能吸收系数μ_{en}/ρ	（1–g）
	0.0010	1.29	1.39×10^{-2}	3.51×10^{3}	0.00	3.51×10^{3}	3.501×10^{3}	3.501×10^{3}	1
	0.001020	1.28	1.44×10^{-2}	3.33×10^{3}	0.00	3.33×10^{3}	3.325×10^{3}	3.325×10^{3}	1
30L3	0.001020	1.28	1.44×10^{-2}	3.33×10^{3}	0.00	3.33×10^{3}	3.325×10^{3}	3.325×10^{3}	1
	0.001043	1.28	1.50×10^{-2}	3.14×10^{3}	0.00	3.14×10^{3}	3.134×10^{3}	3.134×10^{3}	1
30L2	0.001043	1.28	1.50×10^{-2}	3.14×10^{3}	0.00	3.14×10^{3}	3.134×10^{3}	3.134×10^{3}	1
	0.001072	1.27	1.57×10^{-2}	2.91×10^{3}	0.00	2.91×10^{3}	2.911×10^{3}	2.911×10^{3}	1
11K	0.001072	1.27	1.57×10^{-2}	2.92×10^{3}	0.00	2.92×10^{3}	2.918×10^{3}	2.918×10^{3}	1
	0.001194	1.25	1.90×10^{-2}	2.19×10^{3}	0.00	2.19×10^{3}	2.188×10^{3}	2.188×10^{3}	1
30L1	0.001194	1.25	1.90×10^{-2}	2.19×10^{3}	0.00	2.19×10^{3}	2.188×10^{3}	2.188×10	1
	0.001305	1.22	2.22×10^{-2}	1.72×10^{3}	0.00	1.72×10^{3}	1.719×10^{3}	1.719×10	1
12K	0.001305	1.22	2.22×10^{-2}	1.72×10^{3}	0.00	1.72×10^{3}	1.719×10^{3}	1.719×10^{3}	1
	0.0015	1.18	2.80×10^{-2}	1.18×10^{3}	0.00	1.18×10^{3}	1.174×10^{3}	1.174×10^{3}	1
	0.0020	1.06	4.35×10^{-2}	5.25×10^{2}	0.00	5.26×10^{2}	5.238×10^{2}	5.238×10^{2}	0.9999
	0.002145	1.03	4.80×10^{-2}	4.29×10^{2}	0.00	4.30×10^{2}	4.287×10^{2}	4.287×10^{2}	0.9999
15K	0.002145	1.03	4.80×10^{-2}	4.32×10^{2}	0.00	4.33×10^{2}	4.315×10^{2}	4.314×10^{2}	0.9999
	0.002472	9.46×10^{-1}	5.78×10^{-2}	2.88×10^{2}	0.00	2.89×10^{2}	2.872×10^{2}	2.871×10^{2}	0.9999
16K	0.002472	9.46×10^{-1}	5.78×10^{-2}	2.91×10^{2}	0.00	2.92×10^{2}	2.906×10^{2}	2.906×10^{2}	0.9999
	0.002822	8.66×10^{-1}	6.78×10^{-2}	1.98×10^{2}	0.00	1.99×10^{2}	1.980×10^{2}	1.980×10^{2}	0.9999
17K	0.002822	8.66×10^{-1}	6.78×10^{-2}	2.00×10^{2}	0.00	2.01×10^{2}	1.998×10^{2}	1.998×10^{2}	0.9999
	0.0030	8.27×10^{-1}	7.27×10^{-2}	1.68×10^{2}	0.00	1.69×10^{2}	1.674×10^{2}	1.674×10^{2}	0.9999
	0.003607	7.08×10^{-1}	8.76×10^{-2}	9.76×10	0.00	9.84×10	9.735×10	9.734×10	0.9999
19K	0.003607	7.08×10^{-1}	8.76×10^{-2}	9.97×10	0.00	1.01×10^{2}	9.921×10	9.920×10	0.9999
	0.004000	6.41×10^{-1}	9.60×10^{-2}	7.34×10	0.00	7.41×10	7.306×10	7.305×10	0.9999
	0.004038	6.35×10^{-1}	9.68×10^{-2}	7.14×10	0.00	7.21×10	7.104×10	7.103×10	0.9999
20K	0.004038	6.35×10^{-1}	9.68×10^{-2}	7.16×10	0.00	7.23×10	7.121×10	7.121×10	0.9999
	0.0050	5.04×10^{-1}	1.14×10^{-1}	3.78×10	0.00	3.84×10	3.760×10	3.760×10	0.9999
	0.0060	4.07×10^{-1}	1.27×10^{-1}	2.17×10	0.00	2.23×10	2.166×10	2.166×10	0.9998
	0.007112	3.30×10^{-1}	1.37×10^{-1}	1.29×10	0.00	1.34×10	1.289×10	1.289×10	0.9998
26K	0.007112	3.30×10^{-1}	1.37×10^{-1}	1.30×10	0.00	1.34×10	1.290×10	1.290×10	0.9998
	0.0080	2.84×10^{-1}	1.44×10^{-1}	9.02	0.00	9.44	8.986	8.984	0.9998
	0.009659	2.23×10^{-1}	1.53×10^{-1}	5.03	0.00	5.40	5.014	5.013	0.9998
30K	0.009659	2.23×10^{-1}	1.53×10^{-1}	5.03	0.00	5.41	5.017	5.016	0.9998

续表

ρ：1.000g/cm^3，组成成分（Z-f_w）：1-0.104472；6-0.232190；7-0.024880；8-0.630238；11-0.001130；12-0.000130；15-0.001330；16-0.001990；17-0.001340；19-0.001990；20-0.000230；26-0.000050；30-0.000030									
		质量系数（cm^2/g）							
K, L, M层	能量（MeV）	相干散射 $\sigma_{coh/\rho}$	康普顿效应 $\sigma_{C/\rho}$	光电效应 τ/ρ	电子对+三重态 κ/ρ	总衰减系数 μ/ρ	质能转移系数 μ_{tr}/ρ	质能吸收系数 μ_{en}/ρ	（1-g）
	0.0100	2.13×10^{-1}	1.55×10^{-1}	4.52	0.00	4.88	4.503	4.502	0.9998
	0.0150	1.24×10^{-1}	1.69×10^{-1}	1.26	0.00	1.55	1.262	1.261	0.9997
	0.0200	8.24×10^{-2}	1.77×10^{-1}	5.03×10^{-1}	0.00	7.63×10^{-1}	5.088×10^{-1}	5.087×10^{-1}	0.9997
	0.0300	4.35×10^{-2}	1.82×10^{-1}	1.36×10^{-1}	0.00	3.62×10^{-1}	1.457×10^{-1}	1.456×10^{-1}	0.9996
	0.0400	2.66×10^{-2}	1.82×10^{-1}	5.32×10^{-2}	0.00	2.62×10^{-1}	6.582×10^{-2}	6.579×10^{-2}	0.9996
	0.0500	1.79×10^{-2}	1.79×10^{-1}	2.57×10^{-2}	0.00	2.23×10^{-1}	4.054×10^{-2}	4.052×10^{-2}	0.9996
	0.0600	1.29×10^{-2}	1.76×10^{-1}	1.41×10^{-2}	0.00	2.03×10^{-1}	3.096×10^{-2}	3.095×10^{-2}	0.9996
	0.0800	7.55×10^{-3}	1.69×10^{-1}	5.48×10^{-3}	0.00	1.82×10^{-1}	2.554×10^{-2}	2.553×10^{-2}	0.9997
	0.1000	4.94×10^{-3}	1.62×10^{-1}	2.63×10^{-3}	0.00	1.69×10^{-1}	2.518×10^{-2}	2.517×10^{-2}	0.9996
	0.1500	2.25×10^{-3}	1.46×10^{-1}	7.00×10^{-4}	0.00	1.49×10^{-1}	2.743×10^{-2}	2.742×10^{-2}	0.9996
	0.2000	1.28×10^{-3}	1.34×10^{-1}	2.78×10^{-4}	0.00	1.36×10^{-1}	2.947×10^{-2}	2.945×10^{-2}	0.9994
	0.3000	5.74×10^{-4}	1.17×10^{-1}	7.88×10^{-5}	0.00	1.18×10^{-1}	3.172×10^{-2}	3.170×10^{-2}	0.9992
	0.4000	3.24×10^{-4}	1.05×10^{-1}	3.38×10^{-5}	0.00	1.05×10^{-1}	3.259×10^{-2}	3.256×10^{-2}	0.9990
	0.5000	2.07×10^{-4}	9.60×10^{-2}	1.83×10^{-5}	0.00	9.62×10^{-2}	3.280×10^{-2}	3.276×10^{-2}	0.9988
	0.6000	1.44×10^{-4}	8.88×10^{-2}	1.14×10^{-5}	0.00	8.89×10^{-2}	3.266×10^{-2}	3.261×10^{-2}	0.9985
	0.8000	8.11×10^{-5}	7.80×10^{-2}	5.75×10^{-6}	0.00	7.81×10^{-2}	3.190×10^{-2}	3.184×10^{-2}	0.9981
	1.0000	5.19×10^{-5}	7.02×10^{-2}	3.58×10^{-6}	0.00	7.02×10^{-2}	3.089×10^{-2}	3.081×10^{-2}	0.9976
	1.2500	3.33×10^{-5}	6.27×10^{-2}	2.26×10^{-6}	1.68×10^{-5}	6.28×10^{-2}	2.953×10^{-2}	2.945×10^{-2}	0.9970
	1.5000	2.31×10^{-5}	5.70×10^{-2}	1.64×10^{-6}	9.30×10^{-5}	5.71×10^{-2}	2.824×10^{-2}	2.814×10^{-2}	0.9964
	2.0000	1.30×10^{-5}	4.87×10^{-2}	1.03×10^{-6}	3.70×10^{-4}	4.91×10^{-2}	2.602×10^{-2}	2.589×10^{-2}	0.9951
	3.0000	5.77×10^{-6}	3.83×10^{-2}	5.75×10^{-7}	1.07×10^{-3}	3.94×10^{-2}	2.281×10^{-2}	2.263×10^{-2}	0.9920
	4.0000	3.25×10^{-6}	3.19×10^{-2}	3.94×10^{-7}	1.77×10^{-3}	3.37×10^{-2}	2.070×10^{-2}	2.046×10^{-2}	0.9885
	5.0000	2.08×10^{-6}	2.76×10^{-2}	2.98×10^{-7}	2.41×10^{-3}	3.00×10^{-2}	1.924×10^{-2}	1.894×10^{-2}	0.9847
	6.0000	1.44×10^{-6}	2.44×10^{-2}	2.40×10^{-7}	3.00×10^{-3}	2.74×10^{-2}	1.818×10^{-2}	1.783×10^{-2}	0.9807
	8.0000	8.12×10^{-7}	1.99×10^{-2}	1.72×10^{-7}	4.00×10^{-3}	2.39×10^{-2}	1.680×10^{-2}	1.634×10^{-2}	0.9727
	10.0000	5.20×10^{-7}	1.70×10^{-2}	1.33×10^{-7}	4.85×10^{-3}	2.18×10^{-2}	1.596×10^{-2}	1.539×10^{-2}	0.9646
	15.0000	2.31×10^{-7}	1.26×10^{-2}	8.57×10^{-8}	6.43×10^{-3}	1.90×10^{-2}	1.492×10^{-2}	1.410×10^{-2}	0.9451
	20.0000	1.30×10^{-7}	1.01×10^{-2}	6.30×10^{-8}	7.60×10^{-3}	1.77×10^{-2}	1.454×10^{-2}	1.347×10^{-2}	0.9268
	30.0000	5.77×10^{-8}	7.34×10^{-3}	4.12×10^{-8}	9.26×10^{-3}	1.66×10^{-2}	1.443×10^{-2}	1.289×10^{-2}	0.8936
	40.0000	3.25×10^{-8}	5.83×10^{-3}	3.06×10^{-8}	1.04×10^{-2}	1.62×10^{-2}	1.458×10^{-2}	1.259×10^{-2}	0.8639
	50.0000	2.08×10^{-8}	4.87×10^{-3}	2.43×10^{-8}	1.13×10^{-2}	1.62×10^{-2}	1.481×10^{-2}	1.239×10^{-2}	0.8368

表 L3.26　软组织中的光子相互作用系数（ICRU 4- 部分）

ρ：1.000g/cm³，组成成分（Z–f_w）：1–0.101174；6–0.111000；7–0.026000；8–0.761826

K, L, M层	能量（MeV）	质量系数（cm²/g）							(1–g)
		相干散射 $\sigma_{coh/\rho}$	康普顿效应 $\sigma_{C/\rho}$	光电效应 τ/ρ	电子对+三重态 κ/ρ	总衰减系数 μ/ρ	质能转移系数 μ_{tr}/ρ	质能吸收系数 μ_{en}/ρ	
	0.0010	1.33	1.33×10^{-2}	3.83×10^{3}	0.00	3.83×10^{3}	3.818×10^{3}	3.818×10^{3}	1
	0.0015	1.23	2.68×10^{-2}	1.28×10^{3}	0.00	1.29×10^{3}	1.283×10^{3}	1.283×10^{3}	1
	0.0020	1.11	4.19×10^{-2}	5.74×10^{2}	0.00	5.76×10^{2}	5.736×10^{2}	5.736×10^{2}	0.9999
	0.0030	8.69×10^{-1}	7.05×10^{-2}	1.78×10^{2}	0.00	1.79×10^{2}	1.781×10^{2}	1.781×10^{2}	0.9999
	0.0040	6.75×10^{-1}	9.38×10^{-2}	7.60×10	0.00	7.68×10	7.599×10	7.598×10	0.9999
	0.0050	5.31×10^{-1}	1.11×10^{-1}	3.88×10	0.00	3.95×10	3.881×10	3.880×10	0.9998
	0.0060	4.28×10^{-1}	1.25×10^{-1}	2.23×10	0.00	2.28×10	2.226×10	2.226×10	0.9998
	0.0080	2.97×10^{-1}	1.42×10^{-1}	9.17	0.00	9.60	9.165	9.163	0.9998
	0.0100	2.21×10^{-1}	1.53×10^{-1}	4.56	0.00	4.94	4.565	4.564	0.9998
	0.0150	1.28×10^{-1}	1.68×10^{-1}	1.26	0.00	1.56	1.267	1.266	0.9997
	0.0200	8.53×10^{-2}	1.76×10^{-1}	5.01×10^{-1}	0.00	7.62×10^{-1}	5.072×10^{-1}	5.070×10^{-1}	0.9997
	0.0300	4.51×10^{-2}	1.81×10^{-1}	1.34×10^{-1}	0.00	3.60×10^{-1}	1.439×10^{-1}	1.438×10^{-1}	0.9996
	0.0400	2.76×10^{-2}	1.81×10^{-1}	5.22×10^{-2}	0.00	2.61×10^{-1}	6.476×10^{-2}	6.474×10^{-2}	0.9996
	0.0500	1.86×10^{-2}	1.79×10^{-1}	2.50×10^{-2}	0.00	2.22×10^{-1}	3.988×10^{-2}	3.987×10^{-2}	0.9996
	0.0600	1.34×10^{-2}	1.75×10^{-1}	1.37×10^{-2}	0.00	2.02×10^{-1}	3.053×10^{-2}	3.051×10^{-2}	0.9996
	0.0800	7.83×10^{-3}	1.68×10^{-1}	5.29×10^{-3}	0.00	1.81×10^{-1}	2.531×10^{-2}	2.530×10^{-2}	0.9996
	0.1000	5.13×10^{-3}	1.61×10^{-1}	2.53×10^{-3}	0.00	1.69×10^{-1}	2.502×10^{-2}	2.501×10^{-2}	0.9996
	0.1500	2.34×10^{-3}	1.46×10^{-1}	6.70×10^{-4}	0.00	1.49×10^{-1}	2.733×10^{-2}	2.732×10^{-2}	0.9995
	0.2000	1.33×10^{-3}	1.34×10^{-1}	2.65×10^{-4}	0.00	1.36×10^{-1}	2.938×10^{-2}	2.936×10^{-2}	0.9994
	0.3000	5.95×10^{-4}	1.17×10^{-1}	7.47×10^{-5}	0.00	1.17×10^{-1}	3.164×10^{-2}	3.161×10^{-2}	0.9992
	0.4000	3.36×10^{-4}	1.05×10^{-1}	3.20×10^{-5}	0.00	1.05×10^{-1}	3.250×10^{-2}	3.247×10^{-2}	0.9989
	0.5000	2.15×10^{-4}	9.57×10^{-2}	1.72×10^{-5}	0.00	9.59×10^{-2}	3.272×10^{-2}	3.267×10^{-2}	0.9987
	0.6000	1.49×10^{-4}	8.85×10^{-2}	1.07×10^{-5}	0.00	8.87×10^{-2}	3.257×10^{-2}	3.252×10^{-2}	0.9985
	0.8000	8.41×10^{-5}	7.78×10^{-2}	5.42×10^{-6}	0.00	7.79×10^{-2}	3.182×10^{-2}	3.175×10^{-2}	0.998
	1.0000	5.39×10^{-5}	7.00×10^{-2}	3.37×10^{-6}	0.00	7.00×10^{-2}	3.081×10^{-2}	3.073×10^{-2}	0.9976
	1.2500	3.45×10^{-5}	6.26×10^{-2}	2.13×10^{-6}	1.73×10^{-5}	6.26×10^{-2}	2.946×10^{-2}	2.937×10^{-2}	0.9969
	1.5000	2.39×10^{-5}	5.69×10^{-2}	1.55×10^{-6}	9.57×10^{-5}	5.70×10^{-2}	2.817×10^{-2}	2.806×10^{-2}	0.9963
	2.0000	1.35×10^{-5}	4.85×10^{-2}	9.72×10^{-7}	3.81×10^{-4}	4.89×10^{-2}	2.596×10^{-2}	2.582×10^{-2}	0.9949
	3.0000	5.99×10^{-6}	3.82×10^{-2}	5.43×10^{-7}	1.10×10^{-3}	3.93×10^{-2}	2.277×10^{-2}	2.258×10^{-2}	0.9917
	4.0000	3.37×10^{-6}	3.18×10^{-2}	3.73×10^{-7}	1.82×10^{-3}	3.37×10^{-2}	2.069×10^{-2}	2.044×10^{-2}	0.9881
	5.0000	2.16×10^{-6}	2.75×10^{-2}	2.83×10^{-7}	2.48×10^{-3}	3.00×10^{-2}	1.924×10^{-2}	1.894×10^{-2}	0.9843
	6.0000	1.50×10^{-6}	2.43×10^{-2}	2.27×10^{-7}	3.08×10^{-3}	2.74×10^{-2}	1.821×10^{-2}	1.785×10^{-2}	0.9802
	8.0000	8.42×10^{-7}	1.99×10^{-2}	1.63×10^{-7}	4.11×10^{-3}	2.40×10^{-2}	1.685×10^{-2}	1.638×10^{-2}	0.972
	10.0000	5.39×10^{-7}	1.69×10^{-2}	1.27×10^{-7}	4.97×10^{-3}	2.19×10^{-2}	1.604×10^{-2}	1.546×10^{-2}	0.9637
	15.0000	2.39×10^{-7}	1.25×10^{-2}	8.16×10^{-8}	6.60×10^{-3}	1.91×10^{-2}	1.505×10^{-2}	1.420×10^{-2}	0.9438
	20.0000	1.35×10^{-7}	1.01×10^{-2}	6.00×10^{-8}	7.79×10^{-3}	1.78×10^{-2}	1.470×10^{-2}	1.360×10^{-2}	0.9253
	30.0000	5.99×10^{-8}	7.32×10^{-3}	3.93×10^{-8}	9.49×10^{-3}	1.68×10^{-2}	1.463×10^{-2}	1.305×10^{-2}	0.8915
	40.0000	3.37×10^{-8}	5.82×10^{-3}	2.92×10^{-8}	1.07×10^{-2}	1.65×10^{-2}	1.481×10^{-2}	1.276×10^{-2}	0.8613
	50.0000	2.16×10^{-8}	4.86×10^{-3}	2.32×10^{-8}	1.16×10^{-2}	1.64×10^{-2}	1.507×10^{-2}	1.256×10^{-2}	0.8339

表 L3.27　水（液体）中的光子相互作用系数

ρ：1.000[a] g/cm^3，组成成分（Z–f_w）：1–0.111898；8–0.888102										
		质量系数（cm^2/g）								
K, L, M层	能量（MeV）	相干散射 $\sigma_{coh/\rho}$	康普顿效应 $\sigma_{C/\rho}$	光电效应 τ/ρ	电子对+三重态 κ/ρ	总衰减系数 μ/ρ	质能转移系数 μ_{tr}/ρ	质能吸收系数 μ_{en}/ρ	（1–g）
	0.0010	1.37	1.32×10^{-2}	4.08×10^{3}	0.00	4.08×10^{3}	4.065×10^{3}	4.065×10^{3}	1
	0.0015	1.27	2.67×10^{-2}	1.37×10^{3}	0.00	1.38×10^{3}	1.372×10^{3}	1.372×10^{3}	1
	0.0020	1.15	4.18×10^{-2}	6.16×10^{2}	0.00	6.17×10^{2}	6.152×10^{2}	6.152×10^{2}	0.9999
	0.0030	9.09×10^{-1}	7.07×10^{-2}	1.92×10^{2}	0.00	1.93×10^{2}	1.917×10^{2}	1.917×10^{2}	0.9999
	0.0040	7.08×10^{-1}	9.43×10^{-2}	8.20×10	0.00	8.28×10	8.192×10	8.191×10	0.9999
	0.0050	5.58×10^{-1}	1.12×10^{-1}	4.19×10	0.00	4.26×10	4.189×10	4.188×10	0.9998
	0.0060	4.49×10^{-1}	1.26×10^{-1}	2.41×10	0.00	2.46×10	2.406×10	2.405×10	0.9998
	0.0080	3.10×10^{-1}	1.44×10^{-1}	9.92	0.00	1.04×10	9.918	9.915	0.9998
	0.0100	2.31×10^{-1}	1.55×10^{-1}	4.94	0.00	5.33	4.945	4.944	0.9998
	0.0150	1.33×10^{-1}	1.70×10^{-1}	1.37	0.00	1.67	1.374	1.374	0.9997
	0.0200	8.86×10^{-2}	1.77×10^{-1}	5.44×10^{-1}	0.00	8.10×10^{-1}	5.505×10^{-1}	5.503×10^{-1}	0.9997
	0.0300	4.69×10^{-2}	1.83×10^{-1}	1.46×10^{-1}	0.00	3.76×10^{-1}	1.557×10^{-1}	1.557×10^{-1}	0.9996
	0.0400	2.87×10^{-2}	1.83×10^{-1}	5.68×10^{-2}	0.00	2.68×10^{-1}	6.950×10^{-2}	6.947×10^{-2}	0.9996
	0.0500	1.94×10^{-2}	1.80×10^{-1}	2.72×10^{-2}	0.00	2.27×10^{-1}	4.225×10^{-2}	4.223×10^{-2}	0.9996
	0.0600	1.39×10^{-2}	1.77×10^{-1}	1.49×10^{-2}	0.00	2.06×10^{-1}	3.191×10^{-2}	3.190×10^{-2}	0.9996
	0.0800	8.16×10^{-3}	1.70×10^{-1}	5.77×10^{-3}	0.00	1.84×10^{-1}	2.598×10^{-2}	2.597×10^{-2}	0.9996
	0.1000	5.35×10^{-3}	1.63×10^{-1}	2.76×10^{-3}	0.00	1.71×10^{-1}	2.547×10^{-2}	2.546×10^{-2}	0.9996
	0.1500	2.44×10^{-3}	1.47×10^{-1}	7.31×10^{-4}	0.00	1.51×10^{-1}	2.765×10^{-2}	2.764×10^{-2}	0.9995
	0.2000	1.39×10^{-3}	1.35×10^{-1}	2.89×10^{-4}	0.00	1.37×10^{-1}	2.969×10^{-2}	2.967×10^{-2}	0.9994
	0.3000	6.22×10^{-4}	1.18×10^{-1}	8.16×10^{-5}	0.00	1.19×10^{-1}	3.195×10^{-2}	3.192×10^{-2}	0.9992
	0.4000	3.51×10^{-4}	1.06×10^{-1}	3.49×10^{-5}	0.00	1.06×10^{-1}	3.282×10^{-2}	3.279×10^{-2}	0.9989
	0.5000	2.25×10^{-4}	9.66×10^{-2}	1.88×10^{-5}	0.00	9.69×10^{-2}	3.303×10^{-2}	3.299×10^{-2}	0.9987
	0.6000	1.56×10^{-4}	8.94×10^{-2}	1.17×10^{-5}	0.00	8.96×10^{-2}	3.289×10^{-2}	3.284×10^{-2}	0.9984
	0.8000	8.79×10^{-5}	7.86×10^{-2}	5.92×10^{-6}	0.00	7.87×10^{-2}	3.212×10^{-2}	3.206×10^{-2}	0.9980
	1.0000	5.63×10^{-5}	7.07×10^{-2}	3.68×10^{-6}	0.00	7.07×10^{-2}	3.111×10^{-2}	3.103×10^{-2}	0.9975
	1.2500	3.60×10^{-5}	6.32×10^{-2}	2.33×10^{-6}	1.78×10^{-5}	6.32×10^{-2}	2.974×10^{-2}	2.965×10^{-2}	0.9969
	1.5000	2.50×10^{-5}	5.74×10^{-2}	1.69×10^{-6}	9.82×10^{-5}	5.75×10^{-2}	2.844×10^{-2}	2.833×10^{-2}	0.9962
	2.0000	1.41×10^{-5}	4.90×10^{-2}	1.06×10^{-6}	3.91×10^{-4}	4.94×10^{-2}	2.621×10^{-2}	2.608×10^{-2}	0.9948
	3.0000	6.26×10^{-6}	3.85×10^{-2}	5.94×10^{-7}	1.13×10^{-3}	3.97×10^{-2}	2.300×10^{-2}	2.281×10^{-2}	0.9916
	4.0000	3.52×10^{-6}	3.22×10^{-2}	4.08×10^{-7}	1.87×10^{-3}	3.40×10^{-2}	2.091×10^{-2}	2.066×10^{-2}	0.9880
	5.0000	2.25×10^{-6}	2.78×10^{-2}	3.09×10^{-7}	2.54×10^{-3}	3.03×10^{-2}	1.946×10^{-2}	1.915×10^{-2}	0.9840
	6.0000	1.56×10^{-6}	2.45×10^{-2}	2.48×10^{-7}	3.16×10^{-3}	2.77×10^{-2}	1.843×10^{-2}	1.806×10^{-2}	0.9800
	8.0000	8.80×10^{-7}	2.01×10^{-2}	1.78×10^{-7}	4.21×10^{-3}	2.43×10^{-2}	1.707×10^{-2}	1.658×10^{-2}	0.9716
	10.0000	5.63×10^{-7}	1.71×10^{-2}	1.39×10^{-7}	5.09×10^{-3}	2.22×10^{-2}	1.626×10^{-2}	1.566×10^{-2}	0.9633
	15.0000	2.50×10^{-7}	1.27×10^{-2}	8.91×10^{-8}	6.75×10^{-3}	1.94×10^{-2}	1.528×10^{-2}	1.441×10^{-2}	0.9432
	20.0000	1.41×10^{-7}	1.02×10^{-2}	6.56×10^{-8}	7.98×10^{-3}	1.81×10^{-2}	1.495×10^{-2}	1.382×10^{-2}	0.9245
	30.0000	6.26×10^{-8}	7.40×10^{-3}	4.29×10^{-8}	9.71×10^{-3}	1.71×10^{-2}	1.490×10^{-2}	1.327×10^{-2}	0.8904
	40.0000	3.52×10^{-8}	5.88×10^{-3}	3.19×10^{-8}	1.09×10^{-2}	1.68×10^{-2}	1.510×10^{-2}	1.298×10^{-2}	0.8600
	50.0000	2.25×10^{-8}	4.91×10^{-3}	2.53×10^{-8}	1.18×10^{-2}	1.67×10^{-2}	1.537×10^{-2}	1.279×10^{-2}	0.8323

[a] 这是4℃时的水密度，作为参考。

表格 L4：MV 光子束的典型数据

表L4.1至L4.3中显示了外照放射中常用的三种能量MV光子束相对剂量的典型数据值。它们由在参考深度d_{ref}=10cm处归一化的组织模体比（TPR）组成（参见第26.2.7节）。还给出了射野输出因子S_{cp}、准直器散射校正因子S_c和在相同深度的10cm × 10cm方野的模体散射校正因子S_p（定义在等中心点，距源的距离为100cm）的数值（参见第26.2.9节至第26.2.12节）。这些数据是在特定机器（Varian 2100C加速器）上测量的，除了S_{cp}和S_c需要计算每个机器的跳数剂量外，如果光束质量指数$TPR_{20,10}$（参见第19.4.4.1节）是相同的，则它们可以被视为其他机器光束的代表。此外，表 L4.4说明了直线加速器的代表性设备中的标称能量（MV）和$TPR_{20,10}$值。

所有这些数据仅供说明之用，不可用于临床应用。

使用这些表格来计算百分深度剂量比值

TPR数据可以直接测量，保持源到探测器的距离不变（原则上为1m），并改变深度。然而，当使用水模体时，测量百分深度剂量（PDD）数据并将其转换为 TPR更为实用（参见第26.4.1节）。

为了将TPR表（与距离无关）转换为给定源皮距（SSD）的PDD表，我们可以使用公式26.26并将其分别应用于深度d和d_{max}[1]。

使用表26.1和26.2中定义的符号，可以得出：

$$\frac{\mathrm{PDD}(d,\mathrm{ESQ_s},\mathrm{SSD})}{100} = \frac{D(d,\mathrm{ESQ_s},A,\mathrm{SSD})}{D(d_{max},\mathrm{ESQ_s},A,\mathrm{SSD})}$$

$$= \frac{S_p(d_{ref},\mathrm{ESQ_d})}{S_p(d_{ref},\mathrm{ESQ_{dmax}})}\frac{\mathrm{TPR}(d,\mathrm{ESQ_d})}{\mathrm{TPR}(d_{max},\mathrm{ESQ_{dmax}})}\left(\frac{\mathrm{SSD}+d_{max}}{\mathrm{SSD}+d}\right)^2$$

$\mathrm{ESQ_d}=\mathrm{ESQ_s}$［（SSD+$d$）/SSD］

$\mathrm{ESQ_{dmax}}=\mathrm{ESQ_s}$［（SSD+$d_{max}$）/SSD］

作为数值应用的示例，可以在6MV下计算深度d=10cm处的百分深度剂量，对于SSD = 100cm，以及表面方形野大小，$\mathrm{ESQ_s}$= 10cm。对于此设置，我们取d_{max} = 2cm[2]。

$\mathrm{ESQ_d}$=11cm；S_p（d_{ref}, $\mathrm{ESQ_d}$）=1.011；TPR（d, $\mathrm{ESQ_d}$）=1.000

$\mathrm{ESQ_{dmax}}$=10.2cm；S_p（d_{ref}, $\mathrm{ESQ_{dmax}}$）=1.002；TPR（d_{max}, $\mathrm{ESQ_{dmax}}$）=1.289

$$\mathrm{PDD}(d,\mathrm{ESQ_s},\mathrm{SSD}) = 100\times\frac{1.011}{1.002}\times\frac{1.000}{1.289}\times\left(\frac{100+2}{100+10}\right)^2 = 67.3\%$$

[1] 对准直器开口 A 的影响，由于在两个深度都保持不变，相互抵销。

[2] d_{max}（取决于SSD和射野大小）是从TPR推导出PDD所必需的，但它不是先验已知的。确切值并不重要，如第26章所述，在参考条件下根据参考剂量计算剂量时不使用该值（特别参见第26.5.2节）。

表 L4.1　6MV X 射线的组织模体比和散射校正因子（$TPR_{20,10}$= 0.669）

射野大小[a] 深度（cm）	4cm × 4cm	6cm × 6cm	10cm × 10cm	15cm × 15cm	20cm × 20cm	30cm × 30cm	40cm × 40cm
			d_{ref} = 10cm处的组织模体比（TPR）				
2.0	1.377	1.346	1.291	1.247	1.222	1.196	1.182
3.0	1.338	1.310	1.263	1.223	1.201	1.178	1.165
4.0	1.287	1.265	1.227	1.195	1.175	1.155	1.146
6.0	1.191	1.177	1.153	1.132	1.120	1.105	1.100
8.0	1.092	1.087	1.076	1.067	1.061	1.054	1.051
10.0	**1.000**	**1.000**	**1.000**	**1.000**	**1.000**	**1.000**	**1.000**
15.0	0.797	0.806	0.822	0.837	0.848	0.866	0.873
20.0	0.634	0.645	0.669	0.692	0.709	0.738	0.752
25.0	0.507	0.518	0.543	0.568	0.588	0.622	0.643
30.0	0.406	0.415	0.438	0.463	0.484	0.519	0.542
d_{ref}[b]处的S_p	0.909	0.944	**1.000**	1.044	1.074	1.113	1.135
d_{ref}[c]处的S_{cp}	0.866	0.922	**1.000**	1.060	1.102	1.159	1.193
d_{ref}[d]处的S_c	0.952	0.977	**1.000**	1.015	1.026	1.042	1.051

表 L4.2　10MV X 射线的组织模体比和散射校正因子（$TPR_{20,10}$= 0.737）

射野大小[a] 深度（cm）	4cm × 4cm	6cm × 6cm	10cm × 10cm	15cm × 15cm	20cm × 20cm	30cm × 30cm	40cm × 40cm
			d_{ref} = 10cm处的组织模体比（TPR）				
2.0	1.210	1.196	1.174	1.158	1.147	1.138	1.122
3.0	1.231	1.214	1.188	1.165	1.151	1.139	1.125
4.0	1.207	1.191	1.167	1.146	1.133	1.123	1.112
6.0	1.140	1.130	1.113	1.100	1.091	1.083	1.078
8.0	1.067	1.062	1.055	1.049	1.045	1.043	1.039
10.0	**1.000**	**1.000**	**1.000**	**1.000**	**1.000**	**1.000**	**1.000**
15.0	0.843	0.850	0.860	0.870	0.878	0.891	0.900
20.0	0.710	0.721	0.737	0.754	0.766	0.786	0.799
25.0	0.598	0.609	0.629	0.648	0.665	0.688	0.704
30.0	0.505	0.516	0.534	0.555	0.572	0.598	0.617
d_{ref}[b]处的S_p	0.930	0.960	**1.000**	1.029	1.051	1.078	1.093
d_{ref}[c]处的S_{cp}	0.881	0.932	**1.000**	1.049	1.082	1.129	1.168
d_{ref}[d]处的S_c	0.948	0.971	**1.000**	1.019	1.029	1.047	1.069

表 L4.3　15MV X 射线的组织模体比和散射校正因子（$TPR_{20,10}$= 0.766）

射野大小[a] 深度（cm）	4cm×4cm	6cm×6cm	10cm×10cm	15cm×15cm	20cm×20cm	30cm×30cm	40cm×40cm
			d_{ref} = 10cm处的组织模体比（TPR）				
2.0	1.110	1.111	1.113	1.114	1.118	1.120	1.109
3.0	1.152	1.147	1.138	1.130	1.125	1.120	1.114
4.0	1.156	1.148	1.136	1.124	1.117	1.110	1.104
6.0	1.113	1.107	1.097	1.088	1.081	1.075	1.072
8.0	1.055	1.052	1.048	1.044	1.041	1.038	1.037
10.0	**1.000**	**1.000**	**1.000**	**1.000**	**1.000**	**1.000**	**1.000**
15.0	0.856	0.864	0.876	0.889	0.895	0.905	0.909
20.0	0.739	0.749	0.766	0.782	0.793	0.811	0.819
25.0	0.637	0.647	0.666	0.686	0.699	0.722	0.733
30.0	0.550	0.559	0.578	0.598	0.613	0.639	0.653
d_{ref}[b]处的S_p	0.931	0.964	**1.000**	1.024	1.041	1.063	1.075
d_{ref}[c] 处的S_{cp}	0.904	0.951	**1.000**	1.038	1.065	1.104	1.132
d_{ref}[d]处的S_c	0.971	0.986	**1.000**	1.014	1.023	1.039	1.053

[a] 在计算点的深度处。

[b] 模体散射校正因子：来自Venselaar（1999年）等的值。根据Storchi和van Gasteren（1996）重新计算等中心设置（见图26.11）。

[c] d_{ref}= 10cm 时的场输出因子：Varian 2100c加速器的测量值。

[d] Varian 2100c准直器的散射校正因子：计算为S_{cp}/S_p之比。

表 L4.4　标称能量与质量指标 $TPR_{20,10}$ 之间的典型对应关系

能量（MV）	^{60}Co	4	6	8	12	15	20	25
$TPR_{20,10}$	0.575	0.615	0.671	0.710	0.747	0.766	0.779	0.785

该表纯粹是指示性的。该数据是通过对来自不同制造商的30多台放射治疗机数据汇总和修改而来，使用的数据来源于包括荷兰放射剂量测量委员会（NCS 1998）、巴黎居里研究所（Caneva等，2000）和欧洲放射与肿瘤学会（ESTRO 2001）的出版物。应该认识到制造商对“标称”能量的陈述通常是近似的，相应质量指标取决于机器设计（特别是均整器）。对于剂量学目的（见第19章），质量指数是唯一要使用的数量。

表格 L5：放射性核素数据

表L5列出了用作远距离治疗或近距离放射治疗密封源（分别为第12章和第I部分）或未密封源（第J部分）的放射性核素参数以及诊断用放射性核素的常用参数。在该表中，放射性核素与衍生物被组合在一起，衰减数据可能与衍生物有关。

Pearce（2008）在National Physical Laboratory Report IR 6 中，为放射性衰变数据来源提供了指南。除非另有说明，数据均来自国家实验室Henri Becquerel主办的衰减数据评估项目www.lnhb.fr/nuclear-data/nuclear-data-table/，尽管并非所有放射性核素都包含在该数据集中。一些数据被普遍接受，但对于更复杂的衰减方案，可以在文献中找到不同的值。其他来源是Radar数据（Stabin 和 da Luz，2002）；NUDAT（2004），这是一个交互式网站，可访问基于ENDSF 数据集（2018，但不断更新中）核数据；放射性核素手册（Delacroix等，2002）；美国国家标准与技术研究院（NIST）半衰期数据（Unterweger等，2003 ）；国际放射防护委员会（ICRP）报告107（2008）以及相关软件“Decdata”（Eckerman 和 Endo，2008）和国际原子能机构（IAEA）推荐锕系元素衰变数据库（2011）。

在发射的粒子或光子列表中，最重要的发射以粗体显示；忽略概率相对较低的发射和低于10keV的光子和低于100keV的电子。水和铅中的衰减值被引用为半值层（HVLs）（参见第22.2.2节）。这些HVLs都是点源（不包括散射）的近似值，这两者和发射辐射源都取决于密封源的封装。水的HVL 特别依赖于测量条件。此处提供的数据已与基于单个能量的线性衰减系数计算的HVLs进行了比较，并且在缺乏可靠替代方案情况下，这些值可直接引用。所提供的值表示相对渗透率，但不应赋予更大权重。

- 许多源（例如^{192}Ir）在水中的散射辐射通常会补偿靠近源的衰减，因此水中的剂量率实际上高于空气中的。如第53章所述，在近距离放射治疗中，剂量率主要由平方反比定律确定；对于近距离放射治疗剂量计算，应遵循该章节中介绍的方法和数据。
- 在铅中，出于辐射防护目的，宽束衰减值（即半值或什值层厚度——见表 60.2）可能更合适。当屏蔽β发射器时，最好使用靠近源的低原子序数材料（例如 PMMA，也称为有机玻璃或荧光树脂），因为在铅中会产生比原始β粒子更具穿透力的韧致辐射光子，因此PMMA的范围已提供。

对于近距离放射治疗源，源的“活性”是根据空气比释动能率确定的（参见第51.3节）。但是，出于监管目的（参见第59.4节），可能需要了解 MBq 活度。为了实现这一点，空气比释动能率应该除以空气比释动能率常数Γ_δ（在表中给出）。该常数可以根据表末尾脚注[a]中所述的排放量计算。这样做时，重要的是包括所有排放，即使是那些概率较低的排放。如果发布的值不可用，数据以这种方式计算：这些数据应该足够准确的用于此目的，尽管封装的内含活度可能显著高于外观活度[1]。

获得数据的参考文献在表末尾作为脚注给出。尽管已尽一切努力确保数据准确性，但该表并非旨在作为最终的参考，出于临床目的，应寻求最新数据，指出不切实际的不确定性。

[1] IPEM 报告 106（IPEM 2012）指出，在评估植入^{125}I 粒子的患者火化的风险时，应将1.78因子应用于外观活度，以获得释放到大气中的活度（尽管没有说明假设的封装是什么）。这似乎是一个上限，适当的值将取决于封装。

放射性核素	衰变过程	衰变到[b]	半衰期[c]	发射的粒子或γ射线				衰减（HVL）		空气比释动能率常数[a]	注释
				γ或X射线 keV	β keV	α keV	概率	1st HVL 水	1st HVL 铅[n]	μGy·h^{-1}·MBq^{-1}·m^2	
^{241}Am	α衰变	^{237}Np	**432.6y**			5388	0.017	注释[d]	注释[d]		
						5443	0.132				
						5486	0.845				
						5511	0.002				
						5544	0.004				
				26.34			0.023				
				33.19			0.001				
				59.54			0.359				
^{198}Au	β－衰变	^{198}Hg	**2.694d**	70.82			0.001	~68mm[e]	2.9mm[e]	0.0565[f]	
				411.8			0.956				
				675.9			0.008				
					961.0		0.990				
^{252}Cf	α衰变	^{248}Cm	**2.647y**			5976.6	0.002	注释[d]	注释[d]		自发裂变
						6075.6	0.151				（3%）释放
						6118.1	0.817				0.116个中子
	自发裂变	各别的	966.1d								每次裂变
^{60}Co	β－衰变	^{60}Ni	**5.2711y**	**1173.2**			0.999	108mm[g]	10.5mm[g]	0.309[f]	
				1332.5			1.000				
					317.3		0.999				
^{131}Cs[h]	EC	^{131}Xe	**9.689d**	24.5			0.060	~17mm[i]	0.021mm[j]	0.019	
				29.5			0.213				
				29.8			0.395				
				33.6			0.072				
^{137}Cs	β-衰变	^{137m}Ba	**30.05y**		514.0		0.944	82mm[g]	5.5mm[g]	0.078[f]	
					1175.6		0.056				
→^{137m}Ba	IT	^{137}Ba		**661.7**			0.850				
					624.2		0.170				
^{18}F	β+ 衰变	^{18}O	**1.829h**	**511.0**			1.937	~72mm[i]	6mm[k]	0.13[h]	
	EC（3.1%）				634（β+）		0.969				
^{125}I	EC	^{125}Te	**59.39d**	**27.2**			0.393	~17mm[i]	0.02mm[l]	0.0348[f]	27keV和31keV
				27.5			0.732				的辐射
				31.0			0.209				是Te的
	IT			31.8			0.045				特征
				35.5			0.066				X射线

续表

放射性核素	衰变过程	衰变到[b]	半衰期[c]	发射的粒子或γ射线 γ或X射线 keV	β keV	α keV	概率	衰减（HVL） 1st HVL 水	1st HVL 铅[n]	空气比释动能率常数[a] μGy·h^{-1}·MBq^{-1}·m^2	注释
^{192}Ir	β衰变	^{192}Pt	**73.827d**	61.5			0.012	63mm[g]	2.2mm[g]	0.113[f]	
	–95.1%			63.0			0.021				
				65.1			0.027				
				66.8			0.046				
					258.7		0.056				
					538.8		0.414				
					675.1		0.479				
	EC 4.9%	^{192}Os		75.7			0.016				
				205.8			0.033				
				296.0			0.287				
				308.5			0.297				
				316.5			0.828				
				468.1			0.478				
				484.6			0.032				
				588.6			0.045				
				604.4			0.082				
				612.5			0.053				
^{177}Lu	β-衰变	^{177}Hf	**6.647d**	54.6			0.016		1.4*mm*[n]		
				55.7			0.028				
				71.6			0.002				
				113.0			0.062				
				208.4			0.104				
				249.7			0.002				
				321.3			0.002				
					176.5		0.116				
					385.4		0.091				
					498.3		0.793				
^{32}P	β-衰变	^{32}S	**14.284d**		**1710.7**		1.000	~0.9mm[m]	6.9*mm*[n]		
^{103}Pd[o]	EC	^{103m}Rh	**16.991d**	**20.07**			0.231	~26mm[i]	0.04*mm*[p]	0.035[f]	辐射
→^{103m}Rh	IT	^{103}Rh	56min	**20.22**			0.562				主要是Rh-K
				22.72			0.173				X射线；平均能量
				23.17			0.032				
				39.76			0.002				20.7keV

续表

放射性核素	衰变过程	衰变到[b]	半衰期[c]	发射的粒子或γ射线				衰减（HVL）		空气比释动能率常数[a] μGy·h⁻¹·MBq⁻¹·m²	注释
				γ或X射线 keV	β keV	α keV	概率	1st HVL 水	1st HVL 铅[n]		
^{223}Ra[q]	α衰变	^{219}Rn	**11.43d**	81.1			0.149	注释[d]	注释[d]		概率小于4%或小于50keV的次要辐射被忽略了
				83.8			0.245				
				94.9			0.085				
				154.2			0.058				
				269.5			0.142				
				323.9			0.041				
						5539.4	0.106				
						5607.0	0.258				
						5715.8	0.496				
						5747.1	0.100				
→^{219}Rn	α衰变	^{215}Po	3.98s	271.2			0.111				
				401.8			0.068				
						6553.0	0.126				
						6819.2	0.794				
→^{215}Po	α衰变	^{211}Pb	1.78ms			**7386.1**	0.999				
→^{211}Pb	β衰变	^{211}Bi	36.1min		535		0.063				
					1367		0.913				
→^{211}Bi	α衰变	^{207}Tl	2.15min	351.0			0.130				
						6278.5	0.162				
						6622.4	0.836				
→^{207}Tl	β衰变	^{207}Pb	4.77min		**1418**		0.997				
^{226}Ra		^{222}Rn	**1600y**			4601	0.060	106mm[g]	8mm[g]	0.195[f]	镭衰变系列非常复杂，仅供一般参考。次要的、概率小于4%的辐射被忽略
						4784	0.940				
				186.2			0.036				
→^{222}Rn	α衰变	^{218}Po	3.823d			**5489.5**	0.999	106mm[g]	8mm[g]	0.195[f]	
→^{218}Po	α衰变	^{214}Pb	3.1min			**6002.6**	1.000				
→^{214}Pb	β-衰变	^{214}Bi	26.9min	74.8			0.063				
				77.1			0.105				
				87.3			0.036				
				242.0			0.073				
				295.2			0.184				
					667		0.465				
					724		0.411				
					1019		0.092				
→^{214}Bi	β-衰变	^{214}Po	19.8min	**609.3**			0.455				

续表

放射性核素	衰变过程	衰变到[b]	半衰期[c]	γ或X射线 keV	β keV	α keV	概率	衰减（HVL） 1st HVL 水	1st HVL 铅[n]	空气比释动能率常数[a] μGy·h⁻¹·MBq⁻¹·m²	注释
				768.4			0.049				
				1120.3			0.149				
				1238.1			0.058				
				1377.7			0.040				
				1764.5			0.153				
				2204.2			0.049				
					1066		0.056				
					1151		0.043				
					1423		0.081				
					1506		0.175				
					1540		0.175				
					1892		0.075				
					3270		0.197				
→^{214}Po		^{210}Pb	0.0002s			7686.8	1.000				
→^{210}Pb	β-衰变	^{210}Bi	22.2y	46.5			0.043				
					16.5		0.802				
					63.5		0.198				
→^{210}Bi	β-衰变	^{210}Po	5.01d		1161.2		1.000				
→^{210}Po	α衰变	^{206}Pb	138.4d			5304.3	1.000				
^{106}Ru	β-衰变	^{106}Rh	**371.5d**		39.4		1.000	~2.3mm[m]	16mm[r]		
→^{106}Rh	β-衰变	^{106}Pd	30.1s	511.9			0.205				
				616.2			0.007				
				621.9			0.099				
				873.5			0.004				
				1050.4			0.015				
				1128.0			0.004				
					1545		0.004				
					1984		0.017				
					2412		0.098				
					2418		0.006				
					3034		0.082				
					3546		0.788				

续表

放射性核素	衰变过程	衰变到[b]	半衰期[c]	发射的粒子或γ射线 γ或X射线 keV	β keV	α keV	概率	衰减（HVL） 1st HVL 水	1st HVL 铅[n]	空气比释动能率常数[a] μGy·h⁻¹·MBq⁻¹·m²	注释
^{145}Sm[h]	EC	^{145}Pm	**340d**	31.44			0.073	~25mm[i]	0.04mm[l]		
				38.20			0.399				
				38.77			0.724				
				43.76			0.072				
				43.87			0.139				
				44.97			0.046				
				53.83			0.087				
				61.22			**0.122**				
^{153}Sm	β-衰变	^{153}Eu	**1.929d**	40.90			0.166	~31mm[i]	0.09mm[l]		用于骨痛
				41.54			0.300				
				47.04			0.024				
				48.39			0.081				
				69.67			0.047				
				97.43			0.008				
				103.18			0.298				
					634.7		0.304				
					704.7		0.492				
					807.6		0.195				
^{89}Sr	β-衰变	^{89}Y	**50.57d**		**1495**		1.000	0.7mm[m]	5.9*mm*[n]		
^{90}Sr	β-衰变	^{90}Y	**28.80y**		545.9		1.000				
→^{90}Y	β-衰变	^{90}Zr	2.67d		**2279.7**		1.000	1.3mm[m]	9.5*mm*[n]		
（^{99}Mo）	β-衰变	^{99m}Tc	2.748d	不同的			不同的				
→^{99m}Tc	IT	^{99}Tc	**6.01h**	18.3			0.060	27mm[e]	0.24mm[l]		
				140.5			0.890				
^{182}Ta	β-衰变	^{182}W	**114.61d**	58.0			0.101	99mm[i]	8.7mm[p]	0.162	几个较低强度的辐射被忽略
				59.3			0.175				
				67.3			0.058				
				67.7			0.436				
				100.1			0.142				
				152.4			0.070				
				222.1			0.075				
				1121.3			0.352				
				1189.0			0.166				
				1221.4			0.273				
				1231.0			0.116				

续表

放射性核素	衰变过程	衰变到[b]	半衰期[c]	发射的粒子或γ射线				衰减（HVL）		空气比释动能率常数[a] μGy·h^{-1}·MBq^{-1}·m^2	注释
				γ或X射线 keV	β keV	α keV	概率	1st HVL 水	1st HVL 铅[n]		
					261.1		0.290				
					440.5		0.199				
					525.2		0.451				
^{170}Tm	β衰变 –99.8%	^{170}Yb	**127.8d**	84.3			0.025		0.16mm[l]	0.00065	电子捕获 ^{170}Er是 0.12%
					883.7		0.183				
					968.0		0.816				
^{90}Y	β–衰变	^{90}Zr	**2.6684d**		**2279.7**		1.000	1.3mm[m]	9.5*mm*[n]		
^{169}Yb	EC	^{169}Tm	**32.02d**	49.8			0.529	39mm[i]	0.24mm[l]	0.0424	
				50.7			0.935				
				57.5			0.306				
				59.2			0.080				
				63.1			0.441				
				93.6			0.026				
				109.8			0.174				
				118.2			0.019				
				130.5			0.114				
				177.2			0.223				
				198.0			0.359				
				261.1			0.017				
				307.7			0.100				

[a] 如果数据不可用，则根据衰减方案计算该值。使用的公式是：

$$\Gamma_\delta = \frac{\sum f \times E \times \frac{\mu_{tr}}{\rho}}{4\pi} \times 3600$$

其中：

Γ_δ 是空气比释动能率常数，单位是μGy·h^{-1}·MBq^{-1}·m^2

f 是能量E（单位：J）的γ射线的分数

$\frac{\mu_{tr}}{\rho}$是空气的质能传输系数，单位是m^2/kg

3600是1小时的秒数

通常 E 以 MeV 为单位，因此需要乘以 1.602×10^{-13}以转换为焦耳（J），如果活度以 MBq 为单位，则需要乘以 10^6。质能传递系数表通常以 cm^2/g为单位，这些必须通过除以 10 转换为 m^2/kg。如果进行这些转换，则公式变为：

$$\Gamma_\delta = 4.63\sum f \times E \times \frac{\mu_{tr}}{\rho}\ \mu Gy \cdot m^2 \cdot h^{-1} \cdot MBq^{-1}$$

这种方法低估了空气比释动能率，因为它忽略了β的韧致辐射贡献（Glasgow和Dillman，1979）

[b] 衰变过程产生的核素。

[c] 半衰期是相对便利的单位而不是正确单位引用。它们是年（y）、天（d）、小时（h）、分钟（min）和秒（s）。

[d]α粒子被不到1mm的组织阻止，因此这些参数无关紧要。然而，也有一些γ射线发射，因此需要一些屏蔽（例如 ^{241}Am 的HVL对应于0.1mm的铅）。

[e]来自Radar数据库，可在www.doseinfo-radar.com查询。

[f]来自 ICRP（2008）。这些值与表 51.1 中给出的 ICRU 报告 58（1997）中的值略有不同，并且取决于封装条件。

[g]来自 Thoraeus（1965）在窄束条件下测量。

[h]来自 ICRP（2008）。

[i]根据衰减数据和衰减因子计算出的远离源的水的近似 HVL。

[j]来自Yue（2008）。

[k]来自Delacroix等（2002）。

[l]来自Smith和Stabin（2012）。

[m]基于 Longworth 等的列线图 Fig 6.3（1998）。

[n]对于β辐射，给出了 PMMA 的mm范围（而不是铅的 1[st]HVL），数字以斜体表示。它使用以下公式计算（Longworth 等，1998）：水中范围（mm）= $4.12E^{(1.265-0.0954\ln E)}$，其中 E 是以 MeV 为单位的最大 β能量。应用修正来说明 PMMA 的密度。

[o]Seltzer 等（2003）。请注意，其他已发布的 ^{125}I 和 ^{103}Pd 衰减方案具有不同的百分比，具体取决于封装条件。

[p]该值是从衰减系数计算的，方法与水中的 HVL（注 i）相同，并且类似保留适用。

[q]来自 IAEA 锕系数据库（2011）。

[r]来自 Physics.nist.gov/PhysRefData/Star/Text/ESTAR.html 的 ESTAR 数据库。

L 部分：参考文献

Allisy-Roberts, P. J. Radiation quantities and units—understanding the Sievert. *J. Radiol. Prot.* **25** 97–100, 2005. doi:10.1088/0952-4746/25/1/008

Berger, M. J., Copursey, J. S., Zucker, M. A. and Chang, J. *EŞTAR, PSTAR, and ASTAR: Computer Programs for Calculating Stopping-Power and Range Tables for Electrons, Protons, and Helium Ions.* (Version 1.2.3.) Gaithersburg, MD: National Institute of Standards and Technology, 2005. physics.nist.gov/Star

Berger, M. J., Hubbell, J. H., Seltzer, S. M., Chang, J., Coursey, J. S., Sukumar, R. et al. XCOM: Photon Cross Sections Database. NIST Standard Reference Database 8 (XGAM) NIST, PML, Radiation Physics Division, Washington, DC, 2010. doi: 10.18434/T48G6X

BIPM (Bureau International des Poids et Mesures). *The International System of Units (SI).* 8th edition. Sèvres, France: Organisation Intergouvernementale de la Convention du Mètre, 2019. www.bipm.org/fr/si/si_brochure

Caneva, S., Rosenwald, J. C. and Zefkili, S. A method to check the accuracy of dose computation using quality index: application to scatter contribution in high energy photon beams. *Med. Phys.* **27** (5):1018–1024, 2000. doi:10.1118/1.598967

CIPM (Comité International des Poids et Mesures). *Recommendation 2.* Sèvres, France: BIPM. 2002. www.bipm.org/en/CIPM/db/2002/2/

CODATA. The NIST Reference on Constants, Units, and Uncertainty. National Institute of Standards and Technology, 2018. physics.nist.gov/cuu/Constants/index.html

Delacroix, D., Guerre, J. P., Leblanc, P. and Hickman, C. Radionuclide and radiation protection data handbook 2nd edition (2002). *Radiat. Prot. Dosimetry* **98** (1):9–168, 2002. doi:10.1179/rmt.2003.14.1.77

ENDSF. *Evaluated Nuclear Structure Data File.* Long Island, NY: National Nuclear Data Centre, Brookhaven National Laboratory, 2018. www.nndc.bnl.gov/ensdf/

ESTRO (European Society for Radiotherapy and Oncology). Booklet No 6. Monitor unit calculation for high energy photon beams-practical examples – see Mijnheer et al. 2001.

Glasgow, G. P. and Dillman, L. T. Specific gamma-ray constant and exposure rate constant of 192Ir. *Med. Phys.* **6** (1):49–52, 1979. doi:10.1118/1.594551

Hubbell, J. H. and Seltzer, S. M. Tables of X-ray Mass Attenuation Coefficients and Mass Energy-absorption Coefficients 1 keV to 20 MeV for Elements ZZ1 to 92 and 48 Additional Substances of Dosimetric Interest. Gaithersburg, MD: US Department of Commerce. 1995.

IAEA (International Atomic Energy Agency). Library of Recommended Actinide Decay Data. Vienna: IAEA, 2011. www-pub.iaea.org/MTCD/Publications/PDF/Pub1618_web.pdf

ICRP (International Commission on Radiological Protection). Publication 23. Report of the Task Group on Reference Man. Bethesda, MD: ICRP, 1975. journals.sagepub.com/pb-assets/cmscontent/ANI/P_023_1975_Report_on_the_Task_Group_on_Reference_Man_rev0.pdf

ICRP. Publication 107. Nuclear Decay Data for Dosimetric Calculations. *Ann. ICRP* **38** (3)2008. www.icrp.org/publication.asp?id=ICRP Publication 107

ICRU. Report 37. Stopping Powers for Electrons and Positrons. ed M. J. Berger, M. Inokuti, H. H. Anderson, H. Bichsel, J. A. Dennis, D. Powers, et al., Bethesda, MD: ICRU, 1984. doi:10.1093/jicru/os19.2.Report37

ICRU. Report 44. Tissue Substitutes in Radiation Dosimetry and Measurement. Bethesda, MD: ICRU, 1989. doi:10.1093/jicru/os23.1.Report44

ICRU. Report 49. Stopping powers and ranges for protons and alpha particles. *J. ICRU* **os25** (2), 1993. doi:10.1093/jicru/os25.2.Report49

ICRU. Report 90. Key data for ionizing-radiation dosimetry: measurement standards and applications. *J. ICRU* **14** (1), 2016. doi:10.1093/jicru/ndw043

IPEM (Institute of Physics and Engineering in Medicine). Report 106. UK Guidance on Radiation Protection Issues following Permanent Iodine-125 Seed Prostate Brachytherapy. ed P. Bownes, I. Coles, A. Doggart and T. Kehoe, York: IPEM, 2012.

Longworth, G., Carpenter, B., Bull, R., Toole, J. and Nichols, A. *The RadioChemical Manual.* Harwell, UK: AEA Technology, 1998.

Mijnheer, B., Bridier, A., Garibaldi, C., Torzsok, K. and Venselaar, J. *Monitor Unit Calculation for High Energy Photon Beams – Practical Examples. ESTRO Booklet No 6.* Leuven, Belgium: ESTRO, Garant Publishers, 2001. www.estro.org/binaries/content/assets/estro/school/publications/booklet-6---monitor-unit-calculation-for-high-energy-photon-beams---practical-examples.pdf

Mohr, P. J., Newell, D. B., Taylor, B. N. and Tiesinga, E. Data and analysis for the CODATA 2017 special fundamental constants adjustment. *Metrologia* **55** (1):125–146, 2018. doi:10.1088/1681-7575/aa99bc

NCS (Netherlands Commission on Radiation Dosimetry). Report 12. Determination and use of scatter correction factors of megavoltage photon beams. Measurement and use of collimator and phantom scatter correction factors of arbitrarily shaped fields with a symmetrical collimator setting - see van Gasteren et al. 1998.

Newell, D. B., Cabiati, F., Fischer, J., Fujii, K., Karshenboim, S. G., Margolis, H. S., et al. The CODATA 2017 values of h, e, k, and N A for the revision of the SI. *Metrologia* **55** (1):L13–L16, 2018. doi:10.1088/1681-7575/aa950a

NUDAT. *Interactive Chart of Nuclides.* Brookhaven National Laboratory National Nuclear Data Center, 2004. www.nndc.bnl.gov/nudat2/

Pearce, A. NPL Report IR6. Recommended Nuclear Decay Data. Teddington, UK: National Physical Laboratory, 2008. eprintspublications.npl.co.uk/4053/1/IR6.pdf

Seltzer, S. M. Calculation of photon mass energy-transfer and mass energy-absorption coefficients. *Radiat. Res.* **136** (2):147–170, 1993. doi:10.2307/3578607

Seltzer, S. M. and Berger, M. J. Bremsstrahlung energy spectra from electrons with kinetic energy 1 keV-10 GeV incident on screened nuclei and orbital electrons of neutral atoms with Z = 1-100. *At. Data Nucl. Data Tables* **35** (3):345–418, 1986. doi:10.1016/0092-640X(86)90014-8

Seltzer, S. M., Lamperti, P. J., Loevinger, R., Mitch, M. G., Weaver, J. T. and Coursey, B. M. New national air-kerma-strength standards for 125I and 103Pd brachytherapy seeds. *J. Res. Natl. Inst. Stand. Technol.* **108**:337–358, 2003. doi:10.6028/jres.108.030

Smith, D. S. and Stabin, M. G. Exposure rate constants and lead shielding values for over 1,100 radionuclides. *Health Phys.* **102** (3):271–291, 2012. doi:10.1097/hp.0b013e318235153a

Stabin, M. G. and da Luz, L. C. Decay data for internal and external dose assessment. *Health Phys.* **83** (4):471–475, 2002. doi:10.1097/00004032-200210000-00004

Storchi, P. and van Gasteren, J. J. A table of phantom scatter factors of photon beams as a function of the quality index and field size. *Phys. Med. Biol.* **41** (3):563–571, 1996. doi:10.1088/0031-9155/41/3/016

Thoraeus, R. Attenuation of gamma radiation from 60-Co, 137-Cs, 192-Ir, and 226-Ra in various materials used in radiotherapy. *Acta Radiol. Ther. Phys. Biol.* **3**:81–86, 1965. doi:10.3109/02841866509133082.

Unterweger, M. P., Hoppes, D. D., Schima, F. J. and Coursey, J. S. *Radionuclide Half-Life Measurements Data.* 3rd edition. Gaithersburg, MD: National Institute of Standards and Technology, 2003. www.nist.gov/pml/radionuclide-half-life-measurements-data

van Gasteren, J. J. M., Heukelom, S., Jager, H. N., Mijnheer, B. J., van der Laarse, R., van Kleffens, H. J. et al. Determination and use of scatter correction factors of megavoltage photon beams. Measurement and use of collimator and phantom scatter correction factors of arbitrarily shaped fields with a symmetrical collimator setting. NCS Report 12. Nederlandse Commissie Voor Stralingsdosimetrie (Netherlands Commission on Radiation Dosimetry), 1998. doi:10.25030/ncs-012

Venselaar, J. L., van Gasteren, J. J., Heukelom, S., Jager, H. N., Mijnheer, B. J., van der Laarse, R. et al. A consistent formalism for the application of phantom and collimator scatter factors. *Phys. Med. Biol.* **44** (2):365–381, 1999. doi:10.1088/0031-9155/44/2/006

Yue, N. J. Energy spectrum based calculation of the half and the tenth value layers for brachytherapy sources using a semiempirical parametrized mass attenuation coefficient formulism. *Med. Phys.* **35** (6):2286–2293, 2008. doi:10.1118/1.2905356

索 引

C

D

E

F

G

H

I

J

K

L

M

N

O

P

Q

R

S

T

V

W

X

Y

Z